Springer Lehrbuch

Hasso Scholz
Ulrich Schwabe (Hrsg.)

# Taschenbuch der Arzneibehandlung

## Angewandte Pharmakologie

Begründet von Gustav Kuschinsky

Mit Beiträgen von
R. H. Böger, T. Eschenhagen, U. Fricke, G. Geißlinger, D. K. Hossfeld, H.-G. Joost, G. F. Kahl, H. Kilbinger, H. Kroemer, B. Lemmer, M. J. Lohse, A. Lorenzen, H. Oßwald, K. Resch, W. Schmitz, H. Scholz, E. Schömig, U. Schwabe

13., überarbeitete und aktualisierte Auflage

Mit 121 Tabellen

Springer

**Prof. Dr. med. Dr. h.c. Hasso Scholz**
Institut für Experimentelle und Klinische Pharmakologie
und Toxikologie
Universitätsklinikum Hamburg-Eppendorf
Martinistraße 52
20246 Hamburg
h.scholz@uke.uni-hamburg.de

**Prof. Dr. med. Ulrich Schwabe**
Pharmakologisches Institut
der Ruprecht-Karls-Universität Heidelberg
Im Neuenheimer Feld 366
69120 Heidelberg
ulrich.schwabe@urz.uni-heidelberg.de

**ISBN 3-540-20821-6 13. Auflage Springer Berlin Heidelberg New York**

1. Auflage 1956
10. Auflage 1993 Georg Thieme Verlag Stuttgart – New York
11. Auflage 1997 Gustav Fischer Verlag Lübeck – Jena – Stuttgart – Ulm
12. Auflage 2000 Urban & Fischer Verlag München – Jena

Bibliografische Information Der Deutschen Bibliothek
Die Deutsche Bibliothek verzeichnet diese Publikation in der Deutschen Nationalbibliografie; detaillierte bibliografische Daten sind im Internet über *http://dnb.ddb.de* abrufbar.



**Springer ist ein Unternehmen von Springer Science + Business Media**

springer.de



Printed in Netherlands



Planung: Thomas Mager, Heidelberg
Redaktion: Susanne Friedrichsen, Heidelberg
Herstellung: Frank Krabbes, Heidelberg
Umschlaggestaltung: deblik, Berlin
Satz: Hilger VerlagsService, Heidelberg (Teil I), wiskom e.k., Friedrichshafen (Teil II)

SPIN: 10822836 14/3109 – 5 4 3 2 1 0 – Gedruckt auf säurefreiem Papier

# Vorwort zur 13. Auflage

Das Taschenbuch der Arzneibehandlung soll schnell und objektiv über Arzneimittel und ihre therapeutische Anwendung informieren. Die Texte sind knapp gefasst und beschränken sich auf das Wesentliche. Besonderer Wert wurde auf die Darstellung neuer Therapieprinzipien und Arzneistoffe gelegt, für die zuverlässige Daten oft nur schwer zugänglich sind.

In der jetzt fertig gestellten 13. Auflage wurde die für unser Buch typische Gliederung in einen krankheitsbezogenen Teil und einen Arzneimittelteil beibehalten. Die Kapitel über Krankheiten und Symptome (Teil I) wurden mit bewährter Unterstützung durch klinische Kollegen aktualisiert, mit denen wir seit vielen Jahren zusammengearbeitet haben. Als Basis für eine gute Evidenz-basierte Medizin werden wichtige klinische Studien und systematische Reviews der Cochrane Collaboration genannt. Daneben wird erstmals an vielen Stellen auf aktuelle Therapieleitlinien mit den zugehörigen Internetadressen hingewiesen, die als eigene Übersicht auch im Inhaltsverzeichnis aufgeführt sind. Damit besteht die Möglichkeit, sich direkt über spezielle Therapieprobleme im Internet zu informieren.

Der Arzneimittelteil (Teil II) wurde gründlich überarbeitet. Insgesamt sind seit der letzten Auflage 85 Arzneistoffe nicht mehr am Markt vertreten, 142 sind neu eingeführt worden, sodass jetzt 1119 Wirkstoffe in Kurzmonographien vorliegen. Außerdem werden 149 häufig verordnete Kombinationspräparate bewertet. Als Anregung für eine wirtschaftliche Arzneimittelauswahl haben wir bei allen generikafähigen Arzneimitteln neben dem Originalpräparat ein häufig verordnetes oder besonders preiswertes Generikum aufgeführt. Erstmals haben wir die pharmakologisch-therapeutische Klassifikation von Fricke und Klaus (Neue Arzneimittel, Wissenschaftliche Verlagsgesellschaft, Stuttgart, 2004) für alle neuen Arzneimittel übernommen, die seit 1978 in Deutschland eingeführt wurden, um eine erste Information über die therapeutische Bewertung zu ermöglichen. Zusätzlich ist bei diesen Arzneimitteln das Jahr der Markteinführung angegeben. Damit sind neue Arzneimittel schnell erkennbar, die wir für eine moderne Arzneitherapie benötigen. Zugleich möchten wir aber auch die wünschenswerte Vorsicht bei der Verschreibung neuer Arzneimittel unterstützen, die immer noch Anlass für unerwartete Risiken sein können, wie die aktuelle Entwicklung der COX-2-Hemmer zeigt. Aus diesem Grunde werden in Großbritannien alle neuen Arzneimittel fünf Jahre lang besonders gekennzeichnet.

Allen Autoren, die an der Aktualisierung der 13. Auflage mitgewirkt haben, möchten wir wiederum ganz herzlich danken. Unser besonderer Dank gilt den klinischen Kollegen, die uns als Berater der Herausgeber bei der Durchsicht der Kapitel über Krankheiten und Symptome wieder wertvolle Unterstützung gewährt haben.

Der Wechsel zum Springer-Verlag ermöglicht für unser Taschenbuch Synergien mit anderen Buchprojekten auf dem Gebiet der Arzneitherapie. In diesem Zusammenhang möchten wir vor allem Herrn Dr. Thomas Mager und Frau Susanne Friedrichsen erwähnen, die unser Buchprojekt kompetent und harmonisch betreut haben. Besonders danken möchten wir auch wieder Frau Rosemarie LeFaucheur für ihre gründliche und unermüdliche Unterstützung bei der Zusammenstellung aller Daten und Texte.

Hamburg und Heidelberg, 25. Januar 2005
*Hasso Scholz, Ulrich Schwabe*

# Auszüge aus dem Vorwort zur ersten Auflage

Gustav Kuschinsky, 1956:
Die große Zahl der im Handel befindlichen und täglich neu in den Handel kommenden Arzneimittel macht es dem Arzt unmöglich, eine Übersicht zu erhalten, zumal die Propaganda der Hersteller in vielen Fällen die Wirkungen der Mittel nicht objektiv darstellt. Zahlreiche Enttäuschungen über anfangs sehr gerühmte Mittel, die sich später als wertlos oder gar schädlich erwiesen, lassen den Arzt skeptisch werden. Die Schwierigkeiten, sich selbst ein Urteil über den therapeutischen Wert eines Arzneimittels zu bilden, sind sehr groß, weil jeweils eine große Zahl von genau kontrollierten Versuchen durchgeführt werden muß. Die Fortschritte auf dem Gebiet der Pharmakotherapie sind aber in den letzten Jahrzehnten so groß, daß kein Grund zum therapeutischen Nihilismus vorhanden ist; im Gegenteil, zahlreiche früher schwer heilbare oder sogar unheilbare Krankheiten lassen sich heute gut beeinflussen. Es ist notwendig, eine möglichst scharfe Trennung zwischen wirksamen und unwirksamen Mitteln durchzuführen. In dem vorliegenden Buch habe ich mich bemüht, dies zu tun. Dabei war ich bestrebt, jedes einzelne Mittel daraufhin zu prüfen, ob es auch bei kritischer Betrachtung wirklich eine pharmakologische Wirkung hat. Es hat sich gezeigt, daß langer Gebrauch und zahlreiche Verwendung keine Garantien dafür sind, daß ein Mittel pharmakologisch wirksam ist. Häufig handelt es sich in derartigen Fällen um reine Suggestivwirkungen. Wenn ich selbst nicht von der Wirkung überzeugt werden konnte oder mir vielleicht auch nicht das überzeugende Material bekannt wurde, habe ich dies etwa formuliert: „Die Substanz X wird gegeben bei der Krankheit Y." Wenn überzeugende Befunde vorliegen, so habe ich etwa folgende Formulierung gewählt: „Die Substanz X ist wirksam bei der Krankheit Y."

Dieses Buch ist vorwiegend zur schnellen Informierung in der Praxis sowie am Krankenbett der Klinik und des Privathauses bestimmt. Daher wurde auf eine knappe Fassung und Beschränkung auf das Wesentliche Wert gelegt. Es ist selbstverständlich vorausgesetzt, daß die Behandlung von Krankheiten nicht mit der Pharmakotherapie identisch ist, auch wenn das vorliegende Buch sich ausschließlich mit dieser beschäftigt. Nur in wenigen Fällen wurden Hinweise auf psychotherapeutische, chirurgische, diätetische oder physikalische Maßnahmen gemacht.

# Inhaltsverzeichnis

## Verzeichnis der zitierten Therapieleitlinien

# Autoren

**Prof. Dr. med. Rainer H. Böger (RB)**
Institut für Experimentelle und Klinische
Pharmakologie und Toxikologie
Universitätsklinikum Hamburg-Eppendorf
Arbeitsbereich Klinische Pharmakologie
Martinistraße 52
20246 Hamburg
boeger@uke.uni-hamburg.de

**Prof. Dr. med. Thomas Eschenhagen (TE)**
Institut für Experimentelle und Klinische
Pharmakologie und Toxikologie
Universitätsklinikum Hamburg-Eppendorf
Martinistraße 52
20246 Hamburg
t.eschenhagen@uke.uni-hamburg.de

**Prof. Dr. rer. nat. Uwe Fricke (UF)**
Institut für Pharmakologie
Klinikum der Universität zu Köln
Gleueler Straße 24
50931 Köln
uwe.fricke@medizin.uni-koeln.de

**Prof. Dr. med. Dr. rer. nat. Gerd Geißlinger (GG)**
pharmazentrum frankfurt
Institut für Klinische Pharmakologie
Klinikum der Johann Wolfgang Goethe-Universität
Frankfurt a.M.
Theodor-Stern-Kai 7
60590 Frankfurt
Geisslinger@em.uni-frankfurt.de

**Prof. Dr. med. Dieter Kurt Hossfeld (DH)**
Medizinische Klinik
Abteilung Onkologie und Hämatologie
Universitätsklinikum Hamburg-Eppendorf
Martinistraße 52
20246 Hamburg
d.hossfeld@uke.uni-hamburg.de

**Prof. Dr. med. Dr. rer. nat. Hans-Georg Joost (HJ)**
Deutsches Institut für Ernährungsforschung
Potsdam-Rehbrücke
Arthur-Scheunert-Allee 114-116
14558 Nuthetal
joost@mail.dife.de

**Prof. Dr. med. Georg Friedrich Kahl (GK)**
Institut für Pharmakologie und Toxikologie
der Universität
Robert-Koch-Straße 40
37075 Göttingen
gkahl@med.uni-goettingen.de

**Prof. Dr. med. Heinz Kilbinger (HK)**
Institut für Pharmakologie der Universität Mainz
Obere Zahlbacher Straße 67
55131 Mainz
kilbinge@mail.uni-mainz.de

**Prof. Dr. rer. nat. Heyo Kroemer (KH)**
Institut für Pharmakologie
Ernst-Moritz-Arndt-Universität Greifswald
Friedrich-Löffler-Straße 23d
17487 Greifswald
kroemer@uni-greifswald.de

**Prof. Dr. med. Dr. h.c. Björn Lemmer (BL)**
Institut für Pharmakologie und Toxikologie
Ruprecht-Karls-Universität Heidelberg
Maybachstraße 14-16
68169 Mannheim
bjoern.lemmer@urz.uni-heidelberg.de

**Prof. Dr. med. Martin J. Lohse (ML)**
Institut für Pharmakologie und Toxikologie
der Universität Würzburg
Versbacher Straße 9
97078 Würzburg
Salomon@toxi.uni-wuerzburg.de

**PD Dr. med. Anna Lorenzen (AL)**
Psychiatrisches Zentrum Nordbaden
Zentrum für Psychiatrie Wiesloch
Heidelberger Straße 1a
69168 Wiesloch
anna.lorenzen@urz.uni-heidelberg.de

**Prof. Dr. med. Hartmut Oßwald (HO)**
Institut für Pharmakologie und Toxikologie
der Universität Tübingen
Wilhelmstraße 56
72074 Tübingen
hartmut.osswald@uni-tuebingen.de

**Prof. Dr. med. Klaus Resch (KR)**
Institut für Pharmakologie
Medizinische Hochschule Hannover
Carl-Neuberg-Straße 1
30625 Hannover
resch.klaus@mh-hannover.de

**Prof. Dr. med. Wilhelm Schmitz (WS)**
Institut für Pharmakologie und Toxikologie
des Universitätsklinikums Münster
Domagkstraße 12
48129 Münster
schmitw@uni-muenster.de

**Prof. Dr. med. Edgar Schömig (ES)**
Institut für Pharmakologie
Klinikum der Universität zu Köln
Gleueler Straße 24
50931 Köln
edgar.schoemig@medizin.uni-koeln.de

**Prof. Dr. med. Dr. h.c. Hasso Scholz (HS)**
Institut für Experimentelle und Klinische
Pharmakologie und Toxikologie
Universitätsklinikum Hamburg-Eppendorf
Martinistraße 52
20246 Hamburg
h.scholz@uke.uni-hamburg.de

**Prof. Dr. med. Ulrich Schwabe (US)**
Pharmakologisches Institut
der Ruprecht-Karls-Universität Heidelberg
Im Neuenheimer Feld 366
69120 Heidelberg
ulrich.schwabe@urz.uni-heidelberg.de

# Klinische Berater der Herausgeber

**Prof. Dr. med. Dieter Adam**
Dr. von Haunersches Kinderspital
Lindwurmstraße 4
80337 München

**Frau Dr. med. Rike Alten**
Schlossparkklinik
Abteilung Rheumatologie
Heubnerweg 2
14059 Berlin

**Prof. Dr. med. Hans-Christoph Diener**
Neurologische Universitäts-Klinik
Hufelandstraße 55
45122 Essen

**Prof. Dr. med. Erland Erdmann**
Klinik III für Innere Medizin
der Universität zu Köln
Joseph-Stelzmann-Straße 9
50924 Köln

**Prof. Dr. med. Franz Grehn**
Universitätsaugenklinik Würzburg
Josef-Schneider-Straße 11
97080 Würzburg

**Prof. Dr. med. Roland Gugler**
I. Medizinische Klinik
Städtisches Klinikum Karlsruhe
Moltkestraße 90
76133 Karlsruhe

**Prof. Dr. med. Karl-Friedrich Hamann**
Hals-Nasen-Ohrenklinik und Poliklinik
der Technischen Universität München
Ismaninger Straße 22
81675 München

**Prof. Dr. med. Gerald Klose**
Medizinische Klinik
Zentralkrankenhaus links der Weser
Senator-Weßling-Straße 1
28277 Bremen

**Prof. Dr. med. Johannes Köbberling**
Zentrum für Innere Medizin
Kliniken St. Antonius
Carnaper Straße 48
42283 Wuppertal

**Prof. Dr. med. Thomas Meinertz**
Medizinische Klinik III (Kardiologie)
Universitätsklinikum Hamburg-Eppendorf
Martinistraße 52
20246 Hamburg

**Prof. Dr. med. Hans F. Merk**
Hautklinik
Universitätsklinikum der RWTH Aachen
Pauwelsstraße 30
52074 Aachen

**Prof. Dr. med. Bruno Müller-Oerlinghausen**
Arzneimittelkommission
der deutschen Ärzteschaft
Jebenstraße 3
10623 Berlin

**Prof. Dr. med. Thomas Strowitzki**
Abteilung Gynäkologische Endokrinologie
und Fertilitätsstörungen
der Universitätsfrauenklinik
Voßstraße 9
69115 Heidelberg

**Prof. Dr. med. Ralf Wettengel**
Schillbachstraße 19
07743 Jena

**Prof. Dr. med. Volker Wienert**
Hautklinik
Dermatologische Phlebologie
Universitätsklinikum der RWTH Aachen
Pauwelsstraße 30
52074 Aachen

**Prof. Dr. med. Reinhard Ziegler**
Medizinische Universitätsklinik
Abteilung Innere Medizin I
Im Neuenheimer Feld 410
69120 Heidelberg

# Teil I

# Krankheiten und Symptome

# 1 Atemwegs- und Lungenkrankheiten

*Björn Lemmer*

## Asthma bronchiale

Asthma bronchiale ist eine chronisch-entzündliche Atemwegskrankheit mit wiederholt auftretender reversibler Atemwegsobstruktion und ausgeprägter bronchialer Übererregbarkeit. Die Entzündung führt zu akuter Bronchokonstriktion, Schleimhautödem, Hypersekretion mit hochviskösem Bronchialschleim und progredienter Destruktion der Bronchialwand. Nach der Ätiologie werden zwei Hauptformen unterschieden:

- *Exogen-allergisches Asthma*, ausgelöst durch inhalierte Allergene, vor allem bei Kindern und jüngeren Erwachsenen.
- *Endogenes Asthma*, ohne erkennbare allergische Faktoren, durch Atemwegsinfektionen, Umwelteinflüsse (Tabakrauch, Stäube) und Arzneimittel bei Erwachsenen.

Weitere Auslöser von Atemnotepisoden können körperliche Anstrengung (Belastungsasthma) und psychische Belastungen sein. Zwischen Asthma bronchiale und obstruktiver Bronchitis können fließende Übergänge bestehen (s. chronisch-obstruktive Atemwegskrankheit, COPD). Ziele der Therapie sind Kontrolle der Symptome, Verhinderung von Anfällen, weitgehende Normalisierung der Lungenfunktion, normale körperliche Aktivität, Vermeidung von Nebenwirkungen der Medikation, Verhinderung der irreversiblen Atemwegsobstruktion und der Asthmaletalität. Ausmaß der Atemwegsobstruktion und Therapieerfolg werden daher spirometrisch durch Messung der forcierten expiratorischen Einsekundenkapazität ($FEV_1$) oder des maximalen expiratorischen Atemstroms („peak expiratory flow", PEF) kontrolliert. Patienten sollen zu Hause kleine handliche Peak-flow-Meter zur Selbstkontrolle benutzen. Krankheitstypisch sind tageszeitliche Schwankungen der Messwerte mit einem morgendlichen Abfall um 15% oder mehr.

**Nichtmedikamentöse Maßnahmen.** Asthmapatienten benötigen eine intensive ärztliche Beratung über die Natur des Leidens und die Rolle einzelner Therapiemaßnahmen. Atemübungen und psychologische Führung verbessern die spezifische Therapie. Zur Primärprävention des Asthma bronchiale rechnet das Vermeiden von Aeroallergenen (z. B. Hausstaubmilben) und Passivrauchen. Auch Stillen hat einen Schutzeffekt. Bei manifestem Asthma ist als Sekundärprävention die Ausschaltung auslösender Noxen bedeutsam: Allergenkarenz, Einstellen des Rauchens, Infektionsbekämpfung. Nie sollte die Arzneimittelanamnese fehlen, da Asthmaanfälle nicht selten medikamentös ausgelöst werden: z. B. durch Acetylsalicylsäure, nichtsteroidale Antiphlogistika, Betarezeptorenblocker, Acetylcystein, Parasympathomimetika, Suxamethonium oder Histaminliberatoren (z. B. Plasmaersatzmittel, Opioide).

**Immuntherapie.** Die spezifische Hyposensibilisierung kann bei allergischem Asthma erwogen werden. Zu den häufigsten Inhalationsallergenen zählen Hausstaubmilben, Tierhaare, Pollen, Schimmelpilzsporen und Getreidemehl. Bei Hausstaubmilbenallergie sind Karenzmaßnahmen wie das Verwenden spezieller Bettbezüge von fraglichem Wert. Die Hyposensibilisierung wird mit Allergenextrakten durchgeführt, hat aber nur bei Bienen- und Wespengiftallergien und bei einigen Pollenallergien einen gesicherten therapeutischen Nutzen (s. allergische Krankheiten).

**Arzneitherapie.** Asthmatherapeutika werden in akut wirkende Bedarfstherapeutika zur Beseitigung einer Bronchokonstriktion („Reliever") und Langzeittherapeutika („Controller") eingeteilt (*Tabelle 1.1*). Zur symptomatischen Akutbehandlung werden als Mittel der Wahl kurzwirkende inhalative $Beta_2$-Rezeptoragonisten und ggf. Anticholinergika empfohlen. Obwohl der Wirkungseintritt der systemischen Glucocorticoide verzögert ist, werden sie zu dieser Gruppe gerechnet, da sie die Besserung der Atemwegsobstruktion beschleunigen und die Exazerbationen vermindern. Zur Dauertherapie sowie zur Kontrolle des Krankheitsgeschehens werden als Langzeitmittel inhalative Glucocorticoide, Degranulationshemmer, langwirkende $Beta_2$-Rezeptoragonisten, retardiertes Theophyllin und Leukotrienrezeptorantagonisten (Montelukast) verwendet.

**Tabelle 1.1**
**Klassifikation der antiasthmatischen Arzneitherapie**
(nach Expert Panel Report 2, NIH Publication No. 97-4053, 1997, EPR-Update 2002, www.nhlbi.nih.gov/guidelines/asthma/asthmafullrpt.pdf)

| Akut wirkende Bedarfstherapeutika | Langzeittherapeutika |
|---|---|
| Kurzwirkende $\beta_2$-Rezeptoragonisten | Inhalative Glucocorticoide |
| Anticholinergika | Degranulationshemmer |
| Systemische Glucocorticoide | Langwirkende $\beta_2$-Rezeptoragonisten |
| | Methylxanthine |
| | Leukotrienrezeptorantagonisten |

## Akute Bedarfstherapeutika

### *Kurzwirkende Beta$_2$-Rezeptoragonisten*

Inhalative kurzwirkende Beta$_2$-Rezeptoragonisten sind bei allen Formen obstruktiver Atemwegskrankheiten als akut wirkende Bedarfstherapeutika indiziert. Wichtigste Vertreter sind Fenoterol, Salbutamol und Terbutalin (*Tabelle 1.2*). In adäquater Dosierung wirken alle etwa gleich stark. Sie senken den Atemwegswiderstand, hemmen die Mediatorfreisetzung aus Mastzellen und basophilen Leukozyten und steigern die mukoziliäre Clearance. Beta$_2$-Rezeptoragonisten bessern die Symptome der allergischen Sofortreaktion, jedoch nicht die zelluläre Infiltration und die daraus resultierende bronchiale Hyperreagibilität der Spätreaktion.

Beta$_2$-Rezeptoragonisten werden *inhalativ* angewendet, weil auf diese Weise die systemischen Nebenwirkungen (Tremor, Tachykardie) vermindert werden. Die Broncholyse tritt nach inhalativer Applikation innerhalb weniger Minuten ein und hält bei den kurzwirkenden Mitteln etwa 4 h an. Die meisten Beta$_2$-Rezeptoragonisten haben eine geringe Bioverfügbarkeit, sodass durch die geschluckte Arzneimittelmenge keine systemische Wirkung zu erwarten ist. Die orale Gabe kurzwirkender Beta$_2$-Rezeptoragonisten hat keine gesicherte antiasthmatische Wirkung und wird daher auch nicht mehr für Kleinkinder empfohlen.

Beta$_2$-Rezeptoragonisten sind bei allen Schweregraden des Asthmas indiziert, bei leichtem bis mittelschwerem Asthma als Dosieraerosol mit 1–2 Atemzügen maximal alle 4–6 h (z. B. **Salbutamol** 0,1 bzw. 0,2 mg oder **Fenoterol** 0,1 bzw. 0,2 mg pro Aerosolstoß). Bei unkontrollierter Anwendung kann auf Pulveraerosol aus Kapseln übergegangen werden. In schwereren Fällen als Inhalationslösung, ggf. auch in parenteraler Zufuhr. Bei Patienten, die mehr als 10–12 Aerosolstöße pro d benötigen, muss

**Tabelle 1.2**
**Beta$_2$-Rezeptoragonisten für die Asthmatherapie**

| Wirkstoff | Handelsname (Beispiele) | Applikation | Bioverfügbarkeit (oral) [%] | Halbwertszeit [h] | Wirkdauer [h] |
|---|---|---|---|---|---|
| **kurzwirkend (4–6 h)** | | | | | |
| Fenoterol | Berotec® | inh., oral | 1,5 | 3 | 3–5 |
| Reproterol | Bronchospasmin® | i.v. | k.A. | 1–2 | 4–6 |
| Salbutamol | Sultanol® | inh., oral | 25 | 2–7 | 3–6 |
| Terbutalin | Bricanyl® | inh., oral | 10–15 | 3–4 | 3–6 |
| Tulobuterol | Atenos® | oral | | 2–4 | 3–6 |
| **langwirkend (12–24 h)** | | | | | |
| Bambuterol | Bambec® | oral | 10–12 | 10 | 24 |
| Clenbuterol | Spiropent® | oral | 100 | 1 (34)[a] | 14 |
| Formoterol | Foradil® | inh., oral | 65 | 2–3 (5–8)[a] | 12 |
| Salmeterol | Serevent® | inh. | k.A. | 3,5 | 12 |

[a] biphasische Elimination, *k.A.* keine Angaben

die Therapieeinstellung überprüft werden. Oft sind zusätzlich inhalative Glucocorticoide oder Anticholinergika erforderlich. Akute Verschlechterungen des Asthmas können die Wirksamkeit einschränken und eine Übermedikation provozieren, die potentiell gefährlich ist (Arrhythmiegefahr!). Die Patienten müssen deshalb unbedingt entsprechend informiert sein und bei verstärkter Symptomatik oder erhöhtem Aerosolbedarf den Arzt verständigen.

### *Anticholinergika*

Inhalative Anticholinergika wirken langsamer und schwächer als $Beta_2$-Rezeptoragonisten. Bei der Akuttherapie des schweren Asthmaanfalls bewirken sie jedoch in Kombination mit $Beta_2$-Rezeptoragonisten eine stärkere Broncholyse als $Beta_2$-Rezeptoragonisten allein und führen dadurch vor allem bei Kindern und Jugendlichen zu einer schnelleren Erholung und einer kürzeren Behandlungsdauer. Bei leichteren Asthmaanfällen oder nach der Stabilisierung ist der Zusatznutzen von Anticholinergika nicht belegt.

Vertreter sind **Ipratropiumbromid** (Atrovent®, 3-mal 0,02–0,04 mg/d) und **Oxitropiumbromid** (Ventilat®, 2- bis 3-mal 0,2 mg/d), die als Dosieraerosol oder Pulverkapsel inhaliert werden. Ihre Wirkung beginnt ca. 30 min nach der Inhalation und hält 3–4 h an. Seit kurzem ist **Tiotropiumbromid** (Spiriva®, 1-mal 18 µg/d) auf dem Markt, das sich durch eine 10fach höhere Affinität als Ipratropium- und Oxitropiumbromid zu Muscarinrezeptoren auszeichnet. Die langsame Dissoziation vom Rezeptor bedingt eine lange Wirkungsdauer von mehr als 24 h. Tiotropiumbromid ist in Deutschland nur zur Behandlung der COPD zugelassen. Im Gegensatz zu Atropin haben Anticholinergika aber keine nachteiligen Effekte auf die Schleimviskosität und keine nennenswerten systemischen Nebenwirkungen, sodass sie auch bei Patienten mit Glaukom und Prostatahyperplasie in Betracht kommen.

### *Systemische Glucocorticoide*

Systemische Glucocorticoide sind die wirksamsten Arzneimittel beim Asthma bronchiale und daher bei schweren Exazerbationen immer erste Wahl. Eine akute Verschlechterung wird mit 20–60 mg/d **Prednisolon** oral (Kinder 1–2 mg/kg) für eine Woche behandelt, anschließende Dosisreduktion um 10 mg pro Woche auf maximal 10 mg/d. Es wird möglichst immer mit einmaliger morgendlicher Gabe am zirkadianen Gipfel des Plasmacortisols dosiert, um die endogene Cortisolsekretion wenig zu supprimieren. Bei nicht ausreichender Wirkung wird zusätzlich eine kleinere Dosis am Abend gegeben (Weiteres s. Prednisolon). Beim schweren oder lebensbedrohlichen Asthmaanfall ist die parenterale Gabe von Prednisolon (50–100 mg i.v.) indiziert. Nach ausreichender Kontrolle der Beschwerden wird versucht, die orale auf eine inhalative Corticosteroidtherapie umzustellen. Dazu werden initial zusätzlich zur oralen Therapie für eine Woche 1000–2000 µg/d Beclometasonäquivalent inhaliert. Anschließend wird die orale Tagesdosis von Prednisolon im Abstand von 1–2 Wochen um jeweils 2,5 mg reduziert.

## Langzeittherapeutika

### *Inhalative Glucocorticoide*

Inhalative Glucocorticoide sind Mittel der ersten Wahl für die antiinflammatorische Dauertherapie. Sie haben keine akute bronchospasmolytische Wirkung und können daher nur prophylaktisch und nicht im Anfall eingesetzt werden. Bis zum vollen Wirkungseintritt vergehen 2–3 d, weshalb zwischenzeitlich andere Mittel und ggf. auch orale Glucocorticoide gegeben werden müssen. Glucocorticoide hemmen die allergische Spätreaktion, vermindern Schleimhautinfiltration und Schleimsekretion und reduzieren dadurch insgesamt die Hyperreaktivität. Als inhalativ applizierbare Wirkstoffe werden Beclometason (z. B. Sanasthmax®), Budesonid (z. B. Pulmicort®), Flunisolid (Inhacort®) und Fluticason (Flutide®) verwendet. Mometason kam kürzlich und Ciclesonid wird demnächst in Deutschland auf den Markt kommen. Ciclesonid ist ein Prodrug, das in der Lunge durch Esterasen in aktiviertes Ciclesonid umgewandelt wird. Dadurch wird in therapeutischen Dosen eine Suppression der Hypophysen-Nebennierenrinden-Achse vermieden. Bezüglich der Effektivität bestehen zwischen den einzelnen Wirkstoffen bei Gabe äquivalenter Dosen keine Unterschiede. Alle inhalativen Glucocorticoide sind relativ lipophile Substanzen: je lipophiler, umso schneller die Aufnahme in die Mukosa, umso größer die Retention im resorbierenden Gewebe sowie die Fähigkeit, den zytosolischen Glucocorticoidrezeptor zu erreichen, und umso kleiner die orale Bioverfügbarkeit (*Tabelle 1.3*). Alle sind topisch wirksam und systemisch wenig aktiv. Nur etwa 10–30% der inhalierten Dosis, abhängig vom Präparat und vor allem der Applikationshilfe, gelangen in die Lungen, wo sie resorbiert werden können. Der verschluckte Anteil wird in der Leber metabolisiert, wobei die orale Bioverfügbarkeit unterschiedlich ist. Mit systemischen Wirkungen ist daher bei mittleren

**Tabelle 1.3**
**Inhalative Glucocorticoide**

| Glucocorticoid | Handelsname (Beispiele) | Bioverfügbarkeit, oral [%] | Glucocorticoid-Rezeptoraffinität | Tagesdosis [µg] |
|---|---|---|---|---|
| Fluticason | Flutide® | <1 | hoch | 250–1000 |
| Mometason | Asmanex® | <1 | hoch | 200– 800 |
| Ciclesonid | Alvesco® | <1 | hoch | 160 |
| Beclometason | Sanasthmax® | 20 | niedrig/mittel | 500–2000 |
| Budesonid | Pulmicort® | 11 | mittel | 400–1600 |
| Flunisolid | Inhacort® | 21 | niedrig | 500–2000 |

Dosen kaum zu rechnen. Bei höheren Dosen hingegen sind systemische Wirkungen nicht auszuschließen. Entgegen früheren Annahmen vermindert eine jahrelange Gabe hoher Dosen inhalativer Glucocorticoide Körpergröße und Gewicht asthmatischer Kinder. Daher empfehlen die derzeitigen Richtlinien eine Kontrolle des Längenwachstums bei Kindern (EPR-2 1997). Allerdings ist das Längenwachstum auch bei schlechter Asthmakontrolle reduziert, und Rückstände können durch eine effektive Einstellung aufgeholt werden. In der Postmenopause ist bei hohen Dosen inhalativer Glucocorticoide (>1000 µg) an eine Osteoporoseprophylaxe zu denken.

Die Dosierung richtet sich nach dem Schweregrad (s. Stufentherapie, *Tabelle 1.4*). Dabei ist zu berücksichtigen, dass die inhalierbaren Glucocorticoide auf Mikrogrammbasis und pro Inhalationsdosis nicht äquivalent sind. Die Verwendung eines Spacers oder Turbohalers kann die Wirksamkeit und die Compliance erhöhen. Lokale Nebenwirkungen inhalierter Glucocorticoide bestehen in einer Candidiasis im Mund- und Rachenraum sowie Heiserkeit und Husten. Nach der Inhalation sollte deshalb der Mund gespült bzw. die Inhalation vor den Mahlzeiten vorgenommen werden. Bei Verwendung von Inhalierhilfen (Spacer) oder Pulverinhalatoren sind lokale Nebenwirkungen seltener.

### *Degranulationshemmer*

Degranulationshemmer vermindern die IgE-induzierte Freisetzung von Mediatoren aus Mastzellen und hemmen die Bildung von Leukotrienen. Dadurch haben sie einen selektiven Suppressionseffekt auf andere Entzündungszellen (Eosinophile, Neutrophile, Makrophagen, Monozyten). Die antiinflammatorische Wirkung ist nur prophylaktisch einsetzbar, aber nicht für die Behandlung des Asthmaanfalls. Degranulationshemmer können bei jugendlichen Patienten mit exogen allergischem Asthma wirksam sein und unterdrücken Sofort- und Spätreaktion auf Allergene. Auch die Hyperreagibilität nach Anstrengung, Kaltluft und Reizgasen wird vermindert.

**Cromoglicinsäure** hat durch die Verwendung der modernen inhalativen Glucocorticoide in der Therapie des Asthmas bei Erwachsenen an Bedeutung verloren und wird in aktuellen Leitlinien nicht mehr empfohlen. Bei Kindern kann sie versuchsweise alternativ eingesetzt werden. Die volle Wirkung tritt erst nach 2–6 Wochen ein. Cromoglicinsäure wird oral kaum resorbiert und kann daher nur inhalativ appliziert werden. Das Mittel wird 3- bis 4-mal tgl. in einer Dosis von 2 mg als Dosieraerosol inhaliert. Bis auf lokale Reizerscheinungen hat Cromoglicinsäure kaum Nebenwirkungen. Für **Nedocromil** (Tilade®, 4-mal 4 mg/d inhalativ) gilt das Gleiche wie für Cromoglicinsäure.

### *Langwirkende Beta$_2$-Rezeptoragonisten*

Inhalative Beta$_2$-Rezeptoragonisten mit längerer Wirkungsdauer von 12 h sind **Salmeterol** (Aeromax®, Serevent®) und **Formoterol** (Foradil®) (s. *Tabelle 1.2*). Sie sind bei mittelschwerem Asthma zur Dauertherapie, nach dem Stufenplan aber immer nur zusammen mit inhalativen Glucocorticoiden geeignet. Langwirkende Beta$_2$-Rezeptoragonisten erhöhen die Affinität sowie die nukleäre Translokation der Corticoidrezeptoren, andererseits verhindern Glucocorticoide die Toleranzentwicklung von Beta$_2$-Rezeptoren nach Dauertherapie mit langwirkenden Beta$_2$-Rezeptoragonisten. Eine Monotherapie mit langwirkenden Beta$_2$-Rezeptoragonisten kann die Glucocorticoidtherapie keinesfalls ersetzen, da ein Wechsel der Kombinationstherapie auf langwirkende Beta$_2$-Rezeptoragonisten allein die Asthmakontrolle erheblich verschlechtert. Aus Gründen der Compliance werden fixe Glucocorticoidkombinationen von Salmeterol (Viani®) und Formoterol (Symbicort®) eingesetzt. Langwirkende Beta$_2$-Rezeptoragonisten sind vor allem bei nächtlichen Symptomen geeignet. Orale langwirkende $Beta_2$-Rezeptoragonisten (z. B. Clenbuterol) verbessern in Kombination mit inhalativen Glucocorticoiden ebenfalls die Lungenfunktion, sind aber weniger wirksam und verursachen zudem mehr Nebenwirkungen als inhalative Präparate.

### *Methylxanthine*

Therapeutisch bedeutsam ist allein Theophyllin. Aminophyllin (Theophyllin-Ethylendiamin) ist entbehrlich, da Ethylendiamin allergisierend wirkt und als Lösungsvermittler überflüssig ist. Theophyllin wird in der Dauertherapie der schweren Atemwegsobstruktion immer zusätzlich zu inhalativen Glucocorticoiden eingesetzt. Es ist auch wirksam im akuten Asthmaanfall und beim Status asthmaticus. Nach oraler Gabe setzt die Wirkung innerhalb von 5–15 min ein, erreicht das Maximum nach ca. 30 min und hält 6–8 (24) h abhängig von der Dosis und der Zubereitungsform an. Die therapeutische Breite von Theophyllin ist relativ gering (5–15 µg/ml Plasma), die Dosierung kann jedoch wegen starker Variabilität der hepatischen Metabolisierung (Halbwertszeit 3–12 h) individuell stark schwanken. Grundsätzlich werden Retardpräparate eingesetzt, die eine 1- bis 2-malige Gabe pro Tag ermöglichen.

Um Nebenwirkungen zu vermeiden, wird die Dauertherapie mit einschleichender Dosierung begonnen. Initial 400 mg/d Theophyllin oral in 2 Einzeldosen, die zwar häufig nicht ausreichen, normalerweise aber gut verträglich sind. Abhängig von der klinischen Besserung wird die Dosis auf maximal 900 mg/d (ca. 12 mg/kg tgl.) gesteigert. Raucher und Kinder benötigen höhere Dosen (15–18 mg/kg), Patienten mit Leberfunktionsstörungen oder Rechtsherzinsuffizienz (Leberstauung) niedrigere Dosen (9 mg/kg). Bei mangelndem Therapieerfolg oder anhaltenden Nebenwirkungen kann die Dosierung mithilfe von Plasmaspiegelbestimmungen angepasst werden. Bei nächtlichen Asthmaanfällen sollte die abendliche Dosis erhöht oder eine Einmaldosis als Retardpräparat gegeben werden. Im Notfall kann Theophyllin langsam i.v. appliziert werden.

### *Leukotrienmodulatoren*

Leukotriene werden ähnlich wie Prostaglandine aus Arachidonsäure gebildet und spielen bei der Entzündungsreaktion des Asthma bronchiale eine wichtige Rolle. Sie wirken bronchokonstriktorisch, stimulieren die Sekretion von Bronchialschleim und führen zu vermehrtem Bronchialödem. Leukotrienmodulatoren bilden eine neue Klasse entzündungshemmender Pharmaka, die entweder als 5-Lipoxygenaseinhibitoren die Biosynthese der Leukotriene oder als Leukotrienrezeptorantagonisten ihre Wirkung hemmen.

Der einzige Leukotrienrezeptorantagonist ist **Montelukast** (Singulair®). Weitere Vertreter (Pranlukast, Zafirlukast) sind in den USA zugelassen. Montelukast ist als Zusatzmedikation (1-mal 10 mg tgl. oral) bei nicht ausreichender Wirkung inhalativer Glucocorticoide zugelassen. Bei leichtem bis mittelschwerem Asthma bronchiale wird die Lungenfunktion verbessert, die Dosis an $Beta_2$-Rezeptoragonisten reduziert und die nächtliche Symptomatik vermindert. Zur Behandlung eines akuten Asthmaanfalls ist es nicht geeignet. Montelukast scheint in der präventiven Therapie des Asthma wirksam zu sein, bei chronisch-persistierendem Asthma wurde hingegen kein zusätzlicher therapeutischer Effekt nachgewiesen. Die bisherigen Daten erlauben auch nicht den Einsatz zur Monotherapie.

Der 5-Lipoxygenaseinhibitor **Zileuton** (Zyflo®, bisher nur in den USA zugelassen) ist besonders wirksam bei durch Cyclooxygenasehemmer induziertem Asthma, erfordert aber wegen gelegentlicher Transaminaseanstiege eine regelmäßige Kontrolle der Leberenzyme. Die endgültige Rolle der Leukotrienmodulatoren bei der Behandlung des Asthma bronchiale ist noch abzuklären.

## Stufenplan der Langzeittherapie

Für therapeutische Entscheidungen wird eine Klassifikation des Asthma bronchiale nach Schweregraden zugrunde gelegt, die sich auf Symptomatik und Peak-flow-Werte stützt. Entsprechend den Empfehlungen der Deutschen Atemwegsliga, der WHO und einer Expertenpublikation des National Institute of Health (EPR-2, Update 2002), basiert die Therapie des Asthma bronchiale auf einem Stufenschema mit entzündungshemmender Dauertherapie und einer bedarfsorientierten Verwendung von Bronchospasmolytika. Entsprechend dem Schweregrad der Erkrankung wird ein vierstufiges Behandlungsschema empfohlen (s. *Tabelle 1.4*). Zunehmend wird eine initial hochdosierte Therapie zwecks rascher Rückbildung der Symptome bevorzugt, die dann langsam bis zur niedrigsten Erhaltungsstufe reduziert wird (Step-down-Therapie).

Bei *leichtem intermittierendem Asthma* mit gelegentlich auftretenden obstruktiven Episoden ist keine tägliche Medikation notwendig, sondern nur eine bedarfsorientierte inhalative Therapie mit

Tabelle 1.4
**Stufentherapie des chronischen Asthma bronchiale**
(nach Expert Panel Report 2, NIH Publication No. 97-4053, 1997, EPR-Update 2002)

| Stufen | Therapieform |
|---|---|
| **Akuttherapie**<br>Alle Patienten | – Kurzwirkender inhalativer $Beta_2$-Rezeptoragonist, 2–4 Aerosolstöße nach Bedarf<br>– Abhängig von der Schwere der Exazerbation bis zu 3 Behandlungen alle 20 min<br>– Wird die Akuttherapie häufiger als 2-mal/Woche angewendet, kann der Beginn oder die Intensivierung einer Dauertherapie notwendig sein |
| **Dauertherapie** | Tägliche Arzneitherapie |
| **Stufe 1**<br>**Leicht intermittierend**<br>Symptome ≤2 d/Woche,<br>nachts ≤2-mal/Monat,<br>$FEV_1$/PEF ≥80%,Variabilität <20% | – Keine tägliche Medikation notwendig |
| **Stufe 2**<br>**Leicht persistierend**<br>Symptome <1/d bis >2/Woche,<br>nachts >2-mal/ Monat,<br>$FEV_1$/ PEF ≥80, Variabilität 20–30% | – **Niedrig dosierte inhalative Glucocorticoide**<br>– Alternativ: Cromoglicinsäure oder Nedocromil (evtl. bei Kindern Leukotrienmodulator oder Theophyllin) |
| **Stufe 3**<br>**Mäßig persistierend**<br>Symptome täglich, nachts ≥1-mal/Monat, $FEV_1$/PEF >60–<80%, Variabilität >30% | – **Inhalative Glucocorticoide** (niedrig-mittlere Dosis) und **langwirk. inhalativer $Beta_2$-Rezeptoragonist**<br>– Alternativ: Inhalatives Glucocorticoid (mittlere Dosis) oder Glucocorticoid (niedrig-mittlere Dosis) plus Leukotrienmodulator oder Theophyllin<br>– Bei schweren Exazerbationen: **Inhalatives Glucocorticoid** (mittlere Dosis) und langwirkender inhalativer $Beta_2$-Rezeptoragonist<br>– Alternativ: Höhere Dosen inhalativer Glucocorticoide plus Leukotrienmodulatoren oder Theophyllin |
| **Stufe 4**<br>**Schwer persistierend**<br>Symptome am Tage ständig, nachts häufig, $FEV_1$/PEF <60%, Variabilität >30% | – **Hoch dosierte inhalative Glucocorticoide** plus **langwirkender inhalativer $Beta_2$-Rezeptoragonist** plus (bei Bedarf) **orales Glucocorticoid**, danach Dosisreduktion und Übergang auf inhalatives Glucocorticoid |

kurzwirkenden **$Beta_2$-Rezeptoragonisten** (Stufe 1). Wird die Akuttherapie häufiger als 2-mal/Woche angewendet, kann es notwendig sein, eine Dauertherapie zu beginnen.

Bei *leichtem persistierendem Asthma* wird die regelmäßige Inhalation von antiinflammatorischen Substanzen empfohlen (Stufe 2). Aus der Gruppe der **inhalativen Glucocorticoide** werden **Budesonid** oder ein äquivalentes Mittel in niedriger Dosis von 400 µg/d verwendet. Leukotrienantagonisten können als Kombinationspartner eingesetzt werden.

Bei *mäßiggradigem Dauerasthma* soll zunächst die Dosis des inhalativen Glucocorticoids auf eine mittlere Dosis von 400–800 µg/d erhöht werden, alternativ kann ein **langwirkender $Beta_2$-Rezeptoragonist** hinzugefügt werden (Stufe 3), vor allem bei nächtlichen Symptomen. Bei *schwerem Dauerasthma* wird die Dosis des inhalativen Glucocorticoids weiter auf 800–1600 µg/d erhöht und zusätzlich ein langwirkender $Beta_2$-Rezeptoragonist gegeben, hinzu kommt die zirkadiane Gabe eines **oralen Glucocorticoids** (Stufe 4).

In der *Schwangerschaft* wird nach den gleichen Richtlinien behandelt. Ein schlecht kontrolliertes Asthma bronchiale in der Schwangerschaft kann zu einer erhöhten perinatalen Mortalität, Unreife und niedrigem Geburtsgewicht führen. Für die meisten Antiasthmatika wird kein erhöhtes Risiko für den Feten angenommen. Werden die Empfehlungen der Langzeittherapie (s. *Tabelle 1.4*) berücksichtigt, können Klinikeinweisungen deutlich vermindert werden.

## Akuter Asthmaanfall

Der akute Asthmaanfall ist ein anhaltender Zustand mit massiver Dyspnoe und schwerer körperlicher Beeinträchtigung in Ruhe und erfordert eine sofortige notfallmäßige Versorgung. Verzögerungen können tödlich sein. Die meisten Asthmatodesfälle ereignen sich vor der Krankenhausaufnahme. Ursachen sind fehlerhafte Beurteilung durch den Arzt wegen fehlender objektiver Messwerte, falsche Einschätzung des Schweregrades durch Patienten oder Angehörige und Unterdosierung von Glucocorticoiden. Weitere Ursachen können ein Versagen der Langzeittherapie, eine akute Infektion oder eine akute Allergenexposition sein. Die Therapie soll möglichst frühzeitig zu Hause begonnen werden (*Tabelle 1.5*). Unterstützend wirkt die Beruhigung des Patienten mit psychologischen Mitteln. Tranquillanzien sind im Anfall kontraindiziert. Im schweren Anfall müssen Glucocorticoide immer frühzeitig parenteral appliziert werden, da sie nur langsam wirken. Infolge verzögerter Gabe von Glucocorticoiden oder ungenügender Dosierung sind Todesfälle vorgekommen.

Bei *lebensbedrohlichem Asthmaanfall*, der mit der vorangehenden Therapie nicht ausreichend beeinflussbar war, ist eine sofortige Krankenhauseinweisung vorzubereiten (s. *Tabelle 1.5*). Die Versorgung dieser Patienten erfolgt stets auf der Intensivstation. Fortführung der Gabe von Sauerstoff, Prednisolon, Salbutamol und Ipratropiumbromid. Wenn sich der Zustand des Patienten nicht bessert:

- **Salbutamol** inhalativ 0,2 mg (2 Hübe) via Spacer alle 15–30 min,
- **Ipratropiumbromid** inhalativ (0,5 mg) alle 4–6 h,
- **Magnesiumsulfat** 1,2–2 g als i.v.-Infusion über 20 min,
- **Salbutamolinfusion** (1–5 mg/h i.v.) bis zu 25 mg/24 h (Dosis nach Herzfrequenz und PEF-Werten anpassen),
- **Theophyllininfusion** (stdl. 0,5–0,9 mg/kg i.v.). Geringere Dosen bei vorbestehender Theophyllintherapie. Dosistitration unter Kontrolle der Theophyllinserumspiegel.

Kontrolle des Elektrolyt- und Flüssigkeitshaushalts insbesondere von Kalium. Zur Förderung der Sekretolyse ist eine ausreichende Flüssigkeits-

**Tabelle 1.5**
**Behandlung des akuten Asthmaanfalls bei Erwachsenen**
(Britische Asthmaleitlinie 2003, www.brit-thoracic.org.uk/sign/mainframe_download.html)

| Anfallsart | Therapieform |
|---|---|
| **Mittelschwerer Anfall**<br>PEF >50% Sollwert<br>Normale Sprache<br>Atemfrequenz <25/min<br>Pulsfrequenz <110/min | Zu Hause behandeln, Ansprechen auf Therapie bewerten<br>– kurzwirkender inhalativer **Beta$_2$-Rezeptoragonist**, ideal mit<br>– $O_2$-betriebener Inhalationshilfe (5 mg Salbutamol) oder mit<br>– Spacer 1 Hub (0,1 mg Salbutamol) 10- bis 20-mal<br>wenn PEF >50–75% des Sollwertes<br>– **Prednisolon** 40–50 mg oral<br>Bei gutem Ansprechen Behandlung fortsetzen oder zur Standardtherapie übergehen und Glucocorticoid fortsetzen |
| **Schwerer Anfall**<br>PEF 33–50% Sollwert<br>Patient kann keine Sätze beenden<br>Atemfrequenz >25/min<br>Pulsfrequenz <110/min | Krankenhauseinweisung in Betracht ziehen<br>– **Sauerstoff** 40–60%, wenn verfügbar<br>– kurzwirkender inhalativer **Beta$_2$-Rezeptoragonist**, ideal mit<br>– $O_2$-betriebener Inhalationshilfe (5 mg Salbutamol) oder mit<br>– Spacer 1 Hub 10- bis 20-mal<br>– **Prednisolon** 40–50 mg oral oder i.v.<br>Bei fehlendem Ansprechen Einweisung ins Krankenhaus, bis zum Eintreffen des Krankenwagens beim Patienten bleiben, Befund und Therapie schriftlich ans Krankenhaus |
| **Lebensbedrohlicher Anfall**<br>PEF <33% Sollwert,<br>$SpO_2$ <92%, keine Atemgeräusche,<br>Zyanose, flache Atmung; Bradykardie,<br>Arrhythmie, Hypotonie; Erschöpfung,<br>Konfusion oder Koma | Sofortige Krankenhauseinweisung vorbereiten<br>– **Sauerstoff** 40–60%<br>– **Prednisolon** 40–50 mg oral oder i.v.,<br>– kurzwirkender inhalativer **Beta$_2$-Rezeptoragonist** plus<br>– **Ipratropiumbromid** ideal mit $O_2$-betriebener Inhalationshilfe<br>– (5 mg Salbutamol, Ipratropiumbromid 0,5 mg) oder mit<br>– Spacer 1 Hub 10- bis 20-mal |

zufuhr (3–4 l/d) oral oder durch i.v.-Infusion wichtig. Inhalative Mukolytika haben keinen Nutzen, bei einem schweren Asthmaanfall können sie ggf. Husten oder Atemwegsobstruktion sogar noch verschlechtern. Antihistaminika haben ebenfalls keinen gesicherten Nutzen. Beruhigung des Patienten vor allem nichtmedikamentös. Tranquillanzien (z. B. Diazepam) wirken atemdepressiv und sind deshalb kontraindiziert. Antibiotika sind nur bei Fieber und purulentem Sputum indiziert.

Intubation und Beatmung sind bei persistierender Hypoxämie, respiratorischer Azidose mit Anstieg des arteriellen $CO_2$-Druckes, bei Koma oder Apnoe erforderlich. Bei starker Verschleimung wird unter bronchoskopischer Kontrolle abgesaugt. Bei festsitzendem zähen Schleim wird eine Bronchiallavage mit 10–20 ml 0,9% NaCl-Lösung, ggf. mit Zusatz von $Beta_2$-Rezeptoragonisten, wiederholt durchgeführt.

## Akute Bronchitis

Eine akute Bronchitis tritt oft als Begleiterscheinung bei Grippe, Erkältungskrankheiten und verschiedenen Infektionskrankheiten auf. Ursache sind in etwa 90% der Fälle Viren und Mykoplasmen, selten bronchopathogene Bakterien. Hauptsymptome sind Husten, Fieber, Hals- und Kopfschmerzen. Bei jeder länger als 8 Tage anhaltenden akuten Bronchitis besteht das Risiko einer bakteriellen Sekundärinfektion vor allem bei Säuglingen, in höherem Lebensalter und bei Patienten mit Lungenvorerkrankungen.

Eine wirksame Chemotherapie gegen die Virusinfektion existiert nicht. Daher ist die Behandlung im Wesentlichen symptomatisch. Bei Schmerzen und Fieber antipyretisch wirkende Analgetika (Paracetamol, Acetylsalicylsäure). Der Husten wird mit Antitussiva gedämpft, wenn er quälend ist oder den Schlaf stört. Das Abhusten des Bronchialschleimes darf aber nicht durch Antitussiva behindert werden. Daneben wird versucht, den zähen Bronchialschleim durch ausreichende Flüssigkeitszufuhr zu lösen, um eine Ursache eines unproduktiven Reizhustens zu beseitigen.

### Antitussiva

Standardmittel ist **Codein**, das in Einzeldosen von 30–60 mg oral hustenstillend wirkt. Ähnliche Effekte hat Dihydrocodein (Einzeldosis 30–60 mg oral). Beide können in höheren Dosen Obstipation und Atemdepression auslösen, deshalb Vorsicht bei Kindern, alten Patienten und chronischen Atemwegskrankheiten. **Hydrocodon** (Dicodid®) ist ein Betäubungsmittel und bei Bronchitis nicht indiziert.

**Noscapin** (Capval®), ein Alkaloid der Papaverinreihe, hat in Einzeldosen von 25–50 mg oral ebenfalls gute antitussive Wirkungen ohne die unerwünschten Wirkungen der Opioide. Die Wirksamkeit der synthetischen Antitussiva **Pentoxyverin**, **Clobutinol** und **Butamirat** wird nicht einheitlich beurteilt. Sie haben keine atemdepressive Wirkung, kontrollierte klinische Studien liegen nicht vor. Fixe Kombinationen von Antitussiva und Expektoranzien sind abzulehnen, da eine Expektoration des Schleimes ohne Husten nicht möglich ist.

### Expektoranzien

Expektoranzien sollen den Abtransport des Bronchialsekrets fördern (Sekretomotorika), die Sekretion der Bronchialflüssigkeit steigern (Sekretolytika) oder die Viskosität eines verfestigten Schleimes senken (Mukolytika). Husten ist immer noch das beste Expektorans. Ob die Anwendung der üblichen Expektoranzien bei diesem Vorgang von Vorteil ist, bleibt nachzuweisen. Ihre Anwendung beruht in erster Linie auf Empirie und dem weit verbreiteten subjektiven Eindruck von Patienten und Ärzten, dass sie wirksam seien. Bei trockenem Reizhusten kann eine genügende Flüssigkeitszufuhr (2–3 l/d) sinnvoll sein.

*Sekretomotorika* steigern die Zilientätigkeit des bronchialen Flimmerepithels und erhöhen dadurch die mukoziliäre Clearance der Atemwege. Ein deutlicher Effekt auf den Sekrettransport ist bisher nur für $Beta_2$-Rezeptoragonisten und Theophyllin nachgewiesen, die bei Vorliegen einer bronchospastischen Komponente bereits als Broncholytika eingesetzt werden.

*Mukolytika* vermindern in hohen Konzentrationen die Viskosität des Schleims. **Bromhexin** und sein aktiver Metabolit **Ambroxol** verstärken den Abbau saurer Mucopolysaccharide, Ambroxol vermindert außerdem die Oberflächenspannung des Bronchialsekrets. **Acetylcystein** verflüssigt nach Inhalation das Sekret durch Spaltung von Disulfidbrücken. Die klinische Wirksamkeit dieser noch am besten untersuchten Expektoranzien wird kontrovers beurteilt, weil Studien mit einer einheitlichen Definition des Therapieziels fehlen. So sind die Zweifel an der mukolytischen Wirkung von Acetylcystein durch kontrollierte Studien an Beatmungspatienten bestärkt worden, in der sogar nach hohen Dosen (3–13 g/d i.v.) keine signifikanten Effekte auf die Zahl der tracheobronchialen Absaugungen sowie auf Menge und Zähigkeit des Bronchialsekrets messbar waren. Ein möglicher Nutzen wird zusätzlich durch unerwünschte Wirkungen eingeschränkt. So ist bei der Inhalation von Acetylcystein vor allem bei Säuglingen und Kleinkindern Vorsicht geboten, da Bronchospasmen ausgelöst werden können. Ein Übersichtsartikel der „Cochrane Library", in dem 232 Studien mit Expektoranzien bei Patienten mit chronischer Bronchitis oder COPD analysiert wurden, sieht eine marginale Verminderung akuter Exazerbationen (0,07 pro Monat) und der Arbeitsunfähigkeit (0,56 d/Monat). Von der französischen Arzneimittelüberwachungsbehörde wurden im Jahre 2001 alle Expektoranzien als unzureichend wirksam klassifiziert.

Bei den *Sekretolytika* handelt es sich meist um ältere Präparate (z. B. ätherische Öle), die auch die mukoziliäre Clearance steigern sollen. Sie werden außerdem in zahlreichen Externa als „Husten- und Erkältungssalben" angewendet. Dazu gehören Cineol, Campher, Eukalyptusöl, Fichtennadelöl, Menthol und Terpentinöl. Gezielte Untersuchungen über die Wirkungsweise liegen nicht vor. Ihre Anwendung beruht überwiegend auf Empirie, vermutlich sind Plazeboeffekte durch den intensiven Geruch beteiligt.

## Chronische Bronchitis, Atemwegsobstruktion und Emphysem (COPD)

Chronische Bronchitis, Emphysem und Atemwegsobstruktion sind separate Krankheitsprozesse, die häufig in kombinierter Form bei Patienten mit chronisch-obstruktiver Lungenkrankheit („chronic obstructive pulmonary disease", COPD) vorkommen. Neben der Bronchokonstriktion ist die Einengung der Atemwege sowohl durch bronchitische Entzündungsvorgänge wie auch durch Verlust elastischer Fasern beim Emphysem bedingt. Aufgrund der engen pathophysiologischen Beziehungen sind die Therapieprinzipien besonders in den Spätstadien nahezu identisch. Wegen der zunehmenden epidemiologischen Bedeutung und internationaler Konsensusstrategien wird die COPD in einem gemeinsamen Abschnitt besprochen.

Eine **chronische Bronchitis** liegt vor, wenn sie mit *Husten* und *Auswurf* an den meisten Tagen von mindestens 3 Monaten in 2 aufeinander folgenden Jahre besteht (WHO-Definition). Hauptrisikofaktor ist das Zigarettenrauchen. Weitere begünstigende Faktoren sind rezidivierende Atemwegsinfekte, Luftverschmutzung (Abgase, $SO_2$, $NO_2$, Ozon), berufliche Gas- und Staubexposition sowie erbliche Disposition. Husten und Auswurf bestehen anfangs oft nur im Winter, später über das Jahr verteilt mit Zunahme an Frequenz und Stärke. Mit der Zeit kommt es zur Belastungsdyspnoe. In diesem Stadium ist eine ausgeprägte Obstruktion typisch.

Der Patient mit vorherrschender Bronchitis hat bei normaler Atemfrequenz ein relativ niedriges $pO_2$ und ist häufig übergewichtig („blue bloater"). Charakteristisch ist die Störung der Keimelimination, sodass der Bronchialtrakt dauerhaft mit Bakterien besiedelt ist. So kommt es immer wieder zu akuten Exazerbationen mit bakteriellen Sekundärinfektionen. Häufigste Erreger sind Haemophilus influenzae und Pneumokokken. Die Folgen einer chronischen Bronchitis sind eine Rechtsherzbelastung mit Entwicklung eines Cor pulmonale bis hin zum schweren invalidisierenden Stadium mit chronischer Ateminsuffizienz. Seltene Komplikationen sind rezidivierende Bronchopneumonien und Lungenabszesse.

Das **Emphysem** ist eine Erkrankung des Lungenparenchyms, die mit Erweiterung der Lufträume distal der Bronchioli terminales, Destruktion der Alveolarsepten und verminderter alveolokapillärer Oberfläche einhergeht. Wesentliche Ursachen sind Zigarettenrauchen und andere Inhalationsnoxen. Eine seltenere Ursache ist der Mangel an Alpha-1-Proteinase-Inhibitor, der durch Substitution mit humanem **Alpha-1-Proteinaseinhibitor** (Prolastin® HS) 60 mg/kg i.v. pro Woche behandelt wird. Patienten mit vorherrschendem Emphysem haben eine stärker ausgeprägte Dyspnoe, ein höheres $pO_2$ mit erhöhtem Atemminutenvolumen („pink puffers"), seltener purulente Infektionen und seltener ein Cor pulmonale als Patienten mit chronischer Bronchitis. Da die Lungendestruktion irreversibel ist, liegt der Schwerpunkt in der Verhinderung einer Progression des Leidens und in der Vermeidung von akuten Exazerbationen. Bei jüngeren, therapierefraktären Patienten kommen chirurgische Maßnahmen wie Lungentransplantation und Lungenvolumenreduktion in Frage.

Die **chronisch-obstruktive Atemwegserkrankung (COPD)** steht weltweit hinsichtlich Morbidität und Mortalität an der sechsten Stelle aller Erkrankungen – mit zunehmender Tendenz –, obwohl ihr bisher nicht die nötige Aufmerksamkeit gewidmet wurde. COPD ist charakterisiert durch eine nicht reversible Atemflussstörung, die progressiv ist und mit abnormen Entzündungsreaktionen der Atemwege, des Lungenparenchyms und der Lungengefäße einhergeht. An COPD sollte immer gedacht werden, wenn Husten, Auswurf und Atemnot zusammen mit Risikofaktoren (vor allem: Rauchen) vorliegen.

**Tabelle 1.6**

**Stufenschema der chronisch-obstruktiven Atemwegskrankheit.**
Global initiative for chronic obstructive lung disease (GOLD) 2003: www.goldcopd.com, Leitlinie der Deutschen Atemwegsliga und der Deutschen Gesellschaft für Pneumologie 2002

| Stadium | Medikation |
|---|---|
| **Risikogruppe (0)**<br>Chronische Symptome, Exposition für Risikofaktoren, normale Spirometrie | Vermeiden von Risikofaktoren, Grippeimpfung |
| **Leicht (I)**<br>$FEV_1$/FVC <70%, $FEV_1$ >80% mit oder ohne Symptome | *zusätzlich* **kurzwirkende Bronchodilatatoren** bei Bedarf |
| **Mittel (II)**<br>$FEV_1$/FVC <70%, $FEV_1$ <80% mit oder ohne Symptome | *zusätzlich* regelmäßige Therapie mit einem oder mehreren **langwirkenden Bronchodilatatoren**; plus Rehabilitation |
| **Schwer (III)**<br>$FEV_1$/FVC <70%, $FEV_1$ >30% <50% mit oder ohne Symptome | *zusätzlich* **inhalative Glucocorticoide**, wenn wiederholt Exazerbationen auftreten |
| **Sehr schwer (IV)**<br>$FEV_1$/FVC <70%, $FEV_1$ <30% oder chronische respiratorische Insuffizienz oder Rechtsherzinsuffizienz | *zusätzlich* **Sauerstofflangzeittherapie**, wenn chronische respiratorische Insuffizienz besteht; ggf. chirurgische Therapie |

Alle $FEV_1$-Werte beziehen sich auf Werte nach Gabe von Bronchodilatatoren.

**Prinzipien der Therapie.** Basis einer erfolgreichen Therapie ist die Ausschaltung auslösender Noxen: Rauchen einstellen, Reduktion alleine genügt nicht. Bei Gas- und Staubinhalationen ggf. Wechsel des Arbeitsplatzes. Im Mittelpunkt der rein symptomatischen Behandlung der COPD stehen Bronchodilatatoren, vor allem Anticholinergika, Stufenschema s. *Tabelle 1.6*.

## Bronchodilatatoren

Kurzwirkende inhalative **$Beta_2$-Rezeptoragonisten** sind ähnlich wie bei Asthma bronchiale einzusetzen.

Bei chronisch-obstruktiver Lungenkrankheit verbessern sie die Lungenfunktion jedoch wesentlich schwächer, vermindern aber die Symptome und erhöhen die Belastungstoleranz. Auf die kontinuierliche Verschlechterung der Lungenfunktion und die Überlebenszeit haben sie keinen Effekt. Langwirkende inhalative $Beta_2$-Rezeptoragonisten können die Exazerbationsrate um 20% senken, haben aber auf die Lungenfunktion keine einheitlichen Effekte. Die Kombination kurzwirkender $Beta_2$-Rezeptoragonisten und Anticholinergika kann additive Effekte auf die Exazerbationsrate haben. Allerdings war die Kombination nicht besser wirksam als die Monotherapie mit Ipratropiumbromid.

Inhalative **Anticholinergika** (z. B. Ipratropiumbromid, Tiotropiumbromid) haben bei gleicher Wirksamkeit weniger unerwünschte Wirkungen als $Beta_2$-Rezeptoragonisten und entwickeln keine Tachyphylaxie. Allerdings setzt die Wirkung später ein. Tiotropiumbromid senkt ähnlich wie langwirkende $Beta_2$-Rezeptoragonisten die Exazerbationsrate und wird vielfach als Mittel der Wahl bei der Dauerbehandlung angesehen. Die Kombination langwirkender $Beta_2$-Rezeptoragonisten und Anticholinergika wurde bisher nicht untersucht und kann daher nicht empfohlen werden.

Orales **Theophyllin** hat eine deutliche Wirkung auf die Lungenfunktion und die Blutgaswerte. Wirkungen auf Exazerbationsrate und Mortalität sind unsicher. Störend ist die häufige Übelkeit bei hohen Dosen. In Kombination mit langwirkenden inhalativen Betarezeptoragonisten sind additive Effekte zu erreichen, sodass eine nebenwirkungsarme Behandlung mit niedrigen Tagesdosen (angestrebter Theophyllinserumspiegel 8–10 mg/l) sinnvoll sein kann. Nur etwa zwei Drittel der Patienten sprechen auf Theophyllin an. Der „Responderstatus" kann durch einen Auslassversuch überprüft werden.

## Glucocorticoide

Inhalative Glucocorticoide werden bei chronischer Bronchitis und COPD versuchsweise eingesetzt, sie können bei „Respondern" die Exazerbationsrate senken. Ob dieser in einigen Studien beobachtete (geringe) Effekt jedoch eine Dauertherapie rechtfertigt, wird derzeit kontrovers diskutiert. Am ehesten scheinen Patienten mit schwerer Obstruktion ($FEV_1$ <1,2 l) und häufigen Exazerbationen zu profitieren. Ähnlich wie beim Asthma werden mit langwirkenden $Beta_2$-Rezeptoragonisten additive Effekte beobachtet.

Bei akuten Exazerbationen senken systemische Glucocorticoide die Dauer der stationären Behandlung und verbessern bei einigen Patienten die Lungenfunktion. Orale Glucocorticoide wirken genauso gut wie parenterale. Wegen der Risiken der systemischen Glucocorticoidtherapie sollte nicht länger als 14 Tage behandelt werden.

### Sauerstofftherapie

Bei einer chronischen Hypoxämie mit einem $pO_2$ <55 mmHg in einem stabilen Zustand ist die kontinuierliche Sauerstofftherapie (1–4 l/min per Nasenkatheter für mindestens 15 h/d) indiziert. Sie senkt die Mortalität und steigert die Lebensqualität. Häufig sinken dabei Rechtsherzbelastung und der erhöhte Hämatokrit. Die zum Ausgleich der Hypoxämie erforderliche Sauerstoffmenge wird durch Blutgasmessungen in Ruhe und unter Belastung ermittelt. Falls es dabei zu einem klinisch relevanten $CO_2$-Anstieg kommt, kann eine Maskenbeatmung notwendig sein. Die Indikationsstellung erfordert auch nächtliche Blutgaskontrollen.

### Antibiotika

Bei purulenten Exazerbationen der chronischen Bronchitis sind bei 30–50% der Patienten Pneumokokken und Haemophilus influenzae in Sputumkulturen nachweisbar. Allerdings korreliert der Bakteriennachweis nicht mit der Sputumpurulenz und dem Auftreten der Exazerbationen, sodass eine bakterielle Genese der Exazerbationen nicht überzeugend belegt ist.

Die Antibiotikaeffekte in zahlreichen plazebokontrollierten Studien sind widersprüchlich, zeigen keine klinisch relevante Besserung von Dyspnoe und Lungenfunktion und nur eine geringe Verminderung der Krankheitstage. Ähnliches zeigte ein Cochrane-Review (www.cochrane.org/cochrane/revabstr/AB004105.htm) über die prophylaktische Antibiotikatherapie der chronischen Bronchitis. Antibiotika sollen daher bei chronischer Bronchitis wegen möglicher Resistenzentwicklungen und Nebenwirkungen nicht routinemäßig eingesetzt werden.

## Influenza

Die Influenza tritt epidemisch auf und ist durch Influenzaviren bedingt. Sie wird auch als Virusgrippe oder Grippe bezeichnet, ist aber von grippalen Infekten mit anderen Viren zu unterscheiden. Zu den Hauptsymptomen der unkomplizierten Influenza zählen Kopfschmerzen, Schüttelfrost, Muskel- und Gelenkschmerzen, Husten, Halsschmerzen, Schnupfen und gelegentlich Diarrhö. Hier ist eine symptomatische Therapie mit Analgetika und ggf. Antitussiva ausreichend, ähnlich wie bei akuter Bronchitis (s. dort).

Wichtigste Komplikation ist die primäre virusbedingte Pneumonie, v. a. bei älteren Menschen, chronisch Kranken und Kindern. Zudem besteht die Gefahr einer bakteriellen Superinfektion, die möglichst frühzeitig mit Antibiotika behandelt werden sollte, um einer sekundären bakteriellen Pneumonie vorzubeugen. Erreger sind Pneumokokken, Staphylokokken oder Haemophilus influenzae. Therapie s. Pneumonie. Sehr selten wird bei Kindern und Jugendlichen ein Reye-Syndrom beobachtet, bei dem ein Zusammenhang mit der Gabe von Salicylaten bei Virusinfektionen vermutet wird.

Die wichtigste prophylaktische Maßnahme ist die **Grippeschutzimpfung** mit Virusantigenen, deren Zusammensetzung jeweils nach den WHO-Empfehlungen den neuesten epidemiologischen Erfordernissen angepasst ist (z. B. Alorbat®, Begrivac®).

### Virostatika

Gegen Influenza-A-Viren kann eine Prophylaxe mit **Amantadin** (Infex®) (2-mal 100 mg/d oral) durchgeführt werden. Sie verhindert lediglich 23% der klinischen Influenzafälle und wird daher nur wenig praktiziert.

**Neuraminidasehemmer** sind eine neue Klasse zur Prophylaxe und Therapie der Influenza A und B. Sie hemmen die virale Neuraminidase, die als Oberflächenprotein die Freisetzung neu gebildeter Viren aus infizierten Zellen fördert und damit die Virusausbreitung in den Atemwegen ermöglicht. Zur Verfügung stehen **Zanamivir** (Relenza®) (2-mal 5 mg/d inhalativ) und **Oseltamivir** (Tamiflu®; 1-mal 10 mg/d oral). Beide Substanzen sind bei Behandlung und Prophylaxe der Influenza A und B wirksam. Die klinische Effektivität ist jedoch limitiert, da die symptomatische Krankheitsdauer lediglich um 1 d und bei Risikopatienten nur um 0,4–0,9 d verkürzt wird. Eine routinemäßige Therapie wird daher nicht empfohlen. Die prophylaktische Gabe verhindert bei etwa 70–90% der Probanden eine Grippeinfektion. Die Grippeschutzimpfung ist wirksamer und kostengünstiger.

## Pneumonie

Die Erreger einer Pneumonie können in vielen Fällen nicht identifiziert werden. Die Therapie orientiert sich daher an klinischen Kriterien und ist initial immer ungezielt. Das Erregerspektrum hängt wesentlich davon ab, ob die Pneumonie ambulant oder im Krankenhaus erworben wurde.

### Ambulant erworbene Pneumonien

Die ambulant erworbene *typische Pneumonie* wird von Pneumokokken ausgelöst (60–80%) und bietet das Bild einer Lobärpneumonie mit akutem Beginn, Schüttelfrost, hohem Fieber, Husten, purulentem Sputum, Pleuraschmerz, Leukozytose und pulmonaler Infiltration. Die Behandlung hängt ab vom Schweregrad. Überwiegend wird die ambulant erworbene Pneumonie auch ambulant behandelt, nur etwa 20% der Patienten werden stationär aufgenommen. Die klinische Entscheidung für eine Krankenhausaufnahme wird durch mindestens zwei prognostische Risikofaktoren (neu aufgetretene Konfusion, Harnstoff >7 mmol/l, Atemfrequenz >30/min, Hypotonie <90/60 mmHg, Hypoxämie $Sa_{O2}$ <92%) oder durch präexistente Risikofaktoren (chronische Krankheiten, Alter <50 Jahre) unterstützt.

Für die *ambulante Behandlung der leichten Pneumonie* bleibt **Amoxicillin** (0,5–1,0 g 3-mal/d oral) weiterhin das bevorzugte Mittel (*Tabelle 1.7*). Neuere Makrolidantibiotika und Fluorchinolone zeigen keine Überlegenheit. In nordamerikanischen Leitlinien werden neuere Makrolidantibiotika als primäre Mittel empfohlen, weil Pneumokokken dort eine höhere Resistenz gegen Betalaktamantibiotika aufweisen. Bei Penicillinallergie oder Clostridium-difficile-assoziierter Diarrhö wird alternativ das Makrolidantibiotikum **Erythromycin** verwendet. Erythromycin kann bei gastrointestinalen Nebenwirkungen durch **Clarithromycin** ersetzt werden.

Bei *stationärer Behandlung* der leichten Pneumonie werden die Antibiotika ebenfalls oral appliziert. Amoxicillin und Makrolidantibiotika werden allerdings von vornherein kombiniert, da Krankenhausaufenthaltsdauer und Mortalität nachweislich gesenkt werden. Als Alternative wird ein Fluorchinolon, z. B. **Levofloxacin**, empfohlen. Wenn die orale Therapie kontraindiziert ist, können Ampicillin oder Benzylpenicillin zusammen mit Erythromycin oder Clarithromycin eingesetzt werden.

Für die *stationäre Behandlung der schweren Pneumonie* werden vor allem Kombinationen aus betalaktamasestabilen Antibiotika und Makroliden empfohlen, da unter diesen Bedingungen zunehmend mit resistenten Pneumokokken gerech-

**Tabelle 1.7**
**Ungezielte Therapie ambulant erworbener Pneumonien.**
British Thoracic Society guidelines (2001). www.brit-thoracic.org.uk/docs/cap.pdf

| Bevorzugte Therapie | Alternativtherapie |
|---|---|
| **Leichte Pneumonie, ambulant**<br>Amoxicillin 0,5–1,0 g 3-mal/d oral | Erythromycin, 500 mg 4-mal/d oral oder<br>Clarithromycin 500 mg 2-mal/d oral |
| **Leichte Pneumonie, stationär**<br>Amoxicillin 0,5–1,0 g 3-mal/d oral plus<br>Erythromycin, 500 mg 4-mal/d oral oder<br>Clarithromycin 500 mg 2-mal/d oral | Levofloxacin 500 mg 1-mal/d oral |
| Benzylpenicillin 2 Mio. IE oder<br>Ampicillin 500 mg 4-mal/d i.v. plus<br>Erythromycin, 500 mg 4-mal/d i.v. oder<br>Clarithromycin 500 mg 2-mal/d i.v. | Levofloxacin 500 mg 1-mal/d i.v. |
| **Schwere Pneumonie, stationär**<br>Co-Amoxiclav 1,2 g 3-mal/d oder<br>Cefuroxim 1,5 g 3-mal/d oder<br>Cefotaxim 1,0 g 3-mal/d oder<br>Ceftriaxon 2 g 1-mal/d plus<br>Erythromycin, 500 mg 4-mal/d i.v. oder<br>Clarithromycin 500 mg 2-mal/d i.v. | Levofloxacin 500 mg 1-mal/d i.v. plus<br>Benzylpenicillin 2 Mio. IE 4-mal/d i.v. |

**Tabelle 1.8**
**Therapie bakterieller Pneumonien mit bekannten Erregern**

| Erreger | Therapie der Wahl | Alternativtherapie |
|---|---|---|
| Pneumokokken | Penicillin G, 4-mal 1–2 Mio. I.E./d i.v. | Cefotaximgruppe, Makrolide |
| Staphylokokken | Cefazolin, 3-mal 2 g/d i.v. | Flucloxacillin, Clindamycin, Vancomycin |
| Haemophilus influenzae | Cefotaximgruppe, z. B. Ceftriaxon, 1- bis 2-mal 1–2 g tgl. i.v. | Amoxicillin |
| Mycoplasma pneumoniae | Doxycyclin, 200 mg/d oral | Erythromycin, 4-mal 500 mg/d oral |
| Klebsiella pneumoniae | Cefotaximgruppe, z. B. Cefotaxim, 3-mal 2 g/d i.v. + Gentamicin, 1-mal 240 mg/d i.v. | Imipenem, Ciprofloxacin |
| Pseudomonas aeruginosa | Piperacillin, 3- bis 4-mal 4 g/d i.v. + Tobramycin, 1-mal 240 mg/d i.v. | Ceftazidim, Imipenem, Ciprofloxacin, Amikacin |
| Bacteroides-Arten | Cefoxitin, 3-mal 1–2 g/d i.v. | Clindamycin, Metronidazol, Imipenem |
| Legionella pneumophila | Erythromycin, 4-mal 500 mg/d oral | Rifampicin, Ciprofloxacin |

net werden muss (s. *Tabelle 1.7*). Dazu gehören die Kombination **Co-Amoxiclav** (Amoxicillin plus Clavulansäure) und **Cephalosporine** der Cefotaximgruppe (Cefotaxim, Ceftriaxon) sowie Makrolide. Bei Unverträglichkeit oder Clostridium-difficile-assoziierter Diarrhö wird ein Fluorchinolon zusammen mit Benzylpenicillin vorgeschlagen.

*Atypische Pneumonien* werden durch Chlamydien, Mykoplasmen, Legionellen, Viren, Rikettsien oder Pneumocystis carinii ausgelöst. Charakteristisch sind langsamer Beginn, starke Kopfschmerzen, mäßiges Fieber, wenig glasiges Sputum, selten Pleuraschmerz, fehlende Leukozytose und eine diffuse, inhomogene Lungeninfiltration (interstitielle Pneumonie). Üblicherweise wird mit Doxycyclin 1-mal 200 mg/d oral oder Clarithromycin behandelt, ansonsten wird Erythromycin 4-mal 500 mg/d oral gegeben, insbesondere bei Verdacht auf Legionellose (s. unten).

*Bronchopneumonien* entstehen bei chronisch-obstruktiver Bronchitis oft durch Pneumokokken oder Haemophilus influenzae und werden daher mit Ampicillin 4-mal 1–2 g/d i.v. behandelt. Bei Ampicillinresistenz (5–10%) ist die Cefotaximgruppe (Cefotaxim, Ceftriaxon) indiziert.

*Grippepneumonien* sind primär virusbedingte Pneumonien, auf die sich sekundäre bakterielle Infektionen durch Pneumokokken, Haemophilus influenzae oder Staphylokokken aufpfropfen können. Letztere werden bei schwerem Verlauf mit einem parenteralen Cephalosporin (Cefuroxim, Cefotiam) oder bei leichterem Verlauf mit einem neueren Oralcephalosporin (Cefixim, Cefpodoxim, Cefuroximaxetil) behandelt.

Die *Legionellapneumonie* wird in den meisten Fällen ebenfalls ambulant erworben. Die Infektion erfolgt durch kontaminiertes Wasser aus Klima- oder Duschanlagen in Hotels oder Krankenhäusern, nicht von Mensch zu Mensch. Sie verläuft meist als lobäre Pneumonie unter dem Bild einer atypischen Pneumonie, allerdings häufig mit zusätzlichen gastrointestinalen, renalen, hepatischen und zentralen Funktionsstörungen. Mittel der Wahl ist Erythromycin 3- bis 4-mal 1 g/d i.v. als Kurzinfusion bis zur Entfieberung, danach 4-mal 500 mg oral/d.

## Nosokomiale Pneumonien

Nosokomiale Pneumonien sind Infektionen in Krankenhäusern oder Pflegeheimen, die durch resistenzmindernde Grundkrankheiten wie Diabetes mellitus, Alkoholismus oder chronische Bronchitis, aber auch durch Aspiration, Operation, Intensivpflege und Antibiotikatherapie begünstigt werden. Nosokomiale Pneumonien werden häufig durch Klebsiellen und Pseudomonas aeruginosa (gramnegativ) oder Staphylokokken (grampositiv) mit oder ohne orale Anaerobier ausgelöst. Die initiale empirische Therapie sollte nach dem Ergebnis der Sputumgramfärbung und nach den prävalenten nosokomialen Keimen der jeweiligen Klinik unter Berücksichtigung der derzeitigen mikrobiologischen Sensitivität erfolgen.

Ein wachsendes Risiko sind Methicillin-resistente Stämme von Staphylococcus aureus (MRSA), die gegen alle Betalaktamantibiotika, aber auch gegen Makrolide und Fluorchinolone resistent sein können. Hier ist oft nur Vancomycin wirksam, das dann zu einer ungezielten Therapie hinzugefügt wird. Eine neue Therapieoption bei MRSA und VRE (Vancomycin-resistente Enterokokken) ist **Linezolid** (Zyvoxid®, 2-mal 600 mg/d i.v.)

Multiresistente gramnegative Bakterien können initial mit einer Standardkombination aus einem Betalaktamantibiotikum und einem Aminoglykosid oder mit einem Fluorchinolon behandelt werden:

- **Ceftazidim** 3-mal 2 g/d als i.v.-Kurzinfusion plus **Gentamicin** 1-mal 240 mg/d i.v. oder
- **Imipenem** 3- bis 4-mal 0,5–1 g/d als Kurzinfusion plus **Gentamicin** 1-mal 240 mg/d i.v., z. B. bei sekundärer Pneumonie nach Antibiotikatherapie,
- **Ciprofloxacin** 400 mg 2-mal/d i.v.

Bei Hinweisen auf Anaerobier oder Staphylokokken kann zusätzlich mit **Clindamycin** (3-mal 600–900 mg/d i.v.) kombiniert werden. Nach Keimidentifizierung, die jedoch in vielen Fällen nicht gelingt, wird nach Antibiogramm behandelt. Für die wichtigsten Erreger von bakteriellen Pneumonien ist die Chemotherapie in *Tabelle 1.8* dargestellt.

## Mukoviszidose

Die Mukoviszidose ist eine rezessiv-autosomal vererbte Krankheit schleimbildender Drüsen mit einer Störung des epithelialen Elektrolyttransports in Lunge, Nase, Nasennebenhöhlen und Pankreas. Die Inzidenz beträgt 1:3000 mit einer Heterozygotenfrequenz von 1:25. Ursache ist ein monogener Defekt auf Chromosom 7, der am häufigsten in einer Deletion von 3 Basenpaaren mit Verlust eines Phenylalanins an Position 508 des cAMP-regulierten Chloridkanals besteht. Dadurch wird der Chloridtransport beeinträchtigt, mit der Folge einer erhöhten Natrium- und Wasserresorption und der Bildung eines dehydrierten zähflüssigen Sekrets. Wichtigste Manifestation ist bereits im Kindesalter eine progressive Lungenkrankheit mit chronischer Bronchitis, obstruktivem Syndrom und zunehmender respiratorischer Insuffizienz. Hinzu kommen häufig eine Pankreasinsuffizienz und ein intestinales Obstruktionssyndrom.

Bei den rezidivierenden Atemwegsinfektionen stehen vor allem Pseudomonas aeruginosa und Staphylococcus aureus im Vordergrund. Bei *Staphylokokken* ist eine intermittierende Therapie mit typischen Staphylokokkenantibiotika wie **Flucloxacillin** oder **Cefalexin** angemessen, da die Dauertherapie keinen klinischen Nutzen hat und die Entwicklung resistenter Staphylokokken (MRSA) fördert. Mittel der Wahl bei Kolonisation mit *Pseudomonas* ist die Dauertherapie mit inhalativem **Tobramycin** (Tobi®) in einer Dosis von 300 mg 2-mal/d über 28 d und 28 d Behandlungspause. $FEV_1$-Werte steigen um 10% an, die stationäre intravenöse Antibiotikatherapie wird um 36% reduziert. Die systemische Resorption ist bei inhalativer Gabe gering, Oto- und Nephrotoxizität wurden nicht beobachtet. Inzwischen erhalten über 60% aller Mukoviszidosepatienten diese Therapie, die allerdings mit 20.000 € pro Jahr 5-mal teuer als die intravenöse Therapie ist. Inhalatives Colistin hatte im direkten Vergleich keinen klinischen Effekt. Pulmonale Exazerbationen durch Staphylokokken werden standardmäßig mit **Cefazolin** (30 mg/kg alle 8 h), Pseudomonasinfektionen mit einer Kombination pseudomonasaktiver Antibiotika behandelt, z. B. **Ceftazidim** (2–4 g/d i.v.) plus **Tobramycin** (1-mal 3 mg/kg/d i.v.) für 10–14 d. Meist ist keine Eradikation, aber eine deutliche klinische Besserung erreichbar. Auch **Gyrasehemmer** (z. B. Ciprofloxacin) sind bei kurzfristigem Einsatz über 3–4 Wochen gut wirksam.

Wichtig ist eine konsequente Atemgymnastik zur Förderung des Abhustens, Mukolytika sind dagegen wenig erfolgreich. Die Bronchialobstruktion wird mit Bronchospasmolytika (s. COPD), die Pankreasinsuffizienz mit Pankreasenzymen (s. chronische Pankreatitis) behandelt. Bei Patienten mit einer Vitalkapazität <40% des Sollwerts hat die inhalative Therapie mit **Dornase alfa** (Pulmozyme®) einen positiven Effekt auf Lungenfunktion, Infektionshäufigkeit und Befinden. Durch rigorose Antibiotikatherapie erreichen die Mukoviszidosekranken jetzt oft das Erwachsenenalter, sterben aber in einem Durchschnittsalter von etwa 30 Jahren an respiratorischer Insuffizienz und Cor pulmonale.

## Lungenembolie

Meist stammt der Embolus von Thrombosen der größeren Bein- oder Beckenvenen. Stase, Schädigung der Gefäßwand und Störungen der Blutgerinnung sind die wesentlichen Risikofaktoren. Die wichtigste Maßnahme ist daher bei Risikopatienten eine Thromboseprophylaxe mit niedrig dosiertem Heparin (s. Thrombose).

Symptome einer massiven Lungenembolie sind akute schwere Dyspnoe, Tachypnoe, Tachykardie, thorakaler Schmerz und Zyanose. Bei fulminanter Lungenembolie entwickeln sich zusätzlich Schocksymptome. Wegen der hohen Letalität (20–30%) wird schon bei Verdacht eine Notfalltherapie eingeleitet:

- *Antikoagulation* mit **Heparin** 5000–10.000 I.E. i.v., dann 1000–1500 I.E./h i.v. über ca. 8 d mit 2facher Verlängerung der partiellen Thromboplastinzeit, sofern keine Kontraindikationen bestehen,
- bei starkem Schmerz **Morphin** 10 mg s.c..
- **$O_2$-Zufuhr** per Nasensonde (2–4 l/min),
- ggf. **Schockbehandlung**,
- bei hämodynamischer Instabilität *Thrombolyse* mit **Streptokinase** initial 250.000 I.E. i.v. in 20 min, dann 100.000 I.E./h über 1–3 d oder **Urokinase** initial 300.000 I.E./10 min, dann 300.000 I.E./h für 1–3 d,
- alternativ *hochdosierte Kurzlyse* mit **Urokinase** 1 Mio. I.E./10 min, danach 2 Mio. I.E./110 min oder **Alteplase** (Actilyse®) 100 mg/2 h.

Heparin verhindert das Thrombuswachstum und verringert die Reembolisierung. Durch die Thrombolyse wird der pulmonale Gefäßwiderstand gesenkt und die Lungenperfusion verbessert. Blutungskomplikationen sind doppelt so hoch wie bei alleiniger Heparintherapie. Die Letalität wird durch die zusätzliche Thrombolyse nicht gesenkt. Bei schwerer hämodynamischer Beeinträchtigung wird die Kurzlyse bevorzugt. Bei zentraler Lungenembolie mit Schocksymptomatik ist die chirurgische Embolektomie indiziert, die eine Operationsletalität von 20–60% aufweist. Alternativ ist die Fragmentierung mit einem Saugkatheter ohne Narkose und Thorakotomie möglich.

## Pulmonale Hypertonie

Erhöhter Blutdruck im Lungenkreislauf, z. B. bei COPD, angeborenen Herzfehlern, Lungenembolie, Lungenfibrose und durch Arzneimittel, z. B. Appetitzügler. Bei sekundärer pulmonaler Hypertonie steht die Behandlung der Primärerkrankung im Vordergrund. Eine kausale Therapie der primären pulmonalen Hypertonie ist nicht bekannt. Bei stetiger Verschlechterung der Erkrankung palliative Therapie, ggf. Herz-Lungen-Transplantation. Erste Versuche einer Behandlung mit dem Endothelinrezeptorantagonisten **Bosentan** (Tracleer®).

## Lungenfibrose

Bei Lungenfibrose ist das Lungengerüstbindegewebe unter gleichzeitigem Umbau der Lungenstruktur vermehrt. Wichtigste Ursachen sind Sarkoidose, langjährige Inhalation von Quarzstaub (z. B. Silikose), Röntgenstrahlen und Arzneimittel, z. B. Gold, Cyclophosphamid, Amiodaron, Bleomycin, Busulphan, Chlorambucil, Methotrexat, Melphalan, Methysergid, Nitrofurantoin. Die ursächlichen Mechanismen sind unklar. Oft sind ursächliche Faktoren nicht zu ermitteln. Für die meisten Patienten ist die Prognose ungünstig. Symptomatisch werden Corticosteroide eingesetzt. Kombinationen mit Azathioprin oder Cyclophosphamid haben sich gegenüber der alleinigen Behandlung mit Corticosteroiden nicht als günstiger erwiesen. Angebliche Vorteile einer Behandlung mit Interferon $\gamma$ wurden in einer aktuellen großen prospektiven Studie nicht bestätigt. Jüngere Patienten (Alter <55 Jahre) sollten in einem fortgeschrittener Krankheitsstadium in einem Transplantationszentrum vorgestellt werden.

## Krankheiten der Pleura

### Pleuritis

Charakteristische Symptome einer Pleuritis sind atemabhängige Schmerzen und bei Ergussbildung Druckgefühl und Atemnot. Häufigste Ursache ist eine Lungentuberkulose, seltener bakterielle Pneumonien oder Virusinfektionen. Die Behandlung richtet sich nach der Grundkrankheit. Starker Hustenreiz bei der Pleuritis sicca wird mit Antitussiva vom Opioidtyp behandelt, z. B. Codein, 3- bis 5-mal 30–60 mg/d. Gegen die Schmerzen ggf. zusätzlich nichtopioide Analgetika, z. B. Acetylsalicylsäure, 1- bis 3-mal 0,5–1 g/d.

### Pleuraempyem

Ansammlung von infizierter Flüssigkeit oder Eiter im Pleuraraum. Symptome sind Thoraxschmerzen, Fieber, Nachtschweiß, Husten und Gewichtsverlust. Häufigste Erreger sind Staphylococcus aureus, Haemophilus influenzae, Klebsiellen, Escherichia coli, Pneumokokken und Anaerobier. Die Behandlung besteht in Drainage des Pleuraraumes und spezifischer Chemotherapie entsprechend den Erregern, z. B. Flucloxacillin bei Staphylococcus aureus, Amoxicillin bei Haemophilus influenzae oder Benzylpenicillin bei Pneumokokken.

# 2 Augenkrankheiten

*Martin J. Lohse*

Die Therapie von Augenkrankheiten erfolgt, neben der Behandlung der Fehlsichtigkeit, vor allem chirurgisch, in jüngerer Zeit auch mit einer Vielzahl von Lasern. Die medikamentöse Therapie ist vor allem bei Infektionen und entzündlichen Erkrankungen, bei Glaukom und bei Störungen der Tränensekretion wichtig. Dabei dominiert die **Lokaltherapie**. Lokal applizierte Ophthalmika sollen so dosiert sein, dass die Einzeldosis in einem Tropfen oder in einem 0,5–1 cm langen Salbenstreifen enthalten ist. Das Volumen der Tränenflüssigkeit beträgt weniger als 10 µl, maximal 30 µl (waagerecht gehaltener Kopf und weit geöffnetes Auge). Die Gabe von mehr als einem Tropfen (mit ca. 50 µl) führt lediglich zum Überlaufen der Tränenflüssigkeit oder zum Abfluss in die Nase mit der Gefahr der Resorption unter Umgehung des First-Pass-Effekts und damit systemischer unerwünschter Wirkungen.

**Systemische Therapie** erfolgt bei Augenkrankheiten vor allem dann, wenn tiefe Kompartimente zuverlässig erreicht werden sollen, z. B. bei schweren Infektionen.

**Systemische unerwünschte Wirkungen** sind bei normal dosierter lokaler Therapie bei einer Reihe von Ophthalmika zu erwarten, z. B. bei Sympathomimetika, Betarezeptorenblockern, Clonidin, Anticholinergika und Cholinergika. Die Kontraindikationen sind deshalb die gleichen wie bei systemischer Therapie.

**Unerwünschte Wirkungen am Auge** können bei einer Reihe von häufig verordneten Arzneimitteln auftreten:

- *Allergien* potentiell durch alle topisch angewandten Ophthalmika, besonders häufig durch Sulfonamide, Neomycin, Konservierungsmittel (s. unten);
- *funktionelle Sehstörungen* durch Retinoide, Miotika (akkommodative Myopie);
- *Glaukom*, akut durch Mydriatika bei engem Kammerwinkel. Innerhalb von 2 Wochen durch Glucocorticoide;
- *Hornhauteinlagerungen* durch Amiodaron, Chlorpromazin, Chloroquin;
- *Hornhautulzera* durch Lokalanästhetika, Glucocorticoide;
- *Katarakt* durch langwirkende Acetylcholinesterasehemmer und Glucocorticoide bei langfristiger Medikation;
- *Netzhautschäden* durch Phenothiazine, Chloroquin. Blutungen nach Antikoagulanzien, Ovulationshemmern;
- *Optikusneuritis* durch Ethambutol, Isoniazid, MAO-Hemmer, Chloroquin, Chinin, Clioquinol. Bei Vergiftungen mit Methanol, Ethanol, cyanidhaltigem Tabakrauch, Arsen, Blei, Brom;
- *retrolentale Fibroplasie* durch Sauerstoff bei Frühgeborenen;
- *trockenes Auge* durch Sympathomimetika, Betarezeptorenblocker, Antihistaminika, Glucocorticoide.

In Augentropfen vorhandene Konservierungsmittel, vor allem Benzalkoniumchlorid, können lokal irritierend oder allergisierend wirken. Dies ist besonders bei häufig gegebenen Ophthalmika wie z. B. Tränenersatzmitteln und Glaukommitteln zu bedenken. Konservierungsstoffe verhindern nicht, dass Bakterien in den Flaschen wachsen. Daher nie mit der Flasche oder Pipette das Auge berühren! Einzeln abgepackte Dosen umgehen das Problem.

## Blepharitis

Seborrhö der Lidränder, trocken schuppend oder superinfiziert (B. ulcerosa). Entfernen der Borken mit einem in Öl getränkten Wattestäbchen oder mit Vaselinum album ophthalmicum. Anschließend eventuell desinfizierende Salben, etwa **Bibrocathol** (z. B. Noviform®) oder antibiotische Augensalbe (s. Konjunktivitis) gegen Staphylokokken-Superinfektion. Bei Blepharitis durch Filzläuse Therapie mit Pilocarpin-Öl.

## Chalazion (Hagelkorn)

Chronische Entzündung der Meibom-Drüsen des Lides, im Gegensatz zum Hordeolum nicht schmerzhaft. Antibiotika sind in der Regel zwecklos, meist ist die operative Entfernung notwendig.

## Chorioretinitis

Herdförmige Entzündungen von Aderhaut und Retina kommen vor allem bei Toxoplasmose vor (Näheres s. dort). In Entwicklungsländern tritt eine Chorioretinitis bei Onchozerkose („Flussblindheit“) auf, die mit **Ivermectin** (Mectizan®, aus Frankreich) 1-mal 200 µg/kg oral behandelt wird.

## Dakryozystitis

Akute Fälle einer Tränensackentzündung mit Dakryophlegmone werden systemisch mit Antibiotika behandelt und der Tränensack durch Inzision eröffnet. Oft sind penicillinresistente Staphylokokken verantwortlich, daher systemische Behandlung mit penicillinasefesten Penicillinen, z. B. **Flucloxacillin** (z. B. Staphylex®) 3-mal 1 g/d. Chronische Fälle werden lokal nach Antibiogramm behandelt, ggf. Spülen der Tränenwege. Meist ist die operative Wiederherstellung des Tränenabflusses nötig.

## Episkleritis

Lokalisierte, druckschmerzhafte Entzündung der oberen Schichten der Sklera, im Gegensatz zur generalisierten Skleritis meist nicht im Rahmen von Allgemeinerkrankungen. Heilt oft spontan ab, ggf. nichtsteroidale Antiphlogistika oder Glucocorticoid-Augentropfen.

## Fremdkörperentfernung

In den Konjunktivalsack oder oberflächlich in die Hornhaut eingedrungene Fremdkörper können nach Lokalanästhesie mit z. B. **Oxybuprocain** (z. B. Novesine® 0,4%) mit Watteträgern entfernt werden. Metallische Fremdkörper müssen aus der Kornea mitsamt Rosthof entfernt werden. Anschließend desinfizierende Salbe, z. B. **Bibrocathol** (z. B. Noviform®). Bei Verdacht auf bakterielle Infektion oder bei tiefsitzenden Fremdkörpern antibiotische Therapie lokal, bei perforierenden Fremdkörpern auch systemisch bzw. durch Spritzen lokaler Depots. Verband für 24 h, danach Kontrolle. Oberflächliche Epithelverletzungen sollten nach 24 h abgeheilt sein, was durch Eintropfen von 0,15% **Fluorescein** (z. B. Fluoreszein SE Thilo) überprüft werden kann.

## Glaukom

Das Glaukom ist durch einen individuell zu hohen intraokularen Druck und daraus resultierende Schädigung des Sehnervs gekennzeichnet und geht mit Gesichtsfeldausfällen bis hin zur Erblindung einher. Glaukome werden aufgrund der Kammerwinkelweite in Winkelblockglaukom (5%) und Offenwinkelglaukom (Glaucoma chronicum simplex 90%) sowie sekundäre Glaukome (5%) unterteilt.

### Winkelblockglaukom

Glaukom bei engem Kammerwinkel, der akut durch die Iris verlegt werden kann, was einen akuten Glaukomanfall auslöst (s. dort). In der Regel operative Therapie.

### Akuter Glaukomanfall

Plötzlicher, schmerzhafter massiver intraokularer Druckanstieg auf bis zu 80 mmHg bei Winkelblockglaukom (oft Erstmanifestation). Die medikamentöse Therapie soll durch den einweisenden Arzt eingeleitet werden: Lokale Gabe von **Pilocarpin** 2% 1–2 Tr., im Abstand von 10 min 2-mal wiederholen. Hemmung der Kammerwasserproduktion durch den Carboanhydrasehemmer **Acetazolamid** (Diamox®) 500 mg i.v., gefolgt von 250 mg oral alle 4–6 h. **Osmotherapeutika** senken das Glaskörpervolumen durch Entzug von Wasser, z. B. **Mannit** (z. B. Osmofundin®) 1–2 g/kg i.v. als 15%ige Lösung über 30–60 min infundieren, entsprechend ca. 0,5 l 20%ige Lösung. Alternativ **Glycerin** 1,5 g/kg oral mit etwas Zitronensaft zur Geschmackskorrektur. Lokal können zur Drucksenkung außerdem der Betarezeptorenblocker **Timolol** gegeben werden (2-mal tgl. 1 Tr. 0,5%) oder Alpha$_2$-Rezeptoragonisten, z. B. **Apraclonidin** (Iopidine®) 3-mal tgl. 1 Tr. 0,5%. Bei ungenügender Drucksenkung wird akut eine operative Intervention notwendig, ansonsten erfolgt die Operation (Iridektomie, meist mit Laser, vorbeugend auch am zweiten Auge) in den nächsten Tagen.

### Offenwinkelglaukom

Eine Therapie ist auch ohne Gesichtsfeldausfälle notwendig. Dabei muss nach jüngeren Studien der Druck unter 14 mmHg gesenkt werden, um Gesichtsfelddefekte zu vermeiden. Praktisch alle Glaukommittel werden lokal gegeben (*Tabelle 2.1*).

**Betarezeptorenblocker** reduzieren die Kammerwasserproduktion und sind vor allem bei jungen Patienten Mittel der Wahl. Sie verursachen keine Miosis oder Akkommodationsstörungen, allerdings reicht die drucksenkende Wirkung oft nicht aus. Systemische Nebenwirkungen (Asthma bronchiale, AV-Überleitungsstörungen, Bradykardie) können ausgelöst werden. Die Symptomatik des

Tabelle 2.1
**Arzneimittel zur Glaukombehandlung**

| Wirkstoff | Präparat | Tagesdosis | Nebenwirkungen |
|---|---|---|---|
| **Parasympathomimetika** | | | |
| Pilocarpin | z. B. Pilomann® | 2- bis 4-mal 1Tr. 0,5–3% | Miosis, Myopie |
| Carbachol | Isopto-Carbachol® | 3-mal 1 Tr. 0,75–3% | Miosis, Myopie |
| **Sympathomimetika** | | | |
| Dipivefrin | z. B. Glaucothil® | 2-mal 1 Tr. 0,1% | Mydriasis |
| Clonidin | z. B. Isoglaucon® | 2- bis -3mal 1 Tr. 0,0625–0,25% | Müdigkeit, Hypotonie, Reizung |
| Apraclonidin | Iopidine® | 3-mal 1 Tr. 0,5% | Hyperämie, Reizung, Mundtrockenheit |
| Brimonidin | Alphagan® | 2-mal 1 Tr. 0,13% | |
| **Betarezeptorenblocker** | | | |
| Timolol | z. B. Tim-Ophthal® | 2-mal 1 Tr. 0,1–0,5% | Reizung, trockenes Auge; systemisch: Herzrhythmusstörungen, Durchblutungsstörungen |
| Levobunolol | Vistagan® | 2-mal 1 Tr. 0,1–0,5% | |
| Metipranolol | Betamann® | 2-mal 1 Tr. 0,1–0,6% | |
| Betaxolol | Betoptima® | 2-mal 1 Tr. 0,5% | |
| Carteolol | Arteoptic® | 2-mal 1 Tr. 1–2% | |
| **Carboanhydrasehemmer** | | | |
| Acetazolamid | z. B. Diamox® | 250 mg oral alle 4 h | Metabolische Azidose |
| Dorzolamid | Trusopt® | 3-mal 1 Tr. 2% | Reizung, Sehstörung |
| Brinzolamid | Azopt® | 2-mal 1 Tr. 1% | Reizung, Sehstörung |
| **Prostaglandinderivate** | | | |
| Latanoprost | Xalatan® | 1-mal 1 Tr. 0,005% | Irispigmentierung, Hyperämie |
| Bimatoprost | Lumigan® | 1-mal 1 Tr. 0,03% | |
| Travoprost | Travatan® | 1-mal 1 Tr. 0,004% | |

„trockenen Auges" kann verstärkt werden. Zur Auswahl stehen eine Anzahl vermutlich wirkungsgleicher Arzneimittel (s. *Tabelle 2.1*). Die meisten Erfahrungen bestehen mit **Timolol** 0,1–0,5% (z. B. Tim-Ophthal®). Alle im Handel befindlichen Präparate werden mit 1 Tr. 2-mal tgl. dosiert. Bei unzureichender Wirkung wird auf eine höhere Konzentration umgestellt.

**Parasympathomimetika** sind die klassischen Glaukompräparate. Sie bewirken durch Tonussteigerung des Ziliarmuskels einen verbesserten Abfluss des Kammerwassers durch das Trabekelwerk, werden wegen Miosis (Spasmen, Sehstörungen bei Linsentrübungen) und bei jungen Patienten wegen akkommodativer Myopie jedoch immer seltener eingesetzt. Bevorzugt werden **Pilocarpin** als 0,5–4%ige Lösung 4-mal tgl. 1 Tr. sowie zur Nacht 1-mal in öliger Zubereitung oder **Carbachol** als 0,75–3%ige Lösung 3-mal 1 Tr./d. Acetylcholinesterasehemmer werden praktisch nicht mehr angewandt.

**Sympathomimetika** bewirken über Beta$_2$-Rezeptoren einen verbesserten Abfluss und über Alpha$_2$-Rezeptoren eine geringere Produktion des Kammerwassers. Unter den nichtselektiven Substanzen wird wegen guter Resorption der Epinephrinester **Dipivefrin** (z. B. Glaucothil®) als 0,1% Lösung 2-mal 1 Tr./d gegeben. In den letzten Jahren dominieren alpha$_2$-selektive Substanzen wie **Brimonidin** (Alphagan®, 2-mal tgl. 1 Tr. 0,13%), **Clonidin** (z. B. Isoglaucon®), 2 bis 3-mal tgl. 1 Tr. 0,0625–0,25% (cave Blutdrucksenkung) und **Apraclonidin** (Iopidine®) 3-mal tgl. 1 Tr. 0,5%, nur kurzfristig wirksam.

**Carboanhydrasehemmstoffe** werden heute ebenfalls ganz überwiegend lokal angewendet, z. B. **Dorzolamid** (Trusopt®) 2- bis 3-mal tgl. 1 Tr. 2% oder **Brinzolamid** (Azopt®) 2-mal tgl. 1 Tr. 1%. Das Nebenwirkungsprofil scheint sehr günstig, die Wirksamkeit den Betarezeptorenblockern fast vergleichbar. Carboanhydrasehemmstoffe werden im Allgemeinen zusätzlich zu Betarezeptorenblockern

(z. B. Dorzolamid + Timolol in Cosopt®) gegeben, bei Kontraindikationen gegen Letztere auch allein.

Lokal angewendete **Prostaglandinanaloga** öffnen den uveoskleralen Abflussweg für das Kammerwasser und senken den Augeninnendruck besonders stark. Zur Verfügung stehen das zuerst eingeführte **Latanoprost** (Xalatan®, 1 Tr./d 0,005%, kombiniert mit Timolol in Xalacom®) sowie **Travoprost** (Travatan®, 1 Tr./d 0,004%,) und das vielleicht noch wirksamere **Bimatoprost** (Lumigan®, 1 Tr./d 0,03%,), jeweils abends gegeben. Der sehr guten Wirksamkeit stehen relativ häufige lokale unerwünschte Wirkungen gegenüber wie Pigmentierung der Iris und Pigmentierung und Wachstum von Lidhaaren.

## Hordeolum (Gerstenkorn)

Akute Entzündung der Liddrüsen. Wärmeanwendung zur Förderung der Spontanperforation. Antibiotische Salben (s. Konjunktivitis) können allenfalls die Ausbreitung der Infektion verhindern. Ablassen von Eiter durch kleine Inzision ist bisweilen nötig.

## Iritis, Iridozyklitis

Auch vordere Uveitis. Die Genese bleibt in der Regel unklar (meist autoimmun sowie bei Sarkoidose, Tuberkulose, Lues), daher meist unspezifische Therapie. Mydriatika zur Ruhigstellung des Ziliarkörpers, z. B. **Atropin** 0,5–1% als Tropfen oder Salbe (z. B. Atropin-Dispersa®), je nach Wirkung ein bis mehrmals tgl., jedoch nicht bei engem Kammerwinkel. Alternativ 5% (–10%) **Phenylephrin** 1- bis 2-mal tgl. (Neosynephrin-POS®). Mydriatika haben auch den Zweck, Synechien zu sprengen bzw. zu verhindern. Zur Entzündungshemmung werden bei leichteren Fällen nichtsteroidale Antiphlogistika (z. B. Diclofenac (Voltaren® ophtha 3- bis 5-mal tgl. 1 Tr.), bei schwereren Fällen Glucocorticoide lokal gegeben, z. B. **Prednisolonacetat-Tropfen** (z. B. Inflanefran® forte) alle 2–4 h, ggf. auch systemisch, z. B. 40–100 mg Prednisolon (z. B. Decortin® H).

## Katarakt

Nur bei den wenigen durch Stoffwechselleiden bedingten Katarakten gibt es Möglichkeiten der nichtoperativen Intervention: bessere Einstellung bei Diabetes und Tetanie, galaktosefreie Diät bei Galaktosämiekatarakt, Absetzen der Medikation bei Glucocorticoidkatarakt. Von einer Reihe von Arzneimitteln mit verschiedenen Inhaltsstoffen wird eine therapeutische Wirkung bei Katarakt geltend gemacht. Diese ist nicht belegt. Bei relevanten Sehstörungen hilft nur Operation.

## Keratitis

**Keratitis** ist eine Sammelbezeichnung für Entzündungen der Hornhaut aus unterschiedlicher Ursache. Sie können die verschiedenen Schichten der Hornhaut betreffen.

Die abakterielle **Keratitis punctata superficialis** wird meist durch gestörte Benetzung der Hornhaut (Tränenmangel etc.), gelegentlich auch durch exogene Reize wie UV-Licht oder Schweißen verursacht.

Bei akuten Erosionen behandelt man mit inerter oder desinfizierender Salbe (z. B. Bepanthen® oder Bibrocathol, z. B. Noviform®) und legt einen Verband für 24 h an. Nichtopioide Analgetika nach Bedarf. Nach einem Tag sollten die Erosionen abgeheilt sein. Behandlung ohne Erosionen s. Keratoconjunctivitis sicca.

Als **Keratoconjunctivitis sicca** (Syn. „Syndrom des trockenen Auges“) wird die Austrocknung der Hornhaut durch ungenügende oder falsch zusammengesetzte Sekretion der Tränenflüssigkeit bezeichnet (Schirmer-Test pathologisch bei reduzierter Menge, Aufreißzeit verkürzt bei falscher Zusammensetzung der Tränenflüssigkeit). Symptomatisch bei Autoimmunerkrankungen (Sjögren-Syndrom), aber auch durch Arzneimittel wie Epinephrin, Glucocorticoide, Atropin oder Antihistaminika ausgelöst, oft durch Umwelteinflüsse und Bildschirmarbeit verstärkt, im Alter häufiger. Therapie mit Tränenersatzmitteln mehrmals tgl., z. B. **Polyacrylsäure** (z. B. Vidisic® Augengel) und vielen anderen Präparate (s. Tränenersatzmittel). Bei unerwünschten Wirkungen von Konservierungsmitteln stehen für viele Präparate konservierungsmittelfreie Ein-Dosis-Packungen zur Verfügung. Bei schwerer Symptomatik sind Besserungen mit lokaler Gabe von **Vitamin A** (mehrmals tgl. 1 Tr. mit 1000 I.E./ml) beobachtet worden, die Wirksamkeit ist jedoch nicht gut belegt. Keine Sympathomimetika oder Glucocorticoide!

Durch Bakterien oder Pilze verursachte **Keratitis** geht oft mit Geschwüren der Hornhaut („**Ulcus corneae**“) einher, gehäuft durch verschmutzte Kontaktlinsen und bei abwehrgeschwächten älteren Patienten. Besonders gefährlich ist das **Ulcus serpens**, das durch kleine Hornhautverletzungen bei bakteriell besiedeltem Tränensack entsteht und

„fortkriechend" die Hornhaut bis hin zur Perforation zerstört. Notfall, erfordert Klinikeinweisung! Erregerisolierung (Suche nach anaeroben und aeroben Erregern sowie Pilzen) und Antibiogramm. Man beginnt sofort mit der lokalen Antibiotikatherapie nach dem Resultat der Gramfärbung. Bei grampositiven Kokken werden z. B. Kombinationen von Neomycin, Polymyxin B und Bacitracin (z. B. Polyspectran®), bei gramnegativen Stäbchen Gentamicin (z. B. Refobacin®) oder Kanamycin (z. B. Kanamytrex®) ebenfalls stündlich gegeben. Chloramphenicol ist sehr gut wirksam und bei lokaler Gabe sicher (nur Einzelfälle von Agranulozytose). Alle Antibiotika werden als Augentropfen in den ersten 3 h alle 10 min, dann stündlich rund um die Uhr gegeben. In schweren Fällen ggf. bei intraokulärer Mitbeteiligung zusätzlich subkonjunktival oder systemisch. Iris bei intraokulärer Reizung zur Vermeidung von Synechien mit Mydriatika weitstellen, z. B. 0,5–1% Atropin ein- bis mehrmals tgl. (z. B. Atropin-POS®). Glucocorticoide sind bei akuter Infektion kontraindiziert, bei Pseudomonas-Keratitis jedoch nach 2–3 d sinnvoll, um das Risiko der Hornhauteinschmelzung zu reduzieren. Dabei mehrmals täglich Kontrolle mit der Spaltlampe.

Die seltene **Keratitis** durch **Pilzinfekte** ist durch scheibenförmige Infiltration mit satellitenförmiger Ausbreitung charakterisiert; Erregernachweis im Ausstrich. Lokalbehandlung mehrmals täglich mit Lösungen von **Nystatin** (Candio-Hermal® Fertigsuspension) oder **Natamycin** 1% (Pima Biciron® N Augensalbe). Glucocorticoide und Antibiotika sind kontraindiziert.

Viruskeratitiden werden vor allem durch Herpesviren, Varicellaviren und Adenoviren verursacht. Bei Herpes corneae unterscheidet man oberflächliche Keratitis dendritica und die tiefe Keratitis disciformis. Bei *oberflächlichem Herpes* sind Glucocorticoide kontraindiziert! Behandlung mit 3% Aciclovir-Augensalbe (Zovirax®) 5-mal tgl. 0,5 cm langen Salbenstrang. Kombination mit verschiedenen Interferonen (alpha-2a und 2b, beta, gamma) verkürzt die Krankheitsdauer, ist aufgrund hoher Kosten und Toxizität aber nicht etabliert. Alternativ zu Aciclovir kann Trifluorthymidin (z. B. Triflumann®) in gleichem Dosierungsschema gegeben werden. Bei *tiefem Herpes* neben Aciclovir niedrige Dosen von Glucocorticoiden, z. B. 1- bis 3-mal tgl. 0,5% Prednisolonsalbe (z. B. Inflanefran® Augensalbe). Bei Irisbeteiligung Mydriatika (siehe Ulcus serpens). Bei Varicellen-Keratitis (Zoster ophthalmicus) neben lokalem Aciclovir (w.o.) ggf. auch systemische Therapie.

## Keratoconjunctivitis sicca

Siehe Keratitis.

## Keratomalazie

Entsteht meist in Entwicklungsländern durch Vitamin-A-Mangel und kann zu Erblindung führen. Prophylaxe durch Substitution von Vitamin A während der Schwangerschaft und Stillperiode (Vorsicht: Dosen von mehr als 10.000 IE/d oral sind teratogen). Vitamin E erhöht die Bioverfügbarkeit von Vitamin A.

## Konjunktivitis

### Nichtinfektiöse Konjunktivitiden

**Conjunctivitis simplex.** Sie ist die häufigste Augenerkrankung und wird durch zahlreiche Reize verursacht, z. B. mechanische (Staub, Rauch, Wind), UV-Licht, Störungen des Binokularsehens (falsche Brille), Überanstrengung oder Tränenmangel. Ausreichend ist eine symptomatische Behandlung mit neutralen Präparaten, z. B. **Panthenol** (Bepanthen® Augensalbe) mehrmals tgl. Bei Tränenmangel Tränenersatzmittel (s. dort). Vasokonstringierend wirkende Sympathomimetika, z. B. **Tetryzolin** (Yxin® Augentropfen) oder **Tramazolin** (Biciron® Augentropfen), sind nur kurzfristig gut wirksam, da ein schneller Wirkungsverlust mit der Gefahr der Rebound-Hyperämie eintritt. Bei Patienten mit trockenem Auge und ungenügender Tränensekretion oder verkürzter Aufreißzeit des Tränenfilms (s. Keratitis) werden Tränenersatzmittel wie etwa Polyacrylsäure (z. B. Vidisic® Augengel) oder Polyvinylalkohol (z. B. Liquifilm®) eingesetzt. Glucocorticoide sind kontraindiziert (verstärkte Trockenheit, erhöhte Infektionsgefahr, Gefahr von Glaukom und Katarakt).

**Allergische Konjunktivitis.** Das auslösende Agens sollte identifiziert und möglichst gemieden werden. An Kosmetika und Arzneimittel ist zu denken, darunter Mydriatika, Lokalanästhetika, Antibiotika, aber auch Konservierungsmittel in Lokalpräparaten. Bei bekannten Allergenen sollte eine Desensibilisierung versucht werden. Eine Prophylaxe, besonders bei den saisonalen Formen, kann oft durch Hemmung der Histaminfreisetzung mit **Cromoglicinsäure** (z. B. Vividrin® Augentropfen) 4-mal tgl. erreicht werden. **Nedocromil** (Irtan® Augentropfen) 2-mal tgl. oder **Lodoxamid** (Alomide®) 4-mal tgl. wirken offenbar schneller und mindestens ebenso stark. Akut wirksam sind Sympathomimetika 2- bis 4-mal tgl., z. B. **Tetryzolin** (Yxin® Augentropfen), die aber nur kurz wirken und bei häufig wiederholter Gabe mit dem Risiko der reaktiven Hyperämie belastet sind. Gut wirksam sind lokal gegebene selektive $H_1$-Antihistaminika wie z. B. **Levocabastin** (Livocab® Augentropfen, 1 Tr. 2-mal tgl.) oder **Azelastin** (z. B. Loxin®, 1 Tr. 2- bis 4-mal tgl.), die die Symptome schnell (nach 10–15 min) und dauerhaft (12–16 h) lindern und systemische $H_1$-Antihistaminika ersetzen. Glucocorticoide sind meist ausgezeichnet wirksam, sollten jedoch nur kurzfristig verordnet werden. Günstig scheint die Anwendung weniger stark penetrierender Glucocorticoide wie etwa 0,1% **Fluorometholon** (Efflu-midex®).

## Infektiöse Konjunktivitiden

Können durch Bakterien, Chlamydien und Viren hervorgerufen werden. Die klinische Differenzierung ist oft schwierig. Akute wie chronische Verläufe sind möglich.

**Akute bakterielle Konjunktivitiden.** Behandlung mit lokalen Antibiotika, tagsüber 4- bis 6-mal 1 Tr., abends zur längeren Verweildauer Salben, alternativ 3-mal tgl. Salbe oder ölige Lösung. Vorher bei akuten eitrigen Fällen Abstrich und Antibiogramm. Besonders akut verlaufen kann die *Pseudomonas*-Konjunktivitis, bei der innerhalb von Stunden bis Tagen eine Hornhautperforation erfolgen kann. Zur ungezielten Therapie sollten in der Regel zur Vermeidung von Resistenzbildung solche Antibiotika verwendet werden, die nicht systemisch eingesetzt werden, wie **Bacitracin, Neomycin, Gramicidin, Polymyxin-B** (z. B. in Nebacetin® Augensalbe, Polyspectran®), ggf. **Kanamycin** (Kanamytrex® Augensalbe und -tropfen). Dem steht vor allem bei Neomycin eine häufige Allergisierung gegenüber, besonders bei Gebrauch über eine Woche hinaus. **Chloramphenicol** (z. B. Thilocanfol® N Augensalbe) ist wegen seines guten Penetrationsverhaltens sehr gut wirksam und wenig irritierend, Einzelfälle von Agranulozytose auch bei lokaler Applikation wurden berichtet. Für **Azidamfenicol** (Thilocanfol® Tropfen) gilt wohl Ähnliches. Die Aminoglykoside **Kanamycin** (Kanamytrex® Augensalbe, -tropfen), **Gentamicin** (Refobacin® Augentropfen, -salbe) sowie **Tobramycin** (Tobramaxin® Augentropfen, -salbe) lösen wechselseitige Kreuzresistenz aus. Gegen Tetracycline sind inzwischen viele für Konjunktivitiden verantwortliche Bakterien resistent. Die topische Applikation von Sulfonamiden sollte wegen hoher Sensibilisierungsgefahr vermieden werden. Leichte Konjunktivitiden sind meist selbstbegrenzend. Vermutlich ebenso wirksam wie Antibiotika sind **Antiseptika**, z. B. 1–5% **Bibrocathol** (z. B. Noviform® Augensalbe).

**Gonoblenorrhö.** Wird bei Neugeborenen durch eine Credé-Prophylaxe mit 1% **Silbernitratlösung** (Mova Nitrat Pipette®) in jedes Auge verhindert. Bei dieser akuten, stark eitrigen Form der Konjunktivitis wird die Therapie sofort durch Ausspülen des Eiters mit physiologischer Kochsalzlösung (häufig wiederholen) begonnen. Gleichzeitig wird **Penicillin G** hochdosiert i.v. gegeben, d. h. 10 Mio. I.E., bei Neugeborenen 50.000 I.E./kg. Alternativ **Cefuroxim** oder **Cefotaxim** tgl. 60 mg/kg i.v. Klinikeinweisung! Die zusätzliche lokale Gabe von Penicillin G (100.000 I.E./ml) in kurzen Abständen wird vielfach empfohlen, ist jedoch mit Sensibilisierungsgefahr verbunden; alternativ Chloramphenicol-Augentropfen.

**Chronische bakterielle Konjunktivitiden.** Erfordern oft Kultur und Antibiogramm. Die häufigsten Erreger sind Staphylokokken, bei Conjunctivitis angularis Moraxellen. Die einzusetzenden Antibiotika sind dieselben wie bei akuter Konjunktivitis, der Lidrand ist mitzubehandeln und (auch anschließend) täglich zu reinigen.

**Einschlusskonjunktivitis.** Chlamydien verursachen eine oft chronische Konjunktivitis, beim Säugling eine oft eitrige Blennorrhö (wird durch Credé-Prophylaxe nicht verhindert) mit charakteristischen Einschlusskörperchen in Epithelzellen im Ausstrich. Die Differentialdiagnose zur Gonoblenorrhö erfolgt durch Abstrich, Auftreten 6–10 d statt schon 1–3 d post partum. Die lokale Therapie z. B. mit **Chlortetracyclin** 3-mal tgl. (Aureomycin® Augensalbe) ist oft nicht ausreichend, bei Säuglingen und Kleinkindern wegen möglicher Zahnschädigung auch zu meiden. Eventuell systemische Therapie mit **Erythromycin** 4-mal tgl. 10 mg/kg oral. Bei Erwachsenen verläuft die Einschlusskonjunktivitis chronisch mit Follikeln im unteren Tarsus und Lymphknotenschwellung. Therapie lokal mit Chlortetracyclin (s. oben), bei schweren Fällen systemisch mit Doxycyclin.

**Keratoconjunctivitis epidemica.** Ist viral bedingt, hoch infektiös (Patienten isolieren!) und meist von Allgemeinsymptomen begleitet. Eine kausale Therapie existiert nicht. Antiseptika wie **Bibrocathol** (z. B. Noviform® Augensalbe) können gegeben werden. Symptomatische Behandlung, bei schweren Verläufen evtl. nach der akuten Phase zur Vermeidung von Hornhauttrübungen Glucocorticoidsalbe, z. B. 3-mal tgl. Hydrocortisonsalbe (Ficortril® Augensalbe 0,5%), jedoch kontraindiziert bei Korneadefekten!

## Lidekzeme

Sind häufig durch Kosmetika oder Arzneimittel (Lokalanästhetika, Mydriatika, bes. Atropin, Miotika, Konservierungsstoffe) bedingt. In schwerwiegenden Fällen muss kurzfristig mit Glucocorticoiden behandelt werden, z. B. 1- bis 3-mal tgl. **Hydrocortisonsalbe** (Ficortril® Augensalbe 0,5%). Zur länger dauernden Therapie z. B. **Neissersche Zink-Wismut-Salbe**: Rp. Zinci oxydat. 1,0, Bismut. subnitrici 1,0, Ungt. simpl., Ungt. lenientis aa 10,0.

## Makuladegeneration

Die altersabhängige Makuladegeneration infolge subfovealer chorioidaler Neovaskularisation ist die Hauptursache der Erblindung im Alter mit einer Prävalenz von 11–19% bei Patienten über 85 Jahre. Die photodynamische Therapie mit **Verteporfin** (Visudyne®) hat einen ersten Erfolg bei dieser bisher kaum therapeutisch beeinflussbaren Krankheit gezeigt. Der Photosensibilisator führt in Kombination mit langwelligem Laserlicht im Bereich der Makuladegeneration zu einer gezielten Endothelschädigung mit thrombotisch bedingtem Verschluss der neovaskulären Gefäße und senkt den Sehschärfeverlust innerhalb eines Jahres um 15% im Vergleich zu Plazebo. Dem relativ geringen therapeutischen Nutzen stehen hohe Therapiekosten (5000 €/Jahr) gegenüber.

Weiterhin wurde versucht, den Sehschärfenverlust durch eine mehrjährige Hochdosistherapie mit Antioxidanzien (Ascorbinsäure 500 mg, Tocopherol 400 I.E., Betacaroten 15 mg tgl.) sowie Zink (80 mg/d) und Kupfer (2 mg/d) aufzuhalten (AREDS 2001). Lediglich bei Spätformen der altersabhängigen Makuladegeneration war eine geringfügige Risikosenkung um 8% nachweisbar. Zudem ersetzt ausgeglichene vitaminreiche Ernährung bereits einen großen Teil der untersuchten Antioxidanziensupplementation.

In klinischer Prüfung befinden sich Antikörper gegen proangiogenetische Zytokine („vascular endothelial growth factor", VEGF) und das selektiv angiostatische Steroid Anecortave, das wegen fehlender Glucocorticoidwirkungen nicht die typischen okularen Steroidnebenwirkungen wie Drucksteigerung und Katarakt auslöst.

## Optikusneuritis

Bei 30–40% der Patienten der Beginn einer multiplen Sklerose, bei anderen ein isoliertes Krankheitsbild oder Symptom einer Infektion, vor allem der Nasennebenhöhlen. In der Regel Behandlung mit hohen Dosen von Glucocorticoiden, z. B. 4-mal tgl. 250 mg Prednison i.v. (Näheres s. multiple Sklerose), bei Verdacht auf Infekt gleichzeitig mit Antibiotika. Der Endvisus bei diesem Vorgehen ist gegenüber Plazebo nicht besser, wird aber schneller erreicht. Zusätzlich wird die Rezidivhäufigkeit gesenkt. Falls eine Ursache gefunden wird (infektiös, toxisch, diabetisch), werden in den meisten Fällen Glucocorticoide neben der spezifischen Therapie gegeben.

Tabelle 2.2
**Anwendung von Mydriatika**

| Wirkstoff | Präparat (Beispiele) | Dosis | Wirkungseintritt [min] | Wirkungsdauer[a] |
|---|---|---|---|---|
| **Diagnostische Pupillenerweiterung** | | | | |
| Tropicamid | Mydrum® | 1 Tr. 0,5% | 5–8 | 1–2 h |
| Cyclopentolat | Zyklolat EDO® | 1 Tr. 1% | 15–60 | 6–8 h |
| Phenylephrin | Neo-Mydrial® | 1 Tr. 10% | 20 | 5 h |
| **Therapeutische Pupillenerweiterung** | | | | |
| Atropin | Atropinol® | 1- bis 2-mal/d 1 Tr. 1% | 30–40 | 4–6 d |
| Scopolamin | Boro-Scopol® N | 3-mal/d 1 Tr. 0,5% | 30–40 | 4–6 d |
| Homatropin | Homatropin-POS® | 2-mal/d 1 Tr. 0,13% | 30–40 | 1–3 d |
| Phenylephrin | Neo-Mydrial® | 1- bis 2-mal/d 1 Tr.10% | 20 | 5 h |

[a] am gesunden Auge, am entzündeten Auge kürzer.

## Pupillenerweiterung

Wird zu diagnostischen Zwecken mit kurzwirksamen Muskarinrezeptorantagonisten erreicht, z. B. **Tropicamid** (z. B. Mydrum®) 1 Tr. 0,5% (*Tabelle 2.2*). Wirksame Zykloplegie zusammen mit Mydriasis wird auch mit dem Muskarinrezeptorantagonisten **Cyclopentolat** (z. B. Zyklolat EDO®) 1%, 2-mal 1 Tr. im Abstand von 5–15 min erreicht. Weniger schnell, aber dafür nicht von Akkommodationsparese begleitet, wirkt der Alpharezeptoragonist **Phenylephrin** (z. B. Neo-Mydrial®) 1 Tr. 10%. Häufig werden beide Mittel zusammen gegeben. In jedem Fall besteht im Anschluss Fahruntüchtigkeit für mehrere Stunden.

Eine therapeutische Mydriasis wird durch länger wirkende Parasympatholytika erreicht:

- **Atropin**, Mydriasis für 1–2 Wochen, z. B. Atropinol® Augentropfen 1%,
- **Scopolamin**, Mydriasis für 3 d, z. B. Boro-Scopol® N, Gefahr zentralnervöser Nebenwirkungen,
- **Homatropin**, Mydriasis für 36–48 h. Homatropin-POS® 1% Augentropfen.

Alternativen sind Sympathomimetika, z. B. 10% **Phenylephrin** (z. B. Neo-Mydrial®). Bei Entzündungen wirken diese Substanzen sehr viel kürzer als am gesunden Auge, z. B. Atropin am gesunden Auge viele Tage, am entzündeten nur wenige Stunden; deshalb nach Wirkung dosieren. Keine Mydriatika bei engem Kammerwinkel: Gefahr der Auslösung eines Glaukomanfalls.

## Retinopathie

Hypertone und vor allem diabetische Retinopathie können zu Netzhautblutungen führen. Bei diabetischer Retinopathie kann es zu Makulopathie, Proliferation und Netzhautablösung kommen. Behandlung mit Laserkoagulation. Calciumdobesilat (Dexium®) war in kontrollierten Studien nicht wirksam.

## Trachom

Durch Chlamydien verursachte Konjunktivitis mit typischen Follikeln im oberen Tarsus, Gefahr der Erblindung. Häufig in südlichen Mittelmeerländern, Indien, Afrika. Optimale Therapie ist:

- *systemisch:* **Doxycyclin** 1. Tag 1-mal 200 mg, 2.–14. (–21.) Tag 1-mal 100 mg;
- *lokal:* 1% **Chlortetracyclin-Salbe** (Aureomycin® Augensalbe) 2- bis 3-mal tgl. für 6–10 Wochen, wahrscheinlich weniger effektiv.

Bei Kindern und Schwangeren systemisch **Erythromycin** oral, tgl. 25 mg/kg bzw. 1–1,5 g bei Erwachsenen für 3 Wochen. Für Massenbehandlungen 1% Chlortetracyclin-Salbe (Aureomycin® Salbe) 2-mal tgl. jeweils 5 d pro Monat über 6 Monate.

## Uveitis

Siehe Iridozyklitis.

## Verätzungen des Auges

Geschehen am häufigsten durch Kalk, aber auch durch Laugen und Säuren, Chemikalien sowie Tintenstifte. Unabhängig von der ätzenden Substanz muss sofort (!) mit Wasser gespült werden, besser noch mit gepufferten Lösungen, z. B. **Isogutt® Spülbeutel.** Kalkreste werden vor dem Spülen ausgewischt. Das Auge muss möglichst noch am Unfallort vollständig gereinigt werden, zum Ektropionieren ggf. Lokalanästhetika geben, z. B. 1–2 Tr. 0,4% **Oxybuprocain** (Conjuncain-EDO® sine). Bei Kalkverätzungen anschließend mit 10% Vitamin-C-Tropfen initial in 15-minütigen Abständen spülen, später 2-stündig, erwies sich in kleineren Studien als günstig. Die weitere lokale Behandlung mit antibiotischen Salben wird empfohlen. Eine einmalige oder sehr kurzfristige prophylaktische Gabe von **Antibiotika** mit breitem Spektrum ist wahrscheinlich ausreichend, z. B. mit Kombinationen von Polymyxin B, Bacitracin und Neomycin (Polyspectran® N Augensalbe) oder Colistin und Erythromycin (Ecolicin® Augensalbe). Die zusätzliche Gabe von **Glucocorticoiden** zur Reduktion von Entzündung und Verhinderung von Narbenwucherungen wird häufig empfohlen (z. B. in Dexamytrex® Augensalbe oder Dexa Polyspectran® N Tr.). Der Nutzen ist jedoch nicht gut belegt. Mittellang wirkende Mydriatika, z. B. 1% **Homatropin** (Homatropin 1% Dispersa Augensalbe) 1- bis 4-mal tgl., können eine eventuelle Irisbeteiligung reduzieren.

## Zentralarterienverschluss

Führt zur plötzlichen schmerzlosen Erblindung eines Auges. Die Prognose ist auch bei Behandlung schlecht. Systemische oder in jüngerer Zeit lokale arterielle Fibrinolyse zeigte in mehreren nichtkontrollierten Studien geringe positive Effekte, kontrollierte Daten liegen nicht vor. Von fraglichem Wert ist die Vasodilatation durch Einatmung von 5% $CO_2$. Eine Bulbusmassage zum Versuch der Dislokation eines evtl. vorhandenen Embolus wird gelegentlich empfohlen, ebenso intraokulare Drucksenkung mit 4-mal tgl. Acetazolamid oder Mannitolinfusion (s. Glaukom). Entscheidend für die Prophylaxe ist die Suche nach der Emboliequelle.

## Zentralvenenverschluss

Führt zu ausgedehntem hämorrhagischen Infarkt. In der Hälfte der Fälle tritt nach 1–3 Monaten ein sekundäres hämorrhagisches Glaukom mit sehr schlechter Prognose auf. Panretinale Laserkoagulation zwischen den Blutungen. Isovolämische Hämodilution (Hämatokrit 35–37%) erwies sich in einer kontrollierten Studie als günstig. Systemische Fibrinolyse war in mehreren nicht kontrollierten Studien günstig, besonders bei gleichzeitigem Vorliegen eines Arterienverschlusses.

# 3 Endokrine Krankheiten

*Ulrich Schwabe*

## Hypophysenkrankheiten

### Akromegalie

Akromegalie wird fast immer durch Hypersekretion von Wachstumshormon (Somatropin) eines somatotropen Adenoms ausgelöst. Die Krankheit ist selten (Inzidenz jährlich 3–4 Fälle/Million). Therapie der Wahl ist die transsphenoidale Entfernung des Adenoms im Hypophysenvorderlappen. Operativ geheilt werden 50% der Makroadenome und 80–90% der Mikroadenome, die aber lediglich bei 20–30% der Patienten vorliegen. Bei ungenügendem Operationserfolg oder Kontraindikationen sind Strahlen- oder Arzneitherapie indiziert. Die Strahlentherapie wirkt stark verzögert, ist wenig erfolgreich und führt häufig zu einem vollständigen Hypophysenausfall (Panhypopituitarismus).

Für die Arzneitherapie wird das Somatostatinanalogon **Octreotid** bevorzugt, das vor allem als Depotpräparat (Sandostatin® LAR) in Dosen von 10–30 mg alle 4 Wochen s.c. eingesetzt wird. Erhöhte Somatropinspiegel werden bei 94% der Patienten effektiv (<5 μg/l) gesenkt. Klinische Symptome wie Kopfschmerzen, Müdigkeit, Gelenkschmerzen und Parästhesien werden gebessert. Eine Tumorregression tritt bei 50% der Akromegaliepatienten ein. Weniger effektiv sind die Dopaminagonisten **Bromocriptin** (<20% der Fälle) und **Cabergolin** (46% der Fälle), die für diese Indikation aber nicht zugelassen sind.

Seit kurzem steht **Pegvisomant** (Somavert®) als der erste Wachstumshormonrezeptorantagonist zur Behandlung der Akromegalie zur Verfügung, der anderen arzneitherapeutischen Verfahren überlegen ist. Im Gegensatz zur Hemmung der Somatropinsekretion durch Dopaminagonisten und Somatostatinanaloga wirkt Pegvisomant nicht auf den Hormonspiegel, sondern blockiert die Wirkung von Wachstumshormon am Rezeptor und normalisiert dadurch die Plasmaspiegel des insulinähnlichen Wachstumsfaktors (IGF-1), der als peripheres Effektorhormon die Wirkungen von Wachstumshormon vermittelt. Bei Akromegaliepatienten, die zuvor ohne ausreichenden Erfolg operiert oder bestrahlt worden waren, erreichte Pegvisomant (10–20 mg/d s.c.) bei 40–80% der Patienten eine Normalisierung der IGF-1-Spiegel und eine klinische Besserung typischer Akromegaliesymptome. Das mittlere Hypophysentumorvolumen ändert sich allerdings nicht. Wegen des derzeit noch ungeklärten Einflusses auf die Hypophysentumorgröße ist Pegvisomant bisher nur bei Versagen von Operation, Bestrahlung oder medikamentöser Hemmung der Wachstumshormonsekretion durch Somatostatinanaloga indiziert.

### Wachstumshormonmangel

Wachstumshormonmangel manifestiert sich vor allem durch verminderte Wachstumsgeschwindigkeit im frühen Kindesalter. Der Hormonmangel kann nur durch mehrjährige Substitution mit humanem Somatropin behandelt werden. Die Indikation wird durch mindestens zwei negative Somatropinstimulationstests (z. B. Arginintest, Insulintest) abgesichert. Verwendet wird rekombinantes humanes **Somatropin** (z. B. Genotropin®) 0,025–0,035 mg/kg s.c. einmal täglich. Die Behandlung wird so früh wie möglich begonnen und bis zum Erreichen der Zielgröße fortgesetzt. Im 1. Behandlungsjahr wird das Wachstum von 2 cm auf 10–15 cm beschleunigt. In der Pubertät wird mit der gleichen Dosis weiterbehandelt, denn höhere Dosen haben keinen zusätzlichen Effekt auf die Körpergröße. Die Therapie endet üblicherweise nach Abschluss des Größenwachstums, da die Lebensqualität nach dem Absetzen bis auf einen erhöhten Körperfettanteil üblicherweise nicht beeinträchtigt ist.

Die Therapie des Somatropinmangels bei Erwachsenen wird auch angesichts der hohen Kosten (23.000 €/Jahr) uneinheitlich beurteilt, da Nutzen und Risiken der Langzeittherapie unbekannt sind. Somatropineffekte auf LDL-Cholesterin sowie auf Knochendichte sind durch konventionelle Pharmaka (Statine, Bisphosphonate) einfacher und billiger zu erzielen.

### Pubertas praecox

Eine Pubertas praecox beginnt bei Mädchen in einem Alter unter 8 Jahren, bei Jungen unter 9 Jahren und induziert einen Wachstumsschub mit vorzeitigem Epiphysenschluss und Kleinwuchs. Grundsätzlich sind gonadotropin- oder sexualhormonbildende Tumoren (Pseudopubertas praecox) auszuschließen, die kausal therapiert werden. Die zentrale Pubertas praecox kommt bei Mädchen fünfmal häufiger vor und wird am besten mit Gonadorelinanaloga, z. B. **Triptorelinacetat** (Decapeptyl® Depot) 75 µg/kg i.m. pro Monat oder **Leuprolinacetat** (Enantone®) 3,75 mg s.c. pro Monat behandelt. Im Laufe von 4–12 Wochen werden die Sexualhormonspiegel supprimiert und die sekundären Geschlechtsmerkmale im 1. Behandlungsjahr zurückgebildet. Bei frühzeitiger Therapie bessert sich auch die Wachstumsprognose. Cyproteronacetat oder Gestagene sind weniger erfolgreich. Eine prämature Pubarche im Alter von 6–8 Jahren ohne Wachstumsschub bedarf keiner Behandlung.

## Hochwuchs

Normvarianten des Hochwuchses (familiärer Hochwuchs, konstitutionelle Entwicklungsbeschleunigung) können nach Ausschluss pathologischer Hochwuchsformen (z. B. hypophysärer Riesenwuchs durch somatropinproduzierende Tumoren) mit hochdosierten Sexualhormonen behandelt werden. Familiärer Hochwuchs bei Mädchen kann zu Beginn der Pubertät (Knochenalter von 11 Jahren) mit einer Östrogen-Gestagen-Kombination behandelt werden, wenn die Längenprognose über 185 cm liegt. Als Östrogen wird z. B. **Ethinylestradiol** 0,1 mg tgl. oral und zusätzlich als Gestagen **Medroxyprogesteronacetat** 5 mg tgl. oral vom 14.–23. Zyklustag gegeben. Therapiedauer 2 Jahre, Größenreduktion im Mittel 6 cm. Daher Risiken abwägen: Gewichtsanstieg, Hochdruck, Thromboembolien, Hepatoblastome.

Bei Jungen mit einer Wachstumsprognose von über 200 cm lässt sich mit hochdosiertem **Testosteron** (250 mg/Woche i.m.) ein rascherer Epiphysenschluss erzielen. Risiken sind Ödeme, Hypertonie, massive Akne und verminderte Spermienzahl.

## Diabetes insipidus

Leitsymptome des Diabetes insipidus sind Polyurie (oft 10–20 l/d), Nykturie, Durst und Polydipsie. Der *Diabetes insipidus centralis* beruht auf einer pathologisch erhöhten Ausscheidung von hypotonem Urin als Folge einer mangelhaften Sekretion von antidiuretischem Hormon (ADH, Vasopressin). Die Therapie besteht in der Substitution mit dem ADH-Derivat **Desmopressin** (z. B. Desmogalen®, Minirin®), das eine 100fach höhere antidiuretische Selektivität ohne wesentliche vasokonstriktorische Wirkung aufweist und 6–12 h lang wirkt. Tagesdosis intranasal für Erwachsene 10–40 µg, für Kinder über 1 Jahr 5–20 µg in 1–2 Einzeldosen. Parenterale Gabe von 1–4 µg s.c. (i.m., i.v.) 1- bis 2-mal/d ist ebenfalls möglich. Bei Kindern kann orales Desmopressin (200–1200 µg/d) hilfreich sein. Bei partiellen Formen mit vorhandener ADH-Reserve kann eine Restsekretion durch **Carbamazepin** (200–600 mg/d oral) gesteigert werden. Senkung des Urinvolumens auch durch Thiaziddiuretika (s. unten).

Bei dem selteneren *nephrogenen Diabetes insipidus* sprechen die Sammelrohre nicht auf zirkulierendes ADH an. Ursachen sind die kongenitale ADH-Resistenz infolge von Mutationen des $V_2$-ADH-Rezeptors oder des Aquoporin-2 sowie erworbene Formen durch Hypokaliämie, Hyperkalzämie, renale tubuläre Dysfunktion und Arzneimittel (Lithium, Amphotericin B, Foscarnet). Die Therapie besteht in der Zufuhr hoher Flüssigkeitsmengen (12–15 l/d oral), eiweiß- und natriumarmer Kost, um die obligate Wasserausscheidung zu reduzieren. Zusätzlich Therapieversuch mit Thiaziddiuretika, die über eine milde Natriumdepletion die Natriumbeladung des distalen Tubulus und damit auch das Urinvolumen senken. Geeignet ist **Hydrochlorothiazid** (tgl. 1–2 mg/kg oral) ggf. kombiniert mit kaliumsparenden Diuretika, um den Kaliumverlust zu reduzieren. Cyclooxygenasehemmer, z. B. **Indometacin** (2 mg/kg tgl.), vermindern ebenfalls die Polyurie.

## Hypophysenvorderlappeninsuffizienz

Die Insuffizienz des Hypophysenvorderlappens ist akut durch sekundäre Nebennierenrindeninsuffizienz und sekundäre Hypothyreose geprägt. Zur Dauersubstitution werden gegeben:

- **Hydrocortison** 20–30 mg/d oral, bei schwerer Hyponatriämie ggf. Infusion von 0,9% NaCl-Lösung i.v.,
- **Levothyroxin** 75–150 µg/d oral.

Die chronische Insuffizienz erfordert zusätzlich eine Substitution mit Sexualhormonen. Frauen erhalten eine Östrogen-Gestagen-Kombination zumindest bis zum Menopausenalter, Männer Testosteron. Kinder im Wachstumsalter benötigen Wachstumshormon.

## Hyperprolaktinämie

Prolaktinwerte von über 25 ng/ml bei der Frau bzw. über 15 ng/ml beim Mann werden als Hyperprolaktinämie bezeichnet. Sie führt bei Frauen oft zu einer Amenorrhö (>100 ng/ml) und Galaktorrhö

(>200 ng/ml), bei Männern zu Impotenz und bei beiden Geschlechtern zu Infertilität und Pubertätsverzögerung. Hyperprolaktinämie wird am häufigsten durch *Arzneimittel* ausgelöst, die als Dopaminantagonisten in die Steuerung der Prolaktinsekretion eingreifen. Dazu gehören Neuroleptika (insbesondere Sulpirid), Metoclopramid, Domperidon, Östrogene und in höheren Dosen Reserpin und Cimetidin.

Ursache kann auch ein *Prolaktinom* sein, ein prolaktinsezernierendes Adenom der Hypophyse. Therapie der Wahl ist die Gabe von **Dopaminagonisten** (vgl. Tabelle 14.5), auch bei Makroprolaktinomen (Durchmesser >1 cm). Wegen der Nebenwirkungen wird einschleichend dosiert, z. B. **Bromocriptin** initial 1-mal 1,25 mg/d oral abends, nach jeweils 3 d schrittweise bis zu einer Standarddosis von 3-mal 2,5 mg/d steigern. **Cabergolin** (Dostinex®), ein langwirkender $D_2$-Rezeptoragonist (initial 1-mal 0,5 mg/Woche, Regeldosis 1 mg/Woche), ist besser verträglich und wirkt auch bei Resistenz gegen Bromocriptin oder Quinagolid (Norprolac®). Mit dem Abfall der erhöhten Prolaktinwerte tritt oft schon in wenigen Tagen eine Besserung des Gesichtsfelds ein. Bei 70–80% der Patienten folgt in den ersten 3 Monaten eine Tumorregression. Nach 2-jähriger Therapie kann die Dosis meist reduziert, jedoch nur selten ganz abgesetzt werden, da auch nach Dauertherapie Tumorrezidive auftreten. Auch bei Kinderwunsch steht die Arzneitherapie im Vordergrund. Sie wird nach Eintritt der Schwangerschaft abgesetzt, kann aber bei erneutem Tumorwachstum vorzugsweise mit Bromocriptin fortgesetzt werden, da mit Cabergolin keine ausreichenden Erfahrungen in der Schwangerschaft vorliegen. Operation und Röntgenbestrahlung sind weniger effektiv und werden nur nach erfolgloser Arzneitherapie eingesetzt.

## Schilddrüsenkrankheiten

### Euthyreote Struma

Mehr als 30% unserer Bevölkerung haben eine euthyreote Struma. Häufigste Ursache ist der Iodmangel. Daneben spielen strumigene Substanzen (*Tabelle 3.1*), Iodfehlverwertung und wachstumsstimulierende Antikörper eine Rolle. Behandlungsziel ist die Verkleinerung der Schilddrüse. Als arzneitherapeutische Prinzipien werden eingesetzt:

- Iodprophylaxe,
- Therapie mit Kaliumiodid zur Beseitigung des intrathyreoidalen Iodmangels,
- Substitution mit Schilddrüsenhormonen zur TSH-Absenkung.

Tabelle 3.1
**Strumigene Substanzen**

| Wirkstoff | Handelsname |
|---|---|
| Amiodaron | Cordarex® u. a. |
| Carbamazepin | Tegretal® u. a. |
| Carbimazol | Carbimazol Henning® |
| Iodsalze | |
| Lithiumsalze | Quilonum® u. a. |
| Phenylbutazon | Ambene® |
| Phenytoin | Zentropil® u. a. |
| Primidon | Mylepsinum® u. a. |
| Propylthiouracil | Propycil® u. a. |
| Thiocyanat | |
| Tolbutamid | Orabet® u. a. |

Die Arzneitherapie ist indiziert bei juvenilen und mittelgroßen diffusen Strumen ohne zusätzliche Veränderungen. Sie ist nicht geeignet bei niedrigem TSH, jahrelang bestehenden regressiven Strumen, großen nodulären Strumen, retrosternaler Struma und bei Komplikationen (Einflussstauung, Kompression von Trachea und Ösophagus). Hier sind Operation oder Radioiod indiziert.

#### *Iodprophylaxe*

Durch Iodprophylaxe wurde die Kropfhäufigkeit in vielen Ländern gesenkt. In Deutschland hat sich die tägliche Iodaufnahme in den letzten 10 Jahren deutlich verbessert, sodass nach WHO-Kriterien bei 70% der Bevölkerung eine ausreichende Iodversorgung besteht, die optimalerweise bei 200 µg/d liegt. Die wichtigste Form der Iodprophylaxe ist die Verwendung von iodiertem Speisesalz, das Iod als **Kaliumiodat** (20 µg/g) enthält, z. B. Düra Vollsalz. Bei niedrigem Salzverbrauch können auch Iodidtabletten (z. B. Iodid 100 µg/d oder Jodetten® depot mit 1,53 mg Iodid 1-mal/Woche) verordnet werden. Dadurch kann vor allem bei Kindern eine Iodmangelstruma verhindert werden, eine manifeste Struma bei Erwachsenen wird selten beseitigt. Sehr wichtig ist die Iodsupplementierung in der Schwangerschaft (200 µg/d), um eine optimale zerebrale Entwicklung des Kindes zu gewährleisten.

Eine Iodzufuhr von 100 µg/d ist grundsätzlich risikolos. In Schweden beispielsweise stieg die Hyperthyreosehäufigkeit nach Einführung der Iodprophylaxe kurzfristig geringfügig an, kehrte aber nach 4 Jahren wieder auf den Ausgangswert zurück. Iodallergien sind bei den niedrigen Dosen nicht beobachtet worden.

### *Iodid*

**Kaliumiodid** (z. B. Jodetten®, Jodid Tabletten) ist die Therapie der Wahl einer Iodmangelstruma bei Kindern, Jugendlichen und Erwachsenen bis zum 40. oder 50. Lebensjahr ohne Hinweise auf eine Autonomie. Nach 6-monatiger Gabe von Iodid (100–400 µg/d) können sich diffuse Strumen bei Kindern und Jugendlichen weitgehend zurückbilden. Die Iodidtherapie kann bei ungenügender Voruntersuchung Hyperthyreosen induzieren, da länger bestehende Strumen fast immer autonome Follikel aufweisen, die TSH-unabhängig Iod speichern und Schilddrüsenhormone bilden. Deshalb soll Iodid nicht bei Patienten über 50 Jahre, niedrigen TSH-Serumspiegeln, subnormalem TRH-Test oder Zeichen einer chronischen Autoimmunthyreoiditis gegeben werden.

### *Schilddrüsenhormone*

Als Schilddrüsenhormon wird **Levothyroxin** ($T_4$) eingesetzt, da es im Vergleich zu Liothyronin ($T_3$) weniger Nebenwirkungen aufweist. Außerdem fluktuieren die $T_4$-Plasmaspiegel weniger und sind einfacher zu kontrollieren. Jugendliche erhalten initial 1-mal 100 µg/d morgens vor dem Frühstück, ältere Patienten 1-mal 50–75 µg/d. Nach 2–4 Wochen ggf. Dosis um 50 µg erhöhen, Erhaltungsdo-sis 125–250 µg/d. Levothyroxin senkt die TSH-Spiegel, die allerdings bei euthyreoter Struma nicht wesentlich erhöht sind. Die völlige TSH-Suppression ist nicht erwünscht. Anzustreben sind basale TSH-Spiegel von ca. 0,3 µE/ml und TRH-stimulierte Werte von 3 µE/ml. Die Schilddrüse wird in 3–6 Monaten um ca. 30% verkleinert. Danach ist jedoch keine Verkleinerung mehr zu erwarten, sodass die früher übliche Langzeittherapie nur noch in seltenen Fällen indiziert ist, z. B. bei Autoimmunthyreoiditis oder als Rezidivprophylaxe nach Schilddrüsenresektion. Die TSH-suppressive Dauertherapie mit Thyroxin erhöht bei älteren Patienten das Risiko für Vorhofflimmern und bei postmenopausalen Frauen für Knochenmineralverlust.

Einige Autoren empfehlen die kombinierte Gabe von Iodid und Levothyroxin (Jodthyrox®, Thyronajod®) unter der Vorstellung, dass das Schilddrüsenwachstum nicht nur durch TSH, sondern auch durch den intrathyreoidalen Iodmangel und Wachstumsfaktoren stimuliert wird. Die Monotherapie mit Levothyroxin oder Iodid verkleinert die Schilddrüse aber genauso effektiv wie die Kombinationstherapie.

## Schilddrüsenautonomie

Eine Schilddrüsenautonomie entsteht in Iodmangelstrumen durch Zunahme autonomer Thyreozyten mit TSH-unabhängiger Hormonproduktion bei 60% der über 35-jährigen Strumapatienten. Sie tritt unifokal als autonomes Adenom oder multifokal-disseminiert auf und wird auf der Basis eines niedrigen basalen TSH (<0,3 mE/ml) durch quantitative $^{99m}$Tc-Szintigraphie diagnostiziert. Bei klinisch euthyreoten Patienten ist die Therapie eher abwartend. Bei hyperthyreoten Autonomien erfolgt Radioiodtherapie oder Operation, da nach einer Dauertherapie mit Thyreostatika nur selten eine Remission eintritt. Iodid, iodhaltige Arzneimittel und Röntgenkontrastmittel (s. Tabelle 3.2) sind zu meiden. Nach erhöhter Iodexposition kann bei Autonomien eine iodinduzierte Hyperthyreose entstehen. Auch hier wirken Thyreostatika häufig nicht ausreichend, sodass nach 10–14 d eine notfallmäßige Thyreoidektomie in Frage kommt.

## Hypothyreose

**Kongenitale Hypothyreosen** werden durch postnatales TSH-Screening (>100 mE/l) rechtzeitig diagnostiziert. Wenn die Behandlung in den ersten Lebenswochen begonnen wird, ist die intellektuelle Entwicklung fast immer normal, nach 3 Monaten jedoch nicht mehr. Folgende Tagesdosen von Levothyroxin ($T_4$) werden empfohlen:

- 1. Jahr: Reifgeborene initial 50 µg
  - ab 3. Woche 25 µg
  - Frühgeborene initial 10 µg/kg
  - ab 3. Woche 25 µg
- 2. Jahr 50–75 µg
- 3.–5. Jahr ca. 75 µg
- 6.–12. Jahr ca. 100 µg
- ab 12. Jahr ca. 150 µg

Kontrolle des Therapieerfolges an Längenwachstum, Intelligenzentwicklung, Reifungszustand des Skeletts und Plasmaspiegeln von $T_4$ und TSH. Entwickelt sich eine Hypothyreose im Alter von 2 bis 3 Jahren, treten keine Intelligenzdefekte auf.

Der **Kretinismus** in endemischen Kropfgebieten ist nur durch eine konsequente Iodprophylaxe der Mutter mit iodiertem Speisesalz zu verhindern.

Die **Erwachsenenhypothyreose** wird initial mit 25–50 µg/d Levothyroxin behandelt, Dosissteigerung um 25 µg/d alle 8–14 d, bis eine Erhaltungsdosis von 100–200 µg/d erreicht wird.

Das seltene **Myxödemkoma** tritt meist bei älteren Menschen infolge einer Therapieunterbrechung auf und ist durch Somnolenz, Hypothermie, Bradykardie und Bradypnoe gekennzeichnet. Vordringlich ist die Behandlung der respiratorischen Insuffizienz mit Sauerstoff (2–4 l/min). Weiterhin am 1. Tag Levothyroxin 500 µg i.v. (Wirkungseintritt nach 6 h), Hydrocortison wegen der begleitenden NNR-Insuffizienz 100–200 mg i.v., zur Korrektur der Hypovolämie i.v. 1–1,5 l 5% Glucose oder 0,9% NaCl-Lösung. An den folgenden 7 Tagen 100–500 µg Levothyroxin i.v., später auf orale Gabe umstellen.

## Hyperthyreose

Hauptursachen der Hyperthyreose sind die Immunthyreopathie (Morbus Basedow) und die Schilddrüsenautonomie. Wesentlich seltenere Ursachen hingegen sind postpartale Thyreoiditis, subakute Thyreoiditis und iatrogene Hyperthyreose durch Überdosierung von Schilddrüsenhormonen. Hauptsymptome sind allgemeine Unruhe, Gewichtsverlust, Tachykardie und Hitzeintoleranz. Therapieziel ist die Normalisierung der überschießenden Hormonsekretion durch **Thyreostatika**, **Radioiod** oder **Operation**. Die Auswahl der Behandlung richtet sich nach dem Alter des Patienten, Art und Ausmaß der Hyperthyreose, kardiovaskulären Begleiterkrankungen sowie vorangehenden Therapieergebnissen.

Durch symptomatische Therapie wird die Zeit überbrückt, bis die Wirkung spezifischer Verfahren zur Normalisierung der Schilddrüsenfunktion einsetzt. **Betarezeptorenblocker** (z. B. Propranolol 3-mal 40 mg/d oral) wirken schnell auf Symptome wie Tachykardie, Tremor, Hyperhidrosis, Nervosität und Hitzeintoleranz. Sie werden auch präoperativ bei Schilddrüsenresektion und vor allem bei thyreotoxischer Krise eingesetzt. Propranolol hat keinen Einfluss auf die erhöhte Hormonsekretion, hemmt aber die Monodeiodierung von Levothyroxin. Bei manifester Herzinsuffizienz ist Propranolol ohne vorausgegangene Behandlung der Herzinsuffizienz kontraindiziert. Digitalisglykoside müssen hier wegen verminderter Glykosidempfindlichkeit höher dosiert werden (s. Herzglykoside).

### *Morbus Basedow*

Bei dieser Immunthyreopathie binden thyreoideastimulierende Antikörper an die TSH-Rezeptoren von Thyreozyten und induzieren eine ungesteuerte Hormonproduktion. Grundlage der Behandlung sind initial **Thyreostatika**, da vor dem Einsatz anderer Therapieformen der Stoffwechselstatus normalisiert sein muss. Die Thyreostatikawirkungen beruhen auf folgenden Prinzipien:

- Hemmung der Hormonsynthese: Thioharnstoffderivate,
- Hemmung der Iodaufnahme: Natriumperchlorat,
- Hemmung der Hormonabgabe: Iodid, Lithiumsalze.

Thioharnstoffderivate werden bevorzugt angewendet. Initial gibt man einmal 10–40 mg/d **Thiamazol** (Favistan®) oder 15–60 mg/d **Carbimazol** (z. B. Carbimazol Henning), von dem 15 mg vor Eintritt in die Schilddrüse in 10 mg Thiamazol, seinen aktiven Metaboliten, umgewandelt wird. Da es Carbimazol-refraktäre Fälle gibt, die auf Thiamazol ansprechen, wird zunehmend die Gabe des aktiven Metaboliten Thiamazol empfohlen. Die Wirkung beginnt meist mit einer Latenz von 2 Wochen, bis der Hormonvorrat der Schilddrüse aufgebraucht ist. Der euthyreote Zustand wird nach 3–12 Wochen erreicht. Danach Dosisreduktion für die Erhaltungstherapie auf 5–15 mg/d Carbimazol oder 2,5–10 mg/d Thiamazol. Durch entsprechende Dosierung wird versucht, eine Hypothyreose zu vermeiden. Oftmals ist es leichter, den Hormonbedarf durch die zusätzliche Gabe von Levothyroxin genau einzustellen, um einen unerwünschten TSH-Anstieg zu vermeiden.

Nach 12 Monaten tritt in ca. 50% der Fälle eine spontane Remission ein. Sie wird möglicherweise durch einen immunsuppressiven Effekt der Thioharnstoffderivate begünstigt, da sie thyreoideastimulierende Immunglobuline reduzieren. Regelmäßige Blutbildkontrollen alle 1–2 Monate wegen des Risikos der Agranulozytose (s. Carbimazol). Tritt die Remission innerhalb von 2 Jahren nicht ein, sind Radioiodtherapie oder Operation indiziert.

**Natriumperchlorat** (Irenat®) wirkt weniger zuverlässig als Thioharnstoffderivate und hat eine geringere therapeutische Breite. Als Iodaufnahmehemmer kontraindiziert im Rahmen der Radioiodtherapie und der präoperativen Iodvorbehandlung für eine Schilddrüsenresektion, jedoch Mittel der Wahl z. B. bei bekannter Autonomie vor Gabe eines iodhaltigen Kontrastmittels.

Die **Radioiodtherapie** wird häufig als Methode der ersten Wahl eingesetzt, weil sie effektiv und relativ komplikationslos ist. Entgegen früherer Auffassung besteht bei Erwachsenen kein erhöhtes Tumor- und Leukämierisiko. Während Schwangerschaft und Stillzeit sowie bei Kindern ist Radioiod kontraindiziert. Auch bei großer Struma (>60 g) ist es relativ kontraindiziert. Patienten mit schweren Hyperthyreosen dürfen erst nach der Normalisierung des Stoffwechsels bestrahlt werden, weil sonst die Gefahr einer thyreotoxischen Krise erhöht ist. Verwendet wird $^{131}$Iodid (β- und γ-Strahler) in einer Herddosis von 200–400 Gray. Die autonomen

Bezirke der Schilddrüse nehmen das radioaktive Iodid überproportional auf und werden durch die emittierte β-Strahlung partiell zerstört. Die Iodaufnahme normaler Schilddrüsenzellen ist infolge der hohen Thyroxinspiegel und der damit verbundenen TSH-Suppression gering. Die biologische Halbwertszeit von Radioiod im Plasma beträgt 15 h, in der Schilddrüse 7 d und die physikalische Halbwertszeit 8 d. Die Wirkung tritt mit einer Latenz von 2–3 Monaten ein. Die Erfolgsquote liegt bei 80%. Zur Überbrückung sind Thioharnstoffderivate für 6–8 Wochen erforderlich, womit 3–5 d nach Radioiod begonnen wird. Außerdem können einige Tage nach der Bestrahlung Exazerbationen der Hyperthyreose auftreten, die sich bis zur thyreotoxischen Krise steigern können. Nachteilig ist die irreversible Schädigung der Schilddrüse mit der Folge, dass 50–80% der Patienten im Laufe von 15 Jahren eine Hypothyreose entwickeln.

Die **operative Schilddrüsenresektion** ist bei ungenügender Wirkung von Thyreostatika, großer Struma und Malignomverdacht indiziert. Wichtig ist die Vorbereitung mit Thyreostatika (z. B. Carbimazol, 3-mal 10 mg/d) und Betarezeptorenblockern (z. B. Propranolol 3-mal 40 mg/d). Selten ist die Iodvorbehandlung („Plummerung“) bei großen, blutreichen Basedow-Strumen erforderlich. Mit Lugol-Lösung (Iod 5 g, Kaliumiodid 10 g, Aqua dest. ad 100 g) in einer Dosis von 3-mal 5 Tr. tgl. (ca. 100 mg Iod/d) wird in 7–10 d die Umwandlung in eine verkleinerte, feste, wenig blutreiche Schilddrüse erreicht. Iod wirkt passager und ist daher nur für die Operationsvorbereitung verwendbar. Risiken sind postoperative die Rekurrenzparese (1–2%), Hypothyreose und Hypoparathyreoidis-mus. Die Operationsletalität beträgt 0,1–0,7%.

### *Endokrine Orbitopathie*

Häufig treten bei Hyperthyreosen vom Basedow-Typ immunologisch bedingte Augensymptome auf. Sie können sich bei erfolgreicher Behandlung bessern, aber auch verschlechtern, insbesondere wenn sich infolge der Therapie eine Hypothyreose entwickelt. Das Ausmaß der Orbitopathie ist weitgehend unabhängig vom thyreogen regulierten Stoffwechselstatus. Spontanremissionen kommen in 36% der Fälle vor.

Bei schwerem Exophthalmus werden **Glucocorticoide** versucht, um eine periokuläre Ödembildung zu reduzieren. Initialdosis 50 mg Prednisolon/d für 1 bis 2 Wochen, gefolgt von einer schrittweisen Dosisreduktion über 8–12 Wochen auf 5–10 mg/d. Der Corticosteroidstoß kann ggf. mehrfach wiederholt werden. Glucocorticoide sind kontraindiziert bei bereits eingetretenen Hornhautulzerationen. Immunsuppressiva, Immunglobuline und Plasmapherese sind umstritten. Bei weiterer Progredienz des Exophthalmus retrobulbäre Röntgenbestrahlung und als letzte Möglichkeit die operative Dekompression.

### *Amiodaron-induzierte Schilddrüsenstörungen*

Bei Amiodaron-Therapie werden täglich 7–21 mg Iod durch Deiodierung freigesetzt, wodurch die normale Iodzufuhr um das Hundertfache erhöht wird und 14–18% der Patienten Schilddrüsenfunktionsstörungen entwickeln. Bei ausreichender Iodversorgung kommt es durch die iodbedingte Hemmung der Hormonsynthese häufig zu einer Hypothyreose, die mit Levothyroxin behandelbar ist. Durch die Iodüberladung wird vor allem in Iodmangelgebieten häufiger eine iodbedingte Hyperthyreose (Typ I) insbesondere bei autonomen Adenomen induziert. Bei normaler Schilddrüsenfunktion kann Amiodaron durch einen direkten toxischen Effekt eine destruktive Thyreoiditis (Typ II) auslösen, wobei präformierte Schilddrüsenhormone aus den Follikeln freigesetzt werden.

**Hyperthyreose.** Bei Amiodaron-induzierter Hyperthyreose (Typ I) muss als erstes entschieden werden, ob Amiodaron abgesetzt werden kann. Ist die mit Amiodaron behandelte Arrhythmie nicht lebensbedrohend, sollte die Therapie auf ein anderes Antiarrhythmikum umgestellt werden. Alleiniges Absetzen von Amiodaron normalisiert die Schilddrüsenfunktion jedoch nur verzögert und selten vollständig. Gründe sind seine lange Halbwertszeit und seine betarezeptorblockierenden Eigenschaften, wodurch die Hyperthyreose symptomatisch gebessert wird. Daher sind zusätzlich Thioharnstoffderivate (z. B. Thiamazol) erforderlich, die allerdings auch in höheren Dosen oft nur verzögert wirken. Wenn die Amiodaron-Behandlung fortgeführt werden muss, werden ebenfalls Thyreostatika gegeben. Meistens kehrt eine häufig präexistente Hyperthyreose nach einiger Zeit wieder, sodass dann eine Radioiodtherapie indiziert ist.

**Thyreoiditis.** Bei der Amiodaron-induzierten Thyreoiditis (Typ II) werden die meisten Patienten allein durch Absetzen von Amiodaron in 3–4 Monaten euthyreot. Ist eine Weiterbehandlung mit Amiodaron erforderlich, sind Glucocorticoide wirksam, z. B. initial Prednisolon 40 mg/d oral mit anschließender Dosisreduktion, ggf. auch hier zusätzliche Gabe von Thyreostatika.

### *Hyperthyreose in der Schwangerschaft*

Eine Hyperthyreose tritt in 0,04–0,2% der Schwangerschaften auf. Thyreostatika werden bevorzugt, obwohl ab dem 4. Monat das Risiko einer fetalen Struma mit Hypothyreose besteht. Bei schweren Formen wird die Operation im zweiten Trimenon nach thyreostatischer Vorbehandlung empfohlen.

**Propylthiouracil** (z. B. Propycil®) wird als Thyreostatikum bevorzugt, weil es die Konversion von $T_4$ in $T_3$ hemmt und eine hohe Proteinbindung hat, die die Plazentapassage erschwert. Deshalb sind fetale Kropfbildungen und Hypothyreosen seltener als mit anderen Thyreostatika. Teratogene Schäden durch Propylthiouracil sind nicht bekannt. Sie können aber durch die hyperthyreote Stoffwechsellage entstehen. Die zusätzliche Gabe von Levothyroxin zur Verhinderung der fetalen Hypothyreose ist nicht sinnvoll, da das Hormon diaplazentar kaum transportiert wird und eher die Hyperthyreose der Mutter verstärkt. Als Initialdosis werden 150 bis 200 mg/d Propylthiouracil im 1. Trimenon empfohlen, als Erhaltungsdosis ab 4. Monat 50–100 mg/d. Die Dosis sollte so niedrig wie möglich sein, ggf. sollten leichte hyperthyreote Restsymptome der Mutter toleriert werden. Postpartal empfiehlt sich beim Kind eine Prophylaxe mit Levothyroxin 25 µg/d oral, bis die Schilddrüsenhormonwerte vorliegen. Propylthiouracil geht kaum (0,03%) in die Muttermilch über, sodass die Mutter stillen kann.

### *Thyreotoxische Krise*

Akute lebensbedrohliche Dekompensation durch erhöhte Schilddrüsenhormonspiegel mit hoher Letalität (30–50%). Hauptsymptome sind Tachykardie, Hyperthermie, Hyperhidrosis, Agitiertheit. Wichtigster Auslöser ist eine Iodexposition (*Tabelle 3.2*), vor allem bei älteren Patienten mit Strumen oder Autonomien, weshalb die Iodgabe zur Hemmung der Hormonsekretion verlassen wurde. Die Arzneitherapie muss sofort eingeleitet werden:

Tabelle 3.2
**Iodhaltige Arzneimittel**

| Wirkstoff | Handelsname |
|---|---|
| Amiodaron | z. B. Cordarex® |
| Clioquinol | Linolasept®, Locacorten-Vioform® |
| Iopamidol | Solutrast® und andere Röntgenkontrastmittel |
| Natriumiodid | Varigloban® |
| Povidon-Iod | Betaisodona® u. a. |

- **Thyreostatika**
  Thiamazol (Favistan®) 3- bis 4-mal 40 mg/d i.v., danach Lithiumchlorid 1500 mg/d i.v.,
- **Betarezeptorenblocker**
  Propranolol 4-mal 20–80 mg/d oral,

zusätzlich Glucocorticoidgabe, z. B. Prednisolon 20–60 mg/d i.v., Flüssigkeits- und Elektrolytsubstitution, Thromboseprophylaxe mit Heparin und Kühlung mit Eisbeutel. Bei ungenügendem Therapieerfolg nach 2 d notfallmäßige Schilddrüsenresektion.

### Thyreoiditis

Weitgehend symptomatische Therapie, da die Ätiologie, bis auf die akute eitrige Thyreoiditis, bisher unbekannt ist. Im Vordergrund steht die Linderung von Schmerz und Entzündung sowie die Vermeidung von Funktionsverlusten.

Bei *akuter eitriger Thyreoiditis* sind Antibiotika oder bei Abszessbildungen die chirurgische Drainage indiziert.

Die *subakute Thyreoiditis* (de Quervain-Thyreoiditis) mit schmerzhafter und vergrößerter Schilddrüse wird mit nichtopioiden **Analgetika** oder nichtsteroidalen Antiphlogistika behandelt. Viele Patienten benötigen Glucocorticoide, z. B. 20–40 mg/d **Prednisolon** oral, wodurch die Beschwerden in 1–2 d schnell gelindert werden. Bei initialer Hyperthyreose sind Betarezeptorenblocker (z. B. Propranolol 3-mal 40 mg/d oral) ausreichend, in der späteren hypothyreoten Phase ggf. Levothyroxin.

Bei *chronischer Thyreoiditis* (Hashimoto) mit subklinischer oder manifester Schilddrüseninsuffizienz wird mit Levothyroxin behandelt, um die TSH-Sekretion zu senken und den Hormonmangel zu substituieren.

## Nebenschilddrüsenkrankheiten

### Primärer Hyperparathyreoidismus

Ursachen sind Adenom oder Hyperplasie der Epithelkörperchen. Hauptsymptome: Hyperkalzämie, erhöhter Parathormonspiegel im Plasma, Nephrolithiasis, Knochenschmerzen sowie ein endokrines Psychosyndrom mit Müdigkeit und Schwäche. Die Mehrzahl der Patienten ist asymptomatisch. Nach einer NIH-Konsensuskonferenz ist eine Operation nicht erforderlich bei asymptomatischen Patienten über 50 Jahre, die ein Serumcalcium bis 1 mg/dl über Normwert, eine Urincalciumexkretion unter 400 mg/24 h, Kreatininclearance von mindestens

70% und Knochendichte innerhalb 2,5 Standardabweichungen haben. Die konservative Behandlung besteht in einer ausgewogenen Calcium- und Vitamin-D-haltigen Kost mit ausreichender Hydratation, dem Vermeiden von Thiaziddiuretika sowie ggf. einer antiresorptiven Therapie mit den Bisphosphonaten **Alendronsäure** (Fosamax®) oder **Etidronsäure** (Didronel®). Als neues Therapieprinzip zur medikamentösen Behandlung des primären Hyperparathyreoidismus werden **Calcimimetika** (z. B. Cinacalcet) eingesetzt. Sie erhöhen die Sensitivität parathyreoidaler Calciumrezeptoren und hemmen dadurch die Parathormonübersekretion.

Die kurative Therapie ist die Operation. Präoperativ wird angestrebt, das Serumcalcium auf unter 3 mmol/l zu senken. Meist gelingt dies durch reichliches Trinken von 2–3 l/d calciumarmer Flüssigkeit. Bei stärkerer Hyperkalzämie (über 4 mmol/l) Infusion von 3–4 l 0,9% NaCl-Lösung mit Substitution von 20 mmol KCl/l und ggf. Diurese mit Furosemid (40–80 mg/d). Bei schwerer Hyperkalzämie Hemmung der Osteolyse mit **Clodronsäure** (Ostac®) 300 mg i.v. über 4 h oder **Pamidronsäure** (Aredia®) 15–30 mg i.v. als Infusion. Calcitonine wirken weniger zuverlässig.

Postoperativ fällt das Serumcalcium schnell ab. Gelegentlich kommt es zu Hypokalzämie und Rekalzifizierungstetanie. Bei geringen Beschwerden **Calciumgluconat** oral (2–3 g/d), bei tetanischem Anfall langsam i.v. (2–4 g). Das meist erhebliche Calciumdefizit des Knochens erfordert eine mehrwöchige Calciumsubstitution.

## Sekundärer Hyperparathyreoidismus

Hauptursache ist die chronische Niereninsuffizienz mit anhaltender Hypokalzämie, die durch hohe Serumphosphatspiegel und verminderte Bildung von 1,25-Dihydrocholecalciferol (Calcitriol) in der Niere ausgelöst wird. Reaktiv wird vermehrt Parathormon sezerniert, wodurch Calcium aus dem Knochen mobilisiert wird und das Bild der renalen Osteopathie (s. dort) entsteht. Entscheidend ist die Normalisierung des Serumphoshatspiegels.

Die Arzneitherapie besteht in der Hemmung der enteralen Phosphatresorption mit **Calciumacetat** (z. B. Phos-Ex®) 4–8 g/d oral oder **Calciumcarbonat** (z. B. CC-Nefro) 3–6 g/d oral, die im Darm mit dem Nahrungsphosphat unlösliche Komplexe bilden und zusätzlich die Hypokalzämie ausgleichen. **Aluminiumhydroxid** sollte gemieden werden, da es zu Hyperaluminämie und Aluminiumosteopathie führen kann. **Sevelamer** (Renagel®) ist ein calcium- und aluminiumfreier Phosphatbinder zur Therapie der Hyperphosphatämie bei Hämodialysepatienten, der die koronare und aortale Kalzifizierung im Vergleich zu Calciumsalzen senkt, aber ca. 10fach teurer ist. Weiterhin kommt aktiviertes **Vitamin D** in Betracht (s. Hypoparathyreoidismus).

## Hypoparathyreoidismus

Entsteht meist durch Entfernung der Epithelkörperchen bei Strumaresektionen, aber auch idiopathisch durch einen Autoimmunprozess. Hauptsymptome sind Hypokalzämie und häufig Tetanie (Behandlung s. dort). Die Langzeittherapie stützt sich auf eine erhöhte Calciumzufuhr und die Steigerung der enteralen Calciumresorption mit Vitamin D. **Calciumcarbonat** wird als Basis in einer Dosis von 1000 mg $Ca^{2+}$/d oral zur Erhöhung des Calciumangebots empfohlen. Milchprodukte sind als Calciumquelle nicht geeignet, da sie phosphatreich sind und so die bestehende Hyperphosphatämie verstärken.

**Colecalciferol** (Vitamin $D_3$) und seine aktiven Metaboliten sind indiziert, um die Calciumresorption zu steigern. Alle Substanzen wirken gleichartig, unterscheiden sich aber in Dosierung und Wirkdauer (*Tabelle 3.3*). Die Wirkung von Colecalciferol tritt mit einer Latenz von 2–4 Wochen ein und hält 2–4 Monate an. **Calcitriol** (1, 25-Dihydrocolecalciferol), die eigentliche Wirkform des Vitamin $D_3$, steigert den Calciumserumspiegel be-

**Tabelle 3.3**
**Vitamin $D_3$ und Analoga**

| Wirkstoff | Präparat | Wirkungseintritt | Wirkdauer | Tagesdosis |
|---|---|---|---|---|
| Colecalciferol | z. B. Vigantoletten® | 4–8 Wochen | 2–4 Monate | 1–2 mg |
| Dihydrotachysterol | AT 10® | 2–4 Wochen | 3–12 Wochen | 0,5–1 mg |
| Calcifediol | Dedrogyl® | 1–2 Wochen | 1–12 Wochen | 40–125 mg |
| Calcitriol | Rocaltrol® | 3–6 Tage | 3–6 Tage | 0,5–2 µg |
| Alfacalcidol | EinsAlpha® | | 6 Tage | 0,5–2 µg |

reits nach 1–2 d. Ebenso schnell verschwindet die Wirkung und ist bei toxischen Nebenwirkungen besser steuerbar als die von Colecalciferol. Auch **Alfacalcidol** (1α-Hydroxycolecalciferol) wird in der Leber zu Calcitriol metabolisiert. Beide Vitamin-D-Metaboliten sind indiziert bei Störungen der renalen Hydroxylierung von Vitamin $D_3$, bei Dialysepatienten und renaler Osteopathie. Sie sind erheblich teurer als Colecalciferol. Alle Vitamin-$D_3$-Präparate können lebensbedrohliche und wochenlang anhaltende Hyperkalzämien auslösen. Daher Calciumserumspiegel und Nierenfunktion regelmäßig (initial alle 2–4 Wochen) kontrollieren. Einstellung der Calciumwerte im unteren Normbereich (2,1–2,2 mmol/l).

### Tetanie

Am häufigsten ist die normokalzämische *Hyperventilationstetanie*. Keine Arzneitherapie, Patienten sollen einige Minuten in Plastikbeutel rückatmen, um $CO_2$ anzureichern. Calciumgaben sind unnötig, Vitamin $D_3$ ist kontraindiziert. Häufig ist das Hyperventilationssyndrom Ausdruck einer Konfliktsituation, Klärung durch ärztliches Gespräch.

Der *tetanische Anfall* infolge akuter Hypokalzämie ist ein Notfall. Therapie:

- **Calciumgluconat** 10% 40 ml (entspr. 9 mmol $Ca^{2+}$) in 10–15 min i.v., Wirkdauer 8 h, nicht bei digitalisierten Patienten!
- Bei wiederholten Anfällen Infusion von 100 ml 10% Calciumgluconat (entspr. 22,5 mmol $Ca^{2+}$) in 1000 ml 0,9% NaCl-Lösung in 12 h.

Ursache der Hypokalzämie und der Tetanie abklären. Bei parathyreopriver Tetanie unmittelbar postoperativ kein Vitamin D wegen der Gefahr der Hyperkalzämie. Langzeittherapie s. Hypoparathyreoidismus. Eine normokalzämische Tetanie kann in seltenen Fällen durch *Hypomagnesiämie* bedingt sein. Orale Substitution mit 12–20 mmol Magnesium/d, bei akuten Mangelerscheinungen 1 g Magnesiumsulfat (entspr. 4 mmol $Mg^{2+}$) i.v. 1- bis 2-mal/d.

## Nebennierenkrankheiten

### Chronische Nebennierenrindeninsuffizienz

Die chronische Unterfunktion der Nebennierenrinde (Morbus Addison) entsteht meistens durch eine Immunadrenalitis. Die Cortisolsynthese kann (selten) auch durch Arzneimittel eingeschränkt werden, z. B. Metyrapon, Ketoconazol, Etomidat, Aminoglutethimid, Mitotan. Die Substitutionstherapie muss lebenslänglich durchgeführt werden und besteht in der Regel aus einem Glucocorticoid und einem Mineralocorticoid.

**Cortisol** (Hydrocortison Hoechst®, Hydrocutan Tbl.) wird entsprechend der zirkadianen Rhythmik der Cortisolsekretion in 2–3 Einzeldosen aufgeteilt, z. B. morgens 15 mg und nachmittags 5 mg. Seine mineralocorticoide Aktivität reicht allerdings selten als Monotherapie aus. Wenn nötig, wird daher als Mineralocorticoid **Fludrocortison** (Astonin®-H) 1-mal morgens 0,05–0,2 mg/d oral gegeben. Überdosierung führt zu Hypertonie, Hypokaliämie und Ödemen mit Natriumretention. Bei den entsprechenden Begleitkrankheiten wird es deshalb niedriger dosiert. In Stresssituationen (z. B. febrilen Infektionen, Operationen) muss die Cortisoldosis 2- bis 4fach erhöht werden. Für Notfälle soll der Patient immer einen Steroidpass bei sich tragen, der Krankheit und Medikation ausweist. Eine zusätzliche adrenale Androgensubstitution mit Dehydroepiandrosteron (DHEA) wird derzeit vor allem bei Frauen klinisch geprüft.

### Akute Nebennierenkrise

Die akute Nebennierenrindeninsuffizienz (Addison-Krise) kündigt sich durch Schwäche und Nausea an und ist durch Fieber, Erbrechen, Diarrhö, Dehydratation und Hypotonie gekennzeichnet. Als lebensbedrohlicher Notfall muss sie sofort stationär behandelt werden:

- **Flüssigkeitszufuhr**, 2-4 l 0,9% NaCl-Lösung mit 0,5% Glucose in 6 h,
- **Hydrocortison** (Hydrocortison Hoechst®) 100 mg i.v. initial als Bolus, anschließend 50–150 mg/ 24 h als Infusion.

Zusätzlich ggf. Antibiotika, vor allem wenn die Krise durch eine Infektion ausgelöst wurde. Ein Schock wird wie üblich behandelt (s. dort). Die parenterale Gabe der Corticosteroide wird fortgeführt, bis der Patient wieder Tabletten einnehmen kann.

Eine sekundäre Nebennierenrindeninsuffizienz kann bei Hypophysenvorderlappeninsuffizienz (s. dort) oder durch lang dauernde Therapie mit Glucocorticoiden (s. Prednisolon) auftreten.

### Cushing-Syndrom

Das endogene Cushing-Syndrom wird meist durch ein ACTH-produzierendes Hypophysenadenom oder ektope ACTH-Sekretion ausgelöst. Der ACTH-unabhängige Hypercortisolismus entsteht durch

Adenome oder Karzinome der Nebennierenrinde sowie durch die seltene mikronoduläre Dysplasie oder makronoduläre Hyperplasie. Ein Cushing-Syndrom kann auch iatrogen durch hochdosierte Therapie mit Glucocorticoiden ausgelöst werden. Bei endogenen Formen sind chirurgische Verfahren die Therapie der Wahl. Intra- und postoperativ muss die sekundäre Nebenniereninsuffizienz initial mit Hydrocortison 100–200 mg/d oral möglichst als einmalige Gabe morgens substituiert werden. Meist dauert es Monate, bis sich die normale CRH- und ACTH-Sekretion von der präoperativ bestehenden Hypoplasie erholt hat.

Bei Rezidiv, inkompletter Entfernung eines Hypohysenadenoms oder ektopem ACTH-Syndrom kann eine adrenolytische Therapie mit Inhibitoren der adrenalen Steroidsynthese versucht werden. Dazu gehören der 11β-Hydroxylase-hemmer Metyrapon (Metopiron®), der Desmolasehemmer Aminoglutethimid (Orimeten®) sowie Ketoconazol (Nizoral®), das neben der 11β-Hydroxylase die Synthese von Testosteron und Estradiol hemmt. Zur Operationsvorbereitung kann eine exzessive Cortisolsynthese auch durch eine 11-Hydroxylasehemmung mit dem Kurznarkotikum Etomidat (Hypnomidate®) in nicht hypnotischer Dosis (2,5 mg/h i.v.) schnell und sicher gesenkt werden.

## Nebennierenrindenkarzinom

Nebennierenrindenkarzinome, die metastasieren oder aus anderen Gründen nicht operabel sind, können mit **Mitotan** (Lysodren®), einem Abkömmling des Insektizids DDT (Chlorphenotan), behandelt werden. Es wirkt zytotoxisch auf maligne und normale Nebennierenrindenzellen. Mitotan (5–10 g/d oral) induziert bei ca. 50% der Patienten eine Remission für 6–10 Monate. Zudem senkt es als 3β-Dehydrogenasehemmer die erhöhten Cortisolspiegel und schafft symptomatische Linderung der sonst infausten Krankheit. Cortisol muss ggf. substituiert werden. Hohe Mitotandosen sind nur schlecht verträglich und erzeugen bei 80% der Patienten zahlreiche Nebenwirkungen. Alternativ können **Ketoconazol** (1200 mg/d oral) oder **Metyrapon** (3-mal 500 mg/d oral) als 11β-Hydroxylasehemmer zur symptomatischen Linderung eingesetzt werden. Durch die Kombination mit konventionellen Zytostatika war keine zusätzliche Hemmung des Tumorwachstums möglich. Als weiteres Adrenostatikum wurde Suramin (Germanin®) verwendet.

## Hyperaldosteronismus

Hauptursachen des primären Hyperaldosteronismus sind das unilaterale Adenom der Nebennierenrinde (Conn-Syndrom) und die bilaterale idiopathische Hyperplasie. Seltene Formen sind die einseitige unilaterale adrenale Hyperplasie und der familiäre Glucocorticoid-supprimierbare Hyperaldosteronismus. Charakteristisch sind Hypertonie, supprimierte Plasmareninaktivität und Hypokaliämie mit Tendenz zu Hypernatriämie und Alkalose. Ein primärer Hyperaldosteronismus kommt bei 5–13% der Hypertoniker vor. Bei sekundärem Hyperaldosteronismus ist immer ein erhöhter Reninspiegel Ursache der vermehrten Aldosteronproduktion.

Therapie der Wahl beim Adenom ist die unilaterale Adrenalektomie. Präoperativ wird die Hypokaliämie mit Kaliumchlorid (200 mmol/d) oder Spironolacton (200–400 mg/d) in 1–2 Wochen bei natriumarmer Kost beseitigt. Die Hypertonie geht postoperativ nur langsam zurück. Sie wird mit Spironolacton (50–100 mg/d) oder mit Antihypertonika behandelt.

Bei bilateraler idiopathischer Hyperplasie und familiärem Glucocorticoid-supprimierbaren Hyperaldosteronismus ist eine Arzneitherapie mit Aldosteronantagonisten indiziert. Klassisches Mittel ist **Spironolacton** (z. B. Aldactone®), das jedoch neben dem Aldosteronrezeptor auch Testosteron- und Progesteronrezeptoren blockiert und daher in höheren Dosen (<50 mg/d) oft zu Gynäkomastie, Impotenz und Menstruationsstörungen führt. Als selektiver Aldosteronantagonist ist seit kurzem **Eplerenon** (Inspra®) verfügbar (s. dort).

## Adrenogenitales Syndrom

Das adrenogenitale Syndrom (AGS) ist eine angeborene Störung durch einen Mangel eines der fünf Enzyme der adrenalen Cortisolsynthese. Am häufigsten ist der Defekt der 21-Hydroxylase (CYP21), der bei 90% der Fälle vorkommt. Seltener sind Defekte der 11β-Hydroxylase (CYP11B2), Cholesterindesmolase (CYP11A), 3β-Hydroxysteroiddehydrogenase oder 17α-Hydroxylase/17-20-Lyase (CYP17). Die klinischen Formen des adrenogenitalen Syndroms (AGS) werden geprägt durch gleichzeitig bestehende Symptome des Corticosteroidmangels und der gesteigerten Androgenbildung.

Die *klassische Form des AGS* mit einem homozygoten 21-Hydroxylasedefekt tritt bei 1:16.000 Geburten auf, die Heterozygotenfrequenz beträgt dementsprechend 1:55. Die Patienten können Progesteron und 17α-Hydroxyprogesteron nicht ausreichend hydroxylieren und dadurch nicht genug Cortisol und Aldosteron bilden. Der Cortisolmangel induziert eine reaktive ACTH-Sekretion. Dadurch akkumuliert vermehrt 17α-Hydroxyprogesteron und wird als Steroidvorstufe in die Synthese von Androstendion und Testosteron eingeschleust. Die Folge sind eine Virilisierung des Genitale weiblicher Neugeborener sowie eine Pseudopubertas praecox bei Jungen.

Aufgrund des Aldosteronmangels kommt es mit dem lebensbedrohlichen Natriumverlust zum *AGS mit Salzverlustsyndrom*. Es tritt typischerweise in der 1. bis 3. Lebenswoche auf. Die Kinder trinken schlecht, erbrechen häufig und dehydrieren schnell. Behandlung mit 50–100 mg **Hydrocortison** als i.v. Infusion zusammen mit **0,9% NaCl-Lösung** 100–200 ml/kg in 24 h für 1–2 d, bis die Krise unter Kontrolle ist. Als Mineralocorticoid zusätzlich **Fludrocortison** (Astonin® H) 0,025–0,1 mg 1-mal/d.

Beim *unkomplizierten AGS (einfach virilisierend)* ist die Aktivität der 21-Hydroxylase weniger eingeschränkt, sodass noch ausreichend Aldosteron, aber nicht Cortisol synthetisiert wird. Die Therapie basiert auf der Gabe von **Glucocorticoiden**, wodurch die endokrinen Störungen des AGS weitgehend korrigiert werden. Verwendet wird **Hydrocortison**, bei Kindern tgl. 10–20 mg/m², das aufgrund seiner kurzen Halbwertszeit weniger wachstumshemmend wirkt. Erwachsene erhalten tgl. 15–30 mg Hydrocortison oder 0,5 mg Dexamethason. Es wird empfohlen, die Dosis in 3 Einzeldosen zu geben.

Glucocorticoide müssen lebenslänglich substituiert werden, Kontrollparameter der Therapie ist der Plasmaspiegel von 17α-Hydroxyprogesteron. Unter Stressbedingungen (Infekten) ist die Dosis zu erhöhen, bei Operationen ca. 5fach. AGS-Patienten sollen für Notfälle einen Steroidpass bei sich tragen, der die Steroiddauermedikation ausweist.

Die *nichtklassische Form des AGS* („late onset") hat noch 20–60% der normalen 21-Hydroxylaseaktivität und fällt häufig erst peripubertär durch Hirsutismus, Oligomenorrhö und Akne auf. Bei Sterilität erfolgt die Behandlung mit **Dexamethason** 0,25–0,5 mg/d oral und biphasischem Zyklus nach 4–6 Monaten. Bei AGS ohne Kinderwunsch kann der Hirsutismus mit **Cyproteron** in einem hormonalen Kontrazeptivum (z. B. Diane®) behandelt werden. Bei AGS-Risikoschwangerschaften wird eine pränatale Dexamethasontherapie (3-mal 0,5 mg/d oral) ab der 6. Schwangerschaftswoche durchgeführt und bei weiblichen homozygoten Feten zur Verhinderung einer Virilisierung bis zum Ende der Schwangerschaft fortgesetzt.

Bei dem seltenen *11β-Hydroxylasemangel* wird die Hormonsynthese nach den Mineralocorticoiden 11-Desoxycorticosteron und 11-Desoxycortisol unterbrochen, die Salzretention und Hypertonie verursachen. Die Androgensynthese ist ebenfalls gesteigert. Bei hypertensiven Formen des AGS werden Glucocorticoide mit geringer mineralocorticoider Aktivität verwendet, z. B. **Dexamethason** (0,25–1 mg/d).

## Phäochromozytom

Verursacht anfallsweise Hochdruckkrisen durch ungezügelte Freisetzung von Catecholaminen, oft nach körperlicher Anstrengung, Bauchpresse oder Lagewechsel. Leitsymptome sind Hypertonie, Kopfschmerzen, Schwitzen und Tachykardie. Lebensgefährlicher Notfall, der vor allem bei rezidivierenden Krisen stationär überwacht werden muss. Die Hochdruckkrisen reagieren gut auf den Calciumantagonisten **Nifedipin** 5–10 mg oral (Kps. zerbeißen und herunterschlucken, Nifedipin wird sublingual nur unzureichend resorbiert!). Alternativ parenterale Blutdrucksenkung mit **Natriumnitroprussid** (s. hypertensive Krise). Sicherung der Diagnose durch Bestimmung der Ausscheidung von Vanillinmandelsäure (normal bis 7 mg/d) oder Metanephrin (normal bis 1,3 mg/d) im 24-h-Urin. Lokalisationsdiagnostik durch Computertomographie oder szintigraphisch mit $^{121}$I-Metaiodbenzylguanidin.

Therapie der Wahl ist die operative Entfernung des Phäochromozytoms aus dem Nebennierenmark (85% der Fälle) oder extraadrenalen Geweben. Mindestens 10–14 d präoperativ wird der Blutdruck durch Alpharezeptorblockade mit **Phenoxybenzamin** (Dibenzyran®) gesenkt, initial mit 2-mal 10 mg/d oral, danach alle 2–3 d Dosiserhöhung um 10–20 mg/d bis auf 60–200 mg/d. Wenn dabei Sinustachykardie oder ventrikuläre Extrasystolen auftreten, zusätzliche Gabe von Betarezeptorenblockern, die beim Phäochromozytom nie allein gegeben werden dürfen, weil sie durch Blockade vaskulärer $Beta_2$-Rezeptoren den Gefäßtonus erhöhen und dadurch den Catecholaminbedingten Blutdruckanstieg verstärken. Eine meist bestehende Hypovolämie wird in der Vorbereitungszeit durch liberale Salzaufnahme beseitigt. Bei intraoperativen Blutdruckkrisen hat sich Natriumnitroprussid bewährt. Bei ausgeprägten Hypotonien nach der Tumorexstirpation ist eine Volumensubstitution notwendig, eventuell auch eine Infusion von Noradrenalin. Als Alternative kommt der selektive $Alpha_1$-Rezeptorenblocker **Doxazosin** in Betracht, initial mit 1-mal 1–2 mg/d oral, danach Dosissteigerung auf 2–16 mg/d. Mit Doxazosin treten präoperativ seltener orthostatische Hypotonien als nach Phenoxybenzamin auf. Postoperativ steigt der Blutdruck schneller auf normale Werte an. Inoperable Tumoren werden mit Phenoxybenzamin (30–60 mg/d) und gegebenenfalls zusätzlich mit einem Betarezeptorenblocker behandelt. Weiterhin kann eine lokale Radiotherapie mit $^{131}$I-Metaiodbenzylguanidin erfolgreich sein, das sich in den chromaffinen Zellen des Tumors anreichert und eine lange Halbwertszeit von ca. 70 h hat.

## Männliche Gonadenkrankheiten

Gonadenkrankheiten des Mannes sind durch primäre Krankheiten der Testes, durch sekundäre Störungen der hypophysären bzw. tertiäre Störungen der hypothalamischen oder Steuerung sowie durch Störungen der Erektion und Ejakulation bedingt. Wesentliche Folgen sind Androgenmangel und Infertilität.

### Androgenmangel

Bei allen Formen des Hypogonadismus ist eine langfristige Hormonsubstitution indiziert. Am häufigsten wird der lang wirkende Testosteronester **Testosteronenantat** (Testoviron®-Depot) eingesetzt. Die volle Substitutionsdosis beträgt beim Mann 250 mg i.m. alle 2 Wochen. Stark schwankende Testosteronplasmaspiegel (erste Woche zu hoch, dritte Woche zu niedrig) sind unvermeidlich. Die Implantantion von Testosteronpellets (600–800 mg s.c., Organon) ermöglicht konstante Hormonspiegel über 6 Monate und ist die günstigste Form der Dauersubstitution. Transdermal wird Testosteron als Pflaster (Androderm®, Abgabemenge 2,5 mg/24 h) mit abendlichem Wechsel von 1–3 Pflastern auf der Haut eingesetzt. Die Anwendung auf der Skrotalhaut ist wegen supraphysiologischer Dihydrotestosteronserumspiegel verlassen worden. Neu ist die Applikation von Testosteron als Gel (Androtop®, Testogel®, 50 mg/5 g) mit einer perkutanen Resorptionsquote von 9–14% und einer verbesserten lokalen Verträglichkeit. Eine orale Therapie mit **Testosteronundecanoat** (Andriol®) 2- bis 3-mal 40 mg/d ist nur bei endogener Restproduktion ausreichend.

Besteht bei zentralem Hypogonadismus Kinderwunsch, wird die Gabe von Testosteron nach eingetretener Virilisierung durch Gonadorelin (GnRH) im Falle der tertiären oder Gonadotropin im Falle der sekundären Insuffizienz ersetzt, um die Spermatogenese zu initialisieren. **Gonadorelin** (Lutrelef®) wird mit einer Minipumpe (Zyklomat) pulsatil appliziert, die initial 5 µg/Puls s.c. alle 2 h abgibt, ggf. steigern bis auf 20 µg/Puls. Bei der Gonadotropin-Therapie wird zunächst humanes **Choriongonadotropin** (hCG) (z. B. Primogonyl®) 2500 I.E. i.m. 2-mal pro Woche über 4–8 Wochen gegeben, danach anschließend zusätzlich humanes **Urogonadotropin** (hMG) (z. B. Humegon®) 150 I.E. i.m. 3-mal pro Woche. Der Behandlungserfolg wird am Anstieg des Plasmatestosterons und der Spermienzahlen kontrolliert. Er stellt sich im Mittel nach einem Jahr ein. Danach wird wieder auf die einfachere Testosterontherapie umgestellt.

Beim hypergonadotropen Hypogonadismus des Klinefelter-Syndroms (xxy-Karyotyp) nimmt die Testosteronproduktion zumeist bereits im Alter von 30 Jahren ab. Testosteronenantat ist dann als Erhaltungsdosis mit 250 mg alle 3–4 Wochen zu substituieren.

### Pubertas tarda

Häufigste Form ist die konstitutionelle Entwicklungsverzögerung. Bei Jungen über 14 Jahre wird initial **Testosteronenantat** (Testoviron®-Depot) 250 mg i.m. alle 4 Wochen über 3 Monate gegeben. Danach wird der Spontanverlauf beobachtet, ggf. Therapiezyklus einmal wiederholen.

Beim hypogonadotropem Hypogonadismus wird die Substitution mit Testosteron zu Beginn der normalen Pubertät im 13. Lebensjahr eingeleitet, um einen natürlichen Ablauf der Pubertät und eine ausreichende Mineralisierung des Skeletts zu gewährleisten. **Testosteronenanthat** wird im ersten halben Jahr in einer Dosis von 50 mg i.m. alle 4 Wochen gegeben und danach in halbjährlichen Abständen um 50–100 mg/Monat bis zur vollen Substitutionsdosis von 250 mg/Monat gesteigert. Mit diesem Dosisschema wird die volle Entwicklung in 3–4 Jahren erreicht, ohne die zu erwartende Körpergröße negativ zu beeinflussen.

### Lageanomalien der Testes

Deszensusstörungen senken die Fertilität und erhöhen das Hodentumorrisiko. Bei fehlendem Deszensus wird daher frühzeitig im ersten Lebensjahr mit **Choriongonadotropin** (z. B. Primogonyl®) 2-mal 250 I.E./Woche i.m. ab 2.–6. Lebensjahr 2-mal 500 I.E./Woche über jeweils 5 Wochen behandelt. Die Erfolgsquote beträgt 20–55%. Alternativ wird **Gonadorelin** als Nasenspray (Kryptocur®) in einer Dosis von tgl. 3-mal 200 µg/Nasenloch für 4 Wochen angewendet. Bei fehlendem Erfolg bis zum Ende des 2. Lebensjahres wird eine Orchidopexie vorgenommen, die jedoch die Fertilität nicht verbessert.

## Androgensubstitution im Alter

Bei gesunden Männern nimmt der Testosteronspiegel im Alter langsam und kontinuierlich ab, sodass bioaktives Testosteron im Alter von 75 Jahren nur noch 40% der Werte junger Männer erreicht. Muskelmasse, Knochendichte und Sexualfunktion nehmen ab, abdominales Fett nimmt zu. Eine Androgensubstitution hat bei älteren Männern mit subnormalen Testosteronwerten die erwarteten Effekte, sie sind weniger eindrucksvoll als bei jungen hypogonadalen Männern. Angewendet werden Testosteronenantat oder transdermales Testosteron (s. Androgenmangel). Wichtigste Kontraindikation ist das Prostatakarzinom. Ein besonderes Problem ist das subklinische Prostatakarzinom, das bei mehr als 50% der Männer über 70 Jahre vorkommt. Ob eine Androgensubstitution das Wachstum dieser subklinischen Karzinome steigert, ist nicht bekannt, aber zu erwarten. Weiterhin fehlen Daten über positive Effekte auf kardiovaskuläre Krankheiten und die Frakturrate. Wegen der limitierten Datenlage wird eine Androgensubstitution im Alter nicht routinemäßig empfohlen.

## Erektile Dysfunktion

Erektionsstörungen (Impotentia coeundi) können endokrin, vaskulär, neurologisch oder psychogen bedingt sein. Typische Ursachen sind Diabetes mellitus, Hypercholesterinämie, Hypertonie oder Nervenläsionen, z. B. nach Prostatektomie. Altersabhängig steigt die Prävalenz der erektilen Dysfunktion von 3–10% bei 40- bis 49-jährigen und auf 26–50% bei 70- bis 78-jährigen Männern an. Immer sollte auch an Arzneimittel als Ursache gedacht werden:

- Antiandrogene: Finasterid, Gonadorelinanaloga, Cyproteron, Flutamid, Cimetidin, Spironolacton, Ketoconazol,
- Antihypertonika: Clonidin, Methyldopa, Reserpin, Betarezeptorenblocker, Thiaziddiuretika;
- Anticholinergika: Biperiden, Butylscopolamin etc.;
- Psychopharmaka: trizyklische Antidepressiva, MAO-Hemmer, Neuroleptika, Tranquillanzien;
- Suchtmittelabhängigkeit: Alkohol, Methadon, Heroin, Nicotin.

**Testosteron** ist nur bei Hypogonadismus indiziert. Der $Alpha_2$-Antagonist **Yohimbin** (Pluriviron®) wird häufig verschrieben, hat jedoch kaum mehr als Plazeboeffekte, die gelegentlich bei psychogener Impotenz nützen. **Apomorphin** (Ixense®, Uprima®) wirkt als unselektiver $D_1$- und $D_2$-Rezeptoragonist auf hypothalamische Areale (Nucleus paraventricularis, Area preoptica medialis) und führt zu einer Oxytocin-vermittelten zentralen Stimulation der Erektion. Nach sublingualer Applikation von 3 mg Apomorphin wird eine Bioverfügbarkeit von 16–18% erreicht. Eine ausreichende proerektile Wirkung tritt nach 20 min bei 50% der Patienten (Plazebo 32%) ein.

Wirksamste Mittel zur Behandlung organischer oder psychisch bedingter Erektionsstörungen sind die selektiven **Phosphodiesterase-5-Hemmer** (*Tabelle 3.4*), die eine NO-induzierte Vasodilatation

**Tabelle 3.4**
**Arzneitherapie der erektilen Dysfunktion**

| Wirkstoff | Präparat | Wirkungseintritt | Wirkungsdauer | Halbwertszeit | Dosis |
|---|---|---|---|---|---|
| **Phosphodiesterase-5-Hemmer** | | | | | |
| Sildenafil | Viagra® | 30 min | 4 h | 4 h | 25–100 mg oral |
| Vardenafil | Levitra® | 30 min | 4 h | 4–5 h | 5–20 mg oral |
| Tadalafil | Cialis® | 30 min | 24 h | 17,5 h | 10–20 mg oral |
| **$Alpha_2$-Antagonisten** | | | | | |
| Yohimbin | Pluriviron® | | | 14–18 min | 3-mal 10 mg/d oral |
| **Dopaminagonisten** | | | | | |
| Apomorphin | z. B. Ixense® | 20 min | | 3 h | 3 mg sublingual |
| **Prostaglandin** | | | | | |
| Alprostadil | Caverject® | | 60 min | 5–10 min | 10–40 µg intrakavernös |

in den Corpora cavernosa durch Hemmung des cGMP-Abbaus verstärken und dadurch die vaskuläre Reaktion auf sexuelle Stimuli fördern. Als erste Substanz wurde **Sildenafil** (Viagra®) 1998 eingeführt. Bei einer bedarfsorientierten Einnahme von 25–100 mg oral ist die Wirkung nach 1 h maximal und klingt nach 4 h ab. Die Erfolgsrate bei erektiler Dysfunktion beträgt 50–90%. Ähnliche Effekte hat **Vardenafil** (Levitra®). **Tadalafil** (Cialis®) wirkt aufgrund einer längeren Halbwertszeit bis zu 36 h. Bei gleichzeitiger Therapie mit Nitraten oder Molsidomin ist die Einnahme der Phosphodiesterase-5-Hemmer wegen der Gefahr von Hypotonien kontraindiziert.

Wirksam ist auch die Schwellkörperautoinjektionstherapie (SKAT) mit **Alprostadil** (Prostaglandin $E_1$, Caverject®) in Dosen von 10–20 µg intrakavernös mit einer Erektionsdauer von ca. 60 min. Sie wird allerdings nur bei Versagen oraler Mittel eingesetzt, da die Akzeptanz durch penile Schmerzen (13–80%), Penisfibrosen (8–12%), Hämatome und Fälle von mehrstündigem Priapismus beeinträchtigt ist. Weitere Mittel zur SKAT sind Papaverin, und Kombinationspräparate aus Papaverin, Phentolamin und Alprostadil.

## Gynäkomastie

Die Gynäkomastie ist eine gutartige Vergrößerung der männlichen Brustdrüse. Am häufigsten kommt sie bei 60–70% der gesunden Jungen in der Pubertät vor, im höheren Alter bei 30–40%, meist zusammen mit Adipositas. Als Zeichen einer diskreten Hormonstörung neigt sie zur Spontanremission und bedarf in der Regel keiner Therapie. Die Pubertätsgynäkomastie bildet sich meist innerhalb von 1–3 Jahren zurück.

Zahlreiche Arzneimittel können eine Gynäkomastie induzieren, sodass eine Arzneimittelanamnese niemals fehlen sollte. Wichtige Ursachen sind direkte Östrogeneffekte (z. B. Estramustin, östrogenhaltige Hautsalben und Haarwässer). Aber auch Hemmstoffe der Testosteronsynthese (Ketoconazol), Leydig-Zell-Schädigung (Zytostatika), antiandrogene Substanzen (Spironolacton, Cimetidin, Cyproteron, Flutamid, Finasterid) und Prolaktinstimulatoren (Neuroleptika, trizyklische Antidepressiva, Methyldopa, Reserpin) können zu einer Gynäkomastie führen. Schließlich gibt es arzneimittelinduzierte Gynäkomastien unbekannter Genese, so z. B. durch Digitalisglykoside, Isoniazid, Penicillamin, Omeprazol, ACE-Hemmer, Cannabis und Heroin.

Bei akuter schmerzhafter Gynäkomastie sind das Antiöstrogen **Tamoxifen** (z. B. Nolvadex®) 2-mal 10 mg/d oral oder das antigonadotrop wirkende **Danazol** (z. B. Danazol-ratiopharm®) 200 mg/d oral wirksam. Eine hyperprolaktinämische Gynäkomastie wird mit **Dopaminagonisten** (z. B. Bromocriptin) behandelt. Große persistierende Gynäkomastien werden operativ entfernt.

# 4 Gastroenterologische Krankheiten

*Heinz Kilbinger*

## Ösophaguskrankheiten

### Achalasie

Störung des Öffnungsreflexes des distalen Ösophagus. Therapieziel ist die Beseitigung der Dysphagie, die insbesondere beim Schlucken schwer zerkleinerbarer Speisen auftritt und ausgiebiges Nachtrinken sowie Pressmanöver des Patienten erforderlich macht. Therapie der Wahl ist die mechanische Dehnung des Sphinkters (pneumatische Dilatation), ggf. auch die laparoskopische Myotomie des unteren Ösophagussphinkters. Eine Behandlung mit Calciumantagonisten oder Nitraten kommt nur als vorübergehende Maßnahme in Frage. **Nifedipin** (5 oder 10 mg oral als Kps. zum Zerbeißen) oder **Isosorbiddinitrat** (5 mg) 30 min vor jeder Mahlzeit, senken den Druck im unteren Ösophagussphinkter und führen zur Beschwerdebesserung. Bessere Erfolge werden mit der Injektion von **Clostridium-botulinum-Toxin Typ A** (80–100 I.E.) in den unteren Ösophagussphinkter erzielt. Die Wirkung hält jedoch nur 8–12 Monate an, sodass die Botulinumtoxin-Injektion lediglich als alternative Behandlungsmethode anzusehen ist für Patienten, bei denen die pneumatische Dilatation keinen klinischen Erfolg brachte.

### Ösophagusspasmen

Sie sind durch retrosternale Schmerzen, Dysphagie und Sodbrennen gekennzeichnet und werden verstärkt durch hastiges Essen und kalte Getränke ausgelöst. Behandlung akuter Schmerzen mit sublingual appliziertem **Glyceroltrinitrat** (0,8 mg) bzw. **Isosorbiddinitrat** (5 mg) oder **Nifedipin** (5 oder 10 mg, Kapseln zerbeißen und herunterschlucken). Zur Prophylaxe können Nifedipin oder Isosorbiddinitrat gegeben werden (s. Achalasie).

### Refluxkrankheit

Die Refluxkrankheit ist ein häufiges Leiden, dessen Prävalenz mit steigendem Alter deutlich zunimmt und das bei zwei Drittel der Patienten zu einem chronischen oder rezidivierenden Verlauf neigt. Bei etwa 10% der Patienten mit Refluxkrankheit entwickelt sich ein Barrett-Ösophagus (metaplastischer Ersatz des Plattenepithels durch Zylinderepithel). Patienten mit einem Barrett-Ösophagus tragen ein erhöhtes Risiko für ein Adenokarzinom des distalen Ösophagus. Als Folge einer Insuffizienz des unteren Ösophagussphinkters kommt es bei der Refluxkrankheit zum Zurückströmen von Magen- und Duodenalinhalt in die Speiseröhre. Die Symptome (Sodbrennen, epigastrische Schmerzen, Aufstoßen von Säure) werden durch horizontale Lage verstärkt und durch Sitzen oder Aufrechtstehen vermindert.

*Allgemeine Maßnahmen* bestehen in Schlafen mit erhöhtem Oberkörper (Bettkopfende erhöhen), Gewichtsreduktion bei Übergewicht, Einschränkung des Alkohol- und Zigarettenkonsums und Verzicht auf späte Abendmahlzeiten. Anticholinergika, Betarezeptoragonisten, Calciumantagonisten, Nitrate und Theophyllin sind möglichst zu vermeiden. Sie verringern den Tonus des unteren Ösophagussphinkters, verzögern die Magenentleerung und können daher zu einem vermehrten Reflux von Mageninhalt führen.

*Verringerung der Azidität* des Refluats durch **Antazida** (z. B. Maaloxan®, Talcid®, Riopan®) zur subjektiven Beschwerdebesserung. Antazida führen zu einer vorübergehenden Symptomlinderung, aber nicht zur Heilung der Ösophagitis. Mit **Protonenpumpenhemmern** (Standarddosierungen Omeprazol 20 mg/d, Lansoprazol 30 mg/d, Pantoprazol 40 mg/d, Rabeprazol 20 mg/d, Esomeprazol 20 mg/d) wird eine Heilung von Erosionen und Ulzerationen des Ösophagus erreicht. Eine Behandlung leichter bis mittelschwerer Beschwerden sollte nicht von Beginn an als Dauertherapie konzipiert werden. Vielmehr führt bereits die intermittierende Behandlung (2–4 Wochen) mit der o.g. Standarddosis eines Protonenpumpenhemmers zur Beseitigung der Beschwerden und ist kosteneffektiv. Bei Refluxösophagitis Grad 2–4 (multiple Erosionen, zirkulär konfluierende Erosionen oder chronische Schleimhautveränderungen wie Ulkus, Striktur) kommt es nach 4- bis 8-wöchiger Dauertherapie bei 85–90% der Patienten zur Symptomfreiheit und Heilung der Mukosaläsionen. In schweren Fällen wird die doppelte Standarddosis gegeben. Bei therapierefraktärer Ösophagitis kommt die operative Therapie (laparoskopische Fundoplicatio) in Betracht.

*Tonisierung des unteren Ösophagussphinkters* durch Metoclopramid führt zu einer nur geringen Verbesserung der Refluxsymptome und ist wegen der weitaus wirksameren Protonenpumpenhemmer verzichtbar.

Bei alkalischer Refluxkrankheit nach Magenoperation kann ein Rückfluss von Galle eintreten. Hier hilft die Bindung von Gallensäuren durch **Colestyramin** besser als die Neutralisation durch Antazida.

*Rezidivprophylaxe:* Die Rezidivhäufigkeit hängt von der Schwere des Ausgangsbefundes ab. Bei Patienten mit erosiver Ösophagitis liegt das Rezidivrisiko innerhalb von 6 Monaten nach kompletter Heilung bei 80%. Bei schweren Symptomen und endoskopisch nachweisbaren entzündlichen Veränderungen ist nach der Initialtherapie eine Erhaltungstherapie mit einem Protonenpumpenhemmer indiziert. Die Patienten bleiben mit Omeprazol (20 mg/d) über mindestens 6 Jahre in Remission (s. Gastroenterology 118: 661–669, 2000). Die Langzeittherapie führte nicht zu einem erhöhten Risiko für das Entstehen eines Magenkarzinoms. Bei einer leichteren Ösophagitis reicht zur Remissionserhaltung häufig die halbe Standarddosis eines Protonenpumpenhemmers (z. B. 10 mg Omeprazol/d) oder die am Bedarf orientierte Einnahme der Standarddosis bei entsprechender Refluxsymptomatik aus.

*Barrett-Ösophagus:* Patienten mit Symptomen oder Komplikationen der Refluxkrankheit erhalten einen Protonenpumpenhemmer (zumeist in doppelter Standarddosis) bis zur Abheilung der Refluxläsionen. Daneben sollte regelmäßig die endoskopische Kontrolle mit Biopsieentnahme zur Früherkennung einer Epitheldysplasie erfolgen.

## Übelkeit und Erbrechen

Treten als Begleitsymptome bei zahlreichen Erkrankungen, als Nebenwirkungen von Arzneimitteln und bei Intoxikationen auf. Häufige Ursachen des Erbrechens sind:

- gastrointestinale Krankheiten: infektiöse Enteritis, Nahrungsmittelintoxikation, peptisches Ulkus, mechanische Hindernisse, Gallen- und Darmkoliken, Appendizitis, Hepatitis, Pankreatitis;
- metabolisch-endokrinologische Krankheiten: Urämie, Morbus Addison;
- diabetische Ketoazidose, Hyperparathyreoidismus;
- hirnorganische Ursachen: Commotio, intrakranielle Druckerhöhung;
- Vestibularisreizung: Kinetosen, M. Menière;
- Gravidität;
- Strahlentherapie;
- Arzneimittel: Zytostatika, Herzglykoside, Levodopa, Opioide, Bromocriptin, Theophyllin, Östrogene, Eisenpräparate etc.;
- Intoxikationen: Nicotin, Ethanol, organische Phosphorsäureester, Quecksilber etc.

Im Vordergrund steht die Behandlung der Grundkrankheit. Schweres und lang anhaltendes Erbrechen erfordert Klinikeinweisung und Behandlung der Elektrolytverluste (besonders $Na^+$, $K^+$ und $Cl^-$), der metabolischen Alkalose und der Dehydratation. Die Therapie mit Antiemetika ist symptomatisch und nur indiziert, wenn alternative Behandlungsmöglichkeiten fehlen und die Ursache des Erbrechens dadurch nicht verschleiert wird.

### Auswahl von Antiemetika

Die meisten der in *Tabelle 4.1* aufgeführten Antiemetika blockieren Rezeptoren für Neurotransmitter. Es wird daher vermutet, dass die antiemetische Wirkung durch Hemmung der synaptischen Übertragung an verschiedenen Schaltstellen des Brechreflexes zustande kommt. Der Brechreflex wird von einem Brechzentrum kontrolliert, das in der Formatio reticularis lokalisiert ist. Dieses Brechzentrum wird aktiviert von der Area postrema (außerhalb der Blut-Hirn-Schranke gelegen), von höheren Hirnzentren, vom Vestibularapparat und von afferenten Vagusfasern aus dem Gastrointestinaltrakt.

**Dopaminantagonisten** (Neuroleptika, Domperidon, Metoclopramid) blockieren Dopamin-$D_2$-Rezeptoren in der Area postrema und sind bei Erbrechen verschiedenster Genese (außer bei Kinetosen) wirksam. Bei Neuroleptika und Metoclopramid treten als Folge der Blockade von Dopaminrezeptoren im Striatum häufig extrapyramidale Nebenwirkungen auf. Diese Mittel sind deshalb nicht indiziert bei akutem, kurz dauerndem Erbrechen. Domperidon ruft nur selten extrapyramidale Symptome hervor, da es die Blut-Hirn-Schranke nicht penetriert. Allerdings scheint die antiemetische Wirksamkeit von Domperidon geringer zu sein als die der anderen Dopaminantagonisten.

**Scopolamin** blockiert Muskarinrezeptoren in den Vestibulariskernen und im Brechzentrum und ist das wirksamste Antiemetikum bei Kinetosen. Atropin ist weniger geeignet, da es schlechter als Scopolamin die Blut-Hirn-Schranke durchdringt und daher in den üblichen therapeutischen Dosen kaum zentrale Wirkungen besitzt.

Tabelle 4.1
**Arzneimittel zur Behandlung des Erbrechens**

| Stoffgruppe | Wirkstoffe | Indiziert bei |
|---|---|---|
| Dopaminantagonisten | Metoclopramid, Domperidon, Neuroleptika, z. B. Perphenazin | Postoperativ, Gastroenteritis, metabolisch-endokrine Krankheiten, hirnorganische Ursachen |
| $H_1$-Antagonisten | Promethazin, Dimenhydrinat, Meclozin | Kinetosen, Schwangerschaft, Gastroenteritis, postoperativ |
| Anticholinergika | Scopolamin | Kinetosen |
| 5-$HT_3$-Antagonisten | z. B. Ondansetron | Zytostatika, Bestrahlung, postoperativ |
| $NK_1$-Antagonist | Aprepitant | Zytostatika (nur in Kombination mit Ondansetron und Dexamethason) |
| Glucocorticoide | Dexamethason, Prednisolon | Zytostatika, Bestrahlung, postoperativ |
| Benzodiazepine | Diazepam, Lorazepam | Antizipatorisches Erbrechen bei Zytostatikatherapie |

Die Spezifität der **$H_1$-Rezeptorantagonisten** ist gering. Sie blockieren nicht nur $H_1$-Rezeptoren im Brechzentrum und den Vestibulariskernen, sondern auch Muskarinrezeptoren in beiden Gebieten und sind daher ebenfalls bei Kinetosen wirksam.

**5-$HT_3$-Rezeptorantagonisten** sind Antiemetika der Wahl bei Erbrechen durch Zytostatika und Strahlentherapie. Zum Wirkungsmechanismus gibt es die Hypothese, dass Bestrahlung oder Zytostatika 5-Hydroxytryptamin (5-HT) aus den enterochromaffinen Zellen der gastrointestinalen Mukosa freisetzen. 5-Hydroxytryptamin stimuliert den 5-$HT_3$-Subtyp der 5-HT-Rezeptoren an den afferenten Vagusfasern, die das Brechzentrum aktivieren. Hochdosiertes Metoclopramid (1–3 mg/kg) blockiert zwar ebenfalls 5-$HT_3$-Rezeptoren, ist aber hinsichtlich antiemetischer Wirksamkeit den 5-$HT_3$-Rezeptorantagonisten unterlegen und ruft im Gegensatz zu 5-$HT_3$-Antagonisten starke extrapyramidale Nebenwirkungen hervor. Alle 5-$HT_3$-Rezeptorantagonisten werden nach oraler Gabe gut resorbiert. Nach i.v.-Injektion setzt die Wirkung innerhalb weniger Minuten ein. Die antiemetische Wirkung einer Einmalgabe hält 12–24 h an. 5-$HT_3$-Rezeptorantagonisten hemmen die Wirkung von 5-HT über kompetitive und nichtkompetitive Mechanismen. Aufgrund der zum Teil irreversiblen Rezeptorblockade besteht keine direkte Korrelation zwischen Plasmaspiegel und antiemetischer Wirkung.

Tachykinine wie z. B. Substanz P sind als Überträgerstoffe afferenter Neurone ebenfalls an der Vermittlung des Brechreflexes beteiligt. Die Wirkungen der Tachykinine werden über Neurokinin-(NK-)Rezeptoren vermittelt. Im Tierversuch löst Substanz P, direkt in den Hirnstamm appliziert, Erbrechen aus, das durch **$NK_1$-Rezeptorantagonisten** verhindert werden kann. **Aprepitant** (Emend®) ist ein selektiver Antagonist an $NK_1$-Rezeptoren und wird in Kombination mit 5-$HT_3$-Rezeptorantagonisten und Glucocorticoiden zur Prophylaxe des durch hoch emetogene Zytostatika ausgelösten akuten und verzögerten Erbrechens eingesetzt.

Generell wirken Antiemetika besser prophylaktisch als therapeutisch, insbesondere bei Erbrechen durch Zytostatika, Bestrahlung und bei Kinetosen. Bei akutem Erbrechen z. B. nach Nahrungsmittelintoxikation oder infektiöser Gastroenteritis tritt meist spontane Besserung ein. Auf ausreichende Flüssigkeits- und Elektrolytzufuhr ist zu achten, z. B. häufige kleine Teemahlzeiten nach einer Nahrungspause. Nur bei länger anhaltendem Erbrechen ist eine Behandlung mit Metoclopramid oder einem anderen Dopaminantagonisten (*Tabelle 4.1*) indiziert. Übelkeit und Erbrechen durch Arzneimittel können meist durch Dosisreduktion oder Austausch des Präparates gegen ein besser verträgliches vermindert werden. Erbrechen nach Opioiden kann mit einem Dopaminantagonisten behandelt werden.

## Schwangerschaftserbrechen

Morgendliche Übelkeit und leichtes Erbrechen während des ersten Drittels der Schwangerschaft bedürfen keiner medikamentösen Therapie. In der Regel bessert sich das Erbrechen von selbst. Bewährt hat sich die Umstellung der Essgewohnheiten auf häufige und kleine Mahlzeiten. Bei schweren Formen des Erbrechens bis zur Hyperemesis gravidarum (Elektrolytimbalance, Ernährungsstörungen, Gewichtsverlust) können nach strenger Indikationsstellung **$H_1$-Antagonisten** (s. *Ta-*

*belle 4.1*) gegeben werden. Günstig ist die Einnahme abends, um das morgendliche Erbrechen zu verhindern. Wenn eine stärkere antiemetische Wirkung erforderlich ist, kann **Metoclopramid** gegeben werden. Bisher gibt es keine Hinweise für eine teratogene Wirkung von Metoclopramid.

## Kinetosen

Stimulation des Vestibularapparates durch Fortbewegung im Flugzeug, Auto oder auf dem Schiff rufen Schwindel, Schweißausbruch, Übelkeit und Erbrechen hervor. Scopolamin und $H_1$-Rezeptorantagonisten sind nach prophylaktischer Gabe 1 h vor Antritt der Reise wesentlich wirksamer als eine Therapie nach Eintritt der Symptome. **Scopolamin** ist als Monopräparat unübertroffen, ruft jedoch starke Nebenwirkungen hervor. Parenteral oder oral verabreichtes Scopolamin (0,3–0,6 mg, Wirkungsdauer 4 h) ist deshalb nur bei empfindlichen Patienten sowie strapaziösen Reisebedingungen (z. B. starkem Seegang) indiziert. Bei wiederholter Gabe besteht Kumulationsgefahr. Als Fertigarzneimittel gibt es in Deutschland zurzeit nur transdermales Scopolamin (Scopoderm TTS®). Es ist nicht so wirksam wie orales oder parenterales Scopolamin, erzeugt jedoch weniger Nebenwirkungen und hat eine Wirkungsdauer von 3 d.

Die $H_1$-Rezeptorantagonisten **Dimenhydrinat** und **Meclozin** sind in ihrer prophylaktischen Wirkung dem transdermalen Scopolamin vergleichbar. Diese Präparate eignen sich bei mäßigen Bewegungseinflüssen. Dimenhydrinat und Meclozin rufen Müdigkeit hervor und werden daher nicht für Kraftfahrer oder für Personen im Umgang mit Maschinen empfohlen. **Promethazin** (25 mg) ist der wirksamste $H_1$-Rezeptorantagonist, wirkt aber auch am stärksten sedierend und kommt daher nur für nichtarbeitendes Personal und Passagiere in Betracht. Promethazin (25 mg i.m.) kann auch zur Therapie des Erbrechens gegeben werden, wenn es bereits zum Ausbruch der Seekrankheit gekommen ist. Die in *Tabelle 4.1* genannten Dopaminrezeptorantagonisten haben keine prophylaktische Wirkung bei Kinetosen.

## Zytostatika-induziertes Erbrechen

Übelkeit und Erbrechen beeinträchtigen die Lebensqualität der Patienten erheblich. Hoch emetogene Zytostatika sind z. B. Cisplatin, Dacarbazin und Lomustin. Nausea und Erbrechen erreichen in der Regel 4–10 h nach Applikation des Zytostatikums ihren Höhepunkt (akutes Erbrechen) und können bis zu 5 d andauern (verzögertes Erbrechen). Die Pathomechanismen beider Phasen des Erbrechens sind unterschiedlich. Für das akute Erbrechen spielt die Freisetzung von Serotonin aus der Darmmukosa eine entscheidende Rolle. Vermutlich spielt beim verzögerten Erbrechen die Stimulierung von $NK_1$-Rezeptoren durch Substanz P eine Rolle.

Tabelle 4.2
**Behandlung des zytostatikainduzierten Erbrechens**

| Wirkstoffe | Präparat (Auswahl) | Bioverfügbarkeit [%] | HWZ [h] | Tagesdosis |
|---|---|---|---|---|
| **5-$HT_3$-Rezeptorantagonisten** | | | | |
| Ondansetron | Zofran® | 60 | 3 | 2-mal 8 mg oral |
| Tropisetron | Navoban® | 60–80 | 8 | 1-mal 5 mg oral |
| Granisetron | Kevatril® | 60 | 9 | 1-mal 2 mg oral |
| Dolasetron | Anemet® | 75 | 7–9 | 1-mal 200 mg oral |
| **Glucocorticoide** | | | | |
| Dexamethason | Fortecortin® | | 3–5 | 8 mg i.v., dann oral |
| **NK1-Rezeptorantagonist** | | | | |
| Aprepitant | Emend® | 60–70 | 9–13 | Tag 1: 125 mg oral<br>Tag 2 und 3: 80 mg oral |
| **Benzodiazepine** | | | | |
| Diazepam | Valium® | | 24–48 | 5–10 mg i.v. |
| Lorazepam | Tavor® | | 9–19 | 0,04–0,05 mg/kg i.v. |

Die wichtigsten Antiemetika zur Behandlung des Zytostatika-induzierten Erbrechens sind **5-HT$_3$-Rezeptorantagonisten** und **Glucocorticoide** (*Tabelle 4.2*). In ihrer antiemetischen Wirksamkeit unterscheiden sich die derzeit verfügbaren 5-HT$_3$-Rezeptorantagonisten nicht. Sie verhindern das akute Erbrechen bei 45–60% der Patienten mit hoch emetogener (auf Cisplatin basierender) und bei 65–80% der Patienten mit mäßig emetogener Chemotherapie. Üblicherweise ist eine einmalige Dosis vor Beginn der Chemotherapie ausreichend. Bei intaktem Gastrointestinaltrakt sollten orale Arzneiformen bevorzugt werden. Für die hoch emetogene Zytostatikatherapie ist die Kombination von 5-HT$_3$-Rezeptorantagonist mit einem Glucocorticoid (Dexamethason) die erste Wahl. Der antiemetische Wirkmechanismus der Glucocorticoide ist nicht geklärt. Mit der Kombination kann bei 70–90% der Patienten das akute Erbrechen vermieden werden.

Verzögertes Erbrechen tritt vor allem nach der Therapie mit Cisplatin und Cyclophosphamid auf. Die Kombination aus Dexamethason und einem 5-HT$_3$-Rezeptorantagonisten verhindert das Cisplatin-induzierte verzögerte Erbrechen bei nur ca. der Hälfte der Patienten. Dagegen erwies sich die **Kombination** aus **Aprepitant** mit **Ondansetron** und **Dexamethason** in der Prävention sowohl des akuten als auch des verzögerten Erbrechens gegenüber der Standardtherapie aus Ondansetron plus Dexamethason als signifikant überlegen. Als Monotherapie ist Aprepitant nur ungenügend antiemetisch wirksam. **Lorazepam** (0,04–0,05 mg/kg i.v.) ruft eine anterograde Amnesie hervor und wird zur Vermeidung des antizipatorischen Erbrechens bei der Therapie mit Zytostatika eingesetzt.

## Singultus

Tritt bei einer Vielzahl von abdominellen, zentralnervösen oder infektiös-toxischen Erkrankungen auf. In der Mehrzahl der Fälle lässt sich allerdings nur ein „idiopathischer" Singultus diagnostizieren. Meist sistiert der Singultus spontan, sodass es keiner speziellen Therapie bedarf. Manchmal helfen so genannte Hausmittel, z. B. grober Zucker trocken gelutscht, Atemanhalten, Druck auf die Augenbulbi bei geschlossenen Lidern, Trinken von Eiswasser oder psychische Ablenkungsmanöver. Manchmal ist das Einatmen von 5% $CO_2$ für die Dauer von 3–5 min erfolgreich, ebenso eine Rückatmung der Atemluft über eine Plastiktüte.

Bei länger anhaltendem Singultus kann die Behandlung mit **Metoclopramid** 3- bis 4-mal 10 mg/d oder **Haloperidol** 3-mal 5 mg/d oral versucht werden. Oft ist damit eine starke Sedation verbunden. Eine Studie, wonach **Baclofen** (3-mal 10 mg/d) zu einer statistisch signifikanten Verlängerung der Perioden ohne Schluckauf führt, bedarf der Bestätigung. Als letzte Möglichkeit bleibt die Ausschaltung des linken Phrenikusnerven entweder durch Blockade mit einem Lokalanästhetikum oder durch operative Ausschaltung.

## Ulkuskrankheit

Als peptisches Ulkus bezeichnet man einen umschriebenen Schleimhautdefekt, der über die Muscularis mucosae hinaus tiefere Schichten der Magen-Darm-Wand erfasst. Häufigste Ursachen für die Ulkuskrankheit sind die Infektion mit dem gramnegativen Bakterium Helicobacter pylori (H. pylori) und die Einnahme nichtsteroidaler Antiphlogistika. Seltene Ulkusursachen sind die Hypersekretion von Magensäure als Folge eines gastrinproduzierenden Tumors (Zollinger-Ellison-Syndrom) oder Hyperkalzämie beim primären Hyperparathyreoidismus.

**Helicobacter pylori** lässt sich auf der Schleimhaut von über 90% der Patienten mit Ulcus duodeni und 70–80% der Patienten mit Ulcus ventriculi nachweisen. Die dauerhafte Elimination des Keims aus der Magenschleimhaut (Eradikation) führt zur Heilung der Ulkuskrankheit. Ohne Eradikationstherapie rezidivieren etwa 80% der Ulcera duodeni und 60% der Ulcera ventriculi, während die Rückfallquote nach Keimausrottung unter 10% liegt. Ungeklärt ist die Frage, warum nur ein Teil der H.-pylori-positiven Keimträger (ca. 10%) ein Ulkus entwickelt, obwohl etwa 50% der Bevölkerung über 60 Jahre in westlichen Ländern mit H. pylori infiziert sind (mit fallender Tendenz). Man nimmt an, dass unterschiedlich virulente H.-pylori-Stämme, aber zusätzlich auch Wirtsfaktoren wie Parietalzellmasse, Rauchen, Blutgruppe 0, Schleimhautdurchblutung oder Stress für die Pathogenese von Bedeutung sind.

**Nichtsteroidale Antiphlogistika** hemmen als nichtselektive Inhibitoren der Cyclooxygenasen (COX) die Biosynthese von Prostaglandinen. Folgen sind eine verringerte Sekretion von Schleim und Bikarbonat sowie eine Verminderung der Magenschleimhautdurchblutung. Das Fehlen einer schützenden Schleimschicht ermöglicht der Magensäure den Zugang zur Mukosa und begünstigt so die Bildung peptischer Ulzera. Unter kontinuierlicher Einnahme von nichtsteroidalen Antiphlogistika entwickelt sich bei 15–20% der Behandelten ein Ulkus und 1–3% müssen bei einer Dauertherapie wegen einer gastrointestinalen Blutung oder

Perforation im Krankenhaus behandelt werden. Risikofaktoren für die Entstehung von Ulzera durch nichtsteroidale Antiphlogistika sind:

- gleichzeitige Glucocorticoidtherapie,
- höheres Lebensalter,
- frühere gastrointestinale Nebenwirkungen,
- hohe Dosierung und lange Dauer der Antiphlogistikatherapie,
- H.-pylori-Besiedlung,
- gleichzeitige Antikoagulanzientherapie.

Glucocorticoide haben allein keine ulzerogene Wirkung. Sie hemmen jedoch aufgrund ihrer antiproliferativen Wirkung die Abheilung bestehender Ulzera. Die verschiedenen nichtsteroidalen Antiphlogistika rufen in unterschiedlichem Ausmaß Schleimhautschädigungen hervor. Aufgrund mehrerer Studien kann man davon ausgehen, dass die gastrointestinalen Nebenwirkungen der nichtselektiven COX-Hemmer (in analgetischen Dosen) in der Reihenfolge Ibuprofen < Diclofenac = Acetylsalicylsäure < Naproxen < Indometacin < Piroxicam < Ketoprofen zunehmen. Die unerwünschten Wirkungen am Gastrointestinaltrakt werden nicht vermieden, indem man Suppositorien oder parenterale Arzneiformen gibt, da die Hemmung der Prostaglandinsynthese systemisch erfolgt.

Das Schlüsselenzym für die Biosynthese der Prostaglandine, die Cyclooxygenase, kommt im Gastrointestinaltrakt in zwei Isoformen vor, als konstitutive COX-1 und induzierbare COX-2. COX-2-Hemmer hemmen selektiv die COX-2, wodurch die durch die COX-1 vermittelte Schutzwirkung der Prostaglandine in der Magenschleimhaut erhalten bleibt. Daraus lässt sich für diese Substanzen ein geringeres Risiko für Gastropathien ableiten. Allerdings haben Studien zur gastrointestinalen Verträglichkeit von Celecoxib (Celebrex®) gezeigt, dass nur in den ersten 6 Behandlungsmonaten weniger Komplikationen im oberen Gastrointestinaltrakt auftraten als unter Diclofenac und Ibuprofen. Nach 1 Jahr ergab sich kein Vorteil mehr für Celecoxib, da fast alle Ulkuskomplikationen im zweiten Halbjahr der Behandlung auftraten. Für Valdecoxib (Bextra®) und Etoricoxib (Arcoxia®) ist eine bessere gastrointestinale Verträglichkeit in prospektiven Endpunktstudien bisher nicht nachgewiesen. Die induzierbare COX-2 spielt eine wichtige Rolle bei der Wundheilung. Als Folge traumatischer oder entzündlicher Stimuli (H.-pylori-Infektion) kommt es zur Induktion der COX-2 und zur vermehrten Bildung von Prostaglandinen, die die Abheilung bestehender Läsionen in der Magenschleimhaut fördern. COX-2-Hemmer verzögern die Abheilung eines bestehenden Ulkus und sind daher bei aktiven peptischen Ulzera kontraindiziert.

**Therapieziele** sind Schmerzlinderung, Beschleunigung der Ulkusheilung, Vermeidung von Komplikationen (z. B. Ulkusblutung) und von Ulkusrezidiven. Rauchen verzögert die Ulkusheilung und begünstigt das Auftreten von Rezidivulzera. Eine besondere Ulkusdiät gibt es nicht. Bei Patienten mit Ulcus ventriculi muss vor Therapiebeginn durch eine endoskopische und histologische Untersuchung ein Magenkarzinom ausgeschlossen werden.

### Helicobacter-pylori-assoziiertes Ulkus: Eradikationstherapie

Die antibakterielle Therapie führt zur dauerhaften Heilung. Sie ist daher bei jedem Patienten mit Ulcus duodeni und Ulcus ventriculi bei nachgewiesener H.-pylori-Infektion indiziert. Nach den Empfehlungen von Fachgesellschaften (Maastricht 2-2000 Consensus Report, Aliment Pharmacol. 16: 167–180, 2002) ist die Eradikationstherapie darüber hinaus auch sinnvoll beim H.-pylori-assoziierten MALT-Lymphom im Frühstadium und bei H.-pylori-positiven Verwandten ersten Grades von Magenkarzinompatienten. Für asymptomatische H.-pylori-Infizierte ohne Ulkusnachweis besteht dagegen keine Indikation zur Eradikationstherapie. Eine Monotherapie mit Antibiotika führt nicht zur Heilung der Infektion, da hierbei nur Eradikationsraten von unter 20% erreicht werden. Zahlreiche Kombinationstherapien, die verschiedene Antibiotika, Säuresekretionshemmer sowie Bismutsalze umfassen, wurden in der Literatur beschrieben. Die in *Tabelle 4.3* wiedergegebene **Tripeltherapie** (Schema I und II) besteht aus einem Protonenpumpenhemmer und zwei Antibiotika, die sich aus Amoxicillin, Clarithromycin und Metronidazol rekrutieren. Alle zurzeit zugelassenen Protonenpumpenhemmer können in der Standarddosis eingesetzt werden. Trotz der kurzen Behandlungsdauer von nur 7 d werden mit diesen Therapieschemata Eradikationsraten von etwa 90% erzielt. Mit der Kombinationstherapie erzielt man eine Steigerung der antibakteriellen Aktivität, da die Antibiotika an unterschiedlichen Stellen synergistisch in den Bakterienstoffwechsel eingreifen. Der Protonenpumpenhemmer führt zu rascher Linderung der Ulkusschmerzen. Außerdem erhöht das neutrale Milieu im Magen die Wirksamkeit von Clarithromycin und Amoxicillin. Die antibakterielle Wirksamkeit von Metronidazol ist dagegen pH-unabhängig. Ein weiterer Vorteil der Kombinationsbehandlung ist die Verzögerung der Resistenzentwicklung. Allerdings sind in westlichen Ländern bereits 30–40% der H.-pylori-Stämme

Tabelle 4.3
**Therapieschemata zur Eradikation des H. pylori**

| Schema | Arzneimittel | Tagesdosis | Dauer [d] |
|---|---|---|---|
| **Tripeltherapie** | | | |
| Schema I | Protonenpumpenhemmer | 2-mal Standarddosis | 7 |
| | Metronidazol | 2-mal 400 mg | 7 |
| | Clarithromycin | 2-mal 250 mg | 7 |
| Schema II | Protonenpumpenhemmer | 2-mal Standarddosis | 7 |
| | Amoxicillin | 2-mal 1000 mg | 7 |
| | Clarithromycin | 2-mal 500 mg | 7 |
| **Quadrupeltherapie** | | | |
| Schema III | Protonenpumpenhemmer | 2-mal Standarddosis | 1.–10. Tag |
| | Bismutcitratkomplex | 4-mal 120 mg | 4.–10. Tag |
| | Tetracyclin | 4-mal 500 mg | 4.–10. Tag |
| | Metronidazol | 3-mal 400 mg | 4.–10. Tag |

Protonenpumpenhemmer Standarddosis: Omeprazol 20 mg, Esomeprazol 20 mg, Lansoprazol 30 mg, Pantoprazol 40 mg, Rabeprazol 20 mg.

primär resistent gegen Metronidazol und bis zu 15% gegen Clarithromycin. Resistenzen gegen Amoxicillin sind bisher selten. Auch bei prätherapeutischer Metronidazolresistenz kommt es mit dem Schema I noch in über 50% der Fälle zu einem Behandlungserfolg.

Die Antibiotika dürfen in diesen Therapieschemata nicht ausgetauscht werden, da dies zu einer Verschlechterung des Therapieerfolgs führt. Insbesondere darf Clarithromycin nicht durch Erythromycin und Amoxicillin nicht durch Ampicillin ersetzt werden. Dagegen kann im Schema I Tinidazol (2-mal 500 mg) anstelle von Metronidazol gegeben werden. Die Tagesdosen des Protonenpumpenhemmers und der Antibiotika sollen auf 2 Einzeldosen verteilt werden (von jedem Medikament je eine Tbl. vor dem Frühstück und vor dem Abendessen). Dies steigert die Wirksamkeit der Therapie und verbessert die Patientencompliance. Insgesamt ist die einwöchige Tripeltherapie sowohl mit Schema I als auch mit Schema II eine effektive Kombinationsbehandlung zur Heilung der H.-pylori-Infektion. Beide Schemata zeigen eine gute Verträglichkeit (Nebenwirkungsrate 10–15%) und eine schnelle Schmerzbefreiung.

Die **Quadrupeltherapie** (Schema III) kommt nur als Reserveoption in Frage, wenn die Tripeltherapie erfolglos war. Sie erbringt zwar Eradikationsraten von ca. 95%, ruft aber bei mehr als 50% der Patienten unerwünschte Wirkungen hervor (z. B. metallischer Geschmack, Durchfall, Flatulenz, Schwarzfärbung der Zunge), die zusammen mit der hohen Zahl täglich einzunehmender Tabletten die Patientencompliance beeinträchtigen. Bei Versagen der Quadrupeltherapie kann auf eine Kombination bestehend aus Protonenpumpenhemmern (2-mal Standarddosis). Amoxicillin (2-mal 1000 mg) und Rifabutin (Alfacid®; 2-mal 150 mg) zurückgegriffen werden. Nach 7-tägiger Behandlung wurden Eradikationsraten von 60–80% erzielt. Rifabutin ist ein Antituberkulotikum, das ansonsten lediglich bei Infektionen mit multiresistenten Mykobakterienstämmen indiziert ist. Wegen möglicher Resistenzentwicklung gegen Mykobakterien sollte es nur als Reservemittel nach mehrmaligen erfolglosen Eradikationen eingesetzt werden. Eine weitere Option bei Therapieversagen ist die Kombination aus Hochdosisprotonenpumpenhemmer (3-mal 40 mg Omeprazol) und Amoxicillin (3-mal 1000 mg; 14 Tage, Eradikationsraten 80–90%). Eine erfolgreiche Eradikation kann frühestens 4 Wochen nach Absetzen der antibakteriellen Therapie beurteilt werden. Die Reinfektionsrate liegt in Europa bei 1% pro Jahr.

### Ulkus durch nichtsteroidale Antiphlogistika

Mittel der ersten Wahl sind **Protonenpumpenhemmer.** Sie sind die stärksten Hemmstoffe der basalen und stimulierten Magensäuresekretion unabhängig vom auslösenden Stimulus. Wegen der irreversiblen Blockade der Protonenpumpe hält die säurehemmende Wirkung erheblich länger an als aufgrund der kurzen Halbwertszeit zu erwarten wäre (*Tabelle 4.4*). Protonenpumpenhemmer führen zur raschen Linderung des Ulkusschmerzes und zu einer schnellen Abheilung der Ulzera. **Omeprazol, Esomeprazol, Lansoprazol, Pantoprazol** und **Rabeprazol** unterscheiden sich praktisch nicht hinsichtlich der Säurehemmung und der Abheilungsraten. So heilen Duodenalulzera nach 4 Wochen Therapie mit den in *Tabelle 4.4* angegebenen Standarddosen in über 90% der Fälle ab. Die Heilungsraten bei Ulcus ventriculi liegen niedriger und betragen nach 4 Wochen 50–80% und nach 8 Wochen 80–90%. Bei therapierefraktären Ulzera sollte die Dosis verdoppelt werden. Im Vergleich zu $H_2$-Rezeptorantagonisten zeichnen sich die Protonenpumpenhemmer durch eine schnellere Schmerzbefreiung sowie eine schnellere Ulkusheilung aus.

Bei einem Ulkus durch Antiphlogistika und positivem H.-pylori-Nachweis sollte das Antiphlogistikum möglichst abgesetzt und eine Eradikationstherapie durchgeführt werden, auch wenn nicht zuverlässig entschieden werden kann, ob es sich um ein infektiöses oder Antiphlogistika-bedingtes Ulkus handelt. In diesem Fall wird nach der 7-tägigen Tripeltherapie eine Monotherapie mit einem Protonenpumpenhemmer bis zur Ulkusheilung angeschlossen.

Protonenpumpenhemmer sind als Monotherapie auch indiziert beim Gastrinom und bei der seltenen H.-pylori-negativen Ulkuserkrankung, die nicht durch nichtsteroidale Antiphlogistika verursacht wird.

**$H_2$-Rezeptorantagonisten** (s. *Tabelle 4.4*) führen ebenfalls zur Linderung des Ulkusschmerzes und Abheilung von Magen- und Zwölffingerdarmgeschwüren. Sie sind allerdings schwächer wirksam als Protonenpumpenhemmer. Nach 4-wöchiger Therapie mit den in *Tabelle 4.4* angegebenen Dosen liegen die Heilungsraten für das Ulcus duodeni bei 70–80% und für das Ulcus ventriculi bei 60%. Cimetidin sollte nicht mehr angewandt werden, da es den Abbau zahlreicher anderer Arzneistoffe hemmt.

Andere früher gebräuchliche Ulkusmittel (Sucralfat, Antazida, Pirenzepin) haben wegen der im Vergleich zu Protonenpumpenhemmern geringeren Heilungsraten in der Ulkustherapie keine Bedeutung mehr. Nachteilig sind bei diesen Medikamenten außerdem die häufige Einnahme (4- bis 5-mal/d bei Sucralfat und Antazida) und die unerwünschten anticholinergen Wirkungen (Pirenzepin).

## Ulkusprophylaxe

Eine Ulkusprophylaxe wird notwendig, wenn bei Patienten mit einem hohen Ulkusrisiko (s. oben) auf die Therapie mit nichtsteroidalen Antiphlogistika nicht verzichtet werden kann. $H_2$-Rezeptorantagonisten haben sich für die Prophylaxe von Magengeschwüren als nicht wirksam erwiesen. Dagegen verhindert eine gleichzeitige Gabe von **Protonenpumpenhemmern** weitgehend die Entstehung von Erosionen und Ulzera sowie das Auftreten dyspeptischer Symptome.

Neuere Studien haben gezeigt, dass nichtsteroidale Antiphlogistika bei H.-pylori-positiven Patienten häufiger als bei H.-pylori-negativen zu peptischen Ulzera führen. Die Einnahme von nichtsteroidalen Antiphlogistika und H.-pylori-positiver Status sind demnach als zwei unabhängige Risiko-

Tabelle 4.4
**Ulkustherapeutika**

| Wirkstoffe | Präparat (Auswahl) | Bioverfügbarkeit [%] | HWZ [h] | Tagesdosis oral |
|---|---|---|---|---|
| **Protonenpumpenhemmer** | | | | |
| Omeprazol | Omep® | ca. 35 | 1 | 20 mg morgens |
| Esomeprazol | Nexium® | ca. 50 | 1 | 20 mg morgens |
| Pantoprazol | Pantozol® | 70–80 | 1–2 | 40 mg morgens |
| Lansoprazol | Agopton® | 80 | 1 | 30 mg morgens |
| Rabeprazol | Pariet® | 50 | 2 | 20 mg morgens |
| **$H_2$-Rezeptorantagonisten** | | | | |
| Ranitidin | Ranitidin AL | 50 | 2 | 300 mg abends |
| Famotidin | Fadul® | 40 | 3 | 40 mg abends |
| Nizatidin | Nizax® | 90 | 1,5 | 300 mg abends |
| Cimetidin | $H_2$-Blocker-ratiopharm® | 70 | 2 | 800 mg abends |

faktoren zu betrachten, deren ulzerogene Wirkung sich addiert. Ist daher eine Langzeitbehandlung mit nichtsteroidalen Antiphlogistika erforderlich, so sollte bei H.-pylori-positiven Patienten eine Eradikation des Keims erfolgen und bei Risikopatienten anschließend eine Ulkusprophylaxe mit einem Protonenpumpenhemmer durchgeführt werden.

Die gleichzeitige Gabe von **Misoprostol** (2- bis 4-mal 200 μg/d) führt ebenfalls zur deutlichen Verminderung erosiver Gastritiden und Magenulzera. Misoprostol, ein synthetisches Analogon von Prostaglandin $E_1$, ruft als unerwünschte Wirkungen Bauchschmerzen und Diarrhö hervor (dosisabhängig bei bis zu 20% der Patienten) und ist bei Frauen im gebärfähigen Alter kontraindiziert. Eine prophylaktische Einnahme von Misoprostol bei gleichzeitiger Therapie mit nichtsteroidalen Antiphlogistika wird daher nicht empfohlen.

### Blutendes Ulkus

Peptische Ulzera bluten häufig, insbesondere das Antiphlogistika-induzierte Ulkus. Bei starkem Blutverlust steht neben der Schockbehandlung (Volumensubstitution, Erythrozytentransfusion) die lokale Blutstillung durch endoskopische Verfahren im Vordergrund.

Die Umspritzung eines spritzenden arteriellen Gefäßes oder eines Ulkus mit Sickerblutung mit dem Vasokonstriktor **Epinephrin** (Suprarenin®) 0,2–0,8 mg in 2–8 ml 0,9% NaCl-Lösung ist in über 90% der Fälle erfolgreich. Alternativ wird **Fibrinkleber** bestehend aus Fibrinogen, Plasmafibrinonectin, Blutgerinnungsfaktor XIII und Plasminogen (z. B. Tissucol®) 1 ml injiziert, der keine Gewebeschädigung auslöst. Hohe Dosen von Protonenpumpenhemmern, z. B. **Omeprazol** 40 mg i.v., senken die Häufigkeit von Rezidivblutungen, vermutlich durch Stabilisierung der Thromben im weniger sauren Milieu. Bei H.-pylori-positiven Patienten wird eine Eradikationsbehandlung (s. dort) begonnen, sobald eine orale Medikation möglich ist.

### Erosionen und Stressulkus

Erosionen und Stressulzera kommen bei schwer kranken Intensivpflegepatienten häufig vor. Stressulkusblutungen sind durch effektive intensivmedizinische Therapie und medikamentöse Prophylaxe selten geworden. Stressinduzierte Läsionen werden durch Anhebung des intragastralen pH vermindert. Zur Prophylaxe werden angewandt:

- **Antazida** (z. B. Maaloxan® 10–20 ml alle 2–3 h) oral oder durch Magensonde,
- **Sucralfat** als Suspension 1 g enteral alle 4–6 h,
- **Pirenzepin** 30–60 mg/d i.v.,
- **$H_2$-Rezeptorantagonisten**, z. B. Ranitidin (200 bis 300 mg/d i.v.).

Für $H_2$-Rezeptorantagonisten ist eine ausreichende Wirksamkeit nur bei mäßig blutungsgefährdeten Patienten erkennbar. Durch Kombination verschiedener Substanzen ist keine verbesserte Wirksamkeit erreichbar.

Klinische Studien zu Nutzen und Risiken von Protonenpumpenhemmern in der Stressulkusprophylaxe liegen nicht vor. Die i.v.-Gabe von Omeprazol scheint mit erhöhten Risiken verbunden zu sein (schwere Seh- und Hörstörungen), deshalb ist nur noch die Kurzinfusion zugelassen. Bedeutsame Nebenwirkung der pH-Anhebung ist die Keimbesiedlung des Magens mit einem erhöhten Risiko gramnegativer nosokomialer Pneumonien. Nach Stressulkusprophylaxe mit Sucralfat oder Pirenzepin war dementsprechend das Pneumonierisiko geringer als nach $H_2$-Rezeptorantagonisten und Antazida.

### Zollinger-Ellison-Syndrom

Primäres Therapieziel ist die Tumorresektion, da über 50% der Gastrinome maligne sind. Sonst wird symptomatisch durch Reduktion der Magensäuresekretion behandelt. Mittel der Wahl sind Protonenpumpenhemmer, z. B. **Omeprazol** (60 mg/d). $H_2$-Rezeptorantagonisten sind nicht ausreichend effektiv, Antazida sind wirkungslos. Therapieziel ist die Senkung der basalen Säuresekretion auf <10 mmol/h.

## Gastritis

Die **akute Gastritis** kann durch eine H.-pylori-Infektion ausgelöst werden, ist oft asymptomatisch und geht später in eine chronisch aktive Gastritis über (Therapie s. dort). Andere infektiöse Ursachen einer Gastritis sind selten und können sich dann als phlegmonöse Gastritis im Rahmen schwerer Krankheiten (z. B. Sepsis) manifestieren, die eine Therapie mit geeigneten Antibiotika und notfalls eine Gastrektomie erfordern. Therapie nichtgastritischer Schleimhautläsionen siehe bei Antiphlogistika-induzierten Ulzera und Stressulkus.

Die **chronische Gastritis** ist histologisch definiert und muss nicht mit Beschwerden einhergehen. Etwa 80–90% der chronischen Gastritiden sind

H.-pylori-induziert (*Typ-B-Gastritis*). Die Gastritis ist bei jungen Patienten initial meist auf das Antrum beschränkt und breitet sich im Laufe von ca. 20 Jahren auf Korpus und Fundus aus. Eine spezifische Behandlung ist nicht erforderlich, da die H.-pylori-Infektion trotz histologisch nachgewiesener Gastritis bei den meisten Patienten keine Beschwerden verursacht und nur bei etwa 10% der H.-pylori-Positiven zu einem peptischen Ulkus führt. Allerdings kann im Einzelfall bei Patienten mit anhaltenden Symptomen und einer histologisch nachgewiesenen erosiven Gastritis die Eradikation des H. pylori in Erwägung gezogen werden. Epidemiologische Studien deuten darauf hin, dass die H.-pylori-Gastritis zur Atrophie der Magenschleimhaut mit intestinaler Metaplasie führen kann, wodurch das Risiko, ein Adenokarzinom zu bekommen, auf das Fünffache erhöht ist. H. pylori wurde daher von der WHO als ein Karzinogen eingestuft. Da jedoch höchstens einer von 10.000 Infizierten ein Magenkarzinom entwickelt, und zudem bei einer breit angelegten antiinfektiösen Therapie die Gefahr von Resistenzentwicklungen besteht, haben nationale und internationale Fachgesellschaften keine allgemeine Empfehlung für eine H.-pylori-Eradikation als Magenkarzinomprophylaxe ausgesprochen. Die chronische H.-pylori-Gastritis kann auch als Vorläufer des noch selteneren *MALT-Lymphoms* („mucosa-associated lymphoid tissue") des Magens angesehen werden. Dafür spricht, dass etwa 70% der niedrig malignen MALT-Lymphome durch eine Eradikation des H. pylori in komplette Remission gebracht werden können.

Die seltene atrophische *Typ-A-Gastritis* geht mit der Bildung von Autoimmunantikörpern gegen Parietalzellen und gelegentlich auch gegen Intrinsic Factor einher, wodurch es zur Achlorhydrie, Schleimhautatrophie und in einigen Fällen zur perniziösen Anämie kommt (Therapie s. dort). Fehlende Magensäure führt nicht zu klinisch relevanten Störungen der Verdauungsfunktion. Die Substitution mit Salzsäure oder organischen Säuren (Zitronensäure, Aminosäuren) ist daher überflüssig und außerdem praktisch nicht erreichbar. Die verfügbaren Präparate haben allenfalls Plazeboeffekte (z. B. Enzynorm® forte). Ebenso ist die Gabe pepsinhaltiger Präparate obsolet. Ein Pepsinmangel ist klinisch ohne Bedeutung, weil die Eiweißverdauung schon normalerweise hauptsächlich durch die Enzyme des Pankreas geleistet wird, die im alkalischen Milieu des Dünndarms wirksam sind.

## Funktionelle Dyspepsie

Ursache der funktionellen Dyspepsie (Nichtulkusdyspepsie, Reizmagen) sind häufig Magenentleerungsstörungen, die infolge von Konfliktsituationen, Angst, Stress, Karzinophobie auch psychisch bedingt sein können. Die Symptome umfassen epigastrische Schmerzen, postprandiales Völlegefühl, Aufstoßen, Übelkeit und Brechreiz. Das ärztliche Gespräch ist wichtiger als eine medikamentöse Therapie. Dementsprechend hoher Plazeboeffekt bei mehr als 50% der Patienten. Anticholinergika (Atropin, Pirenzepin) vermeiden, flüssige Kost ist empfehlenswert. Prokinetika (Metoclopramid, Domperidon), Antazida und Simeticon werden gegeben, sind aber nicht wirksamer als Plazebo. Beim Vergleich von $H_2$-Rezeptorantagonisten mit Plazebo konnte eine Besserung der dyspeptischen Symptome nicht überzeugend nachgewiesen werden. Es wird vermutet, dass besonders Patienten mit gleichzeitigen Refluxbeschwerden von der Therapie profitieren. Dies gilt auch für Protonenpumpenhemmer, von denen eine neuere Studie eine statistisch zwar signifikante, im Ausmaß jedoch nur geringe Überlegenheit von Omeprazol (20 mg/d; 38% der Patienten beschwerdefrei) gegenüber Plazebo (28% beschwerdefrei) ergab.

Ein pathophysiologischer Zusammenhang zwischen funktioneller Dyspepsie und H.-pylori-Infektion wurde vermutet, ist aber bisher nicht nachgewiesen worden. In mehreren Therapiestudien lag der Anteil von H.-pylori-positiven Patienten mit funktioneller Dyspepsie, die langfristig über den Plazeboeffekt hinaus von einer Eradikationsbehandlung profitierten, nur bei 5–10%. Eine Eradikationstherapie ist daher nicht indiziert.

## Darmkrankheiten

### Diarrhö

Die Diarrhö ist ein Leitsymptom von Darmentzündungen und durch einen erhöhten Wassergehalt des Stuhls, eine Stuhlmenge von mehr als 250 g/d und eine Zunahme der Zahl der täglichen Entleerungen charakterisiert. Häufigste Ursachen sind in Mitteleuropa Darminfektionen mit Viren (vor allem Rotaviren bei Säuglingen und Kleinkindern), Bakterien (z. B. Salmonellen, Shigellen, enteropathogene E. coli, Campylobacter jejuni, Yersinien) sowie toxische oder bakterielle Nahrungsmittelvergiftungen (Toxine von Staphylokokken und Clostridien). Als so genannte Reisediarrhö treten leichte bis mittelschwere infektiöse Durchfälle bei mindestens einem Drittel aller Reisenden in subtropischen und tropischen Ländern auf. Daneben ist das Symptom Diarrhö eine häufige Nebenwirkung folgender Arzneimittel: magnesiumhaltige Antazida, Antibiotika (insbesondere Ampicillin, Clindamycin, Lincomycin, Tetracycline), Chenodeoxycholsäure, Chinidin, Colchicin, Goldsalze, Herzglykoside, Laxanzien (in vielen sog. Gallenwegstherapeutika enthalten), Misoprostol, Reserpin, Schilddrüsenhormone und Zytostatika.

Im Allgemeinen verschwinden die Symptome einer *akuten infektiösen Diarrhö* nach wenigen Tagen. Eine Diagnostik ist nur bei Fieber, blutigen Durchfällen oder länger als einer Woche anhaltenden Symptomen notwendig. Die Therapie beschränkt sich auf symptomatische Maßnahmen. Eine spezifische Antibiotikatherapie ist indiziert bei schweren Verlaufsformen mit Fieber über 39 °C und blutigem Durchfall. Über die Auswahl des Antibiotikums bei Salmonellosen, Shigellose, Cholera, Amöbiasis s. dort.

Die *chronische Diarrhö* ist ein Symptom verschiedener Erkrankungen (z. B. Colitis ulcerosa, Morbus Crohn, Reizdarmsyndrom, Hyperthyreose, Zollinger-Ellison-Syndrom, Karzinoid) und erfordert die Behandlung der Grundkrankheit.

Die *pankreatogene Diarrhö* bei exokriner Pankreasinsuffizienz entsteht durch Maldigestion von Nahrungsstoffen und wird mit Enzympräparaten behandelt (Pankreatin).

### *Akute Diarrhö*

Wichtigste symptomatische Maßnahme ist die orale Rehydratation mit einer **Elektrolyt-Glucose-Lösung**, die nach den Empfehlungen der WHO zusammengesetzt ist (pro Liter Lösung): 3,5 g NaCl, 1,5 g KCl, 2,5 g $NaHCO_3$ (oder 2,9 g Natriumcitrat), 20 g Glucose. Einfaches Rezept: ½ Teelöffel NaCl, ¼ Teelöffel KCl, ½ Teelöffel $NaHCO_3$, 2 Esslöffel Glucose (oder 4 Esslöffel Rohrzucker) auf 1 l Wasser. Eine ähnliche Zusammensetzung haben die Fertigarzneimittel **Elotrans**® und **Oralpädon 240**®, die aus Pulver durch Zusatz von Wasser hergestellt werden. Bei leichten Durchfällen genügen bereits mit Traubenzucker gesüßter Tee und eine Prise Kochsalz. Bei Brechneigung wird – vor allem bei Kindern – die Flüssigkeit teelöffelweise so lange zugeführt, bis ungefährdet getrunken werden kann.

Die Menge richtet sich nach dem Grad der Dehydratation und dem Flüssigkeitsverlust. Bei mäßig dehydrierten Patienten versucht man, innerhalb von 4–6 h bis zu 7% des Körpergewichtes an Rehydratationslösung zuzuführen. Intravenöse Zufuhr von Flüssigkeit und Elektrolyten ist nur selten erforderlich, z. B. bei Erbrechen, choleraähnlichen Durchfällen sowie schwerer Dehydratation mit Flüssigkeitsverlust von 10% und mehr des Körpergewichts. Bei richtiger Handhabung der Rehydratationslösung ist die Entstehung einer Hypernatriämie auch bei Kindern nicht zu befürchten. Nach der Korrektur der Dehydratation ist die übliche Ernährung, bzw. bei Säuglingen das Stillen, fortzusetzen. Eine Nahrungspause ist nicht erforderlich. Die Durchfälle können noch einige Tage nach Therapiebeginn bestehen bleiben, da die orale Therapie nur die Flüssigkeits- und Elektrolytbilanz verbessert.

**Opioide.** Wirken über eine Stimulierung von Opioidrezeptoren im Darm. Sie verringern die bei Diarrhö gesteigerte Sekretion von Wasser und Elektrolyten in das Darmlumen, verstärken die segmentalen Kontraktionen und hemmen die propulsive Peristaltik im Kolon. Da die Passagezeit des Darminhalts verlängert ist, werden vermehrt Wasser und Elektrolyte durch die Mukosa resorbiert. Allerdings wird auch die Ausscheidung pathogener Keime verzögert. Daher sind Opioide bei der akuten infektiösen Diarrhö nur für die kurzfristige Anwendung (z. B. auf Reisen) indiziert. Kontraindikationen für Opioide sind schwere bakterielle Darminfektionen mit hohem Fieber und blutiger Diarrhö. **Loperamid** hat gegenüber anderen Opioiden (Opiumtinktur, Codein) den Vorteil, dass es in therapeutischen Dosen bei Erwachsenen nicht die Blut-Hirn-Schranke permeiert und keine zentralen toxischen Wirkungen hervorruft.

**Adsorbenzien.** Stoffe wie z. B. aktivierte Kohle, Kaolin und Pektin (in Kaoprompt-H®) sollen Toxine, Bakterien und Viren binden und die Stuhlkonsistenz erhöhen. Es ist zweifelhaft, ob die an die Schleimhaut gebundenen bzw. schon in die Zellen eingedrungenen Erreger oder Toxine von den Adsorbenzien entfernt werden können. Entleerungshäufigkeit, Wassergehalt und Gewicht der Stühle werden durch Adsorbenzien nicht beeinflusst. Auch für Darmdesinfizienzien (z. B. Ethacridinlaktat, in Metifex®), orale Suspensionen von Bakterien oder Hefezellen (z. B. Saccharomyces boulardii, in Perenterol®) fehlt der wissenschaftliche Nachweis einer klinisch relevanten Wirksamkeit bei der akuten infektiösen Diarrhö.

### *Reisediarrhö*

Wird meist durch enterotoxinbildende E. coli, seltener durch Shigellen, Salmonellen, Campylobacter oder Viren hervorgerufen, die mit kontaminierten Nahrungsmitteln oder Getränken aufgenommen werden. Eine Antibiotikaprophylaxe mit Co-trimoxazol oder Doxycyclin ist nicht empfehlenswert, da sich bei längerer Anwendung resistente Keime entwickeln. Darüber hinaus können Nebenwirkungen auftreten, wie z. B. schwere Hautreaktionen und Blutbildveränderungen (Co-trimoxazol) oder Photosensibilisierungen (Doxycyclin). Da die Reisediarrhö in den meisten Fällen eine selbstlimitierende Erkrankung ist, übersteigen die Risiken der Chemoprophylaxe somit deren Nutzen.

Die Standardtherapie der unkomplizierten Reisediarrhö besteht in der Flüssigkeitssubstitution mit **Elektrolyt-Glucose-Lösungen** (z. B. Elotrans®) und evtl. zur Reduzierung der Stuhlfrequenz die Gabe von **Loperamid** initial 4 mg, dann 2 mg bis zu 12 mg/d Bei starkem Durchfall verringert die zusätzliche frühzeitige Einnahme von **Co-trimoxazol** (2-mal 960 mg/d), **Doxycyclin** (2-mal 100 mg/d) oder **Ciprofloxacin** (2-mal 500 mg/d) über 3–5 d Schwere und Dauer der Diarrhö. Bei längerer Dauer (>10 d) und schwerem Verlauf ist die Untersuchung des Stuhls nach seltenen Erregern indiziert.

### *Chologene Diarrhö*

Bei chologener Diarrhö treten vermehrt Gallensäuren in das Kolon über. Ursache ist eine Malabsorption von Gallensäuren bei Erkrankungen oder Resektion des terminalen Ileums. **Anionenaustauscher** (Colestyramin, Colestipol), die Gallensäuren binden, verringern die Durchfälle. Die Folge ist jedoch häufig eine Verschlechterung einer bereits bestehenden Steatorrhö sowie die Malabsorption von fettlöslichen Vitaminen. Bei einer Stuhlfettausscheidung von >20 g/d sind gallensäurenbindende Mittel nicht indiziert. Die Steatorrhö kann dagegen vermindert werden durch Fetternährung mit **mittelkettigen Triglyceriden.** Bei Mangelerscheinungen sind Vitamin $B_{12}$, Calcium, Magnesium und Zink zu ersetzen. **Fettlösliche Vitamine** (A, D, E, K) müssen parenteral substituiert werden. Eine bakterielle Fehlbesiedlung des Dünndarms infolge anatomischer Veränderungen (z. B. Blind-loop-Syndrom, Divertikel, Fisteln) kann ebenfalls zu Diarrhö führen. Wenn die Ursache nicht operativ beseitigt werden kann, ist ein Antibiotikum gegen Anaerobier (Metronidazol, Lincomycin) oder ein Breitspektrumantibiotikum (Doxycyclin, Amoxicillin) indiziert. Therapiedauer 1–2 Wochen. Erneute Behandlung bei Wiederauftreten der Symptome.

### *Antibiotika-assoziierte Kolitis*

Durchfall kann als unerwünschte Wirkung unter den meisten Antibiotika auftreten. Meist sind die Diarrhöen mild und nicht durch eine Darmentzündung bedingt. Die Diarrhö verschwindet spontan nach Ende der antibiotischen Therapie und bedarf im Allgemeinen keiner besonderen Behandlung.

Nahezu alle Antibiotika können jedoch in seltenen Fällen eine schwere pseudomembranöse Kolitis auslösen, die mit Bauchschmerzen, Fieber, blutigen Durchfällen, Schock, Nierenversagen und toxischem Megakolon einhergeht. Ursache ist die Überwucherung der Darmflora mit dem toxinbildenden Clostridium difficile. Allgemeine Maßnahmen bestehen im Absetzen des Antibiotikums und Ersatz der durch die Diarrhö hervorgerufenen Elektrolyt- und Wasserverluste durch Infusionsbehandlung. Therapie der Wahl ist die *orale* Gabe von **Vancomycin** (Vancomycin Lilly Enterocaps) in einer Dosis von 4-mal 125–500 mg/d für 1–2 Wochen. Vancomycin wird nur geringfügig aus dem Gastrointestinaltrakt resorbiert, sodass systemische Nebenwirkungen sehr selten sind. Bei milden Verläufen ist **Metronidazol** (4-mal 250 mg/d) eine Alternative zu Vancomycin. Rückfälle (bis zu 20% der Patienten) beruhen auf unvollständiger Eradikation von Clostridium difficile und erfordern erneute Behandlung in derselben Dosierung. Nur bei Patienten mit Rückfällen war die Kombinationsbehandlung mit **Saccharomyces boulardii** (z. B. Perenterol®) und Vancomycin oder Metronidazol einer alleinigen antibiotischen Behandlung geringfügig überlegen. Bei einer Ersterkrankung ist die zusätzliche Gabe von Saccharomyces boulardii jedoch nicht wirksam, sodass die Kombinationsbehandlung nicht generell bei der Antibiotika-assoziierten Kolitis empfohlen werden kann.

## Zöliakie

Erkrankung der Dünndarmmukosa infolge einer Überempfindlichkeit gegen den Gliadinanteil von Gluten (in Weizen, Hafer, Roggen), die sich durch Diarrhö und Malabsorption manifestiert und eine erhöhte Neoplasieinzidenz zeigt. Allein glutenfreie Kost ist wirksam (z. B. Reis, Mais, Kartoffeln, Soja, Aglutella-Teigwaren von Dr. E. Fresenius, Homburg). Bei Reststeatorrhö kann Fett teilweise durch mittelkettige Fettsäuren ersetzt werden. Bei 10% der Patienten kein ausreichender Erfolg. Hier empfiehlt sich der Versuch mit einem Corticosteroidstoß, z. B. Prednisolon 40 mg/d über 1 Woche, danach folgt der übliche schrittweise Dosisabbau auf 5–10 mg/d.

## Colitis ulcerosa

Chronisch-rezidivierende Entzündung des Dickdarms mit Geschwürbildung in Mukosa und Submukosa. Sie beginnt immer im Rektum und breitet sich häufig auf das Kolon aus, aber nur selten auf das Ileum. Typische Symptome sind blutige Durchfälle, Schleimabgänge, abdominelle Schmerzen und Gewichtsverlust. Die Ursache ist unbekannt, somit die Behandlung symptomatisch. Für die Auswahl der Pharmaka sind Ausdehnung der Kolitis und deren Aktivität ausschlaggebend.

### *Allgemeine Maßnahmen*

**Ernährung** mit normaler Kost, möglichst proteinreich und schlackenarm. Im akuten Schub erfolgt die Realimentation durch zeitweise parenterale Ernährung oder vollresorbierbare niedermolekulare Formuladiäten (Vivasorb®, Survimed®, Peptisorb®). Längerfristige diätetische Maßnahmen zur Vermeidung eines Rezidivs haben sich allerdings als nutzlos erwiesen. Die Therapie der durch blutige Durchfälle hervorgerufenen Hypokaliämie und des Eisenmangels erfolgt entsprechend den Defiziten.

Zur Behandlung der Diarrhö sind **Opioide** (z. B. Loperamid) nur mit großer Vorsicht einzusetzen, da sie ein toxisches Megakolon hervorrufen können. Aus demselben Grund sind auch **Anticholinergika** (z. B. Butylscopolaminiumbromid) zur Beseitigung von Tenesmen nur in niedriger Dosierung zu geben.

**Psychotherapie** und vertrauensvolle ärztliche Zuwendung sind im Hinblick auf die hohe Rezidivneigung wichtig. Die Prognose wird allerdings nicht wesentlich gebessert.

**Operationsindikationen** sind hochakute Verläufe mit toxischem Megakolon, Perforation, chronische Krankheitsverläufe über 10 Jahre und Präkanzerosen in Form von Epitheldysplasien. Nach totaler Proktokolektomie tritt die Krankheit nicht mehr auf.

### *Akuter Schub*

**Distale Kolitis.** Die distale Colitis ulcerosa kann meist lokal mit Aminosalicylaten behandelt werden, bei Proktitis mit Suppositorien, bei Proktosigmoiditis mit Klysmen, die **Mesalazin** (Salofalk® Suppositorien, Klysmen) oder **Sulfasalazin** (Azulfidine® Suppositorien, Klysma) enthalten (*Tabelle 4.5*). In der topischen Behandlung sind Aminosalicylate den Glucocorticoiden überlegen. Bei Nichtansprechen auf Aminosalicylate sollten allerdings zusätzlich Glucocorticoide lokal verabreicht werden, z. B. **Betamethason** als Klysma (Betnesol® Rektal-Instillation) oder **Hydrocortison** als visköser Schaum (Colifoam®; *Tabelle 4.5*). Ein Teil der in diesen Präparaten enthaltenen Glucocorticoide wird resorbiert, sodass systemische Nebenwirkungen auftreten können. Das topisch applizierte Glucocorticoid **Budesonid** (Entocort rektal®) besitzt praktisch keine systemischen Nebenwirkungen, da es nach Resorption bei der ersten Leberpassage zu etwa 90% in unwirksame Metabolite abgebaut wird. In

**Tabelle 4.5**
**Arzneitherapie der Colitis ulcerosa**

| Wirkstoff | Präparate | Schubdosierung | Rezidivprophylaxe |
|---|---|---|---|
| **Aminosalicylate** | | | |
| Sulfasalazin | z. B. Azulfidine® Tbl. | 3-mal 1 g/d oral | 2–3 g/d oral |
| | z. B. Azulfidine® Supp. | 2-mal 0,5–1 g/d rektal | |
| Mesalazin | z. B. Salofalk® Tbl. | 3-mal 1 g/d | 1–1,5 g/d oral |
| | z. B. Salofalk® Klysma | 1-mal 4 g/d rektal | |
| | z. B. Salofalk® Supp. | 3-mal 0,5 g/d rektal | |
| Olsalazin | Dipentum® | 2-mal 0,5–1 g/d oral | 1 g/d oral |
| **Glucocorticoide** | | | |
| Betamethason | Betnesol® Rektal-Inst. | 1-mal 5 mg/d rektal | |
| Budesonid | z. B. Entocort® | 1-mal 2 mg/d rektal | |
| Hydrocortison | Colifoam® Rektalschaum | 100 mg 1- bis 2-mal/d rektal | |
| Prednisolon | z. B. Decortin® H | 1 mg/kg oral | |
| **Immunsuppressiva** | | | |
| Ciclosporin | z. B. Sandimmun® | 4 mg/kg/d i.v. Infusion | 6–8 mg/kg/d oral |
| Azathioprin | z. B. Imurek® | | 2 mg/kg/d oral |

einer täglichen Dosis von 2 mg (enthalten in 100 ml Klysma) war Budesonid in mehreren Studien systemisch wirksamen Glucocorticoiden wirkungsgleich. Die empfohlene Behandlungsdauer liegt bei 4 Wochen. Bei Versagen der topischen Therapie sind auch bei distaler Kolitis orale Aminosalicylate und Glucocorticoide indiziert.

**Ausgedehnte Kolitis.** Die ausgedehnte Colitis ulcerosa mit leichter bis mittlerer Aktivität wird mit Aminosalicylaten behandelt (s. *Tabelle 4.5*). Zwischen den drei in Deutschland zugelassenen Aminosalicylaten bestehen keine relevanten Wirksamkeitsunterschiede. **Mesalazin** (5-Aminosalicylsäure, 3-mal 1 g/d, bei unzureichendem Ansprechen bis zu 4,5 g/d) erzeugt weniger unerwünschte Wirkungen als Sulfasalazin oder Olsalazin. Eine Besserung des klinischen Zustands tritt bereits nach wenigen Tagen ein. **Sulfasalazin** (3-mal 1 g/d) wird durch Kolonbakterien in Mesalazin und in das Sulfonamid Sulfapyridin gespalten. Der Sulfonamidanteil ruft bei 20% der Patienten Nebenwirkungen hervor und führt häufig zum Therapieabbruch. Hiervon sind besonders die „langsamen Acetylierer" mit erhöhtem Plasmaspiegel an Sulfapyridin betroffen. **Olsalazin** (2- bis 3-mal 1 g/d) wird im Kolon in zwei Moleküle Mesalazin gespalten. Im Dünndarm stimuliert Olsalazin die Sekretion von Wasser und Elektrolyten. Bei 20% der Patienten tritt daher Durchfall auf.

Bei unzureichendem Ansprechen der Aminosalicylate sind zusätzlich **oral gegebene Glucocorticoide** indiziert, z. B. Prednisolon 1 mg/kg. Die Kombinationsbehandlung führt schneller zur Remission als alleinige Therapie mit Aminosalicylaten. Bei Erreichen der Remission ist das Glucocorticoid ausschleichend in 4–6 Wochen abzusetzen.

### *Fulminanter Schub*

Bei schweren Verläufen mit hochgradiger Aktivität der Colitis ulcerosa (blutige Diarrhö >10-mal/d, Fieber >38,5 °C, reduzierter Allgemeinzustand) ist die **i.v.-Gabe von Glucocorticoiden** indiziert (z. B. 100 mg Prednison/d). Eine additive Wirkung von zusätzlich gegebenen hoch dosierten Aminosalicylaten ist nicht gesichert. Tritt innerhalb von 5–10 d unter hochdosierter Therapie mit Glucocorticoiden keine Besserung ein, kann zusätzlich **Ciclosporin** als Dauerinfusion für 10–14 d verabreicht werden (4 mg/kg tgl.). 80% der Patienten sprechen innerhalb weniger Tage mit einem Absinken des Aktivitätsindex an. Bei diesen Patienten ist eine dauerhafte Immunsuppression indiziert, um langfristig die Kolektomie zu vermeiden. Nach Überwinden der Akutphase wird auf orales Ciclosporin unter Blutspiegelkontrolle umgesetzt (6–8 mg/kg tgl. 4–6 Monate lang) und gleichzeitig die Behandlung mit **Azathioprin** (2 mg/kg tgl. oral) eingeleitet. Die überlappende Therapie mit Ciclosporin beruht auf dem langsamen Wirkungseintritt von Azathioprin nach 3–6 Monaten. Unter dieser Therapie wurde bei 60% der Patienten mit einer Beobachtungsdauer von 2 Jahren eine Kolektomie vermieden. Nebenwirkungen nach Ciclosporin und Azathioprin sind häufig (s. Teil II).

### *Chronisch-aktiver Verlauf*

Bei diesem Verlauf der Colitis ulcerosa wird zwar der akute Schub durch hochdosierte Glucocorticoide gebessert, aber keine vollständige Remission erreicht, da eine Reduktion der Glucocorticoiddosis zum nächsten Schub führt. Hier ist immunsuppressive Therapie mit **Azathioprin** indiziert (2–2,5 mg/kg tgl.). Während der mehrjährigen Behandlung mit Azathioprin sollten regelmäßig das Blutbild und die Transaminasen kontrolliert werden.

### *Rezidivprophylaxe*

Geeignet sind Sulfasalazin, Mesalazin oder Olsalazin, nicht dagegen Glucocorticoide (s. *Tabelle 4.5*). Die Ergebnisse der Rezidivprophylaxestudien sind recht einheitlich. Nach 6-monatiger Therapie waren noch 75–80% der mit **Sulfasalazin** (2–3 g/d), **Mesalazin** (1–1,5 g/d) oder **Olsalazin** (1 g/d) behandelten Patienten in Remission. Unter Plazebo erkrankten dagegen nach 6 Monaten 50% der Patienten an einem Rezidiv. Bei leichteren Verlaufsformen kann nach 12-monatiger Dauer der Prophylaxe ein Auslassversuch unternommen werden. Bei ausschließlichem Befall des Enddarms reicht eine Rezidivprophylaxe mit Suppositorien aus. Bei einer schweren Kolitis mit ausgedehntem Befall über das Colon transversum hinaus sollte die Rezidivprophylaxe 2–3 Jahre, evtl. lebenslang betrieben werden. Eine Remissionserhaltung der Colitis ulcerosa durch den E.-coli-Stamm Nissle 1917 (Mutaflor®) ist durch die bisher vorliegenden Studien nicht hinreichend belegt.

### *Extraintestinale Manifestationen*

Bei **Arthritiden** ist Sulfasalazin dem Mesalazin vorzuziehen. Auch Azathioprin hat sich als wirksam erwiesen. Vorsicht ist mit nichtsteroidalen Antirheumatika geboten, da sie zur Verschlechterung der Grunderkrankung führen können! Bei Patienten mit **primär sklerosierender Cholangitis** ist Ursodeoxycholsäure die Therapie der Wahl. Hochgradige Gallengangstenosen können mittels Stenteinlagen drainiert werden.

## Morbus Crohn

Chronisch-entzündliche Darmerkrankung, die alle Abschnitte des Gastrointestinaltrakts befallen kann. Hauptmanifestationsort ist das terminale Ileum, das in 30–40% der Fälle mitbetroffen ist. Betroffen sind alle Schichten der Darmwand mit Neigung zu Fistelbildung und Stenosierung. Der Morbus Crohn ist vorwiegend eine Krankheit von Jugendlichen und jüngeren Erwachsenen mit steigender Inzidenz in den letzten 30 Jahren, vor allem in den westlichen Industrieländern. Genetisch bedingte Faktoren wie eine gesteigerte intestinale Permeabilität sind beteiligt.

Die Therapie ist symptomatisch und zielt darauf, entzündliche Erscheinungen zurückzubilden, Komplikationen zu verhindern und die Remissionsdauer zu verlängern. Arzneimittel sind nur bei aktiver Erkrankung notwendig. Generell richtet sich die Therapie nach der Lokalisation und dem Schweregrad der Erkrankung. Bei der Einteilung des Schweregrades werden Zahl der Durchfälle, Schmerzintensität, Allgemeinbefinden, Fieber, tastbare Resistenz im Abdomen, Fisteln sowie Körpergewicht berücksichtigt. Siehe auch Leitlinie Diagnostik und Therapie des Morbus Crohn (Januar 2003): www.uni-duesseldorf.de/AWMF/ll/021-004.htm

### *Ernährung*

Eine schmackhafte und abwechslungsreiche Kost soll die Gewichtsreduktion in Grenzen halten. Schlackenreiche und blähende Nahrung ist zu vermeiden, insbesondere wenn Stenosen bestehen. Individuelle Unverträglichkeiten wie z. B. ein Laktasemangel sind zu beachten. Mangelzustände an Eisen, Vitamin $B_{12}$, Folsäure und Zink sind auszugleichen.

Im akuten Schub ist zur Ruhigstellung des Darms eine **parenterale Ernährung** oder eine Ernährung mit vollresorbierbaren **Formuladiäten** (sog. „Astronautenkost", z. B. Peptisorb®) indiziert. Diese Diäten können allerdings selbst Durchfall erzeugen und sollen daher initial nur in kleinen Mengen gegeben werden, die später gesteigert werden. Bei Diarrhö kann **Loperamid** in niedriger Dosierung (4 mg/d oral) gegeben werden, wobei die Gefahr eines toxischen Megakolons berücksichtigt werden muss. Wenn durch Malabsorption von Gallensäuren nach Resektion des terminalen Ileums eine chologene Diarrhö besteht, ist **Colestyramin** (4–8 g/d oral) indiziert.

### *Akuter Schub*

Mittel der ersten Wahl mit einer Remissionsquote von 75% sind Glucocorticoide. Im akuten Schub wird **Prednisolon** initial in einer Tagesdosis von 60 mg oral gegeben und dann langsam in einem Zeitraum von 6 Wochen auf eine Erhaltungsdosis von 10 mg/d reduziert. Bei anhaltender Remission über 6 Monate ausschleichen. Bei Befall der Ileozökalregion ist **Budesonid** eine Alternative zu systemischen Glucocorticoiden. Budesonid liegt in einer oralen Zubereitung vor (Entocort® Kapseln), aus der der Wirkstoff pH-abhängig im distalen Dünn- und proximalen Dickdarm freigesetzt wird und dort lokal wirkt. Nach Resorption unterliegt Budesonid einem ausgeprägten First-Pass-Metabolismus zu kaum wirksamen Abbauprodukten, sodass deutlich weniger systemische Nebenwirkungen auftreten als nach Prednisolon. Mit einer Tagesdosis von 9 mg (3 Kapseln zu je 3 mg morgens vor dem Frühstück) werden bei mäßiggradig aktiver Erkrankung ähnliche Remissionsraten erreicht wie unter Therapie mit Prednisolon. Bei Patienten mit hoher Krankheitsaktivität oder mit extraintestinalen Manifestationen sind systemisch wirkende Glucocorticoide (z. B. Prednisolon) vorzuziehen. In der Remissionserhaltung war Budesonid nur in der therapeutischen Dosis von 9 mg/d kurzfristig wirksam. Daher ist Budesonid derzeit nur in der Akuttherapie indiziert.

Die Behandlung des Morbus Crohn mit **Mesalazin** ist nicht gesichert. In der üblichen Dosis von 1–2 g/d war Mesalazin beim akuten Schub unwirksam. Lediglich eine hochdosierte Therapie mit 4 g/d führte zu Remissionsraten, die einer Plazebobehandlung überlegen waren. Die Kombination von Mesalazin mit einem Glucocorticoid ist der Monotherapie mit den Einzelsubstanzen nicht überlegen und wird daher nicht empfohlen. **Sulfasalazin** (3 g tgl.) ist aufgrund der häufigen Nebenwirkungen nur noch indiziert bei alleinigem Kolonbefall zusammen mit Arthritisbeschwerden.

### *Chronisch aktiver Verlauf*

Der chronisch-aktive Morbus Crohn wird durch die persistierende oder rezidivierende Symptomatik über 6 Monate definiert. Man unterscheidet zwei Untergruppen: Als **steroidrefraktär** gelten Patienten, die trotz hochdosierter Glucocorticoidtherapie über einen Zeitraum von mehreren Wochen keine Remission erreichen. Von einer **Steroidabhängigkeit** spricht man, wenn zwar die Remissionsinduktion durch Glucocorticoide anfänglich gelingt, eine Reduzierung der Glucocorticoiddosis aber zum nächsten Schub führt. In beiden Fällen ist eine langfristige Immunsuppression mit **Azathioprin** (tgl. 2,5 mg/kg oral) oder **6-Mercaptopurin** (tgl. 1,5 mg/kg oral) indiziert. Etwa 70% der Patienten erreichen unter dieser Therapie eine Remission. Die Behandlung sollte langfristig erfolgen (mindestens 4 Jahre). Eine klinische Verbesserung ist frühesten nach 2 Monaten zu erwarten. **Methotrexat** (25 mg i.m. pro Woche) ist Mittel der zweiten Wahl bei Unverträglichkeit oder Wirkungslosigkeit von Azathioprin und 6-Mercaptopurin. Methotrexat hat zurzeit in Deutschland keine Zulassung für die Behandlung des Morbus Crohn, seine Wirksamkeit bei chronisch aktivem Verlauf ist jedoch in kontrollierten Studien erwiesen. Auf die zahlreichen Nebenwirkungen und Kontraindikationen von Azathioprin, 6-Mercaptopurin und Methotrexat ist zu achten (s. Teil II).

Der TNFα-Antagonist **Infliximab** (Remicade®) ist ein Reservemittel, wenn bei chronisch aktivem Verlauf oder Fistelbildung die Therapie mit Glucocorticoiden und Immunsuppressiva nicht anspricht. Nach einmaliger Infusion (5 mg/kg i.v.) wurde die Entzündungsaktivität um 81% gesenkt und ein Fistelverschluss bei 55% der Crohn-Patienten im Vergleich zu Plazebo (17% bzw. 13%) erreicht. Eine aktive oder latente Tuberkulose, schwere Infektionen und Herzinsuffizienz (NYHA III oder IV) sind absolute Kontraindikationen. Langzeitbeobachtungen von Infliximab liegen nicht vor.

**Metronidazol** (2- bis 3-mal 400–500 mg/d oral) hat sich in der Akutbehandlung von Patienten mit perianalen Fisteln als wirksam erwiesen. Für eine länger dauernde Therapie (>10 d) kommt Metronidazol wegen unerwünschter Wirkungen (z. B. Polyneuropathien, Schädigung menschlicher Keimzellen) nicht in Frage. Bei komplizierten Fisteln oder Abszessen ist eine chirurgische Sanierung erforderlich.

### *Remissionserhaltung*

Die Rezidivrate wird weder durch systemische Glucocorticoide oder Budesonid noch durch Mesalazin verringert. Bei unkompliziertem Krankheitsverlauf ist daher eine remissionserhaltende Therapie nicht indiziert. Dagegen sollten Patienten mit steroidabhängigem oder chronisch aktivem Verlauf mit Immunsuppressiva behandelt werden. Azathioprin oder 6-Mercaptopurin (Dosis s. oben) sind am besten wirksam. Nach einer Therapiedauer von 4–5 rezidivfreien Jahren kann ein Auslassversuch gemacht werden. Methotrexat ist bei Patienten mit durch Methotrexat induzierter Remission wirksam. Unter einer reduzierten Dosis von 15 mg i.m. pro Woche wurde in einer Studie bei ca. zwei Drittel der Patienten während des ersten Jahres die Remission erhalten.

## Reizdarmsyndrom

Eine der häufigsten funktionellen Störungen des Darmes ohne morphologische Veränderungen und von unbekannter Genese. In erster Linie werden als Ursache Motilitätsstörungen und psychische Einflüsse angenommen. Die Symptome bestehen in unklaren Beschwerden im Unterbauch mit der typischen Trias Bauchschmerzen, Blähungen und Stuhlunregelmäßigkeiten (Obstipation, Diarrhö oder beide im Wechsel).

Eine gesicherte Arzneitherapie existiert nicht. Antidepressiva, Tranquillanzien, Betarezeptorblocker, Calciumantagonisten, Domperidon und Karminativa waren nicht wirksamer als Plazebo. Im Vordergrund der Behandlung stehen **psychotherapeutische Maßnahmen** mit erhöhter ärztlicher Zuwendung, Aufklärung über die Art der Erkrankung und Verhaltenstraining. Eine besondere Diät ist nicht erforderlich. Kontrollierte Studien haben gezeigt, dass Ballaststoffe die Beschwerden nicht bessern. Lediglich Patienten, die unter Obstipation leiden, haben einen Vorteil von der Behandlung mit Quellstoffen (z. B. Flohsamen). Diarrhöen können kurzfristig mit Loperamid behandelt werden.

Bei *abdominellen Schmerzen* als führendem Symptom werden häufig Anticholinergika wie **Butylscopolaminiumbromid** (z. B. Buscopan®) oder direkt am glatten Muskel angreifende Spasmolytika wie **Mebeverin** (z. B. Duspatal®) gegeben. Der therapeutische Nutzen beider Arzneimittelgruppen beim Reizdarmsyndrom ist fraglich. Butylscopolaminiumbromid wird als quaternäre Ammoniumverbindung bei oraler oder rektaler Anwendung nur zu etwa 5% resorbiert. Eine Wirksamkeit von Tabletten oder Zäpfchen ist nicht nachgewiesen. Für Spasmolytika wie Mebeverin ergab eine Metaanalyse von klinischen Studien zwar einen statistisch signifikanten, jedoch insgesamt geringen Effekt für Schmerzerleichterung bei 53% der Patienten im Vergleich zu 40% unter Plazebo. Motilitätsstörungen wie Diarrhö und Obstipation wurden nicht beeinflusst (s. Aliment. Pharmacol. 15: 355–361, 2001).

Untersuchungen der letzten Jahre haben gezeigt, dass Schmerzempfindlichkeit und Motilität im Gastrointestinaltrakt durch 5-HT-Rezeptoren beeinflusst werden können. **Tegaserod**, ein Agonist an $5\text{-HT}_4$-Rezeptoren, linderte in mehreren klinischen Studien bei Patientinnen mit obstipationsbetontem Reizdarmsyndrom die abdominellen Schmerzen und die Obstipation. Aus bisher nicht bekannten Gründen waren diese Effekte jedoch auf Frauen beschränkt. In Deutschland ist Tegaserod nicht zugelassen. Der selektive 5-$HT_3$-Rezeptorantagonist **Alosetron** (Lotronex® in den USA) führte bei Patienten mit diarrhöbetontem Reizdarmsyndrom zur Besserung der abdominellen Schmerzen, Zunahme der Stuhlkonsistenz und Abnahme der Stuhlfrequenz. Alosetron wurde nach kurzer Zeit wieder vom Markt genommen, nachdem unter der Behandlung ischämische Kolitiden und schwere Obstipationen auftraten, die teilweise zu Darmverschlüssen, Darmperforationen und Todesfällen führten.

## Divertikelkrankheit

Als Ursache für die Entstehung von Divertikeln des Kolons wird eine ballaststoffarme Nahrung vermutet, die die gastrointestinale Transitzeit verlängert und zu geringen und harten Stuhlmengen führt. Der erhöhte intraluminale Druck führt zu Ausstülpungen der Mukosa durch die relativ dünnen Muskelschichten an den Durchtrittsstellen der Blutgefäße.

Die *Divertikulose* ruft Beschwerden wie Obstipation oder Durchfall, Flatulenz sowie Bauchschmerzen hervor. Die Patienten sollen angehalten werden, sich ballaststoffreich zu ernähren, z. B. durch Zusatz von Weizenkleie (2 Essl. zu jeder Mahlzeit mit 2 Glas Wasser) oder anderen Quellstoffen.

Bei etwa 10% der Patienten kommt es zur *akuten Divertikulitis* durch meist gedeckte Mikroperforation und lokale Entzündung mit Schmerzen im linken Unterbauch und Fieber. Therapieziel ist die Verhinderung von Komplikationen, wie freie Perforation, Abszess, Fistelbildung in Darm oder Blase und Stenosierungen. Die Therapie erfordert stationäre Aufnahme und besteht in der Ruhigstellung des Darms durch Nahrungskarenz und parenterale Ernährung sowie der Gabe von Antibiotika. Günstig sind Kombinationen von einem Betalaktamantibiotikum wie **Piperacillin** (3 g alle 6 h i.v.) oder **Cefotaxim** (2 g alle 12 h i.v.) mit einem Mittel gegen Anaerobier wie z. B. **Metronidazol** (0,5 g alle 8 h i.v.). In schweren Fällen ist die Gabe eines Aminoglykosids, z. B. **Gentamicin** (1-mal tgl. 3 mg/kg i.v.) zusammen mit **Clindamycin** (600 mg alle 6 h oral) indiziert. Nichtresorbierbare Antibiotika (z. B. Neomycin) sind nicht geeignet, da die Entzündung weitgehend extraluminal lokalisiert ist. Nach Abklingen der akuten Symptome soll zunächst eine faserreiche Kost vermieden werden. Danach langsam auf ballaststoffreiche Ernährung umstellen. Bei schweren rezidivierenden Schüben einer Divertikulitis oder bei Komplikationen ist die Resektion indiziert.

## Meteorismus

Vermeiden von blähenden Speisen (z. B. Bohnen, Erbsen, Kohl, Kleie). Zur symptomatischen Therapie werden Simeticon oder Karminativa gegeben. Oft sind die Beschwerden auf Aerophagie zurückzuführen. Wenn es bei Herzinsuffizienz oder Leberzirrhose zur erhöhten Produktion von Darmgasen kommt, ist die Grundkrankheit zu behandeln.

## Obstipation

Eine Obstipation ist gekennzeichnet durch das erschwerte und zu seltene Absetzen (<3 Stühle/Woche) von meist zu geringen Stuhlmengen (<50 g). Die habituelle Obstipation kann als Zivilisationskrankheit angesehen werden, deren Ursachen in einer ungesunden Lebensweise mit Bewegungsarmut, ballaststoffarmer Ernährung, unzureichenden Trinkmengen und Unterdrückung des Defäkationsreflexes liegen. Zur habituellen Obstipation zählt auch die beim Reizdarmsyndrom auftretende spastische Form der Obstipation, die durch das Absetzen von hartem Schafskotstuhl gekennzeichnet ist. Andere Ursachen der chronischen Obstipation sind Tumoren des Magen-Darm-Trakts, stenosierende Divertikulitis, Hernien, Sklerodermie und Morbus Hirschsprung sowie endokrinologische oder neurologische Krankheiten. Schließlich kann eine Obstipation auch als Nebenwirkung folgender Arzneimittel auftreten: Opioide, Anticholinergika, trizyklische Antidepressiva, Antiparkinsonmittel, aluminiumhaltige Antazida, Clonidin, Colestyramin, Isoniazid und Calciumantagonisten.

### *Allgemeinmaßnahmen*

Die Therapie der habituellen Obstipation ist langwierig und erfordert von Arzt und Patienten viel Geduld. Im Vordergrund steht die Aufklärung über Normalität und Variabilität der Stuhlentleerungen. Wenn Laxanzienmissbrauch vorliegt, müssen diese Mittel abgesetzt werden, um den Circulus vitiosus von Laxanzieneinnahme und Obstipation zu durchbrechen. Weitere allgemeine Maßnahmen sind: Umstellung der Ernährung auf **faserreiche Kost** (20–30 g/d), ausreichende **Flüssigkeitszufuhr** (>2 l/d) und vermehrte körperliche Bewegung. Diese Maßnahmen erhöhen das Stuhlgewicht und die Defäkationsfrequenz und verkürzen die Kolontransitzeit.

### *Auswahl von Laxanzien*

Indikationen für den einmaligen oder kurzdauernden Gebrauch sind Erleichterung der Stuhlentleerung bei Patienten mit anorektalen Erkrankungen, bettlägerige Patienten und Zustände, bei denen die Bauchpresse nicht gebraucht werden soll (z. B. nach Myokardinfarkt, Hernien, Apoplexie). Laxanzien sind kontraindiziert bei Ileus, akut-entzündlichen Darmerkrankungen und abdominellen Schmerzen unbekannter Ursache.

**Quell- und Füllstoffe.** Werden als Erstes eingesetzt, da sie nur wenige Nebenwirkungen haben und relativ mild wirken. Sie werden nicht resorbiert, binden Wasser und erhöhen somit Stuhlvolumen und Wassergehalt. Wichtig ist, dass diese Substanzen in ausreichender Menge (20–60 g/d) und mit viel Flüssigkeit eingenommen werden. Die Wirkung setzt erst nach einigen Tagen ein. **Leinsamen** (Semen Lini offiz., Linusit® Creola) enthält ca. 10% Schleimstoffe, die im Darmlumen aufquellen. Nachteilig ist der Gehalt an fettem Öl (40%) und die damit verbundene Zufuhr an Kalorien (100 g enth. ca. 480 kcal). **Weizenkleie** ist reich an zellulosehaltigen Fasern und besitzt im Vergleich zu Leinsamen weniger Kalorien. Bei unzureichender Flüssigkeitszufuhr droht Verkleisterung des Darmlumens und Obstruktionsileus. **Flohsamen** (Psyllium) sind die Samen verschiedener in Afrika und Indien vorkommender Plantago-Arten, deren Schalen reich an Schleimstoffen sind. Am günstigsten sind die Samenschalen (z. B. Mucofalk®), die besser quellen als die ganzen Samen.

**Osmotische Laxanzien.** Sorbitol, Lactitol oder Lactulose können bei leichten Formen der Obstipation und in der Schwangerschaft indiziert sein. **Lactulose** ist ein nichtresorbierbares Disaccharid, das erst im Kolon bakteriell gespalten wird und durch nicht resorbierbare saure Metabolite (Milchsäure, Essigsäure) osmotisch Wasser retiniert. Die Tagesdosis beträgt 15–45 ml, die Wirkung setzt nach 1–3 d ein. Wegen der kolonspezifischen Wirkung werden potentielle Risiken anderer Laxanzien vermieden. Nachteilig sind allerdings abdominelle Krämpfe und Flatulenz sowie relativ hohe Kosten. Lactulose ist auch zur Elimination von Ammoniak bei der hepatischen Enzephalopathie (s. dort) indiziert. **Lactitol** wirkt wie Lactulose. **Sorbitol** kann als Einlauf (1-mal Klysma Sorbit®) zur Reinigung des Enddarmes verabreicht werden. **Glycerol** wirkt als osmotisches Laxans und verbessert die Gleitfähigkeit der Fäzes im Analkanal. Es wird in Form von Suppositorien (Glycilax®) angewandt. Wirkungseintritt nach 15–30 min. Zu den osmotisch wirkenden Laxanzien zählen auch Polyethylenglykole mit einem mittleren Molekulargewicht zwischen 3000 und 4000, wie z. B. Macrogol 4000 (Forlax® 4000) und Macrogol 3350 (in Movicol® zusammen mit Elektrolyten). **Macrogole** besitzen eine hohe Wasserbindungskapazität. Nach oraler Verabreichung mit Wasser kommt es zur Zunahme des flüssigen Darminhaltes und Beschleunigung der Darmpassage. Macrogole werden nicht resorbiert und bakteriell nicht metabolisiert.

**Gleitmittel.** Nur noch begrenzte Anwendungsmöglichkeiten. Das Detergens **Docusat-Natrium** ist ausschließlich in Kombinationspräparaten zur rektalen Applikation im Handel (z. B. mit Glycerin als Norgalax® Miniklistier). **Dickflüssiges Paraffinöl** (Obstinol® M Emulsion) sollte nicht als Laxans verwendet werden, da bei Aspiration Lipidpneumonie und nach längerer Anwendung durch Resorption von emulgiertem Paraffin Fremdkörpergranulome im Bauchraum auftreten können. Auch die Resorption fettlöslicher Vitamine wird vermindert.

**Stimulierende Laxanzien.** Haben eine „darmirritierende" Wirkung und können kurzfristig bei hartnäckiger Obstipation gegeben werden, wenn mildere Laxanzien unwirksam sind. Da sie am häufigsten missbraucht werden, sollten sie nicht länger als 1 Woche verwendet werden. **Bisacodyl** und **Natriumpicosulfat** aus der Gruppe der Triarylmethanderivate werden durch Darmbakterien in die darmirritierende Wirkform umgewandelt. Daher setzt die laxierende Wirkung bei oraler Gabe im Allgemeinen erst nach einer Latenz von 6-10 h ein. Bisacodyl-Suppositorien wirken bereits nach 30–60 min. **Anthranoide** findet man in zahlreichen Pflanzen, z. B. in Sennesblättern und Sennesfrüchten, Faulbaumrinde, Cascararinde, Rhabarber und Aloe. Zu bevorzugen sind reine Anthranoidglykoside (z. B. Sennoside A und B) oder gereinigte Präparate, die auf einen bestimmten Glykosidgehalt eingestellt sind. Die hydrophilen Glykoside werden unverändert bis zum Kolon transportiert, wo durch Darmbakterien zunächst die Zucker abgespalten werden und die entstandenen Aglyka schließlich zu den eigentlich wirksamen Anthronen reduziert werden. Die Wirkung setzt erst nach einer Latenz von etwa 6–10 h ein. Pflanzenextrakte, die zusätzlich freie Aglyka enthalten, sollten nicht verwendet werden, da Aglyka bereits im Dünndarm resorbiert werden und systemische Nebenwirkungen hervorrufen. Auch **Rizinusöl** sollte nicht mehr eingesetzt werden, da es heftige, kolikartige Bauchschmerzen erzeugen kann. Gleiches gilt für Aloepräparate, die in hohen Dosen eine Nephritis erzeugen können.

**Salinische Abführmittel.** Werden zur Reinigung des Darmes vor diagnostischen Maßnahmen eingesetzt. In Betracht kommen Natriumsulfat, Magnesiumsulfat und Gemische von Natriumphosphaten. Am besten gibt man ungefähr isotone Lösungen. Durch hypertone Lösungen können dem Organismus erhebliche Wassermengen entzogen werden (Dehydratation, Thrombosegefahr). **Natriumsulfat** (Glaubersalz) oder **Magnesiumsulfat** (Bittersalz) werden am Abend vor der Untersuchung in einer Einzeldosis von 10–20 g in 250–500 ml gegeben. Die Wirkung tritt nach 6–10 h ein. Salinische Laxanzien können auch als Klistier 1–2 h vor einer Rektoskopie gegeben werden, z. B. Natriumphosphate (Practo-Clyss®).

### *Laxanzienmissbrauch*

Bei kurz- bis mittelfristiger Einnahme von Laxanzien (bis zu einigen Wochen) sind keine Schäden zu erwarten. Dagegen ist die länger dauernde Anwendung von Abführmitteln mit Ausnahme der Quell- und Füllstoffe abzulehnen. Chronischer Gebrauch von Abführmitteln führt zu gesteigertem intestinalen Wasser- und Elektrolytverlust. Der Körper versucht, den Verlust von Natrium durch eine erhöhte Aldosteronsekretion zu kompensieren, was jedoch eine vermehrte renale Kaliumausscheidung zur Folge hat. Die Kaliumverarmung verstärkt wiederum die Darmträgheit, sodass vermehrt Abführmittel eingenommen werden. Dieser Circulus vitiosus von Obstipation und Laxanzieneinnahme kann nur durch Absetzen der Laxanzien unterbrochen werden. Der Patient muss darüber informiert werden, dass es nach Absetzen des Abführmittels einige Tage dauert, bis eine normale Stuhlentleerung wieder möglich ist. Die Hypokaliämie bei Laxanzienabusus kann zu Herzrhythmusstörungen führen, insbesondere bei gleichzeitiger Einnahme von Herzglykosiden. Diuretika oder Glucocorticoide können den Kaliumverlust gefährlich verstärken.

## Ileus

Ein **paralytischer Ileus** kann sich infolge neurogener Störungen, durch peritoneale Reizzustände, als Folge schwerer Elektrolytstörungen oder postoperativ entwickeln. Daneben können zahlreiche Arzneimittel die Darmmotilität hemmen und dadurch einen paralytischen Ileus verstärken: Aluminiumhydroxidhaltige Antazida, Anticholinergika (z. B. Atropin), Neuroleptika mit anticholinerger Komponente (z. B. Chlorprothixen, Thioridazin), Opioide (Loperamid, Morphin, Codein), Calciumantagonisten (vor allem Verapamil, Diltiazem). Immer liegt ein lebensbedrohliches Krankheitsbild vor, das unter intensivmedizinischer Überwachung behandelt wird:

- Nahrungskarenz,
- Volumensubstitution mit 1000–5000 ml/d durch i.v.-Infusion,
- Ausgleich von Elektrolytstörungen,
- Absaugen von Magen- und Dünndarminhalt durch Duodenalsonde (Miller-Abbot-Sonde),
- Stimulation der Darmmotilität durch Cholinesterasehemmer wie **Neostigmin** 0,5 mg s.c. oder i.m. oder Distigmin 0,5 mg i.m. Nicht bei mechanischem Ileus.

Nicht allgemein akzeptiert ist bisher das Konzept, zunächst motilitätsblockierende Reflexbögen durch Sympathikolyse auszuschalten (z. B. thorakale Periduralanästhesie) und erst dann die Darmmotilität zu stimulieren. Das Gleiche gilt für die Anwendung des Peptids Ceruletid (Takus® Lyo 30 µg), das die Darmmotilität direkt stimuliert.

Ein **mechanischer Ileus** entsteht durch Verschluss oder Strangulation des Darmes und muss in der Regel sofort operiert werden.

## Hämorrhoiden

Wesentliche Ursache ist eine Obstipation infolge schlackenarmer Ernährung. Grundlage der Therapie ist daher eine Umstellung auf ballastreiche Kost mit reichlich Flüssigkeit. Laxanzien möglichst vermeiden. Die Therapie orientiert sich am Schweregrad mit folgenden Stadien:

I. proktoskopisch erkennbare Hämorrhoidalknoten,
II. prolabierende Hämorrhoiden, spontan retrahierend,
III. reponibler Analprolaps,
IV. irreponibler Analprolaps.

Im Stadium I verschwinden die Beschwerden häufig nach Beseitigung der Obstipation. Im Stadium II wird sklerosiert oder ligiert (Gummibandligatur nach Barron). Im Stadium III wird meistens, im Stadium IV immer operiert. Bei thrombosiertem Analprolaps wird die Entzündung vor der Operation mit Antiphlogistika beseitigt.

### *Akute Beschwerden*

Typische Hämorrhoidalbeschwerden sind Schmerzen, Juckreiz, Nässen und Blutungen (Karzinom ausschließen). Juckreiz kann auch durch Ekzeme, Mykosen, Herpesinfektionen oder Oxyuren bedingt sein. Schmerzen und Juckreiz können durch **Lokalanästhetika** kurzfristig gelindert werden. Zu empfehlen sind Monopräparate mit Lidocain

(LidoPosterine® Salbe) oder Quinisocain (Haenal® Salbe). Bei starken Schmerzen systemisch Acetylsalicylsäure oder Paracetamol, ggf. auch nichtsteroidale Antiphlogistika.

**Glucocorticoide** wirken lokal entzündungshemmend. Bei längerer Anwendung über 2 Wochen bestehen jedoch Risiken: Candidiasis, Hautatrophien im Analbereich, Aktivierung eitrig-entzündlicher Prozesse. Die zahlreichen Kombinationen mit Glucocorticoiden sind daher nicht zu empfehlen.

**Wirkstofffreie Salben** sind wahrscheinlich am sichersten, um die Schleimhaut zu schützen. Ihre Wirkung kann durch intraanale Applikation erhöht werden. Suppositorien sind nicht geeignet, weil sie in die Rektumampulle gleiten und nicht am Ort der Beschwerden im Analkanal bleiben. Von fraglichem Nutzen sind auch zahlreiche andere Bestandteile von Hämorrhoidalmitteln: Allantoin, Clemizol, Menthol, Guajazulen, Colibakterien, Bismutsalze, Belladonnaextrakt, Hamamelisextrakt. Lokaltherapeutika ersetzen nicht die persönliche Hygiene, um die betroffenen Stellen möglichst sauber zu halten.

### *Sklerosierung*

Für die Verödung werden 20%iges **Chinin** oder 4%iges **Polidocanol** (Aethoxysklerol forte Kreussler®) benutzt. Die Mittel werden submukös injiziert, um die arterielle Blutzufuhr zum Hämorrhoidalknoten zu drosseln. Es resultiert eine aseptische Entzündung mit anschließender Fibrosierung.

## Leberkrankheiten

### Akute Virushepatitis

Eine kausale Arzneitherapie der akuten Virushepatitis A, B, C, D, E und G gibt es nicht. Allgemeine Maßnahmen: Alkoholkarenz, Bettruhe, körperliche Schonung, leicht verdauliche Kost. Potentiell hepatotoxische Arzneimittel sollen vermieden werden: 17α-alkylierte Androgene und Anabolika, Erythromycin, Halothan, Isoniazid, Ketoconazol, orale Kontrazeptiva, Methyldopa, Phenytoin, Rifampicin, Sulfonamide, Valproinsäure.

Unbehandelt verlaufen über 80% der Fälle von Hepatitis C chronisch. Hepatitis A und E gehen nicht in chronische Verläufe über, die Hepatitis B jedoch bei 10% der Erwachsenen und 20–90% der Kinder. Das Hepatitis-G-Virus ist vermutlich nicht pathogen, sodass eine Behandlung nicht erforderlich ist. Glucocorticoide und Azathioprin beeinflussen nicht den Heilungsverlauf und sind nicht indiziert. So genannte „Leberschutzstoffe", wie z. B. Ornithinaspartat, Silymarin, essentielle Phospholipide (Essentiale® N) und zahlreiche Vitaminkombinationen haben keinen nachweisbaren Effekt.

#### *Hepatitis A*

**Aktive Immunisierung.** Für die aktive Immunisierung gegen Hepatitis-A-Infektionen stehen Impfstoffe für Erwachsene (Havrix® 1440, Vaqta®) und Kinder ab 2 Jahren (Havrix® 720 Kinder, Vaqta® K pro infantibus) zur Verfügung. Die Impfung ist indiziert bei Reisen in Gebiete mit hoher HAV-Durchseuchung: südliche und östliche Mittelmeerländer einschließlich Türkei, Balkanländer, Mittlerer und Ferner Osten, Afrika, Mittel- und Südamerika. Die Impfung ist weiterhin indiziert für beruflich exponierte Personen (z. B. Kanal- und Klärwerksarbeiter; Personen, die mit der Herstellung und Verteilung von Lebensmitteln beschäftigt sind; Mitarbeiter von pädiatrischen Einrichtungen und Kliniken; Angehörige von Entwicklungsdiensten, Schutz- und Streitkräften; bei Einsätzen in Endemiegebieten), für Drogenabhängige und deren Betreuer, Hämophiliepatienten sowie homosexuell aktive Männer. Die vollständige Immunisierung besteht aus 2 Impfungen im Abstand von 6–12 Monaten. Sie führt bei mehr als 95% der Impflinge zu ausreichendem Impfschutz, der mindestens fünf Jahre anhält. Personen mit engem Kontakt zu Hepatitiskranken bedürfen eines sofortigen Schutzes und erhalten entweder nur Immunglobulin (s. unten) oder zusätzlich die erste Dosis des Hepatitis-A-Impfstoffs. Eine gesicherte Hepatitis-A-Infektion bewirkt eine lebenslange Immunität.

**Passive Immunisierung.** Immunglobuline vom Menschen (z. B. Beriglobin® 0,02 ml/kg) können die Infektion verhindern bzw. abschwächen. Die Impfung ist indiziert bei engem Kontakt zu Personen mit einer frischen Hepatitis-A-Infektion (Wohngemeinschaft, Kindergarten) und vor Reisen in tropische Länder, wenn eine aktive Impfung nicht mehr rechtzeitig erfolgen kann. Der Schutz hält 2–3 Monate an.

#### *Hepatitis B*

**Aktive Immunisierung.** Der gentechnologisch hergestellte Impfstoff (Engerix® B) enthält das Hepatitis-B-Oberflächenantigen (HBsAg). Die Impfung ist präexpositionell indiziert bei medizinischem Personal, Dialysepatienten, Personen mit engem Kontakt zu HBsAg-positiven Personen, besonderen Risikogruppen (z. B. Drogenabhängige, Personen mit häufigem Wechsel der Sexualpartner) und Reisenden in HB-Endemiegebiete. Postexpositionell bei medizinischem Personal nach Verletzungen mit erregerhaltigen Gegenständen und bei Neugeborenen HBsAg-positiver Mütter als Simultanprophylaxe (s. unten). Nach der Erstimpfung Wiederholungsimpfungen nach 1 und 6 Monaten. Bei 90% der gesunden Normalpersonen entwickeln sich anti-$HB_S$ Antikörper. Impfschutz für ca. 5 Jahre. Als Kombinationsimpfstoff gegen Hepatitis A und B steht Twinrix® zur Verfügung. Die Impfung erfolgt mit zwei im Abstand von 4 Wochen verabreichten Injektionen sowie einer 3. Injektion 6 Monate nach der ersten Dosis.

**Passive Immunisierung.** Hyperimmungammaglobulin (z. B. Hepatitis-B-Immunglobulin Behring, 0,06 ml/kg) ist indiziert bei gesicherter Exposition mit HBs-Antigen-positivem Blut und bei Neugeborenen von HBs-Antigen-positiven Müttern. Die Immunisierung erfolgt spätestens 48 h nach der Exposition mit einer Dosis von 0,06 ml/kg i.m. oder s.c. und einer zweiten Injektion mit gleicher Dosis nach 4 Wochen. Bei Neugeborenen zur Simultanprophylaxe eine Gesamtdosis von 1 ml und Wiederholung der Injektion nach 4 Wochen. Gleichzeitig ist die aktive Immunisierung durchzuführen. Die Wirkung von Standard-Gammaglobulin zur Verhütung oder Mitigierung einer Hepatitis-C-Infektion ist unsicher.

### Hepatitis C

Da das Hepatitis-C-Virus genetisch sehr variabel ist (hohe Mutationsrate, variable Hüllproteine), steht ein Impfstoff nicht zur Verfügung. Ebenso gibt es keine Empfehlungen für eine Postexpositionsprophylaxe. Der häufigste Übertragungsweg ist derzeit der i.v.-Drogenmissbrauch. Die frühzeitige Therapie mit **Interferon α-2b** kann den Übergang in eine chronische HCV-Infektion verhindern. In einer 2001 publizierten Studie (NEJM 345: 1452) erhielten Patienten mit akuter HCV-Infektion zunächst 4 Wochen lang täglich 5 Mio. E Interferon α-2b s.c., und anschließend weitere 20 Wochen lang 3-mal pro Woche 5 Mio. E s.c. 98% der Patienten zeigten eine dauerhafte Viruselimination (24 Wochen nach Therapieende). Inzwischen setzt sich die Meinung durch, dass bei Patienten mit akuter symptomatischer HCV-Infektion erst der Spontanverlauf über einige Monate abgewartet werden soll, da es bei etwa 50% dieser Patienten zu einer spontanen Viruselimination kommt. Gegen eine sofortige Behandlung aller Patienten mit akuter HCV-Infektion sprechen u. a. die potentiell schweren unerwünschten Wirkungen von Interferon α-2b und die hohen Therapiekosten.

## Chronische Virushepatitis

Die chronische Virushepatitis wird als Viruspersistenz mit histologischen Zeichen der Entzündung für mehr als 6 Monate definiert.

### Hepatitis B

Etwa 0,5–1% der Bevölkerung sind chronisch mit dem HB-Virus infiziert. *Asymptomatische HBsAg-Träger* mit Transaminasen im Normbereich und nicht nachweisbarer HBV-DNA haben eine gute Prognose und benötigen außer regelmäßiger Überwachung und weitgehender Alkoholkarenz keine spezifische Therapie.

Die *chronisch aktive Hepatitis B* mit erhöhten Transaminasen, histologischer Entzündungsaktivität und Nachweis von HBeAg bzw. HBV-DNA führt bei 2% der infizierten Patienten jährlich zur Entwicklung einer Leberzirrhose und hat ein 50- bis 200fach erhöhtes Risiko für ein hepatozelluläres Karzinom. Die Wirksamkeit von Interferon α auf Entzündungsaktivität und Überlebenszeit wurde in kontrollierten Studien nachgewiesen. Die s.c.-Gabe von 5–6 Mio. I.E. **Interferon α-2a** oder **Interferon α-2b** 3-mal/Woche führte bei etwa 40% der Patienten zur Elimination von HBV-DNA aus dem Serum, zur Serokonversion von HBeAg nach Anti-HBe und bei 10% zum Verschwinden von HBsAg. Die Behandlungszeit soll nicht unter 4–6 Monaten liegen und 2 Monate über den Zeitpunkt der Serokonversion hinaus durchgeführt werden. Patienten mit *HBeAg-negativer chronischer Hepatitis B*, bei denen trotz erhöhter Transaminasen und positiver HBV-DNA kein HBeAg nachweisbar ist, benötigen 3-mal 6–9 Mio. Interferon α über 12–24 Monate.

Patienten, die auf die Interferonbehandlung nicht ansprechen oder Kontraindikationen gegen eine Interferonbehandlung aufweisen, können mit dem Nukleosidanalogon **Lamivudin** 100–300 mg/d oral behandelt werden. Lamivudin hemmt die reverse Transkriptase des HB-Virus und somit die Replikation des Virus. Bei nahezu allen Patienten fällt die HBV-DNA unter die Nachweisgrenze, die Transaminasen normalisieren sich bei 75% der Patienten. Die Serokonversion erfolgt innerhalb eines Jahres bei 15–20% und nach 4 Jahren bei etwa 47% der Patienten. Ein Nachteil von Lamivudin ist das Auftreten von Virusmutanten (bei ca. 25% nach 1-jähriger Therapie). Ihr Einfluss auf den langjährigen Therapieerfolg kann aber noch nicht zuverlässig beurteilt werden. Vergleicht man die Therapie mit Interferon und Lamivudin, so hat Interferon den Vorteil der kürzeren Behandlungsdauer, Lamivudin dagegen den der oralen Applikation, der besseren Verträglichkeit und des niedrigeren Preises.

Seit April 2003 ist **Adefovir** zur Therapie der chronischen Hepatitis B in Deutschland zugelassen. In den bisher vorliegenden Studien war Adefovir so wirksam wie Lamivudin. Bei Patienten mit HBeAg-positiver oder HBeAg-negativer chronischer Hepatitis B und kompensierter Lebererkrankung kam es nach 1-jähriger Therapie mit Adefovir (10 mg/d) zu einer signifikanten Verbesserung des histologischen Befundes, einer Normalisierung der Transaminasen und Reduktion der HBV-DNA-Werten. HBeAg-positive Patienten zeigten häufiger einen HBeAg-Verlust und eine Serokonversion als Plazebopatienten. Auch Patienten mit Lamivudin-resistenter Hepatitis B und kompensierter oder dekompensierter Lebererkrankung sprechen noch auf Adefovir an. Erkenntnisse zur optimalen Therapiedauer liegen nicht vor. Wegen fehlender Langzeitdaten und des erheblich höheren Preises ist es derzeit nicht für die Primärtherapie, sondern eher bei Lamivudin-resistenter Hepatitis B indiziert.

### *Hepatitis C*

Etwa 1–2% der Bevölkerung sind chronisch mit HC-Virus infiziert. Der asymptomatische HCV-Träger bedarf außer Alkoholkarenz keiner spezifischen Therapie. Bei Patienten mit progredienter Lebererkrankung (histologisch schwere Fibrose oder Zirrhose) besteht die Therapie der Wahl aus der Kombination von pegyliertem **Interferon α** mit dem Nukleosidanalogon **Ribavirin** (*Tabelle 4.6*). Die Pegylierung schützt Interferon vor dem proteolytischen Abbau und verlängert die Halbwertszeit, sodass konstantere und über längere Zeit höhere Wirkkonzentrationen als mit konventionellem Interferon erzielt werden. Peginterferone haben deshalb den Vorteil, nur einmal wöchentlich verabreicht werden zu müssen. Derzeit stehen zwei Präparate zur Verfügung: **Peginterferon α-2a** (Pegasys®) sowie **Peginterferon α-2b** (PegIntron®). Als Monotherapie sind beide Peginterferone etwa gleich wirksam wie die Kombination aus herkömmlichem Interferon α und Ribavirin. Dagegen ist die Kombination von Peginterferon mit Ribavirin der früher üblichen Standardtherapie aus Interferon α plus Ribavirin signifikant überlegen. Von dieser Überlegenheit profitieren vor allem Patienten mit dem schwierig zu behandelnden HCV-Genotyp 1. Die Dosierung von Ribavirin hängt vom Genotyp des Virus und Körpergewicht des Patienten ab. Mit dieser Kombinationstherapie können bis zu 50% der mit Genotyp 1 Infizierten und bis zu 80% der mit Genotyp 2 und 3 Infizierten dauerhaft geheilt werden.

### *Hepatitis D*

Das replikationsdefiziente HD-Virus tritt immer auf dem Boden einer HBV-Infektion auf. Die Behandlung der chronischen HDV-Infektion ist vor allem supportiv. Die Therapie mit wöchentlich 3-mal 9 Mio. I.E. **Interferon α** führt bei 50% der Patienten zu Verlust von HDV-RNA und Normalisierung von Transaminasen, jedoch tritt langfristig bei fast allen Patienten ein Rezidiv nach Absetzen der Therapie auf.

## Autoimmunhepatitis

Die Autoimmunhepatitis tritt vornehmlich bei jüngeren Frauen auf und ist vor allem durch Autoanti-

**Tabelle 4.6**
**Therapie der chronischen Hepatitis C**

| Wirkstoff | Präparat | Dosierung | Dauer |
|---|---|---|---|
| PEG-Interferon α-2a | Pegasys® | 180 µg/Woche, s.c. | |
| Ribavirin | Copegus® | Genotyp 1:<br>< 75 kg: 1000 mg/d oral<br>> 75 kg: 1200 mg/d oral | Genotyp 1:<br>48 Wochen |
| | | Genotyp 2 und 3:<br>800 mg/Tag oral | Genotyp 2 und 3:<br>24 Wochen |
| PEG-Interferon α-2b | PegIntron® | 1,5 µg/kg/Woche, s.c. | |
| Ribavirin | Rebetol® | < 65 kg: 800 mg/d oral<br>< 85 kg: 1000 mg/d oral<br>> 85 kg: 1200 mg/d oral | Genotyp 1:<br>48 Wochen<br>Genotyp 2 und 3:<br>24 Wochen |

Die unterschiedlichen Kombinationen und Dosierungen für Ribavirin ergeben sich aus den jeweiligen Zulassungsstudien und Fachinformationen.

körper, erhöhte IgG-Spiegel und gutes Ansprechen auf immunsuppressive Therapie charakterisiert. Bei mehr als zweifach erhöhten Transaminasen ist eine immunsuppressive Therapie mit Prednisolon allein oder in Kombination mit Azathioprin indiziert, wodurch bei 65% der Patienten eine Remission erreicht wird. Wegen der höheren Rate unerwünschter Wirkungen bei der Monotherapie mit Prednisolon (Initialdosis 60 mg/d, Reduktion in 4 Wochen auf eine Erhaltungsdosis von 20 mg/d) wird die Kombination von Prednisolon (Initialdosis 30 mg/d, Erhaltungsdosis 10 mg/d) mit Azathioprin (50–100 mg/d oral) bevorzugt. Nach 2- bis 3-jähriger Therapiedauer kann ein Auslassversuch unternommen werden. Etwa die Hälfte der Patienten erleidet ein Rezidiv, das eine Wiederaufnahme der Therapie erforderlich macht.

## Alkoholische Leberschäden

Chronischer Alkoholmissbrauch kann zu Fettleber, alkoholischer Hepatitis und Leberzirrhose führen. Alkoholabstinenz ist die wichtigste therapeutische Maßnahme. So genannte Leberschutzstoffe (z. B. Silymarin, essentielle Phospholipide, Ornithinaspartat und zahlreiche Vitaminkombinationen) beeinflussen den Verlauf der Erkrankung nicht. Die Wirkung von anabolen Steroiden und Propylthiouracil ist umstritten. Patienten mit schwerer Alkoholhepatitis und einer spontanen Enzephalopathie scheinen von einer Glucocorticoidtherapie zu profitieren (**Prednisolon** 40 mg/d, 4 Wochen lang).

## Leberzirrhose

Im Vordergrund der Therapie stehen allgemeine Maßnahmen wie Alkoholkarenz, Vermeiden hepatotoxischer Arzneimittel (s. Virushepatitis), ausgeglichene Kost, Schonung und Bettruhe im akuten Schub. Nichtsteroidale Antiphlogistika können durch eine Senkung der Nierenperfusion ein hepatorenales Syndrom auslösen und über Natrium- und Wasserretention Ödeme und Aszites verstärken. So genannte Leberschutzstoffe sind nicht wirksamer als Plazebos. Arzneimittel sind dagegen bei den im Folgenden dargestellten Komplikationen der Leberzirrhose notwendig.

### *Aszites*

Vor Beginn einer medikamentösen Therapie sollte eine maligne Grunderkrankung oder eine spontanbakterielle Peritonitis ausgeschlossen werden. Als Erstes werden Kochsalzaufnahme (3–5 g/d) und Flüssigkeitszufuhr (1–1,5 l/d) eingeschränkt. Wenn keine ausreichende Diurese in Gang kommt (1 kg Gewichtsverlust in 3 d), sind Diuretika indiziert. Da meistens ein sekundärer Aldosteronismus vorliegt, wird die Therapie mit dem Aldosteronantagonisten **Spironolacton** (100–400 mg/d oral) eingeleitet, auf die 90% der Patienten mit Zirrhose ohne weitere Komplikationen ansprechen. Die Diurese beginnt nach 2–4 d. Der tägliche Gewichtsverlust soll bei Patienten mit zusätzlichen Ödemen 1–2 kg/d, ohne Ödeme ca. 0,5 kg/d betragen. Bei ungenügender Diurese wird zusätzlich **Furosemid** (40–120 mg/d oral) gegeben. Sorgfältige Kontrolle des Elektrolyt- und Wasserhaushalts, da sowohl Hyper- als auch Hypokaliämie auftreten können. Wichtig ist die langsame Dosissteigerung zur Vermeidung einer forcierten Diurese, die zu Verdünnungshyponatriämie, metabolischer Alkalose, hepatischer Enzephalopathie und letztlich zum hepatorenalen Syndrom führen kann. Die Hyponatriämie (<125 mmol/l) erfordert das Absetzen des Diuretikums und weitere Beschränkung der Flüssigkeitszufuhr. Therapeutische Punktion nur bei hochgradigem Aszites.

### *Ösophagusvarizenblutung*

Lebensbedrohlicher Notfall, muss intensivmedizinisch unter endoskopischer Kontrolle behandelt werden:

- *Volumensubstitution* mit Frischblut oder Erythrozytenkonzentrat;
- endoskopische *Gummibandligatur* oder *Varizensklerosierung* mit **Polidocanol** (Aethoxysklerol Kreussler® 1%), in besonderen Fällen auch schon prophylaktisch ohne Blutung;
- bei anhaltender Blutung *Kompression* der Ösophagusvarizen durch Ballontamponade mit Sengstaken-Sonde (maximal 24–48 h);
- *Komaprophylaxe* mit **Neomycin** und **Lactulose** (s. hepatische Enzephalopathie);
- *Senkung des Pfortaderdrucks* durch Vasopressinanaloga oder Somatostatin. Diese führen zu einer ausgeprägten Vasokonstriktion im Splanchnikusgebiet mit folgender Verminderung des Pfortaderflusses und -drucks.

Geeignet ist das Vasopressinanalogon **Terlipressin** (Glycylpressin®, initial 1–2 mg i.v., danach alle 4 h 1 mg i.v., maximal 2–3 Tage lang), dessen Wirkung bis zu 6 h anhält. Gleichzeitig verabreichtes **Glyceroltrinitrat** (1,2 mg sublingual initial und 3 mg über Perfusor) kann ebenfalls den Pfortaderdruck senken und evtl. unerwünschte kardiale Wirkungen der Vasopressinanaloga (kontraindiziert bei Hypertonie und koronarer Herzkrankheit) verringern. **Somatostatin** (Somatostatin Curamed®, initial 250 µg i.v., danach 250 µg/h im Perfusor i.v.) und das Somatostatinanalogon **Octreotid** (Sandostatin®, initial 50 µg i.v., danach 25 µg/h i.v.) sind in ihrer Wirksamkeit dem Terlipressin vergleichbar. Somatostatin bzw. Octreotid rufen eine Konstriktion der arteriellen Splanchnikusgefäße hervor, aber, anders als Vasopressin, keine generalisierte Vasokonstriktion. Die Therapie ist jedoch kostspielig.

**Propranolol** senkt langfristig das Risiko von Rezidivblutungen bei Patienten mit Leberzirrhose. Man beginnt mit einer niedrigen Anfangsdosis von 3-mal 10 mg/d oral und bemisst die Dosis so, dass der Ruhepuls um 25% reduziert wird.

### *Hepatische Enzephalopathie*

Zerebrale Funktionsstörung, die von leichter Verwirrtheit bis zum Coma hepaticum reicht. Ursachen sind erhöhte Plasmakonzentrationen an Ammoniak, aromatischen Aminosäuren (Phenylalanin, Tyrosin, Tryptophan), Merkaptanen und verminderte Plasmakonzentrationen an verzweigtkettigen Aminosäuren (Valin, Leucin, Isoleucin). Die Therapie versucht, die bakterielle Bildung von Ammoniak im Dickdarm durch folgende Maßnahmen zu verringern:

- Reduktion der oralen Eiweißzufuhr kurzfristig auf tgl. 0,5 g/kg, langfristig auf 1 g/kg;
- Reinigung des Darms durch Einläufe oder Laxanzien. **Lactulose** verringert die Resorption von Ammoniak im Dickdarm. Die Dosis (3-mal 15–45 ml/d) soll so gewählt werden, dass tgl. 2–3 breiige Entleerungen erzielt werden und der pH-Wert des Stuhls zwischen 5 und 6 liegt. **Lactitol** wirkt wie Lactulose und wird als Pulver in einer Dosis von 3-mal 0,5–0,7 g/kg/d gegeben;
- Aminoglykosidantibiotika **Neomycin** oder **Paromomycin** (0,5–1 g alle 6 h oral) zur Verringerung der bakteriellen Ammoniakbildung im Dickdarm. Sie werden geringfügig resorbiert (1–3%). Daher muss bei Langzeittherapie, vor allem aber bei gleichzeitigen entzündlichen Darmerkrankungen oder bei Niereninsuffizienz, mit unerwünschten oto- und nephrotoxischen Wirkungen gerechnet werden;
- parenterale Zufuhr verzweigtkettiger Aminosäuren, jedoch nicht bei fulminantem Leberversagen, da hier alle Plasmaaminosäuren erhöht sind.

Der Benzodiazepinantagonist **Flumazenil** (Anexate®) zeigt nur bei 10% der Patienten eine günstige Wirkung auf die zentralen Symptome bei der hepatischen Enzephalopathie, hat nur eine kurze Wirkdauer und wird daher nicht für eine allgemeine Anwendung empfohlen. Die Gabe von Flumazenil ist allenfalls berechtigt bei Verdacht auf eine durch Benzodiazepine ausgelöste Enzephalopathie.

### *Primär biliäre Zirrhose*

Chronisch fortschreitende nichteitrige Entzündung kleiner intrahepatischer Gallenwege mit vermutlich autoimmuner Ätiologie. Versuche, die Progredienz zur Zirrhose durch Penicillamin, Azathioprin, Glucocorticoide oder Colchicin zu verhindern, waren nicht erfolgreich. Studien, in denen Patienten in frühen Erkrankungsstadien mit **Ursodeoxycholsäure** in Tagesdosen von 10–15 mg/kg über 2–4 Jahre behandelt wurden, zeigen eine Besserung der klinischen und histologischen Befunde sowie eine Verlängerung des Intervalls bis zur Lebertransplantation.

Symptomatische Therapie des *Pruritus* mit **Colestyramin**, das die Gallensäuren im Darm bindet und dadurch den Gallensäurepool verringert. Dosis 4 g zum Frühstück und evtl. je 4 g zu den anderen Mahlzeiten. Wirkungseintritt nach etwa 1 Woche. Als Nebenwirkung von Colestyramin können Steatorrhö und Malabsorption fettlöslicher Vitamine verstärkt auftreten. Die Therapie besteht in der Ernährung mit Fetten, die mittelkettige Fettsäuren enthalten, und der parenteralen Gabe der Vitamine A, D, E und K. Auch lokale Maßnahmen (z. B. 2–3% Menthol-Spiritus) können Linderung bringen. Besonders schnell wirkt **Rifampicin** (2- bis 4-mal 150 mg/d oral) auf den Pruritus. **Antihistaminika** mit einer in diesem Fall erwünschten sedierenden Wirkung (z. B. Clemastin, Tavegil®) werden ebenfalls bei Juckreiz gegeben.

## Morbus Wilson

Morbus Wilson ist eine erbliche Kupferspeicherkrankheit, die sich bevorzugt bei Kindern und Jugendlichen manifestiert. Ursache sind Mutationen im Wilson-Disease-Gen, das für einen Kupfertransporter kodiert. Dadurch wird die biliäre Kupferausscheidung vermindert, sodass Kupfer vermehrt besonders in Leber, Kornea und Basalganglien abgelagert wird. Das gespeicherte Kupfer lässt sich durch den Chelatbildner **Penicillamin** (Metalcaptase®) zur Ausscheidung bringen. Dosierung 4-mal 250 mg/d oral, Kinder 4-mal 5 mg/kg oral tgl., Dauerzufuhr ist nötig. Bei Schwangeren und bei Patienten, die Penicillamin nicht tolerieren, kann **Zinksulfat** (3-mal 50 mg/d) gegeben werden. Wahrscheinlich induziert orales Zinksulfat in der intestinalen Mukosa die Synthese des Enzyms

Metallothionin, das mit der Nahrung aufgenommenes Kupfer bindet, sodass die Kupferbilanz negativ wird. Daneben wird eine **kupferarme Diät** ohne Schokolade, Meeresfrüchte, Innereien, Nüsse und Pilze empfohlen. Bei akutem Leberversagen sowie bei Patienten mit M. Wilson im Endstadium einer Leberzirrhose ist die Lebertransplantation indiziert.

### Hämochromatose

Die hereditäre Hämochromatose ist eine häufige Stoffwechselkrankheit infolge von Mutationen im HFE-Gen, die durch gesteigerte intestinale Eisenresorption zu massiver Eisenüberladung führt. Hauptsymptome sind Hepatomegalie, Hautpigmentation, Diabetes mellitus, Impotenz und erhöhte Werte von Serumeisen (über 180 µg/dl), Serumferritin (über 300 ng/ml) und Transferrinsättigung (über 60%). Diagnosesicherung durch Eisenbestimmung in der Leberbiopsie. Ein ähnliches Krankheitsbild ist durch parenterale Eisenzufuhr nach Polytransfusionen möglich.

Standardtherapie ist der **Aderlass** von 500 ml 1- bis 2-mal pro Woche, wodurch 200–400 mg Eisen entfernt werden. Da der Eisenspeicher 20–40 g enthalten kann, werden oft 2–3 Jahre bis zur Normalisierung (Maßstab ist der Ferritinspiegel) benötigt. Danach jährlich 3–6 Aderlässe, wodurch die 5-Jahresüberlebenszeit von 33% auf 90% erhöht wird.

Weniger effektiv ist die Eisenelimination durch den Chelatbildner **Deferoxamin** (Desferal®). Aufgrund der kurzen Halbwertszeit (10 min) wird es in Dosen von 1–4 g/d über 12 h s.c. infundiert, wodurch jedoch nur 15–60 mg Eisen/d mobilisiert werden. Wegen neurotoxischer Nebenwirkungen ist Deferoxamin nur bei gleichzeitig bestehender Anämie indiziert.

## Gallenwegskrankheiten

### Cholelithiasis

#### *Gallenkolik*

Zunächst Versuch einer symptomatischen Therapie mit **Glyceroltrinitrat** 0,8 mg sublingual oder Spasmolytika wie **Butylscopolaminiumbromid** 20–40 mg i.m. oder langsam i.v. (max. 100 mg/d). Bei starken Schmerzen ist häufig eine Kombination von Spasmolytika mit den Opioiden **Pethidin** (50–100 mg langsam i.v.) oder **Pentazocin** (Fortral®, 30 mg langsam i.v.) erforderlich. Gut wirksam ist auch **Metamizol** (1000 mg) langsam i.v. in 1–2 min. Wegen seiner lebensgefährlicher Nebenwirkungen (Schock, Agranulozytose) darf Metamizol nur angewendet werden, wenn andere Mittel nicht ausreichend wirksam oder kontraindiziert sind. Morphin ist kontraindiziert, da es stärker als die genannten Opioide den Tonus des Sphincter Oddi erhöht. Bei Fortbestehen der Kolik und Auftreten von Fieber ist Klinikeinweisung wegen des Verdachts auf akute Cholezystitis erforderlich (Weiteres s. dort).

#### *Medikamentöse Litholyse*

Die orale Litholyse ist bei Patienten mit erhöhtem Operationsrisiko indiziert. Voraussetzungen sind unverkalkte Steine mit einem max. Durchmesser von 10 mm sowie eine funktionierende Gallenblase. Mit dem zunehmenden Einsatz laparoskopischer Verfahren bei der Cholezystektomie hat die Bedeutung der medikamentösen Litholyse und der Lithotrypsie stark abgenommen. Siehe auch Leitlinie Behandlung von Gallensteinen (März 2000): www.uni-duesseldorf.de/AWMF/ll/021-008.htm

Chenodeoxycholsäure und Ursodeoxycholsäure lösen über verschiedene Wirkungsmechanismen Cholesteringallensteine auf. Eine Kombinationstherapie, bestehend aus Chenodeoxycholsäure und Ursodeoxycholsäure, wird jedoch nicht mehr empfohlen, da sie mit den möglichen unerwünschten Wirkungen von Chenodeoxycholsäure (Anstieg der Transaminasen und des Cholesterins) belastet ist. Auch treten unter der Kombinationstherapie Durchfälle häufiger auf als unter Ursodeoxycholsäure. Die Monotherapie mit **Ursodeoxycholsäure** (10–15 mg/kg/d) führt abhängig von der Steingröße bei bis zu 70% der Patienten zu einer vollständigen Steinauflösung. Kontraindikationen sind chronische Hepatitis, Leberzirrhose, chronische Durchfallerkrankungen, Ulcus ventriculi oder duodeni und Gravidität. Therapiedauer je nach Steingröße 6–18 Monate. Die Therapie soll durch cholesterinarme Diät und Gewichtsreduktion bei Übergewicht unterstützt werden. Nach Therapieende treten innerhalb von 5 Jahren bei 50% der Patienten wieder Cholesterinsteine auf. Eine erneute Behandlung von etwa 6 Monaten ist sinnvoll.

### Cholezystitis

Die akute Cholezystitis entwickelt sich fast immer auf dem Boden eines Gallensteinleidens. Sekundär tritt bei ca. 60% der Patienten eine bakterielle Infektion hinzu (überwiegend E. coli, Klebsiellen, Enterokokken). Eine intensivmedizinische Überwachung ist erforderlich. Nahrungskarenz zur

Ruhigstellung der Gallenblase. Die akute Cholezystitis ist eine dringende Operationsindikation.

Antibiotische Behandlung bei leichteren Gallenwegsinfektionen mit **Amoxicillin** (3- bis 4-mal 1 g/d oral), bei schweren Infektionen **Mezlocillin** (3- bis 4-mal 2 g/d i.v. als Kurzinfusion in 30 bis 60 min), **Cephalosporine** (z. B. Cefotaxim 2-mal 1–2 g/d i.v. als Kurzinfusion), **Ciprofloxacin** (0,4 bis 0,8 g/d, i.v.) oder **Imipenem** (3- bis 4-mal 0,5 g/d i.v. Kurzinfusion), ggf. in Kombination mit **Gentamicin** (2- bis 3-mal 80 mg/d i.v.). Bei Infektion mit Anaerobiern Gabe von **Metronidazol** (2- bis 3-mal 500 mg/d oral). Schmerzbekämpfung mit Spasmolytika und bei heftigen Koliken mit Pethidin (s. Cholelithiasis). Bei der chronischen Cholezystitis ist die Cholezystektomie die Therapie der Wahl. Choleretika und Cholekinetika sind therapeutisch wirkungslos.

### Postcholezystektomiesyndrom

Beschwerden, die nach Cholezystektomie auftreten. Ursachen sind Störungen mit Bezug zu den Gallenwegen (Steine, Papillenstenose) oder nichtbiliäre Störungen (Refluxösophagitis, peptisches Ulkus, Pankreatitis). Die Therapie richtet sich nach der Ursache. Die Behandlung mit Choleretika ist nicht sinnvoll, da allein schon Nahrungszufuhr eine stärkere choleretische Wirkung hat als die in „Gallenwegstherapeutika" enthaltenen Substanzen.

## Pankreaskrankheiten

### Akute Pankreatitis

Wichtigste Ursachen sind Gallensteinleiden (50%) und Alkoholismus (40%). Pathogenetisch steht die intrapankreatische Aktivierung von Trypsinogen im Vordergrund, wodurch die Selbstverdauung eingeleitet wird. Man unterscheidet eine milde Form (ödematöse Pankreatitis bei 80% aller Patienten) von der nekrotisierenden Pankreatitis (20%), die mit Multiorganversagen und langwierigen Verläufen verbunden ist. Die Letalität liegt bei dieser Form bei 15–20%. Die Therapie erfolgt unter intensivmedizinischer Überwachung:

- *Nahrungs- und Flüssigkeitskarenz* und gleichzeitige parenterale Zufuhr von Elektrolytlösungen (3–5 l/24 h) für 1–2 Wochen bis zur klinischen Besserung gefolgt von schonendem Kostaufbau. Bei schweren Verlaufsformen ist eine Magensonde zur Ableitung von Flüssigkeitsansammlungen im oberen Gastrointestinaltrakt indiziert;
- *Schockprophylaxe* durch parenterale Volumensubstitution mit Elektrolyt-Glucoselösungen oder Kolloidlösungen. Initial meist 3–4 l notwendig;
- Schmerzbehandlung mit **Pethidin** (100 mg s.c. oder i.m. alle 3–4 h), **Pentazocin** (30 mg i.m. alle 3–4 h) oder durch i.v.-Dauerinfusion von **Procain** (2 g/24 h). Pethidin und Pentazocin wirken weniger stark spasmogen auf die glatte Muskulatur und auf den Sphincter Oddi als Morphin, das deshalb kontraindiziert ist.

Eine mit hoher Letalität behaftete Komplikation ist die bakterielle Kontamination von Nekrosen. Daher bei nekrotisierender Pankreatitis bereits im Initialstadium (vor Manifestation der Infektion) pankreasgängige **Antibiotika** geben (Imipenem, Piperacillin/Tazobactam, Mezlocillin, Ciprofloxacin, Cefuroxim, Clindamycin, Metronidazol). Als Gefahr einer solchen prophylaktischen Antibiotikagabe werden in jüngster Zeit zunehmend die Entwicklung lokaler Candidainfektionen in der Bauchspeicheldrüse sowie die Selektion grampositiver Bakterien gesehen.

Bei der schweren hämorrhagischen, nekrotisierenden Pankreatitis kann eine Operation erforderlich sein, wenn sich trotz intensivmedizinischer Therapie der Zustand des Patienten in den ersten Tagen der Erkrankung verschlechtert. Bei Verdacht auf biliäre Pankreatitis muss eine endoskopische retrograde Cholangiopankreatikographie (ERCP) mit evtl. Papillotomie und Steinextraktion durchgeführt werden.

Atropin, $H_2$-Rezeptorantagonisten, Glukagon, Calcitonin und Somatostatin hemmen die Magen- und Pankreassekretion und wurden daher in der Vergangenheit versucht. Mit keiner dieser Substanzen wurde in kontrollierten Studien der Verlauf der Pankreatitis und deren Letalität gebessert. Auch der Proteaseinhibitor **Aprotinin** (Trasylol®) hatte keinen Einfluss auf Verlauf und Letalität der Erkrankung.

### Chronische Pankreatitis

Hauptursache ist chronischer Alkoholmissbrauch. Oft bestehen starke Schmerzen, Maldigestion und Diabetes mellitus. Strikte und lebenslange **Alkoholkarenz** ist daher die wichtigste Voraussetzung für eine erfolgreiche Therapie. Auch potentiell pankreastoxische Arzneimittel (Sulfonamide, Thiaziddiuretika, Glucocorticoide) sind zu meiden.

**Enzymsubstitution** mit Pankreaspräparaten (Pankreatin) bei Maldigestion mit Steatorrhö. Sie ist indiziert, wenn die tägliche Stuhlfettausscheidung 7 g überschreitet und der Patient zunehmend an Gewicht verliert. Ausschlaggebend ist ein ausreichender Lipasegehalt. Als Richtdosis werden 20.000–40.000 Einheiten Lipase pro Mahlzeit gegeben, z. B. 1 Kps. Kreon® 40000 oder Panzytrat® 40000. Es sollten nur magensaftresistente Präparate verwendet werden, die nicht im sauren Magensaft inaktiviert werden. Kombinationspräparate sind ungeeignet, weil sie fast alle unterdosiert sind. Der Fettgehalt der Nahrung sollte unter 70 g/d liegen, ggf. erfolgt eine Substitution durch mittelkettige Triglyceride, die lipaseunabhängig resorbiert werden.

**Schmerzlinderung** gelingt bei einem Teil der Patienten durch Gabe von Pankreasenzympräparaten, die möglicherweise durch Unterbrechung eines negativen Feedback-Mechanismus die Pankreasenzymsekretion und damit die Schmerzsymptomatik vermindern. Bei akuten Schmerzen sind kurzfristig Analgetika (Acetylsalicylsäure, Paracetamol) oder sogar stark wirksame Opioide (Pethidin, Pentazocin, Buprenorphin) indiziert. Eine Dauertherapie mit Analgetika wird nicht einheitlich beurteilt, vor allem wegen des Abhängigkeitsrisikos durch Opioidanalgetika.

# 5 Gefäßkrankheiten

*Uwe Fricke*

## Arterielle Durchblutungsstörungen

### Chronische periphere arterielle Verschlusskrankheit

Die Verschlusskrankheit peripherer Arterien ist zu 95% arteriosklerotisch bedingt und befällt zu 90% die unteren Extremitäten. Sie verursacht die Symptome der peripheren arteriellen Durchblutungsstörungen und wird aus klinischer Sicht in 4 Stadien nach Fontaine eingeteilt (s. *Tabelle 5.1*). Die Therapie erfolgt stadienabhängig (s. auch Therapieempfehlungen der Arzneimittelkommission der Deutschen Ärzteschaft, www.akdae.de/35/10Hefte/index.html).Wichtigster Risikofaktor ist Rauchen, gefolgt von Hypertonie, Hypercholesterinämie und Diabetes mellitus. Häufig bestehen gleichzeitig koronare und zerebrale Durchblutungsstörungen.

#### *Asymptomatische Stenosen*

Das **Stadium I** der peripheren arteriellen Verschlusskrankheit ist die Domäne der Sekundärprävention:

- *Verminderung von Risikofaktoren:* Nikotinabstinenz (am wichtigsten!), Senkung eines erhöhten Blutdrucks, Therapie einer Hypercholesterinämie, optimierte Diabeteseinstellung, Gewichtsreduktion bei Übergewicht;
- *körperliche Bewegung:* Gehtraining;
- *Hemmung der Thrombozytenaggregation:* **Acetylsalicylsäure**, 75–325 mg/d oral.

Die Verminderung von Risikofaktoren und die Gabe von Acetylsalicylsäure zur Sekundärprävention gelten für alle vier Stadien der Verschlusskrankheit (*Tabelle 5.1*). Acetylsalicylsäure verlangsamt das Fortschreiten arteriosklerotischer Veränderungen an den extremitätenversorgenden Arterien und verhindert Rezidivverschlüsse nach lumeneröffnenden Eingriffen, verbessert aber nicht die Gehleistung. Bei Unverträglichkeit von Acetylsalicylsäure **Clopidogrel** (Iscover®, Plavix®) 75 mg/d oral. Klinisch relevante Studien zur Wertigkeit von Gehtraining und physikalischen Maßnahmen sowie von Thrombozytenfunktionshemmern im Stadium I liegen derzeit nicht vor.

#### *Belastungsschmerzen*

Typisches Symptom des Stadiums II sind Belastungsschmerzen in Form der Claudicatio intermittens an den Beinen oder der Dyspraxia intermittens an den Armen. Bei der Claudicatio wird – allerdings nicht einheitlich – eine schmerzfreie Gehstrecke von über 200 m, d. h. Gehstrecke subjektiv zufriedenstellend/geringer Leidensdruck (Stadium IIa), und von weniger als 200 m, d. h. Gehstrecke subjektiv unbefriedigend/hoher Leidensdruck (Stadium IIb), unterschieden.

**Gehtraining.** Therapie der Wahl ist aktives Bewegungstraining, um körpereigene Kompensationsmechanismen zu aktivieren und Belastungsschmerzen zu bessern. Die Durchblutung der Skelettmuskulatur unterliegt der Autoregulation

Tabelle 5.1
**Therapie der peripheren arteriellen Verschlusskrankheit**

| Therapie | Stadium I (Symptomlos) | Stadium II (Claudicatio intermittens) | Stadium III (Ruheschmerz) | Stadium IV (Nekrose, Gangrän) |
|---|---|---|---|---|
| Risikoreduktion | + | + | + | + |
| Bewegungstraining | (+) | + | 0 | (+) |
| Acetylsalicylsäure | (+) | + | + | + |
| Prostaglandine | 0 | (+) | + | + |
| Fibrinolyse[a] | 0 | (+) | + | + |
| Angioplastie | 0 | (+) | + | + |
| Gefäßchirurgie | 0 | 0 | + | + |

[a] nur bei Vorliegen von thrombotischen oder embolischen Gefäßverschlüssen.

durch lokal gebildete Metaboliten. Vor allem im Frühstadium der Krankheit werden gute therapeutische Erfolge erreicht, wodurch in 3–6 Monaten die Gehstrecken von 200–300 m auf 500–700 m erhöht werden können. Intensive Trainingsprogramme sollen mindestens über 6 Wochen bis zu 6 Monaten durchgeführt werden, z. B. tgl. 3-mal 30 min unter krankengymnastischer Anleitung, und in ein Dauertraining einmünden.

**Vasodilatatoren.** Oral gegebene Vasodilatatoren (z. B. Buflomedil, Ginkgo biloba, Naftidrofuryl, Nicotinsäurederivate, Pentoxifyllin) steigern die Durchblutung nur selten stärker als die maximal tolerable Belastung. Ihr wesentlicher konzeptioneller Nachteil ist die regionale Vasodilatation gesunder Gefäße. Da Kollateralgefäße nach derzeitigem Kenntnisstand nicht selektiv dilatierbar sind, sind bei vorwiegender Wirkung auf muskuläre und kutane Widerstandsgefäße Steal-Effekte möglich. Pentoxifyllin und Naftidrofuryl wurden am häufigsten in klinischen Studien untersucht. Neuere Daten zu **Pentoxifyllin** haben die positiven Ergebnisse früherer Studien nicht bestätigt und keine signifikanten Verlängerungen der Gehstrecke gezeigt. Mit **Naftidrofuryl** wurde in zwei neueren Studien eine mittlere Gehstreckenverlängerung um ca. 200 m beschrieben, die deutlich unter den mit reinem Gehtraining erzielbaren Verbesserungen liegt (s. dort).

### *Ruheschmerzen und Nekrosen*

**Lumeneröffnende Maßnahmen.** In den **Stadien III** und **IV** der arteriellen Verschlusskrankheit sowie ggf. im **Stadium IIb** nach erfolgloser Trainingstherapie steht die Wiederherstellung der obliterierten Strombahn durch lumeneröffnende Maßnahmen im Vordergrund (s. *Tabelle 5.1*). Zu diesen gehören die perkutane transluminale **Angioplastie** mittels Katheter, die operative Rekonstruktion mittels Bypass-Operation oder Thrombendarteriektomie und die **thrombolytische Therapie** mit Streptokinase, Urokinase oder Alteplase, wobei die Kombination einer lokalen Fibrinolyse (Katheterlyse) mit einem angioplastischen Verfahren zunehmend an Bedeutung gewinnt (s. auch akuter Arterienverschluss). Allerdings ist eine chirurgische Revaskularisierung aufgrund der allgemeinen und lokalen Operabilität nur in ca. 40% der Fälle möglich.

**Prostaglandine.** Sind lumeneröffnende Maßnahmen nicht erfolgreich oder nicht möglich, wird eine parenterale Gabe kurzwirkender Vasodilatatoren versucht. Mit dem Prostaglandin $E_1$-Präparat **Alprostadil** (Prostavasin®, 20 µg/d als i.a.- oder i.v.-Infusion über 60–120 min) wurden nach 3- bis 4-wöchiger Gabe positive Ergebnisse für einige klinische Endpunkte (Ulkusgröße, Ruheschmerz, Analgetikaverbrauch) beschrieben, die jedoch aufgrund des offenen Studiendesigns nicht aussagekräftig sind. Insbesondere ist in den vorliegenden Studien keine Verminderung der Amputationsrate nachgewiesen worden.

**Viskositätssenkung.** Mit der isovolämischen Hämodilution wird eine Senkung des Hämatokrits auf 35–38% angestrebt. Eingesetzt werden niedermolekulares **Dextran 40** (z. B. Rheomacrodex®) oder **Hydroxyethylstärke 200** (z. B. HAES-steril®) in Dosen von 500 ml/d über 10–14 d. Dadurch werden die Fließeigenschaften des Blutes verbessert.

**Schmerztherapie.** Neben richtiger Lagerung (Fußende leicht absenken, Ferse frei) können bei ischämischen Schmerzen nichtopioide Analgetika, bei Bedarf auch Opioide erforderlich sein, z. B. **Tramadol** 50–100 mg 3- bis 4-mal/d oral oder bei starken Schmerzen auch 30–60 mg **Morphin** oral morgens und abends.

**Lokaltherapie.** Gewebsläsionen müssen immer lokal behandelt werden. Bei bakteriellen Superinfektionen ist eine **systemische Antibiotikatherapie** unter Berücksichtigung des Antibiogramms indiziert. Weiteres s. Ulcus cruris.

## Raynaud-Syndrom

Beim primären Raynaud-Syndrom treten anfallsweise Vasospasmen an akralen Gefäßen der Finger überwiegend bei jüngeren Frauen auf. Die Auslösung erfolgt durch Kälte und emotionalen Stress, wahrscheinlich infolge eines erhöhten Sympathikustonus mit Aktivierung von Alpharezeptoren. Sekundär kann das Raynaud-Syndrom durch zahlreiche Krankheiten (z. B. Kollagenosen), aber auch durch Arzneimittel wie z. B. Sekalealkaloide, Betarezeptorenblocker und Clonidin verursacht werden.

Die ischämischen Attacken lassen sich in leichten Fällen durch Handschuhe, das Vermeiden von Kälte und Rauchverzicht verhindern. Haben die Patienten jedoch weiterhin Beschwerden, kann 30 mg retardiertes **Nifedipin** zur Nacht versucht werden, das meistens die Häufigkeit der Attacken senkt, allerdings bei 20–50% der Patienten nicht tolerable Nebenwirkungen auslöst. Weitere Alternativen sind andere Calciumantagonisten sowie ACE-Hemmer.

### Thrombangiitis obliterans

Die Thrombangiitis obliterans (Endangiitis obliterans) ist eine entzündliche Gefäßkrankheit der Intima kleiner und mittlerer Arterien. Sie kommt vor allem bei jungen Männern vor und führt rasch zu obliterierenden Thromben. Nikotin gilt als wesentlicher Auslösefaktor.

Grundlage der Therapie ist eine absolute **Nikotinabstinenz**. Die Hauptsymptome (Belastungs- und Ruheschmerzen, Nekrosen) werden wie bei der degenerativen arteriellen Verschlusskrankheit behandelt. In fortgeschrittenen Fällen wird als parenteraler Vasodilatator das Prostaglandinanalogon **Iloprost** (Ilomedin®) eingesetzt. Andere entzündliche Arterienkrankheiten wie Panarteriitis nodosa, Riesenzellarteriitis oder Arteritiden bei Kollagenosen müssen diagnostisch abgegrenzt werden, da hier frühzeitig Glucocorticoide oder Immunsuppressiva indiziert sind.

### Akuter Arterienverschluss

Lebensbedrohlicher Zustand (25–50% Letalität, 25% Amputation). Hauptursache ist die arterielle Embolie, die durch Ablösung kardialer Thromben bei absoluter Arrhythmie, Mitralvitien und frischem Myokardinfarkt entsteht. Weitere Ursachen sind arterioarterielle Embolien bei Arteriosklerose oder Aneurysmen, arterielle Thrombosen, Arterientraumen und paradoxe Embolien. Sofortmaßnahmen für den Transport in die Klinik:

- **Heparin** 10.000 I.E. i.v., um die Appositionsthrombose zu verhindern;
- **Morphin** 10 mg langsam i.v. zur Schmerzbehandlung;
- **Tieflagerung** der befallenen Extremität und Watteverband gegen Auskühlung.

Kontraindiziert sind intramuskuläre oder intraarterielle Injektionen (Blutungsgefahr bei späterer Fibrinolyse!). Keine Vasodilatatoren intraarteriell oder systemisch geben!

Bei arterieller Embolie im Bereich von Bauchaorta, Beckenarterien, Mesenterial- und Nierenarterien wird grundsätzlich eine chirurgische **Embolektomie** durchgeführt.

Bei Verschluss peripherer Arm- und Beinarterien (distal der Femoralisgabel) wird in zunehmendem Maße die **perkutane Thromboembolektomie** mit rotierenden oder hydrodynamischen Kathetern eingesetzt, wodurch eine Rekanalisation des Verschlusses in kürzerer Zeit erreicht wird. Eine primäre Wiedereröffnung gelingt bei 90% der Patienten. Beim gleichen Eingriff können thrombotische Reste durch Infusion eines Fibrinolytikums und arteriosklerotische Läsionen durch Angioplastie mittels Ballonkatheter entfernt werden.

Alternativ wird eine **lokale intraarterielle Thrombolyse** durch Infusion eines Fibrinolytikums über einen Lysekatheter am proximalen Verschlussende vorgenommen. Die lokale Katheterlyse benötigt geringere Dosen, sie hat deshalb weniger Nebenwirkungen und gleichzeitig höhere Wiedereröffnungsraten als die systemische Lyse. Die Lysedauer ist allerdings erheblich länger als bei der mechanischen Katheterthrombektomie und beträgt je nach Länge des Gefäßverschlusses 1–6 h, gelegentlich bis zu 48 h. Die Fibrinolytika werden in folgenden Dosen für die lokale Lyse verwendet:

- **Streptokinase** 1000–2000 I.E. in Intervallen von 3–5 min. Behandlungsdauer abhängig von der Länge und Lokalisation des Gefäßverschlusses bis zu 3 h; maximale Gesamtdosis 120.000 I.E.,
- **Urokinase** 4000 I.E./min bis zur Wiedereröffnung, danach 1000 I.E./min bis zur vollständigen Lyse des Thrombus oder
- **Alteplase** (t-PA) 0,5–1 mg/h (keine zugelassene Indikation).

Infolge einer Aktivierung der systemischen Fibrinolyse sind das Risiko lebensbedrohlicher Blutungen (5,6%) und die Letalität (1,5%) erhöht. Daher ist neben der klinischen Überwachung eine Laborkontrolle vor allem anhand von Thrombinzeit, aktivierter partieller Thromboplastinzeit (aPTT) und Fibrinogenspiegel obligat. Bereits während der Lyse sollte eine ausreichende **Antikoagulation** gewährleistet sein, die in der Regel durch Heparin i.v. erreicht wird. An die Lyse schließt eine weitere Antikoagulation mit Heparin über 4–8 d an, danach überlappend mit Phenprocoumon (Marcumar®) oral (s. auch Phlebothrombose).

## Venenkrankheiten

### Varizen

Häufigste Venenkrankheit, die fast ausschließlich die Beine betrifft. Primäre Varizen entstehen auf der Basis einer konstitutionellen Venenwandschwäche. Sie können durch Schwangerschaft, sitzende und stehende Tätigkeit, aber auch durch hormonale Kontrazeptiva begünstigt werden. Unterschieden werden Stammvenenvarizen (Erweiterung der Hauptstämme der V. saphena magna bzw. parva), Seitenastvarizen (Erweiterung der Seitenäste der V. saphena magna und der V. saphena parva), Perforansvarizen (Erweiterung der Verbindungsvenen zwischen oberflächlichem und tiefem Beinvenensystem), retikuläre Varizen (kutane Venektasien) und Besenreiservarizen (intradermale

Mikrovarizen) sowie die Leitveneninsuffizienz (Insuffizienz der tiefen Leitvenen). Besenreiservarizen und retikuläre Varizen werden auch unter der Bezeichnung Corona phlebectatica paraplantaris zusammengefasst. Sekundäre Varizen beruhen auf einer vorausgegangenen Schädigung der tiefen Venen. Meist sind sie Folge einer Thrombose und fungieren als Kollateralen. Unbehandelt ist der Verlauf der medizinisch bedeutsamen Varikosis von einer hohen Inzidenz an Komplikationen wie chronisches Ödem, trophische Hautstörungen, Ulcus cruris, Varikophlebitis oder tiefe Beinvenenthrombose geprägt.

Basis der Varizenbehandlung sind folgende **Allgemeinmaßnahmen** (s. auch Leitlinie der Deutschen Gesellschaft für Gefäßchirurgie, www.uni-duesseldorf. de/AWMF/ll/037-016.htm):

- Aktivierung der Muskelpumpe durch Bewegung und Sport,
- weitgehende Vermeidung stehender Tätigkeiten,
- Hochlagerung der Beine beim Sitzen,
- Gewichtsreduktion bei Übergewicht.

Die **Kompressionsbehandlung** ist die wirksamste Maßnahme, um die venöse Stauung und die chronische venöse Insuffizienz zu verhindern [s. Leitlinien zum Phlebologischen Kompressionsverband (www.uni-duesseldorf.de/AWMF/ll/037-005.htm), Leitlinien zum Medizinischen Kompressionsstrumpf (www.uni-duesseldorf.de/AWMF/ll/037-004.htm), Deutsche Gesellschaft für Phlebologie]. Als primäre Maßnahme werden Kompressionsverbände (Kurzzug- und Langzugbinden) eingesetzt. Kompressionsstrümpfe (Klasse I–IV) sollen nach Entstauung des Beins die erzielte Besserung erhalten. Zweckmäßigerweise sollen sie bereits am Morgen angezogen werden. Wegen der oft geringen Akzeptanz durch die Patienten ist eine intensive Information über den präventiven Wert dieser Therapie besonders wichtig. Als absolute Kontraindikation einer Kompressionsbehandlung gelten die fortgeschrittene arterielle Verschlusskrankheit, die dekompensierte Herzinsuffizienz, die septische Phlebitis und die Phlegmasia coerulea dolens. Risiken werden ferner bei nässenden Dermatosen, Sensibilitätsstörungen der Extremität, fortgeschrittener peripherer Neuropathie (z. B. bei Diabetes mellitus) und bei primär chronischer Polyarthritis gesehen.

**Arzneimittel** sind entbehrlich. Die Wirksamkeit von Venenmitteln und Heparinsalben ist nicht gesichert. Auch Diuretika sind für die *Dauerbehandlung* venös bedingter Ödeme *nicht* geeignet, weil durch die potentielle Hämokonzentration der venöse Abfluss erschwert sein kann und daraus eine Stase mit erhöhter Thromboseneigung resultiert. Prinzipiell zu vermeiden sind Schleifendiuretika. Allenfalls zur Einleitung einer Kompressionstherapie wird eine kurzzeitige Anwendung von Thiaziddiuretika zur Ausschwemmung venös bedingter Ödeme anerkannt.

Eine lokale **Verödung** kann bei kleineren Varizen vorgenommen werden. Dabei sollten nichtvariköse Segmente geschont werden, weil Unterschenkelvenen für Bypass-Operationen eingesetzt werden. Ein vielfach verwendetes Verödungsmittel ist **Polidocanol** (Aethoxysklerol Kreussler® 0,5–4%), das zusätzlich lokalanästhetisch wirkt und eine weitgehend schmerzfreie Sklerosierung ermöglicht. Es schädigt das Gefäßendothel und erzeugt dadurch eine Thrombose mit anschließender Obliterierung der Varizen. Je nach Größe des zu verödenden Areals werden 0,2–1 ml intravasal injiziert (maximal 2 mg Polidocanol/kg Körpergewicht/d). Unmittelbar nach der Verödung erhalten die Patienten einen Kompressionsverband und müssen 30 min in der Praxis gehen. Je nach Ausdehnung der Varizen können mehrere Wiederholungsbehandlungen erforderlich sein. Komplikationen können durch paravenöse oder arterielle Injektion (Nekrosebildung, Gefäßverschluss und Gangrän) oder durch Unverträglichkeitsreaktionen eintreten.

Eine **Operation** („Stripping“ nach Babcock) kommt bei Stammvarikose in Frage, gelegentlich auch bei ausgeprägter Perforansinsuffizienz. Sie ist bei sekundären Varizen meist kontraindiziert.

## Thrombophlebitis

Thrombotische Verlegung subkutaner Venen mit Rötung, Schwellung und z. T. erheblichen Schmerzen. Im Bereich varikös degenerierter Venen werden Thrombosen als Varikophlebitis bezeichnet.

Die Therapie besteht in einem straff angelegten **Kompressionsverband.** Bei Varikophlebitis kann der Thrombus auch durch Stichinzision und Ausdrücken entfernt werden. Bei Schmerzen können **nichtsteroidale Antiphlogistika** wie Acetylsalicylsäure oder Diclofenac, bei Kontraindikationen alternativ Paracetamol eingesetzt werden. Meist genügen lokal kühlende Maßnahmen. Die Patienten sollten nicht immobilisiert werden, da eine Emboliegefahr nur bei mündungsnaher Thrombophlebitis der Vena saphena magna oder Vena saphena parva besteht.

## Phlebothrombose

Akuter thrombotischer Verschluss tiefer Venen, der überwiegend an den unteren Extremitäten auftritt.

Er entsteht häufig nach längerer Ruhigstellung, nach Operationen, bei vorgeschädigten Venen, aber auch nach Gabe von Ovulationshemmern. Symptome können initial spärlich und uncharakteristisch sein. Angegeben werden Schwere- und Spannungsgefühl im Bein, leichte Wadenschmerzen, Schwellneigung des Unterschenkels und Abnahme dieser Beschwerden im Liegen. Im fortgeschrittenen Stadium kommt es zu Schwellung, Überwärmung und sichtbarer Umfangszunahme. Die Objektivierung erfolgt durch Phlebographie, Sonographie, vor allem durch farbkodierte Duplexsonographie, Venenverschlussplethysmographie sowie durch Bestimmung der D-Dimere (Abbauprodukt des Fibrins).

Therapieziele sind zunächst die Verhinderung einer Lungenembolie und des Thrombuswachstums. Dazu werden neben den **Allgemeinmaßnahmen** (Kompressionstherapie, Hochlagerung der betroffenen Extremität) Antikoagulanzien und Fibrinolytika (s. *Tabelle 5.2*) unter Beachtung der Kontraindikationen eingesetzt. Die früher empfohlene Bettruhe wird heute mit Ausnahme von proximalen Thrombosen, z. B. der Iliakalvenen, als entbehrlich oder sogar ungünstig angesehen (s. auch Leitlinie der Deutschen Gesellschaft für Angiolo-

Tabelle 5.2
**Antikoagulanzien und Fibrinolytika**

| Wirkstoff | Präparat (Auswahl) | Molekulargewicht | Halbwertszeit | Bioverfügbarkeit [%] | Tagesdosis |
|---|---|---|---|---|---|
| **Vitamin-K-Antagonisten** | | | | | |
| Phenprocoumon | Marcumar® | 280 | 7 d | >90 | 1–4,5 mg |
| Warfarin | Coumadin® | 330 | 37 h | 93 | 2,5–10 mg |
| **Unfraktioniertes Heparin** | | | | | |
| Heparin | Liquemin® | 15.000 | 1,5–2 h | 15–30 | 2- bis 3-mal 5000 I.E[a]<br>5000 I.E. als Bolus, dann 1000 I.E./h[b] |
| **Niedermolekulare Heparine** | | | | | |
| Certoparin | Mono-Embolex® | 6000 | 4,3 h | >90 | 3000 anti-Xa I.E. (18 mg)[a]<br>2-mal 8000 I.E.[b] |
| Dalteparin | Fragmin® | 6000 | 3,8 h | 87 | 2500 anti-Xa I.E. (15 mg)[a] |
| Enoxaparin | Clexane® | 4500 | 4,4 h | 92 | 2000 anti-Xa I.E. (20 mg)[a]<br>2-mal 100 I.E./kg[b] |
| Nadroparin | Fraxiparin® | 4300 | 3,5 h | 98 | 2850 anti-Xa I.E. (25 mg)[a]<br>2-mal 950 I.E./kg[b] |
| Reviparin | Clivarin® | 4150 | 3–4 h | 95 | 1750 anti-Xa I.E. (13,8 mg)[a] |
| Tinzaparin | Innohep® | 6500 | 1,5 h | 90 | 3500 anti-Xa I.E. (42,2 mg)[a]<br>1-mal 175 I.E./kg[b] |
| **Heparinoide** | | | | | |
| Danaparoid | Orgaran® | 6000 | 25 h | 100 | s. Text |
| Fondaparinux | Arixtra® | 1728 | 15 h | 100 | 1-mal 2,5 mg |
| **Hirudine** | | | | | |
| Desirudin | Revasc® | 7000 | 2–3 h | 100 | 2-mal 15 mg[a] |
| Lepirudin | Refludan® | 7000 | 1 h | 85–100 | s. Text |
| Bivalrudin | Angiox® | 2180 | 25 min | 100 | 0,75 mg/kg als Bolus, dann 1,75 mg/kg/h |
| **Fibrinolytika** | | | | | |
| Streptokinase | Streptase® | 47.000 | 60 min | 100 | s. Text |
| Urokinase | Actosolv® | 54.000 | 10 min | 100 | s. Text |
| Alteplase | Actilyse® | 64.000 | 5 min | 100 | s. Text |

[a] Prophylaxe, [b] Therapie.

gie – Gesellschaft für Gefäßmedizin, www.uni-duesseldorf.de/AWMF/II/065-002.htm).

### *Antikoagulation*

Zur frühzeitigen Antikoagulation ist **Heparin** indiziert. Es hat einen schnellen Wirkungseintritt, verhindert das appositionelle Wachstum des Thrombus und ermöglicht damit den Abbau durch die endogene Fibrinolyse. Beginn mit Bolusinjektion von 80 I.E./kg Körpergewicht oder 5000–10.000 I.E. i.v. unfraktioniertem Heparin und anschließend als intravenöse Dauerinfusion mit 18 I.E./kg Körpergewicht und Stunde oder 800–1200 I.E./h unter Kontrolle der aktivierten partiellen Thromboplastinzeit (aPTT), die gegenüber dem Ausgangswert auf das 1,5- bis 2,5fache verlängert sein soll. Alternativ kann 3-mal 12.500 I.E. oder 2-mal 25.000 I.E. Heparin subkutan gegeben werden. Schwere Blutungskomplikationen gibt es bei 3–7% der Patienten, vor allem bei Vorliegen von Risikofaktoren (vorangegangene Operationen, Ulkusanamnese). Ebenso gut wirken niedermolekulare Heparine (s. *Tabelle 5.2*).

Bei Patienten mit heparininduzierter Thrombozytopenie Typ II stehen mit Lepirudin und Danaparoid zwei Alternativen zur Verfügung. Das rekombinante Hirudin **Lepirudin** (Refludan®) wird in einer Dosierung von 0,4 mg/kg als i.v. Bolus, gefolgt von 0,15 mg/kg als kontinuierliche i.v.-Infusion über 2–10 d oder länger gegeben. Das Heparinoid **Danaparoid** (Orgaran®) wird initial ebenfalls als i.v.-Bolus von 2500 Anti-Xa-Einheiten angewandt (Patienten <55 kg 1250 E, Patienten >90 kg 3750 E), dann 400 E/h über 4 h und 300 E/h über weitere 4 h mit anschließender Erhaltungsinfusion von 150–200 E/h über 5–7 d.

Nach 4–8 d geht man überlappend auf orale Antikoagulation mit **Phenprocoumon** über und setzt die parenterale Medikation wegen des verzögerten Eintritts der vollen Wirkung des Vitamin-K-Antagonisten erst dann ab, wenn die INR (International Normalized Ratio) nach 4–5 d bei 2–3 liegt. Die Antikoagulation wird je nach Indikation 3–12 Monate fortgeführt, bei Rezidivthrombosen und genetisch bedingten Gerinnungsdefekten noch länger.

### *Thrombolyse*

Die Fibrinolytika **Streptokinase**, **Urokinase** oder **Alteplase** können zusätzlich eingesetzt werden. Bisher ist jedoch nicht gesichert, ob eine Lungenembolie durch Thrombolyse besser als durch alleinige Antikoagulation verhindert wird, zumal die Blutungsgefahr zusätzlich erhöht ist. Fibrinolytika beschleunigen allerdings die Lyse des Thrombus, schonen die Venenklappen und senken dadurch das Risiko eines postthrombotischen Syndroms. Bei frühzeitigem Beginn innerhalb von 6 d wird in 50–70% der Fälle eine komplette Rekanalisation erreicht. Nach 1–3 Wochen gelingt die Vollrekanalisation nur noch bei 20%, weitere 40–50% der Patienten weisen eine Teilrekanalisation auf. Entsprechend kommt es auch seltener zu einem postthrombotischen Syndrom. Dosierungsschemata sind:

- **Konventionelle Dosierung:**
  **Streptokinase** initial 250.000 I.E. in 30 min i.v., anschließend 100.000 I.E./h nach klinischem Erfolg für max. 5 d,
  **Urokinase** bei tiefen venösen Thrombosen initial 250.000–600.000 I.E. in 10–20 min i.v., anschließend 40.000–100.000 I.E./h nach klinischem Erfolg, üblicherweise für 7–14 d oder
  **Alteplase** 0,5–1 mg/h (keine zugelassene Indikation).
- **Hochdosierte Kurzzeitlyse:**
  **Streptokinase** initial 250.000 I.E. in 30 min i.v., anschließend stündliche Erhaltungsdosen von 1,5 Mio. I.E. über 6 h, ggf. Wiederholung der 6-stündigen Infusion am nächsten Tag.

Unterschiede dieser Verfahren sind bisher nicht belegt. Urokinase und Alteplase haben den Vorteil der fehlenden Antigenität, sind aber teurer als Streptokinase. Die hochdosierte Kurzzeitlyse hebt sich durch eine verkürzte Behandlungsdauer hervor. Um der erhöhten Thrombosegefahr vorzubeugen, die nach jeder Thrombolyse besteht, wird während und nach der Lyse eine **Antikoagulation** mit Heparin und anschließend mit Phenprocoumon durchgeführt (s. oben). Gefährlichstes Risiko der Thrombolysetherapie sind Blutungen, die in etwa 10% zum Therapieabbruch führen. Tödliche Blutungen treten in weniger als 1% der Fälle auf.

Die **Thrombektomie** ist die Therapie der Wahl bei der Phlegmasia coerulea, einer Thrombosierung aller großen Venen einer Extremität mit starker Ödembildung und heftigsten Schmerzen. Bei Patienten mit akuten Bein- oder Beckenvenenthrombosen kommt sie nur in 15–20% der Fälle in Frage, vor allem bei Kontraindikationen und erfolglosem Lyseversuch.

### *Thromboseprophylaxe*

Da es bisher keine einfachen und sicheren Methoden zur Frühdiagnose von Venenthrombosen gibt, wird bei immobilisierten Patienten generell eine Thromboseprophylaxe durchgeführt. Sie ist am häufigsten bei chirurgischen Eingriffen notwendig, aber auch bei anderen bettlägerigen Patienten (Apoplexie, Myokardinfarkt, Herzinsuffizienz etc.). Bei Hochrisikopatienten mit Phlebothrombose, Lungenembolie, ausgedehnten Bauch- und Beckenoperationen oder Hüftgelenkersatz werden mitunter zusätzliche Maßnahmen zur Thromboseerkennung empfohlen.

Siehe hierzu auch die Interdisziplinäre Leitlinie der Deutschen Gesellschaft für Chirurgie www.uni-duesseldorf.de/AWMF/II/003-001.htm.

**Physikalische Maßnahmen** sind die Basis der Prophylaxe. Dazu gehören Beinhochlagerung, Bewegungsübungen, intermittierende pneumatische Wadenkompression, Kompressionsstrümpfe und Frühmobilisation.

**Antikoagulation** mit niedrig dosiertem Heparin ist die häufigste Form der Thromboseprophylaxe. Gerinnungskontrollen erübrigen sich, da niedrige Heparindosen die partielle Thromboplastinzeit (PTT) nicht verlängern. Zwei Heparingruppen stehen zur Auswahl:

- **Unfraktioniertes Heparin** mit einem mittleren Molekulargewicht von 15.000 Dalton (z. B. Liquemin®). Dosis 5000 I.E. oder 7500 I.E. s.c. 2 h präoperativ und anschließend 2- bis 3-mal tgl. 5000 I.E. oder 2-mal tgl. 7500 I.E. über mindestens 5 d.
- **Niedermolekulare Heparine** mit einem mittleren Molekulargewicht von 4000–6000 Dalton 2 h präoperativ und ab erstem postoperativen Tag gleiche Dosis 1-mal tgl. morgens.

Die niedermolekularen Heparine sind nicht einheitlich. Sie sind auf Anti-Faktor-Xa-Einheiten standardisiert, werden jedoch nach Milligramm unterschiedlich dosiert (s. *Tabelle 5.2*). Eine Senkung des Blutungsrisikos wurde nicht erzielt. Vorteilhaft ist die längere Halbwertzeit und damit die einmalige Gabe pro Tag.

**Fondaparinux** (Arixtra®) ist ein synthetisches Heparinoid (sulfatiertes Pentasaccharid) und zur Thromboseprophylaxe in der elektiven (Hüft- und Kniegelenkersatz) und nicht elektiven (Hüftfraktur) Hochrisikochirurgie zugelassen. Im Vergleich mit einem niedermolekularen Heparin (Enoxaparin) reduzierte es das Gesamtrisiko thromboembolischer Ereignisse um >50%. Unterschiede hinsichtlich venöser thromboembolischer Ereignisse, tödlicher pulmonaler Embolien und Letalität ergaben sich nicht. Fondaparinux wird 1-mal tgl. in einer Dosierung von 2,5 mg s.c., beginnend 6 (–12) h postoperativ, gegeben. Behandlungsdauer 5 bis max. 9 d.

Alternativ kann auch rekombinantes Hirudin **Desirudin** (Revasc®), 15 mg 2-mal/d s.c. über 12–15 d, eingesetzt werden. Bei Patienten mit Hüft- und Kniegelenkoperationen ist es wirksamer als unfraktioniertes und niedermolekulares Heparin, aber auch erheblich teurer. Rekombinantes Hirudin kann darüber hinaus alternativ bei Patienten mit heparininduzierter Thrombozytopenie (HIT) Typ II eingesetzt werden.

## Postthrombotisches Syndrom

Hiermit wird eine Reihe von Symptomen erfasst, die sich nach einer tiefen Bein- oder Beckenvenenthrombose entwickeln können. Das Krankheitsbild reicht von diskreter Schwellungsneigung bis zu manschettenförmigen Ulzerationen. Im Vordergrund der Behandlung stehen physikalische Maßnahmen, insbesondere eine optimale Kompression (Kompressionsverbände, -strümpfe). Zur Beseitigung insuffizienter Vv. perforantes bzw. Ausschaltung einer sekundären Stammvarikose ggf. operatives Vorgehen.

## Chronische venöse Insuffizienz

Die chronische venöse Insuffizienz ist eine Spätfolge von Varikose, Perforansinsuffizienz oder tiefer Beinvenenthrombose (postthrombotisches Syndrom). Nach dem klinischen Verlauf werden drei Stadien unterschieden. Im Stadium I finden sich Stauungszeichen am Fuß (Corona phlebectatica paraplantaris), gefolgt von trophischen Veränderungen (Stadium II) mit Pigmentverschiebungen und Depigmentierungen (Dermatoliposklerose, Hyperpigmentierung, Atrophie blanche). Endstadium (III) ist das Ulcus cruris venosum.

Wichtigste therapeutische Maßnahme ist der **Kompressionsverband** (cave arterielle Durchblutungsstörungen). Auch Allgemeinmaßnahmen zur Prophylaxe von Varizen (s. dort) und venöser Stauung sind wichtig. Gelegentlich kann die Unterbindung von Perforansvenen oder eine Sklerosierung nützlich sein. Eine medikamentöse Therapie mit sog. Venenmitteln sowie die kurzzeitige Gabe von Diuretika zur Ausschwemmung venös bedingter Ödeme ist entbehrlich, da sie den Venendruck bei venöser Insuffizienz kaum senken. Dagegen besteht die Gefahr der Hämokonzentration und erhöhten Thromboseneigung.

## Ulcus cruris

Etwa 60–80% der Beinulzera sind venöser Ursache und bevorzugt im Bereich der Unterschenkelinnenseite lokalisiert. Bei 10–25% der Patienten liegt ein arterielles Leiden zugrunde, weitere 10–15% weisen eine begleitende rheumatoide Arthritis auf und 5–12% einen Diabetes mellitus. Differentialdiagnostisch sind daher ischämisch-arterielle Ulzera und diabetische Ulzera abzugrenzen, aber auch das relativ seltene Pyoderma gangraenosum, eine ulzerierende, nichtinfektiöse Hauterkrankung unklarer Ätiologie, die u. a. bei entzündlichen Darmerkrankungen (Colitis ulcerosa, Morbus Crohn) vorkommt, sowie Ulzera im Gefolge von Infektionen wie Mykosen, bakterielle (Pyodermie, Erysipel, Ekthymata) und virale Infektionen (Herpes simplex, Herpes zoster) oder Infektionen durch Protozoen (Leishmaniose) sowie bei malignen Erkrankungen oder infolge hämostasiologischer Ursachen wie Protein-C-, Protein-S- oder AT-III-Mangel.

Im Vordergrund der Therapie des venösen Ulcus cruris stehen die **Kompressionsbehandlung** und die Motivation des Patienten zu ausreichender Bewegung (s. auch Leitlinie der Deutschen Gesellschaft für Phlebologie. www.uni-duesseldorf.de/AWMF/II/037-0091.htm). Darüber hinaus sind eine kontinuierliche Wundreinigung, Maßnahmen zur Vorbeugung und Behandlung einer Infektion sowie das Anlegen einer Wundauflage wesentliche Grundlagen eines jeden Verbandwechsels. Dabei steht das Prinzip der feuchten Wundheilung ganz im Vordergrund der differenzierten Wundtherapie.

Abhängig vom Wundtyp stehen verschiedene Wundauflagen zur Verfügung:

- in der Exsudations- bzw. Reinigungsphase Polyurethanschaumstoffe, Alginate und aktivkohlehaltige Wundauflagen zur Aufnahme von Wundsekret, Eiter und Zelldetritus,
- in der Granulationsphase Hydrokolloide und Hydrogele,
- in der Epithalisierungsphase transparente Folienverbände aus Polyurethanfilm.

Die Wundreinigung und -behandlung des Ulcus cruris erfolgt primär durch mechanisches oder chirurgisches Débridement ggf. in Anästhesie mittels Kürettage oder Pinzette und Skalpell. Eine (neuerdings wieder entdeckte) Alternative ist die Madentherapie, die sich desinfizierter Larven (ca. 10–15/cm² Ulkusfläche) der goldgrünen Schmeißfliege (*Lucilia sericata*) bedient. Klinische Studien belegen nach 3-maliger Applikation über jeweils 3 d eine >50%ige Reduktion der Nekrosefläche sowie eine Verdoppelung der Granulationsfläche. Unerwünschte Wirkungen bestanden in Schmerzen (33%), Blutungen (34%), grippeähnlichen Symptomen (9%) und Fieber (7%).

Der Nutzen proteolytischer und kollagenolytischer Enzyme (z. B. Fibrinolysin, Streptokinase, Kollagenase) zur enzymatischen Wundreinigung ist dagegen nicht belegt. Auch Antiseptika aus der Gruppe der Chinolinderivate und Triphenylmethanfarbstoffe sowie Lokalantibiotika und Antimykotika sind von fragwürdigem Wert und wegen ihrer wundheilungshemmenden Eigenschaften bzw. des hohen Sensibilisierungsrisikos abzulehnen. Als Mittel der Wahl zur Behandlung lokaler Wundinfekte gelten das Antiseptikum **Octenidin** (Octenisept®) oder silberhaltige Wundauflagen. Prinzipiell wird jedoch eine Infektion durch Ulkusreinigung und Wiederherstellung der normalen Blutzirkulation wirksam bekämpft. Allenfalls bei Sekundärinfektionen in der Umgebung kann eine systemische Antibiotikatherapie nach Antibiogramm erforderlich sein.

# 6 Gynäkologie und Geburtshilfe

*Ulrich Schwabe*

## Störungen der Ovarialfunktion

Die *primäre Ovarialinsuffizienz* ist durch fehlendes oder unzureichendes Ovargewebe bedingt, z. B. durch genetische Störungen, prämature Menopause, Bestrahlung oder zytostatische Chemotherapie. Gonadotropinspiegel sind erhöht, weil das Ovar aufgrund fehlender Follikel keine Östrogene bildet (hypergonadotrope Ovarialinsuffizienz). Die Patientinnen sind steril, können aber vor den Folgen des Hormonmangels durch die Gabe von **Östrogen-Gestagen-Kombinationen** (z. B. Cyclo-Progynova®) geschützt werden.

Die *sekundäre Ovarialinsuffizienz* entsteht bei intaktem Ovar durch Störungen auf der Ebene des Hypothalamus oder der Hypophyse. Die Abgrenzung von hypogonadotroper und normogonadotroper Ovarialinsuffizienz geschieht durch FSH/LH-Bestimmung. Der **Gestagentest**, z. B. mit Norethisteron (z. B. Primolut®-Nor) 5 mg/d oral über 10 d erlaubt eine Beurteilung der Östrogenisierung. Bei noch ausreichender Östrogenisierung setzt 2–3 d nach Einnahmeende eine Abbruchblutung ein.

### Hypogonadotrope Ovarialinsuffizienz

Ein Gonadotropinmangel führt stets zur Amenorrhö (WHO-Gruppe I). Häufigste Ursache ist eine physiologische Abnahme der hypothalamischen Gonadorelinproduktion durch Hochleistungssport, Untergewicht (Body Mass Index <20) oder beides. Diese Störungen werden auch als hypothalamische Amenorrhö bezeichnet. Selten sind organische Störungen der Gonadotropinsekretion durch Hypophysentumoren, postpartale Hypophyseninsuffizienz (Sheehan-Syndrom), Kallman-Syndrom (Gonadorelin-Synthesedefekt) und Hyperprolaktinämie (s. dort).

Funktionelle Störungen normalisieren sich nach Ausschaltung der Ursachen und einem vertrauensvollem Gespräch mit dem Arzt in vielen Fällen spontan. Bei kurzfristiger Amenorrhö kann nach Ausschluss einer Schwangerschaft zur psychologischen Stützung eine Entzugsblutung durch eine Gestagen-Östrogen-Kombination (z. B. Cyclo-Progynova® 1 Tbl./d über 10 d) herbeigeführt werden.

Nach länger dauernder hypogonadotroper Amenorrhö wird eine zyklusgerechte **Östrogensubstitution** mit Zweiphasenpräparaten empfohlen, die Estradiol oder konjugierte Östrogene in Kombination mit einem Gestagen enthalten (z. B. Cyclo-Progynova®, Presomen® compositum). Bei Kinderwunsch ist die pulsatile Gabe von **Gonadorelin** (z. B. Lutrelef®) wirksam. Bei Ovulationsauslösung durch hochgereinigtes Menopausengonadotropin **Menotropin** (z. B. Menogon® HP) oder rekombinantes **Follitropin** (Gonal-f®, Puregon®) ist eine ultrasonographische Überwachung wegen der Gefahr der ovariellen Überstimulation erforderlich.

### Normogonadotrope Ovarialinsuffizienz

Zu der normogonadotropen Ovarialinsuffizienz (WHO-Gruppe II) gehören anovulatorische Zyklen, Corpus-luteum-Insuffizienz und normogonadotrope Amenorrhö. Bei vielen Patientinnen besteht ein Syndrom der polyzystischen Ovarien (s. dort).

*Anovulatorische Zyklen* kommen häufig im Alter von 16–22 Jahren vor und können zu dysfunktionellen Blutungen führen. Nach der Follikelreifung mit Östrogensekretion tritt keine spontane Ovulation ein. Bei Regression des Follikels und dadurch bedingtem Östrogenabfall kann eine Östrogenentzugsblutung eintreten. Bei Follikelpersistenz kann die kontinuierliche Östrogenstimulation zur Hyperplasie des Endometriums und Durchbruchsblutungen mit anhaltender Hypermenorrhö führen. Ziele der Therapie sind die Blutungsstillung und die Zyklusregulierung.

Eine Blutungsstillung wird bei azyklischen Dauerblutungen durch **Östrogen-Gestagen-Kombinationen** (z. B. Cyclosa®) erreicht. Rein funktionelle Blutungen kommen nach 2–3 d zum Stehen, ebenso setzt 2–3 d nach Einnahmeende eine 4- bis 6-tägige Entzugsblutung ein. Die Zyklusregulierung erfolgt anschließend symptomatisch mit Gestagenen, da bei anovulatorischen Blutungen primär ein Progesteronmangel vorliegt. Prophylaktisch wird daher vom 12./16.–25. Zyklustag ein Gestagen gegeben, z. B. **Norethisteron** (Primolut®-Nor) 5 mg/d. Falls dadurch keine Zyklusnormalisierung erreichbar ist, wird zusätzlich ein Östrogen vom 5.–25. Zyklustag in Form eines Zweiphasenpräparats (z. B. Cyclo-Progynova®) gegeben. Zur Konzeptionsverhütung kann alternativ ein Ovulationshemmer verwendet werden. Bei fortdauernder Blutung und in der Prämenopause sind organische Blutungsursachen durch Abrasio auszuschließen.

*Ovulatorische Blutungen* können als Ovulationsblutung zur Zyklusmitte auftreten. Da sie vermutlich Folge eines relativen Östrogenmangels sind, wird mit einem Östrogen substituiert, z. B. **Estradiol** (Progynova®) 1–2 mg/d oral vom 10. bis 15. Zyklustag. Bei *Corpus-luteum-Insuffizienz* können prämenstruelle Schmierblutungen auftreten, die durch eine zyklische Gestagengabe (z. B. Norethisteron) vom 16.–25. Zyklustag beherrschbar sind. Da die Corpus-luteum-Insuffizienz die Folge einer ungenügenden Follikelreifung ist und eine Sterilität bedingt, besteht die kausale Therapie in einer Stimulation der Ovarialfunktion, beispielsweise mit **Clomifen**. Postmenstruelle Schmierblutungen können durch einen relativen Östrogenmangel bedingt sein und werden deshalb nach Ausschluss organischer Ursachen mit **Estradiol** 1–2 mg/d über 7 d ab dem 2. Tag der Regelblutung behandelt.

*Normogonadotrope Amenorrhö:* Bei positivem Gestagentest liegen eine ausreichende Östrogenproduktion sowie ein reaktionsfähiges Endometrium vor. Ohne Kinderwunsch ist deshalb eine zyklische Gabe von **Gestagen** vom 16.–25. Zyklustag indiziert, wodurch regelmäßige Entzugsblutungen ausgelöst werden. Alternativ kann auch auf einen Ovulationshemmer eingestellt werden. Nach Therapieende können sich spontane ovulatorische Zyklen einstellen. Bei Kinderwunsch Follikelstimulation mit **Clomifen** bzw. **Gonadotropinen.**

## Syndrom der polyzystischen Ovarien

Das Syndrom der polyzystischen Ovarien (PCO-Syndrom) ist durch Menstruationsstörungen (Amenorrhö, Oligomenorrhö), Hyperandrogenämie (Hirsutismus, Akne), Hyperinsulinämie, oligo-/anovulatorische Infertilität und polyzystische Ovarien gekennzeichnet. Bei 40–50% der Patientinnen liegt eine Adipositas vor. Aus der Kombination von erhöhten Androgenen und Fettsucht resultiert eine gesteigerte Konversion von Androgenen im Fettgewebe zu extraglandulären Östrogenen mit azyklischer positiver Rückkopplung auf die LH-Sekretion und Hemmung der FSH-Sekretion. Erhöhte LH-Spiegel induzieren ihrerseits eine Thekazellhyperplasie in den Ovarien mit erhöhter Androstendionproduktion, die wiederum mehr Substrat für die periphere Aromatisierung zu Östrogenen liefert und dadurch die anovulatorischen Zyklen perpetuiert. Eine Hyperinsulinämie liegt bei 80% der übergewichtigen Frauen und bei 30–40% der normalgewichtigen Frauen vor. Sie verstärkt trotz Insulinresistenz in Muskulatur und Fettgewebe die ovarielle Androgensynthese. Außerdem hemmt Insulin die Synthese des sexualhormonbindenden Globulins und erhöht dadurch das biologisch verfügbare freie Testosteron. Die Behandlung des PCO-Syndroms zielt auf die Unterbrechung dieses Circulus vitiosus an mehreren Stellen in Abhängigkeit von der klinischen Situation.

**Übergewicht.** Therapie der Wahl ist die **Gewichtsreduktion** zusammen mit körperlicher Aktivität. Sie ist wirksam, kostengünstig und nebenwirkungsfrei. Insulin- und Androgenspiegel nehmen ab. Eine Gewichtsabnahme um 5–10% reicht aus, um eine Ovulation bei 55–100% der Frauen in 6 Monaten zu restituieren.

**Hyperinsulinämie.** Bei ungenügendem Gewichtsverlust oder normalgewichtigen Frauen mit Hyperinsulinämie ist ein individueller Therapieversuch mit **Metformin** möglich, das allerdings für diese Indikation nicht zugelassen ist. In plazebokontrollierten Studien erhöht Metformin die Ovulationsrate bei PCO-Patientinnen (46% versus 24%). In der Schwangerschaft ist es wegen ungenügender Erfahrungen kontraindiziert.

**Hyperandrogenämie.** Bei ausgeprägter Hyperandrogenämie werden **hormonale Kontrazeptiva** mit antiandrogener Aktivität eingesetzt. Sie supprimieren die LH-Sekretion mit nachfolgender Abnahme der ovariellen Androgenbildung sowie die adrenale Androgensynthese und erhöhen das sexualhormonbindende Globulin. Die meisten Erfahrungen liegen mit Cyproteron-haltigen Präparaten (z. B. Diane®) vor. Diese bessern Seborrhö und Akne bei PCO-Patientinnen nach 1–2 Jahren, der Hirsutismus persistiert jedoch in 70% der Fälle.

**Ovulationsauslösung.** Bei *Kinderwunsch* ist die Induktion einer Ovulation erforderlich. Mittel der Wahl ist das Antiöstrogen **Clomifen** (50–100 mg/d oral) ab 5. Zyklustag jeweils für 5 d, das bei 80% der Patientinnen zur Ovulation, aber nur bei 35–40% zur Schwangerschaft führt. Ursache dieser Diskrepanz ist vermutlich der antiöstrogene Effekt von Clomifen auf Endometrium und Zervixschleim. Die therapeutische Ovulationsauslösung hat beim PCO-Syndrom ein erhöhtes Risiko für ein ovarielles Überstimulationssyndrom und Mehrlingsschwangerschaften.

**Gonadotropintherapie.** Der nächste Schritt ist die Gonadotropintherapie, vorzugsweise mit niedriger Startdosis und geringen Dosissteigerungen. Eingesetzt werden hochgereinigte humane Menopausengonadotropine wie **Menotropin** (Menogon® HP) oder die rekombinanten Präparate **Follitropin alfa** (Gonal-f®) und **Follitropin beta** (Puregon®). Rekombinante Follitropine haben keine überlegene Wirkung auf Ovulations- und Schwangerschaftsraten, sind aber teurer als Menopausengonadotropin.

**Gonadorelinanaloga** wie **Nafarelin** (Synarela®) werden im Rahmen der In-vitro-Fertilisation (IVF) während der ovariellen Stimulation als funktionelle Antagonisten zur Suppression der LH-Konzentration eingesetzt, um einen vorzeitigen Eisprung zu verhindern. Hauptindikation sind Patientinnen mit hohen LH-Werten und Frühaborten nach Konzeption.

**Gonadorelinantagonisten** (Cetrorelix, Ganirelix) werden ähnlich wie Gonadorelinanaloga zur Verhinderung eines vorzeitigen Eisprungs nach kontrollierter ovarieller Stimulation bei IVF eingesetzt. Durch direkte Blockade hypophysärer Gonadorelinrezeptoren wirken sie schneller, benötigen kürzere Behandlungsdauern und führen seltener zu ovarieller Überstimulation. Die Schwangerschaftsrate ist bei beiden Verfahren etwa gleich. Gonadorelinantagonisten sind doppelt so teuer wie Gonadorelinanaloga.

Schließlich kann die Thekazellmasse durch laparoskopische Elektrokoagulation oder Laservaporisation der Ovaroberfläche erfolgreich verkleinert werden.

### Dysmenorrhö

Ursache der primären Dysmenorrhö ist hauptsächlich eine vermehrte Bildung von Prostaglandinen in der Sekretionsphase des Endometriums. Ihre Wirkungen erklären viele Symptome wie z. B. Uteruskrämpfe, Übelkeit, Erbrechen, Kopfschmerzen und Gefäßlabilität. Im Menstrualblut sind bei Dysmenorrhö Estradiol und Prostaglandin $F_{2a}$ vermehrt, dagegen Progesteron und Prostacyclin vermindert. Daher kommen Ovulationshemmer oder Hemmstoffe der Prostaglandinsynthese für die Therapie in Frage.

Sofern kein Konzeptionsschutz notwendig ist, sind Cyclooxygenasehemmer wie **Ibuprofen** (z. B. Ibuhexal®) 3-mal 400 mg oral oder **Naproxen** (z. B. naproxen von ct) 2-mal 500 mg oral gut wirksam. Einnahme bei Beginn der Beschwerden über 2–5 d. Wird eine hormonale Kontrazeption benötigt, bessern **Ovulationshemmer** meist auch die Beschwerden der Dysmenorrhö. Sekundäre Dysmenorrhöen erfordern eine spezifische Behandlung (siehe z. B. Endometriose).

### Prämenstruelles Syndrom

Es tritt bevorzugt bei Frauen über 30 Jahren auf (5–8%) und ist gekennzeichnet durch depressive Verstimmung, Angst, Spannungsgefühl und Reizbarkeit sowie somatische Symptome (Brustspannung, Kopfschmerzen, Aufgedunsenheit, Gewichtszunahme). Als Erstes werden nichtmedikamentöse Maßnahmen empfohlen, wie Salzreduktion, vermehrte Calciumaufnahme, körperliche Aktivität und Stressabbau.

Überwiegt eine depressive Verstimmung, sind **selektive Serotonin-Rückaufnahme-Inhibitoren** (SSRI) wie Sertralin (z. B. Zoloft®) 50 mg/d oder Citalopram (z. B. Citalopram Hexal®) 20 mg/d oral wirksam, allerdings mit ausgeprägtem Plazeboeffekt (62% versus 34%). SSRI können intermittierend in der 2. Zyklushälfte oder auch kontinuierlich eingesetzt werden. Eine weitere Alternative sind **Ovulationshemmer**. In einer kontrollierten Studie war eine Drospirenonkombination (Yasmin®) partiell wirksam, was mit den antimineralocorticoiden Eigenschaften dieses Gestagens erklärt wird.

## Hirsutismus

Beim Hirsutismus liegt ein männlicher Behaarungstyp der Frau vor, oft begleitet von Akne, Seborrhö und Zyklusstörungen. Wichtige Ursachen sind Krankheiten mit erhöhter Androgenproduktion, darunter polyzystische Ovarien (40%), adrenaler Hirsutismus (20%) und 21-Hydroxylasemangel (5%). Auch Arzneimittel können einen Hirsutismus mit Virilisierungszeichen auslösen, z. B. Anabolika, Testosteron, Prasteron und Gestagene mit androgener Aktivität. Hypertrichose ohne Virilisierung kann nach Phenytoin, Minoxidil und Ciclosporin auftreten. Die Therapie erfolgt durch Absetzen virilisierender Arzneimittel oder Behandlung der Grundkrankheit.

Bei vielen Frauen (30%) liegt ein *idiopathischer Hirsutismus* ohne ovarielle oder adrenale Störungen vor, bei dem Androstendion, Androstendiolglukuronid oder Testosteron oft geringfügig erhöht sind. Mittel der Wahl sind Antiandrogene in Kombination mit Östrogenen, z. B. **Cyproteron** (in Diane® 35), **Chlormadinon** (in Neo-Eunomin®), Dienogest (in Valette®) oder **Drospirenon** (in Yasmin®), sodass neben einer Androgenrezeptorblockade die ovarielle Androgensekretion durch das Östrogen supprimiert wird. Alle Präparate wirken kontrazeptiv. Hormonale **Kontrazeptiva** sind bei geringem Hirsutismus ebenfalls wirksam. Bei postmenopausalen Frauen wird die Kombination aus Cyproteron und Estradiolvalerat (Climen®) eingesetzt. Bei adrenogenitalem Syndrom kann die Nebennierenfunktion durch Glucocorticoide in kleinen Dosen, z. B. **Dexamethason** 0,25 mg/d oral zur Nacht, supprimiert werden. Alle Therapieformen sprechen erst nach 6–12 Monaten an und senken das Haarwachstum bis zu 50%. Junge Patientinnen mit kurzer Anamnese sprechen besser an.

## Mastopathie

Mastopathien sind häufig, erfordern aber selten eine Arzneitherapie. Die Mastopathia cystica fibrosa tritt meist im Alter von 35–50 Jahren auf. Schwere Mastopathien, die länger als 7 d pro Monat anhalten, sollten behandelt werden. Zunächst wird versucht, die östrogenbedingte Proliferation zu hemmen, z. B. durch Gestagene oder die Reduktion des Östrogenanteils in hormonalen Kontrazeptiva. **Danazol** (Danazol-ratiopharm®) (s. Endometriose) ist in Dosen von 2-mal 100 mg/d oral in 80% der Fälle erfolgreich. Wenn die Dosis nach 2 Monaten auf 100 mg/d reduziert wird, treten nur selten androgene Nebenwirkungen auf. Auch **Bromocriptin** (Pravidel®) 2-mal 2,5 mg/d zeigt nach 3 Monaten eine gute Wirkung. Diuretika, Pyridoxin und topisches Progesteron wirken nicht besser als Plazebo.

## Endometriose

Die Endometriose ist durch ektopische Herde des Endometriums außerhalb der normalen Grenzen der Gebärmutterschleimhaut gekennzeichnet. Bei geringerer Ausbreitung kann eine Hormonbehandlung durchgeführt werden. Angestrebt wird die Hemmung der ovariellen Östrogenproduktion über eine Atrophie des ektopen Endometriums mit mehreren Therapieprinzipien.

**Ovulationshemmer** sind vor allem geeignet, wenn Schmerz als Hauptsymptom dominiert. Über einen Zeitraum von 9 Monaten wurde bei 75–100% der Patientinnen eine symptomatische Linderung erzielt.

**Danazol** (Danazol-ratiopharm®) ist ein Testosteronderivat mit antiöstrogener und antigestagener Aktivität, das die hypophysäre Sekretion von Gonadotropinen hemmt. Behandlungsbeginn in der Östrogenphase, Dosierung 2- bis 3-mal 200 mg/d, Therapiedauer 6 Monate. Die Endometrioseherde gehen schnell zurück, doch Beckenschmerzen werden weniger gut beeinflusst. Wegen der androgenen Nebenwirkungen (Akne, Hirsutismus, irreversible Stimmvertiefungen) ist die Anwendung rückläufig.

**Gestagene** wirken antigonadotrop und senken dadurch die Östrogenproduktion der Ovarien. Langzeitbehandlung täglich mit Lynestrenol (Orgametril®) oder Norethisteronacetat (Primolut-Nor®) 5–10 mg für mindestens 6 Monate. Initial am 12.–14. Zyklustag beginnen. Nachteilig sind Zwischenblutungen und Gewichtszunahme.

**Gonadorelinanaloga** bewirken eine komplette hypophysäre Suppression der Gonadotropine, einen reversiblen Hypogonadismus und damit eine artifizielle Menopause. Sie sind wesentlich wirksamer als Gestagene. Nebenwirkungen sind erwartungsgemäß Hitzewallungen, trockene Scheide und Libidoverlust. Angewendet werden **Leuprorelin** (Enantone®-Gyn, Trenantone®-Gyn) als Einmonats- oder Dreimonatsdepot mit 3,75 mg oder 11,25 mg i.m./s.c., **Goserelin** (Zoladex®-Gyn) 3,6 mg s.c. alle 28 d oder **Nafarelin** (Synarela®) als Nasalspray 2-mal 0,2–0,4 mg/d. Nach einer Anwendung von ca. 3–6 Monaten resultiert eine deziduale Umwandlung, Nekrose und eventuell Atrophie der Endometrioseherde. Rezidivrate nach 5 Jahren 35% bei minimaler und 75% bei schwerer Endometriose.

## Gynäkologische Infektionen

Hauptursache gynäkologischer Infektionen ist die Keimaszension. Behandelt wird nach den Prinzipien der Chemotherapie. Allerdings kann oft nicht gezielt vorgegangen werden. Am äußeren Genitale liegen oft Mischinfektionen vor, im inneren Genitale sind Erreger selten nachweisbar. Die Auswahl der antimikrobiellen Therapie geschieht nach der Häufigkeit der Erreger. Eine Sonderrolle spielen sexuell übertragene Krankheiten (s. Gonorrhö, Lues, AIDS) und Genitaltuberkulose (s. Tuberkulose).

### Vulvitis

Dermatitis im Bereich der Vulva mit zahlreichen Ursachen, z. B. mechanische Reizung, Kontaktdermatitis, verschiedene Erreger oder Diabetes mellitus als Grundkrankheit. Östrogenmangel begünstigt die Entstehung. Die unspezifische Vulvitis wird symptomatisch behandelt, z. B. mit lokalen Östrogenpräparaten, bei stärkeren Beschwerden lokale Entzündungshemmung mit Corticosteroidsalben. Die präpubertäre und postmenopausale

Vulvitis wird durch östrogenhaltige Salben (z. B. Linoladiol® N Creme, 2- bis 3-mal/d) gebessert. Trichomoniasis oder Candidiasis erfordern Chemotherapeutika (s. Kolpitis).

### Kolpitis

Bei der *bakteriellen Vaginose* (Aminkolpitis) kommen Gardnerella vaginalis und Anaerobier vor, die Amine mit stark riechendem Fluor produzieren. Behandlungsoptionen oral sind **Metronidazol** 2-mal 400–500 mg/d über 7 d oder Einmaltherapie mit 2000 mg/d oder **Clindamycin** 2-mal 300 mg/d über 7 d sowie lokal Metronidazol Vaginaltbl. 1-mal 100 mg/d oder Clindamycin Vaginalcreme 2% 1-mal 5 g/d jeweils abends 7 d.

Typisch für die *Candidakolpitis* ist ein starker Juckreiz an Vulva und Vagina mit geruchlosem weißlichem Fluor. Lokale Therapie mit **Clotrimazol** Vaginaltbl. oder Creme 200 mg/d für 3 d, alternativ **Fluconazol** 1-mal 150 mg oral. Bei komplizierter vulvovaginaler Candidiasis (rezidivierend, schwer, Schwangerschaft) folgt nach akuter Therapie über 7–10 d Langzeitprophylaxe mit Clotrimazol Vaginaltbl. 500 mg 1-mal wöchentlich über 6 Monate.

Bei *Trichomonadenkolpitis* bestehen reichlicher dünnflüssiger Ausfluss und häufig gleichzeitig eine Urethritis. Einmaltherapie mit Nitroimidazolen wie **Metronidazol** 1-mal 2 g oral. Partner immer mitbehandeln (beim Mann Urethritis oder symptomlos). Versagt die Einmaltherapie, wird Metronidazol 500 mg oral 2-mal/d für 7 d gegeben. Im 1. Trimenon der Schwangerschaft sind Metronidazol und andere Nitroimidazole wegen potentieller mutagener Effekte kontraindiziert, daher Lokaltherapie mit **Clotrimazol** Vaginalcreme 1-mal abends 500 mg/d oder Natamycin Vaginaltbl. 1-mal abends 25 mg/d für 10 d.

Bei *Colpitis senilis* ist die Hauptursache ein Östrogenmangel. Deshalb wird **Estriol** lokal als Vaginalcreme (z. B. Ovestin® Salbe) und ggf. auch zusätzlich systemisch oral (z. B. Ovestin® Tbl.) appliziert. Bei ausgeprägten Entzündungen ggf. kurzfristig eine glucocorticoidhaltige Salbe.

Lactobacilluspräparate (z. B. Vagiflor®) werden bei Kolpitiden nicht empfohlen, da die Evidenz von geringer Qualität ist.

Das *Toxic-Shock-Syndrom* beruht auf einem speziellen Staphylokokkentoxin (TSST-1), das sich in stark saugenden Menstruationstampons anreichern kann. Antibiotikatherapie mit **Cefazolin** 4 g/d i.v. für eine Woche und anschließend ein Oralcephalosporin, z. B. **Cefalexin** 3 g/d, für eine weitere Woche.

### Innere Genitalinfektionen

Manifestieren sich vor allem als Zervizitis, Endometritis und Salpingitis. Häufigste Erreger sind Chlamydien, Gonokokken und Anaerobier. In akuten Stadien ist die Initialbehandlung ungezielt: **Ce-fotetan** 2-mal 2 g i.v. plus **Doxycyclin** 2-mal 100 mg oral über 24 h, danach auf orale Therapie mit Doxycyclin oder Clindamycin umstellen. Alternativ orale Schemata mit **Levofloxacin** 1-mal 500 mg/d oral ohne oder mit **Metronidazol** 2-mal 500 mg/d oral über 14 Tage oder **Ceftriaxon** 1-mal 250 mg/d i.m. plus **Doxycyclin** 2-mal 100 mg/d oral ohne oder mit **Metronidazol** 500 mg oral 2-mal/d über 14 d. Bei Schwangeren wird **Erythromycin** 4-mal 500 mg/d oral anstelle von Doxycyclin verwendet.

Bei Schmerzen nichtopioide Analgetika, z. B. Acetylsalicylsäure oder nichtsteroidale Antiphlogistika, z. B. Diclofenac. Zur Verhinderung von Adhäsionen der Eileiter werden vereinzelt Glucocorticoide mit bisher nicht sicher bestätigtem Erfolg eingesetzt. Bei Eiteransammlungen (Pyosalpinx, Pyovar, Beckenabszess) sind Antibiotika nicht erfolgreich, sondern nur eine rechtzeitige Operation.

### Virusinfektionen

Bei *Herpes genitalis* durch Herpes-simplex-Viren (Typ HSV-II) bilden sich zahlreiche Bläschen an Vulva, Vagina und Zervix, die ulzerieren und schmerzen. Bei rezidivierenden genitalen Herpesinfektionen werden systemisch **Aciclovir** 5-mal 200 mg/d, **Famciclovir** 2-mal 125 mg/d oder **Valaciclovir** 2-mal 500 mg/d jeweils oral für 5 d gegeben.

*Condylomata acuminata* (Feig- bzw. Feuchtwarzen) sind benigne warzenähnliche Tumoren im Bereich der Vulva, die durch eine sexuell übertragbare Infektion mit humanen Papillomaviren (HPV) hervorgerufen werden. Therapie am besten durch Laserkoagulation ggf. auch lokal topisch mit Imoquimod-Salbe (Aldara® 5% Creme), beim Mann mit Podophyllotoxin (s. Virusinfektionen der Haut).

*HIV-Infektion* s. bei AIDS (Kap. 11, Immunologische Störungen).

## Klimakterium

Durch das Versiegen der gonadalen Hormonbildung nach der Menopause machen sich bei 67–75% der Frauen klimakterische Beschwerden bemerkbar. Dazu gehören Hitzewallungen, Schlafstörungen, urogenitale Störungen, Hautveränderungen, psychische Veränderungen und abnehmende Sexualität.

## Hormonersatztherapie

Zur Behandlung vasomotorischer Symptome wurde bereits vor 70 Jahren die Hormonersatztherapie mit Östrogenpräparaten eingeführt. Später galt sie aufgrund von Beobachtungsstudien auch als aussichtsreiche Strategie zur Verhütung von Osteoporose, koronarer Herzkrankheit und altersbedingten Hirnleistungsstörungen. Daher wurden bisher 40–50% der 50- bis 59-jährigen Frauen mit diesen Hormonen behandelt.

Neuere randomisierte Studien haben jedoch die Begeisterung für die postmenopausale Hormonersatztherapie erheblich gedämpft. Nach der amerikanischen WHI-Studie an 16.608 Frauen waren die gesundheitlichen Risiken insgesamt höher als der Nutzen einer kombinierten Östrogen-Gestagen-Substitution (Women's Health Initiative 2002). Im Einzelnen lag das Risiko für eine koronare Herzkrankheit um 29%, Brustkrebs 26%, Schlaganfall 41% und Lungenembolie 133% höher. Eine Risikosenkung zeigten kolorektales Karzinom (–37%), Korpuskarzinom (–17%) und Oberschenkelfrakturen (–33%). Der absolute Risikoüberschuss ist mit einem Ereignis pro 100 Frauen in 5 Jahren zwar gering, das Ziel der Hormonersatztherapie, die Gesundheit zu erhalten, wurde jedoch nicht erreicht. Die britische Million-Women-Studie (2003), die auf einer einmaligen Befragung von Frauen beruhte, bestätigte das erhöhte Brustkrebsrisiko (+66%) nach 2,6-jähriger Hormonersatztherapie. Bei Patientinnen, die nach einer Brustkrebsbehandlung wegen vorzeitiger Menopausesymptome eine Hormonsubstitution erhalten hatten, war das Risiko, erneut an einem Mammakarzinom zu erkranken, sogar 4fach erhöht. Diese Daten haben entscheidenden Einfluss auf die aktuellen Therapieempfehlungen für die Hormonersatztherapie gehabt.

**Indikation.** Nach aktuellen Leitlinien ist die postmenopausale Hormonersatztherapie nur noch kurzfristig bei vasomotorischen und urogenitalen Symptomen indiziert (Hormontherapie im Klimakterium, www.akdae.de/35/10Hefte/index.html). Bei diesen Indikationen ist eine Wirksamkeit nachgewiesen. Die Behandlung soll mit der niedrigsten wirksamen Dosis und so kurz wie möglich erfolgen. Zur langfristigen Osteoporoseprophylaxe sind Östrogenpräparate nicht mehr Mittel erster Wahl. Sie sollten nur noch bei hohem Frakturrisiko postmenopausaler Frauen mit Kontraindikationen gegenüber anderen Mitteln zur Osteoporoseprävention angewendet werden. Bei der Prävention anderer chronischer Krankheiten (z. B. koronare Herzkrankheit, Schlaganfall, Demenz, Kolonkarzinom) sind die schädigenden Effekte der Hormonersatztherapie höher als der Nutzen.

**Präparateauswahl.** Alle Östrogenpräparate haben vergleichbare Wirkungen und Nebenwirkungen. Lediglich Estriol wirkt schwächer und ist primär für die Lokaltherapie im Genitalbereich geeignet. Häufig verwendete Monopräparate sind transdermales **Estradiol** sowie oral angewendete **konjugierte Östrogene** und **Estradiolvalerat**. Initial werden derzeit als niedrigste Dosen 25 µg transdermales Estradiol, 1 mg Estradiolvalerat sowie 0,3 mg konjugierte equine Östrogene empfohlen. Die alleinige Östrogengabe ist nach mehrjähriger Anwendung mit einem 8fach erhöhten Risiko für ein Endometriumkarzinom assoziiert und deshalb lediglich bei hysterektomierten Patientinnen indiziert. Bei Frauen mit erhaltenem Uterus wird die Hormonersatztherapie mit einer zyklusgerechten oder einer kombinierten Östrogen-Gestagen-Behandlung durchgeführt, die kein erhöhtes Endometriumkarzinomrisiko aufweist. Am häufigsten werden Estradiolkombinationen mit Norethisteron, Medroxyprogesteronacetat oder Levonorgestrel sowie konjugierte Östrogene mit Medrogeston oder Medroxyprogesteronacetat angewendet.

**Kontraindikationen.** Die Hormonersatztherapie ist kontraindiziert bei bestehendem oder behandeltem Mammakarzinom und allen übrigen potentiell östrogenabhängigen Tumoren des Genitaltrakts. Weiterhin bei kardiovaskulären Krankheiten (koronare Herzkrankheit, Schlaganfall), Leberkrankheiten, thromboembolischen Ereignissen und ungeklärten vaginalen Blutungen.

## Synthetische Östrogene

**Tibolon** (Liviella®), ein Nortestosteronderivat, ist zur Behandlung klimakterischer Beschwerden, jedoch nicht zur Osteoporoseprophylaxe zugelassen. Nach experimentellen Daten hat es eine antiproliferative Wirkung auf das Brustgewebe. Dennoch wurde das Brustkrebsrisiko in der Million-Women-Studie (2003) auch durch Tibolon um 45% erhöht. Deshalb gelten die gleichen Einschränkungen wie für die Hormonersatztherapie (s. dort).

### Phytotherapeutika

Nach der aktuellen Risikobewertung der Östrogene wurden pflanzliche Mittel als alternative Therapie von Wechseljahresbeschwerden diskutiert. Dazu gehören Extrakte aus Cimicifuga racemosa (Traubensilberkerzenwurzelstock, Remifenin®) und Rhapontikrhabarberwurzel (Rheum rhaponticum, Phytoestrol®) sowie Isoflavone mit schwachen östrogenartigen Wirkungen (Phytoöstrogene) aus Sojabohnen und aus Rotklee. Nach Metaanalysen ist die klinische Wirksamkeit nicht ausreichend belegt, um diese Mittel statt der Hormonersatztherapie zu empfehlen.

## Hormonale Kontrazeption

Die hormonale Kontrazeption ist die zuverlässigste Methode zur Schwangerschaftsverhütung. Sie beruht auf den Wirkungen von Östrogenen und Gestagenen, die überwiegend als Kombination der beiden Komponenten, seltener als Gestagen allein eingesetzt werden. Hormonale Kontrazeptiva enthalten ausschließlich synthetische Steroide, da natürliche Sexualhormone nach oraler Gabe nur wenig oder gar nicht bioverfügbar sind. Als Östrogene werden Ethinylestradiol und sein 3-Methylether Mestranol benutzt, als Gestagene 8 verschiedene Nortestosteron- und Progesteronderivate (*Tabelle 6.1*). 19-Nortestosteronderivate wirken zusätzlich leicht androgen, 17-Hydroxyprogesteronderivate teilweise ausgeprägt antiandrogen.

### Kombinierte orale Kontrazeptiva

Orale Kontrazeptiva werden am häufigsten für die hormonale Kontrazeption eingesetzt. Östrogen-Gestagen-Kombinationen supprimieren in erster Linie die Ausschüttung von Gonadorelin im Hypothalamus und der Gonadotropine in der Hypophyse. Sie hemmen dadurch das Follikelwachstum, die Ovulation und die Gelbkörperbildung. Die Gestagenkomponente setzt zusätzlich die Proliferation des Endometriums herab (Nidationshemmung) und erhöht die Viskosität des Zervixschleims, wodurch die Aszension der Spermien erschwert wird. Verfügbar sind Ein- und Mehrphasenpräparate, die sich in der Dosierung und der Zahl der Dosisstufen pro Zyklus unterscheiden (s. *Tabelle 6.1*).

**Einphasenpräparate** sind die klassischen Ovulationshemmer mit stets gleich bleibenden Mengen von Östrogenen und Gestagenen. Sie sind gestagenbetont und werden vom 1.–21. oder 22. Zyklustag eingenommen, gefolgt von einer 6- bis 7-tägigen Einnahmepause, die auch durch Plazebotabletten überbrückt werden kann. Ungefähr 2–4 d nach der Unterbrechung der Steroidzufuhr tritt eine Abbruchblutung ein. Die Methode ist mit einem Pearl-Index von 0,2 (0,2 Schwangerschaften auf 100 Anwendungsjahre) am sichersten. Als Östrogen wird fast ausschließlich Ethinylestradiol in niedriger (20 µg) oder mittlerer Dosis (30–35 µg), als Gestagene vor allem Levonorgestrel und Desogestrel sowie die antiandrogen wirkenden Stoffe Dienogest, Chlormadinonacetat und Drospirenon verwendet.

Bei den **Zweiphasenpräparaten** ist der Gestagenanteil im Vergleich zu den Einphasenpräparaten reduziert und der Östrogenanteil erhöht. Sie wirken daher östrogenbetont. Die höhere Östrogendosis ist notwendig, um bei dem reduzierten Gestagenanteil Ovulationen zu verhindern. Der Östrogengehalt bleibt über die gesamte Einnahmedauer konstant, der Gestagengehalt wird nach zwei Methoden variiert. *Zweistufenpräparate* enthalten in der ersten Stufe (11 d) relativ geringe, in der zweiten Stufe 2- bis 2,5fach höhere Gestagenmengen (10 d). *Sequentialpräparate* beginnen mit einer reinen Östrogenphase (7 d), auf die dann erst in der zweiten Phase (15 d) die Kombination mit einer konstanten Gestagendosis folgt. Sequentialpräparate sind daher besonders östrogenbetont.

Die **Dreiphasenpräparate** enthalten drei Dosisstufen mit einer dem natürlichen Zyklusverlauf noch weiter angenäherten Dosierung des Östrogen- und Gestagenanteils. Sie wirken ebenfalls östrogenbetont. Der Östrogenanteil beträgt in der ersten Phase (6 d) 30–35 µg Ethinylestradiol, gefolgt von einer Erhöhung auf 40–50 µg (5 d) und einer erneuten Absenkung auf 30–40 µg (10 d) für die restliche Einnahmedauer. Der Gestagenanteil wird in 3 Stufen gesteigert und erreicht den gleichen Dosisbereich wie die Zweiphasenpräparate.

### Topische Kontrazeptiva

Seit kurzem steht erstmals ein hormonales Kontrazeptivum als **Pflaster** (Evra®) zur transdermalen Applikation zur Verfügung (s. *Tabelle 6.1*). Ähnlich wie die einphasigen oralen Kombinationspräparate enthält das Pflaster ein Östrogen und ein Gestagen, die täglich in gleich bleibender Menge über 7 d abgegeben werden. Beide Komponenten erreichen 48 h nach dem Aufkleben des Pflasters maximale Serumspiegel, die während der gesamten Applikationsdauer von 7 d kaum abfallen. Bei 4% der Frauen löste sich das Pflaster vorzeitig ab. Trotz theoretischer Vorteile sind Sicherheit und Verträglichkeit nicht besser als bei oralen Präparaten. Eine Verordnung ist möglicherweise bei Frauen von

**Tabelle 6.1**
**Häufig verordnete hormonale Kontrazeptiva**

| Präparat | Zusammensetzung | Dauer [Tage] | Preis [€/84 Tage] |
|---|---|---|---|
| **Einphasenpräparate** | | | |
| *Geringer Östrogenanteil* | | | |
| Leios® | Ethinylestradiol 20 µg + Levonorgestrel 100 mg | 21 | 27,18 |
| Miranova® | Ethinylestradiol 20 µg + Levonorgestrel 100 mg | 21 | 27,21 |
| Desmin® | Ethinylestradiol 20 µg + Desogestrel 150 µg | 21 | 22,11 |
| Lamuna® | Ethinylestradiol 20 µg + Desogestrel 150 µg | 21 | 20,67 |
| *Mittlerer Östrogenanteil* | | | |
| Minisiston® | Ethinylestradiol 30 µg + Levonorgestrel 125 µg | 21 | 20,13 |
| MonoStep® | Ethinylestradiol 30 µg + Levonorgestrel 125 µg | 21 | 20,13 |
| Microgynon® | Ethinylestradiol 30 µg + Levonorgestrel 150 µg | 21 | 20,29 |
| Femigoa® | Ethinylestradiol 30 µg + Levonorgestrel 150 µg | 21 | 20,22 |
| Nora-ratioph.® | Ethinylestradiol 30 µg + Norethisteron 500 µg | 21 | 15,46 |
| Valette® | Ethinylestradiol 30 µg + Dienogest 2 mg | 21 | 27,78 |
| Belara® | Ethinylestradiol 30 µg + Chlormadinon 2 mg | 21 | 27,78 |
| Yasmin® | Ethinylestradiol 30 µg + Drospirenon 3 mg | 21 | 32,21 |
| Petibelle® | Ethinylestradiol 30 µg + Drospirenon 3 mg | 21 | 32,21 |
| Cilest® | Ethinylestradiol 35 µg + Norgestimat 250 µg | 21 | 28,83 |
| **Zweiphasenpräparate** | | | |
| Neo-Eunomin®[a] | Ethinylestradiol 50 µg + Chlormadinon 1 mg<br>Ethinylestradiol 50 µg + Chlormadinon 2 mg | 11<br>10 | 28,78 |
| Biviol®[b] | Ethinylestradiol 40 µg + Desogestrel 25 µg<br>Ethinylestradiol 40 µg + Desogestrel 125 µg | 7<br>15 | 26,95 |
| **Dreiphasenpräparate** | | | |
| Novial® | Ethinylestradiol 35 µg + Desogestrel 50 µg<br>Ethinylestradiol 40 µg + Desogestrel 100 µg<br>Ethinylestradiol 30 µg + Desogestrel 150 µg | 6<br>5<br>10 | 21,95 |
| Trigoa® | Ethinylestradiol 30 µg + Levonorgestrel 50 µg<br>Ethinylestradiol 40 µg + Levonorgestrel 75 µg<br>Ethinylestradiol 30 µg + Levonorgestrel 125 µg | 6<br>5<br>10 | 20,22 |
| **Transdermale Präparate** | | | |
| Evra ® | Ethinylestradiol 20 µg + Norelgestromin 150 µg | 21 | 38,43 |
| **Vaginale Präparate** | | | |
| NuvaRing® | Ethinylestradiol 15 µg + Etonogestrel 120 µg/d | 21 | 40,00 |
| **Gestagenmonopräparate** | | | |
| Microlut® | Levonorgestrel 30 µg ("Minipille") | 35 | 26,08 |
| Cerazette® | Desogestrel 75 µg | 28 | 29,49 |
| **Depotgestagene** | | | |
| Depo-Clinovir® | Medroxyprogesteronacetat 150 mg/3 Monate | | 28,95 |
| Implanon® | Etonogestrel 65-25 µg/d (68 mg Implantat) | 3 Jahre | 16,15 |
| **Notfallkontrazeptiva** | | | |
| Duofem® | Levonorgestrel 750 µg | 12 h | 16,43 |
| Levogynon® | Levonorgestrel 750 µg | 12 h | 17,34 |

[a] Zweistufenmethode, [b] Sequentialmethode

Vorteil, die Probleme mit der regelmäßigen Einnahme oraler Kontrazeptiva haben. Bei Frauen über 90 kg Körpergewicht ist die kontrazeptive Sicherheit nicht sicher gegeben.

Ethinylestradiol und Gestagen können auch über einen **Vaginalring** (NuvaRing®) appliziert werden. Der Ring wird kontinuierlich über 21 d getragen, gefolgt von einer siebentägigen Pause. Die kontrazeptive Sicherheit ist mit der oraler Ovulationshemmer identisch.

## Gestagenmonopräparate

Bei *niedrig dosierten Gestagenen* (Minipille) wird auf den Östrogenzusatz verzichtet. Gestagene werden in niedriger Dosis (30 µg Levonorgestrel) kontinuierlich ohne Intervall gegeben. Damit wird ein ausreichender Konzeptionsschutz erreicht. Zuverlässigkeit (Pearl-Index 0,8–1,5) und Zykluskontrolle sind jedoch ungünstiger als bei Östrogen-Gestagen-Kombinationen. Daher wird die Minipille nur als Ausweichmethode bei Kontraindikationen gegen Östrogene empfohlen. Die Wirkung beruht primär auf der penetrationsverhindernden Viskositätszunahme des Zervixschleims, da keine Ovulationshemmung erreicht wird. Die Minipille muss pünktlich zur gleichen Tageszeit eingenommen werden. Schon 2 h Verzögerung erfordern zusätzliche kontrazeptive Maßnahmen.

Ein *höher dosiertes Gestagenpräparat* enthält 75 µg Desogestrel (Cerazette®). Es ist in seiner Wirkung nicht den Minipillen gleichzusetzen, da es auch die Ovulation wie kombinierte orale Ovulationshemmer unterdrückt. Die Einnahme erfolgt ebenfalls täglich kontinuierlich, meist sind die Frauen unter der Gestagenpille amenorrhoisch. An die pünktliche Einnahme sind nur die gleichen Anforderungen wie an eine Ethinylestradiol-Gestagen-Kombination zu stellen.

## Depotgestagene

Bei dieser Methode wird durch i.m.-Injektion von Depotgestagenen am 5. Zyklustag eine zuverlässige Konzeptionsverhütung über 3 Monate erreicht („Dreimonatsspritze"). Der Pearl-Index beträgt 0,5. Die Kontrazeption beruht auf der zentralen antigonadotropen Wirkung der Gestagene und der Viskositätserhöhung des Zervixschleims.

Nachteilig sind initial häufig Schmierblutungen, später eine weitgehende Atrophie des Endometriums mit lang anhaltenden Amenorrhöen. Nach Absetzen kann die Regelblutung noch einige Monate ausbleiben, was manchmal zusätzliche Maßnahmen zur Ovulationsauslösung erfordert. Depotgestagene sind deshalb bei Frauen geeignet, die andere Methoden der hormonalen Kontrazeption nicht vertragen und die ihre Familienplanung abgeschlossen haben.

Eine weitere Form der kontinuierlichen Gestagengabe besteht in der Implantation von **Etenogestrel** (Implenon®) an der Innenseite des Oberarms. Das stäbchenförmige Implantat (40×2 mm) gibt das Gestagen über 3 Jahre kontinuierlich in einer Menge von initial 65 µg/d und zuletzt von 25 µg/d ab. Es führt zur Ovulationshemmung und einer Aufhebung des normalen Blutungsmusters. Der Pearl Index von praktisch 0 ist der bis dato bestbekannte Wert. Nach Explantatation normalisiert sich der Zyklus innerhalb von 3 Monaten bei fast allen Patientinnen. Die Anwendung wird bei Kontraindikationen gegen Östrogene oder fehlender Einnahmesicherheit oraler Präparate empfohlen.

## Auswahl hormonaler Kontrazeptiva

Generell werden initial Präparate mit niedrig dosierten Östrogenen (20 µg Ethinylestradiol) bevorzugt, um mögliche Risiken gering zu halten. Die kontrazeptive Sicherheit von 20 µg und 30 µg Ethinylestradiol unterscheidet sich nicht. Weiterhin ist zu berücksichtigen, dass die Gestagene Levonorgestrel und Norethisteron ein geringeres Thromboembolierisiko als Desogestrel und Gestoden aufweisen.

**Erstverordnung.** Empfehlenswert sind Einphasenpräparate mit 20 µg Ethinylestradiol und 100 µg Levonorgestrel, wie z. B. Leios®, Miranova®. Auch Patientinnen, die bereits seit längerem auf ältere Ovulationshemmer mit höherem Östrogengehalt eingestellt sind, können umgestellt werden. Durchbruchblutungen können mit 20 µg etwas häufiger als mit 30 µg Ethinylestradiol sein. Nach 3 Monaten Kontrolle von Verträglichkeit, Blutdruck, Urinzucker und gynäkologische Untersuchung einschließlich Zellabstrich.

Eine Zuordnung bestimmter hormonaler Kontrazeptiva zu einzelnen Frauentypen ist nicht möglich. Das Hormonprofil weist bei dem üppigen Östrogentyp oder dem knabenhaft schlanken Gestagentyp keine messbaren Unterschiede auf. Hilfreich kann es allerdings sein, bei der Auswahl bestimmte Leitsymptome und Risikofaktoren zu berücksichtigen.

**Gestagenbetonte Präparate** sollen bei Frauen mit Symptomen einer erhöhten Östrogenempfindlichkeit gegeben werden wie z. B. Übelkeit, Wasserretention, Mastopathie, zervikaler Fluor, verstärkte Periode oder prämenstruellem Syndrom. Geeignet dafür sind alle **Einphasenpräparate**, da durch die kontinuierliche Gestagengabe während des gesamten Zyklus bereits ein gestagenbetonter Zustand erzeugt wird. **Östrogenbetonte Präparate** sind geeignet bei Östrogenmangelerscheinungen wie schwacher Periode, Durchbruchsblutungen, vasomotorischem Flush, Mammahypoplasie, Untergewicht, mangelnder Libido und depressiver Stimmungslage. **Zwei-** und **Dreiphasenpräparate**, haben gegenüber Einphasenpräparaten keine gesicherten Vorteile, bedeutsamer ist die Auswahl des Gestagens.

Die Kombination mit einem **Antiandrogen** ist bei Patientinnen mit Symptomen einer Hyperandrogenämie sinnvoll, wie z. B. Akne, Seborrhö und Hirsutismus. Geeignete Präparate sind z.B. Diane®, Neo-Eunomin®, Valette® oder Yasmin®.

## Notfallkontrazeption

Eine Notfallkontrazeption erfolgt mit hochdosierten Gestagenen nach ungeschütztem Geschlechtsverkehr. Der Effekt beruht auf einer Hemmung von Ovulation, Fertilisation oder Nidation.

Standardmäßig wird heutzutage die Monogestagenmethode mit **Levonorgestrel** (duofem®, Levogynon®) 2-mal 0,75 mg oral im Abstand von 12 h spätestens 72 h postkoital eingesetzt. Sie hat im Vergleich zu der früher verwendeten Östrogen-Gestagen-Kombination eine geringere Versagerquote (1%) und löst seltener Übelkeit (22%) oder Erbrechen (8%) aus. Eine einmalige Einzeldosis von Levonorgestrel (1,5 mg) ist genauso wirksam.

Eine mögliche Alternative ist der Progesteronantagonist **Mifepriston** (Mifegyne®) 1-mal 10 mg oral, der genauso wirksam wie Levonorgestrel und noch besser verträglich ist, aber in dieser Indikation und Dosis in Deutschland nicht zugelassen ist.

Nach einer Notfallkontrazeption sollte die herkömmliche hormonale Kontrazeption sofort fortgeführt werden, um eine ungewollte Schwangerschaft noch besser zu verhindern. Bei Pillenanwenderinnen sind aufgebrauchte Kontrazeptiva der Hauptgrund für ungewollte Schwangerschaften. Notfallkontrazeptiva können im Voraus verschrieben werden. Sie sind zwar weniger zuverlässig als hormonale Kontrazeptiva, verursachen jedoch keine ernsthaften Nebenwirkungen und führen nicht zur Vernachlässigung der normalen hormonalen Kontrazeption. Seit kurzem sind Notfallkontrazeptiva in Deutschland nicht mehr verschreibungspflichtig.

## Vorsichtsmaßnahmen

**Einnahmesicherheit.** Hormonale Kontrazeptiva sollen aus Gründen der Compliance immer zur gleichen Tageszeit eingenommen werden. Dadurch werden Konzentrationsschwankungen vermindert. Bei Einnahmefehlern ist der Konzeptionsschutz vor allem in der ersten Zyklushälfte unsicher. Wurde eine Pille vergessen, sollte man die Einnahme nach 12 h nachholen bzw. am folgenden Tag eine Pille zusätzlich einnehmen. Wurde die Einnahme an 2 d vergessen, zusätzliche kontrazeptive Maßnahmen anwenden. Wenn 3 oder mehr Pillen vergessen wurden, neuen Zyklus mit zusätzlichen kontrazeptiven Maßnahmen starten. Einnahmefehler erhöhen die Möglichkeit einer Konzeption bei den Präparaten mit niedrigem Östrogengehalt sowie den Zwei- und Dreiphasenpräparaten. Bei Erbrechen innerhalb von 2 h nach Pilleneinnahme soll die Gabe sobald wie möglich wiederholt werden. Bei Erbrechen oder schwerer Diarrhö über mehr als 24 h wird wie bei vergessenen Pillen verfahren.

**Alter.** Hormonale Kontrazeptiva können zu jeder Zeit nach dem Eintritt der Menarche bis zur Menopause verordnet werden, sofern keine Krankheiten oder Risikofaktoren vorliegen. Entwicklungsstörungen sind für den jugendlichen Organismus nicht zu befürchten. Sekundäre Amenorrhöen sind nicht häufiger als bei erwachsenen Frauen. Kardiovaskuläre Risiken steigen mit dem Alter an und müssen bei Frauen über 40 Jahre bei der Beratung berücksichtigt werden.

**Rauchen.** Herzinfarkt und Schlaganfall sind im Fortpflanzungsalter selten, aber Rauchen ist ein unabhängiger Risikofaktor. Bei starken Raucherinnen (>15 Zigaretten/d) erhöhen hormonale Kontrazeptiva das Infarktrisiko 21fach und das Schlaganfallrisiko 7fach. Daher sollte Raucherinnen >30 Jahre von hormonalen Kontrazeptiva abgeraten werden.

**Adipositas.** Für Frauen mit einem Body-Mass-Index über 30 liegt das Thromboembolierisiko zweifach und über 35 sogar 4fach höher.

**Hypertonie.** Hypertone Anwenderinnen von Kontrazeptive haben ein 10fach erhöhtes Schlaganfallrisiko verglichen mit normotonen Frauen. Dagegen ist der Effekt von Kontrazeptiva auf den Blutdruck zu vernachlässigen. Bei persistentem Blutdruck über 140/90 mmHg soll von hormonalen Kontrazeptiva abgeraten werden.

**Venöse Thromboembolien.** Bei vorausgegangenen tiefen Venenthrombosen oder Lungenembolien soll von hormonalen Kontrazeptiva abgeraten werden. Auch bei familiärer Belastung von Verwandten ersten Grades sollte auf andere Methoden ausgewichen werden. Wenn das nicht akzeptabel ist, sollten zumindest mögliche genetische Ursachen (Faktor-V-Leiden-Mutation, Mangel an Protein C, Protein S oder Antithrombin III etc.) oder erworbene Risiken (Immobilisation, Trauma, Operation, Tumoren) abgeklärt werden.

**Migräne.** Bei Frauen mit fokaler Migräne wird das Schlaganfallrisiko durch hormonale Kontrazeptiva erhöht. Deshalb wird bei Migräne mit Herdsymptomen und Aura von hormonalen Kontrazeptiva abgeraten. Ähnlich sollten auch über 35-jährige Frauen mit einfacher Migräne beraten werden.

**Menstruationsverschiebung.** Ist sowohl zur Verkürzung wie auch zur Verlängerung des Zyklus bei monophasischen Ovulationshemmern problemlos möglich. Durch vorzeitiges Absetzen wird eine Abbruchblutung ausgelöst, durch weitere Einnahme der Pille kann die Periode hinausgeschoben werden.

**Laktation.** Auch die niedrig dosierten hormonalen Kontrazeptiva gehen in die Muttermilch über. Von den endogenen Steroiden erscheinen nur die Östrogene in der Muttermilch, Progesteron jedoch im Gegensatz zu den synthetischen Gestagenen nicht. Deshalb in der Stillzeit nach Möglichkeit keine hormonalen Kontrazeptiva geben, allenfalls die Minipille mit niedrigem Gestagengehalt oder Cerazette®.

**Kontrollen.** Halbjährlich Blutdruck, jährlich gynäkologische Untersuchung mit Zellabstrich, Urinanalyse, Leberpalpation und Brustuntersuchung. Bei Frauen über 35 Jahre zusätzlich Blutglucose und Lipidwerte. Monatliche Selbstuntersuchung der Brust durch die Patientin.

**Absetzen.** Gründe für ein sofortiges Absetzen von hormonalen Kontrazeptiva sind in erster Linie kardiovaskuläre und hepatische Funktionsstörungen:

- **Symptome von Venenthrombosen:**
  - akute Sehstörungen,
  - migräneartige Kopfschmerzen,
  - starke Beinschmerzen,
  - sensorische Ausfälle,
  - epileptische Reaktionen,
- **stärkerer Blutdruckanstieg,**
- **koronare Symptome:**
  - Angina pectoris,
  - Myokardinfarkt,
- **Leberfunktionsstörungen:**
  - Hepatitis mit Pruritus,
  - Ikterus,
  - Gallensteinkoliken.

Weiterhin müssen Ovulationshemmer nach eingetretener Schwangerschaft, 6 Wochen vor geplanten Operationen und bei längerer Immobilisation (z. B. Unfall) abgesetzt werden.

**Kontraindikationen.** Ergeben sich vor allem aus den kardiovaskulären und hepatischen Nebenwirkungen.

*Absolute Kontraindikationen*: schwere Leberfunktionsstörungen, Schwangerschaftsikterus und -pruritus in der Anamnese, Lebertumoren, Hepatitis, Dubin-Johnson-Syndrom, Rotor-Syndrom, Sichelzellanämie, thromboembolische Prozesse, schwere Hypertonie, Fettstoffwechselstörungen, Otosklerose, Herpes gestationis, Diabetes mellitus mit Gefäßveränderungen, hormonabhängige Uterus- oder Mammatumoren, nicht abgeklärte Genitalblutungen, Gravidität.

*Relative Kontraindikationen*, die eine sorgfältige Überwachung der Patientinnen erfordern: Beinvenenthrombosen, Varikosis, Frauen >40 Jahre, Hypertonie, Herzkrankheiten, starke Adipositas, Gallensteine in Familienanamnese, Diabetes mellitus, Gestationsdiabetes, Tetanie, Epilepsie, multiple Sklerose, Chorea minor, Migräne, Porphyrie.

## Unerwünschte Wirkungen

**Subjektiv.** Müdigkeit und depressive Verstimmung (gestagenbedingt), wird vermindert durch östrogenbetonte Präparate. Übelkeit (östrogenbedingt) verschwindet meist nach 2–3 Zyklen, auch geringer bei abendlicher Einnahme nach dem Essen. Bei Libidoverminderung (gestagenbedingt) östrogenbetontes Präparat einsetzen. Bei Gewichtszunahme (Wasserretention) niedrigdosiertes Präparat, Änderungen von 2–3 kg sind normal. Bei Brustspannungen gestagenbetontes Präparat verwenden.

**Gynäkologisch.** Durchbruchsblutungen treten vor allem in den ersten Zyklen und besonders bei Präparaten mit niedriger Östrogendosis auf. Seltener Amenorrhö infolge Atrophie des Endometriums (Schwangerschaft ausschließen), danach Wechsel auf ein östrogenbetontes Präparat. Bei zervikaler Hypersekretion Wechsel auf ein gestagenbetontes Präparat.

**Haut, Haare.** Hautpigmentierungen entstehen meist bei Frauen, die auch in der Schwangerschaft ein Chloasma hatten, oder bei starker Sonneneinwirkung. Rückbildung nur sehr langsam, deshalb in diesen Fällen keine Ovulationshemmer geben, besonders nicht im Sommer. Hirsutismus und Haarverlust bedingt durch androgene Komponente des Gestagens, manifestiert sich häufig erst nach mehreren Monaten. Umsetzen auf Präparate mit antiandrogenen Gestagenen (Cyproteron, Chlormadinonacetat, Dienogest).

**Leberfunktion.** Gallensteine und Gallenblasenkrankheiten treten vermehrt auf, wahrscheinlich infolge der erhöhten Cholesterinkonzentration in der Galle. Auch vermehrt cholestatischer Ikterus, vor allem bei jüngeren Frauen, volle Normalisierung nach Absetzen des Ovulationshemmers. Selten entwickeln sich Leberadenome, die allerdings wegen hoher Vaskularisation und lebensbedrohlicher Blutungen gefährlich sind. Daher routinemäßig Leberpalpation. Nach Absetzen meist spontane Regression des Adenoms.

**Stoffwechsel.** Blutglucose und Insulin können ansteigen. Die Glucosetoleranz ist verschlechtert, vor allem gestagenbedingt. Ein Prädiabetes kann früher manifest werden. Bei Diabetikerinnen ist die Verordnung niedrig dosierter Ovulationshemmer möglich, wenn keine Angiopathien bestehen. Plasmatriglyceride steigen im Mittel um 50% an, geringer Anstieg von LDL. Änderungen des HDL hängen vom Präparat ab, gestagenbetonte Präparate senken HDL, östrogenbetonte erhöhen HDL. Viele Bindungsproteine sind erhöht (Transcortin, Thyroxinbindendes Globulin, Transferrin, Ceruloplasmin, sexualhormonbindendes Globulin).

**Kardiovaskuläres System.** Thromboembolische Erkrankungen (tiefe Beinvenenthrombosen, Lungenembolie, Zerebralgefäßthrombosen) sind insgesamt seltene Nebenwirkungen der hormonalen Kontrazeption. Ein wichtiger Risikofaktor ist die hereditäre venöse Thrombophilie aufgrund einer Resistenz des Faktors V gegen die proteolytische Inaktivierung durch aktiviertes Protein C (APC-Resistenz), die durch eine Punktmutation des Faktors V (Arg506Gln, Faktor-V-Leiden-Mutation) bedingt ist. Das Thromboserisiko wird durch Kontrazeptiva bei heterozygoter Mutation 30fach, bei homozygoter Mutation 300fach erhöht. Ein erhöhtes Risiko besteht auch bei vorangegangenen Thrombosen, die deshalb grundsätzliche Kontraindikationen darstellen.

**Teratogenität.** Keine sicheren Daten über eine teratogene Wirkung von Ovulationshemmern. Nach Eintritt einer Schwangerschaft dennoch sofort absetzen.

**Karzinogenität.** Wird je nach Lokalisation und Gewebe unterschiedlich beeinflusst:
- Zervixkarzinom: erhöhte Inzidenz,
- Mammakarzinom: kein erhöhtes Risiko im Alter von 25–39 Jahren, unter 20 Jahren und über 45 Jahre möglicherweise erhöht.
- Endometriumkarzinom: geringeres Risiko,
- Ovarialkarzinom: geringeres Risiko.

Die erhöhte Inzidenz des Zervixkarzinoms ist Anlass für regelmäßige zytologische Kontrollen.

**Arzneimittelinteraktionen.** Zahlreiche Arzneimittel beschleunigen den Abbau von Östrogenen und Gestagenen durch Enzyminduktion in der Leber und vermindern dadurch die kontrazeptive Sicherheit. Dazu gehören Barbiturate, Carbamazepin, Phenytoin, Primidon, Griseofulvin und Rifampicin. Weiterhin können Antibiotika die Wirksamkeit hormonaler Kontrazeptiva beeinträchtigen, da sie die Darmflora schädigen und dadurch die Spaltung von konjugierten Steroidhormonen und die enterohepatische Zirkulation der freien Steroide vermindern. Gegebenenfalls Präparate mit höher dosiertem Östrogenanteil verordnen.

## Schwangerschaft

### Hyperemesis gravidarum

Übelkeit mit gelegentlich leichtem morgendlichen Erbrechen tritt bei 60–70% aller Schwangeren auf und bedarf keiner Therapie. Eine Steigerung führt zur Hyperemesis gravidarum, schließlich mit der Unfähigkeit, Nahrung und Flüssigkeit bei sich zu behalten. Bei leichten Formen sind diätetische Maßnahmen ausreichend.

Bei schwereren Formen mit Wasser- und Salzverlust, Hypovolämie, faltiger Haut, Oligurie und Ketose eventuell stationäre Aufnahme. Häufig bessert sich das Krankheitsbild schon durch einen Milieuwechsel. Die Therapie besteht in Flüssigkeits- und Elektrolytersatz, Sedation und der Gabe von Antiemetika aus der Gruppe der **$H_1$-Antihistaminika**, z. B. Meclozin (Peremesin® N) 25 mg oral 1- bis 2-mal/d. Der Verdacht, dass Vertreter dieser Stoffgruppe Missbildungen auslösen, hat sich in einer Metaanalyse über 220.000 Patienten nicht bestätigt.

### Gestationshypertonie

Bei den hypertensiven Krankheiten in der Schwangerschaft wird die schwangerschaftsinduzierte Hypertonie (SIH, Gestationshypertonie) von der vorbestehenden chronischen Hypertonie (s. Kap. 10) unterschieden. Die Gestationshypertonie entwickelt sich im 3. Trimenon und verläuft oft mild. Häufig sind nichtmedikamentöse Maßnahmen (Stressabbau, Ruhepausen, Liegen) ausreichend. Postpartal normalisiert sich der Blutdruck nach 10 d spontan. Die SIH kann aber auch vor allem in Verbindung mit Proteinurie Symptom einer beginnenden Gestose oder auch einer beginnenden Präeklampsie sein. Lokale Ödeme ohne Hypertonie und Proteinurie sind prognostisch ungefährlich.

## Präeklampsie

Hauptsymptome der Gestose oder Präeklampsie sind Hypertonie (>140/90 mmHg) und Proteinurie (>300 mg/l/24 h) nach der 20. Schwangerschaftswoche bei vorher normotensiven Frauen. Ödeme sind häufig, jedoch nicht obligat. Die proteinurische Präeklampsie erfordert sofortige klinische Überwachung. Das Kind ist durch Minderperfusion der Plazenta mit Wachstumsretardierung gefährdet.

Bei fortgeschrittener Schwangerschaft ist eine vorzeitige Entbindung indiziert. In frühen Schwangerschaftsstadien (vor der 30. Woche) wird bei den leichten Formen eine konservative Therapie mit Bettruhe und eiweißreicher Diät empfohlen. Weitere Maßnahmen sind wenig effektiv. Kochsalzarme Kost ist sogar gefährlich, weil danach doppelt so häufig Fehlgeburten, Eklampsien und kindliche Todesfälle auftraten wie bei Normalkost. Eine prophylaktische Hemmung der Thrombozytenaggregation mit niedrig dosierter **Acetylsalicylsäure** (75 mg/d) senkt das Eklampsierisiko um 15% und wird bei Risikopatientinnen empfohlen.

Bei einem Fortschreiten der Hypertonie über 160/95 mmHg und Zunahme der Proteinurie Blutdrucksenkung durch:
- **Methyldopa** 3-mal 125–500 mg/d oder
- **Dihydralazin** 3-mal 12,5–50 mg/d oder
- $\beta_1$-selektive Betarezeptorenblocker, z. B. **Metoprolol** 1-mal 100 mg/d oder **Atenolol** 1-mal 50–100 mg/d.

Der Nutzen der Blutdrucksenkung ist bisher nur für die Mutter gesichert, während das Geburtsgewicht der Kinder in Abhängigkeit von der Blutdrucksenkung abnimmt.

Eine Sonderform ist das HELLP-Syndrom (Hypertonie, erhöhte Leberenzyme, „low plate-lets"). Die Gerinnungsstörung wird durch Frischplasma und Thrombozytensubstitution korrigiert. Eine baldige Schnittentbindung wird angestrebt.

## Eklampsie

Geht die Präeklampsie in eine lebensbedrohliche konvulsive Phase über, ist das Stadium der Eklampsie erreicht. Wirksamste therapeutische Maßnahme ist die schnelle Einleitung der Geburt. Die Überlebenschancen des Kindes sind selbst vor der 30. Woche wegen der bestehenden Plazentainsuffizienz außerhalb des Uterus vielfach größer.

Vorzeichen der **drohenden Eklampsie** sind ein schneller Blutdruckanstieg, starke Kopfschmerzen, Unruhe, Sehstörungen (Flimmern), Übelkeit, Erbrechen, Hyperreflexie. Das Auftreten eines Krampfanfalls verschlechtert die Prognose für Mutter und Kind erheblich. Daher folgende Sofortmaßnahmen:
- *Blutdrucksenkung* mit **Nifedipin** 5 mg oral oder **Dihydralazin** (Nepresol®) 5 mg i.v. als Bolus, ggf. alle 20 min bis zu einer Gesamtdosis von 20 mg,
- *Krampfprophylaxe* mit **Magnesiumsulfat** (Mg 5-Sulfat Amp. 10%) 2–4 g (20–40 ml) i.v. in 20 min, anschließend 1–2 g/h (10–20 ml) als i.v.-Infusion. Auch **Diazepam** 5–10 mg i.v. wirkt, aber schwächer als Magnesium.

Magnesium hemmt die neuromuskuläre Erregungsübertragung, daher ist der Patellarsehnenreflex ständig zu kontrollieren, der ab 5 mmol/l nicht mehr ausgelöst werden kann. Atemdepression ab 5–6 mmol/l, Herzstillstand ab 7,5 mmol/l möglich. Aufhebung der Magnesiumwirkung durch Calciumgluconat 10% 10–20 ml i.v. Bei Niereninsuffizienz ist die renale Magnesiumelimination verzögert. Deshalb Urinvolumina kontrollieren (mind. 20–25 ml/h). Bei Anurie ist Magnesium kontraindiziert.

## Fehlgeburt (Abort)

Typische Symptome sind Blutungen, Uteruskontraktionen mit Unterleibsschmerzen und in späteren Schwangerschaftsstadien Abgang von Fruchtwasser und Gewebe. Die Therapie richtet sich nach dem Ergebnis sonographischer Vitalitätskontrollen. Im Stadium des drohenden Aborts besteht bei nachgewiesener Vitalität die Aussicht, die Schwangerschaft zu erhalten. Bei allen anderen Verlaufsformen eines Aborts muss der Uterus nach dem Abort medikamentös oder instrumentell entleert werden.

**Drohender Abort.** Bettruhe bis 3 d nach Aufhören der Blutung, ggf. Ruhigstellung durch Tranquillanzien. Der Nutzen einer operativen Zervixumschlingung ist strittig; der Nutzen einer Hormontherapie mit Progesteron ist nicht gesichert. Die amerikanische Arzneimittelbehörde (FDA) hat vor einer Anwendung in der Schwangerschaft gewarnt, weil das Risiko kongenitaler Missbildungen 4fach erhöht ist. Nach Diethylstilbestrol wurde bei den Töchtern der behandelten Mütter im Alter von 15–22 Jahren das seltene Adenokarzinom der Vagina gehäuft beobachtet. Daher sind synthetische Östrogene in der Schwangerschaft kontraindiziert.

**Beginnender, inkompletter und kompletter Abort.** Beim nicht aufzuhaltenden Abort wird der Uterus bei fehlenden Vitalitätszeichen durch Vakuumaspiration oder Abortkürettage entleert. Auch beim inkompletten und kompletten Abort ist bis zur 20. Schwangerschaftswoche eine Kürettage erforderlich. Bei anhaltender Blutung und unzureichender Uteruskontraktion kann ein Mutterkornalkaloid, z. B. **Methylergometrin** (Methergin®) 0,1–0,2 mg i.v. gegeben werden.

**Verhaltener Abort.** Im 1. Trimenon wird der Uterus meist durch Abrasio entleert, ggf. wird 3–6 h präoperativ 1 mg **Gemeprost** (Cergem®) vaginal appliziert. Bei fortgeschrittener Schwangerschaft im 2. und 3. Trimenon gelten Prostaglandine als Mittel der Wahl vor der Abrasio. Zunächst bis zur 24. Schwangerschaftswoche wird eine Zervixreifung mit 1 mg Gemeprost, alle 3–6 h, max. 5-mal in 24 h empfohlen. Bei nicht erfolgter Ausstoßung innerhalb von 48 h Gabe von **Sulproston** (Nalador® 500) 1,7–8,3 µg/min i.v. Systemische Nebenwirkungen können erheblich sein. Ab der 25. bis zur 27. Schwangerschaftswoche ebenfalls Gemeprost vaginal wie beschrieben oder **Dinoproston** (Prepidil®) 0,5 mg als Gel intrazervikal alle 6 h, bei reifer Zervix Sulproston weiter wie beschrieben. Dadurch lassen sich traumatisierende Zervixdilatationen bei Erstschwangeren vermeiden. Der Progesteronantagonist **Mifepriston** (Mifegyne®) ist in einer Dosis von 600 mg oral ein wirksames Mittel und zur Abortinduktion im 1. Trimenon geeignet, insbesondere in Kombination mit vaginal oder i.m. applizierten Prostaglandinanaloga.

**Fieberhafter Abort.** Bei starken Blutungen muss der Uterus sofort operativ entleert werden. Im Übrigen ist möglichst frühzeitig eine hochdosierte i.v.-Antibiotikatherapie indiziert, z. B. **Benzylpenicillin** (10–30 Mio. I.E./d) plus **Gentamicin** (1-mal 160–240 mg/d) oder **Clindamycin** (600–1200 mg/d) plus **Gentamicin**. Bei schweren Verläufen mit Beteiligung von Anaerobiern sind **Imipenem** (2 g/d) oder **Ceftriaxon** (2 g/d) plus **Metronidazol** (1000 bis 1500 mg/d) geeignet. Meist liegen Mischinfektionen aus Bacteroides fragilis, Enterobakterien, Streptokokken und Enterokokken vor. Die Uterusentleerung erfolgt 3 d nach Entfieberung.

**Habitueller Abort.** Zwei oder mehr aufeinanderfolgende Aborte werden als habituelle Aborte bezeichnet. Beim Frühabort kann eine Endometriuminsuffizienz vorliegen, meistens bedingt durch vorangehende Ovarialinsuffizienz infolge mangelnder FSH- oder LH-Sekretion. Eine Erfolg versprechende prophylaktische Therapie ist die ovarielle Stimulation ab dem 5. Zyklustag mit **Clomifen** (50 mg/d oral) über 5 d oder mit rekombinantem FSH ab dem 3. Zyklustag (50–75 I.E. täglich bis zur Ovulationsinduktion). Bei Aborten nach der 12. Schwangerschaftswoche überwiegen Uterusfehlbildungen und Zervixinsuffizienz. Extragenitale endokrine Ursachen eines habituellen Aborts können Diabetes mellitus oder Hyperthyreose sein.

## Geburt

### Wehenstörungen

Bei *Wehenschwäche* wird **Oxytocin** (z. B. Syntocinon®) am häufigsten zur Wehenanregung eingesetzt. Voraussetzung ist eine ausreichende Muttermundsweite. I.v.-Infusion mit initial 1–2 mE/min (10 mE/ml, 5 I.E. Oxytocin/500 ml 5% Glucoselösung), alle 20–30 min um 1–2 mE/ml steigern, bis genügend Wehen auftreten (3 Wehen pro 10 min). Überwachung durch Kardiotokographie. Etwa 90% der Patientinnen reagieren ausreichend auf 5 mE/min. Nach Eintritt regelmäßiger Wehen kann die Dosis meist reduziert werden, manchmal wird kein Oxytocin mehr benötigt. Bei *unreifer Zervix* mit geschlossenem Muttermund werden lokal Prostaglandine eingesetzt, z. B. **Dinoproston** ($PGE_2$, Minprostin® $E_2$) 3 mg als Vaginaltablette. Wiederholung nach 6–8 h möglich. Dinoproston beschleunigt die Geburt und zeigte in den Nebenwirkungen keine signifikanten Unterschiede. Der Oxytocinbedarf wird gesenkt. Ähnlich wirkt **Misoprostol** (25 µg vaginal alle 3 h), das aber in Deutschland für diese Indikation nicht zugelassen ist.

Bei *hyperkinetischer Wehenstörung* infolge endogener Ursachen oder seltener auch Oxytocinüberstimulation ist eine Wehennormalisierung, z. B. durch **Periduralanästhesie**, ggf. zusätzlich Tokolyse mit **Fenoterol** indiziert (z. B. 1–4 µg/min i.v.).

Eine *diskoordinierte Wehenstörung*, die häufiger bei Frühgeburten und ängstlichen Patientinnen auftritt, wird zunächst durch Fenoterol unterbrochen. Anschließend abwarten, bis spontane Wehen wieder einsetzen, ggf. zusätzlich Oxytocin.

## Schmerzlinderung

Generell wird eine optimale Schmerzlinderung für die Mutter bei größtmöglicher Schonung des Kindes angestrebt.

**Opioide.** **Pethidin** (Dolantin®) wirkt relativ kurz (ca. 2–3 h) und zusätzlich spasmolytisch. Dosis 50–100 mg i.m. oder oral. Es wird eingesetzt bei hyperkinetischer schmerzhafter Wehenstörung mit spastischer Zervixdystokie. Pethidin passiert die Plazenta und kann daher eine Atemdepression beim Kind auslösen. Wurde Pethidin noch 1 h vor der Geburt gegeben, erhält das Neugeborene prophylaktisch den Opioidantagonisten **Naloxon** (Narcanti Neonatal®) in einer Dosis von 0,01 mg/kg i.v., ggf. nach 2–3 min wiederholen. Wegen atemdepressiver Wirkung wurde Pethidin in der geburtshilflichen Schmerzbekämpfung weitgehend verlassen.

**Lokalanästhetika.** Es werden mehrere Verfahren der Leitungsanästhesie angewendet. Am wichtigsten ist die **Epiduralanästhesie**, die in mehr als 90% der Fälle eine wirksame Analgesie ermöglicht. Indiziert bei Vorerkrankungen der Mutter (Asthma, Diabetes, Epilepsie, Präeklampsie) und Risikoentbindungen (prothrahierter Geburtsverlauf, kindliche Lageanomalien). Verwendet werden z. B. **Bupivacain** (Carbostesin®) 12–20 mg/h einer 0,25%-Lösung oder **Ropivacain** (Naropin®) 12–20 mg/h einer 0,2%-Lösung. Häufig wird zusätzlich ein Opioid (Fentanyl, Sufentanil) epidural appliziert. Vorteile der Epiduralanästhesie gegenüber der systemischen Opioidanalgesie sind weniger Schmerzen und geringerer neonataler Naloxonbedarf. Nachteile sind verlängerte Austreibungsperiode, vermehrter Oxytocinbedarf, Hypotonie, mütterliches Fieber und postpartale Harninkontinenz. Ein weiteres Verfahren ist die transvaginale **Pudendusanalgesie**, die bei starken Schmerzen in der Austreibungsperiode eingesetzt werden kann. Die **Parazervikalanästhesie** ist wegen häufig beschriebener fetaler Bradykardien mit der Gefahr schwerer Hirnschäden obsolet.

## Postnatale Asphyxie

Häufig ist die Geburt asphyktischer Kinder durch Kardiotokographie voraussehbar. Reanimation nach dem ABCD-Schema: Absaugen, Beatmen (Maskenbeatmung, Intubation), Zirkulation (ggf. Herzmassage) und Arzneimittel („drugs").

**Arzneimittel.** Bei Herzstillstand (sehr selten) **Epinephrin** 0,01–0,03 mg/kg über Nabelvene, ggf. auch endotracheal und intrakardial. Bei metabolischer Azidose infolge Asystolie **Natriumhydrogencarbonat** 8,4% 2–4 ml/kg in 5 min. Bei hämorrhagischem Schock (weiße Asphyxie) wird ein Nabelvenenkatheter zur Messung des Zentralvenendrucks gelegt, ggf. Transfusion von 0-rh-negativem lysinfreien Frischblut. Bei Opioidbehandlung der Mutter wird dem Neugeborenen **Naloxon** (Narcanti Neonatal®) 0,01 mg/kg i.v. gegeben.

## Neugeborenenikterus

Die Hyperbilirubinämie des Neugeborenen entsteht üblicherweise durch eine Kombination von gesteigerter Bildung und verminderter Elimination von Bilirubin. Werte bis 17 mg/dl am 4.–6. Tag sind noch normal, ab 20 mg/dl kann ein Kernikterus entstehen. Eine Rhesusfaktorinkompatibilität kommt nach der Prophylaxe mit Immunglobulin-Anti-D nur selten vor. Ein arzneimittelbedingter Ikterus entsteht durch Verdrängung von Bilirubin aus der Plasmaalbuminbindung durch proteingebundene Stoffe wie Co-trimoxazol oder Salicylate. Standard ist die Phototherapie mit Blaulicht, wodurch Bilirubin in wasserlösliche Mono- und Dipyrole zerfällt, die nicht mehr neurotoxisch sind und ohne Glukuronidierung renal eliminiert werden können. Eine Austauschtransfusion ist lediglich in schweren Fällen (z. B. Rhesusfaktorinkompatibilität) erforderlich. Die Behandlung mit Metalloporphyrinen (Zinn-Mesoporphyrin) zur Hemmung der Hämoxygenase wird klinisch geprüft.

## Nachgeburtsperiode

Zur Begrenzung des Blutverlusts wird die Plazentalösung medikamentös unterstützt. Unmittelbar nach der Geburt des Kindes werden 3 I.E. **Oxytocin** (z. B. Syntocinon®) i.v. gegeben. Durch die Uteruskontraktion wird die Geburt der Plazenta beschleunigt und die Lösungsblutung reduziert. Mit der ersten Nachwehe wird die Plazenta durch Druck auf den Fundus exprimiert. Bei unzureichender Uteruskontraktion kann nach der Geburt der Plazenta das Sekalealkaloid **Methylergometrin** (Methergin®) zur Atonieprophylaxe in einer Dosis von 0,2 mg i.v. oder i.m. gegeben werden.

Nur bei *atonischer Nachblutung* wird **Oxytocin** (5 I.E.) langsam i.v. gegeben, manuell unterstützt durch Ausdrücken und Halten des Uterus. Bei fortbestehender Blutung ist zusätzlich das Prostaglandinderivat **Sulproston** (Nalador® 500) 2–4 (max. 16) μg/min als i.v.-Infusion indiziert oder Dinoprost (Minprostin $F_2\alpha$) 30–150 µg/min i.v. Darüber hinaus muss abgeklärt werden, ob andere Blutungsursachen übersehen wurden (Zervixriss, unvollständige Plazenta, Koagulopathie) und ob ein operatives Eingreifen erforderlich ist.

### Frühgeburt

Frühgeburten treten in 5–10% der Fälle ein. In der 22. bis 36. Schwangerschaftswoche wird bei vorzeitigen Wehen oder bei primärem Blasensprung versucht, die drohende Frühgeburt zu verhindern. Als erstes Bettruhe, bei stärkeren Wehen stationäre Aufnahme.

### Tokolyse

Als Tokolytika werden $Beta_2$-Rezeptoragonisten, Calciumantagonisten, Oxytocinantagonisten, Magnesiumsulfat und Cyclooxygenasehemmer eingesetzt.

**$Beta_2$-Rezeptoragonisten.** Werden seit 40 Jahren zur Therapie vorzeitiger Wehen verwendet und verzögern den Eintritt einer Frühgeburt über einen Zeitraum von 24–48 h. Darüber hinaus haben sie keinen nachgewiesenen Nutzen, insbesondere werden kindliche Morbidität und Mortalität nicht gesenkt. **Fenoterol** (Partusisten®) wird bei zervixwirksamen Uteruskontraktionen (<1/10 min) i.v. infundiert, 0,5–1 µg/min für 1–2 d, bis 12 h lang Wehenfreiheit erreicht ist. Bei pathologischer Wehentätigkeit während der Geburt Fenoterol 25 µg i.v. in 2–3 min. Bei i.v.-Tokolyse Infusionsmenge auf 1,5 l/d beschränken, um die durch $Beta_2$-Agonisten bedingte Wasserretention zu vermeiden (Vorsicht Lungenödem).

**Calciumantagonisten.** Sind nach einem Cochrane Review wirksamer und für Mutter und Kind besser verträglich als $Beta_2$-Rezeptoragonisten. Sie werden als Tokolytika erster Wahl empfohlen, z. B. **Nifedipin** 20–30 mg oral alle 4-8 h, das aber für diese Indikation in Deutschland nicht zugelassen ist.

**Oxytocinantagonisten.** Der erste peptidische Antagonist dezidualer und myometrialer Oxytocinrezeptoren ist **Atosiban** (Tractocile®). Er hemmt Oxytocin-induzierte Wehen und zögert die Geburt bei vorzeitigen Wehen um 2–7 d hinaus. In Vergleichsstudien war er ähnlich wirksam wie $Beta_2$-Rezeptoragonisten, löste aber erheblich weniger maternale Nebenwirkungen vor allem im Kreislaufbereich aus (8% versus 81%). Neonatale Morbidität und Mortalität werden nicht gesenkt. Atosiban wird initial als i.v. Bolus (6,75 mg) und anschließend als i.v.-Infusion (300 µg/min für 3 h, danach 100 µg/min bis zu 45 h) gegeben.

**Magnesiumsulfat.** Bei vorzeitigen Wehen hat Magnesiumsulfat keinen gesicherten Nutzen, sondern erhöht die kindliche Mortalität und sollte daher nicht mehr als Tokolytikum eingesetzt werden.

**Cyclooxygenasehemmer.** Hemmen die Prostaglandinsynthese und sind daher potentielle Tokolytika. Die prophylaktische Gabe von **Indometacin** senkt die Häufigkeit eines offenen Ductus arteriosus Botalli, hat aber keinen Einfluss auf die neonatale Mortalität und Morbidität.

### Kindliches Atemnotsyndrom

Bei einer drohenden Frühgeburt wird zur Prophylaxe des kindlichen Atemnotsyndroms vor der 34. Schwangerschaftswoche die Surfactantsynthese stimuliert. Surfactant (Atelektasefaktor) wird in Pneumozyten gebildet und ist ein Gemisch oberflächenaktiver Phospholipide (vor allem Lecithin mit Protein). Zeichen ausreichender Lungenreife sind Lecithinwerte im Fruchtwasser über 3 mg/100 ml oder ein Lecithin/Sphingomyelin-Quotient über 2.

Schwangere erhalten **Betamethason** (Celestan® solubile) 8 mg/d i.m. an zwei aufeinanderfolgenden Tagen. Die Lungenreife wird in 24–48 h beschleunigt, die Wirkung hält 7 d an. Die Mortalität des Atemnotsyndroms wird dadurch von ca. 30% auf 15% gesenkt. Wöchentlich wiederholte Steroidgaben haben keinen Vorteil, sondern potentielle Nachteile für Wachstum und Hirnentwicklung des Kindes.

Alternativ wird **Ambroxol** (z. B. Mucosolvan®) 1000 mg i.v. als Infusion über 4 h in 500 ml 5%-Glucoselösung über 3–5 d eingesetzt. Es wirkt langsamer als Betamethason und ist bei Kontraindikationen gegen Glucocorticoide indiziert. Weiterhin kann **Surfactant** mit einem Präparat aus Rinderlunge (Survanta®) substituiert werden, das bei Neugeborenen intratracheal instilliert wird (100 mg/kg).

## Wochenbett

### Uterusrückbildung

Im Wochenbett wird zur Förderung der Uterusrückbildung noch oft das Mutterkornalkaloid **Me-**

**thylergometrin** (Methergin®) verwendet. Es hat jedoch keinen Effekt auf Lochien und Uterusgröße, sondern erhöht Schmerzen, Nachblutungen und Endometritishäufigkeit. Die Milchproduktion wird wegen des prolaktinhemmenden Effekts gesenkt. Eine wirksame Prophylaxe gegen puerperale Nachblutungen und Infektionen ist das Stillen.

## Puerperalfieber

Die postpartale *Endometritis* ist weiterhin die häufigste infektiöse Komplikation im Wochenbett, die bei 1–3% aller vaginalen Geburten auftritt und nach Sektio bis zu 10fach häufiger ist. Die Ursache ist üblicherweise eine Mischinfektion aus aeroben und anaeroben Bakterien. Als initiale Therapie ist die Kombination aus **Clindamycin** (600–1200 mg/d) und **Gentamicin** (1-mal 160–240 mg/d) i.v. geeignet, die Staphylokokken und Anaerobier erfasst und anderen Therapieschemata überlegen ist. Nach Schnittentbindungen wird zur Uteruskontraktion postpartal zusätzlich **Methylergometrin** (Methergin®) 0,05–0,1 mg i.v. oder 0,2 mg i.m. 3-mal/d eingesetzt, das hier im Gegensatz zur normalen Geburt die Inzidenz postoperativer Blutungen und Endometritiden senkt.

Eine seltene, jedoch lebensbedrohliche Komplikation ist die *Puerperalsepsis*, die vor allem nach Sectio und Frühgeburten auftritt. Das Erregerspektrum ist ähnlich wie beim fieberhaften Abort (Streptokokken, Clostridien, Staphylokokken). Schon bei Verdacht maximale Therapie mit einem **Cephalosporin** (z. B. Cefuroxim, Ceftazidim) in Kombination mit **Metronidazol** oder mit **Imipenem** sowie Schockprophylaxe.

## Laktation

Der Milcheinschuss wird durch Prolaktin am 2.–4. Wochenbettag induziert. Er kann mit einer schmerzhaften Schwellung und Verhärtung der Brüste einhergehen. Am wichtigsten ist die regelmäßige Entleerung durch Stillen oder Abpumpen. Die Milchejektion wird durch das reflektorisch freigesetzte Oxytocin gesteigert. Bei erschwertem Milchfluss ist exogenes **Oxytocin** gut wirksam, als Nasenspray (Syntocinon® Spray) 5 min vor dem Stillen 1 Spraydosis (ca. 4 I.E.), insbesondere bei Erstgebärenden. Bei ungenügender Entleerung der Brust mit der Milchpumpe nachpumpen.

Eine *ungenügende Milchbildung* entwickelt sich auf funktioneller Grundlage durch lange Geburten, operative Entbindung, Schmerzen und psychische Belastungen. Abhilfe ist nur durch häufiges Anlegen des Kindes zur Stimulation der Prolaktinproduktion möglich, aber nicht durch Arzneimittel.

Bei einer Indikation zum *Abstillen* sind Dopaminrezeptoragonisten stark wirkende Prolaktinhemmer. Von **Bromocriptin** (z. B. Pravidel®) werden initial am 1. Tag 2-mal 1,25 mg und danach über 14 d 2-mal 2,5 mg/d oral gegeben. Die Herstellerfirma hat die Indikation Abstillen in den USA 1994 zurückgenommen, nachdem der FDA über 500 Fälle von Nebenwirkungen berichtete, u. a. Schlaganfälle, Herzinfarkte, Hypertonie, Krampfanfälle und 32 Todesfälle. Weitere Dopaminagonisten zum Abstillen sind **Lisurid** (Dopergin®), **Metergolin** (Liserdol®) und **Cabergolin** (Dostinex®).

## Mastitis puerperalis

Wesentlich sind Infektionsprophylaxe durch strikte Hygiene und Verhütung von Rhagaden durch richtige Stilltechnik. Lokalantibiotika sind umstritten. Treten Entzündungssymptome auf, ist, ähnlich wie beim schmerzhaften Milchstau, als Erstes die regelmäßige Entleerung der Brust sowie die Entlastung der Mutter durch Bettruhe wichtig. Zur Schmerzlinderung zwischen den Stillzeiten Kühlung mit kalten Alkoholumschlägen oder Eisbeutel. Als Analgetikum kommt **Paracetamol** in Frage. Antibiotika werden initial vermieden, da sie Mikroabszesse induzieren können. Bei Anhalten der Symptome (Infiltrat, Schmerz, Fieber) über 24–48 h wird ein Antibiotikum aus der Gruppe der Isoxazolylpenicilline gegeben, z. B. **Dicloxacillin** (InfectoStaph®) 3-mal 1 g/d oral. Falls Abstillen erforderlich wird, sind Dopaminrezeptoragonisten stark wirksam (s. Laktation). Die Schmerzen und das Infiltrat gehen schnell zurück. Bei Abszess muss inzidiert werden.

# 7 Hals-Nasen-Ohrenkrankheiten

*Björn Lemmer*

## Rhinitis

### Akute Rhinitis

Die akute Rhinitis ist im Allgemeinen harmlos und heilt von selbst. Der gewöhnliche virusbedingte Schnupfen lässt sich nicht durch Arzneimittel beseitigen. Keine der vielfach angebotenen Maßnahmen hat sich bei genauer Prüfung als wirksam erwiesen, z. B. Acetylsalicylsäure, $H_1$-Rezeptorantagonisten oder Vitamin C. Möglich ist eine symptomatische Therapie mit schleimhautabschwellenden Alpharezeptoragonisten, um die Nasenatmung zu verbessern (Säuglinge) und die Nebenhöhlenostien freizuhalten. Häufig benutzt wird z. B. **Xylometazolin** 1% (Kleinkinder und Säuglinge 0,05%) 2- bis 4-mal 2 Tr./d in jedes Nasenloch, wegen Toleranzentwicklung und Reboundkongestion jedoch nicht länger als 5–7 d anwenden.

### Allergische Rhinitis

Die allergische Rhinitis ist mit einer Prävalenz von etwa 20% eine der häufigsten allergischen Krankheiten. Häufige Ursachen sind Pollen, Pilzsporen,

**Tabelle 7.1**
**Arzneitherapie der allergischen Rhinitis**

| Stoffgruppen | Wirkstoffe | Präparate | Tagesdosis |
|---|---|---|---|
| **$H_1$-Rezeptorantagonisten** | | | |
| *Sehr gut wirksam auf Juckreiz, Niesreiz, gut wirksam auf Sekretion* | Loratadin | z. B. Lorano® | 1-mal 10 mg oral |
| | Cetirizin | z. B. Cetirizin Hexal® | 1-mal 10 mg oral |
| | Fexofenadin | Telfast® | 1-mal 120 mg oral |
| | Azelastin | Allergodil® | 2-mal 0,28 mg nasal |
| | Mizolastin | z. B. Zolim® | 1-mal 10 mg oral |
| | Levocabastin | Livocab® | 2-mal 2 mg nasal |
| | Ebastin | Ebastel® | 1-mal 10 mg oral |
| | Levocetirizin | Xusal® | 1-mal 5 mg oral |
| **Degranulationshemmer** | | | |
| *Gut wirksam auf Juckreiz, Niesreiz, Sekretion* | Cromoglicinsäure | z. B. CromoHexal® | 4-mal 2 mg nasal |
| | Nedocromil | Irtan® | 4-mal 2 mg nasal |
| **$Alpha_1$-Rezeptoragonisten** | | | |
| *Sehr gut wirksam auf Kongestion* | Xylometazolin | z. B. Olynth® | 2- bis 4-mal 1 mg nasal |
| | Oxymetazolin | z. B. Nasivin® | 2- bis 4-mal 1 mg nasal |
| | Naphazolin | z. B. Privin® | 2- bis 4-mal 1 mg nasal |
| | Tramazolin | z. B. Ellatun® | 2- bis 4-mal 1 mg nasal |
| **Glucocorticoide** | | | |
| *Sehr gut wirksam auf Juckreiz, Niesreiz, Sekretion, Kongestion* | Dexamethason | z. B. Dexa-Rhinospray Mono® | 3-mal 20 µg nasal |
| | Beclometason | z. B. Beconase® | 2-mal 200 µg nasal |
| | Budesonid | Pulmicort Topinasal® | 2-mal 100 µg nasal |
| | Flunisolid | Syntaris® | 2-mal 100 µg nasal |
| | Fluticason | Flutide®Nasal | 1-mal 100 µg nasal |
| | Mometason | Nasonex® | 1-mal 100 µg nasal |

Milbenantigene und Tierhaare. Kennzeichnend sind ein Beginn im Kindesalter und eine hohe Komorbidität mit Asthma, Sinusitis, Nahrungsmittelallergie und Neurodermitis. Hauptsymptome sind Niesen, Juckreiz, Sekretion und nasale Obstruktion, begleitet von Konjunktivitis.

Die beste Therapie ist die **Allergenkarenz**, die jedoch nur selten möglich ist. In vielen Fällen gelingt eine über Jahre durchzuführende spezifische Hyposensibilisierung durch Injektion steigender Dosen des Antigenextraktes (s. allergische Krankheiten). Für die symptomatische medikamentöse Therapie stehen mehrere pharmakologische Prinzipien zur Verfügung (*Tabelle 7.1*).

**$H_1$-Rezeptorantagonisten.** Sind Mittel der Wahl für leichtere Formen der allergischen Rhinitis. Sie vermindern Niesen, Sekretion und Juckreiz, wirken aber nur wenig auf die nasale Kongestion. Zusätzlich bessern sie die Symptome der allergischen Konjunktivitis. Vor allem werden die wenig sedierenden Mittel oral angewendet. Hauptvertreter sind **Cetirizin** und **Loratadin**, neuere Wirkstoffe (Levocetirizin, Desloratadin, Fexofenadin, Mizolastin, Ebastin) haben keinen Zusatznutzen, sind aber teurer. **Azelastin** ist für die topische Anwendung an der Nase und am Auge verfügbar, es wirkt schneller und länger als die Degranulationshemmer vom Typ der Cromoglicinsäure.

**Degranulationshemmer.** Haben ähnliche Wirkungen wie $H_1$-Rezeptorantagonisten, sind jedoch schwächer wirksam. Der Hauptvertreter ist **Cromoglicinsäure.** Es wird 4- bis 6-mal tgl. nasal appliziert und kann bis zur vollen Entfaltung seiner Wirkung mehrere Wochen benötigen, wird daher bevorzugt prophylaktisch eingesetzt.

**$Alpha_1$-Rezeptoragonisten.** Topisch applizierte schleimhautabschwellende $Alpha_1$-Rezeptoragonisten haben einen schnell einsetzenden, starken Effekt auf die nasale Obstruktion bei allergischer und nichtallergischer Rhinitis (s. dort). Wegen ausgeprägter Toleranzentwicklung und Reboundkongestion sind sie nur kurzfristig (5–7 d) einsetzbar.

**Glucocorticoide.** Das breiteste Spektrum mit Wirkungen auf Juckreiz, Niesreiz, Sekretion und Schleimhautabschwellung haben die topischen Glucocorticoide. Die neueren Vertreter (Beclometason, Budesonid, Fluticason, Flunisolid, Mometason) sind weitgehend frei von systemischen Nebenwirkungen, während nach Dexamethason (z. B. Dexa-Rhinospray® Mono) wiederholt Fälle von Cushing-Syndrom und Nebennierenrindensuppression beschrieben wurden.

Als Reservemittel sind systemische Glucocorticoide verfügbar, z. B. Prednisolon 10 mg oral einmal morgens, aber nur kurzfristig. Depotcorticosteroide sollen nicht verwendet werden, da eine zirkadiane und steuerbare Therapie nicht möglich ist.

### Nasale Hyperreaktivität

Auslösende Faktoren sind thermische, chemische und mechanische Reize sowie vegetativ bedingte Fehlregulationen der nasalen Vasomotorik. Eine nasale Hyperreaktivität kann nach Langzeittherapie mit catecholaminhaltigen Nasentropfen, Methyldopa oder Psychopharmaka auftreten. Versuchsweise kann symptomatisch mit systemischen $H_1$-Rezeptorantagonisten oder mit topischen Glucocorticoiden behandelt werden.

Eine Sonderform ist die medikamentöse Rhinopathie nach längerer lokaler Anwendung von Alpharezeptoragonisten mit reaktiv verstärkter Schwellung der Nasenschleimhaut. Die lang anhaltende Vasokonstriktion kann zu Schleimhautnekrosen bis zur Ozäna führen. Beste Therapie ist die völlige Karenz von sympathomimetikahaltigen Nasentropfen, ggf. können NaCl-haltige Nasensalben (z. B. Nisita®) versucht werden. Wirksamer scheint die intranasale Applikation von Glucocorticoiden zu sein, z. B. Beclometason (1 Sprühstoß 4 mg tgl. in jedes Nasenloch).

### Ozäna

Atrophische Rhinopathie mit Schleimhautuntergang und Borkenbildung, was zu üblem Geruch führen kann (Stinknase). Die symptomatische Therapie besteht in Nasenspülungen mit Salzwasser, Salbeneinlagen mit Emser Salz oder Antiseptika. Ebenfalls können Nasenöle verwendet werden.

## Sinusitis

Die *akute Sinusitis* entsteht oft als Folge einer Virusrhinitis, die zur Obstruktion des Nebenhöhlenabflusses und zur Invasion von pyogenen Erregern führen kann. Wichtigste Maßnahme ist die lokale Applikation von **$Alpha_1$-Rezeptoragonisten** zur Schleimhautabschwellung, z. B. Xylometazolin 1% oder Oxymetazolin 1% 4-mal tgl. 2 Tr. in jedes Nasenloch, bis der Ablauf des Sekrets gewährleistet ist. Beschränkung der Therapiedauer auf 7–14 d, um trophische Störungen zu vermeiden. Befundabhängig sind in den ersten Krankheitstagen Analgetika erforderlich. Üblicherweise heilt die akute Sinusitis in 1–2 Wochen komplikationslos ab.

Eine antibiotische Therapie wird häufig durchgeführt, ist aber bei der Mehrzahl der Patienten ohne Nutzen. Wenn Eiter sichtbar ist oder Sinusitissymptome länger als 7 d bestehen, besteht der Verdacht auf eine bakterielle Sinusitis. Nur bei Nachweis pathogener Keime (z. B. Haemophilus influenzae, Pneumokokken) ist eine beschleunigte Abheilung nachgewiesen worden. Für die Erstbehandlung wird **Amoxicillin** (3-mal 750 mg/d oral) eingesetzt. Bei Versagen oder Betalaktamaseresistenz erfassen die neueren Oralcephalosporine (Cefuroximaxetil, Cefpodoxim) ein breiteres Spektrum. Bakterienlysate und andere Erkältungspräparate sind nicht empfehlenswert.

Die *chronische Sinusitis* tritt fast immer als chronische Schleimhautschwellung, manchmal mit Schleimhautpolypen auf. Die Therapie gehört in die Hand des HNO-Arztes, da eine operative Behandlung im Vordergrund steht. Bei akuter Exazerbation wird eine begleitende Therapie mit Alpharezeptoragonisten und Antibiotika wie bei akuter Sinusitis durchgeführt.

## Krankheiten des Mundrachens

### Tonsillitis

Eine *akute Tonsillitis* (Angina) mit eitrigen Belägen und Fieber wird meistens durch β-hämolysierende Streptokokken hervorgerufen. Hauptziel der Behandlung ist die Verhinderung des rheumatischen Fiebers durch rezidivierende Entzündungen. Hier sind systemisch gegebene Antibiotika indiziert:

- **Phenoxymethylpenicillin** 3-mal 0,5–1 Mio. I.E./d oral für 10 d, Kinder tgl. 3-mal 10.000 bis 20.000 I.E./kg,
- bei Penicillinallergie **Erythromycin** 4-mal 250 bis 500 mg/d, Kinder tgl. 20–40 mg/kg in 4 Einzeldosen oder **Roxithromycin** 2-mal 150 mg/d oder
- Oralcephalosporine, z. B. **Cefalexin** 3-mal 0,5–1 g/d oder **Cefixim** 1-mal 400 mg/d.

Lokalantibiotika sind abzulehnen, weil sie die gefährlichen Folgekrankheiten von Streptokokkeninfektionen nicht verhüten.

### Pharyngitis

Bei *akuter Pharyngitis* sind Rachenschmerzen das Hauptsymptom. Sie ist meist virusbedingt, deshalb sind Antibiotika nicht wirksam. Bei nachgewiesener Streptokokkenpharyngitis Behandlung mit Oralpenicillinen wie bei Angina lacunaris. Topisch anzuwendende Antibiotika sind abzulehnen, da sie den eigentlichen Ort der Infektion im Gewebe nicht erreichen. Bei Mundspülungen oder Gurgeln mit Antiseptika ist zu beachten, dass In-vitro-Ergebnisse nicht ohne weiteres auf In-vivo-Bedingungen übertragen werden können. Darüber hinaus fehlen hinsichtlich ihrer therapeutischen Wirksamkeit weitgehend kontrollierte klinische Studien. Während Chlorhexidin ein breites antimikrobielles Spektrum hat, sind Hexetidin und Cetylpyridiumchlorid schwächer und sonstige kaum wirksam.

Bei *chronischer Pharyngitis* sind vor allem exogene Noxen wie Alkohol, Rauchen und scharfe Gewürze auszuschalten. Symptomatisch Gurgeln mit Emser Salz. Bei rezidivierenden Entzündungen der Nasennebenhöhlen kann durch den Schleimabgang über den Nasenrachenraum eine chronische Pharyngitis entstehen. Mögliche Herde bakterieller Kontamination im Nasennebenhöhlenbereich sind daher zu beseitigen.

### Infektiöse Mononukleose

Akute Tonsillitis aufgrund einer Epstein-Barr-Virusinfektion mit generalisierter Lymphknotenschwellung, Leber- und Milzvergrößerung (M. Pfeiffer). Typisches Blutbild mit >50% lymphoiden Zellen. Häufige Viruskrankheit bei Jugendlichen („Kusskrankheit"), bei der keine Antibiotika indiziert sind (abgesehen von Superinfektion). Nach Ampicillin kommt es fast immer zu einem ausgeprägten makulopapulösen Exanthem. Deshalb vor allem Bettruhe und symptomatische Therapie mit Antipyretika (Paracetamol, Acetylsalicylsäure).

### Angina Plaut-Vincent

Nekrotisierende Tonsillitis mit schmutzig grauen Belägen, oft einseitig, ohne Fieber. Infektion durch Zusammenwirken von Fusobacterium fusiforme und Borrelia vincentii.

Therapie für 4–6 d mit Oralpenicillin, z. B. **Phenoxymethylpenicillin** (Penicillin V) 600.000 I.E. 3-mal/d oral, **Amoxicillin** 3-mal 1 g/d oral oder **Doxycyclin** 200 mg am 1. Tag, dann 1-mal 100 mg/d oral.

### Laryngitis

Meist durch Viren ausgelöste *akute Infektion* des Kehlkopfs, häufig als Teilerscheinung von anderen Infekten der Atemwege. Als Symptome stehen

Heiserkeit bis zur Aphonie im Vordergrund, evtl. Husten und gelegentlich Schmerzen. Unkomplizierte Fälle heilen meist spontan, daher keine Verordnung von Antibiotika. Stimme schonen, das Rauchen einstellen, ggf. feuchtwarme Inhalationen und nur in Ausnahmefällen Antitussiva, z. B. Codein in Einzeldosen von 30–60 mg. Bei längerer Heiserkeit muss eine Kontrolle durch den HNO-Arzt erfolgen, um vor allem ein Karzinom auszuschließen.

Bei Kleinkindern ist die *stenosierende Laryngitis* (Laryngitis subglottica, Pseudo-Krupp) bedeutsam. Sie entwickelt sich meistens aus einem harmlosen Virusinfekt und führt allmählich zu bellendem Husten, Heiserkeit, Stridor und Atemnot, ist jedoch nur selten lebensbedrohend. Bei leichter Atembehinderung lassen sich die Symptome meist durch Beruhigung des Kindes mit **Promethazin** (1 mg/kg oral) oder **Chloralhydrat** (600 mg rektal) beherrschen, zusätzlich Hustendämpfung mit einem Antitussivum sowie Befeuchten und Abkühlen der Zimmerluft. Bei schweren Verläufen Krankenhauseinweisung und i.v.-Gabe von Glucocorticoiden und Antibiotika (z. B. Amoxicillin). Die rektale Gabe von Glucocorticoiden (z. B. Rectodelt®) wird empfohlen, ist aber wegen der geringen Bioverfügbarkeit unsicher.

Die *akute Epiglottitis* bei Kindern und Erwachsenen ist dagegen ein lebensbedrohliches Krankheitsbild. Die Infektion wird meist durch Haemophilus influenzae hervorgerufen und geht mit hohem Fieber, heftigen Schluckschmerzen sowie hochgradigem inspiratorischem Stridor einher. Die sich rasch entwickelnde Atemnot erfordert fast immer Intubation. Daher schon bei Verdacht sofortige Klinikeinweisung und i.v.-Gabe von Glucocorticoiden sowie Antibiotika (z. B. Cefuroxim). Zur Prophylaxe steht ein Impfstoff gegen Haemophilus infektionen (z. B. HIB-Vaccinol®) zur Verfügung.

## Ohrenkrankheiten

### Otitis externa

Entzündung des äußeren Gehörgangs, meist durch Bakterien, seltener durch Viren oder Pilze bedingt. Beim infizierten Gehörgangsekzem dominieren Pseudomonas und Proteus. Entsprechend dem Erregerspektrum ist eine lokale Antibiotikatherapie mit **Ciprofloxacin** indiziert (z. B. Panotile® Cipro Ohrentropfen). Ältere Kombinationspräparate mit Neomycin und Polymyxin (z. B. Polyspectran®) sind wegen potentieller Nebenwirkungen (Ototoxizität, Allergisierung) weitgehend verlassen worden.

Bei *Ekzem* werden corticoidhaltige Lösungen oder Cremes je nach Befund mit oder ohne Zusatz von Antibiotika appliziert; allmähliche Reduktion der Wirkstoffkonzentration.

Bei *Gehörgangsfurunkel* im akuten Stadium der schmerzhaften Schwellung wirken abschwellende Maßnahmen lindernd, z. B. Einlage eines Gazestreifens mit Alkohol, ggf. auch systemisch Analgetika wie **Acetylsalicylsäure** (3-mal 0,5–1 g/d) und **Codein** (3-mal 30–60 mg/d). Eine Stichinzision ist nur bei deutlicher Eiteransammlung angezeigt. Bei schweren Formen systemische Gabe penicillinasefester Penicilline, z. B. **Flucloxacillin** (3-mal 1 g/d oral) oder Oralcephalosporinen, z. B. **Cefalexin** (3-mal 0,5 g/d).

*Ohrmykosen* werden vorwiegend durch Aspergillus oder Candida verursacht und häufig durch unkritische Antibiotikatherapie begünstigt. Der Gehörgang wird zunächst gereinigt und ausgetrocknet, danach wird 2–5% alkoholische Salicylsäurelösung eingeträufelt und später ein Streifen mit einem Azolantimykotikum eingelegt, z. B. 1% **Clotrimazol** als Lösung oder Salbe.

Bei *Virusinfektionen* z. B. durch Herpes simplex kommt eine lokale Therapie mit **Aciclovir** in Frage.

### Otitis media

Die *akute Otitis media* kommt vor allem im Säuglings- und Kindesalter vor und ist der häufigste Grund für die Verschreibung von Antibiotika im Kindesalter. Leitsymptome sind Ohrschmerzen, Schwerhörigkeit, Otorrhö und Fieber, bei bakterieller Otitis media zusätzlich vorgewölbtes Trommelfell mit purulenter Flüssigkeit oder purulenter Otorrhö. Die akute Otitis media hat bereits nach einer Woche eine hohe Spontanheilungsrate (80%), Antibiotika erhöhen die Heilungsrate lediglich auf 93%.

Bei der *bakteriellen Otitis media*, die etwa zwei Drittel aller akuten Mittelohrentzündungen ausmacht, ist eine systemische Therapie mit Antibiotika erforderlich. Haupterreger sind Pneumokokken, Streptokokken oder Haemophilus influenzae, seltener Anaerobier und Staphylokokken. Initial wird standardmäßig **Amoxicillin** bei Kindern tgl. 50 mg/kg oral in 3–4 Einzeldosen und bei Erwachsenen 0,5–1 g oral 3-mal/d ungezielt für 7 d eingesetzt.

Bei *persistierender Otitis media* nach drei- oder mehrtägiger Antibiotikatherapie infolge Antibiotikaresistenz wird für weitere 7 d nach Antibiogramm oder alternativ ungezielt mit **Co-amoxiclav** (80–100 mg/kg/d oral), **Cefuroximaxetil** (30 mg/kg 2-mal/d oral) oder für 3 d mit **Ceftriaxon** (50 mg/kg tgl. i.m.) behandelt. Ebenso wird bei der Mastoiditis verfahren. Bei Scharlachotitis und Pneumococcus-mucosus-Otitis hochdosierte Therapie mit Penicillin G 10–15 Mio. I.E. i.v./d. Entscheidend ist die Kontrolle des Trommelfells, ggf. Parazentese.

Die verzögerte Antibiotikatherapie beginnt erst 2–3 d nach der Diagnose, wenn keine symptomatische Besserung von Schmerz und Fieber nach antipyretischer Therapie mit Paracetamol eintritt. Dadurch kommt man bei 75% der Kinder ohne Antibiotika aus. Eine klinisch relevante Zunahme der Mastoiditis wurde nicht beobachtet.

Die *chronische Otitis media* ist durch einen meso- oder epitympanalen Defekt gekennzeichnet, durch den immer wieder Keime eindringen und wodurch rezidivierende Schleimhaut- oder Knocheneiterungen hervorgerufen werden. Meistens liegen Mischinfektionen mit Pseudomonas aeruginosa oder Proteus vulgaris vor. Wegen des Defektes besteht das Risiko einer Schwerhörigkeit. Die einzige sinnvolle Maßnahme ist die Tympanoplastik. Voraussetzung dafür ist die Beseitigung akuter Exazerbationen der chronischen Schleimhautentzündung durch eine Lokaltherapie mit Antibiotika wie z. B. **Ciprofloxacin** (z. B. Panotile® Cipro Ohrentropfen). Neomycin-haltige Kombinationen (z. B. Polyspectran®) sollten bei perforiertem Trommelfell wegen der Gefährdung des Innenohres nicht mehr eingesetzt werden.

## Zeruminalpfropf

Wird bei intaktem Trommelfell mit körperwarmem Wasser ausgespült, evtl. vorher Aufweichen mit warmen öligen Lösungen (z. B. Cerumenex® N), ansonsten instrumentell durch den HNO-Arzt.

## Hörsturz

Plötzlich auftretende, meist einseitige Innenohrschwerhörigkeit unbekannter Genese. Druck im Ohr und Ohrgeräusche sind keine obligaten Symptome, der betroffene Frequenzbereich ist unterschiedlich. Zu beachten ist ein hoher Prozentsatz von Spontanremissionen bei mindestens zwei von drei Patienten innerhalb der ersten 2–4 Wochen. Daher bedarf nicht jeder Hörsturz einer sofortigen Behandlung. Bei geringfügigen Hörverlusten kann zunächst einige Tage lang eine Spontanremission abgewartet werden.

Das grundsätzliche Problem der Hörsturztherapie besteht darin, dass wegen unklarer Ätiologie eine gesicherte Behandlungsmethode mit reproduzierbaren Ergebnisse nicht existiert. Die angewandten Therapien stützen sich daher auf Empirie. Oft wird eine **Hämodilution** mit physiologischer Kochsalzlösung, Hydroxyethylstärke oder niedermolekularem Dextran versucht, obwohl Wirksamkeitsbeweise fehlen. Auch die Wirksamkeit durchblutungsfördernder Mittel (z. B. Pentoxifyllin) ist nicht gesichert. Daher keine polypragmatische Infusionstherapie! Mit Hinblick auf eine möglicherweise entzündlich bedingte Genese des Hörsturzes werden auch **Glucocorticoide** empfohlen, ohne dass gesicherte Belege vorliegen.

## Vestibulärer Schwindel

Tritt als Schwindel mit Scheinbewegungen auf, begleitet von objektiven Zeichen wie Nystagmus und Ataxie. Eine sinnvolle Arzneitherapie ist nur kurzfristig und bei wenigen Schwindelformen möglich. Es sollte immer daran gedacht werden, dass viele Arzneimittel als Nebenwirkung Schwindel erzeugen können (*Tabelle 7.2*).

Bei *paroxysmalem Lagerungsschwindel* sind Arzneimittel weder kausal noch symptomatisch wirksam. Erfolgreiche Behandlung durch „Befreiungsmanöver" oder durch ein 2- bis 3-wöchiges Lagerungstraining. Bei *physiologischem Reizschwindel* (Höhenschwindel) keine Arzneimittel.

Tabelle 7.2
**Arzneimittel mit der Nebenwirkung Schwindel (Auswahl)**

- Baclofen
- Benzodiazepine
- Bromocriptin
- Flecainid
- Gyrasehemmer
- ACE-Hemmer
- Antihypertonika
- Buflomedil
- Calciumantagonisten
- Carbamazepin
- Chinidin
- Fenfluramin
- Nichtsteroidale Antiphlogistika
- Phenytoin
- Propafenon
- Tocainid
- Trizyklische Antidepressiva

Hier hilft Prävention durch Festhalten und Gewöhnung durch wiederholte Reexposition. *Kinetosen* s. bei Erbrechen.

### *Neuropathia (Neuritis) vestibularis*

Häufige Schwindelform. Beginnt mit tagelang anhaltendem Dauerschwindel, Fallneigung und Erbrechen. Lediglich in den ersten Tagen ist Bettruhe zu empfehlen, ggf. gegen Übelkeit und Erbrechen $H_1$-Antihistaminika, z. B. **Dimenhydrinat** (Vomex® A) oder **Meclozin** (z. B. Peremesin®N). Danach sollte möglichst bald eine physikalische Therapie mit Kompensationstraining beginnen. Die Beschwerden bilden sich nach 1–3 Wochen durch zentrale Kompensation und periphere Restitution weitgehend zurück. Durchblutungsfördernde Mittel sind unwirksam. Zentraldämpfende Pharmaka (Benzodiazepine, Neuroleptika) können die zentrale Anpassung verzögern.

### *Morbus Menière*

Erkrankung des Innenohres durch Endolymphhydrops mit periodischen Rupturen der Trennmembran zwischen Endo- und Perilymphraum. Daraus resultieren Minuten bis Stunden dauernde Attacken mit Drehschwindel, Übelkeit, einseitigem Ohrgeräusch und einseitiger Schwerhörigkeit. Die Arzneitherapie ist schwierig zu beurteilen, da spontane Remissionen bei 60% der Patienten auftreten und das Auftreten der Attacken nach 5–10 Jahren in 80–90% der Fälle sistiert.

Im akuten Anfall Bettruhe und symptomatische antivertiginöse Therapie mit $H_1$-Antihistaminika, z. B. **Dimenhydrinat** 50 mg oral alle 4–6 h, oder mit **Diazepam** 5–15 mg/d oral.

In der Intervallphase wird eine Prophylaxe mit dem $H_1$-Rezeptoragonisten **Betahistin** empfohlen, der als histaminartiger Vasodilatator die Mikrozirkulation verbessern soll. Nach einem Cochrane-Review (www.cochrane.org/cochrane/revabstr/AB001873.htm, 2004) gibt es jedoch keine ausreichende Evidenz, dass Betahistin beim M. Menière wirksam ist. Auch für zahlreiche andere Arzneimittel (z. B. Diuretika, Sulpirid, Lithium) liegen keine überzeugenden Belege einer Wirksamkeit vor. Die Prophylaxe gegen weitere Anfälle durch Vermeidung von Nikotin, Alkohol, Kaffee und zentralen Stimulanzien ist ebenfalls nicht belegt. Kann die Krankheit nicht beherrscht werden, sind operative Maßnahmen zu erwägen, z. B. die Ausschaltung des Vestibularorgans durch intratympanale Instillation ototoxischer Substanzen wie Gentamicin oder Shuntoperationen am Saccus endolymphaticus.

Tabelle 7.3
**Ototoxische Arzneimittel, die Hörverlust oder Tinnitus auslösen können**

- Acetylsalicylsäure
- Aminoglykoside
- Amphotericin B
- Chinidin
- Chinin
- Chloroquin
- Cisplatin
- Nichtsteroidale Antiphlogistika
- Schleifendiuretika
- Trizyklische Antidepressiva
- Vancomycin

## Tinnitus

Subjektive Ohrgeräusche, die durch zahlreiche Störungen bedingt sein können, z. B. auch bei Hörsturz (s. dort). Ohrgeräusche und Schwerhörigkeit können auch durch ototoxische Nebenwirkungen von Arzneimitteln bedingt sein (*Tabelle 7.3*; Übersicht unter www.hearusa.com).

Durchblutungfördernde Mittel, Calciumantagonisten und Vitamine werden häufig ohne nachweisbaren Effekt verwendet. Infusionen von Lokalanästhetika wie z. B. Lidocain oder Tocainid führen zwar zu einer Tinnitusreduktion, spielen jedoch klinisch wegen gefährlicher Nebenwirkungen (Todesfälle) keine Rolle mehr.

Einige Tinnituspatienten (5–20%) reagieren auf die Tinnitussuppression durch permanentes Rauschen mittels eines speziellen „Maskers" oder durch ein spezielles „Re-Training-Programm". Früher beschriebene Effekte von Carbamazepin ließen sich in kontrollierten Studien nicht bestätigen. Ebenso gibt es keine ausreichenden Belege für die Wirksamkeit von Cinnarizin, Flunarizin, Nicotinsäure, Pyridylmethanol, Meclofenoxat, Sulpirid, Pentoxifyllin, Ginkgo biloba sowie trizyklischer Antidepressiva. Bislang stehen noch keine wirksamen Medikamente zur Behandlung des Tinnitus zur Verfügung. Die amerikanische FDA hat kein Arzneimittel zur Behandlung des Tinnitus zugelassen.

# 8 Hämatologische Krankheiten

*Klaus Resch*

## Anämien

Anämien können primäre Störungen der Blutbildung sein. Häufiger sind sie jedoch Ausdruck und Begleiterscheinungen anderer Grunderkrankungen.

### Eisenmangelanämie

Häufigste Anämie, die insbesondere bei Frauen im gebärfähigen Alter, bei Schwangeren, Kleinkindern und Jugendlichen im Wachstumsalter vorkommt. In Deutschland sind ca. 5–10% der Frauen im gebärfähigen Alter und ca. 1–2% der Männer betroffen. Hauptursachen sind *Blutverluste* durch gastrointestinale Blutungen (Hämorrhoiden, Magen-Darm-Ulzera, Hiatushernie, Gastritis, Ösophagusvarizen, Divertikel, Colitis ulcerosa), Hypermenorrhö und Hämaturie. Auch iatrogene Ursachen wie Blutspenden, Hämodialyse und nichtsteroidale Antiphlogistika sind zu bedenken. Bedeutsam ist weiterhin der *physiologische Mehrbedarf* an Eisen bei Frauen durch Menstruation und Schwangerschaft sowie bei Kleinkindern und Jugendlichen durch Wachstum. Seltener ist eine *verminderte Eisenaufnahme* infolge Achlorhydrie, Fehlernährung oder Malabsorption. In vielen Entwicklungsländern leiden 20–40% der Bevölkerung an Eisenmangelanämien infolge Mangelernährung oder Wurminfektionen (z. B. Hakenwurm).

#### *Eisenstoffwechsel*

Eine Eisenmangelanämie entwickelt sich schleichend, da der Körper große Eisenvorräte hat und täglich nur wenig Eisen benötigt. Gesunde Erwachsene verfügen über einen Eisenbestand von 3–5 g, Männer 50 mg/kg, Frauen 37 mg/kg. Davon entfallen 60–70% auf Hämoglobin, 12–14% auf Myoglobin und Enzyme sowie 26% bei Männern (ca. 1000 mg) und 11% bei Frauen (ca. 300 mg) auf das Speichereisen, das im retikuloendothelialen System und in den Hepatozyten an Ferritin und Hämosiderin gebunden ist. Zur Aufrechterhaltung einer Eisenhomöostase müssen Männer ca. 1,3 mg und Frauen im gebärfähigen Alter ca. 1,8 mg täglich aus der Nahrung resorbieren. Ein zusätzlicher Bedarf von 500–600 mg entsteht in der Schwangerschaft und von ca. 5 mg tgl. bei der Laktation. Das Gleichgewicht des Eisenstoffwechsels ist labil. Bei etwa 35% der Frauen bestehen Eisenmangelzustände, allerdings nur bei etwa 10% erkennbare Anämien.

Der Eisenmangel beginnt mit einer Entleerung der Eisenspeicher im retikuloendothelialen System des Knochenmarks, der zuerst am Abfall des Serumferritins und einer Zunahme der totalen Eisenbindungskapazität (indirektes Maß für Transferrin) erkennbar ist (*Tabelle 8.1*). Der latente Eisenmangel bedingt eine eisendefizitäre Erythropoese mit erniedrigtem Serumeisen und einer Verminderung von Transferrinsättigung und Sideroblasten. Daraus entwickelt sich schließlich der manifeste Eisen-

**Tabelle 8.1**
**Sequentielle Entwicklung einer Eisenmangelanämie**

| Stadium | Normal | Speichereisenmangel | Latenter Eisenmangel | Eisenmangelanämie |
|---|---|---|---|---|
| Serumferritin [µg/l] | 100±60 | 20 | 10 | 10 |
| Totale Eisenbindungskapazität [µg/dl] | 330±30 | 360 | 390 | 410 |
| Serumferritin [µg/l] | 100±60 | 20 | 10 | 10 |
| Eisenresorption [%] | 5–10 | 10–15 | 10–20 | 10–20 |
| Serumeisen [µg/dl] | 115±50 | 115 | <60 | <10 |
| Transferrinsättigung [%] | 35±15 | 30 | <15 | <10 |
| Sideroblasten [%] | 40–60 | 40–60 | <10 | <10 |
| Erythrozyten | Normal | Normal | Normal | Mikrozytär |

mangel mit Abnahme des Hämoglobins im Blut und mikrozytärer, hypochromer Anämie.

### Therapieziele

Beseitigung der Ursache des Eisenmangels, Ausgleich des Hämoglobineisendefizits und Auffüllung der Eisenspeicher im Gewebe. Das Defizit an *Hämoglobineisen* ergibt sich aus der Schwere der Eisenmangelanämie, dem Blutvolumen (Männer ca. 5 l, Frauen ca. 4 l) und dem Eisengehalt des Hämoglobins (3,4 mg $Fe^{2+}$/g Hb). Damit errechnet sich das fehlende Hämoglobineisen folgendermaßen:

Hb-Eisendefizit (mg $Fe^{2+}$) =
Hb-Defizit (g/l) × Blutvol. (l) × 3,4 mg

Das *Speichereisen* lässt sich nicht routinemäßig bestimmen und wird daher nach den schon erwähnten Werten für Männer (1 g) und Frauen (0,3 g) abgeschätzt. So beträgt beispielsweise bei einer Frau mit schwerer Eisenmangelanämie mit einem Hämoglobin von 7 g/dl (Normalwert 14 g/dl) das Hb-Eisendefizit 952 mg Eisen (7 g/dl Hb-Defizit × 4 l Blut × 3,4 mg $Fe^{2+}$). Zusammen mit dem Speichereisendefizit von 300 mg ergibt sich daraus ein Gesamteisendefizit von 1252 mg. Dieses Defizit kann nur langsam aufgefüllt werden, da orale Eisenresorption und Hämoglobinsyntheserate begrenzt sind.

### Orale Eisentherapie

Die orale Gabe von Eisen ist die Therapie der Wahl und ist fast immer wirksam. Seltene Ausnahmen sind eine totale Darmzottenatrophie, ausgedehnte Darmresektionen und eine orale Unverträglichkeit von Eisen. **Eisen(II)sulfat** (z. B. Haemoprotect®) gilt als Standardpräparat mit optimaler Bioverfügbarkeit. Andere zweiwertige Eisensalze wie Gluconat, Fumarat und Succinat sind gleichwertig, aber meistens teurer. Die Resorption ist am höchsten bei Nüchterneinnahme, die jedoch wegen intestinaler Nebenwirkungen nicht immer möglich ist. Kombinationen mit anderen Stoffen oder besondere Zubereitungen verbessern die Eisenresorption und -verträglichkeit nicht. Bei Brausetabletten (z. B. Lösferron®) und Retardpräparaten (z. B. Kendural® C) ist die relative Bioverfügbarkeit geringer (39–57%) als in wässrigen Lösungen. Dreiwertige Eisensalze (z. B. Ferrum Hausmann® Lsg.) erreichen nur knapp 10% relative Bioverfügbarkeit.

Die übliche Tagesdosis beträgt 100 mg elementares Eisen in 2–3 Einzeldosen. Sie sind ausreichend für eine zügige Neubildung des Hämoglobins und Auffüllung der Eisenspeicher. Höhere Dosen verstärken die gastrointestinalen Nebenwirkungen, beschleunigen aber nicht den Therapieerfolg, da die Erythropoese des Knochenmarks limitierender Faktor ist. Daher wirkt auch eine parenterale Therapie nicht schneller.

Der therapeutische Effekt beginnt nach 4–7 d und ist zunächst am Retikulozytenanstieg auf 50 bis 100 Promille erkennbar. Nach einer Woche nimmt auch das Hämoglobin zu. Als guter Therapieerfolg gilt eine tgl. Zunahme um 2 g Hämoglobin/l. Bei einem Blutvolumen von 4–5 l entspricht das einem Eiseneinbau von 25–35 mg/d. Die Hämoglobinwerte normalisieren sich in unkomplizierten Fällen üblicherweise in 2 Monaten. Um die Eisenspeicher im Gewebe aufzufüllen, werden zusätzlich noch 2–4 Monate benötigt. Wenn nach 3 Wochen kein ausreichender Therapieerfolg eingetreten ist, muss die Therapie überprüft werden. Ursachen für eine ungenügende Wirkung können anhaltende Blutverluste, mangelhafte Bioverfügbarkeit des Eisens, fehlende Compliance (z. B. wegen Nebenwirkungen), Einnahme mit resorptionshemmenden Arzneimitteln (z. B. Tetracycline, Antazida, Colestyramin, Penicillamin) oder chronische entzündliche Krankheiten (Infektanämie) sein.

### Parenterale Eisentherapie

Wird nur in seltenen Ausnahmefällen angewendet, wenn eine orale Therapie nicht durchführbar ist. Spezifische Indikationen sind Malabsorptionssyndrome (z. B. Sprue), chronisch entzündliche Darmkrankheiten (Morbus Crohn, Colitis ulcerosa) oder eine seltene Unverträglichkeit oraler Eisengaben. Gründe für die restriktive Anwendung sind gravierende Nachteile der parenteralen Eisentherapie:

- Thrombophlebitis, Kopfschmerzen, Fieber, Urtikaria und Gelenkschmerzen bei i.v.-Injektion,
- potentiell tödliche anaphylaktische Reaktionen nach i.v.-Injektion,
- chronische Überdosierung (Hämosiderose).

Die Behauptung, dass eine parenterale Eisentherapie schneller als die orale Therapie wirke, ist unbegründet. Nicht die Eisenzufuhr, sondern der Eiseneinbau in das Hämoglobin im Knochenmark ist der limitierende Faktor.

*Intravenös* wird die Komplexverbindung **Eisen(III)gluconat** (Ferrlecit®) injiziert. Wegen der langsamen Eisenelimination (1–2 mg/d) besteht generell das Risiko einer Eisenüberladung. Deshalb Gesamtdosis vor Therapiebeginn aus dem Hämoglobindefizit berechnen. Dazu eignet sich das oben angegebene Verfahren oder eine vereinfachte Formel: Eisenbedarf (in g) = Hämoglobindefizit (g/dl) × 0,25. Maximale Gesamtdosis bei Erwachsenen nicht höher als 2 g.

Es wird mit einer i.v.-Testdosis von 2,5–5 mg Eisen begonnen, nach 15 min weitere 25 mg. Treten keine allergischen Reaktionen auf, können täglich bis zu 100 mg Eisen (1,5 mg/kg) gegeben werden. Wegen der Anaphylaxiegefahr Patienten 30–60 min nach der Injektion überwachen. Voraussetzungen für eine Schockbehandlung (Beatmung, Notfallarzneimittel) müssen gegeben sein.

Die *intramuskuläre* Injektion von Eisenpräparaten ist wegen zusätzlicher Risiken abzulehnen. Dazu gehören u. a. lokaler Injektionsschmerz, monatelang persistierende Hautverfärbungen und tierexperimentelle Befunde über Sarkome am Injektionsort.

## Sideroblastische Anämien

In seltenen Fällen sind mikrozytäre Anämien durch eine Störung der Eisenverwertung bedingt und gehen mit Hypersiderämie, erhöhten Eisenspeichern und Symptomen einer Hämochromatose einher. Bei sideroblastischen Anämien ist Eisen daher immer kontraindiziert. Stattdessen kann versucht werden, eine Eisenbeladung durch Chelattherapie mit **Deferoxamin** (Desferal®), 2 g/8–12 h als s.c.-Dauerinfusion zu senken. *Idiopathische Formen* sprechen in der Hälfte der Fälle auf **Pyridoxin** (z. B. Hexobion®) 300 mg/d oral über 1–3 Wochen an. Anschließende Dauertherapie mit 40 mg/d oral. Sonst bei Bedarf Transfusion von Erythrozyten.

*Toxische Formen* können durch Antituberkulotika, Chloramphenicol, Alkohol, Blei und zahlreiche Zytostatika wie z. B. Azathioprin, Busulfan, Chlorambucil und Melphalan bedingt sein.

## Perniziöse Anämie

Die perniziöse Anämie ist die häufigste Vitamin-$B_{12}$-Mangelanämie. Ursache ist eine autoimmunologisch bedingte atrophische Korpusgastritis mit Antikörpern gegen Parietalzellen und Intrinsic-Faktor. Daher fehlt Intrinsic-Faktor für die Bindung und anschließende Resorption von Vitamin $B_{12}$ im Ileum. Ein Vitamin-$B_{12}$-Mangel kann auch nach Gastrektomie, Ileumkrankheiten (Morbus Crohn) und rein pflanzlicher Ernährung eintreten. Er manifestiert sich erst nach mehreren Jahren, da in der Leber ein Vorrat von 1,5–4 mg Vitamin $B_{12}$ gespeichert ist und der Tagesbedarf nur 1–5 µg beträgt.

Typische Symptome des Vitamin-$B_{12}$-Mangels sind makrozytär-hyperchrome, megaloblastäre Anämie, atrophische Korpusgastritis, atrophische Glossitis und neurologische Ausfallserscheinungen, die von einer peripheren Neuropathie bis zur voll ausgeprägten funikulären Spinalkrankheit reichen können. Am wichtigsten ist die frühzeitige Erkennung der Neuropathie, da sie häufig ohne Anämie auftritt und bei verzögerter Behandlung irreversibel sein kann.

Bei *perniziöser Anämie* wird Vitamin $B_{12}$ parenteral substituiert. Das natürliche **Cyanocobalamin** (z. B. Cytobion®) wird initial in einer Dosis von 100 µg/d i.m. für 5–10 d bis zum Retikulozytenanstieg gegeben, danach zunächst wöchentlich 100 µg i.m. und nach 3–4 Wochen monatlich 100 µg s.c. oder i.m. bis zur vollständigen Remission und anschließend in gleicher Dosis als lebenslange Erhaltungstherapie, alternativ auch 1000 µg i.m. alle 3 Monate. Die orale Substitution (300–1000 µg/d) ist aufgrund der geringen diffusionsabhängigen Resorption (ca. 1%) auch ohne Intrinsic-Faktor möglich, jedoch weniger sicher und 10fach teurer. **Hydroxocobalamin** (z. B. Aquo-Cytobion®) wirkt etwas länger als Cyanocobalamin, da es fester an das Transportprotein Transcobalamin I bindet. Daraus resultiert jedoch kein therapeutischer Vorteil, da sich bei der Dauertherapie Antikörper gegen den Komplex aus Transcobalamin und Cyanocobalamin bilden können.

Die Patienten reagieren auf Cyanocobalamin bereits nach 12 h mit einer Besserung des Knochenmarkbefundes, 4–9 d mit einem dramatischen Retikulozytenanstieg und in 1–2 Monaten mit einem kompletten Rückgang der Anämie. Depression und andere affektive Störungen bessern sich sogar schon nach 24 h. Auch trophischen Störungen an Haut und Schleimhäuten verschwinden schnell mit Ausnahme der atrophischen Gastritis. Neurologische Ausfälle bilden sich bei 80–90% der Patienten in 6 Monaten zurück, manche benötigen 12–18 Monate. Danach gelten die Neuropathien als irreversibel. Bei ungenügender Besserung der Anämie ist an einen gleichzeitig bestehenden Eisenmangel zu denken, der auch durch die stark induzierte Erythropoese bedingt sein kann.

## Folsäuremangelanämie

Folsäuremangel verursacht eine megaloblastäre Anämie wie der Vitamin-$B_{12}$-Mangel, jedoch ohne neurologische Ausfälle. Häufig sind auch gastrointestinale Symptome infolge der Schleimhautatrophie. Folsäuremangel kann durch einseitige Ernährung (Alkoholiker), Malabsorption (z. B. Sprue), vermehrten Bedarf (z. B. Schwangerschaft) oder antagonistische Wirkungen von Pharmaka (Methotrexat, Pyrimethamin, Trimethoprim) entstehen. Ein Folsäuremangel entwickelt sich relativ schnell, da der Folsäurebestand des Körpers

(5–10 mg) bei einem Tagesbedarf von 50 µg nur für 2–4 Monate ausreicht.

Therapie durch **Folsäure** (z. B. Folsan®) 5 mg/d oral über 4–12 Wochen. Die Patienten reagieren nach 2–5 d mit einer Retikulozytose und auch die gastrointestinalen Symptome bessern sich schnell. Danach Ursachen des Folsäuremangels beseitigen. In der Schwangerschaft wird eine allgemeine Folsäureprophylaxe mit 0,4 mg/d empfohlen, um das Auftreten von Neuralrohrdefekten zu verhindern.

## Hämolytische Anämien

Hämolytische Anämien entstehen durch vorzeitige Zerstörung der Erythrozyten, wodurch die normale Lebensdauer von 120 d auf wenige Wochen oder Tage verkürzt ist. Die Hämolyse kann durch 10fache Steigerung der Erythropoese im Knochenmark kompensiert werden, darüber hinaus entwikkelt sich eine Anämie. Hauptsymptome sind Blässe, Ikterus und häufig Splenomegalie.

*Korpuskuläre hämolytische Anämien* beruhen überwiegend auf hereditären Defekten der Erythrozytenmembran (z. B. Sphärozytose), der Erythrozytenenzyme (am häufigsten Glucose-6-phosphatdehydrogenase) oder des Hämoglobins (z. B. Sichelzellanämie). Die Erythrozytendefekte können nicht medikamentös, sondern nur mit allogener Stammzelltransplantation behandelt werden. Bei Sphärozytose oder symptomatischer Splenomegalie ist eine Splenektomie indiziert. Bei Glucose-6-phosphatdehydrogenasemangel wird eine hämolytische Anämie durch Nahrungsmittel, Chemikalien und Arzneimittel ausgelöst (*Tabelle 8.2*). Wichtig ist hier die Prophylaxe durch Vermeidung der auslösenden Noxen (Ausweis!).

*Extrakorpuskuläre hämolytische Anämien* entstehen durch exogene Noxen. Am häufigsten sind die immunhämolytischen Anämien, darunter 10 bis 18% durch Arzneimittel wie Penicillin, Chinin und Methyldopa. Als Erstes werden daher alle entbehrlichen Arzneimittel abgesetzt.

Bei Autoimmunhämolysen ohne bekanntes Grundleiden besteht die Therapie in oraler Gabe hochdosierter Glucocorticoide, z. B. täglich 1,5 mg/kg **Prednisolon** für 3–6 Wochen. Dadurch wird in wenigen Tagen der Abbau von Erythrozyten verlangsamt. Nach Anstieg des Hämoglobins in den Normbereich rasche Reduktion auf die minimale Erhaltungstherapie. Sind langfristig hohe Glucocorticoiddosen erforderlich, zusätzlich Immunsuppression durch Azathioprin oder Cyclophosphamid.

**Tabelle 8.2**
**Hämolyseauslösende Noxen bei Glucose-6-phosphatdehydrogenasemangel**

| | |
|---|---|
| – Acetanilid | – Methylenblau |
| – Acetylsalicylsäure | – Nalidixinsäure |
| – Aminophenazon | – Naphthalin |
| – p-Aminophenol | – Niridazol |
| – p-Aminosalicylsäure | – Nitrofurantoin |
| – Anilinderivate | – Pentaquin |
| – Chinin | – Phenacetin |
| – Chloramphenicol | – Phenazon |
| – Dapson | – Phenazopyridin |
| – Dimercaprol | – Phenylhydrazin |
| – Doxorubicin | – Phytomenadion |
| – Favabohnen | – Primaquin |
| – Furazolidin | – Sulfamethoxazol |
| – Grüne Bohnen | – Sulfanilamid |
| – Johannisbeeren | – Sulfasalazin |
| – Mepacrin | – Sulfoxon |

## Aplastische Anämie

Periphere Panzytopenie mit Anämie, Granulozytopenie und Thrombozytopenie aufgrund einer Knochenmarkaplasie. Überwiegend handelt es sich um erworbene Formen, die durch Arzneimittel (z. B. Chloramphenicol, Pyrazolanalgetika, Goldpräparate), Chemikalien (z. B. Benzol, Phenol) oder Virusinfektionen bedingt sind. Eine angeborene Form ist die Fanconi-Anämie.

Wichtigste Maßnahme ist die Vermeidung potentieller Noxen, z. B. das sofortige Absetzen verdächtiger Arzneimittel und ein lebenslanges Verbot (Ausweis!). Als supportive Therapie bei Abfall des Hämoglobins (unter 7–8 g/dl) werden Erythrozyten, bei bedrohlichen Blutungen Thrombozyten transfundiert. Der Wert von Granulozytentransfusionen ist nicht gesichert. Hämatopoetische Wachtstumsfaktoren (Interleukin-3, G-CSF, GM-CSF) haben nur geringe Effekte.

Die Therapie besteht bei jüngeren Patienten (<45 Jahre) in einer Knochenmarktransplantation von HLA-identischen Spendern. Bei älteren Patienten sind Immunsuppressiva indiziert. Mit **Antithymozytenglobulin** (Lymphoglobulin Mérieux®) 0,5 ml/kg tgl. i.v. für 6 d wurden Remissionsraten von 50–70% erreicht. Nachteilig sind das langsame Ansprechen innerhalb von 3 Monaten und die Entwicklung von Spätkomplikationen (z. B. myelodysplastisches Syndrom). **Ciclosporin** (initial 2-mal 6 mg/kg tgl. oral) erreicht ähnliche Remissionsraten wie Antithymozytenglobulin, die Erfahrungen sind aber bisher geringer. Die Kombination mit Antithymozytenglobulin ist kurzfristig erfolgreicher, in den Langzeiteffekten aber unbekannt. **Glucocorticoide** werden nicht mehr als Monotherapie eingesetzt. **Anabolika** sind nach kontrollierten Studien nicht wirksam.

### Renale Anämie

Bei chronischer Niereninsuffizienz ist die renale Anämie ein regelmäßiges Begleitsymptom infolge verminderter Bildung von Erythropoetin. Die Substitution mit rekombinantem humanem Erythropoetin, **Epoetin alfa** (Erypo®) oder **Epoetin beta** (NeoRecormon®), ist die Therapie der Wahl, sofern keine Nierentransplantation möglich ist. Bei einem Hämatokrit unter 30% wird Epoetin 20–40 I.E./kg s.c. oder i.v. 3-mal/Woche jeweils nach der Dialyse gegeben, ggf. auch Eisenmangel ausgleichen. Zielwert ist ein Hämatokrit von 33–36%. Wichtigste Nebenwirkung ist ein Blutdruckanstieg bei 30% der Patienten. Das Epoetinanalogon **Darbepoetin** (Aranesp®) hat eine 3fach längere Halbwertszeit als Epoetin und kann deshalb 1-mal/Woche mit einer Initialdosis von 0,45 µg/kg s.c. injiziert werden.

## Leukozytopenien

Als Leukozytopenie ist eine Abnahme aller Leukozyten auf Werte unter 4000/µl definiert. Meist sind die neutrophilen Granulozyten auf Werte unter 1800/µl vermindert (Neutrozytopenie). Granulozytopenien können durch Störung der Bildung bedingt sein, z. B. bei aplastischer Anämie, toxischer Neutropenie durch Zytostatika oder seltene angeborene Störungen, z. B. G-CSF-Mangel oder vermindertes Ansprechen von myeloischen Vorläuferzellen auf G-CSF. Akute Zytostatika-induzierte Granulozytopenien werden durch geeignete Zytokine günstig beeinflusst, z. B. durch Granulozyten-Koloniestimulierenden Faktor (z. B. G-CSF, Filgrastim, Neupogen®). Anderseits kann der Abbau durch immunologische Vorgänge erhöht sein, z. B. durch Antikörper bei Autoimmunkrankheiten oder Transfusionsreaktionen. Eine seltene, akute Form ist die Agranulozytose.

### Agranulozytose

Als Agranulozytose werden schwere Neutrozytopenien (Granulozyten <500/ml) bezeichnet, die in den meisten Fällen durch Arzneimittel induziert sind. Das klinische Bild wird geprägt durch schwere fieberhafte Infektionen. Bei Verdacht auf eine Agranulozytose sind die folgenden Maßnahmen indiziert:

**Tabelle 8.3**
**Agranulozytoseauslösende Arzneimittel**

| Hohes Risiko (Blutbildkontrolle erforderlich) | | Geringeres Risiko | |
|---|---|---|---|
| – Auranofin | – Natriumperchlorat | – ACE-Hemmer | – Meprobamat |
| – Aurothioglucose | – Oxyphenbutazon | – Antihistaminika | – Metamizol |
| – Carbimazol | – Penicillamin | – Cephalosporine | – Nitrofurantoin |
| – Chloramphenicol | – Phenylbutazon | – Colchicin | – Penicilline |
| – Clozapin | – Phenytoin | – Co-trimoxazol | – Phenazon |
| – Mianserin | – Propylthiouracil | – Clindamycin | – Phenothiazine |
| – Mofebutazon | – Thiamazol | – Dapson | – Propyphenazon |
| – Natriumaurothiomalat | – Ticlopidin | – Disopyramid | – Pyritinol |
| | | – Fenoprofen | – Spironolacton |
| | | – Furosemid | – Sulfasalazin |
| | | – Ibuprofen | – Sulfonamide |
| | | – Indometacin | – Tolbutamid |
| | | | – Trizyklische Antidepressiva |

- **Auslösende Noxe** sofort absetzen, ggf. alle nicht vital indizierten Arzneimittel (*Tabelle 8.3*),
- bei Fieber **Antibiotikatherapie** mit Piperacillin 3-mal 4 g/d i.v. plus Gentamicin 1-mal 240 mg i.v./d oder bei Verdacht auf Pseudomonas aeruginosa Ceftazidim 3-mal 2 g/d plus Tobramycin 1-mal 240 mg i.v./d,
- **Filgrastim** zur Abkürzung der neutropenischen Phase.

Meist setzt in wenigen Tagen eine spontane Remission ein. Normale Granulozytenwerte werden im Mittel nach ca. 12 d erreicht. Durch eine konsequente Antibiotikatherapie wurde die Letalität der Agranulozytose von früher 50% auf <10% gesenkt.

Weiterhin gewinnt die Gabe von Granulozyten-Kolonie-stimulierenden Faktoren (z. B. Filgrastim s.d.) an Bedeutung, durch die die neutropenische Phase abgekürzt und die Letalität weiter gesenkt wird.

## Leukämien

Krankheiten durch maligne Transformation hämatopoetischer Zellen. Als Folge eines Differenzierungsdefekts leukämisch transformierter hämatopoetischer Progenitorzellen entstehen Anämie, Granulozytopenie und Thrombozytopenie, die die klinische Symptomatik bestimmen. Leukämien werden nach Zelltyp (myeloisch, lymphatisch), Differenzierungsgrad (reifzellig, unreifzellig) und Verlauf (akut, chronisch) klassifiziert.

### Akute Leukämien

Verlaufen besonders bösartig und führen unbehandelt innerhalb von Monaten zum Tod. Die Klassifizierung erfolgt nach Morphologie, Zytologie, Zytogenetik und Oberflächenantigenen. Hauptgruppen sind die akuten lymphatischen Leukämien (ALL) sowie die akuten myeloischen Leukämien (AML), die etwa gleich häufig sind, aber eine unterschiedliche Altersverteilung aufweisen.

Ziel der Therapie ist die vollständige Elimination leukämischer Zellen mit folgender Restitution der normalen Hämatopoese. Durch eine *Induktionstherapie* wird versucht, eine komplette Remission zu induzieren. Nach der Vollremission folgt eine *Konsolidierungsphase* mit meist reduzierter Dosierung und nach therapiefreiem Intervall ggf. eine intermittierende *Reinduktionstherapie* und anschließend eine remissionserhaltende *Erhaltungstherapie*. Um diese Ziele zu erreichen, müssen fast alle Patienten Phasen mit schwerer Knochenmarkdepression durchlaufen. Die Patienten bedürfen daher einer äußerst aufwendigen Betreuung, die nur in speziell ausgerüsteten Zentren möglich ist.

**Tabelle 8.4**
**Therapie der akuten lymphatischen Leukämie (ALL)**

| Präparat | Dosierung |
|---|---|
| **Induktionstherapie** | |
| *Phase I (Tag 1–28)* | |
| Prednisolon | 60 mg/m² oral Tag 1–28, dann Reduktion |
| L-Asparaginase | 5000 E/m² i.v., Tag 15–28 |
| Vincristin | 1,5 mg/m² i.v., Tag 1, 8, 15, 22, max. Einzeldosis 2 mg |
| Daunorubicin | 45 mg/m² i.v., Tag 1, 8, 15, 22 |
| *Phase II (Tag 29–57)* | |
| Cyclophosphamid | 650 mg/m² i.v., Tag 29, 43, 57 |
| Cytarabin | 75 mg/m² i.v., Tag 31–34, 38–41, 45–48, 52–55 |
| 6-Mercaptopurin | 60 mg/m² oral, Tag 29–56 |
| Methotrexat | 10 mg/m² intrathekal Tag 31, 38, 45, 52 + Schädelbestrahl. |
| **Konsolidierungstherapie (11.–18. Woche)** | |
| 6-Mercaptopurin | 60 mg/m² oral/d |
| Methotrexat | 20 mg/m² oral, 1-mal/Woche |
| **Reinduktionstherapie (20 Wochen nach Beginn der Induktionstherapie)** | |
| *Phase I* | |
| Prednisolon | 60 mg/m² oral, Tag 1–28 |
| Vincristin | 1,5 mg/m² i.v., Tag 1, 8, 15, 22 |
| Doxorubicin | 25 mg/m² i.v., Tag 1, 8, 15, 22 |
| *Phase II* | |
| Cyclophosphamid | 650 mg/m² i.v., Tag 29 |
| Cytarabin | 75 mg/m² i.v., Tag 31–34, 38–41 |
| 6-Tioguanin | 60 mg/m² oral, Tag 29–42 |
| **Erhaltungstherapie** | |
| Orale Dauertherapie 29.–130. Woche genauso wie Konsolidierungstherapie | |

Akute Leukämien werden mit einer Kombination von Zytostatika behandelt, die unterschiedliche Angriffspunkte haben und sich daher in ihren antiproliferativen Wirkungen verstärken. Besondere Erfolge sind mit dem sequentiellen Einsatz der Polychemotherapie erzielt worden, für die aufgrund von Studien mehrere Therapieschemata entwickelt wurden (siehe Beispiel in *Tabelle 8.4*). Bei Patienten mit hohem Rezidivrisiko wird eine intermittierende Stoßtherapie anstelle der oralen

Dauertherapie in der Konsolidierungsphase durchgeführt. Zu Beginn der späteren Erhaltungstherapie wird je 2-mal Cytarabin (Alexan®) 75 mg/m² als i.v.-Infusion, Tag 1–5 in den Wochen 13, 17, 31, 35 und Teniposid 60 mg/m² als Infusion, Tag 1–5 in den Wochen 13, 17, 31, 35 gegeben.

Da Zytostatika die Blut-Liquor-Schranke nur schlecht passieren, besteht die große Gefahr eines Rezidivs im ZNS. Die Prophylaxe mit Bestrahlung des Schädels (24 Gy in 2½ Wochen) und 5 Methotrexat-Instillationen (12 mg/m²) intrathekal senkt das Risiko auf weniger als 10%. Bei manifester leukämischer Meningiosis zusätzlich evtl. Cytarabin mehrfach intrathekal.

Mit Polychemotherapie werden bei der *akuten lymphatischen Leukämie* (ALL) inzwischen 80–90% Vollremissionen und 10-Jahres-Überlebensquoten von 30–35% erreicht, wobei jüngere Patienten eine günstigere Prognose haben. Durch Transplantation allogener Knochenmarkstammzellen (Knochenmarktransplantation) oder peripherer Blutstammzellen wurde das leukämiefreie Überleben auf 45–65% erhöht.

Bei der *akuten myeloischen Leukämie* (AML) liegt der Anteil kompletter Remissionen bei 60 bis 80%. Die mittlere Remissionsdauer beträgt hier 12–15 Monate, 30–35% der Patienten werden langfristig geheilt. Durch Knochenmarktransplantation in der ersten Remission werden 45–70% der Patienten langfristig krankheitsfrei.

**Supportive Maßnahmen.** Die Behandlung der akuten Leukämie erfordert intensive supportive Maßnahmen zur Beherrschung lebensbedrohlicher Komplikationen. **Blutzellersatz** bei Abfall des Hämoglobins unter 8 g/dl zum Ausgleich der Anämie. Bei Abfall der Thrombozyten unter 10.000/μl Transfusion von Thrombozytenkonzentraten. **Infektionsprophylaxe** durch selektive Darmdekontamination mit nicht resorbierbaren Antibiotika (z. B. Colistin, Neomycin) wird versucht, ist aber nicht zufriedenstellend. Bei Infektionen entsprechende intensive antiinfektiöse Behandlung, bei Verbrauchskoagulopathien Substitution von Gerinnungsfaktoren. **Wachstumsfaktoren** werden zur Verkürzung der Aplasiedauer durch Zytostatika eingesetzt.

### Chronische Leukämien

#### *Chronische lymphatische Leukämie*

Häufigste Form der chronischen Leukämien mit Altersgipfel zwischen 60. und 80. Lebensjahr. Die chronische lymphatische Leukämie ist eine klonale Proliferation atypischer immunkompetenter Lymphozyten, die zu 95% zu der Gruppe der B-Lymphozyten gehören.

Die chronische lymphatische Leukämie bleibt im Frühstadium oft jahrelang symptomlos, später treten schmerzlose Lymphknotenschwellungen und rezidivierende Atemwegsinfektionen infolge des Antikörpermangelsyndroms auf. Die Behandlung ist palliativ. Die Überlebenszeit wird durch die bisher gebräuchliche Therapie mit **Alkylanzien** nicht verlängert. Ob durch die neuen **Purinanaloga** (Pentostatin, Fludarabin, Cladribin) bessere Resultate erreicht werden, bleibt abzuwarten. Asymptomatische Patienten trotz ausgeprägter Lymphozytosen nicht behandeln. Nur bei symptomatischer Lymphadenopathie oder Splenomegalie werden alkylierende Zytostatika eingesetzt. **Chlorambucil** (Leukeran®) 5–10 mg oral wird jeweils an 3 aufeinander folgenden Tagen bis zu 20 mg/d für 3 d alle 2 Wochen gegeben. Komplette Remissionen werden selten erzielt. Als Sekundärtherapie ist das Purinanalogon **Fludarabin** sehr effektiv. Abhängig vom Krankheitsstadium beträgt die mittlere Überlebenszeit 5–6 Jahre.

#### *Haarzellenleukämie*

Seltene chronische lymphatische Leukämie, die durch klonale Expansion neoplastischer B-Lymphozyten mit haarähnlichen Zellfortsätzen entsteht. Hauptsymptome sind Bauchschmerzen durch die Splenomegalie und rezidivierende Infektionen infolge der Panzytopenie.

Mittel der Wahl ist **Cladribin** (2-Chlordesoxyadenosin, Leustatin®), das bei 90% der Patienten zu mehrjährigen Vollremissionen führt. Die Ansprechrate ist unabhängig von der vorausgegangenen Therapie wie Splenektomie oder Behandlung mit Interferon alfa. Die Dosis beträgt entweder 0,1 mg/kg tgl. als kontinuierliche i.v.-Infusion über 7 d oder 0,14 mg/kg tgl. als i.v.-Infusion über 2 h an 5 d. Wichtigste Nebenwirkungen sind die Myelosuppression und Immundefizienz. Letztere ist durch eine Lymphozytendepletion bedingt, vor allem der T-Helferzellen. Auch der Adenosindesaminaseinhibitor **Pentostatin** (Nipent®, 4 mg/m² i.v., 3-mal/Woche) ist nach relativ kurzer Behandlungsdauer wirksam, nachteilig sind Myelosuppression und T-Zell-Defekte mit gehäuften Infektionen. Das bisher primär verwendete **Interferon alfa** (Roferon®) wird nur noch als Reservemittel eingestuft.

## Myeloproliferative Syndrome

Primär chronische Krankheiten mit unkontrollierter Proliferation der drei blutbildenden Systeme des Knochenmarks. Dazu gehören Polycythaemia vera, die chronische myeloische Leukämie, Osteomyelofibrose und primäre Thrombozythämie.

## Polycythaemia vera

Die Polycythaemia vera ist eine chronische Krankheit des höheren Lebensalters durch klonale Proliferation pluripotenter Stammzellen. Sie führt durch bevorzugte Vermehrung von Erythrozyten zur Hyperviskosität des Blutes. Die mittlere Lebensdauer beträgt 10–15 Jahre. Therapie der Wahl ist der **Aderlass** mit initial ca. 500 ml 2- bis 3-mal pro Woche, bis ein Hämatokrit von 45% erreicht ist. Danach reichen 4–6 Aderlässe pro Jahr bei normalen Patienten mit geringer Krankheitsaktivität. Durch die akute Blutvolumenabnahme besteht vor allem bei älteren Patienten ein erhöhtes Thromboembolierisiko, daher gleichzeitig Volumen substituieren (isovolämischer Aderlass). Außerdem wird prophylaktisch die Thrombozytenaggregation mit **Acetylsalicylsäure** (100 mg/d oral) gehemmt, wodurch thromboembolische Komplikationen um 60% gesenkt werden.

Die myelosuppressive zytoreduktive Behandlung wird bevorzugt mit **Hydroxycarbamid** (Litalir®) 1–2 g/d oral durchgeführt. Radiophosphor und Busulfan werden wegen des erhöhten Risikos von Zweitmalignomen nicht mehr verwendet. Zunehmend wird vor allem bei jüngeren Patienten auch **Interferon alfa** (3–5 Mio. E/d s.c.) ohne Leukämierisiko eingesetzt. Bei starker Thrombozytose kommt auch **Anagrelid** (Agrylin®) in Betracht (siehe essentielle Thrombozythämie).

## Chronische myeloische Leukämie

Autonome Vermehrung der Granulozyten aller Reifungsstufen auf Werte zwischen 30.000 und 500.000/µl und langsamer Progredienz, die gut auf Therapie anspricht. Ursache ist bei 95% der Patienten die Bildung des BCR-ABL-Fusionsgens (sog. Philadelphia-Chromosom) durch reziproke Translokation zwischen den Chromosomen 9 und 22. Die mittlere Überlebenszeit beträgt 4 Jahre. Die chronische Phase der chronischen myeloischen Leukämie geht am Ende in eine akzelerierte Phase mit zunehmender Leukozytose und schließlich in einen Blastenschub über, der unter dem Bild einer akuten Leukämie nur noch eine Überlebenszeit von wenigen Wochen hat. Bei jüngeren Patienten (50–60 Jahre) ist die einzige kurative Therapie eine allogene Stammzelltransplantation, die jedoch eine beträchtliche Letalität (15–30%) hat.

Als langjährige medikamentöse Standardtherapie werden in der *chronischen Phase* **Interferon-alfa-2a** oder **2b** (5 Mio. I.E./m$^2$ tgl. s.c.) eingesetzt, auf die 70–80% der Patienten in 4 Wochen ansprechen. Lang anhaltende zytogenetische Remissionen werden bei 25–30% der Patienten erzielt, von denen 78% 10 Jahre überleben. Weitere Optionen sind die Kombination mit Hydroxycarbamid (Litalir®) oder Cytarabin (Alexan®).

Alternativ wird als Initialtherapie zunehmend der Tyrosinkinaseinhibitor **Imatinib** (Glivec®) empfohlen, mit dem in der chronischen Phase hämatologische Remissionen bei 93% und komplette zytogenetische Remissionen bei 76% der Patienten erreicht wurden. Bemerkenswerte Erfolge wurden mit Imatinib auch in der akzelerierten Phase und im Blastenschub erzielt, für die es bisher keine Standardtherapie gab. In der akzelerierten Phase wurden in 70% und bei Patienten im Blastenschub in 31% hämatologische Remissionen beobachtet. Weiterhin kam es bei Patienten in der akzelerierten Phase (20%) oder im Blastenschub (18%) zum Wiedereintritt in die chronische Phase. Der Einsatz von Imatinib soll bisher individuell entschieden werden, da noch keine Langzeituntersuchungen zu einer Verlängerung der Lebenserwartung vorliegen.

## Osteomyelofibrose

Kennzeichen der Krankheit ist eine zunehmende Knochenmarkfibrose mit kompensatorischer extramedullärer Blutbildung. Die Therapie ist symptomatisch. Bei Anämie mit Abfall des Hämoglobins unter 8 g/dl Bluttransfusionen. Bei ausgeprägter Splenomegalie können **Hydroxycarbamid** (Litalir®) 1–2 g/d oral oder **Interferon-alfa-2** (3–5 Mio. I.E./d s.c.) Milzgröße und Thrombozytose senken. Eine niedrig dosierte **Milzbestrahlung** bei mechanischen Beschwerden und Schmerzen durch Milzvergrößerung ist lediglich begrenzt wirksam. Splenektomie nur bei hämolytischer Anämie oder hochgradiger Thrombozytopenie, da das Operationsrisiko mit zunehmender Milzgröße ansteigt. Die Überlebenszeit der Patienten liegt im Mittel bei 4–5 Jahren.

## Essentielle Thrombozythämie

Klonale Neoplasie mit bevorzugter Proliferation von Megakaryozyten und ausgeprägter Thrombozytose. Auffällige Symptome sind Mikrozirkulationsstörungen, thrombotisch bedingte Durchblutungsstörungen und seltener Blutungen. Führender hämatologischer Befund ist die Erhöhung der Thrombozyten über 600.000/µl. Nur 20% der Patienten haben Symptome. Bei asymptomatischen Patienten ist wegen der guten Prognose keine Therapie erforderlich.

Bei Thrombosen oder Durchblutungsstörungen wird primär **Acetylsalicylsäure** (100 mg/d oral) als Thrombozytenaggregationshemmer eingesetzt. Ist eine zusätzliche Zytoreduktion erforderlich, wird **Hydroxycarbamid** (Litalir®) sowie bei jüngeren Patienten zur Ausschaltung eines Sekundärleukämierisikos **Interferon-alfa-2** bevorzugt. Beide Substanzen erzielen mit geringen Erhaltungsdosen bei über 90% der Patienten Vollremissionen.

Als weiteres zytoreduktives Mittel ohne leukämogenes Risiko wurde **Anagrelid** (Xagrid®) zugelassen. Als Phosphodiesterasehemmer hemmt es in Dosen von 2–4 mg/Tag oral die Reifung von Megakaryozyten und die Plättchenaggregation, hat aber auch typische cAMP-vermittelte Nebenwirkungen wie Tachykardie und Vasodilatation.

## Maligne Lymphome

### Hodgkin-Lymphom

Das Hodgkin-Lymphom ist eine maligne Krankheit des lymphatischen Systems, die sich meist durch Lymphknotenschwellungen manifestiert. Typisch sind unifokaler Beginn, initiale lymphogene Ausbreitung und regelmäßig nachweisbarer Immundefekt. Maßgebend für Therapie und Prognose ist die Stadieneinteilung nach der Konferenz von Ann Arbor, die sich nach Ausdehnung und Symptomatik richtet (*Tabelle 8.5*). Bestimmte Risikofaktoren (z. B. große Tumormasse, extranodale Krankheit, hohe BSG) erhöhen die Rezidivgefahr und verschlechtern die Prognose.

Die Therapie erfolgt stadienabhängig unter Berücksichtigung von Risikofaktoren (*Tabelle 8.6*). Patienten im *lokalisierten Stadium* (Stadium IA, IIA) erhalten eine kombinierte Radiochemotherapie mit 2–4 Zyklen des ABVD-Schemas (Adriamycin, Bleomycin, Vinblastin, Dacarbazin) über je 28 d, gefolgt von einer Strahlentherapie mit 30 Gy, die weniger Rezidive als eine alleinige Strahlentherapie zur Folge hat.

**Tabelle 8.5**
**Stadieneinteilung des Hodgkin-Lymphoms**

| Stadium | Beschreibung |
|---|---|
| I | Befall einer Lymphknotenregion |
| II | Befall von 2 oder mehr Lymphknotenregionen auf einer Seite des Zwerchfells |
| III | Befall von Lymphknoten auf beiden Seiten des Zwerchfells |
| IV | Disseminierter Befall extralymphatischer Organe |

A-Stadien keine Zusatzsymptome, B-Stadien zusätzliche Symptome wie Gewichtsverlust von mehr als 10%, Fieber über 38 °C oder Nachtschweiß

Im *intermediären Stadium* (Stadium I, II mit Risikofaktoren) werden Zytostatika ebenfalls mit der Strahlentherapie kombiniert. Die besten Resultate werden derzeit mit 4 Zyklen des ABVD-Schemas erzielt, gefolgt von einer Strahlentherapie mit 30 Gy.

Im *fortgeschrittenen Stadium* (Stadium II B, III, IV) wird als Standardtherapie eine intensive Therapie mit 8 Zyklen des BEACOPP-Schemas (Bleomycin, Etoposid, Adriamycin, Cyclophosphamid, Vincristin, Procarbazin, Prednisolon) über 8 Monate durchgeführt (*Tabelle 8.7*). Nachbestrahlung (20 Gy) großer Tumormassen, die sich oft erst nach dem sechsten Zyklus zurückbilden. Eine Erhaltungstherapie ist nicht indiziert. Bei Therapieversagen oder Rezidiven kann in Tumorzentren durch Hochdosistherapie mit Stammzellsupport ein kurativer Behandlungsversuch unternommen werden.

**Tabelle 8.6**
**Stadienabhängige Therapie von Hodgkin-Lymphomen**

| Risikogruppe | Therapie | 5-Jahresheilung [%] |
|---|---|---|
| Lokalisiertes Stadium (Stadium IA, IIA ohne Risikofaktoren) | 2–4 Zyklen ABVD + Bestrahlung | 90 |
| Intermediäres Stadium (Stadium I, II mit Risikofaktoren) | 4 Zyklen ABVD + Bestrahlung | 80 |
| Fortgeschrittenes Stadium (Stadium IIB, III, IV) | 8 Zyklen BEACOPP + Bestrahlung | 80 |

**Tabelle 8.7**
**Therapieschemata bei Hodgkin- und Non-Hodgkin-Lymphomen**

| Präparat | Dosierung |
|---|---|
| **ABVD für Hodgkin-Lymphome (Bonadona 1975)** | |
| Adriamycin | 25 mg/m² i.v., Tag 1, 14 |
| Bleomycin | 10 mg/m² i.v., Tag 1, 14 |
| Vinblastin | 6 mg/m² i.v., Tag 1, 14 |
| Dacarbazin | 375 mg/m² i.v., Tag 1, 14 |
| *Wiederholung des Zyklus Tag 29* | |
| **BEACOPP für Hodgkin-Lymphome (Diehl 1998)** | |
| Bleomycin | Basis 10 mg/m² i.v., gesteigert 10 mg/m² i.v., Tag 8 |
| Etoposid | Basis 100 mg/m² i.v., gesteigert 200 mg/m² i.v., Tag 1–3 |
| Adriamycin | Basis 25 mg/m² i.v., gesteigert 35 mg/m² i.v. Tag 1 |
| Cyclophosphamid | Basis 650 mg/m² i.v., gesteigert 1250 mg/m² i.v., Tag 1 |
| Vincristin | Basis 1,4 mg/m² (max. 2 mg) i.v., gest. 1,4 mg/ m² i.v., Tag 8 |
| Procarbazin | Basis 100 mg/m² oral, gesteigert 100 mg/m² oral, Tag 1–7 |
| Prednison | Basis 40 mg/m² oral, gesteigert 40 mg/m² oral, Tag 1–14 |
| *Wiederholung des Zyklus Tag 22* | |
| **CHOP für Non-Hodgkin-Lymphome (McKelvey 1976)** | |
| Cyclophosphamid | 750 mg/m² Tag 1 |
| Adriamycin | 50 mg/m² i.v., Tag 1 |
| Vincristin | 2 mg i.v. Tag 1 |
| Prednison | 100 mg oral Tag 1–5 |
| *Wiederholung des Zyklus Tag 22* | |

## Non-Hodgkin-Lymphome

Unter der Bezeichnung Non-Hodgkin-Lymphome wird eine heterogene Gruppe neoplastischer Erkrankungen des lymphatischen Systems ohne den Nachweis von Hodgkin- und Sternberg-Reed-Zellen zusammengefasst. Nach der neuen WHO-Klassifikation werden die Non-Hodgkin-Lymphome in B-Zell-Neoplasien und T-Zell-Neoplasien eingeteilt. Zu der großen Gruppe der B-Zell-Neoplasien (Anteil 90%) gehören beispielsweise die chronische lymphatische Leukämie vom B-Zell-Typ, die Haarzellenleukämie und das Plasmozytom, die gesondert dargestellt werden (s. dort). Die beiden häufigsten Formen der B-Zell-Neoplasien sind das diffuse großzellige B-Zell-Lymphom (30%) und das follikuläre Lymphom (22%). Non-Hodgkin-Lymphome werden, ähnlich wie Hodgkin-Lymphome, nach der Ausdehnung des Befalls in die Stadien I–IV eingeteilt (s. *Tabelle 8.5*).

**Lokalisierte Stadien (I und II).** Standardtherapie für die lokalisierten Stadien der meisten Non-Hodgkin-Lymphome ist eine kombinierte Radiochemotherapie mit dem CHOP-Schema (s. *Tabelle 8.7*) und einer anschließenden Strahlentherapie. Die konventionelle alleinige Strahlentherapie ist der Kombination unterlegen, da Non-Hodgkin-Lymphome fast immer frühzeitig generalisiert sind.

**Fortgeschrittene Stadien (III und IV).** Die Standardtherapie des Non-Hodgkin-Lymphoms in fortgeschrittenen Stadien ist seit über 20 Jahren ebenfalls das CHOP-Schema mit zusätzlicher Strahlentherapie bei großen Tumormassen, residualem Tumor oder extranodalem Befall. Bei den Rezidiven oder bei fehlender Vollremission wird in onkologischen Zentren eine Hochdosistherapie mit autologer oder allogener Stammzelltransplantation versucht. Eine neue Therapieoption bietet **Rituximab** (MabThera®), ein monoklonaler Antikörper, der gegen das von fast allen B-Zell-Lymphomen exprimierte CD20-Oberflächenantigen gerichtet ist und der nach Bindung die Zellen lysiert. Beim chemotherapieresistenten follikulären Non-Hodgkin-Lymphom wurde bereits mit der Monotherapie eine Remissionsrate von 48% erreicht. Die Initialtherapie von diffusen großen B-Zell-Lymphomen mit Rituximab und dem CHOP-Schema ergab sogar Ansprechraten von 76–97% mit 5-Jahres-Überlebensraten von 87%. Das Rituximab-CHOP-Schema entwickelt sich daher zur neuen Standardbehandlung der Non-Hodgkin-Lymphome vom B-Zell-Typ.

## Plasmozytom

Das Plasmozytom (multiples Myelom) entsteht durch maligne Transformation eines von B-Zellen ausgehenden Plasmazellklons und ist durch exzessive Sekretion eines monoklonalen Immunglobulins gekennzeichnet. Die Hauptsymptome sind Skelettschmerzen, Infektanfälligkeit infolge eines sekundären Antikörpermangels sowie terminale Niereninsuffizienz.

Die Krankheit ist nicht heilbar, sodass die Therapie rein palliativ ist. Das frühe Krankheitsstadium I (Überlebensdauer 4 Jahre) ist nicht behandlungsbedürftig. In den fortgeschrittenen Stadien II und III (Überlebensdauer 2,5–3 Jahre bzw.

<2 Jahre) ist die zytostatische Therapie indiziert. Bei solitären Plasmozytomen ist die Strahlentherapie eventuell in Kombination mit chirurgischen Maßnahmen Therapie der Wahl.

Die Standardbehandlung älterer Patienten ist die intermittierende Stoßtherapie nach dem **MP-Schema** (Melphalan, Prednison), die ambulant durchgeführt werden kann. Die Ansprechraten liegen zwischen 50 und 70%. Nach Erreichen einer Remission, bei stabilem Krankheitsverlauf oder nach einem Jahr Behandlung Therapieunterbrechung unter engmaschiger Kontrolle. Der Einfluss einer Erhaltungstherapie mit Interferon alfa auf die Letalität ist allenfalls marginal. Bei Patienten unter 70 Jahren wird standardmäßig eine Hochdosistherapie mit Melphalan (200 mg/m$^2$) und anschließender autologer Stammzelltransplantation durchgeführt, die mit 52% gegenüber 12% nach konventioneller Chemotherapie eine deutlich höhere 5-Jahres-Überlebensrate erreicht.

Wichtig ist die adjuvante Behandlung. Bei schmerzhaften Osteolysen helfen zusätzlich zur Zytostatikatherapie die lokale Bestrahlung und die Gabe von **Bisphosphonaten**. Pamidronsäure (Aredia®), 90 mg i.v. über 4 h 4-wöchentlich, eignet sich zur Therapie der Hyperkalzämie und vermindert zusätzlich Knochenschmerzen und pathologische Frakturen. Bei sekundärem Antikörpermangelsyndrom Substitution mit polyvalenten Immunglobulinen, z. B. 10 g IgG alle 3–4 Wochen, bei Anämie Erythrozytentransfusionen. Bei Hypervolämie und Hyperviskositätssyndrom ist eine Plasmapherese erforderlich, bei terminaler Niereninsuffizienz Dialyse.

## Hämorrhagische Diathesen

Bei hämorrhagischen Diathesen ist der Vorgang der Blutstillung gestört. Sie können entsprechend den Hauptkomponenten der Hämostase durch plasmatische Gerinnungsstörungen (Koagulopathien), thrombozytäre Störungen oder vaskuläre hämorrhagische Diathesen bedingt sein.

### Hämophilie

Angeborene Koagulopathie mit X-chromosomal-rezessiver Vererbung eines Mangels von Faktor VIII (Hämophilie A) oder Faktor IX (Hämophilie B). Bei ähnlichem klinischem Bild ist die Blutungsneigung bei Hämophilie B etwas geringer. Die Hauptgefahr liegt heute nicht in der Verblutung, sondern in rezidivierenden Gelenkblutungen, die unbehandelt zur hämophilen Arthropathie führen.

Bei schwerer *Hämophilie A* wird der **Blutgerinnungsfaktor VIII** als hochgereinigtes und zuverlässig virusinaktiviertes Konzentrat (z. B. Beriate®) oder als rekombinantes Präparat (z. B. Recombinate®) zur Substitution eingesetzt. Die Dosis errechnet sich aus der erforderlichen Plasmakonzentration und dem Plasmavolumen (40 ml Plasma/kg Körpergewicht). Eine Einheit Faktor VIII ist als die Aktivität von 1 ml Normalplasma definiert. Die Halbwertszeit beträgt 8–12 h. Für eine vollständige Substitution (100%) werden daher 40 I.E./kg i.v. 2- bis 3-mal/d benötigt, die aber nur bei großen Operationen erforderlich ist. Bei Gelenkblutungen sind Faktor-VIII-Spiegel von 15–30% für 1–5 d ausreichend, bei bedrohlichen Weichteilblutungen 40–50% für mindestens 5 d. Als blutungsverhütende Prophylaxe werden 15–30 I.E./kg i.v. 3-mal/Woche gegeben, die heute überwiegend von den Patienten selbst oder den Eltern i.v. injiziert werden. Selbst bei schwerster Hämophilie A mit minimaler Restaktivität (2%) von Faktor VIII liegt der Jahresbedarf durchschnittlich nur bei 1500 I.E. pro kg.

**Desmopressin** (Minirin®) wird bei milder Hämophilie A eingesetzt. Es steigert in einer Dosis von 0,4 μg/kg i.v. über 30 min 2-mal/d die endogene Faktor-VIII-Aktivität durch Stimulation der Sekretion aus der Leber etwa 2- bis 3fach. Die Wirkung erschöpft sich nach 2–4 d, bei tgl. einmaliger Gabe nach 2 Wochen.

Faktor VIII kann auch durch **Fibrinkleber** zur lokalen Blutstillung und durch antifibrinolytische Therapie mit **Tranexamsäure** (z. B. Cyklokapron®, 3- bis 4-mal 250–500 mg/d oral) eingespart werden, z. B. bei Zahnextraktionen.

Bei blutungsbedingten Schmerzen werden Paracetamol und Codein als Analgetika empfohlen. Acetylsalicylsäure ist wegen der Hemmung der Thrombozytenaggregation kontraindiziert. Nichtsteroidale Antiphlogistika aus dem gleichen Grund nur mit Vorsicht einsetzen.

Bei den langfristigen Nebenwirkungen der Substitutionstherapie stand früher das Infektionsrisiko durch Hepatitisviren und HIV im Vordergrund, das mittlerweile durch gentechnische die Herstellung und durch effektive Virusinaktivierung der Humanplasmapräparate weitgehend ausgeschlossen ist.

Bei 10–20% der Patienten kommt es durch Bildung blockierender IgG-Antikörper zur *Hemmkörperhämophilie*. Bei niedrigen Antikörpertitern und Blutungen hochdosierte Gabe von Faktorenkonzentrat zur Blutungsbehandlung und zur Erzeugung einer Immuntoleranz. Möglichkeiten bei hohen Antikörpertitern sind die Gabe von aktivierten Prothrombinkomplexkonzentraten (FEIBA®)

oder rekombinantem Faktor VIIa (NovoSeven®), Substitution mit Faktor-VIII-Konzentraten vom Schwein und Senkung der Antikörpertiter durch Immunsuppression mit Glucocorticoiden oder Cyclophosphamid.

Bei *Hämophilie B* wird mit **Faktor-IX-Konzentraten** (z. B. Faktor-IX Biotest) substituiert. Die Dosis ist ähnlich wie bei Hämophilie A und errechnet sich ebenfalls aus Plasmakonzentration (40 ml Plasma/kg KG) und Faktoraktivität (1 I.E. entspricht 1 ml Normalplasma). Die Halbwertszeit von Faktor IX beträgt 12–24 h. Daher reicht für die blutungsverhütende Prophylaxe eine Dosis von 15–30 I.E./kg i.v. 1- bis 2-mal/Woche aus.

## Verbrauchskoagulopathie

Die Verbrauchskoagulopathie (disseminierte intravasale Gerinnung) ist eine lebensbedrohliche Gerinnungsstörung, die z. B. durch Sepsis, Traumen oder fieberhafte Aborte ausgelöst wird. Nach Freisetzung von Gewebsfaktoren aus geschädigtem Gewebe oder Endotoxinen aus gramnegativen Bakterien kommt es zu einer generalisierten Aktivierung der Gerinnung mit der Bildung von Fibrinpräzipitaten und Mikrothromben. Als Folge davon werden Gerinnungsfaktoren verbraucht und die Fibrinolyse sekundär aktiviert. Insgesamt entsteht daraus eine hämorrhagische Diathese mit petechialen oder flächenhaften Hautblutungen, Schleimhautblutungen und Hämaturie.

Am wichtigsten ist die Behandlung der Grundkrankheit. Weitere Therapieprinzipien sind:

- Bei schweren Blutungen gefrorenes **Frischplasma** (2–4 Einheiten) zur Substitution von Gerinnungsfaktoren und **Thrombozytenkonzentrate** zur Korrektur einer Thrombozytopenie,
- bei thrombotischen Komplikationen Antikoagulation mit **Heparin** 15.000–20.000 I.E. i.v./ 24 h.

Patienten mit niedriggradiger Verbrauchskoagulopathie benötigen meistens kein Heparin. Ob die Letalität durch Substitution von **Antithrombin III** gesenkt wird, ist bisher nicht gesichert.

Die einzelnen Therapieansätze wirken zum Teil gegenläufig und können die Symptome der Verbrauchskoagulopathie verstärken. Blutungen können durch Heparin, Mikrothromben durch Frischplasma und Thrombozytenkonzentrate verstärkt werden. Therapieversuche deshalb unter genauer Kontrolle des Gerinnungsstatus (Quick-Wert bzw. INR, PTT, Thrombinzeit, Fibrinogen, Thrombozytenzahl).

## Thrombozytopenie

Diese ist durch eine Thrombozytenzahl von unter 100.000/μl definiert, Spontanblutungen erst bei 10.000–20.000/μl. Charakteristisch sind die verlängerte Blutungszeit und Blutungsdiathese, erkennbar an den typischen petechialen Blutungen auf Haut und Schleimhäuten. Von den zahlreichen Formen werden hier nur die beiden wichtigsten erwähnt.

**Idiopathische thrombozytopenische Purpura (ITP).** Ist eine häufige hämatologische Autoimmunkrankheit durch zirkulierende Plättchenantikörper und Zerstörung der Plättchen im retikulohistiozytären System. Heilt im Kindesalter oft spontan, während beim Erwachsenen Spontanremissionen selten sind. Glucocorticoide führen in ca. 80% der Fälle zu Teil- oder Vollremissionen, die aber nur selten dauerhaft sind. Initial **Prednisolon** 1–2 mg/kg tgl. oral bis zum Thrombozytenanstieg nach 1–2 Wochen, danach langsame Reduktion bis unter die Cushing-Schwelle.

Wenn die Erkrankung länger als 4–6 Monate dauert und mit Glucocorticoiden nicht zu beherrschen ist, Splenektomie. Ist auch diese erfolglos, kommen **Immunsuppressiva** (Azathioprin, Cyclophosphamid) in Betracht. Die Gabe hochdosierter **Immunglobuline** (0,4 g/kg i.v. an fünf aufeinander folgenden Tagen) kann zu meist passageren Thrombozytenanstiegen führen. Als Mechanismen werden die Blockade des RES und antiidiotypische Antikörper, die die Autoantikörper blockieren, diskutiert.

**Arzneimittelbedingte Thrombozytopenie.** Arzneimittel können Thrombozytopenien durch eine dosisabhängige Hemmung der Megakaryozytopoese oder durch dosisunabhängige allergische Reaktionen auslösen (*Tabelle 8.8*). Relativ häufig sind die durch **Heparin** induzierten Thrombozytopenien (HIT). Die Typ-I-HIT (Inzidenz 2–20%) führt wenige Tage nach Heparingabe infolge einer reversiblen Thrombozytenadhäsion zu einer milden Thrombozytopenie (>100.000/μl), die spontan zurückgeht. Die allergisch induzierte Typ-II-HIT (Inzidenz 0,5–1%) tritt verzögert nach 5–14 d auf und führt zu einem schweren, häufig lebensbedrohlichen Thrombozytenabfall (<50.000/μl). Hier soll die Therapie sofort auf eine alternative Antikoagulation mit dem niedermolekularen Heparinoid **Danaparoid** (Orgaran®) oder dem Hirudinderivat **Lepirudin** (Refludan®) umgestellt werden, da niedermolekulare Heparine in 90% der Fälle Kreuzallergien zeigen.

**Tabelle 8.8**
**Arzneimittelinduzierte Thrombozytopenien**

| Hemmung der Megakaryozytopoese | Immunologisch |
|---|---|
| – Zytostatika | – Heparin |
| - Cytarabin | – Chinidin, Chinin |
| - Daunorubicin | – Co-trimoxazol |
| - Cyclophosphamid, Busulfan | – Carbamazepin |
| - Methotrexat | – Methyldopa |
| - Vincaalkaloide | – Valproinsäure |
| – Thiaziddiuretika | – Digitoxin (selten) |
| – Ethanol | – Cimetidin, Ranitidin (vereinzelt) |
| – Östrogene | – Penicilline (Einzelfälle) |

## Thrombozytopathien

Ätiologisch sind seltene hereditäre Thrombozytopathien (Bernard-Soulier-Syndrom, Thrombasthenie Glanzmann) von den wesentlich häufiger vorkommenden erworbenen Funktionsstörungen der Thrombozyten zu unterscheiden, die am häufigsten durch Arzneimittel ausgelöst werden. Die wichtigsten Wirkstoffe mit antithrombozytären Wirkungen sind Acetylsalicylsäure, Ticlopidin, Clopidrogel, Abciximab, Indometacin, Sulfinpyrazon, Phenylbutazon, Dextran und Dipyridamol. Am besten bekannt ist die irreversible Hemmung der thrombozytären Cyclooxygenase durch Acetylsalicylsäure (s. dort). Blutungen manifestieren sich meistens, wenn andere prädisponierende Faktoren hinzukommen, z. B. Thrombozytopenie oder Mangel an plasmatischen Gerinnungsfaktoren. Prophylaxe durch Meidung der angegebenen Arzneimittel, im Notfall Transfusion frischer Thrombozyten.

# 9 Hautkrankheiten

*Uwe Fricke*

Hautkrankheiten können prinzipiell systemisch, lokal oder durch Verknüpfung beider Therapieprinzipien behandelt werden. Für den **systemischen Einsatz** von Bedeutung sind:

- **Glucocorticoide** bei allergischen Hautkrankheiten mit systemischer Beteiligung (z. B. anaphylaktischer Schock, schwere akute Urtikaria, Quincke-Ödem, Lyell-Syndrom), Autoimmunkrankheiten wie Pemphigus, systemischer Lupus erythematodes etc.,
- **Antibiotika** bei bakteriellen Hautinfektionen, venerologischen Krankheiten, Akne,
- **Antihistaminika** bei juckenden Dermatosen wie Urtikaria,
- **Retinoide** bei schwerer zystischer Akne, Psoriasis vulgaris, Ichthyosis, Morbus Darier,
- **Antimykotika** bei ausgedehnter Tinea und systemischen Mykosen,
- **Virostatika** bei Herpes-Virus-Infektionen,
- **Zytostatika** bei systemischem Lupus erythematodes und schweren therapierefraktären Psoriasisformen, Pemphigus, Pemphigoid, Melanom, metastasierendem Spinaliom, bei Hautlymphomen wie Mycosis fungoides, Sézary-Syndrom,
- **Immunmodulierende Substanzen** wie Interferon alfa oder Interleukin-2 beim Melanom, oder der Tumor-Nekrose-Faktor-α-Antagonist Etanercept bei der Psoriasis arthropathica und therapierefraktären Psoriasisformen,
- **Psoralene in Verbindung mit UVA** als Photochemotherapie, z. B. bei schweren Formen der Psoriasis und Mycosis fungoides,
- **Allergenextrakte** zur spezifischen Hyposensibilisierung,
- **Chloroquin** bei einzelnen Lichtdermatosen, vor allem bei Porphyria cutanea tarda (auf Dosierung achten!).

Vorteile einer systemischen Behandlung sind der schnelle Wirkungseintritt und die einfache Handhabung. Nachteilig ist ein höheres Risiko unerwünschter Wirkungen.

Eine **lokale Therapie** von Hautkrankheiten ist dagegen für den Gesamtorganismus in der Regel wenig belastend und steht nicht zuletzt deshalb im Vordergrund. Sie erfordert spezielle Erfahrungen, da die Wirksamkeit nicht nur vom pharmakologischen Wirkstoff, sondern auch vom Wirkstoffträger bestimmt wird. Wichtige Trägersubstanzen (Grundlagen) sind Wasser, Alkohol, Puder, Pasten, Salben, Emulsionen und Öle. Die Auswahl richtet sich vor allem nach dem Hauttyp und der Art der Hautkrankheit. So werden z. B. bei Patienten mit Seborrhö vor allem fettfreie oder fettarme Grundlagen (Puder, Schüttelmixturen, Pasten) bevorzugt, bei Patienten mit Sebostase dagegen fettende Salbengrundlagen (z. B. Vaseline, Wollwachsalkoholsalbe). Stark irritierte, nässende Hautflächen werden feucht behandelt, z. B. mit Umschlägen, Bädern oder Schüttelmixturen („feucht auf feucht"). Die Grundlage bestimmt andererseits auch die Penetration und damit die Pharmakokinetik des differenten Arzneistoffes. Sie lässt sich zusätzlich beeinflussen durch Okklusivverbände oder penetrationsverändernde Substanzen wie Salicylsäure oder Harnstoff. Die „richtige" Grundlage und der „richtige" Arzneistoff müssen daher oft individuell ausgetestet werden, was zweckmäßigerweise im Halbseitenvergleich oder durch unterschiedliche Behandlung verschiedener Hautareale geschieht. In gleicher Weise lässt sich die Verträglichkeit eines Vehikels prüfen, wobei auch Hinweise auf Sensibilisierungen durch pharmazeutische Hilfsstoffe erfasst werden können, die sich im Epikutantest bestätigen lassen.

## Acne vulgaris

Die Acne vulgaris ist eine häufige Hautkrankheit, die vor allem bei Jugendlichen aufgrund genetischer Prädisposition vorkommt und unter anderem auf einer gesteigerten lokalen Androgenwirkung beruht. Akne kann aber auch im Kindesalter (Acne infantum) und gelegentlich sogar von Geburt an (Acne neonatorum) auftreten und betrifft in den letzten Jahren zunehmend auch Patienten über 20 Jahre. Exogene Akneformen werden durch Chemikalien infolge beruflicher Exposition (z. B. Chlorakne), durch Kosmetika nach längerer Verwendung von Hautpflege- und Körperwaschmitteln oder durch intensive Lichtexposition in Verbindung mit Sonnenschutzmitteln (sog. Mallorca-Akne) hervorgerufen. Auslösende Ursache können auch Arzneimittel sein, wie Corticosteroide, Ciclosporin, Iodide und Bromide, Androgene sowie androgene Gestagene als Bestandteile hormonaler Kontrazeptiva.

Für die Behandlung der Akne ist im Einzelfall ein therapeutischer Stufenplan nach Vorherrschen verschiedener Effloreszenzen (Komedonen, Papeln, Pusteln, Knötchen, Knoten) sowie nach Schweregrad und Verlauf der Erkrankung festgelegt. Im Vordergrund steht die topische Monotherapie. Therapieresistente oder schwere Aknefälle können die Kombination mehrerer Lokaltherapeutika erforderlich machen. Bei schweren entzündlichen Akneformen mit Tendenz zur Vernarbung oder bei unzureichendem Ansprechen auf eine topische Behandlung müssen systemische Aknemittel, ggf. in Kombination, eingesetzt werden (siehe auch Leitlinie der Deutschen Dermatologischen Gesellschaft, www.uni-duesseldorf.de/AWMF/ll/013-017.htm).

Die Therapie der Akne stellt hohe Anforderungen an die Patientencompliance, da eine klinische Besserung in der Regel erst nach ca. 4–6 Wochen einsetzt, sich zudem der Zustand zunächst sogar verschlechtern kann und ein maximaler Behandlungserfolg etwa nach 3–4 Monaten zu erwarten ist.

Die Akne ist nicht infektiös und beruht auch nicht auf besonderen Ernährungsgewohnheiten oder mangelnder Hygiene. Die **Hautreinigung** sollte daher nicht übertrieben und auf maximal 2-mal tägliche Behandlung mit warmem Wasser (kein starkes Reiben oder Rubbeln) beschränkt werden. **Abbrasiva,** z. B. Brasivil® Peeling, schädigen den Talgdrüsenfollikel und können zu einer Zunahme der Läsionen führen. Antibakterielle, z. B. Chlorhexidin- oder Triclosan-haltige **Seifen** haben keinen Einfluss auf die aknespezifischen Propionibakterien und führen höchstens zu Irritationen der Haut.

Gegen **Komedobildung** (Acne comedonica) am wirkungsvollsten sind **Tretinoin** (z. B. Cordes® VAS) und sein Isomeres **Isotretinoin** (Isotrex®). Äquieffektiv, aber etwas besser verträglich als Tretinoin ist ferner das strukturell abweichende Arotinoid **Adapalen** (Differin®). Als Vitamin-A-Säurederivate wirken sie mehr oder weniger stark irritativ („Sonnenbrand aus der Tube") und sollten, um eine Verstärkung durch Sonnenlicht zu vermeiden, abends angewendet werden. Nachteilig sind ihre teratogenen Eigenschaften, die auch bei topischer Applikation eine Anwendung während der Schwangerschaft ausschließen. Unter den Retinoiden hat Tretinoin das größte teratogene Potential. Auf eine initiale Verschlechterung des Hautbefundes nach 3–4 Wochen („Aufblühen") sollte der Patient hingewiesen werden. **Benzoylperoxid** (z. B. PanOxyl®) ist weniger wirksam als Tretinoin, wird aber wegen der geringeren irritativen Effekte besser toleriert. Die Anwendung erfolgt lokal 1- bis 2-mal tgl., Gele sind in der Regel wirksamer als Suspensionen. Die Behandlung ist ebenfalls erst nach mehreren Wochen erfolgreich. Gelegentlich wird Benzoylperoxid (morgens) mit Tretinoin (abends) kombiniert. Eine gleichzeitige Anwendung sollte wegen des dann möglichen Wirkungsverlustes vermieden werden. Traditionelle „Schälmittel" wie Salicylsäure, Resorcin und Schwefel sind meist wenig wirksam.

Bei **entzündlichen Akneformen** (Acne papulopustulosa) werden lokal Antibiotika eingesetzt. Sie sollten stets in Kombination mit topischen Retinoiden, z. B. Isotretinoin, bei Retinoidunverträglichkeit alternativ mit Azelainsäure (Skinoren®), angewandt werden. Dies steigert die Effektivität, verkürzt die Behandlungsdauer und verzögert bzw. verhindert die Resistenzentwicklung. Mittel der ersten Wahl sind **Clindamycin** (z. B. Basocin®) und **Erythromycin** (z. B. Aknemycin®). Topische Tetracycline sind kaum wirksam und sollten nicht mehr eingesetzt werden. Nach Besserung des Befundes (Rückgang der Entzündung) sollte das Antibiotikum unter Fortsetzung der Retinoidtherapie abgesetzt werden. Ist eine Besserung innerhalb von 6–8 Wochen nicht eingetreten, sollte die Therapie insgesamt umgestellt werden.

Auch **Benzoylperoxid** und geringer ausgeprägt **Azelainsäure** besitzen antibakterielle Eigenschaften gegenüber Propionibakterien. Darüber hinaus wirken sie leicht entzündungshemmend. Azelainsäure normalisiert auch die gestörte follikuläre Hyperkeratose. Ein Einfluss auf die Talgproduktion fehlt. Kontrollierte klinische Studien zeigen eine den anderen topischen Aknemitteln wie Benzoylperoxid, Tretinoin oder Erythromycin äquivalente Wirksamkeit. Wie mit diesen sind unter Azelainsäure erste klinische Besserungen nach ungefähr 4 Wochen zu erwarten. Patienten mit papulopustulöser Akne und Komedonenakne sprechen am besten an.

Bei schweren entzündlichen Akneformen mit Tendenz zur Vernarbung oder unzureichendem Ansprechen auf die topische Behandlung sind systemische Aknetherapeutika (orale Antibiotika, Isotretinoin, s. unten) indiziert. Antibiotika der Wahl sind die Tetracycline, z. B. **Oxytetracyclin** (2-mal 500 mg/d oral)**, Doxycyclin** oder (nur in Ausnahmefällen) **Minocyclin** (jeweils 100 mg/d oral). Zu beachten sind phototoxische Effekte sowie eine Schwangerschaft (Knochen, Zähne) als Kontraindikation. Alternativ kann **Erythromycin** (4-mal 500 mg/d oral) eingesetzt werden. Auch orale Antibiotika sollten aus den oben angeführten Gründen stets in Kombination mit einem topischen Retinoid, z. B. Isotretinoin, angewandt werden. Um den Therapieerfolg sicher einschätzen zu können, müssen die Antibiotika mindestens für 6–8 Wochen gegeben werden. Sind keine neuen entzündlichen

Effloreszenzen aufgetreten, kann das Antibiotikum ausschleichend oder abrupt abgesetzt werden. Die maximale Behandlungsdauer sollte 12–18 Wochen betragen. Bei Unverträglichkeit anderer Aknemittel kann die Antibiotikatherapie über diesen Zeitraum hinaus durchgeführt werden. Bei Frauen können Antiandrogene wie Cyproteronacetat (z. B. in Diane® 35), ggf. auch in Kombination mit Antibiotika und topischen Retinoiden vorteilhaft sein.

Bei schwerer **zystischer Akne** (Acne conglobata) steht **Isotretinoin** (Roaccutan®) zur Verfügung. Dosierung beginnend mit tgl. 0,1–0,5 mg/kg oral, bei guter Verträglichkeit auf 0,5–1 mg/kg steigern. Die mittlere Behandlungsdauer beträgt bei einer kumulativen Dosis von 120–150 mg/kg pro Behandlungszyklus 16–20 Wochen. Klinische Besserungen werden in der Regel erst nach 1–2 Monaten gesehen. Andererseits schreitet die Besserung auch nach Absetzen von Isotretinoin noch über Monate fort. Wegen seiner teratogenen Eigenschaften müssen Frauen im gebärfähigen Alter während der Behandlung sowie 4–6 Wochen vor- und nachher strenge Verhütungsmaßnahmen treffen. Typische unerwünschte Wirkungen sind Cheilitis, trockene Haut und Schleimhäute. In seltenen Fällen sind Depressionen, Psychosen und Suizide beschrieben.

Die Bewertung dieser Einzelfälle ist allerdings kontrovers, da schwere Akneformen selbst zu Depressionen mit Suizid führen können. Dennoch sollte die Therapie bei Auftreten dieser Nebenwirkungen sofort abgebrochen werden. Schließlich ist in Einzelfällen unter der oralen Therapie mit Isotretinoin ein deutlicher Anstieg der Kreatinkinase beschrieben und mit dem potentiellen Risiko einer Rhabdomyolyse in Zusammenhang gebracht worden. Darüber hinaus dürfen Retinoide wegen des synergistischen Effekts eines gesteigerten Hirndrucks nicht mit Tetrazyklinen kombiniert werden.

**Erhaltungstherapie.** Um Rezidive (z. B. durch Mikrokomedonen) nach klinischer Abheilung zu verhindern, sollte sich in jedem Stadium eine Langzeittherapie mit topischen Retinoiden (z. B. **Isotretinoin**) oder mit **Benzoylperoxid**, ggf. in Kombination mit einem topischen Retinoid, anschließen.

## Alopezie

Die nichtnarbige Alopezie tritt in unterschiedlichen Erscheinungsformen auf (androgenetica, areata, diffusa etc.). Als Ursache einer diffusen Alopezie werden Eisenmangel, hormonelle Störungen, Leberfunktionsstörungen, Infektionskrankheiten oder traumatische Faktoren (Druck, Zug, intensives Einreiben mit Haarwässern) diskutiert. Haarausfall in Form einer diffusen Alopezie kann auch durch Arzneimittel ausgelöst werden, insbesondere durch Zytostatika, Colchicin, Retinoide, Heparin oder Lipidsenker. Gelegentlich können androgenbetonte Kontrazeptiva oder auch Azolantimykotika wie Fluconazol (z. B. Diflucan®) eine androgenetische Alopezie verstärken. Im Vordergrund der Therapie steht die Beseitigung der auslösenden Noxe.

### Androgenetische Alopezie

Die androgenetische Alopezie ist die häufigste Form (ca. 95%) des Haarausfalls beim Mann und kommt weniger häufig auch bei der Frau vor. Sie ist genetisch determiniert, androgen- und altersabhängig und geht möglicherweise auf eine erhöhte Empfindlichkeit der Androgenrezeptoren in den Haarfollikeln zurück. Bei Frauen indiziert und wirksam ist die systemische Gabe von Antiandrogenen, z. B. **Cyproteronacetat** (z. B. Androcur®, in Diane®-35). Lokale Maßnahmen wie östrogenhaltige Haarwässer (z. B. Ell-Cranell alpha®) sind dagegen nur wenig effektiv. Die Rationale einer Kombination mit Corticosteroiden (z. B. Alpicort®-F, Ell-Cranell® dexa) ist unklar und für eine längere Anwendung prinzipiell nicht geeignet. Beim Mann sind darüber hinaus resorptiv bedingte Nebenwirkungen (Libidoverlust, Gynäkomastie) nicht auszuschließen. Auch die lokale Anwendung von **Minoxidil** (Regaine® Lösung) ist enttäuschend. Bei Männern mit leichter bis mäßiger androgener Alopezie nahm das Haargewicht nach 96-wöchiger Applikation zwar um 35% zu, die Anzahl der Haare änderte sich aber nur marginal. Absetzen der Medikation führt innerhalb von 24 Wochen zu einem vollständigen Rückgang des Therapieerfolges. Ähnliche Ergebnisse finden sich auch bei Anwendung von Minoxidil bei androgenetischer Alopezie der Frau. Unerwünschte Wirkungen sind überwiegend lokaler Natur. Hypotensive Effekte scheinen nicht aufzutreten. In einem Einzelfall ist jedoch das Auftreten eines Myokardinfarkts nach 4-monatiger Behandlung mit 1%iger Minoxidillösung beschrieben.

Eine weitere therapeutische Option beim Mann ist die orale Gabe von niedrig dosiertem **Finasterid** (Propecia®) 1-mal 1 mg/d. Plazebokontrollierte Studien an Männern mit milder bis mäßiger androgener Alopezie weisen nach 1-jähriger Behandlung in 65% der Fälle (vs. 37% unter Plazebo), eine signifikante Zunahme des Haarwuchses aus. Absetzen der Therapie führt jedoch innerhalb von 1–2 Jahren zu einem völligen Rückgang des Behandlungserfolges. Als unerwünschte Wirkungen imponieren in 1–2% der Fälle Libido- und Ejakulationsstörungen sowie erektile Impotenz. Zu beachten ist ferner eine Erniedrigung des prostataspezifischen Antigens (PSA) im Serum, weshalb dieser Wert vor Therapiebeginn bestimmt werden sollte. Mit einem Wirkungseintritt ist frühestens nach 3 Monaten zu rechnen. Finasterid ist *nicht* zur Anwendung bei Frauen und Kindern bestimmt. Ferner kann es in der Schwangerschaft bei männlichen Feten zu Anomalien des äußeren Genitales kommen.

### Alopecia areata

Plötzlicher Haarausfall mit umschriebenen runden oder ovalen Herden unterschiedlicher Größe, seltener Befall der gesamten Kopfhaut. Auch die übrige Körperbehaarung kann betroffen sein. Zweithäufigste Form eines nichtvernarbenden Haarverlustes, vorwiegend bei Kindern und jungen Erwachsenen. Eine Autoimmunpathogenese wird vermutet. Die Alopecia areata verläuft überwiegend chronisch mit Schüben, Spontanremissionen und Rezidiven. Eine kausale Therapie ist nicht bekannt. Die Prognose einer lang anhaltenden extensiven Alopezie ist schlecht. Bei erst kurz andauerndem umschriebenen Haarausfall (<1 Jahr) wird infolge der hohen Spontanremission (<80%) eine abwartende Kontrolle angeraten (Guidelines for the management of alopecia areata, Br J Dermatol 149: 692, 2003).

Wird eine Behandlung versucht, hat sich die subläsionale Injektion von **Glucocorticoiden** mit Erfolgsraten von ca. 60% am ehesten bewährt, z. B. Triamcinolon-Kristallsuspension 1 mg/cm² Hautfläche, bei Behandlung mehrerer Herde Tagesdosis max. 30 mg, Wiederholung frühestens nach 3–4 Wochen. Die Applikation sollte streng subkutan erfolgen, nach versehentlicher intraarterieller Injektion kann es zu Erblindung kommen. Zudem besteht die Gefahr lokaler Hautatrophien. Eine weitere, durch Studien gesicherte lokale Behandlungsmöglichkeit ist die Auslösung eines allergisch bedingten Kontaktekzems mit **Diphenylcyclopropanon (DPCP)** als Rezeptur (keine Zulassung, Anwendung sollte auf die Klinik beschränkt bleiben). Die Behandlung wird mit 0,001% DCPC begonnen und in wöchentlichen Abständen bis zum Auftreten einer leichten Dermatitis gesteigert. Spricht der Patient innerhalb von 6 Monaten nicht auf die Therapie an, wird die Behandlung abgebrochen. Die Ansprechraten liegen bei 50–60% und scheinen bei länger dauernder Behandlung (> 30 Monate) noch weiter zuzunehmen. Andere Therapieansätze wie Dithranol, Minoxidil (s. oben) oder PUVA-Therapie (s. Psoriasis) haben sich nicht als wirksam erwiesen.

## Bakterielle Hautinfektionen

### Ekthymata

Umschriebene Ulzerationen überwiegend durch Gruppe-A-Streptokokken, bevorzugt an den Unterschenkeln, insbesondere bei Durchblutungsstörungen, bei abwehrgeschwächten Personen sowie unter schlechten hygienischen Bedingungen.

Die primäre Therapie besteht in der Beseitigung der pathogenetischen Ursachen. Sonst antiseptische bzw. antibiotische Lokalbehandlung sowie in schweren Fällen systemische Antibiotikatherapie (s. Follikulitis).

### Erysipel

Akute Entzündung der Haut durch Gruppe-A-Streptokokken. Eintrittspforte ist meist eine Hautverletzung mit anschließender Ausbreitung über die Lymphgefäße. Bevorzugte Lokalisation im Gesicht und am Unterschenkel.

Die Behandlung erfolgt mit **Benzylpenicillin** (Penicillin G, 3–5 Mio. I.E./d i.v. in 4–6 Einzelgaben), in leichten Fällen mit Oralpenicillinen, z. B. **Phenoxymethylpenicillin** (Penicillin V) 3- bis 4-mal 1 Mio. I.E./d für 2 Wochen. Fortsetzung der Therapie über mindestens 3 d nach Entfieberung. Bei chronisch-rezidivierendem Erysipel 10–20 Mio. I.E./d Benzylpenicillin i.v. in 4–6 Einzelgaben für 10 d. Danach Langzeitbehandlung mit Benzylpenicillin-Benzathin 1-mal 1,2 Mio. I.E./Monat über mehrere Monate. Bei Penicillinallergie Makrolidantibiotika wie Erythromycin oder Clarithromycin, evtl. auch Cephalosporine oder Fluorchinolone. Darüber hinaus Ruhigstellung und Hochlagerung der betroffenen Körperpartie, Bettruhe sowie Beseitigung der Eintrittspforte (Verletzung, Mykose etc.).

### Erythrasma

Bakterielle Infektion der intertriginösen Räume durch Corynebacterium minutissimum, bei Männern meist an den Innenseiten der Oberschenkel, in der Leistengegend und in den Achseln, bei Frauen unter den Mammae. Häufig Verwechslung mit Pilzinfektionen.

Lokale Behandlung mit Azolantimykotika, z. B. **Clotrimazol** als Creme oder alkoholische Lösung. Bei Therapieversagen oder häufigen Rezidiven **Erythromycin** 1–1,5 g/d oder **Clarithromycin** 500 mg/d oral über 7–14 d.

### Follikulitis

Purulente Infektion der Haarfollikel im Bereich des Follikeleingangs durch Staphylococcus aureus, oft im Oberlippen- bzw. Bartbereich.

Die Pusteln werden mit einer sterilen Pinzette geöffnet und danach lokalantiseptisch behandelt, z. B. mit **Salicylsäure** 1–3%, **Brillantgrün** 0,5–1% oder **Chlorhexidin** 0,5% in alkoholischer Lösung bzw. **Povidon-Iod** 1% (Polyvidon-Iod-Lösung NRF, Betaisodona® u. a.).

Eine antibiotische Lokaltherapie wird unterschiedlich beurteilt. Prinzipiell sollten nur solche Antibiotika eingesetzt werden, die systemisch nicht verwendet werden, z. B. Bacitracin oder Mupirocin. Zu beachten sind allergische Reaktionen, insbesondere bei Neomycin- und Bacitracin-haltigen Präparaten. Bei chronisch-rezidivierenden Verlaufsformen kann auch eine systemische Gabe von Antibiotika notwendig werden, z. B. Tetracycline oder Dicloxacillin (Dichlor-Stapenor®). Alternativen bei Penicillinallergie sind Erythromycin oder Clindamycin.

Bei *Folliculitis barbae* (Sycosis simplex) Rasierverbot oder Desinfektion des Rasierzeugs mit 40- bis 70%igen Isopropylalkohol. Zur Hautreinigung medizinische Seifen (Syndets).

### Furunkulose

Tiefsitzende Staphylokokkeninfektion des Haarfollikels mit eitriger Einschmelzung und Abstoßung der nekrotischen Follikelanteile. Konglomerierte Furunkelgruppen werden Karbunkel genannt. Sie kommen häufig im Nackenbereich vor. Therapie durch Eröffnung des Furunkels und lokalantiseptische Nachbehandlung wie unter Follikulitis. Die Anwendung von Ammoniumbituminosulfonat (Ichthyol®) bei Furunkeln zur Beschleunigung der eitrigen Einschmelzung ist obsolet.

Große Furunkel und alle Gesichtsfurunkel sollten systemisch mit Antibiotika nach Antibiogramm behandelt werden. Bei Furunkeln im Nasen- und Oberlippenbereich wegen der Gefahr einer lebensgefährlichen Orbitalphlegmone und Meningitis sofortige hochdosierte Therapie mit penicillinasefesten Penicillinen, z. B. **Flucloxacillin** (3–4 g/d oral) oder Oralcephalosporinen, z. B. **Cefalexin** (3-mal 0,5–1 g/d oral). Bei Penicillinallergie **Clarithromycin** (2-mal 0,25 g/d) oder **Clindamycin** (4-mal 0,15–0,3 g/d). Zusätzlich strikte Bettruhe, Sprechverbot und weiche Kost.

### Impetigo contagiosa

Oberflächliche eitrige Lokalinfektion der Haut (Pyodermie) durch Streptokokken und Staphylokokken, vornehmlich im Kindesalter. Man unterscheidet eine streptogene kleinblasige Form mit honiggelben Krusten und eine staphylogene großblasige Form mit länger persistierenden eitrigen Blasen. Bis zum Schulalter hochkontagiös.

Zunächst werden Krusten und Blasendecken mit einem Detergens abgelöst, evtl. nach vorherigem Erweichen mit 3–5% Salicylvaseline. Lokalantiseptische Behandlung mit **Salicylsäure**-haltigen Schüttelmixturen 3–5% oder **Povidon-Iod** 1% (Polyvidon-Iod-Lösung NRF, Betaisodona® u. a.). Lokalantibiotika wie Neomycin oder Bacitracin sind aufgrund ihrer sensibilisierenden Eigenschaften wenig geeignet. Das Lokalantibiotikum **Mupirocin** (z. B. Turixin®) ist wirksam und gut hautverträglich. Eine weitere Ansteckung wird durch sorgfältige Hygiene vermieden, z. B. häufiges Baden, eigene Handtücher, häufiges Wechseln der Körper- und Bettwäsche, Beschneiden der Fingernägel.

Bei ausgedehnter sowie häufig rezidivierender Impetigo werden systemisch Antibiotika, z. B. **Phenoxymethylpenicillin**, gegeben. Bei Verdacht auf Staphylokokkeninfektion ist ein penicillinasefestes Penicillin, z. B. **Flucloxacillin** (Staphylex®) indiziert, bei Penicillinallergie **Clarithromycin** oder **Clindamycin**.

### Phlegmone

Schwer verlaufende, akut entzündliche Infektion der Haut meist durch Staphylococcus aureus, selten Gruppe-A-Streptokokken. Diffuse Ausbreitung in die tiefen Hautschichten mit Neigung zu eitriger Einschmelzung.

Die Therapie besteht in hochdosierter Gabe von penicillinasefesten Penicillinen, z. B. **Flucloxacillin** (Staphylex®), in schweren Fällen i.v., alternativ **Cefuroxim** (z. B. Elobact®) oder **Erythromycin**. Symptomatisch Bettruhe, feuchte Umschläge und Thromboseprophylaxe. Frühzeitig operatives Vorgehen.

## Dermatomykosen

Pilzinfektionen werden aus therapeutischer Sicht in oberflächliche Mykosen an Haut und Schleimhäuten und systemische Mykosen an inneren Organen eingeteilt. Die Systemmykosen werden bei den Infektionskrankheiten (s. dort, Pilzinfektionen) beschrieben. Hautmykosen werden durch Hefepilze, meist Candida albicans, durch Dermatophyten (s. Dermatophytosen), aber auch durch Pityrosporum ovale (s. Pityriasis versicolor) und Schimmelpilze (s. Nagelmykosen) ausgelöst.

## Candidosen

Manifestationsorte sind Haut, Schleimhäute (Mundschleimhaut, Magen-Darm-Trakt, Vaginalschleimhaut) und innere Organe. Häufigster Erreger (ca. 90%) ist Candida albicans. Dieser Hefepilz kommt oft in der normalen Körperflora vor und kann bei Säuglingen, alten Patienten, Diabetes mellitus, konsumierenden Krankheiten, Abwehrschwäche, AIDS bzw. nach Therapie mit Glucocorticoiden, Antibiotika oder Immunsuppressiva pathogen werden. Schwangerschaft oder Ovulationshemmer prädisponieren für genitale Candidosen. Daher ist auch immer die Grundstörung zu beseitigen.

Die kommensale intestinale Mykoflora stellt in der Regel nur für Risikopatienten eine potentielle Gefahrenquelle dar. Ohne therapeutische Konsequenz ist sie – wie auch die übrige standorttypische Mikroflora – bei immunkompetenten Patienten. So lässt sich weder ein Zusammenhang zwischen einer Candidabesiedlung im Darm und Störungen wie Blähungen, Verdauungsbeschwerden, Roemheld-Syndrom, Herzbeschwerden, körperliche Schwäche, Ermüdbarkeit, Kopfschmerzen, Gelenkschmerzen, depressive Verstimmung etc. („*candidiasis hypersensitivity syndrome*", Mykophobie) wissenschaftlich belegen, noch ist eine Eradikation der Hefepilze notwendig und möglich. Mittel der Wahl bei *orointestinaler Candidose* ist die orale Gabe der lokal wirkenden Polyenantimykotika **Nystatin** (2–4 Mio. I.E./d), **Natamycin** (400 mg/d) oder **Amphotericin B** (800 mg/d). Alternativ kann das Azolantimykotikum **Miconazol** (200 mg/d) eingesetzt werden. Bei Mundsoor können diese Antimykotika auch als Lutschtabletten (z. B. Ampho-Moronal®, Pimafucin®), Suspension (z. B. Nystatin STADA®), Mundgel (z. B. Nystaderm®, Infectosoor®) oder Tropfen (z. B. Nystatin „Lederle") gegeben werden. Auch Pinselungen mit wässriger **Gentianaviolettlösung** (0,5–1%) werden empfohlen. Bei schweren Formen oder hochgradiger Abwehrschwäche (z. B. AIDS) sind die systemisch wirksamen **Azolantimykotika** Itraconazol (100–200 mg/d) oder Fluconazol (100–200 mg/d) oral indiziert. Bei Candida-bedingten Mundwinkelrhagaden ist **Nystatin** als Paste (z. B. Candio-Hermal® Softpaste) wirksam.

*Genitale Candidosen* (Candida vulvovaginitis, Candida balanitis) werden überwiegend lokal (z. B. Ovula, Vaginalcreme, -tabletten) behandelt. Neben Amphotericin B, Nystatin und Natamycin werden hier vor allem die Azolantimykotika **Clotrimazol**, **Econazol** oder **Miconazol** eingesetzt (nach Möglichkeit Mitbehandlung des Partners). Wirksam, aber in der Praxis wenig akzeptiert, sind Pinselungen mit Gentianaviolett (0,5%, wässrig) oder Sitz- bzw. Gliedbäder mit 8-Hydroxychinolin (Chinosol®, 1:1000). Bei häufigen Rezidiven evtl. Kombination mit Fluconazol 150 mg oral als Einmaldosis bzw. Itraconazol 2-mal 200 mg als Eintagesdosis oder an 3 d jeweils 200 mg. Behandlung einer begleitenden intestinalen Candidose wie oben.

*Kutane Candidosen* werden vor allem in feuchten Hautfalten, Zwischenfinger- und Zwischenzehenräumen sowie in der Genitoanalregion beobachtet. Die Behandlung unterscheidet sich prinzipiell nicht von der Vorgehensweise bei genitalen Candidosen. Lokale Anwendung der Polyenantimykotika **Nystatin** und **Amphotericin B** oder der Azolantimykotika **Clotrimazol**, **Miconazol**, **Bifonazol** u. a. als Salbe, Creme oder Lösung, alternativ auch **Ciclopirox**, **Naftifin** oder Pinselungen mit 0,5–2%iger **Gentianaviolettlösung** oder 1%iger **Brillantgrünlösung**. Auch bei sekundär infizierter *Windeldermatitis* ist neben Allgemeinmaßnahmen wie einem häufigen Windelwechsel, Schlafen in „offener" Windel, abdeckenden und austrocknenden Zinkpasten die lokale Behandlung mit **Nystatin** oder **Azolantimykotika**, bei begleitender starker Entzündung ggf. in Kombination mit **Hydrocortison** indiziert.

## Dermatophytosen

Ausschließlich Befall der Haut und Hautanhangsgebilde (Haare, Nägel). Eine systemische Manifestation kommt nicht vor. Erreger sind Epidermophyton-, Trichophyton- und Microsporumarten, sie werden z. T. durch Haustiere (z. B. Meerschweinchen, Goldhamster) übertragen. Infektionen durch Dermatophyten werden mit dem Sammelbegriff Tinea bezeichnet und durch die befallene Körperregion näher charakterisiert, z. B. Tinea capitis, corporis oder pedum. Trichophytonarten sind am weitesten verbreitet. Sie rufen Infektionen am behaarten Kopf, in der Bartregion, im Zwischenzehenbereich, auf der Fußsohle und an den Fingernägeln hervor. Eine chronische Sonderform der Tinea capitis ist der Favus, Erreger ist Trichophyton Schönleinii. Epidermophytonarten kommen am Fuß, im Achsel- und Leistenbereich und in den Nägeln vor. Microsporumarten befallen bevorzugt den behaarten Kopf und die Körperhaut (Mikrosporie).

Die Behandlung der Dermatophytosen richtet sich nach Lokalisation, Akuität (akut, chronisch) und Tiefe der Infektion (oberflächlich oder tiefer reichende Reaktion). Auch die Kontagiosität (z. B. Mikrosporie) ist zu berücksichtigen. Im Vordergrund steht die antimyzetische Therapie mit Azolantimykotika wie **Clotrimazol**, **Bifonazol** oder **Miconazol**, die zusätzlich auf Hefen und Schimmelpilze wirken. Das gleiche breite Wirkungsspektrum besitzen **Ciclopirox** sowie die Allylamine **Naftifin** und **Terbinafin** mit allerdings eingeschränkter Wirkung bei Candida- bzw. Schimmelpilzinfektionen. Ebenfalls wirksam, aber auf Infektionen durch Dermatophyten beschränkt, ist **Tolnaftat.** Gelegentlich wird auf ältere, bewährte Mittel zurückgegriffen, z. B. **Brillantgrün**, **Gentianaviolett** in 0,5–2%iger Lösung, **Fuchsin** (z. B. in Solutio Castellani) oder **Anthrarobin** (in Solutio Arning). Bei Tinea pedum, Tinea corporis et capitis können die genannten Antimykotika mit einer keratolytisch wirksamen Rezeptur (z. B. 3%iger Salicylsäurespiritus) kombiniert werden.

Bei *ausgedehnten Infektionen* (z. B. Tinea corporis, Tinea capitis einschl. Mikrosporie, Favus, Tinea barbae) empfiehlt sich eine zusätzliche systemische Behandlung z. B. mit **Itraconazol** (100 mg/d oral) oder **Terbinafin** (250 mg/d oral), bei Frauen im gebärfähigen Alter wegen teratogener Wirkungen unter strengem Konzeptionsschutz. Das nur bei Dermatophyteninfektionen einsetzbare **Griseofulvin** ist dagegen durch neuere Antimykotika fast vollständig verdrängt worden und wird lediglich noch bei Kindern eingesetzt, da Fluconazol nur bei fehlender therapeutischer Alternative bei Kindern ab dem 1. Lebensjahr angewendet werden darf und Itraconazol bzw. Terbinafin nur zur Anwendung bei Erwachsenen zugelassen sind. Bei Tinea capitis wird die Abheilung durch gleichzeitige Entfernung befallener Haare mit einem Enthaarungsmittel (z. B. Pilca®) beschleunigt. Auch ist häufig wegen einer gleichzeitigen bakteriellen Infektion zusätzlich eine Behandlung mit Antibiotika erforderlich. Die früher übliche Epilation durch Röntgenstrahlen ist wegen nicht vertretbarer Spätschäden überholt.

## Nagelmykosen

Erreger sind überwiegend Dermatophyten (s. Dermatophytosen), seltener pathogene Hefen oder Schimmelpilze. Begünstigende Begleitkrankheiten, z. B. Diabetes mellitus, Durchblutungsstörungen, Hyperhidrosis, Ekzeme, Psoriasis, Candidainfektionen im Mund und Magen-Darm-Trakt, sind möglichst auszuschalten. Die Therapie richtet sich nach dem Erreger. Insgesamt begünstigend wirkt sich die atraumatische Entfernung der erkrankten Nagelplatte, z. B. mit 35% Kaliumiodid in Lanolin oder 20–30% Harnstoff in einer Salbengrundlage, aus (Leitlinie zu Onychomykose, Deutsche Dermatologische Gesellschaft, www.uni-duesseldorf.de/AWMF/ll/013-003.htm).

Eine systemische Behandlung von Onychomykosen ist erforderlich bei Pilzbefall der Nagelmatrix sowie bei einem Nagelbefall von mehr als 30–50%. Bei Dermatophyteninfektion werden **Terbinafin** (250 mg/d oral) oder **Itraconazol** (200 mg/d oral) über mindestens 3 Monate gegeben, bei Frauen unter strengem Konzeptionsschutz. Unter Nutzen-Risiko-Aspekten besonders günstig ist die sog. intermittierende Pulstherapie: mit 2-mal 200 mg/d Itraconazol jeweils über eine Woche pro Monat bei einer Behandlungsdauer von insgesamt mindestens 2–3 Monaten (ausschließlicher Befall der Fingernägel) bzw. mindestens 3–4 Monaten (Zehennagelbefall). Ähnliche Ergebnisse werden bei gleichem Therapieschema mit der intermittierenden Gabe von Terbinafin (2-mal 250 mg/d) erzielt. Allerdings wird derzeit die kontinuierliche Gabe von Terbinafin (250 mg/d) vorgezogen. Sie ist offenbar auch wirksamer als die intermittierende Gabe von Itraconazol. **Fluconazol** (150 mg oral) wird nur einmal wöchentlich über bis zu 9 (Fingernägel) bzw. 12 Monate (Fußnägel) angewandt. Allerdings ist diese Behandlung weniger effektiv als die intermittierende Gabe von Itraconazol oder die kontinuierliche Gabe von Terbinafin.

Die Behandlung der Onychomykose ist langwierig (mehrere Monate) und oft enttäuschend. Langzeitheilungsraten liegen aufgrund beachtlicher Rückfallquoten lediglich bei 25–50%.

Eine **lokale Anwendung** von Antimykotika ist wenig wirksam und wird daher nur eingeschränkt bzw. vorwiegend zur Prophylaxe nach erfolgreicher Behandlung der Onychomykose empfohlen. Am günstigsten sind **Ciclopirox** oder **Amorolfin** einzuschätzen, ggf. im Wechsel mit Harnstoff-haltigen Antimykotika (z. B. Mycospor®-Nagelset). Generell gilt, je weiter distal der Nagel betroffen ist, desto eher genügt eine Lokalbehandlung. Wenn auch proximale Nagelanteile betroffen sind, ist eine systemische Behandlung effektiver. Bei Candida- oder Schimmelpilzbefall Versuch mit **Ciclopirox** oder **Naftifin** lokal, ggf. auch mit **Itraconazol** oral unter regelmäßiger Kontrolle der Leberfunktion.

## Pityriasis versicolor

Pilzinfektion bevorzugt an den oberen Stammregionen, Pilzreservoir in den Haarfollikeln, starkes

Schwitzen wirkt unterstützend. Der Erreger Pityrosporum orbiculare (Synonym Malassezia furfur) wird zu den Hefen gerechnet.

Behandlung mit Azolantimykotika wie **Clotrimazol** (z.B. Canesten®) oder **Ketoconazol** (Terzolin®). Anwendung einmal täglich über maximal 5–7 d. 3–5 min einwirken lassen und anschließend mit viel warmem Wasser spülen. Auch **Selendisulfid** ist wirksam. Anwendung 1-mal/d über etwa 2 Wochen. Der gesamte Körper und die Kopfhaut werden mit einer 2,5%igen Suspension oder Paste eingerieben, danach ca. 2–5 min einwirken lassen und gründlich abspülen. Anschließend behandelt man mit 2%igem Salicylsäurespiritus und einem Azolantimykotikum wie **Clotrimazol** bzw. mit **Ciclopirox** oder **Tonoftal,** bei trockener Haut als Creme oder bei stark fettender Haut als Lösung. Nur bei rezidivierenden und therapierefraktären Fällen **Itraconazol** 100 mg/d oral oder **Fluconazol** 50 mg/d oral einsetzen. Das in topischer Darreichungsform anwendbare Terbinafin wirkt dagegen nicht oral.

## Ekzem

Ekzeme sind nichtinfektiöse, entzündliche Dermatosen, die häufig mit einem ausgeprägten Juckreiz einhergehen. Sie werden trotz unterschiedlicher dermatologischer Terminologie im Allgemeinen in drei Hauptgruppen eingeteilt:

- *Kontaktekzem*, bedingt durch allergische Reaktionen auf topische Noxen (Differentialdiagnose toxische Kontaktdermatitis).
- *Endogenes Ekzem* (atopisches Ekzem, Neurodermitis), konstitutionell bedingte Krankheit, die häufig bereits im Säuglings- oder frühen Kindesalter beginnt, bei etwa 60% der betroffenen Kinder bis zur Pubertät wieder ausheilt, aber über viele Jahre eine ausgeprägte Rezidivneigung zeigt.
- *Seborrhoisches Ekzem* mit scharf begrenzten schuppenden Erythemen, Ätiologie unbekannt, ein Einfluss von Pityrosporum ovale wird diskutiert, daher hier z. B. Ketoconazol topisch, keine Glucocorticoide. Differentialdiagnostisch sind u. a. eine Psoriasis und ein Lupus erythematodes zu beachten.

Das therapeutische Vorgehen richtet sich hauptsächlich nach der Akuität des Ekzemstadiums. Generell dominiert die Lokaltherapie. Eine systemische Therapie ist bei einem Befall von weniger als 25% der Körperoberfläche nur selten notwendig.

### Akutes Ekzem

**Topische Glucocorticoide.** Im *akuten Schub* wirken topische Glucocorticoide schnell und sicher auf Entzündung und Juckreiz. Verwendet werden mittelstarke Präparate (*Tabelle 9.1*), z. B. **Clocortolon** (Kaban®), **Methylprednisolonaceponat** (Advantan®) oder **Prednicarbat** (Dermatop®). Bei stark entzündlichen, nässenden Hautflächen werden fettarme Cremes oder Lotionen unabhängig vom Hauttyp bevorzugt und tgl. 1- bis 2-mal dünn aufgetragen, eine häufigere Applikation ist wegen der Retention in der Haut nicht notwendig. Nebenwirkungen treten im akuten Stadium und bei kurzer Anwendungsdauer nur selten auf. Meist kann nach 2–3 d auf wirkstofffreie Basiscremes übergegangen werden.

**Topische Immunsuppressiva.** Alternativ zu Corticosteroiden können bei atopischer Dermatitis Calcineurinantagonisten als lokale Immunsuppressiva eingesetzt werden. **Tacrolimus** (Protopic®) liegt derzeit lediglich in einer Salbenzubereitung vor und ist nach Versagen oder Unverträglichkeit der Standardtherapie bei Erwachsenen (0,1%) und Kindern ab 2 Jahren (0,03%) zur Kurzzeit- und intermittierenden Langzeitbehandlung des mittelschweren bis schweren atopischen Ekzems indiziert. **Pimecrolimus** (Elidel®) steht als 1%ige Creme zur Verfügung und ist derzeit nur zur Behandlung des leichten bis mittelschweren Ekzems zugelassen, dann jedoch uneingeschränkt, also nicht nur bei Therapieversagen bzw. Unverträglichkeit der Standardtherapie. In kontrollierten Studien war Tacrolimus (0,1%) genauso gut wirksam wie das mittelstark wirksame Corticosteroid Hydrocortisonbutyrat (0,1%) und stärker wirksam als das schwach wirksame Hydrocortisonacetat (s. *Tabelle 9.1*). Dagegen war Pimecrolimus in einer ähnlichen Untersuchung deutlich schwächer wirksam als das stark wirksame Corticosteroid Betamethasonvalerat (0,1%). Wenn auch direkt vergleichende Studien fehlen, scheint Tacrolimus damit stärker wirksam zu sein als Pimecrolimus. Vorteil der beiden Calcineurinantagonisten sind die fehlenden Risiken einer Langzeittherapie mit Corticosteroiden, insbesondere kommt es nicht zur Hautatrophie. Außerdem können Tacrolimus und Pimecrolimus im Gegensatz zu den Corticosteroiden eher auch im Gesicht, z. B. beim periorbitalen Ekzem, angewandt werden. Topisches Ciclosporin ist trotz vergleichbarem Wirkungsmechanismus aufgrund zu geringer Hautpenetration nicht wirksam. Nicht abschließend beurteilbar sind die Langzeitrisiken von Tacrolimus und Pimecrolimus. Häufigste Nebenwirkung sind ein anfangs auftretendes Hautbren-

**Tabelle 9.1**
**Wirkstärke häufig verwendeter topischer Corticosteroide (alphabetische Reihenfolge)**

| Wirkstärke | Wirkstoff | Konzentration [%] | Präparate (Auswahl) |
|---|---|---|---|
| **Schwach** | Dexamethason | 0,03–0,1 | Dexamethason LAW® |
| | Fluocortinbutyl | 0,75 | Vaspit® [a] |
| | Hydrocortison | 0,33–1,0 | Hydrogalen® |
| | Hydrocortisonacetat | 0,25–1,0 | Soventol®HC |
| | Prednisolon | 0,4 | Linola®-H N |
| **Mittelstark** | Alclometasonpropionat | 0,05 | Delonal® [a] |
| | Clobetasonbutyrat | 0,05 | Emovate® |
| | Clocortolonpivalat/hexanoat | 0,06–0,1 | Kaban® [a] |
| | Fludroxycortid | 0,025 | Sermaka® |
| | Flumetasonpivalat | 0,02 | Cerson® |
| | Fluprednidenacetat | 0,1 | Decoderm® |
| | Hydrocortisonaceponat | 0,127 | Retef® |
| | Hydrocortisonbuteprat | 0,1 | Pandel® |
| | Hydrocortisonbutyrat | 0,1 | Alfason® [a] |
| | Methylprednisolonaceponat | 0,1 | Advantan® |
| | Prednicarbat | 0,25 | Dermatop® [a] |
| | Triamcinolonacetonid | 0,025 | Triamgalen® |
| **Stark** | Amcinonid | 0,1 | Amciderm® |
| | Betamethasondipropionat | 0,064 | Diprosone® [a] |
| | Betamethasonvalerat | 0,1 | Betnesol®-V |
| | Desoximetason | 0,25 | Topisolon® [a] |
| | Diflorason | 0,01–0,05 | Florone® |
| | Diflucortolon | 0,1 | Nerisona® [a] |
| | Fluocinolonacetonid | 0,1 | Jellin® [a] |
| | Fluocinonid | 0,05 | Topsym® |
| | Fluocortolonpivalat/hexanoat | 0,5 | Ultralan® |
| | Fluticasonpropionat | 0,005–0,05 | Flutivate® |
| | Halometason | 0,05 | Sicorten® |
| | Mometasonfuroat | 0,1 | Ecural® |
| **Sehr Stark** | Clobetasolpropionat | 0,05 | Dermoxin® |

[a] Wirkstofffreie Basiscreme/-salbe verfügbar

nen am Applikationsort und Pruritus. Ein signifikant erhöhtes Infektionsrisiko (z. B. Herpes simplex, Zoster, Eczema herpeticum, Impetigo) besteht insbesondere bei pädiatrischen Patienten. Auch ein in präklinischen Studien beobachtetes erhöhtes Hautkrebsrisiko erscheint im Hinblick auf eine potentielle Langzeitanwendung problematisch. Als Vorsichtsmaßnahme sollte Patienten geraten werden, die behandelten Hautflächen vor Sonnen- oder UV-Licht zu schützen. Bei akuten Schüben der atopischen Dermatitis sind daher die topischen Corticosteroide – nicht zuletzt auch wegen der 5- bis 10fach geringeren Tagesbehandlungskosten – nach wie vor Mittel der Wahl.

**Antiseptika.** *Superinfizierte Ekzeme* werden lokal mit Antiseptika wie **Povidon-Iod** (z. B. Betaisodona®) behandelt, 1- bis 2-mal tgl. auftragen und trocknen lassen. Als Lokalantibiotikum kommt auch **Fusidinsäure** (Fucidine®) in Frage. Bei ekzematösen Veränderungen bakteriell superinfizierter Dermatomykosen wird gelegentlich auch auf Triphenylmethanfarbstoffe in 0,5%-Lösung (Gentianaviolett, Fuchsin, Brilliantgrün) zurückgegriffen.

Systemisch verwendete Antibiotika (z. B. Gentamicin) sollten grundsätzlich nicht lokal eingesetzt werden, um Resistenzbildungen zu vermeiden. Neomycin ist wegen häufiger allergischer Kontaktdermatitiden für eine länger dauernde Therapie nicht geeignet. Kombinationspräparate aus Corticosteroiden und Antibiotika werden kontrovers beurteilt, da sie leicht zu einer unnötigen Langzeittherapie mit Corticosteroiden verleiten. Neuere Befunde einer möglicherweise ätiologisch bedeutsamen Rolle von Staphylokokkentoxinen bei einigen Formen der atopischen Dermatitis lassen günstige Studienergebnisse mit fixen Lokalkombinationen aus Antibiotika und Glucocorticoiden in einem neuen Licht erscheinen. Jedoch ließe sich in diesen Fällen auch die topische Applikation eines Glucocorticoids mit einem systemisch gegebenen Antibiotikum kombinieren.

**Weitere Lokaltherapeutika.** *Stark nässende Ekzeme* werden am besten mit **feuchten Umschlägen** behandelt („feucht auf feucht"). Mit kaltem Wasser angefeuchtete Mullkompressen über 1–2 h alle 5–15 min wechseln, ggf. mehrfach am Tag wiederholen. Der offene Verband hemmt die Entzündung, weil die Haut abkühlt, entquillt und austrocknet (Dochtwirkung). Umschläge nicht mit Plastikfolien abdecken, sie verhindern die Verdunstung und mazerieren dadurch die Haut. Zusätzliche Stoffe wie Tannin, Silbernitrat und Ethacridin haben wenig Nutzen, da sie gegen den exsudativen Wasserstrom kaum in das Gewebe eindringen.

*Bei geringer Irritation* kann auf die konventionelle Ekzemtherapie mit **Zinkschüttelmixtur** (Zinkoxid, Talcum, Glycerin, Aq. purificat. aa ad 100,0) oder **Zinköl** (Zinkoxid 40,0; Oliv. ol. ad 100,0) zurückgegriffen werden, die ebenfalls austrocknend wirken. Anschließend mit weicher **Zinkpaste** (Zinkoxid 20,0; Paraffin. subliquid. 20,0; Vaselinum album ad 100,0) überfetten.

Im *subakuten Stadium* werden hydrophile Cremes und Salben bevorzugt, beispielsweise **Unguentum emulsificans aquosum** (wasserhaltige hydrophile Salbe DAB 1998) mit 70% Wasseranteil. **Unguentum leniens** DAB 10 („Kühlsalbe", Wasseranteil 40%) hat eine angenehme Kühlwirkung und gute hautpflegende Eigenschaften.

**Orale $H_1$-Antihistaminika.** Zur *Juckreizstillung* können zusätzlich $H_1$-Antihistaminika oral gegeben werden. Bevorzugt werden die wenig sedierenden Vertreter, z. B. **Loratadin** 1-mal 10 mg/d oder **Cetirizin** 1-mal 10 mg/d. Neuere Substanzen (Desloratadin, Levocetirizin, Mizolastin, Fexofenadin) haben keine Vorteile und sind teurer. Mitunter ist – vor allem bei atopischer Dermatitis – die sedative Begleitwirkung älterer Antihistaminika wie **Dimetinden** (Fenistil®) oder **Clemastin** (Tavegil®) erwünscht. Die Lokaltherapie mit Antihistaminikasalben ist dagegen wegen des Risikos der Sensibilisierung nicht zu empfehlen. Von zweifelhaftem Nutzen ist die lokale Anwendung des nichtsteroidalen Antiphlogistikums **Bufexamac** (z. B. Parfenac®), da es lokale Irritationen (Brennen) und allergische Kontaktdermatitiden auslöst.

## Chronisches Ekzem

Auch hier sind **topische Corticosteroide** therapeutisch bedeutsam, aber bei langer Anwendung aufgrund der damit verbundenen Nebenwirkungen problematisch. Im Gegensatz zum akuten Stadium soll die Behandlung mit dem schwächsten, gerade noch wirksamen Mittel durchgeführt werden. Bevorzugt eingesetzt werden somit schwach bis mittelstark wirkende Corticosteroide (s. *Tabelle 9.1*). Stark wirkende Präparate bleiben sonst therapierefraktären Fällen vorbehalten und werden dann auch nur kurzfristig angewendet. Systemische Nebenwirkungen (M. Cushing) sind selten, lokale Schäden bei längerer Anwendung jedoch häufig: Hautatrophie und Striae (beide oft irreversibel), Akne, Teleangiektasien, Purpura, Hypertrichosen. Vor allem bei Kindern und im Gesicht sollten nur die schwächsten Präparate und diese dann auch nur kurzfristig eingesetzt werden. Bei längerer Therapiedauer frühzeitig mit **steroidfreier Basissalbe** in 24-stündigen Intervallen abwechseln (Intervalltherapie), bis eine ausschließlich pflegende (wirkstofffreie) Nachbehandlung möglich wird. Bei trockener Haut werden fettreiche Präparate bevorzugt, z. B. Asche Basis-Fettsalbe, Neribas®-Fettsalbe oder Rezepturen mit Ungt. molle, Ungt. leniens, Vaseline oder Eucerinum anhydricum. Beim Absetzen stark wirkender Corticosteroide erst auf schwach wirkende Mittel umsetzen, um Reboundeffekte zu vermeiden. Die Kombination mit **Clioquinol** (Vioform®) bei Handekzemen infolge Nickelsulfatallergien kann wegen der Nickelkomplexierung durch Clioquinol nützlich sein.

**Steinkohlenteer** wirkt bei chronischem Ekzem entzündungshemmend. Er wird auch auf der Kopfhaut bei seborrhoischer Dermatitis in niedriger Konzentration (0,5%) angewendet (z. B. Berniter® Kopfhaut-Gel). Nachteile sind lokale Irritation, Photosensibilisierung, unangenehmer Geruch sowie die Verfärbung von Haut und Haaren. Ein karzinogenes Potential besteht nur bei mehrjähriger, kontinuierlicher Anwendung. Die Applikation teerhaltiger Externa sollte auf 3 Wochen beschränkt werden.

Ferner werden als keratolytische Zusätze 3–10% **Salicylsäure** und 5-10% **Harnstoff** eingesetzt. Salicylsäure wirkt außerdem entzündungshemmend, antimikrobiell und fördert die Penetration zusätzlicher Wirkstoffe. Sie sollte wegen möglicher resorptiver Vergiftung allerdings nicht zu großflächig aufgetragen werden. Besondere Vorsicht gilt bei Kleinkindern und bei Patienten mit eingeschränkter Nierenfunktion. Harnstoff fördert die Wasseraufnahme der Hornschicht, wirkt dadurch auch juckreizstillend und ist insbesondere bei trockener Haut und Altershaut von Nutzen.

Beim *endogenen Ekzem* (atopisches Ekzem, Neurodermitis) ist während der Nachbehandlung auf eine konsequente Pflege der oft trockenen Haut mit indifferenten **fettenden Salbengrundlagen** zu achten. Bewährt haben sich handelsübliche Basissalben (z. B. Linola®-Fett) oder Rezepturen (z. B. Ungt. molle, Eucerinum c. aqua $\overline{aa}$). Der Zusatz von Harnstoff (2–5%) oder Glycerin (5–15%) trägt zur Hydratation bei (s. oben). Eine neuere kontrollierte Studie weist darüber hinaus auf einen signifikanten Rückgang der Rezidivhäufigkeit (≤46%) hin, wenn nach Abklingen der akuten Symptomatik an zwei aufeinander folgenden Tagen pro Woche ein stark wirkendes Glucocorticoid (Fluticasonpropionat) auf die gewöhnlich betroffenen Hautareale aufgetragen wird. Zweckmäßig sind ferner **rückfettende Ölbäder**, z. B. Balneum Hermal®, Ölbad Cordes®. Auch Wochen bis Monate nach Abheilung ist die Haut noch nicht voll belastbar. Zu vermeiden sind häufiges Waschen mit Alkaliseifen oder Detergenzien sowie Weichspüler. Zur Hautreinigung sollten alkalifreie Syndets mit Schutzstoffen benutzt werden (z. B. Sebamed® flüssig). Bekannt sind die Rückbildung der Hautveränderungen im Sommer und eine Verschlimmerung im Winter, ebenso die Besserung durch UV-Bestrahlung. Heilklimatische Aufenthalte an der See oder im Hochgebirge können vorübergehend zu einer vollständigen Abheilung führen. Bedeutsam ist schließlich die psychische Führung des Patienten sowie bei nervösen atopischen Kindern mitunter auch die Beruhigung der Eltern.

## Epizoonosen

### Läuse

Die *Kopflaus* befällt das Kopfhaar vor allem am Hinterkopf und im Ohrbereich. Für die Insektizidbehandlung wird **Lindan** (Hexachlorcyclohexan) als Gel (Jacutin®), ggf. zwecks Zerstörung des Panzers der Kopflaus und der Nissen in Kombination mit **Benzylbenzoat** (Antiscabiosum®) verwendet. Nach der Kopfwäsche in das feuchte Haar einmassieren und 3 Tage belassen, danach auswaschen. Äquieffektiv, jedoch weniger toxisch ist **Permethrin** (Infectopedicul®). Einige Fälle von Resistenz sind allerdings beschrieben. Die Einwirkungszeit nach der Kopfwäsche sollte mindestens 30 min betragen (längstens 8–14 h), danach auswaschen. Bei andauerndem oder erneutem Befall Wiederholung nach 8–10 Tagen. Bei Kindern unter 10 Jahren Mittel der 1. Wahl, bei Säuglingen, während der Schwangerschaft und Stillperiode kontraindiziert.

Bei *Filzläusen* entsprechende Behandlung im Bereich der Scham-, Achsel- und Mamillenhaare, perianal, manchmal auch an Wimpern und Augenbrauen.

*Kleiderläuse* leben in anliegender Kleidung, auch in Betten, legen dort ihre Nissen ab und gehen auf die Haut nur zur Nahrungsaufnahme. Die Therapie der Wahl besteht im Entwesen der Kleider, notfalls Wäsche auskochen oder mit Insektiziden (z. B. Jacutin®-Puder) behandeln. Läuse in Kleidern können auch durch 4-wöchiges Aushungern im verschlossenen Plastikbeutel beseitigt werden.

### Skabies (Krätze)

Infektion mit der Krätzemilbe (Acarus siro var. hominis). Die Übertragung geschieht durch engen Körperkontakt, z. B. beim Geschlechtsverkehr, selten durch Körper- oder Bettwäsche. Typisch ist ein starker Juckreiz, besonders in der Bettwärme, bei Erstinfektion erst nach einer Sensibilisierungsphase von 4–6 Wochen, bei Reinfektion innerhalb eines Tages. Prädilektionsstellen sind Interdigitalräume, Handgelenke, Fußknöchel, Genitalregion, Mamillen. Beim Säugling auch am Kopf und im Gesicht, ferner bevorzugt an Handteller und Fußsohlen. Gelegentlich gehen auch tierische Krätzemilben auf den Menschen über, können sich aber hier nur vorübergehend halten.

Mittel der Wahl ist **Lindan** (Jacutin® Emulsion). An drei aufeinander folgenden Tagen wird der ganze Körper mit Ausnahme des Kopfes eingerieben. Nach 12–24 h Reinigungsbad oder Dusche mit lauwarmem Wasser (wegen möglicher Resorption nicht zu heiß). Behandlung evtl. nach einer Woche wiederholen. Nachbehandlung mit rückfettenden Bädern, z. B. Balneum Hermal®, Ölbad Cordes®, oder Salben, z. B. Linola®-Fett. Wegen potentieller neurotoxischer Nebenwirkungen soll Lindan bei Kindern (3–10 Jahre) lediglich ca. 3 h angewendet werden. Säuglinge und Kleinkinder sollen nur stationär behandelt werden. Empfohlen wird eine alternierende Teilkörperbehandlung (Ober-, Unterkörper) über jeweils 3 h/Tag.

Das Pyrethroid **Permethrin** (Infectopedicul®) ist äquieffektiv, besser verträglich und wird im angloamerikanischen Sprachraum als Mittel der ersten Wahl vor Lindan angesehen, das derzeit jedoch nur bei Befall von Kopf-, Körper- und Kleiderläusen zugelassen ist (s. oben). Mittel der zweiten Wahl sind **Crotamiton** (z. B. Crotamitex®) und **Benzylbenzoat** (Antiscabiosum®). Letzteres wird nur noch in Kombination mit Lindan (s. oben) empfohlen. Eine Behandlung mit schwefelhaltigen Präparaten gilt als überholt. Körper- und Bettwäsche sind während der Behandlung täglich zu wechseln und zu waschen. Oberbekleidung 4–5 d lüften.

Als wirksame orale Alternative gilt das bisher vor allem in der Veterinärmedizin eingesetzte und in den USA zugelassene Anthelmintikum **Ivermectin.** Eine Zulassung zur Behandlung der Scabies liegt bisher nicht vor. Empfohlen wird Ivermectin insbesondere bei sonst therapierefraktären Fällen, bei immunsupprimierten Patienten und bei ausgedehntem Befall, bei dem eine Lokalbehandlung schwierig ist. In der Regel genügt eine Einmalbehandlung (0,2 mg/kg). Da Ivermectin keine ovizide Wirkung besitzt, kann eine zweite Dosis nach 7–12 d erforderlich sein. Mehrere randomisierte klinische Studien belegen Heilungsraten von 70 bis 100%. Allerdings war die Lokalbehandlung mit Permethrin im direkten Vergleich effektiver. Als unerwünschte Wirkungen werden Fieber, Kopfschmerzen, Schüttelfrost, Arthralgien, Hautausschlag, Eosinophilie und Anorexie angegeben. Eine bei geriatrischen Patienten beobachtete Übersterblichkeit wurde durch eine andere retrospektive Untersuchung nicht bestätigt. Ivermectin ist kontraindiziert während der Schwangerschaft und in der Stillperiode, bei Kindern unter 5 Jahren bzw. mit einem Körpergewicht unter 15 kg sowie bei Erkrankungen des Gehirns mit Störungen der Blut-Hirn-Schranke.

## Erytheme

### Erythema exsudativum multiforme

Akut auftretendes Exanthem mit charakteristischen konzentrischen Hautveränderungen (Kokarden). Polyätiologisches Krankheitsbild, häufig im Zusammenhang mit einer Herpes-simplex-Infektion, aber auch nach bakteriellen Krankheiten oder Arzneimitteln (z. B. Penicilline, Sulfonamide, Pyrazolderivate, Barbiturate). Eine schwere Verlaufsform ist das *Stevens-Johnson-Syndrom*, bei dem mindestens zwei Schleimhautareale (in der Regel Mundschleimhaut und Vaginalbereich) mit weniger als 10% Hautoberfläche mitbeteiligt sind und das zumeist durch Arzneimittel ausgelöst wird. Sind 10–30% der Hautoberfläche betroffen, handelt es sich um eine *Übergangsform* vom Stevens-Johnson-Syndrom zur toxischen epidermalen Nekrolyse, bei Schädigung von mehr als 30% der Hautoberfläche spricht man von einer toxischen epidermalen Nekrolyse (TEN). Sowohl die Übergangsform als auch die toxische epidermale Nekrolyse erfordern eine sofortige intensivmedizinische Betreuung. Nach neueren Befunden ist eine sofort einzuleitende intravenöse Gabe von **Immunglobulinen** zur Unterdrückung der Blasenbildung hilfreich.

Bei leichten Formen wird lokal mit **Zinkpuder** oder **Zinkschüttelmixtur** behandelt. Bei schwereren Formen **Glucocorticoide** oral, z. B. 30–40 mg/d Prednisolon über 3–5 Tage. Beim Stevens-Johnson-Syndrom Prednisolon 80–120 mg/d bis zur klinischen Besserung. Ausgleich des Flüssigkeits- und Eiweißverlustes.

### Erythema nodosum

Schmerzhafte subkutane Knoten auf dem Schienbein. Bei Frauen häufiger als bei Männern. Meist als Hautreaktion nach Infektionen oder bei Lepra bzw. Sarkoidose, aber auch im Zusammenhang mit Arzneiunverträglichkeiten, z. B. Sulfonamide, orale Kontrazeptiva, nichtsteroidale Antirheumatika.

Vorrangig ist die kurzfristige Gabe von **Glucocorticoiden** (40–60 mg Prednisolon/d oral) sowie die Therapie des Grundleidens, im Übrigen symptomatische Maßnahmen. Häufig tritt eine schnelle Besserung nach Bettruhe, feuchten Umschlägen und schwachen Kompressionsverbänden an den Beinen ein. Bei starken Schmerzen und entsprechenden Allgemeinerscheinungen eventuell Gabe von Analgetika und Antiphlogistika.

### Erythema chronicum migrans

Frühstadium einer durch Borrelia burgdorferi ausgelösten Infektion. Übertragung durch Zeckenbiss (s. auch Frühsommer-Meningoenzephalitis und Borreliosen). Ringförmiges Erythem, spontan abheilend, aber auch Wochen und Monate wandernd oder rezidivierend, evtl. gefolgt von Mattigkeit, Fieber, Kopfschmerzen, Nackensteifigkeit, Myalgien, Meningoenzephalitis, Neuropathien, kardialen Stöungen (z. B. AV-Block) und über Jahre anhaltenden Arthritiden (Lymekrankheit).

Behandlung möglichst frühzeitig mit **Amoxicillin** 3-mal 50 mg/kg/d oral über 14 d. Bei Neuroborreliose wegen der besseren Liquorgängigkeit **Ceftriaxon** 2 g/d i.v. über 2–3 Wochen. Bei Penicillinallergie (und einem Alter >9 Jahre) **Doxycyclin** 2-mal 100 mg/d oral (Erythema migrans, Lymphozytom), bei Neuroborreliose 3-mal 100 mg/d (Leitlinie Lyme-Borreliose der Deutschen Gesellschaft für pädiatrische Infektiologie [www.uni-duesseldorf.de/AWMF/ll/048-007.htm] bzw. Neuroborreliose der Deutschen Gesellschaft für Neurologie [www.uni-duesseldorf.de/AWMF/ll/030-071.htm]). Bei Erythema migrans alternativ auch Makrolidantibiotika wie **Erythromycin** 4 g/d oral (Kinder tgl. 25–30 mg/kg), **Clarithromycin** 1 g/d oral bzw. **Azithromycin** 500 mg oral am 1. Tag, danach 250 mg/d über 4 weitere Tage oder 10-Tages-Therapie mit 500 mg/d am 1. und 2. Tag, dann 250 mg/d über 8 weitere Tage.

## Hauttumoren

### Basalzellkarzinom (Basaliom)

Maligner epithelialer Tumor der Haut ohne Metastasierungstendenz. Mit einer Morbidität von etwa 20–50 pro 100.000 Einwohnern relativ häufig. Als wichtigster ätiologischer Faktor gilt chronische UV-Exposition. Grundlage sind zumeist UV-Licht-bedingte Mutationen im sog. PTCH-Gen bzw. in Genen des sog. Sonic-Hedgehog-Signalwegs, die für die Entwicklung neuer, pathogeneseorientierter Therapieansätze von Bedeutung sein können.

Therapie der Wahl ist die chirurgische Exzision, bei oberflächlichen Basaliomen ggf. tiefe Kürettage (s. Leitlinie Onkologie des Hals-Kopf-Bereiches der Deutschen Gesellschaft für Hals-Nasen-Ohren-Heilkunde, Kopf- und Hals-Chirurgie, http://www.uni-duesseldorf.de/AWMF/ll/017-067.htm). Alternativ Kryotherapie mit flüssigem Stickstoff oder Vaporisation mit dem $CO_2$-Laser sowie photodynamische Therapie mit **Methylaminolevulinat** (Metvix®) als Photosensibilisator. Stets histologische Kontrollen mit sicherem Nachweis der vollständigen Entfernung! Bei älteren Patienten mit ausgedehnten Tumoren fraktionierte Röntgenweichstrahlentherapie. Patienten mit rezidivierenden Basaliomen können prophylaktisch mit Retinoiden, z. B. Acitretin (Neotigason®) oder Isotretinoin (Roaccutan®) behandelt werden. Lokale Zytostatika, z. B. Fluorouracil, haben sich nicht bewährt.

### Melanom

Das Melanom ist eine hochgradig bösartige Geschwulst der Haut mit charakteristischer braun- bis blauschwarzer Färbung und unregelmäßigen Rändern. Teile des Tumors können auch pigmentfrei sein. In den letzten Jahrzehnten deutlich zunehmende Morbidität. Je nach Metastasierung Einteilung in 3 Stadien:

- Stadium I: Klinisch lokalisierter Tumor ohne Metastasen,
- Stadium II: Tumor mit regionalen Lymphknotenmetastasen,
- Stadium III: Tumor mit Fernmetastasen.

Prognostisch bedeutsam sind vor allem Tumordicke und Eindringtiefe. Die Behandlung gehört in die Hand eines erfahrenen Arztes. Die einzig sichere Therapie ist die möglichst frühzeitige Entfernung des malignen Melanoms weit im Gesunden. Der Nutzen einer zusätzlichen prophylaktischen Lymphknotenentfernung ist umstritten, möglicherweise profitieren Patienten mit malignem Melanom mittlerer Tumordicke (0,76–3 mm). Die Wirksamkeit einer Immuntherapie mit BCG-Impfstoff ist zweifelhaft. Bei metastasierendem Melanom wird eine Chemotherapie mit Dacarbazin durchgeführt (Remissionen 15–20%). Höhere Ansprechraten werden offensichtlich durch Kombination mit Interferon-alfa erzielt. Eine Polychemotherapie, z. B. nach dem BHD-Schema (Carmustin, Hydroxycarbamid, Dacarbazin) oder dem BOLD-Schema (Bleomycin, Vincristin, Lomustin, Dacarbazin) wird uneinheitlich bewertet. In klinischer Erprobung sind Kombinationen von Cisplatin, Interferon-alfa und Interleukin 2 mit Retinoiden. Hoffnungen werden auf neue Formen der Vakzination, z. B. mit dendritischen Antigen-präsentierenden Zellen, gesetzt.

### Plattenepithelkarzinom

Maligner epithelialer Tumor mit rascher Proliferation und Invasion in die Nachbargewebe. Lymphogen und hämatogen metastasierend. Die häufigste Lokalisation findet sich im Bereich der sonnenexponierten Haut und entsteht aus aktinischen Keratosen, die sich in ca. 15% der Fälle innerhalb von 10 Jahren zu Plattenepithelkarzinomen entwickeln. Morbidität 6 (Frauen) bzw. 12 (Männer) auf 100.000 Einwohner. Sehr viel häufiger sieht man Basalzellkarzinome und Plattenepithelkarzinome bei Patienten unter immunsuppressiver Therapie nach Organtransplantation. Sie sollten daher fachärztlich beobachtet werden. Gegebenenfalls sollte eine Prophylaxe, z. B. mit Retinoiden, vorgesehen werden.

Therapie der Wahl ist die chirurgische Exzision im Gesunden. Alternativ bei älteren Patienten Therapie mit Röntgenweichstrahlen. Bei inoperablen Plattenepithelkarzinomen und Metastasierung erfolgt eine i.v.-Chemotherapie mit **Bleomycin** (z. B. Bleomycinum Hexal) 15 mg/m² 2-mal wöchentlich (Gesamtdosis 200 mg/m²), **Methotrexat** (z. B. Methotrexat Lederle) 20–50 g/m² 1-mal wöchentlich (Gesamtdosis 300–500 mg/m²) oder **Cisplatin** (z. B. Platinex®) 75 mg/m² plus **Doxorubicin** (z. B. Adriblastin®) 50 mg/m². Wegen der erheblichen Nephrotoxizität von Cisplatin reichliche Flüssigkeitszufuhr und unmittelbar vorher Infusion von 12,5 g Mannitol.

## Ichthyosis vulgaris

Erbliche, diffuse Verhornungsstörung mit trockener Haut und vermehrten Schuppen (Fischschuppenkrankheit). Betroffen sind vor allem die Streckseiten der Extremitäten, weniger Stamm, Hals und seitliche Gesichtspartien. Die Gelenkbeugen sind im Unterschied zur Ichthyosis congenita immer frei. Klinische Manifestation ab dem 3. Lebensmonat.

Die Behandlung erfolgt lokal mit **Harnstoff** (z. B. Basodexan® Salbe), auch in Kombination mit Kochsalz als Harnstoff-Kochsalz-Salbe (Natr. chlorat. 10,0; Urea pur. 10,0; Aqua dest. 20,0; Ungt. alcohol. lan. aquos. ad 100,0). Ferner regelmäßige **rückfettende Hautpflege**, z. B. mit Linola® Creme, Linola®-Fett Creme, Ungt. leniens oder Ölbädern (z. B. Balneum® Hermal). Bei Juckreiz schwach wirksame Lokalcorticosteroide 2-mal/d, z. B. 1% Hydrocortison. In schweren Fällen wird das orale Retinoid **Acitretin** (Neotigason®) 10–30 mg/d eingesetzt, bei Frauen wegen teratogener Wirkungen nur unter Konzeptionsschutz (auch nach Absetzen mindestens 2 Jahre fortsetzen). Besonders gut auf Retinoide spricht auch der Morbus Darier an. Die *Ichthyosis congenita* wird mit **Prednisolon** (10–25 mg/d oral) behandelt, im Übrigen wird die gleiche Therapie wie bei Ichthyosis vulgaris eingesetzt.

## Insektenstiche

Nach wiederholten Stichen von Bienen, Wespen oder Hornissen kann eine *anaphylaktische Sofortreaktion* ausgelöst werden. Sofortige Notfallbehandlung (Näheres s. anaphylaktischer Schock):

- **Epinephrin** 0,05–0,1 mg, z. B. Suprarenin® 1:10 verdünnt (0,5-1 ml) langsam i.v., ggf. nach 3–5 min wiederholen,
- **Hydroxyethylstärkelösung** 1–2 l als i.v.-Infusion zur Volumensubstitution,
- **Prednisolon** (z. B. Solu-Decortin-H®) 250 bis 1000 mg i.v.,
- **Theophyllin** 200–400 mg langsam i.v. bei starkem Bronchospasmus,
- $H_1$-Antihistaminikum, z. B. **Clemastin** 2–4 mg i.v.,
- $H_2$-Antihistaminikum, z. B. **Ranitidin** 100 mg i.v.

Bei ausgeprägter *Lokalreaktion* folgende Sofortmaßnahmen, die vom Patienten nach entsprechender Einweisung auch selbst durchgeführt werden können:

- Stachel mit Pinzette herausziehen,
- lokal stark wirksames **Glucocorticoid**, z. B. Clobetasol (Dermoxin®),
- **Betamethason** 15 mg oral (z. B. 30 ml Celestamine® N liquidum),
- **Clemastin** 2–4 mg oral (2–4 Tbl. Tavegil® 1 mg) oder das wenig sedierend wirkende Loratadin 20 mg (2 Tbl. Loratadin-1A Pharma®),
- **Epinephrin** 0,3 mg i.m. (z. B. Anapen® Autoinjektor), Kinder ab 15 kg 0,15 mg i.m., bei zunehmender Atemnot: inhalativ Epinephrin (InfectoKrupp Inhal®, bei erstmaligem Gebrauch 1:10 verdünnen!), 2 Hübe (0,4 mg Epinephrin), ggf. nach 5 min wiederholen.

Der Patient muss danach mindestens 24 h lang klinisch überwacht werden, um ein mögliches Schockrezidiv frühzeitig zu behandeln. Jeder gefährdete Patient sollte mit einer Notfallapotheke zur Selbstbehandlung (orales Antihistaminikum, orales Corticosteroid, bei Kindern auch als Suppositorium, Epinephrin als Autoinjektor und inhalativ) ausgestattet werden.

Eine **Hyposensibilisierung** kann bei allen schweren Reaktionen auf Insektenstiche in entsprechenden Zentren durchgeführt werden (s. allergische Krankheiten). Sie senkt das Risiko anaphylaktischer Reaktionen nach 2-jähriger Behandlung von 60% auf 10%, nach 3- bis 5-jähriger Hyposensibilisierung auf etwa 2%. Außerdem Prophylaxe durch entsprechende Kleidung. Unbedeckte Haut mit insektenabweisenden Mitteln (Repellents) behandeln, z. B. **Dimethylphthalat** (Bonomol®) oder **Diethyltoluamid** (Autan®). Die Wirkung geht durch Verdünnung mit Wasser oder Schweiß verloren.

## Lichen ruber planus

Nichtinfektiöse, entzündliche Krankheit der Haut und Schleimhäute unbekannter Genese. Sie ist vorzugsweise an den Beugeseiten der Handgelenke, den Vorderarminnenseiten, im Lumbalbereich und an den Knöcheln lokalisiert. Meist besteht starker Juckreiz. Nach 1–2 Jahren ist spontane Abheilung möglich, daher lässt sich die Wirksamkeit einer medikamentösen Therapie schwer beurteilen.

Im Vordergrund steht die lokale Behandlung mit stark wirksamen **Corticosteroiden**, z. B. Fluocinolon (Jellin®) oder Betamethason (z. B. Celestan®-V, Betnesol®-V), ggf. unter Okklusion. Einen unterstützenden Charakter haben aufgrund ihrer juckreizstillenden Wirkung Teerzusätze und Ammoniumbituminosulfonat 3–5% in Zinkschüttelmixtur. In schweren Fällen wird systemisch Prednison morgens 30 mg über 2–3 Wochen gegeben, danach schrittweise vermindern. Auch Retinoide, z. B. **Acitretin** (Neotigason®) 25–50 mg/d oral, haben sich als wirksam erwiesen. Sie dürfen jedoch wegen ihrer teratogenenWirkungen bei Frauen nur unter Konzeptionsschutz (mindestens 2 Jahre nach Absetzen des Retinoids fortsetzen!) angewendet werden. Zu beachten sind ferner Kontraindikationen wie schwere Leber- und Nierenfunktionsstörungen. Auch eine SUP- oder PUVA-Therapie kann wirksam sein. Bei Schleimhautveränderungen im Mund Behandlung mit Corticosteroidhaltigen Haftsalben (z. B. Volon A®-Haftsalbe). Bei Nagelveränderungen werden neben der oralen Retinoidtherapie auch monatliche Injektionen von maximal 10 mg Triamcinolonacetonid (Volon® A Kristallsuspension) unter den proximalen Nagelfalz vorgenommen.

## Lupus vulgaris

In unseren Breiten häufigste Form der Hauttuberkulose. Die Behandlung erfolgt peroral mit einer antituberkulotischen Viererkombination aus **Isoniazid** plus Pyridoxin (z. B. Tebesium®) 5 mg/kg/d (plus 15 mg/d), **Rifampicin** (z. B. Eremfat®) 10 mg/kg/d, **Ethambutol** (z. B. Myambutol®) 20 mg/kg/d und **Pyrazinamid** (z. B. Pyrafat®) 30 mg/kg/d über 2 Monate, danach für weitere 4 Monate mit einer Zweierkombination aus **Isoniazid** plus Pyridoxin und **Rifampicin** in gleicher Dosierung wie oben.

## Blasenbildende Autoimmunerkrankungen

Chronisch verlaufende Dermatosen der Haut und Schleimhaut mit Blasenbildung. Es handelt sich um Autoimmunkrankheiten. Beim Pemphigus lassen sich Antikörper gegen Proteine der Epidermiszellen (Desmoglein-1 beim Pemphigus foliacus, Desmoglein-3 beim Pemphigus vulgaris) nachweisen. Sie treten bevorzugt im mittleren und höheren Lebensalter auf und sind unbehandelt tödlich.

Mittel der Wahl sind Glucocorticoide. Im akuten Krankheitsstadium gibt man **Prednisolon** 100–120 mg/d oral, bei schweren Verlaufsformen 180–360 mg/d bis zur vollständigen Remission. Danach stufenweise Reduktion der Dosis auf eine Erhaltungsdosis. Liegt diese oberhalb der Cushing-Schwelle (>7,5 mg/d), werden zur Einsparung des Glucocorticoids andere Immunsuppressiva empfohlen, z. B. **Azathioprin** (Imurek®) 100–200 mg/d oral. Die Behandlungsdauer richtet sich nach dem klinischen Verlauf (Kontrolle der Pemphigus-Antikörper-Titer). Weitere Therapieoptionen sind Alkylanzien, z. B. **Cyclophosphamid** (Endoxan®), sowie **Ciclosporin** (Sandimmun®), **Mycophenolat-mofetil** (CellCept®) und extrakorporale Photophorese. Lokal unterstützende Maßnahmen sind Dekubitusprophylaxe, z. B. durch Lagerung auf **Metalline**®-Folien, Vorbeugung einer mikrobiellen Superinfektion, z. B. Baden mit desinfizierenden Zusätzen wie **Kaliumpermanganat** sowie Förderung der Reepithelialisierung der Erosionen, z. B. durch wässrige Lösungen von 0,5–1% **Brilliantgrün** oder 0,5% **Pyoctanin.**

Bei dem häufigen Befall der Mundhöhle erfolgt eine Prophylaxe mit **Nystatin** (z. B. Mykundex® Suspension) 2–4 Mio. I.E./d , um einer Candidose mit der Gefahr einer Hefepilzpneumonie oder -sepsis vorzubeugen. Bei starken Schmerzen topische Lokalanästhetika, z. B. Lidocain (Dynexan® Mundgel).

Das häufigere **bullöse Pemphigoid** mit Blasenbildung im Bereich der Basalmembran und einem Manifestationsalter von zumeist über 60 Jahren („Alterspemphigus") wird ähnlich behandelt. Oft genügen jedoch niedrigere Dosen (40–80 mg/d) von **Prednisolon.** Narbig heilen das zikatrizielle Schleimhautpemphigoid und die Epidermolysis bulbosa acquisita ab.

## Periorale Dermatitis

An Rosazea erinnernde Entzündungen des Gesichts mit bevorzugtem Befall der perioralen Region, aber auch auf das ganze Gesicht übergreifend. Überwiegend sind Frauen betroffen. Ursache ist meistens eine Anwendung von Glucocorticoiden im Gesicht.

Im Vordergrund steht ein Verzicht auf Kosmetika, fettende Externa und fluorhaltige Zahnpasten. **Lokale Corticosteroide** sind **kontraindiziert.** Bei vorausgegangener Corticosteroidtherapie ist auf eine vorübergehende Verschlimmerung der Krankheitssymptomatik hinzuweisen. Lokal können austrocknende Maßnahmen zweckmäßig sein, z. B. **Zinkschüttelmixtur**, Aknichthol® N Lotio. Waschen nur mit warmem Wasser, evtl. mit einem Syndet, z. B. Dermowas®. Innerlich ggf. Doxycyclin oral (100 mg/d) über 4–6 Wochen, alternativ Erythromycin oral (1 g/d).

## Physikalische Hautschäden

### Klavus (Hühnerauge)

Mechanische Druckentlastung durch geeignetes Schuhwerk, ggf. Hühneraugenringe. Zur Ablösung Keratolytika, z. B. **Salicylsäure** als Pflaster (Guttaplast®) oder Lösung (Collomack®).

### Dekubitus

Therapie mit festen oder weichen **Zinkpasten**, auch in Kombination mit Lebertran, z. B. Desitin®-Salbe, aus pflegerischen Gründen auch als Desitin®-Salbenspray. Bakterielle Sekundärinfektionen ggf. mit Antibiotika systemisch behandeln. Bei nässenden Dekubitalulzera Hydrocolloid-Gelverbände (z. B. Varihesive®, Comprigel®) oder Adsorption mit Dextranomer (Debrisorb®). Die Wirksamkeit enzymatischer Präparate zur Abdauung von nekrotischem Detritus (z. B. Iruxol® N) ist nicht belegt.

Zur Prophylaxe sind entlastende Maßnahmen wichtig, z. B. Wasserkissen oder Dekubitusmatratzen. Außerdem häufige Lageänderung, tägliches Abreiben mit Alkohol (Franzbranntwein) und leichte Klopfmassage. Am besten hautschützende Filme, z. B. Silicoderm®.

### Verbrennungen

Verbrennungen werden je nach Vorliegen von Erythem, Blasen oder Nekrosen in drei Stadien eingeteilt. Die verbrannte Körperoberfläche wird nach der „Neuner-Regel" abgeschätzt: Kopf 10%, Arm 9%, Vorder- und Rückseite des Rumpf jeweils 18%, Genitale 1%, Bein 18%. Patienten mit Verbrennungen 2. und 3. Grades sowie mehr als 10–15% verbrannter Körperoberfläche sollten in Spezialkliniken behandelt werden. Kinder sind besonders gefährdet (Multiplikator der prozentual verbrannten Körperoberfläche bis zum 4. Lebensjahr 3, bis zum 12. Lebensjahr 2). Eine Gefahr des Verbrennungsschocks besteht bei Beteiligung des Gesichts sowie ab 8% geschädigter Körperoberfläche, insbesondere bei Kindern und alten Menschen. In frühen Stadien wird die Allgemeinreaktion leicht unterschätzt, daher sollte immer eine stationäre Behandlung angestrebt werden. Verbrennungen 1. Grades werden lokal behandelt, Verbrennungen 2. und 3. Grades zusätzlich auch systemisch.

**Allgemeine Maßnahmen:** Löschung und Entfernung evtl. noch brennender oder glimmender Kleidung. An der Haut haftende Kleidungsstücke nicht gewaltsam abreißen. Vitalfunktionen überprüfen.

Bei **Verbrennungen 1. Grades** sofortige Kühlung mit kaltem Wasser oder **Eiswasser**, ggf. mehrere Stunden, bis der Schmerz nach Unterbrechung der Behandlung nicht mehr wiederkommt. Bei stärkerer Rötung topische Glucocorticoidzubereitungen, z. B. **Betamethason** (Betnesol®-V Lotio).

**Verbrennungen 2. Grades** leichterer Art werden wie Verbrennungen 1. Grades behandelt. Blasen nicht eröffnen, zur Druckentlastung ggf. steril abpunktieren. Antibakterielle Lokalbehandlung, z. B. mit **Povidon-Iod** (z. B. Betaisodona®). Bei großflächigen Verbrennungen offene Behandlung mit Lagerung auf sterilen Tüchern und metallbedampften, gut saugenden Folien (z. B. Metalline®). Bewährt hat sich auch die Applikation von 0,5% Silbernitratlösung. Wundtoilette ggf. nach Analgesie mit **Pethidin** (z. B. Dolantin®), danach alle Verbrennungswunden mit mehreren Lagen Gaze, die mit körperwarmer Silbernitratlösung getränkt ist, bedecken. Befeuchtung alle 2 h und tgl. Wechsel der Verbände über 2–3 Wochen. Dadurch gute Analgesie, geschmeidiger Schorf und frühe Mobilisierung der Patienten.

**Verbrennungen 3. Grades** werden prinzipiell wie Verbrennungen 2. Grades behandelt. Nekrotisches Gewebe wird schonend entfernt und Defekte werden mit **Hautersatzfolie** gedeckt, z. B. Aeroplast®, Epigard®, Syspu-derm®. Ein Fertigarzneimittel aus menschlicher Kunsthaut (Zellkultur) ist Apligraf®. Bei ausgedehnten Verbrennungen mit mehr als 9% der Körperoberfläche und bei Verbrennungen im Gesicht müssen die Patienten intensivmedizinisch überwacht werden, ggf. Volumensubstitution, z. B. mit **Ringer-Laktat-Lösung.**

Zusätzliche Maßnahmen sind Tetanusprophylaxe, Analgetika, wenn nötig Opioidanalgetika, und bei septisch-toxischen Verläufen Antibiotika, z. B. Gentamicin plus Flucloxacillin sowie bei resistenten Staphylokokken Vancomycin. Auch sollte an die Möglichkeit einer sekundären Pilzinfektion gedacht werden (s. Dermatomykosen).

### Erfrierungen

Unterteilung in 3 Grade mit Erythem (Stadium I), Blasenbildung (Stadium II) und Nekrose (Stadium III). Lokale Erfrierungen an Ohren, Nase, Finger oder Zehen sind relativ häufig, echte Erfrierungen dagegen selten und treten fast nur bei vorgeschädigten Personen (Alkoholiker, hilflose Personen) auf.

Oberflächliche Erfrierungen werden durch aktives Bewegen, langsame Erwärmung eventuell durch Kontakt mit warmen Körperpartien, vorsichtige Massage und ggf. mit topischen Glucocorticoiden behandelt, z. B. Fluocortolon (Ultralan Milch®). Bei tiefen Erfrierungen warme Getränke, Bäder ansteigend von 10 °C auf 40 °C in etwa 30 min und ggf. warme intravenöse Infusionen, z. B. 5%ige Glucoselösung. Bei Erfrierungen 2. und 3. Grades insbesondere der unteren Extremitäten muss eine Tetanusprophylaxe erfolgen.

## Photodermatosen

Werden durch Sonnen- oder künstliche UV-Strahlen akut oder chronisch ausgelöst. Zu den akuten Photodermatosen zählen die phototoxische und photoallergische Dermatitis sowie der Sonnenbrand. Chronische Lichtschäden sind Folge jahrelanger UV-Bestrahlung mit degenerativen (Atrophie, Elastose, Teleangiektasien) oder proliferativen Veränderungen (aktinische Keratosen als Carcinoma in situ, Basaliome, Karzinome, Melanom) der Haut. An der Haut manifestieren sich weiterhin Porphyria cutanea tarda, Porphyria variegata, erythropoetische Protoporphyrie und M. Günther.

*Phototoxische Reaktionen* werden ausgelöst durch:

- Arzneimittel, z. B. Tetracycline, Phenothiazine wie Levomepromazin oder Trifluoperazin, Sulfonamide, Gyrasehemmer, Sulfonylharnstoffe, Zytostatika wie Fluorouracil, Vinblastin oder Dacarbazin, teerhaltige Präparate sowie nichtsteroidale Antiphlogistika wie Ibuprofen,
- chemische Stoffe, z. B. p-Aminobenzoesäure oder Farbstoffe wie Eosin, Fluorescein oder Methylenblau,
- Pflanzenteile, z. B. Herkulesstaude, Waldmeister, Wiesenbärenklau, Pastinac, Sellerie,
- ätherische Öle wie Bergamottöl, Zedernöl oder Lavendelöl, Furocumarine.

Photosensibilisierungsreaktionen (phototoxisch, photoallergisch) können sich sowohl nach örtlichem Kontakt als auch nach systemischer Anwendung entwickeln.

*Photoallergische Reaktionen* sind Spätreaktionen vom Allergietyp IV, sie können gelegentlich aber auch als Sofortreaktion auftreten. Wie die phototoxischen Reaktionen können sie nach Kontakt mit Arzneimitteln (s. oben) und anderen Chemikalien, z. B. optischen Aufhellern in Waschmitteln (Stilbene), entstehen.

Die Behandlung der phototoxischen und photoallergischen Dermatitis besteht vor allem in der Meidung der photosensibilisierenden Substanzen (wenn bekannt) sowie weiterer Lichtexposition. Darüber hinaus können auch externe **Lichtschutzpräparate** mit UV-B- und UV-A-Schutzwirkung eingesetzt werden, z. B. Contralum® oder Ilrido® plus. Eine symptomatische Lokalbehandlung besteht in feuchten Umschlägen sowie in schwach bis mittelstark wirksamen **Glucocorticoidcremes**, z. B. Prednicarbat (Dermatop®). Bei ausgeprägter Symptomatik ist ggf. auch eine systemische Therapie mit Glucocorticoiden erforderlich.

Bei starkem *Sonnenbrand* ist die frühzeitige Gabe **nichtsteroidaler Antiphlogistika** hilfreich, z. B. Diclofenac oder Indometacin. Lokale Anwendung von kühlenden, wässrigen Umschlägen oder bei stärkeren Beschwerden von mittelstark bis stark wirksamen Glucocorticoiden, z. B. **Prednicarbat** (Dermatop®) oder **Betamethason** (z. B Celestan-V®). $H_1$-Antihistaminika-haltige Gele haben bestenfalls einen Kühleffekt, sind aber aufgrund zu geringer Penetration des Antihistaminikums wirkungslos bzw. wegen möglicher Sensibilisierung sogar gefährlich. Bei ausgeprägter Reaktion kann auch die systemische Gabe von Glucocorticoiden in einer Dosierung von 100–200 mg Prednisolon notwendig sein. Prophylaktisch sollte vor allem bei lichtempfindlicher Haut jegliche Sonnen- und UV-Bestrahlung vermieden werden. Auf entsprechende Bekleidung ist hinzuweisen. Gegebenenfalls sind externe Lichtschutzpräparate (s. oben) anzuwenden.

Ferner werden *idiopathische Lichtdermatosen* (polymorphe Lichtdermatose), volkstümlich auch als Sonnenallergie bezeichnet, abgegrenzt. Ihre Ätiologie ist unklar. Therapeutisch werden externe Lichtschutzmittel (s. oben) eingesetzt. Eine prophylaktische UV-Lichttherapie („light hardening") ist am wirksamsten. In Fällen extremer Lichtempfindlichkeit sowie bei Versagen der vorgenannten Maßnahme kann unter strenger Nutzen-Risiko-Abwägung eine systemische Photochemotherapie mit 8-Methoxypsoralen und UV-A-Strahlung versucht werden. Bereits bestehende Hautveränderungen können mit Glucocorticoidexterna behandelt werden. Betacaroten, Hydroxychloroquin, Nicotinamid oder Calcium haben nach kontrollierten klinischen Studien keine belegbare Wirksamkeit (s. Leitlinie Polymorphe Lichtdermatose, Deutsche Dermatologische Gesellschaft [http://www.uni-duesseldorf.de/AWMF/ll/013-032.htm]).

Bei *Porphyria cutanea tarda* werden **Chloroquin** (2-mal 125 mg/Woche oral) oder eine Aderlasstherapie angewendet. Die erythropoetische Protoporphyrie wird mit Betacaroten behandelt. Bei Porphyria variegata und Morbus Günther ist derzeit keine wirksame Therapie bekannt, gentherapeutische Konzepte werden angestrebt.

Bei *chronischen Lichtschäden* sollte jegliche starke Lichtexposition gemieden und die Haut zur Früherkennung von Neoplasien regelmäßig kontrolliert werden.

## Pityriasis rosea

Akut entzündliche Dermatose mit kleieförmig schuppenden und geröteten Herden, meistens mit einem Primärplaque am Stamm beginnend. Bevorzugt bei jungen Erwachsenen. Ätiologie unbekannt. Verwechslung mit Mykose möglich. Spontane Remissionen entwickeln sich innerhalb von 4–6 Wochen, selten Persistenz bis zu 2 Monaten. Praktisch nicht rezidivierend. Irritation der Haut, z. B. durch intensives Waschen, häufiges Baden oder Duschen, führt zu urtikarieller Umwandlung und Ekzematisierung.

Wegen des spontanen Heilungsverlaufs und der Gefahr der Irritation wird keine differente Therapie empfohlen. Als unterstützende Maßnahmen kommen **Zinkschüttelmixtur** oder **Zinköl** in Betracht, evtl. mit 2% Ammoniumbituminosulfonat, bzw. **rückfettende Ölbäder** wie Balneum Hermal®, Ölbad Cordes®. Bei starkem Juckreiz können wenig sedierende $H_1$-Antihistaminika oral gegeben werden, z. B. **Loratadin** oder **Cetirizin** .

## Pruritus

Häufiges Symptom von Hautkrankheiten, z. B. des endogenen Ekzems, des allergisch bedingten Kontaktekzems, der Urtikaria oder von Epizoonosen, z. B. Skabies. Pruritus kann auch auf zu starker Austrocknung der Haut beruhen (*Pruritus senilis*). Eine Sonderstellung nehmen *Pruritus ani* und *Pruritus vulvae* ein. Ferner tritt Juckreiz bei systemischen Krankheiten auf, z. B. Nierenkrankheiten (*urämischer Pruritus*), Leberkrankheiten (*hepatischer Pruritus* bei Ikterus, Cholestase oder primär-biliärer Zirrhose), Stoffwechselkrankheiten (z. B. Diabetes mellitus, Gicht) oder neoplastischen Krankheiten (z. B. Morbus Hodgkin, viszerale Karzinome). Juckreiz kann auch psychogener Natur sein. Seltener und schwer zu behandeln ist der idiopathische Pruritus (*Pruritus sine materia*).

Das primäre Ziel der Behandlung sollte die Ursachenabklärung und die Beseitigung der Kausalfaktoren sein. Allgemeine symptomatische Maßnahmen bestehen in der oralen Gabe gering sedierender $H_1$-Antihistaminika wie **Loratadin** oder **Cetirizin**, gegebenenfalls auch sedativ wirkende Vertreter wie **Dimetinden** (Fenistil®) oder **Clemastin** (Tavegil®). Eine lokale Anwendung von $H_1$-Antihistaminika sollte wegen einer möglichen Sensibilisierung unterbleiben. Feuchte Umschläge, z. B. mit Essigwasser, können Linderung verschaffen.

Bei allgemeinem Pruritus ist möglicherweise eine Phototherapie (UV-$A_1$, UV-$B_{311\,nm}$, PUVA) von Nutzen. Eine juckreizstillende Wirkung besitzen ferner Teerpräparate oder Ammoniumbituminosulfonat 2% in Oleum bzw. Lotio Zinci. Die äußerliche Anwendung von Lokalanästhetika, insbesondere Benzocain-haltiger Präparate, ist dagegen wegen der Neigung zu Kontaktsensibilisierung abzulehnen. Auch Bufexamac (z. B. Parfenac®) ist bei zweifelhaftem Nutzen mit dem Risiko von Kontaktallergien behaftet. Bevorzugt wird eine Behandlung mit **Capsaicin**, das in steigender Dosis lokal appliziert wird (Rezeptur!).

Bei *hepatischem Pruritus* hat sich die Gabe von **Colestyramin** (z. B. Quantalan® 10 g/d) zur Bindung von Gallensäuren bewährt. *Urämischer Pruritus* bessert sich unter Epoetin alfa (Erypo®). Weitere Optionen sind UV-Lichttherapie.

Beim *Pruritus senilis* stehen rückfettende Maßnahmen im Vordergrund. Dazu gehören **Ölbäder** (Balneum Hermal®, Ölbad Cordes® u. a.), regelmäßige Fettung der Haut mit handelsüblichen **Basiscremes** (Decoderm® Basissalbe u. a.) oder Ungt. molle, Eucerin c. aqua . als Rezeptur, ggf. unter Zusatz von Harnstoff (2–5%) oder Glycerin (5–15%) bzw. Harnstoff-haltige Fertigarzneimittel wie Sebexol® Lotio cum urea 5% etc. zur Verbesserung der Hydratation sowie die Vermeidung einer weiteren Austrocknung der Haut.

*Pruritus ani* beruht häufig auf mangelnder Hygiene. Auszuschließen sind Oxyuren, Psoriasis oder Kontaktekzeme. Auch Analfissuren und Analfisteln können Juckreiz verursachen. Sind keine besonderen Ursachen erkennbar, sollte man dem Patienten empfehlen, nach jedem Stuhlgang den After gründlich mit Wasser zu reinigen (keine sensibilisierenden Stoffe verwenden, z. B. parfümierte Seife!). Unterstützend wirken gerbstoffhaltige Puder, Schüttelmixturen oder Sitzbäder. Auch eine Schieferöl-haltige Kühlpaste (Tumenol. ammon. 2% in Ungt. leniens, Pasta zinci mollis ) wird als angenehm empfunden. Zusätze von Menthol oder Thymol werden zwar als subjektiv angenehm empfunden (Kühleffekt), sollten aber wegen der Gefahr der Sensibilisierung unterbleiben.

Beim *Pruritus vulvae* steht die Ursachensuche im Vordergrund. Ekzematöse Veränderungen können durch Intimhygiene, Unverträglichkeit (Kontaktekzem!) von Seifen, Salben oder Vaginalzäpfchen, durch Fluor oder Pilzbesiedelung ausgelöst werden. Auch Diabetes mellitus, Harninkontinenz, Karzinom oder Oxyuren sind auszuschließen. Das therapeutische Vorgehen entspricht weitgehend der

Behandlung des Pruritus ani. Als Initialtherapie wird eine lokale Anwendung von Glucocorticoiden empfohlen.

## Psoriasis

Die Psoriasis ist als Verhornungsstörung der Haut mit einer Morbidität von 3–5% eine der häufigsten Hautkrankheiten. Unter den verschiedenen Psoriasisformen ist die *Psoriasis vulgaris* am häufigsten (ca. 90–95% der Fälle). Daneben kommen *Psoriasis pustulosa*, *Psoriasis guttata* und *Psoriasis arthropathica* als Sonderformen vor. Die Psoriasis zeigt eine genetische Disposition, insbesondere bei den schweren Fällen mit frühem Manifestationsalter (10–25 Jahre) ist die Familienanamnese positiv. Leichtere Fälle mit einem späten Manifestationsalter von 35–60 Jahren sind ohne familiäre Häufung. Prädilektionsstellen der Psoriasis sind die Streckseiten der Extremitäten, die Sakralregion, der behaarte Kopf sowie Finger- und Fußnägel. Als Provokationsfaktoren gelten Infektionskrankheiten (z. B. Streptokokkenangina), Alkohol, Stress und Arzneimittel wie Betarezeptorenblocker, ACE-Hemmer, Lithium, Chloroquin oder Hydroxychloroquin. Auch nichtsteroidale Antiphlogistika können eine Psoriasis verschlimmern.

Die Behandlung der Schuppenflechte erfolgt aufgrund der ungeklärten Pathogenese weitgehend symptomatisch, wenngleich die überlegene Wirksamkeit von Immunsuppressiva wie Ciclosporin bei schwersten Formen der Psoriasis auf eine zentrale Rolle der T-Lymphozyten in der Pathogenese hinweist und sich Evidenzen für eine Autoimmunreaktion mehren. Generell stehen lokale und systemische Maßnahmen zur Verfügung (siehe Leitlinie der Deutschen Dermatologischen Gesellschaft, www.uni-duesseldorf.de/AWMF/ll/013-001.htm).

### Lokale Therapie

Die Lokaltherapie erfolgt im Wesentlichen mit Dithranol, fluorierten Glucocorticoiden und Vitamin-D-Analoga wie Calcipotriol, Calcitriol und Tacalcitol, ferner mit teerhaltigen Präparaten sowie mit topischen Retinoiden wie Tazaroten. Darüber hinaus werden im Rahmen eines Therapiemanagements auch Emollentia, z. B. Basiscremes, -salben und rückfettende Ölbäder eingesetzt.

**Emollentien.** Bereits die Applikation von Emollentia (hauterweichende Mittel) stellt eine aktive, wenn auch milde Behandlung der Psoriasis dar. Etwa ein Drittel der Patienten spricht auf eine 2-mal tägliche Anwendung von **Basiscremes** (ggf. unter Zusatz von 3–10% Harnstoff) mit einem Rückgang von Juckreiz, Rötung, Schuppung und läsionaler Ausdehnung an. Noch wirksamer sind **fetthaltigere Salbengrundlagen** (z. B. weiße Vaseline), sie werden jedoch aus kosmetischen Gründen von den Patienten häufig abgelehnt. Zweckmäßig sind ferner rückfettende **Ölbäder** (z. B. Balneum Hermal®).

**Salicylsäure.** Zu Beginn und während der Behandlung können Schuppen mit Salicylsäure 2–5%, meist in Vaseline, an den Handflächen und Fußsohlen 5–10%, entfernt werden. Wegen möglicher resorptiv-toxischer Wirkungen soll Salicylsäure bei Kindern und Patienten mit Nierenschädigung nicht großflächig angewendet werden.

**Anthrachinone.** Als Basis-Antipsoriatikum gilt das Anthrachinonderivat **Dithranol**, das je nach klinischem Befund in steigenden Konzentrationen (0,05–4%) meist in Kombination mit Salicylsäure (0,5–2%), z. B. Psoralon® MT, oder Harnstoff (5%), z. B. Psoradexan®, angewandt wird. Der irritativ-toxische Effekt sowie die Verfärbung von Haut und Wäsche beeinträchtigen allerdings die Patientencompliance. Eine höhere Akzeptanz besitzt die sog. *Minutentherapie*. Dabei wird Dithranolsalbe 0,5% morgens oder abends, ggf. 2-mal tgl. für 10–20 min auf die befallenen Hautareale aufgetragen und anschließend mit Seife oder Syndets abgewaschen. Nach 3- bis 4-tägiger Anwendung wird die Dithranolkonzentration langsam gesteigert und kann schließlich Werte von 1–3% erreichen. Eine Nachbehandlung mit rückfettenden indifferenten Salben ist zweckmäßig.

**Teer.** Wird seit langer Zeit als Antipsoriatikum eingesetzt. Die Akzeptanz ist aufgrund des unangenehmen Geruchs allerdings gering. Teerpräparate sollten daher ambulant möglichst abends angewandt werden. Gebräuchlich sind teerhaltige Salben, z. B. Pix lithanthracis 2–10% oder Liquor carbonis detergens 5–20% in Vaselinum flavum. Potentielle Nebenwirkungen sind die sog. Teerakne sowie bei großflächiger Anwendung systemische Wirkungen wie Nierenfunktionsstörungen und Lähmungen. Das kanzerogene Risiko der im Teer enthaltenen polyaromatischen Kohlenwasserstoffe wird bei sachgemäßer Anwendung als gering angesehen. Dennoch sollte bei längerer Behandlung mit Teerpräparaten auf Veränderungen der Haut geachtet werden. Auch die Nierenfunktion sollte überwacht werden. Aufgrund ihrer photosensibilisierenden Eigenschaften werden Teersalben (z. B. Liquor carbonis detergens 1% in Vaselinum flavum) auch in Kombination mit nachfolgender UV-A- oder UV-B-Bestrahlung angewandt (Goeckerman-Schema). Dazu werden die teerhaltigen Externa 2-mal täglich eingerieben, anschließend die Rückstände durch ein Ölbad entfernt und danach die Bestrahlung bis zur Erythemschwelle durchgeführt. Die Therapie wird vorwiegend in den USA angewendet. Ein alternatives Behandlungsschema sieht die kombinierte Anwendung von Teerpräparaten, Salicylvaseline, UV-B-Bestrahlung und Dithranol vor (Ingram-Schema).

**Glucocorticoide.** Bei kleineren umschriebenen psoriatischen Veränderungen werden lokal fluorierte Glucocorticoide, z. B. Triamcinolon, evtl. unter Okklusion angewandt. Bevorzugte Einsatzorte sind die behaarte Kopfhaut, die Palmoplantarflächen sowie Finger- und Zehennägel. Im Gesicht (cave Rosazea-artige Dermatitis) und in den intertriginösen Räumen (cave Striae distensae bei Jugendlichen) nur mit Vorsicht. Vorteil der Glucocorticoidbehandlung ist die schnelle Rückbildung der psoriatischen Hautveränderungen, nachteilig sind dagegen die prompten Rezidive bzw. eine deutliche Verschlechterung der Psoriasis nach Absetzen der Behandlung. Darüber hinaus sind die Glucocorticoid-induzierten Remissionen wesentlich kürzer als die nach Dithranol- oder Teerbehandlung. Eine Überlegenheit der Glucocorticoide gegenüber anderen Behandlungsformen wie Dithranol oder UV-Bestrahlung ist nicht bewiesen. Orale Glucocorticoide sind wegen der Gefahr schwerer Rezidive sowie der möglichen Umwandlung der Psoriasis in eine pustulöse oder erythrodermische Form obsolet.

**Phototherapie.** Eine große Bedeutung hat die Phototherapie (UVB, $UVB_{311\,nm}$). Dabei belegen randomisierte, kontrollierte Vergleichsstudien einen Vorteil von $UVB_{311\,nm}$ vor der traditionellen Breitband-UVB. Im Vergleich zur Photochemotherapie mit UVA (PUVA) ergab sich allerdings eine eher geringere klinische Heilungsrate. Andererseits ist bei langfristiger PUVA-Therapie ein erhöhtes Hautkrebsrisiko zu bedenken. Gleichzeitige orale Gabe von Retinoiden wie **Acitretin** (Neotigason®) (Re-SUP) oder lokale Applikation von **Dithranol** kann die Effektivität der selektiven UV-Therapie steigern. Die Therapie wird mit der minimalen Erythemdosis begonnen, danach Steigerung der Dosis bei jeder Bestrahlung um 30%. Angestrebt wird die Aufrechterhaltung eines leichten Erythems.

**Photochemotherapie.** Bei der Photochemotherapie mit UVA (PUVA) wird **Methoxsalen** (Syn. Ammoidin) als Photosensibilisator entweder lokal (Meladinine®-Lösung 0,15%) oder oral (Meladinine® Tabletten, 0,6 mg/kg nüchtern mit viel Flüssigkeit) 1–2 h vor der Bestrahlung appliziert. Begonnen wird mit der minimalen Phototoxizitätsdosis (meistens 0,1–0,5 J/cm²). Vorsicht bei Dosissteigerung. Die Anwendung erfolgt initial 3- bis 4-mal/Woche bis zur klinischen Erscheinungsfreiheit, anschließend Intervallbehandlung in größeren Abständen. Vorteile der lokalen PUVA-Therapie sind die Schonung der gesunden Haut und geringe bis fehlende systemische Nebenwirkungen. Nachteilig sind eine fleckige Hyperpigmentierung und eine schlechte Steuerbarkeit mit der Gefahr stärkerer Blasenbildung. Die systemische PUVA-Therapie ist indiziert bei schweren Formen der Psoriasis (Psoriasis pustulosa, Psoriasis erythrodermica) und bei Therapieresistenzen. Unerwünschte Wirkungen sind Juckreiz, Übelkeit und Erbrechen sowie Konjunktivitis (Schutzbrille!). Als Kontraindikationen gelten Gravidität, schwere Nieren- und Leberfunktionsstörungen, Tuberkulose, AIDS, Arsenanamnese und gleichzeitige Gabe von Methotrexat, Ciclosporin oder photosensibilisierenden Arzneimitteln, z. B. Tetracyclinen, Sulfonamiden. Sowohl mit der selektiven UV-Therapie als auch mit der Photochemotherapie fehlen derzeit Langzeiterfahrungen.

**Vitamin-D-Analoga.** Erweiterte therapeutische Möglichkeiten bieten schließlich die Vitamin-D-Analoga **Calcipotriol** (Daivonex®, Psorcutan®) und **Tacalcitol** (Curatoderm®) sowie das topische Retinoid **Tazaroten** (Zorac®). Auch das natürliche Vitamin-D-Hormon **Calcitriol** (Silkis®) ist für die Lokaltherapie der Psoriasis zugelassen, obwohl es wegen seines ungünstigen Sicherheitsprofils in den USA und im Vereinigten Königreich (UK) nicht mehr vermarktet wird.

Klinisch sind Calcipotriol, Calcitriol und Tacalcitol dem zu den stark wirksamen Lokalcorticoiden zählenden Betamethasonvalerat sowie dem „Goldstandard" Dithranol therapeutisch weitgehend äquivalent. Calcipotriol ist auch erfolgreich mit Corticosteroiden oder UVB kombiniert worden und hat sich dann als wirksamer erwiesen als Calcipotriol oder UVB allein. Nicht kombiniert werden darf dagegen Calcipotriol mit Salicylsäure, da Calcipotriol im sauren Milieu rasch inaktiviert wird. Als Vorteil gegenüber Calcipotriol, das 2-mal täglich angewendet wird, gilt die nur 1-mal tägliche Applikation von Tacalcitol. Allerdings ist Tacalcitol 1-mal täglich im direkten Vergleich etwas schwächer wirksam als die 2-mal tägliche Anwendung von Calcipotriol.

Vitamin-D-Derivate dürfen nicht im Gesicht angewendet werden. Wegen des möglichen Risikos einer fokalen Kalzifizierung der Nierengefäße sollte die Anwendungsdauer 6–8 Wochen in der Regel nicht überschreiten. Die maximale Wochendosis von **Calcipotriol** (z. B. Daivonex®) ist auf 100 g beschränkt. Tacalcitol (Curatoderm®) sollte über einen Zeitraum von bis zu 8 Wochen maximal auf 15% der Gesamthautfläche, bei länger dauernder Behandlung (max. 18 Monate) in einer Dosierung von 2–3,5 g/d auf nicht mehr als 10% der Gesamthautfläche (z. B. Fläche eines Armes) aufgetragen werden. Für *Silkis* gelten entsprechende Beschränkungen. So sollten pro Tag nicht mehr als 30 g Salbe angewendet und nicht mehr als 35% der Körperoberfläche (ca. ein Bein und ein Arm) behandelt werden. Dennoch muss auch bei regelrechter Anwendung mit Hyperkalzämien gerechnet werden. Regelmäßige Bestimmung des Plasmacalciums oder der Calciumausscheidung im Urin im Abstand von drei Wochen werden daher empfohlen.

**Retinoide.** Das zu den Retinoiden gezählte **Tazaroten** (Zorac®) zeigt nach einmal täglicher Anwendung als 0,05%iges bzw. 0,1%iges Gel bei leichter bis mittelschwerer Plaquepsoriasis eine etwa vergleichbare Wirksamkeit wie die 2-mal tägliche Applikation des stark wirksamen Lokalcorticoids Fluocinonid. Vorteilhaft ist jedoch der deutlich länger anhaltende Therapieeffekt nach Absetzen von Tazaroten. Als unerwünschte Wirkungen imponieren Juckreiz, Hautbrennen, Erytheme sowie seltener entzündete und trockene Haut. Wie andere Retinoide darf Tazaroten wegen potentiell teratogener Effekte nicht während der Schwangerschaft angewendet werden.

## Systemische Therapie

Die systemische Therapie bleibt schweren, therapieresistenten Formen der Psoriasis vorbehalten, z. B. der chronisch aktiven, großflächigen Plaque-Psoriasis, der pustulösen Psoriasis, der psoriatischen Erythrodermie sowie allen Formen der Psoriasisarthritis, die durch nichtsteroidale Antiphlogistika nicht behandelbar sind. Eine Indikation ist allerdings erst dann gegeben, wenn durch die Lokaltherapie kein akzeptabler Hautzustand mehr erreichbar ist. Prinzipiell zur Verfügung stehen Retinoide wie z. B. Acitretin, Zytostatika wie Methotrexat, Immunsuppressiva wie Ciclosporin, Mycophenolatmofetil oder Tacrolimus sowie ggf. Fumarsäureester. Orale Glucocorticoide sind dagegen wegen der Gefahr schwerer Rezidive sowie der möglichen Umwandlung der Psoriasis in eine pustulöse oder erythrodermische Form obsolet (siehe Griffiths et al., Health Technology Assessment 4 (40), 2000 [http://www.ncchta.org/fullmono/mon440.pdf]).

**Retinoide.** Haben sich besonders in der Behandlung der Psoriasis pustulosa generalisata Typ von Zumbusch und Psoriasis pustulosa palmoplantaris Typ Königsbeck-Barber sowie der Psoriasis erythrodermica bewährt. **Acitretin** (Neotigason®) wird in einer initialen Tagesdosis von 30 mg oral empfohlen. Eine Steigerung bis zur Tageshöchstdosis von 75 mg für den Erwachsenen ist anzustreben. Nach 2–3 Wochen kann auf eine Erhaltungsdosis von 30 mg/d reduziert werden. Kinder erhalten eine Anfangsdosis von tgl. 0,5 mg/kg, ggf. Steigerung auf 1 mg/kg tgl., Erhaltungsdosis 0,1 mg/kg. In Kombination mit Phototherapie (Re-SUP) bzw. Photochemotherapie (Re-PUVA) kann der klinische Erfolg gesteigert, die Behandlungsdauer und damit die Strahlendosis gesenkt werden. Nachteilig ist die teratogene Wirkung der Retinoide. Sie dürfen daher während einer Schwangerschaft nicht angewendet werden. Bei Frauen im gebärfähigen Alter ist auf konsequenten Konzeptionsschutz bis 2 Jahre nach Beendigung der Therapie hinzuweisen, da Acitretin zu Etretinat (Halbwertszeit 120 d) metabolisiert werden kann.

**Zytostatika.** Bei schwersten Formen der Psoriasis finden auch Zytostatika Anwendung. Die längsten Erfahrungen bestehen mit **Methotrexat**. Besonders gute Effekte werden bei der schweren generalisierten Psoriasis sowie bei der Psoriasis arthropathica gesehen. Dosierung entweder 7,5–25 mg oral einmal wöchentlich oder 2,5–5 mg oral 3-mal pro Woche im Abstand von 12 h. Rezidive nach Beendigung der Therapie sind jedoch häufig.

Methotrexat darf in der Schwangerschaft nicht angewendet werden, bei Frauen im gebärfähigen Alter nur mit sicherem Konzeptionsschutz bis 3 Monate nach Absetzen der Medikation. Bei kritischem Abfall der Leukozyten sofortige Gabe von Calciumfolinat (Leucoverin®), 6–12 mg i.v. und anschließend alle 3–6 h gleiche Dosis mindestens 4-mal.

**Immunsuppressiva.** Bei Psoriasis arthropathica ist **Ciclosporin** (Sandimmun®) besonders erfolgversprechend. Die Dosierung liegt mit 2,5–5,0 mg/kg/d oral deutlich unter der Dosis für Transplantatempfänger. Nachteilig sind nephro- und hepatotoxische Wirkungen. Nicht angewendet werden darf Ciclosporin während der Schwangerschaft und der Stillperiode. Auch **Tacrolimus** (Prograf®) scheint nach bisheriger klinischer Prüfung in einer Dosierung von initial 0,05 mg/kg oral und allmählicher Steigerung auf 0,15 mg/kg bei Patienten mit therapieresistenter Plaquepsoriasis wirksam zu sein. Die topische Applikation von Tacrolimus war dagegen eher enttäuschend. Unerwünschte Wirkungen und Kontraindikationen (Schwangerschaft!) sind ähnlich wie unter Ciclosporin. Ein weiteres möglicherweise bei Psoriasis wirksames Immunsuppressivum ist **Mycophenolatmofetil** (CellCept®). Eine kleinere, offene klinische Studie belegt nach 3-wöchiger oraler Gabe von 2-mal 1 g/d eine Besserung bei 7 von 11 Patienten. Mycophenolatmofetil und Tacrolimus haben derzeit allerdings keine Zulassung für diese Indikation.

**Biologika.** Eine weitere Therapieoption nach Versagen einer systemischen Therapie z. B. mit Ciclosporin, Methotrexat oder PUVA stellen die sog. Biologika dar. Zur Behandlung der mittelschweren bis schweren Plaque-Psoriasis bereits zugelassen sind Etanercept (Enbrel®) und Efalizumab (Raptiva®). **Etanercept** ist ein rekombinantes humanes TNFα-Rezeptor-Fusionsprotein und antagonisiert die Wirkungen von endogenem Tumornekrosefaktor-alpha (TNFα). Plazebokontrollierte Doppelblindstudien belegen nach 2-mal wöchentlicher subkutaner Injektion von 25 mg bzw. 50 mg Etanercept über 12 Wochen eine ≥75%ige Besserung des PASI-(Psoriasis Area and Severity Index-)Scores in 34% bzw. 49% der Fälle. Fortführung der Behandlung mit 2-mal wöchentlich 25 mg Etanercept s.c. über weitere 12 Wochen verbesserte den Therapieerfolg auf 44–59%.

**Efalizumab** ist ein humanisierter monoklonaler Antikörper, der an CD11a, eine der Untereinheiten des Leukozyten-Funktions-Antigen-1 (LFA-1) bindet. Auch hier weisen plazebokontrollierte klinische Studien nach 1-mal wöchentlicher subkutaner Injektion von 1 mg/kg Körpergewicht über 12 Wochen eine ≥75ige Besserung des PASI-Scores bei 22–39% (Plazebo: 2–5%) der überwiegend systemisch vorbehandelten Patienten mit mittelschwerer bis schwerer Psoriasis aus. Eine offene Langzeitstudie über 24 Monate belegt eine anhaltende PASI-75-Responserate bei etwa 40–50% der Patienten.

In klinischer Erprobung ist **Alefacept**, ein Fusionsprotein aus einer extrazellulären CD2-Bindungstelle des Leukozyten-Funktions-Antigens 3 (LFA-3) und humanem IgG1. Alefacept hemmt die Leukozytenaktivierung durch spezifische Bindung an CD2 und daraus folgende Blockade der Interaktion von CD2 mit LFA-3. Wöchentliche intramuskuläre Injektion von bis zu 0,15 mg Alefacept pro kg Körpergewicht über 12 Wochen führte zu einer Verringerung des PASI-Scores um ca. 50%. Potentielle Nebenwirkungen einer Behandlung mit den sog. Biologika sind ein erhöhtes Infektionsrisiko. Möglicherweise können auch Tumoren auftreten.

**Dimethylfumarat.** Als Mittel der letzten Wahl gilt eine Dimethylfumaratkombination (Fumaderm®), nicht zuletzt wegen der erheblichen Nebenwirkungen, die von abdominellen Beschwerden mit Übelkeit, Krämpfen und Diarrhö über Flush, Blutbildveränderungen bis zum akuten Nierenversagen reichen können. Ferner ist in einem Fall in engem zeitlichen Zusammenhang mit einer Behandlung mit Fumarsäurederivaten eine Panzytopenie aufgetreten, die infolge einer Sepsis zum Tode geführt hat. Klinische Erfahrungen beruhen auf Fallbeschreibungen und auf den Ergebnissen von zwei plazebokontrollierten Studien mit nur geringen Fallzahlen. In den beiden plazebokontrollierten Studien bei Patienten mit schweren Formen der Psoriasis zeigte die Dimethylfumaratkombination im Vergleich zu Plazebo (8%) eine deutliche Besserung (70–100% Abheilung) oder eine komplette Remission in 50% bzw. 52% der Fälle. Nach einer plazebokontrollierten Studie ist Monoethylfumarat schwächer wirksam als Plazebo. Eine ähnliche antipsoriatische Effektivität wie die Kombination Fumaderm® weist lediglich Dimethylfumarat auf, das jedoch nach einer plazebokontrollierten Studie nur in 27% der Fälle zu einer mehr als 50%igen Abheilung psoriatischer Läsionen führt. Nach diesen Daten ist unklar, ob der Monoethylfumarsäureester einen Beitrag zur Wirkung von Fumaderm® leistet.

Auffällig ist die hohe Zahl von Therapieabbrüchen bei 39% der Patienten unter der Verum-Medikation und 58% unter Plazebo wegen Therapieversagens, Krankheitsverschlimmerung oder unerwünschter Wirkungen. Ähnlich hohe Abbruchraten sind auch aus offenen klinischen Studien bekannt. Unerwünschte Wirkungen sind mit 70–75% insgesamt sehr häufig. Kontrollen des Blutbilds sowie der Leber- und Nierenfunktion in 4-wöchigen Abständen sind obligat. Die Kombination Fumaderm® ist nur für schwere Formen der Psoriasis zugelassen, wenn eine lokale Behandlung nicht angezeigt ist.

## Rosazea

Entzündliche Dermatose im Gesichtsbereich mit Rötung, Teleangiektasien, Papeln und Pusteln. Häufig wird Corynebacterium acnes gefunden, die Ätiologie ist allerdings weitgehend unbekannt. Bei Männern entwickelt sich gelegentlich ein Rhinophym. Selten Augenbeteiligung, z. B. Blepharitis, Konjunktivitis, Iritis und die besonders gefürchtete Keratitis mit Gefahr der Erblindung.

Im Vordergrund der Behandlung steht die Meidung auslösender Faktoren wie Sonnenlicht, Stress, Alkohol, scharfe Speisen sowie hautreizende Kosmetika. Lokal werden tagsüber neben Sonnencremes mit hohem Lichtschutzfaktor kosmetisch abdeckende Lotionen eingesetzt, z. B. hydrophobe, hautfarbene Abdeckpaste NRF, hautfarbene Zinkschüttelmixtur NRF oder Aknichthol® N Lotio, nachts intensivere Behandlung mit Ichthyol- oder schwefelhaltigen Pasten (z. B. Ichthyol 2,5; Pasta Cordes ad 100,0). Als Mittel der Wahl gilt die topische Anwendung von **Metronidazol** (z. B. Metrogel®, Metrocreme®). Wegen der geringeren Nebenwirkungen wird diese Therapie der systemischen Anwendung (s. unten) meist vorgezogen. Therapeutisch äquivalent ist **Azelainsäure** (Skinoren® Gel). Die Hautreinigung sollte mit milden Seifen oder Syndets, z. B. Dermowas® N, Sebamed® erfolgen.

In schweren Fällen, insbesondere bei Augenbeteiligung, wird mit Tetracyclinen behandelt, z. B. **Tetracyclin** initial 4-mal 250 mg/d, nach deutlicher Besserung 50–250 mg/d oral, ggf. über mehrere Wochen und Monate. Die Empfehlung basiert allerdings ausnahmslos auf unkontrollierten Studien. Zwei neuere plazebokontrollierte Studien mit Oxytetracyclin weisen lediglich eine Besserung in 50 bis 65% (vs. Plazebo 20–35%) aus. Alternativ wird bei pustulöser Rosazea auch **Clarithromycin** (2-mal 250–500 mg/d) oder **Metronidazol** in einer Dosierung von zunächst 500–750 mg/d oral, nach 2–3 Wochen 250–500 mg/d (keine zugelassene Indikationen) oder topisch (0,75%) empfohlen (s. unten). Wegen der unerwünschten Wirkungen nach systemischer Gabe von Metronidazol (s. Arzneimittel-verzeichnis, Teil II) ist diese Therapie umstritten. Ebenfalls wirksam ist **Isotretinoin** (z. B. Roaccutan®) in einer Dosis von täglich 0,5–1 mg/kg oral.

## Urtikaria

Durch Mediatoren aus Mastzellen oder basophilen Granulozyten ausgelöstes Exanthem mit Quaddeln, Rötung und Juckreiz. Im Schleimhautbereich als Angioödem. Polyätiologische Reaktion, sowohl immunologisch (Antikörper gegen IgG-Rezeptoren) als auch nichtimmunologisch (z. B. pharmakogen, physikalisch) ausgelöst. Nach der Verlaufsform werden die akute (<6 Wochen), die chronisch rezidivierende (>6 Wochen) und die chronisch persistierende Urtikaria (>6 Wochen) unterschieden. Das Angioödem tritt anfallsartig auf und kann lebensbedrohlich sein (z. B. bei Glottisödem).

Die meisten Formen der *Urtikaria* sprechen symptomatisch gut auf die wenig sedierenden $H_1$-Antihistaminika an, z. B. **Loratadin**, **Cetirizin** oder **Fexofenadin** (Telfast®). Allerdings müssen die Antihistaminika in der Regel bei Urtikaria höher dosiert werden als bei Rhinitis allergica. Lediglich für Fexofenadin ist dies durch eine spezielle Darreichungsform (180 mg) bereits bei der Zulassung berücksichtigt worden. Auch ältere sedierende Vertreter, z. B. **Dimetinden** (Fenistil®) oder **Clemastin** (Tavegil®) sind wirksam. Reichen $H_1$-Antihistaminika allein nicht aus, so kann die Kombination mit einem Degranulationshemmer, z. B. **Ketotifen** (z. B. Zaditen®) günstig sein. Bei der cholinergen Urtikaria wird wegen seiner zusätzlichen anticholinergen Wirkung **Hydroxyzin** (z. B. Atarax®) bevorzugt. Zur lokalen Juckreizstillung werden Schüttelmixturen appliziert, z. B. Lotio Zinci, Lotio Hermal®. Bei der akuten Urtikaria sind $H_1$-Antihistaminika (z. B. **Dimetinden** oder **Clemastin**) parenteral indiziert, in schweren Fällen Glucocorticoide i.v. in höherer Dosierung, z. B. 100–1000 mg **Prednisolon**. Corticosteroide, z. B. Prednisolon (initial 25 mg/d, danach langsam ausschleichen) können kurzfristig (7–14 d) auch bei chronischer Urtikaria eingesetzt werden, wenn Antihistaminika nicht ausreichend wirksam sind und eine rasche klinische Besserung gewünscht wird. Bei therapierefraktärer chronischer Urtikaria war in 20–50% der Fälle auch der Leukotrienantagonist Montelukast (Singulair®) in einer Dosierung von einmal 10 mg/d wirksam. Lebensbedrohliche Komplikationen erfordern eine sofortige Notfallbehandlung (Näheres s. anaphylaktischer Schock). Bei chronischer Urtikaria hat sich gelegentlich neben den $H_1$-Antihistaminika die zusätzliche Gabe von $H_2$-Antihistaminika, z. B. **Ranitidin** (z. B. Ranitidin-ratiopharm® 300 mg/d), als sinnvoll erwiesen. Calciumhaltige Präparate sind ohne Nutzen. Vielmehr sind gelegentlich Calciumantagonisten in Kombination mit $H_1$-Antihistaminika wirksam.

Die Behandlung des *Angioödems* entspricht der der Urtikaria. Lediglich das von Quincke beschriebene und nach ihm benannte hereditär-angioneurotische Ödem (ein seltener familiärer Defekt mit $C^1$-Inaktivator-Mangel) erfordert eine spezifische Behandlung. Im akuten Anfall **$C^1$-Esterase-Inhibitor** (Berinert®) 500–1000 E langsam i.v., ggf. auch prophylaktisch, z. B. vor einer Zahnextraktion oder anderen operativen Maßnahmen. Für die Langzeitprophylaxe hat sich das Androgenderivat **Danazol** (200–600 mg/d oral) bewährt, das die hepatische Synthese von $C^1$-Esterase-Inhibitor steigert. In schweren Fällen wird dauerhaft mit $C^1$-Esterase-Inhibitor substituiert.

# Virusinfektionen der Haut

## Herpes simplex

Bei unkompliziertem *Herpes labialis* ist die Spontanabheilungszeit von 7–10 d kaum abzukürzen. Im Vordergrund der Behandlung stehen deshalb vor allem austrocknende Maßnahmen, z. B. in Form von **Zinkschüttelmixtur** oder **weicher Zinkpaste**. Topisch applizierte **Virostatika** (Aciclovir, Penciclovir, Idoxuridin) haben bei Normalpersonen keinen gesicherten therapeutischen Nutzen, allenfalls lindern sie bei abwehrgeschwächten Patienten die Schmerzen.

Der primäre sowie häufig rezidivierende *Herpes genitalis* wird oral mit 5-mal 200 mg/d **Aciclovir** (z. B. Zovirax®) behandelt. Alternativ und in direkt vergleichenden Studien äquieffektiv ist die Gabe von 2-mal tgl. 500–1000 mg **Valaciclovir** (Valtrex® S) oder 3-mal tgl. 250 mg **Famciclovir** (Famvir®). Als Prodrugs von Aciclovir bzw. Penciclovir zeichnen sie sich vor allem durch eine höhere Bioverfügbarkeit aus. Eine Lokaltherapie hat keine sicheren Effekte. Bei schwer verlaufender Primärinfektion mit systemischer Begleitsymptomatik wird **Aciclovir** 3-mal tgl. 5 mg/kg als i.v. Kurzinfusion über 5 d gegeben. Aciclovir inaktiviert latente Herpesviren nicht und kann daher Rezidive nicht verhindern. Nach einer neueren Studie lässt sich jedoch durch 1-mal tgl. Gabe von 500 mg Valaciclovir die Infektion durch einen HSV-2 infizierten Partner zu ca. 75% verhindern.

*Generalisierte Herpes-simplex-Infektionen* (z. B. Enzephalitis) werden mit höheren Dosen von Aciclovir (z. B. Zovirax®) 3-mal tgl. 10 mg/kg als i.v. Kurzinfusion über 10 d behandelt.

## Varizellen (Windpocken)

Erstinfektion durch Varicella-zoster-Virus, vorwiegend Kinderkrankheit mit hoher Kontagiosität. Danach entwickelt sich eine Viruslatenz in sensorischen Ganglien, die bei Reaktivierung eine Zweitinfektion als Herpes zoster (s. unten) auslöst.

Symptomatische Lokaltherapie, z. B. mit **Zinkschüttelmixtur**, bei Juckreiz $H_1$-Antihistaminika oral, z. B. **Dimetinden** (Fenistil®), **Clemastin** (Tavegil®) oder wenig sedierende $H_1$-Antihistaminika, z. B. **Loratadin** oder **Cetirizin**. Bei Fieber Bettruhe.

## Herpes zoster

Zweitinfektion mit Varicella-zoster-Virus (s. Varizellen) gelegentlich nach Reaktivierung durch Immunsuppression, Malignome oder konsumierende Krankheiten.

Bei schweren Verlaufsformen möglichst frühzeitig **Aciclovir** 10 mg/kg als i.v.-Kurzinfusion alle 8 h über 5–10 d. Bei nichtimmunsupprimierten Patienten können auch 5-mal 800 mg/d oral über 7–10 d gegeben werden, alternativ **Famciclovir** (Famvir® Zoster) 3-mal 250–500 mg/d oral oder **Valaciclovir** (Valtrex®) 3-mal 1 g/d oral. Äußerlich austrocknende Maßnahmen, z. B. **Zinkpuder**, **Zinkschüttelmixtur**. Bei bakteriellen Sekundärinfektionen Lokalantibiotika, z. B. **Fusidinsäure**. Die häufig schweren Neuralgien werden mit Analgetika (z. B. Paracetamol) oder nichtsteroidalen Antiphlogistika (z. B. Ibuprofen) behandelt. Eine Injektion großer Dosen von B-Vitamin-Kombinationen ist üblich, aber unwirksam.

## Warzen

Erreger sind Human-Papilloma-Viren (HPV). Je nach auslösendem Virustyp werden morphologisch differente Warzenformen unterschieden. *Verrucae vulgares* (vulgäre Warzen) sind insbesondere an Händen oder Fußsohlen lokalisiert. Die *Verrucae plantares* (Fußsohlenwarzen) kommen vor allem am Fußgewölbe vor. *Verrucae planae juveniles* (plane Warzen) treten besonders bei Kindern und Jugendlichen im Gesicht (Stirn, Schläfen, perioral) und an den Händen oft plötzlich und großflächig auf.

Überwiegend sind Kinder und Jugendliche betroffen, hauptsächlich Atopiker. Die erworbene Immunität schützt vor weiteren Infektionen. Bei entsprechender Disposition (z. B. periphere Durchblutungsstörungen, Abwehrschwäche) ist jedoch ein chronisch-rezidivierender Verlauf bzw. ein Wiederauftreten möglich. Wegen hoher Selbstheilungstendenz keine Behandlung, die zu Narbenbildung und anderen Dauerschäden führt (z. B. operative Maßnahmen, Elektrokauter, Röntgenbestrahlung).

**Salicylsäure** ist zur Keratolyse bei den meisten Warzenarten geeignet, ausgenommen plane Warzen im Gesicht. Verwendet werden 10–20%ige Salicylsäurezubereitungen, auch in Kombination mit Milchsäure (z. B. Collomack®, Duofilm®). Besonders praktikabel ist der Einsatz von **Salicylsäure-Pflastern** (z. B. Guttaplast®), das für 2–3 d auf der Warze fixiert wird. Anschließend wird das Hornzellmaterial mit Hornhauthobel oder scharfem Löffel abgetragen. Die Behandlung wird ggf. mehrmals wiederholt und kann mehrere Wochen dauern. Der Zusatz von Zytostatika, z. B. Fluorouracil (in Verrumal®), verbessert die Erfolgsquote nur unwesentlich. Daher sollen diese allenfalls nur kleinflächig, zeitlich auf 10–14 d begrenzt und nicht während der Schwangerschaft angewendet werden. Eine neue Therapieoption bei Infektionen mit Papillomaviren (*Veruca vulgaris*) ist **Imiquimod** (Aldara®, s. unten). Einer breiteren Anwendung stehen allerdings bislang die hohen Kosten entgegen.

Bei einzelnen Warzen empfiehlt sich die Entfernung mittels **Kryotherapie** durch Betupfen mit flüssigem Stickstoff und Abtragen der nach 1–2 d entstehenden Blasen mit der Schere. Wiederholung in 1- bis 3-wöchigen Abständen. Das Verfahren ist schmerzhaft. Eine weitere Option ist der $CO_2$-Laser. Bei *Verrucae planae* im Gesicht sind wegen der hohen Selbstheilungstendenz schonende Maßnahmen ausreichend, evtl. Suggestivtherapie.

### *Condylomata acuminata*

Erreger der Condylomata acuminata (Feigwarzen) sind Human-Papilloma-Viren (HPV-Typ 6 und 11). Feigwarzen zählen zu den sexuell übertragbaren Krankheiten. Häufigste Lokalisation im Anogenitalbereich (Glans penis, Vulva, perianal), selten an der Mund-, Rachen- und Kehlkopfschleimhaut. Bei sehr ausgedehnten Kondylomen an Immunschwäche (AIDS) denken.

Die Behandlung erfolgt durch Pinselung mit **Podophyllotoxin** (Condylox®), dem mitosehemmenden Wirkstoff von Podophyllin mit deutlich verbesserter lokaler Verträglichkeit. Gesundes Gewebe sollte vorher sorgfältig mit Zinkpaste abgedeckt werden. Anwendung 2-mal tgl. mit Wattestäbchen an 3 aufeinander folgenden Tagen pro Woche bis zu einer Dauer von 4 Wochen. Maximal sollen nur 10 Feigwarzen einer Größe von 1–10 mm (150 $mm^2$ Fläche) mit einer Dosis von 0,25 ml pro Sitzung behandelt werden. Die Applikation sollte auf kleine Bezirke beschränkt bleiben und nicht auf entzündete oder blutende Feigwarzen erfolgen, da nach Resorption schwere Neuropathien vorgekommen sind. Podophyllotoxin darf wegen seiner teratogenen Wirkung nur bei Männern angewendet werden.

Alternativ kann eine 0,5%ige wässrige Colchicinlösung eingesetzt werden. Topisches **Interferon beta human** weist dagegen nur eine geringe Wirksamkeit auf (ca. 30–40%). Für Frauen auch im gebärfähigen Alter steht **Imiquimod** (Aldara®) zur Verfügung. Sein antiviraler Effekt wird auf eine immunmodulatorische Wirkung durch Induktion verschiedener Cytokine, insbesondere von Interferon $\alpha$, zurückgeführt. Dreimal wöchentliche lokale Applikation über maximal 16 Wochen führt nach einer plazebokontrollierten klinischen Studie zu Clearance-Raten von 72% (bei Männern 33%). Unerwünschte Wirkungen sind allerdings häufig und bestehen im Wesentlichen aus lokalen Reizerscheinungen mit Erythem, Juckreiz, Erosion, Schuppenbildung und Ödem. Aufgrund nur geringer Resorption sind systemische Nebenwirkungen selten, z. B. Kopfschmerzen, grippeähnliche Symptome und Muskelschmerzen. Bei unzureichendem Therapieerfolg der Lokalbehandlung ist eine elektrokaustische Entfernung indiziert.

### *Molluscum contagiosum*

Infektiöse Akanthome durch ein zur Pockengruppe zählendes DNS-Virus. Die Übertragung geschieht durch Schmierinfektion, vorwiegend bei Kindern und Jugendlichen (Atopiker!). Im Erwachsenenalter an AIDS denken. Prädilektionsstellen sind Gesicht, Hals sowie Axillar- und Genitalbereich. Die Behandlung erfolgt durch Anritzen der Knötchen und Abtragen mit dem scharfen Löffel. Anschließend wird mit Povidon-Iod (z. B. Betaisodona®) desinfiziert.

## Wundinfektionen

Wundinfektionen werden lokal mit **Antiseptika** behandelt, z. B. Ethacridin (Rivanol®), Silbernitrat, Kaliumpermanganat in Form von Umschlägen oder Povidon-Iod (z. B. Betaisodona®), Gentianaviolett, Fuchsin und Malachitgrün als Lösungen, Schüttelmixturen, Gele oder Salben. 0,5–2%ige **Lokalantibiotika** wie Neomycin oder Bacitracin sind wegen ihrer sensibilisierenden Eigenschaften wenig geeignet. Grundsätzlich sollten lokal keine Antibiotika verwendet werden, die systemisch eingesetzt werden, z. B. Gentamicin oder Fusidinsäure. Insbesondere gilt die lokale Gabe von Chloramphenicol als Kunstfehler. Als Lokalantibiotikum kann **Mupirocin** (z. B. Turixin®) angewandt werden.

Bei tiefen Wunden und Generalisierung der Infektion erfolgt eine systemische Antibiotikatherapie nach Antibiogramm oder ungezielt nach den häufigsten Erregern (Streptokokken, Staphylokokken). Im Vordergrund stehen Cephalosporine, z. B. **Cefadroxil** (z. B. Cedrox®) oder **Cefazolin** (z. B. Basocef®). Bei bakterieller Mischbesiedelung (Pseudomonas aeruginosa, Anaerobier) Gabe von **Imipenem** (Zienam®) bzw. **Meropenem** (Meronem®) oder kombinierte Anwendung von beispielsweise **Cefotaxim** (z. B. Claforan®) plus **Clindamycin** (z. B. Sobelin®). Tetracycline sind wegen zunehmender Resistenzentwicklung wenig geeignet.

## Wundversorgung

Traumatische Wunden heilen nach chirurgischer Primärversorgung spontan ab. Diese wird innerhalb der ersten 6–8 h mit Wundrandexzision, Naht, Ruhigstellung und Tetanusprophylaxe (s. dort) durchgeführt. Eine zusätzliche Behandlung, z. B. mit Antibiotika ist in der Regel nicht erforderlich. Antiseptika aus der Gruppe der Chinolinderivate und Triphenylmethanfarbstoffe sowie Lokalantibiotika und Antimykotika sind von fragwürdigem Wert und wegen ihrer wundheilungshemmenden Eigenschaften bzw. des hohen Sensibilisierungsrisikos abzulehnen.

Als Mittel der Wahl zur Behandlung lokaler Wundinfekte gelten das Antiseptikum **Octenidin** (Octenisept®) oder silberhaltige Wundauflagen. Prinzipiell wird jedoch eine Infektion durch Ulkusreinigung und die Wiederherstellung der normalen Blutzirkulation wirksam bekämpft. Stark verschmutzte Wunden werden mit Wasserstoffperoxid 3%, ältere Wunden mit Kaliumpermanganatbädern oder Umschlägen mit hypertoner Kochsalzlösung (3–10%) gereinigt. Der Nutzen proteolytischer Enzyme, z. B. Fibrinolysin, Streptokinase oder Kollagenasen, ist nicht belegt. Als Wundabdeckung sind wirkstofffreie Wundauflagen wie Oleo-Tüll®, Silberfolien oder Hautersatzfolien, z. B. Aeroplast®, Epigard®, Syspur-derm®, geeignet. Aufgrund seiner abdeckenden, adstringierenden, austrocknenden sowie exsudatbindenden Eigenschaften wird ferner **Zinkoxid** in mehreren Zubereitungen, z. B. zur Randabdeckung von Ulcera crurum, in der Säuglings- und Kleinkinderpflege, bei Windeldermatitis, subakuten intertriginösen Entzündungen, leichteren Verbrennungen oder bei Dekubitalläsionen eingesetzt und ist auch nach kontrollierten klinischen Studien wirksam. Für andere Wundbehandlungsmittel liegen dagegen keine ausreichenden Wirksamkeitsbelege vor.

Eine mögliche zukünftige Therapieoption sind topische Präparate mit Wachstumsfaktoren wie **Becaplermin** (Regranex®). Die derzeitige Datenlage ist jedoch noch uneinheitlich. Bei nässenden, infizierten Wunden eignet sich zur Reinigung die Adsorption mit Dextranomer (Debrisorb®). Bei chronischen Wunden steht die Behandlung der Grundkrankheit, beispielsweise beim Ulcus cruris, die möglichst weitgehende Beseitigung der chronisch venösen Mikro- und Makrozirkulationsstörung durch Kompressionsverbände, im Vordergrund (s. Kap. 5).

# 10 Herz- und Kreislaufkrankheiten

*Thomas Eschenhagen*

## Herzinsuffizienz

Die Herzinsuffizienz bezeichnet die Unfähigkeit des Herzens, eine den Ansprüchen des Organismus entsprechende Förderleistung zu erbringen. Sie beruht meistens auf einer Kontraktionsschwäche des Myokards infolge koronarer Herzkrankheit, chronischer Druck- und Volumenbelastung (Hypertonie, Klappenfehler), Entzündungen oder Kardiomyopathien. Ohne Kontraktionsschwäche der Herzmuskulatur können auch Erkrankungen des Myokards (LV-Hypertrophien) oder des Perikards durch Behinderung der diastolischen Füllung und hochgradige Tachy- oder Bradyarrhythmien eine Herzinsuffizienz verursachen. Die reine diastolische Herzinsuffizienz ohne systolische Funktionseinschränkung kommt häufig bei Älteren sowie Hypertonikern vor und ist arzneitherapeutisch eine Sonderform. Im Vordergrund stehen hierbei Diuretika. Eine Herzinsuffizienz kann akut auftreten (kardial bedingtes Lungenödem, kardiogener Schock) oder chronisch verlaufen. Die wichtigsten Symptome der chronischen Herzinsuffizienz sind Stauungserscheinungen im kleinen (Dyspnoe, Zyanose, Lungenödem) und großen Kreislauf (Halsvenenstauung, Lebervergrößerung, gastrointestinale Störungen, prätibiale Ödeme, Aszites) sowie eingeschränkte Leistungsfähigkeit und Müdigkeit als Zeichen der peripheren Minderdurchblutung.

Körpereigene Kompensationsmechanismen dienen dazu, möglichst lange ein ausreichendes Herzzeitvolumen und eine ausreichende Durchblutung zentraler Organe aufrechtzuerhalten. Hierzu gehören neben dem Frank-Starling-Mechanismus vor allem die Aktivierung des sympathischen Nervensystems und des Renin-Angiotensin-Aldosteron-Systems. Aktivierung dieser neurohumoralen Systeme führt über Tachykardie, Vasokonstriktion, Nachlasterhöhung, vermehrte Salz- und Wasserretention und pathologischen Umbau des Herzens (sog. „remodeling") zu einer Beschleunigung des Krankheitsprozesses. Die neurohumorale Blockade steht daher im Zentrum der Arzneitherapie.

Patienten mit chronischer Herzinsuffizienz werden nach dem klinischen Schweregrad vereinfacht in vier Klassen (New York Heart Association, NYHA) eingeteilt (*Tabelle 10.1*). Die Therapie besteht in kausalen, allgemeinen und medikamentösen Maßnahmen. Kausal können arterielle Hypertonie, Hyperthyreose, Herzrhythmusstörungen und Klappenfehler behandelt werden. Allgemeine Maßnahmen sind Gewichtsreduktion sowie Kochsalz- und Flüssigkeitsbeschränkung (max. 2 l/d) und Vermeidung von Stresssituationen. Regelmäßige leichte körperliche Aktivität hat sich als sinnvoll erwiesen (Schonung nur bei akuter Dekompensation). Prinzipien der Arzneitherapie sind:

- neurohumorale Blockade mit ACE-Hemmern oder $AT_1$-Rezeptorantagonisten, Betarezeptorenblockern und Aldosteronantagonisten,
- hämodynamische Entlastung des Herzens durch Senkung von Vorlast und Nachlast mit Diuretika und ACE-Hemmern oder $AT_1$-Rezeptorantagonisten,
- Steigerung der Kontraktionskraft des Herzens mit positiv inotropen Substanzen.

**Tabelle 10.1**
**Therapie der chronischen Herzinsuffizienz nach Schweregraden**

| NYHA-Klasse | | Allgemeinmaßnahmen[a] | ACE-Hemmer | Betarezeptorenblocker | Diuretika | Herzglykoside |
|---|---|---|---|---|---|---|
| I | Keine Einschränkung der körperlichen Leistungsfähigkeit | | + | + | | |
| II | Beschwerden bei unüblicher körperlicher Belastung | + | ++ | ++ | + | (+) |
| III | Beschwerden bei gewohnter körperlicher Tätigkeit | + | ++ | ++ | ++ | ++ |
| IV | Beschwerden in Ruhe | ++ | ++ | ++ | ++ | ++ |

[a] Gewichtsreduktion, Kochsalz- und Flüssigkeitsbeschränkung, Vermeidung von Stressreaktionen.

## Therapie der chronischen Herzinsuffizienz

Der Nutzen der einzelnen Therapieprinzipien hängt ab von klinischer Konstellation, Begleitkrankheiten sowie dem Schweregrad der Insuffizienz (s. *Tabelle 10.1*). Sie orientiert sich heute an den Ergebnissen kontrollierter klinischer Studien.

Ob eine *asymptomatische Einschränkung der linksventrikulären Funktion* (NYHA Klasse I) einer Therapie bedarf, ist umstritten. Große Studien (z. B. SOLVD Prevention Trial 1992, SAVE 1992) haben gezeigt, dass ACE-Hemmer bei asymptomatischen Patienten mit einer Ejektionsfraktion von <35% bzw. <40% zu einer geringen Senkung der Manifestationshäufigkeit der Herzinsuffizienz bzw. der Letalität führen. Oft ist die Frage aber hinfällig, weil die in dieser Gruppe häufigen Patienten mit Zustand nach Myokardinfarkt unter sekundärprophylaktischer Indikation mit ACE-Hemmern und Betarezeptorenblockern behandelt werden. Herzglykoside sind außer bei Vorhofflimmern zur Frequenzreduktion nicht indiziert.

Die *manifeste Herzinsuffizienz* (NYHA Klasse II bis IV) wird in der Regel mit einer Kombination aus ACE-Hemmern, Betarezeptorenblockern, Diuretika und zunehmend auch Aldosteronantagonisten behandelt. Diuretika sind bei Ödemen stets indiziert, in höheren Stadien in der Regel in Kombination mit kaliumsparenden Diuretika. Herzglykoside senken bei schwerer manifester Herzinsuffizienz (NYHA III-IV) und Sinusrhythmus die Hospitalisierungsrate, ohne die Letalität zu beeinflussen (DIG-Studie 1997). Der günstige Effekt ist auf niedrige Digoxinspiegel beschränkt. Bei Patienten mit absoluter Arrhythmie und schneller Überleitung sind Herzglykoside in allen NYHA Klassen indiziert. Bei Rechtsherzinsuffizienz, Hyperthyreose, Amyloidose oder Myokarditis sind Herzglykoside weniger gut wirksam. Der Aldosteronrezeptorantagonist Spironolacton verbessert bei NYHA III–IV, wahrscheinlich unabhängig von seinem geringen diuretischen und kaliumsparenden Effekt die Prognose und ist daher in niedriger Dosis (25 mg) zusätzlich zu ACE-Hemmern, Betarezeptorenblockern, Diuretika und Herzglykosiden indiziert. Bei gleichzeitiger Hypertonie steht die Blutdrucksenkung mit ACE-Hemmern, Diuretika oder Betarezeptorenblockern im Vordergrund.

Zur Prophylaxe von Herzrhythmusstörungen ist insbesondere auf Normokaliämie und korrekte Dosierung von Herzglykosiden zu achten (cave neue Grenzwerte!). Betarezeptorenblocker haben den am besten dokumentierten Effekt zur Verhinderung des plötzlichen Herztods im Gesamtkollektiv von Patienten mit Herzinsuffizienz. Lebensbedrohliche und schwere symptomatische Herzrhythmusstörungen sind eine Indikation für Amiodaron oder auch Sotalol, häufig zusätzlich zu einem implantierbaren Kardioverter-Defibrillator.

### *ACE-Hemmer*

Bei chronischer Herzinsuffizienz sind ACE-Hemmer aufgrund ihrer prognostischen und symptomatischen Wirkung in allen Stadien indiziert. Sie erweitern arterielle und venöse Gefäße. Sie senken den peripheren arteriellen Gefäßwiderstand (Nachlast) mit Entlastung des linken Ventrikels und Verbesserung der ventrikulären Entleerung, Anstieg des Herzzeitvolumens und Zunahme der Organdurchblutung. Die Erhöhung der venösen Kapazität führt zu einer Abnahme des linksventrikulären Füllungsdrucks (Vorlast) und der pulmonalen Stauungserscheinungen. Neben den peripheren Wirkungen greifen ACE-Hemmer direkt in das prognostisch ungünstige „Remodeling" ein, indem sie wachstums- und fibrosefördernde Effekte von Angiotensin II verhindern. Ein wichtiger Vorteil gegenüber anderen Vasodilatatoren ist eine Hemmung der Sympathikusaktivität und damit der reflektorischen Tachykardie.

Eine Therapie mit ACE-Hemmern erfolgt bei Herzinsuffizienz langsam einschleichend (Captopril 2-mal 6,25 mg). Die lebensverlängernd wirkende Zieldosis entspricht der bei Hypertonie angewendeten Maximaldosis: **Captopril** 2- bis 3-mal 50 mg/d, **Enalapril** 2-mal 2,5–10 mg/d, **Lisinopril** 1-mal 2,5–20 mg/d, **Perindopril** 1-mal 2–4 mg/d und **Quinapril** 1-mal 2,5–20 mg/d, **Ramipril** 1-mal 5–10 mg/d. In der Dauertherapie sollten die einmal täglich zu gebenden ACE-Hemmer aus Compliance-Gründen bevorzugt werden. Dosislimitierender Faktor ist die Hypotonie. Herzinsuffiziente Patienten reagieren auf ACE-Hemmer bei gleichzeitiger Therapie mit Diuretika und natriumarmer Diät (aktiviertes Renin-Angiotensin-System) initial oft mit ausgeprägter Hypotonie. In diesen Fällen deshalb vorsichtiger Therapiebeginn mit kleinen Dosen. Nach Erstgabe von Captopril ist eine Überwachung von mindestens 2 h, nach lang wirkenden ACE-Hemmern von mindestens 8 h erforderlich. Wegen der Gefahr der Hyperkaliämie Vorsicht bei Patienten mit Niereninsuffizienz und bei Kombination mit kaliumsparenden Diuretika. Die Wirkung von ACE-Hemmern kann durch nichtsteroidale Antiphlogistika, z. B. Acetylsalicylsäure in Dosen ab 300 mg, gehemmt werden.

### *$AT_1$-Rezeptorantagonisten*

Bei Unverträglichkeit von ACE-Hemmern werden $AT_1$-Rezeptorantagonisten (Sartane) gegeben. Dies gilt vor allem für Husten, alle anderen Nebenwirkungen sind bei ACE-Hemmern und Sartanen weitgehend identisch. **Losartan** (initial 1-mal 12,5 mg/Tag, Zieldosis 1-mal 50 mg/d oral) ist bisher als einziger Vertreter dieser Substanzklasse bei Herzinsuffizienz zugelassen, weil Wirkgleichheit mit Captopril bei besserer Verträglichkeit nachgewiesen wurde (ELITE-II 2000). Inzwischen liegen aber auch für **Valsartan** (VALIANT 2003) und für **Candesartan** (CHARM 2003) gute Daten vor, die eine vergleichbare Wirksamkeit bei Herzinsuffizienz annehmen lassen.

**Andere Vasodilatatoren.** **Nitrate** haben allein keinen günstigen Effekt auf die Prognose der Herzinsuffizienz. In Kombination mit Hydralazin zusätzlich zu Digoxin und Diuretika senken sie die Letalität, waren aber weniger wirksam als Enalapril. **Alpharezeptorenblocker** (Prazosin, Terazosin, Doxazosin) wirken zwar akut, haben sich jedoch bei langfristiger Therapie der Herzinsuffizienz als nicht wirksam erwiesen und verdoppelten sogar bei Hypertonikern das Risiko für die Entwicklung einer Herzinsuffizienz (ALLHAT 2000).

### Betarezeptorenblocker

Während Betarezeptorenblocker früher bei Herzinsuffizienz kontraindiziert waren, ist seit einigen Jahren nachgewiesen, dass sie bei *einschleichender* Therapie mit *sehr niedrigen* Dosen in allen Studien einen lebensverlängernden Effekt haben, wenn sie zusätzlich zu ACE-Hemmern, Diuretika und ggf. Herzglykosiden gegeben werden. Der Effekt ist stärker als der von ACE-Hemmern und ist in gleicher Weise für das alpha- und betarezeptorenblockierend wirkende **Carvedilol** wie auch für die beta$_1$-selektiven Blocker **Bisoprolol** und **Metoprolol** nachgewiesen. Blockade der deletären Sympathikuswirkungen durch Betarezeptorenblocker verursacht unter anderem eine Herzfrequenzsenkung, eine damit einhergehende Verringerung des Energieverbrauchs, einen Rückgang des Zelluntergangs sowie eine Hemmung der Reninfreisetzung. Zusätzlich kommt es am Herzen zu einer Resensitivierung gegenüber den Wirkungen von Catecholaminen, was möglicherweise die Verbesserung der kardialen Leistung und der körperlichen Belastbarkeit erklärt.

*Dosisempfehlung:* Beginn mit nicht mehr als 1/10 der Zieldosis und Verdopplung der Dosis in Stufen nicht kürzer als 2 Wochen. Besondere Vorsicht gilt bei hochgradiger Herzinsuffizienz (NYHA III/IV), da hier mit schweren initialen Reaktionen zu rechnen ist. Dennoch ist auch hier der therapeutische Erfolg, bisher allerdings nur für Carvedilol, dokumentiert (Copernicus 2001). Eine klinische Besserung tritt mit Verzögerung von mindestens 8–12 Wochen auf. Zieldosen sind die gleichen wie bei Hypertonie: 1-mal 10 mg Bisoprolol, 2-mal 25 mg Carvedilol und 1-mal 200 mg retardiertes Metoprolol (z. B. Beloc® Zok). Dosislimitierende Faktoren sind Bradykardie und Hypotonie. Bei Metoprolol und, weniger ausgeprägt, bei Carvedilol ist zu beachten, dass etwa 8% der Bevölkerung aufgrund eines CYP2D6-Mangels etwa 5- bzw. 2,5fach höhere Spiegel aufweisen.

### Diuretika

Diuretika gehören zur Basistherapie der manifesten Herzinsuffizienz und sind ab NYHA II mit Ödemen indiziert. Diuretika wirken besonders bei diastolischer Herzinsuffizienz, gleichzeitigem Vorliegen von arterieller Hypertonie, Cor pulmonale, bradykarden Rhythmusstörungen sowie bei Herzinsuffizienzformen, die auf Herzglykoside schlecht ansprechen (Hyperthyreose, Amyloidose, Myokarditis).

Bei leichten bis mittelschweren Insuffizienzformen und normalem Serumkreatinin sind Thiaziddiuretika Mittel der Wahl, z. B. **Hydrochlorothiazid** 1-mal 12,5–25 mg/d morgens oral.

Wirkungsmaximum bei diesen Substanzen nach 4–6 h, Wirkungsdauer 12–24 h. Bei der Therapie mit Diuretika ist vor allem das Risiko einer Hypokaliämie zu beachten, daneben kann es zur Erhöhung von Harnsäure und Blutzucker kommen. Wegen der Hypokaliämie auf kaliumreiche Kost achten, großzügige Indikation von kaliumsparenden Diuretika wie **Triamteren** oder **Amilorid** als Kombinationspräparate (z. B. Dytide H® oder Moduretik®). Ab NYHA III steht **Spironolacton** (z. B. Aldactone® 25 mg/d) anstelle von Triamteren oder Amilorid als Aldosteronantagonist im Vordergrund (s. unten). Zu beachten ist aber die Kombination von kaliumsparenden Diuretika und ACE-Hemmern, die besonders bei Niereninsuffizienz und bei älteren Patienten zur Hyperkaliämie und damit wie die Hypokaliämie zu Herzrhythmusstörungen führen kann.

Bei eingeschränkter Nierenfunktion (Glomerulusfiltrat <30 ml/min, Serumkreatinin >2 mg/dl) verlieren Thiaziddiuretika ihre Wirkung, weil sie vom Tubuluslumen wirken und nicht mehr in ausreichender Konzentration an den Wirkort gelangen. In diesen Fällen Schleifendiuretika, z. B. **Furosemid** morgens und mittags 40 mg. Bei schwereren Formen der Herzinsuffizienz ist Furosemid symptomorientiert und grundsätzlich mehrmals tgl. zu dosieren. Neuere Schleifendiuretika wie Torasemid (Unat®) haben aufgrund einer langsamer einsetzenden und länger anhaltenden Wirkung möglicherweise Vorteile (s. *Tabelle II.8*). Eine sekundäre „Schleifendiuretikaresistenz" lässt sich durch zusätzliche Gabe eines Thiaziddiuretikums (z.B. Hydrochlorothiazid 25 mg) durchbrechen.

### Aldosteronantagonisten

Der Aldosteronantagonist **Spironolacton** ist vor allem bei sekundärem Hyperaldosteronismus und fortgeschrittenen Stadien in einer niedrigen Dosis (25 mg/d) indiziert. Bei Patienten mit Herzinsuffizienz im Stadium NYHA III und IV verbessert er zusätzlich zu ACE-Hemmern, Diuretika, Herzglykosiden und teilweise Betarezeptorenblockern die Prognose herzinsuffizienter Patienten (RALES 1999). Unter Studienbedingungen kam es nicht vermehrt zu Hyperkaliämie, aber bei 10% der Männer zu einer Gynäkomastie. Eine Studie bei Postinfarktpatienten mit eingeschränkter linksventrikulärer Funktion mit dem spezifischen Aldosteronantagonisten **Eplerenon** (Inspra®), der keine Gynäkomastie verursacht, hat die RALES-Studie bestätigt (Pitt 2003). Allerdings war der Effekt bei den mit ACE-Hemmern, Betarezeptorenblockern, Diuretika und Digoxin behandelten Patienten etwas geringer. Auch zeigten sich jetzt ein signifikant höherer mittlerer Kaliumspiegel und eine Zunahme von Hyperkaliämien, was dafür spricht, dass zumindest ein Teil der günstigen Wirkung der Aldosteronantagonisten auf die kaliumsparende Wirkung zurückzuführen ist.

### Herzglykoside

Herzglykoside sind bei manifester Herzmuskelinsuffizienz (NYHA III und IV) sowie bei Herzinsuffizienz mit absoluter Arrhythmie indiziert. Bei diastolischer Herzinsuffizienz, Rechtsherzinsuffizienz, Hyperthyreose, Amyloidose und Myokarditis sind Herzglykoside weniger gut wirksam. Bei Vorhofflimmern und Vorhofflattern mit absoluter Arrhythmie wird zur Senkung der Kammerfrequenz nicht die positiv-inotrope, sondern die negativ-dromotrope Wirkung ausgenutzt. Herzglykoside haben im Gesamtkollektiv keinen Effekt auf die Gesamtsterblichkeit, senken jedoch den Endpunkt Tod oder Krankenhauseinweisung aufgrund einer Verschlechterung der Herzinsuffizienz, was prinzipiell ihren symptomatischen Nutzen belegt (DIG-Studie 1997). Retrospektive Auswertungen der DIG-Studie (Rathore et al. 2003) zeigen eine Senkung der Letalität jedoch nur bei niedrigen Digoxinspiegeln (0,5–0,8 ng/ml), während Spiegel über 1,2 ng/ml mit einer Übersterblichkeit einhergingen. Der therapeutische Effekt von Digoxin beruht möglicherweise nicht auf der positiv-inotropen Wirkung höherer Dosierungen, sondern auf der antiadrenergen Wirkung niedriger Dosen. Ob dieser neurohumorale Digoxineffekt bei der heute üblichen Therapie mit Betarezeptorenblockern noch bedeutsam ist, bleibt nachzuweisen.

**Auswahl.** Alle Herzglykoside sind therapeutisch äquivalent, unterscheiden sich aber in ihren pharmakokinetischen Eigenschaften (Einzelheiten s. *Tabelle II.6*, Teil II). Prinzipiell sollte sich der Arzt auf die beiden Standardglykoside Digoxin und Digitoxin beschränken. **Digoxin** wird ausreichend gut resorbiert, wirkt schnell und gleichmäßig, ist gut steuerbar und oral und parenteral applizierbar. β-Acetyldigoxin und Metildigoxin bieten keine Vorteile und sind meistens teurer. Ihre Einführung stammt aus der Zeit, in der noch keine gleichmäßig hohe Bioverfügbarkeit von Digoxinpräparaten erreichbar war. **Digitoxin** wirkt länger, was Vorteile (Gleichmäßigkeit, weniger Interaktionen), aber auch Nachteile (schlechtere Steuerbarkeit) hat. Digitoxin ist für die Therapie bei eingeschränkter Nierenfunktion und damit auch im höheren Lebensalter geeignet, da die Dosis bei eingeschränkter Nierenfunktion wegen kompensatorisch gesteigerter extrarenaler Elimination nicht reduziert werden muss. Grundsätzlicher Nachteil von Digitoxin ist das Fehlen von Endpunktstudien zur Letalität.

**Dosierung.** Herzglykoside sollten heute aufgrund der Daten der DIG-Studie niedriger dosiert werden als früher. Die Indikation zur Spiegelbestimmung ist großzügiger zu stellen, da sichere Zeichen der richtigen Dosis fehlen. Um unerwünschte Wirkungen möglichst zu vermeiden, ist zur Therapieeinleitung bei Digoxin die **langsame Digitalisierung** mit der mutmaßlichen Erhaltungsdosis der Regelfall (*Tabelle 10.2*). Konstante Plasmaspiegel und damit die volle Wirksamkeit werden in diesem Fall bei Digoxin nach 7–8 d erreicht. Für den Plasmaspiegel von **Digoxin** galten bisher Zielwerte von 1,2 ng/ml (0,5–2,0 ng/ml). Nach der DIG-Studie sind 0,5–0,8 ng/ml optimal, sodass die durchschnittliche Erhaltungsdosis von Digoxin nur noch 0,125–0,25 mg/d betragen sollte, insbesondere für Patienten über 60 Jahre. Bei **Digitoxin** gibt man als Initialdosis 3 d lang je 3 Tabletten 0,07 mg und geht dann auf die Erhaltungsdosis über. Auch für Digitoxin sind heute niedrige Erhaltungsdosen von 0,05–0,07 mg/d üblich. Unter ambulanten Bedingungen kann die Digitoxintherapie auch mit der Erhaltungsdosis eingeleitet werden, sodass eine langsame Aufsättigung in etwa 4 Wochen erfolgt.

**Tabelle 10.2**
**Therapie der Herzinsuffizienz mit positiv-inotropen Pharmaka**

| Wirkstoff | Präparat | Initialdosis | Erhaltungsdosis |
|---|---|---|---|
| **Digitalisglykoside** | | | |
| Digoxin | z. B. Lanicor® | 0,125–0,25 mg/d oral | 0,125–0,25 mg/d oral |
| Digitoxin | z. B. Digimerck® | 3-mal 0,07 mg/d für 3 d | 0,05–0,07 mg/d |
| **Dopamin und Derivate** | | | |
| Dopamin | Dopamin Fresenius® | 100–300 µg/min i.v. | |
| Dobutamin | Dobutrex® | 200–600 µg/min i.v. | |
| Dopexamin | Dopacard® | 0,5–4 µg/kg/min i.v. | |
| **Phosphodiesterasehemmstoffe** | | | |
| Milrinon | Corotrop® | 50 µg/kg in 10 min i.v. | 0,5 µg/kg/min bis tgl. 1,13 mg/kg i.v. |
| Enoximon | Perfan® | 0,5 mg/kg i.v., bis zu 3 mg/kg in 2 h | 4- bis 8-mal 0,5 mg/kg i.v. in 24 h |

### *Weitere positiv inotrope Substanzen*

**Phosphodiesterasehemmer** wirken über eine Erhöhung des cAMP-Gehalts in der Myokardzelle positiv-inotrop. **Enoximon** (Perfan®) und **Milrinon** (Corotrop®) sind nur für wenige Tage und lediglich zur parenteralen Therapie der akuten schweren Herzinsuffizienz zugelassen, die gegen alle anderen Pharmaka (Herzglykoside, Diuretika, ACE-Hemmer, Vasodilatatoren) refraktär ist (s. *Tabelle 10.2*). Ein möglicher Vorteil dieser Substanzen ist der gleichzeitige gefäßerweiternde Effekt („Inodilatoren") und dass sie unabhängig von Betarezeptoren, also auch in Anwesenheit von Betarezeptorenblockern wirken. Tachykarde Rhythmusstörungen, überproportionale Steigerung des Energieverbrauchs und Wirkungsabschwächung bei längerer Therapie sind jedoch wie bei allen cAMP-steigernden Wirkstoffen möglich und erklären wahrscheinlich, warum sie bei längerfristigem Gebrauch ebenso wie Betarezeptoragonisten (Dobutamin, Xamoterol) zu einer Verkürzung der Überlebenszeit geführt haben (PROMISE 1989).

Auch **Dobutamin, Dopexamin** und **Dopamin** stehen nur in parenteraler Form zur Verfügung und sind wie Enoximon und Milrinon nur bei akuter Dekompensation einer chronischen Herzinsuffizienz von Bedeutung (s. *Tabelle 10.2*).

### *Calciumantagonisten*

Calciumantagonisten sind wegen ihres negativ-inotropen Effekts bei systolischer Herzinsuffizienz prinzipiell kontraindiziert. Das gilt nicht nur für Verapamil und Diltiazem, sondern auch für Nifedipin und andere Dihydropyridine, die eine reflektorische Sympathikusaktivierung mit Tachykardie bewirken. Wenn überhaupt, sollten bei hohem Blutdruck lang wirkende Dihydropyridine (Amlodipin, Felodipin, Nisoldipin) gegeben werden, weil die Prognose von Patienten mit linksventrikulärer Dysfunktion darunter nicht verschlechtert wurde.

## Kardiogenes Lungenödem

Akute und schwerste pulmonale Stauungserscheinungen infolge Linksherzinsuffizienz. Das kardiogene Lungenödem ist meistens Ausdruck einer Herzmuskelinsuffizienz, kann jedoch auch bei Blutdruckkrisen und diastolischer Herzinsuffizienz, schweren Arrhythmien oder Mitralstenosen auftreten. Therapieziele sind Senkung des intravasalen Volumens, Vorlast- und Nachlastsenkung, Verbesserung der arteriellen $O_2$-Sättigung, Beseitigung der Atemnot und Behandlung der Grundkrankheit. Die **Sofortmaßnahmen** bestehen in:

- **Hochlagerung** des Oberkörpers, Senkung der Beine.
- **Sauerstoff** 3–6 l/min, ggf. Intubation und künstliche Beatmung.
- **Glyceroltrinitrat** 0,8 mg sublingual als Kapsel oder 0,4 mg als Spray ggf. mehrmals, anschließend i.v.-Infusion 50–200 mg/24 h.
- **Furosemid** 40–100 mg i.v. zur akuten Diurese, Senkung des intravasalen Volumens und Vasodilatation.
- Je nach Blutdruck Nachlastsenkung mit **Nitroprussidnatrium** als Infusion mit 15–250 µg/min.
- **Morphin** 5–10 mg i.v. zur Sedierung und Beseitigung der Atemnot infolge verminderter Erregbarkeit des Atemzentrums.

Bei ausgeprägter Erniedrigung des arteriellen Blutdrucks kommt die kombinierte Infusion von Vasodilatatoren (Glyceroltrinitrat s. oben) mit positiv-inotropen Substanzen in Frage, z. B. **Dopamin**, **Dobutamin**, **Dopexamin**, **Epinephrin** oder Phosphodiesterasehemmstoffe (s. *Tabelle 10.2*).

## Ductus arteriosus Botalli

Der durch Prostaglandin $E_1$ offen gehaltene Ductus kann nach der Geburt durch Prostaglandinsynthesehemmer wie **Indometacin** geschlossen werden. Das gelingt oft, aber nicht immer. Bei einem Geburtsgewicht von 1000 g und weniger waren die Erfolge relativ besser als bei größeren Kindern. Die eingesetzte Dosis war z. B. ca. 3 d nach Geburt Indometacin i.v. 0,2 mg/kg und je 0,1 mg/kg i.v. nach 12 bzw. 36 h. Der anfängliche Enthusiasmus wird gedämpft durch zahlreiche unerwünschte Wirkungen für das Kind, z. B. ileusartige Symptome, Enterokolitis, Melaena, Nierenschädigungen, intraventrikuläre Blutungen und Infekte. Eine Operation in der 1. Woche ist der Pharmakotherapie vorzuziehen.

Für die therapeutische Offenhaltung des Ductus Botalli wird **Alprostadil** (Prostaglandin $E_1$, Minprog Päd®) eingesetzt, um z. B. die Zeit bis zur operativen Korrektur zu überbrücken.

## Herzrhythmusstörungen

Herzrhythmusstörungen werden nach der Herzfrequenz (tachykard, bradykard) und nach ihrem Ursprung (supraventrikulär, ventrikulär) eingeteilt. Die Indikation zu jeder medikamentösen antiarrhythmischen Therapie muss sorgfältig gestellt werden, weil Antiarrhythmika häufig proarrhythmische und negativ-inotrope Wirkungen aufweisen, die zu einer Verschlechterung der Prognose beitragen. Dies gilt besonders bei Patienten mit koronarer Herzkrankheit oder Herzinsuffizienz. Bei schweren, lebensbedrohlichen Arrhythmien haben sich heute intrakardiale automatische Defibrillatoren als Therapie der Wahl bewährt. Indikationen zur medikamentösen Behandlung von Herzrhythmusstörungen sind:

- Beseitigung ausgeprägter subjektiver Beschwerden („Herzrasen", Schwindel; gilt vor allem für supraventrikuläre Rhythmusstörungen),
- Beseitigung hämodynamischer Auswirkungen (Blutdruckabfall, pektanginöse Symptome) und
- Verbesserung der Prognose durch Verhinderung des plötzlichen Herztodes.

Vor Therapiebeginn sind Art und Ursprung der Rhythmusstörung zu klären (EKG, Langzeit-EKG) und Ursachen zu beseitigen. Häufig kommen Herzrhythmusstörungen bei Herzinsuffizienz, koronarer Herzkrankheit, Schilddrüsenfunktions- und Elektrolytstörungen (Hypokaliämie, Hyperkaliämie) vor. Selten liegen angeborene Ursachen wie das Long-QT-Syndrom (LQT-Syndrom) oder das Brugada-Syndrom vor, die Ausdruck von Mutationen in kardialen Ionenkanälen sind.

### Medikamentös verursachte Herzrhythmusstörungen

Neben krankheitsbedingten Herzrhythmusstörungen sind medikamentös bedingte Rhythmusstörungen von Interesse. Von besonderer Bedeutung sind dabei Arzneimittel, die über Blockade von Kaliumkanälen die QT-Zeit verlängern und typischerweise *Torsades-de-Pointes*-Tachyarrhythmien auslösen. Dazu gehören Antibiotika, $H_1$-Antagonisten, Antidepressiva, Neuroleptika und verschiedene andere Arzneimittel. Tachykarde Rhythmusstörungen werden durch Herzglykoside, Catecholamine, Methylxanthine, trizyklische Antidepressiva und Neuroleptika ausgelöst, bradykarde Rhythmusstörungen durch Betarezeptorenblocker, Nicht-Dihydropyridin-Calciumantagonisten, Herzglykoside, Lithiumsalze sowie durch zentral wirkende Antihypertensiva. Die Antiarrhythmika selbst können paradoxerweise sowohl *Torsades-de-Pointes*-Tachyarrhythmien (Klasse III und IA) als auch tachykarde Reentry-Arrhythmien (vor allem Klasse IC) verursachen. Dies schränkt ihre Anwendung ein (s. oben). Die Behandlung medikamentös verursachter Arrhythmien erfolgt durch Absetzen und ggf. Elektrotherapie. Bei *Torsades de Pointes* ist Magnesiumsulfat (initial 8–16 mmol = 20–40 ml 10% Lösung in 5 min infundieren) Mittel der Wahl. Das Serumkalium sollte auf >4,5 mmol/l gebracht werden. Zur Einteilung von Antiarrhythmika s. Teil II.

### Sinustachykardie

Ursache suchen und nach Möglichkeit behandeln, z. B. bei Hyperthyreose. Eine trotz Standardtherapie mit ACE-Hemmern, Diuretika und ggf. Herzglykosiden fortbestehende Sinustachykardie bei Herzinsuffizienz spricht gut auf eine einschleichende Therapie mit Betarezeptorenblockern wie Bisoprolol, Carvedilol oder Metoprolol an. Bei vegetativer Sinustachykardie kann ebenfalls ein Versuch mit einem Betarezeptorenblocker gemacht werden, z. B. Atenolol 1-mal 25–50 mg/d oral.

## Supraventrikuläre Extrasystolen

Supraventrikuläre Extrasystolen sind häufig und in der Regel nicht behandlungsbedürftig. Bei gehäuftem Auftreten können sie Vorboten von Vorhofflimmern, Vorhofflattern oder von supraventrikulären Tachykardien sein. Wenn überhaupt, kommen am ehesten Betarezeptorenblocker wie Bisoprolol, Metoprolol oder Atenolol in Frage.

## Paroxysmale supraventrikuläre Tachykardien

### *AV-Knoten-Reentry-Tachykardie*

*Anfallsunterbrechung*: Vagusstimulation (Karotisdruck, Pressatmung). **Adenosin** (Adrekar®, 3–12 mg i.v. im Abstand von jeweils 1–2 min) ist wegen seiner kurzen Wirkungsdauer besonders gut steuerbar. Es kann zu kurzfristigem Sinusarrest kommen, zu beachten ist auch die Hypotonie mit Flush, Übelkeit und Schwindel. Alternativ **Verapamil** 5–10 mg langsam i.v. oder **Metoprolol** 5–10 mg langsam i.v., *Rezidivprophylaxe*: Verapamil, Metoprolol, Sotalol, ggf. Katheterablation.

### *Tachykardie bei Präexzitationssyndrom*

Vorzeitige Erregung der Kammer über akzessorische Leitungsbahnen (WPW-Syndrom, LGL-Syndrom). *Anfallsunterbrechung*: Vagusstimulation, Ajmalin 25–50 mg langsam i.v. *Rezidivprophylaxe*: Prajmaliumbitartrat 3- bis 4-mal 20 mg/d oral, Betarezeptorenblocker, IA- oder IC-Antiarrhythmika. Herzglykoside und Verapamil sind bei WPW-Syndrom kontraindiziert, da sie die Refraktärzeit der akzessorischen Bahn verkürzen und zu Kammerflimmern führen können.

### *Ektope Vorhoftachykardie*

Häufig bei Herzglykosidüberdosierung zusammen mit wechselnden AV-Blockierungen (sog. paroxysmale atriale Tachykardie, PAT). Absetzen der Digitalistherapie, evtl. zusätzlich Kalium und Lidocain, 100–200 mg i.v., dann 2–4 mg/h i.v.

## Vorhofflattern

Wegen der Gefahr der 1:1-AV-Überleitung ist Vorhofflattern eine potentiell lebensbedrohliche Rhythmusstörung. Zuerst Reduktion der Kammerfrequenz durch Hemmung der AV-Überleitung mit Digoxin (0,5 mg i.v.), Verapamil (5–10 mg i.v.) oder Betarezeptorenblocker (z.B. Metoprolol 5–10 mg i.v.). Danach elektrische oder medikamentöse Kardioversion mit Klasse-IC-, -IA- oder -III-Antiarrhythmika. Rezidivprophylaxe mit Sotalol, Amiodaron oder Klasse-I-Antiarrhythmika.

## Vorhofflimmern

Zwei Therapieprinzipien sind zu unterscheiden:
- Herstellung und Erhalt des Sinusrhythmus (Konversions- oder Regularisierungstherapie),
- Normalisierung der Kammerfrequenz (Kammerfrequenznormalisierung).

Das Therapieziel ist abhängig vom Stadium des Vorhofflimmerns. *Paroxysmales* Vorhofflimmern geht spontan in Sinusrhythmus zurück. Therapieziel ist die Anfallsprophylaxe, das heißt, der Erhalt des Sinusrhythmus. Beim *persistierenden* Vorhofflimmern ist eine medikamentöse oder elektrische Konversion zum Sinusrhythmus zwar noch möglich und kann versucht werden, die Kontrolle der Kammerfrequenz rückt aber in den Vordergrund. *Permanentes* Vorhofflimmern ist nicht mehr in den Sinusrhythmus zurückzuführen. Hier sind die Kammerfrequenznormalisierung und Embolieprophylaxe Ziel der Behandlung. Bei schweren und subjektiv belastenden Formen wird heute häufig eine elektrische Ablation von Flimmerherden in den unteren Abschnitten der Lungenvenen angestrebt.

### *Akute Therapie*

*Reduktion der Kammerfrequenz* auf 60–80/min durch Hemmung der AV-Überleitung mit negativ dromotropen Substanzen:
- **Digoxin** 0,5 mg i.v., Mittel der Wahl bei gleichzeitiger Herzinsuffizienz; nicht bei WPW-Syndrom!
- Zusätzlich ggf. **Verapamil**, vor allem zur raschen Frequenzsenkung; cave negativ inotrope Wirkung; nicht bei WPW-Syndrom!
- Als Alternative zu Verapamil $Beta_1$-Rezeptorenblocker, z. B. **Metoprolol**, vor allem bei gesteigertem Sympathikotonus, Belastung und Hyperthyreose. Adenosin ist bei Vorhofflattern und Vorhofflimmern nicht wirksam.

*Herstellung und Stabilisierung des Sinusrhythmus* mit Antiarrhythmika der Klasse III (Amiodaron, Sotalol), IC (Flecainid, Propafenon) oder IA (Chinidin, Disopyramid). Die Auswahl richtet sich nach der kardialen Grunderkrankung. Amiodaron ist effektiver und sicherer als Sotalol, Propafenon oder Flecainid und ist deshalb Mittel der Wahl bei koronarer Herzerkrankung und dilatativer Kardiomyopathie. Unter Amiodaron müssen die Schilddrüsen- und die Lungenfunktion regelmäßig überprüft werden (Amiodaron-induzierte Schilddrüsenstörungen s. Endokrine Krankheiten, Kap. 3). Sotalol birgt ein hohes Risiko von *Torsades-de-Pointes*-Tachyarrhythmien (LQT-Syndrom) und sollte daher nur unter initialer Monitorkontrolle gegeben werden. Klasse-I-Antiarrhythmika sollten nur bei geringer oder fehlender Grunderkrankung („idiopathisches Vorhofflimmern") verwendet werden. Realistisches Ziel einer Regularisationstherapie ist das Erreichen von Sinusrhythmus in 70–80% und der Erhalt von Sinusrhythmus nach 12 Monaten in 50–60%. Alternativ zur medikamentösen Regularisierung kommt besonders bei dringender Indikation und schwerer kardialer Grunderkrankung auch eine elektrische Kardioversion infrage. Sie darf bei mehr als 48-stündigem Vorhofflimmern nur nach 4-wöchiger oraler Antikoagulation oder echokardiographischem Ausschluss atrialer Thromben durchgeführt werden.

### *Chronische Therapie*

Erhaltung des Sinusrhythmus (Rezidivprophylaxe) mit Antiarrhythmika wie oben. Effektivste Substanz ist wahrscheinlich Amiodaron. Beim nicht zum Sinusrhythmus konvertierten Vorhofflimmern Regularisierung der Kammerfrequenz mit den gleichen negativ-dromotropen Substanzen wie oben. Eine ausreichende Frequenzsenkung ist häufig erst mit höheren Herzglykosiddosen und bei Kombination mit Verapamil, Diltiazem oder Betarezeptorenblockern möglich. Die Wirkung von Herzglykosiden alleine ist bei Belastungen häufig nicht ausreichend. Chinidin und Verapamil können die Digoxinplasmakonzentration steigern. Orientierung daher an der Kammerfrequenz bzw. Umstellung auf das in Bezug auf Interaktionen unkompliziertere Digitoxin. Bei ungenügender Senkung der Kammerfrequenz Hochfrequenzablation des AV-Knotens und Schrittmacherimplantation.

Die prognostisch wichtigste Maßnahme beim permanenten Vorhofflimmern sowie bei einer Flimmerdauer von über 48 h ist die orale **Antikoagulation** zur Prävention des Schlaganfalls. Bei niedrigem Schlaganfallrisiko (<65 Jahre, keine kardiale Grunderkrankung) kann Acetylsalicylsäure 100 mg/d oral gegeben werden, auch wenn es deutlich weniger effektiv ist als Phenprocoumon. Bei erhöhtem Thromboembolierisiko (z. B. Linksherzhypertrophie, Hypertonie, koronare Herzkrankheit, Alter >65 Jahre) Phenprocoumon in „niedriger" Dosierung (International Normalized Ratio, INR, von 2,0–2,5).

Bei stark erhöhtem Thromboembolierisiko (z. B. bei thromboembolischen Komplikationen in der Anamnese, „valvuläres" Vorhofflimmern, deutlich eingeschränkte linksventrikuläre Funktion) Phenprocoumon in „therapeutischer" Dosierung (INR-Wert 2,5–3,5). Antikoagulation mit Phenprocoumon in „therapeutischer" Dosierung auch für 7–10 Tage vor einer geplanten medikamentösen oder elektrischen Konversion und für mindestens 4 Wochen nach erfolgreicher Wiederherstellung des Sinusrhythmus bei erhöhtem Embolierisiko.

## Ventrikuläre Extrasystolen

Behandlungsbedürftig sind potentiell maligne ventrikuläre Extrasystolen bzw. nicht anhaltende ventrikuläre Arrhythmien, die zu anhaltenden Kammertachykardien oder Kammerflimmern führen können. Es handelt sich hierbei um Patienten mit organischer Herzkrankheit und komplexen Arrhythmien im Langzeit-EKG. In Frage kommen vor allem Betarezeptorenblocker oder Amiodaron. Klasse-I-Antiarrhythmika nur bei symptomatischen Arrhythmien und nur bei Fehlen einer organischen Herzerkrankung. Die Auswahl ist oft schwierig sowie häufig nur empirisch möglich und erfolgt möglichst durch einen Spezialisten. Neben der Wirksamkeit sind Pharmakokinetik und unerwünschte Wirkungen entscheidend. Besonders belastende UW sind proarrhythmische und negativ-inotrope Effekte. Bei Patienten mit Zustand nach Kammerflimmern oder Reanimation wegen Herzrhythmusstörungen besteht heute im Prinzip die Indikation für einen implantierbaren Kardioverter/Tagefibrillator (ICD), da sich medikamentöse Maßnahmen allein als wenig effektiv erwiesen haben. In diesem Fall werden Amiodaron, Sotalol oder reine Betarezeptorenblocker häufig aus symptomatischen Gründen zusätzlich gegeben. Weiteres s. Antiarrhythmika und einzelne Substanzen.

## Anhaltende ventrikuläre Tachykardien

Übergang zu Kammerflattern und Kammerflimmern ist immer möglich. Unterbrechung nur durch Elektrokardioversion (Vorsicht bei Digitalisüberdosierung!), insgesamt Zurückhaltung mit Antiarrhythmika. Medikamentös ist **Lidocain** (initial 1,5 mg/kg langsam i.v., dann Infusion mit 2 bis 4 mg/min) das Mittel der Wahl. Alternativ **Ajmalin** (1 mg/kg) oder **Amiodaron** (5 mg/kg) langsam (5 min) i.v., keine Kombination! Rezidivprophylaxe oral mit Betarezeptorenblockern, Sotalol oder Amiodaron.

## Kammerflimmern

Therapeutische Maßnahmen s. bei Herzstillstand.

## Bradykarde Rhythmusstörungen

Sind meistens Folge von sinuatrialen Erregungsbildungs- und Leitungsstörungen und von AV-Überleitungsstörungen. Die Schrittmachertherapie ist der Arzneitherapie vorzuziehen. Stets an Arzneimittel als auslösende Ursache denken: Herzglykoside, Antiarrhythmika, Calciumantagonisten, Betarezeptorenblocker, Antihypertonika, Neuroleptika, trizyklische Antidepressiva und Lithiumsalze. Behandlungsbedürftige Symptome sind: Müdigkeit, Schwindel, Angina-pectoris-Symptomatik, Herzinsuffizienz und Synkopen.

### *Akute Bradykardien*

**Atropin** 0,5–1 mg i.v. oder auch Sympathomimetika, z. B. **Orciprenalin.** Hier ist die Gefahr ventrikulärer Arrhythmien allerdings größer als bei Atropin. *Dosis:* Orciprenalin 0,5–1 mg i.v. oder 1 mg/500 ml 5%ige Glucoselösung als Infusion und Tropfgeschwindigkeit auf eine Frequenz von 60 bis 80 Schlägen/min einstellen.

### *Chronische Bradykardien*

Therapie in der Regel mit Schrittmacher, vorübergehend Atropin 2- bis 3-mal 0,5–1 mg/d oder Ipratropiumbromid 2- bis 3-mal 0,5 mg/d. Ipratropiumbromid wirkt atropinähnlich mit längerer Wirkdauer.

## Herzstillstand

Bei Herzstillstand infolge Asystolie (bradykarder Herzstillstand) oder Kammerflimmern (tachykarder Herzstillstand) folgende Sofortmaßnahmen:

### *Asystolie*

- *Faustschlag* auf die Brustwand, in 10% der Fälle erfolgreich,
- *Beatmung* und *externe Herzmassage* sowie Diagnosestellung mittels EKG,
- Injektion von **Epinephrin** (Adrenalin, Suprarenin®) 0,5 mg i.v., entsprechend 0,5 ml einer 1:10.000-Lösung (1 ml 1:1000 auf 10 ml NaCl 0,9% verdünnt), wenn möglich über einen zentralen Venenkatheter in eine herznahe Vene, z. B. Vena subclavia, ggf. Wiederholung nach 3–5 min. Falls kein venöser Zugang möglich und der Patient intubiert ist, kann Epinephrin verdünnt auch endotracheal gegeben werden.

Wenn erfolglos, *Schrittmacher* zunächst epikutan oder später intrakardial.

### *Kammerflimmern*

- Faustschlag, Beatmung, Herzmassage wie bei Asystolie.
- *Defibrillation* mit 200–400 W·sec, ggf. wiederholen.
- Falls erfolglos, Injektion von **Epinephrin** wie bei Asystolie und erneute Defibrillation.

Falls erfolglos, **Amiodaron** 300 mg i.v. als Bolus, 150 mg i.v. als Folgedosis, maximale kumulative Dosis 2 g/24 h.

Nach erfolgreicher Reanimation weitere Intensivüberwachung. Indikation zur Implantation eines Kardioverters/Defibrillators (ICD) prüfen, ggf. mit zusätzlicher antiarrhythmischer Therapie.

# Koronare Herzkrankheit

Häufigste Ursache der koronaren Herzkrankheit ist die stenosierende Atherosklerose der Koronargefäße. Wichtigste Risikofaktoren sind Rauchen, arterielle Hypertonie, Diabetes mellitus, Hypercholesterinämie und eine genetische Disposition. Die Koronarstenose bedingt ein Missverhältnis zwischen Sauerstoffbedarf und Sauerstoffangebot des Herzens. Die resultierende Myokardischämie manifestiert sich klinisch als Angina pectoris. Sie ist auch bei starker Erniedrigung des arteriellen Sauerstoffgehalts (Anämie), ausgeprägter Tachy- oder Bradyarrhythmie oder Aortenstenose möglich. Die wichtigsten Formen sind die belastungsabhängige stabile Angina, die vor allem in Ruhe auftretende, durch Vasospasmen hervorgerufene relativ seltene Prinzmetal-Angina und die instabile Angina, die heute zusammen mit Non-Q-Wave-Infarkten als akutes Koronarsyndrom bezeichnet wird und eine Klinikbehandlung erfordert.

Die Therapie der koronaren Herzkrankheit hat folgende Hauptziele:

- Symptomatische Behandlung der Angina pectoris, um die Lebensqualität zu verbessern,
- Prävention von Komplikationen der koronaren Herzkrankheit, insbesondere Myokardinfarkt und Herzinsuffizienz,
- Reduktion der Sterblichkeit.

Die Therapieziele lassen sich durch eine Erhöhung des Sauerstoffangebots kurzfristig mit einer koronaren Revaskularistion oder langfristig mit einer antiatheromatösen Arzneitherapie durch Cholesterinsenkung und durch Gabe von Thrombozytenaggregationshemmern erreichen. Zusätzlich wird eine Entlastung des Herzens durch eine Verminderung des Sauerstoffverbrauchs medikamentös und durch Allgemeinmaßnahmen angestrebt.

Bei der symptomatischen Therapie der koronaren Herzkrankheit steht die invasive Therapie inzwischen im Vordergrund. Pharmakologisch unterscheidet man zwischen der Therapie des Angina-pectoris-Anfalls, der Prophylaxe weiterer Anfälle und der Prävention der koronaren Herzkrankheit.

## Angina-pectoris-Anfall

**Glyceroltrinitrat** (Nitroglycerin) perlingual ist das Mittel der Wahl (*Tabelle 10.3*). Im Anfall 1–3 Kapseln (0,8 mg) zerbeißen und auf der Zunge zergehen lassen oder 1–3 Sprayhübe auf die Zunge sprühen. Wegen hohen First-Pass-Effekts ist Glyceroltrinitrat beim Herunterschlucken nicht wirksam. Seine Wirkung tritt innerhalb von 1–3 min ein. Auch Isosorbiddinitrat ist in Dosen von 5–10 mg perlingual wirksam. Die perlinguale Resorption von Isosorbidmononitrat ist für eine Anfallstherapie zu langsam.

## Angina-pectoris-Prophylaxe

Therapieziel ist die vollständige Anfallsfreiheit. Nach einem Angina-pectoris-Anfall ist prinzipiell die Indikation für eine koronare Revaskularisation (perkutane transluminale koronare Angioplastie, Stentimplantation, koronarchirurgischer Eingriff) zu prüfen. Neben der medikamentösen Prophylaxe ist die Vermeidung von Situationen wichtig, durch die ein Anfall ausgelöst wird: beispielsweise körperliche und seelische Belastungen, Kälte, Rauchen.

Für die Arzneitherapie stehen Betarezeptorenblocker, langwirkende Nitrovasodilatatoren und Calciumantagonisten zur Verfügung. Die Auswahl richtet sich nach der Art der Angina pectoris, nach der Herzfrequenz und etwaigen Begleitkrankheiten. Siehe auch Therapieleitlinie der Arzneimittelkommission der deutschen Ärzteschaft (www.akdae.de/35/10Hefte/index.html).

### *Betarezeptorenblocker*

Betarezeptorenblocker sind die einzigen Arzneimittel, die neben der symptomatischen Wirkung auch die Prognose der koronaren Herzkrankheit verbessern. Sie sind daher in der Regel indiziert, besonders bei Belastungsangina, gleichzeitiger Hypertonie, hoher Ausgangsfrequenz, nach Myokardinfarkt und bei Herzinsuffizienz. Sie vermindern den Sauerstoffverbrauch durch Senkung von Herzfrequenz und Kontraktilität und wirken antiarrhythmisch. Die Koronargefäße werden nicht erweitert, sondern initial eher verengt. Deshalb sind Betarezeptorenblocker ungeeignet bei vasospastischer Angina. Die tachykarde Wirkung der Nitrate wird durch Kombination mit Betarezeptorenblockern aufgehoben.

$Beta_1$-selektive Substanzen mit langer Wirkungsdauer sind zu bevorzugen, z. B. **Atenolol** (1-mal 25–100 mg/d) oder **Bisoprolol** (1-mal 2,5 bis 10 mg/d) oder **Metoprolol** in retardierter Galenik (Beloc® Zok 1-mal 50–200 mg/d). Unerwünschte

**Tabelle 10.3**
**Nitrovasodilatatoren**

| Wirkstoff (Präparat) | Dosis | Wirkungseintritt [min] | Wirkungsdauer | Halbwertszeit |
|---|---|---|---|---|
| Glyceroltrinitrat, z. B. Nitrolingual® | 0,4–0,8 mg sublingual | 1–3 | 20–30 min | 2–3 min |
| Isosorbiddinitrat, z. B. Isoket® | 10–40 mg 2-mal/d oral | 10–30 | 8–10 h | 30–40 min |
| Isosorbidmononitrat, z. B. Ismo® | 10–40 mg 2-mal/d oral | 60 | 8–10 h | 3,5–6 h |
| Pentaerythrityltetranitrat, z. B. Pentalong® | 50–80 mg 2- bis 3-mal/d oral | 60–120 | 4–8 h | 4–10 h |
| Molsidomin, z. B. Corvaton® | 1–4 mg 2-mal/d oral | 10–15 | 3–4 h | 1–2 h |

Wirkungen wie Bronchokonstriktion, periphere Durchblutungsstörungen, Hypoglykämie (mit gleichzeitiger Maskierung der Hypoglykämieprodomi) und Fettstoffwechselstörungen werden so vermindert, aber nicht gänzlich vermieden. Die Organselektivität ist also nicht absolut, d. h. insbesondere bei höheren Dosierungen können auch $beta_1$-selektive Betarezeptorenblocker Asthmaanfälle oder Durchblutungsstörungen auslösen. Weitere unerwünschte Wirkungen und Kontraindikationen s. Betarezeptorenblocker, Teil II.

### *Nitrovasodilatatoren*

Langwirkende Nitrovasodilatatoren (s. *Tabelle 10.3*) sind nur symptomatisch wirksam. Ein günstiger Einfluss auf die Prognose ist nicht gesichert. Sie sind daher Mittel zweiter Wahl und werden bei Kontraindikationen gegen Betarezeptorenblocker (Asthma bronchiale, schwere periphere Durchblutungsstörungen, Bradykardie) oder bei nicht ausreichender Wirkung der Betarezeptorenblocker zusätzlich zur Kombinationstherapie eingesetzt. **Isosorbiddinitrat** unterliegt einem ausgeprägten First-Pass-Effekt, sodass mit starken interindividuellen Schwankungen in der Bioverfügbarkeit zu rechnen ist. Dosierung 2-mal 10–40 mg/d oral z. B. morgens und mittags je nach Auftreten der Anfälle. Durch ungleiches Dosierungsintervall und möglichst niedrige Dosen lässt sich eine Toleranzentwicklung weitgehend vermeiden. Auch die einmalige Gabe von 120 mg/d Isosorbiddinitrat oral in Retardform hat sich als wirksam erwiesen. **Isosorbidmononitrat**, 2-mal 10–40 mg/d oral, und **Pentaerythrityltetranitrat**, 2- bis 3-mal 50–80 mg/d oral, sind Alternativen, aber teurer. Es gibt Hinweise, dass Pentaerythrityltetranitrat weniger oder keine relevante Toleranz verursacht. **Nitratpflaster** sind nur bei leichteren Formen von Angina pectoris zu empfehlen, auch hier muss ein wenigstens 12-stündiges nitratfreies Intervall zur Vermeidung einer Nitrattoleranz eingehalten werden. Unerwünschte Wirkungen aller Nitrate sind Kopfschmerzen, reflektorische Tachykardie, Blutdruckabfall und Schwindel.

**Molsidomin**, 2-mal 1–4 mg/d oral, vermindert wie die Nitrate den venösen Rückstrom und unterliegt wahrscheinlich einer geringeren Toleranzentwicklung, diese fehlt aber nicht völlig.

### *Calciumantagonisten*

Auch Calciumantagonisten sind lediglich symptomatisch wirksam. Bisher liegt keine Evidenz für eine verbesserte Prognose vor. Sie sind deshalb Mittel zweiter Wahl und primär bei Kontraindikationen gegen Betarezeptorenblocker sowie bei vasospastischer oder der Prinzmetal-Angina indiziert. Calciumantagonisten vermindern über eine Nachlastsenkung den myokardialen Sauerstoffverbrauch. Ein Teil der Wirkung wird auch auf die Unterdrückung von Koronarspasmen zurückgeführt. Im Prinzip sind alle Calciumantagonisten wirksam.

Bei gleicher Gefäßerweiterung ist die kardiodepressive Wirkung von **Dihydropyridinen** am geringsten (aber vorhanden), von Verapamil-artigen Substanzen am stärksten. Dihydropyridine haben keine hemmenden Wirkungen am Erregungsleitungssystem. Sie führen als Vasodilatatoren zu reflektorischer Kardiostimulation und sollten daher bevorzugt bei Bradykardie oder in Kombination mit Betarezeptorenblockern gegeben werden. Das schnell und kurzwirksame Nifedipin sollte (außer bei akuter Prinzmetal-Angina) nicht mehr in Form der schnell freisetzenden Kapseln, sondern stattdessen in retardierter Form verwendet werden. **Verapamil** oder **Diltiazem** werden wegen ihrer frequenzsenkenden Effekte bei Tachykardie bevorzugt. Alle Calciumantagonisten sind bei akutem Koronarsyndrom kontraindiziert. Unerwünschte Wirkungen und Kontraindikationen s. Calciumantagonisten Teil II.

**Kombinationstherapie.** Zur Verbesserung der Wirksamkeit ist eine **Zweier- oder Dreierkombination** häufig notwendig. Abzuraten ist jedoch von einer Kombination zwischen Betarezeptorenblockern und Calciumantagonisten vom Verapamil- und Diltiazemtyp. Hierbei besteht die Gefahr der manifesten Myokardinsuffizienz, einer ausgeprägten Bradykardie und eines totalen AV-Blocks. Vorsicht auch bei Kombination von Betarezeptorenblockern und Dihydropyridinen. Auch hier sind Myokardinsuffizienz und vor allem Hypotension möglich.

## Prävention der koronaren Herzkrankheit

Da die koronare Herzkrankheit Ausdruck einer generalisierten Atherosklerose darstellt, steht die Verlangsamung des atherosklerotischen Prozesses im Zentrum der Prävention. Wichtigste Maßnahme ist die Kontrolle der beeinflussbaren Risikofaktoren: Rauchen, arterielle Hypertonie, Diabetes mellitus und Hypercholesterinämie. Weiterhin gehört dazu eine Lebensstiländerung: Gewichtsreduktion, Umstellung der Ernährung (weniger Fleisch, Fett, stattdessen Gemüse, Obst, Ballaststoffe und pflanzliche Öle) sowie regelmäßiges körperliches Training. Sekundärprävention mit mediterraner Kost nach

Herzinfarkt führte zu einer 65%igen Abnahme der Gesamtletalität (Lyon Diet Heart Study 1999). Die medikamentöse Prävention stützt sich vor allem auf Statine, Acetylsalicylsäure, Betarezeptorenblocker und ACE-Hemmer.

### *Statine*

Die therapeutischen Bemühungen konzentrieren sich auf eine risikogestufte Prävention mit Statinen (HMG-CoA-Reduktasehemmer). Hierzu liegen große Studien vor, die den Nutzen eindeutig belegen. So senkten **Simvastatin** (4S-Studie 1994, HPS 2002) und **Pravastatin** (LIPID 1996) bei Patienten mit koronarer Herzkrankheit und Hypercholesterinämie die Gesamtletalität um 30%. Für **Atorvastatin** ist lediglich eine Senkung der koronaren Letalität bei Patienten mit Hypertonie belegt (ASCOT-LLA 2003). Zielwert ist ein LDL-Cholesterin von 100 mg/dl. Patienten mit akutem Koronarsyndrom profitieren von einer weiteren LDL-Cholesterinsenkung auf 60 mg/dl (PROVE IT-TIMI 2004). Der Nutzen von Statinen ist auch primärprophylaktisch belegt (WOSCOP 1995), er ist aber wegen des geringen absoluten Risikos klein und sehr teuer. Das Ausmaß der Statineffekte hängt daher immer von der koronaren Risikokonstellation des einzelnen Patienten ab (s. auch Hyperlipidämien, Kap. 19, Stoffwechselstörungen).

Neben der Cholesterinsenkung haben Statine möglicherweise eine entzündungshemmende Wirkung und modulieren die entzündliche Komponente der Atherosklerose über so genannte pleiotrope lipidunabhängige Effekte. Statine senken zusätzlich zum LDL-Cholesterin auch das C-reaktive Protein (CRP), ein Akute-Phase-Protein, das bei akuten und chronischen Entzündungsvorgängen zytokinabhängig in der Leber gebildet wird. Patienten mit koronarer Herzkrankheit, die nach einer Statintherapie niedrige CRP-Plasmaspiegel aufwiesen, hatten eine geringere Progression der Atherosklerose und weniger Herzinfarktrezidive als Patienten mit hohen CRP-Werten (REVERSAL 2005, PROVE IT-TIMI 2005).

### *Thrombozytenaggregationshemmer*

**Acetylsalicylsäure** (75–325 mg/d oral) führt bei Patienten mit hohem kardiovaskulärem Risiko und bei Postinfarktpatienten zu einer Senkung der Reinfarktrate und der Schlaganfallrate um etwa 30%. Dagegen fehlt der sichere Nachweis einer lebensverlängernden Wirkung. Ziel ist die präsystemische Hemmung der Thromboxansynthese in den Thrombozyten, d. h. vor Metabolisierung in der Leber, um eine gleichzeitige systemische Hemmung der Prostacyclinsynthese in den Gefäßen zu vermeiden. Bei den dafür erforderlichen niedrigen Dosen sind unerwünschte Wirkungen, insbesondere im Gastrointestinaltrakt, selten. Dennoch ist das Risiko gegenüber Kontrollen erhöht.

Bei Unverträglichkeit von Acetylsalicylsäure kommt eine Hemmung der Thrombozytenaggregation mit dem ADP-Rezeptorantagonisten **Clopidogrel** (Iscover®, Plavix®) 1-mal 75 mg/d oral in Frage. Mit Clopidogrel war das Risiko für einen kombinierten kardiovaskulären Endpunkt etwas geringer als mit Acetylsalicylsäure (5,3% versus 5,8%, CAPRIE-Studie 1996). Allerdings wurde das Herzinfarktrisiko nicht gesenkt. Clopidogrel fehlt das beim älteren Ticlopidin auftretende Risiko einer Knochenmarksschädigung. Beim akuten Koronarsyndrom und bei Stentimplantation ist der Nutzen von Clopidogrel (75 mg/d) zusätzlich zu Acetylsalicylsäure (75–100 mg/d) für 3–9 Monate belegt (CURE 2001). Bei normalen Stents wird die Kombination heute wenigstens für 6 Wochen, bei arzneibeschichteten Stents für 3–9 Monate und nach Brachytherapie für wenigstens 1 Jahr empfohlen.

### *Betarezeptorenblocker*

Betarezeptorenblocker (z. B. Atenolol 1-mal 25 bis 100 mg/d, Bisoprolol 1-mal 1,5–10 mg/d, Metoprolol 1-mal 50–200 mg) führen zur eindrucksvollen Verbesserung der Prognose, unter anderem durch Senkung der Häufigkeit des plötzlichen Herztodes. Bei Fehlen von Kontraindikationen sollte deshalb eine Dauertherapie mit einem Betarezeptorenblocker durchgeführt werden, die wahrscheinlich lebenslang sinnvoll ist.

### *ACE-Hemmer*

ACE-Hemmer sind bei linksventrikulärer Dysfunktion und Herzinsuffizienz indiziert (Einzelheiten s. Herzinsuffizienz). Ob sie darüber hinaus einen prognoseverbessernden Effekt bei Koronarpatienten mit stabiler Angina pectoris und nach Myokardinfarkt ohne wesentliche Einschränkung der linksventrikulären Pumpleistung haben, ist umstritten. Positive Studienbelege liegen für Enalapril, Ramipril und Perindopril vor. Die große PEACE-Studie (2004) hat aber gezeigt, dass Trandalopril auf dem Boden einer Standardtherapie mit Acetylsalicylsäure, Statinen und Betarezeptorenblockern keinen Effekt hat. Dies spricht gegen eine routinemäßige Gabe von ACE-Hemmern bei Patienten mit stabiler Angina pectoris und normaler Ventrikelfunktion.

## Akutes Koronarsyndrom

Eine instabile Angina pectoris ist durch rasche Zunahme von Anfallsfrequenz und -dauer bei vorher stabiler Angina pectoris bzw. plötzliches Auftreten von Angina pectoris mit rasch zunehmender Anfallsfrequenz und -dauer bei vorher asymptomatischen Patienten gekennzeichnet. Sie wird zusammen mit dem Non-Q-Wave-Myokardinfarkt als akutes Koronarsyndrom bezeichnet.

Wegen eines drohenden transmuralen Myokardinfarkts unverzügliche Behandlung und Einweisung in die Klinik. Die Basistherapie besteht aus:

- **Acetylsalicylsäure** 500 mg i.v. (bei nicht ASS-vorbehandelten Patienten) oder oral,
- **Clopidogrel** 300 mg oral,
- **Betarezeptorenblocker** (z. B. Metoprolol 5 bis 10 mg i.v.),
- **Glyceroltrinitrat** sublingual oder i.v. bis Beschwerdefreiheit,
- Antikoagulation mit **Heparin.**

Bei Hochrisikopatienten und positivem Troponin-Test werden **GpIIb/IIIa-Antagonisten** wie Abciximab (Reopro®), Tirofiban (Aggrastat®) oder Eptifibatid (Integrilin®) in der Klinik dazugegeben. **ACE-Hemmer** werden bevorzugt bei Hypertonie, Herzinsuffizienz oder Diabetes mellitus eingesetzt. **Statine** haben neben ihrer cholesterinsenkenden möglicherweise auch eine akute plaquestabilisierende Wirkung. Verapamil oder Diltiazem sollten bei instabiler Angina pectoris nur in Ausnahmefällen, z. B. bei stark erhöhtem Blutdruck, eingesetzt werden. Dihydropyridine sind kontraindiziert. Bei fortbestehender instabiler Angina wird eine akute Koronarangiographie mit Ballondilatation und Stenteinlage angestrebt. Medikamentöse Lyse hat sich nicht als wirksam erwiesen.

## Myokardinfarkt

Therapieziele sind Schmerzlinderung, Begrenzung der Infarktausdehnung (z. B. Wiedereröffnung des thrombosierten Gefäßes, Entlastung des Herzens), Verhinderung von Komplikationen (Arrhythmien, Herzinsuffizienz und Schock, thromboembolische Komplikationen, Reinfarkte) und Verhütung des vorzeitigen Todes.

### *Prästationäre Behandlung*

Bereits bei Verdacht sofortige Einweisung in ein Krankenhaus veranlassen. Die Soforttherapie besteht in:

- **Sauerstoff** 4–8 l/min,
- **Glyceroltrinitrat** (0,4–0,8 mg sublingual) zur Schmerzbekämpfung und Entlastung des Herzens, außer bei einem systolischen Blutdruck unter 80 mmHg,
- **Morphin** i.v. in Einzeldosen von 5 mg in Intervallen von 5–10 min möglichst bis zur Schmerzfreiheit,
- **Atropin** 0,5–1 mg i.v. bei Bradykardie mit einer Herzfrequenz unter 60/min,
- **Acetylsalicylsäure** 500 mg i.v. (nicht bei Vorbehandlung),
- **Heparin** unfraktioniert 5000 I.E. Bolus i.v., danach 20.000–25.000 I.E./24 h oder niedermolekulares Heparin (Enoxaparin 2-mal 2 mg/kg s.c./d),
- **Betarezeptorenblocker** (z.B. Metoprolol 5 bis 10 mg i.v.) zur Infarktbegrenzung und als Antiarrhythmikum, außer bei Sinusbradykardie, AV-Block oder Blutdruck unter 100 mmHg,
- Bei Kammerflimmern sofortige **Defibrillation** bzw. kardiopulmonale Reanimation.

**Diazepam** 5–10 mg langsam i.v. nur bei starker Unruhe. Der Vorteil von Morphin liegt in der Kombination von Analgesie und Sedierung. Nachteile sind Hypotension, Bradykardie, Übelkeit und Erbrechen. Keine i.m.-Injektionen wegen der ggf. notwendigen thrombolytischen Therapie.

### *Stationäre Behandlung*

Fortsetzung von analgetischer Therapie, Sauerstoffgabe, Heparinisierung und ggf. Sedierung. Im Vordergrund steht die unverzügliche Eröffnung des verschlossenen Koronargefäßes, heute in der Regel durch primäre Ballondilatation, die effektiver als die medikamentöse Thrombolyse ist.

**Thrombolyse** innerhalb von 6 h nach Symptombeginn und bei Fehlen von Kontraindikationen. Unterschiede zwischen den einzelnen Substanzen in Bezug auf die „Offenheitsraten" von Koronargefäßen und die Prognose sind dokumentiert, aber gering. Die Auswahl des Thrombolytikums richtet sich daher v. a. nach Verfügbarkeit und Preis:

- *Alteplase* (Actilyse®) initial 15 mg, insgesamt 100 mg in 90 min i.v. (zur Zeit das meist verwendete Präparat wegen etwas besserem Effekt auf die Prognose als Streptokinase (GUSTO-Studie),
- *Streptokinase* (z. B. Streptase®) initial 250.000 I.E., insgesamt 1,5 Mio. I.E. in 60 min, zusätzlich ggf. Prednisolon (Solu-Decortin H®) 250 mg i.v.,
- *Urokinase* (z. B. Actosolv®) initial 1,5 Mio. I.E., weitere 1,5 Mio. I.E. als Dauerinfusion in

90 min. Vor allem nach vorangegangener Streptokinasebehandlung indiziert,
- *Reteplase* (Rapilysin®) 2-mal 10 MU als Bolus i.v. im Abstand von 30 min,
- *Anistreplase* (Eminase®) 30 mg i.v. innerhalb von 5 min,
- *Tenecteplase* (Metalyse®) 0,5 mg/kg als einmalige langsame Injektion, gleich wirksam wie Alteplase.

Bei noch bestehenden Schmerzen und wenn nach dem EKG der Infarktprozess noch nicht abgeschlossen ist, wird auch noch später als 6 h nach Symptombeginn eine thrombolytische Therapie eingeleitet. Bei Risikopatienten eher invasives Vorgehen.

**Glyceroltrinitrat** wird zur Bekämpfung der Angina pectoris und zur Vorlastsenkung bei großen Infarkten mit Herzinsuffizienz über Perfusor 50–200 mg/24 h i.v. infundiert. Dosierung nach Blutdruck und Herzfrequenz. Aufgrund der Toleranzentwicklung keine fortgesetzte Gabe über 24 h. Belege für eine prognostisch günstige Wirkung fehlen, daher rein symptomatische Indikation.

**Dobutamin** oder andere positiv-inotrope Substanzen nur bei kardiogenem Lungenödem oder Schock (s. dort). Wegen der Gefahr von Rhythmusstörungen Digitalisierung nur im Ausnahmefall bei Vorhofflimmern oder progredienter Herzinsuffizienz.

**Acetylsalicylsäure** senkt die Hospitalsterblichkeit bei Patienten mit akutem Herzinfarkt und wirkt additiv zur Gabe von Thrombolytika. Sie wird deshalb heute routinemäßig und so früh wie möglich gegeben. Erste Dosis >150 mg/d, danach 50–100 mg/d oral. Erste Dosis in der Regel i.v. (Aspisol®). Die Schlaganfallrate wurde durch Kombination von Acetylsalicylsäure und Streptokinase nicht erhöht.

**Betarezeptorenblocker** vermindern den Sauerstoffverbrauch des Herzens durch Senkung der Herzfrequenz, des Blutdrucks und der Kontraktilität. Tachykarde Rhythmusstörungen werden vermindert. Daher sollten Betarezeptorenblocker bei allen Myokardinfarktpatienten, die keine Kontraindikationen aufweisen, bei stabiler Kreislaufsituation so früh wie möglich gegeben werden. Dosierung z. B. 5–10 mg Metoprolol i.v., sodass die Herzfrequenz bei 50–70/min liegt. Später z. B. Atenolol 1-mal 50–100 mg/d, Bisoprolol 1-mal 2,5–10 mg oder retardiertes Metoprolol 1-mal 50–200 mg oral.

**ACE-Hemmer** werden bei akutem Herzinfarkt nur bei Zeichen der Herzinsuffizienz und bei ausgedehnten Infarkten, jedoch nicht routinemäßig gegeben. Beim hämodynamisch stabilen Patienten Beginn nach 2–4 d, z. B. mit Captopril 2-mal 6,25 mg/d oral, Dosissteigerung auf maximal 3-mal 50 mg/Tag, ambulant auf lang wirkendes Präparat (z.B. Lisinopril oder Ramipril) umsetzen. Die mehrjährige Gabe eines ACE-Hemmers verbessert wahrscheinlich die Prognose (HOPE 2000).

### *Nachbehandlung*

Es gelten die Regeln der Sekundärprävention der koronaren Herzkrankheit (s dort).

**Antikoagulanzien** (z. B. Phenprocoumon, Marcumar®) werden nur bei speziellen Indikationen, z. B. thromboembolischen Komplikationen während der Akutphase, Vorhofflimmern, Aneurysmen und Nachweis von ventrikulären Thromben eingesetzt. Dosierung auf eine INR 2,5–3,5 einstellen.

## Entzündliche Herzkrankheiten

### Endokarditis

Die Behandlung der *Endocarditis rheumatica* entspricht der Allgemeinbehandlung bei akutem rheumatischen Fieber (s. Rheumatische Krankheiten).

Die Therapie der akuten und subakuten *bakteriellen Endokarditis* (sog. Endocarditis lenta) richtet sich einerseits nach dem Antibiogramm des aus Blutkulturen isolierten Erregers, andererseits nach der Klinik und bestehenden Risikofaktoren wie z. B. prothetisches Klappenmaterial, Drogenabusus, kardialer Grundkrankheit (Vitien), Begleitkrankheiten (z. B. AIDS, Diabetes mellitus) sowie dem echokardiographischen Befund. Sie sollte mit der Herzchirurgie abgesprochen werden. Einzelheiten sollten den aktuellen Empfehlungen der Fachgesellschaften entnommen werden (www.uni-duesseldorf.de/AWMF/II/023-024k.htm). Sie muss in der Regel stationär und intravenös mit sehr hohen Dosen durchgeführt werden.

Bei plötzlichem Beginn oder schwerem Verlauf besteht Verdacht auf eine Infektion mit Staphylococcus aureus. Initiale Therapie mit **Flucloxacillin** (3-mal 2 g/d) plus **Gentamicin** (1-mal 3 mg/kg/d). Bei dem häufig durch Streptokokken verursachten subakuten Verlauf wird mit **Ampicillin** (4-mal 2–3 g/d) und Gentamicin therapiert. Bei Hospitalinfektionen werden **Vancomycin** (4-mal 500 mg i.v. als Kurzinfusion) plus Gentamicin initial empfohlen. Bei Prothesenendokarditis zusätzlich mit **Rifampicin** (1-mal 10 mg/kg, max. 750 mg/d). Hier ist auf Induktion von Cytochrom-P450-Enzymen zu achten, die zu einem Wirkungsverlust von Phenprocoumon führen kann. Empfindliche Streptokokken können ggf. gezielt mit **Benzylpenicillin** behandelt werden (6-mal 2–3 Mio. I.E.).

Bei Penicillinüberempfindlichkeit kommt ein Cephalosporin i.v. in hoher Dosierung, z. B. **Cefotaxim** (3-mal 2–4 g i.v.) in Frage, ggf. auch **Clindamycin** (8-stdl. 600 mg i.v.) oder **Vancomycin** (6-stdl. 500 mg i.v. als Kurzinfusion). Vancomycin ist bei der immer häufigeren Staphylokokkenendokarditis als Kombinationspartner indiziert. Bei Klappenprothesen ist zusätzlich mit **Rifampicin** zu kombinieren. Bei Rückfällen muss nach Testung der Erregerresistenz die gesamte Therapie wiederholt werden. Rechtzeitige chirurgische Revision ist häufig lebensrettend.

Zur Behandlung der *Pilzendokarditis* kommen **Amphotericin B, Clotrimazol** und **Flucytosin** in Frage.

Die *Prophylaxe* bakterieller Endokarditiden ist bei Patienten mit angeborenen oder erworbenen Herzvitien und herznahen Gefäßanomalien angezeigt, die zur Bildung appositioneller Thromben prädisponieren und bei Bakteriämien bevorzugt von Erregern besiedelt werden. Sie ist bei Eingriffen im Oropharynx, Respirations-, Gastrointestinal- und Urogenitaltrakt notwendig und sollte sich nach aktuellen Empfehlungen der Fachgesellschaften richten (siehe z. B. Circulation 96: 358–366, 1997). Standard ist die einmalige Gabe von **Amoxicillin** allein oder bei Hochrisikopatienten in Kombination mit **Gentamicin.** Bei Penicillinüberempfindlichkeit kommen **Cefalexin, Cefazolin, Clindamycin** oder **Vancomycin** in Frage.

### Myokarditis

Die Therapie der oft viral bedingten Myokarditis (inflammatorische Kardiomyopathie) ist symptomatisch. Die akute virale Myokarditis heilt häufig spontan, kann aber zur chronischen Form und dilatativen Kardiomyopathie fortschreiten. Am wichtigsten ist die Entlastung des Myokards, z. B. durch körperliche Schonung. Bei einer Infektionskrankheit ist die Behandlung der Grundkrankheit erforderlich. Bei akuter rheumatischer Myokarditis Behandlung mit antirheumatischen Mitteln (s. Kap. Rheumatische Krankheiten).

Bei Herzinsuffizienz und Herzrhythmusstörungen entsprechende Therapie (s. dort).

Obwohl zahlreiche Untersuchungen für die Beteiligung autoreaktiver immunologischer Prozesse bei der Entstehung und Unterhaltung der Myokarditis sprechen, ist eine Therapie mit Glucocorticoiden oder Immunsuppressiva nur bei entsprechendem Biopsiebefund und nicht generell zu empfehlen. Ihr prognoseverbessernder Einfluss ist nicht gesichert. Virale Infektionen können durch Steroide gefördert werden.

### Perikarditis

Eine Perikarditis tritt meist als Komplikation anderer Grundkrankheiten (z. B. nach herzchirurgischen Eingriffen oder Myokardinfarkt) oder als Virusperikarditis auf. Die Arzneibehandlung der rheumatischen Perikarditis ist dieselbe wie die der rheumatischen Endokarditis (s. Kap. Rheumatische Krankheiten). Bei der gutartigen idiopathischen Perikarditis, die zu Rezidiven neigt, kann bei Versagen einer antiphlogistischen Therapie eine Steroidbehandlung versucht werden, z. B. 2 Wochen Prednisolon 30 mg/d oral und dann wöchentliche Verminderung um 5 mg. Bei tuberkulöser Genese Behandlung mit Tuberkulostatika(s. Tuberkulose).

## Arterielle Hypertonie

Die arterielle Hypertonie ist häufig, meist asymptomatisch, leicht diagnostizierbar und im Prinzip gut zu behandeln. Tatsächlich ist aber die Blutdruck einstellung der meisten Hypertoniker in Deutschland unbefriedigend. Obwohl das kardiovaskuläre Risiko bei einem mittleren Blutdruck unter 140/90 mmHg weiter sinkt („optimaler Blutdruck" <120/80 mmHg; HOT 1998), ist der Effekt in diesem Bereich gering und hat zum Zielwert von <140/90 mmHg geführt. Bei Diabetikern und bereits bestehender Nephropathie gilt ein Zielwert von 130/80 mmHg.

Die Hypertonie begünstigt das Entstehen anderer kardiovaskulärer Erkrankungen wie Schlaganfall, Herzinfarkt, Herzinsuffizienz und Nierenversagen. Häufigste Form ist die essentielle Hypertonie, bei der bisher keine organischen Ursachen feststellbar sind. Bei ca. 7% der Patienten liegen se-kundäre Hypertonieformen vor, die kausal behandelt werden können. Dazu gehören renalparenchymatöse und renovaskuläre Hypertonien, Aortenisthmusstenose und endokrin bedingte Hypertonien. Die seltenen monogenetisch bedingten Formen der Hypertonie betreffen fast alle die Nierenfunktion.

Die Indikation zur medikamentösen Behandlung der essentiellen Hypertonie richtet sich nach dem Schweregrad, dem kardiovaskulären Risikoprofil und Begleitkrankheiten (*Tabelle 10.4*). Das Risikoprofil ergibt sich aus Risikofaktoren und Endorganschäden. Risikofaktoren sind Rauchen, Adipositas, Bewegungsmangel, Hyperlipidämie, Diabetes mellitus, Mikroalbuminurie, Alter (Männer über 55 Jahre, Frauen über 65 Jahre) sowie kardiovaskuläre Ereignisse in der Familienanamnese. Endorganschäden sind Schlaganfall oder

**Tabelle 10.4**
**Klassifikation und Therapieprinzipien der Hypertonie**

| Klassifikation | Normal | Prähypertonie | Stadium 1 Hypertonie | Stadium 2 Hypertonie |
|---|---|---|---|---|
| **Blutdruckklassifikation** | | | | |
| systol. mmHg | <120 | 120–139 | 140–159 | >160 |
| diastol. mmHg | < 80 | 80– 89 | 90– 99 | >100 |
| **Therapie** | | | | |
| Lebensstilmodifikation | anregen | Ja | Ja | Ja |
| Initiale Arzneitherapie ohne Begleitkrankheit | | nicht indiziert | Thiaziddiuretika | Thiazidbasierte Zweifachkombination[a] |
| Initiale Arzneitherapie bei Begleitkrankheit (s. *Tabelle 10.5*) | | Arzneimittel bei Nierenkrankheiten oder Diabetes | Arzneimittel für Begleitkrankheiten und andere Antihypertonika nach Bedarf | Arzneimittel für Begleitkrankheiten und andere Antihypertonika nach Bedarf |

[a] mit ACE-Hemmer, Sartan, Betarezeptorenblocker oder Calciumantagonist.
Seventh report of the Joint National Committee on prevention, detection, evaluation and treatment of high blood pressure (JNC 7), www.nhlbi.nih.gov/guidelines/hypertension/express.pdf

transitorische Ischämie, chronische Nierenkrankheiten, periphere arterielle Verschlusskrankheit, Retinopathie und Herzkrankheiten (linksventrikuläre Hypertrophie, koronare Herzkrankheit, Herzinsuffizienz). Patienten mit Begleitkrankheiten sollen unverzüglich medikamentös behandelt werden. Bei Patienten mit 1–2 Risikofaktoren ist ein 3- bis 6-monatiger, bei Patienten ohne Risikofaktoren ein 6- bis 12-monatiger nichtmedikamentöser Therapieversuch gerechtfertigt.

Aktuelle Therapieempfehlungen s. Leitlinien der Hochdruckliga (2003; www.uni-duesseldorf.de/AWMF/II/046-001.htm) und amerikanischer JNC 7-Guideline (www.nhlbi.nih.gov/guidelines/hypertension/express.pdf).

## Allgemeinmaßnahmen

Bei allen Hochdruckpatienten sind nichtmedikamentöse Maßnahmen zu empfehlen, die aber häufig nicht ausreichend wirksam sind:
- Entlastung von Stress,
- Beseitigung von Übergewicht,
- regelmäßige körperliche Bewegung (Wandern, Jogging, Radfahren, Schwimmen) mindestens 30 min/d,
- kochsalzarme Kost mit nicht mehr als 5 g/d, d. h. kein Zusalzen, unterstützt durch kaliumreiche und fettarme Ernährung (Obst, Gemüse, Haferflocken),
- Beschränkung des Alkoholkonsums auf 20 bis 30 g/d,
- Verzicht auf Rauchen.

Lebensstiländerungen senken den Blutdruck, verstärken die antihypertensive Arzneitherapie und reduzieren das kardiovaskuläre Risiko. Salz- und fettarme Kost ist ähnlich wirksam wie eine antihypertensive Monotherapie. Bei Hypercholesterinämie, Hyperinsulinämie und Insulinresistenz ist eine zusätzliche Ernährungsberatung indiziert, um diese prognostisch ungünstigen Faktoren zu kontrollieren. Hormonale Kontrazeptiva sollen durch alternative Methoden ersetzt werden. Eine postmenopausale Östrogensubstitution ist lediglich bei nichttolerablen klimakterischen Beschwerden indiziert. Dabei werden häufigere Blutdruckkontrollen empfohlen.

## Therapie mit Antihypertonika

Antihypertonika senken die Komplikationen der Hypertonie. Die Inzidenz von Schlaganfällen wird um 35–40%, von Herzinfarkten um 20–25% und von Herzinsuffizienz um über 50% vermindert. Aus klinischen Endpunktstudien liegen gute Belege für die Wirksamkeit von
- Diuretika,
- ACE-Hemmern,
- $AT_1$-Rezeptorantagonisten (Sartane),
- Betarezeptorenblockern und
- Calciumantagonisten

vor. Thiaziddiuretika waren in den meisten Studien die Basis der Hochdrucktherapie. Sie verstärken die Wirksamkeit einer blutdrucksenkenden

Kombinationstherapie und sind außerdem besonders kostengünstig.

**Initialtherapie.** Aus diesem Grund wird empfohlen, bei den meisten Hochdruckpatienten initial **Thiaziddiuretika** allein oder vorzugsweise in Kombination mit einem Vertreter der anderen 4 Antihypertonikagruppen einzusetzen. Traditionell werden Hypertoniker zunächst mit *einem* Wirkstoff behandelt. Da aber die Hypertonie multifaktoriell bedingt ist und der Zielwert nur in etwa 30% langfristig mit der Monotherapie erreichbar ist, stellt die initiale Gabe einer antihypertensiven Diuretikakombination vor allem bei Begleitkrankheiten eine gute Alternative dar. Studien zeigen höhere initiale Ansprechraten. Schwere Hypertonien (>110 mmHg diastolisch), Endorganschäden oder Diabetes sind etablierte Indikationen für die initiale Kombination.

Die antihypertensive **Kombinationstherapie** enthält neben einem niedrig dosierten Thiaziddiuretikum zunächst

- einen Betarezeptorenblocker oder
- ACE-Hemmer, bei Unverträglichkeit $AT_1$-Rezeptorantagonisten oder
- lang wirkende Calciumantagonisten.

Bei ungenügendem Erfolg kommen in der dritten Stufe zusätzlich $Alpha_2$-Rezeptoragonisten, $Alpha_1$-Rezeptorenblocker und direkte Vasodilatatoren in Frage.

**Auswahl von Antihypertonika.** Die Frage, mit welcher Substanz eine Therapie zu beginnen ist, richtet sich zunehmend nach Ergebnissen klinischer Studien, in denen eine Senkung der Letalität oder kardiovaskulärer Komplikationen nachgewiesen wurde (*Tabelle 10.5*). Diuretika, Betarezeptorenblocker, ACE-Hemmer, $AT_1$-Rezeptorantagonisten und Calciumantagonisten gelten als gleich wirksam, weil für alle in Langzeitstudien eine Senkung der Letalität nachgewiesen wurde. Ob es über die Blutdrucksenkung hinaus therapieentscheidende Vorteile einzelner Substanzklassen gibt, ist bisher nicht eindeutig belegt. Daher spielen die Effektivität der Blutdrucksenkung, Verträglichkeit und Preis eine wichtige Rolle. Es sollten grundsätzlich Präparate gewählt werden, die bei einmal täglicher Gabe zu einer effektiven Blutdrucksenkung führen und deren Ausmaß nach 24 h noch mindestens 50% des Spitzenwerts erreicht.

**Zusatzkriterien.** Weitere Entscheidungskriterien für eine individualisierte Therapie ergeben sich aus Begleitkrankheiten mit erwünschten Zusatzwirkungen und unerwünschten Nebenwirkungen der Antihypertonika, aber auch aus dem Lebensalter sowie aus weiteren individuellen Faktoren (*Tabelle 10.6*).

**Vorgehensweise.** Entscheidend für den Erfolg der antihypertensiven Therapie sind die Motivierung des Patienten, die Vereinbarung von Blutdruckzielen und die Vermeidung von Nebenwirkungen. Bei ungenügender Wirkung sollte nach Gründen für das Therapieversagen gesucht werden, z. B. hoher Kochsalzverbrauch, Salzretention durch ungenügende Diuretikatherapie, Gewichtszunahme, Wechselwirkungen mit anderen Arzneimitteln (vor allem nichtsteroidale Antiphlogistika, aber auch Sympathomimetika, orale Kontrazeptiva, Steroide).

Ein häufiges Problem ist eine ungenügende Compliance, weil die Patienten asymptomatisch sind und daher nicht bereit sind, über längere Zeit lästige Nebenwirkungen zu tolerieren. Sorgfältige Dosisfindung und die Wahl nebenwirkungsarmer Antihypertensiva sind daher unumgänglich.

Daher sollte der Blutdruck initial immer allmählich über mehrere Wochen gesenkt werden. Eine rasche Senkung auf normotensive Werte ist vor allem bei älteren Patienten schlechter verträg-

**Tabelle 10.5**
**Evidenzbasierte Differentialindikationen von Antihypertonika**

| Indikation | Diuretika | Betablocker | ACE-Hemmer | Sartane | Calcium-antagonist | Aldosteron-antagonist |
|---|---|---|---|---|---|---|
| Herzinsuffizienz | + | + | + | + | | + |
| Postherzinfarkt | | + | + | | | + |
| Hochrisiko-KHK | + | + | + | | + | |
| Diabetes | + | + | + | + | + | |
| Niereninsuffizienz | | | + | + | | |
| Schlaganfall | + | | + | | | |

Seventh report of the Joint National Committee on prevention, detection, evaluation and treatment of high blood pressure (JNC 7), (www.nhlbi.nih.gov/guidelines/hypertension/express.pdf)

**Tabelle 10.6**
**Anwendung von Antihypertonika bei Begleitkrankheiten**

| Begleiterkrankung | Substanzklasse |
|---|---|
| **Klare Indikation** | |
| Diabetische Nephropathie | ACE-Hemmer |
| Herzinsuffizienz | ACE-Hemmer, Diuretika, Bisoprolol, Carvedilol, Metoprolol |
| Isolierte systolische Hypertonie | Diuretika, Calciumantagonisten |
| Myokardinfarkt in der Anamnese | Betarezeptorenblocker |
| **Günstiger Effekt auf Begleitkrankheit** | |
| Angina pectoris | Betarezeptorenblocker, Calciumantagonisten |
| Vorhoftachykardien | Betarezeptorenblocker, Verapamil, Diltiazem |
| Migräne | Betarezeptorenblocker |
| Essentieller Tremor | Betarezeptorenblocker |
| Niereninsuffizienz mit Serumkreatinin <3 mg/dl | ACE-Hemmer |
| Nichtdiabetische Proteinurie | ACE-Hemmer |
| Prostatahyperplasie | $Alpha_1$-Rezeptorenblocker |
| Osteoporose | Thiaziddiuretika |
| **Ungünstiger Effekt auf Begleitkrankheit oder Kontraindikation**[a] | |
| Asthma bronchiale | Betarezeptorenblocker |
| Diabetes mellitus Typ 1 und 2 | Betarezeptorenblocker (nur Typ 1 wegen Hypoglykämie), Diuretika (nur hohe Dosen) |
| Depression | Betarezeptorenblocker, $Alpha_2$-Rezeptoragonisten |
| AV-Blockierungen | Betarezeptorenblocker, Verapamil, Diltiazem |
| Periphere arterielle Verschlusskrankheit (pAVK) | Betarezeptorenblocker (nur bei schweren Formen) |
| Herzinsuffizienz | Betarezeptorenblocker (akut), Calciumantagonisten (bis auf Amlodipin, Felodipin, Nisoldipin), Moxonidin |
| Hyperlipidämie | Betarezeptorenblocker (Relevanz unklar), Diuretika (hohe Dosen) |
| Gicht | Diuretika |
| Niereninsuffizienz | Kaliumsparende Diuretika |
| Beidseitige Nierenarterienstenose | ACE-Hemmer, $AT_1$-Rezeptorantagonisten |
| Schwangerschaft | ACE-Hemmer, $AT_1$-Rezeptorantagonisten, Diuretika, Calciumantagonisten (1. Trimenon) |

[a] Kontraindikationen sind häufig nur relativ und müssen mit dem Nutzen abgewogen werden (z. B. Betarezeptorenblocker bei pAVK)

lich und kann häufiger Komplikationen (orthostatische Hypotonie, zerebrale Ischämie) auslösen. Insbesondere soll bei bestehenden Gefäßveränderungen an Gehirn, Herz und Netzhaut ein abrupter Blutdruckabfall vermieden werden. Daher beginnt man mit der niedrigsten Dosis, z. B. täglich 6,25–12,5 mg **Hydrochlorothiazid**, 2,5 mg **Bisoprolol**, 2,5–5 mg **Enalapril**. Die meisten Mittel benötigen 2–4 Wochen bis zum vollen Einsetzen des Effekts. Bei ungenügendem Therapieerfolg wird die Anfangsdosis nach 1–3 Monaten verdoppelt. Je langsamer die Steigerung, desto seltener sind Nebenwirkungen. Frühzeitige Kombination ist wahrscheinlich effektiver als eine Dosisausreizung, dabei sind niedrig dosierte Thiazide Mittel der Wahl. Der Blutdruck wird im Sitzen oder im Liegen kontrolliert, initial wöchentlich und nach guter Einstellung vierteljährlich. Hilfreich ist auch die Anleitung des Patienten zur Selbstkontrolle sowie eine ambulante 24-h-Blutdruckkontrolle.

### *Diuretika*

**Thiaziddiuretika** sind allein gut wirksam und bilden die Basis jeder Kombinationstherapie. Sie sind in vielen Fixkombinationen enthalten, was unter dem Gesichtspunkt der Compliance zu begrüßen ist (s. *Tabelle II.8*). Thiazide sind insbesondere bei gleichzeitig bestehender Herzinsuffizienz und Osteoporose indiziert. Hauptvertreter ist **Hydrochlorothiazid** (z. B. HCT von ct), 1-mal 12,5–25 mg/d oral morgens. Daneben werden Thiazidanaloga verwendet, die sich ausschließlich in der Wirkungsdauer unterscheiden. Die Natriurese resultiert aus der Hemmung des NaCl-Kotransporters im distalen Tubulus. Initial sinkt der Blutdruck parallel zur Abnahme des Plasma- und Herzzeitvolumens, obwohl der periphere Gefäßwiderstand temporär ansteigt. Nach 2–4 Wochen kehren Plasma- und Herzzeitvolumen wieder fast auf die Ausgangswerte zurück, während der periphere Widerstand fällt und der Blutdruck weiter gesenkt bleibt. Eine direkte Gefäßwirkung der Diuretika ist unwahrscheinlich, da sie bei Dialysepatienten nicht antihypertensiv wirken. Die Diurese setzt nach 1–2 h, die Blutdrucksenkung üblicherweise nach 3–4 d ein. Der Blutdruck wird im Liegen und im Stehen gesenkt, eine orthostatische Hypotonie tritt kaum auf. Diuretika bleiben auch nach jahrelanger Anwendung unverändert wirksam. In Kombination mit anderen Antihypertonika wird eine sekundäre Salz- und Wasseretention verhindert und damit die Gesamtwirkung verstärkt.

Wichtigste Nebenwirkung ist die Hypokaliämie. Da sich in Langzeitstudien die Hypokaliämie als prognostisch ungünstig erwiesen hat, sollte sie entweder durch gleichzeitige kaliumreiche Kost oder durch Kombination mit kaliumsparenden Diuretika wie Triamteren (z. B. in Dytide H®) oder Amilorid (z. B. in Moduretik®) verhindert werden. Wie bei anderen Antihypertensiva ist Impotenz eine relativ häufige Nebenwirkung. Bei Niereninsuffizienz und älteren Patienten sollen kaliumsparende Diuretika vorsichtig eingesetzt werden, weil Hyperkaliämien ausgelöst werden können. Trotz der metabolischen Nebenwirkungen (Hyperlipidämie, Hyperglykämie, Hyperurikämie) ist die lebensverlängernde Wirkung von Diuretika auch bei Patienten mit Diabetes mellitus eindeutig nachgewiesen.

**Schleifendiuretika** wirken schneller und stärker als Thiaziddiuretika, hemmen den Na,K,2Cl-Kotransporter im aufsteigenden Teil der Henle-Schleife und wirken dadurch massiv diuretisch. Dies bedingt eine Aktivierung des Renin-Angiotensin-Systems und einen Rebound. Indiziert sind sie daher nur bei eingeschränkter Nierenfunktion (GFR <30 ml), wenn Thiazide nicht mehr ausreichend wirksam sind. Hauptvertreter ist **Furosemid**, das wegen des Rebounds in der Regel zweimal am Tag (2-mal 40 mg/d oral) gegeben wird. Alle anderen Schleifendiuretika wirken gleichartig, aber zum Teil langsamer einsetzend und länger (z.B. Torasemid) (s. *Tabelle II.8*). Eine Überlegenheit gegenüber Furosemid ist nicht gesichert. Nach längerer Gabe haben Schleifendiuretika identische Nebenwirkungen auf Kaliumhaushalt und Stoffwechsel wie die Thiazide. Zudem erhöhen sie die Calciumausscheidung und können gelegentlich einen sekundären Hyperparathyreoidismus auslösen.

**Kaliumsparende Diuretika** wirken lediglich schwach diuretisch und haben als solche keine sichere antihypertensive Wirkung. **Amilorid** und **Triamteren** hemmen im distalen Tubulus den luminalen Natriumkanal, gefolgt von einer fast vollständigen Hemmung der Kaliumsekretion. Wegen ihrer begrenzten diuretischen Wirkung werden sie ausschließlich in Kombination mit Thiaziden oder Schleifendiuretika eingesetzt, um renale Kaliumverluste zu verhindern, die bei der Diuretikatherapie von Hypertonikern allerdings relativ selten sind. Auch die Magnesiumausscheidung wird vermindert.

Der Aldosteronantagonist **Spironolacton** wirkt ebenfalls nur schwach diuretisch, ist aber Mittel der Wahl zur Behandlung der Hypertonie und Hypokaliämie bei inoperablem primären Hyperaldosteronismus (Conn-Syndrom) und bei schwerer Herzinsuffizienz. Beim Mann wird die Dauertherapie häufig durch Gynäkomastie, Libidoverlust und Impotenz limitiert.

### *Betarezeptorenblocker*

Betarezeptorenblocker werden vorzugsweise bei Patienten mit gleichzeitig bestehender koronarer Herzkrankheit, bei Tachyarrhythmien und chronischer Herzinsuffizienz eingesetzt (s. *Tabelle 10.6*). Die Blutdrucksenkung setzt langsam ein und ist erst nach 1–2 Wochen voll ausgeprägt. Der Mechanismus ist noch nicht endgültig geklärt. Initial sinken Herzfrequenz und Kontraktilität begleitet von einem temporären Anstieg des peripheren Widerstands, der mit einsetzender Blutdrucksenkung auf die Ausgangswerte zurückkehrt. Daneben sind wahrscheinlich zentrale Effekte, eine Hemmung der Reninsekretion und eine präsynaptische Blockade der Noradrenalinfreisetzung beteiligt. Die Blutdrucksenkung ist im Liegen und Stehen gleich. Eine orthostatische Hypotonie tritt nicht auf.

Alle Betarezeptorenblocker wirken ausreichend antihypertensiv. Bevorzugt werden $\beta_1$-selektive Blocker wie **Metoprolol** (retardierte Form) (50 bis 200 mg/d), **Atenolol** (50-100 mg/d) und **Bisoprolol** (5–10 mg/d). Sie senken Herzfrequenz, Herzzeitvolumen und Reninsekretion relativ stark, blockieren dagegen $\beta_2$-Rezeptoren erst in höheren Dosen, weshalb typische Nebenwirkungen wie z. B. Bronchospasmus, Hypoglykämie, periphere Durchblutungsstörungen und Fettstoffwechselstörungen geringer sein können. Trotzdem sind auch $\beta_1$-selektive Blocker bei Asthma bronchiale und schweren Durchblutungsstörungen sowie bei Bradykardie und AV-Block kontraindiziert. Bei der Herzinsuffizienz besteht zwar eine prinzipielle Kontraindikation, andererseits aber sind **Bisoprolol, Carvedilol** und **Metoprolol** inzwischen bei vorsichtig einschleichender Dosierung Mittel der Wahl zur Behandlung der chronischen Herzinsuffizienz (s. dort).

### *ACE-Hemmer*

Hemmstoffe des Angiotensin-Konversionsenzyms (ACE-Hemmer) sind in allen Stadien der Hypertonie und auch bei niedriger Plasmareninaktivität wirksam. ACE-Hemmer blockieren kompetitiv die Bildung von Angiotensin II und vermindern gleichzeitig den Abbau des vasodilatatorisch wirksamen Bradykinin, das durch das gleiche Enzym inaktiviert wird. Als Folge davon nehmen der arterielle Gefäßwiderstand, die Aldosteronproduktion und die aldosteronabhängige Salz- und Wasserretention ab. Mit der verminderten Angiotensin-II-Bildung entfällt auch der stimulierende Effekt auf die Noradrenalinfreisetzung, woraus eine Hemmung des Sympathikustonus resultiert.

ACE-Hemmer sind bei Patienten mit gleichzeitiger Herzinsuffizienz aufgrund der nachgewiesenen Prognoseverbesserung Mittel der Wahl. Besondere Indikationen ergeben sich auch bei Diabetikern mit Proteinurie und Patienten mit nichtrenovaskulärer Niereninsuffizienz und Serumkreatininwerten <3 mg/dl, weil ACE-Hemmer die Progression der Niereninsuffizienz verlangsamen. Im Gegensatz zu Diuretika und Betarezeptorenblockern sind sie stoffwechselneutral. Ob sich dies bei Hyperlipidämien langfristig in einen Überlebensvorteil umsetzt, ist zur Zeit unbekannt. Bei Diabetikern schnitt Captopril langfristig nicht besser ab als der Betarezeptorenblocker Atenolol (UKPDS 1998). Im Gegensatz zur Herzinsuffizienz erfordert die Behandlung der Hypertonie in der Regel keine initiale Gabe des kurzwirksamen Captoprils. Stattdessen wird gleich eine der Substanzen mit ausreichender 24-Stunden-Wirkung wie **Lisinopril, Perindopril** oder **Ramipril** in niedriger Anfangsdosis verwendet (s. *Tabelle II.1*, Teil II).

Alle ACE-Hemmer können initial einen Blutdruckabfall auslösen, insbesondere bei gleichzeitiger Aktivierung des Reninsystems durch Herzinsuffizienz, Vorbehandlung mit Diuretika oder Salz- und Wasserverluste. Vorsicht auch bei Hyperkaliämie, eingeschränkter Nierenfunktion und vor allem bei Nierenarterienstenosen. Vor und eine Woche nach Behandlungsbeginn sollten Nierenfunktion und Elektrolyte kontrolliert werden. Dabei gilt ein Kreatininanstieg von weniger als 20% als unproblematisch. Bei einem Anstieg zwischen 20% und 50% muss gezielt nach einer Nierenarterienstenose gefahndet werden, bei einem stärkeren Anstieg muss der ACE-Hemmer sofort abgesetzt werden.

### *$AT_1$-Rezeptorantagonisten*

$AT_1$-Rezeptorantagonisten (Sartane) wirken über einen selektiven Antagonismus am $AT_1$-Subtyp des Angiotensin-II-Rezeptors. Der antihypertensive und langfristig protektive Effekt entspricht wahrscheinlich dem der langwirksamen ACE-Hemmer nach Stärke und Dauer, ist jedoch seltener oder gar nicht von einem trockenen Reizhusten begleitet. Direkte Vergleichsstudien mit ACE-Hemmern bei Hypertonikern fehlen. Im Vergleich mit dem Betarezeptorenblocker Atenolol war **Losartan** bei Hypertoniepatienten mit linksventrikulärer Hypertrophie leicht überlegen (LIFE 2002). Bei Wirksamkeit, Sicherheit und Pharmakokinetik gibt es keine nennenswerten Unterschiede zwischen den einzelnen $AT_1$-Rezeptorantagonisten (s. *Tabelle II.2*).

### *Calciumantagonisten*

Calciumantagonisten werden bislang als Monotherapie der Hypertonie insbesondere bei älteren Patienten, bei isolierter systolischer Hypertonie, Stoffwechselstörungen und Kontraindikationen gegen Betarezeptorenblocker eingesetzt. Langzeitdaten liegen zur Prävention des Schlaganfalls durch **Nitrendipin** vor (Syst-Eur 1997). Der Verdacht, dass die Langzeitprognose und insbesondere das Herzinfarktrisiko durch langwirkende Calciumantagonisten ungünstig beeinflusst werden, ist durch eine Langzeitstudie mit **Amlodipin** weitgehend ausgeräumt (ALLHAT 2003). Die lang wirkenden Dihydropyridine (*Tabelle II.5*) haben eine längere Halbwertszeit, fluten langsamer an und induzieren daher weniger reflektorische Tachykardie. Sie sind weniger kardiodepressiv als Verapamil und Diltiazem. Zur Blutdrucksenkung mit Verapamil und Diltiazem liegen keine ausreichenden Langzeitdaten vor.

### *Alpha$_1$-Rezeptorenblocker*

Alpha$_1$-Rezeptorenblocker erweitern die Gefäße, haben aber im Gegensatz zu den ACE-Hemmern keinen Effekt auf das „Remodeling" von Herz und Gefäßen. Ähnlich wie Dihydropyridine führen sie zu einer reflektorischen Aktivierung des Sympathikus. Dies dürfte ein Grund sein, warum Doxazosin doppelt so häufig wie Chlortalidon mit dem Auftreten einer Herzinsuffizienz assoziiert war (ALLHAT 2000). Diese Beobachtung wird allerdings dadurch relativiert, dass es in der ALLHAT-Studie durch das Studiendesign zu einem initialen Absetzen von Diuretika in den Nicht-Chlortalidon-Gruppen und dadurch wahrscheinlich zu einer Demaskierung einer bereits bestehenden Herzinsuffizienz gekommen ist. Die benigne Prostatahyperplasie kann ein Argument für die Wahl von Alpha$_1$-Rezeptorenblockern in der Kombinationstherapie sein. Hauptvertreter sind **Doxazosin** und **Bunazosin** (s. *Tabelle 10.7*), weil sie anders als Prazosin eine lang anhaltende Wirkung haben. Prazosin wird wegen des starken initialen Blutdruckabfalls und der kurzen Wirkungsdauer nur noch selten verwendet.

### *Alpha$_2$-Rezeptoragonisten*

Alpha$_2$-Rezeptoragonisten (*Tabelle 10.7*) stimulieren Alpha$_2$-Rezeptoren in der Medulla oblongata und vermindern dadurch die zentrale Sympathikusaktivität. Initial beruht die Blutdrucksenkung vor allem auf einer Abnahme der Herzfrequenz, später sinkt auch der periphere Widerstand. Wichtigster Vertreter ist **Clonidin**, Anfangsdosis 2-mal 75 µg/d, dann schrittweise steigern auf 2- bis 3-mal 150 µg/d, bei schwerer Hypertonie ggf. bis auf Tagesdosen von 900 µg/d. Initial Vorsicht wegen ausgeprägter orthostatischer Hypotonie und starker Sedation (Autofahrer!). Wegen deutlicher Salz- und Wasserretention wird es vorzugsweise mit Diuretika kombiniert.

**Moxonidin** wirkt ähnlich wie Clonidin, obwohl es zusätzlich an zerebrale Imidazolinrezeptoren bindet, deren Rolle jedoch unklar ist. Es scheint aber etwas geringere sedative Nebenwirkungen zu haben. Bei Patienten mit Herzinsuffizienz verschlechterte Moxonidin bei zusätzlicher Gabe zu einer Standardtherapie mit ACE-Hemmern, Diuretika, Herzglykosiden und Betarezeptorenblockern die Prognose (MOXCON 2000). Daher sollte Moxonidin bei Hypertonikern mit Herzinsuffizienz zurückhaltend verordnet werden.

**Methyldopa** (2-mal 125 mg, ggf. bis 2-mal 500 mg/d) wirkt ähnlich wie Clonidin, die orthostatische Hypotonie ist jedoch stärker ausgeprägt. Hinzu kommen weitere unerwünschte Wirkungen (s. Methyldopa, Teil II). Die Anwendung beschränkt sich auf die Schwangerschaft, wo Methyldopa Mittel der Wahl ist. Insgesamt ist die Verordnung zentralwirksamer Mittel in den letzten Jahren kontinuierlich zurückgegangen. Dies liegt wahrscheinlich

**Tabelle 10.7**
**Weitere Antihypertonika für die Kombinationstherapie**

| Wirkstoff | Präparat | Tagesdosis [mg] | Bioverfügbarkeit [%] | Halbwertszeit [h] |
|---|---|---|---|---|
| **Alpha$_1$-Rezeptorenblocker** | | | | |
| Bunazosin | Andante® | 6–12 | 45 | 11–20 |
| Doxazosin | z. B. Doxazosin AL | 2–4 | 65 | 10–20 |
| Indoramin[a] | Wydora® | 2-mal 25–50 | | 3,5–15 |
| Prazosin | z. B. Minipress® | 2-mal 2 | 44–70 | 2,5 |
| Terazosin | z. B. Heitrin® | 2–5 | 90 | 12 |
| Urapidil[a] | z. B. Ebrantil® | 2-mal 30–90 | 70–80 | 2–3 |
| **Alpha$_2$-Rezeptoragonisten** | | | | |
| Clonidin | z. B. Catapresan® | 2-mal 0,15 | 75 | 8,5 |
| Methyldopa | z. B. Presinol® | 2-mal 250 | 25 | 1,8 |
| Moxonidin | z. B. Cynt® | 0,2–0,4 | 88 | 2–3 |
| **Direkte Vasodilatatoren** | | | | |
| Dihydralazin | z. B. Nepresol® | 3-mal 25 | 30–50 | 2,5 |
| Minoxidil | Lonolox® | 5–40 | 90% | 4,2 |

[a] zusätzliche Stimulation zentraler Alpha$_2$- und Serotoninrezeptoren.

an den ausgeprägten sedativen Nebenwirkungen und entspricht den Leitlinienempfehlungen.

### *Direkte Vasodilatatoren*

Direkte Vasodilatatoren werden nur in der Kombinationstherapie eingesetzt, da der blutdrucksenkende Effekt bei Monotherapie weitgehend durch den starken reflektorischen Anstieg von Herzfrequenz und Herzzeitvolumen aufgehoben wird. Hauptvertreter ist **Dihydralazin** (z. B. Nepresol®), Dosis 2-mal 25 mg/d oral (s. *Tabelle 10.7*). Es gilt als vorteilhaft bei Nierenbeteiligung, weil die Nierendurchblutung gesteigert wird. Bei koronarer Herzkrankheit ist Dihydralazin wegen der reflektorischen Tachykardie kontraindiziert. Stärker wirksam ist **Minoxidil** (Lonolox®, 5–50 mg/d). Wegen seiner schlechteren Verträglichkeit wird es nur bei sonst therapierefraktärer Hypertonie eingesetzt.

### *Kombinationstherapie*

Eine Monotherapie ist in etwa 70% der Fälle nicht ausreichend. Neuere Studien zeigen, dass die Kombination zweier niedrig dosierter Antihypertonika häufig effektiver und besser verträglich ist als die Gabe eines Antihypertonikums in Maximaldosis. Unter Berücksichtigung von Begleiterkrankungen und Lebensalter werden besonders die folgenden **Zweierkombinationen** eingesetzt:

**Diuretikum** plus
- Betarezeptorenblocker,
- ACE-Hemmer oder $AT_1$-Rezeptorantagonist (verstärkter Effekt nach Diuretikavorbehandlung!)
- Calciumantagonist,

oder

**Calciumantagonist** plus
- Betarezeptorenblocker (überadditiver Effekt auf Blutdruck und Herz mit der Gefahr von Hypotonie und Herzinsuffizienz!) oder
- ACE-Hemmer.

Diuretika verstärken die Wirkung aller primären Antihypertonika, besonders ausgeprägt bei ACE-Hemmern. Selbst in der niedrigen Dosis von 6,25 mg war Hydrochlorothiazid in Kombination mit einem Betarezeptorenblocker in ebenfalls niedriger Dosis (Bisoprolol 2,5 mg) genauso wirksam wie 5 mg Amlodipin. Bei immer noch ungenügender Wirkung wird empfohlen, das primäre Antihypertonikum unter Beibehaltung des Thiazids zu wechseln.

**Reserpin** gehört nicht mehr zu den primären Antihypertonika, wird aber noch oft in Diuretikakombinationen (z. B. Briserin®) angewendet. Niedrige Reserpindosen (0,05–0,1 mg/d) sind in Kombination mit Diuretika relativ gut verträglich und preiswert. Trotzdem sind infolge der Entspeicherung von Catecholaminen zentrale Nebenwirkungen möglich, insbesondere Sedation und depressive Verstimmungen bei älteren Patienten bis hin zum erhöhten Suizidrisiko.

**Dreierkombinationen** werden vor allem bei schweren Hypertonieformen in freier Kombination eingesetzt. Als weitere Wirkstoffe kommen dafür direkte Vasodilatatoren in Betracht, z. B. **Dihydralazin** zusätzlich zu Thiazid und ACE-Hemmer.

## Schwangerschaftshypertonie

Eine Hypertonie in der Schwangerschaft liegt vor, wenn mehrfach ein systolischer Blutdruck von 140 mmHg oder ein diastolischer Blutdruck von 90 mmHg erreicht oder überschritten wird (Leitlinien der Deutschen Liga zur Bekämpfung des Bluthochdrucks 2003). Unterschieden werden transitorische Hypertonie, chronische Hypertonie, Präeklampsie bei chronischer Hypertonie sowie Präeklampsie und Eklampsie (s. Kap. 6).

Die Indikation zur medikamentösen Dauertherapie sollte ausschließlich unter stationären Bedingungen gestellt werden. Sie besteht normalerweise nur bei anhaltenden Blutdruckwerten >170/100 mmHg, bei vorbestehendem Hochdruck oder Pfropfkonstellation (präexistente Nierenerkrankung, Diabetes mellitus) bereits ab Blutdruckwerten von >160/100 mmHg. Ziel der Behandlung ist eine Blutdrucksenkung auf Werte zwischen 140 und 160 sowie 90 und 100 mmHg. Ob die Behandlung einen Nutzen für die kindliche Prognose hat, ist bisher nicht belegt. Mittel der Wahl ist weiterhin **Methyldopa** (2- bis 4-mal 250–500 mg/d oral) wegen der langen Therapieerfahrungen und dokumentierten Sicherheit. **Atenolol** (50–100 mg/d oral) oder **Metoprolol** (50–100 mg/d oral) sind in der Spätschwangerschaft ebenfalls gut und sicher wirksam, in der Frühschwangerschaft kann das fetale Wachstum retardiert werden. **Dihydralazin** (z. B. Nepresol®, initial 2-mal 12,5 mg/d oral) wird bei Bedarf in Kombination mit Methyldopa oder Betarezeptorenblockern eingesetzt.

*Kontraindiziert* sind in der Schwangerschaft **ACE-Hemmer** und **$AT_1$-Rezeptorantagonisten** wegen fetalen Nierenversagens und Oligohydramnie, **Calciumantagonisten** im 1. Trimenon wegen embryotoxischer Wirkungen im Tierversuch sowie **Thiaziddiuretika**, weil sie die Plazentadurchblutung und das kindliche Geburtsgewicht senken können. Schleifendiuretika sollen nur kurzfristig eingesetzt werden. **Reserpin** behindert bei Neugeborenen die Nasenatmung und wirkt sedierend. Bei

**Nitroprussidnatrium** besteht das Risiko einer fetalen Cyanidintoxikation.

### Hypertensive Krise

Ein *hypertensiver Notfall* als die schwerste und zur sofortigen Therapie zwingende Form des Bluthochdrucks liegt nur bei rapider oder progredienter Verschlechterung vitaler Organfunktionen vor und manifestiert sich als hypertensive Enzephalopathie, akutes Linksherzversagen mit Lungenödem, dissezierendes Aortenaneurysma, akuter Myokardinfarkt, instabile Angina pectoris, Hirnblutung oder Eklampsie. Als häufigere *hypertensive Krise* wird ein plötzlicher starker Blutdruckanstieg über 120–130 mmHg diastolisch ohne erkennbare Organschäden definiert. Sie bedarf keiner besonderen Soforttherapie. Eine Hochdruckkrise entwickelt sich fast immer aus einer bestehenden chronischen Hypertonie. Sie kann außerdem durch plötzliches Absetzen von Antihypertonika, insbesondere Betarezeptorenblockern oder Clonidin, ausgelöst werden, aber auch durch Einnahme blutdrucksteigernder Mittel, nichtsteroidaler Antirheumatika, Psychostimulanzien und trizyklischer Antidepressiva sowie durch Wechselwirkungen mit Monoaminoxidasehemmern.

Ziel der Therapie des *hypertensiven Notfalls* ist eine schnelle, aber abgestufte Blutdrucksenkung um ca. 25% oder auf 100–110 mmHg diastolisch in einigen Minuten oder mehreren Stunden abhängig von der klinischen Situation. Problematisch ist das Fehlen kontrollierter klinischer Studien, sodass Empfehlungen in unterschiedlichen Ländern weit differieren. Bei der hypertensiven Krise reicht die Gabe eines üblichen lang wirkenden Antihypertensivums in der Regel aus. *Prästationär* beginnt man mit (Leitlinien der Deutschen Liga zur Bekämpfung des Bluthochdrucks 2003):

- 1,2 mg **Nitroglycerin** als Spray oder Kapsel, Wirkungseintritt innerhalb weniger min. Mittel der Wahl bei Lungenödem, instabiler Angina pectoris und Myokardinfarkt,
- 5 mg **Nifedipin** oder Nitrendipin oral in schnell resorbierbarer Form. Kontraindiziert bei instabiler Angina pectoris und Myokardinfarkt,
- 25 mg **Urapidil** i.v., Wirkungseintritt nach etwa 10 min. Nebenwirkung Kopfschmerzen, Palpitationen,
- 0,075 mg **Clonidin** langsam i.v. Wirkungseintritt nach etwa 10 min. Nebenwirkung Sedation.

**Furosemid** (20–40 mg i.v.) stets zusätzlich mit Ausnahme bei Kontraindikationen (Dehydratation, Hyponatriämie). Wirkt nach 5–10 min.

*Stationär* werden die gleichen Arzneimittel, ggf. als Dauerinfusion angewendet. Außerdem sind zusätzlich geeignet:

- **Dihydralazin** (z. B. Nepresol®) 6,25 mg i.v. zusätzlich zu Clonidin. Wirkt nach 5–10 min, Wirkungsdauer 4–6 h. Falls ungenügend, erneut 6,25–12,5 mg i.v. Dihydralazin. Kontraindiziert bei Angina pectoris.
  Bei weiterer Therapieresistenz:
- **Nitroprussidnatrium** (z. B. nipruss®) initial 20 µg/min als Infusion. Sofort wirksam, Wirkungsdauer 2–3 min. Deshalb initial Blutdruck minütlich kontrollieren und nach 5 min ggf. Dosis schrittweise bis zum gewünschten Effekt steigern. Vor Licht schützen, braune Farbe wandelt sich in blau, grün und schließlich dunkelrot um. Bei höheren Dosen (über 125 mg/d) kann sich eine Cyanidintoxikation entwickeln (Antidot Natriumthiosulfat, s. dort). Bei 2- bis 3-tägiger Gabe kann zusätzlich Thiocyanat kumulieren und seinerseits toxisch wirken, deshalb Plasmaspiegel messen, insbesondere bei Niereninsuffizienz.

Nach ausreichender Blutdrucksenkung wird die Therapie von parenteraler auf orale Gabe umgestellt und zunächst über einige Tage fortgeführt. In den folgenden Wochen wird die weitere Reduktion auf normotensive Werte angestrebt.

## Orthostatische Hypotonie

Als orthostatische Hypotonie wird ein systolischer Blutdruck im Stehen <100 mmHg bezeichnet. Ein niedriger Blutdruck ist häufig Begleitsymptom eines behandlungsbedürftigen Grundleidens. Als primäre Hypotonie ist er bei Jugendlichen mit leptosomem Habitus konstitutionell bedingt. Es werden sympathotone (nicht autonom-neurogene) sowie asympathotone (autonom-neurogene) Formen unterschieden.

### Sympathotone Hypotonie

Am häufigsten ist die konstitutionelle sympathotone Hypotonie (70% aller Patienten). Typisch sind überschießende Sympathikusaktivierung und hohe Plasmacatecholamine.

Niedriger Blutdruck ohne Beschwerden bedarf keiner Therapie. Bei ausgeprägten Beschwerden werden zunächst **physikalische Maßnahmen** angewendet: körperliches Training, Wechselduschen, Kneipp-Anwendungen und Lagewechselübungen. Wichtig ist eine ausreichende Flüssigkeits- und Salzzufuhr. Insbesondere bei morgendlichen Startschwierigkeiten ausreichend Kaffee oder Tee trinken.

Für Antihypotonika liegen keine überzeugenden Studien vor, die bei begründeter Indikation einen therapeutischen Effekt belegen. Insbesondere sind Sympathomimetika wegen der bereits erhöhten endogenen Catecholamine wenig sinnvoll. Ermüdbarkeit, Merkschwäche, morgendliche Leistungsschwäche, Wetterfühligkeit und Föhnbeschwerden sind keine begründete Indikation für Antihypotonika. Nach erfolgloser nichtmedikamentöser Therapie ggf. Behandlungsversuch mit **Dihydroergotamin** (3-mal 1–2 mg/d oral).

Eine orthostatische Hypotonie in der **Schwangerschaft** sollte grundsätzlich nicht medikamentös behandelt werden. Bisher ist weder bewiesen noch ausgeschlossen, dass ein Risiko für die Kinder hypotoner Mütter besteht.

### Asympathotone Hypotonie

Die seltene asympathotone Hypotonie ist eine neurogene Form, bei der eine ausreichende reflektorische Sympathikusaktivität fehlt. Im Liegen kann häufig ein erhöhter Blutdruck gemessen werden. Neben idiopathischen Formen (Bradbury-Eglestone-Syndrom, Shy-Drager-Syndrom) gibt es autonome Dysfunktionen bei zerebralen Krankheiten (z. B. Morbus Parkinson) oder autonomen Neuropathien (z. B. Diabetes). Hier kommen Sympathomimetika in Frage: **Etilefrin** (3- bis 5-mal 5 mg/d), **Oxilofrin** (1- bis 2-mal 40 mg/d), **Midodrin** (2-mal 5 mg/d). Mittel wie Norfenefrin und Oxedrin sind wegen geringer oraler Bioverfügbarkeit (20%) weniger geeignet. Wegen der schnell einsetzenden Toleranz sollten Sympathomimetika nur kurzfristig eingesetzt werden. Schließlich kann noch ein Versuch mit Mineralocorticoiden gemacht werden, z. B. **Fludrocortison** 1- bis 4-mal 0,1 mg/d oral. Es hat wegen der Salz- und Wasserretention stärkere Nebenwirkungen.

### Arzneimittel-induzierte Hypotonie

Eine orthostatische Hypotonie älterer Menschen ist häufig durch Arzneimittel bedingt. Sorgfältige Arzneimittelanamnese erheben. Dabei sollte nicht nur auf Antihypertonika geachtet werden, sondern auch auf durchblutungsfördernde Mittel (z.B. Pentoxifyllin, Naftidrofuryl), Nitrovasodilatatoren (z. B. Isosorbiddinitrat), Diuretika, trizyklische Antidepressiva, $H_1$-Antihistaminika, Neuroleptika, Insulin bei Diabetikern und dopaminerge Substanzen bei Parkinsonpatienten.

## Schock

Schock ist ein akutes Kreislaufversagen mit generalisierter Minderperfusion vitaler Organe sowie nachfolgender Gewebehypoxie infolge eines Missverhältnisses zwischen Sauerstofftransport und Sauerstoffaufnahme. Therapieziele sind die Beseitigung der Schockursache und rasche Stabilisierung von mittlerem arteriellen Blutdruck (65–90 mmHg), zentralem Venendruck (>6 mmHg), Hämoglobin (>8 g/dl) und Herzindex (>3,5 l/min/m$^2$).

### Hypovolämischer Schock

Akute Verminderung des zirkulierenden Blutvolumens durch Blutungen, Trauma oder Dehydratation. Bei dieser Schockform muss die Hypovolämie möglichst schnell ausgeglichen werden. Nur beim hämorrhagischem Schock und penetrierendem Trauma mit unstillbarer Blutung wird das Blutvolumen bis zur schnellst möglichen chirurgischen Versorgung zurückhaltend substituiert und eine moderate Hypotension toleriert. In allen anderen Fällen sofortige volle **Volumensubstitution** mit

- kristalloiden Infusionslösungen, z. B. Vollelektrolytlösung oder
- kolloidalen Infusionslösungen, z. B. Plasmaersatzmittel wie Hydroxyethylstärke,
- ggf. Erythrozytenkonzentrate.

Keine der bei der Schockbehandlung propagierten Infusionslösungen hat eindeutige Vorteile, sodass kristalloide Lösungen wegen geringerer Nebenwirkungen (s unten) und aus Kostengründen vorzuziehen sind (Cochrane-Review 2003). Auch für hypertone Kochsalzlösungen wurde bisher keine Überlegenheit nachgewiesen.

Bei einem Verlust von mehr als 20–30% des zirkulierenden Blutvolumens oder einem Hämatokrit unter 8 g/dl soll eine Erythrozytengabe erfolgen. Beim hämorrhagischen Schock können z. B. Hydroxyethylstärke 6% 2,5 l (33 ml/kg) oder Dextran 6% 1,5 l pro 24 h infundiert werden. Akutes Nierenversagen ist eine relative Kontraindikation für Hydroxyethylstärke. Die Menge richtet sich nach dem zentralen Venendruck, als Richtwert gelten 8–12 cm$H_2O$. Daneben sind arterieller Blutdruck, Blutgase, pH-Wert, Hämatokrit, Kalium- und Natriumkonzentration im Serum sowie vor allem die Harnausscheidung kontinuierlich zu überwachen. Die Harnmenge soll mindestens 40–50 ml/h betragen. Bei Störung der Mikrozirkulation (sog. „sludge“) ist die Zufuhr von niedermolekularem **Dextran** (Rheomacrodex®) wirksam. Kolloidale Plasmaersatzmittel können anaphylaktoide Reaktionen mit Urtikaria, Juckreiz, Tachykardie, Blutdruckabfall, Bronchospasmus bis zum anaphylaktischen Schock auslösen.

Bei Oligurie trotz ausreichendem intravasalem Volumen **Furosemid** 200–500 mg/h i.v. oder 100 ml 20%iges **Mannitol**. Azidosebehandlung mit 8,4% **Natriumhydrogencarbonat** entsprechend dem Säure-Basen-Status. Behandlung von vermindertem Herzzeitvolumen und Gefäßkonstriktion mit **Dobutamin** (100–600 µg/min) oder **Dopamin** (100 bis 300 µg/min).

Zur Prophylaxe und Therapie einer Verbrauchskoagulopathie **Heparin** 10.000–20.000 I.E./24 h und eventuell Substitution der entsprechenden Gerinnungsfaktoren.

## Kardiogener Schock

Schock infolge mangelnder Förderleistung des Herzens. Häufigste Ursache ist der frische Myokardinfarkt, bei dem therapeutisch die rasche und ggf. invasive Öffnung verschlossener Koronargefäße im Vordergrund steht.

**Vasodilatatoren.** Therapie durch Entlastung des insuffizienten Herzens durch Infusion von Glyceroltrinitrat (Senkung der Vorlast überwiegt), Nitroprussidnatrium (Senkung von Vor- und Nachlast) sowie Injektion von Furosemid. Festlegung der Therapie in Abhängigkeit von der hämodynamischen Situation, Messung und Überwachung mit Einschwemmkatheter.

Bei ausreichend hohem systolischen Blutdruck von 90–100 mgHg und einem Pulmonalkapillardruck über 18 mmHg vorwiegend **Glyceroltrinitrat**, 50–200 mg/24 h als i.v.-Infusion. Beendigung der Infusion bei Abfall des arteriellen Drucks unter 90 mmHg. **Nitroprussidnatrium** bei erhöhtem peripheren Widerstand 15–250 µg/min als i.v.-Infusion. **Furosemid** bei erhöhtem zentralvenösem Druck zur Volumenreduktion und akuten Vorlastsenkung (20–80 mg i.v.).

**Positiv inotrope Substanzen.** Bei systolischem Druck <90 mmHg Steigerung des Herzzeitvolumens durch Infusion von **Dobutamin** (3–12 µg/kg/min) alleine oder in Kombination mit **Phosphodiesterasehemmstoffen** (Dosierung s. *Tabelle 10.2*). **Epinephrin** (0,1–0,2 µg/kg pro min) ist aufgrund stärkerer Frequenzsteigerung Mittel der 2. Wahl. **Norepinephrin** (0,05–0,1 mg/kg/min) sollte wegen der weiteren Verschlechterung der Organperfusion und der ausgeprägten Nachlaststeigerung des Herzens nur ausnahmsweise, z. B. bei stark erniedrigtem peripheren Widerstand, zum Einsatz kommen.

Bei arteriellem Druck unter 90 mmHg und Pulmonalkapillardruck unter 18 mmHg Volumensubstitution. **Herzglykoside** wegen der Gefahr ventrikulärer Arrhythmien nur im Ausnahmefall bei Vorhofflimmern.

## Neurogener Schock

Toxische, hypoxische oder traumatische Lähmung des Vasomotorenzentrums (z. B. Schlafmittelintoxikation) mit Vasodilatation und Aufhebung des peripheren Gefäßwiderstandes. Therapieziel ist die Ausschaltung der relativen Hypovolämie und der peripheren Vasodilatation. Volumensubstitution in Abhängigkeit vom zentralen Venendruck, z. B. 250 ml Hydroxyethylstärke 6% in 15 min, Wiederholung in Abhängigkeit vom ZVD, der nicht über 15 cm$H_2O$ steigen soll. Zudem Infusion von vasoaktiven Substanzen, z. B. **Dopamin** 400–500 µg/min oder **Norepinephrin** 0,1 µg/kg pro min.

Azidosebehandlung, Glucocorticoide sowie Heparin zur Behandlung einer Verbrauchskoagulopathie wie beim hypovolämischen Schock (s. dort).

## Septischer Schock

Ein septischer Schock kann durch jede Infektion mit Mikroorganismen ausgelöst werden, am häufigsten durch Endotoxin-bildende gramnegative Bakterien. Letalität 30–50%. Eine generalisierte Ausschüttung von Zytokinen, Prostaglandinen, Leuko-trienen und PAF, Aktivierung des Gerinnungssystems und der Komplementkaskade sowie eine vermehrte Produktion von NO führen zum Schock.

Die Therapie besteht aus der sofortigen Gabe von Antibiotika, ggf. einer Fokussanierung und allgemeinen Schockmaßnahmen einschließlich einer am zentralen Venendruck überwachten Volumensubstitution mit Elektrolyt- und ggf. kolloidalen Lösungen. Bei weiterhin niedrigem mittlerem arteriellen Druck kann mit **Norepinephrin** (0,05–1 µg/kg pro min) durch die peripher vasokonstriktorische Wirkung eine Stabilisierung erreicht werden. Glucocorticoide sind nur bei Unterfunktion der Nebennierenrinde indiziert.

Als erstes entzündungshemmendes Mittel senkte **aktiviertes Protein C** (Drotrecogin alfa, Xigris®) die Letalität von schweren Sepsisformen (PROWESS 2001). Der Effekt war jedoch nicht nachweisbar, wenn Patienten gleichzeitig eine niedrig dosierte Heparinprophylaxe erhalten hatten. Eine endgültige Bewertung ist daher erst nach Studien über die Wechselwirkungen von Drotrecogin alfa und Heparin möglich. Experimentelle Therapieversuche mit Naloxon, Endotoxinantikörpern, Hemmstoffen der NO-Synthese oder TNFα-Antagonisten haben sich entgegen tierexperimentellen Befunden nicht als erfolgreich erwiesen.

## Anaphylaktischer Schock

Siehe Immunologische Störungen.

# 11 Immunologische Störungen

*Klaus Resch*

## Allergische Krankheiten

Allergische Krankheiten sind durch überschießende Immunreaktionen auf Fremdstoffe (Antigene) bedingt. Sie verlaufen in zwei oft ineinander übergehenden Phasen, der klinisch unauffälligen Sensibilisierung und der allergischen Reaktion. Nach dem immunologischen Mechanismus werden vier allergische Reaktionstypen unterschieden:

- **Typ I: Anaphylaktischer Typ**
  Sofortreaktion nach wenigen Minuten. Kommt weitaus am häufigsten vor und ist durch Antikörper vom IgE-Typ bedingt, die an spezifische IgE-Rezeptoren von Mastzellen und basophilen Leukozyten binden. Bei erneuter Antigenexposition kommt es zur Freisetzung von Mediatoren wie Histamin, Heparin, Bradykinin, Prostaglandinen, Leukotrienen oder Plättchenaktivierendem Faktor. Klinische Korrelate sind Urtikaria, Ödeme (v. a. Quincke-Ödem), allergische Rhinitis und Konjunktivitis sowie Asthma bronchiale und anaphylaktischer Schock.
- **Typ II: Zytotoxischer Typ**
  Sofortreaktion nach wenigen Minuten, bedingt durch Antikörper der Klasse IgG oder IgM. Klinische Erscheinungsformen sind Arzneimittelallergie und hämolytische Anämie.
- **Typ III: Immunkomplextyp**
  Frühreaktion nach Stunden, die auf Bildung von Antigen-Antikörper-Komplexen beruht. Reaktionen äußern sich als Serumkrankheit oder chronisch entzündliche Immunkomplexkrankheiten (z. B. rheumatoide Arthritis, Glomerulonephritis).
- **Typ IV: Zelluläre Reaktion vom Spättyp**
  nach 1–2 Tagen, bedingt durch sensibilisierte T-Lymphozyten. Ursache von Transplantatabstoßung, atopischer Dermatitis (Ekzem) und einigen Autoimmunerkrankungen.

Viele Antigene können eine Typ-I-Reaktion auslösen. Wichtig sind Inhalationsantigene (z. B. Blütenpollen), Insektengifte (Insektenstichallergie) und Tierepithelien. Bei der Arzneimittelallergie kommen alle allergischen Reaktionsformen vor.

### Therapieprinzipien

Generelle Therapieprinzipien bei allergischen Reaktionen sind Allergenkarenz, Hyposensibilisierung, Hemmung der Mediatorfreisetzung und Hemmung der Wirkung allergischer Mediatorsubstanzen.

Die **Allergenkarenz** ist die wichtigste prophylaktische Maßnahme bei allen allergischen Reaktionen. Sie setzt eine sorgfältige Ermittlung des Allergens voraus. Oft ist sie nicht oder nur schwierig durchführbar, z. B. bei Allergie gegen ubiquitär vorkommende Stoffe, Mischallergien oder bei Berufsallergien.

Die **Hyposensibilisierung** hat eine verminderte Reaktionsbereitschaft auf ein Allergen zum Ziel. Sie ist eine empirische Maßnahme, deren immunologische Grundlagen noch nicht ausreichend geklärt sind. Bevorzugte Bildung regulierender Antikörper (IgG) und verminderte Freisetzung von Mediatoren aus Mastzellen spielen eine Rolle. Für zahlreiche Allergene sind Extrakte in Form von Fertigarzneimitteln verfügbar. Die Therapie beginnt mit der subkutanen Injektion sehr geringer Mengen des Allergens, die im Verlauf mehrerer Monate erhöht werden. Eine Besserung setzt sehr langsam im Laufe von Monaten ein und ist nur bei einem Teil der Patienten erreichbar. Ein Zustand klinischer Hypo- oder Desensibilisierung wird oft erst nach 2–3 Jahren erreicht. Die Erfolge hängen vom verwandten Allergen ab. Als Faustregel kann gelten: Je chemisch reiner ein Allergen ist, desto besser sind die klinischen Erfolge. Länger anhaltende Besserungen werden mit gereinigten Insektengiften, Gräser- und Baumblütenpollen erzielt. Weniger erfolgreich sind Hyposensibilisierungen mit Tierepithelien oder „Hausstaub“ (Milbenexkrete). Bei Insektengiftallergien wird meistens eine stationär durchgeführte Schnellhyposensibilisierung über 1–7 d bevorzugt, gefolgt von der üblichen Erhaltungsdosis von 100 µg in monatlichen Abständen. Allergenextrakte können schwere anaphylaktische Reaktionen auslösen. Eine Hyposensibilisierung soll daher nur von erfahrenen Ärzten eigenhändig durchgeführt werden. Der Patient muss nach der Injektion noch 1 h in der Praxis beobachtet werden, um allergische Reaktionen rechtzeitig behandeln zu können. Risiken sind Lokalreaktionen, Status asthmaticus und anaphylaktischer Schock. Todesfälle sind vorgekommen.

Die **Arzneitherapie** orientiert sich weitgehend an den klinischen Krankheitsbildern der verschiedenen allergischen Reaktionen (s. unten). Wirksam sind $H_1$-Rezeptorantagonisten, Mastzell-Degranulationshemmer (Cromoglicinsäure, Nedocromil, Ketotifen) und Glucocorticoide in verschiedenen Applikationsformen.

## Anaphylaktischer Schock

Lebensbedrohliche, generalisierte allergische Reaktion, die sich innerhalb weniger Minuten entwickelt und in etwa 10% der Fälle tödlich verläuft. Ursachen tödlicher anaphylaktischer Reaktionen sind zu 50% iatrogen, 25% Insektengiftallergien und der Rest überwiegend Nahrungsmittelallergien. Besonders gefährliche Symptome sind hypotones Kreislaufversagen, Larynxödem, Herzrhythmusstörungen oder Bronchospasmus. Neben dem relativ seltenen Vollbild eines anaphylaktischen Schocks treten häufiger anaphylaktoide Reaktionen mit sog. Schockfragmenten auf, die bis zu der häufigen urtikariellen Hautreaktion als minimale Ausprägung reichen.

Die therapeutischen **Sofortmaßnahmen** beim schweren anaphylaktischen Schock sind darauf gerichtet, die lebensbedrohlichen Funktionsstörungen des Herz-Kreislauf-Systems und des Respirationstraktes schnell zu normalisieren:

- **Sauerstoff** mit Maske, ggf. Intubation;
- **Epinephrin** (z. B. Suprarenin® 1:1000) 0,5 mg (0,5 ml) i.m., wenn erfolglos, nach 5 min wiederholen. Beim lebensbedrohlichen Schock 0,05–0,1 mg langsam i.v., nur von erfahrenen Ärzten;
- 250–500 mg **Prednisolon** i.v. (z. B. Solu-Decortin-H®). Glucocorticoide wirken langsamer (Wirkungseintritt 30 min bis Stunden), hemmen aber sehr effektiv die weitere Mediatorausschüttung und verhindern so ein mögliches Wiederauftreten des Schocks;
- **Volumensubstitution** durch i.v.-Infusion von 1–2 l einer Elektrolytlösung (z. B. Ringer-Laktat) oder eines Plasmaersatzmittels z. B. Hydroxyethylstärke;
- bei starkem Bronchospasmus **Theophyllin** (z. B. Euphylong®) 200–400 mg langsam über 10 min i.v. oder **Beta$_2$-Rezeptoragonisten** (z. B. Sultanol®) inhalativ, wenn möglich;
- $H_1$-Rezeptorantagonisten als Adjuvans, z. B. **Clemastin** (Tavegil®) 2 mg i.v.

Zu den **Allgemeinmaßnahmen** gehören Intensivüberwachung, richtige Lagerung, Freihalten der Atemwege, $O_2$-Insufflation oder Beatmung mit Respirator. Das Leben eines Patienten hängt oft vom ärztlichen Handeln in den ersten Minuten ab. Daher ist für den erstversorgenden Arzt eine Notfallausrüstung erforderlich. Nach den Sofortmaßnahmen Überführung in das nächste Notfallkrankenhaus in Begleitung des Arztes.

In seltenen Fällen kann ein anaphylaktischer Schock auch in **protrahierter Form** auftreten. Eine maligne Verlaufsform ist der sog. Vaskulitistyp mit ausgeprägter Verbrauchskoagulopathie, der in vielen Fällen auch zum Tode führt und durch einen progredienten Verlust der Ansprechbarkeit der Gefäße auf adrenerge Substanzen gekennzeichnet ist. Als Therapieversuch kommt eine möglichst frühzeitig einsetzende Stabilisierung des Kreislaufs mit Betarezeptoragonisten in Frage. Wegen einer möglichen Blutung sollte der Blutdruck nicht über Normalwerte gebracht werden.

## Serumkrankheit

Als Serumkrankheit wird eine allergische Reaktion durch zirkulierende Antigen-Antikörper-Komplexe (Typ-III-Reaktion) bezeichnet. Sie tritt gewöhnlich 5–14 d nach der ersten Verabreichung eines Arzneimittels auf. Kennzeichen sind urtikarielles Exanthem, Fieber, Arthralgien und Lymphknotenschwellung. Nicht selten entwickeln sich kurze Episoden einer Nephritis oder Neuritis. Zur Zeit der Antiserumtherapie waren artfremde Seren eine häufige Ursache. Daher stammt die Bezeichnung „Serumkrankheit". Ähnliche Reaktionen werden durch kleinmolekulare Pharmaka, z. B. Penicilline, Sulfonamide, Phenylbutazon, Metamizol und Thiouracile ausgelöst.

Bei schweren Krankheiten sind **Glucocorticoide** sehr gut wirksam, z. B. Prednisolon 40–60 mg oral/d oder für eine schnellere Wirkung Prednisolonhydrogensuccinat (z. B. Solu-Decortin® H) 50 mg i.v./d. Bei urtikariellen Symptomen werden **$H_1$-Rezeptorantagonisten** gegeben, z. B. Clemastin (Tavegil®) 2-mal 1 mg oral/d oder Loratadin® (z. B. Lisino®) 1-mal 10 mg/d oral. Nach dem Absetzen des auslösenden Arzneimittels verschwinden die Symptome in der Regel nach wenigen Tagen. Entscheidend ist die Prophylaxe von Serumreaktionen durch eine sorgfältige Arzneimittelanamnese mit gezielten Fragen nach vorangegangenen Antiserumgaben und anderen infrage kommenden Pharmaka.

## Arzneimittelallergie

Allergische Reaktionen, die durch immunologische Reaktion auf Bestandteile von Arzneimitteln oder deren Metabolite ausgelöst werden. Diese können in allen Reaktionstypen allergischer Erkrankungen (s. dort) auftreten. Generalisierte allergische Arzneimittelreaktionen sind anaphylaktischer Schock und anaphylaktoide Reaktionen, Serumkrankheit, Arzneimittelfieber, Vaskulitiden und Autoimmunerkrankungen wie z. B. systemischer Lupus erythematodes und Nephritis. Sie können sich an einzelnen Organen oder Organsystemen manifestieren. Im Respirationstrakt kommt es zu Rhinitis, Larynxödem, Asthma bronchiale oder Alveolitis, in der Leber zu hepatozellulären Erkrankungen oder Cholestase, in den Nieren zu Glomerulonephritis, interstitieller Nephritis oder nephrotischem Syndrom und an peripheren Nerven zu einer Neuritis. Relativ häufige hämatologische Manifestationen sind Eosinophilie, Leukopenie bis zur Agranulozytose, hämolytische Anämie, Lymphadenopathien oder mononukleoseartige Syndrome. Besonders schwere allergische Reaktionen sind der anaphylaktische Schock und die Agranulozytose, die tödlich verlaufen können.

Arzneimittelallergien kommen nicht nur bei hochmolekularen Stoffen, z. B. Fremdeiweißen, sondern bei allen Wirkstoffklassen vor. Bei den meisten niedermolekularen Stoffen sind sie selten, können aber z. B. nach Penicillinen bei bis zu 1–5% der behandelten Patienten auftreten. Für die Häufigkeit des Auftretens spielt die Art der Verabreichung eine wichtige Rolle. Bei lokaler Anwendung von Arzneimitteln auf der Haut kommen Allergien weitaus am häufigsten vor, seltener bei intramuskulärer und sehr viel seltener bei oraler oder intravenöser Gabe.

Wichtigste allgemeine Maßnahme bei Arzneimittelallergien ist das **sofortige Absetzen aller Arzneimittel**, die nicht vital indiziert sind. Dies sollte schon bei den ersten Anzeichen einer Allergie geschehen, die sich häufig an der Haut als Urtikaria, Erythem oder Exanthem manifestiert. Wegen der langen Verweildauer mancher Metaboliten muss der Patient auch nach Absetzen des Arzneimittels beobachtet werden. Für jeden Patienten mit Arzneimittelallergie sollte ein **Allergiepass** ausgestellt werden, der alle potentiell gefährlichen Substanzen enthält.

Hautreaktionen sprechen generell gut auf $H_1$-Rezeptorantagonisten an. Generalisierte allergische Reaktionen erfordern die gleiche Therapie wie bei anaphylaktischem Schock (s. dort). Organbezogene Manifestationen von Arzneimittelallergien sind bei den jeweiligen Erkrankungen beschrieben.

## Autoimmunkrankheiten

Autoimmunkrankheiten entstehen durch Reaktionen des Immunsystems gegen körpereigene Strukturen. Die Ursachen dieser Durchbrechung der physiologischen Selbsttoleranz sind nicht klar. Eine Rolle könnten immunologische Kreuzreaktionen zwischen Fremdstoffen (z. B. Infektionserregern) und körpereigenen Molekülen spielen. Das Spektrum der Autoimmunkrankheiten reicht von organspezifischen Störungen bis zu systemischen Krankheiten.

Die Behandlung erfolgt nach mehreren Prinzipien. Bei organspezifischen Krankheiten kommt es zu einem umschriebenen Funktionsverlust. So wird beispielsweise bei der perniziösen Anämie die Funktion des Intrinsic Factor, der zur Resorption des lebensnotwendigen Vitamins $B_{12}$ erforderlich ist, durch einen Autoantikörper blockiert. Die Therapie besteht in der parenteralen Zufuhr von Vitamin $B_{12}$. Eine Immunsuppression ist unnötig und wegen der unerwünschten Wirkungen sogar kontraindiziert. Ähnliches gilt für die meisten durch Autoimmunreaktionen ausgelösten endokrinen Krankheiten, z. B. Thyreoiditis oder M. Addison.

Anders sieht es bei Erkrankungen aus, bei denen ein Organausfall nicht substituiert werden kann (Auge). Wenn bei Diagnosestellung das Organ zumindest teilweise funktionstüchtig ist, kann das Fortschreiten der Autoimmunerkrankung durch Immunsuppressiva wie Ciclosporin aufgehalten werden. Dies gilt z. B. für die Uveitis und die sympathische Ophthalmie.

Autoimmunreaktionen sind auch an der Entstehung vieler systemischer Erkrankungen beteiligt. Rheumatische Erkrankungen werden z. B. mit nichtsteroidalen Antiphlogistika und Glucocorticoiden behandelt, bei aktivem Krankheitsprozess mit remissionsinduzierenden Mitteln, darunter auch Immunsuppressiva. Andere systemische Autoimmunerkrankungen wie der Lupus erythematodes oder die Kollagenosen müssen meist primär mit Immunsuppressiva behandelt werden, da die Progression der Erkrankung ohne diese Therapie nicht unterbrochen werden kann.

## Transplantation

Bei allen Transplantationen von fremden Spenderorganen muss lebenslang eine immunsuppressive Therapie durchgeführt werden, die am Tag der Transplantation beginnt. Standardtherapie ist die Kombination von Ciclosporin und Glucocorticoiden:

- **Ciclosporin** (z. B. Sandimmun®) initial 10 bis 14 mg/kg tgl. oral für 1–2 Wochen, anschließend schrittweise Reduktion auf Erhaltungsdosis 3–5 mg/kg tgl. oral mit minimalem Blutspiegel von 100–400 ng/ml vor der nächsten Einnahme.

- **Prednisolon** 1–2 mg/kg/d oral, anschließend schrittweise Reduktion auf Erhaltungsdosis von 5–10 mg/d.

Bei Knochenmarktransplantationen und Transplantatabstoßung wird die hohe Initialdosis von Ciclosporin über längere Zeit gegeben (s. Ciclosporin). Bei den heute relativ seltenen toxischen Komplikationen von Ciclosporin, insbesondere Nephrotoxizität, Hypertonus oder Hepatotoxizität, wird die Kombination von Azathioprin und Glucocorticoiden eingesetzt oder auf **Tacrolimus** (Prograf®) umgestellt.

Bei der Transplantation von Leber und Herz, bei denen im Gegensatz zur Niere ein künstlicher Organersatz nur in Ausnahmefällen zur Verfügung steht und eine Zweittransplantation nach Abstoßung heute noch sehr schwierig ist, wird zusätzlich zu Ciclosporin und Glucocorticoiden **Azathioprin** eingesetzt, evtl. kombiniert mit monoklonalen Antikörpern gegen T-Lymphozyten (Muromonab CD3), vor allem in der Induktionsphase nach der Transplantation. Bei Lebertransplantationen kann statt Ciclosporin **Tacrolimus** (Prograf®), ggf. eine Dreierkombination mit zusätzlich **Mycophenolatmofetil** (CellCept®) eingesetzt werden. Dosis initial tgl. 0,1–0,2 mg/kg oral, dann Erhaltungsdosis nach klinischen Parametern und Bestimmung der Talblutspiegel. Bei Nierentransplantation wird die Häufigkeit der akuten Abstoßungsreaktion durch die Interleukin-2-Rezeptorantikörper **Basiliximab** (Simulect®) und **Daclizumab** (Zenapax®) gesenkt, jedoch ohne eine signifikante Verbesserung des Einjahrestransplantatüberlebens. Ein ähnliches Ergebnis zeigen **Sirolimus** (Rapamune®) und **Everolimus** (Certican®) in Kombination mit Ciclosporin und Prednisolon.

## Abstoßungsreaktion

Kommt es unter der Basisimmunsuppression zu einer akuten Abstoßungsreaktion, ist eine zusätzliche Stoßbehandlung erforderlich. Sie besteht bei allen Organen zunächst aus:

- Hohen Glucocorticoiddosen, z. B. **Methylprednisolon** 500 mg/d i.v. an 3–5 aufeinander folgenden Tagen.
- Bei Nichtansprechen oder rezidivierenden Abstoßungen zusätzlich **Antilymphozytenglobuline** (Lymphoglobulin Mérieux®) oder
- muriner monoklonaler Anti-CD3-Antikörper **Muromonab CD3** (Orthoclone OKT 3®).
- **Tacrolimus** (Prograf®) statt Ciclosporin.

Abhängig von der Stärke der immunsuppressiven Behandlung ist bei allen Patienten insbesondere im ersten Jahr nach der Transplantation das Infektionsrisiko mit Bakterien, Viren und Pilzen erhöht. Zu den Spätkomplikationen der Immunsuppression gehört bei allen Organtransplantationen auch eine erhöhte Tumorinzidenz, vor allem von Lymphomen und epithelialen Tumoren an Haut und Schleimhäuten. Hinzu kommen organspezifische Spätfolgen. Dazu zählt die Hypertonie nach Nierentransplantation sowie die Transplantatvaskulopathie nach Herztransplantation.

## Transplantatvaskulopathie

Bei Herztransplantatempfängern ist die Transplantatvaskulopathie die wichtigste Ursache eines verzögerten Transplantatversagens. Frühe immunologische und nichtimmunologische Endothelschäden induzieren eine diffuse obliterierende Arteriosklerose mit Intimahyperplasie und fortschreitender luminaler Einengung der Koronararterien. Standardtherapie ist eine frühzeitige Gabe von **Statinen** (Simvastatin, Pravastatin), die neben der Cholesterinsenkung vor allem die Intimahyperplasie verhindern und dadurch die Überlebenszeit verlängern. Eine weitere Möglichkeit bieten die proliferationshemmenden Immunsuppressiva **Sirolimus** (Rapamune®) und **Everolimus** (Certican®), die das Risiko einer Transplantatvaskulopathie senken.

# AIDS

Die Infektion mit humanen Immundefizienzviren (HIV) führt zu einem fortschreitenden Immundefekt mit vorwiegender Zerstörung der CD4-positiven T-Lymphozyten. Dadurch werden zelluläre und humorale Immunreaktionen beeinträchtigt, sodass im Spätstadium gehäuft opportunistische Infektionen und Malignome auftreten. Durch Befall des ZNS kommt es zu neurologischen Störungen. Das HIV-Infektionssyndrom wird derzeit nach der 1993 eingeführten Klassifikation der Centers for Disease Control and Prevention (CDC) eingeteilt, die auch von der WHO übernommen wurde (*Tabelle 11.1*). Für den klinischen Verlauf ist eine individuell unterschiedliche, bis zu 10 Jahre lange asymptomatische Periode charakteristisch, in der die durch chronische Virusreplikation zerstörten T-Zellen laufend ersetzt werden und die Virusreplikation durch das Immunsystem eingedämmt wird. Nach dieser Latenzperiode kann der Körper den Zellverlust nicht mehr kompensieren, d. h. die CD4-Zellen fallen ab und es werden Lymphozytenklone, die jeweils spezifische Erreger erkennen, verloren. Hierdurch entsteht ein Immundefekt, der opportunistische Infektionen und die weitere Aus-

**Tabelle 11.1**
**Klassifikation der HIV-Infektion gemäß CDC/WHO 1993**

| Laborstadium | Zahl der CD4-positiven T-Lymphozyten | Klinische Kategorien | | |
|---|---|---|---|---|
| | | A Asymptomatisch | B Symptomatisch (weder A noch C) | C AIDS-definierende Krankheit |
| 1 | über 500/µl | A1 | B1 | C1 |
| 2 | 200–499/µl | A2 | B2 | C2 |
| 3 | unter 200/µl | A3 | B3 | C3 |

breitung der HIV-Infektion fördert. Nach bisherigen Erkenntnissen verläuft die HIV-Infektion immer letal. Beeinflusst wird der klinische Verlauf möglicherweise durch verschiedene Allele des Chemokinrezeptors CCR5, der als Korezeptor die Fusion der Virushülle mit der Zellmembran vermittelt, und die Höhe der Chemokine RANTES und MIP, die an diesen Rezeptor binden. Weitere Chemokinrezeptoren (z. B. CXCR4) wurden als Korezeptoren für HIV-Varianten gefunden. Die hohe Mutationsrate von HIV erschwert die antiretrovirale Therapie durch Resistenzbildung. Zudem besteht durch Infektion von langlebigen ruhenden CD4-Gedächtniszellen und Zellen des ZNS ein Virusreservoir, das auch noch nach Jahren antiretroviraler Therapie persistiert. Daher erscheint eine Viruseradikation trotz der wachsenden Zahl wirksamer Mittel außer bei der Primärinfektion nicht möglich.

## Antiretrovirale Therapie

Mit der antiretroviralen Therapie soll begonnen werden, bevor ein irreversibler Immundefekt eingetreten ist. Derzeit wird der Therapiebeginn für jeden Patienten mit nachgewiesener HIV-Infektion bei Vorliegen von Bedingungen empfohlen, die in *Tabelle 11.2* dargestellt sind (Deutsch-Österreichische Richtlinien zur Antiretroviralen Therapie der HIV-Infektion 2004 www.rki.de/INFEKT/AIDS _STD/BR_LINIE/BR_LINIE.HTM).

Bei asymptomatischen Patienten mit hohen CD4-Zellen und niedriger Viruslast ist ein abwartendes Verhalten mit regelmäßigen Kontrollen der Viruslast gerechtfertigt.

**Therapieziele.** Ziele der antiretroviralen Therapie sind die maximale Suppression von HIV und die Vermeidung von Resistenzentwicklung. Angestrebt wird eine Senkung der Virusmenge möglichst unter die Grenze von 50 Kopien/ml Plasma. Bei der Initialtherapie sollte innerhalb von 24 Wochen die Virusmenge unter 500 Kopien/ml Plasma sinken, was mit einer Dreifachkombination bei 60–90% der Patienten erreicht wird. Patienten mit niedrigen CD4-Zellen oder hoher Viruslast haben schlechtere Ansprechraten. Häufig kommt es zu einem Anstieg der CD4-Zellen, jedoch kann der eingetretene

**Tabelle 11.2**
**Therapieindikationen und -empfehlungen**

| Klinisch | CD4+ Lymphozyten pro µl | HIV-RNA pro ml | Therapieempfehlung |
|---|---|---|---|
| HIV assoziierte Symptome und Erkrankungen (CDC: C, B) | alle Werte | | AI |
| Asymptomatische Patienten (CDC:A) | <200 | alle Werte | AI |
| | 200–350 | alle Werte | BII |
| | 350–500 | >50.000 | BII |
| | | <50.000 | CIII |
| | >500 | alle Werte | CIII |
| Akutes, retrovirales Syndrom | alle Werte | alle Werte | CII |

AI: eindeutige Empfehlungen nach klinischen Endpunktstudien, BII: Im Allgemeinen ratsam nach Surrogatmarkerstudien, CII: vertretbar nach Surrogatmarkerstudien, CIII: vertretbar nach Expertenmeinung.

Immundefekt nur teilweise kompensiert werden, da einmal verlorene Lymphozytenklone nicht mehr ersetzt werden können.

Der Therapieverlauf sollte durch Bestimmung von Viruslast und CD4-Zellen alle 2–4 Monate kontrolliert werden. Als Therapieversagen wird ein Ansteigen der Viruslast je nach Definition auf Werte über 50, 500 oder 5000 Kopien/ml Plasma oder starkes Absinken der CD4-Zellen gewertet und erfordert einen Therapiewechsel.

Um die Virusreplikation zu verhindern, stehen Hemmstoffe der reversen Transkriptase aus der Gruppe der Nukleosidanaloga (NRTI), Nichtnukleosid-Reverse-Transkriptase-Inhibitoren (NNRTI), selektive HIV-Proteaseinhibitoren und Fusionshemmer zur Verfügung (*Tabelle 11.3*). HIV-Patienten werden nur noch mit einer Kombinationstherapie behandelt, die als hochaktive antiretrovirale Therapie (HAART) bezeichnet wird. Als wirksame Initialtherapie werden folgende Kombinationsprinzipien empfohlen:

- 2 Nukleosidanaloga (NRTI) + 1 Proteasehemmer,
- 2 Nukleosidanaloga (NRTI) + NNRTI,
- 3 Nukleosidanaloga (NRTI).

Für die Aufstellung wirksamer Kombinationsschemata mit den derzeit verwendeten Wirkstoffgruppen ist eine genaue Kenntnis von Wirksamkeit, Nebenwirkungen und potentiellen Arzneimittelinteraktionen erforderlich.

**Nukleosidanaloga (NRTI).** Die Wirkung der verfügbaren antiretroviralen Nukleosidanaloga beruht auf einer kompetitiven Hemmung der reversen Transkriptase. **Zidovudin** (Retrovir®) wurde als erste Substanz klinisch eingesetzt. Inzwischen sind weitere Nukleosidanaloga verfügbar, die sich trotz des gemeinsamen Wirkungsmechanismus in der Pharmakokinetik und ihren unerwünschten Wirkungen unterscheiden (s. *Tabelle 11.3*). **Lamivudin** (Epivir®) ist besonders gut verträglich und wird deshalb als zweites Nukleosidanalogon standardmäßig für fast alle Basiskombinationen empfohlen (*Tabelle 11.4*). Lamivudin ist auch Bestandteil der beiden ersten fixen Kombinationen von 2 oder 3 Nukleosidanaloga (Combivir®, Trizivir®) (s. *Tabelle 11.3*). Es sollte jedoch nur in stark wirksamen antiretroviralen Kombinationsschemata verwandt werden, da sonst frühzeitig Resistenzen gegen Lamivudin auftreten können. Das neu eingeführte **Emtricitabin** (Emtriva®) wirkt ähnlich wie Lamivudin, hat aber praktisch wichtige Vorteile, da es eine höhere In-vitro-Aktivität und eine längere Halbwertszeit als Lamivudin aufweist. Daraus resultiert als wesentlicher Vorteil eine einmal tägliche Gabe, wodurch die Einnahme der derzeit üblichen antiretroviralen Tripeltherapie erleichtert wird.

**Nichtnukleosid-Reverse-Transkriptase-Inhibitoren (NNRTI).** Diese Stoffklasse hemmt die HIV-1-reverse Transkriptase nichtkompetitiv durch Bindung an eine besondere Bindungstasche außerhalb des aktiven Zentrums. Durch Mutation einer einzigen Aminosäure kann eine schnelle Resistenzentwicklung eintreten. Daher werden diese Transkriptaseinhibitoren nur als Zusatztherapie in voll supressiven Kombinationen mit Nukleosidanaloga und HIV-Proteasehemmern eingesetzt.

Als erstes Mittel wurde **Nevirapin** (Viramune®) zugelassen. In Kombination mit zwei Nukleosidanaloga zeigte sich eine starke Senkung der Viruslast, sodass diese Kombination eine effektive Alternative zur Kombination von Nukleosidanaloga mit einem Proteaseinhibitor darstellt. **Delavirdin** (Rescriptor®) zeigte ähnlich gute Wirkungen in der Kombinationstherapie. Als Hemmstoff des Cytochrom-P450-Isoenzyms 3A4 erhöht es die Plasmaspiegel von Proteaseinhibitoren, aber auch von zahlreichen anderen Arzneimitteln. **Efavirenz** (Sustiva®) ist ein besonders wirksamer nichtnukleosidischer Transkriptasehemmer mit einer langen Halbwertszeit, die eine einmal tägliche Gabe ermöglicht.

**HIV-Proteasehemmer.** HIV kodiert eine Aspartylprotease, die für die Virusvermehrung essentiell ist. Sie prozessiert Polypeptidvorläufermoleküle zu funktionellen Strukturproteinen und Virusenzymen einschließlich der reversen Transkriptase und der Protease selbst. Proteasehemmer blockieren die Virusreifung in akut und chronisch infizierten Zellen. Alle Substanzen sind bereits im nanomolaren Bereich wirksam und damit deutlich besser verträglich als die Nukleosidanaloga. Bei Monotherapie entstehen allerdings sehr schnell resistente HIV-Mutanten, sodass sie nur in der Kombinationstherapie anwendbar sind. Als erste Proteasehemmer wurden Saquinavir, Ritonavir, Indinavir und Nelfinavir zugelassen (s. *Tabelle 11.3*). **Saquinavir** (Invirase®) ist wegen seiner geringen Bioverfügbarkeit am wenigsten wirksam. Durch eine weitere Darreichungsform (Fortovase®) wird die Bioverfügbarkeit verbessert und die Wirkung anderer Proteasehemmer erreicht. **Indinavir** (Crixivan®) ist im Vergleich zu anderen Proteasehemmern gut wirksam und relativ gut verträglich. **Ritonavir** (Norvir®) wirkt stärker als Saquinavir, ist aber aufgrund gastrointestinaler Störungen der am schlechtesten verträgliche Proteasehemmer. Es hat eine hohe Affinität an das Cytochrom-P450 und kann dadurch starke Konzentrationserhöhungen anderer Arzneimittel auslösen. Deshalb wird es in niedriger Dosis (200 mg/d) zusammen mit dem Proteasehemmer Lopinavir als Kombinationsprä-

Tabelle 11.3
**Antiretrovirale Arzneimittel**

| Wirkstoff | Präparat | HWZ [h] | Tagesdosis [mg] | Wesentliche Nebenwirkungen |
|---|---|---|---|---|
| **Nukleosidanaloga** | | | | |
| Zidovudin | Retrovir® | 1 | 2-mal 250 | Neutropenie, Anämie |
| Didanosin | Videx® | 0,6–1,5 | 2-mal 200 | Pankreatitis, Neuropathie |
| Zalcitabin | Hivid® | 1,2–3 | 3-mal 0,75 | Neuropathie, Stomatitis |
| Stavudin | Zerit® | 0,9–1,2 | 2-mal 40 | Neuropathie, Pankreatitis |
| Lamivudin | Epivir® | 2,5 | 2-mal 150 | Neutropenie, Pankreatitis |
| Abacavir | Ziagen® | 0,8–1,5 | 3-mal 300 | Diarrhö, Hautexantheme |
| Emtricitabin | Emtriva® | 10 | 1-mal 200 | Kopfschmerz, Anämie |
| Lamivudin + Zidovudin | Combivir® | | 2-mal 450 | |
| Lamivudin + Zidovudin + Abacavir | Trizivir® | | 2-mal 750 | |
| **Nukleotidanaloga** | | | | |
| Tenofovir | Viread® | 12–18 | 1-mal 300 | Diarrhö, Übelkeit |
| **Nichtnukleosid-Reverse-Transkriptase-Inhibitoren (NNRTI)** | | | | |
| Nevirapin | Viramune® | 25–30 | 2-mal 200 | Hautexanthem, Transaminaseanstieg, CYP450-Induktion |
| Delavirdin | Rescriptor® | 6 | 3-mal 400 | Hautexanthem, CYP450-Hemmung |
| Efavirenz | Sustiva® | 40–55 | 1-mal 600 | Schwindel, Träume, Schlafstörungen, Hautexanthem, CYP450-Induktion |
| **HIV-Proteasehemmer** | | | | |
| Saquinavir | Invirase® Fortovase® | 7 | 3-mal 600 | Diarrhö, Transaminaseanstieg |
| Indinavir | Crixivan® | 1,8 | 3-mal 800 | Nephrolithiasis, Hyperbilirubinämie |
| Ritonavir | Norvir® | 3–5 | 2-mal 600 | Diarrhö, Triglycerid- und Transaminaseanstieg, CYP450-Hemmung |
| Lopinavir + Ritonavir | Kaletra® | | 2-mal 500 | Fettstoffwechselstörungen, Diarrhö, Übelkeit |
| Nelfinavir | Viracept® | 3,5–5 | 2-mal 1250 | Diarrhö, Hyperglykämie |
| Amprenavir | Agenerase® | 7–11 | 2-mal 1200 | Diarrhö, Hautexanthem |
| Fosamprenavir | Levixa® | | 2-mal 1400 | Diarrhö |
| Atazanavir | Reyataz® | 9 | 1-mal 400 | Hyperbilirubinämie, Diarrhö |
| **Fusionshemmer** | | | | |
| Enfuvirtid | Fuzeon® | 4 | 2-mal 100 s.c. | Lokale Induration an der Einstichstelle |

parat (Kaletra®) angewendet, das aufgrund seiner verstärkten Wirksamkeit und geringerer Resistenzentwicklung auch als „geboosteter“ Proteasehemmer bezeichnet wird.

Bei Kombinationen mit Proteasehemmern tritt häufiger als bei anderen Kombinationen eine Lipodystrophie auf, die sich nach einem Jahr bei 40% der Patienten entwickelt und mit Hyperlipidämie, Hyperglykämie und Insulinresistenz einhergeht. Empfohlen wird der Wechsel auf NNRTI oder Dreifachkombinationen aus Nukleosidanaloga, was jedoch nicht immer erfolgreich ist und nur wenig Einfluss auf bestehende Fettgewebsverluste hat.

**Fusionshemmer.** Mit **Enfuvirtid** (Fuzeon®) steht der erste Fusionshemmer zur Verfügung, der allerdings nur bei Therapieversagen oder Unverträglichkeit anderer retroviraler Therapieschemata zur optimierten antiretroviralen Kombinationstherapie HIV-infizierter Patienten eingesetzt werden kann. Anders als alle bisher eingesetzten antiretroviralen HIV-Therapeutika, die intrazellulär wirken, entwickelt Enfuvirtid seine antivirale Aktivität an der Zellaußenseite und greift in einen frühen Schritt der Virusinfektion ein. Durch kompetitive Bindung an das virale Fusionspeptids (gp41) blockiert Enfuvirtid die Virusfusion mit der Zellmembran. Als problematisch werden die parenterale Dauertherapie mit 2-mal täglicher subkutaner Injektion, die damit zusammenhängenden Lokalreaktionen, das hohe Resistenzpotential und die enorm hohen Therapiekosten angesehen.

**Kombinationstherapie.** Durch Kombination mehrerer antiviraler Substanzen wird die Virusreplikation am effektivsten gehemmt und zugleich die Entwicklung von Resistenzen vermindert. Die derzeitigen Therapieempfehlungen sind auf der Basis klinischer Studienergebnisse von mehreren Fachgesellschaften entwickelt worden (*Tabelle 11.4*). Am häufigsten werden Dreifachkombinationen aus zwei Nukleosidanaloga und einem Proteaseinhibitor eingesetzt. Eine besondere Bedeutung kommt dabei den Proteasehemmern bei Patienten mit fortgeschrittenem Immundefekt zu. Eine Dreifachkombination von Nukleosidanaloga (z. B. Trizivir®) ist der Standardtherapie aus Nukleosidanaloga und Proteasehemmer unterlegen. Sie ist daher trotz der einfachen Applikation (2-mal tgl. 1 Kps.) als Initialtherapie nur zu empfehlen, wenn Proteasehemmer oder NNRTI nicht anwendbar sind. Zu beachten sind Arzneimittelinteraktionen, die durch Hemmung oder Induktion von Cytochrom-P450-Isoenzymen additive oder gegenläufige Effekte auslösen können. Nach erfolgreicher initialer antiretroviraler Therapie sollte die Therapie in gleicher Intensität fortgesetzt werden, da es unter reduzierter Erhaltungstherapie zu vermehrtem Therapieversagen kommt. Durch die neuen Kombinationstherapien ist die Zahl der Todesfälle durch AIDS seit 10 Jahren auch in Deutschland stark rückläufig. Mit einer konsequent durchgeführten Therapie werden Überlebenszeiten von >10 Jahren erreicht.

**Primärinfektion.** Bei der primären HIV-Infektion kommt es bereits 4–11 d nach der Exposition zur Virämie und nach 30–50 d zu einer schnellen Virusreplikation mit sehr hohen HIV-RNS-Plasmaspiegeln, häufig über $10^6$ Kopien/ml. Bereits zu diesem frühen Zeitpunkt sollte eine optimale Kombination aus mindestens zwei Nukleosidanaloga und einem Proteaseinhibitor gegeben werden, ggf. Kombination mit einem Nichtnukleosid-Reverse-Transkriptase-Inhibitor (NNRTI) oder einem zwei-

**Tabelle 11.4**
**Basiskombinationen und Kombinationspartner der Initialtherapie**[a]

| Nukleosidanaloga (Basiskombination)[b] | Kombinationspartner (Proteasehemmer, NNRTI oder 3. NRTI) |
|---|---|
| Zidovudin + Lamivudin oder Emtricitabin (AI) | Lopinavir + Ritonavir (AII) |
| Zidovudin + Didanosin (AI) | Efavirenz (AII) |
| Stavudin + Lamivudin oder Emtricitabin (AII) | Nevirapin (AII) |
| Tenofovir + Lamivudin oder Emtricitabin (AII) | Saquinavir + Ritonavir (AII) |
| Didanosin + Lamivudin od. Emtricitabin (AII) | Fosamprenavir + Ritonavir (AII) |
| Abacavir + Lamivudin oder Emtricitabin (AII) | Indinavir + Ritonavir (AII) |
| Stavudin + Didanosin (CII, schlecht verträglich) | Nelfinavir (BII) |
| Zidovudin + Zalcitabin (CI, schlecht verträglich) | Ritonavir (CI/II,schlecht verträgl.) |
| | Saquinavir (CII) |
| | Fosamprenavir (CII) |
| | Delavirdin (CII) |
| Zidovudin + Lamivudin | + Abacavir (CII) |

[a] Deutsch-Österreichische Richtlinien zur antiretroviralen Therapie der HIV-Infekten (2004), www.rki.de/INFEKT/AIDS_STD/BR _LINIE/BR_LINIE.HTM

[b] Kombination mit einem Kombinationspartner aus der Gruppe der aufgelisteten Proteaseinhibitoren oder NNRTI. AI: Eindeutige Empfehlung nach klinischen Endpunktstudien, AII: Eindeutige Empfehlung nach Surrogatmarkerstudien, BII: Im Allgemeinen ratsam nach Surrogatmarkerstudien, CII: Vertretbar nach Surrogatmarkerstudien, CIII: Vertretbar nach Expertenmeinung.

ten Proteaseinhibitor, möglichst im Rahmen von klinischen Studien. Die optimale Therapiedauer ist unklar, wahrscheinlich ist jedoch eine Therapie über mehrere Jahre nötig, um eine eventuelle Viruseradikation zu erreichen.

**Therapiewechsel.** Bei Therapieversagen, Toxizität oder suboptimaler Therapie sollten alle Komponenten des Regimes gleichzeitig ausgewechselt werden. Bei erstmaligem Therapieversagen unter Proteaseinhibitor-haltigen Kombinationen wird häufig eine Kombination aus 2 Proteaseinhibitoren mit 1–2 Nukleosidanaloga oder NNRT verwendet. Die Ansprechraten einer solchen Therapie sind höher, wenn sie bei niedriger Viruslast begonnen wird. Bei Versagen NNRTI-haltiger Kombinationen soll der NNRTI wegen seiner langen Halbwertszeit und bestehender Enzyminduktionen zunächst allein durch einen Proteasehemmer ersetzt werden und nach 14 Tagen dann alle Kombinationspartner ausgewechselt werden. Möglich ist auch das alleinige Absetzen des NNRTI und die vorübergehende Weitergabe der übrigen antiretroviralen Mittel für 7 Tage. Bei Mehrfachversagen sollten Resistenzbestimmungen durchgeführt werden. Neuerdings steht bei Therapieversagen oder Unverträglichkeit anderer retroviraler Therapieschemata auch der Fusionshemmer Enfuvirtid zur Verfügung.

**Therapiepausen.** Hauptgrund für eine Unterbrechung der Therapie sind toxische Nebenwirkungen. Dieser Schritt muss sorgfältig abgewogen werden, da die Viruslast bereits wenige Tage nach dem Absetzen stark ansteigt und danach eine Resistenzentwicklung eintreten kann. Für den Nutzen strukturierter Therapiepausen nach frühem Therapiebeginn, zur Verbesserung der Immunantwort oder zur strategischen Vermeidung toxischer Langzeitwirkungen gibt es keine Evidenz.

**Postexpositionsprophylaxe.** Das Risiko einer HIV-Übertragung bei medizinischem Personal beträgt nach perkutaner Verletzung mit einer Injektionsnadel 0,3%. Empfohlen wird die Anregung der Blutung und 4-minütige Desinfektion der gespreizten Wunde. Danach folgt eine frühzeitige medikamentöse Postexpositionsprophylaxe innerhalb von 1–2 h mit einer **Dreifachkombination** aus z. B. Zidovudin, Lamivudin und Indinavir, bei vermuteter Resistenz des Virus Adaptation des Schemas. Nach retrospektiven Daten senkt bereits eine alleinige Zidovudinprophylaxe mit 1000 mg/d oral über 3–4 Wochen die Infektionsrate um fast 80%.

**Perinatale Prophylaxe.** Durch die prä- und intrapartale Behandlung einer HIV-infizierten Mutter und eine anschließende Behandlung des Neugeborenen wird die HIV-Übertragung von 25 auf 8% gesenkt. Aus diesem Grunde wird bei allen HIV-infizierten Frauen eine HIV-Transmissionsprophylaxe empfohlen. Bei Standardrisiko (<10.000 Kopien/ml) wird ab der 32. Schwangerschaftswoche **Zidovudin** (2-mal 250 mg/d oral) gegeben und ab 37. Woche eine primäre Sektio mit zusätzlicher Ladedosis (2 mg/kg i.v. 3 h vorher) und intraoperativer Dosis (1 mg/kg i.v.) durchgeführt. Postnatale Zidovudinprophylaxe für das Neugeborene (2 mg/kg alle 6 h oral) über 2–4 Wochen.

## Opportunistische Infektionen

Bei unbehandelten HIV-Infizierten oder bei antiretroviralem Therapieversagen treten opportunistische Infektionen auf. Opportunistische Erreger, die häufig schon vor der HIV-Infektion im Körper vorhanden sind, werden durch die HIV-bedingte Immunschwäche pathogen und prägen Morbidität und Mortalität der HIV-Patienten. Häufig betroffene Organe sind Lunge, Mundhöhle, Magen-Darmtrakt, Auge und Gehirn.

### *Pneumocystis-carinii-Pneumonie*

Die Pneumocystis-carinii-Pneumonie ist die häufigste opportunistische Infektion bei HIV-Patienten. Sie verläuft protrahiert unter dem Bild einer interstitiellen Pneumonie mit Fieber, trockenem Husten und Dyspnoe. Die Behandlung erfolgt mit:

- **Co-trimoxazol** hochdosiert 120 mg/kg tgl. ggf. initial als i.v.-Infusion in 500 ml 0,9% NaCl in 2–4 Einzeldosen für 21 d. Cave Hautreaktionen, Leukopenie.
- Alternativ **Pentamidin** (Pentacarinat®) tgl. 4 mg/kg als i.v.-Infusion in 250 ml 0,9% NaCl für 3 Wochen.
- **Pentamidin** inhalativ, bei leichteren Verläufen 1-mal 600 mg/d.
- **Atovaquon** (Wellvone®) 3-mal 750 mg/d oral als weitere Alternative bei leichteren Verläufen.
- **Prednisolon** 4-mal 50 mg/d oral für 7–10 d zusätzlich bei fulminantem Verlauf ($pO_2$ unter 70 mmHg), um die Diffusionskapazität zu verbessern.

Zur postpneumonischen oder primären Prophylaxe bei Patienten mit CD4-Zellen von <200–250/µl stehen wirksame Schemata zur Verfügung. **Cotrimoxazol** (960 mg oral jeden 2. Tag) zeigt die beste Wirksamkeit und schützt gleichzeitig vor Toxoplasmose, wird jedoch nicht von allen Patienten vertragen. Inhalatives **Pentamidin** (300 mg alle 2–4 Wochen) ist besser verträglich, aber weniger effektiv gegen Pneumocystis carinii und bietet auch keinen Schutz gegen Toxoplasmose.

### Zerebrale Toxoplasmose

Die zerebrale Toxoplasmose ist eine weitere häufige Komplikation mit Fieber, neurologischen Störungen und Herden im CT. Therapeutische Möglichkeiten sind:

- **Pyrimethamin** (Daraprim®) 100 mg/d oral plus **Sulfadiazin** (Sulfadiazin Heyl®) 4-mal 1 g/d oral für mindestens 4 Wochen oder
- **Pyrimethamin** (wie oben) **plus Clindamycin** (Sobelin®) 4-mal 600 mg/d oral für 3 Wochen.

Fieber und neurologische Ausfälle bilden sich im Laufe von 2 Wochen vollständig zurück. Wegen der fast 100%igen Rezidivquote folgt anschließend eine Dauerprophylaxe mit Pyrimethamin 50 mg/d und Folinsäure 15 mg/d.

### Infektionen mit Mykobakterien

*Infektionen mit Mycobacterium avium und intracellulare (MAC)* kommen vor allem bei CD4-Zellen unter 50/µl vor. Eintrittspforten für die disseminiert verlaufende Infektion sind Lunge und Magen-Darm-Trakt. MAC-Infektionen werden mit einer antibiotischen Vierfachkombination therapiert, die vor allem **Clarithromycin** und **Azithromycin** als die beiden wirksamsten Komponenten enthalten sollte. Die antibiotische Therapie muss dauerhaft fortgeführt werden, da eine Eradikation des Erregers nicht erreicht wird. Zur Prophylaxe ist Clarithromycin (1-mal/Woche 1200 mg oral) effektiver als Rifabutin (1-mal/d 300 mg oral). Aufgrund der niedrigen Inzidenz wird die Prophylaxe in Deutschland nicht routinemäßig empfohlen.

*Tuberkuloseinfektionen* sind weltweit die häufigste opportunistische Infektion bei AIDS, in Deutschland jedoch selten. Sie betreffen primär die Lunge, oft kommt es jedoch zum disseminierten Organbefall. Die Therapie erfolgt mit einer 9- bis 12-monatigen Langzeittherapie (s. Kap. 12).

### Virusinfektionen

Die *Zytomegalievirus-Retinitis* ist bei 3% der Patienten die initiale AIDS-definierende Infektion und entwickelt sich im weiteren Verlauf bei weiteren 26% der Patienten. Die Erkrankung spricht gut auf **Ganciclovir** (Cymeven®) an, 2-mal tgl. 5 mg/kg i.v. für 2–3 Wochen oder alternativ **Foscarnet** (Foscavir®) 2-mal tgl. 90 mg/kg. Beide Mittel sind gleich effektiv, eine Kombination ist einer Monotherapie überlegen und wird vor allem zur Rezidivbehandlung eingesetzt. Fast alle Patienten zeigen 20–30 d nach der Behandlung ein Retinitisrezidiv. Eine Erhaltungstherapie mit Ganciclovir 6 mg/kg tgl. i.v. oder mit 3-mal 1000 mg/d oral kann das Rezidiv um etwa 75 d verzögern. Orales Ganciclovir ist dabei fast genauso wirksam wie intravenöses und führt seltener zu Neutropenie und Sepsis durch i.v.-Zugänge. Bei längerer Erkrankung bilden sich Resistenzen, sodass die Virusinfektion schließlich zur Erblindung fortschreitet. Bei Versagen der anderen Substanzen steht noch **Cidofovir** (Vistide®) 5 mg/kg i.v. 1-mal/Woche zur Verfügung. Es ist 5fach stärker wirksam als Ganciclovir, kann aber wegen hoher Nephrotoxizität nur bei nierengesunden Patienten unter zusätzlichen Vorsichtsmaßnahmen (Vorhydratisierung, orale Probenecidprophylaxe) eingesetzt werden.

Infektionen mit *Herpes-simplex-Virus* und *Varicella-Zoster-Virus* können ebenfalls endogen reaktiviert werden und zu schmerzhaften Läsionen an Haut und Schleimhäuten führen. Bei Zoster ophthalmicus und schweren Herpes-simplex-Läsionen wird **Aciclovir** (Zovirax®) hochdosiert bis zu 3-mal tgl. 10 mg/kg i.v. bis zur Abheilung infundiert. Anschließend Erhaltungstherapie mit 5-mal 800 mg/d oral.

### Candidiasis

Candidainfektionen treten bei HIV-Patienten häufig in der Mundhöhle und im Ösophagus auf, führen jedoch selten zur Generalisation. Bei oraler Candidiasis werden zunächst lokal nichtresorbierbare Antimykotika angewendet, **Nystatin** (z. B. Moronal®) 3-mal 0,5–1 Mio. I.E./d oder **Amphotericin B** (Ampho-Moronal®) 4-mal 100-200 mg/d oral. Bei schwerer Symptomatik oder Ösophagusbefall mit Dysphagie und Odynophagie wird eine systemische Therapie mit **Fluconazol** (z. B. Diflucan®) 1-mal 200 mg/d oral für 10–14 d durchgeführt, wodurch allerdings die Zahl Fluconazol-resistenter Candidastämme gestiegen ist.

### Kryptokokkose

Eine Kryptokokkose entwickelt sich aus einer inhalativen Infektion mit dem ubiquitär vorhandenen Hefepilz Cryptococcus neoformans und kann später zur lebensbedrohlichen Kryptokokkenmeningitis führen. Sie ist durch intensive Behandlung von Candidainfektionen mit Fluconazol sehr selten geworden. Standardtherapie mit **Amphotericin B** 0,1–0,3 mg/kg tgl. i.v. zusammen mit **Flucytosin** 150 mg/kg tgl. i.v. über 6 Wochen. Alternativ und möglicherweise besser **Fluconazol** (Diflucan®) 400–600 mg/d oral und anschließend Rezidivprophylaxe mit 100 mg/d oral.

### Gastrointestinale Manifestationen

Treten meistens erst im Spätstadium der Erkrankung auf, verschlechtern die Lebensqualität der Patienten und sind häufige Todesursachen. Neben der HIV-assoziierten Diarrhö kommt es im Endstadium häufig zu Gewichtsverlust (Wasting-Syndrom ), der zum Teil auch durch opportunistische Infektionen bedingt ist. Die häufigsten Erreger bei AIDS-Patienten mit Diarrhö sind Kryptosporidien, Mikrosporidien und Zytomegalievirus mit jeweils 20% sowie Mycobacterium avium intracellulare mit 10%. Seltener sind die Protozoen Giardia lamblia und Entamoeba histolytica sowie bakterielle Infektionen mit Campylobacter, Salmonellen und Shigellen.

Gegen *Kryptosporidien* gibt es bis heute keine zuverlässige Therapie. **Paromomycin** (Humatin®, 4-mal 500 mg/d über 14 d) verringert die Exkretion von Oozyten und verbessert die Symptome, erreicht als nichtresorbierbares Antibiotikum jedoch nicht das Erregerreservoir in den Gallengän-gen. Unter den klinisch relevanten pathogenen Spezies von *Mikrosporidien* führen Enterozytozoon bieneusi zu einer Allgemeininfektion und sprechen häufig auf das Anthelmintikum **Albendazol** (Eskazole®) 2-mal 400 mg/d über 2–4 Wochen an. Enterozytozoon bieneusi infiziert den Darm und die Gallengänge und ist weitgehend therapierefraktär.

Gegen *Zytomegalieviren* stehen mit **Ganciclovir** und **Foscarnet** zwei wirksame Virostatika zur Verfügung, die in den ersten 3 Wochen Symptome deutlich bessern können. Rezidive nach ca. 12 Wochen sind jedoch häufig.

### Malignome

Das **Kaposi-Sarkom** ist ein gefäßgebundener Tumor, der bei homosexuellen HIV-Infizierten häufiger als bei anderen Patientengruppen auftritt. Als Ursache wurde das *humane Herpesvirus 8* identifiziert. Das Kaposi-Sarkom manifestiert sich vor allem an Haut, Lunge und Gastrointestinaltrakt. Nach erfolgreicher antiretroviraler Therapie bildet sich es sich häufig zurück. Lokale Läsionen werden durch Exzision, flüssigen Stickstoff, Laser- oder Röntgenbestrahlung sowie intraläsionale Injektionen von Zytostatika oder Interferon-alpha (3-mal 3 Mio. I.E. pro Woche) behandelt. Bei Patienten mit disseminiertem Befall oder aggressivem Verlauf wird eine Chemotherapie mit Liposomenpräparationen von **Doxorubicin** (z. B. Caelyx®) oder **Daunorubicin** (DaunoXome®) durchgeführt, die bei verbesserter Wirksamkeit weniger unerwünschte Wirkungen als die normalen Präparate aufweisen.

**Non-Hodgkin-Lymphome** entwickeln sich bei 5–10% aller AIDS-Patienten. Sie sind häufig extranodal oder primär im Gehirn lokalisiert. Patienten ohne AIDS-definierende Krankheit, mit CD4-Zellen über 200/µl und guten Allgemeinzustand können durch eine Chemotherapie langfristige Remissionen erreichen und sollten kurativ behandelt werden (s. Non-Hodgkin-Lymphome, Kap. 8). Im Spätstadium mit fortgeschrittenem Immundefekt ist nur noch eine palliative Therapie möglich, weil sonst vermehrt opportunistische Infektionen aktiviert werden.

# 12 Infektionskrankheiten

*Rainer H. Böger und Wilhelm Schmitz*

## Amöbeninfektionen

Die Amöbiasis ist weltweit verbreitet, hoch infektiös und tritt gehäuft bei Homosexuellen auf. Die durch Entamoeba histolytica ausgelöste Infektion tritt meistens im Darmlumen (Minutaform) mit leichter Kolitis auf. Gelegentlich schwere Verläufe mit Darmwandbefall (Magnaformen), Amöbenruhr und Komplikationen (Blutung, Perforation, Striktur). Selten sind extraintestinale Formen mit Leberabszess oder sehr selten Befall von Gehirn, Pleura und Myokard. Diagnose durch Nachweis der Erreger im Stuhl, bei Gewebsinfektionen durch Antikörpernachweis.

Mittel der Wahl sind **Nitroimidazole**, die intestinal und im Gewebe amöbizid gegen Minuta- und Magnaformen wirken, bei Zysten (Dauerform) jedoch häufig versagen. Deshalb Anschlussbehandlung mit dem luminal wirkenden Aminoglykosid Paromomycin zur Zysteneradikation, das dem früher angewendeten Diloxanidfuroat überlegen ist.

- *Bei intestinaler Amöbiasis* mit Symptomen (Amöbenruhr) **Metronidazol** (z. B. Clont®) 3-mal 750 mg/d oral für 3–5 d, bei schweren Infektionen 10 d, Kinder 3-mal 10–15 mg/kg oral.
- *Zur Nachbehandlung und bei asymptomatischer Amöbiasis* durch Zysten **Paromomycin** (Humatin®) 3-mal 10 mg/kg oral für 10 d zur Darmlumensanierung. Nicht sicher wirksam bei akuter Amöbenruhr.
- *Bei Leberabszess* ebenfalls **Metronidazol** (s. oben). Bei Therapieversagen **Chloroquin** (Resochin®) 1 g/d oral über 2 d, dann 0,5 g/d über 2–3 Wochen.

Therapiekontrolle durch Stuhluntersuchung 2 Wochen nach Absetzen. Auch Leberabszesse heilen in den meisten Fällen unter konservativer Therapie. Große rupturgefährdete Leberabszesse werden unter sonographischer Kontrolle punktiert. Eine wirksame Chemoprophylaxe gegen Amöbiasis ist bisher nicht möglich.

## Bilharziose

Ursache der Bilharziose (syn. Schistosomiasis) sind menschenpathogene Trematoden. Infektionsfähige Zerkarien werden von Schnecken als Zwischenwirte ins Wasser ausgeschieden und infizieren den Menschen bei Wasserkontakt. Die Schistosomen legen befruchtete Eier ab, die durch die Gefäßwand in Darm oder Blase gelangen. Akute Symptome sind Fieber, Eosinophilie, Durchfälle, Gewichtsverlust, Bauch- und Gelenkschmerzen. Die in Organen abgelegten Eier rufen granulomatöse Reaktionen hervor. Bei Blasenbilharziose (Schistosoma haematobium) kommt es zu Harnwegsinfektionen und Hämaturie. Bei der Darmbilharziose (Schistosoma mansoni u. japonicum) treten gelegentlich blutige Durchfälle auf. Andere Organmanifestationen sind Niereninsuffizienz, Leber- oder Lungenfibrose, Herzrhythmusstörungen.

Mittel der Wahl ist **Praziquantel** (Biltricide®), das an einem Tag in Dosierungen von 1-mal 40 mg/kg oral (S. mansoni, S. intercalatum) bis zu 3-mal 25 mg/kg (S. japonicum und S. mekongi) gegeben wird. Durch Praziquantel werden 60–90% der Patienten geheilt, ggf. Behandlung mit gleicher Dosis wiederholen.

## Borreliosen

### Rückfallfieber

Anthropozoonose durch Borrelia recurrentis, die in Europa durch Kleiderläuse übertragen wird. In tropischen Ländern wird das Zeckenrückfallfieber durch Borrelia duttoni von Zecken übertragen. Nach einer Inkubationszeit von 4–12 Tagen kommt es zu einem steilen Fieberanstieg mit Schüttelfrost, Kopf- und Gliederschmerzen, Leber- und Milzvergrößerung, Leukozytose und Anämie. Kritische Entfieberung nach 7 Tagen mit einem erneuten Fieberanstieg nach 6–8 Tagen. Das Rückfallfieber heilt meistens spontan. Meldepflichtige Krankheit.

Therapie mit **Doxycyclin** 2-mal 100 mg/d oral für 7 d. Auch Penicilline sind wirksam, z. B. **Phenoxymethylpenicillin** (Penicillin V) 1–2 Mio. I.E./d oral für 7 Tage. Resistente Stämme kommen vor. Bei Kontaktpersonen empfiehlt sich die Entlausung und eine einmalige Prophylaxe mit Doxycyclin.

### Lyme-Borreliose

Diese auch in Deutschland wichtige Infektionskrankheit verläuft in Stadien und manifestiert sich klinisch überwiegend als Erkrankung der Haut und des Nervensystems. Ursache ist Borrelia burgdorferi, die durch Zecken, aber auch durch Bremsen und Stechfliegen übertragen wird. Die Erkrankung wurde erstmals 1976 in Lyme, USA, beschrieben. Nach einer Inkubationszeit von Tagen bis Wochen manifestiert sie sich zuerst als Erythema chronicum migrans (s. dort) zusammen mit Allgemeinsymptomen wie Fieber, Kopfschmerzen und ggf. Meningismus. Nach Wochen bis Monaten beginnt das zweite Stadium mit dem sog. Bannwarth-Syndrom, das sich als lymphozytäre Meningoradikulitis mit starken radikulären Schmerzen und Hirnnervenparesen äußert. Selten sind Meningitis und Enzephalitis sowie lymphoretikuläre Infiltrate der Haut und Karditis. Spätmanifestationen im dritten Stadium (nach Monaten) sind vor allem Akrodermatitis chronica atrophicans und Lyme-Arthritis.

Therapie möglichst frühzeitig mit Tetracyclinen, Penicillinen oder Breitspektrum-Cephalosporinen. Bei Erythema chronicum migrans haben sich **Doxycyclin** 2-mal 100 mg/d oral und bei Kindern **Amoxicillin** 50 mg/kg tgl. oral für 14 d als wirksam erwiesen. Bei Lyme-Arthritis oder neurologischen Manifestationen werden parenterale Cephalosporine empfohlen, z. B. **Ceftriaxon** (z. B. Rocephin®, 1-mal 2 g/d i.v.) für 14–21 d. Bei Karditis und Arthritis kann die Gabe von Corticosteroiden erwogen werden.

Wichtigste prophylaktische Maßnahme ist der Schutz vor Zecken. Nach dem Zeckenbiss soll das anhaftende Insekt möglichst schnell mit einer Pinzette entfernt und die betroffene Haut desinfiziert werden. Eine prophylaktische Gabe von Antibiotika ist nicht generell indiziert, da das Infektionsrisiko nach Zeckenstich gering ist (1,3%).

## Botulismus

Nahrungsmittelvergiftung durch Clostridium botulinum, das die Freisetzung von Acetylcholin durch die Bildung des hochgiftigen Botulinustoxins (A–F) hemmt. Nach einer Inkubationszeit von meist 12–48 h entwickeln sich neurotoxische Symptome mit Lähmungen (Augenmuskeln) bei klarem Bewusstsein, Mundtrockenheit, Versiegen der Tränenflüssigkeit, Tachykardie und Ateminsuffizienz. Nach 8–100 h ca. 20% Letalität trotz intensivmedizinischer Maßnahmen.

Entscheidend ist eine sofortige Therapie mit polyvalentem **Botulismus-Antitoxin Behring**, initial 500 ml i.v., evtl. nochmals im Abstand von 4–6 h 250 ml. Rasche Magenspülung und Darmentleerung (z. B. Natriumsulfat). Schocktherapie, Intensivpflege, ggf. maschinelle Beatmung und Versuch mit Cholinesterasehemmstoffen, z. B. **Pyridostigminbromid** (Mestinon®) 60–120 mg oral alle 3–4 h oder 2–4 mg i.v.

## Brucellosen

Anthropozoonose, die von Rindern (Brucella abortus, Morbus Bang), Schafen und Ziegen (B. melitensis), Schweinen (B. suis) und Hunden (B. canis) auf Menschen übertragen wird. Die Inkubationszeit beträgt 10–100 d. Typisch ist ein wochen- bis monatelang anhaltendes Fieber, das septisch, kontinuierlich oder undulierend (M. Bang) sein kann und häufig von Milz- und Lebervergrößerung sowie entzündlichen Reaktionen in weiteren Organen (Knochen, Gelenke, ZNS, Herz) begleitet wird.

Mittel der Wahl ist **Doxycyclin** 2-mal 100 mg/d oral für 6 Wochen in Kombination mit **Gentamicin** 5 mg/kg tgl. i.v. für 3 Wochen (cave Ototoxizität!). Trotzdem gibt es häufig Rezidive durch eine intrazelluläre Erregerpersistenz. Bei schweren Verlaufsformen mit Osteomyelitis oder Endokarditis wird Doxycyclin zusammen mit **Rifampicin** 600 bis 900 mg/d oral über 6 Wochen gegeben. Alternativ kommen Co-trimoxazol, Gentamicin und Fluorchinolone infrage.

## Chlamydieninfektionen

Klinisch wichtige Chlamydienspezies sind Chlamydia psittaci, Chlamydia pneumoniae sowie Chlamydia trachomatis, die sehr unterschiedliche Krankheitsbilder auslösen.

### Ornithose

*Chlamydia psittaci* verursacht eine akute Anthropozoonose, die durch Tröpfcheninfektion von Vögeln (z. B. Wellensittiche) übertragen wird. Bei der Übertragung durch Papageien wird auch von Psittakose gesprochen. Nach 7- bis 14-tägiger Inkubationszeit entwickelt sich ein grippeähnliches Krankheitsbild mit hohem Fieber, Kopfschmerzen, Übelkeit, Erbrechen, Lichtscheu und Husten, evtl. mit hämorrhagischem Auswurf. Charakteristisch sind die Zeichen einer primär atypischen Pneumonie mit interstitiellen Infiltraten. Bei schweren Verläufen kommt es zur ZNS-Beteiligung mit Delir oder Stupor. Schon bei einem klinischen Verdacht wird frühzeitig behandelt. Meldepflichtige Krankheit.

Mittel der Wahl ist **Doxycyclin** 1-mal 200 mg/d oral, das die Symptome bereits nach 1–2 d bessert. Therapiedauer 14 d, um Rückfälle zu vermeiden. Alternativ kann Erythromycin eingesetzt werden.

### Chlamydia-pneumoniae-Pneumonie

*Chlamydia pneumoniae* wird im Gegensatz zu Chlamydia psittaci nur von Mensch zu Mensch übertragen und ist der vierthäufigste Pneumonieerreger. Eine pathogenetische Bedeutung für arteriosklerotische Gefäßkrankheiten ist umstritten. Antibiotikatherapie mit **Doxycyclin** wie bei der Ornithose.

### Urogenitale Chlamydieninfektionen

*Chlamydia trachomatis* (Serovare D-K) ist die häufigste Ursache sexuell übertragener Krankheiten. Die Prävalenz beträgt bei jungen, sexuell aktiven Frauen 2–20%. Obwohl 85–90% der Infektionen asymptomatisch verlaufen, können unbehandelte Chlamydieninfektionen bei Frauen zu Adnexitis mit chronischen Beckenschmerzen, Infertilität sowie zu ektopischen Schwangerschaften führen. Bei Schwangeren können Chlamydieninfektionen Ursache von Frühgeburt, niedrigem Geburtsgewicht, Kindstod und postpartaler Endometritis sein. Häufigste Manifestation beim Mann ist die nichtgonorroische Urethritis.

Die mukopurulente Zervizitis der Frau und die nichtgonorroische Urethritis des Mannes werden mit **Azithromycin** (Zithromax®) 1 g oral als Einmaltherapie oder mit **Doxycyclin** 2-mal 100 mg/d oral über 7 d behandelt. Beide Antibiotika sind gleich wirksam und erreichen eine Heilungsrate von 95%. Sexualpartner mit untersuchen und ggf. behandeln. Schwangere erhalten bei Chlamydieninfektionen Erythromycin (4-mal 500 mg/d oral über 7 d), Amoxicillin (3-mal 500 mg/d oral über 7 d) oder Azithromycin (1-mal 1 g oral). Bei rezidivierenden Harnwegsinfektionen oder Adnexitis ist der Einsatz weiterer Antibiotika (z. B. Metronidazol, Ceftriaxon, Levofloxacin) erforderlich.

### Trachom

Erreger des Trachoms sind weitere Serotypen von *Chlamydia trachomatis* (Serovare A–C). Behandlung s. im Kap. 2, Augenkrankheiten.

### Lymphogranuloma venereum

Durch Chlamydia trachomatis (Serovare L1–L3) verursachte infektiöse Geschlechtskrankheit mit kleinem vorübergehenden Primärdefekt (Ulzeration) am äußeren Genitale, inguinaler Lymphadenitis und anschließender Abszedierung. Als Spätfolgen treten Proktitis und genitale Elephantiasis auf. Die Therapie erfolgt mit **Doxycyclin** 1-mal 200 mg/d oral für 3 Wochen. Alternativ **Clarithromycin** 2-mal 500 mg/d oral oder **Co-trimoxazol** 2-mal 960 mg/d oral.

## Cholera

Akute Enteritis mit massiver wässriger Diarrhö, die durch das Toxin von Vibrio cholerae hervorgerufen wird. In schweren Fällen tritt ein rascher Flüssigkeitsverlust mit extremer Exsikkose, Azidose, Hypokaliämie und Schock auf. Inkubationszeit 12–72 h, Letalität unbehandelt 50%. Die Therapie besteht in möglichst rascher Substitution von Flüssigkeits- und Elektrolytverlusten:

- In *leichteren Fällen* **orale Rehydratation** mit Elektrolytlösungen, z. B. WHO-Lösung mit NaCl 3,5 g/l, $NaHCO_3$ 2,5 g/l, KCl 1,5 g/l, Glucose 20 g/l, mindestens 5% des Körpergewichtes.
- Bei *Schock* **parenterale Infusion** einer Elektrolytlösung mit Natrium 120 mmol/l, Chlorid 80 mmol/l, Bicarbonat 50 mmol/l, Kalium 13 mmol/l, Glucose 55 mmol/l, 50–100 ml/min bis zur Normalisierung der Kreislaufverhältnisse.
- **Doxycyclin** 1-mal 300 mg/d oral oder **Co-trimoxazol** 2-mal 960 mg/d oral für 3–5 d beschleunigen die Erregerelimination und verkürzen die Krankheitsdauer von 4–5 d auf 2–3 d.

Entscheidend ist allein die ausreichende Rehydratation, wodurch die Letalität auf unter 1% gesenkt wird. Todesfälle treten lediglich bei ungenügender Elektrolyt- und Flüssigkeitszufuhr ein. Motilitätshemmer mit opioiden Eigenschaften (z. B. Loperamid) sind wenig effektiv und führen bestenfalls zur intestinalen Flüssigkeitsretention. Patienten isolieren, ausreichende Desinfektion. Meldepflichtige Krankheit.

Die *Prävention* erfolgt durch hygienische Maßnahmen, also z. B. in Epidemiegebieten nur abgekochtes Wasser trinken. Keine Chemoprophylaxe bei asymptomatischen Patienten, weil sie die Resistenzentwicklung erhöht. Impfung mit abgetöteten V. cholerae bewirkt keinen sicheren Schutz und wird von der WHO abgelehnt.

## Diphtherie

Akute Lokalinfektion von Tonsillen, Pharynx und Larynx durch Corynebacterium diphtheriae. Für die charakteristischen Schleimhautnekrosen mit Pseudomembranen und die Organschäden an Herz, Niere, Leber und Nerven ist ein Exotoxin verantwortlich. Meldepflichtige Krankheit.

Bei Verdacht auf Diphtherie erfolgt vor der bakteriologischen Diagnose die sofortige Therapie mit **Diphtherieantitoxin** vom Pferd zur Neutralisation des Toxins. Dosis 1-mal 250–1000 I.E./kg als 60 min i.v.-Infusion, bei toxischer Diphtherie 2000 I.E./kg. Vor der Applikation sollte ein Intrakutan- oder Konjunktivaltest durchgeführt werden, um allergische oder anaphylaktische Reaktionen zu vermeiden. Gleichzeitig wird **Benzylpenicillin** gegeben, bei Kindern tgl. 100.000 E/kg i.v. für 14 d, bei Penicillinallergie **Erythromycin** tgl. 35 mg/kg i.v. für 10 d oder **Clarithromycin** tgl. 10 mg/kg oral für 10 d. Antibiotika haben keinen Einfluss auf die toxischen Organveränderungen, sind aber sinnvoll zur Elimination der Keime und Senkung der Infektiosität. Glucocorticoide haben keine sichere Wirkung auf die toxische Myokarditis und Neuritis.

Allgemeine Maßnahmen sind strikte Bettruhe bis 1–2 Wochen nach Entfieberung, Herz-Kreislauf-Kontrolle. Bei Atemwegsobstruktion Intubation oder Tracheotomie. Wichtig ist der prophylaktische Schutz von Kontaktpersonen durch **Clarithromycin**. Aktive Impfung mit Diphtherietoxoid (s. Impfungen und DT-Impfstoff für Kinder).

## Gasbrand

Gasbildende Infektion mit lokaler Nekrose durch Exotoxine von verschiedenen Clostridien (Cl. perfringens, Cl. novyi, Cl. septicum, Cl. histolyticum) unter anaeroben Bedingungen. Kann sich als akute Gasbrandmyositis ausbreiten und zur lebensbedrohlichen Allgemeinintoxikation mit Hämolyse, Niereninsuffizienz und Schock entwickeln. Gefährlich sind auch der Gasbrand des Uterus und der postoperative Gasbrand nach Gallenblasenoperationen und Amputation ischämischer Gliedmaßen.

Therapie mit **Benzylpenicillin** (Penicillin G) 20–40 Mio. I.E./d in 3–4 i.v.-Kurzinfusionen. Gasbrandclostridien sind stets penicillinsensibel. Im nekrotischen Gewebe werden trotz hoher Dosis nicht immer ausreichende Penicillinspiegel erreicht, daher werden bei Gasgangrän Nekrosen immer chirurgisch entfernt. Bei Penicillinallergie werden **Metronidazol, Cephalosporine** oder **Tetracycline** eingesetzt. Die hyperbare Sauerstofftherapie ist umstritten. Gasbrandantitoxin ist nicht sicher wirksam und wird daher abgelehnt. Corticosteroide und Gammaglobuline sind bei Gasbrand nutzlos. Bei stark verschmutzten Wunden ist die prophylaktische Gabe von **Benzylpenicillin** (10–20 Mio. I.E./d) unerlässlich (Unterlassung Kunstfehler!).

## Gonorrhö

Geschlechtskrankheit durch eine Infektion mit Neisseria gonorrhoeae (Gonokokken). Grundlage der Therapie ist die bakteriologische Diagnose im Abstrich von Harnröhrenexprimat, Urethra oder Zervix. Oft besteht gleichzeitig eine Chlamydieninfektion (bis zu 45%), nicht selten auch eine Luesinfektion. Eine ausreichend hohe Antibiotikadosierung ist daher erforderlich. Für den Therapieerfolg ist die gleichzeitige Partnerbehandlung wichtig.

Bei *frischer Gonorrhö* wird üblicherweise eine **Einmaltherapie** durchgeführt. Benzylpenicillin ist wegen der Zunahme resistenter Stämme nicht mehr Mittel der Wahl. Zuverlässig wirksam sind bei einmaliger Gabe:

- β-lactamasestabile Cephalosporine, z. B. **Ceftriaxon** (z. B. Rocephin®) 250 mg i.m., i.v. oder **Cefixim** 400 mg oral.
- Fluorchinolone (Gyrasehemmer), z. B. **Ciprofloxacin** (z. B. Cipro Basics) 500 mg oral oder **Levofloxacin** (Tavanic®) 250 mg oral mit allerdings steigender Resistenz.

Als Alternativen bei Allergie gegen Betalaktamantibiotika oder bei Erregerresistenz kommen auch Tetracycline in Betracht, z. B. **Doxycyclin** 200 mg oral 1-mal/d für 5–7 d, Versagerquote bis zu 20%. Tetracycline sind außerdem bei der häufigen gleichzeitigen Infektion mit Chlamydia trachomatis oder Mykoplasmen indiziert und werden daher zusätzlich zur Einmaltherapie empfohlen. Auch **Spectinomycin** (Stanilo®) 2–4 g einmalig i.m. ist eine wirksame Alternative (Versagerquote 10%). Bei komplizierter Gonorrhö (Salpingitis, Endometritis, Prostatitis, Epididymitis etc.) sowie bei disseminierter Gonokokkeninfektion (z. B. Meningitis, Sepsis) wird heute ein β-lactamasestabiles Cephalosporin gegeben, z. B. **Ceftriaxon** 1-mal 2 g/d i.v. für 10 d.

Zur Therapiekontrolle sollten 2 Wochen nach Abschluss der Behandlung Abstriche von Urethra (Männer) bzw. Zervix und Rektum (Frauen) mikroskopisch und kulturell untersucht werden.

Eine *Gonoblennorrhö* bei Neugeborenen wird mit einem β-lactamasestabilen Cephalosporin behandelt, z. B. **Cefuroxim** 60 mg/kg/d i.v. tgl. für 7 d. Zusätzlich lokale Behandlung mit Gentamicin-Augentropfen.

## Keuchhusten

Durch Bordetella pertussis hervorgerufene Infektionskrankheit der Atemwege, vorwiegend von Kindern, mit charakteristischer konvulsivischer Krankheitsphase (Krampfhusten). Sie ist therapeutisch gut zu beherrschen, sodass die Sterblichkeit in der Bundesrepublik unter 10 pro Jahr liegt.

Antibiotika sollen bei Säuglingen und Kleinkindern frühzeitig gegeben werden, um Erreger zu eliminieren und Komplikationen (Apnoezustände, Pneumonie, Enzephalitis) zu verhüten. Bei Schulkindern sind Antibiotika nicht notwendig, ausgenommen besondere Abwehrschwäche. Standardmittel ist **Erythromycin** für Kinder tgl. 30–50 mg/kg oral in 3–4 Einzeldosen für 14 d, das auch zur Prophylaxe nach erfolgter Ansteckung empfohlen wird. Alternativ anwendbar ist **Clarithromycin** (7,5 mg/kg über 7 d), das schneller wirkt und besser verträglich ist. Antibiotika sind bis zu Beginn des konvulsiven Stadiums wirksam. Sie verkürzen und mildern die Krankheitserscheinungen. Antitussiva sind wegen eines erhöhten Risikos von Atelektasen und Pneumonie nicht indiziert.

## Leishmaniosen

Tropenkrankheiten, die durch verschiedene Protozoenarten hervorgerufen werden. *Kutane Leishmaniosen* (Orientbeule, Erreger L. tropica) manifestieren sich in Form von juckenden Papeln, die meist spontan abheilen und nicht immer behandelt werden müssen. Wirksam ist **Paromomycin** (15%) lokal oder **Fluconazol** (200 mg/d oral) über 6 Wochen.

*Mukokutane Leishmaniosen* (Espundia) werden durch L. brasiliensis ausgelöst und gehen mit Gewebszerfall und Geschwürbildung an Haut und Schleimhäuten einher, die zu schweren Verunstaltungen führen können.

Die *viszerale Leishmaniose* (Kala-Azar, Erreger L. donovani) zeigt Fieber, Husten, Diarrhö, Gewichtsabnahme, Leber- und Milzvergrößerung, generalisierte Lymphknotenschwellung und Panzytopenie. Mittel der Wahl ist liposomales **Amphotericin B** (AmBisone®) als i.v.-Infusion (3 mg/kg tgl.) für 10 d, das weniger Nebenwirkungen als normales Amphotericin hat, aber sehr teuer ist (8800 €). Die fünfwertigen organischen Antimonpräparate wurden lange Zeit standardmäßig eingesetzt. Seit einigen Jahren treten häufiger Resistenzen auf. **Natriumstibogluconat** (Pentostam®, 100 mg $Sb^{5+}$/ml i.v.) oder **Megluminantimonat** (Glucantine®, 85 mg $Sb^{5+}$/ml i.m.) sind aus Großbritannien bzw. Frankreich erhältlich und werden nach Antimongehalt (20 mg $Sb^{5+}$/kg) für 3–4 Wochen gegeben. Wegen zahlreicher Nebenwirkungen stationär unter EKG-Kontrolle behandeln.

## Lepra

Wird durch das säurefeste Mycobacterium leprae verursacht und nach therapeutischen Kriterien in *bakterienarme* (tuberkuloide Lepra, undeterminierte Frühformen) und *bakterienreiche* Formen (lepromatöse Lepra, Borderline) unterteilt. Inkubationszeit Monate bis Jahre. Unbehandelt führt sie über Jahre zu schweren Verstümmlungen oder bei der tuberkuloiden Form zu schweren Nervenlähmungen. Durch die erfolgreiche Chemotherapie hat sich der Verlauf der Krankheit entscheidend geändert.

Therapie der Wahl ist die langfristige kombinierte Chemotherapie mit Sulfonen, durch die eine Resistenzentwicklung weitgehend verhindert wird. Die WHO empfiehlt derzeit bei *bakterienarmer Lepra* **Dapson** (Dapson-Fatol®) 1-mal 50–100 mg/d oral und **Rifampicin** (z. B. Rifa®) 1-mal 600 mg/Monat oral mindestens 6 Monate lang. Bei *bakterienreicher Lepra* wird diese Kombination mindestens über 2 Jahre unter Zusatz von **Clofazimin** (Lampren®, aus der Schweiz erhältlich) 50 mg/d oral und zusätzlich 1-mal 300 mg/Monat gegeben.

Durch eine wirksame Chemotherapie werden Ulzera und Schleimhautläsionen in 6 Monaten geheilt, kutane Lepraknoten in 2 Jahren. Augenläsionen werden durch Sulfone wenig gebessert. Mit der Kombination aus **Levofloxacin** (Tavanic®) (2-mal 200 mg/d oral) und **Rifampicin** (z. B. Rifa®) (1-mal 600 mg/Monat oral) ist bereits nach 4 Wochen eine Heilung erreichbar.

## Leptospirosen

Durch Leptospira interrogans und verschiedene Subtypen ausgelöst, gehen mit hohem Fieber, beidseitiger Konjunktivitis, Kopfschmerzen und Muskelschmerzen einher. Nach 5 d temporäre Entfieberung. Bei der schweren Verlaufsform Ikterus, Nierenversagen und Schock (Morbus Weil) mit Letalität von 10–40%. Meldepflichtige Krankheit.

Die antibiotische Therapie möglichst vor dem 5. Krankheitstag bei Verdacht beginnen, da die Therapie in der späteren Organphase weniger wirksam ist. Mittel der Wahl ist **Benzylpenicillin** 5–10 Mio. I.E./d in 3–4 Kurzinfusionen i.v. für 7 d. Ebenfalls wirksam sind Ampicillin und Doxycyclin. Bei Morbus Weil können Antibiotika versagen.

## Malaria

Tropenkrankheit mit jährlich mehr als 250 Mio. Fällen und ca. 1000 Einschleppungen nach Deutschland mit 10–20 Todesfällen. Ursache sind mehrere Protozoen aus der Gruppe der Plasmodien:
- *Malaria tertiana* durch Pl. vivax und Pl. ovale mit Fieberanfällen alle 48 h.
- *Malaria quartana* durch Pl. malariae mit Fieberanfällen alle 72 h.
- *Malaria tropica* durch Pl. falciparum mit unregelmäßigen Fieberanfällen.

Die Protozoen werden durch den Stich der weiblichen Anophelesmücke übertragen. Sie vermehren sich geschlechtlich (Sporogonie) in der Mücke und ungeschlechtlich im Menschen (Schizogonie). Mit dem Stich kommen Sporozoiten ins Blut und verwandeln sich in der Leber in Gewebeschizonten, die beim Zerfall Merozoiten freisetzen. Diese befallen Erythrozyten und entwickeln sich dort zu Blutschizonten, die beim Zellzerfall erneut Merozoiten und zusätzlich einige Gametozyten freisetzen, sodass der Zyklus von vorne beginnt. Die Freisetzung von Merozoiten ist jedes Mal mit einem Fieberanstieg verbunden. Die Malariatherapie basiert auf der weitgehend selektiven Beeinflussung von Blutschizonten durch Chloroquin und Chinin sowie von Gewebeschizonten durch Pyrimethamin und Primaquin. Siehe auch Leitlinie der Deutschen Gesellschaft für Tropenmedizin und Internationale Gesundheit (DTG): www.dtg.mwn.de.

### Malaria tertiana und quartana

Mittel der Wahl bei der Therapie ist **Chloroquin** (Resochin®) initial 10 mg Base/kg, nach 12 h, 24 h und 36 h jeweils 5 mg/kg Base oral. Ohne Komplikationen Behandlung ambulant möglich. Bei Patienten aus Indonesien oder Pazifikraum wegen der Chloroquinresistenz besser **Mefloquin** (Lariam®). Bei Malaria tertiana folgt eine Nachbehandlung mit **Primaquin** (15 mg/d oral über 15 d, Kinder ab 1 J. tgl. 0,25 mg/kg) zur Beseitigung der Gameten und der Gewebeformen. Bei Rezidiven Primaquin in doppelter Dosis wiederholen.

### Malaria tropica

Die Malaria tropica ist die häufigste und gefährlichste Malariaform, die unbehandelt eine 20- bis 40%ige Letalität hat. Daher immer stationär behandeln. Um eine Elimination der Erreger zu erreichen, müssen wirksame Arzneispiegel über mindestens 3 Vermehrungszyklen, d. h. 6 d, vorliegen. Die Therapie orientiert sich an der Resistenzlage und der klinischen Symptomatik:
- *M. tropica ohne Resistenz:* **Chloroquin** (Resochin®) in gleicher Dosis wie bei Malaria tertiana,
- bei *Mehrfachresistenz:* **Mefloquin** (Lariam®) initial 750 mg, nach 6 h weitere 500 mg oral, bei Körpergewicht über 60 kg nach weiteren 12 h nochmals 250 mg, Kinder initial 15 mg/kg, nach 12 h 10 mg/kg,
- bei *Mefloquinresistenz (selten):* **Atovaquon/Proguanil** als Malarone® (250 mg Atovaquon, 100 mg Proguanil/Tbl.) 1-mal 4 Tbl./d über 3 d, Kinder 11–20 kg 1 Tbl./d, Kinder 21–30 kg 2 Tbl./d, Kinder 31–40 kg 3 Tbl./d, Kdr. über 40 kg 4 Tbl./d.

Außerhalb der *Zone A* (s. unten) sind im Prinzip alle Parasiten gegen Chloroquin resistent, sodass die Mehrzahl der Infektionen mit Mefloquin oder gegebenenfalls mit Atovaquon/Proguanil zu behandeln ist.

Bei *Komplikationen* (z. B. zerebrale Malaria) wird **Chinin-HCl** in einer schnellen i.v.-Aufsättigung gegeben, initial 7 mg/kg über 30 min, dann 10 mg/kg über 4 h, danach 10 mg/kg über 2–8 h alle 8 h. Nach Besserung ist orale Medikation (3-mal 500 mg/d) möglich. Fortführung der Therapie über insgesamt 7 d. Bei Vorbehandlung mit Chinin oder Mefloquin wird mit einer Erhaltungsdosis von 10 mg/kg i.v. alle 8 h therapiert. Bei Fieber über 39° C Paracetamol, weitere supportive Maßnahmen in DTG-Leitlinie (s. oben).

### Prophylaxe

Basis eines effektives Schutzes vor Malariainfektionen ist die korrekt durchgeführte *Expositionsprophylaxe* durch Aufenthalt in mückensicheren Räumen, Tragen hautbedeckender Kleidung, Einreiben der unbedeckten Haut mit Insektenrepellenzien und Benutzung von imprägnierten Moskitonetzen. Zusätzlich wird eine *Chemoprophylaxe* empfohlen, die auf Chloroquin, Proguanil, Atovaquon/Proguanil und Mefloquin basiert.

Die WHO (1996) klassifiziert folgende Malariazonen: *Zone A* (keine Chloroquinresistenz): Südtürkei, Syrien, Golfstaaten, Ägypten, Mittelamerika, Haiti, Nordchina. *Zone B* (mäßige Chloroquinresistenz): Südarabien, Jemen, Pakistan, Indien, Indonesien, Malaysia, Philippinen. *Zone C* (hohe Chloroquinresistenz): tropisches Afrika, Burma, Thailand, Vietnam, Laos, Südchina, Ozeanien (vor allem Neuguinea), Südamerika, Amazonasgebiet und nördlich angrenzende Länder. Aktuelle Länderliste siehe: www.dtg.mwn.de. Abhängig von der Resistenzsituation im Reisegebiet ist folgende

Malariaprophylaxe jeweils 1 Woche *vor* Einreise bis 4–6 Wochen *nach* Ausreise erforderlich:

- *Keine Resistenz:*
  Chloroquin (Resochin®) Erwachsen 300 mg Chloroquinbase und Kinder 5 mg/kg Chloroquinbase 1-mal wöchentlich oral, auch bei Schwangeren unbedenklich.
- *Partielle Chloroquinresistenz:*
  Chloroquin + Proguanil (Paludrine®) 200 mg/d oral, Kinder tgl. 3 mg/kg. Die unterschiedliche Einnahmehäufigkeit (Chloroquin 1-mal/Woche, Proguanil 1-mal/d) ist zu beachten!
- *Hohe Chloroquinresistenz:*
  Mefloquin (Lariam®) 1-mal 250 mg/Woche kurzfristig bei Aufenthalt bis zu 12 Wochen, Kinder ab 6 Jahren 1-mal wöchentlich 5 mg/kg, nicht bei Schwangeren. Alternativ Doxycyclin (100 mg/d oral) oder Proguanil plus Atovaquon.

Nebenwirkungen der Prophylaxe treten bei etwa 20% der Patienten vor allen in Form von Übelkeit auf. Einnahme nach dem Essen verbessert die Verträglichkeit. Bei 1% der Patienten kommt es unter Mefloquin zu neuropsychiatrischen Nebenwirkungen, am häufigsten Schwindel. Cave z. B. bei Piloten und bei Patienten mit Depressionen in der Anamnese! Doxycyclin wird in Deutschland wegen häufig auftretender Photosensibilisierungen nur selten empfohlen.

**Standby-Therapie.** Bei Reisen in abgelegene Malariagebiete wird für den *Notfall* eine therapeutische Dosis mitgenommen („Standby“-Medikation). In Zone A wird **Chloroquin** als Notfallmittel empfohlen, in Zone B und C **Mefloquin** (Lariam®), alternativ Atovaquon/Proguanil (Malarone®) oder Artemether/Lumefantrin (Riamet®). Reisende, die 7 d oder später nach der Einreise in ein Malariagebiet Fieber und „Grippe“ bekommen, müssen möglichst schnell einen Arzt aufsuchen und ggf. die Standby-Therapie mit dem Notfallarzneimittel beginnen.

## Masern

Durch das Masernvirus hervorgerufene akute, sehr kontagiöse Infektionskrankheit. Nach einem fieberhaften, katarrhalischen Prodromalstadium steigt das Fieber mit grobfleckigem Exanthem wieder an. Durch die aktive Immunisierung (s. Impfungen) mit lebenden Keimen wird ein wahrscheinlich lebenslanger Schutz vermittelt. Die früher relativ häufige Enzephalitis ist dadurch praktisch verschwunden. Passive Immunisierung mit humanem Immunglobulin (z. B. Beriglobin®) in einer Dosis von 0,25–0,5 ml/kg i.m. innerhalb von 6 d nach Exposition kann die Erkrankung unterdrücken, eine spätere Gabe mildert den Verlauf. Im Übrigen ist die Therapie symptomatisch, bei bakteriellen Superinfektionen gezielte Gaben von Antibiotika (s. Otitis media, Pneumonie).

## Meningitis

### Bakterielle Meningitiden

Schon bei Meningitisverdacht ist eine sofortige Krankenhauseinweisung zur Liquorpunktion und für den schnellen Beginn der Antibiotikatherapie erforderlich. Die Letatalität der bakteriellen Meningitis beträgt weiterhin 5–30%. Für die Meningokokkenmeningitis besteht Meldepflicht (Therapie s. auch Leitlinie der Deutschen Gesellschaft für Neurologie: www.dgn.org/176.0.html).

Die Verdachtsdiagnose ist meistens schnell nach den typischen Symptomen Fieber, Meningismus, Kopfschmerzen und Übelkeit zu stellen. Sofort nach der diagnostischen Liquorpunktion wird die Behandlung begonnen, um eine Heilung ohne Defekte zu erreichen. Später ggf. Korrektur entsprechend Antibiogramm. Bei bakteriellen Meningitiden lässt sich in 80% der Fälle aus dem Grampräparat eine vorläufige mikroskopische Diagnose stellen, nach der sich die initiale Antibiotikatherapie richtet. Besonders häufige Erreger sind Meningokokken (bei Kindern und Erwachsenen 40–50%) und Pneumokokken (Kinder 20%, Erwachsene 40%). Der Anteil an Haemophilus influenzae ist bei den Meningitiden aufgrund der erfolgreichen Hib-Impfung deutlich zurückgegangen (Kinder 1–2%, Erwachsene 1%).

Die *Initialtherapie* der eitrigen Meningitis erfolgt bei zunächst unbekannten Erregern bevorzugt mit **Ceftriaxon** (Rocephin®), Erwachsene 2-mal 2 g/d i.v., Kinder. 2-mal 40 mg/kg i.v. als Kurzinfusion. Ceftriaxon ist bei der zunehmenden Penicillinresistenz von Meningokokken und Pneumokokken fast immer wirksam und erreicht hohe Liquorkonzentrationen (17% der Plasmaspiegel). Bei zellarmem Liquor mit Verdacht auf Listerien bei älteren Patienten wird mit **Ampicillin** (10 g i.v. in 3–4 Einzeldosen) begonnen, das relativ gut auf Meningokokken und Pneumokokken wirkt. Unmittelbar vor der Antibiotikatherapie wird bei Erwachsenen Dexamethason (10 mg alle 6 h für 4 d) empfohlen, weil dadurch die Letalität um 50% gesenkt wird (Cochrane-Review 2003).

Die *Weiterbehandlung* geschieht nach Bakterienkultivierung und Antibiogramm z. B. mit den in *Tabelle 12.1* dargestellten Antibiotika. Therapiedauer bis zur Sterilität des Liquors. Die Liquorgängigkeit von Antibiotika spielt für die Auswahl

Tabelle 12.1
**Parenterale Antibiotikatherapie der bakteriellen Meningitis**

| Erreger | Antibiotika | Tagesdosis Erwachsene | Tagesdosis Kinder | Therapiedauer |
|---|---|---|---|---|
| Meningokokken | Penicillin G | 10–20 Mio. I.E. | 0,5 Mio. I.E./kg | 10–14 d |
| Pneumokokken | Penicillin G | 10–20 Mio. I.E. | 0,5 Mio. I.E./kg | 10–14 d |
| Haemophilus influenza | Ceftriaxon | 4 g | 150 mg/kg | 10–14 d |
| Penicillin-G-resistent | Ceftriaxon<br>+Gentamicin | 4 g<br>3 mg/kg | 150 mg/kg<br>3 mg/kg | 10–14 d |
| Listerien | Ampicillin | 10 g | 200–300 mg/kg | 4–6 Wochen |
| Staphylokokken | Cefazolin | 3–4 g | 60 mg/kg | 2–3 Wochen |
| Methicillin-resistent | Vancomycin | 2–3 g | 60 mg/kg | 14–21 d |
| Pseudomonas | Ceftazidim +<br>Tobramycin | 6–8 g<br>5 mg/kg | 100–200 mg/kg<br>5 mg/kg | 14–21 d |

bei unbekannten Erregern nur eine untergeordnete Rolle. Alle Betalaktamantibiotika haben nur eine Liquorgängigkeit von weniger als 1% bei normalen Meningen. Sie erhöht sich jedoch bei Meningitis. Von den Mitteln mit hoher Liquorgängigkeit wird **Minocyclin** nur bei Listerien und gleichzeitig bestehender Penicillinallergie gegeben. **Chloramphenicol** (30–50% liquorgängig) ist nur noch indiziert bei Penicillin- oder Cephalosporinallergie, da es gefährliche hämatologische Nebenwirkungen auslöst.

Zur *Umgebungsprophylaxe* in Familie und Kindergarten wird bei Meningokokkenmeningitis **Rifampicin** über 2 d gegeben, Kinder 2-mal tgl. 10 mg/kg oral, Erwachsene 2-mal 600 mg/d oral.

### Virusmeningitis

Die akute Virusmeningitis tritt vor allem bei Kindern (5–11 Jahre) in den Sommermonaten auf und wird zu 85–95% durch Enteroviren (ECHO-, Coxsackie- und Mumpsviren) ausgelöst. Eine Therapie ist bis auf die durch Herpes-simplex-Viren ausgelöste Infektion nicht notwendig, da die Virusmeningitis nach 10–14 d spontan abheilt.

Die *Frühsommer-Meningoenzephalitis* (FSME) wird durch Zeckenstich übertragen. Meist blande verlaufende Meningitis mit Spontanheilung nach 2–8 d. Bei lymphozytärer Choriomeningitis meistens schwererer Verlauf über 2–3 Wochen. Therapie: Allgemeinmaßnahmen und Analgetika, z. B. 1,5–3 g/d Acetylsalicylsäure oral. Gegen FSME ist eine passive Immunisierung mit spezifischem Immunglobulin sowohl präexpositionell bei Reisen in Endemiegebiete als auch postexpositionell möglich. In Endemiegebieten ist bei Exponierten eine aktive Impfung mit Virusantigen indiziert.

Die *Herpes-simplex-Enzephalitis* ist selten, aber gefährlich. Bei frühem Behandlungsbeginn mit **Aciclovir**, 3-mal tgl. 250 mg/m² oder 10 mg/kg i.v. kann eine Heilung erreicht werden.

## Milzbrand

Anthropozoonose durch sporenbildenden Bacillus anthracis, die zu Haut-, Lungen- oder Darmmilzbrand führen kann. Berufskrankheit bei Personen, die mit Tieren, Tierwolle oder Tierhäuten Kontakt haben. Der Erregereintritt erfolgt über Hautverletzungen (Hautmilzbrand), Einatmen von Sporen (Lungenmilzbrand) oder Genuss sporenhaltigen Fleisches (Darmmilzbrand). 1–2 d nach Infektion entstehen ulzerierende Bläschen mit Fieber, Kopfschmerzen und regionärem Lymphknotenbe-fall, von wo aus es zu fast immer tödlicher Sepsis, Meningitis und Enzephalitis kommen kann. Der Lungenmilzbrand geht mit hämorrhagischer Pneumonie und der Darmmilzbrand mit hämorrhagischer Enteritis einher. Der Hautmilzbrand hat unbehandelt 20–30%, behandelt mit Antibiotika unter 1% Letalität. Meldepflichtige Krankheit.

Die Therapie erfolgt bei Hautmilzbrand mit **Benzylpenicillin** (Penicillin G) 5–10 Mio. I.E./d i.v. für 10–14 d, bei Lungenmilzbrand oder Sepsis 20 Mio. I.E./d über mindestens 4 Wochen. Bei Penicillinallergie **Doxycyclin** 1-mal 200 mg/d oral.

## Mumps

Durch das Mumpsvirus hervorgerufene Infektionskrankheit mit entzündlicher Schwellung der Parotis und evtl. weiterer Speicheldrüsen. Komplikationen sind Meningoenzephalitiden und Entzündungen anderer Drüsengewebe, z. B. Pankreatitis und Orchitis. Durch eine aktive Impfung (s. Impfungen) werden Mumpsmeningitis und Mumpsorchitis verhindert. Die Prophylaxe der Orchitis in der Inkubationszeit mit Immunglobulin (> 80 mg/kg) ist nicht gesichert. Die Therapie ist symptomatisch, z. B. mit Acetylsalicylsäure.

## Peritonitis

Die *primäre Peritonitis* tritt vor allem bei Patienten mit Leberzirrhose und Aszites auf. Meist kann nur ein Erreger isoliert werden, am häufigsten E. coli, seltener Pneumokokken, Enterokokken oder Streptokokken. Als Standardtherapie wird **Cefotaxim** (2 g i.v. alle 8 h) über 5 d eingesetzt, bei leichteren Verläufen orale Fluorchinolone wie **Ofloxacin**. Bei Pneumokokken oder Streptokokken wirkt **Benzylpenicillin** (5–10 Mio. I.E./d i.v.), bei Enterokokken **Mezlocillin** (3-mal 2 g/d i.v.) oder **Piperacillin** (2-mal 3 g/d i.v.) am besten.

*Sekundäre Peritonitiden* gehen als Perforationsperitonitis häufig von Traumen, Appendizitis, Divertikulitis, Cholezystitis oder Duodenalulkus aus. Fast immer ist eine gemischte Flora vorhanden. Zur Beseitigung der auslösenden Ursache muss grundsätzlich operiert werden. Um eine lokale Ausbreitung und die hämatogene Aussaat der Infektion zu bekämpfen, werden möglichst schon präoperativ Antibiotika mit breitem Wirkungsspektrum gegeben, die gegen Enterobakterien, Anaerobier sowie Enterokokken wirksam sind. Übliche Kombinationen sind **Cefotaxim** (3-mal 2 g/d i.v.) plus **Metronidazol** (3-mal 400 mg/d i.v.) oder **Imipenem** (3- bis 4-mal 500 mg/d i.v.). Auch **Ciprofloxacin** 1-mal 300 mg/d i.v. ist geeignet. Eine intraperitoneale Instillation von Antibiotika ist ineffektiv und potentiell toxisch, z. B. Atemstillstand infolge neuromuskulärer Blockade durch Aminoglykoside.

Bei *ambulanter Peritonealdialyse* kann sich eine Sonderform der sekundären Peritonitis entwickeln, die am häufigsten durch Staphylokokken ausgelöst wird. Initial wird eine empirische Einmaltherapie mit dem gegen Staphylokokken wirksamen **Vancomycin** (1 g i.v.) oder alternativ **Cefazolin** (1 g/d intraperitoneal) empfohlen. Bei Nichtansprechen nach 2–3 d Therapie gemäß Antibiogramm ändern.

## Pilzinfektionen

Bei systemischen Mykosen werden die Pilze meist durch Inhalation aufgenommen und befallen zunächst die Lunge, später auch andere Organe. Dagegen breitet sich die systemische Candidiasis vorzugsweise von der Haut und den Schleimhäuten aus. Die oberflächlichen Mykosen an Haut und Schleimhäuten werden bei den Hautkrankheiten beschrieben (s. Dermatomykosen).

Systemische Mykosen können durch *primär pathogene Pilze* ausgelöst werden. Entsprechende Erkrankungen, z. B. Blastomykose, Kokzidioidomykose, Histoplasmose, Parakokzidioidomykose, sind in Mitteleuropa selten und werden allenfalls als Folge des Ferntourismus eingeschleppt. Die Behandlung erfolgt im Allgemeinen mit **Amphotericin B** i.v. in hoher Dosierung (bis zu 1,5 mg/kg tgl., Gesamtdosis nicht über 2–3 g). Bei Therapieresistenz oder Unverträglichkeit können die Azolantimykotika **Ketoconazol** (200–400 mg/d oral), **Fluconazol** (Diflucan®) 1-mal 400 mg/d oral oder **Itraconazol** (Sempera®) 2 d 2-mal 200 mg/d i.v. Infusion über 1 h, danach 1-mal 200 mg/d eingesetzt werden.

Zunehmende klinische Bedeutung gewinnen die Infektionen durch *opportunistisch pathogene Pilze*. So treten Candidosen, Aspergillosen, Kryptokokkosen, Sporotrichosen und Mukormykosen oft nach immunsuppressiver Therapie, längerer Antibiotikatherapie, Strahlentherapie oder bei Patienten mit erworbener Immunschwäche (AIDS) auf. Ursache können auch infizierte Venenkatheter sein.

Bei systemischen *Candidosen* (Pneumonie, Sepsis) besteht die Therapie der Wahl in der Kombination von **Amphotericin B** in reduzierter Dosierung (0,3 mg/kg tgl. als i.v.-Infusion) und **Flucytosin** (4-mal 37,5 mg/kg oral tgl.). Alternativ kann **Fluconazol** (200–400 mg/d) eingesetzt werden. Bei geringerer Symptomatik kann auch **Ketoconazol** (200–400 mg/d oral) gegeben werden. Die *chronische mukokutane Candidiasis* wird ebenfalls systemisch behandelt. Ursache ist ein angeborener oder erworbener Immundefekt. Die Therapie ist unbefriedigend, am besten noch Ketoconazol oral.

Häufigster Erreger der *Aspergillosen* ist Aspergillus fumigatus. Er befällt vor allem die Lunge und kann dort zu bronchopulmonaler Aspergillose, Aspergillom oder Pneumonie führen, jedoch bei Abwehrschwäche auch eine Sepsis auslösen. Die antimykotische Therapie ist schwierig und muss mindestens 4–8 Wochen durchgeführt werden. Empfohlen wird **Amphotericin B** in voller Dosierung als i.v.-Infusion (initial 0,25 mg/kg tgl., dann tgl. um 0,25 mg/kg bis auf 1 mg/kg tgl. steigern) in Kombination mit **Flucytosin** (tgl. 4-mal 37,5 mg/kg i.v. als Kurzinfusion in 30 min). Für Patienten mit invasiver Aspergillose, die auf die Standardtherapie nicht ansprechen, steht seit kurzem **Caspofungin** (Caspofungin MSD) aus der neuen Gruppe der

Echinocandine zur Verfügung. Als weitere Alternative kommt das neue Azolantimykotikum **Voriconazol** (Vfend®) in Betracht, das wirksamer und besser verträglich als Amphotericin ist.

## Poliomyelitis

Infektionskrankheit, die durch die Poliovirustypen Sabin Typ I–III hervorgerufen wird. In der überwiegenden Mehrzahl der Fälle verläuft sie klinisch stumm oder als „Sommergrippe". Bei etwa 1% der Infektionen kommt es zu schweren Verläufen mit nachfolgenden schlaffen Lähmungen. Eine kausale Therapie ist nicht bekannt. Die wichtigste Maßnahme ist daher die aktive Immunisierung (s. Impfungen). Nach Einführung der Impfung sind in Deutschland seit 1990 keine Infektionen mehr aufgetreten.

## Röteln

Durch das Rötelnvirus ausgelöste akute Infektionskrankheit mit generalisiertem makulopapulösem Exanthem und Lymphknotenschwellung. Während der ersten 4 Monate der Schwangerschaft entstehen häufig Missbildungen (Rötelnembryopathie). Wichtigste Maßnahme ist die aktive Impfung aller Mädchen zwischen dem 11. und dem 15. Lebensjahr (s. Impfungen). Bei seronegativen Schwangeren Prophylaxe in der Frühgravidität mit Rötelnimmunglobulin 0,3 mg/kg i.m. vor Exposition oder sobald wie möglich bis zum 5. Tag danach.

## Salmonelleninfektionen

Alle Salmonellosen sind meldepflichtig. Therapeutisch wichtig ist die Abgrenzung von Typhus und Paratyphus als septikämische Krankheiten von der meist gutartigen Salmonellenenteritis, die in der Regel auf den Darm beschränkt ist. Praktisch bedeutsam ist auch die Behandlung von Salmonellenausscheidern.

### Typhus und Paratyphus

Durch Salmonella typhi oder paratyphi A, B oder C verursachte Infektionen, die durch Nahrungsmittel und Wasser übertragen werden. Bei S. typhi sind Dauerausscheider epidemiologisch bedeutsam. Nach einer Inkubationszeit von 10–14 d kommt es zu Kopfschmerzen, Husten, Übelkeit, Appetitlosigkeit, Obstipation, Frösteln und Fieber, das nach der 1. Krankheitswoche in eine Kontinua übergeht. Weitere Befunde sind Splenomegalie, Leukopenie und Bradykardie. Ab der 2. Woche treten bei 50% der Patienten Durchfälle auf, eventuell Meningismus, Roseolen der Haut, druckschmerzhaftes Abdomen, manchmal Delir bis Koma. Komplikationen sind Perforation und Blutung, Thrombosen, Myokarditis und Abszesse in Gelenken, Knochen und Urogenitaltrakt. Die Letalität beträgt unbehandelt ca. 15%, antibiotisch behandelt ca. 1%. Ein Teil der Patienten (1–3%) wird zu Dauerausscheidern. Die Infektion mit S. paratyphi A und B verläuft meist leichter und bei B-Infektion in ca. 50% als enteritische Verlaufsform.

Die Antibiotikatherapie muss frühzeitig beginnen und soll über die Entfieberung hinaus durchgeführt werden. Mittel der Wahl sind Fluorchinolone, z. B. **Ciprofloxacin** 2-mal 500 mg/d oral für 5–7 d. Bei Fluorchinolonresistenz wird **Azithromycin** (8–10 mg/kg oral) für 7 d eingesetzt. Mittel zweiter Wahl sind Ampicillin und Co-trimoxazol sowie Chloramphenicol, das aufgrund der Knochenmarktoxizität nur noch Reservemittel ist.

Die lytische Entfieberung tritt nach 1–3 d auch bei guter antibakterieller Wirkung ein, völlige Entfieberung nach 4 d. Weniger als 2% der Patienten haben ein Rezidiv oder sind Dauerausscheider. Bei schweren Verläufen wird die Behandlung auf 10–14 d ausgedehnt.

Bei schweren Durchfällen müssen Wasser und Elektrolyte substituiert werden (s. Salmonellenenteritis). Bei Schockzuständen Prednisolon 20 bis 50 mg/d oral, jedoch nicht bei Darmblutungen oder bei Peritonitis wegen des Risikos einer Perforation.

### Salmonellenenteritis

Akute orale Infektion durch Enteritissalmonellen (S. enterica). Nach 12–48 h Inkubationszeit kommt es akut zu Fieber, Übelkeit, Erbrechen, Koliken und wässriger Diarrhö.

Therapeutisch steht neben der Nahrungskarenz die orale Rehydratation mit **Elektrolytlösungen** im Vordergrund. Eingesetzt werden die WHO-Lösung (3,5 g NaCl, 2,5 g $NaHCO_3$, 1,5 g KCl, 20 g Glucose auf 1 l Wasser) oder entsprechende Fertigarzneimittel (Oralpädon®, Elotrans®), ggf. auch parenterale Gabe von Infusionslösungen. Therapie mit Antibiotika bei leichten Verläufen verzichtbar, erforderlich nur bei septischen Temperaturen, nachgewiesener Bakteriämie oder bei Patienten mit geschwächter Immunabwehr (Antibiotika s. Typhus). Bei Dauerausscheidern hört die Ausscheidung von S. enterica meistens spontan auf.

### Salmonellenausscheider

Bis zu 2% der Patienten scheiden nach überstandener Infektion mit S. typhi oder S. paratyphi A und B Salmonellen mit dem Stuhl oder Urin aus, ohne krank zu sein (meldepflichtig). Erregerreservoir ist meist eine entzündete Gallenblase.

Die Sanierung von Dauerausscheidern gelingt am besten mit **Ciprofloxacin** 2-mal 500 mg/d oral für 4 Wochen. Ceftriaxon, Amoxicillin und Co-trimoxazol sind ungeeignet. Bei Nachweis von Gallensteinen oder Cholezystitis ggf. Sanierung durch Cholezystektomie unter Antibiotikaschutz.

### Prophylaxe

Eine Prophylaxe durch orale Verabreichung von Lebendvakzine von attenuierten Salmonellae typhi (z. B. Typhoral®) ist möglich. Der Impfschutz ist jedoch regional unterschiedlich (42–96%) und hält nur 2–3 Jahre an. Ein parenteraler Impfstoff (Vi-Kapselpolysaccharid von S. typhi) (z. B. Typherix®) erzielt nach einmaliger i.m.-Injektion einen Schutz von 64–72% für 17–21 Monate. Die Impfstoffe werden als Reiseimpfung in endemische Thyphusgebiete empfohlen (s. Abschnitt Impfungen).

## Scharlach

Akute Streptokokkeninfektion durch Streptococcus pyogenes der Gruppe A mit toxischem Exanthem und typischer Abschuppung, die meist von einer Angina tonsillaris ausgeht. Toxische Komplikationen können Myokarditis, interstitielle Nephritis, Leberschwellung, Arthralgien und sog. toxischer Scharlach mit Unruhe, Benommenheit, Krämpfen und Kreislaufversagen sein. Bakterielle Komplikationen sind Otitis media, Mastoiditis, Sinusitis, Peritonsillar- und Retropharyngealabszess, Sinusthrombose, Meningitis und Osteomyelitis. Eine frühzeitige Therapie verkürzt die Krankheitsdauer und verhindert Komplikationen. Meldepflichtige Krankheit (bei Tod).

Mittel der Wahl sind Oralpenicilline wie **Phenoxymethylpenicillin** (Penicillin V) 3-mal 500.000 I.E./d oral, Kinder 3-mal 200.000 I.E./d über 10 d. Bei fehlender Compliance **Benzathinpenicillin** (z. B. Tardocillin®) 1,2 Mio. I.E. 1-mal i.m., Kinder halbe Dosis. Bei Penicillinallergie **Erythromycin** 4-mal 250 mg/d oral, Kinder 4-mal 10 mg/kg oral oder ein anderes Makrolid wie **Clarithromycin** (Klacid®) oder **Azithromycin** (Zithromax®). Nach Symptomfreiheit und Abschluss der Behandlung sind Kinder nicht mehr ansteckend und können wieder Schule oder Kindergarten besuchen. Zur Prophylaxe sollen gefährdete Kontaktpersonen für 3–5 d mitbehandelt werden.

## Sepsis

Eine Sepsis entsteht durch Ausbreitung von Erregern und ihren Toxinen aus einem lokalen Herd in die Blutbahn. Das Krankheitsbild entwickelt sich in mehreren therapeutisch bedeutsamen Schweregraden. Fieber oder Hypothermie, Tachypnoe, Tachykardie und Leukozytose signalisieren den Beginn des *systemischen inflammatorischen Reaktionssyndroms* („systemic inflammatory response syndrome“, SIRS), das vor allem durch die Endotoxin-bedingte Freisetzung von Zytokinen, Aktivierung der Gerinnung und Endothelzellschädigung gekennzeichnet ist. Damit wandelt sich die Infektion zu einem komplexen Entzündungssyndrom, da die überschießend produzierten Entzündungsmediatoren nicht nur Bakterien und Toxine, sondern auch körpereigene Organe schädigen. Nach dem Zusammenbruch körpereigener Kontrollmechanismen entwickelt sich die *schwere Sepsis* mit Hypotonie, Hypoperfusion und multiplem Organversagen mit Azidose, Oligurie und Schocklunge (Letalität 30–40%). Mit weiterem Fortschreiten kommt es zum *septischen Schock* mit einer Hypotonie, die nicht mehr auf eine ausreichende Flüssigkeitszufuhr anspricht, und schließlich zum *irreversiblen septischen Schock*, der nicht mehr auf blutdrucksteigernde Pharmaka reagiert (Letalität 60–70%) (s. auch septischer Schock, Kap. 10, Herz-Kreislaufkrankheiten).

Wegen der hohen Letalität des septischen Schocks hat die Prävention eine besondere Bedeutung. Die meisten Sepsisfälle sind nosokomial. Wichtig ist daher eine schnelle Therapie lokaler nosokomialer Infektionen, schwerer Neutropenien und eine optimale Desinfektion. Entscheidende Prinzipien der Sepsistherapie sind die Herdsanierung, die Wahl eines resistenzgerechten Antibiotikums und supportive Therapie des Multiorganversagens.

### Antibiotikatherapie

#### *Ungezielte Antibiotikatherapie*

Häufigste Sepsiserreger sind grampositive (40%) und gramnegative Bakterien (35%). Wesentlich seltener sind polymikrobielle Mischinfektionen (10%) und systemische Pilzinfektionen (5%). Für die ungezielte Antibiotikatherapie werden grundsätzlich bakterizide Antibiotika benutzt. Dabei ist die Resistenzsituation der Hospitalkeime in der jeweiligen Klinik zu berücksichtigen. Wird das effektive Antibiotikum bei unbekanntem Erreger initial verfehlt, steigt das Letalitätsrisiko. Daher wird die Therapie nach Sepsisform und vermutetem Erregerspektrum ausgewählt (*Tabelle 12.2*). Wichtige Reservemittel sind Imipenem oder Meropenem, Betalaktamantibiotika mit dem derzeit breitesten Spektrum sowie Ciprofloxacin als Gyrasehemmer. Bei immunsupprimierten Patienten wird ein maximaler Schutz durch Imipenem plus Clindamycin angestrebt.

Die gängigen Therapieempfehlungen sind nicht evidenzbasiert, sondern beruhen überwiegend auf Expertenmeinungen. So hat die häufig empfohlene Kombinationstherapie der Sepsis mit Betalaktamantibiotika und Aminoglykosiden gegenüber einer Monotherapie mit Betalaktamantibiotika keine Vorteile, da die Letalität nicht gesenkt wird und das Nebenwirkungsrisiko (Nephrotoxizität) steigt (Cochrane Review 2003).

### *Gezielte Antibiotikatherapie*

Die gezielte Therapie richtet sich nach dem Ergebnis des Antibiogramms, die Therapiedauer nach dem Krankheitsverlauf. Die *Colisepsis* ist die häufigste Sepsisform. Sie äußert sich als Urosepsis oder cholangitische Sepsis, oft mit septischem Schock. Hohe Letalität. In vielen Fällen ist ein Breitspektrum-Cephalosporin wirksam, z. B. **Cefotaxim** 3-mal 2 g/d als i.v.-Kurzinfusion. Bei ausreichender Sensitivität Mezlocillin oder Piperacillin.

Die *Staphylococcus-aureus-Sepsis* geht meist von Haut- oder Wundinfektionen aus, oft auch von Venenkathetern oder Injektionsstellen bei Drogenabhängigen. Vielfach siedeln sich septische Metastasen ab, die zu häufigen Sepsisrezidiven führen. Wegen der ungenügenden Wirkung von Isoxazolylpenicillinen wird das gut Staphylokokken-wirksame **Cefazolin** (6–8 g/d i.v.) in Kombination mit **Clindamycin** (1200–1800 mg/d i.v.) oder einem anderen Staphylokokkenantibiotikum (Vancomycin, Teicoplanin, Fusidinsäure, Rifampicin) angewendet. Bei Methicillin-resistenten Staphylokokken (MRSA) ist **Vancomycin** (2-mal 1000 mg/d i.v. Kurzinfusion) indiziert.

Die *Staphylococcus-epidermidis-Sepsis* wird hauptsächlich durch intravenöse Fremdkörper ausgelöst, die zuvor entfernt werden sollten. Therapie nach Antibiogramm, z. B. mit **Cefazolin** oder **Cefuroxim**, bei resistenten Stämmen z. B. mit Vancomycin plus Rifampicin.

Eine *Streptokokkensepsis* ist relativ selten, sie wird vor allem durch Wund- und Hautinfektionen bei abwehrgeschwächten Patienten verursacht. Behandlung mit **Benzylpenicillin** (Penicillin G) 5–10 Mio. I.E./d in 3–4 i.v.-Kurzinfusionen. Alternativen wie bei Staphylokokkensepsis (s. oben).

Eine *Pneumokokkensepsis* tritt im Rahmen einer Pneumonie auf, aber auch bei Abwehrschwäche (z. B. nach Splenektomie). Hohe Dosen von **Benzylpenicillin** (s. oben).

Eine *Enterokokkensepsis* ist selten und entsteht meist über den Gastrointestinal- oder Urogenitaltrakt, häufig gleichzeitig mit einer Endokarditis. Therapie mit **Ampicillin** 6–10 g/d in 3–4 i.v.-Kurzinfusionen (s. oben). Alternativen sind Mezlocillin, Piperacillin, Vancomycin (bei Penicillinallergie) oder Imipenem bzw. Meropenem.

Eine *Meningokokkensepsis* besteht häufig gleichzeitig bei Meningitis (s. dort). Bei 10–20% schwerster Verlauf mit septischem Schock, Verbrauchskoagulopathie, Waterhouse-Friedrichsen-Syndrom. Mittel der Wahl ist **Benzylpenicillin** 20–30 Mio. I.E./d in 3–4 i.v.-Kurzinfusionen, bei Kindern tgl. 0,5 Mio. I.E./kg, bei Säuglingen 1 Mio. I.E. pro Tag.

Eine *Hämophilussepsis* geht meist vom Respirationstrakt aus, häufig mit Meningitis (s. dort).

Eine *Pseudomonassepsis* entsteht oft aus Harnwegsinfektionen oder Verbrennungen, auch bei Knochenmarkinsuffizienz. Die Therapie ist aufgrund häufiger Resistenz schwierig. Initial **Piperacillin** (3-mal 5 g/d i.v.). Das am besten gegen Pseudomonas wirksame Antibiotikum ist derzeit **Ciprofloxacin,** gefolgt von **Ceftazidim.**

Sepsis durch *Klebsiellen* und andere *Enterobakterien* kommt meist als Hospitalinfektion und oft mit septischem Schock vor. Bei Klebsiellen **Cefotaxim** (3-mal 2 g/d i.v.) oder ähnliche Cephalosporine der Cefotaximgruppe.

**Tabelle 12.2**
**Initialtherapie bei Sepsis mit unbekanntem Erreger**

| Sepsisform | Initialtherapie[a] |
|---|---|
| Urosepsis | Cefotaxim oder Piperacillin + Tazobactam |
| Postoperative Sepsis nach Darmoperation | Cefotaxim + Metronidazol |
| nach Wundinfektion | Cefazolin |
| Fremdkörpersepsis | Cefotaxim + Piperacillin |
| Neutropenische Sepsis | Cefotaxim+ Piperacillin |
| Cholangiosepsis | Mezlocillin, Ciprofloxacin oder Ceftriaxon |

[a] Je nach Resistenzsituation können auch andere Wirkstoffe aus den jeweiligen Antibiotikaklassen in Frage kommen.

Eine *Anaerobiersepsis* ist meist eine Mischinfektion, die von gynäkologischen oder abdominellen Infektionen ausgeht. Initial **Clindamycin** (1200–1800 mg/d i.v.), **Metronidazol** (1500 bis 2000 mg/d i.v.) oder **Cefoxitin** (6 g/d i.v.), wodurch jeweils alle Bacteroides-Arten erfasst werden. Weitere Alternativen sind Imipenem, Rifampicin, Piperacillin und Tinidazol.

Eine *Pilzsepsis* ist durch Candida-, Aspergillus-, Coccidiosis- und Histoplasma-Arten bedingt und kommt insbesondere bei abwehrgeschwächten Patienten mit Immundefekten, Corticosteroidtherapie oder Tumorleiden vor. Behandlung mit **Amphotericin B**, initial 1 mg als i.v.-Infusion über 6–8 h, 2. Tag 5 mg und danach tägliche Dosissteigerung um 5 mg bis auf maximal 1 mg/kg pro Tag. Therapiedauer ungefähr 6 Wochen, optimale Wirkungsverstärkung durch gleichzeitige Gabe von **Flucytosin** 25–50 mg/kg i.v. alle 6 h.

### Supportive Therapie des Multiorganversagens

Die supportive Therapie des Multiorganversagens stützt sich zunehmend auf evidenzbasierte Maßnahmen. Wichtige Elemente sind Kreislauftherapie, Beatmung, intensivierte Insulintherapie und Hydrocortisonsubstitution.

**Kreislauftherapie.** Wie bei den meisten Schockformen ist eine frühzeitige Volumensubstitution sowie eine selektive kardiovaskuläre Aktivierung des Herzens durch das positiv inotrop wirkende **Dobutamin** und des Kreislaufs durch das primär pressorisch wirkende **Noradrenalin** entscheidend (s. Schock, Kap. 10, Herz- und Kreislaufkrankheiten). Dadurch wurde die Letalität von Patienten mit schwerer Sepsis und septischem Schock von 49% auf 33% gesenkt.

**Beatmungstherapie.** Bei 25–40% der Patienten mit schwerer Sepsis kommt es zum akuten Lungenversagen (Acute Respiratory Distress Syndrome, ARDS), sodass ein großer Teil der Sepsispatienten beatmet werden muss. Durch Optimierung der Atemzugsvolumina (Senkung von 12 auf 6 ml/kg Körpergewicht) wurde eine weitere Letalitätsabnahme erreicht.

**Intensivierte Insulintherapie.** Durch konsequente Blutzuckereinstellung der akut hyperglykämischen Intensivpatienten mit Insulin wird die Letalität annähernd halbiert. Auch Bakteriämien und Nierenversagen sind seltener.

**Hydrocortisonsubstitution.** Wie bei vielen Schockformen wurde für lange Zeit auch im septischen Schock eine hochdosierte Therapie mit Glucocorticoiden propagiert, die eher schädlich ist. Durch niedrige Hydrocortisondosen (4-mal 50 mg/d i.v. über 5 Tage) plus Fludrocortison (50 µg/d oral) wird jedoch die Letalität von Sepsispatienten mit nachgewiesenem Hypocortisolismus sichtbar (von 63% auf 53%) gesenkt. Auch die hämodynamische Stabilisierung tritt schneller ein.

**Thromboembolieprophylaxe.** Zur Prophylaxe einer disseminierten intravasalen Gerinnung in der Sepsis wird seit langem Heparin gegeben, ohne dass seine Wirksamkeit gut belegt ist. Die Letalität schwerer Sepsisformen wurde jedoch durch **aktiviertes Protein C** (Drotrecogin alfa, Xigris®) gesenkt, das als pathophysiologischer Modulator in die Gerinnungs- und Entzündungsvorgänge bei der schweren Sepsis eingreift (PROWESS 2001). Der Effekt war jedoch nicht nachweisbar, wenn Patienten gleichzeitig eine niedrig dosierte Heparinprophylaxe erhalten hatten (s. septischer Schock, Kap. 10, Herz- und Kreislaufkrankheiten).

## Syphilis

Durch Treponema pallidum verursachte Geschlechtskrankheit. Grundlage der Therapie ist die Lues-Serologie, die nach Behandlungsbeginn im ersten Jahr vierteljährlich, im zweiten Jahr halbjährlich, dann jährlich bis zu 5 Jahren durchgeführt werden muss. Gleichzeitige Partnerbehandlung ist wichtig. In allen Krankheitsstadien ist die parenterale Gabe von Benzylpenicillin die Therapie der Wahl. Bei HIV-infizierten Patienten ändert sich der natürliche Verlauf der Syphilisinfektion, insbesondere persistierende Primäraffekte sowie vermehrt Neurosyphilis und Therapieversagen. Meldepflichtige Krankheit.

Das *Primärstadium* (Lues I) manifestiert sich als Primäraffekt mit schmerzlosem Ulkus und Lymphadenopathie 21 d nach Infektion und wird mit **Benzylpenicillin-Benzathin** (z. B. Tardocillin®) behandelt, 2,4 Mio. I.E. einmalig i.m. mit ausreichenden Penicillinspiegeln für 4 Wochen. Dieses Depotpenicillin ist auch als Prophylaxe bei Kontaktpersonen geeignet. Bei Penicillinallergie ein Breitspektrum-Cephalosporin, z. B. **Ceftriaxon** (Rocephin®) 1-mal 2 g/d i.m. über 2 Wochen, alternativ **Doxycyclin** (1-mal 200 mg/d oral).

Das *Sekundärstadium* (Lues II) mit hämatogener Generalisation beginnt 4–10 Wochen nach dem Primäraffekt und wird ebenfalls mit **Benzylpenicillin-Benzathin** 2,4 Mio. I.E. 1-mal wöchentlich über 3 Wochen behandelt. In 5–11% der Fälle ist eine Wiederholung des Therapiezyklus wegen ungenügendem Therapieerfolg nötig.

*Tertiärstadium* (Lues III) und *Neurolues* treten erst 1–50 Jahre nach der Infektion in Erscheinung. Initial wird **Benzylpenicillin** tgl. 18–24 Mio. I.E. i.v. in 6 Einzeldosen alle 4 h für 14 d gegeben, anschließend 3 Wochen **Benzylpenicillin-Benzathin** 2,4 Mio. I.E. 1-mal wöchentlich über 4 Wochen. Alle 3 Monate Liquorkontrollen, nach 1 Jahr bis zu 5 Jahren im Abstand von 6 Monaten. Bei Penicillinallergie gleiches Vorgehen wie im Primärstadium (s. oben).

Bei ca. 50–60% der Patienten mit Primärlues und bei 90% der Patienten mit Sekundärlues tritt zu Therapiebeginn eine *Jarisch-Herxheimer-Reaktion* auf, die durch Freiwerden von Endotoxin beim Zerfall der Bakterien zustande kommt und mit Fieber, Schüttelfrost, Kopfschmerzen, Hypotonie und Abgeschlagenheit einhergeht. Bei starken Reaktionen gibt man **Prednisolon** 50–100 mg i.v. für 1–3 d, sonst Bettruhe und Antipyretika unter Fortsetzung der Penicillintherapie.

Bei *konnataler Lues* wird **Benzylpenicillin** 150.000 I.E./kg tgl. i.v. für 14 d gegeben. Wegen verstärkter Herxheimer-Reaktion beim Säugling in der 1. Woche gleichzeitig **Prednisolon** (2 mg/kg i.v.). Negative Seroreaktion oft erst nach 3–4 Monaten.

## Tetanus

Wird durch Tetanustoxin ausgelöst, das von Clostridium tetani unter anaeroben Bedingungen in verunreinigten Wunden gebildet wird. Das Toxin wird in Nervenendigungen aufgenommen, aszendiert intraaxonal in das Zentralnervensystem und wird insbesondere in den Vorderhörnern des Rückenmarks fest gebunden. Dort hemmt es die Transmitterfreisetzung inhibitorischer spinaler Interneurone und führt somit zu einer generalisierten Tonuserhöhung der Skelettmuskulatur. Typischerweise ist zunächst die Kopfmuskulatur mit Kieferklemme (Trismus), Nackensteifigkeit (Opisthotonus) und krampfartiger Verzerrung der Gesichtsmuskulatur (Risus sardonicus) betroffen. Nach 1–4 d folgt absteigend die gesamte Skelettmuskulatur einschließlich einer spastischen Atemlähmung. Die Enthemmung kann auch auf sympathische präganglionäre Seitenhornzellen übergreifen und Tachykardie sowie Blutdruckanstieg auslösen. Das Bewusstsein bleibt voll erhalten. In seltenen Fällen bleiben die Muskelspasmen als lokaler Tetanus auf die verwundete Extremität beschränkt.

### Therapie

Therapieziele sind Entfernung des ungebundenen Toxins, Verhinderung von Krämpfen und Erhalt der Spontanatmung:

- **Tetanusantitoxin** (z. B. Tetagam®) 5000–10.000 I.E. (20–40 ml) i.m., ggf. an den folgenden Tagen Wiederholung mit 3000 I.E. Lokale Infiltration der Wunde mit Tetanusantitoxin, anschließend Freilegung und Exzision.
- **Benzylpenicillin** 10–20 Mio. I.E. i.v./d in 2–3 Kurzinfusionen über 10 d zur Abtötung von Clostridium tetani, um eine weitere Toxinbildung zu verhindern. Bei Penicillinallergie alternativ Doxycyclin 200 mg i.v./d.
- **Diazepam** 2–10 mg i.v. alle 4–12 h je nach Schweregrad zur Verhinderung von Muskelkrämpfen, außerdem Fernhalten äußerer Reize.
- Bei *spastischer Atemlähmung* Tracheotomie, Muskelrelaxation, z. B. mit **Atracurium** (Tracrium®) und mechanische Beatmung.
- Bei *Tachykardie* **Propranolol** 1 mg langsam i.v., ggf. wiederholen. Bei Blutdruckkrisen s. hypertensive Krise.

Oft ist eine wochenlange Intensivpflege mit Infektionsprophylaxe, Thromboseprophylaxe und künstlicher Ernährung nötig.

### Prophylaxe

Prophylaxe durch aktive Immunisierung mit **Tetanus-Toxoid** (z. B. Tetanol®) 2-mal 75 I.E. (0,5 ml) i.m. im Abstand von 4–8 Wochen, die dritte Injektion nach 6–12 Monaten. Sie verhindert den Tetanus auch bei massiven Verletzungen. Die Grundimmunisierung ist bereits bei Säuglingen oder Kleinkindern empfehlenswert (s. Impfungen). Auffrischungsimpfung bei Jugendlichen und Erwachsenen mit 75 I.E. alle 10 Jahre.

Im *Verletzungsfall* mit geringer Tetanusgefahr wird bei vollständig immunisierten Personen, deren letzte Impfung länger als 1 Jahr zurückliegt, eine Auffrischung mit 75 I.E. i.m. **Tetanus-Toxoid** durchgeführt. Bei sauberen, geringfügigen Wunden mit fehlender oder mangelhafter Grundimmunisierung wird die aktive Immunisierung begonnen bzw. vervollständigt.

Bei allen anderen Verletzungen mit *erhöhter Tetanusgefahr* (Gewebequetschung, verspätete Versorgung nach mehr als 24 h, Landwirtschaft) wird simultan die Auffrischung mit **Tetanus-Toxoid** und die passive Immunisierung mit **Tetanusantitoxin** (250 I.E. i.m.) durchgeführt. In Abhängigkeit vom Ausmaß der Wundverunreinigung kann auch bei ausreichender Grundimmunisierung und regelmäßigen Auffrischimpfungen eine weitere Auffrischimpfung erforderlich sein. Bei fehlender oder unvollständiger Immunisierung Simultanimpfung mit 75 I.E. Tetanus-Toxoid und an der kontralateralen Körperseite 250 I.E. Tetanusantitoxin (z. B. Tetagam®). Anschließend nach 2–4 Wochen und nach 1 Jahr aktive Immunisierung mit Tetanus-Toxoid wiederholen.

## Tollwut

Das Tollwutvirus aus der Gruppe der Rhabdoviren wird durch den Biss eines tollwütigen Tieres auf den Menschen übertragen und löst eine Meningoenzephalitis aus. Die Tollwut verläuft bei Nichtimmunisierten stets tödlich. Deshalb sofort nach Biss oder Belecken durch ein tollwutverdächtiges Tier folgende Therapie:

- *Wundreinigung* mit Seife und Wasser, danach Desinfektion mit 1–4% **Benzalkoniumchlorid**, z. B. Sagrotan®.
- *Passive Immunisierung* mit humanem **Tollwutimmunglobulin** (z. B. Berirab®) 20 I.E./kg zu 50% um die Wunde instillieren, Rest i.m. intragluteal.
- *Aktive Immunisierung* mit **Tollwutimpfstoff** (z. B. Rabivac®) unmittelbar nach Exposition 6 Injektionen 2,5 I.E./d i.m. an den Tagen 0, 3, 7, 14, 30 und 90.

Für Risikogruppen (z. B. Tierärzte) Impfprophylaxe mit 3 Injektionen an den Tagen 0, 28 und 56 und Auffrischung nach 1 Jahr, danach alle 2–5 Jahre.

## Toxoplasmose

Toxoplasma gondii erzeugt eine Protozoeninfektion, die von mehr als 50% aller Erwachsenen als subklinische Infektion durchgemacht wird. Die Übertragung geschieht durch Genuss infizierten Fleisches oder durch Kontakt mit Katzen. Die klinische Symptomatik ist durch eine Lymphadenitis bedingt, aber meist vieldeutig und diagnostisch nicht verwertbar. Selten kommt es zu Sepsis und Enzephalitis. Bei AIDS, Tumorpatienten oder immunsuppressiver Therapie können Hirnabszesse aus latenten Zysten entstehen. Eine Infektion von Schwangeren kann zu Infektionen des Neugeborenen und zu Fetopathien führen.

*Standardtherapie* bei Organmanifestationen (z. B. Enzephalitis, Myokarditis) ist die orale Gabe von **Pyrimethamin** (Daraprim®) 100 mg am 1. Tag, anschließend 25–50 mg/d plus **Sulfadiazin** 4-mal 0,5–1 g/d, wodurch die Folsäuresynthese der Protozoen blockiert wird. Zur Vorbeugung einer Knochenmarkschädigung wird zusätzlich **Calciumfolinat** 10 mg/d gegeben. Therapiedauer 2–6 Wochen. Bei Chorioretinitis mit Erblindungsgefahr zusätzlich Prednisolon 1–2 mg/kg pro Tag.

Die Behandlung wirkt nur auf proliferierende Toxoplasmen, nicht auf ruhende Pseudozysten im Gewebe. Sie ist daher lediglich bei akuter Infektion erfolgreich. Eine Lymphadenitis ist nicht therapiebedürftig. Eine Prophylaxe ist schwierig, Vermeiden von ungekochtem Fleisch und Tierkontakt.

Eine *angeborene Toxoplasmose* muss im 1. Lebensjahr immer behandelt werden. **Pyrimethamin** 1 mg/kg jeden 2. Tag plus **Sulfadiazin** 2-mal 50 mg/kg tgl. oral sowie zusätzlich 5 mg **Calciumfolinat** jeden 2. Tag. Therapiedauer 6–12 Monate.

In der *Schwangerschaft* wird nur bei eindeutiger Indikation behandelt. Bis zur 20. Schwangerschaftswoche **Spiramycin** (Selectomycin®) 4-mal 375 mg/d oral, womit eine fetale Infektion verhindert werden soll. Gut verträglich, allerdings nicht sicher wirksam. Im 2. und 3. Trimenon bei begründetem Verdacht **Pyrimethamin** (25 mg jeden 3. Tag) sowie **Sulfadiazin** und **Calciumfolinat** nach Standardtherapie (s. oben).

## Tuberkulose

Nekrotisierende Infektionskrankheit, die durch Mycobacterium tuberculosis, selten durch M. bovis oder M. africanus verursacht wird. Die Tuberkelbakterien befallen nach der Inhalation primär die Lunge, später auch Lymphknoten, Urogenitaltrakt, Meningen, Knochen, Gelenke und andere Organe. Typisch ist die Abkapselung der Mykobakterien }und ihre jahrelange Persistenz im Ruhestadium.

Weltweit gibt es jährlich über 10 Mio. Neuerkrankungen und 3 Mio. Todesfälle, hauptsächlich in den Entwicklungsländern. In Deutschland hat sich die Zahl der Tuberkulosefälle in den letzten 10 Jahren halbiert. 2002 erkrankten 8000 Personen an Tuberkulose, 370 starben daran. Die Neuerkrankungen verschieben sich in den letzten Jahren zunehmend auf Risikopatienten, z. B. alte Patienten und HIV-Infizierte. Meldepflichtige Krankheit (siehe auch www.rki.de/INFEKT/INF_A-Z/RAT_MBL/TUBERKULOSE.PDF).

Wichtigste Maßnahme ist die Therapie mit **Antituberkulotika.** Die verfügbaren Mittel wirken überwiegend tuberkulozid und sind relativ gut verträglich, sodass sie bereits in Verdachtsfällen frühzeitig angewendet werden. Nur noch in Einzelfällen sind symptomatische Maßnahmen wie $O_2$-Therapie, Ergussentlastung und Lungenresektion notwendig.

Wesentliche Therapieprinzipien sind:
- Kombinationstherapie zur Vermeidung sekundärer Resistenzen,
- Langzeittherapie,
- Prüfung der Erregerempfindlichkeit.

Der Therapieerfolg wird am Prozentsatz der kulturellen Negativierung (Sputumkonversion) nach 2 Monaten und an den Tuberkuloserezidiven nach Behandlungsende gemessen.

## Therapieschemata

Standardmedikamente sind Isoniazid, Rifampicin, Ethambutol und Pyrazinamid, die bis auf Ethambutol tuberkulozid wirken. Weitere Mittel sind Streptomycin (tuberkulozid) und Protionamid (tuberkulostatisch), die bei Unverträglichkeit oder fehlender Wirksamkeit der ersten 4 Mittel eingesetzt werden. Alle Antituberkulotika werden als tägliche Einmaldosis gleichzeitig eingenommen. Entsprechend den WHO-Empfehlungen werden derzeit Therapieschemata verwendet, die sich jeweils in eine 2-monatige Initialphase sowie in eine anschließende 4-monatige Kontinuitätssphase gliedern (*Tabelle 12.3*). Bei mangelnder Compliance kann in der Kontinuitätsphase intermittierend dosiert werden. Eine direkte Überwachung senkt Therapieversagen und Resistenzentwicklung. Die 6-monatige Kurzzeittherapie gilt als optimale Standardtherapie, sofern nach der Initialphase bei dokumentierter Rückbildung keine positiven Kulturbefunde vorliegen. Innerhalb von 2 Monaten tritt bei 90% der Patienten eine Sputumnegativierung ein, die Rückfallquote in 3 Jahren beträgt 2%. Bei Unverträglichkeit oder Erregerresistenzen wird 9–12 Monate behandelt.

Bei *Schwangeren* kann eine Tuberkulose im ersten Trimenon mit Isoniazid und Ethambutol, ggf. p-Aminosalicylsäure zusätzlich behandelt werden, im 2. und 3. Trimenon ohne wesentliche Risiken mit Isoniazid, Ethambutol und Rifampicin. Pyrazinamid wird nicht allgemein empfohlen. Kontraindiziert sind Streptomycin und Capreomycin wegen irreversibler Vestibulocochlearisschädigung des Kindes. Ethionamid und Capreomycin werden wegen ungenügender Erfahrungen vermieden. Alle Mittel treten kaum in die Muttermilch über, daher kein Abstillen erforderlich.

*Kinder* werden genauso wie Erwachsene behandelt. Bei Säuglingen im 1. Lebensmonat dürfen Aminoglykoside (Streptomycin, Capreomycin) nur in reduzierter Dosis angewendet werden.

Bei *Bakterienresistenz* gegen Isoniazid (1–5%, häufiger bei Zweiterkrankungen) werden mindestens zwei neue Mittel eingefügt, z. B. **Protionamid** (Ektebin®) 6 mg/kg tgl. oral und **Capreomycin** (Ogostal®) 1 g i.m./d. Aufgrund einer möglichen Resistenzentwicklung muss die Sensibilität der Erreger regelmäßig überprüft werden.

**HIV-Infektion.** Tuberkulose ist eine AIDS-definierende Situation. Die antiretrovirale Therapie wird durch Arzneimittelinteraktionen erschwert. Wegen der großen Zahl der einzunehmenden Arzneimittel wird versucht, zunächst die antituberkulotische Therapie über 6–9 Monate abzuschließen.

## Extrapulmonale Tuberkulosen

**Miliartuberkulose.** Generalisierte Form der Tuberkulose mit dicht gesäten, kleinen Granulomen in

**Tabelle 12.3**
**Antituberkulöse Chemotherapie nach WHO-Empfehlungen**

| Kurzzeittherapie (6 Monate) | Langzeittherapie (9–12 Monate) |
|---|---|
| Erstbehandlung einer unkomplizierten Tuberkulose | Komplizierte Tuberkulosen und Erregerresistenzen |
| **Initialphase** (2 Monate) | **Initialphase** (3 Monate) |
| Isoniazid 5 mg/kg/d oral | Isoniazid 5 mg/kg/d oral |
| + Rifampicin 10 mg/kg/d oral | + Rifampicin 10 mg/kg/d oral |
| + Pyrazinamid 25–30 mg/kg/d oral | + Streptomycin 15 mg/kg/d i.m. |
| + Ethambutol 20 mg/kg/d oral | oder Ethambutol 20 mg/kg/d oral |
| **Kontinuitätsphase** (4 Monate) | **Kontinuitätsphase** (6–9 Monate) |
| Isoniazid und Rifampicin *täglich* in gleicher Dosis wie initial oder *intermittierend* 2-mal wöchentlich | Isoniazid und Rifampicin *täglich* in gleicher Dosis wie initial oder *intermittierend* 2-mal wöchentlich |
| Isoniazid 15 mg/kg oral | Isoniazid 15 mg/kg oral |
| Rifampicin 10 mg/kg oral | Rifampicin 10 mg/kg oral |

der Lunge und anderen Organen, die sich bei schlechter Abwehrlage entwickelt. Üblich ist die Dreierkombination aus Isoniazid, Rifampicin und Ethambutol (oder Streptomycin). Da fast alle Organe befallen sind, werden die Antituberkulotika initial in gleicher Dosis i.v. infundiert. Nach rascher gilt die 6-monatige Standardtherapie als ausreichend, sofern keine Meningealtuberkulose vorliegt.

**Meningitis tuberculosa.** Letalität 5%. Rascher Therapiebeginn, um Defektheilungen mit neurologischen Ausfällen (ca. 20%) zu vermeiden. Die Therapie besteht in einer Vierfachkombination mit maximaler Dosierung aus Isoniazid (initial 10 mg/kg tgl., nach 4 Wochen 5–7 mg/kg), Rifampicin (10 mg/kg tgl.), Streptomycin (30 mg/kg i.m. tgl. über 1 Monat, dann 2-mal wöchentlich) und Ethambutol (15 mg/kg tgl.). Je nach Verlauf und Liquorbefund geht man nach 2–3 Monaten auf die übliche Zweierkombination von Isoniazid und Rifampicin über. Die gesamte Behandlungsdauer beträgt 12 Monate. Bei erhöhtem Hirndruck wird zusätzlich Prednisolon initial 50–100 mg/d oral gegeben, nach Besserung auf Erhaltungsdosis reduzieren.

**Urogenitaltuberkulose.** Häufigste extrapulmonale Manifestation. Behandelt wird mit der Dreifachkombination wie bei anderen Organtuberkulosen aus Isoniazid, Rifampicin und Ethambutol. Letzteres wird bei Niereninsuffizienz niedriger dosiert. Vor Behandlungsbeginn Harnabflussstörung ausschließen. Mindesttherapiedauer 12 Monate.

**Knochentuberkulose.** In 50% der Fälle an der Wirbelsäule lokalisiert. Hier ist ebenfalls eine Dreifachtherapie über 12 Monate erforderlich. Zusätzlich Ruhigstellung der Wirbelsäule durch Gipsschale, ggf. chirurgische Maßnahmen.

### Chemoprophylaxe

Notwendig bei Exposition durch neu festgestellte Krankheitsfälle für folgende Personen:

- Tuberkulinnegative Kinder und ältere Familienmitglieder,
- Tuberkulinnegative Personen mit familiärer und beruflicher Exposition,
- Patienten mit positiver Tuberkulinreaktion und lang anhaltender Schwächung der Immunabwehr.

Mittel der Wahl sind **Isoniazid** 1-mal 300 mg/d oral, Kinder 10–20 mg/kg tgl. oral für 9 Monate, **Rifampicin** 600 mg/d oral, Kinder 10–20 mg/kg tgl. oral für 4 Monate oder Kombination von **Isoniazid** und **Pyrazinamid** (15–20 mg/kg tgl. oral, nicht für Kinder) für 2 Monate. Bei Kindern, die danach noch tuberkulinnegativ sind, ist eine Lebendimpfung mit dem Mycobacterium-bovis-Stamm Bacille-Calmette-Guerin (BCG) zweckmäßig. Eine generelle BCG-Impfung von Neugeborenen wird nicht mehr empfohlen, da der Impfschutz unsicher (14–80%) und die Tuberkulintestung wegen der niedrigen Tuberkuloseprävalenz diagnostisch bedeutsam ist.

## Ulcus molle

Geschlechtskrankheit durch Infektion mit Haemophilus ducreyi. Nach 1–3 d Inkubationszeit entwickeln sich lokale Papeln und Pusteln mit Ulkusbildung. Häufig liegt eine Mischinfektion mit Lymphangitis und Lymphadenitis vor. Therapie mit **Co-trimoxazol** 2-mal 960 mg/d oral für 7 d. Bei Resistenz Einmalbehandlung mit **Ciprofloxacin** (1 g oral) oder **Ceftriaxon** (50 mg i.m.), bei AIDS-Patienten länger.

## Wurminfektionen

Als humanpathogene Krankheitserreger sind in Europa Fadenwürmer (Nematoden) und Bandwürmer (Zestoden) von Bedeutung. Bei Reisen in außereuropäische Länder kommen auch Infektionen mit Saugwürmern (Trematoden) vor.

Bei vielen *Saugwürmern* (Trematoden) ist **Praziquantel** (Biltricide®) das Mittel der Wahl. Häufig genügt eine einmalige Gabe.

Infektionen mit *Fadenwürmern* (Nematoden) werden im Allgemeinen wirksam mit **Mebendazol** (Vermox®) behandelt (*Tabelle 12.4*). Das Mittel braucht nur wenige Tage gegeben zu werden und ist generell gut verträglich. Bei Mehrfachbefall, der vor allem in den Entwicklungsländern vorkommt, ist das breite Wirkungsspektrum von Vorteil. Resistenzen sind bisher nicht bekannt geworden. Bei Madenwürmern (Oxyuren) sind Reinfektionen nicht selten, deshalb die ganze Familie mitbehandeln. Bei Trichinellen wirkt Mebendazol gut gegen Darmtrichinen, aber nicht sicher auf die enzystierten Larven in der Muskulatur. Deshalb muss frühzeitig behandelt werden.

Bei *Bandwürmern* (Zestoden) wird in erster Linie **Niclosamid** (Yomesan®) eingesetzt. Bei Befall mit Taenia solium wird danach ein Abführmittel gegeben, um eine Zystizerkose zu vermeiden. Die Heilungsrate liegt bei 95%, ggf. kann die Kur wiederholt werden. Bei Zystizerkose liegt ein Befall mit den Finnen der Taenia solium in Haut, Muskulatur und Gehirn vor. Niclosamid ist hier unwirksam, aber die längere Gabe von **Praziquantel** (Biltri-

Tabelle 12.4
**Behandlung von Wurminfektionen**

| Infektion | Therapie (oral) |
|---|---|
| **Nematoden (Fadenwürmer)** | |
| *Spulwurm*, Ascaris lumbricoides | Mebendazol, 2-mal 200 mg/d, 3 d, alternativ Pyrantel 1-mal 10 mg/kg |
| *Madenwurm*, Enterobius (Oxiuris) | Mebendazol, 1-mal 100 mg, ggf. wiederholen, alternativ Pyrantel 1-mal 10 mg/kg |
| Peitschenwurm, Trichuris | Mebendazol, 2-mal 200 mg/d, 3 d |
| *Hakenwurm*, Ankylostoma duod. | Mebendazol, 2-mal 100 mg/d, 3 d, alternativ Pyrantel 1-mal 10 mg/kg |
| *Trichinellen*, Trichinella spiralis | Mebendazol, 3-mal 250 mg/d für 2 d, anschließend 3-mal 500 mg für 12 d |
| **Zestoden (Bandwürmer)** | |
| *Rinderbandwurm*, Taenia saginata | Niclosamid, Erw. 1-mal 2 g, Kinder 2–8 J. 1-mal 1 g, unter 2 J. 0,5 g; alternativ Praziquantel, 1-mal 10 mg/kg |
| Schweinebandwurm, T. solium | Niclosamid, Dosis wie bei Rinderbandwurm |
| *Fischbandwurm*, Diphyllobothrium | Niclosamid, Dosis wie bei Rinderbandwurm |
| *Zystizerken*, Finnen von T. solium | Praziquantel, 50 mg/kg in 3 Einzeldosen tgl., 14 d |
| Hundebandwurm, Echinococcus | Operation, Versuch mit Albendazol 2-mal 400 mg/d über 28 d, 14 d Pause mit 2–3 Behandlungszyklen |
| **Trematoden (Saugwürmer)** | |
| *Bilharziose*, Schistosoma mansoni | Praziquantel, 1-mal 40 mg/kg |
| *Lungenegel*, Paragonismus | Praziquantel, 3-mal 25 mg/kg tgl., 2 d |
| Chines. Leberegel, Clonorchis | Praziquantel, 3-mal 25 mg/kg tgl., 1 d |

cide®) scheint nach bisherigen Ergebnissen das erste wirksame Chemotherapeutikum zu sein.

## Impfungen

Durch Impfungen wird eine spezifische, gegen bestimmte Infektionserreger gerichtete Immunabwehr angestrebt. Hierbei werden als Impfstoffe dienende Zubereitungen von Erregern meist prophylaktisch verabreicht. Bei erfolgreicher Immunisierung führt dies zu einem lang anhaltenden Schutz gegen diejenigen Krankheitserreger, deren antigene Bestandteile zur Impfung verwandt wurden. Die systematische Anwendung von Schutzimpfungen hat zu Erfolgen in der Bekämpfung von Infektionskrankheiten geführt, die zu den wichtigsten Fortschritten in der Medizin gehören. Dazu zählen z. B. die weltweite Ausrottung der Pocken und das weitgehende Verschwinden der Poliomyelitis in den USA und Westeuropa. Bei konsequenter Immunisierung und hoher Durchimpfungsrate der Bevölkerung können Tetanus, Diphtherie, Mumps, Masern, Pertussis und Röteln auf ein Minimum reduziert werden. Wenn die Mehrheit einer Population gegen eine Infektionserkrankung von epidemischem Verlaufscharakter geimpft ist, tritt ein Kollektivschutz auf, d. h. auch nicht geimpfte Personen werden geschützt, da das Zirkulieren des Erregers weitgehend unterbunden wird. Bei nachlassender Impffreudigkeit können die Krankheiten wieder vermehrt auftreten.

### Aktive Immunisierung

Die Impfung stellt eine aktive Immunisierung dar, bei der durch den Impfstoff der Organismus zur Bildung von Antikörpern oder zellulären Immunreaktionen angeregt wird. Der Impfstoff kann oral, intrakutan, subkutan oder intramuskulär verabreicht werden. Dies geschieht oft in Zubereitungen, die zur Erzielung einer ausreichend starken Immunantwort Adjuvanzien, z. B. Aluminiumhydroxid, enthalten. Die bei einer Impfung entstehenden sensibilisierten Lymphozyten können langlebig sein (Gedächtnislymphozyten), sodass ein sehr lange andauernder Schutz entsteht, der bei natürlichen Viruserkrankungen lebenslang anhalten kann.

Impfstoffe zur aktiven Immunisierung sind:
- Durch Formalin entgiftete Toxine, sog. Toxoide (z. B. gegen Diphtherie, Tetanus),
- Abgetötete Bakterien oder Bakterienzubereitungen, die nicht infektiös sind, sog. Totimpfstoffe (z. B. bei Pertussis-Vakzinen),
- Durch Kulturpassagen in ihrer Virulenz abgeschwächte, „attenuierte" Bakterien (z. B. BCG) oder Viren (gegen Poliomyelitis, Masern, Mumps, Röteln), die sog. Lebendimpfstoffe.

Im Allgemeinen führen Lebendimpfstoffe durch die Vermehrung im Impfling zu einer stärkeren Immunreaktion und daher zu einem länger dauernden Schutz als Totimpfstoffe. Für die Schutzimpfung sind vier Indikationen zu unterscheiden:
- Regelimpfungen für die Region, in der der Impfling lebt, hierzulande z. B. Tetanus, Diphtherie, Pertussis, Haemophilus influenzae Typ b, Poliomyelitis, Masern, Mumps und Röteln (s. Impfplan),
- Indikationsimpfungen nach vermuteter Infektion z. B. bei Tollwut oder Tetanus,
- Reiseimpfungen bei Seuchengefahr, z. B. Reisen in Typhus- und Gelbfiebergebiete,
- Impfungen zum Schutz des ungeborenen Kindes (Röteln).

Obgleich Impfstoffe im Rahmen des Möglichen risikoarm sind, können Nebenwirkungen auftreten. Für die entstehenden Impfschäden, z. B. Induktion eines hirnorganischen Krampfleidens durch Pertussisimpfung, tritt der Staat bei öffentlich empfohlenen Impfungen ein.

## Passive Immunisierung

Als passive Immunisierung bezeichnet man die Gabe von Antikörpern, die in einem anderen Organismus gebildet werden. Heute werden Antikörper vor allem aus Humanplasma gewonnen. Diese Form der Immunisierung verleiht nur befristeten Schutz (2–4 Wochen), da die Antikörper eliminiert werden.

Eine **natürliche passive Immunisierung** geschieht durch diaplazentaren Übergang mütterlicher Antikörper auf das ungeborene Kind, z. B. Masern, Poliomyelitis. Dadurch entsteht eine zeitlich begrenzte Leihimmunität des Neugeborenen und Säuglings durch mütterliche Antikörper.

Die **homologe passive Immunisierung** erfolgt durch Übertragung humaner Antikörper, z. B. bei Röteln, Hepatitis, Tetanus in Form von Hyperimmunglobulinen.

Eine **heterologe passive Immunisierung** resultiert nach Übertragung tierischer Antikörper als „Heilserum", z. B. Diphtherie-Antikörper vom Pferd. Unter **Simultanimpfung** versteht man die Kombination von aktiver und passiver Immunisierung, z. B. bei Tetanus oder Hepatitis B. Dabei werden Hyperimmunglobuline gleichzeitig mit einer Impfung gegeben, um einen schnellen und lang anhaltenden Schutz zu erreichen.

## Kontraindikationen

Grundsätzlich dürfen nur gesunde Menschen geimpft werden. Eine der Ausnahmen ist beispielsweise Tetanus im Verletzungsfall. Für alle Impfungen gelten die folgenden *generellen* Kontraindikationen:
- akute Infektionskrankheiten einschließlich Inkubierte und Rekonvaleszente, abwarten bis zur völligen Ausheilung, primäre und sekundäre Immundefekte, z. B. Immunsuppression, Strahlentherapie, Antikörpermangelsyndrom, bedingt auch AIDS-Patienten,
- akute hämatologische Krankheiten, z. B. Leukämien und maligne Lymphome,
- Allergien gegen Impfstoffbestandteile, z. B. Hühnereiweiß.

In der **Schwangerschaft** sind mit Ausnahme der Poliolebendimpfung primär alle Lebendimpfstoffe sowie Totimpfstoffe mit heftigen Impfreaktionen kontraindiziert.

Daneben gibt es *spezielle* Kontraindikationen bei einzelnen Impfstoffen. So ist die Pertussisimpfung bei Kindern mit progressiven neurologischen Krankheiten, Krampfleiden oder neurologischen Krankheiten, die besonders häufig mit Krampfanfällen einhergehen, relativ kontraindiziert. Für alle gesunden Säuglinge und Kleinkinder wird die Pertussiskomponente wieder empfohlen.

Neurologische Krankheiten gelten zwar nicht grundsätzlich als Kontraindikation für eine Pertussisimpfung, jedoch könnten eine Verschlechterung des Leidens oder das Auftreten von Krampfanfällen der Impfung angelastet werden. Bei der zurzeit bestehenden hohen Keuchhusteninzidenz sind andererseits einige dieser Kinder sehr gefährdet. Daher ist in solchen Fällen vom impfenden Arzt eine sorgfältige Risikoabwägung vorzunehmen. Alternativ besteht die Möglichkeit, den Beginn der DPT-Impfung auf das 2. Lebenshalbjahr zu verschieben, wenn über Art und Verlauf der Erkrankung mehr bekannt ist. Keine Kontraindikation sind Fieberkrämpfe und Krampfanfälle in der Familie. Da fieberhafte Reaktionen einen Anfall provozieren können, ist bei Kindern mit Neigung zu Krampfanfällen von Antipyretika großzügig Gebrauch zu machen.

## Impfkalender für Kinder

Die empfehlenswerten Schutzimpfungen bei gesunden Säuglingen und Kindern erfolgen zeitlich nach einem Impfkalender, der nach der Befindlichkeit des Impflings durch den Hausarzt in relativ weiten Grenzen variiert werden kann. So können größere, aber möglichst keine kürzeren Abstände zwischen zwei Impfungen bei interkurrenten Infekten angezeigt sein.

Der Impfkalender sieht den Beginn der Schutzimpfungen im Säuglingsalter vor, wenn die Leihimmunität durch diaplazentar von der Mutter auf das Kind übergegangene Antikörper erloschen ist (*Tabelle 12.5*).

Bei der Verwendung von Totimpfstoffen sind beim Säugling erfahrungsgemäß 2–3 Impfungen für eine ausreichende Stimulation der Immunantwort erforderlich. Beim älteren Kind und bei Erwachsenen reicht eine einzelne Impfstoffapplikation zur Auffrischung der Grundimmunisierung aus. In Zweifelsfällen, ob der gewünschte Impferfolg eingetreten ist oder nicht, sollte die Antikörperkonzentration serologisch untersucht werden.

## Impfungen für Erwachsene

In Weiterführung des Impfplanes für Kinder werden Impfungen ausgeführt, die im Erwachsenenalter erforderlich sind. Sie sind in ihrer praktischen Bedeutung unterschiedlich und werden in folgende Kategorien eingeteilt (*Tabelle 12.6*):

- Standardimpfungen (S),
- Auffrischungsimpfungen (A),
- Indikationsimpfungen (I),
- Reiseimpfungen (R),
- Reiseimpfungen in Sonderfällen (RS),
- Impfungen aufgrund beruflichen Risikos (B),
- postexpositionelle Prophylaxe/Riegelungsimpfungen (P).

So sollten manche Impfungen des Kindesalters in späteren Lebensjahren aufgefrischt oder bislang versäumte Impfungen, sofern keine natürliche Immunität erworben wurde, nachgeholt werden (z. B. Diphtherie, Tetanus, Röteln, Masern). Andere können bei besonderen epidemiologischen Ereignissen oder Risiken für Kinder und Erwachsene in Betracht kommen (Indikationsimpfungen). Manche Impfungen sind bei Reisen in bestimmte Gebiete wegen der internationalen Gesundheitsvorschriften erforderlich oder zum individuellen Schutz empfehlenswert. Die Entscheidung über Art und Umfang der Impfung obliegt dem Arzt, in jedem Einzelfall unter Abwägung von Indikation und Kontraindikation. Dies gilt ebenfalls für die passive Immunisierung gegen Hepatitis A. Maximalabstände für Impfungen mit Totimpfstoffen gibt es nicht. Jede Impfung gilt. Bei erfolgter Grundimmunisierung ist eine erneute Grundimmunisierung nicht erforderlich.

**Tabelle 12.5**
**Impfkalender für Säuglinge, Kinder, Jugendliche und Erwachsene**[a]

| Impfalter | DTaP | Hib | IPV | HB | MMR | Weitere |
|---|---|---|---|---|---|---|
| Geburt | | | | | | |
| 2. Monat | 1. | 1. | 1. | 1. | | |
| 3. Monat | 2.[a] | | | | | |
| 4. Monat | 3.[a] | 2.[a] | 2.[a] | 2.[a] | | |
| 11.–14. Monat | 4.[b] | 3.[b] | 3.[b] | 3.[b] | 1. | |
| 15. –23. Monat | | | | | 2.[a] | |
| 5.–6. Lebensjahr | | | | | | A[d] DT/Td |
| 9.–17. Lebensjahr | | | A | G | | A[d] DT/Td |
| Ab 18. Lebensjahr | | | | | | A DT/Td |
| Ab 60. Lebensjahr | | | | | | S Infl<br>S Pk |

[a] für Diphtherie (D/d), Tetanus (T), Pertussis (aP), Haemophilus influenzae Typ b (Hib), Hepatitis B (HB), Poliomyelitis (IPV), Masern, Mumps und Röteln (MMR). Mit Auffrischimpfung (A) und Grundimmunisierung (G) für noch nicht geimpfte Kinder. [b] Abstand mindestens 4 Wochen, [c] Abstand mindestens 6 Monate, [d] Auffrischungsimpfung mit reduziertem Diphtherietoxid-Gehalt (d). [e] Jeweils 10 Jahre nach der vorangegangenen Dosis. Standardimpfung (S) für Erwachsene über 60 Jahre gegen Influenza (Infl) jährlich mit dem von der WHO empfohlenen Impfstoff und gegen Pneumokokken (Pk) mit Polysaccharidimpfstoff, Wiederholung im Abstand von 6 Jahren.

Tabelle 12.6
**Auffrisch- und Nachholimpfungen, Indikationsimpfungen**[a]

| Impfung gegen | Anwendungshinweise (Fachinformation beachten) |
|---|---|
| **Cholera** | |
| Auf Verlangen des Ziel- oder Transitlandes, nur noch im Ausnahmefall. Eine WHO-Empfehlung besteht nicht (R). | Nach Angaben des Herstellers |
| **Diphtherie** | |
| Alle Personen bei fehlender oder unvollständiger Grundimmunisierung, wenn die letzte Impfung der Grundimmunisierung oder die letzte Auffrischung länger als 10 Jahre zurückliegt (S/A). Bei Epidemien oder regional erhöhter Morbidität (P). Für enge Kontaktpersonen zu Erkrankten, Auffrischimpfung 5 Jahre nach der letzten Impfung (P). | Einmalige Auffrischimpfung (in der Regel mit Td-Impfstoff), wenn letzte Diphtherie-Impfung länger als 10 Jahre zurückliegt. Nichtgeimpfte oder Personen mit fehlendem Impfnachweis sollten 2 Impfungen (in der Regel mit Td-Impfstoff) im Abstand von 4–6 Wochen und eine 3. Impfung 6–12 Monate nach der 2. Impfung erhalten. Unabhängig vom Impfstatus Antibiotikaprophylaxe z. B. mit Erythromycin |
| **FSME (Frühsommer-Meningoenzephalitis)** | |
| Personen, die in FSME-Risikogebieten Zecken exponiert sind (I). Personen, die durch FSME beruflich gefährdet sind, z. B. exponiertes Laborpersonal, Forstarbeiter, Exponierte in der Landwirtschaft in Risikogebieten (B). Zeckenexposition in FSME-Risikogebieten außerhalb Deutschlands (R). | Grundimmunisierung und Auffrischimpfungen mit einem für Erwachsene bzw. Kinder zu-gelassenen Impfstoff nach Angaben des Herstellers. Saisonalität (April bis November) sowie Hinweise zu Risikogebieten beachten. |
| **Gelbfieber** | |
| Entsprechend den Impfanforderungen der Ziel- oder Transitländer sowie vor Aufenthalt in bekannten Endemiegebieten im tropischen Afrika und in Südamerika; die Hinweise der WHO zu Gelbfieber-Infektionsgebieten sind zu beachten (R/B). | Einmalige Impfung in den von den Gesundheitsbehörden benannten Gelbfieber-Impfstellen. Wiederimpfung in 10-jährigen Intervallen. |
| **Haemophilus influenzae Typ b (Hib)** | |
| Personen mit anatomischer oder funktioneller Asplenie (I). Nach engem Kontakt zu einem Patienten mit invasiver Haemophilus-influenzae-b-Infektion wird eine Rifampicinprophylaxe empfohlen (für alle Haushaltsmitglieder außer Schwangere, ab einem Alter von 1 Monat, wenn sich dort ein ungeimpftes oder unzureichend geimpftes Kind im Alter bis zu 4 Jahren oder eine Person mit einem relevanten Immundefekt befindet, sowie für ungeimpfte exponierte Kinder bis 4 Jahre in Gemeinschaftseinrichtungen) (P). | Dosierung:<br>Ab 1 Monat: 20 mg/kg/d (max. 600 mg) in 1 ED für 4 d; Erw.: 600 mg oral in 1 ED für 4 d.<br><br>Da bei Schwangeren die Gabe von Rifampicin und Gyrasehemmern kontraindiziert ist, kommt bei ihnen zur Prophylaxe ggf. Ceftriaxon in Frage. |

[a] Impfempfehlungen der Ständigen Impfkommission (STIKO) des Robert-Koch-Instituts, Bundesinstitut für Infektionskrankheiten und nicht übertragbare Krankheiten, Stand Juli 2004. Siehe auch www.rki.de/INFEKT/EPIBULL/2004/30_04.PDF.

Tabelle 12.6
***Fortsetzung***

| Impfung gegen | Anwendungshinweise (Fachinformation beachten) |
|---|---|
| **Hepatitis A (HA)** | |
| Homosexuell aktive Männer; Personen mit substitutionspflichtiger Hämophilie; Personen in psychiatrischen Einrichtungen oder vergleichbaren Fürsorgeeinrichtungen; Personen, die an einer chronischen Lebererkrankung einschließlich chronischer Krankheiten mit Leberbeteiligung leiden und keine HAV-Antikörper besitzen (I). HA-gefährdetes Personal im Gesundheitsdienst, in Laboratorien, Kindertagesstätten und Kinderheimen, in psychiatrischen Einrichtungen oder vergleichbaren Fürsorgeeinrichtungen sowie Kanalisations- und Klärwerksarbeiter (B). Kontaktpersonen zu an Hepatitis A Erkrankten (P). Reisende in Regionen mit hoher Hepatitis-A-Prävalenz (R). | Grundimmunisierung und Auffrischimpfung nach Angaben des Herstellers.<br><br>Eine Vortestung auf HA-Antikörper ist für vor 1950 Geborene sinnvoll sowie bei Personen, die in der Anamnese eine mögliche HA aufweisen bzw. längere Zeit in Endemiegebieten gelebt haben.<br><br>Bei einer aktuellen Exposition von Personen, für die Hepatitis A ein besonderes Risiko darstellt, kann zeitgleich mit der ersten Impfung ein Immunoglobulinpräparat gegeben werden. |
| **Hepatitis B (HB)** | |
| 1. HB-gefährdete Personen im Gesundheitsdienst einschließlich Auszubildender bzw. Studenten sowie Reinigungspersonal; Personal in psychiatrischen Einrichtungen oder vergleichbaren Fürsorgeeinrichtungen; andere Personen, die durch Blutkontakte mit möglicherweise infizierten Personen gefährdet sind in Abhängigkeit von der Gefährdungsbeurteilung, z. B. Ersthelfer, Mitarbeiter von Rettungsdiensten, Polizisten, Sozialarbeiter und Gefängnispersonal mit Kontakt zu Drogenabhängigen (B). | Hepatitis-B-Impfung nach den Angaben des Herstellers; im Allgemeinen nach serologischer Vortestung bei den Indikationen 1. bis 6.; Kontrolle des Impferfolges ist für die Indikationen unter 1. bis 4. sowie bei Immundefizienz erforderlich. Bei anderen Personen mit möglicherweise erniedrigter Ansprechrate, z. B. bei über 40-Jährigen, kann eine Nachtestung sinnvoll sein. |
| 2. Patienten mit chronischer Nierenkrankheit, Patienten mit häufiger Übertragung von Blut oder Blutbestandteilen (z. B. Hämophile), Patienten vor ausgedehnten chirurgischen Eingriffen (z. B. Operationen unter Verwendung der Herz-Lungen-Maschine) (I). | Auffrischimpfung entsprechend dem nach Abschluss der Grundimmunisierung erreichten Antikörpertiter (Kontrolle 1–2 Monate nach 3. Dosis): bei anti-HBs-Werten < 100 I.E./l umgehend erneute Impfung (1 Dosis) und erneute Kontrolle, bei anti-HBs-Werte 100 I.E./l Auffrischimpfung (1 Dosis) nach 10 Jahren. |
| 3. Patienten mit chronischen Lebererkrankungen einschließlich chronischer Krankheiten mit Leberbeteiligung sowie HIV-Positive ohne HBV-Marker (I). | |
| 4. Durch Kontakt mit HBsAg-Trägern in Familie oder Wohngemeinschaft gefährdete Personen, Sexualpartner von HBsAg-Trägern (I). | |
| 5. Patienten in psychiatrischen Einrichtungen oder Bewohner vergleichbarer Fürsorgeeinrichtungen sowie Personen in Behindertenwerkstätten (I). | |
| 6. Besondere Risikogruppen, wie z. B. homosexuell aktive Männer, Drogenabhängige, Prostituierte, länger einsitzende Strafgefangene (I). | |

Tabelle 12.6
***Fortsetzung***

| Impfung gegen | Anwendungshinweise (Fachinformation beachten) |
|---|---|
| **Hepatitis B (HB)** | |
| 7. Durch Kontakt mit HBsAg-Trägern in einer Gemeinschaft (Kindergärten, Kinderheime, Pflegestätten, Schulklassen, Spielgemeinschaften) gefährdete Personen (I/B). Reisende in Regionen mit hoher Hepatitis-B-Prävalenz bei längerem Aufenthalt oder zu erwartenden engen Kontakten zur einheimischen Bevölkerung (R). Personen nach Verletzungen mit möglicherweise erregerhaltigen Gegenständen, z. B. Nadelstichexposition (P).<br>Neugeborene HBsAg-positiver Mütter oder von Müttern mit unbekanntem HBsAg-Status (unabhängig vom Geburtsgewicht) | |
| **Influenza** | |
| Personen über 60 Jahre (S). Kinder, Jugendliche und Erwachsene mit erhöhter Gefährdung infolge eines Grundleidens sowie Bewohner von Alters- oder Pflegeheimen (I). Personen mit erhöhter Gefährdung, z. B. medizinisches Personal, Personen in Einrich-tungen mit umfangreichem Publikumsverkehr sowie Personen, die als mögliche Infektionsquelle für von ihnen betreute ungeimpfte Risikopersonen fungieren können (B/I). Wenn eine intensive Epidemie aufgrund von Erfahrungen in anderen Ländern droht oder nach deutlichem Antigendrift bzw. einer Antigenshift zu erwarten ist und der Impfstoff neue Varianten enthält (I). | Jährliche Impfung im Herbst mit einem Impfstoff mit aktueller, von der WHO empfohlener Antigenkombination.Entsprechend den Empfehlungen der Gesundheitsbehörden. |
| **Masern** | |
| Ungeimpfte bzw. empfängliche Personen in Einrichtungen der Pädiatrie, in der Onkologie und bei der Betreuung von Immundefizienten sowie in Gemeinschaftseinrichtungen für das Vorschulalter und in Kinderheimen (B). Ungeimpfte oder einmal geimpfte Kinder und Jugendliche sowie andere gefährdete Personen in Gemeinschaftseinrichtungen mit Kontakt zu Masernkranken; möglichst innerh. von 3 Tagen nach Exposition (P). | Einmalimpfung, möglichst mit MMR-Impfstoff.<br>Impfung vorzugsweise mit MMR-Impfstoff. Eine Immunglobulingabe ist zu erwägen für gefährdete Personen mit hohem Komplikationsrisiko und für Schwangere. |
| **Meningokokkeninfektionen** | |
| Gesundheitlich Gefährdete: Personen mit angeborenen oder erworbenen Immundefekten mit T- und/oder B-Zell-Restfunktion, insbesondere Komplement-/Properdindefekte, Hypogammaglobulinämie, Asplenie (I). | Bei Kindern unter 2 Jahren konjugierter MenC-Impfstoff (Impfung nach Angaben des Herstellers), nach dem vollendeten 2. Lebensjahr im Abstand von 6–12 Monaten durch 4-valenten Polysaccharidimpfstoff (PS-Impfstoff) ergänzen. Bei Personen nach dem vollendeten 2. Lebensjahr eine Impfung mit konjugiertem MenC-Impfstoff, gefolgt von einer Impfung mit 4-valentem PS-Impfstoff im Abstand von 6 Monaten. |

Tabelle 12.6
***Fortsetzung***

| Impfung gegen | Anwendungshinweise (Fachinformation beachten) |
|---|---|
| **Meningokokkeninfektionen** | |
| Gefährdetes Laborpersonal (B). | Impfung mit konjugiertem MenC-Impfstoff, gefolgt von einer Impfung mit 4-valentem PS-Impfstoff im Abstand von 6 Monaten; bei bereits mit PS-Impfstoff geimpften Personen ist auch eine Nachimpfung mit dem Konjugatimpfstoff nach 6 Monaten sinnvoll. |
| Reisende in epidemische/hyperendemische Länder, besonders bei engem Kontakt zur einheimischen Bevölkerung; Entwicklungshelfer; dies gilt auch für Aufenthalte in Regionen mit Krankheitsausbrüchen und Impfempfehlung für die einheimische Bevölkerung (WHO- und Länderhinweise beachten) (R). | Bei Personen nach vollendetem 2. Lebensjahr eine Impfung mit epidemiologisch indiziertem A, C- oder A, C, W-135, Y-Polysaccharidimpfstoff. Für Kinder unter 2 Jahren steht eine Impfprophylaxe mit konjugiertem Impfstoff zur Verfügung, wenn vor einer Krankheit mit der Serogruppe C geschützt werden soll. Dieser Impfstoff ist auch für ältere Kinder und Er-wachsene zugelassen und dann sinnvoll, wenn nicht nur ein kurzfristiger Schutz gegen den Typ C erreicht werden soll. |
| Vor Pilgerreise (Hadj) (R). | Impfung mit 4-valentem PS-Impfstoff (Einreisebestimmungen beachten). |
| Schüler/Studenten vor Langzeitaufenthalten in Ländern mit empfohlener allgemeiner Impfung für Jugendliche oder selektiver Impfung für Schüler/Studenten (R). | Entsprechend den Empfehlungen der Zielländer. |
| Bei Ausbrüchen oder regionalen Häufungen auf Empfehlung der Gesundheitsbehörde (I/P). | |
| Für enge Kontaktpersonen zu einem Fall einer invasiven Meningokokkeninfektion wird eine Rifampicinprophylaxe empfohlen. Hierzu zählen alle Haushaltskontaktmitglieder, Personen mit Kontakt zu oropharyngealen Sekreten eines Patienten, Kontaktpersonen in Kindereinrichtungen mit Kindern unter 6 Jahren (bei guter Gruppentrennung nur die betroffene Gruppe), enge Kontaktpersonen in Gemeinschaftseinrichtungen mit haushaltsähnlichem Charakter (Internate, Wohnheime sowie Kasernen) (P). | Dosierung Rifampicin:<br>Neugeborene: 10 mg/kg/d in 2 ED oral für 2 d; Kinder: bis zu 30 kg 20 mg/kg/d in 2 ED oral für 2 d (maximale ED 600 mg);<br>Jugendliche und Erwachsene ab 30 kg: 2-mal 600 mg/d für 2 d; ggf. Ceftriaxon oder Ciprofloxacin. Da bei Schwangeren die Gabe von Rifampicin und Gyrasehemmern kontraindiziert ist, kommt bei ihnen zur Prophylaxe ggf. Ceftriaxon in Frage. Die Durchführung der Chemoprophylaxe ist bis 10 d nach letztem Kontakt mit dem Patienten sinnvoll. |
| **Mumps** | |
| Ungeimpfte bzw. empfängliche Personen in Einrichtungen der Pädiatrie und Gemeinschaftseinrichtungen für das Vorschulalter und in Kinderheimen (B). | Einmalimpfung, möglichst mit MMR-Impfstoff. |
| Ungeimpfte oder einmal geimpfte Kinder und Jugendliche sowie anders gefährdete Personen in Gemeinschaftseinrichtungen mit Kontakt zu Mumpskranken (innerhalb von 3 Tagen nach Exposition) (P). | Vorzugsweise mit MMR-Impfstoff. |

Tabelle 12.6
***Fortsetzung***

| Impfung gegen | Anwendungshinweise (Fachinformation beachten) |
|---|---|
| **Pertussis** | |
| Liegt kein adäquater Immunschutz vor, sollen Frauen mit Kinderwunsch präkonzeptionell, enge Haushaltskontaktpersonen (Eltern, Geschwister) und Betreuer (z. B. Tagesmütter, Babysitter ggf. Großeltern) spätestens 4 Wochen vor Geburt des Kindes eine Dosis Pertussis-Impfstoff erhalten (I). Erfolgte die Impfung nicht vor der Konzeption, sollte die Mutter bevorzugt in den ersten Tagen nach der Geburt des Kindes geimpft werden. | Definition – adäquater Immunschutz: Impfung oder mikrobiologisch bestätigte Erkrankung innerhalb der vergangenen 10 Jahre |
| Personal in Einrichtungen der Pädiatrie, der Schwangerenbetreuung und der Geburtshilfe sowie in Gemeinschaftseinrichtungen für das Vorschulalter und in Kinderheimen (B). | Einmalimpfung, bei Vorliegen weiterer Impfindikationen ggf. mit Kombinationsimpfstoff |
| Bei Kindern (engen Kontaktpersonen im Haushalt oder in Gemeinschaftseinrichtungen) Komplettierung einer unvollständigen Immunisierung (P). | In einer Familie bzw. Wohngemeinschaft oder einer Gemeinschaftseinrichtung für das Vorschulalter ist für enge Kontaktpersonen ohne Impfschutz eine Chemoprophylaxe z. B. mit Erythromycin empfehlenswert. |
| **Pneumokokkeninfektionen** | |
| Kinder (ab vollendetem 2. Lebensmonat), Jugendliche und Erwachsene mit erhöhter gesundheitlicher Gefährdung infolge einer Grundkrankheit: angeborene oder erworbene Immundefekte mit T- oder B-Zell-Restfunktion (z.B. Hypogammaglobulinämie, Komplement- und Properdindefekte, funktionelle oder anatomische Asplenie, Sichelzellanämie, Krankheiten der blutbildenden Organe, Neoplasien, HIV-Infektion, nach Knochenmarktransplantation) (I); chronische Krankheiten (z. B. Herz-Kreislauf-Krankheiten, Erkrankungen der Atmungsorgane, Diabetes mellitus und andere Stoffwechselerkrankungen, Niereninsuffizienz, nephrotisches Syndrom, Liquorfistel, vor Organtransplantation und vor Beginne einer immunsuppressiven Therapie) (I). | Säuglinge und Kleinkinder (vom vollendeten 2. Lebensmonat bis zum vollendeten 2. Lebensjahr) erhalten Pneumokokken-Konjugatimpfstoff nach folgendem Schema: Säuglinge bis 6. Monat 3 Impfungen ab vollendetem 2. Lebensmonat im Abstand von jeweils 1 Monat, vierte Impfung im 2. Lebensjahr; Säuglinge im Alter von 7–11 Monaten 2 Impfungen im Abstand von jeweils 1 Monat, dritte Impfung im 2. Lebensjahr; Kinder im Alter von 12–23 Monaten 2 Impfungen im Abstand von 2 Monaten; Kinder ab vollendetem 2. Lebensjahr, Jugendliche und Erwachsene erhalten eine einmalige Impfung mit Polysaccharidimpfstoff. Bei weiter bestehender Indikation Wiederholungsimpfung im Abstand von 6 Jahren (Erw.) bzw. frühestens 3 Jahren (Kinder <10 Jahren). |
| Frühgeborene (vor vollendeter 37. SSW) (I); Säuglinge und Kinder mit Gedeihstörungen oder neurologischen Krankheiten (I). | Zur Erreichung eines optimalen Schutzes soll die Impfserie möglichst unmittelbar nach Vollendung des 2. Lebensmonats begonnen und zeitgerecht fortgeführt werden. Kinder mit erhöhter gesundheitlicher Gefährdung sollen in Ergänzung der Impfung mit Pneumokokken-Konjugatimpfstoff im 3. Lebensmonat eine Impfung mit Polysaccharidimpfstoff erhalten (im Mindestabstand von 2 Monaten nach Impfung mit Konjugatimpfstoff). |
| **Poliomyelitis** | |
| Alle Personen bei fehlender oder unvollständiger Grundimmunisierung (S). | Erw. mit 4 dokumentierten OPV- (orale Poliovakzine) bzw. IPV- (inaktivierte Poliovakzine) Impfungen im Kindes- u. Jugendalter bzw. nach Grundimmunisierung im Erwachsenenalter gelten als vollständig immunisiert. |

Tabelle 12.6
***Fortsetzung***

| Impfung gegen | Anwendungshinweise (Fachinformation beachten) |
|---|---|
| **Poliomyelitis** | |
| | Ungeimpfte Personen erhalten IPV nach Angaben des Herstellers. Ausstehende Impfungen der Grundimmunisierung werden mit IPV nachgeholt. Eine routinemäßige Auffrischimpfung nach dem 18. Lebensjahr wird nicht empfohlen. Impfung mit IPV, wenn die Impfungen der Grundimmunisierung nicht vollständig dokumentiert sind oder die letzte Impfung länger als 10 Jahre zurückliegt. |
| Auffrischimpfung bei folgenden Personengruppen: Reisende in Regionen mit Infektionsrisiko (I); Aussiedler, Flüchtlinge und Asylbewerber, die in Gemeinschaftseinrichtungen leben, bei der Einreise aus Gebieten mit Poliorisiko (I); Personal der o.g. Einrichtungen (B); medizinisches Personal, das engen Kontakt zu Erkrankten haben kann (B); Personal in Laboratorien mit Poliomyelitisrisiko (B). | Personen ohne Nachweis einer Grundimmunisierung sollten vor Reisebeginn wenigstens 2 Dosen IPV erhalten. |
| Bei einer Poliomyelitiserkrankung sollten alle Kontaktpersonen unabhängig vom Impfstatus ohne Zeitverzug eine Impfung mit IPV erhalten (P). | Sofortige umfassende Ermittlung und Festlegung von Maßnahmen durch die Gesundheitsbehörde. |
| Ein Sekundärfall ist Anlass für Riegelungsimpfungen. | Riegelungsimpfung mit OPV und Festlegung weiterer Maßnahmen durch Anordnung der Gesundheitsbehörden. |
| **Röteln** | |
| Seronegative Frauen mit Kinderwunsch (I). | Einmalige Impfung – vorzugsweise mit MMR-Impfstoff – bei Frauen mit nachfolgender Kontrolle des Röteln-Impferfolgs. |
| Ungeimpfte bzw. empfängliche Personen in Einrichtungen der Pädiatrie, der Geburtshilfe und der Schwangerenbetreuung sowie in Gemeinschaftseinrichtungen für das Vorschulalter und in Kinderheimen (B). | |

## Vorgehen bei Impfungen

Alle Impfstoffe sind im Kühlschrank (+2 bis +8 °C) zu lagern und dürfen nicht eingefroren werden. Lebendimpfstoffe dürfen die Kühlkette nicht verlassen, sie müssen in einem Thermobehälter mit Kühlaggregaten transportiert werden. Impfstoffe aus verschiedenen Ampullen nicht mischen!

Die Applikation der Impfstoffe erfolgt in der Regel i.m., nur bei BCG-Impfstoff intrakutan. Einige Impfstoffe können auch subkutan gegeben werden, z. B. Impfstoffe gegen Masern, Mumps, Röteln, Masern-Mumps, Masern-Mumps-Röteln und Cholera. Homologe Immunglobuline und heterologe Antiseren werden tief i.m. injiziert. Die zum Aufziehen verwendete Kanüle verwerfen und mit neuer Nadel injizieren. Vor Injektion Haut mit handelsüblichem Pumpspray oder 70–80% Alkohol (30 s) desinfizieren und mit sterilisiertem Tupfer trocknen. Mit trockener Kanüle injizieren, um bei i.m.-Verabreichung Reflux ins Fettgewebe möglichst zu vermeiden.

Bei Impfungen mit Lebendimpfstoffen sind die angegebenen **Mindestabstände** einzuhalten, in der Regel 4 Wochen. Die möglichen Simultanimpfungen müssen gleichzeitig, nicht im Abstand von wenigen Tagen bis zu einem Monat, verabreicht werden, da sonst eine Interferonbildung den Impferfolg gefährdet. Zwischen Totimpfstoffen, Tot- und Lebendimpfstoffen sowie Lebend- und Totimpfstoffen sind keine Abstände erforderlich.

# 13 Nieren- und Harnwegskrankheiten

*Hartmut Oßwald*

## Glomeruläre Krankheiten

Die Behandlung glomerulärer Krankheiten ist aufgrund einer uneinheitlichen, häufig unklaren Pathogenese und unterschiedlicher Verlaufsformen schwierig. Glomerulonephritiden können sich als eigenständiges Krankheitsbild, als isolierte Nierenerkrankung im Rahmen einer systemischen Autoimmunkrankheit oder als Begleitreaktion anderer Grundkrankheiten entwickeln.

Glomerulonephritiden lassen sich nach dem klinischen Erscheinungsbild folgendermaßen einteilen:
- akute Glomerulonephritis,
- rapid-progressive Glomerulonephritis,
- Glomerulonephritiden mit nephrotischem Syndrom,
- chronische Glomerulonephritis.

Die Therapie ist überwiegend symptomatisch. Da sich bei einigen Formen eine gezielte Behandlung als günstig erwies, wird eine stufenförmige Differentialdiagnose angestrebt. Eine rechtzeitige gezielte Behandlung der rapid-progressiven Glomerulonephritis oder der Glomerulonephritis mit nephrotischem Syndrom kann die Progredienz der Erkrankung verlangsamen und die rezidivfreien Intervalle verlängern.

Die **symptomatische Therapie** besteht bei allen Verlaufsformen aus:
- *Bettruhe*, solange die Symptome wie Ödeme, Hypertonie, Azotämie und Oligurie bestehen,
- Kochsalz- und Eiweißrestriktion gegen Ödeme und Azotämie,
- *Diuretika* zur Ödemausschwemmung bei ungenügender Wirkung der Kochsalzrestriktion. Geeignet sind Schleifendiuretika wie **Furosemid** 20–1000 mg/d oral, die auch bei Niereninsuffizienz wirksam sind.
- Bei nephrotischem Syndrom reduzierte *Eiweißzufuhr* (0,8–1,0 g/kg tgl.), restlichen Kalorienbedarf mit Kohlenhydraten oder Fetten decken. Parenterale Gabe von Humanalbumin nur bei Zeichen der Kreislaufinsuffizienz.
- *Hypertoniebehandlung* mit ACE-Hemmern, $AT_1$-Rezeptorantagonisten oder Diuretika. Bei Niereninsuffizienz keine kaliumsparenden Diuretika wegen der Gefahr der Hyperkaliämie.
- *Einschränkung der Flüssigkeitszufuhr* bei Oligurie auf 500 ml/d plus Ausscheidungsmenge des Vortages. Gewichtskontrolle, um die Bilanz des Wasserhaushaltes zu verfolgen.
- *Korrektur der Elektrolyte* im Plasma bei Störungen des Elektrolyt- und Wasserhaushalts (s. dort).

### Akute Glomerulonephritis

Die akute Glomerulonephritis tritt oft mit 1- bis 4-wöchiger Latenz nach einem Infekt mit Streptokokken, aber auch mit anderen Erregern auf. Hauptsymptome sind Hämaturie und eine mäßige Proteinurie, Hypertonie, Oligurie sowie Ödembildung im Bereich von Gesicht und Händen. Die antibiotische Therapie soll in allen Fällen so früh wie möglich durchgeführt werden. Mittel der Wahl ist **Phenoxymethylpenicillin** (Penicillin V) 3-mal 1 Mio. I.E./d oral 8–10 d lang. Bei Streptokokkenepidemien ist der Wert einer Antibiotikaprophylaxe der akuten Glomerulonephritis erwiesen. Die Hypertonie wird zunächst mit Schleifendiuretika, z. B. Furosemid, und ggf. mit weiteren Antihypertonika behandelt.

Die akute Glomerulonephritis hat eine relativ günstige Prognose. Die Hälfte der Fälle heilt innerhalb von 2 Jahren völlig aus. Ungefähr 40% der Erkrankten zeigen eine unvollständige Remission mit Wiederauftreten von Proteinurie, Hypertonie sowie Nierenfunktionsstörungen. Der therapeutische Wert einer Glucocorticoidtherapie ist nicht gesichert. Abhängig vom Grad der Nierenfunktionsstörung symptomatische Behandlung (s. oben).

### Rapid-progressive Glomerulonephritis

Diese Form der Glomerulonephritis ist durch einen rasch progredienten Verlauf gekennzeichnet, der innerhalb von Tagen bis Wochen zu rapider Verschlechterung der Nierenfunktion und unbehandelt in 90% der Fälle zum Nierenversagen oder Tod führt. Man unterscheidet heute aufgrund immunhistologischer Untersuchungen aus Biopsiematerial drei Typen der rapid-progressiven Glomerulonephritis (GN):

- Typ I: Antibasalmembran GN,
- Typ II: Idiopathische rapidprogressive Immunkomplexnephritis,
- Typ III: Pauci-immun rapidprogressive GN mit antineutrophilen Antikörpern.

Eine gezielte Therapie wird durchgeführt, solange es zu keiner weitgehenden Zerstörung der Glomeruli gekommen ist.

Bei *Typ I* wird eine **Plasmaseparation** durchgeführt. Zunächst 6-mal während 2 Wochen 40–50 ml Plasma pro kg Körpergewicht gegen Frischplasma oder Humanalbumin austauschen. Die Dauer der Plasmaseparation sollte sich an der Plasmakonzentration der Antibasalmembran-Antikörper orientieren.

Durch Immunsuppression mit Glucocorticoiden und Cyclophosphamid wird eine entscheidende Prognoseverbesserung bei 50% der Patienten erreicht. Von **Methylprednisolon** werden initial 500 mg/d für 3 d und 100 mg/d für weitere 7 d gegeben, dann wöchentliche Dosisreduktion um 20 mg tgl., nach 4 Wochen um 5 mg/d pro Woche. **Cyclophosphamid** initial 3 mg/kg tgl. oral, nachfolgend Dosisreduktion, sodass die Lymphozytenzahl unter 1000/µl liegt. Die Therapie wird über das Ende der pathologischen Urinbefunde hinaus fortgesetzt, aber nicht länger als 8–10 Monate.

Bei *Typ II und III* wird keine Plasmaseparation vorgenommen. **Methylprednisolon** wird wie bei Typ I dosiert, **Cyclophosphamid** wie bei Typ I oder als Stoßtherapie einmalig mit 365 mg/m$^2$ und Wiederholung alle 4 Wochen bis Therapieende.

Bei allen drei Formen der rapid-progressiven Glomerulonephritis sollte eine Rebiopsie durchgeführt werden, falls nach 8-wöchiger Therapie keine Besserung der Symptomatik erreicht wird. Findet sich dabei eine Hyalinisierung des größten Teils der Glomeruli, sollte die Therapie beendet werden.

## Glomerulonephritiden mit nephrotischem Syndrom

Das nephrotische Syndrom ist charakterisiert durch „große Proteinurie" (>3,5 g/d), Hypo- und Dysproteinämie, Ödeme sowie durch Hyperlipoproteinämie. Es kann sich aus praktisch allen Formen der Glomerulonephritis entwickeln, einschließlich der durch Arzneimittel induzierten Formen (z. B. Penicillamin, Gold). Biopsien sind angezeigt, um die spezifisch therapierbaren Formen zu identifizieren.

Die Therapie des nephrotischen Syndroms zielt zunächst auf die Grundkrankheit (z. B. Lupus erythematodes). Allgemeine Maßnahmen sind Ausschalten der Noxen (z. B. Arzneimittel) und Kochsalzreduktion (<6 g/d). Eine eiweißreiche Kost ist nach neueren Untersuchungen nicht mehr indiziert, weil sie eine Hyperfiltration auslöst und dadurch die Proteinurie wieder verschlechtert. Dagegen wird eine Eiweißrestriktion auf 0,8 g/kg tgl. plus Eiweißverlust im Urin angestrebt. Ödeme werden mit Diuretika behandelt (s. dort). Nur bei ausgeprägter Hypovolämie mit Kreislaufinsuffizienz und bei Oligurie i.v.-Zufuhr von 100–250 ml 20% Humanalbuminlösung zusammen mit Furosemid. Die Hyperlipidämie (s. dort) sollte behandelt werden, wenn sie über Jahre persistiert und damit ein kardiovaskuläres Risiko bedeutet.

Patienten mit nephrotischem Syndrom sind wegen des renalen Verlustes von Immunglobulinen vermehrt infektgefährdet. Besonders bei immunsuppressiver Therapie ist an eine frühzeitige Antibiotikagabe zu denken. Beim nephrotischen Syndrom wird wegen des Verlusts niedermolekularer Proteine (darunter auch Antithrombin III) eine Häufung von Thrombosen und Embolien beobachtet. Daher empfiehlt sich eine Thromboseprophylaxe mit Heparin, z. B. 3-mal 5000 I.E./d s.c. ggf. mit Substitution von Antithrombin III bei mehr als 50% Abfall seines Blutspiegels. Alternativ orale Antikoagulation mit Phenprocoumon.

**Minimal-change Glomerulopathie (Lipoidnephrose).** Diese glomeruläre Krankheit ist die häufigste Form des nephrotischem Syndroms im Kindes- und Jugendalter. Sie beginnt plötzlich mit Proteinurie (bis zu 20 g/d) mit nur minimalen glomerulären Läsionen und stets ohne Niereninsuffizienz. Die Therapie wird mit **Prednisolon** 1 mg/kg tgl. oral eingeleitet. Die Patienten sprechen in 90% der Fälle in 4–6 Wochen auf die Behandlung mit einer Senkung der Proteinausscheidung (<1 g/d) an. Danach wird die Corticosteroidgabe mit einer schrittweisen Dosisreduktion über 3 Monate fortgesetzt. Nach Rezidiv wird die Therapie wiederholt. Bei Steroidresistenz wird eine immunsuppressive Therapie mit **Ciclosporin** (3–5 mg/kg tgl. oral) über ein Jahr durchgeführt. Bei Nichtansprechen ist ein Therapieversuch mit Cyclophosphamid über maximal 12 Wochen möglich.

**Fokal-segmental sklerosierende Glomerulonephritis.** Hat eine schlechtere Prognose als die Minimal-change-Glomerulopathie. Gesichert ist der Nutzen einer Therapie mit **Prednisolon** 1 mg/kg tgl. für maximal 6–8 Wochen, Reduktion bei eiweißfreiem Urin und Erhaltungstherapie über 3 Monate. Sie führt bei 50–60% der Patienten zu einer kompletten oder partiellen Remission. Bei Nichtansprechen kann eine Immunsuppression mit **Ciclosporin** (3,5–5 mg/kg tgl.) über 4–6 Monate versucht werden, die bei 30–60% der Patienten zu dauerhafter Remission führt.

**Membranöse Glomerulonephritis.** Ist die im Erwachsenenalter die häufigste Glomerulonephritis, die mit einem nephrotischen Syndrom einhergeht. Da bei 20–40% der Patienten eine Spontanremission eintritt, wird bei normaler Nierenfunktion eine abwartende Haltung mit der Therapie empfohlen. Bei fortschreitender Krankheit wird zurzeit die kombinierte immunsupressive Therapie mit **Prednisolon** (0,5 mg/kg tgl.) und **Ciclosporin** (3–5 mg/kg tgl.) gegenüber der früher verwendeten alternierenden Steroid-Zytostatikatherapie vorgezogen.

**Membranoproliferative Glomerulonephritis.** Diese relativ seltene Form hat eine schlechte Prognose. Bei gleichzeitig bestehendem nephrotischen Syndrom kann eine Hemmung der Thrombozytenaggregation versucht werden, beispielsweise mit Acetylsalicylsäure. Eine gesicherte Therapie besteht nicht.

**Mesangioproliferative Glomerulonephritis (IgA-Nephropathie).** Ist die weltweit häufigste Form der Glomerulonephritis. Sie verläuft in 75% der Fälle asymptomatisch und wird häufig zufällig entdeckt. Immunhistologisch ist sie durch IgA-Präzipitate bei geringgradiger Mesangiumproliferation charakterisiert. Klinisch findet sich oft nur Mikrohämaturie und geringe Proteinurie. Ungefähr ein Viertel der Patienten mit IgA-Nephropathie entwickeln eine Niereninsuffizienz. Risikofaktoren hierfür sind Hypertonie und nephrotisches Syndrom. Bei persistierender Mikrohämaturie ohne Proteinurie oder Hypertonie ist keine Therapie erforderlich. Bei infektgetriggerter Makrohämaturie (z. B. rezidivierende Tonsillitis) wird frühzeitig antibiotisch z. B. mit **Oralpenicillinen** behandelt. Bei geringer Proteinurie (<1 g/d) und normaler Nierenfunktion ist eine optimierte Blutdruckeinstellung insbesondere mit **ACE-Hemmern** (129/70 mmHg) bedeutsam. Bei stärkerer Proteinurie (>1 g/d) trotz guter Blutdruckeinstellung kann bei normaler Nierenfunktion eine immunsuppressive Therapie allein mit **Glucocorticoiden** (Methylprednisolon) über 6 Monate oder Prednisolon plus Cyclophosphamid, gefolgt von Azathioprin über mindestens 2 Jahre erwogen werden.

## Chronische Glomerulonephritis

Das Endstadium aller primären Glomerulonephritiden wird von der progredienten Niereninsuffizienz geprägt, bei der neben der Nierenfunktionseinschränkung, interstitielle Fibrose, Hämaturie, geringe Proteinurie, Hypertonie und Nierenverkleinerung bestehen. Eine spezifische Therapie kommt wegen der fortgeschrittenen Niereninsuffizienz nicht mehr in Frage. Die symptomatische Therapie richtet sich gegen die als Folge der Niereninsuffizienz meist auftretenden kardiovaskulären Störungen (z. B. Hypertonie) sowie des Calcium- und Phosphatstoffwechsels. Besonders wichtig ist die optimale Blutdruckeinstellung mit ACE-Hemmern oder $AT_1$-Rezeptorantagonisten und die Kontrolle der Proteinurie durch Beschränkung der Proteinzufuhr (0,6–0,8 mg/kg tgl.) (s. auch chronische Niereninsuffizienz).

## Interstitielle Nephritis

Von den Glomerulopathien lassen sich die Tubulopathien mit krankhaften Veränderungen im Niereninterstitium abgrenzen. Als Ursachen für tubulointerstitielle Nierenerkrankungen (interstitielle Nephritis) gelten:

- exogene Toxine: Schwermetalle, Analgetika, Antibiotika, Ciclosporin, Kontrastmittel,
- Stoffwechselprodukte: Harnsäure, Oxalsäure, Cystin,
- Störungen des Immunsystems bei Arzneimittelüberempfindlichkeit gegenüber Penicillinen, Cephalosporinen, Thiaziden, nichtsteroidalen Antiphlogistika und nach Infekten,
- Plasmozytom,
- Amyloidose,
- akute und chronische Pyelonephritis.

Proteinurie und Hämaturie sind bei der interstitiellen Nephritis nur mäßig ausgeprägt. Die Therapie zielt zunächst auf die *Beseitigung der Noxen*. Bei allergischen Formen (Eosinophilie) Therapie mit Glucocorticoiden. Die übrigen Maßnahmen richten sich nach Ausmaß und Symptomatik der Niereninsuffizienz (Ödeme, Hypertonie, Störungen des Wasser- und Elektrolythaushaltes).

## Akutes Nierenversagen

Dieses akute Krankheitsbild ist charakterisiert durch rapide Abnahme der glomerulären Filtrationsrate (Stunden bis Wochen) bis zur Anurie bei genügender Flüssigkeitszufuhr oder durch Polyurie bei gleichzeitiger Retention harnpflichtiger Substanzen. Falls das akute Nierenversagen nicht reversibel ist, entwickelt sich durch die Retention von harnpflichtigen Substanzen eine fortschreitende Vergiftung des Organismus bis zur Urämie. Bedingt durch die primären Krankheitsursachen beträgt die Letalität des akuten Nierenversagens trotz des Einsatzes der Dialyse unverändert ca. 50%, auf Intensivstationen sogar 50–70%. Abhängig von den Ursachen des akuten Nierenversagens sollte die Therapie möglichst früh eingeleitet werden.

Bei *postrenalen* Abflusshindernissen (Nierenstein, Harnsperre) sind Diuretika oder Flüssigkeitszufuhr kontraindiziert. Die Therapie besteht in der Beseitigung der Abflussbehinderung.

Zu den *prärenalen* Ursachen des akuten Nierenversagens gehören Hämorrhagie, akute Hypotension (Herzinsuffizienz, Sepsis), Nierenarterienstenose oder Nierenembolie und das hepatorenale Syndrom. Die kausale Therapie besteht in Wiederauffüllung des intravasalen Volumens, peripherer Vasokonstriktion bei Vasomotorenkollaps oder Revaskularisierung der Nierenarterie. Therapie des hämorrhagischen Schocks (s. dort).

Das *parenchymale* akute Nierenversagen kann infolge Sepsis, Hämolyse, Rhabdomyolyse, schwerer Leberinsuffizienz, renaler Ischämie, Glomerulonephritis und interstitieller Nephritis sowie nach nephrotoxischen Substanzen auftreten. Spezifische, behandelbare Syndrome sind:

- *Kontrastmittelnephropathie*, z. B. bei präexistierender Niereninsuffizienz und Diabetes mellitus, meist oligurisch. Die Nierenfunktion normalisiert sich oft nach 7–14 d. Prophylaxe mit isotoner NaCl-Lösung 100–150 ml/h für 8 h vor und 2–4 h nach dem Eingriff. Auch Theophyllin ist zur Prophylaxe geeignet. Die Wirksamkeit von Acetylcystein ist nach einer aktuellen Metaanalyse nur marginal.
- *Aminoglykosidnephropathie* durch Schädigung der Nierentubuli, v. a. nach hohen Dosen, bei eingeschränkter Nierenfunktion und älteren Patienten, häufig nichtoligurisch. Risikosenkung durch die Bestimmung von Serumspiegeln.
- *Harnsäurenephropathie* v. a. bei zytostatischer Therapie durch intratubuläre Präzipitation von Harnsäure. Prävention mit Allopurinol 300 mg/Tag oral, beginnend 12 h vorher oder Rasburicase 0,2 mg/d für 2–5 d. Zusätzlich Harnalkalisierung mit Acetazolamid oder Bicarbonat.
- *Nephropathie* nach Chemotherapie mit Cisplatin-haltigen Zytostatika: Theophillin verhindert den Abfall der glomulären Filtrationsrate.
- *Allergische interstitielle Nephritis*, z. B. durch Sulfonamide, Penicilline und nichtsteroidale Antiphlogistika. Meist reicht Absetzen des auslösenden Arzneimittels, in schweren Fällen Prednisolon, 60 mg/d oral über 7 d.

Zusätzlich zur Ursachenbeseitigung gelten für jedes akute Nierenversagen folgende **Therapierichtlinien**:

- Bilanzierung des Elektrolyt- und Wasserhaushalts (s. dort),
- eiweißarme, hochkalorische Ernährung,
- Bekämpfung von Komplikationen (Infektion, Hyperkaliämie, Katabolismus),
- Dosisreduktion renal ausgeschiedener Pharmaka,
- Verhinderung der Urämie durch frühzeitige Dialyse.

Für viele andere Pharmaka besteht kein gesicherter Nachweis einer therapeutischen Wirksamkeit: Schleifendiuretika zur Verhinderung der tubulären Obstruktion, Dopamin zur Steigerung der renalen Durchblutung, osmotische Diuretika zur Reduktion der tubulären Zellschwellung und Aminosäuren zur Stimulation der zellulären Regeneration.

Die *oligurische Phase* des akuten Nierenversagens kann gelegentlich durch die frühe Gabe hoher Dosen von **Furosemid** (initial 250 mg i.v., ggf. bis 1000 mg/4 h) durchbrochen werden. **Mannitol** hat bei persistierender Oligurie das Risiko einer Hypervolämie mit Lungenödem und darf daher nur nach Probeinfusion (50 ml 20% Lsg. i.v.) und anschließender Urinausscheidung von mindestens 40 ml/h in voller Dosis (1000 ml 20% Lsg. i.v./24 h) eingesetzt werden. Patienten, die auf Diuretika ansprechen, haben eine niedrigere Letalität. Mannitol wird in Kombination mit Volumenersatz und Bicarbonat zur Prävention und Behandlung bei rhabdomyolyse- oder hämolyseinduziertem Nierenversagen empfohlen.

In der *polyurischen Phase* des akuten Nierenversagens besteht die Gefahr von Exsikkose (ältere Patienten), Hypokaliämie, Hyponatriämie und thromboembolischen Komplikationen. Verlauf, Dauer und Letalität des akuten Nierenversagens werden durch Arzneimittel nicht signifikant verbessert. Deshalb muss immer frühzeitig dialysiert werden.

## Chronische Niereninsuffizienz

Die chronische Niereninsuffizienz wird als eine dauerhaft eingeschränkte glomeruläre Filtrationsrate definiert. Häufigste Ursachen sind diabetische Nephropathie (40–50%), chronische Glomerulonephritiden (30%), vaskuläre Nierenschäden und Glomerulosklerose (20%). Im Endstadium (terminale Niereninsuffizienz, Urämie) wird der Körper durch die Akkumulation harnpflichtiger Substanzen im Blut vergiftet, sodass nur noch eine Nieren ersatztherapie (Dialyse, Transplantation) das Überleben sichern kann. Prädisponierende Faktoren für die Progredienz der renalen Funktionsverschlechterung sind Rauchen, Diabetes mellitus, männliches Geschlecht, Hyperlipidämie sowie Drogenkonsum. Die Therapie hat mehrere Ziele: Behandlung der Grundkrankheit, Behandlung der Hypertonie, Verminderung der Proteinurie, Behandlung von Symptomen und Komplikationen.

## Behandlung der Grundkrankheit

Die Behandlung einiger Grundkrankheiten verzögert das Fortschreiten der chronischen Niereninsuffizienz. Schon seit langem ist die Senkung des Risikos einer diabetischen Nephropathie durch intensivierte Insulintherapie nachgewiesen (DCCT 1993). Weitere Beispiele sind die immunsuppressive Therapie bei rapid-progressiver Glomerulonephritis und die Unterbrechung eines Analgetikaabusus bei Analgetikanephropathie.

## Behandlung der Hypertonie

Die chronische Niereninsuffizienz ist oft von einer Hypertonie mit und ohne Flüssigkeitsretention begleitet. Hier empfehlen sich als Mittel der ersten Wahl **ACE-Hemmer** oder ggf. **$AT_1$-Rezeptorantagonisten** gefolgt von Calciumantagonisten, Diuretika, Alpharezeptorenblockern, Betarezeptorenblockern und schließlich Vasodilatatoren. Bei Patienten mit chronischer Niereninsuffizienz wird für die Blutdruckeinstellung ein Zielwert von <130/80 mmHg empfohlen (JNC-7 2003) (s. auch Hypertonie, Kap. Herz-Kreislauf-Krankheiten).

## Verminderung der Proteinurie

**ACE-Hemmer.** Da viele pathophysiologischen Änderungen der chronischen Niereninsuffizienz durch Angiotensin II vermittelt werden, sind Hemmstoffe des Angiotensinsystems die logische Therapie. ACE-Hemmer dilatieren bevorzugt das Vas efferens und senken dadurch hämodynamisch die glomeruläre Hypertonie und die Proteinurie. Weiterhin verhindern ACE-Hemmer bei Diabetikern das Fortschreiten der Mikroalbuminurie, selbst bei Patienten mit gut eingestelltem Blutdruck.

ACE-Hemmer haben sich in kontrollierten Studien zur Verlangsamung der Progredienz der chronischen Niereninsuffizienz als wirksam erwiesen. Dies gilt insbesondere für die diabetische Nephropathie. Dabei waren mehrere ACE-Hemmer (Captopril, Benazepril, Ramipril, Lisinopril) signifikant überlegen gegenüber Diuretika, Betarezeptorenblockern oder Nifedipin, wenn gleichzeitig eine Hypertonie bestand. Die Prävention soll möglichst frühzeitig begonnen werden, d. h. in einem frühen Stadium der Niereninsuffizienz (glomeruläre Filtrationsrate zwischen 60–90 ml/min), das noch voll vom Organismus kompensiert werden kann. Auch bei chronischer Niereninsuffizienz nach Glomerulonephritis, interstitieller Nephritis oder Nephrosklerose, haben die ACE-Hemmer einen positiven Einfluss auf die Progredienz der Niereninsuffizienz.

**$AT_1$-Rezeptorantagonisten.** Bei der diabetischen Nephropathie wurden auch durch $AT_1$-Rezeptorantagonisten (Losartan, Irbesartan) die Mikroalbuminurie oder die Entwicklung einer terminalen Niereninsuffizienz vermindert. Grundsätzlich ist wie bei anderen Indikationen von einer Gleichwertigkeit von ACE-Hemmern und $AT_1$-Rezeptorantagonisten auszugehen, ausgenommen Unverträglichkeit der ACE-Hemmer wegen trockenen Reizhustens.

**Eiweißrestriktion.** Zusätzlich wird empfohlen, die tägliche Zufuhr von Eiweiß auf 0,8 g/kg und Kochsalz auf 3–5 g zu reduzieren. Der Nutzen einer Eiweißrestriktion bei chronischer Niereninsuffizienz ist gut belegt. Bei der Kochsalzrestriktion muss bedacht werden, dass die Anpassungsfähigkeit der insuffizienten Niere an Änderungen der Kochsalz- und Flüssigkeitszufuhr eingeschränkt ist. So kann eine Kochsalzrestriktion bei chronischer Niereninsuffizienz zu einer stärkeren Reduktion des extrazellulären Volumens führen als bei Gesunden. Folge ist eine Stimulation des Renin-Angiotensinsystems mit nachteiligen Wirkungen auf die Progredienz der chronischen Niereninsuffizienz. Für die diabetische Nephropathie ist der Nutzen einer kochsalzarmen Diät umstritten.

## Symptomatische Therapie

**Wasserhaushalt.** Störungen des Wasserhaushalts treten schon im Frühstadium der chronischen Niereninsuffizienz auf. Allgemein sollte die Flüssigkeitszufuhr 500 ml plus Urinvolumen vom Vortag betragen. Bei Flüssigkeitsretention sind Schleifendiuretika angezeigt, z. B. **Furosemid** 40 mg/d oral, ggf. bis zu 1000 mg/d. Thiaziddiuretika sind nur unzureichend wirksam. Hinzu kommt, dass hohe Dosen von 50–150 mg Hydrochlorothiazid ihrerseits die Risikofaktoren des gestörten Glukose- und Fettstoffwechsels erhöhen können. Kaliumsparende Diuretika sind in der Regel kontraindiziert, da die renale Kaliumelimination bei chronischer Niereninsuffizienz vermindert ist.

**Renale Osteopathie.** Die Störungen des Elektrolythaushalts betreffen vor allem den Calcium- und Phosphatstoffwechsel. Durch die verminderte renale Elimination von Phosphat bei chronischer Niereninsuffizienz steigt im Plasma die Phosphatkonzentration an, gefolgt von einer Verminderung der Konzentration des ionisierten Calciums. Dies führt zur erhöhten Sekretion von Parathormon und erhöhten Resorption von Hydroxylapatit im Knochen. Das dabei frei werdende Phosphat wird ungenügend renal eliminiert, sodass die Fraktion des ionisierten Calciums im Plasma kaum ansteigt. Dieser circulus vitiosus führt zu einem sekundären Hyperparathyreoidismus (s. dort). Ein weiteres Glied in der Störung des Calcium- und Phosphatstoffwechsels ist die verminderte Kapazität der Niere, Calcitriol (Vitamin-D-Hormon) zu bilden mit der Folge einer verminderten intestinalen Calciumresorption. Die bestehende metabolische Azidose – ebenfalls bedingt durch die verminderte Eliminationsfähigkeit der Niere für fixe Säuren – begünstigt weiter die gesteigerte Knochenresorption und trägt deshalb zum typischen Bild der renalen Osteopathie bei. Im Vordergrund steht zunächst eine Prophylaxe durch calciumreiche Ernährung und diätetische Phosphatreduktion (z. B. wenig Wurst und Milchprodukte). Erst bei ungenügendem Erfolg werden Calciumsalze und Vitamin-D-Derivate eingesetzt.

**Calciumsalze.** Die enterale Phosphatresorption wird mit hohen Dosen von **Calciumcarbonat** (6–10 g/Tag oral) gehemmt, das im Darm mit dem Nahrungsphosphat unlösliche Komplexe bildet und zusätzlich die Hypokalzämie ausgleicht. Als Phosphatbinder hat sich auch das calcium- und aluminiumfreie **Sevelamer** zur Therapie der Hyperphosphatämie bei erwachsenen Hämodialysepatienten bewährt. Das früher verwendete Aluminiumhydroxid wird nur noch in niedriger Dosis (3-mal 500 mg/d) bei ungenügender Wirkung der Calciumtherapie eingesetzt, da es zu Hyperaluminämie und Aluminiumenzephalopathie kommen kann.

**Vitamin-D-Hormon.** Wenn die intestinale Calciumresorption infolge des Vitamin-D-Hormonmangels abnimmt, wird mit **Calcitriol** (Rocaltrol®) 0,5–2 μg pro Tag oral substituiert. Aufgrund der gleichzeitig erhöhten Phosphatresorption besteht das Risiko metastatischer Kalzifizierungen, deshalb Calcium- und Phosphatspiegel regelmäßig kontrollieren. Bei therapieresistenter Hyperkalzämie oder Hyperphosphatämie ist eine subtotale Parathyreoidektomie indiziert (siehe auch Calciumhaushalt).

**Renale Anämie.** Bei chronischer Niereninsuffizienz ist die renale Anämie zum großen Teil durch eine verminderte Erythropoetinproduktion der Niere bedingt. Durch Substitution mit **Erythropoetin** kann die renale Anämie korrigiert werden (s. auch Kap. 8, renale Anämie). Bei Eisenmangel ist die Eisenzufuhr indiziert.

## Harnwegsinfektionen

Die einzelnen Krankheitsbilder sind meist durch eine bakterielle Besiedelung des Harntraktes mit entzündlicher Reaktion des Urothels oder des Parenchyms gekennzeichnet. Erreger sind in erster Linie aus dem Darm stammende gramnegative Keime. In der Reihenfolge der Häufigkeit finden sich:

- E. coli (80–90% ambulant, 50% stationär),
- Enterokokken (20%),
- Staphylokokken (18%),
- Proteus mirabilis (13%),
- Pseudomonas (5%),
- Enterobacter und Klebsiellen (2%).

Bei entsprechender Symptomatik muss auch die Gonorrhö (Therapie s. dort) in die Differentialdiagnose einbezogen werden. Bei nicht eindeutigem bakteriellen Befund kommen Chlamydien, Mykoplasmen sowie Pilze als Erreger in Frage.

Von der Urethra aus kann die akut oder chronisch rezidivierend verlaufende Infektion in alle Abschnitte der Harnwege bis hin zum Nierenbecken aszendieren. Je nach Lokalisation und Verlauf werden mehrere Formen unterschieden, an denen sich das therapeutische Vorgehen orientiert.

Die Diagnostik muss neben der Erregersuche auch den Ausschluss auslösender oder begünstigender Faktoren umfassen. Das weibliche Geschlecht ist durch die anatomischen Verhältnisse für aszendierende Infektionen der Harnwege besonders disponiert. Der Häufigkeitsgipfel liegt in der Adoleszenz sowie während der Schwangerschaft. Prädisponierende Faktoren sind Kohabitation, frühere Harnwegsinfektionen, Blasenkatheterisierung und Diabetes. Weitere Bedingungen, die ungeachtet des Geschlechtes oder des Alters zu Infektionen im Bereich des Harntraktes führen können, sind mangelnde Genitalhygiene, angeborene oder erworbene Harnwegsobstruktionen

(Strikturen, Tumoren, Prostatahyperplasie) oder funktionelle Störungen der Blasenentleerung bei Apoplexie oder vesikoureteralem Reflux. Bei älteren Frauen steigt das Risiko einer Harnwegsinfektion mit dem Alter und bei Demenz. Die bei alten Menschen oft zu geringe Flüssigkeitszufuhr kann ebenfalls die Infektanfälligkeit des Harntraktes erhöhen.

## Akute Zystitis

Hauptsymptome der akuten Zystitis sind Dysurie, Pollakisurie und suprapubische Schmerzen. Die Diagnostik erfolgt am schnellsten mit Urinteststreifen zum Nachweis von Bakterien und Leukozyten, aufwendigere Verfahren (z. B. Mikroskopie, Urinkultur) bei häufig rezidivierenden oder komplizierten Infektionen. Allgemeine Maßnahmen sind lokale Wärmebehandlung sowie reichliche Flüssigkeitszufuhr. Bestehen Leukozyturie und Bakteriurie (bei ca. 50% der Fälle), wird eine antimikrobielle Therapie durchgeführt. Für die Behandlung unkomplizierter Harnwegsinfektionen werden Betalaktamantibiotika, Co-trimoxazol, Nitrofurantoin und Fluorchinolone verwendet (*Tabelle 13.1*). Alle diese Substanzen erreichen hohe Harnkonzentrationen, die weit über den erreichbaren Serumspiegeln liegen.

**Betalaktamantibiotika** (Amoxicillin, Cephalosporine) werden wegen zunehmender Resistenzentwicklung und geringerer Wirksamkeit nicht mehr für die ungezielte Therapie empfohlen. Ausnahmen sind Schwangerschaft und Infektionen mit grampositiven Keimen (z. B. Enterokokken).

**Co-trimoxazol** wird seit über 30 Jahren für die ungezielte Therapie von Harnwegsinfektionen angewendet und hat trotz bestehender Resistenzentwicklung (15–18%) immer noch eine bemerkenswert hohe antibakterielle Aktivität. Sie beruht vor allem auf der synergistischen Sequentialblockade der bakteriellen Folatsynthese durch Sulfamethoxazol und Trimethoprim mit einem breiten antibakteriellen Wirkungsspektrum. Hinzu kommt eine optimale Pharmakokinetik der beiden Kombinationspartner mit nahezu identischen Halbwertszeiten und einer renalen Elimination in aktiver Form, sodass die Spitzenkonzentrationen im Harn 35fach bzw. 4fach höher als im Serum liegen. Trimethoprim reichert sich 2- bis 3fach im Prostatagewebe an.

**Nitrofurantoin** ist eines der ältesten antibakteriellen Chemotherapeutika, hat aber trotz geringer Resistenzquote (5%) deutliche Nachteile gegenüber den neueren Substanzen. Es kann nur als so genanntes Hohlraumtherapeutikum für die Behandlung der Zystitis eingesetzt werden, da es keine wirksamen Blutspiegel erreicht. Aufgrund

**Tabelle 13.1**
**Therapie unkomplizierter Harnwegsinfektionen bei Frauen[a]**

| Wirkstoffe | Präparate (Auswahl) | Einmaldosis [mg] | Rezidivprophylaxe [mg/d] | Maximalspiegel Serum/Urin [μg/ml] | Halbwertszeit [h] |
|---|---|---|---|---|---|
| **Betalaktamantibiotika** | | | | | |
| Amoxicillin | Amoxi AbZ | 2000 | | 5,5–11/772 | 0,7–1,4 |
| Cefaclor | Cefaclor AL | 1500 | 250 | 15–18/1100 | 0,5–1,2 |
| **Folatsynthesehemmer** | | | | | |
| Co-trimoxazol | Cotrim-1A Pharma | 1920 | 240 | Trim. 1–2/75<br>Sulf. 50/190 | 12<br>10 |
| Trimethoprim | Infectotrimet® | 400 | 100 | 1–2/75 | 12 |
| **Gyrasehemmer** | | | | | |
| Norfloxacin | Firin® | 400 | 200 | 1,5/600 | 3–4 |
| Ciprofloxacin | Cipro Basics® | 250 | | 1,6–2,9/350 | 3–5 |
| Ofloxacin | Oflohexal® | 500 | | 2,2/250 | 6–8 |
| Levofloxacin | Tavanic® | 250 | | 6/520–770 | 7–8 |
| **Nitrofurane** | | | | | |
| Nitrofurantoin | Nitrofurantoin-ratiopharm® | | 100 | <2/50–150 | 0,3 |

[a] nach Fihn SD (2003) N Engl J Med 349: 259–266

seiner 90%igen renalen Ausscheidung werden zwar hohe Konzentrationen im Harn erreicht, trotzdem ist die Wirksamkeit im Vergleich zu Co-trimoxazol und Fluorchinolonen geringer, Proteus und Pseudomonas sind resistent. Ungünstig sind auch die häufig beobachteten gastrointestinalen Nebenwirkungen und die wesentlich längere Therapiedauer (2-mal tgl. mindestens 7 d).

**Fluorchinolone** wurden ursprünglich für die Behandlung von Harnwegsinfektionen entwickelt. Die meisten Vertreter (Norfloxacin, Ofloxacin, Ciprofloxacin) haben eine gute orale Bioverfügbarkeit und erreichen hohe Harnkonzentrationen. Bemerkenswert ist die gute Gewebepenetration in Niere und Prostata.

Die *unkomplizierte akute Zystitis der Frau* (Symptome seit weniger als 2 Tagen, keine anatomische und funktionelle Obstruktion, nur wenige vorangehende Harnwegsinfektionen) wird mit einer ungezielten **Einmaltherapie** behandelt:

- **Co-trimoxazol**, 1-mal 960 mg oder
- **Trimethoprim**, 1-mal 200 mg bei Sulfonamidallergie.

Selbst bei einer Co-trimoxazolresistenz von 30% werden wegen der hohen Wirksamkeit noch Erfolgquoten von 80–85% erreicht. Wirksame Einmaltherapeutika sind auch die Fluorchinolone **Ofloxacin** (1-mal 500 mg oral) oder **Ciprofloxacin** (1-mal 250 mg oral), die mindestens genauso gut wirken wie Co-trimoxazol. Sie werden aber wegen der Gefahr einer schnellen bakteriellen Resistenzentwicklung und der höheren Kosten nicht als Erstwahlmittel empfohlen.

Alternativ können die Einmaltherapeutika auch für 3 d verordnet werden, wodurch der Therapieerfolg aber nur wenig erhöht wird (94% versus 87%). Auch die Nebenwirkungen nehmen zu (18% versus 11%). Weitere Vorteile der Einmaltherapie sind geringe Resistenzentwicklung, hohe Compliance und geringe Kosten. Therapieerfolg nach 7 d überprüfen und ggf. gezielt gemäß Antibiogramm (s. Pyelonephritis) behandeln. Die Einmaltherapie hat damit einen zusätzlichen diagnostischen Wert, da ein Therapieversagen auf eine komplizierte Harnwegsinfektion hinweist. Bei Harnwegsinfektionen von Männern und bei Pyelonephritis ist die Einmaltherapie ungeeignet, da die Rezidivrate 50% beträgt.

**Rezidivierende Zystitis.** Bei Frauen ist sie oft durch verstärkte bakterielle Aszension in der Urethra bedingt. Ursachen können unterlassene Miktion bei Harndrang, Kohabitation oder mangelnde Genitalhygiene sein. Die kontinuierliche *Reaszensionsprophylaxe* kommt für Frauen mit mehr als drei Harnwegsinfektionen pro Jahr in Frage. Geeignet ist die üblicherweise abendliche Gabe niedriger oraler Dosen von **Co-trimoxazol** (1-mal 240 mg/d), **Trimethoprim** (100 mg/d), **Nitrofurantoin** (100 mg tgl. ) oder **Norfloxacin** (200 mg/d). Durch kontinuierliche Prophylaxe über 6 Monate wurde die Rezidivquote um 95% gesenkt. Sie kann ggf. über 2–5 Jahre ohne wesentliche Resistenzentwicklungen fortgesetzt werden. Eine Alternative zur Dauerprophylaxe ist die intermittierende Selbstbehandlung einer rezidivierenden Zystitis bei beginnenden Symptomen über 3 d. Falls die Symptome nach 3 d nicht verschwinden, ärztliche Kontrolle. Bei postkoitalen Harnwegsinfektionen wird die einmalige prophylaktische Gabe von Co-trimoxazol (240–480 mg) oder Ciprofloxacin (250 mg) empfohlen.

Mehrere **Naturheilmittel** erfreuen sich großer Beliebtheit zur Rezidivprophylaxe von Harnwegsinfektionen. Mehrfach untersucht wurde Preiselbeersaft (300 ml/d), der die antiseptisch wirkende Hippursäure enthält. Bisher gibt es jedoch keine schlüssige Evidenz für eine prophylaktische Wirksamkeit (Cochrane 2001). Gleiches gilt für die Einnahme von Lactobacilluspräparaten. Die orale Gabe von immunreaktiven Colifraktionen (z. B. Uro-Vaxom®) soll nach plazebokontrollierten Studien die Harnwegsinfektionsrate um 50% senken. Durch eine antibiotische Langzeitprophylaxe wird die Rezidivfrequenz allerdings wesentlich besser (95%) und kostengünstiger gesenkt.

## Pyelonephritis

Bei *akuter Pyelonephritis* tritt zu den dysurischen Beschwerden heftiger Nierenklopfschmerz, hohes Fieber und beeinträchtigtes Allgemeinbefinden hinzu. Leukozytose und erhöhte BSG sind häufig, jedoch keine obligaten Symptome. Wegen des Risikos einer nekrotisierenden Pyelonephritis oder einer Urosepsis beginnt man mit einer ungezielten schnellen antibakteriellen Therapie nach Abnahme eines Mittelstrahlurins für die Erregerdiagnostik (z. B. Uricult®).

*Unkomplizierte Infektionen* bei sonst gesunden, nicht schwangeren Frauen können ambulant behandelt werden. Empfohlen wird eine Therapie für 14 d mit

- **Co-trimoxazol** 2-mal 960 mg/d oral für Erwachsene, Kinder 2-mal 24 mg/kg/d oder
- **Fluorchinolon,** z. B. Ciprofloxacin 2-mal 500 mg/d oral nur für Erwachsene, Kinder kontraindiziert oder
- **Amoxicillin** 3-mal 500 mg/d oral für Erwachsene, Kinder 50 mg/kg tgl. in 3–4 Einzeldosen bei grampositiven Keimen.

Zusätzlich ausreichende Flüssigkeitszufuhr (2–3 l am Tag), symptomatische Schmerztherapie mit **Paracetamol** (1 g oral) oder bei kolikartigen Schmerzen Spasmolytika wie **Butylscopolamin** (20 mg i.v.), ggf. mehrmals pro Tag.

Notwendig ist eine rasche Überprüfung des Therapieerfolges. Liegt nach 2 Tagen kein steriler Harn vor, wird auf eine gezielte Therapie nach dem dann zur Verfügung stehenden Antibiogramm umgestellt. Alle anderen Patienten mit akuter Pyelonephritis sollen stationär und initial mit parenteral applizierten Antibiotika behandelt werden.

Bei *komplizierten Harnwegsinfektionen* (urologische Eingriffe, Blasenkatheterisierung, funktionelle Blasenentleerungsstörungen, Anomalien, Nierenkrankheiten, Diabetes) sind häufig mehrfach resistente Erreger beteiligt. Dann Initialtherapie mit folgenden Mitteln:

- Acylaminopenicillin, z. B. **Piperacillin** 3- bis 4-mal 2–4 g/d als i.v.-Kurzinfusion, ggf. Kombination mit Aminoglykosid, z. B. **Gentamicin** 1-mal 160 mg i.v./d oder
- Cephalosporin, z. B. **Cefotaxim** 2-mal 1–2 g/d als i.v.-Kurzinfusion, ggf. Kombination mit Aminoglykosid.

Bei erfolgreicher Therapie wird der Urin innerhalb von 24–48 h steril, außerdem Entfieberung, Abnahme des Flankenschmerzes und der Dysurie sowie Rückgang von Leukozyturie, Leukozytose und BSG. Andernfalls Therapiewechsel gemäß Antibiogramm. Nach Abklingen der akuten Phase sollte noch ca. 2 Wochen antibiotisch weiterbehandelt werden. Als abgeheilt wird die Pyelonephritis betrachtet, wenn 14 d nach Behandlungsende Erregerfreiheit besteht. Weitere Urinkontrollen zur rechtzeitigen Erkennung von Rezidiven mehrmals im Laufe eines Jahres. Eine Rezidivprophylaxe (s. oben) kommt nur bei Vorliegen prädisponierender Faktoren (z. B. Steine, Missbildungen) in Frage.

Die *chronische Pyelonephritis* ist durch unspezifische Symptome wie z. B. Unwohlsein oder Mattigkeit, teilweise auch durch Miktionsstörungen gekennzeichnet. Die Krankheit kann in seltenen Fällen sogar übersehen werden, da die Symptome unregelmäßig sind und auch völlig ausbleiben. Die antimikrobielle Therapie sollte hier sorgfältig ausgewählt werden, da erfahrungsgemäß ein hoher Anteil der Infektionen durch sekundär resistente Keime nach vorausgegangenen Behandlungen verursacht wird. Auch Mischbesiedelungen sind zu beobachten.

Das *Rezidiv* einer chronischen Pyelonephritis wird wie die akute Infektion behandelt. Die Therapie ist nach dem aus der Anamnese bekannten Keimspektrum ausgerichtet und wird anschließend gezielt nach Antibiogramm fortgesetzt. Die Behandlungsdauer darf mehrere Wochen nicht unterschreiten und soll maximal 6 Monate dauern. Häufige Kontrollen sollten die weiter bestehende Empfindlichkeit der Keime sichern.

## Asymptomatische Bakteriurie

Patienten mit asymptomatischer Bakteriurie haben eine hohe Keimzahl im Urin (mehr als 100.000 Bakterien/ml), aber keine klinischen Symptome einer Harnwegsinfektion. Schwangere müssen antibiotisch behandelt werden, da sie in bis zu 40% der Fälle eine Pyelonephritis entwickeln. Geeignet sind **Amoxicillin** und **Oralcephalosporine**. Auch bei Kindern, Diabetikern und bei immunsupprimierten Patienten ist eine Antibiotikatherapie erforderlich.

## Akutes Urethralsyndrom

Frauen mit akutem Urethralsyndrom zeigen die klinischen Symptome einer Zystitis ohne Bakteriurie (<100.000 Bakterien/ml). Das Urethralsyndrom wird zunächst wie eine Zystitis behandelt, wenn eine Pyurie (10 Leukozyten pro Gesichtsfeld) vorliegt. Bei Chlamydieninfektion Behandlung mit **Doxycyclin** oder **Metronidazol** (siehe Urethritis).

## Urethritis

Eine Urethritis wird ähnlich wie eine Zystitis systemisch behandelt, soweit gramnegative Bakterien beteiligt sind. Die *gonorrhoische Urethritis* wird mit **Benzylpenicillin** (Penicillin G) behandelt (s. Gonorrhö). Daneben kommen weitere Erreger vor, die eine spezielle Therapie erfordern. Infizierte Sexualpartner mitbehandeln.

*Chlamydien* rufen eine weit verbreitete Geschlechtskrankheit hervor, häufig auch als postgonorrhoische Urethritis. Therapie mit **Doxycyclin** 1-mal 100–200 mg/d oral, das auch bei gleichzeitiger Infektion mit Mykoplasmen (Ureaplasma urealyticum) wirkt. Alternativ **Erythromycin** 4-mal 250–500 mg/d oral oder Gyrasehemmer, z. B. **Ofloxacin** 2-mal 200 mg/d oral.

Die *Candida-albicans*-bedingte Urethritis wird mit **Nystatin** als Spülung behandelt. Bei Hautsoor am äußeren Genitale lokale Therapie mit **Clotrimazol**- oder **Miconazolcreme**, ggf. auch orale Therapie mit **Ketoconazol** 1- bis 2-mal 200 mg/d.

*Trichomonaden* verursachen häufig eine Urethritis, auch latente Formen bei Männern. Therapie mit **Metronidazol** (z. B. Clont®) 2-mal 250 mg/d oral über 6 d. Alternativ Einmaltherapie mit 2 g **Tinidazol** (Simplotan®) oral.

## Urolithiasis

Jeder 20. Erwachsene leidet unter Harnsteinen. Sie können in allen Abschnitten des Urogenitaltrakts durch Zusammenwirken mehrerer Faktoren entstehen. Die Übersättigung der gelösten Stoffe und eine ungenügende Hemmaktivität des Urins sind die Hauptbedingungen für eine Kristallurie und Konkrementbildung. Harnsteine bestehen am häufigsten aus Calciumoxalat (60%) und Calciumphosphat (20%), seltener aus Struvit (10–20%), Harnsäure (5–15%) oder Cystin (1–2%). Die Symptome sind abhängig von Lokalisation und Größe des Steins. Kleine Kelchsteine sind oft symptomlos. Ausgusssteine können Ursache unklarer Bauch- und Rückenschmerzen sein. Obstruierende Harnleitersteine lösen typische Steinkoliken mit starken Schmerzen und Hämaturie aus. Nach Behandlung der akuten Beschwerden soll eine Rezidivprophylaxe eingeleitet werden.

### Harnsteinkolik

Ziele der Kolikbehandlung sind Spasmolyse, Analgesie und Steinabgang. Mit symptomatischen Maßnahmen gehen ca. 75% der Steine spontan ab, die meisten in 2 d.

- Spasmolyse mit **N-Butylscopolamin** (z. B. Buscopan®) 20–40 mg i.v., maximal bis zu 100 mg/d bei leichten Beschwerden.
- Analgesie mit **Metamizol** (z. B. Novalgin®) 500–1000 mg i.v. in 1–2 min, maximal bis zu 2-mal 2500 mg/d bei schweren Koliken. Cave Pyrazolallergie, Maßnahmen zur Schockbehandlung bereitstellen.
- Opioide bei stärksten Schmerzen, z. B. **Pethidin** (Dolantin®) 25–100 mg i.v. in 1–2 min, max. bis zu 500 mg/d, ggf. kombiniert mit Spasmolytikum. Morphin ist wegen seiner stärkeren spasmogenen Wirkung weniger geeignet.

Die Steinaustreibung kann durch reichliche Flüssigkeitszufuhr (2–3 l/d), lokale Wärmeapplikation, körperliche Betätigung und Thiaziddiuretika gefördert werden. Konservative Therapie bis zu 3 Wochen, wenn keine Komplikationen eintreten. Danach urologische Steinentfernung. Die extrakorporale Stoßwellenlithotrypsie (ESWL) hat frühere Verfahren weitgehend abgelöst.

### Allgemeine Rezidivprophylaxe

**Trinkprophylaxe.** Ungeachtet der Steinart soll durch eine erhöhte Flüssigkeitzufuhr (>2,5 l/d) die Konzentration konkrementbildender Stoffe im Harn gesenkt werden, vor allem abends, da die Immobilisation während des Schlafes die Kristallisation begünstigen kann. Urat- und Calciumoxalatsteinbildner sollten bevorzugt harnalkalisierende Mineralwässer mit hohem Bicarbonatgehalt trinken. Auch regelmäßige körperliche Aktivität und Gewichtsreduktion wirken den Risikofaktoren der Steinbildung entgegen.

**Ausgewogene Ernährung.** Steinspezifische Diäten werden nicht mehr empfohlen. Die früher bei Calciumoxalatsteinen propagierte calciumarme Diät ist infolge einer gesteigerten Calciummobilisation aus dem Knochen eher schädlich für den Patienten. Beim Caliumoxalatstein kommt noch die fehlende Komplexierung von Calciumoxalat im Darm hinzu. Langjährige Studiendaten belegen den Schutzeffekt einer ballaststoffreichen, kochsalzarmen, kaliumreichen und proteinkontrollierten Kost (tierisches Eiweiß bis 1 g/kg). Rein vegetarische Kost erhöht dagegen die Oxalatzufuhr.

### Harnsteinspezifische Prophylaxe

Wenn die Patienten die Grundsätze der allgemeinen Rezidivprophylaxe mit adäquaten Tagestrinkmengen sowie einer ausgewogenen Ernährung befolgen, kommt nur bei 15% der Harnsteinbildner eine medikamentöse Harnsteinprophylaxe in Betracht. Die Ausschaltung lithogener Risikofaktoren richtet sich nach der Art der Steine, die durch Analyse abgeklärt werden muss.

**Calciumoxalatsteine** sind die häufigsten Konkremente. Über die Ätiologie dieser Harnsteinart ist bis heute wenig bekannt. Die Hyperoxalurie ist der Hauptrisikofaktor für die Steinbildung. Eine gesteigerte enterale Oxalatresorption besteht bei Steatorrhö, Kurzdarmsyndrom und chronisch entzündlichen Darmkrankheiten. Bei einem Großteil der Oxalatsteinpatienten wird aber eine normale Urinausscheidung von 20–30 mg Oxalat pro Tag gefunden. Sehr selten ist die primäre Hyperoxalurie, eine autosomal-rezessiv vererbte Krankheit, die im frühen Kindesalter auftritt und mit exzessiver Hyperoxalurie bis zu 400 mg/d einhergeht.

Zusätzlich zur allgemeinen Prophylaxe wird versucht, die enterale Oxalatresorption zu reduzieren. Dazu gehört die Restriktion der oralen Oxalatzufuhr durch Vermeidung von Rhabarber, Spinat, schwarzem Tee, Kakao, Nüssen, Schokolade. Weiterhin wird durch eine Harnalkalisierung mit **Citratsalzen** oder **Kaliumhydrogencarbonat** (z. B. in Kalinor® Brausetbl.) versucht, die Löslichkeit von Calciumoxalat im Harn zu verbessern. Eine hohe Calciumausscheidung kann weiterhin durch Thiaziddiuretika (s. unten) gesenkt werden.

**Calciumphosphatsteine** sind meist durch idiopathische Hyperkalziurie, primären oder sekundären Hyperparathyreoidismus oder durch gesteigerten Knochenabbau (Immobilisation, ossäre Metastasen mit Hyperphosphatämie) bedingt. Grundlage der Prophylaxe ist eine calciumarme Diät vor allem durch Reduktion von Milchprodukten. Zusätzlich wird versucht, durch Cellulosephosphat (Calcisorb®, 3-mal tgl. 5 ml) die enterale Calciumresorption zu reduzieren. Durch **Thiaziddiuretika** kann außerdem die renale Calciumausscheidung gesenkt werden. Bevorzugt eingesetzt wird Hydrochlorothiazid 25 mg/d, das besonders erfolgreich bei sonst therapierefraktärer Hyperkalziurie ist.

**Struvitsteine** (Infektsteine) entstehen als Magnesiumammoniumphosphat-Konkremente bei Harnwegsinfektionen durch ureaseproduzierende und damit zur Alkalisierung des Urins führende gramnegative Keime. Sie werden daher auch als Infektsteine bezeichnet und können eine beträchtliche Größe erreichen (Ausgusssteine). Die Rezidivrate dieser Steine ist hoch, solange die Infektion fortbesteht. Die häufig gleichzeitig auftretende Pyelonephritis begünstigt die Struvitsteinbildung durch Proteinurie, Hyperkalziurie, Hypocitraturie und veränderte Urodynamik. Unbehandelte Infektausgusssteine erfordern schließlich in 50% der Fälle eine Nephrektomie, falls sie nicht durch Lithotrypsie entfernt werden können.

Die therapeutischen und prophylaktischen Maßnahmen sind daher Bekämpfung der Infektion mit regelmäßigen Rezidivkontrollen und Senkung des Urin-pH durch **Methionin** (z. B. Acimethin®) (s. oben). Zusätzlich Trinkprophylaxe mit harnansäuernden Getränken wie z. B. Preiselbeer- oder Apfelsaft.

**Harnsäuresteine** treten bei Hyperurikosurie z. B. bei der Gicht auf. Der häufig saure Urin bei fleischreicher Ernährung begünstigt die Entstehung von Harnsäuresteinen. Therapie und Prophylaxe bestehen in Urinalkalisierung auf mindestens pH 6,5 durch orale Zufuhr von **Kaliumnatriumhydrogencitrat** (Uralyt®-U) 4-mal 2,5 g (ca. 11 mmol)/d oder von **Natriumhydrogencarbonat** 2–4 g/d. Der Patient soll den pH-Wert des Urins kontrollieren und die Dosis entsprechend anpassen. Steine können dadurch teilweise aufgelöst werden. Eine Senkung des Harnsäurespiegels im Plasma wird durch purinarme Kost sowie durch Hemmung der Xanthinoxidase mit **Allopurinol** (300 mg/d oral) angestrebt. Zur Prävention einer exzessiver Hyperurikämie bei Chemotherapie, hauptsächlich bei hämatologischen Malignomen, kann neuerdings auch **Rasburicase** (Uratoxidase) eingesetzt werden, die effektiver als Allopurinol und ohne Zeitverzögerung die Harnsäurespiegel senkt und damit ein akutes Nierenversagen verhindern kann.

**Cystinsteine** (Cystin-Urolithiasis, nephropathische Cystinose) entstehen aufgrund eines angeborenen Defekts in der tubulären Cystinreabsorp tion der Niere mit einer Cystinkonzentration im Urin von 400–1000 mg/l. Da die Cystinlöslichkeit bei einem Urin-pH von 6,5–7,0 nur bei 350–400 mg/l liegt, bilden sich fortlaufend neue Cystinsteine, wenn die Löslichkeit von Cystin überschritten wird. Neben Allgemeinmaßnahmen werden eine Verminderung der oralen Cystinzufuhr, Alkalisierung des Urins zur Verbesserung der Cystinlöslichkeit mit **Citratsalzen** (z. B. mit Uralyt®-U) und Kochsalzrestriktion zur Senkung der Zysteinausscheidung angewendet.

Zusätzlich wird versucht, die Löslichkeit von Cystin durch Gabe von **Tiopronin** (Mercaptopropionylglycin, Captimer®) 0,25–2 g/d oral zu erhöhen. Durch Spaltung der Disulfidbrücke des Cysteins entstehen Cystin-Tiopronin und freies Cystin, die beide besser löslich sind und das lithogene Risiko senken. Tiopronin verliert im Laufe der Therapie über Jahre seine Wirksamkeit. Das Nebenwirkungsspektrum ist günstiger als mit dem früher eingesetzten Penicillamin (Metalcaptase®), betrifft aber immer noch 20% der Patienten, darunter auch ein nephrotisches Syndrom.

## Krankheiten der Prostata

### Benigne Prostatahyperplasie

Die benigne noduläre Hyperplasie der Prostata tritt ab der 5. bis 6. Dekade bei 50% aller Männer auf und lässt sich im Alter über 80 Jahre bei 90% aller Männer nachweisen. Als Befund ohne subjektive Beschwerden bedarf sie keiner Therapie. Bei etwa der Hälfte der Patienten kommt es zu einer behandlungsbedürftigen Blasenentleerungsstörung. Diese äußert sich in einer Abschwächung des Harnstrahls mit Nykturie, Restharnbildung und bei weiterem Fortschreiten in einer Überlaufblase mit Harninkontinenz.

**Adenomektomie.** Steigt das Restharnvolumen auf über 100 ml an, wird kausal behandelt. Therapie

Tabelle 13.2
**Arzneitherapie der benignen Prostatahyperplasie**

| Wirkstoffe | Präparate | Bioverfügbarkeit [%] | Halbwertszeit [h] | Tagesdosis (oral) |
|---|---|---|---|---|
| **Alpha$_1$-Rezeptorenblocker** | | | | |
| Alfuzosin | z. B. Uroxatral® | 65 | 5 | 2- bis 3-mal 2,5 mg |
| Terazosin | z. B. Flotrin® | 90 | 12 | 1-mal 2–5 mg |
| Doxazosin | z. B. Uriduct® | 65 | 22 | 1-mal 4–8 mg |
| Tamsulosin | z. B. Omnic® | 100 | 10–13 | 1-mal 0,4 mg |
| **5α-Reduktasehemmer** | | | | |
| Finasterid | Proscar® | 60–80 | 6– 8 | 1-mal 5 mg |
| Dutasterid | Avodart® | 60 | 3– 5 Wochen | 1-mal 0,5 mg |

der Wahl ist die chirurgische Beseitigung der Stenose. Standardverfahren ist die transurethrale Resektion der Prostata (TURP).

**Kontrolliertes Abwarten.** Viele Männer versuchen, eine Operation möglichst lange hinauszuschieben, um potentielle Risiken eines solchen Eingriffs, wie Inkontinenz, erektile Dysfunktion und Adenomrezidive, zu umgehen. In diesen Fällen ist kontrolliertes Abwarten eine akzeptable Alternative. Bei leichteren Symptomen ist zunächst eine Konditionierung anzustreben: Regelmäßige Miktion, keine großen Trinkmengen, Vermeidung harntreibender Tees und Arzneimittel.

### *Arzneitherapie*

Mit 5α-Reduktasehemmern und selektiven Alpharezeptorenblockern ist eine wirksame Arzneitherapie verfügbar, die vor allem bei leichter bis mäßiger Symptomatik in der Zeit bis zur Operation einsetzbar sind (*Tabelle 13.2*).

**Alpharezeptorenblocker.** Seit langem werden Alpharezeptorenblocker wegen ihrer vasodilatierenden Wirkungen als Antihypertensiva eingesetzt. Daneben blockieren sie urologisch bedeutsame Alpharezeptoren in der Prostata und im Blasenhals und senken auch dort den glatten Muskeltonus, sodass die Urinflussrate ansteigt und das Restharnvolumen vermindert wird. Als erster Alpharezeptorenblocker wurde das nichtselektive **Phenoxybenzamin** (Dibenzyran®) zur Behandlung von Miktionsbeschwerden bei benigner Prostatahyperplasie eingesetzt, war aber aufgrund zahlreicher kardiovaskulärer Nebenwirkungen schlecht verträglich und wurde bald durch selektivere Substanzen abgelöst. Aus der Gruppe der selektiven Alpha$_1$-Rezeptorenblocker wurde **Alfuzosin** (z. B. Uroxatral®) als erster Vertreter für die symptomatische Behandlung der benignen Prostatahyperplasie eingeführt. Er gehört ähnlich wie Prazosin zur Gruppe der kurzwirkenden Alpha$_1$-Rezeptorenblocker und muss daher mehrmals tgl. gegeben werden (s. *Tabelle 13.2*). Langwirkende Substanzen sind **Terazosin** (z. B. Flotrin®) und **Doxazosin** (z. B. Uriduct®), die für die einmal tägliche Gabe geeignet sind.

Alle Alpha$_1$-Rezeptorenblocker steigern die Urinflussrate bei benigner Prostatahyperplasie vergleichbar um 20–35%. Darüber hinaus senkte Doxazosin in einer Langzeitstudie über 4,5 Jahre nicht nur die klinische Gesamtprogression der benignen Prostatahyperplasie, sondern auch Komplikationen wie akuten Harnverhalt, Harninkontinenz, Niereninsuffizienz sowie rezidivierende Harnwegsinfektionen um 39% (MTOPS 2003). **Tamsulosin** (Alna®) gehört ebenfalls zur Gruppe der lang wirkenden Substanzen und ist der erste Alpharezeptorenblocker mit einer erhöhter Selektivität für den $\alpha_{1a}$- und $\alpha_{1d}$-Subtyp in der Prostata im Vergleich zu vaskulären Alpharezeptoren des $\alpha_{1b}$-Subtyps. Diese Selektivität ist möglicherweise wegen geringerer Blutdruckeffekte von Vorteil. Nach einer aktuellen Metaanalyse (14 Studien, 4100 Patienten) verbessert Tamsulosin aber die Blasensymptome und die Urinflussrate bei benigner Prostatahyperplasie im Vergleich zu Plazebo lediglich gering bis mäßig und wirkte nicht besser als andere Alpha$_1$-Rezeptorenblocker (Cochrane 2003).

**5α-Reduktasehemmer.** Hemmstoffe der 5α-Reduktase blockieren die Umwandlung von Testosteron zu Dihydrotestosteron und senken dadurch die Konzentration des 10fach wirksameren Androgens, das ausschlaggebend für das Adenomwachstum in der Prostata ist. Die 5α-Reduktase hat eine isoenzymspezifische Gewebsverteilung. Das Typ-1-Isoenzym kommt insbesondere in Leber, Haut, Talgdrüsen und den meisten Haarfollikeln, das Typ-2-Isoenzym in Genitalhaut, Bart- und Kopfhautfollikeln sowie in der Prostata vor. Als erster Vertreter der 5α-Reduktasehemmer wurde der Typ-2-selektive Hemmstoff **Finasterid** (Proscar®) eingeführt, der die Dihydrotestosteronspiegel im Plasma um 70% und in der Prostata sogar um 91% senkt. Dadurch nimmt das Prostatavolumen um 20–30% ab. Die Wirkung tritt langsam nach 3–6 Monaten ein, hält aber lange an. Nach einjähriger Therapie wurde der Urinfluss um ca. 20% erhöht. Im direkten Vergleich mit dem $Alpha_1$-Rezeptorenblocker Terazosin war Finasterid schwächer wirksam und unterschied sich lediglich bei deutlicher Prostatavergrößerung von Plazebo. In einer Langzeitstudie über 4,5 Jahre senkte Finasterid die klinische Gesamtprogression der benignen Prostatahyperplasie um 34% und war damit ähnlich wirksam wie Doxazosin (MTOPS 2003). Durch Kombination von Finasterid mit Doxazosin wurde die Progression sogar um 66% vermindert. Das kürzlich eingeführte **Dutasterid** (Avodart®) hemmt beide Isoenzyme und senkt dadurch den Serumspiegel von Dihydrotestosteron um mehr als 90%. Auffällig ist die extrem lange Halbwertszeit von 3–5 Wochen, sodass der Effekt nach Absetzen noch 4–5 Monate anhält.

Zwischen Finasterid und Dutasterid bestehen nach den bisher vorliegenden Einzelstudien über 2 Jahre jedoch keine auffälligen Unterschiede bezüglich klinischer Langzeitwirkung und Nebenwirkungen.

Andere Mittel zur Rückbildung einer Prostatahyperplasie haben sich nicht bewährt. Mit **Gonadorelinanaloga** (z. B. Buserelin) wurde eine Verlangsamung der Adenomentwicklung beobachtet. Wegen der starken Senkung der Androgene und der damit verbundenen Nebenwirkungen ist von einem routinemäßigen Einsatz abzuraten, wenn nicht schwerwiegende Gründe die Adenomektomie verbieten. Daneben werden **Pflanzenextrakte** (z. B. Brennesselwurzel-, Kürbissamen-, Sabalfruchtextrakt) zur Behandlung der beginnenden Prostatahyperplasie angeboten, die im Wesentlichen nur Plazebocharakter haben. Da aber die Beschwerden im ersten Stadium (Nachlassen des Harnstrahls) häufig wechseln, erscheinen Plazebos manchmal wirksam. Auch cholesterinsenkende Pharmaka wie Sitosterin werden aufgrund früherer Befunde über einen angeblich erhöhten Cholesteringehalt in der hyperplasierten Prostata eingesetzt, ohne dass eine sichere Wirkung besteht.

### Prostatitis

Hauptsymptom ist die stark druckschmerzhafte Prostata, daneben bestehen fast immer die Symptome einer Urethritis mit Dysurie und Bakteriurie. Die bakterielle Prostatitis wird meist ungezielt behandelt, da eine Prostatamassage zur Sekretgewinnung im akuten Stadium nicht angezeigt ist und Erreger schwer nachweisbar sind. Die Therapie wird meist mit **Co-trimoxazol** (2-mal 960 mg/d oral) begonnen, da es besser als andere antibakterielle Mittel in das Prostatagewebe diffundiert. Neben **Doxycyclin** (100 mg/d oral) oder **Cefotaxim** (6 g/d i.v.) werden Fluorchinolone wie **Ciprofloxacin** (2-mal 250–500 mg/d oral) als Alternative eingesetzt, da sie eine gute Gewebediffusion und eine hohe antibakterielle Aktivität bei der Prostatitis aufweisen. Bei chronischer Prostatitis sind die Behandlungserfolge mit Antibiotika geringer. In erster Linie wird Co-trimoxazol über 1–3 Monate eingesetzt, alternativ ein Fluorchinolon.

## Harninkontinenz

Der unfreiwillige Harnabgang ist ein Symptom verschiedener Störungen des Blasenschließapparates. Er tritt bei Frauen häufiger als bei Männern auf und nimmt im Alter zu.

### Stressinkontinenz

Am häufigsten ist die Stressinkontinenz, bei der es durch intraabdominelle Druckerhöhung nach Husten, Niesen, Lachen oder Springen zur Harnentleerung kommt. Sie ist meist durch ungenügenden Sphinkterverschluss bedingt. Generell wird Beckenbodentraining als Physiotherapie empfohlen, das eine Besserung der Stressinkontinenz bei Frauen um 50–80% erreicht (Cochrane Review 2001). Nur wenn die Physiotherapie erfolglos ist, kann eine chirurgische Korrektur versucht werden.

### Dranginkontinenz

Bei Dranginkontinenz besteht ein nicht beherrschbarer Harndrang mit unwillkürlichen Detrusorkontraktionen meist als Folge einer Reizung oder Infektion der Blasenschleimhaut. Eine Detrusorhyperreflexie kann sich auch infolge neurologischer Störungen bei M. Parkinson, Hirninfarkt oder multipler Sklerose entwickeln. Initial wird versucht, die überschießende Detrusoraktivität durch regelmäßige Blasenentleerung zu zügeln. Eine wirksame Hilfe für die physiostherapeutische Behandlung der Dranginkontinenz ist das Blasentraining (Cochrane Review 2004).

Daneben werden **Anticholinergika** eingesetzt, die jedoch keine einheitlichen Effekte auf urodynamische Parameter (maximale Blasenkapazität) haben und die Inkontinenzfrequenz nicht besser als physiostherapeutische Maßnahmen senken. Hauptvertreter sind **Oxybutinin** (z. B. Didrase®), **Trospiumchlorid** (z. B. Spasmex®) und **Propiverin** (Mictonorm®) sowie **Tolterodin** (Detrusitol®) mit einer Selektivität für die Muscarinrezeptoren der Harnblase. Die Effekte der Anticholinergika auf die Inkontinenzfrequenz sind jedoch nach einer Metaanalyse (32 Studien, 6800 Patienten) von fraglicher klinischer Bedeutung und wurden nur für kurze Zeiträume nachgewiesen.

## Elektrolyt- und Wasserhaushalt

An der Homöostase von Elektrolyten, Säure-Basen-Haushalt und Wasserumsatz sind mehrere Regulationssysteme beteiligt. Das extrazelluläre Volumen beträgt etwa 20%, der intrazelluläre Flüssigkeitsraum etwa 40% des Körpergewichtes. Der Wasserhaushalt des Organismus ist eng mit der Aufrechterhaltung einer konstanten Osmolalität gekoppelt. Da Natriumionen mengenmäßig am wichtigsten im extrazellulären Flüssigkeitsraum sind, hängt die Regulation des Wasserhaushaltes eng mit der des Natriumhaushalts zusammen. Dieser wird wesentlich durch das Renin-Angiotensin-Aldosteron-System gesteuert. Die Regulation des Kaliumhaushalts ist mit dem Säure-Basen-Gleichgewicht verknüpft, da Kaliumionen über die Zellmembran gegen Wasserstoffionen schnell ausgetauscht werden können. Daneben gibt es weitere Regulationsmechanismen für Calcium, Magnesium, Phosphat und Bicarbonat.

### Natrium- und Wasserhaushalt

#### *Dehydratation*

Bei Dehydratation kommt es zur Verkleinerung des Extrazellulärraums. Sie entsteht durch ungenügende Wasserzufuhr, z. B. zu geringes Trinken im Alter, oder durch gesteigerten Wasserverlust, z. B. Erbrechen oder Diarrhö, sowie durch renalen Wasserverlust bei unkontrollierter Diuretikaanwendung und bei Nierenkrankheiten mit Polyurie. Bei *hypotoner* Dehydratation ist der Natriumverlust größer als der Wasserverlust, sodass die Natriumkonzentration im Plasma erniedrigt ist (Hyponatriämie). Bei *isotoner* Dehydratation sind Wasser- und Natriumverlust etwa gleich groß, während bei der *hypertonen* Form der Wasserverlust größer als der Natriumverlust ist, woraus eine Hypernatriämie resultiert. Die Therapie richtet sich sowohl nach dem Schweregrad der Exsikkose als auch nach der Art der Dehydratation.

Bei mäßiger **isotoner** und **hypotoner Dehydratation** wird zunächst eine orale Substitution mit Flüssigkeit und Elektrolyten angestrebt, z. B. Elotrans® bei Erwachsenen, Oralpädon® bei Kindern. Bei starker Exsikkose oder wenn die orale Zufuhr nicht möglich ist (z. B. beim bewusstlosen Patienten), parenterale Substitution mit isotoner Elektrolytlösung, beispielsweise Ringer-Infusionslösung Braun.

Die **hypertone Dehydratation** ist ein seltenes, komplexes Krankheitsbild, das insbesondere bei Kindern nach massiven Durchfällen zu lebensbedrohlicher Schocksymptomatik führen kann. Die intensivmedizinische Behandlung besteht neben der primären Kreislaufstabilisation (s. Schocktherapie) aus einer *sehr langsamen* defizitabhängigen Rehydratation in 24–48 h. Als Infusionslösungen kommen abhängig von der Hypernatriämie isotone NaCl-Lösung und 5%ige Glucoselösung in Frage. Die Gabe hypotoner Lösungen ist kontraindiziert, weil eine zu schnelle Verschiebung von Flüssigkeit und Elektrolyten zu einem „Dysäquilibirium-Syndrom“ mit Krämpfen, Bewusstseinstrübung und Atemlähmung führen kann. Durch engmaschige Kontrolle von Serumelektrolyten, Osmolalität und Nierenausscheidung muss verhindert werden, dass *abrupte* Änderungen zum Entgleisen der Elektrolyt- und Flüssigkeitsbalance führen.

#### *Hyperhydratation*

Eine Hyperhydratation ist durch eine Expansion des Extrazellulärraums definiert. Auch hier gibt es isotone, hypotone und hypertone Formen. Ödeme, Symptome einer **isotonen Hyperhydratation**, bilden sich z. B. bei Patienten mit Herzinsuffizienz, nephrotischem Syndrom oder bei Leberzirrhose mit Aszites, wenn das extrazelluläre Volumen um mehr als 20% (beim 70 kg schweren Mensch um mehr als 3 l) zunimmt. Die Therapie besteht in der Behandlung der Ursachen, in der Natriumrestriktion sowie der Gabe von Diuretika und ggf. ACE-Hemmern.

Bei **hypotoner Hyperhydratation** (Wasserintoxikation mit Hyponatriämie) wird zunächst eine strenge Wasserrestriktion durchgeführt. Die aufgrund von formelhaften Berechnungen durchgeführte Korrektur mit z. B. 3%iger NaCl-Lösung stellt eine schwierig zu kalkulierende Gefahr dar.

Ähnlich wie bei der Therapie der hypertonen Dehydratation kann die schnelle Normalisierung der Natriumkonzentration im Blutplasma und damit im Extrazellulärraum zu tödlichen Komplikationen führen. Ein vorsichtiges Substituieren mit isotoner NaCl-Lösung ist daher vorzuziehen. Falls diese Maßnahmen wirkungslos bleiben, werden Hämodialyse oder Hämofiltration durchgeführt. Auch hierbei muss durch entsprechend vorsichtiges Vorgehen das Auftreten des Dysäquilibrium-Syndroms mit Hirnödem vermieden werden.

Die seltene **hypertone Hyperhydratation** entsteht durch Zufuhr großer Mengen hypertoner Salzlösungen und ist durch eine Expansion des Extrazellulärraums mit Hypernatriämie gekennzeichnet. Sie ist fast immer iatrogen durch falsche Infusionen bedingt. Sie kommt gelegentlich auch nach Schiffsunglücken durch Meerwassertrinken vor. Die Therapie besteht in Kochsalz- und Wasserrestriktion, bei erhaltener Nierenfunktion in der Gabe von Furosemid zur schnellen Steigerung der Salz- und Wasserausscheidung sowie ggf. Dialyse.

### *Hypernatriämie*

Eine Hypernatriämie (Plasmanatrium >160 mmol/l) bedeutet Hyperosmolalität im Blut und damit Mangel an freiem Wasser. Sie ist ein schweres lebensbedrohliches Krankheitsbild. Die Therapie richtet sich nach den Ursachen und der Größe des extrazellulären Flüssigkeitsraums (s. hypertone Hyper- bzw. Dehydratation).

### *Hyponatriämie*

Die Hyponatriämie (Plasmanatrium <135 mmol/l) kann ebenfalls bei normalem, vermindertem oder vermehrtem extrazellulären Volumen auftreten. Eine hypovolämische Hyponatriämie entsteht beispielsweise durch ungenügende Natriumretention nach Diuretikatherapie oder bei Nebennierenrindeninsuffizienz. Die Therapie besteht in der Beseitigung der Ursachen und ggf. in einer Natriumsubstitution mit sehr langsamer Infusion von 0,9% NaCl-Lösung (cave pontine Myelinolyse, s. auch hypotone Dehydratation). Die Therapie der hypervolämischen Hyponatriämie entspricht dem Vorgehen bei hypotoner Hyperhydratation (s. dort). Eine chronische normovolämische Hyponatriämie entsteht beim seltenen Syndrom der inadäquat hohen ADH-Sekretion (SIADH) durch exzessive Wasserretention. Hier wird die Wasserzufuhr auf maximal 500 ml/d eingeschränkt, bis das Serumnatrium ansteigt. Eine Hemmung der renalen ADH-Wirkung mit Lithium oder Demeclocyclin kann versucht werden.

## Kaliumhaushalt

### *Hypokaliämie*

Eine Hypokaliämie (unter 3,6 mmol/l) ist in der Regel Folge eines intrazellulären Kaliumdefizits, seltener einer Verschiebung von Kalium aus dem extra- in den intrazellulären Raum. Wichtigste Ursachen sind:

- *renale Kaliumverluste* durch Therapie mit Thiazid- oder Schleifendiuretika, Hyperaldosteronismus, Hypermagnesiämie, Bartter-Syndrom oder renale tubuläre Azidose,
- *gastrointestinale Kaliumverluste* durch Laxanzienabusus, Diarrhö oder Erbrechen,
- *verminderte Kaliumzufuhr*durch Fasten, Alkoholismus oder Anorexia nervosa,
- *erhöhte zelluläre Kaliumaufnahme* bei metabolischer Alkalose, Insulintherapie oder betaadrenerger Stimulation.

Die Symptome sind durch eine verminderte Erregbarkeit von Muskel- und Nervenzellen bedingt und bestehen initial vor allem in Schwäche der Skelettmuskulatur oder hartnäckiger Obstipation bis zum paralytischen Ileus. In ausgeprägten Fällen können kardiale Rhythmusstörungen sowie Abgeschlagenheit bis zur Bewusstlosigkeit auftreten.

Die Therapie richtet sich nach der Schwere und den Ursachen der Hypokaliämie. Am häufigsten ist die diuretikainduzierte Hypokaliämie (60 bis 70% der Fälle). Mehrere Prinzipien zur Beseitigung des Kaliummangels sind verfügbar. Grundsätzlich wird die orale Kaliumsubstitution bevorzugt, um gefährliche Kaliumanstiege im Serum zu vermeiden:

- **Kaliumreiche Kost** als einfachste Substitution in Form von Obst, Gemüse, Kartoffeln und Fruchtsäften. Orangensaft enthält beispielsweise 40 mmol $K^+$/l.
- **Kaliumchlorid** 3-mal 1 g/d entspr. 40 mmol $K^+$/d als Retardpräparat (z. B. Kalium-Duriles®, Kalinor®-retard) oder Granulat (Rekawan®), um hohe lokale Kaliumkonzentrationen zu vermeiden, die Dünndarmulzera auslösen können. Keine organischen Kaliumsalze (z. B. Kaliumcitrat in Kalinor®-Brausetbl.) geben, da sie eine bei Hypokaliämie meist bestehende Alkalose verstärken.
- **Kaliumsparende Diuretika** wie Amilorid oder Triamteren oder Aldosteronantagonisten sind bei der durch Diuretika induzierten Hypokaliämie effektiver als Kaliumsalze. Sie werden als fixe Kombinationen mit Thiaziddiuretika gegeben. Cave *Hyperkaliämie* bei Niereninsuffizienz oder zusätzlicher Gabe von Kaliumpräparaten, ACE-Hemmern oder $AT_1$-Rezeptorantagonisten.

- **Parenterale Kaliumsubstitution** nur bei oral nicht therapierbaren Patienten. Richtdosis bei intakter Niere und Normovolämie 10 mmol $K^+$/h (entspr. 750 mg KCl/h) als langsame Infusion. Tagesdosis bis zu 100–150 mmol $K^+$. Keine schnelle i.v.-Injektion, da Todesfälle infolge Kammerflimmern und Herzstillstand vorgekommen sind.

Das *Bartter-Syndrom* ist eine seltene idiopathische Hypokaliämie bedingt durch renalen Kaliumverlust. Auffällig sind eine 10–20fach erhöhte Plasmareninaktivität, ein Hyperaldosteronismus und eine vermehrte renale Prostaglandinausscheidung. Die Symptomatik ist bei Kindern durch Erbrechen, Polyurie, Dehydratation und Wachstumsstörungen geprägt, bei Erwachsenen durch Hypotonie und Muskelschwäche. Bevor die Diagnose Bartter-Syndrom gestellt wird, sollten die anderen Ursachen (s. oben) der Hypokaliämie ausgeschlossen werden. Die Therapie besteht aus einer Kaliumsubstitution mit großen Mengen **Kaliumchlorid** (bis zu 400 mmol/Tag) zusammen mit **Spironolacton** (1–5 mg/kg tgl.). Wirksam ist auch die Hemmung der gesteigerten Prostaglandinsynthese mit **Indometacin** (2 mg/kg tgl.). Bei erfolgreicher Therapie normalisiert sich das Wachstum der Kinder.

### *Hyperkaliämie*

Eine Hyperkaliämie (über 5,5 mmol/l) tritt am häufigsten bei Niereninsuffizienz und im Alter auf, kann aber auch durch kaliumsparende Diuretika wie Amilorid, Triamteren und Aldosteronantagonisten (Spironolacton, Eplerenon) sowie durch ACE-Hemmer oder $AT_1$-Rezeptorantagonisten ausgelöst werden. Weitere Ursachen sind Hypoaldosteronismus, Morbus Addison sowie übermäßige Kaliumzufuhr bei Bluttransfusionen, kaliumhaltigen Penicillinen und Digitalisintoxikation. Als klinische Symptome stehen Bradykardie und AV-Block im Vorgrund, daneben auch Parästhesien, Muskelschwäche und Hypotonie. Im EKG sieht man PQ-Verlängerung, ST-Senkung, erhöhte spitze T-Wellen und QT-Verkürzung.

Bei *mäßig ausgeprägter Hyperkaliämie* (bis 6 mmol/l) ist zunächst eine diätetische Kaliumrestriktion geeignet. Zur Steigerung der enteralen Kaliumelimination werden **Kationenaustauscherharze** wie Polystyroldivinylbenzolsulfonsäure als Calciumsalz (Sorbisterit®) (3-mal 20 g/d) oder Natriumsalz (Resonium® A) (3-mal 15-30 g/d) oral gegeben. Die Kationenaustauscher können auch als Klysma (2- bis 4-mal 50 g) in 250 ml 5% Glucoselösung verabreicht werden.

Bei *akuter Hyperkaliämie* ab 6,5 mmol/l lebensbedrohlicher Notfall mit der Gefahr des Herzstillstandes, sind folgende Sofortmaßnahmen indiziert:

- **Calciumgluconat 10%** (z. B. Calcium Braun 10%) 10–20 ml langsam i.v. unter EKG-Kontrolle. Falls ohne Wirkung, nach 5 min gleiche Dosis einmal wiederholen. Hemmt kardiotoxische Kaliumeffekte durch funktionellen Antagonismus ohne Änderung des Kaliumspiegels. Bei digitalisierten Patienten kontraindiziert!
- **Natriumhydrogencarbonat** (z. B. Natriumhydrogencarbonat Braun 8,4%, 1 mmol/ml) 50–75 ml i.v., fördert durch metabolische Alkalose die Kaliumaufnahme in die Zellen, Wirkungsbeginn nach 5–10 min.
- **Glucoselösung 20%**, 200 ml i.v., bei Diabetikern mit 20 I.E. Normalinsulin (z. B. Insulin Actrapid® HM) über 20 min infundieren. Verschiebt extrazelluläres Kalium in den Intrazellulärraum, Wirkungsbeginn nach 30 min.
- **Furosemid** 40 mg i.v., steigert die renale Kaliumelimination. Gleicher Effekt bei ausgeprägter Hyponatriämie auch durch 0,9% NaCl-Lösung als i.v. Infusion.

Falls mit diesen Maßnahmen die Hyperkaliämie nicht kontrollierbar ist, wird eine Hämodialyse erforderlich.

## Calciumhaushalt

Etwa 50% des Plasmacalciums sind ionisiert (1,1 bis 1,3 mmol/l), 40% an Plasmaeiweiß gebunden und 10% mit Citrat, Bicarbonat, Laktat und Sulfat komplexiert. Nur das ionisierte Calcium ist biologisch aktiv. Messungen des Plasmacalciums sollten daher direkt die ionisierte Form erfassen. Änderungen des Blut-pH zu alkalischen Werten, z. B. bei Hyperventilation, vermindern den Ionisationsgrad des Calciums und führen zur Tetanie, azidotische Werte erhöhen ihn. Über 99% des Gesamtkörpercalciums sind im Knochen als Phosphatsalze gebunden und beteiligen sich an der Konstanthaltung des Plasmacalciums. Bei Störungen im Calciumhaushalt sind vor allem der Magen-Darm-Trakt, Knochen und Nieren beteiligt. Parathormon, Calcitonin und Vitamin $D_3$ steuern den Calciumstoffwechsel über die Regulation der intestinalen Resorption, der renalen Elimination sowie die Ablagerung und Mobilisation im Knochen. Dabei ist der Phosphatstoffwechsel eng mit dem des Calciums verknüpft.

### *Hyperkalzämie*

Als Hauptursachen kommen maligne Tumoren mit oder ohne Knochenmetastasen und Hyperparathyreoidismus in Frage. Seltener wird eine Hyperkalzämie durch Vitamin-$D_3$-Intoxikation, Thiaziddiuretika, Immobilisation oder Hyperthyreose verursacht.

Die *akute Hyperkalzämie* (>2,8 mmol/l) ruft lebensbedrohliche Symptome hervor: Dehydratation als Folge einer calciuminduzierten Polyurie, Muskelschwäche, Erbrechen, Obstipation bis zum paralytischen Ileus, Somnolenz, delirante Zustände bis zum Koma. Die Therapie versucht zunächst, die renale Calciumausscheidung durch Rehydratation und Expansion des extrazellulären Flüssigkeitsraums zu steigern:

- i.v. Infusion von **0,9% NaCl-Lösung** 4–6 l/24 h unter Kontrolle des Venendrucks. Nicht bei Herzinsuffizienz oder oligurischer Niereninsuffizienz.
- **Furosemid** 40–120 mg/d i.v., bewirkt eine starke Kalziurie. Genaue Bilanzierung des Elektrolyt- und Wasserhaushalts notwendig.
- **Calcitonin** 5–10 I.E./kg tgl. i.v. als Dauerinfusion oder in 2–4 Einzeldosen. Hemmt die Osteoklastenaktivität, Wirkung nach 8–12 h.
- **Prednisolon** 1 mg/kg tgl. oral zur Hemmung der intestinalen Calciumresorption. Wirksam nach 2–3 d. Nicht beim primären Hyperparathyreoidismus.

Phosphatinfusionen werden wegen ausgedehnter Weichteilverkalkungen nicht mehr empfohlen. Ebenso soll Edetinsäure (EDTA-Lösung) wegen schwerer Tubulusschäden nicht mehr eingesetzt werden. Als letzte Maßnahme Hämodialyse.

Die Therapie der *chronischen Hyperkalzämie* sollte sich möglichst an der Grundkrankheit orientieren. Daher bei Hyperplasie oder Karzinom der Nebenschilddrüsen chirurgische Behandlung. Bei tumorbedingter Hyperkalzämie Hemmung der Osteoklasten durch Bisphosphonate wie **Pamidronsäure** (Aredia®, 15–90 mg als langsame i.v. Infusion, 15 mg/h), Wirkung nach 1–2 d, Wirkungsdauer 4 Wochen. Als neues Therapieprinzip steht seit kurzem das Calcimimetikum **Cinacalcet** (Mimpara®) zur Senkung der erhöhten Calciumspiegel beim sekundären Hyperparathyreoidismus zur Verfügung. Es erhöht die Sensitivität parathyreoidaler Calciumrezeptoren und hemmt dadurch den Parathormonsekretion. Sonst calciumarme Diät plus orale Phosphatgabe. Cave Bildung von Calciumphosphatsteinen in der Niere und den ableitenden Harnwegen.

### *Hypokalzämie*

Die Hypokalzämie verursacht Symptome, wenn das Plasmacalcium unter 1,75 mmol/l abfällt. Leitsymptom ist die erhöhte neuromuskuläre Erregbarkeit, die sich typischerweise als tetanischer Anfall manifestiert. Im EKG sind QT-Dauer und ST-Strecke verlängert. Bei der hypokalzämischen Krise treten Laryngospasmen mit Stridor und Apnoe auf. Wesentliche Ursachen sind renale Calciumverluste, Calciummangeldiät, verminderte Bildung von Vitamin $D_3$, Niereninsuffizienz, Hypoparathyreoidismus, Rachitis, Osteomalazie, Parathormonresistenz bei Pseudohypoparathyreoidismus sowie Hyperventilation mit Alkalose.

Die *Soforttherapie* besteht in der Gabe von **Calciumgluconat** (z. B. Calcium-Sandoz® Amp. 10%), 10–20 ml langsam i.v. über 10–15 min. Fortsetzung der Calciumzufuhr durch Infusion von Calciumgluconat 1–2 mmol/h bis zum Verschwinden der tetanischen Symptome, z. B. Trousseau-Zeichen.

Die *Dauertherapie* der Hypokalzämie erfolgt bei leichteren Störungen durch **orale Calciumsubstitution** (z. B. Calcium-Sandoz® Brausetbl.) mit 1–2 g Calcium/d. Bei Hypoparathyreoidismus, Osteomalazie und chronischer Niereninsuffizienz ist oft zusätzlich eine Steigerung der intestinalen Calciumaufnahme mit dem Vitamin-D-Hormon **Calcitriol** erforderlich. Bevor bei Patienten mit terminaler Niereninsuffizienz die Plasmacalciumspiegel angehoben werden, muss eine meist bestehende Hyperphosphatämie behandelt werden, z. B. mit oralen Phosphatbindern wie Aluminiumhydroxid. Später wird die Dosis an das Alter des Patienten, die Vitaminempfindlichkeit der Hypokalzämie und die renale Calciumausscheidung angepaßt. Höhere Dosen sind z. B. bei renaler Osteopathie und Vitamin-D-resistenter Rachitis erforderlich.

## Magnesiumhaushalt

Magnesium ist etwa zur Hälfte im Knochen gebunden, weitere 45% befinden sich im Intrazellulärraum und 5% im Extrazellulärraum. Lediglich 1% sind ähnlich wie beim Kalium im Plasma (normal 0,75–1 mmol/l) enthalten. Deshalb ist es schwer, einen Magnesiummangel aus den Plasmawerten abzuleiten. Die durchschnittliche tägliche Magnesiumzufuhr liegt bei 10–20 mmol (240–480 mg), wovon im Darm etwa 30% resorbiert werden. Magnesium wird primär über die Nieren eliminiert, die etwa 5% der filtrierten Menge ausscheiden.

### *Hypomagnesiämie*

Eine Hypomagnesiämie (unter 0,5 mmol/l) entwickelt sich in erster Linie infolge verminderter enteraler Resorption bei Malabsorption, Steatorrhö und chronischer Diarrhö. Weitere Ursachen sind renale Magnesiumverluste nach Diuretikatherapie, Tubulusschäden durch nephrotoxische Pharmaka (Aminoglykoside, Cisplatin, Ciclosporin) sowie chronischer Alkoholismus. Häufig ist der Magnesiummangel mit Hypokaliämie und Hypokalzämie assoziiert. Klinische Symptome äußern sich in Schwächegefühl, Faszikulationen, Tremor, Wadenkrämpfen, Tetanieneigung, Konzentrationsstörungen, Depression und Herzrhythmusstörungen.

Die Therapie besteht in *oraler Substitution* mit ca. 20 mmol/d, z. B. **Magnesiumhydrogenaspartat** (Mg5-Longoral®) 2-mal 10 mmol/d oder **Magnesiumoxid** (z. B. Magnetrans forte®) 3-mal 6 mmol/d. Leichte Hypomagnesiämien (0,6–0,7 mmol/l) benötigen bei normaler Kost mit ausreichenden Magnesiummengen keine zusätzliche Therapie.

Bei schwerer Hypomagnesiämie mit lebensbedrohlichen neurologischen Störungen *parentale Gabe* von **Magnesiumsulfat** (z. B. Mg5-Sulfat Amp. 10%) 4–8 mmol (10–20 ml) langsam i.v., maximal 0,6 mmol/min und 8–16 mmol/d.

### *Hypermagnesiämie*

Eine Hypermagnesiämie (über 1,6 mmol/l) tritt nur bei Niereninsuffizienz mit einer Kreatininclearance unter 20 ml/min und nach i.v.-Zufuhr von Magnesiumsalzen auf. Die Symptome sind Hypothermie, Muskelschwäche, Pupillendilatation und Herzrhythmusstörungen. Höhere Magnesiumspiegel (über 10 mmol/l) führen zu Koma, Ateminsuffizienz und Herzstillstand. Die Symptome werden durch i.v.-Gabe von 10%iger Calciumgluconatlösung sofort gebessert. Die Magnesiumelimination kann durch Schleifendiuretika, z. B. **Furosemid** (20–40 mg i.v.) gesteigert werden. Dabei müssen die renalen Flüssigkeitsverluste durch i.v. Gabe von 0,9% NaCl-Lösung ersetzt werden. Liegt eine Niereninsuffizienz vor, muss eine Hämodialyse eingeleitet werden.

## Säure-Basen-Haushalt

### *Metabolische Azidose*

Die metabolische Azidose ist die häufigste Störung des Säure-Basen-Haushalts. Sie ist durch ein Blut-pH von weniger als 7,36 definiert und kann folgende Ursachen haben:

- erhöhte Bildung oder Zufuhr von $H^+$-Ionen (Additionsazidose),
- verminderte renale Säureausscheidung (renale Azidose),
- renaler oder intestinaler Bicarbonatverlust (Subtraktionsazidose).

Wichtige Formen der Additionsazidose sind die diabetische Ketoazidose, die Laktatazidose und die Salicylatintoxikation. Eine Subtraktionsazidose kommt vor bei Diarrhö, Pankreasfisteln, tubulärer Azidose oder nach Gabe von Carboanhydrasehemmern.

In *leichteren Fällen* genügt die Behandlung der Grundkrankheit. Gegebenenfalls orale Therapie mit organischen Säuren in Form von **Citrat**, das im Körper zu Bicarbonat metabolisiert wird und enteral besser verträglich ist als Hydrogencarbonate. Bei gleichzeitigem Kaliummangel gibt man z. B. Uralyt-U® bis zu 4-mal 2,5 g/d oral, bei Calciummangel z. B. Acetolyt® bis zu 2-mal 5 g/d oral.

Bei *akuten schweren Azidosen* (pH unter 7,2 und Hydrogencarbonat unter 15 mmol/l) parenterale Therapie mit **Natriumhydrogencarbonat** als i.v. Infusion in isotoner Lösung (1,4%) 250 ml/h oder in 1 molarer Lösung (8,4%) 50 ml/h, wenn wenig Flüssigkeit zugeführt werden soll. Wichtig ist die engmaschige Kontrolle des pH und der Elektrolyte (Gefahr der Hypokaliämie durch die Alkalitherapie!). Trometamol (Tris-Puffer) ist wegen der Gefahr der Atemdepression und der Hypoglykämie verlassen worden.

### *Metabolische Alkalose*

Die metabolische Alkalose ist durch ein Blut-pH von >7,44 und ein Bicarbonat von über 26 mmol/l gekennzeichnet. Sie kann bedingt sein durch

- überschüssige Zufuhr von Basen bei Alkalitherapie mit Antazida, Acetat- oder Citratzufuhr bei künstlicher Ernährung oder Bluttransfusionen mit Citratblut (Additionsalkalose),
- Säure- und Chloridverlust bei Erbrechen, Bulimie, Absaugen von Magensaft, Diuretikatherapie mit Kaliumverlust (Subtraktionsalkalose).

Symptome sind Herzrhythmusstörungen, Parästhesien, Muskelkrämpfe bis zur Tetanie durch Verminderung des ionisierten Calciums im Blut. Durch den meist gleichzeitigen Kaliummangel Müdigkeit, Muskelschwäche und Darmatonie.

In *leichteren Fällen* sind die Ursachen der Alkalose zu beseitigen, z. B. Erbrechen. Meist normalisiert sich das Blut-pH spontan. Bei Kaliummangel **Kaliumchlorid** (z. B. Rekawan® Granulat) in Dosen von 3–5 g/d oral. Ammoniumchlorid wird wegen hepato- und nephrotoxischer Effekte nicht mehr empfohlen.

Bei *schweren Alkalosen* wird 0,9% **NaCl-Lösung** unter Blutdruckkontrolle i.v. infundiert, bei ausgeprägtem Kaliummangel zusammen mit 500 mmol

KCl/24 h. Serumkaliumwerte messen, besonders bei eingeschränkter Nierenfunktion wegen Gefahr der Hyperkaliämie. Nur bei schwersten Alkalosen ist die Infusion von **Argininhydrochlorid** oder **Lysinhydrochlorid** indiziert. Die zu infundierende Menge richtet sich nach dem Therapieerfolg. Der Korrekturbedarf errechnet sich bei Erwachsenen aus: Basenüberschuss × 0,3 × kg Körpergewicht = ml 1 molare L-Arginin-HCl-Lösung. Initial halbe errechnete Menge, maximal 20 mmol/h (20 ml 1 molare Lösung), danach erneute Kontrolle. Nur in Ausnahmefällen ist auch die Infusion von HCl (100 mmol/l) möglich, jedoch sollte die Zufuhr von 10 mmol HCl/h nicht überschritten werden.

# 14 Neurologische Krankheiten

*Edgar Schömig*

## Alkoholismus

### Alkoholintoxikation

Der schwere Rausch (Blutalkoholspiegel >2,5 Promille) ist eine vorübergehende exogene Psychose mit Desorientiertheit, Bewusstseinsstörungen, Ataxie, Dysarthrie, Nystagmus und retrograder Amnesie. Schwere Intoxikationen können zu einem Koma mit Hypotension und Azidose führen. Nicht selten kommt es sekundär zu Verletzungen oder zur Aspiration von Mageninhalt. Besonders bei Kindern mit Alkoholintoxikation werden gefährliche Hypoglykämien beobachtet. Ethanol wird nur langsam abgebaut, normalerweise bei Männern 100 mg/kg pro Stunde, bei Frauen 85 mg/kg. Alkoholdosen von 2,8–3,5 g/kg wirken tödlich. Letale Blutalkoholspiegel liegen bei 4–5 Promille.

Der leichte und der mittelgradige Rausch (Blutalkoholspiegel <2,5 Promille) bedürfen üblicherweise keiner besonderen Therapie. Bei schweren Erregungszuständen wird **Haloperidol** (5–10 mg oral oder i.v., ggf. nach 30 min wiederholen bis zu 60 mg/d) eingesetzt. Benzodiazepine und Clomethiazol sind wegen einer Verstärkung der agonistischen Wirkung auf den $GABA_A$-Rezeptor kontraindiziert. Naloxon ist wirkungslos.

Liegt ein schwerer Rauschzustand mit beeinträchtigtem Bewusstsein vor, ist eine intensivmedizinische Betreuung mit Überwachung der Vitalfunktionen angezeigt. Atmung, Kreislauf, Körpertemperatur, Serumelektrolyte, Säure-Basenhaushalt und Blutglucose müssen eng kontrolliert und ggf. korrigiert werden. Zur Prophylaxe einer Wernicke-Enzephalopathie wird **Thiamin** 100 mg i.v. (z. B. Betabion®) verabreicht. Eine gastrointestinale Dekontamination mittels Magenspülung bei Ingestion großer Mengen bzw. eine Hämodialyse bei sehr hohen Blutalkoholspiegeln sind selten notwendig.

### Alkoholentzugssyndrom

Leichte Entzugssymptome kommen bei fast jedem Alkoholiker vor. Beginn nach 8–12 h mit Tremor, starkem Verlangen nach Alkohol, Schlafstörungen, Tachykardie. Nach 24–36 h häufig zusätzliche vegetative Symptome wie Bluthochdruck und Krampfanfälle als Folge gesteigerter zentralnervöser Erregbarkeit. Nur bei milden Verlaufsformen ist keine Arzneitherapie erforderlich. In allen anderen Fällen des Alkoholentzuges wird zur Prophylaxe einer Wernicke-Enzephalopathie **Thiamin** 100 mg i.m. (z. B. Betabion®) verabreicht.

Beim *unkomplizierten Alkoholentzugssyndrom* zielt die Therapie darauf ab, ein manifestes Alkoholdelir und Krampfanfälle zu verhindern. Benzodiazepine haben eine zuverlässige Wirkung und werden vor allem bei kardiovaskulären Vorkrankheiten gegenüber Clomethiazol bevorzugt, weil ihre therapeutische Breite größer und das Suchtpotential geringer ist. Eingesetzt werden:

- **Diazepam** initial 10 mg/h i.v. oder i.m. bis zur Besserung der Symptome, anschließend 20 mg/6 h, nach 24 h Dosisreduktion.
- Bei Leberkrankheiten alle 6 h **Oxazepam** (z. B. Adumbran®) 15–60 mg oral oder **Lorazepam** (z. B. Tavor®) 1–3 mg oral, die weitgehend unabhängig von der Leberfunktion eliminiert werden.

Alternativ wird vor allem in Europa **Clomethiazol** (Distraneurin®) angewendet. Nachteilig sind die erheblichen Nebenwirkungen höherer Dosen mit Atemdepression, Blutdruckabfall und bronchialer Hypersekretion. Clomethiazol soll daher nur unter stationärer Kontrolle und zeitlich begrenzt eingesetzt werden. Die Dosierung orientiert sich am klinischen Befund. Initial werden 384–768 mg oral (2–4 Kps.) gegeben, bei ungenügender Sedierung nach 30 min zusätzlich 384 mg oral sowie innerhalb der ersten 2 h bis zu 1536 mg (8 Kps.), anschließend Erhaltungsdosis 384 mg alle 1–2 h bis zu einer Maximaldosis von 4,6 g/24 h (24 Kps.). Üblicherweise reicht eine mittlere Dosis von 5-mal 384 mg/d.

Das *Alkoholdelir* (Delirium tremens) entwickelt sich bei 1–5% der Alkoholiker 1–2 d nach dem Alkoholentzug, dauert 5–10 d und ist durch Desorientiertheit, schwere Erregtheit und Halluzinationen vom akuten Entzug abgrenzbar. Wegen der begleitenden Elektrolyt-, Kreislauf- und Atemstörungen ist das Delir immer ein lebensbedrohlicher Notfall. Trotz seiner Risiken gilt die orale Gabe von Clomethiazol wegen seiner höheren Effektivität als Mittel der Wahl.

In schweren Fällen muss der Patient für eine ausreichende Sedierung intubiert und beatmet werden. Durch Clomethiazol wird die Letalität des Alkoholdelirs wesentlich gesenkt.

**Clonidin** (Catapresan®) vermindert die vegetativen Entzugssymptome Tremor und Schwitzen, jedoch nicht die Schlafstörungen. Vorteil ist die Besserung der deliranten Symptomatik bei klarem Bewusstsein.

**Betarezeptorenblocker** senken Tremor und Blutdruck, wirken aber auf die übrige Entzugssymptomatik nicht besser als Plazebo. Bei Gabe von **Neuroleptika** wie Haloperidol ist die Senkung der Krampfschwelle zu beachten. Ebenfalls ungeeignet ist **Ethanol**, weil seine therapeutische Breite gering ist. Ein manifestes Delirium könnte nicht mehr ohne zusätzliche schwere Intoxikation durchbrochen werden. Bei leichten vegetativen Entzugssymptomen wirkt Ethanol, ist hier jedoch aufgrund vielfältiger toxischer Wirkungen und aus psychologischen Gründen abzulehnen.

## Chronischer Alkoholismus

Die kritische Alkoholmenge liegt bei Männern über 60 g/d, bei Frauen über 25 g/d. Fast alle Organe sind von Alkoholfolgekrankheiten betroffen. Dazu gehören Stomatitis, Gingivitis, Refluxösophagitis, Mundhöhlen-, Rachen- und Ösophaguskarzinom, peptische Ulzera, Leberschäden (Fettleber, Zirrhose), chronische Pankreatitis, Hyperlipidämie, Hypogonadismus, Kardiomyopathie, Hypertonie, Anämie (Folsäuremangel), Myopathie, Polyneuropathie, epileptische Krampfanfälle (meistens Entzugskrämpfe) und Enzephalopathien (Wernicke-Enzephalopathie, Korsakoff-Psychose, Kleinhirnatrophie).

Basis der Therapie ist die **totale Alkoholabstinenz**. Die einzelnen Krankheiten benötigen eine spezielle Therapie. Lediglich bei wenigen Ausfallserscheinungen sind zusätzliche Maßnahmen möglich. Das betrifft vor allem den ernährungsbedingten Vitaminmangel.

Die *Wernicke-Enzephalopathie* beruht auf einem Thiaminmangel und geht mit Nystagmus, Doppelbildern, Ataxie und progredienter Bewusstseinsstörung einher. Prädisponierender Faktor ist ein angeborener Transketolasemangel. Wegen der Lebensbedrohlichkeit der Enzephalopathie muss sofort **Thiamin** (z. B. Betabion®) 50 mg i.v. und danach 50 mg i.m. gegeben werden. Anschließend werden 50 mg/d i.m. verabreicht, bis der Patient wieder ausreichend Vitamine mit der Nahrung zu sich nimmt. Die Korsakoff-Psychose ist ein Defektsyndrom, das oft als Residuum der akuten Wernicke-Enzephalopathie, jedoch manchmal auch chronisch auftritt, allerdings nicht auf Thiamin anspricht. Die Alkoholpolyneuropathie hat neben dem Vitaminmangel auch toxische Ursachen.

Ein *fetales Alkoholsyndrom* kann sich bei Kindern alkoholabhängiger Mütter entwickeln. Die Säuglinge zeigen schwere, teilweise irreparable Schäden in Form von Untergewicht, Mikrozephalie, auffälligen kraniofazialen Anomalien und geistiger Retardierung. Wahrscheinlichkeit und Schwere der Schäden sind proportional zur aufgenommenen Gesamtmenge an Alkohol. Es gibt keine Mindestdosis ohne Risiko. Deshalb ist vor jedem, auch mäßigem Alkoholgenuss während der Schwangerschaft zu warnen.

## Entwöhnungstherapie

Ziel der Therapie ist eine anhaltende und absolute Alkoholabstinenz. Nur so können die schwerwiegenden Folgekrankheiten zum Stillstand gebracht werden. Entscheidend für das weitere Schicksal der Alkoholkranken ist die erfolgreiche Langzeitbetreuung. Nach der körperlichen Entgiftungstherapie, die zweckmäßigerweise stationär erfolgt, muss der Patient für die Entwöhnung motiviert werden. Der Arzt sollte dabei auf wiederholte Rückfälle vorbereitet sein und den Patienten immer wieder zur Teilnahme an der Therapie ermutigen. Neben stationärer Gruppen- und Verhaltenstherapie ist der Anschluss an Selbsthilfegruppen (z. B. anonyme Alkoholiker) wichtig. Arzneimittel sind von untergeordneter Bedeutung.

**Acamprosat** (Campral®) vermindert bei Alkoholabhängigen das Verlangen nach Alkohol („Craving“) und erhöhte in mehreren kontrollierten Studien den Anteil abstinenter Patienten. **Naltrexon** (Nemexin®) senkte in einer kontrollierten Studie den Alkoholkonsum und die Rückfallrate.

**Disulfiram** (Antabus®) ist der Hauptvertreter für eine so genannte Aversionstherapie. Es hemmt die Aldehyddehydrogenase und führt 10–30 min nach der Alkoholaufnahme durch den Anstau von Acetaldehyd zu Übelkeit, Müdigkeit, Flush, Blutdruckabfall und Tachykardie. $H_1$-Antihistaminika können die Symptome der Disulfiram-Reaktion unterdrücken. Die veränderte Alkoholreaktion hält noch 3–10 d nach der letzten Gabe von Disulfiram an. In kontrollierten Studien war es allerdings nicht wirksamer als Plazebo. Hauptprobleme sind die mangelhafte Compliance und beträchtliche Nebenwirkungen. Disulfiram wird daher nur selten eingesetzt. Wegen der kardiovaskulären Nebenwirkungen ist es nicht risikolos, deshalb Kontraindikationen streng beachten.

## Choreatische Syndrome

### Chorea Huntington

Autosomal-dominant vererbte Erkrankung, die fast immer durch eine Vermehrung repetitiver CAG-Trinukleotide in Exon 1 des Huntingtin-Gens verursacht wird. Die typische Symptomentrias besteht aus Hyperkinesen, Persönlichkeitsveränderungen und Demenz. Daneben können auch Myoklonien und selten Rigor und Akinese auftreten. Das Manifestationsalter korreliert invers mit der Anzahl der CAG-Repeats und liegt häufig zwischen dem 30. und 50. Lebensjahr. Die Krankheit führt bei stetiger Progredienz meist nach 10–15 Jahren zum Tod.

Eine kausale Therapie existiert bislang nicht. Daher wird eine symptomatische Kontrolle der choreatischen Bewegungsstörungen durch Blockade zentraler Dopaminrezeptoren angestrebt. Hierfür wird **Tiaprid** (Tiapridex®, 300–1000 mg/d) gegeben oder es werden einschleichend Neuroleptika angewendet, z. B. **Sulpirid** (z. B. Dogmatil®) in einer Anfangsdosis von 100–200 mg/d oral, die ggf. bis auf 200–1200 mg/d gesteigert wird. Alternativ dazu **Haloperidol** (z. B. Haldol®, initial 2 mg/d), **Pimozid** (Orap®, initial 2 mg/d) oder **Perphenazin** (Decentan®, initial 4 mg/d). Wegen der Gefahr von Spätdyskinesien wird möglichst niedrig dosiert.

Treten im Verlauf der Erkrankung Rigor und Akinese auf, kann ein Behandlungsversuch mit Levodopa, Dopaminagonisten, Anticholinergika oder Amantadin unternommen werden. Kontrollierte Studien zu dieser Frage existieren allerdings nicht.

### Chorea Sydenham

Spätkomplikation einer Infektion mit β-hämolysierenden Streptokokken (z. B. Angina tonsillaris), die überwiegend bei Kindern und Jugendlichen meist zwischen dem 7. und 15. Lebensjahr auftritt. Mädchen sind doppelt so häufig betroffen wie Jungen. Klinisch imponiert eine choreatische Bewegungsstörung, die sich innerhalb weniger Tage entwickelt und anschließend über einen Zeitraum von 3–6 Wochen abklingt. Begleitend treten häufig Müdigkeit, Muskelschwäche sowie Verhaltensauffälligkeiten mit emotionaler Labilität auf. Bei einem Drittel der Patienten kommt es innerhalb weniger Monate zu mehreren Attacken.

Vereinzelt flammt eine Chorea Sydenham im späteren Leben nochmals auf, häufig ausgelöst durch eine Schwangerschaft oder durch eine Behandlung mit Östrogenen (beispielsweise orale Kontrazeptiva).

Wichtigstes Ziel der Therapie ist es, weitere postinfektiöse Komplikationen wie rheumatisches Fieber mit kardialen Erkrankungen zu vermeiden. Deshalb erfolgt eine Behandlung z. B. mit **Phenoxymethylpenicillin** tgl. 100.000 I.E./kg oral über 10 d. Empfohlen wird darüber hinaus eine anschließende Sekundärprophylaxe über 5 Jahre (oder bis zum 20. Lebensjahr) mit **Benzylpenicillin-Benzathin** 1,2 Mio. I.E. i.m. alle 4 Wochen. Choreatische Hyperkinesen werden, falls nötig, symptomatisch mit Neuroleptika behandelt.

## Dystonien

Als Dystonien werden unwillkürliche Kontraktionen der Skelettmuskulatur mit repetierenden Bewegungen oder abnormen Körperhaltungen bezeichnet, die nach der Lokalisation in fokale, segmentale und generalisierte Dystonien eingeteilt werden. Die Arzneitherapie stützt sich auf mehrere Stoffgruppen, die den Tonus der Skelettmuskulatur über zentrale oder periphere Mechanismen herabsetzen.

### Generalisierte Dystonien

An erster Stelle stehen **Anticholinergika**, die bei etwa 40% der Patienten ausreichend wirksam sind. Hauptsächlich empfohlen wird **Trihexyphenidyl** (Artane®) mit initial 2-mal 2 mg/d oral sowie einer wöchentlichen Steigerung um 2 mg auf 3-mal 5–10 mg/d. Bei einem kleinen Teil der Patienten mit „Dopa-responsiver Dystonie" hilft die **Levodopatherapie** (z. B. Madopar®), die wegen der besseren Verträglichkeit meist als erstes versucht wird. Weitere Alternativen sind Baclofen (z. B. Lioresal®) oder Benzodiazepine (z. B. Diazepam).

### Fokale Dystonien

Bei fokalen Dystonien (z. B. Blepharospasmus, Torticollis) sind nur wenige Muskelgruppen betroffen, sodass neben der bereits genannten systemischen Therapie eine isolierte pharmakologische Denervierung mit dem Neurotoxin **Clostridium botulinum Toxin Typ A** (Botox®) angezeigt ist. Bei *Blepharospasmus* ist Botulinumtoxin mit einer Erfolgsquote von 80–90% den Anticholinergika und der chirurgischen Therapie überlegen. Initial werden pro Auge insgesamt 6,25–12,5 E bis max. 25 E s.c. in den M. orbicularis oculi injiziert. Die Wirkung tritt nach 2–3 d ein und hält 3–4 Monate an. Ebenfalls wirksam ist Botulinustoxin bei der Behandlung des *Torticollis spasmodicus*. Die Dosis wird individualisiert und sollte 250 E. verteilt auf die betroffenen Muskeln nicht überschreiten. Das Verfahren wurde auch bei weiteren fokalen Dystonien wie *oromandibuläre Dystonie*, *Schreibkrampf* und *spasmodische Dysphonie* erfolgreich angewendet.

Die meist im höheren Alter auftretenden *spontanen orofazialen Dyskinesien* (senile Dyskinesien) sind durch unwillkürliche Bewegungen der perioralen und pharyngealen Muskulatur gekennzeichnet. Die Ursache ist unklar. Vermutet wird ein neurodegenerativer Prozess im Striatum, der zu einem dopaminergen Übergewicht führt. Bei einzelnen Patienten wurde eine Besserung nach Blockade von $D_2$-Dopaminrezeptoren mit **Tiaprid** (Tiapridex®) 200 mg/d bis maximal 600 mg/d oral beobachtet.

## Tourette-Syndrom

Das Tourette-Syndrom ist durch motorische und vokale Tics gekennzeichnet und manifestiert sich meist im Kindesalter. Oft besteht eine Komorbidität mit Zwangsstörungen, hyperkinetischer Verhaltensstörung (ADHS) und Angststörungen. Pathogenetisch werden Veränderungen dopaminerger Neurone in striato-thalamo-kortikalen Regulationssystemen und Autoimmunmechanismen nach Streptokokkeninfektionen diskutiert.

Nur eine Minderheit der Patienten benötigt eine Arzneitherapie. Die symptomatische Therapie stützt sich primär auf Neuroleptika. **Haloperidol** (z. B. Haldol®) wird in niedrigen Dosen (Kinder initial 0,025 mg/kg tgl. oral, ggf. bis max. 0,2 mg/kg, Erw. initial 1 mg/d, ggf. bis maximal 40 mg/d) gegeben und ist bei 80% der Patienten wirksam. Wegen kognitiver Nebenwirkungen und extrapyramidaler Störungen ist Haloperidol nur teilweise befriedi-gend. **Risperidon** (Risperdal®) (initial 0,25–0,5 mg/d oral, ggf. bis max. 1,5 mg/d) besserte die Symptome im Vergleich zu Plazebo (61% versus 26%), löste jedoch häufig Sedation, Hypokinesie und Depression als Nebenwirkungen aus. Genauso gut wirksam ist der $Alpha_2$-Rezeptoragonist **Clonidin** (Paracefan®) in niedriger Dosis (initial 1 μg/d oral bis zu 3–5 μg/d. Er wirkt ebenfalls sedierend, hat aber keine extrapyramidalen Effekte.

## Demenz

Als Demenz wird eine fortschreitende Abnahme intellektueller Leistungen mit schwerwiegenden Störungen des Gedächtnisses, des Denkens, des Urteilsvermögens, der Sprache, der Persönlichkeit und kognitiver Hirnleistungen definiert. Ab dem 60. Lebensjahr steigt die Prävalenz rasch an und erreicht bei den 85-Jährigen 33% der Bevölkerung. In Deutschland leiden 900.000 Patienten an dementiellen Krankheiten, davon 650.000 an Alzheimer-Demenz. Basis der Diagnose ist ein psychometrischer Test (Mini-Mental-Score). Zusätzlich werden bildgebende Verfahren (CT, NMR) und Laboruntersuchungen herangezogen, um behandelbare Ursachen (z. B. Arzneimittelüberdosierungen, metabolische und endokrine Enzephalopathien, Dehydratation) auszuschließen.

Die Wirksamkeit einer Arzneitherapie sollte auf drei Ebenen nachweisbar sein:
- objektive kognitive Tests,
- Aktivitäten des täglichen Lebens,
- globale ärztliche Beurteilung.

Nach diesen Kriterien gibt es bisher lediglich wenige Substanzen mit nachweisbarer aber geringer Wirkung für die Therapie der Demenz vom Alzheimer-Typ (s. unten). Auf zahlreiche Mittel ohne zuverlässige Wirksamkeitsnachweise sollte in der Therapie der Demenz verzichtet werden. Mit kognitiv-rehabilitativen Maßnahmen wird versucht, die verbliebenen Leistungsmöglichkeiten besser auszuschöpfen und eine begrenzte Selbständigkeit zu erhalten. Die Therapie von Begleitstörungen wie Depressionen, Mutismus, Schlafstörungen oder Harninkontinenz ist symptomatisch. Siehe auch Therapieleitlinie der Arzneimittelkommission der deutschen Ärzteschaft (www.akdae.de/35/10Hefte/index.html).

### Morbus Alzheimer

Der Morbus Alzheimer beginnt schleichend, schreitet langsam fort und führt im Mittel nach 8 Jahren zum Tode. Anfangs stehen Gedächtnisstörungen im Vordergrund, später kommen kognitive Defizite, motorische Störungen, Sprachverfall und Persönlichkeitsabbau hinzu. Initial ist der Morbus Alzheimer schwierig gegen andere Demenzen abgrenzbar. Eine definitive Diagnose ist nur durch autoptischen Nachweis von plaqueförmigen Amyloidablagerungen und Neurofibrillenbündeln möglich. Sowohl bei der selteneren familiären Form als auch bei der sporadischen Form werden ursächliche genetische Faktoren vermutet. Mutationen in den Genen für das Amyloid-Precursor-Protein (APP), Presenilin-1 und Presenilin-2 sind für seltene hereditäre Formen des Morbus Alzheimer verantwortlich. Aufgrund einer Abnahme des Acetylcholin-synthetisierenden Enzyms Cholinacetyltransferase und eines Verlustes muskarinischer

$M_2$-Rezeptoren wurde die Acetylcholinhypothese der Alzheimer-Demenz postuliert.

### Cholinesterasehemmer

Aufbauend auf die Acetylcholinhypothese wird versucht, die Wirkung dieses Transmitters durch Hemmung des Abbaus sowie durch Rezeptoraktivierung zu erhöhen. Als Cholinesterasehemmer werden **Donepezil** (Aricept®), **Rivastigmin** (Exelon®) und **Galantamin** (Reminyl®) eingesetzt. Sie verbessern kognitive Funktionen und verlangsamen die Progression. **Donepezil** (Aricept®) ermöglicht nach einem Cochrane-Review (2002) über acht plazebokontrollierte Studien bei Alzheimer-Patienten leichte Besserungen kognitiver Funktionen und eine positivere globale ärztliche Beurteilung, jedoch keine Besserung in der Lebensqualität. Eine Dreijahresstudie bestätigte die bekannten leichten Verbesserungen des kognitiven Status, zeigte aber keinen signifikanten Nutzen von Donepezil auf die Pflegeheimeinweisung oder Progression der Alltagsbeeinträchtigung (AD2000-Studie 2004). **Rivastigmin** (Exelon®) hemmt neben der Acetylcholinesterase auch die Butylcholinesterase, ohne dass die klinische Bedeutung dieser Zusatzwirkung bekannt ist. In Tagesdosen von 6–12 mg werden kog-nitive Funktionen, Alltagsaktivität und Schweregrad gebessert (Cochrane-Review 2000). **Galantamin** (Reminyl®) hat neben seiner Acetylcholinesterase-hemmenden Wirkung einen allosterisch aktivierenden Effekt auf zentrale nicotinische Acetylcholinrezeptoren. Die therapeutische Bedeutung dieses Zusatzeffektes ist ebenfalls unklar. Das Ausmaß der Wirksamkeit entspricht dem anderer Cholinesterasehemmer (Cochrane-Review 2002).

Trotz ihrer begrenzten Wirksamkeit werden Cholinesterasehemmer bisher in evidenzbasierten Leitlinien bei Patienten mit leichter bis mäßiger Alzheimer-Demenz empfohlen, wenn die Diagnose durch einen Spezialisten gestellt wurde und vor der Verschreibung kognitive Funktion, klinischer Gesamtstatus und die Alltagsaktivitäten dokumentiert wurden (NICE 2001).

### NMDA-Rezeptorantagonisten

Bei Patienten mit mittelschwerer bis schwerer Alzheimerdemenz scheint der NMDA-Rezeptorantagonist **Memantin** (z. B. Axura®) die klinische Globalsymptomatik und Alltagsaktivität zu verbessern. Die kombinierte Anwendung mit Cholinesterasehemmern hatte trotz des unterschiedlichen Wirkungsmechanismus keinen zusätzlichen therapeutischen Effekt und ist deshalb nicht empfehlenswert.

### Weitere Antidementiva

**Dihydroergotoxin** (z. B. Hydergin®), **Nicergolin** (z. B. Sermion®) und **Ginkgo-biloba-Extrakte** hatten in kontrollierten Studien bei Alzheimer-Patienten nur marginale Effekte, die jedoch nicht die Vorgaben der derzeitigen Prüfrichtlinien erreichen. Bei einigen Neurotropika (Pyritinol, Piracetam) besteht das Risiko einer erhöhten Erregbarkeit mit Aggressivität und Schlaflosigkeit. Vasodilatatoren sind nicht nur wirkungslos, sondern wegen möglicher Stealeffekte auch potentiell schädlich. Auch die Kombination mit Lecithin ergab widersprüchliche Resultate.

Östrogene haben positive Effekte auf die Symptome des klimakterischen Hormonmangels, erhöhen aber entgegen früheren Erwartungen das Risiko von Demenzerkrankungen (WHI-Studie 2002). Mit dem MAO-B-Inhibitor **Selegilin** wurde bei Alzheimer-Patienten über 2 Jahre eine Verlangsamung der Krankheitsprogression beobachtet, die allerdings ohne eine nachträgliche Adjustierung der Ausgangswerte nicht signifikant war und deshalb nur limitierte Aussagekraft hat.

### Psychopharmaka und Hypnotika

Begleitende Depressionen werden mit den gängigen Antidepressiva behandelt (s. Psychiatrische Krankheiten, Kap. 15). Selektive Serotonin-Rückaufnahme-Inhibitoren (SSRI) bieten gegenüber den klassischen heterozyklischen Antidepressiva den Vorteil geringerer anticholinerger Nebenwirkungen (geringere Beeinflussung kognitiver Funktionen) und geringerer orthostatischer Dysregulation (Sturzgefahr).

Bei *Erregungszuständen* und paranoid-halluzinatorischen Syndromen werden niedrig dosierte Neuroleptika mit geringer sedierender Komponente gegeben, wie z. B. **Haloperidol**, um dämpfende Effekte auf Antrieb und Denkleistungen möglichst gering zu halten. Besondere Vorsicht ist jedoch mit den atypischen Neuroleptika Risperidon und Olanzapin geboten, da die Inzidenz von Schlaganfällen und transitorischen ischämischen Attacken (TIA) bei älteren Demenzpatienten 3- bis 5fach erhöht war.

Bei *Schlafstörungen* kurzwirkende Benzodiazepine, z. B. **Temazepam** (z. B. Planum®) oder **Lormetazepam** (Noctamid®). Gefahr paradoxer Erregungszustände und nächtlicher Stürze beachten. Psychopharmaka und andere zentral wirkende Pharmaka sollten bei Alzheimer-Patienten grundsätzlich zurückhaltend eingesetzt werden, da aufgrund der Gedächtnisstörungen vermehrt Einnahmefehler vorkommen und viele Mittel im Alter infolge pharmakokinetischer Änderungen stärker und länger wirken.

## Vaskuläre Demenzen

Vaskuläre Demenzen gehen mit fokalen neurologischen Ausfällen der Hirnfunktion einher und sind durch kleine disseminierte Nekrosen und Demyelinisierungen des zerebralen Marklagers bedingt. Im Vordergrund der Beschwerden stehen Gangstörungen, Blaseninkontinenz, Verstimmungen und Störungen des Schlaf-Wach-Rhythmus. Mischformen mit der Alzheimer-Demenz sind häufig (30%).

Die Therapie zielt vor allem auf die Ausschaltung von Risikofaktoren der zerebralen Arteriosklerose, z. B. Hypertonie, Diabetes mellitus, Hypercholesterinämien (s. zerebrale Durchblutungsstörungen). Für Nootropika, Geriatrika und durchblutungsfördernde Mittel gilt die gleiche kritische Beurteilung wie beim Morbus Alzheimer.

## Epilepsien

Etwa 1% der Bevölkerung leidet weltweit an Epilepsien, die damit zu den häufigsten neurologischen Krankheiten gehören. Anfallsneigung und Rezidivrisiko werden in erster Linie durch genetische Faktoren („idiopathisch") und erworbene Hirnschädigungen („symptomatisch") bestimmt. Das erste Lebensjahr zeigt die höchste Inzidenz, bis zum 20. Lebensjahr manifestieren sich bereits 75% der Erkrankungen. Epilepsien des Kindesalters sind oft durch Entwicklungsstörungen, Geburtsschäden, Meningoenzephalitiden oder Stoffwechselkrankheiten bedingt. Die erstmals bei Erwachsenen auftretenden Epilepsien sind oft durch Verletzungen, Tumore, zerebrale Insulte oder Alkoholmissbrauch verursacht. In vielen Fällen bleibt die Ätiologie ungeklärt. Maßgebend für die Therapie ist die korrekte Klassifikation der verschiedenen Anfallsformen. Sie werden derzeit nach dem Schema der Internationalen Liga gegen Epilepsie in zwei Hauptgruppen eingeteilt (*Tabelle 14.1*). *Fokale Anfälle* (partielle Anfälle) entstehen in einer Hirnhemisphäre und sind von fokalen EEG-Veränderungen begleitet. Sie werden weiter unterteilt in einfache fokale Anfälle mit erhaltenem Bewusstsein und komplexe Anfälle mit gestörtem Bewusstsein. Sekundär generalisierte Anfälle beginnen fokal und gehen sekundär in einen generalisierten Anfall über. Bei *generalisierten Anfällen* sind gleichzeitig alle oder große Teile beider Hirnhemisphären von Beginn an beteiligt. Sie werden nach den verschiedenen Anfallsmustern mit oder ohne konvulsive Bewegungen weiter untergliedert.

**Antiepileptika** sind das wichtigste Instrument der Therapie. Sie werden in der Regel Jahre benötigt und reduzieren die Anfallsfrequenz deutlich. Trotzdem sind die Therapieerfolge noch unbefriedigend. Heutzutage werden etwa 50–60% der Patienten anfallsfrei, 20–30% bessern sich, 15–20% bleiben unverändert. Die Therapieprognose unterscheidet sich in Abhängigkeit vom Anfallstyp. Die Mortalität von Epilepsiekranken mit generalisierten Anfällen liegt 2- bis 3fach höher als in der Normalbevölkerung. Häufigste Ursachen sind plötzlicher Tod, Unfälle, Suizid und Status epilepticus.

Tabelle 14.1
**Arzneitherapie epileptischer Anfälle**

| Anfallstyp[a] | Antiepileptika 1. Wahl | Antiepileptika 2. Wahl |
|---|---|---|
| **Fokale Anfälle** | | |
| Einfache fokale Anfälle | Carbamazepin | Valproinsäure |
| Komplexe fokale Anfälle | Carbamazepin | Valproinsäure |
| Sekundär generalisierte Anfälle | Carbamazepin | Valproinsäure |
| **Generalisierte Anfälle** | | |
| Tonisch-klonische Anfälle | Valproinsäure | Lamotrigin |
| Absencen | Valproinsäure | Ethosuximid |
| Myoklonische Anfälle (inkl. Impulsiv-Petit mal) | Valproinsäure | Phenobarbital |
| Atonische Anfälle (inkl. myoklonisch-astatische Anfälle) | Valproinsäure | Ethosuximid, Lamotrigin |
| Infantile Spasmen (BNS-Krämpfe) | Vigabatrin | Valproinsäure |

[a] Klassifikation nach der Internationalen Liga gegen Epilepsie.

Tabelle 14.2
**Epileptogene Pharmaka**

| Kontraindiziert bei Epilepsien | Relativ kontraindiziert (potentiell epileptogen) |
|---|---|
| Amantadin | Chloroquin |
| Baclofen | Fluoxetin |
| Bromoprid | Isofluran |
| Domperidon | Kontrazeptiva |
| Gyrasehemmer | Lithium |
| Isoniazid | Maprotilin |
| Metoclopramid | Opioidanalgetika |
| Nefopam | Paroxetin |
| Neuroleptika | Penicillin G |
| | Protirelin |
| | Sulpirid |
| | Theophyllin |
| | Trizykl. Antidepressiva |

## Behandlungsbeginn

Ein *einmaliger Anfall* erfordert in der Regel keine antiepileptische Therapie. Die meisten Patienten erholen sich schnell und benötigen keine Krankenhausaufnahme, wenn akute neurologische oder allgemeinmedizinische Krankheiten ausgeschlossen wurden. Ursache sind oft bekannte Auslöser, die zukünftig gemieden werden sollen. Dazu gehören Provokationsfaktoren wie Schlafentzug, Alkohol, fieberhafte Infekte und epileptogene Arzneimittel (*Tabelle 14.2*). Auch illegale Drogen sind in zunehmendem Maße Ursache epileptischer Anfälle.

Ein *zweiter Anfall* ist wahrscheinlich, wenn abnorme EEG-Veränderungen, familiäre Belastung oder ein pathologischer neurologischer Befund vorliegen. Auch bei besonders langer Anfallsdauer (>15 min) wird man sich eher zu einer Behandlung entschließen. Der Therapiebeginn wird für jeden Patienten individuell entschieden. Eine eindeutige Behandlungsindikation sind mindestens zwei epileptische Anfälle innerhalb von sechs Monaten.

## Auswahl von Antiepileptika

Die Anfallsart bestimmt die Arzneitherapie. Weniger wichtig sind die Ätiologie der Krankheit und Wirkungsmechanismen der Antiepileptika. Initial werden Antiepileptika aus einer Gruppe von Wirkstoffen ausgewählt, die weltweit als Mittel der ersten Wahl eingesetzt werden (*Tabelle 14.3*). Bei einer bestimmten Anfallsform sind alle hierfür geeigneten Mittel gleich gut wirksam. Im Einzelfall kann dennoch ein Mittel überlegen sein, wenn andere versagen. Trotz gleicher antiepileptischer Wirkungsstärke unterscheiden sich die Mittel in den Nebenwirkungen und ihren pharmakokinetischen Eigenschaften, die damit wichtige Auswahlkriterien sind.

Immer wird mit einer **Monotherapie** begonnen. Sie senkt das Nebenwirkungsrisiko, vermindert Interaktionen und erleichtert die Compliance. Etwa 80% der erstbehandelten Patienten werden mit einer Monotherapie anfallsfrei. Lässt sich trotz ausreichender Dosierung keine Anfallsfreiheit erreichen, wird in überlappender Dosierung auf ein zweites Mittel umgesetzt, das für die jeweilige Anfallsart geeignet ist. Erst wenn mehrere primäre Antiepileptika erfolglos waren, wird eine Kombinationstherapie versucht.

Eine **Kombinationstherapie** ist bei Patienten indiziert, die mit einer Monotherapie nicht befriedigend einstellbar sind (ca. 30%). Nach Ausschöpfung aller Möglichkeiten der Monotherapie wird ein zweites Mittel schrittweise und überlappend hinzugefügt. Die jeweils besten Kombinationsmittel wurden bisher nicht in kontrollierten Studien identifiziert. Üblicherweise werden die Mittel der zweiten Wahl hinzugefügt (*s. Tabelle 14.1*). Sedative Mittel wie Phenobarbital sind dafür weniger geeignet, weil sich die Anfallskontrolle verschlechtern kann, wenn sie mangels Erfolges wieder abgesetzt werden müssen. Besser geeignet erscheinen neuere Mittel wie Lamotrigin (Lamictal®), Gabapentin (Neurontin®), Vigabatrin (Sabril®) oder Topiramat (Topamax®).

Eine **einschleichende Dosierung** ist bei den meisten Antiepileptika erforderlich, um Nebenwirkungen gering zu halten. Als Startdosis wird je nach Wirkstoff ¼–½ der Erhaltungsdosis benutzt (*Tabelle 14.3*). Die Dosis wird erst nach Erreichen des Gleichgewichts zwischen Zufuhr und Elimination gesteigert, also nach mindestens 5 Halbwertszeiten des Mittels. Durch eine zu schnelle Dosissteigerung kann z. B. eine verstärkte Sedation ausgelöst werden. Das Dosierungsintervall sollte nicht länger als eine halbe Halbwertszeit sein, um so konstante Plasmaspiegel zu erreichen.

Eine **ausreichende Dosierung** ist erst bei Anfallsfreiheit erreicht. Jedes Mittel muss also bezüglich der Dosis „ausgereizt" werden, d. h. die Dosis muss ggf. bis zur Nebenwirkungsgrenze gesteigert werden. Primär wird nach klinischer Wirkung dosiert, d. h. Anfallsfreiheit und Nebenwirkungen. Bei Therapieresistenz müssen neurologische Ursachen ausgeschlossen werden, z. B. ein fortschreitender Hirnprozess. Die Messung des Plasmaspiegels kann die Einstellung und Überwachung der Antiepileptikatherapie verbessern. Die üblichen Therapie-

Tabelle 14.3
**Antiepileptika**

| Antiepileptikum | Startdosis [mg/d] | Erhaltungs-dosis [mg/d] | Einzeldosen/d | Halbwerts-zeit [h] | Therapeutischer Plasmaspiegel µmol/l (µg/ml) |
|---|---|---|---|---|---|
| Valproinsäure | 150–300 | 1200–1800 (500–3000) | 1–3 | 15–20 | 350–700 (50–100) |
| Carbamazepin | 200 | 600 (400–2000) | 2–4 | 11–22 | 25–50 (6–12) |
| Phenytoin | 50–100 | 300 (100–700) | 1–2 | 22 | 40–80 (10–20) |
| Phenobarbital | 25–50 | 120 (60–240) | 1–2 | 100 | 43–170 (10–40) |
| Primidon | 62,5–250 | 500 (250–1500) | 1–2 | 15 | 23–55 (5–12)[a] |
| Ethosuximid | 500 | 1000 (500–2000) | 1–2 | 60 | 280–710 (40–100) |
| Clonazepam | 1 | 4 (2–8) | 1–2 | 30–40 | 0,06–0,25 (0,02–0,08) |
| **Neuere Antiepileptika** | | | | | |
| Gabapentin | 300 | 1200–2400 | 3 | 6 | 12–18 (2–3) |
| Lamotrigin | 25–50 | 100–700 | 1–2 | 24 | 4–11 (1–3) |
| Vigabatrin | 1000 | 1000–4000 | 2 | 5–7 | |
| Levetiracetam | 250–500 | 1000–3000 | 2 | 7 | |
| Oxcarbazepin | 300 | 1200–2400 | 2 | 9[b] | (10–20) |
| Topiramat | 25 | 400–1000 | 2 | 20–24 | |
| Tiagabin | 5 | 20–70 | 3 | 5–8 | |

[a] Primidon wird zu Phenobarbital abgebaut, normalerweise reicht Phenobarbitalbestimmung aus. [b] Aktiver Metabolit.

bereiche sind aber nur Richtwerte (*s. Tabelle 14.3*). Im Einzelfall können auch niedrigere Werte Nebenwirkungen auslösen oder „toxische" Werte noch gut verträglich sein. Eine Bestimmung des Plasmaspiegels ist indiziert bei:

- Therapieresistenz,
- Intoxikationsverdacht,
- Überprüfung der Compliance,
- Dosisänderungen,
- geänderter Pharmakokinetik bei Neugeborenen, Kindern, älteren Patienten, Schwangerschaft, Leber- und Nierenkrankheiten, Hyperthyreose,
- Kombinationstherapie zu Beginn und bei Erreichen der angestrebten Enddosis (Enzyminduktion).

Eine Überprüfung ist auch angebracht, wenn Anfallsfreiheit erreicht wurde, um damit den therapeutisch wirksamen Plasmaspiegel für die weitere Verlaufskontrolle zu dokumentieren. Die Kombinationstherapie erfordert häufigere Messungen, um unvorhersehbare Interaktionen einzuschränken.

## Fokale Anfälle

Bei *einfach fokalen Anfällen* ist das Bewusstsein nicht beeinträchtigt. Klassischer Anfallstyp ist der Jackson-Anfall mit tonischer Verkrampfung oder klonischer Zuckung einer Hand und Ausbreitung auf benachbarte Körperpartien, aber immer obligat einseitig.

*Komplexe fokale Anfälle* zeigen verschiedenartige Kombinationen von Bewusstseinsveränderungen mit fokalen Symptomen. Der typische Ablauf wird durch eine Aura eingeleitet, gefolgt von Automatismen mit oralen Bewegungen und Bewusstseinstrübung (Umdämmerung). Der Anfall endet mit einem postparoxysmalen Dämmerzustand und obligater Amnesie.

*Sekundär generalisierte Anfälle*, die fokal beginnen, treten bevorzugt im Schlaf oder ohne tageszeitliche Bindung auf. Für alle Formen fokaler Anfälle ist derzeit **Carbamazepin** (z. B. Tegretal®) das Mittel der ersten Wahl, da es in einer großen Multicenterstudie mit 65% die höchste Ansprechquote zeigte. **Oxcarbazepin** (Trileptal®) gilt als Alternative. Es ist ähnlich wirksam wie Carbamazepin, zeigt aber weniger Nebenwirkungen und Arzneimittelinteraktionen. Wirkt Carbamazepin alleine selbst in höheren Dosierungen nicht ausreichend, erscheint die zusätzliche Gabe von **Lamotrigin** (Lamictal®) oder **Gabapentin** (Neurontin®) erfolgversprechend. Bei therapieresistenten Anfällen zusätzlich Levetiracetam (Keppra®). **Valproinsäure** ist genauso wirksam wie

Carbamazepin. Weniger zuverlässig wirken Phenobarbital und Primidon, die auch aufgrund der schlechten Verträglichkeit erst danach eingesetzt werden. Etwa 50% der Patienten werden anfallsfrei.

## Generalisierte Anfälle

### *Tonisch-klonische Anfälle*

Der generalisierte tonisch-klonische Anfall (Grand mal) beginnt mit Bewusstlosigkeit, Sturz und tonischem Streckkrampf des gesamten Körpers, gefolgt von rhythmischen Zuckungen mit einer Gesamtdauer von 2–5 min. Es handelt sich um die häufigste Anfallsform, mit der ca. 70% aller Epilepsien beginnen oder kombiniert sind.

Eine medikamentöse Akuttherapie des *Einzelanfalls* ist nicht erforderlich, da er in der Regel spontan endet, bevor eine Applikation möglich ist. Der Patient soll vor Verletzungen geschützt und in Seitenlage gebracht werden. Extremitäten bei klonischen Zuckungen nicht fixieren, keine forcierten Weckmaßnahmen. Sauerstoffgabe nur bei länger dauernden Anfällen. Bei *erneutem Anfall* **Clonazepam** 1–2 mg i.v. oder **Diazepam** 10–20 mg langsam i.v. injizieren (Vorsicht Atemdepression!). Wirkungseintritt noch während der Injektion. Diazepam kann auch als Rektiole (Diazepam Desitin® rectal tube) von Angehörigen appliziert werden, bei Kindern mit 10–15 kg 5 mg, bei Kindern ab 15 kg sowie bei Erwachsenen 10 mg rektal.

Für die *Langzeittherapie* wird heute vielfach **Valproinsäure** (z. B. Ergenyl®) als Mittel der ersten Wahl empfohlen. Eine Monotherapie ist bei 80% der Patienten wirksam, auch wenn mehrere Anfallsarten vorliegen.

**Carbamazepin** (55% Ansprechquote) und **Phenytoin** (48%) sind ebenfalls wirksam, aber weniger zuverlässig. Von diesen beiden Mitteln wird Carbamazepin zunehmend bevorzugt, insbesondere für Frauen und Kinder, da Phenytoin häufig zu Hirsutismus, Gingivahyperplasie und vergröberten Gesichtszügen führt.

**Phenobarbital** (z. B. Luminal®) und **Primidon** (z. B. Mylepsinum®) werden heute seltener für die initiale Therapie eingesetzt. Barbiturate haben sedierende Nebenwirkungen. Außerdem schränken sie die kognitiven Fähigkeiten schon bei therapeutischen Plasmaspiegeln ein, die sonst keine weiteren unerwünschten Wirkungen erkennen lassen.

### *Absencen*

Leitsymptom von Absencen (Pyknolepsie) ist eine kurzdauernde Bewusstseinsminderung (10–60 Sekunden) mit plötzlichem Beginn und plötzlichem Ende. Häufig ist sie von Myoklonien, Automatismen oder vegetativen Symptomen (z. B. Hautrötung) begleitet. Manifestation im 7.–12. Lebensjahr. In der Hälfte der Fälle entwickeln sich zusätzlich Grand-mal-Anfälle. Etwa 70% der Patienten werden unter der Therapie anfallsfrei.

Mittel der ersten Wahl ist **Valproinsäure** (z. B. Ergenyl®). Sie ist zusätzlich bei Grand mal wirksam und kann bei Kombinationen von Grand mal und Absencen als Monotherapie angewendet werden. Zu beachten ist bei Kindern die Gefahr vital bedrohlicher Leberkrankheiten. In der Frühschwangerschaft besteht ein erhöhtes Risiko einer Myelomeningozele (Spina bifida aperta). **Ethosuximid** ist Mittel der 2. Wahl, da es nicht ausreichend gegen Grand-mal-Anfälle wirkt. Phenobarbital und Primidon werden nicht verwendet, da sie die Frequenz von Absenceattacken erhöhen können. Carbamazepin kann ebenfalls Absencen verstärken.

### *Myoklonische Anfälle*

Manifestieren sich als Impulsiv-Petit mal vorwiegend im 14.–18. Lebensjahr und sind durch blitzartige klonische Zuckungen (Hochreißen der Arme) gekennzeichnet. Sie treten oft beidseitig, meist nach dem Aufwachen mit erhaltenem Bewusstsein auf und sind häufig mit Absencen und Grand-mal-Anfällen kombiniert. Mittel der Wahl ist bei Patienten über 10 Jahre **Valproinsäure**, bei Kindern auch **Ethosuximid** oder **Lamotrigin**.

### *Atonische Anfälle*

Treten als myoklonisch-astatische Anfälle bei Kindern im 2.–5. Lebensjahr auf und sind durch bilaterale generalisierte Myoklonien charakterisiert. Sie sind oft mit postmyoklonischer Myatonie, bei intensiven Formen mit Sturzanfällen assoziiert. Insgesamt ist die Prognose ungünstig, da die Kinder häufig therapieresistent sind.

Manche Anfälle sprechen auf **Valproinsäure** an. Daneben wird auch Clonazepam eingesetzt. Störend sind allerdings erhebliche zentrale Nebenwirkungen des Clonazepams wie z. B. Müdigkeit, Gereiztheit und Tonusverlust der Skelettmuskulatur. Außerdem verliert es nach einigen Wochen bis Monaten bei gleich bleibenden Plasmaspiegeln an Wirkung. Als Zusatztherapie hat sich **Topiramat** (Topamax®) in Dosen von 200–400 mg/d oral bei 40–50% der Patienten als wirksam erwiesen.

### *Infantile Spasmen (BNS-Krämpfe)*

Manifestieren sich im Säuglingsalter im 3. bis 8. Monat und sind häufig durch perinatale Hirnschäden bedingt. Die übliche deutsche Bezeichnung „Blitz-Nick-Salaam-Krämpfe" (BNS-Krämpfe) ergibt sich aus den blitzartigen generalisierten klonischen Zuckungen, Nickanfällen ohne Beteiligung der Extremitäten und langsamen tonischen Krämpfen im Sitzen (Salaamkrämpfe). Die BNS-Krämpfe treten meist in Serien von 10 bis mehreren 100 Anfällen auf. Sie haben eine ungünstige Prognose.

Bisher gibt es keine sicheren Belege für eine Besserung der Prognose durch die Therapie. 80% der BNS-Krampf-Erkrankungen sind therapieresistent. Angewendet wird eine Monotherapie mit **Valproinsäure** (z. B. Leptilan®, tgl. 30 mg/kg oral) oder eine Kombination aus **Valproinsäure** und **Vigabatrin** (Sabril®, 60–150 mg/kg oral). Schlägt diese Therapie fehl, wird nach 2–3 Wochen ein Therapieversuch mit dem Corticotropinanalogon **Tetracosactid** (Synacthen®) in einer Dosis von täglich 15–30 I.E./$m^2$ i.m. für 2–4 Wochen unternommen. Zusätzlich kann **Pyridoxin** (z. B. Hexobion®, 50–300 mg/kg oral jeden 2. Tag) über 2 Wochen versucht werden.

## Beendigung der Therapie

Frühestens nach zweijähriger Anfallsfreiheit kann je nach Epilepsieform ein Absetzversuch unternommen werden. Generell wird eine langsame Dosisreduktion über einen Zeitraum von mindestens 12 Monaten unter wiederholter EEG-Kontrolle empfohlen. Regeln zur Lebensführung weiterhin beachten, Provokationsfaktoren meiden und neurologische Kontrollen regelmäßig durchführen.

**Anfallsrezidive** treten nach Absetzen bei 40% aller Epilepsiepatienten auf. Das Rezidivrisiko hängt ab von der Anfallsart und weiteren Faktoren. Es ist erhöht bei langer vorangehender Therapiedauer, mehreren Anfallsarten, fokalen Anfällen und pathologischen neurologischen Befunden. Die meisten Rückfälle geschehen während des Absetzens oder im ersten Jahr danach. Sie sind bei 80% der Patienten mit der ursprünglichen Dosis wieder beherrschbar.

## Status epilepticus

Ein Grand-mal-Status kommt durch einen prolongierten epileptischen Anfall oder wiederholtes Auftreten von bilateralen tonisch-klonischen Anfällen in kurzen Intervallen zustande. Die Mindestdauer beträgt 30–60 min. Ein Status hört nur ausnahmsweise spontan auf. Der persistierende tonisch-klonische Status epilepticus ist ein lebensbedrohlicher Notfall, der schnell und energisch nach einem Stufenschema behandelt werden muss:

- **Lorazepam** (z. B. Tavor pro injectione®), Mittel der Wahl mit schnellem Wirkungseintritt. Dosis 0,1 mg/kg i.v. mit einer Rate von 2 mg/min, ggf. nach 10–15 min wiederholen, bei Erw. bis zu 10 mg Gesamtdosis. Bei fehlendem i.v.-Zugang **Diazepam** rektal als Lösung (z. B. Diazepam Desitin rectal tube®). Nebenwirkungen sind Atemdepression und Sedierung. Alternativ kann wiederholt **Clonazepam** (Rivotril®) 1 mg langsam (über 120 s) i.v. bis zu einer Gesamtdosis von 4–6 mg (beim Erw.) verabreicht werden. Nachteilig ist die starke Bronchial- und Speichelsekretion.
- Besteht der Status fort, wird **Phenytoin** (z. B. Zentropil®) als Alternative mit langsamerer, aber längerer Wirkung als Diazepam langsam i.v. verabreicht. Dosis 15 mg/kg (max. 30 mg/kg) nicht schneller als 50 mg/min (bei Kdr. 1–3 mg/kg pro min) i.v. injizieren. Keine Blutaspiration in die Spritze, da die Substanz ausfällt. Wegen des Risikos schwerer Arrhythmien nur unter Monitorkontrolle anwenden.
- **Phenobarbital** (z. B. Luminal®) sofern der Status fortbesteht in einer Einzeldosierung beim Erwachsenen von 200 mg i.v. und einer maximalen Injektionsrate von 50 mg/min. Nach jedem weiteren tonisch-klonischen Anfall unter Intubationsbereitschaft zusätzlich 200 mg bis zu einer maximalen Gesamtdosis von 2000 mg.
- Narkose mit **Thiopental** (Trapanal®), sofern der Status nicht anders durchbrochen werden kann. Initial 500 mg i.v. als Bolus gefolgt von einer Erhaltungsdosis von 500 mg/h über Perfusor. Die Thiopental-Narkose wird für mindestens 24 h aufrechterhalten.

Mit Diazepam oder Phenytoin wird der Status epilepticus in 90% der Fälle erfolgreich beendet.

## Spezielle epileptische Syndrome

**Fieberkrämpfe.** Treten am häufigsten bei Kindern im Alter von 6 Monaten bis 5 Jahren im Zusammenhang mit Fieber auf. Unterschieden werden einfache Fieberkrämpfe mit günstiger Prognose und komplizierte Fieberkrämpfe, die durch eine Anfallsdauer von über 15 min, Anfallsserien oder fokalen

Symptomen als Hinweis auf herdneurologische Defizite gekennzeichnet sind. Eine Anfallsdauer von über 5 min bzw. rezidivierende Fieberkrämpfe sind als Notfallsituation anzusehen und erfordern die sofortige stationäre Einweisung.

Einfache Fieberkrämpfe stellen keine Indikation für eine antikonvulsive Dauertherapie dar. Akut wird der Anfall mit **Diazepam** rektal als Lösung (Diazepam Desitin rectal tube®) 0,5 mg/kg (max. 10 mg) durchbrochen. Gleichzeitig wird das Fieber gesenkt mit **Paracetamol** 3-mal 10 mg/kg oral tgl., z. B. Kleinkdr. (1–5 Jahre) 200 mg in 5 ml Saft 3-mal/d, Sgl. (2–12 Monate) 100 mg in 2,5 ml Saft 3-mal/d und zusätzlich physikalische Maßnahmen (feuchte Wickel, Kühlbeutel). Prophylaktisch werden Fieberanstiege auf über 38 °C antipyretisch behandelt. Die Eltern sollten Diazepam als Lösung zur rektalen Anwendung vorrätig halten, um bei den ersten Anzeichen eines Anfalles mit einer Behandlung zu beginnen. Eine Akutprophylaxe mit **Diazepam** (5–10 mg rektal als Lösung) bei Fieberanstieg ist nur in seltenen Fällen indiziert. Eine antikonvulsive Dauertherapie über 2 Jahre bei komplexen Fieberkrämpfen wird gegenwärtig diskutiert.

**Entzugssyndrome.** Bei Patienten mit Abhängigkeit von Barbituraten, Benzodiazepinen oder Alkohol kann es durch den Entzug zu Krampfanfällen kommen. Je nach Ursache werden **Benzodiazepine** oder **Clomethiazol** (s. Alkoholentzugssyndrom) eingesetzt. Da die Mittel selbst antikonvulsiv wirken, werden üblicherweise keine Antiepileptika benötigt. Bei Risikopatienten mit epileptischer Anamnese werden zusätzlich Phenytoin, Carbamazepin oder auch Valproinsäure gegeben. Neuroleptika vermeiden, da die meisten Wirkstoffe die Krampfschwelle senken. Wenn psychotische Reaktionen beim Entzug auftreten, wird Haloperidol bevorzugt, weil es die Anfallsfrequenz nicht erhöht.

**Posttraumatische Anfälle.** Die Prophylaxe mit Antiepileptika nach Hirntraumen wird unterschiedlich beurteilt. Bisher ist nicht belegt, dass ein Therapiebeginn nach dem zweiten Anfall weniger effektiv ist als die primäre Prophylaxe, die generell für 2 Jahre durchgeführt werden soll. Ein erhöhtes Epilepsierisiko besteht bei Frühanfällen innerhalb der ersten Woche, bei penetrierenden Kopfverletzungen sowie bei Kontusionen mit EEG-Herd, langer Bewusstlosigkeit und weiteren Belastungsfaktoren. Phenytoin und Phenobarbital können die Inzidenz posttraumatischer Anfälle senken, allerdings erlauben die bisher vorliegenden Daten keine verbindliche Empfehlung.

### Antiepileptika in der Schwangerschaft

Eine Epilepsie ist aufgrund der verbesserten Therapiemöglichkeiten kein Schwangerschaftshindernis. Voraussetzung ist eine optimale Antiepileptikatherapie mit regelmäßiger neurologischer Überwachung und Vermeidung bekannter Provokationsfaktoren (z. B. Schlafentzug). Bereits vor der Konzeption ist die Anfallsfreiheit mit der niedrigsten wirksamen Dosis und mit möglichst nur einem Antiepileptikum anzustreben. Die Patientinnen müssen über die Notwendigkeit der Therapie aufgeklärt werden, da jeder generalisierte Krampfanfall wegen der fetalen Asphyxie ein Risiko für das Kind darstellt. Deshalb soll die Dosis während der Schwangerschaft nie reduziert werden. Häufig muss die Dosis sogar erhöht werden, weil die Plasmaspiegel der Antiepileptika infolge des erhöhten Blutvolumens und des verstärkten Abbaus durch die mütterliche und fetale Leber abnehmen.

Die Einnahme von Antikonvulsiva geht mit einem erhöhten Missbildungsrisiko einher. Die einzelnen Antikonvulsiva unterscheiden sich in ihrem teratogenen Potential. Primidon, Valproinsäure und Phenytoin haben ein höheres Missbildungspotential als Carbamazepin und Phenobarbital.

Durch Einnahme von **Valproinsäure** in der Frühschwangerschaft wird das Risiko einer Meningomyelozele 2fach erhöht. Zur Prophylaxe dieses Defekts werden 5 mg Folsäure/d vor und nach der Konzeption in Analogie zu Frauen, die bereits ein Kind mit einem Neuralrohrdefekt haben, empfohlen. Nach **Phenytoin** und **Phenobarbital** wurde vermehrt ein „fetales Antiepileptikasyndrom" beobachtet, das durch kleinere Anomalien in Form von kraniofazialen Dysmorphien (z. B. breite Nasenwurzel) und Hypoplasien an Fingern und Zehen geprägt ist.

Nach der Geburt können bei den Kindern Gerinnungsstörungen und Antiepileptika-Entzugssyndrome auftreten. Stillen ist nicht kontraindiziert, obwohl Antiepileptika in die Muttermilch übergehen und beim gestillten Säugling gelegentlich Sedation und Trinkschwäche hervorrufen.

## Multiple Sklerose

Die multiple Sklerose ist eine primär entzündliche Gehirn- und Rückenmarkserkrankung mit herdförmigen Entmarkungen der Myelinscheiden und vielfältigen zerebralen und spinalen Symptomen. Sie tritt am häufigsten zwischen dem 20. und 40. Lebensjahr auf und beginnt überwiegend schubförmig mit späterem Übergang in chronisch-progrediente Verlaufsformen. Der einzelne Schub bessert sich bei 50% der Patienten innerhalb von 2 Monaten und hat eine bessere Prognose als die chronische Progression.

Die klinische Symptomatik ist sehr variabel. Typische Symptome der Initialphase sind monokuläre Sehstörungen infolge einer Retrobulbärneuritis, Doppelbilder, seitenwechselnde distale Sensibilitätsstörungen, bei Fortschreiten der Krankheit spastisch-ataktische Gangstörung und Blasenfunktionsstörung.

Die Ätiologie ist noch ungeklärt. Die heute angewendeten Therapieansätze basieren auf der vermuteten immunologischen Pathogenese. Unterstützt wird diese Hypothese durch Erfolge mit den Zytokinen Interferon beta-1a und 1b. In späteren Krankheitsstadien überwiegt die symptomatische Linderung von Ausfallserscheinungen.

## Akuter Schub

**Glucocorticoide** vermindern Dauer und Ausmaß des akuten Schubes. Die Auswirkungen auf die Gesamtprognose sind noch unklar. Empfohlen wird eine hochdosierte Stoßtherapie mit 1000 mg tgl. i.v. Methylprednisolon (z. B. Urbason®) für 3–5 d, gefolgt von einer ausschleichenden Behandlung mit **Methylprednisolon** oral (80 mg/d Tag 6 und 7; 60 mg/d Tag 8 und 9; 40 mg/d Tag 10 und 11; 20 mg/d Tag 12 und 13). Eine Plasmapherese kann bei erfolgloser Therapie mit Glucocorticoiden in Erwägung gezogen werden.

## Schubförmiger Verlauf

Treten mehrere Schübe innerhalb eines Jahres auf oder kommt es zu schweren Schüben mit nur partieller Remission, wird eine immunmodulierende Dauertherapie empfohlen. Angestrebt wird ein früher Behandlungsbeginn, da Patienten mit schweren chronischen neurologischen Ausfallserscheinungen kaum mehr von einer solchen Therapie profitieren.

Rekombinantes **Interferon beta-1b** (Betaferon®), 8 Mio. I.E. s.c. alle 2 Tage, senkte in einer 3-jährigen Studie die jährliche Schubrate um 33% und die Zahl aktiver Läsionen im Kernspintomogramm sogar um 60%. Mittlerweile wird ein Behandlungszeitraum von über 5 Jahren überblickt, wobei sich die ersten positiven Ergebnisse bestätigt haben. Ähnliche Effekte wurden mit dem länger wirksamen **Interferon beta-1a** (Avonex®, 6 Mio. I.E. i.m. 1-mal/Woche) erreicht. Beide Interferone wirken antiproliferativ und hemmen die Replikation von Viren. Mögliche immunmodulierende Mechanismen bei der multiplen Sklerose sind eine Hemmung der Interferon-γ-Bildung und der T-Zellproliferation sowie eine Verbesserung der bei dieser Krankheit verminderten T- Zellsuppressoraktivität. Trotz zahlreicher Fragen zu Nebenwirkungen, Anwendungsdauer, Dosierung und Bedeutung neutralisierender Antikörper ist Interferon beta gegenwärtig das Mittel der Wahl zur Schubprophylaxe.

**Glatiramer** (Copolymer-1, Copaxone®) ist ein Polypeptid aus Alanin, Glutaminsäure, Lysin und Tyrosin mit struktureller Verwandtschaft zu dem basischen Markscheidenprotein. Nach einem aktuellen Cochrane-Review hat es keinen Effekt auf die Krankheitsprogression der multiplen Sklerose und führt auch nicht zu einer substantiellen Risikoreduktion klinischer Schübe. Deshalb wird eine Routinegabe nicht empfohlen.

**Azathioprin** (z. B. Imurek®; tgl. 2 mg/kg oral) sollte aufgrund der weniger überzeugenden Studienergebnisse und des Risikos, Tumoren des lymphatischen Systems zu induzieren, nur noch als Mittel der zweiten Wahl eingesetzt werden, d. h. wenn Interferon beta unwirksam, unverträglich oder kontraindiziert ist. Ciclosporin hatte im Vergleich zu Azathioprin nur marginale Effekte. Die Immunstimulation mit Levamisol ist wirkungslos.

**Immunglobuline.** Bei schubförmigen Verlaufsformen senken intravenöse Immunglobuline ähnlich wie Betainterferone die Schubrate und die Zahl aktiver zerebraler Läsionen über einen Zeitraum von 1–2 Jahren um ca. 30%. Die verwendeten monatlichen Dosen schwanken in einem weiten Bereich (0,2–2 g/kg). Nach neueren Daten besteht kein Unterschied zwischen 0,2 und 0,4 mg/kg. Chronische Sehstörungen oder chronische motorische Symptome werden nach den Ergebnissen mehrer Studien nicht gebessert. Auch bei der chronisch progredienten Verlaufsform hatten intravenöse Immunglobuline keinen therapeutischen Nutzen.

## Chronisch progredienter Verlauf

Auch bei chronisch progredienten Verläufen ist kürzlich die Wirksamkeit von **Interferon-beta-1b** (8 Mio. I.E. s.c. alle 2 Tage) durch eine Progressionsverzögerung von 9–12 Monaten über einen Zeitraum von 2–3 Jahren nachgewiesen worden (European SP Trial 1998). Bei schweren Verlaufsformen ist in spezialisierten klinischen Zentren unter laufender Blutbildkontrolle eine maximale Immunsuppression mit **Mitoxantron** (Novantron®, 10–12 mg/m$^2$ als Einzelinfusion alle 3 Monate) möglich. Die Dauer der Therapie ist auf ca. 2 Jahre limitiert, weil bei kumulativen Dosen von über 100–120 mg/m² Körperoberfläche eine toxische Myokardschädigung auftritt. Alternativ werden **Cyclophosphamid** und hoch dosierte Glucocorticoide eingesetzt.

### Symptomatische Therapie

*Paresen* sind arzneitherapeutisch nicht beeinflussbar, werden jedoch durch Krankengymnastik gebessert. Früh beginnen und konsequent über Jahre fortführen.

Bei *Spastik* ist Krankengymnastik ebenfalls die Methode der Wahl. Zusätzlich Myotonolytika, die durch eine Tonussenkung zum Gelingen der physikalischen Therapie beitragen (s. auch Spastik). **Baclofen** (Lioresal®) ist wirksamer als Dantrolen oder Diazepam. Alternativ wird auch **Tizanidin** (Sirdalud®) eingesetzt. Eine Restspastik der Beine ist bei schwachen Streckmuskeln für die Gehfähigkeit der Patienten bedeutsam und darf nicht „wegtherapiert" werden.

*Blasenstörungen* sind ein sehr häufiges Spätsymptom. Bei Überlaufblase wird eine Hemmung des Detrusors durch Anticholinergika versucht. Durch **Imipramin** (z. B. Tofranil®) 4-mal 10–25 mg/d oral wird mitunter eine zusätzliche Steigerung des Sphinktertonus erreicht. Bei Retentionsblase sind Cholinergika wenig effektiv, sodass vor allem eine Katheterisierung empfohlen wird. Bei Restharnbildung durch Spastik der Beckenbodenmuskulatur Myotonolytika wie **Baclofen** (Lioresal®). Infektionen des Harntraktes werden resistenzgerecht mit Antibiotika behandelt (s. Harnwegsinfektionen).

*Koordinationsstörungen* sind kaum beeinflussbar. Allenfalls bei Tremor Carbamazepin, Betarezeptorenblocker oder Anticholinergika wie Biperiden (s. auch Parkinson-Syndrom). Bei Fixationspendel-Nystagmus ist eventuell **Gabapentin** (>1600 mg/d oral) erfolgreich.

## Myasthenia gravis

Die Myasthenia gravis ist eine neuromuskuläre Krankheit mit abnormer Ermüdbarkeit der Skelettmuskulatur. Die Prävalenz beträgt 6/100.000. Frauen sind häufiger betroffen als Männer. Die Altersverteilung der Erstmanifestation ist zweigipflig mit einer Häufung zwischen dem 20. und 40. Lebensjahr beziehungsweise nach dem 60. Lebensjahr. Es handelt sich um eine Autoimmunerkrankung, bei der es durch Autoantikörper zu einer Zerstörung nicotinischer Acetylcholinrezeptoren im Bereich der neuromuskulären Endplatte kommt. In 15% der Fälle liegt ein Thymom vor. Klinisch imponiert eine fluktuierende Schwäche und abnorme Ermüdbarkeit der quergestreiften Muskulatur, die sich häufig am Auge (asymmetrische Ptosis, Diplopie), den Extensoren im Bereich der Halswirbelsäule und im Oropharynx (leise dysphone Stimme, Dysphagie) manifestiert. Schwerere Formen betreffen neben der restlichen Skelettmuskulatur auch die Atemmuskulatur.

Die klinische Diagnose wird durch Stimulationsmyographie, Antikörpernachweis im Serum und einen pharmakologischen Test mit dem kurz wirksamen Cholinesterasehemmer **Edrophonium** (Tensilon®, Roche Irland) gesichert. Initial gibt man eine Testdosis von 2 mg i.v. und, falls keine Nebenwirkungen auftreten, weitere 8 mg langsam i.v. nach 30 Sekunden. Bessern sich nach 30–60 Sekunden die myasthenischen Lähmungen über einen Zeitraum von 10–15 min, ist der Test positiv. Die Möglichkeit einer Reanimation muss gegeben sein. Atropin (0,5–1 mg i.v.) ist als Antidot gegen muscarinische Nebenwirkungen (Bronchialsekretion, Bradykardie, Hypotonie, Herzstillstand) bereitzulegen.

**Tabelle 14.4**
**Arzneimittel, die eine Myasthenie verstärken können**

| Arzneimittelgruppen | Wirkstoffe |
|---|---|
| Aminoglykoside | Amitriptylin |
| Benzodiazepine | Chinidin |
| Muskelrelaxanzien | Chinin |
| Tetracycline | Chloroquin |
| | Lithium |
| | Penicillamin |
| | Procainamid |
| | Promazin |

*Pharmakogene Manifestation.* Eine bestehende Myasthenie kann durch zahlreiche Arzneimittel verschlechtert werden (*Tabelle 14.4*). Sie beeinträchtigen die neuromuskuläre Transmission und sind daher bei Myasthenie nur mit Vorsicht anzuwenden. Die Einschränkungen gelten vor allem für schwere Verlaufsformen.

### Dauertherapie

Prinzipien der Therapie sind die Erhöhung des Acetylcholingehalts an der motorischen Endplatte und die Hemmung der Autoimmunreaktion gegen nicotinische Acetylcholinrezeptoren.

**Cholinesteraseinhibitoren.** Bilden initial die Basis der Therapie und bessern bei den meisten Patienten die Muskelschwäche. Allerdings gelingt nur bei einem kleinen Teil eine vollständige Kompensation auf Dauer. Cholinesterasehemmer verlieren vor allem bei hohen Dosen an Wirkung und können durch akute Desensitisierung die Lähmungserscheinungen verstärken und sogar eine cholinerge Krise auslösen. Daher wird eine Dosierung angestrebt, die eine ausreichende Beweglichkeit ermöglicht, jedoch nicht alle Muskelgruppen myastheniefrei macht. Mittel der Wahl ist **Pyridostigmin** (Mestinon®) 60–120 mg oral 2- bis 4-mal tgl. Die Wirkung beginnt nach 30 min, ist nach 2 h maximal und geht dann allmählich zurück. Maximale Tagesdosis bei okulärer Myasthenie 240 bis 300 mg, bei generalisierter Myasthenie 360 bis 420 mg tagsüber und ggf. abends 90–180 mg als Retardpräparat. Bei starken muscarinischen Nebenwirkungen (Miosis, Schwitzen, Speichelfluss, Bronchialsekretion, Bradykardie, Durchfall) Atropinsulfat 4-mal 0,25–0,5 mg/d oral. Als weiterer Cholinesterasehemmer kommt **Neostigmin** (Neostigmin DeltaSelect) in Frage, der aber nur noch in Injektionsform verfügbar ist (0,5 mg s.c. oder i.m. mehrmals/d). Wirkt schneller und kürzer als Pyridostigmin, daher für Langzeittherapie wenig geeignet. Versuch der Dosisreduktion von Cholinesterasehemmern erstmals nach 6 Wochen und weiter nach 6 Monaten. Oft reicht dann die Hälfte der Ausgangsdosis.

**Immunsupressive Therapie.** Bei ungenügender Wirkung der Cholinesterasehemmer wird eine langfristige oder sogar permanente Therapie mit Immunsuppressiva eingeleitet. **Glucocorticoide** (z. B. Prednisolon) sind am wirksamsten, haben aber auch die meisten Nebenwirkungen, insbesondere eine initiale Exazerbation der Myasthenie in den ersten Behandlungswochen bei fast 50% der Patienten. Prednisolon wird daher initial einschleichend mit 15–20 mg/d oral dosiert und alle 7 Tage um 5 mg/d gesteigert, bis 50–100 mg/d erreicht sind. Wirkungseintritt nach 2–4 Wochen, voller Effekt nach 6–12 Monaten. Nach Besserung Dosisreduktion auf 5–10 mg/d morgens. Als vorteilhaft gilt auch die Kombination mit Azathioprin.

**Azathioprin** (2–3 mg/kg oral pro Tag) vermindert vor allem die T-Zell-abhängige Antikörperbildung gegen Acetylcholinrezeptoren. Nachteilig ist der langsame Wirkungseintritt über drei Monate. Azathioprin ist kontraindiziert bei Patienten mit Thiopurin-S-Methyltransferase-Defizienz. Ähnlich effektiv ist Ciclosporin, das bereits nach 1–2 Monaten wirkt, aber mehr Nebenwirkungen hat und daher in zwei Einzeldosen von 2,5 mg/kg tgl. gegeben wird.

**Thymektomie.** Wird grundsätzlich bei generalisierter Myasthenie möglichst frühzeitig nach Krankheitsbeginn für einen breiten Altersbereich (10 bis 60 Jahre) sowie bei allen Patienten mit Thymom empfohlen. Damit entfernt man das Organ, das möglicherweise im Rahmen einer Thymitis eine Autoimmunreaktion gegen die dort vorkommenden Myoidzellen mit nicotinischen Acetylcholinrezeptoren triggert. Nach der Thymektomie tritt bei 35% der Patienten eine Remission und bei weiteren 50% eine Besserung ein.

**Immunglobuline.** Da bei 90% der Patienten Autoantikörper gegen nicotinische Acetylcholinrezeptoren nachweisbar sind, werden Immunglobuline in hohen Dosen (tgl. 0,4 g/kg i.v. über 5 d) nach 4–5 d angewendet. Eine Metaanalyse von vier kontrollierten Studien ergab jedoch keine Evidenz für eine funktionelle Besserung (Cochrane-Review 2003).

## Myasthene Krise

Leitsymptome sind Schwäche, Unruhe, Tachykardie, hastige ineffektive Atmung, eingeschränktes Schlucken, Sprechen und Husten. Als lebensbedrohlichen Notfall auf der Intensivstation behandeln:

- **Beatmung** bei Ateminsuffizienz,
- **Pyridostigmin** (Mestinon®) 1–3 mg i.v., gefolgt von 8–12 mg/24 h i.v. über Perfusor; Dosisanpassung nach klinischem Bild (max. 24 mg/d),
- **Atropin** 0,5–1 mg 4- bis 5-mal/d s.c. bei starken muscarinischen Nebenwirkungen (z. B. Diarrhö),
- **Plasmapherese oder Immunadsorption**, üblicherweise in 10 d 5-mal mit 3–4 l zur Entfernung von zirkulierenden Antikörpern.

## Cholinerge Krise

Bedingt durch relative Überdosierung von Cholinesterasehemmern. Typisch sind muscarinische Symptome wie Hypersalivation, Bronchialsekretion, Durchfall, Schwitzen, Tränenfluss, Miosis und Muskelfaszikulationen. Die Therapie besteht im Absetzen der Cholinesterasehemmer über 3–4 d, Gabe von **Atropin** 0,5–2 mg i.v. alle 4 h, ggf. auch Plasmapherese.

## Parkinson-Syndrom

Die klinischen Hauptsymptome des Parkinson-Syndroms sind Brady- und Akinese, Rigor und Tremor. Häufig bestehen auch vegetative Symptome (Speichelfluss, Talgsekretion, orthostatische Dysregulation) sowie depressive und dementielle Veränderungen. Behandlungsziele sind die Erhaltung der Beweglichkeit und die Besserung der psychischen und vegetativen Begleiterscheinungen. Etwa 80% der Parkinson-Syndrome sind idiopathisch, d. h. ein Morbus Parkinson im Rahmen einer Degeneration des nigrostriatalen Systems mit Auftreten von Lewy-Körpern. Pathophysiologisch sind Änderungen an Parkinson-spezifischen Genen (α-Synuclein, Parkin) und Umwelteinflüsse (Pestizide) von Interesse. Die restlichen 20% sind durch vaskuläre Prozesse und neurodegenerative Systemerkrankungen (z. B. Multisystematrophie, Steele-Richardson-Syndrom, kortikobasale Degeneration) bedingt. Die nichtidiopathischen Syndrome sprechen nur wenig auf die Arzneitherapie an.

Zum Einsatz kommen die folgenden arzneitherapeutischen Prinzipien:

- Behebung des striatalen Dopaminmangels durch Levodopa,
- Stimulation von Dopaminrezeptoren durch Dopaminagonisten,
- Hemmung des Dopaminabbaus durch den MAO-B-Hemmer Selegilin,
- Inhibition von Glutamatrezeptoren durch Amantadin,
- Hemmung des Abbaus von Levodopa und Dopamin durch den COMT-Hemmer Entacapon,
- Dämpfung cholinerger Mechanismen durch Anticholinergika.

Daneben sind nichtmedikamentöse Maßnahmen bedeutsam wie Krankengymnastik mit Betonung von Gangschulung, Feinmotorik und Koordination, Balneotherapie, Sprachtherapie, psychosoziale Maßnahmen und ggf. operative Therapie durch ventrolaterale Thalamotomie oder Hochfrequenzstimulation des Nucleus subthalamicus. Die Transplantation humaner fetaler Mittelhirnzellen in das Striatum von Parkinsonpatienten kann nach weitgehend negativen Ergebnissen kontrollierter Studien gegenwärtig nicht empfohlen werden, vor allem da 15% der transplantierten Patienten nach 3 Jahren schwere Dyskinesien und Dystonien entwickelten.

### Symptomatische Arzneitherapie

Das idiopathische Parkinson-Syndrom muss medikamentös behandelt werden, wenn der Patient in seiner normalen Lebensführung durch die Krankheit behindert wird. Dieser Zeitpunkt hängt einerseits von dem Schweregrad der Erkrankung und andererseits von Beruf und Lebensstil ab. Basis jeder Parkinsontherapie ist **Levodopa**, das weiterhin wirksamste Arzneimittel für die symptomatische Therapie. Problematisch sind jedoch bei der Langzeittherapie extrapyramidale Nebenwirkungen, die 75% der Patienten in Form von Wirkungsverlust, Dyskinesien, On-off-Fluktuationen und paradoxen Akinesien entwickeln. Seltener sind diese für Levodopa typischen Wirkungsschwankungen bei Patienten mit einem Erkrankungsbeginn nach dem 70. Lebensjahr.

Alternativ werden daher **Dopaminrezeptoragonisten** als initiale Monotherapie (bei Patienten <70 Jahren) oder Zusatztherapie in Betracht gezogen, um das stärker wirkende Levodopa für spätere Krankheitsstadien zu reservieren.

#### *Levodopa*

Bei älteren Patienten (>70 Jahre) und solchen mit stärkeren Symptomen wird weiterhin eine initiale Therapie mit Levodopa empfohlen. Es wird ausschließlich zusammen mit einem der beiden Dopa-Decarboxylasehemmstoffe **Benserazid** (z. B. in Madopar®) und **Carbidopa** (z. B. in Nacom®) angewendet. Beide Decarboxylasehemmstoffe sind therapeutisch gleichwertig. Durch die Kombination wird der periphere Abbau von Levodopa vermindert und seine zentrale Verfügbarkeit erhöht, da die Inhibitoren der Dopadecarboxylase die Bluthirnschranke nicht passieren.

Begonnen wird die Therapie mit einer Levodopadosis von 50 mg/d (morgens oral) in den Kombinationspräparaten (Madopar® oder Nacom®). Steigerung um 50 mg alle 3 d bis zu einer Gesamtdosis von 300–600 mg/d, die verteilt auf mehrere Einzeldosen gegeben werden. Falls erforderlich, kann zusätzlich ebenfalls einschleichend abends mit einem Dopaminrezeptoragonisten behandelt werden (s. unten).

Toleriert der Patient die Dopaminrezeptoragonisten nicht, wird zusätzlich zu Levodopa der MAO-B Hemmer **Selegilin** 2-mal 5 mg/d oral eingesetzt. Von Selegilin wird vermutet, dass es neben einer symptomatischen auch eine neuroprotektive Wirkung hat und deshalb die Progredienz der Erkrankung verlangsamt. In mehreren Studien wurde gezeigt, dass Selegilin die Levodopa-Pflichtigkeit in der frühen Phase der Krankheit hinauszögert. Die Ergebnisse einer britischen Studie, in der eine erhöhte Letalität durch Selegilin berichtet wurde, werden aufgrund methodischer Aspekte kontrovers diskutiert.

Nach 3–5 Jahren verliert Levodopa in den meisten Fällen mit fortschreitender Degeneration striataler Dopaminneurone an Wirkung. Daraus resultiert die Notwendigkeit zu Dosiserhöhungen, die mitunter zu überschießenden Dopaeffekten und zur Desensitisierung der Dopaminrezeptoren führen. Als Folge davon treten verschiedene Arten von **Bewegungsstörungen** auf:

- *Dosisabhängiger Wirkungsverlust* („End-of-dose-Akinese") oft morgens vor erster Medikation oder 3–4 h nach letzter Levodopadosis als Folge eines zu niedrigen Plasmaspiegels. Behandlung durch Verkürzung der Dosierungsintervalle für Levodopa, ggf. Umstellung auf einen Dopaminagonisten mit langer Plasmahalbwertszeit wie **Cabergolin** (Cabaseril®) oder Hemmung des Levodopa-Abbaus durch den COMT-Hemmer **Entacapon** (Comtess®).
- *Dosisunabhängige Motilitätsstörungen* („On-off-Phänomene") in Form von abrupten Akinesen, aber auch hyperkinetischen Phasen, die unregelmäßig und unvorhersehbar über den Tag verteilt sind. Behandlung schwierig, bei Off-Phänomenen zunächst wie beim dosisabhängigen Wirkverlust vorgehen.
- *Akinesia paradoxica* („freezing"), plötzliche kurze Gangstörungen mit Starthemmung, verstärkt unter Stress. Tritt die Bewegungsstörung in Phasen des dosisabhängigen Wirkverlustes ein, wird sie wie ein dosisabhängiger Wirkverlust behandelt (s. oben). Ansonsten ist ein Behandlungsversuch mit gelöstem **Levodopa** oral oder mit **Apomorphin** (s.c.-Bolusinjektion 2–4 mg) nach Vorbehandlung mit 20 mg **Domperidon** oral möglich.
- *Dystonien*, unwillkürliche schmerzhafte Muskelspasmen, oft zusammen mit Akinesen vor der nächsten Medikation. Behandlung schwierig, ggf. mit Dopaminagonisten abends oder Apomorphin.

Nicht selten neigen Patienten von sich aus zur Überdosierung, weil sie bei depressiver Grundstimmung die stimmungsanhebende Wirkung von Levodopa suchen.

**Akute Dopapsychose.** Die durch Levodopa induzierte Psychose tritt vor allem in späteren Stadien und bei Überdosierung auf, enthält meist halluzinatorische Komponenten und kann sich durch intensive Traumphasen ankündigen. Bei einer Kombinationsbehandlung zuerst Anticholinergika und Amantadin absetzen, dann Dopaminrezeptoragonisten reduzieren und zuletzt Levodopa reduzieren. Wenn diese Maßnahmen nicht ausreichen, ggf. **Olanzapin** (Zyprexa®) 1–15 mg/d oder **Clozapin** (Leponex®) 6,25–50 mg/d unter enger Blutbildkontrolle geben.

**Tabelle 14.5**
**Dopaminrezeptoragonisten**

| Wirkstoff | Präparat | HWZ [h] | Dosierung |
|---|---|---|---|
| **Ergoline** | | | |
| Bromocriptin | Pravidel® | 3 | Initial 1,25–2,5 mg/d oral, später 2 bis 3-mal 2,5–5 mg/d |
| α-Dihydroergocryptin | Cripar® | 10–15 | Initial 2-mal 5 mg/d oral, später bis auf 3-mal 20 mg/d steigern |
| Lisurid | Dopergin® | 2,2 | Initial 0,1 mg/d oral abends, später bis auf 3-mal 0,2 mg/d steigern |
| Pergolid | Parkotil® | 27 | Initial 0,05 mg/d oral, später 3-mal 1 mg/d |
| Cabergolin | Cabaseril® | 60–70 | Initial 1-mal 0,5 mg/d oral, später bis auf 1-mal 2–6 mg/d steigern |
| **Nichtergoline** | | | |
| Pramipexol | Sifrol® | 8–12 | Initial 3-mal 0,088 mg/d oral, später bis auf 3-mal 0,35 mg/d, ggf. 3-mal 0,7 mg/d |
| Ropinirol | Requip® | 3–10 | Initial 3-mal 0,25 mg/d oral, später bis auf 3-mal 1–3 mg/d steigern |
| Apomorphin | Apomorphin-Teclapharm | 0,7–1,5 | Initial 2–5 mg s.c., anschließend 2–10 mg/h als s.c.-Infusion |

### *Dopaminrezeptoragonisten*

Bei jüngeren Patienten mit einem Erkrankungsbeginn vor dem 70. Lebensjahr und solchen mit weniger ausgeprägten Symptomen wird zunehmend eine initiale Monotherapie mit Dopaminrezeptoragonisten empfohlen (*Tabelle 14.5*). Vorteilhaft ist ihre direkte zerebrale Verfügbarkeit ohne die bei Levodopa notwendige Umwandlung in den aktiven Metaboliten Dopamin. Darüber hinaus haben die neueren Substanzen eine deutlich längere Wirkungsdauer und damit konstantere Wirkungsbedingungen.

Hauptvertreter der Ergoline (Sekalealkaloidderivate) ist **Cabergolin** (Cabaseril®) mit einer besonders langen Halbwertszeit von 65 h, das für die 1-mal tgl. Gabe geeignet ist. Weitere Ergoline sind **Bromocriptin** (z. B. Pravidel®), **Lisurid** (Dopergin®), **Dihydroergocryptin** (Cripar®) und **Pergolid** (Parkotil®), die wegen kürzerer Halbwertszeiten ähnlich wie Levodopa mehrmals täglich gegeben werden müssen (*s. Tabelle 14.5*).

Die beiden Nichtergoline **Ropirinol** (Requip®) und **Pramipexol** (Sifrol®) unterscheiden sich von den Sekalealkaloidderivaten durch eine präferentielle Affinität zum $D_3$-Rezeptorsubtyp. Weiterhin wurde in mehrjährigen Vergleichsstudien mit Levodopa ein deutlich geringeres Risiko für arzneimittelbedingte Dyskinesien nachgewiesen, auch wenn Levodopa bei der motorischen Funktionsbesserung leicht überlegen war. Nachteilig sind plötzliche Schlafattacken bei Autofahrern, was mit einem entsprechenden Warnhinweis gekennzeichnet ist.

## Tremor

Obwohl der Tremor zu den Kardinalsymptomen des idiopathischen Parkinsonsyndroms zählt und äußerlich störend erscheint, ist er meist weniger behindernd als die Hypo- und Bradykinesie. Falls der Tremor nicht in ausreichendem Maß auf die Kombination aus Levodopa und einem Dopaminagonisten anspricht, kann zusätzlich ein Anticholinergikum eingesetzt werden, beispielsweise **Biperiden** als Retardpräparat (Akineton retard®) initial 1 mg/d oral abends, ggf. bis 3-mal tgl. 4 mg steigern. Weitere Anticholinergika sind Benzatropin, Metixen, Procyclidin oder Trihexyphenidyl. **Budipin** (Parkinsan®) unterliegt wegen maligner Herzrhythmusstörungen besonderen Sicherheitsauflagen und wird nur noch selten eingesetzt.

## Depression

Ein Drittel der Patienten mit idiopathischem Parkinson-Syndrom entwickelt eine Depression, entweder als Reaktion auf die behindernde Erkrankung oder aufgrund begleitender Störungen in noradrenergen und serotoninergen Systemen (z. B. Locus coeruleus, Raphe-Kerne).

Ist neben einer optimalen Einstellung des Parkinsonsyndroms eine antidepressive Behandlung erforderlich, so erfolgt diese nach den Prinzipien der medikamentösen antidepressiven Therapie, beispielsweise mit selektiven Serotonin-Rückaufnahme-Hemmern (SSRI), die allerdings, wegen der Gefahr eines Serotoninsyndroms, nicht mit MAO-Hemmern (z. B. Selegilin) kombiniert werden dürfen.

## Akute akinetische Krise

Anhaltende schwerste akinetisch-motorische Störung (komplette Immobilität, Rigidität, Schluckstörungen, Aphonie), die immer erst nach einer längeren Krankheitsdauer entweder spontan oder nach Absetzen der Medikation (z. B. Krankenhausaufenthalt) auftritt. Das maligne Levodopa-Entzugsyndrom ist eine Sonderform der akinetischen Krise mit Hyperthermie, vegetativer Dysregulation sowie erhöhten Serum-Creatinkinasewerten.

Die akinetische Krise ist eine lebensbedrohliche Komplikation und muss intensivmedizinisch behandelt werden. Allgemeine Maßnahmen dienen der Thrombose- und Infektionsprophylaxe. Rehydrierung und Elektrolytausgleich sind ebenfalls wichtig, da die Patienten aufgrund der Schluckstörungen regelmäßig dehydrieren. Spezifisch wird therapiert mit:

- **Amantadinsulfat** als i.v.-Infusion 200 mg/500 ml in 3 h, ggf. 2- bis 3-mal/d,
- **Levodopa** mit Decarboxylasehemmer über Magensonde, z. B. 250 mg Madopar® als Kapsel aufgelöst,
- **Lisurid**, 6-mal 0,025–0,05 mg/d i.v.

Alternativ kann **Apomorphin** 2–5 mg s.c. als Bolus, anschließend 2–10 mg/h als s.c.-Infusion für 12–16 h eingesetzt werden. Wegen starker Emesis immer mit **Domperidon** (Motilium®) 3-mal tgl 20–30 mg oral vorbehandeln. Außerdem Ursache feststellen: Therapieunterbrechung, kontraindizierte Arzneimittel, interkurrente Krankheiten, körperliche Erschöpfung.

Neben der Arzneitherapie sind Krankengymnastik, Atemtraining und rasche Mobilisierung indiziert.

## Pharmakogenes Parkinsonoid

Ein Parkinsonoid kann durch Arzneimittel ausgelöst werden, die einen funktionellen Dopaminmangel durch Entspeicherung (Reserpin, Tetrabenazin) oder durch Dopaminrezeptorblockade (Neuroleptika, Tiaprid, Cinnarizin, Flunarizin) hervorrufen. Betroffen sind vor allem ältere Patienten. Die Symptomatik ist ähnlich wie beim idiopathischen Morbus Parkinson. Das Parkinsonoid verschwindet in der Regel schnell nach Absetzen des auslösenden Mittels. Bei ausgeprägten Störungen durch Neuroleptika sind Anticholinergika wirksam, z. B. **Biperiden** (Akineton®) 2-mal tgl. 2 mg oral oder in akuten Fällen 2,5–5 mg i.m. oder langsam i.v. (s. auch Neuroleptika).

Toxisch-irreversible Parkinson-Syndrome wurden durch das Pethidinderivat N-Methyl-4-phenyl-tetrahydropyridin (MPTP) bei jungen Drogenabhängigen ausgelöst. Auch nach schwerer Kohlenmonoxidvergiftung und lang dauernder Manganexposition können sich toxische Parkinsonoide entwickeln.

# Polyneuropathien

Häufigste Form ist die diabetische Polyneuropathie etwa bei 25% aller Diabetiker. Am wichtigsten ist die korrekte Stoffwechseleinstellung. **Amitriptylin** wirkt schmerzlindernd, hat aber deutliche sedierende und vegetative Nebenwirkungen. Ebenfalls schmerzlindernd wirken Tramadol, Dextromethorphan, Oxycodon sowie **Carbamazepin** oder **Gabapentin**. Das Antioxidans **α-Liponsäure** (z. B. Thioctacid®) wird nicht mehr empfohlen.

Die *Alkoholpolyneuropathie* ist die zweithäufigste Form. Sie tritt etwa bei 50% der chronischen Alkoholiker in Erscheinung. Neben dem regelmäßig bestehenden Thiamin- und Folsäuremangel ist vermutlich eine direkte toxische Schädigung durch Alkohol oder seine Metaboliten bedeutsam. Wichtigste Maßnahme ist daher die Alkoholabstinenz, die in einem sehr langsamen Prozess über viele Monate zu einer weitgehenden Rückbildung auch in schweren Fällen führt.

*Polyneuropathien bei Vitaminmangel* kommen bei normaler Ernährung nur selten vor, jedoch bei Malnutrition oder Malabsorption. Symptome entstehen vor allem durch B-Vitaminmangel. Bei Mangel von Thiamin (Vitamin $B_1$) Beriberi, von Nicotinamid Pellagra, von Pyridoxin ($B_6$) Neuropathie und Krämpfe und von Cyanocobalamin (Vitamin $B_{12}$) funikuläre Myelose. Adäquate Substitution s. jeweilige Vitaminpräparate.

Tabelle 14.6
**Arzneimittel und Gifte, die Polyneuropathien verursachen können**

| Arzneimittel | Gifte |
|---|---|
| Amiodaron | Acrylamid |
| Colchicin | Arsen |
| Clioquinol | Blei |
| Cisplatin | Ethanol |
| Disulfiram | Quecksilber |
| Didanosin | Schwefelkohlenstoff |
| Ethambutol | Thallium |
| Goldsalze | Trikresylphosphat |
| Isoniazid | |
| Metronidazol | |
| Nitrofurantoin | |
| Paclitaxel | |
| Penicillamin | |
| Phenytoin | |
| Stavudin | |
| Vincaalkaloide | |
| Zalcitabin | |

*Toxische Polyneuropathien* können durch zahlreiche Arzneimittel und Gifte entstehen (*Tabelle 14.6*). Entscheidend sind die Klärung der Ursache und die Beendigung der Exposition. Sie sind in den meisten Fällen reversibel. Die durch Isoniazid ausgelöste Polyneuropathie kann prophylaktisch durch **Pyridoxin** (z. B. Hexobion®) verhindert werden (s. Tuberkulose).

Die symptomatische Therapie verschiedener Reizerscheinungen ist langwierig und wenig fundiert. Bei motorischen Reizerscheinungen in Form von Muskelspasmen (z. B. Wadenkrämpfe) werden Therapieversuche mit Chinin, Dantrolen, Baclofen oder Benzodiazepinen empfohlen.

# Polyneuritiden

Die *akute idiopathische demyelinisierende Polyneuritis* (Guillain-Barré-Syndrom) ist eine akute demyelinisierende Entzündung mit aufsteigenden Lähmungen, die wahrscheinlich durch Antikörper, unter anderem gegen das Gangliosid GM1, vermittelt wird. Auslösend wirken Infektionen mit Campylobacter jejuni und virale Infektionen. Typisch ist eine erhöhte Eiweißkonzentration ohne Zellzahlerhöhung im Liquor. Die Krankheit verläuft variabel, einige Patienten werden innerhalb von Tagen beatmungspflichtig. Vollständige Restitution bei 60% der Patienten, Letalität 5%. Die früher übliche Gabe von Glucocorticoiden ist heute zugunsten von **Immunglobulinen** (tgl. 0,4 g/kg i.v. über 5 d) und **Plasmapherese** verlassen worden, die beide etwa gleich wirksam sind. Bei lähmungsbedingter Immobilität frühzeitige Thromboseprophylaxe, bei autonomer Beteiligung Überwachung auf der Intensivstation.

Die *chronische inflammatorisch-demyelinisierende Polyneuritis* (chronisches Guillain-Barré-Syndrom) ist eine sensomotorische Neuropathie, die sich vor allem durch den langsamen Verlauf vom akuten Guillain-Barré-Syndrom unterscheidet. Bei 60% der Patienten ist der Verlauf chronisch-progressiv. Hier ist eine Immunsuppression mit **Prednisolon** (z. B. Decortin H®) tgl. 1–1,5 mg/kg oral meistens wirksam, ggf. zusätzliche Gabe von tgl. 1,5–2,5 mg/kg oral **Azathioprin** (Imurek®). Bei ungenügendem Therapieerfolg werden intravenöses Immunglobulin sowie Plasmapherese eingesetzt.

## Spastik

Spastik ist ein gemeinsames Symptom von Läsionen des ersten Motoneurons. Es tritt am häufigsten nach gedeckten Kopfverletzungen, Schlaganfall, multipler Sklerose, Rückenmarksverletzungen, Myelitis und zervikaler Myelopathie auf. Typisch sind Tonuserhöhung der Skelettmuskulatur, Steigerung der tonischen und phasischen Dehnungsreflexe sowie die Abnahme von Kraft und Geschicklichkeit. Neben Krankengymnastik werden **Myotonolytika** mit antispastischer Wirkung eingesetzt (*Tabelle 14.7*). Die Tonussenkung schafft mitunter erst die Basis für die Krankengymnastik. Die Arzneitherapie kann die Steh- und Gehfähigkeit der Patienten einschränken, wenn eine bestehende Parese durch eine zu starke Tonusreduktion demaskiert wird. Nur selten gelingt es daher, die Spastik völlig zu beseitigen.

Weiterhin werden die Therapieaussichten von den meist variablen Komponenten spinaler und zerebraler Spastik bestimmt. Die Erfolgsquoten sind bei traumatisch bedingten Rückenmarksläsionen (65–75%) und bei multipler Sklerose (30–65%) besser als bei rein zerebralen Läsionen. Neben dem Krankheitsbild sind die Begleitsymptome und das Wirkungsprofil der Arzneimittel für die Auswahl bedeutsam. Bei *spinaler Spastik* wird in erster Linie **Baclofen** (Lioresal®) eingesetzt (*s. Tabelle 14.7*). Dieser $GABA_B$-Agonist hemmt im Rückenmark monosynaptische Eigenreflexe stärker als polysynaptische Fremdreflexe. Baclofen ist nach einer kontrollierten Studie bei Patienten mit multipler Sklerose wirksamer als Dantrolen und Diazepam. Alternativ wird **Tizanidin** (Sirdalud®) verwendet, das vorwiegend die durch Hautreize ausgelösten Fremdreflexe hemmt. Ebenfalls spinal wirksam sind **Diazepam** und **Tetrazepam**, allerdings weniger ausgeprägt als Baclofen. Wegen der stärkeren Sedation wird empfohlen, die Hauptdosis am Abend einzunehmen.

Bei *kortikaler Spastik* scheint **Dantrolen** (Dantamacrin®) besser als die anderen Mittel geeignet zu sein. Es wirkt direkt inhibitorisch auf die Skelettmuskulatur und hat keinerlei neuronale Effekte. Es gilt daher als besonders vorteilhaft für ältere Patienten, die durch die sedativen und ataktischen Nebenwirkungen der Benzodiazepine stärker beeinträchtigt werden. Gelegentlich werden auch Erfolge nach Schlaganfall beobachtet. Wenig geeignet ist Dantrolen bei bestehender Parese mit deutlicher Kraftminderung, wenn die Patienten die Spastik zum Gehen benötigen. Bei lokalisierten Adduktorenspasmen kann **Botulinumtoxin** eingesetzt werden.

## Tremor

### Essentieller Tremor

Der essentielle Tremor ist eine relativ häufige Krankheit (ca. 0,4–6%), die fast immer Hände und

**Tabelle 14.7**
**Therapie der Spastik mit Myotonolytika**

| Wirkstoff | Präparat | Tagesdosis (oral) | | Halbwertszeit [h] |
|---|---|---|---|---|
| | | Initial | Maximal | |
| Baclofen | z. B. Lioresal® | 2-mal 5 mg | 4-mal 20 mg | 3–4 |
| Tizanidin | Sirdalud® | 3-mal 2 mg | 3-mal 12 mg | 3–5 |
| Diazepam | z. B. Valium® | 2-mal 2 mg | 3-mal 20 mg | 50–100 |
| Tetrazepam | z. B. Musaril® | 2-mal 25 mg | 4-mal 50 mg | 18 |
| Dantrolen | Dantamacrin® | 2-mal 25 mg | 4-mal 50–100 mg | 9 |

Arme, oft auch den Kopf (Ja-Tremor, Nein-Tremor) betrifft. Im Unterschied zum Parkinsontremor liegt ein Aktions- und Haltetremor mit höherer Frequenz vor. Mit ausgeprägter familiärer Komponente (ca. 50%) tritt er bereits häufig vor dem 20. Lebensjahr auf, macht deutliche Beschwerden aber erst im mittleren Alter. Die Intensität ist variabel, erhöht bei Stress und Müdigkeit. Der essentielle Tremor wird als verstärkter physiologischer Tremor angesehen und ähnelt dem Tremor bei Angst und Thyreotoxikose. Typisch ist die Dämpfung durch Alkohol, der innerhalb weniger Minuten wirkt, bei Dauergebrauch aber schnell an Wirkung verliert.

**Betarezeptorenblocker** sind Mittel der ersten Wahl, sofern therapiert werden muss. Bevorzugt wird **Propranolol** 80–160 mg/d (max. 320 mg/d) oral in 2 Einzeldosen oder als Retardpräparat 1-mal tgl. Die volle Wirkung tritt oft erst nach einigen Tagen ein. Der Händetremor bessert sich in 65% der Fälle. Bei Kopftremor ist die Therapie weniger erfolgreich. Ebenfalls wirksam sind Metoprolol, Atenolol und Sotalol.

**Primidon** (z. B. Mylepsinum®) wird bei ungenügender Wirkung oder bei Kontraindikationen gegen Betarezeptorenblocker gegeben, Dosis einschleichend mit initial 1-mal 62,5 mg abends, später 2-mal 125 mg/d bis max. 3-mal 250 mg/d oral. Es ist etwa genauso gut wirksam wie Propranolol. Beide Wirkstoffe können auch kombiniert werden. Alternativ zu Primidon kann auch **Gabapentin** (Neurontin®) 1800–2400 mg/d eingesetzt werden.

### Symptomatischer Tremor

Kann als Nebenwirkung bei zahlreichen Arzneimitteln und als Begleitsymptom auch bei einigen Intoxikationen vorkommen (*Tabelle 14.8*). Art und Ausmaß des pharmakogenen Tremors sind unterschiedlich. Am häufigsten wird er bei Lithium (25% der Fälle) und Valproinsäure (10% der Fälle) beobachtet. Weiterhin kann ein symptomatischer Tremor auch durch Stoffwechselstörungen ausgelöst werden, z. B. Hyperthyreose, Hypoglykämie und Phäochromozytom. Eine Besserung wird vor allem durch Behandlung der Grundkrankheit erreicht. Bei Hyperthyreose, Alkoholentzug und einigen Arzneimittel-bedingten Tremorformen sind auch Betarezeptorenblocker wirksam.

**Tabelle 14.8**
**Arzneimittel und Gifte, die Tremor verursachen können**

| Arzneimittel | Gifte |
|---|---|
| Amiodaron | Alkoholentzug |
| Appetitzügler | Blei |
| Betarezeptoragonisten | Kohlenmonoxid |
| Carbamazepin | Mangan |
| Levothyroxin | Opioidentzug |
| Lithium | Quecksilber |
| Methylxanthine | |
| Neuroleptika | |
| Piracetam | |
| Pyritinol | |
| Trizyklische Antidepressiva | |
| Valproinsäure | |

## Zerebrovaskuläre Krankheiten

Der Schlaganfall ist die häufigste neurologische Krankheit. Hinter Herzkrankheiten und Malignomen steht er an dritter Stelle in der Mortalitätsstatistik. In Deutschland erleiden jährlich etwa 150.000 Menschen einen Schlaganfall, ca. 30.000 sterben daran. Inzidenz und Letalität sind in den letzten Jahren um 50% zurückgegangen. Häufigste Form ist der ischämische Insult (70–80%), gefolgt von Hirnblutungen (15%), Subarachnoidalblutungen (5–10%) und anderen Hirngefäßerkrankungen.

Ursachen für zerebrale *Ischämien* sind hämodynamisch wirksame Stenosen extra- oder intrakranieller Arterien, arterio-arterielle und kardiale Embolien, sowie Thrombosen auf dem Boden einer vorbestehenden Stenose. Klinisch kann sich eine zerebrale Durchblutungsstörung in passageren neurologischen Ausfällen oder einem ischämischen Infarkt äußern.

*Transitorische ischämische Attacken (TIA)* sind fokale neurologische Ausfälle, die sich innerhalb von 24 h vollständig zurückbilden. Die meisten TIA dauern weniger als 15 min. Das Erscheinungsbild ist vielfältig und hängt vom Versorgungsgebiet der betroffenen Arterie ab. Nach einer TIA erleiden etwa 5% der Patienten innerhalb eines Monats einen Schlaganfall und 25% innerhalb von 5 Jahren. Das Risiko, einen schweren ischämischen Insult zu erleiden, ist auch bei Patienten nach leichtem Schlaganfall erhöht. Analoges gilt für das *reversible ischämische neurologische Defizit* (RIND), bei dem nach 24 h noch minimale neurologische Residuen vorhanden sind.

Der *ischämische Insult* (Hirninfarkt) beruht auf einem akuten Gefäßverschluss und ist gekennzeichnet durch das plötzliche Auftreten neurologischer Symptome, die mit dem anatomischen Versorgungsgebiet der betroffenen Arterie korrespondieren. Ursache ist meist eine Thrombose auf dem Boden einer vorbestehenden atherosklerotischen Stenose oder eine Embolie. Die Letalität beträgt 20–25%. Etwa 70% der Überlebenden erleiden bleibende neurologische Schäden.

Ziel der Behandlung ischämischer Durchblutungsstörungen ist vor allem die *Prävention* durch Ausschalten von Risikofaktoren, da die *Akuttherapie* des ischämischen Insults bisher nur in beschränktem Umfang möglich ist.

## Prävention

**Ausschaltung von Risikofaktoren.** Der *Bluthochdruck* ist der wichtigste behandelbare Risikofaktor im Rahmen der Primärprävention des Schlaganfalls. Eine konsequente Therapie der Hypertonie vermindert das Schlaganfallrisiko um 40–50%. Ein weiterer wesentlicher Risikofaktor ist das *Zigarettenrauchen*, welches das relative Schlaganfallrisiko um den Faktor 1,5–2 erhöht. Die Beendigung des Rauchens senkt dieses zusätzliche Risiko rasch ab, denn bereits nach 5 Jahren ist kein erhöhtes Risiko mehr nachweisbar. *Herzkrankheiten* wie Herzinsuffizienz, Vorhofflimmern, koronare Herzkrankheit und Vitien erhöhen das Embolie- und damit auch das Schlaganfallrisiko. Eine orale Antikoagulation bei Vorhofflimmern senkt das Schlaganfallrisiko um 60–70%. *Hormonale Kontrazeptiva* erhöhen besonders bei über 35-jährigen Frauen das Schlaganfallrisiko. Auch nach mehrjähriger postmenopausaler Hormonersatztherapie liegt das Schlaganfallrisiko um 40% höher (WHI-Studie 2002). Die Behandlung einer Hypercholesterinämie mit HMG-CoA-Reduktasehemmern senkt das Schlaganfallrisiko bei Patienten mit koronarer Herzkrankheit. Ob eine Korrektur weiterer Risikofaktoren wie *Diabetes mellitus*, *Alkoholmissbrauch* oder *Übergewicht* das Schlaganfallrisiko erniedrigt, ist noch nicht abzuschätzen. Regelmäßige körperliche Aktivität senkt das Schlaganfallrisiko.

**Thrombozytenaggregationshemmung.** Randomisierte Studien mit insgesamt mehr als 100.000 Patienten belegen, dass Thrombozytenaggregationshemmer in der Prävention der zerebralen Ischämie wirksam sind. **Acetylsalicylsäure** (z. B. HerzASS-ratiopharm®) reduziert das Schlaganfallrisiko um etwa ein Drittel. Die beste Evidenz liegt für Dosen von 75–325 mg/d vor. Eine Kombination aus Acetylsalicylsäure und Dipyridamol (Aggrenox®) ist wirksamer als Acetylsalicylsäure allein, allerdings beruht die Evidenz nur auf einer großen Studie (ESPS-2 1996). Bei Unverträglichkeiten oder bei Kontraindikationen gegen Acetylsalicylsäure werden **Ticlopidin** (Tiklyd®) 2-mal 250 mg/d oder **Clopidogrel** (Iscover®, Plavix®) 1-mal 75 mg/d oral eingesetzt, die die Thrombozytenaggregation unabhängig von der Cyclooxygenase hemmen. Clopidogrel hatte im Vergleich zu Acetylsalicylsäure keine überlegene Wirkung auf die Schlaganfallshäufigkeit (CAPRIE 1996). Auch die Kombination von Acetylsalicylsäure und Clopidogrel hat bei der Sekundärprävention des Schlaganfalls keinen Zusatznutzen, sondern erhöht die Gefahr lebensbedrohlicher und schwerer Blutungen (MATCH-Studie 2004). Ticlopidin hat aufgrund des Neutropenie- und Thrombozytopenierisikos, das eine regelmäßige Blutbildkontrolle erfordert, an Bedeutung verloren. Langzeitstudien zur Wirksamkeit der Thrombozytenaggregationshemmung in der Sekundärprävention der zerebralen Ischämie liegen noch nicht vor. Eine medikamentöse Prophylaxe mit Thrombozytenaggregationshemmern sollte deshalb lebenslang erfolgen.

**Antikoagulation.** Bei der Sekundärprävention der zerebralen Ischämie gibt es keine ausreichenden Hinweise auf eine generelle Wirksamkeit von **oralen Antikoagulanzien** (INR von 2–3). Auch die häufig durchgeführte PTT-wirksame Gabe von **Heparin** bei TIA und progredientem Hirninsult ist nicht durch Ergebnisse kontrollierter Studien abgesichert.

Bei Patienten mit *Vorhofflimmern* ist die Prophylaxe durch Antikoagulanzien oder Thrombozytenaggregationshemmer von besonderer Bedeutung. Diese Patienten profitieren von einer Antikoagulation mit **Phenprocoumon** (Marcumar®) bzw. von einer Hemmung der Thrombozytenaggregation mit **Acetylsalicylsäure**. Einzelheiten zur Dosierung s. Vorhofflimmern (Kap. 10).

**Chirurgische Therapie.** Bei symptomatischen Patienten mit einer über 70%igen Karotisstenose als Ursache der TIA oder eines leichten Schlaganfalls ist die Endarterektomie in Kombination mit einer Behandlung mit Acetylsalicylsäure der rein medikamentösen Therapie überlegen.

## Akuttherapie des Schlaganfalls

Der akute Schlaganfall ist ein lebensbedrohlicher Notfall, der intensivmedizinischer Betreuung auf einer Schlaganfallstation bedarf. Die Therapie muss so früh wie möglich einsetzen und dient der Begrenzung des Infarktareals und der Vermeidung von Komplikationen. Hierzu zählen z. B. hämorrhagische Umwandlung des Infarktes, frühe Rezidivinsulte, Hirnödem oder Krampfanfälle sowie Aspirationspneumonie, Infektionen, Dekubitus und Kontrakturen.

**Allgemeine Maßnahmen.** Herzrhythmus, Blutglucose, Körpertemperatur, Wasser- und Elektrolythaushalt werden eng überwacht und eventuell korrigiert. Zur Thromboseprophylaxe wird niedrig dosiertes **Heparin** (2-mal 5000 I.E. s.c./d) oder ein niedermolekulares Heparin (1-mal s.c./d) bei bettlägrigen Patienten gegeben. Besonderes Augenmerk gilt der Gewebsoxygenierung (z. B. Pulsoxymetrie), um frühzeitig einer Hypoxie entgegen zu wirken. Bei oximetrisch nachgewiesener Hypoxie erhält der Patient **Sauerstoff**, ggf. wird kontrolliert beatmet. Eine frühe Sekundärprävention mit Acetylsalicylsäure senkt die Letalität und Reinsultrate geringfügig.

**Blutdruckkontrolle.** Im Zusammenhang mit einem akuten Schlaganfall werden häufig erhöhte Blutdruckwerte beobachtet. Diese beruhen aber nur bei einem Teil der Patienten auf einer präexistenten Hypertonie. Der Blutdruckanstieg kann auch Folge der Hypoxie im Gehirn, eines erhöhten Hirndruckes oder akuter Schmerzen (z. B. bei Harnverhalt) sein. Eine aggressive Behandlung des erhöhten Blutdruckes wird deshalb vor allem bei bekannter Hypertonie nicht angestrebt, um die Perfusion des Gehirns nicht zu gefährden. Eine vorsichtige Blutdrucksenkung sollte erst ab einem systolischen Druck über 220 mmHg und einem diastolischen Druck über 120 mmHg erfolgen. Weitere Indikationen für eine Blutdrucksenkung im ischämischen Insult sind die hämorrhagische Umwandlung des Infarktes, eine maligne Hypertonie oder ein dissezierendes Aortenaneurysma. Die Blutdrucksenkung erfolgt mit **Nitrendipin** 10–20 mg oral oder mit **ACE-Hemmern** (z. B. Enalaprilat i.v.), die sich durch geringe Wirkungen auf zerebrale Gefäße auszeichnen.

Eine Hypotension lässt sich unter enger Kontrolle hämodynamischer Parameter durch vorsichtige i.v.-Flüssigkeitssubstitution (Ringerlösung) und ggf. durch Catecholamine beheben.

**Therapie des Hirnödems.** Für den Patienten stellt der erhöhte intrakranielle Druck eine vitale Gefahr dar. Zur Senkung des intrakraniellen Drucks werden folgende Maßnahmen empfohlen:

- **Kopfhochlagerung** und Verringerung des venösen Abflusswiderstands,
- **Kontrollierte Hyperventilation** unter Intubation und Sedierung mit einem $pCO_2$ von 25 bis 30 mmHg für die Dauer von 30 min, da prolongierte Hyperventilation zu einem Rebound des Hirnödems führt. Bewirkt im gesunden Gewebe eine Vasokonstriktion und dadurch einen Abfall des Hirndrucks.
- Osmotherapie mit **Mannitol** 15% 2 ml/kg/h bis zu 10 ml/kg pro Tag , Wirkungseintritt nach 10–30 min. Alternativ **Glycerol** 50–80%, 1 g/kg oral bis zu 4-mal/d mit dem Vorteil einer geringeren Volumenbelastung. Dadurch wird das perifokale Ödem reduziert, vermutlich aber auch der Wassergehalt im gesunden Gewebe. Gefahr eines Rebounds nach Ende der Therapie.

Anschließend kann eine Hirndrucksenkung durch Alkalisierung mit **Trometamol** (THAM-Köhler) 1 mmol/kg als i.v.-Bolus versucht werden, bei Erfolg 0,25 mmol/kg pro h über 7 h. Bei malignem Hirnödem infolge eines Mediainfarktes oder bei ausgedehnten Kleinhirninfarkten kommt eine Dekompressionskraniotomie in Betracht.

**Thrombozytenaggregationshemmung:** Umfangreiche Studien (IST, CAST) zeigen eine Senkung der Mortalität, der späteren Pflegebedürftigkeit und des Risikos eines Reinfarkts durch die frühzeitige Gabe (innerhalb 48 h beginnend) von **Acetylsalicylsäure** (100–300 mg/d).

**Thrombolyse.** Ziel ist die Begrenzung der irreversiblen Schädigung des Gehirns durch frühest mögliche Rekanalisierung des verschlossenen Gefäßes nach Ausschluss einer intrazerebralen Blutung durch bildgebende Verfahren. Durch systemische thrombolytische Therapie mit **Alteplase** (Actilyse®) innerhalb von 3 h nach akutem ischämischem Insult werden Mortalität und bleibende Behinderungen gesenkt. Das Risiko einer Hirnblutung steigt allerdings leicht an (Cochrane-Review 2003). Die Daten sind ermutigend und können die Anwendung in spezialisierten Zentren mit hochselektierten Patienten rechtfertigen. Trotz zahlreicher klinischer Studien (18 Studien mit 5700 Patienten) sind Nutzen und Risiken von Thrombolytika aber noch nicht ausreichend definiert, um eine breite Anwendung in der klinischen Routinepraxis zu befürworten. Weiterhin ist die Gabe bei Patienten über 80 Jahre nicht Evidenz-basiert, da sie bisher in fast allen Studien ausgeschlossen wurden. Die ambivalente Beurteilung der Thrombolyse hat dazu geführt, dass sie bisher nur bei 2–4% der Schlaganfallpatienten eingesetzt wird.

**Andere Maßnahmen.** Durch Hämodilution mit Hydroxyethylstärke und Dextran 40 ließ sich kein therapeutischer Nutzen nachweisen. Analoges gilt für den Einsatz von Vasodilatatoren (z. B. Pentoxifyllin, Naftidrofuryl). Auch antiödematöse Maßnahmen, wie die Gabe von Gucocorticoiden oder Schleifendiuretika zeigen keine therapeutische Wirkung. Andere Therapieprinzipien, für die in experimentellen Systemen eine neuroprotektive Wirkung nachgewiesen wurde, sind bisher nach kontrollierten Studien in ihrer Wirksamkeit nicht belegt. Das gilt für den Calciumantagonisten Nimodipin, der nach oraler Gabe nicht wirksam und nach i.v.-Gabe potentiell gefährlich ist, da durch die Blutdrucksenkung die Prognose verschlechtert wurde.

## Hirnblutung

Die Hirnblutung hat mit einer Letalität von 40–80% eine noch schlechtere Prognose als der ischämische Insult. Es bieten sich nur wenige therapeutische Möglichkeiten. Wichtig sind intensivmedizinische Allgemeinmaßnahmen, da viele Patienten an Pneumonie, Lungenembolie oder Wasser- und Elektrolytstörungen sterben. Bedeutsam ist auch die Senkung eines stark erhöhten Blutdrucks und die Behandlung eines Hirnödems (s. Hirninfarkt). In Abhängigkeit von der Größe und Lage des Hämatoms profitieren ausgewählte Patienten von einer Liquordrainage bzw. der operativen Entfernung des Hämatoms.

## Subarachnoidalblutung

Häufige Ursache sind Aneurysmen sowie hypertonisch-arteriosklerotische Läsionen und Angiome. Die Letalität beträgt über 50%. Nachblutung, Vasospasmus mit zerebraler Ischämie, Hydrozephalus und Hyponatriämie sind die wesentlichen Komplikationen der Subarachnoidalblutung. Prognostisch entscheidend ist der Grad der Bewusstseinsstörung.

Unbehandelt erleidet ca. die Hälfte der Patienten eine *Nachblutung* mit erhöhtem Letalitätsrisiko. Durch Frühoperation oder endovaskuläre Coilapplikation innerhalb von 72 h wird das Risiko tödlicher Nachblutungen gesenkt. Antifibrinolytika (z. B. Tranexamsäure) vermindern langfristig Rezidivblutungen, verstärken jedoch Vasospasmen und sind daher nicht mehr gerechtfertigt.

Bei 70% der Patienten tritt ein *Vasospasmus* auf, der am 3.–5. Tag beginnt und ca. 14 Tage anhält. Er wird offenbar durch hämatogene Vasokonstriktoren wie Serotonin, Thromboxan und Angiotensin ausgelöst, die aus dem in den Subarachnoidalraum eingetretenen Blut lokal freigesetzt werden. Die arteriellen Spasmen können ischämische Durchblutungsstörungen verursachen, die von transitorisch ischämischen Attacken (TIA) bis zum kompletten Infarkt reichen. Eine Prävention und Therapie ist mit **Nimodipin** (Nimotop®) 1–2 mg/h (15–30 μg/kg pro h) möglich als i.v.-Infusion über zentralen Venenkatheter für 10–14 d (ab Krankenhausaufnahme), anschließend 7 d Nimodipin oral 4-mal 60 mg/d. Nebenwirkungen auf den Blutdruck (Abfall) beachten! Die Häufigkeit neurologischer Komplikationen von Subarachnoidalblutungen wurde durch Frühoperation und perioperative Gabe von Nimodipin um 30–50% gesenkt.

Bei Vasospasmus wird bei ausgeschaltetem Aneurysma für 2–3 d eine **hypertensiv-hypervolämische Hämodilution** durchgeführt. Mehrere unkontrollierte Studien sprechen für die Wirksamkeit dieser Therapie, bei der Hydroxyethylstärke (z. B. HAES-steril®) 0,5–1 l/d, Elektrolytlösung (3–15 l/d) und Dopamin (3–30 μg/kg pro min) kombiniert werden. Ziel sind systolische Blutdruckwerte über 160 mmHg. Wesentliche Gefahren sind kardiale Dekompensation, Lungenödem, Hirnödem, Elektrolytentgleisung und Ruptur von Aneurysmen.

Bei hartnäckigen Kopfschmerzen ausreichende Analgesie mit **Pethidin** (Dolantin®) 25–100 mg s.c. oder **Buprenorphin** (Temgesic®) 0,2–0,4 mg oral. Bei unruhigen Patienten kurzwirkende Benzodiazepine wie **Oxazepam** 3-mal 10 mg/d oral oder **Bromazepam** 1-mal 6 mg/d oral. Allerdings ist darauf zu achten, dass neurologische Symptome infolge von Nachblutung, Vasospasmus oder Hydrozephalus jederzeit beurteilbar sein müssen. Vor Ausschaltung des Aneurysmas ist Acetylsalicylsäure absolut kontraindiziert.

# 15 Psychiatrische Krankheiten

*Martin J. Lohse und Anna Lorenzen*

## Angst- und Zwangssyndrome

Das Symptom Angst tritt im Rahmen von Angst- und Zwangsstörungen, aber ebenfalls bei anderen Erkrankungen auf, beispielsweise psychiatrischen Erkrankungen (affektive Störungen, Psychosen, Anpassungsstörungen, Persönlichkeitsstörungen, organisch bedingten psychischen Störungen), Entzugssyndromen, Substanzmissbrauch, neurologischen und internistischen Erkrankungen. Die Entscheidung für eine Therapieform hängt von der genauen diagnostischen Zuordnung und der Zielsetzung der Behandlung ab. Es wird zwischen einer Akutbehandlung von Angstsymptomen und einer Dauerbehandlung unterschieden, wobei unterschiedliche Präparategruppen zum Einsatz kommen. Häufig, z. B. bei Angst- und Zwangserkrankungen, ist eine gleichzeitige psychotherapeutische und medikamentöse Therapie erforderlich. Psychotherapie mit verhaltenstherapeutischem Schwerpunkt (vor allem kognitive Therapie und Exposition) und Pharmakotherapie sind gleichberechtigte und sich gegenseitig unterstützende Bausteine eines Gesamttherapiekonzeptes.

Benzodiazepine werden zur schnellen symptomatischen Anxiolyse verwendet. Ihr Einsatz kann zur Überbrückung der Zeit bis zum Wirkungseintritt von Antidepressiva gerechtfertigt sein, oder sie kommen dann zum Einsatz, wenn andere Mittel versagt haben oder aufgrund von unerwünschten Wirkungen nicht tolerabel sind. Bei der Zwangsstörung ist die Wirksamkeit von Benzodiazepinen nicht nachgewiesen.

In erster Linie kommen mittellang und lang wirkende Benzodiazepine in Betracht. Mittellang wirkend sind z. B. **Oxazepam** (z. B. Adumbran®, 15–30 mg/d), **Lorazepam** (z. B. Tavor®, 1–4 mg/d) oder **Bromazepam** (z. B. Lexotanil®, 3–6 mg/d). Langwirkend sind z. B. **Diazepam** (z. B. Va-lium®, 2–15 mg). Bei überwiegenden Schlafstörungen können diese Substanzen abends in einer Dosis eingenommen werden, ansonsten zur Vermeidung zu starker Sedation die halbe Dosis abends und jeweils ein Viertel der Dosis morgens und mittags (z. B. 1/4 Tbl. Bromazepam à 6 mg morgens und mittags, 1/2 Tbl. abends). Niedrige Dosen von Benzodiazepinen mit mittlerer Wirkdauer können auch kurz (1/2–1 h) vor belastenden Situationen eingenommen werden, z. B. **Lorazepam** (z. B. Tavor®) 0,5 mg oder **Alprazolam** (z. B. Tafil®) 0,25 mg. Eine Leistungsminderung ist hierbei aber zu erwarten, daher nicht vor Prüfungen oder beruflichen Belastungen.

Wegen des Abhängigkeitsrisikos, auch bei Einnahme normaler Dosierungen („low dose dependency"), sollen Benzodiazepine bei Patienten mit Abhängigkeitsanamnese lediglich im Ausnahmefall eingesetzt werden (z. B. Alkoholentzug). Spätestens nach 3 Wochen soll die Notwendigkeit der Einnahme überprüft werden. In der Regel sollte eine Anwendungsdauer von 8–12 Wochen nicht überschritten werden.

In der Vorstellung, dass Betarezeptorenblocker sympathikusvermittelte Angstsymptome wie Tremor, Tachykardie, Erwartungsängste und Podiumsangst unterdrücken, wird z. B. **Propranolol** in Dosierungen von 2- bis 4-mal 10 mg/d nach Bedarf bis zu 2- bis 4-mal 40 mg/d verwendet. Die Wirksamkeit bei Angststörungen ist jedoch nicht gesichert. Für homöopathische Zubereitungen und Phytotherapeutika (z. B. Baldrian- oder Johanniskrautpräparate) existieren ebenfalls keine Wirksamkeitsnachweise bei Angst- oder Zwangserkrankungen.

Gelegentlich werden auch niedrigpotente Neuroleptika empfohlen, z. B. **Thioridazin** (Melleretten®, 30–60 mg/d) oder niedrige Dosen hoch potenter Neuroleptika, z. B. **Fluspirilen** (z. B. Imap®, wöchentlich 1–1,5 mg i.m.). Die Wirksamkeit bei Angststörungen ist nicht ausreichend belegt. Die Möglichkeit der Entwicklung irreversibler Spätdyskinesien besonders nach Gabe hoch potenter Neuroleptika zwingt zur Vorsicht. Neuroleptika sollen nur bei Unwirksamkeit oder bei Vorliegen von Kontraindikationen für andere Mittel verwendet werden oder wenn andere Mittel nicht vertragen werden. Eine Ausnahme stellen die Zwangserkrankungen dar, bei denen in schweren Fällen ein selektiver Serotonin-Rückaufnahme-Inhibitor (SSRI) mit einem atypischen Neuroleptikum kombiniert werden kann.

Bei der *Panikstörung (mit oder ohne Agoraphobie)* sind in der Akutbehandlung von Panikattacken beruhigende Gespräche hilfreich, ggf. ausnahmsweise Benzodiazepine mit raschem Wirkungseintritt, z. B. **Lorazepam** sublingual (Tavor expidet®) 1–2,5 mg oder **Diazepam** Tropfen 5–10 mg. In der Dauerbehandlung werden vorzugsweise Antidepressiva verwendet, z. B. die nichtselektiven Monamin-Rückaufnahme-Inhibitoren (NSMRI) **Imipramin** (z. B. Tofranil®) oder **Clomipramin** (z. B. Anafranil®) 75–200 mg/d, einschleichend beginnen. Auch selektive Serotonin-Rückaufnahme-Inhibitoren (SSRI) wie **Citalopram** (z. B. Cipramil®) oder **Paroxetin** (z. B. Seroxat®) 20–60 mg/d sind wirksam. Alternativ kann der Serotonin-Noradrenalin-Rückaufnahme-Inhibitor (SNRI) **Venlafaxin** (Trevilor®) in Retardform in einer Dosis von 75–225 mg tgl. verwendet werden. Der Einsatz von Benzodiazepinen zur Überbrückung der Wirklatenz von Antidepressiva kann gerechtfertigt sein.

Bei der *generalisierten Angststörung* sind der SNRI **Venlafaxin** (Trevilor® retard, 75–225 mg/d), verschiedene SSRI, z. B. **Paroxetin** (z. B. Seroxat®, 20–50 mg/d) oder NSRMI, z. B. **Imipramin** (z. B. Tofranil® 75–200 mg/d) zur Dauerbehandlung geeignet. Auch der 5-$HT_{1A}$-Agonist **Buspiron** (Bespar®) ist in einer Dosierung von 15–60 mg bei dieser Störung wirksam. Wegen stark sedierender Effekte soll das ebenfalls wirksame Antihistaminikum **Hydroxyzin** (z. B. Atarax®, 37,5–75 mg/d) erst bei Therapieresistenz gegen andere Mittel angewendet werden.

Bei *sozialer Phobie* sind SSRI (z. B. **Paroxetin,** Seroxat® 20–50 mg/d) wirksam, in zweiter Linie der reversible MAO-Inhibitor **Moclobemid** (Aurorix® 300–600 mg/d). Bei spezifischen Phobien ist nur in seltenen Fällen eine Pharmakotherapie mit einem SSRI erforderlich.

Bei der *Angst und depressiven Störung gemischt* liegen keine kontrollierten klinischen Studien vor. Medikamentös sind wohl in erster Linie SSRI wirksam, auch SSNRI und NSMRI werden verwendet.

Bei *Zwangsstörungen* kann die Wirklatenz der verwendeten Antidepressiva länger sein als bei den Angststörungen oder Depressionen. Gelegentlich sind höhere Dosierungen erforderlich. Eine Zwangsstörung kann mit dem NSMRI **Clomipramin** (z. B. Anafranil®, 75–300 mg/d) oder SSRI, z. B. **Fluoxetin** (z. B. Fluctin®, 20–80 mg/d) oder **Paroxetin** (Seroxat®, 40–60 mg/d) behandelt werden. In therapieresistenten Fällen kann eine Kombination eines SSRI mit atypischen Neuroleptika wie Risperidon oder Olanzapin zum Erfolg führen.

## Depressionen

Die Diagnostik der Depressionen hat sich in jüngerer Zeit gewandelt, nachdem sich die auch für die Therapie grundlegende Unterscheidung endogener und neurotischer Formen als nicht valide erwiesen hat. Unterschieden werden nach dem Auftreten verschiedener Symptome leichte, mittlere sowie schwere Depressionen. Bei schweren Depressionen können noch zusätzliche Syndrome auftreten, beispielsweise das psychotische Syndrom (Halluzinationen negativen Inhalts, Verarmungs-, Versündigungs- oder Schuldwahn, Stupor) und das so matische Syndrom (Gewichtsverlust, körperliche Missempfindungen, frühmorgendliches Erwachen). Psychische Symptome können hinter körperlichen Vitalsymptomen zurücktreten („larvierte Depression"), insbesondere im Alter kann die Diagnose schwierig sein. Bei allen Schweregraden der Depression sind grundsätzlich sowohl Antidepressiva als auch psychotherapeutische Maßnahmen indiziert. Bei schweren Depressionen kommen auch Schlafentzug, Licht- und Elektrokrampftherapie zur Anwendung.

Für die Auswahl von Antidepressiva ist das Erscheinungsbild wichtig. Die ängstlich-agitierte Form ist durch Unruhe, Ängstlichkeit und entsprechende Symptome charakterisiert. Die gehemmt-apathische Form ist gekennzeichnet durch Antriebsmangel, Müdigkeit und Gefühlsverlust. Die wahnhafte Form zeichnet sich durch das Hinzukommen eines psychotischen Syndroms (s. oben) aus. Hier ist die Abgrenzung zu schizophrenen Störungen wichtig, da in solchen Fällen Neuroleptika vorzuziehen sind und Antidepressiva akute psychotische Phasen provozieren können.

### Therapie mit Antidepressiva

Als Antidepressiva finden Substanzen mit verschiedener chemischer Struktur und unterschiedlichen Wirkmechanismen Verwendung. Biochemisch-pharmakologisch unterscheidet man folgende Gruppen (*Tabelle 15.1*):

- Nichtselektive Monoamin-Rückaufnahme-Inhibitoren (NSMRI) im Wesentlichen aus der Gruppe der tri- und tetrazyklischen Antidepressiva.
- Selektive Serotonin-Rückaufnahme-Inhibitoren (SSRI) vom Typ des Fluoxetins.
- Serotonin-Noradrenalin-Rückaufnahme-Inhibitoren (SNRI).
- Noradrenalin-Rückaufnahme-Inhibitoren (NaRI).
- Nichtselektive $Alpha_2$-Antagonisten.
- Inhibitoren der Monoaminoxidase (MAO).

Klinisch-pharmakologisch ist neben antidepressiven und stimmungsaufhellenden Qualitäten das Ausmaß der sedierenden Wirkungen und der vegetativen Nebenwirkungen von praktischem Interesse (*s. Tabelle 15.1*). Während die vegetativen Nebenwirkungen bei den NSMRI überwiegen, zeigen manche neuere Substanzen zwar insgesamt weniger, gelegentlich jedoch schwerwiegendere

**Tabelle 15.1**
**Einteilung der Antidepressiva**

| Wirkstoffe | Präparate (Beispiele) | Sedation | Vegetative UW | Halbwertszeit [h] | Dosisbereich [mg/d oral] |
|---|---|---|---|---|---|
| **Nichtselektive Monoamin-Rückaufnahme-Inhibitoren (NSMRI)** | | | | | |
| Amitriptylin | Saroten® | +++ | +++ | 9–36 | 50–150 (–300) |
| Amitriptylinoxid | Equilibrin® | +++ | ++ | 10–20 | 60–150 (–300) |
| Doxepin | Aponal® | +++ | +++ | 11–19 | 50–150 (–300) |
| Trimipramin | Stangyl® | +++ | ++ | 23 | 25–150 (–400) |
| Clomipramin | Anafranil® | ++ | +++ | 17–28 | 50–150 (–200) |
| Dibenzepin | Noveril® | ++ | +++ | 4 | 240–480 (–720) |
| Imipramin | Tofranil® | + | ++ | 5–20 | 50–150 (–300) |
| Desipramin | Petylyl® | – | + | 23 | 50–150 (–200) |
| Maprotilin | Ludiomil® | ++ | ++ | 40–50 | 50–150 (–225) |
| **Selektive Serotonin-Rückaufnahme-Inhibitoren (SSRI)** | | | | | |
| Citalopram | Cipramil® | – | – | 33 | 20–60 |
| Fluoxetin | Fluctin® | – | – | 72 | 20–60 (–80) |
| Fluvoxamin | Fevarin® | – | – | 15 | 100–200 (–300) |
| Paroxetin | Paroxat® | – | – | 24 | 20–50 |
| **Serotonin-Noradrenalin-Rückaufnahme-Inhibitor (SNRI)** | | | | | |
| Venlafaxin | Trevilor® | - | + | 4–7 | 75–150 (–375) |
| **Noradrenalin-Rückaufnahme-Inhibitor (NaRI)** | | | | | |
| Reboxetin | Edronax® | - | + | 13 | 8 (–20) |
| **Nichtselektive Alpha$_2$-Rezeptorantagonisten** | | | | | |
| Mianserin | Tolvin® | ++ | + | 6–40 | 30–120 (–180) |
| Mirtazapin | Remergil® | ++ | + | 20–40 | 15–45 |
| **MAO-Inhibitoren** | | | | | |
| Tranylcypromin | Jatrosom®N | - | ++ | 1–2 | 5–20 (–30) |
| Moclobemid | Aurorix® | - | - | 1–2 | 300–600 |

Angeben sind die ambulant verwendeten Dosierungen, in Klammern Maximaldosen für die stationäre Therapie.

Nebenwirkungen. Das weitgehende Fehlen der vegetativen Nebenwirkungen bei einigen neueren Antidepressiva macht sie z. B. bei kardiovaskulären Risikopatienten wertvoll. Manche neueren Antidepressiva wie Mirtazapin (Remergil®) oder die SSRI haben sich bei Überdosierungen als weniger gefährlich als die älteren nichtselektiven Substanzen erwiesen, bei denen anticholinerge, kardiodepressive und arrhythmogene sowie epileptogene Wirkungen zu tödlichen Vergiftungen führen können.

Alle Antidepressiva können, insbesondere bei Dosissteigerungen oder in Kombination mit anderen serotoninergen Wirkstoffen das potentiell lebensbedrohliche Serotoninsyndrom auslösen, das durch psychische Symptome (z. B. Verwirrtheit, gehobene Stimmung, Koma), neurologische Symptome (z. B. Tremor, Rigor, Myoklonien, Hyperreflexie) und autonome Dysfunktion (Temperaturanstieg, Hyperhidrosis, Tachykardie, Blutdruckdysregulation) gekennzeichnet ist. Ein erhöhtes Risiko besteht im Zusammenwirken von Antidepressiva mit bestimmten Drogen (z. B. Amphetamine, LSD, Cocain) und Arzneimitteln (z. B. Reserpin, Levodopa, Tramadol, Buspiron, Triptane, Carbamazepin, Lithium und Johanniskrautpräparate).

Bei den nichtselektiven, irreversiblen MAO-Inhibitoren vom Typ des Tranylcypromins mit irreversibler Wirkung stehen Schlafstörungen, Unruhe, Hypotonie und Schwindel als Nebenwirkungen im Vordergrund. Gefährlich sind hypertensive

Krisen nach Aufnahme tyraminhaltiger Nahrungsmittel, z. B. Käse, Geflügelleber, Wurst, Schokolade, getrocknete Früchte und allgemein gealterte Nahrungsmittel. Bei selektiven, reversiblen MAO-A-Inhibitoren vom Typ des Moclobemid fehlen die tyraminbedingten Blutdruckeffekte weitgehend, auch zentral stimulierende Effekte sind seltener.

Die erwünschten Wirkungen von Antidepressiva treten erst mit einer Latenz von 2–3 Wochen auf, unerwünschte Wirkungen (z. B. Sedation und anticholinerge Wirkungen) sofort. Darüber müssen Patienten und Angehörige aufgeklärt werden. Falls wegen massiver Suizidalität oder Vitalgefährdung ein schneller Wirkungseintritt notwendig wird, ist die Elektrokrampftherapie (s. unten) den Antidepressiva meist überlegen. Bei der antidepressiven Arzneitherapie ist weiter zu beachten, dass viele der Patienten suizidal gefährdet sind. Häufig geht die antriebssteigernde Wirkung der Antidepressiva ihrer stimmungsaufhellenden Wirkung voraus. Deshalb kann die Suizidgefährdung zunächst steigen. Antidepressiva mit sedativer Komponente sind daher vor allem im ambulanten Bereich sicherer. Über eine Induktion von Suizidalität bei Anwendung von SSRI vor allem bei Kindern und Jugendlichen ist kürzlich berichtet worden.

Die **Auswahl eines Antidepressivums** richtet sich in erster Linie nach der Symptomatik:

- Für *agitiert-ängstliche Depressionen* stärker sedierende Antidepressiva vom **Amitriptylin-Typ.**
- Für *gehemmt-apathische Depressionen* psychomotorisch aktivierende Antidepressiva vom **Desipramin-Typ.**

Das ursprüngliche Dreikomponentenschema (nach Kielholz) hat wegen Mangels an empirischer Validierung an Bedeutung verloren. Zudem lassen sich vital-depressive Depressionen nicht deutlich genug deutlich abgrenzen. Wenn anamnestisch Erfolge mit einem bestimmten Antidepressivum bekannt sind, wird dieses gewählt. Sonst kann mit einem NSMRI begonnen werden (Ausnahmen bei Risikopatienten s. oben).

Als Richtwert der **Dosierung** können bei den meisten NSMRI 150 mg/d oral gelten. Diese Dosis sollte zur Reduktion von Nebenwirkungen schrittweise erreicht werden. Der in *Tabelle 15.1* angegebene Dosisbereich gilt für die ambulante Behandlung, die niedrigeren Werte für das Einschleichen der Behandlung. Zusätzlich sind in Klammern die üblichen Maximaldosierungen bei stationärer Behandlung angegeben. Bei unzureichendem Therapieerfolg kann nach 3–4 Wochen die Dosis möglichst unter Kontrolle des Serumspiegels gesteigert werden. Beispielsweise kann bei **Amitriptylin** (z. B. Saroten®) für 2 d mit 2-mal 25 mg begonnen werden, dann 3 d 2-mal 50 mg und 10 d 2-mal 75 mg. Stationär wird die Dosis bei Bedarf schrittweise nach 3–4 Wochen auf bis zu 300 mg/d angepasst. Bei älteren Patienten ist oft die Hälfte der angegebenen Dosierungen ausreichend. Bei Schlafstörungen sollte von sedierenden Antidepressiva die größere Dosis (z. B. 2/3 der Tagesdosis) abends gegeben werden. Aktivierende Antidepressiva wie z. B. Desipramin (Petylyl®) oder Reboxetin (Edronax®) sollten in solchen Fällen nicht abends eingenommen werden. Bei schweren Depressionen werden Antidepressiva in der Klinik häufig als Infusionsbehandlung gegeben, z. B. Amitriptylin 2- bis 3-mal tgl. 25–50 mg verdünnt mit Infusionslösung (0,9% NaCl oder 5% Glucose) als Kurzinfusion für etwa 2 Wochen, anschließend orale Therapie. Pharmakologisch ist dies der oralen Behandlung nicht überlegen, ein schnellerer Wirkungseintritt wurde behauptet, ist aber bisher nicht nachgewiesen.

Bei **Therapieresistenz** auch nach Dosiserhöhung können Plasmaspiegelbestimmungen bei einigen Antidepressiva hilfreich sein, auch wenn wirksame Spiegel für die meisten Antidepressiva nicht genau definiert sind. Bleibt nach Korrektur der Dosierung der Therapieerfolg aus, so wird zunächst eine sog. Augmentation durch Zugabe von **Lithiumsalzen** (s. dort) für 2–3 Wochen versucht. Über erfolgreiche Augmentation mit **Mirtazapin** (Remergil®) wurde in kleineren Studien berichtet, dies bedarf aber noch der Bestätigung. Gelegentlich wird auch die Umstellung auf ein Antidepressivum anderer Art empfohlen, z. B. von einer nichtselektiven auf eine selektive Substanz. Bei weiterer Therapieresistenz ist an die Kombination mit hoch dosiertem Levothyroxin, an die Umstellung auf MAO-Hemmer (Achtung: Pause beachten!), an Elektrokrampftherapie (s. unten) oder Schlafentzugstherapie zu denken. Bei wahnhaften Depressionen kann mit einem Neuroleptikum in niedriger bis mittlerer Dosis kombiniert werden, z. B. **Haloperidol**, 3-mal 1–5 mg/d oral. Dagegen sind Kombinationen mehrerer Antidepressiva nicht zu empfehlen. Die zusätzliche Gabe von **Benzodiazepinen** ist bei agitierten Patienten oder bei Schlafstörungen gelegentlich erforderlich. Im Allgemeinen reicht hier die Gabe sedierender Antidepressiva. Werden Benzodiazepine allerdings verordnet, so können sie meist bei fortgesetzter Gabe des Antidepressivums ausschleichend abgesetzt werden. Aus diesem Grund sind fixe Kombinationen von Antidepressiva und Benzodiazepinen abzulehnen.

Von erheblicher praktischer Bedeutung ist die **Interaktion** verschiedener Antidepressiva, vor allem von SSRI, mit verschiedenen Cytochrom-P450-Isoenzymen. Insbesondere Fluoxetin, Fluvoxamin, Sertralin und Paroxetin sind – in verschiedenem Ausmaß – Inhibitoren von CYP1A2, CYP2C9, CYP2C19 und CYP3A4. Durch Hemmung dieser Enzymsysteme kann der Metabolismus verschiedener Arzneimittel erheblich eingeschränkt werden.

Die **Behandlungsdauer** mit Antidepressiva liegt bei mehreren Monaten. Nach Remission der akuten depressiven Phase soll die Dosis nicht reduziert werden. Vielmehr wird mit der therapeutisch wirksamen Dosis über etwa 6 Monate weiterbehandelt. Dieses Behandlungskonzept hat sich in Deutschland bisher nicht durchgesetzt. Anschließend langsames Absetzen. Bei bipolaren Erkrankungen kann eine Erhaltungstherapie mit Antidepressiva zu manischen Phasen führen.

Vor Beginn einer antidepressiven Behandlung ist die Untersuchung von Kreislauffunktionen (Blutdruck, Herzrhythmus, EKG), Blutbild, Leberfunktion, Nierenfunktion und möglichst auch EEG wegen potentieller kardialer, hämatologischer, epileptogener und anderer Nebenwirkungen notwendig. Kontrollen sind bei Blutbild und Kreislauffunktion im ersten Vierteljahr alle 2, danach alle 4 Wochen und nach 6 Monaten vierteljährlich ratsam. Bei den anderen Parametern sind Abstände von 1–3 Monaten ausreichend.

### Elektrokrampftherapie

Die Elektrokrampftherapie ist die wirksamste Behandlung schwerer Depressionen. Sie wird bei Arzneimittel- und Schlafentzug-resistenten Fällen angewandt sowie wegen des schnelleren Wirkungseintritts bei vital bedrohlichen Depressionen, selten auch bei schweren Manien und Katatonien. Durch kurze Impulse von 200–900 mA wird an der nichtdominanten Hirnhemisphäre ein abortiver generalisierter Krampfanfall ausgelöst. Das Verfahren wird in Kurznarkose durchgeführt, z. B. mit Methohexital (Brevimytal®) 0,7–1,5 mg/kg i.v. unter Schutz von Atropin (0,5–1 mg i.v.) 5–10 min vor dem Eingriff und kurzfristiger Muskelrelaxation mit Suxamethonium (0,5–0,8 mg/kg i.v.). Zungentubus und Gummikeil zwischen den Zähnen dienen der Vermeidung von Verletzungen. $O_2$-Beatmung senkt die Krampfschwelle und ist bei Fortdauern der peripheren Atemlähmung nach Ende des Krampfanfalls angezeigt. Nach Narkoseende ist eine Überwachung wegen Desorientiertheit notwendig. Meistens werden 6–10 Behandlungen mit Intervallen von 2 oder mehr Tagen durchgeführt.

### Lithiumprophylaxe

Eine Rezidivprophylaxe von Depressionen kann mit Lithiumsalzen durchgeführt werden. Sie ist indiziert bei häufigen und schweren Phasen bipolarer Erkrankungen und unipolarer Manien. Auch bei unipolaren Depressionen ist die Wirkung belegt. Als Alternative kommt hier auch eine Langzeitbehandlung mit Antidepressiva in Frage, für die freilich die antisuizidale Wirkung (s. unten) nicht belegt ist. Bei sehr häufigen Phasen bipolarer Erkrankungen bleibt sie oft aus.

Lithium wird nach dem Plasmaspiegel dosiert, angestrebt werden 0,6–0,8 mmol/l für prophylaktische Zwecke. Zur Einstellung wird mit 10 bis 20 mmol/d begonnen und 7 Tage später nach Erreichen des Gleichgewichtes der Plasmaspiegel bestimmt. Nach dem Ergebnis wird die Dosis korrigiert, wobei im Allgemeinen eine Verdopplung der Dosis zur Verdopplung der Plasmaspiegel führt. Weitere Kontrollen folgen im ersten Monat wöchentlich, dann ein halbes Jahr lang monatlich, später vierteljährlich. Die Blutabnahme erfolgt jeweils morgens 12 h nach der letzten Tabletteneinnahme. Retardtabletten ermöglichen gleichmäßige Serumspiegel. Verwendet werden z. B. **Lithiumcarbonat** (Hypnorex retard® 10,8 mmol/Tbl., Quilonum retard® 12,2 mmol/Tbl.) und **Lithiumsulfat** (Lithium-Duriles® 6 mmol/Tbl.). Die prophylaktische Wirkung tritt erst nach mehreren Monaten ein.

Die Lithiumprophylaxe wird grundsätzlich über mehrere Jahre durchgeführt, gegebenenfalls lebenslang. Neuere Untersuchungen sprechen dafür, dass durch eine adäquate Lithiumprophylaxe eine drastische Senkung des Suizidrisikos bei Patienten mit affektiven Psychosen erreicht wird.

Als nachgeordnete Alternative zur Prophylaxe mit Lithium ist **Carbamazepin** zugelassen. **Valproat** wird, obwohl valide Wirksamkeitsbelege fehlen, in den USA verbreitet angewandt. Eine dem Lithium äquivalente suizidprophylaktische Wirkung ist für diese Substanzen bisher nicht belegt. **Lamotrigin** scheint besonders gut gegen depressive Phasen, weniger gegen manische Phasen wirksam zu sein. Es ist wie auch das atypische Neuroleptikum **Olanzapin** zur Phasenprophylaxe bei bestimmten Gruppen bipolarer Patienten zugelassen (Olanzapinnebenwirkungen s. unten).

## Manie

Manien kommen im Verlauf von bipolaren Psychosen, von rezidivierenden Manien, aber auch als einmalige Erkrankungen vor. Therapeutisch wichtig ist die Abgrenzung von hyperthymen Persönlichkeiten, Euphorie bei organischen Hirnerkrankungen sowie von Schizophrenien und schizoaffektiven Psychosen. Paranoide, halluzinatorische und katatone Symptome können auch bei akuten manischen Phasen auftreten. Charakteristisch für Manien sind euphorische Stimmung, Ideenflucht und Antriebssteigerung.

### Therapie mit Neuroleptika

In der bei ausgeprägter Manie stationär erfolgenden Behandlung finden Neuroleptika und Lithium sowie Antikonvulsiva, insbesondere Valproat, Verwendung. Neuroleptika werden besonders initial zur Dämpfung der psychomotorischen Erregung gegeben, weil ihre Wirkung schneller einsetzt. In Betracht kommen stark sedierende Neuroleptika wie **Levomepromazin** (z. B. Neurocil®), initial 2- bis 3-mal 25 mg/d oral und je nach Wirkung Steigerung auf 150 mg, stationär bis auf 600 mg/d. Ambulant kann ggf. auch mit niedrigeren Dosen begonnen werden (15–30 mg/d).

In Akutsituationen kann man am ersten Tag bis zu 300 mg oral oder bis zu 150 mg i.m. geben (initial 50 mg i.m. oder 75 mg oral, bei Bedarf nach 30 min wiederholen). Hierdurch kann in aller Regel eine ausreichende Sedation erreicht werden, die antipsychotische Wirkung ist allerdings nur gering.

Bei ausgeprägtem psychotischem Wahndenken ist daher alternativ an stark antipsychotisch wirksame, jedoch schwächer sedierende Butyrophenone zu denken, z. B. **Haloperidol** (z. B. Haldol®) 2- bis 3-mal tgl. 0,5–5 mg oral, bei ambulanten Patienten evtl. einschleichend. In akuten Fällen werden stationär initial 5–20 mg oral oder. i.v. gegeben. Vorteile gegenüber Levomepromazin sind die stärkere und schneller eintretende antipsychotische Wirkung sowie geringere vegetative Nebenwirkungen vor allem auf den Kreislauf. Nachteilig sind die oft ausgeprägten extrapyramidalen Nebenwirkungen. Als Alternative kommen deshalb atypische Neuroleptika, insbesondere **Risperidon** (Risperdal®) oder **Olanzapin** (Zyprexa®) in Betracht. Andere Neuroleptika sind prinzipiell auch geeignet. Näheres zu Neuroleptika s. Schizophrenie.

Im Allgemeinen ist eine Medikation für die gesamte Phasendauer erforderlich. Dauer und Dosierung der Neuroleptikatherapie werden durch allmähliche Reduktion nach ausreichender Wirkung herausgefunden. Alternativ können Neuroleptika in der akuten Phase zur Überbrückung gegeben werden, bis eine Therapie mit Lithium möglich ist und eine Wirkung erzielt hat.

### Lithiumtherapie

Lithium hat neben seiner phasenprophylaktischen Wirkung (s. Depressionen) auch eine therapeutische antimanische Wirkung. Hierzu sind Plasmaspiegel von 1,0–1,2 mmol/l erforderlich. Therapiebeginn mit relativ hohen Dosen von 30–40 mmol/d, anschließend Dosierung nach Plasmaspiegeln. Die Wirkung tritt nach 8–10 d ein. Die Toxizität höherer Lithiumdosen und die notwendigen engmaschigen Kontrollen erlauben im Allgemeinen nur eine stationäre Behandlung. Allenfalls bei leichten Formen kommt eine ambulante Therapie in Frage. Die Behandlungsdauer erstreckt sich auf die gesamte Phase von 3–6 Monaten, anschließend ggf. Übergang zur Rezidivprophylaxe mit Lithium unter Reduktion der Dosis auf etwa die Hälfte. Diese Prophylaxe ist gut wirksam sowie indiziert bei schweren und häufigen Phasen. Näheres zur Lithiumprophylaxe s. Depressionen.

Bei Unverträglichkeit oder Unwirksamkeit von Lithium kommen als Alternative die Antikonvulsiva **Carbamazepin** und **Valproat** zur Stimmungsstabilisierung in Betracht. Dosiert wird gemäß den Plasmaspiegeln (Zielbereich Carbamazepin 4–12 µg/ml, Valproat 50–100 µg/ml).

## Schizophrenie

Schizophrenien sind nach den organischen Alterspsychosen die häufigste Form der Psychosen. Die Lebenszeitprävalenz liegt bei 1%, in 70% der Fälle spielen genetische Faktoren eine Rolle. Die Krankheit beginnt meist zwischen dem 15. und 35. Lebensjahr. Die Mortalität bei Schizophreniekranken ist um 10% erhöht, insbesondere bedingt durch das erhöhte Suizidrisiko. Wichtigste Komorbidität ist der Missbrauch von Alkohol oder anderen Substanzen mit Abhängigkeitspotential. Charakteristisch sind Störungen des Denkens, des Affekts und des Antriebs (Grundsymptome). Es kommen isolierte Erkrankungen, phasenhafte Formen ohne und häufiger mit Progredienz sowie langsam progrediente Formen vor. Diagnostisch schwierig ist bisweilen eine Abgrenzung gegen affektive Psychosen, die manchmal erst im Verlauf getroffen werden kann, sowie gegen organisch begründete Psychosen mit schizophrener Symptomatik (Intoxikationen mit Rauschmitteln, organische Hirnerkrankungen) und gegen Persönlichkeits- und Zwangsstörungen. Unter den Schizophrenien werden gegenwärtig zwei Prägnanztypen unterschieden:

- *Typ-I-Formen* (Plus-Formen) mit produktiver Symptomatologie in Form von Wahn, Halluzinationen und Katatonie.

- *Typ-II-Formen* (Minus-Formen) mit gedanklicher und sprachlicher Verarmung, Antriebstörungen und sozialen Rückzugstendenzen.

Typ-I-Formen sind durch oft akuten Beginn und die produktiven Symptome leichter diagnostizierbar und sprechen besser auf Neuroleptika an.

10% der Schizophreniekranken sind dauerhaft behindert, 80% sind krankheitsbedingt nicht oder nicht vollzeitig beschäftigt. Die Schizophrenie ist damit die teuerste psychiatrische Erkrankung überhaupt.

Die Therapie kann bei leichteren Fällen mit intakten sozialen Bezügen ambulant erfolgen, ansonsten in der Akutphase stationär. Das Behandlungskonzept umfasst neben der Arzneitherapie die psychotherapeutische Begleitung, die Verhaltenstherapie und die Gestaltung des sozialen Umfeldes, im Krankenhaus die Milieu- und Arbeitstherapie. Hier finden viele und teilweise widersprüchliche Konzepte Anwendung. Arzneitherapeutisch steht die Anwendung von **Neuroleptika** im Vordergrund. Sie werden nach neuroleptischer Potenz, chemischen Gruppen und der Art der unerwünschten Wirkungen eingeteilt (*Tabelle 15.2*).

In der **Akutbehandlung** steht die Remission produktiv-psychotischer Symptomatik und psychomotorischer Erregung im Vordergrund. Bei der Erstdiagnose einer Schizophrenie werden heute atypische Neuroleptika empfohlen. Eine Umstellung der bestehenden Langzeittherapie auf atypische Neuroleptika wird nur empfohlen, wenn unter Standardneuroleptika nicht vertretbare Nebenwirkungen aufgetreten sind.

Therapieziel bei der **Behandlung chronisch-rezidivierender Psychosen** ist die Fortsetzung der Symptomsuppression, die Rezidivprophylaxe, die Besserung der Negativsymptomatik und die Überwindung einer möglichen Therapieresistenz.

Die **Auswahl** eines bestimmten Präparats erfolgt empirisch, sie ist im Wesentlichen symptomorientiert. Bei bekannter Wirkung eines Neuroleptikums in der Anamnese sollte dieses gewählt werden. Bei *psychomotorischer Erregung* sind niedrig potente Neuroleptika mit sedierender Komponente günstig, wie **Levomepromazin** (z. B. Neurocil®) beginnend mit 2- bis 3-mal 25 mg/d oral, langsam ambulant steigern bis auf 150 mg/d, stationär bis zu 600 mg/d. In Akutsituationen 100 mg oral, bei Bedarf wiederholen bis zu 600 mg/d. In Ausnahmefällen ist die parenterale Gabe von 25–50 mg i.m. möglich. Ansonsten sind sedierende Neuroleptika in der Langzeittherapie wegen der Sedation nicht geeignet. Bei Patienten mit Herz-Kreislauf-Krankheiten sind hohe Dosen der sedierenden niedrigpotenten Neuroleptika wegen der vegetativen Nebenwirkungen problematisch. Dann werden besser hochpotente Präparate benutzt, z. B. **Haloperidol** 3–20 mg/d oral. In Ausnahmefällen kann das Präparat auch i.v. oder i.m. appliziert werden.

Bei *paranoid-halluzinatorischen Patienten* sind hochpotente Neuroleptika angezeigt, z. B. **Haloperidol** (Dosierung s. oben) oder **Fluphenazin** (z. B. Dapotum®) 3–6 mg/d oral, in Notfällen 10–20 mg tief i.m. oder i.v., max. 40 mg/d.

Für die *Langzeittherapie* sind besonders **Depotpräparate** potenter Neuroleptika geeignet, die entweder durch Veresterung mit Säuren (z. B. als Decanoat) oder durch besondere galenische Zubereitung eine Wirkdauer von bis zu 4 Wochen haben.

Bei schweren extrapyramidalen Störungen und vor allem bei Spätdyskinesien wird die Therapie in zunehmendem Maße auf **atypische Neuroleptika** umgestellt. Diese Substanzgruppe hat das gleiche klinisch-therapeutische Wirkungsbild der typischen Neuroleptika ohne die charakteristische Kopplung an extrapyramidalmotorische Störungen. Hauptvertreter ist **Clozapin** (z. B. Leponex®), bei dem engmaschige Kontrollen des Blutbildes erforderlich sind. Clozapin ist oft auch bei therapierefraktären Schizophrenien wirksam und wird nach einem Konsensuspapier auch in der Kinder- und Jugendpsychiatrie empfohlen. Weitere Vertreter dieser Neuroleptikagruppe sind **Risperidon** (Risperdal®), **Olanzapin** (Zyprexa®), **Amisulprid** (Solian®), **Quetiapin** (Seroquel®) und **Ziprasidon** (Zeldox®), die nicht völlig frei von EPM-Störungen sind (besonders bei höheren Dosen von Risperidon, >4 mg/d). Die Klassifikation von **Zotepin** (Nipolept®) als atypisches Neuroleptikum ist uneinheitlich. Erste Fälle von Blutzellschäden sind bei der Anwendung von Olanzapin berichtet worden. Atypische Neuroleptika haben ein von den Standardneuroleptika abweichendes Spektrum von Nebenwirkungen (*Tabelle 15.3*). Hier muss auf das Risiko exzessiver Gewichtszunahme, diabetogene Wirkungen, Prolaktinanstieg und QTc-Verlängerung hingewiesen werden. Insbesondere bei älteren Patienten ist bei der Anwendung von Risperidon und Olanzapin Vorsicht geboten, da bei Einnahme dieser Präparate eine erhöhte Mortalität und eine erhöhte Inzidenz zerebrovaskulärer Ereignisse beobachtet worden ist.

Die **Dosierung** von Neuroleptika erfolgt individuell in weiten Dosisbereichen. Eine einschleichende Dosierung vermindert insbesondere das Parkinson-Syndrom und ist im ambulanten Bereich die Regel. In akuten Fällen ist jedoch sofort hoch zu dosieren und bald nach Unterdrückung der Symptome die Dosis zu reduzieren. Die Dosis muss stets so gering wie möglich gehalten werden, um eine Teilnahme der Patienten am täglichen Leben (auch im stationären Bereich) zu erlauben.

**Tabelle 15.2**
**Einteilung der Neuroleptika**

| Wirkstoffe | Präparate (Beispiele) | EPM | Sedation | Vegetative UW | Halbwertszeit [h] | Dosisbereich [mg/d oral] |
|---|---|---|---|---|---|---|
| **Niedrigpotente Neuroleptika** | | | | | | |
| Levomepromazin | Neurocil® | + | +++ | ++ | 16–28 | 75–200 (–600) |
| Thioridazin | Melleril® | + | ++ | ++ | 16–30 | 75–200 (–600) |
| Perazin | Taxilan® | + | ++ | + | 8–35 | 75–300 (–800) |
| Chlorprothixen | Truxal® | + | ++ | + | 8–12 | 100–400 (–600) |
| Melperon | Eunerpan® | + | +++ | + | 3–8 | 50–300 (–600) |
| Pipamperon | Dipiperon® | + | +++ | + | 3 | 120–360 |
| Sulpirid | Dogmatil® | (+) | (+) | + | 8 | 600–800 (–1600) |
| **Hochpotente Neuroleptika** | | | | | | |
| Zuclopenthixol | Ciatyl-Z® | ++ | ++ | + | 15–25 | 10–75 (–150) |
| Flupentixol | Fluanxol® | ++ | + | + | 22–36 | 3–20 (–60) |
| Fluphenazin | Lyogen® | +++ | + | + | 15–16 | 2,5–15 (–40) |
| Perphenazin | Decentan® | +++ | ++ | + | 8–12 | 4–24 (–48) |
| Haloperidol | Haldol® | +++ | (+) | + | 12–30 | 3–15 (–100) |
| Benperidol | Glianimon® | +++ | (+) | + | 3–5 | 1,5–12 (–40) |
| Pimozid | Orap® | ++ | + | + | 50 Met 100 | 2–8 (–16) |
| **Atypische Neuroleptika** | | | | | | |
| Amisulprid | Solian® | + | - | - | 12 | 200–800 |
| Clozapin | Leponex® | - | ++ | ++ | 16 | 100–400 (–600) |
| Olanzapin | Zyprexa® | + | ++ | + | 30–52 | 5–10 (–30) |
| Quetiapin | Seroquel® | + | + | + | 15–18 | 600–800 |
| Risperidon | Risperdal® | + | (+) | + | 3 Met 24 | 2–6 |
| Ziprasidon | Zeldox® | + | + | + | 7 | 80–160 |
| Zotepin | Nipolept® | + | + | + | 14–16 Met 12 | 100 (–450) |
| **Depotneuroleptika i.m.** | | | | | | |
| Haloperidol-decanoat | Haldol® | +++ | (+) | + | | 25–150 mg/28 d |
| Fluphenazin-decanoat | Lyogen® | +++ | + | + | | 12,5–75 mg/28 d |
| Flupentixol-decanoat | Fluanxol® | ++ | + | + | | 20–100 mg/28 d |
| Risperidon | Risperdal® Consta | + | (+) | + | | 25–75 mg/14 d |

Angeben sind die ambulant zur Akuttherapie verwendeten Dosierungen und in Klammern die Maximaldosen für die stationäre Therapie. Zur Erhaltungstherapie können die Dosierungen niedriger liegen. *EPM* extrapyramidalmotorische Störungen, *Met* Halbwertszeit aktiver Metaboliten.

Zumindest für Clozapin ist die regelmäßige Bestimmung des Blutspiegels indiziert. Bei unzureichendem Ansprechen auch nach Dosiserhöhung soll auf ein Neuroleptikum einer anderen pharmakologischen Kategorie gewechselt werden. Häufig ist eine Umstellung auf Clozapin, evtl. auch andere atypische Neuroleptika erfolgreich. Patienten mit Therapieresistenz sollen möglichst frühzeitig auf Clozapin umgestellt werden. Bisweilen helfen auch diskontinuierliche Dosierung (jeden 2. bis 3. Tag

Tabelle 15.3
**Nebenwirkungen atypischer Neuroleptika**
(Nach Bridler u. Umbricht 2003)

| | Risperidon | Olanzapin | Quetiapin | Amisulprid | Ziprasidon | Clozapin |
|---|---|---|---|---|---|---|
| Akute EPS | +/++ | 0/+ | 0 | 0/+ | 0 | 0 |
| Spätdyskinesien | + | + | + | + | + | 0 |
| Gewichtsanstieg | +/++ | ++/+++ | ? | 0 | 0 | +++ |
| Hyperglykämie | 0/+ | ++ | 0/+ | 0 | 0 | ++ |
| Prolaktinanstieg | +/++ | 0/+ | 0/+ | +++ | 0/+ | 0/+ |
| Sedation | 0/+ | ++ | +/++ | 0 | ++ | +++ |
| Agranulozytose | 0 | 0 | + | 0 | 0 | + |
| QTc-Verlängerung | 0 | 0 | 0 | 0 | + | 0 |
| Anticholinerge UW | 0/+ | + | 0/+ | 0 | 0/+ | +++ |
| Orthostase | ++ | 0 | ++ | 0 | + | +++ |
| Sialorrhö | 0 | 0 | 0 | 0 | ++ | +++ |

höhere Dosen), abruptes Absetzen oder bei schweren Erkrankungen Elektrokrampftherapie (siehe Depressionen). Letztere ist unter fortgesetzter Neuroleptikagabe möglich, wenn Präparate mit geringen vegetativen Nebenwirkungen gewählt werden.

Die **Behandlungsdauer** kann sehr unterschiedlich sein. Bei Ersterkrankungen sollte eine niedrige Erhaltungsdosis über einige Monate bis zu einem Jahr gegeben werden und die Dosis dann über mehrere Wochen unter genauer Beobachtung reduziert werden. Nach einem ersten Rezidiv sollte für 1–2 Jahre, nach mehreren Rezidiven ggf. langjährig behandelt werden. Die Langzeitmedikation wirkt positiv auf Restsymptome und senkt die Rezidivrate um über zwei Drittel.

Die Nebenwirkungen, insbesondere auf die Arbeitsfähigkeit, können trotzdem im Einzelfall gegen eine solche Behandlung sprechen. Eine gezielte Beeinflussung der Negativsymptomatik durch atypische Neuroleptika ist durch klinische Studien nicht belegt.

Die Langzeitbehandlung wird im Allgemeinen mit **Depotpräparaten** von Fluphenazin, Flupentixol, Haloperidol und Fluspirilen durchgeführt, die sich in Wirkungsqualität und in den Nebenwirkungen nicht wesentlich unterscheiden. Alternativ kann die Behandlung aber auch oral mit dem wirksam gefundenen Neuroleptikum fortgesetzt werden. Bei einer Langzeitbehandlung muss unbedingt die niedrigste mögliche Dosis gefunden werden und stets das Risiko der Spätdyskinesie im Auge behalten werden. Sie kann noch unter den in *Tabelle 15.2* genannten Werten liegen. Gerade die Langzeitbehandlung erfordert neben der medikamentösen Therapie die umfassende Betreuung der Patienten in psychotherapeutischer und sozialer Hinsicht.

## Hyperkinetisches Syndrom

Vor allem bei Kindern und Jugendlichen tritt das hyperkinetische Syndrom (Aufmerksamkeits-Defizit-Hyperaktivitäts-Syndrom, ADHS) als Normvariante des Verhaltens auf, meist in Verbindung mit einem Aufmerksamkeitsdefizitsyndrom. Die Häufigkeit wird stark unterschiedlich mit bis zu 18% der schulpflichtigen Kinder angegeben. Eine genetische Komponente in der Ätiologie ist wahrscheinlich, diskutiert werden Störungen in dopaminergen Systemen des Gehirns. Eine Therapie mit Psychostimulantien ist in allen schweren Fällen indiziert. Sie bringt eine akute Verbesserung des Verhaltens (Abnahme von motorischer Aktivität und Aggressivität, Zunahme von Aufmerksamkeit und Selbstkontrolle) mit sich, die für einige Stunden anhält. Dies ermöglicht eine bessere soziale Eingliederung und entlastet Mitschüler, Lehrer und Eltern. Die Responderraten liegen zwischen 60% und 80%. Durch Wechsel der Medikation können sie auf insgesamt 85% erhöht werden. Während die akute und mittelfristige (15 Monate) Wirksamkeit gut belegt ist, gibt es keine ausreichenden Nachweise über eine Verbesserung der Langzeitprognose. Allerdings klingen die Probleme häufig bei älteren Jugendlichen ohnehin ab. Für die Behandlung des im Erwachsenenalter persistierenden ADHS gibt es derzeit keine eindeutigen Richtlinien. Die Therapie mit Psychostimulanzien ist bei diesen Kindern wichtiger als eine Psycho- und Soziotherapie. Sie soll diese jedoch nicht ersetzen, sondern macht sie häufig überhaupt erst möglich.

Zur Therapie werden eingesetzt: **Methylphenidat** (z. B. Ritalin®) beginnend mit 1- bis 2-mal 5 mg/d, ggf. steigern, Höchstdosis 60 mg/d, **Fe-**

**netyllin** (Captagon®) beginnend mit 1- bis 2-mal 25 mg/d, ggf. steigern, Höchstdosis 100 mg/d und **Pemolin** (z. B. Hyperilex®) beginnend mit 1- bis 2-mal 10 mg/d, ggf. steigern, Höchstdosis 120 mg pro Tag. D-Amphetamin ist ebenfalls wirksam, in Deutschland aber nicht im Handel, ggf. als Betäubungsmittel über internationale Apotheken verordnen. Um den Schlaf nicht zu stören, sollten alle Mittel nur morgens und ggf. mittags eingenommen werden.

Unerwünschte Wirkungen bestehen vor allem in Angst und Dysphorie, häufig reduziertem Appetit (gelegentlich auch Gewichtsabnahme), Tachykardien, erhöhtem Blutdruck. Pemolin erzeugt bei ca. 2% der Behandelten Erhöhungen der Leberenzyme im Serum, es traten Einzelfälle von akutem Leberversagen auf. In den angegebenen Dosierungen erzeugen diese Mittel keine Euphorie und die Entwicklung von Abhängigkeit ist ausgesprochen selten. Die Anwendung von Methylphenidat im Erwachsenenalter stellt einen Off-Label-Use dar und muss daher speziell begründet werden.

Bei unzureichendem Therapieerfolg werden auch Antidepressiva (z. B. Imipramin) oder Clonidin eingesetzt. Ihre Wirksamkeit ist allerdings geringer und es wurden mehr unerwünschte Wirkungen, sogar vereinzelte Todesfälle, beobachtet.

# 16 Rheumatische Krankheiten

*Gerd Geißlinger*

## Rheumatoide Arthritis

Die rheumatoide Arthritis ist die häufigste entzündliche Gelenkkrankheit, von der etwa 1% der erwachsenen Bevölkerung betroffen ist. Sie beginnt meistens zwischen dem 35. und 50. Lebensjahr. Frauen erkranken ca. 3-mal häufiger als Männer. Der Krankheitsverlauf wird durch eine chronische Synovitis geprägt, die schubweise unter Beteiligung reaktiv wuchernder Synovialzellen zur Zerstörung des Gelenkknorpels und zur Gelenkdeformierung führt. Die Ätiologie ist weitgehend unbekannt. Nach Familienstudien besteht eine genetische Prädisposition, darunter eine hohe Assoziation mit dem MHC-Genprodukt HLA-DR4. Typische Frühsymptome sind die schmerzhafte Morgensteifigkeit der Fingergrundgelenke, später multiple Gelenkschwellungen, zunehmende Funktionseinbußen und in fortgeschrittenen Stadien charakteristische röntgenologische Veränderungen und labormedizinische Befunde (erhöhte Blutsenkungsgeschwindigkeit, C-reaktives Protein). Der klinische Verlauf ist variabel, dabei schubweise und progredient. Bei fast allen Patienten können spontane Remissionen und Verschlechterungen auftreten, sodass die Wirksamkeit der Therapie im Einzelfall nicht sicher voraussehbar ist.

**Therapieziele** sind Linderung von Schmerz und Entzündung, Erhaltung der Gelenkbeweglichkeit und Verhinderung von Gelenkdeformierungen. Gegen Schmerzen und Entzündung werden in erster Linie Arzneimittel eingesetzt, während bei den übrigen Therapiezielen physikalische, orthopädische und ggf. rheumachirurgische Maßnahmen im Vordergrund stehen. In frühen Erkrankungsstadien kommen Allgemeinmaßnahmen hinzu: körperliche Schonung, aber keine generelle Ruhigstellung, sondern angemessene Bewegungsübungen, um der krankheitsbedingten Gelenkversteifung und Muskelatrophie vorzubeugen.

Die Arzneitherapie basiert auf mehreren pharmakologischen Prinzipien:

- *Gelenkschmerzen*: Analgetika.
- *Entzündungshemmung*: Nichtsteroidale Antiphlogistika und niedrig dosierte Glucocorticoide.
- *Akute Schübe und systemische Beteiligung*: Hoch dosierte Glucocorticoide.
- *Gesicherte Diagnose und aktive Erkrankung*: Remissionsinduktoren.

Die Anwendung ist abhängig von Symptomatik und Krankheitsverlauf. Eine Hemmung der Progression und eine Verminderung der Gelenkdestruktion sind mit Remissionsinduktoren und wahrscheinlich auch mit Glucocorticoiden möglich. Fast immer ist eine Langzeittherapie erforderlich, die hohe Anforderungen an die Verträglichkeit und Therapiesicherheit stellt. Häufig müssen Arzneimittel aus verschiedenen Gruppen gleichzeitig gegeben werden. Remissionsinduktoren können mit Mitteln aus anderen pharmakologischen Klassen kombiniert werden. (Siehe auch aktuelle klinische Leitlinie der Deutschen Gesellschaft für Rheumatologie, Stand 12/2003, www.rheumanet.org.content/m1/index.aspxx).

### Analgetika

Der Therapieplan richtet sich nach der Schwere des Falles. Bei leichter Ausprägung der Schmerzen kann das nichtopioide Analgetikum **Paracetamol** (2- bis 4-mal 500 mg/d oral) eingesetzt werden, das zwar keine antiphlogistische Komponente hat, aber gut magenverträglich ist und den Bedarf an nichtsteroidalen Antiphlogistika senkt. Auch Ibuprofen in analgetischer Dosis (3-mal 400 mg/d) wird eingesetzt. Bei schweren Gelenkschmerzen, insbesondere bei vorliegenden Kontraindikationen gegen nichtsteroidale Antiphlogistika, können auch Opioidanalgetika verwendet werden. Bevorzugt werden schwach wirkende Opioidanalgetika mit einem geringen Abhängigkeitspotential, z. B. **Tramadol** oder **Tilidin-Naloxon-Kombinationen** (z. B. Valoron® N).

### Nichtsteroidale Antiphlogistika

Nichtsteroidale Antiphlogistika bilden die wichtigste Gruppe von Arzneimitteln zur Linderung rheumatischer Entzündungen und Schmerzen. Hauptvorteil ist ihre schnell einsetzende Wirkung, die auf einer Hemmung der Prostaglandinsynthese auf der Stufe der Cyclooxygenasen beruht. Damit werden den Patienten eine maßvolle Bewegung der betroffenen Gelenke und ein Schutz vor progredienten Funktionsverlusten ermöglicht. Der Verlauf der Krankheit und die fortschreitenden Gelenkerosionen werden jedoch meist nicht beeinflusst.

Mit der Entdeckung von zwei Isoenzymen der Cyclooxygenase ergibt sich eine neue Klassifikation der nichtsteroidalen Antiphlogistika. Die Cyclooxygenase-1 (COX-1) wird konstitutiv in fast allen Geweben exprimiert und stellt Prostaglandine für physiologische Funktionen bereit, z. B. die Zytoprotektion im Gastrointestinaltrakt oder die Regulation der Nierendurchblutung. Im Gegensatz dazu wird die COX-2 vor allem unter Entzündungsbedingungen induziert und vermittelt die entzündungsbedingte Prostaglandinproduktion. Deshalb wird die Hemmung der COX-2 als therapeutisch relevant angesehen. Einige durch nichtsteroidale Antiphlogistika hervorgerufenen Nebenwirkungen sind COX-1 vermittelt. Dazu gehören gastrointestinale Komplikationen (Erosionen, Ulzerationen, Blutung), Hemmung der Thrombozytenaggregation, einige renale und pulmonale Nebenwirkungen (Asthma bronchiale). Die Nierenfunktion kann insbesondere bei älteren Patienten verschlechtert werden und erfordert daher regelmäßige Kontrollen. Die meisten herkömmlichen Vertreter hemmen beide COX-Isoenzyme, teilweise mit Präferenz für die COX-1, z. B. Indometacin und Piroxicam.

Die Auswahl der nichtsteroidalen Antiphlogistika orientiert sich an der Wirkungsdauer und an den in Langzeituntersuchungen erhobenen Nebenwirkungen (*s. Tabelle 16.1*).

**Nichtselektive Cyclooxygenaseinhibitoren.** In dieser Gruppe werden weiterhin allgemein kurz wirkende Substanzen bevorzugt. Eine 2- bis 3-malige Gabe am Tag ermöglicht eine individuelle Anpassung an den Tagesverlauf der Symptomatik. Bei unzureichendem Effekt der abendlichen Dosis (Morgensteifigkeit!) kann auch ein Retardpräparat gegeben werden. Die Dosierung orientiert sich nach Wirkung und Nebenwirkungen. Häufig wird **Ibuprofen** eingesetzt, weil es ein geringeres Risiko für schwere gastrointestinale Nebenwirkungen als andere nichtsteroidale Antiphlogistika aufweist. Ibuprofen wirkt in Dosierungen bis 1600 mg/Tag allerdings schwächer antiphlogistisch als Diclofenac (100 bis 150 mg/d). Der Vorteil des Ibuprofens liegt in der guten analgetischen Wirkung bei relativ guter Verträglichkeit. Seit einigen Jahren sind die reinen S-Enantiomere von Ibuprofen (Dexibuprofen) und Ketoprofen (Dexketoprofen, nur als Analgetikum zugelassen) im Handel, die für die antiphlogistische Wirksamkeit der Substanzen verantwortlich sind. Ob sich dadurch klinische Vorteile wie z. B. eine bessere Verträglichkeit ergeben, ist fraglich. **Acetylsalicylsäure** wird wegen der höheren Inzidenz gastrointestinaler UW seltener eingesetzt.

*Lang wirkende Mittel* haben den Vorteil der einmal täglichen Gabe und des gleichmäßigen Wirkspiegels, sind aber weniger gut steuerbar. So wird vermutet, dass eine kontinuierliche Blockade der Prostaglandinsynthese bei der Dauertherapie mit stärkeren UW verbunden ist. Hauptvertreter ist **Piroxicam.** Es wirkt noch bis zu 8 Tagen nach dem Absetzen und kann daher bei Überdosierungen problematisch sein (Kumulationsgefahr!). **Phenylbutazon** ist wegen seines hohen Nebenwirkungspotentials nur noch für eine 7-tägige Behandlung akuter Schübe zugelassen und auch dann nur selten indiziert.

**COX-2-selektive Inhibitoren.** Die herkömmlichen Wirkstoffe zeigen keine ausreichende Selektivität. Diclofenac hemmt die COX-2 ca. 3-mal potenter als die COX-1. Es gehört zur Gruppe der kurz wirksamen Arylessigsäurederivate und wird in Deutschland am häufigsten als nichtsteroidales Antiphlogistikum verwendet. Meloxicam aus der Gruppe der Oxicame hat ebenfalls nur eine ca. 3fache COX-2-Selektivität. Bei Dosierungen von tgl. 7,5 mg Meloxicam werden etwas weniger COX-1 vermittelte Nebenwirkungen als mit Diclofenac (100 mg/d) beobachtet. Beide Substanzen führen jedoch bereits in therapeutischer Dosierung zu einer COX-1-Hemmung.

Als selektive COX-2-Hemmer sind **Celecoxib** (Celebrex®), **Valdecoxib** (Bextra®) und **Etoricoxib** (Arcoxia®)zur Schmerzlinderung bei rheumatoider Arthritis und Osteoarthrose im Handel. **Parecoxib** (Dynastat®) ist ein wasserlösliches Prodrug von Valdecoxib und kann zur Kurzzeitbehandlung von postoperativen Schmerzen parenteral appliziert werden. Selektive COX-2-Hemmer sind besser magenverträglich als die klassischen nichtsteroidalen Antiphlogistika. In großen Endpunktstudien mit Celecoxib und Rofecoxib war die Häufigkeit gastrointestinaler Komplikationen nach 6 Monaten ungefähr halb so groß wie die herkömmlicher nichtsteroidaler Antiphlogistika, unterschied sich jedoch fast nicht mehr nach 12 Monaten (CLASS 2000; VIGOR 2000). Renale Nebenwirkungen (z. B. periphere Ödeme) treten jedoch infolge der konstitutiven COX-2-Expression in der Niere ebenso häufig auf.

Auf der anderen Seite haben mehrere klinische Studien gezeigt, dass Rofecoxib (VIGOR 2000; APPROVE 2005) sowie Parecoxib und Valdecoxib (Ott et al.: J Thorac Cardiovasc Surg 125: 1481–1492, 2003; CABG 2005) kardiovaskuläre Risiken gegenüber Plazebo oder Standardtherapie 2- bis 3fach erhöhen. Vorläufige Studiendaten zu

**Tabelle 16.1**
**Nichtsteroidale Antiphlogistika**

| Wirkstoff | Präparate (Auswahl) | Tagesdosis [mg] | HWZ [h] | Bemerkungen |
|---|---|---|---|---|
| **Nichtselektive COX-Inhibitoren** | | | | |
| *kurz wirksam* | | | | |
| Ibuprofen | Ibuhexal® | 800–2400 | 2 | gut analgetisch wirksam |
| Dexibuprofen | Deltaran® | 600–1200 | 2 | reines S-Enantiomer |
| Ketoprofen | Gabrilen® | 150–300 | 1–3 | |
| Dexketoprofen | Sympal® | 25–75 | 1–3 | nur als Analgetikum zugelassen |
| Tiaprofensäure | Surgam® | 400–600 | 2 | |
| Lornoxicam | Telos® | 12 | 3–4 | |
| Aceclofenac | Beofenac® | 100–200 | 4 | Diclofenacderivat |
| Indometacin | Indometacin AL | 100–150 | 2–12 | ZNS-Nebenwirkungen |
| Acemetacin | Rantudil® | 90–180 | 5 | Indometacin-Prodrug |
| Acetylsalicylsäure | Aspirin® | 3000–6000 | 0,25 | oft Magenbeschwerden |
| Proglumetacin | Protaxon® | 300–600 | 6–11 | Indometacin-Prodrug |
| Lonazolac | Argun® | 400–600 | 6 | |
| Naproxen | Proxen® | 500–1000 | 13–14 | reines S-Enantiomer |
| *lang wirksam* | | | | |
| Piroxicam | Felden® | 20–40 | ~50 | |
| Phenylbutazon | Ambene® | 200–400 | 29–175 | Agranulozytoserisiko |
| **Präferentielle COX-2-Inhibitoren** | | | | |
| Diclofenac | Voltaren® | 75–150 | 1–2 | ~3fach selektiv |
| Meloxicam | Mobec® | 7,5–15 | 20 | ~3fach selektiv |
| **COX-2-selektive Inhibitoren** | | | | |
| Celecoxib | Celebrex® | 200–400 | 6–12 | Sulfonamidallergie |
| Rofecoxib | Vioxx® | 12,5–25 (50) | 12–18 | außer Handel |
| Parecoxib | Dynastat® | 40–80 | 8–11 | Valdecoxib-Prodrug |
| Valdecoxib | Bextra® | 10–20 | 8–11 | Sulfonamidallergie |
| Etoricoxib | Arcoxia® | 60–120 | 22 | ~106fach selektiv |

Celecoxib sind widersprüchlich, da kardiovaskuläre Risiken entweder erhöht (APC 2005) oder unverändert waren (PreSAP 2005; ADAPT 2005). Auch für Naproxen wurde erstmals ein erhöhtes kardiovaskuläres Risiko beobachtet (ADAPT 2005) Rofecoxib wurde im September 2004 wegen des erhöhten Risikos thromboembolischer Komplikationen (Herzinfarkt, Schlaganfall) vom Markt genommen. Auch alle anderen COX-2-Hemmer sollten nicht bei kardiovaskulären Risikopatienten eingesetzt werden. Bei den übrigen Patienten sollte die Anwendung zeitlich begrenzt werden und nicht länger als die in Studien analysierten Behandlungszeiträume (maximal 3–6 Monate) dauern.

Eine Injektion nichtsteroidaler Antiphlogistika ist überflüssig, weil die Wirkung nicht wesentlich schneller als nach oraler Gabe eintritt. Darüber hinaus ist das Risiko von Nebenwirkungen, insbesondere von allergischen Schockreaktionen, erhöht. Die topische Anwendung nichtsteroidaler Antiphlogistika ist umstritten (s. unten).

## Glucocorticoide

Glucocorticoide wirken stärker als nichtsteroidale Antiphlogistika auf Entzündung und Gelenkbeweglichkeit. Ihre überlegene antiphlogistische Wir-

Tabelle 16.2
**Vergleich der Glucocorticoide**

| Wirkstoff | Präparat (Auswahl) | Äquivalenzdosis [mg] | Wirkdauer [h] | Spezielle Nebenwirkungen |
|---|---|---|---|---|
| **Natürliche Glucocorticoide** | | | | |
| Hydrocortison | Hydrocortison Hoechst® | 20 | 30–36 | Natriumretention |
| Cortison | Cortison CIBA | 25 | 30–36 | Natriumretention |
| **Prednisolon und Derivate** | | | | |
| Prednisolon | Decortin H® | 5 | 30–36 | |
| Prednison | Decortin® | 5 | 30–36 | |
| Methylprednisolon | Urbason® | 4 | 30–36 | |
| Prednyliden | Decortilen® | 6 | 30–36 | |
| Cloprednol | Syntestan® | 2,5 | 30–36 | Akne |
| **Fluorierte Glucocorticoide** | | | | |
| Fluocortolon | Ultralan®-oral | 5 | | |
| Triamcinolon | Volon® | 4 | 54 | Myopathie |
| Dexamethason | Fortecortin® | 0,75 | 66 | Hypophysenhemmung |
| Betamethason | Celestamine® N | 0,75 | 78 | Hypophysenhemmung |

kung wird mit der zusätzlichen Synthesehemmung zahlreicher Zytokine sowie mit einer Hemmung der entzündungsbedingten Induktion der COX-2 erklärt. Wegen ihrer zahlreichen Nebenwirkungen sind sie jedoch nur begrenzt langfristig anwendbar. Daher werden sie mit differenzierten Dosierungsschemata eingesetzt:

- *Stoßtherapie* bei hochakuten Entzündungsschüben und systemischen Organmanifestationen,
- *Niedrigdosistherapie* bei ungenügender Wirkung nichtsteroidaler Antiphlogistika,
- *Lokaltherapie* durch intraartikuläre Injektion.

Glucocorticoide sind in ca. 90% der Fälle symptomatisch wirksam. Darüber hinaus gibt es Hinweise, dass ein frühzeitiger Einsatz niedriger Dosen den entzündlich bedingten Knochenverlust vermindert, während hohe Dosen mit dem Risiko der Osteoporose belastet sind. Die Gelenkzerstörung kann trotz ausgezeichneter klinischer Remissionen fortschreiten, selbst bei ununterbrochener Zufuhr symptomatisch wirksamer Dosen.

Mittel der Wahl ist **Prednisolon** (*Tabelle 16.2*). Prednison ist biologisch inaktiv und benötigt für die Umwandlung in seinen aktiven Metaboliten Prednisolon in der Leber ca. 1 h. Gegenüber dem natürlichen Hydrocortison (Cortisol) hat Prednisolon den Vorteil einer geringeren Mineralocorticoidwirkung und verursacht damit seltener Natrium- und Wasserretention. Im Vergleich zu den fluorierten Verbindungen hat es den Vorteil einer kürzeren Wirkungsdauer (30–36 h) und ist damit zirkadian anwendbar. Die fluorierten Verbindungen sind dafür nicht geeignet, weil sie zu lange wirken (z. B. Triamcinolon 54 h, Dexamethason 66 h). Bei Triamcinolon kommt als weiterer Nachteil eine stärkere eiweißkatabole Wirkung hinzu, die sich in Muskelschwäche und Myopathie äußert. Dexamethason induziert wegen seiner langen Wirkungsdauer eine stärkere Hypophysenhemmung. Aus diesem Grunde sollen keine Retardpräparate verwendet werden, insbesondere keine Depotpräparate zur intramuskulären Injektion, da sie die Funktion der Nebennierenrinde langfristig supprimieren.

Eine **Stoßtherapie** mit Glucocorticoiden ist bei akuten Schüben und systemischen Organmanifestationen indiziert. Als Startdosis wird Prednisolon 30–60 mg/d (0,5–1 mg/kg tgl.) oral gegeben, möglichst in einer Dosis morgens am zirkadianen Cortisolgipfel zwischen 6 und 8 Uhr. Sie beeinträchtigt die physiologische Feedbackregulation durch Hypothalamus (CRF) und Hypophyse (ACTH) weniger als eine gleichmäßige Dosierung über den ganzen Tag. Bei ausgeprägter Symptomatik und Prednisolondosen über 20 mg/d wird ein Drittel der Tagesdosis abends gegeben, um in den Nachtstunden eine ausreichende Linderung zu erzielen und die morgendlichen Anlaufprobleme zu verkürzen. Wenn die akuten Entzündungssymptome beherrscht sind, soll die Dosis spätestens 1–2 Wochen nach Therapiebeginn schrittweise auf niedrige Dosen reduziert werden.

Die **Niedrigdosistherapie** mit Glucocorticoiden wirkt bereits unterhalb der Cushingschwellendosis (2,5–7,5 mg Prednisolon/d oral morgens) deutlich antiphlogistisch. Sie wird auch primär ohne vorangehende Stoßtherapie zur initialen Entzündungshemmung eingesetzt. Eine längere Gabe ist nur in Ausnahmefällen vertretbar und dann allenfalls in Dosen unter 5 mg Prednisolon/d, insbesondere bei Frauen in der Postmenopause wegen des höheren Osteoporoserisikos. Durch die zusätzliche Gabe nichtsteroidaler Antiphlogistika können Glucocorticoide eingespart werden. Die freie Kombination soll sorgfältig überwacht werden, da Glucocorticoide die Inzidenz gastrointestinaler Nebenwirkungen von nichtsteroidalen Antiphlogistika verstärken. Die Erklärung für diese Verstärkung ist in einer Hemmung der COX-2-Induktion durch Glucocorticoide zu sehen. Bei der Abheilung der durch nichtsteroidale Antiphlogistika induzierten Ulzera wird vermehrt COX-2 exprimiert. Wird diese COX-2-Induktion durch Glucocorticoide gehemmt, heilt das Ulkus langsamer ab bzw. neue entstehen. Entgegen der Meinung mancher Lehrbücher verursachen Glucocorticoide, wenn sie ohne nichtsteroidale Antiphlogistika gegeben werden, keine Magen-Darm-Ulzera, da die COX-1-Expression (Zytoprotektion am Magen) durch Glucocorticoide nicht beeinflusst wird. Beim Absetzen nach Langzeittherapie ist ein Steroidentzugssyndrom zu vermeiden, da neben einer Nebennierenrindeninsuffizienz die Polyarthritis exazerbieren kann, erkennbar an zusätzlichen Symptomen wie Fieber, Muskelschwäche, abdominellen Beschwerden und psychischen Störungen.

Die **intraartikuläre Lokaltherapie** ist möglich, wenn nur wenige Gelenke betroffen sind. Vorteilhaft sind die hohen lokalen Konzentrationen im Gelenk, die niedrige Gesamtdosis und die damit verbundene Reduktion systemischer Nebenwirkungen. Die Synovitis kann mit einer Injektion für Wochen bis Monate beherrscht werden, wenn lang wirkende Kristallsuspensionen mit Depoteffekt eingesetzt werden, wie z. B. **Prednisolonacetat** 10–25 mg (Predni-H-Injekt®) oder **Dexamethasonpalmitat** (Lipotalon®). Dosis je nach Gelenkgröße. Bei höheren Dosen von Corticoiden sind resorptive systemische Steroideffekte und eine Suppression der morgendlichen Cortisolplasmaspiegel über 10 Tage beobachtet worden. Es sollen nicht mehr als 3–4 Injektionen in ein Gelenk pro Jahr gegeben werden. Hauptrisiken sind Gelenkinfektionen, Knorpelschäden und Knochennekrosen. Die Injektion ist kontraindiziert bei Blutungsneigung, Infektionen im Gelenk und Gelenkdestruktionen sowie bei systemischer Therapie mit Glucocorticoiden.

## Remissionsinduktoren

Remissionsinduktoren (Basistherapeutika, krankheitsmodulierende Substanzen) sind bei aktivem Krankheitsverlauf immer indiziert. Die Behandlung sollte frühzeitig nach Sicherung der Diagnose begonnen werden, bevor schwere und irreversible Gelenkveränderungen eingetreten sind. Ein intensiver Einsatz dieser Mittel wird bereits empfohlen, wenn Frühindikatoren für einen ungünstigen Krankheitsverlauf vorliegen, z. B. früher Beginn bei Frauen, frühe Gelenkerosionen, starke serologische Entzündungszeichen und positives HLA-DR4.

Die Remissionsinduktoren bilden eine pharmakologisch heterogene Gruppe, die jedoch die gemeinsame Eigenschaft verbindet, eine Remission einer rheumatoiden Arthritis induzieren zu können (*Tabelle 16.3*). Der Wirkungsmechanismus ist bisher nicht immer bekannt. Neben antiproliferativen Effekten beeinflussen vermutlich alle Substanzen das Immunsystem und unterbrechen dadurch den rheumatischen Prozess. Charakteristisch für diese Stoffe ist das Fehlen einer akuten Entzündungshemmung und ein langsamer Wirkungseintritt nach mehreren Wochen oder Monaten. Zur Überbrückung werden deshalb häufig nichtsteroidale Antiphlogistika und ggf. niedrig dosierte Glucocorticoide benötigt. Alle Mittel haben eine potentiell hohe Nebenwirkungsquote, weshalb die Patienten sorgfältig überwacht werden müssen.

Die Auswahl der Remissionsinduktoren orientiert sich am Schweregrad der Krankheit und am Nutzen-Risiko-Verhältnis. Aufgrund von Metaanalysen ist zurzeit nur eine ungefähre Reihung nach Wirksamkeit und Nebenwirkungsrisiken möglich. Danach werden Methotrexat und parenterale Goldsalze als etwa gleich wirksam angesehen, während Chloroquin, Hydroxychloroquin, Sulfasalazin und orales Gold weniger wirksam sind. Parenterale Goldsalze haben die höchste Toxizität. Methotrexat und die beiden Malariamittel haben das beste Nutzen-Risiko-Verhältnis. So gilt Methotrexat bei Vorliegen von Frühindikatoren als Mittel der Wahl. Wird durch eine Monotherapie (z. B. mit Methotrexat oder Sulfasalazin) keine zufrieden stellende Wirkung erzielt, werden Remissionsinduktoren kombiniert. Dabei kann Methotrexat z. B. mit Sulfasalazin oder Hydroxychloroquin, bei besonders schwerwiegenden Fällen auch mit beiden Substanzen gemeinsam kombiniert werden. Wegen der unerwünschten Wirkungen gehören

Tabelle 16.3
**Remissionsinduzierende Mittel**

| Wirkstoff | Präparat (Auswahl) | Dosis | Wirkungsbeginn | HWZ |
|---|---|---|---|---|
| Chloroquin | Resochin® | 250 mg/d oral | 4–6 Monate | 6–7 d |
| Hydroxychloroquin | Quensyl® | 200–400 mg/d oral | 4–6 Monate | 50 h |
| Sulfasalazin | Azulfidine® | 2-mal 1000 mg/d oral | 2–3 Monate | |
| Natriumaurothiomalat | Tauredon® | 50–100 mg/Monat i.m.[a] | 4–6 Monate | 25 d |
| Auranofin | Ridaura® | 6 mg/d oral | 4–6 Monate | 17–26 d |
| Penicillamin | Metalcaptase® | 300–600 mg/d oral | 3–6 Monate | 1–7,5 h |
| **Zytotoxische Immunsuppressiva** | | | | |
| Methotrexat | Lantarel® | 7,5–15 mg/Wo. oral | 1–2 Monate | 5–9 h |
| Azathioprin | Imurek® | 1,5 mg/kg tgl. oral | 2–4 Monate | 4–5 h |
| Cyclophosphamid | Endoxan® | 50–100 mg/d oral | 1–2 Monate | 7,5 h |
| **TNFα-Antagonisten** | | | | |
| Etanercept | Enbrel® | 2-mal 25 mg/Wo. s.c. | 1–4 Wochen | 4–6 d |
| Infliximab | Remicade® | 3 mg/kg/8 Wo., i.v. | 1–4 Wochen | 9–10 d |
| Adalimumab | Humira® | 40 mg alle 2 Wochen s.c. | 1–4 Wochen | 10–18 d |
| **Interleukin-1-Antagonisten** | | | | |
| Anakinra | Kineret® | 100 mg/d s.c. | 1–4 Wochen | 4–6 h |

[a] Erhaltungsdosis.

Remissionsinduktoren grundsätzlich nur in die Hand des erfahrenen Rheumatologen.

**Chloroquin** (z. B. Resochin®) oder **Hydroxychloroquin** (Quensyl®) werden bei leichten und wenig progredienten Frühformen der rheumatoiden Arthritis sowie vor allem bei Lupus erythematodes-ähnlichen Verlaufsformen eingesetzt. Sie führen bei 70% der Patienten zu einer partiellen Besserung. Die Wirkung tritt nach 3–6 Monaten ein. Limitierend ist die meist irreversible Retinopathie. Daher und wegen der Ablagerung in der Cornea sind regelmäßige ophthalmologische Kontrollen alle 3–4 Monate erforderlich. Alle übrigen Nebenwirkungen sind weniger gravierend (s. Chloroquin).

**Sulfasalazin** (z. B. Azulfidine®) wird ebenfalls als Remissionsinduktor bei leichteren Verlaufsformen im Frühstadium der rheumatoiden Arthritis empfohlen. Seine Wirkung beruht wahrscheinlich auf dem enteral entstehenden Spaltprodukt Sulfapyridin, wohingegen die gleichfalls entstehende Aminosalicylsäure als Salicylat nur schwach antiphlogistisch wirkt. Man beginnt einschleichend mit einer Dosierung von 0,5 g/d oral und steigert wöchentlich um 0,5 g/d auf maximal 2 g/d. Der Wirkungseintritt nach ca. 2–3 Monaten ist etwas schneller als z. B. nach Goldpräparaten. Bei mangelndem Erfolg nach 6 Monaten auf eine andere Substanz umstellen.

**Parenteral applizierte Goldsalze** sind durch zahlreiche, zum Teil irreversible Nebenwirkungen limitiert und sind wegen der extrem langen Halbwertszeit nicht steuerbar. Einziger Vertreter ist derzeit **Natriumaurothiomalat** (Tauredon®). Es wird initial in einschleichender Dosis i.m. injiziert, in der Aufsättigungsphase wöchentlich bis zu einer kumulativen Gesamtdosis von 1000 mg gegeben. Die Erfolgsquote beträgt 60–80% mit teilweise vollständigen Remissionen. Die besten Ergebnisse werden bei frühen Fällen von rheumatoider Arthritis mit noch geringen Gelenkveränderungen erzielt, weniger geeignet bei fortgeschrittenen Fällen mit Gelenkzerstörung und geringer entzündlicher Reaktion. Die Wirkung tritt nach 4–6 Monaten ein. Wenn nach 6 Monaten kein Therapieerfolg erkennbar ist, wird auf andere Mittel umgesetzt. Nach ausreichender Besserung und guter Verträglichkeit wird die Behandlung auch bei Symptomfreiheit mit einer Erhaltungsdosis alle 2–4 Wochen über Jahre fortgeführt. Bei geringerer Aktivität wird das orale Goldpräparat **Auranofin** (Ridaura®) angewendet, das etwas besser verträglich, aber auch weniger wirksam ist.

**Penicillamin** wird wegen erheblicher Nebenwirkungen nur noch als Reservemittel Wahl eingesetzt, wenn andere Remissionsinduktoren versagt haben. Zu beachten ist vor allem die Induktion anderer Autoimmunkrankheiten, z. B. Myasthenia gravis und Lupus erythematodes.

### *Immunsuppressive Therapie*

**Methotrexat**, ein Folsäureantagonist aus der Gruppe der zytotoxischen Immunsuppressiva, wird inzwischen von vielen Rheumatologen bei aktiv progredienten Formen der rheumatoiden Arthritis als erstes Mittel zur Remissionsinduktion empfohlen. Vermutlich sind neben der Proliferationshemmung antiphlogistische Wirkungen beteiligt. Seine Vorteile sind der relativ schnelle Wirkungsbeginn in 1–2 Monaten, die einmal wöchentliche Gabe und eine gute Steuerbarkeit. In den niedrigen Dosen (1-mal 7,5–15 mg oral/Woche) ist es relativ nebenwirkungsarm, erfordert aber wie bei anderen Remissionsinduktoren eine regelmäßige Überwachung von Blutbild sowie Leber- und Nierenfunktion. Am Einnahmetag von Methotrexat sollen nichtsteroidale Antiphlogistika zeitversetzt (nach 4–5 h) gegeben werden, um pharmakokinetische Wechselwirkungen zu vermeiden. Methotrexat ist teratogen und deshalb in der Schwangerschaft sowie bei Kinderwunsch bei Frau und Mann kontraindiziert.

Weitere zytotoxische Immunsuppressiva sind in der Anwendung auf maligne und sonst therapierefraktäre Fälle von rheumatoider Arthritis beschränkt, insbesondere schwere Kollagenosen und Vaskulitiden. **Azathioprin** (Imurek®) wird in niedrigen Dosen von 1–2,5 mg/kg tgl. oral empfohlen, um die Nebenwirkungen und eine potentielle Kanzerogenität zu vermindern.

Bei **Cyclophosphamid** (50–150 mg/d oral) sind die zytotoxischen Effekte trotz guter Wirksamkeit stärker als bei anderen Stoffen. Deshalb wird es nur bei schweren Verlaufsformen mit gefährlichen Komplikationen eingesetzt. Wesentliche Risiken sind Knochenmarkdepression, Onkogenese und Infertilität. Die Therapie wird in rheumatologischen Kliniken unter klinischer und labormedizinischer Kontrolle eingeleitet.

**Ciclosporin** (Sandimmun®, Immunosporin®) hemmt die Synthese von Interleukin-2 und zeigt daher antiphlogistische Eigenschaften. Wegen der geringen therapeutischen Breite erfolgt der Einsatz vor allem bei mangelnder Wirkung oder Nebenwirkungen von Methotrexat.

**Leflunomid** (Arava®) wird durch Öffnung des Isoxazolrings zu einem aktiven Metaboliten umgewandelt. Die Substanz hemmt die Pyrimidinsynthese in aktivierten T-Lymphozyten auf der Ebene der Orotsäuredehydrogenase. Tagesdosis einmal 20 mg oral, Halbwertszeit des aktiven Metaboliten 15–18 d.

**TNFα-Antagonisten.** Sehr gute Therapieerfolge werden bei Patienten mit rheumatoider Arthritis mit TNFα-Antagonisten aus der Gruppe der sog. Immunbiologika („Biologicals“) erzielt. Es handelt sich dabei um Etanercept, Infliximab und Adalimumab. **Etanercept** (Enbrel®) ist im Prinzip ein löslicher TNFα-Rezeptor, der spezifisch TNFα bindet und damit verhindert, dass es an seine membranständigen Rezeptoren binden kann. Es kann in Kombination mit Methotrexat bei Patienten mit mäßiger bis schwerer rheumatoider Arthritis eingesetzt werden, die auf andere Remissionsinduktoren nicht hinreichend angesprochen haben. **Infliximab** (Remicade®), das auch bei Morbus Crohn angewendet wird, ist ein monoklonaler Antikörper gegen TNFα und hemmt die biologische Aktivität von TNFα dadurch, dass es sowohl freies als auch membrangebundenes TNFα bindet. Es wird mit Methrotrexat kombiniert. Während Infliximab ein chimärer Maus-Mensch-Antikörper ist, wurde mit **Adalimumab** (Humira®) der erste rein humane TNFα-Antikörper zugelassen.

**Interleukin-1-Antagonisten.** **Anakinra** (Kineret®) ist ein humaner Interleukin-1-Rezeptorantagonist und hemmt kompetitiv die Bindung von Interleukin-1 an den Interleukin-1-Rezeptor. Bei Patienten mit rheumatoider Arthritis ist sowohl IL-1 in Plasma und Synovialflüssigkeit erhöht, als auch der endogene IL-1-Rezeptorantagonist erniedrigt. Im Gegensatz zu Etanercept und Infliximab hat Anakinra eine kurze Halbwertszeit von 4–6 h und muss täglich gegeben werden.

Alle Immunbiologika dürfen bei bestehenden Infektionen (vor allem Tuberkulose) oder Sepsis nicht angewendet werden. Die frühere Befürchtung, dass eine Langzeitgabe dieser neuen Arzneistoffgruppe zu malignen Erkrankungen oder Autoimmunreaktionen führt, ist nach neueren Untersuchungen eher unwahrscheinlich.

## Topische Antirheumatika

Zahlreiche Lokaltherapeutika werden perkutan bei allen Formen von rheumatischen Krankheiten insbesondere bei degenerativen Gelenkkrankheiten und extraartikulärem Rheumatismus eingesetzt. Die Anwendung erfolgt meist unter der Vorstellung, dass systemische Nebenwirkungen auf diese Weise reduziert werden könnten.

**Nichtsteroidale Antiphlogistika** wie Diclofenac, Etofenamat, Ibuprofen, Ketoprofen, Piroxicam und Indometacin werden von der Haut unterschiedlich resorbiert. Die perkutane Resorption ist gering (<5%). Im Vergleich zur oralen Applikation werden nur ca. 1–3% der Plasmakonzentrationen erreicht. Mit Hilfe der Mikrodialysetechnik wurde festgestellt, dass die transdermale Penetration von Diclofenac und Ibuprofen sehr variabel ist und wirksame Gewebskonzentrationen nicht immer sicher erreicht werden. Der Effekt topischer nichtsteroidaler Antiphlogistika bei rheumatischen Erkrankungen ist also nach wie vor fraglich und nicht immer sicher von Plazebowirkungen abzugrenzen. Allergische Reaktionen an der Haut können häufiger auftreten.

**Vasodilatatoren** (z. B. Benzylnicotinat, Hydroxyethylsalicylat) führen zu Rötung und Wärmegefühl auf der Haut und wirken vermutlich ähnlich wie eine oberflächliche physikalische Wärmeanwendung. Der Einsatz bei rheumatischen Beschwerden beruht auf der Hoffnung, dass auch die darunter liegenden Gewebe in derselben Weise hyperämisiert werden. Ferner hofft man, dass entsprechend der Projektion der Head-Zonen auch eine reflektorische Wirkung nach innen eintreten könnte. Gesicherte klinische Belege für diese Vorstellungen sind nicht verfügbar. Vermutlich ist ein großer Teil der Effekte auf Suggestivwirkungen infolge der eindrucksvollen Empfindungen auf der hyperämisierten Haut zurückzuführen. Die Vehikelsubstanz Dimethylsulfoxid, die transdermal gut resorbiert wird, ist bei weichteilrheumatischen Beschwerden ohne gesicherte Erfolge versucht worden.

**Ätherische Öle** (Campher, Menthol) wirken ebenfalls hyperämisierend, gelten heute aber allgemein als obsolet. Campher ist wegen möglicher Toxizität (Erbrechen, Krämpfe, Koma) auch nach perkutaner Anwendung in England und den USA aus dem Handel gezogen worden. Bei Menthol besteht das Risiko von allergischen Reaktionen an der Haut (Kontaktdermatitis).

Unter diesen Umständen ist die perkutane Lokaltherapie mit antirheumatischen Externa keine überzeugende Alternative zur systemischen Gabe von nichtsteroidalen Antiphlogistika. Auch die physikalische Wärmeanwendung ist den hyperämisierenden Salben vorzuziehen, weil die Effekte in tiefere Gewebsschichten eindringen und nicht mit dem Risiko allergischer Nebenwirkungen belastet sind.

## Spondyloarthritis

Die Spondyloarthritis (Synonym seronegative, HLA-B27-assoziierte Spondylarthritis) bildet eine weitere Hauptgruppe rheumatischer Krankheiten, die sich vorwiegend an Achsenskelett und Ileosakralgelenken manifestieren. Charakteristisch für alle Subtypen sind familiäre Häufung (HLA-B27-Assoziation) und bakterielle Vorerkrankungen.

### Ankylosierende Spondylitis

Die ankylosierende Spondylitis (M. Bechterew) ist eine entzündlich-rheumatische Krankheit mit bevorzugter Lokalisation an den Ileosakralgelenken sowie an den Inter- und Kostovertebralgelenken der Wirbelsäule. Am häufigsten sind junge Männer betroffen. Bei sonst guter Prognose ist der Verlauf chronisch progredient und bisher therapeutisch kaum beeinflussbar.

Hauptziel der Therapie ist die Erhaltung der Beweglichkeit der Wirbelsäule durch tgl. Übungsprogramme. Unterstützend wirkt die Schmerzlinderung durch **nichtsteroidale Antiphlogistika** (Auswahlkriterien s. dort). **Glucocorticoide** sind beim hochakuten Schub indiziert, sonst aber nur bei peripherer Arthritis. Auch Remissionsinduktoren werden eingesetzt.

### Arthritis psoriatica

Begleitende Arthropathie bei 5–10% der Psoriasispatienten (s. auch Psoriasis, Kapitel Hautkrankheiten). Die Therapieprinzipien sind ähnlich wie bei der rheumatoiden Arthritis. Bei geringer Krankheitsaktivität stehen **nichtsteroidale Antiphlogistika** im Vordergrund. Bei chronischen Verläufen werden Remissionsinduktoren eingesetzt. Mittel der Wahl ist **Methotrexat** (1-mal 7,5–15 mg oral/Woche), auf das sowohl die Arthritis als auch die Hautläsionen gut ansprechen. Sulfasalazin und Goldsalze kommen ebenfalls zum Einsatz.

### Reaktive Arthritis

Akute Mono- oder Oligoarthritis, die reaktiv als Zweitkrankheit nach bakteriellen Infektionen des Gastrointestinal- oder Urogenitaltrakts auftritt. Die akute Therapie kann sich bei leichteren Verlaufsformen auf die symptomatische Gabe von **nichtsteroidalen Antiphlogistika** und auf physikalische Maßnahmen wie Kryotherapie beschränken. Nach Urogenitalinfektionen (z. B. Chlamydien) aufgetretene reaktive Arthritiden werden wegen der häufigen Erregerpersistenz zusätzlich mit **Doxycyclin** (1-mal 200 mg/d oral) für 2–3 Wochen behandelt.

Bei der postenteritischen Form ist die Wirksamkeit von Antibiotika noch nicht ausreichend gesichert. Bei den selteneren chronischen Verlaufsformen (z. B. Reiter-Syndrom) können Remissionsinduktoren (z. B. Sulfasalazin) erforderlich sein.

## Lyme-Arthritis

Die Lyme-Arthritis ist eine meist nach Monaten auftretende Spätmanifestation der Lyme-Borreliose (s. dort). Sie wird initial durch Borrelien (Borrelia burgdorferi) ausgelöst, später auch durch immunologische Reaktionen zunehmend chronifiziert.

Im Anfangsstadium findet sich neben allgemein grippalen Symptomen als Primäraffektion häufig das Erythema chronicum migrans (Behandlung s. dort). Im Spätstadium können rezidivierend Mono- oder Oligoarthritiden auftreten. Während in der frühen Krankheitsphase hauptsächlich **Doxycyclin** (1-mal 200 mg/d), **Amoxicillin** (3-mal 500 mg/d) oder **Erythromycin** (4-mal 250–500 mg tgl.) zum Einsatz kommen, wird im späteren Stadium (Lyme-Arthritis) die zweiwöchige Gabe des langwirkenden Cephalosporins **Ceftria-xon** (2 g i.v./d) empfohlen. Im akuten Schub kann die antibiotische Therapie durch nichtsteroidale Antiphlogistika (z. B. Ibuprofen oder Diclofenac) symptomatisch unterstützt werden.

## Rheumatisches Fieber

Das rheumatische Fieber ist der klassische Vertreter der reaktiven Arthritiden. Häufigkeit und Schwere der Erkrankung sind seit der Einführung des Penicillins in den letzten Jahrzehnten erheblich zurückgegangen, sodass das rheumatische Fieber in den Industrienationen eine Seltenheit geworden ist. Es befällt vorwiegend Kinder und Jugendliche nach vorangegangenen Infektionen mit β-hämolytischen A-Streptokokken, die meist von den Tonsillen ausgehen. Ursache ist eine immunologische Reaktion auf die Streptokokken, die sich 1–4 Wochen nach der Infektion entwickelt.

**Antibiotikatherapie.** Noch vorhandene β-hämolytische Streptokokken werden durch eine 14-tägige Gabe von bakterizid wirkenden Antibiotika eliminiert:

- **Phenoxymethylpenicillin** (Penicillin V) 3-mal 0,4–0,6 Mio. I.E./d oral, Kdr. 3-mal tgl. 20.000 I.E./kg oral,
- bei Penicillinallergie **Erythromycin** oral 4-mal 250 mg/d, Kdr. 4-mal tgl. 10 mg/kg.

**Antiphlogistische Therapie.** Bei schweren Verläufen und Herzbeteiligung sind immer **Glucocorticoide** indiziert. Kinder werden wegen der häufig bestehenden Karditis (bis zu 80%) grundsätzlich mit Glucocorticoiden behandelt. Bei Erwachsenen kommt es etwa in 50% der Fälle zu einer Herzbeteiligung. Glucocorticoide haben eine schnelle und sichere Wirkung auf das rheumatische Fieber. Standardpräparat ist **Prednisolon** in einer Initialdosis von tgl. 40–100 mg oral, Kinder 1–2 mg/kg oral. Nach 1–2 Wochen wird die Therapie schrittweise auf eine Dosis von 10–20 mg/d reduziert und mindestens 6 Wochen fortgeführt.

**Nichtsteroidale Antiphlogistika** werden bei leichteren Verläufen ohne Herzbeteiligung eingesetzt. Traditionell wird oft noch **Acetylsalicylsäure** verwendet, weil damit die meisten Erfahrungen vorliegen. Sie unterdrückt innerhalb von 24–48 h das Fieber und die akute exsudative Entzündung, verhindert aber nicht spätere narbige Veränderungen an den Herzklappen. Initial sind hohe Dosen erforderlich, bei Erwachsenen Tagesdosen von 5–8 g in Einzeldosen von 1 g oral, bei Kindern 100–125 mg/kg in 4–6 Einzeldosen (cave: **Salicylatintoxikation**).

**Rezidivprophylaxe.** Sie soll eine Reinfektion durch A-Streptokokken und ein Wiederauftreten des rheumatischen Fiebers verhindern und ist nach jedem rheumatischen Fieber für 5 Jahre notwendig. Bei Herzbeteiligung soll die Prophylaxe lebenslang durchgeführt werden, bei Kindern bis zum 18. (25.) Lebensjahr. In Frage kommen:

- **Benzathinpenicillin**, Erw. 1,2 Mio. I.E. i.m. und Kinder 0,8 Mio. I.E. i.m. alle 4 Wochen. Wirksamste Prophylaxe mit einer Versagerquote von nur 0,4%.
- **Phenoxymethylpenicillin** (Penicillin V) 2-mal 0,2–0,4 Mio. I.E./d oral, vor allem bei Patienten mit geringerem Rezidivrisiko. Versagerquote 3–5%.

Alternativ kann auch eine Penicillintherapie bei allen Streptokokkenerkrankungen durchgeführt werden, wenn eine lebenslange Prophylaxe nicht möglich ist. Sie besteht in ungezielter Gabe von Oralpenicillinen bei allen akuten Atemwegsinfektionen, Tonsillitiden und Wundinfektionen. Bei Penicillinallergie Erythromycin in halber therapeutischer Dosis.

## Kollagenosen und Vaskulitiden

Kollagenosen sind immunologisch bedingte Systemkrankheiten mit chronisch-entzündlichen Bindegewebsreaktionen, z. B. systemischer Lupus

**Tabelle 16.4**
**Lupus-erythematodes-induzierende Arzneimittel**

| Stoffgruppen | Wirkstoffe |
|---|---|
| Antihypertonika | Hydralazin<br>Methyldopa<br>Reserpin |
| Antiepileptika | Phenytoin<br>Carbamazepin<br>Primidon |
| Betarezeptorenblocker | Acebutolol<br>Alprenolol<br>Pindolol<br>Propranolol |
| Sulfonamide | Co-trimoxazol<br>Sulfasalazin |
| Weitere Mittel | Penicillamin<br>Griseofulvin<br>Isoniazid<br>Propylthiouracil |

erythematodes, progressive Systemsklerose, Polymyositis/Dermatomyositis und Sjögren Syndrom. Zu den systemischen Vaskulitiden mit entzündlichen Gefäßreaktionen gehören Panarteriitis nodosa, Wegener Granulomatose und Polymyalgia arteriitica. Bei diesen Krankheiten sind Glucocorticoide initial in hoher Dosis indiziert, eventuell zusätzlich immunsuppressive Therapie bei schweren Verlaufsformen. Im Folgenden wird das Vorgehen exemplarisch beim Lupus erythematodes dargestellt.

### Systemischer Lupus erythematodes

Häufigste Befunde sind der erythematöse Hautbefall mit dem typischen Schmetterlingserythem auf den Wangen, die nichtseröse Arthritis, schwere Organmanifestationen in Form von Pleuritis, Perikarditis und Nephritis sowie der diagnostisch wichtige Nachweis von antinukleären Antikörpern. Auch *Arzneimittel* können einen Lupus erythematodes auslösen, der sich nach Absetzen spontan zurückbildet (*Tabelle 16.4*).

Die Behandlung des Lupus erythematodes richtet sich nach Schweregrad und Organbefall. Sie ist symptomatisch und zielt darauf ab, Exazerbationen zu verhindern oder Rückfälle zu vermeiden. *Leichtere Verlaufsformen* werden mit **Acetylsalicylsäure** oder anderen nichtsteroidalen Antiphlogistika sowie mit **Chloroquin** (250 mg/d oral) behandelt. Alternativ werden auch systemisch **Glucocorticoide** in niedriger Dosis gegeben (5 bis 7,5 mg Prednisolon/d oral).

Bei *schweren Fällen* mit akuter Organbeteiligung ist initial eine hoch dosierte Behandlung mit **Glucocorticoiden** erforderlich, z. B. 50–100 mg/d Prednisolon oral. Anschließend wird die Dosis relativ rasch entsprechend der klinischen Symptomatik reduziert. Erhaltungsdosen von 10–20 mg/d sind meist ausreichend. Daneben werden Immunsuppressiva mit speziellen Kombinationsschemata gegeben, z. B. **Azathioprin** (tgl. 2–2,5 mg/kg oral). Bei Lupusnephritis gilt **Cyclophosphamid** als Mittel der Wahl ergänzt durch hohe Steroiddosen. Bei lebensbedrohlichen Verläufen werden Steroidpulstherapie und synchronisierte Plasmapherese versucht.

Der subakute kutane Lupus erythematodes wird in Abhängigkeit vom klinischen Erscheinungsbild ähnlich wie die systemische Form behandelt.

Der chronische kutane Lupus erythematodes wird in der Regel lokal behandelt, z. B. tagsüber **Lichtschutzmittel**, nachts **glucocorticoidhaltige Externa**. Bei ausgedehnteren Veränderungen zusätzlich **Chloroquin**, initial 500 mg/d, nach 2 Wochen 250 mg/d, später auf 250 mg/d alle 2 Tage reduzieren, Gesamtdosis nicht über 100 g. Alternativ **Dapson** (Dapson-Fatol), initial 100 mg/d, nach 1 Woche auf 200 mg/d steigern, Erhaltungsdosis 50 mg/d.

## Degenerative Gelenkkrankheiten

Arthrosen können sich an allen großen und kleinen Gelenken manifestieren, daneben auch an der Wirbelsäule. Typische Zeichen sind der Abbau des Gelenkknorpels und Gelenkdeformierungen. Dagegen sind Entzündungserscheinungen seltener als bei der rheumatoiden Arthritis. Ziele der Therapie sind Schmerzlinderung und Erhaltung der Gelenkfunktion. Im Vordergrund stehen physikalische Maßnahmen in Form von Wärmeanwendung, Kälteschutz, Massagen und Bewegungstherapie sowie die Beseitigung ursächlicher Faktoren durch Gewichtsreduktion, Gelenkentlastung und Korrektur von Fehlstellungen. Die Arzneitherapie basiert zum Teil auf ähnlichen pharmakologischen Prinzipien wie bei der rheumatoiden Arthritis.

**Analgetika** bei Schmerzzuständen ohne entzündliche Komponente, z. B. Paracetamol. Gelegentlich auch schwach wirksame Opioidanalgetika wie Tramadol.

**Nichtsteroidale Antiphlogistika** bei sekundär entzündlichen Prozessen (aktivierte Arthrose) sind wirksamer als Analgetika. Bevorzugt werden kurz wirkende Mittel wie **Diclofenac**. Auch selektive COX-2-Hemmer werden zeitlich begrenzt eingesetzt. Eine erfolgreiche Schmerzbehandlung sollte nicht dazu verleiten, die arthrotischen Gelenke zu überlasten und dadurch den degenerativen Prozess zu beschleunigen. Durch Antiphlogistika können die Verschleißerscheinungen nicht aufgehalten werden. Teilweise werden diese Mittel auch als Externa in Form von „Rheumasalben" perkutan angewendet, um Nebenwirkungen zu reduzieren. Bei dieser Applikationsform sind pharmakologische Wirkungen unsicher, Plazeboeffekte stehen im Vordergrund (s. rheumatoide Arthritis).

**Myotonolytika** mit zentralen Effekten auf den Muskeltonus kommen bei degenerativen Wirbelsäulenkrankheiten wegen der meist vorhandenen Muskelverspannungen in Frage. Diese Mittel senken nicht nur den Muskeltonus, sondern wirken auch sedativ und hypnotisch. Sedative Begleitwirkungen und das Abhängigkeitsrisiko begrenzen die Anwendung. Unter Beachtung dieser Einschränkungen können Benzodiazepine wie **Diazepam** oder **Tetrazepam** kurzfristig eingesetzt werden.

**Intraartikuläre Injektionen.** Bei starken sekundären Entzündungsreaktionen haben **Glucocorticoide** einen deutlichen Effekt, jedoch geringer als bei der rheumatoiden Arthritis. Zeitweise Beschwerdefreiheit kann z. B. durch Injektion von 10–25 mg Prednisolonacetat oder 5–10 mg Triamcinolonacetonid erreicht werden. Der Knorpelabbau wird nicht verhindert. Insgesamt sollen nicht mehr als 3–4 Injektionen pro Gelenk appliziert werden. Die intraartikuläre Gabe von **Hyaluronsäure** wurde bisher nur in Kurzzeitstudien über 3–4 Wochen geprüft und zeigte widersprüchliche Resultate.

## Weichteilrheumatische Syndrome

Sammelbezeichnung für Krankheitsbilder an den extraartikulären Anteilen des Bewegungsapparates. Häufige Formen sind Periarthropathien an Schultern und Hüftgelenken und lokalisierte Weichteilerkrankungen. Als Sonderform wird das generalisierte Fibromyalgie-Syndrom (Tendomyopathie) abgegrenzt. Leitsymptome sind Schmerzen an Muskeln, Sehnenansätzen und Knochen. Weiterhin bestehen Muskelverspannungen durch degenerative Prozesse und Fehlbelastungen an den betroffenen Gelenken oder der Wirbelsäule. Daher sollten vor allem ursächliche Faktoren ausgeschaltet werden. Dazu gehört die Vermeidung von Überlastungen sowie Gymnastik und Sport ohne stärkere Gelenkbelastungen.

**Periarthropathien.** Manifestieren sich am häufigsten an der Schulter (Periarthropathia humeroscapularis). Im akuten Stadium Ruhigstellung, ggf. Kälteanwendung. Nach Rückgang der Schmerzen auch Wärmeanwendung und vorsichtige Krankengymnastik. Bei anhaltenden Beschwerden nichtsteroidale Antiphlogistika, beispielsweise **Diclofenac** 50–100 mg/d oral, bei sehr starken Schmerzen auch Corticosteroidstoß mit initial 30–40 mg/d **Prednisolon** oral und rascher Dosisreduktion nach Besserung. In geeigneten Fällen sind gezielte periartikuläre Injektionen von Glucocorticoiden hilfreich, z. B. Prednisolonacetat (10–20 mg), gegebenenfalls zusätzlich zur akuten Schmerzlinderung Lokalanästhetika, z. B. Procain 2–3 ml 1–2%. Pedantische Asepsis. Bei vernünftiger Handhabung sinnvoll, aber Vorsicht vor Überbeanspruchung von überlasteten Gelenken nach Schmerzausschaltung.

**Lokalisierte Weichteilerkrankungen.** Tendopathien, Tendovaginitis und Bursitis werden primär lokal behandelt. Daneben werden zur Schmerzlinderung Analgetika und nichtsteroidale Antiphlogistika eingesetzt.

**Fibromyalgiesyndrom.** Neben generalisierten Schmerzen sind bei diesem Syndrom lokalisierte druckdolente Areale (Trigger Points) diagnostisch bedeutsam. Häufig bestehen auch Schlafstörungen, Müdigkeit, funktionelle Störungen (z. B. Herzklopfen, Reizkolon), Antriebsarmut als Manifestation depressiver Verstimmungen, die auf eine psychosomatische Komponente hinweisen.

Die Behandlung ist schwierig. Wichtig ist die ärztliche Beratung über die Natur der Beschwerden. Nichtsteroidale Antiphlogistika sind nicht wirksam. Glucocorticoide haben wenig Nutzen und sollten daher nicht eingesetzt werden.

Klinische Besserungen wurden mit trizyklischen Antidepressiva beobachtet, z. B. **Amitriptylin** 10–25 mg oral abends vor dem Schlafengehen, ggf. bis zu 75 mg/d. Hilfreich sind regelmäßige Gymnastik und Stressabbau.

# 17 Schlafstörungen

*Martin J. Lohse*

Schlafstörungen manifestieren sich als Ein- und Durchschlafstörungen oder als vermehrte Tagesschläfrigkeit. Etwa 10% der Erwachsenen empfinden ihren Schlaf nicht erholsam, weitere 8% haben ein übermäßiges Schlafbedürfnis. Klinisch wie praktisch bedeutsam sind vor allem die Folgen solcher Schlafstörungen, wie Leistungseinbußen, erhöhte Müdigkeit und Einschlafneigung am Tage. Nach detaillierter Anamnese sind die meisten der Schlafstörungen durch gezielte Schlafberatung behandelbar. Zur Quantifizierung des Schlafdefizits können Fragebögen dienen. Bei anamnestisch nicht klärbaren Fällen mit schwerer Beeinträchtigung sollte eine Objektivierung im Schlaflabor erfolgen (Liste erhältlich über Deutsche Gesellschaft für Schlafforschung und Schlafmedizin, http://dgsm.de). Schätzungsweise leidet etwa 1% der Bevölkerung unter spezifischen schlafmedizinischen Krankheiten, z. B. am obstruktiven Schlaf-Apnoe-Syndrom.

## Klassifikation der Schlafstörungen

Schlafstörungen werden nach ICD-10 in Dyssomnien, Parasomnien und Schlafstörungen bei organischen und psychiatrischen Erkrankungen klassifiziert (*Tabelle 17.1*). Die eigentlichen Schlafstörungen sind in der Gruppe der Dyssomnien zusammengefasst. Hier sind vor allem die intrinsischen und extrinsischen Ursachen für eine gezielte Therapie zu differenzieren. Parasomnien beschreiben Schlafstörungen mit abnormen motorischen oder autonomen Ereignissen beim Erwachen oder beim Schlafstadienwechsel (Schlafwandeln, Alp-

Tabelle 17.1
**Klassifikation des Schlafstörungen.**
Nach der Leitlinie Nicht erholsamer Schlaf der Deutschen Gesellschaft für Schlafforschung und Schlafmedizin (2001), www.uni-duesseldorf.de/AWMF/ll/063-001.htm

| | |
|---|---|
| **Gruppe 1: Dyssomnien** | |
| A. Intrinsische Schlafstörungen: | Psychophysiologische Insomnie, idiopathische Insomnie, Fehlbeurteilung des Schlafes, Schlaf-Apnoe-Syndrom, Restless-Legs-Syndrom |
| B. Extrinsische Schlafstörungen: | Inadäquate Schlafhygiene, umweltbedingte Schlafstörungen, Schlafmangelsyndrom, arzneimittelbedingte Schlafstörungen |
| C. Störungen des zirkadianen Rhythmus: | Zeitzonenwechsel, Schichtarbeit |
| **Gruppe 2: Parasomnien** | |
| A. Aufwachstörungen: | Schlafwandeln, Pavor nocturnus, Schlaftrunkenheit |
| B. Störungen des Schlaf-Wach-Übergangs: | z. B. Einschlafzuckungen |
| C. REM-Schlaf-assozierte Parasomnien: | Alpträume, Schlaflähmung |
| D. Andere Parasomnien: | nächtliches Zähneknirschen, Enuresis, Schnarchen |
| **Gruppe 3: Krankheitsbedingte Dyssomnien** | |
| A. Psychiatrische Krankheiten: | Psychosen, affektive Störungen, Angststörung |
| B. Neurologische Krankheiten: | Parkinson-Syndrom, Demenz, Epilepsien |
| C. Internistische Krankheiten: | Schmerzkrankheiten, Asthma bronchiale, chronisch obstruktive Lungenkrankheit, Herzinsuffizienz, gastroösophagealer Reflux |

träume, nächtliches Zähneknirschen), stören aber in der Regel nicht die Erholungsfunktion des Schlafes. Die dritte große Gruppe bilden die krankheitsbedingten Schlafstörungen, die oft als Folge oder Begleitsymptom psychiatrischer, neurologischer und internistischer Erkrankungen auftreten. Hier steht grundsätzlich die Behandlung der Grundkrankheit im Vordergrund. Nach erfolgreicher symptomatischer Therapie bessert sich auch die Schlafstörung.

## Nichtmedikamentöse Maßnahmen

Die Therapie von Schlafstörungen stützt sich auf nichtmedikamentöse Maßnahmen wie ursachenbezogene und verhaltenstherapeutische Ansätze sowie auf die Anwendung von Hypnotika.

Grundlage der Therapie ist das ärztliche Gespräch mit dem Patienten über den normalen Schlaf, einschließlich seiner Variationen (z. B. reduzierte Schlafdauer im Alter), sowie die Folgen einer Schlafstörung. Der Patient sollte zunächst aktiv in die nichtmedikamentöse Therapie einbezogen werden, indem er ein Schlafprotokoll führt und selbst versucht, die Schlafbedingungen zu verbessern.

Bei *intrinsischen Schlafstörungen* ist es besonders wichtig, dem Patienten verhaltenstherapeutische Strategien zu vermitteln. Dazu gehören Entspannungsverfahren, Regeln der Schlafhygiene durch schlaffördernde Lebensweise mit ausreichender Bewegung und leichten Abendmahlzeiten, Schlaf-Wach-Strukturierung mit Schlafrestriktion am Tage und Kontrolle abendlicher Stimuli sowie kognitive Techniken zur Vermeidung nächtlichen Grübelns.

Bei *extrinsischen Schlafstörungen* ist neben der Schlafhygiene vor allem die Beratung über den Konsum von Genussmitteln wie Kaffee, Tee, Alkohol und Nikotin hilfreich. Weiter können zahlreiche zentral stimulierende Arzneimittel Schlafstörungen verursachen, z. B. Theophyllin, Antidementiva (Piracetam, Pyritinol, Meclofenoxat), Levothyroxin, Antidepressiva (SSRI, MAO-Hemmer), Dopaminagonisten, Levodopa, Psychostimulanzien (Methylphenidat), ganz abgesehen von illegalen Drogen wie Amphetamin, Ecstasy und Kokain.

## Therapie mit Hypnotika

Hypnotika sind vor allem als Überbrückungsmaßnahme geeignet, bis belastende Umstände beseitigt sind oder längerfristig wirkende Maßnahmen greifen. Günstig ist auch die intermittierende Anwendung. Problematisch ist die zu langfristige, nicht die zu häufige Verordnung dieser Arzneimittel. Daher sollte bei der ersten Verordnung mit dem Patienten ein Behandlungsplan für maximal 6 Wochen aufgestellt werden, der das Ausschleichen der Medikation einschließt. Abhängigkeit und Missbrauch kommen bei allen Arten von Hypnotika vor und sind vor allem bei mehrmonatiger Einnahme und auch bei fehlender Dosissteigerung (Niedrigdosisabhängigkeit der Benzodiazepine) ausgeprägt. Zu den Wirkungen von Hypnotika tragen ausgeprägte Plazeboeffekte (über 50%) bei, die bei der Behandlung mit genutzt werden können.

### Pflanzliche Hypnotika

Bei leichteren Schlafstörungen können zunächst pflanzliche Hypnotika verordnet werden, die zumeist Baldrian oder Hopfen enthalten. Ob diese Arzneimittel pharmakologische Wirkungen haben, die über die Plazebowirkung hinausgehen, ist nach wie vor ungewiss. In relevanten Konzentrationen aktive Komponenten wurden bisher nicht identifiziert. Die Extraktmengen sind häufig gegenüber den experimentellen Studien deutlich zu niedrig dosiert. So fand sich in den meisten hopfenhaltigen Arzneimitteln nicht mehr Hopfenextrakt als in 10 ml Bier. Die klinischen Studien zur Wirksamkeit solcher Präparate sind methodisch ungenügend. Für Baldrianextrakt liegen Doppelblindstudien zur schlaffördernden Wirkung vor, die sich im Schlaf-EEG jedoch nicht objektivieren ließ.

Aufgrund zahlreicher Erfahrungsberichte sind einige Pflanzenextrakte, insbesondere aus Baldrian, Hopfen, Melisse und Passionsblume, positiv monographiert worden. Für eine Plazebomedikation sind **Baldrianextrakte** (z. B. Baldrian-Dispert®, Valdispert®) oder überschaubare pflanzliche Kombinationen (z. B. Luvased®) ausreichend. Da ein eigentlicher pharmakologischer Effekt ungewiss ist, lässt sich eine genaue Dosierung nicht definieren. Als wirksame Dosen werden 2–3 g Baldriandroge, 0,5 g Hopfenzapfendroge, 1,5–4,5 g Melissenblattdroge und 4–8 g Passionsblumenkrautdroge angegeben .

### Benzodiazepine

Unter den pharmakologisch sicher wirksamen Substanzen spielen Benzodiazepine und ähnlich wirkende Arzneimittel die größte Rolle. Gegenüber den obsoleten Barbituraten, aber auch den frei verkäuflichen Antihistaminika, zeichnen sie sich durch größere therapeutische Breite (wichtig bei Vergiftungen!), weniger Arzneimittelinteraktionen und

Tabelle 17.2
**Benzodiazepinhypnotika**

| Präparat | Dosis [mg] | Resorption [$t_{max}$, h] | Umverteilungs-HWZ[a] [$t_{1/2}$-α, h] | Eliminations-HWZ [$t_{1/2}$-β, h] |
|---|---|---|---|---|
| **Kurzwirksame** | | | | |
| Triazolam | 0,125–0,25 | 0,6–2 | | 2–4 |
| Brotizolam | 0,125–0,25 | 0,5–2 | 0,1–0,4 | 3–7 |
| **Mittellang wirksame** | | | | |
| Temazepam | 10–40 | 0,7–1 | 0,4–0,6 | 7–15 |
| Lormetazepam | 0,5–1 | 1–3 | ≈0,7 | 9–15 |
| Flunitrazepam | 0,5–1 | 0,7–2 | ≈2 | 14–24 (20–35)[b] |
| **Lang wirksame** | | | | |
| Nitrazepam | 5–10 | 0,5–5 | 0,3–5 | 18–30 |
| Flurazepam | 15–30 | 1–3 | | ≈2 (50–100)[b] |
| **Andere Benzodiazepinrezeptoragonisten** | | | | |
| Zaleplon | 10 | 0,9–1,3 | | ≈1 |
| Zolpidem | 10–20 | 1,5–2 | | 2–3 |
| Zopiclon | 7,5 | 1–1,5 | | 3–6 |

[a] Für einige Substanzen liegen keine Daten zur Umverteilungs-HWZ vor. [b] Metabolite.

geringere Veränderung des physiologischen Schlafablaufes aus (geringere Unterdrückung von REM-Schlaf und Tiefschlaf). Trotzdem ist auch bei Benzodiazepinen nach Absetzen mit „rebound"-Insomnie und erhöhtem REM-Schlafanteil (Alpträume) zu rechnen. Abhängigkeit und Toleranz sind bei längerem Gebrauch zu befürchten.

Die Erkenntnisse aus den letzten Jahren über große Heterogenität von GABA/Benzodiazepinrezeptoren haben bisher noch nicht Eingang in die Arzneitherapie gefunden. Die experimentellen Daten legen die Vermutung nahe, dass die hypnotischen Effekte der Benzodiazepine ebenso wie die anterograde Amnesie und Teile der antikonvulsiven Wirkungen durch GABA-Rezeptoren mit $\alpha_1$-Untereinheiten vermittelt werden, während für anxiolytische und muskelrelaxierende Effekte $\alpha_2$-Untereinheiten verantwortlich sind. Benzodiazepine wirken auch auf Rezeptoren mit $\alpha_3$- und $\alpha_5$-Untereinheit, die dadurch bewirkten pharmakologischen Effekte sind aber unbekannt.

Unter den derzeit verfügbaren Benzodiazepinen ist nach gegenwärtigem Kenntnisstand das Wirkspektrum im Wesentlichen identisch. Wichtige Unterschiede bestehen vor allem in ihrer Pharmakokinetik (*Tabelle 17.2*). Dabei bestimmt die Resorptionsgeschwindigkeit ($t_{max}$) den Wirkungseintritt, der bei den meisten Substanzen innerhalb von 15–30 min erfolgt. Die Wirkdauer ist bei niedrigen Einzeldosen vor allem durch die Umverteilung ($t_{½}\alpha$) bei höheren und mehrfachen Dosen zunehmend durch die Elimination bestimmt (Kumulation bei langer $t_{½}\alpha$).

Bei Einschlafstörungen sind kurz wirkende Benzodiazepine indiziert, z. B. **Triazolam** (Halcion®) oder **Brotizolam** (Lendormin®), bei Durchschlafstörungen mittellang wirksame Derivate, z. B. **Temazepam** (Planum®, Remestan®) oder **Lormetazepam** (Noctamid®). Benzodiazepine mit langen Halbwertszeiten (20–100 h, oft durch aktive Metabolite) wie z. B. **Flunitrazepam, Nitrazepam** oder **Flurazepam** sollten nur dann eingesetzt werden, wenn eine Sedation am Tag akzeptabel oder gewünscht ist. Die sehr kurz wirksamen Substanzen sollten bei Angstzuständen nicht verordnet werden (Rebound-Insomnie mit Alpträumen in der Nacht der Einnahme).

Alle Mittel sind unmittelbar vor dem Schlafengehen einzunehmen. Dies reduziert die Gefahr anterograder Amnesien sowie unkontrollierten Verhaltens während des Zeitraums zwischen Einnahme und Schlafeintritt (möglicherweise gehäuft bei schnell anflutenden, kurzwirksamen Substanzen wie Triazolam und Midazolam).

Besonders bei kurzwirksamen Benzodiazepinen ist mit Rebound-Insomnien und Angstsymptomen zu rechnen. Nachwirkungen am Tage sind vor allem bei langwirkenden Benzodiazepinen möglich: herabgesetzte Aufmerksamkeit (Fahrtüchtigkeit, Gefahren am Arbeitsplatz!), Wechselwirkungen mit Alkohol und anderen sedativ wirkenden Substanzen. Benzodiazepine können vor allem bei höherer Dosierung zu Muskelrelaxation führen und damit besonders bei älteren Menschen Stürze provozieren.

Ähnliche Eigenschaften wie die kurz wirkenden Benzodiazepine haben die chemisch nicht verwandten Substanzen **Zolpidem** (Stilnox®, Bikalm®), **Zopiclon** (Ximovan®) und **Zaleplon** (Sonata®). Sie wirken wie Benzodiazepine, jedoch selektiv auf Rezeptoren mit der $\alpha_1$-Untereinheit, was ihnen ein unterschiedliches Wirkprofil mit relativ stärkerer hypnotischer Wirkung gibt. Möglicherweise ist das Abhängigkeitspotential niedriger, allerdings fehlen hierzu ausreichende Langzeitdaten. Dagegen könnten unerwünschte zentrale Wirkungen (Amnesien, Wahrnehmungsstörungen, sehr selten Auslösung von Psychosen) häufiger sein. Insgesamt zeichnen sich für diese Substanzen leichte therapeutische Vorteile gegenüber den Benzodiazepinen ab. Kontrovers diskutiert wird, ob sie eine klinisch relevante Überlegenheit gegenüber kurzwirksamen Benzodiazepinen haben. In einer Kosten-Nutzen-Analyse für den britischen NHS schneiden sie nicht besser ab (http:/www.nice.org.uk/page.aspx?o=113353).

## Chloralhydrat

Chloralhydrat ist auch bei älteren Patienten eine nur noch selten genutzte Alternative zu Benzodiazepinen. Es beeinflusst nicht den REM-Schlaf, Toleranzentwicklung und Abhängigkeit kommen vor. Nachteile sind unangenehmer Geruch und lokale Reizwirkungen. Unerwünschte Wirkungen bestehen in Sensibilisierung gegenüber Catecholaminen ähnlich wie durch Halothan. Herzrhythmusstörungen und schwere Herzinsuffizienz sowie schwere Leber- und Nierenfunktionsstörungen stellen Kontraindikationen dar. Die therapeutische Breite ist gering. Bei Einschlafstörungen beträgt die Dosis 0,5–2 g (Chloraldurat rot®). Bei Durchschlafstörungen wird die gleiche Dosis in Retardform gegeben (Chloraldurat blau®). Die Halbwertszeit beträgt wenige Minuten, wirksamer Metabolit ist Trichlorethanol (Halbwertszeit 6 bis 10 h).

## Clomethiazol

Clomethiazol (Distraneurin®), ein Sedativum mit antikonvulsiven Eigenschaften, ist bei geriatrischen Patienten mit Neigung zu deliranten Verwirrtheitszuständen wegen seiner starken, aber zeitlich begrenzten Wirkung wertvoll. Dies gilt vor allem, wenn Benzodiazepine unzureichend oder paradox wirken. Man gibt 384 mg (2 Kapseln) bzw. 315 mg (10 ml Sirup, 1 Filmtbl.), falls nötig nach 30–60 min wiederholen. Clomethiazol ist bei respiratorischer Insuffizienz kontraindiziert. Atem- und Kreislaufdepression kommen vor allem bei hoher Dosierung vor. Abhängigkeit ist bei jüngeren Patienten und besonders bei solchen mit vorbestehender Substanzabhängigkeit häufig. Deshalb besondere Vorsicht bei nicht-stationärer Therapie. Wegen der Gefahr von Gewöhnung und Missbrauch soll nur für maximal 1–2 Wochen behandelt werden, danach ausschleichen. Bei plötzlichem Absetzen besteht die Gefahr von Krampfanfällen. Die Kombination von Clomethiazol und Alkohol kann tödlich sein!

## Antihistaminika

Hypnotisch und sedativ wirksam sind auch die $H_1$-Antihistaminika **Diphenhydramin** (50 mg, z. B. Sediat®) und **Doxylamin** (50 mg, z. B. Sedaplus®). Auch das Phenothiazin **Promethazin** (z. B. Atosil®) wird gelegentlich in einer Dosis von 25–75 mg verwendet. Die Anflutungsdauer dieser Präparate beträgt 2–3 h, die Wirkung tritt daher verzögert ein. Die hypnotische Wirkungsstärke ist deutlich schwächer als die von Benzodiazepinen.

Das Abhängigkeitspotential der $H_1$-Antihistaminika scheint gering zu sein, es gibt jedoch einzelne Berichte hierüber. Die Toxizität ist höher als die der Benzodiazepine. Anticholinerge Wirkungen sind zentral (Verwirrtheit bis hin zum Delir, bes. bei geriatrischen Patienten) und peripher (häufig Mundtrockenheit, Gefahr von Harnverhalt und Glaukomanfall) zu beobachten. Überdosierungen können zu Bewusstseinsstörungen, zerebralen Anfällen und Tachykardien führen.

## Neuroleptika und Antidepressiva

Bei psychiatrischen Erkrankungen lässt sich durch geeignete Wahl der Grundmedikation eine hypnotische Wirkung erzielen. Eine schlafverbessernde Wirkung kann bei Schizophrenien und Manien durch Gabe von Neuroleptika mit sedativer Komponente erreicht werden, z. B. **Levomepromazin** 25–50 mg (Neurocil®) oder **Promazin** 25–50 mg (Protactyl®). Diese Mittel können wie alle Neuroleptika besonders bei älteren Patienten vegetative unerwünschte Wirkungen erzeugen. Abhängigkeit wird dagegen nicht beobachtet. Über die Häufigkeit von extrapyramidalen Störungen nach niedrig dosierten Neuroleptika fehlen bisher zuverlässige Daten, sie sind jedoch beobachtet worden.

Bei agitierten Depressionen sind dämpfende Antidepressiva wie **Amitriptylin** (z. B. Saroten®) oder **Trimipramin** (Stangyl®) indiziert. Darüber hinaus sind sedierend wirkende Antidepressiva bei depressiven Zuständen mit chronischen Insomnien vor allem bei nicht indiziertem Langzeitgebrauch von Benzodiazepinen geeignet, weil damit das Risiko einer Abhängigkeitsentwicklung umgangen wird. Sedativ wirkende Neuroleptika und Antidepressiva verursachen ebenso wie die oben genannten Antihistaminika anticholinerge Nebenwirkungen.

## L-Tryptophan

Die beiden Serotoninvorstufen **L-Tryptophan** (z. B. Ardeydorm® 2–4 Tbl. á 500 mg/d) und **Oxitriptan** (5-Hydroxytryptophan) werden sowohl bei Depressionen als auch bei Schlafstörungen gegeben. In Dosen von 1–2,5 g wird über erhöhte Schläfrigkeit und verkürzte Schlaflatenz berichtet. Bei schweren Schlafstörungen ist eine Wirksamkeit nicht überzeugend belegt, die Studien zur Depression werden in einer zusammenfassenden Cochrane-Analyse als praktisch komplett unzureichend bewertet (http://www.software.com/abstracts/ab003198.htm oder www.cochrane.de). Die Wirkung soll erst nach mehreren Tagen eintreten. Gelegentlich wird L-Tryptophan auch bei Entwöhnung von Hypnotika verwendet. Wegen schwerwiegender, durch Verunreinigungen ausgelöster Nebenwirkungen (Eosinophilie-Myalgie-Syndrom) bestand von 1989 bis 1996 ein Vertriebsstopp.

## Melatonin

Melatonin wird in der Epiphyse aus L-Tryptophan gebildet und mit dem zirkadianen Rhythmus (endogen etwa 24,2 h) in der Ruhephase sezerniert. Es wird sowohl als Hypnotikum als auch besonders bei Änderungen des Tag/Nacht-Rhythmus (Jet-lag und Schichtarbeit) angewendet. Bisherige Studienergebnisse sind widersprüchlich, als effektive Dosen wurden 0,1–5 mg gefunden. Eine zusammenfassende Cochrane-Analyse aus dem Jahr 2002 (http://www.update-software.com/abstracts/ab001520.htm bzw. www.cochrane.de) kommt zu dem Schluss, dass bei Dosierungen von 5 mg direkte hypnotische Wirkungen auftreten. Jet-lag-Dosierungen von 0,5 mg und 5 mg (schnell freisetzende Zubereitungen, Einnahme beim Zubettgehen) zeigen gleiche und hohe Wirksamkeit (number needed to treat: 2).

Von der Anwendung bei Flugpersonal wie auch bei Schichtarbeit wird bisher aus Sicherheitsgründen abgeraten. Melatonin gilt in Deutschland als Arzneimittel, ist aber nicht zugelassen.

# 18 Schmerzbehandlung

*Gerd Geißlinger*

Schmerz ist oft das erste und wichtigste Symptom, das den Patienten zum Arzt führt. Mit zunehmender Intensität und Dauer geht die Schmerzwahrnehmung in das Schmerzerlebnis über, begleitet von Angst, Schlaflosigkeit, Krankheitsgefühl bis zum Einstellen aller normalen Aktivitäten. Wegen der subjektiven Faktoren spielen Plazeboeffekte insbesondere bei leichteren Schmerzzuständen eine wichtige Rolle. Aber auch bei akuten Schmerzen sollte das Symptom nicht zu übereilter Therapie mit Analgetika verleiten.

Einige Schmerzen können durch eine **spezifische Therapie** schneller und wirksamer behandelt werden, z. B.:

- Glyceroltrinitrat bei Angina pectoris,
- Pilocarpin beim Glaukomanfall,
- Triptane bei Migräneattacke,
- Colchicin beim Gichtanfall.

Vor der Schmerztherapie ist also immer erst die Diagnose zu stellen. Besonders wichtig ist dieses Vorgehen in diagnostisch schwierigen Fällen, um die Diagnose nicht unnötig zu erschweren oder zu verschleiern, z. B. vermutetes akutes Abdomen, Kopfverletzungen.

Schwere und Dauer der Schmerzen sind bedeutsam für die Differentialtherapie (*Tabelle 18.1*). Leichte Schmerzen sprechen gut auf nichtopioide Analgetika an. *Starke Schmerzen* sind häufig nur mit Opioidanalgetika zu beherrschen. Akute starke Schmerzen müssen schnell beseitigt werden und erfordern daher die parenterale Gabe, anschließend aber nur nach Bedarf. *Chronische Schmerzen* werden grundsätzlich prophylaktisch behandelt, damit die Schmerzen gar nicht erst auftreten und dem Patienten die Angst vor dem Schmerz genommen wird, was allein schon Analgetika einspart. Das Therapieziel ist „Schmerzverhinderung“ und nicht nur Schmerzlinderung. Deshalb wird hier nicht nach Bedarf, sondern nach einem regelmäßigen Zeitplan mit genau festgelegten Dosisintervallen behandelt. Dieses Vorgehen ermöglicht eine orale Gabe mit langsamer Anflutung, weniger Nebenwirkungen und geringerer Toleranz- und Abhängigkeitsentwicklung.

## Leichte Schmerzen

Bei Kopfschmerzen, Zahnschmerzen, Dysmenorrhö, Neuralgien, Myalgien und ähnlichen leichteren Schmerzzuständen sind nichtopioide Analgetika gut wirksam. Maßgebend für die Auswahl ist das Nebenwirkungsprofil. Paracetamol, Acetylsalicylsäure und Ibuprofen sind die bekanntesten nichtopioiden Analgetika.

**Paracetamol** (500 mg oral alle 4–6 h) hat keine antiphlogistischen Eigenschaften, ist aber gut magenverträglich und hemmt nicht die Thrombozytenaggregation. Zu beachten ist die relativ geringe therapeutische Breite des Paracetamols. Dosen über 10 g führen zu schweren Leberzellnekrosen. Bei vorgeschädigter Leber können bereits Dosierungen um 6 g oder darunter toxisch sein. Bei Kindern sollte eine Tageshöchstdosis von 50 mg/kg nicht überschritten werden.

Bei Schmerzen mit entzündlicher Komponente ist **Acetylsalicylsäure** (500 mg oral alle 4–6 h) von Vorteil, da es zusätzlich antiphlogistisch wirkt, aber mehr Nebenwirkungen auslöst, insbesondere Magenbeschwerden, gastrointestinale Blutungen,

**Tabelle 18.1**
**Differentialtherapie verschiedener Schmerzzustände**

| Kriterien | Leichter Schmerz | Akuter Schmerz | Chronischer Schmerz |
|---|---|---|---|
| Ziel | Schmerzlinderung | Schmerzfreiheit | Schmerzprophylaxe |
| Wirkungseintritt | schnell | schnell | langsam |
| Applikationsweg | oral | parenteral | oral |
| Dosisintervall | nach Bedarf | nach Bedarf | nach Zeitplan |
| Sedierung | unerwünscht | erwünscht | unerwünscht |
| Zusatztherapie | keine | selten | häufig |

Asthma bronchiale und Hemmung der Thrombozytenaggregation. **Ibuprofen** (200–400 mg oral alle 4–6 h) wirkt ebenfalls antiphlogistisch, ist aber nach Langzeitstudien besser magenverträglich als Acetylsalicylsäure. Kombinationen aus nichtopioiden Analgetika sind nicht wirksamer als die Einzelsubstanzen.

Wird keine ausreichende Schmerzfreiheit erreicht, können schwach wirksame Opioidanalgetika wie **Codein** (z. B. Codeinum phosphoricum Compretten®) 50 mg oral alle 4–6 h eingesetzt werden. Da der analgetische Effekt auf der CYP2D6-abhängigen Demethylierung zu Morphin beruht, ist der CPD2D6-Genotyp zu beachten. Codein kann bei der Behandlung von Schmerzen mit Paracetamol kombiniert werden (z. B. talvosilen®, Paracetamol comp. STADA®).

## Postoperative Schmerzen

Stark wirkende Opioide sind die wichtigsten Mittel zur Therapie postoperativer Schmerzen. Standardmäßig wird **Morphin** (z. B. Morphin Merck) in einer Dosis von 5–10 mg langsam i.v. gegeben und bei Bedarf alle 4–6 h wiederholt. Mit der maximalen Wirkung (Analgesie und Nebenwirkungen) ist nach ca. 10–20 min zu rechnen. Andere Applikationsarten (s.c.) wirken langsamer und bedingen stärker fluktuierende Plasmaspiegel. Alternativ wird **Piritramid** (Dipidolor®) 7,5–22,5 mg i.v. alle 6–8 h eingesetzt, Wirkungsdauer 5–8 h. Zusätzlich Gabe von **Paracetamol** (z. B. Paracetamol-ratiopharm®) 1000 mg oral alle 6 h oder ggf. als i.v.-Infusion (Perfalgan®) 1000 mg/100 ml alle 6 h oder Parecoxib (20–40 mg i.v.) senkt den Opioidbedarf. Schwache μ-Agonisten wie **Tramadol** (z. B. Tramal®) 50–100 mg oral (maximal 400 mg/d), haben weniger Nebenwirkungen als stark wirksame Opioide, sind jedoch bei starken Schmerzen nicht ausreichend wirksam.

**Patienten-kontrollierte Analgesie.** Opioide müssen ausreichend hoch dosiert und oft genug gegeben werden. Die benötigten Dosen unterliegen starken interindividuellen Schwankungen. Der häufigste Fehler ist die Verordnung ungenügender Dosen aus übertriebener Furcht vor der Entstehung einer Abhängigkeit. Bewährt hat sich daher die Patienten-kontrollierte Analgesie (PCA) mit Hilfe einer programmierten Infusionspumpe. Der Patient kann sich beispielsweise **Morphin** bei Bedarf per Knopfdruck in einer definierten Dosis mit einer vorgegebenen Refraktärzeit zum Schutz vor Überdosierung (z. B. 1 mg i.v., Sperrzeit 6 min) selbst infundieren.

## Kolikschmerzen

Bei leichten Koliken kann ein Therapieversuch mit spasmolytisch wirkenden Mitteln gemacht werden. Geeignet sind **Glyceroltrinitrat** (z. B. Nitrolingual®) 0,8 mg sublingual oder **Butylscopolamin** (z. B. Buscopan®) 20–40 mg i.m. oder langsam i.v. (maximal 100 mg/d).

Bei schweren Gallen- oder Nierensteinkoliken werden stark wirkende Opioidanalgetika in Kombination mit Spasmolytika benötigt (s. auch Cholelithiasis und Nierensteine). Bewährt haben sich **Pethidin** (Dolantin®) 50–100 mg langsam i.v. in 1–2 min zusammen mit **Atropin** (z. B. Atropinsulfat Braun) 0,5 mg i.v., während Morphin stärker spasmogen als Pethidin wirkt. Bei Kolikschmerzen ist auch **Metamizol** (z. B. Novalgin®) 1000 mg langsam i.v. (am besten als Kurzinfusion) gut wirksam. Auf seltene, aber lebensgefährliche Nebenwirkungen (Schock, Agranulozytose) muss geachtet werden.

## Tumorschmerzen

Schmerzen prägen in besonderer Weise die Betreuung von Tumorpatienten. Viele fürchten nicht so sehr das Sterben, sondern die Qual durch unerträgliche Schmerzen. Zum Zeitpunkt der Diagnose haben 30% der Patienten Schmerzen, in fortgeschrittenen Stadien bis zu 90%. Oberstes Ziel der Therapie ist daher, Tumorpatienten von Angst und Schmerz zu befreien. Anders als der unheilbare Tumor ist der Schmerz keineswegs schicksalhaft, sondern mit den verfügbaren Methoden bei 85 bis 95% der Patienten behandelbar, in den übrigen Fällen kann oft mit invasiven Methoden geholfen werden.

Entscheidend ist die *Schmerzprophylaxe* durch ein zeitlich genau vorgegebenes Dosierungsschema („Therapie nach der Uhr"). Damit wird die Angst vor Schmerzen beseitigt, der Analgetikabedarf gesenkt und das Abhängigkeitspotential vermindert. Bei 90% der Tumorpatienten reicht die orale Applikation langwirkender Retardpräparate aus. Zusätzlich sollte ein schnell wirkendes Präparat für die Kupierung akuter Schmerzattacken nach Anstrengung, Stress oder Tumorprogredienz für den Patienten verfügbar sein (Rettungsdosis). Für die analgetische Therapie wird von der WHO (1990) ein Stufenplan empfohlen (*Tabelle 18.2*). Siehe auch Therapieempfehlungen der Arzneimittelkommission der Deutschen Ärzteschaft (Stand 2000, www.akdae.de/35/10Hefte/index.html).

**Tabelle 18.2**
**WHO-Stufenplan zur Therapie von Tumorschmerzen**

| | |
|---|---|
| **Stufe 1:** Nichtopioide Analgetika | Paracetamol 500 mg oral alle 4–6 h bis maximal 4 g/d *oder* |
| | Acetylsalicylsäure 500 mg oral alle 4–6 h bis maximal 4 g/d |
| | Ibuprofen 400 mg oral alle 4–6 h bis maximal 2,4 g/d |
| **Stufe 2:** Schwach wirksame Opioide | Codein 100 mg oral alle 4 h, Tramadol 50–100 mg oral alle 4–6 h |
| **Stufe 3:** Stark wirksame Opioide | Morphin Retardtbl. 30–120 mg oral alle 12 h, Tropfen 15 mg oral alle 4 h oder Amp. 5 mg s.c. alle 4 h |
| | Hydromorphon Retardkps. 4–16 mg oral alle 12 h |
| | Fentanyl 50–100 µg/h transdermal alle 72 h |
| | Oxycodon Retardtbl. 10–40 mg oral alle 12 h |

## Analgetische Stufentherapie

Bei *leichten bis mäßigen Schmerzen* werden zu Beginn nichtopioide Analgetika gegeben (Stufe 1), vorzugsweise **Paracetamol** oder **Ibuprofen**, da Acetylsalicylsäure bei Tumorpatienten wegen der Blutungsneigung und der oft auftretenden Magenschmerzen weniger gut anwendbar ist. **Diclofenac** oder **Ibuprofen** haben sich besonders bei Knochenmetastasen, Arthralgien und entzündlichen Gewebsreaktionen bewährt.

Als Stufe 2 werden bei mäßigen Schmerzen schwach wirksame Opioide wie Codein, Tilidin/Naloxon oder Tramadol eingesetzt. Die Wirkung von **Codein** ist durch zunehmende Nebenwirkungen bei Einzeldosen über 100 mg begrenzt. **Tramadol**, das neben seiner Wirkung als schwacher µ-Agonist auch die Rückaufnahme von Noradrenalin und Serotonin hemmt, hat bei Tumorschmerzen etwa die gleiche Wirkungsstärke wie Codein, wirkt aber stärker emetisch.

Bei *starken Schmerzen* sind im Allgemeinen stark wirksame Opioide erforderlich (Stufe 3). **Morphin** ist das wichtigste Analgetikum zur Behandlung chronischer Tumorschmerzen (*Tabelle 18.2*). Am häufigsten werden orale Retardpräparate mit initialen Einzeldosen von 30–60 mg und einem Dosisintervall von 12 h eingesetzt. Die Wirkung setzt nach 1 h ein, ist nach 2–3 h maximal und hält 12 h an. Bei kürzerer Wirkungsdauer oder häufigen akuten Schmerzattacken muss die Dosis erhöht werden. Bei schweren Schmerzen geschieht das in Schritten von 50–100% alle 24 h (Aufwärtstitration), bei mäßigen Schmerzen reicht eine tägliche Steigerung um 25–50% aus. Die meisten Patienten sind bei Dosierungen bis zu 240 mg/d schmerzfrei. In schweren Fällen sind bis zu 1200 mg/d erforderlich. Bei akuten Schmerzattacken erhält der Patient zusätzlich 15 mg Morphin als Tropfen (Rettungsdosis), Wirkungseintritt nach 30 min, Wirkungsdauer 4 h.

**Fentanyl** (Durogesic®) und **Buprenorphin** (Transtec®) stehen als Pflaster für die transdermale Applikation zur Verfügung. Sie eignen sich insbesondere für Patienten mit chronischen Tumorschmerzen, die nicht oral behandelt werden können. Die Wirkung setzt nach 12 h ein und hält 48–72 h an.

Einige Opioide sind für die chronische Therapie von Tumorschmerzen weniger geeignet. Pethidin (Dolantin®) hat eine zu kurze Halbwertszeit und bildet den potentiell neurotoxischen Metaboliten Norpethidin. Partielle Opioidagonisten/-Antagonisten wie Buprenorphin (Temgesic®) und Pentazocin (Fortral®) haben eine geringere maximale Wirkungsstärke und können darüber hinaus die Wirkung voller Opioidagonisten abschwächen oder sogar Entzugssymptome bei Patienten auslösen, die bereits längere Zeit mit vollen Agonisten wie Morphin behandelt wurden.

Bei den meisten Tumorpatienten ist die orale Analgetikatherapie ausreichend wirksam. Zusätzliche Maßnahmen sind bei ca. 10–15% der Patienten erforderlich, vor allem bei häufigen Schmerzattacken oder sehr schweren Schmerzen. Durch subkutane oder intravenöse Applikation kann die Opioiddosis schneller angepasst werden. Die Wirkung von **Morphin** setzt nach s.c.-Injektion nach 10–15 min ein und hält 3–4 h an, nach i.v.-Gabe Beginn bereits in 5 min und Dauer von 1–2 h. Als weitere Möglichkeiten stehen die peridurale und intrathekale Opioidtherapie sowie neurochirurgische Verfahren zur Schmerzausschaltung (Neurolyse, Chordotomie) zur Verfügung.

Nebenwirkungen sind nach oraler Gabe seltener als nach parenteraler und bestehen vor allem in Übelkeit und Obstipation. Deshalb werden in den ersten 2–3 Wochen oft **Antiemetika** benötigt. Eine Stuhlregulation mit **Laxanzien** ist regelmäßig erforderlich. Bei sorgfältiger Dosistitration kommt es nur selten zur Atemdepression, da die Plasmaspiegel nach oraler Gabe im Gegensatz zur parenteralen Gabe keine hohen Spitzenkonzentrationen erreichen. Psychische Abhängigkeit kommt bei „Therapie nach der Uhr" praktisch nicht vor. Physische Abhängigkeit mit Entzugssymptomen ist möglich, tritt aber bei kontinuierlicher Gabe nicht in Erscheinung. Toleranz entwickelt sich nicht regelmäßig. Bei den meisten Patienten (ca. 60%) bleibt ein genügender Effekt mit unveränderter Dosis über lange Zeit erhalten.

## Adjuvante Schmerztherapie

Die adjuvante Schmerztherapie verstärkt die analgetische Wirkung von Opioiden, lindert schmerzverstärkende Begleitsymptome oder wirkt zusätzlich auf spezifische Schmerzformen. Wichtig ist die adjuvante Therapie vor allem bei Knochenmetastasen, Nervenkompression und viszeralen Spannungsschmerzen.

**Nichtsteroidale Antiphlogistika** sind wirksam bei Schmerzen durch Knochenmetastasen, Weichteilinfiltration, Arthralgien, Serositis und entzündlichen Gewebsreaktionen nach operativen Eingriffen. Bei diesen entzündungsbedingten Schmerzen kann auch die Wirkung von Opioidanalgetika verstärkt werden. Besonders bewährt haben sich **Diclofenac** (2- bis 3-mal 50 mg/d oral) und **Ibuprofen** (3-mal 600–800 mg/d oral).

**Glucocorticoide** sind bei akuter Nervenkompression, erhöhtem Hirndruck, Weichteilinfiltration und viszeralem Spannungsschmerz aufgrund ihrer entzündungshemmenden Eigenschaften hilfreich. Die euphorisierenden und appetitsteigernden Begleitwirkungen der Glucocorticoide sind erwünscht. Standardpräparat ist **Prednisolon** mit Dosierungen von 15 mg oral/d morgens als zirkadiane Gabe, nach 1–2 Wochen schrittweise Reduktion auf 5–10 mg/d. Bei Hirntumoren wird erfahrungsgemäß **Dexamethason** bevorzugt, Dosis initial 8–16 mg/d oral über 2–3 d, anschließend Reduktion auf 1–4 mg/d.

**Trizyklische Antidepressiva** werden bevorzugt bei *neuropathischen Schmerzen* eingesetzt. Auch die oft bestehende Depression und Schlaflosigkeit wird gebessert. Weiterhin wirken viele Antidepressiva sedierend und verstärken die analgetischen Effekte der Opioide. Die Wirkung tritt schneller als bei der antidepressiven Therapie ein und wird mit geringeren Dosen erreicht, z. B. **Amitriptylin** initial 2-mal 25 mg/d oral. Darüber hinaus hat sich bei neuropathischen Schmerzen auch **Gabapentin** bewährt.

Bei Schmerzen durch *Knochenmetastasen* werden auch Bisphosphonate und Calcitonin als adjuvante Therapie eingesetzt. Mittel der Wahl aus der Gruppe der Bisphosphonate ist **Pamidronsäure** (Aredia®), die die Knochenresorption über eine Hemmung der Osteoklasten vermindert und dadurch die Schmerzen und den Analgetikabedarf um 20–50% senkt. **Calcitonin** (z. B. Karil®) reicht nicht an den klinischen Effekt der Pamidronsäure heran und verliert bei Dauertherapie durch Rezeptordesensitisierung und Antikörperbildung an Wirkung.

## Migräne

Migräne (Hemikranie, Migrania) wird als gutartiger, oft halbseitiger, periodischer Kopfschmerz von mehrstündiger bis mehrtägiger Dauer definiert. Die *einfache Migräne* ohne Aura besteht aus rezidivierenden Kopfschmerzattacken von 4–72 h Dauer und ist oft mit Übelkeit, Erbrechen sowie Licht- und Lärmempfindlichkeit assoziiert. Die *klassische Migräne* mit Aura (ca. 10–15%) beginnt mit neurologischen Ausfallserscheinungen wie Flimmerskotomen, halbseitigen Sensibilitätsstörungen, Paresen und Sprachstörungen, die in 5–30 min entstehen und bis zu 60 min anhalten. Bei der *komplizierten Migräne* halten die neurologischen Herdsymptome mehrere Tage an.

Die Therapie der Migräne basiert weitgehend auf empirisch entwickelten Prinzipien, da die Ätiologie immer noch unklar ist. Allgemein wird angenommen, dass eine Migräneattacke aufgrund erblicher Disposition durch bestimmte Trigger (s. unten) ausgelöst wird. Am Anfang steht vermutlich eine neuronale Funktionsstörung im Hypothalamus unter Beteiligung serotoninreicher Neurone in den Raphe-Kernen. Dadurch wird in einer zweiten Phase eine Hypoperfusion (um 25–40%) im visuellen Cortex ausgelöst, die nach dem Muster der „spreading depression" langsam (2–3 mm/min) von okzipital nach parietal und temporal wandert. Als dritte Phase folgt eine Aktivierung von Neuronen des kaudalen Trigeminuskerns, die von einer Freisetzung von Substanz P und weiteren vasoaktiven Neurokinen begleitet ist. Daraus resultiert eine neurogene perivaskuläre Entzündungsreaktion an den Duragefäßen mit dem typischen Migränekopfschmerz. Pharmakologische Daten betonen die besondere Rolle der Serotoninrezeptoren

Dazu gehört die Abnahme des Serotoningehalts von Thrombozyten zu Beginn einer Migräneattacke, die Migäneauslösung durch 5-HT-liberierende Stoffe und die therapeutische Wirksamkeit selektiver 5-$HT_{1B/1D}$-Rezeptoragonisten. Die Migräne wird daher heute als ein Syndrom angesehen, bei dem auch eine erbliche Störung der serotoninergen Transmittersysteme im Vordergrund steht.

## Migräneattacke

Typische Auslöser sind Stress, Menstruation (bei Frauen 60% zyklusgebundene Attacken), Schlafmangel, körperliche Anstrengung, Hunger und Alkohol. Migränepatienten probieren meist als erstes nichtmedikamentöse Maßnahmen: Ruhe, abgedunkelter Raum, kalte Kompressen. Häufig wirkt Schlaf erholsam.

Wichtigstes Ziel der Arzneitherapie ist die Beseitigung von Schmerz, Übelkeit und Erbrechen. Neurologische Symptome wie Flimmerskotome oder zerebrale Herdsymptome (Parästhesien, flüchtige Monoparesen, Aphasie) bilden sich spontan zurück und sind pharmakologisch nicht beeinflussbar. Je früher Arzneimittel gegeben werden, desto besser wirken sie. Setzt erst Erbrechen ein, sind orale Mittel nicht mehr anwendbar. Daher sollte zur Kupierung einer Migräneattacke ein Schmerzmittel immer mit einem Antiemetikum kombiniert werden. Die einzelnen Therapieprinzipien sind in *Tabelle 18.3* zusammengefasst. Siehe auch Leitlinien der Deutschen Gesellschaft für Neurologie (Stand 2003, www.dgn.org/97.0.html).

Bei *leichten Migräneattacken* wird **Metoclopramid** als Antiemetikum bevorzugt, Dosis 10–20 mg oral oder 20 mg rektal. Früh genug gegeben, hemmt es nicht nur das Erbrechen, sondern mildert oft auch den gesamten Ablauf der Migräneattacke. Weiterhin erhöht es die gastrointestinale Motilität und verbessert dadurch die Resorption von Analgetika. Alternativ kann **Domperidon** gegeben werden. Beide Mittel sollen nicht bei Kindern unter 14 Jahren eingesetzt werden, weil sie besonders empfindlich für die extrapyramidalen Nebenwirkungen (Dyskinesien) sind.

Als Analgetika werden bei leichten Migräneattacken **Acetylsalicylsäure** 1000 mg, **Paracetamol** 1000 mg oder **Ibuprofen** 400 mg jeweils oral gegeben. Ihre Resorption wird durch vorangehende Gabe von Metoclopramid verbessert. Sie sind nur bei leichten bis mittelschweren Migräneattacken ausreichend wirksam. Bei Kindern sollten 250 bis 500 mg Paracetamol (50 mg/kg tgl. nicht überschreiten!) oder alternativ 200–400 mg Ibuprofen eingesetzt werden. Bei schweren Attacken kann Acetylsalicylsäure (Aspisol®) i.v. injiziert werden. Codein und andere Opioidanalgetika sind nicht ausreichend wirksam.

**Sekalealkaloide** sind nichtselektive 5-HT-Rezeptoragonisten und verursachen daher wesentlich mehr Nebenwirkungen als die Triptane. In direkten Vergleichsstudien waren Triptane auch immer besser wirksam als Sekalealkaloide. Aus der Gruppe der Sekalealkaloide steht nach Abschluss der Nachzulassung nur noch ein orales Ergotaminpräparat für die Akuttherapie der Migräneattacke zur Verfügung. **Ergotamin** (Ergo-Kranit®)

**Tabelle 18.3**
**Behandlung der Migräneattacke.**
(Leitlinien der Deutschen Gesellschaft für Neurologie, Stand 2003, www.dgn.org/97.0.html)

| Stoffgruppe | Wirkstoff und Dosierung |
|---|---|
| **Leichte Migräneattacke** | |
| Antiemetika | **Metoclopramid** (z. B. MCP-ratiopharm®) 10-20 mg oral, 20 mg rektal<br>**Domperidon** (Motilium®) 20-30 mg oral |
| Analgetika | **Acetylsalicylsäure** (z. B. ASS Hexal®) 1000 mg oral<br>**Paracetamol** (z. B. Paracetamol-ratiopharm®) 1000 mg oral<br>**Ibuprofen** (z. B. Ibuhexal®) 400-600 mg oral |
| Sekalealkaloide | **Ergotamin** (Ergo-Kranit®) 2 mg oral |
| **Schwere Migräneattacke** | |
| 5-$HT_{1B/1D}$-Rezeptoragonist | **Sumatriptan** (Imigran®), 50-100 mg oral, 25 mg rektal, 10-20 mg nasal, 6 mg s.c., ggf. bei Wiederauftreten der Beschwerden wiederholen (weitere Triptane s. Tabelle 18.4) |
| Analgetika plus Antiemetika | **Acetylsalicylsäure** (Aspisol ®) 500-1000 mg i.v. plus<br>**Metoclopramid** (z. B. MCP-ratiopharm®) 10-20 mg i.v. |

Tabelle 18.4
**Vergleich der 5-HT$_{1B/1D}$-Rezeptoragonisten (Triptane)**

| Wirkstoff | Präparat | Einzeldosis | Bioverfügbarkeit, oral [%] | Halbwertszeit [%] | Ansprechquote [%] |
|---|---|---|---|---|---|
| Sumatriptan | Imigran® | 50–100 mg oral<br>25 mg rektal<br>20 mg nasal<br>6 mg s.c. | 14 | 2 | 50–70 oral<br>80 s.c. |
| Zolmitriptan | Asco Top® | 2,5–5 mg oral<br>5 mg nasal | 40 | 3 | 60–80 |
| Naratriptan | Naramig® | 2,5 mg oral | 60–70 | 6 | 60–68 |
| Rizatriptan | Maxalt® | 5–10 mg oral | 40–45 | 2–3 | 62–71 |
| Eletriptan | Relpax® | 20–40 mg oral | ca. 50 | 4–5 | 64–71 |
| Almotriptan | Almogran® | 12,5 mg oral | ca. 70 | 3–4 | 57–70 |
| Frovatriptan | Allegro® | 2,5 mg oral | 20–30 | 25 | 37–46 |

soll wegen der Gefahr der Kumulation nicht höher als 4 mg oral pro Attacke und 6 mg pro Woche dosiert werden. Die sonst auftretenden Vergiftungssymptome, Kopfschmerzen, Nausea und Erbrechen können für eine Migräneattacke gehalten werden und zu erneuter Ergotaminzufuhr führen. Weiterhin sind Sekalealkaloide bei Erkrankungen der Koronarien und der peripheren Gefäße, Hypertonie, Leber- und Nierenkrankheiten sowie in der Schwangerschaft kontraindiziert. Ergotamin wird daher nur noch selten eingesetzt, wenn Patienten langdauernde Kopfschmerzen haben oder unter multiplen rekurrierenden Kopfschmerzen leiden und die Dosisbegrenzungen einhalten.

Bei *schwerer Migräneattacke* sind **5-HT$_{1B/1D}$-Rezeptoragonisten** (Triptane) die wirksamsten Mittel. Sie bewirken eine Vasokonstriktion großer Hirngefäße und arteriovenöser Anastomosen über vaskuläre Rezeptoren. Außerdem hemmen sie die neurogene Entzündung im Migräneanfall vermutlich über eine Aktivierung präsynaptischer Autorezeptoren, sodass weniger proinflammatorische Neurotransmitter aus perivaskulären Trigeminusfasern freigesetzt werden. Anders als die Sekalealkaloide lindern sie auch Übelkeit, Erbrechen, Photophobie sowie Phonophobie. Müdigkeit und Schwächegefühl können fortbestehen. Standardsubstanz mit den längsten klinischen Erfahrungen ist **Sumatriptan** (Imigran®), das in Dosen von 25–100 mg oral bei 50–70% der Patienten die Beschwerden innerhalb von 2 h lindert. Bei Übelkeit und Erbrechen können 25 mg rektal oder 10–20 mg als Nasenspray eingesetzt werden. Besonders wirksam ist die Injektion von 6 mg s.c., nach der sich die Symptome bereits nach 60 min bei 80% der Patienten zurückbilden. Allerdings treten nach 12 h wegen der kurzen Halbwertszeit bei 30–40% der Patienten nach oraler Gabe sowie bei 50% nach s.c.-Gabe erneut Migränekopfschmerzen auf, bei denen eine zweite Gabe wiederum wirksam ist.

Neuere 5-HT$_{1B/1D}$-Rezeptoragonisten sind lipophiler als Sumatriptan und zeigen eine höhere orale Bioverfügbarkeit und eine längere Halbwertszeit (*Tabelle 18.4*). **Zolmitriptan** (AscoTop®) und **Almotriptan** (Almogran®) weisen im Vergleich zu Sumatriptan eine praktisch identische Wirksamkeit und Verträglichkeit auf. Die günstigen pharmakokinetischen Eigenschaften der neuen Verbindungen bieten jedoch nicht immer klinische Vorteile. **Naratriptan** (Naramig®) und **Frovatriptan** (Allegro®) fluten langsamer an als Sumatriptan und sind daher initial weniger wirksam. Beide haben aber auch eine längere Wirkungsdauer als alle anderen Triptane. Sie eignen sich daher besonders für Patienten mit langsam einsetzenden und lang anhaltenden Attacken. **Rizatriptan** (Maxalt®) ist in der höheren Dosierung (10 mg) wirksamer als Sumatriptan (100 mg) und führt aber in dieser Dosierung auch häufiger zum Wiederauftreten der Kopfschmerzen. **Eletriptan** (Relpax®) ist das wirksamste orale Triptan, hat allerdings in der höheren Dosierung (2-mal 40 mg) auch die meisten Nebenwirkungen.

Kontraindiziert sind Triptane bei Patienten mit koronarer Herzkrankheit, peripheren Durchblutungsstörungen und Hypertonie. Auch Patienten, die bei der Behandlung unklare Brustsymptome entwickeln, für die eine kardiovaskuläre Ursache nicht ausgeschlossen werden kann, dürfen nicht mit Triptanen behandelt werden. Triptane sollen nicht während der Aura gegeben werden.

**Kombinationen** von Migränemitteln enthalten Ergotamin, Dihydroergotamin, Propyphenazon

(Risiko der Agranulozytose!), Paracetamol, Coffein oder Codein. Coffein soll die enterale Resorption von Ergotamin verbessern. Gegen Coffein spricht allerdings, dass Migräneattacken oft spontan durch Schlaf beendet werden. Außerdem erhöht Coffein den bereits in der Migräneattacke verstärkten Sympathikustonus. Kombinationspräparate wirken im Einzelfall, sind allerdings problematisch, weil sie nach häufiger Anwendung Abhängigkeit oder sogar selbst Dauerkopfschmerz auslösen können.

## Migräneprophylaxe

Eine Migräneprophylaxe wird in Betracht gezogen, wenn mehr als 2–3 Migräneattacken pro Monat auftreten, die Migräneattacken regelmäßig länger als 48 h anhalten oder häufig komplizierte Attacken mit stundenlangen neurologischen Ausfällen vorkommen. Die Erfolgsquote der zur Prophylaxe eingesetzten Mittel liegt zwischen 30% und 80%. Die Plazeboquote ist hoch.

Betarezeptorenblocker sind Mittel der ersten Wahl. Sicher wirksam sind das $\beta_1$-selektive Metoprolol (1-mal 100–200 mg/d oral) und das nichtselektive Propranolol (2- bis 4-mal 40 mg/d oral) Die prophylaktische Wirkung setzt mit einer Latenz von 2 Wochen ein und ist bei 80% der Patienten erfolgreich. Sie wird in der Regel über 4–5 Monate fortgeführt und kann nach 1- bis 2-monatiger Attackenfreiheit über mehrere Wochen wieder ausschleichend reduziert werden.

Weiterhin ist Flunarizin (Sibelium®) für die Migräneprophylaxe gut untersucht. Die Dosis beträgt 5–10 mg/d oral. Nach 3 Monaten soll die Indikation überprüft werden. Nebenwirkungen sind Müdigkeit und Appetitsteigerung. Bei älteren Patienten sowie bei Depressionen und Morbus Parkinson ist es kontraindiziert.

Niedrig dosierte Acetylsalicylsäure (300 mg/d) ist weniger wirksam als Metoprolol, hat aber auch weniger Nebenwirkungen. Valproinsäure (500 bis 600 mg/d) reduziert vor allem die Attackenfrequenz, ist aber in Deutschland zur Migräneprophylaxe nicht zugelassen.

**Ungesicherte Migräneprophylaktika.** Für Dihydroergotamin fehlen Vergleichsuntersuchungen gegenüber Plazebo. Bei Pestwurzextrakt (Petadolex®) reichen die veröffentlichen Daten nicht aus, um die therapeutische Wirksamkeit des Extraktes zu belegen. Darüber hinaus wird Pestwurzextrakt mit Leberenzymerhöhungen in Verbindung gebracht. Studienergebnisse zu Magnesiumsalzen sind widersprüchlich.

## Clusterkopfschmerz

Beim Clusterkopfschmerz (englisch „cluster headache") treten schwerste einseitige retrobulbäre Schmerzattacken von 30–120 min Dauer auf, oft mehrmals tgl. und besonders nachts. Oft dauern die Anfallsperioden 4–12 Wochen mit Remissionen für Monate oder Jahre.

Eine erfolgreiche Unterbrechung der Anfälle ist durch Inhalation von reinem Sauerstoff (5–10 min) möglich. Die Erfolgsquote liegt bei 75% der Fälle. **Sumatriptan** (6 mg s.c. oder 20 mg nasal) ist ebenfalls akut wirksam.

Wichtig ist die *prophylaktische Therapie*. Kurzfristig effektiv sind Corticosteroide, z. B. 40–60 mg/d **Prednisolon** oral für 3 d mit schrittweiser Reduktion um 10 mg/d in 1 Woche. Über längere Zeit wird **Lithiumcarbonat** (Quilonum®) in Dosen von 600–900 mg/d eingesetzt, das schon nach wenigen Tagen positive Effekte zeigt und bei relativ niedrigen Serumspiegeln (0,3–0,8 mmol/l) wirkt. Weiterhin werden der Calciumantagonist Verapamil (160–320 mg/d oral) sowie die Antiepileptika Valproinsäure und Topiramat empfohlen, die allerdings nicht für diese Indikation zugelassen sind.

## Trigeminusneuralgie

Typisch ist der attackenartig einschießende Schmerz im Ausbreitungsgebiet von ein oder zwei Ästen des N. trigeminus mit hoher Intensität und stechendem Charakter. Er wird durch Berührung der Triggerpunkte an Mund und Orbita ausgelöst, aber auch durch Bewegungen, Kälte, Rasieren oder Waschen.

**Carbamazepin** (z. B. Tegretal®) ist das Mittel der Wahl. Ein hoher Prozentsatz der Patienten kann auch bei schwersten Zuständen schmerzfrei gehalten werden. Die Schmerzerleichterung tritt bei 80% der Patienten in 1–3 d ein. Die Dosis wird einschleichend mit 100–400 mg oral 2-mal/d aufgebaut, mittlere Erhaltungsdosis 2-mal 400 mg/d. Ein Wirkungsverlust kommt vor, aber 70% der Patienten zeigen einen anhaltenden Effekt. Einige Fälle reagieren erst auf 800–1200 (–2000) mg/d. Bei 5–20% der Patienten muss die Therapie wegen Nebenwirkungen (Hautausschlag, Müdigkeit, Ataxie) abgebrochen werden. Die therapeutischen Plasmaspiegel der antiepileptischen Therapie (4 bis 9 µg/ml) können als Anhaltspunkt für die Gabe bei Trigeminusneuralgie und anderen Neuralgien dienen. Nach einigen Monaten wird ein Absetzversuch unternommen, da Spontanremissionen vorkommen.

Nach unkontrollierten Studien lindern auch Phenytoin, Clonazepam, Valproinsäure, Gabapentin und Lidocain die Schmerzen bei Trigeminusneuralgie. Eine therapeutische Wirkung von Thiamin (Vitamin $B_1$) lässt sich nicht nachweisen. Bei sonst unstillbaren Schmerzen ist eine operative Behandlung (mikrovaskuläre Dekompression, Koagulation des Ganglion Gasseri) indiziert.

Andere Gesichtsneuralgien (Glossopharyngeusneuralgie) können ebenfalls erfolgreich mit Antiepileptika behandelt werden.

# 19 Stoffwechselkrankheiten

*Hans-Georg Joost*

## Diabetes mellitus

Diabetes mellitus ist eine ätiologisch heterogene Stoffwechselstörung (*Tabelle 19.1*), die unbehandelt mit einer chronischen Hyperglykämie einhergeht und auf einem absoluten oder relativen Insulinmangel beruht. Wichtigste Ursachen sind eine immunologische Zerstörung von Inselzellen (Typ-1-Diabetes; Prävalenz ca. 0,25%) sowie das langsam fortschreitende Versagen der Inselzellen als Folge von Insulinresistenz und metabolischem Syndrom (Typ-2-Diabetes, Prävalenz ca. 5%).

Therapieziele bei allen Diabetesformen sind (nach Arzneimittelkommission der dtsch. Ärzteschaft 2002):

- Gute Stoffwechseleinstellung:
  - Blutglucose nüchtern 90–120 mg/dl,
  - postprandial 130–160 mg/dl,
  - $HbA_{1c}$ <6,5%,
  - Gesamtcholesterin <200 mg/dl,
  - Nüchterntriglyceride <150 mg/dl,
- Körpergewicht (Body Mass Index) <25 kg/m$^2$
- Blutdruck <130/80 mm Hg,
- Vermeidung akuter Komplikationen: Hypoglykämie, Koma, Infektionen,
- Prävention von Spätkomplikationen: Hypertonie, Retinopathie, Neuropathie, Nephropathie.

Die Regelüberwachung der Therapie geschieht durch Selbstkontrolle des Patienten oder durch das Pflegepersonal: Blutglucose mit Tagesprofil (nüchtern, mittags, abends, zur Nacht jeweils präprandial vor Insulingabe) wöchentlich, bei intensivierter Insulintherapie täglich, Harnaceton bei Glucosurie und Hyperglykämie (>300 mg/dl). Ärztliche Kontrollen von Blut- und Harnglucose, Körpergewicht, Blutdruck, Albuminurie, Blutlipiden und klinische Untersuchung (ophthalmologisch, neurologisch, angiologisch) bei Normalbefunden jährlich, $HbA_{1c}$-Wert vierteljährlich. Siehe auch Therapieempfehlungen der Arzneimittelkommission der deutschen Ärzteschaft (www.akdae.de/35/10Hefte/index.html).

Tabelle 19.1
**Klassifikation des Diabetes mellitus**
(nach American Diabetes Association 2003)

**I. Typ-1-Diabetes**
- A. autoimmunvermittelt (β-Zellzerstörung, absoluter Insulinmangel)
- B. idiopathisch

**II. Typ-2-Diabetes**
(Insulinresistenz mit relativem Insulinmangel, β-Zellinsuffizienz unterschiedlich ausgeprägt, oft Adipositas)

**III. Andere Diabetestypen**
- A. monogene Defekte der β-Zellfunktion (z. B. MODY 1-3)
- B. monogene Defekte der Insulinwirkung (z. B. Leprechaunismus)
- C. Erkrankungen des exokrinen Pankreas
- D. Endokrinopathien (z. B. Cushing-Syndrom)
- E. Arzneimittel-induzierter Diabetes (z. B. Diazoxid)
- F. Infektionen (z. B. kongenitale Röteln)
- G. immunvermittelt (z. B. Anti-Insulinrezeptor-Antikörper)
- H. genetische Syndrome (z. B. Down-Syndrom)

**IV. Gestationsdiabetes**

### Typ-1-Diabetes

Der Typ-1-Diabetes ist durch eine absolute Insulinabhängigkeit definiert und tritt überwiegend bei Kindern und Jugendlichen auf (Synonyme: insulinabhängiger Diabetes, IDDM, juveniler Diabetes). Ursache ist eine fortlaufende Zerstörung der insulinbildenden Betazellen in den pankreatischen Inseln als Folge eines Autoimmunprozesses. Inselzellantikörper sind lange vor den klinischen Symptomen des Insulinmangels nachweisbar, die erst nach Ausfall von etwa 80% der Inselzellen auftreten. An die Erstmanifestation schließt sich oft eine mehrmonatige Remissionsphase mit vermindertem Insulinbedarf an. Klinische Studien, in denen versucht wurde, die Manifestation des Typ-1-Diabetes bei Prädiabetikern durch Immunsuppression oder Insulinbehandlung zu verzögern, haben bislang keinen nutzbaren Erfolg gezeigt.

#### *Ersteinstellung*

Die Therapie eines frisch diagnostizierten Diabetikers kann ambulant begonnen werden, wenn keine

Tabelle 19.2
**Häufig verwendete Insuline (nach Insulintabelle DDG)**

| Präparat | Normalinsulin-anteil | Wirkungsbeginn [min] | Wirkungs-maximum [h] | Wirkungsdauer [h] |
|---|---|---|---|---|
| **Kurzwirkende Insuline** | | | | |
| Insulin lispro, Humalog® | Insulinanalog | 15 | 1 | 2–5 |
| Insulin aspart, Novorapid® | Insulinanalog | 15 | 1 | 3–5 |
| Insulin glulisin, Apidra® | Insulinanalog | 10–20 | 1 | 2–4 |
| Insuman® Rapid | 100% | 30 | 2–5 | 6–8 |
| Actrapid® | 100% | 30 | 1–2 | 5–8 |
| Insulin Braun ratiopharm® Rapid | 100% | 30 | 2–4 | ca. 6 |
| **Langwirkende Insuline** | | | | |
| Insuman® Basal | 0% | 60 | 4–6 | 11–20 |
| Huminsulin® Basal | 0% | 30–60 | 2–9 | 18–20 |
| Protaphane® | 0% | 90 | 4–12 | bis 24 |
| Insulin Braun ratiopharm® Basal | 0% | 45 | 4–8 | ca. 17 |
| Insulin glargin, Lantus® | Insulinanalog | 60 | 4–12 | 22–24 |
| Insulin detemir, Levemir® | Insulinanalog | 60 | 6–8 | 18–20 |
| **Mischinsuline** | | | | |
| Insuman® Comb | 15–50% | 30–45 | 3–5 | 11–20 |
| Huminsulin Profil® | 20 u. 30% | 30 | 2–7 | 14–16 |
| Actraphane® | 10–50% | 30 | 2–12 | bis 24 |
| Insulin Braun ratiopharm® Comb 30/70 | 30% | 30 | 2–7 | 12-16 |

Kontraindikationen (Ketose, Infektionen, Schwangerschaft) vorliegen. Voraussetzung ist weiterhin, dass ausreichende Informationen über Diät, Insulingebrauch und Diabetesüberwachung gegeben werden können und der Arzt telefonisch erreichbar ist. Neben der Diät ist fast immer sofort Insulin erforderlich.

**Insulinbedarf.** Die Insulinproduktion von Normalpersonen beträgt 18–40 I.E./d. Endogenes Insulin wird zur Hälfte basal und zur Hälfte nach Mahlzeiten direkt in die Portalvene sezerniert. Der Insulinbedarf des Typ-1-Diabetikers beträgt tgl. 0,5–1 I.E. pro kg, d. h. 35–70 I.E./70 kg Körpergewicht. Die Ersteinstellung wird mit Humaninsulin durchgeführt, da es seltener eine Antikörperbildung als tierische Insuline auslöst. Bei Therapiebeginn wird als Initialdosis ein **kurzwirkendes Normalinsulin** 0,15 I.E./kg s.c. (ca. 10 I.E./70 kg) mit 2-stdl. Blutglucosekontrolle gegeben. Das s.c.-injizierte Insulin flutet im Vergleich zur endogenen Sekretion langsamer an und bewirkt daher eine Tendenz zur postprandialen Hyperglykämie und zur Hypoglykämie nach 2–5 h. Die gleiche Dosis wird im Abstand von 4 h nachinjiziert, bis der Blutglucosespiegel auf 80–160 mg/dl abgefallen ist. Meist wird der Stoffwechsel in 1–2 Tagen normalisiert. Anschließend wird die Dauertherapie mit der zusätzlichen Gabe eines länger wirkenden **Verzögerungsinsulins** eingeleitet (*Tabelle 19.2*). Bevorzugt werden Neutral-Protamin-Hagedorn-Insuline (NPH-Insuline), die mit Normalinsulin problemlos kombiniert werden können. Das geschieht entweder in Form eines Kombinationsinsulins mit einem fixen Anteil von Normalinsulin (10–50%) oder in freier Mischung als „Mischinsulin". Dabei bleibt der schnelle Initialeffekt des Normalinsulins infolge der Mischungsstabilität von NPH-Insulinen erhalten. Das lang wirkende Insulinanalogon **Insulin glargin** (Lantus®) bildet eine klare Lösung, aus der der Wirkstoff nach Injektion präzipitiert und Depot bildet. Es scheint länger und gleichmäßiger als NPH-Insulin zu wirken, wodurch die Häufigkeit nächtlicher Hypoglykämien etwas geringer wird. Insulin glargin ist nicht mit Normalinsulin mischbar. Ähnliche Eigenschaften hat das zweite langwirkende Insulinanalogon **Insulin detemir** (Levemir®).

**Schnellwirkende Insulinanaloga.** Um den Wirkungseintritt von Insulin zu beschleunigen, sind Analoga entwickelt worden, die nach subkutaner Injektion schneller aus dem hexameren Insulin-Zink-Phenol-Komplex dissoziieren und damit schneller resorbiert werden. Mit **Insulin lispro** (Humalog®) und **Insulin aspart** (Novorapid®), und **Insulin glulisin** (Apidra®) werden die postprandialen Blutzuckerexkursionen geglättet. Hypoglykämien treten seltener auf. Als praktischer Vorteil für die Patienten wurde zunächst die Injektion der schnell wirkenden Analoga direkt vor der Mahlzeit propagiert, während reguläres Normalinsulin 30 min vorher injiziert werden muss. Inzwischen ist gezeigt worden, dass auch reguläres kurzwirkendes Humaninsulin unmittelbar vor dem Essen injiziert werden kann und den gleichen Blutzuckerverlauf wie bei konventionellem Spritz-Ess-Abstand von 30 min zeigt.

### Langzeittherapie

**Intensivierte Insulintherapie.** Die intensivierte Insulintherapie strebt Normoglykämie durch Anpassung der Insulinapplikation an das Blutzuckerprofil an. Sie ist heute die Therapie der Wahl für alle Typ-1-Diabetiker. Dabei wird der basale Insulinbedarf durch ein Verzögerungsinsulin mit möglichst konstanter Wirkung (NPH oder Insulin glargin), der nahrungsbedingte Insulinbedarf durch zusätzliche Einzelinjektionen von Normalinsulin oder eines schnell wirkenden Insulinanalogs gedeckt. Voraussetzung ist die Bereitschaft zur tgl. 3- bis 4-maligen Insulininjektion und zur Selbstkontrolle des Blutzuckers mit Selbstanpassung der Insulindosis nach intensiver Schulung des Patienten. *Tabelle 19.3* zeigt einige Beispiele für Injektionsprofile. Die mehrfache Injektion wird durch Insulinpens (Diapen®, Insuject®, Novo-Pen®, Opti-Pen®) erleichtert. Bei Abweichungen der Blutglucose vom Sollwert um 30 mg/dl wird die Insulindosis um 1 I.E. geändert.

Durch die intensivierte Insulintherapie gelingt es, die Entwicklung der Spätschäden des Diabetes mellitus erheblich zu verlangsamen. Daneben gewinnt der Patient durch Selbstkontrolle und entsprechende Dosisanpassung eine größere Freiheit in der Lebensführung (Diät, Mahlzeitenabstände, körperliche Aktivität). Nachteilig sind die höheren Anforderungen an die Motivation und die Mitarbeit des Patienten sowie die größere Gefahr vor allem nächtlicher Hypoglykämien (nicht allein leben!). Eine intensivierte Insulintherapie sollte nicht bei Diabetikern durchgeführt werden, die ein hohes Risiko für unerkannte Hypoglykämien haben („hypoglycemia unawareness", vor allem bei diabetischer Neuropathie).

Bei unzureichender Blutzuckereinstellung kann die kontinuierliche subkutane Insulininfusion mittels Insulinpumpe versucht werden. Dieses Verfahren wird derzeit bei etwa 2000 Patienten in diabetologischen Zentren eingesetzt. Dabei wird Normalinsulin zu ca. 50% der Gesamtdosis als Basalrate infundiert, der Rest zu den Mahlzeiten als Bolus. Insulinpumpen können bei Schwangerschaftsdiabetes (s. unten), bei diabetischer Gangrän und schmerzhafter Neuropathie hilfreich sein. Spezielle Nebenwirkungen sind kutane Reaktionen, Gewichtszunahme und vom Patienten unbemerkte Hypoglykämien.

**Tabelle 19.3**
**Beispiele für Dosisprofile der Insulintherapie**

| Frühstück | Mittagessen | Abendessen | Zur Nacht |
|---|---|---|---|
| **Konventionelle Insulintherapie** | | | |
| Mischinsulin, 65% der Tagesdosis | | Mischinsulin, 35% der Tagesdosis | |
| Mischinsulin, 65% der Tagesdosis | | Normalinsulin, 15% der Tagesdosis | Verzögerungsinsulin, 20% der Tagesdosis |
| **Intensivierte Insulintherapie** | | | |
| Mischinsulin, 60% der Tagesdosis | Normalinsulin, 20% der Tagesdosis | Normalinsulin, 20% der Tagesdosis | |
| Mischinsulin, 45% der Tagesdosis | Normalinsulin, 15% der Tagesdosis | Mischinsulin, 40% der Tagesdosis | |
| Normalinsulin, 30% der Tagesdosis | Normalinsulin, 15% der Tagesdosis | Normalinsulin, 15% der Tagesdosis | Verzögerungsinsulin, 40% der Tagesdosis |

**Konventionelle Insulintherapie.** Die konventionelle Insulintherapie sollte nur empfohlen werden, wenn der Patient nicht in der Lage ist, die häufigen Blutzuckerkontrollen und Dosisanpassungen durchzuführen, oder wenn trotz intensiver Schulung häufig Hypoglykämien auftreten. Die Tagesdosis wird auf 2 Einzeldosen von 2/3 am Morgen und 1/3 der Gesamtdosis am Abend aufgeteilt (*Tabelle 19.3*). Häufig wird Normalinsulin und Intermediärinsulin im Mischungsverhältnis von 30%/70% verwendet. Dementsprechend beträgt bei einem Insulintagesbedarf von z. B. 0,6 I.E./kg und einem Körpergewicht von 67 kg die Tagesdosis 40 I.E., davon morgens 27 I.E. (9 I.E. Normal-, 18 I.E. Intermediärinsulin) und abends 13 I.E. (4 I.E. Normal-, 9 I.E. Intermediärinsulin). Insulin wird etwa 30 min vor dem Frühstück und dem Abendessen s.c. injiziert. Wenn die abendliche Injektion eine nächtliche Hyperglykämie nicht ausreichend kontrolliert, kann die Abenddosis in eine präprandiale Normalinsulindosis und eine Intermediärinsulindosis zur Nacht aufgeteilt werden. Fixe Insulinkombinationen erfordern einen genau eingehaltenen Diätplan bezüglich Zahl, Zeit und Kohlenhydratgehalt der Mahlzeiten, die an das Insulinprofil angepasst werden sollten.

Bei freien Insulinmischungen sind Dosisanpassungen an aktuell gemessene präprandiale Blutglucosewerte möglich. Dabei wird die Normalinsulindosis prospektiv angepasst. Praktisch wird nach der Dreißigerregel verfahren, d. h. bei einer Blutglucosedifferenz von 30 mg/dl zum Sollwert wird die Dosis des Normalinsulins um 1 I.E. erhöht oder erniedrigt. So wird bei einem morgendlichen Nüchternwert von 150 mg/dl, einem Zielglucosewert von 120 mg/dl und einem Insulinbedarf von 40 I.E./d die Morgendosis um 1 I.E. erhöht, d. h. nach obigem Beispiel auf eine Gesamtdosis von 28 I.E. mit 10 I.E. Normalinsulin und unverändert 18 I.E. Intermediärinsulin. Mit der gleichen Regel kann auch die Dosis des Verzögerungsinsulins retrospektiv angepasst werden. Dazu wird die Differenz der Blutglucosewerte zwischen Morgen und Abend der letzten Tage herangezogen. Die morgendliche Dosis des Intermediärinsulins kann zusätzlich aus der Differenz der Blutglucosewerte zwischen Mittag und Abend ermittelt werden.

### *Risiken der Insulintherapie*

Die Hauptgefahr der Insulintherapie ist die Hypoglykämie (s. dort) durch Überdosierung oder fehlende Nahrungsaufnahme. Immunologisch bedingte UW sind nach weitgehender Umstellung auf Humaninsulin selten geworden. Dazu gehören Insulindystrophie am subkutanen Fettgewebe, Insulinallergie in Form lokaler Hautreaktionen und Insulinresistenz durch insulinbindende Antikörper. Bei Insulinresistenz mit einem Bedarf von über 200 I.E./d wird eine Hochdosistherapie mit Normalinsulin durchgeführt, ggf. in Verbindung mit Immunsuppression durch Prednisolon, z. B. initial 80 mg/d oral mit anschließender Dosisreduktion über 1–2 Wochen.

## Typ-2-Diabetes

Der Typ-2-Diabetes tritt vorwiegend im Erwachsenenalter auf (Synonyme: nicht insulinabhängiger Diabetes, NIDDM, Altersdiabetes) und geht oft mit Übergewicht einher (80% der Patienten). Eine besondere Rolle spielt die viszerale oder abdominale Fettsucht. Die Insulinspiegel sind meist normal oder sogar erhöht, aber relativ zur Blutglucose zu niedrig. Neben der Sekretionsschwäche der Betazellen besteht daher immer eine Insulinresistenz der peripheren Zielgewebe, die vermutlich durch eine Störung in der zellulären Signaltransduktion der Insulinwirkung entsteht. Der Typ-2-Diabetes ist häufig mit Adipositas, Hyperlipoproteinämie und Hypertonie assoziiert (metabolisches Syndrom). Wie beim Typ-1-Diabetes gilt als sicher, dass eine intensivierte Blutzuckereinstellung mit Sulfonylharnstoffen, Metformin oder Insulin das Auftreten mikrovaskulärer Sekundärkomplikationen verzögert (United Kingdom Prospective Diabetes Study, UKPDS 1998). Makrovaskuläre Komplikationen werden durch die Blutzuckereinstellung weniger beeinflusst. Hier ist die direkte Behandlung anderer Risikofaktoren (Dyslipoproteinämie, Hypertonie) wirksamer und deshalb unerlässlich.

### *Nichtmedikamentöse Therapie*

Die Diabetestherapie sollte zunächst mit **Diät, Gewichtsreduktion** und erhöhter **körperlicher Aktivität** begonnen werden. Dadurch steigt die Insulinempfindlichkeit, die erhöhten Insulin- und Blutglucosewerte normalisieren sich. Die alleinige Diätbehandlung sollte über mehrere Wochen, bei Übergewicht und mäßiger Hyperglykämie (unter 160 mg/dl nüchtern) über mehrere Monate durchgeführt werden, bevor ihr Erfolg oder Versagen beurteilt wird.

### *Metformin*

Metformin wird bei übergewichtigen Diabetikern mit Hypertriglyceridämie und Insulinresistenz eingesetzt, wenn durch Gewichtsreduktion und Diät kein ausreichender Therapieerfolg erzielt wird. Das

Biguanid wirkt nur in Gegenwart von endogenem Insulin und reduziert die hepatische Glucoseabgabe durch Hemmung der Glukoneogenese, ist also bei Insulinresistenz des Typ-2-Diabetes pathophysiologisch sinnvoll. In einer Zehnjahresstudie senkte Metformin die Gesamtletalität von übergewichtigen Typ-2-Diabetikern um 36% im Vergleich zu Patienten, die mit Sulfonylharnstoffen oder Insulin behandelt wurden (UKPDS 1998). Die Metformin-behandelten Patienten zeigten außerdem eine geringere Gewichtszunahme und seltener Hypoglykämien.

Metformin darf nicht bei Bedingungen verordnet werden, die die Elimination der Substanz reduzieren oder die Laktatproduktion erhöhen (vor allem Niereninsuffizienz, Leberfunktionsstörungen, höhergradige Durchblutungsstörungen, manifeste Herzinsuffizienz). Es muss auch 48 h vor Operationen abgesetzt werden. Bei Metformin ist das Risiko gefährlicher Laktatazidosen jedoch sehr viel geringer als bei den früher verwendeten Biguaniden. Bei Beachtung der Kontraindikationen sowie der Höchstdosen kann die Substanz als sicher gelten. Die Initialdosis beträgt 1-mal 850 mg/d nach dem Frühstück, ggf. nach 2 Wochen auf 2-mal 850 mg/d steigern, in seltenen Fällen auf 3-mal 850 mg/d. Der Blutzucker wird erst im Laufe von mehreren Tagen gesenkt.

Bei Typ-2-Diabetikern mit unzureichender Einstellung durch Sulfonylharnstoffe oder Metformin allein kann eine Kombinationstherapie Blutglucose und $HbA_{1c}$-Werte weiter senken. Allerdings sind die Risiken der Kombinationstherapie nicht abschließend beurteilbar, da in einer Untergruppe in der UKPD-Studie (frühe Zugabe von Metformin zu Glibenclamid) eine Erhöhung der Gesamtmortalität gefunden wurde.

### *Sulfonylharnstoffe*

Sulfonylharnstoffe sind bei normalgewichtigen Patienten indiziert, wenn die Diät allein nicht ausreicht oder wenn Kontraindikationen für Metformin vorliegen. Sie steigern die endogene Insulinsekretion und sind daher nur bei vorhandener Restsekretion wirksam. Überwiegend eingesetzt wird **Glibenclamid**, für das eine Senkung mikrovaskulärer Spätkomplikationen (Retinopathie) in einer Zehnjahresstudie nachgewiesen wurde (UKPDS 1998). Man beginnt mit niedriger Dosis, z. B. 1,75 mg/d morgens kurz vor dem Frühstück. Falls notwendig, wird die Dosis vorsichtig gesteigert. Die Therapie wird durch Selbstkontrolle des Blut- und Harnzuckers überwacht. Nach Kompensation des Stoffwechsels sinkt der Glibenclamidbedarf, daher sollen nach einigen Wochen Dosis-

**Tabelle 19.4**
**Orale Antidiabetika**

| Wirkstoff | Präparat | Halbwertszeit [h] | Dosis [mg/d] |
|---|---|---|---|
| **Sulfonylharnstoffe** | | | |
| Tolbutamid | z. B. Orabet® | 6–9 | 500–1500 |
| Glibornurid | z. B. Glutril® | 8 | 12,5–75 |
| Glibenclamid | z. B. Euglucon® | 3–5 | 1,75–14 |
| Glimepirid | Amaryl® | 5–8 | 1–8 |
| Gliquidon | Glurenorm® | 1,5 | 15–120 |
| **Glinide** | | | |
| Repaglinid | NovoNorm® | 1 | 0,5–4 mg/Mahlzeit |
| Nateglinid | Starlix® | 1,5 | 180–360 mg/Mahlzeit |
| **Biguanide** | | | |
| Metformin | z. B. Glucophage® | 3–9 | 850–1700 |
| **Thiazolidindione** | | | |
| Rosiglitazon | Avandia® | 3–4 | 4–8 |
| Pioglitazon | Actos® | 5–6 | 15–30 |
| **α-Glucosidaseinhibitoren** | | | |
| Acarbose | Glucobay® | | 300–600 |
| Miglitol | Diastabol® | | 150–300 |

reduktion und Auslassversuch versucht werden. Häufig tritt danach keine Verschlechterung des Stoffwechsels ein. Andere Sulfonylharnstoffe wie Glibornurid, Glimepirid, Gliquidon und Tolbutamid bieten keinen gesicherten therapeutischen Zusatznutzen (*Tabelle 19.4*).

Sulfonylharnstoffe werden unter Vernachlässigung der Diät oft als „Diabetestherapie der Bequemlichkeit" missbraucht. Sie sind nur bei einem Teil der Patienten indiziert. Bei fortschreitender Erschöpfung der Insulinsekretion werden sie unwirksam (Sekundärversagen). Jährlich werden 5–10% Sekundärversager beobachtet, häufig bei mangelnder Gewichtsreduktion.

### Glinide

Mit den neueren, kurzwirkenden β-zytotropen Substanzen **Repaglinid** (Novonorm®) und **Nateglinid** (Starlix®) soll eine Mahlzeiten-angepasste Insulinfreisetzung bei geringerem Hypoglykämierisiko erreicht werden. Bei regelmäßiger Nahrungsaufnahme sind die Vorteile noch nicht gesichert, da mehrere Vergleichsstudien über 3–12 Monate keine Unterschiede in Stoffwechseleinstellung oder Hypoglykämiehäufigkeit zwischen Repaglinid- und Glibenclamid-behandelten Typ-2-Diabetikern zeigten.

### Thiazolidindione (Glitazone)

In den letzten Jahren wurde mit den Thiazolidindionen (Glitazone) eine neue Substanzgruppe zur Behandlung der Insulinresistenz des Typ-2-Diabetikers entwickelt. Glitazone aktivieren den Transkriptionsfaktor PPARγ, der eine zentrale Rolle in der Regulation von Adipogenese und Insulinempfindlichkeit spielt. **Rosiglitazon** (Avandia®) und **Pioglitazon** (Actos®) senken den Nüchternblut-zucker (im Vergleich mit Plazebo) nach einer Latenz von 8–12 Wochen um 30–50 mg% sowie das $HbA_{1c}$ um ca. 1%. Die Substanzen sind derzeit nur zur Monotherapie und zur Kombination mit Metformin oder einem Sulfonylharnstoff zugelassen; die Kombination mit Insulin ist kontraindiziert (höheres Risiko der Ödembildung). Nachteilig sind eine Gewichtszunahme durch Steigerung der Adipogenese, die häufig auftretenden Ödeme sowie eine Erhöhung des LDL-Cholesterins (nur Rosiglitazon). Die unter dem Vorläufer Troglitazon beobachteten hepatotoxischen Effekte scheinen bei Anwendung von Rosiglitazon und Pioglitazon nicht oder sehr viel seltener aufzutreten. Langzeitsicherheit und Wirkung der Glitazone auf die Entwicklung der Sekundärkomplikationen des Typ-2-Diabetikers sind noch nicht beurteilbar.

### Glucosidaseinhibitoren

**Acarbose** (Glucobay®) und **Miglitol** (Diastabol®) hemmen den intestinalen Abbau von Disacchariden aus der Nahrung und verzögern die Resorption von Kohlenhydraten. Vorteilhaft sind die spezifische Reduktion der postprandialen Blutzuckerspitzen sowie das Fehlen von Hypoglykämien. Nachteilig ist das Auftreten von Meteorismus und Flatulenz als Folge des bakteriellen Abbaus von Disacchariden im Kolon, was von einem Teil der Patienten nicht akzeptiert wird. Nach 3-jähriger Therapie senkte Acarbose den $HbA_{1c}$-Wert geringfügig um 0,2%, hatte allerdings keinen Effekt auf Nüchternblutzucker, Körpergewicht, Hypoglykämiehäufigkeit und klinische Komplikationen (UKPDS 1999).

### Insulin

Bei Versagen der Therapie mit oralen Antidiabetika muss auch der Typ-2-Diabetes mit Insulin behandelt werden, ebenso bei Stoffwechselentgleisungen, schweren Infektionen, Operationen und Gravidität. Ist der Insulinbedarf noch niedrig, kann initial ein Verzögerungsinsulin (0,15 I.E./kg s.c.) 30 min vor dem Frühstück oder zur Nacht gegeben werde, eventuell unter Beibehaltung eines oralen Antidiabetikums (Sulfonylharnstoff oder Metformin). Die Dosis wird in den folgenden Tagen gemäß dem Tagesprofil der Blutglucose angepasst. Häufig werden wegen der nur noch geringen endogenen Insulinsekretion mehrere tägliche Insulingaben nötig. Ob dann nach dem Schema der intensivierten oder der konventionellen Insulintherapie (s. dort) behandelt wird, muss für den einzelnen Patienten (nach Alter, Therapieziel, Compliance, Hypoglykämierisiko) entschieden werden.

## Diabetes in der Schwangerschaft

In der Schwangerschaft besteht ein erhöhtes Risiko für Komplikationen wie Präeklampsie, Frühgeburt, kongenitale Missbildungen sowie intrauteriner Fruchttod. Deshalb wird bereits präkonzeptionell eine **intensivierte Insulintherapie** mit enger Blutzuckerkontrolle angestrebt (s. oben). Insulingabe in 3–4 Einzeldosen oder als kontinuierliche subkutane Infusion mit einer Insulinpumpe. Orale Antidiabetika sind kontraindiziert. Im Verlauf der Schwangerschaft steigt der Insulinbedarf, postpartal sinkt er rapide. Der erstmals in der Schwangerschaft auftretende Gestationsdiabetes persistiert nur in 2% der Fälle.

### Prophylaxe diabetischer Sekundärkomplikationen

Das Fortschreiten der diabetischen Nephropathie (vor allem Typ-1-Diabetes) wird durch **ACE-Hemmer** signifikant verzögert. Da der Typ-2-Diabetiker insbesondere durch die Makroangiopathie der Koronarien bedroht ist, müssen weitere Risikofaktoren wie Hypertonie, z. B. mit **ACE-Hemmern**, **Betarezeptorenblockern** und Dyslipidämie mit **Diät** oder **Statinen** intensiv behandelt werden. Bei Vorliegen mehrerer Risikofaktoren sollte eine primäre Thromboemboliephrophylaxe mit **Acetylsalicylsäure** durchgeführt werden.

### Coma diabeticum

Das *ketoazidotische Koma* tritt meist kurzfristig bei Typ-1-Diabetikern auf und geht mit Hyperglykämie (>300 mg/dl), ausgeprägter Ketoazidose und Kussmaul-Atmung einher. Das *hyperosmolare Koma* entwickelt sich überwiegend bei älteren Typ-2-Diabetikern und manifestiert sich mit ausgeprägter Hyperglykämie (>800 mg/dl) und Exsikkose. Nach der Diagnose mit Teststreifen sofortige Notfalltherapie. Bei Blutzuckerwerten über 300 mg/dl therapeutische Sofortmaßnahmen durch den Hausarzt:

- **Flüssigkeitszufuhr** 1000 ml 0,9% NaCl-Lösung i.v. in der 1. Stunde,
- **Normalinsulin** (z. B. Insulin Actrapid® HM) 10 I.E. oder 0,2 I.E./kg/h i.v.

Im Krankenhaus **Normalinsulin** mit einer Infusionspumpe als i.v.-Dauerinfusion mit 4–6 I.E./h (etwa 0,1 I.E./kg/h) als verdünnte Insulinlösung (z. B. 50 I.E. in 50 ml 0,2% Humanalbuminlösung) geben. Bei fehlender Abnahme der Blutglucose in den ersten 2 h wird die Insulininfusionsrate verdoppelt. Therapieziel in den ersten 6–8 h ist eine Blutglucoseabnahme um maximal 50% des Ausgangswertes, bei ketoazidotischem Koma stündlich um ca. 50 mg/dl und beim hyperosmolaren Koma um 60–70 mg/dl. Nach 6 h Dosisreduktion um 2–3 I.E./h. Nach 12 h bei Blutglucosewerten von 250–300 mg/dl beträgt die Insulindosis 2–3 I.E./h. Zur Prophylaxe eines Hirnödems Blutzucker zunächst nicht unter 260 mg/dl senken.

**Flüssigkeitszufuhr** mit 0,9% NaCl, bei erhöhtem Serumnatrium (155 mmol/l) mit 0,45% NaCl. Infusionsvolumen in der ersten Stunde 1000 ml, danach abhängig vom zentralen Venendruck ca. 500 ml/h, keine schnellen Druckanstiege. Regelmäßige Überprüfung der Lungenfunktion, um eine akute Herzinsuffizienz mit drohendem Lungenödem rechtzeitig zu erkennen. Die Dehydratation ist ausgeglichen, wenn die Harnmenge mehr als 30 ml/h erreicht hat. Mindestmenge der Infusion 4 l in 12 h, bei starker Dehydratation bis zu 8 l in 24 h, bei hyperosmolarem Koma bis zu 9–10 l.

Die **Kaliumzufuhr** richtet sich nach dem Serumkalium, das als Folge der Insulinwirkung durch den Einstrom in den Intrazellulärraum massiv abfallen kann. Gefährliche Herzrhythmusstörungen sind möglich. Richtdosis entsprechend dem Defizit nicht mehr als 20 mmol/h (z. B. 20 ml 1 M Kaliumchloridlösung/h) und maximal 150 mmol/d. Andere Elektrolytverluste (NaCl) werden durch Infusionen ausgeglichen. Sobald der Patient aus dem Koma erwacht ist, weitere Kaliumzufuhr oral mit Kaliumchlorid (3–6 g/d, entsprechend 40–80 mmol) über den Tag verteilt.

Eine **Azidosekorrektur** wird nur bei einem Blut-pH unter 7,1 empfohlen und geschieht vorzugsweise i.v. mit isotonem $NaHCO_3$ 1,4%. Dosis in mmol: 0,1 × Basendefizit (mmol/l) × kg Körpergewicht in 2 h. Der Nutzen von Bikarbonat wird allerdings nicht einheitlich beurteilt. Eine Phosphatsubstitution wird heute nicht mehr für notwendig gehalten.

Eine **Thromboseprophylaxe** mit Heparin (10.000 I.E./d) als i.v.-Dauerinfusion ist wegen der Dehydratation und der daraus resultierenden Hyperviskosität des Blutes erforderlich.

### Hypoglykämie

Symptome treten bei Blutzuckerwerten von 50 mg/dl auf, bei Diabetikern eventuell schon bei schnellem Abfall auf 100 mg/dl. Diagnose mit Blutzuckerteststreifen.

Sofortmaßnahme: **Glucose** 20 g oral als Zuckerlösung, Fruchtsaft oder Würfelzucker. Bei bewusstlosen Patienten 40 g Glucose als 40–50% Lösung i.v., bis der Blutzucker 150 mg/dl erreicht hat. In Notfällen kann **Glukagon** (1 mg i.m.) auch von geschulten Angehörigen injiziert werden. Es wirkt relativ schnell in 5 min, aber nur kurz (10–40 min). Ursachen klären: Diätfehler, Therapiefehler, Insuli-nom. Auch Arzneimittel kommen als auslösende Ursache in Betracht: Sulfonylharnstoffe, Insulin, Betarezeptorenblocker, Alkohol.

## Hyperlipidämien

Erhöhungen von Plasmalipiden sind ein wichtiger Faktor in der Entstehung arteriosklerotischer Gefäßerkrankungen, insbesondere der koronaren Herzkrankheit. Hauptrisikofaktor ist Cholesterin in der Fraktion der Low-Density-Lipoproteine (LDL),

Tabelle 19.5

**Richtlinien zur Behandlung von Hypercholesterinämien.**

National Cholesterol Education Program (NCEP): JAMA 285: 2486–2497 (2001) (www.nhlbi.nih.gov/guidelines/cholesterol/atp3upd04.pdf)

| Risikogruppe | Diät[a] bei | Arzneitherapie bei | Therapieziel |
|---|---|---|---|
| | LDL-Cholesterinwerte (mg/dl) | | |
| Keine koronare Herzkrankheit und <2 Risikofaktoren[b] | ≥160 | ≥190 | <160 |
| Keine koronare Herzkrankheit und ≥2 Risikofaktoren | ≥130 | ≥160[c] | <130 |
| Koronare Herzkrankheit oder andere atherosklerotische Erkrankungen oder Diabetes | ≥100 | ≥130[d] | <100 |

[a] Zusätzlich: Gewichtsabnahme und körperliche Aktivität, [b] Rauchen, Hypertonie, niedriges HDL, vorzeitige KHK in Familienanamnese, Alter (Männer >45, Frauen >55 Jahre). [c] Bei einem 10-Jahres-Myokardinfarktrisiko >10% soll bereits ab 130 mg/dl mit der Arzneitherapie begonnen werden. [d] Bei LDL-Cholesterin von 100–129 mg/dl soll im Einzelfall über eine Arzneitherapie entschieden werden.

während High-Density-Lipoproteinen (HDL) ein protektiver Effekt zukommt. Additive Risikofaktoren sind Hypertonie, Rauchen, diätetische Belastung mit gesättigten Fettsäuren und Cholesterin, erhöhte Lipoprotein (a)-Spiegel, Insulinresistenz, Übergewicht, männliches Geschlecht und koronare Herzkrankheit in der Familienanamnese. Eine Hypertriglyceridämie ist ein indirekter Risikofaktor, da eine Tendenz zu niedrigen HDL-Werten besteht.

Hyperlipidämien werden in Hypercholesterinämien, Hypertriglyceridämien und kombinierte Hyperlipidämien eingeteilt. Sie können primär oder sekundär sein. In Interventionsstudien ist der therapeutische Nutzen einer LDL-Cholesterinsenkung in Abhängigkeit vom kardiovaskulären Risiko nachgewiesen worden, vor allem bei Patienten mit koronarer Herzkrankheit oder mit Diabetes mellitus. Die Behandlungsziele für Serumcholesterin und LDL-Cholesterin sind auf Grund der epidemiologischen Daten für die verschiedenen Risikogruppen unterschiedlich definiert worden (s. *Tabelle 19.5*). Europäische Therapieempfehlungen folgen einer ähnlichen Einteilung, sehen aber zudem eine Intensivierung der Therapie in Abhängigkeit vom Lebensalter vor (s. Therapieempfehlungen der Arzneimittelkommission der deutschen Ärzteschaft (www.akdae.de/35/10Hefte/index.html).

## Hypercholesterinämien

Die *polygene Hypercholesterinämie* ist die häufigste Form mit einer Inzidenz von 5% in der Gesamtbevölkerung. Vermutlich sind kleinere genetische Varianten von Enzymen, Rezeptoren und Apoproteinen des Lipidstoffwechsels beteiligt, die im Zusammenwirken mit einer diätetischen Belastung durch gesättigte Fettsäuren und Cholesterin eine Hypercholesterinämie erzeugen. Die Diagnose erfolgt durch Ausschluss monogener Hypercholesterinämien. Der Schweregrad ist meistens gering bis mäßig.

Die *familiäre Hypercholesterinämie* ist eine monogene Form, die auf einem genetisch bedingten LDL-Rezeptordefekt infolge fehlender Synthese, verminderter Glykosylierung oder geringer LDL-Bindung beruht. Die heterozygote Form (Inzidenz ca. 1:500) hat nur 50% der normalen LDL-Rezeptordichte. Dadurch kommt es zu einem erhöhten Gesamtcholesterin (ca. 270–550 mg/dl) und tendinösen Xanthomen. In der Familienanamnese finden sich vorzeitige Herzkrankheiten. Die homozygote Form ist sehr viel seltener (Inzidenz 1:1 Mio). Es handelt sich um eine maligne Hyperlipoproteinämie mit exzessiv hohem Serumcholesterin (600–1000 mg/dl), planaren Xanthomen und koronaren Symptomen bereits ab dem 5. Lebensjahr. Homozygote Patienten haben keine funktionsfähigen LDL-Rezeptoren und sind daher resistent gegen eine Stimulation der LDL-Rezeptorsynthese durch HMG-CoA-Reduktasehemmer oder Ionenaustauscher.

Der *familiäre Apolipoprotein-B-Defekt* hat ein ähnliches Lipoproteinmuster und eine ähnliche Inzidenz (heterozygot 1:500) wie die familiäre Hypercholesterinämie. Ursache ist eine Mutation des Apolipoprotein B-100, wodurch die Affinität von LDL am LDL-Rezeptor abnimmt und der LDL-Katabolismus reduziert wird.

**Gering erhöhtes Risiko.** Bei Patienten mit einem LDL-Cholesterin von über 160–190 mg/dl ohne koronare Herzkrankheit und weniger als 2 Risikofaktoren besteht die Therapie der Wahl in **lipidsenkender Diät**, Gewichtsreduktion und Steigerung der körperlichen Aktivität („lifestyle change") für mindestens 6 Monate. Am wichtigsten ist die nachhaltige Gewichtsreduktion sowie die Reduktion tierischer Fette und Umstellung auf pflanzliche Nahrungsmittel. Gesättigte Fettsäuren tierischer Herkunft erhöhen die hepatische Cholesterinsynthese und senken dadurch die LDL-Rezeptorzahl. Deshalb sollten weniger als 7% der Gesamtkalorien aus gesättigten Fetten bestehen, stattdessen mehr mehrfach ungesättigte Fette, die das LDL-Cholesterin senken. Die Patienten sollten genau informiert werden, dass Gemüse, Obst, an Ballaststoffen reiche Kost, Körner, Fisch und Magermilch günstig sind. Zu meiden sind Eigelb, Butter, harte Margarine, Sahneeis, Vollmilch, Fettkäse, fettes Fleisch, Wurst, Kochöle mit gesättigten Fetten, Kuchen und Kekse. Vorbilder sind die traditionelle mediterrane und asiatische Küche. Mit einer speziellen Diät aus Phytosterolen, Ballaststoffen (Hafer, Gerste, Plantago-ovata-Samenschalen), Sojaproteinen (Tofu) und Mandeln gelang es kürzlich, das LDL-Cholesterin bereits nach 4 Wochen genauso stark zu senken wie durch Lovastatin. Außerdem ist Patienten nach Herzinfarkt gezeigt worden, dass eine mediterrane Diät einen eindrucksvollen klinischen Nutzen hat, da die kardiale Mortalität und die Herzinfarktrate um 68% im Vergleich zu Normalkost gesenkt wurden (Lyon Diet Heart Study 1999). Wichtig ist die Motivation des Patienten über ausreichend lange Zeit. Wird das Behandlungsziel trotz guter Diätcompliance nicht erreicht, Arzneitherapie erwägen, wenn das LDL-Cholesterin >190 mg/dl liegt (siehe unten). Patienten mit polygenen Hypercholesterinämien, die den Hauptteil der leichten Verlaufsformen ausmachen, sprechen fast immer gut auf stringente Diätbehandlung und Gewichtsreduktion an. Geduld ist wichtig. Erfolge stellen sich manchmal erst nach mehreren Monaten ein.

**Mäßig erhöhtes Risiko.** Patienten mit einem LDL-Cholesterin über 160 mg/dl und mehr als zwei weiteren Risikofaktoren werden zunächst ebenfalls mit Diät und Gewichtsreduktion behandelt. Initial wird das Cholesterin alle 3 Monate kontrolliert, bei ungenügendem Erfolg Überweisung zur Diätberatung. Wird das Behandlungsziel nach 6monatiger intensiver Ernährungsberatung nicht erreicht, wird eine Arzneitherapie erwogen (s. unten).

**Hohes Risiko.** Bei Patienten mit koronarer Herzkrankheit und einem LDL-Cholesterin > 130 mg/dl ist eine Arzneitherapie indiziert, wenn ein dreimonatiger intensiver Diätversuch mit weniger als 7% der Gesamtkalorien aus gesättigten Fetten und weniger als 200 mg Nahrungscholesterin pro Tag erfolglos bleibt. Die sehr seltene homozygote Form der familiären Hypercholesterinämie ist resistent gegen HMG-CoA-Reduktasehemmer und Ionenaustauscher. Hier hilft nur eine frühzeitige selektive LDL-Elimination durch das HELP-Verfahren (Heparin-induzierte extrakorporale LDL-Präzipitation) oder durch Anti-LDL-Antikörper, ggf. eine Lebertransplantation.

### *Statine*

Statine sind Mittel der Wahl zur Behandlung diätresistenter Hypercholesterinämien (*Tabelle 19.6*). Sie wirken vorzugsweise in der Leber, wo sie die HMG-CoA-Reduktase als geschwindigkeitsbegrenzendes Enzym der Cholesterinsynthese hemmen. Mit der Aufhebung der Cholesterin-vermittelten Suppression des LDL-Rezeptorgens steigt die Synthese von LDL-Rezeptoren, die dann vermehrt LDL aus dem Blut in die Leberzellen einschleusen und dadurch das Serumcholesterin senken. In Abhängigkeit von der Dosis werden das Gesamtcholesterin um 25–40%, das LDL-Cholesterin um 35–45% und Triglyceride um 10–25% gesenkt. HDL-Cholesterin wird um 5–10% erhöht. Bei koronarkranken Patienten mit Hypercholesterinämie wurden kardiale Letalität und Gesamtmortalität durch eine 6-jährige Therapie mit **Simvastatin** deutlich gesenkt (Scandinavian Simvastatin Survival Study 1994). Als Zielwert wird bei koronarer Herzkrankheit ein LDL-Cholesterin von 100 mg/dl angestrebt. Hochrisikopatienten mit akutem Koronarsyndrom profitieren von einer weiteren LDL-Cholesterinsenkung auf 60 mg/dl, die mit **Atorvastatin** (80 mg tgl.) erreicht wurde (PROVE IT-TIMI 2004). Bei Patienten mit Hypercholesterinämie ohne Infarktanamnese wurde die kardiale Letalität durch eine 5-jährige Therapie mit Pravastatin gesenkt, aber nicht die Gesamtletalität (West of Scotland Coronary Prevention Study 1995).

Die wichtigsten unerwünschten Wirkungen der Statine sind Myopathien und Myalgien mit CPK-Anstieg (1–2%). Sehr selten ist eine lebensbedrohende Rhabdomyolyse, weshalb Cerivastatin (Lipobay®) vom Hersteller 2001 zurückgezogen wurde (über 100 Todesfälle bei ca. 6 Millionen Anwendern). Es muss aber hervorgehoben werden, dass die Rhabdomyolyse ein gruppenspezifischer Effekt der Statine ist (Hemmung der Synthese von Coenzym Q10). Das Risiko wird durch andere Substanzen mit inhibitorischer Wirkung am CYP3A4 (z. B. Fibrate) verstärkt.

Tabelle 19.6
**Lipidsenkende Mittel**

| Wirkstoff | Präparat | Tagesdosis [mg] | Halbwertszeit [h] |
|---|---|---|---|
| **HMG-CoA-Reduktasehemmer** | | | |
| Lovastatin | Mevinacor® | 1-mal 20–80 | 1,2–1,7 |
| Simvastatin | z. B. Zocor® | 1-mal 10–40 | 1,9 |
| Pravastatin | z. B. Pravasin® | 1-mal 10–40 | 1,6–2 |
| Fluvastatin | z. B. Cranoc® | 1-mal 20–40 | 2,3 |
| Atorvastatin | z. B. Sortis® | 1-mal 10–80 | 14 |
| **Cholesterinresorptionshemmer** | | | |
| Ezetimib | Ezetrol® | 1-mal 10 | 13–21 |
| **Anionenaustauscher** | | | |
| Colestyramin | z. B. Quantalan® | 3-mal 4–8 g | |
| Colestipol | z. B. Colestid® | 3-mal 5–10 g | |
| **Fibrate** | | | |
| Bezafibrat | z. B. Bezafibrat AL | 3-mal 200 | 2 |
| Clofibrat | z. B. Regelan® N | 2- bis 4-mal 500 | 13 (Met.) |
| Fenofibrat | z. B. Cil® | 1-mal 250 | 20–24 |
| Gemfibrozil | z. B. Gevilon® | 1-mal 900 | 1,5 |
| **Nicotinsäure und Analoga** | | | |
| Nicotinsäure | Niaspanl® | 2-mal 500–1000 | 1 |
| Acipimox | Olbemox® | 2- bis 3-mal 250 | 1,5 |

### *Cholesterinresorptionshemmer*

**Ezetimib** (Ezetrol®) ist ein selektiver Inhibitor des Cholesterintransports in die intestinale Mukosazelle. Dadurch wird indirekt die Synthese der hepatischen LDL-Rezeptoren gesteigert und das Serum-LDL-Cholesterin um ca. 20% gesenkt. Das HDL-Cholesterin wird geringfügig erhöht (3,5%). Die bisherigen Studien lieferten keine Hinweise auf schwerwiegende unerwünschte Wirkungen. In Kombination mit Statinen ist die Wirkung von Ezetimib additiv. Ezetimib ist daher besonders zur Kombination mit einem Statin geeignet, wenn dieses unzureichend wirkt oder wenn dessen Dosis wegen intolerabler Nebenwirkungen reduziert werden muss. Die günstige Wirkung der Kombination zeigte sich besonders in Studien an Patienten mit familiärer Hypercholesterinämie. Die Substanz ist zudem bei Statin-Unverträglichkeit auch als Monotherapie einsetzbar. Studienergebnisse mit harten klinischen Endpunkten liegen bislang nicht vor.

### *Anionenaustauscher*

Bei nicht ausreichendem Erfolg können zusätzlich gallensäurenbindende Anionenaustauscher eingesetzt werden. Sie hemmen die intestinale Resorption von Gallensäuren, stimulieren dadurch die Neubildung von Gallensäuren aus Cholesterin in der Leber und nachfolgend die LDL-Rezeptorsynthese. Ergebnis ist eine Abnahme des Serumcholesterins um 20–30%. Triglyceride und HDL-Cholesterin können leicht ansteigen. Verwendet werden **Colestyramin** und **Colestipol** (*Tabelle 19.6*). Beides sind erprobte und wegen der fehlenden intestinalen Resorption sichere Arzneimittel. Der sandige Geschmack und eine ausgeprägte Obstipation erschweren jedoch die Einnahme, sodass eine erfolgreiche Dauertherapie nur bei einschleichender Dosierung, schmackhafter Zubereitung mit Fruchtsaft und Gabe zu den Mahlzeiten möglich ist.

## Kombinierte Hyperlipidämien

**Familiäre kombinierte Hyperlipidämie.** Beruht auf einer genetisch bedingten Überproduktion von Apolipoprotein B (Proteinanteil von VLDL und LDL) oder auf einer Abbaustörung durch heterozygote Defekte der Lipoproteinlipase. Daraus resultiert eine mäßige Hypertriglyceridämie und Hypercholesterinämie (Inzidenz 1:300). Sie ist oft mit Übergewicht und Glucoseintoleranz assoziiert. Außerdem finden sich gehäuft Herzinfarkte in der Familienanamnese. Andere primäre Hypercholesterinämien werden durch spezielle Lipoproteinanalytik und Familienuntersuchungen diagnostisch abgegrenzt. Wichtigste therapeutische Maßnahmen sind die Korrektur des meist bestehenden Übergewichts und eine lipidsenkende Diät für mehrere Monate. Bei der Konstellation mäßig erhöhter Werte für Cholesterin (200–300 mg/dl) und Triglyceride (200–400 mg/dl) ist dieses Vorgehen fast immer erfolgreich.

**Familiäre Dysbetalipoproteinämie (Typ-III-Hyperlipoproteinämie).** Seltene Stoffwechselkrankheit (Inzidenz 1:5000) bedingt durch eine Mutation des Apolipoprotein E, das schlechter an den LDL-Rezeptor bindet und die Aufnahme von Chylomikronen- und VLDL-Remnants in die Leber verzögert. Ein weiterer Gendefekt führt dann zur Akkumulation der Remnants und zu stark erhöhten Triglyzerid- und Cholesterinwerten zwischen 300 und 1000 mg/dl. Es besteht ein hohes Risiko für koronare Herzkrankheit und periphere arterielle Verschlusskrankheit. Die Dysbetalipoproteinämie spricht nur in wenigen Fällen allein auf Diät an. Hier sind **Fibrate** indiziert, ggf. **Nicotinsäure** oder **Statine**.

## Hypertriglyceridämien

Bei der erblichen familiären Hypertriglyceridämie (Inzidenz 1:5000) sind die Triglyceridwerte typischerweise nur mäßig (200–500 mg/dl) erhöht. Klinisch bedeutsam sind nur die schweren Formen mit massiven Triglyceriderhöhungen (870 bis 8700 mg/dl) bei sekundärer Hyperlipidämie und dem seltenen Chylomikronämiesyndrom. Sie manifestieren sich durch abdominale Schmerzattacken, die auf rezidivierenden Pankreatitiden beruhen. Das koronare Risiko ist nicht immer erhöht, weshalb primär nicht medikamentös behandelt wird.

Die Therapie besteht in erster Linie in einer **Diät** mit Fetteinschränkung und in einer Kontrolle von auslösenden Faktoren wie Übergewicht, Alkoholkonsum und Diabetes mellitus. Bei Fortbestehen hoher Triglyceridwerte (530–700 mg/dl) nach mehrmonatiger Diät ist eine Arzneitherapie mit Fibraten oder Nicotinsäure wegen des Pankreatitisrisikos indiziert.

Beim *familiären Chylomikronämiesyndrom* (Triglyceride >2000 mg/dl) droht eine hyperlipämische Pankreatitis mit akutem Abdomen. Die Therapie besteht in einer Reduktion der Chylomikronen durch rigorose Restriktion der Fettzufuhr auf 0,5 g/kg tgl. oder sogar 15 g/d.

### *Fibrate*

Fibrate sind bevorzugte Mittel bei Hypertriglyzeridämien (*s. Tabelle 19.6*). Sie steigern den Katabolismus der VLDL-Triglyceride durch eine Aktivierung der Lipoproteinlipase und senken dadurch Plasmatriglyceride (40–55%) und weniger deutlich LDL-Cholesterin (5–25%). HDL-Cholesterin steigt an (10–25%). Für **Gemfibrozil** wurde eine Senkung der koronaren Letalität aber nicht der Gesamtletalität in einer 5-Jahresstudie nachgewiesen (Helsinki Heart Study 1987). **Bezafibrat** hatte dagegen in einer großen Studie an 3000 Patienten über 6,2 Jahre keine Wirkung auf Herzinfarktrate und plötzlichen Herztod (The Bezafibrate Infarction Prevention Study Group 2000). **Clofibrat** wird wegen erhöhter biliärer Cholesterinausscheidung, vermehrter Gallensteinbildung und erhöhter Gesamtmortalität nicht mehr benutzt.

### *Nicotinsäure*

Nicotinsäure ist ein erprobtes lipidsenkendes Mittel, das die VLDL- und LDL-Bildung vermindert. Als Folge nehmen je nach Ausgangssituation Plasmatriglyceride (20–80%) und LDL-Cholesterin (10–15%) ab. In Langzeitstudien wurden Reinfarktrate und Mortalität gesenkt (Coronary Drug Project 1975). Die Anwendung wird allerdings durch zahlreiche Nebenwirkungen (Flush, gastrointestinale Störungen, Hautpigmentierung) begrenzt. Daher werden nur noch Retardpräparate und Nicotinsäureanaloga wie **Acipimox** eingesetzt, die langsamer anfluten und besser verträglich sind (*Tabelle 19.6*).

## Sekundäre Hyperlipidämien

Sekundäre Hyperlipidämien können durch zahlreiche Krankheiten (Diabetes mellitus, Hypothyreose, Pankreatitis, nephrotisches Syndrom, Urämie, primäre biliäre Zirrhose) und exogene Faktoren (Alkohol) ausgelöst werden. Das therapeutische Vorgehen ist vorrangig auf die Behandlung der Grundkrankheit und die Ausschaltung exogener Faktoren gerichtet.

## Arzneimittel-induzierte Hyperlipidämien

**Diuretika** (Thiazide und Schleifendiuretika) bewirken geringgradige Anstiege von VLDL- und LDL-

Cholesterin sowie Triglyceriden nach 2 Wochen, die mindestens 6–12 Monate anhalten. In mehreren Langzeitstudien über 3 Jahre wurden jedoch keine Lipidveränderungen beobachtet. Sie werden deshalb als biochemische Nebenwirkung ohne klinische Bedeutung für die Dauertherapie angesehen.

**Betarezeptorenblocker** erhöhen Triglyceride und LDL-Cholesterin. $Beta_1$-selektive Blocker zeigen weniger ausgeprägte Veränderungen. Die Bedeutung für die Langzeittherapie der Hypertonie und der koronaren Herzkrankheit ist unbekannt. Bei bestehender Hypertriglyceridämie sollten $beta_1$-selektive Blocker (z. B. Metoprolol, Atenolol, Bisoprolol) bevorzugt werden.

**Hormonelle Kontrazeptiva** erhöhen durch die Östrogenkomponente die hepatische VLDL-Sekretion, die meistens durch einen erhöhten VLDL-Katabolismus kompensiert wird, sodass die Plasmatriglyceride kaum ansteigen. Bei präexistenter leichter Hypertriglyceridämie können sich jedoch Anstiege bis zur sekundären Chylomikronämie entwickeln. Weiterhin ist bei Hypercholesterinämien das Risiko für Thromboembolien erhöht. Daher sind Ovulationshemmer bei allen Fettstoffwechselstörungen kontraindiziert.

**Glucocorticoide** bewirken nur in sehr hohen Dosen eine Hypertriglyceridämie mit milchigem Plasma. Die Änderung ist möglicherweise durch eine Senkung der Glucosetoleranz infolge der erhöhten Glukoneogenese bedingt.

## Adipositas

Erhöhte Kalorienzufuhr, die den Grundumsatz übersteigt, führt zu Adipositas. Bezugsgröße für Adipositas ist der Körpermassenindex (Body Mass Index, BMI, Körpergewicht in kg durch Körpergröße in m zum Quadrat, $kg/m^2$), der eine Klassifikation der Adipositas nach Schweregraden ermöglicht (*Tabelle19.7*). Bereits ab einem BMI von 25 steigt das Morbiditätsrisiko z. B. für Typ-2-Diabetes signifikant an. In Deutschland sind ca. 40% der Bevölkerung übergewichtig, 16% adipös und 1% extrem adipös. Die Hyperphagie entsteht durch zentrale Fehlregulation des Hungergefühls infolge reduzierter Wirkung des vom Fettgewebe gebildeten, lipostatischen Peptidhormons **Leptin.** Außerdem scheint bei Adipositas ein verminderter Grundumsatz vorzuliegen. Übergewicht ist allein durch dauerhafte Einschränkung der Kalorienzufuhr erfolgreich zu beseitigen. Körperliche Aktivität unterstützt die negative Energiebilanz. Appetitzügler haben allenfalls eine temporäre unterstützende Wirkung.

### Diät

Die meisten Versuche einer Gewichtsreduktion sind kurzfristig erfolgreich, scheitern jedoch auf lange Sicht, da nach Rückkehr zu den alten Essgewohnheiten das Ausgangsgewicht bald wieder erreicht wird. Eine dauerhafte Gewichtsreduktion ist also nur durch eine bleibende Verhaltensänderung zu erzielen. Als energiereduzierte Mischkostdiät werden 1000–1500 Kalorien mit ausreichenden Mengen an Ballaststoffen, Vitaminen und Mineralstoffen empfohlen. Damit ist bei voller Leistungsfähigkeit eine Gewichtsabnahme von 0,5–1 kg/Woche zu erreichen. Die Diät sollte so angelegt sein, dass sie nach Erreichen des gewünschten Gewichts mit 1800–2000 Kalorien dauerhaft weitergeführt werden kann. Der Fettanteil sollte 30% nicht überschreiten, auf kaloriendichte Nahrungsmittel (z. B. Süßigkeiten, zuckerhaltige Getränke etc.) sollte weitgehend verzichtet werden. Nulldiät, Formeldiäten und andere einseitige Diätformen (z. B. Atkins) können initial effektiver sein, bewirken aber keinen besseres Langzeitergebnis als eine ausgewogene Diät. Sie verhindern die Einübung geänderter Essgewohnheiten und sind aus diesem Grund nicht zu empfehlen. Sehr wichtig ist die gleichzeitige und fortgesetzte Erhöhung der körperlichen Aktivität, durch die vermehrt Depotfett mobilisiert und der Abbau von Muskeleiweiß vermindert wird.

### Appetitzügler

Der Einsatz von appetithemmenden Mitteln führt nicht zu einer wesentlichen, dauerhaften Gewichtsreduktion. Die Behandlung kann daher nur initial erfolgen und muss immer von einer Umstellung der Ernährungsweise, Verhaltenstherapie und vermehrter körperlicher Aktivität begleitet sein. In Anbetracht des geringen therapeutischen Nutzens und des Risikos unerwünschter Wirkungen soll auf die Behandlung mit Appetitzüglern ganz verzichtet werden oder die Therapiedauer in geeigneten Fäl-

Tabelle 19.7
**Klassifikation der Adipositas**

| Klasse | Körpermassenindex [$kg/m^2$] |
|---|---|
| Normalgewicht | 20–24,9 |
| Übergewicht | 25–29,9 |
| Adipositas | 30–39,9 |
| Extreme Adipositas | >40 |

len auf wenige Wochen beschränkt werden (Überbrückungshilfe).

**Indirekte Sympathomimetika.** Phenylalkylamine mit struktureller Ähnlichkeit zu Amphetamin zeigen eine deutliche appetithemmende Wirkung, die aber meistens wegen rascher Toleranzentwicklung nach 3 Wochen wieder abklingt. Alle Substanzen wirken zusätzlich zentral stimulierend, blutdrucksteigernd und arrhythmogen. Die euphorisierenden Wirkungen bedingen ein erhebliches Abhängigkeitspotential. Als eine besonders gefährliche Nebenwirkung hat sich die therapieresistente pulmonale Hypertonie erwiesen, die wegen zahlreicher Todesfälle zum Rückzug von Aminorex, Chlorphentermin und Phentermin führte, aber auch nach längerer Anwendung von Norpseudoephedrin beobachtet wurde. Die indirekten Serotoninrezeptoragonisten Fenfluramin und Dexfenfluramin sind für Schäden im Zentralnervensystem und Herzklappenfehler verantwortlich und wurden ebenfalls vom Markt genommen. Besonders riskant sind Kombinationen aus Sympathomimetika, Schilddrüsenhormonen und Laxanzien, durch die es zu mehreren tödlichen Zwischenfällen kam. Wegen der vielfältigen Risiken der indirekten Sympathomimetika sind nur noch **Cathin** (Antiadipositum X112T®) und **Phenylpropanolamin** (Norephedrin, Recatol®) zur Behandlung für einen begrenzten Zeitraum (4 Wochen) zugelassen, aber auch mit diesen Mitteln ist Missbrauch beobachtet worden. Wegen der Risiken, der kurzdauernden Effekte und des marginalen Nutzens werden Appetitzügler generell kritisch beurteilt und vielfach ganz abgelehnt. In Schweden sind sie für diese Indikation verboten.

**Monoaminrückaufnahmehemmer.** Als erster Vertreter dieser Gruppe wurde kürzlich **Sibutramin** (Reductil®) eingeführt, der die neuronale Noradrenalin- und Serotoninrückaufnahme hemmt und damit ähnlich wie das Antidepressivum Venlafaxin (s. dort) wirkt. Nach 12-wöchiger Gabe trat ein Gewichtsverlust von 5 kg (Plazebo 1 kg) ein, vergleichbar dem unter Dexfenfluramin. Störende Nebenwirkungen sind Mundtrockenheit, Obstipation, Miktionsstörungen und Schlaflosigkeit.

### Lipasehemmer

Weiterhin kann Übergewicht durch Hemmung der Fettresorption über eine Blockade der pankreatischen Lipase im Darm reduziert werden. Der erste Vertreter dieser Stoffgruppe, **Orlistat** (Xenical®), bewirkte zusammen mit hypokalorischer Diät innerhalb von 2 Jahren eine Gewichtabnahme um 3 kg im Vergleich zu Plazebo. Störende Nebenwirkungen sind Fettstühle, häufige Defäkation und fäkale Inkontinenz. Einnahmetreue Patienten werden dadurch gezwungen, eine fettarme Diät einzuhalten.

## Gicht

Nach dem Stadium der asymptomatischen Hyperurikämie (Serumharnsäure über 6,5 mg/dl) beginnt die Gicht typischerweise mit einer akuten Monoarthritis. Bei vielen Patienten besteht gleichzeitig Übergewicht, Hypertonie oder Hyperlipidämie. **Therapieziele** sind:

- Beendigung des Gichtanfalls,
- Senkung der Serumharnsäure (<5,5 mg/dl),
- Verhütung von Gichtanfällen, Gelenkdestruktion, Tophi, Gichtnephropathie, Urolithiasis.

Mit den heutigen Möglichkeiten der Arzneitherapie werden chronische Gichtarthritis und Gichtnephropathie praktisch nicht mehr beobachtet.

### Gichtanfall

Zur Auswahl stehen Colchicin, nichtsteroidale Antiphlogistika und Glucocorticoide. Die Ansichten über das Mittel der ersten Wahl differieren, weil bei allen diesen Mitteln Wirkungen und Nebenwirkungen abzuwägen sind. Jedes wirkt gut, wenn die Therapie frühzeitig bei den ersten Anzeichen einer Schmerzattacke begonnen wird.

**Colchicin** wird wegen seiner spezifischen Wirkung auf die Symptome des akuten Gichtanfalls vor allem in diagnostisch ungeklärten Fällen bevorzugt. Man gibt initial 1 mg oral, danach stündlich 0,5–1 mg, bis eine deutliche Besserung eintritt, die bei ca. 75% der Fälle beobachtet wird. In 24 h nicht mehr als insgesamt 8 mg! Auch in günstigen Fällen lassen die Schmerzen oft erst nach 4–8 h nach. Durchfälle lassen sich meistens nicht vermeiden. Colchicin wird nur bei persistierenden Durchfällen abgesetzt, ggf. Behandlung mit Loperamid. Nach Besserung des Gichtanfalls wird die Dosis am 2. Tag auf 50% und am 3. Tag auf 1,5 mg reduziert, da Colchicin kumuliert. Meist reichen 3–5 Tage Therapie.

**Nichtsteroidale Antiphlogistika** werden bei bekannter Diagnose wegen der besseren Verträglichkeit bevorzugt, aber Vorsicht bei Ulkusanamnese sowie bei Herzinsuffizienz, Ödemen oder Hypertonie wegen möglicher Natriumretention. **Indometacin** (z. B. Amuno®) wird initial in hoher Dosis mit 4-mal 100 mg/d für 1–2 d gegeben, anschließend

Dosisreduktion auf 100 mg/d für 2–4 d. Phenylbutazon wird wegen seiner ausgeprägten Nebenwirkungen (Blutbildungsstörungen) nur noch bei therapierefraktären Fällen herangezogen.

**Glucocorticoide** können den akuten Gichtanfall ebenfalls günstig beeinflussen. Sie werden zusätzlich eingesetzt, wenn Colchicin bis zum 2. Tag nicht ausreichend gewirkt hat oder wenn der Gichtanfall schon einige Tage bestand. **Prednisolon** (20–40 mg/d oral) oder **Dexamethason** (3–5 mg/d oral) werden etwa 2–3 d lang gegeben. Die Schmerzen lassen oft schon nach 1 h nach. Die klinischen Symptome verschwinden in einem großen Teil der Fälle je nach der Dosierung in 1–2 d. Nur etwa 20% werden nicht beeinflusst. Mitunter kann durch diese Therapie ein Gichtanfall ausgelöst werden, besonders bei plötzlichem Absetzen von Steroiden.

### Dauertherapie der Gicht

Die Dauertherapie wird nach Abklingen der akuten Entzündungserscheinungen eines Gichtanfalls eingeleitet und stützt sich auf folgende Prinzipien:

- Senkung der Purinzufuhr,
- Diurese durch Flüssigkeitszufuhr,
- Hemmung der Harnsäuresynthese durch das Urikostatikum Allopurinol,
- Steigerung der Harnsäureausscheidung durch Urikosurika.

Alle Maßnahmen zielen darauf ab, den erhöhten Harnsäurepool des Gichtpatienten (ca. 30 g) auf Normalwerte (ca. 1 g) zu senken. Im akuten Anfall sind sie unwirksam. Allopurinol und Urikosurika können initial sogar Gichtanfälle auslösen, wenn die Uratablagerungen in den Gelenken zu schnell mobilisiert werden und hohe lokale Harnsäurespiegel entstehen. Dies lässt sich durch eine Anfallsprophylaxe mit kleinen Dosen Colchicin (0,5 bis 1,5 mg/d) verhindern.

Die *asymptomatische Hyperurikämie* ist ebenfalls zu behandeln. Bei Harnsäurewerten <8,5 mg/dl reicht zunächst Diät aus. Über 9 mg/dl sind zusätzlich Arzneimittel indiziert. Gelegentlich kann eine Hyperurikämie auch pharmakogen bedingt sein: Diuretika, Zytostatika, Acetylsalicylsäure (kleine Dosen bis zu 1,5 g/d), Nicotinsäure, Isotretinoin, Pyrazinamid.

Die **Diät** wird oft vernachlässigt, weil Arzneimittel wirksamer und bequemer sind. Gichtpatienten sollten dennoch motiviert werden, gemäßigt zu essen und wenig Alkohol zu trinken. Vertretbar sind auch einfache Diätformen mit eingeschränkter Eiweißzufuhr (1 g/kg Körpergewicht tgl.), vor allem Milch und Milchprodukte, evtl. zusätzlich zellarme Lebensmittel wie Kartoffeln und Brot. Keine Innereien, nur einmal tgl. 100–150 g Fleisch, Wurst oder Fisch.

**Diurese** durch erhöhte Trinkmengen von mindestens 4-mal 500 ml/d. Das Harnvolumen soll ca. 1,5–2 l/d erreichen. Besonders wichtig bei Gabe von Urikosurika.

**Allopurinol** ist das bevorzugte Mittel der Dauertherapie. Es senkt die Serumharnsäure in wenigen Tagen bis 2 Wochen. Später werden die Harnsäurespeicher mobilisiert, erkennbar am Rückgang der Tophi. Die Dosierung beträgt im Mittel 200–300 mg/d, nur in Einzelfällen bis zu 800 mg/d. Die Tagesdosis wird auf einmal gegeben, da der wirksame Metabolit Oxipurinol eine lange Halbwertszeit (21 h) hat. Allopurinol ist vor allem bei renaler Beteiligung den Urikosurika vorzuziehen, da es die renale Harnsäureausscheidung senkt und damit die Niere entlastet.

**Urikosurika** erhöhen die renale Harnsäureelimination durch Hemmung der tubulären Rückresorption. Angewendet werden **Benzbromaron** (1-mal 50–100 mg/d oral) und **Probenecid** (2-mal 250–500 mg/d oral). Für große Harnmengen ist Sorge zu tragen, evtl. mit gleichzeitiger Neutralisation durch **alkalisierende Salze** (z. B. Kalium-Natrium-Hydrogencitrat, Uralyt-U®) unter pH-Kontrolle, um die Löslichkeit der Harnsäure zu erhöhen und dadurch eine Nephrolithiasis zu vermeiden. Schwache urikosurische Effekte haben zahlreiche andere Arzneimittel, z. B. Acetylsalicylsäure (hohe Dosen von 3–5 g/d), Phenylbutazon, Tolbutamid, Phenprocoumon, Losartan.

Daneben wird Benzbromaron in fixer Kombination mit Allopurinol (z. B. Allomaron®) eingesetzt. Ein Vorteil gegenüber der Monotherapie mit Allopurinol ist zweifelhaft, da Allopurinol mit seinem aktiven Metaboliten Oxipurinol selbst der urikosurischen Wirkung des Benzbromaron unterliegt und damit wieder höher dosiert werden muss.

## Metabolische Knochenkrankheiten

### Osteoporose

Osteoporose ist eine generalisierte Skelettkrankheit mit niedriger Knochenmasse, gestörter Mikroarchitektur und daraus resultierender erhöhter Frakturneigung. Am häufigsten ist die postmenopausale Osteoporose, die bei 25–30% der Frauen zu Wirbelkörperfrakturen und bei 15% zu Schenkelhalsfrakturen führt. Hauptursache ist der Östrogenmangel mit der Folge eines gesteigerten Knochenabbaus. Bekannte Risikofaktoren sind früher Östrogenausfall, Calciummangel, Untergewicht, Nullipara und familiäre Prädisposition. Männer sind im höheren Alter wesentlich seltener (5–10%) von einer Osteoporose betroffen. Als Ursachen kommen hier bei der normalerweise ausreichend erhaltenen Androgenproduktion nutritiver Calciummangel, relativer Bewegungsmangel und Alkoholismus in Frage. Auch Arzneimittel können bei langdauernder Gabe eine Osteoporose begünstigen, wie Glucocorticoide, Gonadoreline und Heparin. Typische Folgen der Osteoporose sind Rückenschmerzen, eine Bewegungseinschränkung durch Rundrückenbildung und Frakturen.

### Osteoporoseprophylaxe

**Nichtmedikamentöse Prophylaxe.** Der Prophylaxe der Osteoporose kommt wegen der begrenzten Erfolge der Therapie besondere Bedeutung zu. Zunächst sollten mögliche Risikofaktoren (Rauchen, hoher Alkoholkonsum, Bewegungsmangel, nutritiver Calciummangel) ausgeschaltet werden. Körperliches Training, insbesondere mit Druckbelastung der Knochen, wirkt dem altersbedingten Knochenverlust entgegen.

**Calcium.** Basis jeder erfolgreichen Osteoporoseprophylaxe ist eine ausreichende Calciumzufuhr über die gesamte Lebenszeit. Der normale Bedarf beträgt tgl. 800–1000 mg Calcium. Er wird durch die übliche Kost voll gedeckt. In der Postmenopause ist der Calciumbedarf auf 1500 mg/d erhöht. Hier empfiehlt sich eine calciumreiche Kost mit Gemüsen, Milch und Milchprodukten. Der tägliche Zusatzbedarf von ca. 500 mg Calcium ist z. B. in 500 ml Milch, 300 g Joghurt oder 40 g Emmentaler Käse enthalten. Bei ungenügender Calciumaufnahme mit der Nahrung, Milchunverträglichkeit oder Malabsorptionszuständen wird Calcium medikamentös substituiert. Empfehlenswert ist Calciumcarbonat (z. B. Calcium-Dura®), weil es mit 40% den höchsten Calciumgehalt hat. Andere Calciumsalze enthalten nur 7–13% Calcium und sind daher weniger geeignet.

**Colecalciferol** (z. B. Vigantoletten®) ist bei latentem Vitamin-D-Mangel indiziert, der bei älteren Patienten mit ungenügender UV-Bestrahlung vorkommen kann. Durch Substitution mit 1000 I.E./d oral wird die intestinale Calciumresorption gesteigert und die Verwertung des oral zugeführten Calciums verbessert.

**Östrogene.** Bei Frauen mit postmenopausaler Osteoporose ist die Wirksamkeit einer Östrogensubstitution belegt. Wirbelkörperfrakturen und Schenkelhalsfrakturen nehmen durch mehrjährige Behandlung deutlich ab, dieser Effekt wird jedoch mit einem häufigeren Auftreten von Mammakarzinomen und thromboembolischen Ereignissen erkauft (8 bzw. 33 zusätzliche Fälle/100.000 Frauenjahre). Die Hormonersatztherapie soll daher nur noch bei Kontraindikationen gegen andere Mittel und hohem Frakturrisiko zur Osteoporoseprophylaxe eingesetzt werden (s. Klimakterium, Kap. 6).

### Therapie der manifesten Osteoporose

Das Leitsymptom der manifesten Osteoporose ist eine Fraktur ohne adäquates Trauma. Folge ist ein massiver akuter Schmerz. Wirbelkörperfrakturen können aber auch ohne akutes Schmerzereignis auftreten und ein chronisches Schmerzsyndrom mit Größenabnahme bis zu 20 cm verursachen. Therapieziele sind Verbesserung der Biomechanik des Knochens durch Verringerung der Knochenfragilität, Linderung der Schmerzen und Besserung der eingeschränkten Beweglichkeit.

Grundlage der Therapie sind die bereits beschriebenen nichtmedikamenösen Maßnahmen und ausreichende Calcium- und Vitamin-D-Zufuhr (s. Osteoporoseprophylaxe). Für die spezifische Osteoporosetherapie stehen die Knochenabbauhemmenden **Antiresorptiva** (Bisphosphonate, Raloxifen, Calcitonin) und die Knochenaufbauförderden **Osteoanabolika** (Fluoride, Parathormonanaloga) zur Verfügung. Neben den Basismedikamenten Calcium und Vitamin D verfügen die Bisphosphonate Alendronat und Risedronat sowie der selektive Östrogenrezeptormodulator (SERM) Raloxifen und das Parathormonanalogon Teriparatid über eine hinreichende Evidenz bei der manifesten Osteoporose (s. auch Therapieempfehlungen der Arzneimittelkommission der deutschen Ärzteschaft (www.akdae.de/35/10Hefte/index.html).

**Bisphosphonate.** Hemmen die osteoklastäre Knochenresorption und werden daher bei manifester Osteoporose sowie bei Morbus Paget und Tumorosteolysen eingesetzt (*Tabelle 19.8*). Sie flachen die osteoklastären Resorptionslakunen ab, sodass der Knochenanbau relativ überwiegt und die Knochenmasse zunimmt. Für **Alendronat** (Fosamax®) ist nachgewiesen, dass die Häufigkeit von Wirbelfrakturen und nichtvertebralen Frakturen bei postmenopausalen Frauen mit vorangegangenen Frakturen etwa um 50% gesenkt wird. Ohne manifeste Osteoporose hatte Alendronat jedoch keinen signifikanten Effekt auf die Häufigkeit klinischer Frakturen. Auch bei Glucocorticoid-induzierter Osteoporose erhöhte Alendronat nur die Knochendichte, hatte aber keine sicheren Effekte auf die Frakturrate. Mit **Risedronsäure** (Actonel®) wurde ebenfalls eine Senkung neuer vertebraler und

Tabelle 19.8
**Bisphosphonate**

| Wirkstoff | Präparat (Beispiele) | Bioverfügbarkeit [%] | Dosis |
|---|---|---|---|
| **Osteoporose** | | | |
| Etidronsäure | Didronel® | 1–6 | 400 mg/d oral 14 d alle 90 d |
| Alendronsäure | Fosamax® 10 mg | 0,6 | 10 mg/d oral |
| | Fosamax® 70 mg | 0,6 | 70 mg/Woche oral |
| Risedronsäure | Actonel® 5 mg | 0,6 | 5 mg/d oral |
| | Actonel® 35 mg | 0,6 | 35 mg/Woche oral |
| **Morbus Paget** | | | |
| Etidronsäure | Diphos® | 1–6 | tgl. 5 mg/kg oral |
| Tiludronsäure | Skelid® | 2–11 | 400 mg/d oral |
| Risedronsäure | Actonel® 70 mg | 0,6 | 30 mg/d |
| Pamidronsäure | Aredia® | | 6-mal 30 mg alle 7 d oder 3-mal 60 mg alle 14 d für 42 d i.v.-Inf. |
| **Tumorosteolyse** | | | |
| Clodronsäure | Clodron Hexal® | 1–2 | 0,8–1,6 g/d oral |
| Pamidronsäure | Aredia® | | 15–90 mg als i.v.-Infusion |
| Zoledronsäure | Zometa® | | 4 mg/3–4 Wochen i.v. |

extravertebraler Frakturen bei manifester postmenopausaler Osteoporose nachgewiesen. Daten über **Etidronsäure** (Didronel®) zeigen eine Steigerung der Knochendichte, während die Senkung vertebraler Frakturen weniger gut belegt ist. Bisphosphonate haben also gut belegte Effekte bei der Therapie der manifesten Osteoporose mit vorangegangenen Frakturen. Der Nutzen einer prophylaktischen Anwendung ohne manifeste Osteoporose ist dagegen nicht hinreichend gesichert.

**Raloxifen.** Wirkt als selektiver Östrogenrezeptormodulator (SERM) östrogenartig auf Knochen und Cholesterinstoffwechsel, aber östrogenantagonistisch auf Brust- und Uterusgewebe. Bei manifester postmenopausaler Osteoporose mit präexistenten Wirbelfrakturen senkte Raloxifen in drei Jahren die Zahl neuer Wirbelfrakturen von 21% auf 15%, aber nicht bei Frauen ohne präexistente Frakturen. Ebenso fehlte ein Effekt auf Hüftfrakturen und andere nichtvertebrale Frakturen. Raloxifen hat auch keinen Effekt auf klimakterische Beschwerden.

**Calcitonin.** Bei bestehender Osteoporose kann mit Calcitonin (z. B. Karil®) eine allerdings begrenzte Zunahme der Knochenmasse erreicht worden. Gut akzeptiert ist die nasale Applikation als Spray (200 I.E./d) ohne die bekannten Nebenwirkungen nach parenteraler Injektion. Die Daten zur Senkung der Frakturhäufigkeit sind allerdings inkonsistent. Nachteilig sind zudem die hohen Kosten der Therapie (ca. 3000 Euro/Jahr). Calcitonin kann auch injiziert werden, wobei ein analgetischer Effekt höherer Dosen zur Geltung kommt (50–100 I.E. s.c./i.m. tgl. oder alle 2 Tage für einige Tage bis max. einige Wochen). Bei Langzeitgabe kann sich eine Resistenz gegen die Hormonwirkung entwickeln.

**Fluoride.** Waren lange Zeit die einzigen Substanzen mit osteoanaboler Wirkung. Fluorid (z. B. Natriumfluorid 25 Baer, 2- bis 3-mal 25 mg/d) und **Natriumfluorophosphat** (z. B. Mono-Tridin®, 2-mal 76 mg/d) steigern die Knochendichte. Bei postmenopausaler Osteoporose werden jedoch vertebrale Frakturen durch Fluorid über einen Zeitraum von 2–4 Jahren nach einem Cochrane Review über 11 Studien mit 1429 Patienten nicht vermindert. Mit steigenden Dosen erhöht Fluorid sogar das Risiko nichtvertebraler Frakturen und gastrointestinaler Nebenwirkungen.

**Teriparatid.** Ist ein synthetisches Fragment des humanen Parathormons (Aminosäuren 1–34), das in kleinen intermittierenden Dosen die Knochenneubildung stimuliert und damit zu den Osteoanabolika gehört. In hohen Dosen steigert Parathormon dagegen die Calciummobilisation aus dem Knochen und führt dadurch beim primären Hyperparathyreoidismus zur typischen Osteodystrophie. Nach 18-monatiger Therapie mit Teriparatid (20 µg/d s.c.) hatten postmenopausale Patientinnen mit manifester Osteoporose deutlich weniger neue Wirbelfrakturen als nach Plazebo (5% versus 14%). Auch nichtvertebrale Frakturen wurden vermindert. Nach den vorliegenden Vergleichsstudien ist Teriparatid (Forsteo®) wirksamer als das Bisphosphonat Alendronat. Wegen eines potentiellen Osteosarkomrisikos wurde die Anwendungsdauer bei der kürzlich erfolgten Zulassung auf 18 Monate beschränkt (Näheres s. Teriparatid, Teil II). Nachteilig sind auch die hohen Therapiekosten von Teriparatid (7300 €/Jahr), die damit mehr als 10fach höher liegen als bei der Standardmedikation mit Bisphosphonaten.

**Vitamin-D-Hormon.** Wenn die intestinale Calciumresorption infolge des Vitamin-D-Hormonmangels abnimmt, wird mit **Calcitriol** (Rocaltrol®) 0,5–2 µg/d oral substituiert. Wegen gleichzeitig erhöhter Phosphatresorption besteht das Risiko metastatischer Kalzifizierungen, daher Calcium- und Phosphatspiegel regelmäßig kontrollieren. Bei therapieresistenter Hyperkalzämie oder Hyperphosphatämie ist die subtotale Parathyreoidektomie indiziert.

**Schmerztherapie.** Zur Linderung von Schmerzen werden nichtopioide Analgetika, nichtsteroidale Antiphlogistika und ggf. in schweren Fällen nach osteoporotischer Fraktur der analgetische Effekt von Calcitonin (s. oben) eingesetzt. Wichtig ist die Schmerztherapie auch, um die physikalische Behandlung zu ermöglichen und damit einer Inaktivitäts-Osteoporose vorzubeugen.

## Osteomalazie

Eine Mineralisationsstörung des Skeletts durch Vitamin-D-Mangel wird beim Erwachsenen als Osteomalazie, beim Kind als Rachitis bezeichnet. Ursachen sind ungenügende Versorgung mit Vitamin D, unzureichende UV-Bestrahlung, eingeschränkte Aufnahme bei Malabsorption oder Stoffwechselkrankheiten, die mit einer verminderten Bildung von Calcifediol in der Leber oder Calcitriol in der Niere einhergehen.

Bei *Vitamin-D-Mangel* infolge Mangelernährung wird **Colecalciferol** (z. B. Vigantoletten®) initial in Dosen von 5000–10.000 I.E./d oral gegeben und nach 3–4 Wochen auf 1000 I.E./d reduziert. Osteomalazie infolge Malabsorption erfordert höhere Dosen von 10.000–40.000 I.E. Colecalciferol/d. Bei seltenen Vitamin-D-Stoffwechselstörungen durch Antiepileptika (z. B. Phenytoin) oder Leberkrankheiten kann der hepatische Stoffwechseldefekt durch **Calcifediol** (Dedrogyl®) 0,05 mg/d oral überbrückt werden.

Bei erblichem *1α-Hydroxylasemangel* (Pseudomangelrachitis Typ I) wird die mangelhafte renale Bildung von Vitamin-D-Hormon durch **Calcitriol** (Rocaltrol®) 0,25–1 µg/d oral substituiert.

Der *familiäre Phosphatdiabetes* (hypophosphatämische Vitamin D-resistente Rachitis) infolge eines defekten tubulären Phosphattransports und verminderter renaler Vitamin-D-Hormonbildung wird mit **Phosphat** (Reducto®-spezial) in einer Tagesdosis von 50–70 mg/kg oral verteilt auf 4–5 Einzeldosen und zusätzlich mit **Calcitriol** (Rocaltrol®) 20 ng/kg oral tgl. substituiert.

Ähnlich wird bei renaler Osteopathie (s. chronischer Niereninsuffizienz) verfahren. In allen Fällen wird die Erhaltungsdosis der Vitamin-D-Präparate im weiteren Verlauf über die Kontrolle der renalen Calciumausscheidung eingestellt.

## Morbus Paget

Der Morbus Paget (Ostitis deformans Paget) äußert sich in einem erhöhten Knochenumbau, der zu Knochenverdickungen, Schmerzen und Spontanfrakturen führen kann. In der Hälfte der Fälle verläuft die Krankheit asymptomatisch. Ursache ist eine möglicherweise virusinduzierte Steigerung der Osteoklastenaktivität.

Wichtigste therapeutische Maßnahme ist die Gabe von **Bisphosphonaten.** Sie hemmen die Aktivität von Osteoklasten und reduzieren dadurch den Knochenumbau. Zur Behandlung des Morbus Paget werden die wirksameren Aminobisphosphonate **Pamidronsäure** (Aredia®), **Risedronsäure** (Actonel® 70) und **Tiludronsäure** (Skelid®) empfohlen (*Tabelle 19.8*). Mit Pamidronsäure wird bei 85% der Patienten eine biochemische Normalisierung der alkalischen Phosphatase im Serum erreicht. Die Behandlung kann nach 6–12 Monaten wiederholt werden. Bei Bisphosphonatresistenz ist oft ein zweites Bisphosphonat erfolgreich. Calcitonin hemmt als körpereigenes Hormon ebenfalls die Osteoklastenaktivität, hat aber wegen der Resistenzentwicklung bei Dauertherapie des Morbus Paget gegenüber Bisphosphonaten an Bedeutung verloren.

## Renale Osteopathie

Eine renale Osteopathie entwickelt sich bei der chronischen Niereninsuffizienz vor allem nach langjähriger Hämodialyse. Dabei addieren sich sekundärer Hyperparathyreoidismus und renal bedingter Vitamin-D-Hormonmangel (Weiteres s. Kap. 13, Nieren- und Harnwegskrankheiten, chronische Niereninsuffizienz).

## Porphyrien

Genetisch bedingte Störungen der Hämbiosynthese können infolge von Enzymdefekten und zusätzlichen exogenen Faktoren zu einer vermehrten Bildung und Speicherung von Porphyrinen führen. Klinisch bedeutsam sind die akuten hepatischen Porphyrien mit verschiedenen Subtypen, die chronische hepatische Porphyrie und die wesentlich selteneren erythropoetischen Porphyrien. Sekundäre Porphyrinopathien sind asymptomatisch und benötigen keine Therapie.

### Akute hepatische Porphyrien

Die Krankheit beruht auf einem Gendefekt der Porphobilinogensynthase (Hydroxymethylbilansynthase). Die herabgesetzte Enzymaktivität führt zu einer verminderten Bildung des Endprodukts Häm und nachfolgend zu einer Derepression der δ-Aminolävulinsäuresynthase, die als Schlüsselenzym der Hämsynthese einer negativen Feedbackkontrolle durch Häm unterliegt. Am häufigsten manifestiert sich eine akute Porphyrie durch zahlreiche Arzneimittel (*Tabelle 19.9*), die eine zusätzliche Induktion der δ-Aminolävulinsäuresynthase mit überschießender Porphyrinsynthese auslösen. Als Folge entwickelt sich eine akute hepatische Porphyrie. Sie ist damit vor allen eine pharmakogenetisch bedingte Krankheit. Weitere auslösende Faktoren sind Hungerzustände, Alkoholexzesse und hormonale Einflüsse (Pubertät, Ovulation). Initiale Symptome sind intermittierende Bauchkoliken, später Parästhesien, Extremitätenschmerzen, Tachykardie, Obstipation und ein rot nachdunkelnder Urin. Bei weiterem Fortschreiten kommt es zur motorischen Neuropathie mit aufsteigenden Lähmungen bis zur Tetraplegie mit Atemlähmung, gelegentlich zu Krampfanfällen sowie zu vielfältigen psychischen Störungen. Der akute Schub einer hepatischen Porphyrie ist ein lebensbedrohliches Krankheitsbild, das intensivmedizinisch behandelt werden muss:

- Porphyrinogene Arzneimittel absetzen.
- Unterdrückung der hepatischen ALA-Synthase durch **Glucose** 400 g/d oral oder als 20% Infusionslösung i.v.
- Bei progredienter *neurologischer Symptomatik* Hämtherapie mit **Hämarginat** (Normosang®). 3–4 mg/kg tgl. als i.v.-Infusion in 15 min, ggf. bis zu 7 d. Hemmt die ALA-Synthase wirksamer als Glucose.
- Symptomatische Therapie mit nicht porphyrinogenen Arzneimitteln bei Schmerzen (Acetylsalicylsäure, Pethidin, Morphin), Tachykardie (Propranolol), Erbrechen (Promethazin, Triflupromazin, Ondansetron), Ileus (Neostigmin) und Atemlähmung.

Tabelle 19.9
**Porphyrinogene Arzneimittel, die eine akute intermittierende Porphyrie auslösen können**

| | |
|---|---|
| Barbexaclon | Medrogeston |
| Barbiturate | Meprobamat |
| Carbamazepin | Mesuximid |
| Carbromal | Methyldopa |
| Chloramphenicol | Metoclopramid |
| Chlordiazepoxid | Nalidixinsäure |
| Chlormezanon | Nitrofurantoin |
| Chloroquin | Norethisteron |
| Clonazepam | orale Kontrazeptiva |
| Clonidin | Östrogene |
| Cotrimoxazol | Oxazepam |
| Danazol | Pentazocin |
| Dapson | Phenoxybenzamin |
| Diazepam | Phenylbutazon |
| Diclofenac | Phenytoin |
| Dimenhydrinat | Primidon |
| Ergotamin | Progesteron |
| Ethosuximid | Pyrazolderivate |
| Farnextrakte | Pyrimethamin |
| Flufenaminsäure | Ranitidin |
| Gestagene | Rifampicin |
| Glibenclamid | Rifamycin |
| Gliquidon | Spironolacton |
| Griseofulvin | Sulfonamide |
| Halothan | Sultiam |
| Hydralazin | Theophyllin |
| Hydroxychloroquin | Tolbutamid |
| Ibuprofen | Trimethadion |
| Imipramin | Valproinsäure |
| Lofepramin | Xanthinderivate |

Bei *prämenstrueller Manifestation* Ovulationshemmung mit dem Gonadorelinanalogon **Buserelin** (Suprefact® nasal) 3-mal 0,2 mg (2 Sprühstöße)/d. Bei rechtzeitiger Behandlung gehen die abdominalen Symptome in wenigen Tagen zurück. Schwere motorische Neuropathien können jedoch Monate oder Jahre dauern. Weitere Manifestationen durch Instruktion des Patienten über auslösende Faktoren verhindern: Porphyrinogene Arzneimittel, Hunger und Alkohol meiden. Jeder Patient soll einen **Porphyrieausweis** mit der Diagnose und einer Liste kontraindizierter Arzneimittel bei sich tragen.

## Chronische hepatische Porphyrie

Die chronische hepatische Porphyrie (Porphyria cutanea tarda) manifestiert sich durch eine Photosensibilität der Haut mit Blasen und Narben an lichtexponierten Stellen. Sie ist generell mit einem Leberschaden assoziiert und wird am häufigsten durch Alkohol (70% der Fälle) ausgelöst, daneben durch Eisen, Östrogene und hormonale Kontrazeptiva. Ursache ist eine genetisch oder toxisch bedingte Aktivitätsabnahme der hepatischen Uroporphyrin-Decarboxylase.

**Alkoholkarenz** ist die wichtigste therapeutische Maßnahme, die bei der Mehrzahl der Patienten schon allein erfolgreich ist. Frauen sollen hormonale Kontrazeptiva absetzen. Weiterhin kann die Mobilisation von Porphyrin durch niedrig dosiertes **Chloroquin** (Resochin®) 2-mal 125 mg/Woche erhöht werden. Es bildet wasserlösliche Komplexe mit Uroporphyrinen und steigert dadurch die renale Elimination. Sofern keine Leberzirrhose vorliegt, kann die Porphyrinausscheidung auch durch 5–6 **Aderlässe** (500 ml/1–2 Wochen) über eine Senkung des hepatischen Eisenvorrats erhöht werden. Zusätzlich wird die Lichtexposition eingeschränkt. **Lichtschutzsalben** sind nur begrenzt wirksam. Im Allgemeinen bilden sich danach die Hauterscheinungen innerhalb von 3 Monaten zurück.

## Erythropoetische Porphyrien

Die erythropoetische Protoporphyrie entsteht durch einen Ferrochelastasemangel und manifestiert sich vor allem durch Photodermatosen und seltener durch hepatobiliäre Störungen. Am wichtigsten ist ein effektiver **Lichtschutz**. Zur Senkung der Photosenibilität wird auch **Betacaroten** (Carotaben®) 50–150 mg/d oral angewendet, jedoch fehlen robuste Belege zur Wirksamkeit. Bei hepatischen Störungen wird Ursodesoxycholsäure (Ursofalk®) oder Colestyramin (Quantalan®) empfohlen, um die enterale Ausscheidung von Protoporphyrin zu steigern.

Die sehr seltene kongenitale erythropoetischen Porphyrie (Morbus Günther) ist durch einen Uroporphyrinogen-III-Synthase-Defekt bedingt und manifestiert sich durch schwerste Photodermatosen und defekte Erythropoese. Hier hilft nur absoluter Lichtschutz, ggf. Splenektomie oder Knochenmarktransplantation.

# 20 Tumortherapie

*Ulrich Schwabe und Dieter Kurt Hossfeld*

Maligne Tumoren sind in den westlichen Industrieländern mit über 20% die zweithäufigste Todesursache nach den kardiovaskulären Krankheiten. Im Jahre 1998 sind in Deutschland 347.200 Krebsneuerkrankungen diagnostiziert worden (*Tabelle 20.1*). Fast die Hälfte wird durch Lungenkarzinome, Mammakarzinome und kolorektale Karzinome gestellt. Bei Frauen steht weiterhin das Mammakarzinom an erster Stelle. Bei Männern hat das Prostatakarzinom das bisher führende Lungenkarzinom abgelöst (*s. Tabelle 20.1*). An Krebs gestorben sind 210.500 Menschen (102.376 Frauen, 108.091 Männer).

Tabelle 20.1
**Häufigste Krebsneuerkrankungen in Deutschland.** Krebsregister in Deutschland 1998, Internet: http://www.rki.de/KREBS)

| Organ | Anzahl | % |
|---|---|---|
| **Frauen** | | |
| Mamma | 46.295 | 25,9 |
| Kolon | 19.215 | 10,7 |
| Rektum | 10.712 | 6,0 |
| Uterus | 10.138 | 5,7 |
| Magen | 9049 | 5,1 |
| Lunge | 8935 | 5,0 |
| Ovarien | 7437 | 4,2 |
| Zervix | 7017 | 3,9 |
| Niere | 5714 | 3,2 |
| Pankreas | 5583 | 3,1 |
| Alle Neubildungen | 178.755 | 100,0 |
| **Männer** | | |
| Prostata | 31.561 | 18,7 |
| Lunge | 27.892 | 16,6 |
| Kolon | 15.131 | 9,0 |
| Rektum | 11.950 | 7,1 |
| Harnblase | 10.546 | 6,3 |
| Magen | 9455 | 5,6 |
| Niere | 8257 | 4,9 |
| Mund und Rachen | 7881 | 4,7 |
| Leukämien | 5298 | 3,1 |
| Pankreas | 4947 | 2,9 |
| Alle Neubildungen | 168.462 | 100,0 |

Primäres Ziel der Therapie ist die Tumoreradikation. Etwa die Hälfte der an Krebs erkrankten Patienten ist heilbar. Die 3 Hauptsäulen der Krebstherapie sind Chirurgie, Bestrahlung und Zytostatika. Die Chirurgie ist immer noch die erfolgreichste Behandlungsmethode, da etwa 40% der Krebspatienten durch eine Operation geheilt werden. Bei soliden Tumoren sind Chirurgie und Strahlentherapie in der Regel die initialen Behandlungsarten, vor allem in frühen Stadien, wenn der Tumor noch lokal begrenzt ist. Um einen maximalen Effekt zu erreichen, müssen die verschiedenen Behandlungsmodalitäten oft bis an die Grenze der Verträglichkeit eingesetzt werden. Ist eine kurative Therapie nicht möglich, wird versucht, die Symptome zu lindern, die Lebenszeit zu verlängern und dabei die Lebensqualität zu verbessern (palliative Therapie).

Die medikamentöse Therapie von Patienten mit malignen Erkrankungen (Zytostatikatherapie = Chemotherapie, Hormontherapie, Immuntherapie) spielt bei primär systemischen Neoplasien und in fortgeschrittenen Tumorstadien eine Rolle, wenn der Tumor durch invasives Wachstum oder Metastasen die Organgrenzen überschritten hat und eine lokale Therapie nicht mehr möglich ist. In überwiegendem Maße werden kombinierte Therapiekonzepte angewendet. Etwa 10% aller Tumorpatienten sind durch medikamentöse Therapie potentiell heilbar (*Tabelle 20.2*). Bei der Mehrzahl der Tumorkrankheiten hat sie im genannten Sinn einen palliativen Effekt. Nur wenige Neoplasien sind a priori weitgehend resistent.

In diesem Kapitel werden zunächst allgemeine Wirkungsprinzipien von Zytostatika sowie Ziele und Erfolgsbeurteilung der onkologischen Therapie vorangestellt. Danach wird die spezielle Chemotherapie häufiger maligner Tumoren dargestellt. Hämatologische Tumoren werden im Kapitel „Hämatologische Krankheiten“ abgehandelt.

## Grundlagen der Tumortherapie

### Wirkungsprinzipien der Zytostatika

**Zellzyklus.** Zytostatika greifen in den Zellzyklus ein und bewirken so den Tod von unkontrolliert

**Tabelle 20.2**
**Beeinflussbarkeit maligner Krankheiten durch Chemotherapie**

| | |
|---|---|
| **Kurative Chemotherapie**[a] | **Palliative Chemotherapie**[c] |
| – Akute lymphatische Leukämie (Kinder) | – Bronchialkarzinome |
| – Akute Promyelozytenleukämie | – Mammakarzinom |
| – Haarzellenleukämie | – Magenkarzinom |
| – Burkitt-Lymphom | – Kolonkarzinom |
| – Hodgkin-Lymphom | – Blasenkarzinom |
| – Großzelliges Non-Hodgkin-Lymphom | – Kopf-Hals-Karzinom |
| – Keimzelltumor des Hodens | – Zervixkarzinom |
| – Chorionkarzinom der Frau | – Endometriumkarzinom |
| **Kurative Chemotherapie in Kombination mit Lokaltherapie** (Operation, Bestrahlung)[b] | – Weichteilsarkome |
| | – Kleinzellige Non-Hodgkin Lymphome |
| – Wilms Tumor | – Plasmozytom |
| – Osteosarkom | – Chronische Leukämien |
| – Ewingsarkom | **Chemotherapierefraktäre Tumoren**[d] |
| – Embryonales Rhabdomyosarkom | – Nierenzellkarzinom |
| – Kleinzelliges Bronchialkarzinom | – Leberzellkarzinom |
| – Ovarialkarzinom | – Hirntumoren |
| – Larynxkarzinom | – Malignes Melanom |
| – Analkarzinom | – Pankreaskarzinom |
| **Erhöhte Heilungsrate nach Lokaltherapie durch adjuvante Chemotherapie** | |
| – Mammakarzinom | |
| – Kolonkarzinom | |
| – Nichtkleinzelliges Bronchialkarzinom | |

[a] bei mindestens 50% der Patienten, [b] bei weniger als 50% der Patienten, [c] mit deutlicher Verlängerung der Überlebenszeit, [d] Tumorregression bei <10% der Patienten.

proliferierenden Tumorzellen. Viele der hochwirksamen Zytostatika wirken phasenspezifisch und hemmen nur solche Zellen, die sich in der Zellteilung befinden. Besonders empfindlich reagieren daher Tumoren mit hoher Wachstumsfraktion. Normale Gewebe mit hoher Proliferationsrate werden in ähnlicher Weise geschädigt. Das erklärt die wesentlichen limitierenden Faktoren der Therapie, z. B. die Toxizität an Knochenmark und Darmepithel.

Andererseits sind Tumoren mit einer geringen Wachstumsfraktion weitgehend refraktär gegenüber Zytostatika. Die meisten Zytostatika greifen in die DNA-Synthese oder die Bildung der mitotischen Spindel ein. So wirken Antimetabolite vorwiegend auf die S-Phase (DNA-Synthese) des Zellzyklus, während Pflanzenalkaloide den Aufbau der Spindel in der $G_2$-Phase hemmen. Alkylanzien und zytotoxische Antibiotika wirken durch Vernetzung bzw. Interkalation der DNA und sind weitgehend phasenunabhängig. Viele Zytostatika induzieren indirekt eine p53-vermittelte Expression und Aktivierung des „Todesrezeptors" CD95 und abwärtsliegender Caspasen und führen hierdurch zum programmierten Zelltod (Apoptose).

**Dosis.** Für Zytostatika besteht eine Dosiswirkungsbeziehung. Infolge ihrer Unspezifität betrifft diese Beziehung normale und neoplastische Zellen nahezu gleichermaßen. Die maximal tolerierte Dosis wird vom normalen Gewebe vorgegeben, insbesondere von Geweben mit hoher Proliferationsrate. Unter der Prämisse, dass nach Verabreichung der Zytostatika die Regeneration normaler Gewebe schneller erfolgt als die des Tumorgewebes, werden die Zytostatika in zwei- bis sechswöchigen Intervallen (Zyklen) verabreicht.

**Zytostatikaresistenz.** Als Ausdruck der Heterogenität von Tumoren existieren Subgruppen von Tumorzellen, die meist aufgrund von Resistenzen nicht auf Zytostatika ansprechen und so im Verlauf der Therapie selektioniert werden. Temporär resistent sind Zellen des nicht proliferierenden Kompartments, vor allem bei soliden Tumoren mit großer Tumormasse. Da die Wachstumsgeschwindigkeit eines Tumors mit der Größe abnimmt (Gompertz-Modell), sprechen große Tumoren schlechter auf Chemotherapeutika an. Die primäre Zytostatikaresistenz tritt vermutlich bei einer von 1 Mio. Tumorzellen auf, d. h. ca. 1000 Zellen in einem 1 cm großen Tumor. Resistenzen sind bei großen fortgeschritteneren Tumoren aufgrund der größeren Heterogenität der Zellen wahrscheinlicher. Die sekundäre Resistenz entwickelt sich nach dem Kontakt mit dem Zytostatikum und kann durch unterschiedliche Prozesse bedingt sein. Dazu gehören ein verminderter Transport des Chemotherapeutikums in die Zelle, seine verminderte Aktivierung oder vermehrte Inaktivierung, erhöhte Synthese des Zielenzyms oder die Expression p170 P-Glykoprotein durch Aktivierung von Multi-Drug-Resistance Genen (z. B. MDR I). Die Entwicklung von Resistenzen erklärt, warum viele Tumoren initial gut ansprechen, jedoch nicht kurativ behandelt werden können.

**Polychemotherapie.** Durch Kombination mehrerer Zytostatika mit unterschiedlichen Angriffspunkten wird versucht, einen Maximaleffekt durch Synergismus der einzelnen Wirkungen im zeitlichen Ablauf des Zellzyklus zu erreichen. Weiter wird durch Kombination von Zytostatika mit unterschiedlichen Nebenwirkungen die Verträglichkeit verbessert, ohne die optimale Dosis einzelner Zytostatikakomponenten wegen etwaiger Nebenwirkungen reduzieren zu müssen. Schließlich wird durch die Kombination angestrebt, die Entstehung sekundär resistenter Zellen von vornherein zu verhindern.

**Hochdosistherapien.** In Einzelfällen werden Hochdosistherapien angewendet, die zu wesentlich höheren Ansprechraten führen. Diese Behandlungen werden an ausgewählten Zentren durchgeführt und sind nur bei Patienten in gutem Allgemeinzustand anwendbar. Dabei wird das zytotoxisch geschädigte Knochenmark im Anschluss an die Chemotherapie durch autologe Blutstammzellen (Progenitorzellen) neu aufgebaut, die vor der Hochdosischemotherapie nach Mobilisation durch Wachstumsfaktoren (z. B. Lenograstim, G-CSF) aus dem peripheren Blut mittels Leukapherese gewonnen wurden.

**Hormone, Immuntherapeutika, Zytokine, Wachstumsfaktorblocker.** Das Wachstum einiger Tumoren ist von Hormonen oder Wachstumsfaktoren abhängig, woraus sich weitere therapeutische Angriffspunkte ergeben. Beispiele einer effektiven Hormontherapie sind der Einsatz von Antiöstrogenen, Aromatasehemmern, Gestagenen, Gonadorelinanaloga bei Patientinnen mit Mammakarzinom sowie Antiandrogenen und Gonadorelinanaloga bei Patienten mit Prostatakarzinom. Immunologische Ansätze betreffen die Anwendung von Interleukin-2 beim metastasierenden Nierenzellkarzinom und Interferon alfa bei Hämoblastosen, z. B. chronischer myeloischer Leukämie, Haarzellenleukämie, niedrigmalignen Lymphomen und Plasmo-zytom. Weitere Immuntherapeutika wie monoklonale Antikörper werden beim B-Zell-Lymphom und metastasierten Mammakarzinom eingesetzt. Bispezifische Antikörper, radioaktiv gekoppelte Antikörper und Tumorvakzine werden klinisch geprüft.

In den letzten Jahren wurde solchen Substanzen besondere Beachtung zuteil, die in die Signaltransduktionskaskade und hier insbesondere in die Aktivität der Proteinkinasen eingreifen. Das spektakulärste Beispiel ist Imatinib als Blocker überexprimierter Tyrosinkinasen bei chronisch lymphatischer Leukämie und gastrointestinalen Stromazelltumoren (GIST). Ein weiterer Forschungsschwerpunkt betrifft die Hemmung der tumorassoziierten Neoangiogenese durch monoklonale Antikörper und kleine Moleküle.

## Therapieziele

Therapieziele sind abhängig vom Tumorstadium, das durch die klinische und pathologische Stadieneinteilung (Staging) festgestellt wird. Am häufigsten wird die TNM-Klassifikation (Tumor, Nodus, Metastasen) der International Union Against Cancer verwendet. Die Tumorausbreitung wird dabei nach der Größe der primären Tumorläsion (T1–T4) sowie dem Fehlen oder Vorhandensein von Lymphknoten (N0 und N1) und Metastasen (M0 und M1) klassifiziert. Die einzelnen TNM-Kategorien werden zu Stadien zusammengefasst, die üblicherweise mit I–IV nummeriert werden. Für gynäkologische Tumoren wird oft die Klassifikation der International Federation of Gynecologists and Obstetricians (FIGO) benutzt, für den Morbus Hodgkin die Ann-Arbor-Klassifikation. Prognostisch bedeutsam sind weiterhin Lebensalter und funktionelle Fähigkeiten der Patienten nach dem Karnofsky-Index.

Zytostatika werden mit unterschiedlichen Erfolgsaussichten eingesetzt. Eine **kurative Therapie** ist bisher nur bei einer kleinen, aber zunehmenden Zahl von Tumoren möglich (*s. Tabelle 20.2*). Die **adjuvante Chemotherapie** wird nach einer potentiell kurativen Lokaltherapie durchgeführt, um ein Rezidiv oder eine Metastasierung zu verhindern. Dieses Vorgehen erfolgt bei vielen soliden Tumoren wie Kolon-, Rektum- und Mammakarzinom. Die **neoadjuvante Chemotherapie** beginnt bereits vor einem potentiell kurativen Eingriff, um die Tumorgröße zu reduzieren oder eine Frühmetastasierung zu verhindern. Dadurch wird bei einigen Tumoren eine Operabilität erreicht. Ist Heilung nicht möglich, wird mit **palliativer Therapie** versucht, tumorbedingte Symptome zu lindern und die Überlebenszeit zu verlängern.

Die **supportive Therapie** ist bei der Betreuung von Tumorpatienten eminent wichtig. Dazu gehören die Linderung von Nebenwirkungen der Zytostatikatherapie, z. B. die Verkürzung einer Granulozytopenie durch hämatopoetische Wachstumsfaktoren wie Lenograstim (G-CSF) und Molgramostim (rhGM-CSF) (s. Kap. 8, Leukozytopenie), oder die Verhinderung von Übelkeit und Erbrechen durch Antiemetika (s. Kap. 4, zytostatikainduziertes Erbrechen). In Spätstadien ist die Therapie tumorbedingter Symptome essentiell, z. B. Linderung von Tumorschmerzen durch eine Stufentherapie (s. Kap. 18, Schmerztherapie) oder Vermeidung pathologischer Frakturen bei Knochenmetastasen.

Neben den onkologischen Therapieverfahren der Medizin gibt es **paramedizinische Methoden** der Krebsbehandlung. Dazu gehören die besonderen Therapierichtungen der Phytotherapie, Homöopathie und Anthroposophie. Vertreter solcher Methoden betonen immer wieder die gute Verträglichkeit und geringe Belastung der Patienten. Für keines der vielen paramedizinischen Verfahren ist jedoch eine Wirksamkeit in adäquat kontrollierten Studien nachgewiesen worden. Teilweise werden diese Verfahren auch als Ergänzung zur etablierten Tumortherapie propagiert, um die Wirkungen zu verstärken und die Nebenwirkungen zu mildern. Häufig wird eine unspezifische Immunstimulation als angeblich „natürliche" Tumortherapie in Anspruch genommen. Das gilt z. B. für die Mistelpräparate der anthroposophischen Therapierichtung (z. B. Iscador®, Helixor®), von denen in Deutschland pro Jahr ca. 20 Mio. Tagesdosen allein durch Ärzte verordnet werden. Darin kommt aber auch zum Ausdruck, dass diese Verfahren eine hohe Akzeptanz bei ca. 60% der Krebspatienten haben.

## Praktische Durchführung

Die Chemotherapie und eine ggf. nötige supportive Therapie erfolgen nach einem detaillierten Therapieplan. Der Patient wird über den Therapieplan und mögliche Komplikationen der Zytostatikatherapie informiert.

Bei intravenöser Applikation muss der Arzt sicherstellen, dass Art und Dosis des vorgesehenen Zytostatikums dem Dosierungsprotokoll entsprechen. Weiterhin muss er überprüfen, dass der venöse Zugang korrekt ist und der venöse Blutfluss ausreicht. Bei nekroseinduzierenden Zytostatika (insbesondere Anthrazykline, Vincaalkaloide, Mitomycin C) muss der Arzt den Infusionsort während der gesamten Applikationsdauer beobachten.

## Akute Komplikationen der Chemotherapie

**Knochenmarkdepression.** Die meisten zytotoxischen Zytostatika schädigen das Knochenmark. Entsprechend der normalen Zellkinetik sind die Tiefstwerte (Nadir) einzelner Blutzellen charakteristisch, z. B. tritt die maximale Neutropenie 6 bis 14 Tage nach Anthrazyklinen, Folsäureantagonisten und anderen Antimetaboliten auf. Eine febrile Neutropenie wird mit geeigneten Antibiotika behandelt (s. Kap. 8, Leukozytopenie).

Hämatopoetische Wachstumsfaktoren wie Lenograstim (G-CSF) und Molgramostim (rhGM-CSF) werden primär nur bei Zytostatikadosierungen angewendet, die bei 40% der Patienten eine febrile Neutropenie auslösen. Bei afebrilen Patienten und Patienten mit niedrigem Risiko einer febrilen Neutropenie wird eine Gabe von G-CSF oder GM-CSF nicht empfohlen.

Gefährliche Thrombozytopenien sind bei der Zytostatikatherapie solider Tumoren selten, aber häufig bei hämatologischen Neoplasien. Bei Werten unter 10.000 Plättchen/µl besteht eine hohe Blutungsgefahr, der ggf. durch Thrombozytentransfusion begegnet wird.

**Übelkeit und Erbrechen.** Sie gehören zu den häufigsten Nebenwirkungen der Zytostatikatherapie. Als Antiemetika werden Dopaminantagonisten, 5-$HT_3$-Serotoninantagonisten, Glucocorticoide und Benzodiazepine eingesetzt (s. Kap. 4, Auswahl von Antiemetika). Bei der Verabreichung von Zytostatika mit hoher emetogener Potenz (z. B. Cisplatin, Dacarbazin) ist die prophylaktische Gabe wichtig, um dem sog. antizipatorischen Erbrechen entgegenzuwirken.

**Schleimhautulzerationen.** Viele Zytostatika verursachen schmerzhafte Ulzerationen der Mundschleimhaut und des Darmtrakts mit kolikartigen Schmerzen, Durchfällen und blutigen Stühlen (Risiko Superinfektion bis zur Sepsis). Durch Mundspülung mit z. B. Kamillen- oder Salbeitee wird versucht, die Stomatitis zu lindern. Nicht wenige Patienten bedürfen einer intensiven Schmerztherapie mit Opioiden. Schwere Diarrhöen z. B. nach 5-Fluorouracil oder Irinotecan erfordern eine konsequente Therapie mit Loperamid und einer rigorosen Rehydratation. Bei Fortsetzung der Therapie ist eine Dosisreduktion zu bedenken.

**Alopezie.** Vorübergehender Haarausfall tritt vor allem nach Anthrazyklinen, Alkylanzien und Topoisomeraseinhibitoren, seltener nach Antimetaboliten auf. Wesentlich sind psychologische Hilfe und ggf. die Verordnung einer Perücke.

### Kontrolle des Therapieerfolges

Das Ansprechen auf die Chemotherapie wird in verschiedene Kategorien eingeteilt. Eine komplette Remission liegt vor, wenn nach der Therapie kein Tumor mehr nachweisbar ist. Als partielle Remission ist definiert, dass die Tumorgröße nach Therapie um mehr als 50% abgenommen hat, keine neuen Herde aufgetreten sind und keine Anteile des Tumors an Größe zugenommen haben. Stationäres Verhalten bedeutet eine Rückbildung um weniger als 50% oder Stillstand des Tumorwachstums, was unter bestimmten Bedingungen ein Teilerfolg sein kann. Unter Progression versteht man eine Größenzunahme des Tumors um mehr als 25% oder das Auftreten neuer Herde. Als Rezidiv wird das erneute Auftreten eines Tumors nach einer Remission bezeichnet. Bei ungenügendem Erfolg wird die Therapie frühzeitig umgestellt. Die Nachsorge ist der Tumorart und den Patienten anzupassen.

## Bronchialkarzinom

Das Bronchialkarzinom ist mit 38.500 Todesfällen (28.500 Männer, 10.000 Frauen) die häufigste letale Neoplasie in Deutschland. In den letzten 30 Jahren hat es bei Männern um das 5fache und bei Frauen um das 2fache zugenommen. 85% der Fälle sind mit Zigarettenrauchen assoziiert. Andere Ursachen wie Bestrahlung, Asbest-, Arsen-, Nickel- und Chromexposition sind selten. Nach Beendigung des Rauchens nähert sich das Krebsrisiko nach 15 Jahren dem der Nichtraucher an, erreicht dieses aber nicht. Passivrauchen erhöht das Risiko ungefähr 1,5fach. Mit der genauen Kenntnis der Ursachen ist das Bronchialkarzinom in 95% der Fälle durch eine wirksame Prävention vermeidbar. Trotz aller therapeutischen Anstrengungen hat der Patient mit Bronchialkarzinom nur eine mittlere Heilungschance von 5%.

Bronchialkarzinome werden auf der Basis der histologischen Klassifikation der WHO in nichtkleinzellige Karzinome (Plattenepithelkarzinom 30–40%, Adenokarzinom 25–30%, großzelliges Karzinom 15–20%) und kleinzelliges Bronchialkarzinom eingeteilt, die sich nach Häufigkeit, Therapierbarkeit und Prognose unterscheiden.

### Nichtkleinzelliges Bronchialkarzinom

Das nichtkleinzellige Bronchialkarzinom (Häufigkeit 80–85%) wächst mit einer Tumorverdopplungszeit von 100–180 Tagen relativ langsam. Die Chirurgie ist die wichtigste Behandlungsmethode vor allem in den Frühstadien. Adjuvante Chemotherapie oder Radiotherapie werden zur Verbesserung der Prognose eingesetzt.

**Operable Stadien.** Bei lokaler Begrenzung des Tumors in den *Stadien I, II und IIIA* ist die **Lungenresektion** die Therapie der Wahl. Nach kurativer Resektion liegt die stadienabhängige 5-Jahresüberlebensrate zwischen 15 und 70% (*Tabelle 20.3*). Postoperative Bestrahlung erhöht das Letalitätsrisiko, nur bei mediastinalem Lymphknotenbefall (Stadium IIIA) werden Lokalrezidive verhindert.

Nach kompletter Tumorresektion verbessert eine Cisplatin-basierte adjuvante Chemotherapie das krankheitsfreie 5-Jahresüberleben (39,4% versus 34,3%) in den Stadien I, II und IIIA (IALT-Studie 2004). Durch neoadjuvante Chemotherapie mit Cisplatin werden bei Patienten im Stadium IIIA mit ausgeprägter Lymphknotenmetastasierung 3-Jahresüberlebensraten von 50–60% erreicht. Hohe Ansprechraten wurden in Phase-2-Studien vor allem mit Carboplatin und Paclitaxel erzielt (BLOT-Studie). Daher sollen Patienten mit lokal fortgeschrittener Krankheit (N2) eine neoadjuvante Chemotherapie erhalten.

**Inoperable Stadien.** Während alleinige Bestrahlung bei inoperablen Patienten im *Stadium III* nur geringe Langzeitüberlebensraten (5%) erreicht, werden durch eine gleichzeitig verabfolgte Chemotherapie die Überlebensraten auf 25% erhöht. Kombinationen führen im Vergleich zur Monotherapie zu höheren Remissionsraten, aber nur teilweise zu einem geringen Überlebensgewinn. Trotz zahlreicher Studien wird derzeit keine bestimmte Chemotherapiekombination als allgemeingültiger Standard für diese Patienten bezeichnet. Patienten in den Stadien IIIB und IV haben keine realistische Chance auf Heilung. Am häufigsten werden Cisplatin-haltige Kombinationen (plus Etoposid, Vinorelbin, Gemcitabin oder Taxan) eingesetzt, wodurch

Tabelle 20.3
**Stadienabhängige Behandlung des Bronchialkarzinoms.**
Spira A. et al.: N. Engl. J. Med. 350: 379–392 (2004). Aktualisierungen unter www.nccn.org

| Stadium | Primärtherapie | Adjuvante Therapie | 5-Jahres-überleben [%] |
|---|---|---|---|
| **Nichtkleinzelliges Bronchialkarzinom** | | | |
| I | Lungenresektion | Chemotherapie | >60–70 |
| II | Lungenresektion | Chemotherapie mit oder ohne gleichzeitige Radiotherapie | >40–50 |
| IIIA resezierbar | Präoperat. Chemotherapie gefolgt von Resektion | Radiotherapie mit oder ohne gleichzeitige Chemotherapie | 15–30 |
| IIIA unresez. oder IIIB | Chemotherapie + gleichzeitige Radiotherapie | keine | 35–65 |
| IIIB oder IV | Chemotherapie mit 2 Zytostatika 3–4 Zyklen | keine | 10–15[a] |
| **Kleinzelliges Bronchialkarzinom** | | | |
| Limitiert | Chemotherapie + gleichzeitige Radiotherapie | keine | 15–25 |
| Ausgedehnt | Chemotherapie | keine | <5 |

[a] Zweijahresüberleben.

Ansprechraten um 30% und mittlere Überlebenszeiten von 9–10 Monaten erreicht werden. In Anbetracht dieser Resultate ist die Chemotherapie bei Patienten in schlechtem Allgemeinzustand, namentlich bei solchen mit starkem Gewichtsverlust und Komorbiditäten, von fragwürdigem Wert.

## Kleinzelliges Bronchialkarzinom

Das kleinzellige Bronchialkarzinom (Häufigkeit 15–20%) ist ein neuroendokriner aggressiver Tumor, der mit einer Tumorverdopplungszeit von 55 Tagen besonders rasch wächst und sehr früh extrathorakale Metastasen bildet. Typisch sind weiterhin paraneoplastische Syndrome mit ektoper Hormonsekretion (Parathormon, ADH, ACTH) sowie das seltene myasthene Eaton-Lambert-Syndrom mit Antikörpern gegen Calciumkanäle. Aufgrund der raschen Proliferation reagiert das kleinzellige Bronchialkarzinom besonders empfindlich auf Zytostatika, hat aber trotzdem eine ungünstige Prognose, da frühzeitig Rezidive auftreten.

**Limitiertes Stadium.** Nur 25% der Patienten befinden sich bei Diagnosestellung im limitierten Stadium (Stadium II) mit Beschränkung auf Hemithorax und regionale Lymphknoten. Wegen der frühen Metastasierung wird ein chirurgischer Eingriff meist nicht in Betracht gezogen, Ausnahmen sind isolierter Lymphknotenbefall ohne mediastinale Beteiligung. Als Chemotherapie werden am häufigsten das **ACO-Schema** (Doxorubicin, Cyclophosphamid, Vincristin) oder das **PE-Schema** (Cisplatin oder Carboplatin, Etoposid) angewendet. Beide Schemata werden alle 3 Wochen wiederholt. Die Chemotherapie wird in der Regel über 4 Zyklen, maximal 6 Zyklen durchgeführt. Die Kombination mit Radiatio des Primärtumors (45–50 Gy) ist bei Patienten mit limitierter Erkrankung Standard, wobei die frühzeitige Bestrahlung, also vor Abschluss der Chemotherapie, bessere Resultate zu bringen scheint als die sequentielle Methode. Die 5-Jahresüberlebensrate liegt bei ca. 10%. Zur Prophylaxe von Hirnmetastasen wird bei Erreichen einer Vollremission im limitierten Stadium eine prophylaktische Schädelbestrahlung durchgeführt, für die ein Überlebensvorteil von 5% belegt ist.

**Fortgeschrittenes Stadium.** 70% der Patienten sind im fortgeschrittenen Stadium. Therapie der Wahl ist die alleinige Chemotherapie mit der Kombination aus **Cisplatin** (oder Carboplatin) und **Etoposid**. Die Ansprechraten betragen 50–90% mit 20–50% Vollremissionen. Die mediane Überlebenszeit wird von 1–2 Monaten auf 7–10 Monate verbessert und möglicherweise durch die Kombination aus **Cisplatin** und **Irinotecan** noch weiter erhöht (13 Monate). Die Bestrahlung findet keine regelmäßige Anwendung. Bei Nichtansprechen oder bei Patienten mit Frührezidiven werden als Alternativen die Kombinationen **ACO** (s. oben) oder **AC** (Doxorubicin, Cyclophosphamid) eingesetzt.

## Kopf- und Halstumoren

Karzinome des Mund- und Rachenraums sind epitheliale Neubildungen der Schleimhäute von Mundhöhle, Kieferhöhlen, Nasopharynx, Hypopharynx und Larynx. Jährlich treten 13.000 Neuerkrankungen in Deutschland auf. Alkohol und Tabak sind die wichtigsten Risikofaktoren. Weitere potentielle Karzinogene sind Marihuana sowie Verarbeitung von Nickel, Holz und Textilfasern. Bei operablen Tumoren werden die Resultate durch neoadjuvante oder adjuvante Chemotherapie nicht verbessert. Die simultane Radiochemotherapie ist der alleinigen Radiatio in der postoperativen Situation überlegen.

**Mundhöhlenkarzinom.** Die Chirurgie ist die wichtigste Behandlungsmethode. In frühen Stadien ist auch die Radiotherapie eine primäre Therapieoption. Weiterhin wird sie adjuvant nach der Operation in fortgeschrittenen Stadien eingesetzt. Bei anatomischer oder funktioneller Inoperabilität ist der Nutzen einer kombinierten, simultanen Radiochemotherapie belegt. Die größten Chemotherapieerfahrungen liegen für die Kombination Cisplatin plus Fluorouracil vor, wobei Fluorouracil als 24-h-Dauerinfusion über 4 Tage verabreicht wird.

**Nasopharynxkarzinom.** Wichtigste Komponente der Therapie ist die Radiotherapie, die in den fortgeschrittenen Stadien III und IV mit einer Cisplatinhaltigen Chemotherapie kombiniert wird. Das 10-Jahresüberleben beträgt 47%. Ungünstiger ist die Situation beim fortgeschrittenen Nasopharynxkarzinom mit Fernmetastasen. Hier wurde die 5-Jahresüberlebensrate durch eine kombinierte Radiochemotherapie mit Cisplatin und Fluorouracil im Vergleich zur alleinigen Strahlentherapie deutlich verbessert (67% vs. 37%).

**Larynxkarzinom.** Der Kehlkopf ist mit jährlich 3000 neuen Tumorerkrankungen ein häufig befallenes Organ des Kopf-Hals-Bereichs. Das Larynxkarzinom ist meist auf der Glottis lokalisiert und wird wegen der früh einsetzenden Heiserkeit häufig im Frühstadium ohne Stimmbandfixierung, Lymphknotenbefall oder Überschreiten des Kehlkopfes diagnostiziert. Behandlungsoptionen des frühen Glottiskarzinoms sind Radiotherapie, externe Chirurgie und mikroendoskopische, vorzugsweise laserchirurgische Exzision. Wegen der besseren Funktionserhaltung werden Radiotherapie und zunehmend häufiger auch die laserchirurgische Resektion bevorzugt. In frühen Tumorstadien werden 5-Jahresüberlebensraten von 85–95% erreicht. Bei fortgeschrittenen Tumoren (große T2 und T3) kommt eine Induktionschemotherapie mit einer Kombination aus Cisplatin und Fluorouracil vor der Operation und der nachfolgenden Bestrahlung in Betracht. Dadurch werden zwar nicht mehr Patienten geheilt, aber häufig eine funktionserhaltende Operation ermöglicht. Bei lokal fortgeschrittenen Tumoren, bei denen eine Heilung nur durch eine zum Stimmverlust führende Laryngektomie zu erreichen wäre, ist die simultane Radiochemotherapie (Cisplatin plus Fluorouracil, 65–70 Gy) eine gute Alternative.

## Kolorektales Karzinom

Das kolorektale Karzinom ist der häufigste maligne Tumor des Gastrointestinaltraktes und mit 29.400 Sterbefällen die zweithäufigste Krebstodesursache in Deutschland. Karzinome entwickeln sich meistens aus Polypen, deren Form und Größe in direktem Zusammenhang mit dem Entartungsrisiko stehen. Etwa 15% der kolorektalen Karzinome sind hereditärer Natur, meistens auf dem Boden eines Lynch-Syndroms oder seltener einer familiären adenomatösen Polyposis. Exogene Risikofaktoren des sporadischen Kolonkarzinoms sind Colitis ulcerosa, hoher Fettkonsum, ballaststoffarme Ernährung sowie Rauchen und Alkoholabusus.

Die Prognose des kolorektalen Karzinoms ist mit einer mittleren 5-Jahresüberlebensrate von 50% relativ günstig. In den Frühstadien sind die Erfolgsaussichten deutlich besser (*Tabelle 20.4*). Deshalb wird zur Früherkennung für die asymptomatische Bevölkerung ab 50 Jahre ein jährlicher Test auf okkultes fäkales Blut und ab 55 Jahre alternativ eine präventive Koloskopie alle 10 Jahre empfohlen.

Die Therapie des kolorektalen Karzinoms besteht in radikaler Tumorresektion unter Mitnahme der regionalen Lymphknoten. Je nach Tumorlokalisation wird kontinenzerhaltend oder mit Anlage eines Anus praeter operiert. Erfolge der Chemotherapie liegen vor allem im adjuvanten Bereich mit einem Überlebensgewinn im Stadium III des Kolonkarzinoms. Prognostische Faktoren für die Therapie einzelner Subgruppen sind noch nicht etabliert. Möglicherweise hat eine Mikrosatelliteninstabiltät der Tumor-DNA einen prognostischen Wert und damit Bedeutung für die Auswahl von Chemotherapeutika.

Tabelle 20.4
**Klassifikation und Prognose des kolorektalen Karzinoms**

| Stadium | Dukes | TNM | Ausbreitung des Tumors | 5-Jahresüberleben [%] |
|---|---|---|---|---|
| I | A | T1 N0 M0 | Begrenzung auf Mukosa | <90 |
| | B1 | T2 N0 M0 | Penetration der Muskularis | 85 |
| II | B2 | T3 N0 M0 | Penetration der Darmwand | 70–80 |
| III | C | Tx N1 M0 | Regionaler Lymphknotenbefall | 30–65 |
| IV | D | Tx Nx M1 | Fernmetastasen | 5 |

## Kolonkarzinom

Im **Stadium I** wird chirurgisch ohne adjuvante Chemotherapie behandelt.

Im **Stadium II** hat eine adjuvante Chemotherapie aufgrund niedrigerer Rezidivrate und höherer Überlebensraten einen deutlich geringeren Effekt als bei lymphknotenpositiven Tumoren (Stadium III). Sie wird daher nicht routinemäßig empfohlen, solange keine Patientengruppen durch molekulare oder genetische Marker definierbar sind, die einen größeren therapeutischen Nutzen erwarten lassen.

Im **Stadium III** ist die Eradikation klinisch nicht feststellbarer Mikrometastasen Hauptziel der adjuvanten Chemotherapie. Gegenwärtiger Therapiestandard nach kompletter Tumorresektion ist Fluorouracil plus Folinsäure über 6 Monate (Mayo-Clinic-Schema):

- **Folinsäure** 20 mg/m$^2$ als i.v.-Bolus gefolgt von **Fluorouracil** 425 mg/m$^2$ i.v.-Bolus an Tag 1–5; Wiederholung an Tag 28–32, insgesamt 6 Zyklen.

Das Fluorouracil/Folinsäure-Schema ist vielfach variiert worden. Zusatz von Levamisol zu Fluorouracil/Folinsäure ergibt keinen Überlebensvorteil. Die wöchentlicher Gabe (1-mal/Woche über 30 Wochen) senkte die Toxizität bei gleicher Wirksamkeit. Niedrig dosierte Folinsäure (20 mg/m$^2$) ist genauso wirksam wie hoch dosierte (200 mg/m$^2$). Nicht eindeutig geklärt ist, ob die wöchentliche 24 -h-Infusion von Fluorouracil in Kombination mit Folinsäure (A10-Schema) gegenüber der Bolusgabe Überlebensvorteile bringt, wohingegen klar ist, dass die Kurzinfusion im Rahmen des Mayo-Schemas die Resultate verschlechtert. Zur Zeit wird geprüft, ob durch Hinzufügen von Irinotecan oder Oxaliplatin die Resultate der adjuvanten Chemotherapie zu verbessern sind.

Durch die Fluorouracil/Folinsäure-Kombination wird die 5-Jahresüberlebensrate von 63% auf 76% erhöht. Die adjuvante Chemotherapie sollte frühzeitig innerhalb von 3–6 Wochen nach Operation begonnen werden. Grundsätzlich sollten auch ältere Patienten in diesem Stadium eine Chemotherapie erhalten. Bei schweren Begleitkrankheiten und geringer Lebenserwartung kann auf die adjuvante Chemotherapie verzichtet werden. Bei Patienten mit koronarer Herzkrankheit, die unter Fluorouracil eine Zunahme ihrer pektanginösen Beschwerden erfahren, ist die Fortsetzung der Fluorouraciltherapie kontraindiziert.

**Stadium IV:** Das Mayo-Schema ist nicht mehr zeitgemäß. Neuer Standard ist die Kombination von Irinotecan oder Oxaliplatin mit Infusion von Folinsäure gefolgt von einer Dauerinfusion von Fluorouracil über 24–48 h (FOLFIRI-Schema, FolFOX-Schema). Mit diesen Kombinationen werden Remissionsraten von 50–60% und mittlere Überlebenszeiten um 20 Monate erreicht. Die beiden oral zu verabreichenden Fluorouracil-Prodrugs Capecitabin und Tegafur sind echte Alternativen zur Dauerinfusion von Fluorouracil, und zwar sowohl hinsichtlich der Wirkung als auch des Nebenwirkungsspektrums.

Durch Resektion von Lebermetastasen ist eine 5-Jahresüberlebensrate von 25–40% erreichbar. Zum Effekt einer adjuvanten Chemotherapie nach Resektion von Lebermetastasen gibt es keine Resultate. Der Beitrag einer neoadjuvanten Chemotherapie vor Resektion von Lebermetastasen ist umstritten. Eine lokale Chemotherapie über Leberarterieninfusion hatte im Vergleich zur systemischen Therapie keinen Überlebensvorteil. Neue Therapieansätze basieren auf der Blockade von Wachstumsfaktoren. **Bevacizumab** (rhu-Mab-VEGF) ist ein rekombinanter monoklonaler Antikörper gegen vaskulären endothelialen Wachstumsfaktor, der bei Patienten mit metastasiertem kolorektalem Karzinom als Firstline-Therapie klinisch geprüft wird. Die zusätzliche Gabe zu Fluorouracil/Folinsäure und Irinotecan erhöhte die Remissionsrate (45% versus 35%) und die mittlere Überlebenszeit (20,3 versus 15,6 Monate). **Cetuximab** ist ein chimärer monoklonaler Antikörper gegen den epidermalen Wachstumfaktorrezeptor (EGFR), der bei Irinotecan-refraktärem kolorektalem Karzinom die Ansprechrate deutlich verbessert.

### Rektumkarzinom

Aus anatomischen Gründen sind namentlich die tiefsitzenden Rektumkarzinome schwieriger radikal operativ zu entfernen, sodass im Vergleich zum Kolonkarzinom Lokalrezidive häufiger waren. Durch die Einführung der totalen mesorektalen Exzision wurde die Lokalrezidivrate deutlich gesenkt, bleibt aber höher als beim Kolonkarzinom, namentlich dann, wenn der Tumor tief sitzt und das Stadium III aufweist. Um in solchen Situationen das Risiko des (kaum kurierbaren) Lokalrezidivs zu senken, erhalten die Patienten entweder eine prä- oder postoperative Radiatio in Kombination mit simultaner oder sequentieller Chemotherapie. Die Chemotherapie entspricht der des Kolonkarzinoms. Im Stadium III ist der Wert der kombinierten Radiochemotherapie bezüglich der Senkung der Lokalrezidivrate und der Verlängerung der Überlebenszeit gesichert, im Stadium II noch nicht. Im Stadium I sind weder Strahlen- noch Chemotherapie indiziert.

## Magenkarzinom

Das Magenkarzinom ist weiterhin die vierthäufigste Krebstodesursache, obwohl seine Inzidenz in der ganzen westlichen Welt, so auch in Deutschland seit Jahren rückläufig ist. Helicobacter-pylori-Infektionen sind mit einem 3fach erhöhten Magenkrebsrisiko assoziiert. Bedeutsame Karzinogene sind Nitrosamine in gepökelten oder geräucherten Speisen. Die einzige kurative Therapie ist die chirurgische Resektion. Die Prognose ist ungünstig. Bei Diagnose sind zwei Drittel der Patienten nicht mehr kurativ resektabel, da lokal fortgeschrittene oder metastasierte Tumoren vorliegen. Die 5-Jahresüberlebensrate nach Resektion liegt unter 15%. Bei operablen Magenkarzinomen sind das Ausmaß der Lymphknotendissektion (D1 oder D2) und der Wert der adjuvanten Therapie noch nicht ausreichend geklärt.

### Adjuvante Therapie

Durch postoperative Chemotherapie wird das rezidivfreie Überleben nicht eindeutig verbessert, kann also nicht empfohlen werden. In der US Intergroup-Studie (2001) erhöhte eine adjuvante Radiochemotherapie (Fluorouracil, Folinsäure, 4,5 Gy Bestrahlung) die mediane Überlebensrate im Vergleich zu alleiniger Operation (36 versus 27 Monate), die jedoch wegen ungenügender Lymphknotendissektion bei 54% der Patienten suboptimal war. In vielen europäischen Ländern gilt deshalb weiterhin die alleinige Operation mit chirurgischer Qualitätssicherung als Standardtherapie des Magenkarzinoms. Die neoadjuvante Therapie (z. B. Fluorouracil, Folinsäure, Cisplatin) ermöglicht bei primär irresektablen Tumoren Operabilität, sie wurde aber noch nicht in kontrollierten Studien geprüft. Sie wird daher für Patienten mit nicht sicher resektablen Tumoren nur im Rahmen von Studien empfohlen.

### Palliative Therapie

Bei ausreichendem Allgemeinzustand bessert die palliative Therapie des metastasierten Magenkarzinoms Überlebenszeit und Lebensqualität. Maßgebend für die Auswahl der Therapie sind Durchführbarkeit, Nebenwirkungsspektrum und Allgemeinzustand des Patienten. Die früher angewendeten Schemata FAMTX (Fluorouracil, Folinsäure, Doxorubicin, Methotrexat) und FAM (Fluorouracil, Adriamycin, Mitomycin) wurden durch wirksamere Cisplatin-haltige Kombinationen abgelöst. Nachgewiesen effektiv ist das ECF-Schema (Epirubicin, Cisplatin, Fluorouracil), bei dem das mediane Überleben im Vergleich zu FAMTX verlängert ist (9 versus 6 Monate). Allerdings ist die langdauernde Fluorouracilinfusion über 21 Wochen wenig praktikabel. In vielen europäischen Ländern wird das **PLF-Schema** mit Cisplatin, Folinsäure und Fluorouracil eingesetzt (*Tabelle 20.5*). Mit dieser Kombination sind Ansprechraten um 50% und mediane Überlebenszeiten von 8–10 Monaten erreichbar. Viele Schemata sind jedoch nur an kleinen Patientenzahlen evaluiert worden, sodass bisher kein allgemein akzeptiertes Standardschema existiert.

Tabelle 20.5
**Palliative Chemotherapie des Magenkarzinoms**

| PLF-Schema | Dosierung |
|---|---|
| Cisplatin | 50 mg/m² i.v. über 1 h<br>Tag 1, 15, 29 |
| Folinsäure | 500 mg/m² i.v. über 2 h<br>Tag 1, 8, 15, 22, 29, 36 |
| Fluorouracil | 2 g/m² i.v. über 24 h<br>Tag 1, 8, 15, 22, 29, 36 |
| Wiederholung Tag 50 | |

Weiterhin sind mehrere neue Zytostatika (Taxane, Irinotecan, Fluorouracil-Prodrugs) bei fortgeschrittenen Stadien wirksam, die Ergebnisse müssen jedoch in klinischen Studien bestätigt werden.

## Mammakarzinom

Der Brustkrebs ist der häufigste maligne Tumor der Frau. In Deutschland erkrankt jede 9. Frau an einem Mammakarzinom. Pro Jahr gibt es 46.000 Neuerkrankungen und 18.000 Todesfälle. Pathogenetisch wichtig sind genetische, endokrine und Umweltfaktoren.

*Genetische Faktoren* sind bei Verwandten ersten Grades von Patientinnen mit Brustkrebs (Schwestern, Mütter, Töchter) erkennbar, da das Risiko im Vergleich zur Gesamtbevölkerung 2- bis 3fach erhöht ist. Eine familiäre Häufung zeigen 18% der Mammakarzinome. Aber nur bei 5–10% ist eine hereditäre genetische Veränderung nachweisbar. Hierbei sind meistens Mutationen von BRCA1 und BRCA2 Genen beteiligt. Typische genetische Veränderungen beim sporadischen Mammakarzinom sind Amplifikationen des Protoonkogens c-erbB-2 und Verlust des Tumorsuppressorgens p53. Die Erkrankung tritt dann häufig früher und bilateral auf.

*Endokrine Faktoren* für ein erhöhtes Brustkrebsrisiko sind frühe Menarche, späte Menopause, Kinderlosigkeit oder späte Erstschwangerschaften. Frühe Erstschwangerschaften unter 18 Jahren haben einen Schutzeffekt. Neben endogenen Hormonfaktoren spielen kanzerogene Risiken der exogenen Hormonzufuhr eine Rolle. Während der Einnahme hormonaler Kontrazeptiva ist das relative Risiko für ein Mammakarzinom unabhängig von der Einnahmedauer um 24% erhöht (Collaborative Group on Hormonal Factors in Breast Cancer 1996). 10 Jahre nach Beendigung der hormonalen Kontrazeption war das Risiko im Normalbereich. Eine postmenopausale Hormonsubstitution mit Östrogenen und Gestagenen erhöht das Brustkrebsrisiko nach 5,2 Jahren um 26% (WHI-Studie 2002) In der britischen Millionen Frauen-Studie (2003) lag das Brustkrebsrisiko nach 2,6 Jahren um 66% höher (s. Kap. 6, Klimakterium).

*Umwelteinflüsse* sind vermutlich ein weiterer Risikofaktor. In westlichen Industrieländern ist die Brustkrebsinzidenz 5-mal so hoch wie in asiatischen Ländern. Als wesentliche Gründe gelten Unterschiede bei reproduktiven Risikofaktoren (Menarchenalter, Geburtenhäufigkeit, Stillen). Übergewicht postmenopausaler Frauen erhöht das Krebsrisiko um etwa 30%, vermutlich durch erhöhte Estradiolserumspiegel. Der einzige gesicherte diätetische Risikofaktor ist Alkohol mit einem Anstieg des Krebsrisikos um 7% pro 10 g Ethanol pro Tag. Ein höherer Fettkonsum ist nach einer neuen Metaanalyse ohne Bedeutung.

Tabelle 20.6
**Stadienabhängige Prognose des Mammakarzinoms**

| Stadium | TNM-Klassifikation | Überlebensrate [%] 5 Jahre | 10 Jahre |
|---|---|---|---|
| 0 | Tis N0 M0 | 99 | |
| I | T1 N0 M0 | 95 | 90 |
| II A | T0 N1 M0<br>T1 N1 M0<br>T2 N0 M0 | 86 | 72 |
| II B | T2 N1 M0<br>T3 N0 M0 | 72 | 51 |
| III A | T0,1 N2 M0<br>T2 N2 M0<br>T3 N1-2 M0 | 57 | 32 |
| III B | T4 N0-3 M0<br>T0-4 N3 M0 | 51 | 30 |
| IV | T0-4 N0-3 M1 | 20 | 10 |

Tis: Carcinoma in situ, T1: <2 cm, T2: 2-5 cm, T3: >5 cm, T4: Infiltriert Haut oder Thoraxwand, N0: Negative Lymphknoten (LK), N1: Positive ipsilaterale nicht fixierte LK, N2: Positive ipsilaterale fixierte LK, N3: Alle anderen positiven LK, M0: Keine Fernmetastasen, M1: Fernmetastasen vorhanden.

Die Therapie des Mammakarzinoms richtet sich nach der stadienabhängigen Prognose (*Tabelle 20.6*). Entscheidend sind Tumorgröße, Lymphknotenstatus, Alter, Hormonrezeptorstatus und Menopausenstatus. Für die Basisprognose ist der Lymphknotenstatus am wichtigsten. Da die Prognose in den Frühstadien günstig ist, werden regelmäßige Vorsorgeuntersuchungen sowie eine Mammographie alle 1–2 Jahre bei Patientinnen über 50 Jahren empfohlen. Hierdurch kann die krankheitsspezifische Letalität um 25–30% gesenkt werden. Detaillierte Empfehlungen zur Behandlung des Mammakarzinoms erstellt die Arbeitsgemeinschaft Gynäkologische Onkologie (www.kgu.de/zfg/agogravenbruch).

### Operable Stadien

In den früheren Stadien (Tumor <3 cm) kann eine **brusterhaltende Operation** mit Entfernung der axillären Lymphknoten und anschließender Bestrahlung der Mamma durchgeführt werden. Die radikale modifizierte Mastektomie mit sofortiger

Tabelle 20.7

**Adjuvante systemische Therapie des operablen Mammakarzinoms (Konsensuskonferenz St. Gallen, J. Clin. Oncol. 21:3357–3365, 2003). OvarX: Ovarektomie**

| Hormonrezeptorstatus positiv | | Hormonrezeptorstatus negativ | |
|---|---|---|---|
| Prämenopausal | Postmenopausal | Prämenopausal | Postmenopausal |
| **Nodal-negative Krankheit, minimales Risiko** | | | |
| Tamoxifen *oder* keine Therapie | Tamoxifen *oder* keine Therapie | | |
| **Nodal-negative Krankheit, durchschnittliches Risiko** | | | |
| Gonadorelinanalog (OvarX) + Tamoxifen *oder* Chemotherapie → Tamoxifen *oder* Tamoxifen *oder* Gonadorelinanalog (OvarX) | Tamoxifen *oder* Chemotherapie → Tamoxifen | Chemotherapie | Chemotherapie |
| **Nodal-positive Krankheit** | | | |
| Chemotherapie → Tamoxifen *oder* Gonadorelinanalog (OvarX) + Tamoxifen | Chemotherapie → Tamoxifen *oder* Tamoxifen | Chemotherapie | Chemotherapie |

oder späterer Wiederaufbauplastik ist bei Tumoren >3 cm, Haut- oder Muskelbeteiligung, bei multizentrischem Befall, invasiven lobulären Karzinomen und ausgeprägter Lymphangiomatosis carcinomatosa indiziert. Schon Monate oder Jahre vor der Diagnose und der lokalen Therapie können Mikrometastasen vorliegen, die aufgrund eines langsamen Wachstums erst Jahre oder sogar Jahrzehnte nach der Operation zum Rezidiv führen. Daraus leitet sich die Notwendigkeit einer systemischen Therapie ab.

## Adjuvante systemische Therapie

Die systemische Therapie wird so bald wie möglich nach der lokalen Therapie eingeleitet. Eingesetzt werden Chemotherapie und endokrine Therapie (*Tabelle 20.7*). Beide Therapieformen haben einen deutlichen Einfluss auf die10-Jahresüberlebenszeit in Abhängigkeit vom Nodalstatus, Alter und Hormonstatus der Patientinnen.

*Nodal-negative Patientinnen* werden in 2 Risikogruppen eingeteilt. Die Gruppe mit minimalem Risiko (Tumorgröße <2 cm, Histologie Grad 1, Alter über 35 Jahre) wird mit Tamoxifen oder gar nicht behandelt. Hier ist die niedrige Rezidivrate gegen die Risiken der Tamoxifentherapie abzuwägen. Bei durchschnittlichem Risiko (Tumorgröße >2 cm, Histologie Grad 2–3 oder Alter <35 Jahre) wird ähnlich wie bei nodal-positiven Patientinnen behandelt. Bei der Entscheidung zur Kombinationstherapie gehen Tumorgrad, Hormonrezeptorexpression, HER2-Überexpression und Proliferationsrate ein. Auch die Patientenpräferenz kann eine alleinige endokrine Therapie rechtfertigen. Bei negativem Hormonrezeptorstatus ist die alleinige Chemotherapie die Behandlung der Wahl.

*Nodal-positive Patientinnen* werden wegen des höheren Rezidivrisikos auch bei rezeptorpositiven Tumoren immer zusätzlich mit Zytostatika behandelt.

### *Adjuvante Chemotherapie*

Bei der Chemotherapie des Mammakarzinoms werden Schemata mit Standardwirksamkeit (z. B. CMF-Schema) und wirksamere anthrazyklinhaltige Polychemotherapien unterschieden, die aber toxischer, komplexer und teurer sind. Die effektiveren Schemata werden bei Patientinnen mit höherem Risiko eingesetzt. Die adjuvante Chemotherapie sollte innerhalb von 3–6 Wochen nach der Operation begonnen werden.

Für die adjuvante Chemotherapie wird als klassisches Schema das **CMF-Protokoll** (Cyclophosphamid, Methotrexat, Fluorouracil) über einen Zeitraum von 6 Monaten eingesetzt (*Tabelle 20.8*). Dadurch wird die 15-Jahresletalität junger Frauen (unter 50 Jahre) mit nodal-negativen und nodal-positiven Tumoren um 7% bzw. 11% gesenkt. Bei postmenopausalen Frauen sind die Effekte geringer (2% bzw. 3%). Es existieren verschiedene Protokolle mit oraler und intravenöser Applikation

**Tabelle 20.8**
**Adjuvante Chemotherapie des Mammakarzinoms**

| | |
|---|---|
| **CMF-Schema (28-Tage-Zyklus)** | |
| Cyclophosphamid | 600 mg/m² i.v. an Tag 1 u. 8 oder 100 mg/m² oral an Tag 1–14 |
| Methotrexat | 40 mg/m² i.v. an Tag 1 u. 8 |
| Fluorouracil | 600 mg/m² i.v. an Tag 1 u. 8 |
| Wiederholung ab Tag 29 | |
| **FAC-Schema (21-Tage-Zyklus)** | |
| Fluorouracil | 500 mg/m² i.v. an Tag 1 |
| Doxorubicin (Adriamycin®) | 50 mg/m² i.v. an Tag 1 |
| Cyclophosphamid | 500 mg/m² i.v. an Tag 1 |
| Wiederholung ab Tag 22 | |

von Cyclophosphamid, was zu geringfügig unterschiedlichen Gesamtdosierungen führt.

**Anthrazyklinhaltige Schemata** sind im Vergleich zum CMF-Schema effektiver. Dazu gehören das FEC-Schema (Fluorouracil, Epirubicin, Cyclophosphamid) und das FAC-Schema (Fluorouracil, Doxorubicin, Cyclophosphamid). Über einen Zeitraum von 10 Jahren werden bei nodal-positiven Patientinnen Rezidive und Letalität um absolut 4% im Vergleich zum CMF-Schema gesenkt, bei nodalnegativer Krankheit liegen nur 5-Jahresergebnisse vor (1,7% Reduktion). Der Vorteil betrifft fast ausschließlich die Dreifachkombinationen FEC und FAC. Bisher fehlen noch Daten über das optimale Anthrazyklin und die optimale Zahl der Therapiezyklen (4 oder 6). Wesentliche Nachteile anthrazyklinhaltiger Schemata sind die Kardiotoxizität (1%).

Eine weitere Option ist die Inkorporation von **Taxanen** in Anthrazyklinschemata wie die TAC-Kombination (Docetaxel, Doxorubicin, Cyclophosphamid). Sie wird vor allem für die nodal-positive Krankheit empfohlen. Zu klären sind noch die Auswahl des Taxans (Docetaxel oder Paclitaxel) und das optimale Dosierungsschema.

Mit der **Hochdosischemotherapie** war bisher kein Überlebensvorteil im Vergleich zu konventionellen Therapieschemata nachweisbar. Wegen höherer Letalität soll sie nicht außerhalb von Studien eingesetzt werden.

### *Adjuvante endokrine Therapie*

Der Erfolg der adjuvanten endokrinen Therapie hängt entscheidend vom Hormonrezeptorstatus der Tumorzellen ab, denn nur bei hormonrezeptorpositiven Tumoren wird das Letalitätsrisiko gesenkt. Mittel der Wahl ist das Antiöstrogen **Tamoxifen** (z. B. Tamoxifen AL), 20 mg/d oral über einen Zeitraum von 5 Jahren. Dadurch wird die Brustkrebsmortaliät um 25% gesenkt. Eine Einnahme über diesen Zeitraum hinaus bringt keine weiteren Vorteile. Nebenwirkungen sind vermehrte thromboembolische Komplikationen und ein etwa verdoppeltes Endometriumkarzinomrisiko. Während der Therapie werden eine Osteoporoseprophylaxe sowie eine regelmäßige gynäkologische Untersuchung inklusive transvaginaler Sonographie empfohlen. Tamoxifen senkt die Brustkrebsletalität nach 15 Jahren insgesamt um 9%. Der Nutzen der Tamoxifentherapie ist weitgehend unabhängig von Nodalstatus, Alter oder Menopausenstatus der Patientinnen. Lediglich die Rezidivreduktion ist bei postmenopausalen Patientinnen tendenziell größer (15% versus 10%).

Der nichtsteroidale Aromatasehemmer **Anastrozol** (Arimidex®) steht bei erhöhtem Thromboembolierisiko oder Endometriumveränderungen als Alternative zu Tamoxifen zur Verfügung. Nach den ersten Ergebnissen der ATAC-Studie (2002) ist Anastrozol bei der adjuvanten Therapie postmenopausaler Frauen mit rezeptorpositiven Tumoren Tamoxifen überlegen. Nach 3 Jahren betrug das krankheitsfreie Überleben in der Anastrozolgruppe 89,4% und in der Tamoxifengruppe 87,4%. Das Risiko für ein kontralaterales Mammakarzinom wurde durch Anastrozol um 58% gesenkt. Unter Anastrozol traten weniger Hitzewallungen, Thromboembolien und Endometriumkarzimome, aber mehr osteoporotische Frakturen auf. Bis zur Vorlage endgültiger Ergebnisse wird der Einsatz von Anastrozol bei Kontraindikationen für Tamoxifen oder bei Entwicklung eines Brustkrebses unter Tamoxifentherapie empfohlen.

Bei prämenopausalen Frauen kann alternativ die Ovarialfunktion durch Ovarektomie, Radiomenolyse oder hormonelle Ablation mittels Gonadorelinanaloga ausgeschaltet werden. Bei Patientinnen unter 50 Jahren erhöht die Ovarektomie das 15-Jahresüberleben (59% versus 46%). Bei gleichzeitiger Chemotherapie verschwinden die Unterschiede, da Zytostatika vermutlich ebenfalls die Ovarialfunktion supprimieren. Ähnliche Ergebnisse liegen mit **Gonadorelinanaloga**, z. B. **Leuprolin** (Enantone® 3,75 mg s.c. 1-mal/Monat) vor. Durch reversible Ausschaltung der Ovarialfunktion war das Gesamtüberleben hormonrezeptorpositiver Frauen ähnlich verlängert wie nach Chemotherapie mit CMF-Schema. Noch nicht geklärt ist die optimale Dauer der Gonadorelinbehandlung, die bisher 2–5 Jahre geprüft wurde. Auch zur kombinierten Anwendung von Gonadorelinanaloga und Tamoxifen liegen noch keine ausreichenden Daten vor. Die endokrine Therapie rezeptornegativer Tumoren ist in der Prämenopause nicht wirksam.

### *Kombinierte adjuvante Therapie*

Eine Kombination der adjuvanten Chemo- und Hormontherapie führt bei rezeptorpositiven Patientinnen zu verbesserten Ergebnissen für das krankheitsfreie Überleben. Allerdings ist der Nutzen dieser Behandlungskombination bisher noch nicht definitiv belegt. Basierend auf der hohen Erfolgsrate der Hormon- und der Chemotherapie werden bei der adjuvanten Behandlung zunehmend kombinierte Therapiemodalitäten und die Therapie nodal-negativer Patientinnen mit erhöhtem Rückfallrisiko empfohlen. Dabei folgt die 5-jährige Tamoxifentherapie auf die initiale Chemotherapie.

## Metastasiertes Mammakarzinom

Wenn das Mammakarzinom Fernmetastasen bildet (Stadium IV), ist eine Heilung nicht mehr möglich. Ziel ist nunmehr, die Lebensqualität zu erhalten, die Lebenszeit zu verlängern und tumorbedingte Beschwerden zu lindern. Lokalrezidive werden operiert oder bestrahlt. Ist eine systemische Therapie indiziert, wird aus Gründen der Verträglichkeit bei positivem Hormonrezeptorstatus grundsätzlich die endokrine Therapie bevorzugt. Die gleichzeitige Applikation von endokriner Therapie und Chemotherapie erhöht zwar die Ansprechraten, führt jedoch zu verkürzten Überlebenszeiten im Vergleich zur sequentiellen Therapie.

Daher wird initial die Risikosituation evaluiert. Bei *niedrigem Risiko* (positiver Hormonrezeptorstatus, krankheitsfreies Intervall über 2 Jahre, begrenzte Metastasenzahl, Nichtbefall lebenswichtiger Organe) wird primär eine endokrine Therapie eingesetzt. Bei *mittlerem oder hohen Risiko* (negativer Hormonrezeptorstatus, krankheitsfreies Intervall unter 2 Jahre, rasche Tumorprogression, Befall lebenswichtiger Organe) ist primär eine Chemotherapie indiziert.

### *Palliative endokrine Therapie*

Auf die endokrine Therapie sprechen 20–35% der metastasierenden Mammakarzinome an. Voraussetzung ist ein positiver Hormonrezeptorstatus. Die Hormontherapie benötigt eine Latenz von 8–12 Wochen bis zum Wirkungseintritt, induziert dann aber Remissionen mit einer mittleren Dauer von 12–16 Monaten. Bei Ansprechen auf die endokrine Therapie wird diese bis zum Therapieversagen durchgeführt. Ein Ansprechen auf eine weitere hormonelle Therapie kann bei 50% der Patientinnen erwartet werden, jedoch ist die Remissionsdauer häufig kürzer. Nach Tamoxifen kommt als Zweitlinientherapie ein steroidaler oder nichtsteroidaler Aromatasehemmer (z. B. Exemestan oder Letrozol) zum Einsatz. Als dritter Therapieschritt sollte Medroxyprogesteronacetat verwendet werden. In günstigen Fällen kann die Ansprechbarkeit einer endokrinen Therapie bis zu 10 Jahre erhalten bleiben.

In der *Prämenopause* werden Tamoxifen oder die **ovarielle Ablation** durch **Gonadorelinanaloga**, Radiomenolyse oder chirurgische Ovarektomie eingesetzt. Als neue Standardtherapie wird die kombinierte Gabe von Tamoxifen und Gonadorelinanaloga empfohlen, die im Vergleich zur jeweiligen Monotherapie einen Überlebensvorteil von 22% zeigt. Aromatasehemmer sind bei prämenopausalen Frauen wegen der Stimulation der Gonadorelinfreisetzung kontraindiziert. Die weitere endokrine Therapie erfolgt dann in der gleichen Sequenz wie in der Postmenopause. Bei primärem oder sekundärem Versagen der endokrinen Therapie wird auf eine Chemotherapie umgestellt.

In der *Postmenopause* wird **Tamoxifen** seit über 30 Jahren für die Hormontherapie des metastasierten Mammakarzinoms eingesetzt. Bei 50% der rezeptorpositiven Tumoren wird eine Remission erzielt, die 9–12 Monate anhält. Mehr als 90% der Patientinnen haben nach Tamoxifen keine akuten Nebenwirkungen.

**Aromatasehemmer** haben Tamoxifen durch eine überlegene Wirkung bei der palliativen Therapie des metastasierten Mammakarzinoms als Ersttherapie abgelöst. Sie senken die Östrogenplasmaspiegel postmenopausaler Frauen durch eine Hemmung der extraovariellen Östrogensynthese, da sie die Aromatisierung adrenaler Androgene zu Estradiol und Estron in peripheren Geweben und im Brustkrebsgewebe blockieren. Erster Vertreter war **Aminoglutethimid** (z. B. Orimeten®), das als Inhibitor der Pregnenolonsynthese zusätzlich die Bildung von Cortisol hemmt und daher eine gleichzeitige Substitution von Hydrocortison erfordert (*Tabelle 20.9*). Durch Einführung selektiver Aromatasehemmer gibt es heute für Aminoglutethimid keine Indikation mehr. **Formestan** (Lentaron®) blockiert die Östrogensynthese hochspezifisch, hat aber den Nachteil der i.m.-Injektion. Als oral anwendbare Substanzen stehen die nichtsteroidalen Aromatasehemmer **Anastrozol** (Ari-midex®) und **Letrozol** (Femara®) sowie der steroidale Aromatasehemmer **Exemestan** (Aro-

Tabelle 20.9
**Endokrine Therapie des Mammakarzinoms**

| Wirkstoff | Präparat | Halbwertszeit | Dosis |
|---|---|---|---|
| **Gonadorelinanaloga** | | | |
| Goserelin | Zoladex® | 2–4 h | 1-mal 3,6 mg s.c./28 d |
| Leuprolin | Enantone® | 3 h | 1-mal 3,75 mg s.c./Monat |
| **Antiöstrogene** | | | |
| Tamoxifen | z. B. Tamoxifen AL | 7–10 d | 1-mal 20–40 mg/d oral |
| Toremifen | Fareston® | 5 d | 1-mal 60 mg/d oral |
| **Aromatasehemmer** | | | |
| Aminoglutethimid | z. B. Orimeten® | 7 h | 2-mal 250 mg/d oral |
| Formestan | Lentaron® | 5–7 d | 250 mg i.m./14 d |
| Anastrozol | Arimidex® | 40–50 h | 1-mal 1 mg/d oral |
| Letrozol | Femara® | 2 d | 1-mal 2,5 mg/d oral |
| Exemestan | Aromasin® | 24 h | 1-mal 25 mg/d oral |
| **Gestagene** | | | |
| Medroxyprogesteron | z. B. Clinofem® | 24–50 h | 500–1000 mg/d oral |

masin®) zur Verfügung. Sie erreichen eine stärkere Aromatasehemmung und wirken hochselektiv auf die Östrogensynthese ohne Effekte auf Cortisol- oder Aldosteronspiegel. Bei metastasiertem rezeptorpositivem Brustkrebs in der Postmenopause ist Letrozol durch eine verlängerte Zeit bis zur Krankheitsprogression wirksamer als Tamoxifen (9,4 vs. 6,0 Monate) und wird deshalb zur endokrinen Ersttherapie empfohlen.

**Gestagene** haben aufgrund der hohen applizierten Dosierungen starke Nebenwirkungen und werden deshalb immer zuletzt oder sogar erst nach der zytostatischen Therapie eingesetzt. Hauptvertreter sind **Medroxyprogesteron** und **Megestrolacetat**. Ihr Wirkungsmechanismus besteht vermutlich in der Suppression des Hypophysenvorderlappens.

### *Palliative Chemotherapie*

Bei ungünstiger Prognose, lebensbedrohlichen Komplikationen oder fehlender Wirkung der Hormontherapie ist eine palliative Chemotherapie indiziert. Das übliche Vorgehen besteht in stadienangepasster Therapie, um in wenig progredienten Stadien die Lebensqualität durch wenig belastende Therapien zu verbessern und bei rascher Progression eine Lebensverlängerung durch aggressivere Therapien zu erreichen. Die zytostatische Therapie hat beim metastasierten Mammakarzinom immer nur palliativen Charakter. Die Lebenserwartung wird durch Zytostatika nur mäßig verlängert. Sie beträgt 18–24 Monate, bei Lebermetastasen nur noch 6 Monate.

Bei *langsamer Krankheitsprogression* und geringen tumorbedingten Beschwerden können durch eine Monotherapie Remissionsraten von 25–70% und Zeiten bis zur Tumorprogression von 4–8 Monaten erreicht werden. Der Vorteil ist die bessere Verträglichkeit. Als Einzelsubstanzen werden **Doxorubicin** 60–75 mg/m² i.v., **Docetaxel** 75–100 mg/m² i.v., **Paclitaxel** 135–250 mg/m² i.v., **Vinorelbin** 30 mg/m² i.v. oder **Mitoxantron** 12 mg/m² i.v. eingesetzt. Die Taxane stellen derzeit die stärksten Monotherapeutika des metastasierten Mammakarzinoms dar und erreichen in etwa die Ansprechraten der konventionellen Polychemotherapie. Dabei hat sich Docetaxel wirksamer als Paclitaxel erwiesen. Die Art der adjuvanten Vorbehandlung ist ein wesentlicher Faktor bei der Wahl der Therapie. Die Progression innerhalb von 12 Monaten nach adjuvanter Therapie spricht für eine Chemoresistenz, sodass nicht kreuzresistente Substanzen eingesetzt werden müssen. Bei einem längeren krankheitsfreien Intervall kann der erneute Einsatz der gleichen Substanzen erwogen werden.

Bei *rascher Progression* mit Vorliegen von Leber- oder Lungenmetastasen, Gewichtsverlust, Anämie oder Leberfunktionsstörung und Intervall seit Primärtherapie unter einem Jahr sollte eine anthrazyklinhaltige Chemotherapie gewählt werden, z. B. das **FAC-Schema** (*s. Tabelle 20.8*). Hierunter werden Ansprechraten von 55–80% und län-gere therapiefreie Intervalle verzeichnet. Docetaxel-haltige Schemata erreichen höhere Ansprechraten als Vergleichtherapien mit Anthrazyklinen (FAC, FEC). Patientinnen, die nach einer Kombinationstherapie mit Anthrazyklinen oder Taxanen ein Rezidiv erleiden, stellen ein zunehmendes Problem dar. Sofern es der Allgemeinzustand erlaubt, kommen in dieser Situation neue Substanzen wie **Gemcitabin** (Gemzar®), **Capecitabin** (Xeloda®) oder **Vinorelbin** (Navalbine®) in Betracht.

### *Palliative Immuntherapie*

Das HER2-Rezeptorprotein (Humaner epithelialer Wachstums-Rezeptor-2) wird bei 25-30% der Mammakarzinome überexprimiert und geht mit rascher Metastasierung und schlechterer Prognose einher. Der HER-2-Rezeptorantikörper **Trastuzumab** (Herceptin®) erreicht in der Ersttherapie bei HER2-positiven Tumoren eine Ansprechrate von 24–34%. Die Kombination mit Doxorubicin plus Cyclophosphamid oder Paclitaxel steigerte die Ansprechrate auf 32–50% und verlängerte das Überleben von 20 auf 25 Monate. Trastuzumab wirkt bei 5% der Patientinnen kardiotoxisch und potenziert die Anthrazyklin-bedingte Kardiotoxizität. Bei Überexpression von HER2 ist daher primär eine Trastuzumab-Taxan-Kombination zu erwägen.

## Pankreaskarzinom

Das Pankreaskarzinom verursacht in Deutschland jährlich 12.000 Todesfälle und ist damit die sechsthäufigste Krebstodesursache. Risikofaktoren sind chronische Pankreatitis, Diabetes mellitus und genetische Prädisposition einerseits sowie Umweltfaktoren (Rauchen, Obesitas, diätetische Faktoren) andererseits. Die Prognose ist mit einer medianen Überlebenszeit von 3–5 Monaten und einer 5-Jahresüberlebensrate von 0,5–3% schlecht. Die einzige Hoffnung auf Heilung bietet die R0-Resektion, die aber nur bei 10–15% der Patienten durchführbar ist und mit einem medianen Überleben von 13–18 Monaten eine 5-Jahresüberlebensrate von 5% ermöglicht. Gründe sind Diagnosestellung in späten Stadien, aggressive Tumorbiologie und weitgehende Chemotherapieresistenz.

Das Pankreaskarzinom ist wenig strahlen- und chemotherapiesensibel. Die beste Evidenz hat die adjuvante Chemotherapie mit Fluorouracil und Folinsäure nach vollständiger Resektion des Pankreaskarzinoms mit verlängertem medianen Überleben im Vergleich zur Kontrolle (19,7 vs. 14 Monate) (ESPAC-1 2001). Gegenwärtig wird untersucht, ob Gemcitabin dem Fluorouracil in seiner Wirkung vergleichbar oder überlegen ist. Die kombinierte Radiochemotherapie, die vielfach in den USA angewendet wird, hatte keinen zusätzlichen Nutzen.

Beim lokal fortgeschrittenen und metastasierten Pankreaskarzinom gilt als derzeitige palliative Standardtherapie **Gemcitabin** (1000 mg/m$^2$ i.v. über 30 min 1-mal/Woche über 7 Wochen, 1 Woche Pause, dann in 3 von 4 Wochen). Gemcitabin erreicht im Vergleich zu Fluorouracil eine höhere klinische Ansprechrate (Schmerz, Karnofsky-Index) (24% vs. 5%), ändert aber das Überleben nur geringfügig (5,7 vs. 4,4 Monate). Eine Kombination aus Gemcitabin und Cisplatin verbessert die Ansprechrate, jedoch nicht das mediane Überleben.

## Prostatakarzinom

Das Prostatakarzinom ist mit jährlich 32.000 Neuerkrankungen in Deutschland die häufigste Krebserkrankung des Mannes. Die Zahl der Todesfälle beträgt 11.000 Patienten. Im Laufe des Lebens tritt das Prostatakarzinom bei jedem 10. Mann auf. Die Inzidenz steigt mit dem Lebensalter und führt dazu, dass im Alter von 85 Jahren bei über 75% aller Männer ein Prostatakarzinom autoptisch nachweisbar ist. Aufgrund der hohen Inzidenz werden jährliche Vorsorgeuntersuchungen mit Bestimmung des prostataspezifischen Antigens (PSA) und digitaler rektaler Untersuchung im Alter von 50–75 Jahren empfohlen.

### Lokalisiertes Prostatakarzinom

Die übliche Therapie des lokalisierten Prostatakarzinoms ist die nervenschonende radikale **Prostatektomie**, die in kurativer Absicht bei etwa 80% der Patienten unter 70 Jahren durchgeführt wird. Eine adjuvante Hormontherapie (Androgendeprivation) verbessert das Überleben bei nodal-positiven Patienten. Auch bei R1-Resektion wird eine anschließende Hormontherapie empfohlen. Präoperative Hormontherapie oder adjuvante Bestrahlung haben jedoch keinen Effekt. Eine Alternative zur radikalen Prostatektomie ist die **Bestrahlung**, bei der das 5-Jahresüberleben durch adjuvante Hormontherapie deutlich verbessert wird (78% vs. 62%).

Bei älteren Patienten ist die abwartende **Beobachtung** mit regelmäßigen Kontrollen („watchful waiting") eine weitere Option. Bei 65-jährigen Patienten im Stadium T1b, T1c oder T2 senkte die radikale Prostatektomie die krebsbedingte Letalität im Vergleich zur Beobachtung (4,6% vs. 8,9%), zeigte aber über einen Zeitraum von 6,2 Jahren keinen Unterschied im Gesamtüberleben. Neuere minimal-invasive Therapieverfahren sind Brachytherapie, Kryotherapie und hochenergetischer fokussierter Ultraschall.

### Metastasiertes Prostatakarzinom

Trotz erfolgreicher Behandlung des lokalisierten Prostatakarzinoms tritt bei 35–40% der Patienten innerhalb von 10 Jahren ein PSA-Anstieg auf (biochemisches Rezidiv). Danach dauert es im Mittel weitere 8 Jahre bis zum Auftreten von Metastasen. Zwischen dem Auftreten von Metastasen und dem Tod infolge der Metastasierung vergehen weitere 5 Jahre. Die beiden wichtigsten Therapieoptionen sind hier eine zusätzliche Lokaltherapie oder eine systemische Therapie durch Androgendeprivation. Bei niedrigem Risiko für Fernmetastasen kommt zunächst eine weitere Lokaltherapie in Betracht, z. B. eine Strahlentherapie für radikal operierte Patienten.

Wichtigstes Prinzip der systemischen Therapie nach einem biochemischen Rezidiv des Prostatakarzinoms ist der **Androgenentzug**, da Androgene neben der proliferationsfördernden Wirkung im normalen Prostatagewebe auch definitiv zur Entstehung eines Prostatakarzinoms beitragen. Als Methoden stehen chirurgische Kastration und Hormontherapie mit Gonadorelinanaloga, Antiandrogenen oder Östrogenen zur Verfügung. Alle Verfahren haben eine hohe Ansprechquote, wirken aber nur temporär und nicht kurativ, da bei vielen Patienten nach 12–18 Monaten das Prostatakarzinom hormonrefraktär wird. Die mittlere Überlebenszeit der mit Hormonen gleich welcher Art behandelten Patienten beträgt 24–30 Monate. Ungeklärt ist, ob die Hormonresistenz durch eine spätere oder intermittierende Therapie verzögert wird.

Die bilaterale **Orchiektomie** ist das wirksamste und kostengünstigste Verfahren, wird aber aus psychologischen Gründen nur von wenigen Patienten akzeptiert. Innerhalb von 24 h sinken die Plasmaspiegel von Testosteron und Dihydrotestosteron um 90%.

**Gonadorelinanaloga** werden am häufigsten für die medikamentöse Kastration eingesetzt (*Tabelle 20.10*). Aufgrund der langen Wirkungsdauer werden sie nach Rezeptordesensitisierung zu funktionellen Gonadorelinantagonisten, die eine komplette Suppression der Gonadotropinsekretion und der testikulären Steroidsynthese herbeiführen. Initial wirken sie wie natürliches Gonadorelin als Agonisten und stimulieren die Gonadotropinsekretion über 1–2 Wochen mit der Folge eines deutlichen Testosteronanstiegs, der mit einer Verschlimmerung der Tumorsymptomatik einhergehen kann. Erst mit zunehmender Desensitisierung der Gonadorelinrezeptoren fallen die Testosteronwerte nach 2–3 Wochen wieder ab und erreichen nach 4 Wochen Kastrationsniveau. Zur Unterdrückung der initialen Testosteroneffekte erhalten Patienten mit Knochenmetastasen oder karzinombedingten Miktionsstörungen 2 Wochen vor oder 4 Wochen

**Tabelle 20.10**
**Hormontherapie des metastasierten Prostatakarzinoms**

| Wirkstoff | Präparat | Halbwertszeit | Dosis |
|---|---|---|---|
| **Gonadorelinanaloga** | | | |
| Buserelin | Suprefact® | 1–2 h | 6-mal 0,2 mg nasal/d |
| Goserelin | Zoladex® | 4,2 h | 3,6 mg s.c./28 d |
| Leuprolin | Enantone® | 3 h | 3,75 mg s.c./28 d |
| Triptorelin | Decapepty® | <10 min | 3,75 mg i.m./28 d |
| **Antiandrogene** | | | |
| Cyproteron | Androcur® | 48 h | 2- bis 3-mal 100 mg/d oral |
| Flutamid | Fugerel® | 5–6 h | 3-mal 250 mg/d oral |
| Bicalutamid | Casodex® | 7 Tage | 1-mal 50 mg/d oral |
| **Östrogene** | | | |
| Fosfestrol | Honvan® | 0,5 h | initial 3-mal 360–480 mg/d oral, nach 10 d 2-mal 120 mg/d |

nach der Gonadorelintherapie ein Antiandrogen. Die komplette Androgenblockade in Form einer Dauertherapie mit einer Kombination aus Gonadorelinanalog und Antiandrogen hat nach mehreren Metaanalysen keine klinisch bedeutsamen Vorteile für das Überleben, aber Nachteile für die Lebensqualität.

**Antiandrogene.** Eine weitere Möglichkeit des Androgenentzugs ist die Blockade des Androgenrezeptors durch Antiandrogene (*s. Tabelle 20.10*). Nach Bindung an den zytoplasmatischen Hormonrezeptor verhindern sie die Wirkung von Dihydrotestosteron. Theoretischer Vorteil ist die zusätzliche Blockade adrenaler Androgene. **Cyproteron** (Androcur®) ist ein steroidales Antiandrogen mit gestagenen Eigenschaften. Aufgrund der zusätzlichen Effekte blockiert es die Gonadotropinfreisetzung und nachfolgend die Testosteronspiegel im Plasma. Das nichtsteroidale **Flutamid** (Fugerel®) blockiert neben den peripheren Androgenwirkungen auch die zentrale Feedbackhemmung der Gonadotropinsekretion durch Testosteron, sodass die LH- und Testosteronspiegel ansteigen und viele Patienten potent bleiben. Ein weiterer Vertreter der nichtsteroidalen Antiandrogene ist **Bicalutamid** (Casodex®), das aufgrund seiner langen Halbwertszeit bei metastasiertem Prostatakarzinom in einer Dosis von 50 mg 1-mal tgl. gegeben wird. Für die Anwendung von Bicalutamid in erhöhter Dosis (150 mg/d) bei Patienten mit lokal begrenztem Prostatakarzinom besteht aufgrund eines Trends zu erhöhter Sterblichkeit ein Vertriebsstopp.

**Steroidsynthesehemmer.** Hemmstoffe der Steroidsynthese (Aminoglutethimid, Ketoconazol) wirken wenig selektiv und kommen wegen zahlreicher Nebenwirkungen nur in der Drittlinientherapie im androgenrefraktären Stadium in Betracht. Zunehmende Bedeutung bei androgenresistentem Prostatakarzinom haben ein vorübergehender Antiandrogenentzug und die simple Gabe von Prednison (10–20 mg/d). Der 5α-Reduktasehemmer **Finasterid** (Proscar®) senkt die Prävalenz des Prostatakarzinoms in 7 Jahren um 25%, erhöht aber gleichzeitig das Risiko höhergradiger Karzinome.

**Östrogene.** Hochdosierte Östrogene hemmen auch beim Mann die hypophysäre Gonadotropinsekretion und supprimieren dadurch die testikuläre Androgenproduktion. Östrogene sind weitgehend durch Gonadorelinanaloga und Antiandrogene abgelöst worden, weil neben der Hypophysenhemmung erhebliche periphere Nebenwirkungen entstehen können. Dazu gehören schmerzhafte Gynäkomastie, thromboembolische Komplikationen, Wasserretention und gelegentlich Übelkeit und Hitzewallungen. Das Östrogen Polyestradiolphoshat (Estradurin®) wird daher nur noch als Mittel der letzten Wahl eingesetzt, wenn Androgenresistenz eingetreten ist.

**Zytostatika.** Im hormonrefraktären Stadium kann an eine Therapie mit Zytostatika gedacht werden. Sie erzielt Ansprechquoten von 15–35%, haben aber keinen wesentlichen Einfluss auf das mediane Überleben, das im hormonrefraktären Stadium 12–16 Monate beträgt. Am häufigsten wird **Estramustin** (Estracyt®) verwendet, eine molekulare Verbindung aus Estradiol und Norstickstofflost, auf die 20% der Patienten ansprechen. Die kombinierte Anwendung von Estramustin mit **Docetaxel** (Taxotere®) erreichte ein objektives Ansprechen von 50% und ein medianes Überleben von 20 Monaten, ist aber bisher nicht zugelassen. Die Kombination aus **Mitoxantron** (Novantron®) und Glucocorticoiden besserte die Schmerzsymptomatik deutlich. Obgleich das Prostatakarzinom nicht mehr als zytostatikarefraktär eingestuft wird, gibt es bislang keine Standardtherapie und es bleibt unklar, ob die Kombinationstherapie bezüglich der Überlebenszeit der Monotherapie überlegen ist.

## Harnblasenkarzinom

Das Harnblasenkarzinom ist mit jährlich 16.000 Neuerkrankungen die zweithäufigste urogenitale Krebserkrankung in Deutschland. Blasentumoren sind Krankheiten des höheren Lebensalters und treten bei Männern häufiger als bei Frauen auf. Wesentliche Risikofaktoren sind renal eliminierte Arylamine (4-Aminobiphenyl, 2-Naphthylamin). Diese Karzinogene entstehen vor allem beim Zigarettenrauchen, das 35–50% der Blasenkarzinome verursacht. Daneben spielt die berufliche Exposition bei der Herstellung von Gummi, Farben und Teerprodukten sowie in Kohlebergwerken weiterhin eine Rolle.

Bei nichtinvasiven oberflächlichen Blasenkarzinomen haben die Patienten eine 5-Jahresüberlebensrate von 90%. Bei invasiven Tumoren mit Infiltration der Nachbarorgane sinkt sie auf 50%, bei Lymphknotenbefall oder Fernmetastasen auf <10%.

### Nichtinvasives Blasenkarzinom

Das nichtinvasive Blasenkarzinom wird komplett endoskopisch reseziert. Patienten mit einem Rezidivrisiko erhalten eine adjuvante intravesikale Therapie mit dem Bacillus Calmette-Guérin (BCG).

Tabelle 20.11
**Stadieneinteilung des Nierenzellkarzinoms nach Robson**

| Stadium | Tumorausbreitung | 5-Jahresüberleben [%] |
|---|---|---|
| I | Tumor auf die Niere beschränkt (T1 N0 M0) | 66 |
| II | Tumor überschreitet die Nierenkapsel, aber nicht die Gerota-Faszie (T2 N0 M0) | 64 |
| IIIA | Beteiligung von Nierenvene oder Vena cava (T1–3 N0–1 M0) | 42 |
| IIIB | Beteiligung hilärer Lymphknoten (T2N1M0) | 20 |
| IV | Lokalinvasive Tumoren mit Infiltration von Nachbarorganen oder Fernmetastasen (T4 N2 M0–1) | 11 |

Risikopatienten sind solche mit Carcinoma in situ (CIS) und gering oder schlecht differenziertem Tumor (G2, G3). Die BCG-Therapie halbiert das Rezidivrisiko. Die intravesikale Chemotherapie mit Thiotepa, Doxorubicin und Mitomycin C vermindert die Rezidivrate, hat jedoch keinen Einfluss auf die Überlebenszeit.

### Invasives Blasenkarzinom

Standardtherapie des invasiven Blasenkarzinoms ist die radikale Zystektomie mit bilateraler pelviner Lymphadenektomie und Prostatektomie bei Männern oder Hysterektomie und Salpingoovarektomie bei Frauen. Blasenerhaltende Operationsverfahren erreichen in einigen Untergruppen ähnliche Erfolgsquoten, sind jedoch noch nicht in kontrollierten Studien verglichen worden. Die adjuvante Chemotherapie mit z. B. **MVAC** (Methotrexat, Vinblastin, Adriamycin, Cisplatin) ist wahrscheinlich wirksam, wird aber noch klinisch geprüft. Dagegen ist der Überlebensvorteil einer präoperativen Chemotherapie nicht signifikant.

Beim metastasierten Blasenkarzinom wird seit 15 Jahren das MVAC-Schema eingesetzt. Es ermöglicht ein medianes Überleben von etwa 12 Monaten, hat aber beträchtliche Nebenwirkungen in Form von Neutropenie (82%), neutropenischer Sepsis (12%), Mukositis (50%) und therapiebedingter Letalität (3%). Eine wertvolle Alternative ist das **GC-Schema** (Gemcitabin 1000 mg/m$^2$ an Tag 1, 8 und 15, Cisplatin 70 mg/m$^2$ an Tag 2 alle 28 Tage über 6 Zyklen), das genauso wirksam wie MVAC ist, aber ein besseres Sicherheitsprofil aufweist.

## Nierenzellkarzinom

Das Nierenzellkarzinom ist mit jährlich 14.000 Neuerkrankungen die dritthäufigste urogenitale Krebserkrankung in Deutschland nach Prostatakarzinom und Blasenkarzinom. Männer erkranken häufiger als Frauen. Bekannte Risikofaktoren sind Zigarettenrauchen, Fremdstoffbelastung (Asbest, aromatische Kohlenwasserstoffe, organische Lösungsmittel), Analgetikanephropathie, Übergewicht und Hypertonie.

Die Prognose ist stadienabhängig. Das Fünfjahresüberleben beträgt 66% bei auf die Niere beschränkten Tumoren und sinkt auf 11% bei Infiltration in die Nachbarorgane oder Auftreten von Fernmetastasen (*Tabelle 20.11*).

Standardtherapie in Stadium I und II sowie ausgewählten Fällen des Stadium III ist die radikale Nephrektomie. Adjuvante Chemotherapie, Immuntherapie oder Strahlentherapie haben keine gesicherten Effekte.

Auch das metastasierte Nierenzellkarzinom gilt mit Ansprechraten von 2–6% als weitgehend chemotherapieresistent. Das Versagen der Chemotherapie ist teilweise durch Überexpression des Multidrug-Resistance-Gens bedingt. Ansprechraten von 15% wurden durch Immuntherapie mit **Aldesleukin** (Interleukin-2, Proleukin®) erreicht. Allerdings traten schwere Nebenwirkungen (Hypotonie, Lungenödem, Nierenversagen) und eine behandlungsbedingte Letalität von 4% auf. Die mittlere Überlebenszeit war mit 16 Monaten unverändert. Häufiger als Aldesleukin wird Interferon-alfa eingesetzt, dessen Ansprechrate ebenfalls bei 10–15% liegt, das aber nebenwirkungsärmer ist. Eine Verlängerung der Überlebenszeit gelingt wohl nur bei selektionierten Patienten.

Beim metastasierten Nierenzellkarzinom wird eine Nephrektomie diskutiert, um Spontanremissionen oder Ansprechen auf die Immuntherapie zu induzieren. Die Spontanremissionsrate nach der Operation beträgt 0,8%. Durch gleichzeitige Nephrektomie und Immuntherapie mit Interferon-alfa wurde das Überleben um 3–10 Monate im Vergleich zur alleinigen Immuntherapie verlängert.

Tabelle 20.12
**Prognostische Klassifikation der Keimzelltumoren.**
Nach der International Germ Cell Cancer Cooperation Group 1997 (IGCCCG)

| Prognose | Nichtseminom | Seminom |
|---|---|---|
| Gut | Gonadaler oder retroperitonealer Primärtumor, keine nichtpulmonalen viszeralen Metastasen<br>AFP <1000 ng/ml,<br>beta-HCG <5000 E,<br>LDH <1,5fach erhöht<br>56% der Patienten,<br>5-Jahresüberleben 92% | Jede Primärtumorlokalisation, keine nichtpulmonalen viszeralen Metastasen, jeder beta-HCG- und LDH-Wert90% der Patienten,<br>5-Jahresüberleben 86% |
| Mittel | Gonadaler oder retroperitonealer Primärtumor, keine nichtpulmonalen viszeralen Metastasen<br>AFP 1000-10.000 ng/ml,<br>beta-HCG 5000-50.000 E,<br>LDH 1,5-10fach erhöht<br>28% der Patienten,<br>5-Jahresüberleben 80% | Jede Primärtumorlokalisation, nichtpulmonale viszerale Metastasen, jeder beta-HCG- und LDH-Wert10% der Patienten,<br>5-Jahresüberleben 72% |
| Schlecht | Mediastinaler Primärtumor, nichtpulmonale viszerale Metastasen<br>AFP >10.000 ng/ml, beta-HCG >50.000 E,<br>LDH >10fach erhöht<br>16% der Patienten,<br>5-Jahresüberleben 48% | Keine Patienten in dieser Risikogruppe |

## Hodentumoren

Maligne Hodentumoren sind zu 95% Keimzelltumoren. Sie treten vor allem im Alter von 20–40 Jahren auf und sind in diesem Alter der häufigste solide Tumor des Mannes. Risikofaktoren sind Kryptorchismus, Hodenatrophie, positive Familienanamnese und Infertilität. Die Prognose hat sich in den letzten 20 Jahren durch die Erfolge der Chemotherapie erheblich verbessert, sodass 90–100% der Patienten in frühen Tumorstadien und noch 70–80% im metastasierten Stadium geheilt werden.

Keimzelltumoren werden in Seminome (ca. 50%) und Nichtseminome eingeteilt, die unterschiedlich therapiert werden. Mischformen werden wie die aggressiveren Nichtseminome behandelt. Initial wird bei beiden Tumorformen eine inguinale Orchiektomie durchgeführt.

### Seminom

Beim Seminom folgt nach der Operation im Stadium I (keine vaskuläre oder lymphatische Invasion) eine Bestrahlung der infradiaphragmalen paraaortalen Lymphknoten, nach der nur 2% Rezidive auftreten. Auch bei kleineren infradiaphragmalen paraaortalen Lymphknoten (<2 cm) treten nach Strahlentherapie nur 10% Rezidive auf.

In fortgeschrittenen Stadien mit großen Lymphknoten (>5 cm) oder Fernmetastasen wird eine Polychemotherapie mit dem **BEP-Schema** (21-Tagezyklus mit Bleomycin 30 mg/m² an Tag 1, 8, 15, Etoposid 100 mg/m² an Tag 1–5, Cisplatin 20 mg/m² an Tag 1-5) in 3–4 Zyklen je nach Risikogruppe durchgeführt. Wegen der pulmonalen Toxizität wurden Protokolle mit weniger Zyklen oder ohne Bleomycin geprüft. Bei guter Prognose (*Tabelle 20.12*) sind 3 Zyklen des BEP-Schemas oder 4 Zyklen des EP-Schemas sind gleichwertig. Patienten mit mittlerer Prognose erhalten 4 BEP-Zyklen.

### Nichtseminom

Beim Nichtseminom Stadium I ohne vaskuläre Invasion kann nach der Operation wegen der niedrigen Rezidivrate (15%) bei guter Prognose zunächst abgewartet werden. Bei hohem Risiko (Gefäßinvasion) wird eine adjuvante Chemotherapie mit

2 BEP-Zyklen durchgeführt. In den USA wird als Alternative eine nervenschonende retroperitoneale Lymphadenektomie bevorzugt, die jedoch eine Rezidivrate von 15% aufweist und dann bei diesen Patienten doch eine Chemotherapie erfordert.

Bei mittlerer oder schlechter Prognose ist die Chemotherapie mit 3–4 BEP-Zyklen die Behandlung der Wahl. Jedoch werden nur 45–50% der Patienten mit schlechten Prognosekriterien mit dieser Therapie geheilt. Die Heilungsrate wird erhöht, wenn nach der Chemotherapie verbliebene Tumorreste operativ entfernt werden. Wenn im Resektat viables Tumorgewebe festgestellt wird, ist es üblich, 2 weitere Chemotherapiezyklen zu verabreichen, ohne dass deren Effekt belegt wäre. Bei Patienten mit Cisplatinresistenz und solchen mit Frührezidiv kann durch die Kombination aus Vinblastin, Ifosfamid und Cisplatin oder durch Einschluss von Paclitaxel oder Gemcitabin bei 20–30% der Patienten eine anhaltende Remission erreicht werden.

## Gynäkologische Malignome

### Endometriumkarzinom

Das Endometriumkarzinom ist mit jährlich 10.000 Neuerkrankungen in Deutschland die häufigste genitale Krebserkrankung der Frau. Hauptsächlich erkranken postmenopausale Frauen mit einem Altersgipfel bei etwa 60 Jahren. Wichtigste Ursache ist die langfristige Exposition gegenüber endogenen oder exogenen Östrogenen. Durch die Tamoxifentherapie des Mammakarzinoms wird das Risiko verdoppelt. Im Frühstadium ist das Endometriumkarzinom auf das Corpus uteri beschränkt (Stadium I, 74% der Fälle) und hat hier eine gute Prognose mit einer 5-Jahresüberlebensrate von 89%. Geht das Karzinom auf die Zervix über (Stadium II) ist die 5-Jahresüberlebensrate mit 80% auch noch günstig. Nach Ausbreitung auf das kleine Becken (Stadium III) sowie bei Fernmetastasen, Einbruch in Blase oder Rektum (Stadium IV) verschlechtert sich die Prognose erheblich (5-Jahresüberlebensrate 30% bzw. 9%).

Frühstadien des Endometriumkarzinoms werden erfolgreich durch Hysterektomie und Adnexektomie behandelt. Bei disseminierten Karzinomen (über 50% Myometriuminfiltration, Befall von Beckenlymphknoten oder Ovarien) ist eine postoperative Bestrahlung indiziert. Bei inkurablen Verläufen und Fernmetastasen kommt eine palliative Hormontherapie in Betracht. Verwendet werden die Gestagene **Megestrolacetat** (Megestat®) 160 mg/d oral oder **Medroxyprogesteron** (z. B. Farlutal®) 200–400 mg/d oral. Die Ansprechrate ist bei Progesteronrezeptor-positiven Tumoren mit etwa 50% deutlich höher als bei rezeptornegativen Tumoren (<10%). Bei Patienten mit fortgeschrittenen Tumorstadien (III, IV) ist der Rezeptorstatus häufig negativ.

Die Chemotherapie ist beim fortgeschrittenen Endometriumkarzinom nur wenig erfolgreich. Meistens wird eine Kombination aus Doxorubicin und Cisplatin eingesetzt, die eine höhere Ansprechrate (43%) als die Doxorubicin allein (17%) zeigt, aber das mediane Überleben nicht wesentlich verbessert (9 versus 7 Monate).

### Zervixkarzinom

Das Zervixkarzinom ist durch die Einführung regelmäßiger Vorsorgeuntersuchungen (Kolposkopie, Papanicolaou) seit 30 Jahren rückläufig. Jährlich treten 7000 Neuerkrankungen in Deutschland auf. Ätiologisch bedeutsam sind Infektionen mit humanen Papillomaviren (vor allem HPV 16 und 18), die sich über präkanzeröse Stadien (zervikale intraepitheliale Neoplasien, Carcinoma in situ) bis zum invasiven Zervixkarzinom entwickeln können. Bei 93% der Zervixkarzinome ist HPV-DNA nachweisbar. Ein erhöhtes Risiko besteht bei früher sexueller Aktivität, multiplen Sexualpartnern, Multiparität und Raucherinnen. Durch regelmäßige Vorsorge werden viele Zervixkarzinome in den frühen Stadien erkannt und erreichen dadurch eine gute Prognose. Die 5-Jahresheilung beträgt bei Carcinoma in situ 100%, bei Beschränkung auf den Uterus (Stadium I) 85%, bei Infiltration von Vagina (Stadium IIA) oder Anfangsteil der Parametrien aber nicht der Beckenwand (Stadium IIB) 60%, bei Ausbreitung bis zur Beckenwand, in unteres Drittel der Vagina, Hydronephrose (Stadium III) 33%, bei Infiltration von Blasen- oder Rektumschleimhaut, außerhalb des kleinen Beckens (Stadium IV) 7%.

Die meisten Zervixkarzinome werden in Frühstadien diagnostiziert, wenn sie noch auf den Uterus beschränkt sind. Bei Carcinoma in situ wird eine Konisation oder vaginale Uterusextirpation vorgenommen, im Stadium I-IIA eine abdominale Hysterektomie. In fortgeschrittenen Stadien (IIB bis IV) wird wegen der hohen lokalen Rezidivrate die kombinierte Radiochemotherapie bevorzugt. Die Kombination einer Strahlentherapie mit **Cisplatin** und **Fluorouracil** erhöht das 5-Jahresüberleben im Vergleich zur alleinigen Strahlentherapie (73% versus 58%). Auch bei Tumorrezidiven ist Cisplatin bisher die wirksamste Substanz. Bei Ansprechraten von 17–38% beträgt das Gesamtüberleben jedoch nur 6–7 Monate.

Tabelle 20.13
**Stadienabhängige Prognose des epithelialen Ovarialkarzinoms**

| FIGO-Stadium | Anteil [%] | Ausbreitung | 5-Jahresüberleben [%] |
|---|---|---|---|
| I | 25 | Tumor auf Ovarien begrenzt | 60–95 |
| II | 15 | Tumorausbreitung im Becken | 40–62 |
| III | 43 | Peritonealmetastasen außerhalb des Beckens oder Lymphknotenbefall | 20–50 |
| IV | 17 | Fernmetastasen, einschl. Leber oder Pleura | 5–20 |

## Ovarialkarzinom

Maligne Ovarialtumoren sind mit jährlich 7500 Neuerkrankungen und 6000 Todesfällen das zweithäufigste gynäkologische Malignom in Deutschland. 90% der Ovarialtumoren sind epitheliale Karzinome. Das lange Zeit symptomarme Karzinom wird zu 70% erst im fortgeschrittenen Stadium (FIGO III) entdeckt. Trotz aggressiver Therapie erleiden 60–85% der Patientinnen mit fortgeschrittener Erkrankung ein Rezidiv, sodass die 5-Jahresüberlebensrate insgesamt nur 20–30% beträgt.

Prädisponierend für die Entwicklung epithelialer Ovarialkarzinome sind endokrine und genetische Faktoren. Nulliparae weisen ein erhöhtes Risiko auf, wohingegen mehrere Schwangerschaften sowie die Einnahme von Ovulationshemmern protektiv wirken. Bei weniger als 5% der Patientinnen liegt eine hereditäre Form des Ovarialkarzinoms vor, das entweder isoliert, in Assoziation mit Brustkrebs bei Mutation von BRCA-Genen oder in Assoziation mit Kolon- und Endometriumkarzinomen beim Lynch-Syndrom auftritt. Aufgrund der deutlich besseren Prognose in den Frühstadien (*Tabelle 20.13*) wird eine regelmäßige Vorsorgeuntersuchung mit transvaginaler Sonographie empfohlen.

Die Therapie des Ovarialkarzinoms ist in der Regel multimodal mit vorwiegendem Einsatz von operativen Verfahren und Chemotherapie. Das Ovarialkarzinom gilt mit Remissionsraten bis zu 75% bei Polychemotherapie als chemosensibel. Die Chemotherapie wird sowohl in den Frühstadien bei erhöhtem Rezidivrisiko in adjuvanter Form als auch in den Spätstadien als neoadjuvante Chemotherapie sowie als Palliativtherapie eingesetzt.

### *Kurativ operable Stadien*

Die Operation ist die Therapie der Wahl des Ovarialkarzinoms. Sie umfasst die Hysterektomie mit bilateraler Adnexektomie, Omentektomie und pelviner und paraaortaler Lymphadenektomie. Im Stadium Ia–Ib ist bei niedrigem Grading (G1) die alleinige Operation mit 5-Jahresüberlebensraten von 90% ausreichend. In fortgeschrittenen Stadien wird eine radikale tumorreduktive Operation (Debulking) empfohlen, um die Wirksamkeit der adjuvanten Therapie zu verbessern. Patientinnen mit hohem Grading (G2, G3) sowie Patientinnen der Stadien Ic–IIc haben nach R0-Resektion ein erhöhtes Rezidivrisiko. Durch adjuvante Chemotherapie mit **Carboplatin** oder platinhaltigen Kombinationen wird das 5-Jahresüberleben von 74% auf 82% verbessert.

### *Fortgeschrittene Stadien*

Im Stadium III ist die Operation meistens auf eine R1-Resektion beschränkt. Bei postoperativ verbliebenem größten Einzeltumor <2 cm wird die anschließende Chemotherapie in kurativer Intention durchgeführt. Als Alternative für Cisplatin kommt im PT-Schema **Carboplatin** AUC5, berechnet als Gesamtdosis in mg = 5 mg/mlx (GFR+25), in Betracht, das generell besser verträglich ist. Mit der Kombination von Paclitaxel und Cisplatin oder Carboplatin im **PT-Schema** (*Tabelle 20.14*) werden Remissionsraten von 62–81% und Überlebenszeiten von 30–57 Monaten erreicht. Daher gilt das PT-Schema mit Cisplatin oder Carboplatin derzeit als initiale Standardtherapie des fortgeschrittenen Ovarialkarzinoms. Weitere Schemata enthalten Kombinationen aus Cisplatin bzw. Carboplatin mit Alkylanzien wie z. B. das **CP-Schema** oder das **CAP-Schema** (*Tabelle 20.14*). Kürzlich sind mit Cisplatin- oder Carboplatin als Monotherapie vergleichbare Ergebnisse wie mit der Kombinationstherapie erzielt worden.

Bei postoperativem Tumor >2 cm und im Stadium IV kann eine palliative Chemotherapie die Lebensdauer und die Lebensqualität durch Besserung tumorbedingter Symptome wie Aszites, Pleuraerguss und Ileus steigern. Aufgrund des häu-

Tabelle 20.14
**Chemotherapie des epithelialen Ovarialkarzinoms**

| | |
|---|---|
| **CP-Schema** | |
| Cyclophosphamid | 750 mg/m² i.v. an Tag 1 |
| Cisplatin[a] | 75 mg/m² i.v. an Tag 1 |
| Wiederholung Tag 22, insgesamt 6–8 Zyklen | |
| **PT-Schema** | |
| Cisplatin[a] | 75 mg/m² i.v. an Tag 1 |
| Paclitaxel | 175–200 mg/m² i.v. über 3 h an Tag 1 |
| Wiederholung Tag 22, insgesamt 6–8 Zyklen | |
| **CAP-Schema** | |
| Cyclophosphamid | 500 mg/m² i.v. an Tag 1 |
| Adriamycin | 50 mg/m² i.v. an Tag 1 |
| Cisplatin[a] | 50 mg/m² i.v. an Tag 1 |
| Wiederholung Tag 22, insgesamt 6–8 Zyklen | |

fig schlechten Allgemeinzustandes der Patientinnen im Stadium IV sollte die Therapie individuell abgestimmt sein. Cisplatin sollte ggf. aufgrund der ausgeprägten Nebenwirkungen durch Carboplatin ersetzt werden. Als Alternative zur i.v.-Gabe von Cisplatin wird auch eine intraperitoneale Gabe mit verbesserter lokaler Wirksamkeit untersucht. Bei schlechtem Allgemeinzustand empfiehlt sich statt der Kombinationstherapie eine Monotherapie mit **Carboplatin,** AUC 5, an Tag 1, Wiederholung an Tag 29. Diese Therapien sollten nur bei klar erkennbarer Remission über 3 Zyklen hinaus fortgesetzt werden.

Bei Rezidiven muss zwischen Früh- und Spätrezidiven unterschieden werden. Bei Patienten mit einem Spätrezidiv (später als 6 Monate) kommt die Wiederaufnahme der initial erfolgreichen Therapie in Betracht ebenso wie eine sekundäre tumorreduktive Operation. Weitere therapeutische Fortschritte werden von der Einführung neuer Zytostatika wie Gemcitabin, Topotecan und Oxaliplatin in die bestehenden Therapieschemata erwartet.

## Sarkome

### Knochensarkome

Das **Osteosarkom** ist das häufigste Malignom des Knochens und tritt vor allem im Jugendalter auf. Hauptlokalisationsort ist in der Hälfte der Fälle die Knieregion. Nach alleiniger operativer Tumorresektion versterben 80–90% der Patienten innerhalb eines Jahres an Metastasen in Lunge und Skelett. Durch kombinierte Chemotherapie mit Doxorubicin, Cisplatin, Methotrexat und Ifosfamid ist die 5-Jahresüberlebensrate auf 72% gesteigert worden. Die Toxizität von Cisplatin und Doxorubicin wurde durch Umstellung der Bolusgabe auf eine Dauerinfusion erheblich gesenkt. Durch präoperative Chemotherapie werden mit der Verkleinerung des Primärtumors die Chancen für eine extremitätenerhaltende Operation verbessert, was bisher aber noch nicht durch kontrollierte Studien gesichert ist.

Bei dem primär metastasierten Osteosarkom ist durch Polychemotherapie und anschließende Operation ebenfalls noch ein kurativer Ansatz möglich. Die Heilungsraten erreichen jedoch in Abhängigkeit vom Ausmaß der Metastasierung nur 10–40%.

Auch bei den vor allem im Kindesalter auftretenden **Ewing-Tumoren** wird die lokale chirurgische Therapie durch eine Polychemotherapie erheblich verbessert und erreicht Heilungsraten von über 50%.

Das **Chondrosarkom** ist der zweithäufigste primäre Knochentumor. Anders als beim Osteosarkom beschränkt sich die Therapie auf die radikale chirurgische Resektion, da die Chemotherapie mit Ausnahme entdifferenzierter Tumoren keinen zusätzlichen Effekt hat.

### Weichteilsarkome

Weichteilsarkome (z. B. Liposarkom, Fibrosarkom, malignes fibröses Histiozytom, Leiomyosarkom) sind im Erwachsenenalter seltene Tumoren, die in allen Körperregionen vorkommen, zu 50% aber in den Extremitäten entstehen. Primäre Therapie der Weichteilsarkome ist die chirurgische Resektion unter weitgehendem Funktionserhalt. Die Rezidivraten betragen je nach Lokalisation 30–50%. Adjuvante Strahlentherapie bei R1-Resektion verbessert die lokale Tumorkontrolle aber nicht das Gesamtüberleben. Eine adjuvante Chemotherapie (Doxorubicin, DTIC, Ifosfamid) ist wenig effektiv und sollte nur in klinischen Studien eingesetzt werden.

Im Kindesalter sind Weichteilsarkome mit einem Anteil von 15% an den Malignomen erheblich häufiger. Zwei Drittel der Fälle entfallen auf die gut chemotherapiesensiblen **Rhabdomyosarkome.** Die Kombinationstherapie mit Vincristin, Actinomycin D, Cyclophosphamid (oder Ifosfamid) und Etoposid wird fast ausschließlich in spezialisierten Zentren durchgeführt und erreicht inzwischen Überlebensraten von 75%.

# 21 Verordnung von Arzneimitteln

*Uwe Fricke*

Die Arzneiverordnung dokumentiert eine therapeutische Entscheidung des Arztes für den von ihm beratenen Patienten. Arzneimittel für ambulante Patienten werden auf einem Rezept verschrieben und vom Patienten nach der ärztlichen Gebrauchsanweisung meist selbständig angewendet. Für stationäre Patienten wird das verordnete Arzneimittel auf das Krankenblatt oder auf einem Arzneimittelblatt eingetragen und vom Pflegepersonal ausgeteilt.

Der Arzt ist beim Ausstellen einer Verordnung zu besonderer Sorgfalt verpflichtet, da er die rechtliche Verantwortung für den Inhalt und mögliche Konsequenzen trägt. Er sollte immer genügend Zeit haben, dem Patienten das therapeutische Ziel und den Gebrauch des Arzneimittels zu erklären. Eine weitere Sorgfaltspflicht des Arztes besteht darin, den Patienten über mögliche Nebenwirkungen aufzuklären und die Einwilligung des Patienten zur Arzneitherapie einzuholen.

## Verschreibungspflicht

In besonderer Weise sind die ärztlichen Aufgaben für **verschreibungspflichtige Arzneimittel** gesetzlich festgelegt (Arzneimittelgesetz § 48, 49). Sie dürfen nur nach Vorlage eines ärztlichen Rezeptes vom Apotheker an den Patienten abgegeben werden. Es handelt sich dabei um Arzneimittel, die auch bei bestimmungsgemäßem Gebrauch die Gesundheit des Menschen gefährden können, wenn sie nicht der ärztlichen Aufsicht unterstellt werden. Weiterhin gehören dazu Arzneistoffe, die häufig missbräuchlich angewendet werden. Darüber hinaus unterliegen sämtliche neuen, in der medizinischen Wissenschaft nicht allgemein bekannten Arzneistoffe einer **automatischen Verschreibungspflicht** von in der Regel fünf Jahren. Sie kann verlängert werden, aber auch auf drei Jahre verkürzt werden, wenn aufgrund der gewonnenen Erfahrungen eine ärztliche Überwachung nicht notwendig erscheint. Auch die sog. Betäubungsmittel (s. dort) sind verschreibungspflichtig.

Schließlich kann der Arzt für einen begrenzten Personenkreis (s. *Wirtschaftlichkeit*) auch nicht verschreibungspflichtige Arzneimittel verordnen. Wie die verschreibungspflichtigen Arzneimittel dürfen sie nur in Apotheken beliefert werden und sind damit primär **apothekenpflichtig**. Letzteres gilt prinzipiell auch für sog. **Medizinprodukte**, die in einem eigenen Gesetz (Medizinproduktegesetz, MPG) definiert sind. Medizinprodukte sind u. a. In-vitro-Diagnostika, Brillen, Hörgeräte, Herzschrittmacher, Verbandstoffe, aber auch oral angewendete Mittel, wie z. B. MatriCur®, das lyophilisiertes Collagen enthält und als Quellmittel zur Gewichtsreduktion eingesetzt wird. Arzneimittel sind grundsätzlich der Aufsicht des Apothekers unterstellt. Letztlich hat er die pharmazeutische Qualität bezüglich Identität, Reinheit, Wirkstoffgehalt, Haltbarkeit und Wirkstofffreisetzung sicherzustellen.

Ein Teil der apothekenpflichtigen Arzneimittel findet sich in amtlichen Arzneibüchern, sie werden dann auch als **offizinelle Arzneimittel** bezeichnet. Verbindlich sind das **Europäische Arzneibuch** (Ph. Eur., EuAB) als amtliche deutsche Ausgabe und das **Deutsche Arzneibuch** (DAB). Sie werden in jährlichen Abständen aktualisiert. Homöopathische Arzneimittel werden in einem eigenständigen **Homöopathischen Arzneibuch** (HAB) erfasst. Die Arzneibücher sind im Arzneimittelgesetz (AMG) verankert und stellen eine Sammlung anerkannter pharmazeutischer Regeln über die Qualität, Prüfung, Lagerung, Abgabe und Bezeichnung von Arzneimitteln und den bei ihrer Herstellung verwendeten Stoffen dar. Sie sind primär für den Apotheker und die Arzneimittelhersteller von Bedeutung.

Ausnahmen von der Apothekenpflicht bestehen für **freiverkäufliche Arzneimittel**. Dazu gehören Heilwässer, Heilerde, Pflanzen und Pflanzenteile sowie daraus gewonnene Destillate und Presssäfte, Desinfektionsmittel zum äußeren Gebrauch sowie bestimmte Mund- und Rachendesinfizientia. Sie dürfen im Einzelhandel abgegeben werden, wenn der Unternehmer oder seine Angestellten die nötige Sachkenntnis nachgewiesen haben. Auch **Medizinprodukte** (s. oben) unterliegen nicht generell der Apothekenpflicht.

Die nicht verschreibungspflichtigen Arzneimittel können vom Patienten auch ohne ärztliche Verordnung in der Apotheke bezogen werden (sog. Selbstmedikation). Dieser Bereich hat einen Anteil von etwa 20% am gesamten Arzneimittelmarkt.

## Rezept

Formal ist ein Rezept die schriftliche Anweisung des Arztes an einen Apotheker zur Abgabe eines Arzneimittels an einen Patienten. Die Form einer ärztlichen Verordnung beruht weitgehend auf Überlieferung. Sie ist lediglich für verschreibungspflichtige Arzneimittel und für die sog. Betäubungsmittel (BtM, s. dort) gesetzlich festgelegt.

Ein Rezept ist rechtlich eine Privaturkunde und muss daher dokumentenecht (Füllhalter, Kugelschreiber) ausgestellt werden. Die Verordnung kann auch mit Schreibmaschine oder Computer ausgefertigt werden. Ein vorgedrucktes Rezeptformular wird für Patienten der gesetzlichen Krankenversicherungen und für die Verordnung von Betäubungsmitteln benötigt. Daneben gibt es das Privatrezept, für das kein besonderes Formblatt vorgeschrieben ist. Im Notfall reicht ein Stück Papier. Letztlich hat sich jedoch auch hier ein dem Rezeptformular der gesetzlichen Krankenversicherungen (GKV) nachempfundener Vordruck durchgesetzt (s. unten: *Privatrezept*). Prinzipiell sollten Rezeptformulare maschinenlesbar sein. Da fast 90% der Bevölkerung in der gesetzlichen Krankenversicherung versichert sind, wird als erstes das Kassenrezept dargestellt.

Ein **Kassenrezept** besteht aus einem Formblatt mit rosa Hintergrund und rotem Druck, das im oberen linken Teil Markierungsfelder für die Krankenkasse und mehrere Zeilen für die patientenbezogenen Daten enthält. Der obere rechte Teil enthält Markierungsfelder für Schwerkriegsbeschädigte (BVG) sowie Hilfsmittel, Impfstoffe und Sprechstundenbedarf. Darunter stehen Felder für Zuzahlungsbetrag, Arzneimittelpreis, Arzneimittel-, Hilfsmittel-, Heilmittelnummer und Einzelpackungspreis (Taxe), die vom Apotheker auszufüllen sind. Im unteren Teil folgt die ärztliche Verordnung. Im einzelnen sind folgende Angaben notwendig:

- Name und Sitz des Kostenträgers,
- Name des Versicherten, Geburtsdatum, ggf. Anschrift des Patienten,
- Markierung bei Befreiung von der Zuzahlung für einkommensschwache Mitglieder, Rentner, Kinder, Schwerkriegsbeschädigte (BVG), Zivildienstleistende bzw. bei besonderen Arzneimitteln, z. B. Impfstoffe, Sprechstundenbedarf,
- Kassennummer,
- Versichertennummer,
- Versichertenstatus,
- Gültigkeit der Versichertenkarte,
- Datum der Ausfertigung,
- Rezepteinleitung mit Rp.,
- Bezeichnung des Arzneimittels, Darreichungsform, Dosisstärke, Abgabemenge,
- Anweisungen für den Apotheker,
- ggf. Gebrauchsanweisung mit Angabe der Einzel- und der Tagesdosis,
- Name, Anschrift, Berufsbezeichnung des verschreibenden Arztes mit Arztstempel und Vertragsarztnummer,
- eigenhändige Unterschrift des Arztes.

Ein **Privatrezept** (als standardisierter Vordruck mit blassblauem Hintergrund und blauem Druck) kann diese Angaben in einer anderen Reihenfolge enthalten. Im Rezeptkopf stehen dann die Arztangaben, das Datum und die Rezepteinleitung. Danach folgen die eigentliche Verordnung des Arzneimittels (Bezeichnung, Darreichungsform, Dosisstärke, Abgabemenge), die Gebrauchsanweisung, Name mit Anschrift des Patienten und eigenhändige Unterschrift des Arztes.

Das sog. **Grüne Rezept** (blassgrüner Hintergrund, grüner Druck) ist zur Verordnung **nicht verschreibungspflichtiger Arzneimittel** bestimmt, die aufgrund der Vorschriften des Gesetzes zur Modernisierung der gesetzlichen Krankenversicherung (GKV-Modernisierungsgesetz – GMG) nicht mehr zu Lasten der GKV verordnet werden dürfen (s. *Wirtschaftlichkeit*). Das grüne Rezept ähnelt optisch dem Privatrezept.

### Arztbezeichnung

Ein Rezept für ein verschreibungspflichtiges Arzneimittel darf nur von einem approbierten Arzt, Zahnarzt oder Tierarzt gemäß dem Approbationsbereich ausgestellt werden. Ärzte und Zahnärzte dürfen keine Tierarzneimittel verschreiben und umgekehrt. Mit der Berufsbezeichnung legitimiert sich der verschreibende Arzt gegenüber dem Apotheker, der rezeptpflichtige Arzneimittel nur nach Verordnung durch die jeweiligen Arztgruppen abgeben darf. Die Angabe akademischer Titel (Dr., Prof.) reicht nicht aus, da sie auch ohne ärztliche Approbation geführt werden können. Bezeichnungen des Fachgebiets wie z. B. Arzt für Allgemeinmedizin sind zulässig, jedoch nicht vorgeschrieben.

### Datum

Auf jedem Rezept ist das Ausstellungsdatum anzugeben. Zusätzlich kann bei verschreibungspflichtigen Arzneimitteln die **Gültigkeitsdauer** der Verschreibung angegeben werden. Fehlt die Angabe, so gilt die Verschreibung 6 Monate. Die gesetzlichen

Krankenversicherungen erkennen jedoch aufgrund des Arzneilieferungsvertrages nur eine Gültigkeitsdauer von 1 Monat an. Für Betäubungsmittel gelten Sonderbestimmungen (s. dort).

## Rezepteinleitung

Rp. ist die allgemein übliche Einleitung des Rezeptes, die aber nicht vorgeschrieben ist. Sie leitet sich von dem lateinischen „Recipe" (nimm) ab, mit dem der Apotheker aufgefordert wurde, bestimmte Arzneistoffe zu „nehmen" und zu einem fertigen Arzneimittel zu mischen bzw. zu formen. Im Englischen wird ℞ geschrieben, was angeblich auf das alte alchimistische Zeichen des Jupiter ♃ zurückgehen soll.

Die Verordnung eines Arzneimittels erfolgt in der Regel in deutscher Sprache. Die früher übliche lateinische Schreibweise findet sich nur noch selten bei freien Rezepturen (sog. Magistraliter-Verordnungen).

## Arzneimittel

Die Verordnung von Arzneimitteln geschieht ganz überwiegend in Form von **Fertigarzneimitteln**, die im voraus hergestellt werden und in einer zur Abgabe an den Verbraucher bestimmten Packung im Handel sind. Sie werden auch als Originalpackung (OP) bezeichnet und erscheinen in dieser Abkürzung noch auf manchen Arzneiverordnungen. Der Begriff sollte jedoch nicht verwendet werden, da nicht zwischen verschiedenen Packungsgrößen unterschieden wird. Jedes Fertigarzneimittel enthält in der Packung eine Gebrauchsinformation für den Patienten („Packungsbeilage") mit gesetzlich vorgeschriebenen Angaben über die Hauptkenndaten des Arzneimittels (Bestandteile, Anwendungsgebiete, Dosierungsangaben, unerwünschte Wirkungen etc.).

Auf **freie Rezepturen** (sog. Magistraliter-Verordnungen) entfallen nur noch weniger als 1% der ärztlichen Verordnungen. Sie können preiswerter sein als entsprechende Fertigarzneimittel. Der Arzt sollte sich jedoch nach Möglichkeit auf überprüfte Rezepturen beschränken. Sie finden sich beispielsweise in „Neues-Rezeptur-Formularium" (NRF, Deutscher Arzneimittel-Codex, Govi-Verlag, Eschborn).

**Ausländische Arzneimittel**, die in Deutschland nicht zugelassen sind, können im Einzelfall aufgrund einer ärztlichen Verordnung von jeder Apotheke importiert werden und sind damit in dieser Form verordnungsfähig.

### *Bezeichnung*

Als Bezeichnung wird auf dem Rezept üblicherweise der **Handelsname** eines Fertigarzneimittels verwendet. Damit ist prinzipiell sichergestellt, dass der Patient einen Wirkstoff in gleichbleibender pharmazeutischer Qualität von einem bestimmten Hersteller in der gleichen Darreichungsform und in gleichbleibender äußerer Verpackung erhält. Aufgrund gesetzgeberischer Maßnahmen zur Kostensenkung im Gesundheitswesen ist der Apotheker bei der Verordnung eines Arzneimittels zu Lasten der gesetzlichen Krankenversicherungen (GKV) jedoch (außer im Notdienst) verpflichtet, unter Berücksichtigung des Wirtschaftlichkeitsgebotes (Auswahl unter den drei preiswertesten Fertigarzneimitteln) ein Fertigarzneimittel mit identischer Indikation, identischem Wirkstoff, identischer Stärke, Darreichungsform und Packungsgröße zu substituieren. Allerdings kann der Arzt diese Substitution durch Ankreuzen des Markierungsfeldes „*aut idem*" auf dem Rezeptvordruck ausschließen (s. Anweisungen für den Apotheker).

Die Verordnung eines Arzneimittels kann auch unter seinem internationalen **Freinamen** („generic name") erfolgen. Sie würde vor allem die verwirrende Vielfalt der Handelspräparate mit gleichem Wirkstoff überschaubarer gestalten. Von dem nichtsteroidalen Antiphlogistikum Diclofenac gibt es z. B. ca. 50 verschiedene Handelsnamen mit insgesamt ca. 270 Fertigarzneimitteln in jeweils mehreren Darreichungsformen und Packungsgrößen. Die Verordnung eines Arzneimittels unter seinem Freinamen hat sich aber bisher nicht durchgesetzt.

Ein alternativer Weg ist die Verordnung sogenannter **Generika**. Schon seit langem sind zahlreiche Arzneimittel unter ihrem internationalen Freinamen auf dem Markt. Das geschieht in der Regel nach Ablauf des Patentschutzes für den Wirkstoff eines Originalpräparates mit registriertem Warenzeichen. Daneben gibt es sogenannte Markengenerika („branded generics"), die ebenfalls patentfreie Wirkstoffe enthalten, aber mit einem neuen Handelsnamen vertrieben werden und damit zu der Vielfalt der Präparatenamen beitragen. Generika sind häufig preiswerter als die Erstanmelderpräparate und bieten daher eine Möglichkeit, Kosten zu sparen (*Tabelle 21.1*). Voraussetzung für den Austausch von Originalpräparaten durch Generika ist die therapeutische Äquivalenz der Produkte verschiedener Hersteller, die in der Regel über den Nachweis der Bioäquivalenz erfolgt. Dokumentierte Fälle therapeutischer Inäquivalenz von wirkstoffgleichen Arzneimitteln sind in den letzten Jahren selten geworden, seitdem bei der Zulassung von Generika die Bioäquivalenz im Ver-

Tabelle 21.1
**Preisvergleich von Originalpräparaten und Generika.**
Dargestellt sind die Apothekenverkaufspreise von Simvastatin in der Packungsgröße von 100 Tbl. 20 mg (Stand 01.02.2005)

| Präparat | Festbetrag [€] | Preis [€] |
|---|---|---|
| **Generika** | | |
| simvastatin-corax® | 84,13 | 51,65 |
| Simva Basics | 84,13 | 51,68 |
| Simvastatin-1 A Pharma | 84,13 | 51,68 |
| Simvastatin AbZ | 84,13 | 51,70 |
| Simvastatin AL | 84,13 | 51,72 |
| SimvaAPS® | 84,13 | 51,74 |
| Simvastatin Q-Pharm | 84,13 | 51,77 |
| Simvastin KSK | 84,13 | 52,10 |
| Simvastatin real | 84,13 | 52,19 |
| Simvastatin-TEVA® | 84,13 | 52,36 |
| Simvacor® | 84,13 | 52,99 |
| Simvabeta® | 84,13 | 53,10 |
| Simvagamma® | 84,13 | 53,10 |
| SimvaHexal® | 84,13 | 53,10 |
| Simvastatin-Isis® | 84,13 | 53,10 |
| Simvastatin Sandoz® | 84,13 | 53,10 |
| simvastatin von ct | 84,13 | 53,10 |
| Simvacard® | 84,13 | 53,12 |
| BeL® Simvastatin | 84,13 | 53,13 |
| simvadura | 84,13 | 53,13 |
| Simva-Hennig® | 84,13 | 53,13 |
| Simvastatin Heumann | 84,13 | 53,13 |
| Simvastatin-ratiopharm® | 84,13 | 53,13 |
| Simvastatin STADA® | 84,13 | 53,13 |
| Simvastatin Wolff® | 84,13 | 53,13 |
| Simva TAD® | 84,13 | 53,13 |
| Simvastatin-saar® | 84,13 | 53,14 |
| **Originalpräparate** | | |
| Zocor® MSD | 84,13 | 84,13 |
| Zocor® | 84,13 | 84,13 |

gleich zum Originalpräparat nachgewiesen werden muss (gilt nicht für reimportierte Fertigarzneimittel!). Der Anteil der Generikaverordnungen an den gesamten ärztlichen Verschreibungen beträgt derzeit mehr als 50%. Berücksichtigt man nur die generikafähigen Wirkstoffe, so erhöht sich der Generikaanteil sogar auf 75%.

### *Darreichungsform und Stärke*

Bei der Verschreibung eines Arzneimittels sind stets Darreichungsform und Dosisstärke anzugeben, um Missverständnisse bei der Abgabe durch den Apotheker zu vermeiden. Bei der systemischen Arzneitherapie dominiert die orale Gabe, seltener werden Arzneimittel parenteral (i.v., i.m., s.c.), sublingual, inhalativ, transdermal oder rektal appliziert. Die lokale Therapie spielt vor allem in der Dermatologie, Ophthalmologie und Hals-Nasen-Ohren-Heilkunde eine Rolle. Nur bei gleichen Arzneiformen ist eine therapeutische Äquivalenz wirkstoffgleicher Präparate zu erwarten.

Die **Darreichungsform** hat bei allen Applikationsarten einen wesentlichen Einfluss auf die Resorptionsgeschwindigkeit und damit den Wirkungseintritt. Bei oralen Arzneiformen reicht die Reihenfolge der Resorptionsgeschwindigkeit von Lösungen (schnell), Emulsionen, Suspensionen, Kapseln, Tabletten bis Dragees (langsam). Bei festen Arzneiformen muss der Wirkstoff zuerst freigesetzt werden, bevor er in Lösung gehen kann. Trotzdem werden heute überwiegend feste Arzneiformen bevorzugt, weil sie besser dosierbar und länger haltbar sind. Flüssige Arzneiformen werden traditionell bei Kindern gegeben. Nachteilig ist hier die umständliche Dosierung mit Tropfflaschen oder Löffeln, die zudem wenig genau ist.

*Retardpräparate* setzen den Wirkstoff protrahiert frei und werden bei Pharmaka mit kurzer Halbwertszeit (z. B. Nifedipin, Metoprolol, Morphin) eingesetzt. Damit kann das Dosierungsintervall auf eine ein- oder zweimalige Gabe pro Tag verlängert werden. Ob dieses Prinzip wirklich funktioniert, muss bei jedem Präparat nachgewiesen werden. Häufig ist die Bioverfügbarkeit von Retardpräparaten bis zu 50% niedriger als bei schnell freisetzenden Arzneiformen und sehr variabel.

Die **Dosisstärke** eines Arzneimittels sollte immer als Menge pro abgeteilte Form (Tabletten, Kapseln, Ampullen etc.) oder bei Lösungen pro ml angegeben werden, da es viele Arzneimittel in mehreren Stärken gibt, z. B. Acetylsalicylsäure als Aspirin® Tabletten mit 500 mg, 300 mg und 100 mg. Nur so ist eine genaue Kontrolle der Einzeldosis in der Gebrauchsanleitung für den Patienten möglich. Bezeichnungen wie mite, forte, mild, minor etc. sind üblich, aber nicht präzise. Stets sollte die Maßeinheit (g, mg, µg, ml, I.E. etc.) angegeben werden, auch wenn viele Hersteller bei der Bezeichnung einer Arzneiform darauf verzichten. Gewichtsangaben in Gramm werden traditionell oft noch ohne Dimension geschrieben (1,0=1 g). Man vermeidet jedoch Missverständnisse, wenn z. B. 10 mg statt

0,01 geschrieben wird, da die meisten Arzneimittel heute nach mg dosiert werden.

### Abgabemenge

Die verschriebene Abgabemenge orientiert sich an der Therapiedauer. Sie kann abhängig von der Krankheit von einer einmaligen Einzeldosis bis zur lebenslangen Dauertherapie reichen. Trotzdem werden Arzneimittel auch bei einer Dauertherapie selten länger als für 3 Monate verordnet, um den Therapieerfolg und die Verträglichkeit regelmäßig überprüfen zu können. Die verordnete Packungsgröße dient damit auch als Steuergröße für die Wiedervorstellung des Patienten.

Bei Verordnung von abgeteilten Arzneiformen (Tabletten, Kapseln, Ampullen etc.) ist die Stückzahl anzugeben, z. B. 50 Stück oder Nr. 50. Alternativ können auch Normgrößen (N1, N2, N3) angegeben werden. Allerdings variiert die Anzahl der Einzeldosen in Abhängigkeit von der Stoffgruppe:

- N1 zur Kurzbehandlung oder Verträglichkeitsprüfung (1–30 Einzeldosen),
- N2 für eine mittlere Behandlungsdauer (20–60 Einzeldosen),
- N3 zur Langzeitbehandlung (50–120 Einzeldosen).

Deshalb empfiehlt es sich, die genaue Packungsgröße anzugeben. Die Angabe erfolgt in arabischen Ziffern, bei flüssigen Darreichungsformen entweder in Gramm oder in Milliliter. Bei freien Rezepturen vorkommende Mengenbezeichnungen erfordern ebenfalls die Angabe der Maßeinheit. Fehlt die Angabe der Stärke oder der Stückzahl, so ist der Apotheker verpflichtet, die Packung mit dem niedrigsten Wirkstoffgehalt bzw. mit der kleinsten Menge abzugeben.

Fertigarzneimittel sollen aus wirtschaftlichen Gründen nur in definierten Packungsgrößen verschrieben werden, da der Apotheker Arzneimittel nur in ganzen Packungen abgeben darf. Will der Arzt davon abweichen, muss er den Apotheker durch ein Ausrufungszeichen hinter der Stückzahl (!) besonders darauf hinweisen. Der Apotheker muss dann den Rest einer geöffneten Packung verwerfen.

## Anweisungen für den Apotheker

Sie sind nur noch selten erforderlich. Bei Fertigarzneimitteln betreffen sie ausschließlich die **Abgabe**:

- *noctu:* Die Angabe befreit den Patienten von der sonst notwendigen Zahlung einer Notdienstgebühr (2,50 €), wenn das Rezept in der Zeit von 20–7 Uhr beliefert werden soll.
- *sine confectione:* Das verordnete Fertigarzneimittel soll vom Apotheker ohne Bezeichnung des Handelsnamens in neutraler Verpackung abgegeben werden. Das Arzneimittelgesetz schreibt jedoch eine Kennzeichnung des Arzneimittels vor, beispielsweise in Form des Freinamens oder der chemischen Bezeichnung.
- *aut idem* („oder Gleiches"): Der Arzt kann die Substitution eines verordneten Fertigarzneimittels, beispielsweise Amoxypen® 1 g, durch ein (preisgünstiges) anderes Fertigarzneimittel mit identischem Wirkstoff, identischer Stärke, Darreichungsform und Packungsgröße sowie identischem Indikationsbereich, z. B. Amoxi 1000 mg AbZ®, durch *Ankreuzen des betreffenden Markierungsfeldes* ausschließen. Die Bezeichnung „aut idem" ist nicht zu verwechseln mit „aut simile" („oder Ähnliches"). Hier darf der Apotheker ein wirkungsähnliches Arzneimittel abgeben, z. B. Amoxicillin statt Ampicillin.

Anweisungen für die **Herstellung** werden für die seltene Verschreibung von freien Rezepturen benötigt. Sie beschränken sich in der Regel auf die Angabe der Darreichungsform, z. B. „Hydrocortison-Salbe" oder „Nasentropfen". Darüber hinaus sind nur noch wenige Angaben gebräuchlich:

- *quantum satis* (q.s.) („so viel wie nötig"), z. B. für die Menge der Grundmasse zur Herstellung von Suppositorien.
- *ad* („auf") für den Zusatz eines Lösungsmittels oder einer Salbengrundlage bis zur verordneten Gesamtmenge, z. B. „ad 100 g" bei der Verschreibung einer rezeptierten Salbe.
- *āā:* zu gleichen Teilen
- *M.D.S.:* Durch diese Abkürzung wird der Apotheker angewiesen, die Salbe zu mischen (lateinisch „misce", abgekürzt M.), sie in ein Salbengefäß zu geben (lateinisch „da", „gib", abgekürzt D.) sowie die Signatur zu schreiben (lateinisch „signa", „beschrifte", abgekürzt S.).

Weitere Angaben über Hilfsstoffe wie Salbengrundlagen, Konservierungsmittel, Geschmackskorrigenzien sowie über die Abfüllung in bestimmte Gefäße überlässt man üblicherweise dem Apotheker.

In **Notfällen** kann der Arzt auch eine telefonische Anweisung an den Apotheker zur Abgabe eines rezeptpflichtigen Arzneimittels ohne Rezept geben. Allerdings muss sich der Apotheker Gewissheit über die Person des verschreibenden Arztes verschafft haben, und der Patient hat das Rezept später nachzureichen.

## Gebrauchsanweisung

Anweisungen für den Patienten über den Gebrauch des verordneten Arzneimittels werden traditionell als **Signatur** (Abkürzung „S.") bezeichnet. Sie sollte stets in Deutsch geschrieben werden. Lateinische Bezeichnungen (per os, pro die etc.) sind für Patienten wenig hilfreich. Eine Gebrauchsanweisung ist nur für rezepturmäßig hergestellte Arzneimittel vorgeschrieben. Bei Fertigarzneimitteln werden vom Hersteller allgemeine Dosierungsempfehlungen in der Gebrauchsinformation (Packungsbeilage) gegeben. Unabhängig von dosisverändernden Faktoren sollte der Arzt jedoch stets eine individuelle Gebrauchsanweisung für seinen Patienten angeben. Sie soll die Einzeldosis, die Tagesdosis, den Zeitpunkt der Einnahme und die Art der Applikation enthalten. Sie fördert die Arzt-Patienten-Beziehung und verbessert die Compliance. Die schriftliche Gebrauchsanweisung wird vom Apotheker ohne zusätzliche Kosten auf die äußere Arzneimittelverpackung aufgeklebt. Der Arzt dokumentiert damit seine Pflicht zur Therapieführung des Patienten. Der Apotheker kann den Patienten zusätzlich beraten, er darf aber diese ärztlichen Aufgaben nicht übernehmen. Darüber hinaus ist eine ärztliche Gebrauchsanweisung in vielen Fällen erforderlich, wenn in der Packungsbeilage weite Dosierungsbereiche oder Empfehlungen wie „nach Anweisung des Arztes" oder „nach Bedarf" enthalten sind.

### *Einzeldosis*

Sie wird als Menge einer Arzneiform angegeben, die der Patient einnehmen oder anderweitig anwenden soll. Sie ist bei festen Arzneiformen durch die Wirkstoffmenge pro abgeteilte Form vorgegeben, z. B. Tabletten, Kapseln, Ampullen. Zur Kontrolle der Einzeldosis sollte daher immer die Menge pro abgeteilte Form angegeben werden. Die Verordnung von Bruchteilen oraler Arzneiformen ist nicht so genau und häufig auch nicht möglich (Dragees, Kapseln). Geteilte Arzneiformen kommen daher nur in Sonderfällen bei Tabletten mit Bruchrillen in Frage. Flüssige Arzneiformen (Saft, Sirup) werden vom Patienten selbst in sog. Trivialmaßen dosiert, z. B. mit einem Teelöffel (5 ml), einem Esslöffel (15 ml) oder einem speziellen Messlöffel aus der Arzneimittelpackung. Tropflösungen (z. B. Augentropfen, Hustentropfen) werden mit Pipetten oder Tropfflaschen dosiert. Wässrige Lösungen enthalten etwa 20 Tropfen pro ml, alkoholische Lösungen je nach Ethanolgehalt 30–60 Tropfen pro ml. Bei Tropflösungen sollte daher vom Hersteller stets die Tropfenzahl pro ml angegeben werden, damit die Dosis korrekt berechnet werden kann. Gleiches gilt bei Dosieraerosolen für die Wirkstoffmenge pro Sprühstoß.

### *Tagesdosis*

Sie ergibt sich aus dem **Dosierungsintervall** oder der **Zahl der Einzeldosen**. Angaben wie „bei Bedarf" sind ungenau und sollten vermieden werden. Wenn mehrere Einzeldosen pro Tag notwendig sind, werden die Tageszeit oder das Dosierungsintervall (z. B. 8 Stunden) angegeben. Definierte Tagesdosen (DDD) sind nach WHO-Empfehlungen festgelegte mittlere Tagesdosen für die Dauertherapie von Erwachsenen, die als Messgrößen für den Arzneimittelverbrauch dienen und für die wichtigsten Wirkstoffe im Arzneimittelteil dieses Buches angegeben werden. Eine dem deutschen Azrneimittelmarkt angepasste und ergänzte Version ist seit dem 1.1.2005 amtlich gestellt worden.

Die **Dosishöhe** richtet sich bei Fertigarzneimitteln grundsätzlich nach den Empfehlungen des Herstellers. Sie ist Bestandteil der Zulassung und damit auch für den verordnenden Arzt verbindlich. Weicht er davon ab, übernimmt er die Gefährdungshaftung. Änderungen der Dosierungsempfehlungen sind vom Hersteller zu beantragen und müssen von der Zulassungsbehörde genehmigt werden. Spezielle Dosierungsregeln gelten für ältere Patienten, Kinder und Patienten mit Nieren- oder Leberinsuffizienz (s. dort).

### *Zeitpunkt und Art der Anwendung*

Die **Tageszeit** der Arzneimittelanwendung sollte bei jeder Arzneiverordnung vom Arzt festgelegt werden. Bei Arzneimitteln, die mehrmals am Tag appliziert werden, ist die Wirkungsdauer maßgebend für das Dosierungsintervall. Dieses richtet sich vor allem nach der Halbwertszeit. In der Regel werden Einzeldosen gleichmäßig über den Tag verteilt, um eine konstante Plasmakonzentration zu gewährleisten.

In der Nacht entsteht meistens ein etwas größeres Dosierungsintervall, z. B. bei einer dreimaligen Gabe morgens (8 Uhr), nachmittags (14 Uhr) und abends (20 Uhr). Gelegentlich ist auch eine diskontinuierliche Gabe mit einem medikationsfreien Intervall notwendig, um eine Toleranzentwicklung zu verhindern, z. B. bei der Langzeittherapie mit Nitraten. Bei der Dauertherapie wird aus Gründen der Patientencompliance eine **Einmalgabe** pro Tag angestrebt. Vorzugsweise werden Wirkstoffe mit langer Halbwertszeit (über 12 h) oder ausreichend lang wirkende Retardpräparate eingesetzt. Eine einmalige Gabe wird üblicherweise für den Morgen verordnet. Von dieser Grundregel gibt es wichtige Ausnahmen, z. B. die Ulkustherapie mit $H_2$-Antagonisten, die abends gegeben werden, um den nächtlichen Anstieg der Säuresekretion zu unterdrücken. Wenn die Einnahmezeit sehr genau eingehalten werden muss (z. B. kontrazeptive Minipille), sollte auch die Uhrzeit festgelegt werden.

Weiterhin soll die **Art der Anwendung** für den Patienten gut verständlich sein. Bei Arzneimitteln mit problematischer Bioverfügbarkeit sollte angegeben werden, ob sie vor oder nach den Mahlzeiten eingenommen werden sollen. Das Gleiche gilt für Arzneimittel mit schlechter Magenverträglichkeit. Wird eine Applikationshilfe benötigt, sollte der Arzt den Patienten in die richtige Handhabung des Geräts einweisen, was z. B. bei Dosieraerosolen wichtig ist.

## Rezeptbeispiele

Grundlage für die Abfassung eines Rezeptes ist die Auswahl des Wirkstoffs. Da fast ausschließlich Fertigarzneimittel verordnet werden, ist (außer bei Verordnung unter dem internationalen Freinamen, s. oben) die Kenntnis des Präparatenamens und der verfügbaren Arzneiformen (Tabletten, Ampullen, Salben etc.) wichtig. Weiterhin müssen Einzeldosis, Häufigkeit der Gabe pro Tag, Anwendungsart und Anwendungsdauer festgelegt werden. Letztere bestimmt die Packungsgröße.

**Tabletten** oder andere Arzneiformen zur oralen Anwendung werden bei weitem am häufigsten verordnet. In dem folgenden Rezeptbeispiel soll eine bestehende Herzglykosidtherapie mit Digitoxin für 3 Monate fortgesetzt werden. Der Patient soll damit ausreichend kompensiert sein. Von Digitoxin gibt es mindestens 10 verschiedene Präparate. Wir wählen ein Präparat aus, das in mehreren Dosisstärken verfügbar ist und bezüglich Qualität und Bioverfügbarkeit gut dokumentiert ist. Entsprechend dem allgemeinen Trend wird eine relativ geringe Digitoxindosis von 0,07 mg/d festgelegt, die einmal pro Tag gegeben wird. Für eine 3-monatige Therapiedauer ergibt sich daraus eine Packungsgröße von 100 Stück (*Rezept 1*).

Bei **Lösungen** ist es notwendig, die Einzeldosis für den Wirkstoff durch die Menge des Lösungsmittels festzulegen und in Form von Tropfen, Tee- oder Esslöffeln zu dosieren. Hier soll bei einem Patienten mit akuter Bronchitis und nicht produktivem Reizhusten ein Antitussivum aus der Gruppe der Opioide als Tropflösung verschrieben werden. Als Wirkstoff kommt Codein in Frage, das in Einzeldosen von 30 mg Codeinphosphat ausreichend antitussiv wirkt. Die Einzeldosis soll 4-mal

**Rezept 1**

*Name:* Datum
Schmid, Max,
Bonngasse 7,
50199 Köln

Rp.
Digimerck minor Tbl. 0,07 mg 100 Stück

S. 1 Tbl. einmal morgens einnehmen

**Dr. med. H. Meier**
Arzt f. Allgemeinmedizin
Kaiserallee 111, 50149 Köln,
Tel. 0221/99 91 11
Unterschrift des Arztes

**Rezept 2**

*Name:* Datum
Müller, Karla,
Ruhrstr. 4,
50167 Köln

Rp.
Codeintropfen von ct 15 g

S. 30 Tropfen alle 6 Std. einnehmen.

**Dr. med. H. Meier**
Arzt f. Allgemeinmedizin
Kaiserallee 111, 50149 Köln,
Tel. 0221/99 91 11
Unterschrift des Arztes

täglich im Abstand von 6 h eingenommen werden. Unter den als Codeinlösungen verfügbaren Fertigarzneimitteln wählen wir Codeintropfen von ct in der kleinsten Packungsgröße von 15 g aus (*Rezept 2*). Als Einzeldosis sollen 30 mg Codein verordnet werden, die in 30 Tropfen der Lösung enthalten sind. Die verordnete Packung reicht somit für ca. 15 Einzeldosen und bei dem vorgegebenen Dosierungsintervall von 6 h für fast 4 Tage.

**Ampullen** werden häufig für die Notfalltherapie, aber nur selten für die Dauertherapie benutzt. Eine wichtige Ausnahme ist die Insulintherapie des Diabetes mellitus. Ampullen sind abgeteilte Arzneiformen, die wie Tabletten verschrieben werden. Bei dem folgenden Rezeptbeispiel wird davon ausgegangen, dass der Patient mit der Dosis stoffwechselmäßig gut eingestellt ist und die subkutane Injektionstechnik beherrscht. Wir wählen ein Humaninsulinpräparat mit einem Mischungsverhältnis aus 30% Normalinsulin und 70% Verzögerungsinsulin aus, das bei einem älteren Typ-2-Diabetiker 2-mal tgl. in einer Dosisverteilung von 2/3 morgens und 1/3 abends vor den angegebenen Mahlzeiten injiziert werden soll. Die Dosierung geschieht mit Insulinspritzen, die nach Einheiten eingeteilt sind (*Rezept 3*).

**Rezept 3**

*Name:* Datum
Müller, Maria,
Ahrstr. 5,
50987 Köln

Rp.
Actraphane Amp. 40 I.E./ml
5 Stück

S. 16 I.E. morgens 30 min vor dem Frühstück,
8 I.E. abends 30 min vor dem Abendessen
unter die Haut spritzen

**Dr. med. H. Meier**
Arzt f. Allgemeinmedizin
Kaiserallee 111, 50149 Köln,
Tel. 0221/99 91 11
Unterschrift des Arztes

**Salben** oder andere Externa werden am häufigsten in der Dermatologie angewendet. Als Beispiel soll daher eine Corticosteroidsalbe zur Behandlung eines akuten Ekzems verordnet werden. Als Wirkstoff wählen wir aus der Gruppe der mittelstark wirksamen Corticosteroide Prednicarbat aus. Die Einzeldosis hängt von der Größe des befallenen Hautareals ab. Näherungsweise werden als Einzeldosis 1 g Salbe pro 100 $cm^2$ Hautfläche angenommen. Corticosteroidsalben sollen möglichst nur 1-mal täglich und nicht länger als einen Monat kontinuierlich angewandt werden. Daher empfiehlt es sich, die kleinste Packungsgröße mit 10 g Salbe zu verordnen (*Rezept 4*).

**Rezepturen** haben an allen Arzneiverordnungen nur noch einen Anteil von etwa 1%. Am häufigsten kommen sie noch in der Dermatologie sowie in der Kinder- und Augenheilkunde vor. Wenn beispielsweise für die Ekzemtherapie ein schwach wirkendes Corticosteroid eingesetzt werden soll, kann eine Rezeptur von Hydrocortison Vorteile haben.

**Rezept 4**

*Name:* Datum
Hut, Hermann,
Moselstr. 2,
50691 Köln

Rp.
Dermatop Salbe 10 g

S. einmal tgl. dünn auf den erkrankten
Hautbezirk auftragen

**Dr. med. Frieda Dohm**
Hautärztin
Königstr. 109, 50915 Köln
Tel. 0221/45 91 37
Unterschrift des Arztes

Bezüglich Einzeldosis und Therapiedauer gelten die gleichen Überlegungen wie bei Dermatop® Salbe (s. oben). Die Salbengrundlage kann bei Ekzempatienten eine wichtige Rolle spielen und sollte daher stets angegeben werden. Damit besteht auch die Möglichkeit, eine corticosteroidfreie Intervalltherapie mit einer sog. Basissalbe durchzuführen. Als Hydrocortisonsalbe wird rezeptiert (*Rezept 5*):

**Rezept 5**

*Name:* Datum
Mann, Erika,
Königstr. 10,
50914 Köln

Rp.
Hydrocortison 100 mg
Weiße Vaseline ad 10 g
M.D.S. 1% Hydrocortisonsalbe, 10 g
Einmal morgens dünn auf den erkrankten
Hautbezirk auftragen

**Dr. med. Frieda Dohm**
Hautärztin
Königstr. 109, 50915 Köln
Tel. 0221/45 91 37
Unterschrift des Arztes

Bei Rezepturen ist neben der Gebrauchsanweisung auch die Art und Menge des Arzneimittels für die Beschriftung des Salbengefäßes oder anderer Behältnisse anzugeben.

### Spezielle Dosierungsregeln

Im **Alter** sollte die Arzneitherapie grundsätzlich mit kleinen Dosen begonnen werden. Die Regeldosierungen für die Initial- und Dauertherapie liegen häufig niedriger als bei jüngeren Erwachsenen. Dies trifft insbesondere für renal eliminierte Arzneimittel zu, weil die Clearance im Alter physiologischerweise erniedrigt ist. Am Serumkreatinin ist die eingeschränkte Nierenfunktion älterer Patienten nicht erkennbar, da dieser Wert wegen der verminderten Muskelmasse scheinbar normal bleibt (s. auch Kap. 22). Um die Clearance unter diesen Bedingungen über das Serumkreatinin zu beurteilen, wird für Männer die folgende Formel benutzt:

Kreatininclearance (ml/min)=

$$\frac{(140 - \text{Lebensalter}) \times \text{Körpergewicht (kg)}}{72 \times \text{Serumkreatinin (mg/dl)}}$$

Daraus ergibt sich, dass ein normalgewichtiger 80-jähriger Patient mit einem normalen Kreatininwert (1 mg/dl) eine Clearance von ca. 60 ml/min hat. Aber auch metabolische und hämodynamische Faktoren können die Elimination von Arzneimitteln verzögern. Hinzu kommt eine Änderung der Verteilung durch Abnahme des Körperwassers, der Muskelmasse sowie Zunahme des Fettgewebes.

Im **Kindesalter** gibt es mehrere Dosierungsregeln. Sie beziehen sich entweder auf die Körperoberfläche, das Körpergewicht oder das Lebensalter. Als praktikable Näherung hat sich vor allem die Dosierung nach der Körperoberfläche (nach v. Harnack) erwiesen:

Kinderdosis (nach Körperoberflächenregel) = Erw.-Dosis × Körperoberfläche Kind / 1,73 m$^2$.

Mit der Körperoberflächenregel sind ungefähre Richtgrößen für die Dosierung in den einzelnen Lebensaltern aufgestellt worden (*Tabelle 21.2*). Bei Berechnung nach Körpergewicht gilt je nach Lebensalter ein Dosisfaktor von 1,8–1,2fach. Solche oder auf ähnliche Weise berechnete Dosierungen stellen allerdings nur Näherungswerte dar. Sie gelten z. B. nicht für Neugeborene. Manche Arzneimittel, z. B. Antiepileptika, sind nach diesen Berechnungen unterdosiert. Andererseits wird Codein mit etwa 0,5 mg/kg unabhängig vom Lebensalter dosiert. Im Zweifel sind Spezialtabellen heranzuziehen (z. B. von Harnack und Janssen: Pädiatrische Dosistabellen, Wissenschaftliche Verlagsgesellschaft mbH, Stuttgart).

Tabelle 21.2
**Arzneimitteldosierung im Kindesalter nach Körperoberflächenregel**

| Kindesalter | Prozent der Erw.-Dosis | Faktor bei Dosis/kg |
|---|---|---|
| 1 Monat | 10 | 1,8 |
| 3 Monate | 15 | 1,8 |
| 6 Monate | 20 | 1,8 |
| 1 Jahr | 25 | 1,6 |
| 3 Jahre | 33 | 1,6 |
| 7,5 Jahre | 50 | 1,4 |
| 12 Jahre | 66 | 1,2 |

Bei **Niereninsuffizienz** wird zwangsläufig die Eliminationsgeschwindigkeit renal ausgeschiedener Arzneimittel vermindert. Anhaltspunkte für die Dosierung ergeben sich dann aus dem Serumkreatinin. Einzelheiten sind im Kap. 22 (Arzneitherapie bei speziellen Patientengruppen) angegeben.

Bei **Leberfunktionsstörungen** ist die Dosierung überwiegend hepatisch eliminierter Arzneimittel individuell anzupassen. Einzelheiten siehe Kap. 22.

## Wirtschaftlichkeit

### Kassenrezept

Die Arzneitherapie soll ausreichend, zweckmäßig und wirtschaftlich sein. Dieser Grundsatz hat besondere Bedeutung für das so genannte Kassenrezept (rotes Rezept) und ist in den Richtlinien des Gemeinsamen Bundesausschusses über die Verordnung von Arzneimitteln in der vertragsärztlichen Versorgung („Arzneimittel-Richtlinien/AMR") genauer dargestellt (www.g-ba.de/cms/upload/pdf/richtlinien/RL-AMR-04-07-20.pdf). Die Kosten trägt die gesetzliche Krankenkasse, soweit die Verordnungsfähigkeit zu ihren Lasten nicht ausgeschlossen ist (s. unten). Der Kassenpatient hat als Selbstbeteiligung eine **Zuzahlungsgebühr** von derzeit 10% des Apothekenverkaufpreises, jedoch mindestens 5 € und maximal 10 € pro Arzneimittel zu zahlen. Die Zuzahlung darf die Kosten für das Arzneimittel jedoch nicht überschreiten. Verordnet der Arzt ausgeschlossene Arzneimittel zu Lasten der gesetzlichen Krankenversicherung, so hat die Krankenkasse einen Regressanspruch. Sie kann das Honorar für die ärztlich erbrachten Leistungen entsprechend kürzen.

### *Arzneimittel-Richtlinien*

Von der Erstattungspflicht durch die gesetzlichen Krankenversicherungen (GKV) **ausgeschlossen sind nicht verschreibungspflichtige Arzneimittel** (Abschnitt F., Nr. 16 AMR). Ausnahmen stellen Verordnungen für Kinder bis zum 12. Lebensjahr, für Jugendliche mit Entwicklungsstörungen bis zum 18. Lebensjahr sowie Verordnungen von Arzneimitteln dar, die bei bestimmten schwerwiegenden Erkrankungen zum Therapiestandard zählen, z. B. Abführmittel zur Behandlung von Erkrankungen im Zusammenhang mit Tumorleiden, bei Opiattherapie etc., Acetylsalicylsäure (bis 300 mg/Dosiseinheit) zur Sekundärprävention von Herzinfarkt und Schlaganfall sowie nach arteriellen Eingriffen, Acetylsalicylsäure und Paracetamol zur Behandlung schwerer und schwerster Schmerzen in Co-Medikation mit Opioiden, Calciumverbindungen (mind. 300 mg Calcium-Ion/Dosiereinheit), Jodid bei Schilddrüsenerkrankungen oder Salicylsäurehaltige Zubereitungen in der Dermatotherapie als Teil der Behandlung der Psoriasis und hyperkeratotischer Ekzeme. Auch einige pflanzliche Präparate sind erstattungsfähig, z. B. Flohsamenschalen zur unterstützenden Quellmittelbehandlung bei Morbus Crohn, Gingko-biloba-Blätterextrakt (Aceton-Wasser-Auszug, standardisiert) bei Demenz, Johanniskrautextrakt (hydroalkoholischer Extrakt, mind. 300 mg/Applikationsform) bei mittelschweren depressiven Episoden oder Mistelpräparate (parenteral, auf Mistellektin standardisiert) zur palliativen Therapie maligner Tumore zur Verbesserung der Lebensqualität. Schließlich kann der Arzt bei schwerwiegenden Erkrankungen auch homöopathische und anthroposophische Arzneimittel verordnen, sofern die Anwendung dieser Arzneimittel für diese Indikationsgebiete nach dem Erkenntnisstand als Therapiestandard in der jeweiligen Therapierichtung angezeigt ist. Der Arzt muss in den genannten Fällen seine Therapieentscheidung in der Patientendokumentation durch Angabe der Diagnose begründen. Darüber hinaus sollte der Arzt dem Patienten jedoch prinzipiell auch zu nicht erstattungsfähigen, nichtverschreibungspflichtigen Arzneimitteln auf dem sog. **Grünen Rezept** (s. dort) Empfehlungen zum Kauf in der Apotheke mitgeben. Damit soll die Bedeutung nichtverschreibungspflichtiger Arzneimittel für die Behandlung bestimmter Krankheiten hervorgehoben werden. Auf die Nicht-Erstattungsfähigkeit zu Lasten der GKV ist dann allerdings hinzuweisen.

Ferner sind nach Abschnitt F., Nr. 17 AMR für Versicherte ab dem vollendeten 18. Lebensjahr nicht erstattungsfähig

- Arzneimittel zur Anwendung bei **Erkältungskrankheiten und grippalen Infekten**, einschl. der bei diesen Krankheiten anzuwendenden Schnupfenmittel, Schmerzmittel, hustendämpfenden und -lösenden Mittel, sofern es sich um geringfügige Gesundheitsstörungen handelt,
- **Mund- und Rachentherapeutika**, ausgenommen bei Pilzinfektionen, geschwürigen Erkrankungen der Mundhöhle und nach chirurgischen Eingriffen im Hals-, Nasen-, Ohrenbereich,
- **Abführmittel** außer zur Behandlung von Erkrankungen, z. B. im Zusammenhang mit Tumorleiden, Megakolon, Divertikulose, Divertikulitis, neurogene Darmlähmungen, vor diagnostischen Eingriffen und bei phosphatbindender Medikation bei chronischer Niereninsuffizienz,
- **Arzneimittel gegen Reisekrankheit** (unberührt bleibt die Anwendung gegen Erbrechen bei Tumortherapie und anderen Erkrankungen, z. B. Menièrescher Symptomenkomplex).

Auch Arzneimittel zur Erhöhung der Lebensqualität („*lifestyle drugs*") dürfen nicht zu Lasten der GKV verordnet werden (Abschnitt F., Nr. 18 AMR). Hierzu zählen z. B. Mittel, die nicht oder nicht ausschließlich zur Behandlung von Krankheiten dienen, oder zur Behandlung von Befunden angewandt werden, die lediglich Folge natürlicher Alterungsprozesse sind, sowie vor allem Arzneimittel zur Behandlung der erektilen Dysfunktion, der Steigerung der sexuellen Potenz, zur Raucherentwöhnung, zur Regulierung des Körpergewichts oder zur Verbesserung des Haarwuchses.

### *Unwirtschaftliche Arzneimittel*

Aus der Erstattungspflicht durch die GKV ausgenommen sind ferner unwirtschaftliche Arzneimittel nach § 34 Abs. 3 Sozialgesetzbuch (SGB) V (sog. **Negativliste**, s. www.g-ba.de/cms/upload/pdf/abs5/richtlinien/ba_aek_RL_Arznei3.pdf). Diese enthalten für das Therapieziel oder zur Minderung von Risiken nicht erforderliche Bestandteile oder Arzneimittel, deren Wirkungen wegen der Vielzahl der enthaltenen Wirkstoffe nicht beurteilt werden können bzw. deren therapeutischer Nutzen nicht nachgewiesen ist, z. B. Hypnotika/Sedativa, Neuroleptika oder Herzglykoside in fixer Kombination mit anderen Wirkstoffen, Expektoranzien mit Antitussiva, Vitamine mit Analgetika oder Antirheumatika), Cinnarizin zur Anwendung bei Hirnleistungsstörungen, Dexpanthenol zur Anwendung bei gastrointestinalen Indikationen, Ephedrin, Meprobamat, Penicilline zur topischen Anwendung. Darüber hinaus wurden verschiedene Enzyme und andere Zubereitungen aus Naturstoffen (z. B. Bienenköniginnenfuttersaft, Chondroitinsulfat-Natrium zur systemischen Anwendung, Pepsin), diverse Infusionslösungen, Badezusätze und Bäder sowie einige Arzneimittel der besonderen Therapierichtungen (Homöopathika, Phytotherapeutika) aus der Erstattungspflicht herausgenommen. Auch Arzneimittel, die mehr als drei arzneilich wirksame Bestandteile enthalten, wurden von der Erstattung durch die GKV ausgeschlossen. Ausnahmen hiervon sind bestimmte Naturheilmittel, Infusionslösungen, Sera, Impfstoffe, Blutbestandteile und Arzneimittel, die ausschließlich zur Substitution bei Mangelzuständen erforderlich sind. Letzteres hat z. T. dazu geführt, dass ursprünglich als Wirkstoffe deklarierte Inhaltsstoffe nun als Hilfsstoffe aufgeführt werden. Die Negativliste umfasst derzeit ca. 1500 Fertigarzneimittel.

Aufgrund des Wirtschaftlichkeitsgebotes nur eingeschränkt verordnungsfähig sind schließlich z. B. Gallenwegs- und Lebertherapeutika, Mittel zur Regulation der Darmflora, orale Antihypotonika, Immunstimulantien, Venentherapeutika, Chondroprotektiva und Antiarthrotika. Nicht verordnet werden dürfen z. B. Zellulartherapeutika und Geriatrika.

#### *Festbetragsarzneimittel*

Ein weiteres Instrument zur Kostendämpfung sind Festbeträge für Arzneimittel (www.g-ba.de/cms/front_content.php?idcartart=2158lang=1&client=1). Betroffen davon sind 3 Gruppen von Arzneimitteln:

- **Gruppe 1:** Arzneimittel mit den selben Wirkstoffen,
- **Gruppe 2:** Arzneimittel mit pharmakologisch-therapeutisch vergleichbaren Wirkstoffen, insbesondere mit chemisch verwandten Stoffen,
- **Gruppe 3:** Arzneimittel mit pharmakologisch-therapeutisch vergleichbarer Wirkung, insbesondere Arzneimittelkombinationen.

Ausgenommen von dieser Gruppenbildung sind Arzneimittel mit patentgeschützten Wirkstoffen, deren Wirkungsweise neuartig ist und die eine therapeutische Verbesserung, auch wegen geringerer Nebenwirkungen, bedeuten. Die Festsetzung der Festbeträge erfolgt einheitlich auf der Grundlage mittlerer Einzel- und Tagesdosen der Wirkstoffe. Sie stellen ein mittleres Preisniveau aller verfügbaren Fertigarzneimittel in dem jeweiligen Marktsegment dar. Die Festbeträge sind Erstattungshöchstbeträge, d. h. bei Fertigarzneimitteln, deren Preis den Festbetrag übersteigen, muss der Patient die jeweilige Differenz zuzahlen. Der Kassenarzt muss den Patienten bei Verordnung von Fertigarzneimitteln, deren Preis den jeweiligen Festbetrag überschreitet, auf die Zuzahlungspflicht hinweisen. Die Festbetragsregelung hat insbesondere bei kostenintensiven Fertigarzneimitteln zu einer Absenkung der Preise auf das Festbetragsniveau geführt und wirkt nach bisheriger Erkenntnis kostendämpfend, ohne dass damit allerdings die diesbezüglichen Probleme der kassenärztlichen Arzneiverordnungen gelöst sind.

### Privatrezept

Die Verordnung von Arzneimitteln auf einem Privatrezept unterliegen keinen vergleichbaren Einschränkungen. Dennoch ist der Patient darauf hinzuweisen, dass ggf. besondere Leistungsvereinbarungen zwischen den privaten Krankenversicherungen und dem Versicherten zu beachten sind, die möglicherweise eine Kostenerstattung ausschließen. Ähnliches gilt auch für andere kostenerstattende Einrichtungen, beispielsweise für die Beihilfeeinrichtungen von Bund, Ländern und Gemeinden.

### Therapiefreiheit

Im Rahmen der gebotenen Wirtschaftlichkeit ist der Arzt generell frei in der Wahl seiner therapeutischen Mittel (Therapiefreiheit des Arztes). Es ist daher grundsätzlich möglich, Arzneimittel auch abweichend von der zugelassenen Indikation einzusetzen („*off-label use*"). Eine Gefährdungshaftung des Herstellers gilt allerdings nur bei bestimmungsgemäßem Gebrauch, d. h. bei Anwendung eines Arzneimittels im Rahmen der zugelassenen Indikationen sowie unter Beachtung der aufgeführten Gegenanzeigen. Bei abweichendem Einsatz eines Arzneimittels geht somit die Gefährdungshaftung auf den behandelnden Arzt über.

## Betäubungsmittel

Grundlage des Betäubungsmittelrechts sind völkerrechtliche Übereinkommen über Suchtstoffe, die bis in die Anfänge des 20. Jahrhunderts zurückreichen. So basiert das erste nationale Opiumgesetz von 1920 auf dem 1912 verabschiedeten internationalen Opiumabkommen. Das nachfolgende Opiumgesetz von 1929 und das 1971 verabschiedete Gesetz über den Verkehr mit Betäubungsmitteln (BtM) hat das internationale Übereinkommen über Suchtstoffe und psychotrope Substanzen zur Grundlage. Wesentliches Ziel dieser Übereinkommen ist die Bekämpfung des Drogenmissbrauchs auf nationaler und internationaler Ebene. In Deutschland ist derzeit das Gesetz über den Verkehr mit Betäubungsmitteln (Betäubungsmittelgesetz, BtMG) in der Fassung vom 1. März 1994 verbindlich, zuletzt geändert durch Verordnung vom 22. Dez. 2003 (http://bundesrecht.juris.de/bundesrecht/btmg_1981/index.html). Vergleichbar dem Arzneimittelgesetz regelt es Herstellung, Einfuhr, Anbau, Vertrieb und Abgabe der Betäubungsmittel.

**Betäubungsmittel** bilden aber keine definierte pharmakologische Stoffklasse, da sie keineswegs einheitlich „betäubend" wirken. Es handelt sich vielmehr um einen historisch gewachsenen Begriff für unterschiedlich wirkende Substanzen, die als gemeinsame Eigenschaft ein hohes Abhängigkeitsrisiko aufweisen. Die wichtigsten Stoffklassen sind Opioidanalgetika, Antitussiva, Psychostimulanzien und Cocain. Die dem Betäubungsmittelgesetz unterliegenden Betäubungsmittel sind als Stoffe und Zubereitungen in den Anlagen I–III einzeln aufgeführt.

**Nicht verkehrsfähige Betäubungsmittel (Anlage I).** Hierunter fallen Stoffe, die weder angebaut, eingeführt, hergestellt oder sonst benutzt werden dürfen, z. B. Cannabisharz (Haschisch), Heroin, Mescalin, Lysergid (LSD) oder Designerdrogen (Ecstasy-Zubereitungen).

**Verkehrsfähige, aber nicht verschreibungsfähige Betäubungsmittel (Anlage II).** Hierbei handelt es sich in der Regel um Stoffe, die nur als Rohstoffe für die Gewinnung von Betäubungsmitteln notwendig sind oder während der Arzneimittelsynthese anfallen. Mit ihnen darf gehandelt werden, eine Verschreibung ist hingegen nicht erlaubt. Dazu gehören z. B. Erythroxylum coca (Cocablätter u. a. Pflanzenteile), Methadon-Zwischenprodukte oder Mohnstrohkonzentrat. Ferner sind in der Anlage II Arzneistoffe wie Dextropropoxyphen, Difenoxin, Diphenoxylat, Ethylmorphin oder Pholcodin aufgeführt, die als **ausgenommene Zubereitungen** bis zu einer bestimmten Menge pro abgeteilte Form oder bis zu einer bestimmten Konzentration in löslichen Darreichungsformen auf einem normalen Rezept verschrieben werden dürfen. Oberhalb dieser Dosierungen sind sie jedoch, auch auf einem Betäubungsmittelrezept, generell nicht verschreibungsfähig.

**Verkehrsfähige und verschreibungsfähige Betäubungsmittel (Anlage III).** Die Anlage lässt sich prinzipiell in zwei Abschnitte unterteilen. Zum einen enthält sie Arzneistoffe, die nur auf einem Betäubungsmittelrezept verschrieben werden dürfen (*Tabelle 21.3*). Zum anderen wird eine Reihe von Arzneistoffen aufgeführt, die als **ausgenommene Zubereitungen** bis zu einer bestimmten Menge pro abgeteilte Form oder bis zu einer bestimmten Konzentration auf einem normalen Rezept verschrieben werden müssen und nur bei Überschreiten dieser Mengen BtM-rezeptpflichtig sind. Ausgenommen von dieser Regelung ist die Verordnung von Flunitrazepam für einen betäubungsmittelabhängigen Patienten sowie von Codein und Dihydrocodein für einen betäubungsmittel- oder alkoholabhängigen Patienten. Das heißt, bei diesem

Tabelle 21.3
**Verschreibungsfähige Betäubungsmittel (BtM)** nach § 1, Abs. 1 BtMG (Anlage III)

| Wirkstoff (Handelspräparat, Auswahl) | Höchstmenge |
|---|---|
| Alfentanil (Rapifen®) | Praxisbedarf |
| Amfetamin | 600 mg |
| Buprenorphin (Temgesic®) | 150 mg<br>720 mg[a] |
| Cocain | Praxisbedarf |
| Codein[a] | 40 g |
| Dihydrocodein[a] | 40 g |
| Dronabinol | 500 mg |
| Fenetyllin | 2,5 g |
| Fentanyl (Durogesic®) | 1 g |
| Hydrocodon (Dicodid®) | 1,2 g |
| Hydromorphon (Dilaudid®) | 5 g |
| Levacetylmethadol | 2 g |
| Levomethadon (L-Polamidon®) | 1,5 g |
| Methadon (Methaddict®) | 3 g |
| Methylphenidat (Ritalin®) | 2 g |
| Modafinil (Vigil®) | 12 g |
| Morphin (MST® Mundipharma) | 20 g |
| Opium, eingestelltes | 4 g |
| Opiumextrakt | 2 g |
| Opiumtinktur | 40 g |
| Oxycodon (Oxygesic®) | 15 g |
| Pentazocin (Fortral®) | 15 g |
| Pethidin (Dolantin®) | 10 g |
| Phenmetrazin | 600 mg |
| Piritramid (Dipidolor®) | 6 g |
| Remifentanil (Ultiva®) | Praxisbedarf |
| Sufentanil (Sufenta®) | Praxisbedarf |
| Tilidin | 18 g |

[a] Nur als Substitutionsmittel für Betäubungsmittelabhängige.

Personenkreis müssen Flunitrazepam (z. B. Rohypnol®) oder ein Codein-haltiger Hustensaft (z. B. Codipront® mono Saft) bzw. Dihydrocodeinhaltige Antitussiva (z. B. Paracodin®) auch als ausgenommene Zubereitungen auf einem BtM-Rezept verordnet werden. Außerdem sind in Anlage III noch eine Reihe von BtM aufgeführt, die zwar verordnet werden dürfen, aber derzeit in Deutschland nicht als Fertigarzneimittel verfügbar sind und somit bei Bedarf als Rezepturarzneimittel verschrieben oder als im Ausland erhältliches Fertigarzneimittel importiert (Importarzneimittel) werden müssten (*Tabelle 21.4*).

## Verschreibungsgrundsätze

Rechtsgrundlage für das Verschreiben von Betäubungsmitteln durch den Arzt, Zahnarzt oder Tierarzt ist § 13 Abs. 3 des Betäubungsmittelgesetzes. Derzeit verbindlich ist die Verordnung über das Verschreiben, die Abgabe und den Nachweis des Verbleibs von Betäubungsmitteln (**Betäubungsmittel-Verschreibungsverordnung – BtMVV**) vom 20. Januar 1998, zuletzt geändert durch Verordnung vom 19. Juni 2001 (www.bmgs.bund.de/Tagownload/gesetze/TagrogenSucht/Betaeubungsmittel-Verschreibungsverordnung.pdf). Das Betäubungsmittelgesetz, wie auch die Betäubungsmittel-Verschreibungsverordnung weisen gegenüber der herkömmlichen Verschreibungspraxis einige Besonderheiten auf, die primär dem Schutz der menschlichen Gesundheit dienen sollen. Die Erschwerung der Verordnung von therapeutisch notwendigen Betäubungsmitteln hat in der Vergangenheit dazu geführt, dass z. B. chronisch Schmerzkranke in der ambulanten Praxis medikamentös unterversorgt waren. Die neuen Bestimmungen erleichtern die Schmerztherapie deutlich.

Betäubungsmittel dürfen von Ärzten und Zahnärzten nur dann verschrieben werden, wenn ihre Anwendung begründet ist, d. h. der beabsichtigte Zweck auf andere Weise nicht erreicht werden kann (§ 13 BtMG). Letztlich sollten jedoch im wesentlichen differentialtherapeutische Gesichtspunkte die Auswahl eines Arzneimittels bestimmen. Zu wissenschaftlichen oder anderen, im öffentlichen Interesse liegenden Zwecken, z. B. zur klinischen Prüfung oder zu analytischen Zwecken, dürfen Betäubungsmittel nur ausnahmsweise eingesetzt werden. Die Anwendung bedarf einer besonderen Erlaubnis durch das Bundesinstitut für Arzneimittel und Medizinprodukte – Bundesopiumstelle – (§ 3 BtMG). Betäubungsmittel dürfen nicht in Substanz, sondern nur als Zubereitungen verordnet werden.

## BtM-Rezeptformblatt

Betäubungsmittel für Patienten und den Praxisbedarf dürfen nur auf einem dreiteiligen amtlichen Formblatt (Betäubungsmittelrezept) verschrieben werden. Für den Stationsbedarf ist ein besonderer Betäubungsmittelanforderungsschein erforderlich (s. Stationsbedarf). Zur Verschreibung anderer Arzneimittel darf das Betäubungsmittelrezept nur verwendet werden, wenn gleichzeitig auch ein Betäubungsmittel verordnet wird. Der Formularsatz arbeitet im Durchschreibeverfahren. Teil I (Blatt 3) und II (Blatt 1) des ausgefertigten Betäubungsmittelrezeptes sind zur Vorlage in der Apotheke bestimmt. Teil I verbleibt in der Apotheke, Teil II dient der Abrechnung mit der Krankenversicherung. Teil III (Blatt 2) verbleibt beim Arzt oder Zahnarzt und muss von diesen 3 Jahre nach Ausstellungsdatum geordnet aufbewahrt und auf Verlangen der zuständigen Überwachungsbehörde vorgelegt werden. Das Gleiche gilt für Teil I bis III eines fehlerhaft ausgeschriebenen Betäubungsmittelrezeptes.

Die Betäubungsmittelrezept-Formblätter sind beim Bundesinstitut für Arzneimittel und Medizinprodukte (BfArM), Bundesopiumstelle, Kurt-Georg-Kiesinger-Allee 3, 53175 Bonn, anzufordern. Berechtigt ist jede zur ärztlichen oder zahnärztlichen Berufsausübung befugte Person. Bei erstmaliger **Anforderung** ist die Vorlage der beglaubigten Approbationsurkunde erforderlich. Das Betäubungsmittelrezept weist oberhalb einer (für die Rechenzentren erforderlichen) Codierzeile, die nicht beschriftet werden darf, einen Aufdruck auf, der neben dem Formularkennzeichen die BtM-Nummer des Arztes oder Zahnarztes, das Ausgabedatum der Bundesopiumstelle und die laufende Nummer des BtM-Rezeptformulars enthält. Die Ausgabe der Formblätter an den Arzt oder Zahnarzt wird von der Bundesopiumstelle registriert. Damit sind die Betäubungsmittelrezepte ausschließlich zum persönlichen Gebrauch bestimmt und nur im Vertretungsfall übertragbar. Die Betäubungsmittelrezept-Formblätter sind diebstahlsicher aufzubewahren. Ein Verlust ist der Bundesopiumstelle unverzüglich unter Angabe der Nummern der betreffenden Belegsätze zu melden. Bei Aufgabe der ärztlichen/ zahnärztlichen Tätigkeit sind nicht verwendete Betäubungsmittelrezepte dem Bundesinstitut für Arzneimittel und Medizinprodukte zurückzugeben.

## Notfall-Rezept

In Notfällen darf der Arzt oder Zahnarzt Betäubungsmittel für einen Patienten in einer zur Be-

**Tabelle 21.4**
**Nicht auf BtM-Rezept verschreibungspflichtige Betäubungsmittel.**
Die aufgeführten BtM sind in ausgenommenen Zubereitungen auf normalem Rezept verordnungsfähig und erfordern ein BtM-Rezept nur bei Überschreiten der angegebenen Grenzdosen

| Wirkstoff (Handelspräparat, Auswahl) | Grenzdosis [mg] | Wirkstoff (kein Fertigazneimittel im Handel) | Grenzdosis [mg] |
|---|---|---|---|
| Alprazolam (Tafil®) | 1 | Amfetaminil | 10 |
| Amfepramon (Regenon®) | 22 | Barbital | 10% |
| Amfepramon (Regenon® retard) | 64 | Clotiazepam | 20 |
| Bromazepam (Lexotanil®) | 6 | Estazolam | 2 |
| Brotizolam (Lendormin®) | 0,25 | Fencamfamin | 8,6 |
| Cathin (Antiadipositum X 112®) | 40 | Fenproporex | 11 |
| Chlordiazepoxid (Multum®) | 25 | Halazepam | 1 |
| Clobazam (Frisium®) | 30 | Ketazolam | 45 |
| Clonazepam (Rivotril®) | 2 | Mazindol | 1 |
| Clorazepat (Tranxilium®) oral | 50 | Mefenorex | 40 |
| Clorazepat (Tranxilium®) Amp. | 100 | Meprobamat | 500 |
| Codein (Codipront®) | 100 | Methylphenobarbital | 200 |
| Diazepam (Valium®) | 10 | Methyprylon | 200 |
| Dihydrocodein (Paracodin®) | 100 | Papaver somniferum[b] (berechnet als Morphinbase) | 0,015% |
| Flunitrazepam[a] (Rohypnol®) | 1 | | |
| Flurazepam (Dalmadorm®) | 30 | *Ohne Grenzdosis* | |
| Loprazolam (Sonin®) | 2,5 | Allobarbital | |
| Lorazepam (Tavor®) | 2,5 | Amobarbital | |
| Lormetazepam (Noctamid®) | 2 | Butobarbital | |
| Medazepam (Rudotel®) | 10 | Camazepam | |
| Midazolam (Dormicum®) | 15 | Cloxazolam | |
| Nitrazepam (Mogadan®) | 10 | Cyclobarbital | |
| Nordazepam (Tranxilium® N) | 15 | Delorazepam | |
| Oxazepam (Adumbran®) | 50 | Dexamfetamin | |
| Pemolin (Tradon®) | 20 | Ethylloflazepat | |
| Phenobarbital (Luminal®) | 300 | Etorphin[c] | |
| Prazepam (Demetrin®) | 20 | Fludiazepam | |
| Temazepam (Remestan®) | 20 | Haloxazolam | |
| Tetrazepam (Musaril®) | 100 | Metamfetamin | |
| Triazolam (Halcion®) | 0,25 | Methaqualon | |
| | | Nabilon[b] | |
| | | Nimetazepam | |
| | | Normethadon[b] | |
| | | Pentobarbital[b] | |
| | | Pinazepam | |
| | | Pipradol | |
| | | Secbutabarbital | |
| | | Secobarbital[b] | |
| | | Vinylbital | |

[a] Bei Verordnung für BtM-abhängige Personen BtM-verschreibungspflichtig, [b] keine Verordnung durch den Zahnarzt, [c] darf nur vom Tierarzt verordnet werden.

hebung des Notfalls erforderlichen Menge auch auf einem normalen Rezept verschreiben. Die Verordnung ist dann mit dem Wort **„Notfall-Verschreibung“** zu kennzeichnen. Beliefert die Apotheke dieses Rezept, hat sie unverzüglich, möglichst sogar vor Abgabe des Betäubungsmittels, den Arzt oder Zahnarzt darüber zu informieren. Dieser ist seinerseits verpflichtet, der Apotheke umgehend die Verschreibung unter Kennzeichnung mit dem Buchstaben „N“ auf einem BtM-Rezept nachzureichen. Die Notfall-Verschreibung hat abweichend von einem BtM-Rezept eine Gültigkeit von nur 1 Tag.

## Höchstmenge

Bei der Verordnung einiger Betäubungsmittel sind Verschreibungs-Höchstmengen zu beachten (s. *Tabelle 21.3*). Sie entsprechen einem Vielfachen der therapeutisch üblichen Tagesdosis und dürfen bei einem Patienten innerhalb von 30 Tagen in der Regel nicht überschritten werden (Ausnahme Dauerbehandlung, s. unten). Insgesamt darf der **Arzt** maximal **zwei Betäubungsmittel** aus dieser Gruppe verschreiben. Alfentanil, Cocain, Remifentanil und Sufentanil sind nur für den Praxisbedarf verordnungsfähig (s. dort).

Für die übrigen Betäubungsmittel der Anlage III (s. *Tabelle 21.4*) sind keine Höchstmengen festgelegt. Sie dürfen daher auf einem BtM-Rezept in jeder beliebigen Konzentration oder Menge pro abgeteilte Form verordnet werden, jedoch innerhalb von 30 Tagen für einen Patienten nur jeweils **ein Betäubungsmittel.** Als Fertigarzneimittel stehen sie jedoch derzeit nur als ausgenommene Zubereitungen zur Verfügung und unterliegen innerhalb der angegebenen Grenzdosen (s. *Tabelle 21.4*) der normalen Verschreibungspflicht. Prinzipiell gilt dies auch für die Betäubungsmittel, die in Deutschland als Fertigarzneimittel nicht im Handel sind.

Der **Zahnarzt** darf für einen Patienten innerhalb von 30 Tagen nur **ein Betäubungsmittel** bis zu den in *Tabelle 21.5* angegebenen Höchstmengen verordnen. Sonstige Betäubungsmittel darf der Zahnarzt mit einigen Ausnahmen (s. *Tabelle 21.3*) wie der Arzt verordnen. Für seinen Praxisbedarf darf der Zahnarzt ferner Alfentanil, Fentanyl, Remifentanil und Sufentanil wie der Arzt verschreiben (s. Praxisbedarf). Cocain darf er dagegen nicht verordnen. Entsprechendes gilt für den Stationsbedarf des Zahnarztes (s. Stationsbedarf).

### *Überschreitung der Höchstmenge*

In begründeten Einzelfällen und unter Wahrung der erforderlichen Sicherheit des Betäubungsmittelverkehrs darf der Arzt für einen Patienten, der sich in seiner **Dauerbehandlung** befindet,

- mehr als zwei BtM (s. *Tabelle 21.3*) sowie mehr als ein BtM in ausgenommenen Zubereitungen und weitere, in Deutschland nicht im Handel befindliche BtM verschreiben (s. *Tabelle 21.4*) und
- die festgesetzten Höchstmengen (s. *Tabelle 21.3*) überschreiten.

Der Arzt muss eine solche Verschreibung auf dem BtM-Rezept durch ein „A“ kenntlich machen.

Tabelle 21.5
**Verschreibungsfähige Betäubungsmittel für den Zahnarzt**

| Wirkstoff (Handelspräparat, Auswahl) | Höchstmenge |
|---|---|
| Alfentanil (Rapifen®) | Praxisbedarf |
| Buprenorphin (Temgesic®) | 40 mg |
| Fentanyl (Durogesic®) | Praxisbedarf |
| Hydrocodon (Dicodid®) | 300 mg |
| Hydromorphon (Dilaudid®) | 1,2 g |
| Levomethadon(L-Polamidon®) | 200 mg |
| Morphin (MST® Mundipharma) | 5 g |
| Oxycodon (Oxygesic®) | 4 g |
| Pentazocin (Fortral®) | 4 g |
| Pethidin (Dolantin®) | 2,5 g |
| Piritramid (Dipidolor®) | 1,5 g |
| Remifentanil (Ultiva®) | Praxisbedarf |
| Sufentanil (Sufenta®) | Praxisbedarf |
| Tilidin | 4,5 g |

## Betäubungsmittelrezept

Bei Verordnung eines Betäubungsmittels sind auf dem Betäubungsmittelrezept folgende Angaben erforderlich. Sie stimmen weitgehend mit den Angaben auf sonstigen Rezepten überein und können wie bei diesen bis auf die Unterschrift auch maschinell erfolgen.

- Name, Vorname und Anschrift des Patienten,
- Ausstellungsdatum,
- Arzneimittelbezeichnung. Sofern dadurch nicht schon eindeutig bestimmt, zusätzlich Bezeichnung des enthaltenen Betäubungsmittels, Darreichungsform, Gewichtsmenge des enthaltenen Betäubungsmittels je Packungseinheit, bei abgeteilten Zubereitungen je abgeteilte Form,
- Menge in Gramm oder Milliliter, Stückzahl der abgeteilten Form,
- Gebrauchsanweisung mit Einzel- und Tagesgabe. Wird dem Patienten eine schriftliche Gebrauchsanweisung mitgegeben, der Vermerk „gemäß schriftlicher Anweisung“. Bei eigenverantwortlicher Einnahme eines Substitutionsmittels durch den Patienten die Reichdauer der Verordnung in Tagen (in der Regel max. 7 Tage)

zur Sicherstellung der Versorgung bei Auslandsaufenthalten auch länger, s. Substitutionsbehandlung (gilt nicht für den Zahnarzt).

- Bei Verordnung von mehr als zwei Betäubungsmitteln der *Tabelle 21.3* oder mehr als einem Betäubungsmittel der *Tabelle 21.4* sowie bei Überschreitung der Höchstmenge (s. *Tabelle 21.3*) Angabe des Buchstabens „**A**" (gilt nicht für den Zahnarzt),
- bei Verschreibung von Methadon oder eines anderen zur Substitution zugelassenen Betäubungsmittels (s. Substitutionsbehandlung) Angabe des Buchstabens „**S**" (gilt nicht für den Zahnarzt),
- bei Nachreichung eines BtM-Rezeptes im Falle einer Notfall-Verschreibung (s. dort) Angabe des Buchstabens „**N**",
- bei Verordnung von Betäubungsmitteln für den Praxisbedarf den Vermerk „Praxisbedarf". Angaben zur Person des Patienten und die Gebrauchsanweisung entfallen.
- Name, Berufsbezeichnung und Anschrift einschließlich Telefonnummer des Arztes oder Zahnarztes,
- Unterschrift des Arztes oder Zahnarztes. Im Vertretungsfall darüber hinaus der Vermerk „i.V." (*handschriftlich*).

Sämtliche Angaben sind dauerhaft und auf allen Teilen des Betäubungsmittelrezeptes übereinstimmend anzubringen. Werden vom Arzt oder Zahnarzt nachträglich Änderungen an der Verschreibung vorgenommen, sind diese handschriftlich auf allen Teilen des Betäubungsmittelrezeptes zu vermerken und durch seine Unterschrift zu dokumentieren.

Betäubungsmittelrezepte, die einen erkennbaren Irrtum enthalten, nicht ordnungsgemäß ausgestellt oder unleserlich sind, können nach Rücksprache mit dem verschreibenden Arzt oder Zahnarzt durch den Apotheker geändert bzw. ergänzt werden. Angaben zur Person des Patienten können unter Umgehung des Arztes oder Zahnarztes nach Rücksprache mit dem Überbringer des Rezeptes geändert oder ergänzt werden, wenn diese nachgewiesen oder glaubhaft versichert werden. In dringenden Fällen können fehlerhafte Rezepte auch ganz oder teilweise beliefert werden, wenn der verschreibende Arzt oder Zahnarzt nicht zu erreichen ist. Der Apothekenleiter hat in solchen Fällen den Arzt oder Zahnarzt unverzüglich über die erfolgte Abgabe zu informieren. Die Korrekturen sind durch den Apotheker auf Teil I und Teil II sowie durch den verschreibenden Arzt auf Teil III (außer Änderungen zur Person des Patienten) zu vermerken.

Seit Ausstellung des BtM-Rezeptes bis zur Vorlage in der Apotheke dürfen nicht mehr als 7 Tage vergangen sein (Ausnahme bei Import eines Betäubungsmittels).

### *Rezeptbeispiele für BtM*

In dem folgenden Rezeptbeispiel soll eine schwere Nierenkolik mit einem stark wirksamen Opioidanalgetikum behandelt werden, nachdem ein nichtopioides Analgetikum und ein Spasmolytikum nicht ausreichend wirksam waren. Ausgewählt wird Pethidin (Dolantin®) wegen seiner vergleichsweise geringen spasmogenen Komponente. Der akute Kolikschmerz soll parenteral behandelt werden. Die Dauer der Schmerztherapie wird bis zur weiteren Abklärung zunächst auf einen Tag begrenzt. Die Verschreibungshöchstmenge von Pethidin beträgt 10 g (*Rezept 6*):

**Rezept 6**

*Name:* Datum
Schmitz, Josef,
Kölschstr. 23,
50789 Köln

Rp.
Dolantin 100 Inj.-Lösg.
5 Ampullen

S. 1 Ampulle alle 6 Std. s.c. injizieren

**Dr. med. S. Jork**
Internist
Mainstr. 9, 51149 Köln
Tel. 0221/22 29 29

Unterschrift des Arztes

Im Rahmen der chronischen Schmerztherapie (z. B. bei Tumorpatienten) sind häufig hohe Dosierungen erforderlich. Nach der BtMVV stehen hierzu 10 Opioidanalgetika zur Verfügung. In dem folgenden BtM-Rezept soll Morphin oral für einen Zeitraum von 14 Tagen verordnet werden. Die gewählte Einzeldosis von 60 mg soll zweimal täglich gegeben werden. Daraus ergibt sich ein Gesamtbedarf von 1680 mg Morphin für 14 Tage (*Rezept 7*).

Bei einem anderen Tumorpatienten, der wegen starker Schmerzen im Rahmen eines Therapieschemas seit 6 Monaten regelmäßig Morphin in retardierter Darreichungsform in einer Dosierung von zweimal 200 mg pro Tag erhält, ist wegen eines längeren Aufenthaltes im Bayerischen Wald eine Verordnung für einen Zeitraum von 1 bis 2 Mona-

**Rezept 7**

*Name:* Datum
Müller, Maria,
Sertürnerstr. 5,
50997 Köln

Rp.
MST 60 Mundipharma Retardtbl.
28 Stück

S. 1 Tbl. morgens und abends
im Abstand von 12 Stunden einnehmen

**Dr. med. S. Jork**
Internist
Mainstr. 9, 51149 Köln
Tel. 0221/22 29 29

Unterschrift
des Arztes

**Rezept 8**

*Name:* Datum
Tünnes, Max,
Kreuzgasse 9,
50667 Köln

Ⓐ
Rp.
MST 200 Mundipharma Retardtbl. 100 Stück

S. 2-mal täglich 1 Retardtbl. im Abstand
von 12 Std. einnehmen

Morphin Merck Tropfen 2% 200 ml

S. "Gemäß schriftlicher Anweisung"

**Dr. med. S. Jork**
Internist
Mainstr. 9, 51149 Köln
Tel. 0221/22 29 29

Unterschrift
des Arztes

ten erforderlich. Zusätzlich soll Morphin als 2%ige Tropfen für evtl. akut auftretende Schmerzen verordnet werden. Der Patient erhält hierfür eine schriftliche Gebrauchsanweisung des Arztes mit dem Hinweis, im Fall akut auftretender starker Schmerzen maximal zweimal täglich 5 ml einzunehmen. Da mit dieser Verordnung die festgesetzte Höchstmenge von Morphin (20 g) überschritten wird, ist dies auf dem Rezept durch den Buchstaben „**A**" zu kennzeichnen (*Rezept 8*).

Bei einer Urlaubsreise außerhalb Deutschlands können ärztlich verschriebene Betäubungsmittel jedoch ohne weitere Formalitäten bei der Aus- bzw. Einfuhr nur dann mitgeführt werden, wenn das betreffende Land Vertragspartei des sog. Schengener Abkommens ist (EU-Staaten, EWR-Staaten). Voraussetzung ist eine durch den verschreibenden Arzt ausgestellte und behördlich beglaubigte Bescheinigung, die für jedes BtM gesondert auszufertigen ist.

## Verschreiben für Bewohner von Alten- und Pflegeheimen sowie von Hospizen

Wird ein Betäubungsmittel für einen Bewohner eines Alten- und Pflegeheimes oder eines Hospizes verschrieben, kann der Arzt bestimmen, dass das Rezept nicht dem Patienten ausgehändigt wird, sondern von ihm selbst oder durch von ihm angewiesenes oder beauftragtes Personal seiner Praxis, des Alten- und Pflegeheimes oder des Hospizes in der Apotheke vorgelegt wird. Das Betäubungsmittel ist in diesem Fall dem Patienten vom behandelnden Arzt oder von dem von ihm beauftragten Personal zum unmittelbaren Gebrauch zu überlassen. Auch darf der Arzt die Betäubungsmittel des Patienten in dem Alten- und Pflegeheim oder in dem Hospiz unter seiner Verantwortung lagern. (Über den Nachweis des Verbleibs und den Bestand s. „Nachweis des Verbleibs".)

## Praxisbedarf

Bei Verordnung für die ärztliche Praxis ist der Vermerk „*Praxisbedarf*" erforderlich. Die Angaben zur Person des Patienten und die Gebrauchsanweisung entfallen. Es können mehrere Betäubungsmittel auf einem Rezept verordnet werden. Verschreibungshöchstmengen sind nicht festgelegt. Ein Rezeptbeispiel für den Praxisbedarf zeigt Rezept 9.

Der Arzt darf sämtliche Betäubungsmittel für den Praxisbedarf verordnen, die auch für Patienten verschrieben werden dürfen. Ferner stehen für den Praxisbedarf noch Alfentanil, Cocain (nur zu Eingriffen am Kopf als Lösung bis zu einem Gehalt von 20% oder als Salbe bis zu einem Gehalt von 2%, nicht für den Zahnarzt!), Remifentanil und Sufentanil zur Verfügung. Die Mengen sollen einem durchschnittlichen Zweiwochenbedarf entsprechen, mindestens jedoch der kleinsten Packungseinheit. Die Vorratshaltung soll andererseits aber für jedes Betäubungsmittel den Monatsbedarf des Arztes oder Zahnarztes nicht überschreiten.

## Stationsbedarf

Betäubungsmittel für den Stationsbedarf dürfen nur auf einem **Betäubungsmittelanforderungs**

**Rezept 9**

Datum

Rp.
Dolantin 100 Injekt.-Lösg.
100 Amp.

Morphin Merck 10 mg
10 Amp.

"Praxisbedarf"

**Dr. med. H. Meier**
Arzt
Kaiserallee 111, 51149 Köln
Tel. 0221/22 29 29

Unterschrift des Arztes

**schein** verschrieben werden. Er ist ebenfalls dreiteilig und arbeitet im Durchschreibeverfahren. Teil I und II sind zur Vorlage in der Apotheke bestimmt, Teil III verbleibt beim verschreibenden Arzt oder Zahnarzt. Aufbewahrung und Kontrolle durch die zuständige Landesbehörde entsprechen den Vorschriften für Betäubungsmittelrezepte.

Die Betäubungsmittelanforderungsscheine werden vom Bundesinstitut für Arzneimittel und Medizinprodukte (BfArM) auf Anforderung an den Arzt oder Zahnarzt, der ein Krankenhaus oder eine Krankenhausabteilung leitet, ausgegeben. Die nummerierten Anforderungsscheine sind nur zur Verwendung in der vom Arzt oder Zahnarzt geleiteten Einrichtung bzw. für den speziell beauftragten Arzt des Rettungsdienstes oder zuständigen leitenden Notarzt bestimmt. Sie dürfen vom Anfordernden an Leiter von Teileinheiten (Station) weitergegeben werden. Über die Weitergabe ist ein Nachweis zu führen. Die entsprechenden Unterlagen sind drei Jahre, von der letzten Eintragung gerechnet, aufzubewahren und auf Verlangen dem BfArM oder der zuständigen Landesbehörde vorzulegen.

Folgende Angaben sind auf dem BtM-Anforderungsschein erforderlich:

- Name oder Bezeichnung sowie die Anschrift der Einrichtung, für die der Stationsbedarf bestimmt ist,
- Ausstellungsdatum,
- Betäubungsmittelzubereitung unter Beachtung der unter „Betäubungsmittelrezept" aufgeführten Formalien (s. dort) ohne Beschränkung der Anzahl und der Höchstmengen,
- Name und Telefonnummer des Arztes oder Zahnarztes, im Vertretungsfall die Angabe „i.V.",
- Unterschrift des Arztes oder Zahnarztes.

Für den Stationsbedarf können die genannten Betäubungsmittel unter Berücksichtigung der Beschränkungen über Bestimmungszweck, Gehalt und Darreichungsform ohne Mengenbeschränkung verordnet werden. Befugt ist allerdings nur der Arzt oder Zahnarzt, der ein Krankenhaus oder eine Teileinheit eines Krankenhauses leitet oder in Abwesenheit des Leiters beaufsichtigt. Dies gilt auch für einen Belegarzt, wenn die ihm zugeteilten Betten räumlich und organisatorisch von anderen Teileinheiten abgegrenzt sind. Die Verordnung hat ebenfalls auf dem Betäubungsmittelanforderungsschein zu erfolgen.

Als Beispiel werden im Folgenden zwei Betäubungsmittel verordnet:

**Betäubungsmittelanforderungsschein Teil I**

*Anfordernde Stelle:*
Neurochirurgische Universitätsklinik
Station 99A
Josef-Stelzmann-Str. 9,
50653 Köln

Morphin Merck
100 Ampullen

Dipidolor Injekt.-Lösg.
50 Amp.

Datum

**Dr. med. M. Müller**
Tel. 0221/4789 999

Unterschrift des Arztes

## Rettungsdienst

Für den Bedarf an Betäubungsmitteln für den Rettungsdienst gelten die gleichen Vorschriften wie für das Verschreiben für den Stationsbedarf. Die Aufzeichnungen über den Verbleib und den Bestand der Betäubungsmittel obliegen dem jeweiligen behandelnden Arzt. Die Lieferung der Betäubungsmittel sowie die Überprüfung des Bestandes auf einwandfreie Beschaffenheit und sichere Aufbewahrung hat mindestens halbjährlich durch einen vom Träger oder Durchführenden des Rettungsdienstes beauftragten Apotheker zu erfolgen. Erleichterungen ergeben sich für die Versorgung mit Betäubungsmitteln bei Großschadensfällen. Um die Ärzte des Rettungsdienstes von der Verpflichtung der Nachweisführung für den einzelnen Patienten zu entlasten (s. Nachweis des Verbleibs), verordnet der zuständige leitende Notarzt die benötigten Betäubungsmittel für den gesamten Großschadenseinsatz. Unverzüglich nach Beendigung des Einsatzes werden dann die tatsächlich verbrauchten Betäubungsmittel ermittelt und unter Angabe der nicht verbrauchten BtM der zuständigen Landesbehörde angezeigt. Ein Einzelnachweis ist also nicht erforderlich. Über den Verbleib der nicht verbrauchten Betäubungsmittel entscheidet die zuständige Landesbehörde.

## Verschreiben für Kauffahrteischiffe

Für die Ausrüstung von Kauffahrteischiffen dürfen Betäubungsmittel nur von einem von der zuständigen Behörde beauftragten Arzt verschrieben werden. Einziges verordnungsfähiges Betäubungsmittel für unter deutscher Flagge fahrende Schiffe ohne Schiffsarzt ist Hydromorphon. Für Schiffe mit Schiffsarzt und Schiffe unter ausländischer Flagge dürfen auch andere in der Anlage III BtMG aufgeführte Betäubungsmittel (*Tabelle 21.3* und *Tabelle 21.4*) verschrieben werden. Dabei gelten die gleichen Vorschriften wie für das Verschreiben von BtM für einen Patienten. Eine Gebrauchsanweisung ist nicht erforderlich. Anstelle des Namens und der Anschrift des Patienten sind der Name des Schiffes, des Reeders sowie der Heimathafen des Schiffes auf dem Rezept zu vermerken.

## Nachweis des Verbleibs

Bei Verordnung für den Praxis- oder Stationsbedarf sind über den Verbleib und den Bestand der Betäubungsmittel fortlaufend Aufzeichnungen auf Karteikarten nach amtlichem Formblatt oder in Betäubungsmittelbüchern mit fortlaufend nummerierten Seiten zu machen (§ 13 BtMVV). Darüber hinaus können die Aufzeichnungen auch mittels elektronischer Datenverarbeitung erfolgen, sofern jederzeit der Ausdruck der gespeicherten Angaben in der Reihenfolge des amtlichen Formblattes gewährleistet ist. Wird ein Betäubungsmittel einem Bewohner eines Alten- und Pflegeheimes bzw. eines Hospizes zum unmittelbaren Verbrauch übergeben oder einem Opioidabhängigen im Rahmen der Substitutionsbehandlung (s. dort) Methadon oder ein anderes zur Substitution zugelassenes Betäubungsmittel zum unmittelbaren Gebrauch überlassen, so ist der Verbleib patientenbezogen nachzuweisen. Die Karteikarten und Betäubungsmittelbücher können bei der Bundesanzeiger-Verlagsgesellschaft mbH, Postfach 100534, 50445 Köln, bezogen werden. Für jedes Betäubungsmittel ist eine Karteikarte oder eine Seite des Betäubungsmittelbuches unter Angabe des nachweispflichtigen Teilnehmers (Name und Anschrift des Arztes oder Zahnarztes) sowie der Arzneimittelbezeichnung, falls dadurch nicht eindeutig bestimmt, zusätzlich der Bezeichnung des Betäubungsmittels, der Darreichungsform und der Gewichtsmenge des Betäubungsmittels zu verwenden. Zu- und Abgänge sind fortlaufend und dauerhaft zu dokumentieren durch

- das Datum des Zu- bzw. Abgangs,
- die zu- oder abgegangene Menge und den sich daraus ergebenden Bestand,
- Name oder Firma und Anschrift des Lieferers (Apotheke) oder des Empfängers (Patient), die sonstige Herkunft, z. B. im Bereich eines Krankenhauses eine andere Station oder der sonstige Verbleib, z. B. Vernichtung,
- bei Zugängen für den Stationsbedarf Name und Anschrift des Verschreibenden sowie die Nummer des Betäubungsmittelrezeptes oder Betäubungsmittelanforderungsscheins.

Die Eintragungen sind vom Arzt oder Zahnarzt am Ende eines jeden Kalendermonats zu prüfen. Bei Veränderungen des Bestandes sind das Namenszeichen und Prüfdatum anzubringen. Bei Nachweisführung mittels elektronischer Datenverarbeitung ist die Prüfung auf der Grundlage zum Monatsende angefertigter Ausdrucke durchzuführen. Die Karteikarten, Betäubungsmittelbücher oder EDV-Ausdrucke sind wie die Betäubungsmittelrezepte bzw. Betäubungsmittelanforderungsscheine 3 Jahre, von der letzten Eintragung an gerechnet, aufzubewahren und auf Verlangen der zuständigen Überwachungsbehörde vorzulegen.

## Substitutionsbehandlung

Substitution im Sinne der BtMVV ist der Einsatz eines vom **Arzt** verschriebenen Betäubungsmittels bei einem opiatabhängigen Patienten zur

- Behandlung der Opiatabhängigkeit mit dem Ziel der schrittweisen Wiederherstellung der Betäubungsmittelabstinenz inkl. der Besserung und Stabilisierung des Gesundheitszustands,
- Unterstützung der Behandlung einer neben der Opiatabhängigkeit bestehenden schweren Erkrankung oder
- Verringerung der Risiken einer Opiatabhängigkeit während einer Schwangerschaft und nach der Geburt.

Verschreibungsfähig sind primär Zubereitungen von Methadon, Levomethadon sowie Buprenorphin oder einem anderen zur Substitution zugelassenen Arzneimittel. Sie dürfen nicht zur parenteralen Anwendung geeignet sein. In anders nicht behandelbaren Ausnahmefällen, z. B. bei sehr seltener Unverträglichkeit gegenüber diesen Substitutionsmitteln, können darüber hinaus auch Codein und Dihydrocodein verordnet werden (Näheres kann die oberste Landesgesundheitsbehörde festlegen). Die Verschreibung erfolgt unter Beachtung der zulässigen Höchstmengen (s. *Tabelle 21.3*) entsprechend den Vorschriften für das Verschreiben von Betäubungsmitteln für einen Patienten (s. Betäubungsmittelrezept) auf einem BtM-Rezeptformblatt und ist mit dem Buchstaben „S" zu kennzeichnen. Das BtM-Rezept darf dem Patienten – außer bei Verschreibungen für den sog. *Take-home Bedarf* (s. unten) – **nicht** ausgehändigt werden, d. h. das Rezept darf nur vom Arzt, seinem ärztlichen Vertreter oder durch von ihm beauftragtes und dafür ausgebildetes Personal in der Apotheke eingelöst werden. Ein Substitutionsmittel kann dem Patienten jedoch auch aus dem Bestand des Praxis- oder Stationsbedarfs zum unmittelbaren Gebrauch überlassen oder abgegeben werden.

Kassenärzte benötigen für die Substitutionsbehandlung eine Genehmigung der Kassenärztlichen Vereinigung. Voraussetzung sind das erforderliche pharmakologische Wissen über den Umgang mit den zur Substitution zugelassenen Betäubungsmitteln sowie Kenntnisse über die Drogenabhängigkeit. Ärzte, die bestimmte Mindestanforderungen an eine suchttherapeutische Qualifikation (Festlegung durch die Ärztekammern nach allgemein anerkanntem Stand der medizinischen Wissenschaft) nicht erfüllen, dürfen gleichzeitig höchstens drei Patienten substituieren. Allerdings müssen sie zu Beginn der Behandlung einen qualifizierten Konsiliarius hinzugezogen haben und diesem den Patienten mindestens einmal im Quartal vorstellen. Außerdem besteht ein verbindliches Meldesystem („Substitutionsregister"), das zum einen das Verschreiben eines Substitutionsmittels für ein und denselben Patienten durch mehrere Ärzte verhindern, zum anderen die Qualifikation der substituierenden Ärzte überprüfen soll. Es wird beim Bundesinstitut für Arzneimittel und Medizinprodukte (BfArM) geführt.

Die Eignung des Patienten für eine Substitution ist vor und während der Substitution kontinuierlich zu überprüfen. Darüber hinaus ist die Substitution nur im Rahmen eines Behandlungskonzeptes zulässig, das begleitende psychiatrische, psychotherapeutische oder psychosoziale Behandlungs- und Betreuungsmaßnahmen einbezieht. Ferner dürfen dem Arzt keine Erkenntnisse darüber vorliegen, dass der Patient

- Mittel zur Substitution bereits von einem anderen Arzt verordnet bekommt,
- begleitende Behandlungs- und Betreuungsmaßnahmen dauerhaft nicht in Anspruch nimmt,
- Stoffe gebraucht, deren Konsum nach Art und Menge den Substitutionszweck gefährdet oder
- das ihm verschriebene Substitutionsmittel nicht bestimmungsgemäß verwendet.

Schließlich hat der Patient den Arzt mindestens einmal wöchentlich zu konsultieren.

Das Substitutionsmittel ist dem Patienten vom behandelnden Arzt oder seinen ärztlichen Vertreter zum unmittelbaren Gebrauch zu übergeben. Dies kann auch durch vom Arzt beauftragtes und dafür ausgebildetes Personal in der Arztpraxis, in einem Krankenhaus, in einer Apotheke bzw. einer von der zuständigen Landesbehörde anerkannten anderen Einrichtung oder bei Pflegebedürftigkeit auch im Rahmen eines Hausbesuchs erfolgen. Wird der Patient mit Codein oder Dihydrocodein substituiert, kann dem Patienten – sofern dem Arzt keine Anhaltspunkte für eine nicht bestimmungsgemäße Verwendung des Substitutionsmittels vorliegen – nach Überlassung jeweils einer Dosis zum unmittelbaren Verbrauch die für einen Tag zusätzlich benötigte Menge, abgeteilt in Einzeldosen, zur eigenverantwortlichen Einnahme mitgegeben werden.

Lässt es der bisherige Behandlungsverlauf zu und haben sich keine Erkenntnisse über einen Beikonsum bzw. eine nicht bestimmungsgemäße Verwendung des Substitutionsmittels ergeben, kann dem Patienten darüber hinaus als sog. **Take-home Bedarf** einmal pro Woche ein Rezept über die bis zu 7 Tage benötigte Menge des Substitutionsmittels ausgehändigt und die eigenverantwortliche Einnahme erlaubt werden. Das Substitutionsmittel ist dann in einer zur parenteralen Applikation nicht verwendbaren Zubereitung zu verschreiben. Außerdem muss auf dem BtM-Rezept die Zahl der Tage angegeben werden, für die das Substitutionsmittel reichen soll. Eine Aufteilung in Einzeldosen ist dagegen nicht vorgeschrieben. In begründeten Ausnahmefällen ist eine solche Verordnung zur Sicherstellung der Versorgung bei Auslandsaufenthalten des Patienten auch für einen längeren Zeitraum möglich, jedoch in einem Jahr insgesamt nur bis zu 30 Tagen. Zur Vermeidung von Missbrauch sind entsprechende Verschreibungen der zuständigen Landesbehörde unverzüglich mitzuteilen. Das Rezept ist dem Patienten dann durch den Arzt oder seinen ärztlichen Vertreter im Rahmen einer persönlichen ärztlichen Konsultation auszuhändigen.

Im folgenden **Rezeptbeispiel** (*Rezept 10*) sollen 50 mg Methadon in 5 ml Lösung (1 Teelöffel) pro Tag substituiert werden. Es wird eine Rezeptur aus dem Neuen Rezeptformularium (NRF) gewählt, die durch entsprechende Zusätze verhindert, dass das Betäubungsmittel missbräuchlich verwendet wird. Die Verordnung soll 7 Tage reichen.

**Rezept 10** Datum

*Name:*
Maink, Udo,
Vorfeld 33,
51067 Köln

Ⓢ

Rp.
Methadonhydrochlorid-Lösung 1%
(NRF 29.1) 35,0 ml
Verordnung für 7 Tage

S. einmal täglich 1 Teelöffel voll einnehmen.

**Dr. med. S. Jork**
Internist
Mainstr. 9, 51149 Köln
Tel. 0221/22 29 29

Unterschrift des Arztes

Ferner darf der Arzt einem Patienten, der die Praxis zeitweilig oder auf Dauer wechselt, vor der Fortsetzung der Substitution auf einem Betäubungsmittelrezept eine **Substitutionsbescheinigung** ausstellen. Sie ist mit dem Vermerk „Nur zur Vorlage beim Arzt" zu kennzeichnen und dient der Vorlage bei einem anderen Arzt, der dann die Substitution nach Überprüfung der Angaben zur Person und Vergleich mit dem Personalausweis bzw. Reisepass fortsetzen kann. Auf der Substitutionsbescheinigung sind anzugeben:

- Name, Vorname und Anschrift des Patienten, für den die Substitutionsbescheinigung bestimmt ist,
- Ausstellungsdatum,
- das verschriebene Substitutionsmittel und die Tagesdosis,
- Beginn des Verschreibens und der Abgabe des Substitutionsmittels an den Patienten, ggf. Beginn des Verschreibens eines Substitutionsmittels zur eigenverantwortlichen Einnahme,
- Gültigkeit von ... bis,
- Vermerk „Nur zur Vorlage beim Arzt",
- Name, Berufsbezeichnung, Anschrift und Telefonnummer des ausstellenden Arztes,
- Unterschrift des ausstellenden Arztes.

Teil I der Substitutionsbescheinigung (s. BtM-Rezeptformblatt) erhält der Patient zur Vorlage beim übernehmenden Arzt. Teil II und Teil III verbleiben beim ausstellenden Arzt. Wird die Substitution nur zeitweise übernommen, hat der übernehmende Arzt den behandelnden Arzt unmittelbar nach Abschluss der Substitution schriftlich über die durchgeführten Maßnahmen zu unterrichten.

Schließlich müssen sämtliche zur Substitutionsbehandlung erforderlichen Maßnahmen, bei fehlender suchttherapeutischer Qualifikation (s. oben) auch hinsichtlich einer Zusammenarbeit mit einem Konsiliarius, vom Arzt dokumentiert und ggf. auf Verlangen der zuständigen Landesbehörde zur Einsicht und Auswertung vorgelegt oder eingesandt werden.

# 22 Arzneitherapie bei speziellen Patientengruppen

*Heyo K. Kroemer*

## Arzneimittel bei Niereninsuffizienz

Bei eingeschränkter Nierenfunktion werden alle renal eliminierten Substanzen und deren Metabolite langsamer ausgeschieden. Entsprechend ist die Dosierung zu vermindern oder das Dosierungsintervall zu verlängern. Andernfalls können auch bei sonst gut vertragenen Dosen toxische Symptome auftreten. Außer der Pharmakokinetik können Störungen der Nierenfunktion auch die Pharmakodynamik eines Arzneimittels beeinflussen. So kann bei Niereninsuffizienz die Empfindlichkeit gegenüber renalen und extrarenalen Nebenwirkungen zunehmen. Ein Arzneimittel kann bei eingeschränkter Nierenfunktion seine Wirkung auch verlieren, z. B. Thiaziddiuretika.

Mit einer Beeinträchtigung der renalen Elimination ist häufig in höherem Alter zu rechnen. Der Rückgang der glomerulären Filtrationsrate ab dem 40. Lebensjahr beträgt etwa 1% pro Lebensjahr. Da gleichzeitig im Alter die Muskelmasse und damit die Bildung von Kreatinin abnimmt, bleibt die Kreatininkonzentration im Plasma trotz verminderter glomerulärer Filtration jedoch in der Regel normal.

Das Ausmaß der Nierenfunktionsstörung lässt sich durch Bestimmung der Kreatininclearance feststellen. Zur Abschätzung der Kreatininclearance kann die folgende Formel verwendet werden, die neben Serumkreatinin Körpergewicht, Alter und Geschlecht des Patienten berücksichtigt.

Kreatininclearance für Männer in ml/min:

$$\frac{(140 - \text{Lebensalter}) \times \text{Körpergewicht (kg)}}{72 \times \text{Serumkreatinin (mg/dl)}}$$

Kreatininclearance für Frauen:

0,85 × Kreatininclearance für Männer.

Für die Praxis lassen sich bezüglich der Dosierung und Anwendung bei Niereninsuffizienz folgende drei Arzneimittelgruppen bilden:

- Pharmaka, die infolge vorwiegend extrarenaler Elimination oder großer therapeutischer Breite auch bei Niereninsuffizienz in üblicher Dosierung gegeben werden.
- Pharmaka, die eine Dosisreduktion in Abhängigkeit von der Nierenfunktion erfordern.
- Pharmaka, die bei Niereninsuffizienz grundsätzlich nicht verwendet werden sollten.

Bei Pharmaka, die eine Dosisanpassung in Abhängigkeit von der Nierenfunktion erfordern, wird entweder die Dosis reduziert oder das Dosierungsintervall verlängert. Aus Kreatininclearance (KC) und extrarenaler Clearancefraktion (ERCF), die für jede Substanz eine typische Kenngröße ist (s. *Tabelle 22.1*) und die ihren extrarenal eliminierten Anteil angibt, lässt sich die individuelle Clearancefraktion (ICF) und die Dosis bei Niereninsuffizienz ($D_{Ni}$) folgendermaßen berechnen ($D_N$ =Normaldosis):

$$\text{ICF} = \frac{(1 - \text{ERCF}) \times \text{KC}}{100} + \text{ERCF}$$

$$D_{Ni} = D_N \times \text{ICF}$$

*Beispiel mit Atenolol.* Patient 67 Jahre, Gewicht 85 kg, Serumkreatinin 4,5 mg %, $D_N$ 100 mg/24 h, ERCF 0,06.

Kreatininclearance:

$$\text{KC} = \frac{(140 - 67) \times 85}{4{,}5 \times 72} = 19{,}2 \text{ ml/min}$$

Individuelle Clearancefraktion:

$$\text{ICF} = \frac{(1 - 0{,}06) \times 19{,}2}{100} + 0{,}06 = 0{,}24$$

$$D_{NI} = 100 \text{ mg} \times 0{,}24 = 24 \text{ mg/24 h}$$

Auch bei Niereninsuffizienz dauert es etwa 5 Halbwertszeiten, bis der Plasmaspiegel einen Steady-State-Wert erreicht hat. Da dieser Vorgang bei Niereninsuffizienz für renal eliminierte Substanzen verlängert ist, ist die Gabe einer Ladungsdosis erforderlich, falls ein sofortiger Effekt erwünscht ist.

Tabelle 22.1
**Extrarenale Clearancefraktion (ERCF) überwiegend renal eliminierter Substanzen (Beispiele)**

| Substanz | ERCF |
|---|---|
| Ampicillin | 0,1 |
| Atenolol | 0,06 |
| Captopril | 0,6 |
| Digoxin | 0,3 |
| Gentamicin | 0,02 |
| Lithium | 0,02 |
| Penicillin G | 0,4 |
| Sotalol | 0,2 |

Alle Dosierungsempfehlungen gelten für die chronische Einschränkung der Nierenfunktion und dürfen nicht ohne weiteres bei akuter Niereninsuffizienz (z. B. beim Schock) herangezogen werden. Da die Nierenfunktion auch bei chronischem Verlauf nicht immer konstant ist, sollten bei chronischer Niereninsuffizienz möglichst solche Arzneimittel bevorzugt werden, deren Dosierung trotz Niereninsuffizienz nicht verändert werden muss. Bei Arzneimitteln mit geringer therapeutischer Breite (z. B. Antiarrhythmika, Antiepileptika, Digoxin) müssen ggf. Blutspiegel bestimmt werden.

*Tabelle 22.2* enthält auch Arzneimittel, die bei eingeschränkter Nierenfunktion grundsätzlich nicht verwendet werden sollten. Dazu gehören z. B. kaliumsparende Diuretika, die insbesondere bei Niereninsuffizienz zu Hyperkaliämien führen können, oder Arzneimittel, die bei Kumulation zu besonders schwerwiegenden Nebenwirkungen führen können, z. B. Optikusschäden nach Ethambutol.

## Arzneimittel bei Leberkrankheiten

Schwere Leberkrankheiten können über mehrere Mechanismen zu Änderungen der Pharmakokinetik oder der Pharmakodynamik eines Arzneimittels führen.

Tabelle 22.2
**Arzneimitteldosierung bei chronischer Niereninsuffizienz (Auswahl)**

| Indikationsgruppe | Arzneimittel | Anwendung | Kommentar |
|---|---|---|---|
| **ACE-Hemmer** | Captopril | 3 | Cave Hyperkaliämie |
| | Enalapril | 3 | Cave Hyperkaliämie |
| | Fosinopril | 3 | Cave Hyperkaliämie |
| | Lisinopril | 3 | Cave Hyperkaliämie |
| | Moexipril | 3 | Cave Hyperkaliämie |
| **Analgetika** | Acetylsalicylsäure | 4 | Einschränkung der Nierenfunktion, gastrointestinale Blutungen |
| | Paracetamol | 2 | |
| | Metamizol | 3 | |
| | Morphin | 4 | erhöhte ZNS-Empfindlichkeit |
| | Methadon | 4 | erhöhte ZNS-Empfindlichkeit |
| | Pethidin | 4 | erhöhte ZNS-Empfindlichkeit |
| **AT1-Rezeptorantagonisten** | Candesartan | 3 | |
| | Eprosartan | 2 | |
| | Irbesartan | 1 | |
| | Losartan | 2 | |

**1:** Pharmaka, die wegen ihrer vorwiegend extrarenalen Elimination oder ihrer großen therapeutischen Breite bei chronischer Niereninsuffizienz in üblicher Dosierung gegeben werden können.
**2:** Pharmaka, die bei schwerer chronischer Niereninsuffizienz (Kreatininclearance <10 ml/min, Serumkreatinin >8 mg/dl) eine Dosisreduktion erfordern.
**3:** Pharmaka, die schon bei mäßiger chronischer Niereninsuffizienz (Kreatininclearance 50–10 ml/min; Serumkreatinin 1,5–8 mg/dl) eine Dosisreduktion erfordern.
**4:** Pharmaka, die bei schwerer chronischer Niereninsuffizienz (Kreatininclearance <10 ml/min) nicht verwendet werden sollten.
**5:** Pharmaka, die schon bei mäßiger chronischer Niereninsuffizienz (Kreatininclearance 50–10 ml/min) nicht verwendet werden sollten.
Keine Angabe: zuverlässige Daten sind nicht verfügbar.

Tabelle 22.2
***Fortsetzung***

| Indikationsgruppe | Arzneimittel | Anwendung | Kommentar |
|---|---|---|---|
| **Anthelmintika** | Niclosamid | | |
| | Mebendazol | | |
| **Antiarrhythmika** | Amiodaron | 2 | Gefahr der Iodakkumulation |
| | Chinidin | 1 | |
| | Mexiletin | 2 | |
| | Propafenon | 1 | |
| | Disopyramid | 3 | |
| | Flecainid | 2 | |
| **Antibiotika/ Chemotherapeutika** | Benzylpenicillin | 2 | |
| | Oralpenicilline | 2 | |
| | Aminopenicilline | 2 | |
| | Oxacillin | 1 | |
| | Ceftriaxon | 1 | |
| | Cefotiam | 2 | |
| | Cefazolin | 3 | |
| | Cidofovir | 5 | Substanz ist nephrotoxisch, die Nierenfunktion muss vor jeder Gabe überprüft werden |
| | Doxycyclin | 1 | |
| | Minocyclin | 1 | |
| | Erythromycin | 2 | maximal 1,5 g/d (Ototoxizität) |
| | Clarithromycin | 3 | |
| | Telithromycin | 1 | bei stark eingeschränkter Nierenfunktion Dosis halbieren |
| | Clindamycin | 2 | |
| | Lincomycin | 3 | |
| | Linezolid | 1 | Vorsicht bei schwerer Niereninsuffizienz |
| | Aminoglykoside | 3 | |
| | Gyrasehemmer | 3 | |
| | Co-trimoxazol | 3, 4 | schwierige Dosierung bei Plasmakreatinin >2,5 mg/dl |
| | Metronidazol | 2 | |
| | Chloramphenicol | 1 | |
| | Sulfonamide | 4 | Kristallurie, Blutbildungsstörungen |
| | Nalidixinsäure | 5 | toxische Metabolite |
| | Nitrofurantoin | 5 | periphere Neuropathie |
| **Anticholinergika** | Atropin | 3 | 50% renale Elimination |
| **Antidementiva** | Donezepil | 2 | Vorsicht bei schwerer Niereninsuffizienz, da die Substanz mit langer Halbwertszeit teilweise hepatisch und teilweise renal eliminiert wird |

Tabelle 22.2
***Fortsetzung***

| Indikationsgruppe | Arzneimittel | Anwendung | Kommentar |
|---|---|---|---|
| **Antidiabetika** | Insulin | 2 | |
| | Glibenclamid | 2, 4 | Hypoglykämie |
| | Metformin | 5 | Laktatazidose |
| | Nateglinid | 1 | Vorsicht bei schweren Nierenfunktionsstörungen |
| | Rosiglitazon | 4 | |
| | Acarbose | | |
| **Antiemetika** | Dimenhydrinat | | |
| | Doxylamin | | |
| | Metoclopramid | 2, 4 | extrapyramidale Störungen |
| | Scopolamin | | |
| | Ondansetron | 1 | |
| | Dolasetron | 1 | |
| | Tropisetron | 1 | |
| **Antiepileptika** | Carbamazepin | 2 | |
| | Phenobarbital | 1 | |
| | Phenytoin | 1 | |
| | Primidon | 3 | |
| | Tiagabin | 1 | |
| | Valproinsäure | 1 | |
| **Antihistaminika** | Fexofenadin | 1 | |
| **Antihypertonika** | Hydralazin | 2 | |
| | Prazosin | 1 | |
| | Clonidin | 3 | 65% renale Elimination |
| | Reserpin | 1 | |
| | Methyldopa | 3 | |
| | Moxonidin | 3, 4 | 80–90% renale Elimination |
| **Antikoagulanzien** | Cumarinderivate | 1 | |
| | Heparin | 1 | |
| | Lepirudin | 3, 4 | |
| **Antimalariamittel** | Chloroquin | 1 | |
| | Halofantrin | | |
| | Mefloquin | 1 | |
| | Proguanil | | |
| | Pyrimethamin | | |
| **Antiphlogistika, nichtsteroidale** | Diclofenac | 1 | |
| | Indometacin | 1 | |
| | Ibuprofen | 1 | |
| | Celecoxib | 1 | |
| | Valdecoxib | 1 | |
| **Antirheumatika** | Auranofin | 5 | Nephrotoxizität |

Tabelle 22.2
***Fortsetzung***

| Indikationsgruppe | Arzneimittel | Anwendung | Kommentar |
|---|---|---|---|
| **Antituberkulotika** | Ethambutol | 5 | Optikusschäden |
| | Isoniazid | 2 | |
| | Rifampicin | 1 | |
| | Streptomycin | 3 | |
| | Protionamid | | |
| **Aromatasehemmer** | Letrozol | 1 | lt. Fachinformation bei Kreatininclearance von <30 ml/min nicht untersucht |
| **Betarezeptoren-blocker** | Atenolol | 3 | |
| | Bisoprolol | 2 | |
| | Betaxolol | 2 | |
| | Metoprolol | 1 | |
| | Propranolol | 2 | bei Niereninsuffizienz Verminderung des First-Pass-Effekts |
| | Sotalol | 3 | |
| **Bronchospasmo-lytika/Antiasthma--tika** | Terbutalin | 1 | |
| | Fenoterol | 1 | |
| | Salbutamol | 2 | |
| | Theophyllin | 1 | |
| | Cromoglicinsäure | | |
| | Ipratropiumbromid | | |
| | Inhalative Glucocorticoide | 1 | |
| **Calciumantagonisten** | Verapamil | 1 | |
| | Nifedipin | 1 | |
| | Diltiazem | 1 | |
| | Nitrendipin | | |
| | Gallopamil | | |
| | Lercanidipin | 4 | Bei Patienten mit leichter und mittelschwerer Nierenfunktionsstörung Vorsicht bei Dosiserhöhung auf 20 mg |
| | Nimodipin | 1 | |
| | Nisoldipin | | |
| | Isradipin | | |
| | Nicardipin | | |
| **Corticosteroide** | Prednison | 1 | |
| | Dexamethason | 1 | |
| | Triamcinolon | 1 | |
| **Diuretika** | Thiazide | 4 | Wirkungsverlust bei Kreatininclearance <30 ml/min |
| | Furosemid | 1 | |
| | Spironolacton | 5 | Hyperkaliämie |
| | Amilorid | 5 | Hyperkaliämie |
| | Triamteren | 5 | Hyperkaliämie |

Tabelle 22.2
***Fortsetzung***

| Indikationsgruppe | Arzneimittel | Anwendung | Kommentar |
|---|---|---|---|
| **Expektoranzien** | Ambroxol | 2 | renal eliminierte Metaboliten |
| | Bromhexin | 2 | s. Ambroxol |
| | Acetylcystein | | |
| | Carbocistein | | |
| **Gichtmittel** | Allopurinol | 3 | |
| | Colchicin | 2 | |
| **Hypnotika** | Triazolam | 2 | |
| | Flunitrazepam | 2 | |
| | Nitrazepam | 2 | |
| | Diazepam | 2 | |
| **Hormone** | Testosteron | 1 | |
| | Estradiol | 1 | |
| | Norethisteron | 1 | |
| | Kontrazeptiva | 1 | |
| **Immunsuppressiva** | Azathioprin | 2 | |
| | Ciclosporin | 1 | |
| | Sirolimus | 1 | |
| **Herzglykoside** | Digoxin | 3 | |
| | Digitoxin | 2 | |
| **Koronarmittel** | Isosorbiddinitrat | 1 | |
| | Isosorbidmononitritat | 1 | |
| | Glyceroltrinitrat | 1 | |
| | Molsidomin | 1 | |
| **Laxanzien** | Anthrachinone | | |
| | Bisacodyl | | |
| | Quellmittel | 1 | |
| **Lipidsenker** | Fibrate | 3, 4 | Einschränkung der Nierenfunktion, Myopathie |
| | Atorvastatin | 1 | |
| | Lovastatin | 1 | |
| | Pravastatin | 1 | |
| | Fluvastatin | | |
| | Simvastatin | 1 | |
| | Colestyramin | 1 | |
| | Ezetimib | 1 | |
| **Magen-Darm-Mittel** | Antazida | 1 | bei Mg-haltigen Antazida Kumulation von Mg möglich |
| | $H_2$-Antagonisten | 2 | |
| | Pirenzepin | 2 | 50% renale Elimination |
| | Omeprazol | 1 | |
| | Esomeprazol | 1 | Vorsicht bei schwerer Niereninsuffizienz aufgrund eingeschränkter Erfahrungen |
| | Sucralfat | 1 | |

Tabelle 22.2
***Fortsetzung***

| Indikationsgruppe | Arzneimittel | Anwendung | Kommentar |
|---|---|---|---|
| **Migränemittel** | Ergotamin | 5 | nicht verwenden bei Kreatininclearance <20 ml/min; renale Vasokonstriktion |
| | Dihydroergotamin | 5 | wie Ergotamin |
| | Almotriptan | 4 | |
| | Eletriptan | 4 | |
| | Frovatriptan | 4 | |
| | Sumatriptan | 1 | |
| | Naratriptan | 4 | Höchstdosis bei mäßiger Funktionseinschränkung 2,5 mg |
| | Zolmitriptan | 4 | keine Dosisanpassung bei Kreatininclearance <15 ml/min |
| **Parkinsonmittel** | Budipin | | |
| | Ropinirol | 4 | Dosierung bei Kreatininclearance von 30–50 ml wie normale Nierenfunktion |
| **Phosphodiesterase-inhibitoren** | Sildenafil<br>Tadalafil | | Bei schwerer Niereninsuffizienz sollte die Dosis reduziert werden |
| | Vardenafil | | |
| **Psychopharmaka** | Bromazepam | 2 | |
| | Oxazepam | 2 | |
| | Diazepam | 2 | |
| | Trizyklische Antidepressiva | 1 | |
| | Nefazodon | 1 | bei stark eingeschränkter Nierenfunktion niedrig dosieren |
| | Lithium | 3, 4 | |
| | Phenothiazine | 2 | |
| | Haloperidol | 1 | |
| | Sertralin | 1 | bisher keine Steady-State-Untersuchungen, daher Vorsicht bei stark eingeschränkter Nierenfunktion |
| **Schilddrüsen-therapeutika** | Levothyroxin | 1 | |
| | Liothyronin | 1 | |
| | Carbimazol | 3 | |
| | Thiamazol | 3 | |
| | Iodid | 3 | |
| **Zytostatika** | Capecitabin | 1 | Nur für leichte bis mittelschwere Nierenfunktionsstörungen gezeigt |
| | Cladribin | | in hohen Dosen nephrotoxisch |
| | Cyclophosphamid | 2 | |
| | Methotrexat | 5 | Nephrotoxizität |
| | Doxorubicin | 2 | |
| | Cisplatin | 5 | Nephrotoxizität |
| | Topotecan | 3 | |
| | Imatinib | 1 | |

Zu *Änderungen der Pharmakokinetik* kommt es, wenn hepatisch metabolisierte Pharmaka bei einer Leberschädigung langsamer eliminiert werden. Das kann vor allem bei Arzneimitteln mit geringer therapeutischer Breite zu einer Verstärkung von Wirkung und Toxizität führen. Im Gegensatz zur Niereninsuffizienz, bei der Dosierungsrichtlinien in Abhängigkeit von der Kreatininclearance anwendbar sind, lässt sich ein verbindliches Dosierungsschema bei Leberkrankheiten nicht geben. Auch Leberfunktionstests lassen keinen sicheren Rückschluss auf das Ausmaß der Elimination anderer Arzneimittel zu. Deshalb sind bei Leberkrankheiten eine strenge Indikationsstellung und eine sorgfältige klinische Überwachung der Arzneitherapie unerlässlich. Nach Möglichkeit sollten Substanzen verwendet werden, die überwiegend leberunabhängig, d. h. renal ausgeschieden werden.

In der Leber metabolisierte Pharmaka lassen sich in zwei Gruppen mit hoher und niedriger hepatischer Extraktion einteilen.

**Arzneistoffe mit hoher hepatischer Extraktion.** Dies sind Substanzen mit einem ausgeprägten First-Pass-Metabolismus (über 60% bei einmaliger Passage), bei denen ein hohes Risiko einer Überdosierung besteht. Hier hängt das Ausmaß der hepatischen Elimination vom hepatischen Blutfluss und von der metabolischen Kapazität der Leber ab. Bei Leberparenchymkrankheiten und portosystemischen Shunts ist mit einer höheren Konzentration nach einmaliger oraler Applikation und mit einer verlangsamten Elimination zu rechnen. Bei diesen Substanzen sollten deshalb Initialdosis und Erhaltungsdosis bei oraler oder rektaler Gabe erniedrigt werden. Arzneistoffe mit hoher hepatischer Extraktion sind zum Beispiel:

| | |
|---|---|
| Clomethiazol | Metoprolol |
| Desipramin | Naloxon |
| Diltiazem | Nortriptylin |
| Domperidon | Pentazocin |
| Ergotamin | Pethidin |
| Fentanyl | Prazosin |
| Glyceroltrinitrat | Propranolol |
| Imipramin | Pyridostigmin |
| Lidocain | Verapamil |

**Arzneistoffe mit niedriger hepatischer Extraktion.** Bei Substanzen mit niedriger hepatischer Extraktion (unter 30% bei einmaliger Passage) besteht ein geringeres Risiko einer Überdosierung. Hier ist das Ausmaß der hepatischen Elimination in erster Linie von der metabolischen Kapazität der Leber abhängig. Bei einmaliger Applikation ist bei diesen Substanzen nicht mit einer erhöhten Plasmakonzentration zu rechnen. Deshalb ist nur eine Reduktion der Erhaltungsdosis, nicht aber der Initialdosis bzw. der Dosis bei einmaliger Gabe erforderlich. Substanzen mit niedriger hepatischer Extraktion sind zum Beispiel:

| | |
|---|---|
| Cefoperazon | Metildigoxin |
| Chinidin | Paracetamol |
| Chloramphenicol | Pentobarbital |
| Chlorpromazin | Phenobarbital |
| Clindamycin | Phenytoin |
| Diazepam | Rifampicin |
| Digitoxin | Theophyllin |
| Hexobarbital | |

Bei Leberkrankheiten kann es auch zu *Veränderungen der Pharmakodynamik* eines Arzneimittels kommen. Beispielsweise kann die verminderte hepatische Synthese von Gerinnungsfaktoren zur Wirkungsverstärkung bei oralen Antikoagulanzien führen. Bei hepatischer Enzephalopathie ist die Empfindlichkeit für zentral wirksame Stoffe erhöht, z. B. Tranquillanzien, Neuroleptika, Hypnotika, Antidepressiva, Antiepileptika und Opioide. Eine hepatische Enzephalopathie kann auch durch eine Diuretika-bedingte Hypokaliämie ausgelöst werden. Ödeme und Aszites bei chronischen Leberkrankheiten können durch Substanzen verstärkt werden, die ihrerseits eine Flüssigkeitsretention auslösen, z. B. nichtsteroidale Antiphlogistika und Corticosteroide. Schließlich kann die hepatotoxische Wirkung von Arzneimitteln bei Leberkrankheiten erhöht sein. Das gilt z. B. für Erythromycin, Goldsalze, Methyldopa oder Rifampicin.

## Arzneimittel in der Schwangerschaft

Grundsätzlich sollte die Anwendung von Arzneimitteln in der Schwangerschaft auf das absolut Notwendige beschränkt werden. Fast alle Arzneistoffe passieren die Plazenta. Trotzdem fehlen häufig, selbst bei lange gebräuchlichen und bei fast allen neu entwickelten Arzneimitteln, sichere Daten über etwaige embryo- oder fetotoxische Wirkungen.

Der Grundsatz, Arzneimittel während der Schwangerschaft, insbesondere während der Frühphase, möglichst zu vermeiden, lässt sich nicht immer einhalten. Bei manchen mütterlichen Krankheiten wie Diabetes mellitus, Epilepsie, Hypertonie oder schweren Infektionen ist eine Arzneitherapie unumgänglich. Dann muss die Gefährdung des Kindes durch das Arzneimittel oder durch die Krankheit der Mutter gegen die Gefährdung der Mutter abgewogen werden. In jedem Fall sollten bei einer unumgänglichen Behandlung ausschließlich

Tabelle 22.3
**Arzneimittel ohne nachgewiesene Risiken für das Kind (Auswahl)**

| Stoffgruppe | Wirkstoff |
|---|---|
| Analgetika | Paracetamol |
| Antimalariamittel | Proguanil, Chloroquin |
| Antibiotika | Cephalosporine, Erythromycin, Penicilline |
| Antidiabetika | Insulin |
| Antiemetika | Doxylamin |
| Antihypertonika | Dihydralazin, Methyldopa |
| Hormone | Levothyroxin |
| Hypnotika | Doxylamin |
| Laxanzien | Quellmittel, Bisacodyl, salinische Abführmittel |
| Mineralstoffe | Eisen, Calcium |
| Antituberkulotika | Ethambutol |

Arzneimittel eingesetzt werden, die ohne nachgewiesene Risiken für das Kind sind (*Tabelle 22.3*) oder für die schon lange Erfahrungen in der Schwangerschaft vorliegen. Neue Arzneimittel sollten gemieden werden. Auch Arzneimittel, für die bisher nur im Tierversuch, nicht aber beim Menschen fruchtschädigende Effekte beobachtet wurden, sollten nach Möglichkeit nicht verwendet werden. Pharmaka mit nachgewiesener fruchtschädigender Wirkung dürfen nur nach Ausschluss einer Schwangerschaft und unter Kontrazeptionsschutz gegeben werden. Schwangere Frauen sollten auch auf Risiken der Selbstmedikation hingewiesen werden.

Die *Tabellen 22.3* und *22.4* geben Hinweise zur Anwendung einiger Arzneimittel in der Schwangerschaft. Für eingehende Informationen wird auf die Fachinformation der Arzneimittelhersteller (www.fachinfo.de) und auf die Monographien des BfArM verwiesen.

Tabelle 22.4
**Anwendung von Arzneimitteln in der Schwangerschaft (Auswahl)**

| Arzneimittel | bis 12. Woche | 12.-28. Woche | ab 28. Woche | Kommentar |
|---|---|---|---|---|
| **ACE-Hemmer** | | | | |
| Captopril | – | – | – | Verdacht auf Embryotoxizität, Anurie bei Neugeborenen bei allen ACE-Hemmern |
| Enalapril | – | – | – | |
| Fosinopril | – | – | – | |
| Lisinopril | – | – | – | |
| Moexipril | – | – | – | |
| **Analgetika** | | | | |
| Acetylsalicylsäure | + | + | – | Wehenhemmung, Blutungsneigung, vorzeitiger Verschluss des Ductus Botalli |
| Paracetamol | + | + | + | |
| Metamizol | – | – | – | Störung der Hämatopoese, vorzeitiger Verschluss des Ductus Botalli |
| Tramadol | 0 | 0 | 0 | |
| Opioide | – | – | – | Atemdepression, Entzugssymptome bei Kindern abhängiger Mütter post partum |
| **$AT_1$-Rezeptorantagonisten** | | | | |
| Candesartan | – | – | – | |
| Eprosartan | – | – | – | |
| Irbesartan | – | – | – | |
| Losartan | – | – | – | |

+ wahrscheinlich ohne Risiko, – kontraindiziert, (-) bei strenger Indikationsstellung bedingt anwendbar; kein Hinweis auf embryotoxische oder fetotoxische Wirkung beim Menschen, 0 ausreichende Erfahrungen beim Menschen liegen nicht vor. Vermeiden.

Tabelle 22.4
***Fortsetzung***

| Arzneimittel | bis 12. Woche | 12.-28. Woche | ab 28. Woche | Kommentar |
|---|---|---|---|---|
| **Anthelmintika** | | | | |
| Niclosamid | (–) | (–) | (–) | |
| Mebendazol | (–) | (–) | (–) | |
| **Antiarrhythmika** | | | | |
| Chinidin | + | + | + | |
| Mexiletin | 0 | – | – | Fetotoxizität |
| Propafenon | (–) | (–) | (–) | |
| Flecainid | 0 | 0 | 0 | |
| **Antibiotika/Chemotherapeutika** | | | | |
| Penicilline | + | + | + | |
| Cephalosporine | + | + | + | |
| Tetracycline | – | – | – | Wachstumsstörungen, Zahnschäden |
| Erythromycin | + | + | + | |
| Clarithromycin | (–) | (–) | (–) | |
| Azithromycin | (–) | (–) | (–) | |
| Telithromycin | – | – | – | |
| Clindamycin | (–) | (–) | (–) | |
| Lincomycin | (–) | (–) | (–) | |
| Linezolid | 0 | 0 | 0 | |
| Co-trimoxazol | – | – | – | beim Tier teratogen, Kernikterus |
| **Antibiotika/Chemotherapeutika** | | | | |
| Gyrasehemmer | – | – | – | Knorpelschädigung |
| Metronidazol | – | – | – | im Tierversuch mutagen und kanzerogen |
| Chloramphenicol | – | – | – | Abortgefahr, teratogen, Grau-Syndrom |
| Aminoglykoside | – | – | – | |
| Sulfonamide | – | – | – | beim Tier teratogen, Kernikterus |
| Nitrofurantoin | (–) | (–) | – | hämolytische Anämie |
| **Anticholinergika** | | | | |
| Atropin | (–) | (–) | (–) | Tachykardie beim Neugeborenen |
| **Antidementiva** | | | | |
| Donepezil | – | – | – | |
| **Antidiabetika** | | | | |
| Insulin | + | + | + | |
| Sulfonylharnstoffe | – | – | – | teratogene Schäden durch Hyper- und Hypoglykämien, daher Umstellung auf Insulin |
| Metformin | | | | |
| Nateglinid | – | – | – | |
| Rosiglitazon | – | – | – | |
| Acarbose | – | – | – | |
| **Antiemetika** | | | | |
| Dimenhydrinat | (–) | (–) | (–) | vorzeitige Wehen möglich |

Tabelle 22.4
***Fortsetzung***

| Arzneimittel | bis 12. Woche | 12.-28. Woche | ab 28. Woche | Kommentar |
|---|---|---|---|---|
| **Antiemetika** | | | | |
| Doxylamin | + | + | + | |
| Meclozin | + | + | + | |
| Metoclopramid | (–) | + | + | |
| Dolasetron | 0 | 0 | 0 | |
| Ondansetron | 0 | 0 | 0 | |
| Tropisetron | 0 | 0 | 0 | |
| Scopolamin | (–) | (–) | (–) | Tachykardie beim Neugeborenen |
| **Antiepileptika** | | | | |
| Carbamazepin | – | – | – | im Tierversuch teratogen; Hinweise auf Fehlbildungen beim Menschen |
| Phenobarbital | (–) | (–) | (–) | wegen Gerinnungsstörungen Vitamin-K-Prophylaxe präpartal, Fehlbildungen |
| Phenytoin | – | – | – | |
| Primidon | (–) | (–) | (–) | s. Phenobarbital |
| Tiagabin | 0 | 0 | 0 | |
| Valproinsäure | – | – | – | Fehlbildungen |
| **Antihistaminika** | | | | |
| Fexofenadin | 0 | 0 | 0 | |
| **Antihypertonika** | | | | |
| Dihydralazin | + | + | + | |
| Prazosin | 0 | 0 | 0 | |
| Clonidin | – | – | – | Fruchttod |
| Reserpin | (–) | (–) | (–) | Behinderung d. Nasenatmung, Trinkstörungen |
| Methyldopa | – | + | + | Verminderung des Kopfumfangs möglich |
| Moxonidin | 0 | 0 | 0 | |
| **Antikoagulanzien** | | | | |
| Cumarinderivate | – | – | – | Fruchttod, Skelettanomalien, Hämorrhagien |
| Heparin | + | + | + | |
| Lepirudin | – | – | – | |
| **Antiöstrogene** | | | | |
| Letrozol | – | – | – | |
| **Antimalariamittel** | | | | |
| Chloroquin | + | + | + | nur zur Malariaprophylaxe und -therapie; als Antirheumatikum kontraindiziert |
| Halofantrin | 0 | 0 | 0 | |
| Mefloquin | 0 | 0 | 0 | |
| Proguanil | + | + | + | |
| Pyrimethamin | (–) | (–) | (–) | im Tierversuch embryotoxisch |
| **Antiphlogistika, nichtsteroidale** | | | | |
| Diclofenac | 0 | 0 | – | Verzögerung der Geburt, |
| Indometacin | 0 | 0 | – | vorz. Verschluss Ductus Botalli, Hämorrhagie |

Tabelle 22.4
***Fortsetzung***

| Arzneimittel | bis 12. Woche | 12.-28. Woche | ab 28. Woche | Kommentar |
|---|---|---|---|---|
| **Antiphlogistika, nichtsteroidale** | | | | |
| Ibuprofen | 0 | 0 | – | |
| Celecoxib | – | – | – | |
| Rofecoxib | – | – | – | |
| Valdecoxib | – | – | – | |
| **Antirheumatika** | | | | |
| Auranofin | 0 | 0 | 0 | im Tierversuch teratogen |
| Aurothioglucose | 0 | 0 | 0 | |
| **Antituberkulotika** | | | | |
| Ethambutol | + | + | + | |
| Isoniazid | – | (–) | (–) | Enzephalopathie |
| Rifampicin | – | (–) | (–) | im Tierversuch teratogen |
| Streptomycin | – | – | – | Ototoxizität, Nephrotoxizität |
| Protionamid | – | – | – | Fehlbildungen |
| **Antitussiva** | | | | |
| Codein | (–) | (–) | (–) | Atemdepression, Entzugssymptome bei Kindern abhängiger Mütter post partum |
| Noscapin | 0 | 0 | 0 | |
| **Expektoranzien** | | | | |
| Ambroxol | (–) | (–) | (–) | |
| Bromhexin | (–) | (–) | (–) | |
| Acetylcystein | (–) | (–) | (–) | |
| **Betarezeptorenblocker** | | | | |
| Atenolol | + | + | (–) | Bradykardie, Hypoglykämie |
| Bisoprolol | 0 | 0 | (–) | Bradykardie, Hypoglykämie |
| Betaxolol | 0 | 0 | (–) | Bradykardie, Hypoglykämie |
| Metoprolol | + | + | (–) | Bradykardie, Hypoglykämie |
| **Bronchospasmolytika/Antiasthmatika** | | | | |
| $Beta_2$-Agonisten | + | + | (–) | Wehenhemmung |
| Theophyllin | (–) | (–) | (–) | im Tierversuch teratogen, Tachykardie beim Neugeborenen |
| Cromoglicinsäure | 0 | 0 | 0 | |
| Ipratropiumbromid | (–) | (–) | (–) | Tachykardie beim Neugeborenen |
| Inhal. Glucocorticoide | + | + | + | |
| **Calciumantagonisten** | – | – | – | im Tierversuch teratogen und embryotoxisch |
| **Corticosteroide** | (–) | (–) | (–) | bei Langzeittherapie fetale Nebennierenrindeninsuffizienz |
| **Diuretika** | | | | |
| Thiazide | (–) | (–) | (–) | vermindertes intrauterines |
| Schleifendiuretika | (–) | (–) | (–) | Wachstum; Elektrolytstörungen |

Tabelle 22.4
***Fortsetzung***

| Arzneimittel | bis 12. Woche | 12.-28. Woche | ab 28. Woche | Kommentar |
|---|---|---|---|---|
| **Diuretika** | | | | |
| Spironolacton | 0 | 0 | 0 | beim Neugeborenen |
| Triamteren | 0 | 0 | 0 | |
| Amilorid | 0 | 0 | 0 | |
| **Gichtmittel** | | | | |
| Allopurinol | 0 | 0 | 0 | |
| Colchicin | – | – | – | im Tierversuch embryotoxisch |
| **Herzglykoside** | | | | |
| Digoxin | + | + | + | |
| Digitoxin | + | + | + | |
| **Hypnotika** | | | | |
| Benzodiazepine | (–) | (–) | – | bei Neugeb. Sedierung, Atemdepression, Trinkschwäche, "floppy infant syndrome" |
| Dimenhydrinat | (–) | (–) | (–) | vorzeitige Wehen möglich |
| Doxylamin | + | + | + | |
| **Hormone** | | | | |
| Androgene | – | – | – | Virilisierung, vorzeitige Skelettreifung |
| Anabolika | – | – | – | Virilisierung |
| Östrogene | – | – | – | Feminisierung männlicher Feten |
| Gestagene | – | – | – | Androgenisierung möglich |
| **Immunsuppressiva** | | | | |
| Azathioprin | – | – | – | |
| Ciclosporin | 0 | 0 | 0 | |
| Sirolimus | 0 | 0 | 0 | |
| **Koronarmittel** | | | | |
| Isosorbiddinitrat | + | + | + | |
| Isosorbidmononitrat | + | + | + | |
| Glyceroltrinitrat | + | + | + | |
| Molsidomin | – | – | – | im Tierversuch kanzerogen |
| **Laxanzien** | | | | |
| Anthrachinone | + | + | + | Ausnahme: Aloe; Mekoniumabgang beim Feten |
| Bisacodyl | + | + | + | |
| Quellmittel | + | + | + | |
| **Lipidsenker** | | | | |
| Fibrate | 0 | – | – | |
| Statine | – | – | – | |
| Ezetimib | 0 | 0 | 0 | Kombination mit Statinen kontraindiziert |
| Colestyramin | + | + | + | |
| **Magen-Darm-Mittel** | | | | |
| Antazida | + | + | + | |

Tabelle 22.4
***Fortsetzung***

| Arzneimittel | bis 12. Woche | 12.-28. Woche | ab 28. Woche | Kommentar |
|---|---|---|---|---|
| **Magen-Darm-Mittel** | | | | |
| $H_2$-Antagonisten | (–) | (–) | (–) | |
| Pirenzepin | (–) | (–) | (–) | |
| Omeprazol | 0 | 0 | 0 | |
| Esomeprazol | 0 | 0 | 0 | |
| Sucralfat | + | + | + | |
| **Migränemittel** | | | | |
| Metoclopramid | (-) | + | + | |
| Ergotamin | – | – | – | Uteruskontraktion, Vasokonstriktion, Abort |
| Dihydroergotamin | – | – | – | Tierexperimentell embryotoxisch |
| Almotriptan | 0 | 0 | 0 | |
| Eletriptan | 0 | 0 | 0 | |
| Frovatriptan | 0 | 0 | 0 | |
| Naratriptan | 0 | 0 | 0 | |
| Sumatriptan | 0 | 0 | 0 | |
| Zolmitriptan | 0 | 0 | 0 | |
| **Parkinsonmittel** | | | | |
| Budipin | – | – | – | |
| Ropinirol | – | – | – | |
| **Psychopharmaka** | | | | |
| Tranylcypromin | (–) | (–) | (–) | |
| Lithium | – | – | – | kardiovaskuläre Anomalien, toxisch für das Neugeborene |
| Phenothiazine | (–) | (–) | – | Ikterus, Sedierung, extrapyramidale Symptome beim Neugeborenen |
| Butyrophenone | (–) | (–) | (–) | |
| Nefazodon | 0 | 0 | 0 | |
| Sertralin | 0 | 0 | 0 | |
| **Schilddrüsentherapeutika** | | | | |
| Levothyroxin | + | + | + | |
| Thyreostatika | (–) | (–) | (–) | Struma, Hypothyreose, Kretinismus |
| Iodid | – | – | – | zur Substitution bis 300 µg/d |
| **Varia** | | | | |
| Alkohol | – | – | – | embryofetales Alkoholsyndrom: Missbildungen, Minderwuchs, psychomot. Entwicklungsstörungen |

+ wahrscheinlich ohne Risiko, – kontraindiziert, (-) bei strenger Indikationsstellung bedingt anwendbar; kein Hinweis auf embryotoxische oder fetotoxische Wirkung beim Menschen, 0 ausreichende Erfahrungen beim Menschen liegen nicht vor. Vermeiden.

## Arzneimittel in der Stillzeit

Generell kann davon ausgegangen werden, dass alle Wirkstoffe, die die Mutter zu sich nimmt, in die Muttermilch übergehen. Die Konzentration in der Muttermilch hängt ab von der Konzentration im mütterlichen Blut, der Proteinbindung sowie von Molekulargewicht, Lipidlöslichkeit und Ionisationsgrad.

Die Quantifizierung der Wirkstoffaufnahme des Kindes ist möglich durch die Bestimmung von Milch- und Plasmaspiegel der Mutter (M/P-Ratio), Trinkmenge und Plasmaspiegel des Kindes.

Selbst bei hoher Konzentration eines Wirkstoffes in der Muttermilch wird beim Säugling eine wirksame Dosis selten erreicht (Trinkmenge 400–800 ml Milch, Resorptionseinschränkung), sodass es nur wenige sichere Kontraindikationen gibt. Trotzdem besteht generell die Gefahr der Kumulation beim Kind durch unreife Metabolisierungsmechanismen. Die Empfindlichkeit nimmt mit steigendem Lebensalter ab: Frühgeborene > Neugeborene > Erwachsene.

Die Gabe von Arzneimitteln ist bis auf wenige Ausnahmen kein Grund, vom Stillen abzuraten. Die Vorteile, die das Kind durch die Muttermilch erhält, sind meist größer als die etwaigen Nachteile durch das Arzneimittel.

Da es nur wenige gesicherte Daten über den Übergang von Arzneimitteln in die Muttermilch und die Auswirkungen auf den Säugling gibt, gilt generell:

- Wenn möglich, stillenden Müttern keine Arzneimittel geben.
- Beenden der Therapie der Mutter, wenn die Therapie nicht absolut notwendig ist.
- Möglichst nur erprobte oder als sicher erwiesene Arzneimittel verordnen.
- Arzneimittel mit kurzer Halbwertszeit bevorzugen.
- Eine Dauergabe ist problematischer als eine Einzelgabe.
- Wenn der Säugling unerwünschte Wirkungen zeigt: je nach Schwere Absetzen des Präparats, Stillpause von 1–2 Halbwertszeiten oder Abstillen.

*Tabelle 22.5* gibt Hinweise zur Anwendung einiger Arzneimittel in der Stillzeit. Für eingehende Informationen wird auf die Fachinformation der Arzneimittelhersteller (www.fachinfo.de) verwiesen.

Tabelle 22.5
**Anwendung von Arzneimitteln in der Stillzeit**

| Indikationsgruppe | Arzneimittel | Anwendung | Kommentar |
|---|---|---|---|
| **ACE-Hemmer** | Captopril | 2 | |
| | Enalapril | 2 | |
| | Fosinopril | 1 | |
| | Lisinopril | 2 | |
| | Moexipril | 1 | |
| **Analgetika** | Acetylsalicylsäure | 3 | Gerinnungsstörungen |
| | Paracetamol | 2 | |
| | Metamizol | 4 | Störung der Hämatopoese möglich |
| | Tramadol | 3 | |
| | Morphin | 4 | Atemdepression; bei einmaliger Applikation keine Unterbrechung des Stillens erforderlich |
| | Methadon | 4 | Atemdepression; Stillen bei Substitutionstherapie möglich |
| | Pethidin | 4 | s. Morphin |

**0:** Substanz geht nicht in die Muttermilch über.
**1:** Nicht bekannt, ob Substanz in die Milch übergeht oder den Säugling schädigt. Vermeiden aus Sicherheitsgründen.
**2:** Substanz geht möglicherweise in die Milch über. Eine Schädigung des Säuglings ist bisher nicht bekannt geworden oder die Konzentration in der Milch ist zu gering, um eine Schädigung des Säuglings hervorzurufen.
**3:** Vermeiden. Substanz geht in die Milch über. Die vorliegenden Erkenntnisse über mögliche Risiken für den Säugling sind unzureichend oder die Substanz kann das Befinden des Säuglings beeinträchtigen. In jedem Fall sorgfältige Beobachtungen des Kindes notwendig.
**4:** Kontraindiziert. Substanz geht in die Milch über und kann ernsthafte Schädigungen des Säuglings hervorrufen.
**5:** Substanz führt zur Verminderung der Milchproduktion.

Tabelle 22.5
***Fortsetzung***

| Indikationsgruppe | Arzneimittel | Anwendung | Kommentar |
|---|---|---|---|
| **$AT_1$-Rezeptor antagonisten** | Candesartan | 1 | |
| | Eprosartan | 1 | |
| | Irbesartan | 1 | |
| **Anthelmintika** | Niclosamid | 2 | |
| | Mebendazol | 2 | |
| **Antiarrhythmika** | Chinidin | 2 | |
| | Mexiletin | 2 | |
| | Propafenon | 2 | |
| | Flecainid | 2 | |
| **Antibiotika/ Chemotherapeutika** | Penicilline | 2 | Sensibilisierung des Kindes möglich |
| | Cephalosporine | 2 | s. Penicilline |
| | Doxycyclin | 2 | wahrscheinlich Inaktivierung durch Calcium in der Milch; keine längerfristige Gabe |
| | Erythromycin | 4 | |
| | Clarithromycin | 4 | |
| | Azithromycin | 4 | |
| | Telithromycin | 4 | |
| | Clindamycin | 4 | |
| | Lincomycin | 4 | |
| | Linezolid | 3 | Vor Beginn einer Behandlung sollte abgestillt werden |
| | Co-trimoxazol | 4 | Kernikterus |
| | Gyrasehemmer | 4 | Gelenkknorpelschädigung |
| | Metronidazol | 4 | im Tierversuch kanzerogene und mutagene Effekte |
| | Chloramphenicol | 4 | Knochenmarkdepression, Grau-Syndrom |
| | Sulfonamide | 4 | Kernikterus; bei Glukose-6-Phosphat-Dehydrogenasemangel hämolytische Anämie |
| | Nitrofurantoin | 4 | s. Sulfonamide |
| | Aminoglykoside | 4 | zwar nur geringe Resorption, aber Durchfälle beim Säugling |
| | Cidofovir | 1 | |
| **Anticholinergika** | Atropin | 3 | anticholinerge Wirkungen |
| **Antidementiva** | Donepezil | 1 | |
| **Antidiabetika** | Insulin | 0 | |
| | Glibenclamid | 3 | Hypoglykämie |
| | Metformin | 1 | |
| | Nateglinid | 1 | |
| | Rosiglitazon | 1 | |
| | Acarbose | 1 | |

Tabelle 22.5
***Fortsetzung***

| Indikationsgruppe | Arzneimittel | Anwendung | Kommentar |
|---|---|---|---|
| **Antiemetika** | Dimenhydrinat | 2 | |
| | Doxylamin | 2 | |
| | Metoclopramid | 3 | |
| | Phenothiazine | 3 | Sedierung |
| | Scopolamin | 3 | anticholinerge Wirkungen |
| | Dolasetron | 1 | |
| | Ondansetron | 1 | |
| | Tropisetron | 1 | |
| **Antiepileptika** | Carbamazepin | 2 | |
| | Phenobarbital | 3 | Sedierung |
| | Phenytoin | 2 | |
| | Primidon | 3 | |
| | Tiagabin | 1 | |
| | Valproinsäure | 2 | |
| **Antihypertonika** | Hydralazin | 2 | |
| | Prazosin | 2 | |
| | Clonidin | 3 | |
| | Reserpin | 3 | UW wie bei der Mutter |
| | Methyldopa | 3 | Durchfall, behinderte Nasenatmung, Sedierung |
| | Moxonidin | 3 | |
| **Antikoagulanzien** | Cumarinderivate | 2 | |
| | Heparin | 0 | |
| | Lepirudin | 1 | |
| **Antimalariamittel** | Chloroquin | 2 | |
| | Halofantrin | 1 | |
| | Mefloquin | 2 | |
| | Proguanil | 2 | |
| | Pyrimethamin | 4 | |
| **Antiphlogistika, nichtsteroidale** | Diclofenac | 2 | |
| | Indometacin | 3 | Krämpfe beschrieben |
| | Ibuprofen | 2 | |
| | Celecoxib | 3 | |
| | Valdecoxib | 3 | |
| **Antituberkulotika** | Ethambutol | 2 | |
| | Isoniazid | 3 | |
| | Rifampicin | 2 | |
| | Streptomycin | 2 | |
| | Protionamid | 1 | |
| **Antitussiva** | Codein | 2 | |
| | Noscapin | 2 | |

Tabelle 22.5
***Fortsetzung***

| Indikationsgruppe | Arzneimittel | Anwendung | Kommentar |
|---|---|---|---|
| **Betarezeptoren-blocker** | Atenolol | 3 | Hypoglykämie, Hypotonie, Bradykardie möglich |
| | Bisoprolol | 1 | |
| | Metoprolol | 3 | |
| | Propranolol | 3 | |
| | Sotalol | 3 | |
| **Bronchospasmo-lytika/Antiasthmatika** | Beta$_2$-Agonisten | 2 | Unruhe, Tachykardie |
| | Theophyllin | 3 | |
| | Cromoglicinsäure | 2 | |
| | Ipratropiumbromid | 3 | anticholinerge Wirkungen |
| | Inhalative Glucocorticoide | 2 | |
| **Calciumantagonisten** | Verapamil | 2 | |
| | Nifedipin | 2 | |
| | Diltiazem | 2 | |
| | Lercanidipin | 3 | |
| | Nitrendipin | 2 | |
| | Gallopamil | 2 | |
| | Nimodipin | 1 | |
| | Nisoldipin | 2 | |
| | Isradipin | 1 | |
| | Nicardipin | 2 | |
| **Corticosteroide** | Prednisolon | 3 | Nebennierenrindensuppression beim Kind nach hochdosierter Dauertherapie möglich |
| | Dexamethason | 3 | |
| | Triamcinolon | 3 | |
| **Diuretika** | Thiazide | 5, 2 | |
| | Schleifendiuretika | 5, 2 | |
| | Kaliumsparende Diuretika | 5, 2 | |
| **Expektoranzien** | Ambroxol | 2 | |
| | Bromhexin | 1 | |
| | Acetylcystein | 2 | |
| | Carbocistein | 2 | |
| **Gichtmittel** | Allopurinol | 2 | |
| | Colchicin | 4 | zytotoxisch |
| **Herzglykoside** | Digoxin | 2 | |
| | Digitoxin | 2 | |
| **Hormone** | Androgene | 4 | Virilisierung |
| | Östrogene | 5, 2 | |
| | Gestagene | 2 | |
| **Hypnotika** | Triazolam | 2 | |
| | Flunitrazepam | 2 | |
| | Nitrazepam | 2 | |

Tabelle 22.5
***Fortsetzung***

| Indikationsgruppe | Arzneimittel | Anwendung | Kommentar |
|---|---|---|---|
| **Hypnotika** | Diazepam | 3 | Sedierung, Trinkschwäche |
| **Immunsuppressiva** | Azathioprin | 1 | |
| | Ciclosporin | 4 | Abstillen empfohlen |
| | Sirolimus | 4 | Abstillen empfohlen |
| **Koronarmittel** | Isosorbiddinitrat | 2 | |
| | Isosorbidmononitrat | 3 | |
| | Glyceroltrinitrat | 2 | |
| | Molsidomin | 1 | |
| **Laxanzien** | Anthrachinone | 4 | Säuglingsdiarrhö möglich |
| | Bisacodyl | 2 | |
| | Quellmittel | 0 | |
| **Lipidsenker** | Fibrate | 1 | |
| | Statine | 1 | |
| | Ezetimib | 1 | |
| | Colestyramin | 0 | |
| **Magen-Darm-Mittel** | Antazida | 0 | |
| | $H_2$-Antagonisten | 3 | |
| | Pirenzepin | 2 | |
| | Omeprazol | 1 | |
| | Esomeprazol | 1 | |
| | Sucralfat | 0 | |
| **Migränemittel** | Metoclopramid | 2 | |
| | Ergotamin | 5, 4 | Ergotismus |
| | Dihydroergotamin | 5, 4 | |
| | Almotriptan | 1 | |
| | Eletriptan | 1 | |
| | Frovatriptan | 1 | |
| | Naratriptan | 1 | |
| | Sumatriptan | 2 | 24 h nach Gabe nicht stillen |
| | Zolmitriptan | 1 | |
| **Parkinsonmittel** | Budipin | 1 | |
| | Ropinirol | 5 | |
| **Psychopharmaka** | Bromazepam | 2 | |
| | Oxazepam | 2 | |
| | Diazepam | 3 | Sedierung, Trinkschwäche |
| | Trizyklische Antidepressiva | 2 | |
| | Tranylcypromin | 3 | |
| | Lithium | 3 | Tremor |
| | Phenothiazine | 4 | im Tierversuch teratogen |
| | Haloperidol | 2 | |

Tabelle 22.5
***Fortsetzung***

| Indikationsgruppe | Arzneimittel | Anwendung | Kommentar |
|---|---|---|---|
| **Psychopharmaka** | Sertralin | 1 | |
| **Schilddrüsen-therapeutika** | Levothyroxin | 2 | als Substitutionstherapie bei der Mutter unbedenklich |
| | Thyreostatika | 2 | |
| | Iodid | 4 | in Dosen bis 300 µg/d als Prophylaxe zulässig |
| **Varia** | Alkohol | 3 | Sedierung |
| **Zytostatika** | | 4 | generell kontraindiziert |

# 23 Unerwünschte Arzneimittelwirkungen

*Heyo K. Kroemer*

*Wenn behauptet wird, dass eine Substanz keine unerwünschten Wirkungen zeigt, so besteht der dringende Verdacht, dass sie auch keine Hauptwirkungen hat (Gustav Kuschinsky).*

Dieser Satz ist nicht umkehrbar, denn es gibt Substanzen ohne die gewünschte Hauptwirkung mit potentiell lebensgefährlichen Nebenwirkungen.

## Allgemeines

Schädigungen der Körperfunktionen können durch Stoffe erzeugt werden, die in der menschlichen Therapie keine Rolle spielen, oder auch durch Arzneimittel. Im Allgemeinen ist es eine Frage der Dosis, ob eine Substanz giftig ist. Die bei der Arzneitherapie auftretenden unerwünschten oder für den angestrebten therapeutischen Zweck nicht notwendigen Wirkungen werden Nebenwirkungen oder unerwünschte Wirkungen (UW) genannt. Bei fast allen wirksamen Substanzen muss mit dem Auftreten von unerwünschten Wirkungen gerechnet werden. Es ist Aufgabe des Arztes, in jedem Fall das Risiko durch die Krankheit gegen das Risiko durch die Arzneitherapie sorgfältig abzuwägen. Arzneimittel mit potentiell tödlichen Nebenwirkungen sind nur bei Krankheiten mit häufig tödlichem Verlauf zu verwenden. Die Bezeichnung „Begleitwirkungen" wird mitunter an Stelle von „Nebenwirkungen" gebraucht. Sie dient nicht selten zur Bagatellisierung der Nebenwirkungen.

Häufigkeitsangaben bei unerwünschten Wirkungen sind problematisch und können dem Arzt nicht mehr als grobe Anhaltspunkte vermitteln. In der Regel werden unerwünschte Wirkungen bei uns mit einer Häufigkeit von 10% und mehr als „häufig", von 1–10% als „gelegentlich", von unter 1% als „selten" und von unter 1‰ als „sehr selten und Einzelfälle" bezeichnet.

Unerwünschte Arzneimittelwirkungen können auf verschiedenen Mechanismen beruhen. Sie können dosis- und zeitabhängig sein (sog. „toxische" Nebenwirkungen"), aber auch unabhängig von der applizierten Dosis und dem Zeitverlauf der Wirkung auftreten (z. B. „allergische" unerwünschte Wirkungen).

## Toxische unerwünschte Wirkungen

Toxische unerwünschte Wirkungen sind dosisabhängig. Sie beruhen oft auf dem gleichen Wirkungsmechanismus wie die erwünschten Wirkungen. In diesem Fall treffen sie für alle Substanzen des gleichen Wirktyps zu, z. B. unerwünschte Wirkungen am Magen-Darm-Trakt bei nichtsteroidalen Antiphlogistika. Meistens, aber nicht immer, treten toxische unerwünschte Wirkungen erst in höherer Dosierung als die erwünschten Wirkungen auf.

Die nur bei bestimmten Menschen auftretende Intoleranz ist ein Beispiel für die biologische Streuung. Warum einzelne Individuen intolerant sind, ist nicht immer geklärt. Es kann sich um Unterschiede in der Aktivität arzneimittelabbauender Enzyme in der Leber handeln, die genetisch bedingt sein können oder aber auf Umwelteinflüsse (z. B. gleichzeitige Gabe von induzierenden Substanzen) zurückzuführen sind. Eine Intoleranz kann auch infolge gleichzeitiger Krankheit oder gleichzeitiger Therapie mit anderen Arzneimitteln entstehen. Auch bei einer Beeinträchtigung der Leber- oder Nierenfunktion ist damit zu rechnen, dass die Elimination eines Arzneimittels herabgesetzt ist. Dadurch können auch bei sonst gut vertragenen Dosen schwere Vergiftungserscheinungen auftreten. Mit derartiger Beeinträchtigung der Elimination ist auch in höherem Alter zu rechnen, besonders infolge der „physiologisch" verminderten Nierenfunktion (s. Kap. 22).

## Unerwünschte Wirkungen infolge von allergischen Reaktionen

Eine weitere Gruppe klinischer Symptome von Nebenwirkungen ist nicht charakteristisch für die pharmakologischen Wirkungen bestimmter Substanzen, sondern entspricht oft denen, die auch durch andere Allergene, z. B. aus Pollen oder Nahrungsmitteln, erzeugt werden. Die Pharmaka verbinden sich als „Haptene" mit einem Eiweißkörper zu einem Vollantigen. Näheres über die möglichen Reaktionen siehe bei „Allergische Erkrankungen" im Kap. 11. Allergische unerwünschte

Wirkungen sind meistens unabhängig von der Dosis und unabhängig von der Dauer der Anwendung. Sie treten nicht selten sogar ohne vorherige Exposition gegen das betreffende Pharmakon auf. Dann hat möglicherweise vorher eine Exposition mit einer verwandten Substanz, z. B. mit Verunreinigungen in Lebensmitteln, stattgefunden. Je nach Typ können allergische unerwünschte Wirkungen Minuten bis Stunden nach der Exposition auftreten.

## Unerwünschte Wirkungen infolge von Idiosynkrasie

Unter Idiosynkrasie versteht man eine Überempfindlichkeit mancher Patienten gegen Substanzen ohne vorangegangene Sensibilisierung. Idiosynkrasie ist daher nicht mit Allergie gleichzusetzen. Es zeigen sich andere Symptome als nach einer Überdosierung bei „normalen" Menschen. Es gibt z. B. eine scheinbare Idiosynkrasie in Form einer hämolytischen Anämie infolge von Fermentmangel aufgrund eines genetisch bedingten Mangels an Glucose-6-Phosphatdehydrogenase in den Erythrozyten. An diesem Beispiel wird allerdings deutlich, dass viele ursprünglich als Idiosynkrasie bezeichnete Nebenwirkungen auf definierte genetische Varianten von Enzymen oder Rezeptoren in dem betroffenen Patienten zurückzuführen sind und daher bei entsprechender Diagnostik vorhergesagt werden können.

## Unerwünschte Wirkungen infolge von Fermentmangel bei Früh- und Neugeborenen

Nach Chloramphenicol und Sulfonamiden traten schwere toxische Erscheinungen und Todesfälle in den ersten Lebenswochen auf, die auf einer Verminderung der Metabolisierungskapazität der Leber in diesem Lebensalter beruhen. Nach Chloramphenicol kam es zum sog. „Grau-Syndrom" mit tödlichem Herzkreislaufkollaps, nach Sulfonamiden zum Kernikterus.

## Unerwünschte Wirkungen infolge von sekundären Wirkungen

Sie werden praktisch nur als Folge der Hauptwirkung ausgelöst. Die seit langem bekannte Jarisch-Herxheimer-Reaktion beruht auf der direkten Wirkung von Endotoxinen aus den infolge der Chemotherapie abgestorbenen Mikroorganismen. Beispiel: Chloramphenicol bei Typhus abdominalis. Sekundäre Wirkungen sind auch Superinfektionen bzw. Infektionswandel nach Antibiotika.

## Unerwünschte Wirkungen bei Arzneimittelabhängigkeit

Einige Arzneimittel zeigen als Nebenwirkung einen euphorisierenden Effekt. Dieser ist häufig der Motor für eine Wiederholung der Zufuhr und damit für Arzneimittelabhängigkeit, Gewohnheitsbildung, Sucht und Toleranzerhöhung. Die Abhängigkeit kann verschiedene Grade erreichen und zu zahlreichen pathologischen Erscheinungen führen. Die häufig gebrauchten Bezeichnungen Sucht, Gewohnheitsbildung, Missbrauch und Gewöhnung sind oft nicht klar definiert. Die Weltgesundheitsorganisation (WHO) schlägt deshalb vor, allein von Arzneimittelabhängigkeit („drug dependence") zu sprechen. Von Missbrauch wird bei Zufuhr gegen ärztliche Ansicht oder gegen das Gesetz gesprochen. Das „Missbrauchpotential" einer Substanz

Tabelle 23.1
**Typen von Arzneimittelabhängigkeit nach WHO-Definition**

| Wirkstofftyp | Psychische Abhängigkeit | Physische Abhängigkeit | Gewöhnung |
|---|---|---|---|
| 1. Morphin-Typ (Opioide) | vorhanden | vorhanden | vorhanden |
| 2. Barbiturat-Alkohol-Typ | vorhanden | vorhanden | vorhanden |
| 3. Cocain-Typ | vorhanden | fehlt | mäßig |
| 4. Cannabis-(Marihuana-)Typ | mäßig | fehlt | mäßig |
| 5. Amphetamin-Typ | vorhanden | fraglich | vorhanden |
| 6. Khat-Typ | mäßig | fehlt | fehlt |
| 7. Halluzinogen-(LSD-)Typ | mäßig | fehlt | mäßig |

wird im Wesentlichen durch ihre pharmakologischen Wirkungen bestimmt.

Arzneimittelabhängigkeit ist nach der WHO-Definition ein Zustand von psychischer oder körperlicher Abhängigkeit (oder beidem) von einem Pharmakon, das ein Mensch periodisch oder ständig einnimmt. Bei *körperlicher Abhängigkeit* kommt es beim Absetzen zu Entzugssymptomen, die durch Zufuhr desselben oder eines ähnlichen Pharmakons beseitigt werden können. Psychische Abhängigkeit ist ein Zustand starken Verlangens nach Zufuhr des Arzneimittels, der die Persönlichkeit schließlich ganz ausfüllt. Die Abhängigkeit wird nach dem Auftreten von physischer und *psychischer Abhängigkeit* sowie Gewöhnung in sieben Typen eingeteilt (*Tabelle 23.1*).

Khat-Blätter von der in Arabien vorkommenden Pflanze Catha edulis enthalten Cathin (D-Norpseudoephedrin). Das Wirkungsbild ist einer leichten Amphetaminwirkung ähnlich. Eine Abhängigkeit vom Tabaktyp wird in dieser Reihe trotz Erzeugung von Abhängigkeit nicht mitgezählt, weil die Störungen des Intellekts, der Motorik usw. vergleichsweise gering sind.

Die früher und auch noch heute oft gebräuchliche Definition des Begriffes *Sucht* entspricht der gleichzeitigen körperlichen und psychischen Abhängigkeit sowie einer Gewöhnung (s. *Tabelle 23.1*). Im Gegensatz dazu spielt bei der *Gewohnheitsbildung* vorwiegend die psychische Abhängigkeit eine Rolle.

Zu unterscheiden von der Gewohnheitsbildung, d. h. der psychischen Abhängigkeit, ist die *Gewöhnung oder Toleranzerhöhung*, die eine Erhöhung der Dosis wegen Nachlassens der Wirkung nach wiederholter Gabe erfordert.

## Missbrauch von Arzneimitteln ohne euphorisierenden Effekt

Zahlreiche Arzneimittel werden eingenommen, um Unbehagen, Schmerzen usw. zu beseitigen. Dies geschieht oft „mechanisch" ohne wirklich ernste Indikation. Mit „heimlicher Selbstmedikation" ist insbesondere bei Tranquillanzien, Analgetika, Diuretika und Laxanzien zu rechnen.

## Arzneimittelschädigungen durch falsche Technik

Bei intraarterieller statt intravenöser Injektion in der Ellenbeuge kann es zur Gangrän des Unterarms kommen. Dies wurde beschrieben z. B. für Thiobarbiturate, Promazin, Diazepam, Chloramhenicol, Amphetamine, Dicloxacillin und Bromsulphalein. Die Therapie ist meist unbefriedigend. Sofortige intraarterielle Injektion von Prednisolon, Blockade des zugehörigen Ganglion und intraarterielle Infusion von Heparin können versucht werden.

Intralumbale Injektionen können zu starken neurologischen Schäden der unteren Körperhälfte führen. Daher sollten auch Antibiotika und Anästhetika, wenn überhaupt, nur unter Berücksichtigung des großen Risikos intralumbal gegeben werden.

## Arzneiinduzierte Krankheiten

Es hat in der Vergangenheit Zwischenfälle mit Arzneimitteln gegeben, die teilweise „spektakulär" waren und eine Änderung der Gesetzgebung bewirkten, in anderen Fällen zum Widerruf der Zulassung bzw. zur Rücknahme geführt haben. Als Mahnung für die zukünftige Wachsamkeit ist die folgende unvollständige Aufzählung gedacht:

- Phokomelie nach Thalidomid (Contergan®),
- Dünndarmstenose nach Ulzerationen durch darmlösliche kaliumsalzhaltige Dragees,
- Pulmonale Hypertension nach Aminorex (Menocil®),
- Vaginalkrebs bei jungen Mädchen, deren Mütter in der Schwangerschaft Diethylstilbestrol erhalten hatten,
- Laktatazidosen nach Gabe von Biguaniden bei der Diabetestherapie,
- Thromboembolische Erkrankungen nach oralen Kontrazeptiva,
- Paroxysmale Blutdruckkrisen nach Monoaminoxidasehemmstoffen,
- Panmyelopathie nach Chloramphenicol,
- Fibröse Veränderungen von Bindegewebe und Serosa, Xerophthalmie und psoriasisartige Bilder nach Practolol,
- Nierenschädigungen und Begünstigung der Krebsentstehung in den ableitenden Harnwegen durch Phenacetin,
- Nitrefazol (Altimol®) wurde als Alkoholentwöhnungsmittel angeboten, aber wegen Lebertoxizität zurückgezogen,
- Cerivastatin (Lipobay®) wurde wegen Rhabdomyolysen vom Markt genommen,
- Cisaprid (Propulsin®) wurde wegen Herzrhythmusstörungen zurückgezogen, die in Kombination mit anderen Arzneimitteln auftreten.
- Rofecoxib (Vioxx®) erhöhte in Langzeitstudien das Risiko für thromboembolische Ereignisse (Herzinfarkte, Schlaganfälle) und wurde daraufhin vom Markt genommen.

Andere wegen Nebenwirkungen nicht weiter vermarktete Substanzen waren z. B. Zomepirac (Zomax®), Ketorolac (Toratex®), Indometacin als gastrointestinales System (Amuno-Git®), Zimeldin (Normud®), Nomifensin (Alival®), Isoxicam, Dife-merin, Muzolimin (Edrul®), Terconazol (Tercospor®), Temafloxacin (Teflox®), Arteparon®, Benzaron (fragivix®) und Mibefradil (Posicor®).

## Erfassung von Arzneimittelrisiken

Das Bundesinstitut für Arzneimittel und Medizinprodukte (BfArM) hat die bei der Anwendung von Arzneimitteln auftretenden Risiken, insbesondere Nebenwirkungen, Wechselwirkungen mit anderen Mitteln zentral zu erfassen und die gesetzlich zu ergreifenden Maßnahmen zu koordinieren. Es wirkt dabei mit den Arzneimittelkommissionen der Kammern der Heilberufe sowie mit anderen Stellen zusammen, die bei der Durchführung ihrer Aufgaben Arzneimittelrisiken erfassen. Arzneimittelrisiken sind vor allem ein Problem neuer Arzneimittel, da diese zum Zeitpunkt der Markteinführung in der Regel nur an einem relativ kleinen Patientenkollektiv und darüber hinaus nur über einen relativ kurzen Beobachtungszeitraum geprüft wurden. Nebenwirkungen mit einer Häufigkeit unter 1% können statistisch kaum abgesichert werden und finden sich in den Fach- und Gebrauchsinformationen allenfalls als Fallbeobachtungen mit meist nicht gesicherter Zuordnung. Bisher nicht bekannte unerwünschte Wirkungen werden aber auch immer wieder für bereits seit längerem therapeutisch genutzte Arzneimittel beschrieben. Die Überwachung von auf dem Markt befindlichen Arzneimitteln nennt man Pharmakovigilanz.

In Deutschland besteht keine gesetzliche Verpflichtung zur Meldung unerwünschter Arzneimittelwirkungen. Der Gesetzgeber ist somit auf freiwillige Mitwirkung der Ärzte und anderer Angehöriger der Heilberufe angewiesen. Nach Schätzungen liegt die Beteiligung der Ärzte an dieser Spontanerfassung von Arzneimittelrisiken im Bereich von nicht mehr als 5–10%.

Zur Erfassung unerwünschter Arzneimittelwirkungen hat das BfArM in Zusammenarbeit mit der Arzneimittelkommission der Deutschen Ärzteschaft sowie dem Bundesverband der Pharmazeutischen Industrie einen Berichtsbogen entwickelt. Darin werden neben patientenbezogenen Daten, der Grunderkrankung sowie anamnestischer Besonderheiten Art und Verlauf der beobachteten unerwünschten Wirkung, das möglicherweise damit in Zusammenhang stehende Arzneimittel sowie gegebenenfalls die weiteren vom Patienten eingenommenen Arzneimittel erfasst. Die Meldung soll umgehend an die Arzneimittelkommission der Deutschen Ärzteschaft oder direkt an das BfArM erfolgen. Es gehört zu den Pflichten des Pharmaberaters, Mitteilungen von Angehörigen der Heilberufe über Nebenwirkungen oder sonstige Risiken aufzuzeichnen und diese seinem Auftraggeber zu melden. Der Hersteller wiederum ist verpflichtet, unverzüglich jeden ihm bekannt gewordenen Verdachtsfall einer Nebenwirkung oder einer Wechselwirkung dem BfArM anzuzeigen.

Maßnahmen zur Risikoabwehr sind im AMG nach dem sog. **Stufenplan** geregelt. Sie können von Änderungen der Gebrauchsinformation bis zum Ruhen der Zulassung, zur Marktrücknahme oder zum Widerruf der Zulassung gehen.

## Unerwünschte Wirkungen infolge von Wechselwirkungen

Pharmakodynamik und Pharmakokinetik eines Arzneimittels können auch durch andere Arzneimittel beeinflusst werden. Dementsprechend werden pharmakodynamische und pharmakokinetische Wechselwirkungen unterschieden.

**Pharmakodynamische Wechselwirkungen** führen durch Angriff am gleichen Rezeptor, Organ oder Regelkreis zur Wirkungsabschwächung (Antagonismus) oder Wirkungsverstärkung (Synergismus).

**Pharmakokinetische Wechselwirkungen** entstehen durch Veränderungen der Resorption, der Verteilung (z. B. Konkurrenz um Plasmaproteinbindung, Änderung der Gewebsverteilung), des Metabolismus (z. B. Enzyminduktion oder Abbauhemmung in der Leber), des Transportes und der renalen oder biliären Exkretion und damit durch Veränderungen der Konzentration eines Arzneimittels am Wirkort. Zu den pharmakokinetischen Wechselwirkungen gehören auch sog. pharmazeutische Wechselwirkungen, die sich außerhalb des Organismus abspielen und z. B. Inkompatibilitäten in Infusionslösungen umfassen. Das Gleiche gilt für Wechselwirkungen mit Nahrungsmitteln. Wie Nebenwirkungen können auch Wechselwirkungen erwünscht oder unerwünscht sein.

Die Zahl der theoretisch möglichen und auch berichteten Wechselwirkungen ist sehr groß. Klinisch relevant sind aber nur wenige von ihnen. Die gefährlichen und lebensbedrohenden Wechselwirkungen sind meist auf wenige Mittel beschränkt, z. B. Herzglykoside, orale Antikoagulanzien, Antiarrhythmika, Antihypertonika, Sympathomimetika, Antikonvulsiva, orale Antidiabetika und Zytostatika. Im wesentlichen handelt es sich um Arzneimittel mit geringer therapeutischer Breite. In der folgenden Zusammenstellung in *Tabelle 23.2* sind selbsterklärende Kombinationen nicht aufgeführt, z. B. Neuroleptika und Narkotika, Curare-artige Muskelrelaxanzien und Pyridostigmin, Diuretika und Antisympathotonika, Tranquillanzien und Alkohol. Die Erkenntnisse über Wechselwirkungen nehmen ständig zu. Hier können nur einige wichtige Beispiele gebracht werden.

Eine aktuelle Tabelle der Interaktionen um Cytochrom P450 Enzyme findet sich unter: http://medicine.iupui.edu/flockhart/

Tabelle 23.2
**Wechselwirkungen von Arzneimitteln**

| 1. Arzneimittel | 2. Arzneimittel | Resultierende Wirkung | Ursache der Wechselwirkung |
|---|---|---|---|
| **Acetylsalicylsäure** | Probenecid | Verminderung der urikosurischen Wirkung | Verdrängung in Nierentubuli |
| **Alkohol** | Sulfonylharnstoffe | verstärkte Hypoglykämie | Hemmung der Glukoneogenese |
| | Biguanide | verstärkte Hypoglykämie, Laktatazidose | Addition der Wirkungen |
| | Metronidazol, Griseofulvin | Disulfiram-ähnliche Wirkungen | |
| | Monoaminoxidasehemmer | verstärkte ZNS-Depression | |
| | Substrate von CYP2E1 (z. B. Enfluran) | beschleunigter Abbau | Induktion von CYP2E1 durch Alkohol, daher erhöhte Clearance |
| **Antazida** | | | |
| z. B. Aluminiumhydroxid, Calciumcarbonat | Betarezeptorenblocker, Cimetidin, Ranitidin, Herzglykoside, Sotalol, Tetracycline | Hemmung der enteralen Resorption | Adsorption am Antazidum, Inaktivierung durch Calciumionen |
| **Antidepressiva** | | | |
| Trizyklische | Adrenalin, Noradrenalin, z. B. mit Lokalanästhetikum | Blutdrucksteigerung, kardiale Arrhythmien | Hohe Konzentration der Catecholamine durch Hemmung der neuronalen Aufnahme |
| **Selektive Serotonin-Rückaufnahme-Inhibitoren (SSRI)** | | | |
| Fluoxetin, Paroxetin | Substrate von CYP2D6, z. B. Desipramin, Imipramin, Metoprolol | Toxizitätssteigerung | Hemmung des Abbaus anderer CYP2D6 Substrate durch Fluoxetin und Paroxetin |
| **Antidiabetika** der Sulfonylharnstoffgruppe | Phenprocoumon, nichtsteroidale Antiphlogistika, Fibrate, Sulfonamide | verstärkte Blutzuckersenkung, Hypoglykämie | Abbauhemmung oder Verdrängung des Antidiabetikums aus Plasmaproteinbindung |
| **Antiepileptika** | | | |
| Phenobarbital | Antiepileptika z. B. Phenytoin, Carbamazepin | Verminderung der antiepileptischen Wirkung | Phenobarbital verstärkt den enzymatischen Abbau in der Leber |
| | Chinidin | Verminderung der antiarrhythmischen Wirkung | |

Tabelle 23.2
***Fortsetzung***

| 1. Arzneimittel | 2. Arzneimittel | Resultierende Wirkung | Ursache der Wechselwirkung |
|---|---|---|---|
| **Antiepileptika** | | | |
| | Phenprocoumon | Antikoagulanzien-Antagonismus, Thrombosegefahr | |
| **Antihypertonika** | | | |
| mit zentraler hypotensiver Wirkung, z. B. Clonidin | Trizyklische Antidepressiva, z. B. Amitriptylin, Imipramin | Abschwächung der blutdrucksenkenden Wirkung möglich | Desensitisierung zentraler $Alpha_2$-Rezeptoren |
| **Antikoagulanzien** | | | |
| Phenprocoumon | Nichtsteroidale Antiphlogistika, Chloralhydrat, Allopurinol, Fibrate | verstärkte Blutungsbereitschaft | Verdrängung aus Plasmaproteinbindung |
| | Salicylate | verstärkte Blutungsbereitschaft | Synergismus als Vitamin-K-Antagonisten |
| | Chloramphenicol | verstärkte Blutungsbereitschaft | Hemmung des Abbaus |
| | Phenobarbital, Meprobamat, Griseofulvin, Rifampicin | Antikoagulanzien-Antagonismus, Thrombosegefahr | Enzyminduktion |
| | nach Absetzen von Phenobarbital | verstärkte Blutungsbereitschaft | Abklingen der Induktion |
| | Östrogene, Östrogenanteil von Kontrazeptiva | Antikoagulanzien-Antagonismus, Thrombosegefahr | Stimulierung der Synthese von Gerinnungsfaktoren |
| | Dexamethason, Prednison | beschleunigter Abbau | nicht mehr ausreichende Wirkung |
| Phenytoin | Phenobarbital, Chinidin | Verminderung der antiepileptischen bzw. antiarrhythmischen Wirkung | Phenytoin verstärkt den enzymatischen Abbau in der Leber |
| | Vitamin D | Osteomalazie | beschleunigte Metabolisierung in der Leber |
| **Antituberkulotika** | | | |
| Isoniazid | Carbamazepin | antiepileptische Wirkung erhöht | Stoffwechsel von Carbamazepin gehemmt |
| Rifampicin | Glucocorticoide, Phenprocoumon, Kontrazeptiva, Methadon und viele andere | Verminderung der Wirkung | Enzyminduktion |
| **Colestyramin** | Herzglykoside, Steroide, Sotalol | enterale Resorptionshemmung | Adsorption im Darm |
| **Curare-artige Muskelrelaxanzien** | Aminoglykoside | Neuromuskulärer Block verstärkt | Synergismus an der Endplatte |

Tabelle 23.2
***Fortsetzung***

| 1. Arzneimittel | 2. Arzneimittel | Resultierende Wirkung | Ursache der Wechselwirkung |
|---|---|---|---|
| **Grapefruitsaft** | Simvastatin, Lovastatin, Felodipin, Nisoldipin, Saquinavir, Nifedipin, Nitrendipin, Verapamil u. a. | Anstieg der Konzentration mit möglichen toxischen Konsequenzen | Erhöhung der Bioverfügbarkeit durch Verminderung des Abbaus |
| **Herzglykoside** | Calciumpräparate | Steigerung der Digitalistoxizität | Digitaliswirkung bei Hyperkalzämie verstärkt |
| | Betarezeptoragonisten, Theophyllin | Verstärkung der heterotopen Reizbildung | gleichsinnige Wirkung beider Partner |
| | Diuretika, Laxanzienabusus | Steigerung der Digitalistoxizität | Digitaliswirkung bei Hypokaliämie verstärkt |
| | Chinidin, Amiodaron, Verapamil, Diltiazem, Nifedipin | Verstärkung der UW von Digoxin | Erhöhung der Plasmaspiegel von Digoxin |
| **Johanniskraut** | Ciclosporin, Theophyllin, Phenprocoumon, Indinavir, orale Kontrazeptiva und viele andere | beschleunigte Elimination und verringerte Wirkung | Induktion von verstoffwechselnden Enzymen und eliminierenden Transportern |
| **Lithiumsalze** | Neuroleptika, z. B. Haloperidol, Fluphenazin | evtl. irreversible neurologische Störungen | Ursache ist nicht geklärt |
| **Monoaminoxidasehemmer** | Aminhaltige Nahrungsmittel, z. B. Käse, Fleischextrakt, Rotwein | gefährliche Blutdrucksteigerung, Apoplexie | Hemmung des Aminabbaus in der Darmwand, pressorische Amine werden resorbiert |
| | Levodopa, einige Antihypertonika | Blutdrucksenkung wird verstärkt | Aminabbau wird gehemmt, Synergismus |
| | Opioide | Koma, Atemlähmung | Hemmung des Opioidabbaues |
| **Orale Kontrazeptiva** | Enzyminduktoren, z.B. Barbiturate, Hydantoine, Rifampicin | Konzeption | Schnellerer Abbau der Sexualhormone |

# 24 Vergiftungen

*Georg F. Kahl*

## Allgemeine Vergiftungsbehandlung

Vor der Behandlung der Intoxikation mit allgemeinen und spezifischen Maßnahmen liegt die Priorität bei der Überwachung der Vitalfunktionen.

**Freihaltung der Luftwege.** Obstruktion durch Zurückfallen der Zunge, Sekretbildung, Schleimhautschwellung, Fremdkörper im Mund oder in den oberen Luftwegen müssen sofort erkannt und entsprechend behandelt werden. Die Schädigung kann auch durch Traumen hervorgerufen sein. Zu achten ist auf Symptome wie Dyspnoe, Stridor, Zyanose, interkostale oder substernale Einziehungen.

**Überwachung von Herz und Kreislauf.** Plötzlich eintretende Veränderungen in den Herz- und Kreislauffunktionen müssen sofort erkannt werden. Eine Nachresorption kann zu einer akuten Verschlechterung dieser Funktionen und damit zu einer vitalen Bedrohung des Patienten führen. Auch kann durch die Art des aufgenommenen Gifts eine spezielle Toxizität am Herz-Kreislauf-System vorliegen, wie bei der Sensibilisierung des Herzens gegen die Wirkung von Catecholaminen nach Aufnahme von halogenierten Kohlenwasserstoffen.

## Primäre Giftentfernung

### *Äußere Dekontamination*

**Auge.** Bei Augenverletzungen sofortige Spülung unter fließendem Wasser bzw. mit der Spülflasche über 5–10 min. Dabei ist das Offenhalten des zu spülenden Auges essentiell. Eventuell zur Aufhebung des Blepharospasmus Applikation von Lidocainlösung (2%ig) aus einer Ampulle: Einträufeln weniger Tropfen mittels Injektionsspritze. Entfernung von Partikeln (z. B. Kalk) durch vorsichtiges Wischen oder Tupfen mit weichem Stoff (Taschentuchzipfel).

Nach der Erstbehandlung sofortige Vorstellung beim Augenarzt, der evtl. gepufferte Lösungen zur Neutralisation von Laugen oder Säuren einsetzt.

**Haut.** Auch bei kutanen Kontaminationen soll reichlich sauberes Wasser verwendet werden. Bei fettlöslichen Giften vorsichtiges Reinigen der Haut mit Wasser und Seife, ggf. mit Polyethylenglykol 400 (Macrogol=E400; Lutrol E). Eine mechanische Schädigung der betroffenen Haut durch zu starkes Reiben ist zu vermeiden. Viele Gifte, besonders organische Lösungsmittel, sind lipophil und werden perkutan resorbiert.

### *Gastrointestinale Dekontamination*

Die meisten Vergiftungen erfolgen oral. Deshalb steht bei der primären Entgiftung die Entleerung des Magen-Darm-Trakts im Vordergrund. Sie kann durch Auslösung von Erbrechen, Magenspülung oder Bindung an Partikel mit großer Oberfläche wie Kohle und Colestyramin erfolgen. Die orale Gabe von Paraffinöl bei Intoxikationen mit fettlöslichen Kohlenwasserstoffen gilt angesichts seiner nicht zuverlässigen Wirkung als obsolet. Für die Gabe von Milch besteht praktisch keine Indikation mehr. Ausnahme: Fluoridtabletten.

**Orale Verabreichung von Aktivkohle.** Die Gabe von Kohle ist die am wenigsten belastende Entgiftungsmaßnahme. Sie ist bei vielen Intoxikationen effektiv und ausreichend. Indiziert ist sie bei Aufnahme potentiell toxischer Dosen innerhalb einer Stunde nach Ingestion. Bei einigen Intoxikationen kommt ausnahmsweise eine wiederholte Gabe von Kohle in Betracht. Sehr selten ist die gleichzeitige Gabe von Natriumsulfat (Glaubersalz) als Laxans erforderlich. Die Gabe von Sorbit als Laxans ist wegen der Möglichkeit einer Fruktoseintoleranz problematisch.

**Auslösung von Erbrechen.** Für die Auslösung von Erbrechen ohne Intubation ist außer einem intakten Würgereflex Voraussetzung, dass das Bewusstsein nicht eingeschränkt ist und dass durch die chemischen und physikalischen Eigenschaften der oral aufgenommenen Substanz die Gefahr einer Aspiration bzw. Perforation nicht erhöht wird.

Die Anwendung von **Ipecacuanha-Sirup** ist bei Kindern wie auch – anstelle von Kochsalzlösung – bei Erwachsenen zur Auslösung von Erbrechen ggf.

angezeigt. Nach klinisch-toxikologischen Fachgesellschaften ist Ipecacuanha-Sirup bei oraler Aufnahme toxischer Dosen in der Regel innerhalb der ersten 60 min nach Ingestion in einer Dosis von 30 ml für Erwachsene und 15 ml für Kinder (1 bis 15 Jahre) indiziert.

**Apomorphin** ist als Emetikum obsolet.

**Magenspülung.** Bei Bewusstseinseinschränkungen sowie bei Vergiftungen oder besonderer Gefahr durch kleinste aspirierte Mengen ist die Magenspülung in Intubation durchzuführen, evtl. nach Sedierung mit einem Benzodiazepin. In den Empfehlungen von Fachgesellschaften besteht inzwischen Konsens, dass eine Magenspülung nur bei lebensbedrohlicher Dosis in der Regel innerhalb von 60 min nach Ingestion sinnvoll ist. In Ausnahmefällen kann eine Magenspülung auch nach längerer als der normalen Resorptionszeit sinnvoll sein, da viele Gifte die Motilität des Magen-Darm-Trakts hemmen (z. B. trizyklische Antidepressiva, Barbiturate).

Zur Vorbereitung werden die Patienten in Bauchlage gebracht und ein dicker weicher Schlauch (Erw. 18 mm, Kdr. 11 mm Durchmesser) eingeführt. Nach Lagekontrolle wird die Magenspülung mit körperwarmem Wasser (10–20 l) in einzelnen Portionen (10 ml/kg) durchgeführt. Abhängig von dem aufgenommenen Gift schließt sich in geeigneten Fällen (s. spezielle Vergiftungsbehandlung) eine weitere Giftentfernung mit einer wässrigen Suspension von Aktivkohle (30 g) und Natriumsulfat (1–2 g/kg, bei Erw. und Kdr.) an. Nach Instillation Schlauch abklemmen und schnell herausziehen.

### Sekundäre Giftentfernung

Bei einer Vergiftung mit schwachen Säuren kommt die **Alkalisierung des Urins** durch parenterale Zufuhr von Natriumhydrogencarbonat (z. B. 1 bis 2 mmol/kg pro h) in Betracht. Der Urin-pH soll zwischen 7,5 und 8,0 liegen. Eine **Ansäuerung** durch azidotisch wirkende Substanzen wie L-Lysinhydrochlorid, L-Argininhydrochlorid oder Salzsäure hat sich bei Vergiftungen mit schwachen Basen, wie z. B. amphetaminartigen Substanzen oder Antihistaminika, möglicherweise auf Grund des großen Verteilungsvolumens, nicht durchgesetzt.

Weitere sekundäre Entgiftungsverfahren sind **Peritonealdialyse** und **Hämodialyse**. Eine besondere Effizienz besitzt die **Hämoperfusion**, bei der das Blut extrakorporal über Kartuschen mit Kohle oder Ionenaustauscherharzen geleitet und dann reinfundiert wird. Auf einen stärkeren Abfall der Thrombozytenzahl bei der mechanischen Belastung durch dieses Verfahren ist zu achten.

Bei Intoxikationen mit Substanzen, die einem enterohepatischen Kreislauf unterliegen, wie z. B. Digitoxin oder Cumarinderivate, kann eine Unterbrechung des enterohepatischen Kreislaufs durch orale Gabe von **Aktivkohle**, eventuell wiederholt (s. oben), oder **Colestyramin** eine Beschleunigung der Elimination der bereits resorbierten Arzneimittel bewirken. Spezifische Antidote siehe z. B. Digitalisantitoxin.

## Spezielle Vergiftungsbehandlung

### Absinth

Absinth ist ein alkoholisches Getränk, das durch alkoholische Auszüge aus Anis, Fenchel, Zitronenmelisse und Wermutkraut gewonnen wird. Psychopharmakologische und neurotoxische Wirkungen des Getränks, die sich vom Ethanol unterscheiden, gehen auf seinen Gehalt an Thujon zurück, das in den ätherischen Ölen der Wermutpflanze, im Beifuß, Salbei und dem Lebensbaum vorkommt. Thujon ist nicht wasserlöslich. Die smaragdgrüne Farbe im Ausgangszustand geht auf Chlorophyll zurück und führte zur Bezeichnung „Grüne Fee". Nach dem früheren Verbot von Thujon ist die zugelassene Konzentration jetzt in Abhängigkeit vom Alkoholgehalt geregelt und kann in Bitterspirituosen bis 35 mg/kg betragen.

Die toxische Wirkung beruht vorwiegend auf dem Ethanolgehalt. Thujon liegt als α- und als β-Thujon vor, wobei das α-Thujon das aktivere Isomer darstellt. Im Tierversuch bewirkt es ähnlich wie Picrotoxin eine Modulation des $GABA_A$-Rezeptor-gesteuerten Chloridionenkanals. Abbau über Cytochrom P-450 zu einem möglicherweise zerebral wirksamen Metaboliten (7-Hydroxythujon), der zu Krampfanfällen führen kann. Thujon ist in seiner Struktur dem Tetrahydrocannabinol ähnlich und bindet an den Cannabinoidrezeptor im Gehirn (s. Marihuana).

Die halluzinogene Wirkung dürfte allenfalls bei massiver Vergiftung mit diesem Effekt zusammenhängen. Thujon ist ein Nervengift und erzeugt Rauschzustände, die nicht durch den Alkoholgehalt des Absinths erklärt sind. Die Ingestion Thujonhaltiger Pflanzenteile führt zu schweren Reizwirkungen auf Magen und Darm, bei Hautkontakt zu heftiger Hautreizung. Thujon kann zu Somnolenz, Halluzinationen und epileptischen Krämpfen sowie zu Nieren- und Leberschäden führen. Es gehört zu den Terpenen und erhöht die Porphyrinproduktion in der Leber. Insbesondere bei genetischer Disposition wurden akute Porphyrieanfälle beobachtet.

**Therapie.** Symptomatisch wie bei der Ethanolintoxikation. Bei Krampfanfällen Diazepam. Bei Ingestion Thujon-haltiger Pflanzenteile Gabe von Aktivkohle. Reichliche Flüssigkeitszufuhr. Bei Hautkontakt sorgfältige Reinigung der betroffenen Hautpartien.

## Acetylsalicylsäure

Zu Intoxikationen mit Acetylsalicylsäure kommt es bei Suizidversuchen mit Dosen von 10–20 g. Auch bei relativer Überdosierung im Verlauf der antirheumatischen Therapie kann es zu einem plötzlichen Anstieg der Salicylatkonzentration kommen.

Zusätzlich zu den Symptomen im analgetischen Dosierungsbereich tritt ein „Salicylismus" mit zentraler Erregung, Erbrechen, Kopfschmerzen, Schwindel, Verwirrtheit, Tinnitus und Hörschäden auf. Die Blutungsbereitschaft kann bei hohen Salicylatdosen zusätzlich durch eine Hemmung der Prothrombinsynthese (Vitamin-K-Antagonismus) verstärkt werden. Die zentralnervösen Wirkungen sind durch initiale erregende Effekte, später durch Dämpfung bis zum Koma und eine Depression von Atmung und Kreislauffunktionen bestimmt. Es treten Störungen des Säure-Basen-Haushalts auf. Durch die Atemstimulation kommt es zunächst zur respiratorischen Alkalose, später entsteht eine metabolische Azidose. Auf die Glucosekonzentration im Blut ist zu achten.

**Therapie.** Gastrointestinale Dekontamination (Auslösen von Erbrechen, Kohlegabe, Magenspülung s. oben). Magenspülung ggf. in Intubation (unter Beachtung der Notwendigkeit einer Hyperventilation zur Kompensation der metabolischen Azidose). Bestimmung der Salicylatplasmakonzentration. Alkalisieren des Urins durch Gabe von Natriumhydrogencarbonat (1–2 mmol/kg pro h) zusammen mit 20–40 mmol/l KCl zur Eliminationsbeschleunigung von Salicylat. Behandlung einer Azidose durch Bicarbonatzufuhr (Blut-pH auf 7,4 einstellen). Eine Azidose erleichtert die Verschiebung von Salicylat ins Gehirn. Bei Hyperpyrexie äußere Wärmeabfuhr, kein Antipyretikum geben! Hämodialyse bei sehr hohen Salicylatkonzentrationen, aber auch bei refraktärer Azidose, dauerhafter ZNS-Symptomatik, Lungenödem und Nierenversagen.

## Acrylamid

Acrylamid wird seit über 50 Jahren zur Synthese von Kunststoffen (Polyacrylamid) verwendet und entsteht, wie erst vor wenigen Jahren erkannt, bei der Herstellung von Lebensmitteln wie Kartoffelprodukten (Crisps, Chips) und Knäckebrot sowie im Haushalt beim Kochen, Backen, Rösten und Braten kohlenhydratreicher Lebensmittel (Kartoffeln, Getreide).

Durch das Monomer kann es bei der Kunststoffherstellung am Arbeitsplatz, insbesondere bei Unfällen, zur Exposition gegenüber hohen Konzentrationen von Acrylamid kommen. Lokal werden Haut- und Schleimhautreizung, Blasenbildung und Erytheme beobachtet. Die gute Hautresorption kann zur systemischen Vergiftung führen. Nach Ingestion von 50–300 mg/kg kann es zu neurotoxischen Wirkungen wie Ataxien, Tremor, Halluzinationen und Bewusstseinstrübung kommen. Hyper- und Hypotension, Herzkreislaufdepression, Leber- und Nierenschädigung und exzessive Transpiration werden beobachtet.

Nach tierexperimentellen Daten wird Acrylamid nach dermaler und oraler Gabe vollständig aufgenommen und im ganzen Körper verteilt. Die Metabolisierung führt zur Elimination als Glutathionkonjugat und durch Oxidation am Cytochrom P-450 zum aktiven Epoxid Glycidamid, das für die gentoxische Wirkung verantwortlich gemacht wird. Beim Menschen wurden Acrylamidaddukte am Hämoglobin exponierter Arbeiter nachgewiesen.

Durch den Verzehr von Lebensmitteln werden etwa 0,5 µg Acrylamid/kg, bei Rauchern zusätzlich bis zu 2 µg/kg aufgenommen. Acrylamid wurde als wahrscheinliches humanes Kanzerogen eingestuft.

**Therapie.** Bei lokaler Exposition gründliches Reinigen der Haut mit Wasser, Augenspülung mit warmem Wasser über mindestens 15 min, Augenarztvorstellung. Wegen der zentralen Effekte von Acrylamid bei oraler/parenteraler Exposition kein Erbrechen auslösen. Primäre Giftelimination, vorwiegend durch Gabe von Aktivkohle. Bei zerebralen Krampfanfällen Diazepam. Symptomatische Behandlung von Herz- und Kreislaufeffekten. Versuchsweise Pyridoxin bei neurotoxischen Symptomen.

## Amphetamin

Todesfälle wurden nach 1,3 mg/kg Amphetamin beschrieben. Die Beobachtung der klinischen Sym ptomatik ist jedoch von größerer Bedeutung als die absolute Amphetamindosis.

Häufig bestehen Mydriasis, Hypertonie und Tachykardie. Bei schweren Intoxikationen Blutdrucksenkung bis zum Kollaps. Myokardiale Ischämie, Infarkt und ventrikuläre Arrhythmien sowie Unruhe, Hyperaktivität, Redefluss, Reizbarkeit, Schlaflosigkeit, Kopfschmerzen, zerebrale Krampfanfälle, Koma, Schlaganfälle und zerebrale Vaskulitis wurden beobachtet. Außerdem Übelkeit, Erbrechen, Durchfälle und abdominelle Krämpfe sowie Zunahme des Tonus des Blasensphinkters mit Dysurie und akuter Harnretention. Nierenversagen tritt auf als Folge einer Dehydratation oder Rhabdomyolyse. Hyperventilation, Hyperthermie und Gewichtsverlust bei chronischem Missbrauch. Psychiatrische Symptome wie beispielsweise Verfolgungsideen und aggressives Verhalten, meistens nach chronischem Amphetaminabusus, werden beobachtet, gelegentlich auch bei akuter Überdosierung.

**Therapie.** In der Regel wegen der Krampfgefahr sowie kardialer Komplikationen und Gefäßrupturen keine Gabe von Ipecacuanha-Sirup. Evtl. Magenspülung, ggf. nach i.v.-Behandlung mit Diazepam, Gabe von Aktivkohle (s. dort). Eine Hypertonie besteht meistens nur vorübergehend und ist in der Regel nicht behandlungsbedürftig. Schwere Hypertonien mit diastolischen Werten über 110 mmHg werden mit Benzodiazepinen bzw. Alpha- und Betarezeptorenblockern behandelt. Bei arteriellen Spasmen auch Nitroprussidnatrium, evtl. nach Heparinisierung. Beruhigung des Patienten in reizarmer Umgebung, evtl. unterstützt durch Diazepam und bei Halluzinationen Neuroleptika. Überwachung der Herzfunktion.

## Antidepressiva, trizyklische

Eine Suizidgefahr kann durch die Latenz von mehreren Wochen bis zum Eintritt der antidepressiven Effekte verstärkt werden, da eine psychomotorisch aktivierende Wirkung in der Regel vor der Stimmungsaufhellung eintritt. Unerwünschte Wirkungen, die oft schon während der normal dosierten Therapie beobachtet werden, sind bei Intoxikationen erheblich gesteigert.

Das Vergiftungsbild ist durch zentrale Symptome wie Lethargie, Desorientiertheit und kardiovaskuläre Symptome wie Tachykardien, Arrhythmien, Hypotonie und Kollaps gekennzeichnet. Durch die atropinartige Wirkung kann es zur Hyperthermie kommen. Bewusstlosigkeit und Krämpfe sowie die Gefahr des Herz- und Atmungsstillstandes kennzeichnen das lebensbedrohliche Vergiftungsbild.

**Therapie.** Auslösung von Erbrechen gilt wegen schneller Entwicklung neurologischer Symptome als nicht indiziert. Gabe von Aktivkohle (s. dort) wegen möglicher Resorptionsverzögerung durch anticholinerge Effekte auch noch nach längerer Zeit. Durch 100 g Aktivkohle können 4 g trizyklische Antidepressiva gebunden werden. Bei eingetrübten Patienten Magenspülung, bei Krampfneigung Gabe von Diazepam. Sorgfältige Beobachtung des Patienten über mindestens 24 h, kontinuierliche EKG-Ableitung. Behandlung von Arrhythmien, Krampfneigung und Hypotonie. Cave: Durch Hemmung der neuronalen Rückaufnahme kann es zu überschießenden Reaktionen auf Catecholamine bzw. durch Transmitterverarmung zu Hypotonien kommen. Da trizyklische Antidepressiva auch α-blockierende Eigenschaften aufweisen, kann die Gabe von Adrenalin durch $\beta_2$-vermittelte Vasodilatation zu Blutdruckabfällen führen (Adrenalinumkehr). Bei catecholaminpflichtigen Hypotonien ist die Gabe von Noradrenalin bzw. Dopamin indiziert. Die $Na^+$-Konzentration und der pH-Wert im Blut sind durch Infusion von Natriumhydrogencarbonat im hochnormalen Bereich einzustellen.

Physostigmin kann unter Beachtung der gefährlichen unerwünschten Wirkungen bei lebensbedrohlichen, therapieresistenten anticholinerg ausgelösten Symptomen (z. B. Delir) indiziert sein, ist aber wegen der Verstärkung von Reizleitungsstörungen und der krampfauslösenden Wirkung umstritten. Dosis initial 2 mg langsam i.v. in 2 min (weitere Dosierung und Kontraindikationen siehe Physostigmin).

## Antihistaminika

Frei verkäufliche Schlafmittel wie die $H_1$-Antihistaminika Diphenhydramin und Doxylamin sind relativ häufig an Schlafmittelvergiftungen beteiligt. Bei Erwachsenen waren 25 mg/kg Diphenhydramin tödlich, bei Kindern trat der Tod in einem Vergiftungsfall bereits nach 150 mg Diphenhydramin ein.

Die Intoxikation kann mit anticholinergen Symptomen wie Mydriasis und Tachykardie einhergehen. Gelegentlich kommt es zu Hypertonie, Kopfschmerzen und deliranten Symptomen wie Halluzinationen, Reizbarkeit, Unruhe, verwaschener Sprache, Verwirrtheit und Krämpfen. Als weitere zentrale Symptome können auch depressive Effekte bis zum Koma auftreten. Gastrointestinale Symptome sind Übelkeit, Erbrechen und Diarrhö, aber auch Obstipation. Gelegentlich Rhabdomyolyse mit konsekutiver Nierenschädigung. Leberschäden sind selten. Durch die anticholinerge Wirkung kann es zur Hyperthermie kommen.

**Therapie.** Auslösung von Erbrechen gilt wegen Bewusstseinseinschränkung und Krampfneigung als kontraindiziert. Ggf. Magenspülung (s. dort), wegen der anticholinergen Effekte auch noch nach längerer Zeit. Gabe von Aktivkohle (s. dort). Die $Na^+$-Konzentration und der pH-Wert im Blut sind durch Infusion von Natriumhydrogencarbonat im hochnormalen Bereich einzustellen. Gabe von Lidocain bei ventrikulären Tachyarrhythmien. Gabe von Diazepam i.v. bei Krampfzuständen. Behandlung mit Physostigmin (s. dort) bei schweren anticholinergen Effekten unter Beachtung der kardialen Wirkungen. Hämodialyse und Hämoperfusion sind nicht effektiv.

## Arsen

**Akute Vergiftung.** Die gastrointestinale Form äußert sich durch Brennen im Mund und Rachen, Magen- und Leibschmerzen, Erbrechen, choleraartige, reiswasserähnliche oder blutige Durchfälle, Anurie, Wadenkrämpfe und Kreislaufkollaps. Bei der paralytischen Form, meist bei großen Dosen, kommt es zu zunehmender allgemeiner Schwäche, Bewusstlosigkeit, Koma und Tod durch Vasomotoren- und Atemlähmung. Trivalentes Arsen (z. B. Arsentrioxid) ist toxischer als pentavalentes Arsen. Die akute Exposition mit Dosen über 100 mg führt zu erheblicher Toxizität. Die akute Aufnahme von 200 mg Arsentrioxid kann beim Erwachsenen tödlich sein.

**Chronische Vergiftung.** Hyperkeratosen der Hände und Füße, Hautpigmentationen (Melanose), Konjunktivitis, Tracheitis, Gastroenteritis und Polyneuritis. Ferner nach langer Latenz Leberzirrhose sowie Tumoren der Leber und der Haut (Karzinome, Basaliome). Nach Inhalation können Bronchialkarzinome entstehen.

**Therapie.** Eine intensive Dekontamination des Magen-Darm-Trakts durch Magenspülung (möglichst unter gastroskopischer Kontrolle) wird empfohlen. Nach Maßgabe von Röntgenbefunden ist bei Arsenik (Arsentrioxid) im tieferen Gastrointestinaltrakt eine vollständige Darmspülung zu erwägen. Aktivkohle bindet nur geringe Arsenmengen, wird jedoch bis zum Vorliegen endgültiger Daten zur Wirksamkeit angewandt. Der Flüssigkeitsersatz sollte rechtzeitig einsetzen. Zur Behandlung einer Hypotonie Gabe kolloidaler Volumenersatzmittel, evtl. Dopamin (2–5 μg/kg pro min i.v.). Überwachung der Funktionen von Leber, Nieren und Herz. Sicherung eines hohen Urinflusses. Eine Alkalisierung des Urins kann die Tubulusschädigung durch Hämolyseprodukte vermindern. Überwachung der Flüssigkeitsbilanz und des Kaliumspiegels. Behandlung mit Komplexbildnern bei symptomatischen Patienten mit Dimercaptopropansulfonsäure i.v. (DMPS, s. dort), Gabe von Penicillamin (s. dort). Die Behandlung mit Komplexbildnern sollte erst bei Senkung der Arsenausscheidung auf Werte unter 50 μg im 24-h-Urin beendet werden. Bei Nierenversagen Reduktion der Dosis des Komplexbildners, evtl. Hämodialyse.

## Atropin

Atropin kommt vor allem in der Tollkirsche (Atropa belladonna), im Stechapfel (Datura stramonium) und im Bilsenkraut (Hyoscyamus niger) vor. Homatropin und anticholinerg wirkende Parkinsonmittel haben ähnliche Wirkungen. Anticholinerge Effekte stellen toxikologisch bedeutungsvolle UW von trizyklischen Antidepressiva dar. Eine Vergiftung mit Scopolamin löst ähnliche Symptome aus. Jedoch ruft die Substanz weniger zentral erregende Effekte hervor. Die Behandlung der Scopolaminvergiftung entspricht der Vergiftung mit Atropin.

**Symptome.** Mundtrockenheit, Mydriasis, Akkommodationslähmung, Heiserkeit, Schluckbeschwerden, Durst, Tachykardie, trockene, heiße, rote Haut, Störungen der Blasenentleerung, Verminderung der Darmgeräusche, Erregungszustände (z. B. Tollkirsche). Delirien mit starker motorischer Unruhe, psychoseähnliche Bilder, auch Depressionen, nach großen Dosen Koma, Krämpfe, Atemlähmung. In der Regel kommt es zur Hyperthermie infolge Hemmung der Schweißsekretion und Einschränkung der Wärmeabfuhr durch verminderte Bronchialsekretion. Gleichzeitig ist die Wärmeproduktion durch die motorische Unruhe erhöht.

**Therapie.** Eine Magenentleerung bei potentiell toxischer Dosis kann noch nach längerer Zeit infolge herabgesetzter Darmmotilität sinnvoll sein. Auslösung von Erbrechen durch Gabe von Ipecacuanha-Sirup unter anschließender Flüssigkeitsaufnahme, Gabe von Aktivkohle (s. dort).

Bei schweren Intoxikationen ist die Gabe von Physostigmin zu erwägen. Die Aufhebung der Symptome innerhalb weniger Minuten ist auch von diagnostischem Wert. Physostigmin wird insbesondere angewandt bei Krämpfen, Halluzinationen, Hypertonie und hämodynamisch wirksamer Sinustachykardie. Vorsichtige Gabe einer Testdosis von 0,5 mg i.v. langsam über 5 min beim Kind. Wiederholung der Dosis, bis maximal 2 mg, in 5-minütigen Intervallen. Initialdosis beim Erwachsenen 2 mg i.v. über 5 min. Sie kann innerhalb 20 min vorsichtig wiederholt werden, wenn kein therapeutischer Effekt sichtbar ist. Peritonealdialyse, Hämodialyse und Hämoperfusion sind nicht erfolgreich.

## Barbiturate

Schwere Intoxikationen äußern sich in Koma mit Atemdepression bis Apnoe und Schock. Auf eine Verstärkung der zentralen Depression durch andere sedierende Pharmaka oder Alkohol ist zu achten. Kreislaufeffekte äußern sich in niedrigem Blutdruck und Zeichen der kardiovaskulären Schädigung, evtl. bis zum Herzstillstand. Gelegentlich tritt nach höheren Dosen ein Entzugssyndrom mit zentraler Erregung auf.

**Therapie.** Auslösung von Erbrechen ist wegen der Gefahr von Bewusstseinsstörungen kontraindiziert. Bei hohen Dosen und kurzer Latenz Magenspülung (s. dort). Gabe von Aktivkohle (s. dort) einmalig zusammen mit Natriumsulfat als Laxans. Aktivkohle evtl. 4- bis 6-stdl. über mehrere Tage wiederholt, falls keine Darmatonie vorliegt. Kolloidale Plasmaersatzmittel bei Hypotonie evtl. unter Dopaminzusatz (2–5 µg/kg pro min). Ggf. Alkalisierung des Urins auf pH-Werte von 7,5 und höher durch Infusion von Natriumhydrogencarbonat. Bei schweren Vergiftungen Hämoperfusion bzw. Hämodialyse. Überwachung der Flüssigkeitsbilanz und des Serumkaliums.

## Benzin

Intoxikationen entstehen durch inhalative, orale oder perkutane Aufnahme. Die Toxizität kann durch aromatische Kohlenwasserstoffe und Antiklopfmittel (Tetraethylblei, Benzol) verstärkt werden. Gefürchtet ist die Aspirationspneumonie (Pneumonitis), insbesondere nach Inhalation, auch bei Lösungsmittelschnüfflern. Zunächst zentralerregende Wirkung, anschließend Depression. Gastrointestinale Symptome wie Übelkeit, Erbrechen, Diarrhö und Bauchschmerzen treten häufig auf. Transaminasenanstiege infolge Leberschäden sowie Tubulusschäden in der Niere werden beobachtet.

**Therapie.** Bei frühzeitiger Vorstellung und Aufnahme einer größeren Dosis Absaugen mit weicher Magensonde. Milch kann die Benzinresorption durch seine Fettanteile fördern und ist kontraindiziert. Auf eine Beeinträchtigung der Lungenfunktion ist besonders zu achten. Bei Augenkontakt sehr vorsichtige und sorgfältige Dekontamination (Kontrolle durch den Augenarzt), nach Hautkontakt sorgfältige Dekontaminierung mit Seife und Wasser.

## Benzodiazepine

Die niedrige Toxizität von Benzodiazepinen erfordert ohne zusätzliche Vergiftung mit sedierenden Pharmaka oder Ethanol selten intensive Entgiftungsmaßnahmen. Selbst nach oralen Dosen von 1500 mg Diazepam entwickeln sich nur selten vital bedrohliche Symptome.

Zunächst werden Ataxien, verwaschene Sprache, evtl. ein Nystagmus beobachtet. Eine Mydriasis kann vorliegen, ebenso wie Tachykardie und Hypotonie. Darmgeräusche können abgeschwächt sein. Es kann zur Atemhemmung kommen, jedoch wird ein Atemstillstand nur bei schneller i.v.-Applikation beobachtet. Bei höheren Dosen tritt in der Regel ein nicht sehr tiefes Koma auf. Nach längerer Vorbehandlung kann sich ein Entzugssyndrom mit Halluzinationen, Verwirrung und Krampfneigung entwickeln.

**Therapie.** Auslösung von Erbrechen wird wegen der möglichen ZNS-Depression nicht mehr empfohlen. Bei hohen Dosen bis zu 1 h nach Ingestion evtl. Magenspülung. Sehr wirksam ist die Gabe von Aktivkohle (s. dort). Überwachung der vitalen Funktionen, insbesondere der Atmung. Behandlung der Hypotonie durch Flüssigkeitszufuhr, Lagerung, ggf. Dopamin (2–5 µg/kg pro min). Hämodialyse ist ineffektiv. **Flumazenil** (s. dort) hebt die zentralen Wirkungen von Benzodiazepinen auf. Es sollte nicht zu längerer Aufrechterhaltung des Bewusstseins eingesetzt werden. Eine Anwendung zu diagnostischen Zwecken gilt wegen der Auslösung zerebraler Krampfanfälle (z. B. bei Mischintoxikation mit trizyklischen Antidepressiva) als problematisch.

## Benzol

Wegen der chronischen Toxizität von Benzol mit der Gefahr einer aplastischen Anämie und der Auslösung von Leukämien wurde die Verwendung von Benzol als Lösungsmittel eingeschränkt. Eine Exposition der Allgemeinbevölkerung tritt hauptsächlich durch Benzol als Antiklopfmittel im Benzin auf. Bei akuter akzidenteller oder suizidaler Benzolexposition wird eine orale Menge von 30–50 ml als geschätzte letale Dosis betrachtet.

Die Aufnahme erfolgt inhalativ, oral oder über die Haut. Die akute Toxizität besteht in zentraler Erregung (Berauschtheit) bis zu tiefer Narkose mit vitaler Bedrohung infolge ZNS-Depression. Es kann zu Arrhythmien sowie zur Reizung des Respirationstraktes kommen, gelegentlich zum Lungenödem. Neurologische Symptome bestehen in Euphorie, Kopfschmerzen, Schwindel und Ataxie sowie Verwirrtheit und Krampfneigung. Eine chronische Exposition äußert sich in ähnlichen Symptomen. Erschöpfung, Gewichtsverlust und Myelitis sowie gastrointestinale Symptome mit Übelkeit, Erbrechen, Bauchschmerzen und Leberschäden können auftreten. Im Vordergrund der chronischen Benzolexposition stehen Schädigungen des blutbildenden Systems durch aktive Benzolmetaboliten, die sich in einer aplastischen Anämie sowie einer myeloblastischen Leukämie äußern können.

**Therapie.** Auslösung von Erbrechen ist kontraindiziert. Bei frühzeitiger Vorstellung und Aufnahme einer größeren Dosis Absaugen mit weicher Magensonde. Bei Krämpfen Diazepam (z. B. 5–10 mg i.v), Überwachung des EKG. Frischluft bei inhalativer Exposition, evtl. Sauerstoffzufuhr mit angefeuchtetem Inhalationsgemisch. Sorgfältige Dekontamination bei Exposition der Augen und der Haut. Verzicht auf Catecholamine wegen Sensibilisierung des Herzens (Arrhythmiegefahr).

## Blausäure

Entsteht aus Cyaniden durch Säureeinwirkung. Typisch ist der Bittermandelgeruch. Blausäure ist auch in bitteren Mandeln enthalten, davon sind für Kleinkinder evtl. schon 6–10 Stück tödlich. Beim Erwachsenen können 50–300 mg Blausäure tödlich sein. Durch Hemmung der Cytochromoxidase wird die Sauerstoffreduktion im Gewebe unterbrochen. Blausäure entsteht auch durch Verschwelung von Stickstoff enthaltenden Kunststoffen bei Bränden. Nach Inhalation oder Ingestion von Acetonitril können durch den hepatischen Metabolismus tödliche Cyanidmengen gebildet werden.

**Symptome.** Schneller Wirkungseintritt, evtl. in wenigen Minuten tödlich. Nach geringen Konzentrationen kommt es zu Schwindel, Kopfschmerzen, Beklemmungen, Erbrechen, Sehstörungen, Mydriasis, Bewusstlosigkeit, Harn- und Stuhlabgang, Krämpfen und Atemlähmung. Die Ausatmungsluft riecht nach bitteren Mandeln. Nach oraler Aufnahme von Kaliumcyanid Laugenverätzung.

**Therapie.** Atmungsfunktionen sichern, Vermeidung der Mund-zu-Mund/Nase-Beatmung zum Schutz vor einer Cyanidintoxikation des Erste-Hilfe-Leistenden. Sofortige Zufuhr von 100% Sauerstoff, evtl. nach Intubation. Magenspülung nach endotrachealer Intubation. Keine Auslösung von Erbrechen. Gabe von Aktivkohle (s. dort), 30–100 g bei Erwachsenen, 15–30 g bei Kindern (1–2 g/kg) als wässrige Suspension. Bei lebensbedrohlicher Intoxikation mit Cyanid (ca. 50 mg HCN bei inhalativer Exposition, ca. 200–300 mg bei oraler Aufnahme von KCN oder NaCN) muss sofort Methämoglobin erzeugt werden (mit Ausnahme von Rauchgasvergiftungen mit Kohlenmonoxid).

Seit einigen Jahren steht **4-Dimethylaminophenol** (4-DMAP) als zuverlässiger Methämoglobinbildner für die intravenöse Zufuhr zur Verfügung. Die übliche Dosierung von 3–4 mg/kg i.v. führt in wenigen Minuten zur Überführung von 30–40% des Hämoglobins in Methämoglobin, wobei 15% Methämoglobin bereits in der ersten Minute vorliegt. Das dreiwertige Eisen im Methämoglobin bindet Cyanid mit hoher Affinität, sodass es bei ausreichender Methämoglobinkonzentration im Blut zur Rückverteilung von Cyanid aus dem Gewebe kommt und die mitochondriale Zellatmung wieder möglich wird. Die Anwendung von 4-DMAP ist bei höheren CO-Hb-Mengen infolge Rauchgasvergiftung kontraindiziert. Indiziert ist Hydroxocobalamin (Cyanokit® der Fa. Orphan Europe bis zur Zulassung in Deutschland erhältlich über die Internationale Apotheke). Im Anschluss an 4-DMAP ist **Natriumthiosulfat** (100 mg/kg i.v.) zur Unterstützung der endogenen Entgiftung durch die Rhodanase über den venösen Zugang als zweites Antidot zu infundieren. Intoxikationen mit kleineren Cyanidmengen können allein mittels der Rhodanase enzymatisch zu Rhodanid (SCN-) entgiftet werden. Gabe von Natriumhydrogencarbonat (1 mmol/kg initial) i.v. bei Azidose. Bei Krämpfen Gabe von Diazepam langsam i.v. Bei Behandlung zu starker Methämoglobinbildung durch 4-DMAP mit Methylen- bzw. Toluidinblau ist zu beachten, dass Cyanid freigesetzt werden kann.

## Blei

Lösliche Bleisalze, Bleiessig und Bleizucker können zu schweren, manchmal tödlichen chronischen Vergiftungen führen. Seit Benzin kein Bleitetraethyl mehr enthält, ist es als Reinsubstanz für spezielle Motoren im Handel. Bleitetraethyl erzeugt narkotische Symptome, auch Müdigkeit, Schlaflosigkeit, Erregungszustände. Die tödliche Dosis von resorbiertem Blei liegt im Bereich von 0,5 g. Kumulation in den toxischen Bereich bei Aufnahme von mehr als 5 mg/d. Sehr lange Verweildauer im Knochen ($t_{1/2}$ 32 Jahre) und in der Niere ($t_{1/2}$ 7 Jahre). Indikatoren der Bleiexposition sind Bleikonzentration in Blut und Urin sowie Blei- und δ-Aminolävulinsäureausscheidung im Urin. Eine Hemmung der δ-Aminolävulinsäuredehydratase, erniedrigte Hb-Konzentration und freies Erythrozyten-Protoporphyrin sind weitere Indikatoren.

**Symptome der akuten Vergiftung.** Metallgeschmack, lösliche Bleisalze haben lokale Ätzwirkung, nach großen Dosen Erbrechen, Bauchschmerzen, Durchfälle, Kreislaufkollaps, Tubulusschäden (Oligurie), Koma.

**Symptome der chronischen Bleivergiftung.** Kopfschmerzen, Koliken, Obstipation, Anämie und Blässe der Haut, meist mehr als 3‰ basophil getüpfelte Erythroblasten und Makroblasten. Streckerschwäche (Fallhand). Beeinträchtigung der intellektuellen Entwicklung von Kindern.

**Therapie.** Bei akuter oraler Aufnahme potentiell toxischer Mengen gastrointestinale Dekontamination (s. dort). Bei oraler Aufnahme organischer Bleiverbindungen Gabe von Aktivkohle (s. dort). Bei chronischer Bleivergiftung sollte die Ursache festgestellt werden, um eine weitere Exposition zu vermeiden. Große Bleimengen können in entsprechenden Kompartimenten des Organismus wie Knochen und Zähnen gespeichert sein. Ihre Mobilisation ist schwierig. Bei der Behandlung der Bleienzephalopathie kann durch die Bleientfernung ein Hirnödem eintreten.

Dekorporierung bei Kindern mit Intoxikationssymptomen und bei Blutspiegeln oberhalb 450 pg/l. Bei chronischer Bleivergiftung wird die Therapie mit Chelatbildnern bevorzugt mit **Dimercaptopropansulfonsäure** (DMPS) durchgeführt. Bei akuter Bleivergiftung kommt die Gabe von **Calcium-Trinatrium-pentetat** (Ditri-pentat Heyl®) 15 mg/kg tgl. als i.v.-Infusion in 250 ml physiologischer NaCl-Lösung über 0,5–2 h in Betracht. Eventuell **Penicillamin** 250 mg 4-mal tgl. oral über 5 Tage.

Auf ausreichende Flüssigkeitszufuhr und ausreichenden Urinfluss ist zu achten, ebenso wie auf Symptome einer Enzephalopathie oder eines Hirnödems. Bei Krämpfen Diazepam. Bei Hinweisen auf eine Enzephalopathie gleichzeitige Behandlung mit DMPS und Calcium-Trinatrium-pentetat in maximaler Dosierung.

## Chloralhydrat

Depression von zentralnervösen Funktionen wie bei anderen Hypnotika. Bei Kindern können gefährliche Vergiftungen bereits nach 1,5 g auftreten.

Durch die Halogensubstitution besteht die Gefahr von Arrhythmien bis zum Kammerflimmern. Das Vergiftungsbild geht mit Hypotonie einher. Schnell kann sich ein tiefes Koma entwickeln. Gastrointestinale Symptome wie Erbrechen sind häufig, gelegentlich kommt es zum Anstieg der Transaminasen im Serum. Nach 2–5 Tagen können Tubulusschäden der Niere auftreten.

Die Bestimmung von Chloralhydrat im Plasma ist schwierig und korreliert nicht mit dem Intoxikationsgrad. Chloralhydrat wird durch Metabolismus in Trichlorethanol als sedierendem Hauptmetaboliten und partiell zu Trichloressigsäure umgewandelt. Trichloressigsäure kann andere Pharmaka aus der Plasmaalbuminbindung verdrängen und die freie Konzentration erhöhen.

**Therapie.** Die Auslösung von Erbrechen durch lpecacuanha-Sirup ist wegen der schnellen zentral dämpfenden Wirkung kontraindiziert. Magenspülung (s. dort), evtl. in Intubation. Gabe von Aktivkohle (s. dort). Überwachung der Vitalzeichen und des EKG. Bei schweren Vergiftungen Hämodialyse oder Hämoperfusion. Behandlung der Hypotonie durch Flüssigkeitszufuhr, evtl. Dopamin. Bei Rhythmusstörungen Betarezeptorenblocker.

## Cocain

Cocain ist ein starkes zentralnervöses und kardiales Stimulans. Nach anfänglicher Stimulation kann es zu Koma, Hypotonie und Atemdepression kommen. Die Toxizität kann nach intranasaler, oraler, rektaler, intravenöser und inhalativer Zufuhr eintreten. Mydriasis, Fremdkörpergranulome gelegentlich bei i.v.-Missbrauch. Verätzungen in den Luftwegen nach Rauchen der freien Base (Crack). Erosionen an den Zähnen können auftreten.

Herz- und Kreislaufsymptome sind initial Tachykardie und Hypertonie, in schweren Fällen Hypotonie mit Schocksymptomatik. Arrhythmien führen zu Todesfällen nach höheren Dosen. Myokardischämien und Infarkte werden bei jungen, sonst gesunden Patienten beobachtet. Gefäßspasmen außerdem in peripheren und zerebralen Gefäßgebieten. Die initiale Hyperpnoe kann schnell in einen Atemstillstand umschlagen, gelegentlich kommt es zum Lungenödem. Todesfälle bei Kindern durch passive Inhalation von cocainhaltigem Rauch sind beschrieben worden. Hyperthermie, Erregungsbilder, Ruhelosigkeit, Angst, Delir, Psychose, tonisch-klonische Krämpfe mit Koma können auftreten. An gastrointestinalen Symptomen werden Übelkeit und Erbrechen beobachtet, evtl. lokale Nekrosen, z. B. nach der Ingestion sehr hoher Dosen bei Ruptur verschluckter Abpackungen.

**Therapie.** Symptomatische Therapie bei leichteren Intoxikationen. Abschirmung von äußeren Reizen, frühzeitige Gabe von Benzodiazepinen (z. B. Lorazepam als Tavor® Expidet sublingual bzw. oral) zur Beruhigung. Bei schweren Intoxikationen mit Krämpfen **Diazepam** 5–10 mg langsam i.v., evtl. wiederholt. Gegen die Blutdrucksenkung Plasmaersatzmittel, Lagerung, evtl. **Dopamin** 2–5 µg/kg i.v. pro min oder **Noradrenalin** 0,1–0,2 µg/kg i.v. pro min. Eine Hypertonie besteht in der Regel nur vorübergehend, deshalb keine länger wirksamen Antihypertensiva. Verzicht auf Betarezeptorenblocker, da sie einen cocaininduzierten Koronarspasmus verstärken können. Andere Antiarrhythmika wie **Lidocain** werden bevorzugt. Gegen eine Hyperthermie äußere Wärmeabfuhr. Diurese, Hämodialyse und Ansäuerung des Urins führen nicht zu einer effektiven Steigerung der Cocainelimination.

## Diethylenglykol

Diethylenglykol wird technisch ähnlich wie Ethylenglykol verwendet. Toxikologisch ist es analog zu beurteilen. Die akute letale Dosis für den Menschen beträgt etwa 1 ml/kg. Sie ist jedoch sehr variabel und dürfte zwischen 20 und 240 ml beim Erwachsenen sowie 5 und 120 ml beim Kind liegen. Durch den süßen Geschmack werden insbesondere Kinder gefährdet.

Die Symptome sind ähnlich wie bei Ethylenglykol (s. dort). Im Unterschied zu Ethylenglykol tritt eine zentrolobuläre Nekrose der Leber mit leichter Gelbsucht und Vergrößerung der Leber auf. Tubulusschäden der Niere werden beobachtet. Der Tod tritt gewöhnlich 2–7 Tage nach Beginn einer Anurie ein. Die Nieren- und Leberfunktion ist zu überwachen, ebenso die Blutgase und der Blut-pH. Eine metabolische Azidose kann auftreten, ist jedoch nicht so häufig wie bei Ethylenglykol, da der Stoffwechsel zu Oxalat und anderen Metaboliten nicht so ausgeprägt ist.

**Therapie.** Wie bei Ethylenglykol. Die Ethanolbehandlung war bei Nichtprimaten erfolgreich. Daten hinsichtlich Wirksamkeit beim Menschen fehlen. Hämodialyse ist bei allen schweren Intoxikationen, abhängig von der Diethylenglykol-Serumkonzentration, den Veränderungen des Säure-Basen-Haushalts und den renalen Störungen, indiziert.

## Dioxine

Dioxine können u. a. bei der Herstellung von 2,4,5-Trichlorphenoxyessigsäure und von Chlorphenolen anfallen. Unter der Vielzahl von Dioxinen ist das 2,3,7,8-Tetrachlordibenzodioxin (TCDD, „Seveso-Gift") besonders toxisch. Es entsteht zusammen mit anderen Dibenzodioxinen und Dibenzofuranen mit unterschiedlichem Chlorierungsgrad auch bei Verbrennungsprozessen. Anreicherung in der Nahrungskette. Mit anderen Kohlenwasserstoffen ist es in der Muttermilch enthalten, sodass Interferenzen mit dem Immunsystem beim Säugling diskutiert werden. Die biologische Halbwertszeit von TCDD liegt bei etwa 10 Jahren. TCDD weist im Tierversuch eine sehr unterschiedliche Toxizität auf. Die $LD_{50}$ beim Meerschweinchen beträgt 0,6 µg/kg. TCDD ist einer der stärksten Enzyminduktoren sämtlicher Cytochrome P-450, die den Metabolismus von Steroiden, Arzneimitteln und anderen Fremdstoffen vermitteln Im Mehrstufenkonzept der chemischen Kanzerogenese wird eine Funktion von TCDD als Promotor angenommen. Die Auslösung von Tumoren beim Menschen im Rahmen industrieller TCDD-Exposition gilt aufgrund epidemiologischer Hinweise als gesichert.

Akute Schäden durch TCDD bestehen in einer sehr schwer therapierbaren Chlorakne nach Exposition gegenüber höheren Dosen.

**Therapie.** Bei kutaner Exposition sorgfältige Dekontamination mit Wasser und Seife. Zuverlässige Methoden zur Entfernung von resorbiertem TCDD aus dem Organismus sind nicht bekannt.

## Ecstasy

Ecstasy ist ein methoxyliertes Amphetaminderivat, das ursprünglich als Appetitzügler entwickelt wurde. Vorwiegend enthält es 3,4-Methylendioxymethamphetamin (MDMA), zusätzlich oder alternativ auch Strukturverwandte wie 3,4-Methylendioxyamphetamin (MDA) und 3,4-Methylendioxyethamphetamin (MDEA). Zur Erhöhung der Antriebssteigerung werden in letzter Zeit reines Amphetamin, cocainartige Substanzen, Coffein und auch LSD beigemischt, wodurch sich die toxikologische

Beurteilung erschwert. **Cave:** Die Bezeichnung Ecstasy wird auch für Substanzen mit unterschiedlicher chemischer Struktur und Wirkung verwandt wie Liquid Ecstasy (Anästhetikum Gamma-Hydroxybutyrat, GHB) und Herbal Ecstasy (neben anderen pflanzlichen Bestandteilen vor allem Ephedrin enthaltend)!

Ecstasy ist wegen seiner euphorisierenden und kommunikationsfördernden („entaktogenen") Wirkung eine weit verbreitete Modedroge insbesondere auf großen Tanzpartys Jugendlicher. Es steht hinter Cannabis an zweiter Stelle der in Deutschland konsumierten illegalen Drogen.

Die Einnahme erfolgt oral als Tabletten, Kapseln oder Pulver. Die Substanz kann nicht geraucht werden. Rasche Resorption in 30 bis 60 min, hepatische Metabolisierung zu MDA über CYP2D6. Hepatischer Abbau ca. 7%, renale Elimination von unverändertem MDMA ca. 70% der Dosis.

Die übliche Einzeldosis von MDMA und MDEA beträgt 100–150 mg. Ab 100 mg ist MDMA toxisch, wobei die Toxizität durch Komedikation und Bedingungen wie z. B. hohe Umgebungstemperatur, laute Geräuschkulisse und Dehydratation erhöht wird.

**Symptome.** Ecstasy schränkt die Wahrnehmung von Alarmsymptomen wie Durst, Hunger, Schwindel, Unwohlsein, Erschöpfung und Schmerzen (z. B. „Muskelkater") ein. Durch extremen Flüssigkeitsverlust beim exzessiven Tanzen kann der Elektrolyt- und Flüssigkeitshaushalt entgleisen und ein lebensbedrohlicher Kollaps („Hitzschlag") mit einer Körpertemperatur von über 41° C entstehen. Bei Einnahme mehrerer Tabletten in kurzen Abständen besteht die Gefahr einer lebensbedrohlichen Intoxikation.

Leichte Symptome bestehen in Agitation, Hypertonie, Tachykardie, Mydriasis, Trismus und Schwitzen. Eine schwere Symptomatik ergibt sich durch Exsikkose, Hyponatriämie, Hypertonie, Herzrhythmusstörungen, zerebrale Krampfanfälle, intrazerebrale oder subarachnoidale Blutungen, akutes Leberversagen, Rhabdomyolyse mit oder ohne Hyperthermie und Verbrauchskoagulopathie mit Multiorganversagen. Es kann ein Serotoninsyndrom entstehen.

**Chronische Toxizität.** Bei Primaten führten relativ geringe Dosen bei oraler Aufnahme zu einer 30%igen Serotonindepletion ohne Herabsetzung der Dopamin- oder Noradrenalinkonzentration. Die psychiatrischen Symptome wie paranoide Psychosen, generalisierte Angststörungen und Depersonalisierungsphänomene könnten hiermit in Beziehung stehen.

**Therapie.** Bei jeder Ingestion Kohlegabe bis zu 60 min nach der Aufnahme. Temperaturkontrolle. Beruhigendes Zureden, bei Angstzuständen oder Halluzinationen Diazepam (5 mg sublingual). Bei zerebralen Krampfanfällen Benzodiazepine i.v., i.m. oder rektal. Bei Jugendlichen mit Symptomen nach protrahierter Einnahme einzelner Tabletten und körperlicher Aktivität *ohne* Hyperthermie zunächst 100 ml Flüssigkeit oral, bei Tanzexzess 500 ml. Sedierung mit Diazepam, evtl. Haloperidol (keine Phenothiazine). Wegen der Gefahr eines Hirnödems nie unkontrolliert zu viel Flüssigkeit geben. Apathie und Stupor könnten Folge einer inadäquaten ADH-Sekretion sein (Serumnatrium <130 mmol/l), die eine weitere Flüssigkeitsrestriktion, evtl. die Gabe hypertoner Kochsalzlösung erfordert. Bei Jugendlichen nach wiederholter Tabletteneinnahme und körperlicher Aktivität *mit* Hyperthermie Infusion von 2000 ml Ringer-Laktat-Lösung in 90 min, später 3000 bis 4000 ml weitere Elektrolytlösung. Bei symptomatischen Kindern und Jugendlichen Beobachtung und Behandlung in der Klinik, Notarztbegleitung. Externe Kühlung, evtl. Dantrolen. Sedierung mit Diazepam. Bei Stenokardien Nitropräparate, keine Betarezeptorenblocker. Überwachung des Elekrolytstatus und der Transaminasen. Bei massiver CK-Erhöhung evtl. alkalische Diurese, bei akutem Nierenversagen Hämodialyse.

## Eisensalze

Zu Intoxikationen bei Kindern kommt es relativ häufig durch akzidentelle Einnahme von Eisentabletten. Der Mukosablock in der Darmschleimhaut verhindert nicht die Resorption größerer Mengen. Tödliche Dosen liegen zwischen 3 und 10 g Eisensulfat. Mit beginnender Toxizität ist ab 20 mg/kg zu rechnen.

**Symptome.** Hämorrhagische Gastroenteritis mit Hämatemesis, blutiger Diarrhö und Bauchschmerzen, weiterhin Gerinnungsstörungen, Azidose, paralytischer Gefäßkollaps mit Schocksymptomatik in der ersten Phase zwischen 30 min und 2 h. Eine anschließende vorübergehende Besserung der Symptomatik darf nicht über den ernsten Zustand hinwegtäuschen. Es kann nach 2–12 h zu einem protrahierten Schock, schwerer Azidose, Zyanose und Fieberzuständen kommen. Nach 2–4 Tagen werden Leberschäden beobachtet. Nach Tagen bis Wochen kann es zu Strikturen im Bereich des Gastrointestinaltrakts kommen.

**Therapie.** Bei toxischen Dosen Auslösen von Erbrechen möglichst innerhalb von 1 h mit Ipecacuanha-

Sirup (s. dort). Überwachung des Elektrolyt- und Säure-Basen-Haushalts. Auf eine akute Kreislaufinsuffizienz ist zu achten. Austauschtransfusion bei sehr schweren Vergiftungen mit Eisenkonzentrationen oberhalb 10.000 pg/l. Gabe von Deferoxamin i.v. bis zu 15 mg/kg stdl., Bolusinjektionen wegen der Gefahr einer plötzlichen Hypotonie vermeiden. Bei längerer Infusionsdauer als 24 h kann ein akutes hypoxämisches Lungenversagen (Acute Respiratory Distress Syndrome, ARDS) entstehen. Eine orale Komplexierung von Eisen ist umstritten.

## Ethanol

Akute Alkoholvergiftung und chronischer Alkoholismus (s. Neurologische Krankheiten). Besonders bedrohlich ist die akute Alkoholvergiftung beim Kind. Der Tod kann im Vergleich zu den Durchschnittswerten einer Intoxikation des Erwachsenen (2–6 Promille) bereits bei wesentlich niedrigeren Konzentrationen eintreten.

Symptome sind Übelkeit, Erbrechen, Bauchschmerzen, Ataxie, Koma und Krämpfe. Insbesondere bei Kindern tritt häufig eine Hypoglykämie auf, die mit Krämpfen einhergeht, auch mit Latenz zur Alkoholaufnahme. Eine mäßige Laktatazidose oder Ketoazidose kann vorliegen. Der Gefahr einer Hypothermie durch Auskühlung muss vorgebeugt werden. Anaphylaktische Reaktionen bei kleinsten Mengen von Ethanol (1 ml) sind beschrieben.

**Therapie.** Kein Auslösen von Erbrechen wegen der möglichen schnell einsetzenden ZNS-Depression. Aktivkohle reduziert die Resorption nicht effektiv. I.v.-Zufuhr von Glucose bei Blutglucosekonzentrationen von unter 60 mg/dl. Bei chronischem Alkoholismus vorherige Gabe von 100 mg Thiamin (Vitamin $B_1$). Naloxon hebt gelegentlich zentraldepressive Effekte auf. Bei Krämpfen 5–10 mg Diazepam i.v., wiederholbar 15-minütig bis zu 30 mg, beim Kind 0,25 bis 0,4 mg/kg bis 10 mg pro Dosis. Hämodialyse stellt eine sehr effektive Maßnahme für alle kritischen Ethanolintoxikationen dar.

## Ethylenglykol

Ethylenglykol (1,2-Ethandiol) ist ein Bestandteil von Frostschutzmitteln und ein Schmiermittel in Kühlanlagen. Es kommt als Lösungsmittel in zahlreichen Produkten vor. Durch den süßen Geschmack werden insbesondere Kinder gefährdet. Tödlich können 30 ml Ethylenglykol sein, bei adäquater Behandlung wurden jedoch auch Intoxikationen mit 2 l überlebt.

Die Intoxikation läuft in 3 Phasen ab. Nach 30 min bis 12 h treten zentralnervöse Störungen ähnlich wie nach Ethanol auf: Ataxie, verwaschene Sprache, Krämpfe, Bewusstlosigkeit, Gefahr des Hirnödems. Metabolische Azidose mit Anionenlücke, Tachypnoe bzw. Kussmaul-Atmung, Ausscheidung von Calciumoxalat, Hämaturie und Proteinurie. Zunahme von Tachypnoe, Zyanose, kardialen Störungen nach 12–36 h. Todesfälle treten häufig in dieser Phase auf. 2–3 Tage nach der Intoxikation Zeichen der Niereninsuffizienz vorwiegend durch Calciumoxalatkristalle.

**Therapie.** Kein Auslösen von Erbrechen wegen der schnell einsetzenden ZNS-Depression. Bei frühzeitiger Vorstellung und Aufnahme einer größeren Dosis Absaugen mit weicher Magensonde. Die Gabe von Aktivkohle ist wegen der geringen Bindung von Ethylenglykol nicht sinnvoll. Diazepam bei Krampfneigung. Behandlung der Azidose mit Natriumhydrogencarbonat, initial 1–2 mmol/kg i.v.

Eine Ethanoltherapie wird wie bei der Methanolvergiftung ab 200 mg/l im Blut durchgeführt (s. dort). Hämodialyse unter Fortführung der Ethanoltherapie bei Ethylenglykolkonzentrationen im Blut oberhalb 500 mg/1 (8 mmol/l) sowie bei Indikationen vonseiten des Säure-Basen-Haushalts und bei Nierenversagen. Gabe von Thiamin (Vitamin $B_1$) und Pyridoxin (Vitamin $B_6$) je 100 mg/d i.m. oder i.v.

## Kohlenmonoxid

Die Toxizität von Kohlenmonoxid (CO) ergibt sich durch die 300fach höhere Affinität zum zweiwertigen Hämoglobineisen und die dadurch bedingte Hemmung der Sauerstoffbindung an das Hämoglobin. Die Folge ist ein Sauerstoffmangel im Gewebe, auch durch Linksverschiebung der $O_2$-Hb-Bindungskurve.

CO ist ein farb-, geruch- und geschmackloses Gas und reizt den Respirationstrakt nicht. Autoabgase, schlecht ziehende Öfen, aber auch die inkomplette Verbrennung von primär CO-freien Gasen wie Methan sind wichtige Ursachen für die inhalative Intoxikation mit CO. Tabakrauch führt in Abhängigkeit von der Verbrennungstemperatur zu bis zu 15% CO-Hb. CO-Hb-Konzentrationen oberhalb 30% gelten als toxisch.

**Symptome.** In Abhängigkeit von der CO-Hb-Konzentration Schwindel, Kopfschmerzen, Ohrensausen, Übelkeit, blasse zyanotische Haut, bei schneller Exposition gegenüber hohen CO-Konzentrationen rotes Hautkolorit, Pulsbeschleunigung, Bewusstlosigkeit, Koma und Krämpfe. Nach Bewusstlosigkeit ist mit der Entwicklung von extrapyramidalen Symptomen infolge von Blutungen und Erweichungsherden im Hirnstamm zu rechnen. Selten treten nach Tagen oder Wochen anfänglicher Besserung Psychosen oder ein hirnorganisches Syndrom infolge einer Demyelinisierung des Großhirnmarks auf.

**Therapie.** Zufuhr von frischer Luft. Achten auf Respirationsstörungen. Gabe von 100% angefeuchtetem Sauerstoff mit assistierter Beatmung. Evtl. genügt eine festsitzende Atemmaske. Überwachung der CO-Hb-Konzentrationen. Nach Möglichkeit den Ausgangswert vor Sauerstoffzufuhr ermitteln. Bedeutender als die CO-Hb-Konzentration ist der klinische Befund, vor allem Bewusstlosigkeit, Krämpfe, EEG-Veränderungen oder das Vorliegen einer metabolischen Azidose als Ausdruck einer schweren CO-Vergiftung. Möglichst ist bei CO-Vergiftung mit neurologischer Symptomatik eine hyperbare Sauerstoffzufuhr anzusetzen, bei Schwangeren bereits bei niedrigerer Exposition. Behandlung von Krampfanfällen mit Diazepam i.v., Überwachung der Herzfunktion bei bewusstlosen Patienten durch kontinuierliche Registrierung des EKG. Achten auf Symptome eines Hirnödems, ggf. Behandlung mit Mannitol. Dexamethason scheint nicht sinnvoll beim hypoxiebedingten Hirnödem.

## Laugen

Konzentrierte Lösungen von Laugen, Abflussreinigern und Geschirreinigern für Spülmaschinen, führen bei oraler Aufnahme zu schweren Schädigungen von Mundschleimhaut, Ösophagus und Magen. Speiseröhrenschädigungen werden auch ohne Schädigung der Mundschleimhaut beobachtet. Bei Augenkontakt ist eine sehr sorgfältige Behandlung durch langes Spülen mit klarem Wasser erforderlich (Augenarzt). Bei respiratorischer Exposition Dyspnoe und Gefahr des Auftretens eines Lungenödems, auch mit Latenz. Die Schädigung tieferliegender Gewebsanteile führt nach einer inflammatorischen Phase nach 1–2 Tagen zur nekrotischen Phase mit Perforationsgefahr (Kolliquationsnekrose) und nach 2–3 Wochen zur Entstehung von Strikturen. Bei kutaner Exposition kann es zu schweren und tiefen Verätzungen kommen.

**Therapie.** Gabe von ca. 1 Glas Wasser zur Spülung des Ösophagus. Aktivkohle ist nicht indiziert, ebenso nicht die Neutralisation durch Gabe von schwachen Säuren. Verzicht auf Auslösung von Erbrechen. Vorsichtige Ösophagoskopie nach 12–24 h zur Beurteilung der Schleimhautschäden. Bei sicherer Ingestion größerer Mengen evtl. sofortige Gastroskopie durch erfahrenen Untersucher. Die Gabe von Prednisolon (1 mg/kg i.v.) wird nicht allgemein empfohlen, außer bei Kindern mit Ösophagusverätzungen vom Grad II. In der späteren Phase werden die entstandenen Strikturen durch Dilatation behandelt. Eine sehr sorgfältige Dekontaminierung von Augen und Haut ist essentiell.

## Lysergsäurediethylamid

Lysergsäurediethylamid (LSD) kann in Dosen von 50–400 µg einen veränderten Bewusstseinszustand hervorrufen. Dosen von nur 35 µg erwiesen sich als halluzinogen. LSD führt zu optischen und akustischen Halluzinationen, zu Verhaltensveränderungen, Veränderungen der Stimmungslage, Verfolgungsideen und akuten psychotischen Reaktionen. Mydriasis und Tränenfluss werden beobachtet. Veränderte Farbwahrnehmung und andere optische Verzerrungen sowie Hyper- und Hypotonie mit Tachykardie kommen vor. Bei hohen Dosen Übelkeit, Erbrechen, Speichelfluss, Tachypnoe und Bronchokonstriktion sowie Unruhe, Angstzustände, Erlebnisse von Depersonalisation, Tremor und Dyskoordination der Motorik.

**Therapie.** Wegen der geringen Substanzmengen und der schnellen Resorption ist eine gastrointestinale Dekontamination im Allgemeinen nicht sinnvoll. Bei akuten Angstzuständen Gabe von **Diazepam** 10 mg langsam i.v. bei Erwachsenen, bei Kindern 0,25–0,4 mg/kg sehr langsam i.v. bis 10 mg pro Dosis. Bei extremer Agitation mit Halluzinationen Gabe von **Haloperidol**, 5–20 mg i.m., i.v. oder oral. Wichtig ist bei Patienten mit einem „bad trip“ eine beruhigende psychologische Einwirkung.

## Marihuana

Marihuana ist die geschnittene Pflanze, Haschisch das Harz von Cannabis sativa var. indica. Der wirksame Inhaltsstoff ist Tetrahydrocannabinol (THC), welches über die Inhalation beim Rauchen konsumiert wird. Oft Rötung der Augenbindehäute, Zunahme der Herzfrequenz und gelegentlich orthostatische Hypotonie. Eine große Dosis löst beim Rauchen Reizung der Bronchialschleimhäute und Husten aus. Eine chronisch-obstruktive Bronchitis analog zum Tabakrauchen wurde beobachtet. Bei Intoxikation kommt es zu Benommenheit, Euphorie, Veränderung der Zeitwahrnehmung, Gedächtnisstörungen, Stimmungsveränderungen und Depersonalisation. Bei hohen Dosen motorische Koordinationsstörungen, Lethargie und verlangsamte Sprache. Krämpfe können bei disponierten Patienten auftreten, gelegentlich auch Panikreaktionen.

**Therapie.** Depressive und psychotische Patienten mit Halluzinationen beruhigen sich bei Abschirmung gegenüber äußeren Reizen. Gabe von Benzodiazepinen bei stärkerer Agitation. Behandlung der Hypotonie mit Plasmaersatzmitteln und durch Lagerung, evtl. Gabe von Dopamin 2–5 μg/kg pro min.

## Methanol

Methanol (Methylalkohol) wird als Lösungsmittel von Farben, Klebstoffen, Abbeizmitteln und Harzen verwendet. Es besteht die Gefahr einer Verwechslung mit Ethanol. Methanol wird in Deutschland nicht mehr als Vergällungsmittel für Ethanol im Brennspiritus (früher als Zusatz bis 20%) zugesetzt.

Methanol ist hoch toxisch. Die Folgen können in einer schweren metabolischen Azidose, Erblindung und Tod bestehen. Eine Menge von 4 ml absoluten Methanols hat zur Erblindung geführt. Tödlich war eine Ingestion von 15 ml 40%igen Methanols, es wurden aber auch 500 ml dieser Konzentration überlebt. Häufig treten Symptome mit einer Latenz von 18–24 h auf. Die Rauschwirkung von Methanol ist geringer als diejenige von Ethanol. Übelkeit, Erbrechen, Bauchschmerzen, neurologische Symptome bis zum Koma treten auf. Tachypnoe durch metabolische Azidose. Präterminaler Atemstillstand. Die metabolische Azidose ist durch eine Anionenlücke charakterisiert.

**Therapie.** Kein Auslösen von Erbrechen wegen der möglichen schnell einsetzenden ZNS-Depression. Aktivkohle reduziert die Resorption nicht effektiv. Bei frühzeitiger Vorstellung und Aufnahme einer größeren Dosis Absaugen mit einer weichen Magensonde. Bei Krämpfen 5–10 mg Diazepam i.v., evtl. 15-minütig wiederholt bis 30 mg, beim Kind 0,25–0,4 mg/kg pro Dosis, bis zu 10 mg pro Dosis. Bei Erfolglosigkeit der wiederholten Gabe evtl. Phenytoin oder Phenobarbital.

Die Behandlung mit **Ethanol** beruht auf der kompetitiven Hemmung der Methanoloxidation durch die Alkoholdehydrogenase, wodurch die Entstehung von Formaldehyd und Ameisensäure als toxische Metabolite reduziert wird. Ab 200 mg/l Methanol im Blut Gabe von 7–10 ml/kg 10%igem Ethanol in 5%iger Glucoselösung i.v. über 30 bis 60 min, anschließend stdl. 1,4 ml/kg der verdünnten Lösung. Einstellung der Ethanolgabe auf Blutkonzentrationen zwischen 1–1,3‰. Die Ethanolkonzentrationen sollten gemessen werden, ebenso wie die Glucosewerte im Blut und nach Möglichkeit die Methanolkonzentration. Der Ersatz von Ethanol durch Fomepizol befindet sich in Erprobung. Bei Methanolkonzentrationen im Blut über 500 mg/l (15 mmol/l) besteht die Indikation zur **Hämodialyse.** Hierbei muss die Alkoholzufuhr entsprechend den Messwerten angepasst werden. Andere Indikationen für die Hämodialyse ergeben sich aus der Störung des Säure-Basen-Haushalts und einem Nierenversagen.

Die Gabe von **Folinsäure** oder **Folsäure** gilt wegen einer Beschleunigung des Abbaus von Formaldehyd zu $CO_2$ und Wasser als nützlich zur Behandlung und Vorbeugung von Augenschäden. Bei Patienten mit Symptomen (Anionenlücke, Sehstörungen) 1 mg/kg Calciumfolinat i.v. (z. B. Leucovorin®) bis zu 50 mg pro Dosis, anschließend Folsäure i.v. in gleicher Dosierung 4-stündlich bis zu 6 Dosen. Bei asymptomatischen Patienten kann auf Gabe von Folinsäure verzichtet werden, da die Zeit zur endogenen Aktivierung von Folsäure zu Folinsäure (Formyltetrahydrofolsäure) ausreicht.

## Nicotin

Nicotin ist eine hochtoxische Substanz. Bereits 2–5 mg können Übelkeit auslösen. Die geschätzte akute letale Dosis für Erwachsene beträgt 40 bis 60 mg.

Gute Resorption bei Inhalation, über die Haut und rektaler Exposition, vollständige Resorption von Nicotin nach oraler Aufnahme. Vergiftungssymptome treten im Allgemeinen 15–90 min nach Ingestion auf. Sie bestehen in Übelkeit, Erbrechen, Bauchschmerzen, Hypersalivation, Verwirrtheit und Unruhe sowie Krämpfen und Koma bei schwerer Vergiftung. Die Symptome halten 1–2 h nach leichter und 18–24 h nach schwerer Intoxikation an. Am Auge initial Miosis, gefolgt von Mydriasis und Tränenfluss. Die Speichelsekretion ist gesteigert. Eine initiale Hypertonie und Tachykardie kann in Hypotonie und Bradykardie umschlagen. Arrhythmien wurden beobachtet. Initial Tachypnoe, evtl. gefolgt von respiratorischer Depression. Kopfschmerzen, Schwindel, Unruhe, Lethargie bis Koma, gelegentlich Krämpfe, Übelkeit, Erbrechen, Bauchschmerzen, Diarrhö, starke Schweißabsonderung.

**Therapie.** Erbrechen tritt gewöhnlich spontan auf. Verzicht auf Ipecacuanha-Sirup wegen der Krampfneigung. Gabe von Aktivkohle (s. dort). Bei potentiell lebensbedrohlicher Menge Magenspülung kurze Zeit nach der Ingestion, bei komatösen Patienten unter Intubation. Gegen Krämpfe **Diazepam** 5–10 mg i.v. initial, bei Kindern 0,25 bis 0,4 mg/kg bis zu 10 mg pro Dosis. Bei nicht ausreichender Kontrolle der Krämpfe evtl. Phenytoin oder Phenobarbital. Gabe von Atropin bei sehr starken cholinergen Symptomen.

## Nitrosamine

Die Alkylnitrosamine erzeugen bei chronischer Applikation kleiner Dosen im Tierexperiment Lebertumoren, nach einmaliger hoher Dosis Nierentumoren. Kleine Mengen von Nitrosaminen sind in zahlreichen Lebensmitteln enthalten wie gepökeltem Fleisch, alkoholischen Getränken, im Tabakrauch, insbesondere im Nebenstromrauch. Die Exposition des Erwachsenen beträgt in Deutschland ca. 1–2 μg/d Dimethylnitrosamin. Im sauren Magensaft werden Nitrosamine in Gegenwart von Nitrit aus primären und sekundären Aminen gebildet. Nitrat in Lebensmitteln und Trinkwasser kann im Magen-Darm-Trakt mikrobiell zu Nitrit umgewandelt werden. Die Rolle von Nitrosaminen bei der Entstehung menschlicher Tumoren ist noch nicht vollständig geklärt.

**Therapie.** Eine sekundäre Giftelimination für die sehr kleinen Konzentrationen, die eine Bedeutung für die chronische Toxizität haben können, ist nicht bekannt. Bei kutaner Exposition empfiehlt sich eine sorgfältige Hautreinigung mit Wasser und Seife, bei oraler Aufnahme größerer Mengen sollte eine Resorptionsverminderung durch Gabe von Aktivkohle versucht werden.

## Opioide

Wegen der wechselnden Zusammensetzung von Heroinpräparaten kommt es in der Drogenszene häufig zu tödlichen Opioidvergiftungen. Als Mechanismus steht die Atemdepression im Vordergrund.

Die Symptomatik der Intoxikation mit Opioiden wird vom Applikationsweg sowie von der Pharmakokinetik der Opioide bestimmt. Eine Atemdepression nach Levomethadon kann bis zu 2 Tage anhalten. Lebensbedrohlich ist nicht erst der Atemstillstand, sondern schon eine erhebliche Reduktion der Zahl der Atemzüge. Es kann auch zum Lungenödem sowie zur Hypotonie kommen. Die meisten Opioide besitzen vasodilatatorische Effekte. Die Pupillen zeigen in der Regel die pathognomonische Miosis von Stecknadelkopfgröße, bei zentraler Hypoxie und schwerer Azidose kann auch eine Mydriasis vorliegen. Zustände von Schläfrigkeit mit Bewusstseinstrübung können sich mit komatösen Phasen abwechseln. Insbesondere bei jüngeren Patienten können zerebrale Krampfanfälle auftreten. Gelegentlich werden anaphylaktoide Symptome beobachtet. Gastrointestinale Symptome bestehen in Übelkeit und Erbrechen, die Entleerung des Magens und die Darmpassage können verzögert sein. Abhängige können eine ausgeprägte Toleranz gegenüber dem atemdepressorischen Effekt von Opioiden entwickeln, sodass die Toxizität nicht mit den aufgenommenen Dosen korreliert. Auf Zeichen eines Entzugssyndroms ist zu achten. Bei Neugeborenen opioidabhängiger Mütter kann diese vital bedrohliche Situation je nach der Halbwertszeit des Opioids 12–72 h nach der Geburt auftreten.

**Therapie.** Bei einer Atemdepression steht die mechanische Beatmung im Vordergrund. Primäre Giftelimination: Kein Auslösen von Erbrechen wegen der möglichen, schnell einsetzenden ZNS-Depression. Bei lebensbedrohlichen Mengen Magenspülung innerhalb der ersten Stunde, bei Retardpräparaten auch später sinnvoll. Gabe von Aktivkohle.

Bei anders nicht beherrschbaren Symptomen i.v.-Gabe von **Naloxon** als Antidot. Vorsichtige Titration der erforderlichen Dosen nach dem atmungsfördernden Effekt, bei Erwachsenen mit 0,4 mg beginnend, wiederholbar etwa alle 3 min bis zur Wiederherstellung der Spontanatmung. Falls nach 10 mg keine Reaktion erfolgt ist, handelt es sich wahrscheinlich nicht um eine Opioidüberdosierung.

Cave: Nach erfolgreicher Behandlung mit Naloxon kann die Atemdepression wieder eintreten, weil Naloxon eine kürzere Halbwertszeit (1 h) als die meisten Opioidagonisten hat. Bei Kindern und Neugeborenen besonders vorsichtige Titration des Effektes beginnend mit 10 μg/kg, Wiederholung alle 3 min bis zur Wiederherstellung der Spontanatmung. Bei Neugeborenen empfiehlt sich die Titration zur Wiederherstellung der Spontanatmung, am besten mittels i.v.-Infusion, ebenso beim Auftreten von Entzugserscheinungen unter der Naloxonbehandlung auch beim Erwachsenen.

## Organophosphate

Organophosphate hemmen unmittelbar oder nach metabolischer Aktivierung (z. B. Aktivierung von Parathion=E 605®, zu Paraoxon) spezifische und unspezifische Cholinesterasen. Sie wurden als Insektizide sowie als Kampfstoffe (z. B. Sarin, Soman, VX) entwickelt. Die Inhibition der Cholinesterasen wird bei den einzelnen Organophosphaten unterschiedlich schnell durch „Alterung" irreversibel. Durch die Abbauhemmung von Acetylcholin kommt es zu einer Überflutung des Organismus mit Acetylcholin. Die Symptomatik der Intoxikation ist durch Acetylcholineffekte an muscarinischen und nicotinischen Rezeptoren charakterisiert. Das vielfältige Vergiftungsbild ist geprägt durch Bradykardie bis zum Herzstillstand, Bronchospasmus, bronchiale Hypersekretion, Speichelfluss, Tränenfluss, Schweißbildung, Übelkeit, Erbrechen, Durchfälle sowie sehr schmerzhafte Darmkontraktionen. Die Interaktion mit nicotinischen Rezeptoren kann Tachykardie, Hypertonie, Muskelkrämpfe mit Faszikulationen und schließlich Muskelschwäche bis zur peripheren Atemlähmung auslösen. Zentralnervöse Effekte äußern sich in Erregung, Verwirrtheit, Delir, Krampfneigung und schließlich Depression sämtlicher zentralnervöser Funktionen und Koma. Mit einer Latenz von 1–3 Wochen werden auch periphere Neuropathien beobachtet, die sich sehr langsam und manchmal unvollständig zurückbilden.

**Therapie.** Das Auslösen von Erbrechen ist wegen des früh eintretenden Bewusstseinsverlustes und der Krampfneigung kontraindiziert. Bei potentiell lebensbedrohlichen Mengen frühzeitige Magenspülung, bei Bewusstseinstrübung in Intubation. Gabe von Aktivkohle 30–100 g bei Erwachsenen, suspendiert z. B. in 250 ml Wasser, bei Kindern 15–30 g oder 1–2 g/kg über die Magensonde (s. Aktivkohle).

Basis der medikamentösen Therapie ist die Gabe von **Atropin.** Nach Maßgabe der Antagonisierung der muscarinischen Symptomatik vorsichtige Gabe wiederholter Dosen von 2–5 mg i.v. im Abstand von 10–15 min, bei Kindern 0,05 mg/kg in gleichen Zeitabständen. Die Atropinisierung kann in schweren Vergiftungsfällen über viele Tage notwendig sein. Bei Krämpfen wird Diazepam 5 bis 10 mg i.v. gegeben. Besonders sorgfältige Überwachung des Patienten, z. B. auch Absaugung von Bronchialsekret. Sorgfältige Dekontamination bei Exposition von Augen und Haut. Organophosphate wie Parathion werden über die Haut resorbiert. Frühzeitig vor Eintritt der „Alterung" des Organophosphat-Esterase-Komplexes ist **Obidoxim** (Toxogonin®) einzusetzen. Dosierung s. dort. Obidoxim durchdringt als polares Molekül nicht in ausreichendem Ausmaß die Blut-Hirn-Schranke. Es kann nicht die Behandlung mit Atropin ersetzen, das zusammen mit der mechanischen Beatmung bei jeder Organophosphatintoxikation die Grundlage der Therapie bildet. Obidoxim ist nicht indiziert bei einer Intoxikation mit Carbamaten.

## Paracetamol

Gefährliche Dosen von Paracetamol liegen bei etwa 10 g beim Erwachsenen und etwa 150 mg/kg bei Kindern. Leberschäden können auch bei niedrigeren Dosen auftreten, z. B. bei verringertem Glutathiongehalt der Leber (Hungerzustand).

Bei einer Intoxikation ist möglichst eine quantitative Paracetamolbestimmung im Plasma durchzuführen (s. unten). Das Symptomenbild kann unauffällig sein: Übelkeit, gelegentlich Erbrechen und Bauchschmerzen. Durch Aufbrauch von Glutathion, das den toxischen Metaboliten N-Acetyl-p-Benzochinonimin bindet, schädigt der aktivierte Paracetamolmetabolit zelluläre Makromoleküle der Leber, insbesondere Proteine, durch irreversible Bindung. Hierdurch kommt es zur Schädigung der Funktionen bis zur Nekrose einzelner Zellen und schließlich der ganzen Leber. In hohen Dosen werden auch andere Organe wie Niere, Herz und Gehirn durch Paracetamol geschädigt.

Eine Bestimmung des Paracetamolplasmaspiegels durch Immunoassay, HPLC oder GC ist dringend geboten. Hierzu wird in der Regel 4 h nach oraler Aufnahme von Paracetamol, wenn die Resorption abgeschlossen ist, ein Wert gemessen. Es empfiehlt sich, mindestens einen zusätzlichen Wert nach ca. 6 h zu messen, um aus der Abnahme des Plasmaspiegels im Vergleich zum 4-h-Wert einen Hinweis auf die Eliminationsfähigkeit der Leber zu erhalten. Bei unbekannter Latenz sind niedrige Paracetamolspiegel kein Hinweis auf eine Unbedenklichkeit der Intoxikation. Die Bewertung der Toxizität erfolgt nach dem Nomogramm von Rumack (Arch. Intern. Med. 141: 380–385, 1981).

**Therapie.** Nach der primären Giftelimination (s. dort) sollte abhängig von dem Paracetamolspiegel im Serum **Acetylcystein** (Fluimucil® Antidot) in 5%iger Glucoselösung möglichst innerhalb von 8 h i.v. gegeben werden, evtl. noch später als 24 h nach der Exposition wirksam. Die Dosierung beträgt initial 150 mg/kg über eine halbe Stunde (Hersteller: über 15 min), anschließend 50 mg/kg über 4 h, dann 100 mg/kg über 16 h als Dauerinfusion.

Auf die Auslösung eines Bronchospasmus oder anaphylaktoider Symptome ist zu achten. Sehr selten kommt es zum anaphylaktischen Schock. Die prinzipielle Möglichkeit anaphylaktoider Reaktionen darf angesichts der Gefahr irreversibler Leberschäden nicht zum Verzicht auf die Behandlung mit Acetylcystein führen.

## Pilze

Die bekannten Pilzgifte sind chemisch und pharmakologisch sehr unterschiedlich. Die Organschäden können in vorübergehenden Funktionsstörungen bis zum akuten Organversagen infolge von Gewebsdestruktion bestehen. Eine chronische Toxizität liegt bei Mycotoxinen wie den Aflatoxinen mit der Entwicklung von Leberkarzinomen als Spätfolge vor.

### *Faltentintling*

Der Faltentintling (Coprinus atramentarius) enthält das Toxin Coprin und führt nach metabolischer Giftung zur Hemmung der Acetaldehyddehydrogenase. Nach ¼ bis 4 h kommt es zusammen mit Ethanol zu Schwindelgefühl, Hautrötung, Hitzegefühl, Arrhythmie, Blutdruckabfall mit Kollapsgefahr und Atemnot. Abklingen der Symptome und Persistieren einer Alkoholunverträglichkeit über mehrere Tage. Deshalb ist strikte Alkoholkarenz erforderlich. Die Therapie ist symptomatisch.

### *Fliegenpilz*

Der Fliegenpilz (Amanita muscaria) enthält Ibotensäure, die zum psychotropen Muscimol decarboxyliert wird, sowie Muscarin.

**Symptome.** Übelkeit, Schweißausbruch, Durchfälle, Nausea, Erbrechen, Puls wechselnd, später klein. Erregungszustände, mitunter rauschartig, Krämpfe. Die Pupillen können weit oder eng sein. Rauschzustände werden auf das 3-Hydroxyisoxazolderivat Muscimol zurückgeführt. Ähnliche Rauschzustände wurden auch nach dem Genuss des Pantherpilzes beobachtet.

**Therapie.** Gabe von Aktivkohle und ggf. Magenspülung (s. dort). Bei Auftreten cholinerger Symptome Atropin, sonst symptomatische Behandlung.

### *Kahler Krempling*

Der kahle Krempling (Paxillus involutus) enthält hämolytisch wirkende Inhaltsstoffe. Nach rohem Genuss Hämolyse, nach Abkochen keine Hämolyse. Bei wiederholter Zufuhr anscheinend Antigen-Antikörper-Reaktion in unterschiedlich starkem Ausmaß, evtl. Tod durch Nierenversagen (Paxillus-Syndrom). Behandlung mit Prednisolon oder Dexamethason, evtl. parenteral.

### *Knollenblätterpilz*

Der Knollenblätterpilz (Amanita phalloides, grüner Knollenblätterpilz) enthält die hepatotoxischen Amatoxine und Phallotoxine. Amatoxine sind für den klinischen Verlauf wegen ihrer größeren Toxizität und ihrer enteralen Resorbierbarkeit von besonderer Bedeutung. Verifizierung durch toxikologische Analytik mit Radioimmunassay, evtl. durch ELISA.

**Symptome.** Nach einer Latenzzeit von 6–24 h treten verschiedene Störungen vonseiten des Magen-Darm-Trakts auf, wie Koliken und choleraähnliche Durchfälle verbunden mit Kreislaufkollaps. An den folgenden Tagen entwickeln sich langsam ein Ikterus und eine hämorrhagische Diathese als Ausdruck der Leberschädigung mit der Gefahr des akuten Leberversagens sowie ein akutes Nierenversagen.

**Therapie.** Möglichst frühzeitiger Beginn ist lebensentscheidend. Alle Maßnahmen der primären Giftentfernung aus dem Gastrointestinaltrakt sind angezeigt. Systemisch zirkulierende Amatoxine können durch Hämoperfusion über Kohle entfernt werden. Gabe von **Silibinin** (Legalon® SIL) in großen Dosen von 20 mg/kg in 24 h, verteilt auf 4 Infusionen über jeweils 2 h. Silibinin hemmt die Aufnahme von Amatoxinen in die Leberzelle. Der endgültige Nachweis des therapeutischen Wertes von Silibinin steht noch aus. Durch hochdosierte Gabe von **Benzylpenicillin** (0,3–1 Mio. I.E./kg pro Tag i.v.) soll die Aufnahme der Toxine in die Leberzellen vermindert werden. Bei abgeschlossener Resorption ist keine Wirkung zu erwarten. Da Amatoxine vorwiegend über die Niere ausgeschieden und dort zum Teil wieder reabsorbiert werden, ist die Aufrechterhaltung der Diurese wichtig, weil die tödliche Leberschädigung trotz der Nierenbelastung evtl. verhindert wird. Elektrolyt- und Wasserausgleich ist immer notwendig. Die sonstige Therapie ist nur symptomatisch, z. B. bei Schädigung der Leber große Dosen Glucose, 1000 ml 10%ige Lösung/d und 80–120 mval KCl/d sowie 200 I.E. Heparin/kg tgl. als Dauerinfusion. Eventuell Gabe von Neomycin zur Hemmung der bakteriellen Ammoniakproduktion. Behandlung des Kreislaufkollapses durch Volumenersatz, evtl. Infusion von Dopamin. Bei akutem Nierenversagen Hämodialyse, die jedoch zur Giftentfernung nicht wirksam ist. Die Möglichkeiten einer Lebertransplantation sind zu eruieren.

#### *Trichterlinge*

Clitocybe-Arten (Gattung Trichterlinge) enthalten Muscarin. Sie verursachen ¼ bis 4 h nach der Mahlzeit eine cholinerge Symptomatik mit Blutdruckabfall, Darmkoliken, Bradykardie, Speichelfluss und Miosis. Behandlung mit Atropin 2 mg i.m. oder i.v.

#### *Ziegelroter Risspilz*

Der ziegelrote Risspilz (Inocybe patouillardi) enthält Muscarin, das auch in anderen Risspilzen vorkommt, die mit dem Maipilz oder dem Champignon verwechselt werden können. Cholinerge Symptome ¼ bis 4 h nach der Mahlzeit mit Blutdruckabfall, Darmkoliken, Bradykardie, Speichelfluss und Miosis. Behandlung mit Atropin 2 mg i.m. oder i.v.

## Quecksilber

Quecksilber hemmt enzymatische Prozesse durch Blockierung von SH-Gruppen. Deshalb wirkt es konzentrationsabhängig an allen Zellen toxisch, besonders in den Ausscheidungsorganen (Schädigung von Glomeruli und Tubuli in der Niere). Organische Quecksilberverbindungen sind stärker lipophil und verursachen wegen der leichteren Permeation durch die Blut-Hirn-Schranke zentralnervöse Symptome. Elementares Quecksilber wird bei intaktem Magen-Darm-Trakt praktisch nicht resorbiert.

**Akute Vergiftung.** Akute Vergiftungen entstehen durch Sublimat oder andere Quecksilbersalze und durch Einatmen von Quecksilberdämpfen. Die orale Aufnahme von metallischem Quecksilber ist relativ ungefährlich. Nach Ingestion von Quecksilbersalzen Metallgeschmack, Durst, schwere abdominelle Schmerzen, Erbrechen, blutige Diarrhöen evtl. über Wochen, Kreislaufkollaps, evtl. epileptische Anfälle. 1 Tag bis 2 Wochen nach der Exposition evtl. Anurie, Urämie. Stenosen nach Schleimhautschädigung von Ösophagus und Magen-Darm-Trakt. Nach akuter Dampfeinatmung Atemnot, Husten, Fieber, Anorexie, Übelkeit, Erbrechen, Darmsymptome (Tenesmen) und Schwäche, evtl. in 24 h abklingend oder Entwicklung von Bronchiolitis, Pneumonie und Lungenödem. Tod durch Kreislaufversagen oder Urämie.

Nach Aspiration kommt es zu Hämoptysis, Kreislaufschädigung mit Tachykardie, Zyanose, Blutdrucksenkung sowie zu Hämaturie. 1 g Quecksilberchlorid oral gilt als tödlich.

**Chronische Vergiftung.** Eine chronische Quecksilbervergiftung tritt meistens in gewerblichen Betrieben und beim Umgang mit **Amalgam** auf. Dabei werden vorwiegend durch Einatmen Quecksilberdämpfe aufgenommen. Es kommt zu einer irreversiblen Schädigung verschiedener Teile des Nervensystems, besonders der sensorischen Neurone. Bei Kindern unter dem 6. Lebensjahr kann evtl. das Feer-Syndrom (Akrodynie) entstehen.

Symptome sind Kopfschmerzen, Schwindel, Tremor, Salivation, schwere nervöse Unruhe (Erethismus mercurialis) und Schlaflosigkeit. Außerdem kommen Allergisierungen gegen Quecksilber mit Urtikaria und Kontaktekzem vor. Daneben Anämie sowie Leber- und Nierenschäden mit Anurie.

**Therapie.** Bei akuter oraler Aufnahme potentiell toxischer Mengen gastrointestinale Dekontamination (s. dort). Bei oraler Aufnahme organischer Quecksilberverbindungen Gabe von Aktivkohle (s. dort). Bei Krämpfen Diazepam 5–10 mg i.v. initial. Wiederholung in 15-minütigen Abständen bis zu einer Gesamtdosis von 30 mg, bei Kindern 0,2–0,4 mg/kg bis zu 10 mg pro Dosis. Bei anhaltenden Krämpfen evtl. Phenytoin bzw. Phenobarbital.

**Dimercaptopropansulfonsäure (DMPS)** wird bei akuten und chronischen Quecksilbervergiftungen von Kindern und Erwachsenen gegeben. Dosierung s. unter Dimercaptopropansulfonsäure als Antidot.

Alternativ wird als Komplexbildner auch **Penicillamin** 250 mg oral 4-mal tgl. bei Erwachsenen oder 100 mg/kg bis zu 1 g/d in 4 geteilten Dosen bei Kindern angewendet. Chelatbildner sind bei Vergiftung mit organischen Quecksilberverbindungen weniger wirksam.

## Reizgase

Bei Exposition gegenüber Reizgasen wie z. B. Salzsäure, Ammoniak, Formaldehyd, Fluor, Schwefeldioxid, Chlor, Ozon, Stickstoffdioxid und Phosgen kommt es in Abhängigkeit von der Hydrophilie der Substanz zunächst zur Irritation der Schleimhäute im Bereich der Augen und des oberen Respirationstraktes. Es kann zur lokalen Schädigung des Auges (Tränengas) mit starker Konjunktivitis und zu erheblicher Schleimhautirritation kommen, bei kutanem Kontakt zur Schädigung der Haut. Bei Verbindungen wie z. B. Phosgen, Stickoxiden und Ozon können in tieferen Abschnitten des Respirationstraktes mit einer Latenz von bis zu 24 h Symptome der Schädigung, evtl. ein Lungenödem, auftreten. Eine längere Beobachtung ist deshalb insbesondere bei diesen Expositionen auch bei asymptomatischen Patienten geboten. In höheren Dosen können auch lipophile Verbindungen eine stärkere Reizung der oberen Luftwege mit Husten, brennenden Sensationen im Rachen, Dyspnoe und Brustschmerz verursachen.

**Therapie.** Entfernung aus dem kontaminierten Bereich an die frische Luft. Anschließend Gabe von Sauerstoff. Behandlung des akuten Lungenödems mit Furosemid i.v., evtl. mit Mannitol. Im Verdachtsfall einer Lungenschädigung Inhalation kurzwirkender $Beta_2$-Rezeptoragonisten (z. B. Salbutamol) und Beclometason, evtl. auch i.v.-Gabe von Glucocorticoiden.

## Säuren

Lokale Verätzung bei oraler Aufnahme im Bereich von Mund, Rachen, Speiseröhre und Magen. Perforationen sind selten. Schädigung insbesondere der Pylorusregion des Magens, wo die Strikturen einige Wochen nach der Ingestion hauptsächlich lokalisiert sind. Es bestehen starke Schmerzen mit Erbrechen von braunen bis schwarzen Massen sowie Störungen des Säure-Basen-Haushalts. Nach der Resorption kann Hämolyse eintreten. Lokale Organschädigungen des Auges, des Respirationstraktes mit Dyspnoe, Brustschmerz und der Gefahr eines Lungenödems, evtl. mit Latenz von einigen Stunden. Schwere Verätzungen treten auch bei kutaner Exposition auf.

**Therapie.** Gabe von ca. 1 Glas Wasser zur Spülung des Ösophagus. Aktivkohle ist nicht indiziert, ebenso wie Maßnahmen zur chemischen Neutralisation. Verzicht auf Auslösung von Erbrechen. Vorsichtige Ösophagoskopie nach 12–24 h zur Beurteilung der Schleimhautschäden. Bei sicherer Ingestion größerer Mengen evtl. sofortige Gastroskopie durch erfahrenen Untersucher. Behandlung von Kreislaufkollaps und Azidose (parenterale Zufuhr von Natriumhydrogencarbonat). Verzicht auf Carbonate wegen der Freisetzung von $CO_2$ (Perforationsgefahr). Chirurgische Behandlung bei Perforationsgefahr.

## Strychnin

Vergiftungssymptome treten nach oraler Aufnahme, Sniffing oder i.v.-Gabe schnell auf, Krämpfe bereits 5 min nach intranasaler und 15 min nach oraler Aufnahme. Beim Kleinkind können 5–10 mg tödlich sein, beim Erwachsenen 30 mg. Allgemeine Symptome sind schwere Laktatazidose, Rhabdomyolyse und Myoglobinurie mit der Gefahr des Nierenversagens. Zum Herzstillstand kann es nach schweren, länger anhaltenden Krämpfen kommen. Tachykardie, Hypertension, Tachypnoe und Hyperthermie werden beobachtet. Bei schwerer Vergiftung Atemlähmung, Bradykardie, Hypotonie, Herzstillstand. Gelegentlich tritt ein Nystagmus auf.

**Therapie.** Verzicht auf emetische Maßnahmen wegen der Gefahr von Krämpfen (Aspirationsgefahr). Gabe von Aktivkohle. Bei Krämpfen **Diazepam** als i.v.-Bolus, 5–10 mg initial. Wiederholung nach 5 bis 10 min mehrmals möglich. Bei Kindern 0,25 bis 0,4 mg/kg bis zu einer Dosis von 10 mg. Tritt kein anhaltender Erfolg ein, evtl. Phenobarbital. Gabe von Sauerstoff unter Überwachung der Blutgase. Behandlung der metabolischen Azidose mit Natriumhydrogencarbonat. Periphere Muskelrelaxanzien zur Unterstützung der Krampfbehandlung.

## Tetrachlorkohlenstoff

Tetrachlorkohlenstoff ist ein Lösungsmittel aus der Gruppe der chlorierten aliphatischen Kohlenwasserstoffe. Nach oraler Ingestion von 3–5 ml sind Todesfälle beschrieben worden.

Zentralerregende Wirkung in niedriger Dosierung. Die rauschartigen Sensationen mit Halluzinationen werden analog zum „Klebstoffschnüffeln" missbräuchlich herbeigeführt. Bei höheren Konzentrationen steht der narkotische Effekt mit der Gefahr der Depression des ZNS im Vordergrund. Hypotonie wie Hypertonie mit Arrhythmien (Bradykardie bis Kammerflimmern) werden beobachtet. Neurologische Symptome äußern sich in Schwindel, Kopfschmerzen, Verwirrtheit, Krämpfen und Koma. Amnesie und Schädigung des Nervus opticus sowie Hörverlust treten auf. Gastrointestinale Symptome wie Schmerz, Übelkeit, Erbrechen und Diarrhö können auch nach Exposition über die Haut auftreten. Nach oraler Aufnahme kann eine Hämatemesis eintreten. Nach metabolischer Aktivierung in der Leber kommt es zur Membranzerstörung, sodass Gelbsucht, Lebervergrößerung, Aszites und gelegentlich eine akute gelbe Leberatrophie auftreten. Nierenschäden äußern sich in Polyurie, gefolgt von Oligurie bis Anurie. Sie treten auch nach Exposition über die Haut auf. Gelegentlich kommt es zu metabolischer Azidose und aplastischer Anämie. Erythem und Dermatitis werden nach kutaner Exposition beobachtet.

**Therapie.** Bei inhalativer Exposition Gabe von angefeuchtetem reinem Sauerstoff, evtl. assistierte Beatmung. Sorgfältige Dekontamination von Augen und Haut mit Wasser. Auf mögliche Leber- und Nierenschäden achten. Kein Auslösen von Erbrechen wegen der möglichen schnell einsetzenden ZNS-Depression. Gabe von Aktivkohle (s. dort). Evtl. Magenspülung (s. dort). Überwachung der Leber- und Nierenfunktion. Die Gabe von Acetylcystein, α-Tocopherol (Vitamin E) und Pyridoxin zur Leberprotektion wird versucht. In Tierversuchen konnte die Beatmung mit reinem Sauerstoff bei Normaldruck und hyperbar noch nach 24 h die Entstehung von Leberschäden vermindern.

## Verzeichnis der Giftinformationszentren in Deutschland

### Zentren mit durchgehendem 24-Stunden-Dienst (Stand Februar 2005)

#### *Berlin*

**Giftnotruf Berlin**
Karl-Bonhoeffer-Nervenklinik
Oranienburger Straße 285
13437 Berlin
Tel.: 030/1 92 40
Fax: 030/3 06 86-721
E-Mail: mail@giftnotruf.de
http://www.giftnotruf.de

**Charité-Campus-Virchow-Klinikum**
Medizinische Fakultät
der Humboldt-Universität zu Berlin
Abt. Innere Medizin mit Schwerpunkt
Nephrologie und Intensivmedizin
Augustenberger Platz 1
13353 Berlin
Tel.: 030/450-653-555
Fax: 030/4 50-5 39 15
E-Mail: giftinfo@charite.de
http://www.charite.de/rv/nephro/Vergiftungen/vergiftungen.html

#### *Bonn*

**Informationszentrale gegen Vergiftungen**
Zentrum für Kinderheilkunde der Rheinischen Friedrich-Wilhelms-Universität Bonn
Adenauerallee 119
53113 Bonn
Tel.: 0228/1 92 40
Fax: 0228/2 87-33 14
E-Mail: gizbn@mailer.meb.uni-bonn.de
http://www.meb.uni-bonn.de/giftzentrale/

#### *Erfurt*

**Gemeinsames Giftinformationszentrum**
der Länder Mecklenburg-Vorpommern und Sachsen-Anhalt sowie der Freistaaten Sachsen und Thüringen (GGIZ)
Nordhäuser Straße 74
99089 Erfurt
Tel.: 0361/73 07 30
Fax: 0361/7 30 73 17
E-Mail: info@ggiz-erfurt.de
http://www.ggiz-erfurt.de

#### *Freiburg*

**Universitätskinderklinik Freiburg**
Informationszentrale für Vergiftungen
Mathildenstraße 1
79106 Freiburg
Tel.: 0761/1 92 40
Fax: 0761/2 70 44 57
E-Mail: giftinfo@kikli.ukl.uni-freiburg.de
http://www.giftberatung.de

#### *Göttingen*

**Giftinformationszentrum-Nord**
der Länder Bremen, Hamburg, Niedersachsen und Schleswig-Holstein (GIZ-Nord)
Universität Göttingen
Bereich Humanmedizin
Robert-Koch-Straße 40
37075 Göttingen
Tel.: 0551/1 92 40 und 0551/3 83-180
Fax: 0551/3 83-18 81
E-Mail: giznord@giz-nord.de
http://www.giz-nord.de/

### Homburg/Saar

**Informations- und Behandlungszentrum für Vergiftungen**
Universitätsklinik für Kinder- und Jugendmedizin
Gebäude 9
66421 Homburg/Saar
Tel.: 06841/1 92 40
Fax: 06841/1 62 84 38
E-Mail: kigift@uniklinikum-saarland.de
http://www.med-rz.uni-sb.de/med_fak/kinderklinik/Vergiftungszentrale/vergiftungszentrale.html

### Mainz

**Beratungsstelle bei Vergiftungen**
II. Medizinische Klinik und Poliklinik
Langenbeckstraße 1
55131 Mainz
Tel.: 06131/1 92 40; 06131/2 32-466
Fax: 06131/23 24 68
E-Mail: giftinfo@giftinfo.uni-mainz.de
http://www.giftinfo.uni-mainz.de/

### München

**Giftnotruf München**
Toxikologische Abteilung
der II. Medizinischen Klinik rechts der Isar
Technische Universität München
Ismaninger Straße 22
81675 München
Tel.: 089/1 92 40
Fax: 089/41 40-24 67
E-Mail: tox@lrz.tum.de
http://www.toxinfo.org/about/giz.html

### Nürnberg

**Giftinformationszentrale der Medizinischen Klinik 2**
Klinikum Nürnberg
Professor-Ernst-Nathan-Straße 1
90419 Nürnberg
Tel.: 0911/3 98-24 51 Fax: 0911/3 98-26 65
E-Mail: muehlberg@klinikum-nuernberg.de
http://www.giftinformation.de

# Teil II

# Arzneimittelverzeichnis

# Arzneimittelverzeichnis (Teil II)

In das Arzneimittelverzeichnis wurden in erster Linie häufig verordnete Arzneimittel aufgenommen, darunter auch zahlreiche Kombinationspräparate, deren Anteil am deutschen Arzneimittelmarkt trotz eines Rückgangs in den letzten Jahren immer noch beträchtlich ist. Daneben werden therapeutisch wichtige Wirkstoffgruppen und Wirkstoffe aufgeführt, die vorzugsweise bei der stationären Behandlung von Patienten eingesetzt werden und vielfach in Arzneimittellisten von Universitätskliniken und großen Krankenhäusern enthalten sind. Besonderer Wert wurde auf die Beschreibung von Arzneimitteln mit neuen Wirkstoffen gelegt, für die unabhängige Informationen häufig nicht allgemein zugänglich sind. Die Nichtaufnahme eines Arzneimittels bedeutet nicht, dass es für untauglich gehalten wird.

Im Arzneimittelverzeichnis sind Wirkstoffe, Wirkstoffgruppen und Kombinationspräparate in alphabetischer Reihenfolge aufgelistet. Der jeweilige Autor wird mit seinen Initialen angegeben. Die Wirkstoffe werden mit dem Internationalen Freinamen (International Non-Proprietory Name, INN) aufgelistet. Arzneimittel, die der Verschreibungspflicht unterstehen, sind mit Rp, Wirkstoffe, die der Betäubungsmittel-Verschreibungsverordnung (BtMVV) unterstehen, sind mit Btm gekennzeichnet.

Bei jedem Arzneimittel ist eine knappe Beschreibung der pharmakologischen und therapeutischen Eigenschaften vorangestellt. Erstmals ist für die seit 1978 eingeführten Wirkstoffe die pharmakologisch-therapeutische Bewertung nach der Klassifikation von Fricke und Klaus (Neue Arzneimittel. Wissenschaftliche Verlagsgesellschaft mbH Stuttgart 1986–2004) eingefügt worden:

**A:** Innovative Struktur bzw. neuartiges Wirkprinzip mit therapeutischer Relevanz,
**B:** Verbesserung pharmakodynamischer oder pharmakokinetischer Eigenschaften bereits bekannter Wirkprinzipien,
**C:** Analogpräparat mit keinen oder nur marginalen Unterschieden zu bereits eingeführten Präparaten,
**D:** Nicht ausreichend gesichertes Wirkprinzip oder unklarer therapeutischer Stellenwert.

Die Bewertungen orientieren sich an der jeweils bei Markteinführung des betreffenden Arzneimittels vorherrschenden Marktsituation und entsprechen dem Stand bei Zulassung. Einige Arzneistoffe erhielten eine zusätzliche Bewertung, wenn zwar eine neuartige Struktur oder ein neues Wirkprinzip (A) vorlag, die klinische Relevanz zum Zeitpunkt der Markteinführung jedoch zweifelhaft erschien (D) (z. B. Orlistat, A/D). In ähnlicher Weise wurde bei Arzneistoffen mit neuartiger Struktur oder neuem Wirkprinzip (A) vorgegangen, wenn daraus kein Vorteil gegenüber bereits mit gleicher Indikation im Markt befindlichen Präparaten (C) resultierte (z. B. Adapalen A/C). Auch eine Verbesserung pharmakologischer Eigenschaften bereits bekannter Wirkprinzipien (B) ohne klinisch erkennbarem Vorteil vor bereits mit gleicher Indikation verfügbaren Arzneimitteln wurden mit einer zusätzlichen Bewertung versehen (z. B. Insulin glargin B/C). Das gleiche gilt für Arzneistoffe ohne erkennbare Vorteile (C), bei denen das Nutzen-Risiko-Verhältnis problematisch erschien (z. B. Parecoxib C/D). Für alle seit 1978 eingeführten neuen Arzneistoffe wird außerdem das Jahr der Markteinführung angegeben.

Danach folgt die Angabe des Indikationsgebietes (Ind.) bzw. des Anwendungsgebietes (Anw.). Damit wurde wie in den früheren Auflagen eine Unterscheidung zwischen „Indikationen" für Arzneimittel mit unseres Erachtens überzeugenden pharmakologischen und therapeutischen Wirkungen und „Anwendung" für solche Präparate getroffen, bei denen uns keine ausreichend überzeugenden Belege vorlagen. Außerdem sind die wichtigsten Angaben über Kontraindikationen (Kontraind.), unerwünschte Wirkungen (UW) und Wechselwirkungen (WW) aufgeführt. Dabei wurden häufig die Angaben der Hersteller herangezogen. Die Dosierungsempfehlungen (Dosis) gelten für Erwachsene, soweit keine weiteren Angaben gemacht werden. Sie müssen stets individuell für den einzelnen Patienten angepasst werden. Die Dosierungsangaben sind sorgfältig überprüft worden, in Zweifelsfällen sind jedoch die Dosierungsempfehlungen des Herstellers nach der Fach- oder Gebrauchsinformation maßgebend.

Anschließend sind jeweils der Handelsname mit pharmazeutischem Unternehmer und die Packungsgrößen mit Darreichungsformen und Mengen pro abgeteilte Form aufgelistet. Bei Kombinationspräparaten sind die Bestandteile (Best.) nach Menge oder pro abgeteilte Form angeben. Pro Wirkstoff wurden in der Regel nicht mehr als zwei Handelspräparate angegeben, davon meistens ein Originalpräparat und ein häufig verordnetes Generikum. Die Apothekenverkaufspreise und Festbeträge (FB) in Euro entsprechen dem Stand vom 1. Februar 2005. Über dem Festbetrag liegende Packungspreise sind kursiv gedruckt. Bei speziellen Arzneimitteln für die ausschließlich klinische Anwendung werden die Abgabepreise an Krankenhäuser und Versorgungsapotheken ohne Mehrwertsteuer angegeben (KVA). Soweit bei den Packungsgrößen Angaben über die entsprechenden Normpackungen (N1, N2, N3) von den Herstellern angegeben werden, sind diese übernommen worden. Es sei jedoch darauf hingewiesen, dass die Richtwerte für die Stückzahlen in den einzelnen Indikationsgruppen stark schwanken, N1 von 10–30, N2 von 20–60 und N3 von 50–120.

Für Arzneiformen, Dosierungen und sonstige Angaben werden die folgenden Abkürzungen benutzt:

| | |
|---|---|
| a.H. | außer Handel |
| ALT | Alaninaminotransferase |
| Amp. | Ampulle |
| Anw. | Anwendung |
| AP | Anstaltspackung |
| Augentr. | Augentropfen |
| Best. | Bestandteile |
| Brausetbl. | Brausetablette |
| Btl. | Beutel |
| Btm | Betäubungsmittel |
| d | Tag |
| DAB | Deutsches Arzneibuch |
| DDD | Definierte Tagesdosis („Defined Daily Dose") |
| Doppelamp. | Doppelampullen |
| Dosierbtl. | Dosierbeutel |
| Drg. | Dragee |
| ED | Einzeldosis |
| EDO | Eindosisophtiolen |
| Erw. | Erwachsene |
| Fertigspr. | Fertigspritze |
| FB | Festbetrag |
| Filmtbl. | Filmtablette |
| Gran. | Granulat |
| h | Stunde |
| i.m. | intramuskulär |
| Ind. | Indikationen |
| Inf.Fl. | Infusionsflasche |
| Inh. | Inhalation |
| Inj.Fl. | Injektionsflasche |
| Inj.Lsg. | Injektionslösung |
| I.E. | Internationale Einheiten |
| i.v. | intravenös |
| Jgdl. | Jugendliche |
| Kdr. | Kinder |
| Kombipack. | Kombipackung |
| Kontraind. | Kontraindikationen |
| Konz. | Konzentrat |
| Kps. | Kapseln |
| KVA | Krankenhäuser und Versorgungsapotheken |
| Lacktbl. | Lacktablette |
| Lsg. | Lösung |
| Lsgm. | Lösungsmittel |
| Lutschtbl. | Lutschtablette |
| Messk. | Messkappe |
| Messl. | Messlöffel |
| µg | Mikrogramm |
| mg | Milligramm |
| min | Minuten |
| ml | Milliliter |
| Nasentr. | Nasentropfen |
| Patr. | Patrone |
| Pfl. | Pflaster |
| Pip.Fl. | Pipettenflasche |
| Retarddrg. | Retarddragee |
| Retardkps. | Retardkapseln |
| Rp | Rezeptpflicht |
| sec | Sekunden |
| s.c. | subkutan |
| Sgl. | Säuglinge |
| Spraylsg. | Spraylösung |
| Sprühfl. | Sprühflasche |
| Subst. | Substanz |
| Supp. | Suppositorien |
| Susp. | Suspension |
| Tbl. | Tabletten |
| Teel. | Teelöffel |
| Tr. | Tropfen |
| Trinkamp. | Trinkampulle |
| TS | Trockensaft |
| Vol. % | Volumenprozent (v/v) |
| UW | unerwünschte Wirkungen |
| WW | Wechselwirkungen |

# A

**Abacavir** *Rp* [US] 1999 **C**

Nukleosidischer Reverse-Transkriptase-Inhibitor (NRTI) zur antiretroviralen Kombinationstherapie mit ähnlichen Wirkungen wie Zidovudin (s. dort). In Kombination mit Zidovudin und Lamivudin ist Abacavir nach 48 Wochen ähnlich effektiv wie der Proteaseinhibitor Indinavir. Die NRTI-Dreifachkombintion (Abacavir, Zidovudin, Lamivudin, Handelspräparat Trizivir®) war jedoch einer Kombination des NNRT-Inhibitors Efavirenz mit Lamivudin und Zidovudin unterlegen (21% vs 11% virologisches Versagen). Abacavir hat eine orale Bioverfügbarkeit von 83% und wird überwiegend renal als Glukuronid und Carboxylat eliminiert. Halbwertszeit im Plasma 1,5 h, intrazellulär 3,3 h.

**Ind.:** Antivirale Kombinationstherapie bei HIV-Patienten.

**Kontraind.:** Leberfunktionsstörungen, Schwangerschaft, Stillzeit. Vorsicht bei gleichzeitiger Einnahme von Arzneimitteln, die toxische Hautreaktionen auslösen. Vorsicht bei Hepatomegalie und Risikofaktoren für Leberkrankheiten.

**UW:** Übelkeit, Erbrechen, Müdigkeit, Fieber, Kopfschmerzen, Diarrhö, Laktazidose (manchmal tödlich). Überempfindlichkeitsreaktionen mit Fieber und Hautausschlag bei 4% der Patienten, einige tödlich. Außerdem Husten, Atemnot, Myalgie, Arthralgie, Parästhesie, Ödeme, Lymphadenopathie, Schleimhautläsionen, Hypotonie, Transaminaseanstieg, erhöhte Kreatininphosphokinase oder Kreatinin, Lymphopenie, Nierenversagen, Anaphylaxie. Therapieabbruch bei Überempfindlichkeitsreaktionen, Transaminaseanstiegen, Hepatomegalie, Laktazidose.

**WW:** Rifampicin, Phenobarbital und Phenytoin senken den Abacavirplasmaspiegel. Die Methadonclearance wird erhöht, ggf. Methadondosis neu einstellen.

**Dosis:** 300 mg 2-mal/d oral.

**Ziagen**® (GlaxoSmithKline)

60 Filmtbl. 300 mg (N3) .................................. 394,91

240 ml Lsg. (20 mg/ml) (N1) .............................. 119,55

**Abciximab** *Rp* [KR] 1995 **A**

Hemmstoff der Thrombozytenaggregation, der als monoklonaler Antikörper gegen den thrombozytären Glykoprotein-IIb/IIIa-Rezeptor die spezifische Bindung von Fibrinogen verhindert. Damit wird der letzte Schritt der irreversiblen Vernetzung aggregierter Thrombozyten zu einem stabilen Thrombus blockiert. Abciximab senkt die akuten ischämischen Komplikationen nach koronarer Angioplastie um 23–35%.

Nach i.v.-Bolusinjektion fallen die Plasmakonzentrationen schnell ab ($t_{1/2}\alpha$ 10 min, $t_{1/2}\beta$ 30 min), wahrscheinlich verbunden mit einer schnellen Bindung an Blutplättchen. Obwohl das Antikörperfragment mehrere Tage an Thrombozyten im Blut gebunden verbleibt, normalisiert sich die Thrombozytenfunktion innerhalb von 48 h.

**Ind.:** Bei perkutaner Koronarintervention zusätzlich zur Anwendung von Heparin und Acetylsalicylsäure. Instabile Angina pectoris.

**Kontraind.:** Aktive innere Blutungen, zerebrovaskuläre Komplikationen in den letzten 2 J., intrakranielle oder intraspinale Operationen oder Traumata, große Operationen innerhalb der letzten 2 Monate, intrakranielle Tumoren, Aneurysma, bekannte Blutungsneigung, schwere Hypertonie, Vaskulitis, Retinopathie, schwere Leber- oder Nierenfunktionsstörung.

**UW:** Blutungen innerhalb der ersten 36 h einschließlich schwerer tödlicher Blutungen. Die Blutungskomplikationen werden durch Verwendung gewichtsadaptierter Niedrigdosen von Heparin bei erhaltener Wirksamkeit wesentlich vermindert (EPILOG-Studie). Hypotonie, Übelkeit, Erbrechen, Thrombozytopenie, Hämatome, Bradykardie, Fieber, vaskuläre Störungen. Auftreten humaner antichimärer Antikörper nach 2–4 Wochen.

**Dosis:** 0,25 mg/kg als i.v.-Bolusinjektion mit anschließender kontinuierlicher i.v.-Infusion von 0,125 µg/kg pro min bis max. 10 µg/min. Zur Stabilisierung von Patienten mit instabiler Angina pectoris sollte mit der Bolusinjektion und der anschließenden Infusion bis zu 24 h vor einem möglichen Eingriff begonnen und 12 h nach dem Eingriff beendet werden.

**ReoPro**® (Lilly)

1 Inf.-Fl. Konz. (10 mg/5 ml) .............................. 454,13

**Acamprosat** *Rp* [US] 1996 **A**

GABA-Rezeptoragonist zur Behandlung der Alkoholabhängigkeit. Chronischer Alkoholkonsum steigert aufgrund NMDA-antagonistischer Eigenschaften von Ethanol die Dichte glutamatsensibler NMDA-Rezeptoren, sodass es im Alkoholentzug zu einer Übererregbarkeit glutamaterger Neurone kommen kann. Acamprosat ist ein acetyliertes Homotaurinderivat, das als Strukturanalogon der γ-Aminobuttersäure GABA-Rezeptoren stimuliert und vermutlich auch exzitatorische Glutamateffekte blockiert. Durch die Acetylierung wird die Passage der Bluthirnschranke ermöglicht. Nach 12-monatiger Acamprosatbehandlung (2 g/d) wurde der Zeitraum der Abstinenz nach akutem Alkoholentzug auf 150 d im Vergleich zu 100 d mit Placebo verlängert. Die orale Resorption von Acamprosat unterliegt starken Schwankungen und beträgt weniger als 10%.

**Ind.:** Abstinenzerhaltung bei Alkoholabhängigkeit.

**Kontraind.:** Niereninsuffizienz, schwere Leberinsuffizienz, Schwangerschaft, Stillzeit.

**UW:** Diarrhö, Übelkeit, Erbrechen, Bauchschmerzen, Juckreiz. Gelegentlich Impotenz, Frigidität.

**Dosis:** 3-mal 666 mg/d oral.

**Campral**® (AWD)

48 Tbl. 333 mg (N1) ........ 29,43
84 Tbl. 333 mg (N2) ........ 44,14
168 Tbl. 333 mg (N3) ........ 78,86

## Acarbose *Rp* [US] 1990 **A/C**

α-Glukosidaseinhibitor zur adjuvanten Behandlung des Diabetes mellitus. Acarbose hemmt Disaccharid-spaltende Enzyme im Dünndarmepithel und verzögert dadurch die Resorption von Kohlenhydraten aus der Nahrung. Durch Verlagerung des Kohlenhydratabbaus in den Dickdarm kommt es zu Symptomen einer Kohlenhydratmalabsorption mit Diarrhö, Meteorismus und Flatulenz. Postprandiale Hyperglykämien werden vermindert. $HbA_{1c}$-Werte nahmen jedoch nach 3 Jahren nur um 0,2% ab. Blutglucose, Köpergewicht und Häufigkeit klinischer Ereignisse änderten sich nicht. Acarbose verzögert den Übergang in einen Typ-2-Diabetes bei 24% der Patienten mit verminderter Glucosetoleranz (STOP-NIDDM-Studie 2002). Effektiver ist eine Lebensstiländerung (58% Senkung).

**Ind.:** Zusatztherapie bei Diabetes mellitus in Verbindung mit Diät.

**Kontraind.:** Patienten unter 18 J., chronische Darmkrankheiten mit Verdauungs- und Resorptionsstörungen. Zustände, die sich durch vermehrte Gasbildung im Darm verschlechtern, z. B. Roemheldscher Symptomenkomplex, größere Hernien, Verengungen und Geschwüre des Darmes. Niereninsuffizienz (Kreatininclearance <25 ml/min). Schwangerschaft, Stillzeit.

**UW:** Blähungen, Darmgeräusche, Durchfall, Bauchschmerzen, insbesondere bei Nichteinhaltung der vorgeschriebenen Diät. In Einzelfällen Anstieg der Leberenzyme.

**WW:** Antazida, Colestyramin, medizinische Kohle und Enzympräparate vermindern die Wirkung von Acarbose. Die blutzuckersenkende Wirkung von Sulfonylharnstoffen, Metformin und Insulin wird verstärkt. Behandlung akuter Hypoglykämien unter Acarbosetherapie mit Glucose, da Saccharose ungeeignet ist.

**Dosis:** Zur Vermeidung der UW einschleichend mit initial nicht mehr als 1- bis 2-mal 50 mg/d oral, nach Blutzuckereinstellung bis maximal 3-mal 100 mg/d steigern.

**Glucobay**® (Bayer)

21 Tbl. 50 mg (N1) ........ 16,36
105 Tbl. 50 mg (N2) ........ 34,71
21 Tbl. 100 mg (N1) ........ 18,13
105 Tbl. 100 mg (N2) ........ 39,90

## Acebutolol *Rp* [US]

$Beta_1$-selektiver Betarezeptorenblocker mit intrinsischer sympathomimetischer Aktivität (ISA) und geringer Lipophilie. Orale Bioverfügbarkeit 40%, Bildung des aktiven Metaboliten Diacetolol, renale und biliäre Elimination mit enterohepatischem Kreislauf, Halbwertszeit von Acebutolol 3–4 h, von Diacetolol 8–13 h.

**Ind.:** Hypertonie, koronare Herzkrankheit, Tachyarrhythmien.

**Kontraind., UW, WW:** s. Betarezeptorenblocker.

**Dosis:** Initial 1-mal 200 mg/d oral, nach 1 Woche auf 400 mg/d steigern, ggf. bis 600–800 mg/d in 2 Einzeldosen, in Ausnahmefällen bis 1200 mg/d. Parenteral initial 12,5–25 mg langsam i.v., ggf. bis zu 100 mg/d.

**Prent**® (gepepharm)

5 Amp. 25 mg(N1) ........ 23,00
30 Tbl. 200 mg (N1) ........ (FB 13,31) 13,31
50 Tbl. 200 mg (N2) ........ (FB 15,23) 15,23
100 Tbl. 200 mg (N3) ........ (FB 19,66) 19,66
30 Tbl. 400 mg (N1) ........ (FB 15,27) 15,27
50 Tbl. 400 mg (N2) ........ (FB 18,07) 18,07
100 Tbl. 400 mg (N3) ........ (FB 25,26) 25,26

## Aceclofenac *Rp* [US] **1997C**

Nichtsteroidales Antiphlogistikum. Glykolsäureester von Diclofenac (s. dort) mit ähnlichen Wirkungen und Nebenwirkungen. Orale Bioverfügbarkeit fast 100%, Halbwertszeit 4 h.

**Ind:** Aktivierte Arthrose, rheumatoide Arthritis, Spondylitis ankylosans.

**Kontraind., UW, WW:** s. Diclofenac.

**Dosis:** 2-mal 100 mg/d oral.

**Beofenac**® (Almirall)
10 Filmtbl. 100 mg (N1) .......... 14,52
20 Filmtbl. 100 mg (N1) .......... 18,27
50 Filmtbl. 100 mg (N2) .......... 32,39
100 Filmtbl. 100 mg (N3) .......... 52,33

## ACE-Hemmer [TE]

Hemmstoffe des Konversionsenzyms (ACE-Hemmer) blockieren kompetitiv die Umwandlung von Angiotensin I in Angiotensin II in Blut und Geweben. Gleichzeitig wird der Abbau des vasodilatatorisch wirksamen Bradykinin gehemmt, das durch das gleiche Enzym inaktiviert wird. Als Folge nehmen der arterielle Gefäßwiderstand, die Aldosteronproduktion und die aldosteronabhängige Salz- und Wasserretention ab. Mit der verminderten Angiotensin-II-Bildung entfällt auch der stimulierende Effekt auf die Noradrenalinfreisetzung, woraus eine Hemmung des Sympathikustonus resultiert.
Der Blutdruck wird bei essentieller und renovaskulärer Hypertonie gesenkt. Langzeiteffekte treten auch bei niedriger Plasmareninaktivität ein. Bei Myokardinsuffizienz senken ACE-Hemmer die Vor- und Nachlast und erhöhen das Herzzeitvolumen. Bei Patienten mit chronischer Herzinsuffizienz wirken sie lebensverlängernd. Bei Diabetikern mit Proteinurie verlangsamen sie die Progredienz der Niereninsuffizienz, wahrscheinlich weil sie zu einer chronischen Senkung des glomerulären Drucks führen.
Der einzige Vertreter der schnell und kurz wirkenden ACE-Hemmer ist **Captopril**, das aufgrund der Wirkungsdauer von 6–8 h 2- bis 3-mal/d gegeben wird. Aus der Gruppe der langsam und lang wirkenden ACE-Hemmer werden **Enalapril**, **Lisinopril** und **Ramipril** häufig angewendet. Mit Ausnahme von Captopril und Lisinopril sind alle anderen ACE-Hemmer Prodrugs, die in der Leber zu aktiven Metaboliten hydrolysiert werden. Langwirkende ACE-Hemmer haben effektive Halbwertszeiten von 9–50 h und werden daher in der Regel einmal tgl. gegeben (*Tabelle II.1*).
**Kontraind.:** Aorten- oder Mitralklappenstenose, hypertrophe Kardiomyopathie, kardiogener Schock, Hypotension, primärer Hyperaldosteronismus, beidseitige Nierenarterienstenose, Zustand nach Nierentransplantation, hereditäres Angioödem, Schwangerschaft, Stillzeit. Vorsicht bei Niereninsuffizienz, Dialyse.
**UW:** Hustenreiz in ca. 5% (häufig therapieresistent), Senkung der glomerulären Filtrationsrate (GFR) mit Kreatininanstieg (bis 20% unbedenklich, darüber kontrollieren, über 50% absetzen), Hyperkaliämie, insbesondere bei niereninsuffizienten Patienten. Gründe sind die Senkung der GFR und

**Tabelle II.1**
**ACE-Hemmer**

| Wirkstoff | Präparate (Beispiele) | Tagesdosis | Bioverfügbarkeit | Halbwertszeit | Elimination |
|---|---|---|---|---|---|
| **Kurz wirkende ACE-Hemmer** | | | | | |
| Captopril | Captohexal® | 2–3mal 6,25–50 mg | 60–75% | 1,7 h | 95% renal |
| **Lang wirkende ACE-Hemmer** | | | | | |
| Benazepril* | Cibacen® | 10–20 mg | 37% | 10–11 h | 85% renal |
| Cilazapril* | Dynorm® | 1,25–5 mg | 80–100% | 40–50 h | 90% renal |
| Enalapril* | Enahexal® | 2,5–20 mg | 40% | 11 h | 90% renal |
| Fosinopril* | Fosinorm® | 5–20 mg | 25–30% | 12 h | 50% renal |
| Lisinopril | Lisinopril-ratiopharm® | 2,5–20 mg | 25–50% | 30–40 h | 95% renal |
| Moexipril* | Fempress® | 7,5–30 mg | | 8 h | 65% renal |
| Perindopril* | Coversum® | 2–8 mg | 20–35% | 9 h | 65% renal |
| Quinapril* | Accupro® | 10–40 mg | 38% | 26 h | 60% renal |
| Ramipril* | Delix® | 5–40 mg | 55–65% | 13–17h | 60% renal |
| Spirapril* | Quadropril® | 3–6 mg | 50–70% | 40 h | 45% renal |
| Trandolapril* | Udrik® | 0,5–4 mg | 40–60% | 16–24h | 85% renal |

* Prodrug, das durch Hydrolyse in die aktive Verbindung umgewandelt wird.

eine Hemmung der Aldosteronsekretion, daher kaliumsparende Diuretika gleichzeitig nur mit Vorsicht geben. Hautreaktionen mit morbilliformen Exanthemen, manchmal von Fieber und Pruritus begleitet, reversibel nach Absetzen. Geschmacksverlust, gastrointestinale Störungen. Leukopenie bis zur Agranulozytose (sehr selten, Blutbildkontrolle!), sehr selten angioneurotisches Ödem mit Kehlkopfschwellungen (Erstickungsgefahr), Leberfunktionsstörungen. Initial starker Blutdruckabfall möglich, insbesondere nach Diuretikavorbehandlung, bei Herzinsuffizienz oder bei Salz- und Wasserverlusten. Deshalb müssen diese Patienten nach der ersten Dosis für mehrere Stunden in Abhängigkeit von der Wirkungsdauer des ACE-Hemmers ärztlich überwacht werden.

**WW:** Verstärkte Blutbildveränderungen (z. B. Leukopenie) durch Immunsuppressiva, Allopurinol, Zytostatika und Corticosteroide. Verstärkte Blutdrucksenkung durch Diuretika und andere Antihypertonika sowie durch Narkosemittel. Verminderte Blutdrucksenkung durch nichtsteroidale Antiphlogistika. Verlängerung der Lithiumausscheidung und Verstärkung der Alkoholwirkung. Verstärkte Hyperkaliämie durch kaliumsparende Diuretika.

## Acemetacin *Rp* [US] 1980 C

Nichtsteroidales Antiphlogistikum, Glykolsäureester von Indometacin (s. dort).

**Ind.:** Rheumatoide Arthritis, degenerative Gelenkkrankheiten, Spondylosis ankylosans (M. Bechterew), extraartikuläre rheumatische Krankheiten, Gichtanfall.

**Kontraind., UW, WW:** s. Indometacin.

**Dosis:** 90–180 mg/d in 1–3 Einzeldosen. DDD 90 mg.

**Rantudil®** (Tropon/Viatris)

| | |
|---|---|
| 50 Kps. 30 mg (N2) | (FB 18,84) 18,84 |
| 20 Kps. forte 60 mg (N1) | (FB 16,98) 16,98 |
| 50 Kps. forte 60 mg (N2) | (FB 27,42) 27,42 |
| 100 Kps. forte 60 mg (N3) | (FB 43,35) 43,35 |
| 20 Retardkps. 90 mg (N1) | (FB 21,90) 21,90 |
| 50 Retardkps. 90 mg (N2) | (FB 39,41) 39,41 |
| 100 Retardkps. 90 mg (N3) | (FB 66,83) 66,83 |

## Acetazolamid *Rp* [ML]

Hemmstoff der Carboanhydrase. Acetazolamid wirkt nicht organselektiv, hemmt die Bildung bicarbonatreicher Sekrete (Kammerwasser) sowie die Reabsorption von Bicarbonat in der Niere. Senkt besonders bei akuter Anwendung den intraokularen Druck. Als Diuretikum ist es wenig geeignet, da die Wirkung auf wenige Tage beschränkt ist. Bei der Höhenkrankheit ist Acetazolamid durch Hemmung der respiratorischen Alkalose wirksam, aber nicht zugelassen. Nach oraler Gabe maximale Wirkung nach 2 h, die Halbwertszeit beträgt 4 h. Unterschiede der Bioverfügbarkeit verschiedener Chargen desselben Herstellers sind beobachtet worden.

**Ind.:** Glaukom, Hirnödem, Sonderfälle von Epilepsien.

**Kontraind.:** Sulfonamidallergie, schwere Nieren- und Leberfunktionsstörungen, schwere Hypokaliämie, Hyperkalzämie. Vorsicht bei Gicht (Harnsäureanstieg). Teratogene Effekte hoher Dosen sind bei Nagern beobachtet worden, ähnliche Beobachtungen liegen beim Menschen nicht vor.

**UW:** Metabolische Azidose und Hypokaliämie, Hyperglykämie, Hyperurikämie und Störungen der Produktion bicarbonatreicher Sekrete (z. B. exokrine Pankreassekretion), daneben Parästhesien sowie zentralnervöse Störungen (Sedation, Libidoverlust).

**WW:** Verstärkte Kaliumverluste durch Laxanzien, Corticosteroide, Insulin. Verstärkte Blutdrucksenkung durch andere Antihypertonika, insbesondere durch ACE-Hemmer. Verminderte Wirkung von Antidiabetika. Verschlechterte Glucoseutilisation durch gleichzeitige Gabe von Betarezeptorenblockern bei Typ-2-Diabetes. Anstieg der Lithiumplasmaspiegel. Toxische Wirkungen von Lithium durch Carboanhydrasehemmer verstärkt. Abschwächung der diuretischen Wirkung durch nichtsteroidale Antiphlogistika.

**Dosis:** Im akuten Glaukomanfall zur Reduktion der Kammerwasserproduktion initial langsam 500 mg i.v., alternativ 500 mg oral, gefolgt von 4- bis 6-mal 250 mg/d oral. Bei Therapie des Weitwinkelglaukoms werden im Allgemeinen 1- bis 3-mal 250 mg/d gegeben. Bei Dauertherapie Kontrolle des Kaliumserumspiegels. Bei Höhenkrankheit 2- bis 3-mal 250 mg/d oral.

**Diamox®** (Goldshield)

| | |
|---|---|
| 1 Inj.-Fl. Trockensubst. 500 mg (N1) | 17,26 |
| 30 Retardkps. 500 mg (N1) | 35,62 |
| 30 Tbl. 250 mg (N1) | (FB 20,16) *20,33* |
| 100 Tbl. 250 mg (N3) | (FB 41,47) 41,47 |

## Acetylcystein *Rp* [BL]

Mukolytikum und Antidot bei Paracetamolvergiftung.

Als **Mukolytikum** mit freien SH-Gruppen erniedrigt Acetylcystein nach Inhalation die Viskosität des Bronchialschleims durch Spaltung von Disulfidbrücken. Die Effekte sind bei chronischer Bronchitis und Asthma bronchiale gering. Nach oraler Gabe (600 mg/d) ist kein Acetylcystein im Plasma und in der Bronchialflüssigkeit nachweisbar. Sogar nach i.v.-Infusion von 3–13 g/d waren bei beatmeten Intensivpatienten keine klinisch relevanten Veränderungen messbar. Die Wirksamkeit von Acetylcystein als Expektorans ist daher zweifelhaft.

In 20fach höherer Dosis ist Acetylcystein ein wirksames **Antidot** zur i.v.-Behandlung der Paracetamolvergiftung. Reaktive Paracetamolmetaboliten binden nach Aufbrauch der zellulären Glutathionvorräte irreversibel an hepatische Proteine und verursachen dadurch eine tödliche Lebernekrose. Acetylcystein verhindert die Leberzellnekrose über eine Bereitstellung freier Sulfhydrylgruppen oder eine Restitution der hepatischen Glutathionvorräte. Beste Wirkung innerhalb von 8 h nach der Einnahme von Paracetamol, meistens erfolglos nach 15–24 h. Schnelle Resorption, schnelle und ausgeprägte Metabolisierung in Darmschleimhaut und Leber, orale Bioverfügbarkeit etwa 10%. Halbwertszeit 1 h, bei Einschränkung der Leberfunktion bis auf 8 h verlängert.

**Ind.:** Erkrankungen der Atemwege. Paracetamolintoxikation.

**Kontraind.:** Strenge Indikationsstellung in der Schwangerschaft und bei Neugeborenen.

**UW:** Gastrointestinale Störungen wie Sodbrennen, Übelkeit, Erbrechen, Durchfall. Bei Aerosoltherapie können Patienten mit überempfindlichem Bronchialsystem (z. B. Asthmatiker) mit Bronchospasmus reagieren. Selten Rhinitis, Stomatitis. In Einzelfällen allergische Reaktionen mit Juckreiz, Urtikaria, Exanthem. Bei hochdosierter i.v.-Gabe in seltenen Fällen anaphylaktische Reaktionen mit Urtikaria, Angioödem, Bronchospasmus, Tachykardie und Hypotonie.

**WW:** Antibiotika können bei gleichzeitiger oraler Gabe teilweise inaktiviert werden, Einnahme mindestens 2 h zeitverschoben.

**Dosis:** *Mukolytikum:* Erw. 600 mg/d oral, Kdr. (6–14 J.) 300–400 mg, Kdr. (2–6 J.) 200–300 mg, Kdr. (unter 2 J.) 100–150 mg/d.

*Paracetamolintoxikation:* Bei Erw. 150 mg/kg als i.v.-Kurzinfusion über 15 min in 5% Glucoselösung mit Elektrolytzusatz. Danach 50 mg/kg in 500 ml über 4 h und 100 mg/kg in 1000 ml über 16 h, entsprechend einer Gesamtdosis von 300 mg/kg in 20 h. Bei Kdr. und leichteren Erw. Infusionsvolumen entsprechend anpassen.

**ACC**® (Hexal)

Amp. (300 mg/3 ml) (N1) ................................ 11,84
Brausetbl. 100 mg (N1) ........................ (FB 3,03) 2,95
Brausetbl. 100 mg (N2) ........................ (FB 6,61) 6,60
0 Brausetbl. 100 mg (N3) ..................... (FB 11,91) 11,91
Brausetbl. 200 mg (N1) ...................... (FB 12,09) 12,08
Brausetbl. 200 mg (N2) ...................... (FB 15,49) 14,88
0 Brausetbl. 200 mg (N3) ..................... (FB 20,73) 20,71
Brausetbl. Akut 100 mg (N1) .................... (FB 3,03) 2,95
Brausetbl. Akut 200 mg (N1) .................... (FB 4,40) *4,85*
Brausetbl. Akut 600 mg (N1) .................... (FB 4,40) *4,85*
Brausetbl. Akut 600 mg (N1) .................... (FB 7,95) 7,95
Brausetbl. Akut 600 mg (N2) ................... (FB 14,31) 13,95
Brausetbl. Long 600 mg (N1) ................... (FB 12,09) 12,08
20 Brausetbl. Long 600 mg (N1) ................ (FB 14,41) 14,29
50 Brausetbl. Long 600 mg (N2) ................ (FB 20,75) 20,00
100 Brausetbl. Long 600 mg (N3) ............... (FB 30,52) 30,15
20 Filmtbl. 100 mg (N1) ........................ (FB 3,03) 2,95
50 Filmtbl. 100 mg (N2) ........................ (FB 6,61) 6,60
100 Filmtbl. 100 mg (N3) ..................... (FB 11,91) 11,91
20 Filmtbl. 200 mg (N1) ...................... (FB 12,09) 12,09
50 Filmtbl. 200 mg (N2) ...................... (FB 15,49) 14,88
100 Filmtbl. 200 mg (N3) ..................... (FB 20,73) 20,71
20 Tbl. 600 mg (N1) .......................... (FB 14,41) 14,29
50 Tbl. 600 mg (N2) .......................... (FB 20,75) 20,00
100 Tbl. 600 mg (N3) ......................... (FB 30,52) 30,15
20 Btl. Pulv. 100 mg (N1) ...................... (FB 3,03) 2,95
50 Btl. Pulv. 100 mg (N2) ...................... (FB 6,61) 6,60
100 Btl. Pulv. 100 mg (N3) ................... (FB 11,91) 11,91
20 Btl. Pulv. 200 mg (N1) .................... (FB 12,09) 12,09
50 Btl. Pulv. 200 mg (N2) .................... (FB 15,49) 14,88
100 Btl. Pulv. 200 mg (N3) ................... (FB 20,73) 20,71
75 ml Saft (200 mg/10 ml) (N1) ................. (FB 3,93) 3,93
150 ml Saft (200 mg/10 ml) (N1) ................ (FB 7,09) 7,09

**Fluimucil**® (Zambon)

5 Amp. (300 mg/3 ml Lsg.) (N1) ........................ 13,51
1 Inj.-Fl. Antidot (5 g/25 ml) (N1) .................... 33,79
20 Brausetbl. 100 mg (N1) .................... (FB 11,22) 11,22
50 Brausetbl. 100 mg (N2) .................... (FB 13,50) 13,50
20 Brausetbl. 200 mg (N1) .................... (FB 12,09) 12,09
50 Brausetbl. 200 mg (N2) .................... (FB 15,49) 14,89
100 Brausetbl. 200 mg (N3) ................... (FB 20,73) 20,73
10 Brausetbl. Long 600 mg (N1) ............... (FB 12,09) 12,09
20 Brausetbl. Long 600 mg (N1) ............... (FB 14,41) 14,30
50 Brausetbl. Long 600 mg (N2) ............... (FB 20,75) 20,06
100 Brausetbl. Long 600 mg (N3) .............. (FB 30,52) 30,15
20 Tbl. 200 mg (N1) ............................ (FB 4,40) 4,40
50 Tbl. 200 mg (N2) ............................ (FB 9,59) 8,85
20 Btl. Gran. N 100 mg (N1) .................. (FB 11,22) 11,22
50 Btl. Gran. N 100 mg (N2) .................. (FB 13,50) 13,50
20 Btl. Gran. N 200 mg (N1) .................. (FB 12,09) 12,09
50 Btl. Gran. N 200 mg (N2) .................. (FB 15,49) 14,89
100 Btl. Gran. N 200 mg (N3) ................. (FB 20,73) 20,73
50 ml Kdr.-Saft (100 mg/5 ml) (N1) ............. (FB 2,78) 2,78
100 ml Kdr.-Saft (100 mg/5 ml) (N1) ............ (FB 5,03) 5,03
200 ml Kdr.-Saft (100 mg/5 ml) (N2) ............ (FB 9,05) 9,05

## β-Acetyldigoxin *Rp* [HS]

Digoxinderivat, das in 4-Stellung der endständigen Digitoxose acetyliert ist. β-Acetyldigoxin wird noch in der Darmwand vollständig desacetyliert, sodass sich im Blut nur Digoxin befindet. Es hat eine geringfügig bessere Bioverfügbarkeit als Digoxin, sonst wie dieses. Weiteres s. dort und *Tabelle II.6*.

**Ind.:** Herzinsuffizienz, Vorhofflimmern und Vorhofflattern mit absoluter Arrhythmie.

**Kontraind., UW, WW:** s. Digitalisglykoside.

**Dosis:** Mittlere Erhaltungsdosis bei Patienten unter 60 J. mit normaler Nierenfunktion 0,3 mg oral, über 60 J. 0,2 mg. Für eine etwaige i.v.-Gabe wird Digoxin verwendet. Bei eingeschränkter Nierenfunktion ist die Dosis zu reduzieren.

**Digostada**® (STADApharm)
50 Tbl. mite 0,1 mg (N2) ............................ (FB 10,95) 10,56
100 Tbl. mite 0,1 mg (N3) ............................ (FB 12,18) 11,51
50 Tbl. 0,2 mg (N2) ............................ (FB 11,50) 11,10
100 Tbl. 0,2 mg (N3) ............................ (FB 13,15) 12,41

**Novodigal**® (Mibe)
50 Tbl. mite 0,1 mg (N2) ............................ (FB 10,95) 10,95
100 Tbl. mite 0,1 mg (N3) ............................ (FB 12,18) 12,18
50 Tbl. 0,2 mg (N2) ............................ (FB 11,50) 11,50
100 Tbl. 0,2 mg (N3) ............................ (FB 13,15) 13,15

## Acetylsalicylsäure [US]

Nichtopioides Analgetikum mit antipyretischen, antiphlogistischen und thrombozytenaggregationshemmenden Eigenschaften. Acetylsalicylsäure hemmt die Cyclooxygenasen und senkt dadurch die Synthese von Prostaglandinen aus Arachidonsäure.
Als **Analgetikum** ist Acetylsalicylsäure neben Paracetamol und Ibuprofen das Mittel der Wahl für die Behandlung leichter bis mittelstarker Schmerzen wie Kopfschmerzen, Dysmenorrhö, Neuralgien, Gelenkschmerzen und Zahnschmerzen. Auch geeignet bei postoperativen und postpartalen Schmerzen, traumatisch bedingten Schmerzen oder Tumorschmerzen mittleren Grades. Schwere Schmerzen wie z. B. bei chirurgischen Indikationen, Gallen- oder Nierenkoliken werden durch orale Gabe nicht ausreichend beeinflusst. Durch zusätzliche Gabe von Opioidanalgetika kann der analgetische Effekt verstärkt werden.
In höheren Dosen (3–5 g/d) wird Acetylsalicylsäure als **Antiphlogistikum** bei entzündungsbedingten Schmerzen, vor allem bei rheumatischen Krankheiten, angewendet. Sie wirkt allerdings erst in höheren Dosen als andere nichtsteroidale Antiphlogistika. Noch höhere Dosen (5–8 g/d) werden beim rheumatischen Fieber benötigt, um Schmerzen, Gelenkschwellungen und Fieber bei leichteren Verlaufsformen ohne Herzbeteiligung zu unterdrücken.
Als **Antipyretikum** wird Acetylsalicylsäure bei fieberhaften Zuständen wie z. B. Erkältungskrankheiten und Grippe eingesetzt, wenn eine Fiebersenkung indiziert ist. Jedoch nicht bei Kdr. zur Behandlung von Virusinfektionen (Windpocken, Influenza A und B) einsetzen, weil der Gebrauch von Acetylsalicylsäure möglicherweise mit der Entwicklung des Reye-Syndroms assoziiert ist.
Schließlich wird Acetylsalicylsäure in großem Umfang als **Thrombozytenaggregationshemmer** bei instabiler Angina pectoris sowie zur Primär- und Sekundärprophylaxe des Myokardinfarkts und von zerebralen Ischämien eingesetzt. Die Wirkung beruht auf der Hemmung der Thromboxan-$A_2$-Synthese durch irreversible Acetylierung der thrombozytären Cyclooxygenase-1 (COX-1). Da Thrombozyten keine Proteine synthetisieren, bleibt die Thromboxansynthese für die gesamte Lebensdauer des Thrombozyten (7–10 d) blockiert. Ein maximaler Effekt tritt schon nach Tagesdosen von 50 mg ein. Eine Dosis von 30 mg/d ist genauso wirksam wie 283 mg/d, verursacht aber weniger Nebenwirkungen.
Acetylsalicylsäure wird nach oraler Gabe teilweise schon im Magen, größtenteils aber im oberen Dünndarm resorbiert. Bei dem niedrigen Magen-pH liegt Acetylsalicylsäure ($pK_a$ 3,6) in nicht dissoziierter Form vor und wird deshalb gut resorbiert. Sie reichert sich jedoch infolge der Dissoziation bei intrazellulärem pH in den Magenschleimhautzellen an und wirkt dadurch zusätzlich schleimhautschädigend. Gepufferte Lösungen verbessern die Magenverträglichkeit, aber auch die Löslichkeit und damit die Resorption. Wirksame Plasmaspiegel nach weniger als 30 min, maximale Spiegel nach 2 h. Acetylsalicylsäure wird nicht nur im Plasma, sondern auch schon im Darm und in der Leber durch Esterasen schnell zu Salicylsäure hydrolysiert, sodass nie mehr als 30% der gesamten Salicylatmenge im Plasma als Acetylsalicylsäure vorliegen. Bis auf die Proteinacetylierung (s. Thrombozytenaggregationshemmung) wirkt Acetylsalicylsäure zum größten Teil in Form der Salicylsäure.
Plasmaproteinbindung 70–90%. Renale Ausscheidung pH-abhängig nach enzymatischer Konjugation an Glycin und Glukuronsäure, einer Reaktion mit limitierter Kapazität. Daher dosisabhängige Halbwertszeit nach Einzeldosen von 1 g 3 h, nach 2 g 5 h und nach 5 g 9 h für Salicylsäure, aber nur 15 min für Acetylsalicylsäure. Nach rektaler Gabe ist die Resorption unzuverlässig und mit lokaler Irritation verbunden.
**Ind.:** Leichte bis mittelstarke Schmerzen, Fieber, Entzündungen, insbesondere Thrombophlebitis, rheumatische Krankheiten, Vorbeugung von Schlaganfällen, Primär- und Sekundärprophylaxe des Myokardinfarkts sowie bei instabiler Angina pectoris.
**Kontraind.:** Gleichzeitige Antikoagulanzientherapi[e] mit Ausnahme von niedrig dosiertem Heparin, hämorrhagische Diathese, Magen- und Darmulzera, Asthma bronchiale, vorgeschädigte Niere. Vorsicht bei Analgetikaintoleranz (Asthma, Urtikaria) und Schwangeren, insbesondere in den letzten 3 Monaten. Bei Kdr. und Jgdl. mit fieberhaften Krankheiten nur, wenn andere Maßnahmen nicht wirken (wegen Reye-Syndrom).
**UW:** Häufig *gastrointestinale Beschwerden*, können durch Auflösen der Tabletten in einem Glas Wasser oder durch Einnahme nach dem Essen vermindert werden. Okkulte intestinale Blutungen (3–6 ml/d) klinisch unbedeutend, nach längerer Einnahme ist aber Eisenmangelanämie möglich. Massive gastrointestinale Blutungen sind sehr selten, mitunter ab

lebensbedrohlich. Nach längerer Anwendung Magenulkus möglich.

*Verlängerte Blutungszeit* fast immer bei üblichen analgetischen Dosen durch Hemmung der Thrombozytenaggregation, trägt zu den gastrointestinalen Blutungen bei. Sie werden durch Alkohol verstärkt. Höhere Dosen von Acetylsalicylsäure (3–5 g/d) hemmen zusätzlich die Prothrombinsynthese, ggf. durch Vitamin K korrigierbar. Eine Woche vor Operationen absetzen, um postoperative Blutungen zu vermeiden.

Akute *Analgetikaintoleranz* ungefähr bei 0,3% der Bevölkerung, oft auch erst nach jahrelanger Verträglichkeit ohne Komplikationen. Beginnt typischerweise schon nach 15 min mit starker Rhinorrhö, Urtikaria, gelegentlich auch mit Asthmaanfall, Übelkeit, Erbrechen, Darmkoliken, Diarrhö und hört meist nach 2 h wieder auf. Häufiger bei Patienten mit Asthma bronchiale, Nasenpolypen oder Urtikaria. Nicht immunologisch bedingt, wahrscheinlich infolge vermehrter Leukotriensynthese durch Cyclooxygenasehemmung. Deshalb häufig Kreuzreaktionen mit anderen nichtsteroidalen Antiphlogistika.

Nach langdauernder Einnahme in der *Schwangerschaft* vermindertes Geburtsgewicht, erhöhte perinatale Sterblichkeit, verlängerte Schwangerschaft und Geburt, erhöhter postpartaler Blutverlust. Teratogene Effekte bisher nicht bekannt. Vorzeitiger Verschluss des Ductus Botalli.

**WW:** Wirkung von Antikoagulanzien verstärkt. Hohe Dosen von Salicylaten wirken hypoglykämisch und verstärken die Wirkung von Sulfonylharnstoffen. Kleine Dosen bewirken Harnsäureretention und hemmen die Wirkung von Urikosurika. Gastrointestinale Störungen werden durch Corticosteroide und nichtsteroidale Antiphlogistika verstärkt.

**Dosis:** *Analgesie, Fieber*: 500–1000 mg oral, ggf. 2- bis 3-mal/d. DDD 3 g.

*Kolikartige Schmerzen*: 500 mg langsam i.v., ggf. bei starken Schmerzen 1000 mg, maximal 5000 mg/d.

*Thrombozytenaggregationshemmung*: 30–100 mg oral 1-mal/d.

**Aspirin**® (Bayer)

| | |
|---|---|
| 0 Tbl. 500 mg (N2) | (FB 2,23) *4,45* |
| 0 Tbl. 500 mg (N3) | (FB 4,19) *8,75* |
| 0 Tbl. N 100 mg (N1) | (FB 1,15) *1,50* |
| 00 Tbl. N 100 mg (N3) | (FB 3,51) *5,00* |
| 0 Tbl. N 300 mg (N3) | (FB 5,49) *7,49* |
| Tbl. protect 100 mg (N2) | (FB 3,64) *4,64* |
| Tbl. protect 100 mg (N3) | (FB 7,63) *9,59* |
| Tbl. protect 300 mg (N2) | (FB 4,61) *5,81* |
| 0 Tbl. protect 300 mg (N3) | (FB 8,63) *10,61* |
| Kautbl. Direkt 500 mg (N1) | (FB 1,37) *4,27* |
| Kautbl. Direkt 500 mg (N2) | (FB 2,23) *7,25* |
| Gran. Effekt 500 mg (N1) | (FB 0,45) *1,00* |
| Gran. Effekt 500 mg (N2) | (FB 1,37) *4,49* |

**ASS-ratiopharm**® (ratiopharm)

| | |
|---|---|
| 50 Tbl. 100 mg (N2) | (FB 2,18) 2,10 |
| 100 Tbl. 100 mg (N3) | (FB 3,51) 3,49 |
| 50 Tbl. 300 mg (N3) | (FB 3,40) 2,60 |
| 100 Tbl. 300 mg | 4,30 |
| 30 Tbl. 500 mg (N2) | (FB 2,95) 2,30 |
| 50 Tbl. 500 mg (N3) | (FB 4,19) 3,00 |
| 100 Tbl. 500 mg | 5,00 |

**Aspisol**® (Bayer Vital)

**Best.:** 1 Inj.-Fl. enth.: DL-Lysinacetylat 900 mg entspr. 500 mg Acetylsalicylsäure.

| | |
|---|---|
| 5 Fl. 500 mg + 5 Lsgm.Amp. 5 ml (N1) | 29,85 |
| 20 Fl. 500 mg + 20 Lsgm.Amp. 5 ml (N1) | 111,00 |

**HerzASS-ratiopharm**® (ratiopharm)

| | |
|---|---|
| 100 Tbl. 50 mg (N3) | (FB 2,67) 2,49 |
| 50 Tbl. 100 mg (N2) | (FB 2,18) 2,10 |
| 100 Tbl. 100 mg (N3) | (FB 3,51) 3,49 |

**ASS von ct**® (ct)

| | |
|---|---|
| 100 Tbl. mini 50 mg (N3) | (FB 2,67) 2,48 |
| 50 Tbl. 100 mg (N2) | (FB 2,18) 2,09 |
| 100 Tbl. 100 mg (N3) | (FB 3,51) 3,34 |
| 30 Tbl. 500 mg (N2) | (FB 2,95) 1,98 |
| 100 Tbl. 500 mg | (FB 6,79) 4,30 |
| 10 Brausetbl. 500 mg (N1) | (FB 1,37) 1,01 |

**Miniasal**® (Altana)

| | |
|---|---|
| 100 Tbl. 30 mg (N3) | (FB 2,15) *3,87* |

## Acetylsalicylsäure + Glycin [US]

Acetylsalicylsäurekombination zur Hemmung der Thrombozytenaggregation. Die Aminosäure Glycin hat oral keinen spezifischen pharmakologischen Effekt. Die Dosierungsempfehlung für die Thromboseprophylaxe ist wahrscheinlich zu hoch.

**Anw.:** Prophylaxe von thrombotischen Gefäßverschlüssen, Schlaganfällen, venösen Thrombosen, Herzreinfarkten und des Herzinfarktes bei instabiler Angina pectoris. Akute Thrombophlebitis, Schmerzen, Entzündungen, Fieber rheumatische Krankheiten.

**Kontraind., UW, WW:** s. Acetylsalicylsäure.

**Godamed**® (Pfleger)

**Best.:** 1 Tbl. 500 enth.: Acetylsalicylsäure 500 mg, Glycin 250 mg.

**Dosis:** 2- bis 3-mal 1 Tbl./d (Prophylaxe) bis zu 3-mal 1–2 Tbl./d (Therapie) sowie bei Rheuma bis zu 10 Tbl./d.

| | |
|---|---|
| 20 Tbl. 100 TAH (N1) | (FB 1,15) 1,15 |
| 50 Tbl. 100 TAH (N2) | (FB 2,18) 2,18 |
| 100 Tbl. 100 TAH (N3) | (FB 3,51) 3,51 |
| 20 Tbl. 500 (N1) | (FB 2,23) 2,23 |
| 50 Tbl. 500 (N2) | (FB 4,19) 4,19 |
| 100 Tbl. 500 (N3) | (FB 6,79) 6,79 |

## Acetylsalicylsäure-Kombination *Rp* [US]

Kombination der Analgetika Acetylsalicylsäure und Paracetamol mit Coffein oder Codein. Der therapeutische Nutzen des Coffeinzusatzes zu Analgetika wird nicht einheitlich beurteilt. Fraglich ist auch, ob der Coffeinzusatz den Missbrauch von Analgetika steigert. Nephrotoxische Schäden der Kombination sind nicht auszuschließen.

**Anw.:** Schmerzen.

**Kontraind., UW, WW:** s. Acetylsalicylsäure, Paracetamol, Coffein, Codein.

**dolomo® TN** (Fujisawa)

**Best.:** 1 Tagtbl. (weiß) enth.: Acetylsalicylsäure 250 mg, Paracetamol 250 mg, Coffein 50 mg.
1 Nachttbl. (blau) enth.: Acetylsalicylsäure 250 mg, Paracetamol 250 mg, Codeinphosphat ½ $H_2O$ 30 mg.

**Dosis:** Einzeldosis 1–2 Tagtbl., bei Bedarf bis zu 6 Tagtbl./d. Einzeldosis 1–2 Nachttbl., jedoch nicht mehr als 3 Nachttbl. pro Nacht.

10 Tbl. (6 Tag- + 4 Nachttbl.) (N1) .......... 14,15
27 Tbl. (18 Tag- + 9 Nachttbl.) (N2) .......... 15,06
36 Tbl. (24 Tag- + 12 Nachttbl.) (N3) .......... 16,65

## Aciclovir *Rp* [UF] 1983 **B**

Virostatikum zur Anwendung bei Herpes-simplex- und Varicella-zoster-Infektionen. Aciclovir wird durch eine virale Thymidinkinase zum Monophosphat und durch zelleigene Kinasen zu Aciclovirtriphosphat phosphoryliert, das anstelle von Desoxyguanosintriphosphat in die virale DNA eingebaut wird. Da die 3'-Hydroxylgruppe fehlt, bricht die DNA-Synthese ab („Chain Terminator"). Außerdem wird die DNA-Polymerase gehemmt. Die selektive Wirkung kommt durch die wesentlich geringere Affinität zur menschlichen Thymidinkinase zustande. Bei Herpes genitalis oder labialis hat die lokale Gabe keine sichere Wirkung.
Bioverfügbarkeit nach oraler Gabe ca. 20%, bei topischer Anwendung keine messbaren Plasmakonzentrationen. Halbwertszeit 2–3 h, bei Neugeborenen und Säuglingen bis zu 3 Monaten 4 h. Ausscheidung überwiegend unverändert über die Nieren.

**Ind.:** Infektionen mit Herpes-simplex- oder Varicella-zoster-Viren, z. B. Herpes genitalis, Herpes labialis, Herpes-Keratitis, Herpes neonatorum, Herpes-simplex-Enzephalitis, Herpes zoster, Varizellen (Patienten mit Immundefekten). Prophylaxe und Therapie von Herpes-simplex-Infektionen bei angeborener Immunschwäche oder sekundären Immundefekten durch AIDS, Immunsuppressiva oder Zytostatika.

**Kontraind.:** Schwangerschaft, Stillzeit. Vorsicht bei eingeschränkter Nierenfunktion.

**UW:** Häufig bei i.v.-Anwendung lokale Reizungen und Entzündungen an der Injektionsstelle, insbesondere bei versehentlicher paravenöser Injektion. Nach systemischer Gabe reversible Störung der Nieren- und Leberfunktion, in seltenen Fällen akutes Nierenversagen, Hepatitis und Gelbsucht. Abfall von Thrombozyten und Leukozyten. Gelegentlich Übelkeit, Erbrechen, Durchfall und abdominelle Beschwerden, selten diffuser Haarausfall. Selten zentralnervöse Störungen wie Schwindel, Lethargie, Tremor, Halluzinationen, Verwirrtheit, Agitiertheit und Krampfanfälle. Einige Fälle von lebensbedrohlicher metabolischer Enzephalopathie sind beschrieben. Überempfindlichkeitsreaktionen mit lokaler und allgemeiner Symptomatik. Bei lokaler Anwendung gelegentlich Rötung, Brennen, Stechen, Eintrocknung und Abschuppung der Haut, selten Kontaktdermatitis. Nach Anwendung am Auge gelegentlich Sehstörungen, bei längerer Anwendung vereinzelt oberflächliche Entzündung und Defekte der Hornhaut (Keratitis superficialis punctata) und angrenzenden Bindehaut.

**Dosis:** *Oral:* Bei Herpes-simplex-Infektionen 200 mg tagsüber 5-mal im Abstand von 4 h für 5 d, bei einer Kreatininclearance <10 ml/min 200 mg alle 12 h. Bei Herpes-zoster-Infektionen tagsüber 5-mal 800 mg im Abstand von 4 h für 5–7 d. Zur Prophylaxe schwerer Herpes-simplex-Infektionen 4-mal 200 mg/d, bei immungeschwächten Patienten 4-mal 200–400 mg/d. Behandlungsdauer nicht länger al[s] 6–12 Monate. Kdr. unter 2 J. erhalten die halbe Dosis.
*I.v.-Infusion:* 5 mg/kg über 60 min alle 8 h, Behandlungsdauer im Mittel 5 d. Bei Herpes-Enzephalitis, Herpes neonatorum und immunsupprimierten Patienten mit Varizellen oder Herpes zoster 10 mg/kg über 60 min alle 8 h über 10 d bzw. 5 d.
*Haut:* Creme 5-mal tgl. alle 4 h auf die infizierten und unmittelbar benachbarten Hautareale dünn auftragen. Behandlungsdauer im Mittel 5 d, 10 [d] sollten nicht überschritten werden.
*Auge:* Augensalbe 5-mal tgl. alle 4 h einen 1 cm langen Salbenstrang in den unteren Bindehautsack einbringen. Nach Abheilung noch 3 d weiterbehandeln.

**Acic®** (Hexal)

25 Filmtbl. 200 mg (N1) .......... (FB 19,37) 14,5[illegible]
100 Filmtbl. 200 mg (N3) .......... (FB 54,28) 32,7[illegible]
35 Filmtbl. 400 mg (N2) .......... (FB 34,23) 24,5[illegible]
70 Filmtbl. 400 mg (N3) .......... (FB 61,12) 38,7[illegible]
35 Filmtbl. 800 mg (N2) .......... (FB 52,11) 32,8[illegible]
2 g Creme bei Lippenherpes 50 mg (N1) .......... (FB 4,61) 4,4[illegible]
2 g Creme (50 mg/g) (N1) .......... (FB 11,03) 11,0[illegible]
5 g Creme (50 mg/g) (N1) .......... (FB 12,97) 12,9[illegible]
20 g Creme (50 mg/g) (N3) .......... (FB 20,97) 20,8[illegible]

**Zovirax®** (GlaxoSmithKline)

5 Durchstechfl. 250 mg (N2) .......... 139,[illegible]
5 Durchstechfl. 500 mg (N2) .......... 256,0[illegible]
25 Filmtbl. 200 mg (N1) .......... (FB 19,37) 19,3[illegible]

100 Filmtbl. 200 mg (N3) ........................... (FB 54,28) 54,28
35 Filmtbl. 400 mg (N2) ........................... (FB 34,23) 34,23
35 Filmtbl. 800 mg (N2) ........................... (FB 52,11) 52,11
4,5 g Augensalbe (30 mg/g) (N1) .................... (FB 21,39) 21,39
5 g Creme (50 mg/g) (N1)........................... (FB 12,97) 12,97
10 g Creme (50 mg/g) (N2) ......................... (FB 15,82) 15,82
62,5 ml Susp. (200 mg/5 ml) (N1).................... (FB 16,85) 16,85
125 ml Susp. (200 mg/5 ml) (N2) .................... (FB 25,62) 25,62

## Acipimox *Rp* [US] 1987 C

Acipimox ist ein Pyrazincarboxylsäurederivat mit struktureller Verwandtschaft zu Nicotinsäure (s. dort) und ähnlichen lipidsenkenden Wirkungen. Bei Typ-2-Diabetikern wurden Plasmatriglyceride (−44%) und Gesamtcholesterin (−18%) gesenkt, HDL-Cholesterin um 13% erhöht. Prinzipiell treten die gleichen UW wie nach Nicotinsäure auf. Orale Bioverfügbarkeit 90%, Halbwertszeit 2 h.

**Ind.:** Kombinierte Hyperlipoproteinämien, wenn Diät und Gewichtsreduktion nicht ausreichend wirken.

**Kontraind.:** Peptische Ulzera, akute Blutungen, frischer Herzinfarkt, dekompensierte Herzinsuffizienz, Sgl., Kleinkdr., Schwangerschaft und Stillzeit.

**UW:** Hautreaktionen initial bedingt durch eine Prostaglandinfreisetzung und dadurch vermittelte Vasodilatation kleiner Hautgefäße am Kopf und Oberkörper mit Flush, Juckreiz und Ausschlag. Gastrointestinale Störungen wie Sodbrennen, Durchfall, Übelkeit, Bauchschmerzen. Gelegentlich Kopfschmerzen, sehr selten allergische Reaktionen vom Soforttyp.

**Dosis:** 2- bis 3-mal 250 mg/d oral nach den Mahlzeiten.

**Olbemox**® (Pharmacia)
50 Kps. 250 mg (N2) ........................................ 42,80
100 Kps. 250 mg (N3) ....................................... 72,16

## Acitretin *Rp* [UF] 1992 C

Derivat der Vitamin-A-Säure zur Behandlung der schweren Psoriasis und anderer Verhornungsstörungen. Acitretin ist der aktive Metabolit von Etretinat (Tigason®, a. H.). Retinoide hemmen die Hyperproliferation und fördern die Differenzierung von Keratinozyten. Darüber hinaus hat Acitretin immunmodulatorische und antiinflammatorische Wirkungen. Der biologische Effekt der Retinoide wird durch Bindung an unterschiedliche nukleäre Rezeptoren vermittelt (*R*etinoic *A*cid *R*eceptor [RAR] α, β und γ sowie *R*etinoic *X* *R*eceptor [RXR] α, β und γ). Sie stellen Transkriptionsfaktoren dar, die die Expression weiterer Gene über eine Bindung an bestimmte Promoterregionen erhöhen können. Daneben sind diese Rezeptoren auch in der Lage, weitere Transkriptionsfaktoren (z. B. AP-1) zu antagonisieren und auf diesem Wege die Expression einzelner Gene zu hemmen. Acitretin beeinflusst auch die Aktivität cAMP-abhängiger Proteinkinasen und hemmt die Ornithindecarboxylase, das geschwindigkeitsbestimmende Enzym bei der Biosynthese von Polyaminen, die ihrerseits eng mit zellulären Wachstums- und Reifungsprozessen verknüpft sind. Klinisch entspricht Acitretin in seiner Wirksamkeit dem Etretinat. Wie dieses ist Acitretin teratogen. Bioverfügbarkeit nach oraler Gabe ca. 60%. Einnahme mit dem Essen verbessert die Resorption. Halbwertszeit ca. 50 h. Metabolisierung überwiegend zu 13-cis-Acitretin. In geringen Mengen (bei gleichzeitigem Alkoholgenuss ausgeprägter) entsteht als Metabolit auch Etretinat, was wegen dessen langer Halbwertszeit (ca. 120 d) bei Frauen im gebärfähigen Alter einen sicheren Konzeptionsschutz bis mindestens 2 Jahre nach Absetzen von Acitretin erfordert. Elimination über Nieren und Leber.

**Ind.:** Symptomatische Behandlung schwerer therapierefraktärer Formen der Psoriasis und anderer Verhornungsstörungen.

**Kontraind.:** Schwangerschaft und Stillzeit, Frauen im gebärfähigen Alter, Leber- und Niereninsuffizienz, manifester Diabetes mellitus, krankhafte Fettsucht sowie gleichzeitige Behandlung mit Vitamin A bzw. anderen Retinoiden oder Methotrexat.

**UW:** Sind typisch für eine A-Hypervitaminose. Am häufigsten sind Reaktionen an Haut und Schleimhäuten. Cheilitis tritt in >80% der Fälle auf, Trockenheit der Mund- und Nasenschleimhaut sowie Hautabschuppungen an Handflächen und Fußsohlen mit einer Häufigkeit von 40–80%. Ferner Nasenbluten, Haarausfall, Nagelveränderungen, Gefühl der „brennenden" und „klebrigen" Haut, Juckreiz in 10–40% der Fälle. In seltenen Fällen kann es zu einer (reversiblen) Erhöhung des Schädelinnendruckes kommen (Pseudotumor cerebri), die mit starken Kopfschmerzen, Benommenheit, Übelkeit, Erbrechen, Schwindel oder Sehstörungen einhergehen kann. Auch depressive Verstimmungen, Verhaltensstörungen und Krampfanfälle sind in seltenen Fällen beschrieben. Selten kann es auch zu erhöhter Lichtempfindlichkeit der Haut kommen, wodurch bereits nach kurzzeitiger Sonnenexposition ein Sonnenbrand auftreten kann. In sehr seltenen Fällen diffuses, hämorrhagisches Ödem mit deutlichem Anstieg der Kreatinkinase und dem potentiellen Risiko einer Rhabdomyolyse infolge eines (immunallergisch bedingten?) Kapillarlecks (capillary leak syndrome). Bei etwa 35% der Patienten kommt es zu einem Anstieg der Serumtriglyzeride, das HDL-Cholesterin ist erniedrigt, der LDL/HDL-Quotient erhöht. In 10–25% der Fälle sind auch Transaminasen, alkalische Phosphatase und Bilirubin erhöht, eine toxische Hepatitis ist beschrieben. Unter einer

Langzeitbehandlung können Knochenanomalien (Hyperostosen, Knochenverdünnungen, Osteoporose, vorzeitige Epiphysenschlüsse) auftreten. Röntgenkontrolluntersuchungen sollten vorgesehen werden. Bei Kindern ist das Knochenwachstum sorgfältig zu überwachen. Acitretin ist teratogen und embryotoxisch.

**WW:** Verstärkung einer A-Hypervitaminose durch gleichzeitige Anwendung anderer Retinoide, z. B. Isotretinoin (Roaccutan®). Gleichzeitiger Einsatz von Tetracyclinen kann zu einer Erhöhung des Schädelinnendruckes führen. Alkoholgenuss führt zu verstärkter Bildung von Etretinat, weswegen wirksame empfängnisverhütende Maßnahmen bis zu 2 Jahren nach Therapieende gefordert werden (s. oben). Zur Kontrazeption eingesetzte niedrig dosierte Gestagene (Minipille) können durch Acitretin in ihrer empfängnisverhütenden Wirkung abgeschwächt werden. Gemeinsame Anwendung von Methotrexat und Etretinat (s. oben) hatte ein erhöhtes Hepatitisrisiko zur Folge, der gleichzeitige Einsatz von Acitretin ist daher kontraindiziert.

**Dosis:** Beim Erw. initial 1-mal 30 mg/d oral, Steigerung bis auf max. 75 mg/d möglich. Erhaltungsdosis 30 mg. Einnahme mit einer Mahlzeit oder mit Milch. Kdr. tgl. anfangs 0,5 mg/kg, Steigerung auf max. 1 mg/kg möglich, eine Dosis von 35 mg/d sollte nicht überschritten werden. Erhaltungsdosis tgl. 0,1 mg/kg.

**Neotigason**® (Roche)

50 Kps. 10 mg (N2) .......... 81,50
100 Kps. 10 mg (N3) .......... 147,95
50 Kps. 25 mg (N2) .......... 166,45
100 Kps. 25 mg (N3) .......... 314,37

## Adalimumab *Rp* [GG] 2003 **B**

Rekombinanter vollständig humaner monoklonaler TNFα-Antikörper (vgl. Infliximab), der als sogenanntes „Biological" zur Therapie der rheumatoiden Arthritis eingesetzt wird. Bioverfügbarkeit nach s.c.-Applikation ca. 65%, Resorption langsam, maximale Plasmaspiegel nach ca. 130 h. Eliminationshalbwertszeit 10–18 d.

**Ind.:** Behandlung der rheumatoiden Arthritis mit oder ohne Methotrexat bei Patienten, die nur unzureichend auf andere Remissionsinduktoren (inkl. Methotrexat) ansprechen.

**Kontraind.:** Sepsis oder Risiko einer Sepsis, manifeste Infektionen.

**UW:** wie Infliximab.

**Dosis:** 1-mal 40 mg s.c./Woche.

**Humira**® (Abbott)

2 Fertigspr. (40 mg/0,8 ml) (N2) .......... 1870,87
4 Fertigspr. (40 mg/0,8 ml) (N2) .......... 3601,72

## Adapalen *Rp* [UF] 1996 **A/C**

Lokales Aknemittel aus der Gruppe der Vitamin-A-Säurederivate mit ähnlichen Wirkungen wie Tretinoin bzw. Isotretinoin (s. dort). Diesen ist Adapalen nach bisherigen klinischen Studien auch klinisch äquivalent. Retinoid-spezifische Irritationen der Haut sind ähnlich wie bei Isotretinoin, aber geringer als nach Tretinoin. Wie andere Retinoide ist Adapalen teratogen und damit während der Schwangerschaft kontraindiziert. Auch während der Stillperiode sollte eine Anwendung insbesondere im Brustbereich unterbleiben.

Adapalen wird nach topischer Applikation praktisch nicht resorbiert. Die Plasmakonzentration liegt auch nach mehrtägiger Anwendung hoher Dosen unterhalb der Nachweisgrenze. Etwa 80–90% der Dosis verbleiben am Applikationsort. Maximal 0,06% der Dosis werden mit dem Urin bzw. den Fäzes ausgeschieden. Tierexperimentelle Studien zeigen eine weitgehende Metabolisierung durch O-Demethylierung, Hydroxylierung und Konjugation in der Leber.

**Ind.:** Äußerliche Anwendung bei Akne vulgaris im Gesicht, wenn Komedonen, Papeln und Pusteln vorhanden sind.

**Kontraind.:** Schwangerschaft. Vorsicht während der Stillzeit, in keinem Fall im Brustbereich auftragen. Schwere Verlaufsformen der Akne vulgaris sowie sekundäre Akneformen wie Chlorakne (fehlende klinische Erfahrung). Anwendung auf rissiger, abgeschürfter und entzündeter Haut sowie bei Ekzemen. Ferner nicht im Bereich von Augen, Mund, Nasenwinkeln, Schleimhäuten oder offenen Wunden anwenden. Überempfindlichkeit gegen Alkyl-4-hydroxybenzoat (z. B. Paraben) und andere Hilfsstoffe des Fertigarzneimittels.

**UW:** Irritationen der Haut wie Rötung, Wärmegefühl, Brennen, Juckreiz, Austrocknung, Schuppung. Wie bei anderen Retinoiden möglicherweise erhöhte Lichtempfindlichkeit.

**Dosis:** 1-mal täglich möglichst vor dem Zubettgehen dünn auf die befallenen Hautpartien auftragen. Vorher die Haut reinigen und gründlich abtrocknen. Mit einer klinischen Besserung ist innerhalb von 4–8 Wochen zu rechnen.

**Differin**® **Gel** (Galderma)

25 g Gel 0,1% (N1) .......... 19,33
50 g Gel 0,1% (N2) .......... 27,63
100 g Gel 0,1% (N3) .......... 42,99

## Adefovirdipivoxil *Rp* [HK] 2003 **B**

Virostatikum zur systemischen Anwendung. Adefovirdipivoxil ist ein Prodrug, das nach oraler Gabe schnell resorbiert und durch Esterasen zu Adefovir metabolisiert wird. In Säugerzellen wird Adefovir

durch Wirtsenzyme zu dem Nukleotidanalogon Adefovirphosphat phosphoryliert, welches virale Polymerasen hemmt. Die HBV-DNA-Polymerasen werden durch Konzentrationen an Adefovirphosphat gehemmt, die um das 10–700fache niedriger sind als diejenigen, welche die menschlichen DNA-Polymerasen hemmen können. Orale Bioverfügbarkeit 59%. Elimination überwiegend unverändert renal. Halbwertszeit ca. 7 h.
Adefovir ist bei Patienten mit HBeAg-positiver oder HBeAg-negativer chronischer Hepatitis B und kompensierter Lebererkrankung wirksam. Nach einjähriger Therapie kommt es zu einer deutlichen Besserung histologischer und serologischer Krankheitsparameter. Adefovir ist auch bei Lamivudin-resistenter Hepatitis B wirksam. Langzeitdaten liegen für Adefovir nicht vor.

**Ind.:** Chronische Hepatitis B.

**Kontraind.:** Adefovir ist in Abhängigkeit von der Dosis nephrotoxisch. Daher Vorsicht bei Patienten mit eingeschränkter Nierenfunktion.

**UW:** Asthenie, Bauchschmerzen, Übelkeit, Flatulenz, Diarrhö, Kopfschmerzen. Anstieg des Serumkreatininwertes vor allem bei Patienten mit vorgeschädigten Nieren oder Einnahme weiterer nephrotoxischer Arzneimittel wie z. B. Ciclosporin oder Tacrolimus.

**WW:** Bei gleichzeitiger Gabe von Arzneimitteln, die durch tubuläre Sekretion ausgeschieden werden, kann sich die Nierenfunktion verschlechtern.

**Dosis:** 1-mal 10 mg/d oral. Es dürfen keine höheren Dosen eingenommen werden. Bei Patienten mit einer Kreatininclearance <50 ml/min muss das Dosisintervall verlängert werden auf alle 48 h (Clearance 20–49 ml/min) bzw. alle 72 h (10–19 ml/min). Die Nierenfunktion ist engmaschig zu überwachen.

**Hepsera**® (Gilead)
30 Tbl. 10 mg (N2) ........ 627,13

## Ademetionin *Rp* [US] 1986 **D**

Körpereigene Substanz, die durch die S-Adenosyltransferase aus Methionin und ATP gebildet wird und als Methyldonator für zahlreiche Methylierungsreaktionen dient. Ademetionin wird schnell hepatisch metabolisiert, Halbwertszeit 80 min. Placebo-kontrollierte Studien für die Anwendung fehlen.

**Anw.:** Aktivierte Arthrosen.

**Kontraind.:** Kdr., Schwangerschaft, Stillzeit.

**UW:** Sehr selten gastrointestinale Störungen.

**Dosis:** 2-mal 200 mg oral/d vor dem Essen, initial ggf. bis zu 3-mal 400 mg oral. Injektion 2-mal 200 mg langsam i.v./d bis zu max. 1 Woche.

**Gumbaral**® (AWD)
50 Tbl. 200 mg (N2) ........ 119,56
100 Tbl. 200 mg (N3) ........ 217,43

10 Inj.-Fl. 200 mg + 10 Lsgm.Amp. 5 ml (N1) ........ 37,91
20 Inj.-Fl. 200 mg + 20 Lsgm.Amp. 5 ml (N2) ........ 65,88

## Adenosin *Rp* [HS]

Endogenes Nukleosid mit antiarrhythmischen und vasodilatierenden Eigenschaften. Basis der antiarrhythmischen Effekte ist die negativ dromotrope Wirkung am AV-Knoten. Adenosin wirkt ähnlich wie Calciumantagonisten vom Verapamiltyp, lässt sich jedoch nicht in die bisherige Vaughan-Williams-Klassifikation einordnen. Es bildet zusammen mit Herzglykosiden und Parasympathomimetika eine selektiv am AV-Knoten angreifende Antiarrhythmika-Klasse V. Seine Wirkung ist schnell und kurz und deshalb gut steuerbar. Besonders geeignet bei AV-Knoten-Reentry-Tachykardien. Keine Wirkung bei Vorhofflimmern und -flattern, da der AV-Knoten hier nicht zum Reentry-Kreis gehört. Bei Patienten mit hämodynamisch stabiler supraventrikulärer Tachykardie sollte zunächst Verapamil 5–10 mg i.v. gegeben werden. Wirkungseintritt von Verapamil nach etwa 1 min. Bei fehlender Konversion zum Sinusrhythmus, Hypotonie, vor Behandlung mit Betarezeptorenblockern oder bei Herzinsuffizienz ist Adenosin Mittel der Wahl.
Wegen seiner kurzen Wirkungsdauer muss Adenosin als i.v.-Bolus in eine große periphere Vene verabreicht werden. Wirkungsmaximum nach 10–30 sec. Ubiquitärer Abbau zu Inosin, unabhängig von Nieren- und Leberfunktion. Halbwertszeit unter 10 sec.

**Ind.:** Paroxysmale AV-junktionale Tachykardien, insbesondere AV-Knoten-Reentry-Tachykardien und Tachykardien bei WPW-Syndrom.

**Kontraind.:** AV-Block II. und III. Grades, Sick-Sinus-Syndrom, Vorhofflimmern und -flattern, obstruktive Lungenkrankheiten, dekompensierte Herzinsuffizienz, verlängertes QT-Intervall.

**UW:** Aufgrund der kurzen Wirkungsdauer ist zu erwarten, dass UW vorübergehend und in der Regel nach 1–2 min verschwunden sind. *Kardiovaskuläre UW*: Bradykardie, Vorhofflimmern, Hypotonie. *Extrakardiovaskuläre UW*: Wärmegefühl, Dyspnoe, Bronchospasmus, thorakales Beklemmungsgefühl, Kopfschmerzen.

**WW:** Wirkungsverstärkung durch Adenosinaufnahmehemmer wie Dipyridamol, Wirkungsabschwächung durch den Adenosinrezeptorantagonisten Theophyllin und andere Xanthinderivate. Verstärkung der Wirkung anderer Substanzen, die die AV-Überleitung hemmen, z. B. Betarezeptorenblocker, Herzglykoside, Verapamil oder Diltiazem. Abschwächung der positiv dromotropen Wirkung von Betarezeptoragonisten oder Parasympatholytika.

**Dosis:** Initial 3 mg als i.v.-Bolus unter kontinuierlicher EKG-Kontrolle. Wiederholung mit 6 mg Adenosin nach 1–2 min und mit 9 mg nach weiteren

1–2 min. Falls die dritte Dosis die supraventrikuläre Tachykardie nicht innerhalb von 1–2 min beendet, sollten weitere 12 mg Adenosin ebenfalls als i.v.-Bolus gegeben werden. Zusätzliche oder höhere Dosen werden nicht empfohlen.

**Adrekar**® (Sanofi-Synthelabo)
6 Inj.-Fl. (6 mg/2 ml) (N2) .......... 47,86

## Adoniskrautextrakt-Kombination [HS]

Kombination aus 4 Digitaloiden. Die Standardisierung nach Meerschweincheneinheiten (MSE: Menge Extrakt, die zum Tod von 1 g eines Tieres führt) erlaubt keine sichere Therapie.
**Anw.:** Kreislauflabilität, leichte Formen der Herzleistungsschwäche, Altersherz.

**Miroton**® (Abbott)
**Best.:** 100 g Lsg./1 Drg./1 Drg. forte enth.: Extr. Herb. Adonidis 5000/25/139 MSE, Extr. Fol. Convallariae 3125/15/83 MSE, Extr. Fol. Oleandri 5000/25/139 MSE, Extr. Fol. Scillae var. alb. 5000/25/139 MSE. 1 Drg. forte N/100 g Lsg. forte N enth.: Extr. Herb. Adonidis 42,3 mg/4230 mg, Extr. Herb. Convallariae 8,75 mg/875 mg, Extr. Bulb. Scillae 0,13 mg/13 mg.
**Dosis:** 1- bis 3-mal tgl. 20–30 Tr. perlingual oder 1–3 Drg.; 1-mal 1 Drg. forte/d.

50 Drg. (N2) .......... 9,72
100 Drg. (N3) .......... 17,45
50 Drg. forte (N2) .......... 22,20
100 Drg. forte (N3) .......... 41,96
30 g Tr. (35 Tr./1 g) (N1) .......... 6,45
100 g Tr. (35 Tr./1 g) (N3) .......... 17,45

## Aescin [US]

Natürliches Saponingemisch aus Rosskastanien, das vor allem Triterpenglykoside enthält. Saponine wirken als oberflächenaktive Stoffe membranschädigend und in vitro hämolytisch. Nach i.v.-Zufuhr von 30–40 mg Aescin wurde in über 100 Fällen Nierenversagen beobachtet. Nach oraler Gabe nur geringe Resorption und daher weniger toxisch. Ein therapeutischer Nutzen ist für die orale Applikation nicht gesichert. Dasselbe gilt für die lokale Anwendung von „Venensalben".
**Anw.:** Hirnödem, Apoplexie, Commotio, Contusio, Enzephalitis, posttraumatische und postoperative Ödeme, Hämorrhoiden, Venenentzündungen, Krampfadern.
**Kontraind.:** Niereninsuffizienz, Schockniere. Strenge Indikationsstellung während Schwangerschaft und Stillzeit.
**UW:** Anaphylaktische Reaktionen, Magen-Darmstörungen, Nierenversagen.
**Dosis:** 2- bis 3-mal 20–40 mg/d oral, 5–10 mg/d i.v., Gel mehrmals tgl. auftragen.

**Reparil**® (Madaus)
20 Drg. 40 mg (N1) .......... 8,24
50 Drg. 40 mg (N2) .......... 17,32
100 Drg. 40 mg (N3) .......... 32,45
100 g Gel N (1 g/100 g) (N2) .......... 12,71

## Agalsidase alfa *Rp* [US] 2001 A

Rekombinante humane α-Galactosidase zur Substitution des Enzymmangels bei Patienten mit Morbus Fabry. Agalsidase alfa wird aus einer menschlichen Zellinie und Agalsidase beta aus Ovarialzellen des chinesischen Hamsters mit jeweils identischer Aminosäuresequenz des natürlichen Enzyms gewonnen. Der Morbus Fabry ist eine seltene X-chromosomal rezessiv vererbte Glykosphingolipidspeicherkrankheit, die durch eine mangelnde Aktivität der lysosomalen α-Galactosidase A bedingt ist und zu einer zunehmenden Akkumulation von neutralen Glykosphingolipiden in vielen Geweben (Endothelzellen, glatte Muskulatur) führt. Die Patienten versterben vorzeitig im 4. oder 5. Lebensjahrzehnt an renalen, kardialen oder zerebrovaskulären Komplikationen. Die Enzymsubstitution verminderte die mikrovaskulären Endothelablagerungen von Ceramidtrihexosid bei 69% der Agalsidase-behandelten Patienten. Bei 88% der Patienten traten IgG-Antikörper gegen Agalsidase auf, die jedoch den Therapieerfolg nicht beeinträchtigten. Die Plasmahalbwertszeit von Agalsidase alfa beträgt 90–110 min, die Gewebehalbwertzeit wird auf über 24 h geschätzt. Der Abbau erfolgt vermutlich über Peptidhydrolyse.
**Ind.:** Langfristige Enzymsubstitution bei Morbus Fabry (α-Galactosidase-A-Mangel).
**Kontraind.:** Lebensbedrohliche Überempfindlichkeitsreaktionen gegen Agalsidase alfa. Gleichzeitige Gabe von Chloroquin, Amiodaron, Gentamicin. Strenge Indikationsstellung in Schwangerschaft, Stillzeit.
**UW:** Sehr häufig Schüttelfrost, Fieber, Kopfschmerzen, Tremor, Übelkeit, Rhinitis, Gliederschmerzen, Gliederschwellungen, Erbrechen, Hypertonie, Muskelschmerzen, Kurzatmigkeit. Häufig Brustschmerzen, Schläfrigkeit, Anämie, Rötung des Gesichts, Müdigkeit, abnormes Berührungsgefühl (Kribbeln), Tachykardie, Dyspnoe, Bauchschmerzen, Blässe, Rückenschmerzen, Engegefühl im Hals, Juckreiz, Proteinurie, Sehstörungen. Die meisten UW traten am Infusionstag auf und weisen auf eine Überempfindlichkeitsreaktion hin.
**WW:** CYP-vermittelte Interaktionen möglich.
**Dosis:** Jede 2. Woche 0,2 mg/kg als i.v.-Infusion über 40 min.

**Replagal**® (TKT Europe)
1 Amp. (3,5 mg/3,5 ml) (N1) .......... 2480,58
10 Amp. (3,5 mg/3,5 ml) (N2) .......... 24058,32

## Agalsidase beta *Rp* [US] 2001 A

Rekombinante humane β-Galactosidase zur Substitution des Enzymmangels bei Patienten mit Morbus Fabry. Agalsidase beta wird aus Ovarialzellen des chinesischen Hamsters mit jeweils identischer Aminosäuresequenz des natürlichen Enzyms gewonnen. Die klinischen Ergebnisse sind ähnlich wie mit Algasidase alfa (s. dort), allerdings mit einer höheren Dosis (1 mg/kg). Die Plasmahalbwertszeit von Agalsidase beta beträgt 80–120 min.

**Ind.:** Langfristige Enzymsubstitution bei Morbus Fabry (α-Galactosidase-A-Mangel).

**Kontraind., UW, WW:** s. Agalsidase alfa.

**Dosis:** 1 mg/kg als i.v.-Infusion (15 mg/h) alle 2 Wochen.

**Fabrazyme**® (Genzyme)
5 Durchstechfl. (35 mg) (N1) .......... 23914,36
10 Durchstechfl. (35 mg) (N2) .......... 47819,32

## Ajmalin *Rp* [HS]

Membranstabilisierendes Antiarrhythmikum der Klasse I A. Ajmalin ist im Vergleich zu Prajmaliumbitartrat oral nur schlecht und unzuverlässig bioverfügbar und wird daher nur parenteral angewendet. Bei einmaliger i.v.-Applikation klingt die Wirkung von Ajmalin nach 20–30 min, also relativ schnell ab. Elimination vorwiegend hepatisch, Halbwertszeit 1–2 h. Die anticholinerge Wirkung von Ajmalin ist im Vergleich zu Chinidin, Procainamid und Disopyramid gering.

**Ind.:** Supraventrikuläre und lebensbedrohliche ventrikuläre Tachyarrhythmien. Einzelheiten s. Antiarrhythmika.

**Kontraind.:** Bradykardie, intrakardiale Reizleitungsstörungen, nichtkompensierte Myokardinsuffizienz, Hypotonie wie bei anderen membranstabilisierenden Antiarrhythmika. Weiteres s. Antiarrhythmika. Über die Anwendung von Ajmalin in der Schwangerschaft und während der Stillzeit liegen keine Daten vor.

**UW:** Kardiale UW wie bei Chinidin, extrakardiale UW s. Prajmaliumbitartrat.

**WW:** Verstärkung der kardiodepressiven Wirkung durch andere Antifibrillanzien, Betarezeptorenblocker und Calciumantagonisten vom Verapamil- und Diltiazemtyp.

**Dosis:** 50 mg langsam i.v. unter EKG-Kontrolle maximal 10 mg/min. Bei vorgeschädigtem Herzen Injektionsdauer für 50 mg auf 15–20 min ausdehnen. Richtdosis bei i.v.-Infusion stdl. 0,5–1 mg/kg. DDD 200 mg.

**Gilurytmal**® (Solvay)
5 Inj.-Amp. 50 mg/10 ml (N1) .......... 22,47

## Aktivkohle [HK]

Aktivkohle verfügt über eine sehr große adsorbierende Oberfläche von 1000–2000 $m^2/g$ und kann eine große Zahl von Arzneimitteln und Fremdstoffen binden, einschließlich Salicylaten, Paracetamol, Barbituraten und trizyklischen Antidepressiva. Wenig geeignet für die Behandlung von Vergiftungen mit starken Säuren und Basen, Cyaniden, Malathion sowie organischen Lösungsmitteln (Methanol, Ethylenglykol).

Kohle wird auch für die Behandlung unspezifischer akuter Diarrhöen empfohlen. In kontrollierten Untersuchungen war Kohle jedoch nicht wirksamer als Diät.

**Ind.:** Akute Vergiftungen.

**Kontraind.:** Vergiftungen mit Pflanzenschutzmitteln. Nicht gleichzeitig mit anderen Arzneimitteln nehmen, da deren Wirksamkeit vermindert werden kann.

**Dosis:** Durchschnittlich 1 g/kg oral. Für den Erw. werden ca. 30–100 g in 240 ml, bei Kdr. 15–30 g in Wasser oder Saft suspendiert. Applikation evtl. durch den Magenschlauch. Die Bindung an Aktivkohle ist wahrscheinlich nicht dauerhaft. Deshalb werden im Anschluss oder auch gleichzeitig Laxanzien gegeben, z. B. 20–30 g Natriumsulfat pro Dosis Aktivkohle, beim Kind 250 mg/kg pro Dosis.

**Kohle-Compretten**® (Merck)
30 Tbl. 250 mg .......... 7,30
60 Tbl. 250 mg .......... 11,98

## Albendazol *Rp* [US] 1992 C

Anthelmintikum aus der Gruppe der Benzimidazole mit ähnlichen Wirkungen wie Mebendazol (s. dort). Nur geringe Resorption aus dem Darm, höher nach fettreicher Kost, rascher Metabolismus zu Albendazolsulfoxid, das gut anthelmintisch wirksam ist. Halbwertszeit 8–9 h.

**Ind.:** Zystische Echinokokkose (Hundebandwurmbefall) und alveoläre Echinokokkose (Fuchsbandwurmbefall) bei inoperabler Verlaufsform. Trichinose. Versuch bei Zwergfadenwurmbefall.

**Kontraind.:** Schwangerschaft.

**UW:** Erhöhte Leberenzymwerte, gelegentlich gastrointestinale Beschwerden, Kopfschmerzen, Schwindel, Fieber, Haarausfall. Selten Leukopenie, Panzytopenie. Sehr selten Hautausschlag, Juckreiz, Urtikaria, Nasenbluten.

**Dosis:** 28 d 2-mal 400 mg/d oral, danach 14 d Pause. Insgesamt mindestens 2, maximal 3 Behandlungszyklen. Bei Personen unter 60 kg tgl. 2-mal 7,5 mg/kg. Kontrolle von Leberfunktion und Blutbild vor Beginn der Therapie, nach 5 und 10 d, dann alle 14 d.

**Eskazole**® (GlaxoSmithKline)
60 Tbl. 400 mg (N3) .......... 589,99

## Alclometason *Rp* [UF] 1985 **C**

Chloriertes Glucocorticoid zur lokalen Anwendung mit ähnlichen Wirkungen wie Prednisolon (s. dort). Alclometason gehört zu den mittelstark wirksamen Corticosteroiden.

**Ind.:** Corticosteroidempfindliche Hautkrankheiten.

**Kontraind., UW:** s. Prednisolon (Haut).

**Dosis:** 1- bis 2-mal/d dünn auftragen und einreiben. Maximal 8 Wochen und bei Kdr. maximal 4 Wochen anwenden. Zur Intervall- und Nachbehandlung wirkstofffreie Basissalbe/-creme.

**Delonal**® (Essex Pharma)

20 g Creme (0,5 mg/g) (N1) .......................(FB 14,76) 14,76
50 g Creme (0,5 mg/g) (N2) .......................(FB 20,52) 20,52
100 g Creme (0,5 mg/g) (N3) .......................(FB 29,00) 29,00
20 g Salbe (0,5 mg/g) (N1) .......................(FB 14,76) 14,76
50 g Salbe (0,5 mg/g) (N2) .......................(FB 20,52) 20,52
100 g Salbe (0,5 mg/g) (N3) .......................(FB 29,00) 29,00

## Alcuroniumchlorid *Rp* [ES]

Nichtdepolarisierendes kompetitives Muskelrelaxans vom Curaretyp. Durch kompetitive Verdrängung von Acetylcholin vom nicotinischen Acetylcholinrezeptor an der Muskelendplatte wird die Impulsübertragung blockiert und die Skelettmuskulatur gelähmt. Zuerst fallen die kleinen Muskeln im Kopfbereich, zuletzt die Interkostalmuskulatur und das Diaphragma aus. Die Wirkung tritt nach i.v.-Gabe schnell innerhalb von 2 min ein und hält 20–30 min an. Keine zentralen Effekte, da die Bluthirnschranke nicht passiert wird. Deshalb immer mit Narkosemitteln und künstlicher Beatmung anwenden.

Nach i.v.-Gabe fällt die Plasmakonzentration infolge Umverteilung vom zentralen in das periphere Kompartiment schnell ab. Danach wird Alcuronium überwiegend unverändert mit einer Halbwertszeit von 3,3 h renal eliminiert. Etwa 10–15% werden über die Galle ausgeschieden. Halbwertszeit bei Anurie 16 h. Nach Anwendung bei Kaiserschnitt keine neuromuskuläre Blockade beim Neugeborenen.

**Ind.:** Muskelrelaxation bei Inhalationsnarkose, auch bei Tetanus, Elektrokrampfbehandlung und Strychninvergiftung.

**Kontraind.:** Myasthenia gravis. Leber- oder Nierenfunktionsstörungen, da die Ausscheidung verzögert ist.

**UW:** Blutdruckabfall, Bronchospasmus, Hauterytheme. Selten anaphylaktische Reaktion, Arrhythmien, Herzstillstand.

**WW:** Verstärkung der neuromuskulären Blockade durch Aminoglykosidantibiotika, Colistin, Polymyxin B, Amphotericin B, Benzodiazepine; einige Narkosemittel wie z. B. Halothan, Thiaziddiuretika, Schleifendiuretika, Ganglienblocker, Magnesium, Lithium und Hypothermie. In Kombination mit Halothan Blutdruckabfall möglich. Als Antidot Neostigmin, z. B. 1,25–2,5 mg i.v. nach vorheriger Gabe von Atropin (0,5–1,0 mg i.v.).

**Dosis:** Durchschnittliche Initialdosis 150 µg/kg i.v., Wiederholungsdosis nach ca. 20 min 30 µg/kg i.v., auch Dauerinfusionen i.v. sind möglich, z. B. bei Tetanus.

**Alloferin**® (ICN)

5 Amp. (5 mg/5 ml) (N1) .................................. 19,56
10 Amp. (10 mg/10 ml) (N1) .................................. 24,13

## Aldesleukin *Rp* [KR] 1990 **A**

Gentechnisch gewonnenes humanes Interleukin 2 (1-des-Ala, 125-Ser). Es unterscheidet sich von dem natürlichen Zytokin durch Verlust der N-terminalen Aminosäure Alanin, den Austausch von 125-Cystein durch Serin und die fehlende Glykosylierung. Interleukin 2 ist an der Aktivierung von T-Lymphozyten, natürlichen Killerzellen (NK-Zellen) und Monozyten beteiligt. Daraus resultiert eine Aktivierung körpereigener Abwehrmechanismen, die sich gegen Tumoren richten. Bei metastasierendem Nierenkarzinom, das kaum auf Strahlen- und Chemotherapie anspricht, wurden in 25–35% der Fälle Vollremissionen erzielt, die allerdings nur wenige Monate anhielten.

**Ind.:** Metastasierendes Nierenkarzinom.

**UW:** Zahlreiche neurologische, gastrointestinale, kardiovaskuläre, hämatologische und nephrologische UW (s. Fachinformation).

**Dosis:** 4–5 d als 24-h-Dauerinfusion 1 mg ($10 \times 10^6$ I. E.)/m² pro Tag. Nach einwöchiger Therapiepause Wiederholung, nach weiterer 3-wöchiger Therapiepause Wiederholung, danach Wiederholung des gesamten Therapiezyklus. Aldesleukin soll nur unter Aufsicht eines mit der Behandlung von Tumorpatienten erfahrenen Arztes verabreicht werden.

**Proleukin**® (Chiron)

1 Inj.-Fl. 18 Mio. I.E. (N1) .................................. 337,97
10 Inj.-Fl. 18 Mio. I.E. (N2) .................................. 3224,60

## Alemtuzumab *Rp* [US] 2001 **A**

Humanisierter monoklonaler Antikörper zur Behandlung der therapierefraktären chronischer lymphatischer Leukämie. Alemtuzumab bindet an das CD52-Antigen, das auf der Oberfläche über 95% aller Blutlymphozyten und Monozyten sowie auf den meisten B- und T-Zellymphomen exprimiert wird. Nach Bindung des CD52-Antikörpers kommt es zu einer Komplement-vermittelten Zytolyse und einer Antikörper-vermittelten zellulären Zytotoxizität. Nach Alemtuzumab zeigten 30% der Patienten mit chronischer lymphatischer Leukämie, die erfolglos mit Alkylanzien oder Fludarabinphosphat vorbehandelt wurden, eine Remission. Als unerwünschte Wirkung tritt vor allem ein Zytokin-Freisetzungssyndroms mit Fieber, Rigor, gastrointestinalen Störungen, Hautreaktionen und Hypotonie auf. Ferner muss als Folge der Immunsuppression mit teilweise schweren Infektionen gerechnet werden. Den Nebenwirkungen kann ggf. durch adäquate Prämedikation (Antihistaminika, Analgetika, Antibiotika, Virostatika) begegnet werden. Die Halbwertszeit von Alemtuzumab beträgt nach der ersten Dosis 8 h und steigt nach wiederholter Gabe aufgrund des Rückgangs der CD52-Rezeptoren im Blut auf 6 d.

**Ind.:** Therapierefraktäre chronische lymphatischer Leukämie.

**Kontraind.:** Überempfindlichkeit gegenüber murinen Proteinen, floride systemische Infektionen, HIV-Infektion, aktiver Zweittumor, koronare Herzkrankheit, antihypertensive Therapie, eingeschränkte Nieren- oder Leberfunktion. Schwangerschaft, Stillzeit.

**UW:** Zahlreiche kardiovaskuläre, neurologische, gastrointestinale, hämatologische und nephrologische UW (s. Fachinformation).

**Dosis:** Initial steigende Dosen als i.v.-Infusion: 3 mg am Tag 1, 10 mg am Tag 2 und 30 mg am Tag 3. Danach 3-mal pro Woche 30 mg/d über einen Zeitraum bis zu 12 Wochen. Bei schwerer Infektion oder Hämatotoxizität Therapie absetzen, bis das Ereignis verschwindet.

**MabCampath**® (Medac/Schering)
3 Amp. (30 mg/3 ml) (N1) ............ 1568,61

## Alendronsäure *Rp* [US] 1996 B

Osteolysehemmstoff aus der Gruppe der Bisphosphonate (s. dort). Alendronsäure wirkt ähnlich wie Etidronsäure, aber in ca. 50fach geringerer Dosis. In der Postmenopause wurde nach 3-jähriger Gabe die Knochendichte um 3–7% erhöht und die Häufigkeit von Wirbelfrakturen von 6% auf 3% gesenkt. Orale Bioverfügbarkeit 0,6%, terminale Halbwertszeit der Freisetzung aus dem Knochen über 10 Jahre.

**Ind.:** Postmenopausale Osteoporose.

**Kontraind.:** Ösophaguskrankheiten, Hypokalzämie, schwere Niereninsuffizienz. Schwangerschaft, Stillzeit und Kinder. Vorsicht bei gastrointestinalen Störungen wie Dysphagie, Gastritis, Duodenitis oder peptischen Ulzera.

**UW, WW:** s. Etidronsäure, außerdem lokale Erosionen des Ösophagus.

**Dosis:** 1-mal 10 mg/d oral morgens in einem Glas Leitungswasser mindestens 30 min vor dem ersten Essen und Trinken.

**Fosamax**® (MSD)
14 Tbl. 10 mg (N1) ............ 29,97
56 Tbl. 10 mg (N2) ............ 90,94
112 Tbl. 10 mg (N3) ............ 165,72
4 Tbl. 70 mg (N1) ............ 51,85
12 Tbl. 70 mg (N1) ............ 126,34

## Alfacalcidol *Rp* [US] 1981 C

Alfacalcidol (1α-Hydroxycolecalciferol) ist ein halbsynthetisches Vitamin-$D_3$-Derivat, das in der Leber zu 1,25-Dihydroxycolecalciferol (Calcitriol) hydroxyliert wird. Bei ungenügender 1α-Hydroxylierung in der Niere kann es alternativ zu Calcitriol eingesetzt werden. Gute orale Bioverfügbarkeit in Anwesenheit von Gallensäuren.

**Ind.:** Renale Osteopathie bei ungenügender renaler 1α-Hydroxylierung.

**Kontraind., UW, WW:** s. Colecalciferol.

**Dosis:** Erw. u. Kdr. über 20 kg initial 1 μg/d oral, Kdr. unter 20 kg tgl. 0,05 μg/kg oral. Bei Hämodialyse initial 1 μg i.v. pro Dialyse, max. 12 μg pro Woche

**EinsAlpha**® (Leo)
10 Amp. 1 μg /0,5 ml (N2) ............ 83,98
10 Amp. 2 μg/1 ml (N2) ............ 158,46
30 Kps. 0,25 μg (N2) ............ 21,37
100 Kps. 0,25 μg (N3) ............ 40,14
30 Kps. 0,5 μg (N2) ............ 30,16
100 Kps. 0,5 μg (N3) ............ 62,58
30 Kps. 1 μg (N2) ............ 39,30
100 Kps. 1 μg (N3) ............ 103,36
20 ml Tr. (2 μg/ml) (N1) ............ 66,05

## Alfatradiol [US]

Alfatradiol (17α-Estradiol) wird topisch als Haarwuchsmittel angewendet. Klinische Belege für die Wirksamkeit Estradiol-haltiger Lösungen liegen bis auf eine ältere, Placebo-kontrollierte Studie nicht vor. Darin zeigten Patienten mit androgenetischer Alopezie einen leichten Rückgang (<10%) der Telogenrate (Haarausfall), die Anagenrate (Haarwachstum) änderte sich nicht.

**Anw.:** Androgenetische Alopezie bei Männern und Frauen.

**UW:** Kurzfristiges Brennen, Rötung oder Juckreiz auf der Kopfhaut aufgrund des Alkoholanteils.

**Dosis:** 1-mal 3 ml/d mittels Kopfhautapplikator auftragen.

**Ell-Cranell**® (Galderma)
100 ml Lsg. (0,25 mg/ml) + Applikator (N1) ............ 19,99
200 ml Lsg. (0,25 mg/ml) + Applikator (N2) ............ 29,99

**Pantostin**® (Georg Simons)
100 ml Lsg. (0,25 mg/ml) + Applikator ............ 14,95
2× 100 ml Lsg. (0,25 mg/ml) + Applikator ............ 24,89
3× 100 ml Lsg. (0,25 mg/ml) + Applikator ............ 35,02

## Alfentanil *Btm* [ES] 1983 B

Stark wirksames Opioidanalgetikum mit ähnlichen Wirkungen wie Fentanyl (s. dort). Alfentanil wirkt

schneller und kürzer als Fentanyl. Halbwertszeit 1,6 h.
**Ind.:** Neuroleptanalgesie in Kombination mit Neuroleptikum, künstlicher Beatmung und Muskelrelaxation.
**Kontraind., UW, WW:** s. Fentanyl.
**Dosis:** Als einmalige oder fraktionierte Bolusinjektion bei Kurzeingriffen bis zu 10 min 15–20 μg/kg i.v., bei Eingriffen von 10–30 min Dauer 20–40 μg/kg i.v.

**Rapifen**® (Janssen-Cilag)
5 Amp. (1 mg/2 ml) (N1) ........ 16,75
5 Amp. (5 mg/10 ml) (N1) ........ 40,40

## Alfuzosin *Rp* [HO] 1990 C

Selektiver $Alpha_1$-Rezeptorenblocker mit vorwiegender Wirkung auf die Blase bei benigner Prostatahyperplasie. Bioverfügbarkeit ca. 64%, Wirkungsdauer 5–12 h, Halbwertszeit 4–6 h. Vorwiegend hepatische Elimination, daher Dosisreduktion bei Leberschädigung.
**Ind.:** Benigne Prostatahyperplasie.
**Kontraind.:** Orthostatische Hypotonie, gleichzeitige Gabe anderer Alpharezeptorenblocker.
**UW:** Gastrointestinale Störungen, Blutdruckabfall, Schwindel, Benommenheit, Kopfschmerzen.
**WW:** Potenzierung der blutdrucksenkenden Wirkung von Antihypertensiva. Vor einer Operation soll Alfuzosin abgesetzt werden.
**Dosis:** Erw. unter 65 J. 3-mal 2,5 mg/d oder 2-mal 5 mg/d, ältere Patienten über 65 J. 2-mal tgl. 2,5 mg.

**Urion**® (Altana)
50 Filmtbl. 2,5 mg (N2) ........ 46,34
100 Filmtbl. 2,5 mg (N3) ........ 82,41
30 Uno Retardtbl. 5 mg (N1) ........ 37,00
50 Uno Retardtbl. 5 mg (N2) ........ 54,98
100 Uno Retardtbl. 5 mg (N3) ........ 100,58

**UroXatral**® (Sanofi-Synthelabo)
30 Filmtbl. 2,5 mg (N1) ........ 32,53
50 Filmtbl. 2,5 mg (N2) ........ 46,34
100 Filmtbl. 2,5 mg (N3) ........ 82,41
30 Retardtbl. Uno 5 mg (N1) ........ 37,00
50 Retardtbl. Uno 5 mg (N2) ........ 54,98
100 Retardtbl. Uno 5 mg (N3) ........ 100,58

## Algedrat [HK]

Algedrat (Aluminiumhydroxid) ist ein Antazidum mit relativ niedrig dosierter Neutralisationskapazität, da die empfohlene Einzeldosis (639,54 mg entspr. 24,6 mval) unter der üblichen Richtdosis zur Neutralisation von 50 mval HCl liegt.
**Ind.:** Sodbrennen, säurebedingte Magenbeschwerden. Enterale Phosphatbindung bei Niereninsuffizienz und Hyperphosphatämie.
**Kontraind.:** Hypophosphatämie, Obstipation, Dickdarmstenosen, Appendizitis. Vorsicht bei eingeschränkter Nierenfunktion, Kleinkdr., Schwangerschaft, Stillzeit.
**UW:** Bei hoher Dosierung Obstipation und Hypophosphatämie. Bei Niereninsuffizienz Aluminiumeinlagerung in Gehirn und Knochengewebe sowie Enzephalopathie, deshalb bei Anwendung als Phosphatbinder Plasmaaluminiumspiegel halbjährlich kontrollieren (nicht über 40 μg/l).
**WW:** Resorption anderer Arzneimittel, z. B. Tetracycline, Fluorchinolone, Levothyroxin, Natriumfluorid, Eisensalze, Chenodeoxycholsäure, Digoxin, $H_2$-Rezeptorantagonisten, Cumarinderivate, kann bei gleichzeitiger Gabe vermindert werden. Deshalb mindestens 1 h Abstand halten.
**Dosis:** *Phosphatbindung*: 4- bis 5-mal bis zu 7 Tbl./d 10–20 min vor den Mahlzeiten. *Magenbeschwerden*: 4-mal 2 Tbl./d.

**Aludrox**® (Riemser)
50 Tbl. 319,77 mg (N2) ........ 7,99
100 Tbl. 319,77 mg (N3) ........ 14,84

## Algedrat + Magnesiumhydroxid [HK]

Antazidakombinationen aus Algedrat (Aluminiumhydroxid) und Magnesiumhydroxid mit ausreichender Neutralisationskapazität.
**Ind.:** Zur symptomatischen Behandlung von Erkrankungen, bei denen die Magensäure gebunden werden soll: Gastritis, Sodbrennen, Ulcus ventriculi et duodeni, Refluxösophagitis, Stressulkusprophylaxe. Bei Patienten mit Ulcus ventriculi et duodeni sollte eine Untersuchung auf H. pylori und – im positiven Fall – eine anerkannte Eradikationstherapie erwogen werden, da in der Regel bei erfolgreicher Eradikation auch die Ulkuskrankheit ausheilt.
**Kontraind.:** Bei Niereninsuffizienz keine hochdosierte Daueranwendung, Hypophosphatämie.
**UW:** Bei hoher Dosierung in seltenen Fällen Durchfall. Bei eingeschränkter Nierenfunktion erhöhte Magnesium- und Aluminiumserumspiegel möglich. Überempfindlichkeitsreaktionen gegen Konservierungsstoffe.
**WW:** Resorption anderer Arzneimittel (z. B. Tetracycline, Cephalosporine, Fluorchinolone, Natriumfluorid, Eisen, Chenodeoxycholsäure, Herzglykoside, $H_2$-Rezeptorantagonisten, Cumarinderivate, Sotalol) kann bei gleichzeitiger Gabe vermindert werden.

**Maalox**® **70 mVal Suspension** (Cassella-med)
**Best.:** 10 ml Susp. 70 (1 Btl.) enth.: Aluminiumhydroxidgel entspr. 900 mg Aluminiumoxid Magnesiumhydroxid 600 mg, mit einer Neutralisationskapazität von 70 mmol HCl bei pH 3,5.
**Dosis:** *Peptische Läsionen*: 4-mal 70 mmol/d 1–2 h nach jeder Hauptmahlzeit und vor dem Schlafengehen.

*Stressulkusprophylaxe*: Initial 20 ml Susp. (140 mmol) per Magensonde verabreichen, dann 10–20 ml (70–140 mmol) alle 2–3 h unter Kontrolle des intragastralen pH-Wertes (nicht niedriger als 3,5).

20 Btl. Susp. 70 mval 10 ml (N1) .............................. 14,60
50 Btl. Susp. 70 mval 10 ml (N2) .............................. 32,60

**Maaloxan® 25 mval** (Cassella-med)
**Best.:** 1 Tbl. enth.: Algedrat 200 mg entspr. 100 mg Aluminiumoxid, Magnesiumhydroxid 200 mg, Neutralisationskapazität 13,7 mmol HCl bei pH 3,5.
10 ml Susp. enth.: Algedrat 2,4 g entspr. 0,23 g Aluminiumoxid, Magnesiumhydroxidgel 1,33 g entspr. Magnesiumhydroxid 0,4 g. Neutralisationskapazität 25 mmol HCl bei pH 3,5.
1 Kautbl. forte enth.: Algedrat 400 mg entspr. 200 mg Aluminiumoxid, Magnesiumhydroxid 400 mg.
1 Soft Tabs Kautbl. enth.: Algedrat (350–400 mg) entspr. 200 mg Aluminiumoxid, Magnesiumhydroxid 400 mg. (entspr. einer Neutralisationskapazität von mind. 21 mVal Salzsäure).
**Dosis:** 2–4 Tbl., 1–2 Kautbl. forte, ½–1 Essl. (15 ml) Susp. oder 1–2 Btl. (10 ml) 1 h nach den Mahlzeiten und vor dem Schlafengehen. 1 Tbl. gut kauen oder lutschen.

20 Kautbl. 25 mval (N1) .............................. 5,85
50 Kautbl. 25 mval (N2) .............................. 12,95
100 Kautbl. 25 mval (N3) .............................. 21,95
20 Soft Tabs 21 mval (N1) .............................. 6,00
10 Btl. Susp. 25 mval/10 ml .............................. 6,25
20 Btl. Susp. 25 mval/10 ml (N1) .............................. 11,75
50 Btl. Susp. 25 mval/10 ml (N2) .............................. 24,45
250 ml Susp. 25 mval/10 ml (N1) .............................. 12,95

## Alizaprid *Rp* [US] 1980 C

Antiemetikum aus der Gruppe der Benzamide mit ähnlichen Wirkungen auf Dopamin-$D_2$-Rezeptoren wie Metoclopramid (s. dort). Halbwertszeit 3 h. Bei Zytostatika-induziertem Erbrechen ist Alizaprid weniger antiemetisch wirksam als Metoclopramid.
**Ind.:** Erbrechen und Übelkeit bei Zytostatikatherapie.
**Kontraind.:** Phäochromozytom, prolaktinabhängige Tumoren, Spätdyskinesien. Schwangerschaft, Stillzeit, Kdr. unter 14 Jahren.
**UW, WW:** s. Metoclopramid.
**Dosis:** *Oral*: Initial 150 mg 30 min vor und 150 mg 30 min nach Zytostatikagabe, an den folgenden 4–5 d 3-mal 50 mg.

**Vergentan®** (Sanofi-Synthelabo)
Amp. (2 ml) (N1) .............................. 15,95
20 Tbl. 50 mg (N1) .............................. 20,75
50 Tbl. 50 mg (N2) .............................. 35,96

## Allopurinol *Rp* [US]

Urikostatikum. Hemmt die Xanthinoxidase und vermindert dadurch die Harnsäurebildung, sodass die Harnsäurekonzentration im Plasma und Urin absinkt. Allopurinol wird selbst durch die Xanthinoxidase zu Oxipurinol metabolisiert, das dieses Enzym ebenfalls hemmt. Oxipurinol (21 h) hat eine wesentlich längere Halbwertszeit als Allopurinol (1,3 h). Deshalb nur 1-mal tgl. geben.
**Ind.:** Gicht, Hyperurikämie, Harnsäuresteine.
**Kontraind.:** Strenge Indikationsstellung in Schwangerschaft und Stillzeit. Teratogen bei der Maus, vermutlich durch Störung der Purinnukleotidsynthese.
**UW:** Initial Gichtanfälle durch Mobilisation von Uratkristallen. Pruritus, Erytheme, Urtikaria, beginnend meist nach 2–6 Wochen, häufiger bei schlechter Nierenfunktion. Bei dieser UW ist der Metabolit Oxipurinol beteiligt. Gelegentlich allergische Fieberreaktionen mit Schüttelfrost, Leukopenie, Gelenkschmerzen, gastrointestinale Störungen (z. B. Übelkeit), zentralnervöse Störungen (z. B. Schwindel, Benommenheit).
**WW:** Erhöhte Serumspiegel von Mercaptopurin und Azathioprin (ca. 4fach), da deren Oxidation durch Allopurinol gehemmt wird. Bei Kombination mit Zytostatika häufiger Blutbildveränderungen. Der hepatische Arzneimittelabbau wird gehemmt, dadurch z. B. Verstärkung der Wirkung von Phenprocoumon und Theophyllin. Ampicillinexantheme sind wesentlich häufiger, ggf. Allopurinol sofort absetzen.
**Dosis:** Initial 1-mal 100 mg/d, ggf. in wöchentlichem Abstand auf 1-mal 300 mg/d steigern, nur selten bis 900 mg/d. Dosisreduktion bei Niereninsuffizienz mit Kreatininclearance von 10–20 ml/min auf 100–200 mg/d. DDD 300 mg.

**Allopurinol-ratiopharm®** (ratiopharm)
50 Tbl. 100 mg (N2) .............................. (FB 10,95) 10,41
100 Tbl. 100 mg (N3) .............................. (FB 12,21) 11,60
20 Tbl. 300 mg (N1) .............................. (FB 11,02) 10,60
50 Tbl. 300 mg (N2) .............................. (FB 13,00) 12,49
100 Tbl. 300 mg (N3) .............................. (FB 16,01) 15,21

**Zyloric®** (Mibe)
100 Tbl. 100 mg (N3) .............................. (FB 12,21) 11,60
28 Tbl. 300 mg (N1) .............................. (FB 11,57) 11,57
50 Tbl. 300 mg (N2) .............................. (FB 13,00) 12,49
100 Tbl. 300 mg (N3) .............................. (FB 16,01) 15,21

## Allopurinol + Benzbromaron *Rp* [US]

Kombination aus dem Xanthinoxidasehemmer Allopurinol und dem Urikosurikum Benzbromaron. Die fixe Kombination ist problematisch, weil Benzbromaron die Ausscheidung des wirksamen Metaboliten von Allopurinol (Oxipurinol) erhöht.
**Anw.:** Gicht, Hyperurikämie, Harnsäuresteine.
**Kontraind., UW, WW:** s. Allopurinol, Benzbromaron.
**Dosis:** 1-mal 1 Tbl./d, vorübergehend bei stark erhöhten Harnsäurewerten 2- bis 3-mal 1 Tbl./d.

**Allo. comp.-ratiopharm®** (ratiopharm)
**Best.:** 1 Tbl. enth.: Allopurinol 100 mg, Benzbromaron 20 mg.

30 Tbl. 100 mg/20 mg (N1) ....................(FB 17,47) 15,73
100 Tbl. 100 mg/20 mg (N3) ....................(FB 33,57) 27,33

## Almasilat [HK]

Antazidum (Aluminiummagnesiumsilikathydrat), teilweise in Kombination mit Magermilchpulver.
**Anw.:** Reizmagen, Gastritis, Sodbrennen. Zur unterstützenden Therapie bei Ulcus ventriculi et duodeni. Bei Patienten mit Ulcus ventriculi et duodeni sollte eine Untersuchung auf H. pylori und – im positiven Fall – eine anerkannte Eradikationstherapie erwogen werden, da in der Regel bei erfolgreicher Eradikation auch die Ulkuskrankheit ausheilt.
**Kontraind.:** Bei Niereninsuffizienz keine hochdosierte Daueranwendung.
**UW:** Bei hoher Dosierung kann es zu Durchfall kommen. Selten Allergie gegen Milcheiweiß bei Gelusil® Lac.
**WW:** Resorption anderer Arzneimittel, z. B. Tetracycline, Fluorchinolone, Natriumfluorid, Levothyroxin, Eisensalze, Chenodeoxycholsäure, Digoxin, $H_2$-Rezeptorantagonisten, Cumarinderivate, kann bei gleichzeitiger Gabe vermindert werden. Deshalb mindestens 1 h später.
**Dosis:** Mehrmals tgl. 1–2 Tbl. lutschen oder kauen. 1 Btl. liquid (12 ml), 2 Teel. liquid oder 1–2 Teel. Granulat oder Pulver mehrmals tgl. mit Wasser einnehmen.

**Gelusil®** (Pfizer)
20 Btl. 12 ml liquid (172 mg/ml) (N1).................... 11,40
50 Btl. 12 ml liquid (172 mg/ml) (N2).................... 23,30

**Gelusil Lac®** (Pfizer)
20 Tbl. 500 mg (N1).................... 4,45
50 Tbl. 500 mg (N2).................... 9,96
100 Tbl. 500 mg (N3).................... 17,95
10 Btl. Pulver 6,5 g (156 mg/g) (N1).................... 8,98
100 Btl. Pulver. 6,5 g (156 mg/g) (N3) .................... 53,68
150 g Pulver (156 mg/g) (N1) .................... 15,20

## Almotriptan [GG] 2001 C

Relativ lipophiler selektiver 5-$HT_{1B/1D}$-Rezeptoragonist aus der Gruppe der Triptane (s. Sumatriptan) zur Kupierung von Migräneattacken. Almotriptan lindert die Kopfschmerzen innerhalb von 4 h bei 57–70% der Patienten. Orale Bioverfügbarkeit ca. 70%, Halbwertszeit 3–4 h.
**Ind.:** Akutbehandlung der Kopfschmerzphase von Migräneanfällen mit oder ohne Aura.
**Kontraind., UW:** s. Sumatriptan.
**Dosis:** 12,5 mg oral, bei Wiederauftreten abgeklungener Beschwerden kann eine 2. Dosis eingenommen werden, jedoch erst mind. 2 h nach der 1. Dosis. Tageshöchstdosis 25 mg.

**Almogran®** (Almirall)
3 Filmtbl. 12,5 mg (N1)....................(FB 32,14) 32,14
7 Filmtbl. 12,5 mg (N1)....................(FB 61,91) 61,91
14 Filmtbl. 12,5 mg (N1)....................(FB 113,55) 113,55

## Alpharezeptorenblocker [HS]

Alpharezeptorenblocker hemmen die Wirkung von Alphasympathomimetika und die alphasympathomimetische Wirkung endogener Catecholamine. Unselektive Alpharezeptorenblocker ($Alpha_1$- und $Alpha_2$-Rezeptorenblockade) sind **Phentolamin** (reversibel) und **Phenoxybenzamin** (Dibenzyran®, irreversibel). Sie sind vor allem beim Phäochromozytom indiziert. **Prazosin**, **Terazosin**, **Bunazosin** und **Doxazosin** sind selektive, postsynaptisch angreifende $Alpha_1$-Rezeptorenblocker mit unterschiedlicher Halbwertszeit. Hauptwirkung ist die arterielle und venöse Vasodilatation, die bei selektiven $Alpha_1$-Rezeptorenblockern wegen der fehlenden Wirkung auf präsynaptische $Alpha_2$-Rezeptoren stärker ausgeprägt ist als bei unselektiven. $Alpha_1$-Rezeptorenblocker werden bei Hypertonie, Morbus Raynaud und benigner Prostatahyperplasie eingesetzt. Wegen einer in der ALLHAT-Studie (2000) beobachteten Verdoppelung der Herzinsuffizienzrate sind sie nur noch Antihypertensiva der 2. Wahl. **Urapidil** (Ebrantil®) und **Indoramin** (Wydora®) haben zusätzlich $alpha_2$-sympathomimetische, **Dihydroergotoxin** (z. B. Hydergin®) und **Dihydroergotamin** (z. B. DHE-ratiopharm®) zusätzlich direkt vasokonstriktorische Effekte.

## Alprazolam *Rp* [ML] 1984 B

Mittellang wirkendes Benzodiazepin, Halbwertszeit 8–15 h. Alprazolam gilt als besonders wirksam bei Panikattacken. Weiteres s. Benzodiazepine.
**Ind.:** Anxiolyse.
**Kontraind., UW, WW:** s. Benzodiazepine.
**Dosis:** Zu Beginn 3-mal 0,25–0,5 mg/d. Steigerung bis max. 4 mg/d. Ausschleichend absetzen.

**Alprazolam Sandoz®** (Sandoz)
50 Tbl. 0,25 mg (N3) ....................(FB 14,80) 13,84
20 Tbl. 0,5 mg (N2) ....................(FB 13,24) 12,41
50 Tbl. 0,5 mg (N3) ....................(FB 17,84) 16,23
10 Tbl. 1 mg (N1)....................(FB 12,69) 12,04
20 Tbl. 1 mg (N2)....................(FB 15,44) 14,24
50 Tbl. 1 mg (N3)....................(FB 23,49) 20,81

**Tafil®** (Pharmacia)
10 Tbl. 0,5 mg (N1) ....................(FB 11,50) 11,50
20 Tbl. 0,5 mg (N2) ....................(FB 13,24) 13,24
50 Tbl. 0,5 mg (N3) ....................(FB 17,84) 17,84
10 Tbl. 1 mg (N1)....................(FB 12,69) 12,69
20 Tbl. 1 mg (N2)....................(FB 15,44) 15,44
50 Tbl. 1 mg (N3)....................(FB 23,49) 23,49

**Alprostadil** *Rp* [US] 1983 **A**

Endogenes Prostaglandin, das in allen Körperzellen gebildet wird. Alprostadil (Prostaglandin $E_1$) wirkt vasodilatierend und hemmt die Thrombozytenaggregation. Bei Patienten mit peripherer arterieller Verschlusskrankheit im Stadium III und IV wurden nach intraarterieller Infusion in einigen Studien positive Resultate bei einzelnen klinischen Endpunkten (Ulkusgröße, Analgetikaverbrauch, Ruheschmerz) erzielt. Die Aussagekraft ist wegen des offenen Studiendesigns und der kurzen Dauer über 3–4 Wochen nur begrenzt. Eine Verminderung der Amputationsrate wurde nie methodisch einwandfrei nachgewiesen. Alprostadil wird während der Lungenpassage rasch metabolisiert und sollte daher nur intraarteriell angewendet werden. Halbwertszeit 5–10 min.

Alprostadil ist weiterhin zur präoperativen Offenhaltung des Ductus arteriosus Botalli bei kongenitalen Herzvitien indiziert. Bei erektiler Impotenz ist die intrakavernöse Injektion (Schwellkörperautoinjektionstherapie) oder die topische Anwendung als Gel wirksam, aber häufig schmerzhaft.

**Ind.:** Chronische arterielle Verschlusskrankheit im Stadium III und IV. Zeitweilige Aufrechterhaltung des Ductus arteriosus Botalli bei Neugeborenen mit angeborenen Herzfehlern. Erektile Dysfunktion.

**Kontraind.:** Manifeste Herzinsuffizienz, Herzrhythmusstörungen und koronare Herzkrankheit, innerhalb 6 Monaten nach Herzinfarkt, Lungenödem, schweres Asthma bronchiale, Leberkrankheiten, Blutungskomplikationen. Neonatales Atemnotsyndrom.

**UW:** Fieber, Verwirrtheit, zerebrale Krampfanfälle, Hypotonie, Tachykardie, Stenokardie, häufig lokale Reizungen am Infusionsort. Gelegentlich Kopfschmerzen, Durchfall, Übelkeit und Erbrechen. Selten erhöhte Leberwerte, Gelenkbeschwerden, Schweißausbruch, Schüttelfrost, allergische Reaktionen. Bei Neugeborenen zusätzlich Apnoe mit Bradykardie, Verbrauchskoagulopathie, Unruhe, Hypokalzämie, Ödeme, Blutungen, Hyperämie, Thrombopenie und in Einzelfällen Hyperplasie der Antrumschleimhaut mit Risiko eines Magenausgangsverschlusses.

**WW:** Verstärkte Wirkung von Antihypertonika, Vasodilatatoren, Antikoagulanzien, Hemmstoffen der Thrombozytenaggregation und Koronarmitteln.

**Hinweis:** Bei Herzinsuffizienz, koronarer Herzkrankheit, Nierenfunktionsstörungen und peripheren Ödemen 50–100 ml Infusionsvolumen/d nicht überschreiten.

**Dosis:** *Arterielle Verschlusskrankheit:* 10–20 µg in 25–50 ml 0,9% NaCl-Lsg. über 60–120 min 1-mal/d i.a. infundieren, bei schwerem Befund ggf. 2-mal/d. Alternativ i.a.-Infusion 0,1–0,6 µg/kg/min über 12 h.

*Neonatale Vitien:* Initial 3–6 µg/kg/h als i.v.-Infusion mit möglichst baldiger Dosisreduktion.

*Erektile Dysfunktion:* Intrakavernös 2–80 µg, als Gel (Musa®, in den USA zugelassen) topisch 125–1000 µg.

**Caverject®** (Pharmacia)

10 Inj.-Fl. 10 µg (N2) ........ 122,25
10 Inj.-Fl. 20 µg (N2) ........ 171,75

**prostavasin®** (Schwarz-Pharma)

15 Amp. 20 µg (N1) ........ 353,68
30 Amp. 20 µg (N2) ........ 697,98
45 Amp. 20 µg (N3) ........ 1042,27
60 Amp. 20 µg (N3) ........ 1386,57

**Minprog®** (Pharmacia)

5 Amp. (500 µg/1 ml) ........ (KVA)

**Alteplase** *Rp* [KR] 1987 **A/C**

Gewebsplasminogenaktivator (t-PA) ist ein endogenes Enzym und wird vor allem aus Endothelzellen durch Thrombin ins Blut freigesetzt. Er wirkt wenig auf zirkulierendes Plasmin. Nach Bindung an Fibrin wird das dort gebundene Plasminogen zu Plasmin aktiviert und das Fibringerinnsel abgebaut. Dadurch werden verschlossene Gefäße wiedereröffnet. Alteplase ist ein gentechnisch in Hamsterzellen hergestellter humaner Plasminogenaktivator, der ähnlich wie Streptokinase (s. dort) als Fibrinolytikum angewendet wird.

Während der Infusion werden nach 30 min 90% der Steady-State-Konzentration erreicht, Verteilungsvolumen ca. 8 l. Elimination durch proteolytischen Abbau in der Leber, Halbwertszeit etwa 4 min.

**Ind.:** Akuter Herzinfarkt, akute Lungenembolie, akuter ischämischer Schlaganfall innerhalb 3 h und Ausschluss einer Hirnblutung.

**Kontraind., UW, WW:** s. Streptokinase.

**Dosis:** *Akuter Herzinfarkt: 90 min Infusion* bei Patienten innerhalb 6 h nach Symptombeginn: 15 mg als i.v.-Bolus, anschließend 50 mg als i.v.-Infusion in 30 min, gefolgt von 35 mg in 60 min bis zur Maximaldosis von 100 mg. *3 h Infusion* bei Patienten innerhalb 6–12 h nach Symptombeginn: 10 mg als i.v.-Bolus, anschließend 50 mg als i.v.-Infusion in 60 min, gefolgt von 10 mg/30 min bis zur Maximaldosis von 100 mg in 3 h.

*Lungenembolie:* 10 mg als i.v.-Bolus über 1–2 min, danach 90 mg als Infusion über 2 h.

*Akuter ischämischer Schlaganfall:* 0,9 mg/kg (max. 90 mg) als i.v.-Infusion in 60 min, davon 10% der Dosis initial als i.v.-Bolus.

**Actilyse®** (Boehringer Ingelheim)

1 Inj.-Fl. (10 mg) (N1) ........ 162,21

1 Inj.-Fl. (20 mg) (N1) ........ 311,69
1 Inj.-Fl. (50 mg) (N1) ........ 647,23

## Aluminiumhydroxid-Kombination *Rp* [HK]

Kombinationspräparat aus dem Lokalanästhetikum Oxetacain und zwei Antazida. Die Überlegenheit der Kombination gegenüber Antazida allein ist nicht erwiesen.

**Tepilta**® (ICN)
**Anw.:** Schmerzhafte Gastritiden, Ulcus ventriculi et duodeni, Hyperazidität, Ösophagitis, Sodbrennen.
**Best.:** 5 ml Susp. enth.: Oxetacain 10 mg, Aluminiumhydroxid 291 mg, Magnesiumcarbonat 98 mg.
**Kontraind.:** Bei Niereninsuffizienz keine hochdosierte Daueranwendung. Schwangerschaft 1. Trimenon.
**UW:** Obstipation, Taubheitsgefühl auf der Zunge oder Geschmacksstörungen, selten Allergie, Hautausschlag.
**WW:** Resorption anderer Arzneimittel (z. B. Tetracycline, Fluorchinolone, Natriumfluorid, Eisen, Chenodeoxycholsäure, Digoxin, $H_2$-Rezeptorantagonisten, Cumarinderivate) kann bei gleichzeitiger Gabe vermindert werden.
**Dosis:** 4-mal tgl. 5–10 ml Susp. oder 1–2 Tbl.

20 Btl. Susp. 10 ml (N1) ........ 30,76
50 Btl. Susp. 10 ml (N2) ........ 59,32
250 ml Fl. Susp. (N1) ........ 34,83

## Aluminiumphosphat [HK]

Antazidum ohne ausreichend hohe Neutralisationskapazität. Die vom Hersteller empfohlene Einzeldosis von Aluminiumphosphat (2,08 g entspr. 17,7 mval) hat keine ausreichende Neutralisationskapazität im Vergleich zu einer Richtdosis von 50 mval.

**Anw.:** Gastritis, Reizmagen, Hyperazidität, Sodbrennen sowie Magenbeschwerden nach Alkohol, Nikotin, Arzneimitteln und Diätfehlern..

**Kontraind., UW, WW:** s. Algedrat.

**Dosis:** 3- bis 4-mal 1 Btl. zu 16 g/d.

**Phosphalugel**® (Yamanouchi)
20 Btl. (2,08 g/1 6 g) N1) ........ 10,60
50 Btl. (2,08 g/16 g) (N2) ........ 23,41
100 Btl. (2,08 g/16 g) (N3) ........ 45,32

## Amantadin *Rp* [ES]

Parkinsonmittel und Virostatikum. Als **Parkinsonmittel** erhöht Amantadin die synaptische Verfügbarkeit von Dopamin, wahrscheinlich durch gesteigerte Freisetzung von endogenem Dopamin und Hemmung seiner Wiederaufnahme in das Nervenende. Außerdem blockiert es N-Methyl-D-Aspartat-Rezeptoren. Es wirkt vor allem auf Akinese und Rigor, weniger auf Tremor. Schwächer wirksam als Levodopa, aber schnellerer Wirkungseintritt und weniger UW. Geeignet zur Monotherapie im Frühstadium mit leichter Parkinsonsymptomatik, in Kombination mit Levodopa bei mittelschwerer Symptomatik. Bei akinetischer Krise wirksam als Infusion.

Als **Virostatikum** verhindert Amantadin die Viruspenetration in die Zelle und wirkt bei rechtzeitiger Gabe prophylaktisch gegen Influenza-$A_2$-Viren.

Nach oraler Gabe wird Amantadin vollständig resorbiert, erreicht maximale Plasmaspiegel nach 1–3 h und wird zu über 90% unverändert renal ausgeschieden. Halbwertszeit 10–15 h. Dosisreduktion bei Niereninsuffizienz.

**Ind.:** Parkinson-Syndrom, Prophylaxe von Infektionen mit Influenza-$A_2$-Viren.

**Kontraind.:** Erregungs- oder Verwirrtheitszustände, Delirien, schwere psychische Störungen (auch in der Anamnese), schwere Leber- und Nierenfunktionsstörungen, Engwinkelglaukom, Prostataadenom, Schwangerschaft. Vorsicht bei Herzinsuffizienz.

**UW:** Nausea, Livedo reticularis (vor allem bei Frauen), Hautausschläge, Knöchelödeme, zentralaktivierende Effekte mit Schlafstörungen, Verwirrtheitszustände, Beinunruhe. Selten psychotische Episoden mit Agitiertheit, Manie, Halluzinationen. Anticholinerge Symptome wie Mundtrockenheit, Benommenheit, Akkommodationsstörungen. Reaktionsvermögen (z. B. Autofahren) eingeschränkt.

**WW:** Verstärkung der Wirkungen von Anticholinergika, Sympathomimetika und Levodopa, verminderte Alkoholtoleranz. Thiazidkombinationen mit Triamteren können zu toxischen Plasmaspiegeln führen.

**Dosis:** Initial 100 mg/d oral, nach 4–7 d steigern auf 200–300 mg/d. Letzte Dosis nachmittags verabreichen, sonst Schlafstörungen. DDD 200 mg.

**Amantadin-ratiopharm**® (ratiopharm)
20 Filmtbl. 100 mg (N1) ........ 13,15
100 Filmtbl. 100 mg (N3) ........ 24,17
1 Inf.-Lsg. (200 mg/500 ml) (N1) ........ 26,53

**PK-Merz**® (Merz)
100 Filmtbl. 100 mg (N3) ........ FB 25,44) 25,44
100 Filmtbl. 150 mg (N3) ........ (FB 32,02) 32,02
100 Brausetbl. 100 mg (N3) ........ (FB 25,44) 25,44
2 Inf.-Fl. (200 mg/500 ml) (N1) ........ 49,22
10 Inf.-Fl. (200 mg/500 ml) (N2) ........ 201,87

## Ambroxol [BL] 1979 **B/C**

Wird als Mukolytikum bei Atemwegskrankheiten angewendet. Bewirkt Abnahme der Viskosität bei gleichzeitiger Vermehrung des Bronchialsekretes. Vermindert die Adhäsivität des Schleims an der Bronchialschleimhaut. Die klinische Wirksamkeit wird widersprüchlich beurteilt.

Ambroxol wird außerdem in 10fach höherer Dosis als Zusatzmedikation zur Prophylaxe des kindli-

chen Atemnotsyndroms bei Frühgeborenen eingesetzt, um die Bildung von Surfactant (z. B. Lecithin) in den Pneumozyten zu stimulieren.
Ambroxol ist ein aktiver Metabolit des Bromhexin. Schnelle und komplette Resorption, ausgeprägte Metabolisierung in der Leber, orale Bioverfügbarkeit etwa 65%. Halbwertszeit 7–12 h. Ambroxol ist liquor- und plazentagängig, tritt in die Muttermilch über.
**Anw.:** Mukolytikum bei Erkrankungen der Atemwege. Atemnotsyndrom bei Frühgeborenen.
**Kontraind.:** Strenge Indikationsstellung in Schwangerschaft (1. Trimenon) und Stillzeit.
**UW:** Magenbeschwerden, Durchfall, Hautausschlag. Bei i.v.-Injektion selten allergische Reaktionen wie Atemnot, Gesichtsschwellungen, Schüttelfrost.
**WW:** Sekretstau durch Antitussiva.
**Dosis:** *Mukolytikum:* Erw. 2- bis 3-mal 30 mg oral, Retardkps. mit 60–75 mg 1-mal/d oral. Kdr. (5–12 J.) 2- bis 3-mal 15 mg/d.
*Kindl. Atemnotsyndrom:* 1000 mg/d i.v.-Infusion über 3–5 Tage.

**Ambroxol-ratiopharm®** (ratiopharm)
10 Amp. (15 mg/2 ml) (N2) ........ (FB 15,93) 15,90
50 ml Hustentr. (7,5 mg/ml) (N1) ........ (FB 2,89) 2,89
100 ml Hustentr. (7,5 mg/ml) (N1) ........ (FB 5,09) 5,00
100 ml Saft (15 mg/5 ml) (N1) ........ (FB 2,63) 2,49
250 ml Saft (15 mg/5 ml) (N2) ........ (FB 5,57) 5,30
20 Tbl. 30 mg (N1) ........ (FB 3,74) 2,95
50 Tbl. 30 mg (N2) ........ (FB 7,89) 6,95
100 Tbl. 30 mg (N3) ........ (FB 13,87) 11,40
20 Tbl. 60 mg (N1) ........ (FB 6,15) 4,85
50 Tbl. 60 mg (N2) ........ (FB 12,98) 11,95
100 Tbl. 60 mg (N3) ........ (FB 22,89) 22,20
20 Retardkps. 75 mg (N1) ........ (FB 7,22) *7,45*
50 Retardkps. 75 mg (N2) ........ (FB 15,27) *16,19*
100 Retardkps. 75 mg (N3) ........ (FB 26,90) *28,70*

**Mucosolvan®** (Boehringer Ingelheim)
10 Amp. (15 mg/2 ml) (N2) ........ (FB 15,93) 15,90
100 ml Inhal.-Lsg. (7,5 mg/ml) (N2) ........ (FB 7,18) 7,18
100 ml Hustensaft (30 mg/5 ml) (N1) ........ (FB 4,34) *4,96*
250 ml Hustensaft (30 mg/5 ml) (N2) ........ (FB 9,18) *9,96*
50 ml Tr. (30 mg/2 ml) (N2) ........ (FB 4,76) *5,66*
100 ml Tr. (30 mg/2 ml) (N3) ........ (FB 8,41) *9,87*
20 Tbl. 30 mg (N1) ........ (FB 3,74) *4,45*
50 Tbl. 30 mg (N2) ........ (FB 7,89) *9,26*
20 Brausetbl. 60 mg (N1) ........ (FB 6,15) *6,95*
40 Brausetbl. 60 mg (N2) ........ (FB 10,83) *12,60*
20 Filmtbl. 60 mg (N1) ........ (FB 6,15) *6,95*
50 Filmtbl. 60 mg (N2) ........ (FB 12,98) *14,95*
20 Lutschpastillen 15 mg (N1) ........ (FB 2,26) *4,96*
20 Retardkps. 75 mg (N1) ........ (FB 7,22) *7,95*
50 Retardkps. 75 mg (N2) ........ (FB 15,27) *17,60*
20 Lutschpast. 15 mg (N1) ........ (FB 2,26) *4,96*

## Ambroxol + Doxycyclin *Rp* [BL]

Kombination aus dem Mukolytikum Ambroxol und dem Tetracyclin Doxycyclin. Wegen der uneinheitlichen Bewertung von Ambroxol (s. dort) ist die Kombination nicht empfehlenswert.
**Anw.:** Bakterielle Atemwegsinfektionen durch doxycyclinempfindliche Erreger.
**Kontraind., UW, WW:** s. Doxycyclin, Ambroxol.
**Dosis:** 1. Tag 2-mal 1 Kps., dann 1 Kps./d.

**Ambrodoxy®** (Hexal)
**Best.:** Ambroxol-HCl 75 mg, Doxycylin-HCl 115,4 mg entspr. 100 mg Doxycyclin.
10 Kps. (N1) ........ (FB 11,84) 11,83
20 Kps. (N2) ........ (FB 14,06) 14,06

**Doxam®** (TAD Pharma)
**Best.:** Ambroxol-HCl 75 mg, Doxycyclin 100 mg.
10 Retardkps. (N1) ........ (FB 11,84) 11,83
20 Retardkps. (N2) ........ (FB 14,06) 14,06

## Amcinonid *Rp* [UF] 1985 C

Fluoriertes Glucocorticoid zur lokalen Anwendung mit ähnlichen Wirkungen wie Prednisolon (s. dort). Amcinonid gehört zu den stark wirksamen Corticosteroiden, die bei längerer Anwendung ein höheres Risiko unerwünschter Wirkungen aufweisen. Daher generell nur kurzfristig, kleinflächig und nicht im Gesicht anwenden.
**Ind.:** Corticosteroidempfindliche Hautkrankheiten, die auf stark und sehr stark wirksame Corticoide ansprechen, z. B. toxische Ekzeme, allergische Kontaktekzeme, Neurodermitis, Psoriasis vulgaris, Lichen ruber.
**Kontraind., UW:** s. Prednisolon (Haut).
**Dosis:** 1- bis 2-mal/d dünn auftragen und einreiben. Nicht länger als 4 Wochen anwenden. Weitere Behandlung mit dem schwächsten, gerade noch wirksamen Lokalcorticoid. Zur Intervall- und Nachbehandlung wirkstofffreie Basissalbe/-creme.

**Amciderm®** (Hermal)
100 g Basiscreme ........ 9,97
100 g Basisfettsalbe ........ 9,97
200 ml Basislotion ........ 8,50
7,5 g Creme (1 mg/g) (N1) ........ (FB 11,90) 11,90
20 g Creme (1 mg/g) (N1) ........ (FB 14,99) 14,99
50 g Creme (1 mg/g) (N2) ........ (FB 21,48) 21,48
100 g Creme (1 mg/g) (N3) ........ (FB 31,52) 31,52
20 g Fettsalbe (1 mg/g) (N1) ........ (FB 14,99) 14,99
50 g Fettsalbe (1 mg/g) (N2) ........ (FB 21,48) 21,48
100 g Fettsalbe (1 mg/g) (N3) ........ (FB 31,52) 31,52
20 ml Lotio (1 mg/g) (N1) ........ (FB 14,99) 14,99
50 ml Lotio (1 mg/g) (N2) ........ (FB 21,48) 21,48
20 g Salbe (1 mg/g) (N1) ........ (FB 14,99) 14,99
50 g Salbe (1 mg/g) (N2) ........ (FB 21,48) 21,48
100 g Salbe (1 mg/g) (N3) ........ (FB 31,52) 31,52

**Amezinium** *Rp* [US] 1981 **B/C**

Indirektes Sympathomimetikum zur Behandlung der Hypotonie. Amezinium hemmt die neuronale Aufnahme von Noradrenalin und den intraneuronalen Abbau. Außerdem setzt es Noradrenalin aus den intraneuronalen Speichern frei. Die orale Bioverfügbarkeit beträgt 40–70%, die Halbwertszeit 13 h. Orthostatische Beschwerden werden gebessert, der Nutzen ist jedoch fraglich.

**Ind.:** Hypotonie, orthostatische Dysregulation.

**Kontraind., UW, WW:** s. Etilefrin.

**Dosis:** Initial 1- bis 3-mal 10 mg/d oral, ggf. bis zu 3-mal 30 mg/d.

**Regulton**® (Teofarma)

50 Tbl. 10 mg (N2) ........ 29,16

100 Tbl. 10 mg (N3) ........ 46,18

**Amidotrizoesäure** *Rp* [US]

Ionisches monomeres Röntgenkontrastmittel zur röntgenologischen Darstellung des Magen-Darm-Trakts. Amidotrizoesäure hat als Vertreter der älteren ionischen Kontrastmittel eine 5fach höhere Osmolalität als das Blut (290 mosm/kg $H_2O$) und verursacht bei parenteraler Gabe höherer Dosen Störungen des Wasser- und Elektrolythaushaltes. Deshalb darf es nicht intravenös angewendet werden. Nach oraler oder rektaler Gabe wird Amidotrizoesäure nur zu 3% resorbiert.

**Ind.:** Röntgenologische Darstellung des Magen-Darm-Trakts, vor allem bei Kontraindikationen gegen Bariumsulfat.

**Kontraind.:** Hyperthyreose, allergischer Disposition, Kontrastmittelunverträglichkeit. Oral nicht unverdünnt bei Schluckstörungen, eingeschränkter Vigilanz (orale Gabe), Neugeborene, Sgl., Kdr. und dehydrierten hypovolämischen Patienten. Strenge Indikationsstellung bei Knotenstrumen, Schwangerschaft.

**UW:** Diarrhö, Verstärkung entzündlicher Veränderungen der Darmschleimhaut, selten Übelkeit und Erbrechen. Vereinzelt Urtikarien, andere allergoide Hautreaktionen oder anaphylaktischer Schock.

**WW:** s. Iopamidol.

**Dosis:** Oral 60–100 ml, rektal 500 ml einer 1:3- bis 1:4-verdünnten Lösung.

**Best.:** 1 Fl. (100 ml) enth.: Natriumamidotrizoat 10 g, Amidotrizoesäure, Megluminsalz 66 g (entspr.: 370 mg Iod/ml).

**Gastrografin**® (Schering)

1 Fl. 100 ml (N1) ........ 23,70

**Amifostin** *Rp* [US] 1995 **A**

Zytoprotektive Substanz aus der Gruppe der Thiophosphate. Amifostin wird im Körper durch alkalische Phosphatase zur freien Aminothiolverbindung dephosphoryliert, die als aktiver Metabolit normales Gewebe gegen die Zytotoxizität von Alkylanzien, Platinverbindungen und ionisierende Strahlen schützt. Das freie Aminothiol gelangt schnell in normale Zellen und inaktiviert dort zytotoxische Alkylanzien und ähnliche Verbindungen. Tumorzellen bilden wegen eines geringeren Gehalts an alkalischer Phosphatase weniger freies Aminothiol und nehmen es langsamer auf als normale Zellen.

Amifostin wird nach i.v.-Gabe schnell eliminiert ($t_{½}\alpha$ <1 min, $t_{½}\beta$ <10 min), sodass nach 6 min weniger als 10% des Wirkstoffs vorliegen.

**Ind.:** Neutropenie nach Kombinationstherapie mit Cyclophosphamid und Cisplatin bei fortgeschrittenem Ovarialkarzinom.

**Kontraind.:** Hypotonie, Dehydratation, Leber- und Niereninsuffizienz, Kdr. und Patienten über 70 Jahre. Schwangerschaft, Stillzeit.

**UW:** Hypotonie bei Infusion, häufig Übelkeit und Erbrechen, gelegentlich Hypokalzämie, Wärmegefühl, Schüttelfrost, Schwindel, Müdigkeit, Schluckauf, Niesen.

**Dosis:** Anfangsdosis 910 mg/m² als 15-minütige i.v. Infusion mit Bludrucküberwachung 30 min vor Chemotherapiebeginn. Bei zu starkem Blutdruckabfall (>25–30 mm Hg systolisch) über mehr als 5 min nach Absetzen soll die Dosis in nachfolgenden Therapiezyklen auf 740 mg/m² reduziert werden.

**Ethyol**® (Essex Pharma)

3 Inj.-Fl. 500 mg (N1) ........ 763,79

**Amikacin** *Rp* [WS]

Aminoglykosidantibiotikum mit ähnlich breitem Wirkungsspektrum wie Gentamicin. Amikacin wirkt zusätzlich gegen Nocardia asteroides, Mycobacterium tuberculosis und atypische Mykobakterien. Bei einer Resistenz gegen andere Aminoglykoside ist Amikacin häufig noch wirksam, da Kreuzresistenz und sekundäre Resistenz unter Therapie selten vorkommen. Die Anwendung sollte auf Fälle von Gentamicin- und Tobramycinresistenz beschränkt werden. Aminoglykoside werden meist mit β-Lactamantibiotika kombiniert.

Amikacin wird wie alle Aminoglykoside nur parenteral appliziert. Halbwertszeit 2–3 h, trotzdem nur Einmalgabe/24 h (s. Gentamicin). Wegen der fast ausschließlich renalen Elimination in unveränderter Form Verlängerung in Abhängigkeit vom Grad der Nierenfunktionsstörung. Maximale Plasmaspiegel sollen nicht über 30–35 µg/ml und Talkonzentrationen nicht unter 10 µg/ml liegen.

**Ind.:** Schwere Infektionen durch gramnegative Problemkeime, bei denen eine Resistenz gegen Gentamicin und Tobramycin vorliegt.

**Kontraind.:** s. Gentamicin. Aminoglykosidallergie. Leberschäden. In der Gravidität nur bei vitaler Indikation. Vorsicht bei Nierenfunktionsstörungen.
**UW:** s. Gentamicin, insbes. Oto- und Nephrotoxizität.
**WW:** s. Gentamicin.
**Dosis:** 1-mal 10–15 mg/kg tgl. als i.v.-Kurzinfusion über 30–60 min, Behandlungsdauer max. 7–10 d. Die Gesamtdosis soll 15 g nicht überschreiten. *Kdr. unter 6 J.:* Initialdosis 10 mg/kg, dann tgl. 1-mal 15 mg/kg. Bei eingeschränkter Nierenfunktion Dosis abhängig von der Kreatininclearance reduzieren, z. B. bei einer Kreatininclearance von 30–39 ml/min 50% der Dosis, bei einer Kreatininclearance von 5–9 ml/min alle 36 h 50% der Dosis.

**Biklin**® (Bristol-Myers Squibb)
10 Inf.-Fl. 100 mg (N3) .......... 85,16
10 Inf.-Fl. 250 mg (N3) .......... 192,30
10 Inf.-Fl. 500 mg (N3) .......... 364,30

## Amilorid *Rp* [HO]

Kaliumsparendes Diuretikum mit geringer diuretischer Wirkung. Amilorid hemmt im distalen Tubulus den luminalen Natriumkanal und verursacht eine luminale Depolarisation, sodass die davon abhängige Kaliumsekretion abnimmt. Amilorid wird als Monosubstanz nicht mehr eingesetzt, sondern nur in Kombination mit Schleifendiuretika oder Thiaziden, um renale Kaliumverluste zu verhindern. Auch eine diuretikabedingte Magnesiumausscheidung wird durch Amilorid gesenkt. Amilorid ist besser verträglich und oft auch wirksamer als eine direkte Kaliumsubstitution.
Orale Bioverfügbarkeit 60%, Halbwertszeit 6 h. Amilorid wirkt schneller als Spironolacton und länger als Triamteren.
**Ind.:** Kombinationspartner bei der Diuretikatherapie bei Herzinsuffizienz, Hypertonie und Leberzirrhose mit Aszites zur Verhinderung von Kaliumverlusten.
**Kontraind.:** Hyperkaliämie, Therapie mit anderen kaliumsparenden Diuretika oder Kaliumsalzen, eingeschränkte Nierenfunktion, Anurie. Schwangerschaft, Stillzeit, Kinder. Vorsicht bei Diabetikern und gleichzeitiger Therapie mit ACE-Hemmern.
**UW:** Gastrointestinale Störungen, diuresebedingte Auswirkungen insbesondere Hyperkaliämie, Kopfschmerzen, Muskelkrämpfe, Müdigkeit, Husten, Impotenz.
**WW:** Verstärkte Blutdrucksenkung durch Antihypertonika, Vasodilatatoren und Alkohol. Erhöhtes Risiko einer Hyperkaliämie durch Kalium, ACE-Hemmer und nichtsteroidale Antiphlogistika. Wirkung von oralen Antidiabetika vermindert. Kardio- und neurotoxische Wirkung von Lithium verstärkt.
**Dosis:** 5–10 mg/d oral. Monopräparate sind derzeit nicht im Handel.

## Aminoglutethimid *Rp* [KR] 1984 **A**

Aminoglutethimid ist ein Aromatasehemmer, der die Aromatisierung von Androstendion zu Estron und weiter zu Estradiol in extraadrenalen Geweben vermindert. Außerdem wird das P450scc-Enzym (side chain cleavage Enzym, Abspaltung der Cholesterinseitenkette) blockiert und damit der erste Schritt der adrenalen Steroidbiosynthese unterbrochen. Die Hemmung der peripheren Östrogenproduktion wird bei östrogenabhängigen Mammakarzinomen als chemische Adrenalektomie eingesetzt. Sie ist genauso effektiv wie die chirurgische Entfernung und erfordert daher immer eine gleichzeitige Substitution mit Cortisol.
Aminoglutethimid wird nach oraler Gabe gut resorbiert, teilweise metabolisiert und bis zu 50% unverändert durch die Niere ausgeschieden. Halbwertszeit initial 13 h, nach mehrwöchiger Gabe 7 h.
**Ind.:** Metastasierendes Mammakarzinom bei Frauen nach der Menopause oder nach Ovarektomie. Cushing-Syndrom als Folge von Nebennierenrindentumoren, ektopisches ACTH-Syndrom.
**Kontraind.:** Induzierbare Porphyrien, Schwangerschaft, Stillzeit.
**UW:** Häufig Schläfrigkeit, dosisunabhängig Exanthem in den ersten 7–14 d. Gelegentlich Schwindel, Nausea. Selten Ataxie, Kopfschmerzen, Depression, Pruritus, Urtikaria, Erbrechen, Diarrhö, Obstipation, Anorexie, Fieber, Schwitzen, Nebenniereninsuffizienz (Hyponatriämie, Hypotonie, Schwindel, Hypoglykämie), Leukopenie, Agranulozytose, Thrombozytopenie, Transaminaseanstieg Hypokaliämie. Verwirrtheit, Dermatitis exfoliativa, Stevens-Johnson-Syndrom, Hepatitis (cholestatischer Typ, mit juckendem Exanthem), Ikterus, Hypothyreose, unzureichende ADH-Sekretion, bei Frauen Maskulinisierung und Hirsutismus, Nierenfunktionsstörungen, Panzytopenie, Anämie, allergische Reaktionen, allergische Alveolitis, Hypercholesterinämie, Cushing-Syndrom, arterielle Hypotonie, Hyperglykämie, Muskelkrämpfe.
**WW:** Abbau von Corticosteroiden, Theophyllin, Digitoxin, Cumarinderivaten, oralen Antidiabetika und hormonalen Kontrazeptiva beschleunigt.
**Dosis:** *Mammakarzinom*: 2-mal 250 mg/d oral zusammen mit 2-mal 15 mg/d Hydrocortison oral. *Cushing-Syndrom:* Bei NNR-Adenom 2- bis 3-mal 250 mg/d, bei NNR-Karzinom 2- bis 4-mal 250 mg/d, bei ACTH-Syndrom 4- bis 7-mal 250 mg/d oral.

**Orimeten**® (Novartis)
30 Tbl. 250 mg (N1) .......... 96,66
100 Tbl. 250 mg (N3) .......... 265,37

## Amiodaron *Rp* [HS] 1982 A

Antiarrhythmikum der Klasse III. Amiodaron verlängert die Aktionspotentialdauer und die effektive Refraktärzeit in Vorhof, Reizleitungssystem und Ventrikel und induziert eine „intrazelluläre Hypothyreose" durch Hemmung der $T_3$-Wirkung nach der $T_3$-Bildung. Wegen zahlreicher und ggf. schwerwiegender UW und besonderer Pharmakokinetik ist es trotz oft guter Wirksamkeit nur bei sorgfältiger Indikationsstellung und in möglichst niedriger Dosierung einzusetzen. Amiodaron senkt die Letalität bei Patienten mit ventrikulären Tachyarrhythmien nach Myokardinfarkt und bei Patienten mit Herzinsuffizienz und asymptomatischen ventrikulären Arrhythmien.

Amiodaron ist sehr lipophil und verteilt sich in alle Gewebe; Verteilungsvolumen ca. 5000 l/kg. Bioverfügbarkeit 35% (10–90%). Protrahierter Wirkungseintritt bei oraler Gabe (4–10 d), Maximaleffekt erst nach Tagen bis Wochen. Bildung des wirksamen Metaboliten Desethylamiodaron, Gleichgewicht zwischen Amiodaron und Desethylamiodaron nach ca. 4 Wochen. Elimination überwiegend durch hepatischen Metabolismus, Halbwertszeit nach Einmalgabe 17 h, bei Dauertherapie 2–4 Wochen. Deshalb therapeutische Plasmakonzentrationen sehr variabel, im Gleichgewicht nach ca. 4 Wochen 1–2 µg/ml.

**Ind.:** Supraventrikuläre und ventrikuläre Extrasystolen und Tachyarrhythmien. Weiteres s. Antiarrhythmika.

**Kontraind.:** Bradykardie, intrakardiale Reizleitungsstörungen; Iodallergie, Schilddrüsenkrankheiten; Frauen im gebärfähigen Alter.

**UW:** Die meisten UW sind dosisabhängig. Aufgrund des hohen Iodgehalts (ca. 36%) Hypo- und Hyperthyreose; Ablagerung in Hornhaut und Haut, Photosensibilisierung, bronzen-bläuliche Hautverfärbung; Neuropathien, Lungenfibrosen, Leberfunktionsstörungen, gastrointestinale UW; zentralnervöse UW wie Tremor, Ataxie, Schlafstörungen und Kopfschmerzen. Kardiovaskuläre UW wie bei anderen Tachyantiarrhythmika, negativ inotrope Wirkung und proarrhythmische Wirkungen aber geringer. Regelmäßige Kontrollen von Schilddrüsen- und Lungenfunktion sowie ophthalmologische Kontrollen sind erforderlich. Sonnenlichtexposition ist zu vermeiden.

**WW:** Bei Kombination mit anderen Antiarrhythmika, Betarezeptorenblockern und Calciumantagonisten Addition der hemmenden Wirkungen auf Erregungsausbreitung und Kontraktion. Verstärkung der Wirkung von oralen Antikoagulanzien durch Hemmung des hepatischen Metabolismus. Erhöhung der Plasmakonzentration von Digoxin.

**Dosis:** *Oral*: Beginn mit 3- bis 6-mal 200 mg/d oral für 1–4 Wochen. Gesamtsättigungsdosis 10–15 g. Erhaltungsdosis 200–400 mg/d oral. Zur Vermeidung von UW sollte die niedrigste effektive Erhaltungsdosis, im Allgemeinen 200 mg/d, verabreicht werden. DDD 300 mg.

*Parenteral*: Direkte i.v.-Injektion: 5 mg/kg in mindestens 3 min injizieren. Keine zweite Injektion früher als 15 min nach der ersten Injektion. Einmalige i.v.-Infusion: Im allgemeinen 300 mg in 250 ml 5%iger Glucoselösung innerhalb 20–120 min. I.v.-Dauerinfusion: 10–20 mg/kg in 250–500 ml 5% Glucoselösung in 24 h.

**Cordarex**® (Sanofi Synthelabo)

| | |
|---|---|
| 6 Amp. (150 mg/3 ml) (N2) | 51,40 |
| 20 Tbl. 200 mg (N1) | (FB 28,05) 28,05 |
| 50 Tbl. 200 mg (N2) | (FB 56,42) 56,42 |
| 100 Tbl. 200 mg (N3) | (FB 100,47) 100,47 |

**Amiohexal**® (Hexal)

| | |
|---|---|
| 20 Tbl. 100 mite (N1) | (FB 20,40) 20,40 |
| 50 Tbl. 100 mite (N2) | (FB 37,12) 36,76 |
| 100 Tbl. 100 mite (N3) | (FB 63,95) 63,54 |
| 20 Tbl. 200 (N1) | (FB 28,05) 26,48 |
| 50 Tbl. 200 (N2) | (FB 56,42) 53,43 |
| 100 Tbl. 200 (N3) | (FB 100,47) 95,24 |

## Amisulprid *Rp* [ML] 1999 C

Atypisches Neuroleptikum aus der Gruppe der substituierten Benzamide mit ähnlichen Eigenschaften wie Sulpirid (s. dort). Amisulprid blockiert in niedriger Dosis primär präsynaptische $D_2/D_3$-Rezeptoren und wirkt über die daraus resultierende Steigerung der Dopaminfreisetzung aktivierend. In höheren Dosen werden auch postsynaptische $D_2$-Rezeptoren im limbischen System blockiert. Außerdem führen höhere Dosen zu typischen extrapyramidalen Nebenwirkungen sowie zu Hyperprolaktinämie und Gewichtszunahme. Bioverfügbarkeit 48%, Plasmaproteinbindung gering (16%), vorwiegend unveränderte renale Elimination, Halbwertszeit 12 h.

**Ind.:** Akute und chronische schizophrene Psychosen.

**Kontraind., UW, WW:** s. Sulpirid.

**Dosis:** *Produktive Psychosen*: 400–800 mg/d oral, ggf. bis zu maximal 1200 mg/d. *Primär negative Zustände (Defektsyndrome)*: 1-mal 50–300 mg/d oral.

**Solian**® (Sanofi-Synthelabo)

| | |
|---|---|
| 20 Tbl. 100 mg (N1) | 40,67 |
| 50 Tbl. 100 mg (N2) | 84,05 |
| 100 Tbl. 100 mg (N3) | 157,45 |
| 50 Tbl. 200 mg (N2) | 112,08 |
| 100 Tbl. 200 mg (N3) | 213,15 |
| 20 Filmtbl. 400 mg (N1) | 92,35 |
| 50 Filmtbl. 400 mg (N2) | 214,77 |
| 100 Filmtbl. 400 mg (N3) | 416,90 |
| 60 ml Lsg. (100 mg/ml) (N1) | 75,63 |

### **Amitriptylin** *Rp* [ML]

Trizyklisches Antidepressivum, Prototyp der klassischen Antidepressiva mit sedierenden Eigenschaften. Hemmung der neuronalen Aufnahme von Noradrenalin und Serotonin gelten als Wirkungsmechanismen (nichtselektive Monoamin-Rückaufnahme-Inhibitor, NSMRI). Diese primären biochemischen Veränderungen und die Sedation stellen sich unmittelbar nach Applikation ein, die antidepressiven Wirkungen dagegen erst nach 2–3 Wochen. Der langsame Wirkungseintritt wird mit protrahiert ablaufenden Veränderungen der Aminrezeptoren, besonders betaadrenerger Rezeptoren, erklärt.

Anticholinerge UW sind relativ ausgeprägt (s. unten) und treten genauso wie die Sedation bereits bei Therapiebeginn auf. Antidepressiva mit sedierender Komponente werden vor allem im ambulanten Bereich eingesetzt, da das Risiko einer Antriebssteigerung ohne gleichzeitige Stimmungsaufhellung geringer ist und damit auch die Suizidgefahr.

Amitriptylin hat nach oraler Gabe eine Bioverfügbarkeit von 40–60%, höchste Plasmaspiegel nach 2–5 h, Halbwertszeit ca. 20 h, Metaboliten ca. 30 h. Plasmaspiegel schwanken interindividuell sehr stark (Metabolisierung über CYP2D6, 7% langsame Metabolizer) und sind nicht direkt mit der therapeutischen Wirkung korreliert. Daher wird individuell nach klinischer Wirkung dosiert.

**Ind.:** Depressive Krankheiten.

**Kontraind.:** Einnahme von MAO-Hemmern, akute Intoxikationen mit zentral dämpfenden Pharmaka oder Alkohol, akute Delirien, Engwinkelglaukom, Prostataadenom mit Restharnbildung. Vorsicht bei eingeschränkter Herzfunktion, Erregungsleitungsstörungen, reduzierter Leberfunktion und Epilepsie.

**UW:** Sedation (kann erwünscht sein). Ausgeprägte anticholinerge Wirkungen mit Mundtrockenheit, gastrointestinalen Störungen, Harnverhaltung, Akkommodationsstörungen, Auslösung eines Glaukomanfalls, Tachykardie. Orthostatische Hypotonie durch Alpharezeptorenblockade. Schwindel, Unruhe, Schlafstörungen, Muskeltremor, selten epileptogen. Bei Wegfall der Antriebshemmung Suizidtendenz. Selten Herzrhythmusstörungen (Erregungsleitungsstörungen), allergische Reaktionen, Leukopenien und Agranulozytose, Cholestase.

**WW:** Verstärkte Wirkung von Sedativa und Alkohol, von anticholinerg wirkenden Arzneimitteln, z. B. Parkinsonmitteln, Antihistaminika. Abgeschwächte Wirkung von Guanethidin, Clonidin, Reserpin. Kombination mit MAO-Hemmern kann (selten) zu Hyperpyrexie, Tremor, Konvulsionen, Delirium (z. T. tödlich) führen. Zwischen der Gabe von MAO-Hemmern und trizyklischen Antidepressiva sollte eine Pause von mindestens einer Woche eingelegt werden. Induktion der Metabolisierung von trizyklischen Antidepressiva durch Barbiturate kann die Wirkung abschwächen.

**Dosis:** Ambulant 50–150 mg, stationär bis zu 300 mg/d, auf 2 Einzeldosen verteilt. Um eine zu starke Sedation zu vermeiden und zur Behandlung von Insomnien kann die abendliche Dosis höher sein, z. B. 25 mg morgens, 50 mg abends. Einschleichende Dosierung reduziert anticholinerge und antiadrenerge UW, z. B. 2 d 2-mal 25 mg, 3 d 2-mal 50 mg, 10 d 2-mal 75 mg. Bei unzureichender Wirkung kann nach 3 Wochen die Dosis wöchentlich um 50 mg pro Tag (auf bis zu 300 mg/d) gesteigert werden. Bei schweren Depressionen 2- bis 3-mal tgl. 25–50 mg tief i.m. oder verdünnt mit Infusionslösung (0,9% NaCl oder 5% Glucose) als Kurzinfusion. Im Anschluss an die ca. 2-wöchige Infusionsbehandlung, d. h. nach Erreichen eines deutlichen Effekts, auf orale Therapie umstellen. Nach Ansprechen soll die Dosis für 6 Monate beibehalten werden, ggf. als abendliche Einzeldosis. Anschließend langsam absetzen. DDD 75 mg.

**Amineurin**® (Hexal)

| | |
|---|---|
| 20 Filmtbl. 10 mg (N1) | (FB 10,25) 10,15 |
| 50 Filmtbl. 10 mg (N2) | (FB 11,31) 11,11 |
| 100 Filmtbl. 10 mg (N3) | (FB 12,82) 12,46 |
| 20 Filmtbl. 25 mg (N1) | (FB 11,39) 11,01 |
| 50 Filmtbl. 25 mg (N2) | (FB 13,68) 13,03 |
| 100 Filmtbl. 25 mg (N3) | (FB 16,99) 16,09 |
| 20 Filmtbl. 50 mg (N1) | (FB 13,05) 12,67 |
| 50 Filmtbl. 50 mg (N2) | (FB 17,19) 16,47 |
| 100 Filmtbl. 50 mg (N3) | (FB 24,63) 22,61 |
| 20 Retardkps. 25 mg (N1) | (FB 11,19) 11,08 |
| 50 Retardkps. 25 mg (N2) | (FB 13,26) 13,14 |
| 100 Retardkps. 25 mg (N3) | (FB 16,29) 16,11 |
| 20 Retardkps. 50 mg (N1) | (FB 12,67) 12,67 |
| 50 Retardkps. 50 mg (N2) | (FB 16,47) 16,05 |
| 100 Retardkps. 50 mg (N3) | (FB 22,61) 21,76 |
| 20 Retardkps. 75 mg (N1) | (FB 14,12) 13,82 |
| 50 Retardkps. 75 mg (N2) | (FB 19,91) 19,42 |
| 100 Retardkps. 75 mg (N3) | (FB 28,88) 28,43 |
| 20 Retardtbl. 100 mg (N1) | (FB 15,46) 15,31 |
| 50 Retardtbl. 100 mg (N2) | (FB 23,06) 22,75 |
| 100 Retardtbl. 100 mg (N3) | (FB 35,54) 35,21 |

**Saroten**® (Bayer)

| | |
|---|---|
| 5 Amp. (50 mg/2 ml) (N1) | 13,64 |
| 20 Filmtbl. 50 mg (N1) | (FB 13,05) 13,05 |
| 50 Filmtbl. 50 mg (N2) | (FB 17,19) 17,19 |
| 100 Filmtbl. 50 mg (N3) | (FB 24,63) 24,63 |
| 20 Retard Tabs 75 mg (N1) | (FB 14,12) 14,12 |
| 50 Retard Tabs 75 mg (N2) | (FB 19,91) 19,91 |
| 100 Retard Tabs 75 mg (N3) | (FB 28,88) 28,88 |

### **Amitriptylinoxid** *Rp* [ML]

Trizyklisches Antidepressivum, N-oxid des Amitriptylin mit insgesamt ähnlichen Eigenschaften (s.

dort). UW besonders kardialer Art sollen weniger häufig und weniger schwer sein als beim Amitriptylin. Wird nach oraler Gabe gut resorbiert, Halbwertszeit 10–20 h.

**Ind.:** Depressive Krankheiten.

**Kontraind., UW, WW:** s. Amitriptylin. Herzrhythmusstörungen werden seltener verursacht.

**Dosis:** Ambulant 60–150 mg, stationär bis zu 300 mg pro Tag, auf 2 Einzeldosen verteilt. Um zu starke Sedation zu vermeiden und zur Behandlung von Insomnien kann die abendliche Dosis höher sein, z. B. 30 mg morgens, 60 mg abends. Durch einschleichende Dosierung werden anticholinerge und antiadrenerge UW reduziert, z. B. 2 d 60 mg/d, 3 d 90 mg, 10 d 120 mg. Bei unzureichender Wirkung kann nach 3 Wochen die Dosis wöchentlich um 30–60 mg/d (auf bis zu 300 mg/d) gesteigert werden. Nach Ansprechen soll die Dosis für 6 Monate beibehalten werden, u. U. als abendliche Einzeldosis. Anschließend langsam absetzen. DDD 75 mg.

**Equilibrin**® (Aventis)

| | |
|---|---|
| 20 Tbl. 30 mg (N1) | (FB 11,92) 11,92 |
| 50 Tbl. 30 mg (N2) | (FB 14,91) 14,91 |
| 100 Tbl. 30 mg (N3) | (FB 19,62) 19,62 |
| 20 Tbl. 60 mg (N1) | (FB 13,68) 13,68 |
| 50 Tbl. 60 mg (N2) | (FB 19,07) 19,07 |
| 100 Tbl. 60 mg (N3) | (FB 27,41) 27,41 |
| 20 Tbl. 90 mg Tabs (N1) | (FB 15,30) 15,30 |
| 50 Tbl. 90 mg Tabs (N2) | (FB 22,64) 22,64 |
| 100 Tbl. 90 mg Tabs (N3) | (FB 34,97) 34,97 |
| 20 Tbl. 120 Tabs (N1) | (FB 16,66) 16,66 |
| 50 Tbl. 120 Tabs (N2) | (FB 26,48) 26,48 |
| 100 Tbl. 120 Tabs (N3) | (FB 41,08) 41,08 |

## Amlodipin *Rp* [HS] 1994 **B**

Langwirkender Calciumantagonist vom 1,4-Dihydropyridintyp mit ähnlichen Wirkungen wie Nifedipin (s. dort), aber langsamerem Wirkungseintritt ($t_{max}$ 6–12 h) und besonders langer Wirkungsdauer. Bioverfügbarkeit 64–80%. Elimination hauptsächlich durch hepatische Metabolisierung. Halbwertszeit 35–50 h, deshalb 1-mal tgl. Gabe ausreichend.

**Ind.:** Hypertonie, koronare Herzkrankheit.

**Kontraind.:** Überempfindlichkeit gegen Dihydropyridine, Schock, höhergradige Aortenstenose, instabile Angina pectoris, akuter Myokardinfarkt, schwere Leberfunktionsstörungen. Vorsicht bei dialysepflichtiger Niereninsuffizienz. Schwangerschaft, Stillzeit. Obwohl in einer Placebo-kontrollierten Studie bei 1153 Patienten mit chronischer Herzinsuffizienz Grad III–IV (NYHA) bei Therapie mit ACE-Hemmern, Digitalis und Diuretika Amlodipin keinen ungünstigen Effekt auf kombinierte Letalität und kardiale Morbidität hatte, wie bei allen Calciumantagonisten Vorsicht bei Herzinsuffizienz. Da Daten bei Patienten mit akuter Herzinsuffizienz nicht vorliegen, wird Amlodipin für diese Patienten nicht empfohlen.

**UW, WW:** s. Nifedipin. Wegen des langsamen Wirkungseintritts keine reflektorische Tachykardie.

**Dosis:** 1-mal 5–10 mg/d oral.

**Amlo-corax** (corax pharma)

| | |
|---|---|
| 20 Tbl. 5 mg (N1) | (FB 18,82) 12,99 |
| 50 Tbl. 5 mg (N2) | (FB 30,19) 20,59 |
| 100 Tbl. 5 mg (N3) | (FB 49,23) 27,60 |
| 20 Tbl. 10 mg (N1) | (FB 20,20) 16,33 |
| 50 Tbl. 10 mg (N2) | (FB 34,01) 26,42 |
| 100 Tbl. 10 mg (N3) | (FB 54,80) 35,40 |

**Norvasc**® (Pfizer)

| | |
|---|---|
| 20 Tbl. 5 mg (N1) | (FB 18,82) 18,82 |
| 50 Tbl. 5 mg (N2) | (FB 30,19) 30,19 |
| 100 Tbl. 5 mg (N3) | (FB 49,23) 49,23 |

## Ammoniumbituminosulfonat [UF]

Aus Schieferöl gewonnenes, gereinigtes Destillat, durch Sulfonierung und Neutralisation mit Ammoniak wasserlöslich. Abhängig vom Sulfonierungsgrad helle bis dunkle Farbe. Enthält ca. 10% organisch gebundenen Schwefel. Ammoniumbituminosulfonat wirkt antibakteriell, durchblutungsfördernd, antiphlogistisch und hemmt die Talgdrüsensekretion. Fördert die Penetration anderer Arzneimittel, z. B. Corticosteroide. Weiterhin werden antiproliferative und juckreizstillende Effekte als abgeschwächte Teerwirkungen angenommen. Wirkt im Gegensatz zu Steinkohlenteer nicht kanzerogen und photosensibilisierend. Die Hautverträglichkeit gilt als gut. Die systemische Anwendung ist umstritten.

**Anw.:** Salbe/Gel: 10%, 20% bei unspezifischen entzündlichen Hautkrankheiten, z. B. Furunkel, Schweißdrüsenentzündung und -abszess. 50%, 85% auch bei Arthrose, Arthritis. Oral: Akne vulgaris, Seborrhö, Rosacea, Furunkulose, Perniones.

**UW:** An der Haut vereinzelt Jucken, Brennen, Rötung und Blasenbildung. Bei oraler Anwendung gastrointestinale Beschwerden.

**Dosis:** *Salbe:* Dick auf die zu behandelnde Hautregion auftragen, bei 10% u. 20% jeden 2. Tag Salbenverband wechseln, bei 50% tgl. oder alle 2 d, bei 85% als Dauerverband für 3–5 Tage. Gel auf die Haut auftragen und mit Verband abdecken, Verbandswechsel alle 1–2 Tage bis zum Abklingen der Beschwerden. *Oral:* 3-mal 400 mg/d, nach 14 d 3-mal 200 mg/d.

**Ichtholan**® **Salbe** (Ichthyol)

| | |
|---|---|
| 40 g Salbe 10% (N1) | (FB 8,03) *9,43* |
| 15 g Salbe 20% (N1) | (FB 4,83) *6,25* |
| 40 g Salbe 20% (N1) | (FB 9,20) *9,96* |
| 100 g Salbe 20% (N2) | (FB 16,81) *18,34* |
| 40 g Salbe 50% (N1) | (FB 11,00) *11,29* |
| 100 g Salbe 50% (N2) | (FB 20,10) 19,96 |
| 40 g Salbe spez. 85% (N1) | (FB 12,21) 12,20 |
| 100 g Salbe spez. 85% (N2) | (FB 22,30) 21,85 |

**Ichthraletten**® (Ichthyol)
100 Drg. 200 mg (N3) .................................... 19,75

## Amorolfin *Rp* [UF] 1992 **A/C**

Lokalantimykotikum aus der Gruppe der Morpholinderivate mit Wirkung auf Dermatophyten, Hefen oder Sprosspilze (z. B. Candidaarten) und biphasische Pilze. Nicht generell wirksam gegenüber Schimmelpilzen. Aspergillusarten sind resistent. Der Wirktyp ist fungistatisch, gegenüber einigen Pilzen, z. B. Candida albicans, auch fungizid. Wie bei den Azolderivaten oder den Allylaminen Naftifin und Terbinafin beruht der antimykotische Effekt auf einer Hemmung der Ergosterolsynthese der Pilzzellmembran mit nachfolgender Störung der Membranpermeabilität und Zelllyse. Eine Resistenzentwicklung unter der Therapie wurde bisher nicht beobachtet. Behandlungsdauer bei Dermatomykosen 2–6 Wochen, bei Onychomykosen 6 (Fingernägel) bis 12 Monate (Fußnägel).

Amorolfin wird durch die Haut kaum resorbiert, unter Okklusion liegt die systemische Verfügbarkeit unter 10%. Auch bei Applikation als Nagellack liegen die Serumkonzentrationen unterhalb der Nachweisgrenze. Amorolfin lässt sich in der Haut bis zu 3 d nach Applikation nachweisen, ein persistierender antimykotischer Effekt besteht dann bis zu 48 h. Bei Anwendung als Nagellack bleibt die antimykotische Wirkung mindestens 7 d erhalten.

**Ind.:** Durch Dermatophyten und Hefen verursachte Hautmykosen und Nagelmykosen.

**Kontraind.:** Mangels klinischer Erfahrung während der Schwangerschaft und Stillperiode, bei Kdr., vor allem Sgl. und Kleinkdr.

**UW:** Selten Erythem, Brennen, Juckreiz, bei Anwendung als Nagellack darüber hinaus auch Bläschenbildung.

**Dosis:** *Dermatomykosen:* Creme 1-mal tgl. abends auf befallene Hautstellen auftragen. *Onychomykosen:* Lsg. 1- bis 2-mal pro Woche auf befallene Nägel auftragen. Zuvor die erkrankten Teile der Nägel mit einer Nagelfeile (anschließend nicht zur Pflege gesunder Nägel benutzen!) abfeilen und Nageloberfläche mit Nagellackentferner reinigen.

**Loceryl**® (Galderma)
20 g Creme (2,5 mg/g) (N1) .................................. 9,96
40 g Creme (2,5 mg/g) (N2) .................................. 17,78
3 ml Lsg. Nagellack (50 mg/ml) (N1) .......................... 33,50
5 ml Lsg. Nagellack (50 mg/ml) (N1) .......................... 51,97

## Amoxicillin *Rp* [WS]

Bakterizid wirkendes Breitspektrumpenicillin aus der Gruppe der Aminopenicilline. Auf grampositive Keime ist es schwächer wirksam als Benzylpenicillin, wirkt aber zusätzlich gegen Haemophilus influenzae, Campylobacter, Listerien und Enterokokken. Relativ hohe Resistenzraten (30–50%) bei E. coli, Salmonellen, Shigellen und Proteus mirabilis. Es besteht Parallelresistenz mit Ampicillin.

Amoxicillin wird im Gegensatz zu Ampicillin nahezu vollständig resorbiert (93%) und verursacht daher bei oraler Gabe weniger Magen-Darmstörungen (Übelkeit, Durchfall, Erbrechen) als Ampicillin (Resorption 30–40%). Auch Nahrungsaufnahme stört die Resorption nicht. Maximale Plasmaspiegel werden ca. 2 h nach oraler Gabe erreicht und liegen mindestens 2fach höher als nach gleichen Dosen von Ampicillin. Halbwertszeit ca. 60 min, Plasmaeiweißbindung 17%. Etwa 60–80% werden unverändert im Urin wiedergefunden, 25–30% werden in der Leber metabolisiert. Amoxicillin ist hämodialysierbar. Bei Niereninsuffizienz ist die Halbwertszeit verlängert. Deshalb soll das Dosierungsintervall bei einer Kreatininclearance von 10–50 ml/min auf 12 h und bei unter 10 ml/min auf 24 h verlängert werden.

**Ind.:** Haemophilusinfektionen, z. B. Meningitis, Bronchitis. Harnwegsinfektionen mit empfindlichen Erregern. Schwere Enterokokkeninfektionen, z. B. Enterokokkenendokarditis. Salmonellosen, Salmonellenausscheider, Listeriosen.

**Kontraind., UW, WW:** s. Penicilline. Bei Aminopenicillinen kann zusätzlich zu der üblichen Penicillinallergie in 5–20% ein makulöses morbilliformes Exanthem nach 8- bis 14-tägiger Behandlung auftreten. Dieses spezifische Exanthem lässt eine Behandlung mit anderen Penicillinen zu. Weiterhin kann eine pseudomembranöse Colitis auftreten, die durch Clostridium difficile hervorgerufen wird. Sie wird mit Metronidazol oral (4-mal 500 mg/d), bei schwerem Verlauf mit Vancomycin oral (4-mal 125 mg/d) behandelt.

**Dosis:** 3- bis 4-mal 500–1000 mg/d oral, Kleinkdr. tgl. 50–100 mg/kg oral. Bei schweren Infektionen 3–6 g/d in 3–4 Einzeldosen als i.v.-Injektion oder Kurzinfusion. DDD 1000 mg.

**Amoxicillin-ratiopharm**® (ratiopharm)
10 Brausetbl. 1000 mg (N1) ........................ (FB 13,68) 13,68
20 Brausetbl. 1000 mg (N2) ........................ (FB 17,88) 17,88
10 Dosierbtl. 1000 mg (N1) ........................ (FB 13,68) 13,68
20 Dosierbtl. 1000 mg (N2) ........................ (FB 17,88) 17,88
50 g Granulat TS f. 100 ml Susp. f. Sgl. (250 mg/5 ml) (N1) ... (FB 12,53) 11,90
2× 50 g Granulat TS f. 200 ml Susp. f. Sgl. (250 mg/5 ml) (N2) (FB 15,29) 15,01
56 g Granulat TS f. 100 ml Susp. (500 mg/5 ml) (N1) .... (FB 15,80) 15,46
10 Filmtbl. 500 mg (N1) ........................ (FB 12,40) 12,45
20 Filmtbl. 500 mg (N2) ........................ (FB 15,35) 15,30
10 Filmtbl. 750 mg (N1) ........................ (FB 13,11) 12,35
20 Filmtbl. 750 mg (N2) ........................ (FB 16,66) 15,83
30 Filmtbl. 750 mg (N2) ........................ (FB 20,65) 20,65
10 Filmtbl. 1000 mg (N1) ........................ (FB 13,68) 13,00
14 Filmtbl. 1000 mg (N1) ........................ (FB 15,42) 14,65
20 Filmtbl. 1000 mg (N2) ........................ (FB 17,88) 16,99
30 Filmtbl. 1000 mg (N2) ........................ (FB 22,55) 22,55

**Amoxypen**® (Grünenthal)

10 Tbl. 500 mg (N1) ... (FB 12,40) 12,40
20 Tbl. 500 mg (N2) ... (FB 15,35) 15,35
10 Tbl. 750 mg (N1) ... (FB 13,11) 13,11
20 Tbl. 750 mg (N2) ... (FB 16,66) 16,66
10 Tbl. 1000 mg (N1) ... (FB 13,68) 13,68
14 Tbl. 1000 mg (N1) ... (FB 15,42) 15,42
20 Tbl. 1000 mg (N2) ... (FB 17,88) 17,88
10 Trinktbl. 750 mg (N1) ... (FB 13,11) 13,11
20 Trinktbl. 750 mg (N2) ... (FB 16,66) 16,66
10 Trinktbl. 1000 mg (N1) ... (FB 13,68) 13,68
20 Trinktbl. 1000 mg (N2) ... (FB 17,88) 17,88
100 ml Saft (250 mg/5 ml) (N1) ... (FB 12,53) 12,53
2× 100 ml Saft (250 mg/5 ml) (N2) ... (FB 15,29) 15,29
100 ml Saft (500 mg/5 ml) (N1) ... (FB 15,80) 15,80

## Amoxicillin + Clavulansäure *Rp* [WS]

Kombination von Amoxicillin mit dem β-Lactamasehemmer Clavulansäure, der bei alleiniger Verabreichung nicht ausreichend antibakteriell wirkt. Durch die Kombination wird das Spektrum von Amoxicillin auf Keime erweitert, die β-Lactamase (vorwiegend der Typen II–IV) bilden. Clavulansäure schützt Amoxicillin jedoch nur begrenzt vor der Inaktivierung durch bakterielle β-Lactamasen. Daher sollte in jedem Fall ein Antibiogramm erstellt werden.

Clavulansäure hat eine ähnliche Pharmakokinetik wie Amoxicillin, sodass eine fixe Kombination sinnvoll erscheint. Clavulansäure wird gut resorbiert und erreicht nach oraler Gabe maximale Plasmaspiegel nach ca. 90 min, Halbwertszeit 60 min. Plasmaeiweißbindung 20%. Etwa 40% einer oralen Dosis werden unverändert im Urin wiedergefunden. Clavulansäure erhöht die prozentuale renale Ausscheidung von unverändertem Amoxicillin, verändert aber die Pharmakokinetik von Amoxicillin sonst nicht.

**Ind.:** Bakterielle Infektionen durch Amoxicillin-resistente Erreger, deren β-Lactamasen durch Clavulansäure hemmbar sind. Dazu gehören Atemwegsinfektionen durch β-Lactamase-bildende Haemophiluskeime, Harnwegsinfektionen durch Amoxicillin-resistente E. coli und Klebsiellen sowie Hautinfektionen durch Penicillin-resistente Staphylokokken.

**Kontraind.:** s. Penicilline, Amoxicillin. Außerdem Schwangerschaft, Neugeborene. Vorsicht wegen vermehrter Exanthemneigung bei Leukämie und Mononucleosis infectiosa.

**UW:** s. Penicilline. Außerdem krampfartige Bauchschmerzen, Übelkeit, Erbrechen und Durchfall in ca. 10%, von denen vermutlich ein erheblicher Teil durch Clavulansäure bedingt ist. Die empfohlene Tagesdosis von maximal 600 mg Clavulansäure sollte daher nicht überschritten werden.

**Dosis:** 3-mal tgl. 1 Tbl. oral, Kdr. 3-mal tgl. 12 mg/kg Amoxicillin plus 3 mg/kg Clavulansäure oral. Bei schweren Krankheiten i.v.-Injektion 3-mal tgl. 1 g Amoxicillin plus 0,2 g Clavulansäure, Kdr. 3-mal tgl. 16 mg/kg Amoxicillin plus 4 mg/kg Clavulansäure. Bei einer Kreatininclearance von 10–30 ml/min Einzeldosis oral nur alle 12 h verabreichen. Bei einer Kreatininclearance von unter 10 ml/min die Hälfte der Einzeldosis alle 12 h.

**Amoclav Plus**® (Hexal)

**Best.:** Filmtbl. enth.: Amoxicillin 500 mg/875 mg, Clavulansäure 125 mg/125 mg. 1 Fl. Trockensaft/1 Fl. forte Trockensaft/1 Fl. Trockensaft enth. pro 5 ml: Amoxicillin 25 mg/50 mg/400 mg, Clavulansäure 6,25 mg/12,5 mg/ 57 mg.

10 Filmtbl. 500 mg+125 mg (N1) ... 27,58
15 Filmtbl. 500 mg+125 mg (N2) ... 37,28
20 Filmtbl. 500 mg+125 mg (N2) ... 45,43
10 Filmtbl. 875 mg+125 mg (N1) ... 36,89
20 Filmtbl. 875 mg+125 mg (N2) ... 64,82
100 ml Tr.-Saft (25 mg+6,25 mg/5 ml) (N1) ... 19,84
100 ml forte Tr.-Saft (50 mg+12,5 mg/5 ml) (N1) ... 29,28
70 ml Tr.-Saft (400 mg+57 mg/5 ml) (N1) ... 19,65
140 ml Tr.-Saft (400 mg+57 mg/5 ml) (N1) ... 29,92

**Augmentan**® (GlaxoSmithKline)

**Best.:** Filmtbl./Tbl. Tabs enth.: Amoxicillin 875 mg/500 mg, Clavulansäure 125 mg/125 mg. 1 Fl. Trockensaft/1 Fl. Forte-Trockensaft enth.: Amoxicillin 2,5 g/5 g, Clavulansäure 0,625 g/1,25 g. 1 Fl. Trockensubstanz f. Tr. enth.: Amoxicillin 1 g, Clavulansäure 250 mg in 20 ml Suspension.

10 Amp. 275 mg pro infant (N3) ... 32,18
10 Amp. 600 mg (N3) ... 55,65
5 Amp. 1200 mg (N2) ... 50,58
5 Amp. 2200 mg (N2) ... 70,69
10 Filmtbl. 875 mg+125 mg (N1) ... 49,73
20 Filmtbl. 875 mg+125 mg (N2) ... 89,44
10 Tbl. Tabs 500 mg+125 mg (N1) ... 40,38
20 Tbl. Tabs 500 mg+125 mg (N2) ... 70,90
140 ml Kindersaft (N1) ... 43,33
100 ml Trockensaft (N1) ... 25,90
100 ml Trockensaft forte (N1) ... 41,69
20 ml Tropfen (N1) ... 17,84

## Amphotericin B *Rp* [UF]

Antimykotikum aus der Gruppe der Polyenantibiotika mit schmalem Wirkungsspektrum, das neben Hefen- und Sprosspilzen einige Aspergillusstämme sowie biphasische Pilze erfasst. Amphotericin B hat keine Wirkung auf Bakterien, Rickettsien und Viren. Der antimykotische Effekt beruht auf einer selektiven Bindung an Ergosterin in der Pilzzellmembran, wodurch die Sterolsynthese gehemmt wird und die Membranpermeabilität ansteigt. Dadurch können niedermolekulare Bestandteile aus der Zelle austreten, und es kommt zur Zelllyse. Der Wirktyp ist fungistatisch. Trotz der selektiven Wirkung sind Polyenantibiotika nach parenteraler Gabe vergleichsweise toxische Pharmaka. Amphotericin B ist das einzige Polyenantibiotikum, das auch systemisch eingesetzt werden kann. Die i.v.-Gabe von Amphotericin B ist Therapie der Wahl bei generalisierten Mykosen, wie z. B. Candidasepsis, Kryptokokken-Meningitis und Mucormykose. Auch bei rasch progredienten Formen von Blastomykose, Histoplasmose, Coccidioidomykose und Paracoccidioidomykose wird es bevorzugt.

Bei Candidainfektionen der Mundhöhle und des Darmes (nur bei abwehrgeschwächten Patienten sinnvoll) kann Amphotericin *oral* gegeben werden, da es fast nicht resorbiert wird. Eine *topische* Applikation ist bei Candidamykosen der Haut möglich.

Nach i.v.-Gabe von Amphotericin B werden Serumspiegel von 2–3 mg/l erreicht. Die Liquorgängigkeit ist normalerweise gering, bei Meningitis erhöht (0,1–0,5 mg/l). Plasmahalbwertszeit initial 24 h, terminal 15 d. Die renale Elimination ist sehr langsam (5% in 24 h). Amphotericin B ist plazentagängig. Angaben zum Übergang in die Muttermilch liegen nicht vor. Messbare Serumkonzentrationen nach oraler bzw. lokaler Applikation auf der Haut werden in therapeutisch empfohlener Dosierung nicht erreicht.

**Ind.:** Orale und intestinale Candidainfektionen. Lokal bei Candidamykosen der Haut. Als intravenöse Infusion bei Organmykosen und generalisierten Pilzinfektionen wie Candidamykose, Aspergillose, Histoplasmose, Cryptococcose, Coccidioidomykose, Paracoccidioidomykose, Blastomykose. Zur Aerosoltherapie bei Mykosen der Atemwege, ferner zur Instillation z. B. bei mykotischer Zystitis. Als liposomale Zubereitung zur Sekundärtherapie der viszeralen Leishmaniose.

**Kontraind.:** (Nur bei parenteraler Applikation) Schwere Leber- und Nierenfunktionsstörungen. Schwangerschaft und Stillperiode.

**UW:** *Oral, topisch*: Selten Überempfindlichkeitsreaktionen mit Juckreiz und Brennen. Bei oraler Gabe in Form von Übelkeit, Erbrechen oder Diarrhö. *Parenteral*: Häufig Nierenfunktionsstörungen mit Hypokaliämie, Hypomagnesiämie und Nephrokalzinose. Irreversible Nierenschäden ab einer Gesamtdosis von ca. 5 g, bei Einsatz liposomaler Zubereitungen (AmBisome®) selten und vorübergehend. Häufig Fieber, Schüttelfrost, Unwohlsein, Gewichtsverlust, Rigor, Nausea, Erbrechen, Kopf-, Muskel- und Gelenkschmerzen. Symptome seltener bei der 2. Injektion, daher einschleichend dosieren. Häufig Thrombophlebitis an der Injektionsstelle. Ferner abdominelle Krämpfe, Diarrhö, Hypotension, Konvulsionen, Thrombozytopenie, Leukopenie, Agranulozytose, normochrome, normozytäre Anämie, Tinnitus, Hörverlust, Verschwommen- bzw. Doppeltsehen, anaphylaktische Reaktionen, Dyspnoe, Bronchospasmus, Lungenödem, Arrhythmie einschl. Kammerflimmern, Herzstillstand.

**WW:** Gleichzeitige Gabe des Antimykotikums Flucytosin verstärkt den klinischen Effekt. Nephrotoxische und antineoplastische Substanzen wie z. B. Aminoglykoside, Ciclosporin, Cisplatin, Flucytosin oder Pentamidin nur mit größter Vorsicht gleichzeitig verabreichen. Antineoplastische Substanzen, z. B. N-Lost-Verbindungen, können das Risiko renaler Schädigungen, eines Bronchospasmus und einer Hypotension erhöhen. Corticosteroide können eine Amphotericin-B-induzierte Hypokaliämie verstärken. Thiazid- und Schleifendiuretika erhöhen die Wahrscheinlichkeit einer Nierenschädigung und verstärken eine Hypokaliämie. Amphotericin B ist mit Elektrolyten und vielen Pharmaka nicht kompatibel, daher Lösungsvorschriften genau beachten!

**Dosis:** *Oral*: 4-mal 10 mg als Lutschtbl./d.

*Intestinal*: 4-mal 100 mg oral/d als Tbl. oder Suspension.

*Haut*: Ein- bis mehrmals tgl. Salbe oder Creme auftragen.

*I.v.-Infusion*: Über 2–6 h initial tgl. 0,1–0,3 mg/kg, schrittweise Steigerung bis auf tgl. 1 mg/kg oder 1,5 mg/kg jeden zweiten Tag, Dosierungsintervall 14 h, bei Niereninsuffizienz 36 h. Als liposomale Zubereitung (AmBisome®) tgl. 1 mg Amphotericin B pro kg, bei Bedarf Steigerung auf 3 mg/kg. Intrathekal bei Pilzmeningitis 0,1–0,5 mg in 10–20 ml Liquor verdünnt 2- bis 3-mal pro Woche. Bei Mykosen der Atemwege 2-mal 5-10 mg Amphotericin B zur Inhalation. Zur Instillation 10 mg in 10–40 ml Wasser verdünnt. Zur Behandlung der viszeralen Leishmaniose tgl. 1–1,5 mg Amphotericin B pro kg als liposomale Zubereitung, immundefiziente Patienten 1,9 mg/kg und Tag, über 21 d oder tgl. 3 mg/kg, immundefiziente Patienten 4 mg/kg über 10 d.

**AmBisome®** (Gilead)
1 Durchstechfl. 50 mg Tr.Subst. (N1) .......... 204,15
10 Durchstechfl. 50 mg Tr.Subst. (N1) .......... 1956,92

**Ampho-Moronal®** (Dermapharm)
20 Lutschtbl. 10 mg (N1) .......... 16,80
50 Lutschtbl. 10 mg (N2) .......... 24,75
100 Lutschtbl. 10 mg (N3) .......... 36,90
20 Tbl. 100 mg (N1) .......... 34,95
50 Tbl. 100 mg (N2) .......... 67,95
100 Tbl. 100 mg (N3) .......... 117,90
30 ml Susp. (100 mg/ml) (N1) .......... 25,95
50 ml Susp. (100 mg/ml) (N2) .......... 34,95

**Amphotericin B** (Bristol-Myers Squibb)
1 Durchstechfl. 50 mg Tr.Subst. (N1) .......... 84,75

## Ampicillin *Rp* [WS]

Bakterizid wirkendes Breitspektrum-Penicillin aus der Gruppe der Aminopenicilline. Ampicillin ist

wegen seiner unvollständigen oralen Resorption weitgehend durch Amoxicillin ersetzt worden. Wegen der Wirkungslücke bei Klebsiellen und Enterobacter wird bei parenteraler Applikation statt Ampicillin Mezlocillin oder Piperacillin eingesetzt.
Ampicillin wird nach oraler Gabe nur zu 30–40% resorbiert, Halbwertszeit ca. 60 min, Plasmaeiweißbindung 15–25%.
**Ind.:** Haemophilusinfektionen, z. B. Meningitis, Bronchitis, Harnwegsinfektionen durch empfindliche Erreger. Schwere Enterokokkeninfektionen, z. B. Enterokokkenendokarditis. Salmonellosen, Salmonellenausscheider, Listeriosen.
**Kontraind., UW, WW:** s. Penicilline, Amoxicillin. Allopurinol oder Hyperurikämie erhöhen die Exanthemhäufigkeit. Verminderte Wirkung oraler Kontrazeptiva durch Beeinflussung der Darmflora.
**Dosis:** 3- bis 4-mal 1 g/d oral, Kleinkdr. 4-mal tgl. 60–100 mg/kg oral. Bei schweren Infektionen 0,5–5 g 3-mal/d als i.v.-Kurzinfusion über 20 min in 50–100 ml 0,4% NaCl-Lsg. DDD 2 g.

**Ampicillin-ratiopharm**® (ratiopharm)
10 Inj.-Fl. (0,5 g/5 ml) (N3) ........ (FB 21,61) 21,12
10 Inj.-Fl. (1 g/10 ml) (N3) ........ (FB 31,68) 30,66
10 Inj.-Fl. (2 g/20 ml) (N3) ........ (FB 51,16) 49,56
10 Inf.-Fl. 5 g + Lsgm. 50 ml (N3) ........ (FB 98,34) 94,84
10 Filmtbl. 1000 mg (N1) ........ (FB 15,76) 15,60
20 Filmtbl. 1000 mg (N2) ........ (FB 20,94) 20,60

## Ampicillin + Sulbactam *Rp* [WS]

Kombination aus dem β-Lactamasehemmstoff Sulbactam und dem Aminopenicillin Ampicillin. Sulbactam hemmt die β-Lactamase II–V und erweitert dadurch das Spektrum von Ampicillin auf einen Teil der resistenten Stämme von Staph. aureus und epidermidis, Klebsiellen, Proteus- und Bacteroides-Arten. Evtl. auch wirksam gegen Gonokokken und Haemophilusarten. Sulbactam allein ist nur gering antimikrobiell wirksam. Halbwertszeit beider Substanzen 1 h. Beide werden zu 60–75% im Urin gefunden.
**Ind.:** Infektionen durch Ampicillin-resistente Keime mit Sulbactam-hemmbaren β-Lactamasen der Atemwege, der Nieren und Harnwege, des Bauchraumes, der Geschlechtsorgane einschl. Gonorrhö und der Haut.
**Kontraind.:** s. Penicilline. Außerdem infektiöse Mononukleose, lymphatische Leukämie, Schwangerschaft, 1. Lebensjahr.
**UW:** s. Penicilline. Außerdem Anämie, Thrombozythämie, Eosinophilie, Erhöhung der Leberenzymwerte, Übelkeit, Erbrechen, Diarrhö. An der Injektionsstelle Schmerzen und Thrombophlebitis. Bei sehr hohen Plasmakonzentrationen Krampfanfälle.
**WW:** Gleichzeitige Einnahme von Allopurinol kann häufiger zu Allergien führen.
**Dosis:** Erw. 3- bis 4-mal 1–3 g/d als i.v.-Kurzinfusion, Kdr. über 1 J. 3- bis 4-mal tgl. 15–45 mg/kg. Bei i.m.-Injektion wegen der Schmerzen Lösung in 0,5% Lidocainlösung zubereiten. Bei einer Kreatininclearance von 15–30 ml/min Dosis alle 12 h, bei 5–14 ml/min alle 24 h und bei unter 5 ml/min alle 48 h verabreichen.

**Unacid**® (Pfizer)
**Best.:** 1 Inj.-Fl. 750 mg/1,5 g/3 g/1 Inf.-Fl. 3 g enth.: Ampicillin-Natrium 532 mg/1064 mg/2128 mg/2128 mg entspr. 500 mg/1000 mg/2000 mg/2000 mg Ampicillin, Sulbactam-Natrium 273,5 mg/547 mg/1094 mg/1094 mg entspr. 250 mg/500 mg/1000 mg/1000 mg Sulbactam.
5 Inf.-Fl. 1,5 g (N2) ........ 49,51
5 Inf.-Fl. 3 g z. Inf. (N2) ........ 69,22

## Amprenavir *Rp* [US] 2000 C

HIV-Proteasehemmer zur antiviralen Kombinationsbehandlung HIV-infizierter Patienten mit ähnlichen Eigenschaften wie Saquinavir (s. dort). Die Kombinationstherapie mit Amprenavir senkt die Viruslast im Plasma über 48–60 Wochen bei mehr als 50% der Patienten. Möglicher Vorteil ist eine geringere Kreuzresistenz mit anderen Proteaseinhibitoren, wodurch bei Therapieversagern ein Wechsel zu Amprenavir noch günstige Therapieergebnisse erwarten lässt. Die orale Bioverfügbarkeit von Amprenavir schwankt wegen seiner geringen Wasserlöslichkeit stark (35–90%). Zur Verbesserung der Löslichkeit ist ein hoher Anteil organischer Lösungsmittel in relativ kleinen Arzneiformen nötig, was eine hohe Pillenbelastung (16 Kps./d) bedeutet (vgl. Fosamprenavir). Amprenavir wird hauptsächlich über das CYP3A4 metabolisiert, sodass durch gleichzeitige Gabe des starken CYP3A4-Inhibitors Ritonavir die Plasmaspiegel von Amprenavir erhöht und die Dosis von Amprenavir halbiert werden kann (Boosterung). Die Halbwertszeit beträgt 7–11 h und ermöglicht eine 2-malige Gabe/d.
**Ind.:** Kombinationstherapie mit anderen antiretroviralen Arzneimitteln bei HIV-1-Infektion.
**Kontraind.:** Keine gleichzeitige Gabe von CYP3A4-Substraten (z. B. Terfenadin, Pimozid, Triazolam, Diazepam, Midazolam, Flurazepam, Ergotaminderivate) oder CYP3A4-Induktoren (z. B. Rifampicin, Johanniskraut). Behandlung mit Disulfiram, Metronidazol, alkoholhaltigen Arzneimitteln (z. B. Ritonavir Lsg.) oder propylenhaltigen Lösungen. Leber- oder Nierenversagen, Kdr. unter 4 Jahre, Schwangerschaft, Stillzeit.
**UW:** Hypertriglyzeridämie, erhöhte Amylase-Werte, Lipodystrophie, Anorexie, Hyperglykämie, Hypercholesterinämie. Depressive Störungen, Kopfschmerzen, Parästhesie, Tremor, Schlafstörungen,

Durchfall, Übelkeit, Erbrechen, Blähungen, Unterleibschmerzen, Dyspepsie, weiche Stühle, erhöhte Transaminasewerte, Hyperbilirubinämie. Hautausschlag, Stevens-Johnson-Syndrom, erhöhte Kreatininphosphokinasewerte, Myalgie und selten Rhabdomyolyse, vor allem in Kombination mit Nukleosidanaloga.

**WW:** Bei der gleichzeitigen Gabe von Ritonavir überwiegt dessen WW-Profil, da Ritonavir (s. dort) der stärkere CYP3A4-Inhibitor ist. Weiters s. Kontraind. und Fachinformation.

**Dosis:** 1200 mg 2-mal/d oral in Kombination mit anderen antiretroviralen Mitteln, bei Patienten unter 50 kg 20 mg/kg 2-mal/d. Kombination mit Ritonavir: Amprenavir 600 mg 2-mal/d, Ritonavir 100 mg 2-mal/d. *Lösung*: Kdr. ab 4 Jahre 17 mg/kg 3-mal/d oral bis zur Tageshöchstdosis von 2800 mg.

**Agenerase**® (GlaxoSmithKline)
240 ml Lsg. (15 mg/ml) (N1) ........ 45,85
480 Kps. 50 mg (N3) ........ 226,97
480 Kps. 150 mg (N3) ........ 607,72

## Amsacrin *Rp* [KR] 1985 C

Zytostatisch wirksames Acridinderivat, das in die DNA interkaliert und daher einen ähnlichen Wirkungsmechanismus wie die zytostatischen Antibiotika aufweist. Zusätzlich modifiziert es Zellmembranen durch Interaktion mit Thiolgruppen.

Nach i.v.-Applikation Elimination durch Metabolisierung in der Leber mit einer Halbwertszeit von 3–9 h.

**Ind.:** Akute myeloische Leukämie und akute lymphatische Leukämie bei Erw. Induktions- und Erhaltungstherapie.

**Kontraind.:** s. Zytostatika.

**UW:** Panzytopenie, gastrointestinale Störungen, zerebrale Krampfanfälle, zentralnervöse Störungen, Alopezie, Phlebitis, allergische Hautreaktionen, Herzrhythmusstörungen, Herzinsuffizienz, Herzstillstand, Leberfunktionsstörungen, Augenschädigungen.

**Dosis:** Induktionstherapie: 90 mg/m² i.v. tgl. über 5 d, Wiederholung nach 1–3 Wochen möglich. Erhaltungstherapie: 1-mal 150 mg/m² oder 50 mg/m² tgl. i.v. über 3 d.

**Amsidyl**® (Gödecke)
6 Inf.-Amp. Konz. (75 mg/1,5 ml) + 6 Durchstechfl. ........
13,5 ml (N1) ........ 808,62

## Anagrelid *Rp* [US] 2005 A

Selektiver Hemmstoff der Proliferation und Differenzierung von Megakaryozyten zur Behandlung der essentiellen Thrombozythämie. Anagrelid ist ein Chinazolinderivat mit thrombozytenaggregationshemmenden Eigenschaften, die durch Hemmung der Typ-3-Phosphodiesterase vermittelt werden. Der thrombozytopenische Effekt wird mit geringeren Konzentrationen erreicht und ist in seinem Mechanismus noch nicht geklärt. Im Gegensatz zu Hydroxycarbamid hat Anagrelid kein Sekundärleukämierisiko und ist daher besonders für junge Patienten geeignet. Anagrelid wird nach oraler Gabe zu mindestens 70% resorbiert und vorwiegend durch CYP1A2 in inaktive Metaboliten umgewandelt, die renal eliminiert werden. Die Plasmahalbwertszeit beträgt 1,3 h.

**Ind.:** Essentielle Thrombozythämie.

**Kontraind.:** Überempfindlichkeit gegen Anagrelid, schwere Leber- oder Nierenschädigung. Schwangerschaft, Stillzeit. Vorsicht bei Herzkrankheiten wegen der PDE-hemmenden und positiv inotropen Wirkungen, deshalb vor der Behandlung Herzkreislaufuntersuchung (einschließlich Echokardiographie, Elektrokardiogramm). Vorsicht auch bei Kindern (nur wenige Daten).

**UW:** Häufig: Kopfschmerzen (14%), Palpitationen (9%), Flüssigkeitsretention (6%), Übelkeit (6%), Diarrhö (ca. 5%) und Anämie. Diese UW sind weitgehend durch die PDE-3-Hemmung bedingt.

**WW:** Wirkungsverstärkung anderer PDE-3-Hemmer (Milrinon, Enoximon), deshalb keine gleichzeitige Gabe. Die thrombozytenaggregationshemmende Wirkung von Acetylsalicylsäure wird additiv verstärkt, deshalb Vorsicht bei gleichzeitiger Gabe. Da Anagrelid vorwiegend durch CYP1A2 metabolisiert wird, sind Interaktionen mit CYP1A2-Inhibitoren (Fluvoxamin, Omeprazol, Grapefruitsaft) möglich.

**Dosis:** Initial 2-mal 0,5 mg/d oral, nach einer Woche ggf. Dosis in Schritten von 0,5 mg/d im Abstand von 7 d bis zu einer maximalen Einzeldosis 2,5 mg/d anpassen. Die meisten Patienten sprechen angemessen auf eine Tagesdosis von 1–3 mg/d an.

**Xagrid**® (Shire)
100 Kps. 0,5 mg (N3) ........ 553,98

## Anakinra *Rp* [GG] 2002 A

Rekombinanter humaner Interleukin-1-Rezeptorantagonist, der als sogenanntes „Biological" zur Therapie der rheumatoiden Arthritis eingesetzt wird. Anakinra hemmt die Bindung von Interleukin-1 (IL-1, proinflammatorisches Zytokin) an den IL-1-Rezeptor kompetitiv. IL-1-Konzentrationen in Plasma und Synovialflüssigkeit von Patienten mit rheumatoider Arthritis sind erhöht, gleichzeitig ist die Konzentration des endogenen IL-1-Rezeptorantagonisten erniedrigt.

Bioverfügbarkeit nach s.c.-Applikation ca. 95%, Resorption langsam, maximale Plasmaspiegel nach 3–7 h. Eliminationshalbwertszeit 4–6 h.

**Ind.:** Behandlung der rheumatoiden Arthritis in Kombination mit Methotrexat bei Patienten, die nur unzureichend auf Methotrexat allein ansprechen.
**Kontraind.:** Sepsis oder Risiko einer Sepsis, manifeste Infektionen. Nierenfunktionsstörung (Kreatininclearance <30 ml/min).
**UW:** Leichte bis mäßige Reaktion (Erythem, Entzündung, Schmerzen) an der Einstichstelle (70%), Kopfschmerzen, Blutbildveränderungen (Neutropenien) und Infektionen (evtl. wegen Immunsuppression).
**WW:** TNFα-Antagonisten (keine gesicherten Erkenntnisse über die Unbedenklichkeit).
**Dosis:** subkutan 100 mg/d.

**Kineret®** (Amgen)
28 Inj.-Lsg. (100 mg/ml) (N3) .......... 1053,96

## Analgetika [US]

### Nichtopioide Analgetika

Wirken analgetisch, antipyretisch und in unterschiedlichem Ausmaß antiphlogistisch. Der gemeinsame Wirkungsmechanismus ist die Hemmung der Cyclooxygenasen, Schlüsselenzyme der Prostaglandinsynthese. Hauptgruppen sind Salicylate, p-Aminophenolderivate und Pyrazolderivate.
Bei den **Salicylaten** ist die Acetylsalicylsäure (s. dort) der wichtigste Vertreter. Als Lysinacetylsalicylat ist sie besser wasserlöslich und damit für die i.v.-Gabe geeignet. Salicylsäure wirkt stark lokal irritierend, sodass sie nur als Keratolytikum auf der Haut angewendet werden kann. Hydroxyethylsalicylat und Diethylaminsalicylat sind Salicylsäureester, die wegen ausgeprägter hyperämisierender Wirkungen bei Rheumapatienten lokal auf der Haut angewendet werden.
**p-Aminophenolderivate** wirken analgetisch und antipyretisch, jedoch kaum antiphlogistisch. Hauptvertreter ist Paracetamol (s. dort). Phenacetin wurde 1986 aus dem Handel gezogen, weil nach längerer Anwendung toxische Nierenschäden (Papillennekrose) und Nierenbeckenkarzinome beobachtet wurden.
Unter den **Pyrazolderivaten** hat Metamizol (s. dort) eine Sonderstellung, weil es aufgrund spezieller UW (Schock, Agranulozytose) als einziges nichtopioides Analgetikum rezeptpflichtig ist. Weitere Vertreter sind Phenazon und Propyphenazon, die fast ausschließlich in Kombinationspräparaten enthalten sind. Sie haben ein ähnliches Nebenwirkungsprofil wie Metamizol und sollten daher genauso restriktiv gehandhabt werden.

### Opioidanalgetika

Opioidanalgetika wirken vorwiegend analgetisch, haben daneben aber noch zahlreiche andere therapeutisch anwendbare Effekte. Gemeinsames Wirkprinzip ist die Stimulation einer Gruppe eng verwandter Opioidrezeptoren im ZNS. Die einzelnen Substanzen unterscheiden sich jedoch in ihrem Wirkprofil. Klassische Vertreter wie Morphin und Pethidin sind volle μ-Agonisten, wirken stark analgetisch und besitzen ein hohes Abhängigkeitspotential. Partielle μ-Agonisten wie Pentazocin und Buprenorphin wirken etwas schwächer analgetisch als die vollen Agonisten und erzeugen auch seltener Abhängigkeit. Opioidanalgetika mit schwächerer analgetischer Wirkung sind Codein, Tilidin und Tramadol. Genaueres s. bei den Einzelsubstanzen.

## Anastrozol *Rp* [US] 1996 **B**

Nichtsteroidaler Aromatasehemmer aus der Gruppe der Triazolderivate zur Hemmung der Östrogensynthese beim Mammakarzinom mit ähnlichen Wirkungen wie Formestan (s. dort). Anastrozol wirkt selektiv auf die Aromatase. Die Estradiolplasmaspiegel werden bei postmenopausalen Frauen um 80% gesenkt, ohne dass die adrenale Cortisol- und Aldosteronsynthese beeinträchtigt wird. Schnelle Resorption, Halbwertszeit 40–50 h.
**Ind.:** Fortgeschrittenes Mammakarzinom bei postmenopausalen Frauen nach Antiöstrogentherapie.
**Kontraind.:** s. Formestan.
**UW:** Hitzewallungen, trockene Scheide, leichter Haarausfall, Leberenzymanstieg, Magen-Darm-Beschwerden, Schwächegefühl, Somnolenz.
**WW:** Abschwächung von Östrogenen.
**Dosis:** 1-mal 1 mg/d oral.

**Arimidex®** (AstraZeneca)
30 Filmtbl. 1 mg (N1) .......... 182,97
100 Filmtbl. 1 mg (N3) .......... 558,52

## Anistreplase *Rp* [US] 1987 **B/C**

Fibrinolytikum zur Behandlung des akuten Herzinfarkts mit ähnlichen Eigenschaften wie Streptokinase (s. dort). Anistreplase (p-anisoylierter Human-Plasminogen-Streptokinase-Aktivator-Komplex, APSAC) besteht aus Streptokinase, humanem Plasminogen und p-Anissäure, bei dem das katalytische Zentrum von Plasminogen durch Veresterung einer Serinhydroxylgruppe mit p-Anissäure blockiert ist. Erst nach Esterhydrolyse entsteht die fibrinolytische Aktivität. Daraus resultiert eine verzögerte Inaktivierung des Streptokinase-Plasminogen-Komplexes und eine verlängerte Halbwertzeit von 90 min im Vergleich zu 15–20 min des freien Streptokinase-Plasminogen-Komplexes. Beim akuten Herzinfarkt wird eine Reperfusionsrate von 60–80% erreicht.
**Ind.:** Akuter Herzinfarkt.
**Kontraind., UW, WW:** s. Streptokinase.
**Dosis:** 30 E. in 5 min i.v. injizieren.

**Eminase**® (Carinopharm)
1 Injektionsfl. 30 E. + 1 Lsgm. 5 ml (N1) .................... 1127,38

## Antazida [HK]

Antazida neutralisieren die sezernierte Magensäure. Therapeutisch bedeutsam sind basische Aluminium-, Magnesium- oder Calciumsalze. Natriumhydrogencarbonat ist als Antazidum obsolet wegen der reaktiv vermehrten Sekretion von Magensäure, der $CO_2$-Entwicklung im Magen und der systemischen Effekte (Risiko einer metabolischen Alkalose, Ödembildung, Hypertonie). Aufgrund neuerer Untersuchungen wird vermutet, dass aluminiumhaltige Antazida durch Freisetzung endogener Prostaglandine zusätzlich zytoprotektiv wirken. Antazida führen zur schnellen Schmerzlinderung bei leichten Refluxbeschwerden mit Sodbrennen und bei Hyperazidität. Sie werden daher von den Patienten häufig als Selbstmedikation eingesetzt. In der Behandlung der Ulkuskrankheit spielen sie keine Rolle mehr, da sie hinsichtlich Abheilung peptischer Ulzera den Protonenpumpenhemmern oder $H_2$-Rezeptorantagonisten deutlich unterlegen sind.

Vorteilhaft sind Kombinationspräparate, die den schnellen Wirkungseintritt von Magnesiumhydroxid mit der langandauernden Wirkung von Aluminiumhydroxid vereinen. In diesen Kombinationen wird außerdem die laxierende Wirkung der Magnesiumsalze durch die obstipierende Wirkung des Aluminiumhydroxids ausgeglichen. Die Wirksamkeit von Antazida wird häufig anhand ihrer Neutralisationskapazität angegeben. Darunter versteht man diejenige Menge an Antazidum, die in der Lage ist, 50 mmol HCl zu neutralisieren. Hierbei geht man davon aus, dass die Sekretionsrate des Magens nach einer Testmahlzeit etwa 50 mmol HCl pro Stunde beträgt. Eine ausreichende Neutralisationskapazität in der vom Hersteller empfohlenen Dosierung besitzen z. B. **Maalox**®, **Talcid**® und **Riopan**®. Bei anderen Präparaten wird eine ausreichende Neutralisation erst mit einer höheren als der vom Hersteller empfohlenen Dosis erreicht (z. B. **Kompensan**®, **Phosphalugel**®). Antazida können die Resorption anderer Arzneimittel hemmen. Daher soll die Einnahme anderer Arzneimittel 1 h vor oder nach dem Antazidum erfolgen.

### Aluminiumverbindungen

Im Magen bildet sich Aluminiumchlorid, aus dem im Darm basische Aluminiumsalze entstehen. Infolge der adstringierenden und gallensäurenbindenden Wirkung kann eine Obstipation auftreten. Mit Phosphat bilden Aluminiumsalze im Dünndarm unlösliches Aluminiumphosphat, das mit dem Stuhl ausgeschieden wird. Bei langdauernder Behandlung mit hohen Dosen kann sich bei gleichzeitiger phosphatarmer Ernährung das Syndrom der Phosphatverarmung (Muskelschwäche, Hypophosphatämie, Osteomalazie) entwickeln. Andererseits wird die irreversible Bindung von Phosphat bei Patienten mit Niereninsuffizienz zur Senkung des Phosphatspiegels genutzt (renale Osteopathie bei chronischer Niereninsuffizienz). Kleine Mengen an Aluminium werden resorbiert und über die Niere ausgeschieden. Bei niereninsuffizienten Patienten besteht bei langdauernder Einnahme die Gefahr der Intoxikation durch Ablagerung von Aluminium im Gewebe (aluminiuminduzierte Enzephalopathie und Osteomalazie). Bei nierengesunden Patienten gibt es dagegen keine Hinweise auf Aluminiumablagerungen im Gewebe nach Zufuhr aluminiumhaltiger Antazida.

### Magnesiumverbindungen

Wirken laxierend. Nach Gabe von Magnesiumhydroxid werden etwa 5% des Magnesiums resorbiert. Daher kann bei Niereninsuffizienz und chronischer Einnahme magnesiumhaltiger Antazida eine lebensbedrohliche Hypermagnesiämie auftreten mit den Symptomen neuromuskuläre Lähmung, Herzinsuffizienz, Blutdruckabfall, Atemlähmung und Koma. Nach langfristiger Zufuhr von Magnesiumtrisilicat wurden silicathaltige Harnsteine beobachtet.

### Calciumcarbonat

Calciumcarbonat wirkt schnell und hat eine große Neutralisationskapazität. Als Monopräparat sollte es vermieden werden, da es obstipierend wirkt. Etwa 10% der eingenommenen Dosis wird resorbiert. Nach langfristiger Einnahme hoher Dosen ist mit Hyperkalzämie und Nierenschädigung zu rechnen.

## Antiarrhythmika [HS]

Zur Behandlung von Bradyarrhythmien werden neben einer Schrittmacherversorgung Parasympatholytika (z. B. Atropin oder Ipratropiumbromid) oder Betarezeptoragonisten (z. B. Orciprenalin) verwendet. Substanzen zur Behandlung von Extrasystolen und Tachyarrhythmien werden nach ihren elektrophysiologischen Wirkungen eingeteilt in:

**Membranstabilisierende Substanzen** (Syn.: Antifibrillanzien), die den schnellen Natriumeinstrom (Phase 0) und damit schnelle Aktionspotentiale hemmen. Als Folge davon nehmen Erregungsleitungsgeschwindigkeit und Erregbarkeit ab. Die Substanzen unterscheiden sich in der Beeinflussung der Aktionspotentialdauer und werden daher in verschiedene Unterklassen eingeteilt:

**Klasse I A** (**Chinidintyp**): Verlängerung des Aktionspotentials. Weitere Vertreter Procainamid, Ajmalin, Prajmaliumbitartrat und Disopyramid.

**Klasse I B** (**Lidocaintyp**): Verkürzung des Aktionspotentials. Weitere Vertreter Phenytoin, Mexiletin, Tocainid.

**Klasse I C**: Keine nennenswerte Wirkung auf die Dauer des Aktionspotentials. Vertreter sind Lorcainid, Flecainid, Propafenon und Encainid (letzteres bei uns nicht im Handel). Substanzen der Klassen I A und I C dissoziieren nur sehr langsam von den Natriumkanälen ab und führen deshalb im Oberflächen-EKG zu einer Verlängerung der QRS-Dauer. Klasse-I B-Substanzen haften weniger lange an den Natriumkanälen und verlängern die QRS-Dauer nicht. Propafenon verkürzt das Aktionspotential und wurde deshalb zunächst der Klasse I B zugeordnet. Propafenon dissoziiert jedoch nur sehr langsam von den Natriumkanälen ab und gehört deshalb heute zur Klasse I C. Propafenon hat auch betarezeptorenblockierende Wirkungen.

Die Dauer der Haftung an den Natriumkanälen ist wahrscheinlich von größerer Bedeutung als die Wirkung auf die Aktionspotentialdauer. Deshalb setzt sich bei den membranstabilisierenden Antiarrhythmika allmählich eine Zweiereinteilung in Substanzen vom **„Slow-Recovery-Typ"** (jetzige Klassen I A und I C; Zeitkonstante der Bindung über 1 sec) und **„Fast-Recovery-Typ"** (jetzige Klasse I B; Zeitkonstante der Bindung unter 1 sec) durch. Proarrhythmische Wirkungen sind bei Antiarrhythmika vom Slow-Recovery-Typ häufiger als bei Substanzen vom Fast-Recovery-Typ.

Hauptindikation für Antifibrillanzien sind supraventrikuläre und ventrikuläre Tachyarrhythmien. Die Klasse I B ist nur bei ventrikulären Rhythmusstörungen verwendbar.

**Betarezeptorenblocker**, deren Wirkung auf einer Blockade der durch Calcium vermittelten arrhythmogenen Catecholaminwirkungen beruht. Zwischen den einzelnen Betarezeptorenblockern bestehen keine Unterschiede bezüglich der Wirksamkeit. Allerdings sollten beta$_1$-selektive Substanzen bevorzugt werden. Sotalol führt zusätzlich zu einer Verbreiterung des Aktionspotentials, hat also zusätzlich auch Klasse-III-Eigenschaften.

**Repolarisationshemmer**, die wahrscheinlich infolge Hemmung von Kaliumauswärtsströmen das Aktionspotential verbreitern und dadurch zu einer Verlängerung der Refraktärzeit führen. In diese Gruppe gehört vor allem Amiodaron.

**Calciumantagonisten**, insbesondere Verapamil als Prototyp, das eine Hemmung des langsamen Calciumeinstroms und damit langsamer Aktionspotentiale bewirkt, die physiologisch in Sinus- und AV-Knoten und pathologisch in infarzierten Arealen vorkommen. Hauptindikation ist die Hemmung der AV-Überleitung bei atrialen Tachyarrhythmien (Vorhofflimmern, Vorhofflattern) und die Unterbrechung paroxysmaler supraventrikulärer Tachykardien durch Hemmung der Erregungsleitung im AV-Knoten. Neben Verapamil gehören Gallopamil und Diltiazem zu den antiarrhythmisch wirksamen Calciumantagonisten. Calciumantagonisten vom Nifedipintyp haben keine antiarrhythmische Wirkung.

Mit ähnlicher Indikation wie Calciumantagonisten werden Herzglykoside, Adenosin und evtl. Parasympathomimetika wegen ihrer negativ dromotropen Wirkung am AV-Knoten als Antiarrhythmika eingesetzt. Sie bilden eine eigene Antiarrhythmika-Klasse V.

Die Einteilung der Antiarrhythmika zur Behandlung tachykarder Rhythmusstörungen hat keine wesentliche Bedeutung in Bezug auf die Differentialtherapie in der Klinik, d. h. die Vorhersagbarkeit der Wirksamkeit einer bestimmten Substanz bei einer bestimmten Arrhythmieform. Sie erleichtert jedoch die Kombinationstherapie (nur Substanzen mit unterschiedlichem Wirkungsmechanismus sollen kombiniert werden!) und ermöglicht die Zuordnung neuer Substanzen.

**UW:** Können kardiovaskulärer und extrakardiovaskulärer Art sein.

**Kardiovaskuläre UW** sind bei allen Substanzen Myokardinsuffizienz, Bradykardie, AV-Block und Hypotension. Klasse-I- und -III-Antiarrhythmika können paradoxerweise aber auch zu ventrikulären Tachykardien führen. Proarrhythmische Mechanismen sind Förderung von Reentry-Kreisen infolge intraventrikulärer Leitungsstörungen (besonders I C), Verbreiterung des Aktionspotentials mit Gefahr von *Torsades-de-pointes*-Arrhythmien (Klasse III, Chinidin) und vagolytische Wirkung am AV-Knoten (Chinidin, Disopyramid). Für Flecainid, Encainid und Ethmozin wurde 1989–1992 in den USA in der CAST-Studie (Cardiac Arrhythmia Suppression Trial) bei Patienten nach Myokardinfarkt eine höhere Rate von Herzstillstand und Todesfällen als bei der Placebogruppe gefunden. Das hat zunächst bei Flecainid und später auch bei allen Antiarrhythmika der Klassen I und III zu Indikationsbeschränkungen geführt. In die Gebrauchsinformation wurde außerdem aufgenommen, dass bisher für kein Antiarrhythmikum der Klasse I nachgewiesen werden konnte, dass eine Behandlung der Herzrhythmusstörung eine Lebensverlängerung bewirkt.

**Ind.:** *Klasse I A und I C.* Symptomatische und behandlungsbedürftige tachykarde supraventrikuläre Herzrhythmusstörungen, wie z. B. AV-junktionale Tachykardien, supraventrikuläre Tachykardien bei WPW-Syndrom oder paroxysmales Vorhofflimmern. Schwerwiegend symptomatische ventrikuläre tachykarde Herzrhythmusstörungen, wenn diese nach Beurteilung des Arztes lebensbedrohend sind. *Klasse I B.* Schwerwiegend symptomatische ventri-

kuläre tachykarde Herzrhythmusstörungen, wenn diese nach Beurteilung des Arztes lebensbedrohend sind.
*Klasse III.* Symptomatische und behandlungsbedürftige tachykarde supraventrikuläre Herzrhythmusstörungen wie z. B. AV-junktionale Tachykardien bei WPW-Syndrom oder paroxysmales Vorhofflimmern. Schwerwiegend symptomatische ventrikuläre tachykarde Herzrhythmusstörungen.
Zusätzlich gelten bei allen Antiarrhythmika der Klasse I A–C folgende **Kontraindikationen**: Innerhalb der ersten drei Monate nach Myokardinfarkt oder bei eingeschränkter Herzleistung (linksventrikuläres Auswurfvolumen geringer als 35%), außer bei Patienten mit lebensbedrohenden ventrikulären Herzrhythmusstörungen.
Insgesamt hat die CAST-Studie also bewirkt, dass die Therapie mit Antiarrhythmika erheblich kritischer bewertet wird. Bei linksventrikulärer Dysfunktion und kardialer Ischämie sind Antiarrhythmika der Klasse I A und I C bei ventrikulären Rhythmusstörungen vor allem zugunsten von Amiodaron, das deutlich seltener arrhythmogen wirkt, praktisch vollständig verlassen worden.

## Anticholinergika [HK]

Als Anticholinergika (Muscarinrezeptorantagonisten, Parasympatholytika) werden Pharmaka bezeichnet, die kompetitiv muscarinische Acetylcholinrezeptoren blockieren. Diese Substanzen hemmen die Wirkungen von endogenem Acetylcholin und Parasympathomimetika an allen Organen, die mit Muscarinrezeptoren ausgestattet sind. $M_1$-Muscarinrezeptoren finden sich vorwiegend an Nervenzellen (ZNS, Ganglien), $M_2$-Rezeptoren am Herzen und $M_3$-Rezeptoren an exokrinen Drüsen und der glatten Muskulatur.
**Pirenzepin** blockiert bevorzugt $M_1$-Rezeptoren und wurde früher zur Hemmung der Magensäuresekretion angewandt. Auch die Antiparkinsonmittel **Biperiden** und **Trihexyphenidyl** besitzen eine partielle Selektivität zu $M_1$-Rezeptoren. Möglicherweise rufen sie deshalb weniger periphere UW hervor als Atropin. Alle anderen Anticholinergika sind nichtselektiv. Prototyp der nicht-selektiven Muscarinrezeptorantagonisten ist **Atropin** (Wirkungen s. dort), von dem sich die nachstehend aufgeführten Substanzen vor allem in ihren pharmakokinetischen Eigenschaften unterscheiden. **Scopolamin** durchdringt die Blut-Hirn-Schranke besser als Atropin und wirkt im Gegensatz zu Atropin bereits in therapeutischen Dosen sedierend. Quaternäre Ammoniumverbindungen wie **Butylscopolaminiumbromid**, **Trospiumchlorid** und **Ipratropiumbromid** werden nach oraler oder rektaler Gabe nur in geringem Umfang (<10%) und variabel resorbiert. Sie rufen praktisch keine zentralen UW hervor. In der Augenheilkunde werden für diagnostische Zwecke (kurzfristige Pupillenerweiterung und Akkommodationslähmung) **Homatropin**, **Tropicamid** und **Cyclopentolat** angewandt.

## Antidiarrhoika [HK]

Grundlage der Behandlung der Diarrhö ist der Ersatz von Wasser- und Elektrolytverlusten. Zur symptomatischen Behandlung anhaltender Durchfälle eignet sich das Opioid **Loperamid**, das die Darmperistaltik und die Sekretion von Wasser und Elektrolyten aus der Darmschleimhaut hemmt. Bei Kindern hat sich der Enkephalinaseinhibitor **Radecadotril** als wirksam erwiesen, der die Wirkung endogener Enkephaline verstärkt. Für Adsorbenzien (z. B. medizinische Kohle, Kaolin), Adstringenzien (Tanninverbindungen) und Quellmittel (Pektine) ist eine antidiarrhoische Wirkung nicht nachgewiesen. **Clonidin** besitzt eine schwache antisekretorische und motilitätshemmende Wirkung und ist insbesondere bei Patienten mit diabetischer Diarrhö wirksam.

## Antihidrotika [HS]

Schweißsekretionhemmende Mittel. Zur Unterdrückung des Nachtschweißes bei Tuberkulose ist immer wieder versucht worden, geeignete oral wirksame Mittel zu finden. Das an sich wirksame Atropin kommt wegen seiner Nebenwirkungen meistens nicht in Betracht. Oft werden Salbeitee oder Präparate daraus gegeben.
Meistens ist eine lokale Behandlung mit adstringierenden Substanzen vorzuziehen. Alkoholwaschungen haben sich gut bewährt. Nur bei nicht allzu ausgedehntem Behandlungsgebiet kann dem Alkohol 2% Salicylsäure zugesetzt werden. Durch Freisetzung von Formaldehyd in saurem Milieu wirkt **Methenamin** als Salbe (z. B. Antihydral®). Vorsicht bei empfindlicher Haut und längerer Anwendung!
**Aluminiumchlorid** in 5–10(–25)%iger wässriger Lösung oder in nicht fetthaltiger Salbengrundlage soll die Schweißabsonderung vermindern. Bei wiederholter Anwendung wird die Wirkung verstärkt, sodass später eine einmal wöchentliche Gabe ausreicht. Gelegentlich Rötungen und Brennen, aber keine ernsteren Entzündungen.
Profuser Achselschweiß kann zu sozialen und psychischen Belastungen führen. Bei einigen Patienten scheint 6–20%ig **Aluminiumchloridhexahydrat** in absolutem Ethanol wirksam zu sein. Die Lösung wird abends vor dem Schlafengehen auf die vorher trockene Haut der Achselhöhlen mit einem kleinen Pinsel aufgetragen. Am nächsten Morgen Achselhöhlen gründlich mit Wasser und Seife waschen. Verstärkte Wirkung durch einen Okklusivverband. Zunächst tgl. wiederholen für 7 d, dann je nach Be-

darf im Abstand von 7–21 d. Die stark saure Lösung kann die Haut erheblich irritieren. Gutes Ansprechen der irritierten Haut, wenn morgens 1% Hydrocortisonsalbe appliziert wurde.

## Antimykotika [UF]

Antimykotika werden zur Behandlung von Pilzinfektionen eingesetzt. Entsprechend der Bedeutung von Pilzkrankheiten der Haut, Hautanhangsgebilde und hautnahen Schleimhäute werden Antimykotika zu über 90% als Lokaltherapeutika verordnet. Zur Behandlung von Organmykosen steht dagegen nur ein begrenztes medikamentöses Arsenal zur Verfügung.

### Lokalantimykotika

Die größte praktische Bedeutung haben **Azolantimykotika** (Imidazolderivate) wie Clotrimazol, Bifonazol, Croconazol, Econazol, Fenticonazol, Isoconazol, Ketoconazol, Miconazol, Oxiconazol, Sertaconazol und Tioconazol. Sie haben ein breites Wirkungsspektrum, das praktisch alle menschen- und tierpathogenen Pilze (Dermatophyten, Hefen, Schimmelpilze, biphasische Pilze) erfasst. Auch das Pyridonderivat **Ciclopirox**, die Allylaminderivate **Naftifin** und **Terbinafin** sowie das Morpholinderivat **Amorolfin** gehören zu den Breitbandantimykotika. Letzteres ist allerdings gegenüber Schimmelpilzen nicht generell wirksam (Aspergillusarten sind resistent). Naftifin, Terbinafin und Ciclopirox haben über den antimykotischen Effekt hinaus noch eine antiphlogistische Zusatzwirkung, die sich bei entzündlich-ekzematisierten Dermatomykosen nutzen lässt. Die Polyenantibiotika **Amphotericin B**, **Nystatin** und **Natamycin** wirken dagegen nur eingeschränkt antimykotisch und können in der Regel nur bei Candidosen eingesetzt werden. Auch das Thiocarbamat **Tolnaftat** weist nur ein schmales antimykotisches Wirkungsspektrum auf und ist lediglich bei Infektionen durch Dermatophyten indiziert. Es ist dann aber sehr effektiv.

### Systemische Antimykotika

Zur Behandlung von Organmykosen stehen derzeit das Cytosinanalogon **Flucytosin**, das Polyenantibiotikum **Amphotericin B,** die Azolantimykotika **Itraconazol, Fluconazol, Ketoconazol** und **Voriconazol** sowie als erster Vertreter der sog. Echinocandine **Caspofungin** zur Verfügung. Letztere gelten als wertvolle Alternativen bei invasiven Aspergillosen bzw. Candidosen (nur Voriconazol), die auf die Standardtherapie mit Amphotericin B, Itraconazol oder Fluconazol nicht ansprechen. Keines der aufgeführten Antimykotika ist jedoch wegen der Gefahr gravierender UW als voll befriedigend anzusehen. So gilt zwar Amphotericin B in der Behandlung systemischer Mykosen wie Candidose, Blastomykose, Kryptokokkose und Aspergillose als Standard, weist aber mit nephrotoxischen Wirkungen und lebensbedrohenden Arrhythmien erhebliche Risiken auf. Auch Flucytosin, das teils als Monotherapie, teils in Kombination mit Amphotericin B eingesetzt wird, zeigt mit Knochenmarkschädigung und Leberfunktionsstörungen gravierende Nebenwirkungen. Kaum günstiger sind die systemisch einsetzbaren Azolantimykotika aufgrund ihrer hepatotoxischen Wirkungen (insbesondere Ketoconazol) einzuschätzen. Die Erfahrungen mit Caspofungin sind derzeit noch beschränkt. Auch hier muss jedoch mit Leberfunktionsstörungen gerechnet werden.

Zur oralen Anwendung bei Pilzinfektionen der Haut, Nagelmykosen und vulvovaginalen Candidosen stehen schließlich mit unterschiedlichen Indikationen das zu den Antibiotika zählende **Griseofulvin**, die Azolantimykotika **Fluconazol, Itraconazol** und **Ketoconazol** sowie das Allylaminderivat **Terbinafin** zur Verfügung. Sie sind bei Dermatomykosen klinisch etwa gleichwertig. Bei Onychomykosen ist Itraconazol wirksamer als Griseofulvin und hat dieses als Mittel der Wahl abgelöst. Als äquipotent gilt Terbinafin. Auffällig ist hier die relativ schnelle Abheilung sowie die geringere Rezidivrate unter Terbinafin. Griseofulvin wird mangels Alternativen – Fluconazol, Itraconazol und Terbinafin sind bisher nur zur Anwendung beim Erwachsenen zugelassen – lediglich noch bei Kindern eingesetzt. Bei Vaginalmykosen können Fluconazol, Itraconazol und Ketoconazol eingesetzt werden, wenn eine Lokalbehandlung mit anderen Antimykotika nicht wirksam ist. Die derzeitige Risiko-Nutzen-Einschätzung gibt hierbei Fluconazol und insbesondere Itraconazol den Vorzug.

## Apomorphin *Rp* [GK]

Stark wirksamer Dopamin-$D_2$-Rezeptoragonist, der als Parkinsonmittel und zur Stimulation der Erektion eingesetzt wird. Apomorphin ist ein Morphinderivat mit struktureller Verwandtschaft zu Dopamin. Früher wurde es als starkes Emetikum auch bei Vergiftungen angewendet.

Als **Emetikum** stimuliert Apomorphin die chemorezeptive Triggerzone in der Area postrema der Medulla oblongata und löst innerhalb von 4–7 min nach s.c.-Gabe Erbrechen aus. Wegen eines starken Blutdruckabfalls und des manchmal nur protrahiert einsetzenden Erbrechens wird diese Methode als risikoreich angesehen. Apomorphin ist daher als Emetikum bei Kindern kontraindiziert und gilt bei Erwachsenen als obsolet. Eine Atemdepression kann durch Naloxon aufgehoben werden, welches nach erfolgter Magenentleerung zur Beendigung der emetischen Effekte auch empfohlen wird.

Beim **Morbus Parkinson** wird Apomorphin zur Behandlung ausgeprägter Off-Phasen und akinetischer Krisen eingesetzt. Bei schweren Akinesen und lebensbedrohlichen Krisen ist Apomorphin die letzte therapeutische Möglichkeit nach Versagen der parenteralen Gabe von Amantadin oder Lisurid. Durch subkutane Injektion oder Dauerinfusion bessern sich Akinese und Rigor, aber auch Tremor. Die Wirkung setzt 10–15 min nach s.c.-Gabe ein und hält 20–120 min je nach Dosis an. Die orale Wirkung ist unsicher. Vorbehandlung mit dem $D_2$-Rezeptorantagonisten Domperidon vermindert emetische Nebenwirkungen.
Bei **erektiler Dysfunktion** wirkt Apomorphin Dopaminrezeptoragonist auf hypothalamische Areale (Nucleus paraventricularis, Area praeoptica medialis) und führt zu einer Oxytocin-vermittelten zentralen Stimulation der Erektion. Eine proerektile Wirkung tritt nach 20 min bei 50% der Patienten (Placebo 32%) ein.
Apomorphin wird nach s.c.-Gabe schnell resorbiert, in der Leber metabolisiert und renal in Form von Metaboliten eliminiert. Nach sublingualer Applikation wird eine Bioverfügbarkeit von 16–18% erreicht.
**Ind.:** Motorische Schwankungen bei Morbus Parkinson (Hypokinesen, Off-Phasen). Erektile Dysfunktion. Emetikum bei Vergiftungen, Alkohol-, Heroin- und Opiatabhängigkeit.
**Kontraind.:** Atemdepression, Demenz, Leberinsuffizienz, On-Phasen bei Levodopatherapie, instabile Angina pectoris, Myokardinfarkt, Herzinsuffizienz, Hypotonie. Kdr. unter 18 Jahren, Schwangerschaft, Stillzeit. Vorsicht bei Nieren-, Lungen- oder Herz-Kreislaufkrankheiten, Übelkeit, Erbrechen, Hypotonie, psychiatrischen Störungen. Die Injektionslösungen können aufgrund des Sulfitgehalts schwere allergische Reaktionen und Bronchospasmen auslösen.
**UW:** Sehr häufig lokale Verhärtungen am Injektionsort. Häufig Übelkeit, Erbrechen, Dyspepsie, Schwindel, Gähnen, Rhinitis, Pharyngitis, verstärkter Husten, Hitzewallung, Geschmacksstörungen, Schwitzen, Benommenheit und Sedierung (bis zu Schlafattacken), Verwirrtheitszustände, visuelle Halluzinationen. Gelegentlich orthostatische Hypotonie, Dyskinesien in On-Phasen. Selten Coombs-positive hämolytische Anämie bei Behandlung mit Levodopa und Apomorphin, Eosinophilie.
**WW:** Abschwächung der Apomorphinwirkung durch Neuroleptika. Verstärkung der blutdrucksenkenden Wirkung von Nitraten und Antihypertonika durch Apomorphin. Häufiger Hypotonie durch Alkohol.
**Dosis:** *Morbus Parkinson*: 1 mg (15–20 µg/kg) s.c. während einer hypokinetischen oder Off-Phase, bei nicht ausreichender Wirkung nach 30 min weitere Dosis von 2 mg s.c., die ggf. im Abstand von 40 min mehrfach wiederholt werden kann, bis eine zufriedenstellende motorische Reaktion erreicht wird.
*Erektile Dysfunktion*: Initial 1-mal 2 mg sublingual 20 min vor sexueller Aktivität, ggf. auf 1-mal 3 mg steigern. Vor Einnahme einer weiteren Dosis mindestens 8 h Zeitabstand.
*Emetikum:* Einzeldosis 10 mg s.c. (0,1 mg/kg).

**APO-Go**® (Cephalon)
5x 5 ml Amp. (50 mg/5 ml) (N1) ........ 124,12
5 Pen 3 ml (10 mg/ml)(N1) ........ 292,39

**Apomorphin-Teclapharm** (Teclapharm)
10 Inj.-Lsg. (10 mg/1 ml) (N2) ........ 65,74

**Ixsense**® (Takeda)
2 Sublingualtbl. 2 mg (N1) ........ 24,04
4 Sublingualtbl. 2 mg (N1) ........ 38,73
8 Sublingualtbl. 2 mg (N1) ........ 70,17
2 Sublingualtbl. 3 mg (N1) ........ 25,49
4 Sublingualtbl. 3 mg (N1) ........ 43,13
8 Sublingualtbl. 3 mg (N1) ........ 76,39
12 Sublingualtbl. 3 mg (N1) ........ 110,43

**Uprima**® (Abbott)
1 Sublingualtbl. 2 mg (N1) ........ 19,41
4 Sublingualtbl. 3 mg (N1) ........ 48,15
8 Sublingualtbl. 3 mg (N1) ........ 86,44

## Apraclonidin *Rp* [ML] 1995 B

Derivat des Clonidins (s. dort). Apraclonidin wird am Auge zur intraokulären Drucksenkung nach Operationen sowie bei Glaukom verwendet. Bei Glaukom in Kombination mit anderen Therapeutika, z. B. Betarezeptorenblockern. Die Wirkung lässt meist innerhalb eines Monats deutlich nach. Daher sind genaue Verlaufskontrollen des intraokulären Drucks notwendig. Wie bei Clonidin können systemische UW auch bei topischer Anwendung auftreten.
**Ind.:** Zusatztherapeutikum zur kurzzeitigen Therapie des Glaukoms (z. B. präoperativ).
**Kontraind.:** Schwere Herz-Kreislauf-Krankheiten, systemische Therapie mit MAO-Hemmstoffen, trizyklischen Antidepressiva, Sympathomimetika.
**UW:** Lokale Unverträglichkeit (ca. 15% der Patienten); Mundtrockenheit. Selten Kopfschmerzen, Müdigkeit, Geschmacksmissempfindungen.
**WW:** Bisher keine klinisch relevanten WW beobachtet. Erwartet werden können syst. WW wie bei Clonidin (s. dort).
**Dosis:** 3-mal tgl. 1 Tr. in das erkrankte Auge.

**Iopidine**® (Alcon)
5 ml Augentr. 0,5% (N1) ........ 28,98
2× 5 ml Augentr. 0,5% (N1) ........ 49,45

**Aprepitant** *Rp* [HK] 2003 **A**

Selektiver Neurokinin-1-Rezeptorantagonist ($NK_1$-Antagonist) zur Prävention akuter und verzögerter Übelkeit und von Erbrechen bei hoch emetogener, auf Cisplatin basierender Chemotherapie. Aprepitant wird nur in Kombination mit Ondansetron und Dexamethason eingesetzt. Diese Kombinationstherapie erwies sich gegenüber der Standardtherapie (Ondansetron plus Dexamethason) als signifikant überlegen. Orale Bioverfügbarkeit 60–70%. Maximale Plasmaspiegel nach 4 h. Aprepitant wird weitgehend in der Leber metabolisiert.

**Ind.:** Übelkeit und Erbrechen bei hoch emetogener, Cisplatin-basierter Chemotherapie.

**Kontraind.:** Gleichzeitige Anwendung von Pimozid und Terfenadin. Die Hemmung des Isoenzyms CYP3A4 durch Aprepitant kann zu einer Erhöhung der Plasmakonzentration dieser Arzneimittel und möglicherweise zu lebensbedrohlichen Reaktionen führen.

**UW:** Schluckauf, Müdigkeit, erhöhte Werte von ALT und AST, Obstipation, Kopfschmerzen, Appetitlosigkeit.

**WW:** Durch die CYP3A4-Hemmung kann Aprepitant die Plasmakonzentration anderer, über CYP3A4 metabolisierter Arzneimittel erhöhen, und möglicherweise schwerwiegende Reaktionen hervorrufen. Aprepitant darf daher nur mit Vorsicht bei Patienten angewandt werden, die mit Arzneimitteln behandelt werden, die hauptsächlich über CYP3A4 metabolisiert werden (z. B. Midazolam).

**Dosis:** Aprepitant wird über 3 d als Teil eines Therapieschemas, das Dexamethason und Ondansetron enthält, angewendet. Die empfohlene Dosierung von Aprepitant beträgt 125 mg oral an Tag 1 (1 h vor der Chemotherapie), und je 80 mg an den Tagen 2 und 3. Dexamethason wird in einer Dosis von 12 mg oral an Tag 1, und von jeweils 8 mg and den Tagen 2 bis 4 gegeben. Ondansetron wird 30 min vor Beginn der Chemotherapie in einer Dosis von 32 mg i.v. injiziert

**Emend**® (MSD)

2 Kps. 80 mg (N1) ........................................ 61,94

Kombipack. 1 Kps. 125 mg + 2 Kps 80 mg (N1) ................ 88,21

**Aprotinin** *Rp* [KR]

Proteinaseinhibitor aus Rinderlungen, der aus einem Polypeptid mit 58 Aminosäuren besteht. Aprotinin hemmt durch reversible Bindung die Aktivität von Trypsin, Plasmin und Kallikrein. Die früher empfohlene Gabe bei akuter Pankreatitis hatte in kontrollierten Studien keinen Effekt auf Verlauf und Mortalität. Die Anwendung bei Schock und Hyperfibrinolyse ist Gegenstand wissenschaftlicher Kontroversen.

Eine Kallikrein-Inhibitor-Einheit (KIE) entspricht 0,14 µg Aprotinin. Nach i.v.-Injektion verteilt sich Aprotinin rasch im extrazellulären Flüssigkeitsraum und wird in der Niere proteolytisch zu inaktiven Metaboliten gespalten, Halbwertszeit 5–10 h.

**Anw.:** Hämorrhagien aufgrund einer hyperfibrinolytischen Hämostasestörung.

**Kontraind.:** Überempfindlichkeit gegenüber Aprotinin. Besondere Vorsicht ist bei Patienten geboten, die früher Aprotinin erhalten haben.

**UW:** Bei wiederholter Anwendung gelegentlich allergische Reaktionen mit Hautausschlägen, Juckreiz, Atemnot, Übelkeit bis zum Vollbild des anaphylaktischen Schocks, der in Einzelfällen zum Tode führen kann. Gelegentlich vorübergehender Serumkreatininanstieg.

**WW:** Die Wirkung von Thrombolytika wird dosisabhängig gehemmt. Bei der Bestimmung der Vollblutgerinnungszeit bewirkt Aprotinin eine erhebliche Verlängerung in Celit-aktiven Messsystemen.

**Dosis:** Vor jeder Zweitbehandlung Testdosis mit 10.000 KIE i.v. und anschließend 10 min beobachten. Bei hyperfibrinolytischer Hämorrhagie initial 500.000 KIE als langsame i.v.-Infusion, danach 200.000 KIE alle 4 h, Kdr. tgl. 20.000 KIE/kg. Hämostasestörungen in der Geburtshilfe initial 1 Mio. KIE, dann 200.000 KIE/h bis zum Stehen der Blutung. Operationen mit extrakorporaler Zirkulation initial 2 Mio. KIE, zusätzlich 2 Mio. KIE in die Herz-Lungen-Maschine, dann Dauerinfusion von 500.000 KIE/h bis Op-Ende.

**Trasylol**® (Bayer)

5 Inf.-Fl. (500.000 KIE/50 ml) (N2) ........................... 403,66

5 Inf.-Fl. (1 Mio. KIE/100 ml) (N2) ........................... 807,33

**Aripiprazol** *Rp* [US] 2004 **C**

Atypisches Neuroleptikum zur Behandlung der Schizophrenie mit ähnlichen Wirkungen wie Risperidon (s. dort). Aripiprazol hat eine hohe Affinität für $D_2$- und $D_3$-Dopaminrezeptoren sowie für 5-$HT_{1A}$-, 5-$HT_{2A}$- und 5-$HT_{2B}$-Serotoninrezeptoren. Die geringe Häufigkeit extrapyramidaler Symptome wird mit einer partialagonistischen $D_2$-Aktivität erklärt. An den Serotoninrezeptoren wirkt Aripiprazol als partieller 5-$HT_{1A}$-Agonist und als 5-$HT_{2A}$-Antagonist. Bei der Behandlung schizophrener Rezidivpatienten über 1 Jahr war Aripiprazol genauso wirksam wie Haloperidol, verursachte aber kaum extrapyramidale Symptome. Häufigste Nebenwirkungen von Aripiprazol waren Schlaflosigkeit und Ängstlichkeit. Weitere Nebenwirkungen atypischer Neuroleptika wie Gewichtszunahme, Hyperprolaktinämie, Diabetes und QT-Intervallverlängerung scheinen seltener zu sein.

Aripiprazol hat nach oraler Gabe eine Bioverfüg

barkeit von 87% und eine lange Halbwertszeit 75 h, sodass ein konstanter Plasmaspiegel aufgrund der Kumulation erst nach 14 d eintritt. Die Elimination erfolgt vorwiegend hepatisch über CYP3A4 und CYP2D6, wobei vor allem der aktive Metabolit Dehydroaripiprazol entsteht.
**Ind.:** Schizophrenie.
**Kontraind.:** Patienten unter 18 Jahre und über 65 Jahre, Schwangerschaft, Stillzeit. Vorsicht bei Krampfanfällen in der Anamnese und Leberinsuffizienz.
**UW:** Häufig Benommenheit, Schlaflosigkeit, Akathisie, Tremor, verschwommenes Sehen, Übelkeit, Erbrechen, Dyspepsie, Obstipation, Kopfschmerzen, Asthenie. Gelegentlich Tachykardie, orthostatische Hypotonie. Über Spätdyskinesien, Krampfanfälle und malignes neuroleptisches Syndrom wurde berichtet.
**WW:** CYP2D6-Inhibitoren (z. B. Chinidin, Fluoxetin, Paroxetin) und CYP3A4-Inhibitoren (Ketoconazol) erhöhen die Plasmaspiegel von Aripiprazol. CYP3A4-Induktoren (z. B. Carbamazepin, Rifampicin, Rifabutin, Phenytoin, Primidon, Efavirenz, Nevirapin, Johanniskraut) senken die Plasmaspiegel von Aripiprazol.
**Dosis:** Initial 15 mg/d oral, ggf. 30 mg/d.

**Abilify**® (BristolMyersSquibb/Otsuka)
14 Tbl. 10 mg (N1) ........ 96,54
49 Tbl. 10 mg (N2) ........ 299,83
14 Tbl. 15 mg (N1) ........ 96,54
49 Tbl. 15 mg (N2) ........ 299,83
98 Tbl. 15 mg (N3) ........ 578,64
14 Tbl. 30 mg (N1) ........ 157,62
49 Tbl. 30 mg (N2) ........ 503,37

## Arsentrioxid *Rp* [US] 2002 A

Arsentrioxid (Arsenik) wird seit 2002 als neues Therapieprinzip für die Behandlung von Rezidivpatienten mit akuter Promyelozytenleukämie eingesetzt. Früher hatte es lediglich toxikologische Bedeutung als klassisches Mordgift (s. Vergiftungen, Kap. 24). Arsentrioxid steigert bei akuter Promyelozytenleukämie den Abbau des Fusionsproteins PML-RARα (aus Promyelozytenleukämie-Gen und Retinolsäurerezeptor-α-Gen) und fördert dadurch die Differenzierung abnormer Promyelozyten. Arsentrioxid scheint der bisherigen Standardtherapie mit Tretinoin überlegen zu sein. Bei Patienten mit akuter Promyelozytenleukämie, die ein oder zwei Rezidive nach einer Retinoid- oder Anthracyclintherapie erlitten, wurde durch Arsentrioxid nach 59 d eine komplette Remission in 85% und eine molekulare Remission für die Messenger-RNA des Fusionsgens PML-RARα in 91% der Fälle erreicht.
**Ind.:** Rezidivierende akute Promyelozytenleukämie.
**Kontraind.:** Arsenüberempfindlichkeit, Schwangerschaft, Stillzeit.
**UW:** Das Leukozytenaktivierungs-Syndrom (APL-Differenzierungssyndrom) ist besonders schwerwiegend (bis zu 10%). Häufig Hyperglykämie, Hypokaliämie, Neutropenie, Thrombozytopenie, Parästhesie, erhöhte ALT-Werte, QT-Zeitverlängerung mit Torsades de pointes und Vorhofflimmern, Dyspnoe, Blutungen, Infektionen, pleuritische Schmerzen, Arthralgie, Müdigkeit, Fieber.
**WW:** Arsentrioxid verlängert die QT-Zeit, was durch andere QT-Zeit-verlängernde Pharmaka verstärkt werden kann: Makrolidantibiotika, Thioridazin und Hypokaliämie-erzeugende Pharmaka (Diuretika, Amphotericin).
**Dosis:** *Induktionstherapie*: Tgl. 0,15 mg/kg i.v. bis zur Knochenmarksremission für max. 50 d. *Konsolidierungstherapie*: 3-4 Wochen nach Induktionstherapie gleiche Dosis bis zu 25 d.

**Trisenox**® (Cell Therapeutics)
1 Amp. (1 mg/ml) ........ KVA

## Articain *Rp* [ES]

Lokalanästhetikum vom Säureamidtyp mit ähnlichen Eigenschaften wie Lidocain (s. dort).
**Ind.:** Infiltrationsanästhesie, Leitungsanästhesie, Spinalanästhesie.
**Kontraind., UW:** s. Lidocain
**Dosis:** Maximale Einzeldosis bei Erw. (70 kg) 400 mg entspr. 40 ml 1%, 20 ml 2% Lösung.

**Ultracain**® (Aventis)
5 Amp. 5 ml Lsg. 1% (N1) ........ 15,24
5 Amp. 20 ml Lsg. 1% (N1) ........ 28,07
5 Amp. 5 ml Lsg. 2% (N1) ........ 15,74
5 Amp. 20 ml Lsg. 2% (N1) ........ 30,88

## Ascorbinsäure [US]

Der Tagesbedarf von Vitamin C (Ascorbinsäure) beträgt 40–60 mg, bei Schwangeren 80–100 mg. Hauptquellen sind Obst und Gemüse, besonders reichhaltig sind Orangen- und Zitronensaft mit ca. 50 mg/100 ml. Ascorbinsäure wird über ein spezifisches Transportsystem dosisabhängig resorbiert. Bei physiologischen Mengen von 50 mg/d ist die Resorption vollständig, bei 1,5 g/d nur noch 50%. Der normale Gesamtkörpergehalt von 1,5 g lässt sich durch erhöhte Ascorbinsäurezufuhr bis auf 2,5 g steigern. Dosen über 200 mg/d bewirken keine weitere Zunahme. Ascorbinsäure wird ab Tagesdosen von 100 mg in zunehmender Menge renal ausgeschieden. Ein konstanter Anteil wird zu Oxalsäure metabolisiert und ebenfalls renal eliminiert.
Ascorbinsäure wirkt als Elektronendonator für zahlreiche Hydroxylierungsreaktionen. Hauptfunk-

tion ist die Stimulation der Kollagensynthese, teilweise über eine erhöhte Hydroxylierung von Prolin. Hauptsymptom des Vitamin-C-Mangels ist der Skorbut. Er beruht auf einem Defekt der Kollagensynthese und führt zu Kapillarfragilität, Petechien und gestörter Wundheilung.

Neben der spezifischen Substitution von Mangelzuständen wird Ascorbinsäure bei zahlreichen Krankheiten und Befindlichkeitsstörungen angewendet. Gegen virale Atemwegskrankheiten und Krebs werden sogar Megadosen (mehrere g/d) empfohlen. Die behaupteten Wirkungen wurden in kontrollierten Studien nicht bestätigt. Hohe Dosen sind mit unnötigen UW (s. unten) belastet und können infolge erhöhter Metabolisierung von Ascorbinsäure einen Rebound-Skorbut auslösen, wenn eine hochdosierte Vitamin-C-Zufuhr plötzlich abgebrochen wird.

**Ind.:** Skorbut; Vitamin-C-Mangel, der sich nicht durch Ernährung beheben lässt.

**Kontraind.:** Keine hohen Dosen bei Oxalaturolithiasis, Thalassämie, Hämochromatose.

**UW:** Urolithiasis nach hochdosierter Gabe infolge erhöhter Oxalatausscheidung, Hämolyse bei Glucose-6-Phosphatdehydrogenasemangel, Diarrhö.

**WW:** Steigerung der Eisenresorption, Erhöhung des Salicylatspiegels im Plasma. Interferenz mit Antikoagulanzientherapie. Falsch positive Uringlucosewerte.

**Dosis:** Prophylaktisch 50–200 mg/d oral, therapeutisch 400–1000 mg oral oder i.v./d.

**Cebion**® (Merck)

| | |
|---|---|
| 5 Amp. N forte (500 mg/5 ml) (N1) | 5,60 |
| 20 Brausetbl. 1 g Blutorange (N1) | 3,30 |
| 20 Brausetbl. 1 g Citrus (N1) | 3,30 |
| 30 Retardkps. 500 mg (N2) | 7,90 |
| 60 Retardkps. 500 mg (N3) | 12,75 |
| 120 Retardkps. 500 mg | 21,70 |
| 180 Tbl. 50 mg | 9,46 |
| 50 Tbl. 200 mg (N2) | 8,40 |
| 30 Tbl. 500 mg (N2) | 10,45 |

## Asparaginase *Rp* [KR]

Zytostatisch wirkendes Enzym zur Hemmung des Wachstums maligner Zellen, die kein L-Asparagin synthetisieren können. Asparaginase katalysiert die Desaminierung von L-Asparagin zu Asparaginsäure und Ammoniak. Das Enzym wird gentechnisch aus Escherichia coli gewonnen (Colaspase) und wird nach Einheiten definiert (1 Einheit entspricht einer Aktivität von 1 μmol/min). Durch Entzug von L-Asparagin wird auch die Synthese von Proteinen wie Albumin, Insulin und Gerinnungsfaktoren beeinflusst. Plasmahalbwertszeit nach i.v.-Gabe 8–30 h.

**Ind.:** Kombinationschemotherapie der akuten lymphatischen Leukämie im Kindes- und Erwachsenenalter, Non-Hodgkin-Lymphome im Kindesalter.

**Kontraind.:** Pankreatitis, allergische Reaktionen auf E.-coli-Asparaginase. Schwangerschaft und Stillzeit.

**UW:** Überempfindlichkeitsreaktionen (Urtikaria, Atembeschwerden, Blutdruckabfall, Schock), Fieber 2–5 h nach der Injektion, Appetitlosigkeit, Brechreiz, Erbrechen, Gewichtsverlust, akute hämorrhagische Pankreatitis, Leberfunktionsstörungen mit Anstieg von Bilirubin, alkalische Phosphatase, Abfall von Albumin und Cholesterin, Verminderung der Glucosetoleranz, Abfall des Insulinspiegels, Hyperglykämie, Ketoazidose. Störung der Blutgerinnung und Fibrinolyse mit Abfall von Antithrombin III, Blutbildveränderungen (Leukopenie, Thrombozytopenie, hämolytische Anämie), Nierenschäden. Zentrale UW in Form von Lethargie, Verwirrtheit und selten Krämpfe.

**WW:** Erhöhte Toxizität von Vincristin. Prednisolon kann Gerinnungsstörungen verstärken. Steigerung der Asparaginasewirkung durch Vorbehandlung mit Methotrexat und Cytarabin, Abschwächung der Asparaginasewirkung durch nachfolgende Gabe dieser Mittel.

**Dosis:** In der Kombinationstherapie mit Prednison und Vincristin im Rahmen von Protokollen. Bei Monotherapie 200–1000 I.E./kg tgl. i.v.

**Asparaginase** (MedacSchering)

| | |
|---|---|
| 5 Durchstechfl. 5000 E (N1) | 351,35 |
| 5 Durchstechfl. 10.000 E (N1) | 490,66 |

## $AT_1$-Rezeptorantagonisten [TE]

Nichtpeptiderge Antagonisten an $AT_1$-Rezeptoren. Sie hemmen alle bekannten Wirkungen von Angiotensin II, nämlich Vasokonstriktion, Aldosteron-, Catecholamin- und Vasopressinfreisetzung, Wachstumsstimulation sowie die zentrale Dursterzeugung. Als Folge davon nehmen der periphere Widerstand und der Blutdruck ab, ohne dass die Herzfrequenz reflektorisch ansteigt. Die Salz- und Wasserausscheidung nimmt zu. Die Wirkung entspricht der von ACE-Hemmern. Folgende Unterschiede bestehen aber: (1) Durch den Angriff am Rezeptor können $AT_1$-Rezeptorantagonisten anders als ACE-Hemmer, welche die Synthese von Angiotensin II nur partiell hemmen, die Wirkungen von Angiotensin II vollständig unterdrücken und dadurch theoretisch eine größere maximale Wirkung ausüben. (2) Eine Erhöhung von Bradykinin und Substanz P bleibt aus, was als Ursache für die bessere Verträglichkeit insbesondere das weitgehende Fehlen des Hustens angesehen wird. (3) Durch die selektive Blockade des $AT_1$-Rezeptors führt das vermehrt gebildete Angiotensin II zu einer gesteigerten Stimulation des $AT_2$-Rezeptorsubtyps, dem antiproliferative antiischämische sowie blutdruck- und frequenzsenkende Effekte zugeschrieben werden. Trotz diese theoretischen Vorteile sprechen direkte Vergleichsstudien gegen einen Wirksamkeitsvorteil gegenüber ACE-Hemmern. Wegen des höheren Preises sind sie daher vor allem bei Unverträglichkeit von ACE-Hemmern indiziert.

Alle $AT_1$-Rezeptorantagonisten sind zur Behandlung der Hypertonie zugelassen, Losartan und Irbesartan auch zur Behandlung der diabetischen Nephropathie. In der LIFE-Studie (2002) an älteren Patienten mit Herzhypertrophie hatte Losartan gegenüber Atenolol leichte Vorteile, die bei Diabetikern ausgeprägt waren. Losartan ist bisher als einziger Vertreter auch zur Behandlung der Herzinsuffizienz zugelassen, obwohl inzwischen auch bei dieser Indikation die Wirksamkeit von Candesartan und Valsartan nachgewiesen wurde. Es gibt keine Hinweise dafür, dass sich die verschiedenen Vertreter klinisch unterscheiden (*Tabelle II.2*).

Alle senken den Blutdruck bei einmal täglicher Gabe ausreichend gleichmäßig, wobei die Trough/Peak-Ratio bei Candesartan mit über 80% am besten zu sein scheint. Losartan und Candesartan sind Prodrugs. Bei Candesartan, Irbesartan und Eprosartan ist die Dosis-Wirkungs-Beziehung klarer als bei Losartan und Valsartan. Die maximale Blutdrucksenkung wird innerhalb von 2–4 Wochen erreicht. Bei Niereninsuffizienz ist in der Regel keine Dosisanpassung erforderlich

**Kontraind.:** Nierenarterienstenose, Zustand nach Nierentransplantation, primärer Hyperaldosteronismus, hämodynamisch relevante Aorten- oder Mitralstenose, hypertrophe Kardiomyopathie, Leberinsuffizienz oder Hepatitis, Schwangerschaft und Stillzeit.

**UW:** Insgesamt gut verträgliche Substanzklasse UW wie bei ACE-Hemmern. Blutdruckabfall, insbesondere nach Diuretikavorbehandlung, bei Herzinsuffizienz oder Salz- und Wasserverlusten. Salz- und Flüssigkeitsmangel soll vor Beginn der Behandlung ausgeglichen werden. Selten Hyperkaliämie und Kreatininanstieg, insbesondere bei Niereninsuffizienz. Kein oder nur selten Husten. Angioneurotisches Ödem kann vorkommen. Selten Lebertoxizität mit Transaminaseanstieg oder Hepatitis (Losartan, Valsartan), wahrscheinlich Gruppeneffekt.

**WW:** Verstärkte Blutdrucksenkung durch Diuretika und andere Antihypertensiva. Verstärkte Hyperkaliämie durch kaliumsparende Diuretika, Kalium und andere kaliumerhöhende Arzneimittel (z. B. Heparin). Nahrungsaufnahme verringert die Bioverfügbarkeit von Valsartan, weniger von Eprosartan und Losartan. Phenobarbital senkt, Cimetidin erhöht die Plasmaspiegel von Losartan geringgradig.

**Atazanavir** *Rp* [US] 2004 **C**

HIV-Proteasehemmer zur antiviralen Kombinationsbehandlung HIV-infizierter Patienten mit ähnlichen Eigenschaften wie Saquinavir (s. dort). Die Kombinationstherapie mit Atazanavir senkt die Viruslast im Plasma über 48–72 Wochen ähnlich wie andere HIV-Proteasehemmer. Vorteilhaft ist die 1-mal tägliche Gabe in der Kombination mit Ritonavir. Häufigste Nebenwirkungen waren Übelkeit und Infektionen, Diarrhö war deutlich seltener als mit Nelfinavir. Die orale Bioverfügbarkeit beträgt 68%, die Halbwertszeit 5,3 h. Atazanavir wird hauptsächlich über CYP3A4 metabolisiert, sodass durch gleichzeitige Gabe des starken CYP3A4-Inhibitors Ritonavir die Plasmaspiegel von Atazanavir erhöht und die Dosis halbiert werden kann (Boosterung).

**Ind.:** Antiretrovirale Kombinationsbehandlung von HIV-1-Patienten, die bereits antiretroviral vorbehandelt sind.

**Kontraind.:** Leberinsuffizienz. Keine gleichzeitige Gabe von CYP3A4-Substraten (z. B. Terfenadin, Pimozid, Triazolam, Diazepam, Midazolam, Fluraze-

**Tabelle II.2**
**$AT_1$-Rezeptorantagonisten**

| Wirkstoff | Präparat (Beispiel) | Tagesdosis (mg) | Bioverfügbarkeit (%) | HWZ (h) | Wirkdauer (h) | Elimination (% renal) |
|---|---|---|---|---|---|---|
| Losartan | Lorzaar® | 50–100 | 33 | 2 | 4–6 | 43 |
| (Exp-3174) | | | | 6–7 | 24 | |
| Valsartan | Diovan® | 80–160 | 25 | 6–7 | 24 | 30 |
| Eprosartan | Teveten® | 600–800 | 13 | 5–8 | 24 | 37 |
| Irbesartan | Aprovel® | 75–300 | 80 | 13–17 | 24 | 23 |
| Candesartan | Atacand® | 8–16 | 14 | 9 | 24 | 40 |
| Telmisartan | Micardis® | 20–80 | 50 | 20 | 24 | <1 |
| Olmesartan | Votum® | 10–40 | 25 | 10–15 | 24 | 40 |

pam, Ergotaminderivate) oder CYP3A4-Induktoren (z. B. Rifampicin, Johanniskraut). Sgl., Kdr. und Jugendliche, Schwangerschaft, Stillzeit (nicht geprüft). Vorsicht bei Hämophilie Typ A oder B (vermehrte Blutungen möglich), Diabetes, Reizleitungsstörungen (AV- od. komplexer Schenkelblock 2. oder höheren Grades), oralen Kontrazeptiva (möglichst vermeiden). Antiretrovirale Kombinationstherapie kann zu Fettumverteilung (Lipodystrophie) führen.
**UW:** Allergische Reaktionen, Lipodystrophie, Gewichtsveränderungen, Angst, Depression, Schlafstörungen, Kopfschmerzen, abnorme Träume, Amnesie, Verwirrung, Benommenheit, Synkope, Bluthochdruck, Ödem, Palpitationen, Dyspnoe, Bauchschmerzen, Diarrhö, Dyspepsie, Übelkeit, Erbrechen, Dysgeusie, Blähungen, Gastritis, Pankreatitis, aphthöse Stomatitis, aufgeblähtes Abdomen, Ikterus, Hepatitis, Hepatosplenomegalie, Ausschlag, Alopezie, Juckreiz, Urticaria, Ekzem, vesikulobullöser Ausschlag, Arthralgie, Muskelatrophie, Myalgie, Myopathie, Hämaturie, Nierensteine, Pollakisurie, Nierenschmerzen, Proteinurie, Gynäkomastie, Asthenie, Fieber, Hyperglykämie, Verschlechterung eines Diabetes.
**WW:** s. Kontraind. und Fachinformation.
**Dosis:** 1-mal 300 mg/d oral bei gleichzeitiger Einnahme von 1-mal 100 mg/d Ritonavir zu einer Mahlzeit.

**Reyataz**® (BristolMyersSquibb)
60 Kps. 150 mg (N1) ........ 645,04
60 Kps. 200 mg (N1) ........ 696,34

## Atenolol *Rp* [HS]

Beta$_1$-selektiver („kardioselektiver") Betarezeptorenblocker ohne intrinsische sympathomimetische Aktivität.
Bioverfügbarkeit 40–60%. Als hydrophile Substanz wird Atenolol fast nicht metabolisiert, Elimination zu über 90% unverändert renal. Ob zentrale UW deshalb seltener sind als bei lipophileren Substanzen, ist nicht endgültig geklärt. Halbwertszeit 6–11 h, bei Niereninsuffizienz verlängert. Therapeutische Plasmaspiegel 0,1–2,0 µg/ml.
**Ind.:** Hypertonie, koronare Herzkrankheit, tachykarde Herzrhythmusstörungen.
**Kontraind., UW, WW:** s. Betarezeptorenblocker.
**Dosis:** 1-mal 50–100 mg/d oral, ggf. 25 mg bei Patienten mit hyperkinetischem Herzsyndrom. DDD 75 mg. Zur Akutbehandlung tachykarder Rhythmusstörungen 2,5 mg (5 ml) i.v., ggf. bis 0,15 mg/kg.

**Atehexal**® (Hexal)
30 Filmtbl. 25 mg (N1) ........ (FB 12,05) 11,48
50 Filmtbl. 25 mg (N2) ........ (FB 13,36) 12,79
100 Filmtbl. 25 mg (N3) ........ (FB 16,27) 15,29
30 Filmtbl. 50 mg (N1) ........ (FB 13,54) 12,98
50 Filmtbl. 50 mg (N2) ........ (FB 15,64) 14,86
100 Filmtbl. 50 mg (N3) ........ (FB 20,52) 19,49
30 Filmtbl. 100 mg (N1) ........ (FB 15,89) 15,10
50 Filmtbl. 100 mg (N2) ........ (FB 19,46) 18,39
100 Filmtbl. 100 mg (N3) ........ (FB 27,45) 26,08

**Atenolol-ratiopharm**® (ratiopharm)
30 Filmtbl. 25 mg (N1) ........ (FB 12,05) 11,48
50 Filmtbl. 25 mg (N2) ........ (FB 13,36) 12,79
100 Filmtbl. 25 mg (N3) ........ (FB 16,27) 15,29
30 Filmtbl. 50 mg (N1) ........ (FB 13,54) 12,98
50 Filmtbl. 50 mg (N2) ........ (FB 15,64) 14,86
100 Filmtbl. 50 mg (N3) ........ (FB 20,52) 19,49
30 Filmtbl. 100 mg (N1) ........ (FB 15,89) 15,10
50 Filmtbl. 100 mg (N2) ........ (FB 19,46) 18,39
100 Filmtbl. 100 mg (N3) ........ (FB 27,45) 26,08

**Tenormin**® (AstraZeneca)
5 Amp. Inj.-Lsg. (5 mg/10 ml) (N1) ........ 18,94
30 Filmtbl. 25 mg (N2) ........ (FB 12,05) 12,05
100 Filmtbl. 25 mg (N3) ........ (FB 16,27) 16,27
30 Filmtbl. 50 mg (N1) ........ (FB 13,54) 13,54
50 Filmtbl. 50 mg (N2) ........ (FB 15,64) 15,64
100 Filmtbl. 50 mg (N3) ........ (FB 20,52) *21,52*
30 Filmtbl. 100 mg (N1) ........ (FB 15,89) 15,89
100 Filmtbl. 100 mg (N3) ........ (FB 27,45) 27,45

## Atenolol + Nifedipin *Rp* [US]

Kombination aus dem beta$_1$-selektiven Betarezeptorenblocker Atenolol und dem Calciumantagonisten Nifedipin in ausreichender Dosis. Vorsicht wegen überadditiver kardiodepressiver und hypotensiver Effekte (cave: Herzinsuffizienz, Hypotension).
**Ind.:** Hypertonie.
**Kontraind., UW:** s. Nifedipin, Atenolol.

**Nif-Ten**® (AstraZeneca)
**Best.:** 1 Retardkps. enth.: Atenolol 25 mg/50 mg, Nifedipin 10 mg/20 mg (retardiert).
**Dosis:** 1-mal 1 Kps./d morgens, ggf. 1 Kps. Nif-Ten 50.
30 Retardkps. 25 mg (N1) ........ (FB 21,11) 21,11
50 Retardkps. 25 mg (N1) ........ (FB 27,68) 27,68
100 Retardkps. 25 mg (N3) ........ (FB 42,36) 42,36
30 Retardkps. 50 mg (N1) ........ (FB 30,50) 30,50
50 Retardkps. 50 mg (N1) ........ (FB 42,33) 42,33
100 Retardkps. 50 mg (N3) ........ (FB 69,34) 69,34

## Atenolol-Kombinationen *Rp* [US]

Kombination aus beta$_1$-selektivem Betarezeptorenblocker und Diuretikum sowie manchmal zusätzlich Vasodilatator. Die Komponenten sind ausreichend dosiert, wirken aber unterschiedlich lang, Atenolol 24 h, Chlortalidon 48–72 h, Hydralazin 6–8 h.
**Ind.:** Mittelschwere Hypertonie.
**Kontraind., UW:** s. Atenolol, Chlortalidon und Dihydralazin, das Hydralazin entspricht.

**Atenolol AL comp.**® (Aliud)
**Best.:** 1 Filmtbl. comp. mite/comp. enth.: Atenolol 50/100 mg, Chlortalidon 12,5/25 mg.
**Dosis:** 1 Tbl./d.

30 Filmtbl. comp. mite (N1) ........................ (FB 17,08) 16,19
50 Filmtbl. comp. mite (N2) ........................ (FB 21,58) 20,39
100 Filmtbl. comp. mite (N3) ........................ (FB 31,69) 29,65
30 Filmtbl. comp. (N1) ........................ (FB 24,13) 22,45
50 Filmtbl. comp. (N2) ........................ (FB 32,03) 29,79
100 Filmtbl. comp. (N3) ........................ (FB 51,74) 44,18

**TRI-Normin**® (AstraZeneca)
**Best.:** 1 Filmtbl. enth.: Atenolol 25/50 mg, Chlortalidon 12,5/25 mg, Hydralazin-HCl 25 mg/50 mg.
**Dosis:** 1 Tbl./d.

30 Filmtbl. 25 mg (N1) ........................ (FB 27,09) 27,09
100 Filmtbl. 25 mg (N3) ........................ (FB 63,97) 63,97
30 Filmtbl. 50 mg (N1) ........................ (FB 32,22) 32,22
100 Filmtbl. 50 mg (N3) ........................ (FB 80,52) 80,52

## Atorvastatin *Rp* [HJ] 1997 **C**

HMG-CoA-Reduktasehemmer mit ähnlichen Wirkungen wie Lovastatin (s. dort). Atorvastatin unterscheidet sich von den anderen HMG-CoA-Reduktasehemmern durch die lange Eliminationshalbwertszeit und die Bildung von langwirkenden, aktiven Metaboliten (s. Kap. 19, *Tabelle 19.6*). Atorvastatin senkt das Gesamtcholesterin um 30–46%, das LDL-Cholesterin um 40–60% sowie die Serumtriglyzeride um 14–33%. Hoch dosiertes Atorvastatin (80 mg) senkt das LDL-Cholesterin stärker als Standarddosierungen anderer Statine. Bei Patienten mit akutem Koronarsyndrom war die Intensivtherapie mit Atorvastatin (80 mg/d) der Standardtherapie mit Pravastatin (40 mg/d) überlegen (PROVE IT-Studie 2004). Bisher wurde nicht gezeigt, dass Atorvastatin die Gesamtletalität kardiovaskulärer Risikopatienten stärker als andere Statine reduziert. Die unerwünschten Wirkungen entsprechen denen der anderen Vertreter dieser Stoffklasse. Orale Resorption 95%, systemische Bioverfügbarkeit 30%, Halbwertszeit 14 h (HMG-CoA-Reduktasehemmaktivität bis 30 h).

**Ind.:** Primäre Hypercholesterinämie, wenn Diät und Gewichtsreduktion nicht ausreichend wirken.

**Kontraind., UW, WW:** s. Lovastatin.

**Dosis:** Initial 10 mg einmal tgl. Dosisanpassung in Intervallen von 4 Wochen. Maximale Dosis 1-mal tgl. 80 mg.

**Sortis**® (Pfizer)
30 Filmtbl. 10 mg (N1) ........................ (FB 27,63) *37,63*
50 Filmtbl. 10 mg (N2) ........................ (FB 39,18) *54,16*
100 Filmtbl. 10 mg (N3) ........................ (FB 67,36) *102,61*
30 Filmtbl. 20 mg (N1) ........................ (FB 35,70) *53,70*
50 Filmtbl. 20 mg (N2) ........................ (FB 52,37) *80,13*
100 Filmtbl. 20 mg (N3) ........................ (FB 93,04) *149,73*
30 Filmtbl. 40 mg (N1) ........................ (FB 47,36) *62,36*
50 Filmtbl. 40 mg (N2) ........................ (FB 71,42) *94,27*
100 Filmtbl. 40 mg (N3) ........................ (FB 130,11) *180,11*

## Atosiban *Rp* [US] 2000 **A**

Erster peptidischer Oxytocinrezeptorantagonist zur Wehenhemmung bei drohender Frühgeburt. Atosiban blockiert Oxytocin-induzierte Wehen und verzögert die Geburt über mehrere Tage. Eine klinische Vergleichsstudie an 733 Patientinnen mit vorzeitigen Wehen zeigte, dass Atosiban die Geburt genauso wirksam wie Betarezeptoragonisten über 48 h (88% vs. 89%) oder von 7 d (80% vs. 78%) hinausgezögert. Neugeborene zeigten im peripartalen Verlauf keine Unterschiede, mütterliche Nebenwirkungen waren vor allem im Kreislaufbereich geringer (8% vs. 81%). Andererseits waren Behandlungsversager wegen mangelnder Wirksamkeit unter Atosiban häufiger als unter Betarezeptoragonisten. Wegen hoher Therapiekosten (ca. 1000 €/2 d) erscheint ein Einsatz nur bei Kontraindikationen oder intolerablen Nebenwirkungen von Betazeptoragonisten gerechtfertigt.

**Ind.:** Verzögerung der drohenden Frühgeburt.

**Kontraind.:** Vorzeitiger Blasensprung nach 30. Schwangerschaftswoche, gestörte fetale Herzfrequenz, intrauterine Wachstumsretardierung, präpartale Uterusblutungen, Eklampsie, schwere Präeklampsie, intrauteriner Fruchttod, intrauterine Infektion, Placenta praevia, Abruptio placentae und andere Risikozustände. Eingeschränkte Leber- oder Nierenfunktion, 24.–27. Schwangerschaftswoche, Mehrlingsschwangerschaft.

**UW:** Sehr häufig Übelkeit. Häufig Kopfschmerzen, Schwindel, Hitzewallungen, Erbrechen, Tachykardie, Hypotonie, Reaktionen an der Injektionsstelle, Hyperglykämie. Gelegentlich Fieber, Schlaflosigkeit, Juckreiz, Hautausschlag. Selten Uterusblutung, Uteruserschlaffung.

**WW:** Keine beschrieben.

**Dosis:** Initial 7,5 mg i.v.-Bolusdosis, anschließend 3 h i.v.-Dauerinfusion mit 300 μg/min (Sättigungsinfusion) gefolgt von 100 μg/min (nachfolgende Infusion) bis zu 45 h. Gesamtdosis soll 330 mg Atosiban nicht überschreiten. Ggf. eine Wiederholung der Atosibanbehandlung.

**Tractocile**® (Ferring)
**Best.:** 1 Durchstechfl. Injektionslsg. (1 ml) enth.: Atosibanacetat 7,5 mg entspr. Atosiban 6,75 mg. 1 Durchstechfl. Konzentrat enth.: Atosibanacetat (7,5 mg/ml) entspr. Atosiban 37,5 mg.

1 Inf.-Lsg. (7,5 mg/1 ml) ........................ KVA
1 Durchstechfl. 37,5 mg (7,5 mg/ml) Konzentrat zur Herstellung einer Infusionslsg. ........................ KVA

## Atovaquon *Rp* [US] 1994 **A/C**

Antiprotozoenmittel aus der Gruppe der Hydroxynaphthochinone zur Behandlung der Pneumocystis-carinii-Pneumonie als Alternative zu Co-trimoxazol. Atovaquon wird nach oraler Gabe nur wenig resorbiert, die Bioverfügbarkeit kann jedoch durch fettreiche Mahlzeiten 2–3fach erhöht werden. Plasmaproteinbindung 99%, vorwiegend unveränderte Elimination mit den Fäzes, Halbwertszeit 58 h.

**Ind.:** Pneumocystis-carinii-Pneumonie.

**Kontraind.:** Stillzeit.

**UW:** Exanthem, Übelkeit, Erbrechen, Diarrhö, Kopfschmerzen, Fieber, Schlaflosigkeit, erhöhte Leberenzym- und Amylasewerte, Hyponatriämie, Neutropenie, Anämie.

**WW:** Abnahme der Atovaquonplasmaspiegel durch Rifampicin, Metoclopramid, geringer durch Paracetamol, Benzodiazepine, Aciclovir, Opioide, Cephalosporine, Antidiarrhoika, Laxanzien.

**Dosis:** 2-mal 750 mg/d oral mit fettreicher Mahlzeit über 21 d.

**Wellvone**® (GlaxoSmithKline)
210 ml (750 mg/5 ml) (N2) ................................ 564,99

## Atracuriumbesilat *Rp* [ES] 1987 C

Nichtdepolarisierendes Muskelrelaxans vom Curaretyp mit ähnlichen Wirkungen wie Alcuroniumchlorid (s. dort). Nach i.v.-Gabe wird Atracuriumbesilat überwiegend durch unspezifische Plasmacholinesterasen abgebaut, ein Drittel weiterhin durch spontanen nichtenzymatischen Zerfall (Hoffmann-Abbau) unter Bildung von Laudanosin, einer Substanz mit potentiell zentralstimulierenden Effekten. Daraus resultiert eine Wirkungsdauer von 15–35 min, die von Vorteil bei Kaiserschnitt ist. Bei Niereninsuffizienz keine Dosisanpassung erforderlich. Halbwertszeit ca. 20 min.

**Ind.:** Muskelrelaxation bei Inhalationsnarkose, Intubation und künstlicher Beatmung.

**Kontraind.:** Vorsicht bei Myasthenia gravis, anderen neuromuskulären Krankheiten sowie bei schweren Elektrolytveränderungen und Patienten mit Allergie- oder Asthmaanamnese.

**UW:** Histaminfreisetzung möglich, daher Hautrötung, selten Blutdrucksenkung, Bronchospasmus, Tachykardie, sehr selten anaphylaktoide Reaktionen und Laryngospasmus.

**WW:** s. Alcuroniumchlorid.

**Dosis:** *Intubation* 0,5–0,6 mg/kg i.v., *Muskelrelaxation* 0,3–0,6 mg/kg, Wiederholungsdosen 0,1–0,2 mg/kg i.v. nach Bedarf oder Infusion mit 0,3–0,6 mg/kg pro h.

**Tracrium**® (GlaxoSmithKline)
5 Inj.-Amp (25 mg/2,5 ml) (N1) ................................ 28,49
5 Inj.-Amp. (50 mg/5 ml) (N1) ................................ 45,34

## Atropin *Rp* [ML]

Nichtselektiver Antagonist muscarinischer Acetylcholinrezeptoren mit peripheren und zentralen Wirkungen, die vielfach therapeutisch genutzt werden. Hauptalkaloid in Tollkirsche (Atropa belladonna), Stechapfel (Datura stramonium), Bilsenkraut (Hyoscyamus niger) und Alraune (Mandragora officinarum).

Am **Herzen** erhöht Atropin Sinusfrequenz und AV-Überleitung und wird daher als Antiarrhythmikum bei Bradykardien eingesetzt. Kleine intravenöse Dosen bewirken manchmal eine paradoxe Frequenzsenkung, gefolgt von dem üblichen Frequenzanstieg. Auf das His-Purkinje-System normalerweise keine Effekte. Bei der Narkoseprämedikation schützt Atropin vor vagal bedingten Bradykardien. Auch bei anderen vasovagalen Störungen gut zur Behandlung von Bradykardie und Hypotonie geeignet. Selten ausreichend wirksam gegen die Bradykardie beim kranken Sinusknotensyndrom.

Im **Gastrointestinaltrakt** hemmt Atropin Motilität und Sekretion. Am empfindlichsten reagiert die Speichelsekretion, während die Magensekretion durch übliche Dosen nur wenig vermindert wird. Auch Pankreas- und Gallensekretion werden kaum beeinflusst. Relativ geringe Effekte auf die glatte Muskulatur von Gallenblase, Harnblase, Ureter und Uterus. Keine sicheren Effekte bei Colon irritabile und akuter Pankreatitis. Bei Pylorusstenose ist die Operation erfolgreicher.

Am **Auge** bewirkt Atropin eine starke Mydriasis durch Erschlaffung des M. sphincter pupillae und eine langanhaltende Zykloplegie (Hyperopie) durch Hemmung des M. ciliaris. Die Mydriasis kann 1–2 Wochen, die Zykloplegie 6 d und länger anhalten. Daher werden für diagnostische Zwecke (Refraktionsbestimmung, Augenhintergrundspiegelung) kürzer wirkende Parasympatholytika verwendet, z. B. Tropicamid mit 2–6 h Wirkdauer (s. dort). Bei Entzündungen halten die Wirkungen wesentlich kürzer an.

An den **Bronchien** werden Tonus der glatten Muskulatur und Sekretion gehemmt. Deutliche Effekte allerdings nur bei vagal ausgelösten Bronchospasmen. Die verminderte Bronchialsekretion ist bei der Narkoseprämedikation erwünscht, bei Asthma bronchiale und obstruktiver Bronchitis jedoch nachteilig, weil der verfestigte Schleim schlechter abgehustet werden kann. Die Selbstreinigung des Bronchialsystems wird zusätzlich durch Lähmung des Flimmerepithels gehemmt.

Die **Schweißsekretion** wird durch relativ kleine Dosen von Atropin gehemmt, die Haut wird trocken und warm. Temperaturanstieg aber nur bei toxischen Dosen. Eine wirksame Therapie der Hyperhidrosis ist trotzdem ohne erhebliche UW nicht möglich.

Über **zentrale Effekte** werden Tremor und Rigor beim Morbus Parkinson gebessert. Synthetische

Anticholinergika wie Metixen oder Bornaprin werden jedoch wegen stärkerer Antitremorwirkung bevorzugt. Nur nach toxischen Atropindosen kommt es zu psychischen Störungen mit Unruhezuständen und Halluzinationen.
Als **Antidot** dient Atropin der Antagonisierung cholinerger Symptome, insbesondere bei Intoxikationen mit Organophosphaten und Carbamaten. Hierbei werden langsam ansteigend entsprechend der Schwere und Dauer der Symptomatik 2–200(–2000) mg Atropin im Verlaufe von Stunden bis Tagen eingesetzt. Zur Antagonisierung cholinerger Symptome nach Intoxikation mit Betarezeptorenblockern reichen in der Regel niedrige Dosen von 0,5–1 mg langsam i.v. aus. Bei einer Organophosphatvergiftung möglichst frühzeitiger Beginn der Behandlung mit Atropin. Die Titration der notwendigen Dosierung erfolgt nach den Effekten auf Salivation und Bronchialsekretion, Wiederanstieg der Herzfrequenz, Hemmung der gesteigerten Darmmotilität. Überdosierungserscheinungen (anticholinerges Syndrom) wie rote, heiße Haut, Mydriasis, Tachykardie, Hyperthermie, Muskelzittern und zentrale Erregung sind zu beachten. Einzelsymptome können leicht falsch bewertet werden. Eine weite Pupille allein ist kein Indiz für eine ausreichende Atropingabe, sie kann eine zentrale Hypoxie anzeigen. Nachdosierung ggf. alle 10–15 min.
Atropin wird nach oraler Gabe schnell resorbiert, auch aus Konjunktivalsack sowie partiell durch die Haut. Orale Bioverfügbarkeit 50%. Schnelle Verteilung im Körper, durchdringt die Bluthirnschranke. Partielle Metabolisierung in der Leber, Plasmahalbwertszeit 3–4 h.
**Ind.:** Bradykarde Herzrhythmusstörungen, Narkoseprämedikation, Spasmen des Magen-Darm-Trakts, Hypersekretion, Antidot bei Vergiftungen mit Alkylphosphaten (z. B. E 605) und anderen Parasympathomimetika. Am Auge zur Pupillenerweiterung bei Iritis, Iridozyklitis, Uveitis, Ulcus corneae.
**Kontraind.:** Engwinkelglaukom, Prostataadenom, Stenosen im Gastrointestinaltrakt, Megakolon, Tachyarrhythmien, Lungenödem.
**UW:** Mundtrockenheit, supraventrikuläre und ventrikuläre Tachykardie, Miktionsbeschwerden; bei hohen Dosen psychische Störungen, Wärmestau, Hautrötung. Lokal am Auge: Mydriasis, zykloplegisch bedingte Hyperopie, Glaukomanfall.
**WW:** Verstärkung anticholinerger Wirkungen von Amantadin, Chinidin, Procainamid, Disopyramid, trizyklischen Antidepressiva, Neuroleptika.
**Dosis:** *Narkoseprämedikation*: 0,5–1 mg i.v.
*Vergiftungstherapie*: Initial 2–4 mg i.m. (ggf. i.v.), mehrmals wiederholen bis zu 20–50 mg/24 h.
*Auge*: 1 Tr. 0,5–1% ein bis mehrmals tgl. nach Wirkung dosieren, da Wirkungsdauer bei Entzündungen drastisch abnimmt.

**Atropin Dispersa** (OmniVision)
10 ml Augentr. 1% (N1) .......... 11,75

**Atropinsulfat B. Braun** (B. Braun Petzold)
10 Amp. Inj.-Lsg. (0,5 mg/1 ml) (N2) .......... 12,50

**Atropinsulfat-100 mg** (Köhler)
5 Amp. (100 mg/10 ml) (N1) .......... 20,21
25 Amp. (100 mg/10 ml) .......... 58,24
100 Amp. (100 mg/10 ml) .......... 196,99

## Auranofin *Rp* [US] 1982 **B**

Oral anwendbare Goldverbindung mit einem Goldgehalt von 29% für die remissionsinduzierende Therapie (Basistherapie) der rheumatoiden Arthritis. Nach Vergleichsuntersuchungen weniger wirksam als die parenterale Therapie mit z. B. Natriumaurothiomalat, jedoch wegen besserer Verträglichkeit seltener Therapieabbrüche. Goldpräparate sind heute nur noch selten indiziert.
Resorption nach oraler Gabe 25%, maximale Plasmaspiegel nach 1,5–2,5 h. Nach mehrmonatiger Dauertherapie liegen die Plasmaspiegel bei 0,6–0,7 µg Gold/ml, das im Blut hauptsächlich zellulär gebunden ist. Elimination zu 85% über die Fäzes, Halbwertszeit im Plasma 17–26 d, im Gesamtkörper 81 d.
**Ind.:** Rheumatoide Arthritis.
**Kontraind.:** s. Natriumaurothiomalat.
**UW:** Am häufigsten sind gastrointestinale Störungen wie Diarrhö (bei 50% der Patienten), Bauchschmerzen, Übelkeit, Appetitlosigkeit und Dyspepsie. Treten meist in den ersten 3 Monaten auf, sind aber oft nur vorübergehend. Daneben ähnliche UW wie bei Natriumaurothiomalat (s. dort), meist weniger ausgeprägt. Hautreaktionen mit Juckreiz und Erythem (bei 30% der Patienten), Konjunktivitis (10%), Geschmacksveränderungen, Haarausfall (2%), Proteinurie (4%). Selten sind reversible Blutbildveränderungen (Anämie, Leukopenie, Eosinophilie, Thrombozytopenie).
**Kontrolluntersuchungen:** Vor Behandlungsbeginn Blutbild, Differentialblutbild, Thrombozyten, Transaminasen, alkalische Phosphatase, Serumkreatinin, Urinstatus. Monatliche Kontrollen von mindestens Blutbild und Urinstatus (Proteinurie).
**Dosis:** 6 mg oral in 1 oder 2 Einzeldosen. Höhere Dosen (9 mg) verursachen stärkere gastrointestinale UW. DDD 6 mg.

**Ridaura**® (Yamanouchi)
50 Filmtbl. 3 mg (N2) .......... (FB 64,83) 64,83
100 Filmtbl. 3 mg (N3) .......... (FB 115,12) 115,12

## Azathioprin *Rp* [KR]

Zytotoxisches Immunsuppressivum aus der Gruppe der Purinanaloga. Azathioprin ist ein Prodrug, das im Körper rasch zur aktiven Verbindung 6-Mercaptopurin metabolisiert und anschließend zu Thioinosinmonophosphat phosphoryliert wird. In dieser Form hemmt es zahlreiche Syntheseschritte für Purinnukleotide, DNA und RNA.

**Ind.:** Immunsuppression bei Organtransplantationen und Autoimmunkrankheiten.

**UW:** Dosisabhängige Knochenmarkdepression in Form von Leukopenie, Thrombopenie (seltener) und Makrozytose. Sehr selten megaloblastäre Veränderungen des Knochenmarks und Megaloblastenanämie. Appetitlosigkeit, Übelkeit, Erbrechen und Durchfall. In Einzelfällen erhöhte Leberenzymwerte, intrahepatische Cholestase, akute Alveolitis, Arzneimittelfieber, Hautausschlag, Muskel- und Gelenkschmerzen, akute Pankreatitis, Blutdruckabfall, Herzrhythmusstörungen, erhöhte Infektanfälligkeit. Beim Auftreten dieser Erscheinungen sollte das Präparat abgesetzt werden. Haarausdünnung vor allem bei Nierentransplantatempfängern.

**WW:** Allopurinol hemmt den Abbau von 6-Mercaptopurin, des aktiven Metaboliten von Azathioprin. Deshalb bei gleichzeitiger Allopurinoltherapie Dosisreduktion von Azathioprin auf ein Viertel.

**Dosis:** *Organtransplantation*: Initial bis 5 mg/kg tgl. oral oder i.v., Erhaltungsdosis 1–2,5 mg/kg tgl. oral. *Autoimmunkrankheiten, rheumatoide Arthritis:* 1–2,5 mg/kg tgl. oral oder i.v. vorzugsweise als Infusion.

**Imurek**® (GlaxoSmithKline)
1 Durchstechfl. 50 mg + Trockensubst. (N1) .................... 30,68
100 Filmtbl. 25 mg (N3) .......................... (FB 51,94) 51,94
100 Filmtbl. 50 mg (N3) .......................... (FB 86,05) 86,05

## Azelainsäure *Rp* [UF] 1991 **A/C**

Lokales Aknemittel. Natürlich vorkommende $C_9$-Dicarbonsäure mit antibakterieller Wirkung gegen Propionibacterium acnes, Staphylococcus aureus, Staphylococcus epidermidis. Ferner wird die follikuläre Hyperkeratose beeinflusst und die 5α-Reduktase gehemmt, die Testosteron in der Haut in das biologisch stärker wirksame Dihydrotestosteron umwandelt. Perkutane Resorption gering (3,6%).

**Ind.:** Akne vulgaris. Am besten papulopustulöse Akne sowie Komedonenakne, zystische Akne weniger gut, praktisch nicht Akne conglobata. Als Gel auch bei papulopustulöser Rosazea.

**UW:** Lokale Hautreizungen wie Erythem, Schuppung, Juckreiz, Brennen, Stechen.

**Dosis:** 2-mal tgl. (morgens und abends) auftragen. Behandlungsdauer mehrere Monate. Erste klinische Besserung nach etwa 4 Wochen (Compliance!).

**Skinoren**® (Schering)
30 g Creme (0,2 g/g) (N2) .................................... 21,29
50 g Creme (0,2 g/g) (N2) .................................... 27,63

## Azelastin *Rp* [BL] 1992 **C**

$H_1$-Rezeptorantagonist zur topischen Behandlung der allergischen Rhinitis. Azelastin hat ein ähnliches Wirkprofil wie Ketotifen, da es neben der $H_1$-Rezeptorenblockade die Freisetzung von Histamin aus Mastzellen hemmt. Bioverfügbarkeit ca. 80%, Halbwertszeit 25 h nach Einmalgabe, 36 h nach Mehrfachgabe.

**Ind.:** Allergische Rhinitis.

**Kontraind.:** Kdr. unter 6 J., 1. Trimenon der Schwangerschaft und Stillzeit.

**UW:** Topisch Nasenschleimhautreizungen, in Einzelfällen Nasenbluten. Systemisch gelegentlich Müdigkeit, Mundtrockenheit, bitterer Geschmack, selten Anstieg von Leberenzymen.

**Dosis:** Topisch 2-mal tgl. 0,14 mg (1 Sprühstoß) pro Nasenloch, aber nicht länger als 6 Monate. Oral 2-mal 2 mg/d.

**Allergodil**® (Viatris)
6 ml Lsg. 0,1% (N1) .......................................... 10,73
20 Filmtbl. 2 mg (N1) .......................... (FB 12,88) 12,88
50 Filmtbl. 2 mg (N2) .......................... (FB 18,11) 18,11
100 Filmtbl. 2 mg (N3) .......................... (FB 26,83) 26,83

## Azidamfenicol *Rp* [US]

Azidoanalogon des Chloramphenicols (s. dort) mit höherer Wasserlöslichkeit aber geringerer antibakterieller Wirksamkeit. Azidamfenicol wird lokal am Auge bei bakteriellen Infektionen angewandt, wenn andere Antibiotika versagen.

**Ind.:** Bakterielle Infektionen von Konjunktiva und Tränenkanal mit Azidamfenicol-empfindlichen Erregern.

**Kontraind., UW:** s. Chloramphenicol.

**Dosis:** Alle 2 h 1 Tr. einträufeln.

**Thilocanfol**® (Alcon)
5 ml Augentr. 1% (N1) ...................................... 13,99

## Azithromycin *Rp* [WS] 1993 **A/B**

Makrolidantibiotikum aus der Gruppe der Azalide mit einem Stickstoffatom im Aglykonring und dadurch erhöhter Säurestabilität. Azithromycin hat eine ähnliche bakteriostatische Wirkung wie Erythromycin bei vielen grampositiven und gramnegativen Erregern. Im Vergleich zu Erythromycin ist die antibakterielle Wirkung geringer gegen Streptokokken und Staphylokokken, jedoch größer gegen Haemophilus influenzae und Moraxella catarrhalis. Zusätzlich wirksam gegen Enterobacteriaceae und Toxoplasma gondii.

Bioverfügbarkeit 20–40%, wird durch Nahrung verringert. Die Ausscheidung erfolgt überwiegend über Leber und Galle unverändert und als Metabolite. Mit dem Urin werden 20% ausgeschieden. Azithromycin reichert sich sehr stark im Gewebe an und wird infolge der langsamen Freisetzung und der Halbwertszeit von 40 h noch nach 20 d ausgeschieden.

**Ind.:** Infektionen des Respirationstraktes mit Azithromycin-empfindlichen Erregern insbesondere bei Mykoplasmen, Chlamydien und Legionellen. Unkomplizierte Genitalinfektionen durch Chlamydien oder Gonokokken.

**Kontraind.:** Überempfindlichkeit gegenüber Makrolidantibiotika, Erythromycin-resistente grampositive Stämme. Leberkrankheiten. Stillzeit.

**UW:** s. Erythromycin. Gastrointestinale Störungen, Übelkeit, Erbrechen. Durchfälle sind die häufigsten UW. Vorübergehende Erhöhung der Leberenzyme. Kopfschmerzen.

**WW:** Anders als bei Erythromycin kommen Interaktionen über das Cytochrom-P450-System nicht vor.

**Dosis:** 1-mal 500 mg/d über 3 d, alternativ 1. Tag 500 mg, dann 250 mg/d für 4 d. Kdr. 1-mal tgl. 10 mg/kg für 3 d, alternativ 1. Tag 10 mg/kg, dann tgl. 5 mg/kg für 4 d. Genitalinfektionen 1000 mg als Einmaldosis.

**Zithromax**® (Mack, Illertissen)

4 Kps. Uno 250 mg (N1) .................................... 22,86
6 Filmtbl. 250 mg (N1) .................................... 26,85
3 Filmtbl. 500 mg (N1) .................................... 26,85
15 ml Trockensaft (200 mg/5 ml) (N1) ......................... 18,93
30 ml Trockensaft (200 mg/5 ml) (N1) ......................... 25,46
37,5 ml Trockensaft (N1) .................................... 27,26

## Aztreonam *Rp* [US] 1985 C

β-Lactamantibiotikum aus der Gruppe der Monobactame mit einem schmalen antibakteriellen Spektrum im gramnegativen Bereich. Aztreonam wirkt bakterizid durch Hemmung der Zellwandsynthese, hat eine hohe Affinität zum Penicillinbindeprotein 3 und ist sehr stabil gegenüber β-Lactamasen gramnegativer Keime. Das Spektrum umfasst fast alle gramnegativen Keime einschließlich Pseudomonas aeruginosa, Serratia marcescens, Enterobacter und Citrobacter, aber nicht Anaerobier und grampositive Bakterien. Bei Infektionen mit unbekannten Erregern nur in Kombination mit Aminoglykosiden oder anderen Antibiotika. Keine Kreuzresistenz mit anderen β-Lactamantibiotika.

Halbwertszeit 1,7 h, Plasmaeiweißbindung 56%. Im Urin werden 70% unverändert wiedergefunden.

**Ind.:** Spezialantibiotikum gegen resistente Keime bei komplizierten Harnwegsinfektionen, Atemweginfektionen einschl. Pseudomonasinfektionen bei zystischer Fibrose, Sepsis, Peritonitis.

**Kontraind.:** s. Penicilline. Nur ganz selten Kreuzallergie mit Penicillinen. Ausreichende Erfahrungen über die Anwendung bei Schwangeren und Neugeborenen liegen nicht vor.

**UW:** s. Penicilline. Selten Anämie und Thrombozytopenie.

**Dosis:** Erw. 3–6 g, Kdr. 45–90 mg/kg in 3–4 Einzeldosen i.v. oder als 30-minütige i.v.-Kurzinfusion. Bei Niereninsuffizienz mit einer Kreatininclearance unter 30 ml/min 50% der Tagesdosis, unter 10 ml/min 25%.

**Azactam**® (Bristol-Myers Squibb)

5 Inj.-Fl. i.v. 0,5 g Trockensubst. (N2)........................... 72,14
5 Inj.-Fl. i.v. 1 g Trockensubst. (N2) ........................... 132,44
5 Inj.-Fl. i.v. 2 g Trockensubst. (N2) ........................... 250,54
5 Inf.-Fl. i.v. 2 g Trockensubst. (N2) ........................... 253,61

# B

## Baclofen *Rp* [ES]

Zentral wirksames Myotonolytikum zur Behandlung spinal bedingter spastischer Zustände der Skelettmuskulatur. Baclofen ist ein Derivat der γ-Aminobuttersäure (GABA), das auf präsynaptische $GABA_B$-Rezeptoren im Rückenmark wirkt und durch eine erhöhte Kaliumleitfähigkeit die Freisetzung exzitatorischer Neurotransmitter hemmt. Es bessert spastische Symptome bei multipler Sklerose und bei traumatisch bedingten Rückenmarkläsionen mit einer Erfolgsquote bis zu 65%. Bei zentral bedingter Spastik infolge Apoplexie oder anderen zerebralen Läsionen ist es dagegen kaum wirksam. Enterale Resorption gut, Halbwertszeit 3–4 h.

**Ind.:** Spastische Syndrome bei multipler Sklerose und anderen Rückenmarkskrankheiten.

**Kontraind.:** Epilepsie, relativ bei Schwangerschaft, Ulcus ventriculi et duodeni, Psychosen, Nieren-, Lungen- und Leberfunktionsstörungen.

**UW:** Häufig initial Sedation, Schläfrigkeit, Übelkeit, Erbrechen. Gelegentlich Mundtrockenheit, Atemdepression, Erschöpfung, Schwindel, Kopfschmerzen, Schlaflosigkeit, Obstipation, Hypotonie. Selten Euphorie, Depression, Halluzinationen, Verwirrtheit, Muskelschwäche, Parästhesien, Ataxie, Nystagmus, Akkommodationsstörungen, Herabsetzung der Krampfschwelle, Leberfunktionsstörungen. Dysurie, Pollakisurie, Enuresis, Harnretention. Bei älteren Patienten mit zerebral bedingter Muskelspastizität sind UW häufiger.

**WW:** Verstärkung der Wirkung von zentraldämpfenden Pharmaka, Alkohol und Antihypertonika. Verstärkte Neigung zu Verwirrtheitszuständen bei gleichzeitiger Gabe von Levodopa. Verstärkte Muskelerschlaffung bei gleichzeitiger Therapie mit trizyklischen Antidepressiva.

**Dosis:** Initial 3-mal 5 mg/d oral, danach alle 3 Tage um je 5 mg bis auf 30–75 mg/d steigern. Bei eingeschränkter Nierenfunktion niedriger dosieren. Nach Beendigung der Therapie ausschleichen! Kdr. initial 5 mg/d oral und langsam bis auf 1–1,5 mg/kg tgl. steigern.

**Baclofen-ratiopharm**® (ratiopharm)
20 Tbl. 10 mg (N1) ................................ (FB 12,89) 12,59
50 Tbl. 10 mg (N2) ................................ (FB 17,33) 15,67
100 Tbl. 10 mg (N3) ................................ (FB 25,73) 23,06
20 Tbl. 25 mg (N1) ................................ (FB 17,03) 16,98
50 Tbl. 25 mg (N2) ................................ (FB 28,54) 26,19
100 Tbl. 25 mg (N3) ................................ (FB 48,20) 44,66

**Lioresal**® (Novartis Pharma)
20 Tbl. 5 mg (N1) ................................ (FB 11,32) 11,32
50 Tbl. 5 mg (N2) ................................ (FB 13,79) 13,79
100 Tbl. 5 mg (N3) ................................ (FB 17,66) 17,66
20 Tbl. 10 mg (N1) ................................ (FB 12,89) 12,89
50 Tbl. 10 mg (N2) ................................ (FB 17,33) 17,33
100 Tbl. 10 mg (N3) ................................ (FB 25,73) 25,73
20 Tbl. 25 mg (N1) ................................ (FB 17,03) 17,03
50 Tbl. 25 mg (N2) ................................ (FB 28,54) 28,54
100 Tbl. 25 mg (N3) ................................ (FB 48,20) 48,20

## Baldrianextrakt [ML]

Extrakte der Baldrianwurzel (Radix Valerianae) werden als Sedativum oder Hypnotikum eingesetzt. Die Identität der wirksamen Bestandteile ist unklar. Die Wirksamkeit solcher Zubereitungen ist nicht gesichert. Aufgrund der starken Placebowirkungen kann die Gabe bei leichten Störungen gerechtfertigt sein.

**Anw.:** Unruhezustände, nervös bedingte Einschlafstörungen.

**Dosis:** Mehrmals tgl. 45–500 mg Extrakt. Bei Schlafstörungen 135–200 mg Extrakt vor dem Schlafengehen.

**Baldrian-Dispert**® (Solvay Arzneimittel)
50 Drg. 45 mg ................................ 5,90
100 Drg. 45 mg ................................ 10,70
40 Drg. Tag 125 mg ................................ 6,95
100 Drg. Tag 125 mg ................................ 14,80
25 Drg. Nacht 200 mg ................................ 7,40
50 Drg. Nacht 200 mg ................................ 12,75

**Euvegal Balance**® (Schwabe)
40 Filmtbl. 500 mg ................................ 10,70
80 Filmtbl. 500 mg ................................ 19,95

## Baldrianextrakt-Kombinationen [ML]

Pflanzliche Kombinationen mit Extrakten von Baldrian, Hopfen und Passionsblumen. Eine pharmakologische Wirkung ist nicht überzeugend belegt.

**Anw.:** Unruhe, Einschlafstörungen.

**Kytta-Sedativum**® (Merck)
**Best.:** 1 g Tr. f/1 Drg. enth.: Baldrianwurzelextrakt 300 mg/150 mg, Hopfenzapfenextrakt 300 mg/30 mg, Passionsblumenkrautextrakt 300 mg/80 mg.
**Dosis:** 2 ml Tr. oder 1 Drg. 3-mal/d. Bei Einschlafstörungen 1 Teel. oder 1 Drg.

40 Drg. (N1) .......... 9,20
100 Drg. (N2) .......... 19,82
30 ml Tr. .......... 8,43
100 ml Tr. .......... 19,45

**Luvased®** (Hexal)
**Best.:** 1 Drg. enth.: Baldrianwurzelextrakt 75 mg, Hopfenzapfenextrakt 70 mg.
**Dosis:** Zur Beruhigung morgens und mittags 1–2 Drg., zur Schlafförderung abends 2–4 Drg.

50 Drg. (N1) .......... 7,64
100 Drg. (N2) .......... 14,16

## Bambuterol *Rp* [BL] 1982 C

Oral anwendbares Bronchospasmolytikum aus der Gruppe der $Beta_2$-Rezeptoragonisten. Bambuterol ist ein Prodrug von Terbutalin (s. dort), das durch Hydrolyse und Oxidation im Plasma und im Lungengewebe freigesetzt wird. Orale Bioverfügbarkeit von Bambuterol ca. 20%, Halbwertszeit 10 h. Die Wirkung tritt nach 20–30 min ein und hält 24 h an. Daher ist gegenüber der direkten Gabe von Terbutalin eine einmal tägliche Gabe ausreichend.
**Ind.:** Asthma bronchiale, chronische obstruktive Bronchitis.
**Kontraind., UW, WW:** s. $Beta_2$-Rezeptoragonisten. Strenge Indikationsstellung bei Schwangerschaft (bes. 1. Trimenon) und Stillzeit.
**Dosis:** 10 mg oral/d abends für Erw. und Jgdl. ab 16 Jahre, ggf. auf 20 mg/d erhöhen. Bei eingeschränkter Nierenfunktion mit einer Kreatininclearance unter 60 ml/min Initialdosis reduzieren.

**Bambec®** (AstraZeneca)
20 Tbl. 10 mg (N1) .......... 22,86
50 Tbl. 10 mg (N2) .......... 42,54
100 Tbl. 10 mg (N3) .......... 75,59

## Bamipin [KR]

$H_1$-Rezeptorantagonist (s. dort). Sensibilisierungsgefahr bei längerer Anwendung auf der Haut.
**Anw.:** Pruritus, Urtikaria, Insektenstiche.
**Kontraind., UW:** s. $H_1$-Rezeptorantagonisten.
**Dosis:** Dünn auftragen, ggf. mehrmals/d.

**Soventol® Gel** (Rentschler)
20 g Gel (20 mg/g) (N1) .......... (FB 3,72) 3,82
50 g Gel (20 mg/g) (N2) .......... (FB 8,09) 7,95

## Bärentraubenblätterextrakt [HO]

Bärentraubenblätterextrakt enthält Arbutin, das schwach desinfizierend wirkt. Es wird zu Hydrochinon hydrolysiert, das als einer der karzinogenen Metaboliten bei der Benzol-induzierten Leukämie identifiziert wurde. Überzeugende Belege für eine therapeutische Wirksamkeit liegen nicht vor.
**Anw.:** Harnwegsinfektionen.
**Kontraind.:** Schwangerschaft, Stillzeit.
**UW:** Längere Anwendung wegen der Gefahr der Hydrochinonvergiftung vermeiden. Nicht zusammen mit harnansäuernden Mitteln. Dunkelfärbung des Harns, die nach Absetzen schnell verschwindet.
**Dosis:** 3-mal 30–40 Tr./d oder 3-mal 2 Drg./d.

**Uvalysat® S Bürger** (Ysatfabrik)
**Best.:** 100 ml Lsg. enth.: Bärentraubenblätterextrakt entspr. 5,6 g Hydrochinonderivate berechnet als Arbutin, Ethanol 22 Vol.%.

30 ml Lsg. (N1) .......... 4,61
50 ml Lsg. (N2) .......... 7,06
100 ml Lsg. (N3) .......... 12,62

**Cystinol® Dragees** (Schaper & Brümmer)
**Best.:** 1 Drg. enth.: Bärentraubenblätterextrakt 200–500 mg entspr. 70 mg Hydrochinonderivate ber. als Arbutin.

60 Drg. akut (N1) .......... 10,89
100 Drg. akut (N2) .......... 15,23

## Basiliximab *Rp* [KR] 1998 A

Chimärer monoklonaler human-muriner Antikörper gegen die α-Kette (CD25-Antigen) des Interleukin-2-Rezeptors auf der Oberfläche von T-Lymphozyten. Basiliximab bindet an das CD25-Antigen aktivierter T-Lymphozyten und blockiert damit die durch Interleukin-2 induzierte T-Zellproliferation dauerhaft über 4–6 Wochen. Die Häufigkeit akuter Abstoßungsreaktionen nach Nierentransplantation wurde innerhalb von 6 Monaten bei gleichzeitiger immunsuppressiver Therapie mit Ciclosporin und Glucocorticoiden durch Basiliximab von 44% auf 30% gesenkt. Verteilungsvolumen 8,6 l, Halbwertszeit im Mittel 7 Tage.
**Ind.:** Prophylaxe der Transplantatabstoßung in Kombination mit Ciclosporin und Glucocorticoiden nach allogener Nierentransplantation.
**Kontraind.:** Schwangerschaft, Stillzeit.
**UW:** Kein Unterschied zu Patienten, die in klinischen Studien neben Ciclosporin und Glucocorticoiden Placebo erhielten.
**WW:** Keine Wechselwirkungen durch zusätzliche Gabe von Antimykotika, Analgetika, Antihypertensiva oder Diuretika.
**Dosis:** 20 mg als i.v.-Kurzinfusion 2 h vor der Transplantation und zweite 20 mg Dosis 4 Tage danach.

**Simulect®** (Novartis Pharma)
1 Fl. Pulver 10 mg .......... KVA
1 Fl. Pulver 20 mg .......... KVA

## Becaplermin *Rp* [UF] 2000 A/D

Erster rekombinanter Wachstumsfaktor zur Lokaltherapie chronischer diabetischer Hautgeschwüre. Wundheilungsvorgänge werden durch thrombozytäre Wachstumsfaktoren wie den *Platelet-derived Growth Factor* (PDGF) über eine vermehrte Bildung von Granulationsgewebe gefördert. Becaplermin-Gel (0,01%) führte nach einer Metaanalyse von 4 Placebo-kontrollierten Studien an 922 Patienten in Verbindung mit guter Wundbehandlung und initialem Debridement in 20 Wochen bei 50% der Patienten zu einer vollständigen Abheilung chronischer diabetischer Hautgeschwüre, während in der Placebogruppe bzw. konservativ behandelten Patientengruppe nur bei jeweils 36% der Patienten eine Abheilung erreicht wurde. Auch die Zeit bis zum kompletten Wundverschluss wurde verkürzt (14,1 vs. 20,1 Wochen). Allerdings war die Rezidivrate der diabetischen Ulzera nach 3 Monaten mit 28–29% in allen Behandlungsgruppen sehr hoch. Bisher ist nicht untersucht worden, ob die Amputationsrate durch Becaplermin gesenkt wird. Zu denken gibt ferner eine geringe Erhöhung der Rate maligner Hauttumoren unter der Therapie mit Becaplermin (0,6% vs. 0,0% unter Placebo). Becaplermin wird nach lokaler Applikation kaum resorbiert. Systemische Effekte sind daher nicht zu erwarten.

**Anw.:** Förderung der Granulation und Heilung tiefer, neuropathischer, chronischer, diabetischer Ulzera bis 5 $cm^2$.

**Kontraind.:** Bekannte Neoplasien an oder in der Nähe der Applikationsstellen. Schwangerschaft, Stillperiode. Wirksamkeit und Sicherheit bei Kindern und Jugendlichen <18 Jahren sind nicht belegt. Strenge Indikationsstellung, z. B. nicht bei Ulzera bei peripherer arterieller Verschlusskrankheit und anderen Krankheiten.

**UW:** Infektionen, Osteomyelitis, Hautaffektionen wie Rötung und Schmerzhaftigkeit sowie neu auftretende Ulzera. In seltenen Fällen hypertrophe Granulation.

**WW:** Untersuchungen zu Wechselwirkungen von Becaplermin mit anderen topisch applizierbaren Arzneimitteln liegen nicht vor.

**Dosis:** Nach initialem Debridement und Ausschluss von Wundinfektionen einmal tgl. in durchgehender, dünner Schicht auf die gesamte ulzerierte Fläche auftragen und die behandelten Stellen mit einer mit Kochsalzlösung getränkten Auflage abdecken. Kein Okklusivverband! Überprüfung des Therapieerfolges nach 10 Wochen. Bei entsprechendem Heilungsfortschritt Fortsetzung bis zu einer Gesamtbehandlungszeit von max. 20 Wochen.

**Regranex**® (Janssen-Cilag)

15 g Gel 0,01% (N1) .......................................... 405,91

## Beclometason *Rp* [BL]

Chloriertes Glucocorticoid mit ähnlichen Wirkungen wie Prednisolon (s. dort). Beclometason wird in inhalativer Form zur Prophylaxe beim Asthma bronchiale angewandt. Bei den empfohlenen Dosierungen treten keine wesentlichen systemischen UW auf. Um einen Candidabefall im Mund zu vermeiden, wird die Inhalation unmittelbar vor den Mahlzeiten vorgenommen und der Mund nach der Inhalation mit Wasser ausgespült. Beclometason wird als Nasenspray auch zur Prophylaxe der allergischen Rhinitis eingesetzt.

Nach Inhalation gelangen 10–20% der Dosis in die Lunge. Der Rest wird verschluckt und zu 90% resorbiert. Die orale Bioverfügbarkeit beträgt 20%. Systemische Wirkungen sind bei Dosen von 1 mg/d nicht beobachtet worden, da Beclometason in der Leber inaktiviert wird.

**Ind.:** Asthma bronchiale, chronisch obstruktive Bronchitis. Allergische Rhinitis.

**Kontraind.:** Lungentuberkulose, Mykosen und bakterielle Infektionen der Atemwege. Strenge Indikationsstellung im 1. Trimenon der Schwangerschaft und in der Stillzeit.

**UW:** Heiserkeit, Candidabefall der Mund- und Rachenschleimhaut, selten paradoxe Bronchospasmen. Bei Inhalation von 1,5 mg/d Beclometason über längere Zeit oder bei extremer Überdosierung Gefahr der Suppression der Nebennierenrindenfunktion. Bei nasaler Applikation gelegentlich Niesanfälle, trockene Nasenschleimhaut, unangenehmer Geruch oder Geschmack, Nasenbluten.

**Dosis:** *Asthma bronchiale:* Erw. initial tgl. 2- bis 3-mal 2 Sprühstöße zu 0,2–0,25 mg, dann auf Erhaltungsdosis herabsetzen, die für viele Patienten 2-mal 1–2 Sprühstöße (0,4–1 mg) beträgt. Bei schweren Symptomen maximale Tagesdosis 8 Sprühstöße (2 mg), jedoch nur mit zusätzlichem Corticosteroidschutz in Stresssituationen, z. B. mit Hydrocortison 20–30 mg/d oral. Behandlung nie abrupt absetzen.
*Allergische Rhinitis:* Erw. und Kdr. über 6 J. 2-mal tgl. 2 Einzeldosen (0,05 mg) oder 4-mal 1 Einzeldosis in jedes Nasenloch einsprühen. Maximale Tagesdosis 0,8 mg.

**Beclohexal**® (Hexal)

**Best.:** 1 Einzeldosis enth.: Beclometason-17,21-dipropionat 100/200/400 µg.

1 Dosieraerosol 0,1 mg 200 ED....................... (FB 31,53) 31,26
1 Dosieraerosol 0,2 mg 200 ED....................... (FB 44,42) 37,17
1 Dosieraerosol 0,2 mg 2x200 ED.................... (FB 70,37) 65,12
1 Dosieraerosol 0,4 mg 100 ED....................... (FB 40,39) 37,17

**Beclorhinol**® **aquosum** (Asche Chiesi)

**Best.:** 1 Sprühstoß enth.: Beclometason-17,21-dipropionat 0,05 mg.

30 ml (N1)....................................... (FB 19,11) 19,11
2× 30 ml (N2) .................................. (FB 27,16) 27,16

**Sanasthmax**® (Asche Chiesi)
**Best.:** 1 g enth.: Beclometason-17,21-dipropionat 2,94 mg, 1 Sprühstoß enth. 0,25 mg.

1 Dosieraerosol 200 ED (250 µg/ED) (N1) ............(FB 102,88) 63,80
2 Dosieraerosole 200 ED (250 µg/ED) (N2) ..........(FB 180,12) 111,38

## Beinwellwurzelextrakt [US]

Auszug aus Beinwellwurzel (Radix Symphyti) zur perkutanen antiphlogistischen Therapie ohne überzeugend belegte Wirkungen.
**Anw.:** Prellungen, Verstauchungen, Zerrungen.
**Dosis:** Plasma 1 mm dick als Umschlag bis zu 5 h 1- bis 2-mal/d. Salbenstrang 2–6 cm 2- bis 4-mal/d auftragen.

**Kytta-Plasma**® **f** (Merck)
200 g Paste (300 mg/g) (N1) ................................ 14,55
400 g Paste (300 mg/g) (N2) ................................ 23,95
50 g Salbe (350 mg/g) (N1) .................................. 6,45
100 g Salbe (350 mg/g) (N2) ................................ 11,95
150 g Salbe (350 mg/g) (N3) ................................ 14,99

## Beinwellwurzelextrakt-Kombinationen [US]

Hyperämisierendes Lokaltherapeutikum ohne gesicherte klinische Belege für therapeutische Wirkungen. Vor allem Suggestiveffekte durch Rötung und Wärmegefühl.
**Anw.:** Muskel- und Gelenkbeschwerden, Prellungen, Zerrungen, Verstauchungen. Lokale Durchblutungsförderung.
**UW:** Selten Rötung, Juckreiz.

**Kytta-Balsam**® **f** (Merck)
**Best.:** 100 g Salbe enth.: Beinwellwurzelextrakt 35 g, Methylnicotinat 1,2 g.
**Dosis:** 2- bis 4-mal/d 2–4 cm Salbenstrang.

50 g Salbe (N1)............................................ 7,30
100 g Salbe (N2).......................................... 12,95
150 g Salbe (N3).......................................... 15,50

## Bemetizid + Triamteren *Rp* [HO]

Kombination aus dem Thiaziddiuretikum Bemetizid und dem kaliumsparenden Diuretikum Triamteren. Der Nutzen zur Behandlung schmerzhafter Stauungsbeschwerden in den Beinen aufgrund venöser Insuffizienz ist fraglich. Zur Ausschwemmung kardialer Ödeme ist die Dosierung wahrscheinlich zu niedrig.
**Anw.:** Stauungsbeschwerden in den Beinen als Folge venöser Ödeme oder von Herzmuskelschwäche.
**Kontraind., UW, WW:** s. Hydrochlorothiazid, Triamteren.

**dehydro sanol**® **tri** (Sanol)
**Best.:** 1 Drg./1 Drg. mite enth.: Bemetizid 10 mg/5 mg, Triamteren 20 mg/10 mg.
**Dosis:** 1 Drg. mite oder 1 Drg. morgens.

30 Drg. mite (N1) .................................(FB 15,73) 15,73
50 Drg. mite (N2) .................................(FB 19,24) 19,24
100 Drg. mite (N3) ...............................(FB 27,19) 27,19
30 Drg. (N1) .......................................(FB 17,24) 17,24
50 Drg. (N2) .......................................(FB 21,82) 21,82
100 Drg. (N3) .....................................(FB 32,14) 32,14

## Benazepril *Rp* [US] 1993 C

Langwirkender ACE-Hemmer (s. dort) mit ähnlichen Eigenschaften wie Enalapril. Benazepril ist ein Prodrug, das in der Leber durch Hydrolyse in das aktive Benazeprilat umgewandelt wird. Wirkungseintritt nach 1,5 h, Wirkungsdauer 24 h. Bioverfügbarkeit 37%, Halbwertszeit 10–11 h. Eine Dosis von 10 mg/d ist bezogen auf die antihypertensive Wirkung äquieffektiv wie 20 mg/d Enalapril.
**Ind.:** Hypertonie, Herzinsuffizienz.
**Kontraind., UW, WW:** s. ACE-Hemmer. In einer Langzeitstudie verzögerte Benazepril zwar das Fortschreiten einer chronischen Niereninsuffizienz, erhöhte aber auch die Letalität im Vergleich zu Placebo (AIPRI 1996).
**Dosis:** Initial 1-mal 5 mg/d oral. Nach 3 Wochen ggf. Dosiserhöhung auf 10 mg/d, Maximaldosis 40 mg/d. Bei gleichzeitiger Diuretikatherapie, Salz- und Wasserverlusten, schwerer Hypertonie, Niereninsuffizienz oder Herzinsuffizienz initial 2,5 mg/d. Diese Patienten sind nach der ersten Dosis und bei Dosissteigerungen mindestens 6 h ärztlich zu überwachen, um einen unkontrollierten starken Blutdruckabfall zu vermeiden.

**Cibacen**® (Novartis)
28 Filmtbl. 5 mg (N1) ............................(FB 17,26) 17,26
42 Filmtbl. 5 mg (N2) ............................(FB 20,52) 20,52
98 Filmtbl. 5 mg (N3) ............................(FB 30,83) 30,83
28 Filmtbl. 10 mg (N1) ..........................(FB 21,27) 21,27
42 Filmtbl. 10 mg (N2) ..........................(FB 26,02) 26,02
98 Filmtbl. 10 mg (N3) ..........................(FB 41,27) 41,27
28 Filmtbl. 20 mg (N1) ..........................(FB 27,13) 27,13
42 Filmtbl. 20 mg (N2) ..........................(FB 34,13) 34,13
98 Filmtbl. 20 mg (N3) ..........................(FB 57,29) 57,29
28 Filmtbl. Cor (N1) ..............................(FB 17,26) 17,26
42 Filmtbl. Cor (N2) ..............................(FB 20,52) 20,52
98 Filmtbl. Cor (N3) ..............................(FB 30,83) 30,83

## Benazepril + Hydrochlorothiazid *Rp* [US]

Sinnvolle Kombination zur Hochdrucktherapie, da Hydrochlorothiazid durch die negative Natriumbilanz das Renin-Angiotensinsystem aktiviert, das dann besonders wirksam durch den ACE-Hemmer gehemmt wird. Gleichzeitig vermindert der ACE-Hemmer die thiazidinduzierte Hypokaliämie.
**Ind.:** Hypertonie, wenn eine fixe Kombination angezeigt ist.
**Kontraind., UW, WW:** s. Benazepril, Hydrochlorothiazid. Bei Diuretikavorbehandlung, Natriummangel,

Dehydratation, renovaskulärem Hochdruck oder Herzinsuffizienz starker initialer Blutdruckabfall möglich, Dosisreduktion! Bei eingeschränkter Nierenfunktion und Patienten über 65 J. besonders vorsichtige Titration der Einzelkomponenten.

**Cibadrex®** (Novartis Pharma)
**Best.:** 1 Filmtbl. enth.: Benazepril 10 mg/20 mg, Hydrochlorothiazid 12,5 mg/25 mg.
**Dosis:** Initial 1 Tbl./d morgens, ggf. nach 3–4 Wochen 2 Tbl./d oder 1 Tbl. 20 mg/25 mg.

28 Filmtbl. (N1) ....(FB 20,42) 20,42
42 Filmtbl. (N2) ....(FB 26,08) 26,08
96 Filmtbl. (N3) ....(FB 49,17) 49,17
28 Filmtbl. (20 mg/25 mg) (N1)....(FB 21,80) 21,80
42 Filmtbl. (20 mg/25 mg) (N2)....(FB 28,16) 28,16
96 Filmtbl. (20 mg/25 mg) (N3)....(FB 54,10) 54,10

## Benfotiamin [US]

Benfotiamin (S-Benzoylthiaminmonophosphat) ist ein lipidlösliches Derivat von Thiamin (Vitamin $B_1$) mit höherer oraler Bioverfügbarkeit. Nach oraler Gabe wird Benfotiamin im Darm dephosphoryliert. Nach Resorption wird Thiamin durch enzymatische Abspaltung des Benzoylrestes freigesetzt. An diabetischen Ratten verhinderten hohe Dosen (70–80 mg/kg) von Benfotiamin oder Thiamin die Entwicklung einer diabetischen Nephropathie oder Retinopathie. Bei 24 Patienten mit diabetischer Polyneuropathie steigerte Benfotiamin die Nervenleitgeschwindigkeit von 40 auf 42 m/sec, hatte aber keinen signifikanten Effekt auf das Vibrationsempfinden.
**Anw.:** Vitamin $B_1$-Mangelzustände, die ernährungsmäßig nicht behoben werden können, wie z. B. bei Mangel- und Fehlernährung, parenteraler Ernährung, Nulldiät, Hämodialyse, Malabsorption, chronischer Alkoholismus.
**UW:** Einzelfälle von Überempfindlichkeitsreaktionen (Urtikaria, Exanthem).
**Dosis:** 1-mal 50–150 mg/d oral zur Therapie, 1- bis 2-mal 50 mg/Woche zur Prophylaxe.

**milgamma® mono** (Wörwag)
30 Drg. 50 mg (N1) .... 7,95
60 Drg. 50 mg (N2) .... 14,50
100 Drg. 50 mg (N3) .... 20,95
30 Drg. 150 mg (N1) .... 18,50
60 Drg. 150 mg (N2) .... 32,50
100 Drg. 150 mg (N3) .... 49,50

## Benperidol *Rp* [ML]

Hochpotentes Neuroleptikum aus der Klasse der Butyrophenone mit ähnlichen Wirkungen wie Haloperidol (s. dort). Benperidol hat eine orale Bioverfügbarkeit von 40–50%, einen raschen Wirkungseintritt und eine Halbwertszeit von 4–6 h.
**Ind.:** Akute psychotische Syndrome, psychomotorische Erregungszustände.
**Kontraind., UW, WW:** s. Haloperidol.
**Dosis:** Initial 3-mal 0,5–2 mg/d, Langzeitbehandlung 3-mal 0,2–2 mg/d. Zur Akutbehandlung schizophrener Psychosen bis zu 40 mg/d verteilt auf 2–3 Einzeldosen. Im Alter niedriger dosieren.

**Benperidol-neuraxpharm** (neuraxpharm)
5 Amp. (2 mg/2 ml) (N1)....(FB 12,40) 12,40
20 Tbl. 2 mg (N1) ....(FB 16,45) 15,44
50 Tbl. 2 mg (N2) ....(FB 25,49) 22,64
100 Tbl. 2 mg (N3)....(FB 38,84) 34,89
20 Tbl. 4 mg (N1) ....(FB 20,52) 19,33
50 Tbl. 4 mg (N2) ....(FB 34,81) 34,56
20 Tbl. 10 mg (N1)....(FB 29,44) 29,44
50 Tbl. 10 mg (N2)....(FB 55,26) 55,25
30 ml Tr. (2 mg/ml) (N1) ....(FB 18,34) 16,55
100 ml Pip.Fl. (2 mg/ml) (N3)....(FB 36,55) 33,15

**Glianimon®** (Bayer Vital)
5 Amp. (2 mg/2 ml) (N1)....(FB 12,40) 12,40
20 Tbl. 2 mg (N1) ....(FB 16,45) 16,45
50 Tbl. 2 mg (N2) ....(FB 25,49) 25,49
50 Tbl. 5 mg (N2) ....(FB 38,43) 38,43
50 Tbl. 10 mg (N2)....(FB 55,26) 55,26
30 ml Tr. (2 mg/ml) (N1) ....(FB 18,34) 18,34
100 ml Pip.Fl. (2 mg/ml) (N3) ....(FB 36,55) 36,55

## Benzbromaron *Rp* [US]

Urikosurikum. Benzbromaron erhöht die renale Harnsäureausscheidung durch Hemmung der tubulären Rückresorption. Die Harnsäurekonzentration wird im Serum gesenkt, im Urin erhöht. Risiken sind Uratausfällung im Harn und Bildung von Harnsäuresteinen. Deshalb muss vor allem zu Beginn der Therapie der Urin alkalisiert (z. B. mit Kalium-Natrium-Hydrogencitrat; Uralyt U®) und für eine ausreichende Flüssigkeitszufuhr (mindestens 2 l/d) gesorgt werden. Meistens beträchtliche Senkung des Serumharnsäurespiegels. Bei akutem Gichtanfall nicht wirksam.
Benzbromaron wird enteral nur unvollständig resorbiert, Mikronisierung verbessert die Resorption. Umwandlung in der Leber zu den aktiven Metaboliten Benzaron und Brombenzaron, die vor allem biliär eliminiert werden. Halbwertszeit von Benzbromaron 3 h, von Benzaron 14 h.
**Ind.:** Hyperurikämie, Gicht.
**Kontraind.:** Nephrolithiasis, Niereninsuffizienz (Risiko der Gichtnephropathie). Sekundäre Hyperurikämie z. B. nach hämatologischen Erkrankungen. Strenge Indikationsstellung in Schwangerschaft und Stillzeit. Teratogen bei der Ratte.
**UW:** Initial Gichtanfälle durch Mobilisation von Uratkristallen möglich. Häufig gastrointestinale Störungen wie Völlegefühl, Diarrhö, Übelkeit, Ober-

bauchschmerzen. Harnsäuresteine, selten allergische Hautreaktionen.
**WW:** Verminderte Wirksamkeit von Allopurinol durch erhöhte Ausscheidung des wirksamen Metaboliten Oxipurinol möglich. Abschwächung der urikosurischen Wirkung durch Salicylate, Sulfinpyrazon und Pyrazinamid.
**Dosis:** 1-mal 50–100 mg/d, mikronisiert 40–80 mg/d. DDD 100 mg.

**Benzbromaron AL®** (Aliud)
30 Tbl. 100 mg (N1) ............ (FB 12,11) 12,09
100 Tbl. 100 mg (N3) ............ (FB 16,21) 16,05

## Benzocain [UF]

Lokalanästhetikum vom Estertyp, das ausschließlich topisch auf Haut und Schleimhäuten angewendet wird. Benzocain hat nur eine geringe systemische Toxizität, da es wenig wasserlöslich ist und perkutan kaum resorbiert wird. Eine Resorption über Schleimhäute ist jedoch möglich. Wegen häufiger Kontaktsensibilisierungen wird eine Anwendung in der Dermatologie abgelehnt. Bei Anwendung auf größeren Wundflächen besteht darüber hinaus die Gefahr einer Methämoglobinämie.
**Anw.:** Pruritus, Herpes zoster, Brandwunden, Wundsein, Sonnenbrand, Frostschäden, Insektenstiche, Hämorrhoiden. Schmerzhafte Beschwerden in Mund- und Rachenraum.
**UW:** Allergische Reaktionen wie Urtikaria, Ödeme, Bronchospasmus, anaphylaktischer Schock. Methämoglobinbildung insbesondere bei Kindern. Zentrale und kardiodepressorische UW selten.
**Dosis:** Creme, Salbe, Puder: Juckende und schmerzende Stellen nach Bedarf ein- bis mehrmals behandeln. Pastillen: Bei Bedarf 1–2 Pastillen lutschen. Lösung: Alle 3 h 10–20 sec gurgeln. Supp.: Bei Bedarf 1- bis 3-mal/d.

**Anaesthesin®** (Ritsert)
20 g Creme 10% (N1) ............ 4,37
50 g Creme 10% (N1) ............ 6,94
50 g Salbe 5% (N1) ............ 5,71
20 g Salbe 10% (N1) ............ 4,37
50 g Salbe 10% (N1) ............ 6,94
20 g Salbe 20% (N1) ............ 5,34
50 g Salbe 20% (N1) ............ 10,22
50 g Puder N 6% (N2) ............ 6,58
20 Pastillen N 8 mg (N1) ............ 3,54
20 Pastillen N forte 20 mg (N1) ............ 3,79
10 Supp. N 100 mg (N1) ............ 5,12
20 Supp. N 100 mg (N2) ............ 8,87

## Benzocain + Cetylpyridiniumchlorid [BL]

Kombination des Desinfektionsmittels Cetylpyridiniumchlorid mit dem Lokalanästhetikum Benzocain, das allergisierend wirkt.
**Anw.:** Infektionen im Mund- und Rachenraum, insbes. schmerzhafte Zustände.
**Kontraind.:** Kdr. unter 3 J.
**UW:** s. Cetylpyridiniumchlorid.

**Dolo-Dobendan®** (Boots Healthcare)
**Best.:** 10 ml Lsg. enth.: Cetylpyridiniumchlorid 1 $H_2O$ 5 mg, Benzocain 40 mg. 1 Lutschpast. enth.: Cetylpyridiniumchlorid 1 $H_2O$ 1,4 mg, Benzocain 10 mg.
**Dosis:** 2-mal tgl. mit 15 ml Lsg. Mund spülen oder gurgeln. Alle 2 h 1 Lutschpastille bis max. 8 Pastillen/d.
200 ml Lsg. (N1) ............ 8,60
24 Lutschpastillen (N1) ............ 6,25
48 Lutschpastillen (N2) ............ 11,00

## Benzodiazepine [ML]

Durch ihren Angriff am Rezeptorkomplex für γ-Aminobuttersäure (GABA) verstärken Benzodiazepine die Wirkung dieses bedeutendsten inhibitorischen Neurotransmitters im ZNS. Gehemmt werden insbesondere die neuronale Aktivität in Formatio reticularis und limbischem System. Auch wenn Subtypen des GABA-Rezeptor-Komplexes unterschiedliche Wirkungen verschiedener Benzodiazepine prinzipiell möglich erscheinen lassen, gibt es bisher keine Hinweise auf wesentliche Unterschiede der bekannten Benzodiazepine, sodass sie als pharmakodynamisch gleichwertig gelten müssen. Alle haben – in steigender Dosis – anxiolytische, sedative und hypnotische, zentral muskelrelaxierende und antikonvulsive Wirkungen. Allerdings werden einige Präparate bevorzugt in bestimmter Dosierung und damit für bestimmte Indikationen eingesetzt, z. B. Clonazepam (Rivotril®) hochdosiert als Antiepileptikum. Grundsätzlich ist davon auszugehen, dass jedes Benzodiazepin für jede dieser Indikationen verwendbar ist.
Deshalb haben pharmakokinetische Unterschiede zwischen den Benzodiazepinen besondere Bedeutung. Da die Wirkung bei den meisten Substanzen vergleichbar schnell eintritt (ca. 30 min nach oraler Gabe), ist die Wirkdauer der entscheidende Parameter. Diese wird bestimmt durch die Halbwertszeit der Wirksubstanz, das Auftreten von aktiven Metaboliten und deren Halbwertszeit sowie in einzelnen Fällen bei einmaliger Gabe durch Umverteilung (s. unten). Für praktische Zwecke sinnvoll ist eine Unterteilung in kurz wirkende (Halbwertszeit <6 h), mittellang wirkende (Halbwertszeit 6–24 h) und lang wirkende (Halbwertszeit >24 h) Benzodiazepine. Tabelle II.3 gibt die Halbwertszeit häufig verwendeter Benzodiazepine an. Die meisten Benzodiazepine werden zunächst oxidativ metabolisiert durch N-Demethylierung oder Hydroxylierung. Die resultierenden Metabolite sind oft noch aktiv. Anschließend werden die Metaboliten konjugiert

und diese in aller Regel inaktiven Konjugate über die Niere ausgeschieden. Einige Benzodiazepine dagegen werden direkt konjugiert, z. B. Lorazepam, Lormetazepam, Oxazepam und Temazepam. Der oxidative Abbau ist verlangsamt im Alter, bei gestörter Leberfunktion und bei Gabe einer Reihe von Arzneimitteln (Cimetidin, Kontrazeptiva, Isoniazid). Unter diesen Umständen kann die Wirkdauer oxidativ metabolisierter Benzodiazepine erheblich verlängert sein. Konjugationsmechanismen sind dagegen von diesen Faktoren weitgehend unabhängig, sodass die Halbwertszeit direkt konjugierter Benzodiazepine weniger schwankt.

Diese pharmakokinetischen Parameter sind in erster Linie für die mehrmalige Applikation bedeutsam. Bei einmaliger Gabe wird die Wirkung von Benzodiazepinen mit langer Halbwertszeit auch durch Umverteilung begrenzt, sodass nach einmaliger abendlicher Einnahme solcher Präparate in niedriger bis mittlerer Dosierung eine Nachwirkung am nächsten Tag nicht zu erwarten ist. Bei wiederholter Gabe allerdings kumulieren diese Substanzen, sodass auch bei ausschließlich abendlicher Einnahme als Hypnotikum sedative Effekte am Tage hervorgerufen werden.

Benzodiazepine werden in erster Linie als Anxiolytika und Hypnotika eingesetzt. Bei vorliegender Indikation zur medikamentösen Behandlung (s. Angstneurosen und Schlafstörungen) sind sie Mittel der ersten Wahl. Eine kurzfristige Behandlung ist im Allgemeinen unbedenklich. Einschließlich einer ausschleichenden Phase sollte die Behandlungsdauer nicht mehr als 4–6 Wochen betragen. Als **Hypnotika** geeignet sind kurz wirkende Benzodiazepine bei Einschlafstörungen, mittellang wirkende bei Durchschlafstörungen. Bei Verwendung kurz wirkender Benzodiazepine kommt es allerdings bisweilen später in der Nacht zu Unruhe („Entzug"), dann sollte ein länger wirkendes Präparat gewählt werden.

Als **Anxiolytika** (niedrig dosiert) und **Sedativa** (in höherer Dosierung) finden mittellang bis lang wirkende Substanzen Verwendung. Hier werden auch bei einmaliger abendlicher Einnahme am Tag gleichzeitig erwünschte Effekte (Anxiolyse) wie auch unerwünschte Wirkungen (vermindertes Reaktionsvermögen) erzeugt. Keine Indikation besteht in der „Behandlung" von Störungen, die durch Alltagsbelastungen, Anforderungen in Beruf, Gesellschaft und Familie hervorgerufen sind. Bei der Bewältigung solcher Probleme ist die Einnahme von Benzodiazepinen eher hinderlich. Der hierbei chronische „Bedarf" kann leicht zur Abhängigkeit führen.

Benzodiazepine werden weiter zur **Prämedikation** vor Narkosen eingesetzt, in höherer Dosierung zur Sedation während diagnostischer Prozeduren (z. B. Endoskopien) sowie zur Sedation bei schweren somatischen Krankheiten (z. B. Herzinfarkt). Injizierbare Präparate können zur Narkoseeinleitung eingesetzt werden. Solche Präparate sind mit den Inhaltsstoffen Midazolam (Dormicum®), Flunitrazepam (Rohypnol®), Diazepam (Valium®), Lorazepam® (Tavor®) und Dikaliumclorazepat (Tranxilium®) im Handel.

Als **Antiepileptika** finden in erster Linie orale und injizierbare Formen von Clonazepam (Rivotril®) Verwendung, sowie Diazepam (Valium®), Midazolam (Dormicum®) und Lorazepam® (Tavor®) in injizierbarer Form bei Status epilepticus. Benzodiazepine sind bei vielen Formen von Epilepsie wirksam, besonders bei myoklonischen und atonischen Anfällen, petit mal und Absencen. Bei letzteren sollte jedoch wegen geringerer UW in erster Linie mit

**Tabelle II.3**
**Pharmakokinetische Eigenschaften von Benzodiazepinen. Die Halbwertszeit der aktiven Metaboliten (M) ist in Klammern angegeben.**

| Benzodiazepin | Halbwertszeit (h) |
|---|---|
| **Kurz wirkende** | |
| Brotizolam | 4–7 |
| Midazolam | 2 |
| Triazolam | 2–4 |
| **Mittellang wirkende** | |
| Alprazolam | 8–15 |
| Bromazepam | 10–28 |
| Lorazepam | 9–19* |
| Lormetazepam | 9–15* |
| Oxazepam | 8–12* |
| Temazepam | 7–15* |
| **Lang wirkende** | |
| Chlordiazepoxid | 10–15 (M 50–80) |
| Clobazam | 16–42 (M 36–80) |
| Clonazepam | 18–40 |
| Diazepam | 24–48 (M 50–80) |
| Dikaliumclorazepat | 1–3 (M 50–80) |
| Flunitrazepam | 10–20 (M 20–30) |
| Flurazepam | 1–2 (M 50–100) |
| Medazepam | 1–2 (M 50–80) |
| Nitrazepam | 18–30 |
| Prazepam | 1–2 (M 50–80) |

* Inaktivierung durch Konjugation, alle übrigen durch Oxidation

Ethosuximid behandelt werden. Bei generalisierten tonisch-klonischen Epilepsien sind Benzodiazepine nicht sehr wirksam und können die Anfallshäufigkeit sogar erhöhen.

**Kontraind.:** Myasthenia gravis, akute Intoxikationen mit zentral dämpfenden Pharmaka oder Alkohol, in der Regel Arzneimittel-, Drogen- und Alkoholabhängigkeit, Stillzeit (Übergang in Muttermilch, Sedation des Sgl.). Relative Kontraindikationen: Ataxie, Schlafapnoe, schwere chronische respiratorische Insuffizienz mit Hyperkapnie, Schwangerschaft (bisher keine teratogenen Effekte am Menschen bekannt), bei Gabe während oder vor der Geburt sind Nachwirkungen beim Säugling über mehrere Tage möglich (Somnolenz und Trinkschwäche). Bei Kdr. und Jgdl. unter 18 J. ist die Indikation zur Gabe von Benzodiazepinen sehr streng zu stellen.

**UW:** Zu starke Sedierung, auch am auf die Einnahme folgenden Tag: Müdigkeit, herabgesetzte Fahrtüchtigkeit, Gefährdung am Arbeitsplatz. Diese UW sind bei Gabe als Sedativum nicht zu vermeiden, da gleichbedeutend mit den gewünschten Effekten. Bei anxiolytischer Therapie können sie durch Dosisreduktion, bei Gabe als Hypnotikum durch Verwendung von Benzodiazepinen mit kurzer Halbwertszeit verringert werden. Verwirrtheit, Ataxie (vor allem bei vorbestehenden Störungen). Paradoxe Reaktionen mit psychomotorischer Erregung bis hin zur Aggressivität kommen vor allem bei älteren Patienten vor. Besonders bei den potenten, kurz wirksamen Benzodiazepinen (Midazolam, Triazolam) kann es zur anterograden Amnesie für den Zeitraum zwischen Einnahme und Schlafeintritt kommen. Selten ist in diesem Zeitraum auch nicht bewusst kontrolliertes Verhalten zu beobachten. Auch retrograde Amnesien wurden beschrieben. Diese UW treten vor allem bei zu hoher Dosierung auf, z. B. Triazolam über 0,25 mg. Als Vorsichtsmaßnahme sollten diese Präparate erst unmittelbar vor dem Schlafengehen eingenommen werden, auch wenn die Wirkung erst nach ca. 30 min eintritt.

Atemdepression ist nach oraler Gabe selten und wird vor allem bei Patienten mit chronischer respiratorischer Insuffizienz mit Hyperkapnie beobachtet. Nach parenteraler und insbesondere i.v.-Gabe besteht die Gefahr der Atemdepression (s. unten). Überempfindlichkeitsreaktionen (Hautsymptome) sind sehr selten und häufig auf Hilfsstoffe zurückzuführen.

Abhängigkeit ist relativ selten, stellt aber insgesamt wegen der hohen Verordnungszahlen ein wichtiges Problem dar. Sie ist durch physische Entzugssymptome nach plötzlichem Absetzen gekennzeichnet: Schwäche, Schwindel, Wahrnehmungsstörungen, Angst, selten Entfremdungserleben; nach Therapie mit höheren Dosen auch Schlaflosigkeit, Unruhe, Tremor, vegetative Störungen, Krämpfe. Abhängigkeit kann schon nach zweiwöchiger Behandlung mit Benzodiazepinen auftreten. Sie kommt auch ohne Dosissteigerung vor (Niedrigdosis-Abhängigkeit). Das Auftreten von Entzugssymptomen nach Absetzen verleitet zu Fortsetzung oder Wiederbeginn der Einnahme. Daher soll die Behandlung mit Benzodiazepinen ausschleichend beendet werden. Dies ist vor Beginn der Behandlung mit dem Patienten zu besprechen. Bei lang wirkenden Benzodiazepinen kann auf das Ausschleichen verzichtet werden, da die Wirkung ohnehin über mehrere Tage abklingt. Auch bei langsamer Beendigung der Therapie ist aber gelegentlich eine Störung des Schlafrhythmus, gesteigerter REM-Schlaf, z. T. mit Alpträumen, nicht zu vermeiden („rebound"-Insomnie). Diese Störungen sind leicht mit den ursprünglichen Beschwerden zu verwechseln. Letztere können nach Absetzen von Benzodiazepinen ebenfalls wieder beobachtet werden, wenn die kausalen Probleme fortdauern.

Abhängigkeit wird in erster Linie durch zu langfristige Verordnung, nicht durch häufigere kurzfristige Verordnung, verursacht. Bei Alkohol-, Arzneimittel- und Drogenabhängigkeit ist die Gefahr einer Benzodiazepinabhängigkeit besonders groß, sodass in der Regel eine Kontraindikation besteht.

Insgesamt sind die Benzodiazepine bei Beachten der zeitlichen Begrenzung von Verordnungen und der Notwendigkeit des Ausschleichens sehr sichere und nebenwirkungsarme Arzneimittel.

**WW:** Verstärkung der Wirkungen von zentral dämpfenden Medikamenten und Alkohol. Bei gleichzeitiger Einnahme von Substanzen, die die oxidative Metabolisierung in der Leber hemmen (Cimetidin, Östrogene, auch östrogenhaltige Kontrazeptiva, Isoniazid), sind Halbwertszeit und Wirkdauer aller nicht direkt konjugierten Benzodiazepine verlängert. CYP3A4-Abhängigkeit von Midazolam und Triazolam sowie von CYP2C19 bei Diazepam beachten (s. Einzelsubstanzen).

**Hinweis zu injizierbaren Formen.** Benzodiazepine sind schwer löslich und in Lösungen instabil. Die Lösungen dürfen nur frisch verwendet werden. Sie sind langsam und streng i.v. zu injizieren. Intraarterielle Injektionen können Nekrosen zur Folge haben. Lediglich Lorazepam (Tavor®) und Midazolam (Dormicum®) werden auch bei i.m.-Injektion zuverlässig resorbiert. Schnelle Injektion höherer Dosen kann zu Atemstillstand führen.

## Benzoylperoxid [UF]

Organisches Peroxid, das durch Sauerstofffreisetzung sebostatisch, komedolytisch und antibakteriell wirkt. Aufgrund der Radikalbildung möglicherweise kokarzinogen (cave: Sonnenexposition, Teerpräparate). Benzoylperoxid wird ausschließlich lokal als Aknemittel, aber auch zur Behandlung von Ulzera und

Verbrennungen eingesetzt. Die Behandlung ist erst nach mehreren Wochen erfolgreich. Benzoylperoxid wird lokal nur geringfügig resorbiert und bereits in der Haut zu Benzoesäure metabolisiert, die schnell renal eliminiert wird. Eine systemische Toxizität bei lokaler Anwendung wurde bisher nicht beobachtet.
**Ind.:** Akne vulgaris.
**Kontraind.:** Nicht auf Schleimhäuten sowie im Bereich der Mund-, Nasen- und Augenwinkel anwenden. Relativ kontraindiziert ist intensive UV-Bestrahlung (Sonnenbaden, Solarien). Vorsicht bei trockener und sebostatischer Haut von Atopikern. Vorsicht während der Schwangerschaft und Stillperiode, nicht im letzten Monat der Schwangerschaft.
**UW:** Hautrötung, Abschuppung, leichtes Brennen, zum Teil starke Austrocknung, Kontaktsensibilisierung (<2%). Kontakt mit Augen und Schleimhäuten vermeiden. Bleichwirkung an Haaren und Textilien.
**Dosis:** 1-mal tgl. abends, ggf. zusätzlich morgens. Emulsion auf vorher angefeuchtete Haut auftragen und nur kurzfristig (1–2 min) einwirken lassen, anschließend gründlich abwaschen. Gel stärker wirksam als Emulsion. Präparate mit identischen Konzentrationen sind nicht immer wirkungsgleich. DDD 100 mg.

**Benzaknen**® (Galderma)
25 g Gel 5% (N1) .................. (FB 5,07) 5,07
50 g Gel 5% (N2) .................. (FB 7,60) 7,60
100 g Gel 5% (N3) .................. (FB 11,40) 11,40
25 g Gel 10% (N1) .................. (FB 5,71) 5,71
50 g Gel 10% (N2) .................. (FB 8,54) 8,54
100 g Gel 10% (N3) .................. (FB 12,81) 12,81
50 g W Susp. 5% (N1) .................. (FB 7,60) 7,60
100 g W Susp. 5%(N2) .................. (FB 11,40) 11,40
200 g W Susp. 5%(N3) .................. (FB 17,10) 17,10

**PanOxyl**® (Stiefel)
40 g Creme mild 2,5% (N2) .................. (FB 5,96) 5,96
40 g Creme mild 5% (N2) .................. (FB 6,67) 6,67
100 ml Emulsion W 10% (N2) .................. (FB 12,81) 12,81
200 ml Emulsion W 10% (N3) .................. (FB 19,21) 19,21
40 g Gel 5% (N2) .................. (FB 6,67) 6,67
40 g Gel 10% (N2) .................. (FB 7,51) 7,51
30 ml Lotion mild 5% (N1) .................. (FB 5,64) 5,64

## Benzydamin *Rp* [BL]

Nichtsteroidales Antiphlogistikum zur topischen Anwendung mit analgetischen, antiinflammatorischen und lokalanästhetische Eigenschaften. Wenig dokumentierte therapeutische Erfahrungen. In Anbetracht der UW nicht empfehlenswert.
**Anw.:** Entzündungszustände des Mund- und Rachenraumes.
**UW:** Taubheitsgefühl und Brennen auf der Mundschleimhaut, Aufstoßen, Übelkeit, Erbrechen. Nach Verschlucken sind Schlafstörungen, optische Halluzinationen, Urtikaria, Exantheme und Photosensibilisierung möglich.
**Dosis:** 2-mal tgl. mit 15 ml 20–30 sec gurgeln oder Mund spülen. Als Sprühlsg. 3 Sprühstöße bis zu 5-mal/d in den Rachen.

**Tantum verde**® (CSC Pharmaceuticals)
60 ml Lsg. (150 mg/100 ml) Sprühkopf (N1) .................. 15,58
150 ml Lsg. (150 mg/100 ml) (N1) .................. 14,84

## Benzylpenicillin *Rp* [WS]

Bakterizid wirkendes natürliches Penicillin (Penicillin G) mit immer noch hervorragender Wirksamkeit im grampositiven Bereich, minimale Hemmkonzentration 0,001–0,5 I.E./ml. Benzylpenicillin ist das Mittel der Wahl bei Infektionen durch Streptokokken, Pneumokokken, Gonokokken, Meningokokken, Spirochäten, Diphtheriebakterien, Pasteurella multocida und Actinomyces israeli.
Keine ausreichende Resorption nach oraler Gabe wegen fehlender Säurestabilität. Nach i.v.-Injektion von 1 Mio. I.E. (entspr. 600 mg) werden maximale Plasmaspiegel von 75 I.E./ml erreicht, nach i.m.-Injektion von 1 Mio. I.E. ca. 20 I.E./ml nach 1 h. Plasmaeiweißbindung ca. 50%. Halbwertszeit 40 min, ca. 95% Elimination in wirksamer Form im Urin. Geringe Ausscheidung über die Leber. Wirkungsdauer 6–8 h. Gute Gewebepenetration in Lunge, Leber, Niere, Haut und Schleimhäute. Schlechte Liquorgängigkeit, aber gute Liquorgängigkeit bei entzündeten Meningen. Schlechte Gewebepenetration in Nervengewebe, Muskulatur, Knochen und Kammerwasser des Auges. Keine gute Penetration in Körperzellen und daher ungenügende Wirksamkeit gegen intrazellulär liegende Keime. Konzentrationen in Pleura-, Peritoneal-, Perikard- und Synovialflüssigkeit 30–75% der Serumkonzentrationen. Konzentration im fetalen Blut ca. 25% der Konzentration des mütterlichen Blutes. Etwa 10% der Serumspiegel werden in der Muttermilch gefunden.
**Ind.:** Mittel der ersten Wahl bei Infektionen durch Benzylpenicillin-empfindliche Keime, z. B. Diphtherie, Scharlach, Erysipel, rheumatisches Fieber, Endocarditis lenta, Pneumonie, Meningitis, Gasbrand, Milzbrand und Lues.
**Kontraind.:** Penicillinallergie. In ca. 5% besteht Kreuzallergie zu Cephalosporinen. Vorsicht bei Mononucleosis infectiosa, bei der die Allergierate erheblich höher ist. Auch bei Patienten mit Asthma bronchiale, Heuschnupfen, Urtikaria etc. erhöhte Allergierate. Kein Benzylpenicillin-Kalium bei schwerer Niereninsuffizienz.
**UW, WW:** s. Penicilline.
**Dosis:** Erw. 4-mal tgl. 0,25–5 Mio. I.E. i.m. oder i.v., Kleinkdr. und Sgl. 4-mal tgl. 0,01–0,1 Mio. I.E./kg

i.m. oder i.v. Bei schwerer Niereninsuffizienz nicht über 10 Mio. I.E./d. DDD 2 Mio. I.E.

**Penicillin "Grünenthal"** (Grünenthal)
10 Fl. 1 Mega (N3) ........ 21,10
10 Fl. 5 Mega (N3) ........ 28,03
5 Fl. 10 Mega (N2) ........ 26,48

**Penicillin G Jenapharm** (Jenapharm)
10 Inj.Fl. 0,5 Mega I.E. (N3) ........ 18,92
10 Inj.Fl. 1 Mega I.E. (N3) ........ 21,10
10 Inj.Fl. 3 Mega I.E. (N3) ........ 25,82
10 Inj.Fl. 5 Mega I.E. (N3) ........ 27,90
10 Inj.Fl. 10 Mega I.E. (N3) ........ 52,50

## Benzylpenicillin-Benzathin *Rp* [WS]

Depotpenicillin aus Benzylpenicillin (Penicillin G) und der organischen Base Benzathin mit einer Wirkdauer von 3–4 Wochen. Wirkspektrum s. Benzylpenicillin. Nach i.m.-Injektion werden wirksame Plasmaspiegel nur langsam erreicht. Sie sind relativ niedrig.

**Ind.:** Rezidivprophylaxe des rheumatischen Fiebers.

**Kontraind., UW, WW:** s. Penicilline und Benzylpenicillin. Bei versehentlicher intravasaler Injektion können Bewusstlosigkeit, Halluzinationen, Schwindel, Parästhesien, Tachykardien und evtl. Schock aufgrund multipler Mikroembolien durch Kristalle auftreten.

**Dosis:** Erw. und Kdr. 1- bis 2-mal monatlich 1,2 Mio. I.E. i.m.

**Tardocillin®** (Infectopharm)
1 Inj.-Fl. (1,2 Mega I.E./4 ml) (N1) ........ 21,65
5 Inj.-Fl. (1,2 Mega I.E./4 ml) (N2) ........ 79,95

## Beta$_2$-Rezeptoragonisten [BL]

Wirken vorwiegend auf Beta$_2$-Rezeptoren und führen zur Erschlaffung der glatten Muskulatur an Bronchien und Uterus. In höheren Dosen geht die Selektivität durch Stimulation von Beta$_1$-Rezeptoren verloren. Als Bronchospasmolytika senken sie den Atemwegswiderstand, hemmen die Mediatorfreisetzung aus Mastzellen und basophilen Leukozyten und steigern die mukoziliäre Clearance. Sie sind bei allen Formen der obstruktiven Atemwegskrankheiten indiziert. Wichtigste Vertreter sind Fenoterol, Salbutamol und Terbutalin sowie die langwirksamen Substanzen Salmeterol und Formoterol (s. *Tabelle 1.3*), die in adäquater Dosierung alle etwa gleich stark wirken. Als Bronchospasmolytika sollen sie vorzugsweise inhalativ angewendet werden, weil dadurch die systemischen UW vermindert werden. Die Inhalation muss dem Patienten erklärt und von ihm geübt werden. Je nach Aerosolqualität und Inhalationstechnik werden 70–90% verschluckt und im Magen-Darm-Trakt resorbiert. Durch First-Pass-Effekt wirkt jedoch nur ein Teil der resorbierten Substanz systemisch. Die langwirkenden Beta$_2$-Rezeptoragonisten werden in der Langzeittherapie des Asthma bronchiale eingesetzt (s. Stufenschema), vor allem bei nächtlichen Symptomen.

Beta$_2$-Rezeptoragonisten haben sich weiterhin als Tokolytika für die Hemmung vorzeitiger Wehen oder zur Uterusrelaxation bei geburtshilflichen Notfällen bewährt.

**Ind.:** Asthma bronchiale, Bronchospasmolyse, Tokolyse.

**Kontraind.:** Betreffen vor allem die nicht-inhalative Anwendung. Überempfindlichkeit gegenüber Catecholaminen. Vorsicht bei Hyperthyreose, Hochdruck, koronarer Herzkrankheit, Herzrhythmusstörungen, hypertrophischer Kardiomyopathie.

**UW:** Nach oraler Gabe treten Herzklopfen (10–20%), Muskelzittern (Fingertremor 20–50%), Unruhe (5–10%), Kopfdruck (5–10%) und Schwindel (3–5%) auf. Außerdem kann es zur Hypokaliämie kommen und damit verbunden zu ventrikulären Herzrhythmusstörungen. Wesentlich seltener sind die UW nach inhalativer Anwendung. Nach Inhalation kann in etwa 50% der Fälle der Sauerstoffpartialdruck um 5–10% absinken. Möglich sind auch eine Beeinträchtigung der Glucoseverwertung und eine Steigerung der Glykogenolyse mit nachfolgender Hyperglykämie, daher Blutglucosekontrolle bei Diabetikern. Unter tokolytischer Therapie wurden maternale Lungenödeme beobachtet. Höhere Dosen können zu fetalen Tachykardien führen, vereinzelt wurden fetale Myokardnekrosen beobachtet.

Unter Langzeitgabe von Beta$_2$-Rezeptoragonisten kann es infolge Rezeptordesensitisierung zu Abschwächung oder Verlust der Wirkung kommen. Bei inhalativer Anwendung muss ein ausreichend langes Dosierungsintervall von 4 h eingehalten werden.

**WW:** Betarezeptorenblocker können die Wirkungen der Beta$_2$-Rezeptoragonisten aufheben.

## Betahistin *Rp* [HK]

H$_1$-Rezeptoragonist. Wirkt gefäßerweiternd und verbessert möglicherweise die Durchblutung im Bereich der vertebrobasilären Strombahn und des Innenohrs. Vollständige Resorption nach oraler Gabe, maximale Plasmaspiegel nach 1 h.

**Anw.:** M. Menière, Schwindel, Übelkeit, Ohrgeräusche.

**Kontraind.:** Phäochromozytom, peptisches Ulkus, Bronchialasthma, Schwangerschaft.

**UW:** Gelegentlich Magenunverträglichkeit, Kopfschmerzen.

**WW:** H$_1$-Rezeptorantagonisten vermindern die Wirkung von Betahistin und sollten vor Behandlungsbeginn abgesetzt werden.

**Dosis:** Initial 3-mal/d 12–16 mg, nach Besserung

der Beschwerden 3-mal 6–12 mg. Einnahme während der Mahlzeiten.

**Aequamen**® (Altana)

50 Tbl. 6 mg (N2) ................................ (FB 13,04) 13,04
100 Tbl. 6 mg (N3) ................................ (FB 15,54) 15,54
20 Tbl. forte 12 mg (N1) ........................... (FB 11,97) 11,97
50 Tbl. forte 12 mg (N2) ........................... (FB 14,57) 14,57
100 Tbl. forte 12 mg (N3) .......................... (FB 18,12) 18,12

**Vasomotal**® (Solvay)

20 Tbl. 16 mg (N1) ................................ (FB 13,12) 13,12
50 Tbl. 16 mg (N2) ................................ (FB 16,75) 16,75
100 Tbl. 16 mg (N3) ............................... (FB 22,41) 22,41
20 Tbl. 24 mg (N1) ................................ (FB 13,93) 13,93
50 Tbl. 24 mg (N2) ................................ (FB 18,78) 19,17
100 Tbl. 24 mg (N3) ............................... (FB 25,89) 28,57
30 ml Tr. (8 mg/ml) (N1) ........................... (FB 12,97) 12,97
100 ml Tr. (8 mg/ml)(N2) ........................... (FB 18,39) 18,39

## Betamethason *Rp* [US]

Fluoriertes Glucocorticoid mit ähnlichen Wirkungen wie Prednisolon (s. dort). Hat keine Mineralocorticoidaktivität und wirkt erheblich länger (3,25 Tage). Wird deshalb fast ausschließlich lokal auf der Haut und bei Colitis ulcerosa angewendet. Eliminationshalbwertszeit 3–5 h, biologische Halbwertszeit 36–54 h.

### Haut

Betamethasonvalerat gehört zu den stark wirksamen Lokalcorticosteroiden, die bei längerer Anwendung ein höheres Risiko von UW beinhalten. Es soll daher generell nur kurzfristig, kleinflächig und nicht im Gesicht angewendet werden.
**Ind.:** Corticoidsensible Hautkrankheiten.
**Kontraind., UW:** s. Prednisolon. Wegen möglicher resorptiver Wirkungen soll Betamethason in Schwangerschaft, Stillzeit, bei Sgl. und Kleinkdr. im ersten Lebensjahr nicht angewendet werden. Die Anwendung am Augenlid ist wegen des Risikos eines Glaukoms ebenfalls kontraindiziert.
**Dosis:** 1- bis 2-mal tgl. dünn auftragen, bei Kdr. nur einmal am Tag. Behandlungsdauer nur kurzfristig (1–2 Wochen) bis zum Eintreten des Therapieerfolges, danach Übergang auf ein schwächer wirksames Präparat.

**Betagalen**® (Galen Pharma)

10 g Creme (N1) ................................ (FB 12,56) 11,30
25 g Creme (N1) ................................ (FB 16,08) 12,09
50 g Creme (N2) ................................ (FB 21,48) 14,84
100 g Creme (N3) ............................... (FB 31,52) 19,86
10 g Salbe (N1) ................................ (FB 12,56) 11,30
25 g Salbe (N1) ................................ (FB 16,08) 12,09
50 g Salbe (N2) ................................ (FB 21,48) 14,84
100 g Salbe (N3) ............................... (FB 31,52) 19,86
30 ml Lotio (N1) ............................... (FB 17,02) 15,98
60 ml Lotio (N2) ............................... (FB 23,79) 20,22
100 ml Lotio (N3) .............................. (FB 31,52) 27,79
30 ml Lsg. (N1) ................................ (FB 17,02) 15,98
60 ml Lsg. (N2) ................................ (FB 23,79) 20,22
100 ml Lsg. (N3) ............................... (FB 31,52) 27,79

**Betnesol**®**-V** (GlaxoSmithKline)

**Best.:** 1 g Betnesol-V Creme/Lotio/Salbe/mite Creme/mite Salbe/Lösung/Lösung crinalite enth.: Betamethason-17-valerat 1,22 mg/1,22 mg/1,22 mg/0,61 mg/0,61 mg/1,22 mg/0,61 mg entspr. 1 mg/1 mg/1 mg/0,5 mg /0,5 mg/1 mg/0,5 mg Betamethason.

25 g Creme 0,1% (N1) ............................ (FB 16,08) 16,08
50 g Creme 0,1% (N2) ............................ (FB 21,48) 21,48
100 g Creme 0,1% (N3) ........................... (FB 31,52) 31,52
25 g Salbe 0,1%(N1) ............................. (FB 16,08) 16,08
50 g Salbe 0,1% (N2) ............................ (FB 21,48) 21,48
100 g Salbe 0,1% (N3) ........................... (FB 31,52) 31,52
20 ml Lotio 0,1% (N1) ........................... (FB 14,99) 14,99
50 ml Lotio 0,1% (N2) ........................... (FB 21,48) 21,48
100 ml Lotio 0,1% (N3) .......................... (FB 31,52) 31,52
15 ml Lsg. crinale 0,1% (N1) .................... (FB 13,75) 13,75
30 ml Lsg. crinale 0,1% (N1) .................... (FB 17,02) 17,02
50 ml Lsg. crinale 0,1% (N2) .................... (FB 21,48) 21,48
100 ml Lsg. crinale 0,1% (N3) ................... (FB 31,52) 31,52

## Betarezeptorenblocker [HS]

Betarezeptorenblocker hemmen die Wirkung von Betasympathomimetika und die betasympathomimetische Wirkung endogener Catecholamine an allen Organen, die mit adrenergen Betarezeptoren ausgestattet sind. Herz und Nieren enthalten überwiegend $Beta_1$-Rezeptoren, Bronchien und Gefäße überwiegend $Beta_2$-Rezeptoren. Einige Betarezeptorenblocker haben eine stärker ausgeprägte Wirkung an $Beta_1$-Rezeptoren. Die Bezeichnung „kardioselektiv" (besser: kardioprävalent) für $beta_1$-selektive Substanzen ist jedoch übertrieben, denn bei höheren Dosen werden auch $Beta_2$-Rezeptoren blockiert, und die Selektivität geht verloren. Die $Beta_1$-Selektivität ist also nur relativ. Die üblichen Kontraindikationen für Betarezeptorenblocker sind deshalb auch bei $beta_1$-selektiven Substanzen unbedingt zu beachten. $Beta_1$-selektive Betarezeptorenblocker werden eingesetzt, um die unerwünschten Wirkungen bei $Beta_2$-Rezeptorenblockade (Bronchospasmus, periphere Durchblutungsstörungen, Hypoglykämie, Lipidstoffwechselstörungen) zu vermindern.
Einige Betarezeptorenblocker haben eine sog. intrinsische sympathomimetische Aktivität (ISA; identisch mit PAA = partialagonistische Aktivität). Diese wirken in niedrigen Dosen sympathomimetisch und führen in Ruhe zu einer geringeren Abnahme der Herzfrequenz. Betarezeptorenblocker mit ISA haben aber eine geringere maximale Wirkungsstärke, sodass die therapeutische Bedeutung der ISA umstritten ist. Die „unspezifisch membranabdichtende, chinidinartige" Wirkung einiger Betarezeptorenblocker spielt im Bereich klinischer

Dosen keine Rolle. Grundsätzlich können die verschiedenen therapeutischen Ziele mit allen Betarezeptorenblockern erreicht werden. Bei kardiovaskulären Indikationen sind $beta_1$-betonte Betarezeptorenblocker heute jedoch zu bevorzugen.
Betarezeptorenblocker mit Halbwertszeiten von mehr als 6 h müssen in der Regel nur einmal tgl. appliziert werden, was die Compliance verbessert. Die wichtigsten Betarezeptorenblocker sind in Tabelle II.4 zusammengefasst.
Die Bioverfügbarkeit von Betarezeptorenblockern schwankt zwischen 10 und 90%. Stoffe mit niedriger Bioverfügbarkeit haben einen hohen First-Pass-Effekt. Die Substanzen werden teilweise über CYP2D6 metabolisiert und erreichen bei den etwa 7% Langsammetabolisierern 3–5fach höhere Spiegel (z. B. Metoprolol, Carvedilol, Timolol). Andere Substanzen werden unverändert renal eliminiert (z. B. Atenolol). Bei Leber- oder Niereninsuffizienz sind die Dosen entsprechend zu reduzieren.

**Ind.:** *Arterielle Hypertonie.* Der Wirkungsmechanismus ist noch nicht endgültig geklärt. Die Wirkung setzt langsam ein und ist erst nach einigen Tagen voll ausgeprägt.
*Koronare Herzkrankheit.* Betarezeptorenblocker reduzieren Herzfrequenz und Kontraktilität und senken dadurch den Sauerstoffbedarf des Herzens. Die Koronargefäße werden nicht erweitert. Bei vasospastischer Angina pectoris sind Betarezeptorenblocker deshalb nicht indiziert.
*Herzinsuffizienz.* Für Carvedilol, Bisoprolol und Metoprolol wurde gezeigt, dass sie in langsam gesteigerten, initial niedrigen Dosen zusätzlich zur Standardtherapie mit Herzglykosiden, Diuretika und ACE-Hemmern zu einer Senkung der Letalität führen. Einzelheiten s. Herzinsuffizienz.
*Glaukom.* Betarezeptorenblocker erniedrigen bei systemischer, besonders aber bei lokaler Gabe den Augeninnendruck. Wirkung wahrscheinlich durch eine Reduktion der Kammerwasserproduktion bei fehlender Interferenz mit dem Kammerwasserabfluss. Wegen geringer lokaler UW sind sie vor allem bei jüngeren Patienten Mittel der ersten Wahl bei allen Formen des Glaukoms.
*Andere Ind.:* Tachykarde Rhythmusstörungen, akuter Myokardinfarkt, Reinfarktprophylaxe, essentieller Tremor, Hyperthyreose, Migräneprophylaxe.

**Kontraind.:** Asthma bronchiale und andere chronisch-obstruktive Atemwegskrankheiten, Bradykardie unter 50/min, Sinusknotensyndrom, sinuatrialer Block, AV-Block II. und III. Grades, ausgeprägte Hypotonie, periphere Durchblutungsstörungen, Therapie mit MAO-Inhibitoren. Die Kontraindikationen gelten auch für lokale Gabe am Auge. Bei metabolischer Azidose, Fettstoffwechselstörungen und Diabetes mellitus ist Vorsicht geboten.

**Tabelle II.4**
**Betarezeptorenblocker**

| Wirkstoff | Handelsname (Auswahl) | HWZ (h) |
|---|---|---|
| **$Beta_1$-selektiv** | | |
| Acebutolol* | Neptal® | 3–9 |
| Atenolol | Tenormin® | 6–11 |
| Betaxolol | Kerlone® | 14–22 |
| Bisoprolol | Concor® | 10–12 |
| Celiprolol* | Selectol® | 5–7 |
| Metoprolol | Beloc® | 3–5 |
| Nebivolol | Nebilet® | 10 |
| Talinolol | Cordanum® | 9–15 |
| **Nichtselektiv** | | |
| Alprenolol* | Aptin® | 2–3 |
| Bupranolol | Betadrenol® | 2–4 |
| Carteolol* | Endak® | 5–7 |
| Carvedilol** | Dilatrend® | 6–10 |
| Mepindolol* | Corindolan® | 6 |
| Nadolol | Solgol® | 16–24 |
| Oxprenolol* | Trasicor® | 1,5–2 |
| Penbutolol* | Betapressin® | 2–3 |
| Pindolol* | Visken® | 2–5 |
| Propranolol | Dociton® | 2–6 |
| Sotalol | Sotalex® | 8–12 |
| Timolol | Timomann® | 2–6 |

*zusätzlich intrinsische sympathomimetische Aktivität (ISA), **zusätzlich $alpha_1$-rezeptorenblockierende Wirkung

**UW:** Verstärkung von Bradykardie und intrakardialen Erregungsleitungsstörungen, Bronchospasmus, Verstärkung von peripheren Durchblutungsstörungen, Müdigkeit, Schlafstörungen, depressive Verstimmungen, Potenzstörungen. Weiterhin Hypoglykämie infolge Hemmung der Glykogenolyse mit Verstärkung der Wirkung von Insulin und oralen Antidiabetika, dabei gleichzeitig Maskierung der Hypoglykämieprodromi; Störungen des Lipidstoffwechsels, Erhöhung der LDL- und VLDL-, Erniedrigung der HDL-Fraktion.
Bei der Therapie mit Betarezeptorenblockern kommt es zu einer Zunahme der Betarezeptorenzahl (Up-Regulation). Deshalb Betarezeptorenblocker nicht plötzlich absetzen. Gefahr des Herzinfarkts! Bei lokaler Anwendung am Auge: verminderte Tränenproduktion bis zur Keratokonjunktivitis sicca, außerdem alle systemischen UW.

**WW:** Verstärkung der kardiodepressiven Effekte bei Kombination mit Calciumantagonisten, insbesondere vom Verapamil- und Diltiazemtyp; bei Kombination mit Nifedipin vor allem Verstärkung der hypotensiven Wirkung. Verstärkung der kardiodepressiven Effekte von Narkosemitteln und Antiarrhythmika, verstärkte blutdrucksenkende Wirkung durch Antisympathotonika. Verstärkte Hypoglykämieneigung bei Kombination mit Insulin und oralen Antidiabetika bei gleichzeitiger Maskierung der Symptome.

## Betaxolol *Rp* [US] 1984 C

$Beta_1$-selektiver Betarezeptorenblocker ohne intrinsische sympathomimetische Aktivität (ISA). Bioverfügbarkeit 80–90%. Betaxolol ist sehr lipophil, wird primär hepatisch metabolisiert und renal eliminiert, davon 15% unverändert. Halbwertszeit 16–20 h.

**Ind.:** Hypertonie, Glaukom.

**Kontraind., UW, WW:** s. Betarezeptorenblocker.

**Dosis:** *Hypertonie:* 1-mal 10–20 mg/d oral. *Glaukom:* 2-mal tgl. 1 Tr. in den Bindehautsack

**Betoptima**® (Alcon)

5 ml (5,6 mg/ml) (N1) ............................ (FB 13,00) *13,95*
3× 5 ml (5,6 mg/ml) (N2) ......................... (FB 17,49) *19,49*

**Kerlone**® (Sanofi-Synthelabo)

30 Lacktbl. 20 mg (N1) ............................ (FB 16,26) 16,26
50 Lacktbl. 20 mg (N2) ............................ (FB 19,96) 19,96
100 Lacktbl. 20 mg (N3) ........................... (FB 28,08) 28,08
30 Filmtbl. mite 10 mg (N1) ....................... (FB 14,00) 14,00
50 Filmtbl. mite 10 mg (N2) ....................... (FB 16,24) 16,24
100 Filmtbl. mite 10 mg (N3) ...................... (FB 21,48) 21,48

## Bexaroten *Rp* [US] 2002 A

Bexaroten ist ein neuartiges synthetisches Retinoid (Rexinoid), das selektiv an die intrazellulären Retinoid-X-Rezeptoren bindet und dadurch zelluläre Differenzierung und Proliferation kontrolliert. Diese Rezeptoren können als heterodimere Partner weitere nukleäre Rezeptoren wie Retinolsäurerezeptoren, Vitamin D-Rezeptor, Thyreoidrezeptor und Peroxisomen-Proliferator-Aktivator-Rezeptor (PPAR) aktivieren und dadurch metabolische und endokrine Nebenwirkungen auslösen. In 2 offenen Studien wurden klinische Besserungen bei 45–55% der Patienten beobachtet. Die Rückfallrate ist mit 36–38% hoch. Bexaroten erreicht 2 h nach oraler Gabe maximale Plasmaspiegel und wird mit einer terminalen Halbwertszeit von 7–9 h ausschließlich hepatobiliär eliminiert.

**Ind.:** Hautmanifestationen des kutanen T-Zell-Lymphoms.

**Kontraind.:** Frauen im gebärfähigen Alter ohne empfängnisverhütende Maßnahmen, Vorgeschichte einer Pankreatitis, Hypercholesterinämie, Hypertriglyzeridämie, Hypervitaminose A, Schilddrüsenkrankheiten, Leberinsuffienz, systemische Infektionen, Antidiabetikatherapie, Retinoidüberempfindlichkeit. Patienten unter 18 Jahren, Schwangerschaft, Stillzeit.

**UW:** Häufige Nebenwirkungen sind Hypertriglyzeridämie (79%), Schilddrüsenunterfunktion (30%) und Neutropenie (17%). Die Hypertriglyzeridämie erfordert häufig die Gabe von Statinen und Fibraten.

**WW:** CYP3A4-Substrate (Ketoconazol, Itraconazol, Proteasehemmer, Clarithromycin, Erythromycin, Grapefruitsaft) erhöhen Bexarotenplasmaspiegel, CYP3A4-induzierende Wirkstoffe (Rifampicin, Phenytoin, Dexamethason, Phenobarbital) senken sie. Wirksamkeit hormonaler Kontrazeptiva vermindert.

**Dosis:** Initial 300 mg/m² 1-mal/d zur Mahlzeit, bei Toxizität ggf. absetzen oder Dosis auf 100–200 mg/m² tgl. reduzieren.

**Targretin**® (Zeneus Pharma)

100 Kps. 75 mg (N3) ....................................... 1657,03

## Bezafibrat *Rp* [US] 1978 B/C

Lipidsenker aus der Gruppe der Clofibratanaloga mit ähnlichen Wirkungen auf Plasmatriglyceride, LDL-Cholesterin und HDL-Cholesterin wie Gemfibrozil (s. dort). Bezafibrat hatte in einer Studie an 3090 Patienten über 6,2 Jahre keine Effekte auf kardiale Endpunkte (Herzinfarkt, plötzlicher Herztod) (BIP Studie 2000). Es wird schnell resorbiert, maximale Plasmaspiegel nach 2 h, Retardpräparate nach 3–4 h. Elimination vorwiegend renal. Halbwertszeit 2 h, bei Niereninsuffizienz 8 h.

**Ind.:** Hypertriglyzeridämien mit oder ohne Hypercholesterinämien, wenn Diät und Gewichtsreduktion nicht ausreichend wirken.

**Kontraind.:** Schwere Leberfunktionsstörungen. Niereninsuffizienz wegen Kumulationsgefahr und der dadurch weiter verschlechterten Nierenfunktion mit erhöhtem Risiko einer Myositis. Strenge Indikationsstellung bei Gallensteinen und Gallenblasenkrankheiten. Schwangerschaft, Stillzeit.

**UW:** Allergische Hautreaktionen, Haarausfall (selten), Myalgien, Muskelkrämpfe teilweise mit erheblichem Anstieg von Kreatinphosphokinase, Rhabdomyolyse meist bei Überdosierungen (selten). Gastrointestinale Störungen. Transaminaseanstieg. Tendenz zur Gallensteinbildung.

**WW:** Verstärkung der Wirkung von oralen Antikoagulanzien und oralen Antidiabetika. Keine gleichzeitige Gabe von MAO-Inhibitoren.

**Dosis:** 3-mal 200 mg/d oral nach den Mahlzeiten oder 1-mal 400 mg/d als Retarddragee. DDD 600 mg.

**Bezafibrat-ratiopharm**® (ratiopharm)
50 Filmtbl. 200 mg (N2) ............ (FB 15,67) 15,38
100 Filmtbl. 200 mg (N3) ............ (FB 21,23) 20,60
30 Retardtbl. 400 mg (N1) ............ (FB 18,14) 18,14
100 Retardtbl. 400 mg (N3) ............ (FB 37,14) 35,64

**Cedur**® (Roche)
100 Drg. 200 mg (N3) ............ (FB 21,23) 20,72
100 Retardtbl. 400 mg (N3) ............ (FB 37,14) 36,86

## Bibrocathol [ML]

Bismuthaltiges Antiseptikum. Wird vor allem zur lokalen antiseptischen Therapie am Auge verwendet.
**Ind.:** Konjunktivitiden, Blepharitis chronica, Hornhauterosionen, Hordeolum.
**UW:** Lokale Irritation.
**Dosis:** 3- bis 5-mal tgl. 0,5 cm langen Salbenstrang 1–5% in den Bindehautsack einstreichen.

**Noviform**® (Novartis Pharma)
5 g Augensalbe 2% (N1) ............ 10,25
5 g Augensalbe 3% (N1) ............ 11,46
5 g Augensalbe 5% (N1) ............ 11,46

## Bicalutamid *Rp* [US] 1996 B

Nichtsteroidales Antiandrogen mit ähnlichen Wirkungen wie Flutamid (s. dort). Beim Prostatakarzinom ist die Monotherapie mit Bicalutamid weniger effektiv als die Androgenablation durch Orchiektomie oder Gonadorelinanaloga. Auch durch eine komplette Androgenblockade mit Gonadorelinanalogon plus Antiandrogen wird die Überlebenszeit nicht verlängert. Bicalutamid hat eine Halbwertszeit von 6–7 Tagen und kann daher 1-mal tgl. gegeben werden.
**Ind.:** Fortgeschrittenes Prostatakarzinom.
**Kontraind., UW, WW:** s. Flutamid.
**Dosis:** 1-mal 50 mg/d oral.

**Casodex**® (AstraZeneca)
30 Filmtbl. 50 mg (N1) ............ 211,42
90 Filmtbl. 50 mg (N3) ............ 588,73

## Bifonazol [UF] 1983 B

Lokalantimykotikum aus der Gruppe der Imidazolderivate mit ähnlichen Wirkungen und Nebenwirkungen wie Clotrimazol (s. dort). Resorption durch die gesunde Haut unter 1%, durch die entzündlich veränderte Haut 2–4%.
**Ind.:** Mykosen der Haut, verursacht durch Dermatophyten, Hefen (z. B. Candidaarten), Schimmel- und andere Pilze. Pityriasis versicolor, Erythrasma.
**UW:** Selten allergische Hautreaktionen, Hautreizungen und -rötungen, Juckreiz, Brennen und verstärkte Hautschuppung.
**Dosis:** Creme, Gel oder Lsg. 1-mal/d dünn auftragen. Puder 1-mal/d besonders in intertriginösen Hautbereichen. Behandlungsdauer in der Regel 2–4 Wochen.

**Mycospor**® (Bayer Vital)
20 g Creme 1% (N1) ............ (FB 7,77) 7,86
50 g Creme 1% (N2) ............ (FB 16,81) 16,81
20 ml Lsg. 1% (N1) ............ (FB 9,49) 9,49
50 ml Lsg. 1% (N2) ............ (FB 17,85) 17,85
25 ml Pumpspray 1% (N1) ............ (FB 11,08) 11,08

## Bifonazol + Harnstoff *Rp* [UF]

Kombination eines Azolantimykotikums mit Harnstoff zur Lokalbehandlung von Onychomykosen. Bifonazol zeigt ähnliche Wirkungen wie Clotrimazol (s. dort). Harnstoff (s. dort) wirkt proteolytisch, keratolytisch und penetrationsfördernd und führt in sehr hoher Konzentration zur Kolliquation des Keratins und damit zur Lyse der Nagelsubstanz. Ferner erhöht Harnstoff die Hydratation der Hornschicht und steigert damit die Diffusion anderer Stoffe wie Bifonazol. Eine neuere In-vitro-Studie konnte im Nagelbereich den resorptionsfördernden Effekt von Harnstoff allerdings nicht bestätigen. Zum anderen lassen sich nach Anwendung unter Okklusivverband erkrankte Nagelpartien ablösen, ohne die gesunden Bezirke zu schädigen. Mykologische Heilungsraten einer Bifonazol/Harnstoff-Kombination liegen bei 46%. Die Lokalbehandlung von Onychomykosen ist insgesamt wenig erfolgreich, am günstigsten noch bei eher distalem Befall. Sind auch proximale Nagelanteile betroffen, ist eine systemische Behandlung effektiver.
**Ind.:** Nagelmykosen.
**UW:** Lokale Reaktionen an Nagelrändern und Nagelbett.

**Mycospor**®**-Nagelset** (Bayer)
**Best.:** 1 g Salbe enth.: Bifonazol 10 mg, Harnstoff 400 mg.
**Dosis:** 1-mal tgl. auf erkrankte Nägel über 7–14 Tage auftragen. Aufgeweichte Nägel tgl. abkratzen. Nach Nagelentfernung mit Bifonazolsalbe weiterbehandeln.
10 g Salbe, 15 Pflaster, 1 Schaber (N1) ............ 29,89

## Bimatoprost *Rp* [US] 2002 C

Prostaglandinanalogon zur Glaukombehandlung mit ähnlichen Eigenschaften wie Latanoprost (s. dort). In einer sechsmonatigen Vergleichsstudie wirkte Bimatoprost etwas stärker drucksenkend (1,2–2,2 mm Hg) als Latanoprost, löste jedoch auch häufiger konjunktivale Hyperämie und Wachstum der Augenwimpern aus.
**Ind.:** Offenwinkelglaukom, bei ungenügender Wirksamkeit anderer Mittel.
**Kontraind.:** Kontaktlinsen, Schwangerschaft, Stillzeit. Vorsicht bei Patienten mit schwerem Asthma.

**UW:** Zunahme des braunen Irispigmentanteils durch Erhöhung des Melaningehalts (bei bis zu 10% der Patienten potentiell irreversibel), Fremdkörpergefühl. Selten Makulaödem, Uveitis, Hautausschlag, Wachstum und Pigmentierung der Augenlider.
**Dosis:** Tgl. 1 Tr. (50 µg/ml) in das erkrankte Auge.

**Lumigan**® (Pharm Allergan)
3 ml Lsg. (N1) .......... 28,21
3× 3 ml Lsg. (N1) .......... 64,75

## Biperiden *Rp* [ES]

Synthetisches Anticholinergikum. Biperiden blockiert muscarinische Acetylcholinrezeptoren und hat zusätzlich eine antinicotinische Komponente. Ähnlich wirksam wie Atropin, allerdings geringere vegetative Nebenwirkungen. Biperiden wird als Parkinsonmittel in frühen Krankheitsstadien eingesetzt, wenn Tremor und Rigor im Vordergrund stehen. Schwache antiakinetische Wirkung. Außerdem ist Biperiden gut wirksam gegen akute, Neuroleptika-induzierte extrapyramidale Störungen wie Frühdyskinesien und Parkinsonoid, aber nicht gegen Spätdyskinesien, die eher verschlechtert werden. Bioverfügbarkeit nach oraler Gabe 30%, Halbwertszeit 18 h.
**Ind.:** Parkinson-Syndrom, Neuroleptika-Parkinsonoid.
**Kontraind.:** Engwinkelglaukom, Prostataadenom, Stenosen im Magen-Darmbereich, Megakolon, Tachyarrhythmien. Strenge Indikationsstellung in Schwangerschaft und Stillzeit.
**UW:** Akkommodationsstörungen, Erhöhung des Augeninnendrucks, Mundtrockenheit, Obstipation, Tachykardie, Miktionsbeschwerden und psychische Störungen mit Müdigkeit, Schwindel, Unruhe, Halluzinationen und gelegentlich Gedächtnisstörungen insbesondere bei älteren Menschen. Anticholinergika stehen im Verdacht, die Demenzprogression zu fördern.
**WW:** Anticholinerge Wirkungen von Amantadin, Chinidin, Disopyramid, Procainamid, tri- und tetrazyklischen Antidepressiva und Neuroleptika werden verstärkt. Verstärkung von Levodopa-induzierten Dyskinesien und von Neuroleptika-induzierten Spätdyskinesien. Als Antidot bei Vergiftungen ist Physostigmin i.v. indiziert.
**Dosis:** *Morbus Parkinson*: Beginn mit 1 mg 2-mal/d, langsam steigern auf 6–12 mg/d oral, kein abruptes Absetzen. *Neuroleptika-Parkinsonoid*: Erw. 2,5–5 mg i.m. oder langsam i.v.; Kdr. bis 1 J. 1 mg, bis 6 J. 2 mg und bis 10 J. 3 mg langsam i.v.; ggf. nach 30 min gleiche Dosis nachinjizieren. DDD 10 mg.

**Akineton**® (Desma)
5 Amp. (5 mg/1 ml) (N1) .......... 13,49
30 Tbl. 2 mg (N1) .......... (FB 11,90) 11,90
60 Tbl. 2 mg (N2) .......... (FB 13,69) 13,69
100 Tbl. 2 mg (N3) .......... (FB 15,86) 15,86
30 Retardtbl. 4 mg (N1) .......... (FB 17,02) 17,02
60 Retardtbl. 4 mg (N2) .......... (FB 24,27) 24,27
100 Retardtbl. 4 mg (N3) .......... (FB 32,91) 32,91

**Biperiden-neuraxpharm** (neuraxpharm)
5 Amp. (5 mg/1 ml) (N1) .......... 12,81
30 Tbl. 2 mg (N1) .......... (FB 11,90) 11,89
60 Tbl. 2 mg (N2) .......... (FB 13,69) 13,68
100 Tbl. 2 mg (N3) .......... (FB 15,86) 15,73
30 Tbl. 4 mg (N1) .......... (FB 14,30) 14,13
60 Tbl. 4 mg (N2) .......... (FB 17,75) 17,75
100 Tbl. 4 mg (N3) .......... (FB 22,41) 21,90

## Bisacodyl [HK]

Laxans, das nach Metabolisierung im Kolon die Resorption von Wasser hemmt, die Sekretion von Wasser und Elektrolyten steigert und die Peristaltik im Kolon stimuliert.
Bisacodyl wird durch intestinale und bakterielle Enzyme zu der eigentlichen Wirksubstanz Desacetylbisacodyl hydrolysiert. Desacetylbisacodyl wird resorbiert und nach Konjugation in der Leber als Glukuronid biliär sezerniert. Im Kolon entsteht nach Deglukuronidierung durch bakterielle Enzyme wieder Desacetylbisacodyl. Etwa 50% einer oralen Dosis von Bisacodyl werden innerhalb von 48 h im Stuhl als Desacetylbisacodyl ausgeschieden, etwa 30% werden im Urin als Glukuronid eliminiert. Die Wirkung tritt bei oraler Gabe nach 6–8 h, bei rektaler Applikation nach 30–60 min ein.
**Ind.:** Zur kurzfristigen Anwendung bei Obstipation sowie bei Krankheiten, die eine erleichterte Defäkation erfordern. Zur Vorbereitung von Röntgenuntersuchungen und Endoskopien.
**Kontraind.:** Ileus, akut-entzündliche Krankheiten des Magen-Darm-Trakts.
**UW:** Bei rektaler Anwendung selten Schmerzen und Blutungen des Enddarmes. Bei langdauernder oder hochdosierter Anwendung häufig Elektrolytverluste (insbesondere Kalium). Dies kann zu Störungen der Herzfunktion und zu Muskelschwäche führen.
**WW:** Bei missbräuchlicher chronischer Anwendung kann infolge Hypokaliämie die Empfindlichkeit gegenüber Herzglykosiden erhöht und der Kaliumverlust durch andere Arzneimittel (Diuretika, Glucocorticoide) verstärkt werden.
**Dosis:** Erw. und Kdr. über 2 J. 5–10 mg oral oder rektal. Kdr. unter 2 Jahren: 5 mg rektal.

**Dulcolax**® (Boehringer Ingelheim)
10 Drg. 5 mg (N1) .......... 2,15
30 Drg. 5 mg (N2) .......... 4,58
75 Drg. 5 mg .......... 9,05
200 Drg. 5 mg .......... 17,85
6 Supp. 10 mg (N1) .......... 4,58
30 Supp. 10 mg (N3) .......... 16,85
15 ml Tr. NP (N1) .......... 6,28
30 ml Tr. NP (N2) .......... 10,65

**Laxagetten**® (ct-Arzneimittel)
30 Tbl. 5 mg (N2) ........ 2,18
30 Drg. 5 mg (N3) ........ 5,31

## Bismutsalze [HK]

Bismutsalze wirken bakterizid auf H. pylori. Sie haben außerdem zytoprotektive Eigenschaften, aber keine antaziden oder säuresekretionshemmenden Effekte. Eine dauerhafte Keimelimination gelingt mit Bismutsalzen als Monotherapie nicht. Zur Eradikation des H. pylori werden daher Bismutsalze bei der Kombinationstherapie mit Antibiotika wie Tetracyclin und Metronidazol kombiniert (s. Teil I, Ulkuskrankheit).
Geringe Mengen von Bismut werden im Magen-Darm-Trakt resorbiert. Nach 4wöchiger kontinuierlicher Therapie mit Bismutsubcitrat wurden maximale Bismutblutspiegel von 50 µg/l angegeben. Die untere toxische Grenze im Blut soll bei 100 µg/l liegen. Resorbiertes Bismut wird langsam über die Nieren ausgeschieden. Halbwertszeit 4–5 Tage. 2 Monate nach Ende der Behandlung kann Bismut noch im Harn nachgewiesen werden. Dies deutet auf Kumulation im Gewebe und langsame Mobilisation hin. Deshalb dürfen Bismutsalze nach einer regelmäßigen Einnahme frühestens nach 3 Monaten erneut eingenommen werden.
**Ind.:** Peptische Ulzera.
**Kontraind.:** Niereninsuffizienz, Asthma bronchiale, Schwangerschaft, Stillzeit, Kdr. unter 14 J.
**UW:** Schwarze Verfärbung von Zunge, Zahnfleisch, Zähnen und Stuhl durch Bildung von Bismutsulfid. Selten Übelkeit, Erbrechen, Schwindel, Durchfall, Kopfschmerzen. Die langdauernde hochdosierte Einnahme von Bismutverbindungen kann zur Bismutenzephalopathie führen.
**WW:** Bei gleichzeitiger Einnahme wird die Resorption von Tetracyclinen vermindert, daher Zeitabstand von mindestens 2 h einhalten. Säurehaltige Getränke (Obstsaft, Wein) erhöhen die Bismutresorption.
**Dosis:** Peptische Ulzera (als Bestandteil der Quadrupeltherapie): 3-mal 10 g Suspension/d 1 h vor dem Essen.

**Angass**® **S** (Medice)
**Best.:** 1 Portionsbtl. (10 g) Suspension enth.: Basisches Bismutnitrat 180 mg.
50 Btl. (N2) ........ 34,70
100 Drg. (N3) ........ 65,04

## Bisoprolol *Rp* [HS] 1986 C

Beta$_1$-selektiver („kardioselektiver") Betarezeptorenblocker ohne intrinsische sympathomimetische Aktivität. Bioverfügbarkeit 88%. Bisoprolol ist lipophiler als beispielsweise Atenolol. Es wird zu etwa 50% in der Leber zu inaktiven Metaboliten abgebaut und zu etwa 50% unverändert renal ausgeschieden. Halbwertszeit 10–12 h, keine nennenswerte Änderung bei mäßig eingeschränkter Nieren- und Leberfunktion und keine relevante Abhängigkeit von CYP2D6.
**Ind.:** Hypertonie, koronare Herzkrankheit. Herzinsuffizienz.
**Kontraind., UW, WW:** s. Betarezeptorenblocker.
**Dosis:** *Hypertonie, koronare Herzkrankheit*: 1-mal 5–10 mg/d oral.
*Herzinsuffizienz*: Initial schrittweise Dosissteigerung beginnend mit 1-mal 1,25 mg/d oral für 1 Woche. Bei guter Verträglichkeit Dosis auf 1-mal 2,5 mg/d für 1 Woche steigern, danach auf 3,75 mg/d für 1 Woche, auf 5 mg/d für 4 Wochen, auf 7,5 mg/d für 4 Wochen und auf maximal 1-mal 10 mg/d als Erhaltungsdosis.

**Bisoprolol-ratiopharm**® (ratiopharm)
30 Filmtbl. 5 mg (N1) ........ (FB 14,00) 12,33
50 Filmtbl. 5 mg (N2) ........ (FB 16,24) 15,43
100 Filmtbl. 5 mg (N3) ........ (FB 21,48) 19,92
30 Filmtbl. 10 mg (N1) ........ (FB 16,26) 13,97
50 Filmtbl. 10 mg (N2) ........ (FB 19,96) 18,49
100 Filmtbl. 10 mg (N3) ........ (FB 28,08) 26,00

**Concor**® (Merck)
30 Lacktbl. 5 mg (N1) ........ (FB 14,00) 14,00
50 Lacktbl. 5 mg (N2) ........ (FB 16,24) 16,24
100 Lacktbl. 5 mg (N3) ........ (FB 21,48) 21,48
30 Lacktbl. 10 mg (N1) ........ (FB 16,26) 16,26
50 Lacktbl. 10 mg (N2) ........ (FB 19,96) 19,96
100 Lacktbl. 10 mg (N3) ........ (FB 28,08) 28,08

**Concor**® **Cor** (Merck)
30 Filmtbl. 2,5 mg (N1) ........ (FB 12,49) 12,49
100 Filmtbl. 2,5 mg (N3) ........ (FB 17,12) 17,12
30 Filmtbl. 3,75 mg (N1) ........ (FB 13,31) 13,31
100 Filmtbl. 3,75 mg (N3) ........ (FB 19,66) 19,66
30 Filmtbl. 5 mg (N1) ........ (FB 14,00) 14,00
100 Filmtbl. 5 mg (N3) ........ (FB 21,48) 21,48
30 Filmtbl. 7,5 mg (N1) ........ (FB 15,27) 15,27
100 Filmtbl. 7,5 mg (N3) ........ (FB 25,26) 25,26
30 Filmtbl. 10 mg (N1) ........ (FB 16,26) 16,26
100 Filmtbl. 10 mg (N3) ........ (FB 28,08) 28,08

## Bisoprolol + Hydrochlorothiazid *Rp* [US]

Kombination aus dem beta$_1$-selektiven Betarezeptorenblocker Bisoprolol und dem Thiaziddiuretikum Hydrochlorothiazid. Beide Komponenten sind ausreichend dosiert.
**Ind.:** Hypertonie, wenn eine fixe Kombination angezeigt ist.
**Kontraind., UW, WW:** s. Bisoprolol und Hydrochlorothiazid.
**Best.:** 1 Filmtbl. 5 plus/10 plus enth.: Bisoprololfumarat 5 mg/10 mg, Hydrochlorothiazid 12,5 mg/ 25 mg.
**Dosis:** 1 Tbl./d.

**Bisohexal**® **plus** (Hexal)
30 Filmtbl. 5/12,5 mg (N1) ........ 18,90

50 Filmtbl. 5/12,5 mg (N2) .................................. 25,15
100 Filmtbl.5/12,5 mg (N3) ................................ 38,57
30 Filmtbl.10/25 mg (N1) .................................. 25,02
50 Filmtbl.10/25 mg (N2) .................................. 34,73
100 Filmtbl.10/25 mg (N3) ................................ 56,77

**Concor® plus** (Merck)
30 Filmtbl. 5 mg plus (N1) ................................ 20,16
50 Filmtbl. 5 mg plus (N2) ................................ 27,04
100 Filmtbl.5 mg plus (N3) ................................ 41,42
30 Filmtbl. 10 mg plus (N1) .............................. 26,97
50 Filmtbl. 10 mg plus (N2) .............................. 37,50
100 Filmtbl. 10 mg plus (N3) ............................ 60,70

## Bisphosphonate [US]

Bisphosphonate sind metabolisch stabile Pyrophosphatanaloga, die den pathologischen Knochenabbau hemmen und bei Osteoporose, Morbus Paget und heterotopen Ossifikationen eingesetzt werden. Wegen ihrer hohen Affinität zu Calciumphosphat wirken sie selektiv auf das Knochengewebe und bilden dort mit Hydroxylapatit Komplexverbindungen. Durch Änderung der Kristallstruktur und vermutlich auch durch Hemmung knochenabbauender Osteoklasten wird eine gesteigerte Knochenauflösung und die damit verbundene Hyperkalzämie gesenkt. Zur Gruppe der Bisphosphonate gehören insgesamt 7 Wirkstoffe mit unterschiedlichen indikativen Schwerpunkten. **Etidronsäure** (Didronel®), **Alendronat** (Fosamax®) und **Risedronsäure** (Actonel®) werden zur Behandlung der manifesten Osteoporose, **Etidronsäure** (Diphos®), **Tiludronsäure** (Skelid®), **Risedronsäure** (Actonel®) und **Pamidronsäure** (Aredia®) zur Behandlung des Morbus Paget sowie **Clodronsäure** (Ostac®), **Pamidronsäure** (Aredia®) und **Zoledronsäure** (Zometa®) zur Behandlung der Hyperkalzämie insbesondere bei tumorinduzierten Osteolysen eingesetzt (s. auch Kap. 19, *Tabelle 19.8*).

## Bivalirudin *Rp* [UF] 2004 **B**

Direkter Thrombininhibitor zur Prophylaxe ischämischer Komplikationen bei perkutaner Koronarangioplastie. Bivalirudin ist ein synthetisches Polypeptid mit 20 Aminosäuren, bestehend aus der C-terminalen Dodecapeptidsequenz (53–64) von Hirudin und einer N-terminalen Tetrapeptidsequenz (D-Phe-Pro-Arg-Pro), die über vier Glycinreste miteinander verknüpft sind. Bivalirudin bindet wie Hirudin mit der N-terminalen Sequenz am aktiven katalytischen Zentrum und mit der C-terminalen Region an die Fibrinogenbindungsstelle (Exosite 1) von Thrombin. Im Gegensatz zur nahezu irreversiblen Bindung von Hirudin ist die Bindung von Bivalirudin durch eine Thrombin-induzierte langsame Abspaltung vom aktiven Zentrum (bei erhaltener Blockade der Fibrinogenbindungsstelle) reversibel, woraus ein möglicherweise geringeres Blutungsrisiko abgeleitet wird. Im Gegensatz zu Heparin wirkt Bivalirudin wie Hirudin unabhängig von Antithrombin III, hemmt freies und fibringebundenes Thrombin und inhibiert die thrombininduzierte Thrombozytenaktivierung und -aggregation. Ein Antidot für Bivalirudin ist nicht bekannt.

In direkt vergleichenden Studien war Bivalirudin hinsichtlich eines kombinierten Endpunktes (Tod, Myokardinfarkt, Revaskularisation, schwere Blutung) einer Behandlung mit Heparin plus Gp-IIb/IIIa-Inhibitor (Abciximab, Eptifibatid) klinisch äquivalent. Blutungen waren jedoch signifikant seltener. Bivalirudin bindet weder an Plasmaproteine, noch an Erythrozyten oder Plättchenfaktor 4 und wird zu ca. 80% durch Proteolyse hepatisch eliminiert, der Rest wird in unveränderter Form renal ausgeschieden. Die Halbwertszeit beträgt 25 min und ist bei mittelschwerer Niereninsuffizienz auf 34 min, bei schwerer Niereninsuffizienz auf 57 min und bei dialysepflichtigen Patienten auf 3,5 h verlängert.

**Ind.:** Antikoagulans bei perkutaner Koronarintervention.

**Kontraind.:** Überempfindlichkeit gegen Bivalirudin oder Hirudine. Aktive Blutungen, erhöhtes Blutungsrisiko aufgrund einer Störung des Hämostasesystems, irreversible Blutgerinnungsstörungen. Schwere Hypertonie, subakute bakterielle Endokarditis, schwere Nierenschädigung (GFR <30 ml/min), dialysepflichtige Patienten.

**UW:** Häufig Blutungen im Punktionsbereich, gastrointestinale, retroperitoneale, urogenitale, intrakranielle, kardiopulmonale Blutungen sowie Blutungen im Hals-, Nase-, Ohrbereich. Gelegentlich Thrombozytopenie, Anämie, Kopfschmerzen, Rückenschmerzen, Übelkeit und Erbrechen, Hypotonie, Angina pectoris, ventrikuläre Tachykardie, Bradykardie, Dyspnoe, allergische Reaktionen, Exanthem. Sehr selten anaphylaktische Reaktionen, anaphylaktischer Schock, einschließlich tödlicher Schock.

**WW:** Erhöhtes Blutungsrisiko durch Heparin, orale Antikoagulanzien, Thrombozytenaggregationshemmer (z. B. Acetylsalicylsäure, Clopidogrel, Ticlopidin, Abciximab, Eptifibatid, Tirofiban) oder Fibrinolytika möglich.

**Dosis:** Initial 0,75 mg/kg als i.v.-Bolus, anschließend 1,75 mg/kg/h als i.v.-Infusion mindestens für die Dauer des Eingriffs (max. 4 h). Bei mittelschwerer Niereninsuffizienz (GFR 30–59 l/min) unter Beibehaltung der initialen Bolusdosis Infusionsrate auf 1,4 mg/kg/h verringern. Kontrolle mittels aktivierter Gerinnungszeit (ACT). Liegt diese unter 225 sec, ist eine zweite Bolusdosis von 0,3 mg/kg zu verabreichen und die ACT 5 min später nochmals zu überprüfen. Bivalirudin kann in Kombination mit GPIIb/IIIa-Rezeptorantagonisten angewandt werden.

**Angiox**® (Nycomed)
10 Durchstechfl. 250 mg + Lsgm. (5 ml) .................... 5113,58

## Blutegelextrakt [UF]

Auf Hirudin standardisierter Extrakt aus Blutegel (Hirudo medicinalis) mit ähnlichen Wirkungen wie Heparin (s. dort). Hirudin ist ein Polypeptid mit 65 Aminosäuren und hemmt als selektiver Thrombininhibitor die plasmatische Gerinnung und die thrombininduzierte Thrombozytenaggregation in Konzentrationen von 0,5 AT.-E./ml. Halbwertszeit nach i.v.-Gabe 65 min. Die perkutane Penetration von Hirudin ist ähnlich wie bei Heparin minimal (0,03%). Systemisch-therapeutisch wirksame Konzentrationen werden nicht erreicht. Eine über den Massageeffekt hinausgehende Wirksamkeit ist nicht belegt.

**Anw.:** Stumpfe Traumen, oberflächl. Thrombophlebitiden, Hämatome.

**UW:** Allergische Hautreaktionen mit Rötung, Brennen und Juckreiz.

**Exhirud**® (Lichtenstein)
**Best.:** 100 g Gel/Salbe enth.: 840 mg/560 mg Blutegelextrakt stand. auf 420 I.E./280 I.E. AT.-E. Hirudin. 100 g Salbe Spezial/Spezialgel enth.: 2240 mg Blutegelextrakt stand. auf 1120 I.E. Hirudin.
**Dosis:** 3- bis 4-mal/d auftragen.

40 g Spezialgel (N1) .................... 14,40
100 g Spezialgel (N2) .................... 32,55
40 g Salbe Spez. (N1) .................... 14,40
100 g Salbe Spez. (N2) .................... 32,55

## Bornaprin *Rp* [ES]

Synthetisches Anticholinergikum mit ähnlichen Wirkungen wie Biperiden (s. dort). Wirkt vorwiegend auf Tremor.

**Ind.:** Parkinson-Syndrom, Neuroleptika-Parkinsonoid.

**Kontraind., UW, WW:** s. Biperiden.

**Dosis:** Initial 2 mg/d, langsam steigern auf 6–12 mg/d oral.

**Sormodren**® (Abbott)
30 Tbl. 4 mg (N1) .................... (FB 17,50) 17,50
60 Tbl. 4 mg (N2) .................... (FB 24,19) 24,19
100 Tbl. 4 mg (N3) .................... (FB 32,42) 32,42

## Bortezomib *Rp* [US] 2004 A

Bortezomib ist der erste Vertreter der Proteasominhibitoren, die den Abbau ubiquinierter Proteine einschließlich Cyclinen und Cyclin-abhängiger Kinaseinhibitoren selektiv und reversibel hemmen. Viele regulatorische Proteine, die an Apoptose, Zellzyklusregulation und Zellwachstum beteiligt sind, unterliegen einem Proteasom-abhängigen Abbau. Aus der Hemmung von Proteasomen resultiert eine Reduktion des Zellwachstums und Induktion der Apoptose. In einer offenen Studie an 202 Patienten mit multiplem Myelom und Therapieresistenz gegen konventionelle Chemotherapie erreichte Bortezomib eine Ansprechrate von 35% und ein medianes Überleben von 16 Monaten. Halbwertszeit von Bortezomib nach einmaliger i.v.-Injektion 5,5 h, nach mehrmaliger Gabe 20 h.

**Ind.:** Multiples Myelom.

**Kontraind.:** Schwere Leberfunktionsstörungen, Stillzeit. In der Schwangerschaft strenge Nutzen-Risiko-Abwägung.

**UW:** Sehr häufig Asthenie, Übelkeit, Anorexie, Erbrechen, Diarrhö, Obstipation, periphere Neuropathie, Pyrexie, Thrombozytopenie und Anämie.

**WW:** Orale Antidiabetika: Hypoglykämie oder Hyperglykämie möglich.

**Dosis:** Initial Therapiezyklus mit 1,3 mg/m² i.v. 2-mal/Woche über 2 Wochen, in der 3. Woche Therapiepause. Danach 2 bis 7 weitere Therapiezyklen.

**Velcade**® (Janssen-Cilag)
1 Durchstechfl. 3,5 mg (N1) .................... 1375,05

## Bosentan *Rp* [US] 2002 A

Bosentan ist der erste Endothelinrezeptorantagonist zur Behandlung der pulmonalen Hypertonie bei Patienten mit Symptomen der funktionellen Klasse III (nach WHO). In Placebo-kontrollierten Studien wurden hämodynamische Parameter (pulmonaler Widerstand, Herzindex) und körperliche Leistungsfähigkeit (6-Minuten-Gehstrecke) verbessert. Wesentliche Risiken sind Leberfunktionsstörungen mit erhöhten Werten für Leberaminotransferasen und Bilirubin, die bei Dosiserhöhung über die empfohlene Tagesdosis von 2-mal 125 mg hinaus deutlich zunehmen, sowie eine Anämie mit dosisabhängiger Abnahme von Hämoglobin und Hämatokrit.
Bosentan wird oral interindividuell stark variabel resorbiert. Die Bioverfügbarkeit liegt bei ca. 50%. Bosentan wird über CYP3A4 und CYP2C9 verstoffwechselt (cave: Interaktionen) und mit einer Halbwertszeit von 5–6 h nahezu ausschließlich biliär eliminiert. Aufgrund der erforderlichen invasiven kardiologischen Diagnostik und der enormen Therapiekosten soll Bosentan nur von erfahrenen Kardiologen eingesetzt werden.

**Ind.:** Pulmonale Hypertonie.

**Kontraind.:** Leberfunktionsstörungen, gleichzeitige Gabe von Ciclosporin, Glibenclamid, Fluconazol, Schwangerschaft.

**UW:** Kopfschmerzen, Flush, Leberfunktionsstörungen mit erhöhten Aminotransferasewerten, Beinödeme, Anämie, Nasopharyngitis, Hypotonie, Palpitationen, Dyspepsie, gastroösophagealer Reflux, rektale Hämorrhagie.

**WW:** Gleichzeitige Gabe von CYP3A4- oder CYP2C9-Inhibitoren vermeiden. Überwachung der INR bei

gleichzeitiger Gabe von Warfarin, bei gleichzeitiger Gabe von Simvastatin ggf. Dosis anpassen.
**Dosis:** Initial 2-mal 62,5 mg/d für 4 Wochen, danach auf Erhaltungsdosis von 2-mal 125 mg/d steigern.

**Tracleer**® (Actelion)
56 Filmtbl. 62,5 mg (N2) .................................. 3206,95
56 Filmtbl. 125 mg (N2) .................................. 3206,95

## Brennesselblätterextrakt [US]

Auszug aus Brennesselblättern (Urtica dioica) ohne überzeugende Belege für therapeutische Wirksamkeit.
**Anw.:** Unterstützende Behandlung rheumatischer Beschwerden.
**UW:** Selten Überempfindlichkeitsreaktionen, Magen-Darm-Beschwerden. Sehr selten Hyperglykämie bei Diabetespatienten.
**WW:** Mit Vitamin-K-Antagonisten möglich.
**Dosis:** 3-mal 145 mg/d oral.

**Hox**® **alpha** (Strathmann)
50 Hartkaps. 145 mg (N2) .................................. 28,97
100 Hartkaps. 145 mg (N3) .................................. 52,56

## Brennesselwurzelextrakt [HO]

Auszug aus Brennesselwurzeln (Radix Urticae) ohne überzeugende Belege für therapeutische Wirksamkeit.
**Anw.:** Benigne Prostatahyperplasie.
**UW:** Gelegentlich Magen-Darm-Beschwerden, selten allergische Reaktionen.
**Dosis:** Initial 2-mal 300 mg/d, Langzeittherapie im 1. Stadium 459 mg/d.

**Bazoton**® (Abbott)
60 Kps. N 150 mg (N1) .................................. 23,06
120 Kps. N 150 mg (N2) .................................. 38,83
200 Kps. N 150 mg (N3) .................................. 59,67
30 Filmtbl. uno 459 mg (N1) .................................. 19,99
60 Filmtbl. uno 459 mg (N1) .................................. 38,52
90 Filmtbl. uno 459 mg (N2) .................................. 54,69
120 Filmtbl. uno 459 mg (N2) .................................. 70,59

## Brimonidin *Rp* [ML] 1998 C

Alpha$_2$-Rezeptoragonist mit hoher Selektivität zur lokalen Glaukombehandlung. Brimonidin senkt 2 h nach Applikation den intraokularen Druck über eine Senkung der Kammerwasserbildung und des uveoskleralen Abflusses. Plasmahalbwertszeit nach topischer Applikation 3 h.
**Ind.:** Offenwinkelglaukom bei Kontraindikationen gegen Betarezeptorenblocker.
**Kontraind.:** Therapie mit MAO-Inhibitoren oder trizyklischen Antidepressiva. Stillzeit. Vorsicht bei Patienten mit Herzkreislaufkrankheiten, Depressionen, Zerebralinsuffizienz, Raynaud-Syndrom, Orthostase-Syndrom oder Thrombangiitis obliterans.
**UW:** Okulare Hyperämie, Augenbrennen, Fremdkörpergefühl, Bindehautfollikel, allergische Reaktionen, okularer Juckreiz. Systemisch: Mundtrockenheit, Kopfschmerzen, Müdigkeit.
**WW:** Vorsicht bei gleichzeitiger Einnahme von Chlorpromazin, Antihypertonika, Digitalisglykosiden, Alpharezeptoragonisten und -antagonisten.
**Dosis:** 1 Tr. 2-mal/d in das erkrankte Auge träufeln.

**Alphagan**® (Pharm-Allergan)
5 ml Augentr. 2 mg/ml (N1) .................................. 26,88
3x5 ml Augentr. 2 mg/ml (N2) .................................. 61,75
6x5 ml Augentr. 2 mg/ml (N3) .................................. 114,65

## Brinzolamid *Rp* [US] 2000 C

Topisch applizierbarer Carboanhydrasehemmer zur Senkung von Kammerwasserproduktion und Augeninnendruck mit ähnlichen Wirkungen wie Dorzolamid (s. dort). Brinzolamid wirkt stärker und länger als Dorzolamid und kann in der Monotherapie zweimal statt dreimal täglich eingesetzt werden. Ein weiterer Vorteil ist die Verträglichkeit, da lokale Augenreizungen in Form von Brennen oder Stechen seltener auftreten. Brinzolamid wird systemisch resorbiert und reichert sich zum großen Teil in Erythrozyten an der Carboanhydrase an. Halbwertszeit im Blut 24 Wochen.
**Ind.:** Offenwinkelglaukom, im Allgemeinen in Kombination mit Betarezeptorenblockern, ggf. als Monotherapie bei Unverträglichkeit oder fehlender Wirksamkeit von Betarezeptorenblockern.
**Kontraind.:** Sulfonamidüberempfindlichkeit, schwere Nierenfunktionsstörungen, hyperchlorämische Azidose. Vorsicht bei eingeschränkter Leberfunktion.
**UW:** Lokale Irritation, Allergie, kurzzeitige Sehverschlechterung, Geschmacksstörungen.
**WW:** Additive Wirkungen mit systemischen Carboanhydrasehemmern möglich.
**Dosis:** Als Mono- und Zusatztherapie 1 Tr. 2-mal tgl. in den Bindehautsack eintropfen.

**Azopt**® (Alcon)
5 ml Augentr. 10 mg/ml (N1) .................................. 23,27
3× 5 ml Augentr. 10 mg/ml (N2) .................................. 50,43

## Brivudin *Rp* [US]

Thymidinanalog zur Behandlung akuter Herpes-zoster-Infektionen. Brivudin hat eine selektive antivirale Aktivität gegen Varicella-zoster-Virus and Herpes-simplex-Virus Typ 1. Es wird ähnlich wie Aciclovir (s. dort) durch eine virale Thymidinkinase zu Brivudintriphosphat phosphoryliert und in die virale DNA inkorporiert, sodass die Virusreplikation durch Blockade von DNA-Polymerasen gehemmt wird. In einer klinischen Studie an Herpes-zoster-Patienten hatte Brivudin (1-mal 125 mg/d oral) im Vergleich zu Aciclovir (5-mal 800 mg/d oral) eine überlegene Wirkung auf die Zeit der Bläschenbildung und verkürzte die Dauer der postherpetischen Neuralgie. Die Bioverfügbarkeit von Brivudin beträgt nach oraler Gabe infolge eines hohen First-Pass-Effektes 30%. Hauptmetabolit ist das im Plasma nachweisbare Bromvinyluracil, das weiter zu Uracilessigsäure abgebaut und in dieser Form überwiegend (65%) renal eliminiert wird. Die terminale Plasmahalbwertszeit von Brivudin beträgt 16 h, was die einmal tägliche Gabe ermöglicht.

**Ind.:** Akuter Herpes zoster bei immunkompetenten Patienten.

**Kontraind.:** Therapie mit 5-Fluorouracil (einschließlich topischer Zubereiterungen), 5-Fluorouracil-Prodrugs (z. B. Capecitabin, Tegafur), immunsupprimierte Patienten (z. B. Krebspatienten unter Chemotherapie oder immunsuppressiver Therapie, systemische Mykosen unter Flucytosintherapie). Bei Kdr. keine ausreichenden Erfahrungen. Schwangerschaft, Stillzeit.

**UW:** Häufig Übelkeit. Gelegentlich Granulozytopenie, Eosinophilie, Anämie, Lymphozytose, Monozytose, Insomnie, Kopfschmerzen, Schwindel, Somnolenz, Dyspepsie, Erbrechen, Bauchschmerzen, Diarrhö, Flatulenz, Obstipation, Fettleber, Pruritus, erythematöser Hautausschlag, Schwitzen, Asthenie, Müdigkeit, Erhöhung von γ-GT, SGPT, SGOT, LDH, BUN, alkalischer Phosphatase.

**WW:** Akkumulation und verstärkte Toxizität (sogar tödlich) von 5-Fluorouracil und anderen 5-Fluoropyrimidinen (z. B. Capecitabin, Floxuridin, Tegafur, Flucytosin). Nach Brivudin mindestens 4 Wochen Abstand und Bestimmung der DPD-Enzymaktivität vor Beginn einer Therapie mit 5-Fluoropyrimidinen.

**Dosis:** 1-mal 125 mg/d oral über 7 Tage. Therapiebeginn möglichst innerhalb von 48 h nach Auftreten der ersten Bläschen.

**Zostex**® (Berlin Chemie)

7 Tbl. 125 mg (N1) .......... 95,67

## Bromazepam *Rp* [ML] 1978 C

Mittellang wirkendes Benzodiazepin, Halbwertszeit 10–28 h. Weiteres s. Benzodiazepine.

**Ind.:** Anxiolyse, Sedation; Schlafstörungen, wenn gleichzeitig Sedation am Tage erwünscht ist.

**Kontraind., UW:** s. Benzodiazepine.

**Dosis:** Initial 3 mg vor dem Schlafengehen. Nur bei Bedarf zusätzlich tagsüber 1- bis 2-mal 1,5–3 mg. In schweren Fällen schrittweise bis auf 3-mal tgl. 6 mg steigern. Ausschleichend absetzen.

**Bromazanil**® (Hexal)

10 Tbl. 3 mg (N1) .......... (FB 10,37) 10,25
20 Tbl. 3 mg (N2) .......... (FB 11,38) 11,10
50 Tbl. 3 mg (N3) .......... (FB 14,24) 13,11
10 Tbl. 6 mg (N1) .......... (FB 10,53) 10,29
20 Tbl. 6 mg (N2) .......... (FB 11,70) 11,39
50 Tbl. 6 mg (N3) .......... (FB 15,07) 14,05

**Lexotanil**® (Hoffmann-La Roche)

10 Tbl. 6 mg (N1) .......... (FB 10,53) 12,18
20 Tbl. 6 mg (N2) .......... (FB 11,70) 14,43
50 Tbl. 6 mg (N3) .......... (FB 15,07) 21,24

## Bromelain [US]

Konzentrat proteolytischer Enzyme aus Ananas comosus. Nach oraler Gabe von 3 g Bromelain/d waren beim Menschen ca. 10 µg Enzym im Plasma nachweisbar (0,0003%). Bromelain hatte keinen signifikanten Effekt auf das entzündliche Ödem nach Weisheitszahnentfernung.

**Anw.:** Entzündungen mit Ödemen.

**Kontraind.:** Koagulopathien, Leber- und Nierenschäden.

**UW:** Allergische Hautreaktionen (Rötung, Juckreiz), Magenbeschwerden, Diarrhö.

**WW:** Verstärkung der Wirkung von Antikoagulanzien und Thrombozytenaggregationshemmern. Erhöhung des Tetracyclinspiegels.

**Dosis:** 120–1200 mg/d in 3 Einzeldosen.

**Bromelain-POS**® (Ursapharm)

20 Tbl. 500 F.I.P.-E. .......... 11,98
50 Tbl. 500 F.I.P.-E. .......... 26,08
100 Tbl. 500 F.I.P.-E. .......... 48,01

## Bromelain-Kombination [US]

Kombination aus dem proteolytischen Enzymkonzentrat Bromelaine, Trypsin und dem kapillarabdichtenden Mittel Rutosid. Die proteolytischen Enzyme sollen im Körper Entzündungsprodukte abbauen und dadurch Heilungsvorgänge unterstützen. Nach oraler Gabe werden beim Menschen keine nennenswerten Enzymmengen resorbiert. Daher kann eine entzündungshemmende Wirkung nicht erwartet werden.

**Anw.:** Traumatisch bedingte Ödeme und Entzündungen, rheumatische Krankheiten, Thrombophlebitis.

**UW.:** Verfärbung und Geruchsänderung des Stuhls, Völlegefühl, Blähungen, Übelkeit, selten allergische Reaktionen.

**Phlogenzym**® (Mucos)

**Best.:** 1 Filmtbl. enth.: Bromelain 90 mg, Trypsin 48 mg, Rutosid 3 $H_2O$ 100 mg.

**Dosis:** 3-mal 2 Tbl./d.

40 Tbl. (N1) .......... 14,80
100 Tbl. (N2) .......... 32,60
200 Tbl. (N3) .......... 59,00

## Bromhexin [BL]

Mukolytikum mit ähnlichen Wirkungen wie sein aktiver Metabolit Ambroxol (s. dort). Die klinische Wirksamkeit wird widersprüchlich beurteilt. Nach oraler Gabe nahezu vollständige, schnelle Resorption, mehrphasische Elimination mit dominanter Halbwertszeit von 1 h, terminale Halbwertszeit 15 h. Orale Bioverfügbarkeit 20%.

**Anw.:** Mukolyse bei Atemwegskrankheiten.

**Kontraind.:** Peptische Ulzera. Paragruppenallergie (Lsg.), Schwangerschaft, Stillzeit.

**UW:** Magen-Darm-Beschwerden, allergische Reaktionen wie Rötung u. Schwellung von Haut und Schleimhaut.

**Dosis:** Tgl. 3-mal 8–16 mg oral, 2-mal 8 mg inhalativ oder 2- bis 3-mal 8 mg i.v.

**Bisolvon**® (Boehringer Ingelheim)

100 ml Saft (8 mg/5 ml) (N1) ........ (FB 4,98) *6,70*
50 Tbl. 8 mg (N2) ........ (FB 5,17) *10,45*
50 ml Hustentr. (8 mg/4 ml) (N1) ........ (FB 3,09) *5,90*

**Bromhexin BC** (Berlin-Chemie)

20 Drg. 8 mg (N1) ........ (FB 2,30) 2,30
50 Drg. 8 mg (N2) ........ (FB 5,17) 4,81
20 Tbl. 16 mg (N1) ........ (FB 4,00) 4,06
50 Tbl. 16 mg (N2) ........ (FB 8,96) 8,79
30 ml Tr. (12 mg/1 ml) (N1) ........ (FB 3,51) 3,00
50 ml Tr. (12 mg/1 ml) (N2) ........ (FB 5,21) 5,00

## Bromocriptin *Rp* [ES]

Dopaminrezeptoragonist aus der Gruppe der Sekalealkaloide mit ausgeprägten Wirkungen auf Extrapyramidalmotorik und Prolaktinsekretion. Beim Parkinson-Syndrom wirkt Bromocriptin ähnlich wie Levodopa, allerdings schwächer. Wird daher vorzugsweise als Begleitmedikation bei nachlassender Wirkung von Levodopa und bei „on-off" Phänomenen in Spätstadien der Krankheit eingesetzt. Weiterhin wird Bromocriptin als dopaminerger Inhibitor der Prolaktinsekretion bei Hyperprolaktinämie verwendet. Mittel der Wahl bei hyperprolaktinämischen Zyklusstörungen mit Amenorrhö, Galaktorrhö und Fertilitätsstörungen. Als Begleitmedikation bei Prolaktinomen und Akromegalie. Widersprüchliche Ergebnisse bei prämenstruellem Syndrom.

Bromocriptin wird schnell aber nur teilweise (ca. 30%) resorbiert und unterliegt einem hohen First-Pass-Effekt. Halbwertszeit 3 h.

**Ind.:** Parkinson-Syndrom, Akromegalie; Galaktorrhö, prolaktinbedingte Amenorrhö und Infertilität der Frau. Abstillen bei Versagen anderer Maßnahmen.

**Kontraind.:** Überempfindlichkeit gegen Sekalealkaloide, Psychosen, koronare Herzkrankheit, Hypertonie, Schwangerschaft. Strenge Indikationsstellung in der Stillzeit.

**UW:** Am häufigsten Übelkeit, Erbrechen, gastrointestinale Störungen, Kopfschmerzen, Schwindel, psychomotorische Unruhe, Schlafstörungen, Sehstörungen, Halluzinationen, Psychosen, Dyskinesien, Miktionsstörungen, Ödeme, allergische Hautreaktionen, Blutdrucksteigerung (manchmal auch Blutdrucksenkung), Durchblutungsstörungen der Akren, selten Arrhythmien oder Angina-pectoris-Anfälle. Auch Herzinfarkte und Schlaganfälle wurden beschrieben. Bei längerer Gabe selten Pleuraergüsse, Lungenfibrosen oder retroperitoneale Fibrosen.

**WW:** Bei gleichzeitigem Alkoholgenuss Unverträglichkeit von Bromocriptin, Beeinflussung der Wirkung blutdrucksenkender Substanzen, Erhöhung des Plasmaspiegels von Bromocriptin durch Erythromycin oder Josamycin. Neuroleptika antagonisieren die Bromocriptinwirkungen.

**Dosis:** *Parkinson-Syndrom:* Beginn mit 2,5 mg/d oral abends, langsam (z. B. pro Woche) erhöhen um je 2,5 mg/d bis auf 3-mal 2,5 mg/d, später ggf. auf 3-mal 5-10 mg/d.
*Abstillen:* 2-mal 2,5 mg/d oral über 14 Tage.
*Mastitis:* 3-mal 2,5 mg/d oral über 3 Tage, anschließend 2-mal 2,5 mg/d über 11 Tage.
*Zyklusstörungen, Sterilität:* Initial 1-mal 1,25 mg oral, dann auf 3-mal 1,25 mg und ggf. über 1-2 Wochen auf 3-mal 2,5 mg steigern.
*Akromegalie:* Initial 1-mal 2,5 mg/d oral, dann individuell auf 10–20 mg/d steigern.

**Bromocriptin-ratiopharm**® (ratiopharm)

10 Tbl. 2,5 mg (N1) ........ (FB 16,24) 13,89
30 Tbl. 2,5 mg (N2) ........ (FB 28,79) 20,64
100 Tbl. 2,5 mg (N3) ........ (FB 70,60) 44,85
30 Kps. 5 mg (N1) ........ (FB 49,22) 33,72
100 Kps. 5 mg (N3) ........ (FB 126,58) 84,15
30 Kps. 10 mg (N1) ........ (FB 86,47) 57,93
100 Kps. 10 mg (N3) ........ (FB 230,26) 158,15

**Pravidel**® (Novartis)

10 Tbl. 2,5 mg (N1) ........ (FB 16,24) 16,24
30 Tbl. 2,5 mg (N2) ........ (FB 28,79) 28,79
100 Tbl. 2,5 mg (N3) ........ (FB 70,60) 70,60
30 Kps. 5 mg (N1) ........ (FB 49,22) 49,22
100 Kps. 5 mg (N3) ........ (FB 126,58) 126,58
30 Kps. 10 mg (N1) ........ (FB 86,47) 86,47
100 Kps. 10 mg (N3) ........ (FB 230,26) 230,26

## Bromperidol *Rp* [ML] 1983 **C**

Hochpotentes Neuroleptikum aus der Klasse der Butyrophenone mit ähnlichen Wirkungen wie Haloperidol (s. dort), Halbwertszeit von 20–36 h.

**Ind.:** Akute und chronische Schizophrenie.

**Kontraind., UW, WW:** s. Haloperidol.

**Dosis:** 1-mal tgl. 5–10 mg/d, ggf. 10–20 mg bis zu 50 mg.

**Tesoprel**® (Celltech)

20 Tbl. 5 mg (N1) ........ (FB 19,84) 19,84

50 Tbl. 5 mg (N2) .................................(FB 32,80) 32,80
100 Tbl. 5 mg (N3) ...............................(FB 53,07) 53,07
30 ml Tr. 2 mg/ml (20 Tr.) (N1) .......................(FB 18,34) 18,34
100 ml Tr. 2 mg/ml (20 Tr.) (N1). .....................(FB 36,55) 36,55

## Brotizolam *Rp* [ML] 1985 C

Kurz wirkendes Benzodiazepin, Halbwertszeit 4–7 h. Weiteres s. Benzodiazepine.
**Ind.:** Ein- und Durchschlafstörungen.
**Kontraind., UW, WW:** s. Benzodiazepine.
**Dosis:** In der Regel 0,25 mg vor dem Schlafengehen, ggf. bei älteren Patienten 0,125 mg.

**Lendormin®** (Boehringer Ingelheim)
10 Tbl. 0,25 mg (N1) ..............................(FB 11,81) 11,81
20 Tbl. 0,25 mg (N2) ..............................(FB 13,70) 14,70

## Budesonid *Rp* [BL] 1983 B

Nichthalogeniertes Glucocorticoid mit ähnlichen allgemeinen Wirkungen wie Prednisolon (s. dort). Budesonid wird in inhalativer Form zur antiinflammatorischen Therapie bei Asthma bronchiale und als Nasenspray bei allergischer Rhinitis angewandt. Bei den empfohlenen Dosen treten keine wesentlichen systemischen UW auf. Um einen Candidabefall im Mund zu vermeiden, wird unmittelbar vor den Mahlzeiten inhaliert und der Mund nach der Inhalation mit Wasser ausgespült.
Etwa 15% der inhalierten Dosis gelangen in die Bronchien, Verwendung einer Inhalierhilfe verbessert die Rate. Die systemische Verfügbarkeit beträgt bei Erw. nach oraler Gabe etwa 10%. Plasmahalbwertszeit 2,8 h.
**Ind.:** Asthma bronchiale, obstruktive Bronchitis, allergische Rhinitis. Morbus Crohn, Colitis ulcerosa.
**Kontraind.:** Lungentuberkulose, Mykosen und bakterielle Infektionen der Atemwege, Stillzeit. Strenge Indikationsstellung im 1. Trimenon.
**UW:** Heiserkeit, Candidabefall der Mund- und Rachenschleimhaut, selten paradoxe Bronchospasmen. Bei nasaler Applikation gelegentlich Niesanfälle, trockene Nasenschleimhaut, unangenehmer Geruch oder Geschmack, Nasenbluten. Bei rektaler Applikation häufig Blähungen, Übelkeit Diarrhö.
**Dosis:** *Asthma bronchiale:* Standarddosis tgl. 2-mal 1 Sprühstoß (0,4 mg/d), ggf. Erhöhung auf 4 Sprühstöße tgl. (0,8 mg/d), bei Kdr. unter 12 J. 2-mal 1 Sprühstoß (0,4 mg/d), ggf. auf max. 2-mal 2 Sprühstöße tgl. (0,8 mg/d). DDD 0,3 mg.
*Allergische Rhinitis:* Standarddosis 2-mal tgl. 1 Sprühstoß nasal (0,05 mg) pro Nasenloch, ggf. Erhöhung auf 2-mal tgl. 4 Sprühstöße pro Nasenloch. Kdr. unter 12 J. 1 Sprühstoß morgens und abends, ggf. doppelte Dosis.
*Morbus Crohn:* Vor dem Frühstück 3 Kaps. (9 mg)/d für 8 Wochen, danach ausschleichend über 10–14 Tage absetzen.
*Colitis ulcerosa (beschränkt auf Rektum und Sigmoid):* Vor dem Schlafengehen 1 Rektalklysma (2,3 mg)/d für 4 Wochen.

**Budiair®** (Asche Chiesi)
1 Dosieraerosol 0,2 mg 200 ED (N1) ........................... 48,50
2 Dosieraerosole 0,2 ml 200 ED (N2) ........................... 71,70
1 Jetspacer 0,2 mg 200 ED (N1) ............................... 48,50
2 Jetspacer 0,2 mg 200 ED (N2) ............................... 71,70

**Entocort®** (AstraZeneca, Eisai)
7 Tbl. + 7 Klysmen Rektal (N1) .............................. 70,64
20 Retardkps. (N1)......................................... 40,15
50 Retardkps. (N2)......................................... 85,16
100 Retardkps. (N3)........................................ 159,63

**Pulmicort®** (AstraZeneca)
**Best.:** 1 Sprühstoß Dosieraerosol (ca. 70 mg) enth.: Budesonid 0,2 mg.
1 Turbohaler 0,2 mg (100 ED) (N1) ...................(FB 53,09) 34,49
1 Turbohaler 0,2 mg (200 ED) (N1) ...................(FB 90,82) 58,99
1 Turbohaler 0,4 mg (200 ED) (N1) .................(FB 139,40) 109,90
20 Behältnisse z. Inhal. (0,5 mg/2 ml) (N1) ..................... 46,45
40 Behältnisse z. Inhal. (0,5 mg/2 ml) (N2) ..................... 83,46
20 Behältnisse z. Inhal. (1,0 mg/2 ml) (N1) ..................... 61,27
40 Behältnisse z. Inhal. (1,0 mg/2 ml) (N2) .................... 113,16

**Pulmicort® Topinasal** (AstraZeneca)
**Best.:** 1 Sprühstoß Dosieraerosol (ca. 35 mg) enth.: Budesonid 0,05 mg.
10 ml Pumpspray (120 ED) (N1)......................(FB 22,65) 22,65

## Budipin *Rp* [US] 1997 C

Parkinsonmittel mit vorwiegender Antitremorwirkung. Der Wirkungsmechanismus ist noch nicht vollständig aufgeklärt. Budipin hat anticholinerge Wirkungen und blockiert zusätzlich NMDA-Rezeptoren. Orale Bioverfügbarkeit 47%, Halbwertszeit 31 h.
**Ind.:** Morbus Parkinson.
**Kontraind.:** Kardiomyopathien, Myokarditiden, Herzrhythmusstörungen (AV-Block, Bradykardie, langes QT-Intervall, angeborenes QT-Syndrom, ventrikuläre Arrhythmien), Myasthenia gravis, Schwangerschaft und Stillzeit. Vorsicht bei Engwinkelglaukom.
**UW:** Mundtrockenheit, Übelkeit, Erbrechen, Miktionsbeschwerden, Herzrhythmusstörungen, Schwindel, Unruhe, Verwirrtheit, Müdigkeit, Halluzinationen, Obstipation.
**WW:** Wirkungen anderer Parkinsonmittel werden durch Budipin verstärkt.
**Warnhinweis:** Wegen maligner Herzrhythmusstörungen wurde 2001 der Vertrieb eingeschränkt. Budipin kann nur noch von Ärzten verordnet werden, die dem Rezept eine schriftliche Verpflichtungserklärung beifügen, dass alle Vorsichtsmaßnahmen (z. B. mehrere EKG-Kontrollen) beachtet werden.

**Dosis:** Initial 10 mg 3-mal/d oral, ggf. nach einer Woche auf 3-mal 20 mg oder 2-mal 30 mg/d steigern.

**Parkinsan**® (Lundbeck)
30 Tbl. 10 mg (N1) . . . 37,73
100 Tbl. 10 mg (N3) . . . 92,95
30 Tbl. 20 mg (N1) . . . 61,94
100 Tbl. 20 mg (N3) . . . 156,48
30 Tbl. 30 mg (N1) . . . 76,20
100 Tbl. 30 mg (N3) . . . 196,36

## Bufexamac [UF]

Topisch eingesetztes Arylessigsäurederivat mit antiphlogistischer Wirkung. Bufexamac hemmt die Prostaglandinsynthese und gehört damit zur Gruppe der nichtsteroidalen Antiphlogistika (s. dort). Die klinische Wirksamkeit wird uneinheitlich beurteilt. Positiven Befunden, die für Bufexamac in kontrollierten Studien eine den Corticosteroiden vergleichbare Wirksamkeit zeigen, stehen Untersuchungen gegenüber, die keine eindeutige bzw. nur eine vergleichsweise schwache Wirkung belegen. Dem zweifelhaften Nutzen steht das Risiko von Kontaktallergien (3,2%) gegenüber. Bufexamac penetriert die Hornhautschicht und dringt in die tieferen Hautschichten ein. Lipophile Salbengrundlagen beschleunigen die Penetration. Bei sachgemäßer Anwendung ist nicht mit einer systemischen Verfügbarkeit zu rechnen.
**Anw.:** Entzündungssymptome der Haut bei chronischen Ekzemen und Neurodermitis. Pruritus bei geriatrischen Patienten.
**UW:** Kontaktallergische Reaktionen mit Hautrötung, -brennen, Juckreiz. In seltenen Fällen Streureaktionen auch auf unbehandelter Haut. Schwellung mit Nässen sowie Bläschen-, Schuppen- und Quaddelbildung, z. T. mit Beteiligung ausgedehnter Hautflächen sowie stark ausgeprägter Symptomatik.
**Dosis:** 1- bis 3-mal/d auf die erkrankten Hautpartien auftragen, während der Schwangerschaft und Stillperiode nicht mehr als 10 g der Zubereitung und nicht im Brustbereich.

**duradermal**® (Merck dura)
25 g Creme (5%) (N1) . . . (FB 5,19) 4,61
50 g Creme (5%) (N2) . . . (FB 8,89) 9,05
100 g Creme (5%) (N3) . . . (FB 15,21) 15,21
25 g Fettsalbe (5%) (N1) . . . (FB 5,19) 4,61
50 g Fettsalbe (5%) (N2) . . . (FB 8,89) 9,05
100 g Fettsalbe (5%) (N3) . . . (FB 15,21) 15,21
25 g Salbe (5%) (N1) . . . (FB 5,19) 4,61
50 g Salbe (5%) (N2) . . . (FB 8,89) 9,05
100 g Salbe (5%) (N3) . . . (FB 15,21) 15,21
50 g Lotio Emulsion (5%) (N2) . . . (FB 8,89) 9,05
100 g Lotio Emulsion (5%) (N3) . . . (FB 15,21) 15,21

**Parfenac**® (Bioglan)
25 g Creme (5%) (N1) . . . (FB 5,19) 5,19
50 g Creme (5%) (N2) . . . (FB 8,89) 8,89
100 g Creme (5%) (N3) . . . (FB 15,21) 15,21
25 g Fettsalbe (5%) (N1) . . . (FB 5,19) 5,19
50 g Fettsalbe (5%) (N2) . . . (FB 8,89) 8,89
100 g Fettsalbe (5%) (N3) . . . (FB 15,21) 15,21
25 g Salbe (5%) (N1) . . . (FB 5,19) 5,19
50 g Salbe (5%) (N2) . . . (FB 8,89) 8,89
100 g Salbe (5%) (N3) . . . (FB 15,21) 15,21
50 g Milch (5%) Dosierp. (N2) . . . (FB 8,89) 8,89
120 g Milch (5%) Dosierp. (N3) . . . (FB 15,21) 15,21
250 ml Basisbad (N2) . . . 8,63
500 ml Basisbad (N3) . . . 12,60

## Buflomedil *Rp* [US] 1982 C

Vasodilatator für die Behandlung peripherer arterieller Durchblutungsstörungen. Pharmakologische Wirkungen auf vaskuläre Alpharezeptoren, Thrombozytenaggregation, Erythrozytenverformbarkeit und Calciumkanäle wurden beobachtet. Die therapeutischen Wirkungen bei Patienten mit arterieller Verschlusskrankheit sind begrenzt. Die maximale Gehstrecke nach 3-monatiger Therapie mit Buflomedil stieg von 145 m auf 286 m an, bei Placebo von 142 m auf 203 m. Die Differenz (80 m) war signifikant aber gering. Klinische Relevanz und Anwendung sind daher umstritten. Orale Bioverfügbarkeit 50–80%, Halbwertszeit 1,5–6,3 h.
**Anw.:** Periphere arterielle Durchblutungsstörungen im Stadium II nach Fontaine.
**Kontraind.:** Schwangerschaft, Geburt, Stillzeit, Kinder, schwere Blutungen.
**UW:** Kopfschmerzen, Blutdruckabfall mit Schwindelgefühl, Schlafstörungen, Verdauungsstörungen, Übelkeit, Juckreiz und flüchtige Hauterscheinungen.
**Dosis:** Oral 3- bis 4-mal 150 mg/d, 2-mal 300 mg/d, 1-mal 600 mg/d (retard). DDD 600 mg. Parenteral 100–200 mg i.v.

**Buflohexal**® (Hexal)
20 Filmtbl. 150 mg (N1) . . . (FB 13,35) 13,34
50 Filmtbl. 150 mg (N2) . . . (FB 18,12) 17,70
100 Filmtbl. 150 mg (N3) . . . (FB 26,26) 26,07
20 Filmtbl. forte 300 mg (N1) . . . (FB 15,23) 15,21
50 Filmtbl. forte 300 mg (N2) . . . (FB 22,61) 22,60
100 Filmtbl. forte 300 mg (N3) . . . (FB 35,09) 34,37
20 Retardtbl. long 600 mg (N1) . . . (FB 19,75) 19,72
50 Retardtbl. long 600 mg (N2) . . . (FB 35,70) 35,47
100 Retardtbl. long 600 mg (N3) . . . (FB 61,57) 61,50

**Defluina**® **peri** (Aventis Pharma)
10 Amp. (50 mg/5 ml) (N2) . . . (FB 15,78) 15,78
50 Filmtbl. mite 150 mg (N2) . . . (FB 18,12) 18,12
100 Filmtbl. mite 150 mg (N3) . . . (FB 26,26) 26,26
20 Filmtbl. 300 mg (N2) . . . (FB 15,23) *15,51*
50 Filmtbl. 300 mg (N2) . . . (FB 22,61) 22,61
100 Filmtbl. 300 mg (N3) . . . (FB 35,09) 35,09
Kombipack. z. Inf.: 10 Amp. (N2) +
5× 100 ml + 5 Inf.-Perfusionsgeräte . . . 32,60

**Bumetanid** *Rp* [HO]

Schleifendiuretikum mit ähnlichen Wirkungen wie Furosemid (s. auch *Tabelle II.8*). Orale Bioverfügbarkeit 80–95%, Halbwertszeit 1–1,5 h.

**Ind.:** Ödeme.

**Kontraind., UW, WW:** s. Furosemid.

**Dosis:** Initial 0,5–2 mg/d oral oder 1 mg langsam i.v., Dauertherapie 0,5–1 mg/d oral. Bei eingeschränkter Nierenfunktion 2,5–5 mg in 30–60 min als i.v.-Infusion.

**Burinex**® (LEO)

20 Tbl. 1 mg (N1) ........ (FB 15,66) 15,67
100 Tbl. 1 mg (N3) ........ (FB 37,93) 37,93
20 Tbl. 2 mg (N1) ........ (FB 22,10) 22,11
100 Tbl. 2 mg (N3) ........ (FB 67,79) 67,54
20 Tbl. 5 mg (N1) ........ (FB 42,76) 42,61
100 Tbl. 5 mg (N3) ........ (FB 153,72) 152,54

**Bunazosin** *Rp* [US] **1994 C**

Antihypertonikum aus der Gruppe der $Alpha_1$-Rezeptorenblocker mit ähnlichen Eigenschaften wie Doxazosin (s. dort). Orale Bioverfügbarkeit 45%, Halbwertszeit 11–20 h.

**Ind.:** Hypertonie.

**Kontraind.:** Schwere Niereninsuffizienz, Herzinsuffizienz durch mechanische Funktionsbehinderung, Schwangerschaft, Stillzeit, Kdr. unter 12 Jahren.

**UW:** Gelegentlich orthostatische Hypotonie, selten mit Synkopen, Herzklopfen, Kopfschmerzen, Schwindel und Übelkeit. Selten Müdigkeit, Schwächegefühl, Schwitzen, Ohrensausen, Sehstörungen, Mundtrockenheit, Rhinitis, Ödeme, Depression, Parästhesien, Dyspnoe, Angina pectoris, Hautreaktionen, Blasenentleerungsstörungen.

**WW:** Verstärkte Blutdrucksenkung durch andere Antihypertonika. Wirkungsabschwächung durch Rifampicin.

**Dosis:** Initial 1-mal 6 mg/d abends, ggf. nach 2–4 Wochen 12 mg/d. Bei älteren oder niereninsuffizienten Patienten initial 3 mg/d.

**Andante**® (Boehringer Ingelheim)

20 Retardtbl. 3 mg (N1) ........ (FB 16,80) 16,80
50 Retardtbl. 3 mg (N2) ........ (FB 27,54) 27,54
100 Retardtbl. 3 mg (N3) ........ (FB 44,90) 44,90
50 Retardtbl. 6 mg (N2) ........ (FB 32,99) 32,99
100 Retardtbl. 6 mg (N3) ........ (FB 55,61) 55,61

**Bupivacain** *Rp* [ES]

Lokalanästhetikum vom Säureamidtyp mit einer vierfach höheren Effektivität und Toxizität als Lidocain. Die Wirkung tritt langsam ein und hält 4–8 h an. Periphere Nervenblockaden können bis zu 24 h andauern. Bupivacain wird überwiegend hepatisch metabolisiert.

**Ind.:** Infiltrationsanästhesie, Leitungsanästhesie, Periduralanästhesie, Spinalanästhesie.

**Kontraind., UW:** s. Lidocain. Todesfälle infolge kardiotoxischer Wirkungen mit Herzstillstand nach Zufuhr von Bupivacain 0,75% in der Geburtshilfe sind vorgekommen. Deshalb nicht für die i.v.-Regionalanästhesie geeignet.

**Dosis:** Maximale Einzeldosis für Erw. (70 kg) 150 mg mit und ohne Adrenalin (1:200.000) entspr. 60 ml 0,25%, 30 ml 0,5% und 20 ml 0,75%. Für Kdr. und Patienten mit reduziertem Allgemeinzustand 2 mg/kg. Für die Infiltrationsanästhesie werden 0,125–0,25%, für die Leitungsanästhesie 0,25–5%, für Periduralanästhesie 0,25–0,75% und Spinalanästhesie 0,5% hyperbar eingesetzt. Weitere Dosierungsempfehlungen s. Lidocain.

**Carbostesin**® (AstraZeneca)

5 Inj.Amp. 5 ml 0,25% (N1) ........ 18,28
10 Inj.Amp. Luerfit 5 ml 0,25% (N2) ........ 24,65
5 Inj.Amp. 5 ml 0,5% (N1) ........ 18,77
10 Inj.Amp. Luerfit 5 ml 0,5% (N2) ........ 25,46
5 Amp. 4 ml 0,5% hyperbar (N1) ........ 28,23
1 Fl. 20 ml 0,25% (N1) ........ 14,36
5 Fl. 20 ml 0,25% (N1) ........ 31,19
1 Fl. 20 ml 0,5% (N1) ........ 14,73
5 Fl. 20 ml 0,5% (N1) ........ 32,87

**Buprenorphin** *Btm* [US] **1981 B**

Stark wirkendes Opioidanalgetikum, partieller μ-Rezeptoragonist mit ähnlichen Wirkungen wie Morphin (s. dort). Kann bei Opioidabhängigen ein Entzugssyndrom auslösen.

Buprenorphin wird nach i.m.-Injektion schnell resorbiert und erreicht maximale Plasmaspiegel bereits nach 5 min, Halbwertszeit 8,5 h. Nach sublingualer Gabe langsame Resorption (Maximum nach 2 h), orale Bioverfügbarkeit 50–60%, terminale Halbwertszeit 20–25 h. Nach transdermaler Gabe sehr langsame Anflutung (Maximum nach 57–59 h), transdermale Bioverfügbarkeit 50%, Halbwertszeit 30 h.

**Ind.:** Schwere Schmerzen. Substitutionstherapie bei Opioidabhängigkeit.

**Kontraind.:** s. Morphin.

**UW:** s. Morphin. Benommenheit häufiger (50–85%), selten psychotomimetische Effekte. Atemdepression dauert länger als nach Morphin, wird durch Naloxon nur teilweise aufgehoben, ggf. künstliche Beatmung.

**WW:** s. Morphin. Die Wirkung voller Opioidagonisten wie Morphin kann abgeschwächt werden.

**Dosis:** *Analgesie:* 0,2–0,4 mg sublingual, ggf. alle 6–8 h, transdermal initial niedrigste Dosis (37,5 μg/h) mit Wechsel nach 72 h. Parenteral 0,3 mg i.m. oder i.v., ggf. alle 6–8 h. Bei älteren Patienten Einzeldosis 2–3 μg/kg. Höchstmenge 150 mg.

*Substitution bei Opioidabhängigen:* Unter ärztlicher Aufsicht initial 2–4 mg 1-mal/d oral, maximale ED 24 mg/d. Nach Stabilisierung kann alternierend die doppelte (für 2-Tagesintervall) oder dreifache (für 3-Tagesintervall) Tagesdosis verabreicht werden.

**Subutex**® (Essex pharma)
28 Sublingualtbl. 0,4 mg (N2) ............ 21,32
7 Sublingualtbl. 2 mg (N1) ............ 15,54
28 Sublingualtbl. 2 mg (N2) ............ 32,91
7 Sublingualtbl. 8 mg (N1) ............ 32,83
28 Sublingualtbl. 8 mg (N2) ............ 102,25

**Transtec**® (Grünenthal)
3 Pflaster 35 µg/h (N1) ............ 47,78
5 Pflaster 35 µg/h (N1) ............ 72,08
10 Pflaster 35 µg/h (N1) ............ 131,79
20 Pflaster 35 µg/h (N1) ............ 250,15
3 Pflaster 52,5 µg/h (N1) ............ 67,62
5 Pflaster 52,5 µg/h (N1) ............ 105,00
10 Pflaster 52,5 µg/h (N1) ............ 197,12
20 Pflaster 52,5 µg/h (N1) ............ 379,22
3 Pflaster 70 µg/h (N1) ............ 85,38
5 Pflaster 70 µg/h (N1) ............ 135,00
10 Pflaster 70 µg/h (N1) ............ 254,67
20 Pflaster 70 µg/h (N1) ............ 492,68

**Temgesic**® (Essex Pharma)
5 Amp. (0,3 mg/1 ml) (N1) ............ 22,68
20 Sublingualtbl. 0,2 mg (N1) ............ 22,82
50 Sublingualtbl. 0,2 mg (N2) ............ 46,12
20 Sublingualtbl. forte 0,4 mg (N1) ............ 36,48
50 Sublingualtbl. forte 0,4 mg (N2) ............ 85,46

## Bupropion *Rp* [US] 2000 A/D

Noradrenalinrückaufnahmeinhibitor zur Raucherentwöhnung nicotinabhängiger Patienten. Bupropion (Amfebutamon) hemmt die Wiederaufnahme von Noradrenalin und in höheren Dosen auch von Dopamin. Durch die erhöhte Catecholaminkonzentration im Locus coeruleus bzw. im mesolimbischen System sollen Entzugserscheinungen gemildert und der Rauchdrang vermindert werden. Auffällig ist die Strukturverwandtschaft mit dem Appetitzügler Amfepramon aus der Gruppe der Psychostimulanzien vom Amphetamintyp. Bupropion erhöht die Raucherabstinenz und ist Nicotin für diese Indikation geringfügig überlegen. Nach einjähriger Bupropionbehandlung lag die Abstinenzrate bei 18,4% (vs. 5,6% unter Placebo). Als typische amphetaminartige Nebenwirkungen treten Schlaflosigkeit und Appetithemmung auf (s. UW). Kritische Stimmen stellen daher die Frage, ob ein potentiell suchterzeugendes Mittel für Patienten geeignet ist, die häufig zur Abhängigkeit neigen. In Großbritannien sind nach Bupropion 3457 Verdachtsfälle unerwünschter Wirkungen berichtet worden, darunter 18 Todesfälle. Bupropion erreicht 2,5–3 h nach oraler Gabe maximale Plasmaspiegel. Es wird vor allem über CYP2D6 zu seinem aktiven Hauptmetaboliten Hydroxybupropion metabolisiert, das ebenso wie der weitere aktive Metabolit Threohydrobupropion deutlich höhere Plasmaspiegel als Bupropion erreicht. Die Halbwertszeit von Bupropion und seinem Hauptmetaboliten beträgt 20 h.

**Ind.:** Raucherentwöhnung nicotinabhängiger Patienten in Verbindung mit unterstützenden motivierenden Maßnahmen.

**Kontraind.:** Epilepsie, Hirntumoren, Schädel-Hirn-Trauma, krampfschwellensenkende Pharmaka (z. B. Antipsychotika, Antidepressiva, Antimalariamittel, Tramadol, Theophyllin, system. Steroide, Chinolone, Antihistaminika, Psychostimulanzien, Appetitzügler), insulinbehandelte Diabetiker, Alkoholmissbrauch, Bulimie, Anorexie, Leberzirrhose, bipolare Psychosen, MAO-Hemmer. Schwangerschaft, Stillzeit. Vorsicht bei älteren Patienten, Nieren- oder Leberfunktionsstörungen, Kombinationstherapie mit transdermalen Nicotinpflaster, CYP2D6-metabolisierten Arzneimitteln (z. B. Desipramin, Imipramin, Paroxetin, Risperidon, Thioridazin, Metoprolol, Propafenon, Flecainid, Levodopa, Amantadin).

**UW:** Sehr häufig Schlaflosigkeit. Häufig Zittern, Konzentrationsstörungen, Kopfschmerzen, Schwindel, Depression, Ruhelosigkeit, Angst, trockener Mund, gastrointestinale Störungen, Bauchschmerzen, Obstipation, Fieber, Hautausschlag, Juckreiz, Schwitzen. Überempfindlichkeitsreaktionen. Gelegentlich Tachykardie, Hypertonie, Verwirrtheit, Appetitlosigkeit, Brustschmerzen, Asthenie, Harnretention, Tinnitus, Sehstörungen. Selten Krampfanfälle, Reizbarkeit, aggressives Verhalten, Halluzinationen, Depersonalisation, Ataxie, Parkinsonismus, Muskelzucken, Albträume, Gedächtnisstörungen, Parästhesien, Stevens-Johnson-Syndrom, Exazerbation von Psoriasis, Krampfanfälle (Häufigkeit 0,1%).

**WW:** s. Kontraindikationen.

**Dosis:** Initial 1-mal 150 mg/d oral über 6 Tage, danach 2-mal 150 mg/d über 7–9 Wochen.

**Zyban**® (GlaxoSmithKline)
30 Retardtbl. 150 mg ............ 48,05
60 Retardtbl. 150 mg ............ 81,75
100 Retardtbl. 150 mg ............ 125,76

## Buserelin *Rp* [US] 1984 A

Langwirkendes Analogon des hypothalamischen Releasinghormons Gonadorelin (s. dort) zur Unterdrückung der testikulären Testosteronproduktion beim Prostatakarzinom. Infolge der langen Wirkungsdauer desensitisiert Buserelin nach kurzer initialer Stimulation die hypophysären Gonadorelinrezeptoren und wirkt danach als funktioneller Gonadorelinantagonist, der die Gonadotropinsekretion und die gonadale Steroidproduktion auf Kastrationswerte senkt. Halbwertszeit 75 min.

**Ind.:** Fortgeschrittenes hormonabhängiges Prostatakarzinom.
**Kontraind., UW:** s. Goserelin.
**Dosis:** 0,5 mg 3-mal/d s.c. über 7 Tage, danach umstellen auf 6-mal/d 0,1 mg (1 Sprühstoß) in jedes Nasenloch, insgesamt 1,2 mg/d. Eine Fertigspritze alle 2 Monate s.c. injizieren.

**Profact**® (Aventis Pharma)
2 Fl. pro injectione (5,5 mg/5,5 ml) (N1) ........................ 80,10
4 Fl. nasal (10 mg/10 g) + 4 Dosierpumpen (N1) ............... 241,96
1 2-Monatsimplantat Depot (N1) ............................ 381,09
1 3-Monatsimplantat Depot (N1) ............................ 509,66
2 3-Monatsimplantate Depot (N3) .......................... 1009,97

## Buspiron *Rp* [US] 1984 B

Partieller 5-$HT_{1A}$-Rezeptoragonist aus der Gruppe der Azapirone zur Behandlung der generellen Angststörung mit ähnlicher Wirksamkeit wie Benzodiazepine. Vorteilhaft ist das Fehlen von Sedation, Muskelrelaxation und Abhängigkeit, nachteilig ist der langsame Wirkungseintritt nach 2–3 Wochen sowie Nebenwirkungen wie Schwindel, Kopfschmerzen und Übelkeit. Buspiron zeigt nach oraler Gabe einen hohen First-Pass-Effekt mit einer Bioverfügbarkeit von nur 1% und hoher Variabilität. Metabolisierung über CYP3A4, Halbwertszeit 2,5 h, bei Leberzirrhose 6,2 h.
**Ind.:** Angst, Unruhe, Spannungszustände.
**Kontraind.:** Myasthenia gravis, Engwinkelglaukom, Leber- und Niereninsuffizienz, Krampfanfallanamnese, Patienten unter 18 Jahren. Stillzeit, strenge Indikationsstellung in der Schwangerschaft.
**UW:** Am häufigsten Benommenheit, Übelkeit, Kopfschmerzen, Nervosität, Schwindel, Erregung, Schwitzen und feuchte Hände.
**WW:** Mit MAO-Hemmern hypertensive Krise möglich. Wirkungsverstärkung durch Nefazodon, Erythromycin, Itraconazol, Diltiazem, Verapamil, Cimetidin. CYP3A4-Inhibitoren (Ketoconazol, Ritonavir, Grapefruitsaft) erhöhen, CYP3A4-Induktoren (Rifampicin, Dexamethason, Phenytoin, Phenobarbital, Carbamazepin) senken Buspironplasmaspiegel. Nicht gleichzeitig Alkohol einnehmen.
**Dosis:** Initial 3-mal 5 mg/d, ggf. erhöhen bis auf 20–30 mg/d.

**Bespar**® (Hormosan Pharma/Bristol-Myers)
20 Tbl. 5 mg (N1) ............................................ 16,50
50 Tbl. 5 mg (N2) ............................................ 26,44
100 Tbl. 5 mg (N3) ........................................... 43,21
20 Tbl. 10 mg (N1) ........................................... 22,98
50 Tbl. 10 mg (N2) ........................................... 42,84
100 Tbl. 10 mg (N3) .......................................... 76,14

**Busp**® (Hexal)
20 Tbl. 5 mg (N1) ............................................ 14,74
50 Tbl. 5 mg (N2) ............................................ 21,70
100 Tbl. 5 mg (N3) ........................................... 34,39
20 Tbl. 10 mg (N1) ........................................... 19,23
50 Tbl. 10 mg (N2) ........................................... 34,39
100 Tbl. 10 mg (N3) .......................................... 58,42

## Busulfan *Rp* [KR]

Zytostatikum aus der Gruppe der bifunktionellen Alkylanzien mit prinzipiell ähnlichen Wirkungen wie Cyclophosphamid (s. dort). Busulfan wirkt vorwiegend in der späten $G_1$-Phase des Zellzyklus.
**Ind.:** Chronische lymphatische Leukämie, Polycythaemia vera.
**Kontraind.:** s. Zytostatika, Cyclophosphamid.
**UW:** s. Zytostatika, Cyclophosphamid. Selten diffuse interstitielle Lungenfibrose, Ossifikation und Gewebsdystrophie mit Kalzifikation der Lunge, Hyperpigmentierung der Haut (bei 5–10%). Nach hohen Dosen treten Krampfanfälle, Gynäkomastie oder Myasthenia gravis auf.
**WW:** Kumulative Knochenmarktoxizität durch andere myelotoxische Therapien möglich. Verstärkung einer Busulfan-bedingten subklinischen Lungenschädigung durch Bestrahlung oder andere Zytostatika. Nach Tioguanin häufiger noduläre regenerative Hyperplasie, Pfortaderhochdruck, Ösophagusvarizen.
**Dosis:** *Chronisch lymphatische Leukämie:* Zur Remissionseinleitung 0,06 mg/kg bis max. 4 mg/d bis Leukozytenwerte gewöhnlich nach 15–20 Wochen auf 15.000-25.000/µl abfallen. Bei Leukozyten über 50.000/µl intermittierend oder als Dauertherapie 0,5–2 mg/d. *Polycythaemia vera:* 4–6 mg/d für 4–6 Wochen, bei Rezidiven weitere Behandlungskurse oder Dauerbehandlung mit etwa halber Dosis.

**Myleran**® (GlaxoSmithKline)
25 Filmtbl. 2 mg (N1) ....................................... 29,01
100 Filmtbl. 2 mg (N3) ...................................... 83,60

## Butylscopolaminiumbromid [HK]

Parasympatholytikum mit ganglienblockierender Wirkung. Als quaternäre Ammoniumverbindung wird die Substanz bei oraler und rektaler Anwendung nur gering (ca. 5%) resorbiert. Daher nur für die parenterale Gabe geeignet.
**Ind.:** Spasmen im Bereich von Magen, Darm, Gallenwegen, ableitenden Harnwegen sowie der weiblichen Geschlechtsorgane.
**Kontraind., UW, WW:** s. Atropin. Butylscopolamin dringt jedoch nicht in das Zentralnervensystem ein.
**Dosis:** Bei akuten spastischen Schmerzen Erw. 20–40 mg s.c., i.m. oder i.v. Die Dosis kann nach 30 min wiederholt werden. Oral 3- bis 5-mal 10–20 mg oder rektal 10–20 mg. Kleinkdr. 3- bis 5-mal 7,5 mg/d rektal, Sgl. 2- bis 3-mal 7,5 mg/d rektal. DDD 60 mg.

**Buscopan®** (Boehringer Ingelheim)
5 Amp. (20 mg/1 ml) (N1) ............................ (FB 4,06) 4,06
50 Amp. (20 mg/1 ml)....................................... 41,23
5 Inj.-Fl. (200 mg/10 ml) (N1) ....................... (FB 25,13) 25,13
20 Drg. 10 mg (N1) .................................. (FB 5,97) *6,25*
50 Drg. 10 mg (N2) ................................ (FB 12,68) *13,29*
30 Drg. Direkt ............................................... 8,50
10 Supp. 10 mg f. Erw. (N1) .......................... (FB 7,35) *7,69*

## Butylscopolaminiumbromid + Paracetamol [HK]

Kombination aus neurotropem Spasmolytikum und Paracetamol. Nicht empfehlenswert, da Butylscopolamin als quaternäre Ammoniumverbindung bei oraler und rektaler Anwendung nur unzureichend resorbiert wird.
**Anw.:** Krampfartige Schmerzen im Bereich von Magen, Darm, Gallenwegen, ableitenden Harnwegen und weiblichen Geschlechtsorganen.
**Kontraind., UW, WW:** s. Butylscopolamin und Paracetamol.

**Buscopan® plus** (Boehringer Ingelheim)
**Best.:** 1 Tbl./1 Supp. enth.: Butylscopolaminiumbromid 10 mg/10 mg, Paracetamol 500 mg/800 mg.
**Dosis:** 1–2 Tbl. 3-mal/d oder 1 Supp. 3- bis 4-mal/d, max. 6 Tbl. bzw. 4 Supp./d.

20 Filmtbl. (N1) ............................................ 8,98
5 Supp. (N1) ................................................ 6,99
10 Supp. (N1) .............................................. 12,98

# C

**Cabergolin** *Rp* [US] 1995 **B**

Langwirkender $D_2$-Dopaminrezeptoragonist aus der Gruppe der Sekalealkaloide mit ähnlichen Wirkungen wie Bromocriptin (s. dort), aber erheblich längerer Wirkungsdauer. Halbwertszeit 63–68 h.

**Ind.:** Morbus Parkinson. Abstillen, Hyperprolaktinämie, prolaktinbedingte Amenorrhö, Mikroprolaktinome.

**Kontraind., UW, WW:** s. Bromocriptin.

**Dosis:** *Morbus Parkinson*: Initial 1-mal morgens 0,5 mg/d, Steigerung um 0,5–1 mg in 1- bis 2-wöchentl. Abständen bis zum Erreichen einer optimalen Dosis von 2–4 mg/d.

*Abstillen*: 1 mg innerhalb 24 h nach Geburt.

*Hyperprolaktinämie*: Initial 1-mal 0,5 mg/ Woche, langsame Steigerung in monatlichen Intervallen, Regeldosis 1 mg/Woche.

**Cabaseril**® (Pharmacia)

40 Tbl. 1 mg (N2) ........ 123,16
60 Tbl. 1 mg (N2) ........ 169,15
100 Tbl. 1 mg (N3) ........ 262,29
20 Tbl. 2 mg (N1) ........ 123,16
60 Tbl. 2 mg (N2) ........ 303,83
100 Tbl. 2 mg (N3) ........ 475,29
16 Tbl. 4 mg (N1) ........ 155,37
48 Tbl. 4 mg (N2) ........ 372,44
96 Tbl. 4 mg (N3) ........ 715,63

**Dostinex**® (Pharmacia)

2 Tbl. 0,5 mg (N1) ........ 27,42
8 Tbl. 0,5 mg (N1) ........ 80,75
30 Tbl. 0,5 mg (N2) ........ 258,87

**Calcipotriol** *Rp* [UF] 1992 **A**

Vitamin-$D_3$-Analogon zur äußerlichen Anwendung bei leichter bis mittelschwerer Psoriasis vom Plaque-Typ. Calcipotriol hemmt wie Calcitriol (Vitamin-D-Hormon) die Hyperproliferation und fördert die Differenzierung von Keratinozyten. Ferner bestehen Hinweise auf immunmodulatorische und antiinflammatorische Eigenschaften. So hemmt Calcipotriol beispielsweise die Produktion bestimmter proinflammatorischer Zytokine/Chemokine (IL-1, IL-6, IL-8, RANTES) und vermindert die Zahl aktivierter T-Lymphozyten, die ihrerseits an der Pathogenese der Psoriasis beteiligt sein sollen. Klinisch ist Calcipotriol dem zu den stark wirksamen Lokalcorticoiden zählenden Betamethasonvalerat sowie dem „Goldstandard“ Dithranol therapeutisch weitgehend äquivalent. Calcipotriol ist auch erfolgreich mit Corticosteroiden oder UV-B kombiniert worden und hat sich dann als wirksamer erwiesen als Calcipotriol oder UV-B allein. Nicht kombiniert werden darf dagegen Calcipotriol mit Salicylsäure, da es im sauren Milieu rasch inaktiviert wird Obwohl Calcipotriol eine vergleichbar hohe Affinität zum Vitamin-$D_3$-Rezeptor hat wie Calcitriol, ist der Einfluss auf die Calciumresorption und -ausscheidung nach tierexperimentellen Studien 100–200fach schwächer. Die Dissoziation von erwünschten antiproliferativen und unerwünschten Calcium-mobilisierenden Wirkungen wird auf die rasche Metabolisierung von Calcipotriol zu biologisch inaktiven Metaboliten zurückgeführt.

Calcipotriol wird nach lokaler Applikation zu weniger als 1% resorbiert. Die Elimination erfolgt über den Urin und mit den Fäzes.

**Ind.:** Als Creme oder Salbe zur kleinflächigen äußerlichen Anwendung bei leichter bis mittelschwerer Psoriasis vom Plaque-Typ, als Lösung auch zur Anwendung auf der Kopfhaut.

**Kontraind.:** Psoriasis punctata, Psoriasis pustulosa. Schwangerschaft und Stillperiode, Personen unter 6 (Salbe) bzw. 18 Jahren (Creme), schwere Nieren- oder Leberkrankheiten (mangelnde klinische Erfahrung). Keine Anwendung bei Krankheiten, die mit Veränderungen des Calciumstoffwechsels einhergehen. Wegen des Risikos von Hyperkalzämien und damit möglicher fokaler Kalzifizierung der Nierengefäße Beschränkung der Anwendung auf max. 30% der Gesamtkörperoberfläche (ca. 1 Arm und 1 Bein). Creme und Salbe nicht im Gesicht, auf behaartem Kopf, im Nacken sowie in der Anogenitalregion oder in Hautfalten anwenden.

**UW:** Lokale Hautreizungen (10–20%) mit Jucken, Brennen, Rötung und Schmerz. Faziale und periorale Dermatitiden in ca. 2–10% der Fälle. Ferner Urtikaria, allergische Kontaktdermatitis, Hautatrophie am Finger, mit dem die Salbe aufgetragen wurde. Bei Überdosierung Hyperkalzämie, vereinzelt auch bei regelrechter Anwendung.

**WW:** Keine Kombination mit Salicylsäure (s. oben).

**Dosis:** Salbe 1- bis 2-mal, Creme 2-mal/d auf erkrankte Hautpartien auftragen. Nicht mehr als 15 g/d bzw. 100 g pro Woche, bei Kindern <12 Jahren 50 g pro Woche, bei Kindern >12 Jahren 75 g pro Woche. Anwendungsdauer nicht länger als

6–8 Wochen (Creme), die Behandlung mit der Salbe kann so lange wie erforderlich fortgesetzt werden (bei Kdr. nur bis zu 8 Wochen). Allerdings sollte eine Behandlungsdauer von insgesamt 1 Jahr nicht überschritten werden. Lösung 2-mal/d tropfenweise auf die erkrankten Partien der Kopfhaut auftragen. Nicht mehr als 60 ml pro Woche. Bei gleichzeitiger Anwendung der Creme bzw. Salbe Gesamtdosis nicht über 5 mg Calcipotriol pro Woche. Anwendung nicht länger als 22 Wochen. Regelmäßige Bestimmung des Plasmacalciums im Abstand von 3 Wochen.

**Daivonex**® (LEO)
30 g Creme (0,05 mg/g) (N1) ... 26,37
120 g Creme (0,05 mg/g) (N3) ... 71,02
30 ml Lösung (N1) ... 28,08
60 ml Lösung (N3) ... 46,45
30 g Salbe (0,05 mg/g) (N1) ... 26,37
120 g Salbe (0,05 mg/g) (N3) ... 71,02

**Psorcutan**® (Schering)
30 g Creme (0,05 mg/g) (N1) ... 26,37
120 g Creme (0,05 mg/g) (N3) ... 71,02
30 ml Lösung (N1) ... 28,08
60 ml Lösung (N3) ... 46,45
30 g Salbe (0,05 mg/g) (N1) ... 26,37
120 g Salbe (0,05 mg/g) (N3) ... 71,02

## Calcipotriol + Betamethason *Rp* [UF]

Kombination zur lokalen Therapie einer chronisch-stationären Psoriasis vulgaris vom Plaque-Typ. Calcipotriol (s. dort) ist ein Vitamin-$D_3$-Analogon und hemmt die Hyperproliferation bzw. fördert die Differenzierung von Keratinozyten. Betamethason ist ein fluoriertes Glucocorticoid mit ähnlichen Wirkungen wie Prednisolon (s. dort) und gehört zu den stark wirksamen Lokalcorticosteroiden. Vitamin-D-Analoga wie Calcipotriol sind in freier Kombination mit Corticosteroiden wirksamer als die jeweilige Monotherapie. Klinische Studien bestätigen diese Befunde auch für die Fixkombination aus Calcipotriol und Betamethasondipropionat. Eine einmal tägliche Applikation ist ebenso gut wirksam wie die zweimal tägliche Anwendung. Die Anwendungsdauer sollte einen Zeitraum von 4 Wochen nicht überschreiten. Weitere Anwendungsbeschränkungen entsprechen den Empfehlungen für die Monotherapie mit Vitamin-D-Analoga wie Calcipotriol (s. dort). Prinzipiell wird jedoch zunächst eine Monotherapie mit einem Vitamin-D-Analogon über 2 Wochen empfohlen. Nur bei unzureichender Wirksamkeit sollte auf die kombinierte Anwendung mit einem Glucococorticosteroid umgestellt werden.
**Ind.:** Zur Behandlung einer chronisch-stationären Psoriasis vulgaris vom Plaque-Typ, wenn eine topische Therapie angezeigt ist.
**UW, WW, Kontraind.:** s. Calcipotriol, Betamethason. Die Anwendung bei Kdr. und Jugendlichen unter 18 Jahren wird aufgrund fehlender Erfahrungen nicht empfohlen.
**Best.:** 1 g Salbe enth.: Calcipotriol 50 µg (0,005%; als Hydrat), Betamethason 0,5 mg (0,05%; als Dipropionat).
**Dosis:** 1-mal/d auf betroffene Hautpartien auftragen, jedoch nicht länger als 4 Wochen. Maximal 15 g Salbe/d, 100 g Salbe/Woche und 30% der Körperoberfläche.

**Daivobet**® (LEO)
30 g Salbe (N1) ... 38,16
60 g Salbe (N1) ... 66,39

**Psorcutan**® **beta** (Schering)
30 g Salbe (N1) ... 38,16
60 g Salbe (N2) ... 66,39

## Calcitonin *Rp* [US]

Polypeptidhormon mit 32 Aminosäuren aus den parafollikulären Zellen der Schilddrüse, das an der Regulation der Calciumhomöostase beteiligt ist. Calcitonin senkt das Plasmacalcium primär durch Hemmung der Osteoklastenaktivität. Weniger bedeutsam ist die Steigerung der renalen Calcium- und Phosphatelimination. Calcitonin wird bei verschiedenen Formen der Hyperkalzämie und bei Krankheiten mit gesteigertem Knochenumbau eingesetzt. Am besten ist seine Wirkung beim Morbus Paget belegt. Adjuvant wird es bei tumorbedingten Knochenschmerzen und bei akuten Schmerzphasen nach frischen Wirbeleinbrüchen infolge Osteoporose angewendet, da es in höheren Dosen zusätzlich analgetisch wirkt.
Hauptsächlich wird synthetisches Lachscalcitonin angewendet, das am stärksten wirkt. Außerdem steht synthetisches Humancalcitonin zur Verfügung. Calcitonin wird s.c. oder i.m. injiziert, Halbwertszeit 90 min. Wirkdauer einer Einzelinjektion 6–10 h.
**Ind.:** Hyperkalzämie, Morbus Paget. Adjuvans bei akuten Knochenschmerzen durch tumorbedingte Osteolyse oder nach frischen Wirbeleinbrüchen infolge Osteoporose.
**Kontraind.:** Hypokalzämie, Stillzeit. Strenge Indikationsstellung in der Schwangerschaft. Bei Kindern wegen möglicher Störung des Knochenwachstums nur wenige Wochen geben.
**UW:** Gelegentlich Übelkeit, Erbrechen und Flush, die meist im Verlauf der Behandlung abklingen. Selten Hyperglykämie, verstärkte Diurese, Schüttelfrost, Tachykardie und Blutdruckabfall. Lachscalcitonin kann nach langdauernder Gabe zur Bildung von Antikörpern führen. Sehr selten anaphylaktische Reaktionen. Nach Langzeittherapie mit Calcitonin

kann ein Wirkungsverlust durch Rezeptordesensitisierung eintreten.

**Dosis:** *Akute Hyperkalzämie*: 5–10 I.E./kg i.v. in 2–4 Einzeldosen über den Tag verteilt. *Morbus Paget*: 100 I.E./d s.c. oder i.m. über 3–6 Monate, danach Therapiepause oder Reduktion auf 3-mal 100 I.E. s.c./Woche. *Tumorbedingte Osteolyse und Osteoporose*: 100 I.E./d s.c. oder i.m. bis zum Ansprechen, danach Dosisreduktion auf 50 I.E. tgl. oder 100 I.E. jeden 2. Tag und Fortführung über einige Tage bis maximal einige Wochen. *Osteoporoseprophylaxe bei postmenopausalen Frauen*: 1-mal tgl. je 1 Sprühstoß in jedes Nasenloch an 5 Tagen/Woche.

**Cibacalcin**® (Novartis)
**Best.:** 1 Amp. 0,25 mg/0,5 mg enth.: Calcitonin human-HCl synthetisch 0,516 mg (entspr. 0,25 mg/0,5 mg oder 50 I.E./100 I.E. Calcitonin) und je 1 Lsgm.-Amp. 1 ml.

5 Amp. 0,25 mg + Lsgm. (N1) ........ (FB 17,64) *18,63*
50 Amp. 0,25 mg + Lsgm. (N2) ........ (FB 87,06) *92,80*
5 Amp. 0,5 mg + Lsgm. (N1) ........ (FB 22,55) *23,83*
50 Amp. 0,5 mg + Lsgm. (N2) ........ (FB 126,81) *134,56*

**Karil**® (Novartis)
**Best.:** 1 Amp./1 Fertigspr. enth.: Calcitoninacetat aus Calcitonin vom Lachs synthetisch 50 I.E./0,5 ml oder 100 I.E./1 ml. 1 Sprühstoß enth.: 100 I.E.

5 Amp. 100 I.E. (N1) ........ (FB 22,55) 22,55
10 Amp. 100 I.E. (N2) ........ (FB 35,68) 35,68
50 Amp. 100 I.E. (N3) ........ (FB 126,81) 126,81
5 Fertigspr. 100 I.E. (N1) ........ (FB 22,55) 22,55
10 Fertigspr. 100 I.E. (N2) ........ (FB 35,68) 35,68
1 Nasenspray (2200 I.E./2 ml) (N1) ........ 176,37

## Calcitriol *Rp* [US] 1980 **B**

Calcitriol (1,25-Dihydroxycolecalciferol) ist die biologisch aktive Form des Vitamin $D_3$, die durch hepatische 25-Hydroxylierung und renale 1α-Hydroxylierung entsteht. Als Vitamin-D-Hormon hat es die stärkste antirachitische Aktivität der Vitamin-D-Derivate. Es steigert die intestinale Calcium- und Phosphatresorption, mobilisiert Calcium aus den Knochen und hemmt die renale Calcium- und Phosphatelimination. Calcitriol ist indiziert, wenn die renale Synthese infolge renaler Rachitis oder fortschreitender Niereninsuffizienz mit renaler Osteopathie ungenügend ist. Halbwertszeit 51–108 h.

**Ind.:** Renale Osteopathie, Pseudovitamin-D-Mangelrachitis.

**Kontraind., UW:** s. Colecalciferol.

**Dosis:** Initial 0,25 µg/d unzerkaut oral, ggf. in 2–4 wöchigem Abstand um 0,25 µg/d erhöhen.

**Renatriol**® (Kyramed Biomol)
20 Kps. 0,25 µg (N1) ........ 20,00
50 Kps. 0,25 µg (N1) ........ 34,52
100 Kps. 0,25 µg (N3) ........ 55,24
20 Kps. 0,5 µg (N1) ........ 29,34
20 Kps. 0,5 µg (N1) ........ 55,24
100 Kps. 0,5 µg (N3) ........ 91,66

**Rocaltrol**® (Roche)
20 Kps. 0,25 µg (N1) ........ 23,57
100 Kps. 0,25 µg (N3) ........ 77,43
20 Kps. 0,5 µg (N1) ........ 34,21
100 Kps. 0,5 µg (N3) ........ 128,67

## Calciumantagonisten [HS]

Calciumantagonisten (Calciumkanalblocker) hemmen am Herzen und an der glatten Muskulatur den Einstrom von Calcium aus dem Extrazellulärraum während des Aktionspotentials. Man unterscheidet verschiedene Gruppen (*Tabelle II.5*):

I. Calciumantagonisten vom Nifedipintyp (1,4-Dihydropyridine; Nifedipin, Nitrendipin, Nisoldipin u. a.),
II. Calciumantagonisten vom Verapamiltyp (Phenylalkylamine; Verapamil, Gallopamil),
III. Calciumantagonisten vom Diltiazemtyp (Benzothiazepine; Diltiazem).

Hinzu kommen nichtselektive Calciumantagonisten (z. B. Fendilin) mit zusätzlichen Wirkungen.

Die Hemmung des Calciumeinstroms führt zu einer Vasodilatation (vorwiegend der arteriellen Gefäße) und am Herzen zu einer Abnahme von Kontraktionskraft und Herzfrequenz, die jedoch häufig durch eine adrenerge Gegenregulation infolge der Vasodilatation, insbesondere bei Calciumantagonisten vom Nifedipintyp, kompensiert wird. In Anwesenheit von Betarezeptorenblockern fällt diese Kompensation weg. An den Koronargefäßen wird der Muskeltonus vermindert, sodass insbesondere epikardiale Gefäße erweitert werden. Weiterhin werden Koronarspasmen gelöst. Calciumantagonisten vom Verapamil- und Diltiazemtyp hemmen außerdem die AV-Überleitung.

Die Abnahme von Herzkraft und Herzfrequenz einerseits und die Vasodilatation andererseits sind qualitativ bei allen Calciumantagonisten gleich. Bei allen Substanzen tritt die Vasodilatation im Vergleich zur Kardiodepression bei kleineren Konzentrationen auf (*s. Tabelle II.5*). Allerdings ist der Abstand zwischen vasodilatierend und kardiodepressiv wirkenden Konzentrationen bei nifedipinähnlichen Substanzen größer als bei Calciumantagonisten vom Verapamil- und Diltiazemtyp. Bei den letztgenannten Substanzen stehen also die calciumantagonistischen Wirkungen am Herzen, bei Calciumantagonisten vom Nifedipintyp die gefäßdilatierende Wirkung im Vordergrund. Bei letzteren, insbesondere bei schnell wirkenden Zubereitungen, kommt es nicht selten zu reflektorischer Tachykardie.

Pharmakokinetisch unterscheiden sich die Calciumantagonisten im Wesentlichen in ihrer Halbwertszeit und Anflutungsgeschwindigkeit. Die älteren

**Tabelle II.5**
**Calciumantagonisten**

| Wirkstoffe | Präparate(Auswahl) | HWZ (h) | tmax (h) | Vd (l/kg) | Gefäß-selektivität |
|---|---|---|---|---|---|
| **Phenylalkylamine** | | | | | |
| Verapamil | Isoptin® | 3–7 | 1–2 | 1,6–6,8 | ~3 |
| Gallopamil | Procorum® | 3–4 | | | ~3 |
| **1,4-Dihydropyridine** | | | | | |
| Nifedipin | Adalat®, Nifehexal® | 1,7–3,4 | 0,5–1,1 | 0,8–1,1 | ~10 |
| Nitrendipin | Nitrendipin-ratiopharm® | 8–12 | 1,5–2 | 13,4 | ~100 |
| Nisoldipin | Baymycard® | 8–15 | 1–2 | 2,7–5,9 | ~1000 |
| Nicardipin | Antagonil® | 2–4 | 1–2 | | ~100 |
| Isradipin | Lomir®, Vascal® | 9 | 1–2 | 4 | ~100 |
| Felodipin | Modip®, Felocor® | 20–25 | 2–8 | 10 | ~100 |
| Nilvadipin | Escor®, Nivadil® | 15–20 | 1–2 | | |
| Amlodipin | Norvasc®, amlo-corax | 35–50 | 6–12 | 21 | ~50 |
| Lacidipin | Motens® | 13–19 | 0,5–2,5 | | |
| Lercanidipin | Carmen®, Corifeo® | 8–10 | 1,5–3 | | |
| Manidipin | Manyper® | 4–8 | 2–3,5 | | |
| **Benzothiazepine** | | | | | |
| Diltiazem | Dilzem® | 2–7 | 1–2 | 5,3 | ~3 |

Substanzen wie Nifedipin, Verapamil und Diltiazem müssen alle wegen der relativ kurzen Halbwertszeit mehrfach täglich gegeben werden (*Tabelle II.5*). Arzneimittel mit langsamem Wirkungseintritt und deshalb fehlender reflektorischer Tachykardie sind Felodipin und Amlodipin. Alle Substanzen werden CYP3A4-abhängig metabolisiert und hemmen dieses Enzymsystem, bei Verapamil ist diese Hemmung besonders ausgeprägt. Zusätzlich hemmt Verapamil den intestinalen gp-170 Transporter (MDR) und erhöht darüber z. B. Digoxinplasmaspiegel.

Ind.: **Koronare Herzkrankheit**. Calciumantagonisten führen zur Verminderung des peripheren arteriellen Widerstandes und dadurch zur Entlastung des Herzens. Die Erweiterung epikardialer Gefäße und Lösung von Koronarspasmen ist Grund für die Indikation vasospastische Angina. Die Erweiterung von Widerstandsgefäßen kann aber besonders bei schnell freisetzendem Nifedipin über ein koronares Steal-Phänomen Angina pectoris Anfälle auslösen. Calciumantagonisten sind bei der Koronaren Herzkrankheit ausschließlich symptomatisch wirksam und daher vor allem indiziert, wenn Betarezeptorenblocker kontraindiziert sind (z. B. bei Asthma bronchiale, ausgeprägten peripheren Durchblutungsstörungen, vasospastischer Angina pectoris, Psoriasis).

**Supraventrikuläre Tachyarrhythmien**. Verapamil, Gallopamil und Diltiazem sind indiziert zur Unterbrechung paroxysmaler supraventrikulärer Tachykardien sowie zur Senkung der Kammerfrequenz bei Vorhofflattern und Vorhofflimmern. Dihydropyridine haben keine Wirkung am AV-Knoten und sind deshalb als Antiarrhythmika ungeeignet. Alle Calciumantagonisten sind nicht geeignet zur Behandlung ventrikulärer Tachyarrhythmien, weil die Ventrikelmuskulatur offenbar unempfindlicher als der AV-Knoten ist.

**Arterielle Hypertonie.** Calciumantagonisten sind Mittel der 1. Wahl zur Behandlung der Hypertonie, haben aber weniger eindeutige spezifische Indikationen als beispielsweise Betarezeptorenblocker, Diuretika oder ACE-Hemmer. Aus Gründen der Compliance, wegen der überwiegenden Gefäßwirkung und der weitgehend fehlenden kompensatorischen Kardiostimulation werden heute hauptsächlich langwirksame Dihydropyridine wie Nitrendipin, Amlodipin oder Felodipin zur Hypertoniebehandlung eingesetzt. Verapamil und Diltiazem können von zusätzlichem Nutzen bei Patienten mit Tachykardie sein. Alternativ kommt hier eine Kombina-

tion von Betarezeptorenblockern mit einem Dihydropyridin in Frage.
**Kontraind.:** Sinusknotensyndrom, AV-Block II. und III. Grades bei Calciumantagonisten vom Verapamil- und Diltiazemtyp, dekompensierte Myokardinsuffizienz, ausgeprägte Hypotonie und kardiogener Schock bei allen Calciumantagonisten. Neuere Studien haben gezeigt, dass Amlodipin, Felodipin und Nisoldipin bei Herzinsuffizienz nicht zu einer Verschlechterung führen (Praise, VeHeFT III, Defiant). Alle Dihydropyridine sind aufgrund der indirekten Sympathikusstimulation bei instabiler Angina pectoris und akutem Myokardinfarkt kontraindiziert.
**UW:** Beruhen auf den pharmakologischen Eigenschaften der Calciumantagonisten. Bei verapamil- und diltiazemartigen Substanzen stehen kardiodepressive Wirkungen, bei nifedipinähnlichen Calciumantagonisten die Wirkungen infolge Gefäßerweiterung (Kopfschmerzen, Schwindel, Hautrötung, prätibiale Ödeme) und Sympathikusaktivierung (Herzklopfen, Unruhe) im Vordergrund. Letztere sind besonders bei den kurz- und schnellwirksamen Dihydropyridinen wie Nifedipin zu beobachten und Grund für eine zunehmende Zurückhaltung mit diesen Präparaten. Der aufgrund retrospektiver Analysen geäußerte Verdacht, dass Calciumantagonisten generell das koronare Risiko erhöhen, hat sich in großen Studien an Hypertonikern wie der ALLHAT-Studie nicht bestätigt. Dies gilt auch für Diabetiker.
**WW:** Verstärkung der negativ dromotropen Wirkung von Herzglykosiden, Betarezeptorenblockern und Antiarrhythmika bei Verapamil, Gallopamil und Diltiazem. Verstärkung der hypotensiven Wirkungen von Nitraten, Betarezeptorenblockern, ACE-Hemmern und Diuretika bei allen Calciumantagonisten. Betarezeptorenblocker dürfen aufgrund der Potenzierung des Risikos von AV-Blockierungen, Bradykardie und Kardiodepression nicht mit Calciumantagonisten vom Verapamil- oder Diltiazemtyp kombiniert werden. Verapamil und Diltiazem führen über Hemmung von CYP3A4 und gp-170 zu relevant erhöhten Plasmaspiegeln z. B. von Digoxin, Ciclosporin, Tacrolimus Erythromycin, Clarithromycin, Midazolam, Atorvastatin, Lovastatin und Simvastatin.

## Calciumdobesilat *Rp* [US]

Calciumdobesilat wird bei diabetischer Retinopathie und anderen Gefäßleiden angewendet. Nach experimentellen Untersuchungen wird die Kapillarpermeabilität reduziert. Eine behauptete Wirkung bei Ödemen am Augenhintergrund ließ sich in einer kontrollierten Studie nicht bestätigen.
**Anw.:** Diabetische Mikroangiopathie, venöse Insuffizienz, periphere Stauungsödeme, Hämorrhoiden.
**UW:** Magenbeschwerden, allergische Hautreaktionen (selten).
**Dosis:** 250–1500 mg/d. DDD 500 mg.

**Dexium**® (Sanofi-Synthelabo)
50 Kps. 250 mg (N2) ..... (FB 20,07) 20,07
100 Kps. 250 mg (N3) ..... (FB 28,28) 28,28
100 Kps. 500 mg (N3) ..... (FB 46,14) 46,14

## Calciumfolinat *Rp* [KR]

Folinsäure (5-Formyltetrahydrofolsäure) ist die aktive Form der Folsäure, die an $C_1$-Übertragungen bei der Nukleotid- und Aminosäuresynthese beteiligt ist. Calciumfolinat wird als spezifisches Antidot bei Hochdosistherapie mit dem Folsäureantagonisten Methotrexat eingesetzt („Folinsäure-Rescue"). Nach oraler Gabe rasche Resorption und Ausscheidung als Metaboliten über die Nieren. Halbwertszeit 22 min und 120 min.
**Ind.:** Antidot bei Behandlung mit Folsäureantagonisten (Methotrexat).
**Kontraind.:** Perniziöse und andere durch Vitamin $B_{12}$-Mangel bedingte Anämien.
**UW:** In Einzelfällen Allergien, bei hohen Dosen gelegentlich gastrointestinale Störungen, Schlafstörungen, Erregungszustände und Depressionen.
**WW:** Verstärkung der zytotoxischen Wirkung von Fluorouracil.
**Dosis:** *Folinsäure-Rescue*: 6–15 mg/m² alle 3–6 h i.m. oder i.v. spätestens 24 h nach Beginn der Methotrexatinfusion, Ende frühestens nach 72 h. Bei verzögerter Methotrexatausscheidung spezielle Schemata.

**Leucovorin**® (Wyeth)
1 Amp. (10 mg/1 ml) (N1) ..... 17,37
1 Amp. (30 mg/3 ml) (N1) ..... 32,42
1 Amp. (50 mg/5 ml) (N1) ..... 47,21
5 Amp. (50 mg/5 ml) (N1) ..... 180,00
1 Inj.Fl. (100 mg/10 ml) (N1) ..... 80,70
5 Inj.Fl. (100 mg/10 ml) (N1) ..... 319,32
1 Inj.Fl. (200 mg/20 ml) (N1) ..... 138,91
5 Inj.Fl. (200 mg/20 ml) (N1) ..... 572,40
1 Inj.Fl. (300 mg/30 ml) (N1) ..... 193,02
5 Inj.Fl. (300 mg/30 ml) (N1) ..... 844,48
1 Inj.Fl. (500 mg/50 ml) (N1) ..... 294,51
5 Inj.Fl. (500 mg/50 ml) (N1) ..... 1417,64
1 Inj.Fl. (900 mg/100 ml) (N1) ..... 482,39
5 Inj.Fl. (900 mg/100 ml) (N1) ..... 2430,01
1 Inj.Fl. (1000 mg/100 ml) (N1) ..... 527,30
5 Inj.Fl. (1000 mg/100 ml) (N1) ..... 2670,56
10 Tbl. 15 mg (N1) ..... 81,84
30 Tbl. 15 mg (N2) ..... 238,28
84 Tbl. 15 mg (N3) ..... 633,87

## Calciumsalze [HO]

Calciumpräparate werden hauptsächlich bei Calciummangelzuständen eingesetzt. Bei chronischen

Krankheitszuständen wird Calcium grundsätzlich oral substituiert. Bevorzugt eingesetzt werden Calciumcarbonat, Calciumgluconat und Calciumlaktat. Diese Calciumsalze werden etwa zu 30% im Dünndarm resorbiert. Calciumcarbonat (1 g enth. 400 mg Calcium) hat den höchsten Calciumgehalt aller Calciumsalze. Es ist wasserunlöslich und wird erst im Magen durch die Salzsäure in lösliche Calciumsalze überführt. Calciumgluconat (1 g enth. 93 mg Calcium) ist gut löslich und hat die geringste magenirritierende Wirkung, aber nur einen relativ geringen Calciumgehalt, sodass größere Mengen benötigt werden. Calciumlaktat (1 g enth. 130 mg Calcium) ist ebenfalls gut wasserlöslich. Calciumphosphate werden kaum resorbiert.

Der normale tägliche Calciumbedarf beträgt 20 mmol (800 mg $Ca^{2+}$). Er wird durch die übliche Ernährung ohne weiteres gedeckt. Einen höheren Bedarf haben Schwangere und Stillende (30 mmol/d) und Frauen in der Postmenopause (40 mmol/d). Hier empfiehlt sich eine calciumreiche Kost mit Milch, Milchprodukten und Gemüse. Bei schweren chronischen Calciummangelzuständen infolge von Hypoparathyreoidismus, Osteomalazie oder Malabsorptionszuständen muss zusätzlich die enterale Calciumaufnahme durch Colecalciferol (Vitamin $D_3$) gesteigert werden. Bei gleichzeitiger Niereninsuffizienz wird mit dem Vitamin $D_3$-Metaboliten Calcitriol behandelt.

Die i.v.-Gabe von Calcium ist als Sofortbehandlung bei der hypokalzämischen Tetanie indiziert. Bei extremer Hyperkaliämie kann die schnelle i.v.-Gabe lebensrettend sein. Die Anwendung von Calciumpräparaten bei allergischen Krankheiten ist nicht hinreichend belegt.

**Ind.:** Tetanie, Calciummangel, Adjuvans bei Osteoporose.

**Kontraind.:** Hyperkalzämie, Hyperkalziurie bei Hyperparathyreoidismus, Vitamin-D-Überdosierung, Knochenmetastasen, Plasmozytom, schwere Niereninsuffizienz, Nierenkalksteine, Nephrokalzinose, Immobilisationsosteoporose, Galaktosämie, Digitalistherapie.

**UW:** Hyperkalzämie, Hyperkalziurie, Obstipation. Bei zu schneller i.v.-Injektion Übelkeit, Erbrechen, Hitzegefühl, Blutdruckabfall, Herzrhythmusstörungen, Kollaps.

**WW:** Wirkungsverstärkung von Herzglykosiden. Erhöhte Resorption von Calcium durch gleichzeitige Vitamin D-Gabe.

**Dosis:** *Oral:* 400–800 mg elementares Calcium (10–20 mmol) 3-mal tgl. mit den Mahlzeiten.

*Parenteral:* Initial 2,25–4,5 mmol Calcium (10 ml 10–20% Lösung) langsam i.v. in 5 min, ggf. bis zu 3-mal/d. Kdr. 0,45–2,25 mmol (2–10 ml 10% Lösung) langsam i.v.

**Calcium-Sandoz® Amp.** (Novartis)

**Best.:** 1 Amp. 10 ml 10% enth.: Calciumgluconat 1 $H_2O$ 0,5 g, Calciumlactobionat 2 $H_2O$ 0,875 g entspr. 2,23 mmol Calcium.

5 Amp. 10 ml 10% (N1) .......... 8,43

**Calcium-Sandoz® Brausetabl.** (Novartis)

**Best.:** 1 Brausetbl. forte/fortissimum enth.: Calciumlactogluconat 2,94 g/4,954 g, Calciumcarbonat 0,3 g/0,9 g entspr. 500 mg/1000 mg $Ca^{2+}$. Ausreichende Dosierungsempfehlung von 1000–2000 mg/d.

20 Brausetbl. forte (N1) .......... (FB 6,06) *6,60*
40 Brausetbl. forte (N2) .......... (FB 11,08) *12,04*
100 Brausetbl. forte (N3) .......... (FB 24,53) *26,62*
20 Brausetbl. fortissimum (N1) .......... (FB 9,05) *9,23*
40 Brausetbl. fortissimum (N2) .......... (FB 16,50) *16,81*
100 Brausetbl. fortissimum (N3) .......... (FB 36,55) *37,24*

**Calcium-dura** (Merck Dura)

**Best.:** 1 Filmtbl. enth.: Calciumcarbonat 1498,5 mg entspr. 600 mg Calcium. Ausreichende Dosierungsempfehlung von 600–1200 mg Calcium/d.

20 Tbl. 600 mg (N1) .......... (FB 6,75) 4,35
50 Tbl. 600 mg (N2) .......... (FB 14,94) 10,22
100 Tbl. 600 mg (N3) .......... (FB 27,24) 16,36

## Calciumtrinatriumpentetat [GK]

Antidot zur Behandlung von Schwermetallvergiftungen mit ähnlichen Eigenschaften wie Edetinsäure. Der Schwerpunkt der Indikation liegt im Bereich systemischer Expositionen gegenüber Radioisotopen. Calciumtrinatriumpentetat (DTPA) komplexiert Metalle im Extrazellärraum, nicht in Zellen (Erythrozyten). Halbwertszeit 20–60 min. Ausscheidung fast der gesamten Dosis durch glomeruläre Filtration innerhalb von 12 h. Geringe metabolische Transformation durch Acetatabspaltung.

**Ind.:** Vergiftungen durch Blei, Zink, Eisen, Mangan, Chrom, Plutonium und andere radioaktive Metalle.

**Kontraind.:** Niereninsuffizienz, Hyperkalzämie, orale Intoxikationen mit Radionukliden, Schwangerschaft.

**UW:** Parästhesien, Fieber, Exantheme, Nierenschädigung, Hypotonie, Thrombozytopenie, Verlust essentieller Mineralstoffe (z. B. Zink). Vorsicht vor potentieller renaler Toxizität von Cadmium-Pentetat-Komplexen bei der Cadmiumvergiftung.

**Dosis:** Erw. 1 g/d i.v. in 200–500 ml 0,9% NaCl-Lösung über 1–2 h. Nach 3–5 d Behandlungspause von 3 d. Quantitative Messung des Eliminationserfolges. Kinder 25–50 mg/kg.

**Ditripentat-Heyl®** (Heyl)

5 Amp. (1000 mg/5 ml) (N1) .......... 39,24

## Candesartan *Rp* [TE] 1997 C

$AT_1$-Rezeptorantagonist (Einzelheiten s. dort und *Tabelle II.3*). Wird als Prodrug Candesartancilexitil verabreicht, das in das aktive Candesartan umgewandelt wird. Maximale Plasmaspiegel nach 3–4 h, Halbwertszeit 9 h. Ausreichende Blutdrucksenkung über 24 h. Dosisabhängige Zunahme des Blutdruckeffekts zwischen 4 und 16 mg/d. Bei mäßiger bis schwerer Niereninsuffizienz Halbierung der Anfangsdosis, ebenso bei leichter bis mäßiger Leberinsuffizienz. Wahrscheinlich nicht dialysierbar.

**Ind.:** Hypertonie.

**Kontraind., UW, WW:** s. $AT_1$-Rezeptorantagonisten.

**Dosis:** Initial 1-mal 4 mg, normal 1-mal 8–16 mg/d oral.

**Atacand®** (AstraZeneca)

28 Tbl. 4 mg (N1) ........ (FB 28,84) 28,84
56 Tbl. 4 mg (N2) ........ (FB 45,90) 45,90
98 Tbl. 4 mg (N3) ........ (FB 70,11) 70,11
28 Tbl. 8 mg (N1) ........ (FB 33,42) 33,42
56 Tbl. 8 mg (N2) ........ (FB 54,52) 54,52
98 Tbl. 8 mg (N3) ........ (FB 84,46) 84,46
28 Tbl. 16 mg (N1) ........ (FB 39,12) 38,96
56 Tbl. 16 mg (N2) ........ (FB 65,19) 64,67
98 Tbl. 16 mg (N3) ........ (FB 102,20) 102,18
28 Tbl. 32 mg Protect (N1) ........ (FB 46,12) 46,12
56 Tbl. 32 mg Protect (N2) ........ (FB 78,37) 78,37
98 Tbl. 32 mg Protect (N3) ........ (FB 124,13) 124,13

**Blopress®** (Takeda)

28 Tbl. 4 mg (N1) ........ (FB 28,84) 28,84
56 Tbl. 4 mg (N2) ........ (FB 45,90) 45,90
98 Tbl. 4 mg (N3) ........ (FB 70,11) 70,11
28 Tbl. 8 mg (N1) ........ (FB 33,42) 33,42
56 Tbl. 8 mg (N2) ........ (FB 54,52) 54,52
98 Tbl. 8 mg (N3) ........ (FB 84,46) 84,46
28 Tbl. 16 mg (N1) ........ (FB 39,12) 38,96
56 Tbl. 16 mg (N2) ........ (FB 65,19) 64,67
98 Tbl. 16 mg (N3) ........ (FB 102,20) 102,18

## Candesartan + Hydrochlorothiazid *Rp* [US]

Sinnvolle Kombination zur Hochdrucktherapie, da Hydrochlorothiazid durch die negative Natriumbilanz das Renin-Angiotensinsystem aktiviert, das dann besonders wirksam durch den $AT_1$-Rezeptorantagonisten gehemmt wird. Gleichzeitig vermindern $AT_1$-Rezeptorantagonisten die thiazidinduzierte Hypokaliämie. Die Kombination ist nicht zur Initialtherapie sondern nur zum Ersatz einer freien Kombination beider Einzelkomponenten geeignet.

**Ind.:** Hypertonie, wenn eine fixe Kombination angezeigt ist.

**Kontraind., UW, WW:** s. Candesartan, Hydrochlorothiazid.

**Best.:** 1 Tbl. enth.: Candesartancilexetil 8 mg/16 mg, Hydrochlorothiazid 12,5 mg/12,5 mg.

**Dosis:** 1-mal 1 Tbl./d.

**Atacand® Plus** (AstraZeneca)

28 Tbl. 8 mg/12,5 mg (N1) ........ 33,87
56 Tbl. 8 mg/12,5 mg (N2) ........ 55,45
98 Tbl. 8 mg/12,5 mg (N3) ........ 86,70
28 Tbl. 16 mg/12,5 mg (N1) ........ 38,96
56 Tbl. 16 mg/12,5 mg (N2) ........ 64,67
98 Tbl. 16 mg/12,5 mg (N3) ........ 102,18

## Capecitabin *Rp* [US] 2001 B

Capecitabin ist ein oral wirksames Prodrug von 5-Fluorouracil, das speziell zur Erzeugung hoher 5-Fluorouracilkonzentrationen in Tumorzellen entwickelt wurde. Nach der Resorption als intaktes Molekül wird Capecitabin in drei enzymatischen Schritten aktiviert. Im ersten Schritt wird es durch eine hepatische Carboxylesterase zu 5'-Desoxy-5-Fluorocytidin hydrolysiert, das durch die Cytidindesaminase zu 5'-Desoxy-5-Fluorouridin (Doxyfluridin) in der Leber und in Tumorzellen desaminiert wird. Im letzten Schritt wird Doxyfluridin durch die Thymidinphosphorylase zu 5-Fluorouracil aktiviert, die in hoher Aktivität in Tumorzellen vorkommt. Dadurch liegen die 5-Fluorouracilkonzentrationen im Tumorgewebe 3,2fach höher als im gesunden Gewebe und 21fach höher als im Plasma.

Orales Capecitabin hat bei Patienten mit metastasiertem kolorektalem Karzinom ähnliche Wirkungen und Nebenwirkungen wie intravenöses Fluorouracil plus Calciumfolinat. Allerdings tritt ein Hand-Fuß-Syndrom unter Capecitabin deutlich häufiger und eine Neutropenie seltener als unter 5-Fluorouracil/Calciumfolinat auf. Außerdem ist auf ein möglicherweise erhöhtes kardiotoxisches Risiko unter Capecitabin ist zu achten.

**Ind.:** Firstline-Therapie des metastasierten kolorektalen Karzinoms, metastasiertes Mammakarzinom.

**Kontraind.:** Schwere Leukopenie, Neutropenie, Thrombozytopenie, stark eingeschränkte Leber- und Nierenfunktion, Behandlung mit Brivudin. Schwangerschaft, Stillzeit.

**UW:** s. 5-Fluorouracil.

**WW:** Erhöhtes Blutungsrisiko bei gleichzeitiger Gabe von Cumarinderivaten (z. B. Phenprocoumon). Erhöhte Plasmaspiegel von Phenytoin.

**Dosis:** 1250 mg/m² 2-mal/d oral über 14 Tage gefolgt von 7 Tagen Therapiepause.

**Xeloda®** (Roche)

60 Tbl. 150 mg (N2) ........ 82,84
120 Tbl. 500 mg (N3) ........ 496,71

## Captopril *Rp* [US] 1981 A

Kurz wirkender ACE-Hemmer (s. dort), der die Umwandlung von Angiotensin I in Angiotensin II in Blut und Geweben blockiert.

Bioverfügbarkeit 60–75%. Captopril wird zu 40–50% unverändert renal eliminiert. Die Halbwertszeit beträgt 1,7 h, bei Niereninsuffizienz Dosis reduzieren. Wirkungseintritt nach 15–30 min, Wirkungsdauer dosisabhängig 8–12 h. Optimaler hypotensiver Ef-

fekt erst nach mehrwöchiger Therapie. Diuretika und Natriummangel verstärken die Wirkung.
**Ind.:** Hypertonie, Herzinsuffizienz, linksventrikuläre Dysfunktion nach Myokardinfarkt. Diabetische Nephropathie.
**Kontraind., UW:** s. ACE-Hemmer
**Dosis:** *Hypertonie*: Initial 12,5 mg 2- bis 3-mal/d, maximal 50 mg 2- bis 3-mal/d, DDD 50 mg. Nach der ersten Dosis Blutdruckkontrolle innerhalb der ersten 60–180 min.
*Herzinsuffizienz*: Initial 6,25 mg 2- bis 3-mal/d für 3 Tage, dann langsam über 1–2 Wochen auf maximal 3-mal 50 mg/d steigern. Bei Herzinsuffizienz muss der Patient initial 2–3 h liegen und ärztlich überwacht werden.
*Linksventrikuläre Dysfunktion nach Myokardinfarkt*: Initial 6,25 mg am 1. Tag, am nächsten Tag 2- bis 3-mal 12,5 mg/d, in den nächsten Tagen auf 2- bis 3-mal 25 mg/d erhöhen, max. 3-mal 50 mg/d.
*Diabetische Nephropathie*: 75 mg/d oral in 2–3 Einzeldosen. Bei eingeschränkter Nierenfunktion (Kreatininclearance 20–59 ml/min) initial 2-mal 6,25 mg/d, Erhaltungsdosis 25–50 mg/d, maximal 75 mg/d, bei schwerer Nierenfunktionsstörung (unter 20 ml/min) 6,25–25 mg/d.

**Capto AbZ** (AbZ-Pharma)

50 Tbl. 12,5 mg (N2) ............................. (FB 15,30) 11,61
100 Tbl. 12,5 mg (N3) ............................. (FB 19,50) 12,98
50 Tbl. 25 mg (N2) ............................. (FB 17,78) 11,04
100 Tbl. 25 mg (N3) ............................. (FB 24,48) 12,42
20 Tbl. 50 mg (N1) ............................. (FB 15,63) 11,96
50 Tbl. 50 mg (N2) ............................. (FB 21,98) 11,87
100 Tbl. 50 mg (N3) ............................. (FB 30,98) 14,00
50 Tbl. 100 mg (N2) ............................. (FB 28,11) 18,68
100 Tbl. 100 mg (N3) ............................. (FB 41,49) 25,83

**Captohexal®** (Hexal)

20 Tbl. 6,25 mg (N1) ............................. (FB 11,48) 10,96
50 Tbl. 6,25 mg (N2) ............................. (FB 13,48) 11,61
100 Tbl. 6,25 mg (N3) ............................. (FB 16,18) 13,05
20 Tbl. Cor 12,5 mg (N1) ............................. (FB 12,40) 11,40
50 Tbl. Cor 12,5 mg (N2) ............................. (FB 15,30) 12,21
100 Tbl. Cor 12,5 mg (N3) ............................. (FB 19,50) 14,47
20 Tbl. 25 mg (N1) ............................. (FB 13,69) 11,94
50 Tbl. 25 mg (N2) ............................. (FB 17,78) 13,62
100 Tbl. 25 mg (N3) ............................. (FB 24,48) 16,87
20 Tbl. 50 mg (N1) ............................. (FB 15,63) 13,03
50 Tbl. 50 mg (N2) ............................. (FB 21,98) 16,18
100 Tbl. 50 mg (N3) ............................. (FB 30,98) 21,31
20 Tbl. 75 mg (N1) ............................. (FB 16,97) 14,34
50 Tbl. 75 mg (N2) ............................. (FB 25,51) 18,37
100 Tbl. 75 mg (N3) ............................. (FB 37,20) 25,72
20 Tbl. 100 mg (N1) ............................. (FB 18,49) 15,15
50 Tbl. 100 mg (N2) ............................. (FB 28,11) 19,14
100 Tbl. 100 mg (N3) ............................. (FB 41,49) 27,19

## Captopril + Hydrochlorothiazid *Rp* [US]

Häufig verordnete, aber pharmakokinetisch unsinnige Kombination eines lang wirkenden Thiazids mit einem kurzwirksamen ACE-Hemmer zur Hochdrucktherapie. Hydrochlorothiazid ist zwar an sich der ideale Partner des ACE-Hemmers, weil die thiazidinduzierte Hypokaliämie und (leichte) Aktivierung des Renin-Angiotensinsystems durch den ACE-Hemmer gehemmt wird. Die fixe Kombination mit dem kurz wirksamen Captopril führt aber bei einmal täglicher Gabe zu einer völlig ungenügenden Wirkung des ACE-Hemmers und widerspricht allen Leitlinienempfehlungen.
**Ind.:** Hypertonie, wenn eine fixe Kombination angezeigt ist.
**Kontraind., UW, WW:** s. Captopril, Hydrochlorothiazid.

**Capto comp-1A Pharma®** (1A Pharma)
**Best.:** 1 Tbl. enth.: Captopril 25 mg/25 mg/50 mg, Hydrochlorothiazid 12,5 mg/25 mg/25 mg.
**Dosis:** Initial 1 Tbl. 25 oder mite, Erhaltungsdosis 1 Tbl. 50/d.

20 Tbl. 25/12,5 mg (N1) ............................. (FB 16,14) 11,70
50 Tbl. 25/12,5 mg (N2) ............................. (FB 26,39) 14,65
100 Tbl. 25/12,5 mg (N3) ............................. (FB 43,18) 20,20
20 Tbl. 25/25 mg (N1) ............................. (FB 16,60) 11,79
50 Tbl. 25/25 mg (N2) ............................. (FB 27,69) 14,74
100 Tbl. 25/25 mg (N3) ............................. (FB 46,69) 20,89
20 Tbl. 50/25 mg (N1) ............................. (FB 16,88) 11,63
50 Tbl. 50/25 mg (N2) ............................. (FB 28,49) 15,35
100 Tbl. 50/25 mg (N3) ............................. (FB 48,81) 20,85

**Captohexal® comp.** (Hexal)
**Best.:** 1 Tbl. 25/12,5 mg, 1 Tbl. 25/25 mg, 1 Tbl. 50/25 mg enth.: Captopril 25 mg/25 mg/50 mg, Hydrochlorothiazid 12,5 mg/25 mg/25 mg.
**Dosis:** 1-mal tgl 1 Tbl. der entsprechenden Dosisstärke.

20 Tbl. 25 mg/12,5 mg (N1) ............................. (FB 16,14) 12,03
50 Tbl. 25 mg/12,5 mg (N2) ............................. (FB 26,39) 15,30
100 Tbl. 25 mg/12,5 mg (N3) ............................. (FB 43,18) 21,51
20 Tbl. 25 mg/25 mg (N1) ............................. (FB 16,60) 12,08
50 Tbl. 25 mg/25 mg (N2) ............................. (FB 27,69) 15,83
100 Tbl. 25 mg/25 mg (N3) ............................. (FB 46,69) 22,57
20 Tbl. 50 mg/25 mg (N1) ............................. (FB 16,88) 12,12
50 Tbl. 50/25 mg (N2) ............................. (FB 28,49) 16,19
100 Tbl. 50/25 mg (N3) ............................. (FB 48,81) 22,76

## Carbachol *Rp* [ML]

Parasympathomimetikum mit ähnlichen muscarinischen und nicotinischen (vor allem ganglionär) Wirkungen wie Acetylcholin. Wirkt jedoch länger, da es nur langsam durch Cholinesterasen hydrolysiert wird. Bewirkt insbesondere erhöhte Speichel- und Magensaftsekretion, verstärkte Darmperistaltik, erhöhte Ureterenperistaltik, Tonisierung der Blasenmuskulatur. Auch Bronchospasmen und vermehrte Bronchialsekretion können auftreten. Am Auge schnelle und vollständige Miosis, hält länger an als bei Acetylcholin (bis zu 15 h), deshalb bei Kataraktchirurgie bevorzugt.

**Ind.:** Glaukom.
**Kontraind.:** Ulcus ventriculi, Thyreotoxikose, Herzinsuffizienz, Myokardinfarkt, Asthma bronchiale. Vorsicht bei Stenosen im Verdauungstrakt. Am Auge: Iritis.
**UW:** Schweißausbruch, Übelkeit, Erbrechen, Speichelfluss, verstärkter Harndrang, Bradykardie. Am Auge Sehstörungen durch akkommodative Myopie, Tränenfluss, Ziliarmuskelspasmen (Augenschmerzen), Kontaktallergie (selten).
**WW:** Wirkung von Suxamethonium verlängert, von Curare-artigen Muskelrelaxanzien verkürzt, frequenzsenkende Wirkung der Herzglykoside und anderer bradykardisierender Substanzen (Antiarrhythmika, Betarezeptorenblocker, Calciumantagonisten) verstärkt.
**Dosis:** 3-mal/d 1 Tr. von 0,75%–3% Augentropfen.

**Isopto-Carbachol®** (Alcon)
3× 10 ml Augentr. 1,5% (N3) ........ 32,45
3× 10 ml Augentr. 2,25% (N3) ........ 32,45
3× 10 ml Augentr. 3% (N3) ........ 32,45

## Carbaldrat [HK]

Carbaldrat (Aluminiumnatriumcarbonatdihydroxid) ist ein Antazidum ohne ausreichende Neutralisationskapazität, da die empfohlene Einzeldosis (340–680 mg entspr. 8–16 mval) unter der üblichen Richtdosis zur Neutralisation von 50 mval HCl liegt.
**Anw.:** Hyperazidität, als unterstützende Maßnahme bei Gastritis, Ulcus ventriculi et duodeni, Reizmagen, Sodbrennen.
**Kontraind., UW, WW:** Aluminiumhydroxid.
**Dosis:** 1–2 Tbl., Teel. oder Btl. morgens, mittags, abends und vor dem Schlafengehen bzw. bei Auftreten von Beschwerden.

**Kompensan®** (Pfizer)
20 Tbl. 340 mg (N1) ........ 4,45
50 Tbl. 340 mg (N2) ........ 9,20
100 Tbl. 340 mg (N3) ........ 15,30
20 Btl. (340 mg/5 ml) (N1) ........ 11,33
50 Btl. (340 mg/5 ml) (N2) ........ 23,30

## Carbamazepin *Rp* [ES]

**Antiepileptikum** mit guter Wirkung gegen fokale (partielle) und generalisierte tonisch-klonische Anfälle. Wirkt ähnlich wie Phenytoin auf spannungsabhängige Natriumkanäle und hemmt hochfrequente Entladungen epileptogener Herde ohne wesentliche Beeinträchtigung normaler Neurone. Unwirksam und sogar potentiell epileptogen bei Absencen sowie myoklonischen und atonischen Anfällen. Nach einer vergleichenden Multicenterstudie ist Carbamazepin bei fokalen Anfällen wirksamer als Phenytoin, Primidon und Phenobarbital. Bei depressiven epileptischen Patienten können sich stimmungsaufhellende und antriebssteigernde Effekte positiv bemerkbar machen. Carbamazepin wird zur **Depressionsprophylaxe** eingesetzt, wenn eine Lithiumgabe nicht möglich ist. Allerdings ist eine dem Lithium äquivalente Wirkung bisher nicht belegt.
Bei **Trigeminusneuralgie** und anderen Gesichtsneuralgien ist Carbamazepin Mittel der Wahl. Auch die Schmerzen bei Tabes dorsalis werden gebessert. Bioverfügbarkeit 70–80%, maximale Plasmaspiegel nach 6–12 h, Halbwertszeit nach einmaliger Gabe 35 h, nach mehrmaliger Gabe 12–24 h bei Erw. und 4–12 h bei Kindern. Therapeutische Plasmaspiegel 4–12 µg/ml.
**Ind.:** Fokale Anfälle, generalisierte tonisch-klonische Anfälle. Trigeminusneuralgie. Depressionsprophylaxe.
**Kontraind.:** Knochenmarkschädigung, AV-Block, akute intermittierende Porphyrie, Absencen. Kombination mit MAO-Hemmern. Vorsicht bei hämatologischen Krankheiten, schweren Herz-, Leber- und Nierenfunktionsstörungen. Vorsicht in der Schwangerschaft wegen erhöhter Inzidenz einer Meningomyelocele (1%). Bei zwingender Indikation sollte die Dosis besonders in der 20.–40. Woche so niedrig wie möglich eingestellt werden. Vorsicht in der Stillzeit, bei schlechter Gewichtszunahme oder Sedation des Säuglings abstillen.
**UW:** Initial häufig Müdigkeit, Sehstörungen, Nystagmus, Schwindel, Ataxie, Übelkeit und Erbrechen, die meist spontan nach einer Woche verschwinden. Allergische Hautreaktionen, Störungen der Hämatopoese, Herzrhythmusstörungen (Bradykardie, AV-Block), gastrointestinale Störungen. Gelegentlich Leberfunktionsstörungen, selten Ikterus.
**WW:** MAO-Hemmstoffe mindestens. 2 Wochen vorher absetzen. Primidon, Phenobarbital und Phenytoin vermindern über CYP-Induktion die Plasmaspiegel von Carbamazepin. Dextropropoxyphen, Erythromycin, Isoniazid, Verapamil, Diltiazem, Viloxazin und Cimetidin erhöhen sie. Carbamazepin selbst führt über eine Induktion zu verminderten Plasmaspiegeln CYP3A4-abhängiger Arzneimittel.
**Dosis:** *Epilepsie*: Erw. initial 2-mal 200 mg/d oral, dann um 200 mg/d im Abstand von 1–2 Wochen steigern auf eine Erhaltungsdosis von 800–1200 mg/d (tgl. 15–20 mg/kg), aufgeteilt in 2–4 Einzeldosen. Kdr. bis 6 J. initial 100 mg/d oral, Kdr. 6–12 J. 2-mal 100 mg/d oral initial, dann für beide Altersklassen um 100 mg/d im Abstand von 1–2 Wochen steigern auf eine Erhaltungsdosis von 400–800 mg/d (20–30 mg/kg), aufgeteilt in 3–4 Einzeldosen/d. DDD 1000 mg.
*Trigeminusneuralgie*: Initial 2-mal 100 mg/d oral, anschließend steigern auf 2-mal 300 mg/d, ggf. auf 2-mal 400–600 mg/d.

*Depressionsprophylaxe*: Nach Dosisaufbau 2–4-mal 200 mg/d oral.

**Carbamazepin-ratiopharm**® (ratiopharm)

50 Retardtbl. 200 mg (N1) ........................(FB 17,91) 16,95
100 Retardtbl. 200 mg (N2) ........................(FB 25,79) 23,91
200 Retardtbl. 200 mg (N3) ........................(FB 39,70) 37,21
50 Retardtbl. 400 mg (N1) ........................(FB 25,08) 21,00
100 Retardtbl. 400 mg (N2) ........................(FB 38,45) 33,36
200 Retardtbl. 400 mg (N3) ........................(FB 63,25) 56,24
50 Tbl. 200 mg (N1)..............................(FB 15,31) 14,95
100 Tbl. 200 mg (N2)..............................(FB 20,87) 19,82
200 Tbl. 200 mg (N3)..............................(FB 32,10) 30,50

**Tegretal**® (Novartis Pharma)

50 Tbl. 200 mg (N1)..............................(FB 15,31) 15,31
100 Tbl. 200 mg (N2)..............................(FB 20,87) 20,87
200 Tbl. 200 mg (N3)..............................(FB 32,10) 32,10
50 Retardtbl. 200 mg (N1) ........................(FB 17,91) 17,91
100 Retardtbl. 200 mg (N2) ........................(FB 25,79) 25,79
200 Retardtbl. 200 mg (N3) ........................(FB 39,70) 39,70
50 Retardtbl. 400 mg (N1) ........................(FB 25,08) 25,08
100 Retardtbl. 400 mg (N2) ........................(FB 38,45) 38,45
200 Retardtbl. 400 mg (N3) ........................(FB 63,25) 63,25
50 Retardtbl. 600 mg (N1) ........................(FB 30,79) 30,79
100 Retardtbl. 600 mg (N2) ........................(FB 50,77) 50,77
200 Retardtbl. 600 mg (N3) ........................(FB 84,81) 84,81
250 ml Susp. (100 mg/5 ml) (N2) ............................ 16,94

**Timonil**® (Desitin)

50 Retardtbl. 150 mg (N1) ........................(FB 16,23) 16,23
100 Retardtbl. 150 mg (N2) ........................(FB 22,05) 22,05
200 Retardtbl. 150 mg (N3) ........................(FB 33,48) 33,48
50 Retardtbl. 200 mg (N1) ........................(FB 17,91) 17,91
100 Retardtbl. 200 mg (N2) ........................(FB 25,79) 25,79
200 Retardtbl. 200 mg (N3) ........................(FB 39,70) 39,70
50 Retardtbl. 300 mg (N1) ........................(FB 21,47) 21,47
100 Retardtbl. 300 mg (N2) ........................(FB 32,05) 32,05
200 Retardtbl. 300 mg (N3) ........................(FB 52,62) 52,62
50 Retardtbl. 400 mg (N1) ........................(FB 25,08) 25,08
100 Retardtbl. 400 mg (N2) ........................(FB 38,45) 38,45
200 Retardtbl. 400 mg (N3) ........................(FB 63,25) 63,25
50 Retardtbl. 600 mg (N1) ........................(FB 30,79) 30,79
100 Retardtbl. 600 mg (N2) ........................(FB 50,77) 50,77
200 Retardtbl. 600 mg (N3) ........................(FB 84,81) 84,81
50 Tbl. 200 mg (N1)..............................(FB 15,31) 15,31
100 Tbl. 200 mg (N2)..............................(FB 20,87) 20,87
200 Tbl. 200 mg (N3)..............................(FB 32,10) 32,10
50 Tbl. 400 mg (N1)..............................(FB 22,10) 22,10
100 Tbl. 400 mg (N2)..............................(FB 35,12) 35,12
250 ml Saft (100 mg/5 ml) (N2) ............................ 16,97

## Carbimazol *Rp* [US]

Thyreostatikum aus der Gruppe der Thioharnstoffderivate (Thionamide) mit den gleichen Wirkungen wie Thiamazol (s. dort). Carbimazol wird zu 80% enteral resorbiert und vor der Aufnahme in die Schilddrüse in den aktiven Metaboliten Thiamazol umgewandelt.

**Ind.:** Hyperthyreose.

**Kontraind., UW, WW:** s. Thiamazol.

**Dosis:** Initial 3-mal 5–20 mg/d. Erhaltungsdosis 1–3-mal 5 mg/d. DDD 15 mg.

**Carbimazol Henning** (Henning Berlin)

50 Tbl. 5 mg (N2)...............................(FB 12,25) 12,25
100 Tbl. 5 mg (N3)...............................(FB 14,65) 14,65
20 Filmtbl. 10 mg (N1) ..........................(FB 11,66) 11,66
50 Filmtbl. 10 mg (N2) ..........................(FB 14,45) 14,45
100 Filmtbl. 10 mg (N3) ..........................(FB 18,92) 18,92

## Carbomer *Rp* [ML]

Tränenersatzmittel (s. dort).

**Ind.:** Trockenes Auge.

**Visc-Ophtal**® (Dr. Winzer)

**Best.:** 1 g Gel enth.: Carbomer 3 mg, Mannitol 50 mg, Thiomersal 0,04 mg (Konservierungsmittel). Steriles Gel (SE) ohne Konservierungsmittel.

**Dosis:** 4-mal tgl. 1 Tr. einträufeln.

10 g Gel (3 mg/g) (N1) ............................(FB 3,51) 3,29
3× 10 g Gel (3 mg/g) (N3) ..........................(FB 6,70) 6,58
30× 0,6 g Gel sine (3 mg/g) (N1) ...................(FB 11,08) 10,49
60× 0,6 g Gel sine (3 mg/g) (N2) ...................(FB 18,50) *18,70*
120× 0,6 g Gel sine (3 mg/g) (N3) ..................(FB 30,90) 29,89

## Carboplatin *Rp* [KR] 1988 C

Zytostatikum mit ähnlichen Wirkungen aber geringeren Nebenwirkungen als Cisplatin (s. dort). Carboplatin reagiert weniger stark mit Nukleinsäuren und Proteinen. Halbwertszeit 3–6 h initial und terminal 5 Tage.

**Ind.:** Epitheliale Ovarialkarzinome, kleinzellige Bronchialkarzinome, Tumoren im Kopf-Hals-Bereich, Zervixkarzinom.

**Kontraind.:** s. Zytostatika.

**UW, WW:** Ähnlich wie Cisplatin, aber weniger Übelkeit, Neurotoxizität, Ototoxizität und Nephrotoxizität. Dosisbegrenzend ist die Myelosuppression, vor allem Thrombozytopenie.

**Dosis:** 400 mg/m² als i.v.-Kurzinfusion in 15–60 min einmal alle 28 Tage.

**Carboplat**® (Bristol-Myers Squibb)

1 Inj.Fl. (50 mg/5 ml) (N1) ................................ 63,03
10 Inj.Fl. (50 mg/5 ml) (N2) ............................... 562,47
1 Inj.Fl. (150 mg/15 ml) (N1) .............................. 162,02
10 Inj.Fl. (150 mg/15 ml) (N2)............................. 1539,06
1 Inj.Fl. (450 mg/45 ml) (N1) .............................. 458,95
10 Inj.Fl. (450 mg/45 ml) (N2)............................. 4397,07

## Carglumsäure *Rp* [US] 2004 A

N-Acetylglutamatanalogon zur Behandlung des N-Acetylglutamatsynthasemangels. Dieses Enzym bildet den ersten Schritt des Harnstoffzyklus. Carglumsäure aktiviert die hepatische Carbamoylphosphatsynthetase wirkungsvoller als der natürliche Aktivator N-Acetylglutamat. Bei Patienten mit N-Acetylglutamatsynthasemangel normalisiert

Carglumsäure den Ammonialspiegel im Plasma innerhalb von 24 h. Maximale Plasmaspiegel werden 3 h nach oraler Gabe erreicht, 5% der Dosis werden unverändert renal eliminiert, terminale Halbwertszeit 5,6 h.
**Ind.:** Hyperammonämie aufgrund eines N-Acetylglutamatsynthasemangels.
**Kontraind.:** Carglumsäure-Überempfindlichkeit. Schwangerschaft, Stillzeit.
**UW:** Schwitzen, erhöhte Transaminasewerte.
**WW:** Keine beschrieben.
**Dosis:** Behandlungsbeginn am ersten Lebenstag initial mit tgl. 100–250 mg/kg oral, danach individuell anpassen, um einen normalen Ammoniakspiegel im Plasma aufrechtzuerhalten. Die Tagesdosis beträgt 10–100 mg/kg aufgeteilt in 2–4 Einzeldosen vor den Mahlzeiten.

**Carbaglu**® (Orphan)
15 Tbl. 200 mg (N1) .......... 1538,74
60 Tbl. 200 mg (N3) .......... 6102,88

## Carmustin *Rp* [US]

Zytostatikum aus der Gruppe der Nitrosoharnstoffe, die neben der Nitrosogruppe Chlorethylreste enthalten und nach nichtenzymatischem Zerfall über die entstehenden Chlorethylcarboniumionen alkylierend wirken. Carmustin passiert aufgrund seiner hohen Lipophilie die Bluthirnschranke und erscheint unmittelbar nach i.v.-Gabe im Liquor. Es wird sehr schnell metabolisiert, Halbwertszeit stark variabel von 15- 60 min.
**Ind.:** Primäre Hirntumoren (Glioblastom, Hirnstammgliom, Medulloblastom, Astrozytom, Ependymom) und metastatische Hirntumoren. In Kombination mit anderen Zytostatika bei multiplem Myelom und malignen Lymphomen (Morbus Hodgkin, Lymphosarkom, Retikulumzellsarkom) nach Versagen der Primärtherapie. Fortgeschrittene gastrointestinale Karzinome.
**Kontraind.:** Überempfindlichkeit gegen Nitrosoharnstoffe, Leukopenie, Thrombozytopenie, Anämie. Schwangerschaft, Stillzeit. Vorsicht bei eingeschränkter Leber- und Nierenfunktion.
**UW:** Myelosuppression mit Thrombozytopenie (maximal nach 4–5 Wochen), Leukozytopenie (maximal 5–6 Wochen), Hämoglobinabfall. Reversible Leberfunktionsstörung mit Erhöhung von Serumtransaminasen, alkalischer Phosphatase und Serumbilirubin. Gelegentlich reversible Nierenfunktionsstörung. Lungenschädigungen (bis zu 30%) mit Infiltraten, interstitieller Pneumonie oder Lungenfibrose (teilweise tödlich). Störungen der Ovulation, irreversible Spermatogenesehemmung mit späterer Infertilität. Selten Optikusneuritis und Neuroretinitis. Weitere UW: Übelkeit und Erbrechen, Blutdruckabfall mit Tachykardie, Haarausfall und Hautrötungen, Brustschmerzen, Kopfschmerzen, allergische Reaktionen, vereinzelt Gynäkomastie. Nitrosoharnstoffe wirken kanzerogen (akute Leukämie, Knochenmarkdysplasie).
**WW:** Verstärkte Knochenmarksuppression durch weitere myelosuppressive Substanzen.
**Dosis:** 200 mg/m² als i.v.-Infusion über 1–2 h alle 6 Wochen.

**Carmubris**® (Bristol-Myers Squibb)
1 Durchstechfl. 100 mg + Lsg.-mittel (N1) .......... 45,53

## Carteolol *Rp* [ML] 1982 C

Nichtselektiver Betarezeptorenblocker mit intrinsischer sympathomimetischer Aktivität (ISA). Orale Bioverfügbarkeit 90%, Elimination zu 65% unverändert renal. Halbwertszeit 5–7 h. Carteolol wird vor allem zur Lokaltherapie des Glaukoms eingesetzt.
**Ind.:** Hypertonie, koronare Herzkrankheit, tachykarde Rhythmusstörungen. Glaukom.
**Kontraind., UW, WW:** s. Betarezeptorenblocker.
**Dosis:** *Augentr.*: 2-mal/d 1 Tr. 1% oder 2% Lsg. *Tbl.*: 5 mg/d, ggf. 2,5 mg/d oder bis 20 mg/d.

**Arteoptic**® (Novartis)
3× 5 ml Augentr. 1% (N2) .......... (FB 17,57) 17,57
3× 5 ml Augentr. 2% (N2) .......... (FB 17,64) 17,64

**Endak**® (Madaus)
100 Tbl. 5 mg (N3) .......... (FB 58,88) 58,88
100 Tbl. 10 mg (N3) .......... (FB 85,94) 85,93

## Carvedilol *Rp* [US] 1991 C

Nichtselektiver Betarezeptorenblocker mit zusätzlich vasodilatierenden Eigenschaften. Carvedilol ist ein Hybridarzneistoff, der in den beiden Molekülhälften strukturelle Verwandtschaften zu dem Betarezeptorenblocker Carazolol und dem Alpharezeptorenblocker Phenoxybenzamin aufweist. Unter klinischen Bedingungen überwiegt die Betarezeptorenblockade. Bei chronischer Herzinsuffizienz wird die Letalität gesenkt, wenn Carvedilol zusätzlich zur Standardtherapie mit Diuretika, Herzglykosiden und ACE-Hemmern gegeben wird.
Carvedilol wird nach oraler Gabe vollständig resorbiert, hat aber infolge eines hohen First-Pass-Effekts eine Bioverfügbarkeit von nur 22–24%. Das überwiegend β-blockierende S-Enantiomer ist geringer (15%) als das $\alpha_1$-blockierende R-Enantiomer (31%) bioverfügbar. Halbwertszeit 6–7 h.
**Ind.:** Hypertonie, koronare Herzkrankheit, chronische Herzinsuffizienz.
**Kontraind.:** Kardiogener Schock, akute Lungenembolie, Prinzmetal Angina, Hypotonie, Bradykardie. AV-Block II. oder III. Grades, Sinusknotensyndrom, sinuatrialer Block, Cor pulmonale, Asthma bron-

chiale, unbehandeltes Phäochromozytom, Leberfunktionsstörungen, metabolische Azidose, gleichzeitige Therapie mit MAO-Hemmern, gleichzeitige i.v.-Therapie mit Verapamil, Diltiazem oder anderen Antiarrhythmika.
**UW:** s. Betarezeptorenblocker. Außerdem orthostatische Hypotonie, Kopfschmerzen, Schwindel, Müdigkeit, grippeähnliche Symptome, Verstärkung einer Claudicatio intermittens, Gliederschmerzen, Anstieg der Serumtransaminasen, Thrombopenie, Leukopenie.
**WW:** s. Betarezeptorenblocker. Abschwächung der Wirkung von Rifampicin. Verstärkung der hypotensiven Wirkung von Alkohol.
**Dosis:** Bei Hypertonie und koronarer Herzkrankheit initial 1- bis 2-mal 12,5 mg oral an den ersten beiden Tagen, danach in der Regel 1- bis 2-mal 25 mg/d. Einzeldosen von 25 mg und Tagesdosen von 50 mg nicht überschreiten. Bei chronischer Herzinsuffizienz initial 2-mal 3,125 mg/d. Verdoppelung alle 14 Tage bis maximal 2-mal 25 mg/d.

**carvedilol-corax**® (corax pharma)
30 Tbl. 6,25 mg (N1) ........ 13,99
50 Tbl. 6,25 mg (N1) ........ 19,92
100 Tbl. 6,25 mg (N3) ........ 22,50
30 Tbl. 12,5 mg (N1) ........ 16,65
50 Tbl. 12,5 mg (N2) ........ 25,95
100 Tbl. 12,5 mg (N3) ........ 28,70
30 Tbl. 25 mg (N1) ........ 17,99
50 Tbl. 25 mg (N2) ........ 28,62
100 Tbl. 25 mg (N3) ........ 32,40

**Dilatrend**® (Roche)
28 Tbl. 3,125 mg (N1) ........ 21,36
28 Tbl. 6,25 mg (N1) ........ 21,95
100 Tbl. 6,25 mg (N3) ........ 51,48
28 Tbl. 12,5 mg (N1) ........ 26,19
50 Tbl. 12,5 mg (N2) ........ 38,81
100 Tbl. 12,5 mg (N3) ........ 66,35
28 Tbl. 25 mg (N1) ........ 28,70
50 Tbl. 25 mg (N2) ........ 42,86
100 Tbl. 25 mg (N3) ........ 74,79

## Caspofungin *Rp* [US] 2002 **A**

Erstes Antimykotikum aus der Gruppe der Echinocandine zur Behandlung invasiver Candidosen und Aspergillosen. Echinocandine sind zyklische Heptapeptide mit einem antimykotischen Spektrum, das vor allem Aspergillus- und Candidaarten erfasst. Caspofungin ist ein semisynthetisches Derivat des Lipopeptids Pneumocandin B aus dem Pilz Glarea lozoyensis. Es hemmt die Biosynthese von 1,3-Betaglukanen, die einen integralen Bestandteil der Pilzzellwand bilden, aber nicht in Säugetierzellen vorkommen. Der Glukanmangel führt damit zu einer spezifischen osmotischen Instabilität der Zellwand von Pilzen. Caspofungin war bei invasiver Candidose genauso wirksam wie Amphotericin, aber weniger toxisch. Bei pulmonaler Aspergillose wurde nach Versagen der antimykotischen Standardtherapie mit Amphotericin oder Itraconazol eine Ansprechrate von 45% durch Caspofungin erzielt.
Caspofungin wird wegen ungenügender oraler Bioverfügbarkeit (<0,2%) nur i.v. gegeben. Die Elimination erfolgt dreiphasig mit einer β-Halbwertszeit von 9–11 h, die vor allem auf Umverteilung beruht. Der endgültige Abbau findet in der Leber durch Peptidhydrolyse und N-Acetylierung statt.
**Ind.:** Invasive Candidiasis, invasive Aspergillose bei Patienten, die auf eine Standardtherapie nicht ausreichend ansprechen.
**Kontraind.:** Schwangerschaft, nur wenn unabdingbar; in der Stillzeit nicht stillen.
**UW:** Häufigste Nebenwirkungen sind Fieber, gastrointestinale Störungen, Thrombophlebitiden an der Applikationsstelle, Leberfunktionsstörungen und Symptome einer Histaminfreisetzung mit Hautausschlag, Pruritus und Wärmegefühl.
**WW:** Zu beachten sind Interaktionen mit Tacrolimus (Senkung der minimalen Plasmaspiegel), Ciclosporin (Leberenzymanstiege) und Senkung der Plasmaspiegel von Caspofungin durch Enzyminduktoren wie Rifampicin, Efavirenz, Nevirapin, Dexamethason, Phenytoin oder Carbamazepin. Caspofungin ist in glucosehaltigen Lösungen instabil.
**Dosis:** Initial am ersten Tag 70 mg als i.v.-Infusion über 1 h, danach 50 mg/d bis 7 Tage nach Abklingen der Symptome.

**Cancidas**® (MSD)
1 Inj.Fl. 50 mg (N1) ........ 614,78
1 Inj.Fl. 70 mg (N1) ........ 779,42

## Cathin *Rp* [US]

Appetitzügler aus der Gruppe der amphetaminartig wirkenden indirekten Sympathomimetika mit zentral stimulierenden Eigenschaften. Cathin (D-Norpseudoephedrin, β-Hydroxyamphetamin) ist neben Cathinon eine der psychostimulierenden Substanzen aus der Droge Catha edulis (Khat), die in Afrika und arabischen Ländern durch Kauen der Blätter als Genussmittel benutzt wird. Nach wiederholter Gabe lässt die Wirkung wegen der zunehmenden Entspeicherung von Noradrenalin aus neuronalen Vesikeln nach, sodass die Appetithemmung nach wenigen Wochen verloren geht. Wegen der Abhängigkeitsbildung und des Risikos einer pulmonalen Hypertonie ist der Nutzen fraglich. Cathin wird schnell und fast vollständig resorbiert und weitgehend unverändert renal eliminiert. Halbwertszeit 5 h.
**Anw.:** Zur Unterstützung bei Übergewicht.
**Kontraind.:** Tachykardie, tachykarde Arrhythmi-

en, Phäochromozytom, Schilddrüsenüberfunktion, Angina pectoris, Engwinkelglaukom, Psychosen, Abhängigkeitsanamnese. Schwangerschaft, Stillzeit. Vorsicht bei Hypertonie, Prostatahyperplasie, übergewichtigen Kdr., Diabetes mellitus.

**UW:** Häufig innere Unruhe, gesteigerte Erregung, Nervosität, Spannungsgefühl, Schlafstörungen, Konzentrationsstörungen. Gelegentlich Blutdrucksteigerungen, Tachykardie, Herzrhythmusstörungen, Herzschmerzen. Selten Persönlichkeitsveränderungen mit Abhängigkeit vom Amphetamintyp.

**WW:** Gefährliche Wirkungsverstärkung bei gleichzeitiger Gabe von Antidepressiva, Amantadin und MAO-Hemmstoffen. Wirkungsverstärkung mit Erhöhung des Suchtpotentials auch bei gleichzeitiger Einnahme von Coffein (Kaffee, Coca Cola) möglich. Wirkungsabschwächung durch Neuroleptika.

**Dosis:** 1-mal 30 mg/d morgens oral, maximal 4 Wochen. Danach sind schwere Gesundheitsstörungen mit Erschöpfungszuständen, Psychosen, Halluzinationen und depressiven Verstimmungen möglich.

**Antiadipositum X112 T**® (Riemser)
15 ml Lsg. 40 mg/g (15 Tr.) (N1) .............................. 21,99

## Cefaclor *Rp* [WS] 1979 **B**

Cephalosporin aus der Gruppe der älteren Oralcephalosporine. Das Wirkungspektrum ist ähnlich wie bei Cefazolin (s. dort). Zusätzlich wirksam gegen Haemophilus influenzae. Nicht β-lactamasefest. Bioverfügbarkeit ca. 90%, Plasmaeiweißbindung 50%, Halbwertszeit 45–60 min. Etwa 90% werden renal, 4% mit den Fäzes eliminiert.

**Ind.:** Infektionen der Haut, der Atemwege und der Harnwege durch Cefaclor-empfindliche Erreger.

**Kontraind.:** Cephalosporinallergie. Bei Penicillinallergie muss in 5–10% mit Kreuzallergie gerechnet werden. Nicht bei schweren Allgemeininfektionen einsetzen.

**UW, WW:** s. Cephalosporine.

**Dosis:** Normaldosis Erw. 3-mal 500 mg/d oral, Kdr. 3-mal tgl. 10 mg/kg oral, bei schweren Infektionen Erw. bis zu 3-mal 1000 mg/d oral, Kdr. tgl. 40–50 mg/kg oral, bei Kdr. unter 6 J. jedoch max. nur 1 g/d. DDD 2 g.

**Cefaclor AL** (Aliud)
10 Kps. 250 mg (N1) .............................. (FB 16,16) 15,97
20 Kps. 250 mg (N2) .............................. (FB 23,18) 23,00
10 Kps. 500 mg (N1) .............................. (FB 22,01) 19,46
20 Kps. 500 mg (N2) .............................. (FB 35,77) 30,79
1 Fl. Granulat f. 100 ml Saft (125 mg/5 ml) (N1) ........ (FB 15,08) 13,77
1 Fl. Granulat forte f. 100 ml Saft (250 mg/5 ml) (N1) ... (FB 20,65) 18,77

**Panoral**® (Lilly)
10 Kps. 500 mg (N1) .............................. (FB 22,01) 22,01
20 Kps. 500 mg (N2) .............................. (FB 35,77) 35,77
100 Kps. 500 mg (N3) .......................... (FB 139,78) 139,78
100 ml Saft (125 mg/5 ml) (N1) .................... (FB 15,18) 15,18
100 ml Saft forte (250 mg/5 ml) (N1)................ (FB 20,65) 20,65
1 Fl. Granulat f. 100 ml Saft (125 mg/5 ml) (N1) ........ (FB 15,18) 15,18
1 Fl. Granulat forte f. 100 ml Saft (250 mg/5 ml) (N1) ... (FB 20,65) 20,65

## Cefadroxil *Rp* [WS] 1980 **B**

Bakterizid wirkendes Antibiotikum aus der Gruppe der älteren Oralcephalosporine (Cefalexingruppe). Das Wirkspektrum ist ähnlich wie bei Cefalexin (s. dort). Bioverfügbarkeit 98%. Halbwertszeit 1,5 h. Plasmaeiweißbindung ca. 20%. 90% werden in den ersten 12 h größtenteils unverändert, in antibakteriell wirksamer Form im Urin eliminiert.

**Ind.:** Infektionen der Atemwege, des Urogenitaltrakts und der Haut durch empfindliche Erreger.

**Kontraind.:** Cephalosporinallergie. Nicht bei schweren Allgemeininfektionen einsetzen.

**UW, WW:** s. Cephalosporine.

**Dosis:** Erw. 2-mal 1 g/d oral, Kdr. 2-mal 50–100 mg/kg tgl. oral. Bei Niereninsuffizienz mit einer Kreatininclearance unter 10–25 ml/min Verlängerung des Dosisintervalls auf 24 h, unter 10 ml/min auf 36 h. DDD 2 g.

**Cedrox**® (Hexal)
10 Tbl. Tabs 1 g (N1).............................. (FB 27,78) 25,81
20 Tbl. Tabs 1 g (N2).............................. (FB 47,80) 41,47
60 ml Saft (250 mg/5 ml) (N1)...................... (FB 13,54) 13,50
60 ml Saft (500 mg/5 ml) (N1)...................... (FB 17,12) 17,05
100 ml Saft (500 mg/5 ml) (N1) .................... (FB 22,81) 22,75

**Grüncef**® (Grünenthal)
10 Tbl. 1,0 g (N1) ................................ (FB 27,78) 27,78
20 Tbl. 1,0 g (N2) ................................ (FB 47,80) 47,80
10 Tbl. Tabs 1 g (N1).............................. (FB 27,78) 27,78
20 Tbl. Tabs 1 g (N2).............................. (FB 47,80) 47,80
60 ml Saft (250 mg/5 ml) (N1)...................... (FB 13,54) 13,54
60 ml Saft (500 mg/5 ml) (N1)...................... (FB 17,12) 17,12
100 ml Saft (500 mg/5 ml) (N2) .................... (FB 22,81) 22,81

## Cefalexin *Rp* [WS]

Bakterizid wirkendes Antibiotikum aus der Gruppe der älteren Oralcephalosporine (Cefalexingruppe). Das Wirkspektrum ist ähnlich wie bei Cefazolin, jedoch ist Cefalexin vor allem im gramnegativen Bereich schwächer wirksam. Cefalexin ist meist wirksam gegen Staphylokokken, D-Streptokokken, E. coli und Klebsiellen. Bioverfügbarkeit ca. 90%. Halbwertszeit 40–60 min. Plasmaeiweißbindung ca. 15%. 90% werden in den ersten 8 h größtenteils unverändert, in antibakteriell wirksamer Form im Urin eliminiert.

**Ind.:** Infektionen der Atemwege, des Urogenitaltrakts und der Haut durch empfindliche Erreger.

**Kontraind.:** Cephalosporinallergie. Nicht bei schweren Allgemeininfektionen einsetzen.

**UW, WW:** s. Cephalosporine.

**Dosis:** Erw. 4-mal 0,25–2 g/d oral, Kdr. 25–100 mg/kg tgl. in 4–6 Einzeldosen oral. DDD 2 g.

**Cephalexin-ratiopharm**® (ratiopharm)

10 Filmtbl. 500 mg (N1) ............................(FB 16,16) 16,16
20 Filmtbl. 500 mg (N2) ............................(FB 23,18) 23,18
10 Filmtbl. 1000 mg (N1) ............................(FB 22,01) 22,01
20 Filmtbl. 1000 mg (N2) ............................(FB 35,77) 35,77
120 ml Susp. (250 mg/5 ml) (N2) ....................(FB 15,01) 15,01

## Cefazolin *Rp* [WS]

Basis-Cephalosporin mit Wirkung auf grampositive Keime sowie auf E. coli und Klebsiella pneumoniae. Wirksam auch gegen β-lactamasebildende Staphylokokken. Partielle Kreuzresistenz mit Ampicillin und Acylaminopenicillinen. Keine orale Resorption. Rasche Resorption nach i.m.-Gabe. Plasmaeiweißbindung 84%. Gute Gewebspenetration, schlechte Liquorgängigkeit. Gallenwegskonzentrationen sind therapeutisch ausreichend, wenn keine Cholestase besteht. Halbwertszeit 94 min.

**Ind.:** Leichtere Atemwegs- und Wundinfektionen insbesondere bei Staphylokokkeninfektionen. Perioperative Prophylaxe.

**Kontraind.:** Cephalosporinallergie. Eventuell Kreuzallergie zu Penicillinen.

**UW, WW:** s. Cephalosporine.

**Dosis:** Erw. 3–4(–6) g/d, Kdr. tgl. 60–100 mg/kg i.v. in 2–3 Einzeldosen oder als Kurzinfusion. Bei Niereninsuffizienz mit einer Kreatininclearance von 60–40 ml/min 60% der Dosis, bei 40–20 ml/min 25% der Dosis, bei 20–5 ml/min 10% der Dosis. DDD 2 g.

**Cefazolin Hexal**® (Hexal)

5 Inj.-Fl. 2 g (N2) ............................................ 56,23
10 Inj.-Fl. 2 g (N3) ............................................ 100,76

## Cefepim *Rp* [WS] 1995 C

Bakterizid wirkendes Parenteralcephalosporin aus der Ceftazidim-Gruppe mit weitgehender β-Lactamaseresistenz. Das Wirkspektrum ist fast identisch mit Ceftazidim (s. dort). Dies gilt insbesondere für die gute Wirksamkeit gegen Pseudomonas aeruginosa auch bei Ceftazidim-resistenten Stämmen. Plasmaeiweißbindung 20%, Halbwertszeit 2 h, 85% werden renal unverändert eliminiert.

**Ind.:** Cefepim-empfindliche Erreger bei schwerer Allgemeininfektion.

**Kontraind., UW:** s. Cephalosporine.

**Dosis:** 1–2 g i.v. alle 12 h.

**Maxipime** (Bristol-Myers Squibb)

5 Inj.Fl. 500 mg (N2) ............................................ 62,42
5 Inj.Fl. 1000 mg (N2) ............................................ 112,37
5 Inj.Fl. 2000 mg (N2) ............................................ 209,32

## Cefixim *Rp* [WS] 1991 C

Bakterizid wirkendes Antibiotikum aus der Gruppe der neueren Oralcephalosporine (Cefotaximderivat). Das Wirkspektrum ist ähnlich dem von Cefalexin, jedoch mit 10–100fach stärkerer Aktivität gegen Haemophilus influenzae, Streptococcus pyogenes, Klebsiella pneumoniae und Proteus mirabilis. Partielle Kreuzresistenz zu anderen Oralpenicillinen. Bioverfügbarkeit 40–50%. Halbwertszeit 3–5 h. Plasmaeiweißbindung ca. 60%. Hohe Konzentrationen in der Galle, 20% werden unverändert renal eliminiert.

**Ind.:** Infektionen der Atemwege und des Urogenitaltrakts durch empfindliche Erreger, insbes. bei Penicillinallergie.

**Kontraind.:** Cephalosporinallergie, schwere Nierenfunktionsstörungen, Frühgeborene, Neugeborene, Stillzeit, Vorsicht im 1. Trimenon der Schwangerschaft wegen bisher nicht ausreichender Erfahrungen.

**UW, WW:** s. Cephalosporine.

**Dosis:** Erw. 400 mg/d oral, Kdr. 8–12 mg/kg in 1 oder 2 Einzeldosen. DDD 400 mg.

**Cefixim-ratiopharm**® (ratiopharm)

6 Filmtbl. 200 mg (N1) ............................................ 21,95
10 Filmtbl. 200 mg (N1) ............................................ 31,64
20 Filmtbl. 200 mg (N2) ............................................ 52,23
5 Filmtbl. 400 mg (N1) ............................................ 28,28
7 Filmtbl. 400 mg (N1) ............................................ 35,21
10 Filmtbl. 400 mg (N1) ............................................ 45,37

**Suprax**® (Fujisawa)

10 Filmtbl. 200 mg (N1) ............................................ 38,14
20 Filmtbl. 200 mg (N2) ............................................ 62,94
5 Filmtbl. 400 mg (N1) ............................................ 33,87
7 Filmtbl. 400 mg (N1) ............................................ 41,48
10 Filmtbl. 400 mg (N1) ............................................ 55,31
25 ml Trockensaft (100 mg/5 ml) (N1) ........................ 19,30
50 ml Trockensaft (100 mg/5 ml) (N1) ........................ 29,61
100 ml Trockensaft (100 mg/5 ml) (N1) ........................ 45,95

## Cefotaxim *Rp* [WS] 1980 B

Hauptvertreter der Breitspektrumcephalosporine mit guter Wirksamkeit gegen Haemophilus influenzae, Klebsiella pneumoniae, Proteus vulgaris. Penicillinresistente Gonokokken sind meistens empfindlich. Gegen Staphylokokken schwächer wirksam als Cefazolin und Cefalotin. Unvollständig wirksam gegen Pseudomonas aeruginosa. Keine orale Resorption. Gute Gewebsdiffusion, schlechte Liquorgängigkeit. Plasmaeiweißbindung ca. 50%. Elimination 50% renal in aktiver Form, ca. 30% als antibakteriell wirksamer Metabolit Desacetylcefotaxim. Halbwertszeit 60 min.

**Ind.:** Cefotaxim-empfindliche Erreger bei schweren Allgemeininfektionen, z. B. Sepsis, Pneumonie. Bei lebensbedrohlichen Infektionen mit unbekannten

Erregern kann initial eine Kombination mit Aminoglykosiden und Aminoacylpenicillinen eingesetzt werden. Einmaltherapie der Gonorrhö.
**Kontraind.:** Cephalosporinallergie.
**UW, WW:** s. Cephalosporine.
**Dosis:** Erw. 2-mal 1–2 g/d i.v., maximal bis zu 12 g/d in 3–4 Einzeldosen. Sgl. und Kleinkdr. 50–100 mg/kg bis maximal 200 mg/kg i.v. tgl. aufgeteilt in 3–4 Einzeldosen. DDD 2 g.

**Cefotaxim Hexal®** (Hexal)
10 Vials 0,5 g (N3) .......... 63,41
10 Vials 1,0 g (N3) .......... 114,35
10 Vials 2,0 g (N3) .......... 215,47

**Claforan®** (Aventis)
5 Inj.Fl. 0,5 g + 5 Lsgm.Amp. 2 ml (N2) .......... 38,05
5 Inf.Fl. 1,0 g (N2) .......... 66,13
5 Inj.Fl. 1,0 g o. Lsgm. (N2) .......... 65,22
5 Inj.Fl. 1,0 g + 5 Lsgm.Amp. 4 ml (N2) .......... 65,52
5 Inf.Fl. 2,0 g (N2) .......... 119,48
5 Inj.Fl. 2,0 g + 5 Lsgm.Amp. 10 ml (N2) .......... 118,70

## Cefotiam *Rp* [WS] 1982 C

Intermediärcephalosporin mit weitgehender β-Lactamasestabilität. Gegenüber Cefazolin verbesserte Wirksamkeit im gramnegativen Bereich. Gute Wirksamkeit gegen Haemophilus influenzae, Salmonellen, Enterobacterarten, A- und B-Streptokokken, Meningokokken, Gonokokken und Staphylokokken. Keine orale Resorption. Gute Gewebspenetration, schlechte Liquorgängigkeit. Plasmaeiweißbindung 67%. Elimination 70% renal, Halbwertszeit 34 min. Teilweise hämodialysierbar.
**Ind.:** Cefotiam-empfindliche Erreger bei schweren Allgemeininfektionen, z. B. Sepsis, Pneumonie. Bei lebensbedrohlichen Infektionen mit unbekannten Erregern kann initial eine Kombination mit Aminoglykosiden und Aminoacylpenicillinen eingesetzt werden.
**Kontraind.:** Cephalosporinallergie.
**UW, WW:** s. Cephalosporine. Außerdem wird ein vorübergehender Anstieg von Bilirubin, Transaminasen und alkalischer Phosphatase beobachtet.
**Dosis:** Erw.: 3-mal 1–2 g/d, Kdr. 3-mal 25–50 mg/kg i.v. Bei Niereninsuffizienz mit Kreatininclearance von 50–30 ml/min Dosierungsintervall auf 8 h, bei 29–10 ml/min auf 12 h, bei 9–5 ml/min auf 24 h, unter 5 ml/min auf 48 h verlängern. Bei Kreatininclearance unter 10 ml/min sollte eine Einzeldosis von 0,75–1 g nicht überschritten werden.

**Spizef®** (Grünenthal)
1 Inj.Fl. 0,5 g (N1) .......... 14,13
1 Inj.Fl. 1,0 g (N1) .......... 18,48
1 Inj.Fl. 1,0 g Kurzinfusion (N1) .......... 19,11
1 Inf.Fl. 2,0 g (N1) .......... 26,53

## Cefoxitin *Rp* [WS]

Cephalosporin, das gegen fast alle β-Lactamasen resistent und gegen Anaerobier wirksam ist. Im gramnegativen Bereich stärker wirksam als Cefazolin. Cefoxitin ist in der Regel wirksam gegen Bacteroides fragilis und andere Bacteroidesarten, Proteus vulgaris, Proteus rettgeri, Morganella morganii, Klebsiella pneumoniae, Serratia marcescens, Providencia, Penicillin G-resistente Gonokokken. Schwächer wirksam als Cefazolin gegen Staphylokokken und Streptokokken. Schwächer wirksam als Cefuroxim gegen Haemophilus influenzae. Keine orale Resorption. Gute Gewebsdiffusion, schlechte Liquorgängigkeit. Plasmaeiweißbindung 50%. Elimination zu 90% renal in aktiver Form, Halbwertszeit 45 min. Hämodialysierbar.
**Ind.:** Cefoxitin-empfindliche Erreger insbesondere bei Mischinfektionen mit Anaerobiern.
**Kontraind.:** Cephalosporinallergie.
**UW, WW:** s. Cephalosporine
**Dosis:** Erw. 3- bis 4-mal tgl. 1–2 g i.v., Kdr. 3- bis 4-mal tgl. 20–40 mg/kg i.v. Bei Kreatininclearance 50–30 ml/min Dosierungsintervall 8 h, bei 29–10 ml/min 12 h, bei 9–5 ml/min 24 h, bei unter 5 ml 48 h Dosierungsintervall. Zusätzlich bei Kreatininclearance unter 10 ml/min Einzeldosis von 0,75 g nicht überschreiten. DDD 2 g.

**Mefoxitin®** (Infectopharm)
10 Inj.Fl. 1,0 g (N3) .......... 13,60
10 Inj.Fl. 2,0 g (N3) .......... 17,42
10 Inf.Fl. 2,0 g (N3) .......... 17,42

## Cefpodoxim *Rp* [WS] 1991 C

Bakterizid wirkendes Antibiotikum aus der Gruppe der neueren Oralcephalosporine, das in Form des Prodrugs Cefpodoximproxetil angewendet wird. Strukturell leitet es sich vom Cefotaxim ab. Das Wirkungsspektrum ist ähnlich wie bei Cefalexin, jedoch mit stärkerer Aktivität gegen gramnegative Erreger. Partielle Kreuzresistenz zu anderen Oralcephalosporinen.
Cefpodoximproxetil wird während der Resorption durch unspezifische Esterasen zum biologisch aktiven Cefpodoxim hydrolysiert. Bioverfügbarkeit 50%, bei gleichzeitiger Nahrungsaufnahme ca. 30% höher. Plasmaeiweißbindung 40%. Halbwertszeit 2–2,7 h, 80% renale Elimination in unveränderter Form.
**Ind.:** Atemwegsinfektionen durch Cefpodoxim-empfindliche Erreger, insbesondere bei Penicillinallergie.
**Kontraind.:** Cephalosporinallergie, schwere Nierenfunktionsstörungen, Frühgeborene, Neugeborene, Stillzeit, Vorsicht im 1. Trimenon der Schwangerschaft wegen bisher nicht ausreichender Erfahrungen.

**UW, WW:** s. Cephalosporine.
**Dosis:** 2-mal 100–200 mg/d Cefpodoxim oral.

**Orelox**® (Sankyo)
20 Filmtbl. 100 mg (N2) ... 43,73
30 Filmtbl. 100 mg (N2) ... 56,53
10 Filmtbl. 200 mg (N1) ... 41,40
15 Filmtbl. 200 mg (N2) ... 56,24
50 ml junior Susp. (40 mg/5 ml) (N1) ... 19,09
100 ml junior Susp. (40 mg/5 ml) (N1) ... 26,95
200 ml junior Susp. (40 mg/5 ml) (N2) ... 43,55

## Ceftazidim *Rp* [WS] 1984 B

Breitspektrumcephalosporin mit ähnlichem Wirkungsspektrum wie Cefotaxim (s. dort), jedoch 10fach stärker wirksam gegen Pseudomonas aeruginosa und schwächer wirksam gegen Staphylokokken. Halbwertszeit 2 h.
**Ind.:** Ceftazidim-empfindliche Erreger bei schweren Allgemeininfektionen.
**Kontraind., UW:** s. Cephalosporine.
**Dosis:** 1–2 g i.v. alle 8–12 h bis zu maximal 6 g/d. Sgl. und Kleinkdr. bis 1 Jahr 25–50 mg/kg alle 12 h, z. B. 1–14 Jahre 15–50 mg/kg alle 12 h. Die i.m.-Injektion ist schmerzhaft, ggf. in 0,5–1% Lidocainlösung.

**Fortum**® (GlaxoSmithKline)
5 Inj.Fl. 0,5 g (N2) ... 63,80
5 Inj.Fl. 0,5 g + 5 ml Lsgm. (N2) ... 65,34
5 Inj.Fl. 1,0 g (N2) ... 118,83
5 Inj.Fl. 1,0 g + 10 ml Lsgm. (N2) ... 119,22
5 Inf.Fl. 1,0 g (N2) ... 122,08
5 Inf.Fl. 2,0 g (N2) ... 225,03
5 Inf.Fl. 2,0 g + 40 ml Lsgm. (N2) ... 228,28

## Ceftibuten *Rp* [US] 1993 C

Oralcephalosporin aus der Gruppe der Aminothiazolylcephalosporine mit ähnlichem Wirkspektrum wie Cefixim und etwas stärkerer Aktivität gegen einige Enterobacteriaceae (Enterobacter cloacae, Klebsiella pneumoniae, Serratia marcescens). Bioverfügbarkeit 90%, Halbwertszeit 2,5 h, Urinrecovery 60–70%.
**Ind.:** Infektionen der Atemwege und des Urogenitaltrakts durch empfindliche Erreger, insbes. bei Penicillinallergie.
**Kontraind.:** Cephalosporinallergie. Vorsicht in Schwangerschaft und Stillzeit sowie bei Kdr. unter 3 Jahren wegen bisher nicht ausreichender Erfahrungen.
**UW, WW:** s. Cephalosporine.
**Dosis:** Erw. 1-mal 400 mg/d oral, Kdr. 1-mal 9 mg/kg.

**Keimax**® (Essex Pharma)
5 Kps. 200 mg (N1) ... 23,86
10 Kps. 200 mg (N1) ... 36,53
5 Kps. 400 mg (N1) ... 36,53
10 Kps. 400 mg (N1) ... 64,87
60 ml Trockensaft (90 mg/5 ml) (N1) ... 28,72
60 ml Trockensaft forte (180 mg/5 ml) (N1) ... 47,71

## Ceftriaxon *Rp* [WS] 1983 B

Aminothiazolcephalosporin aus der Cefotaximgruppe mit ähnlicher antibakterieller Aktivität wie Cefotaxim (s. dort). Halbwertszeit 7–8 h, deshalb auch zur ambulanten Kurzzeitbehandlung bakterieller Infektionen geeignet. Bei lebensbedrohlichen Infektionen kann initial eine Kombination mit Aminoglykosiden und Aminoacylpenicillinen eingesetzt werden.
**Ind.:** Ceftriaxon-empfindliche Erreger bei schweren Allgemeininfektionen. Einmalbehandlung der Gonorrhö. Lyme-Borreliose.
**Kontraind., UW:** s. Cephalosporine.
**Dosis:** 1-mal 1–2 g/d langsam i.v. (5 min) oder als i.v.-Kurzinfusion (20–30 min) in 40 ml 0,9% NaCl-Lösung. Bei lebensbedrohlichen Infektionen bis zu 1-mal 4 g/d. Sgl. und Kdr. bis zu 12 J. 20–80 mg/kg i.v. 1-mal/d. *Gonorrhö*: 250 mg i.m. als Einmalgabe. *Lyme-Borreliose*: 1-mal 2 g/d i.v. über 14 Tage, bei schweren, therapierefraktären Fällen bis zu 4 g/d.

**Ceftriaxon Hexal**® (Hexal)
5 Inj.Fl. 0,5 g (N2) ... 49,98
5 Inj.Fl. 1 g (N2) ... 95,55
5 Inj.Fl. 2 g (N2) ... 169,80

**Ceftriaxon-ratiopharm**® (ratiopharm)
10 Inj.-Fl. 0,5 g (N3) ... 87,03
10 Inj.-Fl. 1 g (N3) ... 163,18
10 Inj.-Fl. 2 g (N3) ... 301,28

**Rocephin**® (Roche)
5 Inj.Fl. i.v. 500 mg + 5 ml Lsgm. (N2) ... 62,86
5 Inj.Fl. i.m. 1 g + 3,5 ml Lsgm. (N2) ... 114,20
5 Inj.Fl. i.v. 1 g + 10 ml Lsgm. (N2) ... 114,20
5 Inj.Fl. i.v. 1 g + 10 ml Lsgm. (N1) ... 30,01
1 Inf.Fl. 2 g + 40 ml Lsgm. (N1) ... 51,59
7 Inf.Fl. 2 g + 40 ml Lsgm. (N2) ... 280,07

## Cefuroxim *Rp* [WS]

Intermediärcephalosporin mit weitgehender Stabilität gegen β-Lactamasen. Gegenüber Cefazolin verbesserte Wirksamkeit im gramnegativen Bereich. Gute Wirksamkeit gegen Haemophilus influenzae, Salmonellen, Enterobacterarten, A- und B-Streptokokken, Meningokokken, Gonokokken und Staphylokokken. Keine orale Resorption. Gute Gewebspenetration, schlechte Liquorgängigkeit. Plasmaeiweißbindung 20%. Halbwertszeit 70 min. Hämodialysierbar.
**Ind.:** Nicht lebensbedrohliche Infektionen durch Cefuroxim-empfindliche Erreger, z. B. Pneumonie, Harnwegsinfektionen, schwere Wund- und Gewebsinfektionen.

**Kontraind.:** Cephalosporinallergie.
**UW, WW:** s. Cephalosporine. Außerdem vorübergehender Anstieg von Bilirubin, Transaminasen und alkalischer Phosphatase.
**Dosis:** Erw. 3-mal 1–2 g/d, Kdr. 3-mal 25–50 mg/kg i.v. Bei Niereninsuffizienz mit Kreatininclearance von 50–30 ml/min Dosierungsintervall auf 8 h, bei 29–10 ml/min auf 12 h, bei 9–5 ml/min auf 24 h, unter 5 ml/min auf 48 h verlängern. Bei Kreatininclearance unter 10 ml/min sollte eine Einzeldosis von 0,75–1 g nicht überschritten werden.

**Cefuroxim Hexal**® (Hexal)
10 Inj.Fl. 750 mg (N3) ........ 66,73
10 Inj.Fl. 1,5 g (N3) ........ 122,00
10 Inf.Fl. 1,5 g Vials (N3) ........ 122,00

**Cefuroxim-ratiopharm**® (ratiopharm)
10 Durchstechfl. 250 mg (N3) ........ 32,60
10 Durchstechfl. 750 mg (N3) ........ 60,67
10 Durchstechfl. 1500 mg (N3) ........ 103,73

## Cefuroximaxetil *Rp* [WS] 1989 B

Bakterizid wirkendes Antibiotikum aus der Gruppe der neueren Oralcephalosporine (Cefixim-Gruppe). Cefuroximaxetil ist als Acetoxyethylester des Cefuroxim ein „Prodrug", das durch Spaltung in der Darmwand in aktives Cefuroxim umgewandelt wird. Wirkspektrum wie Cefuroxim (s. dort). Bioverfügbarkeit ca. 60% mit großen individuellen Schwankungen. Plasmaeiweißbindung 20%. Halbwertszeit 70 min.
**Ind.:** Nicht lebensbedrohliche Infektionen der Atemwege, des Urogenitaltrakts und andere Gewebs- und Wundinfektionen.
**Kontraind.:** Cephalosporinallergie. Nicht bei schweren Allgemeininfektionen.
**UW, WW:** s. Cephalosporine.
**Dosis:** Erw. 2-mal 250–500 mg/d oral, Kdr. 2-mal tgl. 10–15 mg/kg oral. DDD 500 mg.

**Cefuroxim-ratiopharm**® (ratiopharm)
12 Filmtbl. 250 mg (N1) ........ 31,78
24 Filmtbl. 250 mg (N2) ........ 52,80
12 Filmtbl. 500 mg (N1) ........ 52,80
24 Filmtbl. 500 mg (N2) ........ 86,40
1 Fl. Gran. f. 100 ml Susp.(125 mg/5 ml) (N1) ........ 34,37

**Elobact**® (GlaxoSmithKline)
12 Dosierbriefe 125 mg (N1) ........ 30,17
12 Dosierbriefe 250 mg (N1) ........ 42,20
12 Filmtbl. 125 mg (N1) ........ 29,81
24 Filmtbl. 125 mg (N2) ........ 45,36
12 Filmtbl. 250 mg (N1) ........ 41,56
24 Filmtbl. 250 mg (N2) ........ 70,73
12 Filmtbl. 500 mg (N1) ........ 69,16
24 Filmtbl. 500 mg (N2) ........ 115,25
1 Fl. Gran. f. 100 ml Susp.(125 mg/5 ml) (N1) ........ 40,28

## Celecoxib *Rp* [GG] 2000 C

Nichtsteroidales Antiphlogistikum aus der Gruppe der COX-2-selektiven Inhibitoren. Alle COX-2-Hemmer sollten nicht bei kardiovaskulären Risikopatienten eingesetzt werden. Celecoxib hat eine orale Bioverfügbarkeit von ca. 70% und erreicht maximale Plasmaspiegel nach 3 h. Plasmaproteinbindung 97%, Halbwertszeit 9–11 h. Metabolisierung über CYP2C9 zu unwirksamen Metaboliten; weniger als 3% der Dosis wird unverändert renal bzw. via Fäzes ausgeschieden. Das Enzym CYP2C9 unterliegt einem genetischen Polymorphismus. Bei sogenannten „Poor Metabolizern" (<1% der Bevölkerung), deren CYP2C9-Enzym eine verminderte Aktivität besitzt, sind die Celecoxib-Spiegel erhöht.
**Ind.:** Reizzustände degenerativer Gelenkerkrankungen (aktivierte Arthrosen) und rheumatoider Arthritis.
**Kontraind.:** Sulfonamidüberempfindlichkeit. Schwangerschaft, Stillzeit, ansonsten wie herkömmliche nichtsteroidale Antiphlogistika.
**UW:** Wie herkömmliche nichtsteroidale Antiphlogistika, aber keine Thrombozytenaggregationshemmung und eine verringerte Inzidenz gastrointestinaler Komplikationen.
**WW:** Wie herkömmliche nichtsteroidale Antiphlogistika. Wirkungsabschwächung von ACE-Inhibitoren und Diuretika, evtl. Wirkungsverstärkung von Antikoagulanzien (aber geringer als bei herkömmlichen Substanzen). CYP2C9-Induktoren (z. B. Rifampicin, Carbamazepin, Barbiturate) senken Plasmaspiegel von Celecoxib, CYP2C9-Hemmer (z. B. Fluconazol) erhöhen Plasmaspiegel. Wahrscheinlich Inhibitor von CYP2D6 (obwohl selbst kein Substrat), d. h. Plasmaspiegel von Substanzen, die über CYP2D6 (z. B. Betarezeptorenblocker, Antidepressiva, Neuroleptika, Antiarrhythmika, Dextromethorphan) metabolisiert werden, können bei Komedikation mit Celecoxib erhöht sein.
**Dosis:** Aktivierte Arthrose 1-mal 200 mg/d, rheumatoide Arthritis 2-mal 100–200 mg/d.

**Celebrex**® (Pfizer)
20 Kps. 100 mg (N1) ........ 21,41
50 Kps. 100 mg (N2) ........ 39,00
100 Kps. 100 mg (N3) ........ 68,06
6 Kps. 100 mg (N1) ........ 16,43
10 Kps. 100 mg (N1) ........ 20,87
20 Kps. 100 mg (N1) ........ 31,93
50 Kps. 100 mg (N2) ........ 65,05
100 Kps. 100 mg (N3) ........ 120,83

## Celiprolol *Rp* [US] 1986 C

$Beta_1$-selektiver Betarezeptorenblocker mit geringen $beta_2$-agonistischen und vasodilatierenden Eigenschaften (intrinsische sympathomimetische Aktivität, ISA). Bisher ist nicht gesichert, ob diese

Zusatzeffekte klinisch bedeutsam sind. Celiprolol ist hydrophil und wird überwiegend unverändert renal eliminiert, Halbwertszeit 5–6 h.
**Ind.:** Hypertonie, koronare Herzkrankheit.
**Kontraind., UW, WW:** s. Betarezeptorenblocker.
**Dosis:** 1-mal 200 mg/d oral, ggf. auf 300–400 mg/d erhöhen. Bei Kreatininclearance unter 10 ml/min Erhaltungsdosis 10 mg/d.

**Selectol**® (Pfizer)
30 Filmtbl. 200 mg (N1) ............................(FB 15,27) 15,27
50 Filmtbl. 200 mg (N2) ............................(FB 18,07) 18,07
100 Filmtbl. 200 mg (N3) ............................(FB 25,26) 25,26

## Cephalosporine [WS]

β-Lactamantibiotika mit hoher Wirkungsstärke, geringer Toxizität und großer therapeutischer Breite. Alle Cephalosporine wirken wie Penicilline bakterizid auf proliferierende Keime infolge Hemmung der Bakterienzellwandsynthese. Aufgrund dieses Wirktyps sollen Cephalosporine nicht mit bakteriostatisch wirkenden Antibiotika kombiniert werden. Die einzelnen Cephalosporine werden nach ihrem Wirkungsspektrum und ihrer Pharmakokinetik in mehrere Gruppen eingeteilt (*Tabelle II.6*).
Die **Cefazolin-Gruppe** ist wirksam gegen viele grampositive und einige gramnegative Keime, meist wirksam gegen Staphylokokken (auch β-Lactamasebildner), D-Streptokokken, E. coli und Klebsiella pneumoniae.
Die **Cefuroxim-Gruppe** hat ein erweitertes Spektrum im gramnegativen Bereich. Gut wirksam gegen Gonokokken, A- und B- Streptokokken, Meningokokken, Haemophilus influenzae, E. coli und Klebsiella pneumoniae. Alle Vertreter sind weitgehend β-lactamaseresistent.
Die **Cefoxitin-Gruppe** ist ebenfalls weitgehend β-lactamaseresistent. Gute Wirksamkeit auf gramnegative Stäbchen: E. coli und Proteus mirabilis. Auch Proteus vulgaris, Proteus rettgeri, Serratia marcescens, Morganella morganii, Klebsiella pneumoniae, Providencia, Bacteroidesarten, Gonokokken sind meistens empfindlich. Weniger wirksam gegen Haemophilus influenzae als die Cefuroxim-Gruppe und weniger wirksam gegen A- und B-Streptokokken als die Cefazolin-Gruppe.
Die **Cefotaximgruppe** hat ein erweitertes Spektrum und eine erhöhte Aktivität gegen zahlreiche gramnegative und grampositive Bakterien. **Ceftazidim** hat eine besondere Pseudomonaswirksamkeit, die bei allen anderen Cephalosporinen dieser Gruppe unvollständig ist. Gegen Staphylokokken ist die Cefotaximgruppe weniger wirksam als Cefalotin und unwirksam gegen Oxacillin-resistente Staphylokokken.
Die **Cefalexingruppe** umfasst die älteren Oralcephalosporine. Gute Resorption und daher oral anwendbar. Ausscheidung über die Niere weitgehend unverändert. Das Wirkungsspektrum entspricht dem von Cefazolin, jedoch sind gramnegative Keime weniger empfindlich.

**Tabelle II.6**
**Cephalosporine**

| Gruppe | Wirkstoff |
|---|---|
| **Parenteralcephalosporine** | |
| Basiscephalosporine | Cefazolin |
| Intermediäre Cephalosporine | Cefuroxim |
| | Cefotiam |
| Anaerobier-Cephalosporine | Cefoxitin |
| Breitspektrum-Cephalosporine | Cefotaxim |
| | Ceftriaxon |
| | Ceftazidim |
| **Oralcephalosporine** | |
| Ältere Stoffe (Cefalexingruppe) | Cefalexin |
| | Cefaclor |
| | Cefadroxil |
| | Loracarbef |
| Neuere Stoffe (Cefixim-Gruppe) | Cefixim |
| | Cefuroximaxetil |
| | Cefpodoxim |
| | Ceftibuten |

Die **Cefixim-Gruppe** enthält neuere Oralcephalosporine mit allerdings unvollständiger Resorption. Die Wirksamkeit ist auf sonst resistente gramnegative Stäbchen ausgedehnt. Das Spektrum ist ähnlich wie bei der Cefalexingruppe, jedoch mit stärkerer in-vitro-Wirkung gegen Haemophilus influenzae, Streptococcus pyogenes, Klebsiella pneumoniae und Proteus mirabilis. Es besteht eine partielle Kreuzresistenz zur Cefalexingruppe.
Cephalosporine sind aufgrund ihrer großen therapeutischen Breite und geringen Toxizität nach Penicillinen als Antibiotika der Wahl in Betracht zu ziehen. Da sich die Wirksamkeit häufig nicht vorhersagen lässt, sollten sie jedoch grundsätzlich nur nach Antibiogramm verordnet werden. Ähnlich wie Penicilline sind sie auch in Schwangerschaft und Stillperiode aufgrund fehlender teratogener Wirkung anwendbar.
**UW:** Allergische Reaktionen an der Haut (Exantheme, Urtikaria, Pruritus), gelegentlich auch in Form von Arzneimittelfieber, angioneurotischem Ödem, Blutbildveränderungen, positivem Coombs-Test,

hämolytischer Anämie, interstitieller Nephritis und in Einzelfällen als anaphylaktischer Schock. Gastrointestinale Störungen durch Beeinflussung der Darmflora wie bei anderen Breitspektrumantibiotika. Bei anhaltender Diarrhö an die schwere pseudomembranöse Colitis denken, die durch Clostridium difficile hervorgerufen wird. Cephalosporin absetzen und mit Vancomycin oral behandeln, 4-mal tgl. 125–500 mg, Kdr. 4-mal tgl. 10 mg/kg. Störungen der Leberfunktion (z. B. Transaminaseanstieg), in Einzelfällen Hepatitis und Cholestase. Nierenfunktionsstörungen bei vorgeschädigter Niere und hohen Dosen. Lokal irritierende Wirkungen bei i.m.- und i.v.-Injektion, bei Cefazolin weniger ausgeprägt und deshalb für die i.m.-Injektion bevorzugt.
**WW:** Cephalosporine können die Nephrotoxizität von Aminoglykosiden, Polymyxin B und Colistin verstärken. Durch hochdosierte Schleifendiuretika können Cephalosporin-bedingte Nierenfunktionsstörungen verstärkt werden. Antikoagulanzien und Thrombozytenaggregationshemmer erhöhen die Blutungsgefahr durch Cephalosporine. Der Coombs-Test und nichtenzymatische Methoden zur Harnglucosebestimmung können falsch positiv ausfallen.

## Certoparin *Rp* [KR]

Niedermolekulares Heparin (s. dort) aus Schweinedarmmukosa, das durch Abbau von Heparin mit salpetriger Säure hergestellt wird. Mittleres Molekulargewicht 4150. Maximaler Plasmaspiegel 2–4 h nach s.c.-Injektion, Bioverfügbarkeit 89–94%, Halbwertszeit 4,3 h. Die durch 18 mg Certoparin bedingte Verlängerung der Gerinnungszeit (aPTT) kann durch 1500 I.E. Protaminhydrochlorid aufgehoben werden, wobei die Antifaktor-Xa-Aktivität nur verzögert neutralisiert wird.
**Ind.:** Peri- und postoperative Primärprophylaxe tiefer Venenthrombosen.
**Kontraind., UW, WW:** s. Heparin.
**Dosis:** 1-mal/d 3000 I.E (0,5 ml/0,3 ml) s.c. beginnend 2 h präoperativ.

**Mono-Embolex® NM** (Novartis)
**Best.:** 1 Amp. 0,5 ml/1 Fertigspritze 0,3 ml enth.: Certoparin-Natrium 3000 I.E. Antifaktor-Xa entspr. 18 mg des 1. internat. Standards für niedermolekulares Heparin.

20 Amp. (18 mg/0,5 ml) (N2) .......... 75,01
1 Pen (10 ED 18 mg/0,3 ml) (N1) .......... 54,47
10 Fertigspr. (18 mg/0,3 ml) (N1) .......... 54,47
20 Fertigspr. (18 mg/0,3 ml) (N2) .......... 98,75

## Cetirizin *Rp* [KR] 1990 **C**

Wenig sedierender $H_1$-Rezeptorantagonist (s. dort). Cetirizin wird nach oraler Gabe schnell und vollständig resorbiert. Wirkungseintritt nach 20–30 min, Wirkungsdauer ca. 24 h. Elimination zu 70% überwiegend unverändert über die Nieren. Halbwertszeit 7–10 h.
**Ind.:** Allergische Krankheiten.
**Kontraind.:** Schwere Nierenkrankheiten. Kdr. unter 7 J. mangels ausreichender Erfahrungen. 1. Trimenon der Schwangerschaft, Stillzeit.
**UW:** s. $H_1$-Rezeptorantagonisten.
**Dosis:** Erw. und Jgdl. ab 12 J. 10 mg/d abends. Kdr. von 7–12 J. 5 mg/d abends.

**Cetirizin Hexal®** (Hexal)
7 Filmtbl. 10 mg (N1) .......... (FB 3,64) 2,95
20 Filmtbl. 10 mg (N1) .......... (FB 9,26) 6,45
50 Filmtbl. 10 mg (N2) .......... (FB 20,96) 14,85
100 Filmtbl. 10 mg (N3) .......... (FB 38,86) 28,10
75 ml Saft (1 mg/ml) (N1) .......... (FB 10,86) 6,25
150 ml Saft (1 mg/ml) (N1) .......... (FB 21,41) 12,40
10 ml Tr. 10 mg/ml (20 Tr.) (N1) .......... (FB 15,56) 10,70
20 ml Tr. 10 mg/ml (20 Tr.) (N1) .......... (FB 30,67) 21,25

**Zyrtec®** (UCB)
7 Filmtbl. P 10 mg (N1) .......... (FB 3,64) *4,98*
14 Filmtbl. P 10 mg (N1) .......... (FB 6,75) *8,98*
21 Filmtbl. P 10 mg (N2) .......... (FB 9,69) *11,95*
20 Filmtbl. 10 mg (N1) .......... (FB 9,26) *16,85*
50 Filmtbl. 10 mg (N2) .......... (FB 20,96) *37,80*
100 Filmtbl. 10 mg (N3) .......... (FB 38,86) *69,63*
75 ml Saft (1 mg/ml) (N1) .......... (FB 10,86) 10,86
150 ml Saft (1 mg/ml) (N1) .......... (FB 21,41) 21,41
10 ml Tr. P 10 mg/ml (20 Tr.) (N1) .......... (FB 15,56) 15,56
20 ml Tr. 10 mg/ml (20 Tr.) (N1) .......... (FB 30,67) 30,66

## Cetrorelix *Rp* [US] 1999 **A**

Peptidischer Gonadorelinantagonist (LHRH-Antagonist) zur direkten kompetitiven Blockade der hypophysären Gonadotropinausschüttung bei kontrollierter ovarieller Stimulation im Rahmen der In-vitro-Fertilisation. Im Gegensatz zur funktionellen Blockade durch langwirkende Gonadorelinantagonisten vom Typ des Goserelins (s. dort) werden die FSH- und LH-Plasmaspiegel durch Cetrorelix ohne vorangehenden Anstieg bereits nach 6–12 h maximal gesenkt. Dadurch kann der LH-Gipfel verschoben und die Ovulation verzögert werden. Die Gabe von 3 mg Cetrorelix s.c. am Tag 7 nach ovarieller Follitropinstimulation verhindert über einen Zeitraum von mindestens 4 Tagen einen vorzeitigen Eisprung. Durch Nachinjektion von 0,25 mg s.c. wird die Wirkungsdauer um jeweils 24 h verlängert. Halbwertszeit nach s.c.-Gabe 30 h.
**Ind.:** Verhinderung eines vorzeitigen Eisprungs nach ovarieller Stimulation bei assistierter Reproduktion.
**Kontraind.:** Schwangerschaft, Stillzeit, postmenopausale Frauen, schwere Leber- und Nierenfunktionseinschränkungen.
**UW:** Gelegentlich Übelkeit und Kopfschmerzen, ovarielles Hyperstimulationssyndrom.

**WW:** Nicht beschrieben.
**Dosis:** 1-mal 3 mg s.c. am Tag 7 nach Ovarienstimulation durch Follitropin. Bei ungenügendem Reifungsgrad der Follikel 96 h nach der ersten Dosis bis zum Tag der Ovulationsauslösung 1-mal 0,25 mg s.c./d.

**Cetrotide**® (Serono)
1 Durchstechfl. 0,25 mg (N1) .......... 49,00
7 Durchstechfl. 0,25 mg (N1) .......... 343,02
1 Durchstechfl. 3 mg (N1) .......... 343,02

## Cetuximab *Rp* [US] 2004 A

Cetuximab ist ein chimärer monoklonaler Antikörper, der an den epidermalen Wachstumsfaktor-Rezeptor (EGFR) mit höherer Affinität als der endogene Ligand bindet. Eine EGFR-Genexpression kommt bei 60–80% der kolorektalen Karzinome vor und ist mit geringem Überleben assoziiert. Die Antikörperbedingte Hemmung der EGFR-Wirkung hat einen deutlichen tumorhemmenden Effekt. Beteiligte Mechanismen sind eine Blockade des Zellzyklus in der G1-Phase, erhöhte Expression eines Zellzyklusinhibitors, Downregulation von Metalloproteinasen mit Bedeutung für Metastasierung, Hemmung der Angiogenese und Förderung der Apoptose. Außerdem verstärkt Cetuximab die Wirkungen von Irinotecan und Radiotherapie. Bei Patienten mit Irinotecan-refraktärem kolorektalem Karzinom erhöhte die kombinierte Gabe von Cetuximab und Irinotecan die Ansprechquote im Vergleich zur Monotherapie mit Cetuximab (23% vs 11%), die Überlebenszeit änderte sich jedoch nicht signifikant (8,6 vs 6,9 Monate). Die Halbwertszeit beträgt nach i.v.-Gabe 70–100 h.
**Ind.:** EGFR-exprimierendes metastasierendes Kolorektalkarzinom in Kombination mit Irinotecan nach Versagen von Irinotecan.
**Kontraind.:** Schwere Überempfindlichkeitsreaktionen gegen Cetuximab.
**WW:** Keine bekannt.
**UW:** Bei der Kombinationstherapie treten sehr häufig Diarrhö, Asthenie, Akne und Neutropenie auf, außerdem häufig Überempfindlichkeitsreaktionen, Übelkeit und Erbrechen.
**Dosis:** Initial 400 mg/m² als i.v.-Infusion über 2 h 1-mal/Woche, danach 250 mg/m² über 1 h 1-mal/Woche.

**Erbitux**® (Merck)
1 Inf.Lsg. (2 mg/ml) 50 ml (N1) .......... 261,43

## Cetylpyridiniumchlorid [BL]

Desinfektionsmittel aus der Gruppe der oberflächenaktiven quartären Ammoniumverbindungen, die auch als Invertseifen bezeichnet werden. Sie haben bakterizide Wirkung, die im alkalischen Bereich zunimmt und im sauren Bereich unter pH 3 fehlt. Sie töten Mykobakterien und Sporen nicht ab, gegen Viren sind sie nur gering wirksam. Quartäre Ammoniumverbindungen werden durch Eiweiß, Eiter und Serum inaktiviert.
**Ind.:** Infektionen des Mund- und Rachenraums.
**UW:** Bei bestimmungsgemäßem Gebrauch gering. Starke Lsg. können Schäden der Ösophagusschleimhaut hervorrufen. Quartäre Ammoniumverbindungen haben depolarisierende muskelrelaxierende Wirkungen. Toxische Symptome umfassen daher Dyspnoe, Zyanose, Lähmung der Atemmuskulatur, zentrale Depression, Koma. Intrauterine oder i.v.-Applikation kann Hämolyse auslösen.
**Dosis:** 2-mal tgl. mit 15 ml 0,05% Lösung im Mund spülen oder gurgeln. Mehrmals tgl. 1 Lutschpastille.

**Dobendan**® (Boots Healthcare)
200 ml Lsg. (5 mg/10 ml) (N1) .......... 7,30
20 Lutschpast. 1,4 mg (N1) .......... 5,30
50 Lutschpast. 1,4 mg (N2) .......... 10,45
20 Past. zuckerfrei 1,4 mg (N1) .......... 5,30
50 Past. zuckerfrei 1,4 mg (N2) .......... 10,45

## Chenodeoxycholsäure *Rp* [HK]

Gallensteinauflösendes Mittel. Es handelt sich um eine physiologische Gallensäure, die die Sekretion von Cholesterin in die Galle und somit die Cholesterinsättigung der Galle verringert. Wird in Kombination mit Ursodeoxycholsäure wegen UW nicht mehr empfohlen.
**Ind.:** Auflösung von Cholesteringallensteinen.
**Kontraind.:** Akut-entzündliche Krankheiten der Gallenblase und Gallenwege, Hepatitis, Leberzirrhose, entzündlich-ulzeröse Magen-Darmkrankheiten, Schwangerschaft.
**UW:** Durchfall bei etwa 30% der Patienten, Anstieg der Serumtransaminasen.
**Dosis:** Tgl. 15 mg/kg.

**Chenofalk**® (Falk)
100 Kps. 250 mg (N3) .......... 52,86

## Chinidin *Rp* [HS]

Membranstabilisierendes Antiarrhythmikum der Klasse I A. Es vermindert die Phase 0 des Aktionspotentials und führt dadurch zu einer Verlangsamung der Erregungsleitung und der Erregbarkeit. Aktionspotentialdauer und Refraktärzeit werden verlängert (durch Repolarisationshemmung), die Schrittmacheraktivität gehemmt und die Herzfrequenz gesenkt. Wie alle Antifibrillanzien wirkt Chinidin negativ inotrop. Es hat eine ausgeprägte anticholinerge Wirkung am AV-Knoten. Dadurch kann die direkte negativ dromotrope Wirkung des Chinidins aufgehoben werden, sodass die Erregungsü berleitung beschleunigt und die Kammerfrequenz gesteigert wird. Bei Vorhofflattern darf Chinidin daher erst nach Gabe von negativ dromotropen Substanzen, z. B. nach Digitalisierung, eingesetzt werden (Gefahr der 1:1-Überleitung mit Anstieg der Kammerfrequenz). Periphere Vasodilatation ist möglich.

Orale Bioverfügbarkeit 40–90%. Plasmakonzentration und Wirkung sind nach 1–3 h maximal. Wegen des Risikos unerwünschter Wirkungen ist die parenterale Applikation nicht empfehlenswert. Plasmaproteinbindung 80–90%, Halbwertszeit ca. 6 h (3–16 h). Chinidin in Retardform ermöglicht ausreichende Plasmaspiegel über 10–12 h. Die Elimination erfolgt überwiegend über die Leber, zu 10–27% unverändert durch die Niere. Bei Niereninsuffizienz und Leberzirrhose ist die Elimination verzögert. Wirkungsdauer 6–8 h infolge Anreicherung im Gewebe. Therapeutische Plasmaspiegel 2–5 µg/ml.

**Ind.:** Supraventrikuläre und ventrikuläre Tachyarrhythmien und Extrasystolen, insbesondere Regularisierung und Rezidivprophylaxe von Vorhofflattern und Vorhofflimmern. Weiteres s. Antiarrhythmika.

**Kontraind.:** Bradykardien, AV-Block II. und III. Grades sowie Chinidinüberempfindlichkeit. Bekanntes LQT-Syndrom. Herzinsuffizienz. Cave alle Formen einer strukturellen Herzerkrankung. Weiteres s. Antiarrhythmika.

**UW:** *Kardiovaskuläre UW:* Abnahme der Kontraktionskraft. Abnahme der Herzfrequenz und Beeinträchtigung der AV-Überleitung bis zu totalem Block mit Asystolie. Umgekehrt kann es bei Vorhofflattern und -flimmern durch eine Beschleunigung der Überleitung (vagolytische Wirkung) zu einem Anstieg der Kammerfrequenz kommen, daher keine Gabe ohne gleichzeitig Gabe einer negativ dromotropen Substanz wie Digoxin, Betarezeptorenblocker oder Verapamil. *Torsade-des-pointes*-Arrhythmien bis zu Kammerflimmern (erklären wahrscheinlich einen Teil der sog. Chinidin-Synkopen und sind Folge der Repolarisationshemmung mit LQT-Syndrom). Blutdruckabfall infolge negativ inotroper Wirkung am Myokard und direkter oder allergisch bedingter Vasodilatation ist möglich. *Extrakardiovaskuläre UW:* Allergische Reaktionen (Fieber, Thrombozytopenie, hämolytische Anämie, Exantheme, Asthma bronchiale), gastrointestinale Störungen (Übelkeit, Erbrechen, Diarrhö) und zentralnervöse Störungen (Cinchonismus) mit Kopfschmerzen, Schwindel, Ohrensausen und Photophobie. Photoallergische Hautreaktionen.

**WW:** Abschwächung der Wirkung durch Hypokaliämie, Verstärkung durch andere Antifibrillanzien, Betarezeptorenblocker und Calciumantagonisten. Chinidin steigert die Plasmakonzentration von Digoxin und oralen Antikoagulanzien. Enzyminduktoren (Phenobarbital, Phenytoin, Primidon) vermindern die Plasmakonzentration von Chinidin. Chinidin wird zwar CYP3A4-abhängig verstoffwechselt, ist ein ausgeprägter CYP2D6-Hemmer und steigert darüber den Plasmaspiegel aller CYP2D6-Substrate, z. B. Metoprolol, Flecainid, Antidepressiva, Neuroleptika.

**Dosis:** Zur Vermeidung allergischer Reaktionen Therapiebeginn mit Testdosis 200 mg oral. Tagesdosis 1–1,5 g oral, Dosierungsintervall 6–8 bzw. 12 h bei Retardformen. DDD 600 mg.

**Chinidin-Duriles**® (AstraZeneca)
50 Retardtbl. 250 mg (N2) .......... 27,79
100 Retardtbl. 250 mg (N3) .......... 43,92

## Chinidin + Verapamil *Rp* [HS]

Kombinationspräparat aus Verapamil und Chinidin. Chinidin (Klasse I A) und Verapamil (Klasse IV) ergänzen sich in ihrem Wirkungsspektrum, z. B. bei der Rezidivprophylaxe bei Vorhofflattern und Vorhofflimmern. Außerdem soll Verapamil die durch Chinidin induzierbare Beschleunigung der AV-Überleitung verhindern. Die negativ inotropen, negativ chronotropen und hypotensiven Wirkungen beider Substanzen können sich jedoch addieren. Verapamil kann die Chinidinplasmaspiegel erhöhen. Da die fixe Kombination zusätzlich eine individuelle Einstellung der Patienten und die Kontrolle von erwünschten und unerwünschten Wirkungen der Einzelsubstanzen erschwert, ist die *fixe* Kombination der beiden Antiarrhythmika seit langem in der Diskussion. Neuere Studien (PAFAC, SOPAT) bei Vorhofflimmern zeigen nun aber bei 2- oder 3-mal täglicher Gabe von Cordichin® kein schlechteres Nebenwirkungsprofil als für Sotalol. Beide Antiarrhythmika waren aber auch relativ ineffektiv in der Rezidivprophylaxe und hatten seltene, aber schwere proarrhythmische Wirkungen. Diese Studien weisen erneut auf die Schwierigkeit einer medikamentösen Rhythmuskontrolle bei Vorhofflimmern hin und sprechen dafür, sich in der Regel (Ausnahme schwere Symptomatik) auf eine Frequenzkontrolle und Antikoagulation zu beschränken.

**Anw.:** Zur Kardioversion von Vorhofflimmern und -flattern, wenn eine Elektrokonversion nicht anwendbar ist. Zur Rezidivprophylaxe von chronischem Vorhofflimmern nach erfolgreicher Konversion mittels Cordichin® bei Patienten, bei denen die Wiederherstellung des Sinusrhythmus zu einer Besserung schwerwiegender Symptome geführt hat.

**Kontraind., UW, WW:** s. Verapamil, Chinidin.

**Cordichin**® (Abbott)
**Best.:** 1 Filmtbl. enth.: Verapamil-HCl 80 mg, Chinidinbase 160 mg.

**Dosis:** 3-mal 1 Tbl./d, zur Rezidivprophylaxe in der Regel nicht mehr als 2-mal 1 Tbl./d.

20 Filmtbl. (N1) ........................................ 24,42
50 Filmtbl. (N2) ........................................ 46,32
100 Filmtbl. (N3) ........................................ 82,14

## Chinin [US]

Chinin ist das Hauptalkaloid der Chinarinde mit einer langen Geschichte als erstes spezifisches **Malariamittel**. Mit der zunehmenden Chloroquinresistenz hat es wieder an Bedeutung gewonnen und ist derzeit das Mittel der Wahl bei mehrfach resistenten Stämmen von Plasmodium falciparum (Malaria tropica). Chinin ist ein schnell wirkendes Blutschizontenmittel, aber ohne Effekt auf die reifen Gametozyten. Der genaue Wirkungsmechanismus ist unklar, möglicherweise wird die Lysosomenfunktion oder die Nukleinsäuresynthese der Plasmodien beeinträchtigt. Chinin wird schnell und fast vollständig resorbiert, Halbwertszeit 11 h.
Außerdem wird Chinin zur Behandlung von Myotonien und nächtlichen **Wadenkrämpfen** eingesetzt. Trotz spärlicher Belege aus kontrollierten Studien gilt es allgemein als wirksam.
**Ind.:** Chloroquinresistente Malaria tropica, nächtliche Wadenkrämpfe.
**Kontraind.:**Glucose-6-Phosphatdehydrogenasemangel (Symptom: hämolytische Anämie), Myasthenia gravis, Tinnitus, Vorschädigungen der Sehnerven, Schwangerschaft, Vorsicht bei Herzkrankheiten, insbesondere bei Bradyarrhythmien.
**UW:** Ohrensausen, Schwindel und Überempfindlichkeit an der Haut (Juckreiz, Hautausschläge). Sehr selten thrombopenische Purpura als Zeichen einer Chininallergie, die dosisunabhängig ist und auch bei chininhaltigen Getränken (Tonic Water) auftreten kann. Bei i.v.-Gabe Hypotonie möglich, deshalb langsam injizieren. Bei den hohen Dosen für die Malariatherapie sollte die Herzfunktion vor allem bei Herzkranken mit EKG überwacht werden.
**WW:** Chinin kann die Wirkung von Muskelrelaxanzien und Antikoagulanzien verstärken.
**Dosis:** *Malaria*: 500 mg oral 3-mal/d über 7 Tage. In schweren Fällen initial für 2–3 Tage 3-mal 500–750 mg/d i.v. als Infusion in 250–500 ml Lsg. über 4 h. Nur im Notfall i.m.-Injektion (schmerzhaft, lokale Nekrosen möglich).
*Wadenkrämpfe*: 200–250 mg oral nach dem Abendessen, ggf. zusätzlich gleiche Dosis vor dem Schlafengehen.

**Chininum hydrochloricum 0,25** (Merck)
20 Tbl. 250 mg (N1) ........................................ 29,88

**Limptar® N** (Casella-med)
30 Tbl. 200 mg (N2) ........................................ 17,35
80 Tbl. 200 mg (N3) ........................................ 38,95

## Chloralhydrat *Rp* [ML]

Hypnotikum und Sedativum mit barbituratähnlichen Eigenschaften, jedoch haben therapeutische Dosen praktisch keinen Effekt auf Atmung und Blutdruck. Chloralhydrat hat einen stechend bitteren Geschmack und Geruch und wird deshalb in verkapselter Form gegeben. Es wird nach oraler Gabe gut resorbiert und schnell (Halbwertszeit 4 min) zu dem eigentlich wirksamen Trichlorethanol (Halbwertszeit 6–10 h) metabolisiert. Überdosierung ist wie bei Barbituraten durch Atemdepression und Herzrhythmusstörungen gekennzeichnet, dazu kommen Nekrosen der Schleimhaut durch lokale Irritation. Die therapeutische Breite ist gering.
**Ind.:** Schlafstörungen, Unruhe besonders bei org. Hirnkrankheiten.
**Kontraind.:** Schwere Leber- oder Nierenfunktionsstörungen, dekompensierte Herzinsuffizienz, Gastritis, Schlafapnoe, Schwangerschaft, Stillzeit.
**UW:** Gastrointestinale Beschwerden durch Schleimhautreizungen, Herzrhythmusstörungen, Ataxie, Verwirrtheit, paradoxe Reaktionen; selten allergische Reaktionen (Hautausschläge, Leukopenie). Bei chronischer Einnahme höherer Dosen Blutdruckabfall durch Vasodilatation und Störung der Herzfunktion.
**Dosis:** *Schlafstörungen*: 0,5–2 g, bei Einschlafstörungen in Form schnell freisetzender Zubereitungen (Chloraldurat rot®), bei Durchschlafstörungen in Retardform (Chloraldurat blau®).

**Chloraldurat®** (Pohl-Boskamp)
15 Kps. 500 mg (N1) ........................................ 12,99
30 Kps. 500 mg (N2) ........................................ 15,98
30 Kps. rot 250 mg (N2) ........................................ 12,99
30 Kps. blau 250 mg (N2) ........................................ 12,73

**Chloralhydrat-Rectiole®** (Mann)
3 Rectiolen 0,6 g (N1) ........................................ 13,62
30 Rectiolen 0,6 g ........................................ 29,57

## Chlorambucil *Rp* [KR]

Zytostatikum aus der Gruppe der bifunktionellen Alkylanzien mit ähnlichen Wirkungen wie Cyclophosphamid (s. dort). Nach oraler Gabe wird Chlorambucil schnell resorbiert und fast vollständig metabolisiert. Der Hauptmetabolit Phenylessigsäurelost trägt zur zytostatischen Wirkung bei. Halbwertszeit 1,5 h.
**Ind.:** Chronisch lymphatische Leukämie (CLL), Non-Hodgkin-Lymphome, Morbus Hodgkin, Waldenström Makroglobulinämie, fortgeschrittene Ovarial- und Mamma-Ca.
**Kontraind., UW:** s. Cyclophosphamid, Zytostatika.
**WW:** Andere Zytostatika und Röntgenbestrahlung können die Wirkung auf das Knochenmark verstärken. Durch Phenylbutazon können die UW verstärkt werden.

**Dosis:** M. Hodgkin: Tgl. 0,2 mg/kg über 4–8 Wochen. Non-Hodgkin Lymphome: Tgl. 0,1–0,2 mg/kg über 4–8 Wochen, danach Erhaltungstherapie mit verringerter Dosis oder als Intervalltherapie. Chronische lymphatische Leukämie: Tgl. 0,15 mg/kg bis Leukozytenzahl unter 10.000/μl, 4 Wochen nach Beendigung des Erstzyklus weitere Therapie mit tgl. 0,1 mg/kg für unbestimmte Zeit. M. Waldenström: Initial 6–12 mg/d, sobald Leukopenie auftritt, 2–8 mg/d für unbestimmte Zeit. Ovarial-Ca: Tgl. 0,2–0,3 mg/kg für 4–6 Wochen, Erhaltungstherapie mit 0,2 mg/kg, meist als Intervalltherapie. Fortgeschrittenes Mamma-Ca: Tgl. 0,2 mg/kg für 6 Wochen.

**Leukeran**® (GlaxoSmithKline)
25 Filmtbl. 2 mg (N1) ........ 31,88
50 Filmtbl. 2 mg (N2) ........ 51,90

## Chloramphenicol *Rp* [WS]

Bakteriostatisch wirkendes Antibiotikum, das durch Bindung an bakterielle 50 S Ribosomen die Aktivierung der Peptidyltransferasen und damit die Proteinbiosynthese hemmt. Das Wirkspektrum ist ähnlich wie das von Tetracyclinen. Wirksamkeit auf die meisten grampositiven und gramnegativen Erreger sowie auf Rickettsien, Chlamydien, Mykoplasmen, Spirochäten und Bacteroides, auch auf intrazellulär liegende Keime.
Bioverfügbarkeit 90%. Plasmaeiweißbindung 50%. Elimination zu 70–90% renal in glukuronidierter Form, 5–15% werden unverändert glomerulär filtriert. Halbwertszeit 3–5 h, bei Leberschäden bis auf 13 h verlängert. Die Gewebediffusion ist gut. In den meisten Geweben und Körperflüssigkeiten werden 50–80% der Serumkonzentration gefunden, bei Meningitis bis zu 100% der Serumkonzentration im Liquor cerebrospinalis.
**Ind.:** Lebensbedrohliche Infektionen durch Chloramphenicol-empfindliche Erreger, bei denen risikoärmere Antibiotika nicht wirksam sind: Typhus abdominalis, septische Salmonellosen, bakterielle Meningitis.
**Kontraind.:** Blutkrankheiten wie aplastische Anämie oder Panzytopenie. Verordnung anderer hämatotoxischer Substanzen. Schwere Leberinsuffizienz mit Ikterus. Früh- und Neugeborene wegen geringer Glukuronyltransferaseaktivität. Nicht am Ende der Schwangerschaft und in der Stillzeit geben.
**UW:** *Dosisunabhängig:* irreversible Panzytopenie oder aplastische Anämie, Häufigkeit 1:10.000 bis 1:70.000 (ca. 40% letal), Leukopenie, Thrombozytopenie. Auftreten noch Monate nach Absetzen der Therapie. Allergische Reaktionen mit Hautrötung, Glossitis und sehr selten Anaphylaxie. Herxheimer-Reaktion durch Freiwerden von Endotoxinen mit evtl. Endotoxinschock.
*Dosisabhängig:* reversible Anämien. Gastrointestinale Störungen wie Übelkeit, Erbrechen, Diarrhö oder sehr selten Enterokolitis. Neuritiden (meist Sehnerv) sind selten. Bei Dosierung über 75 mg/kg tgl. kann beim Neugeborenen aufgrund der Glukuronidierungsunreife das sog. Grausyndrom mit Erbrechen, Diarrhö, Zyanose, Hypotonie, unregelmäßiger Atmung und aschgrauer Hautfarbe auftreten (40% Letalität).
**WW:** Erhöhtes Risiko der Knochenmarkschädigung bei Kombination mit anderen hämatotoxischen Substanzen wie Zytostatika, Phenothiazine, Phenylbutazon, Hydantoine, Co-trimoxazol. Wirkungsverstärkung von oralen Antikoagulanzien, oralen Antidiabetika, Phenytoin, Rifampicin, Isoniazid, Methotrexat und Barbituraten. Verlängerung der Halbwertszeit durch gleichzeitige Paracetamolgabe. Abschwächung der Wirkung von bakterizid wirkenden Antibiotika.
**Dosis:** Erw. 1–3 g/d in 3–4 Einzeldosen bis zu einer maximalen Gesamtdosis von 25–30 g in 14 Tagen, Kdr. 50–80 mg/kg tgl., maximale Gesamtdosis 700 mg/kg in 14 Tagen. Sgl. 25 mg/kg tgl. in der 1.–2. Lebenswoche, 50 mg/kg tgl. in der 3.–4. Lebenswoche bis zu einer maximalen Gesamtdosis von 700 mg/kg in 14 Tagen. Kontrolle des Serumspiegels 1-mal wöchentlich, der 10–20 mg/l in der Mitte des Dosisintervalls betragen soll. DDD 3 g.

**Paraxin**® (Roche)
10 Inj.Fl. 1 g (N3) ........ 41,93

### Auge

Chloramphenicol wird lokal am Auge bei bakteriellen Infektionen angewandt, wenn andere Antibiotika versagen. Auch bei dieser Anwendung sind sehr selten tödliche aplastische Anämien beobachtet worden. Azidamfenicol ist grundsätzlich wie Chloramphenicol zu beurteilen.
**Dosis:** Augentr. 3- bis 4-mal/d 1–2 Tr. einträufeln.

**Thilocanfol**® **C Augensalbe** (Alcon)
5 g Salbe 1% (N1) ........ (FB 12,75) *13,39*

## Chlordiazepoxid *Rp* [ML]

Lang wirkendes Benzodiazepin, Halbwertszeit 10–15 h, aktive Metaboliten 50–80 h. Weiteres s. Benzodiazepine.
**Ind.:** Angst- und Spannungszustände, psychovegetative Störungen.
**Kontraind., UW:** s. Benzodiazepine.
**Dosis:** 10–50 mg/d in 2–3 Einzeldosen. DDD 30 mg.

**Librium**® (ICN)
10 Drg. 10 mg (N1) ........ (FB 13,24) 13,24
20 Drg. 10 mg (N2) ........ (FB 16,36) 16,36
50 Drg. 10 mg (N3) ........ (FB 26,00) 26,00

### Chlorhexidin [BL]

Desinfektionsmittel mit starken bakteriziden Eigenschaften, wirkt gegen grampositive Keime, Candida albicans und einige gramnegative Keime. Die Wirksamkeit wird durch Speichel nicht vermindert, gilt als wirksamstes Antiseptikum. Chlorhexidin wird im Intestinaltrakt nur in Spuren resorbiert, die Wirkdauer beträgt 3–5 h und ist damit länger als die von Hexetidin und Cetylpyridiniumchlorid.

**Ind.:** Infektionen im Mund- und Rachenbereich, Mykosen.

**Kontraind.:** Keine Anwendung am perforierten Trommelfell.

**UW:** Bei längerdauernder Anwendung Verfärbung der Zunge und der Zähne; Geschmacksirritationen.

**Dosis:** Lösung: 2-mal tgl. mit 1 Essl. 0,1% Lsg. 15–30 s Mund spülen oder gurgeln. Alternativ 5–8 Tr. 10% Konzentrat auf 1 Essl. Wasser geben und etwa ½ min im Mund spülen oder gurgeln. Rachenspray: 3- bis 4-mal tgl. 2 Sprühstöße in die Mundhöhle.

**Chlorhexamed**® (GlaxoSmithKline)
200 ml Lsg. 0,1% (N1) ........ 6,99
200 ml forte 0,2% (N1) ........ 7,99
600 ml forte 0,2% ........ 16,23

**Corsodyl**® (GlaxoSmithKline/OTC)
300 ml Lsg. (0,2 g/100 ml) (N2) ........ 6,45

### Chlormadinon *Rp* [US]

Synthetisches Gestagen aus der Gruppe der 17-Hydroxyprogesteronderivate mit schwach östrogener und antiandrogener Komponente. Im übrigen ähnliche Wirkungen wie Norethisteron (s. dort). Orale Bioverfügbarkeit 80%. Wirkungsdauer mindestens 24 h, Halbwertszeit 7–9 h.

**Ind.:** Zyklusstörungen und Sterilität infolge unzureichender Gelbkörperfunktion, Endometriose.

**Kontraind., UW, WW:** s. Norethisteron. Chlormadinonacetat erzeugt gutartige Mammatumoren bei Beaglehunden und wurde daher in einigen Ländern vom Markt genommen.

**Dosis:** Oligomenorrhö, Poly- und Hypermenorrhö: 17.–26. Zyklustag 2–4 mg/d.
*Sterilität*: 17.–26. Zyklustag 2 mg/d.
*Endometriose*: Ab 5. Zyklustag 2-mal 2 mg/d über 4–6 Monate.
*Sekundäre Amenorrhö*: 10 Tage lang im Abstand von 4 Wochen (17.–26. Zyklustag) 2–4 mg/d zusätzlich zu einem Östrogenpräparat.

**Chlormadinon Jenapharm** (Jenapharm)
12 Tbl. 2 mg (N1) ........ 12,28
36 Tbl. 2 mg (N2) ........ 17,20
60 Tbl. 2 mg (N2) ........ 22,28
100 Tbl. 2 mg (N3) ........ 29,61

### Chloroquin *Rp* [US]

Chloroquin ist ein **Malariamittel** mit ausgezeichneter Wirkung auf Blutschizonten aller vier Erregerarten der Malaria, begrenzt wirksam auch auf Gametozyten, nicht aber auf Gewebsschizonten in der Leber. Beim akuten Malariaanfall werden klinische Symptome und Parasitämie schnell beseitigt. Patienten werden in 24–48 h fieberfrei, Parasiten verschwinden in 48–72 h aus dem Blut. Chloroquin bindet stark an die doppelsträngige DNA der Malariaerreger und hemmt dadurch die DNA-Polymerase. Zunehmende Resistenzentwicklung bei Plasmodium falciparum, vor allem in Südostasien und Südamerika. Wird häufig zur Malariaprophylaxe in Gebieten ohne Chloroquinresistenz angewendet. Dabei handelt es sich um eine Suppressivbehandlung mit Hemmung der Blutschizonten, denn echte prophylaktische Mittel gegen die durch den Mückenstich übertragenen Sporozoiten gibt es bisher nicht. Relativ gut verträglich in den dafür notwendigen Dosen.

Bei **rheumatoider Arthritis** wird Chloroquin als remissionsinduzierendes Mittel bei leichteren Krankheitsfällen mit geringer Progredienz und Lupus-erythematodes-ähnlichem Verlauf eingesetzt (heute weitgehend durch Hydroxychloroquin ersetzt). Wegen der höheren Dosis und der Langzeittherapie größeres Nebenwirkungsrisiko insbesondere Retinopathie (s. unten) mit der Notwendigkeit regelmäßiger ophthalmologischer Kontrollen alle 3–6 Monate.

Bei **Lupus erythematodes disseminatus** zusätzlich zu Glucocorticoiden bei nicht ausreichendem Therapieerfolg.

Vollständige orale Resorption, 200–700fache Anreicherung in vielen Organen (Leber, Lunge, Niere, Milz, melaninhaltige Gewebe, Leukozyten). Halbwertszeit 6–7 Tage, vollständige Elimination erst nach Monaten oder Jahren.

**Ind.:** Prophylaxe und Therapie aller Malariaarten, rheumatoide Arthritis, Lupus erythematodes, Rosazea, Lichen ruber planus, extraintestinale Amöbiasis.

**Kontraind.:** Retinopathien, Myasthenia gravis, Glucose-6-phosphatdehydrogenasemangel, Porphyrie, Niereninsuffizienz, Schwangerschaft (außer Malariaprophylaxe und Therapie). Vorsicht bei Leberkrankheiten, neurologischen und hämatologischen Krankheiten.

**UW:** Häufig Keratopathie (bis zu 50%) durch Einlagerung in die Cornea, oft asymptomatisch, reversibel. Selten Retinopathie, meist irreversibel, aber fast ausschließlich nur bei Dosen über 250 mg/d mit Sehstörungen bis zur Blindheit, Pigmenteinlagerungen in die Makula, Frühsymptom Ausfall des Rotsehens. Deshalb regelmäßige ophthalmologische

Kontrollen alle 3–6 Monate. Hautreaktionen mit Photodermatosen, Haut- und Haarverfärbungen, Haarausfall, Exazerbation einer Hautpsoriasis, gastrointestinale Störungen, Neuromyopathie, Kardiomyopathie. Selten Psychosen, Krampfanfälle, Agranulozytose, Thrombozytopenie, aplastische Anämie.
**Dosis:** *Malariaprophylaxe*: Wöchentlich 8 mg/kg oral für Erw. und Kdr. beginnend 1 Woche vor Anreise bis 4–6 Wochen nach Ausreise.
*Malaria*: Initial Erw. und Kdr. 16 mg/kg oral gefolgt von 8 mg/kg nach 6 h, 24 h und 48 h.
*Rheumatoide Arthritis*: 4 mg/kg für 6 Monate, falls keine Besserung, danach Therapie abbrechen. Insgesamt nicht mehr als 160 g, d. h. ca. 2 Jahre 250 mg/d. Dosierung als Chloroquinphosphat 250 mg entspr. 155 mg Chloroquinbase. DDD 500 mg (Base).

**Resochin®** (Bayer)
5 Amp. (250 mg/5 ml) (N2) .................................. 20,09
30 Junior-Tbl. 81 mg (N2) ........................... (FB 12,46) 12,46
20 Tbl. 250 mg (N1) ................................ (FB 13,62) 13,62
50 Tbl. 250 mg (N2) ................................ (FB 19,06) 19,06
100 Tbl. 250 mg (N3) ............................... (FB 27,60) 27,60

## Chlorphenoxamin [KR]

$H_1$-Rezeptorantagonist (s. dort) zur externen Anwendung.
**Anw.:** Allergische, juckende Dermatosen, Verbrennungen 1. Grades, Insektenstiche, Sonnenbrand, Urtikaria.
**Kontraind., UW:** s. $H_1$-Rezeptorantagonisten. Sensibilisierungsgefahr bei längerer lokaler Anwendung auf der Haut.
**Dosis:** Mehrmals tgl. auftragen.

**Systral®** (Viatris)
20 g Creme (15 mg/g) (N1) ........................... (FB 3,72) 3,70
50 g Creme (15 mg/g) (N2) ........................... (FB 8,09) 7,95
20 g Gel (15 mg/g) (N1) ............................. (FB 3,72) 3,70
50 g Gel (15 mg/g) (N2) ............................. (FB 8,09) 7,95

## Chlorpromazin *Rp* [ML]

Niedrigpotentes Neuroleptikum aus der Klasse der aliphatischen Phenothiazine mit ausgeprägter sedativer Komponente. Chlorpromazin hat stärkere unerwünschte Wirkungen als vergleichbare Neuroleptika, insbesondere Störungen der Hämatopoese (Agranulozytose) und der Herzfunktion (Erregungsleitungsstörungen). Daher als Neuroleptikum nicht mehr erste Wahl. Halbwertszeit ca. 30 h.
**Ind.:** Prämedikation bei diagnostischen Eingriffen, Erbrechen, Adjuvans bei starken Schmerzen.
**Kontraind., UW:** s. Levomepromazin.
**Dosis:** 3-mal 25–50 mg/d i.m. oder verdünnt i.v., 3-mal 25–50 mg/d oral.

**Propaphenin®** (Rodleben Pharma)
10 Amp. (50 mg/2 ml) (N2) ........................... (FB 27,14) 27,14
20 Filmtbl. 25 mg (N1) .............................. (FB 11,75) 11,75
50 Filmtbl. 25 mg (N2) .............................. (FB 14,65) 14,65
100 Filmtbl. 25 mg (N3) ............................. (FB 19,28) 19,28
20 ml Tr. (20 mg/ml) (N1) ........................... (FB 11,16) 11,16
100 ml Tr. (20 mg/ml) (N3) .......................... (FB 18,61) 18,61

## Chlorprothixen *Rp* [ML]

Niedrigpotentes Neuroleptikum aus der Gruppe der Thioxanthene mit relativ stark sedierender Wirkung. Es wird nach oraler Gabe gut resorbiert, unterliegt einem erheblichen First-Pass-Metabolismus, Halbwertszeit 8–12 h.
**Ind.:** Psychosen, besonders Schizophrenie und Manie, aber auch Unruhezustände bei agitierten Depressionen, organischen Psychosen. Bei Neurosen und Unruhezuständen werden niedrige Dosen empfohlen; hier werden im Allgemeinen jedoch Benzodiazepine bevorzugt.
**Kontraind.:** Akute Intoxikation mit zentral dämpfenden Pharmaka, Koma, Kreislaufschock, Allergie gegen Phenothiazine und Thioxanthene.
**UW:** Extrapyramidale Störungen (frühe: Dystonie, Akathisie, Parkinsonismus; späte: tardive Dyskinesie; Häufigkeit bei niedrig dosierter Neuroleptikatherapie ungewiss). Relativ starke Sedation (nimmt mit der Zeit ab), relativ starke anticholinerge und alphaantiadrenerge UW (trockener Mund, Miktionsstörungen, Tachykardie, Akkommodationsstörungen, Auslösung von Glaukomanfällen bei Engwinkelglaukom, orthostatische Hypotension, Ejakulationsstörungen), Cholestase, Störungen der Hämatopoese (dosisabhängige Leukopenie, dosisunabhängige Agranulozytose), Herzrhythmusstörungen, endokrine Störungen (Hyperprolaktinämie, Zyklusanomalien), Photosensibilisierung.
**WW:** Verstärkung der Wirkung von anderen zentral dämpfenden Pharmaka und Alkohol, verstärkte Wirksamkeit von Antihypertonika (außer Guanethidin), Anticholinergika, Dopaminantagonisten (z. B. Metoclopramid), abgeschwächte Wirksamkeit von Dopaminagonisten (z. B. Levodopa, Bromocriptin).
**Dosis:** Bei akuten Psychosen 3- bis 4-mal 50 mg/d oral, langsam steigernd bis der gewünschte Effekt erreicht wird (bei Einzeldosen von 100 mg oder evtl. mehr). Danach Reduktion auf eine Erhaltungsdosis von 3- bis 4-mal 15–50 mg/d. Bei Unruhezuständen und Neurosen 2- bis 4-mal 5–15 mg/d. DDD 150 mg.

**Chlorprothixen-neuraxpharm** (neuraxpharm)
20 Drg. 15 mg (N1) .................................. (FB 11,07) 10,53
50 Drg. 15 mg (N2) .................................. (FB 13,12) 12,06
100 Drg. 15 mg (N3) ................................. (FB 16,21) 14,12
20 Drg. 50 mg (N1) .................................. (FB 13,48) 12,18
50 Drg. 50 mg (N2) .................................. (FB 18,69) 15,66
100 Drg. 50 mg (N3) ................................. (FB 27,17) 20,72
20 Drg. 100 mg (N1) ................................. (FB 16,11) 14,51

50 Drg. 100 mg (N2) ..............................(FB 25,38) 21,08
100 Drg. 100 mg (N3) ..............................(FB 39,64) 31,95

**Truxal**® (Lundbeck)
5 Amp. (50 mg/1 ml) (N1) ..............................(FB 19,56) 13,54
20 Drg. 15 mg (N1) ..............................(FB 11,07) 10,92
50 Drg. 15 mg (N2) ..............................(FB 13,12) 12,77
100 Drg. 15 mg (N3) ..............................(FB 16,21) 15,46
20 Drg. 50 mg (N1) ..............................(FB 13,48) 12,95
50 Drg. 50 mg (N2) ..............................(FB 18,69) 17,20
100 Drg. 50 mg (N3) ..............................(FB 27,17) 24,96
100 ml Saft (20 mg/ml) (N3) ..............................(FB 20,52) 16,67

## Chlortalidon *Rp* [HO]

Langwirkendes Diuretikum aus der Gruppe der Thiazidanaloga mit ähnlichen Wirkungen wie Hydrochlorothiazid (s. dort). Orale Bioverfügbarkeit 65%, Halbwertszeit 40–60 h. Beginn der Diurese nach 2 h, Wirkungsdauer 48–72 h.

**Ind.:** Hypertonie, Herzinsuffizienz, Ödeme, renaler Diabetes insipidus.

**Kontraind., UW:** s. Hydrochlorothiazid.

**Dosis:** Hypertonie: Initial 1-mal 12,5–50 mg/d oral, Erhaltungsdosis 1-mal 25–50 mg jeden 2. Tag mit individueller Dosisanpassung wegen der langen Halbwertszeit. Herzinsuffizienz: Initial 1-mal 50–100 mg/d oral, Erhaltungsdosis 25–50 mg/d. Renaler Diabetes insipidus: Initial 2-mal 100 mg/d oral, Erhaltungsdosis 1-mal 50 mg/d. Cave: Kumulationsgefahr. DDD 25 mg.

**Hygroton**® (Mibe)
50 Tbl. 25 mg (N2)..............................(FB 16,39) 16,39
100 Tbl. 25 mg (N3)..............................(FB 22,24) 22,24
50 Tbl. 50 mg (N2)..............................(FB 18,82) 18,82
100 Tbl. 50 mg (N3)..............................(FB 26,73) 26,73

## Chlortetracyclin *Rp* [US]

Bakteriostatisch wirkendes Antibiotikum aus der Gruppe der älteren Tetracycline mit ähnlichem Spektrum wie Doxycyclin (s. dort). Chlortetracyclin wird wegen seiner geringen oralen Bioverfügbarkeit (25–30%) nur noch topisch angewendet. Halbwertszeit 6 h.

**Ind.:** Tetracyclin-empfindliche Infektionen der Haut, des Zahnfleischs und des äußeren Auges. Trachom.

**Kontraind.:** Auf Pilzüberwucherung und Erregerwechsel achten.

**Dosis:** *Salbe*:1- bis 2-mal tgl. auf die Haut auftragen. *Augensalbe*: alle 2 h in den Bindehautsack einbringen.

**Aureomycin**® (Riemser)
25 g Salbe (30 mg/g) (N1) .............................. 16,97
5 g Augensalbe (10 mg/g) (N1).............................. 17,41

## Cholagoga und Choleretika [HK]

**Cholagoga** (Cholekinetika) fördern die Entleerung der Gallenblase. Physiologischerweise wird die Entleerung der Gallenblase durch das Hormon Cholezystokinin hervorgerufen, das die Gallenblasenmuskulatur kontrahiert und den Sphincter Oddi relaxiert. Zahlreiche Nahrungsbestandteile, vor allem Fette, Eigelb und Proteine, führen zu einer Freisetzung von Cholezystokinin aus der Duodenalschleimhaut und wirken somit cholekinetisch. Eine cholekinetische Wirkung der in Gallenwegstherapeutika enthaltenen Pflanzenextrakte ist umstritten. Für eine Anregung der Gallenblasentätigkeit durch diese Mittel besteht keine therapeutische Notwendigkeit.

**Choleretika** steigern die Gallensekretion. Choleretisch wirksam sind natürliche Gallensäuren (enthalten z. B. in Ochsengalle) und die synthetische Dehydrocholsäure. Diese Substanzen werden nach Resorption im Dünndarm von der Leberzelle aktiv in die Gallenkanälchen sezerniert. Da die sezernierten Produkte osmotisch wirksam sind, kommt es durch den vermehrten Übertritt von Wasser zur Abgabe einer verdünnten Gallenflüssigkeit. Nahrungsaufnahme hat in der Regel einen stärkeren choleretischen Effekt als die in Gallenwegstherapeutika enthaltenen Choleretika.

## Choleraschluckimpfstoff [US] 2004 **A**

Der Choleraschluckimpfstoff enthält ganze, abgetötete Cholerabakterien mehrerer Stämme und eine nichttoxische rekombinante Choleratoxin-B-Untereinheit. Er kann zur aktiven Immunisierung von Erw. und Kleinkindern ab 2 Jahren bei Reisen in endemische oder epidemische Gebiete eingesetzt werden. Der Impfschutz beträgt bei Erw. und Kdr. über 6 Jahre nach 6 Monaten 76% und nach 2 Jahren 60%. Nach den Angaben der Ständigen Impfkommission (STIKO) wird eine Impfung gegen Cholera nur noch im Ausnahmefall nur auf Verlangen des Ziel- oder Transitlandes durchgeführt, da keine WHO-Empfehlung besteht (s. Impfungen, Kap. 12 Infektionskrankheiten).

**Ind.:** Aktive Immunisierung gegen Vibrio cholerae Serogruppe 1 bei Reisen in endemische oder epidemische Gebiete.

**Kontraind.:** Akute Magen-Darmkrankheiten, fiebrige Erkrankungen. Kdr. unter 2 Jahre (keine Daten).

**UW:** Gelegentlich Diarrhö, Bauchschmerzen, Kopfschmerzen. Selten Fieber, Unwohlsein, Übelkeit, Erbrechen, Rhinitis, Husten, Schwindel.

**WW:** 1 h vor bis zu 1 h nach der Impfung keine orale Gabe anderer Impfstoffe, Arzneimittel, Nahrungsmittel oder Getränke.

**Dosis:** *Grundimmunsiserung*: Erw. und Kdr. ab 6 Jahre 2 Dosen, Kdr. von 2–6 Jahren 3 Dosen im Abstand von 1 Woche. *Auffrischungsimpfung*: Erw. u. Kdr. ab 6 Jahre eine Auffrischungsimpfung nach 2 Jahren, Kdr. von 2–6 Jahren nach 6 Monaten.

**Dukoral**® (Chiron Vaccines Behring)
2× 1 Dosis 3 ml ........................................ 49,90

## Cholinerge Substanzen [HK]

Das aus cholinergen Nerven freigesetzte Acetylcholin kann zwei Typen von Acetylcholinrezeptoren erregen: Nicotin- und Muscarinrezeptoren. Nicotinrezeptoren findet man im ZNS, in Ganglien des autonomen Nervensystems, am Skelettmuskel und im Nebennierenmark. Muscarinrezeptoren werden in die Subtypen $M_1$-, $M_2$- und $M_3$-Rezeptoren eingeteilt, die eine unterschiedliche Lokalisation haben (s. Anticholinergika). Es gibt 3 Gruppen von Substanzen mit cholinerger Wirkung.

**Nicotinrezeptoragonisten** spielen in der Pharmakotherapie mit Ausnahme von Suxamethonium keine Rolle, haben aber toxikologische Bedeutung. Dazu gehören Nicotin aus dem Tabak und Cytisin als Hauptalkaloid des Goldregens. Antagonisten an muskulären Nicotinrezeptoren werden als Muskelrelaxanzien eingesetzt. Dagegen sind die früher zur Blutdrucksenkung benutzten Antagonisten an ganglionären Rezeptoren (Ganglienblocker) wegen starker UW heute obsolet.

Die in der Therapie eingesetzten **Muscarinrezeptoragonisten** erregen nichtselektiv alle Muscarinrezeptorsubtypen. **Acetylcholin** wird schnell durch ubiquitär vorkommende Cholinesterasen zerstört und kommt daher als Arzneistoff nicht in Frage. Die Acetylcholin-ähnliche Verbindung **Carbachol** ist gegen die Wirkung des Enzyms resistent und wird bei Glaukom gegeben. **Pilocarpin** ist nur lokal bei Glaukom indiziert.

**Cholinesterasehemmstoffe** führen zur Akkumulation von endogenem Acetylcholin und dadurch zur Stimulierung von Muscarin- und Nicotinrezeptoren. **Physostigmin** dringt als tertiäres Amin gut ins Gehirn ein und wird als Antidot bei Vergiftungen mit Atropin oder trizyklischen Antidepressiva angewandt. Die quaternären Verbindungen **Neostigmin**, **Pyridostigmin** und **Distigmin** werden aus dem Magen-Darm-Kanal nur wenig resorbiert und penetrieren praktisch nicht die Blut-Hirn-Schranke. Sie sind indiziert bei Darm- und Blasenatonie sowie zur symptomatischen Behandlung der Myasthenia gravis. **Donepezil**, **Rivastigmin** und **Galantamin** sind zentral wirksame Acetylcholinesterasehemmer zur symptomatischen Behandlung des Morbus Alzheimer. **Organophosphate** wie z. B. Parathion oder Dichlorvos haben als Insektizide Bedeutung.

## Choriongonadotropin *Rp* [US]

Humanes Choriongonadotropin (HCG) wird in der Plazenta gebildet und aus dem Urin von Schwangeren gewonnen. Als luteotropes Hormon der Schwangerschaft hat es vorwiegend LH-Aktivität, die therapeutisch und diagnostisch eingesetzt wird.

**Ind.:** *Gynäkologie*: Ovulationsauslösung, ggf. nach Stimulation des Follikelwachstums, Aufrechterhaltung der Gelbkörperfunktion.
*Pädiatrie*: Kryptorchismus, Pubertas tarda, Stimulation der Gonadenfunktion.

**Kontraind.:** Sexualhormonabhängige Tumoren, organisch bedingter Hodenhochstand, ovarielle Überstimulation.

**UW:** Ovarielle Überstimulation mit Ovarialzysten von 5–7 cm bis über 12 cm, Akne vulgaris, Aszites, Gynäkomastie, Hydrothorax, Thromboembolien, proliferierende Prostataveränderungen.

**Dosis:** *Gynäkologie*: Im Anschluss an Follitropinbehandlung 5000 I.E. oder 10.000 I.E. zur Ovulationsauslösung. Zur Aufrechterhaltung der Gelbkörperfunktion 1000–5000 I.E. am 3., 6., 9. Tag nach der Ovulation.
*Pädiatrie*: Bei Kryptorchismus bis zum Alter von 2 J. 500 I.E. i.m. oder s.c. pro Woche über 5 Wochen, bis 6 J. 1000 I.E. Zur Einleitung der Pubertät bei Pubertas tarda 5000 I.E. pro Woche über 3 Monate. Bei hypogonadotropem Hypogonadismus in Kombination mit Follitropin pro Woche 1000–6000 I.E. über mindestens 3–4 Monate.

**Choragon**® (Ferring)
3 Amp. 1500 I.E. + Lsgm. (N1) ...................... (FB 21,88) 21,88
3 Amp. 5000 I.E. + Lsgm. (N1) ...................... (FB 34,96) 34,96

## Choriongonadotropin alfa *Rp* [US] 2001 **A/C**

Rekombinantes humanes Choriongonadotropin mit identischen Wirkungen wie das aus dem Schwangerenharn gewonnene humane Choriongonadotropin (s. dort). Auch die pharmakokinetischen Daten nach s.c.-Gabe (Bioverfügbarkeit ca. 40%, terminale Halbwertszeit ca. 30 h) zeigen keine Unterschiede. Das rekombinante Präparat ist besser lokal verträglich, aber erheblich teurer.

**Ind.:** Follikelreifung und Luteinisierung nach Stimulation des Follikelwachstums zur Vorbereitung auf assistierte Reproduktion wie in-vitro-Fertilisation (IVF).

**Kontraind.:** Sexualhormonabhängige Tumoren, Ovarvergrößerungen, gynäkologische Blutungen unbekannter Ursache, vorangegangene Extrauteringravidität, thromboembolische Krankheiten. Schwangerschaft, Stillzeit.

**UW:** Häufig Hautreaktionen an der Injektionsstelle, Kopfschmerzen, Müdigkeit, Erbrechen und Übelkeit, Unterleibsschmerzen, ovarielles Überstimu-

lationssyndrom, Extrauteringravidität, Torsion der Ovarien und andere Komplikationen der assistierten Reproduktion. Risiko von Mehrlingsschwangerschaften.
**WW:** 10 Tage lang kann die hCG-Bestimmung zu falsch positivem Schwangerschaftstest führen.
**Dosis:** *In-vitro-Fertilisation*: 250 µg s.c. 24–48 h nach der letzten FSH-Gabe, wenn die optimale Stimulation des Follikelwachstums erreicht ist. *Anovulatorische Frauen*: 250 µg s.c. 24–48 h nach optimaler Stimulation des Follikelwachstums.

**Ovitrelle**® (Serono)
1 Fertigspr. (250 µg/0,5 ml) (N1) ........ 49,45

## Cicletanin *Rp* [US] 1989 **A**

Diuretikum aus der Gruppe der Thiazidanaloga, das ausschließlich als Antihypertonikum angewendet wird. Der zugrundeliegende Wirkungsmechanismus ist nicht geklärt. Cicletanin stimuliert Muscarinrezeptoren, steigert die Prostacyclinsynthese, blockiert spannungsabhängige Calciumkanäle und wirkt in höheren Dosen (über 75 mg) diuretisch. Die Blutdrucksenkung setzt langsam ein und erreicht maximale Werte nach 3 Monaten. Halbwertszeit 5–8 h, bei älteren Patienten 23–28 h.
**Ind.:** Hypertonie.
**Kontraind.:** Schwere Nieren- und Leberfunktionsstörungen. Therapieresistenter Kalium- und Natriummangel. Kombination mit kaliuretischen Arzneimitteln. Strenge Indikationsstellung in Schwangerschaft und Stillzeit.
**UW:** Hypokaliämie. Selten Hautrötung, Juckreiz, Kopfschmerzen, Schwindel, Schwächegefühl, Diarrhö, Bradykardie.
**WW:** Verstärkung der Wirkung anderer Antihypertonika. Chinidin- und Herzglykosidwirkungen werden durch die Hypokaliämie verstärkt. Laxanzien, Corticoide und Carbenoxolon verstärken die Hypokaliämie. Schwächegefühl bei Kombination mit Betarezeptorenblockern.
**Dosis:** 50–100 mg bis zu maximal 200 mg/d oral.

**Justar**® (Ipsen Pharma)
100 Kps. 50 mg (N3) ........ 57,97
100 Kps. 100 mg (N3) ........ 90,19

## Ciclopirox *Rp* [UF] 1981 **B**

Lokalantimykotikum aus der Gruppe der Pyridone mit breitem Wirkungsspektrum vergleichbar den Azolantimykotika (s. Clotrimazol). Darüber hinaus wirkt Ciclopirox in vitro wachstumshemmend auf fakultativ pathogene Bakterien wie Staphylokokken, Streptokokken, Pseudomonas und Proteus und besitzt ferner auch klinisch nachweisbare entzündungshemmende Eigenschaften. Der antimykotische Effekt beruht im Wesentlichen auf einer Hemmung transmembranärer Transportmechanismen der Pilzzelle. Dabei steht eine Störung des intrazellulär gerichteten Aminosäurentransports im Vordergrund. In höheren Konzentrationen wird die Membranstruktur geändert, wodurch Leckströme intrazellulärer Ionen entstehen. Resistenzentwicklung wurde bisher nicht beobachtet. Behandlungsdauer bei Dermatomykosen im Mittel 1–4 Wochen, bei Nagelmykosen 3–4 Monate. Bei vulvovaginalen Candidosen liegt die Behandlungsdauer üblicherweise bei 1 Woche. Ciclopirox wird durch die Haut kaum (ca. 1%) resorbiert, nach intravaginaler Applikation liegt die systemische Verfügbarkeit bei 15–20%.
**Ind.:** Pilzerkrankungen der Haut durch Dermatophyten, Hefen und Schimmelpilze. Seborrhoische Dermatitis. Onychomykosen. Vulvovaginale Candidosen.
**Kontraind.:** Als Lösung, Gel und Creme nicht am Auge, als Gel und Puder darüber hinaus nicht auf offenen Wundflächen anwenden. Anwendung während der Schwangerschaft und Stillperiode sowie bei Kindern. Als Gel und Shampoo nicht bei Patienten unter 20 bzw. 18 Jahren und nicht länger als 4 Wochen bzw. 4 Monate.
**UW:** Selten Hautreizungen und -rötungen, Brennen, Juckreiz, lokale Schmerzreaktionen. Selten Kontaktdermatitis. Nach vaginaler Applikation ist mit ähnlichen Reizreaktionen zu rechnen.
**Dosis:** *Dermatomykosen*: Lösung, Gel und Creme 2-mal/d dünn auftragen, Puder 1- bis 2-mal/d aufstreuen. Bei Onychomykosen Nagellack über 1 Monat alle 2 Tage in dünner Schicht auf die gründlich gereinigten Nägel auftragen. Ab dem 2. Monat kann die Applikationsfrequenz auf mindestens 2-mal wöchentlich reduziert werden. Erhaltungsdosis ab dem 3. Monat 1-mal wöchentlich. Anwendung nicht länger als 6 Monate.
*Vulvovaginale Infektionen*: Vaginalcreme 5 g/d (1 Applikatorfüllung) vor dem Schlafengehen tief in die Scheide einführen. Behandlungsdauer in der Regel 1 Woche, eine evtl. erforderliche Weiterbehandlung max. bis zu 2 Wochen. Zur Vermeidung einer Reinfektion Partner mitbehandeln.
*Seborrhoische Dermatitis:* Gel 2-mal tgl. im Gesicht oder auf dem behaarten Kopf über ca. 4 Wochen auftragen. Shampoo initial 1- bis 2-mal alle 2 Wochen über 4 Wochen, danach 1-mal wöchentlich oder 1-mal alle 2 Wochen über bis zu 3 Monate.

**Batrafen**® (Aventis)
20 g Creme (N1) ........ 14,80
50 g Creme (N2) ........ 21,40
20 g Gel (N1) ........ 14,80
50 g Gel (N2) ........ 21,40
20 ml Lsg. Quetschfl. (N1) ........ 14,80

50 ml Lsg. Quetschfl. (N2) .......... 21,40
30 g Puder (N2) .......... 17,60
35 g Vaginalcreme + 6 Einmalapplik. (N1) .......... 18,49

**Nagel Batrafen**® (Aventis)
1 Fl. Lsg. 3 g (80 mg/g) (N1) .......... 30,04
1 Fl. Lsg. 6 g (80 mg/g) (N1) .......... 50,33

## Ciclosporin *Rp* [KR] 1983 A

Nicht zytotoxisches Immunsuppressivum, das selektiv an Cyclophiline bindet und die Aktivierung von T-Lymphozyten bei der Immunantwort hemmt. Ciclosporin ist vor allem ein ausgeprägter Inhibitor der Interleukin-2-Bildung.
Orale Bioverfügbarkeit 34% (20–50%), auch abhängig von der Arzneiform. Sandimmun Optoral® hat durchschnittlich eine 29% höhere orale Bioverfügbarkeit als Sandimmun®. Daher orale Therapie mit fortlaufender Bestimmung der Talkonzentration im Gesamtblut oder Blutplasma. Maximale Plasmakonzentrationen werden 1–6 h nach Einnahme erreicht. Verteilung größtenteils extravasal (Verteilungsvolumen >10 l/kg), Elimination weitgehend durch Metabolisierung und Ausscheidung über die Galle, terminale Halbwertszeit 19 h.
**Ind.:** Prophylaxe und Behandlung der Transplantatabstoßung nach allogener Organtransplantation und Knochenmarktransplantation einschließlich Graft-versus-Host-Krankheit. Schwere endogene Uveitis. Schwerste therapieresistente Formen der Psoriasis.
**Kontraind.:** Bekannte Überempfindlichkeit gegen Ciclosporin oder Poly(oxyethylen)-40-Rizinusöl bei Applikation als Infusionslösungskonzentrat. Niereninsuffizienz bei Therapie der endogenen Uveitis. Stillzeit.
**UW:** Ein dosisabhängiger und reversibler Anstieg der Kreatinin- und Harnstoffspiegel im Serum ist die häufigste Komplikation einer Therapie mit Ciclosporin, aus der sich eine chronische Nephrotoxizität entwickeln kann. Ebenfalls dosisabhängig Bilirubin- und Leberenzymanstieg. Häufig Hypertrichose, Tremor, Nieren- und Leberinsuffizienz, arterielle Hypertonie besonders nach Herztransplantation, Müdigkeit, Gingivitis hypertrophicans, gastrointestinale Beschwerden, Brennen in Händen und Füßen im Allgemeinen während der ersten Behandlungswoche. Gelegentlich Kopfschmerzen, Hautrötung möglicherweise allergischen Ursprungs, Anämie, Hyperkaliämie, Hyperurikämie, Hypomagnesiämie, Gewichtszunahme, Gesichtsödeme, Parästhesien, reversible Amenorrhö oder Dysmenorrhö. Selten Muskelkrämpfe, Konvulsionen, Muskelschmerzen und Muskelschwäche. Sehr selten wurde eine Thrombozytopenie beobachtet, manchmal zusammen mit mikroangiopathischer hämolytischer Anämie. Malignome und lymphoproliferative Störungen sind in ähnlicher Häufigkeit und Verteilung wie bei anderer immunsuppressiver Therapie aufgetreten. In seltenen Fällen wurden, insbesondere bei lebertransplantierten Patienten, Zeichen einer Enzephalopathie berichtet.
**WW:** Vorsicht bei gleichzeitiger Anwendung von nephrotoxischen Substanzen, z. B. Aminoglykoside, Amphotericin B, Ciprofloxacin, Melphalan, Trimethoprim, nichtsteroidalen Antiphlogistika. Verschiedene Substanzen können die Plasma- oder Vollblutkonzentration von Ciclosporin durch Wechselwirkung mit CYP3A4 und gp-170 ändern. Ausgeprägte Erhöhung z. B. durch Ketoconazol, Itraconazol, Erythromycin, Clarithromycin, HIV-Proteasehemmern, Amiodaron, Verapamil, Diltiazem, Nicardipin, aber auch Grapefruitsaft. Senkung durch Barbiturate, Carbamazepin, Phenytoin, Metamizol, Rifampicin und Trimethoprim, aber auch Johanniskraut. Ciclosporin selbst ist ein starker Hemmer von CYP3A4 und erhöht dadurch die Wirkungen der genannten Substanzen. Durch Ciclosporin kann die Wirksamkeit von Impfungen beeinträchtigt werden. Lebendimpfstoffe sollten nicht gegeben werden.
**Dosis:** *Organtransplantation:* Initial 10–14 mg/kg oral 4–12 h vor der Transplantation und postoperativ tgl. für 1–2 Wochen. Danach schrittweise unter Blutspiegelkontrolle auf eine Erhaltungsdosis von 2–6 mg/kg tgl. senken. Minimalspiegel vor der nächsten Anwendung 100–400 ng/ml Blut bzw. 50–200 ng/ml Plasma. Tagesdosis vorzugsweise in 2 Einzeldosen.
*Knochenmarktransplantation:* Initial 12,5–15 mg/kg oral einen Tag vorher und postoperativ tgl. 5 Tage lang. Danach 12,5 mg/kg tgl. mindestens 3–6 Monate, anschließend Dosis schrittweise über 1 Jahr reduzieren und schließlich absetzen. Bei Graft-versus-Host-Krankheit gleiche Initialdosis über 50 Tage, anschließend wöchentlich 5% Reduktion bis zum Absetzen.
Das *Infusionslösungskonzentrat* sollte nur von Ärzten angewendet werden, die mit der Behandlung von Transplantationspatienten vertraut sind. Wegen möglicher anaphylaktoider Reaktionen nur bei Patienten, die nicht oral behandelt werden können. Dosis 3–5 mg/kg i.v. tgl., möglichst bald auf orale Gabe umstellen.

**Cicloral**® (Hexal)
50 Kps. 25 mg (N2) .......... 63,15
100 Kps. 25 mg (N3) .......... 116,80
50 Kps. 50 mg (N2) .......... 116,68
100 Kps. 50 mg (N3) .......... 223,85
50 Kps. 100 mg (N2) .......... 212,01
100 Kps. 100 mg (N3) .......... 414,32
50 ml Lsg. (100 mg/ml) (N2) .......... 212,01

**Sandimmun**® (Novartis)
10 Amp. 1 ml Inf.Lsg. Konz. (50 mg/ml) ........ 46,62
10 Amp. 5 ml Inf.Lsg. Konz. (50 mg/ml) ........ 181,82
50 Kps. 25 mg (N2) ........ (FB 70,54) 70,54
50 Kps. 100 mg (N2) ........ (FB 235,04) 235,04
50 ml Lsg. (100 mg/ml) (N2) ........ (FB 235,04) 235,04
100 Optoral Kps. 10 mg (N3) ........ 76,72
50 Optoral Kps. 25 mg (N2) ........ 87,63
100 Optoral Kps. 25 mg (N3) ........ 164,95
50 Optoral Kps. 50 mg (N2) ........ 160,15
100 Optoral Kps. 50 mg (N3) ........ 309,95
50 Optoral Kps. 100 mg (N2) ........ 301,46
100 Optoral Kps. 100 mg (N3) ........ 592,71
50 ml Optoral Lsg. (100 mg/ml) (N2) ........ 301,46

## Cidofovir *Rp* [US] 1997 B

Antivirales Mittel aus der Gruppe der Cytidinanaloga zur Behandlung der Cytomegalieretinitis bei HIV-Patienten. Cidofovir wird durch zelleigene Kinasen zu Cidofovirmonophosphat und weiter zum aktiven Cidofovirdiphosphat phosphoryliert, das die virale DNA-Polymerase und damit die DNA-Synthese hemmt. Außerdem wird das Diphosphat in die DNA-Kette eingebaut, was zum Kettenabbruch führt. Die humane DNA-Polymerase wird erst durch 8–600fach höhere Konzentrationen gehemmt. Cidofovir wirkt in vitro 5fach stärker als Ganciclovir gegen das Cytomegalievirus und hemmt auch Aciclovir-resistente Herpes-simplex- und Varicella-Zoster-Viren. Unter Cidofovirtherapie betrug die Zeit bis zur Retinitisprogression 120 d, in der Kontrollgruppe 22 d.
Wegen hoher Nephrotoxizität darf Cidofovir nur mit Probenecid zur Hemmung der tubulären Sekretion von Cidofovir und bei ausreichender Flüssigkeitszufuhr (Vorhydratisierung mit physiologischer Kochsalzlösung) gegeben werden. Nach i.v. Gabe wird Cidofovir hauptsächlich unverändert renal eliminiert, Halbwertszeit im Plasma 2,2 h, intrazellulär als Diphosphat 17–65 h.
**Ind.:** Cytomegalieretinitis bei AIDS-Patienten.
**Kontraind.:** Eingeschränkte Nierenfunktion, Leberinsuffizienz, Komedikation potentiell nephrotoxischer Pharmaka. Direkte intraokulare Injektion. Überempfindlichkeit gegen Probenecid oder andere Sulfonamidderivate. Patienten mit Diabetes mellitus wegen eines erhöhten Risikos eines Abfalls des Augeninnendrucks. Neugeborene, Kdr., Patienten über 60 Jahre, Schwangerschaft, Stillzeit.
**UW:** Sehr häufig Neutropenie, Übelkeit, Erbrechen, Alopezie, Proteinurie, Kreatininanstieg, Asthenie, Fieber, Hautausschlag. Häufig Iritis, Uveitis, erniedrigter Augeninnendruck (50% Abnahme), Dyspnoe, Pneumonie, Tod. Gelegentlich akutes Nierenversagen mit Kreatininanstieg, Proteinurie, Glucosurie. Selten okulare Hypotonie, Pankreatitis. Sehr selten Hörstörungen.
**WW:** Probenecid (s. dort). Cidofovir verringert die Clearance von Zidovudin.
**Dosis:** Initial 1-mal pro Woche 5 mg/kg als i.v. Infusion über 60 min für 2 Wochen hintereinander. Als Erhaltungsdosis 2 Wochen nach der Initialbehandlung 5 mg/kg als i.v. Infusion 1mal alle 2 Wochen. Zusätzlich zu jeder Cidofovirgabe Probenecid 2 g oral 3 h vor der Cidofovirinfusion sowie 2 h und 8 h danach jeweils 1 g Probenecid.

**Vistide**® (Pharmacia)
5 ml Konzentr. f. Inf.-Lsg. (75 mg/ml) (N1) ...... 891,16

## Cilazapril *Rp* [US] 1992 C

Langwirkender ACE-Hemmer (s. dort) mit ähnlichen Eigenschaften wie Enalapril. Cilazapril ist ein Prodrug, das durch unspezifische Esterasen in das aktive Cilazaprilat umgewandelt wird. Bioverfügbarkeit 80–100%. Halbwertszeit 40–50 h.
**Ind.:** Hypertonie.
**Kontraind., UW:** s. ACE-Hemmer.
**Dosis:** Initial 1-mal 1,25 mg/d oral morgens, ggf. nach 3 Wochen Dosiserhöhung auf 2,5 mg/d. Erhaltungsdosis 2,5 mg/d, Maximaldosis 5 mg/d. Bei gleichzeitiger Diuretikatherapie, Salz- und Wasserverlusten, schwerer Hypertonie, Niereninsuffizienz oder Herzinsuffizienz initial 0,25 mg/d. Diese Patienten sind nach der ersten Dosis und bei Dosissteigerungen mindestens 8 h ärztlich zu überwachen, um einen unkontrollierten starken Blutdruckabfall zu vermeiden.

**Dynorm**® (Roche)
30 Filmtbl. 0,5 mg (N1) ........ (FB 13,03) 13,03
30 Filmtbl. 1,0 mg (N1) ........ (FB 14,64) 14,64
50 Filmtbl. 1,0 mg (N2) ........ (FB 16,89) 16,89
100 Filmtbl. 1,0 mg (N3) ........ (FB 22,47) 22,47
30 Filmtbl. 2,5 mg (N1) ........ (FB 17,74) 17,74
50 Filmtbl. 2,5 mg (N2) ........ (FB 22,07) 22,07
100 Filmtbl. 2,5 mg (N3) ........ (FB 31,20) 31,20
30 Filmtbl. 5,0 mg (N1) ........ (FB 21,92) 21,92
50 Filmtbl. 5,0 mg (N2) ........ (FB 28,25) 28,25
100 Filmtbl. 5,0 mg (N3) ........ (FB 41,75) 41,75

## Cilazapril + Hydrochlorothiazid *Rp* [US]

Sinnvolle Kombination zur Hochdrucktherapie, da Hydrochlorothiazid durch die negative Natriumbilanz das Renin-Angiotensinsystem aktiviert, das dann besonders wirksam durch den ACE-Hemmer gehemmt wird. Gleichzeitig vermindert der ACE-Hemmer die thiazidinduzierte Hypokaliämie.
**Ind.:** Hypertonie, wenn eine fixe Kombination angezeigt ist.
**Kontraind., UW, WW:** s. Cilazapril, Hydrochlorothiazid. Bei Diuretikavorbehandlung, Natriummangel, Dehydratation, renovaskulärem Hochdruck oder Herzinsuffizienz starker initialer Blutdruckabfall

möglich, Dosisreduktion! Bei eingeschränkter Nierenfunktion und Patienten über 65 J. besonders vorsichtige Titration der Einzelkomponenten.

**Dynorm® Plus** (Roche)
**Best.:** 1 Filmtbl. enth.: Cilazapril 5 mg, Hydrochlorothiazid 12,5 mg.
**Dosis:** 1 Tbl./d.

30 Filmtbl. (N1) ........ (FB 21,12) 21,12
50 Filmtbl. (N2) ........ (FB 28,99) 28,99
100 Filmtbl. (N3) ........ (FB 49,91) 49,91

## Cimetidin *Rp* [HK] 1978 A

$H_2$-Rezeptorantagonist. Im Vergleich zu anderen $H_2$-Rezeptorantagonisten ruft Cimetidin häufiger UW und WW mit anderen Arzneimitteln hervor und kann deshalb nicht mehr empfohlen werden. Orale Bioverfügbarkeit ca. 70%. Elimination vorwiegend in unveränderter Form über die Niere. Halbwertszeit 2 h, bei Patienten mit Niereninsuffizienz auf 4–5 h verlängert.

**Ind.:** Ulcus duodeni et ventriculi, Rezidivulzera, Refluxösophagitis, Stressulkusprophylaxe.

**Kontraind.:** Strenge Indikationsstellung in Schwangerschaft und Stillzeit und bei Kindern.

**UW:** Antiandrogene Effekte (erhöhte Prolaktinspiegel, Gynäkomastie, Potenzstörungen) und zentrale Symptome (Verwirrtheit, Halluzinationen, Krämpfe, Somnolenz) nach hohen Dosen, bei alten Patienten und bei Nieren- bzw. Leberinsuffizienz.

**WW:** Die enterale Resorption von Ketoconazol wird bei gleichzeitiger Gabe von Cimetidin verringert; Ketoconazol daher 2 h vor Cimetidin geben. Cimetidin hemmt Arzneimittel-metabolisierende Enzyme der Leber und verlängert bzw. verstärkt die Wirkungen von oralen Antikoagulanzien (z. B. Warfarin), Theophyllin, Phenytoin, Propranolol, Benzodiazepinen (z. B. Diazepam, Chlordiazepoxid, Triazolam; nicht dagegen Oxazepam), Chinidin, Lidocain.

**Dosis:** Ulcus duodeni et ventriculi: 4–8 Wochen 800 mg zur Nacht. Rezidivprophylaxe: 400 mg zur Nacht. Refluxösophagitis: 3- bis 4-mal 400 mg/d (6–8–12 Wochen). Stressulkusprophylaxe: langsame i.v.-Infusionen von 400 mg alle 6 h. Im Alter und bei Niereninsuffizienz niedrigere Dosen geben; Dosisreduktion um 50% bei Kreatininclearance <10 ml/min. DDD 800 mg.

**H2 Blocker-ratiopharm®** (ratiopharm)
10 Inj.Amp. (200 mg/2 ml) (N2) ........ (FB 20,81) 20,22
10 Inj.Amp. (1000 mg/10 ml) (N2) ........ (FB 62,45) 60,51
100 Filmtbl. 200 mg (N3) ........ (FB 16,97) 16,50
20 Brausetbl. 400 mg (N1) ........ (FB 12,39) 12,39
50 Brausetbl. 400 mg (N2) ........ (FB 16,17) 16,17
100 Brausetbl. 400 mg (N3) ........ (FB 22,49) 22,49
20 Filmtbl. 400 mg (N1) ........ (FB 12,39) 11,97
50 Filmtbl. 400 mg (N2) ........ (FB 16,17) 16,09
100 Filmtbl. 400 mg (N3) ........ (FB 22,49) 21,49
20 Brausetbl. 800 mg (N1) ........ (FB 14,30) 14,30
50 Brausetbl. 800 mg (N2) ........ (FB 20,91) 20,91
20 Filmtbl. 800 mg (N1) ........ (FB 14,30) 13,95
50 Filmtbl. 800 mg (N2) ........ (FB 20,91) 20,40

**Tagamet®** (GlaxoSmithKline)
10 Amp. (200 mg/2 ml) (N2) ........ (FB 20,81) 20,81
5 Amp. (400 mg/4 ml) (N1) ........ (FB 20,15) 20,15
10 Amp. (1000 mg/10 ml) (N2) ........ (FB 62,45) 62,45
100 Filmtbl. 200 mg (N3) ........ (FB 16,97) 16,97
100 Filmtbl. 400 mg (N3) ........ (FB 22,49) 22,49

## Cinacalcet *Rp* [US] 2004 A

Calcimimetikum zur Senkung des Calciumserumspiegels bei sekundärem Hyperparathyreoidismus. Die calcimimetische Wirkung von Cinacalcet wird über eine erhöhte Empfindlichkeit des Calcium-sensitiven Rezeptors der Nebenschilddrüse vermittelt. Normalerweise wird der Rezeptor durch erhöhtes extrazelluläres Calcium aktiviert, wodurch die Parathormonsekretion gesenkt wird. Cinacalcet vermindert den Parathormonspiegel, ohne die Serumspiegel von Calcium und Phosphat zu erhöhen. In einer 26wöchigen Studie an Hämodialysepatienten mit sekundärem Hyperparathyreoidismus senkte Cinacalcet den Parathormonspiegel bei 43% der Patienten auf einen Zielwert von 250 pg/ml, während in der Placebogruppe ein Anstieg bei 9% der Patienten eintrat.

Cinacalcet hat eine orale Bioverfügbarkeit von 74%, wird vorwiegend durch CYP3A4 und CYP1A2 zu inaktiven Metaboliten abgebaut und in dieser Form zu 80% renal eliminiert. Terminale Halbwertszeit 30–40 h.

**Ind.:** Sekundärer Hyperparathyreoidismus bei terminaler Niereninsuffizienz, Hyperkalzämie bei Nebenschilddrüsenkarzinom.

**Kontraind.:** Strenge Indikationsstellung in der Schwangerschaft. Vorsicht bei niedrigem Calciumspiegel, Leberkrankheiten.

**UW:** Sehr häufig Übelkeit und Erbrechen. Häufig Anorexie, Schwindel, Parästhesien, Rash, Myalgie, Asthenie, Hypokalzämie, verringerte Testosteronwerte. Gelegentlich Krampfanfälle, Dyspepsie.

**WW:** Dosisanpassung von Cinacalcet bei Gabe starker CYP3A4-Hemmstoffe (z. B. Ketoconazol, Itraconazol, Telithromycin, Voriconazol, Ritonavir) oder CYP3A4-Induktoren (z. B. Rifampicin). Da Cinacalcet ein starker CYP2D6-Hemmstoff ist, Dosis bei Gabe von CYP2D6-Substraten mit geringer therapeutischer Breite (z. B. Flecainid, Propafenon, Metoprolol, Desipramin, Nortriptylin, Clomipramin) anpassen. Weiterhin Dosisanpassung bei begleitender Behandlung mit starken CYP1A2-Hemmern sowie Patienten, die mit dem Rauchen beginnen oder aufhören.

**Dosis:** *Sekundärer Hyperparathyreoidismus*: Initial 1-mal 30 mg/d oral mit Mahlzeit, danach ggf. alle 2–4 Wochen bis zu einer Maximaldosis von 1-mal 180 mg/d erhöhen, um einen Zielwert des Parathormons bei Dialysepatienten zwischen 150–300 pg/ml zu erreichen.
*Nebenschilddrüsenkarzinom*: Initial 2-mal 30 mg/d oral mit Mahlzeit, Dosisanpassung alle 2–4 Wochen in sequentiellen Schritten bis zu maximal 3- bis 4-mal 90 mg/d, um die Calciumspiegel im Serum auf die obere Grenze des Normalwertes zu senken.

**Mimpara**® (Amgen)

| | |
|---|---|
| 28 Filmtbl. 30 mg (N2) | 226,85 |
| 28 Filmtbl. 60 mg (N2) | 410,85 |
| 28 Filmtbl. 90 mg (N2) | 611,58 |

## Cinchocain *Rp* [US]

Lokalanästhetikum, das topisch als Hämorrhoidenmittel eingesetzt wird. Lindert kurzfristig Schmerzen und Juckreiz.
**Ind.:** Hämorrhoiden, Juckreiz, Analfissuren.
**UW:** Selten Jucken, Brennen.
**Dosis:** Salbe oder Supp. 1-mal/d.

**DoloPosterine**® **N** (Kade)

| | |
|---|---|
| 10× 2,5 g Salbe in Einmaltuben (N1) | 17,93 |
| 25 g Salbe (5 mg/g) (N1) | 17,05 |
| 50 g Salbe (5 mg/g) (N2) | 24,20 |
| 100 g Salbe (5 mg/g) (N3) | 35,86 |
| 25 g Salbe (5 mg/g) mit Analdehner (N1) | 18,65 |
| 10 Supp. 6 mg (N1) | 13,77 |
| 20 Supp. 6 mg (N2) | 17,64 |
| 10 Supp. 6 mg mit Mulleinlage (N1) | 19,87 |
| 25 g Salbe (N1) + 10 Supp. (N1) (Kombipack.) | 20,50 |

## Cinchocain + Policresulen *Rp* [US]

Hämorrhoidenmittel mit Lokalanästhetikum. Lindert kurzfristig Schmerzen und Juckreiz. Das Desinfektionsmittel Policresulen ist sauer und kann Brennen verursachen.
**Anw.:** Hämorrhoiden.

**Faktu**® (Altana)
**Best.:** 1 g Salbe/1 Supp. enth.: Policresulen 50 mg/100 mg, Cinchocain-HCl 10 mg/2,5 mg.
**Dosis:** 2- bis 3-mal/d Salbe oder Supp.

| | |
|---|---|
| 30 g Salbe (N1) | 17,50 |
| 60 g Salbe (N2) | 23,30 |
| 100 g Salbe (N3) | 29,85 |
| 10 Supp. (N1) | 14,70 |
| 20 Supp. (N2) | 17,95 |
| 30 g Salbe + 10 Supp. (N1) (Kombipack.) | 21,25 |
| 1 Analdehner Faktumat | 8,45 |
| 10 Feuchtreinig.-Tücher (Faktuclean) | 2,95 |

## Cineol [BL]

Hauptbestandteil des Eukalyptusöls, das traditionell als Expektorans angewendet wird. Wie bei allen ätherischen Ölen ist der klinische Wert fraglich. Vermutlich Placeboeffekte durch intensiven Geruch. Zwei Placebo-kontrollierte Studien bei Patienten mit Bronchitis kamen zu einer positiven Bewertung von Cineol, sind jedoch wegen methodischer Mängel nicht nachvollziehbar.
**Anw.:** Bronchitis, Sinusitis, Husten, Schnupfen, grippale Infekte.
**Kontraind.:** Masern, Windpocken. Bei Sgl. nicht im Gesicht.
**UW:** Magendruck.
**Dosis:** Balsam 2- bis 4-mal 5–15 Tr./d auf Brust und Rücken einreiben. Zur Inhalation 15–20 Tr./d mit 250 ml heißem Wasser im Inhalator übergießen oder als Badezusatz auf 20 l Wasser. 3-mal 2 Kps. oral/d.

**Soledum**® (Klosterfrau)

| | |
|---|---|
| 20 ml Balsam Lsg (15 g/100 g) (N1) | 5,45 |
| 50 ml Balsam Lsg. (15 g/100 g) (N2) | 9,80 |
| 100 ml Balsam Lsg. (15 g/100 g) (N3) | 15,95 |
| 20 ml Balsam Lsg. (15 g/100 g) + 1 Inh. (N1) | 14,95 |
| 100 ml Hustensaft (N1) | 5,85 |
| 200 ml Hustensaft (N1) | 9,80 |
| 20 ml Tr. (N1) | 4,85 |
| 50 ml Tr. (N2) | 7,95 |
| 50 Filmkps. 100 mg (N2) | 7,60 |
| 100 Filmkps. 100 mg (N3) | 13,95 |

## Cineol-Kombination [BL]

Gemisch ätherischer Öle aus Myrtenblättern, das traditionell als Expektorans angewendet wird. Wie bei allen ätherischen Ölen ist der klinische Wert fraglich.
**Anw.:** Bronchitis, Sinusitis.

**Gelomyrtol**® (Pohl-Boskamp)
**Best.:** Kps. Myrtol 120 mg/300 mg stand. auf mind. 30 mg/75 mg Limonen, 30 mg/75 mg Cineol, 8 mg/20 mg α-Pinen.
**Dosis:** Initial tgl. 4- bis 5-mal 2 Kps. oder 3- bis 4-mal 1 Kps. forte, zur Weiterbehandlung 3-mal 2 Kps. oder 2-mal 1 Kps. forte.

| | |
|---|---|
| 20 Kps. 120 mg (N1) | 4,85 |
| 50 Kps. 120 mg (N2) | 8,15 |
| 100 Kps. 120 mg (N3) | 13,10 |
| 20 Kps. forte 300 mg (N1) | 6,95 |
| 50 Kps. forte 300 mg (N2) | 15,45 |
| 100 Kps. forte 300 mg (N3) | 25,20 |

## Cinnarizin + Dimenhydrinat *Rp* [US]

Kombination der $H_1$-Antihistaminika Cinnarizin und Dimenhydrinat. Kombination von zwei Antihistaminika nicht sinnvoll, da nur additive Wirkungen zu erwarten sind und durch Cinnarizin zusätzliche extrapyramidale Störungen ausgelöst werden können. Cinnarizin ist im Vergleich zum Monopräparat (Einzeldosis 75 mg) unterdosiert.

**Anw.:** Schwindel.
**Kontraind., UW, WW:** s. Dimenhydrinat.

**Arlevert**® (Hennig)
**Best.:** 1 Tbl. enth.: Cinnarizin 20 mg, Dimenhydrinat 40 mg.
**Dosis:** 3-mal 1 Tbl./d.

20 Tbl. (N1) ........ 14,98
50 Tbl. (N2) ........ 22,01
100 Tbl. (N3) ........ 31,77

## Ciprofloxacin *Rp* [WS] 1987 C

Bakterizid wirkendes Fluorchinolon (Gyrasehemmer). Ciprofloxacin wirkt auf gramnegative Keime in der Regel besser als auf grampositive. Bessere antibakterielle Aktivität im gramnegativen Bereich als Ofloxacin. Zwischen den Fluorchinolonen besteht eine komplette Kreuzresistenz. Wegen Resistenzentwicklung und UW keine unkritische Anwendung, zu der die gute Wirksamkeit nach oraler Gabe verführt.
Bioverfügbarkeit ca. 70%. Halbwertszeit 3,5–5 h. Plasmaeiweißbindung ca. 40%. Elimination überwiegend unverändert renal (ca. 75%). Ciprofloxacin wird auch mit der Galle ausgeschieden und unterliegt einem enterohepatischen Kreislauf.
**Ind.:** *Systemisch*: Infektionen durch empfindliche gramnegative Erreger, wenn andere Antibiotika unwirksam sind. Im Einzelfall auch bei Chlamydien- und Mykoplasmeninfektionen, sowie Gonorrhö, Legionellosen und Salmonellosen. Milzbrand.
*Augentropfen*: Hornhautulzera, bakterielle Konjunktivitis und Blepharitis.
*Ohrentropfen*: Chronisch eitrige Otitis media, akute Otitis externa.
**Kontraind., UW:** s. Gyrasehemmer. Ohrentropfen: Lokale allergische Reaktionen wie Kopfschmerz, Juckreiz, Brennen Schmerzen, Schwindel.
**Dosis:** *Systemisch*: 2-mal 125–750 mg/d oral oder 2-mal 100–200 mg/d als i.v.-Kurzinfusion. Wegen Kristalluriegefahr ausreichende Flüssigkeitszufuhr. Bei Niereninsuffizienz mit einer Kreatininclearance unter 20 ml/min Einzeldosis halbieren oder Dosisintervall auf 24 h erhöhen. DDD 500 mg.
*Auge*: Bei Hornhautulzera am 1. Tag während der ersten 6 h 1 Tr. alle 15 min, in folgenden 18 h alle 30 min in das Auge eintropfen. Am 2. Tag 1 Tr./h, vom 3.-14. Tag 1 Tr. alle 4 h in das Auge eintropfen. Bakterielle Konjunktivitis und Blepharitis 4-mal 1 Tr./d in den Bindehautsack des infizierten Auges eintropfen.
*Ohr*: 0,5 ml Ohrentropfen alle 12 h in den Gehörgang für 7–10 d eintropfen.

**Ciloxan**® (Alcon)
5 ml Augentropf. (3 mg/ml) (N1) ........ 14,56
5 ml Ohrentropf. (3 mg/ml) (N1) ........ 15,58

**Ciprobay**® (Bayer)
5 Inf.Lsg. (100 mg/50 ml) (N2) ........ 95,00
5 Inf.Lsg. (200 mg/100 ml) (N2) ........ 173,43
5 Inf.Lsg. (400 mg/200 ml) (N2) ........ 245,56
6 Filmtbl. Uro 100 mg (N1) ........ 19,36
14 Filmtbl. 250 mg (N1) ........ 46,05
28 Filmtbl. 250 mg (N2) ........ 84,05
14 Filmtbl. 500 mg (N1) ........ 81,40
28 Filmtbl. 500 mg (N2) ........ 150,56
10 Filmtbl. 750 mg (N1) ........ 99,08
20 Filmtbl. 750 mg (N2) ........ 185,09
100 ml Saft 5% (N1) ........ 71,97
100 ml Saft 10% (N1) ........ 125,14

**Ciprohexal**® (Hexal)
6 Tbl. 100 mg (N1) ........ 14,86
10 Tbl. 250 mg (N1) ........ 19,28
20 Tbl. 250 mg (N2) ........ 28,69
10 Tbl. 500 mg (N1) ........ 28,62
20 Tbl. 500 mg (N2) ........ 50,88
10 Tbl. 750 mg (N1) ........ 39,72
20 Tbl. 750 mg (N2) ........ 73,13

**Panotile**® **Cipro** (Zambon)
20 EDO (1 mg/0,5ml) (N1) ........ 19,17

## Cisatracurium *Rp* [US] 1996 B

Cis-Isomer des nichtdepolarisierenden Muskelrelaxans Atracurium (s. dort). Cisatracurium ist etwa 4fach potenter als Atracurium und hat aufgrund der niedrigeren Dosis geringere histaminfreisetzende Eigenschaften. Halbwertszeit 20–25 min.
**Ind.:** Muskelrelaxans bei Narkosen und künstlicher Beatmung.
**Kontraind., UW, WW:** s. Atracurium.
**Dosis:** 0,15 mg/kg i.v. zur Intubation, Verlängerung durch 0,03 mg/kg um ca. 20 min.

**Nimbex**® (GlaxoSmithKline)
5 Amp. (5 mg/2,5 ml) (N1) ........ 30,32
5 Amp. (10 mg/5 ml) ........ 48,89

## Cisplatin *Rp* [KR] 1979 A

Zytostatikum aus der Gruppe der anorganischen Schwermetallkomplexe. Cisplatin enthält ein zentrales Platinatom und wirkt durch Quervernetzung der DNA-Einzelstränge ähnlich zytozid wie Alkylanzien. Cisplatin reichert sich in Niere, Leber, Darm und Hoden an und passiert bei Patienten mit Hirntumoren und Hirnmetastasen die Blut-Hirn-Schranke. Elimination zum größten Teil unverändert durch die Niere, Halbwertszeit initial 25–50 min, terminal 58–73 h.
**Ind.:** Klein- und nichtkleinzellige Bronchialkarzinome, Hodentumoren, Ovarialkarzinome, Cervixkarzinome, Prostatakarzinome, Endometriumkarzinome, Blasenkarzinome, Melanome, Sarkome, Karzinome im Kopf-Hals-Bereich, Plattenepithelkarzinome.

**Kontraind.:** Akute Infektionen, Knochenmarkdepression, Exsikkose, Niereninsuffizienz. Schwangerschaft, Stillzeit. Allgemeine Kontraind. s. Zytostatika.
**UW:** Nephrotoxizität, die weitgehend durch routinemäßige Hydratation (1–2 l 5% Glucose in 0,5% NaCl über 8–12 h als i.v.-Infusion) und Mannitoldiurese aufgehoben wird. Häufig Ototoxizität, Übelkeit und Erbrechen. Neuropathien, Störungen der Hämatopoese, Elektrolytstörungen mit Hypomagnesiämie, Hypokalzämie, Hypokaliämie, Hyponatriämie, Hyperurikämie, hämolytische Anämie, Herzrhythmusstörungen, Herzstillstand (in Einzelfällen), anaphylaktoide Reaktionen, Haarausfall. Störungen der Ovulation und Spermatogenese, deshalb Kontrazeption für 3 Monate nach Therapie.
**WW:** Verstärkung der Myelosuppression durch andere Zytostatika. Oto- und Nephrotoxizität durch Aminoglykoside verstärkt. Komplexbildner (z. B. Penicillamin) und aluminiumhaltiges Infusionsbesteck vermindern die Cisplatinwirkung.
**Dosis:** 20 mg/m² tgl. als i.v.-Infusion an 5 aufeinander folgenden Tagen alle 3–4 Wochen oder 50–120 mg/m² als Einzeldosis alle 3–4 Wochen.

**Cisplatin Hexal®** (Hexal)
1 Inj.Fl. (10 mg/20 ml) (N1) ........ 19,23
1 Inj.Fl. (50 mg/100 ml) (N1) ........ 50,43
10 Inj.Fl. (50 mg/100 ml) (N2) ........ 395,47

**Platinex®** (Bristol-Myers Squibb)
10 Inj.Fl. (10 mg/20 ml) (N2) ........ 165,33
10 Inj.Fl. (50 mg/100 ml) (N2) ........ 789,28

## Citalopram *Rp* [ML] 1996 C

Antidepressivum aus der Gruppe der selektiven Serotonin-Rückaufnahme-Inhibitoren (SSRI) mit ähnlichen Wirkungen wie Fluvoxamin, aber geringerem pharmakokinetischen Interaktionspotential (s. dort). Citalopram wird schnell resorbiert, zu 85% über die Leber und 15% über die Nieren eliminiert, Halbwertszeit 1,5 Tage.
**Ind.:** Depressionen.
**Kontraind.:** s. Fluvoxamin. Keine gleichzeitige Therapie mit Sumatriptan.
**UW:** Gelegentlich Übelkeit, Somnolenz, trockener Mund, Schwitzen, Ejakulationsversagen, Durchfall, Tremor.
**WW:** Keine CYP2D6-Abhängigkeit und dadurch weniger Interaktionen als ältere SSRIs.
**Dosis:** 1-mal 20 mg/d oral, ggf. bis zu 50 mg/d.

**Cipramil®** (Lundbeck)
5 Inf.Lsg. (20 mg/0,5 ml) (N1) ........ 26,66
20 Filmtbl. 20 mg (N1) ........ 35,19
50 Filmtbl. 20 mg (N2) ........ 70,25
100 Filmtbl. 20 mg (N3) ........ 124,31
20 Filmtbl. 40 mg (N1) ........ 52,71
50 Filmtbl. 40 mg (N2) ........ 106,08
100 Filmtbl. 40 mg (N3) ........ 179,56

**Citalopram-ratiopharm®** (ratiopharm)
20 Filmtbl. 10 mg (N1) ........ 15,80
50 Filmtbl. 10 mg (N2) ........ 24,41
100 Filmtbl. 10 mg (N3) ........ 38,16
20 Filmtbl. 20 mg (N1) ........ 23,81
50 Filmtbl. 20 mg (N2) ........ 43,92
100 Filmtbl. 20 mg (N3) ........ 75,75
20 Filmtbl. 40 mg (N1) ........ 35,93
50 Filmtbl. 40 mg (N2) ........ 69,54
100 Filmtbl. 40 mg (N3) ........ 118,30

## Citronensäure-Kombinationen [HO]

Kombination von Citrat- und Hydrogencarbonatsalzen zur Harnalkalisierung.
**Ind.:** Harnalkalisierung bei Harnsäuresteinen, Cystinsteinen, urikosurischer Therapie, renaler tubulärer Azidose mit Phosphatsteinen.
**Best.:** 1 Brausetbl. enth.: Citronensäure entwäss. 1197 mg, Natriumcitrat entwäss. 835,5 mg, Kaliumhydrogencarbonat 967,5 mg.
**Kontraind.:** Hyperkaliämie, Niereninsuffizienz, chronische Harnwegsinfektionen mit harnstoffspaltenden Bakterien.
**WW:** Bei Hyperkaliämie Wirkungsabschwächung von Herzglykosiden möglich. Bei gleichzeitiger Gabe von aluminiumhaltigen Substanzen wird die Aluminiumresorption erhöht.
**Dosis:** Unter Kontrolle des Harn-pH 3-mal 1–2 Tbl./d. Behandlungszeiten von 1–6 Monaten zur Steinauflösung.

**Blemaren® N** (esparma)
50 Brausetbl. + Indikatorpapier (N2) ........ 24,80
100 Brausetbl. + Indikatorpapier (N3) ........ 46,47
27 St. Kontrollkalender Teststreifen ........ 3,40

## Cladribin *Rp* [KR] 1997 B

Zytostatikum aus der Gruppe der Purinnukleosidanaloga. Cladribin (2-Chlordesoxyadenosin) hat eine selektive Zytotoxizität gegenüber bestimmten normalen und malignen Lymphozyten- und Monozytenpopulationen, die auf deren relativen Aktivitäten von hoher Deoxycytidinkinase, niedriger Deoxynucleotidase und niedriger Adenosindesaminase beruht. Es wird angenommen, dass sich dadurch intrazellulär toxische Konzentrationen von Deoxynucleotiden anreichern, die zusätzlich zur DNA-Synthese eine korrekte Reparatur einsträngiger DNA-Brüche verhindern. Nach i.v.-Infusion überwiegend renale Elimination mit Halbwertszeiten von 35 min und 5,4 h.
**Ind.:** Haarzellenleukämie.
**Kontraind.:** s. Zytostatika, akute Infektionen.
**UW:** Sehr häufig sind Neutropenien mit Fieber (70%) und Infektionen (31%), Anämien (41%),

Thrombozytopenien und langanhaltenden Suppression der T-Lymphozyten. Sehr häufig initiale Müdigkeit, Übelkeit, Hautausschläge, Kopfschmerz. Häufig (>10%) Schüttelfrost, Asthenie, Hyperhidrosis, Erbrechen, Verstopfung, Durchfall, Purpura, Benommenheit, anormale Atemgeräusche, Husten, Schmerzen, lokale Reaktionen an der Infektionsstelle. Weniger häufig Ödeme, Tachykardie, Kurzatmigkeit. In hohen Dosen nephro- und neurotoxisch.
**Dosis:** Tgl. 0,09 mg/kg als kontinuierliche i.v.-Infusion für 7 Tage.

**Leustatin**® (Janssen-Cilag)
1 Fl. 10 ml (N1) .......... 429,99

## Clarithromycin *Rp* [WS] 1991 C

6-O-Methylderivat des Erythromycins mit höherer Säurestabilität und daher besserer Bioverfügbarkeit. Wirkungsspektrum und Wirkungsstärke von Clarithromycin sind ähnlich wie bei Erythromycin (s. dort). Aus den bisher durchgeführten Studien an Patienten mit Atemwegskrankheiten ergeben sich keine nennenswerten Vorteile gegenüber Erythromycin.
Bioverfügbarkeit 55%. Halbwertszeit dosisabhängig (250–1200 mg) zwischen 4,5 und 11,3 h. Ca. 40% werden renal, ca. 60% mit den Fäzes eliminiert. Ein antimikrobiell wirksamer 14-Hydroxy-Metabolit erreicht wirksame Plasmakonzentrationen.
**Ind.:** Clarithromycin-empfindliche Infektionen des Respiraktionstrakts, des HNO-Bereichs und der Haut. Tripeltherapie zur Eradikation des Helicobacter pylori bei peptischen Ulzera.
**Kontraind.:** s. Erythromycin.
**UW:** Gastrointestinale Störungen wie Übelkeit, Bauchschmerzen und Diarrhö. Hautallergien mit Rötung und urtikariellen Erscheinungen. Selten Kopfschmerzen, Transaminaseanstiege.
**WW:** s. Erythromycin.
**Dosis:** Erw. 2-mal 250 mg/d oral. Bei Sinusitis und schweren Atemwegsinfektionen 2-mal 500 mg/d oral. Bei eingeschränkter Nierenfunktion mit einer Kreatininclearance unter 30 ml/min 1-mal 250 mg/d oral. DDD 500 mg.

**Klacid**® (Abbott)
1 Inf.-Lsg. 500 mg (N1) .......... 28,57
10 Filmtbl. 250 mg (N1) .......... 20,23
20 Filmtbl. 250 mg (N2) .......... 34,25
14 Filmtbl. forte 500 mg (N1) .......... 48,04
60 ml Susp. (125 mg/5 ml) (N1) .......... 16,69
100 ml Susp. forte (250 mg/5 ml) (N1) .......... 21,09
60 ml Susp. forte (250 mg/5 ml) (N1) .......... 22,68
100 ml Susp. (125 mg/5 ml) (N1) .......... 32,62
10 Btl. Trinkgran. 250 mg (N1) .......... 29,24
20 Btl. Trinkgran. 250 mg (N2) .......... 48,59

## Clemastin [KR]

$H_1$-Rezeptorantagonist (s. dort) mit sedierenden Nebenwirkungen. Rasche und vollständige Resorption nach oraler Gabe, mittlere Wirkdauer 10–12 h. Elimination durch Metabolisierung in der Leber, Ausscheidung der Metaboliten vorwiegend im Harn. Halbwertszeiten 3,6 und 37 h.
**Ind.:** Allergien, allergische Hautkrankheiten, Pruritus. *Parenteral*: Adjuvans bei anaphylaktischem Schock, Prämedikation in Kombination mit $H_2$-Rezeptorantagonisten bei Narkosen und Gabe von Röntgenkontrastmitteln.
**Kontraind., UW:** s. $H_1$-Rezeptorantagonisten. Sensibilisierungsgefahr bei längerer lokaler Anwendung auf der Haut.
**Dosis:** Erw. 2-mal 1 mg/d bis max. 6 mg/d oral, Kdr. 6–12 J. 2-mal 0,5–1 mg/d, 3–6 J. 2-mal 0,5 mg/d, 1–3 J. 2-mal 0,25–0,50 mg/d oral. *Gel*: Mehrmals tgl. auftragen. *Amp.*: 2-mal 2 mg (5 ml)/d i.v. oder i.m., Prämedikation 2 mg i.v.

**Tavegil**® (Novartis)
5 Amp. (2 mg/5 ml) (N1) .......... 10,70
20 Tbl. 1 mg (N1) .......... (FB 7,40) *7,95*
50 Tbl. 1 mg (N2) .......... (FB 15,80) *16,85*
125 ml Sirup (0,5 mg/10 ml) (N1) .......... (FB 5,97) 5,97

**Tavegil® Gel** (Novartis)
20 g Gel (0,3 mg/g) (N1) .......... (FB 3,72) *400*
50 g Gel (0,3 mg/g) (N1) .......... (FB 8,09) *8,60*

## Clenbuterol *Rp* [BL]

Bronchospasmolytikum aus der Gruppe der Beta$_2$-Rezeptoragonisten (s. dort). Clenbuterol wird bei der oralen Langzeittherapie des Asthma bronchiale eingesetzt, weil es vollständig resorbiert wird und lange wirkt. Wirkungseintritt nach 8–20 min, Wirkungsdauer bis 14 h. In inhalativer Form steht es nicht zur Verfügung. Wegen der $\beta_2$-sympathomimetischen Wirkungen auf die Skelettmuskulatur wurde Clenbuterol als Dopingmittel und als Hilfsmittel in der Masttierhaltung missbraucht.
Orale Bioverfügbarkeit 100%. Keine Wirkungsunterschiede nach Gabe gleicher Dosen oral und i.v. Elimination überwiegend über die Niere. Elimination biphasisch mit Halbwertszeiten von 1 h und terminal von 34 h.
**Ind.:** Asthma bronchiale, obstruktive Atemwegskrankheiten.
**Kontraind.:** s. Beta$_2$-Rezeptoragonisten. 1. Trimenon, Stillzeit. Cave: Schwangerschaft.
**UW, WW:** s. Beta$_2$-Rezeptoragonisten.
**Dosis:** Erw. 2-mal 10–20 µg/d oral, Tagesrichtdosis für Kdr.: 0,8–1,5 µg/kg.

**Spiropent**® (Boehringer Ingelheim)
100 ml Saft (5 µg/5 ml) (N1) .......... (FB 12,68) 12,68
10 ml Tr. (59 µg/ml) (N1) .......... (FB 30,64) 30,64

30 ml Tr. (59 µg/ml) (N2) ........................... (FB 80,71) 72,70
20 Tbl. 20 µg (N1)................................. (FB 12,67) 12,67
50 Tbl. 20 µg (N2)................................. (FB 16,63) 16,63
100 Tbl. 20 µg (N3) ............................... (FB 23,47) 23,47
20 Tbl. mite 10 µg (N1) ............................ (FB 12,49) 12,49
50 Tbl. mite 10 µg (N2) ............................ (FB 16,29) 16,29

## Clenbuterol + Ambroxol *Rp* [BL]

Kombination des $Beta_2$-Rezeptoragonisten Clenbuterol mit dem Mukolytikum Ambroxol. Wegen der uneinheitlichen Beurteilung von Mukolytika ist die fixe Kombination nicht empfehlenswert.

**Anw.:** Spastische Bronchitis, Asthma bronchiale, Emphysembronchitis.

**Kontraind., UW, WW:** s. $Beta_2$-Rezeptoragonisten, Clenbuterol, Ambroxol.

**Spasmo-Mucosolvan®** (Boehringer Ingelheim)

**Best.:** 5 ml Saft/1 Tbl./2 ml Tr. (ca. 40 Tr.) enth.: Clenbuterol-HCl 0,005 mg/0,02 mg/ 0,01 mg, Ambroxol-HCl 7,5 mg/30 mg/15 mg.

**Dosis:** Erw. und Kdr. (ab 12 J.) 2- bis 3-mal 15–20 ml Saft oder 2-mal 1 Tbl./d.

20 Tbl. (N1) ............................................ 16,82
50 Tbl. (N2) ............................................ 26,24
100 Tbl. (N3) ........................................... 41,60
100 ml Saft (N1) ........................................ 15,53
250 ml Saft (N1) ........................................ 23,87
50 ml Tr. (N1) .......................................... 15,27

## Clindamycin *Rp* [WS]

Antibiotikum aus der Gruppe der Lincosamide, halbsynthetisch aus Lincomycin gewonnen. Wirkmechanismus und Wirkungsspektrum sehr ähnlich den Makrolidantibiotika (s. dort). Clindamycin hemmt die Proteinsynthese der Erreger. Wirktyp in Abhängigkeit von der Konzentration am Wirkort und der Empfindlichkeit der Erreger bakteriostatisch oder bakterizid. Von Bedeutung ist die Wirkung auf Staphylokokken und Anaerobier. Clindamycin ist 2–10fach stärker wirksam als Lincomycin. Es besteht partielle Kreuzresistenz mit Makrolidantibiotika.

Bioverfügbarkeit ca. 80%. Maximale Plasmakonzentrationen nach ca. 60 min bei oraler Gabe. Halbwertszeit 2,5 h. Plasmaeiweißbindung 80–90%. Sehr gute Gewebegängigkeit vor allem in die Knochen. Schlechte Liquorgängigkeit. Clindamycin wird überwiegend biotransformiert. Die Metabolite N-Demethyl-Clindamycin und Clindamycin-Sulfoxid sind wirksam. 15–40% werden im Urin ausgeschieden.

**Ind.:** Infektionen durch Anaerobier oder Staphylokokken bei Erythromycin- oder Oxacillinresistenz. Staphylokokken-bedingte Osteomyelitis.

**Kontraind.:** Keine parenterale Anwendung bei Neugeborenen und Säuglingen wegen des Lösungsmittels Benzylalkohol, der zu Atemstörungen führen kann.

**UW:** Übelkeit, Diarrhö und schwere pseudomembranöse Kolitis (Therapie 4-mal 125–500 mg/d Vancomycin oral). Selten Leberschäden mit Ikterus, Leukopenie und allergische Hauterscheinungen.

**WW:** Clindamycin kann die Wirkung von Muskelrelaxanzien verstärken.

**Dosis:** *Oral:* Erw. 150–450 mg 4-mal tgl., Kdr. 8–25 mg/kg tgl. *Parenteral:* Erw. 600–2400 mg/d, Kdr. 10–40 mg/kg tgl. in 3–4 Einzeldosen i.m. oder als i.v.-Infusion. Bei verminderter Leberfunktion und bei Niereninsuffizienz ein Viertel bis die Hälfte der normalen Dosis. Haut: 1- bis 2-mal/d dünn auftragen.

**Basocin® Akne** (Galderma)

20 ml Gel (10 mg/1 g) (N1)................................. 19,02
30 ml Lsg. (10 mg/ml) + Applikatorfl. (N1)...................... 22,30

**Sobelin®** (Pharmacia)

1 Amp. (300 mg/2 ml) (N1) ................................. 20,94
10 Amp. (300 mg/2 ml) (N3) ................................ 100,64
1 Amp. (600 mg/4 ml) (N1) ................................. 28,87
5 Amp. (600 mg/4 ml) (N2) ................................. 93,73
10 Amp. (600 mg/4 ml) (N3) ................................ 169,15
32 g Gran. f. 80 ml (1,2 g) (N1)............................ 26,39
64 g Gran. f. 160 ml (2,4 g) (N2) ........................... 42,21
12 Kps. 75 mg f. Kdr. (N1) .......................... (FB 14,72) 14,72
24 Kps. 75 mg f. Kdr. (N2) .......................... (FB 20,71) 20,71
60 Kps. 75 mg f. Kdr. (N3) .......................... (FB 40,98) 40,98
12 Kps. 150 mg (N1) ................................ (FB 16,39) 16,39
30 Kps. 150 mg (N2) ................................ (FB 28,98) 28,98
60 Kps. 150 mg (N3) ................................ (FB 53,09) 53,09
12 Kps. 300 mg (N1) ................................ (FB 19,00) 19,00
30 Kps. 300 mg (N2) ................................ (FB 36,37) 36,37
60 Kps. 300 mg (N3) ................................ (FB 67,23) 67,23

**Clindahexal®** (Hexal)

12 Kps. 150 mg (N1) ................................ (FB 16,39) 15,53
30 Kps. 150 mg (N2) ................................ (FB 28,98) 26,56
60 Kps. 150 mg (N3) ................................ (FB 53,09) 46,13
12 Kps. 300 mg (N1) ................................ (FB 19,00) 17,38
30 Kps. 300 mg (N2) ................................ (FB 36,37) 32,60
60 Kps. 300 mg (N3) ................................ (FB 67,23) 58,90
12 Kps. 450 mg (N1) ................................ (FB 20,69) 18,95
30 Kps. 450 mg (N2) ................................ (FB 40,96) 38,00
12 Kps. 600 mg (N1) ................................ (FB 22,13) 22,01
30 Kps. 600 mg (N2) ................................ (FB 45,81) 45,81

## Clobazam *Rp* [ML]

Lang wirkendes Benzodiazepin, Halbwertszeit 16–42 h, aktive Metaboliten 36–80 h. Weiteres s. Benzodiazepine.

**Ind.:** Angst- und Spannungszustände, psychovegetative Störungen, Epilepsien.

**Kontraind., UW:** s. Benzodiazepine.

**Dosis:** 20–30 mg/d, ggf. weniger. Bei Epilepsien beginnend mit 5–15 mg/d, langsam bis max. 80 mg/d steigern. Das Absetzen der antiepileptischen Therapie muss schrittweise erfolgen.

**Frisium**® (Aventis)
10 Tbl. 10 mg (N1) ........ (FB 11,50) *12,50*
20 Tbl. 10 mg (N2) ........ (FB 13,24) *14,74*
50 Tbl. 10 mg (N3) ........ (FB 17,84) *19,84*
10 Tabs 20 mg (N1) ........ (FB 12,69) *13,69*
20 Tabs 20 mg (N2) ........ (FB 15,44) *16,94*
50 Tabs 20 mg (N3) ........ (FB 23,49) *25,49*

## Clobetasol *Rp* [UF]

Fluoriertes Glucocorticoid zur lokalen Anwendung mit ähnlichen Wirkungen wie Prednisolon (s. dort). Gehört zu den sehr stark wirksamen Corticosteroiden, die bei längerer Anwendung ein höheres Risiko unerwünschter Wirkungen aufweisen. Daher generell nur kurzfristig, kleinflächig und nicht im Gesicht anwenden.
**Ind.:** Corticoidsensible Hautkrankheiten.
**Kontraind., UW:** s. Prednisolon.
**Dosis:** 1-mal/d möglichst dünn auftragen und einmassieren. Nicht mehr als 20% der Körperoberfläche behandeln. Nur zur Initialtherapie (max. 2–3 Wochen). Zur Weiterbehandlung nach den allgemeinen Regeln für die lokale Therapie mit Corticoiden auf das schwächste, gerade noch wirksame Lokalcorticoid wechseln. Zur Intervall- und Nachbehandlung wirkstofffreie Basissalbe/-creme.

**Dermoxin**® (GlaxoSmithKline)
15 g Creme 0,5 mg/g (N1) ........ (FB 14,19) 14,19
30 g Creme 0,5 mg/g (N2) ........ (FB 17,19) 17,19
50 g Creme 0,5 mg/g (N2) ........ (FB 21,34) 21,34
15 g Salbe 0,5 mg/g (N1) ........ (FB 14,19) 14,19
30 g Salbe 0,5 mg/g (N2) ........ (FB 17,19) 17,19
50 g Salbe 0,5 mg/g (N2) ........ (FB 21,34) 21,34

**Dermoxinale**® (GlaxoSmithKline)
15 ml Lsg. (0,5 g/g) (N1) ........ (FB 14,19) 14,19
30 ml Lsg. (0,5 g/g) (N1) ........ (FB 17,19) 17,19
50 ml Lsg. (0,5 g/g) (N2) ........ (FB 21,34) 21,34

## Clobutinol [BL]

Antitussivum mit zentralem Angriffspunkt ohne analgetische oder atemdepressive Wirkungen. Wegen des ausgeprägten First-Pass-Effekts liegt die orale Bioverfügbarkeit bei 25%. Ausscheidung überwiegend über die Nieren, terminale Halbwertszeit 7 h. Wirkungsdauer trotz langer Halbwertszeit nur etwa 4–6 h.
**Ind.:** Husten.
**Kontraind.:** 1. Trimenon der Schwangerschaft.
**UW:** Gelegentlich Schwindel, Übelkeit, Schlaflosigkeit, Leibschmerzen. Überdosierung: zentrale Erregung, Krämpfe, Kreislaufversagen. Strenge Indikationsstellung während Schwangerschaft und Stillzeit.
**Dosis:** Erw. 3-mal tgl. 40–80 mg oral, 3-mal tgl. 20 mg parenteral (s.c., i.m., i.v.). Kdr. 3-mal tgl. 10–40 mg. DDD 180 mg.

**Silomat**® (Boehringer Ingelheim)
20 Drg. 40 mg (N2) ........ (FB 4,85) *5,30*
100 ml Saft 20 mg/5 ml (N1) ........ (FB 4,64) *4,64*
15 ml Tr. 40 mg/0,67 ml (20 Tr.) (N1) ........ (FB 4,85) *5,30*
30 ml Tr. 40 mg/0,67 ml (20 Tr.) (N2) ........ (FB 8,91) *9,80*

**Tussed**® (Hexal)
20 Drg. 40 mg (N2) ........ (FB 4,85) 3,85
100 ml Saft 20 mg/5 ml (N1) ........ (FB 4,64) 4,37
15 ml Tr. 40 mg/0,67 ml (20 Tr.) (N1) ........ (FB 4,85) 3,85
30 ml Tr. 40 mg/0,67 ml (20 Tr.) (N2) ........ (FB 8,91) 6,58

## Clocortolon *Rp* [UF]

Fluoriertes Glucocorticoid zur lokalen Anwendung mit ähnlichen Wirkungen wie Prednisolon (s. dort). Clocortolon gehört zu den mittelstark wirksamen Corticosteroiden.
**Ind.:** Corticoidsensible Hautkrankheiten.
**Kontraind., UW:** s. Prednisolon.
**Dosis:** 1-mal/d dünn auftragen, in schweren Fällen initial morgens und abends. Zur Weiterbehandlung nach den allgemeinen Regeln für die lokale Therapie mit Corticoiden auf das schwächste, gerade noch wirksame Lokalcorticoid wechseln. Zur Intervall- und Nachbehandlung wirkstofffreie Basissalbe/-creme.

**Kaban**® (Asche)
**Best.:** 1 g Creme/Salbe enth.: Clocortolon-21-pivalat 1 mg, Clocortolon-21-hexanoat 1 mg.
15 g Creme (2 mg/g) (N1) ........ (FB 13,66) 13,66
30 g Creme (2 mg/g) (N2) ........ (FB 16,62) 16,62
50 g Creme (2 mg/g) (N2) ........ (FB 20,52) 20,52
100 g Creme (2 mg/g) (N3) ........ (FB 29,00) 29,00
15 g Salbe (2 mg/g) (N1) ........ (FB 13,66) 13,66
30 g Salbe (2 mg/g) (N2) ........ (FB 16,62) 16,62
50 g Salbe (2 mg/g) (N2) ........ (FB 20,52) 20,52
100 g Salbe (2 mg/g) (N3) ........ (FB 29,00) 29,00

**Kabanimat**® (Asche)
**Best.:** 1 g Creme/Salbe enth.: Clocortolon-21-pivalat 0,3 mg, Clocortolon-21-hexanoat 0,3 mg.
20 g Creme (0,6 mg/g) (N1) ........ (FB 12,98) 12,98
50 g Creme (0,6 mg/g) (N2) ........ (FB 16,82) 16,82
100 g Creme (0,6 mg/g) (N3) ........ (FB 22,27) 22,27
20 g Salbe (0,6 mg/g) (N1) ........ (FB 12,98) 12,98
50 g Salbe (0,6 mg/g) (N2) ........ (FB 16,82) 16,82
100 g Salbe (0,6 mg/g) (N3) ........ (FB 22,27) 22,27

## Clodronsäure *Rp* [US] 1988 C

Osteolysehemmstoff aus der Gruppe der Bisphosphonate (s. dort). Bisphosphonate haben als metabolisch stabile Pyrophosphatanaloga eine hohe Affinität zu den Knochenmineralien und vermindern den pathologischen Knochenabbau durch Hemmung der Osteoklastenaktivität. Clodronsäure hat anders als Etidronsäure in therapeutischer Dosis keine mineralisationshemmende Wirkung. Daraus resultiert die Anwendung bei Tumorosteolyse und tumorbedingter Hyperkalzämie. Clodronsäure hat Vorteile gegenüber Calcitonin, da der klinische Effekt stärker ist und bei Dauertherapie kein Wirkungsverlust durch Antikörperbildung und Rezeptordesensitisierung eintritt. Orale Bioverfügbarkeit 1–2%, Plasmahalbwertszeit 2 h.

**Ind.:** Tumorbedingte Osteolyse, Hyperkalzämie.

**Kontraind., UW, WW:** s. Etidronsäure.

**Dosis:** *Oral*: 1040–1600 mg/d, in Einzelfällen 2080–3200 mg/d in 1–2 Einzeldosen 1 h vor oder nach dem Essen für einen Zeitraum von 6 Monaten. *I.v.-Infusion*: 300 mg/d in 500 ml 0,9% NaCl-Lsg. langsam in 2 h, maximal für 10 Tage.

**Clodron**® (Hexal)
5 Inf.Amp. Konz. (300 mg/5 ml) (N1) .......... 126,15
60 Filmtbl. 400 mg (N2) .......... (FB 175,50) 157,79
120 Filmtbl. 400 mg (N3) .......... (FB 341,85) 304,99
60 Filmtbl. 800 mg (N2) .......... (FB 345,88) 303,53
120 Filmtbl. 800 mg (N3) .......... (FB 694,56) 595,61

**Ostac**® (Roche)
60 Filmtbl. 520 mg (N2) .......... (FB 226,39) 226,39
120 Filmtbl. 520 mg (N3) .......... (FB 443,67) 443,67

## Clomethiazol *Rp* [ML]

Thiazolderivat mit sedativen und antikonvulsiven Eigenschaften. Es wird besonders bei geriatrischen Patienten und zur Behandlung akuter Erscheinungen bei Alkoholentzug eingesetzt. Der Wirkungseintritt nach oraler Gabe ist schnell (höchste Plasmakonzentrationen nach ca. 30 min), Halbwertszeit etwa 4 h. Die Bioverfügbarkeit verschiedener Zubereitungen schwankt stark. Etwa vergleichbare Wirkungen und Plasmaspiegel haben: 1 Kps. mit 192 mg Clomethiazol, 5 ml Sirup mit 250 mg Clomethiazoledisilat (entspr. 157,5 mg Clomethiazol) und 1 Tbl. mit 500 mg Clomethiazoledisilat (entspr. 315 mg Clomethiazol).

**Ind.:** Prädelir, Delir, akutes Alkoholentzugssyndrom, Schlafstörungen und Unruhezustände im Rahmen des hirnorganischen Psychosyndroms bei älteren Patienten.

**Kontraind., WW:** Clomethiazol soll wegen unkontrollierbarer Wirkungsverstärkung nicht mit anderen zentral dämpfenden Arzneimitteln kombiniert werden. Gleichzeitige Einnahme von Alkohol kann tödlich sein! Symptome der Überdosierung entsprechen einer Barbituratvergiftung.

**UW:** Sedation; Abhängigkeit vor allem bei längerer Anwendung bei Alkoholabhängigen, daher soll die Behandlung im Rahmen des Alkoholentzuges stationär erfolgen. Niesreiz, Augentränen, erhöhte Bronchialsekretion, Sodbrennen, Thrombophlebitis, Atem- und Kreislaufdepression vor allem bei i.v.-Gabe.

**Dosis:** *Alkoholentzugssyndrom*: Initial 2–4 Kps., 2–4 Tbl. oder 10–20 ml Mixtur, nach 30–60 min kann die halbe Dosis noch einmal gegeben werden, ggf. noch ein zweites Mal; anschließend alle 6 h 2 Kps. oder äquivalente Dosis. Bei ungenügender Wirkung i.v.-Infusion einer 0,8% Lösung unter intensivmedizinischen Bedingungen mit initial 24–60 mg/min (3–7,5 ml/min), nach Eintritt eines oberflächlichen Schlafes 4–8 mg/min (0,5–1 ml/min) über gewöhnlich 6–12 h mit einer Gesamtdosis von 5–8 g (500–1000 ml). Danach möglichst bald auf orale Therapie umsetzen. Über mehrere Tage ausschleichend absetzen, z. B. alle 3 Tage Dosis halbieren. *Schlafstörungen*: Zunächst 2 Kps. (384 mg Clomethiazol) oder 10 ml Mixtur (315 mg Clomethiazol), bei Bedarf nach 30-60 min wiederholen. Bei psychoorganisch bedingten *Unruhezuständen* 3-mal tgl. 1–2 Kps. oder 5–10 ml Mixtur, nach 1–2 Wochen kann die Dosis reduziert werden.

**Distraneurin**® (AstraZeneca)
25 Kps. 192 mg (N2) .......... 17,62
100 Kps. 192 mg (N3) .......... 39,61
300 ml Mixtur (314,8 mg/10 ml) (N1) .......... 26,08

## Clomifen *Rp* [US]

Antiöstrogen aus der Gruppe der Stilbene mit gleichzeitig schwacher östrogener Aktivität. Clomifen blockiert die inhibitorischen Östrogenrezeptoren in Hypothalamus und Hypophyse und löst dadurch eine starke Sekretion von Gonadorelin und Gonadotropinen aus, woraus eine ovarielle Stimulation und schließlich eine Ovulation resultiert. Bei Überstimulation können Ovarialzysten entstehen. Gute orale Resorption, Halbwertszeit 5–7 Tage.

**Ind.:** Ovulationsinduktion bei Kinderwunsch und anovulatorischen Zyklen mit normogonadotroper, normoprolaktinämischer oder sekundärer Amenorrhö.

**Kontraind.:** Leberfunktionsstörungen, ungeklärte Uterusblutungen, ovarielle Funktionsstörungen, Sehstörungen. Neoplasien, bei denen eine Schwangerschaft unerwünscht ist.

**UW:** Hitzewallungen, polyfollikuläre Reaktion mit Mehrlingsschwangerschaften, selten Überstimulationssyndrom mit Ovarialzysten, Aszites und Hydrothorax.

**Dosis:** Ab 5. Zyklustag 50 mg/d oral über 5 Tage.

**Clomhexal**® (Hexal)
10 Tbl. 50 mg (N1) .......... (FB 20,54) 20,54

**Clomifen-ratiopharm**® (ratiopharm)
10 Tbl. 50 mg (N1) .......... (FB 20,54) 20,54

## Clomipramin *Rp* [ML]

Antidepressivum aus der Gruppe der nichtselektiven Monoamin-Rückaufnahme-Inhibitoren (NSMRI) mit ähnlichen Eigenschaften wie Amitriptylin, aber mit etwas geringerer sedativer Komponente. Clomipramin hemmt im Gegensatz zu Amitriptylin die neuronale Aufnahme von Serotonin stärker als die von Noradrenalin. Weiteres zum Wirkungsmechanismus s. Amitriptylin. Clomipramin wird nach oraler Gabe gut resorbiert, unterliegt einem starken First-Pass-Metabolismus über CYP2D6, in erster Linie zum aktiven Metaboliten Desmethylclomipramin. Halbwertszeit Clomipramin 17–28 h, aktive Metabolite >24 h. Die Plasmakonzentrationen schwanken interindividuell sehr stark und sind nicht direkt mit der therapeutischen Wirkung korreliert. Daher muss individuell nach klinischer Wirkung dosiert werden.

**Ind.:** Depressive Krankheiten.

**Kontraind., UW, WW:** s. Amitriptylin.

**Dosis:** Beginn mit 50–75 mg/d auf 100–150 mg/d steigern, z. B. 2 Tage 50 mg, 3 Tage 75 mg, 10 Tage 100 mg tgl. auf 2 Einzeldosen verteilt, oder in abendlicher Einzeldosis als Retardtablette. Die einschleichende Dosierung reduziert anticholinerge und antiadrenerge UW. Um eine zu starke Sedation zu vermeiden und zur Behandlung von Insomnien, kann die abendliche Dosis höher sein, z. B. 25 mg morgens, 50 mg abends. Wegen der langen Halbwertszeit ist die abendliche Einzelgabe möglich. Stationär bis zu 3-mal 75 mg/d, bei Zwangsstörungen bis zu 300 mg/d. Erhaltungstherapie mit der als wirksam gefundenen Dosis für 6 Monate. Bei schweren Depressionen ggf. initial i.v.-Infusion von 25–75 mg/d in 250–500 ml 0,9% NaCl- oder 5% Glucoselösung über 2 h oder evtl. als i.m.-Injektion. Langsame Steigerung der parenteralen Dosis auf bis zu 150 mg/d, selten auch mehr. Bei Erreichen eines deutlichen Effektes Umstellen auf orale Behandlung.

**Anafranil**® (Dolorgiet)
10 Amp. (25 mg/2 ml) (N2) ........................ (FB 19,35) 19,35
20 Drg. 10 mg (N1) ........................ (FB 11,24) 11,24
50 Drg. 10 mg (N2) ........................ (FB 13,41) 13,41
100 Drg. 10 mg (N3) ........................ (FB 16,58) 16,58
20 Drg. 25 mg (N1) ........................ (FB 13,13) 13,13
50 Drg. 25 mg (N2) ........................ (FB 17,37) 17,37
100 Drg. 25 mg (N3) ........................ (FB 25,08) 25,08
20 Retardtbl. 75 mg (N1) ........................ (FB 22,70) 22,70
50 Retardtbl. 75 mg (N2) ........................ (FB 42,64) 42,64
100 Retardtbl. 75 mg (N3) ........................ (FB 76,07) 76,07

**Clomipramin-neuraxpharm** (neuraxpharm)
20 Filmtbl. 10 mg (N1) ........................ (FB 11,24) 11,14
50 Filmtbl. 10 mg (N2) ........................ (FB 13,41) 12,95
100 Filmtbl. 10 mg (N3) ........................ (FB 16,58) 15,73
20 Filmtbl. 25 mg (N1) ........................ (FB 13,13) 12,60
50 Filmtbl. 25 mg (N2) ........................ (FB 17,37) 16,40
100 Filmtbl. 25 mg (N3) ........................ (FB 25,08) 22,96
20 Retardtbl. 75 mg (N1) ........................ (FB 22,70) 20,08
50 Retardtbl. 75 mg (N2) ........................ (FB 42,64) 36,26
100 Retardtbl. 75 mg (N3) ........................ (FB 76,07) 60,49

## Clonazepam *Rp* [ML]

Antiepileptikum der Benzodiazepinreihe mit offenbar stärker ausgeprägter krampfhemmender Wirkung als bei anderen Benzodiazepinen. Clonazepam hemmt die Ausbreitung von Krampfpotentialen epileptogener Herde in Cortex, Thalamus und limbischem System durch Verstärkung GABA-induzierter Hemmeffekte auf das Membranpotential. Es wirkt bei einer großen Zahl von Anfallsleiden, jedoch nicht bei der Dauertherapie generalisierter tonisch-klonischer Anfälle. Nach 1–6 Monaten Nachlassen der ursprünglichen Wirksamkeit infolge Toleranzentwicklung.

Bioverfügbarkeit nahezu 100%, maximale Plasmakonzentration nach 1–3 h, Plasmahalbwertszeit 23–34 h, bei Kdr. 13–33 h. Therapeutische Plasmaspiegel 0,03–0,08 µg/ml.

**Ind.:** Myoklonische und atonische Anfälle einschließlich infantiler Spasmen, myoklonisch-astatischer Anfälle, Impulsiv-Petit mal und Absencen. Status epilepticus.

**Kontraind.:** s. Benzodiazepine.

**UW:** Dosisabhängige Sedierung, Ataxie, Muskelerschlaffung, anterograde Amnesie. Bei Sgl. und Kleinkdr. erhöhte Speichelsekretion und Bronchialsekretion. Manchmal „paradoxe" Erregungszustände. Bei i.v.-Gabe evtl. vorübergehende Atemdepression. Nach längerer Gabe nur langsame Dosisreduktion (cave: Entzugskrämpfe!).

**WW:** Wirkungsverstärkung durch zentral dämpfende Pharmaka und Alkohol. Carbamazepin, Phenytoin, Phenobarbital und Primidon können durch Enzyminduktion die Plasmakonzentration von Clonazepam senken.

**Dosis:** Sgl. und Kdr.: Initial 0,01–0,03 mg/kg tgl. oral in 2 oder 3 Einzeldosen, langsam steigern um 0,25–0,5 mg jeden dritten Tag bis zu einer tgl. Erhaltungsdosis von 0,1–0,2 mg/kg.

Erwachsene: Initial 1,5 mg/d oral in 3 Einzeldosen, langsam steigern um 0,5–1 mg bis zu einer tgl. Erhaltungsdosis von 2–6 mg (0,05–0,2 mg/kg), maximal bis auf 10–20 mg/d.

Status epilepticus: 1 mg (2 ml) langsam i.v. in einer Menge von 0,25 mg/min, ggf. wiederholen. Bei Kdr. 0,5 mg (1 ml) langsam i.v. geben. Clonazepam kann auch als Infusion gegeben werden. Infusionslösungen erst unmittelbar vor der Verwendung herstellen.

**Antelepsin**® (Desitin)
50 Tbl. 0,5 mg (N1) ........................ 15,08
100 Tbl. 0,5 mg (N2) ........................ 19,46

50 Tbl. 2 mg (N1) ........ 20,32
100 Tbl. 2 mg (N2) ........ 29,30

**Rivotril**® (Roche)
5 Amp. 1 mg + 1 ml Lsgm. (N1) ........ 17,20
50 Tbl. 0,5 mg (N1) ........ 15,21
100 Tbl. 0,5 mg (N2) ........ 20,64
50 Tbl. 2 mg (N1) ........ 21,63
100 Tbl. 2 mg (N2) ........ 31,85
10 ml Tr. (2,5 mg/ml) (N1) ........ 16,39
50 ml Tr. (2,5 mg/ml) (N2) ........ 41,32

## Clonidin *Rp* [US]

Antihypertonikum aus der Gruppe der $Alpha_2$-Rezeptoragonisten. Clonidin stimuliert vorwiegend postsynaptische $Alpha_{2A}$-Rezeptoren im Vasomotorenzentrum der Medulla oblongata und senkt dadurch den Sympathikustonus. Bei $Alpha_{2A}$-Knockoutmäusen sind Clonidin und Moxonidin wirkungslos. Daneben werden auch präsynaptische $Alpha_2$-Rezeptoren an peripheren Nerven aktiviert, wodurch die Freisetzung von Noradrenalin gehemmt wird. Peripherer Gefäßwiderstand und Herzfrequenz nehmen ab, auch die Reninfreisetzung wird vermindert. Diuretika verstärken die Wirkung. Nach zu schneller i.v.-Gabe kann Clonidin den Blutdruck kurzfristig durch Stimulation peripherer $Alpha_{2B}$-Rezeptoren und möglicherweise auch $Alpha_1$-Rezeptoren erhöhen, nicht nach oraler Gabe therapeutischer Dosen.

Bemerkenswert ist die in vielen Fällen brauchbare Milderung des Entzugssyndroms bei Opioidabhängigen. Sie beruht auf der Hemmung der Noradrenalinfreisetzung.

Clonidin wird lokal am Auge zur Behandlung des Glaukoms eingesetzt. Anwendung allein oder in Kombination mit anderen Glaukommitteln, besonders mit Parasympathomimetika. Wirkung wahrscheinlich über einen verbesserten Kammerwasserabfluss.

Clonidin wird schnell resorbiert, Bioverfügbarkeit 75%. Halbwertszeit 8,5 h. Elimination zu 65% unverändert renal, zu 20% biliär. Bei Niereninsuffizienz ist die Elimination verzögert. Wirkungsbeginn oral nach 1–2 h, i.v. nach 5–10 min. Wirkungsdauer 6–8 h, weshalb die Tagesdosis in 2–3 Einzeldosen gegeben wird. Absetzen langsam über 1 Woche, nicht abrupt, weil der Blutdruck als Reboundphänomen krisenhaft ansteigen kann.

**Ind.:** Hypertonie. Glaukom (lokal am Auge). Akutes Opioid- und Alkoholentzugssyndrom.

**Kontraind.:** Sinusknotensyndrom.

**UW:** Am häufigsten sind Sedation, Mundtrockenheit und Obstipation, besonders in den ersten Wochen. Gelegentlich orthostatische Hypotonie und Potenzstörungen. Selten Schlafstörungen, allergische Reaktionen, Halluzinationen, Depression, Parotisschmerzen. Trizyklische Antidepressiva antagonisieren die antihypertensive Wirkung. Paradoxe Hypertonie nach Kombination mit Betarezeptorenblockern möglich. Auch bei lokaler Gabe am Auge können systemische UW auftreten: Mundtrockenheit, Sedierung, Blutdruckabfall.

**Dosis:** *Hypertonie*: Initial oral 2-mal 75 µg/d, ggf. schrittweise bis maximal 900 µg/d steigern. DDD 0,3 mg. *Hypertensive Krise*: 150 µg (1 Amp.) langsam i.v., bei Bedarf nach 5–10 min wiederholen. *Opioidentzug*: Initial 100 µg oral 3 mal/d, ggf. steigern bis auf maximal 800 µg/d in 4–6 Einzeldosen für 10 Tage. *Alkoholentzugssyndrom*: Initial 150–600 µg i.v. in 10–15 min, anschließend 300–4000 µg/d i.v. unter intensivmedizinischer Kontrolle. *Glaukom*: 3- bis 4-mal tgl. 1 Tr. 0,125%–0,5% Lösung in den unteren Bindehautsack eintropfen, nach Druckwerten dosieren.

**Catapresan**® (Boehringer Ingelheim)
5 Amp. (150 µg/1 ml) (N2) ........ (FB 13,75) 13,75
50 Tbl. 75 µg (N2) ........ (FB 14,98) 14,98
100 Tbl. 75 µg (N3) ........ (FB 19,81) 19,81
20 Tbl. 150 µg (N1) ........ (FB 12,53) 12,53
50 Tbl. 150 µg (N2) ........ (FB 16,29) 16,29
100 Tbl. 150 µg (N3) ........ (FB 22,36) 22,36
50 Tbl. 300 µg (N2) ........ (FB 17,92) 17,92
100 Tbl. 300 µg (N3) ........ (FB 26,04) 26,04

**Clonidin-ratiopharm**® (ratiopharm)
5 Amp. (150 µg/1 ml) (N2) ........ (FB 13,75) 13,42
20 Tbl. 75 µg (N1) ........ (FB 11,92) 11,92
50 Tbl. 75 µg (N2) ........ (FB 14,98) 14,98
100 Tbl. 75 µg (N3) ........ (FB 19,81) 19,81
20 Tbl. 150 µg (N1) ........ (FB 12,53) 12,31
50 Tbl. 150 µg (N2) ........ (FB 16,29) 15,86
100 Tbl. 150 µg (N3) ........ (FB 22,36) 21,63
20 Tbl. 300 µg (N1) ........ (FB 13,28) 13,28
50 Tbl. 300 µg (N2) ........ (FB 17,92) 17,92
100 Tbl. 300 µg (N3) ........ (FB 26,04) 26,04
20 Kps. retard 250 µg (N1) ........ (FB 13,24) 12,82
50 Kps. retard 250 µg (N2) ........ (FB 17,90) 17,09
100 Kps. retard 250 µg (N3) ........ (FB 26,12) 24,53

**Isoglaucon**® (Alcon)
30 ml Augentr. (0,0625%) (N3) ........ (FB 18,26) *20,65*
30 ml Augentr. (0,125%) (N3) ........ (FB 18,71) *21,25*
30 ml Augentr. (0,25%) (N3) ........ (FB 19,12) *21,25*

**Paracefan**® (Boehringer Ingelheim)
50 Tbl. 100 µg (N2) ........ (FB 15,50) 15,50

## Clopidogrel *Rp* [KR] 1998 **B**

Hemmstoff der Thrombozytenaggregation, der den thrombozytären ADP-Rezeptor irreversibel inaktiviert und die ADP-vermittelte Thrombozytenaggregation ähnlich wie Ticlopidin (s. dort) hemmt. Clopidogrel ist ein Prodrug, das erst nach Oxidation zu einem aktiven Thiolmetaboliten in vivo voll wirksam wird. Der Effekt ist erst nach 3–75 Tagen

maximal und bleibt noch bis zu 5 Tage nach Absetzen nachweisbar.
Clopidogrel ist besser verträglich als Ticlopidin, insbesondere sind Blutbildungsstörungen sehr viel seltener. Im Vergleich zu Acetylsalicylsäure hat Clopidogrel nur eine geringe Überlegenheit. In einer großen Studie zur Sekundärprävention ischämischer Ereignisse an 19.185 Patienten betrug das jährliche Risiko für Schlaganfall, Myokardinfarkt oder vaskulär bedingte Todesfälle mit Clopidogrel 5,32% und mit Acetylsalicylsäure 5,82% (CAPRIE-Studie 1996). Nach kombinierter Anwendung von Acetylsalicylsäure und Clopidogrel traten bei Patienten mit akutem Koronarsyndrom über einen Zeitraum von 3–12 Monaten seltener kardiovaskuläre Todesfälle, nichttödliche Herzinfarkte und Schlaganfälle (9,3%) als in der nur mit Acetylsalicylsäure behandelten Gruppe (11,4%) auf (CURE-Studie 2001). Daher gilt die kombinierte Behandlung als neuer Therapiestandard für Patienten mit akutem Koronarsyndrom (instabile Angina pectoris, Nicht-ST-Hebungsinfarkt). Dagegen hat die Kombination von Acetylsalicylsäure und Clopidogrel bei der Sekundärprävention des Schlaganfalls keinen Zusatznutzen, sondern erhöht die Gefahr lebensbedrohlicher und schwerer Blutungen (MATCH-Studie 2004).
Clopidogrel wird nach oraler Gabe zu mindestens 50% resorbiert und in der Leber weitgehend metabolisiert. Der aktive Metabolit war im Plasma nicht nachweisbar.
**Ind.:** Hemmung der Thrombozytenaggregation bei ischämischem Schlaganfall, Herzinfarkt oder peripherer arterieller Verschlusskrankheit. Akutes Koronarsyndrom in Kombination mit Acetylsalicylsäure.
**Kontraind.:** Schwere Leberfunktionsstörungen, akute Blutungen wie bei Magen-Darm-Geschwüren oder intrakraniellen Blutungen. Schwangerschaft, Stillzeit. Vorsicht bei Patienten mit Herzinfarkt innerhalb der ersten Tage, erhöhtem Blutungsrisiko, Nieren- oder Leberfunktionsstörungen sowie bei gleichzeitiger Therapie mit Antikoagulanzien, Acetylsalicylsäure, Fibrinolytika oder nichtsteroidalen Antiphlogistika.
**UW:** Gelegentlich Blutungen, sehr selten Neutropenie (0,04%) Agranulozytose (0,02%), Thrombozytopenie (0,2%). Magen-Darmstörungen (z. B. Durchfall, Übelkeit, Bauchschmerzen etc.). Gelegentlich allergische Hautreaktionen, Leber- und Gallestörungen. Häufig Kopfschmerzen, Schwindel und Parästhesien.
**WW:** Wirkungsverstärkung durch Antikoagulanzien, Fibrinolytika und nichtsteroidale Antiphlogistika.
**Dosis:** 1-mal 75 mg/d oral. Bei akutem Koronarsyndrom initial einmalig 300 mg als Aufsättigungsdosis gefolgt von 1-mal 75 mg/d in Kombination mit Acetylsalicylsäure.

**Plavix**® (Sanofi-Synthelabo)
28 Filmtbl. (N2) .......... 75,01
100 Filmtbl. (N3) .......... 243,92

**Iscover**® (Bristol-Myers Squibb)
28 Filmtbl. 75 mg (N2) .......... 75,01
100 Filmtbl. 75 mg (N3) .......... 243,92

## Cloprednol *Rp* [US] 1981 **B**

Chloriertes Prednisolonderivat mit überwiegend glucocorticoider Aktivität und ähnlichen Wirkungen wie Prednisolon (s. dort). Cloprednol hat eine Äquivalenzdosis von 2,5 mg im Vergleich zu 5 mg Prednisolon. Eliminationshalbwertszeit 2 h. Cloprednol soll die Knochendichte postmenopausaler Frauen weniger vermindern als Prednison. Die Beobachtung stammt aus einer kleinen Studie (n = 11) mit unterschiedlichen Ausgangswerten der Knochendichte und ist deshalb nicht verwertbar.
**Ind.:** Asthma bronchiale, chronische Polyarthritis.
**Kontraind., UW, WW:** s. Prednisolon.
**Dosis:** Morgens 1-mal 1,25–12,5 mg/d oral.

**Syntestan**® (Teofarma)
50 Tbl. 2,5 mg (N2) .......... (FB 25,97) 25,97
100 Tbl. 2,5 mg (N3) .......... (FB 40,17) 40,17
20 Tbl. 5 mg (N1) .......... (FB 21,95) 21,95
50 Tbl. 5 mg (N2) .......... (FB 38,64) 38,64
100 Tbl. 5 mg (N3) .......... (FB 63,88) 63,88

## Clostridium botulinum Toxin Typ A *Rp* [ES] 1993 **A**

Lokal wirksamer Blocker der cholinergen Erregungsübertragung zur Behandlung von Dystonien, fokaler Spastizität und primärer Hyperhidrosis axillaris. Clostridium botulinum Toxin Typ A spaltet nach endozytotischer Aufnahme in präsynaptischen Nervenendigungen das für die Exozytose essentielle Protein SNAP-25 und blockiert auf diese Weise die Freisetzung des Neurotransmitters. Die Nervenenden degenerieren und werden durch neugebildete Nervenendigungen ersetzt. Die klinische Wirkung setzt 2–3 Tage nach einmaliger lokaler Injektion ein und hält etwa 12 Wochen an. Der maximale Effekt wird 5–6 Wochen nach Injektion beobachtet. Bei der intradermalen Injektion zur Blockade von Schweißdrüsen hält bei einem Teil der Patienten die Wirkung über 1 Jahr an. Clostridium botulinum Toxin Typ A darf nur von Ärzten mit nachgewiesener Fachkenntnis angewendet werden.
**Ind.:** Blepharospasmus, hemifazialer Spasmus, Torticollis spasmodicus, fokale Spastizität bei Kindern über 2 Jahren und Erwachsenen nach zerebralem Insult, primäre Hyperhidrosis axillaris.
**Kontraind:** Überempfindlichkeit, Myasthenia gravis, Eaton-Lambert-Syndrom.

**UW.:** Abhängig vom Injektionsort, Muskelschwäche, Ptosis, Sehstörungen, Photophobie, Druckgefühl, Dysphagie, Aspirationspneumonie, Mundtrockenheit, Veränderung der Stimme, Schmerzen, allergische Reaktionen.

**Dosis:** Die Dosis muss individuell in Abhängigkeit vom Krankheitsbild und der Injektionsstelle vorsichtig titriert werden. Die Dosen reichen von inital 1–3 Einheiten bei der Behandlung des Blepharospasmus bis hin zu 100–300 Einheiten bei der wiederholten Behandlung der zervikalen Dystonie.

**Botox**® (Pharm Allergan)

1 Inj.Fl. 100 E (N1) ........................................ 332,68

## Clostridium botulinum Toxin Typ B *Rp* [US] 2001 **B**

Zweiter Vertreter der Botulinumtoxine zur Behandlung der zervikalen Dystonie (Torticollis) mit ähnlichen Wirkungen wie Clostridium botulinum Typ A (s. dort). Die beiden Botulinumtoxine binden an unterschiedliche exozytotische Proteine des synaptischen Acetylcholinvesikels. Botulinum Toxin B spaltet das Vesikel-assoziierte Synaptobrevin, während Botulinum Toxin A ein Synaptosomen-assoziiertes Protein (SNAP) zerstört. Ein praktischer Vorteil des neuen Botulinum-B-Präparates ist die bessere Haltbarkeit, sodass es in einer gebrauchsfertigen Lösung bei 2–8°C gelagert werden kann. Die Botulinum-A-Präparate liegen dagegen als lyophylisierte Trockenpulver vor, die kurz vor der Injektion aufgelöst werden müssen. Kontrollierte Vergleichsstudien zwischen Botulinumtoxin Typ A und Typ B liegen nicht vor. Nach einer Studie an gesunden Freiwilligen scheint die maximal erreichbare Paralyse unter Botulinumtoxin B schwächer ausgeprägt und von kürzerer Dauer zu sein als unter Botulinumtoxin A. Auch scheint Botulinumtoxin B häufiger Mundtrockenheit, Akkommodationsstörungen, Bindehautreizungen und Schluckstörungen als Botulinumtoxin A auszulösen. Botulinumtoxin B wird daher vor allem für die Behandlung von Patienten nach Antikörperbildung gegen Botulinumtoxin A empfohlen. Nachteilig ist die unterschiedliche Standardisierung der Botulinumtoxine nach Mauseinheiten.

**Ind.:** Zervikale Dystonie (Torticollis).

**Kontraind., UW, WW:** s. Clostridium botulinumtoxin A.

**Dosis:** Initial 5000–10.000 E. verteilt auf die 2 bis 4 am stärksten betroffenen Muskelpartien.

**NeuroBloc**® (Medeus)

1 Inj.Fl. (2500 E/0,5 ml) (N1) ................................ 200,56
1 Inj.Fl. (5000 E/1 ml) (N1) .................................. 263,89
1 Inj.Fl. (10000 E/2 ml) (N1) ................................. 376,20

## Clotrimazol *Rp* [UF]

Lokalantimykotikum aus der Gruppe der Azolderivate mit breitem Wirkungsspektrum. Clotrimazol wirkt fungistatisch auf Dermatophyten (Trichophyton- und Microsporonarten), Hefen (z. B. Candidaarten) und Schimmelpilze (Aspergillusarten). Auch Strahlenpilze (Nocardiaarten) sind sensibel. Es hemmt die Ergosterolsynthese der Pilzzellmembran und erzeugt dadurch Leckstellen für Kationen und andere niedermolekulare Substanzen. Eine Resistenzentwicklung wurde bisher nicht beobachtet. Ferner besitzt Clotrimazol in vitro antibakterielle (Staphylokokken, Streptokokken und weniger empfindlich Corynebakterien), trichomonazide (Trichomonas vaginalis) und amöbizide (Naegleria fowleri) Eigenschaften. Behandlungsdauer bei Dermatomykosen in der Regel 3–4 Wochen, bei Fußpilz noch etwa 2 Wochen nach Abheilung, bei vulvovaginalen Infektionen 1–6 Tage. Clotrimazol wird nach Anwendung auf der Haut nicht resorbiert, nach intravaginaler Gabe zu ca. 3%.

**Ind.:** Pilzinfektionen der Haut und Schleimhäute durch Dermatophyten, Hefen, Schimmelpilze und andere Pilze. Erythrasma, Pityriasis versicolor. Vulvovaginale Candidosen. Superinfektion mit Clotrimazol-empfindlichen Bakterien.

**Kontraind.:** Strenge Indikationsstellung in der Schwangerschaft, besonders im 1. Trimenon (erhöhte Abortrate). Nur unter ärztlicher Kontrolle anwenden.

**UW:** Selten Hautreaktionen wie Rötung, Brennen, Reizung, Juckreiz, Schuppung. Bei vaginaler Anwendung sind ähnliche Reizsymptome möglich.

**WW:** Die Wirksamkeit von Amphotericin B und anderen Polyenantibiotika wie Nystatin und Natamycin kann durch Clotrimazol vermindert werden. Gleichzeitige Anwendung mit Kondomen oder Diaphragmen kann zu einer Beeinträchtigung der kontrazeptiven Sicherheit der Latex-Produkte führen.

**Dosis:** *Dermatomykosen*: Hautcreme oder Salbe 1- bis 3-mal/d dünn auftragen und einreiben, Spray 1- bis 3-mal/d dünn aufsprühen, ggf. zusätzlich 1- bis 2-mal/d pudern. Behandlungsdauer im Allgemeinen 3–4 Wochen.

*Vulvovaginale Infektionen*: Vaginalcreme (1 Applikatorfüllung mit ca. 5 g) abends über 6 Tage in die Scheide einführen. Vaginaltabletten als 1-Dosisbehandlung 500 mg/d, für eine 3-tägige Behandlung 200 mg/d, für eine 6-tägige Behandlung 100 mg/d, ggf. Behandlung wiederholen. Partner mitbehandeln, um Reinfektionen zu vermeiden.

*Am Auge*: 1%ige Lösung in sterilisiertem Erdnussöl rezeptieren.

**Canesten**® (Bayer)

20 g Creme 1% (N1) ................................ (FB 3,24) *5,49*
50 g Creme 1% (N2) ................................ (FB 7,06) *12,98*
20 ml Lsg. 1% (N1) ................................ (FB 3,85) *5,96*
30 ml Pumpspray 1% (N1) ........................... (FB 5,31) *6,48*

**gyno Canesten**® (Bayer)
35 g Vaginalcreme 1% + 6 Applik.(N1) ............... (FB 13,21) 13,21
20 g Vaginalcreme 2% + 3 Applik. (N1) ................. (FB 6,12) *7,96*
6 Vaginaltbl. 100 mg + Applik. (N1) .................. (FB 13,66) 13,66
3 Vaginaltbl. 200 mg + Applik. (N1) .................... (FB 6,90) *7,96*
6 Vaginaltbl. 100 mg (N1) + 20 g Creme 1% + Applik. (N1) (Kombipack.) ........................ (FB 13,92) 13,92
3 Vaginaltbl. 200 mg (N1) + 20 g Creme 1% + Applik. (N1) (Kombipack.) ......................... (FB 7,51) *10,45*
1 Vaginaltbl. 500 mg (N1) + 20 g Creme 1% + Applik. (N1) (Kombipack.) ......................... (FB 7,22) *10,45*

**Fungizid-ratiopharm**® (ratiopharm)
20 g Creme 1% (N1) ................................ (FB 3,24) *3,40*
50 g Creme 1% (N2) ................................ (FB 7,06) *7,60*
40 ml Pumpspray 1% (N2) ........................... (FB 6,69) 5,75

**Fungizid-ratiopharm® vaginal** (ratiopharm)
35 g Vaginalcreme 1% (N1) ......................... (FB 13,21) 13,05
6 Vaginaltbl. 100 mg (N1) .......................... (FB 13,66) 13,51
60 Vaginaltbl. 100 mg ...................................... 51,90
3 Vaginaltbl. 200 mg (N1) ........................... (FB 6,90) 6,25
30 Vaginaltbl. 200 mg ...................................... 56,93
3 Vaginaltbl. 200 mg (N1) + 20 g Creme 1% + Applik. (N1) (Kombipack.) ......................... (FB 7,51) 7,45

**Clotrimazol AL** (Aliud)
20 g Creme 1% (N1) ................................ (FB 3,24) 2,69
50 g Creme 1% (N2) ................................ (FB 7,06) 4,42
30 ml Spray 1% (N1) ............................... (FB 5,31) 4,28
20 g Vaginalcreme 2% (N1) .......................... (FB 6,12) 4,30
6 Vaginaltbl. 100 mg (N1) ........................... (FB 13,66) 13,27
3 Vaginaltbl. 200 mg (N1) ............................ (FB 6,90) 3,79
20 g Vaginalcreme 2% (N1) + 3 Vaginaltbl. 200 mg (N1) (Kombipack.) ..................................... (FB 7,51) 6,69

## Clotrimazol + Betamethason *Rp* [UF]

Lokal anzuwendende Kombination aus einem Azolantimykotikum und einem Glucocorticoid. Clotrimazol (s. dort) wirkt fungistatisch auf Dermatophyten, Hefen und Schimmelpilze. Betamethason ist ein fluoriertes, stark wirksames Glucocorticoid mit ähnlichen Wirkungen wie Prednisolon (s. dort). Antimykotikakombinationen, insbesondere glucocorticoidhaltige, werden kritisch beurteilt und sind allenfalls kurzfristig initial bei Dermatomykosen mit stark entzündlichen Reaktionen einsetzbar. Die gute entzündungshemmende Wirkung der Glucocorticoide verführt jedoch zu unerwünschter Langzeittherapie. Die daraus resultierende Blockade lokaler Abwehrreaktionen kann das Krankheitsbild verschlimmern. Ferner besteht die Gefahr der Verschleierung der Diagnose und Verzögerung der Heilung.
**Anw.:** Anfangsbehandlung entzündlicher und ekzematöser Dermatomykosen durch Dermatophyten, Hefen und Schimmelpilze.
**Kontraind., UW, WW:** s. Clotrimazol, Prednisolon.

**Lotricomb**® (Essex Pharma)
**Best.:** 1 g Creme enth.: Betamethasondipropionat 0,64 mg, Clotrimazol 10 mg.
**Dosis:** 1-mal/d auf erkrankte Hautareale auftragen.
20 g Creme (N1) ............................................ 19,89
50 g Creme (N2) ............................................ 36,38
20 g Salbe (N1) ............................................ 19,89
50 g Salbe (N2) ............................................ 36,38

## Clotrimazol + Hydrocortison *Rp* [UF]

Lokal anzuwendende Kombination aus einem Azolantimykotikum und einem Glucocorticoid. Clotrimazol (s. dort) wirkt fungistatisch auf Dermatophyten, Hefen und Schimmelpilze. Hydrocortison ist ein schwach wirksames Glucocorticoid mit ähnlichen Wirkungen wie Prednisolon (s. dort). Antimykotikakombinationen, insbesondere glucocorticoidhaltige, werden kritisch beurteilt und sind allenfalls kurzfristig initial bei Dermatomykosen mit stark entzündlichen Reaktionen einsetzbar. Die gute entzündungshemmende Wirkung der Glucocorticoide verführt jedoch zu unerwünschter Langzeittherapie. Die daraus resultierende Blockade lokaler Abwehrreaktionen kann das Krankheitsbild verschlimmern. Ferner besteht die Gefahr der Verschleierung der Diagnose und Verzögerung der Heilung.
**Anw.:** Dermatomykosen, bei denen entzündliche bzw. ekzematöse Hauterscheinungen und/oder Juckreiz im Vordergrund stehen. Mykotisch superinfizierte Ekzeme u. Dermatitiden.
**Kontraind., UW, WW:** s. Clotrimazol, Prednisolon.

**Baycuten® HC** (Bayer)
**Best.:** 100 g Creme enth.: Clotrimazol 1 g, Hydrocortison 1 g.
**Dosis:** 2-mal/d einreiben.
15 g Creme HC (N1) ......................................... 18,56
30 g Creme HC (N2) ......................................... 26,75
50 g Creme HC (N3) ......................................... 37,75

## Clozapin *Rp* [ML]

Atypisches Neuroleptikum, das in wesentlichen Eigenschaften von allen anderen Neuroleptika abweicht. Auch bei therapieresistenten schizophrenen Psychosen häufig noch wirksam. Frühe extrapyramidale Störungen fehlen praktisch völlig, die späte „tardive Dyskinesie" wahrscheinlich ganz. Möglicherweise sind die besonderen Eigenschaften durch eine hohe Affinität zu muscarinischen Acetylcholinrezeptoren sowie zu Serotonin-$HT_2$-Rezeptoren bestimmt. Weiterhin wird diskutiert, dass die im Vergleich zu typischen Neuroleptika relativ hohe Affinität zum $D_4$-Dopaminrezeptor für Clozapin wesentlich ist (s. Neuroleptika). Clozapin hat starke anticholinerge, antiadrenerge und sedierende Eigenschaften. Es wird nach oraler Gabe praktisch vollständig resorbiert, Bioverfügbarkeit nach Leberpassage ca. 60%, Halbwertszeit ca. 16 h mit weiter Streuung.

Wegen schwerer UW insbesondere auf die Blutbildung (s. u.) unterliegt das Präparat einer freiwilligen Vertriebseinschränkung. Vor Therapiebeginn Differentialblutbild, in den ersten 18 Wochen wöchentlich, danach monatlich Leukozytenbestimmung. Bei fallenden Leukozytenwerten Differentialblutbild. Bei <3000 Leukozyten/μl oder <1500 Granulozyten/μl Präparat absetzen, auf Infektionssymptome achten, bei <2000 Leukozyten/μl oder <1000 Granulozyten/μl Einweisung auf eine Spezialstation, evtl. Knochenmarkbiopsie. Weiteres s. unter Agranulozytose. Leukozytenbestimmungen mindestens 4 Wochen nach Absetzen von Clozapin fortführen.

**Ind.:** Schizophrene Psychosen, insbesondere bei intolerablen UW anderer Neuroleptika.

**Kontraind.:** Akute Intoxikation mit zentral dämpfenden Pharmaka, schwere Leber- und Nierenschäden, Engwinkelglaukom, Prostatahyperplasie. Störungen der Blutbildung in der Anamnese, insbesondere arzneimittelinduzierte Granulozytopenie. Relative Kontraindikationen sind wenig ausgeprägte arzneimittelinduzierte (bes. durch Clozapin) Granulozytopenien (>1000 Granulozyten/μl) und Epilepsien.

**UW:** Störung der Granulozytopoese, Agranulozytose (ca. 1% pro Jahr), epileptische Anfälle (ca. 3% pro Jahr). Ausgeprägte Sedation, relativ starke anticholinerge und antiadrenerge UW mit Miktionsstörungen, Tachykardien, Glaukomanfällen bei Engwinkelglaukom und orthostatischer Hypotonie. Häufig Hypersalivation (Ursache unbekannt). Hyperthermie, selten maligne.

**WW:** Verstärkung anderer zentral dämpfender Pharmaka und Alkohol, verstärkte Wirksamkeit von Antihypertonika und Anticholinergika.

**Dosis:** Initial 12,5–25 mg/d oral, langsam steigern auf 100–450 mg/d bis zu maximal 600 mg/d, in Einzelfällen bis zu 900 mg/d. Gabe im Allgemeinen in zwei Einzeldosen, zur Vermeidung zu starker Sedation größere Dosis abends. Erhaltungsdosis 25–200 mg/d, wenn möglich einmalige abendliche Einnahme. Parenterale (i.m.) Dosierung wie oral, nach 4–6 Tagen auf orale Therapie umstellen.

**Clozapin-neuraxpharm** (neuraxpharm)

20 Tbl. 25 mg (N1) ........ 14,47
50 Tbl. 25 mg (N2) ........ 20,65
100 Tbl. 25 mg (N3) ........ 31,25
20 Tbl. 50 mg (N1) ........ 19,23
50 Tbl. 50 mg (N2) ........ 33,20
100 Tbl. 50 mg (N3) ........ 54,66
20 Tbl. 100 mg (N1) ........ 23,14
50 Tbl. 100 mg (N2) ........ 42,33
100 Tbl. 100 mg (N3) ........ 76,53
20 Tbl. 200 mg (N1) ........ 36,51
50 Tbl. 200 mg (N2) ........ 72,98
100 Tbl. 200 mg (N3) ........ 130,53

**Leponex®** (Novartis)

20 Tbl. 25 mg (N1) ........ 16,10
50 Tbl. 25 mg (N2) ........ 24,97
100 Tbl. 25 mg (N3) ........ 39,93
20 Tbl. 50 mg (N1) ........ 22,67
50 Tbl. 50 mg (N2) ........ 40,14
100 Tbl. 50 mg (N3) ........ 70,88
20 Tbl. 100 mg (N1) ........ 28,37
50 Tbl. 100 mg (N2) ........ 55,34
100 Tbl. 100 mg (N3) ........ 101,30

## Co-Artemether *Rp* [US] 2001 **A**

Fixe Kombination aus Artemether und Lumefantrin zur Behandlung der unkomplizierten Malariainfektion durch Plasmodium falciparum. Artemether ist ein Derivat des Naturstoffs Artemisinin aus dem chinesischen Beifußkraut (Artemisia annua), das seit langem in der chinesischen Medizin bei Fieber und Schüttelfrost angewendet wird. Artemether wirkt während der erythrozytären Phase auf die Blutschizonten, die mehr als 70% des aufgenommenen Hämoglobins in ihrer Nahrungsvakuole unter Freisetzung von Häm verdauen. Hämeisen katalysiert die Öffnung der Peroxidbrücke von Artemether, sodass es unter Bildung von freien Radikalen zur Alkylierung und damit Hemmung der Hämpolymerase und so zum Absterben der Malariaerreger kommt. Artemether führt bereits nach 48 h zu einem Verschwinden der Malariaparasiten aus dem Blut. Nach 3-tägiger erfolgreicher Monotherapie entwickelt sich jedoch in 50% ein Rezidiv. Deshalb wird Artemether mit dem Halofantrinanalogon Lumefantrin kombiniert, das die Hämpolymerase ebenfalls hemmt und die Häm-katalysierte Radikalbildung von Artemether synergistisch verstärkt. Co-Artemether erreichte in klinischen Studien nach 4 Wochen Heilungsraten von 97%.

Co-Artemether soll nur als Reservemittel eingesetzt werden, wenn mit anderen Malariamitteln Probleme zu erwarten sind. Fettreiche Mahlzeiten erhöhen die Resorption von Artemether 2fach und von Lumefantrin 16fach, deshalb immer Einnahme mit Mahlzeiten. Halbwertszeit von Artemether 2 h, von Lumefantrin bei Malariapatienten 4–6 Tage.

**Ind.:** Akute, unkomplizierte Malariainfektion durch Plasmodium falciparum.

**Kontraind.:** Komplizierte Malariaformen, gleichzeitige Gabe von CYP3A4-Inhibitoren (z. B. Erythromycin, Ketoconazol, Itraconazol, Cimetidin, HIV-Proteasehemmer) oder CYP2D6-Substraten (z. B. Flecainid, Metoprolol, Imipramin, Amitriptylin, Clomipramin). Plötzlicher Herztod in der Familienanamnese, angeborene Verlängerung des QTc-Intervalls, Herzrhythmusstörungen in der

Anamnese, Herzinsuffizienz, Elektrolytstörungen, Gabe von QTc-Intervall-verlängernden Arzneimitteln, z. B. Antiarrhythmika der Klassen I A und III. Strenge Indikationsstellung in der Schwangerschaft, in der Stillzeit frühestens 1 Woche nach der letzten Dosis wieder stillen.

**UW:** Sehr häufig Kopfschmerzen, Schwindel, Bauchschmerzen, Appetitlosigkeit. Häufig Schlafstörungen, Tachykardie, Diarrhö, Übelkeit und Erbrechen, Pruritus, Ausschlag, Husten, Arthralgie, Myalgie, Asthenie.

**WW:** Mit CYP3A4-Inhibitoren, Grapefruchtsaft und CYP2D6-Substraten (Halofantrin, Chinin).

**Dosis:** Therapiezyklus initial mit 1-mal 4 Tbl. (20 mg Artemether + 120 mg Lumefantrin/Tbl.), danach je 4 Tbl. nach 8, 24, 36, 48 und 60 h. Wegen fehlender klinischer Erfahrungen nicht mehr als 2 Therapiezyklen.

**Riamet**® (Novartis Pharma)
24 Tbl. (20 mg/120mg) (N2) ........ 45,58

## Cocain *Btm* [ES]

Alkaloid aus den Blättern von Erythroxylum coca, das eine starke Lokalanästhesie und wegen seiner indirekt sympathomimetischen Wirkung zusätzlich eine Vasokonstriktion bei topischer Applikation auf Schleimhäute verursacht. Die Wirkung tritt schnell ein (1 min) und hält etwa 1 h an.

Cocain wird wegen seiner starken abhängigkeitserzeugenden und akut toxischen Wirkungen (s. Vergiftungen, Kap. 24) nur noch in Ausnahmefällen zur Oberflächenanästhesie am Auge eingesetzt.

## Codein *Rp* [BL]

Opioidanalgetikum mit ähnlichen Wirkungen wie Morphin (s. dort). Codein wirkt schwächer analgetisch als Morphin, hat aber gute antitussive Eigenschaften und hemmt den Hustenreflex durch einen direkten Angriff auf das Hustenzentrum.

Bioverfügbarkeit 60–70%, maximale Plasmakonzentrationen nach 1–2 h. Codein (Methylmorphin) wird zu 5–20% durch Cytochrom CYP2D6 (4–10% der Patienten mit Defektmutanten) zu Morphin O-demethyliert, der Rest zu inaktiven Metaboliten. Halbwertszeit 3–5 h, bei akuten Leberkrankheiten verlängert. Wirkungsdauer ca. 4–6 h.

Bioverfügbarkeit 60–70%, maximale Plasmakonzentrationen nach 1–2 h. Codein (Methylmorphin) wird zu 5–20% durch Cytochrom CYP2D6 (4–10% der Patienten mit Defektmutanten und daher ohne analgetische Wirkung) zu dem analgetisch aktiven Morphin O-demethyliert, der Rest zu inaktiven Metaboliten. Halbwertszeit 3–5 h, bei akuten Leberkrankheiten verlängert. Wirkungsdauer ca. 4–6 h.

**Ind.:** Husten, Schmerzen.

**Kontraind.:** Ateminsuffizienz, akuter Asthmaanfall, Koma. Vorsicht bei chronisch respiratorischer Insuffizienz, erhöhtem Hirndruck, Opioidabhängigkeit. Bei Epilepsien nicht in hohen Dosen. Bei produktivem Husten oder chronischer Obstipation sollte Codein möglichst vermieden werden. Strenge Indikationsstellung in Schwangerschaft und Stillzeit. Einzeldosen von 30 mg nicht für Kdr. unter 6 J., 50 mg nicht für Kdr. unter 14 J.

**UW:** Hemmung des Atemzentrums, Obstipation und Tonuserhöhung verschiedener Schließmuskeln (Magen, Gallenblase, Harnblase), nach höheren Dosen können Benommenheit, Schläfrigkeit, Schwindel und Sehstörungen auftreten (cave: Straßenverkehr!). Bei Vergiftungen Krämpfe, Lungenödem und Atemlähmung (bei Kdr.). Selten Urtikaria, Juckreiz und Ödeme. Bei Codein besteht nur ein geringes Abhängigkeitsrisiko. Es wird jedoch bei Opioidabhängigkeit oft zur Substitution verwendet, obwohl es dafür nicht geeignet ist.

**WW:** Codein kann den atemdepressiven Effekt von Alkohol, Barbituraten, Antihistaminika und anderen zentral dämpfenden Pharmaka verstärken. Bei gleichzeitiger Einnahme von MAO-Hemmern Erregung, Krämpfe, Halluzinationen, Schwitzen und Blutdruckanstieg möglich. Die Verstärkung der analgetischen Wirkung von Paracetamol kann therapeutisch genutzt werden.

**Dosis:** *Schmerzen:* Erw. 3- bis 5-mal tgl. 30–60 mg, Kdr. 0,5 mg/kg oral alle 6–8 h. *Husten:* Erw. 30–60 mg mehrmals/d, Kdr. 0,2–0,3 mg/kg alle 6–8 h. Die größte Einzeldosis beträgt 100 mg, die größte Tagesdosis 300 mg. DDD 100 mg.

**Codeinsaft/-tropfen von ct** (ct-Arzneimittel)
100 ml Saft (N1) ........ (FB 11,58) 11,32
15 ml Tr. (24 mg/ml) (N1) ........ (FB 11,95) 11,76
30 ml Tr. (24 mg/ml) (N2) ........ (FB 13,36) 13,25
100 ml Tr. (24 mg/ml) (N3) ........ (FB 14,89) 14,35

**Codeinum phosphoricum Compren**® (Desma)
10 Tbl. 30 mg (N1) ........ (FB 11,72) 11,69
20 Tbl. 30 mg (N2) ........ (FB 12,99) 12,97
10 Tbl. forte 50 mg (N1) ........ (FB 12,31) 12,28
20 Tbl. forte 50 mg (N2) ........ (FB 13,92) 13,82

**Tryasol**® **Codein** (Pharma Wernigerode)
100 ml mite Lsg. (2,5 mg/ml) (N1) ........ (FB 12,97) *13,03*
15 ml forte Lsg. 22,1 mg/ml (30 Tr.) (N1) ........ (FB 12,40) 12,39
30 ml forte Lsg. (22,1 mg/ml) (30 Tr.) (N2) ........ (FB 14,06) 14,05
10 Tbl. 30 mg (N1) ........ (FB 11,72) 11,68
20 Tbl. 30 mg (N2) ........ (FB 12,99) 12,97
10 Tbl. forte 50 mg (N1) ........ (FB 12,31) 12,28

## Coffein [ML]

Psychostimulans aus der Gruppe der Methylxanthine. Coffein ist der pharmakologisch wirksamste Inhaltsstoff im Kaffee. Es wirkt qualitativ wie Theophyllin (s. dort), aber etwas schwächer vasodilatierend und diuretisch. Coffein ist Bestandteil zahlreicher analgetischer Mischpräparate, eine Analgesie-verstärkende Wirkung ist nicht gut dokumentiert, das Abhängigkeitsrisiko steigt. Wird oral gut resorbiert, in der Leber praktisch vollständig metabolisiert, Halbwertszeit 3–6 h, bei Neugeborenen über 100 h.

**Ind.:** Ermüdungszustände.

**Kontraind.:** Vorsicht bei Tachyarrhythmien, Angstsyndromen, Hyperthyreose; Leberzirrhose (HWZ verlängert). Stillzeit (Coffein geht in die Muttermilch über).

**UW:** Schlaflosigkeit, Reizbarkeit, Tremor, Tachykardie, gastrointestinale Beschwerden. S. a. Theophyllin. Bei Absetzen Entzugserscheinungen möglich (Kopfschmerzen, Müdigkeit, vegetative UW).

**WW:** s. Theophyllin. Die Ausscheidung von Theophyllin wird durch Coffein verlangsamt.

**Dosis:** 100–200 mg oral, ggf. 1-mal/d wiederholen.

**Coffeinum N** (Merck dura)

20 Tbl. 200 mg (N1) .......... 3,85
50 Tbl. 200 mg (N2) .......... 8,40

## Colchicin *Rp* [US]

Alkaloid aus der Herbstzeitlose (Colchicum autumnale) zur symptomatischen Therapie der akuten Gichtarthritis. Colchicin wirkt prophylaktisch gegen Gichtanfälle, die zu Beginn der Behandlung mit Allopurinol oder Urikosurika auftreten können. Es hemmt selektiv die entzündliche Reaktion auf Uratkristalle, bindet an mikrotubuläre Proteine von Leukozyten und vermindert dadurch die Einwanderung in den entzündeten Gelenkbereich. In ähnlicher Weise auch als Spindelgift antimitotisch wirksam. Kein Analgetikum, kein Effekt auf Bildung und Elimination der Harnsäure.

Colchicin wird nach oraler Gabe schnell resorbiert, maximale Plasmaspiegel nach 2 h. Anreicherung in Leukozyten. Elimination hauptsächlich biliär, Eliminationshalbwertszeit 50–80 min, aber Kumulation der Wirkung.

**Ind.:** Akuter Gichtanfall.

**Kontraind.:** Frauen im konzeptionsfähigen Alter, Schwangerschaft, Stillzeit. Bei Männern keine Zeugung bis 1 Jahr nach Therapieende.

**UW:** Sehr häufig Durchfälle (80% der Patienten, Maß der Dosierung), Bauchschmerzen, Übelkeit, Erbrechen. Gelegentlich Leukopenie, Thrombozytopenie, Neuritis, Muskelschwäche. Selten Agranulozytose, aplastische Anämie, Hautveränderungen, Alopezie, Azoospermie.

**Dosis:** Anfangs 1 mg, dann alle 1–2 h 0,5–1 mg oral bis Schmerz verschwindet oder schwere Durchfälle auftreten, jedoch nicht mehr als 8 mg pro 24 h. Nach Besserung Dosen am 2. Tag auf die Hälfte, am 3. Tag auf 1,5 mg/d reduzieren und Therapie 1 Woche fortsetzen. Bei hohen Dosen Kumulation. Zur Prophylaxe akuter Anfälle bei Beginn der Therapie mit Urikosurika oder Allopurinol 0,5–1,5 mg/d für einige Tage.

**Colchicum-Dispert**® (Solvay)

**Best.:** 1 Drg. enth.: Trockenextrakt aus Semen Colchici 15,6 mg (stand. auf 0,5 mg Gesamtalkaloide berechnet als Colchicin).

20 Drg. (N1) .......... 16,80
50 Drg. (N2) .......... 24,27

## Colecalciferol *Rp* [US]

Durch UV-Bestrahlung entsteht in der Haut aus dem Provitamin 7-Dehydrocholesterin Colecalciferol (Vitamin $D_3$). Es wird hauptsächlich in der Leber und im Fettgewebe über Monate gespeichert und langsam mit einer Halbwertszeit von 19–25 h ausgeschieden. Üblicherweise wird es oral gegeben und im Dünndarm gut resorbiert. Danach wird es in der Leber zu Calcifediol (25-Hydroxycolecalciferol) hydroxyliert. Dieser Metabolit bindet fester an das Vitamin-D-bindende Globulin und erreicht dadurch eine Halbwertszeit von 19 Tagen. Calcifediol ist damit die wichtigste zirkulierende Form des Vitamins. Eine weitere Hydroxylierung zu Calcitriol (1,25-Dihydroxycolecalciferol) geschieht in der Niere unter Einfluss von Parathormon in Abhängigkeit vom Calcium- und Phosphatbedarf. Calcitriol ist die biologisch aktive Form des Vitamins (Vitamin-D-Hormon) und regelt die Calciumhomöostase. Es fördert die intestinale Calciumaufnahme, mobilisiert Calcium aus dem Knochen und hemmt die renale Elimination von Calcium und Phosphat.

Colecalciferol wird in großem Umfang zur *Rachitisprophylaxe* eingesetzt. Sie ist bei Sgl. indiziert, die ausschließlich gestillt werden oder keine Vitamin-D-angereicherte Säuglingsnahrung erhalten. Erforderlich sind tgl. 10 µg Colecalciferol (400 I.E.). Wird Vitamin D bereits ausreichend mit der Nahrung zugeführt, sollte keine zusätzliche Prophylaxe durchgeführt werden, weil dadurch Überdosierungen entstehen können. Schon 25 µg/d können über längere Zeit toxisch wirken, 45 µg/d hemmen das Wachstum von Säuglingen. Die früher empfohlene Stoßprophylaxe mit hohen Dosen ist aus diesem Grunde verlassen worden.

Der Vitamin-D-Bedarf des *Erwachsenen* wird normalerweise durch genügend Sonne oder durch eine normale Kost gedeckt. Schwangere und stillende Frauen benötigen nur zusätzliche Gaben, wenn die Nahrung weniger als 10 µg/d Colecalciferol enthält. Präparate mit mehr als 10 µg/d sollen nur bei nachgewiesenem Vitamin-D-Mangel verwendet werden, z. B. bei Malabsorptionssyndromen.

Bei manifester *Rachitis*, die aufgrund der breiten Prophylaxe sehr selten geworden ist, werden 25 μg/d benötigt. Um eine schnellere Heilung in schweren Fällen zu erzielen, werden auch 100 μg/d gegeben. Die *Osteomalazie* des Erwachsenen ist eine weitere Indikation für Vitamin-D-Präparate. Hauptursachen sind ein Vitamin-D-Mangel oder eine ungenügende renale Bildung von Calcitriol infolge von Stoffwechselkrankheiten oder Niereninsuffizienz. Üblicherweise führt eine initial hohe Dosis von Colecalciferol mit 250 μg/d zur raschen Besserung. Bei Niereninsuffizienz wird mit Calcitriol substituiert. Eine weitere Indikation zur Gabe von Colecalciferol ist der *Hypoparathyreoidismus*, bei dem orale Calciumgaben zusammen mit sehr hohen Dosen von Vitamin D angewendet werden.

**Ind.:** Rachitisprophylaxe, Rachitis, Osteomalazie, metabolische Osteopathien, Hypoparathyreoidismus.

**Kontraind.:** Hyperkalzämie. Hochdosierte Anwendung in der Schwangerschaft, da Vitamin-D-Metaboliten auf den Fetus übergehen und teratogen wirken können. Vorsicht bei Urolithiasisanamnese, Sarkoidose.

**UW:** Hyperkalzämie, generelle Kalzinose, irreversibles Nierenversagen. Bei Sgl. führen relativ niedrige Dosen zu Wachstums- und Entwicklungsstörungen.

**WW:** Thiaziddiuretika verstärken die Hyperkalzämie. Phenytoin oder Phenobarbital steigern den Abbau von Vitamin D und können Rachitis und Osteomalazie auslösen.

**Dosis:** *Rachitisprophylaxe*: Ab 2. Lebenswoche bis zum Ende des 1. Lebensjahres 10 μg (400 I.E.)/d, bei Frühgeborenen 20 μg (800 I.E.)/d oral.
*Rachitis*: 25–100 μg (1000–4000 I.E.)/d oral.
*Osteomalazie*: Initial 250 μg/d oral, nach 3–4 Wochen Dosis reduzieren auf 25 μg/d oral.
*Hypoparathyreoidismus*: 250–2500 μg/d oral.

**Vigantol**® (Merck)
10 ml Oel 20.000 I.E./1 ml (30 Tr.) (N1) ........ 12,49
100 ml Oel 20.000 I.E./1 ml (30 Tr.) (N3) ........ 30,17

**Vigantoletten**® (Merck)
30 Tbl. 500 I.E. (N2) ........ (FB 2,60) 2,60
90 Tbl. 500 I.E. (N3) ........ (FB 6,51) 6,51
30 Tbl. 1000 I.E. (N2) ........ (FB 2,80) 2,80
90 Tbl. 1000 I.E. (N3) ........ (FB 7,03) 7,03

## Colecalciferol + Calciumcarbonat [US]

Sinnvolle Kombination aus Colecalciferol (Vitamin $D_3$) und Calciumcarbonat zur Substitution bei chronischen Calciummangelzuständen. In Substitutionsdosen reduzieren Calcium und Colecalciferol die Frakturhäufigkeit bei älteren Patienten.

**Ind.:** Vitamin-D- und Calcium-Mangelzustände bei älteren Patienten und bei Osteoporosepatienten.

**Kontraind., UW, WW:** s. Colecalciferol, Calciumsalze.

**Calcimagon®-D3** (Orion Pharma)
**Best.:** 1 Kautbl. enth. Calciumcarbonat 1250 mg entspr. 500 mg Calcium, Colecalciferol-Trockenkonzentrat 4 mg entspr. 400 I.E. Colecalciferol.
**Dosis:** 2-mal 1 Kautbl./d.

20 Tbl. 500 mg/400 I.E. (N1) ........ 5,00
50 Tbl. 500 mg/400 I.E. (N2) ........ 14,80
100 Tbl. 500 mg/400 I.E. (N3) ........ 20,43

**Calcium $D_3$ STADA**® (STADA)
**Best.:** 1 Kautbl. enth.: Calciumcarbonat 1500,3 mg entspr. 600 mg Calcium, Colecalciferol-Trockenkonzentrat 4 mg entspr. 400 I.E Vitamin $D_3$. 1 Brausetbl. enth.: Calciumcarbonat 2500 mg entspr. 1000 mg Calcium, Colecalciferol 22 μg entspr. 880 I.E. Vitamin $D_3$.
**Dosis:** 2-mal 1 Kautbl./d, 1-mal 1 Brausetbl./d.

20 Kautbl. 600 mg/400 I.E. (N1) ........ 6,90
50 Kautbl. 600 mg/400 I.E. (N2) ........ 14,95
100 Kautbl. 600 mg/400 I.E. (N3) ........ 21,55
20 Brausetbl. 1000 mg/880 I.E. (N1) ........ 11,40
40 Brausetbl. 1000 mg/880 I.E. (N2) ........ 21,00
100 Brausetbl. 1000 mg/880 I.E. (N3) ........ 48,40

## Colecalciferol + Natriumfluorid *Rp* [US]

Kombination aus Colecalciferol (Vit. $D_3$) und Natriumfluorid zur gleichzeitigen Prophylaxe gegen Rachitis und Karies. Die Rachitisprophylaxe ist bei Sgl. indiziert, die ausschließlich gestillt werden oder keine Vitamin-D-angereicherte Säuglingsnahrung erhalten. Kariesprophylaxe ist nur indiziert, wenn der Fluoridgehalt des Trinkwassers 0,3 ppm nicht überschreitet.

**Ind.:** Rachitisprophylaxe und Kariesfrühprophylaxe bei Sgl. und Kleinkdr.

**Best.:** 1 Tbl. 500/1000 enth.: Colecalciferol 12,5 μg/25 μg entspr. 500 I.E./1000 I.E. Vit. $D_3$, Natriumfluorid 0,553 mg/0,553 mg entspr. 0,25 mg Fluorid.

**Kontraind., UW, WW:** s. Colecalciferol, Natriumfluorid.

**Dosis:** Ab 2. Lebenswoche bis Ende des 1. Lebensjahres 1 Tbl. mit 500 I.E./d. Bei Frühgeborenen, dystrophen Neugeborenen und Kdr. mit Malabsorptionssyndromen 1 Tbl. mit 1000 I.E./d.

**D-Fluoretten**® (Aventis)
30 Tbl. 500 I.E. (N2) ........ (FB 2,30) 2,30
90 Tbl. 500 I.E. (N3) ........ (FB 6,00) 6,00
30 Tbl. 1000 I.E. (N2) ........ (FB 2,75) 2,75
90 Tbl. 1000 I.E. (N3) ........ (FB 7,19) 7,19

**Fluor-Vigantoletten**® (Merck)
30 Tbl. 500 I.E. (N2) ........ (FB 2,30) 2,30
90 Tbl. 500 I.E. (N3) ........ (FB 6,00) 6,00
30 Tbl. 1000 I.E. (N2) ........ (FB 2,75) 2,75
90 Tbl. 1000 I.E. (N3) ........ (FB 7,19) 7,19

**Zymafluor® D** (Novartis)
30 Tbl. 500 I.E. (N2) .................................(FB 2,30) 2,30
90 Tbl. 500 I.E. (N3) .................................(FB 6,00) 6,00
30 Tbl. 1000 I.E. (N2) ...............................(FB 2,75) 2,75
90 Tbl. 1000 I.E. (N3) ...............................(FB 7,19) 7,19

## Colestipol *Rp* [US]

Anionenaustauscher mit hoher Affinität zu Gallensäuren mit ähnlichen Eigenschaften wie Colestyramin (s. dort). Colestipol wird wie Colestyramin nicht aus dem Gastrointestinaltrakt resorbiert.

**Ind.:** Familiäre heterozygote Hypercholesterinämie und andere primäre Hypercholesterinämien.

**Kontraind., UW:** s. Colestyramin.

**Dosis:** Einschleichende Dosierung mit anfangs 1-mal 5 g/d, danach wochenweise steigern bis auf 3-mal 10 g/d, ggf. weiter auf 3-mal 8–12 g/d. Pulver nicht trocken einnehmen, sondern mit ca. 150 ml Flüssigkeit.

**Cholestabyl®** (Fournier Pharma)
50 Btl. 5 g (N2) ..................................(FB 44,32) 44,32
100 Btl. 5 g (N3) .................................(FB 76,10) 76,10

## Colestyramin *Rp* [US]

Anionenaustauscher mit hoher Affinität zu Gallensäuren. Colestyramin bindet Gallensäuren und hält sie damit im Darmlumen, wodurch ihre Ausscheidung erhöht wird. Dadurch steigen die Neubildung von Gallensäuren aus Cholesterin und die LDL-Rezeptorsynthese. Infolge der erhöhten LDL-Rezeptorzahl steigt der LDL-Cholesterinkatabolismus und fällt das LDL-Cholesterin ab. Nach längerer Anwendung wird das Gesamtcholesterin im Körper gesenkt, tendinöse Xanthome werden zurückgebildet. Mit Colestyramin wurde in einer Langzeitstudie bei asymptomatischen Männern mit einer Hypercholesterinämie (Gesamtcholesterin 280 mg/dl) erstmals gezeigt, dass eine Abnahme des LDL-Cholesterins im Laufe von 7 Jahren zu einem Rückgang der Inzidenz (20–25%) und Letalität (24%) der koronaren Herzkrankheit führt (Lipid Research Clinics Coronary Primary Prevention Trial, LRC-Studie 1984).

Colestyramin wird nicht aus dem Gastrointestinaltrakt resorbiert, deshalb besonders sicheres Arzneimittel für die Behandlung von Hypercholesterinämien. Die Senkung des LDL-Cholesterin beginnt nach 4–7 Tagen und ist nach 4 Wochen maximal. Initial können Plasmatriglyzeride vorübergehend ansteigen, deshalb nicht bei bestehender Hypertriglyzeridämie geben. Weiterhin ist Colestyramin für die Reduktion von Gallensäuren bei chologenen Diarrhöen und Hautjucken bei partiellem Gallengangsverschluss sowie zur Therapie der Vergiftung mit Digitoxin geeignet.

**Ind.:** Familiäre heterozygote Hypercholesterinämie, polygene Hypercholesterinämie. Chologene Diarrhö, Hautjucken bei partiellem Gallengangsverschluss.

**Kontraind.:** Totaler Gallengangsverschluss. Vorsicht bei Obstipation.

**UW:** Unangenehmer, sandiger Geschmack. Häufig Übelkeit, Völlegefühl, Obstipation. Vorübergehender Anstieg von alkalischer Phosphatase und Lebertransaminasen. Nach hohen Dosen Steatorrhö mit verminderter Resorption fettlöslicher Vitamine. Durch das Chloridion des Ionenaustauschers hyperchlorämische Azidose bei Niereninsuffizienz und Kleinkindern. Deshalb Therapie bei Kdr. erst ab 6 Jahren.

**WW:** Resorptionsverminderung anderer Arzneimittel wie Hydrochlorothiazid, Phenylbutazon, Phenobarbital, orale Antikoagulanzien, Sotalol, Thyroxin, Digitoxin. Ausreichenden Zeitabstand einhalten (1 h vorher, 4 h danach).

**Dosis:** Einschleichende Dosierung mit anfangs 1-mal 4 g/d oral, danach wochenweise steigern bis auf 3-mal 4 g/d, ggf. weiter auf 3-mal 8–12 g/d. Pulver nie trocken einnehmen, sondern mit ca. 150 ml Flüssigkeit. Bei chologener Diarrhö und Gallensäuren-bedingtem Juckreiz 4–8 g/d ausreichend. Bei Digitalisintoxikation 4-mal 8 g/d oral über 1–2 Tage.

**Quantalan®** (Bristol-Myers Squibb)
50 Dosierbtl. Pulv. 4 g (N2) .........................(FB 44,32) 44,32
100 Dosierbtl. Pulv. 4 g (N3) ........................(FB 76,10) 76,10

## Colistin *Rp* [US]

Polypeptidantibiotikum mit ähnlichen Eigenschaften wie Polymyxin B (s. dort). Colistin wird nach oraler Gabe aus dem Gastrointestinaltrakt kaum resorbiert.

**Ind.:** Selektive Darmdekontamination.

**Kontraind., UW:** s. Polymyxin B.

**Dosis:** Erw. 4-mal 2 Mio. I.E./d oral, Sgl. 4-mal 62.500 I.E./kg, Kdr. 1–12 J. 4-mal 1 Mio. I.E./d oral.

**Diarönt® mono** (Chephasaar)
10 Tbl. 95 mg (2 Mio. I.E.) (N1) .............................. 22,52
20 Tbl. 95 mg (2. Mio. I.E.) (N2) ............................. 34,31
15,9 g Pulver f. 100 ml Saft (5,95 mg/ml entspr. 125000 I.E.) (N1) .. 20,37

## Co-trimoxazol *Rp* [WS]

Sinnvolle fixe Kombination des Folsäurereduktasehemmstoffs Trimethoprim mit dem Sulfonamid Sulfamethoxazol im Dosisverhältnis 1:5. Die Kombination hat im Vergleich zur Monotherapie mit dem Sulfonamid eine größere Effektivität, ein verbreitertes Wirkungsspektrum und eine geringere Resistenzentwicklung. Der Wirktyp ist bakterizid.

Sequentialblockade der bakteriellen Folsäuresynthese durch Sulfamethoxazol, das den Einbau von p-Aminobenzoesäure in Folsäure hemmt und Trimethoprim, das die Reduktion von Dihydrofolsäure zu Tetrahydrofolsäure blockiert.
Co-trimoxazol ist gegen viele grampositive und gramnegative Bakterienarten wirksam. Erreger von Atem- und Harnwegsinfektionen werden jedoch teilweise resistent, wie z. B. Staphylococcus aureus, Enterokokken, Pneumokokken, Klebsiella- und Enterobacterarten. Selten Resistenz bei Haemophilus influenzae. In höherer Konzentration wirkt Co-trimoxazol auf Pneumocystis carinii.
Die orale Bioverfügbarkeit beider Komponenten ist nahezu 100%. Maximale Plasmakonzentrationen nach oraler Gabe für Trimethoprim nach ca. 2 h und für Sulfamethoxazol nach ca. 4 h. Wirksame Plasmakonzentrationen bei üblicher Dosierung für ca. 12 h. Plasmaeiweißbindung für beide Komponenten ca. 65–70% (kaum gegenseitige Verdrängung). Trimethoprim verteilt sich rasch in nahezu alle Gewebe und erreicht im Liquor ca. 50% und in der Galle ca. 200% der Plasmakonzentration. Trimethoprim wird zu 65–80% und Sulfamethoxazol zu 30–50% unverändert renal eliminiert. Glukuronidierte und acetylierte Metabolite werden ebenfalls renal eliminiert und sind unwirksam. Halbwertszeit beider Substanzen ca. 10 h.
**Ind.:** Harnwegsinfektionen, Bronchitis. Otitis media, Sinusitis, Prostatitis, Ruhr, Salmonella typhi-Träger. Pneumocystis-carinii-Pneumonie
**Kontraind.:** Sulfonamid- oder Trimethoprimüberempfindlichkeit. Akute Hepatitis und schwere Leberschäden, hämatologische Krankheiten, Niereninsuffizienz mit einer Kreatininclearance unter 15 ml/min. Schwangerschaft und Stillperiode. Frühgeborene und Kdr. unter 2 Monaten sollten kein Co-trimoxazol erhalten wegen Leber- und Nierenunreife sowie Gefahr eines Kernikterus. Bei Niereninsuffizienz mit einer Kreatininclearance unter 15 ml/min wird von den meisten Autoren eine Verabreichung abgelehnt.
**UW:** Prinzipiell alle UW wie für Sulfonamide. 2–3% gastrointestinale Störungen: Nausea, Erbrechen, Diarrhö, intrahepatische Cholestase, Pankreatitis (sehr selten) und pseudomembranöse Colitis. 1–6% aller in Frage kommenden allergischen Hautreaktionen (Lyell-Syndrom möglich). Etwa 0,5% hämatologische UW: Megaloblastenanämie, Leukopenie, Thrombozytopenie mit Purpura und Panzytopenie, die auf einen Trimethoprim-induzierten Tetrahydrofolsäuremangel zurückzuführen sind. Können allerdings auch allergisch durch das Sulfonamid bedingt sein. Klinisch vermutlich nicht relevante Leukopenie und Thrombozytopenie in bis zu 10%. Bei Langzeitprophylaxe Blutbildkontrollen erforderlich. Sehr selten allergisch bedingte renale Insuffizienz, Kristallurie durch Ausfallen des Sulfonamids, zentralnervöse Störungen mit Kopfschmerzen, Depressionen, Halluzinationen.
**WW:** Kreuzallergie zwischen Sulfonamiden und oralen Antidiabetika möglich. Wechselwirkungen mit Antimalariamitteln, Antikonvulsiva (Phenobarbital, Phenytoin, Primidon), die selbst ein Folsäuredefizit erzeugen können. Möglicherweise auch mit Zytostatika und Immunsuppressiva, die über einen Folsäureantagonismus wirken. Kombination mit Thiaziddiuretika führt häufiger zu einer Thrombozytopenie. Hypoglykämien möglich durch Hemmung des Metabolismus und Verdrängung von oralen Antidiabetika aus der Eiweißbindung. Verstärkung der Wirkung von Antikoagulanzien vom Cumarintyp vermutlich durch Hemmung des Metabolismus sowie Verstärkung der Wirkung von Barbituraten durch Verdrängung aus der Eiweißbindung. Hemmung des Metabolismus von Rifampicin, Isoniazid und Clindamycin. Antazida hemmen die Resorption von Sulfonamiden. Substanzen, die den Harn alkalisieren, beschleunigen die renale Elimination von Sulfonamiden.
**Dosis:** *Standarddosis* 2-mal 960 mg (800 mg + 160 mg)/d oral. Maximaldosis bei schweren Infektionen 3-mal 960 mg/d oral, kann notfalls als i.v.-Kurzinfusion gegeben werden. *Einmaltherapie* unkomplizierter Harnwegsinfektionen bei Frauen 1-mal 2880 mg (3 Tbl. forte) an einem Tag. Kdr. 2-mal tgl. 24 mg (20 mg + 4 mg)/kg. Bei einer Kreatininclearance von 15–30 ml/min Halbierung der üblichen Tagesdosis. *Pneumocystis-carinii-Pneumonie* bis zu 5fache Standarddosis mit 120 mg/kg tgl. über 14 Tage. DDD 1920 mg.

**Cotrim forte von ct** (ct-Arzneimittel)
10 Tbl. 960 mg (N1) ............ (FB 10,94) 10,52
20 Tbl. 960 mg (N2) ............ (FB 12,28) 11,25

**Cotrim-ratiopharm®** (ratiopharm)
5 Inj.Amp. SF (480 mg/5 ml) (N2) ............ 14,18
100 ml Saft f. Kdr. (240 mg/5 ml) (N1) ............ (FB 11,79) 11,63
100 ml Saft f. Erw. (480 mg/5 ml) (N1) ............ (FB 13,78) 13,77
10 Tbl. 480 mg (N1) ............ (FB 10,44) 10,29
20 Tbl. 480 mg (N2) ............ (FB 11,44) 11,26
50 Tbl. 480 mg (N3) ............ (FB 14,13) 13,63
10 Tbl. forte 960 mg (N1) ............ (FB 10,94) 10,52
20 Tbl. forte 960 mg (N2) ............ (FB 12,28) 11,41

## Croconazol *Rp* [UF] 1993 C

Lokalantimykotikum aus der Gruppe der Azolderivate mit ähnlichen Wirkungen und Nebenwirkungen wie Clotrimazol (s. dort). Wie andere Azolantimykotika wird Croconazol nur geringfügig resorbiert, wobei die Gelzubereitung höhere Werte (ca. 6%) erreicht als die Creme. Großflächige Applikation führt mit ca. 25% zu deutlich höheren Resorptionsraten.

**Ind.:** Pilzinfektionen der Haut durch Dermatophyten und Hefen. Pityriasis versicolor.

**Kontraind.:** Überempfindlichkeit gegen Croconazol. Schwangerschaft. Während der Stillperiode nicht im Brustbereich anwenden.

**UW:** Selten Irritationen, Jucken und Rötung der Haut, Kontaktdermatitis, Schmerzen.

**Dosis:** Gel oder Creme 1-mal/d möglichst dünn auftragen. Behandlungsdauer im Allgemeinen 2, bei Fußpilz bis zu 5 Wochen.

**Pilzcin**® (Merz)

| | |
|---|---|
| 15 g Creme (10 mg/g) (N1) | (FB 6,11) *6,21* |
| 35 g Creme (10 mg/g) (N2) | (FB 12,46) *12,52* |
| 15 g Gel (10 mg/g) (N1) | (FB 6,11) *6,21* |
| 35 g Gel (10 mg/g) (N2) | (FB 12,46) *12,52* |

## Cromoglicinsäure [BL]

Hauptvertreter der Degranulationsinhibitoren, die eine IgE-vermittelte, aber auch eine nicht immunologische Degranulation von Mastzellen vermindern und dadurch auch die Freisetzung von Entzündungsmediatoren hemmen. Cromoglicinsäure hat keine direkten antihistaminischen, antiinflammatorischen und bronchodilatierenden Eigenschaften. Sie ist auch wirksam bei Anstrengungsasthma. Die volle Wirkung tritt nach 1–2 Wochen ein. Daher ist die Substanz nur prophylaktisch wirksam, aber nicht für die akute Anfallstherapie anwendbar. Nach einer aktuellen Cochrane-Analyse zeigt Cromoglicinsäure bei asthmatischen Kindern keine Überlegenheit gegen Placebo.

Am Auge wird Cromoglicinsäure zur Prophylaxe der allergischen Konjunktivitis, ebenso an der Nase lokal zur Prophylaxe der allergischen Rhinitis verwendet. Die Behandlung soll vor der Allergenexposition begonnen werden, da es nur prophylaktisch wirksam ist.

Inhalierte Cromoglicinsäure findet sich nur zum kleinen Teil in den kleinen Atemwegen wieder (5–10%), der überwiegende Teil schlägt sich in Mundhöhle und Rachen nieder, wird verschluckt, gering resorbiert (<2%) und unverändert ausgeschieden. Halbwertszeit nach Inhalation weniger als 2 h.

**Ind.:** Prophylaxe von Asthma bronchiale, allergischer Rhinitis und Konjunktivitis.

**Kontraind.:** Strenge Indikationsstellung im 1. Trimenon der Schwangerschaft, Status asthmaticus.

**UW:** Selten Pruritus, Dermatitis, Gastroenteritis, Atemnot, Larynxödem, selten generalisierte anaphylaktische Reaktionen mit Bronchospasmen. Bei Pulverinhalation vorübergehender Bronchospasmus möglich. Selten lokale Reizung.

**Dosis:** *Inhalativ*: Erw. und Kdr. 4-mal tgl. 2 Sprühstöße (1 mg) oder eine Pulverkapsel (20 mg) inhalieren.
*Nase*: Erw. und Kdr. 4-mal tgl. ein Sprühstoß in jedes Nasenloch oder eine Pulverkapsel (20 mg) mit Insufflator in die Nase einsprühen. DDD 8 mg (Aerosol), 80 mg (Kps.).
*Auge*: 4-mal/d 1 Tr. einer 2% Lösung.

**Cromohexal**® (Hexal)

| | |
|---|---|
| 10 ml Augentr. (20 mg/ml) (N1) | (FB 4,51) 4,28 |
| 20 ED-Pip. Augentr. UD (N1) | (FB 4,51) 4,51 |
| 50 ED-Pip. Augentr. UD (N2) | (FB 12,62) 11,16 |
| 15 ml Nasenspray sanft (20 mg/ml) (N1) | (FB 6,21) 6,21 |
| 30 ml Nasenspray sanft (20 mg/ml) (N2) | (FB 12,20) 12,17 |
| 15 ml Nasenspray (20 mg/ml) (N1) + 10 ml Augentr. (20 mg/ml) (N1) (Kombip.) | (FB 10,00) 9,93 |
| 10 ml Dosieraerosol (N1) | (FB 15,45) 14,70 |
| 2× 10 ml Dosieraerosol (N2) | (FB 28,01) 28,00 |
| 50 Brechamp. (20 mg/2 ml) (N1) | (FB 22,14) 21,94 |
| 100 Brechamp. (20 mg/2 ml) (N2) | (FB 40,16) 38,60 |

**Intal**® (Aventis)

| | |
|---|---|
| 50 Brechamp. (20 mg/2 ml) (N1) | (FB 22,14) 22,14 |
| 100 Brechamp. (20 ml/2 ml) (N2) | (FB 40,16) 40,16 |
| 10 ml Aerosol (200 ED 1 mg) (N1) | (FB 15,45) 15,45 |
| 2× 10 ml Aerosol (400 ED 1 mg) (N2) | (FB 28,01) 28,01 |
| 100 Kps. z. Inh. 20 mg (N2) | (FB 40,16) 40,16 |
| 1 Spinhaler | 10,06 |

## Cromoglicinsäure + Reproterol *Rp* [BL]

Kombination aus dem Degranulationshemmer Cromoglicinsäure und dem $Beta_2$-Rezeptoragonisten Reproterol als Aerosol. Reproterol soll den lokal irritierenden Effekt der Cromoglicinsäure aufheben. Die kombinierte Anwendung von Cromoglicinsäure und Reproterol stützt sich überwiegend auf ältere Kurzzeitstudien, in denen Cromoglicinsäure keinen zusätzlichen Effekt auf die Besserung der Lungenfunktion durch die $Beta_2$-Sympathomimetika hatte. Nur bei Kindern mit Anstrengungsasthma hatte die einmalige Gabe der Kombination einen etwas günstigeren Akuteffekt als die alleinige Gabe von Reproterol. Eine Daueranwendung ist daraus nicht ableitbar.

**Anw.:** Asthma bronchiale, wenn eine fixe Kombination angezeigt ist.

**Kontraind.:** Strenge Indikationsstellung bei Schwangerschaft im 1. Trimenon.

**UW, WW:** s. Cromoglicinsäure, $Beta_2$-Rezeptoragonisten.

**Dosis:** Erw. und Kdr. 4-mal 2 Sprühstöße; bei akuter Atemnot 1–2 Sprühstöße, Wiederholung frühestens nach 3 h. Maximal 16 Sprühstöße/d.

**Aarane**® (Aventis)

**Best.:** 1 Sprühstoß enth.: Cromoglicinsäure Dinatriumsalz 1 mg, Reproterol-HCl 0,5 mg.

| | |
|---|---|
| 10 ml Dosieraerosol 200 ED (N1) | (FB 40,58) 40,58 |
| 2× 10 ml Dosieraerosol 400 ED (N2) | (FB 69,09) 69,09 |
| 3× 10 ml Dosieraerosol 600 ED (N3) | (FB 95,54) 95,54 |

**Allergospasmin**® (Viatris)

**Best.:** 1 Sprühstoß enth.: Cromoglicinsäure, Dinatriumsalz 1 mg, Reproterol-HCl 0,5 mg.

10 ml Dosieraerosol 200 ED (N1) ..................... (FB 40,58) 40,58
2× 10 ml Dosieraerosol 400 ED (N2) .................. (FB 69,09) 69,09
3× 10 ml Dosieraerosol 600 ED (N3) .................. (FB 95,54) 95,54

## Cyanocobalamin [US]

Hauptvertreter der Cobalamine, die auch als Vitamin $B_{12}$ bezeichnet werden und zur Behandlung der perniziösen Anämie eingesetzt werden. Ein anderer therapeutisch verwendeter Vertreter dieser Gruppe ist Hydroxocobalamin. Cobalamine fungieren als Coenzyme für Zellwachstum und Zellteilung in Form von Methylcobalamin und 5-Desoxyadenosylcobalamin. Methylcobalamin ist bei der Übertragung von Methylgruppen der Methyltetrahydrofolsäure auf Cobalamin bedeutsam und wirkt seinerseits als Methylgruppendonator für die Bildung von Methionin aus Homocystein. 5-Desoxyadenosylcobalamin wird für die Isomerisierung von Malonyl-CoA zu Succinyl-CoA benötigt.

Der Vitamin-$B_{12}$-Bedarf beträgt 2–3 µg/d. Es wird im Magen an den Intrinsic Faktor gebunden und in dieser Form im Ileum resorbiert. Im Blut bindet Vitamin $B_{12}$ an Transcobalamin und wird vorwiegend in der Leber gespeichert (1–10 mg). Ein kleiner Teil (1–3%) kann bei sehr hohen Dosen durch Diffusion resorbiert werden. Fehlt der Intrinsic Faktor, kommt es nach 2–5 Jahren zum Vitamin-$B_{12}$-Mangel mit dem Hauptsymptom der perniziösen Anämie. Parallel können neurologische Ausfälle als Folge einer funikulären Spinalkrankheit mit irreversiblen Polyneuropathien entstehen.

Der Vitamin-$B_{12}$-Mangel wird vorzugsweise mit Cyanocobalamin parenteral substituiert. Dosen über 100 µg sind nicht sinnvoll, da innerhalb von 2 Tagen 50–95% der Dosis renal eliminiert werden. Eine orale Gabe kommt nur bei Mangeldiät, aber nicht bei Intrinsic Faktor-Mangel oder Darmkrankheiten in Frage. Bei hämatologischen und neurologischen Ausfällen reichen die geringen oral resorbierten Mengen nicht für eine effektive Therapie aus. Hydroxocobalamin ist für die Dauertherapie nicht geeignet, da durch den Hydroxocobalamin-Transcobalamin-Komplex Antikörper induziert werden.

Vitamin $B_{12}$ wird für zahlreiche andere Indikationen als Gesundheitstonikum bei Müdigkeit, Wachstumsstörungen, Untergewicht, Appetitlosigkeit und Polyarthritis propagiert. Belege für die Richtigkeit solcher Anwendungsverfahren fehlen.

**Ind.:** Durch Vitamin-$B_{12}$-Mangel bedingte perniziöse Anämie und funikuläre Myelose.

**UW:** In Einzelfällen nach parenteraler Gabe Akne, Ekzem, Urtikaria und anaphylaktische Reaktionen.

**Dosis:** Initial 100 µg/d i.m. oder s.c. für 5–10 Tage, danach monatlich 100–1000 µg bis zur vollständigen Remission und als Dauertherapie.

**Vitamin B12 Lichtenstein** (Winthrop)

5 Amp. (1mg/1 ml) (N1) ............................ (FB 4,51) 4,51
10 Amp. (1mg/1 ml) (N2) ........................... (FB 7,25) 7,25
100 Amp. (1mg/1 ml) ..................................... 40,55

**Vitamin-B12-ratiopharm**® (ratiopharm)

5 Amp. (100 µg/1 ml) (N1) ......................... (FB 2,12) 2,12
60 Amp. ................................................ 15,31
100 Filmtbl. 1000 µg (N3) ................................ 10,45

## Cyclandelat [US]

Cyclandelat wird als Vasodilatator bei Durchblutungsstörungen angewendet. Weiterhin sind pharmakologische Effekte auf Erythrozytenverformbarkeit, Thrombozytenaggregation und Sauerstoffutilisation beobachtet worden. Überzeugende Belege für die therapeutische Wirksamkeit liegen nicht vor.

**Anw.:** Durchblutungsstörungen.

**Kontraind.:** Apoplexie, Schwangerschaft.

**UW:** Exanthem, Parästhesien, Flush, Übelkeit.

**Dosis:** Initial 3- bis 5-mal, später 2- bis 3-mal 400 mg/d. DDD 800 mg.

**Natil**® (Hormosan/3M Medica)

20 Kps. 400 mg (N1) .......................... (FB 12,64) 12,64
50 Kps. 400 mg (N2) .......................... (FB 27,50) 27,50
100 Kps. 400 mg (N3) ......................... (FB 49,52) 49,52

## Cyclophosphamid *Rp* [KR]

Häufig verwendetes **Zytostatikum** aus der Gruppe der Alkylanzien, das unabhängig vom Zellzyklus wirkt. Alkylanzien bilden als bifunktionelle Substanzen Quervernetzungen von DNA-Strängen und hemmen dadurch Replikation und Transkription. Cyclophosphamid ist essentieller Bestandteil zahlreicher Kombinationsschemata der zytostatischen Polychemotherapie bei hämatologischen Neoplasien und soliden malignen Tumoren. Im Vergleich zu anderen Alkylanzien sind Thrombozytopenien seltener, aber Haarausfall häufiger, der allerdings meist reversibel ist.

Cyclophosphamid wird auch als **Immunsuppressivum** bei zahlreichen Autoimmunkrankheiten eingesetzt, z. B. bei rheumatoider Arthritis, Wegenerscher Granulomatose und kindlichem nephrotischem Syndrom. Hierbei besonders vorsichtig vorgehen, da Cyclophosphamid neben seiner akuten Toxizität ein hohes Risikopotential für Sterilität, Teratogenese, Mutationen und Neoplasien aufweist.

Cyclophosphamid ist ein Prodrug ohne primäre alkylierende Eigenschaften und wirkt daher nicht lokal irritierend. Es kann oral gegeben werden, Bioverfügbarkeit 74%. In der Leber wird es durch Cytochrom-P450-abhängige Monooxigenasen zu 4-Hydroxycyclophosphamid und Aldophosphamid aktiviert. Aldophosphamid wird mit dem Blut zu sensiblen Zielzellen transportiert, wo es nichtenzymatisch in das alkylierend wirkende Phosphoramid-Lost und Acrolein gespalten wird. Acrolein schädigt die ableitenden Harnwege und kann in 5–10% der Fälle eine hämorrhagische Zystitis auslösen, die oft dosislimitierend für die Therapie mit Cyclophosphamid ist. Diese UW lässt sich durch Thiolverbindungen wie Mesna (s. unten) reduzieren, die Acrolein abfangen. Außerdem wird den Patienten eine hohe Flüssigkeitszufuhr und häufiges Wasserlassen empfohlen. Halbwertszeit von Cyclophosphamid 7,5 h, Phosphoramid-Lost 9 h.

**Ind.:** Leukämien: Akute und chronische lymphatische und myeloische Leukämien. Maligne Lymphome: Hodgkin-Lymphom, Non-Hodgkin Lymphome, Plasmozytom. Metastasierende und nicht metastasierende solide Tumoren, z. B. Ovarialkarzinom, Hodenkarzinom, Mammakarzinom, kleinzelliges Bronchialkarzinom, Neuroblastom, Ewing-Sarkom. Fortschreitende Autoimmunkrankheiten, z. B. rheumatoide Arthritis, systemischer Lupus.

**Kontraind.:** Akute Infektionen, schwere Beeinträchtigung der Knochenmark- und Nierenfunktion, hämorrhagische Zystitis, Harnabflussbehinderungen. Schwangerschaft, Stillzeit. Bei Patienten im geschlechtsreifen Alter kontrazeptive Maßnahmen bis mindestens 3 Monate nach Beendigung der zytostatischen Therapie. Allgemeine Kontraind. s. Zytostatika.

**UW:** Übelkeit, Erbrechen, Diarrhö, Obstipation, Stomatitis. Haarausfall, Leukopenie, Thrombopenie und Anämie. Immunsuppression, Blasenentzündung (Prophylaxe s. unten), Störung der Keimdrüsenfunktion. In seltenen Fällen Störungen der Leber-, Lungen- und Nierenfunktion. Bei sehr hohen Dosierungen kann es zu Herzmuskelschäden kommen.

**WW:** Sulfonylharnstoffe: Blutzuckersenkung verstärkt. Durch gleichzeitige Gabe von Allopurinol oder Hydrochlorothiazid wird die Knochenmarkdepression verstärkt. Der Abfall des Pseudocholinesterasespiegels führt zu einer Wirkungsverstärkung von Suxamethonium. Durch Anthrazykline oder Pentostatin verstärkte Kardiotoxizität.

**Dosis:** Initial tgl. 3–6 mg/kg (200–400 mg) i.v., Intervalltherapie mit 10–15 mg/kg i.v. alle 2–5 Tage oder mit 20–40 mg/kg i.v. alle 10–20 Tage. Dauertherapie mit 1-mal 50–200 mg/d oral morgens. Während der Therapie ausreichende Flüssigkeitsaufnahme. Zur Prophylaxe der hämorrhagischen Zystitis Mesna (Uromitexan®) in einer Dosis von 20% der Cyclophosphamiddosis in mg gleichzeitig i.v. mit dem Zytostatikum und jeweils weitere 20% i.v. nach 3, 6, 9 und 12 h. Für intrapleurale, intraperitoneale Injektion s. besondere Vorschriften.

**Endoxan**® (Baxter)

| | |
|---|---|
| 10 Inj.Fl. 100 mg (N2) | 36,33 |
| 10 Inj.Fl. 200 mg (N2) | 44,73 |
| 1 Inj.Fl. 500 mg (N1) | 18,01 |
| 6 Inj.Fl. 500 mg (N1) | 59,60 |
| 1 Inj.Fl. 1000 mg (N1) | 25,09 |
| 6 Inj.Fl. 1000 mg (N1) | 102,68 |
| 50 Drg. 50 mg (N2) | (FB 29,71) *29,77* |
| 100 Drg. 50 mg (N3) | (FB 47,94) 47,94 |

## Cyproteron *Rp* [US]

Antiandrogen mit starker gestagener Aktivität. Cyproteron blockiert die Wirkung männlicher Hormone kompetitiv an Androgenrezeptoren der Zielorgane. Zusätzlich supprimiert es über seine Gestagenaktivität die hypophysäre Gonadotropinausschüttung. Als Hormonantagonist wird Cyproteron bei androgenbedingten Krankheiten eingesetzt. Dazu gehören das Prostatakarzinom und die Hemmung der Libido bei Sexualstraftätern als Alternative zur chirurgischen Kastration. Bei Frauen wird Cyproteron wegen seiner Gestagenaktivität stets in Kombination mit einem Östrogen eingesetzt (s. Ethinylestradiol + Cyproteron).

Cyproteron wird nach oraler Gabe schnell resorbiert und ist vollständig bioverfügbar. Die Halbwertszeit beträgt 48 h, nach 10–14 Tagen ist die Wirkung reversibel.

**Ind.:** *Mann*: Inoperables Prostatakarzinom, Sexualdeviation. *Frau*: Hochgradiger Hirsutismus, schwere Formen von Akne, Seborrhö, androgenetische Alopezie.

**Kontraind.:** s. Norethisteron. Zusätzlich schwere Depressionen, Diabetes mellitus, Jgdl. vor Abschluss der Pubertät.

**UW:** Spermatogenesehemmung, Libido- und Potenzverlust, Gynäkomastie, Müdigkeit, Antriebsminderung, depressive Verstimmung. Bei Frauen unregelmäßige Blutungen, Spannungsgefühl in den Brüsten, Gewichtszunahme. Kontrolle von Leberfunktion, Nebennierenrindenfunktion und rotem Blutbild nötig.

**Dosis:** Prostatakarzinom: 2- bis 3-mal 100 mg/d oral oder 1-mal 300 mg i.m. wöchentlich. Sexualdeviation: 2-mal 50 mg/d oral, ggf. 2- bis 3-mal 100 mg/d oder 300 mg i.m. wöchentlich. Bei Frauen in den ersten 10 Zyklustagen 2-mal 50 mg/d zusammen mit Östrogen.

**Androcur**® (Jenapharm)

| | |
|---|---|
| 3 Amp. Depot (300 mg/3 ml) (N2) | 60,38 |
| 15 Tbl. 10 mg (N1) | (FB 19,46) *20,85* |
| 45 Tbl. 10 mg (N3) | (FB 38,76) *41,83* |
| 20 Tbl. 50 mg (N1) | (FB 35,59) 35,59 |
| 50 Tbl. 50 mg (N2) | (FB 72,48) 72,48 |
| 100 Tbl. 50 mg (N3) | (FB 128,37) 128,37 |

**Cyproteronacetat-GRY**® (GRY-Pharma)

| | |
|---|---|
| 20 Tbl. 50 mg (N1) | (FB 35,59) 33,92 |

50 Tbl. 50 mg (N2) .................................(FB 72,48) 69,07
100 Tbl. 50 mg (N3) .............................(FB 128,37) 122,50

## Cytarabin *Rp* [KR]

Zytostatikum aus der Gruppe der Pyrimidinantimetabolite. Nach Aufnahme in die Zelle Metabolisierung zu Cytarabintriphosphat. Durch Einbau in die DNA und Hemmung der DNA-Polymerase zytotoxischer Effekt auf proliferierende Zellen vor allem in der S-Phase. Nach i.v.-Infusion wird der Steady-State im Plasma in 1 h erreicht. Im Liquor 10–40% der Plasmawerte. Halbwertszeit 10 min und 2,5 h.

**Ind.:** Akute myeloische Leukämien, akute lymphoblastische Leukämien, Blastenschub der chronisch myeloischen Leukämie, Non-Hodgkin-Lymphome hoher Malignität.

**Kontraind.:** s. Zytostatika.

**UW:** s. Zytostatika. Augenbeschwerden wie Augenbrennen, starker Tränenfluss, Lichtempfindlichkeit, Sehbeschwerden. Bei hochdosierter Cytarabintherapie in Kombination mit anderen Zytostatika können nicht-kardiale Lungenödeme auftreten. Cytarabin-Syndrom mit Fieber, Myalgie, Knochenschmerzen, Brustschmerzen, Ausschlag, Konjunktivitis, Unwohlsein, das auf Corticosteroide anspricht.

**Dosis:** *Induktionstherapie:* Tgl. 100–200 mg/m$^2$ in 2 Bolusinjektionen (i.v., i.m. oder s.c.) bis zum klinischen oder morphologischen Erfolg. *Remissionserhaltung:* Tgl. 75–100 mg/m$^2$ aufeinanderfolgend über 5 Tage 1-mal monatlich. *ZNS-Befall:* 10–30 mg/m$^2$ 3-mal wöchentlich intrathekal.

**Alexan**® (Neocorp)
5 Inj.Fl. (100 mg/5 ml) (N1) ................................. 42,39
1 Inj.Fl. (1000 mg/20 ml) (N1) ............................... 65,12

# D

## Dacarbazin *Rp* [US]

Zytostatikum mit alkylierenden Wirkungen aus der Gruppe der Triazenderivate. Dacarbazin (Dimethyltriazeno-imidazol-carboxamid, DTIC) ist ein Prodrug, das durch N-Demethylierung in der Leber zu Methyl-triazeno-imidazol-carboxamid (MTIC) aktiviert wird. In den Zielzellen wird nach spontanem Zerfall reaktives Diazomethan als methylierendes Agens gebildet, das hauptsächlich Methyladdukte an Guanin-reichen DNA-Sequenzen bildet. Es wirkt in allen Phasen des Zellzyklus zytotoxisch.
Nach i.v.-Gabe wird Dacarbazin biphasisch mit einer Verteilungshalbwertszeit von 20 min und einer terminalen Halbwertszeit von 5 h überwiegend renal als Imidazolcarboxamid eliminiert.

**Ind.:** Metastasiertes malignes Melanom, Kombinationstherapie bei Morbus Hodgkin und Weichteilsarkomen.

**Kontraind.:** Schwangerschaft, Stillzeit, Leukopenie, Thrombozytopenie, schwere Leber- oder Nierenkrankheiten.

**UW, WW:** s. Cyclophosphamid.

**Dosis:** *Monotherapie*: 200–250 mg/m² i.v. als Kurzinfusion tgl. über 5 Tage alle 3 Wochen. *Kombinationstherapie*: Morbus Hodgkin 1-mal tgl. 375 mg/m² i.v. alle 15 Tage im ABVD-Schema, Weichteilsarkome tgl. 250 mg/m² i.v. über 5 Tage alle 3 Wochen im ADIC-Schema.

**Detimedac**® (medac)

10 Durchstechfl. 100 mg (N2) ............ 156,31
10 Durchstechfl. 200 mg (N2) ............ 228,50
1 Durchstechfl. 500 mg (N1) ............ 58,79
1 Durchstechfl. 1000 mg (N1) ............ 100,58

## Daclizumab *Rp* [US] 1999 B

Rekombinanter humanisierter Interleukin-2-Rezeptorantikörper mit ähnlichen Eigenschaften wie Basiliximab (s. dort) zur Prophylaxe der Transplantatabstoßung nach allogener Nierentransplantation. Ähnlich wie mit Basiliximab wurden akute Abstoßungsreaktionen innerhalb von 6 Monaten nach Daclizumab von 35% auf 22% gesenkt. Das Einjahrestransplantatüberleben war verbessert, aber nicht statistisch signifikant im Vergleich zur Kontrollgruppe. Die mit Daclizumab erreichten Serumspiegel gewährleisten eine Sättigung der T-lymphozytären IL-2-Rezeptoren für mehr als 90 Tage. Halbwertszeit im Mittel 20 Tage.

**Ind.:** Prophylaxe der akuten Transplantatabstoßung in Kombination mit Ciclosporin und Glucocorticoiden nach allogener Nierentransplantation.

**Kontraind.:** Schwangerschaft, Stillzeit.

**UW, WW:** Keine, s. Basiliximab.

**Dosis:** 1 mg/kg als i.v.-Kurzinfusion über 15 min innerhalb von 24 h vor der Transplantation. Die nächste und alle weiteren Dosen im Abstand von jeweils 14 Tagen, bis insgesamt 5 Dosen erreicht sind.

**Zenapax**® (Roche)

1 Durchstechfl. (25 mg/5 ml) ............ 410,14
3 Durchstechfl. (25 mg/5 ml) ............ 1169,48

## Dalteparin *Rp* [KR] 1985 B

Niedermolekulares Heparin (s. Heparin) aus Schweinedarmmukosa, das durch Abbau von Heparin mit salpetriger Säure hergestellt wird. Mittleres Molekulargewicht 5000. Maximaler Plasmaspiegel 4 h nach s.c.-Injektion, Bioverfügbarkeit 87%, Halbwertszeit 3,8 h. Die durch 15 mg Dalteparin bedingte Verlängerung der Gerinnungszeit (aPTT) kann durch 25 mg Protaminsulfat i.v. aufgehoben werden, wobei die Antifaktor-Xa-Aktivität nur zu 25–50% neutralisiert wird.

**Ind.:** Peri- und postoperative Primärprophylaxe tiefer Venenthrombosen.

**Kontraind., UW, WW:** s. Heparin.

**Dosis:** 1-mal/d 2500 I.E s.c. beginnend 2 h präoperativ. Bei Patienten mit erhöhtem thromboembolischen Risiko 5000 I.E. s.c./d.

**Fragmin**® (Pharmacia)

Best.: 1 Amp. 1 ml Inj.-Lsg. enth.: Dalteparin-Na 10.000 I.E. Anti-Xa (entspr. 110–210 I.E. Anti-Xa/mg). Multidose Inj.-Fl. 1 ml enth.: Dalteparin-Na 25.000/10.000 I.E. Anti-Xa (entspr. 110–210 I.E. Anti-Xa/mg) des 1. internationalen Standards für niedermolekulares Heparin.

10 Amp. 1ml 10.000 I.E./ml (N1) ............ 101,56
1 Inj.-Fl. Multidose 4 ml (25.000 I.E./ml) (N1) ............ 84,34
1 Inj.-Fl. Multidose 10 ml 10.000 I.E./ml (N1) ............ 84,34

**Fragmin**® **D** (Pharmacia)

**Best.:** 1 Amp 4 ml enth.: Dalteparin-Na 10.000 I.E. Anti-Xa (entspr. 110–210 I.E. Anti-Xa/mg).

10 Amp. Fragmin D 4 ml (2500 I.E./ml) (N1) ............ 101,56

**Fragmin**® **P** (Pharmacia)

**Best.:** 1 Fertigspr./1 Fertigspritze Forte 0,2 ml enth.:

Dalteparin-Na 2500 I.E./5000 I.E. Anti-Xa entspr. 110–210 I.E. Anti-Xa/mg).

5 Fertigspr. (2500 I.E./0,2 ml) (N1) ............ 30,91
10 Fertigspr. (2500 I.E./0,2 ml) (N1) ............ 52,48
20 Fertigspr. (2500 I.E./0,2 ml) (N2) ............ 94,89
35 Fertigspr. (2500 I.E./0,2 ml) (N3) ............ 156,33
100 Fertigspr. (2500 I.E./0,2 ml) (N3) ............ 364,09
5 Fertigspr. Forte (5000 I.E./0,2 ml) (N1) ............ 50,26
10 Fertigspr. Forte (5000 I.E./0,2 ml) (N1) ............ 90,29
20 Fertigspr. Forte (5000 I.E./0,2 ml) (N2) ............ 170,59
35 Fertigspr. Forte (5000 I.E./0,2 ml) (N3) ............ 277,12
100 Fertigspr. Forte (5000 I.E./0,2 ml) (N3) ............ 604,04

## Danaparoid *Rp* [KR] 1998 **B**

Niedermolekulares Heparinoid aus Schweinedarmmukosa mit ähnlichen Eigenschaften wie niedermolekulare Heparine (s. Heparin). Danaparoid enthält eine Mischung niedermolekularer Glycosaminglykane bestehend aus Heparansulfat, Dermatansulfat und Chondroitinsulfat mit einem mittleren Molekulargewicht von 5500–6000. Maximale Plasmaspiegel werden 4–5 h nach s.c.-Gabe erreicht, Halbwertszeiten der Anti-Xa-Aktivität 25 h und der Antithrombinaktivität 10 h. Bei schweren Blutungen steht kein Antidot zur Verfügung, Protaminsulfat ist nicht sicher wirksam.

**Ind.:** Primärprophylaxe tiefer Venenthrombosen und Therapie von Thromboembolien, wenn Heparin wegen einer Heparin-induzierten Thrombozytopenie Typ II nicht angewendet werden soll.

**Kontraind., UW, WW:** s. Heparin. Danaparoid zeigt bei 5% der Patienten mit Heparin-induzierter Thrombozytopenie Typ II eine Kreuzreaktivität mit Heparin-induzierten Antikörpern.

**Dosis:** *Thromboseprophylaxe*: 2- bis 3-mal/d 750 Anti-Xa E. s.c. beginnend 1–4 h präoperativ.

*Tiefe Beinvenenthrombose*: 2500 Anti-Xa E. als i.v.-Bolus für Patienten mit 55–90 kg, danach 4 h 400 E/h, dann 4 h 300 E/h, gefolgt von 150–200 E/h als Erhaltungsdosis über 5–7 Tage.

**Orgaran**® (Celltech)
10 Amp. (1250 Anti-Xa E./0,6 ml) (N1) ............ 286,13

## Danazol *Rp* [US]

Testosteronderivat mit schwacher androgener aber starker antigonadotroper Aktivität. Danazol senkt die hypophysäre Gonadotropinsekretion und wird vor allem bei Endometriose und gutartigen Mastopathien eingesetzt. Außerdem hat es sich beim hereditären Angioödem zur Anfallsprophylaxe bewährt, da es den bei dieser Störung des Komplementssystems bestehenden C1-Inhibitormangel (5–30% der Normwerte) durch Stimulation der Synthese behebt. Halbwertszeit 4,5 h.

**Ind.:** Endometriose, benigne Zystenbildung der Brust, hereditäres Angioödem.

**Kontraind.:** Schwere Herz-, Nieren-, Leberfunktionsstörungen, Ikterus oder Pruritus gravidarum in der Anamnese, Rotor-Syndrom, Dubin-Johnson-Syndrom, Porphyrien, Thromboembolien, androgenabhängige Tumoren, Hyperlipoproteinämien, Schwangerschaft, Stillzeit.

**UW:** Androgenwirkungen s. Testosteron. Bei Frauen kommt es zur Amenorrhö, aber auch Zwischenblutungen sind möglich, deshalb im gebärfähigen Alter nichthormonelle Methoden zur Kontrazeption einsetzen. Transaminaseanstieg, deshalb regelmäßige Kontrolle der Leberfunktion.

**WW:** Sexualhormone können die Wirkung von Danazol vermindern. Senkung der Glucosetoleranz und Steigerung des Bedarfs an Insulin und anderen Antidiabetika. Wirkungsverstärkung von Antikoagulanzien, Anstieg von Carbamazepinplasmaspiegeln.

**Dosis:** *Endometriose*: 2- bis 3-mal 200 mg/d oral ab 1. Tag der Menstruation durchgehend bis max. 6 Monate. *Benigne Zysten der Brust*: 2-mal 50–200 mg/d 3–6 Monate. *Hereditäres Angioödem*: Initial 50–800 mg/d, empfohlene Erhaltungsdosis 50–300 mg/d.

**Danazol-ratiopharm**® (ratiopharm)
100 Kps. 200 mg (N3) ............ 160,87

## Dantrolen *Rp* [ES]

Myotonolytikum mit direkter Wirkung auf die Skelettmuskulatur. Dantrolen ist ein Hydantoinderivat, das die Freisetzung von Calcium aus dem sarkoplasmatischen Retikulum der Skelettmuskelzelle vermindert und dadurch die Kontraktion hemmt. Spinale Neurone und neuromuskuläre Übertragung an der Muskelendplatte werden nicht beeinflusst. Orale Bioverfügbarkeit 25%, Halbwertszeit 9 h, Abbau in der Leber und renale Elimination der Metaboliten.

**Ind.:** Skelettmuskelspastik, maligne Hyperthermie.

**Kontraind.:** Herzinsuffizienz, Leber- und Lungenfunktionsstörungen, Schwangerschaft, Stillzeit.

**UW:** Müdigkeit, Schwindel, Muskelschwäche, Durchfall, vereinzelt Hepatitis mit Ikterus (Kontrolle der Transaminasen). Bei i.v.-Injektion sind extravasale (Gewebsnekrosen) oder intraarterielle Injektionen (Gefäßverschluss) unbedingt zu vermeiden. Photosensibilisierung möglich.

**WW:** Gegenseitige Wirkungsverstärkung durch zentraldämpfende Pharmaka oder Alkohol.

**Dosis:** *Spastik*: Initial 2-mal 25 mg/d oral, langsam steigern auf 4-mal 25–50 mg/d. In Ausnahmefällen bis zu 400 mg/d, nicht länger als 2 Monate. Kdr. initial 2-mal tgl. 0,5 mg/kg, langsam steigern bis auf maximal 4-mal tgl. 3 mg/kg oder maximal 400 mg/d.

*Maligne Hyperthermie*: Schnelle i.v.-Infusion von 2,5 mg/kg, bei Persistenz der Symptome oder Wiederauftreten Wiederholung, falls erforderlich mehrmals bis Symptome verschwunden sind. Nach überstandener Krise Fortführung mit Erhaltungsdosis von 7,5 mg/kg über 24 h. Zubereitete Dantrolenlösung nicht mit anderen Infusionslösungen mischen und binnen 6 h verwenden!

**Dantamacrin**® (Procter & Gamble)
50 Kps. 25 mg (N2) ........................................ 29,92
100 Kps. 25 mg (N3) ........................................ 53,79
50 Kps. 50 mg (N2) ........................................ 41,37
100 Kps. 50 mg (N3) ........................................ 73,92

**Dantrolen i.v.** (Procter & Gamble)
12 Inj.Fl. 20 mg + 12 Fl. Lsgm. 60 ml ......................... 632,51
36 Inj.Fl. 20 mg + 12 Fl. Lsgm. 60 ml ......................... 1426,06

## Dapson *Rp* [WS]

Antibakterielles Chemotherapeutikum, das die Folsäuresynthese ähnlich wie Sulfonamide hemmt. Dapson wird hauptsächlich in der Kombinationstherapie bei Infektionen mit M. leprae, Malaria-Plasmodien und Pneumocystis carinii eingesetzt. Primäre und sekundäre Resistenzen kommen vor, letztere hauptsächlich unter Monotherapie.

Dapson wird nahezu vollständig resorbiert und unterliegt einem enterohepatischen Kreislauf. Es passiert die Plazenta und erscheint in Speichel und Muttermilch. Halbwertszeit 10–80 h. Die Acetylierung zum Hauptmetaboliten Monoacetyldapson unterliegt einem genetischen Polymorphismus. Hydroxylierung zum Hydroxylamindapson ist wahrscheinlich verantwortlich für Methämoglobinbildung und Hämolyse. Bei täglicher Einnahme von Dapson werden erst nach 8 Tagen Steady-State-Konzentrationen erreicht. Während der Therapie regelmäßige Blutbildkontrollen.

**Ind.:** Alle Formen der Lepra in Kombination mit Rifampicin bzw. Rifampicin plus Clofazimin. Pneumocystis-carinii-Infektionen in Kombination mit Trimethoprim.

**Kontraind.:** Schwere Anämie. Glucose-6-phosphatdehydrogenasemangel. Bei der Lepratherapie in der Schwangerschaft geht man davon aus, dass der Nutzen das Risiko überwiegt. Es wird empfohlen, zusätzlich 5 mg/d Folsäure zu geben.

**UW:** Am häufigsten ist eine dosisabhängige Hämolyse und Methämoglobinbildung. Dosen bis 100 mg/d verursachen keine Hämolyse. Bei Glucose-6-Phosphatdehydrogenasemangel tritt Hämolyse bereits in Dosen oberhalb von 50 mg auf. Agranulozytose ist bei Monotherapie selten, aber häufiger bei Kombinationstherapie der Malaria. Pruritus und Hautallergie bis hin zum Stevens-Johnson-Syndrom sind selten. Gelegentlich Arzneimittelexanthem. Periphere Neuropathie mit Muskelschwäche, die nach Absetzen meist reversibel ist. Selten Nausea, Erbrechen, Anorexie, Kopfschmerzen, Hepatitis und Psychosen.

**WW:** Rifampicin erhöht die Plasmaclearance von Dapson. Gegenseitige Erhöhung der Plasmaspiegel von Dapson und Trimethoprim bei Patienten mit AIDS ist beschrieben. Probenecid verzögert die Ausscheidung und erhöht die Plasmaspiegel von Dapson.

**Dosis:** *Bakterienreiche Lepra*: 100 mg/d oral Dapson plus 50 mg/d Clofazimin für mindestens 2 Jahre plus 1-mal/Monat 600 mg Rifampicin (s. Lepra). Kdr. 1–2 mg/kg tgl. Dapson oral.
*Bakterienarme Lepra*: 100 mg/d oral Dapson für 6 Monate plus 1-mal/Monat 600 mg Rifampicin. Kdr. 1–2 mg/kg tgl. für 6 Monate.

**Dapson-Fatol** (Fatol)
25 Tbl. 50 mg (N1) ........................................ 19,65
50 Tbl. 50 mg (N2) ........................................ 28,87
100 Tbl. 50 mg (N3) ........................................ 46,97

## Darbepoetin alfa *Rp* [US] 2001 **B**

Analogon des rekombinanten humanen Epoetin mit Austausch von 5 Aminosäuren sowie 5 statt 3 N-gekoppelten Kohlenhydratketten. Durch diese Moleküländerung wird die Halbwertszeit von Darbepoetin alfa auf 49 h verlängert (Epoetin 13–28 h). Dadurch kann das Dosierungsintervall auf 1-mal/Woche erhöht werden, während Epoetin 2- bis 3-mal wöchentlich gegeben werden muss. Wirksamkeit (Hämoglobinkonzentration) und Verträglichkeit sind vergleichbar. Bei der Umstellung von Erythropoetin wird die Dosis von Darbepoetin mit einer Formel für die Proteinmasse der beiden Moleküle berechnet, wobei 1 µg Darbepoetin 200 I.E. Epoetin entspricht.

**Ind.:** Renale Anämien bei chronischer Niereninsuffizienz, Tumoranämien bei Patienten mit nicht-myeloischen malignen Krankheiten, die eine Chemotherapie erhalten.

**Kontraind.:** Hypertonie, Schwangerschaft strenge Indikationsstellung, Stillzeit, Anwendungsbeschränkung bei Leberkrankheiten, Sichelzellanämie, Epilepsie.

**UW:** Häufig Kopfschmerzen, Bluthochdruck, Thrombose des Gefäßzugangs. Leichte Schmerzen an der Einstichstelle bei subkutaner Anwendung. Außerdem bei Tumorpatienten häufig Arthralgie, periphere Ödeme.

**WW:** Potentiell bei Arzneimitteln mit starker Erythrozytenbindung, z. B. Ciclosporin, Tacrolimus.

**Dosis:** Initial 0,45 mg/kg i.v. oder s.c. 1-mal/Woche, bei nicht dialysepflichtigen Patienten auch 0,75 mg/kg s.c. alle 2 Wochen. Zielhämoglobinwert über 11 g/dl, aber nicht über 14 g/dl. In der Erhaltungsphase Gabe 1-mal pro Woche ggf. pro 2 oder 4 Wochen.

**Aranesp**® (Amgen)

4 Fertigspr. 10 µg (N1) .... 136,81
4 Fertigspr. 15 µg (N1) .... 200,51
4 Fertigspr. 20 µg (N1) .... 264,21
4 Fertigspr. 30 µg (N1) .... 391,63
4 Fertigspr. 40 µg (N1) .... 519,03
4 Fertigspr. 50 µg (N1) .... 646,44
4 Fertigspr. 60 µg (N1) .... 773,84
4 Fertigspr. 80 µg (N1) .... 1028,65
4 Fertigspr. 100 µg (N1) .... 1283,47
4 Fertigspr. 150 µg (N1) .... 1920,52
1 Fertigspr. 300 µg (N1) .... 964,95
1 Fertigspr. 500 µg (N1) .... 1602,06

## Darifenacin *Rp* [US] 2005 C

Selektiver $M_3$-Muscarinrezeptorantagonist zur Behandlung der Dranginkontinenz. Bei Patienten mit überaktiver Blase senkte Darifenacin (15 mg/d) die Inkontinenzepisoden von 17 auf 4,7/Woche und war damit etwas wirksamer als Placebo (von 16,7 auf 8/Woche). Als anticholinerge Nebenwirkungen traten trotz der höheren Selektivität häufig Mundtrockenheit und Obstipation auf, während Sehstörungen sowie kardiale und zentrale Effekte im Placebobereich lagen. Die orale Bioverfügbarkeit beträgt aufgrund eines hohen First-Pass-Metabolismus nur 15–19%. Darifenacin wird fast vollständig hepatisch über CYP3A4 und CYP2D6 metabolisiert und in Form der Metaboliten renal eliminiert, Halbwertszeit 3 h.

**Ind.:** Dranginkontinenz.

**Kontraind.:** Harnverhalten, Magenretention. Engwinkelglaukom, Myasthenia gravis, Leberfunktionsstörungen, Colitis ulcerosa, toxisches Megakolon, Komedikation von CYP3A4-Hemmstoffen. Schwangerschaft, Stillzeit. Vorsicht bei Neuropathie, Hiatushernie, Harnwegsobstruktion, Harnverhalten, Obstipation, obstruktiven gastrointestinalen Störungen, Engwinkelglaukom, verminderter gastrointestinaler Motilität, gastroösophagealem Reflux, Komedikation von Arzneimitteln, die eine Ösophagitis auslösen können (z. B. orale Bisphosphonate).

**UW:** Mundtrockenheit, Obstipation, Bauchschmerzen, Dyspepsie, Übelkeit, trockenes Auge, Asthenie, Ödeme, Bluthochdruck, Durchfall, Flatulenz, ulzerative Stomatitis, SGPT und SGOT erhöht, Schwindel, Somnolenz, Denkstörungen, Rhinitis, verstärkter Husten, Dyspnoe, trockene Haut, Hautausschlag, Juckreiz, Schwitzen, Sehstörungen, Geschmacksveränderung, Impotenz, Harnwegsinfektionen, Vaginitis, Blasenschmerzen.

**WW:** Hemmstoffe von CYP2D6 (z. B. Paroxetin, Terbinafin, Cimetidin, Chinidin) oder CYP3A4 (Proteasehemmstoffe, Ketoconazol, Itraconazol, Erythromycin, Clarithromycin, Telithromycin, Fluconazol, Grapefruitsaft) können Darifenacin-Exposition erhöhen. Vorsicht bei Komedikation mit CYP2D6-Substraten (z. B. Flecainid, Thioridazin, Imipramin). Wirkungsverstärkung anderer anticholinerg wirkender Pharmaka (z. B. Oxybutynin, Tolterodin, Flavoxat, Biperiden, trizyklische Antidepressiva).

**Dosis:** Initial 1-mal 7,5 mg/d oral, ggf. nach 2 Wochen 15 mg/d.

**Emselex**® (Bayer Vital)

28 Retardtbl. 7,5 mg (N1) .... 56,90
49 Retardtbl. 7,5 mg (N2) .... 91,93
98 Retardtbl. 7,5 mg (N3) .... 164,55
28 Retardtbl. 15 mg (N1) .... 66,13
49 Retardtbl. 15 mg (N2) .... 105,59
98 Retardtbl. 15 mg (N3) .... 189,37

## Daunorubicin *Rp* [KR]

Zytostatikum aus der Gruppe der Anthracycline, die in die DNA interkalieren und dadurch Replikation und Transkription verhindern. An der zytotoxischen Wirkung ist eine Hemmung der Topoisomerase II sowie die Bildung reaktiver Radikale beteiligt. Dosisbegrenzend ist die ungewöhnliche Kardiotoxizität der Anthracycline, die oft irreversibel ist.

Nach i.v.-Gabe verteilt sich Daunorubicin rasch im Organismus, durchdringt aber nicht die Blut-Hirn-Schranke. Die Elimination geschieht durch Metabolisierung und vorwiegend biliäre Ausscheidung mit Halbwertszeiten von 11–27 h. Eine Einschränkung der Nieren- und Leberfunktion erhöht die Gefahr der kumulativen Toxizität.

**Ind.:** Remissionsinduktion bei akuter lymphatischer (ALL) und akuter myeloischer (AML) Leukämie überwiegend in Kombination mit anderen Zytostatika.

**Kontraind.:** s. Zytostatika. Außerdem akute Infektionen, Knochenmarkdepression, Myokardschaden.

**UW:** Kardiomyopathie, insbesondere wenn die kumulative Dosis von 550 mg/m² überschritten wird. Dermatitis, ulzeröse Stomatitis, gastrointestinale Störungen (Übelkeit, Erbrechen, Diarrhö), Leberschäden, Hyperurikämie, Störungen der Spermatogenese und Ovulation, Intimareizung der Gefäße, Störungen der Hämatopoese, Immunsuppression. Rotfärbung des Urins.

**WW:** Verstärkung der kardiotoxischen Wirkung bei gleichzeitiger Gabe anderer kardiotoxischer Arzneimittel. Die Kombination mit anderen hepatotoxischen Mitteln (Methotrexat) kann die Leberschädigung verstärken.

**Dosis:** Tgl. 20–120 mg/m² für 1–2 Tage. Wiederholung nur nach ein- bis 7- bis 14-tägigen Intervallen. Anwendung im Rahmen von Therapieschemata für ALL und AML.

**Daunoblastin**® (Pharmacia)

1 Inj.Fl. 20 mg + 1 Lsg.Amp. 10 ml (N1) .... 31,74

**Deferipron** *Rp* [US] 2001 **A/D**

Oral anwendbarer Eisenchelator zur Behandlung des erhöhten Eisenspiegels bei Patienten mit Thalassaemia major bei Versagen der parenteralen Therapie mit Deferoxamin. Deferipron wird nach oraler Gabe schnell resorbiert und erreicht maximale Plasmaspiegel nach 45–60 min. Als kleines lipophiles Molekül wird es besser als Deferoxamin intrazellulär aufgenommen. Dadurch wird möglicherweise auch die Eisenbeladung von Myokardzellen gesenkt und die kardiale Morbidität gesenkt, die 70% der Todesfälle verursacht. Deferipron bildet einen 3:1-Chelator-Eisen-Komplex, der zusammen mit der freien Substanz im Urin ausgeschieden wird. Deferipron wird zu über 90% durch hepatische Glukuronidierung schnell inaktiviert, Halbwertszeit 2–3 h.

**Ind.:** Thalassaemia major bei Kontraindikationen oder Unverträglichkeit von Deferoxamin.

**Kontraind.:** Anamnestisch bekannte Neutropenie und Agranulozytose, Agranulozytose-auslösende Arzneimittel. Schwangerschaft, Stillzeit.

**UW:** Agranulozytose (1,2%), Neutropenie, deshalb wöchentliche Blutbildkontrolle. Übelkeit, Erbrechen, Magenschmerzen, Appetitsteigerung, Gelenkschmerzen bis zur Arthritis, transient erhöhte ALT-Werte. Bei manchen Patienten Progredienz der Fibrose mit Zunahme des erhöhten Eisenspiegels oder Hepatitis C. Rot-brauner Urin infolge Ausscheidung des Eisen-Deferipron-Komplexes.

**WW:** Bindung von Arzneimitteln mit trivalente Kationen (z. B. aluminiumhaltige Antazida).

**Dosis:** 3-mal tgl. 25 mg/kg oral, Gesamtdosis maximal tgl. 100 mg/kg.

**Ferriprox**® (Swedish Orphan)
100 Filmtbl. 500 mg (N3) .................................. 308,10

**Deferoxamin** *Rp* [GK]

Antidot bei Intoxikationen mit Eisen und Aluminium. Deferoxamin ist ein Hydroxamsäurederivat und hat eine sehr hohe Affinität zu $Fe^{3+}$-Ionen bei wesentlich geringerer Affinität zu $Ca^{2+}$ und anderen Metallionen. Deferoxamin bindet freies Eisen, gebundenes Eisen in Ferritin und Hämosiderin und vermindert dadurch pathologische Eisenablagerungen in den Organen. Nicht komplexiert wird Eisen in Transferrin, Hämoglobin oder als Hämeisen, z. B. in Cytochromen. Bei der Eisenintoxikation ist zur Förderung der Elimination von systemischem Eisen im Unterschied zur Komplexierung von Eisen im Magen-Darmtrakt die parenterale Anwendung erforderlich.

Nach oraler Anwendung geringe Resorption von etwa 15%. Deferoxamin soll durch Plasmaenzyme partiell metabolisiert werden. Die Halbwertszeit von Deferoxamin und Ferrioxamin beträgt etwa 1 h bzw. 2,4 h. Ausscheidung als Eisenkomplex (Ferrioxamin) vorwiegend mit dem Urin, weshalb bei schwerer Niereninsuffizienz besondere Vorsicht geboten ist. Schnelle Resorption von Deferoxamin auch nach i.m.- und s.c.-Gabe.

**Ind.:** Akute Eisenvergiftung, primäre Hämochromatose, Transfusionshämosiderosen, Siderosen bei Leberzirrhose, Lungenhämosiderose und Porphyria cutanea tarda. Zur Diagnose pathologischer Eisenablagerungen.

**Kontraind.:** Keine schnelle i.v.-Injektion! Bei Schwangeren im 1. Trimenon nur bei vitaler Indikation. Es ist nicht bekannt, ob Deferoxamin in die Muttermilch übergeht. Anwendung bei Patienten mit schwerer Niereninsuffizienz nur mit besonderer Vorsicht, der Eisenkomplex ist dialysierbar.

**UW:** Vereinzelt Urtikaria, Exantheme, Fieber, Schmerzen am Injektionsort. Selten Leberschäden, Hörstörungen, Sehstörungen, gastrointestinale Störungen, Leber- und Nierenfunktionsstörungen, Blutbildveränderungen, kardiovaskuläre und neurologische Störungen, Beinkrämpfe. Der ausgeschiedene Eisenkomplex (Ferrioxamin) kann zu einer rötlich-braunen Urinverfärbung führen.

**Dosis:** *Eisenvergiftung*: 5–10 g oral, gleichzeitig 1–2 g i.m. *Pathologische Eisenablagerung*: Infusion von 1–4 g/12 h, maximal 15 mg/kg stdl., Reduktion der Dosis nach 4–6 h. Gesamtdosis in 24 h etwa 80 mg/kg. Für die parenterale Verabreichung Herstellung 10%iger Stammlösungen, die in NaCl- oder Glucoselösung 10–100fach verdünnt werden. Lichtgeschützte Lagerung fertiger Lösungen nicht länger als 24 h, Lösungen dürfen nicht trüb sein. Dosierung beim Test auf pathologische Eisenablagerung (Desferal®-Test) s. Spezialprospekt.

**Desferal**® (Novartis Pharma)
5 Inj.-Fl. 0,5 g + 5 Lsg.-Amp. 5 ml (N1) ........................ 86,20
10 Inj.-Fl. 0,5 g + 10 Lsg.-Amp. 5 ml (N2) .................... 162,39
5 Inj.-Fl. 2 g + 5 Lsg.-Amp. 20 ml (N1) ........................ 248,92
10 Inj.-Fl. 2 g + 10 Lsg.-Amp. 20 ml (N2) ..................... 475,90

**Deflazacort** *Rp* [US] 1992 **C**

Glucocorticoid mit ähnlichen Wirkungen wie Prednisolon. Deflazacort ist ein Methyloxazolinderivat des Prednisolons und wird als Prodrug nach der Resorption in den aktiven Metaboliten 21-Hydroxydeflazacort umgewandelt. Orale Bioverfügbarkeit 70%, Halbwertszeit 1,5 h.

**Ind.:** Rheumatoide Arthritis.

**Kontraind., UW, WW:** s. Prednisolon.

**Dosis:** Je nach Schwere des Krankheitsbildes 6–18 mg/d möglichst morgens, danach schrittweise Dosisreduktion auf Erhaltungsdosis. Äquivalenzdosis 6 mg/d, entspricht 20 mg Cortisol bzw. 5 mg Prednisolon.

**Calcort**® (Galen Pharma)
20 Tbl. 6 mg (N1) ............ (FB 15,42) 15,42
100 Tbl. 6 mg (N3) ............ (FB 35,46) 35,46

## Dequaliniumchlorid *Rp* [US]

Antiseptikum aus der Gruppe der kationischen Tenside (Invertseifen), die Bakterien und Pilze abtöten, aber nicht Sporen und Mykobakterien. Viren werden partiell inaktiviert. Dequaliniumchlorid wird bei leichten Schleimhautentzündungen angewendet. Die topische Anwendung von Antiseptika bei Kolpitiden ist nicht ausreichend wirksam.
**Anw.:** Fluor vaginalis bakterieller und mykotischer Genese, Trichomonaden.
**Dosis:** 1–2 Vaginaltbl./d für 4–6 Tage.

**Fluomycin**® **N** (Organon)
6 Vaginaltbl. 10 mg (N1) ............ 13,55

## Desfluran *Rp* [US] 1995 **B**

Fluoriertes Inhalationsanästhetikum, das sich von Isofluran durch die Substitution des Chloratoms durch ein Fluoratom unterscheidet. Daraus resultiert eine geringere Löslichkeit (Verteilungskoeffizient Blut : Gas 0,45 und Hirn : Blut 1,3), eine geringere narkotische Wirkungsstärke (6 Vol.% minimale alveoläre Konzentration), gleichzeitig aber ein schnellerer Narkoseeintritt nach 2–4 min und eine schnellere Erholung von der Narkose nach 5–10 min. Desfluran ist daher für kurzdauernde ambulante Eingriffe geeignet. Effekte auf Kreislauf, Muskeltonus und Hirnfunktion sind ähnlich wie bei Isofluran (s. dort), die Atemwegsirritation ist stärker. Desfluran hat eine hohe biologische Stabilität und wird nur zu 0,02% metabolisiert.
**Ind.:** Inhalationsnarkose.
**Kontraind., UW, WW:** s. Isofluran.
**Dosis:** Zur Einleitung 4–11 Vol.% und zur Erhaltung 2,5–8,5 Vol.% mit Sauerstoff oder 2–6 Vol.% mit Lachgas/Sauerstoff-Gemisch.

**Suprane**® (Baxter)
5 Fl. Inhal.Lsg. 240 mg ............ 578,48

## Desipramin *Rp* [ML]

Trizyklisches Antidepressivum mit geringer sedativer Komponente. Hauptmetabolit des Imipramin (s. dort). Hemmt die Wiederaufnahme von Noradrenalin stärker als die von Serotonin und hat nur geringe antagonistische Wirkungen an Muscarin-, Histamin- und alphaadrenergen Rezeptoren. Daher geringere Sedation und vegetative UW als bei Amitriptylin (s. dort). Desipramin wird gut resorbiert, starker First-Pass-Metabolismus; Bioverfügbarkeit interindividuell stark schwankend ca. 50%, mittlere Halbwertszeit 23 h. Bei Desipramin scheint eine relativ gute Korrelation zwischen Plasmaspiegeln und Wirksamkeit zu bestehen (therapeutischer Bereich vermutlich 125–450 ng/ml). Näheres s. Depressionen.
**Ind.:** Depressive Krankheiten, vor allem mit Antriebslosigkeit.
**Kontraind., UW:** s. Amitriptylin. Außerdem maniforme Zustände, verstärkte Angst, Ataxie, stärkere Antriebssteigerung mit erhöhter Suizidgefahr. Die Patienten müssen daher besonders sorgfältig überwacht werden.
**WW:** s. Amitriptylin. Intervall zwischen MAO-Hemmstoffen und Desipramin mindestens 14 Tage.
**Dosis:** Initial 2- bis 3-mal 25 mg/d, innerhalb weniger Tage steigern bis auf 150 mg/d, stationär bis zu 200 mg/d, bei älteren Patienten die Hälfte.

**Petylyl**® (Temmler Pharma)
50 Drg. 25 mg (N2) ............ (FB 17,37) 17,37

## Desirudin *Rp* [KR] 1998 **B**

Rekombinantes Polypeptid mit 65 Aminosäuren (Molekulargewicht 6964), das sich vom natürlichen Hirudin, dem Antikoagulans des Blutegels (Hirudo medicinalis), durch das Fehlen einer Sulfatgruppe (63-Desulfohirudin) unterscheidet. Desirudin ist ein direkter Thrombininhibitor, der im Gegensatz zu Heparin unabhängig von Antithrombin III wirkt und nicht nur freies, sondern auch fibringebundenes Thrombin inaktiviert. Im Vergleich zu Heparin senkte Desirudin bei der Thromboseprophylaxe nach Hüftgelenkersatz die Häufigkeit tiefer Beinvenenthrombosen um 40–50%, wobei die Sicherheitsprofile in beiden Gruppen gleich waren.
Desirudin erreicht 1–3 h nach s.c.-Gabe maximale Plasmaspiegel und wird mit einer Halbwertszeit von 2–3 h überwiegend renal eliminiert.
**Ind.:** Primärprophylaxe tiefer Venenthrombosen bei Patienten nach Hüft- oder Kniegelenkersatzoperationen.
**Kontraind.:** Aktive Blutung, irreversible Gerinnungsstörungen, schwere Nieren- und Leberfunktionsstörungen, unkontrollierte Hypertonie, bakterielle Endokarditis, Schwangerschaft. Vorsicht bei erhöhtem Blutungsrisiko, z. B. TIA, Hirninfarkt, Hirnblutung, diabetischer Retinopathie oder gastrointestinaler Blutung innerhalb der letzten 3–6 Monate. Die aPTT ist zu überwachen. Keine i.m.-Gabe.
**UW:** s. Heparin. Sehr selten Antihirudinantikörper. Bei Überdosierung von Desirudin gibt es kein Antidot.
**WW:** Wirkungen von Desirudin und Heparin addieren sich. Vorsicht bei gleichzeitiger Gabe von Antikoagulanzien, Thrombozytenaggregationshemmern und nichtsteroidalen Antiphlogistika. Sehr selten Antihirudinantikörper.

**Dosis:** 2-mal/d 15 mg s.c. beginnend 5–15 min präoperativ.

**Revasc**® (Aventis/Novartis)
**Best.:** 1 Durchstechfl.. enth.: Desirudin 15 mg entspr. 18.000 Antithrombin-E. pro mg nach dem II. Internationalen WHO-Standard für Alpha-Thrombin.
10 Inf.Fl. (15 mg/ ml) (N1) .................. 208,15

## Desloratadin *Rp* [US] 2001 C

Desloratadin (Descarboethoxyloratadin) ist der aktive Metabolit des wenig sedierenden $H_1$-Rezeptorantagonisten Loratadin und hat weitgehend ähnliche pharmakologische Eigenschaften. Anders als Loratadin hat Desloratadin keine Wechselwirkungen mit CYP3A4-Inhibitoren (Erythromycin, Ketoconazol, Cimetidin, Grapefruitsaft). Halbwertszeit (17–27 h) länger als von Loratadin (8–11 h).
**Ind.:** Allergische Rhinitis, idiopathische Urtikaria.
**Kontraind.:** Überempfindlichkeit gegen Loratadin. Schwangerschaft, Stillzeit.
**UW:** Selten Müdigkeit (1,2%), Mundtrockenheit (0,8%), Kopfschmerzen (0,6%).
**WW:** Keine durch CYP3A4-Inhibitoren.
**Dosis:** 1-mal 5 mg/d oral.

**Aerius**® (Essex Pharma)
5 Tbl. 5 mg (N1) .................. 11,89
20 Tbl. 5 mg (N1) .................. 19,75
50 Tbl. 5 mg (N2) .................. 35,83
100 Tbl. 5 mg (N3) .................. 60,25
50 ml Sirup (0,5 mg/ml) (N1) .................. 15,58
150 ml Sirup (0,5 mg/ml (N2) .................. 24,51

## Desmopressin *Rp* [US]

Desmopressin (1-Deamino, 8-D-Arginin-Vasopressin) ist ein Vasopressinderivat mit verstärkter und verlängerter antidiuretischer Wirkung ohne wesentliche vasopressorische Aktivität. Daher Mittel der Wahl für die Behandlung des Diabetes insipidus. Außerdem erhöht Desmopressin die Faktor-VIII-Sekretion in der Leber bei leichter Hämophilie A und Von-Willebrand-Jürgens-Syndrom. Die Plasmaspiegel steigen 3–5fach über 6–12 h, sodass kleine chirurgische Eingriffe selbst bei Ausgangswerten von 7% möglich sind. Nach wiederholter Gabe tritt innerhalb von 1–2 Wochen ein fortschreitender Wirkungsverlust ein. Bioverfügbarkeit nasal 10–20%, oral 0,5%. Therapeutisch äquivalente Dosen sind 1 µg i.v., 20 µg nasal und 400–600 µg oral.
**Ind.:** Zentraler Diabetes insipidus, Steigerung der Faktor-VIII-Gerinnungsaktivität bei Hämophilie A und Von-Willebrand-Jürgens-Syndrom. Adjuvans bei Enuresis nocturna. Diagnostik der Nierenkonzentrationsfähigkeit und des Diabetes insipidus.
**Kontraind.:** Psychogene Polydipsie, zystische Fibrose.
**UW:** Selten Wasserretention, Hyponatriämie, Kopfschmerzen, Übelkeit, abdominale Krämpfe und lokale Reaktionen. Vereinzelt allergische Reaktionen, Hirnödem. Nach parenteraler Injektion vorübergehende Effekte auf Blutdruck und Herzfrequenz. Vorsicht bei kardiovaskulären Krankheiten, Hypertonie und älteren Patienten.
**WW:** Gleichzeitige Gabe von Oxytocin steigert die antidiuretische Wirkung und senkt die Uterusdurchblutung. Indometacin und Carbamazepin verstärken, Glibenclamid hemmt die antidiuretische Wirkung.
**Dosis:** *Diabetes insipidus*: Initial nasal, tgl. bei Sgl. 1 µg, Kdr. 5–20 µg, Erw. 10–40 µg aufgeteilt in 2 Dosen. *Antihämorrhagikum*: 0,3–0,4 µg/kg i.v., s.c. *Diagnostisch*: Nasal Sgl. 10 µg, Kdr. 20 µg, Erw. 40 µg oder i.m., i.v. Sgl. 0,4 µg, Kdr. 1–2 µg, Erw. 4 µg. *Enuresis nocturna*: 20–40 µg nasal/d, 200-400 µg oral zur Nacht.

**Desmogalen**® (Galen Pharma)
5 ml Dosierspray (10 µg/0,1 ml/ED) (N1) .................. 37,34

**Minirin**® (Ferring)
10 Amp. (4 µg/1 ml) (N2) .................. 179,41
5 ml Dosierspray (10 µg/0,1 ml/ED) (N1) .................. 62,91
2,5 ml Lsg. mit Rhinyle (N1) .................. 51,48
30 Tbl. 100 µg (N1) .................. 69,87
90 Tbl. 100 µg (N3) .................. 179,61
30 Tbl. 200 µg (N1) .................. 74,32
90 Tbl. 200 µg (N3) .................. 196,35

## Desogestrel *Rp* [US] 1981 B

Synthetisches Gestagen aus der Gruppe der 19-Nortestosteronderivate, zu der auch Norethisteron (s. dort), Lynestrenol, Norgestrel und Gestoden gehören. Desogestrel hat eine 5fach erhöhte Selektivität für den Progesteronrezeptor im Vergleich zu Levonorgestrel und nur noch geringe androgene und praktisch keine östrogene Aktivität. Es wird seit über 20 Jahren als Gestagenkomponente von hormonalen Kontrazeptiva eingesetzt, die jedoch ein 2fach höheres Risiko für das Auftreten von Beinvenenthrombosen und Lungenembolien als Levonorgestrel-haltige Kontrazeptiva haben. Seit 5 Jahren wird Desogestrel auch als Gestagenmonopräparat zur Kontrazeption verwendet. Die Desogestreldosis (75 µg/d) liegt halb so hoch wie bei Desogestrelkombinationen und unterscheidet sich deshalb von den sogenannten Minipillen mit einer Gestagendosis von 25–30% der Kombinationspräparate. Wie bei kombinierten Einphasenpräparaten wird die Ovulation unterdrückt, sodass der Konzeptionsschutz (Pearl-Index 0,14) genauso sicher wie bei Einphasenpräparaten ist. Die Einnahme erfolgt wie bei allen Gestagenmonopräparaten ohne Intervall pünktlich zur gleichen Tageszeit. Die Zykluskontrolle ist ungünstiger al[s] bei den Östrogen-Gestagen-Kombinationen, da di[e]

meisten Frauen amenorrhoisch werden. Desogestrel wird daher nur als Ausweichmethode bei Kontraindikationen gegen Östrogene empfohlen.
Desogestrel wird nach oraler Gabe durch Hydroxylierung und Dehydrogenierung rasch zu seinem aktiven Metaboliten Etonogestrel metabolisiert, der eine orale Bioverfügbarkeit von 70% hat und mit einer Halbwertszeit von 30 h eliminiert wird.
**Ind.:** Hormonale Kontrazeption.
**Kontraind.:** Schwangerschaft, venöse thromboembolische Krankheiten, schwere Leberkrankheiten, gestagenabhängige Tumoren, ungeklärte vaginale Blutungen. Sofort absetzen bei Schwangerschaft, Thrombose, geplanten Operationen und nach Unfällen für die Dauer der Ruhigstellung.
**UW:** Häufig Kopfschmerzen, Gewichtszunahme, Brustspannen, Übelkeit, unregelmäßige Blutungen, Amenorrhö, Akne, Stimmungsschwankungen, verringerte Libido. Gelegentlich: Vaginitis, Dysmenorrhö, Ovarialzysten, Erbrechen, Alopezie, Müdigkeit, Schwierigkeiten beim Tragen von Kontaktlinsen. Selten Ausschlag, Urtikaria, Erythema nodosum.
**WW:** Abnahme der Wirkung von Desogestrel durch Leberenzym-induzierende Eigenschaften von Phenytoin, Phenobarbitol, Primidon, Carbamazepin, Rifampicin, Oxcarbazepin, Rifabutin und Griseofulvin sowie Bindung an Aktivkohle.
**Warnhinweis:** Nach Einnahme hormonaler Kontrazeptiva ist das Risiko für eine Brustkrebsdiagnose erhöht. Bei Chloasma-Neigung soll UV-Bestrahlung vermieden werden.
**Dosis:** Ab 1. Zyklustag 1 Tbl. (75 µg)/d oral zur gleichen Tageszeit ohne Unterbrechung.

**Cerazette**® (Organon)
28 Filmtbl. 75 µg (N1) .................................... 16,60
3× 28 Filmtbl. 75 µg (N2) .................................... 31,48
6× 28 Filmtbl. 75 µg (N3) .................................... 52,95

## Desoximetason *Rp* [UF]

Fluoriertes Glucocorticoid zur lokalen Anwendung mit ähnlichen Wirkungen wie Prednisolon (s. dort). Desoximetason gehört zu den stark wirksamen Corticosteroiden, die bei längerer Anwendung ein höheres Risiko unerwünschter Wirkungen aufweisen. Daher generell nur kurzfristig, kleinflächig und nicht im Gesicht anwenden.
**Ind.:** Corticoidsensible Hautkrankheiten.
**Kontraind., UW:** s. Prednisolon.
**Dosis:** Initial 1- bis 2-mal/d, bei Bedarf auch 3-mal/d dünn auftragen und einreiben. Zur Weiterbehandlung auf das schwächste, gerade noch wirksame Lokalcorticoid wechseln. Zur Intervall- und Nachbehandlung wirkstofffreie Basissalbe/-creme.

**Topisolon**® (Aventis)
10 g Basissalbe (N1) .................................... 6,95
100 g Basissalbe (N2) .................................... 11,75
15 g Salbe (2,5 mg/g) (N1) .................... (FB 13,75) 13,75
30 g Salbe (2,5 mg/g) (N2) .................... (FB 17,02) 17,02
50 g Salbe (2,5 mg/g) (N2) .................... (FB 21,48) 21,48
100 g Salbe (2,5 mg/g) (N3) .................... (FB 31,52) 31,52
50 g Fettsalbe (2,5 mg/g) (N2) .................... (FB 21,48) 21,48

## Detajmiumbitartrat *Rp* [HS]

Antiarrhythmikum der Klasse I A, das sich vom Ajmalin ableitet. Detajmiumbitartrat bewirkt eine Natriumkanalblockade und Leitungsverzögerung ohne wesentliche Effekte auf die Repolarisation.
**Ind.:** Supraventrikuläre und ventrikuläre paroxysmale Tachykardie, ventrikuläre Extrasystolie, Tachykardie beim WPW-Syndrom.
**Kontraind.:** Schenkelblock, AV-Block II. und III. Grades, Adam-Stokes-Anfälle, dekompensierte Herzinsuffizienz, Digitalisintoxikation, Schock, bradykarde Rhythmusstörungen, hochgradige Leberfunktionsstörungen, bakterielle Endokarditis. Vorsicht bei Hyperkaliämie, Hyponatriämie, bei Schwangerschaft strenge Indikationsstellung, besonders im 1. Trimenon. Weiteres s. Antiarrhythmika.
**UW:** Gelegentlich Herz-Kreislauf-Störungen in Abhängigkeit von Dosis, Art und Schwere der Grundkrankheit. AV-Block, Asystolie, ventrikuläre Tachykardie, Kammerflimmern, Blutdruckabfall, Herzinsuffizienz, kardiogener Schock möglich, gastrointestinale Störungen (Appetitlosigkeit, Brechreiz, Erbrechen, Obstipation), zentralnervöse Störungen (Kopfschmerz, Hitzegefühl, Augenflimmern, Doppelsehen). Selten cholestatische Hepatose (Behandlungsabbruch erforderlich).
**WW:** Antiarrhythmika: Verstärkung der negativ inotropen und dromotropen Effekte. Kaliumsalze, Saluretika: Toxizitätserhöhung von Detajmium. Curare-ähnliche Muskelrelaxanzien: Verstärkung der muskelrelaxierenden Wirkung.
**Dosis:** 3-mal 2–50 mg/d, ggf. bis maximal 300 mg/d. Erhaltungsdosis nach erfolgreicher Therapie 3- bis 4-mal 25 mg/d.

**Tachmalcor**® (AWD Pharma)
50 Drg. 25 mg (N2) .................................... 39,25
100 Drg. 25 mg (N3) .................................... 64,01

## Dexamethason *Rp* [US]

Fluoriertes Glucocorticoid mit ähnlichen Wirkungen wie Prednisolon (s. dort). Dexamethason hat jedoch keine Mineralocorticoidaktivität und wirkt länger (2,75 Tage). Wird deshalb zur Hypophysenhemmung bei hypertensiven Formen des adrenogenitalen Syndroms (AGS) eingesetzt, auch als Dexamethason-Hemmtest zur Diagnose eines Hypercortisolismus. Außerdem erfolgreich bei der Therapie des Hirnödems durch Hirntumoren und Metastasen, jedoch kaum bei Schädelhirntrauma und Apoplexie. Wegen der starken Hypophysensuppression

nicht für zirkadiane Therapie geeignet. Nach Absetzen stärkere Entzugssymptome (Fieber, Muskel- und Gelenkschmerzen). Eliminationshalbwertszeit 3–4,5 h, biologische Halbwertszeit 36–54 h.
Dexamethason wird daneben für die topische Therapie bei zahlreichen Hautkrankheiten eingesetzt. Es gehört zu den schwach wirksamen Lokalcorticosteroiden und ist damit auch für eine längerfristige Therapie einsetzbar.
Weiterhin wird Dexamethason als rhinologisches Lokaltherapeutikum zur Behandlung der allergischen Rhinitis angeboten. Nach Anwendung Dexamethason-haltiger Nasentropfen sind wiederholt Fälle von iatrogenem Cushing-Syndrom und Nebennierenrindensuppression beschrieben worden. Da andere Corticosteroide ohne solche Nebenwirkungen verfügbar sind (z. B. Beclometason, Budesonid, Mometason), sollte Dexamethason bei dieser Indikation nicht mehr angewendet werden.
**Ind.:** Hirnödem, adrenogenitales Syndrom, andere Indikationen der Glucocorticoidtherapie.
**Kontraind., UW, WW:** s. Prednisolon.
**Dosis:** *Hirnödem*: 2–8 mg oral/d, in schweren Fällen initial 8–12 mg i.v., anschließend 4 mg i.v. alle 6 h, Effekt meist nach 12–24 h zu erwarten, danach Dosisreduktion und Übergang auf orale Therapie für 8 Tage. *Anaphylaktischer Schock*: Initial 24–40 mg i.v. *Adrenogenitales Syndrom*: 0,5–1,5 mg oral/d. Äquivalenzdosis 0,75 mg/d, entspricht 20 mg Cortisol. Cushingschwellendosis 1–1,5 mg/d. Dosisreduktion wie bei Prednisolon. DDD 1,5 mg.
*Lokale Therapie*: Intraartikuläre Injektion in kleine Gelenke 2 mg, mittlere 4 mg und große 8 mg, maximal 3–4 Injektionen pro Gelenk im Abstand von mindestens 4 Wochen. Infiltrationstherapie im Allgemeinen 4 mg, maximal 3-mal. Hauptrisiken sind Gelenkinfektionen und lokale Schäden durch Knorpelzerstörung, Knochennekrose und Osteoporose.
*Haut:* 1-mal tgl. auftragen.
*Nase*: Erw. und Kdr. ab 6 Jahre 3-mal tgl. 1–2 Sprühstöße in jede Nasenöffnung.

**Dexabene**® (Merckle)
**Best.:** 1 Amp. enth. Dexamethason-21-dihydrogenphosphat, Dinatriumsalz 5,26 mg entspr. 4 mg Dexamethason.

1 Inj.Amp. 4 mg (N1) ........ (FB 10,42) 10,42
6 Inj.Amp. 4 mg (N2) ........ (FB 14,38) 14,38
10 Inj.Amp. 4 mg (N3) ........ (FB 16,99) 16,99
50 Inj.Amp. 4 mg ........ 50,27
100 Inj.Amp. 4 mg ........ 58,34

**Dexamethason Jenapharm** (Jenapharm)
20 Tbl. 0,5 mg (N1) ........ (FB 12,06) 11,94
50 Tbl. 0,5 mg (N2) ........ (FB 14,94) 14,22
100 Tbl. 0,5 mg (N3) ........ (FB 19,30) 18,13
20 Tbl. 1,5 mg (N1) ........ (FB 15,08) 14,66
50 Tbl. 1,5 mg (N2) ........ (FB 21,51) 19,30
100 Tbl. 1,5 mg (N3) ........ (FB 31,27) 28,86
20 Tbl. 4 mg (N1) ........ 31,64
50 Tbl. 4 mg (N2) ........ 67,12
100 Tbl. 4 mg (N3) ........ 121,50
10 Tbl. 8 mg (N1) ........ 27,32
20 Tbl. 8 mg (N1) ........ 45,76
50 Tbl. 8 mg (N2) ........ 104,13
100 Tbl. 8 mg (N3) ........ 189,44
5 g Augensalbe (N1) ........ 16,61

**Dexamethason Creme, -Salbe LAW** (Riemser)
25 g Creme (0,5 mg/g) (N1) ........ (FB 15,75) 15,73
50 g Creme (0,5 mg/g) (N2) ........ (FB 20,52) 20,52
100 g Creme (0,5 mg/g) (N3) ........ (FB 29,00) 28,97
25 g Salbe (0,5 mg/g) (N1) ........ (FB 15,75) 15,73
50 g Salbe (0,5 mg/g) (N2) ........ (FB 20,52) 20,52
100 g Salbe (0,5 mg/g) (N3) ........ (FB 29,00) 28,97

**Dexa-Rhinospray**® **mono** (Mann)
14 ml Pumpspray (20 µg/Sprühstoß) (N1) ........ 17,70

**Fortecortin**® (Merck)
3 Amp. Mono (4 mg/1 ml) (N2) ........ (FB 11,86) 11,86
3 Amp. Mono (8 mg/2 ml) (N2) ........ (FB 13,04) 13,04
1 Amp. Mono (40 mg/5 ml) (N1) ........ (FB 26,63) 26,63
1 Amp. Mono (100 mg/10 ml) (N1) ........ (FB 49,38) 49,38
1 Fertigspr. (40 mg/5 ml) (N1) ........ (FB 26,63) 26,63
1 Fertigspr. (100 mg/10 ml) (N1) ........ (FB 49,38) 49,38
20 Tbl. 0,5 mg (N1) ........ (FB 12,06) 12,06
50 Tbl. 0,5 mg (N2) ........ (FB 14,94) 14,94
100 Tbl. 0,5 mg (N3) ........ (FB 19,30) 19,30
20 Tbl. 2 mg (N1) ........ 19,24
50 Tbl. 2 mg (N2) ........ 33,37
100 Tbl. 2 mg (N3) ........ 56,38
20 Tbl. 4 mg (N1) ........ 36,12
50 Tbl. 4 mg (N2) ........ 75,25
100 Tbl. 4 mg (N3) ........ 140,80
20 Tbl. 8 mg (N1) ........ 64,70
50 Tbl. 8 mg (N2) ........ 144,88
100 Tbl. 8 mg (N3) ........ 275,08

## Dexamethason + Gentamicin *Rp* [ML]

Kombination aus dem Glucocorticoid Dexamethason und dem Aminoglykosidantibiotikum Gentamicin. Solche Kombinationen sollten bei der Behandlung bakterieller Konjunktivitiden wegen der UW der Glucocorticoide gemieden werden.
**Anw.:** Infektionen des vorderen Augenabschnitts mit gentamicinempfindlichen Erregern und starker entzündlicher Reaktion.
**Kontraind., UW, WW:** s. Dexamethason, Gentamicin.

**Dexa-Gentamicin**® (Ursapharm)
**Best.:** 1 ml Lsg./1 g Augensalbe enth.: Dexamethason-21-dihydrogenphosphat Dinatriumsalz 1 mg/Dexamethason 0,3 mg, Gentamicinsulfat 5 mg entspr. 3 mg Gentamicin.
**Dosis:** 4–6mal 1 Tr./d einträufeln oder 2- bis 3-mal 1 cm Salbenstrang in den Bindehautsack einbringen.

2,5 g Augensalbe (3 mg/1 g) (N1) ........ 12,31
5 ml Augentr. (3 mg/1 g) (N1) ........ 13,80
5 ml Augentr. + 2,5 g Augensalbe (N1) (Kombipack.) ........ 15,35

### Dexamethason-Kombination *Rp* [ML]

Glucocorticoidhaltige Kombination zur Behandlung von Entzündungen im äußeren Gehörgang. Resorption und Wirkung von extern gegebenen Lokalanästhetika (Cinchocain) sind gering. In der Regel sind bei solchen Krankheiten Präparate mit Antibiotika (z. B. Ciprofloxacin) zu bevorzugen.

**Otobacid® N** (Asche)
**Anw.:** Otitis externa, Gehörgangsekzeme.
**Kontraind.:** Pilzinfekte, Herpes zoster oticus.
**UW:** Hautatrophien, selten allergische Reaktionen, Begünstigung von Pilzinfektionen.
**Best.:** 5 ml enth.: Dexamethason 1,1 mg, Cinchocain-HCl 28,1 mg, 1,3-Butandiol 2698,6 mg.
**Dosis:** 3- bis 4-mal tgl. 2–4 Tr. in den Gehörgang tropfen.

5 ml (N1) ........ 15,90

### Dexibuprofen *Rp* [GG] 2001 C

Nichtsteroidales Antiphlogistikum mit ähnlichen Eigenschaften wie Ibuprofen (s. dort). Dexibuprofen wird als wirksames Enantiomer halb so hoch wie racemisches Ibuprofen dosiert, ist aber doppelt so teuer. Halbwertszeit 2 h.
**Ind.:** Aktivierte Arthrosen, Zahnschmerzen, Schmerzen des Bewegungsapparates, Regelschmerzen.
**Kontraind., UW, WW:** s. Ibuprofen.
**Dosis:** 3-mal 200–300 mg/d oral.

**Deltaran®** (Strathmann)
20 Filmtbl. 200 mg (N1) ........ 15,06
50 Filmtbl. 200 mg (N2) ........ 21,16
100 Filmtbl. 200 mg (N3) ........ 32,42
20 Filmtbl. 300 mg (N1) ........ 17,12
50 Filmtbl. 300 mg (N2) ........ 25,76
100 Filmtbl. 300 mg (N3) ........ 38,00
20 Filmtbl. 400 mg (N1) ........ 18,65
50 Filmtbl. 400 mg (N2) ........ 30,23
100 Filmtbl. 400 mg (N3) ........ 46,70

### Dexketoprofen *Rp* [US] 1999 C

Nichtsteroidales Antiphlogistikum mit ähnlichen Eigenschaften wie Ketoprofen (s. dort). Dexketoprofen wird als wirksames Enantiomer halb so hoch wie racemisches Ketoprofen dosiert, ist aber ca. dreifach teurer. Halbwertszeit 1–2 h.
**Ind.:** Schmerzen des Bewegungsapparates, Regelschmerzen, Zahnschmerzen.
**Kontraind., UW, WW:** s. Diclofenac.
**Dosis:** 4-mal 12,5 mg/d oral, ggf. 3-mal 25 mg/d.

**Sympal®** (Berlin-Chemie)
10 Filmtbl. 25 mg (N1) ........ 12,69
30 Filmtbl. 25 mg (N2) ........ 18,65
50 Filmtbl. 25 mg (N3) ........ 24,86

### Dexpanthenol [UF]

Alkohol der zum Vitamin-B-Komplex gehörenden Pantothensäure, der die Reepithelisierung von Wunden und Ulzera fördern soll. Dexpanthenol wird auch lokal an Auge und Nase zur unspezifischen Therapie von Reizzuständen angewandt.
**Anw.:** Adjuvans bei Haut- und Schleimhautläsionen, auch im Mund- und Rachenbereich sowie am Auge. Pantothenmangelzustände.
**UW:** Gelegentlich allergische Reaktionen.
**Dosis:** *Haut und Schleimhäute*: Ein bis mehrmals tgl. auftragen bzw. aufsprühen. *Pantothensäuremangel* : 100–300 mg/d oral. *Auge, Nase*: ein- bis mehrmals/d als Salbe oder Lösung anwenden.

**Bepanthen®** (Roche Consumer Health)
5 g Augen- + Nasensalbe 5% (N1) ........ (FB 2,38) *2,63*
10 g Augen- + Nasensalbe 5% (N2) ........ (FB 3,48) *4,45*
50 ml Lsg. 5% (N1) ........ (FB 3,14) *3,91*
5× 50 ml Lsg. 5% (N2) ........ (FB 11,34) *17,75*
20 g Wund- und Heilsalbe (N1) ........ 3,36
50 g Wund- und Heilsalbe (N1) ........ 7,35
100 g Wund- und Heilsalbe (N2) ........ 11,69

**Panthenol-ratiopharm®** (ratiopharm)
35 g Wundbalsam 5% (N1) ........ (FB 2,35) *2,45*
100 g Wundbalsam 5% (N2) ........ (FB 5,45) 5,45

### Dextran *Rp* [US]

Kolloidales Plasmaersatzmittel aus der Gruppe der Polysaccharide. Biosynthetisch gewonnenes Rohdextran wird durch Hydrolyse und Fraktionierung in Dextranfraktionen mit unterschiedlichem Molekulargewicht umgewandelt. Alle Dextrane haben eine hohe Wasserbindungskapazität von 20–25 ml/g und erhöhen dadurch das Plasmavolumen. Durch die Hämodilution wird gleichzeitig die Mikrozirkulation verbessert. Zusätzlich hemmen Dextrane die Thrombozytenaggregation und die Aktivität des Faktors VIII.
Dextrane mit einem Molekulargewicht unter 50.000 werden unverändert über die Niere mit einer Halbwertszeit von 3–4 h ausgeschieden. Höhermolekulare Dextrane werden zur Hälfte ebenfalls renal eliminiert, der Rest wird im Körper langsam zu Glucose abgebaut, Halbwertszeit 6–8 h.
*Dextran 60–75* hat ein mittleres Molekulargewicht von 60.000–75.000 und eine mittlere Verweildauer im Plasma von 6–8 h. Hauptanwendung ist der Plasmaersatz bei Volumenmangel. *Dextran 40* (mittleres Molekulargewicht 40.000) hat ähnliche Wirkungen wie höhermolekulare Dextrane. Es hemmt außerdem die Erythrozytenaggregation und wird deshalb bei Mikrozirkulationsstörungen eingesetzt. *Dextran 1* (Molekulargewicht 1000) wird prophylaktisch gegen anaphylaktische Reaktionen durch Dextraninfusionen gegeben. Es bindet als Hapten-

dextran an dextranreaktive Antikörper und verhindert dadurch die Bildung großer Immunkomplexe mit höhermolekularen Dextranen. In Einzelfällen kann die Vorinjektion von Dextran 1 selbst anaphylaktische Reaktionen auslösen.

**Ind.:** *Dextran 60–75*: Volumenmangel. *Dextran 40*: Mikrozirkulationsstörungen, Hämodilution. *Dextran 1*: Prophylaxe anaphylaktischer Reaktionen durch Dextran.

**Kontraind.:** Dextranallergie, schwere Herzinsuffizienz, Lungenödem, Hirnblutungen, Niereninsuffizienz. Vorsicht bei Hypokaliämie, Hyponatriämie, Afibrinogenämie, hämorrhagischen Diathesen, Dehydratationszuständen.

**UW:** Anaphylaktische Reaktionen, deshalb wird routinemäßig eine Haptenvorinjektion mit Dextran 1 empfohlen. Volumenüberladung, tubuläre Insuffizienz durch Ausscheidung eines viskösen Urins mit hoher Dextrankonzentration. Blutungsneigung durch Hemmung der Thrombozytenaggregation.

**WW:** Beeinflussung klinisch-chemischer Untersuchungen, z. B. Glucose, Protein, BSG, Biuret, Fettsäuren, Cholesterin, Fructose, Sorbitoldehydrogenase, spezifisches Uringewicht.

**Dosis:** *Hypovolämie*: Initial 500 ml 6% Dextran 60 in 15–30 min, anschließend weitere 500 ml in 2–4 h. Höchstmenge 1500 ml/d oder 1,5 g Dextran/kg am 1. Tag und 750 ml (0,75/kg)/d für höchstens 3 Tage. *Durchblutungsstörungen*: 500–1000 ml 10% Dextran 40 über 4–6 h am 1. Tag und danach 500 ml/d für 10–14 Tage.
*Prophylaxe anaphylaktischer Dextranreaktionen*: Erw. 20 ml Dextran 1 15% in 1–2 min i.v. unmittelbar vor der Dextraninfusion, Kdr. u. Sgl. 0,3 ml 15%/kg. Bei verzögertem Beginn der Dextraninfusion um mehr als 20 min ist Dextran 1 erneut zu injizieren. Bei wiederholter Infusion von höhermolekularem Dextran ist eine erneute Gabe von Dextran 1 nur nach einem Intervall von mehr als 48 h erforderlich.

**Macrodex® 6%** (Pharmalink)
**Best.:** 100 ml enth.: Dextran 60 6 g, Natriumchlorid 0,9 g.

10 Inf.Fl. 500 ml (N3) .......... 104,39
20 Inf.Fl. 100 ml (N3) .......... 127,18

**Rheomacrodex® 10%** (Pharmalink)
**Best.:** 100 ml enth.: Dextran 40 10 g, Natriumchlorid 0,9 g.

Inf.Fl. 500 ml (N1) .......... 24,74
Inf.Fl. 10× 250 ml (N3) .......... 113,25
Inf.Fl. 10× 500 ml (N3) .......... 152,51
Inf.Fl. 100 ml ohne NaCl (N1) .......... 16,09
Inf.Fl. 20× 100 ml ohne NaCl (N3) .......... 98,05
Inf.Fl. 10× 500 ml ohne NaCl (N3) .......... 152,51

**Promit®** (Pharmalink/Bioquest)
10 Inj.Durchstechfl. 20 ml 15%(N3) .......... 80,32

## Dextromethorphan [BL]

Nichtopioides Antitussivum mit zusätzlichen Wirkungen als NMDA-Rezeptorantagonist. Dextromethorphan erhöht die zentrale Hustenschwelle und wirkt ähnlich wie Codein. Trotz struktureller Verwandtschaft zu Codein hat es keine analgetischen und suchterzeugenden Effekte, außerdem geringere subjektive und gastrointestinale UW als Codein. Dextromethorphan wird nach oraler Gabe schnell resorbiert (absolute Bioverfügbarkeit unbekannt), in der Leber über CYP2D6 zu dem aktiven Metaboliten Dextrorphan O-demethyliert und vorwiegend renal in unveränderter und metabolisierter Form eliminiert. Halbwertszeit 1–2 h, bei Langsammetabolisierern (CYP2D6-Defizienz) 19–45 h.

**Ind.:** Husten.

**Kontraind.:** Asthma bronchiale, 1. Trimenon der Schwangerschaft und Stillzeit. Vorsicht bei eingeschränkter Leberfunktion.

**UW:** Müdigkeit, Übelkeit, Schwindel, Magen-Darm-beschwerden, Erbrechen.

**WW:** Wirkung von Barbituraten, Hydroxyzin und Benzodiazepinen kann verstärkt werden. Bei Gabe von MAO-Hemmern können Erregungszustände und Hyperpyrexie auftreten.

**Dosis:** Erw. 3- bis 4-mal tgl. 20–30 mg oral oder 2-mal tgl. 60 mg retardiert. Kdr. 1- bis 4-mal 2,5–10 mg/d oral. DDD 90 mg.

**tuss Hustenstiller** (Rentschler)
100 ml Saft 100 mg/100 ml (N1) .......... (FB 2,47) *4,85*

## Diaphoretika [HS]

Bei der pharmakologischen Auslösung des Schwitzens ist auf eine physikalische Wärmeapplikation nicht zu verzichten. Entsprechend können Paracetamol und Acetylsalicylsäure sowie auch Coffein in Form von heißem Tee oder Kaffee verwendet werden. Kamillentee oder andere häufig verwendete Teeaufgüsse wirken nur durch die Zufuhr des heißen Wassers. Es ist nicht erwiesen, dass Schwitzprozeduren den Krankheitsverlauf wesentlich beeinflussen können.

## Diazepam *Rp* [ML]

Prototyp der lang wirkenden Benzodiazepine, Halbwertszeit 24–48 h, wirksame Metabolite (Desmethyldiazepam) 50–80 h. Diazepam wird nach oraler Gabe schneller als die meisten anderen Benzodiazepine resorbiert, maximale Plasmakonzentrationen werden nach etwa 1 h erreicht. Weiteres s. Benzodiazepine.

**Ind.:** Angst- und Spannungszustände, psychovegetative Störungen, Epilepsien, auch Status epilepticus. Schlafstörungen, wenn auch tagsüber eine Sedation erwünscht ist.

**Kontraind., UW:** s. Benzodiazepine.
**Dosis:** In der Regel 5–15 mg/d, gegeben als abendliche Einmaldosis oder auf zwei Einzeldosen verteilt. Bei Status epilepticus 10 mg i.v., bei Bedarf weitere 10–20 mg i.v. geben. Zur Narkoseeinleitung oder bei akuten Angst- und Spannungszuständen 1–2 Amp. zu 10 mg aufziehen und langsam unter Beachtung der Wirkung i.v.-injizieren. Zur Prophylaxe von Fieberkrämpfen werden prädisponierten Kdr. bei fieberhaften Infekten im Allg. 5 mg als Suppositorien 2- bis 3-mal/d gegeben. DDD 10 mg.

**Diazepam Desitin® rectal tube** (Desitin)
5 Rectal tubes 5 mg (N1) .......... 19,67
5 Rectal tubes 10 mg (N1) .......... 21,72

**Diazepam-ratiopharm®** (ratiopharm)
5 Amp. (10 mg/2 ml) (N1) .......... (FB 11,23) 11,10
25 Amp. (10 mg/2 ml) (N3) .......... (FB 17,20) 16,73
10 Tbl. 2 mg (N1) .......... (FB 9,62) 9,60
20 Tbl. 2 mg (N2) .......... (FB 9,79) 9,76
50 Tbl. 2 mg (N3) .......... (FB 10,25) 10,23
10 Tbl. 5 mg (N1) .......... (FB 9,76) 9,76
20 Tbl. 5 mg (N2) .......... (FB 10,03) 9,96
50 Tbl. 5 mg (N3) .......... (FB 10,78) 10,68
10 Tbl. 10 mg (N1) .......... (FB 9,88) 9,86
20 Tbl. 10 mg (N2) .......... (FB 10,29) 10,18
50 Tbl. 10 mg (N3) .......... (FB 11,43) 11,23
5 Supp. 10 mg (N1) .......... (FB 11,16) 11,14
25 ml Lsg. 10 mg/1 ml (20 Tr.) (N2) .......... (FB 10,47) 10,42

**Faustan®** (Temmler)
5 Amp. (10 mg/2 ml) (N1) .......... (FB 11,23) 11,23
10 Supp. 10 mg (N2) .......... (FB 12,97) 12,96
20 Tbl. 5 mg (N2) .......... (FB 10,03) 10,03
50 Tbl. 5 mg (N3) .......... (FB 10,78) 10,78

**Valium® Roche** (Roche)
20 Tbl. 5 mg (N2) .......... (FB 10,03) *11,76*
50 Tbl. 5 mg (N3) .......... (FB 10,78) *14,91*
20 Tbl. 10 mg (N2) .......... (FB 10,29) *13,24*
50 Tbl. 10 mg (N3) .......... (FB 11,43) *18,62*

## Diazoxid *Rp* [US]

Direkt wirkender Vasodilatator zur akuten Blutdrucksenkung aus der Gruppe der Kaliumkanalöffner (nicht mehr als Handelspräparat verfügbar). Diazoxid steigert außerdem die Glucosespiegel im Plasma durch Hemmung der Insulinsekretion aus den Betazellen des Pankreas. Trotz seiner Strukturähnlichkeit mit Benzothiadiaziden wirkt es nicht diuretisch, sondern löst reflektorisch Salz- und Wasserretention und Tachykardie aus. Diazoxid wird enteral gut resorbiert und zu über 90% an Plasmaproteine gebunden, Halbwertszeit 20–45 h. Die vaskuläre Wirkung dauert wegen der starken Proteinbindung nur 4–12 h, die hyperglykämische bis zu 8 h.
**Ind.:** Therapieresistente Hypoglykämien, insulinproduzierende Tumoren.
**Kontraind.:** Thiazidüberempfindlichkeit, Herzinsuffizienz, Gicht, Niereninsuffizienz idiopathische postprandialer Hypoglykämie, Neugeborene mit erhöhtem Bilirubinspiegel. Schwangerschaft, Stillzeit.
**UW:** Übelkeit, Erbrechen, Ödeme, Kaliumverlust, Tachykardie, Hypotonie, Hautausschlag, Photosensibilität, Hyperglykämie, Hypertrichose, Neutropenie, Eosinopenie, Thrombopenie, Parästhesien, Neuritis, Anstieg des Rest-Stickstoffes, Hyperurikämie, Ketonurie.
**WW:** Wirkungsverstärkung von Antihypertonika und Cumarinderivaten. Wirkungsabschwächung von Antidiabetika, Urikosurika, Allopurinol, Sympathomimetika.
**Dosis:** Initial 5 mg/kg tgl. oral in 2–3 Einzeldosen, Erhaltungsdosis 3–8 mg/kg/d..

**Proglicem®** (Essex Pharma)
100 Kps. 25 mg (N2) .......... 41,38
100 Kps. 100 mg (N2) .......... 110,13

## Dibenzepin *Rp* [ML]

Trizyklisches Antidepressivum mit ähnlichen Wirkungen wie Imipramin (s. dort), aber geringer ausgeprägten antriebssteigernden und anticholinergen Eigenschaften. Halbwertszeit 4 h.
**Ind.:** Depressive Krankheiten.
**Kontraind., UW, WW:** s. Amitriptylin, Sedierung und anticholinerge UW geringer, Miktionsstörungen, Verwirrtheit häufiger.
**Dosis:** Ambulant initial morgens 240 mg/d als Retardtbl., am 2. Tag ggf. 480 mg/d, stationär bis 720 mg/d.

**Noveril®** (Novartis)
50 Drg. 80 mg (N2) .......... (FB 17,91) 17,91
100 Drg. 80 mg (N3) .......... (FB 25,88) 25,88
20 Retardtbl. 240 mg (N1) .......... (FB 22,84) 22,84
50 Retardtbl. 240 mg (N2) .......... (FB 43,01) 43,01
100 Retardtbl. 240 mg (N3) .......... (FB 76,75) 76,75

## Dibotermin alfa *Rp* [US] 2003 **A**

Dibotermin alfa (rekombinantes humanes Bone Morphogenetic Protein-2, rhBMP-2) ist der erste Vertreter der Knochenmorphogeneseproteine, die zur Superfamilie der TGFβ-Wachstumsfaktoren (transformierender Wachstumsfaktor-β) gehören. Dibotermin alfa wird auf einer abbaubaren Matrix aus Rinderkollagen direkt als Auflage auf die Frakturlinie implantiert. Die mittlere Verweildauer von Dibotermin alfa an der Implantationsstelle beträgt etwa 8 Tage, nach Übertritt in die systemische Zirkulation beträgt die Halbwertszeit nur wenige Minuten. Durch Differenzierung von Mesenchymzellen zu knochen- oder knorpelbildenden Zellen wird die lokale Knochenneubildung eingeleitet. Dibotermin alfa beschleunigt die Frakturheilung langer Röhrenknochen, schließt Defekte in Unterkiefer, Mittelhandknochen, Kiefergaumenspalten und alveolären Knochen für Zahnimplantate. Die klinisch nachweisbare Heilung offener Tibiafrakturen wurde jedoch nur von 155 auf 138 Tage verkürzt. Die einmalige Gabe kostet 3700 €.

**Ind.:** Akute Tibiafrakturen zu Unterstützung der intramedullären Nagelosteosynthese.

**Kontraind.:** Infektion an der Frakturstelle, pathologische Frakturen, Tumoren, nicht ausgewachsener Knochenbau, Schwangerschaft.

**UW:** Amylaseanstieg, Kopfschmerzen, Tachykardie, Hypomagnesiämie.

**Dosis:** Pro Fraktur 1-mal 12 mg Dibotermin alfa im Anschluss an die Standardversorgung.

**InductOs**® (Wyeth)
1 Durchstechfl. 12 mg + 10 ml Lsg.-Mittel + Matrix ........... 3713,43

## Diclofenac *Rp* [US]

Nichtsteroidales Antiphlogistikum aus der Gruppe der Arylessigsäurederivate mit antiphlogistischen, analgetischen und antipyretischen Wirkungen. Diclofenac ist ein nichtselektiver Hemmstoff der Prostaglandinsynthese mit präferentieller Wirkung auf die durch Entzündungen induzierbare Cyclooxygenase-2.

Diclofenac wird in Deutschland am häufigsten als Antiphlogistikum angewendet und ist in der Rheumatologie vielfach der Standardwirkstoff, gegen den neue Mittel als Vergleichssubstanz geprüft wurden. Zahlreiche klinische Prüfungen haben gezeigt, dass Diclofenac rheumatisch bedingte Schmerzen, Gelenkschwellungen und Morgensteifigkeit bei 60–70% der Patienten bessert. Als Analgetikum und Antipyretikum wird es wegen seiner unerwünschten Wirkungen nicht routinemäßig angewendet.

Diclofenac wird nach oraler Gabe gut resorbiert, Bioverfügbarkeit ca. 50% infolge First-Pass-Metabolismus in der Leber. Maximale Plasmaspiegel von 1,5 μg/ml nach 2–6 h. Plasmaproteinbindung 99%, Halbwertszeit 1–2 h. Elimination vorwiegend renal in Form von Metaboliten. Die perkutane Resorption beträgt 6%, dementsprechend nur niedrige Konzentrationen im Plasma (0,005 μg/ml) und in der Synovialflüssigkeit (0,1 μg/ml), von denen keine sicheren pharmakologischen Wirkungen zu erwarten sind.

**Ind.:** Rheumatoide Arthritis, degenerative Gelenkkrankheiten, extraartikuläre rheumatische Krankheiten, Gichtanfall.

**Kontraind.:** Magen-Darmulzera, Blutbildungsstörungen, Analgetikaintoleranz (z. B. Asthma bronchiale, Hautreaktionen). Vorsicht bei Colitis ulcerosa, Morbus Crohn, akuten hepatischen Porphyrien, Lupus erythematodes, Herzinsuffizienz, Leberinsuffizienz, Hypertonie, Diuretikatherapie, älteren Patienten, Niereninsuffizienz (Verschlechterung der Nierenfunktion). Schwangerschaft (Verzögerung der Geburt durch Prostaglandinsynthesehemmung, Blutverluste unter der Geburt, Hämorrhagien bei Neugeborenen, vorzeitiger Schluss des Ductus Botalli), Stillzeit.

**UW:** In der Mehrzahl abhängig vom Wirkungsmechanismus, d. h. sie beruhen vor allem auf einer Hemmung der konstitutiven Cyclooxygenase-1. Treten dosisabhängig bei 30–50% der Patienten auf und erfordern bei ca. 20% Absetzen der Therapie. Am häufigsten sind *gastrointestinale Störungen* in Form von Übelkeit, Magenschleimhautläsionen (30%), Magenulkus (10%) und Durchfall. Können durch Helicobactereradikation, Protonenpumpenhemmer oder Misoprostol vermindert werden. Zweithäufigste UW sind *zentralnervöse Störungen* in Form von Kopfschmerzen, Müdigkeit, Schlaflosigkeit, Schwindel und Verwirrtheitszuständen bis hin zu psychotischen Reaktionen, besonders bei älteren Patienten (vermutlich durch Salz- und Wasserretention bedingt), nur selten Seh- und Hörstörungen. Zu wenig beachtet werden kardiovaskuläre UW wie Nierenfunktionsstörungen mit Natrium- und Wasserretention (Ödeme), Hyperkaliämie, Hypertonie, Dekompensation einer Herzinsuffizienz. Bronchospasmus insbesondere bei Asthmapatienten, Überempfindlichkeitsreaktionen an der Haut. Gelegentlich Störungen der Leberfunktion (Transaminaseanstieg), darunter selten Hepatitis. Störungen der Hämatopoese (Thrombozytopenie, Leukopenie, Agranulozytose, aplastische Anämie). Lokale Irritationen durch Suppositorien (Reizerscheinungen, schmerzhafter Stuhlgang, Blutungen) und i.m.-Injektion (brennendes Gefühl, sterile Abszesse, Fettgewebsnekrosen).

**WW:** Diclofenac erhöht die Plasmaspiegel von Lithium und Digoxin. Verstärkt die Hyperkaliämie durch kaliumsparende Diuretika und ACE-Hemmer und die gastrointestinalen UW von Glucocorticoiden. Diclofenac erhöht die Methotrexattoxizität und die Nephrotoxizität von Ciclosporin, die epileptogene Wirkung von Fluorchinolonen, die Blutungsgefahr durch Antikoagulanzien und die hypoglykämische Wirkung von oralen Antidiabetika. Vermindert die Wirkung von Diuretika und Antihypertonika.

**Dosis:** Initial 25–50 mg/d oral 2- bis 3-mal/d, Langzeittherapie im Allgemeinen 100 mg/d. Supp. 50–150 mg/d in 2–3 Einzeldosen. Amp. 75 mg (1 Amp.) i.m. als einmalige Injektion, anschließende Therapie oral oder als Supp. DDD 100 mg. Perkutan als Gel 3- bis 4-mal tgl. auftragen und einreiben.

**Diclac**® (Hexal)
1 Amp. (75 mg/3 ml) (N1) ........................... (FB 9,92) 9,85
5 Amp. (75 mg/3 ml) ........................................ 11,39

20 Filmtbl. 25 mg (N1) ... (FB 10,36) 9,94
50 Filmtbl. 25 mg (N2) ... (FB 11,70) 11,08
100 Filmtbl. 25 mg (N3) ... (FB 13,72) 12,97
20 Filmtbl. 50 mg (N1) ... (FB 10,94) 10,37
50 Filmtbl. 50 mg (N2) ... (FB 12,93) 12,25
100 Filmtbl. 50 mg (N3) ... (FB 16,09) 15,27
20 Tbl. Dispers 50 mg (N1) ... (FB 10,94) 10,94
50 Tbl. Dispers 50 mg (N2) ... (FB 12,93) 12,93
100 Tbl. Dispers 50 mg (N3) ... (FB 16,09) 16,09
10 Tbl. Dispers akut 50 mg (N1) ... (FB 10,18) 10,18
10 Retardtbl. 75 mg (N1) ... (FB 10,30) 10,25
20 Retardtbl. 75 mg (N1) ... (FB 11,15) 11,02
50 Retardtbl. 75 mg (N2) ... (FB 13,40) 13,21
100 Retardtbl. 75 mg (N3) ... (FB 16,79) 16,79
20 retard Retardtbl. 100 mg (N1) ... (FB 12,20) 11,50
50 retard Retardtbl. 100 mg (N2) ... (FB 15,80) 14,62
100 retard Retardtbl. 100 mg (N3) ... (FB 21,75) 19,12
10 Retardtbl. 150 mg (N1) ... (FB 12,31) 12,12
20 Retardtbl. 150 mg (N1) ... (FB 14,87) 14,45
50 Retardtbl. 150 mg (N2) ... (FB 22,30) 21,08
100 Retardtbl. 150 mg (N3) ... (FB 35,28) 30,10
10 Supp. 50 mg (N1) ... (FB 10,80) 10,36
30 Supp. 50 mg (N2) ... (FB 13,54) 12,79
50 Supp. 50 mg (N3) ... (FB 16,19) 15,72
10 Supp. 100 mg (N1) ... (FB 11,80) 11,50
30 Supp. 100 mg (N2) ... (FB 16,31) 15,74
50 Supp. 100 mg (N3) ... (FB 21,11) 20,06

**Diclac®-Gel** (Hexal)
50 g Gel 5% (N1) ... (FB 3,42) *3,74*
100 g Gel 5% (N2) ... (FB 5,61) *6,01*
150 g Gel 5% (N3) ... (FB 7,49) *7,95*
50 g Schmerzgel 1% (N1) ... (FB 3,42) *5,15*
100 g Schmerzgel 1% (N2) ... (FB 5,61) *9,55*

**Diclofenac-ratiopharm®** (ratiopharm)
1 Amp. SF (75 mg/2 ml) (N1) ... (FB 9,92) 9,85
10 Amp. SF (75 mg/2 ml) ... 12,81
30 Amp. SF (75 mg/2 ml) ... 16,43
20 Tbl. 25 mg (N1) ... (FB 10,36) 9,94
50 Tbl. 25 mg (N2) ... (FB 11,70) 11,08
100 Tbl. 25 mg (N3) ... (FB 13,72) 12,97
20 Tbl. 50 mg (N1) ... (FB 10,94) 10,37
50 Tbl. 50 mg (N2) ... (FB 12,93) 12,25
100 Tbl. 50 mg (N3) ... (FB 16,09) 15,27
10 Retardkps. SL 75 mg (N1) ... (FB 10,41) 10,25
20 Retardkps. SL 75 mg (N1) ... (FB 11,36) 11,02
50 Retardkps. SL 75 mg (N2) ... (FB 13,91) 13,21
100 Retardkps. SL 75 mg (N3) ... (FB 17,98) 16,79
20 retard Retardkps. 100 mg (N1) ... (FB 12,20) 11,50
50 retard Retardkps. 100 mg (N2) ... (FB 15,80) 14,62
100 retard Retardkps. 100 mg (N3) ... (FB 21,75) 19,12
10 Retardkps. uno 150 mg (N1) ... (FB 12,31) 12,12
20 Retardkps. uno 150 mg (N1) ... (FB 14,87) 14,45
50 Retardkps. uno 150 mg (N2) ... (FB 22,30) 21,08
100 Retardkps. uno 150 mg (N3) ... (FB 35,28) 30,10
10 Supp. 25 mg (N1) ... (FB 10,22) 10,22
50 Supp. 25 mg (N3) ... (FB 13,46) 13,46
10 Supp. 50 mg (N1) ... (FB 10,80) 10,36
50 Supp. 50 mg (N3) ... (FB 16,19) 15,72
10 Supp. 100 mg (N1) ... (FB 11,80) 11,50
50 Supp. 100 mg (N3) ... (FB 21,11) 20,06

**Voltaren®** (Novartis)
1 Amp. (75 mg/3 ml) (N1) ... (FB 9,92) *10,66*
5 ml Augentropfen ophtha 0,1% (N1) ... 22,62
3× 5ml Augentropfen ophtha 0,1% (N2) ... 50,09
20× 0,3ml sine Augentr. ophtha 0,1% (N1) ... 27,21
50× 0,3ml sine Augentr. ophtha 0,1% (N2) ... 52,33
10 Drg. Dolo 12,5 mg (N1) ... 2,95
20 Drg. Dolo 12,5 mg (N2) ... 5,30
20 Drg. 25 mg (N1) ... (FB 10,36) *12,15*
50 Drg. 25 mg (N2) ... (FB 11,70) *15,24*
100 Drg. 25 mg (N3) ... (FB 13,72) *20,09*
20 Drg. 50 mg (N1) ... (FB 10,94) *13,84*
50 Drg. 50 mg (N2) ... (FB 12,93) *19,13*
100 Drg. 50 mg (N3) ... (FB 16,09) *28,22*
20 Dispers Tbl. 50 mg (N1) ... (FB 10,94) 10,94
50 Dispers Tbl. 50 mg (N2) ... (FB 12,93) 12,93
20 Resinat Kps. 75 mg (N1) ... (FB 11,36) 11,36
50 Resinat Kps. 75 mg (N2) ... (FB 13,91) 13,91
100 Resinat Kps. 75 mg (N3) ... (FB 17,98) 17,98
20 Retarddrg. 100 mg (N1) ... (FB 12,20) *17,76*
50 Retarddrg. 100 mg (N2) ... (FB 15,80) *28,27*
100 Retarddrg. 100 mg (N3) ... (FB 21,75) *48,35*
10 Supp. f. Kdr. 25 mg (N1) ... (FB 10,22) *11,15*
50 Supp. f. Kdr. 25 mg (N3) ... (FB 13,46) *17,11*
10 Supp. 50 mg (N1) ... (FB 10,80) *12,35*
50 Supp. 50 mg (N3) ... (FB 16,19) *22,93*
10 Supp. 100 mg (N1) ... (FB 11,80) *14,50*
50 Supp. 100 mg (N3) ... (FB 21,11) *33,21*
6 Tbl. K Migräne 50 mg (N1) ... 22,26
12 Tbl. K Migräne 50 mg (N1) ... 36,44

**Voltaren® Emulgel** (Novartis)
50 g Gel (1,16 g/100 g) (N1) ... (FB 11,67) 11,67
100 g Gel (1,16 g/100 g) (N2) ... (FB 13,11) 13,11
1000 g Gel Dose f. Spender ... 43,53
Spendergehäuse ... 35,37

## Diclofenac + Misoprostol *Rp* [US]

Kombination zur Prophylaxe peptischer Ulzera, die durch nichtsteroidale Antiphlogistika induziert wurden. Bei Arthrosepatienten mit Ulkusanamnese war die Inzidenz peptischer Ulzera nach 6-wöchiger Gabe von Diclofenac plus Misoprostol (7%) im Vergleich zu Diclofenac (17%) deutlich niedriger. Allerdings traten unter Misoprostol auch vermehrt Diarrhö und Flatulenz auf.

**Ind.:** Rheumatoide Arthritis und degenerative Gelenkkrankheiten, wenn eine fixe Kombination zur Prophylaxe peptischer Ulzera angezeigt ist.

**Kontraind., UW, WW:** s. Diclofenac, Misoprostol.

**Arthotec®** (Pfizer)
**Best.:** 1 Tbl./1 Tbl. forte enth.: Diclofenac 50 mg/75 mg, Misoprostol 200 µg/200 µg.
**Dosis:** Tgl. 2- bis 3-mal 1 Tbl. oder 2-mal 1 Tbl. forte oral.

10 Manteltbl. akut (N1) ... 13,25
20 Manteltbl. (N1) ... 16,43
50 Manteltbl. (N2) ... 26,12
100 Manteltbl. (N3) ... 41,86
10 Manteltbl. forte (N1) ... 14,76

20 Manteltbl. forte (N1) .......... 19,56
50 Manteltbl. forte (N2) .......... 34,05
100 Manteltbl. forte (N3) .......... 57,49

## Dicloxacillin *Rp* [WS]

Schmalspektrumpenicillin aus der Gruppe der penicillinasefesten Isoxazolylpenicilline. Dicloxacillin ist wirksam gegen β-lactamasebildende Staphylokokken, die gegen die übrigen Penicilline resistent sind. Gegen Benzylpenicillin-empfindliche Staphylokokken 10–15fach schwächer wirksam.

Oral ausreichende Bioverfügbarkeit, max. Plasmaspiegel werden nach ca. 1 h erreicht. Plasmaproteinbindung 97%. Halbwertszeit 0,5–1 h. Ca. 60% einer oralen Dosis werden unverändert renal eliminiert. Nur geringe Metabolisierung in der Leber und Ausscheidung über die Galle.

**Ind.:** β-Lactamasebildende Staphylokokken, die gegen Benzylpenicilline resistent sind. Außerdem bei Sepsis und zur Prophylaxe chirurgischer Infektionen.

**Kontraind., UW, WW:** s. Penicilline.

**Dosis:** *Oral*: 500–1000 mg/d in 4 Einzeldosen. Kdr. 12,5–25 mg/d oral in 4 Einzeldosen. Dosiserhöhung bei schweren Infektionen möglich. *Parenteral*: 2–4 g/d i.v. in 4-6 Einzeldosen, Kdr. 12,5–25 mg/d i.v. in 4 Einzeldosen.

**InfectoStaph**® (Infectopharm)
10 Fl. 0,5 g (N3) .......... 61,28
10 Fl. 1 g (N3) .......... 107,69
30 Kps. 250 mg (N2) .......... 39,37

## Didanosin *Rp* [US] 1992 **C**

Nukleosidanalogon des Inosins zur antiretroviralen Therapie der HIV-Infektion mit ähnlichen Wirkungen wie Zidovudin (s. dort). Didanosin wirkt auch auf zidovudinresistente Erreger und ist weniger myelotoxisch als Zidovudin.

Die orale Bioverfügbarkeit wird durch Nahrungsaufnahme und Magensäure vermindert. Halbwertszeit im Plasma 1,4 h, in der Zelle 12 h.

**Ind.:** Kombinationstherapie bei HIV-Patienten.

**Kontraind.:** Stillzeit. Strengste Indikationsstellung bei Phenylketonurie und in der Schwangerschaft. Da das Virus nicht abgetötet wird, ist auch während und nach der Behandlung eine Übertragung durch Geschlechtsverkehr und Blutkontakt möglich.

**UW:** Akute Pankreatitis und periphere Neuropathien in Abhängigkeit von der Dosis. Häufig Diarrhö, gelegentlich Erbrechen, Fieber, Schmerzen, Pruritus, Infektionen, Verwirrtheit, Schlaflosigkeit, Krampfanfälle und Hyperurikämie. Depigmentierung der Netzhaut bei Kdr., daher alle 6 Monate ophthalmologische Kontrollen.

**WW:** Verstärkung der Myelosuppression von Ganciclovir. Tetracycline vermindern die Resorption von Didanosin. Todesfälle durch gleichzeitige Gabe von Rifampicin. Verstärkte Beeinträchtigung des Reaktionsvermögens durch Alkohol.

**Dosis:** Initial abhängig vom Körpergewicht, Erw. über 60 kg 2-mal tgl. 200 mg oral (ab 75 kg), über 60 kg 2-mal tgl. 125 mg. Kdr. tgl. 2-mal 90 mg/m² in Kombination mit Zidovudin.

**Videx**® (Bristol-Myers Squibb)
60 Kps. 125 mg (N3) .......... 329,97
60 Kps. 200 mg (N3) .......... 527,12
60 Kps. 250 mg (N3) .......... 650,54
60 Kps. 400 mg (N3) .......... 656,54
1 Fl. Pulver 4 g (N1) .......... 117,38

## Diflucortolon *Rp* [UF]

Fluoriertes Glucocorticoid zur lokalen Anwendung mit ähnlichen Wirkungen wie Prednisolon (s. dort). Diflucortolon gehört zu den stark wirksamen Corticosteroiden, die bei längerer Anwendung ein höheres Risiko unerwünschter Wirkungen aufweisen. Daher generell nur kurzfristig, kleinflächig und nicht im Gesicht anwenden.

**Ind.:** Corticoidsensible Hautkrankheiten.

**Kontraind., UW:** s. Prednisolon.

**Dosis:** Initial 1- bis 2-mal/d dünn auftragen, nicht länger als 14 Tage. Zur Weiterbehandlung auf das schwächste, gerade noch wirksame Lokalcorticoid wechseln. Zur Intervall- und Nachbehandlung wirkstofffreie Basissalbe/-creme.

**Nerisona**® (Schering)
15 g Creme 0,1% (N1) .......... (FB 13,75) 13,75
30 g Creme 0,1% (N2) .......... (FB 17,02) 17,02
60 g Creme 0,1% (N3) .......... (FB 23,79) 23,79
15 g Fettsalbe 0,1% (N1) .......... (FB 13,75) 13,75
30 g Fettsalbe 0,1% (N2) .......... (FB 17,02) 17,02
60 g Fettsalbe 0,1% (N3) .......... (FB 23,79) 23,79
15 g Salbe 0,1% (N1) .......... (FB 13,75) 13,75
30 g Salbe 0,1% (N2) .......... (FB 17,02) 17,02
60 g Salbe 0,1% (N3) .......... (FB 23,79) 23,79

## Digitalisantitoxin *Rp* [GK]

Antidot bei lebensbedrohlicher Digoxin- oder Digitoxinvergiftung. Digitalisantitoxin enthält Fab-Antikörperfragmente aus dem Blutserum immunisierter Schafe. Die Intoxikationssymptomatik bessert sich in der Regel bereits nach 30 min. Auf die Entstehung von Hypokaliämie/Hyperkaliämie ist zu achten. Fab-gebundenes Glykosid steigt im Serum schnell bis zu Werten um 300 ng/ml an. Die Fab-Fragmente werden bei eingeschränkter Nierenfunktion sehr langsam über eine Woche oder länger eliminiert. Die freie Glykosidkonzentration fällt zunächst auf nicht messbare Werte ab und steigt 8–12 h nach Gabe des Antidots wieder an.

**Ind.:** Lebensbedrohliche Digitalisintoxikation.
**Kontraind.:** Allergie gegen Schafglobulin.
**UW:** Allergische Reaktionen bis zum anaphylaktischen Schock sind möglich. Vor Infusion des Antidots Allergietest als Konjunktivaltest oder als Intrakutantest durchführen.
**Dosis:** Bei schwerer Symptomatik ohne Kenntnis der Glykosidmenge Fab-Fragment 480 mg (6 Amp.) verabreichen. 80 mg Digitalisantitoxin binden 1 mg Digoxin, Digoxinderivate oder Digitoxin.

**Digitalis-Antidot BM** (Roche)
1 Inj.-Fl. 80 mg ........ AP
6 Inj.-Fl. 80 mg ........ AP

## Digitalisglykoside [HS]

Glykoside aus verschiedenen Digitalisarten, die neben einem oder mehreren Zuckern ein Aglykon mit Steroidstruktur enthalten. Die verschiedenen Digitalisglykoside sind qualitativ gleich wirksam, unterscheiden sich aber in ihrer Pharmakokinetik. Die wichtigsten Digitalisglykoside sind Digitoxin aus Digitalis purpurea und Digoxin aus Digitalis lanata. Digoxinderivate sind β-Acetyldigoxin und Metildigoxin.
Herzglykoside steigern in niedrigen Dosen vor allem die Vagusaktivität. Die Herzfrequenz wird, besonders wenn sie bei Herzinsuffizienz vorher erhöht war, über eine Verminderung des Drucks vor (Bainbridge-Reflex) und nach dem Herzen (über Pressorezeptoren im Karotissinus) reflektorisch gesenkt. In höheren Dosen kommt eine direkte Steigerung der kardialen Kontraktionsamplitude, Kontraktionsgeschwindigkeit und des Schlagvolumen hinzu (positiv inotrope Wirkung). Dadurch sinkt der enddiastolische Druck. Der Sauerstoffverbrauch wird verhältnismäßig wenig gesteigert, da sich das insuffiziente Herz unter dem Einfluss der Herzglykoside verkleinert. Im AV-Knoten nimmt die Leitungsgeschwindigkeit der Erregung ab (negativ dromotrope Wirkung). In Vorhof- und Kammermuskulatur senken Herzglykoside die Refraktärzeit und steigern infolgedessen Erregbarkeit und ektopische Erregungsbildung. Im EKG Verlängerung der PQ-Zeit, Verkürzung der QT-Dauer, muldenförmige Senkung der ST-Strecke, Abflachung oder Negativierung der T-Welle.
**Pharmakokinetik.** Die einzelnen Herzglykoside unterscheiden sich in ihren pharmakokinetischen Eigenschaften. Die wichtigsten Kenngrößen sind in Tabelle II.7 zusammengefasst. Alle angegebenen Werte sind Durchschnittswerte. Während früher „nach klinischer Wirkung“ dosiert wurde, sprechen retrospektive Auswertungen der DIG-Studie (1999) heute für die Einhaltung niedriger Plasmakonzentrationen, da nur diese mit einem günstigen Effekt, höhere Konzentrationen dagegen mit einer signifikanten Steigerung der Sterblichkeit einhergingen.
**Ind.:** Alle Formen der Herzinsuffizienz im Stadium III und IV NYHA sowie bei Herzinsuffizienz bei absoluter Arrhythmie.
**Kontraind.:** Unbeachtete oder unbemerkte Digitalisüberdosierung ist die wichtigste Kontraindikation. Außerdem Sinusknoten- und Karotissinussyndrom (wegen unvorhersehbarer Bradykardie), WPW-Syndrom (wegen möglicher Zunahme der Kammerfrequenz) und obstruktive Kardiomyopathie. Zustände mit veränderter Glykosidempfindlichkeit sind vor der Digitalisierung möglichst zu beseitigen.
**UW:** Kardiale UW in Form von tachykarden und bradykarden Rhythmusstörungen sind am wichtigsten und häufigsten (ca. 70%). Es kann zu Extrasystolen und Tachykardien jeglichen Ursprungs sowie zu Bradykardien aufgrund von Überleitungsstörungen jeglichen Grades kommen. Am häufigsten sind ventrikuläre Extrasystolen und Störungen der atrioventrikulären Überleitung. Sie können lebensbedrohend sein (Kammerflimmern, Herzstillstand).
Gastrointestinale Störungen können zentralen Ursprungs oder durch lokale Reizungen an den Schleimhäuten des Magen-Darmtrakts bedingt sein. Selten, aber lebensbedrohlich sind Mesenterialarterienspasmen bis hin zur Darmgangrän. Das durch Erregung der Area postrema ausgelöste Erbrechen kommt bei allen Präparaten in gleicher Weise vor. Der Wechsel des Präparates hat in diesem Falle keinen Sinn, sondern die Dosis ist zu reduzieren.
Neurotoxische Störungen, Müdigkeit, Muskelschwäche, Dösigkeit, Kopfschmerzen, Verwirrtheit, Schwindel. Sehstörungen, z. B. in Form von Gründgelbsehen, sind spezifisch aber selten.
**Änderung der Glykosidempfindlichkeit und WW.** Hypokaliämie, Hyperkalzämie und Hypoxie verstärken die positiv inotrope Wirkung der Herzglykoside, aber auch die heterotope Reizbildung. Hypokaliämie wird z. B. durch Laxanzienabusus, Diuretika oder Glucocorticoide verursacht. Hyperkaliämie verstärkt die negativ dromotropen Wirkungen der Herzglykoside. Gefahren durch Wirkungszunahme auch bei höherem Lebensalter und bei Digoxin und seinen Derivaten bei Niereninsuffizienz. Bei älteren Patienten (eingeschränkte Nierenfunktion, Ventilationsstörungen mit nachfolgender Hypoxie, koronare Minderdurchblutung, Abnahme der Muskelmasse) sind die sonst üblichen Glykosiddosen ab dem 60. Lebensjahr um bis zu 50% zu reduzieren. Bei Niereninsuffizienz muss die Digoxindosis in Abhängigkeit von der Kreatininclearance reduziert werden. Für praktische Zwecke ist die Orientierung nach der Serumkreatininkonzentration sinnvoll. Bei Serumkreatininwerten von 1,3–1,5 mg/dl muss auf etwa 3/4, von 1,5–2,0 mg/dl auf etwa 1/2 und von

**Tabelle II.7**
**Pharmakokinetische Eigenschaften von Herzglykosiden (Anhaltswerte)**

| | | Digoxin | β-Acetyl-digoxin* | Metildigoxin | Digitoxin |
|---|---|---|---|---|---|
| Bioverfügbarkeit | | 60–80% | 60–95% | 80–90% | 90–100% |
| Applikation | | i.v., oral | oral | i.v., oral | oral |
| Plasmaprotein-bindung | | 30% | 30% | 20–30% | 90% |
| Wirkungsbeginn | i.v.<br>oral | 3–30 min<br>60–180 min | 3–30 min<br>60–120 min | 2–10 min<br>10–20 min | 25–120 min<br>180–300 min |
| Wirkungsmaximum | i.v.<br>oral | 1–6 h<br>3–6 h | 1–6 h<br>3–6 h | 0,5–1 h<br>1–2 h | 4–12 h<br>8–12 h |
| Therapeutischer Plasmaspiegel | | 0,5–0,8 ng/ml | 0,5–0,8 ng/ml | 0,5–0,8 ng/ml | 10–15 ng/ml** |
| Halbwertszeit | | 35–50 h | 35–50 h | 50–60 h | 5–8 d |
| Abklingquote/Tag | | 20% | 20% | 20% | 7% |
| Wirkungsdauer | | 4–8 d | 4–8 Tage | 4–8 Tage | 14–21 Tage |
| Erhaltungsdosis | i.v.<br>oral unter 60 J.<br>oral über 60 J. | 0,25 mg/d<br>0,25 mg/d<br>0,125 mg/d | 0,25 mg/d<br>0,25 mg/d<br>0,125 mg/d | 0,2 mg/d<br>0,2 mg/d<br>0,1 mg/d | 0,1 mg/d<br>0,1 mg/d<br>0,07 mg/d |
| Mittelschnelle Sättigung oral | | 2 Tage doppelte EHD | 2 Tage doppelte EHD | 2 Tage doppelte EHD | 3 Tage dreifache EHD |
| Dosisreduktion bei Niereninsuffizienz | | ja | ja | ja | nein |

* β-Acetyldigoxin liegt im Organismus als Digoxin vor; ** unsichere Datenlage

mehr als 2,0 mg/dl auf 1/3–1/4 der üblichen Erhaltungsdosis von Digoxin bzw. Digoxinderivaten reduziert werden. Bei Niereninsuffizienz sind häufigere Messungen der Plasmadigoxinkonzentration obligat. Gesteigerte Glykosidempfindlichkeit häufig auch bei Hypothyreose sowie bei Myokardinfarkt, koronarer Herzkrankheit und fortgeschrittener Myokardinsuffizienz mit Überdehnung des Myokards. Verstärkung der heterotopen Reizbildung durch Sympathomimetika und Methylxanthine. Förderung der enteralen Resorption und damit Wirkungsverstärkung durch Anticholinergika, Erythromycin und Tetracycline. Erhöhung der Plasmadigoxinkonzentration durch Chinidin, Verapamil, Diltiazem, Nifedipin und Amiodaron. Verminderte Glykosidempfindlichkeit bei Fieber und Hyperthyreose. Hemmung der enteralen Resorption durch Laxanzien, Metoclopramid, Antazida, Aktivkohle, Colestyramin, Colestipol, Neomycin, Sulfasalazin und Zytostatika. Bei Digitoxin Förderung des Metabolismus durch Enzyminduktion, z. B. mit Rifampicin, Barbituraten und Antiepileptika.

**Behandlung der Herzglykosidvergiftung.** Die Diagnose wird aus dem EKG, der Anamnese und der Plasmakonzentration gestellt. Außer bei Hyperkaliämie und bei AV-Block Kaliumchlorid. Vorsicht mit der Gabe von Antiarrhythmika. Bei Digitoxin medizinische Kohle oder Colestyramin oral als Adsorptionsmittel. Auch Magnesium (z. B. Mg5-Sulfat i.v., Dosierung s. Magnesiumsalze) hat sich bei Digitalis-bedingten Tachy- und Bradyarrhythmien als wirksam erwiesen. Bei Vergiftung mit Digoxin i.v.-Injektion von Digitalisantitoxin (s. dort, Einzelheiten s. Vergiftungen).

## Digitoxin *Rp* [HS]

Digitalisglykosid aus Digitalis purpurea. Wirkungen s. Digitalisglykoside. Im Vergleich zu Digoxin ist Digitoxin mit 90–100% etwas besser bioverfügbar. Wirkungsbeginn und Wirkungsmaximum langsamer als bei Digoxin (s. *Tabelle II.7*), für eine schnelle Digitalisierung ist also Digoxin vorzuziehen. Digitoxin wird zu 60–80% durch Metabolismus hauptsächlich in der Leber eliminiert. Bei Niereninsuffizienz erfolgt die Ausscheidung überwiegend extrarenal, sodass eine Dosisreduktion nicht notwendig ist. Da die Dosis von Digitoxin im Gegensatz zu Digoxin bei Niereninsuffizienz nicht reduziert werden muss, eignet sich Digitoxin besonders für die Therapie niereninsuffizienter und älterer Patienten, bei denen die Nierenfunktion „physiologisch" eingeschränkt ist und Schwankungen unterworfen sein kann. Das Verteilungsvolumen von Digitoxin beträgt 0,4–0,7 l/kg. Im Gegensatz zu Digoxin findet sich also ein erheblicher Anteil im Blut, sodass bei Intoxikation eine Hämoperfusion sinnvoll sein kann. „Therapeutische Plasmaspiegel" sind bei Digitoxin nie überprüft worden und sollten entsprechend der Reduktion bei Digoxin eher bei 10–15 ng/ml liegen. Halbwertszeit 5–8 Tage, tgl. Abklingquote ca. 7%, Dauer bis zur erneuten Dekompensation 14–21 Tage.

**Ind.:** Herzinsuffizienz. Vorhofflimmern und Vorhofflattern mit absoluter Arrhythmie.

**Kontraind., UW, WW:** s. Digitalisglykoside.

**Dosis:** Erhaltungsdosis 0,05–0,07 mg/d oral. Langsame Sättigung mit Erhaltungsdosis über 3–4 Wochen. Bei mittelschneller Sättigung das Zehnfache der mutmaßlichen Erhaltungsdosis in 4 Tagen, z. B. 0,2/0,2/0,2/0,1 mg. DDD 0,1 mg.

**Digimerck**® (Merck)

| | |
|---|---|
| 5 Amp. (0,1 mg/1 ml) (N1) | 12,03 |
| 5 Amp. (0,25 mg/1 ml) (N1) | 12,18 |
| 30 Tbl. pico 0,05 mg (N1) | (FB 10,74) 10,74 |
| 50 Tbl. pico 0,05 mg (N2) | (FB 11,40) 11,40 |
| 100 Tbl. pico 0,05 mg (N3) | (FB 12,70) 12,70 |
| 30 Tbl. minor 0,07 mg (N1) | (FB 11,30) 11,30 |
| 50 Tbl. minor 0,07 mg (N2) | (FB 12,15) 12,15 |
| 100 Tbl. minor 0,07 mg (N3) | (FB 13,91) 13,91 |
| 30 Tbl. 0,1 mg (N1) | (FB 12,05) 12,05 |
| 50 Tbl. 0,1 mg (N2) | (FB 13,24) 13,24 |
| 100 Tbl. 0,1 mg (N3) | (FB 15,76) 15,76 |

**Digitoxin AWD** (AWD Pharma)

| | |
|---|---|
| 50 Tbl. 0,07 mg (N2) | (FB 12,15) 12,15 |
| 100 Tbl. 0,07 mg (N3) | (FB 13,91) 13,91 |

## Digoxin *Rp* [HS]

Digitalisglykosid aus Digitalis lanata. Wirkungen s. Digitalisglykoside. Bioverfügbarkeit 60–80%. Die Bioverfügbarkeit von Digoxin aus alkoholischen Lösungen ist meist etwas höher als aus Tabletten. Latenz bis zum Wirkungseintritt nach oraler Gabe 1–3 h, das Wirkungsmaximum ist nach 3–6 h erreicht (s. *Tabelle II.7*). Bei i.v.-Gabe Wirkungseintritt nach 3–30 min, Wirkungsmaximum nach 1–6 h. Digoxin wird zu etwa 75% durch glomeruläre Filtration eliminiert und nur zu 10% metabolisiert. Die Halbwertszeit beträgt 35–50 h, bei eingeschränkter Nierenfunktion verlängert. Für den Plasmaspiegel von Digoxin galten bisher Zielwerte von 1,2 ng/ml (0,5–2,0 ng/ml). Nach der DIG-Studie sind 0,5–0,8 ng/ml optimal, sodass die durchschnittliche Erhaltungsdosis von Digoxin nur noch 0,125–0,25 mg/d betragen sollte, insbesondere für Patienten über 60 Jahre.

Digoxin eignet sich also sowohl zur Dauertherapie als auch zu einer raschen Digitalisierung. Im Vergleich zu Digitoxin wirkt es schneller und kürzer. Dosisanpassung bei Niereninsuffizienz erforderlich.

**Ind.:** Herzinsuffizienz. Vorhofflimmern und Vorhofflattern mit absoluter Arrhythmie.

**Kontraind., UW, WW:** s. Digitalisglykoside.

**Dosis:** Einstellung der Dosis nicht rechnerisch und schematisch, sondern nach dem individuellen therapeutischen Effekt. Als durchschnittliche Erhaltungsdosis bei Patienten unter 60 J. 0,25 mg/d oral, bei Patienten über 60 J. 0,125 mg/d oral. Bei mittelschneller Sättigung 2 Tage lang 0,5 mg/d oral, also das Doppelte der mutmaßlichen Erhaltungsdosis. DDD 0,3 mg.

**Dilanacin**® (AWD Pharma)

| | |
|---|---|
| 100 Tbl. 0,25 mg (N3) | (FB 15,65) 15,65 |

**Lanicor**® (Teofarma)

| | |
|---|---|
| 5 Amp. 0,25 mg (N1) | 11,84 |
| 50 Tbl. 0,25 mg (N2) | (FB 12,75) 12,75 |
| 100 Tbl. 0,25 mg (N3) | (FB 15,65) 15,65 |

## Dihydralazin *Rp* [US]

Senkt den Blutdruck durch direkte Relaxation der glatten Gefäßmuskulatur der Arteriolen, kaum wirksam an Venen. Der molekulare Mechanismus ist unbekannt. Dihydralazin hat nur eine begrenzte antihypertensive Wirkung, da Herzfrequenz und Herzzeitvolumen reflektorisch ansteigen und den Blutdruckabfall teilweise wieder ausgleichen. Es wird deshalb üblicherweise in Kombination mit anderen Antihypertonika wie Betarezeptorenblockern oder Clonidin angewendet, welche die Kreislaufreflexe unterdrücken. Bei Patienten mit koronarer Herzkrankheit können durch den Frequenzanstieg Angina-pectoris-Anfälle ausgelöst werden.

Wirkungseintritt schnell, Bioverfügbarkeit 30–50%, Halbwertszeit 2,2–2,6 h, Wirkungsdauer 6–8 h, weshalb die Tagesdosis in 2–3 Einzeldosen gegeben wird. Nach i.v.-Gabe Wirkungseintritt in 15 min, Wirkungsdauer 3–4 h. Dihydralazin passiert die Plazenta und geht in die Muttermilch über.

**Ind.:** Mittelschwere bis schwere Hypertonie, hypertensive Gestosen.

**Kontraind.:** Lupus erythematodes, Aortenaneurysma, Herzklappenstenosen, hypertrophe Kardiomyopathie, Tachykardie.

**UW:** Ödeme infolge von Natrium- und Wasserretention, Tachykardie, Flush, Kopfschmerzen, pektanginöse Beschwerden. Selten Polyneuropathie, Blut-

bildungsstörungen, Thrombozytopenie, Hepatitis, medikamentöses Lupus-erythematodes-Syndrom.
**Dosis:** *Hypertonie*: Initial 12,5 mg oral 2–3-mal/d, üblicherweise nicht allein, sondern als 3. Mittel einer Kombinationstherapie, ggf. Steigerung auf maximal 150 mg/d, DDD 75 mg. Über 200 mg/d erhöhtes Risiko eines medikamentös bedingten Lupus-erythematodes-Syndroms.
*Hypertensive Krise*: 12,5 mg (½ Amp.) langsam i.v. über 2 min, eventuell Wiederholung nach 20–30 min unter laufender Blutdruck- und Pulskontrolle.

**Depressan**® (Altana)
100 Tbl. 25 mg (N3) ................................ (FB 28,06) 28,06

**Nepresol**® (Teofarma)
5 Amp. 25 mg + 2 ml Lsgm. (N2) ............................ 24,23
30 Tbl. 25 mg (N1) ................................ (FB 15,65) 15,65
100 Tbl. 25 mg (N3) ................................ (FB 28,06) 28,06
100 Tbl. forte 50 mg (N3) ........................... (FB 43,43) 43,43

## Dihydrocodein *Rp* [BL]

Antitussivum aus der Gruppe der zentral wirkenden Opioide mit ähnlichen Wirkungen wie Morphin (s. dort). Dihydrocodein wirkt schwächer analgetisch als Morphin, hat aber starke antitussive Eigenschaften und unterdrückt den Hustenreflex durch einen direkten Angriff auf das Hustenzentrum. Vergleichende Untersuchungen weisen darauf hin, dass Dihydrocodein eine ähnliche antitussive Potenz wie Codein hat und Einzeldosen von 10 mg bei Erw. zu niedrig sind. Dihydrocodein ist seit 1998 bei nicht anders behandelbaren Ausnahmefällen einer Opioidabhängigkeit als Substitutionsmittel zugelassen.
Orale Bioverfügbarkeit ca. 20%. Dihydrocodein wird in der Leber metabolisiert, zum Teil in aktive Metaboliten, z. B. Hydromorphon, umgewandelt. Halbwertszeit 3–4,5 h, im Alter Verlängerung der Halbwertszeit, Wirkungsdauer 4–6 h.
**Ind.:** Husten.
**Kontraind., UW, WW:** s. Codein.
**Dosis:** Erw. 10–30 mg bis zu 3-mal tgl., Kdr. (6–12 J.) 5–10 mg bis 3-mal tgl., Kdr. (2–5 J.) 2,5–5 mg bis 3-mal tgl.

**Paracodin**® (Abbott)
20 Tbl. 10 mg (N2) ................................ (FB 12,20) 12,20
50 g Sirup N (12,1 mg/5 ml) (N1) .................... (FB 12,02) 12,02
100 g Sirup N (12,1 mg/5 ml) (N2) .................. (FB 13,46) 13,46
15 g Tr. N 10 mg/1 g (20 Tr.) (N1) .................... (FB 11,95) 11,95
30 g Tr. N 10 mg/1 g (20 Tr.) (N2) .................... (FB 13,36) 13,36

## α-Dihydroergocryptin *Rp* [US]

Dopaminrezeptoragonist aus der Gruppe der dihydrierten Mutterkornalkaloide zur Anwendung beim Morbus Parkinson. α-Dihydroergocryptin hat eine sehr geringe Bioverfügbarkeit von 2,4%, Halbwertszeit 10–15 h.
**Anw.:** Morbus Parkinson als Adjuvans zur Levodopatherapie.
**Kontraind., UW:** s. Bromocriptin.
**Dosis:** Initial 2-mal 5 mg/d oral, dann alle 14 Tage Tagesdosis stufenweise um 10 mg bis zu einer Erhaltungsdosis von 3-mal 20–40 mg erhöhen.

**Cripar**® (Hormosan/Taurus/Wertapharm)
30 Kps. 5 mg (N1) ................................ (FB 25,22) 25,22
60 Kps. 5 mg (N2) ................................ (FB 39,60) 39,60
30 Tbl. 20 mg (N1) ................................ (FB 71,32) 71,32
60 Tbl. 20 mg (N2) .............................. (FB 124,61) 124,61
100 Tbl. 20 mg (N3) ............................. (FB 189,50) 189,50

## Dihydroergotamin *Rp* [US]

Hydriertes Sekalealkaloid mit ähnlichen Wirkungen wie Ergotamin (s. dort), wirkt jedoch schwächer kontrahierend auf Gefäße und Uterus. Dihydroergotamin wird bei hypotonen Kreislaufregulationsstörungen eingesetzt. Orthostatische Beschwerden werden gebessert, bei oraler Anwendung ist es jedoch gar nicht oder nur schwach wirksam. Auch bei der Intervalltherapie der Migräne ist die therapeutische Wirksamkeit von Dihydroergotamin wegen der geringen oralen Bioverfügbarkeit nicht eindeutig belegt. Die orale Bioverfügbarkeit ist wegen eines hohen hepatischen First-Pass-Effekts nur 0,1–1,5%. Als aktiver Metabolit wird 8-Hydroxydihydroergotamin gebildet, das ähnlich wie die Muttersubstanz wirkt und 5–7fach höhere Plasmaspiegel hat. Insgesamt beträgt die orale Bioverfügbarkeit maximal 10%. Halbwertszeit 21 h.
**Anw.:** Sympathotone Hypotonie, Migräneprophylaxe.
**Kontraind.:** Koronare Herzkrankheit, Hypertonie, periphere arterielle Durchblutungsstörungen, schwere Leber- und Nierenkrankheiten, 1. Trimenon der Schwangerschaft.
**UW:** Übelkeit, Erbrechen, Schwindelgefühl, Kopfschmerzen, allergische Hautreaktionen, periphere Mangeldurchblutung mit Parästhesien, pektanginösen Beschwerden.
**Dosis:** 3-mal 2 mg/d, 2-mal 2,5 mg/d oder 1-mal 5 mg retard/d oral. DDD 4 mg.

**DET MS**® (Shire Deutschland)
20 Retardkps. 2,5 mg (N1) ......................... (FB 13,65) 13,65
50 Retardkps. 2,5 mg (N2) ......................... (FB 18,61) 18,61
100 Retardkps. 2,5 mg (N3) ........................ (FB 26,36) 26,36
20 Retardkps. spez. 5 mg (N1) ...................... (FB 16,02) 16,02
50 Retardkps. spez. 5 mg (N2) ...................... (FB 24,31) 24,31
100 Retardkps. spez. 5 mg (N3) ..................... (FB 36,63) 36,63
30 ml Tr. 2 mg/1 ml (20 Tr.) (N1) .................... (FB 14,59) 14,59
50 ml Tr. 2 mg/1 ml (20 Tr.) (N2) .................... (FB 17,10) 17,10
100 ml Tr. 2 mg/1 ml (20 Tr.) (N3) ................... (FB 24,02) 24,02

## Dihydroergotoxin *Rp* [US]

Enthält die 4 hydrierten Mutterkornalkaloide Dihydroergocornin, Dihydroergocristin, α-Dihydroergocryptin und β-Dihydroergocryptin im Verhältnis 3:3:2:1. Dihydroergotoxin (Co-Dergocrin) hat alphasympatholytische und serotoninantagonistische Wirkungen. Dihydroergotoxin wurde an Patienten mit seniler zerebraler Insuffizienz untersucht, signifikante Ergebnisse liegen vor. Das Ausmaß der beobachteten Effekte ist jedoch umstritten. In einer neueren kontrollierten Studie hat sich Dihydroergotoxin bei Patienten mit Morbus Alzheimer als unwirksam erwiesen. Dihydroergotoxin wird außerdem zur Behandlung der Hypertonie älterer Patienten empfohlen, auch diese Indikation wird nicht allgemein anerkannt. Schnelle Resorption, orale Bioverfügbarkeit 5–12%, Halbwertszeit 13 h.

**Anw.:** Adjuvans bei hirnorganischem Psychosyndrom, Altershochdruck. Zervikalsyndrom.

**Kontraind.:** Schwangerschaft (letztes Trimenon), Stillzeit. Vorsicht bei Hypotonie und Psychosen.

**UW:** Übelkeit, Erbrechen, Nasenverstopfung, Blutdruckabfall. Außerdem Schlafstörungen, Hyperaktivität, Bradykardie, Angina pectoris.

**Dosis:** 2- bis 3-mal 1,5–2 mg/d oder 1-mal morgens 4 mg retard/d. DDD 5 mg.

**Hydergin®** (Novartis)

100 Tbl. forte 2 mg (N3) ............................(FB 33,52) 33,52
100 Filmtbl. spez. 4 mg (N3) ........................(FB 50,75) 50,75
50 ml Tr. 1 mg/ml (20 Tr.) (N2)........................(FB 16,96) 16,96
100 ml Tr. 1 mg/ml (20 Tr.) (N3)......................(FB 23,52) 23,52
30 ml Tr. forte 2 mg/ml (20 Tr.) (N1) ..................(FB 17,59) 17,59
100 ml Tr. forte 2 mg/ml (20 Tr.) (N3) ................(FB 33,52) 33,52

## Dihydrotachysterol *Rp* [US]

Vitamin-D-Analogon mit stark reduzierter antirachitischer Aktivität (nur 0,5%) aber erheblich stärkerer calciummobilisierender Wirkung als Colecalciferol (s. dort). Dihydrotachysterol wird daher zur schnellen Steigerung des Calciumspiegels im Plasma bei Hypoparathyreoidismus eingesetzt. Nach oraler Gabe wird in der Leber durch Hydroxylierung 25-Hydroxydihydrotachysterol als biologisch aktive Form gebildet, die keine weitere renale 1-Hydroxylierung benötigt. Halbwertszeit 16–18 h.

**Ind.:** Hypoparathyreoidismus.

**Kontraind., UW, WW:** s. Colecalciferol.

**Dosis:** 0,5–1,5 mg/d oral.

**A.T.10®** (Bayer)

100 Perlen 0,5 mg (N3)....................................... 80,56
90 ml Lsg. 1 mg/ml (30 Tr.) (N3) ............................ 125,72

## Dikaliumclorazepat *Rp* [ML]

Aufgrund von aktiven Metaboliten lang wirkendes Benzodiazepin, Halbwertszeit 1–3 h, aktive Metabolite 50–80 h. Weiteres s. Benzodiazepine.

**Ind.:** Angst- und Spannungszustände, psychovegetative Störungen, Angstzustände im Verlauf von Psychosen und bei Alkohol- oder Drogenentzug.

**Kontraind., UW:** s. Benzodiazepine.

**Dosis:** 25–100 mg/d, verteilt auf eine oder mehrere Gaben; die Hauptdosis sollte abends gegeben werden. Bei akuten Angst- und Spannungszuständen 50–100 mg unter Beachtung der Wirkung langsam i.v. injizieren.

**Tranxilium®** (Sanofi-Synthelabo)

5 Amp. 50 mg + 2,5 ml Lsgm. (N1)............................ 19,37
25 Amp. 50 mg + 2,5 ml Lsgm. (N3)........................... 54,08
5 Amp. 100 mg + 5 ml Lsgm. (N1) ............................ 25,18
10 Tabs Filmtbl. 20 mg (N1) .........................(FB 13,40) 13,40
20 Tabs Filmtbl. 20 mg (N2) .........................(FB 16,62) 16,62
50 Tabs Filmtbl. 20 mg (N3) .........................(FB 26,69) 26,69
10 Filmtbl. 50 mg (N1) .............................(FB 16,62) 16,62
10 Kps. 5 mg (N1) ..................................(FB 11,02) 11,02
20 Kps. 5 mg (N2) ..................................(FB 12,32) 12,32
50 Kps. 5 mg (N3) ..................................(FB 15,90) 15,90
10 Kps. 10 mg (N1) .................................(FB 11,94) 11,94
20 Kps. 10 mg (N2) .................................(FB 14,02) 14,02
50 Kps. 10 mg (N3) .................................(FB 20,00) 20,00
10 Kps. 20 mg (N1) .................................(FB 13,40) 13,40
20 Kps. 20 mg (N2) .................................(FB 16,62) 16,62
50 Kps. 20 mg (N3) .................................(FB 26,69) 26,69
30 g Tr. (5 mg/g) (N2) .............................(FB 14,87) 14,87

## Diltiazem *Rp* [HS] 1981 C

Calciumantagonist vom Benzothiazepintyp mit ähnlichen Wirkungen wie Verapamil. Bioverfügbarkeit anfangs 30%, bei Mehrfachanwendung bis auf 90% steigend (wahrscheinlich über Hemmung des eigenen Abbaus). Elimination überwiegend durch hepatischen CYP3A4-vermittelten Metabolismus. Halbwertszeit etwa 5 h. Dosisreduktion bei eingeschränkter Leberfunktion.

**Ind.:** Anfallsprophylaxe bei stabiler Angina pectoris und Prinzmetal-Angina. Hypertonie. Vorbeugung des Transplantatversagens nach Nierentransplantation, Verminderung der Ciclosporinnephrotoxizität.

**Kontraind., UW, WW:** Ähnlich wie bei Verapamil. Diltiazem gehört zu den stärkeren CYP3A4-Hemmern. Gelegentlich Müdigkeit, Übelkeit und Kopfschmerzen als UW.

**Dosis:** 3-mal 60–120 mg/d oral oder 2-mal 90–180 mg/d retard. DDD 180 mg.

**Diltahexal®** (Hexal)

30 Filmtbl. 60 mg (N1) .............................(FB 13,94) 13,91
50 Filmtbl. 60 mg (N2) .............................(FB 16,53) 16,40
100 Filmtbl. 60 mg (N3) ............................(FB 23,33) 23,03
30 Retardtbl. 90 mg (N1) ...........................(FB 15,28) 15,21

50 Retardtbl. 90 mg (N2) ........................... (FB 17,90) 17,74
100 Retardtbl. 90 mg (N3) ........................... (FB 24,66) 23,91
30 Retardkps. 120 mg (N1)........................... (FB 17,03) 16,74
50 Retardkps. 120 mg (N2)........................... (FB 21,05) 20,44
100 Retardkps. 120 mg (N3)........................... (FB 29,53) 28,84
30 Retardkps. 180 mg (N1)........................... (FB 21,25) 20,60
50 Retardkps. 180 mg (N2)........................... (FB 27,34) 26,82
100 Retardkps. 180 mg (N3)........................... (FB 40,32) 37,00

**Dilzem®** (Gödecke)
5 Amp. 25 mg + 5 Lsg.Amp. (N1) ........................... 84,45
30 Tbl. 60 mg (N1)........................... (FB 13,94) 13,94
50 Tbl. 60 mg (N2)........................... (FB 16,53) 16,53
100 Tbl. 60 mg (N3)........................... (FB 23,33) 23,33
30 Retardtbl. 90 mg (N1) ........................... (FB 15,28) 15,28
50 Retardtbl. 90 mg (N2) ........................... (FB 17,90) 17,90
100 Retardtbl. 90 mg (N3) ........................... (FB 24,66) 24,66
20 Retardtbl. 120 mg (N1) ........................... (FB 17,03) 17,03
50 Retardtbl. 120 mg (N2) ........................... (FB 21,05) 21,05
100 Retardtbl. 120 mg (N3) ........................... (FB 29,53) 29,53
20 Retardtbl. 180 mg (N1) ........................... (FB 21,25) 21,25
50 Retardtbl. 180 mg (N2) ........................... (FB 27,34) 27,34
100 Retardtbl. 180 mg (N3) ........................... (FB 40,32) 40,32
30 Uno Retardkps. 180 mg (N1)........................... (FB 21,25) 21,25
100 Uno Retardkps. 180 mg (N3)........................... (FB 40,32) 40,32
30 Uno Retardkps. 240 mg (N1)........................... (FB 25,71) 25,71
100 Uno Retardkps. 240 mg (N3)........................... (FB 52,11) 52,11

## Dimenhydrinat [HK]

8-Chlortheophyllinsalz des $H_1$-Rezeptorantagonisten Diphenhydramin (s.dort). 8-Chlortheophyllin soll die sedativen Wirkungen abschwächen, hat aber in den verwendeten Einzeldosen vermutlich keine deutlichen Effekte, da auch die molekulare Kombination sedativ wirkt. Nach oraler Gabe dissoziiert Dimenhydrinat vollständig in Diphenhydramin und 8-Chlortheophyllin und erreicht maximale Plasmakonzentrationen nach 2–4 h.

**Ind.:** Prophylaxe von Übelkeit und Erbrechen bei Kinetosen, symptomatische Behandlung von Erbrechen und Schwindel bei M. Menière, Erbrechen bei Magen-Darmkrankheiten.

**Kontraind., UW:** s. Diphenhydramin.

**Dosis:** Erw. 50–100 mg oral oder 150 mg rektal, ggf. alle 6 h wiederholen. Kdr. 1–1,5 mg/kg alle 6 h (maximal 300 mg/d). DDD 200 mg.

**Vomex® A** (Yamanouchi)
3 Amp. i.v. (62 mg/10 ml) (N1) ........................... 14,78
5 Amp. i.m. (100 mg/2 ml) (N1) ........................... 18,13
20 Drg. N 50 mg (N1)........................... (FB 3,58) *5,92*
20 Retardkps. N 150 mg (N1)........................... 13,15
10 Kdr.-Supp. 40 mg (N1)........................... (FB 5,17) 5,17
10 Kdr.-Supp. forte 70 mg (N1) ........................... (FB 6,28) 6,28
10 Supp. 150 mg (N1)........................... (FB 8,25) 8,25
100 ml Sirup (330 mg/100 ml) (N1) ........................... 7,89

## Dimercaptopropansulfonsäure *Rp* [GK]

Dimercaprolanalogon für die Behandlung von Quecksilber- und Bleivergiftungen. Mögliche Steigerung der Elimination von Arsen, Kupfer, Antimon, Chrom und Kobalt erweitern. Dimercaptopropansulfonsäure (DMPS) wird trotz fehlender Zulassung häufig für Mobilisationstests von Quecksilber eingesetzt.

Die Bioverfügbarkeit beträgt ca. 45%. Die Ausscheidung erfolgt zu 90% über die Nieren, Halbwertszeit 20 h. Bei Überdosierung oder eingeschränkter Nierenfunktion kann DMPS durch Dialyse entfernt werden.

**Ind.:** Vergiftungen mit Quecksilber, chronische Bleivergiftungen.

**UW:** Gelegentlich Schüttelfrost, Fieber, Hautreaktionen, vermutlich allergischer Reaktionen, Erythema exsudativum multiforme (Einzelfälle). Übelkeit, Schwindel und Blutdruckabfall kurze Zeit nach zu schneller parenteraler Zufuhr. Vereinzelt Transaminasenanstiege. Bei längerer, insbesondere unkontrollierter Anwendung, Störungen des Mineralhaushaltes (Verlust von Zink und Kupfer).

**Dosis:** Bei akuten Vergiftungen am 1. Tag 3- bis 4-stdl. 250 mg vorzugsweise i.v. bis zu 2 g/d. Langsame Dosisreduktion an den folgenden Tagen nach Maßgabe der quantitativen Bestimmung des Metalls im Plasma und Urin. Alternativ 100–200 mg oral bis zu 1,2–2,4 g/d in Abhängigkeit von den Messwerten. Bei chronischer Vergiftung 300 mg/d oral, gleichmäßig über den Tag verteilt. Einnahme der Kapseln mit Flüssigkeit etwa 1 h vor den Mahlzeiten.

**Dimaval®** (Heyl)
1 Amp. (250 mg/5 ml) (N1) ........................... 40,95
5 Amp. (250 mg/5 ml) (N1) ........................... 162,89
3 Kps. 100 mg (N1) ........................... 29,57
9 Kps. 100 mg (N1) ........................... 62,04
20 Kps. 100 mg (N2) ........................... 128,63

## 4-Dimethylaminophenol *Rp* [GK]

Methämoglobinbildner zur Therapie von Cyanidvergiftungen. 4-Dimethylaminophenol (4-DMAP) ist bei der Inhalation von Rauchgasen nach Kunststoffbränden problematisch, da ein wesentlicher Anteil des Hämoglobins bereits durch CO-Hb-Bildung ausgeschaltet werden kann.

Bei einer Standarddosis von 3–4 mg/kg 4-DMAP i.v. liegt die maximale Methämoglobinkonzentration von etwa 30–40% des Hämoglobins nach 5–10 min vor. Die halbmaximale Methämoglobinmenge von etwa 15% ist bei dieser relativ hohen Dosis bereits nach 1 min gebildet. Die Standarddosis kann bei speziellen Intoxikationen (z. B. Mischgase) bereits eine zu starke Met-Hb-Bildung herbeiführen. Die ggf. erforderliche Dosisreduktion schränkt allerdings die initiale Entstehungsgeschwindigkeit von

Met-Hb und damit den kurativen Effekt der Antidotgabe erheblich ein.

**Ind.:** Vergiftungen mit Cyaniden, Blausäure, Nitrilen und Schwefelwasserstoff. Überdosierung von Nitroprussidnatrium.

**UW:** Folgen einer Störung des Sauerstofftransportes durch zu hohe Methämoglobinkonzentration, insbesondere bei Anämien und Intoxikation mit Brandgasen. Bei noch nicht ausgereifter Methämoglobinreduktase und bei entsprechend disponierten Erwachsenen (Defizienz der Glucose-6-phosphat-dehydrogenase) besteht die Gefahr einer langanhaltenden Methämoglobinämie. Reduktion der Dosis evtl. erforderlich analog zur Kombinationsvergiftung mit Kohlenmonoxid.

**Dosis:** Erw. ca. 250 mg (ca. 3–4 mg/kg) langsam i.v. nach Verdünnung mit reichlich in der Spritze aspiriertem Blut (vermischen!). Bei Cyanidvergiftung anschließend Natriumthiosulfat i.v. durch den noch liegenden Zugang. Bei Kindern 3,25 mg/kg langsam i.v. injizieren. Eine möglichst umgehende Beatmung mit reinem Sauerstoff ist bei allen Cyanidvergiftungen dringlich.

**4-DMAP** (Köhler)
1 Amp. (250 mg/5 ml) (N1) .................................. 35,82
5 Amp. (250 mg/5 ml)........................................ 135,02

## Dimethylfumarat-Kombination

*Rp* [UF] 1994 **D**

Gemisch aus Dimethylfumarat und verschiedenen Ethylhydrogenfumaratsalzen zur oralen Anwendung bei schweren Formen der Psoriasis vulgaris. Der Wirkungsmechanismus ist weitgehend unbekannt. Aus In-vitro-Daten lassen sich antiproliferative und immunmodulierende Wirkungen ableiten, die im Wesentlichen in einer Hemmung proinflammatorischer Th-1-Zytokine (IL-2, INF-γ, TNF-α) sowie in einer gesteigerten Sekretion antiinflammatorischer Th-2-Zytokine (IL-4, IL-5, IL-10) bestehen. Wirksamster Bestandteil des Fumarsäurealkylestergemischs ist Dimethylfumarat gefolgt von Ethylhydrogenfumarat und Methylhydrogenfumarat. Klinische Erfahrungen mit dem Fumarsäurealkylestergemisch beruhen auf Fallbeschreibungen und Ergebnissen von 2 Placebo-kontrollierten Studien mit geringen Fallzahlen. Bei schweren Formen der Psoriasis zeigte das Fumarsäurealkylestergemisch im Vergleich zu Placebo (8%) eine deutliche Besserung (70–100% Abheilung) oder komplette Remission in 50% bzw. 52% der Fälle. Eine ähnliche antipsoriatische Effektivität wie das Fumarsäurealkylestergemisch weist lediglich Dimethylfumarat auf, das allerdings nach einer anderen Placebo-kontrollierten Studie nur in 27% der Fälle zu einer mehr als 50%igen Abheilung psoriatischer Läsionen führt. Nach diesen Daten ist unklar, ob Monoethylfumarsäureester zur Wirkung des Fumarsäurealkylestergemischs beitragen. Auffällig ist eine hohe Zahl von Therapieabbrüchen (Verum 39%, Placebo 58%) wegen Therapieversagens, Krankheitsverschlimmerung oder unerwünschter Wirkungen. Wegen der unerwünschten Arzneimittelwirkungen und der umstrittenen Wirksamkeit kann die Behandlung mit Fumarsäureestern nicht vorbehaltlos empfohlen werden.

Einzelstoffe des Fumarsäurealkylestergemischs werden nach tierexperimentellen Daten nahezu vollständig resorbiert, wobei Dimethylfumarat im Darm offenbar schnell zu Methylhydrogenfumarat hydrolysiert wird. Auch bei gesunden Probanden ist Dimethylfumarat im Blut nicht nachweisbar, während Methylhydrogenfumarat nach 5–6 h maximale Konzentrationen von 2,4 mg/l erreicht. Die Halbwertszeit dieses Esters beträgt ca. 80 min.

**Anw.:** Schwere Formen der Psoriasis vulgaris, sofern keine Lokalbehandlung angezeigt ist.

**Kontraind.:** Wegen des Behandlungsrisikos nicht bei leichten Formen der Psoriasis vulgaris. Wegen fehlender klinischer Erfahrung nicht bei Psoriasis pustulosa. Ulcus ventriculi, Ulcus duodeni, schwere Leber- und Nierenerkrankungen. Pathologische Blutbildveränderungen (regelmäßige Blutbildkontrollen!) Patienten unter 18 Jahre. Schwangerschaft und Stillperiode (mangelnde klinische Erfahrung).

**UW:** Mit 70–75% insgesamt sehr häufig. Gastrointestinale Störungen (50–60%) wie Durchfall, Tenesmen, Meteorismus oder Bauchschmerzen, Gesichtsrötung und Hitzegefühl (30%). Erhöhtes Risiko nephrotoxischer Wirkungen, Blutbildveränderungen (Leukopenie, Lymphopenie, Eosinophilie). Ferner ist in einem Fall eine Panzytopenie aufgetreten, die durch Sepsis zum Tode geführt hat. Selten Müdigkeit, Benommenheit, Kopfschmerzen, Übelkeit. Unspezifische Knochenschmerzen, Erhöhung der alkalischen Phosphatase, Osteomalazie.

**WW:** Methotrexat, Retinoide, Psoralene, Ciclosporin, Immunsuppressiva, Zytostatika und andere nierenschädigende Pharmaka erhöhen das nephrotoxische Eigenrisiko der Fumarsäurealkylester. Gleichzeitige topische Anwendung von Fumarsäurederivaten erhöht die Toxizität der Fumarsäurealkylester.

**Dosis:** Initial 1-mal/d 105 mg des Fumarsäurealkylestergemischs abends, ab der 2. Woche die gleiche Dosis morgens und abends. Ab der 3. Behandlungswoche 3-mal/d, nach Aufbrauchen der Packung gefolgt von 1-mal/d 215 mg abends. Je nach Verträglichkeit wöchentliche Steigerung um 215 mg/d. Eine Maximaldosis von 3-mal 430 mg/d darf nicht überschritten werden. Erste klinische Effekte ggf. nach 4–6 Wochen. Nach Abklingen der Hauterscheinungen Einnahme individuell auf die erforderliche Erhaltungsdosis reduzieren.

**Fumaderm**® (Fumedica/Hermal)
**Best.:** 1 initial Tbl./1 Tbl. enth.: Dimethylfumarat 30 mg/120 mg, Ethylhydrogenfumarat Calciumsalz 67 mg/87 mg, Ethylhydrogenfumarat Magnesiumsalz 5 mg/5 mg, Ethylhydrogenfumarat Zinksalz 3 mg/3 mg.

40 Tbl. initial (N2) .......... 97,13
70 Tbl. (N3) .......... 179,99
100 Tbl. (N3) .......... 253,10

## Dimethylsulfoxid [US]

Dimethylsulfoxid ist eine hochpolare Verbindung mit besonderen Lösungsmitteleigenschaften und dient daher als Vehikel für die transdermale Resorption von Arzneimitteln. Daneben wird die Anwendung bei Hautkrankheiten und Störungen des Bewegungsapparates (Weichteilrheumatismus) versucht, allerdings nur mit geringem Erfolg. Dimethylsulfoxid wird perkutan gut resorbiert, in der Leber metabolisiert und über Urin und Fäzes ausgeschieden. Ein Teil wird über die Lunge ausgeatmet und bewirkt den typischen knoblauchartigen Geruch der Patienten.

**Anw.:** Rheumatische Beschwerden der Muskeln, Sehnen und Gelenke, stumpfe Traumen.
**Kontraind.:** Leberfunktionsstörungen, Niereninsuffizienz, Allergien, Lupus erythematodes, Kreislauflabilität, Kdr. unter 5 J., Schwangerschaft, Stillzeit.
**UW:** Reizerscheinungen an Haut und Schleimhäuten, allergische Hauterscheinungen.
**WW:** Dimethylsulfoxid fördert die Aufnahme vieler Substanzen durch die Haut. Daher vor und nach Auftragen des Gels keine anderen Mittel auftragen.
**Dosis:** 2- bis 4-mal tgl. dünn auftragen.

**Dolobene**® **pur** (Merckle)
100 g Gel 20% (N2) .......... 9,92

## Dimethylsulfoxid-Kombination *Rp* [US]

Dreifachkombination zur perkutanen antiphlogistischen Therapie. Hauptbestandteil ist Dimethylsulfoxid (s. dort), das bei rheumatischen Krankheiten nur geringe Erfolge hat.

**Anw.:** Schwellungen, Blutergüsse und Entzündungen am Bewegungsapparat. Extraartikulärer Rheumatismus. Venöse Beinleiden.
**Kontraind., UW:** s. Dimethylsulfoxid.

**Dolobene**® (Merckle)
**Best.:** 100 g enth.: Dimethylsulfoxid 15 g, Heparin-Natrium 50.000 I.E., Dexpanthenol 2,5 g.
**Dosis:** 2- bis 4-mal tgl. dünn auftragen.

50 g Gel-Roller (N1) .......... 9,80
50 g Gel (N1) .......... 6,60
100 g Gel (N2) .......... 10,60
150 g Gel (N3) .......... 12,95
195 g Gel (Spender) .......... 16,99

## Dimetinden [KR]

$H_1$-Rezeptorantagonist (s. dort) mit sedierenden Nebenwirkungen. Schnelle Resorption nach oraler Gabe, Wirkungseintritt nach 30–60 min, Wirkungsdauer 4–5 h, Halbwertszeit 6,3 h. Sensibilisierungsgefahr bei längerer lokaler Anwendung auf der Haut. Das Gel enthält Methyl-4-hydroxybenzoat (Paraben) als Konservierungsmittel, das ebenfalls zu allergischen Reaktionen führen kann.

**Ind.:** Allergische Hautkrankheiten, Pruritus, allergische Rhinitis, Insektenstiche, Serumkrankheit, Quincke-Ödem. Als Adjuvans i.v. bei anaphylaktischem Schock, Prämedikation in Kombination mit $H_2$-Rezeptorantagonisten vor Narkosen und Gabe von Röntgenkontrastmitteln.
**Kontraind., UW:** s. $H_1$-Rezeptorantagonisten.
**Dosis:** *Tbl.*: Erw.: 3-mal 1–2 mg/d, Kdr. ab 3 J. 3-mal 1 mg/d, Kdr. 1–8 J. 3-mal 0,5–1 mg/d. *Retardtbl.*: Erw. und Kdr. ab 6 J. 2-mal 2,5 mg/d. *Gel.*: Mehrmals tgl. bei Bedarf dünn auftragen. *Amp.*: 1- bis 2-mal 4 mg (4 ml Amp.) tgl. i.v. maximal 7 Tage. Prämedikation 0,1 mg/kg langsam i.v. (30 s).

**Fenistil**® (Novartis)
5 Inj.Amp i. v. (4 mg/4 ml) (N1) .......... 8,50
20 Drg. 1 mg (N1) .......... (FB 7,38) 6,31
50 Drg. 1 mg (N2) .......... (FB 15,78) 13,31
100 Drg. 1 mg (N3) .......... (FB 28,05) 23,39
20 Retardkps. 24 Std. 4 mg (N1) .......... (FB 13,78) 13,78
50 Retardkps. 24 Std. 4 mg (N2) .......... (FB 29,81) 29,81
150 ml Sirup (0,122 mg/ml) (N2) .......... (FB 8,54) 8,54
20 ml Tr. 1 mg/ml (20 Tr.) (N1) .......... (FB 6,45) 6,45
50 ml Tr. 1 mg/ml (20 Tr.) (N1) .......... (FB 15,67) 15,67

**Fenistil**® **Gel** (Novartis)
20 g Gel (1 mg/g) (N1) .......... (FB 3,72) *3,85*
50 g Gel (1 mg/g) (N2) .......... (FB 8,09) *8,40*
100 g Gel (1 mg/g) (N3) .......... (FB 14,58) *15,20*

## Dinoproston *Rp* [US]

Dinoproston (Prostaglandin $E_2$) aus der Gruppe der endogenen Prostaglandine ist ein starker Stimulator der Kontraktion des graviden Uterus und wird vor allem lokal zur Geburtseinleitung eingesetzt. Daneben stimuliert es die glatte Muskulatur des Gastrointestinaltrakts, erzeugt Fieber und wirkt vasodilatierend sowie bronchodilatierend. Halbwertszeit 0,5 min.

**Ind.:** Geburtseinleitung bei unreifer Cervix mit Bishop-Score bis einschließlich 5.
**Kontraind.:** s. Oxytocin. Intrakavitäre Anwendung bei vaginalen oder zervikalen Infektionen, fieberhafte Infektionen, Asthma bronchiale, Lungenkrankheiten in der Anamnese, Glaukom.
**UW:** Fieber, Kopfschmerzen, kindliche retinale Blutungen. Gelegentlich Übelkeit, Erbrechen, Krämpfe, Diarrhö, Kollaps. Uterusruptur (Einzelfälle).
**WW:** Überstimulation des Uterus durch gleichzeitige

Gabe von Oxytocin. Wirkungsabschwächung durch nichtsteroidale Antiphlogistika und Tokolytika.
**Dosis:** 3 mg intravaginal, ggf. nach 6–8 h einmal wiederholen.

**Minprostin® E2** (Pfizer)
4 Vaginaltbl. 3 mg, 1 Amp. (1 mg/0,75 ml), 1 Amp. (10 mg/0,5 ml), 1 Fertigspr. Vaginalgel 1 mg, 1 Fertigspr. Vaginalgel 2 mg, ........... KP

## Diphenhydramin [ML]

$H_1$-Rezeptorantagonist mit starker sedativer und anticholinerger sowie mäßiger antiemetischer Wirkung. Diphenhydramin wird vor allem als rezeptfreies Hypnotikum und Antiemetikum verwendet. Bestandteil von Erkältungsmitteln und Hustensäften mit fraglicher Wirksamkeit. Topisch bei Juckreiz angewendet, dabei Gefahr der Sensibilisierung. Bioverfügbarkeit ca. 50%, Halbwertszeit 4–6 h.
**Ind.:** Schlafstörungen, Schwindel, Übelkeit, Erbrechen.
**Kontraind.:** Blasenentleerungsstörungen, Asthma bronchiale, Engwinkelglaukom, Epilepsie, Einnahme von MAO-Hemmstoffen.
**UW:** ZNS-Störungen, Sehstörungen, Tachykardie, Mundtrockenheit, gastrointestinale Störungen, Hautreaktionen, Photosensibilisierung. Selten Blutbildveränderungen. Ventrikuläre Herzrhythmusstörungen (LQT-Syndrom) bei Intoxikation.
**WW:** Verstärkung der Wirkungen zentraldämpfender und anticholinerger Pharmaka.
**Dosis:** Als Hypnotikum 25–50 mg 15–30 min vor dem Schlafengehen. Als Antiemetikum 1- bis 3-mal 50 mg/d oral oder rektal.

**Emesan®** (Lindopharm)
20 Tbl. 50 mg (N1) ........ (FB 4,18) 3,51
50 Tbl. 50 mg (N2) ........ (FB 8,76) 7,99
10 Supp. f. Erw. 50 mg (N1) ........ 7,90
5 Supp. f. Kdr. 20 mg (N1) ........ 3,85
10 Supp. f. Kdr. 20 mg (N1) ........ 6,45
5 Supp. f. Sgl. 10 mg (N1) ........ 3,85
10 Supp. f. Sgl. 10 mg (N1) ........ 6,45

## Diphenylpyralin *Rp* [US]

$H_1$-Rezeptorantagonist (s. dort) mit sedierenden und anticholinergen Nebenwirkungen. Halbwertszeit 24–40 h.
**Ind.:** Allergische Rhinitis.
**Kontraind.:** Prostataadenom, Engwinkelglaukom. Asthma bronchiale. Stillzeit.
**UW:** Sedation, Überempfindlichkeitsreaktionen, z. B. Hautreaktionen wie Exantheme. Sehr selten Blutbildveränderungen.
**WW:** Verstärkung zentraldämpfender Pharmaka und Alkohol. MAO-Hemmer können die schleimhautaustrocknende Wirkung verstärken.
**Dosis:** In den ersten 3 h 1,5 mg stdl. oral, anschließend 3- bis 4-mal 1,5 mg/d, Kdr. 6–12 Jahre 2-mal 1,5 mg/d.

**Arbid N®** (gepepharm)
20 Tbl. 1,5 mg (N2) ........ (FB 7,39) *10,95*
20 ml Tr. (0,6 mg/g) (N1) ........ (FB 3,89) *7,95*

## Diphenylpyralin-Kombination *Rp* [BL]

Kombinationspräparat aus dem $H_1$-Antihistaminikum Diphenylpyralin, dem Sympathomimetikum Dimepropion und Acetylsalicylsäure zur Behandlung der Grippe. Dimepropion hat amphetaminähnliche Eigenschaften und kann Abhängigkeit erzeugen. Therapeutisch nicht sinnvolle Kombination.

**Tempil® N** (Temmler Pharma)
**Anw.:** Fieberhafte Erkältungskrankheiten.
**Best.:** 1 Kps. enth.: Diphenylpyralin-HCl 2,5 mg, Dimepropion-HCl 10 mg, Acetylsalicylsäure 250 mg.
**Kontraind., UW:** s. Acetylsalicylsäure, Diphenhydramin, Fenetyllin.
**WW:** s. Acetylsalicylsäure, adrenerge und anticholinerge Wirkungen von MAO-Hemmern, trizyklischen Antidepressiva erhöht.
**Dosis:** Erw. 3-mal 1–2 Kps.
20 Kps. (N1) ........ 15,52

## Dipivefrin *Rp* [ML]

Dipivalylester des Epinephrin (Adrenalin) für die topische Applikation am Auge zur Behandlung des Weitwinkelglaukoms. Dipivefrin wird 17mal besser resorbiert als Epinephrin, zu dem es durch korneale Esterasen rasch umgewandelt wird. Daher Anwendung in niedrigen Konzentrationen, wodurch lokale Reaktionen reduziert und systemische UW weitgehend vermieden werden. Wirkt vor allem über eine Verbesserung des Kammerwasserabflusses.
**Ind.:** Weitwinkelglaukom.
**Kontraind.:** Engwinkelglaukom, schwere Herz- und Gefäßkrankheiten, Behandlung mit MAO-Hemmern, Schwangerschaft.
**UW:** Auslösung von Glaukomanfällen bei Engwinkelglaukom, reaktive Gefäßerweiterung, Mydriasis, Akkommodationshemmung.
**WW:** Wirkungsverstärkung durch andere Glaukommittel.
**Dosis:** 2-mal tgl. 1 Tr. einträufeln.

**Glaucothil®** (Alcon)
3× 5 ml Augentr. 0,1% (N2) ........ 43,99

## Dipyridamol + Acetylsalicylsäure *Rp* [US]

Kombination aus den beiden Thrombozytenaggregationshemmstoffen Dipyridamol und Acetylsalicylsäure (s. dort) zur Sekundärprophylaxe von Schlaganfällen. Dipyridamol hemmt die Adenosinaufnahme in Erythrozyten und verstärkt die Effekte von Prostacyclin durch eine Hemmung der Phosphodiesterase. In einer Zweijahresstudie senkte die Kombination aus retardiertem Dipyridamol und Acetylsalicylsäure bei Patienten mit vorangegangenem Schlaganfall das kombinierte Letalitäts- und Schlaganfallsrisiko gegenüber Placebo um 37% und Acetylsalicylsäure allein um 18% (ESPS-2 1996). Als Hauptnebenwirkung traten bei der Kombinationstherapie Kopfschmerzen auf.

**Ind.:** Sekundärprophylaxe des Schlaganfalls.

**Kontraind.:** s. Acetylsalicylsäure. Frischer Herzinfarkt, dekompensierte Herzinsuffizienz, Hypotonie, hypotone Kollapszustände. Schwangerschaft, Stillzeit.

**UW:** s. Acetylsalicylsäure. Kopfschmerzen, Schwindel, Muskelschmerzen, Hypotonie, Flush, Hitzegefühl, Übelkeit, Erbrechen, Tachykardie. Selten Verschlechterung einer bestehenden koronaren Herzkrankheit, Überempfindlichkeitsreaktionen. In Einzelfällen verstärkte Blutungsneigung während oder nach operativen Eingriffen. Bei Patienten mit hochgradiger Koronarinsuffizienz wurden bei parenteraler Gabe höherer Dosen Stenokardien beobachtet.

**WW:** s. Acetylsalicylsäure. Xanthinderivate (z. B. Coffein, Theophyllin) antagonisieren die Wirkung von Dipyridamol. Die Wirkung oraler Antikoagulantien und die hypotone Wirkung von Antihypertensiva wird verstärkt.

**Dosis:** 2-mal 1 Retardkps./d oral morgens und abends zu den Mahlzeiten.

**Aggrenox**® (Boehringer Ingelheim)

**Best.:** 1 Retardkps. enth. Dipyridamol 200mg, Acetylsalicylsäure 25mg.

50 Retardkps. (N2) ........ 39,64
100 Retardkps. (N3) ........ 69,77
10× 20 Retardkps. ........ 130,95

## Disopyramid *Rp* [HS]

Klasse-IA-Antiarrhythmikum mit ähnlichen Wirkungen wie Chinidin. Einzelheiten s. Antiarrhythmika. Disopyramid hat wie Chinidin eine anticholinerge Wirkung. Im Vergleich zu Chinidin scheint Disopyramid besser magenverträglich zu sein; andererseits ist die kardiodepressive Wirkung von Disopyramid stärker.

Bioverfügbarkeit 70–90%. Maximale Plasmaspiegel nach 1–2 h. Elimination überwiegend renal. Halbwertszeit 4–10 h; bei Niereninsuffizienz Dosisreduktion bzw. Verlängerung des Dosierungsintervalls erforderlich. Therapeutische Plasmaspiegel 3–8 µg/ml.

**Ind.:** Supraventrikuläre und ventrikuläre Tachyarrhythmien und Extrasystolen. Weiteres s. Antiarrhythmika.

**Kontraind.:** Bradykardie, AV-Block II. und III. Grades, nicht kompensierte Myokardinsuffizienz. Innerhalb der ersten drei Monate nach Myokardinfarkt oder bei eingeschränkter Herzleistung (linksventrikuläres Auswurfvolumen geringer als 35%), außer bei Patienten mit lebensbedrohenden ventrikulären Herzrhythmusstörungen. Bei Glaukom, Miktionsstörungen und Prostatahyperplasie Vorsicht wegen der atropinartigen Wirkung von Disopyramid. Bei supraventrikulären Tachyarrhythmien vorher digitalisieren, um der Gefahr der 1:1-AV-Überleitung zu begegnen.

**UW:** Kardiale UW entsprechen weitgehend denjenigen von Chinidin. Die negativ inotrope Wirkung von Disopyramid scheint jedoch stärker zu sein. Extrakardial vor allem anticholinerge Wirkungen: Harnverhaltung, Mundtrockenheit, Akkommodationsstörungen, Glaukom und gastrointestinale Störungen. Intrahepatische Cholestase und Impotenz wurden beschrieben.

**Dosis:** 300–600 mg oral/d in 2–4 Einzeldosen; Tagesdosis von mehr als 800 mg/d nicht ohne Notwendigkeit überschreiten. DDD 400 mg.

**Rythmodul**® (Aventis)

20 Kps. 100 mg (N1) ........ (FB 14,59) *15,29*
100 Kps. 100 mg (N3) ........ (FB 31,74) *33,74*
100 Kps. 200 mg (N3) ........ (FB 44,90) *46,90*
20 Retardtbl. 250 mg (N1) ........ (FB 21,14) *22,14*
50 Retardtbl. 250 mg (N2) ........ (FB 37,70) *38,70*
100 Retardtbl. 250 mg (N3) ........ (FB 63,31) *64,98*

## Distickstoffmonoxid [ES]

Inhalationsanästhetikum mit guter analgetischer aber geringer narkotischer Wirkung, das sehr rasch an- und abflutet. Distickstoffmonoxid ($N_2O$, Stickoxydul, Lachgas) muss immer mit mindestens 20% Sauerstoff gegeben werden. Nahezu untoxisch.

**Ind.:** Inhalationsnarkose in Kombination mit anderen Allgemeinanästhetika, Analgesie in Geburtshilfe und bei anderen kurzdauernden Eingriffen.

**Kontraind.:** Mediastinalemphysem, Pneumothorax, Mittelohrchirurgie, Gaseinschlüsse im Glaskörper. Strenge Indikation in der Schwangerschaft.

**UW:** Füllung von Hohlräumen im Körper mit vorübergehendem Überdruck. Bei abruptem Absetzen Unterdruck mit Diffusionshypoxie. Supraventrikuläre Rhythmusstörungen. Übelkeit, Erbrechen. Lebhafte Träume, Phantasien; deshalb Anwendung nur in Gegenwart von Hilfspersonal. Knochenmarkdepression und Hemmung Vitamin-$B_{12}$-abhängiger Enzyme bei langer Anwendung möglich. Naloxon schwächt die analgetische Wirkung von Distickstoffmonoxid ab.

**Dosis:** Nur flache Narkose, aber relativ gute Analgesie, mit 50–70 Vol.% Distickstoffmonoxid zu erreichen, daher in der Regel Kombination mit anderem

Anästhetikum nötig. Deutliche Analgesie bereits mit 20 Vol.%, z. B. Geburtshilfe, Zahnheilkunde.

**Stickoxydul**

## Distigminbromid *Rp* [HK]

Hemmt reversibel die Acetylcholinesterase und verstärkt dadurch die muscarinischen und nicotinischen Wirkungen von Acetylcholin. Im Vergleich zu Neostigmin hat Distigmin einen langsameren Wirkungseintritt und eine längere Wirkdauer.

Distigmin wird als quaternäre Ammoniumverbindung nur zu etwa 1–2% aus dem Gastrointestinaltrakt resorbiert und penetriert praktisch nicht die Blut-Hirn-Schranke. Die Hemmung der Plasmacholinesteraseaktivität ist 9 h nach i.m.-Gabe von Distigmin maximal und hält 24 h an. Distigmin wird nach parenteraler Gabe renal eliminiert, teils in Form von Metaboliten.

**Ind.:** Prophylaxe und Therapie der postoperativen Darm-, Ureter- und Blasenatonie, funktionelle Harninkontinenz.

**Kontraind., UW, WW:** s. Carbachol.

**Dosis:** 0,5 mg i.m. jeden 2. Tag; 5–10 mg oral jeden 2. Tag.

**Ubretid**® (Nycomed)
5 Amp. (0,5 mg/1 ml) (N1) .................................... 17,05
20 Tbl. 5 mg (N1) .................................... 34,66
50 Tbl. 5 mg (N2) .................................... 75,59

## Disulfiram *Rp* [ES]

Hauptvertreter der alkoholsensibilisierenden Arzneimittel für die Aversionstherapie der Alkoholabhängigkeit. Disulfiram löst 10–30 min nach Alkoholeinnahme eine heftige Reaktion mit Hautrötung, Übelkeit, Erbrechen, Blutdruckabfall und Tachykardie aus. Sie wird als Akkumulation von Acetaldehyd durch eine irreversible Hemmung der Aldehyddehydrogenase erklärt. Da Acetaldehyd das volle Symptomenbild nicht erzeugt, wird die Hemmung weiterer Enzyme (z. B. Dopamin-β-Hydroxylase) diskutiert. Die veränderte Reaktion auf Alkohol kann 3–10 Tage nach Absetzen von Disulfiram andauern. Disulfiram kann zwar den Alkoholkonsum alkoholabhängiger Patienten senken, war aber in kontrollierten Studien aufgrund von Complianceproblemen nicht wirksamer als Placebo.

**Anw.:** Alkoholabhängigkeit.

**Kontraind.:** Herz- und Kreislaufkrankheiten, Psychosen, Epilepsie, Arzneimittelabhängigkeit, zerebrale Durchblutungsstörungen, Leber- und Niereninsuffizienz, Diabetes mellitus, Ösophagusvarizen, Thyreotoxikose, Asthma bronchiale, Schwangerschaft im 1. Trimenon.

**UW:** Müdigkeit, Blutdruckabfall, unangenehmer Körpergeruch, gelegentlich Hautexantheme, Schweregefühl im Kopf, Oberbauchbeschwerden, selten Leberschäden, Polyneuropathien, Allergien, Optikusneuropathien, psychotische Zustände, Ataxien.

**WW:** Disulfiram hemmt den Metabolismus zahlreicher Pharmaka in der Leber, sodass deren Wirkung verstärkt und verlängert wird, z. B. von Phenytoin, oralen Antikoagulanzien, verschiedenen Benzodiazepinen. In Kombination mit Isoniazid oder Metronidazol erhöhte Gefahr von Psychosen. Die in Kombination mit Alkohol auftretenden Symptome können durch $H_1$-Antihistaminika, Phenothiazine oder Tranquillanzien unterdrückt werden.

**Dosis:** Am 1. Tag 0,5–1,5 g, am 2. Tag 0,5–1,0 g, am 3. Tag 0,5 g, vom 4. Behandlungstag an 0,2–0,4 g/d oral. Auch die Verabreichung von 1–2 g wöchentlich unter ärztlicher Kontrolle ist wegen der langen Wirkungsdauer möglich.

**Antabus**® (Altana)
50 Tbl. 100 mg (N2) .................................... 42,26
50 Tbl. 500 mg (N2) .................................... 78,93

## Dithranol *Rp* [UF]

Gelbbrauner Farbstoff aus der Gruppe der Anthronverbindungen, der bereits seit 70 Jahren zur Behandlung der Psoriasis eingesetzt wird. Der Wirkungsmechanismus ist nicht geklärt, der antipsoriatische Effekt wird auf die Entstehung eines Anthralinradikals zurückgeführt. Wesentliche Wirkungen sind proliferationshemmende Eigenschaften, Hemmung der DNA-Synthese, Hemmung der bei der Psoriasis vermehrten Enzymsynthese in der Epidermis, Hemmung des Polyaminstoffwechsels und der Neutrophilenchemotaxis, Senkung der in psoriatischer Haut erhöhten cGMP-Konzentration sowie Beeinflussung des Arachidonsäurestoffwechsels. Klinisch besitzt Dithranol zytotoxische Eigenschaften und wirkt dadurch stark hautreizend. Im Tierexperiment wirkt Dithranol kokarzinogen. Aufgrund seiner starken Reizwirkung Anwendung nur lokal, z. B. in Form der sog. Minutentherapie (s. Psoriasis). Behandlungsdauer je nach Konzentration, Behandlungsart und tolerierbarer Hautreizung ca. 3–8 Wochen. Dithranol wird perkutan resorbiert und in Form oxidierter Produkte renal eliminiert.

**Ind.:** Psoriasis vulgaris.

**Kontraind.:** Erythrodermische Psoriasis, pustulöse Psoriasis. Nicht auf nässende Herde, intertriginöse Räume, im Augenbereich, auf Schleimhäute. Eine großflächige Anwendung während der Schwangerschaft und in der Stillperiode sollte vermieden werden. Bei Säuglingen nur in Ausnahmefällen und nicht über 10% der Körperoberfläche und nicht länger als 1 Woche. Auch bei Kindern nicht über 10% der Körperoberfläche behandeln, max. Behandlungsdauer 4 Wochen.

**UW:** Dosisabhängig Rötung, Reizung, Brennen und Verfärbung der Haut. Selten allergische Kontaktdermatitis.
**WW:** Andere Externa, insbesondere corticoidhaltige Zubereitungen können das Behandlungsergebnis negativ beeinflussen. Eine gleichzeitige Anwendung an denselben Hautarealen sollte vermieden werden.
**Dosis:** Normale Behandlung beginnend mit 0,1–0,25%igen Zubereitungen evtl. unter Zusatz von 1–2% Salicylsäure, Steigerung der Dithranolkonzentration auf bis zu 5%. Als Minutentherapie 1–3%ig 10–20 min auftragen, anschließend abwaschen. Hände mit Einweghandschuhen schützen. Besonders geeignet für die ambulante Therapie.

**Psoradexan**® (Hermal)
**Best.:** 1 g Creme/mite/forte enth.: Dithranol 1 mg/ 0,5 mg/2 mg, Harnstoff 170 mg.

| | |
|---|---|
| 50 g Creme (N1) | 28,76 |
| 100 g Creme (N2) | 39,18 |
| 50 g Creme mite (N1) | 27,85 |
| 100 g Creme mite (N1) | 38,92 |
| 50 g Creme forte (N1) | 30,11 |
| 100 g Creme forte(N1) | 40,59 |

**Psoralon**® **MT** (Hermal)
**Best.:** 100 g 0,5%/1%/2%/3% Salbe enth.: Dithranol 0,5 g/1 g/2 g/3 g, Salicylsäure 2 g.

| | |
|---|---|
| 30 g Salbe 0,5% (N1) | 16,74 |
| 100 g Salbe 0,5% (N2) | 29,99 |
| 30 g Salbe 1% (N1) | 17,49 |
| 100 g Salbe 1% (N2) | 32,49 |
| 30 g Salbe 2% (N1) | 19,05 |
| 100 g Salbe 2% (N2) | 36,69 |
| 30 g Salbe 3% (N1) | 20,69 |
| 100 g Salbe 3% (N1) | 41,54 |

## Diuretika [HO]

Diuretika hemmen die transtubuläre Elektrolytreabsorption in verschiedenen Nephronabschnitten und steigern dadurch die Ausscheidung von Elektrolyten und Wasser. Sie werden vor allem zur Therapie von Hypertonie, Herzinsuffizienz und Ödemen, eingesetzt. Bei länger dauernder Therapie müssen Körpergewicht, Urinausscheidung und Elektrolytkonzentration im Blutplasma kontrolliert werden.

### Thiaziddiuretika

Mittelstark wirksame Diuretika. Sie wirken im distalen Nephron zwischen dem Macula-densa-Segment und den Sammelrohren hemmend auf die Rückresorption von NaCl in der luminalen Membran der Tubuluszellen. Auch bei hoher Dosierung von Thiaziden lassen sich nicht so große Mengen von Wasser und Elektrolyten zur Ausscheidung bringen („low ceiling“) wie mit Schleifendiuretika („high ceiling“). Hauptvertreter der Thiaziddiuretika ist **Hydrochlorothiazid**. Zu den Thiazidanaloga gehören **Xipamid** und das länger wirkende **Chlortalidon** (*Tabelle II.8*). Sie sind mit Ausnahme von Xipamid bei Patienten mit eingeschränkter Nierenfunktion unwirksam (GFR <30 ml/min) und führen ggf. zu einer weiteren Verschlechterung der Nierenfunktion. Die Thiaziddiuretika werden allein und in Kombination mit kaliumsparenden Diuretika zur Dauerbehandlung der Hypertonie und der Herzinsuffizienz eingesetzt. Weitere Indikationen sind idiopathische Kalziurie (s. calciumhaltige Nierensteine), Osteoporose und Diabetes insipidus.
Zu den unerwünschten Wirkungen der Thiaziddiuretika gehören Hypokaliämie, Hypomagnesiämie, Hyperurikämie, Verschlechterung der Glucosetoleranz, Zunahme der Low-density-Lipoproteine (LDL) bei unveränderten oder erniedrigten High-density-Lipoproteinen (HDL) im Blut. Seltener Dehydratation, Alkalose, Hyperkalzämie und interstitielle Nephritis.

### Schleifendiuretika

Stark wirksame Diuretika. Sie werden im proximalen Tubulus als organische Anionen aktiv in das Tubuluslumen sezerniert und erreichen dadurch in der Tubulusflüssigkeit höhere Konzentrationen als im Plasma. Im aufsteigenden Schenkel der Henle-Schleife hemmen sie den Na-2Cl-K-Transporter in der luminalen Membran des Tubulusepithels. Dadurch verliert die Niere ihre Harnkonzentrierungsfähigkeit und reagiert mit starker Diurese, Natriurese und Kaliurese. Zu diesen Diuretika gehören **Furosemid**, **Piretanid**, **Bumetanid** und **Torasemid** (*Tabelle II.8*). Bei ähnlicher Wirkungsstärke unterscheiden sie sich in Wirkungseintritt, Wirkungsdauer und Dosis. Furosemid und die meisten anderen Schleifendiuretika wirken schnell und sind daher zur Akutbehandlung von Ödemen (z. B. Lungenödem) geeignet. Bei Torasemid ist der Wirkungseintritt langsamer als bei Furosemid.
**Etacrynsäure** unterscheidet sich von den Diuretika des Furosemidtyps durch einen anderen Wirkungsmechanismus, der wahrscheinlich auf unspezifischen Interaktionen mit SH-Gruppen beruht, nicht jedoch auf einer direkten Hemmung des Na-2Cl-K-Transportschrittes. Die Verträglichkeit der Etacrynsäure ist schlechter als die der Schleifendiuretika vom Furosemidtyp. Das gilt insbesondere für das Auftreten eines irreversiblen Hörverlustes nach i.v.-Gabe hoher Dosen. Etacrynsäure ist nur noch zur parenteralen Anwendung im Handel.

### Kaliumsparende Diuretika

**Amilorid** und **Triamteren** haben nur eine sehr schwache diuretische Wirkung, vermindern aber die renale Kaliumausscheidung. Sie wirken im distalen Tubulus durch eine direkte Hemmung der Na-

**Tabelle II.8**
**Diuretika**

| Wirkstoffe | Präparate (Auswahl) | Tagesdosis (mg) | Wirkungs-eintritt | Wirkungs-dauer | Halbwerts-zeit |
|---|---|---|---|---|---|
| **Thiaziddiuretika** | | | | | |
| Hydrochlorothiazid | Esidrix® | 12,5–25 | 1 h | 6–12 h | 2,5 h |
| Xipamid* | Aquaphor® | 10–20 | 1 h | 12 h | 5–8 h |
| Indapamid* | Natrilix® | 2,5 | 2–3 h | 24–36 h | 14–18 h |
| Chlortalidon* | Hygroton® | 12,5–25 | 2 h | 48–72 h | 40–60 h |
| **Schleifendiuretika** | | | | | |
| Bumetanid | Burinex® | 1 | 15 min | 4–6 h | 1–1,5 h |
| Furosemid | Lasix® | 40 | 15 min | 4–6 h | 1 h |
| Piretanid | Arelix® | 6 | 15 min | 4–6 h | 1 h |
| Torasemid | Unat® | 2,5 | 1–2 h | 6–8 h | 3 h |
| Etacrynsäure | Hydromedin® | 0,5–1 mg/kg | 15 min | 4–6 h | 1–4 h |
| **Kaliumsparende Diuretika** | | | | | |
| Triamteren | in Dytide® H | 50–100 | 1 h | 7–9 h | 3–5 h |
| Amilorid | in Moduretic® | 5–10 | 2 h | 24 h | 6 h |
| **Aldosteronantagonisten** | | | | | |
| Spironolacton | Aldactone® | 50–100 | 1–2 Tage | 3–5 Tage | 14–24 Tage |
| Eplerenon | Inspra® | 25 mg | 2 h | | 3–5 h |

* Thiazidanaloga

triumaufnahme in die Zellen, gefolgt von einer fast vollständigen Hemmung der Kaliumsekretion. Sie werden eingesetzt, um die renalen Kaliumverluste nach Schleifendiuretika und Thiaziden zu verhindern. Auch die Magnesiumausscheidung wird vermindert. Triamteren und Amilorid werden wegen ihrer geringen natriuretischen Wirkung nicht allein, sondern ausschließlich in Kombination mit Thiaziden und Schleifendiuretika verwendet.

**Spironolacton** und **Eplerenon** sind Aldosteronantagonisten, welche die Aldosteronwirkung im distalen Tubulus kompetitiv hemmen (näheres und UW s. Spironolacton). Ähnlich wie die kaliumsparenden Diuretika vermindern sie die Kaliumausscheidung und steigern die von Natrium und Bicarbonat. Beide Substanzen senken die Letalität der chronischen Herzinsuffizienz.

## Dobutamin *Rp* [HS]

Synthetisches Sympathomimetikum mit Wirkung auf Beta- und Alpharezeptoren ohne indirekt sympathomimetische und dopaminerge Effekte. Die $beta_1$-adrenerge positiv inotrope Wirkung überwiegt, positiv chronotrope und positiv bathmotrope Wirkungen sind im Vergleich zu Isoprenalin weniger ausgeprägt. Nur geringe Veränderungen des peripheren Gefäßwiderstandes, da sich die schwächeren Wirkungen auf $Beta_2$- und Alpharezeptoren ausgleichen.

Unwirksam bei oraler Gabe. Halbwertszeit nach i.v.-Applikation ca. 2 min, schnelle Metabolisierung durch Catechol-O-Methyltransferase (COMT).

**Ind.:** Akute oder akut dekompensierte chronische Herzinsuffizienz, die einer positiv inotropen Behandlung bedarf.

**Kontraind.:** Überempfindlichkeit gegenüber Dobutamin. Mechanische Behinderung der Ventrikelfunktion wie z. B. Perikardtamponade, Pericarditis constrictiva, hypertrophe obstruktive Kardiomyopathie, schwere Aortenstenose. Hypovolämie. Gleichzeitige Gabe von MAO-Hemmstoffen.

**UW:** Blutdruckanstieg, Steigerung der Herzfrequenz, tachykarde Rhythmusstörungen. Auch Hypotonie möglich. Pektanginöse Beschwerden, Kopfschmerzen, Übelkeit. Selten allergische Reaktionen wie Exanthem, Fieber, Eosinophilie und Bronchospasmus. Selten Hemmung der Thrombozytenfunktion mit petechialen Blutungen. Entzündungen bis zu Nekrosen bei paravenöser Infiltration. Wie bei anderen Catecholaminen Hypokaliämie möglich. Längerfristige Gabe steigert die Sterblichkeit.

**WW:** Abschwächung der betasympathomimetischen Wirkung durch Betarezeptorenblocker mit konsekutiver Vasokonstriktion infolge Alpharezeptoraktivierung. Bei Alpharezeptorenblockade überwiegt die betasympathomimetische Komponente mit Tachykardie und peripherer Vasodilatation. Verstärkter Abfall des peripheren Gefäßwiderstandes und des ventrikulären Füllungsdrucks durch Vasodilatatoren, z. B. Nitrate, Nitroprussidnatrium. Erhöhung des Insulinbedarfs bei Diabetikern. Besonders deutlicher Blutdruckanstieg bei Kombination mit Dopamin. MAO-Hemmstoffe können zu lebensbedrohlichen UW führen, z. B. hypertensiven Krisen, Herzrhythmusstörungen und intrakraniellen Blutungen.

**Dosis:** 2,5–10 µg/kg pro min als i.v.-Dauerinfusion. Bei mehrtägiger Anwendung muss mit Wirkungsverlust wie bei anderen Betasympathomimetika gerechnet werden.

**Dobutamin** (Fresenius Kabi)
10 Inf.Lsg. Liquid (250 mg/50 ml) (N3) ........ 121,66
10 Inj.Fl. Trockensubst. 500 mg (N3) ........ 222,69

## Docetaxel *Rp* [US] 1996 C

Zytostatikum aus der Gruppe der Taxane mit ähnlichen Wirkungen als Spindelgift wie Paclitaxel (s. dort). Docetaxel ist ein wirksames Monotherapeutikum bei fortgeschrittenem Mammakarzinom. Bei anthrazyklinresistenten Tumoren wird eine Remissionsrate von fast 60% und eine Remissionsdauer von 6–7 Monaten erreicht. Die mediane Gesamtüberlebenszeit beträgt 11 Monate. Docetaxel zeigt nach i.v.-Infusion eine dreiphasige Kinetik mit Halbwertszeiten von 4 min, 36 min und 11 h. Gesamtkörperclearance 21 l/h/m² und Verteilungsvolumen im Steady-State 113 l.

**Ind.:** Fortgeschrittenes Mammakarzinom bei Resistenz gegen andere Zytostatika.

**Kontraind.:** Neutropenie (<1500 Zellen/µl), schwere Leberfunktionsstörung, Schwangerschaft, Stillzeit.

**UW:** Neutropenie mit Nadir nach 8 Tagen und neutropenischem Fieber und Infektionen, Thrombozytopenie, Anämie, allergische Reaktionen mit Blutdruckabfall und Bronchospasmus, Hautreaktionen mit Erythemen und Ödemen, Flüssigkeitsretention mit Ödemen bis zum Aszites und Gewichtszunahme um 3 kg. Gastrointestinale Reaktionen (Erbrechen, Diarrhö, Mukositis), Leberenzymanstieg, periphere Neuropathien, Haarausfall.

**WW:** Vorsicht bei gleichzeitiger Gabe von Ketoconazol oder Erythromycin.

**Dosis:** 100 mg/m² als i.v.-Infusion über 1 h alle 3 Wochen. Prämedikation von Dexamethason 16 mg/d oral beginnend 1 Tag vorher über 5 Tage zur Verminderung von Ödemen und allergischen Reaktionen.

**Taxotere®** (Rhône-Poulenc Rorer)
1 Fl. 20 mg + 1 Amp. 1,5 ml Lsgm. (N1) ........ 232,29
1 Fl. 80 mg + 1 Amp. 6 ml Lsgm. (N1) ........ 900,95

## Dolasetron *Rp* [HK] 1997 C

Antiemetikum aus der Gruppe der selektiven 5-$HT_3$-Rezeptorantagonisten mit ähnlichen Wirkungen wie Ondansetron (s. dort). Dolasetron wird rasch (<10 min) und vollständig zu seinem pharmakologisch aktiven Metaboliten verstoffwechselt. Der aktive Metabolit wird zu ca. 30% unverändert renal eliminiert, der Rest wird metabolisiert. Im Vergleich zu Ondansetron wird der aktive Metabolit von Dolasetron langsamer ausgeschieden (Eliminationshalbwertszeit 7–9 h), was eine einmal tägliche Anwendung erlaubt.

**Ind.:** Übelkeit und Erbrechen bei Therapie mit Zytostatika. Übelkeit und Erbrechen nach Operationen.

**Kontraind.:** Anwendung bei Kindern. Strenge Indikationsstellung in Schwangerschaft und Stillzeit. Patienten mit deutlich verlängertem QT-Intervall (z. B. in Verbindung mit einer kongentialen QT-Intervallverlängerung), Patienten mit AV-Block II–III und Patienten, die gleichzeitig mit Antiarrhythmika der Klassen I und III behandelt werden, sollten Dolasetron nicht erhalten.

**UW:** Kopfschmerzen, Obstipation, Müdigkeit, Schwindelgefühl, Abdominalschmerzen. In seltenen Fällen kann es zu einem leichten, vorübergehenden Anstieg der Transaminasen kommen.

**Dosis:** *Zytostatika-induziertes Erbrechen*: 30 bzw. 60 min vor Gabe des Zytostatikums 100 mg i.v. bzw. 200 mg oral. Anschließend an bis zu 4 aufeinanderfolgenden Tagen je 200 mg/d oral. *Postoperatives Erbrechen*: Zur Prophylaxe 12,5 mg i.v. 1–2 h vor Operationsbeginn. Zur Behandlung 12,5 mg i.v. sofort nach Auftreten von Übelkeit oder Erbrechen.

**Anemet®** (Aventis)
10 Amp. (12,5 mg) (N2) ........ 54,73
1 Amp. (100 mg/5 ml) (N1) ........ 34,96
5 Amp. (100 mg/5 ml) (N1) ........ 136,00
3 Filmtbl. 50 mg (N1) ........ 32,28
3 Filmtbl. 200 mg (N1) ........ 90,54
6 Filmtbl. 200 mg (N1) ........ 171,67

## Domperidon *Rp* [HK] 1979 B

Wirkt wie Metoclopramid antiemetisch durch Blockade von Dopamin-$D_2$-Rezeptoren in der Area postrema. Darüber hinaus beschleunigt Domperidon die Magenentleerung.

Orale Bioverfügbarkeit nur 15% wegen ausgepräg-

tem First-Pass-Metabolismus. Maximale Plasmakonzentrationen werden 30 min nach oraler Gabe erreicht. Plasmaproteinbindung ca. 92%. Domperidon passiert bei Erw. nicht die Blut-Hirn-Schranke.
**Ind.:** Symptomatische Behandlung funktioneller Oberbauchbeschwerden (Völlegefühl, Druck im Oberbauch). Erbrechen unterschiedlicher Genese außer bei Bewegungskrankheiten.
**Kontraind.:** Kdr. unter 1 J., Stillperiode. Domperidon soll 3 Tage vor einem TRH-Test abgesetzt werden.
**UW:** Erhöhte Prolaktinspiegel.
**Dosis:** Erw. 3-mal 10(–40) mg 30 min vor den Mahlzeiten. Kdr. ab 1 J. 3-mal 0,3 (–0,6) mg/kg 30 min vor den Mahlzeiten. DDD 30 mg oral.

**Motilium**® (Altana)

| | |
|---|---|
| 20 Filmtbl. 10 mg (N1) | 18,59 |
| 50 Filmtbl. 10 mg (N2) | 30,93 |
| 100 Filmtbl. 10 mg (N3) | 52,25 |
| 30 ml Tr. 10 mg/ml (33 Tr.) (N2) | 22,68 |
| 100 ml Tr. 10 mg/ml (33 Tr.) (N3) | 52,68 |

## Donepezil *Rp* [ES] 1997 **B/D**

Zentral wirksamer reversibler Acetylcholinesterasehemmer zur symptomatischen Behandlung des Morbus Alzheimer mit ähnlichen Wirkungen wie Tacrin. Donepezil hemmt den enzymatischen Abbau von freigesetztem Acetylcholin und vermindert zumindest zeitweise das vermutete cholinerge Defizit. Wie andere Cholinesterasehemmer hemmt Donepezil nicht die zugrunde liegende Neurodegeneration. Eine 3-jährige Studie betätigte leichte Verbesserungen des kognitiven Status und der Alltagsaktivität. Donepezil hatte jedoch keinen Effekt auf den Beginn der institutionalisierten Pflegebedürftigkeit oder die Progression der Alltagsbeeinträchtigung (AD2000-Studie 2004).
Maximale Plasmaspiegel werden 3–4 h nach oraler Einnahme erreicht. Aufgrund der langen terminalen Plasmahalbwertszeit (70 h) wird ein Steady-State erst 3 Wochen nach Beginn der Therapie erreicht.
**Ind.:** Demenz bei Alzheimer-Krankheit.
**Kontraind.:** Bradyarrhythmien, Sick-Sinus-Syndrom, sinoatrialer oder atrioventrikulärer Block, peptische Ulzera, Krampfanfälle, obstruktive Atemwegserkrankungen. Schwangere, Kinder.
**UW:** Übelkeit, Erbrechen, Durchfall, Muskelkrämpfe, Müdigkeit, Schlafstörungen, Bradyarrhythmien.
**WW:** Donepezil verstärkt die Muskelrelaxation bei Muskelrelaxanzien vom Succinylcholintyp und die bradykarde Wirkung von Betarezeptorenblockern. Donepezilspiegel werden durch Ketoconazol gesteigert. Andere Hemmstoffe bestimmter Cytochrom-P450-Isoenzyme wie Chinidin, Itraconazol, Erythromycin und Fluoxetin erhöhen ebenfalls die Donepezilplasmaspiegel. Enzyminduktoren wie Rifampicin, Phenytoin oder Carbamazepin erniedrigen die Donepezilplasmaspiegel.
**Dosis:** 5 mg/d oral als Einmaldosis am Abend vor dem Schlafengehen. Eine Dosissteigerung auf die Maximaldosis von 10 mg/d ist nach frühestens 4 Wochen sinnvoll.

**Aricept**® (Eisai)

| | |
|---|---|
| 28 Filmtbl. 5 mg (N1) | 103,33 |
| 56 Filmtbl. 5 mg (N2) | 195,44 |
| 98 Filmtbl. 5 mg (N3) | 332,44 |
| 28 Filmtbl. 10 mg (N1) | 123,51 |
| 56 Filmtbl. 10 mg (N2) | 235,00 |
| 98 Filmtbl. 10 mg (N3) | 401,97 |

## Dopamin *Rp* [HS]

Als körpereigenes Catecholamin Vorstufe bei der Biosynthese von Norepinephrin und Epinephrin. Dopamin wirkt auf Alpha- und Betarezeptoren an Herz und Gefäßen sowie dopaminerge ($D_1$ und $D_2$) Rezeptoren an renalen, mesenterialen und koronaren Gefäßen. In niedriger Dosierung werden nur vaskuläre $D_1$-Rezeptoren in Nieren-, Mesenterial- und Koronargefäßen aktiviert; dadurch Gefäßerweiterung, Steigerung von Nierendurchblutung, glomerulärer Filtration und renaler Natriumexkretion. Die früher übliche Gabe von Dopamin in „Nieren-Dosen" ist aufgrund von negativen Studien weitgehend verlassen worden. Mittlere Dopaminkonzentrationen aktivieren auch $Beta_1$-Rezeptoren und wirken dadurch positiv inotrop, chronotrop, dromotrop und bathmotrop. In höherer Dosierung zusätzlich Erregung von Alpharezeptoren mit Vasokonstriktion und Anstieg des peripheren Widerstandes. In höheren Dosen auch Freisetzung von Norepinephrin aus sympathischen Nervenendigungen (indirekt sympathomimetische Wirkung).
Unwirksam bei oraler Gabe. Halbwertszeit nach i.v.-Applikation ca. 2 min, schnelle Metabolisierung durch Catechol-O-Methyltransferase (COMT) und Monoaminoxidase (MAO).
**Ind.:** Alle Formen des Kreislaufschocks, drohendes Nierenversagen.
**Kontraind.:** Überempfindlichkeit gegenüber Dopamin, Thyreotoxikose, Phäochromozytom, Engwinkelglaukom, Prostataadenom, Tachyarrhythmien. Keine Kontraindikation bei vitaler Indikation.
**UW:** Tachykardie, tachykarde Rhythmusstörungen, Angina pectoris. Selten Kopfschmerzen, Übelkeit, Erbrechen. Paravenöse Injektion kann zu Nekrosen führen. Aufgrund des Gehalts an Disulfit kann es zu Überempfindlichkeitsreaktionen kommen.
**WW:** Verstärkung der Wirkung durch MAO-Hemmer und trizyklische Antidepressiva. Erhöhtes Arrhythmierisiko bei Narkosen mit Halothan. Verstärkung der Vasokonstriktion durch Sekalealkaloide,

Abschwächung der kardialen Wirkungen durch Betarezeptorenblocker.
**Dosis:** Niedrigdosisbereich (z. B. internistische Intensivmedizin und nephrologische Indikationen) 100–250 µg/min i.v. Mittlerer Dosisbereich (z. B. chirurgische Intensivmedizin) 300–700 µg/min i.v. Hochdosisbereich (z. B. septischer Schock) 750–1500 µg/min i.v. Das Wirkungsprofil von Dopamin ist bei höheren Dosen (ab ca. 700 µg/min) wegen zusätzlicher vasokonstriktorischer Wirkungen verändert. DDD 500 mg.

**Dopamin-ratiopharm®** (ratiopharm)
5 Inf.Amp. (50 mg/5 ml) (N2)................................ 14,15
5 Inf.Amp. (200 mg/10 ml) (N2) ............................ 27,40

## Dopexamin *Rp* [HS] 1993 C

Synthetisches Dopaminderivat mit agonistischen Wirkungen an $Beta_2$- und vaskulären Dopamin-$D_1$-Rezeptoren. Dopexamin wirkt positiv inotrop, senkt den peripheren Gefäßwiderstand und erweitert renale, kardiale und mesenteriale Gefäße. Die dopaminerge Wirkung von Dopexamin beträgt etwa 1/6 der von Dopamin. Vorteile im Vergleich zu Dopamin sind eine geringere $beta_1$-rezeptoragonistische und damit arrhythmogene sowie eine geringere alphasympathomimetische Wirkung.
Dopexamin wird i.v. infundiert. Wirkungsbeginn nach 2–3 min, Wirkungsmaximum nach 15–30 min. Elimination überwiegend hepatisch, Halbwertszeit 5–6 min.
**Ind.:** Akutbehandlung (max. 48 h) der akuten oder akut dekompensierten chronischen Herzinsuffizienz, wenn eine kontinuierliche kardiale und hämodynamische Überwachung gewährleistet ist.
**Kontraind.:** Volumenmangel, Ausflusstraktbehinderung, Lungenembolie, Thrombozytopenie, instabile Angina pectoris, septischer Schock, Phäochromozytom, gleichzeitige Behandlung mit MAO-Hemmern.
**UW:** Hypotonie, tachykarde Rhythmusstörungen, Myokardischämie. Selten Übelkeit, Erbrechen, Thrombozytopenie. Hypokaliämie, Hyperglykämie. Lokale Reaktionen am Infusionsort möglich.
**WW:** Hemmung der neuronalen Aufnahme von Norepinephrin, dadurch Verstärkung der Wirkung von Catecholaminen. Abschwächung der Wirkung durch Betarezeptorenblocker und Dopaminantagonisten. Verstärkte Hypokaliämie durch Diuretika.
**Dosis:** Initial 0,5 µg/kg/min, dann in 10- bis 15-minütigen Intervallen Steigerung bis auf 4 µg/kg/min. DDD 500 mg.

**Dopacard®** (Medeus)
10 Amp. (50 mg/5 ml).......................................... AP

## Dopingmittel [ML]

Doping ist definiert als die Anwendung physikalischer Maßnahmen oder chemischer Substanzen zum Zweck der unphysiologischen Leistungssteigerung. Doping spielt vor allem im Hochleistungssport sowie beim „Bodybuilding" eine Rolle. Die sog. Dopingliste führt die im Sport geltenden Verbote im einzelnen auf. Eine vom Deutschen Sportärztebund herausgegebene Liste zulässiger Arzneimittel bzw. eine europäische Dopingliste wurden publiziert (Pharm. Ztg. 141: 161, 1996; Dtsch. Apoth. Ztg. 138: 4812, 1998).
Die klassischen Dopingmittel im Leistungssport sind vor allem zentral wirkende Stimulanzien, insbesondere indirekte Sympathomimetika wie **Amphetamin** sowie Coffein und ihre Derivate. Eine Substanz, die die Eigenschaften beider Gruppen vereinigt, ist **Fenetyllin** (Captagon®). Diese Präparate führen zur Mobilisierung von Leistungsreserven. Todesfälle durch Überschreiten der physiologischen Leistungsgrenzen sind wiederholt vorgekommen. Darüber hinaus ist das Abhängigkeitspotential groß. Die routinemäßige Kontrolle bei Wettkämpfen hat die Verwendung solcher Substanzen im Leistungssport stark reduziert. Zu beachten ist, dass zahlreiche Erkältungspräparate sowie Asthma- und Kreislaufmittel indirekt wirkende Sympathomimetika enthalten und deshalb zumindest 3 Tage vor Wettkämpfen abzusetzen sind. Gleiches gilt für **Codein**.
Sehr viel größere Bedeutung beim Doping haben **Anabolika**. Hierzu werden zahlreiche Steroide mit anabolen, aber immer auch androgenen Wirkungen eingesetzt. Sie bewirken eine Erhöhung der Muskelmasse, was vor allem beim „Bodybuilding", bei Kraftsportarten und in geringerem Maße auch bei Schnellkraftsportarten Vorteile bringt. Wegen ihrer Langzeitwirkung werden sie nur während des Trainings eingenommen, was den Nachweis bei Dopingkontrollen erschwert. Weiter ist der Nachweis wegen der Fülle der verwendeten Substanzen, teilweise auch wegen der Ähnlichkeit ihrer Metaboliten mit denen körpereigener Steroide, aufwendig. Gefahren bestehen neben einer Virilisierung und Störungen der Sexualfunktion in psychischen Veränderungen, Leberschädigung, Wachstumsstörungen und Atherogenese.
Außer den anabolen Steroiden wird **Somatropin** eingenommen, eine Leistungssteigerung dadurch ist aber fraglich. Es besteht die Gefahr einer Akromegalie.
**Betarezeptorenblocker** finden bei koordinativen Sportarten (z. B. Schießen) Verwendung. Auf das Verbot bei solchen Sportarten ist ggf. bei einer Hypertoniebehandlung zu achten.
Der **$Beta_2$-Rezeptoragonist** Clenbuterol ist zur Erhöhung der Muskelmasse populär geworden.

**Diuretika** werden zur akuten Gewichtsreduktion bei Sportarten eingenommen, in denen nach Gewichtsklassen angetreten wird (z. B. Judo, Ringen), außerdem zur Verdünnung des Urins zum Zweck der Nachweiserschwerung anderer Dopingmittel. Erhöhung der Hämoglobinkonzentration durch Höhentraining ist zugelassen. Unzulässig ist dagegen „Blutdoping" durch Eigenbluttransfusion sowie die Erhöhung der Hämoglobinkonzentration durch **Epoetin**. Bei letzterem besteht die Gefahr von Zirkulationsstörungen durch erhöhte Blutviskosität, bei ersterem die von Kontaminationen.

## Dornase alfa *Rp* [BL] 1994 **A/D**

Gentechnisch hergestellte humane Desoxyribonuklease I, ein Glykoprotein aus 260 Aminosäuren. Dornase spaltet wie die natürliche Endonuklease extrazelluläre DNA, die aus zerfallenden Leukozyten und Bakterien freigesetzt wird. Sie vermindert Viskosität, Elastizität und Adhäsivität des Bronchialsekrets von Patienten mit zystischer Fibrose. Nach einem Cochrane-Review über 12 Studien mit 2294 Patienten verbessert Dornase alfa die Lungenfunktion ($FEV_1$) über einen Zeitraum von einem Monat bis zu zwei Jahren um 3–5%. Das Risiko infektiöser Exazerbationen, Antibiotikaverbrauch, Krankenhausaufenthalte und Lebensqualität wurden jedoch nicht signifikant verändert. Nach Inhalation nur geringe systemische Resorption.

**Ind.:** Zystische Fibrose (Mukoviszidose) bei Patienten älter als 5 J.

**Kontraind.:** Überempfindlichkeit gegen Dornase alfa. Strenge Indikation in Schwangerschaft und Stillzeit.

**UW:** Pharyngitis, Heiserkeit, Laryngitis, Hautausschläge. Verschlechterung der Lungenfunktion während der Inhalation möglich.

**Dosis:** 1- bis 2-mal 2,5 mg/d inhalativ.

**Pulmozyme**® (Roche)
6 Amp. (2,5 mg/2,5 ml) (N1) ..... 226,97
30 Amp. (2,5 mg/2,5 ml) (N2) ..... 995,28

## Dorzolamid *Rp* [ML] 1995 **B**

Topisch applizierbarer Carboanhydrasehemmer zur Senkung der Kammerwasserproduktion und damit des Augeninnendrucks. Sulfonamidstruktur, deshalb Allergien beachten. Wirksamkeit nach ersten Studien der von Betarezeptorenblockern vergleichbar. Bisher keine systemischen UW (z. B. Säure-Basenhaushalt) bekannt. Dorzolamid wird jedoch systemisch resorbiert und reichert sich in Erythrozyten an der Carboanhydrase an; von dort Ausscheidung über Monate.

**Ind.:** Glaukom, im Allgemeinen in Kombination mit Betarezeptorenblockern, ggf. als Monotherapie bei Unverträglichkeit oder fehlender Wirksamkeit von Betarezeptorenblockern.

**Kontraind.:** Sulfonamidallergie, schwere Nierenfunktionsstörungen, hyperchlorämische Azidose.

**UW:** Lokale Irritation, Allergie; kurzzeitige Sehverschlechterung; bitterer Geschmack.

**WW:** Bisher keine bekannt.

**Dosis:** Monotherapie 3-mal tgl. 1 Tr., bei Kombination mit Betarezeptorenblockern 2-mal tgl. 1 Tr.

**Trusopt**® (MSD Chibret)
5 ml Augentr. 2% (N1) ..... 25,80
3× 5 ml Augentr. 2% (N2) ..... 59,79
6× 5 ml Augentr. 2% (N3) ..... 110,25

## Dorzolamid + Timolol *Rp* [US]

Sinnvolle Kombination aus dem Carboanhydrasehemmer Dorzolamid (s. dort) und dem Betarezeptorenblocker Timolol (s. dort) zur Behandlung des Offenwinkelglaukoms.

**Ind.:** Erhöhter Augeninnendruck bei Offenwinkelglaukom, wenn die Monotherapie mit einem topischen Betarezeptorenblocker nicht ausreicht.

**Best.:** 1 ml enth. Dorzolamidhydrochlorid 22,26 mg entspr. Dorzolamid 20,0 mg, Timololmaleat 6,83 mg entspr. Timolol 5,0 mg.

**Kontraind., UW, WW:** s. Timolol, Dorzolamid.

**Dosis:** 2-mal 1 Tropfen/d.

**Cosopt**® (MSD Chibret)
5 ml Augentr. (N1) ..... 29,94
3× 5 ml Augentr. (N2) ..... 69,77
6× 5 ml Augentr. (N3) ..... 132,59

## Dosulepin *Rp* [US] 1986 **C**

Sedativ wirkendes trizyklisches Antidepressivum mit ähnlichen Eigenschaften wie Amitriptylin (s. dort). Dosulepin (Dothiepin) wird nach oraler Aufnahme im First-Pass-Metabolismus weitgehend zu seinem aktiven Metaboliten Desmethyldosulepin demethyliert und dann überwiegend renal ausgeschieden. Halbwertszeit 23–46 h. Bei suizidaler Überdosierung besteht möglicherweise ein erhöhtes Risiko zur Auslösung generalisierter Krämpfe und Herzrhythmusstörungen.

**Ind.:** Depressive Krankheiten.

**Kontraind., UW, WW:** s. Amitriptylin.

**Dosis:** Initial 3-mal 25 mg/d oral, später 1-mal 75–150 mg/d als Einmaldosis am Abend.

**Idom**® (Biokanol)
50 Kps. mite 25 mg (N2) ..... (FB 17,37) 17,37
20 Drg. 75 mg (N1) ..... (FB 18,13) 17,99
50 Drg. 75 mg (N2) ..... (FB 29,63) 29,63

## Doxapram *Rp* [US]

Zentral wirkendes Atemanaleptikum mit kurzer Wirkungsdauer zur Behandlung einer medikamentösen oder postnarkotischen Atemdepression. Doxapram wird nach i.v.-Injektion schnell hepatisch metabolisiert und in Form der Metaboliten renal eliminiert. Halbwertszeit 5–15 min.

**Ind.:** Postnarkotische und medikamentös bedingte Atemdepressionen.

**Kontraind.:** Hypertonie, Koronarkrankheiten, dekompensierte Herzinsuffizienz, Thyreotoxikose, Phäochromozytom, Atemwegsobstruktion, Pneumothorax, Lungenembolie, Bronchialasthma, Dyspnoe, Störungen der Atemmechanik, Rippenserienfraktur, Krampfzustände, Epilepsie, Kopfverletzung, Apoplexie. Gabe von Sympathomimetika oder MAO-Hemmern. Kdr. unter 12 Jahren, Schwangerschaft.

**UW:** Kopfschmerzen, Schwindel, Angst, Verwirrtheit, Mydriasis, Hyperaktivität, Krämpfe, Spastizität, beidseitiger Babinski-Reflex, Klonus, Fieber, Hitzegefühl, Schwitzen, Juckreiz, Parästhesien. Husten, Atemnot, schnelles Atmen, Laryngo- und Bronchospasmus, Singultus, reaktive Hypoventilation. Phlebitis, Arrhythmie, flache T-Zacke, Brustschmerz, Blutdruckanstieg. Übelkeit, Erbrechen, Durchfall, Harnretention, Blasenreizung, spontane Harnentleerung. Erhöhte Noradrenalinfreisetzung.

**WW:** Arzneimittel, die das Herz gegen Catecholaminen sensibilisieren (z. B. Isofluran), mindestens 10 min vor Gabe von Doxapram absetzen.

**Dosis:** 0,5–1,5 mg/kg langsam i.v. oder als i.v.-Infusion 1–3 mg/min.

**Dopram®** (Riemser)
5 Amp. 5 ml (20 mg/ml) (N2) ................................ 30,59

## Doxazosin *Rp* [US] 1989 C

Langwirkender $Alpha_1$-Rezeptorenblocker mit ähnlichen Wirkungen wie Prazosin (s. dort), der zur Behandlung der Hypertonie und der benignen Prostatahyperplasie eingesetzt wird. Die Wirkung setzt langsamer als mit Prazosin ein, was von Vorteil zur Vermeidung orthostatischer Beschwerden sein kann. Für die antihypertensive Therapie ist Doxazosin jedoch nur Mittel zweiter Wahl, da es im direkten Vergleich mit Chlortalidon in einer 3-Jahresstudie ein höheres Risiko für Schlaganfälle und Herzinsuffizienz hatte (ALLHAT-Studie 2000). Bei der Langzeittherapie der benignen Prostatahyperplasie senkte Doxazosin the klinische Progression (akute Harnretention, Inkontinenz, Niereninsuffizienz, Harnwegsinfektion) im Vergleich zu Placebo in 4,5 Jahren um 39%, in Kombination mit Finasterid sogar um 66% (MTOPS-Studie 2003). Bioverfügbarkeit ca. 65%, Halbwertszeit 10–20 h. Doxazosin wird daher einmal tgl. gegeben.

**Ind.:** Hypertonie, benigne Prostatahyperplasie.

**Kontraind.:** Leberinsuffizienz, Kdr. unter 12 J., Schwangerschaft, Stillzeit.

**UW:** Hautreaktionen mit Rötung und Juckreiz, Schwitzen, Augenrötungen (selten), gastrointestinale Störungen (selten), Mundtrockenheit, Tachykardie. Daher regelmäßige Kontrolle der Herzfunktion bei Koronar- und Herzinsuffizienz. Regelmäßige augenärztliche Kontrollen.

**WW:** Die blutdrucksenkende Wirkung von anderen Antihypertonika (Diuretika, Betarezeptorenblocker, Vasodilatatoren) wird verstärkt.

**Dosis:** *Hypertonie*: Initial 1-mal 4 mg/d oral, ggf. nach 4 Wochen steigern auf 1-mal 8 mg/d. *Prostatahyperplasie*: Initial 1 mg 1-mal/d, dann individuell nach 1–2 Wochen Dosis verdoppeln, maximal 8 mg/d.

**Diblocin® PP** (AstraZeneca)
28 Tbl. PP 4 mg (N1) ................................ (FB 26,87) 26,87
56 Tbl. PP 4 mg (N2) ................................ (FB 43,19) 43,19
98 Tbl. PP 4 mg (N3) ................................ (FB 67,14) 67,14

**Diblocin® uro** (AstraZeneca)
28 Tbl. PP uro 4 mg (N1) ................................ 27,89
98 Tbl. PP uro 4 mg (N3) ................................ 70,84
20 Tbl. uro 1 mg (N1) ................................ 19,59
20 Tbl. uro 2 mg (N1) ................................ 22,31
50 Tbl. uro 2 mg (N2) ................................ 40,69
100 Tbl. uro 2 mg (N3) ................................ 70,57
20 Tbl. uro 4 mg (N1) ................................ 26,26
50 Tbl. uro 4 mg (N2) ................................ 50,73
100 Tbl. uro 4 mg (N3) ................................ 87,70

**Doxazosin-ratiopharm®** (ratiopharm)
20 Tbl. 1mg (N1) ................................ (FB 16,80) 14,98
50 Tbl. 1mg (N2) ................................ (FB 27,54) 23,51
100 Tbl. 1mg (N3) ................................ (FB 44,90) 36,81
20 Tbl. 2mg (N1) ................................ (FB 19,21) 16,48
50 Tbl. 2mg (N2) ................................ (FB 32,99) 26,60
100 Tbl. 2mg (N3) ................................ (FB 55,61) 41,21
20 Tbl. 4mg (N1) ................................ (FB 21,89) 18,27
50 Tbl. 4mg (N2) ................................ (FB 39,75) 30,57
100 Tbl. 4mg (N3) ................................ (FB 68,32) 49,52

**Uriduct®** (TAD Pharma)
20 Tbl. 1 mg (N1) ................................ 14,98
20 Tbl. 2 mg (N1) ................................ 16,51
50 Tbl. 2 mg (N2) ................................ 26,61
100 Tbl. 2 mg (N3) ................................ 41,26
20 Tbl. 4 mg (N1) ................................ 18,32
50 Tbl. 4 mg (N2) ................................ 30,58
100 Tbl. 4 mg (N3) ................................ 49,54

## Doxepin *Rp* [ML]

Sedativ wirkendes trizyklisches Antidepressivum mit insgesamt ähnlichen Eigenschaften wie Amitriptylin. Es hat möglicherweise geringere kardiale UW als andere trizyklische Antidepressiva, bei sonst vergleichbaren UW und gleicher Wirksamkeit.

**Ind.:** Depressive Krankheiten.

**Kontraind., UW, WW:** s. Amitriptylin.

**Dosis:** Ambulant initial 25–50 mg/d, Steigerung innerhalb 1 Woche auf max. 75–150 mg/d, z. B. 2 Tage 2-mal (10–)25 mg, 3 Tage 2-mal 50 mg, 10 Tage 2-mal 75 mg. Stationär max. bis auf 300 mg/d steigern. Die einschleichende Dosierung reduziert anticholinerge und antiadrenerge UW. Um eine starke Sedation zu vermeiden und zur Behandlung von Insomnien, kann die abendliche Dosis höher sein (z. B. 50 mg morgens, 100 mg abends). Bei älteren Patienten ist oft die Hälfte der empfohlenen Dosis ausreichend. Nach Ansprechen soll die Dosis für 6 Monate beibehalten werden, ggf. als abendliche Einzeldosis. Anschließend langsam absetzen. Bei schweren Depressionen ggf. parenteral behandeln mit 25–75 mg/d, am besten in 250 ml Infusionslösung (0,9% NaCl oder 5% Glucose.) Im Anschluss an die ca. 2-wöchige Infusionsbehandlung, d. h. nach Erreichen eines deutlichen Effekts, auf orale Therapie umstellen. DDD 100 mg.

**Aponal**® (Roche)
5 Amp. (25 mg/2 ml) (N1) ............ (FB 14,20) 14,06
100 Drg. 5 mg (N3) ............ (FB 13,62) 13,58
50 Drg. 10 mg (N2) ............ (FB 13,41) 12,62
100 Drg. 10 mg (N3) ............ (FB 16,58) 15,44
50 Drg. 25 mg (N2) ............ (FB 17,37) 15,15
100 Drg. 25 mg (N3) ............ (FB 25,08) 20,39
50 Filmtbl. 50 mg (N2) ............ (FB 24,17) 20,49
100 Filmtbl. 50 mg (N3) ............ (FB 37,12) 30,44
50 Filmtbl. 100 mg (N2) ............ (FB 35,66) 29,42
100 Filmtbl. 100 mg (N3) ............ (FB 58,38) 50,02
30 ml Tr. (10 mg/ ml) (N1) ............ (FB 20,44) 20,44
90 ml Tr. (10 mg/ ml) (N3) ............ (FB 46,40) 46,38

## Doxorubicin *Rp* [KR]

Zytostatikum aus der Gruppe der Anthracycline mit ähnlichen Wirkungen wie Daunorubicin (s. dort). Im Gegensatz zu Daunorubicin auch bei soliden Tumoren wirksam. Doxorubicin verteilt sich rasch im Gewebe, die Liquorgängigkeit ist jedoch sehr gering. Konzentration im Aszites höher als im Plasma. Die Elimination erfolgt durch hepatische Metabolisierung und Ausscheidung in der Galle. Terminale Halbwertszeit 30–33 h.

**Ind.:** Mamma-, Ovarial-, Prostata-, Leberzell-, Schilddrüsen-, Magen-, Harnblasen- und Endometriumkarzinome, Non-Hodgkin-Lymphome, akute lymphatische Leukämien, akute myeloische Leukämien, multiple Myelome, kleinzellige Bronchialkarzinome, Karzinome im Kopf- und Halsbereich. Weichteilsarkome, osteogene Sarkome, Ewing-Sarkom, embryonale Rhabdomyosarkome, Wilms-Tumoren, Neuroblastome.

**Kontraind., UW:** s. Daunorubicin. Das Risiko einer Herzmuskelschädigung steigt bei Überschreiten der kumulativen Gesamtdosis von 550 mg/m² (Kdr. 400 mg/m²) rasch an.

**Dosis:** 50–75 mg/m² i.v. als Einzeldosis alle 3–4 Wochen.

**Adriblastin**® (Pfizer)
1 Inj.Fl. 10 mg (Fertiglsg.) (N1) ............ (FB 45,31) 45,31
1 Inj.Fl. 10 mg HL + 5 ml Lsgm. (N1) ............ (FB 45,31) 45,31
1 Inj.Fl. 20 mg (Fertiglsg.) (N1) ............ (FB 81,52) 81,52
1 Inj.Fl. 20 mg HL + 10 ml Lsgm. (N1) ............ (FB 81,52) 81,52
1 Inj.Fl. 50 mg (Fertiglsg.) (N1) ............ (FB 179,15) 179,15
6 Inj.Fl. 50 mg (Fertiglsg.) (N1) ............ (FB 908,18) *1148,79*
1 Inj.Fl. 50 mg HL + 25 ml Lsgm. (N1) ............ (FB 179,15) 179,15
1 Inj.Fl. 150 mg (Fertiglsg.) (N1) ............ (FB 483,20) *575,91*

## Doxycyclin *Rp* [WS]

Bakteriostatisch wirkendes Antibiotikum aus der Gruppe der Tetracycline (s. dort). Wie bei allen Vertretern dieser Gruppe hat auch bei Doxycyclin die Resistenz der gramnegativen Stäbchen zugenommen. Bei Haemophilus influenzae (1–5%) und Pneumokokken (5–14%) liegen die Resistenzquoten immer noch relativ niedrig. Deshalb gilt Doxycyclin weiterhin als bevorzugtes Mittel bei ambulanter Behandlung der chronischen Bronchitis. Wegen seiner hohen Wirkungsstärke und seiner pharmakokinetischen Vorteile (gute Resorption, lange Wirkdauer, nierenfunktionsunabhängige Elimination) ist es heute das bevorzugte Tetracyclin.

Bioverfügbarkeit ca. 90%. Im Gegensatz zu Tetracyclin hängt die Resorption von Doxycyclin nicht von der Nahrungsaufnahme ab. Maximale Plasmaspiegel nach 1–2 h, Halbwertszeit 15–24 h. Wirkdauer bis zu 24 h, Plasmaeiweißbindung 80–93%. Doxycyclin verteilt sich gut in Galle, Milz, Knochen, Zähnen und Synovialflüssigkeit. Wegen der geringen Konzentrationen im Liquor bei Meningitis nicht zu empfehlen. Doxycyclin wird zu 40% in der Leber konjugiert und mit der Galle in den Darm ausgeschieden. Etwa 35–60% werden über die Niere eliminiert, davon 40% unverändert. Bei Niereninsuffizienz ist jedoch keine Dosisanpassung erforderlich.

**Ind.:** Chronische Bronchitis, Mycoplasma pneumoniae, Rickettsien (Q-Fieber, Fleckfieber), Chlamydieninfektionen (z. B. Psittakose, Trachom, Urethritis, Lymphogranuloma inguinale), Cholera. Akne vulgaris, Rosazea.

**Kontraind.:** Überempfindlichkeit gegen Tetracycline, Leberschäden, Schwangerschaft, Kdr. bis zum 8. Lebensjahr wegen Einlagerung in Zähne und Knochen. Bei Myasthenia gravis ist die parenterale Gabe kontraindiziert wegen des Gehalts an Magnesiumsalzen. Aus gleichem Grunde langsame Injektion bei Herzrhythmusstörungen und digitalisierten Patienten.

**UW, WW:** s. Tetracycline.

**Dosis:** Am 1. Behandlungstag 1-mal 200 mg, dann 1-mal 100 mg/d, in schweren Fällen 200 mg/d. DDD 100 mg.

*Kinder*: 8.–12. Lebensjahr 2-mal 4–5 mg/kg am 1. Tag, danach tgl. 1-mal 4–5 mg/kg. Gleiche Dosis bei der nur selten notwendigen parenteralen Applikation.

**Doxy-ratiopharm**® (ratiopharm)
10 Kps. 100 mg (N1) ....(FB 10,73) 10,73
20 Kps. 100 mg (N2) ....(FB 12,45) 12,31
2 Amp. SF (N2) .... 16,10
5 Amp. SF (N2) .... 25,09

**Doxy-Wolff**® (Wolff)
10 Filmtbl. 100 mg (N1) ....(FB 10,73) 10,42
20 Filmtbl. 100 mg (N2) ....(FB 12,45) 11,52
10 Filmtbl. 200 mg (N1) ....(FB 12,13) 12,05
10 Tabs Tbl. 100 mg (N1)....(FB 10,73) 10,42
20 Tabs Tbl. 100 mg (N2)....(FB 12,45) 11,52
10 Tabs Tbl. 200 mg (N1)....(FB 12,13) 12,05

**Doxyhexal**® (Hexal)
5 SF Amp. (100 mg/5 ml) (N2).... 25,09
10 Kps. 100 mg (N1) ....(FB 10,73) 10,73
20 Kps. 100 mg (N2) ....(FB 12,45) 12,31
50 Kps. 100 mg (N3) ....(FB 18,24) 18,24
10 Kps. 200 mg (N1) ....(FB 12,13) 12,13
20 Kps. 200 mg (N2) ....(FB 15,51) *15,74*
10 Tabs Tbl. 100 mg (N1)....(FB 10,73) 10,73
20 Tabs Tbl. 100 mg (N2)....(FB 12,45) 12,31
10 Tabs Tbl. 200 mg (N1)....(FB 12,13) 12,13
20 Tabs Tbl. 200 mg (N2)....(FB 15,51) 15,51

## Doxylamin [US]

$H_1$-Antihistaminikum aus der Gruppe der Ethanolaminderivate mit ähnlichen Eigenschaften wie Diphenhydramin (s. dort). Doxylamin wird als rezeptfreies Hypnotikum und Antiallergikum verwendet. Bioverfügbarkeit ca. 50%, Halbwertszeit 8–10 h.

**Ind.:** Schlafstörungen, allergische Haut- und Atemwegsreaktionen.

**Kontraind., UW:** s. Diphenhydramin.

**Dosis:** *Hypnotikum*: 25–50 mg oral 15–30 min vor dem Schlafengehen. *Antiallergikum* 2- bis 4-mal 12,5 mg/d oral.

**Hoggar**® **N** (Stada)
10 Tbl. 25 mg (N1).... (FB 3,03) *3,70*
20 Tbl. 25 mg (N2).... (FB 5,15) *6,45*

**Sedaplus**® (MIP Pharma)
20 Tbl. 25 mg (N2).... (FB 5,15) 5,15
100 g Saft (N1).... 7,99

**Mereprine**® (Klosterfrau)
150 g (6,25 mg/5 ml) (N2) .... 8,15

## Drotrecogin alfa *Rp* [US] 2002 **A**

Rekombinantes humanes aktiviertes Protein C (rhAPC) zur Behandlung der schweren Sepsis mit multiplem Organversagen. Aktiviertes Protein C ist eine Serinprotease, die den Gerinnungsprozess über eine proteolytische Inaktivierung der Faktoren Va und VIIIa sowie über die daraus resultierende Hemmung der Thrombinbildung verlangsamt. Die verminderte Thrombinbildung wirkt über Thrombozytenaggregationshemmung, Neutrophilenaktivierung und Mastzelldegranulation indirekt entzündungshemmend. Daneben blockiert aktiviertes Protein C die Zelladhäsion und die monozytäre Zytokinproduktion. Bei schwerer Sepsis wird endogenes Protein C schnell verbraucht, was mit einer erhöhten Mortalität assoziiert ist.
Drotrecogin alfa senkte bei Sepsispatienten mit infektiös bedingter systemischer Entzündung und Organversagen die Letalität auf 24,7% im Vergleich zu 30,8% mit Placebo. Schwere Blutungen traten in der Drotrecogin alfa-Gruppe trendmäßig häufiger als in der Placebogruppe auf (3,5% vs 2,0%). Weiterhin hatte Drotrecogin alfa in der retrospektiven Auswertung bei Patienten mit niedrig dosierter Heparinprophylaxe keinen signifikanten Effekt. Daher wurde die Zulassung für Drotrecogin alfa mit der Auflage erteilt, dass zusätzliche Studien über die Wechselwirkungen von Drotrecogin alfa und Heparin sowie über alle blutungsbedingten Ereignisse vorgelegt werden. Die 96-stündige Infusion von Drotrecogin alfa kostet 8.900 €.

**Ind.:** Sepsis mit multiplem Organversagen zusätzlich zur Standardtherapie.

**Kontraind.:** Innere Blutung, intrakranielle pathologische Veränderungen, gleichzeitige. Heparintherapie, bekannte Blutungsneigung ausgenommen Sepsis-bedingte Gerinnungsstörung, chronische Leberkrankheit, Thrombozytopenie (<30.000/µl), erhöhtes Blutungsrisiko.

**UW:** Erhöhtes Blutungsrisiko.

**Dosis:** 24 µg/kg pro h als kontinuierliche i.v.-Infusion über einen Zeitraum von 96 h.

**Xigris**® (Lilly)
1 Durchstechflasche 5 mg (N1) .... AP
1 Durchstechflasche 20 mg (N1) .... AP

## Duloxetin *Rp* [US] 2004 **A/D**

Serotonin-Noradrenalin-Rückaufnahme-Inhibitor (SNRI) zur Behandlung der Stressinkontinenz. Duloxetin steigert den Tonus des Harnröhrenschließmuskels über spinale Mechanismen und erhöht dadurch die Blasenkapazität. Bei Frauen mit Stressinkontinenz wurde die wöchentliche Inkontinenzrate in 3 kontrollierten Studien durch Duloxetin (50–54%) etwas stärker als durch Placebo (28–40%) gesenkt. Duloxetin hat eine variable orale Bioverfügbarkeit (32–80%) und wird über CYP2D6 und CYP1A2 metabolisiert, Halbwertszeit 8–17 h.

**Ind.:** Belastungsinkontinenz bei Frauen.

**Kontraind.:** Leberkrankheiten. Schwangerschaft, Stillzeit. Keine gleichzeitige Gabe von MAO-Hemmern, CYP1A2-Inhibitoren (Fluvoxamin, Ciproflo-

xacin, Enoxacin). Vorsicht bei Patientinnen mit Manie, Epilepsie, bipolarer affektiver Störung, Suizidgedanken und erhöhtem Augeninnendruck sowie bei Therapie mit Antidepressiva.
**UW:** Sehr häufig Übelkeit, trockener Mund, Müdigkeit, Schlaflosigkeit und Obstipation.
**WW:** Serotoninsyndrom bei gleichzeitiger Gabe von MAO-Hemmern, deshalb mindestens 14 Tage Pause nach MAO-Hemmertherapie. Risiko des Serotoninsyndroms besteht auch bei gleichzeitiger Gabe von SSRI, trizyklischen Antidepressiva, Venlafaxin, Triptanen, Tramadol und Tryptophan. Vorsicht auch bei Einnahme von Alkohol und zentral dämpfenden Substanzen (Benzodiazepine, Opioide, Antipsychotika, Barbiturate, $H_1$-Antihistaminika).
**Dosis:** 2-mal 40 mg/d oral.

**Yentreve®** (Lilly)
56 Kps. 20 mg (N3) .......... 64,36
56 Kps. 40 mg (N3) .......... 64,36
98 Kps. 40 mg (N3) .......... 102,49

## Dutasterid *Rp* [HO] 2003 **C**

5α-Reduktasehemmstoff zur Behandlung der benignen Prostatahyperplasie mit ähnlichen Wirkungen wie Finasterid (s. dort). Im Gegensatz zu dem Typ-2-selektiven Finasterid wirkt Dutasterid auf beide Isoenzyme der 5α-Reduktase, also auch das Typ-1-Isoenzym in Leber, Haut, Talgdrüsen und den meisten Haarfollikeln. Dadurch werden die Serumspiegel von Dihydrotestosteron um mehr als 90% gesenkt, wohingegen Finasterid nur eine 70% Senkung erreicht. In der Prostata senken beide Substanzen die Dihydrotestosteronspiegel um über 90%. Bisher unterscheiden sich die beiden 5α-Reduktasehemmer nicht in der klinischen Langzeitwirkung über 2 Jahre. Dutasterid hat eine orale Bioverfügbarkeit von 60% und wird durch CYP3A4 und CYP3A5 in der Leber abgebaut. Die Halbwertzeit beträgt 3–5 Tage.
**Ind.:** Mäßige bis schwergradige Symptome der benignen Prostatahyperplasie.
**Kontraind.:** Überempfindlichkeit gegen Dutasterid und andere 5α-Reduktase-Hemmstoffe, schwere Leberfunktionsstörungen.
**UW:** Impotenz, Libidoabnahme, Ejakulationsstörungen, schmerzhafte Gynäkomastie.
**WW:** Anstieg der Dutasteridspiegel durch CYP3A4-Inhibitoren (z. B. Verapamil, Diltiazem, Ciprofloxacin, Ketoconazol, Itraconazol, Ritonavir, Indinavir) und Verlängerung der Wirkungsdauer von Dutasterid auf 6 Monate.
**Dosis:** 1-mal 0,5 mg/d oral.

**Avodart®** (GlaxoSmithKline)
30 Kps. 0,5 mg (N1) .......... 49,29
90 Kps. 0,5 mg (N3) .......... 122,24

## Dydrogesteron *Rp* [US]

Synthetisches Gestagen mit ähnlichen Wirkungen wie Norethisteron (s. dort). Dydrogesteron wirkt jedoch nicht ovulationshemmend und wird daher als Gestagen bevorzugt, wenn keine Kontrazeption notwendig ist.
**Ind.:** Dysmenorrhö, Zyklusstörungen infolge Gelbkörperinsuffizienz, Ergänzung der postmenopausalen Östrogentherapie, Endometriose.
**Kontraind., UW:** s. Norethisteron.
**Dosis:** *Dysmenorrhö*: 10–20 mg/d oral vom 5.–25. Zyklustag.
*Zyklusstörungen*: 10–20 mg/d oral vom 12.–26. Zyklustag.
*Postmenopause*: 10–20 mg/d oral zusammen mit einem Östrogen vom 14.–25. Zyklustag.
*Endometriose*: 10–20 mg/d oral über 6 Monate, ggf. 30 mg/d.

**Duphaston®** (Solvay)
28 Tbl. 10 mg (N1) .......... (FB 16,84) 16,84
84 Tbl. 10 mg (N3) .......... (FB 30,11) 30,11

# E

## Ebastin *Rp* [US] 2002 C

Wenig sedierender $H_1$-Rezeptorantagonist (s. dort) mit chemischer Verwandtschaft zu Diphenylpyralin und Terfenadin. Durch Substitution mit einer großen aliphatischen Seitenkette ist die Passage durch die Bluthirnschranke wie bei anderen Vertretern dieser Stoffgruppe stark eingeschränkt. Ebastin ist ein Prodrug und wird durch CYP3A4 in den aktiven Carboxylsäuremetaboliten Carebastin umgewandelt, der überwiegend renal ausgeschieden wird. In klinischen Vergleichsstudien war Ebastin (10 mg/d) bei Patienten mit allergischer Rhinitis ähnlich wirksam wie andere wenig sedierende $H_1$-Antihistaminika. Halbwertszeit des aktiven Metaboliten Carebastin 13–16 h.

**Ind.:** Allergische Rhinitis mit und ohne Konjunktivitis, Juckreiz und Quaddelbildung bei Urtikaria.

**Kontraind.:** Schwere Leberinsuffizienz, Stillzeit. Strenge Indikationsstellung in der Schwangerschaft. Vorsicht bei Patienten mit QTc-Intervallverlängerung im EKG und bei Einnahme von Arzneimitteln, die das QTc-Intervall verlängern, wie Azolantimykotika und Makrolidantibiotika .

**UW:** s. $H_1$-Rezeptorantagonisten.

**WW:** Ketoconazol und Erythromycin erhöhen den Ebastinplasmaspiegel und verlängern das QTc-Intervall.

**Dosis:** 1-mal 10 mg/d, ggf. 1-mal 20 mg/d.

**Ebastel**® (Almirall)
20 Tbl. 10 mg (N1) ........ 19,81
50 Tbl. 10 mg (N2) ........ 35,68
100 Tbl. 10 mg (N3) ........ 60,23

## Econazol [UF]

Lokalantimykotikum aus der Gruppe der Imidazolderivate mit ähnlichen Wirkungen wie Clotrimazol (s. dort). Resorption durch gesunde Haut 0,1% und durch vorgeschädigte Haut 3,7%, nach intravaginaler Applikation 7–15%.

**Ind.:** Pilzinfektionen der Haut durch Dermatophyten, Hefen (z. B. Candidaarten), Schimmel- und andere Pilze einschließlich Mischinfektionen mit grampositiven Bakterien. Pityriasis versicolor. Paronychien, Onychomykosen, Erythrasma. Vulvovaginale Candidosen.

**Kontraind.:** Econazolüberempfindlichkeit. Strenge Indikationsstellung in der Schwangerschaft, nicht im letzten Trimenon. Bei stillenden Müttern nicht an der Brust anwenden.

**UW:** Selten Hautreizungen und -rötungen, Juckreiz und Brennen. Nach vaginaler Applikation sind ähnliche Reizsymptome möglich.

**WW:** Gleichzeitige Anwendung mit Kondomen oder Diaphragmen kann zu einer Beeinträchtigung der kontrazeptiven Sicherheit der Latex-Produkte führen.

**Dosis:** *Dermatomykosen, Nagelinfektionen*: Creme oder Lotio 2-mal/d nach dem Waschen kräftig in die Haut bzw. in die infizierten Nägel einreiben. Zur Behandlung der Pityriasis versicolor 10 g 1%ige Lösung nach dem Duschen und Haare waschen 3–5 min lang in die nasse Haut bzw. Kopfhaut einreiben.
*Vulvovaginale Infektionen*: Vaginalcreme (1 Applikatorfüllung mit ca. 5 g) 1-mal/d 6 Tage lang tief in die Scheide einführen. Als 1-Dosisbehandlung 150 mg (Depotovulum), für 3-tägige Behandlung 150 mg/d als Ovulum, für 6-tägige Anwendung 50 mg/d als Ovulum, ggf. Behandlung wiederholen. Zur Vermeidung einer Reinfektion Partner mitbehandeln.

**Epi-Pevaryl**® (Janssen-Cilag)
25 g Creme 1% (N1) ........ (FB 9,38) 9,38
50 g Creme 1% (N2) ........ (FB 16,81) 16,81
30 ml Lotio 1% (N1) ........ (FB 12,56) 12,56

**Epi-Pevaryl**® **P. v.** (Janssen-Cilag)
3 Btl. 10 g Lsg. 1% (N1)........ (FB 12,78) 12,78
6 Btl. 10 g Lsg. 1% (N1)........ (FB 20,65) 20,65

**Gyno-Pevaryl**® (Janssen-Cilag)
35 g Creme 1% + 6 Einmalapplik. (N1) ........ (FB 16,59) 16,59
6 Ovula 50 mg (N1) ........ (FB 14,65) 14,65
6 Ovula 50 mg (N1) + 15 g Creme (Kombipack.)........ (FB16,04) 16,04
3 Ovula 150 mg (N1) ........ (FB 14,89) 14,89
3 Ovula 150 mg + 15 g Creme (Kombipack.)........ (FB 16,09) 16,09
1 Depotovulum 150 mg (N1) ........ (FB 14,27) 14,27

## Efalizumab *Rp* [UF] 2004 A

Humanisierter, rekombinanter monoklonaler CD11a-Antikörper zur Behandlung der Psoriasis. Efalizumab bindet an CD11a, eine Untereinheit des Leukocyte Function-associated Antigen-1 (LFA-1), das auf der Oberfläche von T-Lymphozyten exprimiert wird und an wichtigen der T-Zellfunktionen sowie an der Adhäsion an Endothelzellen und der nachfolgenden Migration in das Gewebe beteiligt ist. Als eine pathogenetische Ursache der Psoriasis gelten T-Zellaktivierung durch bisher unbekannte Antigene (Lipide, Keratinozyten-abgeleitete Peptide) und kutaner Reaktivierung gefolgt von einer Freisetzung proinflammatorischer Zytokine (z. B. TNFα, IFNγ) und gesteigerter Keratinozytenproliferation. Durch Bindung an CD11a greift Efalizumab in diesen Prozess auf mehreren Ebenen ein. So verhindert der Antikörper nicht nur die T-Zellaktivierung in den Lymphknoten, sondern auch die Adhäsion der T-Zellen an das Gefäßendothel, die Migration sowie die Reaktivierung in der Dermis und damit letztlich die Hyperproliferation und abnorme Differenzierung der Keratinozyten. Placebo-kontrollierte Studien zeigen über 12 Wochen eine über 75%ige Besserung des PASI (Psoriasis Area and Severity Index) Scores bei 22–39% der Patienten (Placebo: 2–5%) mit mittelschwerer bis schwerer Psoriasis. Eine offene Langzeitstudie über 24 Monate belegt eine anhaltende PASI-75-Responserate bei 40–50% der Patienten. Efalizumab hat nach s.c.-Injektion eine Bioverfügbarkeit von 41% und wird durch Internalisierung und intrazellulären Abbau zu kleineren Peptiden und einzelnen Aminosäuren abgebaut, die glomerulär filtriert werden. Eliminationshalbwertszeit 5,5–10,5 Tage.

**Ind.:** Mittelschwere bis schwere Psoriasis vulgaris vom Plaque-Typ, wenn andere systemische Therapien nicht wirksam oder anwendbar sind.

**Kontraind.:** Überempfindlichkeit gegen Efalizumab, maligne Erkrankungen, Immunschwäche, aktive Tuberkulose und andere schwere Infektionen. Psoriasis guttata, erythrodermatica oder pustulosa als einzige oder vorherrschende Form der Psoriasis. Vorsicht bei älteren Patienten sowie bei Nieren- und Leberfunktionsstörungen.

**UW:** Sehr häufig grippeähnliche Symptome (Kopfschmerzen, Fieber, Schüttelfrost, Übelkeit, Myalgie) und Infektionen (in Einzelfällen Pneumonie, Sepsis), asymptomatische Leuko- und Lymphozytose. Häufig Überempfindlichkeitsreaktionen, psoriatrische Erythrodermie, pustulöse Psoriasis, Arthralgie und Psoriasis-Arthritis (mögliche Reboundeffekte nach Absetzen der Therapie), Anstieg der alkalischen Phosphatase und Alaninaminotransferase, Anti-Efalizumab-Antikörper. Gelegentlich Thrombozytopenie, Urtikaria, Reaktionen an der Injektionsstelle, Hörstörungen.

**Dosis:** Initial 0,7 mg/kg s.c., danach in wöchentlichen Abständen 1 mg/kg s.c. über 12 Wochen, jedoch nur bei den Patienten, die initial auf die Therapie angesprochen haben.

**Raptiva®** (Serono)

| | |
|---|---|
| Inj.Lsg. (100 mg/1 ml) (N2) | 1354,40 |

## Efavirenz *Rp* [US] 1999 **A/B**

Antiretrovirale Substanz aus der Gruppe der nichtnukleosidischen Reverse-Transkriptase-Inhibitoren (NNRTI) des HIV-1 mit ähnlichen Eigenschaften wie Nevirapin (s. dort). Weitgehende Kreuzresistenz gegenüber den beiden anderen NNRTI Nevirapin und Delavirdin. Orale Bioverfügbarkeit 50%, hepatische Biotransformation hauptsächlich durch CYP3A4 und CYP2B6, die durch Efavirenz induziert werden, während die P450-Isoenzyme 2C9, 2C19 und 3A4 gehemmt werden. Halbwertszeit 40–50 h.

**Ind.:** Antiretrovirale Kombinationsbehandlung von HIV-1-infizierten Patienten mit fortgeschrittenem Immundefekt.

**Kontraind.:** Schwere Leberschädigung, keine gleichzeitige Gabe von CYP3A4-metabolisierten Arzneimitteln (z. B. Terfenadin, Astemizol, Cisaprid, Midazolam, Triazolam).

**UW:** Hauptsächlich ZNS-Symptome wie Übelkeit, Schwindel, Kopfschmerzen, Schlaflosigkeit, Müdigkeit, Konzentrationsstörungen, abnormes Träumen. Häufig Hautausschläge mit makulopapulösen Exanthemen. Anstiege von Leberenzymen und Gesamtcholesterin.

**WW:** Efavirenz erhöht die Plasmaspiegel von Nelfinavir und Ethinylestradiol, senkt aber die Plasmaspiegel von Indinavir, Saquinavir und Clarithromycin. Ritonavir verstärkt die zentralen und hepatischen UW von Efavirenz. Keine WW mit nukleosidischen Transkriptaseinhibitoren.

**Dosis:** 1-mal 600 mg/d oral.

**Sustiva®** (Bristol-Myers Squibb)

| | |
|---|---|
| 30 Kps. 50 mg (N3) | 42,80 |
| 30 Kps. 100 mg (N3) | 75,98 |
| 90 Kps. 200 mg (N3) | 409,67 |
| 30 Tbl. 600 mg (N2) | 409,67 |
| 180 ml Lsg. (30 mg/1 ml) (N1) | 174,06 |

## Efeublätterextrakt [BL]

Pflanzliches Expektorans aus Blättern des Efeus (Hedera helix L.) mit 2,5–6% Saponinen. Klinische Studien zur Wirksamkeit liegen nach Medline nicht vor.

**Anw.:** Atemwegskatarrhe, chronische Bronchitis.

**Hedelix®** (Krewel Meuselbach)

**Dosis:** Erw. 3- bis 4-mal 5 ml Saft oder 3-mal 30–40 Tr./d.

| | |
|---|---|
| 10 Brausetbl. (N1) | 3,98 |
| 20 Brausetbl. (N2) | 6,95 |
| 100 ml Saft (2 g/100 ml) (N1) | 5,90 |
| 200 ml Saft (2 g/100 ml) (N2) | 10,80 |
| 50 ml Lsg. 94 mg/ml (23 Tr.) (N2) | 9,49 |
| 20 ml Tr. s.a. 100 mg/ml (30 Tr.) (N1) | 4,98 |
| 50 ml Tr. s.a. 100 mg/ml (30 Tr.) (N2) | 9,49 |
| 100 ml Tr. s.a. 100 mg/ml (30 Tr.) (N3) | 15,98 |

**Prospan**® (Engelhard)
**Dosis:** Erw. 3- bis 5-mal 20 Tr./d oder 3-mal 2 Tbl./d. Kdr. 3- bis 5-mal 1–2 Teel. Kdr. Saft oder 2- bis 3-mal 1 Kdr. Supp./d.

| | |
|---|---|
| 10 Brausetbl. akut (N1) | 4,70 |
| 20 Brausetbl. akut (N2) | 9,00 |
| 40 Tbl. 25 mg (N2) | 5,30 |
| 100 Tbl. 25 mg (N3) | 10,60 |
| 100 ml Kdr. Saft (700 mg/100 ml) (N1) | 6,00 |
| 200 ml Kdr. Saft (700 mg/100 ml) (N2) | 10,95 |
| 20 ml Tr. (2 g/100 ml) (N1) | 5,15 |
| 50 ml Tr. (2 g/100 ml) (N2) | 10,35 |
| 100 ml Tr. (2 g/100 ml) (N3) | 17,70 |

## Eflornithin [UF] 2004 A/D

Irreversibler Hemmstoff der Ornithindecarboxylase zur Behandlung des Hirsutismus bei Frauen. Eflornithin wurde zunächst als Zytostatikum synthetisiert und seit 1982 erfolgreich zur parenteralen Behandlung der Schlafkrankheit eingesetzt. Die Ornithindecarboxylase katalysiert einen obligaten Schritt bei der Biosynthese von Polyaminen (Putrescin, Spermidin, Spermin), die in allen Zellen eine wichtige Rolle bei der Zellteilung und -differenzierung spielen. Aufgrund des Vorkommens der Ornithindecarboxylase in den Haarfollikeln verlangsamt Eflornithin nach topischer Applikation das Haarwachstum, z. B. bei Frauen mit Hirsutismus. In Vehikel-kontrollierten Doppelblindstudien führte Eflornithin nach 24 Wochen zu einer Besserung bei 24–44% der Frauen (Vehikel 4–13%). Absetzen der Behandlung hatte innerhalb von 8 Wochen einen Zustand wie vor Behandlungsbeginn zur Folge. Die Behandlung mit Eflornithin ist damit eine Dauerbehandlung. Eine offene unkontrollierte Langzeitstudie weist nach 12 Monaten allerdings nur eine Besserung bei 24% der Frauen aus, 34% brachen die Behandlung ab. Eflornithin wird nach topischer Applikation zu <1% resorbiert. Systemische Effekte (Myelosuppression, Hörstörungen, Hörverlust, Alopezie), die bei parenteraler Anwendung beobachtet wurden, sind damit nicht zu erwarten.
**Anw.:** Hirsutismus im Gesicht bei Frauen.
**Kontraind.:** Überempfindlichkeit gegenüber Eflornithin.
**UW:** Sehr häufig Akne. Häufig Brennen, Stechen, Kribbeln der Haut, trockene Haut, Pruritus, Erythem, Hautreizungen, Hautausschlag, Follikulitis. Gelegentlich eingewachsene Haare, Gesichtsödem, Dermatitis, papulöser Ausschlag, Hautblutungen, Herpes simplex, Ekzem, Cheilitis, Furunkulose, Kontaktdermatitis, Hypopigmentierung, Hautrötung, Taubheitsgefühl an Lippen. Selten Rosacea, seborrhoische Dermatitis, Hautneoplasien, makulopapulöser oder vesikulobullöser Ausschlag, Hautzysten.
**Dosis:** 2-mal/d im Abstand von mindestens 8 h dünn auf die Haut auftragen und einmassieren, bei zusätzlicher Haarentfernung (z. B. Rasur) frühestens 5 min danach auftragen.

**Vaniqa**® (Shire Deutschland)

| | |
|---|---|
| 30 g Creme 11,5% (N2) | 54,98 |

## Eisen [KR]

Für die orale Therapie sind nur zweiwertige Eisenpräparate geeignet. Standardpräparat ist Eisen(II)-sulfat (s. dort). Verschiedene Anionen oder Zusätze verbessern die Resorption nicht. Bei manifesten Eisenmangelanämien sind die Eisenspeicher entleert. Daher muss eine Substitutionstherapie lange genug bis zur Restitution durchgeführt werden.
Nach oraler Gabe werden aus dem Duodenum und oberen Jejunum nur Eisen(II)-(Ferro)-Salze resorbiert. In der Mukosazelle wird $Fe^{2+}$ zu $Fe^{3+}$ oxidiert, das an Transferrin gebunden die Transportform des Eisens im Blut darstellt. Die Resorptionsquote bei Gesunden beträgt etwa 5% („Mukosablock"), sie steigt bei Anämien bis zu maximal 30% an. Die Resorption kann gestört sein durch Komplexierung mit Phosphat oder Oxalat in pflanzlicher Nahrung, durch Subazidität (dadurch Oxidation von $Fe^{2+}$ zu $Fe^{3+}$), chelatbildende Pharmaka wie Tetracycline, Al-, Mg- und Ca-haltige Antazida oder Colestyramin, und Resektion von Duodenum und Jejunum.
**Ind.:** Eisenmangelzustände mit oder ohne Anämie, alimentärer Eisenmangel. Erhöhter Eisenbedarf während Gravidität und Stillperiode, in Wachstumsphasen bei Jugendl. oder bei Blutspendern.
**Kontraind.:** Chronische Hämolyse, Hämochromatose, sideroachrestische Anämie, Bleianämie, Thalassämie.
**UW:** Magen-Darmstörungen wie Appetitlosigkeit, Übelkeit, Erbrechen, Völlegefühl, Magenschmerzen, Obstipation, Diarrhö, schwarzer Stuhl.
**WW:** Die Tetracyclinresorption wird durch Eisen gehemmt. Antazida und Colestyramin vermindern die Eisenresorption.
**Dosis:** s. Eisensulfat, Eisengluconat.

## Eisengluconat [KR]

Zweiwertiges Eisenpräparat für die orale Behandlung von Eisenmangelanämien.
**Ind.:** Eisenmangel.
**Kontraind., UW, WW:** s. Eisen.

**Lösferron**® (Lilly)
**Best.:** 1 Brausetbl. enth.: Eisen(II)-gluconat 2 $H_2O$ entspr. 80,5 mg $Fe^{2+}$.
**Dosis:** 1 Brausetbl., bei höhergradigen Anämien 2–3 Brausetbl./d.

| | |
|---|---|
| 20 Brausetbl. 80,5 mg Fe2+ (N1) | (FB 5,75) *5,79* |
| 50 Brausetbl. 80,5 mg Fe2+ (N2) | (FB 12,49) *12,53* |
| 100 Brausetbl. 80,5 mg Fe2+ (N3) | (FB 22,52) 22,49 |

## Eisenglycinsulfat *Rp* [KR]

Zweiwertiges Eisensalz für die orale Behandlung von Eisenmangelanämien.

**Ind.:** Eisenmangel.

**Kontraind., UW, WW:** s. Eisen.

**ferro sanol®** (Sanol)

**Best.:** 1 Drg. enth.: Eisen(II)-glycinsulfat-Komplex 225 mg entspr. $Fe^{2+}$ 40 mg. 1 ml Liquidum (ca. 20 Tr.) enth.: Eisen(II)-glycinsulfat-Komplex 170 mg (entspr. 30 mg $Fe^{2+}$).

**Dosis:** Erw. initial 3-mal 1–2 Drg./d, dann 1–2-mal 1 Drg./d. Kdr. tgl. 5 mg $Fe^{2+}$/kg.

20 Drg. 40 mg $Fe^{2+}$ (N1) .................. (FB 3,61) 3,61
50 Drg. 40 mg $Fe^{2+}$ (N2) .................. (FB 7,85) 7,85
100 Drg. 40 mg $Fe^{2+}$ (N3) .................. (FB 14,11) 14,11
30 ml Liquidum (30 mg $Fe^{2+}$/ml) (N1) .................. (FB 4,19) 4,19

**ferro sanol® duodenal** (Sanol)

**Best.:** 1 mite Kps./Kps. enth.: 283,83 mg/ 567,7 mg Eisen(II)-glycin-sulfatkomplex entspr. 50 mg/100 mg $Fe^{2+}$.

**Dosis:** Erw. und Kdr. ab 6 J. 50–100 mg Eisen ($Fe^{2+}$)/d nüchtern oder 2 h nach Mahlzeit, ggf. bei schwerem Eisenmangel höhere Dosis.

20 Kps. mite 50 mg $Fe^{2+}$ (N1) .................. (FB 4,18) 4,18
50 Kps. mite 50 mg $Fe^{2+}$ (N2) .................. (FB 9,11) 9,11
100 Kps. mite 50 mg $Fe^{2+}$ (N3) .................. (FB 16,39) 16,39
20 Kps. 100 mg $Fe^{2+}$ (N1) .................. (FB 6,64) 6,64
50 Kps. 100 mg $Fe^{2+}$ (N2) .................. (FB 14,45) 14,45
100 Kps. 100 mg $Fe^{2+}$ (N3) .................. (FB 26,03) 26,03

## Eisenhexacyanoferrat *Rp* [GK]

Berliner Blau (Eisen(III)-hexacyanoferrat(II)) wird bei der akuten, subakuten und chronischen Thalliumvergiftung sowie bei der Vergiftung mit radioaktiven Cäsiumisotopen angewendet. Bei der Thalliumintoxikation bindet es nach oraler Exposition noch nicht resorbiertes sowie biliär bzw. über die Darmepithelien ausgeschiedenes Thallium. Die biologische Halbwertszeit von radioaktivem Cäsium lässt sich über diesen Mechanismus von ca. 3 Monaten auf 40 d verkürzen.

Nach oraler Anwendung wird Berliner Blau nicht resorbiert. Es bildet Komplexe mit einwertigen Kationen, wobei die Bindungsstärke mit steigendem Ionenradius in aufsteigender Reihenfolge von Natrium, Kalium, Rubidium, Thallium bis zum Cäsium ($^{134}CS$, $^{137}CS$) zunimmt. Die Komplexe werden mit den Fäzes ausgeschieden.

**Ind.:** Thalliumvergiftung, Dekorporation von Radiocaesium.

**UW:** Berliner Blau kann die Resorption von Arzneimitteln wie Tetracyclinen senken. Die Dunkelfärbung des Stuhls ist durch die Eigenfarbe der Substanz bedingt.

**Dosis:** Entsprechend der geschätzten Thalliummenge 3–20 g/d oral über 24 h verteilt. Initiale Dosis mindestens 3 g, wenn Thallium noch im Magen-Darmtrakt vorhanden ist. Nach Aufnahme radioaktiver Substanzen entsprechende Dosierung unter Quantifizierung der Dekorporierung.

**Antidotum Thallii Heyl®** (Heyl)

30 Kps. 500 mg (N2) .................. 49,22

**Radiogardase®-Cs** (Heyl)

30 Kps. 500 mg (N2) .................. 49,22

## Eisen(III)-hydroxid-Dextrankomplex [US] 2001 C

Dreiwertiges Eisenpräparat zur intravenösen Anwendung. Eine Routineanwendung von Eisen-(III)-Hydroxid-Dextrankomplex ist nicht empfehlenswert, da anaphylaktoide Reaktionen häufiger als mit Eisen(III)-natrium-gluconat-Komplex (Ferrlecit®) ausgelöst werden. Nach Eisendextranpräparaten traten in den USA seit 1976 30 Todesfälle auf, während in Europa nach Eisengluconatpräparaten keine Todesfälle berichtet wurden. Als Anaphylaxie-auslösende Komponente wird Dextran angesehen.

**Anw.:** Eisenmangel bei Intoleranz oder mangelnder Wirksamkeit oraler Arzneiformen.

**Kontraind.:** s. Eisen.

**UW:** Akute schwere anaphylaktoide Reaktionen, Überempfindlichkeitsreaktionen (Urtikaria, Hautausschlag, Juckreiz, Übelkeit, Zittern), verzögert (bis zu 4 Tagen) auftretende Reaktionen (Gelenkschmerzen, Myalgie, Fieber). Gelegentlich Atemnot, Übelkeit, Erbrechen, Bauchschmerzen, Rötungen, Hautjucken, Ausschlag, unscharfes Sehen, Hitzegefühl, Krämpfe, Taubheit. Selten Bewusstseinsverlust, epileptischer Anfall, Schwindel, Ruhelosigkeit, Müdigkeit, Hypotension, Angioödem, Arrhythmien, Brustschmerzen, Diarrhö, Schwitzen, Muskelschmerzen, Tremor.

**WW:** Gleichzeitige Gabe oraler Eisenpräparate reduziert deren Resorption. Falsch positive Werte für Serumbilirubin und falsch negative Werte für Serumcalcium möglich.

**Dosis:** 100–200 mg Eisen langsam i.v. 2- bis 3-mal pro Woche. Vor erster Gabe wird eine Testdosis von 25 mg Eisen empfohlen und Restdosis nach 60 min, wenn keine Nebenwirkungen aufgetreten sind.

**CosmoFer®** (GRY-Pharma)

5 Amp. (100 mg/2 ml) (N1) .................. 96,59

## Eisen(III)-natrium-gluconat-Komplex *Rp* [KR]

Dreiwertiges Eisenpräparat für die parenterale Therapie von Eisenmangelanämien (s. dort).

**Ind.:** Ausgeprägter Eisenmangel, der eine parenterale Therapie erfordert.

**Kontraind., UW, WW:** s. Eisen. Zusätzlich Patienten mit allergischer Reaktionslage, z. B. Asthmatiker.

**UW:** Rötung des Gesichts, Herzklopfen. Schwindel,

Nausea, Schmerzen im Brust-, Bauch- und Rückenraum, Blutdruckabfall bis Kreislaufkollaps; anaphylaktische Reaktionen mit Ödemen (z. B. Glottisödem), Schwellung der Bronchialschleimhaut mit Atembeschwerden, Lungenödem, Exanthemen, Kreislaufversagen. Sehr selten bei Überdosierung Hämolyse und Hämoglobinurie.
**WW:** ACE-Hemmer können Häufigkeit und Schwere anaphylaktischer Reaktionen erhöhen.
**Dosis:** 40–62,5 mg Eisen/d langsam i.v.

**Ferrlecit®** (Aventis)
6 Amp. (40 mg/3,2 ml) (N1) ... 26,52
6 Amp. (62,5 mg/5 ml) (N1) ... 30,51
20 Drg. 2 mg (N1) ... (FB 6,43) *6,73*
50 Drg. 2 mg (N2) ... (FB 13,98) *14,48*
1000 Drg. 2 mg (N3) ... (FB 25,18) *26,18*

## Eisensulfat [KR]

Zweiwertiges Eisensalz als Standardpräparat für die orale Behandlung von Eisenmangelanämien.
**Ind.:** Eisenmangel.
**Kontraind., UW, WW:** s. Eisen.
**Dosis:** *Therapie*: 2-mal tgl. 50 mg Eisen ($Fe^{2+}$) oral vor den Mahlzeiten morgens und abends. Kdr. 3 mg/kg tgl. oral in 3–4 Einzeldosen. *Prophylaxe*: Bei erhöhtem Eisenbedarf 25 mg Eisen ($Fe^{2+}$) 1-mal tgl. oral.

**Eisendragees-ratiopharm®** (ratiopharm)
20 Drg. 50 mg $Fe^{2+}$ (N1) ... (FB 4,18) 2,95
50 Drg. 50 mg $Fe^{2+}$ (N2) ... (FB 9,11) 6,45
100 Drg. 50 mg $Fe^{2+}$ (N3) ... (FB 16,39) 11,98

**Haemoprotect®** (betapharm)
20 Kps. 50 mg $Fe^{2+}$ (N1) ... (FB 4,18) 2,49
50 Kps. 50 mg $Fe^{2+}$ (N2) ... (FB 9,11) 5,60
100 Kps. 50 mg $Fe^{2+}$ (N3) ... (FB 16,39) 10,70
20 Kps. 100 mg $Fe^{2+}$ (N1) ... (FB 6,64) 5,39
50 Kps. 100 mg $Fe^{2+}$ (N2) ... (FB 14,45) 11,67
100 Kps. 100 mg $Fe^{2+}$ (N3) ... (FB 26,03) 20,39

**Vitaferro®** (Hexal)
20 Kps. 50 mg $Fe^{2+}$ (N1) ... (FB 4,18) 3,06
50 Kps. 50 mg $Fe^{2+}$ (N2) ... (FB 9,11) 6,58
100 Kps. 50 mg $Fe^{2+}$ (N3) ... (FB 16,39) 12,59
20 Kps. 100 mg $Fe^{2+}$ (N1) ... (FB 6,64) 5,54
50 Kps. 100 mg $Fe^{2+}$ (N2) ... (FB 14,45) 12,52
100 Kps. 100 mg $Fe^{2+}$ (N3) ... (FB 26,03) 21,76
20 Brausetbl. 80,5 mg $Fe^{2+}$ (N1) ... (FB 5,75) 5,19
50 Brausetbl. 80,5 mg $Fe^{2+}$ (N2) ... (FB 12,49) 10,29
100 Brausetbl. 80,5 mg $Fe^{2+}$ (N3) ... (FB 22,52) 19,59
30 ml 12 mg $Fe^{2+}$/ml (25 Tr.)(N1) ... (FB 2,26) 2,18
100 ml 12 mg $Fe^{2+}$/ml (25 Tr.)(N2) ... (FB 6,33) 5,77

## Eisensulfat + Folsäure [KR]

Eisensulfatkombination mit niedrig dosierter Folsäure, die grundsätzlich für die Anämieprophylaxe in der Schwangerschaft in Frage kommt. Als tägliche Aufnahme werden 30 mg Eisen und 0,4 mg Folsäure in der Schwangerschaft empfohlen.
**Ind.:** Eisen- und Folsäuremangelzustände, z. B. durch Mangelernährung in der Schwangerschaft.
**Kontraind., UW, WW:** s. Eisensulfat, Folsäure.

**Plastulen® N** (STADA)
**Best.:** 1 Kps. enth.: Eisen(II)-sulfat 1 $H_2O$ 310,4 mg entspr. 102 mg $Fe^{2+}$, Folsäure 0,5 mg.
**Dosis:** Nüchterneinnahme von 1 Kps./d.
20 Kps. (N1) ... (FB 6,73) 6,60
50 Kps. (N2) ... (FB 14,64) 14,23
100 Kps. (N3) ... (FB 26,38) 25,07

## Eletriptan *Rp* [GG] 2002 C

Relativ lipophiler selektiver 5-$HT_{1B/1D}$-Rezeptoragonist aus der Gruppe der Triptane (s. Sumatriptan) zur Kupierung von Migräneattacken. Eletriptan (40–80 mg) lindert die Kopfschmerzen innerhalb von 4 h bei 64–71% der Patienten. Rasche Resorption bei oraler Gabe, Bioverfügbarkeit ca. 50%, Halbwertszeit 4–5 h.
**Ind.:** Akutbehandlung der Kopfschmerzphase von Migräneanfällen mit oder ohne Aura.
**Kontraind., UW:** s. Sumatriptan.
**WW:** CYP3A4-Hemmer (z. B. Ketoconazol, Erythromycin, Proteaseinhibitoren) erhöhen die Plasmaspiegel von Eletriptan.
**Dosis:** 1-mal 40 mg oral, bei initialer Besserung und späterem erneuten Auftreten von Kopfschmerzen innerhalb von 24 h zweite Dosis möglich. Mindestabstand zur 1. Einnahme 2 h. Tageshöchstdosis 80 mg.

**Relpax®** (Pfizer)
3 Filmtbl. 20 mg (N1) ... (FB 30,98) 30,94
6 Filmtbl. 20 mg (N1) ... (FB 52,22) 53,13
3 Filmtbl. 40 mg (N1) ... (FB 32,31) 30,94
6 Filmtbl. 40 mg (N1) ... (FB 54,82) 53,13

## Emcitrabin *Rp* [US] 2003 C

Weiterer Vertreter der Nukleosid-Reverse-Transkriptase-Inhibitoren (NRTI) mit ähnlichen Wirkungen wie Lamivudin (s. dort). Emtricitabin wird intrazellulär zu einem synthetischen Analogon von Desoxycytidintriphosphat phosphoryliert und führt nach Einbau in die HIV-DNA zum Kettenabbruch Emcitrabin hat eine etwas höhere orale Bioverfügbarkeit (93% vs 85%), 4–10fach höhere in-vitro-Aktivität und eine längere Eliminationshalbwertszeit (10 h) als Lamivudin (3–7 h), die eine einmal tägliche Gabe ermöglicht. Die intrazelluläre Halbwertszeit von Emtricitabin beträgt sogar 39 h (Lamivudin 12 h). Die Kombinationstherapie mit Emtricitabin war über 24–48 Wochen genauso wirksam wie eine Tripeltherapie mit Lamivudin und deutlich effek tiver als eine Stavudin- oder Proteaseinhibitor-basierte Therapie.

**Ind.:** Antiretrovirale Kombinationstherapie HIV-1-infizierter Erwachsener und Kinder.

**Kontraind.:** Strenge Indikationsstellung in der Schwangerschaft. Stillzeit. Vorsicht bei Niereninsuffizienz.

**UW:** Sehr häufig Kopfschmerzen, Diarrhö, Übelkeit, erhöhte Kreatinkinase. Häufig Neutropenie, Anämie, Hypertriglyzeridämie, Hyperglykämie, Schwindelgefühl, Asthenie, Insomnie, Erbrechen, Verdauungsstörungen, Bauchschmerzen, erhöhte Serumlipase, erhöhte Amylasewerte, erhöhte Serum-AST und Serum-ALT, Hyperbilirubinämie, Exantheme, Pruritus, Urtikaria, Hyperpigmentierung.

**WW:** Geringes Potential für CYP450-vermittelte WW, höheres bei gleichzeitiger Gabe renal ausgeschiedener Pharmaka.

**Dosis:** 1-mal 200 mg/d oral.

**Emtriva®** (Gilead)
30 Hartkaps. 200 mg (N2) .... 273,01
170 ml Lösung (10 mg/ml) (N2) .... 88,57

## Emedastin *Rp* [ML] 1999 C

$H_1$-Rezeptorantagonist zur topischen Therapie der allergischen Konjunktivitis und Rhinitis mit ähnlichen Eigenschaften wie Levocabastin (s. dort). Emedastin wird nach topischer Applikation systemisch resorbiert, die Plasmaspiegel liegen jedoch im Allgemeinen unter der Nachweisgrenze. Halbwertszeit nach topischer Applikation 10 h.

**Ind.:** Allergische Konjunktivitis.

**Kontraind.:** Nicht in Schwangerschaft und Stillzeit (keine Erfahrungen).

**UW:** Lokale Reizerscheinungen wie Brennen, Stechen, trockenes Auge, Hyperämie, Juckreiz, Konjunktivitis, Keratitis.

**Dosis:** 2-mal 1 Tr./d ins Auge eintropfen.

**Emadine®** (Alcon)
5 ml Augentr. 0,05% (N1) .... 20,98

## Enalapril *Rp* [US] 1984 B

Langwirkender ACE-Hemmer (s. dort) mit ähnlichen Wirkungen wie Captopril aber langsamerem Wirkungseintritt und längerer Wirkungsdauer. Enalapril ist ein Prodrug, das in der Leber durch Esterabspaltung in das aktive Enalaprilat umgewandelt wird. Wirkungseintritt nach 2 h, Bioverfügbarkeit 40%, Halbwertszeit 11 h, Wirkungsdauer 12–24 h.

**Ind.:** Hypertonie, Herzinsuffizienz.

**Kontraind., UW:** s. ACE-Hemmer.

**Dosis:** *Hypertonie*: Initial 1-mal 5 mg/d morgens oral, Zieldosis 1-mal 10–20 mg/d, Maximaldosis 40 mg/d. Bei gleichzeitiger Diuretikatherapie, Salz- und Wasserverlusten, schwerer Hypertonie, Niereninsuffizienz oder Herzinsuffizienz initial 1-mal 2,5 mg/d. Diese Patienten sind nach der ersten Dosis und bei Dosissteigerungen mindestens 6 h ärztlich zu überwachen, um einen unkontrollierten starken Blutdruckabfall zu vermeiden. DDD 10 mg.
*Herzinsuffizienz*: Initial morgens 1-mal 2,5 mg/d, ggf. schrittweise Dosiserhöhung. Zieldosis 20 mg/d.

**Enahexal®** (Hexal)
30 Tbl. 2,5 mg (N1) .... (FB 13,92) 13,21
50 Tbl. 2,5 mg (N2) .... (FB 16,04) 15,00
100 Tbl. 2,5 mg (N3) .... (FB 20,79) 18,82
30 Tbl. 5 mg (N1) .... (FB 15,97) 14,74
50 Tbl. 5 mg (N2) .... (FB 19,26) 17,10
100 Tbl. 5 mg (N3) .... (FB 26,39) 22,60
30 Tbl. 10 mg (N1) .... (FB 19,14) 16,88
50 Tbl. 10 mg (N2) .... (FB 23,98) 20,85
100 Tbl. 10 mg (N3) .... (FB 34,79) 29,23
30 Tbl. 20 mg (N1) .... (FB 23,76) 20,43
50 Tbl. 20 mg (N2) .... (FB 30,46) 26,15
100 Tbl. 20 mg (N3) .... (FB 46,84) 37,96

**enalapril-corax®** (corax pharma)
30 Tbl. 5 mg (N1) .... (FB 15,97) 12,30
50 Tbl. 5 mg (N2) .... (FB 19,26) 14,99
100 Tbl. 5 mg (N3) .... (FB 26,39) 18,30
30 Tbl. 10 mg (N1) .... (FB 19,14) 14,44
50 Tbl. 10 mg (N2) .... (FB 23,98) 17,57
100 Tbl. 10 mg (N3) .... (FB 34,79) 23,99
30 Tbl. 20 mg (N1) .... (FB 23,76) 16,77
50 Tbl. 20 mg (N2) .... (FB 30,46) 21,58
100 Tbl. 20 mg (N3) .... (FB 46,84) 30,98

## Enalapril + Hydrochlorothiazid *Rp* [US]

Sinnvolle Kombination zur Hochdrucktherapie, da Hydrochlorothiazid durch die negative Natriumbilanz das Renin-Angiotensinsystem aktiviert, das dann besonders wirksam durch den ACE-Hemmer gehemmt wird. Gleichzeitig vermindert der ACE-Hemmer die thiazidinduzierte Hypokaliämie.

**Ind.:** Hypertonie, wenn eine fixe Kombination angezeigt ist.

**Kontraind., UW, WW:** s. Enalapril, Hydrochlorothiazid. Bei Diuretikavorbehandlung, Natriummangel, Dehydratation, renovaskulärem Hochdruck oder Herzinsuffizienz starker initialer Blutdruckabfall möglich, Dosisreduktion! Bei eingeschränkter Nierenfunktion und Patienten über 65 Jahre besonders vorsichtige Titration der Einzelkomponenten.

**Best.:** 1 Tbl. enth.: Enalaprilhydrogenmaleat 10 mg/20 mg, Hydrochlorothiazid 25 mg/12,5 mg.

**Dosis:** 1-mal 1 Tbl./d, ggf. 2 Tbl./d.

**Enahexal® comp.** (Hexal)
30 Tbl. (10 mg/25 mg) (N1) .... (FB 21,02) 19,75
50 Tbl. (10 mg/25 mg) (N2) .... (FB 28,83) 27,14
100 Tbl. (10 mg/25 mg) (N3) .... (FB 49,54) 43,76
30 Tbl. (20 mg/12,5 mg) (N1) .... 20,95
50 Tbl. (20 mg/12,5 mg) (N2) .... 28,50
100 Tbl. (20 mg/12,5 mg) (N3) .... 45,95

**Renacor**® (MSD Dieckmann)
30 Tbl. (10 mg/25 mg) (N1) ........................ (FB 21,02) 21,02
50 Tbl. (10 mg/25 mg) (N2) ........................ (FB 28,83) 28,83
100 Tbl. (10 mg/25 mg) (N3) ........................ (FB 49,54) 49,54

**Pres**® **plus** (Boehringer Ingelheim)
50 Tbl. (10 mg/25 mg) (N2) ........................ (FB 28,83) 28,83
100 Tbl. (10 mg/25 mg) (N3) ........................ (FB 49,54) 49,54

## Enfuvirtid [US] 2003 **A**

Erster Fusionshemmer zur antiretroviralen Kombinationstherapie. Enfuvirtid ist ein synthetisches Peptid aus 36 Aminosäuren mit Analogie zu einer nativen Sequenz des Gp41-Peptids, das nach der Virusbindung an den CD4-Rezeptor und an zusätzlich notwendige Korezeptoren (Chemokinrezeptoren CCR5 und CXCR6) das Eindringen von HIV in die Wirtszelle vermittelt. Durch kompetitive Bindung an diese Region verhindert Enfuvirtid die Ausbildung eines hexahelikalen Bündels und blockiert dadurch die Virusfusion mit der Zellmembran. Da die Monotherapie sehr schnell zu Resistenzen führt, wird Enfuvirtid nur für die Kombinationstherapie eingesetzt. Aus dem gleichen Grunde kann Enfuvirtid nicht zu einem bestehenden Kombinationsregime hinzugefügt werden, gegen das der Patient schon resistent geworden ist. Eine initiale Resistenzprüfung und ggf. Umstellung der Hintergrundtherapie ist unumgänglich. Als Peptid wird Enfuvirtid 2-mal/d s.c. injiziert. Der Abbau erfolgt vermutlich über Abspaltung einzelner Aminosäuren, Plasmahalbwertszeit 3,8 h. Problematisch sind die hohen Therapiekosten (24.000 €/Jahr).

**Ind.:** Antiretrovirale Kombinationstherapie HIV-1-infizierter Patienten bei Therapieversagen oder Unverträglichkeit anderer retroviraler Therapieschemata.

**Kontraind.:** Überempfindlichkeitsreaktionen gegen Enfuvirtid. Strenge Indikationsstellung in der Schwangerschaft. Stillzeit.

**UW:** Reaktionen an der Injektionsstelle bei 98% der Patienten bis zu 7 Tagen. Diarrhö, Übelkeit, Pneumonie, Lymphadenopathie.

**WW:** Keine mit antiretroviralen Mitteln.

**Dosis:** 2-mal 90 mg s.c./d.

**Fuzeon**® (Roche)
60 Durchstechfl. (90 mg/ ml) (N2) ........................ 1980,82

## Enoxacin *Rp* [WS] 1987 **C**

Bakterizid wirkendes Chemotherapeutikum aus der Gruppe der Gyrasehemmer. Ähnliches Wirkungsspektrum wie Ciprofloxacin und Ofloxacin (s. dort). Die antibakterielle Aktivität ist allerdings schwächer. Mit anderen Gyrasehemmern besteht eine komplette Kreuzresistenz.

Orale Bioverfügbarkeit ca. 90%, Halbwertszeit 4–6 h. Plasmaeiweißbindung 40%. Überwiegend renale Elimination, davon 60% unverändert und vier Metaboliten, die schwach antibakteriell wirksam sind. Es werden hohe Gallen- und Speichelkonzentrationen erreicht.

**Ind.:** Infektionen durch Enoxacin-empfindliche Erreger, wenn andere oral einsetzbare Antibiotika unwirksam sind.

**Kontraind., UW:** s. Gyrasehemmer.

**Dosis:** 2-mal 200–400 mg/d oral für 7–14 Tage. DDD 600 mg.

**Enoxor**® **200** (Pierre Fabre Pharma)
10 Filmtbl. 200 mg (N1) ........................ 15,61
20 Filmtbl. 200 mg (N2) ........................ 20,83

## Enoxaparin *Rp* [US]

Niedermolekulares Heparin (s. dort) aus Schweinedarmmukosa, das durch alkalische Hydrolyse von Heparin mit salpetriger Säure hergestellt wird. Mittleres Molekulargewicht 4500. Maximale Plasmaspiegel 3 h nach s.c.-Injektion, Bioverfügbarkeit nahezu 100%, Halbwertszeit 4,4 h. Die durch 100 I. E. Enoxaparin bedingte Verlängerung der Gerinnungszeit (aPTT) kann durch 1 mg Protaminsulfat i.v. aufgehoben werden, wobei die Antifaktor-Xa-Aktivität nur zu 60% neutralisiert wird.

**Ind.:** Peri- und postoperative Primärprophylaxe tiefer Venenthrombosen. Akutes Koronarsyndrom.

**Kontraind., UW, WW:** s. Heparin.

**Dosis:** 1-mal/d 20 mg (0,2 ml.) s.c. beginnend 2 h präoperativ. Bei Patienten mit erhöhtem thromboembolischen Risiko 1-mal 40 mg (0,4 ml) s.c./d.

**Clexane**® (Aventis)
**Best.:** 1 Amp. 0,2 ml enth.: Enoxaparin-Natrium 20 mg/40 mg entspr. 2000 I.E./4000 I.E. Anti-Xa.
10 Spritzamp. 20 (20 mg/0,2 ml) (N1) ........................ 52,33
20 Spritzamp. 20 (20 mg/0,2 ml) (N2) ........................ 94,78
50 Spritzamp. 20 (20 mg/0,2 ml) (N3) ........................ 188,48
10 Spritzamp. 40 (40 mg/0,4 ml) (N1) ........................ 89,73
20 Spritzamp. 40 (40 mg/0,4 ml) (N2) ........................ 170,03
50 Spritzamp. 40 (40 mg/0,4 ml) ........................ 352,40
10 Spritzamp. 60 (60 mg/0,6 ml) (N1) ........................ 97,58
10 Spritzamp. 80 (80 mg/0,8 ml) (N1) ........................ 110,42
10 Spritzamp. 100 (100 mg/1,0 ml) (N1) ........................ 124,90
1 Durchstechfl. multi 10 ml (100 mg/ml) (N2) ........................ 100,51

## Enoximon *Rp* [HS] 1990 **A/C**

Phosphodiesterasehemmer mit positiv inotroper und gefäßerweiternder Wirkung (Inodilatator). Enoximon hat prinzipiell ähnliche hämodynamische Wirkungen wie Betarezeptoragonisten (z. B. Isoprenalin), wirkt aber unabhängig von Betarezeptoren und deshalb z. B. auch in Gegenwart von Betarezeptorenblockern. Enoximon ist nur zur i.v.-Gabe zugelassen. Wirkungseintritt innerhalb weniger

min. Elimination überwiegend durch hepatischen Metabolismus, Halbwertszeit 4–6 h.
**Ind.:** Kurzzeittherapie (48 h) der schweren Herzinsuffizienz wie bei Milrinon.
**Kontraind.:** Überempfindlichkeit gegenüber Enoximon. Patienten, bei denen eine Steigerung des Herzzeitvolumens nicht möglich ist, z. B. obstruktive Kardiomyopathie, schwere obstruktive Klappenerkrankung. Hypovolämie, Tachyarrhythmien. Schwangerschaft, Stillzeit.
**UW:** Tachyarrhythmien wie bei anderen Phosphodiesterasehemmern und Betasympathomimetika. Hypotonie. Kopfschmerzen, Schlaflosigkeit, Übelkeit, Erbrechen, Diarrhö. Vereinzelt Schüttelfrost, Fieber, Oligurie, Muskelschmerzen, Schwindel. Thrombozytopenie. Entzündungserscheinungen an der Injektionsstelle.
**WW:** Abschwächung der Wirkung durch Calciumantagonisten vom Verapamiltyp, Verstärkung durch Betasympathomimetika.
**Dosis:** Initial 0,5 mg/kg i.v. mit einer Geschwindigkeit von maximal 12,5 mg/min. Wiederholung nach 30 und 60 min möglich. Erhaltungstherapie mit 4- bis 8-mal 0,5 mg/kg in 24 h. Alternativ i.v.-Dauerinfusion mit 2,5–10 µg/kg/min. Reduktion bei Niereninsuffizienz und Lebererkrankungen, Einzelheiten s. Fachinformation.

**Perfan®** (Carinopharm)
10 Inj. Amp. (100 mg/20 ml) (N2) ........................... 386,26

## Entacapon *Rp* [ES] 1998 C

Selektiver Hemmstoff der Catechol-O-Methyltransferase (COMT) zur Behandlung des Morbus Parkinson. Entacapon ist ein peripher wirksamer COMT-Hemmer, der bei Komedikation mit Levodopapräparaten den Abbau von Levodopa zu 3-O-Methyldopa hemmt. Dadurch wird die Bioverfügbarkeit von Levodopa erhöht und seine Eliminationshalbwertszeit verlängert, sodass eine längere Levodopawirkung und weniger motorische Fluktuationen resultieren. Der COMT-Hemmer Tolcapon (Tasmar®) wurde wegen schwerer Hepatotoxizität (darunter 3 Todesfälle) aus dem Handel genommen.
Die orale Bioverfügbarkeit beträgt aufgrund eines hohen First-Pass-Effekts nur 35% ohne wesentlichen Einfluss durch Nahrungsaufnahme. Die Elimination erfolgt hauptsächlich durch Metabolisierung und Ausscheidung der Metaboliten mit den Fäzes. Halbwertszeit 30 min.
**Ind.:** Morbus Parkinson mit „end-of-dose“-Fluktuationen zur Kombination mit Levodopapräparaten.
**Kontraind.:** Leberinsuffizienz, Phäochromozytom, gleichzeitige Gabe von MAO-Inhibitoren mit Ausnahme von Selegilin. Schwangerschaft, Stillzeit. Vorsicht bei gleichzeitiger Gabe von Antidepressiva und Arzneimitteln, die durch COMT metabolisiert werden, z. B. Adrenalin, Noradrenalin, Dopamin, Dobutamin, Methyldopa und Apomorphin.
**UW:** Häufig Dyskinesien. Gastrointestinale Symptome wie Übelkeit, Erbrechen, Diarrhö, Bauchschmerzen, Mundtrockenheit. Rötlich-braune Urinverfärbung. Selten signifikante Erhöhung der Leberenzyme.
**WW:** Mit COMT-metabolisierten Arzneimitteln und trizyklischen Antidepressiva möglich (s. Kontraind.). Bildung von Chelatkomplexen mit Eisensalzen im Gastrointestinaltrakt, daher zeitversetzte Einnahme um 2–3 h.
**Dosis:** 200 mg oral zusammen mit jeder Dosis eines Levodopapräparats bis zu maximal 2000 mg/d, ggf. Tagesdosis von Levodopa um 10–30% reduzieren.

**Comtess®** (Orion)
30 Filmtbl. 200 mg (N1) .................................... 43,71
100 Filmtbl. 200 mg (N3) ................................... 123,75

## Enterococcus-faecalis-Extrakt [HK]

Bakterielles Immunstimulans. Enthält Streptokokken, die vermutlich bei oraler Aufnahme durch die Magensäure weitgehend abgetötet werden. Therapeutische Wirksamkeit nicht überzeugend nachgewiesen.

**Symbioflor® 1** (SymbioPharm)
**Anw.:** Regulierung körpereigener Abwehrkräfte, chronisch rezidivierende Entzündungen der oberen Atemwege, gastrointestinale Störungen.
**UW:** Vereinzelt Ekel oder Magenschmerzen.
**Best.:** 1 ml Susp. enth.: Enterococcus faecalis-Zellen und Autolysat aus 15–45 Mio. Bakterien.
**Dosis:** 3-mal 10 Tr./d.
50 ml Tr. (N1) ............................................. 11,80
100 ml Tr. (N2) ............................................ 21,37
150 ml Tr. (N3) ............................................ 31,32

## Enzianwurzelextrakt-Kombination [BL]

Kombination pflanzlicher Expektoranzien. Eisenkraut wurde bei der Aufbereitung negativ beurteilt. Gesicherte klinische Belege für die Wirksamkeit liegen nicht vor.

**Sinupret®** (Bionorica)
**Anw.:** Nasennebenhöhlenentzündungen.
**Best.:** 1 Drg./Drg. forte enth. gepulvert: Enzianwurzel 6 mg/12 mg, Schlüsselblumen m. Kelch 18 mg/36 mg, Gartensauerampferkraut 18 mg/36 mg, Holunderblüten 18 mg/36 mg, Eisenkraut 18 mg/36 mg.
100 g Tr. enth. geschnitten: 29 g Droge Enzianwurzel, Schlüsselblumen m. Kelch, Gartensauerampferkraut, Holunderblüten, Eisenkraut.
**Dosis:** Erw.: Tgl. 3-mal 50 Tr. (3,1 ml) oder 3-mal 2 Drg. oder 1 Drg. forte.
50 Drg. (N2) ............................................... 8,85
100 Drg. (N3) .............................................. 16,50

200 Drg. .......... 29,75
20 Drg. forte (N1) .......... 7,40
50 Drg. forte (N2) .......... 16,50
100 Drg. forte (N3) .......... 29,75
100 ml Tr. (N1) .......... 8,85
200 ml Tr. (N2) .......... 16,50
300 ml Tr. (N3) .......... 22,35

## Epinastin *Rp* [US] 2004 C

$H_1$-Rezeptorantagonist zur topischen Behandlung der allergischen Konjunktivitis mit ähnlichen Eigenschaften wie Azelastin (s. dort). Epinastin hat ein ähnliches Wirkprofil wie Ketotifen und hemmt neben der $H_1$-Rezeptorblockade die Freisetzung von Histamin aus Mastzellen. Geringe systemische Resorption nach topischer Applikation, Halbwertszeit 8 h.

**Ind.:** Allergische Konjunktivitis.

**Kontraind.:** In Schwangerschaft und Stillzeit nur mit Vorsicht anwenden.

**UW:** Häufig Brennen, gelegentlich Konjunktivitis, Blepharoptosis, Bindehautödem, Hyperämie der Bindhaut, trockenes Auge, Augenreizung, Juckreiz, Lichtempfindlichkeit, Sehstörungen.

**Dosis:** 1 Tropfen 2-mal/d in betroffenes Auge.

**Relestat**® (Pharm-Allergan)
5 ml Augentr. (0,5 mg/ml) (N1) .......... 19,27

## Epinephrin *Rp* [US]

Hormon des Nebennierenmarks mit Wirkungen auf adrenerge Alpha- und Betarezeptoren. Epinephrin (Adrenalin) ist nach i.v.-Gabe vor allem ein kardialer Stimulator (β) in Myokard, Schrittmacherzellen und Leitungsgewebe, in niedrigen Dosen verbunden mit einer Abnahme (β) und in höheren Dosen mit einer Zunahme (α) des peripheren Gefäßwiderstandes. Die Durchblutung steigt in Skelettmuskeln, Splanchnikusbereich und Koronarien (β), sinkt in Haut, Schleimhäuten und Nieren (α) und bleibt im Gehirn unverändert. Die Atmung wird durch Relaxation der Bronchialmuskulatur (β), Abschwellung der Bronchialschleimhaut (α) und Hemmung allergisch bedingter Mastzelldegranulation (β) verbessert. Außerdem steigen Blutglucose und Sauerstoffverbrauch (β).

Aufgrund dieser Eigenschaften ist Epinephrin das wichtigste Notfallmittel beim anaphylaktischen Schock und bei der kardiopulmonalen Reanimation. Ferner wird es häufig als Vasokonstriktor bei Lokalanästhetika zugesetzt, um die Diffusion zu vermindern, die Wirkung zu verlängern und die systemische Toxizität zu senken. Hormonal freigesetztes oder exogenes Adrenalin wird durch neuronale Wiederaufnahme und enzymatisch durch Catechol-O-Methyltransferase und Monoaminoxidase schnell inaktiviert.

**Ind.:** Herz-Kreislaufstillstand (kardiopulmonale Reanimation), anaphylaktischer Schock, schwere anaphylaktische Reaktionen. Lokal zur Gefäßverengung (z. B. bei Blutungen), nicht jedoch am Auge oder am Ohr.

**Kontraind.:** *Systemisch*: Hypertonie, Thyreotoxikose, Phäochromozytom, Engwinkelglaukom, Prostataadenom, paroxysmale Tachykardie, hochfrequente absolute Arrhythmie, Koronar- und Herzmuskelkrankheiten, Gefäßsklerose, Cor pulmonale. *Lokal*: Engwinkelglaukom, paroxysmale Tachykardie, hochfrequente absolute Arrhythmie. Anästhesien in Endstrombereich, insbesondere von Fingern, Zehen, Penis, Nasenspitze.

**UW:** Hemmung der Insulinfreisetzung, Hyperglykämie, Vasokonstriktion (Haut, Schleimhäute, Gastrointestinaltrakt, Niere), Steigerung des venösen Rückflusses, der Vorlast und des pulmonalarteriellen Drucks, Hypoxie, Lungenödem. Reflektorische Apnoe, Blutdruckanstieg mit Gefahr zerebraler Blutungen, Blutdrucksenkung bei niedrigen Dosen, tachykarde Herzrhythmusstörungen bis zum Kammerflimmern, Angina pectoris, Hypokaliämie, zerebrale Krampfanfälle. Mydriasis, Miktionsstörungen, Dyspnoe, Zittern, Schwäche, Blässe, Schwitzen, Angst, psychotische Zustände mit Halluzinationen. Bei Parkinsonpatienten vermehrt Rigor und Tremor. Überempfindlichkeitsreaktionen durch den Hilfsstoff Natriummetabisulfit insbesondere bei Asthmapatienten.

**WW:** Bei Narkose mit Halothan, Isofluran und anderen Inhalationsanästhetika erhöhte Arrhythmiegefahr. Wirkungsverstärkung durch L-Thyroxin, Theophyllin, Oxytocin, Herzglykoside, Parasympatholytika (Atropin u. a.), Antidepressiva, Reserpin, Levodopa, MAO-Hemmer und COMT-Hemmer. Bei Alpharezeptorenblockern Wirkungsumkehr (Blutdruckabfall), bei Betarezeptorenblockern Aufhebung kardialer Wirkungen. Wirkungsabschwächung von Antidiabetika.

**Dosis:** *Kardiopulmonale Reanimation*: 0,5–1 mg i.v., ggf. nach 3–5 min wiederholen. Beim intubierten Patienten und fehlendem i.v.-Zugang 2–3 mg endotracheal instillieren, in Ausnahmefällen 0,5 mg intrakardial injizieren. Bei Kdr. und Sgl. 10 μg/kg i.v. oder intraossär.

*Anaphylaktischer Schock*: 0,05–0,1 mg langsam i.v., ggf. nach einigen min wiederholen. Bei Kdr. 1 μg/kg in 1–2 min i.v. injizieren, ggf. nach 15–20 min wiederholen, auch endotracheal oder intraossär. Notfallbehandlung durch Patienten: Injektion von 0,3 mg i.m. aus Autoinjektor zum Einmalgebrauch (s. unten).

*Lokale Blutstillung*: Wattetupfer mit max. 0,05 mg (10 Tr. der 10fach verdünnten 1:1000-Lsg.) zur Tamponade benutzen. Bei schwerer Epistaxis Gazestreifen mit 10fach verdünnter 1:1000-Lösung tränken und einlegen.

**Suprarenin**® (Aventis Pharma)
5 Inj.Amp. (1 mg/1 ml) (N2) ........ 14,72
1 Inj.Fl. 25 ml (1 mg/ml) (N1) ........ 13,61

**Fastjekt**® (Allergopharma)
1 Fastjekt-Autoinjektor (2 mg/2 ml) (N1) ........ 77,79

## Epirubicin *Rp* [KR] 1984 B

Zytostatikum aus der Gruppe der Anthracycline mit ähnlichen Wirkungen wie Daunorubicin (s. dort). Epirubicin verteilt sich nach i.v.-Gabe rasch in die Gewebe. Metabolisierung und Ausscheidung (ca. 20% unverändert) vorwiegend über die Niere und Galle. Halbwertszeit 24–52 h.

**Ind.:** Mamma-, Ovarial-, Magen-, Rektum-, Pankreaskarzinom, hormonrefraktäres Prostatakarzinom, kleinzellige Bronchialkarzinome, Non-Hodgkin-Lymphome, Weichteilsarkome. Intravesikale Rezidivprophylaxe oberflächlicher Harnblasenkarzinome.

**Kontraind., UW:** s. Daunorubicin.

**Dosis:** 75–90 mg/m² i.v. als Einzeldosis alle 3 Wochen. Bei Polychemotherapie Dosisreduktion. *Intravesikale Instillationstherapie*: 50 mg mindestens 30 min, besser 1–2 h in der Blase verbleiben lassen. Empfohlen werden 12 Instillationen, davon 3 Instillationen im Abstand von 1 Woche, 6 Instillationen im Abstand von 2 Wochen, 3 Instillationen im Abstand von 4 Wochen.

**Farmorubicin**® (Pharmacia)
1 Inj.Fl. 10 mg (N1) ........ 56,69
1 Inj.Fl. 20 mg (N1) ........ 102,20
1 Inj.Fl. 50 mg (N1) ........ 235,78
1 Inj.Fl. HL 10 mg (N1) ........ 56,69
1 Inj.Fl. HL 20 mg (N1) ........ 102,20
1 Inj.Fl. HL 50 mg (N1) ........ 235,78
1 Inj.Fl. 50 mg Blasen-Set (N1) ........ 261,20
3 Inj.Fl. 50 mg Blasen-Set (N2) ........ 764,80
6 Inj.Fl. 50 mg Blasen-Set (N2) ........ 1520,17

## Eplerenon *Rp* [US] 2004 B

Aldosteronantagonist mit ähnlichen Wirkungen wie Spironolacton (s. dort). Eplerenon ist der erste Vertreter der selektiven Aldosteronantagonisten, die den Aldosteronrezeptor mit nur minimalen Effekten auf andere Steroidrezeptoren blockieren und dadurch deutlich weniger hormonale Nebenwirkungen als Spironolacton haben. Bei Patienten mit akutem Herzinfarkt und linksventrikulärer Dysfunktion senkte die zusätzliche Gabe von Eplerenon zur Standardtherapie die Letalität in 16 Monaten von 16,7 auf 14,1% (EPHESUS-Studie 2003). Weiterhin hat Eplerenon bei Hochdruckpatienten vergleichbare blutdrucksenkende Wirkungen wie andere Antihypertonika und nephroprotektive Effekte bei Diabetikern mit Hypertonie. Trotz allgemein guter Verträglichkeit kommt es häufig zu Hyperkaliämien, die vor allem bei eingeschränkter Nierenfunktion, älteren Patienten und gleichzeitiger Gabe von CYP3A4-Inhibitoren gefährlich werden können (s. Kontraindikationen).

**Ind.:** Herzinsuffizienz nach Herzinfarkt zusätzlich zur Standardtherapie.

**Kontraind.:** Hyperkaliämie, Nieren- und Leberinsuffizienz, kaliumsparende Diuretika, Kaliumpräparate, CYP3A4-Hemmer (z. B. Itraconazol, Ketoconazol, Ritonavir, Nelfinavir, Clarithromycin, Telithromycin). Kdr. und Jugendliche, Stillzeit. Vorsicht in der Schwangerschaft. Gleichzeitige Lithiumtherapie vermeiden.

**UW:** Häufig Hyperkaliämie, Benommenheit, Hypotonie, Durchfall, Übelkeit, Nierenfunktionsstörungen, Kraftlosigkeit.

**WW:** Ciclosporin, Tacrolimus, Trimethoprim und nichtsteroidale Antiphlogistika erhöhen das Hyperkaliämierisiko durch Einschränkung der Nierenfunktion. ACE-Hemmer und $AT_1$-Rezeptorantagonisten senken die Aldosteronbildung und erhöhen das Hyperkaliämierisiko. Alpharezeptorenblocker, trizyklische Antidepressiva, Neuroleptika, Amifostin und Baclofen verstärken die blutdrucksenkende Wirkung. Glucocorticoide verringern die antihypertensive Wirkung von Eplerenon. Digoxinspiegel werden durch Eplerenon erhöht. Starke CYP3A4-Hemmer (Ketoconazol, Itraconazol, Ritonavir, Nelfinavir, Clarithromycin, Telithromycin) erhöhen den Eplerenonspiegel 5fach und sind daher kontraindiziert. Mittelstarke CYP3A4-Hemmer (Erythromycin, Saquinavir, Amiodaron, Diltiazem, Verapamil, Fluconazol) erhöhen den Eplerenonspiegel 2–3fach, deshalb Eplerenondosis nicht über 25 mg/d. Starke CYP3A4-Induktoren (Rifampicin, Carbamazepin, Phenytoin, Phenobarbital, Johanniskraut) senken die Eplerenonspiegel um 30% und sollen daher nicht gleichzeitig gegeben werden.

**Dosis:** Initial 1-mal 25 mg/d oral, in 4 Wochen auf Erhaltungsdosis von 1-mal 50 mg/d unter Kontrolle der Serumkaliumwerte steigern.

**Inspra**® (Pfizer)
20 Filmtbl. 25 mg (N1) ........ 60,05
50 Filmtbl. 25 mg (N2) ........ 144,28
100 Filmtbl. 25 mg (N3) ........ 275,36
20 Filmtbl. 50 mg (N1) ........ 60,05
50 Filmtbl. 50 mg (N2) ........ 144,28
100 Filmtbl. 50 mg (N3) ........ 275,36

## Epoetin *Rp* [KR] 1988 A

Erythropoetin ist ein Glykoprotein, das vor allem in der Niere abhängig vom Sauerstoffangebot gebildet wird. Es stimuliert die Bildung von Erythrozyten aus Vorläuferzellen der Stammzellkompartiments. Die beiden gentechnologisch hergestellten humanen Proteine Epoetin alfa und beta sind in der Aminosäuresequenz identisch, unterscheiden sich aber im Glykosylierungsmuster des Kohlenhydratanteils. Wichtigste Anwendung ist die Korrektur der Anämie bei chronischem Nierenversagen. Hämoglobinzielkonzentration bei Patienten mit renaler Anämie 10–12 g/dl, bei Kdr. 9,5–11 g/dl. Maximale Plasmaspiegel 5–24 h nach s.c.-Gabe. Die Halbwertszeit (4–12 h) kann bei wiederholter Gabe abnehmen.

**Ind.:** Substitution bei dialysierten Patienten und Prädialysepatienten mit schwerer renaler Anämie. Anämie bei Krebspatienten, die eine platinhaltige Chemotherapie erhalten. Unterstützung der autologen Blutgewinnung.

**Kontraind.:** Unkontrollierte Hypertonie. Vorsicht bei Epilepsie, Thrombozytose, chronischer Leberinsuffizienz, ischämischen Gefäßkrankheiten und Überempfindlichkeit gegenüber Epoetin. Folsäure- und Vitamin-$B_{12}$-Mangel sollten ausgeschlossen werden.

**UW:** Am häufigsten dosisabhängiger Blutdruckanstieg bis hin zur hypertensiven Krise. Grippeähnliche Symptome wie Kopfschmerzen, Gelenkschmerzen, Schwächegefühl, Benommenheit, Müdigkeit, besonders zu Beginn der Behandlung. Erhöhung des Hämatokrits, Shuntthrombosen mit evtl. Verschluss des Dialysesystems, der eine Erhöhung der Heparindosis erfordert. Absinken der Serumferritinwerte, bei unter 100 ng/ml orale Eisentherapie (s. dort) empfehlenswert.

**WW:** Da sich Ciclosporin in Erythrozyten verteilt, bei steigendem Hämatokrit ggf. Anpassung der Ciclosporindosis.

**Erypo®** (Janssen-Cilag)
**Best.:** Epoetin alfa.
**Dosis:** Initial 50 I.E./kg 3-mal/Woche i.v., ggf. in der Erhaltungsphase 30–100 I.E./kg 3-mal/Woche i.v., bei s.c.-Anwendung 20–30% weniger, bei Kdr. unter 30 kg Dosierung höher bis 150 I.E./kg 3-mal/Woche.

6 Inj.Fertigspr. (1000 I.E./0,5 ml) (N1) ........................ 104,95
6 Inj.Fertigspr. (2000 I.E./0,5 ml) (N1) ........................ 200,49
6 Inj.Fertigspr. (3000 I.E./0,3 ml) (N1) ........................ 296,04
6 Inj.Fertigspr. (4000 I.E./0,4 ml) (N1) ........................ 391,59
6 Inj.Fertigspr. (5000 I.E./0,5 ml) (N1) ........................ 487,14
6 Inj.Fertigspr. (6000 I.E./0,6 ml) (N1) ........................ 582,68
6 Inj.Fertigspr. (8000 I.E./0,8 ml) (N1) ........................ 773,78
6 Inj.Fertigspr. (10000 I.E./1 ml) (N1) ........................ 964,88
6 Inj.Fl. (1000 I.E./0,5 ml) (N1) ........................ 235,86
6 Inj.Fl. (2000 I.E./1 ml) (N1) ........................ 200,49
6 Inj.Fl. (4000 I.E./1 ml) (N1) ........................ 391,59
1 Inj.Fl. (40000 I.E./1 ml) (N1) ........................ 550,83
4 Inj.Fl. (40000 I.E./1 ml) (N1) ........................ 2175,16
6 Inj.Fl. (40000 I.E./1 ml) (N1) ........................ 3258,01

**NeoRecormon®** (Roche)
**Best.:** Epoetin beta.
**Dosis:** Initial 20 I.E./kg s.c. oder 40 I.E./kg i.v. 3-mal/Woche, ggf. bei Nichtansprechen nach einem Monat Dosissteigerung um 20 I.E. nach Erreichen des Ziel-Hb-Wertes. Erhaltungsphase mit 50% der zuletzt eingesetzten Dosis.

10 Inj.Fl. 500 I.E. + 10 Lsg.Amp. (N1) ........................ 89,02
6 Fertigspr. 500 I.E. (N1) ........................ 57,16
6 Fertigspr. 1000 I.E. 1 ml (N1) ........................ 104,95
6 Fertigspr. 2000 I.E. (N1) ........................ 200,49
6 Fertigspr. 3000 I.E. (N1) ........................ 296,04
6 Fertigspr. 4000 I.E. (N1) ........................ 391,59
6 Fertigspr. 5000 I.E. (N1) ........................ 487,14
6 Fertigspr. 6000 I.E. (N1) ........................ 582,68
6 Fertigspr. 10000 I.E. (N1) ........................ 964,88
6 Fertigspr. 20000 I.E. (N1) ........................ 1920,36
4 Fertigspr. 30000 I.E. (N1) ........................ 1920,36
1 Zweikammerpatrone 10000 I.E. (N1) ........................ 168,64
3 Zweikammerpatronen 10000 I.E. (N1) ........................ 487,14
1 Zweikammerpatrone 20000 I.E. (N1) ........................ 327,90
3 Zweikammerpatronen 20000 I.E. (N1) ........................ 964,88
1 Zweikammerpatrone 60000 I.E. (N1) ........................ 964,88
1 Inj.Fl. 50000 I.E. + 1 Lsg.Amp. 10 ml (N1) ........................ 805,63
1 Inj.Fl. 100000 I.E. + 1 Lsg.Amp 5 ml (N1) ........................ 1601,86

## Eprosartan *Rp* [TE] 1997 C

$AT_1$-Rezeptorantagonist (Einzelheiten s. dort und *Tabelle II.2*). Unvollständige Resorption, Bioverfügbarkeit 13%, maximale Plasmaspiegel nach 1–2 h, Halbwertszeit 5–8 h. Ausreichende Blutdrucksenkung über 24 h. Bei Nieren- oder Leberinsuffizienz geringe Erhöhung der Plasmaspiegel. Bei Dialysepatienten 60% höhere Plasmaspiegel.

**Ind.:** Hypertonie.

**Kontraind., UW, WW:** s. $AT_1$-Rezeptorantagonisten.

**Dosis:** 1-mal 600–800 mg/d oral.

**Teveten®** (Solvay/Procter & Gamble)

28 Filmtbl. 600 mg (N1) ........................ (FB 37,21) 37,21
56 Filmtbl. 600 mg (N2) ........................ (FB 61,64) 61,64
98 Filmtbl. 600 mg (N3) ........................ (FB 96,28) 96,28

## Eprosartan + Hydrochlorothiazid *Rp* [US]

Sinnvolle Kombination zur Hochdrucktherapie, da Hydrochlorothiazid durch die negative Natriumbilanz das Renin-Angiotensinsystem aktiviert, das dann besonders wirksam durch den $AT_1$-Rezeptorantagonisten gehemmt wird. Gleichzeitig vermindern $AT_1$-Rezeptorantagonisten die thiazidinduzierte Hypokaliämie. Die Kombination ist nicht zur Initialtherapie sondern nur zum Ersatz einer freien Kombination beider Einzelkomponenten geeignet.

**Ind.:** Hypertonie, wenn eine fixe Kombination angezeigt ist.

**Kontraind., UW, WW:** s. Eprosartan, Hydrochlorothiazid.

**Best.:** 1 Filmtbl. enth.: Eprosartanmesilat 735,8 mg entspr. 600 mg Eprosartan, Hydrochlorothiazid 12,5 mg.

**Dosis:** 1-mal morgens 1 Tbl./d.

**Teveten® Plus** (Solvay/Procter & Gamble)
28 Filmtbl. 600 mg/12,5 mg (N1) .... 37,21
56 Filmtbl. 600 mg/12,5 mg (N2) .... 61,65
98 Filmtbl. 600 mg/12,5 mg (N3) .... 96,28

## Eptifibatid *Rp* [US] 1999 **A/C**

Eptifibatid, ein synthetisches zyklisches Heptapeptid, ist ein reversibler GPIIb/IIIa-Rezeptorantagonist zur Hemmung der Thrombozytenaggregation mit ähnlichen Wirkungen wie Abciximab (s. dort). Die Infusion von Eptifibatid über 72 h senkte bei Patienten mit instabiler Angina pectoris oder Nicht-Q-Wellen-Infarkt die Inzidenz von Todesfällen und nicht tödlichem Herzinfarkt von 15,7 auf 14,2% (PURSUIT-Studie 1998). Bei Eptifibatid-behandelten Patienten traten häufiger Blutungen auf (11,6% vs. 9,2%). Plasmahalbwertszeit 2,5 h, Elimination vorwiegend renal.
**Ind.:** Instabile Angina pectoris oder Nicht-Q-Wellen-Myokardinfarkt.
**Kontraind., UW:** s. Abciximab.
**Dosis:** Innerhalb von 24 h nach Angina-Pectoris-Symptomen 180 μg/kg als i.v.-Bolus gefolgt von einer Dauerinfusion von 2 μg/kg/min bis zu 72 h, ggf. weitere 20–24 h nach einer perkutanen koronaren Intervention.

**Integrilin®** (GlaxoSmithKline)
1 Durchstechfl. 100 ml (0,75 mg/m)l .... 89,18
1 Durchstechfl. 10 ml (2 mg/ml) .... 34,96

## Erdnussöl-Kombination [UF]

Kombination aus Erdnussöl und dünnflüssigem Paraffin zur Anwendung als Badezusatz bei Dermatosen mit dem Ziel eines vorübergehenden Hautschutzes. Erdnussöl enthält langkettige Triglyzeride vor allem aus den ungesättigten Fettsäuren Ölsäure und Linolensäure. Dünnflüssiges Paraffinöl ist ein Gemisch flüssiger, gesättigter Kohlenwasserstoffe aus Erdöl und wird ebenfalls als Hautschutzmittel verwendet wird. Die Wirkung ist insgesamt geringer als bei lipophilen Salbengrundlagen.
**Anw.:** Adjuvans bei trockener, schuppender, juckender Haut, Ekzem, Psoriasis.
**Kontraind., UW:** s. Sojabohnenöl.

**Balneum Hermal® F** (Boots Healthcare)
**Best.:** 100 g Badezusatz enth.: Erdnussöl 46,45 g, dünnfl. Paraffin 47 g.
**Dosis:** 2–3 Voll-, Teil- oder Duschbäder pro Woche.
200 ml Badezusatz (N1) .... 7,66
500 ml Badezusatz (N2) .... 14,45
1000 ml Badezusatz (N3) .... 24,45
200 ml Badezusatz F (N1) .... 7,96
500 ml Badezusatz F (N2) .... 14,88
1000 ml Badezusatz F (N3) .... 24,89

## Ergotamin *Rp* [US]

Ergotamin ist ein Mutterkornalkaloid mit Wirkungen auf zahlreiche Rezeptorsysteme einschließlich aller 5-$HT_1$- und 5-$HT_2$-Rezeptoren sowie auf adrenerge und dopaminerge Rezeptoren. Für die therapeutische Wirkung bei der Migräneattacke sind die agonistischen Wirkungen auf 5-$HT_{1B/1D}$-Rezeptoren bedeutsam, die über vaskuläre Rezeptoren eine Vasokonstriktion großer Hirngefäße und arteriovenöser Anastomosen vermitteln sowie über präsynaptische Rezeptoren die Freisetzung proinflammatorischer Neuropeptide hemmen. Aufgrund der geringen Selektivität hat Ergotamin jedoch wesentlich mehr Nebenwirkungen als Sumatriptan. Wirkungen auf Alpharezeptoren vermitteln eine starke Vasokonstriktion und Uteruskontraktion (nur geringe alpharezeptorenblockierende Wirkung). Stimulation zentraler Dopaminrezeptoren löst Übelkeit und Erbrechen als typische UW aus, daneben Hemmung der Prolaktinsekretion.
Bioverfügbarkeit von Ergotamin wegen eines hohen First-Pass-Effektes gering: oral und sublingual 2%, rektal 5%, i.m. 30–60%. Schneller Wirkungseintritt nach inhalativer Gabe. Halbwertszeit 70–120 min, Metaboliten jedoch 21–34 h, was die lange Wirkungsdauer erklärt.
**Ind.:** Anfallsbehandlung der Migräne, Cluster-Kopfschmerz (Horton-Syndrom).
**Kontraind.:** Periphere arterielle Gefäßkrankheiten, Hypertonie, koronare Herzkrankheit, schwere Leber- und Nierenfunktionsstörungen, Basilarismigräne, Phäochromozytom, Thyreotoxikose. Gleichzeitige Therapie mit Betarezeptorenblockern, Triptanen, Alpharezeptoragonisten HIV-Proteinaseinhibitoren, Makrolidantibiotika oder Tetracyclinen. Schwangerschaft, Stillzeit.
**UW:** Häufig Übelkeit und Erbrechen (10–20% der Fälle), Angina pectoris bei koronarkranken Patienten, Parästhesien. Arterielle Spasmen mit akuter Verschlusssymptomatik bis hin zur Gangrän sind möglich.
**WW:** Betarezeptorenblocker, Makrolide, Tetracycline und Alpharezeptoragonisten verstärken die Vasokonstriktion.
**Dosis:** Initial 2 mg oral, ggf. nach 4–6 h zusätzlich 2 mg. Maximaldosis 6 mg/Woche.

**Ergo Kranit® akut** (Krewel Meuselbach)
6 Tbl. 2 mg (N1) .... 26,02

## Ertapenem [US] 2002 **B**

Dritter Vertreter der Carbapeneme aus der Gruppe der Betalaktamantibiotika mit ähnlichen Eigenschaften wie Meropenem (s. dort). Ertapenem ist aufgrund einer hohen Betalactamaseresistenz ein hochwirksames Reserveantibiotikum gegen viele

grampositive, gramnegative und anaerobe Bakterien, wirkt aber schwächer als Imipenem auf grampositive Bakterien, insbesondere Pneumokokken und Enterokokken. Pseudomonas aeruginosa und methicillinresistente Staphylokokken sind resistent. Hauptvorteil von Ertapenem ist die längere Halbwertszeit von 3,5–4,2 h (Meropenem 1 h), die eine 1-mal tägliche Dosierung erlaubt.
**Ind.:** Intraabdominelle Infektionen, ambulant erworbene Pneumonie, akute gynäkologische Infektionen durch Ertapenem-empfindliche Bakterien.
**Kontraind., UW:** s. Ertapenem.
**WW:** Senkung der Valproinsäureserumspiegel.
**Dosis:** 1 g 1-mal/d als i.v.-Infusion über 30 min. Übliche Therapiedauer 3–14 Tage.

**Invanz®** (MSD)
1 Durchstechfl. 1 g (N1) .................................... 66,39

## Erythromycin *Rp* [WS]

Leitsubstanz aus der Gruppe der Makrolidantibiotika mit bakteriostatischer Wirkung. Erythromycin hemmt die bakterielle Proteinbiosynthese durch eine Bindung an ribosomale Proteine. Gute Wirksamkeit bei vielen grampositiven Erregern und gramnegativen Anaerobiern.
Orale Bioverfügbarkeit 40%. Halbwertszeit 2 h, bei Leber- und Niereninsuffizienz auf 6 h, bei Anurie auf 8 h verlängert. Erythromycin reichert sich in der Leber an. Die Liquorgängigkeit ist gering. Elimination nach teilweiser N-Demethylierung zu inaktiven Verbindungen und 20–30% in aktiver Form mit der Galle. Bis zu 20% renale Elimination in aktiver Form.
**Ind.:** Infektionen des Respirationstraktes mit Mykoplasmen, Chlamydien und Legionellen. Keuchhusten bei Sgl. und Kleinkindern, Keuchhustenprophylaxe, Keuchhustenpneumonie. Infektionen der ableitenden Harnwege mit Chlamydien oder Ureaplasma urealyticum. Campylobakterenteritis, Erythrasma oder Staphylokokkeninfektionen der Haut mit Penicillin-resistenten Keimen oder bei Penicillinallergie.
**Kontraind.:** Überempfindlichkeit gegenüber Erythromycin, ebenso wegen Kreuzallergie bei anderen Makrolidantibiotika. Vorsicht bei Leberkrankheiten. Stillzeit, da Erythromycin in die Muttermilch übergeht und die Darmflora beim Säugling stören kann.
**UW:** Gastrointestinale Störungen wie Übelkeit, Erbrechen und Durchfälle, die zum Teil durch direkte Wirkung auf den Motilinrezeptor bedingt sind. Pseudomembranöse Colitis (Therapie: 4-mal 250 mg/d Vancomycin oral). Leberfunktionsstörungen, intrahepatische Cholestase mit Ikterus. LQT-Syndrom mit *Torsades-de-pointes*-Arrhythmien. Nach einer Studie 2004 ist die Einnahme von Erythromycin in einer nicht herzkranken Population von 18–84 Jahren mit einer Verdoppelung der Rate an plötzlichem Herztod assoziiert (auf 2:1000). Gleichzeitige Einnahme von Verapamil erhöhte die Rate auf 5:1000. Dosisabhängig Ohrensausen und reversibler Hörverlust. Allergische Hauterscheinungen.
**WW:** CYP3A4-Hemmstoffe wie Verapamil, HIV-Proteaseinhibitoren, Itraconazol, Ciclosporin, Tacrolimus hemmen den Abbau. Umgekehrt wirkt Erythromycin selbst als mittelstarker CYP3A4-Hemmstoff und verstärkt dadurch die Wirkung z. B. von Atorvastatin, Lovastatin, Simvastatin, Midazolam, Terfenadin und Emedastin (cave: LQT-Syndrom!) und allen Calciumantagonisten.
**Dosis:** Erw. 1–1,5 g oral oder i.v. in 3–4 Einzeldosen. Kdr. 30–50 mg/d in 4 Einzeldosen. DDD 1 g.

**Eryhexal®** (Hexal)
10 Filmtbl. 500 mg (N1) .......................... (FB 12,56) 12,46
20 Filmtbl. 500 mg (N2) .......................... (FB 15,42) 14,98
30 Filmtbl. 500 mg (N2) .......................... (FB 18,17) 17,60
50 Filmtbl. 500 mg (N3) .......................... (FB 24,34) 24,19
10 Btl. Gran. 500 mg (N1) ........................ (FB 12,56) 12,56
20 Btl. Gran. 500 mg (N2) ........................ (FB 15,42) 15,42
12 Btl. Gran. 1000 mg (N1) ....................... (FB 18,79) 17,01
20 Btl. Gran. 1000 mg (N2) ....................... (FB 25,07) 24,99
100 ml Saft (200 mg/5 ml) (N1) ................... (FB 13,46) 13,07
200 ml Saft (200 mg/5 ml) (N2) ................... (FB 16,41) 16,41
100 ml forte Saft (400 mg/5 ml) (N1) ............. (FB 17,68) 17,48

**Erythromycin-ratiopharm®** (ratiopharm)
10 Filmtbl. 500 mg (N1) .......................... (FB 12,56) 12,46
20 Filmtbl. 500 mg (N2) .......................... (FB 15,42) 14,98
30 Filmtbl. 500 mg (N2) .......................... (FB 18,17) 17,60
10 Btl. 500 mg (N1) .............................. (FB 12,56) 12,56
20 Btl. 500 mg (N2) .............................. (FB 15,42) 15,42
12 Btl. 1000 mg (N1) ............................. (FB 18,79) 17,01
20 Btl. 1000 mg (N2) ............................. (FB 25,07) 24,99

### Topische Applikation

Erythromycin wird äußerlich in der Aknebehandlung eingesetzt. Die topische Anwendung von Antibiotika in der Aknetherapie ist wirksam, mögliche Resistenzentwicklungen sind zu berücksichtigen. Behandlung auf max. 8 Wochen beschränken, anschließend Therapiepause von 2 Monaten.
**Dosis:** 2-mal tgl. dünn auf die befallenen Hautstellen auftragen.

**Aknemycin®** (Hermal)
25 ml Lsg. 2% (N1) ............................... (FB 13,05) 13,05
50 ml Lsg. 2% (N2) ............................... (FB 16,23) 16,23
25 g Salbe 2% (N1) ............................... (FB 13,05) 13,05
25 g Emulsion 1% (N1) .................................... 16,33

**Inderm®** (Dermapharm)
25 g Gel 2% (N1) ................................. (FB 13,05) 12,90
25 g Gel 4% (N1) ................................. (FB 14,49) 14,45
50 ml Lsg. 1% (N2) ............................... (FB 14,36) 14,36

## Erythromycin + Zinkacetat *Rp* [UF]

Kombination zur lokalen Behandlung der Akne vulgaris. Die topische Anwendung von Antibiotika (insbesondere in Kombination mit Benzoylperoxid) in der Aknetherapie ist wirksam. Mögliche Resistenzentwicklungen sind allerdings zu berücksichtigen. Erythromycin (s. dort) vermindert die bakterielle Besiedelung der Haut und reduziert die komedogenen Stoffwechselprodukte. Zinkacetat besitzt adstringierende Eigenschaften und soll die Wundheilung anregen.

**Ind.:** Entzündliche Formen der Akne vulgaris.

**Kontraind., UW:** s. Erythromycin.

**Zineryt**® (Hermal)

**Best.:** 1 Fl. Pulver enth.: Erythromycin 1,2 g/2,4 g, Zinkacetat 2 $H_2O$ 0,359 g/ 0,718 g. 1 Fl. Lösungsmittel enth. 30 ml/60 ml.

**Dosis:** Lsg. 2-mal/d großflächig auftragen. Für eine einmalige Anwendung genügen etwa 0,5 ml. Eine deutliche Besserung ist nach etwa 4-6 Wochen zu erwarten, die Behandlungsdauer liegt in der Regel bei 10–12 Wochen.

30 ml (Pulv. + Lsgm.) (N1) .......... 20,57
60 ml (Pulv. + Lsgm.) (N2) .......... 28,20

## Escherichia-coli-Extrakt [US]

Aus Escherichia coli hergestelltes Hämorrhoidenmittel. Kein schlüssiges Therapiekonzept.

**Anw.:** Hämorrhoiden.

**Posterisan**® (Kade)

**Best.:** 1 g Salbe/1 Supp. enth.: in 166,7 mg/387,1 mg wässriger Suspension Bestandteile und Stoffwechselprodukte von Escherichia coli ca. 330 Mio./660 Mio.

**Dosis:** Salbe mehrmals/d, Supp. 2-mal/d.

25 g Salbe (N1) .......... 8,25
50 g Salbe (N2) .......... 14,84
100 g Salbe (N3) .......... 26,73
10× 2,5 g Salbe in Einmaltuben (N1) .......... 9,23
25 g Salbe mit Analdehner (N1) .......... 10,42
10 Supp. (N1) .......... 6,06
20 Supp. (N2) .......... 11,98
10 Supp. Haemotamp (N1) .......... 15,31
25 g Salbe (N1) + 10 Supp. (N1) (Kombipack.) .......... 13,10

## Escherichia-coli-Extrakt-Kombination *Rp* [US]

Glucocorticoidhaltiges Hämorrhoidenmittel mit Bestandteilen aus Escherichia coli. Glucocorticoide wirken entzündungshemmend, können jedoch bei lokaler Applikation im Analbereich bakterielle Infektionen, Mykosen (Candidiasis) und längerfristig auch Hautatrophien auslösen.

**Anw.:** Hämorrhoiden, Ekzeme, Juckreiz, Analfissuren.

**Posterisan**® **corte** (Kade)

**Best.:** 1 g Salbe/1 Supp. enth.: Bestandteile und Stoffwechselprodukte von Escherichia coli 166,7 mg/387,1 mg wässrige Suspension, Hydrocortison 2,5 mg/5 mg.

**Dosis:** Salbe mehrmals/d, Supp. 2-mal/d.

25 g Salbe (N1) .......... (FB 13,68) 13,68
50 g Salbe (N2) .......... (FB 16,82) 16,82
100 g Salbe (N3) .......... (FB 22,27) 22,27
10 Supp. (N1) .......... 13,87
20 Supp. (N2) .......... 17,67

## Escitalopram *Rp* [US] 2003 **C**

Selektiver Serotonin-Rückaufnahme-Inhibitor (SSRI) mit ähnlichen Eigenschaften wie Citalopram (s. dort). Escitalopram ist das aktive Isomer des racemischen Wirkstoffs Citalopram und wird daher halb so hoch wie das Racemat dosiert. Die verminderte Substanzbelastung führt jedoch nicht zu erkennbaren Vorteilen bei Wirksamkeit und Verträglichkeit. Die vom Hersteller behauptete Überlegenheit von Escitalopram über Citalopram ist nicht Evidenzbasiert.

**Ind.:** Depression, Panikstörungen mit oder ohne Agoraphobie und soziale Phobie.

**Kontraind., UW, WW:** s. Citalopram.

**Dosis:** 10 mg 1-mal/d oral, ggf. 1-mal 20 mg/d. Bei Panikstörungen initial 1-mal 5 mg/d.

**Cipralex**® (Lundbeck)

20 Tbl. 10 mg (N1) .......... 35,19
50 Tbl. 10 mg (N2) .......... 70,25
100 Tbl. 10 mg (N3) .......... 124,31
20 Tbl. 20 mg (N1) .......... 52,71
50 Tbl. 20 mg (N2) .......... 106,08
100 Tbl. 20 mg (N3) .......... 179,56
28 ml Tropfen (10 mg/ ml) (N1) .......... 38,67

## Esmolol *Rp* [US] 1990 **B**

Kurzwirkender, beta$_1$-selektiver Betarezeptorenblocker ohne intrinsische sympathomimetische Aktivität (ISA). Esmolol ist hydrophil und wird nach i.v.-Gabe schnell durch erythrozytäre Esterasen hydrolysiert, Verteilungshalbwertszeit 2 min, Eliminationshalbwertszeit 9 min. Überwiegend renale Elimination als Hydrolyseprodukte.

**Ind.:** Supraventrikuläre Tachykardien, perioperative Tachykardie und Hypertonie.

**Kontraind., UW, WW:** s. Betarezeptorenblocker.

**Dosis:** *Perioperativ*: Schneller Effekt mit initial 500 µg/kg pro min über 2–3 min gefolgt von einer Erhaltungsdosis 100–200 µg/kg pro min.

*Supraventrikuläre Tachykardien*: Langsame Titration mit initial 500 µg/kg pro min über 1 min gefolgt von einer Erhaltungsdosis 50 µg/kg pro min. Bei ungenügender Wirkung nach 4 min nochmals initial 500 µg/kg pro min über 1 min gefolgt von einer Erhaltungsdosis 50 µg/kg pro min, ggf. nach weiteren 4 min jeweils Initialdosis wiederholen und Erhaltungsdosis in Dosisstufen von 50 µg bis auf maximal 200 µg/kg pro min erhöhen.

**Brevibloc**® (Baxter)
5 Durchstechfl. (100 mg/10 ml) (N1) .......................... 57,07
1 Inf. Amp. (2,5 g/10 ml) (N1) ............................... 140,35

## Esomeprazol *Rp* [HK] 2000 C

S-Enantiomer von Omeprazol. Omeprazol ist ein racemisches Gemisch aus gleichen Teilen des S- und R-Enantiomers. S- und R-Omeprazol werden im sauren Milieu der Parietalzelle zu demselben eigentlich wirksamen Omeprazolsulfenamid umgewandelt, das achiral ist. Beide Enantiomere hemmen daher gleich stark das Enzym $H^+,K^+$-ATPase (Protonenpumpe). Geringe Unterschiede liegen in dem stereoselektiven Metabolismus durch das Cytochrom-P450(CYP)-System in der Leber. R-Omeprazol wird nahezu ausschließlich durch das schneller arbeitende Isoenzym CYP2C19 abgebaut, während Esomeprazol durch CYP2C19 und durch das weniger aktive CYP3A4 verstoffwechselt wird. Esomeprazol wird somit langsamer eliminiert und zeigt höhere Plasmaspiegel als die gleiche Dosis Omeprazol. Nach fünftägiger Einnahme von je 20 mg Esomeprazol bzw. Omeprazol war die Magensäuresekretion durch Esomeprazol etwas stärker gehemmt (mittlerer 24 h intragastraler pH-Wert von 4,1) als durch Omeprazol (pH 3,6). Hinsichtlich der Heilungsraten bei gastroösophagealer Refluxkrankheit (4 Wochen Therapie) und der Eradikation des H. pylori (7-tägige Tripeltherapie mit Amoxicillin und Clarithromycin) unterscheiden sich Esomeprazol und Omeprazol bei gleicher Dosierung von je 20 mg nicht.

**Ind.:** Gastroösophageale Refluxkrankheit. Langzeitbehandlung zur Rezidivprophylaxe bei Patienten mit geheilter Ösophagitis. Zur Kombinationstherapie bei H.-pylori-Eradikation.

**Kontraind., UW, WW:** s. Omeprazol

**Dosis:** *Gastroösophageale Refluxkrankheit:* 1-mal tgl 20 mg. Wenn nach 4 Wochen Beschwerdefreiheit erreicht ist, kann Esomeprazol (20 mg/d) weiter nach Bedarf zur Linderung der Refluxbeschwerden eingenommen werden. *Erosive Refluxösophagitis:* 1-mal tgl. 40 mg 4 Wochen lang; evtl. Verlängerung der Behandlung um weitere 4 Wochen. *Eradikation des Helicobacter pylori:* 20 mg Esomeprazol in Kombination mit 500 mg Clarithromycin und 1 g Amoxicillin über 7 Tage jeweils 2-mal tgl.

**Nexium mups**® (AstraZeneca)
15 Tbl. 20 mg (N1) ................................ (FB 25,18) 25,18
30 Tbl. 20 mg (N2) ................................ (FB 41,24) 41,24
60 Tbl. 20 mg (N3) ................................ (FB 73,67) 73,67
90 Tbl. 20 mg (N3) ................................ (FB 106,31) 106,31
15 Tbl. 40 mg (N1) ................................ (FB 32,41) 32,41
30 Tbl. 40 mg (N2) ................................ (FB 55,84) 55,84
60 Tbl. 40 mg (N3) ................................ (FB 103,12) 103,12
90 Tbl. 40 mg (N3) ................................ (FB 150,74) 150,74
1 Fl. 40 mg Pulv. für Inf.-Lsg. (N1) ............................ 17,08

## Estradiol *Rp* [US]

Biologisch wirksamstes Östrogen, das vorwiegend im Ovar unter dem Einfluss hypophysärer Gonadotropine gebildet wird. Die tägliche Östrogensekretion beträgt zyklusabhängig 25–100 μg, steigt in der Schwangerschaft bis auf 30 mg und fällt nach der Menopause auf 5–10 μg. Östrogene induzieren zusammen mit den Gestagenen die Pubertät und erhalten danach die Funktion weiblicher Sexualorgane. Daneben sind allgemeine Effekte auf den Protein- und Kohlenhydratstoffwechsel sowie auf den Elektrolythaushalt bedeutsam. Wie andere Steroidhormone bildet Estradiol mit spezifischen zytoplasmatischen Östrogenrezeptoren einen Komplex, der im Zellkern selektiv die Synthese von mRNA und Proteinen anregt. Therapeutisch wichtige Östrogenwirkungen sind die Schleimhautproliferation in Uterus, Vagina und Urethra sowie die Förderung der Knochenmineralisation. Die verminderte Östrogenbildung nach der Menopause bedingt Ausfallserscheinungen, vor allem eine Atrophie des Urogenitalsystems und eine Osteoporose. Hinzu kommen vasomotorische Instabilität mit Hitzewallungen, Schweißausbrüchen und Schwindel sowie psychische Veränderungen mit depressiven Verstimmungen, Nervosität, Ermüdbarkeit und Schlafstörungen.

Hauptanwendungsgebiet von Estradiol und seinen Estern ist die Hormonsubstitution im Klimakterium (s. dort). Bei längerer Therapiedauer als 2–4 Wochen wird Estradiol immer zyklisch (3 Wochen, 1 Woche Pause) und bei nicht hysterektomierten Frauen in Kombination mit einem sequentiellen Gestagenzusatz gegeben. Nach aktuellen Leitlinien ist die Hormonersatztherapie nur noch bei klimakterischen Ausfallserscheinungen (z. B. vasomotorische und urogenitale Symptome) indiziert und soll so niedrig dosiert und so kurz wie möglich gegeben werden. Nach den Ergebnissen der WHI-Studie (2002) sind Östrogene nicht mehr Mittel erster Wahl zur langfristigen Osteoporoseprophylaxe, da schädigende Wirkungen bei der Kombination mit Gestagenen (vermehrt: koronare Herzkrankheit, Brustkrebs, Schlaganfall, Lungenembolie) gegenüber nützlichen Wirkungen (vermindert: kolorektales Karzinom, Korpuskarzinom, Oberschenkelfrakturen) überwiegen. Auch die Östrogenmonotherapie hysterektomierter Frauen wird wegen des fehlenden Gesamtnutzens nicht zur Prophylaxe von Krankheiten in der Postmenopause empfohlen.

Estradiol kann oral, transdermal, vaginal und i.m. appliziert werden. Nach oraler Gabe wird es bereits bei der ersten Passage durch die Leber größtenteils metabolisiert. Die gebildeten Metabolite Estron und Estriol sind schwächer wirksam und werden nach Glukuronidierung oder Sulfatierung vorwiegend renal ausgeschieden. Daher liegt die orale Dosis von Estradiolvalerat (2 mg/d) etwa 20fach höher als die normale endogene Estradiolsekretion. Halbwertszeit 1 h.

Bei transdermaler Applikation werden infolge der Umgehung der Leber wesentlich geringere Dosen benötigt. Estradiolpflaster geben 25–100 µg/d direkt in den Kreislauf ab und erreichen schon nach kurzer Zeit physiologische Plasmaspiegel von 25–75 pg/ml. In die Leber gelangen wesentlich geringere Hormonmengen, sodass die östrogenabhängige Synthese von Angiotensinogen, Lipoproteinen, Gerinnungsfaktoren und hormonbindenden Globulinen weniger stimuliert wird. Vaginale Applikation von 0,5 mg Estradiol/d ist bei Genitalatrophie und postmenopausaler Dysurie effektiv.

**Ind.:** Klimakterische Ausfallserscheinungen, andere Östrogenmangelzustände. Osteoporoseprävention postmenopausaler Frauen mit hohem Frakturrisiko, wenn andere Osteoporosemittel unverträglich oder kontraindiziert sind.

**Kontraind.:** Endometriumkarzinom, Mammakarzinom, unklare Vaginalblutungen, Endometriumhyperplasie, Endometriose, Uterusmyom, thromboembolische Krankheiten, Immobilisation, Gerinnungsstörungen, Herzinfarkt, Schlaganfall, gehäufte Migräne, Augenflimmern, Skotome, Blutdruckanstieg; Leberkrankheiten, Ikterus in der Anamnese, Dubin-Johnson-Syndrom, Rotor-Syndrom; Hyperlipidämie, Otosklerose, Sichelzellanämie. Vorsicht bei Hypertonie, Asthma, Nieren- oder Leberinsuffizienz, Epilepsie, Porphyrie, Tetanie, Cholelithiasis, Laktation, multiple Sklerose, Diabetes mellitus, Mastopathie, starkem Rauchen.

**UW:** Häufig Übelkeit, Bauchkrämpfe, Ödeme, Beinschmerzen, Gewichtszunahme, Brustspannung. Das Brustkrebsrisiko ist nach weniger als 5 Jahren nicht erhöht, steigt aber bei längerer Anwendungsdauer aber um 30–60%. Bei folgenden Symptomen sofortiges Absetzen der Therapie: Akute Sehstörungen, erstmalige Migräne, ungewohnte Kopfschmerzen, Cholestase, Blutdruckanstieg, Phlebitis, Thromboembolie.

**WW:** Östrogene vermindern die Wirksamkeit von Antikoagulanzien und Antidiabetika. Barbiturate, Antiepileptika wie Carbamazepin und Phenytoin, Meprobamat, Phenylbutazon, Ampicillin und Rifampicin, aber auch Johanniskraut beschleunigen die Metabolisierung von Estradiol.

**Dosis:** *Estradiolpflaster*: 2 Pflaster pro Woche über 3 Wochen, 1 Woche Pause. *Estradiolvalerat*: 2 mg/d oral über 3 Wochen, 1 Woche Pause, ggf. 1 mg/d. *Estradiolcreme:* 2- bis 3-mal/d auf den äußeren Genitalbereich auftragen. Intravaginal mit Applikatorfüllung 2 g/d über 5–7 Tage, dann 2- bis 3-mal/Woche als Erhaltungsdosis.

**Estraderm® TTS** (Novartis)
6 Pflaster 2 mg (25 µg/d) (N2) ........ (FB 14,59) 14,57
18 Pflaster 2 mg (25 µg/d) (N2) ........ (FB 21,53) 21,53
24 Pflaster 2 mg (25 µg/d (N3) ........ FB 25,03) 25,03
6 Pflaster 4 mg (50 µg/d) (N1) ........ (FB 16,47) 16,47
18 Pflaster 4 mg (50 µg/d) (N2) ........ (FB 26,70) 26,70
24 Pflaster 4 mg (50 µg/d) (N3) ........ (FB 30,80) 30,80
6 Pflaster 8 mg (100 µg/d) (N1) ........ (FB 19,49) 19,49
18 Pflaster 8 mg (100 µg/d) (N2) ........ (FB 33,99) 33,99
24 Pflaster 8 mg (100 µg/d) (N3) ........ (FB 39,89) 39,89

**Estradot®** (Novartis)
8 Pflaster (37,5 µg/d) (N1) ........ (FB 17,05) 17,05
24 Pflaster (37,5 µg/d) (N3) ........ (FB 28,28) 28,28
8 Pflaster (50 µg/d (N1) ........ (FB 18,28) 18,28
24 Pflaster (50 µg/d) (N3) ........ (FB 30,80) 30,80
8 Pflaster (75 µg/d) (N1) ........ (FB 20,36) 20,36
24 Pflaster (75 µg/d) (N3) ........ (FB 36,24) 36,24
8 Pflaster (100 µg/d) (N1) ........ (FB 21,91) 21,91
24 Pflaster (100 µg/d) (N3) ........ (FB 39,89) 39,89

**Estramon®** (Hexal)
6 Pflaster 2 mg (25 µg/d) (N1) ........ (FB 14,59) 13,21
18 Pflaster 2 mg (25 µg/d) (N2) ........ (FB 21,53) 17,83
24 Pflaster 2 mg (25 µg/d) (N3) ........ FB 25,03) 20,21
6 Pflaster 4 mg (50 µg/d) (N1) ........ (FB 16,47) 14,82
18 Pflaster 4 mg (50 µg/d) (N2) ........ (FB 26,70) 21,98
24 Pflaster 4 mg (50 µg/d) (N3) ........ (FB 30,80) 25,45
6 Pflaster 6 mg (75 µg/d) (N1) ........ (FB 17,92) 15,90
18 Pflaster 6 mg (75 µg/d) (N2) ........ (FB 30,18) 24,30
24 Pflaster 6 mg (75 µg/d) (N3) ........ (FB 36,24) 28,30
6 Pflaster 8 mg (100 µg/d) (N1) ........ (FB 19,49) 16,95
18 Pflaster 8 mg (100 µg/d) (N2) ........ (FB 33,99) 26,52
24 Pflaster 8 mg (100 µg/d) (N3) ........ (FB 39,89) 30,96

**Estradiol Jenapharm** (Jenapharm)
1 Amp. Depot (10 mg/1 ml) (N1) ........ 11,50
3 Amp. Depot (10 mg/1 ml) (N1) ........ 14,94
5 Amp. Depot (10 mg/1 ml) (N2) ........ 17,23
30 Tbl. 2 mg (N1) ........ (FB 14,19) 13,72
60 Tbl. 2 mg (N2) ........ (FB 17,30) 17,30
100 Tbl. 2 mg (N3) ........ (FB 21,62) 21,62
30 Tbl. 4 mg (N1) ........ (FB 16,98) 16,65
60 Tbl. 4 mg (N2) ........ (FB 22,90) 22,45
100 Tbl. 4 mg (N3) ........ (FB 29,82) 29,42

**Gynokadin®** (Kade)
80 g Dosiergel (0,6 mg/g) (N2) ........ 17,55
240 g Dosiergel (0,6 mg/g) (N3) ........ 31,95
80 g Gel (0,6 mg/g) (N2) ........ 17,20
240 g Gel (0,6 mg/g) (N3) ........ 30,80
30 Tbl. 2 mg(N1) ........ (FB 14,19) 14,18
60 Tbl. 2 mg(N2) ........ (FB 17,30) 17,28
100 Tbl. 2 mg (N3) ........ (FB 20,67) 20,66

**Linoladiol® N Creme** (Wolff)
25 g Creme (10 mg/100 g) (N1) ........ 14,19
50 g Creme (10 mg/100 g) (N2) ........ 16,14
100 g Creme (10 mg/100 g) + Applik. (N3) ........ 20,04

**Sisare® Gel mono** (Organon)
**Dosis:** Initial 1 mg auf die Haut von Unterkörper oder Oberschenkel auftragen, ggf. Dosisanpassung nach 2–3 Zyklen.

28 Eindosisbtl. 0,5 mg/0,5 g (N2) ........ 16,90
91 Eindosisbtl. 0,5 mg/0,5 g (N3) ........ 28,26
28 Eindosisbtl. 1 mg/1 g (N2)........ 17,40
91 Eindosisbtl. 1 mg/1 g (N3)........ 30,79

## Estradiol + Cyproteron *Rp* [US]

Östrogen-Gestagenkombination zur kurzfristigen Behandlung klimakterischer Ausfallserscheinungen bei Frauen mit intaktem Uterus (näheres s. Estradiol). Durch die antiandrogene Wirkung von Cyproteron wurde ein androgenetischer Haarausfall bei kleinen Patientengruppen vermindert. Therapiebeginn in der Postmenopause beliebig, in der Perimenopause am 5. Zyklustag. Gynäkologische Kontrolluntersuchung mindestens im jährlichen Abstand.

**Ind.:** Klimakterische Beschwerden, andere Östrogenmangelzustände.

**Kontraind., UW, WW:** s. Estradiol, Cyproteron.

**Climen**® (Schering)

**Best.:** 1 Drg. (11) weiß enth.: Estradiolvalerat 2 mg. 1 Drg. rosa (10) enth.: Estradiolvalerat 2 mg, Cyproteronacetat 1 mg.

**Dosis:** Ab 5. Zyklustag tgl. 1 Drg. weiß oral 5.–15. Zyklustag, 1 Drg. rosa 16.–25. Zyklustag, dann 7 Tage Pause, in der eine menstruationsähnliche Entzugsblutung auftritt.

21 Drg. (N1) ........ 16,61
63 Drg. (3× 21) (N3) ........ 29,48

## Estradiol + Dehydroepiandrosteron *Rp* [US]

Östrogenkombination mit dem Androgen Dehydroepiandrosteron (Prasteron), das im Körper in Testosteron und östrogenartige Steroide umgewandelt wird. Dehydroepiandrosteron ist das mengenmäßig bedeutsamste Nebennierenrindensteroid, das im Alter kontinuierlich abnimmt. Trotz des Interesses an einer Hormonsubstitution in der Menopause und im Alter mit Dehydroepiandrosteron gibt es bisher keine ausreichenden Daten zur Wirksamkeit.

**Anw.:** Klimakterische Beschwerden.

**Kontraind., UW, WW:** s. Estradiol. Außerdem Gewichtszunahme, Uterusblutungen, Tieferwerden der Stimme (absetzen), erhöhte Libido.

**Gynodian**® **Depot** (Schering)

**Best.:** 1 Amp. (1 ml) enth.: Estradiolvalerat 4 mg, Prasteronenantat 200 mg.

**Dosis:** 1 Amp. i.m. alle 4 Wochen.

1 Spritzamp. 1 ml (N1) ........ (FB 16,99) 16,92
3 Spritzamp. 1 ml (N2) ........ (FB 30,74) 30,74
3 Amp. 1 ml (N2) ........ (FB 30,74) 30,74

## Estradiol + Dienogest *Rp* [US]

Östrogen-Gestagenkombination zur Behandlung klimakterischer Ausfallserscheinungen bei Frauen mit intaktem Uterus so niedrig dosiert und so kurz wie möglich (s. Estradiol). Dienogest ist ein 19-Nortestosteronderivat mit antiandrogener Aktivität und einer Halbwertszeit von 11 h. Gynäkologische Kontrolluntersuchung mindestens im jährlichen Abstand.

**Best.:** 1 Tbl. enth.: Estradiolvalerat 2 mg, Dienogest 2 mg.

**Ind.:** Klimakterische Beschwerden, andere Östrogenmangelzustände frühestens 12 Monate nach Eintritt der Menopause.

**Kontraind., UW, WW:** s. Estradiol, Cyproteron.

**Dosis:** 1 Filmtbl./d ohne Unterbrechung.

**Climodien**® (Schering)

28 Filmtbl. (N1) ........ 18,25
84 Tbl. (3× 28) (N3)........ 34,22

**Lafamme**® (Jenapharm)

28 Filmtbl. (N1) ........ 18,25
84 Tbl. (3× 28) (N3)........ 34,22

## Estradiol + Dydrogesteron *Rp* [US]

Östrogen-Gestagenkombination zur Behandlung klimakterischer Ausfallserscheinungen bei Frauen mit intaktem Uterus so niedrig dosiert und so kurz wie möglich (s. Estradiol, Dydrogesteron). Gynäkologische Kontrolluntersuchung mindestens im jährlichen Abstand.

**Ind.:** Klimakterische Beschwerden, andere Östrogenmangelzustände.

**Kontraind., UW, WW:** s. Estradiol, Dydrogesteron.

**Femoston**® (Solvay)

**Best.:** 1 conti 1/5 mg Filmtbl. enth.: Estradiol 1 mg, Dydrogesteron 5 mg. 1 weiße 1/10 mg Filmtbl. (14) enth.: Estradiol 1 mg. 1 1/10 mg graue Filmtbl. (14) enth.: Estradiol 1 mg, Dydrogesteron 10 mg. 1 ziegelrote 2/10 mg Filmtbl. (14) enth.: Estradiol 2 mg. 1, 2/10 mg gelbe Filmtbl. (14) enth.: Estradiol 2 mg, Dydrogesteron 10 mg.

**Dosis:** 1 Filmtbl. conti 1/5 mg/d ohne Unterbrechung. 1 weiße 1/10 mg Filmtbl. 1.–14. Zyklustag, 1 graue Filmtbl. 1/10 mg 15.–28. Zyklustag und danach ohne Unterbrechung fortfahren. 1 ziegelrote 2/10 mg Filmtbl. 1.–14. Zyklustag, 1 gelbe 2/10 mg Filmtbl. 15.–28. Zyklustag und danach ohne Unterbrechung fortfahren.

28 Filmtbl. conti 1/5mg (N1) ........ 17,41
84 Tbl. (3× 28) conti 1/5mg (N3) ........ 31,34
28 Filmtbl. 1/10mg (N1)........ 16,91
84 Tbl. (3× 28) 1/10mg (N3) ........ 30,58
28 Filmtbl. 2/10mg (N1)........ 17,37
84 Tbl. (3× 28) 2/10mg (N3) ........ 31,42

## Estradiol + Levonorgestrel *Rp* [US]

Östrogen-Gestagenkombination zur Behandlung klimakterischer Ausfallserscheinungen bei Frauen mit intaktem Uterus so niedrig dosiert und so kurz wie möglich (s. Estradiol, Levonorgestrel). Gynäko-

logische Kontrolluntersuchung mindestens im jährlichen Abstand.
**Ind.:** Klimakterische Beschwerden, andere Östrogenmangelzustände.
**Kontraind., UW, WW:** s. Estradiol, Levonorgestrel.

**Cyclo-Menorette®** (Wyeth)
Enthält zusätzlich Estriol, das schwächer als Estradiol wirkt und für die Osteoporoseprophylaxe nicht wirksam ist.
**Best.:** 1 Drg. weiß (11) enth.: Estradiolvalerat 1 mg, Estriol 2 mg. 1 Drg. rosa (10) enth.: Estradiolvalerat 1 mg, Estriol 2 mg, Levonorgestrel 0,25 mg.
**Dosis:** Tgl. 1 Drg. weiß 5.–15. Zyklustag, 1 Drg. rosa 16.–25. Zyklustag, dann 7 Tage Pause.

21 Drg. (N1) .................... 16,82
63 Drg. (3× 21) (N3) .................... 31,75

**CycloÖstrogynal®** (Schering)
Enthält zusätzlich Estriol, das schwächer als Estradiol wirkt und für die Osteoporoseprophylaxe nicht wirksam ist.
**Best.:** 1 Drg. weiß (11) enth.: Estradiolvalerat 1 mg, Estriol 2 mg. 1 Drg. rosa (10) enth.: Estradiolvalerat 1 mg, Estriol 2 mg, Levonorgestrel 0,25 mg.
**Dosis:** Tgl. 1 Drg. weiß vom 5.–15. Zyklustag, 1 Drg. rosa vom 16.–25. Zyklustag, dann 7 Tage Pause.

21 Drg. (N1) .................... 14,80
63 Drg. (3× 21) (N3) .................... 26,12

**Klimonorm®** (Jenapharm)
**Best.:** 1 Drg. gelb (9) enth.: Estradiolvalerat 2 mg, 1 Drg. braun (12) enth.: Estradiolvalerat 2 mg, Levonorgestrel 0,15 mg.
**Dosis:** Tgl. 1 Drg. gelb vom 4.–12. Zyklustag, 1 Drg. braun vom 13.–24. Zyklustag, dann 7 Tage Pause, in der eine menstruationsähnliche Entzugsblutung auftritt.

21 Drg. (N1) .................... 15,38
63 Drg. (3× 21) (N3) .................... 26,37

## Estradiol + Medroxyprogesteron *Rp* [US]

Östrogen-Gestagenkombination zur Behandlung klimakterischer Ausfallserscheinungen und zur Osteoporoseprophylaxe bei Frauen mit intaktem Uterus so niedrig dosiert und so kurz wie möglich (s. Estradiol, Medroxyprogesteron).
**Ind.:** Klimakterische Beschwerden.
**Kontraind., UW, WW:** s. Estradiol, Medroxyprogesteron.

**Indivina®** (Orion Pharma)
**Best.:** 1 Tbl. 1 mg/2,5 mg enth.: Estradiolvalerat 1 mg, Medroxyprogesteronacetat 2,5 mg. 1 Tbl. 2 mg/5 mg enth.: Estradiolvalerat 2 mg, Medroxyprogesteronacetat 5 mg. 1 Tbl. 2 mg/5 mg enth.: Estradiolvalerat 2 mg, Medroxyprogesteronacetat 5 mg.
**Dosis:** 1 Tbl./d ohne tablettenfreies Intervall.

28 Tbl. 1mg/2,5mg (N1) .................... 17,23
84 Tbl. (3× 28) 1mg/2,5mg (N3) .................... 31,91
28 Tbl. 1mg/5mg (N1) .................... 17,23
84 Tbl. (3× 28) 1mg/5mg (N3) .................... 31,91
28 Tbl. 2mg/5mg (N1) .................... 17,23
84 Tbl. (3× 28) 2 mg/5mg (N3) .................... 31,91

**Sisare®** (Organon)
**Best.:** 1 Tbl. weiß enth.: Estradiolvalerat 2 mg, 1 Tbl. blau enth.: Estradiolvalerat 2 mg, Medroxyprogesteronacetat 10 mg.
**Dosis:** Ab 5. Zyklustag tgl. 1 Tbl. weiß oral über 11 Tage, danach 10 Tage 1 Tbl. blau, danach 7 Tage Pause, in der eine menstruationsähnliche Entzugsblutung auftritt

21 Tbl. (N1) .................... 16,19
63 Tbl. (3× 21) (N3) .................... 29,99

## Estradiol + Norethisteron *Rp* [US]

Östrogen-Gestagenkombination zur Behandlung klimakterischer Ausfallserscheinungen bei Frauen mit intaktem Uterus so niedrig dosiert und so kurz wie möglich (s. Estradiol, Norethisteron).
**Ind.:** Klimakterische Beschwerden.
**Kontraind., UW, WW:** s. Estradiol, Norethisteron.

**Activelle®** (Novo Nordisk Pharma)
**Best.:** 1 Filmtbl. enth.: Estradiol 1 mg, Norethisteronacetat 0,5 mg.
**Dosis:** 1 Tbl. 1-mal/d.

28 Tbl. (N1) .................... 17,19
84 Tbl. (3× 28) (N3) .................... 31,89

**Estragest® TTS** (Novartis)
**Best.:** 1 Transdermales Membranpflaster (10 cm²) enth.: Estradiol 5 mg mit einer Abgaberate von 25 µg/d, Norethisteronacetat 15 mg mit einer Abgaberate 125 µg/d.
**Dosis:** 1 Pflaster 2-mal/Woche aufkleben. Ununterbrochene Therapie.

8 Pflaster (5 mg/15 mg) (N1) .................... 16,56
24 Pflaster (5 mg/15 mg) (N3) .................... 29,94

**Kliogest® N** (Novo Nordisk)
**Best.:** 1 Tbl. enth.: Estradiol 2 mg, Norethisteronacetat 1 mg.
**Dosis:** 1 Tbl./d.

28 Tbl. 2 mg (1 Kalenderpack.) (N1) .................... 17,19
84 Tbl. 2 mg (3 Kalenderpack.) (N3) .................... 31,89

**Merigest®** (Novartis Pharma)
**Best.:** 1 Filmtbl. enth.: Estradiolvalerat 2 mg, Norethisteron 0,7 mg.
**Dosis:** 1 Tbl./d ohne Unterbrechung.

28 Filmtbl. (N1) .................... 16,54
84 Tbl. (3× 28) (N3) .................... 29,86

**Mericomb®** (Novartis Pharma)
**Best.:** Mericomb® 1 mg 1 blaue Filmtbl. enth.: Estradiolvalerat 1 mg, 1 weiße Filmtbl. enth.: Estradiolvalerat 1 mg, Norethisteron 1 mg. Mericomb® 2 mg 1 blaue Filmtbl. enth.: Estradiolvalerat 2 mg, 1 gelbe Filmtbl. enth.: Estradiolvalerat 2 mg, Norethisteron 1 mg.
**Dosis:** Ab 1. Zyklustag tgl. 1 blaue Filmtbl./d über 16 Tage, danach 12 Tage 1 weiße bzw. 1 gelbe Filmtbl./d und danach ohne Unterbrechung mit der ersten blauen Filmtbl. der nächsten Packung fortsetzen.

28 Filmtbl. 1 mg (N1) .......... 14,64
84 Tbl. (3× 28) 1 mg (N3) .......... 25,62
28 Filmtbl. 2 mg (N1) .......... 14,64
84 Tbl. (3× 28) 2 mg (N3) .......... 25,62

## Estradiol + Norgestrel *Rp* [US]

Östrogen-Gestagenkombination zur Behandlung klimakterischer Ausfallserscheinungen bei Frauen mit intaktem Uterus so niedrig dosiert und so kurz wie möglich (s. Estradiol, Levonorgestrel).

**Ind.:** Klimakterische Beschwerden, andere Östrogenmangelzustände.

**Kontraind., UW, WW:** s. Estradiol, Levonorgestrel.

**Cyclo-Progynova**® (Schering)
**Best.:** 1 Drg. (11) weiß enth.: Estradiolvalerat 2 mg. 1 Drg. hellbraun (10) enth.: Estradiolvalerat 2 mg, Norgestrel 0,5 mg.
**Dosis:** 1 Drg. weiß 5.–15. Zyklustag, 1 Drg. hellbraun 16.–25. Zyklustag, dann 7 Tage Pause, in der eine menstruationsähnliche Entzugsblutung auftritt.

21 Drg. (N1) .......... 15,68
63 Drg. (3× 21) (N3) .......... 27,21

## Estramustin *Rp* [KR]

Molekulare Verbindung aus Estradiol und dem bifunktionellen alkylierenden Zytostatikum Norstickstofflost. Nach oraler Aufnahme rasche Abspaltung von Phosphat zum wirksamen Estramustin, aber nur geringe Freisetzung von Norstickstofflost im Blut. Vermutlich deshalb wenig myelosuppressiv. Wird zur palliativen Behandlung des Prostatakarzinoms eingesetzt, das gegen Östrogentherapie refraktär geworden ist. Ansprechquote 25%, Remissionsdauer 3–36 Monate. Orale Bioverfügbarkeit 75%, Halbwertszeit 80 min, Metabolit 15 h.

**Ind.:** Prostatakarzinom.

**UW:** Lokale Thrombophlebitiden. Kurzdauernde Schmerzen oder Missempfinden (Hitzegefühl) im Bereich des Peritoneums und der Prostata. Gastrointestinale Störungen, Übelkeit, Erbrechen, selten Durchfall zu Beginn der Therapie. In einzelnen Fällen Thrombopenie, Leukopenie und Beeinträchtigung der Leberfunktion. Über allergische Reaktionen wie Hautausschlag, Juckreiz, Quincke-Ödem wurde vereinzelt berichtet. Bedingt durch den Estradiolanteil Ödeme, Gynäkomastie, pektanginöse Beschwerden und thromboembolische Komplikationen. Libido und Potenz können vermindert sein.

**Dosis:** Initial 300–450 mg/d i.v. über 5–10 Tage, anschließend Weiterbehandlung mit 3-mal 280 mg oral/d 1 h vor den Mahlzeiten für 4 Wochen. Bei erfolgreicher Therapie Fortsetzung mit Erhaltungstherapie 2- bis 3-mal 280 mg oral/d.

**Estracyt**® (Pfizer)
50 Kps. 140 mg (N2) .......... (FB 132,84) 132,84
100 Kps. 140 mg (N3) .......... (FB 243,26) 243,26
10 Inj.Fl. 300 mg + 10 Lsg.Amp. (N2) .......... 216,43

## Estriol *Rp* [US]

Natürliches Östrogen, das als Hauptmetabolit des Estradiols (s. dort) in der Leber gebildet wird. Estriol hat nur 10% der biologischen Aktivität des Estradiols. Es wird bei Östrogenmangel vor allem für die Lokaltherapie der urogenitalen Atrophie in der Menopause eingesetzt, da es bevorzugt auf Vulva, Cervix und Vagina wirkt, aber keinen nennenswerten Einfluss auf das Endometrium hat und deshalb seltener zu uterinen Blutungen führt. Zyklusgerechter Aufbau der Vaginalschleimhaut in 3–4 Wochen mit 0,5 mg Estriol tgl. als Vaginalsuppositorium. Estriol wirkt schwächer als natürliche konjugierte Östrogene auf typische klimakterische Beschwerden wie Hitzewallungen und Stimmungslabilität. Nicht wirksam zur Osteoporoseprophylaxe.
Estriol wird nach lokaler Gabe rasch resorbiert. Nach 0,5 mg vaginal ist der Plasmaspiegel in der Postmenopause 5fach erhöht. Ein ähnlicher Anstieg wird erst nach 6 mg Estriol oral erreicht. Halbwertszeit 30–60 min. Nach Glukuronidierung und Sulfatierung in der Leber werden die unwirksamen Konjugate über Niere (60%) und Galle ausgeschieden.

**Ind.:** Durch Östrogenmangel bedingte Kolpitis, Kraurosis vulvae, Pruritus vaginae, Dyspareunie; klimakterische Beschwerden.

**Kontraind.:** Mamma- und Uteruskarzinom, präkanzeröse Veränderungen, Endometriose, genitale Blutungen unklarer Genese, Herzinfarkt, Schlaganfall, Venenentzündungen, Immobilisation, Porphyrie, Schwangerschaft, Schwangerschaftsikterus in der Anamnese, Leberadenom, Fettstoffwechselstörungen, Otosklerose, Operationen. Relativ: Epilepsie, Migräne, Hypertonie, Mastopathie, Herpes gestationis, Uterus myomatosus, Cholelithiasis.

**UW:** Brustspannungen, zervikaler Fluor, uterine Blutungen, Ödeme, Gewichtszunahme, Übelkeit, Erbrechen.

**Dosis:** Lokal: Initial 0,5–1 mg 1-mal tgl. abends als Vaginalsupp., Ovulum oder Vaginalcreme für 1–2 Wochen. Anschließend 2- bis 3-mal wöchentlich. Oral: 2–4 mg/d abends, nach spätestens 2 Monaten 1–2 mg/d.

**OeKolp**®**-Tabletten** (Kade)
30 Tbl. 2 mg (N1) .......... (FB 14,26) 14,24
60 Tbl. 2 mg (N2) .......... (FB 18,83) 18,82
90 Tbl. 2 mg (N3) .......... (FB 23,36) 23,35

**OeKolp**® **Vaginal** (Kade)
25 g Creme 1 mg/g (N1) .......... (FB 14,35) 14,34
50 g Creme 1 mg/g (N2) .......... (FB 14,78) 14,76
10 Supp. 0,03 mg (N1) .......... (FB 12,34) 12,33

20 Supp. 0,03 mg (N2) .............................(FB 12,60) 12,59
10 Supp. 0,03 mg (N1) + 15 g Creme (N1) (Kombipack.) (FB 14,07) 14,06
10 Supp. forte 0,5 mg (N1).........................(FB 13,49) 13,48
20 Supp. forte 0,5 mg (N2).........................(FB 13,79) 13,78
10 Supp. forte 0,5 mg (N1) + 15 g Creme (N1)
(Kombipack.) ......................................(FB 14,23) 14,22
10 Ovula 0,03 mg (N1) ..............................(FB 12,34) 12,33
20 Ovula 0,03 mg N2) ...............................(FB 12,60) 12,59
10 Ovula forte 0,5 mg (N1).........................(FB 13,49) 13,48
20 Ovula forte 0,5 mg (N2).........................(FB 13,79) 13,78

**Ovestin® Creme/Ovula** (Organon)
50 g Creme (1 mg/g) (N2)...........................(FB 14,78) 14,78
7 Ovula 0,5 mg Zytopack. (N1)......................(FB 13,33) *13,40*
15 Ovula 0,5 mg (N2) ..............................(FB 13,68) *13,72*

**Ovestin® Tabletten** (Organon)
30 Tbl. 1 mg (N1) .................................(FB 14,23) 14,23
60 Tbl. 1 mg (N2) .................................(FB 18,75) 18,75
90 Tbl. 1 mg (N3) .................................(FB 23,27) 23,27

## Etanercept *Rp* [GG] 2000 A

TNFα-Rezeptorantagonist, der als sogenanntes „Biological" zur Therapie der rheumatoiden Arthritis eingesetzt wird. Etanercept ist ein rekombinant hergestelltes Fusionsprotein (934 Aminosäuren) bestehend aus dem extrazellulären, ligandenbindenden Teil des humanen p75-TNF-Rezeptors und dem Fc-Anteil von humanem IgG1. Das Protein bindet TNFα und verhindert somit, dass dieses an seine Rezeptoren binden kann. Halbwertszeit 100–150 h.

**Ind.:** Aktive rheumatoide Arthritis, wenn Ansprechen auf andere Remissionsinduktoren (inkl. Methotrexat) unzureichend ist. Morbus Crohn.

**Kontraind.:** Sepsis oder Risiko einer Sepsis, manifeste Infektionen, insbesondere Tuberkulose. Herzinsuffizienz.

**UW:** Reaktionen an der Einstichstelle (Schmerz, Schwellung, Juckreiz), leichte bis mäßig schwere Infektionen des oberen Respirationstraktes (Rhinitis, Pharyngitis, Husten), Bildung antinukleärer Antikörper (10%) mit unbekannter Konsequenz.

**WW:** nicht bekannt.

**Dosis:** 25 mg s.c. 2-mal wöchentlich.

**Enbrel®** (Wyeth)
4 Durchstechfl. 25 mg + 4 Fertigspr. 1 ml Lsgmittel (N2) ........ 900,43
8 Durchstechfl. 25 mg + 8 Fertigspr. 1 ml Lsgmittel (N2) ....... 1776,62
24 Durchstechfl. 25 mg + 24 Fertigspr. 1 ml Lsgmittel (N3) ..... 5139,03

## Ethacridin [HK]

Antiseptikum, das zur Behandlung von Wundinfektionen und infizierten Hautulzera insbesondere bei venös bedingtem Ulcus cruris angewandt wird. Führt infolge lokaler allergischer Reaktionen jedoch häufig zu Exazerbationen und generalisierten ekzematösen Reaktionen. Wird außerdem als Darmantiseptikum eingesetzt. Kontrollierte Untersuchungen über die Wirksamkeit bei der infektiösen Diarrhö fehlen.

**Anw.:** Lokale desinfizierende Therapie. Akute und chronische Gastroenteritis, unspezifische Diarrhö.

**Dosis:** *Lokale Therapie*: Lsg. 0,025–0,1%, Salbe 0,2–1%. *Gastroenteritis, Diarrhö*: Erw. 3-mal 200 mg/d, Kdr. von 5–10 J. 3- bis 4-mal 100 mg/d, Kdr. von 2–5 J. 3- bis 4-mal 50 mg/d.

**Metifex®** (Cassella-med)
20 Drg. 200 mg (N1) ........................................ 7,60
50 Drg. 200 mg (N2) ........................................ 17,10

**Rivanol®** (Chinosol)
5 Tbl. 0,1 g (N1) .......................................... 5,30
10 Tbl. 0,1 g (N2) ......................................... 6,25
20 Tbl. 0,1 g (N3) ......................................... 7,30
5 Tbl. 1 g (N1)............................................. 12,60
10 Tbl. 1 g (N2)............................................ 19,00
20 Tbl. 1 g (N3)............................................ 29,71
10 g Subst. f. Rezepturen .................................. 16,75
25 g Subst. f. Rezepturen .................................. 30,62
25 g Salbe 2 mg/g (N1)...................................... 6,95
50 g Salbe 2 mg/g (N2)...................................... 10,10
100 ml Lsg. 0,1% (N1)....................................... 5,00
300 ml Lsg. 0,1% (N2)....................................... 6,90
500 ml Lsg. 0,1% (N3)....................................... 8,20
1000 ml Lsg. 0,1% (N3)...................................... 11,00

## Ethambutol *Rp* [WS]

Bakteriostatisches Antituberkulotikum, das als Mittel der ersten Wahl zusammen mit Isoniazid, Rifampicin und Pyrazinamid in der Chemotherapie der Tuberkulose (s. dort) eingesetzt wird. Bei Monotherapie mit Ethambutol entwickelt Mycobacterium tuberculosis rasch Resistenz. Primärresistenzen werden in ca. 4% beobachtet. Es wirkt synergistisch mit Isoniazid und Rifampicin, wahrscheinlich durch Erhöhung der Zellwandpermeabilität. Keine Kreuzresistenz zu anderen Antituberkulotika.

Ethambutol ist zu ca. 80% oral bioverfügbar. Maximale Plasmaspiegel werden nach 2–4 h erreicht, Halbwertszeit 3–4 h. 50% werden unverändert und bis zu 15% als inaktive Metabolite renal eliminiert. 20% werden unverändert mit den Fäzes ausgeschieden. Ethambutol verteilt sich in die meisten Gewebe einschließlich Lunge, Nieren und Erythrozyten. Bei tuberkulöser Meningitis diffundiert es in den Liquor cerebrospinalis.

**Ind.:** Kombinationstherapie der Tuberkulose.

**Kontraind.:** Neuritis nervi optici, Optikusatrophie. Augenärztliche Untersuchung vor Therapiebeginn und regelmäßig alle 4 Wochen während der Therapie. Kdr. unter 6 J. sollen kein Ethambutol erhalten.

**UW:** Dosisabhängige retrobulbäre Neuritis mit Störung des Rot-Grün-Sehens, Visusschwäche, Gesichtsfeldausfälle und Optikusatrophie, bei Dosen unter 15 mg/kg tgl. seltener. Bei frühzeitigem Ab-

setzen normalerweise langsam reversibel (Monate, sehr selten irreversible Sehstörungen). Selten periphere Neuritiden und zentralnervöse Störungen wie Kopfschmerzen, Schwindel, Konfusion und Halluzinationen, Harnsäureanstieg mit Gichtanfällen, allergische Exantheme, reversible Leberfunktionsstörungen, Metallgeschmack, Übelkeit, Bauchschmerzen.
**Dosis:** Bei der Kombinationstherapie initial für 2–3 Monate tgl. 25 mg/kg oral. Dosisreduktion bei eingeschränkter Nierenfunktion auf 15 mg/kg alle 36 h bei einer Kreatininclearance von 10–50 ml/min und 15 mg/kg alle 48 h bei einer Kreatininclearance unter 10 ml/min. Bei i.m.- oder i.v.-Applikation gleiche Dosierung wie oral.

**Myambutol**® (Riemser)
10 Amp. 400 mg/4 ml (N2)........ 24,53
5 Amp. 1000 mg/10 ml (N2)........ 27,03
50 Tbl. 100 mg (N2)........ (FB 14,96) 14,96
100 Tbl. 100 mg (N3)........ (FB 19,51) 19,51
50 Tbl. 400 mg (N2)........ (FB 26,27) 26,22
100 Tbl. 400 mg (N3)........ (FB 40,23) 39,90

## Ethanol [GK]

**Antidot** zur Behandlung von Intoxikationen mit Methanol und Ethylenglykol bis zur Verfügbarkeit von Fomepizol als Hemmstoff der Alkoholdehydrogenase Ethanol hemmt die Oxidation von Methanol durch die Alkoholdehydrogenase als kompetitives Substrat, da Ethanol eine 100fach höhere Affinität zu dem Enzym hat. Dadurch wird die Bildung der toxischen Metaboliten Formaldehyd und Ameisensäure reduziert. Einstellung einer Blutalkoholkonzentration um 1‰. Außerhalb der Klinik evtl. notfallmäßig Gabe von 40%igem Ethanol (Weinbrand), etwa 1 Glas mit 100 ml oral.
Beim **Alkoholentzugssyndrom** ist Ethanol wegen der atemdepressiven Wirkung und der geringen therapeutische Breite *ungeeignet*, obwohl er gelegentlich noch dafür empfohlen wird (auch von der Herstellerfirma des unten genannten Fertigarzneimittels für die systemische Anwendung). Bei leichten vegetativen Entzugssymptomen wirkt Ethanol, ist aber wegen seiner Lebertoxizität und aus psychologischen Gründen abzulehnen. Beim voll entwickelten Delirium ist Ethanol unwirksam.
**Desinfektionsmittel** für die Haut vor Injektion oder Venenpunktion mit einer Konzentration von 70%. Für Desinfektion von Instrumenten wegen geringer Wirkung auf Bakteriensporen ungeeignet.
**Ind.:** Methanol- und Ethylenglykolintoxikation. Lokal Haut- und Händedesinfektion.
**Kontraind.:** Leberfunktionsstörungen, Schock, Schädel-Hirn-Trauma, metabolische Azidosen. Lokal Schleimhautdesinfektion.
**Dosis:** *Antidot*: Initial 0,75 ml Ethanol/kg, d. h. beim Erw. ca. 50 ml, als i.v.-Infusion in 500 ml 5% Glucoselösung. Initialdosis 5–8 ml/kg der 10%igen Lösung, anschließend Infusion von 1–1,5 ml/kg pro Stunde unter Messung des Ethanolspiegels.
*Hautdesinfektion*: Haut vollständig benetzen und 15–30 sec einwirken lassen, an talgdrüsenreicher Haut mindestens 10 min.
*Händedesinfektion*: Hygienische 3 ml 30 sec, chirurgische 5–10 ml 3 min an Händen und Unterarmen einreiben.

**Alkohol-Konzentrat 95% Braun** (Braun Melsungen)
10 Amp. 20 ml 95% (N3)........ 42,99

**Amphisept E** (Bode)
100 ml Flasche 99% ........ 3,08
500 ml Flasche 99%........ 8,39
1000 ml Flasche 99% ........ 14,91
5000 ml Flasche 99% ........ 69,05

## Ethinylestradiol *Rp* [US]

Potentes, oral wirksames Östrogen mit ähnlichen Wirkungen wie natürliches Estradiol (s. dort). Die 17α-Ethinylgruppe erhöht Wirkungsstärke und orale Bioverfügbarkeit durch Verzögerung des Abbaus in der Leber. Nach schneller und kompletter Resorption findet nur ein geringer First-Pass-Metabolismus statt, Halbwertszeit 24 h. Ethinylestradiol ist die wichtigste Östrogenkomponente in hormonalen Kontrazeptiva.
**Ind.:** Endometriumproliferation bei primärer und sekundärer Amenorrhö, dysfunktionelle Blutungen infolge Östrogenmangels.
**Kontraind., UW, WW:** s. Estradiol.
**Dosis:** 25–50 µg/d mit entsprechenden einnahmefreien Intervallen, im Allgemeinen in Kombination mit Gestagenen.

**Ethinylestradiol Jenapharm**® (Jenapharm)
21 Drg. 25 µg (N1)........ 11,63
63 Drg. (3× 21) 25 µg (N3)........ 15,94

## Ethinylestradiol + Chlormadinon *Rp* [US]

Östrogen-Gestagenkombination zur hormonalen Kontrazeption mit gestagenbetonter und antiandrogener Wirkung (s. Ethinylestradiol, Chlormadinon).
**Ind.:** Hormonale Kontrazeption, wenn gleichzeitig Akne, Seborrhö, androgenetischer Alopezie oder Hirsutismus besteht.
**Kontraind., UW, WW:** s. Kontrazeption.

**Belara**® (Grünenthal)
**Best.:** 1 Filmtbl. enth.: Ethinylestradiol 0,03 mg, Chlormadinonacetat 2 mg.
**Dosis:** 1 Tbl./d oral für 21 Tage, anschließend 7 Tage Pause und dann wieder 21 Tage 1 Tbl./d.
21 Tbl. (N1)........ 16,09
63 Tbl. (3× 21) (N2)........ 28,70
126 Tbl. (6× 21) (N3)........ 46,64

**Neo-Eunomin**® (Grünenthal)
Zweiphasenpräparat.

**Best.:** 1 Filmtbl. (11 beige/11 ocker) enth.: Ethinylestradiol 0,05 mg/0,05 mg, Chlormadinonacetat 1 mg/2 mg.
**Dosis:** Im ersten Zyklus 1 Tbl. tgl. ab 1. Blutungstag für 22 Tage, anschließend 6 Tage Pause und dann wieder 22 Tage 1 Tbl./d.

22 Filmtbl. (N1) ........ 16,25
66 Filmtbl. (3× 22) (N2) ........ 29,36
132 Filmtbl. (6× 22) (N3) ........ 53,56

## Ethinylestradiol + Cyproteron *Rp* [US]

Östrogen-Gestagenkombination mit dem Antiandrogen Cyproteron, das zusätzliche gestagene Eigenschaften hat (s. Ethinylestradiol, Cyproteron). Die Kombination bewirkt gleichzeitig eine hormonale Kontrazeption.
**Ind.:** Ausgeprägte Akneformen (Acne papulopustulosa, Acne nodulocystica) mit der Gefahr einer Narbenbildung, leichtere Formen von Hirsutismus und androgenetischer Alopezie.
**Kontraind., UW, WW:** s. Cyproteron, Ethinylestradiol, Kontrazeption.

**Diane®-35** (Schering)
**Best.:** 1 Drg. enth.: Cyproteronacetat 2 mg, Ethinylestradiol 0,035 mg.
**Dosis:** Beginn 1 Drg./d vom 1.–21. Zyklustag, dann 7 d Pause.

21 Drg. (N1) ........ 16,25
63 Drg. (3mal 21) (N3) ........ 29,36
126 Drg. (6mal 21) ........ 53,56

## Ethinylestradiol + Desogestrel *Rp* [US]

Östrogen-Gestagenkombination zur hormonalen Kontrazeption mit niedrigem Östrogengehalt (s. Ethinylestradiol, Desogestrel). Nach Einnahme Desogestrel-haltiger Kontrazeptiva traten Beinvenenthrombosen und Lungenembolien 2-mal häufiger als nach anderen Kontrazeptiva auf.
**Ind.:** Kontrazeption.
**Kontraind., UW, WW:** s. Kontrazeption.

**Biviol®** (Organon)
Zweiphasenpräparat.
**Best.:** 1 Filmtbl. (7 blaue, 15 weiße) enth.: Ethinylestradiol 0,040 mg/0,030 mg, Desogestrel 0,025 mg/0,125 mg.
**Dosis:** Im ersten Zyklus ab 1. Blutungstag tgl. 7 Tage 1 blaue Tbl., dann 15 Tage 1 weiße Tbl., anschließend 7 Tage Pause und dann wieder neue Packung.

22 Tbl. (N1) ........ 15,95
66 Tbl. (3× 22) (N2) ........ 29,45
132 Tbl. (6× 22) (N3) ........ 47,95

**Desmin®** (Grünenthal)
**Best.:** 1 Tbl. enth.: Desogestrel 0,15 mg, Ethinylestradiol 0,02 mg/0,03 mg.
**Dosis:** Ab 1. Zyklustag 1 Tbl./d für 21 Tage, anschließend 7 Tage Pause und dann wieder 21 Tage 1 Tbl./d.

21 Tbl. 20 µg (N1) ........ 13,94
63 Tbl. 20 µg (3× 21) (N2) ........ 22,11
126 Tbl. 20 µg (6× 21) (N3) ........ 39,22
21 Tbl. 30 µg (N1) ........ 13,94
63 Tbl. 30 µg (3× 21) (N2) ........ 22,11
126 Tbl. 30 µg (6× 21) (N3) ........ 39,22

**Lamuna®** (Hexal)
**Best.:** 1 Tbl. enth.: Desogestrel 0,15 mg, Ethinylestradiol 0,02 mg/0,03 mg.
**Dosis:** Ab 1. Zyklustag 1 Tbl./d für 21 Tage, anschließend 7 Tage Pause und dann wieder 21 Tage 1 Tbl./d.

21 Tbl. 20 µg (N1) ........ 13,51
63 Tbl. (3× 21) 20 µg (N2) ........ 20,67
21 Tbl. 30 µg (N1) ........ 13,51
63 Tbl. (3× 21) 30 µg (N2) ........ 20,67

**Novial®** (Organon)
Dreiphasenpräparat.
**Best.:** 1 Filmtbl. (7 gelbe, 7 rote, 7 weiße) enth.: Ethinylestradiol 0,035 mg/0,030 mg/0,030mg, Desogestrel 0,05 mg/0,100 mg/0,150 mg.
**Dosis:** Im ersten Zyklus ab 1. Blutungstag tgl. 7 Tage 1 gelbe Tbl., dann 7 Tage 1 rote Tbl., dann 7 Tage 1 weiße Tbl., anschließend 7 Tage Pause und dann wieder neue Packung.

21 Tbl. (N1) ........ 13,80
63 Tbl. (3× 21) (N2) ........ 23,39
126 Tbl. (6× 21) (N3) ........ 36,95

## Ethinylestradiol + Dienogest *Rp* [US]

Östrogen-Gestagenkombination zur hormonalen Kontrazeption aus der Gruppe der Einphasenpräparate. Das Gestagen Dienogest ist ein 19-Nortestosteronderivat mit antiandrogener Aktivität und einer Halbwertszeit von 11 h.
**Ind.:** Kontrazeption, insbesondere bei Frauen mit Akne, Seborrhö, Hirsutismus und androgenetischer Alopezie.
**Kontraind., UW:** s. Kontrazeption.
**Dosis:** Im ersten Zyklus 1 Drg. tgl. ab 1. Blutungstag für 21 Tage, anschließend 7 Tage Pause und dann wieder 21 Tage 1 Drg./d.

**Valette®** (Jenapharm)
**Best.:** 1 Drg. enth.: Ethinylestradiol 0,03 mg, Dienogest 2 mg.

21 Drg. (N1) ........ 15,78
63 Drg. (3× 21) (N3) ........ 27,78
126 Drg. (6× 21) ........ 45,82

## Ethinylestradiol + Drospirenon *Rp* [US] 2000 C

Östrogen-Gestagenkombination zur hormonalen Kontrazeption aus der Gruppe der Einphasenpräparate. Drospirenon ist ein Gestagen, das als Strukturanalogon von Spironolacton zusätzlich aldosteronantagonistische und antiandrogene Eigenschaften hat. Ein ähnliches Wirkprofil hat das 1987 eingeführte Gestoden. Drospirenon wirkt leicht natriuretisch und soll dadurch der Estrogen-induzierten Natrium- und Wasserretention sowie der damit verbundenen Gewichtszunahme entgegenwirken, die

häufig unter hormonalen Kontrazeptiva beobachtet wird. Orale Bioverfügbarkeit 80%, weitgehende Metabolisierung. Halbwertszeit 27 h.
**Ind.:** Hormonale Kontrazeption.
**Kontraind., UW, WW:** s. Kontrazeption.
**Dosis:** Im ersten Zyklus 1 Drg. tgl. ab 1. Blutungstag für 21 Tage, anschließend 7 Tage Pause und dann wieder 21 Tage 1 Drg./d.

**Petibelle**® (Jenapharm)
**Best.:** 1 Tbl. enth.: Ethinylestradiol 0,03 mg, Drospirenon 3 mg.

21 Filmtbl. (N1) ........ 16,83
63 Filmtbl. (3× 21) (N2) ........ 32,21
126 Filmtbl. (6× 21) (N3) ........ 54,61

**Yasmin**® (Schering)
**Best.:** 1 Tbl. enth.: Ethinylestradiol 0,03 mg, Drospirenon 3 mg.

21 Filmtbl. (N1) ........ 16,83
63 Filmtbl. (3× 21) (N3) ........ 32,21

## Ethinylestradiol + Levonorgestrel *Rp* [US]

Östrogen-Gestagenkombination zur hormonalen Kontrazeption aus der Gruppe der Einphasenpräparate mit gestagenbetonter Wirkung. Bei Leios® und Miranova® ist der Östrogenanteil niedrig dosiert (0,02 mg/d).
**Ind.:** Kontrazeption.
**Kontraind., UW:** s. Kontrazeption.
**Dosis:** Im ersten Zyklus 1 Drg. tgl. ab 1. Blutungstag für 21 Tage, anschließend 7 Tage Pause und dann wieder 21 Tage 1 Drg./d.

**Femigoa**® (Wyeth)
**Best.:** 1 Drg. enth.: Ethinylestradiol 0,03 mg, Levonorgestrel 0,15 mg.

21 Drg. (N1) ........ 13,33
63 Drg. (3× 21) (N2) ........ 21,25
126 Drg. (6× 21) (N3) ........ 33,33

**Leios**® (Wyeth)
**Best.:** 1 Drg. enth.: Ethinylestradiol 0,02 mg, Levonorgestrel 0,100 mg.

21 Drg. (N1) ........ 15,60
63 Drg. (3× 21) (N2) ........ 27,18
126 Drg. (6× 21) (N3) ........ 44,80

**Microgynon**® (Schering)
**Best.:** 1 Drg. enth.: Ethinylestradiol 0,03 mg, Levonorgestrel 0,15 mg.

21 Drg. (N1) ........ 13,42
63 Drg. (3× 21) (N2) ........ 20,28
126 Drg. (6× 21) (N3) ........ 30,51

**Minisiston**® (Jenapharm)
**Best.:** 1 Drg. enth.: Ethinylestradiol 0,03 mg, Levonorgestrel 0,125 mg.

21 Drg. (N1) ........ 13,36
63 Drg. (3× 21) (N2) ........ 20,13
126 Drg. (6× 21) (N3) ........ 30,46

**Miranova**® (Schering)
**Best.:** 1 Drg. enth.: Ethinylestradiol 0,02 mg, Levonorgestrel 0,100 mg.

21 Drg. (N1) ........ 15,72
63 Drg. (3× 21) (N2) ........ 27,21
126 Drg. (6× 21) (N3) ........ 44,68

**MonoStep**® (Schering)
**Best.:** 1 Drg. enth.: Ethinylestradiol 0,03 mg, Levonorgestrel 0,125 mg.

21 Drg. (N1) ........ 13,36
63 Drg. (3× 21) (N2) ........ 20,13

**Trigoa**® (Wyeth)
Dreiphasenpräparat.
**Best.:** 1 Drg. (6 hellbraune, 5 weiße, 10 ocker) enth.: Ethinylestradiol 0,03 mg/ 0,04 mg/0,03 mg, Levonorgestrel 0,05 mg/0,75 mg/0,125 mg.
**Dosis:** Im ersten Zyklus ab 1. Blutungstag tgl. 6 Tage 1 hellbraunes Drg., dann 5 Tage 1 weißes Drg., dann 10 Tage 1 ocker Drg., anschließend 7 Tage Pause und dann wieder neue Packung.

21 Drg. (N1) ........ 13,33
63 Drg. (3× 21) (N2) ........ 21,25
126 Drg. (6× 21) (N3) ........ 33,33

## Ethinylestradiol + Norelgestromin *Rp* [US] 2003 **B/C**

Östrogen-Gestagenkombination zur transdermalen hormonalen Kontrazeption aus der Gruppe der Einphasenpräparate. Das Gestagen Norelgestromin (17-Desacetylnorgestimat) ist der primäre aktive Metabolit von Norgestimat, das als Gestagenkomponente in oralen Kontrazeptiva enthalten ist (s. Ethinylestradiol + Norgestimat). Das Kombinationspräparat Evra® enthält 6 mg Norelgestromin und 600 µg Ethinylestradiol in einem 20 cm³ großen Pflaster für eine siebentägige Anwendung und gibt täglich 150 µg Norelgestromin und 20 µg Ethinylestradiol ab. Beide Komponenten erreichen 48 h nach Aufkleben des Pflasters maximale Serumspiegel, die während der gesamten Applikationsdauer von 7 Tage kaum abfallen und auch nach Anwendung eines weiteren Pflasters in der 2. und 3. Zykluswoche nur geringfügig ansteigen. Bei der hepatischen Metabolisierung entsteht aus Norelgestromin unter anderem Norgestrel als aktiver Metabolit. Nach Entfernung des Pflasters werden Norelgestromin und Ethinylestradiol mit einer Halbwertszeit von 28 h bzw. 17 h eliminiert. Das Pflaster erzielt konstantere Hormonspiegel als die tägliche orale Einnahme und wird nicht durch gastrointestinale Störungen beeinträchtigt. Im Gegensatz zu injizierbaren Präparaten oder Implantaten ist das Pflaster jederzeit reversibel. Bei 5% der Frauen löste sich das Pflaster vorzeitig ab, bei übergewichtigen Frauen (>90 kg) ist die kontrazeptive Sicherheit erheblich geringer (Pearl-Index 10,89). Trotz theoretischer Vorteile sind Compliance, Sicherheit und Verträglichkeit nicht besser als bei oralen Präparaten.

**Ind.:** Transdermale hormonale Kontrazeption.

**Kontraind., UW, WW:** s. Kontrazeption.

**Dosis:** 1 Pflaster 1-mal/Woche an Tag 1, 8 und 15 des Zyklus aufkleben. Nach der pflasterfreien Woche am nächsten Tag einen neuen Kontrazeptionszyklus beginnen.

**Evra**® (Janssen-Cilag)
**Best.:** 1 Pflaster enth.: 6 mg Norelgestromin, 600 μg Ethinylestradiol, Abgaberate 150 μg bzw. 20 μg/24 h.

3 Pflaster transdermal (150 μg/20 μg) ........ 19,36
9 Pflaster transdermal (150 μg/20 μg) ........ 38,43

## Ethinylestradiol + Norgestimat *Rp* [US]

Östrogen-Gestagenkombination zur hormonalen Kontrazeption aus der Gruppe der Einphasenpräparate. Nach Einnahme Norgestimat-haltiger Kontrazeptiva traten Beinvenenthrombosen und Lungenembolien 2-mal häufiger als nach anderen Kontrazeptiva auf.

**Ind.:** Kontrazeption.

**Kontraind., UW:** s. Kontrazeption.

**Dosis:** Im ersten Zyklus 1 Tbl. tgl. ab 1. Blutungstag für 21 Tage, dann 7 Tage Pause und anschließend wieder 21 Tage 1 Tbl./d.

**Cilest**® (Janssen-Cilag)
**Best.:** 1 Tbl. enth.: Ethinylestradiol 0,035 mg, Norgestimat 0,250mg.

21 Tbl. (N1) ........ 13,90
63 Tbl. (3× 21) (N3) ........ 20,75
126 Tbl. (6× 21) ........ 30,35

## Ethosuximid *Rp* [ES]

Antiepileptikum aus der Gruppe der Succinimide. Mittel der Wahl bei Absencen mit einer Erfolgsquote von 75–90%, Anfallsfreiheit bei 50%. Gelegentlich auch wirksam bei myoklonischen und atonischen Anfällen. Unwirksam bei fokalen Anfällen und Grand-mal-Anfällen. Bioverfügbarkeit fast 100%, maximale Plasmaspiegel nach 1–4 h, therapeutische Plasmaspiegel 40–100 μg/ml. Halbwertszeit bei Erw. ca. 60 h, bei Kdr. ca. 30 h.

**Ind.:** Absencen.

**Kontraind.:** Alkohol und krampfprovozierender Mittel vermeiden. Vorsicht in Schwangerschaft, Stillzeit.

**UW:** Am häufigsten gastrointestinale Störungen mit Appetitlosigkeit, Übelkeit, Erbrechen und zentralnervöse Veränderungen wie Kopfschmerzen, Schlafstörungen, Sedation, selten Parkinson-ähnliche Symptomatik, Verhaltensänderungen bis zu psychotischen Symptomen. Weiterhin Hautreaktionen und Blutbildveränderungen mit Leukopenie bis zur aplastischen Anämie. Daher regelmäßige Urin- und Blutbildkontrollen, anfangs alle 4 Wochen, später alle 8–12 Wochen. Ob Grand-mal-Anfälle provoziert werden, ist noch ungeklärt.

**WW:** Verminderung der Plasmaspiegel von Ethosuximid bei gleichzeitiger Gabe von Valproinsäure. Carbamazepin senkt die Ethosuximidplasmaspiegel.

**Dosis:** *Erw. und Kdr. ab 6 Jahre*: Initial 500 mg/d oral, danach wöchentlich um 250 mg steigern bis ausreichende Anfallskontrolle erreicht ist oder UW auftreten. Erhaltungsdosis 20–40 mg/kg.
*Kdr. 3–6 Jahre*: Initial 250 mg/d mit gleichen Dosissteigerungen wie bei Erw., Erhaltungsdosis 20–30 mg/kg.

**Petnidan**® (Desitin)

50 Kps. 250 mg (N1) ........ 26,96
100 Kps. 250 mg (N2) ........ 40,41
200 Kps. 250 mg (N3) ........ 69,47
250 ml Saft (250 mg/5 ml) (N2) ........ 27,64

## Etidronsäure *Rp* [US] 1982 A

Etidronsäure gehört zur Gruppe der Bisphosphonate (s. dort). Im Gegensatz zu Clodronsäure und Pamidronsäure hemmt Etidronsäure zusätzlich die Knochenmineralisation. Sie ist damit besonders für die Behandlung des erhöhten Knochenumbaus beim Morbus Paget geeignet, hat aber auch ein höheres Osteomalazierisiko. Die orale Bioverfügbarkeit beträgt 1–6%, die Halbwertszeit im Plasma 6 h, im Knochen über 90 Tage.

**Ind.:** Morbus Paget, heterotope Ossifikationen, manifeste Osteoporose.

**Kontraind.:** Schwere akute gastrointestinale Entzündungen, Nierenfunktionsstörungen, Kdr. und Jugendliche im Wachstumsalter, Osteomalazie, frische Frakturen, Schwangerschaft, Stillzeit.

**UW:** Gastrointestinale Störungen, Gelenkschmerzen, Muskel- und Wadenkrämpfe, Kopfschmerzen. Initial können bei Morbus Paget verstärkte Knochenschmerzen auftreten. Sehr selten Leukopenie bis zur Panzytopenie. In höheren Dosen erhöhter Serumphosphatspiegel, erniedrigte alkalische Phosphatase und Hydroxyprolinausscheidung im Urin. Verzögerte Mineralisation von neugebildetem Knochengewebe. Alopezie, Muskelschmerzen, Glossitis, Hautausschläge, Quincke-Ödem, neuropsychiatrische Störungen, Urtikaria, Exazerbation von Asthma. Deshalb alle 4 Wochen Kontrollen von Leberfunktion, Blutbild, Nierenfunktion, Calcium, Phosphat und alkalischer Phosphatase im Serum.

**WW:** Resorptionsverminderung durch Calcium-, Magnesium- und Eisensalze.

**Dosis:** *Morbus Paget*: Tgl. 5 mg/kg oral für maximal 6 Monate, ggf. nach 3-monatigem Intervall wiederholen. *Heterotope Ossifikationen*: Tgl. 20 mg/kg oral für 4 Monate, bei posttraumatischen heterotopen Ossifikationen für 2 Wochen und anschließend tgl. 10 mg/kg für 10 Wochen. *Manifeste Osteoporose:* 1-mal 400 mg/d oral für 14 Tage alle 3 Monate.

**Didronel**® (Procter & Gamble)
28 Tbl. 200 mg (N2) .......... 68,37

**Etidronat Jenapharm**® (mibe, Jenapharm)
28 Tbl. 200 mg (N2) .......... 58,72
60 Tbl. 200 mg (N2) .......... 117,10

## Etilefrin [US]

Sympathomimetikum zur Blutdrucksteigerung mit überwiegender Wirkung auf Betarezeptoren und geringerer Wirkung auf Alpharezeptoren. Orale Bioverfügbarkeit 55%, Halbwertszeit 2,2 h. Orthostatische Beschwerden werden gebessert, der Nutzen ist jedoch fraglich.
**Anw.:** Asympathotone Hypotonie.
**Kontraind.:** Koronare Herzkrankheit, Tachyarrhythmien, Thyreotoxikose, Phäochromozytom, Engwinkelglaukom, Prostataadenom.
**UW:** Tachykardie, Angina pectoris.
**Dosis:** Oral 3-mal 5–10 mg/d, 1- bis 2-mal 25 mg/d (Depot Perlongetten). DDD 30 mg.

**Effortil**® (Boehringer Ingelheim)
5 Amp. (10 mg/1 ml) (N2) .......... 3,70
20 Tbl. 5 mg (N1) .......... (FB 2,20) *5,45*
50 Tbl. 5 mg (N2) .......... (FB 4,36) *8,65*
20 Kps. Depot Perlongetten 25 mg (N1) .......... (FB 5,42) *6,70*
50 Kps. Depot Perlongetten 25 mg (N2) .......... (FB 11,33) *12,91*
100 Kps. Depot Perlongetten 25 mg (N3) .......... (FB 19,81) *22,60*
15 ml Tropffl. 7,5 mg/ml (15 Tr.) (N1) .......... (FB 3,94) *5,45*
30 ml Tropffl. 7,5 mg/ml (15 Tr.) (N1) .......... (FB 6,60) *7,95*
50 ml Tropffl. 7,5 mg/ml (15 Tr.) (N2) .......... (FB 9,64) *11,75*
100 ml Tropffl. 7,5 mg/ml (15 Tr.) (N3) .......... (FB 16,12) *19,95*

**Thomasin**® (Apogepha)
50 Tbl. 10 mg (N2) .......... (FB 16,92) 13,24
100 Tbl. 10 mg (N3) .......... (FB 28,28) 22,49
20 Retardtbl. 25 mg (N1) .......... (FB 5,42) 5,42
50 Retardtbl. 25 mg (N2) .......... (FB 11,33) 11,33
100 Retardtbl. 25 mg (N3) .......... (FB 19,81) 19,81
20 ml Tr. 15 mg/g (30 Tr.) (N1) .......... (FB 18,95) 8,98
50 ml Tr. 15 mg/g (30 Tr.) (N2) .......... (FB 37,38) 18,04

## Etilefrin + Dihydroergotamin *Rp* [US]

Kombination zur Behandlung der asympathotonen Hypotonie. Venokonstriktorische Effekte von Dihydroergotamin und sympathomimetischen Wirkungen von Etilefrin sollen sich ergänzen, der Nutzen ist jedoch fraglich.
**Anw.:** Essentielle Hypotonie.
**Kontraind., UW, WW:** s. Dihydroergotamin, Etilefrin.

**Effortil**® **plus** (Boehringer Ingelheim)
**Best.:** 1 Retardkps./1 ml Lsg. (6 Hübe) enth.: Dihydroergotaminmesilat 2,5 mg/2 mg, Etilefrin-HCl 25 mg/10 mg.
**Dosis:** Tgl. 1 Retardkps. morgens, ggf. nachmittags 2. Kps. oder 3-mal 5 Hübe.
20 Retardkps. Perlongetten (N1) .......... 16,99
50 Retardkps. Perlongetten (N2) .......... 27,23
100 Retardkps. Perlongetten (N3) .......... 42,20
25 ml Lsg. (N1) .......... 19,28
50 ml Lsg. (N2) .......... 27,70
100 ml Lsg. (N3) .......... 43,81

## Etofenamat *Rp* [US]

Nichtsteroidales Antiphlogistikum aus der Gruppe der Anthranilsäurederivate. Etofenamat hemmt die Prostaglandinsynthese und hat qualitativ ähnliche Wirkungen wie Diclofenac (s. dort). Anthranilsäurederivate werden nur selten systemisch angewendet, weil das Nebenwirkungsrisiko höher als bei anderen nichtsteroidalen Antiphlogistika ist. Häufiger beschrieben werden schwere Diarrhöen, nephrotoxische Effekte mit Papillennekrose, Schockreaktionen und Knochenmarkdepression mit Anämie, Thrombozytopenie und Agranulozytose.
Etofenamat wird überwiegend für die lokale Therapie auf der Haut angewandt. Bioverfügbarkeit nach perkutaner Applikation ca. 20%, Synovial- und Plasmaspiegel 0,05–0,15 µg/ml nach 300 mg Etofenamatgel perkutan. Halbwertszeit 3,3 h.
**Anw.:** Extraartikuläre rheumatische Krankheiten, Prellungen, Verrenkungen, Verstauchungen.
**Kontraind.:** Allergien gegen Etofenamat, Flufenaminsäure und andere nichtsteroidale Antiphlogistika, Sgl., Schwangerschaft, Stillzeit.
**UW:** Hautreizungen.
**Dosis:** 3- bis 4-mal tgl. 5–10 cm langen Cremestrang oder fünfmarkstückgroße Menge der Lotio (1,65–3,3 g) auftragen und großflächig in die Haut einreiben. Injektion: 1-mal 1 g i.m.

**Rheumon**® (Tropon)
50 g Creme (100 mg/g) (N1) .......... (FB 5,73) 5,73
100 g Creme (100 mg/g) (N2) .......... (FB 9,77) 9,77
100 g Lotio (100 mg/g) (N2) .......... (FB 9,77) 9,77
1 Amp. i.m. (1 g/2 ml) (N1) .......... 11,14

## Etomidat *Rp* [ES]

Intravenöses Anästhetikum mit relativ großer therapeutischer Breite. Ein Vorteil von Etomidat ist die geringe Beeinträchtigung von Kreislauf und Atmung. Abnahme von Hirndurchblutung und Hirndruck um 35–50%, deshalb für die Neurochirurgie geeignet. Bewusstlosigkeit in 30–60 Sekunden nach i.v.-Gabe, Erwachen nach 6–12 min. Die Narkosedauer wird primär durch Umverteilung bestimmt. Hemmung der adrenalen Steroidsynthese (11β-Hydroxylase) mit Abnahme des Plasmacortisols über 4–6 h. Bei Nebennierenrindeninsuffizienz prophylaktische Cortisolsubstitution. Etomidat wird im

Plasma und in der Leber schnell inaktiviert, terminale Halbwertszeit 70–170 min.
**Ind.:** Kurznarkose, Narkoseeinleitung.
**Kontraind.:** Schwangerschaft, Neugeborene, Sgl. bis zu 6 Monaten. Vorsicht bei Nebenniereninsuffizienz.
**UW:** Venenschmerzen an Injektionsstelle, paravenöse oder intraarterielle Injektion unbedingt vermeiden. Muskelzuckungen, Dyskinesien, Singultus, Husten, Nausea, Erbrechen.
**WW:** Verstärkung zentraldepressorischer Wirkungen anderer Pharmaka, Verstärkung der Wirkung von Suxamethonium durch Hemmung des Abbaus.
**Dosis:** 0,15–0,30 mg/kg i.v. über 30–60 sec. Bei Erw. (70 kg) für eine Narkose nicht mehr als 80 mg verabreichen.

**Hypnomidate®** (Janssen-Cilag)
5 Amp. (20 mg/10 ml) (N1) .................................. 23,39

## Etonogestrel *Rp* [US] 2000 C

Gestagen aus der Gruppe der Nortestosteronderivate zur Implantation als langwirkendes hormonales Kontrazeptivum über einen Zeitraum von 3 Jahren. Etonogestrel ist der aktive Metabolit des Desogestrel (s. dort), das als Gestagenkomponente oraler Kontrazeptiva eingesetzt wird. Das Implantat (4 cm Länge, 2 mm Durchmesser) wird unter die Haut an der Innenseite des Oberarms mit einem Einwegsapplikator eingesetzt und enthält 68 mg Etonogestrel, von dem initial 60–70 µg/d und am Ende des dritten Jahres 25–30 µg/d freigesetzt werden. Ovulationshemmende Plasmaspiegel werden innerhalb eines Tages nach der Implantation erreicht. Nach der Freisetzung beträgt die Eliminationshalbwertszeit 25 h. Der kontrazeptive Effekt beruht primär auf einer Hemmung der hypophysären Luteotropinausschüttung, wodurch die Ovulation verhindert wird. Als zusätzliche Gestagenwirkung wird das Zervikalsekret visköser, wodurch die Passage von Spermien in die Gebärmutter erschwert wird. Die kontrazeptive Sicherheit des Implantats (Pearl-Index 0) ist höher als bei oralen Kontrazeptiva, weil Einnahmefehler ausgeschlossen sind. Wie bei anderen reinen Depotgestagenen kommt es aufgrund der verminderten ovariellen Östrogensynthese zu unregelmäßigen und meist schwachen Blutungen, die bei einem Drittel der Frauen Anlass für eine vorzeitige Entfernung des Implantats waren. Nach Explantation normalisierte sich der Menstruationszyklus innerhalb von 3 Monaten bei fast allen Patientinnen.
**Ind.:** Hormonale Langzeitkontrazeption.
**Kontraind., UW, WW:** s. Desogestrel.
**Dosis:** Insertion eines Implantats von 68 mg s.c. an der Innenseite des Oberarms für 3 Jahre, danach ggf. neues Implantat.

**Implanon®** (Organon)
1 Implantat 68 mg (N1) .................................. 193,80

## Etoposid *Rp* [KR] 1980 C

Zytostatikum aus der Gruppe der Podophyllinderivate. Etoposid interagiert mit DNA-Reparaturenzymen (Topoisomerase II) und führt so zu DNA-Strangbrüchen. Resorption nach oraler Gabe ca. 55%, geringe Passage der Blut-Hirn-Schranke, Elimination vorwiegend extrarenal. Halbwertszeit 11,5 h.
**Ind.:** Kleinzellige und nichtkleinzellige Bronchialkarzinome, Hodgkin-Lymphom, Non-Hodgkin-Lymphome, akute myeloische Leukämie, Hodentumoren, Ovarialkarzinom, Chorionkarzinom der Frau.
**Kontraind.:** s. Zytostatika.
**UW:** Dosislimitierend ist die Leukopenie und in geringerem Maße die Thrombozytopenie. Häufig Übelkeit, Erbrechen, Stomatitis, Diarrhö und Haarausfall (reversibel). Leberschäden, Hyperurikämie, Dermatitis, periphere Neuropathie, Störungen der Spermatogenese und Ovulation, Intimareizungen bei i.v.-Gabe, Immunsuppression.
**Dosis** (bei Kombinationstherapie): *Hodentumoren*: 50–100 mg/m² tgl. für 5 Tage als i.v.-Infusion in 30–60 min, Wiederholung alle 3–4 Wochen. Bei oraler Gabe doppelte Dosis.
*Bronchialkarzinome*: 35–50 mg/m² i.v. tgl. über 4–5 Tage, sonst wie oben.

**Vepesid®** (Bristol-Myers Squibb)
10 Inj.Fl. (100 mg/5 ml) (N2) .................................. 556,50
1 Inj.Fl. (500 mg/25 ml) (N1) .................................. 248,88
1 Inj.Fl. (1000 mg/50 ml) (N1) .................................. 481,85
20 Kps. 50 mg (N1) .................................. 508,81
50 Kps. 50 mg (N2) .................................. 1220,35
10 Kps. 100 mg (N1) .................................. 455,22

## Etoricoxib *Rp* [US] 2004 C

Nichtsteroidales Antiphlogistikum aus der Gruppe der COX-2-selektiven Inhibitoren (s. Celecoxib). Etoricoxib hemmt die COX-2 mit der bisher höchsten Selektivität von 106 im humanen Vollblutassay (s. *Tabelle 16.1*). Alle COX-2-Hemmer sollten nicht bei kardiovaskulären Risikopatienten eingesetzt werden. Etoricoxib hat eine nahezu vollständige orale Bioverfügbarkeit und erreicht maximale Plasmaspiegel nach etwa 1 h. Metabolisierung vor allem über CYP 3A4 zu großteils inaktiven Metaboliten und überwiegend hepatische Elimination mit einer Halbwertszeit von 22 h.
**Ind.:** Arthrose, rheumatoide Arthritis, akute Gichtarthritis
**Kontraind.:** Aktives peptisches Ulkus, gastrointestinale Blutung, Bronchospasmus, akute Rhinitis, angioneurotisches Ödem, Urtikaria oder allergische Reaktionen nach Acetylsalicylsäure oder nichtsteroidalen Antiphlogistika. Schwere Leber- und Nierenfunktionsstörungen, entzündliche Darmkrank-

heiten, schwere Herzinsuffizienz (NYHA III–IV). Patienten unter 16 Jahre, Schwangerschaft, Stillzeit.
**UW:** Wie herkömmliche nichtsteroidalen Antiphlogistika, aber keine Thrombozytenaggregationshemmung und eine verringerte Inzidenz gastrointestinaler Komplikationen.
**WW:** Verstärkung der Wirkung oraler Antikoagulanzien, Abschwächung von Diuretika und ACE-Hemmern, Einschränkung der Nierenfunktion bei Gabe von Ciclosporin und Tacrolimus, Erhöhung der Plasmaspiegel von Lithium, Methotrexat, Ethinylestradiol und Digoxin. Vorsicht bei Arzneimitteln, die durch Sulfotransferasen metabolisiert werden (z. B. Salbutamol, Minoxidil). Abnahme der Plasmaspiegel von Etoricoxib durch den CYP-Induktor Rifampicin.
**Dosis:** *Arthrose*: 60 mg 1-mal/d oral.
*Rheumatoide Arthritis*: 90 mg 1-mal/d oral.
*Akute Gichtarthritis*: 120 mg 1-mal/d oral.

**Arcoxia**® (MSD)

| | |
|---|---|
| 7 Filmtbl. 60 mg (N1) | 19,06 |
| 20 Filmtbl. 60 mg (N1) | 36,49 |
| 50 Filmtbl. 60 mg (N2) | 80,32 |
| 100 Filmtbl. 60 mg (N3) | 148,71 |
| 7 Filmtbl. 90 mg (N1) | 19,06 |
| 20 Filmtbl. 90 mg (N1) | 36,49 |
| 50 Filmtbl. 90 mg (N2) | 80,32 |
| 100 Filmtbl. 90 mg (N3) | 148,71 |
| 7 Filmtbl. 120 mg (N1) | 19,06 |
| 14 Filmtbl. 120 mg (N1) | 28,37 |
| 28 Filmtbl. 120 mg (N2) | 49,11 |

## Eukalyptusöl-Kombination [BL]

Kombination aus ätherischen Ölen als externes Expektorans. Vermutlich Placeboeffekte durch intensiven Geruch. Menthol kann bei Kdr. in Einzelfällen Apnoe und Kollaps auslösen.
**Anw.:** Bronchitis, Sinusitis.
**Kontraind.:** Asthma bronchiale, Keuchhusten. Bei Sgl. nicht im Gesicht auftragen.
**UW:** Reizungen von Haut und Schleimhaut, Bronchospasmus.

**Bronchoforton**® **Salbe** (Lichtenstein)
**Best.:** 100 g Salbe enth.: Eucalyptusöl 10 g, Fichtennadelöl 10 g, Pfefferminzöl 5 g.
**Dosis:** 2- bis 4-mal/d 3–5 cm langen Salbenstrang auf Brust u. Rücken einreiben.

| | |
|---|---|
| 40 g Salbe (N1) | 6,45 |
| 100 g Salbe (N2) | 12,30 |

## Everolimus *Rp* [US] 2004 C

Immunsuppressivum zur Prophylaxe der Organabstoßung nach Nieren- oder Herztransplantationen mit ähnlichen Eigenschaften wie Sirolimus (s. dort). Everolimus ist ein Sirolimusderivat und bindet wie Sirolimus an ein Immunophyllin (FK-Bindungsprotein-12). Bei Nierentransplantationspatienten war Everolimus bezüglich der Prophylaxe von Transplantatabstoßung genauso wirksam Mycophenolatmofetil. Nach oraler Gabe wird Everolimus schnell resorbiert und erreicht maximale Plasmaspiegel nach 1–2 h. Die Metabolisierung läuft vor allem über CYP3A4. Die Eliminationshalbwertszeit beträgt nach wiederholter Gabe 19 h.
**Ind.:** Prophylaxe der Transplantatabstoßung nach allogener Nieren- oder Herztransplantation in Kombination mit Ciclosporin und Glucocorticoiden.
**Kontraind.:** Sirolimus-Überempfindlichkeit. Strenge Indikationsstellung in der Schwangerschaft. Stillzeit. Vorsicht bei Patienten mit hohem immunologischen Risiko, schweren Leberfunktionsstörungen, Hyperlipidämie, Galactoseintoleranz sowie bei gleichzeitiger Gabe starker CYP3A4-Induktoren oder CYP3A4-Inhibitoren.
**UW:** Sehr häufig Hypercholesterinämie, Hyperlipidämie, Leukopenie. Häufig Infektionen, Sepsis, Thrombozytopenie, Anämie, Koagulopathie, thrombozytopenische Purpura, hämolytisch-urämisches Syndrom, Hypertonie, Lymphozelen, venöse Thromboembolie, Pneumonie, Bauchschmerzen, Diarrhö, Übelkeit, Erbreichen, Akne, Wundheilungsstörungen, Harnwegsinfektionen, Ödeme, Schmerzen. Gelegentlich Wundinfektionen, Hämolyse, männlicher Hypogonadismus, Pneumonitis, Leberfunktionsstörungen, Hautausschlag, Myalgie, renale tubuläre Nekrosen, Pyelonephritis.
**WW:** Ciclosporin (CYP3A4/P-Glykoprotein-Inhibitor) erhöht die Bioverfügbarkeit von Everolimus. Rifamicin (CYP3A4-Induktor) erhöht Clearance von Everolimus. Plasmaspiegel von Atorvastatin (CYP3A4-Substrat) und Pravastatin (P-Glykoproteinsubstrat) können erhöht werden. Everolimusblutspiegel können durch CYP3A4-Inhibitoren (z. B. Fluconazol, Erythromycin, Verapamil, Nicardipin, Diltiazem, Nelfinavir, Indinavir, Amprenavir, Grapefruitsaft) erhöht oder durch CYP3A4-Induktoren (z. B. Johanniskraut, Carbamazepin, Phenobarbital, Phenytoin, Efavirenz, Nevirapin) erniedrigt werden. Wirkungsverminderung von Impfungen möglich.
**Dosis:** Initial 2-mal 0,75 mg/d oral, ggf. Dosisanpassung.

**Certican**® (Novartis Pharma)

| | |
|---|---|
| 50 Tbl. 0,1 mg für Suspension (N2) | 67,49 |
| 100 Tbl. 0,1 mg für Suspension (N3) | 123,38 |
| 50 Tbl. 0,25 mg (N2) | 154,63 |
| 100 Tbl. 0,25 mg (N3) | 294,36 |
| 50 Tbl. 0,25 mg für Suspension (N2) | 154,63 |
| 100 Tbl. 0,25 mg für Suspension (N3) | 294,36 |
| 50 Tbl. 0,5 mg (N2) | 299,84 |
| 100 Tbl. 0,5 mg (N3) | 579,32 |
| 50 Tbl. 0,75 mg (N2) | 445,07 |
| 100 Tbl. 0,75 mg (N3) | 864,28 |

**Exemestan** *Rp* [US] 2000 **C**

Steroidaler irreversibler Aromatasehemmer mit ähnlichen Eigenschaften wie Formestan (s. dort) zur Hemmung der Östrogenbildung beim fortgeschrittenen Mammakarzinom (s. auch *Tabelle 20.9*). Bei postmenopausalen Patientinnen mit Östrogenrezeptor-positivem Mamakarzinom verbesserte Exemestan das krankheitsfreie Überleben nach 2- bis 3-jähriger Tamoxifentherapie im Vergleich zur 5-jährigen Standardtherapie mit Tamoxifen (91,5% vs 86,8%) (Intergroup Exemestan Study 2004). Exemestan ist im Gegensatz zu Formestan oral anwendbar, hat aber infolge eines intensiven Metabolismus über CYP3A4 und Aldoketoreduktase nur eine geringe orale Bioverfügbarkeit und wird einer Halbwertszeit von 24 h eliminiert.

**Ind.:** Fortgeschrittenes Östrogenrezeptor-positives Mammakarzinom in der Postmenopause nach Progression unter Antiöstrogentherapie.

**Kontraind.:** Prämenopausale Frauen, Kinder. Schwangerschaft, Stillzeit. Vorsicht bei Leber- oder Nierenfunktionsstörungen.

**UW:** Häufig Hitzewallungen, Schmerzen, Müdigkeit, Schlaflosigkeit, Schwitzen, Kopfschmerzen, Schwindel und Übelkeit. Vorsicht bei Teilnahme am Straßenverkehr.

**WW:** CYP3A4-Induktoren (Rifampicin, Phenytoin, Carbamazepin, Johanniskraut) können die Wirksamkeit von Exemestan reduzieren.

**Dosis:** 1-mal 25 mg/d oral, vorzugsweise nach einer Mahlzeit.

**Aromasin**® (Pfizer)

30 Tbl. 25 mg (N1) ........ 182,97
100 Tbl. 25 mg (N3) ........ 558,52

**Ezetimib** *Rp* [HJ] 2002 **A**

Hemmstoff des Transports von Cholesterin und verwandten Phytosterolen in die Mukosazellen des Dünndarms, dadurch Anstieg der Cholesterinclearance durch den hepatischen LDL-Rezeptor. Senkung des LDL-Cholesterins um ca. 20% bei geringfügiger Erhöhung des HDL (3,5%). Ezetimib wird nach oraler Gabe rasch resorbiert und in Dünndarm und Leber in das aktive Glukuronid umgewandelt. Enterohepatischer Kreislauf des Glukuronids, biliäre (78%) und renale (11%) Elimination mit einer Halbwertszeit von 22 h.

**Ind.:** Hypercholesterinämie (Monotherapie oder Kombination mit Statin), homozygote familiäre Hypercholesterinämie in Kombination mit Statin, homozygote Sitosterinämie.

**Kontraind.:** Leberkrankheiten bei Kombination mit Statin. Schwangerschaft, Stillzeit. Bei Kdr. unter 10 Jahren nicht empfehlenswert.

**UW:** Allergische Reaktionen, gastrointestinale Beschwerden, Kopfschmerzen. In Kombination mit Statin Müdigkeit, Bauchschmerzen, Obstipation, Diarrhö, Flatulenz, Übelkeit, Myalgie sowie Transaminasenerhöhung (selten).

**WW:** Fenofibrat, Gemfibrozil und Ciclosporin erhöhen (ca. 1,5fach), Colestyramin senkt (ca. 50%) die Ezetimib-Serumspiegel.

**Dosis:** 1-mal 10 mg/d oral.

**Ezetrol**® (MSD essex pharma)

30 Tbl. 10 mg (N1) ........ 54,98
50 Tbl. 10 mg (N2) ........ 85,39
100 Tbl. 10 mg (N3) ........ 161,38

**Ezetimib + Simvastatin** *Rp* [US]

Kombination aus dem Statin Simvastatin und dem Cholesterintransporthemmer Ezetimib bei nicht ausreichender Wirkung der Einzelkomponenten. Bei homozygoter familiärer Hypercholesterinämie wurde die LDL-Cholesterinsenkung durch hochdosierte Therapie mit Simvastatin oder Atorvastatin (jeweils 40 mg oder 80 mg/d) wesentlich durch Ezetimib verstärkt. Bei der Kombinationstherapie traten häufiger Transaminasenanstiege (1,3%) als mit Statinen allein (0,3%) auf. Bei primärer Hypercholesterinämie ist der Behandlungsnutzen durch Dosissteigerung der Statinmonotherapie besser belegt. Für die Kombinationstherapie fehlen bisher Endpunktstudien. Es gibt erste Berichte über Ezetimib-assoziierte Myopathien bei Kombinationstherapie. Sie sollte vor allem für Patienten reserviert werden, die Nebenwirkungen durch hochdosierte Statine entwickeln.

**Ind.:** Primäre Hypercholesterinämie, wenn Diät und Therapie mit einem Statin oder Ezetimib allein nicht ausreicht. Homozygote familiäre Hypercholesterinämie

**Kontraind., UW, WW:** s. Simvastatin, Ezetimib.

**Dosis:** 1-mal/d 10 mg + 10 mg bis zu 10 mg + 80 mg abends.

**Inegy**® (MSD essex pharma)

**Best.:** 1 Tbl. enth. Ezetimib + Simvastatin 10 mg + 10 mg, 10 mg + 20 mg, 10 mg + 40 mg oder 10 mg + 80 mg.

30 Tbl. 10 mg + 10 mg (N1) ........ 61,57
50 Tbl. 10 mg + 10 mg (N2) ........ 95,77
100 Tbl. 10 mg + 10 mg (N3) ........ 178,47
30 Tbl. 10 mg + 20 mg (N1) ........ 70,32
50 Tbl. 10 mg + 20 mg (N2) ........ 107,80
100 Tbl. 10 mg + 20 mg (N3) ........ 199,50
30 Tbl. 10 mg + 40 mg (N1) ........ 79,82
50 Tbl. 10 mg + 40 mg (N2) ........ 123,63
100 Tbl. 10 mg + 40 mg (N3) ........ 231,65
30 Tbl. 10 mg + 80 mg (N1) ........ 83,65
50 Tbl. 10 mg + 80 mg (N2) ........ 129,99
100 Tbl. 10 mg + 80 mg (N3) ........ 244,32

# F

## Famciclovir *Rp* [US] 1995 **B**

Diacetylester des Virostatikums Penciclovir mit ähnlichen Eigenschaften wie Aciclovir (s. dort), das als oral wirksames Prodrug zur Frühbehandlung des Herpes zoster und Herpes genitalis eingesetzt wird. Famciclovir hat eine orale Bioverfügbarkeit von 77%, wird nach der Resorption vollständig in Penciclovir umgewandelt, das zu 90% unverändert renal eliminiert wird. Halbwertszeit 2 h.

**Ind.:** Herpes zoster, Herpes genitalis.

**Kontraind.:** Patienten unter 18 Jahre, immunsupprimierte Patienten, disseminierter Herpes zoster, Herpes zoster mit okulärer Beteiligung, Enzephalitis oder Störungen motorischer Nerven. Schwangerschaft, Stillzeit.

**UW:** Gelegentlich Kopfschmerzen, Übelkeit.

**WW:** Es liegen keine Hinweise vor.

**Dosis:** *Herpes zoster*: 3-mal 250 mg/d oral über 5 Tage. *Herpes genitalis*: 3-mal 250 mg/d oral über 5 Tage, bei rezidivierenden Herpes genitalis 2-mal 125 mg/d oral.

**Famvir**® (Novartis)

| | |
|---|---|
| 10 Filmtbl. 125 mg (N1) | 46,06 |
| 15 Filmtbl. 250 mg (N1) | 148,74 |

## Famotidin *Rp* [HK] 1986 **C**

$H_2$-Rezeptorantagonist mit ähnlichen Wirkungen wie Ranitidin. Bioverfügbarkeit 40%. Elimination überwiegend durch Metabolismus in der Leber. Etwa 25% einer oral eingenommenen Dosis erscheinen in unveränderter Form im Urin. Halbwertszeit ca. 3 h. Nach Gabe von 40 mg ist die Säuresekretion noch nach 12 h um 50% gehemmt. Bei Niereninsuffizienz (Kreatininclearance <30 ml/min) ist die Halbwertszeit auf 12 h verlängert.

**Ind.:** Ulcus duodeni et ventriculi, Rezidivulzera, Zollinger-Ellison-Syndrom. Für H.-pylori-positive Patienten mit Ulcus ventriculi und duodeni ist eine Eradikationstherapie anzustreben.

**Kontraind.:** Strenge Indikationsstellung während Schwangerschaft, Stillzeit und bei Kdr. Famotidin wird in die Muttermilch ausgeschieden und soll stillenden Müttern nicht gegeben werden.

**UW:** Selten Kopfschmerzen, Schwindel, Obstipation, Durchfall. Ketoconazol nicht gleichzeitig mit Famotidin einnehmen (s. Ranitidin).

**Dosis:** *Ulcus duodeni et ventriculi*: 40 mg abends (4–8 Wochen). *Rezidivprophylaxe*: 20 mg abends. *Zollinger-Ellison-Syndrom*: Initial 20 mg alle 6 h; weitere Dosierung richtet sich nach Ausmaß der Säuresekretion; bis zu 800 mg/d. Bei Niereninsuffizienz (Kreatininclearance < 30 ml/min) Reduktion auf 50% der Normdosis. DDD 40 mg.

**Famotidin-ratiopharm**® (ratiopharm)

| | | |
|---|---|---|
| 10 Tbl. 10 mg (N1) | | 4,96 |
| 20 Filmtbl. 20 mg (N1) | (FB 13,65) | 13,41 |
| 50 Filmtbl. 20 mg (N2) | (FB 19,48) | 19,19 |
| 100 Filmtbl. 20 mg (N3) | (FB 28,79) | 28,43 |
| 20 Filmtbl. 40 mg (N1) | (FB 17,35) | 16,90 |
| 50 Filmtbl. 40 mg (N2) | (FB 28,26) | 27,98 |
| 100 Filmtbl. 40 mg (N3) | (FB 45,66) | 41,62 |

**Pepdul**® (MSD Chibropharm)

| | | |
|---|---|---|
| 20 Filmtbl. mite 20 mg (N1) | (FB 13,65) | 13,65 |
| 50 Filmtbl. mite 20 mg (N2) | (FB 19,48) | 19,48 |
| 100 Filmtbl. mite 20 mg (N3) | (FB 28,79) | 28,79 |
| 20 Filmtbl. 40 mg (N1) | (FB 17,35) | 17,35 |
| 50 Filmtbl. 40 mg (N2) | (FB 28,26) | 28,26 |
| 100 Filmtbl. 40 mg (N3) | (FB 45,66) | 45,66 |

## Felbamat *Rp* [ES] 1995 **A**

Antiepileptikum mit struktureller Ähnlichkeit zu Meprobamat. In tierexperimentellen Modellen wird die Krampfschwelle erhöht und die Anfallsausbreitung gehemmt.

Nach oraler Gabe gute Resorption, maximale Plasmaspiegel nach 1–4 h, durchdringt die Blut-Hirn-Schranke. Geringe Bindung an Plasmaproteine, teilweise Metabolismus in der Leber, Ausscheidung über die Niere, Halbwertszeit 15–23 h.

**Ind.:** Therapierefraktäres Lennox-Gastaut-Syndrom.

**Kontraind.:** Anamnestisch bekannte Störungen von Blutbildung, Leber- und Nierenfunktion, Patienten über 65 Jahre, Kdr. unter 4 Jahre, Schwangerschaft, Stillzeit.

**UW:** Aplastische Anämie, schwere Leberfunktionsstörungen. Deshalb regelmäßig (z. B. alle 2 Wochen) Blutbild sowie Leber- und Nierenfunktion kontrollieren. Bei Kombinationstherapie häufig Übelkeit, Anorexie, Schwindel und Erbrechen, gelegentlich Gewichtsabnahme, Schlaflosigkeit, Somnolenz, Doppelsehen, Sehstörungen, Kopfschmerzen, Oberbauchbeschwerden, Ataxie, selten Exanthem, psychische Veränderungen.

**WW:** Plasmaspiegel von Carbamazepin werden durch Felbamat gesenkt, von Phenytoin und Valproinsäure erhöht. Verstärkung der Sedation durch Alkohol, Schlafmittel und Sedativa.

**Dosis:** Erw. und Jgdl. ab 14 Jahre anfangs 600–1200 mg/d in 2–3 Einzeldosen, Steigerung bis maximal 3600 mg/d. Kdr. 4–14 Jahre initial 7,5–15 mg/kg in 2–3 Einzeldosen, Steigerung bis maximal 45 mg/kg, jedoch nicht mehr als 3600 mg/d. Begleitmedikation von Carbamazepin, Phenytoin oder Valproinsäure um 25% reduzieren.

**Taloxa**® (Essex Pharma)

| | |
|---|---|
| 40 Tbl. 400 mg (N1) | 102,83 |
| 100 Tbl. 400 mg (N2) | 231,72 |
| 40 Tbl. 600 mg (N1) | 152,84 |
| 100 Tbl. 600 mg (N2) | 347,45 |
| 230 ml Saft (600 mg/5 ml) (N1) | 159,93 |

## Felbinac *Rp* [US] 1991 C/D

Nichtsteroidales Antiphlogistikum aus der Gruppe der Propionsäurederivate, das als aktiver Metabolit aus Fenbufen gebildet wird und ähnliche Eigenschaften hat. Felbinac wird für die Lokaltherapie auf der Haut angewandt. Wie alle topischen Rheumamittel leistet das Antiphlogistikum nur einen bescheidenen Beitrag zum therapeutischen Nutzen. Felbinac wird perkutan zu 5–10% resorbiert. Die Konzentrationen im Plasma und in der Synovialflüssigkeit liegen nach oraler Gabe von wirksamen Fenbufendosen 40fach höher als nach perkutaner Einreibung.

**Anw.:** Schmerzhaft-entzündliche Krankheiten des Bewegungsapparates.

**Kontraind.:** Analgetikaintoleranz.

**UW:** Gelegentlich Juckreiz, Hautrötung, Dermatitis. In Einzelfällen Asthmaanfälle.

**Dosis:** 1–2 g Gel 2- bis 4-mal/d.

**Spalt-Schmerz-Gel**® (Whitehall-Much)

| | | |
|---|---|---|
| 50 g Gel (30 mg/g) (N1) | (FB 5,61) | *6,25* |
| 100 g Gel (30 mg/g) (N2) | (FB 9,58) | *10,80* |

## Felodipin *Rp* [HS] 1991 C

Langwirkender Calciumkanalblocker vom 1,4-Dihydropyridintyp mit relativ hoher Gefäßselektivität. Bei Hochdruckpatienten hat Felodipin nahezu identische Effekte wie andere Calciumkanalblocker. Bioverfügbarkeit 12–16% infolge eines hohen First-Pass-Effekts. Langsamer Wirkungseintritt ($t_{max}$ 2–8 h), Halbwertszeit 20–25 h, deshalb 1-mal tgl. Gabe ausreichend.

**Ind.:** Hypertonie.

**Kontraind.:** s. Nifedipin. Außerdem schwere Leberfunktionsstörungen, schwere Niereninsuffizienz (Kreatinin >1,8 mg/dl), instabile Angina pectoris, hypertrophe obstruktive Kardiomyopathie, Apoplexie, akuter Herzinfarkt, AV-Überleitungsstörungen 2. u. 3. Grades.

**UW, WW:** s. Nifedipin. Wegen des langsamen Wirkungseintritts keine reflektorische Tachykardie.

**Dosis:** Initial 1-mal 5 mg/d oral, ggf. 1-mal 10 mg/d.

**Modip**® (AstraZeneca)

| | | |
|---|---|---|
| 20 Retardtbl. 2,5 mg (N1) | (FB 17,31) | 17,31 |
| 50 Retardtbl. 2,5 mg (N2) | (FB 28,70) | 28,70 |
| 100 Retardtbl. 2,5 mg (N3) | (FB 47,46) | 47,46 |
| 20 Retardtbl. 5 mg (N1) | (FB 21,16) | 21,16 |
| 50 Retardtbl. 5 mg (N2) | (FB 37,76) | 37,76 |
| 100 Retardtbl. 5 mg (N3) | (FB 63,46) | 63,46 |
| 20 Retardtbl. 10 mg (N1) | (FB 26,66) | 26,66 |
| 50 Retardtbl. 10 mg (N2) | (FB 51,07) | 51,07 |
| 100 Retardtbl. 10 mg (N3) | (FB 87,52) | 87,52 |

**Munobal**® (Aventis)

| | | |
|---|---|---|
| 20 Retardtbl. 2,5 mg (N1) | (FB 17,31) | 17,31 |
| 50 Retardtbl. 2,5 mg (N2) | (FB 28,70) | 28,70 |
| 100 Retardtbl. 2,5 mg (N3) | (FB 47,46) | 47,46 |
| 20 Retardtbl. 5 mg (N1) | (FB 21,16) | 21,16 |
| 50 Retardtbl. 5 mg (N2) | (FB 37,76) | 37,76 |
| 100 Retardtbl. 5 mg (N3) | (FB 63,46) | 63,46 |
| 20 Retardtbl. 10 mg (N1) | (FB 26,66) | 26,66 |
| 50 Retardtbl. 10 mg (N2) | (FB 51,07) | 51,07 |
| 100 Retardtbl. 10 mg (N3) | (FB 87,52) | 87,52 |

## Fendilin *Rp* [HS]

Unselektiver Calciumantagonist ohne gesicherte antianginöse Wirkungen.

**Anw.:** Koronare Herzkrankheit.

**UW:** Tremor, Kopfschmerzen, Unruhe, Übelkeit.

**Dosis:** 3-mal 50 mg bis 2-mal 100 mg/d.

**Sensit**® (UCB)

| | |
|---|---|
| 50 Drg. 50 mg (N2) | 28,20 |
| 100 Drg. 50 mg (N3) | 46,60 |
| 98 Drg. 75 mg (N3) | 58,95 |
| 98 Drg. 100 mg (N3) | 64,50 |

## Fenofibrat *Rp* [US] 1978 B/C

Clofibratanalogon mit stärkerer lipidsenkender Wirkung als Clofibrat. Fenofibrat wirkt ähnlich wie Gemfibrozil (s. dort) auf Plasmatriglyceride, LDL-Cholesterin und HDL-Cholesterin. LDL-Cholesterinsenkung wahrscheinlich stärker als mit Gemfibrozil oder Clofibrat. Langzeitstudien zur Prävention der koronaren Herzkrankheit bei Patienten mit Hyperlipoproteinämien liegen nicht vor. Fenofibrat wird nahezu vollständig resorbiert und zweiphasig eliminiert (Halbwertszeiten 5 und 22 h).

**Ind.:** Hypertriglyzeridämien mit oder ohne Hypercholesterinämien, wenn Diät und Gewichtsreduktion nicht ausreichend wirken.

**Kontraind.:** s. Gemfibrozil.

**UW:** Gastrointestinale Störungen, Myositissymptome mit und ohne Anstieg der Kreatinphosphokinase, Transaminaseanstieg, Potenzstörungen, phototoxische Hautreaktionen, Haarausfall (selten).

**WW:** Verstärkung der Wirkung von oralen Antikoagulanzien, oralen Antidiabetika und Urikosurika. Fenofibrat soll wegen Gefahr einer Rhabdomyolyse nicht mit HMG-CoA-Reduktasehemmern kombiniert werden.
**Dosis:** 2- bis 3-mal 100 mg/d oral zu den Mahlzeiten, 1-mal 160–200 mg mikronisiert oder 1-mal 250 mg/d oral als Retardkps.

**Cil**® (Winthrop)
30 Kps. 160 mg (N1) .......... 18,10
50 Kps. 160 mg (N2) .......... 24,80
100 Kps. 160 mg (N3) .......... 39,95
30 Kps. 200 mg (N1) .......... (FB 22,16) 19,04
50 Kps. 200 mg (N2) .......... (FB 29,99) 25,81
100 Kps. 200 mg (N3) .......... (FB 50,23) 40,74

**durafenat**® (Merck dura)
50 Kps. 100 mg (N2) .......... (FB 15,05) 15,03
100 Kps. 100 mg (N3) .......... (FB 20,06) 20,04
30 Kps. MF 200 mg (N1) .......... (FB 22,16) 19,35
50 Kps. MF 200 mg (N2) .......... (FB 29,99) 26,13
100 Kps. MF 200 mg (N3) .......... (FB 50,23) 41,38
30 Retardkps. 250 mg (N1) .......... (FB 19,78) 19,77
100 Retardkps. 250 mg (N3) .......... (FB 41,20) 41,19

**Lipidil-Ter**® (Fournier Pharma)
30 Filmtbl. 160 mg (N1) .......... 21,29
50 Filmtbl. 160 mg (N2) .......... 29,17
100 Filmtbl. 160 mg (N3) .......... 47,00

**Lipidil**® (Fournier Pharma)
28 Hartkps. 200 mg (N1) .......... (FB 21,36) 21,36
98 Hartkps. 200 mg (N3) .......... (FB 49,53) 49,53

## Fenoterol *Rp* [BL]

Bronchospasmolytikum aus der Gruppe der $Beta_2$-Rezeptoragonisten (s. dort). Fenoterol wird in der Asthmatherapie vorzugsweise inhalativ angewendet. Oral ist es weniger gut geeignet, da nur etwa 60% resorbiert werden und ein ausgeprägter First-Pass-Metabolismus stattfindet. Orale Bioverfügbarkeit beträgt 1,5%. Halbwertszeit 3 h, Wirkungsdauer etwa 3–5 h.
Fenoterol wird weiterhin in der Geburtshilfe zur Hemmung vorzeitiger Wehen und intrapartal zur Uterusrelaxation bei Dystokien, intrauteriner Asphyxie und geburtshilflichen Notfällen gegeben.
**Ind.:** Asthma bronchiale, obstruktive Bronchitis. Tokolyse.
**Kontraind., UW, WW:** s. $Beta_2$-Rezeptoragonisten.
**Dosis:** *Asthmaprophylaxe*: 3-mal 2,5–5 mg/d oral, Kdr. ab 6 J. 3-mal 2,5 mg/d oral. Kleinkdr. 3-mal 1,25–2,5 mg/d oral. Kurzwirkende inhalative $Beta_2$-Agonisten sind zur Asthmaprophylaxe nicht mehr empfehlenswert, weil nach kontinuierlicher inhalativer Gabe ein Wirkungsverlust eintritt (s. Asthma bronchiale).
*Tokolyse*: Bei vorzeitigen Wehen 0,5–3 µg/min als i.v.-Infusion. Intrapartale Uterusrelaxation 25 µg i.v. in 2–3 min (weitere Angaben s. Schwangerschaft, Geburt).

**Berotec**® **N** (Boehringer Ingelheim)
10 ml Dosieraerosol 200 ED zu 100 µg + Mundrohr (N1) .......... 16,23
3× 10 ml Dosieraerosol (3× 200 ED zu 100 µg) + Mundrohr (N3) .. 29,35

**Partusisten**® (Boehringer Ingelheim)
5 Inf.Amp. (500 µg/10 ml) (N2) .......... 20,82
5 Inf.Lsg. intrapartal (25 µg/1 ml) (N2) .......... 26,90
50 Tbl. 5 mg (N2) .......... 25,59
100 Tbl. 5 mg (N3) .......... 40,22

## Fenoterol + Ipratropiumbromid *Rp* [BL]

Kombination aus dem $Beta_2$-Rezeptoragonisten Fenoterol und dem Anticholinergikum Ipratropiumbromid. Nach einer Metaanalyse verbessert der Zusatz von Ipratropiumbromid zu Fenoterol bei Asthmapatienten die Lungenfunktion und senkt die Zahl der Krankenhauseinweisungen.
**Ind.:** Asthma bronchiale, obstruktive Bronchitis.
**Kontraind.:** Strenge Indikationsstellung im 1. Trimenon der Schwangerschaft und in der Stillzeit, s. Fenoterol, Ipratropiumbromid.
**UW:** s. Fenoterol, Ipratropiumbromid.
**Dosis:** Dosieraerosol: 3-mal 1–2 Sprühstöße, maximal 12/d. Inhalationslsg.: 3- bis 6-mal/d, Wiederholung frühestens nach 2 h. Inhaletten: 1 Inhalette bei drohender Atemnot, ggf. nach 5 min wiederholen, Dauertherapie mit 3-mal 1 Inhalette/d.

**Berodual**® (Boehringer Ingelheim)
**Best.:** Dosieraerosol: 1 Sprühstoß enth.: Ipratropiumbromid 0,02 mg, Fenoterol-HBr 0,05 mg; Inhalationslsg. 1 ml (10 Hübe) enth.: Ipratropiumbromid 0,25 mg, Fenoterol-HBr 0,5 mg. 1 Inhalette enth.: Ipratropiumbromid 0,04 mg, Fenoterol 0,1 mg.
10 ml Dosieraerosol + Mundrohr (200 ED) (N1) .......... 26,23
3× 10 ml Dosieraerosol + Mundrohr (600 ED) (N3) .......... 56,85
50 Inhaletten + Inhalator M (N1) .......... 40,39
100 Inhaletten (N2) .......... 42,66
20 ml Inhalationslsg. + Lsg.-Spender (N1) .......... 16,92
100 ml Inhalationslsg. + Lsg.-Spender (N3) .......... 45,05

## Fentanyl *Btm* [ES]

Stark wirksames synthetisches Opioidanalgetikum aus der Gruppe der vollen µ-Rezeptoragonisten mit ähnlichen Wirkungen wie Morphin (s. dort). Fentanyl wirkt kürzer und weniger vasodilatierend als Morphin und wird deshalb in der Anästhesiologie bevorzugt. Nach i.v. Gabe setzt die Wirkung sofort ein und hält infolge Umverteilung nur 30–60 min an. Elimination durch schnellen Abbau in der Leber hauptsächlich über CYP3A4, Halbwertszeit 3,5 h.
Nach transdermaler Applikation wird aufgrund einer hohen Lipidlöslichkeit eine systemische Verfügbarkeit von 92% erreicht. Die volle Wirkung tritt infolge der Bildung eines kutanen Depots verzögert

nach 12 h ein, bleibt von der 24.–72. Stunde konstant und klingt dann nach 16 h ab. Nach transmukosaler Applikation tritt die Wirkung in 5–10 min ein und hält 1–2 h an. Von der applizierten Dosis wird 25% über die Mundschleimhaut und weitere 25% nach Verschlucken über den Magen resorbiert. Die Wirkung tritt etwas schneller als nach oraler Gabe von Morphinlösung ein, das weiterhin als Standardmedikation für diese Indikation gilt.

**Ind.:** Anästhesie mit künstlicher Beatmung, Neuroleptanalgesie, Prämedikation, Intensivmedizin. Transdermal bei chronischen Tumorschmerzen, transmukosal bei Durchbruchsschmerzen bei Tumorpatienten.

**Kontraind.:** Akute hepatische Porphyrien, Bolusinjektion bei erhöhtem Hirndruck, Schwangerschaft, Stillzeit. MAO-Inhibitoren wegen potentiell toxischer Interaktionen 14 d vorher absetzen. Transdermal bei akuten Schmerzen wegen des langsamen Wirkungseintritts.

**UW:** Atemdepression, kann analgetische Wirkung überdauern, deshalb postoperative Kontrolle. Bradykardie und Blutdrucksenkung meist nur gering ausgeprägt. Sedierung mit Verminderung der Reaktionsfähigkeit über längere Zeit nach Absetzen. Nausea, Erbrechen, Singultus, muskuläre Rigidität vor allem der Atemmuskulatur, Laryngospasmus, Bronchospasmus, Gallenwegsspasmus, Obstipation, Harnretention. Wirkungen und UW können durch Opioidantagonisten rasch aufgehoben werden.

**WW:** Verstärkung der UW zentraldämpfender Pharmaka (Barbiturate, Benzodiazepine, andere Opioide, Neuroleptika, halogenierte Inhalationsgase, Alkohol), insbesondere der Atemdepression. Wirkungsverstärkung von Fentanyl durch CYP3A4-Inhibitoren (z. B. Erythromycin, Itraconazol, Ketoconazol, Diltiazem, Cimetidin, Ritonavir).

**Dosis:** Analgesie bei Allgemeinanästhesie: 2–50 µg/kg i.v.

*Monoanalgetikum*: 50–100 µg/kg i.v., Kdr. 2–12 J. 2–3 µg/kg.

*Neuroleptanalgesie*: 0,3–0,7 mg i.v., bei Nachlassen der Analgesie (erkennbar am Anstieg von Blutdruck und Pulsfrequenz) 0,05–0,1 mg Fentanyl i.v. nachinjizieren.

*Prämedikation*: Vor Operationen 0,05–0,15 mg i.m.

*Transdermal*: Initial 12,5µg/h (0,6 mg/d) entspr. 0–90 mg Morphin oral/d. Höchstmenge 120 mg. DDD 0,6 mg transdermal.

*Transmukosal*: Bei Durchbruchsschmerz initial 200 µg im Mund an die Wange legen und über 15 min lutschen, ggf. bei nächster Schmerzepisode höhere Dosis bis zu maximal 1600 µg.

**Fentanyl®-Janssen** (Janssen-Cilag)

5 Amp. (0,1 mg/2 ml) (N1) ........ 12,84
5 Amp. (0,5 mg/10 ml) (N1) ........ 19,17

**Durogesic® SMAT** (Janssen-Cilag)

5 Membranpflaster 1,2 mg (12 µg/h) (N1) ........ 43,40
10 Membranpflaster 1,2 mg (12 µg/h) (N2) ........ 76,70
20 Membranpflaster 1,2 mg (12 µg/h) (N3) ........ 142,65
5 Membranpflaster 2,5 mg (25 µg/h) (N1) ........ 61,56
10 Membranpflaster 2,5 mg (25 µg/h) (N2) ........ 112,64
20 Membranpflaster 2,5 mg (25 µg/h) (N3) ........ 213,80
5 Membranpflaster 5 mg (50 µg/h) (N1) ........ 111,50
10 Membranpflaster 5 mg (50 µg/h) (N2) ........ 211,49
20 Membranpflaster 5 mg (50 µg/h) (N3) ........ 409,53
5 Membranpflaster 7,5 mg (75 µg/h) (N1) ........ 155,38
10 Membranpflaster 7,5 mg (75 µg/h) (N2) ........ 298,28
20 Membranpflaster 7,5 mg (75 µg/h) (N3) ........ 581,38
5 Membranpflaster 10 mg (100 µg/h) (N1) ........ 200,82
10 Membranpflaster 10 mg (100 µg/h) (N2) ........ 388,26
20 Membranpflaster 10 mg (100 µg/h) (N3) ........ 759,51

**Actiq®** (Cephalon)

3 Lutschtbl. 200 µg (N1) ........ 42,13
30 Lutschtbl. 200 µg (N2) ........ 336,02
3 Lutschtbl. 400 µg (N1) ........ 42,13
30 Lutschtbl. 400 µg (N2) ........ 336,02
3 Lutschtbl. 600 µg (N1) ........ 42,13
30 Lutschtbl. 600 µg (N2) ........ 336,02
3 Lutschtbl. 800 µg (N1) ........ 42,13
30 Lutschtbl. 800 µg (N2) ........ 336,02
3 Lutschtbl. 1200 µg (N1) ........ 42,13
30 Lutschtbl. 1200 µg (N2) ........ 336,02
3 Lutschtbl. 1600 µg (N1) ........ 42,13
30 Lutschtbl. 1600 µg (N2) ........ 336,02

## Fenticonazol *Rp* [UF] 1991 C

Lokalantimykotikum aus der Gruppe der Azolderivate mit ähnlichen Wirkungen und Nebenwirkungen wie Clotrimazol (s. dort). Wird auch unter Okklusion praktisch nicht resorbiert (<0,5%).

**Ind.:** Pilzinfektionen der Haut durch Dermatophyten, Hefen, Schimmelpilze und andere Pilze. Pityriasis versicolor. Vulvovaginale Candidiasis.

**Kontraind.:** Überempfindlichkeit gegen Fenticonazol. Schwangerschaft. Während der Stillperiode nicht im Brustbereich auftragen. Anwendung bei Sgl. und Kleinkindern.

**UW:** Selten Brennen, Jucken, Rötung und Schuppung der Haut.

**Dosis:** Creme oder Lösung 1- bis 2-mal/d auftragen. Behandlungsdauer 2–5 Wochen. Vaginalovulum vor dem Schlafengehen 1-mal 600 mg Fenticonazol tief in die Scheide einführen, ggf. nach 3 Tagen wiederholen.

**Lomexin®** (S&K Pharma)

15 g Creme (20 mg/g) (N1) ........ (FB 6,11) 5,73
50 g Creme (20 mg/g) (N2) ........ (FB 16,81) 16,10
30 ml Lsg. (20 mg/ml) (N1) ........ (FB 12,56) 11,88
30 ml Pumpspray (20 mg/ml) (N1) ........ (FB 12,56) 11,88

## Ferucarbotran *Rp* [US] 2001 B

Superparamagnetisches Kontrastmittel für die Magnetresonanztomographie (MRT) zur verbesserten Darstellung fokaler Leberläsionen. Ferucarbotran besteht aus carboxydextranbeschichteten Eisenoxid-Nanopartikeln mit einer Partikelgröße natürlich vorkommender Proteine. Superparamagnetische Eisenoxide erhöhen durch selektive Aufnahme in das retikuloendotheliale System den Tumor-Leber-Kontrast und verbessern den Nachweis fokaler Leberläsionen im Vergleich zu kontrastmittelfreier Magnetresonanztomographie. Nach i.v.-Injektion und Aufnahme in das retikuloendotheliale System von Leber und Milz wird Ferucarbotran nach dem Abbau des Trägermoleküls dem körpereigenen Eisenpool zugeführt. Die diagnostisch eingesetzte Höchstmenge (39 mg Eisen) bewirkt nur eine geringfügige Erhöhung des retikuloendothelialen Speichereisens (Normalwert für Männer 1000 mg, für Frauen 300 mg). Ferucarbotran wird biphasisch mit einer initialen Halbwertszeit von 0,26 h und einer terminalen Phase von 4,4 h eliminiert.

**Ind.:** Magnet-Resonanz-Tomographie (MRT) zur Darstellung fokaler Leberläsionen.

**Kontraind.:** Überempfindlichkeit gegen Dextran, allergische Krankheiten, Asthma, Eisenspeicherkrankheiten (z. B. Hämosiderose). Strenge Indikationsstellung in Schwangerschaft und Stillzeit.

**UW:** Häufig Schmerzen, Vasodilatation, Parästhesie, gelegentlich Übelkeit und Erbrechen.

**Dosis:** Unter 60 kg 0,45 mmol Eisen (0,9 ml Lsg.), ab 60 kg 0,7 mmol Eisen (1,4 ml).

**Resovist®** (Schering)

Best.: 1 ml enth.: Ferucarbotran 540 mg entspr. 0,5 mmol (28 mg) Eisen.

5 Fertigspr. (0,45 mmol Eisen/0,9 ml) ........ 844,05
5 Fertigspr. (0,7 mmol Eisen/1,4 ml) ........ 1022,41

## Fexofenadin *Rp* [BL] 1997 B

Nicht sedierender $H_1$-Rezeptorantagonist (s. dort), aktiver Metabolit und Nachfolger von Terfenadin. Im Gegensatz zu Terfenadin ist Fexofenadin nicht arrhythmogen, da es nicht über das Cytochrom-P-450-System (CYP 3A4) metabolisiert wird. Fexofenadin wird schnell resorbiert, maximale Plasmakonzentrationen werden nach 1–3 h erreicht, Bindung an Plasmaproteine 60–70%. Halbwertszeit 14 h, etwa 80% werden unverändert biliär und 12% renal eliminiert. Symptome werden über 24 h gebessert.

**Ind.:** Saisonale allergische Rhinitis, chronische idiopathische Urtikaria.

**Kontraind.:** Stillzeit.

**UW:** Im Bereich von Placebo, Kopfschmerz, noch seltener Müdigkeit, Übelkeit und Somnolenz.

**Dosis:** Allergische Rhinitis: 1-mal 120 mg/d. Chronische Urtikaria: 180 mg/d.

**Telfast®** (Aventis)

30 Tbl. 30 mg (N2) ........ 22,14
7 Filmtbl. akut 120 mg (N1) ........ 13,43
20 Filmtbl. 120 mg (N1) ........ 20,10
50 Filmtbl. 120 mg (N2) ........ 35,68
100 Filmtbl. 120 mg (N3) ........ 60,23
20 Filmtbl. 180 mg (N1) ........ 24,27
50 Filmtbl. 180 mg (N2) ........ 46,26
100 Filmtbl. 180 mg (N3) ........ 83,01

## Filgrastim *Rp* [KR] 1991 A

Gentechnisch hergestellter Kolonie-stimulierender Faktor für Granulozyten (G-CSF) mit ähnlichen Wirkungen wie der natürliche G-CSF (Lenograstim, s. dort). Filgrastim unterscheidet sich von natürlichem G-CSF durch ein zusätzliches Methionin und das Fehlen der O-Glykosylierung (r-methHuG-CSF). Die Halbwertszeit beträgt nach wiederholter s.c.-Applikation 3–4 h. Die Elimination erfolgt durch Metabolisierung zu Peptiden.

**Ind.:** Zytostatika-bedingte Neutropenie.

**Kontraind.:** Maligne myeloische Krankheiten, myelodysplastische (prämaligne) Syndrome.

**UW:** Leichte bis mäßige, gelegentlich schwere Knochen- und Muskelschmerzen, Dysurie. Gelegentlich vorübergehender Blutdruckabfall (ohne klinische Bedeutung). Reversible Erhöhung von Harnsäure, LDH, alkalischer Phosphatase und γGT. Gelegentlich leichter Anstieg der eosinophilen Granulozyten und Monozyten. Geringgradige Anämie. Übergang myelodysplastischer Syndrome in akute myeloische Leukämie.

**Dosis:** Tgl. 5 µg/kg s.c., Beginn frühestens 24 h nach zytotoxischer Chemotherapie. Anwendung bis die Anzahl neutrophiler Granulozyten nach dem Nadir wieder im Normbereich liegt.

**Neupogen®** (Amgen)

5 Fertigspr. (300 µg/1 ml) (N2) ........ 769,86
5 Inj.Fl. (300 µg/1 ml) (N2) ........ 769,86
5 Fertigspr. (480 µg/1 ml) (N2) ........ 1212,41

## Finasterid *Rp* [HO] 1994 A

Kompetitiver Hemmstoff der 5α-Reduktase, die Testosteron in das stärker wirksame Dihydrotestosteron umwandelt. Finasterid senkt dadurch die Konzentration von Dihydrotestosteron im Plasma und in der Prostata, ohne die Testosteron- und Lutropinspiegel zu ändern. Bei benigner Prostatahyperplasie wurde das Prostatavolumen nach 1jähriger Therapie um 20% reduziert und die Urinflussrate um 20% erhöht. Finasterid wirkt schwächer als der $Alpha_1$-Rezeptorenblocker Terazosin und unterschied sich nur bei deutlicher Prostatavergrößerung von Placebo. Weiterhin wird Finasterid in niedriger Dosis (Propecia®) beim Mann mit milder androgenetischer Alopezie eingesetzt. Nach 1- bis 2-jähriger Behandlung nahm der Haarwuchs bei 65–80% der Fälle (Placebo 37–46%) zu, 1–2 Jahre nach Absetzen ging der Zuwachs jedoch wieder verloren. Keine Wirkung auf „Geheimratsecken" und Haarverlust im Endstadium.

**Ind.:** Unterstützende Behandlung bei benigner Prostatahyperplasie. Frühe Stadien androgenetischer Alopezie bei Männern.

**Kontraind.:** Patienten mit Pollakisurie oder eingeschränkter Leberfunktion. Frauen.

**UW:** Relativ häufig Gynäkomastie mit Spannungsschmerz, Sekretion und Knoten in der Brust, die bei einigen Patienten operativ entfernt wurden. Gelegentlich Libidoabnahme und Impotenz (letztere auch bei 1 mg/d).

**Dosis:** *Prostatahyperplasie*: 1-mal 5 mg/d oral. *Alopezie*: 1-mal 1 mg/d oral.

**Propecia**® (MSD Sharp & Dohme)

28 Filmtbl. 1 mg ........ 55,90
98 Filmtbl. 1 mg ........ 173,16

**Proscar**® (MSD Chibropharm)

30 Filmtbl. 5 mg (N1) ........ 55,58
50 Filmtbl. 5 mg (N2) ........ 84,45
100 Filmtbl. 5 mg (N3) ........ 139,88

## Flavoxat *Rp* [HO] 1978 C

Tertiäres Amin mit spasmolytischem und schwachem antimuscarinischem Effekt. Keine sichere therapeutische Wirkung, die Placebo überlegen wäre.

**Anw.:** Pollakisurie, Harndrang, Harninkontinenz, motorische Dranginkontinenz.

**Kontraind.:** s. Atropin. Zusätzlich Darmverschluss, Hiatushernie mit Refluxösophagitis. Kdr. unter 12 Jahren.

**UW, WW:** s. Atropin.

**Dosis:** 3- bis 4-mal 200 mg/d oral.

**Spasuret**® (Pierre Fabre)

30 Filmtbl. 200 mg (N1) ........ 16,32
50 Filmtbl. 200 mg (N2) ........ 25,84
100 Filmtbl. 200 mg (N2) ........ 46,64

## Flecainid *Rp* [HS] 1982 C

Membranstabilisierendes Antiarrhythmikum der Klasse I C. Einzelheiten s. Antiarrhythmika. Bioverfügbarkeit 95%. Renale Elimination 44%. Halbwertszeit 14–20 h; bei Nieren- und Herzinsuffizienz Dosisreduktion bzw. Verlängerung des Dosierungsintervalls erforderlich. Therapeutische Plasmaspiegel 0,2–0,8 µg/ml.

**Ind.:** Supraventrikuläre Tachyarrhythmien. Weiteres s. Antiarrhythmika.

**Kontraind.:** Nicht kompensierte Myokardinsuffizienz, Bradykardie, SA-Blockierungen und höhergradige atrioventrikuläre und intraventrikuläre Störungen der Erregungsleitung im Herzen, Sinusknotensyndrom, ausgeprägte Hypotonie. Innerhalb der ersten drei Monate nach Myokardinfarkt oder bei eingeschränkter Herzleistung (linksventrikuläres Auswurfvolumen geringer als 35%), außer bei Patienten mit lebensbedrohenden ventrikulären Herzrhythmusstörungen.

**UW:** *Kardiale UW* wie bei anderen Tachyantiarrhythmika. QT-Verlängerung oder QRS-Verbreiterung möglich. *Extrakardiale* **UW:** Zentralnervöse Störungen wie Schwindel, visuelle Störungen (Doppelsehen), Kopfschmerzen, Übelkeit.

**WW:** Verstärkung der Wirkung durch andere membranstabilisierende Antiarrhythmika, Betarezeptorenblocker und Calciumantagonisten. CYP2D6-Hemmstoffe wie Amiodaron oder Chinidin erhöhen die Flecainidplasmaspiegel nur mäßig.

**Dosis:** Akuttherapie: 1 mg/kg langsam i.v. unter EKG-Kontrolle, ggf. Wiederholung mit halber Dosierung, aber nicht mehr als 200–400 mg/d. Dauertherapie: 2-mal 100 mg/d oral; in Ausnahmefällen auf 2-mal 200–250 mg/d steigern. DDD 250 mg.

**flecadura**® (Merck dura)

20 Tbl. 50 mg (N1) ........ 19,00
50 Tbl. 50 mg (N2) ........ 33,62
100 Tbl. 50 mg (N3) ........ 52,84
20 Tbl. 100 mg (N1) ........ 25,81
50 Tbl. 100 mg (N2) ........ 46,41
100 Tbl. 100 mg (N3) ........ 73,16

**Tambocor**® (3M Medica)

5 Inj.-Amp. (50 mg/5 ml) (N1) ........ 28,95
20 Tbl. mite 50 mg (N1) ........ 22,32
50 Tbl. mite 50 mg (N2) ........ 39,99
100 Tbl. mite 50 mg (N3) ........ 64,96
20 Tbl. 100 mg (N1) ........ 31,09
50 Tbl. 100 mg (N2) ........ 60,00
100 Tbl. 100 mg (N3) ........ 97,36

## Flohsamenschalen [HK]

Laxans aus der Gruppe der Quellmittel. Flohsamen (Plantago ovata) sind reich an Polysacchariden, die unter Aufnahme von Wasser quellen, das Darmlumen auffüllen und so den Defäkationsreiz verbessern.

**Ind.:** Habituelle Obstipation, adjuvant bei irritablem Kolon und Divertikulose.

**Kontraind.:** Ileus. Schwer einstellbarer Diabetes mellitus.

**UW:** In Einzelfällen Überempfindlichkeitsreaktionen.

**Dosis:** 2- bis 6-mal/d 1 Teel. bzw. 1 Btl. Granulat mit reichlich Flüssigkeit einnehmen.

**Mucofalk**® (Falk)

**Best.:** 5 g Granulat (1 Btl.) enth.: Indische Flohsamenschalen 3,25 g.

150 g Dose Apfel Gran. (N2) .................................. 8,14
150 g Dose Orange Gran. (N2) .................................. 8,14
300 g Dose Apfel Gran. (N3) .................................. 13,41
300 g Dose Orange Gran. (N3) .................................. 13,41
20 Btl. 5 g Apfel Gran. (N1) .................................. 6,16
20 Btl. 5 g Orange Gran. (N1) .................................. 6,16
100 Btl. 5g Apfel Gran. (N3) .................................. 25,73
100 Btl. 5g Orange Gran. (N3) .................................. 25,73

## Flucloxacillin *Rp* [WS]

Penicillinasefestes Penicillin aus der Gruppe der Isoxazolylpenicilline. Gute Wirksamkeit auf penicillinasebildende Staphylokokken, auf andere grampositive Keime jedoch 10fach schwächer als Benzylpenicillin. In vielen Kliniken sind mehr als 50% der Staphylokokken resistent. Orale Resorption doppelt so gut wie von Oxacillin und Cloxacillin, Halbwertszeit 45 min.

**Ind.:** Leichtere Infektionen durch penicillinasebildende Staphylokokken.

**Kontraind., WW:** s. Penicilline.

**UW:** s. Penicilline. Außerdem erhöhte Leberenzymwerte.

**Dosis:** *Oral*: Erw. 3-mal 1 g/d, Kdr. und Sgl. tgl. 50 mg/kg. *Parenteral*: Gleiche Dosis i.v. oder i.m., ggf. Dosiserhöhung bis 8 g/d bzw. 100 mg/kg.

**Staphylex®** (GlaxoSmithKline)
10 Inj.Fl. 250 mg (N3) .................................. 25,02
10 Inj.Fl. 500 mg (N3) .................................. 37,97
10 Inj.Fl. 1 g (N3) .................................. 63,08
5 Inf.Fl. 2 g (N2) .................................. 62,98
20 Kps. 250 mg (N2) .................................. 26,45
10 Kps. 500 mg (N1) .................................. 26,45
20 Kps. 500 mg (N2) .................................. 41,56
1 Fl. Trockensaft (5 g/100 ml) (N1) .................................. 24,52

## Fluconazol *Rp* [UF] 1990 **B**

Antimykotikum aus der Gruppe der Azolderivate mit ähnlichen Wirkungen wie Ketoconazol (s. dort). Auch parenteral applizierbar. Bioverfügbarkeit ca. 95%. Ausscheidung überwiegend unverändert renal. Halbwertszeit 27–37 h, bei eingeschränkter Nierenfunktion verlängert, z. B. bei einer Kreatininclearance von 35 ml/min 59 h, bei 14 ml/min 98 h.

**Ind.:** Systemcandidosen einschließlich Candidämie, Candidurie, disseminierte und invasive Candidainfektionen des Peritoneums, der Lunge und des Harntraktes. Kryptokokken-Meningitis. Candidosen oberflächlicher Schleimhäute, z. B. rezidivierende Infektionen des Mund- und Rachenraumes sowie der Speiseröhre. Vaginale Candidosen, die auf eine lokale Therapie nicht ansprechen. Hautmykosen, bei denen eine Lokaltherapie nicht durchführbar ist, z. B. Tinea corporis, Tinea cruris, Pityriasis versicolor.

**Kontraind.:** Überempfindlichkeit gegen Fluconazol und verwandte Azole. Gleichzeitige Gabe von Terfenadin (Risiko kardialer UW, einschl. Torsade de pointes). Schwangerschaft und Stillperiode, Anwendung bei Kdr. unter 16 Jahren. Schwere Leberfunktionsstörungen.

**UW:** Gastrointestinale Störungen wie Übelkeit, Erbrechen, Bauchschmerzen, Diarrhö. Kopfschmerzen, Hautausschlag, Haarausfall, Transaminasenanstieg, in Einzelfällen Leberfunktionsstörungen, Hepatitis, Leberzellnekrosen. Leukozytopenie, Thrombozytopenie. Vereinzelt schwere Hautreaktionen wie Lyell-Syndrom und Stevens-Johnson-Syndrom. In Einzelfällen anaphylaktische Reaktionen, Angioödem, Juckreiz.

**WW:** s. Ketoconazol.

**Dosis:** *Systemcandidosen, Kryptokokken-Meningitis*: Initial 1-mal/d 400 mg oral oder als Infusion, ab 2. Tag 1-mal/d 200 mg, ggf. Erhöhung auf 400 mg/d, bei invasiven, potentiell lebensbedrohenden Mykosen, insbesondere bei Risikopatienten 800 mg/d. Behandlungsdauer 10 Tage bis 3 Monate, bei Kryptokokken-Meningitis 6–8 Wochen. Nach Beendigung der Behandlung einer Kryptokokken-Meningitis Zur Prophylaxe bei immunsupprimierten Patienten (z. B. AIDS, Chemotherapie) 1-mal/d 100 mg (Kryptokokken-Meningitis) oder 50 mg/d (Candidosen) bzw. 400 mg/d während einer Chemotherapie am zweckmäßigsten oral über mindestens 3 Monate.
*Candidurie*: 50 mg/d oral, ggf. Erhöhung auf 100 mg/d. Behandlungsdauer 14–30 Tage.
*Candidosen oberflächlicher Schleimhäute*: 50 mg/d, ggf. 100 mg/d. Behandlungsdauer je nach Lokalisation 7–30 Tage.
Bei *eingeschränkter Nierenfunktion* Dosisanpassung, z. B. bei einer Kreatininclearance von 11–50 ml/min Halbierung der üblichen Tagesdosis. Bei fehlender therapeutischer Alternative können bei Säuglingen ab der 4. Wochen, bei Kleinkdr. und Kdr. (siehe Kontraind.) bei oberflächlichen Schleimhautcandidosen 1–2 mg/kg und bei systemischen Candida-/Kryptokokkeninfektionen 3–6 mg/kg versucht werden. Bei Säuglingen von 2–4 Wochen gleiche Dosis alle 2 Tage, bei Säuglingen <2 Wochen, alle 3 Tage.
*Vaginale Candidosen*: 150 mg als Einmaldosis.
*Hautmykosen, Pityriasis versicolor*: 1-mal 50 mg/d Diflucan® Derm oral über 2–7 Wochen, bei Fußmykosen nicht unter 6 Wochen.

**Diflucan®** (Pfizer)
5 Inf.Fl. i.v. 100 mg (N1) .................................. 117,01
5 Inf.Fl. i.v. 200 mg (N1) .................................. 199,94
5 Inf.Fl. i.v. 400 mg (N1) .................................. 351,21
14 Kps. Derm 50 mg (N1) .................................. 63,51
28 Kps. Derm 50 mg (N1) .................................. 116,10
42 Kps. Derm 50 mg (N2) .................................. 169,51
150 ml Saft Derm (50 mg/10 ml) (N1) .................................. 67,89

20 Kps. 50 mg (N1) ........................................ 105,36
50 Kps. 50 mg (N2) ........................................ 247,24
100 Kps. 50 mg (N3) ........................................ 481,28
20 Kps. 100 mg (N1) ........................................ 167,83
50 Kps. 100 mg (N2) ........................................ 399,84
100 Kps. 100 mg (N3) ........................................ 770,12
20 Kps. 200 mg (N1) ........................................ 294,16
50 Kps. 200 mg (N2) ........................................ 711,09
100 Kps. 200 mg (N3) ........................................ 1366,92
150 ml Saft (50 mg/10 ml) (N1) ........................................ 72,45
35 ml Trockensaft 21,34 g (50 mg/5 ml) (N1) ........................................ 39,27
100 ml Trockensaft 21,34 g (50 mg/5 ml) (N1) ........................................ 94,04

**Fluconazol-1A Pharma** (1A Pharma)
14 Kps. Derm 50 mg (N1) ........................................ 40,55
28 Kps. Derm 50 mg (N1) ........................................ 71,39
42 Kps. Derm 50 mg (N2) ........................................ 117,73
20 Kps. 50 mg (N1) ........................................ 69,57
50 Kps. 50 mg (N2) ........................................ 168,71
100 Kps. 50 mg (N3) ........................................ 325,51
20 Kps. 100 mg (N1) ........................................ 115,44
50 Kps. 100 mg (N2) ........................................ 270,94
100 Kps. 100 mg (N3) ........................................ 502,72
1 Kps. 150 mg (N1) ........................................ 16,50
20 Kps. 200 mg (N1) ........................................ 200,13
50 Kps. 200 mg (N2) ........................................ 469,75
100 Kps. 200 mg (N3) ........................................ 851,73

**Fungata**® (Pfizer)
1 Kps. 150 mg (N1) ........................................ 20,33

## Fludarabin *Rp* [KR] 1997 C

Zytostatikum aus der Gruppe der Purinanaloga, fluoriertes Derivat des Virostatikums Vidarabin. Das Prodrug Fludarabinphosphat wird nach Dephosphorylierung in Zellen aufgenommen, dort zu dem aktiven Triphosphatderivat rephosphoryliert, das die DNA-Synthese durch Hemmung mehrerer Enzyme vermindert, partiell auch die RNA- und Proteinsynthese. Dadurch resultiert eine Hemmung des Zellwachstums. Bei Patienten mit therapierefraktärer chronisch-lymphatischer Leukämie wurden Ansprechraten von 32–48% beobachtet. Fludarabinphosphat wird nach i.v.-Gabe mit Halbwertszeiten von 5 min, 1–2 h und 20 h primär renal eliminiert.

**Ind.:** Chronisch-lymphatische Leukämie vom B-Zelltyp bei Patienten im Stadium B nach Binot, die auf Standardtherapieschemata nicht ansprechen.

**Kontraind.:** Niereninsuffizienz mit Kreatininclearance unter 30 ml/min. Schwangerschaft, Stillzeit.

**UW:** Am häufigsten Myelosuppression (Neutropenie, Thrombozytopenie, Anämie), Fieber, Schüttelfrost und Infektionen. Oft Unwohlsein, Übelkeit, Erbrechen, Schwächegefühl und Ödeme. Selten Neurotoxizität bis zu Neuropathie und Koma, hämolytische Anämie, hämorrhagische Zystitis. Pneumonie, veränderte Leber- und Pankreasenzymwerte, Hautausschläge und Tumorzerfallssyndrom sind möglich.

**WW:** Dipyridamol und andere Adenosinaufnahmeinhibitoren hemmen Fludarabineffekte. In Kombination mit dem Adenosindesaminasehemmer Pentostatin kam es zu verstärkten toxischen Wirkungen auf die Lunge mit tödlichem Ausgang.

**Dosis:** Tgl. 25 mg/m² Fludarabinphosphat i.v. für 5 Tage, Wiederholung alle 28 Tage mit insgesamt 6 Therapiezyklen. Bei Kreatininclearance von 30–70 ml/min Dosisreduktion bis zu 50%.

**Fludara**® (Medac)
5 Inj.-Fl. 50 mg (N1) ........................................ 1333,23

## Fludrocortison *Rp* [US]

Synthetisches Cortisolderivat mit starker Mineralocorticoidwirkung und nur noch geringer Glucocorticoidwirkung, die klinisch zu vernachlässigen ist. Fludrocortison (9α-Fluorcortisol) ist derzeit das einzige verfügbare Mineralocorticoid. Es wird bei nicht ausreichender Wirkung von Hydrocortison zur zusätzlichen Substitution bei Morbus Addison und adrenogenitalem Syndrom insbesondere mit Salzverlust eingesetzt. Daneben wird es bei konstitutioneller Hypotonie empfohlen, hat aber wegen seiner ausgeprägten Nebenwirkungen in Form von Wasserretention, Hypertonie und Hypokaliämie bei dieser Indikation nur begrenzten therapeutischen Nutzen. Fludrocortison wird gut resorbiert, Halbwertszeit 1 h.

**Ind.:** Nebennierenrindeninsuffizienz, adrenogenitales Syndrom, konstitutionelle Hypotonie.

**Kontraind.:** Herzinsuffizienz, Leberzirrhose, Nephrose, Hypertonie, Zerebralsklerose, Volumenmangelschock. Strenge Indikationsstellung in Schwangerschaft und Stillzeit.

**UW:** Gewichtszunahme und Ödeme bedingt durch Natrium- und Wasserretention, Hypertonie, Kopfschmerzen, Kaliumverlust.

**Dosis:** *Morbus Addison*: 0,1–0,2 mg/d oral als Zusatztherapie. *Adrenogenitales Syndrom*: 0,15–0,3 mg/qm Körperoberfläche im 1. Lebensjahr, im 2. Lebensjahr die Hälfte und im 3. Lebensjahr ein Drittel dieser Dosis. *Hypotonie*: Initial 0,2–0,3 mg/d oral, nach Besserung der Beschwerden auf 0,1–0,2 mg/d reduzieren. Unter hormonaler Kontrazeption und bei älteren Patienten schon initial 0,1–0,2 mg/d ausreichend. Maximale Dosis 0,4–0,5 mg/d, darüber kann es zu Hyperglykämie und Hemmung der Cortisolproduktion kommen.

**Astonin**® **H** (Merck)
50 Tbl. 0,1 mg (N2) ........................................ 35,33
100 Tbl. 0,1 mg (N3) ........................................ 60,01

## Flumazenil *Rp* [GK]

Benzodiazepinantagonist zur Abkürzung von Benzodiazepinwirkungen. Die Wirkung peripherer Muskelrelaxanzien muss vorher abgeklungen sein. Flumazenil wird bei Benzodiazepinvergiftungen häufig entgegen der zugelassenen Indikation diagnostisch eingesetzt. Der Vergiftete erwacht innerhalb weniger min nach der i.v.-Injektion. Der Effekt hält 1–4 h an, bei einer Mischintoxikation auch wesentlich kürzer. Bei Mischindikationen mit trizyklischen Antidepressiva oder Neuroleptika besteht die Gefahr von zerebralen Krampfanfällen. Halbwertszeit 0,7–1,4 h.

**Ind.:** Aufhebung von Benzodiazepinwirkungen.

**Kontraind.:** Benzodiazepinbehandlung zerebraler Krampfleiden, erhöhter Hirndruck, Intoxikation mit trizyklischen Antidepressiva.

**UW:** Schwindel, Übelkeit und Erbrechen. Nach rascher Injektion Angstgefühle, Tachykardie. Bei der Intoxikation mit trizyklischen Antidepressiva und bei anderen Mischintoxikationen gelegentlich Krampfanfälle. UW können durch fraktionierte Dosierung weitgehend vermieden werden. Reduktion der nachfolgenden Dosen bei Patienten mit eingeschränkter Leberfunktion. Vorsicht bei Benzodiazepin- und Alkoholabhängigen wegen des Auftretens von Entzugserscheinungen, evtl. sogar Krampfanfällen. Zur Beendigung von Benzodiazepinwirkungen bei Kurznarkosen und diagnostischen Eingriffen darf Flumazenil nur unter stationären Bedingungen angewendet werden. Die Wirkung von Flumazenil ist in der Regel kürzer als die der Benzodiazepine, sodass letztere nach kurzer Zeit wieder manifest werden kann.

**Dosis:** Initial 0,2 mg i.v. über 15 sec, bei ungenügendem Effekt nach 60 sec langsame Gabe von jeweils 0,1 mg in 1minütigen Intervallen bis zu einer kumulativen Dosis von 1 mg, ggf. bis maximal 5 mg. Eine Benzodiazepinintoxikation ist fraglich, wenn bei dieser Dosierung kein antagonistischer Effekt eintritt. Bei Wiederauftreten der zentralen Depression langsame i.v.-Gabe über 2 min von niedrigen Dosen bis 1 mg in 20-min-Intervallen.

**Anexate®** (Roche)

5 Amp. (0,5 mg/5 ml) (N1) .......... 118,78
5 Amp. (1 mg/10 ml) (N1) .......... 192,27

## Flumetason *Rp* [UF]

Difluoriertes Glucocorticoid zur lokalen Anwendung mit ähnlichen Wirkungen wie Prednisolon (s. dort). Gehört zu den mittelstark wirksamen Corticosteroiden und ist in den Lokaltherapeutika als Pivalat enthalten.

**Ind.:** Corticoidsensible Hautkrankheiten.

**Kontraind., UW:** s. Prednisolon.

**Dosis:** 1- bis 3-mal/d dünn auftragen und leicht einreiben. Weitere Behandlung mit dem schwächsten, gerade noch wirksamen Lokalcorticoid. Zur Intervall- und Nachbehandlung wirkstofffreie Basissalbe/-creme.

**Cerson®** (Bioglan)

25 g Creme 0,02% (N1) .......... (FB 15,75) 15,73
50 g Creme 0,02% (N2) .......... (FB 20,52) 20,52
100 g Creme 0,02% (N3) .......... (FB 29,00) 28,97
25 g Salbe 0,02% (N1) .......... (FB 15,75) 15,73
50 g Salbe 0,02% (N2) .......... (FB 20,52) 20,52
100 g Salbe 0,02% (N3) .......... (FB 29,00) 28,97
30 ml 0,02% liquidum (N1) .......... (FB 16,62) 16,60
60 ml 0,02% liquidum (N2) .......... (FB 22,24) 22,23
100 ml 0,02% liquidum (N3) .......... (FB 29,00) 28,97

## Flunarizin *Rp* [US]

Difluorderivat des Cinnarizin mit ähnlichen antihistaminischen und calciumantagonistischen Eigenschaften. Flunarizin senkt bei prophylaktischer Gabe die Häufigkeit von Migräneanfällen. Als Nebenwirkungen können Müdigkeit, Gewichtszunahme und ein Parkinsonoid auftreten, deshalb nur 2. Wahl nach Betarezeptorenblockern. Wie andere $H_1$-Antihistaminika wird Flunarizin bei Schwindel eingesetzt. Sehr lange Halbwertszeit von 14–19 Tage.

**Anw.:** Vestibulärer Schwindel, Migräneprophylaxe.

**Kontraind.:** Apoplexie, M. Parkinson, Depressionen, Stillzeit. Strenge Indikationsstellung in der Schwangerschaft.

**UW:** Müdigkeit, Gewichtszunahme, depressive Verstimmungen, Störungen der Extrapyramidalmotorik, Galaktorrhö.

**Dosis:** 10 mg/d abends.

**flunarizin von ct** (ct-Arzneimittel)

30 Kps. 5 mg (N1) .......... (FB 18,40) 18,39
50 Kps. 5 mg (N2) .......... (FB 23,58) 22,02
100 Kps. 5 mg (N3) .......... (FB 35,66) 33,18
30 Kps. 10 mg (N1) .......... (FB 25,22) 25,21
50 Kps. 10 mg (N2) .......... (FB 34,19) 33,18
100 Kps. 10 mg (N3) .......... (FB 54,69) 54,16

**Sibelium®** (Janssen-Cilag)

20 Kps. 5 mg (N1) .......... (FB 15,79) 15,79
50 Kps. 5 mg (N2) .......... (FB 23,58) 23,58
100 Kps. 5 mg (N3) .......... (FB 35,66) 35,66

## Flunisolid *Rp* [BL]

Nichthalogeniertes Glucocorticoid zur lokalen antiinflammatorischen Therapie der allergischen Rhinitis mit ähnlichen Wirkungen wie Beclometason (s. dort). Bei den empfohlenen Dosen treten keine wesentlichen systemischen UW auf.

**Ind.:** Allergische Rhinitis.

**Kontraind.:** Virale, mykotische oder bakterielle Infektionen der Nasenschleimhaut. Kinder unter 5 Jahren. Strenge Indikationsstellung im 1. Trimenon und in der Stillzeit.

**UW:** Häufig Nachgeschmack, Brennen der Nasen-

schleimhaut. Gelegentlich Reizung der Nasen- oder Rachenschleimhaut, Nasenbluten, verstopfte Nase. Selten Änderungen des Geruchs- oder Geschmackssinns, Schluckbeschwerden, Heiserkeit, Kopfschmerzen. Systemische Wirkungen können bei hohen Dosen über längere Zeit auftreten.
**Dosis:** Erw. 2-mal 25 μg/d in jedes Nasenloch sprühen, maximale Gesamtdosis 300 μg/d. Kdr. ab 5 Jahren 3-mal 25 μg/d, maximale Gesamtdosis 150 μg/d.

**Syntaris®** (Dermapharm)
1 Fl. m. 20ml Lsg. (N1) ............................ (FB 17,54) 17,54
1 Fl. m. 2× 20ml (N2) ............................ (FB 27,27) 27,27

## Flunitrazepam *Rp* [ML] 1979 C

Mittellang bis lang wirkendes Benzodiazepin, Halbwertszeit 10–20 h, aktive Metaboliten 20–30 h. Trotz relativ langer Wirkungsdauer wird Flunitrazepam häufig als Hypnotikum eingesetzt, da bei einmaliger Gabe niedriger Dosen Symptome am folgenden Tag weitgehend vermieden werden können. Weiteres s. Benzodiazepine.
**Ind.:** Schlafstörungen. Parenteral: Prämedikation in der Anästhesie, Narkoseeinleitung, Intensivpflege.
**Kontraind., UW:** s. Benzodiazepine.
**Dosis:** 0,5–1 mg unmittelbar vor dem Schlafengehen, ggf. bis 2 mg. Prämedikation: 1–2 mg i.m. 30–60 min vor Narkosebeginn. Narkoseeinleitung: 1–2 mg i.v. unter Kontrolle von Puls und Atmung.

**Flunitrazepam-ratiopharm®** (ratiopharm)
10 Tbl. 1 mg (N1) ............................ (FB 11,81) 11,14
20 Tbl. 1 mg (N2) ............................ (FB 13,70) 12,44

**Rohypnol®** (Roche)
5 Amp. (2 mg/1 ml) (N1) + 5 Lsg.Amp. (Btm) .................. 16,54
10 Filmtbl. 1 mg (N1) ............................ (FB 11,81) 11,81
20 Filmtbl. 1 mg (N2) ............................ (FB 13,70) 13,70

## Fluocinolon *Rp* [UF]

Difluoriertes Glucocorticoid zur lokalen Anwendung als Fluocinolonacetonid mit ähnlichen Wirkungen wie Prednisolon (s. dort). Gehört zu den stark wirksamen Corticosteroiden, die bei längerer Anwendung ein höheres Risiko unerwünschter Wirkungen aufweisen. Daher generell nur kurzfristig, kleinflächig und nicht im Gesicht anwenden.
**Ind.:** Corticoidsensible Hautkrankheiten.
**Kontraind., UW:** s. Prednisolon.
**Dosis:** 1- bis 2-mal/d auftragen, meist nicht über 2–3 Wochen. Zur weiteren Behandlung auf das schwächste, gerade noch wirksame Lokalcorticoid wechseln. Zur Intervall- und Nachbehandlung wirkstofffreie Basissalbe/-creme.

**Jellin®** (Grünenthal)
50 g Basiscreme (N1) ............................ 3,93
50 g Basissalbe (N1) ............................ 3,93
15 g Creme (0,25 mg/g) (N1) ............................ (FB 13,75) 13,75
50 g Creme (0,25 mg/g) (N2) ............................ (FB 21,48) 21,48
100 g Creme (0,25 mg/g) (N3) ............................ (FB 31,52) 31,52
15 g Salbe (0,25 mg/g) (N1) ............................ (FB 13,75) 13,75
50 g Salbe (0,25 mg/g) (N2) ............................ (FB 21,48) 21,48
100 g Salbe (0,25 mg/g) (N3) ............................ (FB 31,52) 31,52

## Fluocortolon *Rp* [US]

Fluoriertes Glucocorticoid mit ähnlichen Wirkungen und UW wie Prednisolon (s. dort). Keine Mineralocorticoidaktivität.
**Ind.:** Systemische Glucocorticoidtherapie.
**Kontraind., UW, WW:** s. Prednisolon.
**Dosis:** Initial 20–100 mg/d oral möglichst morgens, Kdr. 1–2 mg/kg/d, danach schrittweise Dosisreduktion auf Erhaltungsdosis wie bei Prednisolon. Äquivalenzdosis 5 mg/d, entspricht 20 mg Cortisol. Cushingschwellendosis 7–10 mg/d. DDD 10 mg.

**Ultralan®-oral** (Asche)
20 Tbl. 5 mg (N1) ............................ (FB 17,18) 17,18
100 Tbl. 5 mg (N3) ............................ (FB 42,83) 42,83
10 Tbl. 20 mg (N1) ............................ (FB 21,70) 21,70
50 Tbl. 20 mg (N2) ............................ (FB 61,60) 61,60
10 Tbl. 50 mg (N1) ............................ 49,67
30 Tbl. 50 mg (N2) ............................ 107,49

## Fluorometholon *Rp* [ML]

Fluoriertes Glucocorticoid mit ähnlichen Wirkungen und UW wie Dexamethason (s. dort sowie Prednisolon). Wird zur lokalen Therapie am Auge verwendet.
**Ind.:** Nichtinfektiöse Entzündungen des vorderen Augenabschnittes, allergische Konjunktivitis.
**Kontraind.:** Oberfl. Herpes corneae, zerstörtes Hornhautepithel, Glaukom, Pilzkrankheiten.
**UW:** Sekundärinfektionen, Hornhautulzera, Glaukom, lokale Irritation.
**Dosis:** 2- bis 4-mal/d 1 Tr. 0,1% Lsg.

**Efflumidex®** (Pharm-Allergan)
5 ml Augentr. (1 mg/ml) (N1) ............................ 14,24

## Fluorouracil *Rp* [KR]

Zytostatikum aus der Gruppe der Pyrimidinanaloga. 5-Fluorouracil hemmt nach Umwandlung zu 5-Fluordesoxyuridinmonophosphat die Thymidilatsynthetase. Daraus resultieren ein Thymidilatmangel und eine Blockade der DNA-Synthese. Initiale Plasmaclearance 10–20 min, terminale Halbwertszeit 14–29 h.
**Ind.:** Adjuvante Therapie von Mamma- und kolorektalem Karzinom

**Kontraind.:** s. Zytostatika.
**UW:** Die Medikation ist abzubrechen bei Leukozytopenie (<3000/µl) oder Thrombozytopenie (<80.000/µl). Initial kommen häufig Übelkeit und Erbrechen vor. Danach folgen Stomatitis, Diarrhö, Blutungen der Magen-Darmschleimhaut, Hämorrhagien, Alopezie, entzündliche Hauterscheinungen. Initial wurden vereinzelt Schmerzen im Herzbereich und vorübergehende EKG-Veränderungen beobachtet. In Einzelfällen Herzmuskelnekrosen und kardiogener Schock.
**Dosis:** 12 mg/kg tgl. i.v. für 5 Tage, anschließend bei guter Verträglichkeit 6 mg/kg jeden 2. Tag insgesamt 4 Dosen. Alternativ 500 mg/m² i.v. für 5 Tage. Therapieabbruch bei Stomatitis oder Diarrhö. Wiederholung der Therapiezyklen nach 30 Tagen.

**5-FU Lederle** (Riemser)
1 Inj.Fl. (250 mg/5 ml) (N1) ..................(FB 11,22) 11,22
5 Inj.Fl. (250 mg/5 ml) (N1) ..................(FB 17,17) 17,17
1 Inj.Fl. (500 mg/10 ml) (N1) ..................(FB 12,60) 12,60
5 Inj.Fl. (500 mg/10 ml) (N1) ..................(FB 24,43) 24,22
1 Inj.Fl. (1000 mg/20 ml) (N1) ..................(FB 15,09) 15,09
5 Inj.Fl. (1000 mg/20 ml) (N1) ..................(FB 37,05) 36,56

## Fluoxetin *Rp* [ML] 1990 C

Antidepressivum mit chemischer und pharmakodynamischer Verwandtschaft zum Fluvoxamin (s. dort), einem selektiven Serotoninrückaufnahmeinhibitor (SSRI) in präsynaptische Nervenendigungen. Bei Depressionen ähnlich wirksam wie trizyklische Antidepressiva, bei melancholischer Depression vermutlich etwas schwächer wirksam.
Fluoxetin wird nach oraler Gabe gut resorbiert (Bioverfügbarkeit 85%) und in der Leber weitgehend durch CYP2D6 zu dem wirksamen Hauptmetaboliten Norfluoxetin (Desmethylfluoxetin) abgebaut. Langsame Ausscheidung, Halbwertszeit von Fluoxetin ca. 4–6 Tage, von Norfluoxetin 4–16 Tage, deshalb sind noch 5–8 Wochen nach Absetzen wirksame Mengen im Körper, die auch bei Interaktionen zu berücksichtigen sind. Verlängerte Halbwertszeit bei Leberzirrhose, nicht aber bei Niereninsuffizienz.
**Ind.:** Depressive Krankheiten, Zwangsstörungen.
**Kontraind.:** Behandlung mit MAO-Inhibitoren, da toxische Effekte durch erhöhte Serotoninkonzentrationen entstehen können. Tödliche Zwischenfälle bei Umstellung sind möglich. Nach Absetzen von Fluoxetin 5 Wochen Wartezeit vor der Gabe von MAO-Inhibitoren. Nach Absetzen von MAO-Inhibitoren 2 Wochen Wartezeit vor der Gabe von Fluoxetin. Ferner wegen mangelnder Erfahrungen nicht während Schwangerschaft und Stillzeit und bei Kdr. anwenden.
**UW:** Zentrale Störungen: Erregung, Schläfrigkeit wie auch Schlaflosigkeit, Kopfschmerzen, selten manische Reaktionen oder Krampfanfälle. Gastrointestinale Störungen. Kardiovaskuläre und vegetative UW im Vergleich zu trizyklischen Antidepressiva sehr selten. Selten allergische Erscheinungen wie Hautausschläge oder grippeähnliche Symptome.
**WW:** MAO-Hemmer s. o. Aus gleichem Grund Vorsicht bei Gabe von Tryptophan und Oxitriptan. Wirkungsverstärkung anderer zentral dämpfender Arzneimittel und von Alkohol möglich. Hohe Dosen verlangsamen die Ausscheidung von Diazepam. Fluoxetin ist ein potenter CYP2D6-Inhibitor und erhöht dadurch z. B. die Plasmaspiegel von Metoprolol, Flecainid, Carbamazepin, trizyklischen Antidepressiva und anderen CYP2D6-Substraten.
**Dosis:** Im Allgemeinen 20 mg/d oral als abendliche Einzeldosis. Bei älteren Patienten oder Patienten mit Leberzirrhose 20 mg jeden zweiten Tag. In klinischen Studien wurden 60–80 mg/d gegeben. Bei diesen Dosen ist die Wirksamkeit nicht wesentlich besser, UW sind jedoch häufiger. Bei Zwangsstörungen initial 20 mg/d, bis zu 60 mg/d steigern.

**Fluctin**® (Lilly)
20 Tbl. 20 mg (N1) ..................(FB 35,55) 35,55
50 Tbl. 20 mg (N2) ..................(FB 71,62) 71,62
100 Tbl. 20 mg (N3) ..................(FB 125,95) 125,95
20 Kps. 20 mg (N1) ..................(FB 35,55) 35,55
50 Kps. 20 mg (N2) ..................(FB 71,62) 71,62
100 Kps. 20 mg (N3) ..................(FB 125,95) 125,95
70 ml Lsg. (20 mg/5 ml) (N1).................. 35,94

**Fluoxetin-ratiopharm**® (ratiopharm)
20 Tbl. 20 mg (N1) ..................(FB 35,55) 15,86
50 Tbl. 20 mg (N2) ..................(FB 71,62) 27,76
100 Tbl. 20 mg (N3) ..................(FB 125,95) 42,56
20 Kps. 20 mg (N1) ..................(FB 35,55) 15,86
50 Kps. 20 mg (N2) ..................(FB 71,62) 27,76
100 Kps. 20 mg (N3) ..................(FB 125,95) 42,56
70 ml Lsg. (20 mg/5 ml) (N1).................. 29,53

## Flupentixol *Rp* [ML]

Potentes Neuroleptikum aus der Klasse der Thioxanthene mit Piperazinylseitenkette. Pharmakologisch wirksam ist das cis-Isomer, das in Dragees 50%, in Depotpräparaten als Decanoatester 100% ausmacht. Bei Angst- und Spannungszuständen werden niedrige Dosen eingesetzt. Diese Anwendung ist wegen der Gefahr extrapyramidaler UW problematisch. Benzodiazepine sollten hier bevorzugt werden.
Flupentixol wird nach oraler Gabe gut resorbiert, unterliegt einem starken, interindividuell schwankenden First-Pass-Metabolismus, daher individuell dosieren. Halbwertszeit 20–40 h, beim Decanoatester 150 h.
**Ind.:** Akute und chronische schizophrene Psychosen. Depotform zur Langzeittherapie.
**Kontraind.:** Akute Intoxikation mit zentral dämpfenden Pharmaka, Koma. Vorsicht bei schweren Leber- und Nierenschäden, Engwinkelglaukom,

Prostataadenom, M. Parkinson. Allergie gegen Phenothiazine und Thioxanthene.

**UW, WW:** s. Haloperidol.

**Dosis:** *Oral*: Initial 3-mal 1 mg/d. Steigern auf 10–15 mg/d bis 20 mg/d ambulant oder 60 mg/d stationär. Bei Angst- und Verstimmungszuständen 1–2 mg/d. *Parenteral*: Depotform initial 20–80 mg (1–4 ml 2% Inj.Lsg.) im Abstand von 2–4 Wochen tief i.m. injizieren. Erhaltungsdosis ggf. niedriger.

**Fluanxol**® (Bayer)
50 Drg. 0,5 mg (N2) ..... (FB 15,32) 15,32
50 Drg. 2 mg (N2) ..... (FB 23,92) 23,92
100 Drg. 2 mg (N3) ..... (FB 36,24) 36,24
50 Drg. 5 mg (N2) ..... (FB 35,87) 34,12
100 Drg. 5 mg (N3) ..... (FB 57,86) 56,94
10 ml Tr. (50 mg/ml) ..... 39,76

**Fluanxol**® **Depot** (Bayer)
5 Inj.Amp. 0,5 ml 2% (N3) ..... (FB 34,06) 34,06
1 Inj.Amp. 1 ml 2% (N1) ..... (FB 19,13) 19,13
5 Inj.Amp. 1 ml 2% (N3) ..... (FB 55,03) 55,03
1 Durchstechfl. 3 ml 2% (N1) ..... (FB 35,47) 35,47
1 Durchstechfl. 10 ml 2% (N1) ..... (FB 84,36) 84,36
1 Inj.Amp. 1 ml 10% (N1) ..... (FB 50,77) 50,77
5 Inj.Amp. 1 ml 10% (N3) ..... (FB 184,57) 184,57

## Fluphenazin *Rp* [ML]

Hochpotentes Neuroleptikum aus der Klasse der Piperazinphenothiazine. Im Vergleich zu schwach potenten Neuroleptika sind Sedation und vegetative UW weniger ausgeprägt, extrapyramidale Wirkungen sind dagegen schwerer und häufiger. Halbwertszeit 16 h. Bei Fluphenazindecanoat ist die Wirkungsdauer auf 3–4 Wochen verlängert. Ein Depotpräparat wird in niedriger Dosis (Dapotum® D 2,5 mg alle 2–3 Wochen) auch zur Depotanxiolyse angeboten. Diese Anwendung ist umstritten, da auch niedrig dosierte Neuroleptika extrapyramidale UW auslösen können.

**Ind.:** Schizophrenie, symptomatische Psychosen, Manie, agitierte Depression.

**Kontraind.:** Akute Intoxikation mit zentral dämpfenden Pharmaka, Koma, Kreislaufschock, Allergie gegen Phenothiazine.

**UW, WW:** s. Haloperidol.

**Dosis:** *Oral*: Initial einschleichend mit 2-mal 0,25 mg/d, bei akuten Psychosen initial bis 15 mg/d. Erhaltungsdosis ambulant 2,5–10 mg/d, stationär 10–20 mg/d. *Parenteral*: Akut 10–20 mg i.m., ggf. nach 30 min wiederholen bis zu maximal 40 mg/d. Alternativ 10–20 mg als i.v.-Infusion in 250 ml 0,9% NaCl oder 5% Glucose über 1–2 h/d bis zu 7 Tagen. *Depotpräparat*: Initial 12,5–25 mg i.m. im Abstand von 2 Wochen, später ggf. erhöhen bis auf 75–100 mg alle 2–4 Wochen.

**Dapotum**® (Sanofi-Synthelabo)
5 Amp. acutum (10 mg/1 ml) (N1) ..... (FB 23,11) 23,11
20 Tbl. 5 mg (N1) ..... (FB 20,98) 20,98
50 Tbl. 5 mg (N2) ..... (FB 35,87) 35,87
100 Tbl. 5 mg (N3) ..... (FB 57,86) 57,86

**Dapotum**® **D** (Sanofi-Synthelabo)
**Best.:** 1 Amp. 2,5/12,5/25/50/100/250 enth.: Fluphenazindecanoat 2,5 mg/12,5 mg/25 mg/50 mg/100 mg/250 mg.

1 Amp. (2,5 mg/1 ml) (N1) ..... (FB 11,44) 11,44
1 Amp. (12,5 mg/0,5 ml) (N1) ..... (FB 17,09) 17,09
5 Amp. (12,5 mg/0,5 ml) (N3) ..... (FB 46,83) 46,83
1 Amp. (25 mg/1 ml) (N1) ..... (FB 24,21) 24,21
5 Amp. (25 mg/1 ml) (N3) ..... (FB 77,94) 77,94
1 Amp. (50 mg/0,5 ml) (N1) ..... (FB 36,83) 36,83
5 Amp. (50 mg/0,5 ml) (N3) ..... (FB 130,69) 130,69
1 Amp. (100 mg/1 ml) (N1) ..... (FB 59,93) 59,93
5 Amp. (100 mg/1 ml) (N3) ..... (FB 223,39) 223,39
1 Inj.Fl. (250 mg/10 ml) (N1) ..... (FB 119,34) 119,34

**Lyogen**® (Lundbeck)
20 Tbl. 1 mg (N1) ..... (FB 13,62) 12,34
50 Tbl. 1 mg (N2) ..... (FB 18,56) 15,67
20 Tbl. 4 mg (N1) ..... (FB 19,53) 15,49
50 Tbl. 4 mg (N2) ..... (FB 31,85) 22,98
20 Retarddrg. 3 mg (N1) ..... 17,14
50 Retarddrg. 3 mg (N2) ..... 27,99
20 Retarddrg. 6 mg (N1) ..... 24,57
50 Retarddrg. 6 mg (N2) ..... 44,68
30 ml Tropflsg. forte 2,5 mg/1 ml (25 Tr.) (N1) ..... (FB 18,34) 15,13
100 ml Tropflsg. forte 2,5 mg/1 ml (25 Tr.) (N3) ..... (FB 36,55) 25,35

**Lyogen**®**-Depot** (Lundbeck)
**Best.:** Lyogen®-Depot: 1 ml enth. 25 mg Fluphenazindecanoat; Lyogen® 50/100: 1 ml enth. 100 mg Fluphenazindecanoat.

1 Amp. (25 mg/1 ml) (N1) ..... (FB 24,21) 23,76
5 Amp. (25 mg/1 ml) (N3) ..... (FB 77,94) 76,94
1 Amp. (50 mg/0,5 ml) (N1) ..... (FB 36,83) 35,72
5 Amp. (50 mg/0,5 ml) (N3) ..... (FB 130,69) 130,07
1 Amp. (100 mg/1 ml) (N1) ..... (FB 59,93) 57,72
5 Amp. (100 mg/1 ml) (N3) ..... (FB 223,39) 221,76

## Flupirtin *Rp* [US] 1985 C

Analgetikum mit bisher unbekanntem Wirkungsmechanismus. Flupirtin wirkt experimentell schwächer als Morphin, aber stärker als Paracetamol oder Codein. An der Wirkung sind vermutlich spinale Mechanismen beteiligt. Der analgetische Effekt wird durch Reserpin abgeschwächt, aber nicht durch den Opioidantagonisten Naloxon. Bioverfügbarkeit 90%, Halbwertszeit 9 h.

**Ind.:** Schmerzen.

**Kontraind.:** Hepatische Enzephalopathie, Cholestase, Myasthenia gravis. Schwangerschaft, Stillzeit, Kdr. bis 6 Jahre. Kombination mit Fluoxetin. Vorsicht bei Patienten mit eingeschränkter Leber- und Nierenfunktion, nur nach Kontrolle der Leberenzyme und Kreatininwerte anwenden.

**UW:** Schwitzen, Sedation, Schwindel, Mundtrockenheit, Übelkeit, Erbrechen, Obstipation. Selten Transaminaseanstieg, Hautreaktionen, Sehstörungen. Falsch positive Befunde für Bilirubin, Urobilirubinogen und Protein in Harnteststreifen sowie Bilirubin in Serumteststreifen.
**WW:** Verstärkung der Wirkung von sedierenden Arzneimitteln, Antikoagulanzien und Alkohol. Gleichzeitige Gabe von Paracetamol kann den Transaminaseanstieg verstärken.
**Dosis:** Tgl. 3- bis 4-mal 100 mg oral oder 150 mg rektal. Maximal tgl. 600 mg oral oder 900 mg rektal. Behandlungsdauer nicht länger als 4 Wochen, nach 2 Wochen Kontrolle der Leberenzyme. Dosisreduktion bei über 65-jährigen und bei niereninsuffizienten Patienten.

**Katadolon**® (AWD Pharma)
1 Amp. (100 mg/3 ml) (N1) .......... 11,99
10 Kps. 100 mg (N1) .......... 16,48
30 Kps. 100 mg (N2) .......... 29,99
50 Kps. 100 mg (N3) .......... 38,98
10 Supp. f. Kdr. 75 mg (N1) .......... 16,88
10 Supp. f. Erw. 150 mg (N1) .......... 19,65

## Flupredniden *Rp* [UF]

Fluoriertes Glucocorticoid zur lokalen Anwendung als Fluprednidenacetat mit ähnlichen Wirkungen wie Prednisolon (s. dort). Flupredniden gehört zu den mittelstark wirksamen Corticosteroiden, die bei längerer Anwendung ein höheres Risiko unerwünschter Wirkungen aufweisen. Daher generell nur kurzfristig, kleinflächig und nicht im Gesicht anwenden.
**Ind.:** Corticoidsensible Hautkrankheiten.
**Kontraind., UW:** s. Prednisolon.
**Dosis:** 1- bis 3-mal/d dünn auftragen. Zur Intervall- und Nachbehandlung wirkstofffreie Basiscreme.

**Decoderm**® (Hermal)
50 g Basiscreme (N1) .......... 5,97
100 g Basiscreme (N2) .......... 10,87
20 g Creme (1 mg/g) (N1) .......... (FB 14,76) 14,76
50 g Creme (1 mg/g) (N2) .......... (FB 20,52) 20,52
20 g Paste (1 mg/g) (N1) .......... (FB 14,76) 14,76
50 g Paste (1 mg/g) (N2) .......... (FB 20,52) 20,52
20 g Salbe (0,5 mg/g) (N1) .......... (FB 14,76) 14,76
50 g Salbe (0,5 mg/g) (N2) .......... (FB 20,52) 20,52

## Flurazepam *Rp* [ML]

Lang wirkendes Benzodiazepin, Halbwertszeit 1–2 h, das als Prodrug für Desalkylflurazepam (Halbwertszeit 50–100 h) anzusehen ist. Trotz langer Halbwertszeit wird Flurazepam erfolgreich als Hypnotikum eingesetzt, mit Sedation am Tag muss aber gerechnet werden. Bei längerfristiger Gabe nimmt aufgrund von Kumulation die hypnotische Wirkung im Laufe der ersten Einnahmetage zu. Weiteres s. Benzodiazepine.
**Ind.:** Ein- und Durchschlafstörungen.
**Kontraind., UW, WW:** s. Benzodiazepine
**Dosis:** 15–30 mg kurz vor dem Schlafengehen. DDD 30 mg.

**Dalmadorm**® (ICN Pharmaceutic)
20 Filmtbl. 30 mg (N2) .......... (FB 13,70) 13,70

**Staurodorm**® **Neu** (Dolorgiet)
20 Tbl. 27,42 mg (N2) .......... (FB 13,70) 13,70

## Flurbiprofen *Rp* [ML] 1980 C

Nichtsteroidales Antiphlogistikum aus der Gruppe der Arylpropionsäurederivate mit ähnlichen Eigenschaften wie Diclofenac (s. dort). Flurbiprofen ist ein nichtselektiver Cyclooxygenasehemmstoff zur lokalen Entzündungshemmung bei operativen Eingriffen am Auge. Halbwertszeit 3–7 h.
**Ind.:** Postoperative Entzündungen nach Augenoperationen und Lasertrabekuloplastik, präoperativ zur Verhinderung intraoperativer Miosis.
**Kontraind.:** Herpes-Keratitis dendritica.
**UW:** Lokale Irritation, postoperativ gelegentlich erhöhte Blutungsneigung sowie verzögerte Wundheilung. Maskierung von Infektionen.
**WW:** Abschwächung der Wirkung von Acetylcholin und Carbachol möglich.
**Dosis:** Präoperativ 2 h lang alle 30 min 1 Tr., postoperativ 4-mal 1 Tr./d über 1–2 Wochen.

**Ocuflur**® (Pharm-Allergan)
**Best.:** 1 ml enth. Flurbiprofen-Natrium 0,3 mg, Thiomersal 0,05 mg (Konservierungsmittel, nicht in Ocuflur O.K.).
5 ml Augentr. (0,3 mg/ml) (N1) .......... 22,27
10 ml Augentr. (0,3 mg/ml) (N1) .......... 34,89
15 ml Augentr. (0,3 mg/ml) (N2) .......... 46,75
20× 0,4 ml Einmaldosen O.K. (0,3 mg/ml) (N1) .......... 26,98

## Fluspirilen *Rp* [ML]

Hochpotentes Neuroleptikum mit langer Wirkung aus der Klasse der Diphenylbutylpiperidine. Im Vergleich zu schwach potenten Neuroleptika sind Sedation und vegetative UW weniger ausgeprägt, extrapyramidale Wirkungen sind dagegen schwerer und häufiger. Fluspirilen wird in erster Linie in niedriger Dosis (1,5 mg i.m.) bei Angst- und Spannungszuständen eingesetzt („Wochentranquilizer"). Diese Anwendung ist wegen auch bei niedriger Dosierung auftretender extrapyramidaler UW problematisch. Wird nach i.m.-Injektion langsam resorbiert, messbare Plasmaspiegel nach ca. 4 h. Die Wirkung hält für ca. 1 Woche (5–15 Tage) an.
**Ind.:** Langzeittherapie bei akuten und chronischen schizophrenen Psychosen. Bei Angst- und Span-

nungszuständen und psychosomatischen Beschwerden in niedriger Dosis.
**Kontraind.:** Akute Intoxikation mit zentral dämpfenden Pharmaka, Koma, Kreislaufschock.
**UW:** Extrapyramidale Störungen (frühe: Dystonie, Akathisie, Parkinsonismus; späte: tardive Dyskinesie), Häufigkeit bei niedrig dosierter Neuroleptikatherapie ungewiss. Anticholinerge und alphaantiadrenerge UW (trockener Mund, Miktionsstörungen, Tachykardie, Akkommodationsstörungen, Auslösung von Glaukomanfällen bei Engwinkelglaukom, orthostatische Hypotension), Cholestase, Herzrhythmusstörungen, endokrine Störungen (Hyperprolaktinämie, Zyklusanomalien). Verhärtungen an der Injektionsstelle (wahrscheinlich durch den Hilfsstoff Polyvinylpyrrolidon bedingt) sind häufig. Injektionsstelle wechseln!
**WW:** Verstärkung der Wirkung von anderen zentral dämpfenden Pharmaka und Alkohol, verstärkte Wirksamkeit von Antihypertonika (außer Guanethidin), Anticholinergika, Dopaminantagonisten (z. B. Metoclopramid), abgeschwächte Wirksamkeit von Dopaminagonisten (z. B. Levodopa, Bromocriptin).
**Dosis:** Wöchentliche Injektion tief i.m., vor Anwendung gut schütteln. *Schizophrene Psychosen*: Ambulant in der Regel 2–6 mg pro Injektion (entspr. 1–3 ml). Zuvor sollte mit einem der nah verwandten Butyrophenone eine wirksame orale Therapie erreicht sein, dann ungefähr wöchentlich ebensoviel mg Fluspirilen injizieren, wie täglich oral Haloperidol benötigt wurde. Falls in früheren Krankheitsphasen Fluspirilen wirksam war, kann unmittelbar damit therapiert werden. *Angst- und Spannungszustände*: 1–1,5 mg i.m. wöchentlich (entspr. 0,5–0,75 ml).

**Fluspi**® (Neuro Hexal)
3 Amp. i.m. (1,5 mg/0,75 ml) (N2) ................... (FB 17,19) 16,46
5 Amp. i.m. (1,5 mg/0,75 ml) (N3) ................... (FB 22,35) 20,08
1 Stechfl. 6 ml (2 mg/ml) (N1) ........................ (FB 27,28) 24,92
5 Stechfl. 30 ml (2 mg/ml) (N2) ...................... (FB 91,93) 83,36

**Imap**® (Janssen-Cilag)
3 Amp. i.m. (1,5 mg/0,75 ml) (N2) ................... (FB 17,19) 17,19
5 Amp. i.m. (1,5 mg/0,75 ml) (N3) ................... (FB 22,35) 22,35
1 Stechfl. 6 ml (2 mg/ml) (N1) ........................ (FB 27,28) 27,28
5 Stechfl. 6 ml (2 mg/ml) (N3) ........................ (FB 91,93) 91,93

## Flutamid *Rp* [US] 1984 C

Antiandrogen mit ähnlichen Wirkungen wie Cyproteron (s. dort), jedoch ohne zusätzliche Gestagenwirkungen, sodass die Gonadotropinsekretion und damit auch die Testosteronsynthese nicht supprimiert werden. Flutamid wird nach oraler Gabe schnell resorbiert und vollständig metabolisiert, wobei ein aktiver Metabolit mit ebenfalls antiandrogener Wirkung entsteht. Halbwertszeit 5–6 h.
**Ind.:** Inoperables Prostatakarzinom.
**Kontraind., UW:** s. Cyproteron.
**Dosis:** 3-mal 250 mg/d oral.

**Flutamid AL** (Aliud Pharma)
21 Tbl. 250 mg (N1) ................................ (FB 16,01) 14,65
84 Tbl. 250 mg (N3) ................................ (FB 37,93) 32,45

**Fugerel**® (Essex Pharma)
21 Tbl. 250 mg (N1) ................................ (FB 16,01) 16,01
84 Tbl. 250 mg (N3) ................................ (FB 37,93) 37,93

## Fluticason *Rp* [UF] 1994 C

Dreifach fluoriertes Glucocorticoid zur topischen oder inhalativen Anwendung mit ähnlichen Wirkungen wie Prednisolon bzw. Beclometason (s. dort). Fluticason lässt sich als stark wirksames Lokalcorticoid einordnen und ist bei Patienten mit schweren Ekzemen Betamethasondipropionat therapeutisch äquivalent. Eine ähnliche Zuordnung gilt für die inhalative Applikation bei mäßiggradigem bis schwerem Asthma bronchiale. Systemische Wirkungen sind gering. Plasmaspiegel liegen nach dermaler oder oraler Applikation unterhalb der Nachweisgrenze. Bei inhalativer Applikation wird eine systemische Verfügbarkeit nicht ausgeschlossen, da hier die Leber primär umgangen wird und derzeit nicht bekannt ist, ob Fluticason in der Lunge verstoffwechselt wird.
**Ind.:** Corticosteroidempfindliche Hautkrankheiten. Asthma bronchiale.
**Kontraind., UW:** s. Prednisolon (topisch), Beclometason (inhalativ).
**Dosis:** *Salbe/Creme*: 2-mal tgl. dünn auftragen, bei Ekzem 1-mal/d ausreichend. Nicht mehr als 50% der Körperoberfläche (bei Kindern von 4–12 Jahren nicht mehr als 20%) behandeln. Applizierte Menge nicht mehr als 150 g Creme pro Woche.
*Inhalativ*: Je nach Schweregrad des Asthmas 2-mal/d 0,1–1 mg, Kdr. über 4 Jahre 2-mal 50–100 µg/d.
*Intranasal:* 1-mal/d 50 µg, ggf. 2-mal/d, vorzugsweise morgens, bei Kdr. von 4–11 Jahre 1-mal/d 50 µg, in jedes Nasenloch sprühen. Kdr. sollten nicht mehr als 200 µg/d erhalten.

**Flutivate**® (GlaxoSmithKline)
25 g Creme (0,5 mg/g) (N1) .......................... (FB 16,08) 16,08
50 g Creme (0,5 mg/g) (N2) .......................... (FB 21,48) 21,48
100 g Creme (0,5 mg/g) (N3) ......................... (FB 31,52) 31,52
25 g Salbe (0,05 mg/g) (N1) ......................... (FB 16,08) 16,08
50 g Salbe (0,05 mg/g) (N2) ......................... (FB 21,48) 21,48
100 g Salbe (0,05 mg/g) (N3) ........................ (FB 31,52) 31,52

**Flutide**® (GlaxoSmithKline)
1 Dosieraerosol mite 50 µg/Sprühstoß
(120 Sprühstöße) (N1) ............................... (FB 25,03) 25,03
1 Dosieraerosol 125 µg/Sprühstoß (120 Sprühstöße) (N1) (FB 38,40) 38,40
2 Dosieraerosol 125 µg/Sprühstoß (120 Sprühstöße) (N2) (FB 66,19) 66,19

1 Dosieraerosol 250 µg/Sprühstoß (120 Sprühstöße) (N1)(FB 56,16) 56,16
2 Dosieraerosol 250 µg/Sprühstoß (120 Sprühstöße) (N2)(FB 99,38) 99,38
10 Fertiginhalate (0,5 mg/2 ml) (N1) . . . . . . . . . . . . . . . . . . . . . . . . . 28,10
60 Fertiginhalate (0,5 mg/2 ml) (N1) . . . . . . . . . . . . . . . . . . . . . . . . 117,00
10 Fertiginhalate forte (2 mg/2 ml) (N1) . . . . . . . . . . . . . . . . . . . . . . 33,87
60 Fertiginhalate forte (2 mg/2 ml) (N1) . . . . . . . . . . . . . . . . . . . . . 146,17
60 Pulv. Junior Diskus (50 µg/12,5 mg) (N1) . . . . . . . . . . .(FB 19,12) 19,12
60 Pulv. mite 100 Diskus (N1). . . . . . . . . . . . . . . . . . . . . . . .(FB 25,58) 25,58
2× 60 Pulv. mite 100 Diskus (N1) . . . . . . . . . . . . . . . . . . . .(FB 39,97) 39,97
60 Pulv. Diskus (250 µg) (N1) . . . . . . . . . . . . . . . . . . . . . . .(FB 40,62) 40,62
2× 60 Pulv. Diskus (250 µg) (N1). . . . . . . . . . . . . . . . . . . . .(FB 69,28) 69,28
60 Pulv. forte 500 Diskus (N1) . . . . . . . . . . . . . . . . . . . . . . .(FB 61,68) 61,68
2× 60 Pulv. forte 500 Diskus (N1) . . . . . . . . . . . . . . . . . .(FB 106,82) 106,82
60 Pulv. Junior 50 Rotadisk (50 µg) (N1). . . . . . . . . . . . . . .(FB 19,12) 19,12
60 Pulv. Junior 50 Rotadisk (50 µg) + Diskhaler (N1) . . . . . . . . . . . . 30,96
60 Pulv. 250 Rotadisk (250 µg) (N1) . . . . . . . . . . . . . . . . . .(FB 40,62) 40,62
2× 60 Pulv. 250 Rotadisk (250 µg) (N1) . . . . . . . . . . . . . . .(FB 69,28) 69,28
60 Pulv. 250 Rotadisk (250 µg) + Diskhaler(N1) . . . . . . . . . . . . . . . . . 52,39

**Flutide® nasal** (GlaxoSmithKline)
1 Sprühfl. 50 µg/Sprühstoß (150 Sprühstöße) (N1) . . . . . . . . . . . . . . 26,05

## Fluvastatin *Rp* [US] 1994 C

HMG-CoA-Reduktasehemmer mit ähnlichen Wirkungen wie Lovastatin (s. dort), aber ohne wesentliche Interaktion mit CYP3A4-Hemmern. Fluvastatin ist kein Prodrug, sondern wirkt direkt auf die Cholesterinsynthese. Vollständige orale Resorption mit einer Bioverfügbarkeit von 24%, Halbwertszeit 1,4–3,2 h.

**Ind.:** Primäre und kombinierte Hypercholesterinämie, wenn Diät und Gewichtsreduktion nicht ausreichend wirken.

**Kontraind., UW, WW:** s. Lovastatin.

**Dosis:** 40 mg/d abends oral. Dosisanpassung frühestens nach 4 Wochen. Erhaltungsdosis 20–80 mg/d.

**Cranoc®** (Fujisawa)
30 Kps. 20 mg (N1) . . . . . . . . . . . . . . . . . . . . . . . . . . . . . . .(FB 25,42) 25,42
50 Kps. 20 mg (N2) . . . . . . . . . . . . . . . . . . . . . . . . . . . . . . .(FB 35,57) 35,57
2× 50 Kps. 20 mg (N3) . . . . . . . . . . . . . . . . . . . . . . . . . . . .(FB 60,33) 60,33
30 Kps. 40 mg (N1) . . . . . . . . . . . . . . . . . . . . . . . . . . . . . . .(FB 32,64) 32,64
50 Kps. 40 mg (N2) . . . . . . . . . . . . . . . . . . . . . . . . . . . . . . .(FB 47,37) 47,37
2x 50 Kps. 40 mg (N3). . . . . . . . . . . . . . . . . . . . . . . . . . . . .(FB 83,31) 83,31
30 Retardtbl. (N1) . . . . . . . . . . . . . . . . . . . . . . . . . . . . . . . .(FB 42,94) 42,94
50 Retardtbl. (N2) . . . . . . . . . . . . . . . . . . . . . . . . . . . . . . . .(FB 64,21) 64,21
2× 50 Retardtbl. (N3) . . . . . . . . . . . . . . . . . . . . . . . . . . .(FB 116,07) 116,07

**Locol®** (Novartis)
30 Hartkaps. 20 mg (N1). . . . . . . . . . . . . . . . . . . . . . . . . . .(FB 25,42) 25,42
50 Hartkaps. 20 mg (N2). . . . . . . . . . . . . . . . . . . . . . . . . . .(FB 35,57) 35,57
100 Hartkaps. 20 mg (N3). . . . . . . . . . . . . . . . . . . . . . . . . .(FB 60,33) 60,33
30 Hartkaps. 40 mg (N1). . . . . . . . . . . . . . . . . . . . . . . . . . .(FB 32,64) 32,64
50 Hartkaps. 40 mg (N2). . . . . . . . . . . . . . . . . . . . . . . . . . .(FB 47,37) 47,37
100 Hartkaps. 40 mg (N3). . . . . . . . . . . . . . . . . . . . . . . . . .(FB 83,31) 83,31
30 Retardtbl. 80 mg (N1) . . . . . . . . . . . . . . . . . . . . . . . . . .(FB 42,94) 42,94
50 Retardtbl. 80 mg (N2) . . . . . . . . . . . . . . . . . . . . . . . . . .(FB 64,21) 64,21
100 Retardtbl. 80 mg (N3) . . . . . . . . . . . . . . . . . . . . . . . .(FB 116,07) 116,07

## Fluvoxamin *Rp* [ML] 1984 C

Antidepressivum aus der Gruppe der selektiven Serotonin-Rückaufnahme-Inhibitoren (SSRI) im Unterschied zu den meisten trizyklischen Antidepressiva geringe Hemmung der Noradrenalinaufnahme. Längerdauernde Behandlung mit Fluvoxamin führt zur „down-regulation" von Serotoninrezeptoren und adrenergen Rezeptoren, was als antidepressiver Wirkungsmechanismus diskutiert wird. Keine wesentlichen direkten Wechselwirkungen mit adrenergen, cholinergen, Histamin- und Dopaminrezeptoren, daher geringe vegetative UW und Sedation. Näheres zum Wirkungsmechanismus von Antidepressiva s. Amitriptylin. In kontrollierten Studien bei Depressionen war Fluvoxamin mit Ansprechraten um 70% den Antidepressiva au der Gruppe der nichtselektiven Monoamin-Rückaufnahme-inhibitoren (NSMRI) therapeutisch gleichwertig, möglicherweise bei etwas schnellerem Wirkungseintritt. Die Wirksamkeit bei schweren Depressionen wird unterschiedlich beurteilt, bei melancholischer Depression sind trizyklische Antidepressiva vermutlich wirksamer. Bei agitierten Patienten kann zumindest initial die zusätzliche Gabe eines Benzodiazepins notwendig sein. Fluvoxamin war in einer kontrollierten Studie auch bei Angstzuständen und Phobien wirksam. Wird nach oraler Gabe gut resorbiert, durch Metabolisierung inaktiviert, Halbwertszeit 15 h.

**Ind.:** Depressive Krankheiten, Zwangsstörungen.

**Kontraind.:** Behandlung mit MAO-Inhibitoren wegen toxischer Effekte durch erhöhte Serotoninkonzentrationen im Gehirn. Tödliche Zwischenfälle bei Umstellung sind möglich. Nach Absetzen von Fluvoxamin 5 Wochen Wartezeit vor Gabe von MAO-Inhibitoren. Nach Absetzen von MAO-Inhibitoren 2 Wochen Wartezeit vor Gabe von Fluvoxamin, bei reversiblen MAO-Inhibitoren 1 Tag Wartezeit. Ferner wegen mangelnder Erfahrungen nicht während Schwangerschaft und Stillzeit und bei Kdr. anwenden.

**UW:** Zentrale Störungen: Erregung, Schläfrigkeit wie auch Schlaflosigkeit, Kopfschmerzen, selten manische Reaktionen oder Krampfanfälle. Gastrointestinale Störungen. Kardiovaskuläre und vegetative UW im Vergleich zu trizyklischen Antidepressiva sehr selten.

**WW:** MAO-Hemmer s. Kontraind. Aus gleichem Grund Vorsicht bei Gabe von Tryptophan und Oxitriptan. Wirkungsverstärkung von anderen zentral dämpfenden Arzneimitteln und Alkohol möglich.

**Dosis:** 100–200 mg/d oral, stationär bis 300 mg/d, bevorzugt als abendliche Gabe. Bei Dosierungen über 150 mg/d größere Dosis am Abend.

**Fevarin®** (Solvay)
20 Filmtbl. 50 mg (N1) . . . . . . . . . . . . . . . . . . . . . . . . . . . . .(FB 22,30) 22,30
50 Filmtbl. 50 mg (N2) . . . . . . . . . . . . . . . . . . . . . . . . . . . . .(FB 40,68) 40,68

100 Filmtbl. 50 mg (N3) ....(FB 70,63) 70,63
20 Filmtbl. 100 mg (N1) ....(FB 29,24) 29,24
50 Filmtbl. 100 mg (N2) ....(FB 58,03) 58,03
100 Filmtbl. 100 mg (N3) ....(FB 101,66) 101,66

**Fluvoxadura**® (Merck dura)
20 Filmtbl. 50mg (N1) ....(FB 22,30) 19,98
50 Filmtbl. 50mg (N2) ....(FB 40,68) 38,89
100 Filmtbl. 50mg (N3) ....(FB 70,63) 66,97
20 Filmtbl. 100mg (N1) ....(FB 29,24) 27,49
50 Filmtbl. 100mg (N2) ....(FB 58,03) 55,29
100 Filmtbl. 100mg (N3) ....(FB 101,66) 84,55

## Follitropin alpha *Rp* [US] 1996 **A/C**

Gentechnisch hergestelltes humanes Follitropin (rhFSH) aus Ovarialzellen des chinesischen Hamsters mit der gleichen Aminosäuresequenz wie das natürliche humane Follikel-stimulierende Hormon (FSH) aus dem Hypophysenvorderlappen. Hauptindikation ist die weibliche Infertilität. Das rekombinante Follitropin hat eine höhere Reinheit und eine bessere Chargenkonformität als das aus dem Harn postmenopausaler Frauen gewonnene Urofollitropin (s. dort). Halbwertszeit ca. 40 h.

**Ind.:** Anovulation einschließlich Syndrom polyzystischer Ovarien nach erfolgloser Anwendung von Clomifen. Kontrollierte ovarielle Überstimulation zur Vorbereitung einer assistierten Konzeption.

**Kontraind.:** Tumoren von Ovarien, Mamma, Uterus, Hypophyse oder Hypothalamus. Schwangerschaft und Stillzeit. Nicht abgeklärte Vaginalblutungen, primäre Ovarialinsuffizienz, PCO-unabhängige Ovarialzysten. Genitalmissbildungen und Uterusfibrome, die keine Schwangerschaft zulassen.

**UW:** Erhöhtes Risiko für Mehrlingsschwangerschaften. Unterleibsschmerzen, Übelkeit, Durchfall und Ovarialvergrößerung als Folge der ovariellen Überstimulation. Beim Überstimulationssyndrom große Ovarialzysten mit Ruptur, Aszites, Gewichtszunahme, Hydrothorax. Selten Thromboembolien.

**WW:** Verstärkte Follikelreaktion durch gleichzeitige Clomifengabe. Hemmung der Wirkung nach Desensitisierung durch Gonadorelin.

**Dosis:** *Anovulation*: Initial 75 I.E./d s.c. über mindestens 7 Tage, ggf. schrittweise Dosis erhöhen bis ein Follikelwachstum (mind. 18 mm Durchmesser) sonographisch nachweisbar ist. Anschließend Ovulationsinduktion durch humanes Choriongonadotropin (hCG). *Ovarielle Überstimulation*: Initial 150–225 I.E./d s.c. über mindestens 4 Tage, danach Erhaltungsdosis von 75–375 I.E./d über 6–12 Tage. Bei mindestens 3 Follikeln Gabe von hCG und 34–35 h später Gewinnung von Eizellen.

**Gonal-F**® (Serono)
1 Amp. 75 I.E. (N1) .... 50,14
5 Amp. 75 I.E. (N1) .... 218,60
1 Amp. 300 I.E. (N1) .... 176,76
1 Amp. 450 I.E. (N1) .... 260,43
1 Inj.Lsg. 450 I.E. (N1) .... 260,43
1 Inj.Lsg. 900 I.E. (N1) .... 511,49
1 Amp. 1050 I.E. (N1) .... 595,17

## Follitropin beta *Rp* [US] 1996 **A/C**

Gentechnisch hergestelltes humanes Follitropin (rhFSH) aus Ovarialzellen des chinesischen Hamsters mit der gleichen Aminosäuresequenz wie das natürliche humane Follikel-stimulierende Hormon (FSH). Follitropin beta unterscheidet sich von Follitropin alfa lediglich in den Kohlenhydratketten der β-Untereinheit und im Sialysierungsgrad.

**Ind., Kontraind, UW, WW, Dosis:** s. Follitropin alfa.

**Puregon**® (Organon)
5 Inj.-Lsg. (50 I.E./0,5 ml) (N1) .... 144,73
10 Inj.-Lsg. (50 I.E./0,5 ml) (N2) .... 280,07
5 Inj.-Lsg. (75 I.E./0,5 ml) (N1) .... 212,41
10 Inj.-Lsg. (75 I.E./0,5 ml) (N2) .... 371,77
5 Inj.-Lsg. (100 I.E./0,5 ml) (N1) .... 280,07
10 Inj.-Lsg. (100 I.E./0,5 ml) (N2) .... 480,97
5 Inj.-Lsg. (150 I.E./0,5 ml) (N1) .... 415,40
10 Inj.-Lsg. (150 I.E./0,5 ml) (N2) .... 734,13
5 Inj.-Lsg. (200 I.E./0,5 ml) (N1) .... 550,74
10 Inj.-Lsg. (200 I.E./0,5 ml) (N2) .... 1030,82
1 Inj.-Lsg. (300 I.E./0,5 ml) (N1) .... 165,25
1 Inj.-Lsg. (600 I.E./0,5 ml) (N1) .... 324,24
1 Pen .... 69,01

## Folsäure [US]

Kommt in zahlreichen Nahrungsmitteln als Polyglutamat vor und wird nach Abspaltung von Glutaminsäuren als Monoglutamatfolsäure im oberen Dünndarm resorbiert. Folsäure wird in der Leber zunächst in Methyltetrahydrofolsäure umgewandelt und in dieser Form in alle Zellen transportiert. Dort entsteht durch einen Vitamin $B_{12}$-abhängigen Prozess die metabolisch aktive Tetrahydrofolsäure, die als Coenzym an zahlreichen $C_1$-Übertragungen bei der Synthese von Aminosäuren, Cholin und Purinen beteiligt ist.

Der Folsäurebestand des Körpers beträgt 5–10 mg, der Tagesbedarf 50 μg und das tägliche Angebot in der Nahrung ca. 200–300 μg. In der Schwangerschaft und der Stillzeit ist der Bedarf erhöht. Mangelzustände kommen bei Darmkrankheiten infolge ungenügender Resorption, bei chronisch-entzündlichen Krankheiten und bei Alkoholikern infolge erhöhten Folatbedarfs und verminderter Nahrungsaufnahme vor. Ein Folsäuremangel kann auch durch zahlreiche Arzneimittel entstehen, welche die Folsäureresorption stören (Barbiturate, Phenytoin, Primidon, Cycloserin) oder die Folatreduktase hemmen (Pyrimethamin, Trimethoprim, Triamteren, Methotrexat). Hauptsymptom ist eine megaloblastäre Anämie (s. dort). Normalerweise ist die Korrektur durch frisches Obst, Gemüse oder Fruchtsäfte (1 Glas/d) ausreichend. Bei Folatreduktasehemmung kann Calciumfolinat (Leucovorin®) indiziert sein, das bereits in reduzierter Form vorliegt und die Enzymhemmung umgeht.

**Ind.:** Folsäuremangelanämie, erhöhter Folsäurebedarf in der Schwangerschaft.

**Kontraind.:** Megaloblastenanämie infolge von Vitamin-$B_{12}$-Mangel wegen des Risikos irreversibler neurologischer Störungen, wenn nicht gleichzeitig mit Cyanocobalamin substituiert wird.

**WW:** Verminderung der Plasmaspiegel und damit der antikonvulsiven Wirkung von Phenytoin, Primidon und Barbituraten durch hohe Folsäuredosen.

**Dosis:** *Therapie*: 0,25–1 mg oral/d. Höhere Dosen haben keine zusätzlichen hämatologischen Wirkungen und werden unverändert renal eliminiert. Bei schweren Malabsorptionszuständen oder parenteraler Ernährung 0,5–1 mg/d i.v. oder i.m.
*Prophylaxe*: Schwangerschaft und Stillzeit 1 mg/d oral.

**Folsan**® (Solvay)
20 Tbl. 0,4 mg (N1) ........ 3,49
50 Tbl. 0,4 mg (N2) ........ 7,05
100 Tbl. 0,4 mg (N3) ........ 13,10
20 Tbl. 5 mg (N1) ........ (FB 5,31) 5,31
100 Tbl. 5 mg (N3) ........ (FB 18,59) 18,59

**Lafol**® (ICN)
20 Kps. 0,4 mg (N1) ........ 5,30
50 Kps. 0,4 mg (N1) ........ 10,22
100 Kps. 0,4 mg (N3) ........ 18,20

## Fondaparinux [UF] 2002 B

Fondaparinux ist ein sulfatiertes Pentasaccharid und entspricht der Heparin-Effektorgruppe für die hochaffine Bindung an Antithrombin III. Im Gegensatz zu Heparin wird Fondaparinux synthetisch hergestellt. Fondaparinux ist der erste selektive Faktor-Xa-Inhibitor, der die Thrombinbildung und damit die Thrombogenese hemmt. Bislang wurden mit Fondaparinux weder die Bildung reaktiver Komplexe mit Plättchenfaktor-4 noch eine Antikörper-vermittelte Plättchenaktivierung beobachtet, sodass eine Heparin-induzierte Thrombozytopenie Typ II (HIT II) nicht zu erwarten ist, sicherheitshalber aber als Kontraindikation aufgeführt wird. Nach einer Metaanalyse von 4 Phase-III-Studien wird die gesamte Thromboembolierate bei größeren orthopädischen Operationen durch Fondaparinux im Vergleich zu Enoxaparin um 55,2% gesenkt. Unklar ist allerdings, ob dieser Effekt nicht auf unterschiedliche Applikationsregime von Fondaparinux (4–8 h postoperativ) und Enoxaparin (12–24 h postoperativ oder 10–14 h präoperativ) zurückzuführen ist. Symptomatische venöse thromboembolische Ereignisse, fatale pulmonale Embolien und die 11-Tage-Mortalität unterschieden sich gegenüber Enoxaparin nicht. Größere Blutungen waren unter Fondaparinux häufiger als unter Enoxaparin (2,7% vs 1,7%). Bisher wurden keine Antikörper-induzierten Thrombozytopenien mit Fondaparinux beobachtet. Einzelfälle von Kreuzallergien zwischen Heparin und Fondaparinux sind beschrieben.

Fondaparinux hat nach s.c.-Injektion eine absolute Bioverfügbarkeit von 100%, wird nicht metabolisiert und fast vollständig (64–77%) renal eliminiert. Die Plasmahalbwertszeit liegt bei 13–21 h.

**Ind.:** Prophylaxe venöser thromboembolischer Ereignisse bei größeren orthopädischen Eingriffen an den unteren Extremitäten, z. B. Hüftfrakturen, Knie- oder Hüftersatzoperationen.

**Kontraind.:** Fondaparinuxüberempfindlichkeit, klinisch relevante Blutungen, akute bakterielle Endokarditis, schwere Nierenfunktionsstörungen, Heparin-induzierte Thrombozytopenie (HIT II). Vorsicht bei erhöhtem Blutungsrisiko (Gerinnungsstörungen, ältere Patienten, Patienten mit niedrigem Körpergewicht).

**UW:** Häufig Anämie, Blutungen, Thrombozytopenie (gelegentlich Thrombozythämie), Purpura, veränderte Leberfunktionstests, Ödeme. Gelegentlich Schwindel, Benommenheit, Kopfschmerzen, Blutdruckabfall, Übelkeit, Erbrechen, Gastritis, Verstopfung, Diarrhö, Bauchschmerzen, Dyspepsie, erythematöser Hautausschlag, Rash, Pruritus, Hautreaktionen an der Injektionsstelle, Fieber, Wundsekretion. Selten allergische Reaktionen.

**Dosis:** Anfangsdosis 6 h postoperativ 1-mal 2,5 mg/d s.c. mindestens 5–9 Tage, Patienten mit einer Kreatininclearance unter 20 ml/min 1-mal 1,5 mg/d.

**Arixtra**® (GlaxoSmithKline)
7 Fertigspr. (2,5 mg/0,5ml) (N1) ........ 96,28
20 Fertigspr. (2,5 mg/0,5ml) (N2) ........ 257,62

## Formoterol *Rp* [BL] 1997 B

Langwirkendes Bronchospasmolytikum aus der Gruppe der $Beta_2$-Rezeptoragonisten (s. dort). Formoterol hat eine hohe $Beta_2$-Rezeptorselektivität, was eine niedrige Dosierung bedingt. Seine Wirkung tritt bei Inhalation innerhalb von 1–3 min ein und hält 12 h an. Trotz des schnellen Wirkungseintritts wird Formoterol nicht als Alternative zu schnell und kurz wirkenden $Beta_2$-Rezeptoragonisten beim akuten Anfall oder „bei Bedarf", sondern nur zur Langzeittherapie empfohlen.

Nach inhalativer Applikation gelangen nur 10% an den Wirkort, mit Inhalationshilfen bis zu 30%, 90% werden verschluckt und im Magen-Darmtrakt resorbiert. Die Plasmaeiweißbindung beträgt 61–64%, die orale Bioverfügbarkeit 65%. Formoterol wird in der Leber teilweise glukuronidiert und in metabolisierter und unveränderter Form in Urin und Fäzes ausgeschieden, Halbwertszeit 2–5 h.

**Ind.:** Asthma bronchiale zusammen mit entzündungshemmender Dauertherapie.

**Kontraind.:** s. $Beta_2$-Rezeptoragonisten. Kinder unter 6 Jahren.

**UW, WW:** s. $Beta_2$-Rezeptoragonisten.

**Dosis:** Morgens und abends 1-mal 12 µg inhalativ, ggf. bis zu 24 µg als Einzeldosis.

**Foradil® P** (Novartis)

60 Kps. 12 µg + 1 Inhalator (N1) ........ 49,83
180 Kps. 12 µg + 2 Inhalatoren (N1) ........ 122,80

**Oxis® Turbohaler** (AstraZeneca)

1 Dosieraerosol 6 µg (N1) ........ 35,47
3 Dosieraerosol 6 µg (N1) ........ 86,62
1 Dosieraerosol 12 µg (N1) ........ 44,07
3 Dosieraerosol 12 µg (N1) ........ 111,53

## Formoterol + Budesonid *Rp* [US]

Sinnvolle inhalative Kombination aus dem Glucocorticoid Budesonid (s. dort) und dem langwirkenden $Beta_2$-Rezeptoragonisten Formoterol (s. dort) zur Behandlung von höhergradigem Asthma bronchiale.

**Ind.:** Dauertherapie des Asthma bronchiale, wenn eine fixe Kombination angezeigt ist.

**Kontraind., UW, WW:** s. Budesonid, $Beta_2$-Rezeptoragonisten.

**Dosis:** Erw. und Jugendl. ab 12 Jahre: 2-mal/d 1–2 Inhalationen mit 80–160 µg Budesonid oder 2-mal/d 1 Inhalation mit 320 µg Budesonid. Einige Patienten benötigen bis zu 4 Inhalationen. Kdr. ab 6 Jahre 2-mal tgl. 2 Inhalationen mit 80 µg Budesonid.

**Symbicort®** (AstraZeneca)

**Best.:** 1 Einzeldosis enth.: Budesonid 80 µg/160 µg/320 µg, Formoterolhemifumarat 1 $H_2O$ 4,5 µg/4,5 µg/9 µg.

1 Pulverinhalator 120 ED 80/4,5 (N1) ........ 60,22
2 Pulverinhalatoren 120 ED 80/4,5 (N2) ........ 111,01
1 Pulverinhalator 120 ED 160/4,5 (N1) ........ 68,15
2 Pulverinhalatoren 120 ED 160/4,5 (N2) ........ 126,90
1 Pulverinhalator 60 ED 320/9 (N1) ........ 68,15
2 Pulverinhalatoren 60 ED 320/9 (N1) ........ 126,90

## Fosamprenavir *Rp* [US] 2004 **C**

Prodrug des Proteasehemmers Amprenavir (s. dort) zur antiretroviralen Kombinationsbehandlung von HIV-1-Patienten. Fosamprenavir ist im Gegensatz zu Amprenavir ein gut wasserlöslicher Phosphatester von Amprenavir mit einer verbesserten Wasserlöslichkeit, wodurch die hohe Tablettenbelastung von Amprenavir verringert wird. Nach oraler Gabe wird Fosamprenavir bereits in der Darmschleimhaut dephosphoryliert, sodass im Körper praktisch nur Amprenavir vorhanden ist. Der Stoffwechsel verläuft dann genauso über CYP3A4, Halbwertszeit 7–11 h (s. Amprenavir).

**Ind.:** Zur Kombinationsbehandlung HIV-1-infizierter Patienten immer kombiniert mit Ritonavir und anderen antiretroviralen Mitteln.

**Kontraind.:** Kdr. und Jugendliche (<18 J.), schwere Leberfunktionsstörungen, gleichzeitige Gabe mit CYP3A4-Substraten (Amiodaron, Astemizol, Dihydroergotamin, Ergotamin, Pimozid, Chinidin, Terfenadin) oder CYP2D6-Substraten (z. B. Flecainid, Propafenon) sowie Rifampicin und Johanniskraut. Strenge Indikationsstellung in Schwangerschaft und Stillzeit. Vorsicht bei Sulfonamidallergie.

**UW, WW:** s. Amprenavir.

**Dosis:** 700 mg 2-mal/d oral zusammen mit Ritonavir 100 mg 2-mal/d in Kombination mit anderen antiretroviralen Arzneimitteln.

**Telzir®** (GlaxoSmithKline)

60 Filmtbl. 700 mg (N1) ........ 523,97

## Foscarnet *Rp* [UF] 1990 **A/C**

Virostatikum gegen Herpes-simplex-, Zytomegalie-, Epstein-Barr- und Varicella-zoster-Viren, in höheren Konzentrationen auch gegen Hepatitis-B-, Influenza-A- und Human-Immundefizienz-Viren (HIV). Klinisch nur bei AIDS-Patienten mit Zytomegalie-Virusinfektionen sowie bei Infektionen durch Aciclovir-resistente Herpesviren ausreichend geprüft. Eher enttäuschend ist Foscarnet als topische Zubereitung bei Herpes labialis bzw. Herpes genitalis. Im Tierexperiment ist Foscarnet teratogen. Foscarnet kann systemisch nur parenteral eingesetzt werden. Es wird nicht verstoffwechselt und überwiegend renal eliminiert. Terminale Halbwertszeit 36–196 h, verlängert bei eingeschränkter Nierenfunktion.

**Ind.:** Lebens- und augenlichtbedrohende Infektionen mit Zytomegalieviren oder akute mukokutane Infektionen durch Aciclovir-resistente Herpesviren bei AIDS-Patienten, wenn keine medizinisch vertretbare Therapiealternative vorliegt. *Lokal* bei Herpes labialis, integumentalis oder genitalis.

**Kontraind.:** Gleichzeitige Behandlung mit Pentamidin i.v., Schwangerschaft und Stillperiode, Kdr. und Jgdl. unter 18 Jahren. Frauen im reproduktiven Alter sollten während der Behandlung wirksame kontrazeptive Maßnahmen ergreifen, Männer während und bis zu 6 Monaten nach der Behandlung kein Kind zeugen. Vorsicht bei Herzinsuffizienz, Ödemneigung oder sekundärem Aldosteronismus, weil 10 mmol Natrium pro g Foscarnet zugeführt werden, Elektrolytkontrolle.

**UW:** Häufig reversible Nierenfunktionsstörungen, lassen sich durch ausreichende Flüssigkeitszufuhr (s. Dosis) abschwächen. Selten akutes Nierenversagen, metabolische Azidose oder nierenbedingter Diabetes insipidus. Gelegentlich Leberfunktionsstörungen und Anstieg der Leberenzyme. Häufig Abnahme der Hämoglobinkonzentration. Gelegentlich Leukopenie oder Thrombopenie. Häufig Hautausschläge, Schüttelfrost und Temperaturanstieg, selten Juckreiz und Ödeme. In höheren Konzentrationen (>12 mg/ml) häufig Thrombophlebitis. Ferner gastrointestinale Beschwerden, z. B. Übelkeit, Erbrechen. Zentralnervöse Störungen, z. B. Kopfschmerzen, gelegentlich Krampfanfälle. EKG-Veränderungen, vereinzelt ventrikuläre Herzrhythmusstörungen, Muskelschwäche. Hypokalzämie, Thrombophlebitis, Ulzerationen am Penis und an der Scheide. Gelegentlich Schmerzen beim Wasserlassen. Bei *topischer Anwendung* selten Kribbeln, Brennen, Rötung, Juckreiz sowie Entzündungen am Applikationsort

**WW:** Gleichzeitige Gabe von Foscarnet und Pentamidin oder anderer potentiell nierenschädigender Arzneimittel, z. B. Co-trimoxazol, Amphotericin B, Ciclosporin, Cisplatin, Aciclovir und Gentamicin, verschlechtert die Nierenfunktion. Bei gleichzeitiger Gabe von Co-trimoxazol stärkere Abnahme von Hämoglobin und Thrombozyten. Eine mögliche Hypokalzämie wird verstärkt durch Pentamidin. Gleichzeitige Gabe von Ritonavir oder Saquinavir kann zu reversibler Beeinträchtigung der Nierenfunktion führen. Foscarnet ist inkompatibel mit Glucoselösungen >30%, Ringer-Acetat-, Amphotericin-B- oder Elektrolytlösungen, die zweiwertige Kationen enthalten, z. B. $Ca^{2+}$, $Mg^{2+}$, $Zn^{2+}$.

**Dosis:** *CMV-Infektion*: Initialtherapie 3-mal/d 60 mg/kg alle 8 h als i.v.-Infusion über 1 h für 2–3 Wochen. Anschließend meist lebenslange Rezidivprophylaxe mit 1-mal/d 90–120 mg/kg als i.v.-Infusion über 2 h. Bei eingeschränkter Nierenfunktion Dosierung anpassen. Zur Vermeidung von Nierenschäden nach jeder Infusion 500–1000 ml 0,9% NaCl oder 5% Glucose, bei guter Compliance auch oral.

*Herpesinfektion:* 3-mal/d 40 mg/kg alle 8 h als i.v.-Infusion über 1 h für 2–3 Wochen.

*Lokal*: Bei Herpes labialis, integumentalis oder genitalis 6-mal/d auf die betroffene Stelle auftragen. Möglichst frühzeitiger Behandlungsbeginn.

**Foscavir®** (AstraZeneca)

6 Inj.Fl. 250 ml (15,4 mg/ml) (N3) ........ 403,36

**Triapten®** (Riemser)

**Best.:** 1 g enth.: Foscarnet-Natrium 20 mg.

2 g Creme (2 g/100 g) (N1) ........ 16,91
6 g Creme (2 g/100 g) (N2) ........ 45,00
18 g Crème (2 g/100 g) (N3) ........ 128,25

## Fosfomycin *Rp* [WS] 1980 B

Bakterizides Breitspektrumantibiotikum mit Phosphonsäureepoxidstruktur ohne strukturelle Verwandtschaft zu anderen Antibiotika. Die Wirkung von Fosfomycin ist an die Anwesenheit von Glucose-6-phosphat gebunden, welches den Transport von Fosfomycin in die Bakterienzelle induziert. Fosfomycin hemmt die Pyruvyltransferase, die für einen frühen Syntheseschritt in der Bakterienzellwand verantwortlich ist. Wirksam gegen Staphylokokken, Gonokokken, Haemophilus influenzae, E. coli, Proteus mirabilis, Shigellen, Salmonellen, Streptokokken, Pseudomonas aeruginosa, Serratia marcescens und Anaerobier. Keine Kreuzresistenz mit anderen Antibiotika. Sekundäre Resistenzentwicklung ist möglich.

Die orale Zubereitung Fosfomycin-Trometamol hat eine Bioverfügbarkeit von ca. 40%, Halbwertszeit ca. 2–3 h. Praktisch keine Plasmaeiweißbindung. Gute Gewebegängigkeit und Penetration in Liquor cerebrospinalis und fetalen Kreislauf. Ca. 90% werden im Urin wiedergefunden.

**Ind.:** Reserveantibiotikum bei Infektionen mit empfindlichen Erregern, z. B. bei Penicillin- oder Cephalosporinallergie. Bei lebensbedrohlichen Infektionen Kombination mit β-Lactamantibiotika möglich. Orale Einmaltherapie von unkomplizierten Harnwegsinfekten.

**Kontraind.:** Schwangerschaft.

**UW:** Lokale Schmerzen bei i.m.-Gabe, Venenreizung bei i.v.-Gabe. In ca. 8% Brechreiz, Bauchschmerzen, Erbrechen, Übelkeit, Durchfall, Kopfschmerzen, Dyspnoe und allergische Reaktionen. Reversible Erhöhungen von GOT, GPT und alkalischer Phosphatase möglich. Wegen des Natriumgehalts der i.v.-Zubereitung Vorsicht bei Herzinsuffizienz, Ödemen und sekundärem Hyperaldosteronismus. Sekundär kann es zu Kaliumverlusten kommen.

**Dosis:** Erw. 1-mal 5,6 g Fosfomycin-Trometamol oral. Bei Kdr. nicht anwenden. Parenteral als i.v.-Kurzinfusion: 3–5 g 2- bis 3-mal/d. Kdr.: 50–80 mg/kg 2- bis 3-mal tgl. Dosisreduktion bei Nierenfunktionsstörungen auf 50% bei einer Kreatininkonzentration von 3,5 mg/dl und auf 33% bei 6,0 mg/dl.

**Infectofos® pro infusione** (Infectopharm)

10 Inf.Fl. 2000 mg (N3) ........ 144,25
10 Inf.Fl. 3000 mg (N3) ........ 188,69
10 Inf.Fl. 5000 mg (N3) ........ 277,59

**Monuril®** (Apogepha)

**Best.:** 1 Btl. enth. Fosfomycin-Trometamol 5,631 g entspr. 3 g Fosfomycin.

1 Btl. 3000 mg (N1) ........ 16,99

## Fosinopril *Rp* [US] 1992 C

Langwirkender ACE-Hemmer (s. dort) mit ähnlichen Eigenschaften wie Enalapril. Fosinopril ist ein Prodrug, das in der Darmschleimhaut und der

Leber durch Hydrolyse in das aktive Fosinoprilat umgewandelt wird. Bioverfügbarkeit des aktiven Metaboliten 25–29%. Elimination jeweils zur Hälfte unverändert renal und durch Metabolisierung, ggf. Dosisreduktion bei eingeschränkter Leber- und Nierenfunktion. Halbwertszeit 12 h. Fosinopril und Enalapril sind etwa äquipotent.

**Ind.:** Hypertonie, Herzinsuffizienz.

**Kontraind., UW:** s. ACE-Hemmer.

**Dosis:** Initial 1-mal 10 mg/d oral, Erhaltungsdosis 10–20 mg/d. Bei gleichzeitiger Diuretikatherapie, Salz- und Wasserverlusten, schwerer Hypertonie, Niereninsuffizienz oder Herzinsuffizienz initial 5 mg/d. Diese Patienten sind nach der ersten Dosis und bei Dosissteigerungen 6–8 h ärztlich zu überwachen, um einen unkontrollierten starken Blutdruckabfall zu vermeiden.

**Dynacil®** (Schwarz Pharma)

30 Tbl. 5 mg (N1) ........ (FB 14,49) 14,49
50 Tbl. 5 mg (N2) ........ (FB 16,68) 16,68
100 Tbl. 5 mg (N3) ........ (FB 22,06) 22,06
30 Tbl. 10 mg (N1) ........ (FB 16,61) 16,61
50 Tbl. 10 mg (N2) ........ (FB 20,32) 20,32
100 Tbl. 10 mg (N3) ........ (FB 28,22) 28,22
30 Tbl. 20 mg (N1) ........ (FB 20,21) 20,21
50 Tbl. 20 mg (N2) ........ (FB 25,71) 25,71
100 Tbl. 20 mg (N3) ........ (FB 37,55) 37,55

**Fosinorm®** (Bristol-Myers Squibb)

20 Tbl. 10 mg (N1) ........ (FB 14,82) 14,82
50 Tbl. 10 mg (N2) ........ (FB 20,32) 20,32
100 Tbl. 10 mg (N3) ........ (FB 28,22) 28,22
20 Tbl. 20 mg (N1) ........ (FB 17,05) 17,05
50 Tbl. 20 mg (N2) ........ (FB 25,71) 25,71
100 Tbl. 20 mg (N3) ........ (FB 37,55) 37,55

## Fosinopril + Hydrochlorothiazid *Rp* [US]

Sinnvolle Kombination zur Hochdrucktherapie, da Hydrochlorothiazid durch die negative Natriumbilanz das Renin-Angiotensinsystem aktiviert, das dann besonders wirksam durch den ACE-Hemmer gehemmt wird. Gleichzeitig vermindert der ACE-Hemmer die thiazidinduzierte Hypokaliämie. Die Kombination ist nicht zur Initialtherapie sondern nur zum Ersatz einer freien Kombination beider Einzelkomponenten geeignet.

**Ind.:** Hypertonie, wenn eine fixe Kombination angezeigt ist.

**Kontraind., UW, WW:** s. Fosinopril, Hydrochlorothiazid.

**Fosinorm® comp** (Bristol-Myers Squibb)
**Best.:** 1 Tbl. enth. Fosinopril-Natrium 20 mg, Hydrochlorothiazid 12,5 mg.
**Dosis:** 1-mal 1 Tbl./d.

20 Tbl. 20 mg/12,5 mg (N1) ........ 28,15
50 Tbl. 20 mg/12,5 mg (N2) ........ 49,13
100 Tbl. 20 mg/12,5 mg (N3) ........ 84,19

## Framycetin *Rp* [UF]

Aminoglykosidantibiotikum zur lokalen Anwendung mit ähnlichen Eigenschaften wie Neomycin (s. dort). Besteht hauptsächlich aus Neomycin B plus 3% Neomycin C und 1% Neomycin A. Überempfindlichkeitsreaktionen häufig. Kreuzallergie mit Neomycin und anderen Aminoglykosiden. Alternativ Antiseptika, z. B. Povidon-Iod, Chinolinderivate, Triphenylmethanfarbstoffe.

**Ind.:** Infizierte Wunden, Ulzera etc., Verbrennungen. In der Zahnmedizin bei bakteriell bedingten Entzündungen, z. B. Alveolitis, Tascheninfektion, Wurzelspitzenresektion.

**Kontraind., UW, WW:** s. Neomycin.

**Dosis:** Puder oder Salbe 1-mal tgl. dünn auftragen, bei großflächigen Wunden max. 8 Tage. Tüll in der Regel alle 3–5 Tage wechseln.

**Leukase® N** (SmithKline Beecham)

5 g Puder (20 mg/g) (N1) ........ 14,50
50 g Puder (20 mg/g) (N3) ........ 44,90
15 g Salbe (20 mg/g) (N1) ........ 18,95
100 g Salbe (20 mg/g) (N3) ........ 60,25

## Frovatriptan *Rp* [GG] 2002 C

Selektiver 5-$HT_{1B/1D}$-Rezeptoragonist mit langer Halbwertszeit aus der Gruppe der Triptane (s. Sumatriptan) zur Kupierung von Migräneattacken. Frovatriptan lindert die Kopfschmerzen innerhalb von 4 h bei 37–46% der Patienten. Orale Bioverfügbarkeit 20–30%, Halbwertszeit ca. 25 h.

**Ind.:** Akutbehandlung der Kopfschmerzphase von Migräneanfällen mit oder ohne Aura.

**Kontraind., UW:** s. Sumatriptan.

**WW:** Risiko eines Serotoninsyndroms oder einer Hypertonie durch MAO-Hemmer. Johanniskrautpräparate erhöhen die Inzidenz von UW. Frovatriptanspiegel durch selektive Serotonin-Rückaufnahme-Inhibitoren (SSRI) und orale Kontrazeptiva erhöht.

**Dosis:** 2,5 mg, bei initialer Besserung und späterem erneuten Auftreten von Kopfschmerzen 2. Dosis innerhalb von 24 h möglich. Mindestabstand zur 1. Einnahme 2 h. Tageshöchstdosis 5 mg.

**Allegro®** (Berlin-Chemie)

3 Filmtbl. 2,5 mg (N1) ........ (FB 32,14) 23,63
6 Filmtbl. 2,5 mg (N1) ........ (FB 54,49) 37,76
12 Filmtbl. 2,5 mg (N1) ........ (FB 98,84) 66,36

## FSME-Virusantigen *Rp* [US] 1982 A

Inaktiviertes, nicht mehr vermehrungsfähiges FSME-Virus zur aktiven Immunisierung gegen die durch Zecken übertragene virale Frühsommer-Meningoenzephalitis (FSME). Die Impfung erzeugt FSME-Antikörpertiter, die einen Schutz gegen das FSME-Virus gewährleisten. Bei einem Zeckenstich vor der 2. Teilimpfung wird der Ausbruch der FSME nicht sicher verhindert. Nach der 2. Impfung beträgt die Serokonversion 97%, nach der 3. Impfung fast 100%. Die Schutzwirkung hält 3 Jahre lang an. FSME-Immunglobulin zur passiven Immunisierung wird seit Juni 2003 nicht mehr hergestellt.

**Ind.:** Aktive Immunisierung gegen die virale Frühsommer-Meningoenzephalitis (FSME) für Personen in Gebieten mit FSME-Naturherden.

**Kontraind.:** Akute fieberhafte Infekte, Überempfindlichkeit gegen Hühnereiweiß oder andere Bestandteile des Impfstoffs.

**UW:** Grippeähnliche Symptome, die selten mit Fieber über 38°C einhergehen und ab der 2. Impfung sehr selten sind. Gelegentlich Rötung, Schwellung und Schmerzen an der Injektionsstelle sowie Schwellung der benachbarten Lymphknoten. Selten juckender Hautausschlag. Selten Kopfschmerzen mit Muskel- und Gelenkschmerzen im Nackenbereich als Zeichen eines Meningismus, der innerhalb von Tagen ohne Folgen abklingt. Sehr selten Nervenentzündungen, Schwindel, Sehstörungen, Enzephalitis oder ungünstige Beeinflussung bestehender Autoimmunkrankheiten (multiple Sklerose, Iridozyklitis).

**WW:** Bei beeinträchtigtem Immunsystem oder immunsuppressiver Therapie kann der Impfschutz ausbleiben.

**Dosis:** 3 Teilimpfungen für Erw. mit jeweils 0,5 ml i.m. und für Kdr. ab 1 bis 16 Jahre 0,25 ml i.m., 2. Teilimpfung 1–3 Monate nach der 1. Teilimpfung und 3. Teilimpfung 9–12 Monate nach der 2. Teilimpfung. Auffrischimpfung 0,5 ml i.m. 3 Jahre nach letzter Impfung.

**FSME-Immun**® (Baxter Deutschland)

**Best.:** 0,25 ml Junior/0,5 ml Susp. enth.: Inaktiviertes, nicht mehr vermehrungsfähiges FSME-Virus 1,2 µg/ 2,4 µg.

1 Fertigspr. Junior 0,25ml (N1) .............................. 30,23
10 Fertigspr. Junior 0,25ml (N1) ............................ 213,30
20 Fertigspr. Junior 0,25ml (N1) ............................ 410,87
1 Fertigspr. 0,5 ml (N1) ..................................... 32,27
10 Fertigspr. 0,5 ml (N1) ................................... 233,57
20 Fertigspr. 0,5 ml (N1) ................................... 453,93

## Fulvestrant *Rp* [US] 2004 **B/C**

Östrogenrezeptorantagonist mit ähnlichen Wirkungen wie Tamoxifen (s. dort) aber ohne agonistische Restaktivität. Fulvestrant ist ein Estradiolanalog, das mit höherer Affinität als Tamoxifen an den Östrogenrezeptor bindet und durch Hemmung der Rezeptordimerisierung die nukleäre Translokation des Rezeptors blockiert. Weiterhin wird das Östrogenrezeptorprotein wegen der Instabilität des Fulvestrant-Rezeptorkomplexes beschleunigt abgebaut, sodass die Signaltransduktion komplett blockiert wird. In klinischen Studien war Fulvestrant bei postmenopausalen Frauen mit fortgeschrittenem Mammakarzinom unter Tamoxifentherapie bezüglich Gesamtüberleben genauso wirksam wie Anastrozol (26,4 vs. 24,2 Monate). Bei Firstline-Therapie zeigten sich jedoch keine Unterschiede zwischen Fulvestrant und Tamoxifen. Fulvestrant erreicht 7 Tage nach i.m.-Injektion maximale Plasmaspiegel, die nach 28 Tagen auf ein Drittel abfallen. Der Abbau geschieht hepatisch über CYP3A4 ohne wesentliche Interaktionen mit CYP3A4-Inhibitoren oder Induktoren, Halbwertszeit 40 Tage.

**Ind.:** Lokal fortgeschrittenes oder metastasiertes östrogenrezeptorpositives Mamakarzinom bei postmenopausalen Frauen nach Progression unter adjuvanter Antiöstrogentherapie.

**Kontraind.:** Einschränkung der Leberfunktion. Schwangerschaft, Stillzeit. Vorsicht bei eingeschränkter Nierenfunktion, Blutungsneigung, Thrombozytopenie, Antikoagulanzientherapie und thromboembolischen Ereignissen.

**UW:** Häufig Hitzewallungen, Magendarmstörungen (Übelkeit, Erbrechen, Durchfall, Anorexie), Hautausschlag, Harnwegsinfektionen, venöse Thromboembolien, Reaktionen an der Injektionsstelle, Kopfschmerzen, Asthenie, Rückenschmerzen. Gelegentlich vaginale Blutungen, vaginale Candidose, Leukorrhö, angioneurotisches Ödem, Urtikaria. Potenzielles Osteoporoserisiko beachten.

**WW:** Keine Cyp3A4-Interaktionen.

**Dosis:** 1-mal 250 mg i.m./Monat.

**Faslodex**® (AstraZeneca)

1 Fertigspr. (250mg/5 ml) (N1) ............................. 528,66

## Furosemid *Rp* [HO]

Hauptvertreter der Schleifendiuretika mit schneller, starker und kurzer Wirkung. Furosemid hemmt die Natriumrückresorption im dicken aufsteigenden Teil der Henleschen Schleife durch Blockade des Na-2Cl-K-Kotransporters auf der luminalen Seite der Tubuluszelle. Dadurch verliert die Niere ihre Fähigkeit zur Harnkonzentrierung und es kommt zu einer drastischen Diurese. Furosemid eignet sich damit besonders für eine schnelle Ausschwemmung von Ödemen. Es wirkt auch bei eingeschränkter Nierenfunktion und wird von einigen Nephrologen zur Prophylaxe des akuten Nierenversagens eingesetzt. Neben Natrium und Chlorid werden auch Kalium, Magnesium, Calcium und Bicarbonat vermehrt ausgeschieden. Furosemid kann den Harnfluss initial auf 2,5 l/h (!) steigern und kann ohne ausreichende Substitution schwere Störungen des Elektrolyt- und Wasserhaushalts verursachen. Bei „Diuretikaresistenz" evtl. Kombination mit einem Thiaziddiuretikum.

Furosemid hat eine orale Bioverfügbarkeit von 60–70%. Nach oraler Gabe tritt die Wirkung nach 15–30 min ein und hält etwa 4–6 h an. Nach i.v.-Gabe Wirkungseintritt sofort und Wirkungsdauer 2–3 h. Furosemid wird weitgehend unverändert renal eliminiert. Die Eliminationshalbwertszeit beträgt ca. 1 h, kann sich aber bei terminaler Niereninsuffizienz auf bis zu 24 h verlängern.

**Ind.:** Ödeme, insbesondere bei akuter schwerer Herzinsuffizienz und eingeschränkter Nierenfunktion. Hypertensive Krise, Lungenödem, forcierte Diurese bei Vergiftungen. Dauertherapie von Herzinsuffizienz und Hypertonie bei Niereninsuffizienz, wenn Thiaziddiuretika nicht mehr wirksam sind.

**Kontraind.:** Hypokalzämie, Hypokaliämie, Hyponatriämie, Niereninsuffizienz mit Anurie, Leberkoma, Sulfonamidallergie, Stillzeit. Vorsicht bei Hypotonie und bei Schwangerschaft (Beeinflussung des fetalen Wachstums).

**UW:** Durch übermäßige Diurese Hypovolämie und Dehydratation mit Hypotonie und erhöhter Thromboseneigung, prärenale Niereninsuffizienz mit Anstieg von Harnstoff und Kreatinin. Nach längerer Gabe Hypokaliämie (häufig), hypochlorämische Alkalose, Hyponatriämie, Hypomagnesiämie, Hyperurikämie, Hyperglykämie, erhöhtes LDL-Cholesterin (selten) und Hypokalzämie mit sekundärem Hyperparathyreoidismus und renaler Osteopathie. Nach hohen i.v.-Dosen reversibler Hörverlust möglich. Selten Überempfindlichkeitsreaktionen in Form von photoallergischen Hautreaktionen, Thrombozytopenie, Agranulozytose.

**WW:** Abschwächung der diuretischen Wirkung durch nichtsteroidale Antiphlogistika. Verstärkung der Hypokaliämie durch Corticosteroide, Testosteron, Insulin, Laxanzien. Bei Hypokaliämie erhöhte Herzglykosidempfindlichkeit und verstärkte Wirkung von Muskelrelaxanzien. Erhöhte Ototoxizität durch Aminoglykoside, Cephalosporine, Cisplatin. Verstärkte Blutdrucksenkung durch andere Antihypertonika, insbesondere durch ACE-Hemmer. Erhöhte Lithiumspiegel infolge verminderter tubulärer Ausscheidung. Verminderte Wirkung von Antidiabetika.

**Dosis:** *Oral:* 1-mal 20–40 mg/d vorzugsweise morgens. Bei niereninsuffizienten Patienten ggf. bis maximal 1500 mg/d, bei nephrotischem Syndrom im Allgemeinen 250–500 mg/d.

*Parenteral:* 20–40 mg i.v. ggf. wiederholt. Maximale Dosis bis 1500 mg/d als i.v.-Infusion mit 50–100 mg/h. DDD 40 mg.

**Furorese**® (Hexal)

5 Inj.Amp. (20 mg/2 ml) (N1) .......... (FB 11,19) 11,19
25 Inj.Amp. (20 mg/2 ml) (N3) .......... (FB 17,95) 17,85
5 Inj.Amp. (40 mg/4 ml) (N1) .......... (FB 12,52) 12,52
5 Amp. (250mg/25 ml) .......... 29,89
20 Tbl. 40 mg (N1) .......... (FB 10,70) 10,61
50 Tbl. 40 mg (N2) .......... (FB 12,41) 11,90
100 Tbl. 40 mg (N3) .......... (FB 14,96) 14,21
20 Tbl. 80 mg (N1) .......... (FB 12,12) 11,66
50 Tbl. 80 mg (N2) .......... (FB 15,50) 14,23
100 Tbl. 80 mg (N3) .......... (FB 20,94) 19,11
30 Tbl. 125 mg (N1) .......... (FB 19,34) 15,80
50 Tbl. 125 mg (N2) .......... (FB 26,45) 25,24
100 Tbl. 125 mg (N3) .......... (FB 45,01) 40,44
20 Tbl. 250 (N1) .......... (FB 19,85) 19,85
50 Tbl. 250 (N2) .......... (FB 37,20) 37,20
100 Tbl. 250 (N3) .......... (FB 66,60) 66,60
20 Tbl. 500 (N1) .......... (FB 26,41) 25,09
50 Tbl. 500 (N2) .......... (FB 54,75) 52,30
100 Tbl. 500 (N3) .......... (FB 100,97) 95,92
20 Retardkps. long 30 mg (N1) .......... (FB 12,91) 12,57
50 Retardkps. long 30 mg (N2) .......... (FB 17,37) 16,70
100 Retardkps. long 30 mg (N3) .......... (FB 25,75) 24,77
20 Retardkps. long 60 mg (N1) .......... (FB 15,95) 15,95
50 Retardkps. long 60 mg (N2) .......... (FB 25,54) 25,54
100 Retardkps. long 60 mg (N3) .......... (FB 40,68) 40,68
20 Retardkps. long 120 mg (N1) .......... (FB 21,95) 21,85
50 Retardkps. long 120 mg (N2) .......... (FB 40,28) 40,15
100 Retardkps. long 120 mg (N3) .......... (FB 70,32) 68,90

**Furosemid-ratiopharm**® (ratiopharm)

5 Inf.Amp. (20 mg/2 ml) (N1) .......... (FB 11,19) 11,19
5 Inf.Amp. (40 mg/4 ml) (N1) .......... (FB 12,52) 12,52
5 Inf.Amp. (250 mg/25 ml) (N1) .......... (FB 29,71) 29,71
50 Tbl. 20 mg (N2) .......... (FB 10,88) *11,75*
20 Tbl. 40 mg (N1) .......... (FB 10,70) 10,61
50 Tbl. 40 mg (N2) .......... (FB 12,41) 11,90
100 Tbl. 40 mg (N3) .......... (FB 14,96) 14,21
20 Tbl. 125 mg (N1) .......... (FB 15,85) 15,80
50 Tbl. 125 mg (N2) .......... (FB 26,45) 25,24
100 Tbl. 125 mg (N3) .......... (FB 45,01) 40,44
20 Tbl. 250 mg (N1) .......... (FB 19,85) 19,85
50 Tbl. 250 mg (N2) .......... (FB 37,20) 37,20
100 Tbl. 250 mg (N3) .......... (FB 66,60) 66,60
20 Tbl. 500 mg (N1) .......... (FB 26,41) 25,09
50 Tbl. 500 mg (N2) .......... (FB 54,75) 52,30
100 Tbl. 500 mg (N3) .......... (FB 100,97) 95,92
20 Retardkps. long 30 mg (N1) .......... (FB 12,91) 12,57
50 Retardkps. long 30 mg (N2) .......... (FB 17,37) 16,70
100 Retardkps. long 30 mg (N3) .......... (FB 25,75) 24,77

**Lasix**® (Aventis)

4 Inj.Amp. (20 mg/2 ml) (N1) .......... (FB 10,78) 10,78
4 Inj.Amp. (40 mg/4 ml) (N1) .......... (FB 11,90) 11,90
4 Inf.Amp. (250 mg/25 ml) (N1) .......... (FB 25,65) 25,65
50 ml liquidum (10 mg/ml) (N1) .......... 16,52
100 ml liquidum (10 mg/ml) (N1) .......... 22,23
20 Retardkps. long 30 mg (N1) .......... (FB 12,91) 12,91
50 Retardkps. long 30 mg (N2) .......... (FB 17,37) 17,37
100 Retardkps. long 30 mg (N3) .......... (FB 25,75) 25,75
20 Tbl. 40 mg (N1) .......... (FB 10,70) 10,70
50 Tbl. 40 mg (N2) .......... (FB 12,41) 12,41
100 Tbl. 40 mg (N3) .......... (FB 14,96) 14,96
20 Tbl. Tabs 500 mg (N1) .......... (FB 26,41) 26,41
100 Tbl. Tabs 500 mg (N3) .......... (FB 100,97) 100,97

## Fusafungin *Rp* [WS]

Bakteriostatisch wirkendes Peptidantibiotikum, das gegen Staphylokokken, Streptokokken und Candida albicans wirksam ist. Auch eine entzündungshemmende Wirkung wird postuliert. Als Lokalantibiotikum wurde Fusafungin negativ bewertet, da die lediglich an der Oberfläche wirksame Substanz den eigentlichen Ort der Infektion nicht erreicht.
**Anw.:** Laryngitis, Tracheitis, Sinusitis, Bronchitis.
**UW:** Allergie, Trockenheitsgefühl, Niesreiz, Prickeln.
**Dosis:** Alle 2–3 h 4 Sprühstöße.

**Locabiosol®** (Servier)
5 ml Dosierspray 50 mg (100 ED) (N1) ........................ 10,80

## Fusidinsäure *Rp* [WS]

Bakteriostatisch wirkendes Antibiotikum mit Steroidstruktur zur Lokaltherapie bakterieller Haut- und Augeninfektionen. Fusidinsäure hemmt die Proteinbiosynthese am bakteriellen Ribosom. Sie ist wirksam gegen Staphylokokken, auch β-lactamasebildende Staphylokokken, Gonokokken, Meningokokken, Diphtheriebakterien, Bacteroides fragilis und Clostridien. Wenig empfindlich sind Pneumokokken und Streptokokken. Gramnegative Keime sind resistent. Keine Kreuzresistenz mit anderen Antibiotika. Topische Anwendung kann zu Resistenzproblemen führen. Fusidinsäure wird nach lokaler Applikation auf der Haut resorbiert und erreicht wirksame Konzentrationen in tieferen Gewebeschichten. Sie wird überwiegend in der Leber zu inaktiven Metaboliten abgebaut und mit Galle und Fäzes ausgeschieden.
**Ind.:** Haut- und Augeninfektionen durch Fusidinsäure-empfindliche Bakterien.
**Kontraind.:** Strenge Indikationsstellung in der Schwangerschaft.
**UW:** Selten Hautreizungen. Am Auge kann unmittelbar nach der Anwendung Augenbrennen auftreten.
**Dosis:** *Haut*: 1–3-mal/d auftragen, Gaze 2–3 d belassen. *Auge*: 2-mal 1 Tr./d.

**Fucidine®** (Leo Pharma)
10 Gaze (30 mg/100 cm²) (N2) ........................ (FB 17,47) 17,47
5 g Creme (20,4 mg/ml) (N1) ........................ (FB 12,06) *12,85*
15 g Creme (20,4 mg/ml) (N1) ........................ (FB 16,99) 16,99
30 g Creme (20,4 mg/ml) (N2) ........................ (FB 25,58) 24,13
100 g Creme (20,4 mg/ml) (N3) ........................ (FB 65,10) 58,02
5 g Salbe (17,4 mg/ml) (N1) ........................ (FB 12,06) *12,85*
15 g Salbe (17,4 mg/ml) (N1) ........................ (FB 16,99) 16,99
30 g Salbe (17,4 mg/ml) (N2) ........................ (FB 25,58) 24,13
100 g Salbe (17,4 mg/ml) (N3) ........................ (FB 65,10) 58,02

**Fucithalmic®** (Alcon)
3 g Tr. (10 mg/g) (N1) ........................ 14,34

# G

## Gabapentin *Rp* [ES] 1995 **A**

Antiepileptikum mit struktureller Ähnlichkeit zu γ-Aminobuttersäure (GABA) und hoher Permeation durch die Bluthirnschranke. Gabapentin erhöht die GABA-Freisetzung durch einen bisher unbekannten Mechanismus. Gabapentin ist auch wirksam zur Behandlung von Schmerzen bei diabetischer Neuropathie und postherpetischer Neuralgie. Gute Resorption, unveränderte renale Elimination, Halbwertszeit 6 h.

**Ind.:** *Epilepsie*: Monotherapie und Zusatztherapie einfachen und komplexen partiellen Anfällen mit und ohne sekundäre Generalisierung. Neuropathische *Schmerzen*: Neuropathische Schmerzen..

**Kontraind.:** Pankreatitis, Kdr. unter 12 J. und Monotherapie wegen mangelnder Erfahrung. In Schwangerschaft und Stillperiode nur nach sorgfältiger Risikoabwägung.

**UW:** Häufig Sedation, Schwindel und Ataxie, gelegentlich Nystagmus, Kopfschmerzen, Sehstörungen, Tremor, Dysarthrie, Gedächtnisstörungen, verzögertes Reaktionsvermögen, Zuckungen (selten bis zu Krampfanfällen), Nervosität, psychische Veränderungen, Mundtrockenheit, Übelkeit, Erbrechen, Dyspepsie, Obstipation, Gewichtszunahme infolge gesteigerten Appetits, Entzündungen der oberen Atemwege (Rhinitis, Pharyngitis, Husten), Muskel- und Rückenschmerzen mit Juckreiz, Leukopenie, Zahnveränderungen, erhöhte Neigung zu Knochenbrüchen, Vasodilatation. Bei Symptomen einer Pankreatitis Therapie abbrechen.

**WW:** Keine WW mit anderen Antiepileptika. Antazida vermindern die Bioverfügbarkeit von Gabapentin. Wechselseitige Verstärkung der sedierenden Wirkungen von Alkohol und Sedativa.

**Dosis:** *Epilepsie*: Am 1. Tag 3-mal 100 mg/d oral, am 2. Tag 3-mal 200 mg/d, am 3. Tag 3-mal 300–400 mg/d, ggf. Steigerung bis maximal auf 3-mal 1200 mg/d.
*Neuropathischer Schmerz*: Am 1. Tag 3-mal 100 mg/d oral, am 2. Tag 3-mal 200 mg/d, am 3. Tag 3-mal 300 mg/d, ggf. Steigerung bis auf 3-mal 600 mg/d in einer Woche und bis maximal 1200 mg/d.

**Gabapentin Hexal**® (Hexal)

20 Kps. 100 mg (N1) .......... 14,63
100 Kps. 100 mg (N2) .......... 34,41
200 Kps. 100 mg (N3) .......... 56,06
50 Kps. 300 mg (N1) .......... 38,74
100 Kps. 300 mg (N2) .......... 69,53
200 Kps. 300 mg (N3) .......... 117,59
50 Kps. 400 mg (N1) .......... 48,99
100 Kps. 400 mg (N2) .......... 91,18
200 Kps. 400 mg (N3) .......... 153,28
50 Filmtbl. 600 mg (N2) .......... 68,12
100 Filmtbl. 600 mg (N2) .......... 114,36
200 Filmtbl. 600 mg (N3) .......... 211,84
50 Filmtbl. 800 mg (N1) .......... 88,13
100 Filmtbl. 800 mg (N2) .......... 151,86
200 Filmtbl. 800 mg (N3) .......... 279,34

**Neurontin**® (Pfizer)

20 Kps. 100 mg (N1) .......... 15,63
100 Kps. 100 mg (N2) .......... 38,93
50 Kps. 300 mg (N1) .......... 45,61
100 Kps. 300 mg (N2) .......... 81,81
200 Kps. 300 mg (N3) .......... 136,85
50 Kps. 400 mg (N1) .......... 57,68
100 Kps. 400 mg (N2) .......... 105,94
200 Kps. 400 mg (N3) .......... 179,34
50 Filmtbl. 600 mg (N1) .......... 81,55
100 Filmtbl. 600 mg (N2) .......... 136,85
200 Filmtbl. 600 mg (N3) .......... 251,55
50 Filmtbl. 800 mg (N1) .......... 103,72
100 Filmtbl. 800 mg (N2) .......... 179,34
200 Filmtbl. 800 mg (N3) .......... 332,29

## Gadobensäure *Rp* [US] 1998 **B**

Paramagnetisches Kontrastmittel für die Magnetresonanztomographie (MRT) mit ähnlichen Eigenschaften wie Gadopentetsäure (s. dort). Halbwertszeit 1,6 h.

**Ind.:** Magnetresonanztomographie (MRT) von Gehirn, Rückenmark und Leber.

**Kontraind., UW:** s. Gadopentetsäure.

**Dosis:** Leber 0,05 mmol/kg, Gehirn 0,1 mmol/kg i.v. als Bolus.

**MultiHance**® (Altana Pharma)

**Best.:** 1 ml Inj.-Lsg. enth. 334 mg Gadobensäure, Dimegluminsalz 195 mg (entspr. 0,5 mmol).

1 Inj.Fl. 5 ml .......... AP
1 Inj.Fl. 10 ml .......... AP
1 Inj.Fl. 15 ml .......... AP
1 Inj.Fl. 20 ml .......... AP

## Gadobutrol *Rp* [US] 2000 **C**

Paramagnetisches Kontrastmittel aus der Gruppe der nicht-ionischen Verbindungen für die Magnetresonanztomographie (MRT) mit ähnlichen

Eigenschaften wie Gadoteridol (s. dort). Mögliche Vorteile sind bei vergleichbar geringer Osmolarität und Viskosität die doppelt so hohe Konzentration von Gadobutrol und die damit verbesserten kontrastgebenden Eigenschaften.
**Ind.:** Kraniale und spinale Magnetresonanztomographie (MRT).
**Kontraind.:** Hypokaliämie, schwere Nierenfunktionsstörungen, Patienten <18 Jahre, allergische Krankheiten, schwere Herzkreislaufkrankheiten. Strenge Indikationsstellung in der Schwangerschaft, mindestens 24 h nicht stillen.
**UW:** Gelegentlich Übelkeit, Erbrechen, Schwindel, Luftnot, Kopfschmerzen, Vasodilatation, Hypotonie sowie allergieähnliche Hautreaktionen. Schmerzen am Injektionsort. Selten anaphylaktoide Reaktionen bis zu Schockzuständen.
**Dosis:** 0,1 mmol/kg KG i.v. als Bolus.

**Gadovist**® (Schering)
**Best.:** 1 ml Injektionslsg. enth. 604,72 mg Gadobutrol (entspr.1,0 mmol Gadobutrol und 157,25 mg Gadolinium).

10 Durchstechfl. 30 ml ........ 3270,21
10 Durchstechfl. 65 ml ........ 6678,49
5 Fertigspr. 7,5 ml ........ 591,34
10 Fertigspr. 7,5 ml ........ 1155,85
5 Fertigspr. 15 ml ........ 959,76
10 Fertigspr. 15 ml ........ 1881,62

## Gadopentetsäure *Rp* [US] 1988 **A**

Erster Vertreter der paramagnetischen ionischen Kontrastmittel für die Magnetresonanztomographie (MRT). Die kontrastgebende Wirkung der Gadopentetsäure beruht auf dem zu den seltenen Erden gehörenden Gadolinium, das mit seinen 7 ungepaarten Elektronen über starke paramagnetische Eigenschaften verfügt. Da freies Gadolinium hochtoxisch ist, wird es in einem stabilen Komplex mit Diethylentriaminpentaessigsäure eingesetzt. Die kontrastverstärkte MRT kann unmittelbar nach i.v.-Injektion beginnen und liefert 45 min lang gute Kontraste. Mit Gadopentetsäure wird die Untersuchungszeit verkürzt und z. B. der Kontrast zwischen Hirntumoren, Metastasen und normalem Hirngewebe erhöht. Gadopentetsäure verteilt sich nach i.v.-Injektion schnell im Extrazellulärrum, wird jedoch nicht in den Intrazellulärraum aufgenommen und kann auch nicht die Bluthirnschranke überwinden. Sie wird in unveränderter Form fast vollständig renal eliminiert, Halbwertszeit 90 min.
**Ind.:** Kraniale und spinale Magnetresonanztomographie (MRT). Ganzkörper-MRT.
**Kontraind.:** Überempfindlichkeit gegen Gadopentetsäure und Meglumin. Schwere Nierenfunktionsstörungen, allergische Krankheiten. Strenge Indikationsstellung in der Schwangerschaft.
**UW:** Gelegentlich Übelkeit, Erbrechen, Luftnot, Schwindel, Kopfschmerzen, Vasodilatation, Hypotonie, allergieähnliche Hautreaktionen. Schmerzen am Injektionsort. Selten anaphylaktoide Reaktionen bis zu Schockzuständen.
**Dosis:** 0,1 mmol/kg i.v. als Bolus, ggf. nach 30 min gleiche Dosis wiederholen.

**Magnevist**® (Schering)
**Best.:** 1 ml Injektionslsg. enth. 469 mg Gadopentetsäure-Dimegluminsalz (entspr. 0,5 mmol Gadopentetsäure bzw. 78,63 mg Gadolinium).

1 Fl. 10 ml (N1) ........ 79,76
1 Fl. 15 ml (N1) ........ 105,49
1 Fl. 20 ml (N1) ........ 125,89
5 vorgefüllte Spritzen 10 ml ........ 314,08
5 vorgefüllte Spritzen 15 ml ........ 422,61
5 vorgefüllte Spritzen 20 ml ........ 506,97

## Gadoteridol *Rp* [US] 1995 **C**

Paramagnetisches Kontrastmittel für die Magnetresonanztomographie (MRT) mit ähnlichen Eigenschaften wie Gadopentetsäure (s. dort). Gadoteridol ist im Gegensatz zu der ionischen Gadopentetsäure ein nichtionisches Kontrastmittel mit geringerer Osmolalität, wodurch die Verträglichkeit verbessert werden soll. Die kontrastgebenden Eigenschaften beider Kontrastmittel sind etwa gleich. Auch Gadoteridol verteilt sich nach i.v.-Gabe ausschließlich im Extrazellulärraum und wird in unveränderter Form fast vollständig mit einer Halbwertszeit von 94 min renal eliminiert.
**Ind.:** Magnetresonanztomographie (MRT) im Kopf-Halsbereich und Gesamtkörper.
**Kontraind., UW:** s. Gadopentetsäure.
**Dosis:** 0,1–0,3 mmol/kg i.v. als Bolus.

**ProHance**® (Altana Pharma)
**Best.:** 1 ml Injektionslsg. enth. 279,3 mg Gadoteridol (entspr. 0,5 mmol bzw. 78,61 mg Gadolinium).

1 Inj.Fl. 5 ml ........ AP
1 Inj.Fl. 10 ml ........ AP
1 Inj.Fl. 15 ml ........ AP
1 Inj.Fl. 20 ml ........ AP

## Gadotersäure *Rp* [US] 2004 **C**

Paramagnetisches Kontrastmittel für die Magnetresonanztomographie (MRT) mit ähnlichen Eigenschaften wie Gadopentetsäure (s. dort). Halbwertszeit 1,6 h.
**Ind.:** Magnetresonanztomographie (MRT) im Kopf-Halsbereich und Gesamtkörper.
**Kontraind., UW:** s. Gadopentetsäure.
**Dosis:** 0,1–0,3 mmol/kg i.v. als Bolus.

**Dotarem**® (Guerbet)
**Best.:** 1 ml Inj.-Lsg. enth. 279,32 mg Gadotersäure-Megluminsalz (entspr. 0,5 mmol).

1 Durchstechfl. 10 ml ........ 75,91
1 Durchstechfl. 15 ml ........ 99,05
1 Durchstechfl. 20 ml ........ 117,79
1 Durchstechfl. 60 ml ........ 331,90
1 Durchstechfl. 100 ml ........ 529,82
1 Fertigspr. 15 ml ........ 100,93
1 Fertigspr. 20 ml ........ 119,79

## Galantamin *Rp* [ES] 2001 **A/D**

Zentral wirksamer Acetylcholinesterasehemmer zur Behandlung des Morbus Alzheimer mit ähnlichen Eigenschaften wie Donepezil (s. dort). Galantamin hat einen zusätzlichen allosterischen Effekt auf nicotinische Acetylcholinrezeptoren. Durch Verstärkung der Signaltransduktion von Acetylcholin soll es ein cholinerges Defizit im zentralen Nervensystem vermindern und auf diese Weise die kognitiven Fähigkeiten verbessern. Die dem Morbus Alzheimer zugrundeliegende Neurodegeneration wird nicht aufgehalten. Orale Bioverfügbarkeit 90%, maximale Plasmaspiegel 1 h nach Einnahme, 75% werden unter Beteiligung von CYP2D6 und CYP3A4 metabolisiert. Plasmahalbwertszeit 7–8 h.

**Ind.:** Symptomatische Behandlung leichter bis mittelgradiger Demenz vom Alzheimer-Typ.

**Kontraind:** Schwere Leber- und Nierenfunktionsstörungen, Bradykardie, Reizleitungsstörungen, Sick-Sinus-Syndrom, Magen- oder Duodenalulzera, obstruktive Atemwegskrankheiten, Krampfneigung, Obstruktion der ableitenden Harnwege oder Rekonvaleszenz nach Blasenoperation. Schwangerschaft, Stillzeit, Kinder.

**UW.:** Übelkeit, Erbrechen, Diarrhö, abdominelle Schmerzen, Anorexie, Erschöpfung, Schwindel, Kopfschmerzen, Somnolenz, Gewichtsabnahme. Außerdem Verwirrtheit, Stürze, Verletzungen, Schlaflosigkeit, Rhinitis, Harnwegsinfektionen. Selten Tremor, Synkopen, schwere Bradykardie.

**WW:** Verstärkung anderer Cholinomimetika. Galantamin antagonisiert die Wirkung von Anticholinergika. Verstärkung der frequenzsenkenden Wirkung von Betarezeptorenblockern und Herzglykosiden. Wirkungsverstärkung von Curare-artigen Muskelrelaxanzien. Hemmung des Abbaus von Galantamin durch Inhibitoren von CYP2D6 (z. B. Paroxetin, Chinidin, Fluoxetin, Fluvoxamin) und CYP3A4 (z. B. Ketoconazol, Erythromycin, Ritonavir) mit erhöhten cholinergen UW.

**Dosis:** Initial 2-mal 4 mg/d oral. In Abständen von mindestens 4 Wochen ggf. Dosissteigerungen um 4 mg pro Einzeldosis bis zu einer Höchstdosis von 2-mal 12 mg/d.

**Reminyl®** (Janssen-Cilag)
56 Filmtbl. 4 mg (N2) ........ 98,00
56 Filmtbl. 8 mg (N2) ........ 113,66
112 Filmtbl. 8 mg (N3) ........ 217,92
56 Filmtbl. 12 mg (N2) ........ 124,77
112 Filmtbl. 12 mg (N3) ........ 240,12
100 ml Lsg. (4 mg/ml) (N1) ........ 77,92

## Gallopamil *Rp* [HS] 1983 **C**

Calciumkanalblocker vom Verapamiltyp. Gallopamil ist das Methoxyderivat von Verapamil und hat weitgehend ähnliche Wirkungen wie Verapamil (s. dort). Bioverfügbarkeit 15–25%, Halbwertszeit 3–8 h.

**Ind.:** Langzeittherapie der koronaren Herzkrankheit, Ruheangina, Hypertonie, supraventrikuläre Tachyarrhythmien.

**Kontraind., UW, WW:** s. Verapamil.

**Dosis:** 25–50 mg 2- bis 4-mal/d oder 1- bis 2-mal 100 mg/d als Retardtbl. DDD 100 mg.

**Procorum®** (Abbott)
20 Filmtbl. senior 25 mg (N1) ........ 14,98
50 Filmtbl. senior 25 mg (N2) ........ 22,70
100 Filmtbl. senior 25 mg (N3) ........ 35,52
20 Filmtbl. 50 mg (N1) ........ 18,40
50 Filmtbl. 50 mg (N2) ........ 31,37
100 Filmtbl. 50 mg (N3) ........ 52,39
20 Retardtbl. 100 mg (N1) ........ 25,50
50 Retardtbl. 100 mg (N2) ........ 48,92
100 Retardtbl. 100 mg (N3) ........ 88,10

## Ganciclovir *Rp* [WS] 1989 **B**

Virostatikum aus der Gruppe der Nukleosidanaloga des Guanosins mit azyklischer Seitenkette, das als Guanosinantimetabolit wirkt. Ganciclovir wird ähnlich wie Aciclovir in Herpes-simplex-, Varizellen-/Zoster-Virus und Cytomegalievirus infizierten Zellen durch eine Thymidinkinase phosphoryliert und durch wirtszelleigene Enzyme weiter zum Ganciclovirtriphosphat phosphoryliert. Ganciclovir bindet an die virale DNA-Polymerase, sodass keine weitere Nukleotidverknüpfung stattfinden kann. Dadurch wird die Virusreplikation unterbrochen. Anders als Aciclovir wird Ganciclovir auch in nicht infizierten Zellen ausgeprägt phosphoryliert, insbesondere in Knochenmarkzellen. Als Triphosphat hemmt es außerdem die menschliche α-DNA-Polymerase. Daher ist Ganciclovir für den Menschen toxischer als Aciclovir. Ganciclovir wird ca. 10fach stärker in Cytomegalievirus-infizierten Zellen phosphoryliert und ca. 10fach langsamer durch Phosphatase intrazellulär dephosphoryliert. Daher ist es ca. 10- bis 20-mal wirksamer gegen das Cytomegalievirus. Die menschliche DNA-Polymerase wird erst in höheren Konzentrationen gehemmt.

Orale Bioverfügbarkeit unter 7%, daher nur parenterale Gabe. Plasmaproteinbindung ca. 2%, Halbwertszeit 2,5–3 h. Die Penetration in die meisten Organe ist gut. Im Liquor cerebrospinalis werden ca. 50% der Plasmaspiegel erreicht. 95% renale Elimination.

**Ind:** Lebens- oder augenlichtbedrohende Cytomegalievirusinfektionen bei immunsupprimierten Patienten.
**Kontraind.:** Neutropenie (unter 500 Neutrophile/µl), Thrombozytopenie und Niereninsuffizienz. Kdr. u. Jugendl. unter 18 J., Schwangerschaft, Stillzeit. Wegen teratogener Wirkung sollen Männer bis zu 6 Monate nach Therapieende keine Kinder zeugen und Frauen eine Kontrazeption betreiben.
**UW:** Neutropenie in bis zu 50%. In ca. 15–20% dosisabhängige Agranulozytose, Thrombozytopenie (bei <25000/µl absetzen). Fieber, Übelkeit, Erbrechen, Denkstörungen, Psychosen, Leberzellschäden. Netzhautablösungen in bis zu 30%. Ganciclovir ist teratogen und hemmt die Spermatogenese. Armvenenthrombophlebitis, Exantheme.
**WW:** Verstärkung myelotoxischer Wirkungen anderer Pharmaka (z. B. Zidovudin) und von Bestrahlung. Probenecid und andere tubulär sezernierte Pharmaka hemmen die Elimination. Gleichzeitige Gabe von Imipenem kann Krämpfe auslösen.
**Dosis:** Initial i.v.-Infusion über 1 h von 5 mg/kg alle 12 h für 10–14 Tage. Erhaltungstherapie 1-mal tgl. 5–6 mg/kg als 1-stündige Infusion an 5–7 Tagen. Blutbildkontrolle in den ersten 14 Tagen alle 2 Tage. Bei einer Kreatininclearance von 50–25 ml/min Dosisreduktion auf 3 mg/kg alle 12 h, bei 25–10 ml/min 3 mg/kg alle 24 h, bei weniger als 10 ml/min 1,5 mg/kg alle 48 h.

**Cymeven**® (Roche)
1 Inj.Fl. 500 mg (N1) .......... 74,15
90 Kps. 500 mg (N1) .......... 838,12
180 Kps. 500 mg (N1) .......... 1611,77

## Ganirelix *Rp* [US] 2000 **C**

Peptidischer Gonadorelinantagonist mit ähnlichen Wirkungen wie Cetrorelix (s. dort). Auch Ganirelix wird zur direkten kompetitiven Blockade der hypophysären Gonadotropinausschüttung im Rahmen der assistierten Reproduktionstechnik eingesetzt. Die Schwangerschaftsrate ist mit Ganirelix annähernd gleich wie mit langwirkenden Gonadorelinagonisten (z. B. Buserelin). Ganirelix hat eine kürzere Halbwertszeit (13–16 h) als Cetrorelix (30 h).
**Ind.:** Verhinderung eines vorzeitigen Eisprungs nach ovarieller Stimulation bei assistierter Reproduktion.
**Kontraind., UW, WW:** s. Cetrorelix.
**Dosis:** Am 7. Tag nach der Follitropingabe zur Ovarialstimulation 1-mal 0,25 mg Ganirelix s.c./d, danach tägliche Gabe bis zu dem Tag fortsetzen, an dem ausreichend Follikel entsprechender Größe vorhanden sind.

**Orgalutran**® (Organon)
1 Fertigspr. (0,25 mg/0,5 ml) (N1) .......... 61,13
5 Fertigspr. (0,25 mg/0,5 ml) (N1) .......... 222,09

## Gemcitabin *Rp* [US] 1996 **C**

Zytostatikum aus der Gruppe der Nukleosidanaloga zur Behandlung des fortgeschrittenen Pankreaskarzinoms. Gemcitabin (2',2'-Difluordesoxycytidin, dFdC), ein fluoriertes Cytarabinanalogon, wird nach Umwandlung zum Triphosphat in maskierter Form in die DNA eingebaut, da noch ein normales Nukleotid folgt, bevor die DNA-Kette abbricht (maskierter Kettenabbruch). Reparaturenzyme können deshalb das falsche Nukleotid nicht erkennen und entfernen. Darüber hinaus blockiert Gemcitabindiphosphat die Ribonukleotidreduktase und senkt dadurch die intrazelluläre Konzentration von Desoxycytidintriphosphat. Schließlich hemmen die Gemcitabinnukleotide die Desoxycytidindesaminase und vermindern dadurch den Abbau von Gemcitabin. Alle diese Mechanismen verstärken die intrazelluläre Anreicherung und potenzieren die zytostatische Wirkung von Gemcitabin. Remissionsquoten beim Pankreaskarzinom 25%. Gemcitabin wird durch die Cytidindesaminase schnell zu Difluordesoxyuridin metabolisiert, triphasischer Verlauf des Plasmaspiegels dieses Metaboliten mit einer terminalen Halbwertszeit von 33–84 h.
**Ind.:** Blasenkarzinom, nichtkleinzelliges Bronchialkarzinom, Pankreaskarzinom, Mammakarzinom und Ovarialkarzinom jeweils in Kombination mit anderen Zytostatika.
**Kontraind.:** Nieren- und Leberfunktionsstörungen, gleichzeitige Strahlentherapie, Kdr., Schwangerschaft, Stillzeit.
**UW:** Dosisbegrenzende Myelosuppression, vor allem Neutropenie. Übelkeit, Erbrechen, Leberenzymanstiege, Diarrhö, Stomatitis, Proteinurie, Hämaturie. Allergisch bedingte Hautrötungen, Bronchospasmen, grippeähnliche Symptome, periphere Ödeme, Haarausfall, Müdigkeit.
**Dosis:** 1000–1250 mg/m² als 30 min i.v.-Infusion 1-mal/Woche in 3- bis 7-wöchigen Behandlungszyklen bei den einzelnen Tumorkrankheiten (s. Fachinformation).

**Gemzar**® (Lilly)
1 Durchstechfl. 200 mg .......... 75,74
1 Durchstechfl. 1000 mg .......... 327,23

## Gemeprost *Rp* [US] 1989 **B**

Prostaglandin-$E_2$-Derivat zur Uterusstimulation mit ähnlichen Wirkungen wie Dinoproston (Prostaglandin $E_2$). Gemeprost wird als Vaginalzäpfchen zur Erweichung und Erweiterung der Zervix zur Vorbereitung einer instrumentellen Uterusausräumung bei Nichtschwangeren und Schwangeren bis zur 12. Schwangerschaftswoche sowie zur Schwangerschaftsbeendigung im 2. Trimenon eingesetzt. Weiterhin wird Gemeprost beim medikamentösen

Schwangerschaftsabbruch mit Mifepriston kombiniert. Die Wirkung hält bis zu 12 h an. Nach vaginaler Gabe 12–28% Resorption, maximaler Plasmaspiegel nach 1–3 h, Halbwertszeit nach tierexperimentellen Daten ca. 1 h.

**Ind.:** Uterusvorbereitung zur Schwangerschaftsbeendigung.

**Kontraind.:** Blutungsrisiko durch Placenta praevia und ektopische Schwangerschaft. Fieber bei Genitalinfektionen, Zervizitis oder Vaginitis. Asthma bronchiale, Glaukom, erhöhtes Uterusrupturrisiko.

**UW:** Vaginalblutungen, Uterusschmerzen, Übelkeit, Erbrechen oder Durchfall. Weiterhin Kopfschmerzen, Fieber, Hitzegefühl, Schüttelfrost, Rückenschmerzen, Muskelschwäche, Benommenheit, Herzklopfen, Blutdruckanstieg oder -abfall, Risiko von Uterusruptur und Zervixeinriss.

**WW:** Verstärkung von Oxytocineffekten, deshalb nicht gleichzeitig anwenden. Abschwächung der Wirkung durch nichtsteroidale Antiphlogistika.

**Dosis:** Im 1. Trimenon 1 mg vaginal 3 h vor Eingriff, im 2. Trimenon bis zu maximal 5-mal 1 mg alle 3 h.

**Cergem**® (Nourypharma)
10 Vaginalsupp. (N1) .......... KP

## Gemfibrozil *Rp* [US] 1984 C

Clofibratanalogon mit stärkerer lipidsenkender Wirkung als Clofibrat. Gemfibrozil senkt die Plasmatriglyzeride um 40–55%, das LDL-Cholesterin jedoch nur um 10%. Das HDL-Cholesterin wird um 10–25% erhöht. Die lipidsenkende Wirkung der Fibrate tritt in 2–5 Tagen ein und ist nach 3–4 Wochen maximal. Sie beruht primär auf einer Steigerung der Lipoproteinlipaseaktivität und dem dadurch vermehrten Abbau triglyzeridreicher Lipoproteine (VLDL und LDL). Möglicherweise wird die hepatische Bildung und Sekretion von VLDL zusätzlich vermindert. Stärkere Effekte bei Patienten mit familiärer Hyperlipoproteinämie Typ III auf Plasmatriglyzeride (80% Abnahme) und LDL-Cholesterin (50% Abnahme). Bei isolierter Hypercholesterinämie ohne erhöhte Triglyzeride weniger wirksam als HMG-CoA-Reduktasehemmer oder gallensäurenbindende Ionenaustauscher. In einer 5-jährigen Langzeitstudie an Männern im Alter von 40–55 J. mit Hypercholesterinämie (Gesamtcholesterin 289 mg/dl) wurde die Zahl der kardialen Todesfälle von 41 auf 27 pro 1000 Patienten (um 34%) gesenkt (Helsinki Heart Study 1987). Die Gesamtmortalität blieb unverändert, die Krebsmortalität war im Gegensatz zu Clofibrat nicht erhöht.

Gemfibrozil wird oral vollständig resorbiert und erreicht maximale Plasmaspiegel in 1–2 h, Halbwertszeit 1,5 h. Elimination zu 70% renal.

**Ind.:** Hypertriglyzeridämie mit oder ohne Hypercholesterinämie, wenn Diät und Gewichtsreduktion nicht ausreichend erfolgreich sind. Besonders wirksam bei familiärer Hyperlipoproteinämie Typ III.

**Kontraind.:** Gallenblasenkrankheiten, schwere Nieren- und Leberfunktionsstörungen, Schwangerschaft, Stillzeit.

**UW:** Gastrointestinale Störungen, die meist bei fortgesetzter Therapie verschwinden. Vorübergehender Transaminaseanstieg, leichte Leukopenie, Myositissymptome mit und ohne Anstieg der Kreatinphosphokinase. Cholesterinanstieg in der Galle mit erhöhtem lithogenen Index etwas geringer als bei Clofibrat, daher theoretisch ähnliches Risiko für die Bildung von Gallensteinen.

**WW:** Verstärkung der Wirkung von oralen Antikoagulanzien und Sulfonylharnstoffen. Keine gleichzeitige Gabe von HMG-CoA-Reduktasehemmern, da schwere Myopathien aufgetreten sind.

**Dosis:** 1-mal 900 mg/d abends. DDD 1200 mg.

**Gevilon**® (Pfizer)
50 Filmtbl. 450 mg (N2) .......... (FB 17,28) 17,28
100 Filmtbl. 450 mg (N3) .......... (FB 25,21) 25,21
30 Filmtbl. Uno 900 mg (N1) .......... (FB 20,94) 20,94
100 Filmtbl. Uno 900 mg (N3) .......... (FB 45,73) 45,73

## Gentamicin *Rp* [WS]

Aminoglykosidantibiotikum aus Micromonosporaarten mit breitem Wirkungsspektrum von gramnegativen Stäbchen bis zu grampositiven Kokken. Sekundäre Resistenzentwicklungen unter der Therapie sind sehr selten. Systemisch wird Gentamicin bei Infektionen mit Problemkeimen wie Pseudomonas aeruginosa, Proteus, Klebsiellen u. a. eingesetzt, insbesondere bei Infektionen der Harnwege, Verbrennungen und Resistenz gegen andere Antibiotika. Die lokale Anwendung ist nicht empfehlenswert, da die Entwicklung resistenter Stämme begünstigt wird.

Wie alle Aminoglykosidantibiotika wird Gentamicin nach oraler Gabe nicht resorbiert und wird daher i.v. appliziert. Nach i.m.-Gabe werden die angestrebten Plasmaspiegel nicht immer erreicht. Halbwertszeit 2–3 h, daraus leitete sich das früher übliche Dosisintervall von 8–12 h ab. Mehrere Studien haben jedoch gezeigt, dass die Einmalgabe pro 24 h bei gleicher antibakterieller Wirkung weniger nephro- und ototoxisch ist. Bei eingeschränkter Nierenfunktion Dosisreduktion wegen der fast ausschließlich renalen Elimination in unveränderter Form und therapiebegleitende Serumspiegelbestimmungen mit Spitzenkonzentrationen von 10–12 mg/l und Talkonzentrationen von 2 mg/l.

**Ind.:** Akute und chronisch-rezidivierende Harnweginfektionen, schwere Infektionen anderer Organsysteme, z. B. im Bereich des ZNS (einschl. Meningitis), Septikämie und Neugeborenensepsis, Infektionen des Gastrointestinaltrakts, einschl. Peritonitis, schwere Wund- und Weichteilinfektionen, akute Osteomyelitis, Sekundärinfektionen und Sepsis nach Verbrennungen. Pneumonien durch Klebsiella pneumoniae und andere gramnegative Keime, Superinfektionen mit gramnegativen Keimen bei Mukoviszidose. Lokale Anwendung bei Infektionen der Haut, z. B. bei Verbrennungen oder bei Infektionen mit Pseudomonas aeruginosa, wegen der Gefahr einer Resistenzentwicklung möglichst vermeiden. Lokal am Auge bei bakterieller Konjunktivitis auch nur als Reservemittel.

**Kontraind.:** Aminoglykosidallergie, Innenohrschäden. In der Gravidität nur bei vitaler Indikation. Vorsicht bei Störungen der Nierenfunktion.

**UW:** Bei Überdosierung oder Beeinträchtigung der Nierenfunktion Gefahr irreversibler Vestibularis- und Akustikusschäden. Meist reversible Nierenschädigung. Allergische Reaktionen, insbesondere bei lokaler Anwendung. Lokale Reizung am Auge.

**WW:** Verstärkung der Ototoxizität durch stark wirkende Diuretika wie Furosemid. Verstärkung der muskelrelaxierenden Wirkung von z. B. Succinylcholin oder Pancuronium. Bei Kombination mit Cephalosporinen Nierenschäden möglich. In Infusionsgemischen inaktivieren Penicilline Aminoglykoside, gleichzeitige Therapie ist jedoch unbedenklich. Aminoglykoside sind inkompatibel mit pH-verändernden Lösungen. Nicht mit Penicillinen mischen.

**Dosis:** 80–240 mg/d als einmalige i.v.-Kurzinfusion über 30–60 min, Behandlungsdauer bis zu 7 Tage. Flüssigkeitszufuhr von mind. 1,5 l/d ist zweckmäßig. Kdr. 0,8 mg/d, Kdr. unter 1 J. nur bei vitaler Indikation 1,6–2(–4) mg/kg tgl. i.v., bei Neugeborenenmeningitis tgl. 5 mg/kg. Bei eingeschränkter Nierenfunktion Dosis abhängig von der Kreatininclearance reduzieren, z. B. bei einer Kreatininclearance von 30–39 ml/min 50% der angegebenen Dosis, bei einer Kreatininclearance von 5–9 ml/min alle 36 h 50% der Dosis.

*Haut:* 2- bis 3-mal/d dünn auftragen, Verband 1-mal/d wechseln.

*Auge:* 0,5% Augentr. 4- bis 6-mal 1 Tr./d oder Salbe 2- bis 3-mal/d und vor der Nacht einstreichen.

**Refobacin® Amp.** (Merck)

5 Amp. (10 mg/2 ml) (N2) ........ (FB 12,75) 12,75
5 Amp. (40 mg/1 ml) (N2) ........ (FB 20,02) 20,02
5 Amp. (80 mg/2 ml) (N2) ........ (FB 28,64) 28,64
1 Amp. (120 mg/2 ml) (N1) ........ (FB 15,74) 15,74
5 Amp. (120 mg/2 ml) (N2) ........ (FB 37,17) 37,17

**Refobacin® Augensalbe/Tr.** (Merck)

2,5 g Augensalbe (3 mg/g) (N1) ........ (FB 10,80) 10,80
5 g Augensalbe (3 mg/g) (N1) ........ (FB 11,72) 11,72
5 ml Augentr. (3 mg/ml) (N1) ........ (FB 11,72) 11,72
5 ml Tr. (N1) + 2,5 g Salbe (N1) (Kombipack.) ........ (FB 12,49) 12,49

**Refobacin® Creme** (Hermal)

5 g Creme (1 mg/g) (N1) ........ (FB 11,05) 11,05
15 g Creme (1 mg/g) (N1) ........ (FB 13,53) 13,53
30 g Creme (1 mg/g) (N2) ........ (FB 16,70) 16,70
100 g Creme (1 mg/g) (N3) ........ (FB 30,89) 30,89

## Gerbstoff [UF]

Kondensationsprodukt aus Phenolsulfonsäure, Kresolsulfonsäure, Harnstoff und Formaldehyd. Gerbstoffe sollen in niedriger Konzentration entquellend und in höherer Konzentration durch Proteinfällung adstringierend, austrocknend, schorfbildend und entzündungshemmend wirken und werden bei nässenden, entzündlichen und juckenden Dermatosen eingesetzt. Die Anwendung stützt sich lediglich auf einen älteren Erfahrungsbericht.

**Tannolact®** (Galderma)

**Anw.:** Entzündliche, nässende und juckende Hautkrankheiten, insbesondere in intertriginösen Bereichen. Puder, Lotio zusätzlich bei Windeldermatitis und vermehrter Schweißsekretion. Pulver zur Badetherapie.

**Best.:** 1 g Fettcreme 0,4%/1 g Creme 1%/1 g Gel 1%/1 g Lotio Schüttelmixtur/100 g Puder /100 g Pulver enth.: Synthetischen Gerbstoff (Phenolsulfonsäure-Phenol-Methanal-Kondensat, Natriumsalz) 4 mg/10 mg/10 mg/10 mg/1,2 g/40 g.

**Kontraind.:** Nicht am Auge anwenden, Puder nicht auf offenen Wunden. Lotio nicht während der Schwangerschaft und Stillperiode (mangelnde klinische Erfahrung). Vollbäder nicht bei schwerer Herz- und Kreislauferkrankung, bei Hypertonie, fieberhaften Erkrankungen und Tuberkulose.

**UW:** Selten leichte Hautreizungen wie Brennen und Juckreiz.

**Dosis:** Creme und Gel 3-mal, Lotio und Puder 1- bis 2-mal tgl., bei Windeldermatitis nach jedem Windelwechsel, dünn auftragen. 1 Pulver (5–30 g) für Teil-, Voll-, Sitz- und Kinderbad.

20 g Fettcreme 0,4% (N1) ........ 4,63
50 g Fettcreme 0,4% (N2) ........ 8,87
100 g Fettcreme 0,4% N3) ........ 15,13
20 g Creme 1% (N1) ........ 4,83
50 g Creme 1% (N2) ........ 9,55
100 g Creme 1% N3) ........ 17,28
20 g Gel (N1) ........ 4,83
50 g Gel (N2) ........ 9,55
75 g Lotio 1% (N1) ........ 5,15
150 g Lotio 1% (N2) ........ 8,63
30 g Puder (1,2 g/100 g) (N1) ........ 6,37
10 Btl. Badezusatz (4 g/10 g) (N1) ........ 9,96
40 Btl. Badezusatz (4 g/10 g) (N3) ........ 27,89
150 g Badezusatz (4 g/10 g) (N2) ........ 13,66

**Tannosynt®** (Hermal)

**Anw.:** Dermatitiden, Windeldermatitis, Intertrigo, Verbrennungen 1. Grades, Juckreiz insbesondere im Genitoanalbereich, Hyperhidrosis, infektiöse Exantheme, z. B. Windpocken. Adjuvans bei antimykotischer Therapie.

**Best.:** 100 g flüssig wässriges Konzentrat/100°g Creme/ 100 g Lotio/100°g Puder enth.: Synthetischen Gerbstoff (Harnstoff-Kresolsulfonsäure-Na-Salz-Kondensationsprodukt) 40 g/1 g.
**Dosis:** Creme, Lotio und Puder 1- bis 2-mal tgl. auftragen. Konzentrat für Voll-, Sitz- u. Teilbäder sowie für Waschungen und Umschläge Verdünnung 1:1000 bis 1:5000, Kinderbad 1:5000.

20 g Creme 1% (N1) ........ 4,61
50 g Creme 1% (N2) ........ 9,72
100 g Creme 1% (N3) ........ 17,70
100 g wässr. Konz. 40% (N1) ........ 8,50
250 g wässr. Konz. 40% (N2) ........ 16,12
500 g wässr. Konz. 40% (N3) ........ 26,81
100 g Lotio Schüttelmixtur 1% (N1) ........ 7,49

## Glatirameracetat *Rp* [ES] 2001 **A**

Immunmodulator zur Behandlung der schubförmig remittierenden multiplen Sklerose. Glatirameracetat ist eine Mischung aus Polypeptiden, die aus 45 bis 100 Aminosäureresten der 4 Aminosäuren L-Glutamat, L-Alanin, L-Tyrosin und L-Lysin bestehen. Der Wirkmechanismus ist unbekannt. Vermutet wird eine Immunmodulation durch Aktivierung spezifischer T-Suppressorzellen. Nach einem aktuellen Cochrane-Review hat Glatirameracetat keinen Effekt auf die Krankheitsprogression der multiplen Sklerose und führt auch nicht zu einer substantiellen Risikoreduktion klinischer Schübe. Deshalb wird eine Routinegabe nicht empfohlen. Nach s.c.-Injektion wird der überwiegende Teil der Dosis wird bereits im subkutanen Gewebe zu kleineren Fragmenten abgebaut. Daten zur Pharmakokinetik liegen nicht vor.
**Anw.:** Behandlung der schubförmig remittierenden multiplen Sklerose.
**Kontraind.:** Überempfindlichkeit gegen Glatirameracetat. Schwangerschaft.
**UW:** Sehr häufig lokale Reaktionen an der Injektionsstelle (Schmerzen, Erythem). Häufig Brustschmerzen, Herzklopfen, Vasodilatation, Übelkeit, Angst, Dyspnoe, Rash, Schwitzen, Schüttelfrost, Gesichtsödem, Synkope, Erbrechen, Lymphadenopathie, Ödem, Gewichtszunahme, Nervosität, Tremor, Herpes simplex, benignes Hautneoplasma, Augenfunktionsstörungen, Diplopie, vaginale Candidamykose).
**WW:** Wurden nicht systematisch untersucht.
**Dosis:** 1-mal 20 mg s.c./d.

**Copaxone**® (TEVA/Aventis)
28 Fertigspr. (20 mg/1 ml) (N3) ........ 1109,97

## Ginkgoextrakt [US]

Auszug aus den Blättern des Ginkgo-biloba-Baumes, der nicht näher deklarierte Flavonglykoside enthält. Dem Substanzgemisch werden durchblutungsfördernde, viskositätssenkende und thrombozytenaggregationshemmende Wirkungen zugeschrieben. Eine Studie bei Patienten mit peripheren arteriellen Durchblutungsstörungen Stadium IIb ergab nach 24-wöchiger Behandlung keine signifikante Verbesserung der Gehstrecke im Vergleich zu Placebo. In einer einjährigen Studie an Alzheimerpatienten ergaben sich bei der klinischen Globalbeurteilung keine Unterschiede zwischen Ginkgo- und Placebogruppe. Die kognitiven Leistungen zeigten zwar statistisch signifikante, aber nur bescheidene Unterschiede, die jedoch ohne wesentliche klinische Relevanz sind. Auch bei Tinnitus wirkte Ginkgoextrakt nicht besser als Placebo. In den USA ist Ginkgoextrakt weiterhin nur als Nahrungsergänzungsmittel im Handel.
**Anw.:** Demenzielles Syndrom, Claudicatio intermittens, Vertigo, Tinnitus.
**Kontraind.:** Kdr. unter 12 Jahre, depressive Verstimmungen, Kopfschmerzen.
**UW:** Selten Magen-Darmbeschwerden, Kopfschmerzen oder allergische Hautreaktionen.
**WW:** Mit Antikoagulanzien möglich.
**Dosis:** 2- bis 3-mal 40–80 mg/d, 2-mal 120 mg/d.

**Gingium**® (Hexal)
30 Filmtbl. 20 mg (N1) ........ 5,75
50 Filmtbl. 20 mg (N2) ........ 8,50
100 Filmtbl. 20 mg (N3) ........ 14,95
30 Filmtbl. 40 mg (N1) ........ (FB 8,53) 8,50
50 Filmtbl. 40 mg (N2) ........ (FB 13,47) 13,35
100 Filmtbl. 40 mg (N3) ........ (FB 25,00) 24,65
30 Filmtbl. spezial 80 mg (N1) ........ (FB 16,75) 16,75
60 Filmtbl. spezial 80 mg (N2) ........ (FB 31,12) 30,95
100 Filmtbl. spezial 80 mg (N3) ........ (FB 57,77) 57,10
30 Filmtbl. intens 120 mg (N1) ........ (FB 24,85) 24,75
60 Filmtbl. intens 120 mg (N2) ........ (FB 46,17) 45,40
100 Filmtbl. intens 120 mg (N3) ........ (FB 85,74) 83,75
100 ml Lsg. 40 mg/ml (18 Tr.) (N1) ........ (FB 25,00) 24,65
200 ml Lsg. 40 mg/ml (18 Tr.) (N2) ........ (FB 46,42) 45,45
300 ml Lsg. 40 mg/ml (18 Tr.) (N3) ........ (FB 66,69) 65,05

**Tebonin**® (Schwabe)
30 Filmtbl. forte 40 mg (N1) ........ (FB 8,53) 8,53
60 Filmtbl. forte 40 mg (N2) ........ (FB 15,85) 15,85
120 Filmtbl. forte 40 mg (N3) ........ (FB 29,43) 29,43
30 Filmtbl. spez. 80 mg (N1) ........ (FB 16,75) 16,75
60 Filmtbl. spez. 80 mg (N2) ........ (FB 31,12) 31,12
120 Filmtbl. spez. 80 mg (N3) ........ (FB 57,77) 57,77
30 Filmtbl. intens 120 mg (N1) ........ (FB 24,85) 24,85
60 Filmtbl. intens 120 mg (N2) ........ (FB 46,17) 46,17
120 Filmtbl. intens 120 mg (N3) ........ (FB 85,74) 85,74
100 ml Lsg. forte 40 mg/ml (20 Tr.) (N1) ........ (FB 25,00) 25,00
200 ml Lsg. forte 40 mg/ml (20 Tr.) (N2) ........ (FB 46,42) 46,42

## Glibenclamid *Rp* [US]

Orales Antidiabetikum aus der Gruppe der Sulfonylharnstoffe. Glibenclamid stimuliert die endokrine Insulinsekretion bei vorhandener Restinsulin-

produktion des Pankreas. Zusätzlich diskutierte extrapankreatische Wirkungen sind nicht wesentlich. Glibenclamid kann besonders langanhaltende Hypoglykämien auslösen. Wie Insulin und Metformin senkt die Blutzuckereinstellung mit Glibenclamid das Ausmaß der diabetischen Sekundärkomplikation und auch die Mortalität. Die Sicherheit der Kombination mit Metformin kann noch nicht endgültig beurteilt werden (UKPD-Studie).
Glibenclamid wird rasch und praktisch vollständig resorbiert und erreicht maximale Plasmaspiegel nach 1–2 h bei Anwendung schnell freisetzender Präparate. Kritische Bioverfügbarkeit bei langsam freisetzenden Präparaten. Gleichzeitige Nahrungsaufnahme beeinflusst die Resorptionsquote wenig. Glibenclamid wird vorwiegend hepatisch mit Halbwertszeiten von 1,9 und 9,3 h eliminiert, wobei die zweite Phase möglicherweise auf inaktive Metaboliten zurückzuführen ist. Die blutzuckersenkende Wirkung kann bis 24 h anhalten.
**Ind.:** Typ-2-Diabetes, der durch Gewichtsreduktion und Diätbehandlung nicht ausreichend eingestellt werden kann.
**Kontraind.:** Typ-1-Diabetes, unzureichende Wirksamkeit bei Primär- und Sekundärversagern, diätetisch kompensierbarer Diabetes mellitus, Ketoazidose, akute hepatische Porphyrien, Schwangerschaft, Stillzeit, Urämie. Relativ kontraindiziert bei Leber- und Niereninsuffizienz, Hypoglykämiegefährdung infolge Zerebralsklerose oder Alkoholismus und bei floriden entzündlichen Prozessen, wie z. B. Gangrän.
**UW:** Hypoglykämie, meist bedingt durch zu geringe Nahrungsaufnahme, zu hohe Dosierung, nicht indizierte Therapie bei diätetisch einstellbarem Diabetes, Störung der renalen Elimination bei Niereninsuffizienz. Selten thrombozytopenische Purpura, hypersensitive Vaskulitis, Hepatitis und cholestatischer Ikterus.
**WW:** Wirkungsverstärkung durch Acarbose, Metformin, nichtsteroidale Antiphlogistika, Fibrate, Phenprocoumon, Sulfinpyrazon, Sulfonamide, Betarezeptorenblocker und Ethanol. Wirkungsabschwächung durch Diuretika, Corticosteroide und hochdosierte Nicotinsäurederivate.
**Dosis:** Beginn mit 1,75 mg 1-mal tgl. morgens. Falls erforderlich, langsame Steigerung in kleinen Schritten (1,75 mg) und in Abständen von etwa 1 Woche. Mit einer Tagesdosis von 10,5–14 mg ist das Wirkungsmaximum erreicht. Tagesdosen bis 7 mg morgens vor dem Frühstück, bei höheren Dosen 7 mg morgens und 3,5 mg abends bzw. 3,5 mg mittags und abends. Bei älteren Patienten wegen der Hypoglykämiegefahr besonders vorsichtig dosieren. DDD 7 mg.

**Euglucon® N/Semi Euglucon® N** (Aventis)
120 Tbl. Semi 1,75 mg (N2) ........ (FB 12,70) *13,40*
30 Tbl. 3,5 mg (N1) ........ (FB 11,01) *11,51*
120 Tbl. 3,5 mg (N2) ........ (FB 13,65) *14,15*

**Glib-ratiopharm®** (ratiopharm)
30 Tbl. 1,75 mg (N1) ........ (FB 10,59) 10,59
120 Tbl. 1,75 mg (N2) ........ (FB 12,70) 12,08
30 Tbl. 3,5 mg (N1) ........ (FB 11,01) 10,43
120 Tbl. 3,5 mg (N2) ........ (FB 13,65) 12,96

**Maninil®** (Berlin-Chemie)
30 Tbl. 1 mg (N1) ........ (FB 10,37) 10,37
120 Tbl. 1 mg (N2) ........ (FB 12,11) 12,11
30 Tbl. 1,75 mg (N1) ........ (FB 10,59) 10,59
120 Tbl. 1,75 mg (N2) ........ (FB 12,70) 12,70
30 Tbl. 3,5 mg (N1) ........ (FB 11,01) 11,01
120 Tbl. 3,5 mg (N2) ........ (FB 13,65) 13,65
120 Tbl. 5 mg (N2) ........ (FB 18,36) 18,36

## Glibornurid *Rp* [US]

Sulfonylharnstoffderivat mit ähnlichen Wirkungen wie Glibenclamid. Glibornurid wird schnell resorbiert. Die Halbwertszeit beträgt 8 h, die Wirkung hält bis zu 24 h an. Elimination hauptsächlich über die Leber, Metaboliten werden zu 60–72% renal und zu 23–33% biliär ausgeschieden.
**Ind.:** Typ-2-Diabetes, der durch Gewichtsreduktion und Diätbehandlung nicht ausreichend eingestellt werden kann.
**Kontraind., UW:** s. Glibenclamid.
**Dosis:** Beginn mit 12,5 mg tgl. zum Frühstück, ggf. Dosissteigerung auf 25–50 mg/d. Falls 75 mg/d benötigt werden, morgens 50 mg, Rest abends.

**Glutril®** (ICN)
30 Tbl. 25 mg (N1) ........ (FB 14,56) 14,56
120 Tbl. 25 mg (N2) ........ (FB 26,95) 26,95

## Glimepirid *Rp* [US] 1996 C

Orales Antidiabetikum aus der Gruppe der Sulfonylharnstoffe mit ähnlichen Eigenschaften wie Glibenclamid (s. dort), aber längerer Wirkungsdauer. Wie andere Sulfonylharnstoffe senkt Glimepirid die Blutglucose über eine Steigerung der Insulinsekretion. Eine zusätzliche Steigerung der Insulinempfindlichkeit ist wahrscheinlich nicht bedeutsam, da Nüchternblutzucker und $HbA_{1C}$-Werte nach einjähriger Behandlung mit Glimepirid stärker anstiegen als mit Glibenclamid. Glimepirid ist nach oraler Gabe vollständig bioverfügbar, erreicht maximale Plasmaspiegel nach 2–3 h und wird weitgehend hepatisch metabolisiert. Elimination biliär (35%) und renal (58%), Halbwertszeit 5–8 h.
**Ind.:** Typ-2-Diabetes, der durch Gewichtsreduktion und Diätbehandlung nicht ausreichend eingestellt werden kann.
**Kontraind., UW, WW:** s. Glibenclamid.

**Dosis:** Initial 1 mg 1-mal morgens vor dem Frühstück, ggf. Steigerung in Dosisstufen von 1 mg im Abstand von 1–2 Wochen bis zu einer maximalen Tagesdosis von 6 mg, die morgens als Einmaldosis eingenommen wird. Bei älteren Patienten wegen der Hypoglykämiegefahr vorsichtig dosieren.

**Amaryl®** (Aventis)
30 Tbl. 1 mg (N1) ........ 14,80
120 Tbl. 1 mg (N2) ........ 28,43
30 Tbl. 2 mg (N1) ........ 19,20
120 Tbl. 2 mg (N2) ........ 43,88
30 Tbl. 3 mg (N1) ........ 22,45
120 Tbl. 3 mg (N2) ........ 56,84

## Glucagon *Rp* [US]

Hyperglykämisches Peptidhormon aus den Alphazellen der Pankreasinseln. Glucagon steigert die hepatische Glykogenolyse und wird bei Insulin-induzierter Hypoglykämie eingesetzt, wenn eine Glucosegabe nicht möglich ist. Außerdem senkt es die Motilität des Gastrointestinaltrakts und wirkt positiv inotrop. Halbwertszeit 3–6 min.

**Ind.:** Hypoglykämische Reaktionen, Ruhigstellung des Gastrointestinaltrakts für diagnostische Eingriffe.

**Kontraind.:** Phäochromozytom, Glucagonom, Insulinom.

**UW:** Selten Übelkeit, Erbrechen und allergische Reaktionen.

**WW:** Abschwächung der blutzuckersenkenden Wirkung von Insulin. Theophyllin verstärkt die Hyperglykämie.

**Dosis:** 0,5–1 mg s.c., i.m., i.v., kann ggf. 1- bis 2-mal wiederholt werden.

**GlucaGen®** (Novo Nordisk)
1 Inj.Fl. 1 mg (N1) ........ 27,04
10 Inj.Fl. 1 mg (N2) ........ 173,65
1 Hypokit Inj.Fl. 1 mg + 1 Fertigspr. (N1) ........ 32,35

## Glucosamin [US]

Chondroprotektivum aus Mucopolysacchariden ohne klinisch relevante Wirksamkeit. In kontrollierten Studien zeigte Glucosamin bei Gonarthrosepatienten nur geringfügige Unterschiede der Gelenkspaltabnahme (Placebo 0,31 mm, Glucosaminsulfat 0,06 mm) oder war nicht besser wirksam als Placebo.

**Anw.:** Gonarthrose.

**Kontraind.:** Schwangerschaft, Stillzeit.

**UW:** Selten gastrointestinale Beschwerden, leichte Hautreaktionen.

**WW:** Serumspiegel von Tetracyclin erhöht. Resorption von Penicillin V und Chloramphenicol kann verringert werden.

**Dosis:** 3-mal 250–500 mg/d oral.

**Dona® 200-S** (Opfermann)
50 Drg. 250 mg (N2) ........ 18,90
100 Drg. 250 mg (N3) ........ 33,90

## Glycerol [HK]

Klare, sirupartige Flüssigkeit. Glycerol wirkt lokal durch Wasseranziehung reizend auf die Schleimhaut, deshalb rektal als Klistier zur schnellen Entleerung des Rektums.

**Ind.:** Obstipation bei Sgl. und Kdr. Enddarmentleerung vor diagnostischen Eingriffen im unteren Darmbereich.

**Dosis:** Sgl. ½–1 Rectiole, Kleinkdr. 1 Rectiole, Schulkdr. 1–2 Rectiolen rektal.

**Babylax®** (Mann)
3 Rectiolen 1,8 g (85%) (N1) ........ 4,15
6 Rectiolen 1,8 g (85%) (N1) ........ 7,45
30 Rectiolen 1,8 g (85%) (N3) ........ 23,95

## Glyceroltrinitrat *Rp* [HS]

Organisches Nitrat, Mittel der Wahl zur Anfallskupierung bei Angina pectoris. Glyceroltrinitrat ("Nitroglycerin") wird über die Mundschleimhaut schnell und ausreichend (70%) resorbiert. Bioverfügbarkeit 12–64%. Wirkungseintritt bei sublingualer Gabe nach 1–3 min, Wirkungsdauer 20–30 min, Elimination vollständig durch hepatischen Metabolismus mit einer Halbwertszeit von 2–3 min.
Gute Resorption auch perkutan aus Salben und Pflastern. Die Anwendung von Glyceroltrinitrat als Pflaster ist jedoch umstritten, da die Daueranwendung eine Toleranzentwicklung begünstigt. Deshalb auch bei Pflastern ein ausreichend langes nitratfreies Intervall einhalten. Glyceroltrinitrat wird auch aus dem Darm resorbiert, hat aber wegen eines hohen First-Pass-Effekts in der Leber nur eine geringe orale Bioverfügbarkeit.

**Ind.:** Anfallsbehandlung bei Angina pectoris mit Zerbeißkapseln oder Spray. Akute Linksherzinsuffizienz. Frischer Myokardinfarkt. Kolikschmerzen.

**Kontraind.:** Hypotones Kreislaufversagen, hypertrophe obstruktive Kardiomyopathie, ausgeprägte Hypotonie. Vorsicht bei orthostatischen Kreislaufregulationsstörungen.

**UW:** Kopfschmerzen, reflektorische Tachykardie, Herzklopfen, Benommenheit durch Blutdrucksenkung in höheren Dosen, Hautrötung, orthostatischer Blutdruckabfall. Toleranzentwicklung.

**WW:** Additive blutdrucksenkende Wirkung in höheren Dosen bei gleichzeitiger Gabe von Antihypertensiva möglich.

**Dosis:** *Angina-pectoris-Anfall, Kolikschmerzen:* 0,8 mg sublingual als Kps.; Kps. zerbeißen und leere Kps. ausspucken, nicht mehr als 3 Kps. in 15 min. Als Spray 0,4 mg/Hub 1- bis 2-mal in den Mund sprühen. DDD 0,8 mg.

*Dauertherapie:* Pflaster 5–10 mg/d mit einem nitratfreien Intervall von mindestens 8 h/d. DDD 20 mg. *Frischer Myokardinfarkt, akute Linksherzinsuffizienz*: 50–200 mg/24 h als i.v.-Infusion entsprechend systolischem Blutdruck, Herzfrequenz und Füllungsdruck.

**Nitroderm® TTS** (Novartis)
10 Membranpfl. 5 (25 mg/10 cm²) (N1) ............... (FB 16,14) 16,14
30 Membranpfl. 5 (25 mg/10 cm²) (N2) ............... (FB 29,08) 29,08
100 Membranpfl. 5 (25 mg/10 cm²) (N3) ............. (FB 74,31) 74,31
10 Membranpfl. 10 (50 mg/20 cm²) (N1) ............. (FB 18,20) 18,20
30 Membranpfl. 10 (50 mg/20 cm²) (N2) ............. (FB 36,03) 36,03
100 Membranpfl. 10 (50 mg/20 cm²) (N3) ............ (FB 94,24) 94,24

**Nitrolingual®** (Pohl-Boskamp)
60 Zerbeißkps. mite 0,2 mg (N2) ..................... (FB 12,06) *13,06*
100 Zerbeißkps. mite 0,2 mg (N3) .................... (FB 13,27) *15,27*
30 Zerbeißkps. 0,8 mg (N1) .......................... (FB 11,50) 11,50
60 Zerbeißkps. 0,8 mg (N2) .......................... (FB 12,89) 12,89
100 Zerbeißkps. 0,8 mg (N3) ......................... (FB 14,52) *15,52*
60 Zerbeißkps. forte 1,2 mg (N2) ..................... (FB 13,19) *14,19*
100 Zerbeißkps. forte 1,2 mg (N3) .................... (FB 14,95) *15,95*
1 Fl. Pocket 4,9 g (0,4 mg/Sprühst.) (N1) ............. (FB 12,30) *14,30*
1 Fl. Pumpspray (0,4 mg/Sprühst.) (N1) ............... (FB 15,38) *16,38*
1 Fl. Spray N 14,2 g. (0,4 mg/1 Sprühst.) (N1) .......... (FB 15,38) 15,38

## Gonadorelin *Rp* [US] 1982 **A**

Gonadorelin ist das natürliche Gonadotropin Releasinghormon (GnRH, LHRH) des Hypothalamus, das pulsatil (1–2 Pulse/h) freigesetzt wird und die Sekretion von Follitropin (FSH) und Lutropin (LH) im Hypophysenvorderlappen stimuliert. Die Gonadorelinsekretion steht unter Feedback-Kontrolle durch Sexualhormone und wird durch adrenerge und opioide Neurotransmitter moduliert. Einzeldosen steigern die Sexualhormonsekretion, kontinuierliche Gabe desensitisiert die hypophysären Gonadorelinrezeptoren, woraus eine Hemmung der hypophysären Gonadotropinsekretion und nachfolgend der Steroidproduktion in den Gonaden resultiert. Gonadorelin wird zur Differentialdiagnostik des hypogonadotropen Hypogonadismus sowie zur Behandlung hypothalamisch bedingter Fertilitätsstörungen und des Kryptorchismus (nur bei palpablen Testes) eingesetzt. Halbwertszeit 2–8 min. Längerwirkende Gonadorelinanaloga (Buserelin, Goserelin, Nafarelin, Leuprolin, Triptorelin) eignen sich zur langfristigen Hemmung der Gonadotropin- und Steroidhormonproduktion in den Gonaden bei Prostatakarzinom und Endometriose.

**Ind.:** Hypothalamische Ovarialinsuffizienz, hypogonadotroper Hypogonadismus, Kryptorchismus.

**UW:** Selten lokale Reaktionen am Injektionsort und anaphylaktische Reaktionen. Bei der Behandlung der Amenorrhö wurden infolge der Anregung der Ovarialfunktion Kopfschmerzen, Übelkeit, verstärkte Monatsblutung und Bauchschmerzen berichtet. Selten Hyperstimulation der Ovarien mit Vergrößerung der Eierstöcke, Unwohlsein, aufgetriebenem Leib, Übelkeit, Erbrechen, Durchfall oder neurologischer Symptomatik. Priapismus bei Behandlung des hypogonadotropen Hypogonadismus in Einzelfällen. Bei Langzeitanwendung in seltenen Fällen Antikörperbildung mit Nachlassen der Wirkung.

**Dosis:** *Ovarialinsuffizienz, Hypogonadismus*: 5–20 µg/ Puls im Abstand von 90 min s.c. oder i.v. bei der Frau bzw. 120 min s.c. beim Mann mit Zyklomat-Pulse Hormonpumpe bis zum Eintritt des Therapieerfolges (Pubertät, Spermatogenese, Ovulation). *Kryptorchismus*: Tgl. 3-mal 200 µg (1 Sprühstoß) in jedes Nasenloch über 4 Wochen.

**Lutrelef®** (Ferring)
1 Inj.Fl. 0,8 mg + Lsgm. (N1) ................................ 153,11
1 Inj.Fl. 3,2 mg + Lsgm. (N1) ................................ 490,29

**Kryptocur®** (Aventis)
2 Fl. (20 mg/10g) + 2 Dosierpumpen (N2) ..................... 174,30

## Goserelin *Rp* [KR] 1988 **C**

Analogon des natürlichen Gonadotropin-Freisetzungshormons Gonadorelin (LHRH) mit ähnlichen Eigenschaften wie Leuprorelin (s. dort). Goserelin wird aus Implantaten langsam freigesetzt mit max. Blutspiegeln nach 12–15 Tagen, Elimination renal und nicht renal. Halbwertszeit 4,2 h.

**Ind.:** Fortgeschrittenes hormonabhängiges Prostatakarzinom, Mammakarzinom prä- und perimenopausaler Frauen. Endometriose, präoperativ Uterus myomatosus.

**Kontraind., UW, WW:** s. Leuprorelin.

**Dosis:** 3,6 mg s.c. als Implantat unter die Bauchhaut alle 28 Tage, 10,8 mg s.c. als Implantat alle 12 Wochen.

**Zoladex®** (AstraZeneca)
1 Fertigspr. + Depotimplantat 3,6 mg (N1) .................... 193,95
3 Fertigspr. + Depotimplantat 3,6 mg (N3) .................... 546,79
1 Fertigspr. + Implantat 10,8 mg (N1) ........................ 511,37
2 Fertigspr. + Implantat 10,8 mg (N3) ....................... 1013,36
1 Fertigspr. Gyn + Feststoffdepot 3,6 mg (N1) ................. 193,95
3 Fertigspr. Gyn + Feststoffdepot 3,6 mg (N3) ................. 546,79

## Granisetron *Rp* [HK] 1995 **C**

Antiemetikum aus der Gruppe der selektiven 5-$HT_3$-Rezeptorantagonisten mit ähnlichen Wirkungen wie Ondansetron (s. dort). Im Vergleich zu Ondansetron wird Granisetron langsamer ausgeschieden (Halbwertszeit 9 h), was eine einmal tägliche Anwendung erlaubt (s. Kap. 4, *Tabelle 4.2*).

**Ind.:** Übelkeit und Erbrechen bei Therapie mit Zytostatika.

**Kontraind.:** Anwendung bei Kdr., strenge Indikationsstellung in Schwangerschaft und Stillzeit. Mit Vorsicht anwenden bei Patienten mit Beeinträchti-

gung der Darmmotilität (z. B. Subileus), da Granisetron obstipierend wirken kann.
**UW:** Kopfschmerzen, Obstipation, Müdigkeit, Diarrhö. In seltenen Fällen leichter, vorübergehender Anstieg der Transaminasen.
**Dosis:** 2 mg oral, innerhalb 1 h vor Beginn der Therapie mit Zytostatika. Alternativ 3 mg unmittelbar vor Gabe des Zytostatikums langsam i.v. infundieren, max. 3-mal/24 h. Die Wirksamkeit von Granisetron kann durch die zusätzliche i.v.-Gabe eines Glucocorticoids (z. B. 8 mg Dexamethason vor Beginn der zytostatischen Therapie) erhöht werden.

**Kevatril**® (Roche)
1 Inf.Amp. (1 mg/1 ml) (N1) ........ 26,62
5 Inf.Amp. (1 mg/1 ml) (N1) ........ 94,74
1 Inf.Amp. (3 mg/3 ml) (N1) ........ 36,84
5 Inf.Amp. (3 mg/3 ml) (N1) ........ 145,37
1 Filmtbl. 2 mg (N1) ........ 32,94
5 Filmtbl. 2 mg (N1) ........ 125,95

## Griseofulvin *Rp* [UF]

Antimykotikum aus Kulturen verschiedener Schimmelpilze (z. B. Penicillium griseofulvum) mit schmalem Wirkungsspektrum, das lediglich Dermatophyten (Epidermophyton floccosum, Trichophyton-, Microsporonarten) erfasst. Der Wirktyp ist fungistatisch. Griseofulvin hemmt die Mitose, möglicherweise zusätzlich den Aufbau der Zellmembran. Eine Resistenzentwicklung unter der Therapie ist sehr selten. Griseofulvin ist im Tierexperiment embryotoxisch.
Bioverfügbarkeit 30–70%, fettreiche Mahlzeiten verbessern die Resorption. Anreicherung in erkrankten Hautarealen und in neu gebildetem Keratin von Haaren und Nägeln. Daher Mindesttherapiedauer 3–5 Wochen. Metabolisierung in der Leber, ca. 75% werden als inaktives 6-Desmethylgriseofulvin renal eliminiert. Halbwertszeit 9–21 h.
**Ind.:** Infektionen der Haut, Haare und Nägel durch Dermatophyten nach erfolgloser Lokaltherapie.
**Kontraind.:** Schwangerschaft (bis zu 1 Monat nach Beendigung der Behandlung mit Griseofulvin) und Stillperiode, Männer sollten während der Behandlung und 6 Monate danach kein Kind zeugen. Leberschäden, Porphyrie, Kollagenosen.
**UW:** Gastrointestinale Störungen (Übelkeit, Erbrechen, Diarrhö), zentralnervöse Störungen (Kopfschmerzen, Schwindel, Sehstörungen, Müdigkeit), Leukopenie, Neutropenie, Monozytose, Albuminurie, Hauterscheinungen (Exantheme, Urtikaria, Photosensibilisierung). Selten Lyell-Syndrom, Stevens-Johnson-Syndrom, Lupus-erythematodes-Syndrom, sehr selten angioneurotisches Ödem.
**WW:** Wirkungsverminderung oraler Antikoagulanzien und oraler Kontrazeptiva. Verstärkung der Alkoholwirkung (Disulfiram-ähnlicher Effekt). Barbiturate können die Wirkung von Griseofulvin herabsetzen. Mögliche Wirkungsabschwächung oraler Kontrazeptiva.
**Dosis:** 1-mal 500 mg/d oder 4-mal 125 mg/d oral, in schweren Fällen 2-mal 500 mg/d oder 4-mal 250 mg/d mit dem Essen, am besten mit Milch. Kdr. über 2 Jahre tgl. 10 mg/kg. Behandlungsdauer 3–5 Wochen (Dermatomykosen) bis 6 Monate (Onychomykosen).

**griseo von ct** (CT-Arzneimittel)
50 Tbl. 125 mg (N2) ........ (FB 22,40) 22,35
100 Tbl. 125 mg (N2) ........ (FB 34,99) 32,97
30 Tbl. 500 mg (N1) ........ (FB 34,34) 34,01
50 Tbl. 500 mg (N2) ........ (FB 49,93) 49,10
100 Tbl. 500 mg (N3) ........ (FB 85,14) 85,13

**Likuden**® **M** (Aventis)
50 M Tbl. 125 mg (N2) ........ (FB 22,40) 22,40
100 M Tbl. 125 mg (N2) ........ (FB 34,99) 34,99
28 M 500 Filmtbl. 500 mg (N1) ........ (FB 32,34) 32,34
50 M 500 Filmtbl. 500 mg (N2) ........ (FB 49,93) 49,93
100 M 500 Filmtbl. 500 mg (N3) ........ (FB 85,14) 85,14

## Guaifenesin *Rp* [BL]

Guaifenesin (Guajakolglycerinether) ist ein Mukolytikum ohne ausreichend belegte Wirksamkeit. Halbwertszeit 1 h.
**Anw.:** Chronische Bronchitis.
**Kontraind.:** Magen-Darmkrankheiten, Myasthenia gravis, eingeschränkte Nierenfunktion, Kinder, Schwangerschaft, Stillzeit.
**UW:** In Einzelfällen allergische Reaktionen (einschließlich anaphylaktischer Schock), Müdigkeit, Schwindel, Verwirrtheit, Koma, gastrointestinale Beschwerden, Bradykardie, Bronchospasmus, Dyspnoe, Granulozytopenie, Schmerzen.
**WW:** Verstärkung der Wirkung von Sedativa und Muskelrelaxanzien.
**Dosis:** 3- bis 4-mal 200 mg/d oral.

**Fagusan**® **N** (Medphano)
200 ml Lsg. 200 mg/15 ml (N1) ........ 6,03

## Gyrasehemmer [WS]

Gyrasehemmer hemmen das Enzym Topoisomerase (Gyrase), das die Replikations-bedingte Überspiralisierung bakterieller DNA durch Einführung von DNA-Einzelstrangbrüchen löst. Die Hemmung dieses Enzyms führt zum raschen bakteriellen Zelltod. Die älteren nichtfluorierten Chinolone aus der Nalidixinsäuregruppe (Pipemidsäure, Cinoxacin) sind wegen ihrer schwachen Wirkung und ungünstigen Pharmakokinetik weitgehend verlassen worden. Die Fluorchinolone wirken aufgrund einer höheren antibakteriellen Aktivität bakterizid und bieten ein

**Tabelle II.9**
**Vergleich von Gyrasehemmern**

| Wirkstoff | Präparat (Beispiele) | Tagesdosis | Bioverfügbarkeit | Serumspiegel mg/ml | HWZ |
|---|---|---|---|---|---|
| **Harnwegstherapeutika** | | | | | |
| Pipemidsäure | Deblaston® | 2-mal 400 mg | 90% | 3,0 | 1,5 h |
| Norfloxacin | Barazan® | 2-mal 400 mg | 35% | 1,5 | 4 h |
| Enoxacin | Enoxor® | 2-mal 200 mg | 87% | 2,8 | 4–6 h |
| **Systemische Aktivität** | | | | | |
| Ofloxacin | Tarivid® | 2-mal 200 mg | 90% | 3,5 | 4 h |
| Levofloxacin | Tavanic® | 1-mal 500 mg | 90% | 6,0 | 7–8 h |
| Ciprofloxacin | Ciprobay® | 2-mal 500 mg | 70% | 2,8 | 3–4 h |
| **Verbesserte Aktivität** | | | | | |
| Moxifloxacin | Avalox® | 1-mal 400 mg | 91% | 3,1 | 12 h |

erweitertes Wirkungsspektrum. Sie werden nach Indikation und Wirkungsstärke in Fluorchinolone für Harnwegsinfektionen, systemisch anwendbare Fluorchinolone und Fluorchinolone mit verbesserter Aktivität eingeteilt (*Tabelle II.9*).

Die Fluorchinolone haben außerdem eine günstigere Pharmakokinetik mit einer ausreichend hohen oralen Bioverfügbarkeit und einer guten Gewebegängigkeit. Während Norfloxacin nur für Harnweginfektionen zugelassen ist, werden Ofloxacin und Ciprofloxacin wegen ihrer stärkeren antibakteriellen Wirkung auch systemisch bei Infektionen der Atemwege, des Bauchraumes und der Haut angewendet. Bei den Substanzen mit verbesserter Aktivität ist zusätzlich das Wirkungsspektrum im grampositiven Bereich (Pneumokokken, Staphylokokken, Enterokokken) verbreitert. Hinzu kommt eine deutlich verlängerte Halbwertszeit, die eine Einmalgabe pro Tag ermöglicht. Zwischen den Fluorchinolonen besteht weitgehende Kreuzresistenz.

**Kontraind.:** Epilepsie. Schwangerschaft, Stillzeit, Kdr. und Jgdl. in der Wachstumsphase wegen Arthropathie. Vorsicht bei älteren Patienten (über 70 J.), bei Patienten mit erniedrigter Krampfschwelle (z. B. verminderter Hirndurchblutung, Schlaganfall, Krampfleiden in der Anamnese) und bei Niereninsuffizienz.

**UW:** Gastrointestinale Störungen wie Magenschmerzen, Übelkeit, Erbrechen, Diarrhö. Zentralnervöse Störungen wie Schwindel, Kopfschmerzen, Schlafstörungen, Unruhe, Halluzinationen, Psychosen, Depressionen, Sehstörungen, Krampfanfälle. Exantheme, Juckreiz, Muskelschwäche, Vaskulitis, anaphylaktischer Schock. Gelenkbeschwerden, Gesichtsödem. Bilirubin, Transaminasen und alkalische Phosphatase können vorübergehend ansteigen, auch cholestatische Gelbsucht. Außerdem kommen Hypercholesterinämie und Hypertriglyzeridämie sowie Blutbildveränderungen (Eosinophilie, Leukopenie) und akutes Nierenversagen vor. Blutdruckanstieg und Tachykardie wurden beobachtet.

**WW:** Antazida hemmen die Resorption. Die Plasmakonzentrationen von Ciclosporin, Mexiletin, Theophyllin und Coffein können erhöht sein. Wirkung von Antikoagulanzien und Glibenclamid kann verstärkt sein. Keine Mischinfusion mit anderen Pharmaka. Vorsicht bei Kombination mit nephrotoxischen Arzneimitteln.

# H

## Hämarginat *Rp* [HJ] 1997 **A/D**

Hämarginat ist ein stabilisiertes Häminpräparat, das die im akuten Schub hepatischer Porphyrien erhöhte δ-Aminolävulinsäuresynthase hemmt und die Porphyrinsynthese sowie die Bildung toxischer Zwischenprodukte reduziert. Die Wirkung hängt von einem schnellen Beginn der Therapie ab.

**Ind.:** Akute Schübe der akuten intermittierenden Porphyrie, der Porphyria variegata und der hereditären Koproporphyrie.

**Kontraind.:** Leber- und Niereninsuffizienz, Gerinnungsstörungen, Schwangerschaft, Stillperiode, Kinder.

**UW:** Bei versehentlicher perivaskulärer oder intraarterieller Injektion kommt es zu Entzündungen und Nekrosen.

**WW:** Östrogene, Barbiturate und Corticosteroide können die Aktivität der δ-Aminolävulinsäuresynthase erhöhen. Hämatinprodukte können die Wirkung von Antikoagulanzien verstärken.

**Dosis:** 3 mg Hämin/kg 1-mal tgl. als langsame i.v.-Infusion über mindestens 4, längstens 7 Tage.

**Normosang**® (Orphan)
4 Amp. (150 mg/10 ml) .................................. 2512,50

## Haloperidol *Rp* [ML]

Potentes Neuroleptikum aus der Klasse der Butyrophenone. Prototyp der stark wirksamen Neuroleptika. Näheres zum Wirkungsmechanismus s. Neuroleptika. Haloperidol findet in erster Linie Verwendung bei der Behandlung akuter schizophrener und manischer Psychosen, besonders in der Initialphase. Haloperidol ist auch ein wirksames Antiemetikum. Gegenüber den Phenothiazinen zeichnet sich Haloperidol durch geringere Sedation und weniger ausgeprägte anticholinerge und antiadrenerge Effekte aus, frühe extrapyramidale Störungen (Dystonie, Akathisie, Parkinsonismus) sind jedoch häufiger.

Haloperidol wird nach oraler Gabe gut resorbiert, der First-Pass-Metabolismus führt jedoch zu einer Bioverfügbarkeit von nur 45–75%. Maximaler Effekt nach oraler Gabe nach ca. 3 h. Halbwertszeit 12–38 h, keine aktiven Metabolite.

**Ind.:** Akute Psychosen, besonders Schizophrenie und Manie, Unruhezustände bei agitierten Depressionen, organischen Psychosen.

**Kontraind.:** Akute Intoxikation mit zentral dämpfenden Pharmaka, Koma, Kreislaufschock, Parkinsonismus, Allergie gegen Haloperidol (selten). Vorsicht bei Hyperthyreoidismus (Gefahr neurotoxischer Reaktionen), bei Kdr. und Jugendlichen (Gefahr starker Dystonien).

**UW:** Extrapyramidale Störungen (frühe Störungen häufiger und oft schwerer als bei Phenothiazinen: Dystonie, Akathisie, Parkinsonismus; späte: tardive Dyskinesie), nur relativ geringe Sedation, nur geringe anticholinerge und alphablockierende UW (gelegentlich orthostatische Hypotension und Tachykardie), endokrine Störungen (Hyperprolaktinämie, Zyklusanomalien). Selten: Cholestase, Störungen der Hämatopoese, meist leichte dosisabhängige Leukopenie.

**WW:** Verstärkung der Wirkung von anderen zentral dämpfenden Pharmaka und Alkohol, verstärkte Wirksamkeit von Antihypertonika, Anticholinergika, Dopaminantagonisten (z. B. Metoclopramid), abgeschwächte Wirksamkeit von Dopaminagonisten (z. B. Levodopa, Bromocriptin). Einzelfälle von ZNS-toxischen Reaktionen sind nach Kombination von Haloperidol und Lithium beschrieben worden.

**Dosis:** Individuelle Dosierung! Bei *akuten Psychosen* 0,5–2 mg oral bei leichter und 3–5 mg oral bei schwerer Symptomatologie alle 8–12 h. Bei Kdr. über 3 Jahren tgl. 0,05–0,15 mg/kg. Bei akut agitierten Patienten initial 2–5 mg i.m., je nach Reaktion alle 4–8 h, ggf. bis zu stdl., wiederholen. Tagesdosen über 15 mg sind selten nötig, bei hospitalisierten Patienten können jedoch bis zu 100 mg tgl. gegeben werden. Nach Kontrolle der psychotischen Symptome schrittweise Dosisreduktion auf geringst mögliche Erhaltungsdosis (im Allg. 2–8 mg/d, bei alten Patienten 2–4 mg/d). Erhaltungsdosis oral geben.

Bei *chronischen Schizophrenien* kann ggf. das Depotpräparat Haloperidoldecanoat einmal pro Monat i.m. tief intragluteal injiziert werden. Die Dosis entspricht ca. der 10–20fachen tgl. oralen Erhaltungsdosis, in der Regel 50–150 mg (1–3 ml Haldol® Decanoat). Vorher sollte eine adäquate Symptomkontrolle mit oralem Haloperidol erfolgen. DDD 8 mg.

**Haldol**® (Janssen-Cilag)
5 Amp. (5 mg/1 ml) (N1) ........................... (FB 12,52) 12,52
50 Tbl. 1 mg (N2) ................................. (FB 11,76) 11,76
50 Tbl. 2 mg (N2) ................................. (FB 13,62) 13,62
100 Tbl. 2 mg (N3) ................................ (FB 16,85) 16,85
50 Tbl. 5 mg (N2) ................................. (FB 18,86) 18,86

20 Tbl. 10 mg (N1) .................. (FB 16,98) 16,98
100 Tbl. 10 mg (N3) .................. (FB 41,90) 41,90
20 Tbl. 20 mg (N1) .................. (FB 24,10) 24,10
30 ml Tropffl. 2 mg/ml (20 Tr.) (N1) .................. (FB 12,17) 12,17
100 ml Tropffl. 2 mg/ml (20 Tr.) (N3) .................. (FB 16,85) 16,85
100 ml Tr. forte 10 mg/ml (20 Tr.) (N3) .................. (FB 41,90) 41,90

**Haldol® Decanoat** (Janssen-Cilag)
1 Inj.Amp. (50 mg/1 ml) (N1) .................. (FB 19,12) 19,12
5 Inj.Amp. (50 mg/1 ml) (N3) .................. (FB 56,21) 56,21
1 Inj.Amp. (150 mg/3 ml) (N1) .................. (FB 38,85) 38,85
5 Inj.Amp. (150 mg/3 ml) (N3) .................. (FB 143,06) 143,06
1 Inj.Durchstechfl. (500 mg/10 ml) (N1) .................. (FB 106,28) 106,28

## Hamamelisextrakt [UF]

Auszug aus Hamamelisblättern mit Zweigen und Rinde (Hamamelis virginiana), der als Lokaltherapeutikum zur Wundbehandlung eingesetzt wird. Hamamelisextrakte haben im Tierexperiment adstringierende, antiseptische und venentonisierende Eigenschaften. Klinische Belege fehlen.

**Anw.:** Leichte Hautverletzungen, lokale Entzündungen der Haut und Schleimhäute. Salbe zusätzlich Hämorrhoiden.

**Best.:** 100 g Creme/Salbe/Extrakt enth.: Destillat aus frischen Blättern und Zweigen von Hamamelis virginiana 5,35g/6,25g/25g.

**Dosis:** Bei Bedarf mehrmals/d dünn auftragen bzw. leicht einmassieren.

**Hametum®** (Spitzner/Schwabe)
50 g Creme (N1) .................. 6,25
100 g Creme (N2) .................. 10,45
20 g Salbe (N1) .................. 2,70
50 g Salbe (N1) .................. 6,25
100g Salbe (N2) .................. 10,45
200 g Salbe (N3) .................. 18,35
50 ml Extrakt (N1) .................. 4,40
250 ml Extrakt (N2) .................. 17,10

## Harnstoff [UF]

Lokaltherapeutikum mit keratoplastischen, penetrationsfördernden und wasserbindenden Eigenschaften. In 10%igen Zubereitungen kann es zu einer Epidermisverdünnung kommen, was bei Hyperkeratosen ausgenutzt wird. In 20%igen Zubereitungen wirkt Harnstoff leicht anästhesierend und juckreizstillend. In Konzentrationen von 20-40% wird Harnstoff auch zur Auflösung von Nägeln eingesetzt. Harnstoff kann perkutan resorbiert werden, ohne dass mit systemischen Wirkungen gerechnet werden muss. Die Verträglichkeit auf gesunder Haut ist gut, auf vorgeschädigter Haut kann es zu Brennen und Juckreiz kommen.

**Ind.:** Ichthyosis, atopisches Ekzem, trockene und senile Haut, hyperkeratotische Dermatosen. Nachbehandlung von Dermatosen, die mit Austrocknung einhergehen, z. B. Exsikkationsekzeme.

**Kontraind.:** Nicht bei exkoriierten, akuten Entzündungen der Haut. Nicht großflächig bei Patienten mit Niereninsuffizienz. Schwangerschaft und Stillperiode

**UW:** Bei topischer Applikation sind Irritationen wie Rötung, Brennen, Juckreiz, Schuppung möglich.

**WW:** Harnstoff kann die Penetration anderer Arzneistoffe, insbesondere von Corticosteroiden, Dithranol und Fluorouracil, verstärken.

**Dosis:** 2-mal tägl. dünn auf die Haut auftragen und verreiben. Zum Ablösen erkrankter Nagelpartien 20–40%ige Zubereitungen unter Okklusivverband für 1 Woche.

**Basodexan®** (Hermal)
50 g Fettcreme 10% (N1) .................. (FB 7,19) 6,90
100 g Fettcreme 10% (N2) .................. (FB 12,39) 12,39
200 g Fettcreme 10% (N3) .................. (FB 21,27) 21,26
50 g Salbe (N1) .................. (FB 7,19) 6,90
100 g Salbe (N2) .................. (FB 12,39) 12,39
200 g Salbe (N3) .................. (FB 21,27) 21,26
50 g Softcreme 10% (N1) .................. (FB 7,19) 6,90
100 g Softcreme 10% (N2) .................. (FB 12,39) 12,30
200 g Softcreme 10% (N3) .................. (FB 21,27) 21,26

**Elacutan®** (LAW)
50 g Creme 10% (N1) .................. (FB 7,19) 7,16
100 g Creme 10% (N2) .................. (FB 12,39) 12,34
150 g Creme 10% (N2) .................. (FB 16,99) 16,62
50 g Salbe 10% (N1) .................. (FB 7,19) 7,16
100 g Salbe 10% (N2) .................. (FB 12,39) 12,34
150 g Salbe 10% (N2) .................. (FB 16,99) 16,62

## Heparin *Rp* [KR]

Endogenes Heparin wird in Mastzellen synthetisiert, die besonders reichlich in der Lunge vorkommen. Das polydisperse Mukopolysaccharid ist negativ geladen und hat ein Molekulargewicht von 60.000–120.000 Dalton. Therapeutisch verwendetes *Standardheparin* wird aus Lunge und Darm (Mukosa) von Schlachttieren gewonnen und enthält nach begrenztem Abbau Fragmente von 5000–30.000 Dalton. Heparin hemmt sofort die Blutgerinnung vor allem durch Aktivierung von Antithrombin III, wodurch Faktor Xa und Thrombin inaktiviert werden. Notwendig ist ein ausreichend großes Heparinmolekül für die gleichzeitige Bindung an Antithrombin III und Thrombin über eine spezifische Pentasaccharidsequenz. Bei Blutungen oder nach Operationen mit der Herzlungenmaschine wird als Antidot Protaminsulfat (z. B. Protamin „Roche®") in einer Dosis von maximal 50 mg langsam in 10 min i.v. gegeben. Durch 10 mg Protaminsulfat werden ca. 1000 I.E. Heparin neutralisiert.

Heparin wirkt in vivo auch auf den Triglyzeridmetabolismus. Es klärt lipämisches Plasma durch Freisetzung von Lipoproteinlipase bereits in subtherapeutischen Dosen, die nicht gerinnungsaktiv sind.

In höheren Dosen hemmt Heparin die Thrombozytenaggregation und verlängert dadurch die Blutungszeit.
Heparin muss i.v. oder s.c. zugeführt werden und wirkt sofort bzw. nach 20–60 min (s.c.). Die Halbwertszeit beträgt 1–2 h in Abhängigkeit von der Dosis (100–400 I.E./kg i.v.). Bei oraler Zufuhr oder perkutaner Applikation ist Heparin nicht wirksam. Bei i.m.-Injektion besteht erhöhte Gefahr schmerzhafter, ausgedehnter Hämatome.
*Niedermolekulare Heparine* (3000–7000 Dalton) sind Heparinfragmente, die aus nativem Heparin durch Fraktionierung oder Depolymerisierung gewonnen werden. Sie binden an Antithrombin III und haben eine 4-fach höhere Anti-Faktor-X-Aktivität als Standardheparin. Ob daraus eine geringere Blutungsgefahr resultiert, ist bisher noch nicht eindeutig geklärt. Niedermolekulare Heparine haben eine längere Halbwertszeit (3 h) als Standardheparine (s. Kap. 5, *Tabelle 5.2*). Derzeit gibt es mehrere niedermolekulare Heparine (Certoparin, Dalteparin, Enoxaparin, Nadroparin, Reviparin, Tinzaparin), die aufgrund unterschiedlicher Herstellungsverfahren nicht ohne weiteres austauschbar sind.

**Systemische Therapie**

**Ind.:** Therapie und Prophylaxe von Thrombosen und Embolien, z. B. prä- und postoperativ, Frühbehandlung des Herzinfarkts, zur Heparinisierung bei Verwendung der Herz-Lungen-Maschine, Hämodialyse, Austauschtransfusion bei Neugeborenen.
**Kontraind.:** Erhöhte Blutungsbereitschaft (z. B. hämorrhagische Diathese, Leberparenchymkrankheiten, Niereninsuffizienz, Thrombozytopenie), Gefäßläsionen (Magen-Darmulzera, Hypertonie, Apoplexie), neurochirurgische Eingriffe, Retinopathie mit Blutungsrisiko, Abortus imminens, Malignome mit Blutungsneigung, Nephrolithiasis, Alkoholismus. I.m.-Injektionen vermeiden!
**UW:** Gewebsreaktionen an der Injektionsstelle (Verhärtungen, Rötungen, Verfärbungen, Hämatome), Blutungen (insbes. aus Haut, Schleimhäuten, Wunden, Gastrointestinal- und Urogenitaltrakt). Gelegentlich Thrombozytopenie (Typ I). Selten, aber gefährlich Heparin-induzierte Thrombozytopenie Typ II (HIT-II) mit schwerer Thrombozytopenie, die selten mit einer Verbrauchskoagulopathie, Thrombosen, Thromboembolien oder Hautnekrosen an der s.c.-Injektionsstelle sowie mit Petechien, Purpura, Melaena verbunden ist. Dabei ist eine Abnahme der blutgerinnungshemmenden Wirkung von Heparin möglich, sodass sofort auf wirksame Alternativen (z. B. die Hirudinanaloga Desirudin, Lepirudin) umgesetzt werden muss. Anstieg von Serumtransaminasen, LHD und Lipase, Thrombozytopenie, selten mit Verbrauchskoagulopathie, Thrombosen und Hautnekrosen, selten Überempfindlichkeitsreaktionen (z. B. Übelkeit, Erbrechen, Kopfschmerzen, Fieber), Arthralgien, Urtikaria, Pruritus, Dyspnoe, Bronchospasmen, Blutdruckabfall. In Einzelfällen anaphylaktischer Schock.
**Dosis:** *Therapie*: Initial 5000 I.E. Standardheparin i.v. als Bolus, ausschließend 700–2000 I.E./h als i.v.-Infusion mit Kontrolle der partiellen Thromboplastinzeit (PTT) alle 4 h, später alle 24 h. Die PTT soll ungefähr auf das Doppelte (50–70 sec) verlängert sein. Alternativ subkutane Gabe von 7500–15000 I. E. alle 12 h für die Langzeittherapie mit einer 1,5fachen PTT.
*Thromboembolieprophylaxe*: 5000 I.E. Standardheparin s.c. alle 8–12 h beginnend 2 h präoperativ.

**Heparin-Calcium-ratiopharm®** (ratiopharm)
5 Amp. (5000 I.E./0,2 ml) (N1) ........ 12,96
20 Amp. (5000 I.E./0,2 ml) (N2) ........ 22,40
5 Amp. (12500 I.E./0,5 ml) (N1) ........ 17,06
25 Amp. (12500 I.E./0,5 ml) (N2) ........ 45,74
5 Amp. (20000 I.E./0,8 ml) (N1) ........ 19,86
10 Fertigspr. (5000 I.E./0,2 ml) (N1) ........ 20,29
10 Fertigspr. (7500 I.E./0,3 ml) (N1) ........ 26,36

**Liquemin N®** (Roche)
25 Amp. (5000 I.E./0,5 ml) (N2) ........ 29,94
25 Amp. (7500 I.E./0,375 ml) (N2) ........ 37,03
25 Amp. (10000 I.E./1 ml) (N2) ........ 41,99
25 Amp. (20000 I.E./1 ml) (N2) ........ 66,80
25 Fertigspr. (5000 I.E./0,5 ml) (N2) ........ 55,74
25 Fertigspr. (7500 I.E./0,375 ml) (N2) ........ 62,55
5 Inj.Fl. (25000 I.E./5 ml) (N1) ........ 23,41

**Topische Applikation**

Heparin findet sich in zahlreichen topischen Zubereitungen zur Behandlung von Sportverletzungen und Blutergüssen, oberflächlichen Thrombosen und Thrombophlebitiden. Nach wie vor ist zweifelhaft, ob Heparin perkutan wegen seiner großen molaren Masse in wirksamen Mengen resorbiert wird.
**Anw.:** Oberflächliche Venenentzündungen, akute Schwellungszustände nach stumpfen Traumen.
**UW:** Allergische und pseudoallergische Reaktionen, Kontaktekzeme.
**Dosis:** Mehrmals tgl. auftragen.

**Heparin-ratiopharm®** (ratiopharm)
100 g Salbe (300 I.E./g) (N2) ........ (FB 5,34) 5,34
150 g Salbe (300 I.E./g) (N3) ........ (FB 7,16) *7,25*
100 g Salbe (600 I.E./g) (N2) ........ (FB 7,64) 7,64
150 g Salbe (600 I.E./g) (N3) ........ (FB 10,27) 10,14
100 g Gel (1800 I.E./g) (N2) ........ (FB 13,53) 13,17
150 g Gel (1800 I.E./g) (N3) ........ (FB 18,17) 17,88
50 g Sportgel (600 I.E./g) (N1) ........ (FB 4,61) 4,51
100 g Sportgel (600 I.E./g) (N2) ........ (FB 7,64) 7,64
150 g Sportgel (600 I.E./g) (N3) ........ (FB 10,27) 10,14

**Vetren® Gel/Salbe** (Opfermann)
100 g Gel (300 I.E./g) (N2) ........ (FB 5,34) *5,57*

100 g Gel (600 I.E./g) (N2) ........................... (FB 7,64) *8,49*
75 g Gel forte (1500 I.E./g) (N1)...................... (FB 9,96) *10,99*
100 g Salbe (300 I.E./g) (N2) .......................... (FB 5,34) *5,57*
100 g Salbe (600 I.E./g) (N2) .......................... (FB 7,64) *8,49*

## Hepatitis-A-Impfstoff *Rp* [US] 1992 **A**

**Ind.:** Aktive Immunisierung gegen Hepatitis A für Erw. und Kdr. ab vollendetem 1. Lebensjahr, insbesondere für Reisende in Endemiegebiete und beruflich Exponierte.
**Kontraind.:** Akute, fieberhafte Infekte. Strenge Nutzen-Risiko-Abwägung in Schwangerschaft und Stillzeit.
**UW:** Häufig lokale Reaktionen (Rötung, Schwellung, Verhärtung, Schmerzen). Häufig Kopfschmerzen, Übelkeit, Fieber, Appetitverlust. Sehr selten grippeähnliche Symptome, gastrointestinale Störungen, allergische Reaktionen bis hin zum anaphylaktischen Schock.
**WW:** Gleichzeitige passive Immunisierung mit anti-HAV-haltigem Immunglobulin kann zu niedrigeren Antikörpertitern führen.
**Dosis:** 2 Impfungen zu 1 ml i.m. (intradeltoidal) mit 6 Monaten Abstand, Kdr. 2-mal 0,5 ml.

**Havrix**® (GlaxoSmithKline)
**Best.:** 1 Impfdosis (0,5 ml/1 ml) enth.: 770/1440 Antigeneinheiten Hepatitis-A-Virus, inaktiviert, gezüchtet in HDC-Kulturen.

1 Fertigspritze 1 ml 1440 A.E. (N1) ........................... 55,90
10 Fertigspritzen 1 ml 1440 A.E. ............................. 442,88
1 Fertigspritze 0,5 ml 720 A.E. Kdr. (N1)...................... 37,94

## Hepatitis-B-Impfstoff *Rp* [US] 1995 **A**

**Ind.:** Aktive Immunisierung gegen Infektionen mit Hepatitis-B-Viren der bekannten Subtypen.
**Kontraind.:** Akute, fieberhafte Infekte.
**UW:** Häufig lokale Reaktionen (Rötung, Schwellung, Verhärtung, Schmerzen). Selten allergische Reaktionen, Müdigkeit, Fieber, grippeähnliche Symptome, Schwindel, Kopfschmerzen, Parästhesien, gastrointestinale Störungen, erhöhte Leberenzymwerte, Arthralgie, Myalgie, Hautausschlag. Sehr selten: Anaphylaxie, Neuritis (einschl. Guillain-Barré-Syndrom, Optikusneuritis, Multiple. Sklerose), Enzephalitis, Meningitis.
**Dosis:** 3 Impfungen zu 1 ml i.m. (Oberarm). Neugeborene, Kleinkdr., Kdr. 3-mal 0,5 ml. 1. Dosis zu Beginn der Impfserie, 2. Dosis 1 Monat nach der 1. Injektion, 3. Dosis 6 Monate nach der 1. Injektion.

**Engerix**® (GlaxoSmithKline)
**Best.:** 1 Impfdosis (0,5 ml/1 ml) enth.: Hepatitis-B-Oberflächenantigen 10 µg/20 µg gentechnisch hergestellt.

25 Impfdosen (20 µg/1ml) .............................. 1098,93
1 Fertigspritze (20 µg/1ml) (N1) ............................ 59,72
10 Fertigspritzen (20 µg/1ml) ............................ 464,06
25 Fertigspritzen (20 µg/1ml) ............................ 1098,93
1 Fertigspritze (10 µg/0,5 ml) Kdr. (N1) ...................... 43,98
10 Fertigspritzen (10 µg/0,5 ml) Kdr. ........................ 319,56
20 Fertigspritzen (10 µg/0,5 ml) Kdr. ........................ 736,98
50 Fertigspritzen (10 µg/0,5 ml) Kdr. ........................ 1293,55

## Hexetidin [BL]

Wirkt bakterizid, fungizid und gegen Protozoen. Auf der Schleimhaut leichte lokalanästhetische Wirkung. Zu Hexetidin gibt es bisher kaum aussagefähige klinische Daten.
**Anw.:** Infektiöse Krankheiten im Mund- und Rachenraum.
**UW:** Geschmacksirritationen bei längerer Anwendung.
**Dosis:** 2-mal tgl. mit 1 Essl. der unverdünnten 0,1% Lösung ½ min spülen oder gurgeln.

**Hexoral**® (Pfizer)
200 ml Lsg. (100 mg/100 ml) (N1) ............................ 7,25
400 ml Lsg. (100 mg/100 ml) (N2) ............................ 11,40
40 ml Spray (200 mg/100 ml) (N1) ............................ 8,50

## Homatropin *Rp* [ML]

Muscarinrezeptorantagonist mit ähnlichen aber schwächeren Wirkungen als Atropin. Homatropin wirkt am Auge schneller und kürzer. Als Mydriatikum 1%, maximale Zykloplegie nach 60 min, hält 36–48 h an. Wirkdauer bei Entzündungen stark reduziert.
**Ind.:** Therapeutische und diagnostische Pupillenerweiterung.
**Kontraind., UW, WW:** s. Atropin.
**Dosis:** 1–2 Tr. 1-mal tgl.

**Homatropin-POS** (Ursapharm)
10 ml Augentr. 1% (N1) .................................... 11,26

## Homöopathika [US]

Die Grundlagen der Homöopathie wurden 1796 von dem Arzt Samuel Hahnemann entwickelt. Wesentliche Prinzipien sind die Ähnlichkeitsregel, die Arzneiprüfung am Gesunden, die Dosierungslehre mit homöopathischen Potenzen (Verdünnungen) und das individuelle Krankheitsbild. Das Grundprinzip ist die Heilung der Patienten nach dem Simile-Prinzip durch ein potenziertes Agens mit verschiedenen Dilutionen, das im unverdünnten Zustand bei gesunden Versuchspersonen Symptome auslöst, die den zu behandelnden Krankheitssymptomen des Patienten ähneln (similia similibus curentur). Dazu werden Urtinkturen (Ø) von Substanzen in Dezimalschritten nach bestimmten Regeln verdünnt, sodass z. B. eine Potenzierung D6 einen Stoff nur noch in einer Konzentration von 1:1 Mio. enthält.
Keine der Hahnemannschen Anschauungen hat

einer wissenschaftlichen Kritik standgehalten. Aus heutiger Sicht hat die Homöopathie vor allem ein Problem damit, dass homöopathische Arzneimittel auch dann noch biologische Aktivität behalten sollen, wenn sie kein Molekül des ursprünglichen Arzneistoffs mehr enthalten (z. B. ab D24). Sie sollen ohne stoffliche Materie über einen Abdruck im „Gedächtnis des Lösungsmittels" wirken. Wegen der Schwierigkeiten eines Wirksamkeitsnachweises wurde den homöopathischen Arzneimitteln im deutschen Arzneimittelgesetz ein Sonderstatus eingeräumt. Danach kann bei homöopathischen Arzneien anstelle einer regulären Zulassung für ein Registrierungsverfahren mit Nachweis von Qualität und Unbedenklichkeit optiert werden. Angaben über pharmakologisch-toxikologische und klinische Prüfungen sind nicht erforderlich, allerdings dürfen auch keine konkreten Indikationen in Anspruch genommen werden.

Die Heilerfolge der Homöopathie werden vor diesem Hintergrund nicht mehr pharmakologisch, sondern psychologisch über einen Placeboeffekt erklärt. Drei Metaanalysen von zahlreichen Placebo-kontrollierten Prüfungen von Homöopathika kamen zu dem Ergebnis, dass die klinischen Wirkungen der Homöopathie nicht ausschließlich als Placeboeffekte zu erklären sind. Gleichzeitig wird jedoch die ungenügende Evidenz dafür betont, dass die Homöopathie bei irgendeinem klinischen Zustand wirklich wirksam ist.

Untersuchungen des Placeboeffekts haben gezeigt, dass eine Scheintherapie starke suggestive Wirkungen ausüben kann, z. B. bei Schmerzen. Die homöopathische Therapie entspricht einer derartigen Placebotherapie. Viele der in der ambulanten Praxis geäußerten Befindlichkeitsstörungen beruhen auf Beschwerden, die psychisch überlagert sind. Aus ärztlicher Sicht ist nichts dagegen einzuwenden, wenn in begründeten Einzelfällen eine Placebotherapie versucht wird. Dafür können Homöopathika verwendet werden. Eine homöopathische Behandlung verbietet sich jedoch, wenn der Patient durch das Unterlassen einer wirksamen Arzneitherapie Schaden erleiden würde.

Im folgenden sind häufig verwendete homöopathische Arzneimittel zusammengestellt worden, die vor allem bei grippalen Infekten und funktionellen Störungen angewendet werden. Alle diese Präparate sind Kombinationspräparate von mehreren Einzeldilutionen (Komplexmittel). Sie haben sich weit von den Vorstellungen der klassischen Homöopathie entfernt, welche die gleichzeitige Anwendung nur eines einzigen Mittels (unitas remedii) zu einer Grundforderung erhoben hatte.

**Contramutan**® (Casella-med)
Homöopathisches Komplexpräparat zur Immunstimulation mit fraglicher Wirkung.
**Anw.:** Fieberhafte und grippale Infekte, Katarrhe und Entzündungen im Nasen- und Rachenraum.
**Best.:** 1 Tbl. D enth.: Echinacea angustifolia Ø 50 mg, Eupatorium perfol. Ø 50 µg, Aconitum Ø 15 µg, Belladonna Ø 15 µg. 100 g Tr. enth.: Echinacea angustifolia Ø 10 g, Aconitum Ø 10 mg, Belladonna Ø 10 mg, Eupatorium perfol. Ø 10 mg, 33,4 Vol.% Alkohol. 100 g N Saft enth.: Echinacea angustifolia Ø 4,5 g, Eupatorium perfol. Ø 4,5 mg, Aconitum D4 9 mg, Belladonna D4 9 mg, 3,6 Vol.% Alkohol.
**Dosis:** Initial 50 Tr., 1 Essl. Saft oder 5 Tbl., danach stdl. 10–20 Tr., 1 Teel. Saft oder 1–2 Tbl. Prophylaktisch 3-mal 20–30 Tr., 3-mal 1–2 Teel. Saft oder 2–3 Tbl.

100 ml Saft N (N1) .......... 7,80
150 ml Saft N (N2) .......... 10,95
40 Drg. D (N2) .......... 7,45
100 Drg. D (N3) .......... 15,80
40 Tbl. D (N2) .......... 7,45
100 Tbl. D (N3) .......... 15,80
20 ml Tr. (N1) .......... 7,45
50 ml Tr. (N1) .......... 15,80

**Diacard**® **Mischung** (Madaus)
Homöopathisches Komplexpräparat. Campher wurde in England und den USA wegen potentieller neurotoxischer Effekte (Krämpfe) vom Markt genommen. Daher auch als Placebo nicht empfehlenswert.
**Best.:** 100 g Tropfen enth.: Valeriana D1 2,0 g, Aether sulfuricus D1 2,5 g, Camphora D2 5,0 g, Cactus D2 10,0 g, Crataegus D2 25,0 g, Ethanol.
**Anw.:** Funktionelle Herzbeschwerden bei vegetativer Labilität.
**Dosis:** Akut 5–10 Tr. bis zu 12-mal/d, chronisch 1- bis 3-mal 5–10 Tr./d.

25 ml Tr. (N1) .......... 5,37
50 ml Tr. (N1) .......... 9,30
100 ml Tr. (N2) .......... 17,12

**Euphorbium comp.-Nasentropfen SN** (Heel)
Homöopathisches Komplexmittel mit Quecksilber, daher auch als Placebo nicht empfehlenswert.
**Anw.:** Rhinitis, chronische Sinusitis.
**Best.:** 100 g enth.: Euphorbium D4, Pulsatilla D2, Luffa operculata D2, Mercurius bijodatus D8, Hepar sulfuris D10, Argentum nitricum D10 jeweils 1 g.
**Dosis:** 3- bis 5-mal tgl. 1–2 Sprühstöße in jedes Nasenloch.

20 ml Dosierspray (N1) .......... 5,15

**Ginkgo biloba comp.-Hevert**® (Hevert)
Homöopathisches Komplexpräparat aus Ginkgoextrakt und Gold ohne gesicherte Wirkung.
**Anw.:** Periphere arterielle Durchblutungsstörungen, Infarktprophylaxe.
**Best.:** 100 ml Tr. enth.: Ginkgo biloba D3 50 ml, Aurum colloid. D8 12 ml. 1 Amp. 2 ml enth.: Ginkgo biloba D3 1 ml, Aurum colloid. D8 1 ml.
**Dosis:** 1- bis 3-mal 5–10 Tr./d.; 1–2 Amp. i.v., i.m. oder s.c. tgl. oder mehrmals wöchentlich.

50 ml Tr. (N1) ... 9,20
100 ml Tr. (N2) ... 12,95
200 ml Tr. (N3) ... 21,90

**Meditonsin®** (Medice)
Homöopathisches Komplexmittel mit Quecksilbercyanat, daher auch als Placebo nicht empfehlenswert.
**Anw.:** Hals-Nasen-Rachenraumentzündungen.
**Best.:** 10 g Mischung enth.: Aconitinum D5 1 g, Atropinum sulfuricum D5 5 g, Mercurius cyanatus D8 4 g, Ethanol 6 Vol.%.
**Dosis:** Akut bis zu 12-mal 5–10 Tr./d.

35 g Lsg. (N1) ... 8,54
70 g Lsg. (N2) ... 15,98

**Monapax®** (Casella-med)
Homöopathisches Komplexmittel zur Hustenbehandlung ohne belegte Wirksamkeit.
**Anw.:** Husten, Bronchialkatarrh, Pertussis.
**Best.:** 100 g Tr./100 g Saft enth.: Drosera Ø 0,1 g/0,02 g, Hedera helix Ø 0,2 g/0,04 g, China D1 0,1 g/0,02 g, Coccus cacti D1 0,2 g/0,04 g, Cupr. sulf. D4 10 g/2 g, Ipecacuanha D4 10 g/2 g, Hyoscyamus D4 10 g/2 g. Enth. Ethanol Tr. 31,6 Vol.%, Saft 3,9 Vol.%.
**UW:** Verstärkung einer Hyperthyreose.
**Dosis:** 4-mal 20 Tr. oder 1 Essl. (15 ml) Saft/d.

20 ml Tr. (N1) ... 7,30
50 ml Tr. (N1) ... 16,85
150 ml Saft (N1) ... 9,45

**Tonsiotren® H** (DHU)
Homöopathisches Komplexmittel mit Quecksilberiodid zur Behandlung von Mandelentzündungen, daher auch als Placebo nicht empfehlenswert.
**Anw.:** Angina tonsillaris, Vergrößerung der Rachenmandeln im Kindesalter und Behandlung nach operativer Entfernung der Tonsillen.
**Kontraind.:** Schilddrüsenkrankheiten.
**UW:** Verstärkter Speichelfluss, Hautreaktionen.
**Best.:** 1 Tbl. enth.: Atropinum sulf. D5 12,5 mg, Hepar sulfuris D3 10 mg, Kalium bichromicum D4 50 mg, Silicea D2 5 mg, Mercurius bijodatus D8 25 mg.
**Dosis:** Initial 1–2 Tbl./h bis zum Eintritt einer Besserung, nach Besserung 3-mal tgl. 1–2 Tbl.

60 Tbl. (N1) ... 7,10

**Vertigoheel®** (Heel)
Homöopathisches Komplexmittel ohne gesicherte therapeutische Wirkungen.
**Anw.:** Schwindelzustände.
**Best.:** 1 Tbl. enth.: Cocculus D4 210 mg, Conium D3 30 mg, Ambra D6 30 mg, Petroleum D8 30 mg. 100 g Tropfen enth.: Cocculus D4 70 g, Conium D3 10 g, Ambra D6 10 g, Petroleum D8 10 g, 35 Vol.% Ethanol. 1,1 ml. Inj.-Lsg. enth.: Cocculus D3 7,7 µl, Conium D2 1,1 mg, Ambra D5 1,1 mg, Petroleum D7 1,1 mg.
**Dosis:** 3-mal 1 Tbl. bzw. 10 Tr./d. Bei anfallsweisem Schwindel 1 Amp. tgl., sonst 1- bis 3-mal wöchentl. s.c., i.m., i.c., i.v.

5 Amp. 1,1 ml (N1) ... 8,07
10 Amp. 1,1 ml (N1) ... 13,70
50 Amp. 1,1 ml (N2) ... 50,31
100 Amp. 1,1 ml (N3) ... 81,64
100 Tbl. (N1) ... 9,64
250 Tbl. (N2) ... 20,57
30 ml Tr. (N1) ... 7,68
100 ml Tr. (N2) ... 21,02

**Viburcol® N** (Heel)
Homöopathisches Komplexmittel zur Behandlung von Unruhezuständen. Wegen der zahlreichen Bestandteile auch als Placebo nicht geeignet.
**Best.:** 1 Supp. enth.: Chamomilla D1 1,1 mg, Belladonna D2 1,1 mg, Plantago major D3 1,1 mg, Pulsatilla D2 2,2 mg, Calcium carbonic. Hahnem. D8 4,4 mg.
**Anw.:** Unruhezustände bei Kdr. u. Säuglingen.
**Dosis:** Bei akuten Beschwerden mehrmals 1 Supp./d, nach Besserung 2- bis 3-mal 1 Supp./d.

12 Supp. (N1) ... 4,19
60 Supp. (N2) ... 18,88

## $H_1$-Rezeptorantagonisten [KR]

$H_1$-Rezeptorantagonisten ($H_1$-Antihistaminika) heben die durch Histamin bedingte arterioläre Vasodilatation, die erhöhte Venolenpermeabilität und die Ödembildung auf. Sie sind gut wirksam bei allergischen Reaktionen an peripheren Gefäßen wie z. B. bei allergischen Hautkrankheiten und allergischer Rhinitis, wenig wirksam dagegen bei Asthma bronchiale und anaphylaktischem Schock, da hier andere Mediatoren als Histamin dominieren. Einige neuere $H_1$-Rezeptorantagonisten haben keine oder nur geringe zentrale Nebenwirkungen (Sedation) und werden daher auch als nichtsedierende Antihistaminika bezeichnet. Hauptvertreter sind **Loratadin** und **Cetirizin**.

Von den älteren $H_1$-Rezeptorantagonisten werden einige Substanzen (z. B. Bamipin, Chlorphenoxamin, Clemastin, Dimetinden) zur Lokalbehandlung allergischer Dermatitiden, Pruritus, Insektenstichen, Verbrennungen und Sonnenbrand empfohlen. Lokale Applikation über längere Zeit kann eine Sensibilisierung auslösen, deshalb sollte immer die orale Behandlung mit $H_1$-Rezeptorantagonisten vorgezogen werden.

**Ind.:** Allergische Rhinitis (Heuschnupfen), allergische Krankheiten der Haut wie Urtikaria, Pruritus, allergische Ekzeme, Neurodermitis. Andere Allergien: Quincke-Ödem, angioneurotisches Ödem, Juckreiz bei nicht allergischer Genese (z. B. cholestatischer Ikterus).

**Kontraind.:** Schwangerschaft, Stillzeit. Bei Kleinkindern Dosis exakt beachten, zentrale Erregung möglich. Ältere Antihistaminika nur mit Vorsicht bei Patienten mit Prostataadenom mit Restharnbildung, Engwinkelglaukom.

**UW:** Sedation, Müdigkeit, verminderte Reaktionsfähigkeit (Vorsicht bei Kraftfahrern!), bei älteren $H_1$-Antihistaminika meist stärker. Bei den meisten

Patienten vermindern sich diese nach einigen Tagen oder Wochen. Paradoxerweise auch Auftreten von Nervosität, Aufgeregtsein, Schlaflosigkeit, Tremor, Krampfbereitschaft insbesondere bei Kdr., die selten bis zu Angstsyndrom mit stenokardischen Beschwerden oder Funktionsstörungen und Schmerzen des Magen-Darmtrakts führen können. Selten sind Miktionsstörungen, Appetitlosigkeit, Mundtrockenheit, Muskelschwäche, Sehstörungen, Glaukomauslösung. Einige neuere $H_1$-Antihistaminika können zu QT-Verlängerungen und zu Arrhythmien führen. $H_1$-Rezeptorantagonisten können zu allergischen Reaktionen führen. Schwere Reaktionen sind exfoliative Dermatitis oder Agranulozytose. Allergische Reaktionen treten gehäuft bei lokaler Anwendung auf. Diese ist daher nicht empfehlenswert.

## Humanalbumin *Rp* [US]

Albumin ist das wichtigste Plasmaprotein zur Aufrechterhaltung des kolloidosmotischen Drucks im Blut. Es bindet zahlreiche Substanzen wie Bilirubin, Steroidhormone und Arzneimittel. Humanalbuminlösungen dienen als körpereigene Plasmaersatzmittel und zur Wiederherstellung des kolloidosmotischen Drucks bei akutem hypovolämischem Schock, Verbrennungen, schweren Albuminverlusten. Sie werden auch zur Plasmapherese und bei neonataler Hyperbilirubinämie eingesetzt. Bei chronischen Hypoproteinämien durch Leberkrankheiten und nephrotisches Syndrom ist der Nutzen begrenzt. Humanalbumin (Mol. Gew. 69.000) wird durch Fraktionierung aus gepooltem Plasma gesunder Blutspender gewonnen, ist frei von Antikörpern und Isoagglutininen, hepatitissicher und 5 Jahre bei 4 °C haltbar. Die physiologische Syntheserate beträgt tgl. 0,2 g/kg, die durchschnittliche Halbwertszeit 19 Tage.

**Ind.:** Albuminersatz nach Blut- oder Plasmaverlust, Hypoalbuminämie, Plasmaaustausch.

**Kontraind.:** Relativ: Dekompensierte Herzvitien, Hypertonie, Ösophagusvarizen, hämorrhagische Diathesen, Anurie.

**UW:** Gelegentlich urtikarielle Hautreaktionen, Hypotonie, Fieber, Schüttelfrost, vereinzelt Dyspnoe, Schock.

**Dosis:** 500–1500 ml als i.v.-Infusion unter Kontrolle von Kreislauf und Hämatokrit, Kdr. 0,25–0,5 g/kg.

**Human-Albumin Immuno** (Baxter)

250 ml Inf.Fl. 3,5% (N1) .................................. 60,05
250 ml Inf.Fl. 5% (N1) .................................. 76,53
500 ml Inf.Fl. 5% (N1) .................................. 143,64
50 ml Inf.Fl. 20% (N1) .................................. 63,22
100 ml Inf.Fl. 20%. (N1) .................................. 117,04

## Hyaluronsäure *Rp* [US]

Visköses Mukopolysaccharid mit hohem Molekulargewicht (ca. 4 Mio.), das in vielen Körpergeweben vorkommt und für medizinische Zwecke aus Hahnenkämmen gewonnen wird. Hyaluronsäure wird bei chirurgischen Eingriffen am Auge angewendet. Über die intraartikuläre Injektion bei Gonarthrose gibt es positive Berichte.

**Ind.:** Bei chirurgischen Eingriffen am Auge als Volumensubstitution und Gewebeschutz. Adjuvant bei schmerzhafter Gonarthrose.

**Kontraind.:** Wie allgemein für intraartikuläre Injektionen.

**UW:** Selten postoperative Erhöhung des intraokulären Drucks. Am Kniegelenk Schmerzen, Hitzegefühl und Schwellungen sowie allgemeine und lokale Überempfindlichkeitsreaktionen.

**Dosis:** *Auge*: Instillationen im vorderen Augenabschnitt (bis 1 ml) oder hinteren Augenabschnitt (2–4 ml). *Kniegelenk*: 1-mal 20 mg (2 ml) pro Woche intraartikulär.

**Healon**® (AMO)

1 Einmalspr. (5,5 mg/0,55 ml) (N1) .................................. AP
1 Einmalspr. (8,5 mg/0,85 ml) (N1) .................................. AP

**Hyalart**® (Tropon)

1 Fertigspr. (20 mg/2 ml) (N1) .................................. 54,96
5 Fertigspr. (20 mg/2 ml) (N2) .................................. 237,24

## Hydrochlorothiazid *Rp* [HO]

Prototyp aus der Gruppe der Thiaziddiuretika. Bei normaler Nierenfunktion Mittel der Wahl zur Behandlung von kardialen Ödemen und Hypertonie. Hydrochlorothiazid steigert die renale Ausscheidung von Natriumchlorid durch eine Hemmung des Natriumchlorid-Kotransporters am distalen Tubulus. Gleichzeitig wird die Ausscheidung von Kalium und Magnesium erhöht. Die Calcium- und Phosphatausscheidung wird nach längerer Therapie vermindert. Hydrochlorothiazid hemmt geringfügig die Carboanhydrase, woraus eine Zunahme der renalen Bikarbonatausscheidung resultiert. Der maximal erreichbare diuretische Effekt ist auch bei hoher Dosis geringer als mit Schleifendiuretika. Bei Patienten mit eingeschränkter Nierenfunktion (GFR kleiner als 30 ml/min) unwirksam, ggf. weitere Verschlechterung der Nierenfunktion.

Orale Bioverfügbarkeit 70%. Beginn der Diurese ca. 1 h nach oraler Gabe, Wirkungsdauer 6–12 h. Halbwertszeit 2,5 h, bei Herzinsuffizienz und im Alter verlängert. Die antihypertensive Wirkung setzt nach 3–4 Tagen ein und bleibt nach Absetzen noch 1 Woche erhalten.

**Ind.:** Hypertonie, Herzinsuffizienz, Ödeme, Aszites, Hyperkalziurie, renaler Diabetes insipidus.

**Kontraind.:** Niereninsuffizienz, Anurie, Hyperkalzämie, Leberkoma, Stillzeit. Vorsicht bei Gicht, bei schwerer Hypokaliämie und Hyponatriämie, in der Schwangerschaft (Beeinflussung des fetalen Wachstums).

**UW:** Nach langfristiger Gabe Hypokaliämie (häufig), hypochlorämische Alkalose, Hyperurikämie. Hyperglykämie, Hyperlipidämie (offenbar vorübergehend). Hypotonie mit Thromboseneigung, eventuell auch mit zerebraler Ischämie insbesondere bei älteren Patienten, idiopathisches Lungenödem (sehr selten), Hyponatriämie (selten), Überempfindlichkeitsreaktionen mit Exanthemen, Photosensibilisierung und Blutbildveränderungen.

**WW:** Verstärkte Kaliumverluste durch Laxanzien, Corticosteroide, Insulin. Verstärkte Blutdrucksenkung durch andere Antihypertonika, insbesondere durch ACE-Hemmer. Verminderte Wirkung von Antidiabetika. Verschlechterte Glucoseutilisation durch gleichzeitige Gabe von Betarezeptorenblockern bei Typ-2-Diabetes. Anstieg der Lithiumplasmaspiegel. Abschwächung der diuretischen Wirkung durch nichtsteroidale Antiphlogistika.

**Dosis:** *Hypertonie*: Initial 12,5–25 mg/d oral morgens, Dauertherapie 12,5 mg/d. *Herzinsuffizienz*: 25–50 mg/d.

**Esidrix**® (Novartis)
20 Tbl. 25 mg (N1) ................................ (FB 12,69) 12,69
50 Tbl. 25 mg (N2) ................................ (FB 16,39) 16,39
100 Tbl. 25 mg (N3) ................................ (FB 22,24) 22,24

**HCT von ct** (ct-Arzneimittel)
30 Tbl. 25 mg (N1) ................................ (FB 14,00) 12,50
50 Tbl. 25 mg (N2) ................................ (FB 16,39) 13,99
100 Tbl. 25 mg (N3) ................................ (FB 22,24) 16,75

## Hydrochlorothiazid + Amilorid *Rp* [HO]

Kombination aus dem Thiaziddiuretikum Hydrochlorothiazid und dem kaliumsparenden Diuretikum Amilorid. Sinnvoll zur Verhinderung einer diuretikainduzierten Hypokaliämie, insbesondere bei digitalisierten Patienten. Cave: Hyperkaliämie, vor allem bei eingeschränkter Nierenfunktion und bei älteren Patienten.

**Ind.:** Hypertonie, Herzinsuffizienz, hepatisch bedingte Ödeme, Aszites.

**Kontraind., UW, WW:** s. Hydrochlorothiazid und Amilorid.

**Dosis:** *Hypertonie*: Tgl. 1 Tbl. mit 25/2,5 mg (mite). *Herzinsuffizienz, Ödeme:* Tgl. 1–2 Tbl. mit 50/5 mg/Tbl. ggf. max. 4 Tbl.

**Best.:** 1 Tbl./1 Tbl. mite enth.: Hydrochlorothiazid 50 mg/25 mg, Amilorid-HCl 5 mg/2,5 mg.

**Amilorid/HCT AL** (Aliud)
30 Tbl. 50/5 mg (N1) ................................ (FB 11,72) 11,11
50 Tbl. 50/5 mg (N2) ................................ (FB 12,81) 12,15
100 Tbl. 50/5 mg (N3) ................................ (FB 15,13) 14,08

**Moduretik**® (Bristol-Myers Squibb)
30 Tbl. mite 25/2,5 mg (N1) ........................ (FB 11,38) 11,38
50 Tbl. mite 25/2,5 mg (N2) ........................ (FB 12,30) 12,30
100 Tbl. mite 25/2 ,5 mg (N3) ........................ (FB 14,28) 14,28
30 Tbl. 50/5 mg (N1) ................................ (FB 11,72) 11,72
50 Tbl. 50/5 mg (N2) ................................ (FB 12,81) 12,81
100 Tbl. 50/5 mg (N3) ................................ (FB 15,13) 15,13

## Hydrochlorothiazid + Triamteren *Rp* [HO]

Kombination aus dem Thiaziddiuretikum Hydrochlorothiazid und dem kaliumsparenden Diuretikum Triamteren. Sinnvoll zur Verhinderung einer diuretikainduzierten Hypokaliämie, insbesondere bei digitalisierten Patienten. Cave: Hyperkaliämie, vor allem bei eingeschränkter Nierenfunktion und älteren Patienten.

**Ind.:** Hypertonie, Herzinsuffizienz.

**Best.:** 1 Tbl. enth.: Hydrochlorothiazid 25 mg, Triamteren 50 mg.

**Kontraind., UW, WW:** s. Hydrochlorothiazid und Triamteren.

**Dosis:** *Hypertonie:* Initial 2-mal 1 Tbl./d, als Dauertherapie genügt meist 1 Tbl. morgens. *Herzinsuffizienz, Ödeme:* Initial 1–2 Tbl. mit 75 mg/Tbl., Dauertherapie mit 0,5–2 Tbl./d.

**Dytide**® **H** (Procter & Gamble)
30 Tbl. 25/50 mg (N1) ................................ (FB 12,02) 12,02
50 Tbl. 25/50 mg (N2) ................................ (FB 13,53) 13,53
90 Tbl. 25/50 mg (N3) ................................ (FB 16,38) 16,38

**triazid von ct** (ct-Arzneimittel)
30 Filmtbl. 25/50 mg (N1) ........................ (FB 12,02) 11,43
50 Filmtbl. 25/50 mg (N2) ........................ (FB 13,53) 12,85
100 Filmtbl. 25/50 mg (N3) ........................ (FB 16,98) 15,76

## Hydrocodon *Btm* [US]

Opioidrezeptoragonist mit ähnlichen Wirkungen wie Codein (s. dort). Hydrocodon wirkt stärker als Codein, hat aber keine Vorteile und ein erhebliches Abhängigkeitspotential. Maximale Plasmaspiegel treten 1,3 h nach oraler Gabe auf, Halbwertszeit 4 h, Wirkungsdauer 4–8 h.

**Ind.:** Starker Husten.

**Kontraind., UW, WW:** s. Morphin. Außerdem Sgl., Kdr. bis zu 14 Jahren.

**Dosis:** 2- bis 3-mal/d 5 mg oral, ggf. 10 mg. Parenteral 7,5–15 mg s.c. bei Bedarf 2- bis 3-mal/d. Verschreibungshöchstmenge von 1200 mg.

**Dicodid**® (Abbott)
5 Amp. (15 mg/1 ml) (N1) ................................ 15,08
10 Tbl. 10 mg (N1) ................................ 12,97

## Hydrocortison *Rp* [US]

Hydrocortison (Cortisol) ist ein natürliches Glucocorticoid mit schwachen mineralocorticoiden

Eigenschaften, im übrigen ähnliche Wirkungen und UW wie Prednisolon (s. dort). Bevorzugtes Mittel bei akuter und chronischer Nebennierenrindeninsuffizienz und beim adrenogenitalen Syndrom mit Salzverlust. Orale Arzneiformen werden für die Dauertherapie, parenterale Arzneiformen für die Notfalltherapie bei Addisonkrise und Salzverlustkrise des neonatalen adrenogenitalen Syndroms angewendet. Hydrocortison wird außerdem lokal auf der Haut, am Auge und im Dickdarm angewendet.

### Systemische Therapie

**Ind.:** Substitutionstherapie bei Morbus Addison und nach Adrenalektomie. Infusionslösung bei Addisonkrise und Salzverlustkrise des neonatalen adrenogenitalen Syndroms.
**Kontraind., UW, WW:** s. Prednisolon.
**Dosis:** *Morbus Addison*: Morgens 15 mg, nachmittags und abends je 5 mg. In Stresssituationen Dosis 2–3fach erhöhen. *Adrenogenitales Syndrom*: Kdr. tgl. 10–15 mg/m$^2$, Erw. 10–30 mg/d aufgeteilt in ein Drittel morgens und zwei Drittel abends. *Addisonkrise*: 10–50 mg/h als i.v.-Infusion. *Salzverlustkrise*: Bei Neugeborenen 50–100 mg als i.v.-Infusion für 1–2 Tage, bis die Krise unter Kontrolle ist.

**Hydrocortison Hoechst**® (Teofarma)
10 Amp. Inf.-Lsg. Konz. (100 mg/20 ml) ........ AP
20 Tbl. 10 mg (N1) ........ (FB 17,77) 17,77
50 Tbl. 10 mg (N2) ........ (FB 31,48) 31,48
100 Tbl. 10 mg (N3) ........ (FB 55,88) 55,88

### Haut

Hydrocortison gehört zu den schwach wirksamen Lokalcorticosteroiden, Hydrocortisonbutyrat zu den mittelstark wirksamen Präparaten. Dermatologische Indikationen, Kontraindikationen, UW und WW s. Prednisolon.
**Dosis:** 2- bis 3-mal tgl. dünn auftragen, bei Langzeitbehandlung und bei Kdr. nur einmal pro Tag. Behandlungsdauer maximal 8 Wochen, Kdr. 4 Wochen.

**Alfason**® (Yamanouchi Pharma)
**Best.:** 1 g Creme/1 ml Crinale/1 g Salbe enth.: Hydrocortison-17-butyrat 1 mg.
100 g Basis Cresa (N2) ........ 9,21
350 g Dose Basis Cresa (N3) ........ 20,77
20 g Creme 0,1% (N1) ........ (FB 14,76) 14,76
50 g Creme 0,1% (N2) ........ (FB 20,52) 20,52
100 g Creme 0,1% (N3) ........ (FB 29,00) 29,00
20 g Cresa Creme 0,1% (N1) ........ (FB 14,76) 14,76
50 g Cresa Creme 0,1% (N2) ........ (FB 20,52) 20,52
100 g Cresa Creme 0,1% (N3) ........ (FB 29,00) 29,00
30 ml Crinale Lsg. 0,1% (N1) ........ (FB 16,62) 16,62
100 ml Crinale Lsg. 0,1% (N3) ........ (FB 29,00) 29,00
50 g Crelo Emulsion 0,1% (N2) ........ (FB 20,52) 20,52
100 g Crelo Emulsion 0,1% (N3) ........ (FB 29,00) 29,00
20 g Salbe 0,1% (N1) ........ (FB 14,76) 14,76
50 g Salbe 0,1% (N2) ........ (FB 20,52) 20,52
100 g Salbe 0,1% (N3) ........ (FB 29,00) 29,00

### Auge

Zur kurzfristigen Behandlung. Ophthalmologische Indikationen, Kontraind. und UW s. Prednisolon.
**Dosis:** 1- bis 3-mal tgl. 1 cm Salbenstrang in Bindehautsack des erkrankten Auges.

**Ficortril**® **Augensalbe** (Mann)
**Best.:** 1 g 0,5% enth.: Hydrocortisonacetat 5 mg/25 mg.
2,5 g Salbe 0,5% (N1) ........ 11,66

### Dickdarm

Entzündliche Krankheiten im unteren Dickdarmbereich wie Colitis ulcerosa, Proktosigmoiditis und Morbus Crohn. Hydrocortison wird teilweise von der Darmwand resorbiert und kann daher die typischen systemischen UW auslösen.
**Kontraind.:** s. Prednisolon, außerdem Abszessbildung und Perforationen im Dickdarmbereich, ausgedehnte Fistelbildung. Andere rektal applizierte Arzneimittel nicht gleichzeitig anwenden.
**UW, WW:** s. Prednisolon systemisch.
**Dosis:** 2–3 Wochen lang 1- bis 2-mal/d 1 Applikatorfüllung (1 g mit 100 mg Hydrocortisonacetat) in den Darm einführen. Danach eine Dosis jeden zweiten Tag.

**Colifoam**® (Trommsdorff)
**Best.:** 1 Sprayflasche (20 g Suspension plus 5 g Treibmittel) enth.: Hydrocortisonacetat 2 g, Propylenglykol 4 g.
1 Sprayfl. 20 g Susp. + 0,8 g Treibm. (N1) ........ 40,07
2 Sprayfl. 20 g Susp. + 0,8 g Treibm. (N1) ........ 69,86

## Hydrocortison + Harnstoff *Rp* [UF]

Kombination aus einem schwach wirksamen Glucocorticoid und Harnstoff zur lokalen Behandlung entzündlicher Hautkrankheiten. Hydrocortison ist ein natürliches Glucocorticoid mit ähnlichen Wirkungen wie Prednisolon (s. dort). Harnstoff vermindert die Barrierefunktion des Stratum corneum, fördert die Penetration anderer Stoffe, z. B. der Glucocorticoide, und erhöht damit deren Wirksamkeit.
**Ind.:** Chronische Ekzeme, Exsikkationsekzeme, Neurodermitis, Kopfpsoriasis. Zur Intervall- und Nachbehandlung nach Intensivtherapie der Psoriasis vulgaris.
**Kontraind., UW, WW:** s. Hydrocortison, Harnstoff.

**Hydrodexan**® (Hermal)
**Best.:** 1 g Salbe/1 g Creme enth.: Hydrocortison 10 mg, Harnstoff 100 mg.
**Dosis:** 2-mal tgl. auftragen. Nicht länger als 3-4 Wochen oder auf mehr als 20% der Körperoberfläche anwenden.
20 g Creme (N1) ........ 16,32
50 g Creme (N2) ........ 23,36

100 g Creme (N3) ........ 34,23
20 g Salbe (N1) ........ 16,32
50 g Salbe (N2) ........ 23,36
100 g Salbe (N3) ........ 34,23

## Hydromorphon *Btm* [US]

Opioidrezeptoragonist mit ähnlichen Wirkungen wie Morphin (s. dort). Hydromorphon bindet überwiegend an μ-Rezeptoren und gering an κ-Rezeptoren. Wirkungseintritt 10–20 min nach i.v.-Injektion, Wirkungsdauer ca. 5 h. Abbau in der Leber durch Reduktion zu den wirksamen Metaboliten Dihydroisomorphin und Dihydromorphin, ferner C3-Glukuronidierung und überwiegend renale Elimination, Halbwertszeit 2,6 h.

**Ind.:** Starke Schmerzen.

**Kontraind., UW, WW:** s. Morphin.

**Dosis:** *Oral*: Initial 1,3–2,6 mg alle 4 h oder 2-mal 4 mg/d retardiert alle 12 h. Bei nicht ausreichender Wirkung Dosis ggf. bis zu maximal 2-mal 24 mg/d steigern.

*Parenteral*: 1–2 mg i.m. oder s.c. alle 4–6 h, ggf. langsam i.v. 1–1,5 mg. Kdr. 0,015 mg/kg i.m. oder s.c. Zur Behandlung schwerster chronischer Schmerzzustände bis zu einer Verschreibungshöchstmenge von 5000 mg in 30 d.

**Dilaudid**® (Abbott)
5 Amp. (2 mg/1ml) (N1) ........ 16,51

**Palladon**® (Mundipharma)
20 Hartkaps. 1,3 mg (N1) ........ 29,15
50 Hartkaps. 1,3 mg (N2) ........ 57,88
20 Hartkaps. 2,6 mg (N1) ........ 37,03
50 Hartkaps. 2,6 mg (N2) ........ 76,40
20 Retardkaps. 4 mg (N1) ........ 74,59
100 Retardkaps. 4 mg (N3) ........ 138,50
20 Retardkaps. 8 mg (N1) ........ 61,22
50 Retardkaps. 8 mg (N2) ........ 138,50
100 Retardkaps. 8 mg (N3) ........ 266,41
20 Retardkaps. 16 mg (N1) ........ 113,31
50 Retardkaps. 16 mg (N2) ........ 266,49
100 Retardkaps. 16 mg (N3) ........ 523,43
20 Retardkaps. 24 mg (N1) ........ 164,49
50 Retardkaps. 24 mg (N2) ........ 394,92
100 Retardkaps. 24 mg (N3) ........ 780,44

## Hydrotalcit [HK]

Hydrotalcit (Aluminium-magnesium-carbonat-hydroxid) ist ein Antazidum mit ausreichender Neutralisationskapazität (30 mmol HCl/1 g).

**Ind.:** Ulcus ventriculi et duodeni, Refluxösophagitis, Sodbrennen, Gastritis, Reizmagen.

**Kontraind.:** Bei Niereninsuffizienz keine hochdosierte Daueranwendung.

**UW:** Bei hoher Dosierung kann es zu Durchfall kommen.

**WW:** Resorption anderer Arzneimittel (z. B. Tetracycline, Fluorchinolone, Natriumfluorid, Eisen, Chenodeoxycholsäure, Herzglykoside, Cumarinderivate) kann bei gleichzeitiger Gabe vermindert werden.

**Dosis:** Bei Sodbrennen und leichteren Magenbeschwerden mehrmals tgl. 1 g zwischen den Mahlzeiten und vor dem Schlafengehen.

**Hydrotalcit-ratiopharm**® (ratiopharm)
20 Kautbl. 500 mg (N1) ........ (FB 3,98) 3,25
50 Kautbl. 500 mg (N2) ........ (FB 8,20) 6,95
100 Kautbl. 500 mg (N3) ........ (FB 14,19) 11,75
20 Kautbl. forte 1000 mg (N1) ........ (FB 6,16) 4,49
50 Kautbl. forte 1000 mg (N2) ........ (FB 12,78) 10,10
100 Kautbl. forte 1000 mg (N3) ........ (FB 22,14) 16,50

**Talcid**® (Bayer)
20 Kautbl. 500 mg (N1) ........ (FB 3,98) *4,96*
50 Kautbl. 500 mg (N2) ........ (FB 8,20) *8,96*
100 Kautbl. 500 mg (N3) ........ (FB 14,19) *14,55*
20 Kautbl. forte 1000 mg (N1) ........ (FB 6,16) *6,60*
50 Kautbl. forte 1000 mg (N2) ........ (FB 12,78) *13,95*
100 Kautbl. forte 1000 mg (N3) ........ (FB 22,14) *23,50*
20 Btl. Susp. (1000 mg/10 ml) (N1) ........ (FB 6,16) *6,95*
50 Btl. Susp. (1000 mg/10 ml) (N2) ........ (FB 12,78) *13,95*

## Hydroxocobalamin [US]

Cobalaminderivat mit ähnlichen Eigenschaften wie Cyanocobalamin (s. dort). Hydroxocobalamin bindet fester als Cyanocobalamin an das Transportprotein Transcobalamin I und wird daher länger im Körper retiniert. Daraus resultiert jedoch kein Vorteil, da sich bei der Dauertherapie Antikörper gegen den Transcobalaminkomplex bilden können.

**Ind.:** Vitamin-$B_{12}$-Mangel.

**UW:** s. Cyanocobalamin.

**Dosis:** Initial 500 μg/d i.m. oder i.v. 2-mal pro Woche, nach Normalisierung des Blutbildes als Dauertherapie 1-mal 100 μg/Monat.

**Aquo-Cytobion**® (Merck)
5 Amp. (500 mg/1 ml) (N1) ........ (FB 5,66) 5,66

## Hydroxocobalamin-Kombination [KR]

Vitaminkombination mit fraglichen Indikationsansprüchen. Vitamin $B_{12}$ hat bei allen nicht hämatologischen Indikationen keinen gesicherten therapeutischen Wert.

**Medivitan**® **N** (Medice)
**Anw.:** Diätetisch nicht ausgleichbare Vitamin-$B_6$-, Vitamin-$B_{12}$- und Folsäuremangelzustände mit erhöhten Homocysteinwerten.
**Kontraind., UW, WW:** s. Folsäure, Lidocain.
**Best.:** 4 ml Inj.-Lsg. I enth.: Hydroxocobalamin 1 mg, Pyridoxin-HCl 5 mg, Lidocain-HCl $H_2O$-frei 24 mg. 1 ml Inj.-Lsg. II enth.: Folsäure, Mononatriumsalz 1,1 mg.

**Dosis:** 1 Inj./d i.m. bis zur Besserung, später 1 Inj./Woche, evtl. auch längere Abstände.

3 Doppelbrechamp. (N1) ..... 16,17
6 Doppelbrechamp. (N2) ..... 30,44
12 Doppelbrechamp. (N3) ..... 55,36
3 Fertigspr. (N1) ..... 19,14
6 Fertigspr. (N2) ..... 35,06
12 Fertigspr. (N3) ..... 65,98

## Hydroxycarbamid *Rp* [KR]

Zytostatikum aus der Gruppe der Hemmstoffe der Ribonukleotiddiphosphatreduktase. Hydroxycarbamid blockiert dadurch die DNA-Synthese, ohne die RNA- und Proteinsynthese zu beeinflussen. Es wird nach oraler Gabe schnell resorbiert. Elimination durch renale Ausscheidung, Halbwertszeit 2 h.

**Ind.:** Zytostatische Therapie bei malignen Krankheiten auch in Kombination mit einer Strahlenbehandlung.

**Kontraind.:** s. Zytostatika. Außerdem Knochenmarkdepression, Leukopenie, Thrombozytopenie, Nierenfunktionsstörungen.

**UW:** Leukopenie, Anämie und gelegentlich Thrombozytopenie. Magen- oder Darmunverträglichkeiten wie Stomatitis, Anorexie, Übelkeit, Erbrechen, Diarrhö und Verstopfung. Miktionsbeschwerden, Haarausfall, Haut- und Schleimhautschäden (wie makulopapulöses Exanthem, Gesichtserythem), Müdigkeit. Selten schmerzhafte und therapieresistente Unterschenkelgeschwüre. Sehr selten neurologische Störungen wie Kopfschmerz, Schläfrigkeit, Verwirrtheit, Halluzinationen und Krämpfe. Gelegentlich vorübergehende Störung der Nierenfunktion mit Erhöhung der Harnsäure im Blut, des Harnstoffs und des Kreatinins, abnorme Blutsenkung, Fieber, Schüttelfrost und Erhöhung der Leberenzyme.

**Dosis:** 1-mal 80 mg/kg oral jeden 3. Tag oder 1-mal tgl. 20–30 mg/kg.

**Litalir**® (Bristol-Myers Squibb)
100 Kps. 500 mg (N3) ..... 168,21

## Hydroxychloroquin *Rp* [US]

Malariamittel und Antirheumatikum mit ähnlichen Wirkungen wie Chloroquin (s. dort). Hydroxychloroquin wird vor allem als remissionsinduzierendes Mittel bei systemischem Lupus erythematodes und bei rheumatoider Arthritis eingesetzt. Hydroxychloroquin kann auch zur Prophylaxe und Therapie der Malaria eingesetzt werden, wenn kein Chloroquin verfügbar ist. Vollständige orale Resorption, 100–1000fache Anreicherung in vielen Organen (Leber, Lunge, Niere, Milz, melaninhaltige Gewebe, Leukozyten). Elimination größtenteils mit den Fäzes, Halbwertszeit 30–60 Tage.

**Ind.:** Systemischer Lupus erythematodes, rheumatoide Arthritis. Prophylaxe und Therapie aller Malariaarten.

**Kontraind., UW, WW:** s. Chloroquin.

**Dosis:** *Lupus erythematodes, rheumatoide Arthritis:* Anfangsdosis 400–600 mg/d oral, Erhaltungsdosis 200–400 mg/d oral, Kdr. 5–6,5 mg/kg tgl. für 6 Monate, falls keine Besserung, danach Therapie abbrechen. Dosierung als Hydroxychloroquinsulfat 200 mg entspr. 155 mg Hydroxychloroquinbase.
*Malariaprophylaxe*: 1-mal pro Woche 6,5 mg/kg oral für Erw. und Kdr. beginnend 2 Wochen vor Anreise bis 8 Wochen nach Ausreise.
*Malariatherapie*: Erw. Gesamtdosis 2000–2400 mg oral (33,3–40 mg/kg) aufgeteilt in Initialdosis von 800 mg, nach 6–8 h 400 mg und weitere 400 mg/d an den nächsten beiden Tagen.

**Quensyl**® (Sanofi-Synthelabo)
30 Drg. 200 mg (N2) ..... (FB 15,34) 15,34
100 Drg. 200 mg (N3) ..... (FB 27,60) 27,60

## Hydroxyethylrutoside [UF]

Hydroxyethylrutoside (Oxerutin) sind eine standardisierte Mischung semisynthetischer Flavonoide und werden durch Hydroxyethylierung des natürlich vorkommenden Flavonols Rutin gewonnen. Sie enthalten ca. 5% Monohydroxyethylrutosid, ca. 34% Dihydroxyethylrutosid, ca. 46% Trihydroxyethylrutosid (Troxerutin) und etwa 5% Tetrahydroxyethylrutosid. Pharmakologisch werden prinzipiell ähnliche Effekte beschrieben wie für Aescin (s. dort). Auch Hydroxyethylrutoside hemmen nach experimentellen Untersuchungen die Hypoxie-induzierte Aktivierung endothelialer Zellen, senken die kapilläre Filtrationsrate und wirken antiödematös. Klinisch ist für Hydroxyethylrutoside in Kurzzeitstudien bei Patienten mit chronischer Veneninsuffizienz eine Besserung subjektiver Beschwerden und auch einiger objektiver Messparameter beschrieben. Allerdings wird der globale Therapieerfolg bereits unter Placebo mit 25–90% (vs. 73–100% unter der Therapie mit Hydroxyethylrutosiden) angegeben. Ausgeprägte Placebo-Effekte und eine unter der Behandlung mit Hydroxyethylrutosiden zusätzliche Besserung verschiedener Symptome der chronisch venösen Insuffizienz (Schmerzen, Krämpfe, Schwellung, Restless Legs, Schweregefühl in den Beinen) im Bereich von lediglich 11–24% belegt ferner eine Metaanalyse von 15 klinischen Studien an insgesamt 1973 Patienten. Auch eine nach mehrwöchiger Behandlung mit Hydroxyethylrutosiden (500–1200 mg/d) nachgewiesene Reduktion des wasserplethysmometrisch ermittelten Beinvolumens ist trotz statistisch signifikanter Ergebnisse mit 2–31 ml klinisch kaum relevant. Nur in einer neueren Studie mit kleiner Patientenzahl wird nach viermonatiger Behandlung mit Hydroxyethylrutosiden eine deutlich höhere Abnahme des opto-elektronisch gemessenen Beinvolumens ausgewiesen. Im gleichen Zeitraum war jedoch der klinische Effekt unter einer Kompressionsbehandlung mit einer Reduktion des Beinvolumens um 230 ml (nach einmonatiger Behandlung 254 ml) wesentlich stärker ausgeprägt. Wenig effektiv und in der Regel von Placebo nicht verschieden sind Hydroxyethylrutoside in der Behandlung venöser Unterschenkelgeschwüre. Problematisch erscheint darüber hinaus die schlechte Resorption der Hydroxyethylrutoside nach oraler Gabe. Weniger als 10% einer Dosis erreichen nach Untersuchungen an gesunden Probanden den großen Kreislauf

**Anw.:** Chronisch-venöse Insuffizienz, Varikosis, oberflächl. Thrombophlebitis, Hämorrhoiden.

**Kontraind.:** Schwangerschaft 1. Trimenon.

**UW:** Magen-Darmbeschwerden, Flush, Kopfschmerzen, allergische Hautreaktionen.

**Venoruton®** (Novartis)

**Best.:** 1 ml Tr. enth.: O-(β-Hydroxyethyl)-rutoside 100 mg. 1 Kps./1 retard Drg./1 intens Drg. enth.: O-(β-Hydroxyethyl)-rutoside 300 mg/300 mg/500 mg. 100 g Salbe enth.: O-(β-Hydroxyethyl)-rutoside 2 g.

**Dosis:** *Tropfen:* 2-mal/d, später 1-mal/d 5 ml, *Kapseln:* 2-mal/d 1, *Filmtbl. Intens:* 1-mal/d 2, später 1 Filmtbl. intens, zur Strahlentherapie 2-mal 1- bis 3-mal 2, bei Retinopathien 2- bis 3-mal/d 2, *Filmtbl. retard:* 1- bis 2-mal/d 1, *Brausetabl.:* 2-mal/d, später 1-mal/d 1. *Salbe:* 2- bis 3-mal/d 2–4 cm Salbenstrang oder mehr auftragen und gut einmassieren.

50 Kps. 300 mg (N2) .......... 17,55
100 Kps. 300 mg (N3) .......... 30,75
20 Brausetbl. Active 300 mg (N1) .......... 13,35
20 Filmtbl. Intens 500 mg (N1) .......... 11,29
50 Filmtbl. Intens 500 mg (N2) .......... 24,75
100 Filmtbl. Intens 500 mg (N3) .......... 45,30
50 Filmtbl. retard 300 mg (N2) .......... 21,65
100 Filmtbl. retard 300 mg (N3) .......... 38,15
100 ml Tr. (100 mg/ml) (N1) .......... 20,49

## Hydroxyethylsalicylat [US]

Salicylsäureester mit hyperämisierenden Wirkungen bei lokaler Anwendung auf der Haut. Gesicherte klinische Belege für eine therapeutische Wirksamkeit sind nicht verfügbar. Vor allem Suggestiveffekte durch Rötung und Wärmegefühl auf der Haut.

**Anw.:** Rheumatische Beschwerden und geschlossene Verletzungen wie Prellungen, Stauchungen, Zerrungen.

**Kontraind.:** Glucose-6-phosphatdehydrogenasemangel, Sgl., Kleinkdr., Schwangerschaft. Nicht auf Schleimhäute, Augen, Nase, Mund, offene Wunden.

**UW:** Hautreaktionen, Bronchospasmus.

**Dosis:** 2- bis 3-mal tgl. dünn auftragen.

**Dolo Arthrosenex® N Gel** (Riemser)

50 g Gel (12,5 g/100 g) (N1) .......... (FB 3,42) 2,89
100 g Salbe (12,5 g/100 g) (N2) .......... (FB 5,61) 4,73

**Phardol mono®** (Kreussler)

100 g Salbe (10 g/100 g) (N2) .......... (FB 4,49) *4,98*

## Hydroxyethylsalicylat + Benzylnicotinat [US]

Kombination hyperämisierender Lokaltherapeutika für die Anwendung bei rheumatischen Gelenk- und Muskelschmerzen. Die Präparate sollten nicht bei Hämatomen, Dermatosen, an offenen Wunden oder Schleimhäuten angewendet werden. Allergien sind zu beachten.

**Anw.:** Muskel- und Gelenkschmerzen, Prellungen, Zerrungen, Verstauchungen, Durchblutungsstörungen.

**Kontraind., UW:** s. Hydroxyethylsalicylat.

**Dosis:** 2- bis 3-mal tgl. einreiben.

**Best.:** 1 g Salbe enth.: (2-Hydroxyethyl)-salicylat 50 mg, Benzylnicotinat 20 mg.

**hot Thermo Salbe** (Merck dura)

100 g Salbe (N2) .......... 4,37

**Rheuma-Salbe Lichtenstein N** (Winthrop)

100 g Salbe (N2) .......... 5,90

## Hydroxyethylstärke *Rp* [US]

Kolloidales Plasmaersatzmittel aus der Gruppe der Polysaccharide. Hydroxyethylstärke hat eine Wasserbindungskapazität von 14–20 ml/g und erhöht dadurch das Plasmavolumen. Die verschiedenen Hydroethylstärken unterscheiden sich durch Molekulargewicht, Substitutionsgrad und Konzentration. *Hochmolekulare Präparate* (Mol. Gew. 450.000) haben mit einer Halbwertszeit von 8–12 h die längste intravasale Verweildauer und werden vor allem für den Volumenersatz eingesetzt. Sie werden durch die α-Amylase des Plasmas langsam metabolisiert und zu 20% renal eliminiert. *Mittel- und niedermolekulare* Präparate (Mol. Gew. 200.000 bzw. 40.000) haben kürzere Halbwertszeiten (4 h bzw. 3 h) und werden überwiegend renal eliminiert. Sie sind zusätzlich für die Hämodilution geeignet, niedermolekulare Präparate für Störungen der Mikrozirkulation.

**Ind.:** Volumenmangel, Hämodilution, Mikrozirkulationsstörungen.

**Kontraind.:** Hyperhydratation, Hypervolämie, schwere Herzinsuffizienz, Stärkeallergie. Bei hoch- und mittelmolekularen Präparaten Niereninsuffizienz mit Oligurie oder Anurie. Bei niedermolekularen Präparaten Gerinnungsstörungen. Vorsicht bei Dehydratation, hämorrhagischen Diathesen, Fibrinogenmangel.

**UW:** Anaphylaktische Reaktionen, Erhöhung der Serumamylase, langanhaltender Juckreiz.
**WW:** Beeinflussung klinisch-chemischer Bestimmungen.
**Dosis:** Normalerweise 500–1000 ml/d, maximal bis 1500 ml/d. Infusionsgeschwindigkeit bei hämorrhagischem Schock bis zu 20 ml/kg pro h, bei septischem und Verbrennungsschock geringere Mengen. Kdr. nicht mehr als 15 ml/kg pro h.

**HAES-steril**® (Fresenius)
**Best.:** 1 l enth.: Poly(O-2-hydroxyethyl)stärke 30g/60g/100g, MW 200.000, Natriumchlorid 9 g.

10 Inf.-Lsg. 500 ml 3% Plastik (N2) ........ 87,55
10 Inf.-Lsg. 250 ml 6% Plastik (N3) ........ 99,70
1 Inf.-Lsg. 500 ml 6% Plastik (N1) ........ 23,68
10 Inf.-Lsg. 500 ml 6% Plastik (N3) ........ 130,77
1 Inf.-Lsg. 250 ml 10% Glas (N1) ........ 23,70
10 Inf.-Lsg. 250 ml 10% Glas (N3) ........ 126,37
1 Inf.-Lsg. 500 ml 10% Plastik (N1) ........ 28,37
10 Inf.-Lsg. 500 ml 10% Plastik (N3) ........ 167,89

**Expafusin**® **sine** (Baxter)
**Best.:** 1 l enth.: Hydroxyethylstärke MW 70.000 60 g, Natriumchlorid 2 $H_2O$ 6,9 g, Kaliumchlorid 0,3 g, Natriumlaktatlsg. 4,484 g (entspr. mmol/l $Na^+$ 138, $K^+$ 4, $Cl^-$ 122, $Laktat^-$ 20).

10 Inf.Lsg. 250 ml 6% Glas (N3) ........ 91,15
10 Inf.Lsg. 500 ml 6% Glas (N3) ........ 126,01
1 Inf.Lsg. 500 ml 6% Plastik (N1) ........ 22,41

## Hydroxyzin *Rp* [ML]

$H_1$-Antihistaminikum mit sedativer, anticholinerger und antiemetischer Wirkung. Hydroxyzin wird vor allem zur Anxiolyse verwendet, ist aber schwächer wirksam als Benzodiazepine und bietet diesen gegenüber keine wesentlichen Vorteile. Die Herstellerempfehlung liegt bei 37,5–75 mg/d oral, während in der Literatur 75–400 mg/d genannt werden. Wird nahezu vollständig resorbiert, in der Leber metabolisiert, Halbwertszeit 16–24 h.
**Ind.:** Juckreiz, Angst- u. Spannungszustände, Schlaflosigkeit, präoperative Sedation.
**Kontraind.:** Blasenentleerungsstörungen, Engwinkelglaukom, Einnahme von MAO-Hemmstoffen. Schwangerschaft im ersten Trimenon, Stillzeit. Vorsicht bei Epilepsie.
**UW:** Mundtrockenheit, Müdigkeit, Schwindel, aber auch motorische Hyperaktivität wie Unruhe, Erregung, Verwirrtheit, in seltenen Fällen zerebrale Krampfanfälle, sehr selten Harnverhalten, Sehstörungen.
**WW:** Verstärkung der Wirkungen zentraldämpfender und anticholinerger Pharmaka.
**Dosis:** *Pruritus, Anxiolyse*: Erw. 37,5–75 mg/d oral, Kdr. 6–10 J. 25–50 mg/d oral jeweils in 2–3 Einzelgaben. *Schlafstörungen, präoperative Sedation*: 1-mal 37,5–75 mg oral am Abend.

**Atarax**® (UCB)
20 Tbl. 25 mg(N1) ........ 14,50
50 Tbl. 25 mg (N2) ........ 21,45
100 Tbl. 25 mg (N3) ........ 32,70
200 ml liquidum (20 mg/10 ml) (N1) ........ 14,70

## Hymecromon [HK]

Wirkt spasmolytisch und choleretisch. Der Gallenfluss wird durch Nahrungsaufnahme in der Regel stärker gesteigert als durch Choleretika. Daher wird die Anwendung von Choleretika bei Gallenwegskrankheiten als obsolet angesehen.
**Anw.:** Funktionelle Beschwerden mit Druckgefühl und Schmerzen im rechten Oberbauch, z. B. nach Entfernung der Gallenblase.
**Kontraind.:** Schwere Leber- und Nierenfunktionsstörungen, Darmkrankheiten mit Durchfallneigung, Darmverschluss, Cholangitis, Gallenwegsverschluss. Schwangerschaft, Stillzeit.
**UW:** Diarrhö, Magendrücken und Überempfindlichkeitsreaktionen (Hautveränderungen).
**Dosis:** 3-mal 400 mg/d oral.

**Cholspasmin**® **forte** (Dolorgiet)
20 Tbl. 400 mg (N1) ........ (FB 5,22) 5,22
30 Tbl. 400 mg (N1) ........ (FB 7,30) *7,73*
50 Tbl. 400 mg (N2) ........ (FB 11,16) *12,34*
100 Tbl. 400 mg (N3) ........ (FB 19,82) *20,59*

## Hypromellose [ML]

Tränenersatzmittel (s. dort).
**Ind.:** Verminderte Tränensekretion.
**Dosis:** 3- bis 5-mal tgl. 1 Tr. in den Bindehautsack eintropfen.

**Artelac**® (Mann)
**Best.:** 1 ml enth.: Hypromellose 3,2 mg, Cetrimid 0,1 mg (Konservierungsmittel, nicht in Eindosisophtiolen).

10 ml Augentr. (N1) ........ (FB 3,51) *4,23*
30 ml Augentr. (N3) ........ (FB 6,70) *7,95*
10× 0,6 ml EDO Augentr. (N1) ........ (FB 4,92) *5,60*
30× 0,6 ml EDO Augentr. (N1) ........ (FB 11,08) *11,59*
60× 0,6 ml EDO Augentr. (N2) ........ (FB 18,50) *19,50*
120× 0,6 ml EDO Augentr. (N3) ........ (FB 30,90) *32,90*

**Sic Ophtal**® (Winzer)
**Best.:** 1 ml enth.: Hypromellose 3,2 mg, Cetrimid 0,1 mg (Konservierungsmittel, nicht in Sic Ophtal® sine).

10 ml Augentr. (N1) ........ (FB 3,51) 3,29
30 ml Augentr. (N3) ........ (FB 6,70) 6,31
30× 0,6 ml sine Augentr. (N1) ........ (FB 11,08) 10,49
60× 0,6 ml sine Augentr. (N2) ........ (FB 18,50) *18,70*
120× 0,6 ml sine Augentr. (N3) ........ (FB 30,90) 29,89

## Hypromellosekombinationen [ML]

**Lacrisic® Augentropfen** (Alcon)
Tränenersatzmittel (näheres s. dort) aus Hypromellose, Glycerol und Povidon.
**Best.:** 1 ml Augentr. enth.: Hypromellose 2 mg, Povidon 20 mg, Glycerol 85% 10 mg. Benzalkoniumchlorid (Konservierungsmittel).
**Ind.:** Trockenes Auge.
**Dosis:** 4- bis 6-mal tgl. 1 Tr. eintropfen.
10 ml (N1) .......... (FB 3,51) *4,98*
3× 10 ml (N3) .......... (FB 6,70) *8,98*

**Oculotect® Augentropfen** (Novartis)
Tränenersatzmittel (näheres s. dort) aus Hypromellose und Retinol. Lokale Anwendung von Vitamin A am Auge soll Schädigungen des Konjunktivaepithels bessern, die Wirksamkeit ist nur bei Vitamin-A-Mangel nachgewiesen. Andere Bestandteile bei Oculotect® fluid (s. Povidon), Oculotect® Gel (s. Retinolpalmitat),
**Ind.:** Trockenes Auge, Kontaktflüssigkeit für harte Linsen.
**Best.:** 1 ml Augentr. enth.: Retinolpalmitat (Vit. A) 1000 I.E., Hypromellose 4 mg. Chlorhexidindiacetat (Konservierungsmittel).
**Dosis:** 3- bis 12-mal tgl. 1 Tr. eintropfen.
10 ml (N1) .......... 5,73
3× 10 ml (N3) .......... 11,44

# I

**Ibandronsäure** *Rp* [US] 1996 **C**

Osteolysehemmstoff aus der Gruppe der Bisphosphonate (s. dort). Ibandronsäure senkt nach einmaliger i.v.-Infusion einen erhöhten Calciumplasmaspiegel innerhalb von 7 Tagen auf Normalwerte. Die Elimination erfolgt in 2 Phasen. Der größte Teil wird mit einer Halbwertszeit von 10–16 h renal eliminiert, der Rest bleibt an das Knochengewebe gebunden.

**Ind.:** Tumorinduzierte Hyperkalzämie, Frakturprävention bei Mammakarzinom mit Knochenmetastasen.

**Kontraind., UW:** s. Etidronsäure. Passagere Temperaturerhöhung begleitet von grippeähnlichen Erscheinungen.

**Dosis:** *Hyperkalzämie*: Einmalige i.v.-Infusion von 4 mg in 500 ml 0,9% NaCl-Lösung in 2 h. Vor der Behandlung soll ein angemessenes Flüssigkeitsangebot (Rehydratation) gewährleistet sein. *Frakturprävention*: 1-mal 50 mg/d oral oder 6 mg als i.v.-Infusion über 1 h alle 3–4 Wochen.

**Bondronat**® (Roche)

1 Amp. (2 mg/2 ml) (N1) ..... 204,69
5 Amp. (2 mg/2 ml) (N1) ..... 949,63
1 Amp. (6 mg/6 ml) (N1) ..... 335,24
5 Amp. (6 mg/6 ml) (N1) ..... 1610,43
28 Filmtbl. 50 mg (N2) ..... 391,87
84 Filmtbl. 50 mg (N3) ..... 1073,24

**Ibritumonab-Tiuxetan** *Rp* [US] 2004 **A**

Radioimmuntherapeutikum zur Behandlung des rezidivierenden Non-Hodgkin-Lymphoms. Ibritumonab-Tiuxetan besteht aus dem β-Strahler Yttrium-90, der über den Metallchelator Tiuxetan an den monoklonalen murinen Antikörper Ibritumonab stabil konjugiert ist. Ibritumomab ist ähnlich wie Rituximab (s. dort) gegen das epitheliale Oberflächenantigen CD20 gerichtet, das auf mehr als 95% der B-Zellen des Non-Hodgkin-Lymphom vorkommt. Nach der Bindung entwickelt der CD20-Antikörper eine intrinsische Zytotoxizität, die den Effekt des $^{90}$Y-Immunkonjugats steigert. Gleichzeitig wird die zytotoxische β-Strahlung durch die spezifische Bindung von Ibritumonab-Tiuxetan gezielt auf die CD20-positiven Non-Hodgkin-Lymphomzellen gerichtet, sodass Nichttumorzellen weitgehend ausgespart bleiben. Die β-Strahlung von Yttrium-90 hat eine Reichweite im Gewebe von etwa 5 mm entsprechend 100–200 Zellen, wodurch auch benachbarte Tumorzellen in schlecht durchblutetem Tumorgewebe erreicht werden. Bei therapierefraktärem Non-Hodgkin-Lymphom lag die Gesamtansprechrate mit $^{90}$Y-Ibritumonab-Tiuxetan deutlich höher als mit Rituximab (80% vs. 56%). Die biologische Halbwertszeit von Ibritumonab-Tiuxetan beträgt 28 h, die physikalische Halbwertszeit von Yttrium-90 64 h. Nach Gabe von 11–15 MBq/kg lagen die geschätzten absorbierten Strahlendosen für gesunde Organe deutlich unterhalb der anerkannten Sicherheitsgrenzen.

**Ind.:** Rezidivierendes oder refraktäres CD20-positives follikuläres Non-Hodgkin-Lymphom vom B-Zell-Typ nach Rituximabtherapie.

**Kontraind.:** Überempfindlichkeit gegen Yttriumchlorid oder murine Proteine. Patienten mit lebensbedrohlicher hämatologischer Toxizität, über 25% Knochenmarkinfiltration mit Lymphomzellen, Bestrahlung von über 25% des Knochenmarks, vorangegangene Knochenmark- oder Stammzellentransplantation, Thrombozytopenie, Neutropenie. Kdr. und Jugendliche unter 18 Jahren. Schwangerschaft, Stillzeit, daher kontrazeptive Maßnahmen bei Frauen im gebärfähigen Alter und Männern während der Behandlung und bis 12 Monate danach.

**UW:** Am häufigsten tritt eine verzögerte Knochenmarkdepression mit Thrombozytopenie bei 61% und Neutropenie bei 57% der Patienten auf, Der Abfall beginnt nach 3 Wochen, erricht den Nadir nach 6–9 Wochen und kehrt nach 12–14 Wochen auf die Ausgangswerte zurück. Häufige nichthämatologische Nebenwirkungen (>10%) sind Schwäche, Übelkeit, Infektion, Schüttelfrost, Fieber, Bauchschmerzen, Dyspnoe, allgemeine Schmerzen, Kopfschmerzen, Erbrechen, Husten, Benommenheit, Halskratzen.

**Dosis:** 1-mal 15 MBq/kg [$^{90}$Y]-Ibritumonab-Tiuxetan bis zu maximal 1200 MBq als i.v.-Infusion über 10 min, bei verminderten Thrombozyten (100.000–150.000/µl) 11 MBq/kg.

**Zevalin**® (Medac-Schering)

1 Durchstechfl. 3,2mg (N1) ..... 13032,72

**Ibuprofen** *Rp* [US]

Nichtsteroidales Antiphlogistikum aus der Gruppe der Arylpropionsäurederivate mit ähnlichen anti-

phlogistischen, analgetischen und antipyretischen Effekten wie Diclofenac (s. dort). Ibuprofen gehört nach epidemiologischen Langzeitstudien zu den besser verträglichen nichtsteroidalen Antiphlogistika und wird daher in niedriger Dosis (200–400 mg) bei Schmerzen und Fieber eingesetzt. Allerdings sind Einzelfälle eines meningitisähnlichen Krankheitsbildes nach Einnahme von Ibuprofen beschrieben worden.
Schnelle Resorption nach oraler Gabe, Bioverfügbarkeit fast 100%, maximale Plasmaspiegel (30–70 µg/ml) nach 0,5–2 h. Plasmaproteinbindung 99%, Halbwertszeit 2 h. Schneller Abbau zu renal eliminierten inaktiven Metaboliten. Nach perkutaner Applikation (300 mg) wird Ibuprofen zu 5% resorbiert und erreicht nur sehr niedrige Konzentrationen in der Synovialflüssigkeit (2,6 µg/ml) und im Plasma (0,5 µg/ml), von denen pharmakologische Wirkungen kaum zu erwarten sind.
**Ind.:** Rheumatoide Arthritis, degenerative Gelenkkrankheiten, extraartikuläre rheumatische Krankheiten, Gicht, Schmerzen, Fieber, Dysmenorrhö.
**Kontraind., UW, WW:** s. Diclofenac.
**Dosis:** Entzündungshemmung: 3-mal 400–800 mg/d. Schmerzen, Fieber: Einzeldosis 200–400 mg, ggf. 3-mal/d. Kdr. 3 Monate bis 12 Jahre tgl. 20–30 mg/kg, verteilt auf 3–4 Einzelgaben. DDD 800 mg.

**Ibuhexal** (Hexal)
10 Filmtbl. akut 200 mg (N1) ........ (FB 1,95) 1,83
20 Filmtbl. akut 200 mg (N2) ........ (FB 3,31) *3,40*
50 Filmtbl. akut 200 mg (N3) ........ (FB 6,64) *7,45*
10 Filmtbl. akut 400 mg (N1) ........ (FB 2,78) 2,60
20 Filmtbl. akut 400 mg (N2) ........ (FB 4,70) 4,45
10 Filmtbl. 400 mg (N1) ........ (FB 10,64) 10,60
20 Filmtbl. 400 mg (N1) ........ (FB 11,74) 11,60
50 Filmtbl. 400 mg (N2) ........ (FB 14,79) 14,56
100 Filmtbl. 400 mg (N3) ........ (FB 19,53) 17,48
10 Filmtbl. 600 mg (N1) ........ (FB 10,99) 10,95
20 Filmtbl. 600 mg (N1) ........ (FB 12,40) 12,31
50 Filmtbl. 600 mg (N2) ........ (FB 16,31) 16,10
100 Filmtbl. 600 mg (N3) ........ (FB 22,43) 21,30
10 Filmtbl. 800 mg (N1) ........ (FB 11,30) 11,25
20 Filmtbl. 800 mg (N1) ........ (FB 12,98) 12,91
50 Filmtbl. 800 mg (N2) ........ (FB 17,67) 17,49
100 Filmtbl. 800 mg (N3) ........ (FB 24,96) 23,40
20 Retardtbl. 800 mg (N1) ........ (FB 14,43) 13,83
50 Retardtbl. 800 mg (N2) ........ (FB 20,87) 19,75
100 Retardtbl. 800 mg (N3) ........ (FB 31,16) 29,60
10 Supp. 600 mg (N1) ........ (FB 12,89) 12,60

**Ibuprofen AL** (Aliud)
20 Filmtbl. 400 mg (N1) ........ (FB 11,74) 10,75
50 Filmtbl. 400 mg (N2) ........ (FB 14,79) 12,09
100 Filmtbl. 400 mg (N3) ........ (FB 19,53) 14,45
20 Filmtbl. 600 mg (N1) ........ (FB 12,40) 11,74
50 Filmtbl. 600 mg (N2) ........ (FB 16,31) 16,08
100 Filmtbl. 600 mg (N3) ........ (FB 22,43) 21,27
20 Filmtbl. 800 mg (N1) ........ (FB 12,98) 11,24
50 Filmtbl. 800 mg (N2) ........ (FB 17,67) 17,28
100 Filmtbl. 800 mg (N3) ........ (FB 24,96) 22,91
20 Retardtbl. 800 mg (N1) ........ (FB 14,43) 13,82
50 Retardtbl. zu 800 mg (N2) ........ (FB 20,87) 19,73
100 Retardtbl. zu 800 mg (N3) ........ (FB 31,16) 29,44
10 Supp. 600 mg (N1) ........ (FB 12,89) 12,60

**Nurofen**® (Boots Healthcare)
12 Dosierbtl. Brausegr. 200 mg (N2) ........ (FB 2,24) *4,15*
100 ml Kindersaft (100 mg/5 ml) (N1) ........ (FB 10,99) 10,99
150 ml Kindersaft (100 mg/5 ml) (N2) ........ (FB 11,70) 11,70
100 ml Juniorsaft (100 mg/5 ml) (N1) ........ (FB 3,51) 3,51
10 Junior Zäpfchen 125mg (N1) ........ 2,97

## Ifosfamid *Rp* [KR]

Zytostatikum mit ähnlichen Wirkungen wie Cyclophosphamid (s. dort). Auch Ifosfamid wird erst nach Aktivierung in vivo aktiv, die vorwiegend in der Leber erfolgt. Elimination durch Metabolisierung und überwiegend renale Ausscheidung. Halbwertszeit 6–8 h, Metaboliten 4–7 h.
**Ind.:** Inoperable maligne, Ifosfamid-empfindliche Tumoren, z. B. Bronchial-, Ovarialkarzinom, Hodentumoren, Weichteilsarkome, Mammakarzinom, Pankreaskarzinom, Hypernephrom, Endometriumkarzinom, maligne Lymphome.
**Kontraind., UW:** s. Cyclophosphamid. Vor allem bei Kdr. kann sich eine nicht rechtzeitig erkannte und behandelte Nierentoxizität zum Vollbild eines Fanconi-Syndroms entwickeln. In Einzelfällen Störungen der Leberfunktion sowie der Herzfunktion. Verschiedene Grade einer in der Regel reversiblen Enzephalopathie (Desorientiertheit, Verwirrungszustände) können auftreten. Vorsicht besonders bei Patienten mit erniedrigtem Serumalbuminspiegel oder eingeschränkter Nierenfunktion.
**Dosis:** 50–60 mg/kg i.v. als Kurzinfusion tgl. an 5 aufeinanderfolgenden Tagen als Regeldosis. Alternativ gleiche Dosis alle 2 Tage über 10 Tage oder halbe Dosis über 10 Tage. Fortsetzung nach 3–4 Wochen abhängig vom klinischen Befund.

**Holoxan**® (Baxter Oncology)
1 Inj.-Fl. 500 mg (N1) ........ 32,85
1 Inj.-Fl. 1 g (N1) ........ 51,11
6 Inj.-Fl. 1 g (N1) ........ 265,71
1 Inj.-Fl. 2 g (N1) ........ 85,75
1 Inj.-Fl. Lsg. 2 g (N1) ........ 85,75
1 Inj.-Fl. 3 g (N1) ........ 123,63

## Iloprost *Rp* [US] 1993 **C**

Prostacyclinderivat mit ähnlichen thrombozytenaggregationshemmenden und vasodilatierenden Wirkungen wie Alprostadil (Prostaglandin $E_1$, s. dort). Iloprost hat eine höhere metabolische Stabilität und daher eine deutlich längere Halbwertszeit (30 min) als natürliches Prostacyclin (3 min). Bei Thrombangiitis obliterans senkte eine 4-wöchige Behandlung mit Iloprost Schmerzen, Hautläsionen und Amputationsrate.

**Ind.:** Fortgeschrittene Thrombangiitis obliterans.

**Kontraind.:** s. Alprostadil.

**UW:** Häufig Gesichtsrötung, Kopfschmerzen, Übelkeit und Erbrechen. Weitere UW s. Alprostadil.

**WW:** s. Alprostadil.

**Dosis:** 0,5–2 ng/kg/min als i.v.-Infusion über 6 h/d durch angiologisch erfahrene Ärzte.

**Ilomedin**® (Schering)

| | |
|---|---|
| 5 Amp. (20 µg/1 ml) (N1) | 278,13 |
| 20 Amp. (20 µg/1 ml) (N3) | 976,82 |

## Imatinib *Rp* [US] 2001 **A**

Erster spezifischer Tyrosinkinaseinhibitor zur Behandlung der Philadelphiachromosom-positiven chronischen myeloischen Leukämie. Imatinib wurde zunächst als spezifischer Hemmstoff des PDGF-Rezeptors (Platelet-derived growth factor) entwickelt. Später stellte sich heraus, dass auch ABL-Tyrosinkinasen und der Stammzellfaktorrezeptor C-Kit selektiv gehemmt werden, während andere Tyrosinkinaserezeptoren nicht beeinflusst wurden. Ursache der chronischen myeloischen Leukämie ist bei ca. 95% der Patienten die Bildung des BCR-ABL-Fusionsgens (sog. Philadelphia-Chromosom) durch reziproke Translokation zwischen den langen Armen der Chromosomen 9 und 22. Das BCR-ABL-Genprodukt ist eine konstitutiv aktive Proteintyrosinkinase, die durch ungehemmtes Zellwachstum, verzögerte Apoptose und abnormale Zelladhäsion zur chronischen Phase der chronischen myeloischen Leukämie führt. Imatinib induzierte bei 60% der Patienten mit chronischer myeloischer Leukämie eine zytogenetische Remission und bei 95% eine komplette hämatologische Remission. Auch in der Blastenkrise, die üblicherweise in 3–6 Monaten tödlich verläuft, induziert Imatinib bei 52% der Patienten hämatologische Remissionen und bei 16% der Patienten zytogenetische Remissionen mit einer mittleren Überlebenszeit von 6,9 Monaten. Imatinib wird nach oraler Gabe fast vollständig resorbiert, über CYP3A4 metabolisiert und hauptsächlich hepatisch eliminiert. Halbwertszeit 18 h.

**Ind.:** Philadelphia-Chromosom-positive chronisch myeloische Leukämie, nicht resezierbare oder metastasierte maligne gastrointestinale Stromatumoren (GIST).

**Kontraind.:** Überempfindlichkeit gegen Imatinib, Stillzeit. Strenge Indikationsstellung bei Leberfunktionsstörungen und in der Schwangerschaft.

**UW:** Treten fast bei jedem Patienten auf, führen aber nur bei 1–5% zum Therapieabbruch. Sehr häufig: Flüssigkeitsretention (Aszites, periphere und periorbitale Ödeme), Neutropenie, Thrombozytopenie, Anämie, Kopfschmerzen, Übelkeit, Erbrechen, Diarrhö, Dyspepsie, Dermatitis, Ekzem, Hautausschlag, Muskelspasmen. Häufig: Fiebrige Neutrozytopenie, Anorexie, Benommenheit, Geschmacksstörungen, Parästhesie, Schlaflosigkeit, Konjunktivitis, vermehrter Tränenfluss, verschwommenes Sehen, Dyspnoe, Epistaxis, Bauchschmerzen, Flatulenz, Verstopfung, Mundulzera, Magen- und Speiseröhrenreflux, erhöhte Leberenzyme, Pruritus, Erythem, trockene Haut, Alopezie, nächtliches Schwitzen, Gelenkschwellungen, Schwäche, Schüttelfrost, Gewichtszunahme.

**WW:** CYP3A4-Inhibitoren (z. B. Ketoconazol, Itraconazol, Erythromycin, Clarithromycin), erhöhen Imatinibplasmaspiegel, CYP3A4-Induktoren (z. B. Dexamethason, Phenytoin, Carbamazepin, Rifampicin, Phenobarbital, Johanniskraut) senken sie. Vorsicht bei Gabe von CYP3A4-Substraten mit enger therapeutischer Breite (z. B. Ciclosporin, Pimozid). Imatinib kann die Plasmaspiegel anderer CYP3A4-Substrate erhöhen (z. B. Triazolbenzodiazepine, Dihydropyridine, einige Statine). Eine Warfarintherapie soll auf Heparin umgestellt werden.

**Dosis:** *Chronische Phase*: 400 mg/d. *Akzelerierte Phase, Blastenkrise*: 600 mg/d. GIST: 400 mg/d.

**Glivec**® (Novartis)

| | |
|---|---|
| 20 Tbl. 100 mg (N1) | 545,46 |
| 60 Tbl. 100 mg (N2) | 1612,55 |
| 10 Tbl. 400 mg (N1) | 1030,45 |
| 30 Tbl. 400 mg (N1) | 2985,20 |
| 90 Tbl. 400 mg (N3) | 8764,76 |

## Imidapril *Rp* [US] 1999 **C**

Langwirkender ACE-Hemmer (s. dort) mit ähnlichen Eigenschaften wie Enalapril. Der blutdrucksenkende Effekt setzt etwa 2 h nach oraler Gabe ein, erreicht sein Maximum nach 8 h und hält etwa 24 h an. Imidapril ist ein Prodrug, das in der Leber zum aktiven Metaboliten Imidaprilat hydroxyliert wird. Orale Bioverfügbarkeit 40%, Halbwertszeit von Imidaprilat 15 h.

**Ind.:** Hypertonie.

**Kontraind., UW, WW:** s. ACE-Hemmer.

**Dosis:** Initial 1-mal 5 mg/d oral, nach 3 Wochen Dosis ggf. auf 10 mg/d erhöhen.

**Tanatril**® (Kwizda)

| | |
|---|---|
| 30 Tbl. 5 mg (N1) | 20,88 |
| 50 Tbl. 5 mg (N2) | 26,85 |
| 100 Tbl. 5 mg (N3) | 40,39 |
| 30 Tbl. 10 mg (N1) | 25,82 |
| 50 Tbl. 10 mg (N2) | 34,39 |
| 100 Tbl. 10 mg (N3) | 53,45 |
| 30 Tbl. 20 mg (N1) | 33,40 |
| 50 Tbl. 20 mg (N2) | 46,04 |
| 100 Tbl. 20 mg (N3) | 72,66 |

**Imiglucerase** *Rp* [US] 1998 **B**

Rekombinante β-Glucocerebrosidase zur Substitution des Enzymmangels bei Gaucher-Krankheit. Imiglucerase spaltet Glucocerebrosid in Ceramid und Glucose und ersetzt die bisher aus menschlicher Plazenta gewonnene Enzympräparation Alglucerase. Bei der Gaucher-Krankheit ist die Enzymaktivität wegen eines genetischen Defekts vermindert. Deshalb reichern sich Cerebroside in den Lysosomen der Gewebsmakrophagen an, die sich in die typischen Gaucher-Zellen umwandeln und vor allem in Leber, Milz und Knochenmark auftreten. Hieraus resultieren Hepatosplenomegalie, Anämie, Thrombozytopenie sowie häufig auch Knochenschmerzen und Osteoporose. Alglucerase wird von den Makrophagen aufgenommen und spaltet die gespeicherten Glucocerebroside. Nach 6-monatiger Therapie ging die Hepatosplenomegalie zurück. Auch die hämatologischen Symptome normalisierten sich in einigen Fällen. Therapiekosten ca. 150.000 € pro Jahr.

Bei i.v.-Infusion ist nach 30 min das Gleichgewicht der Enzymaktivität erreicht, Halbwertszeit 4–10 min.

**Ind.:** Morbus Gaucher Typ 1 mit ausgeprägter Symptomatik.

**Kontraind.:** Vorsicht bei Patienten mit Antikörpern gegen Alglucerase oder Imiglucerase.

**UW:** Unangenehmes Gefühl, Jucken, Brennen, Schwellung oder steriler Abszess an der Injektionsstelle. Selten Überempfindlichkeitsreaktionen wie Pruritus, Flush, Urtikaria, Atembeschwerden, Engegefühl in der Brust, Übelkeit, Bauchkrämpfe, selten Blutdruckabfall.

**Dosis:** Initial 60 E/kg als i.v.-Infusion über 1–2 h alle 2 Wochen. Die Gabe von 15 E/kg pro Woche ist hämatologisch wirksam.

**Cerezyme**® (Genzyme)
5 Inj.-Fl. (400 E/5 ml) (N1) ............ 11223,03
25 Inj.-Fl. (400 E/5 ml) (N3) ............ 54978,20

**Imipenem** *Rp* [WS] 1993 **B**

β-Lactamantibiotikum aus der Gruppe der Carbopeneme. Imipenem wirkt bakterizid durch Hemmung der Zellwandsynthese. Das Spektrum ist breit und umfasst grampositive Keime einschl. Staph. aureus, gramnegative Keime, Pseudomonas aeruginosa sowie Anaerobier. Ausgeprägte β-Lactamasestabilität. Imipenem wird durch renale Dipeptidasen rasch inaktiviert. Im Handelspräparat ist es daher im Verhältnis 1:1 mit dem Dipeptidasehemmer Cilastatin kombiniert. Cilastatin verhindert außerdem die Nephrotoxizität bei höherer Dosierung von Imipenem.

Halbwertszeit 60 min. Plasmaeiweißbindung 25%. Im Urin werden ca. 15% unverändert wiedergefunden. In Kombination mit Cilastatin werden 70% unverändert renal eliminiert. Nur geringe Ausscheidung mit der Galle. Die Liquorgängigkeit ist gering. Cilastatin hat eine Halbwertszeit von 45 min, Plasmaeiweißbindung 25%. Es wird zu ca. 55% unverändert und zu ca. 15% als aktiver N-Acetylmetabolit im Urin wiedergefunden.

**Ind.:** Notfallantibiotikum für lebensbedrohliche Infektionen durch unbekannte Erreger bei Sepsis, Peritonitis, Pneumonie. Schwere Mischinfektionen bei Versagen anderer Breitspektrumantibiotika oder bei Vorliegen einer Allergie gegen Penicilline oder Cephalosporine.

**Best.:** 1 Infusionsfl. enth.: Imipenem $H_2O$ 265 mg/530 mg entspr. 250 mg/500 mg Imipenem und Cilastin-Natrium 266 mg/532 mg entspr. 250 mg/500 mg Cilastin in 542 mg/1080 mg Trockensubstanz.

**Kontraind.:** Überempfindlichkeit gegenüber Imipenem oder Cilastatin. Nur ganz selten Kreuzallergie mit Penicillinen. Ausreichende Erfahrungen über die Anwendung in der Schwangerschaft liegen nicht vor.

**UW:** Ca. 10% gastrointestinale Störungen wie Übelkeit, Erbrechen und Durchfall. Bei schwerer und anhaltender Diarrhö an pseudomembranöse Colitis denken. Thrombophlebitiden an der Injektionsstelle. Bis zu 3% allergische Reaktionen. Ca. 2% neurologische unerwünschte Wirkungen wie Tremor, Myoklonien, Krämpfe, Verwirrtheit, Schwindel, Somnolenz und psychische Störungen. Nierenfunktionsstörungen mit Kreatinin- und Harnstoffanstieg sind selten. Ebenfalls selten Thrombozytopenie, Leukozytopenie sowie Eosinophilie und Anstieg der Serumtransaminasen, des Bilirubins und der alkalischen Phosphatase.

**Dosis:** Erw. 500–1000 mg Imipenem alle 6–8 h als 30-minütige Kurzinfusion, maximal tgl. 50 mg/kg, jedoch 4 g/d nicht überschreiten. Kdr. 30–60 mg/kg tgl. in 4 Einzeldosen. Bei Niereninsuffizienz mit einer Kreatininclearance unter 30 ml/min 500 mg alle 12 h, unter 5 ml/min 250 mg alle 12 h.

**Zienam**® (MSD)
5 Inf.Fl. i.v. 250 mg Trockensubst. +Lsgm. (N2) ............ 83,22
5 Inf.Fl. i.v. 500 mg Trockensubst.+ Lsgm. (N2) ............ 120,13
5 Inf.Fl. i.v. 500 mg Trockensubst. (N2) ............ 118,59
5 Inf.Btl. i.v. 500 mg Trockensubst.+Lsgm. (N2) ............ 125,95

**Imipramin** *Rp* [ML]

Antidepressivum aus der Gruppe der nichtselektiven Monoamin-Rückaufnahme-Inhibitoren (NSMRI) mit gering sedativer Komponente, Prototyp der Antidepressiva mit ausgeglichenen Eigenschaften. Anticholinerge Effekte sind relativ stark ausgeprägt, wenn auch nicht so deutlich wie bei Amitriptylin. Imipramin wird nach oraler Gabe gut resorbiert, unterliegt jedoch einem starken First-Pass-Metabolismus, Bioverfügbarkeit 25–70%. Halbwertszeit 5–20 h. In interindividuell stark schwankendem Ausmaß entsteht als aktiver Metabolit Desipramin, Halbwertszeit 12–24 h. Plasmakonzentrationen schwanken interindividuell sehr stark und sind nicht direkt mit therapeutischer Wirkung korreliert. Daher muss individuell nach klinischer Wirkung dosiert werden. Wirksame Plasmaspiegel scheinen über 230 ng/ml zu liegen (Imipramin und Desipramin kombiniert). Zum Wirkungsmechanismus s. Amitriptylin.

**Ind.:** Depressive Krankheiten, vor allem endogene. Chronische Schmerzen, funktionelle nächtliche Enuresis (ab 5. Lebensjahr), Pavor nocturnus, Zwangsweinen.

**Kontraind., UW, WW:** s. Amitriptylin, Sedierung und anticholinerge UW jedoch geringer.

**Dosis:** Individuell dosieren! *Depressionen*: Ambulant initial 25–75 mg/d, Steigerung innerhalb 1 Woche auf 150–200 mg/d, z. B. 2 Tage 2-mal (10–)25 mg, 3 Tage 2-mal 50 mg, 10 Tage 2-mal 75 mg. Stationär max. bis auf 300 mg/d steigern. Die einschleichende Dosierung reduziert anticholinerge und alphaantiadrenerge UW. Um eine starke Sedation zu vermeiden und zur Behandlung von Insomnien, kann die abendliche Dosis höher sein, z. B. 50 mg morgens, 100 mg abends. Bei älteren Patienten ist oft die Hälfte der empfohlenen Dosis ausreichend. Nach Ansprechen soll die Dosis für 6 Monate beibehalten werden, ggf. als abendliche Einzeldosis. Anschließend langsam absetzen. In der *Pädiatrie* initial 10 mg/d, auf 20 mg/d (5–7 J.) oder 20–50 mg/d (8–14 J.) steigern. DDD 100 mg.

**Imipramin-neuraxpharm**® (neuraxpharm)

20 Filmtbl. 10 mg (N1) ............................ (FB 11,24) 11,15
50 Filmtbl. 10 mg (N2) ............................ (FB 13,41) 12,93
100 Filmtbl. 10 mg (N3 ............................ (FB 16,58) 15,88
20 Filmtbl. 25 mg (N1) ............................ (FB 13,13) 12,69
50 Filmtbl. 25 mg (N2) ............................ (FB 17,37) 16,36
100 Filmtbl. 25 mg (N3) ............................ (FB 25,08) 22,76
20 Filmtbl. 100 mg (N1) ............................ (FB 20,60) 19,44
50 Filmtbl. 100 mg (N2) ............................ (FB 35,66) 33,74
100 Filmtbl. 100 mg (N3) ............................ (FB 58,38) 56,02

**Tofranil**® (Novartis)

20 Drg. mite 10 mg (N1) ............................ (FB 11,24) 11,24
50 Drg. mite 10 mg (N2) ............................ (FB 13,41) 13,41
100 Drg. mite 10 mg (N3) ............................ (FB 16,58) 16,58
20 Drg. 25 mg (N1) ............................ (FB 13,13) 13,13
50 Drg. 25 mg (N2) ............................ (FB 17,37) 17,37
100 Drg. 25 mg (N3) ............................ (FB 25,08) 25,08

## Imiquimod *Rp* [UF] 1998 A

Imiquimod ist ein nicht-nukleosidales heterozyklisches Amin mit antiviralen Eigenschaften zur topischen Anwendung. Durch Bindung an den Toll-like Rezeptor 7 besitzt Imiquimod immunmodulatorische Eigenschaften, die letztlich zur Synthese proinflammatorischer Zytokine führen. Darüber hinaus sind antineoplastische und apoptotische Wirkungen beschrieben. Der genaue Wirkungsmechanismus ist unbekannt. In der Behandlung von Feigwarzen im Ano-Genitalbereich (Condyloma acuminata) führt Imiquimod bei dreimal wöchentlicher Anwendung nach bis zu 16 Wochen zu einer vollständigen Abheilung bei 50% der Patienten (vs. 20% unter Placebo). Mit 72% ist die Clearancerate bei Frauen deutlich höher als bei Männern (33%). Ursache ist die möglicherweise bessere Absorption bei Frauen. Die Rezidivrate liegt nach 3 Monaten bei 13%. Allerdings treten Genitalwarzen unabhängig von der Art der Behandlung innerhalb eines Jahres bei etwa 70% der Patienten wieder auf. Bei Patienten mit superfiziellem Basalzellkarzinom kommt es bei 1-mal täglicher Applikation von Imiquimod-Creme in 88% der Fälle zur Abheilung und entspricht damit einer chirurgischen Intervention. Auch bei aktinischen Keratosen ist Imiquimod bei 3-mal wöchentlicher Applikation über 16 Wochen mit Heilungsraten von 57% sehr effektiv und ist mit dieser Indikation in den USA bereits zugelassen.

Imiquimod wird nach topischer Applikation kaum resorbiert. Die Serumkonzentrationen von Imiquimod und seinen Metaboliten liegen unterhalb der Erfassungsgrenze. Die Wiederfindungsrate im Urin liegt bei <1%. Nach oraler Gabe (kein Handelspräparat) wird Imiquimod schnell resorbiert und in der Leber extensiv metabolisiert. Lediglich 0,2–0,6% der Dosis finden sich unverändert im Urin. Die Eliminationshalbwertzeit liegt bei 2,7 h.

**Ind.:** Lokaltherapie äußerlicher Feigwarzen im Genital- und Perianalbereich und kleiner superfizieller Basalzellkarzinome bei Erwachsenen.

**Kontraind.:** Überempfindlichkeit gegen Imiquimod oder sonstige Bestandteile der Creme. Augenkontakt vermeiden. Bisher liegen nur begrenzte Erfahrungen mit bei der Behandlung von Feigwarzen im Bereich der Vorhaut bei Männern vor. In 2 Fällen wurden schwere Phimosen, in einem weiteren Fall eine Striktur beobachtet, die eine Zirkumzision erforderlich machte. Bei Schwangeren, während der Stillzeit und bei älteren Patienten (>65 Jahre) fehlen Sicherheitsdaten. Eine Anwendung bei diesem Personenkreis sollte daher nur erfolgen, wenn der Nutzen die potentiellen Risiken deutlich übersteigt. Im Tierexperiment ergeben sich keine Hinweise auf teratogene und embryotoxische Wirkungen von Imiquimod.

**UW:** Mit insgesamt ca. 80% häufig. Im Vordergrund stehen lokale Reaktionen wie Erythem, Juckreiz, Erosion, Brennen, Schuppung, Ödem, Induration, Ulzeration und Schmerzen. Auch Infektionen sind häufig. Selten wird über systemische Reaktionen wie Kopfschmerzen, grippeähnliche Symptome und Muskelschmerzen berichtet.

**Dosis:** *Feigwarzen*: Creme 3-mal wöchentlich vor dem Zubettgehen auf den gereinigten Hautbereich auftragen und 6–10 h belassen. Danach mit Wasser und milder Seife abwaschen. Die Crememenge eines Sachets reicht aus, um einen mit Feigwarzen infizierten Hautbereich von 20 cm² zu behandeln. Die Behandlung so lange fortzusetzen, bis alle sichtbaren Feigwarzen im Genital- oder Perianalbereich verschwunden sind (maximal 16 Wochen pro Behandlungszeitraum). Die Hände vor und nach dem Auftragen gründlich waschen.

*Basalzellkarzinom*: Imiquimod 6 Wochen lang 5-mal wöchentlich (z. B. montags bis freitags) vor dem Zubettgehen auftragen und ca. 8 h lang auf der Haut belassen. Vor dem Auftragen den Behandlungsbereich mit milder Seife und Wasser waschen und sorgfältig abtrocknen. Ausreichend Creme auftragen, um den Behandlungsbereich einschließlich eines Zentimeters Haut um den Tumor herum zu bedecken. Creme in den Behandlungsbereich einreiben, bis sie eingezogen ist. Während der Einwirkzeit sollte auf Duschen und Baden verzichtet werden. Nach der Einwirkzeit muss die Imiquimod-Creme unbedingt mit einer milden Seife und Wasser abgewaschen werden. Auch die Hände vor und nach dem Auftragen gründlich waschen. Das Therapieergebnis des mit Imiquimod behandelten Tumors sollte 12 Wochen nach Ende der Behandlung beurteilt werden. Ist der behandelte Tumor nicht vollständig abgeheilt, sollte eine andere Therapie angewendet werden. Lokale Infektionen mit anderen geeigneten Maßnahmen behandeln.

**Aldara**® (3M Medica)
12 Sachets Creme 5% (N1) .................................. 99,78

## Immunglobulin vom Menschen *Rp* [KR]

Aus dem Plasma vieler gesunder Spender gewonnene Immunglobulinfraktion, welche die normal vorkommenden Antikörper (95% IgG) enthält. Aus dem intramuskulären Injektionsdepot beginnt die Resorption nach 20 min, maximale Blutspiegel werden nach 2–6 Tage erreicht. Die Halbwertszeit beträgt etwa 3 Wochen. Gegen viele Virusinfektionen stehen auch jeweils spezielle Immunglobuline mit hohen Antikörpertitern zur Verfügung.

**Ind.:** Substitution bei Antikörpermangelsyndrom. Prophylaxe von Hepatitis A, Masern.

**Kontraind.:** Thrombozytopenie und andere Gerinnungsstörungen, bei denen i.m.-Injektionen kontraindiziert sind.

**UW:** Druckschmerz an der Injektionsstelle, gelegentlich Temperaturanstieg. Selten Haut-, Atem- und Kreislaufreaktionen. Besonders bei intravasaler Verabreichung kann ein anaphylaktischer Schock auftreten (s. dort).

**WW:** Nach Gabe von Immunglobulinen ist ein Abstand von mindestens 3 Monaten zur Impfung mit parenteral anzuwendenden Virus-Lebend-Impfstoffen einzuhalten.

**Dosis:** *Antikörpermangelsyndrom*: Initial 208 mg/kg, Erhaltungsdosis 106 mg/kg alle 4 Wochen. *Hepatitis-A-Prophylaxe*: 3,2 mg/kg i.m. bei Aufenthalt von weniger als 3 Monaten in Endemiegebieten, bei längeren Aufenthalten 9,6 mg/kg. *Masernprophylaxe*: 40 mg/kg i.m., wenn Exposition weniger als 1 Woche zurückliegt. Vor der Injektion Ampulle auf Handwärme anwärmen.

**Beriglobin**® (ZLB Behring)
1 Amp. 2 ml (160 mg/ml) (N1) .............................. 22,75
1 Amp. 5 ml (160 mg/ml) (N1) .............................. 42,28
10 Amp. 5 ml (160 mg/ml) (N2) ............................ 349,69
20 Amp. 5 ml (160 mg/ml) (N3) ............................ 690,00
10 Durchstechfl. 10 ml (160 mg/ml) (N2) .................. 690,00
20 Durchstechfl. 10 ml (160 mg/ml) (N3) .................. 1370,62

## Immunstimulanzien [KR]

Mit Immunstimulanzien wird versucht, angeborene und erworbene Immundefekte zu substituieren oder die körpereigenen Abwehrleistungen des normalen Immunsystems gegen Infektionserreger oder maligne Tumoren zu stimulieren.

Eine verstärkte Abwehr kann mit Immunstimulanzien nur durch eine allgemeine Steigerung von Reaktionen des Immunsystems erreicht werden. Dies birgt die Gefahr in sich, dass auch die physiologisch unterdrückten Immunreaktionen möglich und allergische Krankheiten oder Autoimmunreaktionen ausgelöst werden. Das Konzept einer Immunstimulation stellt pharmakologisch daher ein differentes Prinzip dar, das mit erheblichen Risiken verbunden ist.

Stimulierende Wirkungen auf Zellen des Immunsystems sind von zahlreichen Substanzen bekannt. Von besonderer Bedeutung sind die physiologischen Mediatoren des Immunsystems aus der Gruppe der Zytokine, die bereits therapeutisch angewendet werden. Daneben gibt es eine größere Gruppe von Stoffen und Stoffgemischen, die meist nur wenig definiert sind. Bis auf einige synthetische Immunstimulanzien handelt es sich vor allem um Extrakte aus Thymus, Bakterien und Pflanzen.

**Synthetische Immunstimulanzien** wirken in vitro stimulierend auf die Differenzierung und Aktivierung von Zellen des Immunsystems. Hierzu gehören ein Komplex aus Inosin und Dimepranol-4-acetamidobenzoat (Isoprinosine®) und Levamisol. Der Inosinkomplex ist schwach antiviral wirksam. Der therapeutische Nutzen, insbesondere bei malignen Tumorkrankheiten, ist nur in Einzelfällen nachgewiesen, sonst in klinischen Studien nicht sicher belegt.

**Thymusextrakte** enthalten Peptide, die auch synthetisch hergestellt wurden. Sie stimulieren in vitro Differenzierungsschritte von Lymphozyten. Ein Nutzen wurde in klinischen Studien nicht ausreichend belegt.

Zu den **bakteriellen Substanzen** gehören Lipopolysaccharide und Peptidoglykane (z. B. Muramyldipeptid), die in vitro Monozyten und Makrophagen stark stimulieren. Weiterhin gibt es lyophilisierte Lysate aus verschiedenen Bakterien (z. B. Broncho-Vaxom®). Ein therapeutischer Nutzen wurde in klinischen Studien nicht belegt.

**Pflanzenextrakte** aus Echinacea, Thuja und Mistel (z. B. Echinacin®, Contramutan®, Esberitox®, Lymphozil®, Iscador®) enthalten Polysaccharide, die in vitro Zellen des Immunsystems aktivieren. Die Konzentrationen liegen oft mehrere Größenordnungen über den therapeutisch erreichbaren Spiegeln. Ein Nutzen ist in klinischen Studien nicht belegt.

## Immunsuppressiva [KR]

Immunsuppressiva hemmen global Immunreaktionen. Aufgrund ihres Wirkungsmechanismus kann man zwei Hauptgruppen unterscheiden:

1. **Zytotoxische Pharmaka**, die die Zahl von Lymphozyten verringern. Dazu gehören Zytostatika (Cyclophosphamid, Azathioprin, Methotrexat), Antikörper gegen Lymphozyten (Anti-Lymphozyten-Globulin) und monoklonale Antikörper gegen den CD3-Komplex von T-Lymphozyten (Muromonab CD3).
2. **Inhibitoren der Lymphozytenaktivierung**, die vor allem die Aktivierung von Helfer-T-Lymphozyten verhindern. Zu ihnen gehören Glucocorticoide und Calcineurinantagonisten wie Ciclosporin und Tacrolimus.

Immunsuppressiva werden in erster Linie zur Prophylaxe von Transplantatabstoßungen nach Organ- und Knochenmarktransplantationen angewendet. In zunehmendem Maße finden sie auch Einsatz bei Autoimmunkrankheiten, schweren Formen chronisch entzündlicher Krankheiten, nephrotischem Syndrom und schweren generalisierten Allergien.

## Indapamid *Rp* [HO]

Diuretikum aus der Gruppe der Thiazidanaloga mit ähnlichen Wirkungen wie Hydrochlorothiazid (s. dort). Indapamid wurde ursprünglich als Antihypertonikum ohne wesentliche diuretische Wirkung eingeführt, unterscheidet sich aber in seinen blutdrucksenkenden Eigenschaften nicht von Hydrochlorothiazid. Es kann ausgeprägte Hypokaliämien auslösen.

Orale Bioverfügbarkeit fast vollständig, Halbwertszeit 14–18 h. Eintritt der Diurese nach 2–3 h, Wirkungsdauer 24–36 h. Die antihypertensive Wirkung setzt nach 3–4 Tagen ein und bleibt nach Absetzen noch etwa 1 Woche erhalten.

**Ind.:** Hypertonie.

**Kontraind., UW, WW:** wie bei Hydrochlorothiazid (s. dort)

**Dosis:** 1-mal 2,5 mg oder 1,5 mg Retardtbl. morgens.

**Indapamid von ct** (ct-Arzneimittel)

30 Kaps. 2,5 mg (N1) .......... (FB 19,62) 16,97
60 Kaps. 2,5 mg (N2) .......... (FB 27,94) 24,88
100 Kaps. 2,5 mg (N3) .......... (FB 38,49) 34,21

**Natrilix**® (Servier)

30 Filmtbl. 2,5 mg (N1) .......... (FB 19,62) 19,62
50 Filmtbl. 2,5 mg (N2) .......... (FB 25,42) 25,42
100 Filmtbl. 2,5 mg (N3) .......... (FB 38,49) 38,49
30 Retardtbl. SR 1,5 mg (N1) .......... 18,70
50 Retardtbl. SR 1,5 mg (N2) .......... 25,40
100 Retardtbl. SR 1,5 mg (N3) .......... 36,76

## Indinavir *Rp* [US] 1996 **A**

Selektiver Hemmstoff der HIV-Protease zur antiretroviralen Kombinationsbehandlung fortgeschrittener HIV-Infektionen mit ähnlichen Eigenschaften wie Saquinavir (s. dort). Indinavir wirkt synergistisch mit Nukleosidanaloga. Bei Monotherapie entsteht eine zunehmende Resistenz. Orale Bioverfügbarkeit 30%, Elimination vorwiegend hepatisch, Halbwertszeit 1,8 h.

**Ind.:** Antiretrovirale Kombinationstherapie mit Nukleosidanaloga bei fortgeschrittenen HIV-Infektionen.

**Kontraind.:** Indinavirüberempfindlichkeit. Gleichzeitige Gabe von Arzneimitteln mit geringer therapeutischer Breite, die als Substrate des Cytochrom CYP3A4 infolge einer Indinavir-bedingten Hemmung verzögert metabolisiert werden, z. B. Rifabutin.

**UW:** Hauttrockenheit, Hautallergien, Geschmacksstörungen, Nephrolithiasis, Hyperbilirubinämie.

**WW:** Indinavir erhöht den Plasmaspiegel von Rifabutin. Ketoconazol erhöht den Indinavirspiegel.

**Dosis:** 3-mal 800 mg/d oral zu den Mahlzeiten.

**Crixivan**® (MSD)

180 Kps. 100 mg (N1) .......... 97,83
360 Kps. 200 mg (N2) .......... 363,15
135 Kps. 333 mg (N1) .......... 230,27
180 Kps. 400 mg (N1) .......... 363,15

## Indometacin *Rp* [US]

Nichtsteroidales Antiphlogistikum aus der Gruppe der Indolessigsäurederivate mit ähnlichen antiphlogistischen, analgetischen und antipyretischen Wirkungen wie Diclofenac (s. dort). Indometacin hemmt die Prostaglandinsynthese mit leichter Präferenz für die Cyclooxygenase-1 (COX-1). Beim Gichtanfall und bei Morbus Bechterew genauso wirksam wie Phenylbutazon. Indometacin ist das wirksamste Mittel beim Bartter-Syndrom (s. dort) und wird mit hoher Erfolgsquote auch beim offenen Ductus Botalli bei Neugeborenen (s. dort) eingesetzt.

Indometacin wird nach oraler Gabe nahezu vollständig resorbiert, Bioverfügbarkeit ca. 100%. Maximale Plasmaspiegel von 0,5–1 µg/ml nach 2 h, Plasmaproteinbindung >99%, Halbwertszeit aufgrund eines enterohepatischen Kreislaufs sehr variabel (2–12 h). Metabolismus in der Leber, die Metaboliten werden zu 60% renal und zu 33% enteral eliminiert. Nach rektaler Applikation liegen die Plasmaspiegel mehr als 50% niedriger als nach oraler. Nach perkutaner Applikation wird Indometacin nur zu 1% resorbiert und dürfte daher kaum therapeutisch wirksame Konzentrationen in Gelenken oder im Plasma erreichen.

**Ind.:** Rheumatoide Arthritis, degenerative Gelenkkrankheiten, Spondylosis ankylosans (M. Bechterew), extraartikuläre rheumatische Krankheiten, Gichtanfall.

**Kontraind.:** Magen-Darmulzera. Vorsicht bei Analgetikaintoleranz, Asthma bronchiale, Hautreaktionen, Herzinsuffizienz, Leberinsuffizienz, Hypertonie, älteren Patienten, Niereninsuffizienz (Verschlechterung der Nierenfunktion). Schwangerschaft (Verzögerung der Geburt durch Prostaglandinsynthesehemmung, Blutverluste unter der Geburt, Hämorrhagien bei Neugeborenen, vorzeitiger Schluss des Ductus Botalli, Stillzeit.

**UW:** In der Mehrzahl abhängig vom Wirkungsmechanismus, d. h. sie beruhen vor allem auf einer Hemmung der konstitutiven Cyclooxygenase-1. Treten dosisabhängig bei 30–50% der Patienten auf und erfordern bei ca. 20% Absetzen der Therapie. Am häufigsten sind *gastrointestinale Störungen* in Form von Übelkeit, Magenschleimhautläsionen (30%), Magenulkus (10%) und Durchfall. Können durch Omeprazol, $H_2$-Histaminantagonisten und Misoprostol vermindert werden. Zweithäufigste UW sind *zentralnervöse Störungen* in Form von Kopfschmerzen, Müdigkeit, Schlaflosigkeit, Schwindel und Verwirrtheitszuständen bis hin zu psychotischen Reaktionen, besonders bei älteren Patienten (vermutlich durch Salz- und Wasserretention bedingt). Selten Seh- und Hörstörungen, Nierenfunktionsstörungen mit Natrium- und Wasserretention (Ödeme), Bronchospasmus insbesondere bei Asthmapatienten, Überempfindlichkeitsreaktionen an der Haut. Selten Störungen von Leberfunktion und Hämatopoese. Lokale Irritationen durch Suppositorien (Reizerscheinungen, schmerzhafter Stuhlgang, Blutungen) und i.m.-Injektion (brennendes Gefühl, sterile Abszesse, Fettgewebsnekrosen).

**WW:** Indometacin erhöht die Plasmaspiegel von Lithium, Digoxin, Phenytoin. Verstärkt die Hyperkaliämie durch kaliumsparende Diuretika und ACE-Hemmer und die gastrointestinalen UW von Glucocorticoiden. Erhöht die Blutungsgefahr durch Antikoagulanzien, die hypoglykämische Wirkung von oralen Antidiabetika, die Toxizität von Methotrexat. Vermindert die Wirkung von Diuretika und Antihypertonika.

**Dosis:** 2- bis 3-mal 25 mg/d oral, ggf. erhöhen bis auf 3-mal 50 mg/d oral oder 1- bis 2-mal 75 mg Retardkps./d. Maximaldosis 200 mg/d. Supp.: 100 mg abends, ggf. zusätzlich 50–100 mg morgens. DDD 100 mg. Gel: 2- bis 4-mal/d.

**Indometacin AL** (Aliud)

20 Brausetbl. 25 mg (N1) ........ (FB 10,74) 10,73
20 Brausetbl. 50 mg (N1) ........ (FB 10,96) 10,95
20 Tbl. 50 mg (N1) ........ (FB 10,96) 10,70
50 Tbl. 50 mg (N2) ........ (FB 12,99) 12,67
100 Tbl. 50 mg (N3) ........ (FB 16,16) 15,95

**Indomet-ratiopharm®** (ratiopharm)

20 Kps. 25 mg (N1) ........ (FB 10,74) 10,74
50 Kps. 25 mg (N2) ........ (FB 12,59) 12,59
100 Kps. 25 mg (N3) ........ (FB 15,40) 15,40
20 Kps. 50 mg (N1) ........ (FB 10,96) 10,96
50 Kps. 50 mg (N2) ........ (FB 12,99) 12,99
100 Kps. 50 mg (N3) ........ (FB 16,16) 16,16
20 Retardkps. 75 mg (N1) ........ (FB 15,16) 15,16
50 Retardkps. 75 mg (N2) ........ (FB 23,83) 23,83
100 Retardkps. 75 mg (N3) ........ (FB 38,44) 38,33
10 Supp. 50 mg (N1) ........ (FB 10,76) 10,76
50 Supp. 50 mg (N3) ........ (FB 15,76) 15,76
10 Supp. 100 mg (N1) ........ (FB 12,28) 12,28
50 Supp. 100 mg (N3) ........ (FB 22,78) 22,78

**Indomet-ratiopharm® Gel** (ratiopharm)

50 g Gel (1 g/100 g) (N1) ........ (FB 12,52) 12,52
100 g Gel (1 g/100 g) (N2) ........ (FB 14,33) 14,33

## Infliximab *Rp* [US] 1999 **A**

Monoklonaler chimärer human-muriner Antikörper gegen den Tumor-Nekrose-Faktor α (TNFα) zur Behandlung des Morbus Crohn. Infliximab bindet die lösliche Untereinheit von TNFα und die membrangebundene Vorstufe von TNFα hochselektiv. Dadurch wird die TNFα-vermittelte Freisetzung weiterer proinflammatorischer Zytokine (z. B. Interleukin 1) verhindert und möglicherweise auch eine komplementabhängige Lyse TNFα-bildender Zellen induziert. Infliximab senkte nach einmaliger Gabe innerhalb von 4 Wochen bei 81% der Crohnpatien-

ten die Entzündungsaktivität im Vergleich zu 17% in der Placebogruppe. Die Wirkung setzte nach 2 Wochen ein und hielt 12 Wochen an. Weiterhin wurde ein Verschluss aller Fisteln bei 55% der Patienten (Placebogruppe 13%) erreicht. Bei rheumatoider Arthritis wurde mit Infliximab und Methotrexat in einer einjährigen Studie bei 53% der Patienten eine Besserung der Krankheitsaktivität im Vergleich zu 17% bei Methotrexat allein erreicht.
Infliximab verteilt sich nach i.v.-Infusion im vaskulären Kompartiment und ist über 8 Wochen im Plasma nachweisbar, terminale Halbwertszeit 9,5 Tage.
**Ind.:** Rheumatoide Arthritis in Kombination mit Methotrexat, Morbus Crohn bei fehlendem Ansprechen auf Glucocorticoid oder Immunsuppressivum, ankylosierende Spondylitis nach unzureichendem Erfolg der konventionellen Therapie.
**Kontraind.:** Tuberkulose oder andere schwere Infektionen wie Sepsis, Abszesse und opportunistische Infektionen, schwerer Herzinsuffizienz (NYHA III/IV), Überempfindlichkeit gegen Mausproteine. Schwangerschaft, Stillzeit. Vorsicht bei multipler Sklerose und anderen demyelinisierenden Störungen sowie bei leichter Herzinsuffizienz und Autoimmunprozessen.
**UW:** Infusionsbedingte Reaktionen wie Fieber, Schüttelfrost, Pruritus, Urtikaria, Dyspnoe, Brustschmerz. Auftreten humaner antichimärer Antikörper nach 2–4 Wochen mit einem erhöhten Risiko infusionsbedingter UW. Verzögerte Überempfindlichkeit nach Wiederholungsbehandlung in Form von Myalgie, Arthralgie, Fieber und Hautausschlag.
**Dosis:** *Rheumatoide Arthritis*: 3 mg/kg als i.v.-Infusion über 2 h, weitere Infusionen 2 und 6 Wochen nach Erstinfusion und danach alle 8 Wochen.
*Morbus Crohn, ankylosierende Spondylitis*: 5 mg/kg als i.v.-Infusion über 2 h, bei Ansprechen auf die Therapie weitere Infusionen 2 und 6 Wochen nach Erstinfusion und danach alle 8 Wochen.

**Remicade®** (Essex Pharma)
2 Trockenamp. 100 mg (N2) .............................. 1481,18
3 Trockenamp. 100 mg (N2) .............................. 2178,13

## Insuline *Rp* [US]

Insulinpräparate werden nach ihrem Wirkungsprofil in Normalinsuline und Verzögerungsinsuline (Intermediär- und Langzeitinsuline) eingeteilt. Weitere Unterschiede betreffen Konzentration und Verzögerungsprinzip. Humaninsulin ist weniger immunogen als tierische Insuline, sodass fast nur noch Humaninsuline verwendet werden.
Insulin wird routinemäßig s.c. injiziert, bei Dosierungsschemata mit multiplen Injektionen von Normalinsulin auch mit Insulininjektoren, für die es speziell geeignete Präparate gibt. Bei der Dauertherapie mit Insulinpumpen wird Insulin s.c. infundiert, nur in Sonderfällen intraperitoneal. Die Resorption nach subkutaner Injektion ist am schnellsten aus der Bauchhaut, mittelschnell aus den Oberarmen und am langsamsten aus Oberschenkel und Gesäß.

### Normalinsuline

Normalinsuline (früher Altinsuline) haben einen schnellen Wirkungseintritt und eine kurze Wirkungsdauer. Die Wirkung beginnt etwa 30 min nach s.c.-Injektion, erreicht ihr Maximum nach 1–4 h und hält 5–7 h an. Halbwertszeit nach i.v.-Injektion 4–5 min, i.m. 2 h, s.c. 4 h.
**Ind.:** Insulinpflichtiger Diabetes mellitus. Spezielle Indikationen sind diabetisches Koma, ausgeprägte Diabetesdekompensation, schwere Infektionen, Operationen, Trauma und die intensivierte Insulintherapie als besondere Form einer Dauertherapie.
**UW:** Hypoglykämie, allergische Reaktionen, Lipohypertrophie, Lipodystrophie.
**WW:** Verstärkte Blutglucosesenkung durch Acetylsalicylsäure, Clofibrinsäurederivate, Betareptorenblocker (auch Symptome der Hypoglykämie werden maskiert). Verminderte Blutglucosesenkung durch Glucocorticoide, hormonale Kontrazeptiva, Diuretika, Nicotinsäure und -derivate, Phenothiazine, Isoniazid.
**Dosis:** Einzeldosis im allgemeinen 8 bis maximal 24 I.E. s.c., im Koma auch i.v. oder als Infusion. Bei intensivierter Insulintherapie mehrfach tgl., vor den Hauptmahlzeiten zusätzlich zur Basalversorgung durch ein Verzögerungsinsulin. Kombination mit Verzögerungsinsulinen in einer Mischspritze, möglichst aber nur mit Protamininsulinen. DDD 40 I.E.

**Actrapid®** (Novo Nordisk)
5 Zyl.-Amp. (300 I.E./3 ml) (N2) .................... (FB 51,19) 51,19
10 Zyl.-Amp. (300 I.E./3 ml) (N2) .................... (FB 88,18) 88,18
5 Innolet (300 I.E./3 ml) (N2) .................... (FB 52,58) 52,58
10 Innolet (300 I.E./3 ml) (N2) .................... (FB 94,75) 94,75
5 Novolet (300 I.E./3 ml) (N2) .................... (FB 52,58) 52,58
10 Novolet (300 I.E./3 ml) (N2) .................... (FB 94,75) 94,75
5 Inj.Fl. (400 I.E./10 ml) (N2) .................... (FB 58,13) 58,13

**Insuman® Rapid** (Aventis)
1 Inj.-Fl. (400 I.E./10 ml) (N1) .................... (FB 19,82) 19,82
5 Inj.-Fl. (400 I.E./10 ml) (N2) .................... (FB 58,13) 58,13
5 Fertigpen (300 I.E./3 ml) (N2) .................... (FB 52,58) 52,58
10 Fertigpen (300 I.E./3 ml) (N2) .................... (FB 94,75) 94,75
5 Patronen (300 I.E./3 ml) (N2) .................... (FB 51,19) 51,19
10 Patronen (300 I.E./3 ml) (N2) .................... (FB 88,18) 88,18

### Verzögerungsinsuline

Verzögerungsinsuline (Basalinsuline) haben durch Zusatz von Depotstoffen eine längere Wirkungsdauer: Intermediärinsuline 10–24 h, Langzeitinsuline 24 h und länger. Langzeitinsuline werden nur noch selten angewendet und sind daher hier nicht aufgeführt. Verzögerungsprinzipien sind Protaminsulfat, Aminoquinurid (Surfen) und Insulin-Zink-Suspensionen. Bei Neutral-Protamin-Hagedorn-Insulinen (NPH-Insuline) ist kein freies Insulin oder Protamin in der Suspension (Isophanie), daher Mischungsstabilität mit Normalinsulin.

**Dosis:** Beim Typ-1-Diabetiker werden Verzögerungsinsuline in der intensivierten Insulintherapie für die Basalversorgung eingesetzt, während der nahrungsabhängige Zusatzbedarf durch Normalinsulin gedeckt wird. Das Verzögerungsinsulin wird morgens oder häufiger abends oder auch 2-mal/d gegeben. Dabei sollte weniger als die Hälfte des gesamten Tagesbedarfs als Verzögerungsinsulin gegeben werden und zusätzliches Normalinsulin vor den Hauptmahlzeiten.

Insulinpflichtige Typ-2-Diabetiker können initial mit einem Verzögerungsinsulin eingestellt werden. Man beginnt mit einer Dosis von 16–24 I.E. 30–45 min vor dem Frühstück und variiert die Dosis an den folgenden Tagen gemäß dem Blutzuckertagesprofil um 2–8 I.E. Bei Blutzuckerspitzen am Vormittag kann auf ein Mischinsulin umgestellt werden. Einmalige morgendliche Injektion nur bei stabiler Stoffwechsellage mit erhaltener endogener Insulinsekretion möglich. Meist ist die 2-malige Applikation von Intermediär- oder Mischinsulinen erfolgreich, wobei die Abenddosis 1/3 der Gesamttagesdosis betragen sollte. DDD 40 I.E.

**Insuman® Basal** (Aventis)
**Best.:** 1 ml enth.: Insulin human 40 I.E./100 I.E. Hilfsst.: Protaminsulfat 0,132 mg. Wirkdauer 11–20 h.

5 Inj.-Fl. (400 I.E./10 ml) (N2) ........ (FB 58,13) 58,13
5 Fertigpen (300 I.E./3 ml) (N2) ........ (FB 52,58) 52,58
10 Fertigpen (300 I.E./3 ml) (N2) ........ (FB 94,75) 94,75
5 Patronen (300 I.E./3 ml) (N2) ........ (FB 51,19) 51,19
10 Patronen (300 I.E./3 ml) (N2) ........ (FB 88,18) 88,18

**Protaphan®** (Novo Nordisk)
**Best.:** 1 ml enth.: Insulin human 40 I.E./100 I.E. Hilfsst.: Protaminsulfat. Wirkdauer 18–24 h.

5 Durchstechfl. (400 I.E./10 ml) (N1) ........ (FB 58,13) 58,13
5 Flexpen (300 I.E./3 ml) (N2) ........ (FB 52,58) 52,58
10 Flexpen (300 I.E./3 ml) (N2) ........ (FB 94,75) 94,75
5 Innolet (300 I.E./3 ml) (N2) ........ (FB 52,58) 52,58
10 Innolet (300 I.E./3 ml) (N2) ........ (FB 94,75) 94,75
5 Penfill. (300 I.E./3 ml) (N2) ........ (FB 51,19) 51,19
20 Penfill. (300 I.E./3 ml) (N2) ........ (FB 88,18) 88,18

### Mischinsuline

Mischinsuline sind Kombinationen aus Normalinsulin und Verzögerungsinsulinen, wobei der Normalinsulinanteil zwischen 10 und 50% variiert. Sie haben dadurch den schnellen Wirkungseintritt der Normalinsuline (0,5 h) und die lange Wirkungsdauer der Verzögerungsinsuline. Sie werden vorzugsweise bei Typ-2-Diabetikern mit Blutzuckerspitzen am Vormittag eingesetzt.

**Actraphane®** (Novo Nordisk)
**Best.:** 1 ml enth.: Insulin human 40 I.E., 10%/20%/30%/40%/50% als Initialkomponente und 90%/80%/70%/60/50% isophane Insulinkristalle als Verzögerungskomponente. Hilfsst.: Protaminsulfat 0,1 mg. Wirkdauer 18–24 h.

**Mischung 10%/90%**

5 Novolet (300 I.E./3 ml) (N1) ........ (FB 52,58) 52,58
10 Novolet (300 I.E./3 ml) (N2) ........ (FB 94,75) 94,75
5 Penfill (300 I.E./3 ml) (N2) ........ (FB 51,19) 51,19
10 Penfill (300 I.E./3 ml) (N2) ........ (FB 88,18) 88,18

**Mischung 20%/80%**

5 Novolet (300 I.E./3 ml) (N2) ........ (FB 52,58) 52,58
10 Novolet (300 I.E./3 ml) (N2) ........ (FB 94,75) 94,75
5 Penfill (300 I.E./3 ml) (N2) ........ (FB 51,19) 51,19
10 Penfill (300 I.E./3 ml) (N2) ........ (FB 88,18) 88,18

**Mischung 30%/70%**

5 Innolet (300 I.E./3 ml) (N2) ........ (FB 52,58) 52,58
10 Innolet (300 I.E./3 ml) (N2) ........ (FB 94,75) 94,75
5 Novolet (300 I.E./3 ml) (N2) ........ (FB 52,58) 52,58
10 Novolet (300 I.E./3 ml) (N2) ........ (FB 94,75) 94,75
5 Penfill (300 I.E./3 ml) (N2) ........ (FB 51,19) 51,19
10 Penfill (300 I.E./3 ml) (N2) ........ (FB 88,18) 88,18
5 Inj.-Fl. (400 I.E./10 ml) (N2) ........ (FB 58,13) 58,13

**Mischung 40%/60%**

5 Novolet (300 I.E./3 ml) (N2) ........ (FB 52,58) 52,58
10 Novolet (300 I.E./3 ml) (N2) ........ (FB 94,75) 94,75
5 Penfill (300 I.E./3 ml) (N2) ........ (FB 51,19) 51,19
10 Penfill (300 I.E./3 ml) (N2) ........ (FB 88,18) 88,18

**Mischung 50%/50%**

5 Novolet (300 I.E./3 ml) (N1) ........ (FB 52,58) 52,58
10 Novolet (300 I.E./3 ml) (N2) ........ (FB 94,75) 94,75
5 Penfill (300 I.E./3 ml) (N2) ........ (FB 51,19) 51,19
10 Penfill (300 I.E./3 ml) (N2) ........ (FB 88,18) 88,18

**Insuman® Comb** (Aventis)
**Best.:** 1 ml Insuman Comb 15/25/50 enth.: Insulin human 40 I.E./100 I.E., davon 15%/25%/50% in gelöster Form. Hilfsst.: Insuman Comb 15 Protaminsulfat 0,112 mg/ 0,270 mg; Insuman Comb 25 Protaminsulfat 0,099 mg/0,238 mg; Insuman Comb 50 Protaminsulfat 0,066 mg/0,066 mg. Wirkdauer 12–18 h.

**Insuman Comb 15 Mischung 15%/85%**

5 Patr. (300 I.E./3 ml) (N2) ........ (FB 51,19) 51,19
10 Patr. (300 I.E./3 ml)(N2) ........ (FB 88,18) 88,18
5 Fertigpen (300 I.E./3 ml) (N2) ........ (FB 52,58) 52,58
10 Fertigpen (300 I.E./3 ml) (N2) ........ (FB 94,75) 94,75

**Insuman Comb 25 Mischung 25%/75%**

5 Fl. (400 I.E./10 ml) N2 ........ (FB 58,13) 58,13
5 Patr. (300 I.E./3 ml) (N2) ........ (FB 51,19) 51,19

10 Patr. (300 I.E./3 ml) (N2) ........................ (FB 88,18) 88,18
5 Fertigpen (300 I.E./3 ml) (N2) ........................ (FB 52,58) 52,58
10 Fertigpen (300 I.E./3 ml) (N2) ........................ (FB 94,75) 94,75

**Insuman Comb 50 Mischung 50%/50%**

5 Fl. (400 I.E./10 ml) (N2) ........................ (FB 58,13) 58,13
5 Patr. (300 I.E./3 ml) (N2) ........................ (FB 51,19) 51,19
10 Patr. (300 I.E./3 ml) (N2) ........................ (FB 88,18) 88,18
5 Fertigpen (300 I.E./3 ml) (N2) ........................ (FB 52,58) 52,58
10 Fertigpen (300 I.E./3 ml) (N2) ........................ (FB 94,75) 94,75

## Insulin aspart *Rp* [US] 1999 **C**

Schnell wirkendes Analogon des Humaninsulins, bei dem in der B-Kette an Position B28 Prolin gegen Asparaginsäure ausgetauscht wurde. Ähnlich wie bei Insulin lispro (s. dort) wird die Bildung von dimeren und hexameren Komplexen herabgesetzt und dadurch die Diffusion ins Blut beschleunigt. Die Plasmaspiegel sind nach 40 min maximal und kehren nach 4–6 h wieder auf die Ausgangswerte zurück. Die Wirkung setzt bereits nach 10–20 min ein, ist nach 1–3 h maximal und hält 3–5 h an.
**Ind.:** Diabetes mellitus.
**Kontraind., UW, WW:** s. Insulin.
**Dosis:** Bei intensivierter Insulintherapie können 50–70% des tgl. Insulinbedarfs von 0,5–1,0 E/kg durch Insulin aspart s.c. unmittelbar vor den Mahlzeiten, der Rest durch ein Verzögerungsinsulin gedeckt werden.

**NovoRapid®** (Novo Nordisk Pharma)
5 Durchstechfl. (1000 E/10 ml) (N2) ........................ 198,02
5 FlexPen (300 E/3 ml) (N2) ........................ 69,24
10 FlexPen (300 E/3 ml) (N2) ........................ 126,28
5 Penfill (300 E/3 ml) (N2) ........................ 67,31
10 Penfill (300 E/3 ml) (N2) ........................ 122,58

## Insulin detemir *Rp* [HJ] 2004 **C**

Gentechnisch hergestelltes Insulinanalogon mit verlängerter Wirkungsdauer. Die letzte Aminosäure im C-Terminus der B-Kette des Humaninsulins (B30-Threonin) ist deletiert, das B29-Lysin ist mit einer langkettigen Fettsäure verestert. Dadurch bildet das Derivat langsamer dissoziierende Komplexe und bindet zudem fester an Serumalbumin. Maximale Serumkonzentrationen werden nach 6–8 h erreicht. Die Wirkungsdauer entspricht etwa der von NPH-Insulin, das pharmakokinetische Profil scheint aber wie das von Insulin glargin etwas gleichmäßiger zu sein (initial geringere Wirkspiegel). Die intraindividuelle Variabilität der Resorption soll niedriger sein als bei anderen Intermediärinsulinen. Insulin detemir kann als Basalinsulin zur intensivierten Insulintherapie (Typ-1 und Typ-2-Diabetes) sowie in Kombination mit oralen Antidiabetika (Typ-2-Diabetes) eingesetzt werden. Die Lösung darf nicht mit anderen Insulinzubereitungen gemischt werden.
**Ind.:** Insulinpflichtiger Diabetes mellitus.
**Kontraind., UW, WW:** s. Insulin.
**Dosis:** 1- bis 2-mal/d in individuell ermittelter Dosis s.c. injizieren.

**Levemir®** (Novo Nordisk)
5 Injektoren (300 E/3ml) (N2) ........................ 78,59
10 Injektoren (300 E/3ml) (N2) ........................ 146,76
5 Zyl.-Amp. (300 E/3ml) (N2) ........................ 76,88
10 Zyl.-Amp. (300 E/3ml) (N2) ........................ 143,45

## Insulin glargin *Rp* [HJ] 2000 **B/C**

Gentechnisch hergestelltes Insulinanalogon mit verlängerter Wirkungsdauer. Zwei zusätzliche Argininresten am C-Terminus der B-Kette bewirken gute Löslichkeit bei schwach saurem pH. Der Wirkstoff präzipitiert nach Injektion und bildet dadurch ein gleichmäßig resorbiertes Depot. Die Wirkungsdauer entspricht etwa der von NPH-Insulin, das pharmakokinetische Profil ist aber etwas gleichmäßiger (initial geringere Wirkspiegel). Insulin glargin kann als Basalinsulin zur intensivierten Insulintherapie (Typ-1 und Typ-2-Diabetes) sowie in Kombination mit oralen Antidiabetika (Typ-2-Diabetes) eingesetzt werden. Die Lösung ist nicht mit anderen Insulinzubereitungen mischbar.
**Ind.:** Insulinpflichtiger Diabetes mellitus.
**Kontraind.:** Überempfindlichkeit gegen das Insulinanalogon, diabetische Ketoazidose. Zur Sicherheit der Anwendung bei Kindern und Schwangeren sowie bei Patienten mit eingeschränkter Leber- oder Nierenfunktion liegen keine ausreichenden Informationen vor.
**UW:** Hypoglykämie, lokale Lipodystrophie, lokale und generalisierte allergische Reaktionen, Bildung zirkulierender Antikörper.
**WW:** Verstärkung der blutzuckersenkenden Wirkung durch andere Antidiabetika, Salicylate, Fibrate, Fluoxetin, MAO-Hemmer. Abschwächung der Wirkung durch Glucocorticoide, Diazoxid, Östrogene, Diuretika, Phenothiazine.
**Dosis:** Einmal tgl. abends als s.c.-Injektion in individuell festgelegter Dosis.

**Lantus®** (Aventis)
**Best.:** 1 ml Lsg. enth.: 3,64 mg Insulin glargin.
1 Durchstechfl. 10 ml (100 I.E./1 ml) (N1) ........................ 56,26
3 Fertigpens Optiset (300 I.E./3 ml) (N2) ........................ 51,53
6 Fertigpens Optiset (300 I.E./3 ml) (N2) ........................ 92,41
9 Fertigpens Optiset (300 I.E./3 ml) (N2) ........................ 132,08
3 Patronen (300 I.E./3 ml) (N1) ........................ 50,48
6 Patronen (300 I.E./3 ml) (N2) ........................ 90,39
9 Patronen (300 I.E./3 ml) (N2) ........................ 129,10

## Insulin glulisin *Rp* [HJ] 2004 **C**

Gentechnisch hergestelltes Insulinanalogon mit schnellem Wirkungseintritt und kurzer Wirkungsdauer, ähnlich Insulin lispro und Insulin aspart. Die Aminosäuren B3 und B29 sind gegen Lysin bzw. Glutaminsäure ausgetauscht, wodurch die Dissoziation der dimeren und hexameren Insulinkomplexe und damit die Diffusion des Wirkstoffs in das Blut beschleunigt wird. Die Wirkung setzt nach 10–20 min ein, ist nach 60 min maximal und hält ca. 2–4 h an (Halbwertszeit 37–75 min). Insulin glulisin kann mit einer Insulinpumpe oder als s.c.-Bolus zur intensivierten Insulintherapie (Typ-1- und Typ-2-Diabetes) eingesetzt werden. Der Spritz-Essabstand entfällt oder ist kürzer als mit Normalinsulin (0–15 min). Die Lösung darf außer mit NPH-Insulin mit keiner anderen Insulinzubereitung gemischt werden.

**Ind:** Diabetes mellitus Typ 1 und Typ 2, wenn eine Behandlung mit Insulin notwendig ist.

**Kontraind.:** Überempfindlichkeit gegen Insulin glulisin. Zur Sicherheit bei Kdr. und in der Schwangerschaft liegen keine Erfahrungen vor.

**UW:** Hypoglykämie, lokale (1–10%) und generalisierte (<1%) allergische Reaktionen, Lipodystrophie an den Injektionsstellen (<1%), Bildung zirkulierender Antikörper.

**WW:** Verstärkung der blutzuckersenkenden Wirkung durch andere Antidiabetika, Salicylate, MAO-Inhibitoren, Alkohol. Abschwächung der blutzuckersenkenden Wirkung durch Glucocorticoide, Thiazide, Diazoxid, Schilddrüsenhormone, Betasympathomimetika, Wachstumshormone, Danazol.

**Dosis:** Insulin glulisin wird mehrfach tgl. vor den Mahlzeiten in individuell ermittelter Dosis injiziert.

**Apidra**® (Aventis Pharma)

| | |
|---|---|
| 3 Fertigpens Optiset (300 I.E./3 ml) (N2) | 41,59 |
| 6 Fertigpens Optiset (300 I.E./3 ml) (N2) | 83,15 |
| 9 Fertigpens Optiset (300 I.E./3 ml) (N2) | 113,71 |
| 3 Patronen (300 I.E./3 ml) (N2) | 40,43 |
| 6 Patronen (300 I.E./3 ml) (N2) | 80,86 |
| 9 Patronen (300 I.E./3 ml) (N2) | 110,39 |
| 5 Durchstechfl. (1000 I.E./10 ml) (N2) | 198,08 |

## Insulin lispro *Rp* [US] 1997 **B**

Schnell wirkendes Analogon des Humaninsulins, in dem die Reihenfolge von Lysin (B28) und Prolin (B29) in der B-Kette des Peptids vertauscht ist. Dadurch dissoziiert Insulin lispro schneller aus den in Lösung vorliegenden dimeren und hexameren Komplexen mit Zink und diffundiert schneller ins Blut, sodass nach kürzerer Zeit 2fach höhere maximale Insulinspiegel als nach normalem Humaninsulin erreicht werden. Die Wirkung setzt bereits nach 15 min ein, ist nach 1 h maximal und hält nur 2–3 h an. Das Insulinanalogon wirkt also schneller und kürzer als natürliches Humaninsulin. Der übliche Spritzessabstand für Normalinsuline kann von 30–45 min auf 15 min verkürzt werden. Der postprandiale Blutzuckeranstieg ist nach Insulin lispro geringer, Hypoglykämien sind vor allem nachts seltener. Die $HbA_{1c}$-Werte werden geringfügig gesenkt, wenn die Dosis des Verzögerungsinsulin an die kürzere Wirkdauer von Insulin lispro angepasst wird. Der schnelle Wirkungseintritt des Insulinanalogons bleibt auch in Mischinsulinen mit Insulin lispro-Protaminsulfat erhalten.

**Ind.:** Diabetes mellitus.

**Kontraind., UW, WW:** s. Insulin.

**Dosis:** Einzeldosis im allgemeinen 8 bis maximal 24 I.E. s.c. unmittelbar vor der Mahlzeit.

**Humalog**® (Lilly)

| | |
|---|---|
| 1 Fl. (1000 I.E./10 ml) (N1) | 47,58 |
| 5 Fl. (1000 I.E./10 ml) (N2) | 198,08 |
| 5 Patr. (300 I.E./3 ml) (N2) | 67,38 |
| 10 Patr. (300 I.E./3 ml) (N2) | 122,60 |
| 5 Pen (300 I.E./3 ml) (N2) | 69,30 |
| 10 Pen (300 I.E./3 ml) (N2) | 126,35 |

**Humalog**® **Mix** (Lilly)

Best.: 1 ml Mix25/Mix50 enth.: Insulin lispro 3,5 mg entspr. 100 I.E., 25%/50% in gelöster Form, 75%/50% als Insulin lispro Protaminsuspension. Hilfsst.: Protaminsulfat 0,28 mg/ 0,19 mg. Wirkdauer 15 h.

| | |
|---|---|
| 5 Patr. Mix25 (300 E./3 ml) (N2) | 67,38 |
| 10 Patr. Mix25 (300 E./3 ml) (N2) | 122,60 |
| 5 Pen Fertigspr. Mix25 (300 E./3 ml) (N2) | 69,30 |
| 10 Pen Fertigspr. Mix25 (300 E./3 ml) (N2) | 126,35 |
| 5 Patr. Mix50 (300 E./3 ml) (N2) | 67,38 |
| 10 Patr. Mix50 (300 E./3 ml) (N2) | 122,60 |
| 5 Pen Fertigspr. Mix50 (300 E./3 ml) (N2) | 69,30 |
| 10 Pen Fertigspr. Mix50 (300 E./3 ml) (N2) | 126,35 |

## Interferone *Rp* [KR]

Interferone sind Glykoproteine (Molgewichte 20–30 kDa) aus der Gruppe der Zytokine (s. dort) mit antiviralen, wachstumshemmenden und immunregulatorischen Eigenschaften. Interferone alfa, insgesamt 16 eng verwandte Proteine, werden physiologisch vorwiegend von Monozyten/Makrophagen gebildet, Interferon beta von vielen Zellen einschließlich Fibroblasten und Interferon gamma von T-Lymphozyten. Für die Therapie werden humane Interferone vor allem gentechnisch und gelegentlich in Zellkulturen hergestellt.

Interferone alfa haben ausgeprägte proliferationshemmende Eigenschaften; zudem aktivieren sie körpereigene Zellen (z. B. Makrophagen) zu verstärkter Zytotoxizität. Interferon gamma besitzt vor allem immunregulatorische Eigenschaften. Hierzu gehören die Aktivierung von Makrophagen und die Induktion zellulärer Immunabwehr. Die Ausbildung humoraler Immunreaktionen wird unterdrückt.

Nach i.v.-Injektion betragen die Eliminationshalbwertszeiten der Interferone etwa 30 min, nach s.c.-Injektion mehrere Stunden.

**UW:** s. Interferon alfa 2a.

## Interferon alfa 2a *Rp* [KR] 1987 **B**

**Ind.:** Haarzellenleukämie, chronisch aktive Hepatitis B und C, chronische myeloische Leukämie, kutanes T-Zelllymphom, Kaposisarkom bei Patienten mit erworbener Immunschwäche AIDS.

**UW:** Allgemeinsymptome wie Fieber, Schwitzen, Schüttelfrost, Müdigkeit, Abgeschlagenheit, Muskel-, Kopf-, Gelenkschmerzen. Wiederaufflammen eines Herpes labialis, Exantheme, Pruritus, Haarausfall, Hauttrockenheit. Verminderung des Tastgefühls, Parästhesien, zentralnervöse Störungen (Tremor, Depressionen, Verwirrtheit, Benommenheit, Somnolenz, Koma, zerebrale Anfälle), Sehstörungen. Stomatitis, Appetitlosigkeit, gastrointestinale Störungen (Übelkeit, Erbrechen, Bauchschmerzen, Durchfall), Erhöhung von SGOT, SGPT, Arrhythmien, Tachykardie, Palpitation, Herzinsuffizienz, Blutdrucksenkung oder -steigerung. Granulozytopenie, Thrombozytopenie, Anämie. Veränderung der Harnstoff- und Kreatininwerte (vereinzelt), gelegentlich Antikörperbildung.

**Dosis:** *Haarzellenleukämie*: Initial 3 Mio. I.E./d s.c. oder i.m. über 16–24 Wochen. Erhaltungsdosis 3 Mio. I.E. 3-mal pro Woche. *Chronisch aktive Hepatitis B und C:* 2,5–6 Mio. I.E./m² s.c. 3-mal pro Woche während 3–6 Monaten. Weitere Dosierungen s. Fachinformation.

**Roferon® A** (Roche)

| | |
|---|---|
| 6 Fertigspr. 3 Mio. I.E./0,5 ml (N1) | 232,74 |
| 30 Fertigspr. 3 Mio. I.E./0,5 ml (N3) | 1092,71 |
| 6 Fertigspr. 4,5 Mio. I.E./0,5 ml (N1) | 339,65 |
| 30 Fertigspr. 4,5 Mio. I.E./0,5 ml (N3) | 1606,34 |
| 6 Fertigspr. 6 Mio. I.E./0,5 ml (N1) | 436,80 |
| 30 Fertigspr. 6 Mio. I.E./0,5 ml (N3) | 2050,58 |
| 6 Fertigspr. 9 Mio. I.E./0,5 ml (N1) | 623,22 |
| 30 Fertigspr. 9 Mio. I.E./0,5 ml (N3) | 2904,14 |
| 1 Fertigspr. 18 Mio. I.E./0,5 ml (N1) | 213,73 |
| 6 Fertigspr. 18 Mio. I.E./0,5 ml (N1) | 1210,89 |
| 1 Patrone 18 Mio. I.E./0,6 ml (N1) | 232,80 |
| 3 Patronen 18 Mio. I.E./0,6 ml (N1) | 679,61 |
| 6 Patronen 18 Mio. I.E./0,6 ml (N1) | 1304,48 |

## Interferon alfa 2b *Rp* [KR] 1987 **B**

**Ind.:** Haarzellenleukämie. Chronische Hepatitis B erwachsener Patienten mit Merkmalen aktiver Virusreplikation wie HBeAg oder HBV-DNS oder HBV-DNS Polymerase. Zur kurzfristigen Verringerung der Krankheitsaktivität bei erwachsenen Patienten mit chronisch aktiver Hepatitis Non-A-non-B und erhöhten Leberenzymwerten bei kompensierter Leberkrankheit.

**Dosis:** 2–5 Mio. I.E./m² 3-mal pro Woche s.c., Kdr. mit chronischer Hepatitis bis 10 Mio. I.E./m² s.c.

**Intron A®** (Essex Pharma)

| | |
|---|---|
| 2 Durchstechfl. (18 Mio. I.E./3 ml) (N1) | 494,87 |
| 2 Durchstechfl. (25 Mio. I.E./2,5 ml) (N1) | 668,86 |
| 2 Pen 18 Mio. I.E./1,2 ml (N1) | 494,87 |
| 8 Pen 18 Mio. I.E./1,2 ml (N2) | 1863,31 |
| 2 Pen 30 Mio. I.E./1,2 ml (N1) | 796,64 |
| 8 Pen 30 Mio. I.E./1,2 ml (N2) | 2959,04 |
| 2 Pen 60 Mio. I.E./1,2 ml (N1) | 1490,96 |
| 8 Pen 60 Mio. I.E./1,2 ml (N2) | 5446,21 |

## Interferon alfacon-1 *Rp* [US] 1999 **A/C**

Synthetisches Interferon zur Behandlung der Hepatitis C. Interferon alfacon-1 ist ein Protein aus 166 Aminosäuren, das die an jeder Position am häufigsten vorkommenden Aminosäuren von 14 natürlichen Typs 1-Humaninterferonen als Consensussequenz vereinigt. In einer 24-wöchigen Vergleichstudie war Interferon alfacon-1 genauso wirksam wie Interferon alfa-2b. Halbwertszeit nach tierexperimentellen Daten 3,4 h.

**Ind.:** Chronische Hepatitis C bei kompensierter Leberkrankheit.

**Kontraind.:** Schwere Herzkrankheiten, Epilepsie, psychiatrische Krankheiten (z. B. Depression), Nieren- oder Leberfunktionsstörungen, dekompensierte Leberkrankheiten, chronische mit Immunsuppressiva behandelte Hepatitis, Autoimmunhepatitis, Autoimmunkrankheiten, immunsupprimierte Patienten nach Transplantation, schwere Schilddrüsenkrankheiten. Strenge Indikationsstellung in Schwangerschaft und Stillzeit.

**UW:** s. Interferon alfa-2b.

**WW:** Interferon alfacon-1 kann die Aktivität von Cytochrom P 450 Enzymen absenken.

**Dosis:** 3-mal 9 µg/Woche s.c. im Abstand von 48 h für eine Therapiedauer von mindestens 12 Monaten.

**Inferax®** (Yamanouchi)

| | |
|---|---|
| 6 Eindosis-Durchstechfl. 9 µg/0,3 ml (N2) | 223,09 |
| 12 Eindosis-Durchstechfl. 9 µg/0,3 ml (N2) | 436,77 |

## Interferon beta *Rp* [KR] 1984 **A**

**Ind.:** Schwere, sonst unbeherrschbare virusbedingte Krankheiten: Virusenzephalitis, Herpes zoster generalisatus und Varizellen bei immunsupprimierten Patienten, undifferenziertes Nasopharynx-Karzinom, virale Innenohrinfekte mit Gehörverlust.

**UW:** Wie Interferon alfa, außer Wiederaufflammen eines Herpes labialis. Verminderung des Tastgefühls, Sehstörungen, Stomatitis, Herzinsuffizienz.

**Dosis:** Akute Virusinfektion tgl. $0,5 \times 10^6$ I.E./kg i.v.

für 3–10 Tage, max. 25 × $10^6$ I.E./d. Nasopharynx-Karzinom tgl. 0,1 × $10^6$ I.E./kg i.v., 3-mal wöchentlich für 6 Monate, max. 5 × $10^6$ I.E.

**Fiblaferon**® (Biosyn)
1 Durchstechfl. 3 Mill. I.E./3 ml (N1) .......... 560,06
5 Durchstechfl. 3 Mill. I.E./3 ml (N1) .......... 2615,09
1 Durchstechfl. 5 Mill. I.E./3 ml (N1) .......... 820,78
5 Durchstechfl. 5 Mill. I.E./3 ml (N1) .......... 3673,98

## Interferon beta-1a *Rp* [KR] 1997 **B/D**

Gentechnisch hergestelltes Interferon beta mit ähnlichen Eigenschaften wie Interferon beta-1b. Interferon beta-1a erreicht jedoch durch eine optimierte galenische Zubereitung nach i.m.-Injektion eine höhere Bioverfügbarkeit und muss deshalb im Gegensatz zu Interferon beta-1b (Applikation s.c. jeden 2. Tag) nur einmal pro Woche i.m. injiziert werden. Halbwertszeit etwa 10 h.
**Ind.:** Schubförmige multiple Sklerose.
**Kontraind., UW, WW:** s. Interferon beta-1b.
**Dosis:** 30 mg (6 Mio I.E.) 1-mal pro Woche i.m.

**Avonex**® (Biogen Idec)
4 Fertigspr. Inj.-Lsg. (30 µg/0,5 ml) (N2) .......... 1176,00
4 Durchstechfl. Lyophilisat 30 µg (N2) .......... 1176,00

## Interferon beta-1b *Rp* [KR] 1996 **A/D**

Zytokin zur Senkung der Schubhäufigkeit bei multipler Sklerose. Interferon beta-1b hat antiproliferative, antivirale und immunmodulatorische Wirkungen. Trotzdem ist die Wirkungsweise bei multipler Sklerose nicht genau geklärt. Nach 3-jähriger Therapie wurde die jährliche Schubrate um 33% und die Zahl aktiver CT-positiver Läsionen um 60% gesenkt. Halbwertszeit 5 h.
**Ind.:** Schubförmige multiple Sklerose.
**Kontraind.:** Schwere Depression, Epilepsie, Leberinsuffizienz, starke allergische Reaktionen. Schwangerschaft, Stillzeit.
**UW:** Reaktionen am Injektionsort, grippeartige Symptome (Fieber, Schüttelfrost, Muskelschmerz, Schwitzen), allergische Reaktionen (Bronchospasmus, Anaphylaxie, Urtikaria), Menstruationsstörungen. Zentrale UW mit Depression, Angst, Depersonalisation, Krampfanfälle, Suizidversuche, Verwirrtheit.
**WW:** Wegen mangelnder Erfahrung mit anderen Immuntherapeutika nur Glucocorticoide gleichzeitig anwenden.
**Dosis:** 8 Mio. I.E. s.c. jeden 2. Tag.

**Betaferon**® (Schering)
15 Amp. 0,25 mg (8 Mio. I.E.) + 15 Lsgm. Amp. 2 ml (N2) .......... 1324,79

## Interferon gamma-1b *Rp* [KR] 1993 **A**

Gentechnisch in Bakterien hergestelltes Interferon gamma-1b, das sich von Interferon gamma durch eine geringfügig verkürzte Aminosäuresequenz unterscheidet. Bei chronischer Granulomatose wurde die Häufigkeit schwerer Infektionen in 9 Monaten von 70% auf 23% gesenkt. Halbwertszeit nach s.c.-Gabe 6 h.
**Ind.:** Chronische Granulomatose.
**UW:** Wie Interferon alfa-2a, außer Verminderung des Tastgefühls, Sehstörungen, Stomatitis, Herzinsuffizienz.
**Dosis:** 50 µg/m² s.c. bei Patienten mit Körperoberfläche über 0,5 m², 1,5 µg/kg bei Patienten mit Körperoberfläche unter 0,5 m² 3-mal/Woche.

**Imukin**® (Boehringer Ingelheim)
5 Inj.-Fl. 100 µg (3 Mio. I.E.) (N2) .......... 764,73

## Iobitridol *Rp* [US] 1996 **C**

Nichtionisches monomeres Röntgenkontrastmittel mit ähnlichen Eigenschaften wie andere Vertreter der wasserlöslichen Kontrastmittel (s. Iopamidol). Iobitridol wird in Konzentrationen von 54,8–76,8% (250–350 mg Iod/ml) angewendet. Nach intravasaler Gabe wird Iobitridol unverändert mit einer Halbwertszeit von 1,8 h überwiegend renal ausgeschieden.
**Ind.:** Phlebographie, Ganzkörper-Computertomographie (CT), intraarterielle digitale Subtraktionsangiographie, Urographie, Arteriographie, Angiokardiographie.
**Kontraind., UW, WW:** s. Iopamidol.
**Dosis:** Phlebographie 50–100 ml/Extremität i.v., weitere Dosierungen s. Fachinformation.

**Xenetix**® (Guerbet)
**Best.:** 100 ml Lsg. 250/300/350 enth.: Iobitridol 54,84 g/65,81 g/76,78 g (entspr. 25 g/30 g/ 35 g Iod).
10 Inj.-Lsg. 250 µg (50 ml) .......... 299,88
10 Inj.-Lsg. 250 µg (100 ml) .......... 590,38
10 Inj.-Lsg. 300 µg (50 ml) .......... 373,95
10 Inj.-Lsg. 300 µg (75 ml) .......... 548,02
10 Inj.-Lsg. 300 µg (100 ml) .......... 738,54
10 Inj.-Lsg. 300 µg (200 ml) .......... 1425,15
10 Inj.-Lsg. 300 µg (500 ml) .......... 3299,55
10 Inj.-Lsg. 350 µg (50 ml) .......... 391,37
10 Inj.-Lsg. 350 µg (100 ml) .......... 773,31
10 Inj.-Lsg. 350 µg (200 ml) .......... 1507,61
10 Inj.-Lsg. 350 µg (500 ml) .......... 3487,30

## Iodid [US]

Iod ist ein essentielles Spurenelement, das für die Synthese von Schilddrüsenhormonen benötigt wird. Nach oraler Aufnahme wird es zu Iodid reduziert und in der Schilddrüse mehr als 100fach konzentriert. Dadurch akkumuliert die Drüse einen Iodvorrat von 5–10 mg, der etwa 2 Monate ausreicht. Der tägliche Iodbedarf beträgt 150–200 µg. In Deutschland erreicht die durchschnittliche Iodzufuhr nur 50–70 µg/d und ist damit die maßgebende Ursache für das häufige Vorkommen der Iodmangelstruma. In Iodmangelgebieten enthält die Schilddrüse nur 150–250 µg Iod/g im Vergleich zu Normalwerten von 800–900 µg Iod/g. Iodid wird daher vor allem für die **Iodsalzprophylaxe** propagiert. Dadurch kann die Strumahäufigkeit von derzeit 15% auf etwa 3% gesenkt werden. Seit einigen Jahren wird Iodid auch zunehmend für die Behandlung der euthyreoten Struma empfohlen.

Hohe Iodiddosen wirken kurzfristig als **Thyreostatikum**. Sie vermindern die Hormonabgabe aus dem Thyreoglobulin durch eine Inhibition von Proteasen. Daneben hemmen sie den eigenen Einbau in die Tyrosinreste durch eine Inaktivierung von Peroxidasen. Nach einiger Zeit lässt dieser Effekt trotz fortgesetzter Therapie nach. Iodid wird daher bei Hyperthyreose ausschließlich für die präoperative Vorbereitung zur Schilddrüsenresektion eingesetzt. Es wird immer zusammen mit Thioharnstoffderivaten gegeben, wenn eine schnelle thyreostatische Wirkung erforderlich ist. Vorteilhaft sind die schnelle Involution der Drüse und eine verminderte Vaskularisierung.

**Ind.:** Prophylaxe und Therapie der Iodmangelstruma. Operationsvorbereitung zur Schilddrüsenresektion bei Hyperthyreose.

**Kontraind.:** Iodüberempfindlichkeit, Hyperthyreose, Herzinsuffizienz, Tuberkulose. Vorsicht bei autonomem Adenom, großem Knotenkropf.

**UW:** Hypothyreose und Hyperthyreose in Abhängigkeit von der Dosis. Allergische Reaktionen mit Urtikaria, angioneurotischem Ödem, Fieber, Gelenkschmerzen.

**Dosis:** *Therapie:* 200–300 µg/d oral.

*Prophylaxe:* 100 µg/d oral oder 2000 µg/Woche.

*Präoperative Vorbehandlung* (thyreostatisch): Tgl. 3-mal 5 Tr. Lugolsche Lösung in einem halben Glas Wasser (entspr. ca. 100 µg Iod/d).

**Jodetten® Henning** (Sanofi-Synthelabo/Henning Berlin)

50 Tbl. 100 µg (N2) ........ (FB 2,70) 2,70
100 Tbl. 100 µg (N3) ........ (FB 4,67) 4,67
50 Tbl. 150 µg (N2) ........ (FB 3,49) *3,74*
100 Tbl. 150 µg (N3) ........ (FB 6,06) *6,39*
50 Tbl. 200 µg (N2) ........ (FB 4,19) 4,19
100 Tbl. 200 µg (N3) ........ (FB 7,25) 7,25
14 Tbl. depot 1,53 mg (N1) ........ (FB 5,51) 5,51
28 Tbl. depot 1,53 mg (N2) ........ (FB 9,52) 9,52

**Jodid** (Merck)

50 Tbl. 100 µg (N2) ........ (FB 2,70) 2,70
100 Tbl. 100 µg (N3) ........ (FB 4,67) 4,67
50 Tbl. 200 µg (N2) ........ (FB 4,19) 4,19
100 Tbl. 200 µg (N3) ........ (FB 7,25) 7,25
50 Tbl. 500 µg (N2) ........ (FB 7,46) 7,46
100 Tbl. 500 µg (N3) ........ (FB 12,91) 12,91

**Wässrige Iodlösung 5%**

Lugolsche Lösung 5% nach Neuem Rezeptformularium (NRF 13.7): 30 g Lsg. enth. Iod 1,5 g, Kaliumiodid 3,0 g entspr. 2,293 g $I^-$, Wasser 25,5 g mit einem Gesamtiodgehalt von 126,4 mg/g. Abgabe in Pipettenflasche (8 Tropfen entspr. 400–600 mg Lsg.). Die Lösung ist 6 Monate haltbar.

**Rp.** Wässrige Iodlösung 5% (NRF 13.7) 30,0 g
1 Tropffl.
S. 3-mal tgl. 5 Tr. in einem halben Glas Wasser.

## Iodixanol *Rp* [US] 1995 C

Nichtionisches dimeres Röntgenkontrastmittel mit ähnlichen Eigenschaften wie Iotrolan (s. dort). Iodixanol ist hexaiodiert (Iodgehalt 49,1%) und wird in Konzentrationen von 30,5–65,2% (150–320 mg Iod/ml) angewendet. Aufgrund einer geringeren Zahl von Hydroxylgruppen ist es etwas weniger hydrophil als Iotrolan. Nach intravasaler Gabe wird Iodixanol unverändert mit einer Halbwertszeit von 2 h überwiegend renal ausgeschieden.

**Ind.:** Angiographie, Urographie, Venographie, Kontrastverstärkung bei Computertomographie, Angiokardiographie, Urographie.

**Kontraind., UW, WW:** s. Iotrolan.

**Dosis:** Urographie 40–80 ml i.v., weitere Dosierungen s. Fachinformation.

**Visipaque®** (Amersham Buchler)

**Best.:** 1 ml Lsg. enth.: Iodixanol 305 mg/550 mg/652 mg (entspr. 150 mg/270 mg/320 mg Iod).

10 Inj.-Lsg. 150 µg (50 ml) (N3)........ 405,18
10 Inj.-Lsg. 150 µg (200 ml) (N3)........ 1499,33
1 Inj.-Lsg. 270 µg (50 ml) (N1)........ 81,05
1 Inj.-Lsg. 270 µg (75 ml) (N1)........ 115,84
1 Inj.-Lsg. 270 µg (100 ml) (N1)........ 149,92
10 Inj.-Lsg. 270 µg (20 ml) (N3)........ 297,62
10 Inj.-Lsg. 270 µg (50 ml) (N3)........ 716,13
10 Inj.-Lsg. 270 µg (75 ml) (N3)........ 1059,14
10 Inj.-Lsg. 270 µg (100 ml) (N3)........ 1395,13
10 Inj.-Lsg. 270 µg (200 ml) (N3)........ 2605,45
10 Inj.-Lsg. 270 µg (500 ml) (N3)........ 3720,46
10 Inj.-Lsg. 320 µg (20 ml) (N3)........ 365,68
10 Inj.-Lsg. 320 µg (50 ml) (N3)........ 882,92
10 Inj.-Lsg. 320 µg (100 ml) (N3)........ 1711,23
10 Inj.-Lsg. 320 µg (200 ml) (N3)........ 3197,84
6 Inj.-Lsg. 320 µg (500 ml) (N3)........ 4575,94

## Iohexol *Rp* [US] 1983 C

Nichtionisches monomeres Röntgenkontrastmittel mit ähnlichen Eigenschaften wie andere Vertreter der wasserlöslichen Kontrastmittel (s. Iopamidol). Iohexol hat einem Iodgehalt von 46,4% und wird in Konzentrationen von 51,8–75,5% (240–370 mg

Iod/ml) angewendet. Nach intravasaler Gabe wird Iohexol unverändert mit einer Halbwertszeit von 2–3 h überwiegend renal ausgeschieden. Iohexol hat wie Iopromid, Iopentol und dimere Substanzen nur eine schwache histaminfreisetzende Wirkung.

**Ind.:** Urographie, Kontrastverstärkung bei Computertomographie, Angiographie, digitale Subtraktionsangiographie, Arthrographie, Hysterosalpingographie, Fistulographie.

**Kontraind., UW, WW:** s. Iopamidol.

**Dosis:** Urographie 1 ml/kg i.v., weitere Dosierungen s. Fachinformation.

**Omnipaque**® (Schering)

**Best.:** 1 ml Lsg. 240/300/350 enth.: Iohexol 518 mg/ 647 mg/755 mg entspr. 250 mg/300 mg/350 mg Iod.

| | |
|---|---|
| 10 Fl. 50 ml 240 | 287,24 |
| 10 Fl. 20 ml 300 | 155,28 |
| 10 Fl. 50 ml 300 | 357,60 |
| 10 Fl. 75 ml 300 | 523,22 |
| 10 Fl. 100 ml 300 | 705,81 |
| 1 Fl. 50 ml 300 mit Inf.-Gerät | 55,16 |
| 1 Fl. 75 ml 300 mit Inf.-Gerät | 75,50 |
| 1 Fl. 100 ml 300 mit Inf.-Gerät | 97,17 |
| 10 Fl. 50 ml 350 | 374,41 |
| 10 Fl. 100 ml 350 | 739,41 |
| 10 Fl. 200 ml 350 | 1442,18 |

## Iomeprol *Rp* [US] 1995 C

Nichtionisches monomeres Röntgenkontrastmittel mit ähnlichen Eigenschaften wie andere Vertreter der wasserlöslichen Kontrastmittel (s. Iopamidol). Iomeprol hat einem Iodgehalt von 49% und wird in Konzentrationen von 51,8–75,5% (240–370 mg Iod/ml) angewendet. Nach intravaskulärer Gabe wird Iomeprol unverändert mit einer Halbwertszeit von 1,8 h überwiegend renal ausgeschieden.

**Ind.:** Computertomographie, digitale Subtraktionsangiographie, Infusionsurographie, Kavernosographie, endoskopisch-retrograde Cholangio-Pankreatikographie, Urographie, Phlebographie, Angiographie, Angiokardiographie, Koronararteriographie, Arthrographie, Hysterosalpingographie, Fistulographie, Diskographie, Galaktographie, Cholangiographie, Dakryozystographie, Sialographie, retrograde Urethrographie und Pyelographie.

**Kontraind., UW, WW:** s. Iopamidol.

**Dosis:** Urographie 1 ml/kg i.v., weitere Dosierungen s. Fachinformation.

**Imeron**® (Altana)

**Best.:** 100 ml Lsg. 150/250/300/350/400 enth.: Iomeprol 30,62 g/51,03 g/61,24 g/71,44 g/ 81,65 g entspr. 15 g/ 25 g/30 g/35 g/40 g Iod.

| | |
|---|---|
| 10 Fl. 50 ml 150 | KVA |
| 10 Fl. 100 ml 150 | KVA |
| 10 Fl. 200 ml 150 | KVA |
| 10 Fl. 50 ml 250 | KVA |
| 10 Fl. 100 ml 250 | KVA |
| 5 Fl. 10 ml 300 | KVA |
| 10 Fl. 30 ml 300 | KVA |
| 10 Fl. 50 ml 300 | KVA |
| 10 Fl. 75 ml 300 | KVA |
| 10 Fl. 100 ml 300 | KVA |
| 10 Fl. 200 ml 300 | KVA |
| 10 Fl. 500 ml 300 | KVA |
| 10 Fl. 50 ml 350 | KVA |
| 10 Fl. 100 ml 350 | KVA |
| 10 Fl. 200 ml 350 | KVA |
| 10 Fl. 500 ml 350 | KVA |
| 10 Fl. 50 ml 400 | KVA |
| 10 Fl. 100 ml 400 | KVA |
| 10 Fl. 200 ml 400 | KVA |

## Iopamidol *Rp* [US]

Nichtionisches monomeres Röntgenkontrastmittel aus der Gruppe der wasserlöslichen Kontrastmittel zur Injektion für zahlreiche diagnostische Verfahren wie Arteriographie, Arthrographie, Myelographie und Urographie. Iopamidol ist eine hydrophile Verbindung mit einem Iodgehalt von 49% und wird in Konzentrationen von 40,8–75,5% (200–370 mg Iod/ml) angewendet. Aufgrund der hohen Hydrophilie bindet Iopamidol praktisch nicht an Plasmaproteine. Zellmembranen und die intakte Bluthirnschranke werden nicht penetriert. Nach intravasaler Gabe wird Iopamidol nicht metabolisiert und durch glomeruläre Filtration mit einer Halbwertszeit von 2 h fast ausschließlich renal ausgeschieden. Bei eingeschränkter Nierenfunktion ist die Ausscheidung entsprechend verzögert.

**Ind.:** Arteriographie, Angiokardiographie, Ausscheidungsurographie, Computertomographie, digitale Subtraktionsangiographie, endoskopisch-retrograde Cholangio-Pankreatikographie, Hysterosalpingographie, Koronarographie, Phlebographie, retrograde Urethrographie.

**Kontraind.:** Hyperthyreose. Strenge Indikationsstellung bei Überempfindlichkeit gegen iodhaltige Kontrastmittel, Plasmozytom, Phäochromozytom, Allergie, Asthma bronchiale, Lungenemphysem, beschwerdefrei verlaufender Schilddrüsenüberfunktion, eingeschränkter Leber- oder Nierenfunktion, dekompensierter Herzinsuffizienz, schweren Herzrhythmusstörungen, instabiler Angina pectoris, Herzinfarkt in der Anamnese, pulmonaler Hypertonie, Diabetes mellitus, Epilepsie, Hirnarteriosklerose, Hirninfarkt, intrakranieller Blutung. Strenge Indikationsstellung in der Schwangerschaft. Stillzeit: Muttermilch 2 Tage verwerfen.

**UW:** Am häufigsten Übelkeit, Erbrechen, Hautrötung, allgemeines Hitzegefühl, Schmerzempfindungen, Geschmacks- und Empfindungsstörungen. Weiterhin Frösteln, Fieber, Schwitzen, Kopfschmerz, Schwäche, Schwindel, Blässe, Würgen oder Erstickungsgefühl, Anstieg oder Abfall des Blutdrucks, Niesen, Tränenfluss, Husten, Urtikaria und Hautausschläge anderer Art, periphere Ödeme, Lungenödem, Muskelzittern, Paresen und Krämpfe, auch als Vorboten eines anaphylaktischen Schocks. Vorübergehende Beeinträchtigung der Nierenfunktion, in Einzelfällen Nierenversagen.

**WW:** Iodhaltige Röntgenkontrastmittel senken die Radioisotopenaufnahme in die Schilddrüse zur Schilddrüsendiagnostik für 2–6 Wochen. Nierengängige Kontrastmittel können bei diabetischer Nephropathie zusammen mit Metformin eine Laktatazidose auslösen, ggf. Metformin für 2 Tage absetzen. Epileptogene Arzneimittel (Phenothiazinderivate, trizyklische Antidepressiva, MAO-Hemmer, Neuroleptika) können Krampfanfälle begünstigen, daher ggf. vor zerebraler Angiographie absetzen. Bei gleichzeitiger Gabe von Interferon oder Interleukinen können bekannte Kontrastmittelreaktionen, bei gleichzeitiger Gabe von Betarezeptorenblockern Überempfindlichkeitsreaktionen häufiger auftreten.

**Dosis:** Je nach Indikation 10–100 ml i.v., i.a., in Körperhöhlen und Gangsysteme (s. Fachinformationen).

**Best.:** Solutrast® 200/250/300/370 1 ml Lösung enth.: Iopamidol 408 mg/510 mg/612 mg/755 mg entspr. einem Iodgehalt 200 mg/250 mg/300 mg/370 mg mit einer Osmolalität (mosm/kg $H_2O$) 413/515/616/799 und einer Viskosität (mPa·sec) 2,0/3,0/4,5/9,5. Gleiche Daten für Iopamidol-ratiopharm®.

**Solutrast®** (Altana)
AP.: 1, 5 Amp. zu 10, 20, 30 ml; 1, 10 Fl. zu 50, 75, 100, 200 ml, 1, 6 Fl. zu 500 ml.

**Iopamidol-ratiopharm®** (ratiopharm)

| | |
|---|---|
| 5× 10 ml Injektionslsg. 200 | 34,82 |
| 5× 20 ml Injektionslsg. 200 | 58,93 |
| 10× 50 ml Injektionslsg. 200 | 265,18 |
| 5× 10 ml Injektionslsg. 250 | 37,04 |
| 5× 20 ml Injektionslsg. 250 | 62,81 |
| 10× 50 ml Injektionslsg. 250 | 271,34 |
| 5× 10 ml Injektionslsg. 300 | 52,36 |
| 5× 20 ml Injektionslsg. 300 | 87,55 |
| 10× 50 ml Injektionslsg. 300 | 302,28 |
| 10× 75 ml Injektionslsg. 300 | 491,07 |
| 10× 100 ml Injektionslsg. 300 | 595,10 |
| 1× 200 ml Injektionslsg. 300 | 123,24 |
| 1× 500 ml Injektionslsg. 300 | 282,53 |
| 5× 20 ml Injektionslsg. 370 | 82,77 |
| 10× 50 ml Injektionslsg. 370 | 316,49 |
| 10× 100 ml Injektionslsg. 370 | 623,59 |
| 1× 200 ml Injektionslsg. 370 | 129,84 |

## Iopentol *Rp* [US] 1992 C

Nichtionisches monomeres Röntgenkontrastmittel mit ähnlichen Eigenschaften wie andere Vertreter der wasserlöslichen Kontrastmittel (s. Iopamidol). Iopentol hat einem Iodgehalt von 45,6% und wird in Konzentrationen von 43,8–76,8% (200–350 mg Iod/ml) angewendet. Nach intravaskulärer Gabe wird Iopamidol unverändert mit einer Halbwertszeit von 2 h überwiegend renal ausgeschieden. Iopentol hat wie Iohexol, Iopromid und dimere Substanzen nur eine schwache histaminfreisetzende Wirkung.

**Ind.:** Phlebographie, Computertomographie, Arteriographie, Urographie, Angiokardiographie.

**Kontraind., UW, WW:** s. Iopamidol.

**Dosis:** Urographie 40–80 ml i.v., weitere Dosierungen s. Fachinformation.

**Imagopaque®** (Amersham Buchler)
**Best.:** 1 ml Lsg. 200/250/300/350 enth.: Iopentol 438 mg/548 mg/658 mg/768 mg entspr. 200 mg/250 mg/300 mg/350 mg Iod.

| | |
|---|---|
| 10× 50 ml Injektionslsg. 150 | 218,81 |
| 10× 100 ml Injektionslsg. 150 | 398,31 |
| 10× 50 ml Injektionslsg. 200 | 289,21 |
| 10× 50 ml Injektionslsg. 250 | 315,37 |
| 10× 20 ml Injektionslsg. 300 | 169,21 |
| 10× 50 ml Injektionslsg. 300 | 394,23 |
| 10× 75 ml Injektionslsg. 300 | 587,33 |
| 10× 100 ml Injektionslsg. 300 | 776,34 |
| 10× 200 ml Injektionslsg. 300 | 1497,06 |
| 6× 500 ml Injektionslsg. 300 | 2082,48 |
| 10× 50 ml Injektionslsg. 350 | 411,92 |
| 10× 100 ml Injektionslsg. 350 | 810,35 |
| 10× 175 ml Injektionslsg. 350 | 1393,07 |
| 6× 500 ml Injektionslsg. 350 | 2188,53 |

## Iopromid *Rp* [US] 1985 C

Nichtionisches monomeres Röntgenkontrastmittel mit ähnlichen Eigenschaften wie andere Vertreter der wasserlöslichen Kontrastmittel (s. Iopamidol). Iopromid hat einem Iodgehalt von 48,1% und wird in Konzentrationen von 31,2–76,9% (150–370 mg Iod/ml) angewendet. Nach intravaskulärer Gabe wird Iopamidol unverändert mit einer Halbwertszeit von 2 h überwiegend renal ausgeschieden. Iopromid hat wie Iohexol, Iopentol und dimere Substanzen nur eine schwache histaminfreisetzende Wirkung.

**Ind.:** Funktionskontrolle bei Dialyseshunt, digitale Subtraktionsangiographie, Computertomographie, Urographie, Darstellung von Körperhöhlen (exkl. Myelographie, Ventrikulographie, Zisternographie), Angiographie.

**Kontraind., UW, WW:** s. Iopamidol.

**Dosis:** Urographie 1–1,5 ml/kg i.v., weitere Dosierungen s. Fachinformation.

**Ultravist®** (Schering)
**Best.:** 1 ml Lsg. 150/240/300/370 enth.: Iopromid 312 mg/499 mg/623 mg/769 mg entspr. 150 mg/240 mg/300 mg/370 mg Iod.

| | |
|---|---|
| 10 Fl. 50 ml 150 mg | 200,80 |
| 10 Fl. 50 ml 240 mg | 286,93 |

10 Fl. 10 ml 300 mg........ 97,49
10 Fl. 20 ml 300 mg........ 154,12
10 Fl. 50 ml 300 mg........ 357,48
10 Fl. 75 ml 300 mg........ 523,10
10 Fl. 100 ml 300 mg........ 705,51
10 Fl. 200 ml 300 mg........ 1357,81
8 Fl. 500 ml 300 mg........ 2586,32
10 Fl. 30 ml 370 mg........ 229,01
10 Fl. 50 ml 370 mg........ 374,41
10 Fl. 100 ml 370 mg........ 739,41
10 Fl. 200 ml 370 mg........ 1442,18
8 Fl. 500 ml 370 mg........ 2731,67

## **Iosarcol** *Rp* [US] 2000 **C**

Nichtionisches monomeres Röntgenkontrastmittel mit ähnlichen Eigenschaften wie andere Vertreter der wasserlöslichen Kontrastmittel (s. Iopamidol). Iosarcol hat durch einen kovalent gebundenen Aminozucker eine besonders hohe Hydrophilie. Es wird nicht metabolisiert und nahezu ausschließlich durch glomeruläre Filtration ausgeschieden, Halbwertszeit 2 h. Die histaminfreisetzende Wirkung ist gering.
**Ind.:** Ausscheidungsurographie, Phlebographie, Kontrastverstärkung bei Computertomographie, peripher-venöse Subtraktionsangiographie, retrograde Urethrozystographie.
**Kontraind., UW, WW:** s. Iopamidol.
**Dosis:** I.v. *Ausscheidungsurographie*: 1 ml/kg i.v. *Phlebographie*: 20–60 ml i.v. *Subtraktionsangiographie*: 30–50 ml i.v. *Retrograde Urethrozystographie*: 50–300 ml intravesikal.

**Melitrast**® (Köhler)
AP.: 1, 5 Amp. zu 10, 20, 30 ml; 1, 10 Fl. zu 50, 75, 100, 200 ml, 1, 6 Fl. zu 500 ml.

## **Iotrolan** *Rp* [US] 1988 **B**

Erster Vertreter der nichtionischen dimeren Röntgenkontrastmittel mit verbesserter Verträglichkeit und Kontrastqualität im Vergleich zu nichtionischen monomeren Substanzen (z. B. Iopamidol, s. dort). Iotrolan ist aufgrund seines niedrigen osmotischen Drucks in Iodkonzentrationen bis 300 mg/ml nahezu blut- und liquorisoton (*Tabelle II.10*) und hat deshalb eine besonders gute neurale und lokale Verträglichkeit. Auch die histaminfreisetzende Wirkung ist gering. Ein weiterer Grund für die gute Gewebeverträglichkeit ist eine höhere Wasserlöslichkeit und die damit verminderte Plasmaeiweißbindung (<3%), die durch Einführung verzweigter Seitenketten mit mehreren Hydroxylgruppen erreicht wurden. Iotrolan ist hexaiodiert (Iodgehalt 46,8%) und wird in Konzentrationen von 51,3–64,1% (240–300 mg

**Tabelle II.10**
**Iodhaltige Röntgenkontrastmittel**

| Wirkstoffe | Präparate (Auswahl) | Osmolalität (mosm/kg $H_2O$) | Plasma-HWZ | Applikation |
|---|---|---|---|---|
| **Ionische, monomere** | | | | |
| Amidotrizoesäure | Gastrografin® | 1500 | | oral, rektal |
| Ioxitalaminsäure | Telebrix® | 1890 | | oral, rektal, intravesikal |
| **Ionische, dimere** | | | | |
| Ioxaglinsäure | Hexabrix® | 560 | 1,5 h | intravasal, Körperhöhlen |
| **Nichtionische, monomere** | | | | |
| Iopamidol | Solutrast® | 616 | 2 h | intravasal, Körperhöhlen |
| Iohexol | Omnipaque® | 690 | 2–3 h | intravasal, Körperhöhlen |
| Iopromid | Ultravist® | 630 | 2 h | intravasal, Körperhöhlen |
| Iopentol | Imagopaque® | 640 | 2 h | intravasal |
| Iomeprol | Imeron® | 640 | 1,8 h | intravasal, Körperhöhlen |
| Iobitridol | Xenetic® | 695 | 1,8 h | intravasal |
| Iosarcol | Melitrast® | 675 | 2 h | intravasal, intravesikal |
| **Nichtionische, dimere** | | | | |
| Iotrolan | Isovist® | 320 | 2,5–6 h* | subarachn., Körperhöhlen |
| Iodixanol | Visipaque® | 290 | 2 h | intravasal, Körperhöhlen |

*Subarachnoidalraum

Iod/ml) angewendet. Nach intratrazisternaler und intralumbaler Gabe tritt Iotrolan mit einer Halbwertszeit von 2,5–6 h aus dem Subarachnoidalraum in das Blut über und wird unverändert renal ausgeschieden.

**Ind.:** Subarachnoidalraum (Radikulographie, lumbale, thorakale, zervikale Myelographie, Panmyelographie), Ventrikulographie, Zisternographie. Körperhöhlen: Arthrographie, Hysterosalpingographie, Darstellung von Bauchspeicheldrüsengängen und Gallenwegen, Lymphangiographie, Galaktographie. Darstellung des Gastrointestinaltrakts oral.

**Kontraind.:** s. Iopamidol.

**UW:** s. Iopamidol, aber insgesamt geringer.

**WW:** s. Iopamidol.

**Dosis:** Subarachnoidalraum 3–15 ml je nach Indikation, weiteres s. Fachinformation.

**Isovist**® (Schering)

**Best.:** 1 ml Lsg. enth.: Iotrolan 0,513 g/0,641 g (entspr. 240 mg/300 mg Iod).

| | |
|---|---|
| 1 Fl. 10 ml 240 (N1) | 21,74 |
| 1 Fl. 20 ml 240 (N1) | 33,37 |
| 1 Fl. 10 ml 300 (N1) | 24,43 |

## Ioxaglinsäure *Rp* [US]

Ionisches dimeres Röntgenkontrastmittel mit ähnlichen Eigenschaften wie andere Vertreter der wasserlöslichen Kontrastmittel (s. Iopamidol). Ioxaglinsäure hat einem Iodgehalt von 59% und wird in Konzentrationen von 58,9% (320 mg Iod/ml) angewendet. Nach intravasaler Gabe wird Ioxaglinsäure unverändert mit einer Halbwertszeit von 1,5 h überwiegend renal ausgeschieden.

**Ind.:** Urographie, Computertomographie, Angiographie, digitale Subtraktionsangiographie, Arthrographie, Hysterosalpingographie, Fistulographie, Darstellung arterieller und venöser Gefäße (einschl. Herzkranzgefäße), Arthrographie.

**Kontraind., UW, WW:** s. Iopamidol.

**Dosis:** Arthrographie 0,5–10 ml/Gelenk abhängig von der Gelenkgröße, weitere Dosierungen s. Fachinformation.

**Hexabrix**® (Guerbet)

**Best.:** 1 ml Inj.-Lsg. 320 enth.: Ioxaglinsäure, Megliumsalz 393 mg, Ioxaglinsäure, Natriumsalz 196,5 mg (entspr. 320 mg Iod).

| | |
|---|---|
| 2 Durchstechfl. 50 ml | 89,04 |
| 10 Durchstechfl. 100 ml | 767,66 |
| 10 Durchstechfl. 200 ml | 1464,42 |

## Ioxitalaminsäure *Rp* [US]

Ionisches monomeres Röntgenkontrastmittel mit ähnlichen Eigenschaften wie Amidotrizoesäure (s. dort). Ioxitalaminsäure hat als Vertreter der älteren ionischen Kontrastmittel eine 7fach höhere Osmolalität als Blut (290 mosm/kg $H_2O$) und verursacht bei parenteraler Gabe höherer Dosen Störungen des Wasser- und Elektrolythaushaltes. Deshalb darf es nicht intravenös angewendet werden. Nach oraler Gabe wird Ioxitalaminsäure zu 1% resorbiert, bei Passagestörungen jedoch bis zu 7%. Nach retrograder Urographie können bis zu 12% resorbiert werden.

**Ind.:** Computertomographische Diagnostik im Abdominalbereich, Röntgendarstellung des Dickdarmes, retrograde Miktionszystourethrographie, retrograde Pyelographie.

**Kontraind., UW, WW:** s. Amidotrizoesäure.

**Dosis:** Oral 60–100 ml, rektal im Verhältnis 1+3 bis 1+4 verdünnen. Retrograde Pyelographie 10–20 ml, Miktionszystourethrographie 50–250 ml.

**Telebrix**® (Guerbet)

**Best.:** 1 ml Lsg. Gastro/180/300 enth.: Ioxitalaminsäure, Megluminsalz 660 mg/397,2 mg/660,3 mg entspr. 300 mg/180 mg/300 mg Iod.

| | |
|---|---|
| 10× 100 ml Injektionslsg. Gastro | 166,04 |
| 10× 250 ml Injektionslsg. 180 | 332,08 |
| 10× 30 ml Injektionslsg. 300 | 111,37 |
| 10× 50 ml Injektionslsg. 300 | 138,98 |
| 10× 100 ml Injektionslsg. 300 | 254,78 |

## Ipecacuanhaextrakt [GK]

Extrakte der Brechwurzel (Radix Ipecacuanhae) wirken vorwiegend über einen direkten Effekt des Hauptalkaloids Emetin auf die Magenschleimhaut. Die Stimulation des Brechreflexes durch einen Angriff an der chemorezeptiven Triggerzone ist von geringerem Einfluss. Nach Antiemetika ist Ipecacuanhaextrakt noch wirksam. Orale Gabe nach Ausschluss der Kontraindikationen für die Auslösung von Erbrechen, anschließend 1 Glas Wasser oder klarer Fruchtsaft. Fachgesellschaften empfehlen die Anwendung nur innerhalb der ersten 60 min nach Ingestion. Aktivkohle sollte wegen möglicher Abschwächung des emetischen Effektes erst nach ausreichendem Erbrechen gegeben werden. Der Wirkungseintritt nach ca. 15 min ist deutlich später als bei Apomorphin. Die Intensität des emetischen Effektes ist vergleichbar. Ipecacuanhazubereitungen werden auch bei Erwachsenen eingesetzt. Anwendung bei Kindern nicht unter 9 Monaten. Rezeptur nach dem Neuen Rezeptformularium (NRF) als *Brecherregender Sirup* (Sirupus emeticus).

**Ind.:** Auslösung von Erbrechen bei akuten Vergiftungen.

**Kontraind.:** Bewusstseinseinschränkung, fehlender Würgreflex, Krampfneigung, Ingestion konzentrierter Säuren und Laugen, orale Aufnahme von Kohlenwasserstoffen und Schaumbildnern.

**Dosis:** Kinder von 1–1½ Jahren 10 ml, von 1½–2 Jahren 15 ml, von 2–3 Jahren 20 ml und ab 3 Jahren 30 ml. Reichlich trinken im Anschluss an die Einnahme, damit im Schwall erbrochen werden kann. Die orale Dosis für ältere Kinder über 3 Jahre und für Erwachsene beträgt 30 ml.

**Brecherregender Sirup**
Nach Neuem Rezeptformularium (NRF 19.1): 100 g (128 ml) enth. Ipecacuanha-Fluidextrakt 5,5 g entspr. ca. 110 mg Ipecacuanhaalkaloide berechnet als Emetin, 1 ml enth. ca. 1,4 mg Ipecacuanhaalkaloide. Hilfsst.: Saccharose 54 g, Glycerol 85% 10 g, Citronensäure 0,06 g sowie als Konservierungsmittel Methylhydroxybenzoat-Natrium 0,09 g und Propyl-4-Hydroxybenzoat-Natrium 0,03 g, Wasser ad 100 g. Der Sirup ist 1 Jahr haltbar.
**Rp.** Brecherregender Sirup (NRF 19.1) 30 ml.

## Ipratropiumbromid *Rp* [BL]

Anticholinergikum mit ähnlichen peripheren Wirkungen wie Atropin (s. dort). Ipratropiumbromid ist eine quaternäre Ammoniumverbindung und hat daher kaum zentrale Effekte. Es wird inhalativ als Bronchospasmolytikum bei chronisch-obstruktiven Bronchialkrankheiten eingesetzt, insbesondere bei chronischer Bronchitis. Beim Asthmatiker ist Ipratropiumbromid schwächer wirksam als $Beta_2$-Rezeptoragonisten. Vorteilhaft im Vergleich zu Atropin ist die fehlende Hemmung der mukoziliären Clearance. Ipratropiumbromid wird weiterhin systemisch bei Bradykardie und AV-Block gegeben.
Abhängig von Inhalationstechnik werden 20–30% deponiert, 60–80% werden verschluckt. Resorption aus dem Magen-Darmtrakt 10–30%. Halbwertszeit im Plasma 3 h. Nach Inhalation tritt die Wirkung nur langsam nach 30–90 min ein und hält über 4 h an.
**Ind.:** Chronisch-obstruktive Bronchitis, Asthma bronchiale. Bradykardie, AV-Block.
**Kontraind.:** Amp. und Tbl. s. Atropin.
**UW:** Amp. und Tbl. s. Atropin. Dosieraerosol: Mundtrockenheit, Akkommodationsstörungen. Vorsicht bei Glaukomneigung.
**WW:** $Beta_2$-Rezeptoragonisten und Xanthinderivate können die Wirkung verstärken. Amp., Tbl. s. auch Atropin.
**Dosis:** *Asthma bronchiale*: Erw. und Schulkdr. 3-mal tgl. 1–2 Sprühstöße, maximale Tagesdosis 12 Sprühstöße (0,24 mg). Anwendung bei Kdr. nur unter Aufsicht. DDD 0,12 mg (Aerosol).
*Bradykardie, AV-Block*: Initial 0,5 mg i.v. oder 5–15 mg oral. Langzeittherapie 10–15 mg 2- bis 3-mal/d oral.

**Atrovent**® (Boehringer Ingelheim)
**Best.:** Dosieraerosol: 1 Sprühstoß enth.: Ipratropiumbromid 0,02 mg. 0,025% Lösung mit Lösungsspender 1 ml (10 Hübe) enth.: Ipratropiumbromid 0,25 mg.

| | |
|---|---|
| 10 ml Dosieraerosol (200 ED) + Mundrohr (N1) | 26,02 |
| 3× 10 ml Dosieraerosol (3× 200 ED) (N3) | 57,21 |
| 50 Kps. Inhaletten 200 µg + Inhalator M (N1) | 40,05 |
| 100 Kps. Inhaletten 200 µg (N1) | 40,28 |
| 50 Kps. Fertiginhalate (250 µg/2 ml) (N1) | 33,71 |
| 50 Kps. Fertiginhalate (500 µg/2 ml) (N1) | 44,60 |
| 20 ml Lsg. 0,025% (N1) | 16,38 |
| 5× 20 ml Lsg. 0,025% (N3) | 41,81 |

**Itrop**® (Boehringer Ingelheim)

| | |
|---|---|
| 5 Amp. (0,5 mg/1 ml) (N1) | 45,91 |
| 20 Filmtbl. 10 mg (N1) | 31,75 |
| 50 Filmtbl. 10 mg (N2) | 64,98 |
| 100 Filmtbl. 10 mg (N3) | 115,65 |

## Irbesartan *Rp* [TE] 1997 B

Antihypertonikum. $AT_1$-Rezeptorantagonist (Einzelheiten s. dort und *Tabelle II.2*). Rasche und fast vollständige Resorption, maximale Plasmaspiegel nach 1,5–2h, Halbwertszeit 13–17 h. Ausreichende Blutdrucksenkung über 24 h. Zwischen 75 und 300 mg dosisabhängige Zunahme des Blutdruckeffekts. Nahrungsaufnahme ohne relevanten Einfluss auf die Plasmaspiegel, ebensowenig Nieren- oder Leberinsuffizienz. Irbesartan ist nicht dialysierbar.
**Ind.:** Hypertonie.
**Kontraind., UW, WW:** s. $AT_1$-Rezeptorantagonisten.
**Dosis:** 1-mal 150–300 mg/d oral.

**Karvea**® (Bristol Myers Squibb)

| | |
|---|---|
| 28 Tbl. 75 mg (N1) | (FB 29,74) 29,74 |
| 56 Tbl. 75 mg (N2) | (FB 47,61) 47,61 |
| 98 Tbl. 75 mg (N3) | (FB 72,96) 72,96 |
| 28 Tbl. 150 mg (N1) | (FB 34,54) 34,54 |
| 56 Tbl. 150 mg (N2) | (FB 56,64) 56,64 |
| 98 Tbl. 150 mg (N3) | (FB 87,97) 87,97 |
| 28 Tbl. 300 mg (N1) | (FB 40,43) 40,43 |
| 56 Tbl. 300 mg (N2) | (FB 67,67) 67,67 |
| 98 Tbl. 300 mg (N3) | (FB 106,34) 106,34 |

**Aprovel**® (Sanofi-Synthelabo)

| | |
|---|---|
| 28 Filmtbl. 75 mg (N1) | (FB 29,74) 29,74 |
| 56 Filmtbl. 75 mg (N2) | (FB 47,61) 47,61 |
| 98 Filmtbl. 75 mg (N3) | (FB 72,96) 72,96 |
| 28 Filmtbl. 150 mg (N1) | (FB 34,54) 34,54 |
| 56 Filmtbl. 150 mg (N2) | (FB 56,64) 56,64 |
| 98 Filmtbl. 150 mg (N3) | (FB 87,97) 87,97 |
| 28 Filmtbl. 300 mg (N1) | (FB 40,43) 40,43 |
| 56 Filmtbl. 300 mg (N2) | (FB 67,67) 67,67 |
| 98 Filmtbl. 300 mg (N3) | (FB 106,34) 106,34 |

## Irbesartan + Hydrochlorothiazid *Rp* [US]

Sinnvolle Kombination zur Hochdrucktherapie, da Hydrochlorothiazid durch die negative Natriumbilanz das Renin-Angiotensinsystem aktiviert, das dann besonders wirksam durch den $AT_1$-Rezeptorantagonisten gehemmt wird. Gleichzeitig vermindern $AT_1$-Rezeptorantagonisten die thiazidinduzierte Hypokaliämie. Die Kombination ist nicht zur

Initialtherapie sondern nur zum Ersatz einer freien Kombination beider Einzelkomponenten geeignet.
**Ind.:** Hypertonie, wenn eine fixe Kombination angezeigt ist.
**Kontraind., UW, WW:** s. Irbesartan, Hydrochlorothiazid.
**Best.:** 1 Filmtbl. enth.: Irbesartan 150 mg/300 mg, Hydrochlorothiazid 12,5 mg/12,5 mg.
**Dosis:** 1-mal 1 Tbl./d.

**CoAprovel**® (Sanofi-Synthelabo)
28 Filmtbl. 150 mg/12,5 mg (N1) .............................. 35,29
56 Filmtbl. 150 mg/12,5 mg (N2) .............................. 57,74
98 Filmtbl. 150 mg/12,5 mg (N3) .............................. 90,58
28 Filmtbl. 300 mg/12,5 mg (N1) .............................. 43,92
56 Filmtbl. 300 mg/12,5 mg (N2) .............................. 74,37
98 Filmtbl. 300 mg/12,5 mg (N3) .............................. 117,95

## Irinotecan *Rp* [US] 1998 B

Zytostatikum aus der Gruppe der Topoisomerase-I-Hemmer mit ähnlichen Wirkungen wie Topotecan (s. dort). Irinotecan ist ein halbsynthetisches Derivat des Naturstoffs Camptothecin. Bei Patienten mit metastasiertem kolorektalem Karzinom wurde die Überlebenszeit nach Versagen der Fluorouraciltherapie um 27–41% verlängert. Nach i.v.-Infusion wird Irinotecan durch Carboxylesterasen zu seinem aktiven Metaboliten umgewandelt und dreiphasisch mit Halbwertszeiten von 12 min, 2,5 h und 14,2 h eliminiert.
**Ind.:** Zweittherapie des metastasierten kolorektalen Karzinoms nach erfolgloser Vorbehandlung mit einem Fluorouracil-Regime.
**Kontraind.:** Chronisch entzündliche Darmkrankheiten, schwere Knochenmarkfunktionsstörungen, Allgemeinzustand über 2 (WHO). Schwangerschaft, Stillzeit.
**UW:** Verzögert einsetzende schwere Diarrhö durchschnittlich 5 Tage nach der Infusion bei 20% der Patienten sowie Übelkeit und Erbrechen. Sehr häufig Myelosuppression mit Neutropenie, Thrombozytopenie, Anämie, Fieber und Infektionen. Akutes cholinerges Syndrom mit Diarrhö, Bauchschmerzen, Schwitzen, Miosis, Tränenfluss und Speichelfluss ist mit 0,25 mg s.c. Atropin behandelbar. Außerdem Dyspnoe, Muskelkontraktionen, Parästhesien, Asthenie, Alopezie (reversibel).
**Dosis:** 350 mg/m$^2$ als i.v.-Infusion über 30–90 min alle 3 Wochen. Dosisreduktion bei Neutropenie oder Diarrhö auf 300 mg/m$^2$ und ggf. auf 250 mg/m$^2$.

**Campto**® (Pfizer)
1 Inj.-Fl. (40 mg/2 ml) (N1) .............................. 135,66
1 Inj.-Fl. (100 mg/5 ml) (N1) .............................. 281,36

## Isofluran *Rp* [ES] 1984 C

Halogeniertes, nicht brennbares Inhalationsanästhetikum mit stechendem Geruch, das ohne wesentliche Exzitation rasch anflutet. Die Uterusmuskulatur wird wie bei Halothan und Enfluran relaxiert. Isofluran wirkt stärker muskelrelaxierend als Halothan, sodass geringere Mengen von Muskelrelaxanzien benötigt werden. Dosisabhängiger Blutdruckabfall vor allem durch periphere Vasodilatation. Kaum kardiodepressiv, wenig arrhythmogen, keine Sensibilisierung gegen Catecholamine. Kaum zerebrale Vasodilatation und daher auch geringere Hirndrucksteigerung als mit anderen Inhalationsanästhetika. Keine Krampfpotentiale im EEG. Isofluran wird nur zu 0,2% metabolisiert, sodass kaum mit Leber- oder Nierenfunktionsstörungen zu rechnen ist.
**Ind.:** Inhalationsnarkose.
**Kontraind.:** Überempfindlichkeit gegen halogenierte Inhalationsanästhetika, genetische Disposition oder Vorgeschichte einer malignen Hyperthermie. Strenge Indikation in Schwangerschaft und bei Kdr. unter 2 Jahren. Vorsicht bei erhöhtem Hirndruck. Zurückhaltung empfohlen bei Wiederholung von Narkosen mit einem halogenierten Inhalationsanästhetikum innerhalb von 3 Monaten.
**UW:** Geringe Atemdepression, Blutdrucksenkung infolge Vasodilatation, Schleimhautreizung, Abnahme der Nierendurchblutung, leichte Hirndrucksteigerung, minimale Leberfunktionsstörungen, selten Übelkeit, Erbrechen oder Ileus, sehr selten maligne Hyperthermie.
**WW:** Verstärkung der neuromuskulären Blockade durch Aminoglykoside oder Curare-artig wirkende Muskelrelaxanzien.
**Dosis:** Anwendung in speziellen Verdampfern, zur Einleitung 2–3 Vol.% in reinem Sauerstoff oder 1,2–2,0 Vol.% in Distickstoffmonoxid/Sauerstoff-Gemisch. Erhaltung mit 1–2 Vol.% (bzw. 1–1,5 Vol.% in Distickstoffmonoxid).

**Forene**® (Abbott)
250 ml .............................................. 226,27
6× 250 ml .............................................. 1273,94

## Isoniazid *Rp* [US]

Wichtigstes Antituberkulotikum zur Behandlung pulmonaler und extrapulmonaler Tuberkulosen. Isoniazid wird intrabakteriell zu Isonicotinsäure oxidiert und anstelle von Nicotinsäure in Nicotinamidadenindinukleotid (NAD) eingebaut, sodass durch die NAD-Blockade vermehrt $H_2O_2$ und reaktive Sauerstoffmetaboliten gebildet werden. Infolgedessen wird die bakterielle Nukleinsäure- und Mykolsäuresynthese mit minimalen Hemmkonzentrationen von 0,02–0,2 µg/ml gehemmt, bei stark proliferierenden Mykobakterien tuberkulozid, bei ruhenden tuberkulostatisch wirksam. Selten primäre Resistenz (1–4%), häufiger bei AIDS-Patienten, keine Kreuzresistenz mit anderen Antituberkuloti-

ka. Rasche Resistenzentwicklung bei Monotherapie, deshalb nur in Kombination mit anderen Antituberkulotika.
Rasche Resorption nach oraler Gabe, maximale Serumspiegel nach 1–2 h, Serumeiweißbindung 30%. Halbwertszeit bei Langsamacetylierern (40%) 2,5 h, bei Schnellacetylierern (60%) 1 h, überwiegend renale Elimination in metabolisierter Form. Keine Dosisreduktion bei eingeschränkter Nierenfunktion, bei Lebererkrankungen ist die Halbwertszeit oft verlängert, ggf. Dosisanpassung nach Serumspiegelkontrolle. Isoniazid verteilt sich rasch in alle Gewebe und Körperflüssigkeiten. Bei Meningitis sind im Liquor 40–100% der Serumspiegel nachweisbar.
**Ind.:** Kombinationstherapie aller Formen und Stadien der Tuberkulose. Chemoprophylaxe der Tuberkulose. Kombinationstherapie der Lepra.
**Kontraind.:** Akute Hepatitis, Makrohämaturie, Isoniazidallergie, periphere Neuritis, Gerinnungsstörungen, schwere Blutungsneigung. Vorsicht bei Epilepsie, Psychosen.
**UW:** Periphere Neuritis, ggf. bei hohen Dosen und Langsamacetylierern Prophylaxe mit Pyridoxin 50–100 mg/d. Bei manifester Neuritis absetzen. Zentrale Störungen als Psychosen und epileptiforme Anfälle. Selten pellagroide Symptome, gelegentlich passagere Leberfunktionsstörungen mit Aminotransferaseanstiegen, selten Ikterus, Kopfschmerzen, minimale Nierenschäden, gelegentlich Akne, sehr selten Arthropathien, Lupus erythematodes-ähnliche Symptome, Leukopenie, Anämien, Allergien.
**WW:** Die Wirkung folgender Stoffe kann durch Abbauhemmung in der Leber verstärkt werden: Alkohol, Phenytoin, Carbamazepin, Primidon, Phenobarbital, Phenytoin, Haloperidol, Warfarin, Corticosteroide, Protionamid, Disulfiram, Colecalciferol. Erhöhung der INH-Blutspiegel durch Chlorpromazin, p-Aminosalicylsäure, Fenyramidol, Procainamid, Insulin, Propranolol. Weitere WW mit Cycloserin, Antazida, Paracetamol.
**Dosis:** Tgl. 1-mal 5 mg/kg oral vor der Mahlzeit mit einem Bereich von 3–8 mg/d oder intermittierend 15 mg/kg 2- bis 3-mal pro Woche. Kdr. 200 mg/m$^2$ entspr. ca. 10 mg/kg.

**Isozid**® (Fatol)
10 Inj.-Fl. 500 mg (N2) ........ 66,82
50 Tbl. 50 mg (N2) ........ 14,33
100 Tbl. 50 mg (N3) ........ 17,08
50 Tbl. 100 mg (N2) ........ 14,50
100 Tbl. 100 mg (N3) ........ 17,23
50 Tbl. 200 mg (N2) ........ 16,07
100 Tbl. 200 mg (N3) ........ 18,18

## Isosorbiddinitrat *Rp* [HS]

Organisches Nitrat zur Behandlung der koronaren Herzkrankheit. Bei sublingualer und oraler Anwendung fast vollständige Resorption, jedoch unterschiedliche Bioverfügbarkeit wegen eines hohen First-Pass-Effektes. Nach oraler Gabe 8–36%, sublingual ca. 60%, perkutan ca. 30%. Metabolismus in der Leber zu Isosorbid-5-mononitrat und Isosorbid-2-mononitrat, Halbwertszeit von Isosorbiddinitrat 30–40 min und des aktiven Metaboliten Isosorbid-5-mononitrat 3,5–6 h. Nach oraler Gabe Wirkungseintritt von Isosorbiddinitrat nach 10–30 min, Wirkungsdauer 8–10 h. Bei sublingualer Anwendung tritt die Wirkung nach 1–3 min ein und hält 1–2 h an.
**Ind.:** Anfallsbehandlung und Anfallsprophylaxe der Angina pectoris, akuter Myokardinfarkt, akute und chronische Myokardinsuffizienz.
**Kontraind.:** Hypotones Kreislaufversagen, hypertrophe obstruktive Kardiomyopathie, ausgeprägte Hypotonie. Vorsicht bei orthostatischen Kreislaufregulationsstörungen.
**UW:** Kopfschmerzen, Tachykardie, Herzklopfen, Benommenheit durch Blutdrucksenkung in höheren Dosen, Hautrötung, orthostatischer Blutdruckabfall. Toleranzentwicklung.
**WW:** Additive blutdrucksenkende Wirkung in höheren Dosen bei gleichzeitiger Gabe von Antihypertensiva möglich. Additive Blutdrucksenkung mit Sildenafil.
**Dosis:** *Anfallsprophylaxe* mit 10–40 mg oral 2-mal/d. Höhere Dosen ab 20 mg zur Vermeidung einer Nitrattoleranz nur mit Nitratpause, z. B. nur morgens und mittags einnehmen. Retardpräparate wegen des Toleranzrisikos vermeiden, allenfalls 1-mal 120 mg/d. DDD 60 mg. *Anfallskupierung*: 5 mg zerkauen und im Munde zergehen lassen.

**ISDN-ratiopharm**® (ratiopharm)
50 Tbl. 5 mg (N2) ........ (FB 12,32) 11,75
100 Tbl. 5 mg (N3) ........ (FB 14,42) 13,70
50 Retardkps. 20 mg (N2) ........ (FB 13,12) 12,60
100 Retardkps. 20 mg (N3) ........ (FB 15,68) 14,91
50 Retardkps. 40 mg (N2) ........ (FB 15,44) 14,67
100 Retardkps. 40 mg (N3) ........ (FB 19,87) 18,69
50 Retardkps. 60 mg (N2) ........ (FB 17,25) 15,78
100 Retardkps. 60 mg (N3) ........ (FB 23,61) 21,24
50 Retardkps. 80 mg (N2) ........ (FB 19,49) 17,75
100 Retardkps. 80 mg (N3) ........ (FB 26,98) 25,36

**Isoket**® (Schwarz Pharma)
10 Inf.-Amp. (10 mg/10 ml) (N2) ........ 25,49
60 Sublingualtbl. 5 mg (N2) ........ (FB 12,76) 12,76
98 Sublingualtbl. 5 mg (N3) ........ 14,23
60 Tbl. 10 mg (N2) ........ (FB 13,79) 13,79
98 Tbl. 10 mg (N3) ........ (FB 15,89) 15,89
60 Tbl. 20 mg (N2) ........ (FB 15,29) 15,29
98 Tbl. 20 mg (N3) ........ (FB 17,91) 17,91
30 Tbl. 40 mg (N1) ........ (FB 13,89) 13,89
60 Tbl. 40 mg (N2) ........ (FB 16,99) 16,99
98 Tbl. 40 mg (N3) ........ (FB 21,01) 21,01
30 Retardtbl. 20 mg (N1) ........ (FB 11,94) 11,94

60 Retardtbl. 20 mg (N2) ........................... (FB 13,64) 13,64
98 Retardtbl. 20 mg (N3) ........................... (FB 15,60) 15,60
30 Retardtbl. 40 mg (N1) ........................... (FB 13,50) 13,50
60 Retardtbl. 40 mg (N2) ........................... (FB 16,30) 16,30
98 Retardtbl. 40 mg (N3) ........................... (FB 19,72) 19,72
60 Retardtbl. 60 mg (N2) ........................... (FB 18,84) 18,84
98 Retardtbl. 60 mg (N3) ........................... (FB 23,29) 23,29
30 Retardtbl. 80 mg (N1) ........................... (FB 16,08) 16,08
60 Retardtbl. 80 mg (N2) ........................... (FB 20,95) 20,95
98 Retardtbl. 80 mg (N3) ........................... (FB 26,74) 26,74
30 Retardkps. 120 mg (N1) ........................... (FB 18,30) 18,30
60 Retardkps. 120 mg (N2) ........................... (FB 25,30) 25,30
98 Retardkps. 120 mg (N3) ........................... (FB 32,83) 32,83
50 g Salbe (100 mg/g) (N2) ........................... 21,46
15 ml Spray (1,25 mg/ED) (N1) ........................... 23,30

## Isosorbidmononitrat *Rp* [HS] 1981 **B/C**

Wirksamer Metabolit von Isosorbiddinitrat, dem es in seinen Wirkungen weitgehend entspricht (s. dort). Isosorbid-5-mononitrat ist zu etwa 95% bioverfügbar, da es keinem First-Pass-Effekt unterliegt. Maximale Plasmaspiegel nach oraler und sublingualer Gabe nach etwa 1 h. Deshalb nicht geeignet zur Anfallstherapie. Halbwertszeit 3,5–6 h.

**Ind.:** Anfallsprophylaxe der Angina pectoris, akuter Myokardinfarkt, akute und chronische Myokardinsuffizienz.

**Kontraind., UW, WW:** s. Isosorbiddinitrat.

**Dosis:** 2-mal 20 mg/d. Nitratpause wie bei Isosorbiddinitrat. DDD 40 mg.

**Corangin**® (Novartis)

28 Tbl. 20 mg (N1) ........................... (FB 12,81) 12,81
42 Tbl. 20 mg (N2) ........................... (FB 14,24) 14,24
98 Tbl. 20 mg (N3) ........................... (FB 19,57) 19,57
28 Retardtbl. 40 mg (N1) ........................... (FB 15,54) 15,54
42 Retardtbl. 40 mg (N2) ........................... (FB 18,12) 18,12
98 Retardtbl. 40 mg (N3) ........................... (FB 28,56) 28,56
28 Retardtbl. 60 mg (N1) ........................... (FB 16,65) 16,65
42 Retardtbl. 60 mg (N2) ........................... (FB 20,08) 20,08
98 Retardtbl. 60 mg (N3) ........................... (FB 32,67) 32,67

**ISMN AL**® (Aliud)

60 Tbl. 20 mg (N2) ........................... (FB 15,93) 15,63
100 Tbl. 20 mg (N3) ........................... (FB 19,75) 17,28
60 Tbl. 40 mg (N2) ........................... (FB 19,49) 18,79
100 Tbl. 40 mg (N3) ........................... (FB 25,49) 23,50
50 Retardkaps. 40 mg (N2) ........................... (FB 19,81) 16,41
100 Retardkaps. 40 mg (N3) ........................... (FB 28,90) 22,61
30 Retardkaps. 50 mg (N1) ........................... (FB 16,53) 16,47
50 Retardkaps. 50 mg (N2) ........................... (FB 20,86) 19,78
100 Retardkaps. 50 mg (N3) ........................... (FB 30,83) 29,24
50 Retardkaps. 60 mg (N2) ........................... (FB 21,80) 19,17
100 Retardkaps. 60 mg (N3) ........................... (FB 33,22) 23,21
50 Retardtbl. 100 mg (N2) ........................... (FB 25,43) 24,12
100 Retardtbl. 100 mg (N3) ........................... (FB 39,39) 37,39

## Isotretinoin *Rp* [UF] 1984 **B**

Aknemittel aus der Gruppe der Vitamin-A-Säurederivate mit ähnlichen Wirkungen wie Acitretin (s. dort). Isotretinoin (13-*cis*-Vitamin-A-Säure) ist Mittel der Wahl zur *oralen* Behandlung schwerer, therapieresistenter Formen der Akne, insbesondere Acne conglobata und Acne fulminans. Als Lokaltherapeutikum wird es wie die stereoisomere All-*trans*-Verbindung Tretinoin bei geringgradig bis mittelstark ausgeprägter Akne vulgaris eingesetzt. Wesentliche Wirkung ist die Normalisierung der follikulären Hyperkeratose. Weiterhin gibt es Hinweise auf eine Hemmung der Steroid-5α-Reduktase, die für die Bioaktivierung von Testosteron zu Dihydrotestosteron verantwortlich ist. Isotretinoin ist teratogen. Eine Schwangerschaft ist somit vor Beginn der Behandlung sicher auszuschließen. Entsprechend müssen Frauen im gebärfähigen Alter einen Monat vor der Behandlung, während der Einnahme und 4 Wochen nach Absetzen von Isotretinoin strenge Verhütungsmaßnahmen treffen. Auch eine lokale Anwendung gilt als Kontraindikation.

Bioverfügbarkeit nach oraler Gabe ca. 25%, nach lokaler Applikation auf der Haut keine messbaren Plasmaspiegel. Plasmaeiweißbindung >99%. Weitgehende Verstoffwechselung in der Leber zu 4-Oxo-Isotretinoin als Hauptmetabolit, ferner zu einem geringen Anteil durch Isomerisierung Tretinoin und sein 4-Oxo-Metabolit. Die Ausscheidung erfolgt überwiegend in Form von Glukuroniden über Galle und Urin. Halbwertszeit Isotretinoin 10–20 h, 4-Oxo-Isoretinoin 29 h.

**Ind.:** *Oral:* Schwere, therapieresistente Formen der Akne, insbesondere Acne conglobata, Acne fulminans. *Lokal:* Geringgradig bis mittelstark ausgeprägte entzündliche und nichtentzündliche Acne vulgaris.

**Kontraind.:** Schwangerschaft und Stillzeit, Leber- und Niereninsuffizienz, manifester Diabetes, Fettsucht, gleichzeitige Einnahme von Vitamin A und anderen Retinoiden. Gleichzeitige Gabe von Tetracyclinen. Anwendung bei Kontaktlinsenträgern. Überempfindlichkeit gegen Isotretinoin. Bei lokaler Anwendung nicht auf Schleimhäute oder entzündete Haut aufbringen. Intensives Sonnenbaden sowie Sonnenbanken meiden.

**UW:** Sind typisch für eine A-Hypervitaminose und entsprechen denen anderer Retinoide (s. Acitretin). Darüber hinaus wurde eine irreversible Katarakt nach 4-monatiger Therapie mit Isotretinoin beschrieben. Gelegentlich depressive Verstimmungen, Psychosen und Krampfanfälle. In seltenen Fällen Suizide, die allerdings auch krankheitsbedingt sein können. In sehr seltenen Fällen diffuses, hämorrhagisches Ödem mit deutlichem Anstieg der Kreatinkinase und dem Risiko einer Rhabdomyolyse infolge eines Kapillarlecks. Bei lokaler Anwendung auf der Haut Juckreiz, Stechen, Brennen, Reizungen bis zu Erythemen und Hautabschälung. Ferner können

Aufhellungen überpigmentierter Haut und erhöhte Lichtempfindlichkeit (cave: Sonnenbrand) auftreten.

**WW:** s. Acitretin. Isotretinoin kann die Bioverfügbarkeit von Carbamazepin verändern, regelmäßige Kontrolle des Plasmaspiegels wird angeraten. Während der Anwendung von Isotretinoin keine anderen Aknemittel verabreichen. Obwohl Isotretinoin die Wirksamkeit oraler Ovulationshemmer auf Östrogenbasis nicht beeinflusst, kann die kontrazeptive Wirkung niedrig dosierter Gestagenpräparate (sog. Minipille) beeinträchtigt werden.

**Dosis:** *Oral:* Initial über 4 Wochen tgl. 0,5 mg/kg, anschließend bei zufriedenstellender Wirksamkeit gleiche Dosis über weitere 2–3 Monate, bei ungenügender Wirksamkeit Erhöhung der Dosis auf 1 mg/kg. In schweren Fällen, z. B. bei Acne fulminans, Anfangsbehandlung mit tgl. 1 mg/kg, ggf. bei sehr schwerer oder stammbetonter Akne tgl. 2 mg/kg. Eine Gesamtdosis von 120 mg/kg hat sich im Hinblick auf erhöhte Remissions- und niedrigere Rezidivraten als günstig erwiesen. Die Behandlungsdauer hängt somit von der individuellen Tagesdosis ab. Eine komplette Remission der Akne wird oft nach 16–24 Wochen erreicht. Einnahme mit der Mahlzeit. Wirkungseintritt etwa nach 2–4 Wochen, initial Aufflammreaktionen mit Auftreten von Papulopusteln möglich. *Lokal:* 1- bis 2-mal/ dünn auf die Haut auftragen. Wirkungseintritt möglicherweise erst nach etwa 6–8 Wochen, initiale Verschlimmerung möglich.

**Isotrex® Gel** (Stiefel)
25 g Gel 0,05% (N1) .......... 17,83
50 g Gel 0,05% (N2) .......... 24,67

**Roaccutan®** (Roche)
30 Kps. 10 mg (N2) .......... 31,22
50 Kps. 10 mg (N2) .......... 42,21
30 Kps. 20 mg (N2) .......... 48,72
50 Kps. 20 mg (N2) .......... 68,97

## Isradipin *Rp* [HS] 1990 C

Calciumantagonist vom 1,4-Dihydropyridintyp mit relativ hoher Gefäßselektivität bei relativ geringer kardiodepressiver Wirkung. Bei Hochdruckpatienten hat Isradipin nahezu identische Effekte wie andere Calciumantagonisten. Bioverfügbarkeit 17% infolge eines hohen First-Pass-Effekts. Halbwertszeit 9 h, deshalb 2-mal tgl. Gabe ausreichend.

**Ind.:** Hypertonie.

**Kontraind.:** s. Nifedipin. Außerdem schwere Niereninsuffizienz (Kreatininclearance <30 ml/min). Kdr. (fehlende Erfahrung).

**UW, WW:** s. Nifedipin.

**Dosis:** Initial 2-mal 2,5 mg/d oral, ggf. nach 4 Wochen 2-mal 5 mg/d. Retardkps. 1-mal 5 mg/d morgens. Bei älteren Patienten, Niereninsuffizienz oder gleichzeitiger Cimetidintherapie halbe Dosis.

**Lomir®** (Novartis)
100 Tbl. 2,5 mg (N3) .......... (FB 42,98) 42,98
50 SRO Retardkps. mite 2,5 mg (N2) .......... (FB 28,70) 28,70
100 SRO Retardkps. mite 2,5 mg (N3) .......... (FB 47,46) 47,46
50 SRO Retardkps. 5 mg (N2) .......... (FB 37,76) 37,76
100 SRO Retardkps. 5 mg (N3) .......... (FB 63,46) 63,46

**Vascal®** (Schwarz Pharma)
50 Tbl. 2,5 mg (N2) .......... (FB 27,64) 27,64
100 Tbl. 2,5 mg (N3) .......... (FB 42,98) 42,98
50 Retardkps. UNO mite 2,5 mg (N2) .......... (FB 28,70) 28,70
100 Retardkps. UNO mite 2,5 mg (N3) .......... (FB 47,46) 47,46
30 Retardkps. UNO 5 mg (N1) .......... (FB 26,83) 26,83
50 Retardkps. UNO 5 mg (N2) .......... (FB 37,76) 37,76
100 Retardkps. UNO 5 mg (N3) .......... (FB 63,46) 63,46

## Itraconazol *Rp* [UF] 1991 C

Antimykotikum aus der Gruppe der Azolderivate mit ähnlichen Wirkungen wie Ketoconazol (s. dort). Itraconazol ist sehr lipophil und die Resorption daher relativ gering, variabel und außerdem pH-abhängig (abnehmend mit steigendem pH-Wert). Bioverfügbarkeit relativ zur Lösung 40%, bei Einnahme nach dem Essen etwa 100%. Absolute Bioverfügbarkeit bei Nüchterneinnahme wahrscheinlich ca. 20%. Praktisch vollständige Verstoffwechselung in der Leber. Bis auf das $\omega_1$-Oxidationsprodukt Hydroxyitraconazol, das in vitro vergleichbare antimykotische Eigenschaften besitzt wie die Muttersubstanz, sind sämtliche Metaboliten biologisch inaktiv. Elimination über die Galle und mit dem Urin. Terminale Halbwertszeit nach Einmalgabe 20 h, nach wiederholter Applikation etwa 30 h. Nieren- und Leberfunktionsstörungen beeinflussen die Elimination nicht. Unveränderte Pharmakokinetik bei älteren Patienten. Plasmaeiweißbindung ca. 95%.

Ein möglicherweise günstigeres Nutzen-Risikoverhältnis als bei kontinuierlicher Gabe bietet die sog. intermittierende Pulstherapie mit einer Woche Behandlung und 3 Wochen Einnahmepause über 2–3 Monate (ausschließlicher Befall der Fingernägel) bzw. 3–4 Monate (Zehennagelbefall).

**Ind.:** Systemmykosen (auch Prophylaxe), z. B. Candidose, Aspergillose, nichtmeningeale Kryptokokkose, Histoplasmose, Sporotrichose, Paracoccidioidomykose, Blastomykose. Zur Behandlung einer Kryptokokkenmeningitis, wenn Amphotericin B/ Flucytosin nicht ansprechen oder kontraindiziert sind. Dermatomykosen einschließlich Pityriasis versicolor, Pilzinfektionen der Finger- oder Zehennägel, mykotische Keratitis, vulvovaginale Candidosis, sofern eine lokale Behandlung mit anderen Antimykotika nicht wirksam ist. Orale und ösophageale Candidosen bei HIV-Patienten.

**Kontraind.:** Überempfindlichkeit gegen Itraconazol,

Schwangerschaft (bei Frauen im gebärfähigen Alter sollte eine Schwangerschaft bis zu 4 Wochen nach Behandlungsende verhindert werden), Stillperiode, Kinder. Leberkrankheiten und Patienten, bei denen nach Gabe anderer Arzneimittel Leberfunktionsstörungen aufgetreten sind. Gleichzeitige Anwendung mit Terfenadin, Chinidin, Pimozid, Lovastatin, Simvastatin, Atorvastatin, Triazolam oder Midazolam.
**UW:** Gastrointestinale Störungen (Übelkeit, abdominelle Schmerzen, Dyspepsie, Erbrechen, Durchfall), zentralnervöse Störungen (Kopfschmerzen, Benommenheit, Müdigkeit, Schwindel), Juckreiz, Hautrötung, Urtikaria und Angioödem, in Einzelfällen Stevens-Johnson-Syndrom. Vorübergehender und reversibler Anstieg der Leberenzyme, vereinzelt Leberschäden. In Einzelfällen Neuropathie, Herzinsuffizienz. Bei Langzeittherapie mit hohen Dosen (600 mg/d) in Einzelfällen Hypokaliämie, Hypertonie, Hemmung der adrenalen Steroidsynthese.
**WW:** s. Ketoconazol.
**Dosis:** *Pityriasis versicolor*: 1-mal 200 mg/d über 7 Tage. *Dermatomykosen*: 1-mal 100 mg/d, Behandlungsdauer 2 Wochen bei Tinea corporis und T. cruris, 4 Wochen bei T. pedis und T. manus, 4–8 Wochen bei T. capitis. Verdoppelung der Tagesdosen führt zu deutlich verkürzten (>Halbierung) Behandlungszeiträumen. *Onychomykosen:* 1-mal 200 mg/d über 3 Monate (dieser Zeitraum sollte aus toxikologischen Gründen nicht überschritten werden), alternativ 1 Woche lang 2-mal 200 mg/d, danach 3 Wochen Einnahmepause und Wiederholung nach 4 und 8 Wochen. *Mykotische Keratitis*: 1-mal 200 mg/d über 3 Wochen. *Vulvovaginale Candidosis*: morgens und abends je 200 mg als Eintagesdosis. *Systemmykosen:* 1-mal 100–200 mg/d, bei Kryptokokkenmeningitis initial 2-mal 200 mg/d. Behandlungsdauer je nach Indikation bis 1 Jahr. Einnahme unmittelbar nach dem Essen. *Orale und ösophageale Candidosen*: 2-mal 100 mg/d oral über 7 Tage, bei fehlender Besserung 7 Tage weiter behandeln.

**Itracol**® (Hexal)
15 Kps. 100 mg (N1) .......... 60,88
30 Kps. 100 mg (N2) .......... 110,48
14 Kps. 7 100 mg (N1) .......... 59,39
28 Kps. 7 100 mg (N2) .......... 107,60

**Sempera**® (Janssen-Cilag)
15 Kps. 100 mg (N1) .......... 76,29
30 Kps. 100 mg (N2) .......... 138,46
14 Kps. 7 100 mg (N1) .......... 74,31
28 Kps. 7 100 mg (N1) .......... 134,58
25 ml. Konzentrat + Lsgm. (10 mg/ml) (N1) .......... 191,01
150 ml Liquid Lsg. (N1) .......... 99,23

**Siros**® (Janssen-Cilag)
4 Kps. 100 mg (N1) .......... 23,86

# J

## Johanniskrautextrakt [ML]

Auszug aus Johanniskraut (Herba Hyperici), der aufgrund von Erfahrungsberichten und kleineren Studien über milde antidepressive Wirkungen als pflanzliches Psychopharmakon angewendet wird. Die bisher vorgenommene Standardisierung auf Hypericin ist verlassen worden, weil Hypericin wegen ungesicherter Dosiswirkungsbeziehungen nicht mehr als wirksame Leitsubstanz angesehen wird. Ausreichend kontrollierte Studien zur Wirksamkeit fehlen. Zwei amerikanische Studien fanden bei mittelschwerer Depression keinen Unterschied zwischen Johanniskrautextrakt und Placebo.

Trotz der ungesicherten therapeutischen Wirksamkeit sind mit Johanniskraut zahlreiche, zum Teil lebensbedrohliche Arzneimittelinteraktionen berichtet worden (s. WW). Als Mechanismen wird die Induktion bestimmter CYP-Isoformen über den Pregnan-X-Rezeptor sowie des P-Glycoprotein-Transportsystems angesehen. Besonders bedeutsam sind Interaktion mit Antidepressiva sowie die Auslösung manischer Zustandsbilder und des potentiell lebensbedrohlichen Serotoninsyndroms.

**Anw.:** Leichte bis mittelschwere depressive Episoden, psychovegetative Störungen, depressive Verstimmungszustände, Angst oder nervöse Unruhe.

**Kontraind.:** Gleichzeitige Gabe von Ciclosporin, Tacrolimus, HIV-Proteasehemmstoffen (z. B. Indinavir), Antidepressiva sowie Irinotecan und anderen Zytostatika. Bekannte Lichtüberempfindlichkeit, schwere depressive Episoden, Kdr. unter 12 Jahre. Schwangerschaft, Stillzeit.

**UW:** Sonnenbrandähnliche Hautreaktionen durch Photosensibilisierung vor allem bei hellhäutigen Personen nach starker Sonnenbestrahlung. Selten gastrointestinale Beschwerden, allergische Hautreaktionen, Müdigkeit oder Unruhe.

**WW:** Johanniskraut schwächt die Wirkung folgender Arzneimittel ab, weshalb jeweils geeignete Kontrollen empfohlen werden: Antikoagulanzien vom Cumarintyp (z. B. Phenprocoumon, Warfarin), Ciclosporin, Tacrolimus, HIV-Proteasehemmstoffe (z. B. Indinavir), Theophyllin, Digoxin, Irinotecan und andere Zytostatika, Amitriptylin, Nortriptylin, Midazolam, Theophyllin, hormonale Kontrazeptiva. Wirksamkeitsverstärkung von Antidepressiva (Paroxetin, Sertralin). Verstärkung phototoxischer Reaktionen bei gleichzeitiger Behandlung mit anderen photosensibilisierenden Pharmaka möglich.

**Dosis:** 600–900 mg Extrakt/d oral in 1–3 Einzeldosen.

**Jarsin**® (Lichtwer)

| | |
|---|---|
| 60 Tbl. 300 mg (N2) | 15,60 |
| 100 Tbl. 300 mg (N3) | 24,95 |
| 25 Tbl. 450 mg (N1) | 9,00 |
| 60 Tbl. 450 mg (N2) | 20,85 |
| 100 Tbl. 450 mg (N3) | 31,90 |
| 30 Tbl. 750 mg (N1) | 17,55 |
| 60 Tbl. 750 mg (N2) | 32,80 |
| 90 Tbl. 750 mg (N3) | 46,75 |

**Laif**® (Steigerwald)

| | |
|---|---|
| 20 Tbl. 600 mg (N1) | 11,95 |
| 60 Tbl. 600 mg (N2) | 31,20 |
| 100 Tbl. 600 mg (N3) | 49,80 |
| 20 Tbl. 900 mg (N1) | 13,40 |
| 60 Tbl. 900 mg (N2) | 33,90 |
| 100 Tbl. 900 mg (N3) | 53,00 |

## Johanniskrautextrakt-Kombination [ML]

Pflanzliche Kombination zur Behandlung von Unruhe und Schlafstörungen. Die pharmakologische Wirksamkeit ist fraglich.

**Anw.:** Nervöse Unruhe, Einschlafstörungen.

**Kontraind., UW, WW:** s. Johanniskrautextrakt.

**Sedariston**® (Steiner)

**Best.:** 1 Konzentrat Kps. enth.: Johanniskrautextrakt 100 mg, Baldrianwurzelextrakt 50 mg. 1 ml Tropfen (27 Tr.) enth.: Extrakt aus Baldrianwurzel 0,2 ml, Johanniskraut 0,2 ml, Melissenblätter 0,2 ml, 53 Vol.% Ethanol.

**Dosis:** 4 Kps./d oder 3-mal 20 Tr./d.

| | |
|---|---|
| 30 Kps. (N1) | 8,50 |
| 60 Kps. (N2) | 14,35 |
| 100 Kps. (N3) | 21,55 |
| 20 ml Tropfen (N1) | 6,25 |
| 50 ml Tropfen (N2) | 11,95 |
| 100 ml Tropfen (N3) | 19,45 |

## Josamycin *Rp* [US]

Makrolidantibiotikum mit ähnlichem Wirkungsspektrum wie Erythromycin (s. dort), aber schwächerer Aktivität bei Staphylokokken, Pneumokokken, Streptokokken und Haemophilus influenzae. Deshalb unsichere Wirkung bei bakteriellen Atem-

wegsinfektionen. Unvollständige orale Resorption, Halbwertszeit 1,5 h.
**Anw.:** Infektionen der Atemwege durch Josamycin-empfindliche Erreger.
**Kontraind., UW:** s. Erythromycin.
**Dosis:** 1–2 g/d oral in 3 Einzelgaben.

**Wilprafen**® (Yamanouchi)
10 Filmtbl. 500 mg (N1) .......... 20,42
20 Filmtbl. 500 mg (N2) .......... 30,68
30 Filmtbl. 500 mg (N2) .......... 40,73
100ml Susp. (300 mg/10 ml) (N1) .......... 18,53
100ml forte Susp. (600 mg/10 ml) (N1) .......... 26,67

# K

## Kaliumbromid [US]

Kaliumbromid wurde früher wegen seiner zentraldämpfenden Wirkung als Sedativum und Antiepileptikum angewendet, ist aber allgemein durch wirksamere und weniger toxische Substanzen ersetzt worden. Gelegentlich wird es noch bei pharmakotherapieresistenten Patienten mit tonisch-klonischen oder komplexen fokalen Anfällen im Kindesalter als Komedikation eingesetzt. Bromid wird nach oraler Gabe schnell und fast vollständig resorbiert, verteilt sich wie Chlorid im Extrazellulärraum und wird sehr langsam mit einer Halbwertszeit von 12 Tagen renal eliminiert.

**Ind.:** Generalisierte tonisch-klonische Anfälle bei frühkindlicher Grand-Mal-Epilepsie und myoklonische Syndrome im Kindesalter bei Versagen anderer Antiepileptika.

**Kontraind.:** Bromidunverträglichkeit, Niereninsuffizienz. Schwangerschaft, Stillzeit. Vorsicht bei Asthma bronchiale, Unterernährung, Ernährungsstörungen.

**UW:** Häufig: Bromakne. Gelegentlich Rhinitis, Verschleimung, Bronchitis, Sinusitis, Exazerbation von Asthma bronchiale, Konjunktivitis. Dosisabhängig: Müdigkeit, erhöhtes Schlafbedürfnis, Kopfschmerzen, Verlangsamung von Reaktionszeit, Konzentration, Feinmotorik, Sprache und Denken. Bei Überdosierung (Bromidplasmaspiegel 2,25–2,5 mg/ml) Bromismus mit verstärkter Somnolenz bis Koma, Hirnödem, Delirzustände, Aggressivität und Psychosen. Selten Aphthen, Obstipation, Durchfall, Gewichtsverlust, Polydipsie, Bromoderma tuberosum, Halogenpannikulitis. Sehr selten: Gastritis, Ulzera. In Einzelfällen Pankreatitis, brominduzierte Arthritis oder Hypothyreose.

**Dosis:** Sgl. und Kleinkdr. tgl. 50–70 mg/kg, Kdr. 40–60 mg/kg, Erw. 30–50 mg/kg oral, jeweils in 2–3 Einzeldosen.

**Dibro-Be mono** (Dibropharm)
60 Tbl. 850 mg (N1) .......... 29,50

## Kaliumchlorid [HO]

Bevorzugtes Kaliumsalz für die Behandlung einer Hypokaliämie (unter 3,6 mmol/l), die fast immer mit einer hypochlorämischen Alkalose einhergeht und daher am besten durch den Chloridanteil korrigiert wird. Selten ist eine Hypokaliämie mit einer metabolischen Azidose assoziiert, z. B. bei Therapie mit Carboanhydrasehemmern (z. B. Acetazolamid) oder renaler tubulärer Azidose, bei der organische Kaliumsalze mit alkalisierender Wirkung indiziert sind (z. B. Kaliumcitrat oder Kaliumhydrogencarbonat).

Die *orale Gabe* von Kaliumchlorid wird grundsätzlich bevorzugt. Da Kaliumsalze im Gastrointestinaltrakt häufig lokal irritierend wirken, sollen die Präparate immer nach den Mahlzeiten und mit viel Flüssigkeit eingenommen werden. Am besten sind Granulate geeignet.

*Parenterale Substitution* nur bei Erbrechen, Koma oder schweren Kaliummangelzuständen. Nur bei intakter Nierenfunktion und nach Beseitigung einer eventuell bestehenden Hypovolämie. Nur als langsame i.v.-Infusion mit maximal 20 mmol/h (= 1,5 g/h) unter Kontrolle von EKG und Serumkalium. Keine i.v.-Injektion, Todesfälle durch Kammerflimmern und Herzstillstand sind vorgekommen.

**Ind.:** Kaliummangelzustände.

**Kontraind.:** Zustände, die häufig mit Hyperkaliämie verbunden sind wie Dehydratation, eingeschränkte Nierenfunktion, Morbus Addison, Therapie mit kaliumsparenden Diuretika. Vorsicht bei Sichelzellenanämie.

**UW:** Übelkeit, Erbrechen, Durchfälle. Bei Retardpräparaten Schleimhautulzerationen, gastrointestinale Blutungen. Parenterale Gabe: Hyperkaliämie mit Parästhesien, Muskelschwäche, Lähmungen, Hypotonie, Herzrhythmusstörungen, Kammerflimmern, Herzstillstand.

**WW:** Abschwächung der Wirkung von Herzglykosiden. Gefährliche Hyperkaliämie durch gleichzeitige Gabe von kaliumsparenden Diuretika, ACE-Hemmern und Aldosteronantagonisten. Anticholinergika erhöhen durch Hemmung der Darmmotilität gastrointestinale Reizerscheinungen.

**Dosis:** *Oral:* 40–80 mmol/d (entspr. 3–6 g KCl) in mehreren Einzeldosen mit viel Flüssigkeit. *Parenteral:* I.v.-Infusion von 10 mmol/h (entspr. 0,75 g KCl/h), maximal 20 mmol/h bis zu 100–150 mmol/d unter strenger Kontrolle von EKG und Serumkalium. Zur Sicherheit nicht mehr als 100 mmol/l Infusionslösung.

**Kalinor®** (Abbott)
15 Brausetbl. (N1) .......... (FB 7,40) 7,40
30 Brausetbl. (N2) .......... (FB 14,81) 14,81

90 Brausetbl. (N3) ................................ (FB 44,44) 44,44
20 Retardkps. P 600 mg (N1) .......................... (FB 3,98) 3,98
50 Retardkps. P 600 mg (N2) .......................... (FB 8,40) 8,40
100 Retardkps. P 600 mg (N3) ....................... (FB 14,81) 14,81

**Kaliumchlorid Braun** (Braun Petzold)
10 Amp. Inf.Lsg.-Konz. 20 ml 7,45% (1 mmol/ml) (N3) ............ 9,71
20 Inj.-Fl. 100 ml 7,45% (N3) ................................. 72,27

**Kalium-Duriles®** (AstraZeneca)
50 Retardtbl. 750 mg (N2) ........................... (FB 8,47) 8,47
100 Retardtbl. 750 mg (N3) ........................ (FB 14,91) 14,91

**Rekawan®** (Riemser)
50 Briefe Gran. 1000 mg (N2)......................... (FB 8,27) 8,27
50 Kps. 600 mg (N2) ................................ (FB 4,96) 4,96
100 Kps. 600 mg (N3) ............................... (FB 9,93) 9,55
50 Tbl. 1000 mg (N2)................................ (FB 8,27) 8,27

## Kaliumcitrat-Kombination [HO]

Kaliumcitrat und Kaliumhydrogencarbonat haben alkalisierende Wirkungen und sind vorzugsweise zur Behandlung einer Hypokaliämie bei gleichzeitig bestehender metabolischer Azidose indiziert. Wenig geeignet für die häufig vorkommende Hypokaliämie mit hypochlorämischer Alkalose.
**Ind.:** Hypokaliämie bei metabolischer Azidose.
**Kontraind., UW:** s. Kaliumchlorid.

**Kalinor®-Brausetabletten** (Abbott)
**Best.:** 1 Brausetbl. enth.: Kaliumcitrat 1 $H_2O$ 2,17 g, Kaliumhydrogencarbonat 2 g Citronensäure $H_2O$-frei 2,017 g entspr. 40 mmol Kalium.
**Dosis:** 1–3 Brausetbl. über den Tag verteilt, in ½ Glas Wasser (100–150 ml) aufgelöst zu den Mahlzeiten.

15 Brausetbl. (N1).................................. (FB 7,40) 7,40
30 Brausetbl. (N2)................................ (FB 14,81) 14,81
90 Brausetbl. (N3) ............................... (FB 44,44) 44,44

## Kalium-Natrium-Hydrogencitrat [HO]

Kalium-Natrium-Hydrogencitrat ist das Salz der starken Basen KOH und NaOH mit einer schwachen Säure. Nach Metabolismus der Säurekomponente (Citrat) wird der Basenüberschuss renal eliminiert und erhöht den Urin-pH-Wert, sodass sich eine dosisabhängige Alkalisierung des Urins erreichen lässt. Bei zu starker Alkalisierung steigt das Risiko von Phosphatsteinen, deshalb sind kontinuierliche pH-Kontrolle und ausreichende Flüssigkeitszufuhr erforderlich.
**Ind.:** Therapie und Prophylaxe von Harnsäuresteinen, Alkalisierung des Harns bei Behandlung mit Urikosurika und Zytostatika sowie bei Cystinsteinen und Cystinurie.
**Kontraind.:** Eingeschränkte Nierenfunktion, metabolische Alkalose, Harnwegsinfekte mit harnstoffspaltenden Keimen, z. B. Proteus.
**UW:** Magen-Darmstörungen.
**WW:** Die Wirkung von Herzglykosiden kann verstärkt werden. ACE-Hemmer, kaliumsparende Diuretika und nichtsteroidale Antiphlogistika hemmen die renale Kaliumausscheidung.
**Dosis:** Tgl. 10 g Granulat (4 Messl.) in 3 Einzelgaben nach den Mahlzeiten. Nach pH-Messung ggf. Variation der Dosis (Sollwert urikosurische Therapie 6,2–6,8, zytostatische Behandlung >7,0, Porphyrie 7,2–7,5, Cystinsteine pH 7,5–8,5) um 0,5–1 Messlöffel pro Tag.

**Uralyt-U®** (Hoyer Madaus)
280 g Granulat (N2)........................................ 51,18

## Kamillenblütenextrakt [US]

Auszug aus Kamillenblüten (Flores Chamomillae), der ätherische Öle enthält und auf Levomenol, Chamazulen und Bisabolol standardisiert wird. Soll antiphlogistisch und spasmolytisch wirken. Traditionelles Hausmittel bei entzündlichen Haut- und Magen-Darmkrankheiten.
**Anw.:** Entzündliche Haut- und Schleimhautkrankheiten, Verdauungsbeschwerden.
**Dosis:** Innerlich: 5 ml auf 1 Tasse warmes Wasser bis zu 4-mal/d. Äußerlich (Umschläge, Waschungen): 15–30 ml auf 1 l Wasser. Sitz- oder Teilbad: 15 ml auf 1 l Wasser.

**Kamillosan® Konzentrat** (Viatris)
**Best.:** 100 g Auszug enth.: 99,47 g Kamillenblütenauszug normiert auf 50 mg Levomenol, stand. auf 150–300 mg ätherisches Öl und 150–300 mg Apigenin-7-glucosid .

30 ml Lsg. (N1)............................................. 4,25
100 ml Lsg. (N1)............................................ 9,65
100 ml Lsg. + Inhalator (N1) ................................ 16,30
250 ml Lsg. (N2)........................................... 18,95

## Kamillenblütenextrakt-Kombination [HK]

Pflanzliches Kombinationspräparat. Wegen der zahlreichen Kombinationspartner auch als Placebo nicht zu empfehlen. Im Zusammenhang mit der Einnahme von Schöllkrautextrakten wurden mehrere Hepatitisfälle beschrieben.

**Iberogast®** (Steigerwald)
**Anw.:** Funktionelle Magen-Darmstörungen, Gastritis, peptische Ulzera.
**Best.:** 100 ml Tinktur enth.: Alkohol. Auszug aus Iberis amara 15 ml, Angelikawurzel 10 ml, Kamillenblüten 20 ml, Pfefferminzblättern 5 ml, Schöllkraut 10 ml, Mariendistelfrüchten 10 ml, Melissenblättern 10 ml, Kümmel 10 ml, Süßholzwurzel 10 ml, 31 Vol.% Ethanol.
**Dosis:** Erw. 3-mal tgl. 20 Tr.

20 ml Tinktur z. Einnehmen (N1).............................. 7,80
50 ml Tinktur z. Einnehmen (N2)............................. 14,70
100 ml Tinktur z. Einnehmen (N3)............................ 27,70

## Kanamycin *Rp* [ML]

Aminoglykosid zur Lokaltherapie am Auge bei bakterieller Konjunktivitis. Wirksam auf Staphylokok-

ken, E. coli, Enterobacter, Klebsiella, allerdings oft primäre Resistenz bei E. coli und anderen gramnegativen Stäbchen. Resistente Stämme zeigen partielle Kreuzresistenz zu anderen auch systemisch angewandten Aminoglykosiden. Geringe lokale Reizung. Kanamycin wird wegen ausgeprägter Ototoxizität nicht mehr systemisch angewendet.
**Ind.:** Konjunktivitis und andere Infektionen des vorderen Augenabschnittes.
**UW:** Selten lokale Reizung.
**Dosis:** 0,5% Salbe 3- bis 4-stdl. und vor der Nachtruhe applizieren, 1–2 Tr. 0,5% mehrmals tgl., etwa alle 2–3 h.

**Kanamytrex**® (Alcon)
5 ml Augentr. 0,5% (N1) .......... 12,99
3 g Augensalbe 0,5% (N1) .......... 12,99
5 ml Tr. (N1) + 3 g Salbe (N1) (Kombipack.) .......... 16,99

## Kardiaka [HS]

Kardiaka (Kardiotonika) steigern die Leistungsfähigkeit des Herzens wegen ihrer positiv inotropen Wirkung. Die besten Mittel sind immer noch die Substanzen der Digitalisgruppe. Eine Reihe von verschiedenen Pflanzen enthält diese Wirkstoffe, die alle untereinander chemisch verwandt sind. Es handelt sich um Glykoside („Herzglykoside"), die neben einem oder mehreren Zuckern ein Aglykon mit Steroidstruktur enthalten. Drogen oder Drogenauszüge sollten wegen der ungenügenden Dosierbarkeit durch reine Wirkstoffe ersetzt werden. Die wichtigsten Kardiaka sind:

### Digitalisglykoside

Digitoxin aus Digitalis purpurea (roter Fingerhut), Digoxin aus Digitalis lanata (wolliger Fingerhut). Digoxinderivate sind β-Acetyldigoxin und Metildigoxin. Einzelheiten s. Digitalisglykoside.

### Digitaloide

Digitaloide (digitalisähnliche Substanzen) werden wegen ungenügender Resorption nach oraler Gabe nur noch selten eingesetzt. Als einzige Reinsubstanz ist nur noch **Proscillaridin** (Talusin®) aus der Gruppe der Scillaglykoside auf dem Markt. Weitere Digitaloide sind in Auszügen aus Convallaria majalis (Maiglöckchen), Nerium oleander (Oleander), Thevetia neriifolia (Gelber Oleander, Glykosid Peruvosid) und Adonis vernalis (Adonisröschen) enthalten.

### Phosphodiesterasehemmstoffe

Hauptvertreter sind Milrinon (Corotrop®) und Enoximon (Perfan®). Sie wirken positiv inotrop und vasodilatatorisch („Inodilatatoren"). Diese Wirkungen sind zurückzuführen auf eine Zunahme der intrazellulären cAMP-Konzentration infolge der Hemmung der Phosphodiesterase. Außerdem wirken sie wie alle cAMP-abhängigen Substanzen positiv chronotrop und arrhythmogen. Die Substanzen werden kurzfristig bei akuten schweren Zuständen von Myokardinsuffizienz in parenteraler Form angewendet.

## Karminativa [HK]

Zubereitungen aus Gewürzdrogen mit ätherischen Ölen (Kümmel, Anis, Fenchel, Pfefferminze, Melisse), die durch Stimulierung der gastrointestinalen Motilität Völlegefühl und Blähungen beseitigen sollen. Präparate z. B. Iberogast®, Carminativum-Hetterich® N.

## Ketamin *Rp* [ES]

Injektionsnarkotikum mit besonderem pharmakologischen Wirkungsprofil zur i.v.- und i.m.-Anwendung. Ketamin ist ein NMDA-Rezeptorantagonist mit zusätzlichen blutdrucksteigernden und broncholytischen Eigenschaften. Es wurde zunächst als Racemat verwendet, ist aber seit einigen Jahren auch als S-Enantiomer (Esketamin, s. dort) im Handel, das eine 3fach stärkere Rezeptorblockade als das R-Enantiomer bewirkt und damit Hauptträger der Wirkung ist.
Nach i.v.-Gabe induziert Ketamin in 30–60 sec einen schlafähnlichen Zustand mit ausgeprägter Analgesie und Amnesie. Er wird als „dissoziative Anästhesie" bezeichnet, da die Patienten oft mit offenen Augen schlafen, unwillkürliche Bewegungen machen, aber nicht ansprechbar sind. Die Bewusstlosigkeit dauert 10–15 min, Analgesie und Amnesie 1–2 h. Die Aufwachphase ist häufig von lebhaften Träumen bis zu Halluzinationen geprägt, auffälligerweise kaum bei Kindern. Missbrauch der halluzinogenen Effekte von Ketamin (oral, nasal, i.v.) ist vorgekommen. Die Narkosedauer wird durch Umverteilung mit einer initialen Halbwertszeit ($t_{½}α$) von 10–15 min bestimmt. Daran schließt sich die die hepatische Biotransformation mit einer terminalen Halbwertszeit ($t_{½}β$) von 2,5–4 h an.
**Ind.:** Allgemeinanästhesie, ggf. in Kombination mit Hypnotika. Monoanästhetikum in der Kinderchirurgie und Notfallmedizin.
**Kontraind.:** Hypertonie, Hyperthyreose, erhöhter Hirndruck, Eingriffe in oberen Atemwegen, koronare Herzkrankheit, Epilepsie, psychische Krankheiten, Glaukom, perforierende Augenverletzungen, Präeklampsie oder Eklampsie, drohende Uterusruptur, Nabelschnurvorfall. Schwangerschaft im 1. Trimenon, Stillzeit.
**UW:** Durch zentrale Sympathikusaktivierung fast immer Blutdruckanstieg um 25% und erhöhte Herzfrequenz. Häufig Hirndrucksteigerung, erhöh-

ter intraokularer Druck, erhöhter Muskeltonus mit krampfartigen Episoden, Aufwachreaktionen mit Träumen und halluzinogenen Effekten, Atemdepression nach hohen Dosen oder schneller i.v.-Injektion, Hyperreflexie und Laryngospasmus, Hypersalivation, Nausea, Erbrechen, Schwindel.

**WW:** Mit Hypnotika Verlängerung der Wirkdauer und Abschwächung zentraler UW. Mit nichtdepolarisierenden Muskelrelaxanzien Wirkdauer verlängert. Durch Theophyllin Absenkung der Krampfschwelle. Bei Kombination mit Schilddrüsenhormonen und Sympathomimetika gefährliche Blutdruckanstiege und Tachykardien.

**Dosis:** *Narkoseeinleitung*: 1–2 mg/kg langsam i.v. oder 4–8 mg/kg i.m., ggf. zur Aufrechterhaltung der Narkose alle 10–15 min halbe Initialdosis nachinjizieren, alternativ Dauerinfusion i.v. von 1–6 mg/kg pro h. *Notfallmedizin*: 0,25–0,5 mg/kg i.v. oder 0,5–1,0 mg/kg i.m. injizieren.

**Ketamin-ratiopharm**® (ratiopharm)
10 Amp. (N3) 50 O.K. (50 mg/5 ml) (N3) ....................... 32,93
10 Amp. (N3) 100 O.K. (100 mg/2 ml) (N3) ..................... 45,72
5 Amp. (N2) 500 O.K. (500 mg/10 ml) (N2) ..................... 80,13
5 Inj.-Fl. (500 mg/10 ml) (N2) ............................... 80,13

## Ketoconazol *Rp* [UF] 1981 B

Antimykotikum aus der Gruppe der Azolderivate mit breitem Wirkungsspektrum, das nahezu alle menschen- und tierpathogenen Pilze umfasst. Der Wirktyp ist fungistatisch. Der antimykotische Effekt wird auf eine Hemmung der Ergosterolsynthese der Pilzzellmembran, nachfolgende Störung der Membranpermeabilität und Zelllyse zurückgeführt. Sekundäre Resistenzentwicklung unter der Therapie ist selten. Einige resistente Candida-albicans-Isolate von Patienten mit chronisch mukokutaner Candidose sind inzwischen bekannt. Es besteht Kreuzresistenz mit allen Azolantimykotika. Bei Patienten mit Diabetes mellitus, die an Organ- und Systemmykosen erkrankt sind, ist die therapeutische Wirksamkeit vermindert.

Ketoconazol wird oral resorbiert, relative Bioverfügbarkeit (im Vergleich zur Lösung) ca. 75%. Resorption vom gastralen pH abhängig (optimal ist ein pH <3,5). Nach topischer Applikation keine systemisch wirksamen Serumspiegel. Vollständige Metabolisierung in der Leber, Halbwertszeit 7–10 h, Plasmaeiweißbindung ca. 99%.

**Ind.:** *Oral*: Mykosen der Haut, Haare, Schleimhaut durch Dermatophyten, Hefepilze und andere Pilze bei erfolgloser antimykotischer Lokaltherapie. Organ- und Systemmykosen (Ausnahme Pilzmeningitis), Prophylaxe einer Pilzinfektion bei immunsupprimierten Patienten. Chronisch rezidivierende Vaginalmykosen nach Versagen einer lokalen Therapie *Lokal*: Dermatomykosen, z. B. Tinea pedis, T. cruris, T. corporis, Mikrosporien, Soormykosen, seborrhoische Dermatitis, Pityriasis versicolor.

**Kontraind.:** Überempfindlichkeit gegen Ketoconazol. Schwangerschaft, Stillzeit. Kinder unter 20 kg. Akute und chronische Leberkrankheiten, Komedikation von Terfenadin, Triazolam, Midazolam, Chinidin, Pimozid, Lovastatin, Simvastatin, Atorvastatin. Cave: Diabetes mellitus (regelmäßige Blutzuckerkontrolle).

**UW:** Leberfunktionsstörungen, in seltenen Fällen schwere Leberschädigungen mit cholestatischem Ikterus, Hepatitis und massiven Lebernekrosen mit z. T. tödlichem Verlauf (möglicherweise angeborene Überempfindlichkeit). Bei Behandlungsdauer über 6 Monate nimmt das Risiko ca. 30fach zu. Anaphylaktische Schockreaktionen möglich, auch Kreuzsensibilisierung mit anderen lokal applizierten Azolantimykotika. Gastrointestinale Störungen (Übelkeit, Erbrechen, Diarrhö). ZNS-Störungen (Somnolenz, Schlafstörungen, Schwindel, Kopfschmerzen). Hautreaktionen (Ausschlag, Juckreiz, Haarausfall). Abfall der Testosteron- und Cortisolserumkonzentration nach über 400 mg/d mit Hypogonadismus, Gynäkomastie, Libidoverlust, Oligospermie, Impotenz. Nebennierenrindeninsuffizienz nach über 800 mg/d. Lokal selten Hautreizungen, allergische Reaktionen wie Brennen, Juckreiz und Rötung.

**WW:** Ketoconazol ist ein CYP-Inhibitor in der Leber, dadurch Hemmung des Abbaus und Verstärkung der Wirkung von oralen Antikoagulanzien, HIV-Proteaseinhibitoren wie Indinavir und Saquinavir, Ciclosporin, Tacrolimus, bestimmte Zytostatika wie Vincaalkaloide, Busulfan, Docetaxel, Calciumantagonisten wie Dihydropyridinderivate, Verapamil. Terfenadin kann zu schwerwiegenden ventrikulären Rhythmusstörungen führen. Bei gleichzeitiger Anwendung von Statinen erhöhtes Risiko von Myopathien, selten Rhabdomyolyse. Eine Verminderung der Plasmaspiegel durch Ketoconazol ist beschrieben für Rifampicin und umgekehrt. Auch Carbamazepin, Rifabutin, Isoniazid, Phenytoin können die Bioverfügbarkeit von Ketoconazol deutlich vermindern. Umgekehrt können CYP3A4-Inhibitoren wie Ritonavir, Indinavir, Clarithromycin den Abbau von Ketoconazol hemmen und damit seine Bioverfügbarkeit erhöhen. Säuresekretionshemmer, Antazida und Anticholinergika können die Resorption von Ketoconazol herabsetzen. Ein Antagonismus zwischen Amphotericin B und Ketoconazol ist möglich. In Einzelfällen wurden bei gleichzeitigem Genuss von Alkohol disulfiramähnliche Unverträglichkeitsreaktionen beschrieben.

**Dosis:** *Oral:* 200 mg/d, bei Vaginalmykosen 400 mg/d. Kdr. mit einem Körpergewicht von 20–30 kg 100 mg/d. Einnahme mit dem Essen. Durch-

schnittliche Behandlungsdauer bei Organ- und Systemmykosen 1–2 Monate, sonst 2–6 Monate. Bei Oberflächenmykosen 4–8 Wochen, Mundsoor 1–2 Wochen, chronisch mukokutaner Candidose 6–12 Monate.
*Lokal:* 2% Creme 1-mal/d, bei starkem Befall 2-mal/d, durchschnittliche Behandlungsdauer 2–8 Wochen. Bei seborrhoischer Dermatitis als Lsg. 120 mg 2-mal/Woche über 2–4 Wochen, bei Pityriasis versicolor 120 mg/d max. 5 Tage.

**Nizoral® Creme** (Janssen-Cilag)
15 g Creme 2% (N1) ................................ (FB 6,11) 6,11
30 g Creme 2% (N2) ................................ (FB 10,95) 10,95

**Nizoral® Tabletten** (Janssen-Cilag)
10 Tbl. 200 mg (N1) ................................ 29,31
20 Tbl. 200 mg (N2) ................................ 48,14

**Terzolin®** (Janssen-Cilag)
15 g Creme 2% (N1) ................................ (FB 6,11) 6,11
30 g Creme 2% (N2) ................................ (FB 10,95) 10,95
60 ml Lsg. 2% (N1) ................................ 14,80
105 ml Lsg. 2% (N2) ................................ 22,98

## Ketoprofen *Rp* [US]

Nichtsteroidales Antiphlogistikum aus der Gruppe der Arylpropionsäurederivate. Ketoprofen hemmt die Prostaglandinsynthese und hat qualitativ ähnliche Eigenschaften wie Diclofenac (s. dort). Bioverfügbarkeit ca. 100%, Plasmaproteinbindung 99%, Halbwertszeit 1–3 h.
**Ind.:** Rheumatoide Arthritis, degenerative Gelenkkrankheiten, extraartikuläre rheumatische Krankheiten.
**Kontraind., UW, WW:** s. Diclofenac.
**Dosis:** 50–200 mg/d oral, ggf. 1-mal 100 mg i.m., DDD 150 mg.

**Gabrilen®** (Mibe)
1 Amp. i.m. (100 mg/2 ml) (N1) ................................ 11,39
20 Tbl. GS 25 mg (N2) ................................ (FB 11,24) 11,24
20 Kps. 50 mg (N1) ................................ (FB 12,88) 12,82
50 Kps. 50 mg (N2) ................................ (FB 17,86) 17,70
100 Kps. 50 mg (N3) ................................ (FB 26,05) 24,41
20 Kps. 100 mg (N1) ................................ (FB 15,97) 15,28
50 Kps. 100 mg (N2) ................................ (FB 25,44) 22,52
100 Kps. 100 mg (N3) ................................ (FB 40,91) 33,12
20 Retardtbl. 200 mg (N1) ................................ (FB 20,07) 18,40
50 Retardtbl. 200 mg (N2) ................................ (FB 34,74) 28,21

## Ketotifen *Rp* [BL] 1979 **B**

$H_1$-Rezeptorantagonist, der auch die Freisetzung von Histamin aus Mastzellen hemmt. Ketotifen ist nur begrenzt zur Asthmaprophylaxe bei Kdr. geeignet und wird von der Deutschen Atemwegsliga nicht mehr erwähnt. Ketotifen wird zu über 80% aus dem Magen-Darmtrakt resorbiert, unterliegt einem ausgeprägten First-Pass-Effekt und wird überwiegend hepatisch eliminiert, die orale Bioverfügbarkeit beträgt 30–50%, biphasische Elimination mit Halbwertszeiten von 3–5 h und terminal von 20 h. Es passiert die Blut-Hirn- und die Plazentaschranke.
**Ind.:** Prophylaxe von Asthma bronchiale, allergischer Bronchitis, allergischem Schnupfen und allergischen Hautkrankheiten.
**Kontraind.:** Epilepsie. Strenge Indikationsstellung in Schwangerschaft und Stillzeit.
**UW:** Sedation, Benommenheit, Konzentrationsschwäche, vermindertes Reaktionsvermögen, Gewichtszunahme, Mundtrockenheit und Schwindel.
**WW:** Verstärkung der Wirkung von Alkohol und anderen sedierenden Pharmaka. Bei gleichzeitiger Anwendung von Ketotifen und oralen Antidiabetika reversibler Abfall der Thrombozyten möglich.
**Dosis:** Erw., Jgdl. und Kdr. initial abends 1 mg, nach 3–4 Tagen 2-mal 1 mg/d oral. DDD 2 mg.

**Ketof®** (Hexal)
20 Kps. 1 mg (N1) ................................ (FB 13,91) 13,73
50 Kps. 1 mg (N2) ................................ (FB 18,99) 18,64
100 Kps. 1 mg (N3) ................................ (FB 26,44) 25,84
100 ml Sirup (2 mg/10 ml) (N1) ................................ (FB 14,28) 13,84
200 ml Sirup (2 mg/10 ml) (N2) ................................ (FB 17,78) 17,54

**Zaditen®** (Novartis)
20 Kps. 1 mg (N1) ................................ (FB 13,91) 13,91
50 Kps. 1 mg (N2) ................................ (FB 18,99) 18,99
100 Kps. 1 mg (N3) ................................ (FB 26,44) 26,44
100 ml Sirup (2 mg/10 ml) (N1) ................................ (FB 14,28) 14,28
200 ml Sirup (2 mg/10 ml) (N2) ................................ (FB 17,78) 17,78

## Kürbissamenextrakt [HO]

Auszug aus Kürbissamen (Semen Cucurbitae). Überzeugende Belege für eine therapeutische Wirksamkeit liegen nicht vor.
**Anw.:** Miktionsstörungen, Reizblase.
**Dosis:** 1-mal 1 Kps./d.

**Prosta Fink® forte** (GlaxoSmithKline)
40 forte Kaps. 500 mg (N1) ................................ 21,45
80 forte Kaps. 500 mg (N2) ................................ 40,76
140 forte Kaps. 500 mg (N3) ................................ 65,83

# L

## Lacidipin *Rp* [HS] 1998 C

Langwirkender Calciumantagonist vom 1,4-Dihydropyridin-Typ. Wie bei Nifedipin steht die Gefäßwirkung im Vergleich zur Herzwirkung im Vordergrund. Bioverfügbarkeit 10%, hoher First-Pass-Effekt. Maximale Plasmaspiegel nach 0,5–2,5 h. Elimination überwiegend hepatisch durch CYP3A4, Eliminationshalbwertszeit 13–19 h. Ausscheidung der Metabolite 70% biliär und 30% renal.

**Ind.:** Hypertonie.

**Kontraind., UW, WW:** s. Nifedipin.

**Dosis:** 1-mal 2–4 mg/d oral.

**Motens**® (Boehringer Ingelheim)

28 Filmtbl. 2 mg (N1) .......... 27,42
49 Filmtbl. 2 mg (N2) .......... 43,23
98 Filmtbl. 2 mg (N3) .......... 70,06
28 Filmtbl. 4 mg (N1) .......... 31,78
49 Filmtbl. 4 mg (N2) .......... 46,06
98 Filmtbl. 4 mg (N3) .......... 78,64

## Lactitol [HK] 1991 C

Synthetisches Disaccharid aus Galactose und Sorbitol mit ähnlichen Wirkungen wie Lactulose (s. dort). Lactitol ist ein kristallines Pulver und schmeckt weniger süß als Lactulose.

**Ind.:** Obstipation, hepatische Enzephalopathie.

**Kontraind., UW:** s. Lactulose.

**Dosis:** *Obstipation*: 20 g/d, morgens oder abends, der Mahlzeit beigemischt. Reichlich Flüssigkeit nachtrinken. *Hepatische Enzephalopathie*: Beginn mit tgl. 0,5–0,7 g/kg verteilt auf 3 Einzeldosen jeweils zu den Mahlzeiten. Die weitere Dosierung so anpassen, dass 2-mal/d ein weicher Stuhlgang erreicht wird.

**Importal**® (Novartis)

20 Btl. Pulver (10 g/10 g) (N1) .......... 11,40
50 Btl. Pulver (10 g/10 g) (N2) .......... 24,95

## Lactobacillus acidophilus [US]

Vaginalzäpfchen mit Milchsäurebakterien, die bei Vaginitis nicht in der Lage sind, eine normale Vaginalflora wiederherzustellen.

**Anw.:** Fluor vaginalis, Vaginitis, Kolpitis, Desinfizienzienabusus.

**Best.:** 1 Vaginalsupp. enth.: 1 g Gefriergetrocknete Kulturen des Lactobacillus acidophilus mit $10^7$–$10^8$/g lebensfähigen Keimen.

**Dosis:** 1 Vaginalsupp./d abends.

**Vagiflor**® (Asche Chiesi)

6 Vaginalsupp. (N2) .......... 11,40
12 Vaginalsupp. (N2) .......... 20,45

## Lactulose [HK]

Synthetisches Disaccharid aus Galactose und Fructose, das unverändert in den Dickdarm gelangt, wo es durch bakterielle Enzyme gespalten und zu kurzkettigen Fettsäuren (hauptsächlich Milchsäure) metabolisiert wird. Lactulose wirkt als Laxans durch Ansäuerung des Darminhaltes und durch die osmotische Aktivität der Stoffwechselprodukte. Die Verringerung des Ammoniakspiegels bei Leberinsuffizienz lässt sich zurückführen auf die laxierende Wirkung, die Bildung von nicht resorbierbaren Ammoniumionen und möglicherweise die Hemmung des Wachstums eiweiß- und ammoniakbildender Bakterien. Der abführende Effekt setzt nach 2–10 h ein.

**Ind.:** Obstipation, hepatische Enzephalopathie.

**Kontraind.:** Ileus, Galactoseintoleranz.

**UW:** Leichte abdominelle Schmerzen, Meteorismus, Erbrechen. Bei langfristiger Einnahme muss mit Störungen im Wasser- und Elektrolythaushalt gerechnet werden. Der Verlust von Kalium kann durch gleichzeitige Einnahme von Thiaziddiuretika und Glucocorticoiden verstärkt werden.

**Dosis:** Obstipation: 7,5–30 ml/d bzw. 5–20 g/d. Hepatische Enzephalopathie: Beginn mit 3- bis 4-mal tgl. 7,5–12 ml, später 15–20 ml, sodass 2–3 weiche Stühle tgl. entleert werden.

**Bifiteral**® (Solvay)

200 g Dose Pulver (N1) .......... (FB 6,99) *8,50*
500 g Dose Pulver (N2) .......... (FB 14,71) *17,52*
10 Btl. Pulver (10 g) (N1) .......... (FB 5,37) 5,37
20 Btl. Pulver (10 g) (N2) .......... (FB 9,42) 9,42
50 Btl. Pulver (10 g) (N3) .......... (FB 19,78) 19,78
200 ml Sirup (66,7 g/100 ml) (N1) .......... (FB 5,00) 5,00
500 ml Sirup (66,7 g/100 ml) (N2) .......... (FB 10,52) 10,52
1000 ml Sirup (66,7 g/100 ml) (N3) .......... (FB 18,46) 18,46

**Lactulose AL** (Aliud)

200 ml Sirup (66,7 g/100 ml) (N1) .......... (FB 5,00) 4,34
500 ml Sirup (66,7 g/100 ml) (N2) .......... (FB 10,52) 9,21
1000 ml Sirup (66,7 g/100 ml) (N3) .......... (FB 18,46) 17,46

**Lamivudin** *Rp* [US] 1996 **C**

Nukleosidanalogon zur antiretroviralen Kombinationstherapie der HIV-Infektion mit ähnlichen Wirkungen wie Zidovudin (s. dort). Lamivudin (3TC) hemmt die HIV-Replikation synergistisch mit Zidovudin. Wegen seiner geringen Myelotoxizität ist es gut verträglich. Lamivudin wird außerdem zur Behandlung der chronischen Hepatitis B eingesetzt, wobei sich aber bei 15–30% der Patienten Lamivudin-resistente Mutanten entwickeln. Orale Bioverfügbarkeit 80–88%, Elimination überwiegend unverändert renal. Halbwertszeit 5–7 h.

**Ind.:** Zur antiretroviralen Kombinationstherapie bei HIV-Patienten. Chronische Hepatitis B.

**Kontraind.:** Bei HIV-Infektion nicht als Monotherapie. Vorsicht bei Niereninsuffizienz, Hepatomegalie, Hepatosteatosen, Hepatitis-C-Koinfektion, Laktatazidose, rasch ansteigenden Transaminasespiegeln. Schwangerschaft, Stillzeit.

**UW:** Neutropenie, Erythroblastopenie, Anämie, Thrombozytopenie, Kopfschmerzen, Schlaflosigkeit, periphere Neuropathien oder Parästhesien, Husten, nasale Symptome, Übelkeit, Erbrechen, Bauchschmerzen, Krämpfe, Durchfall, Pankreatitis, Anstieg von Serumamylase und Leberenzymen (AST, ALT), Hepatitis, Hautausschlag, Alopezie, Arthralgie, Muskelbeschwerden, Rhabdomyolyse, Müdigkeit, Unwohlsein, Fieber. Laktatazidosen (in manchen Fällen tödlich) meist mit schwerer Hepatomegalie und Hepatosteatose assoziiert. Bei antiretroviraler Kombinationstherapie Lipodystrophie einschließlich Verlust von Unterhautfettgewebe, vermehrtem viszeralem Fettgewebe, Hypertrophie der Brüste und Stiernacken, Stoffwechselanomalien wie Hypertriglyzeridämie, Hypercholesterinämie, Insulinresistenz, Hyperglykämie und Hyperlaktatämie.

**WW:** Plasmaspiegel von Lamivudin werden durch Zidovudin (um 28%) und durch Trimethoprim (um 40%) erhöht. Gleichzeitige Gabe mit Ganciclovir oder Foscarnet ist kontraindiziert.

**Dosis:** *HIV-Infektion*: 2-mal 150 mg/d oral. *Chronische Hepatitis B*: 1-mal 100 mg/d oral.

**Epivir**® (GlaxoSmithKline)

| | |
|---|---|
| 60 Filmtbl. 150 mg (N3) | 267,15 |
| 30 Filmtbl. 300 mg (N2) | 292,84 |
| 240 ml Lsg. (10 mg/ml) (N1) | 82,68 |

**Zeffix**® (GlaxoSmithKline)

| | |
|---|---|
| 28 Filmtbl. 100 mg (N2) | 114,55 |
| 84 Filmtbl. 100 mg (N3) | 319,45 |
| 240 ml Lsg. (5 mg/ml) (N1) | 53,68 |

**Lamotrigin** *Rp* [ES] 1993 **A**

Antiepileptikum, das die Freisetzung der exzitatorisch wirkenden Glutaminsäure hemmt. Lamotrigin wird in der Kombinationsbehandlung von partiellen und sekundär generalisierten Anfällen eingesetzt, die durch andere Mittel nicht ausreichend behandelbar sind. Gute Resorption nach oraler Gabe, ausgeprägte hepatische Metabolisierung und renale Elimination als Glukuronid. Nach Mehrfachgabe Halbwertszeit 24 h.

**Ind.:** Epilepsiebehandlung bei partiellen oder sekundär generalisierten Anfällen.

**Kontraind.:** Leber- oder Niereninsuffizienz, Schwangerschaft, Stillzeit.

**UW:** Makulopapulöse Hautausschläge, selten Angioödem, Stevens-Johnson-Syndrom, Lyell-Syndrom. Außerdem beobachtet wurden gastrointestinale Störungen, Doppelsehen, Schwindel, Kopfschmerzen, Ataxie, Müdigkeit, Reizbarkeit. Bei Kombinationsbehandlung mit Lamotrigin wurden Leukopenie, Thrombozytopenie und Transaminaseanstiege beobachtet, deshalb Kontrolluntersuchungen. Sehr selten traten Todesfälle nach schnell fortschreitenden Krankheitszuständen mit Status epilepticus, Multiorganversagen und disseminierter intravaskulärer Koagulopathie auf. Regelmäßige Blutbildkontrolle.

**WW:** Phenytoin, Carbamazepin, Phenobarbital und Primidon beschleunigen den Abbau von Lamotrigin, Valproinsäure hemmt ihn.

**Dosis:** Initial 1-mal 25 mg/d oral über 14 Tage, danach 14 Tage 1-mal 50 mg/d. Anschließend Erhaltungsdosis 1-mal 100–200 mg/d. In Kombination mit Valproinsäure 1-mal tgl. 0,15 mg/kg über 14 Tage, danach 14 Tage 0,3 mg/kg, Erhaltungsdosis 1-mal tgl. 1–5 mg/kg. Ausschleichend absetzen über 2 Wochen zur Vermeidung von Rebound-Anfällen.

**Lamictal**® (GlaxoSmithKline)

| | |
|---|---|
| 30 Tbl. 2 mg (N1) | 25,22 |
| 50 Tbl. 5 mg (N1) | 21,26 |
| 50 Tbl. 25 mg (N1) | 39,36 |
| 50 Tbl. 50 mg (N1) | 67,65 |
| 100 Tbl. 50 mg (N2) | 123,57 |
| 200 Tbl. 50 mg (N3) | 233,18 |
| 50 Tbl. 100 mg (N1) | 121,28 |
| 100 Tbl. 100 mg (N2) | 228,71 |
| 200 Tbl. 100 mg (N3) | 437,04 |
| 100 Tbl. 200 mg (N2) | 422,34 |
| 200 Tbl. 200 mg (N3) | 811,65 |

**Lansoprazol** *Rp* [HK] 1993 **C**

Protonenpumpenblocker mit ähnlichen Wirkungen wie Omeprazol (s. dort).

**Ind.:** Zur Kombinationstherapie bei H. pylori-Eradikation, Ulcus duodeni et ventriculi, Refluxösophagitis.

**Kontraind.:** Schwere Leberfunktionsstörungen. Strenge Indikationsstellung in Schwangerschaft und Stillzeit.

**UW:** Bei Kurzzeitanwendung selten Kopfschmerz,

Diarrhö, Übelkeit, Obstipation, Hautausschläge. Vorübergehende Anstiege von Leberenzymwerten, Triglyzeriden und Serumgastrin. In Einzelfällen Sehstörungen, Agranulozytose.
**WW:** Im Gegensatz zu Omeprazol zeigte Lansoprazol keine klinisch relevante Wechselwirkung mit Phenytoin und Diazepam.
**Dosis:** *Eradikation des H. pylori* (s. Teil I, *Tabelle 4.3*): In Kombination mit Clarithromycin und einem weiteren Antibiotikum je 30 mg Lansoprazol vor dem Frühstück und vor dem Abendessen für 7 Tage. *Monotherapie bei Ulcus duodeni et ventriculi, Refluxösophagitis*: 30 mg/d oral vor dem Frühstück. In Einzelfällen kann die Dosis verdoppelt werden. Bei Ulcus duodeni Therapiedauer 2 Wochen, bei ungenügender Wirkung 2 weitere Wochen. Bei Ulcus ventriculi und Refluxösophagitis Therapiedauer 4 Wochen, evtl. weitere 2–4 Wochen. Die Behandlungsdauer ist auf 12 Monate begrenzt, da Hyperplasien argyrophiler Zellen im Magen zu erwarten sind.

**Agopton**® (Takeda)

| | |
|---|---|
| 14 Kps. 15 mg (N1) | (FB 24,10) 24,10 |
| 28 Kps. 15 mg (N2) | (FB 39,09) 39,09 |
| 56 Kps. 15 mg (N3) | (FB 69,32) 69,32 |
| 98 Kps. 15 mg (N3) | (FB 115,05) 115,05 |
| 14 Kps. 30 mg (N1) | (FB 30,87) 30,87 |
| 28 Kps. 30 mg (N2) | (FB 52,70) 52,70 |
| 56 Kps. 30 mg (N3) | (FB 96,79) 96,79 |
| 98 Kps. 30 mg (N3) | (FB 163,48) 163,48 |

**Lanzor**® (Aventis)

| | |
|---|---|
| 14 Kps. 15 mg (N1) | (FB 24,10) *31,00* |
| 28 Kps. 15 mg (N2) | (FB 39,09) *52,00* |
| 56 Kps. 15 mg (N3) | (FB 69,32) *95,00* |
| 98 Kps. 15 mg (N3) | (FB 115,05) *154,00* |
| 14 Kps. 30 mg (N1) | (FB 30,87) *38,89* |
| 28 Kps. 30 mg (N2) | (FB 52,70) *67,00* |
| 56 Kps. 30 mg (N3) | (FB 96,79) *122,99* |
| 98 Kps. 30 mg (N3) | (FB 163,48) *207,59* |

## Laronidase *Rp* [US] 2003 A

Rekombinante humane α-L-Iduronidase zur langfristigen Enzymersatztherapie bei Mukopolysaccharidose I (MPS-I). Die schwerste Form dieser seltenen autosomal-rezessiv vererbten lysosomalen Störung (Prävalenz 1:400.000) manifestiert sich bei Kindern durch Wachstums- und Entwicklungsstörungen, Hepatosplenomegalie, Gelenkveränderungen, Atemwegsobstruktion, Herzkrankheiten, Seh- oder Hörverlust und neurologische Störungen. Unbehandelt sterben die meisten Patienten im Alter von 10 Jahren. Laronidase wird nach i.v.-Infusion vermutlich über Abspaltung einzelner Aminosäuren abgebaut, Plasmahalbwertszeit 2–3,6 h. In einer einjährigen Studie wurde die Hepatosplenomegalie bei 8 von 10 Patienten normalisiert, deutlich gebessert waren auch Wachstum, Gelenkbeweglichkeit und NYHA-Klassifikation. Vier Patienten entwickelten Antikörper gegen Laronidase. Die jährlichen Therapiekosten von Laronidase sind sehr hoch (185.000 € bis 650.000 €).
**Ind.:** Enzymersatztherapie der Mukopolysaccharidose I.
**Kontraind.:** Strenge Indikationsstellung in Schwangerschaft und Stillzeit.
**UW:** Häufig Hitzegefühl, Rückenschmerzen, Kopfschmerzen, Gelenkschmerzen, Hautausschlag, Bauchschmerzen.
**Dosis:** 1-mal/Woche 100 E/kg als i.v. Infusion über 3–4 h.

**Aldurazyme**® (Genzyme)

| | |
|---|---|
| 10 Durchstechfl. (500 E/5 ml) (N2) | 8373,00 |
| 25 Durchstechfl. (500 E/5 ml) (N3) | 20918,40 |

## Latanoprost *Rp* [ML] 1997 A

Prostaglandin-$F_{2\alpha}$-Analogon zur Glaukombehandlung. Latanoprost ist ein selektiver Rezeptoragonist, der den Augeninnendruck durch Steigerung des Kammerabflusses senkt. Es wird als Isopropylester-Prodrug lokal appliziert und nach Hydrolyse biologisch aktiv. Metabolisierung in der Leber, Plasmahalbwertszeit 17 min.
**Ind.:** Offenwinkelglaukom, bei ungenügender Wirksamkeit anderer Mittel.
**Kontraind.:** Kontaktlinsen, Schwangerschaft, Stillzeit. Vorsicht bei Patienten mit schwerem Asthma.
**UW:** Zunahme des braunen Irispigmentanteils durch Erhöhung des Melaningehalts (bei bis zu 10% der Patienten potentiell irreversibel), Fremdkörpergefühl. Selten Makulaödem, Uveitis, Hautausschlag, Wachstum und Pigmentierung der Augenlider.
**Dosis:** Tgl. 1 Tr. abends in das erkrankte Auge.

**Xalatan**® (Pharmacia)

| | |
|---|---|
| 2,5 ml Augentr. 125 μg (N1) | 29,38 |
| 3× 2,5 ml Augentr. 125 μg (N1) | 68,31 |

## Laxanzien [HK]

Laxanzien beschleunigen und erleichtern die Stuhlentleerung. Die meisten Abführmittel beeinflussen Sekretion und Resorption von Wasser und Elektrolyten dergestalt, dass es zur Nettoakkumulation von Flüssigkeit im Darmlumen kommt. Die vermehrte Darmfüllung stimuliert die Peristaltik, und die erhöhte Stuhlfeuchtigkeit erleichtert die Defäkation. Man unterscheidet mehrere Gruppen von Laxanzien.
**Hydragoge Laxanzien** führen zu einer erhöhten intraluminalen Flüssigkeitsansammlung. Vermutlich wird dieser Effekt durch Hemmung der $Na^+,K^+$-ATPase, Stimulierung der Adenylylcyclase und Stei-

gerung des Prostaglandin $E_2$-Gehalts in der Darmschleimhaut vermittelt. Die laxierende Wirkung von **Bisacodyl** und **Natriumpicosulfat** setzt bei oraler Gabe im Allgemeinen nach einer Latenz von 6–10 h ein. **Anthrachinondrogen** (Sennesblätter und Sennesfrüchte, Faulbaumrinde, Cascararinde, Rhabarber) enthalten sowohl glykosidisch gebundene Anthranoide als auch die zuckerfreien Aglyka. Es kann nicht ausgeschlossen werden, dass die Aglyka bereits im Dünndarm resorbiert werden und systemische UW hervorrufen. Dagegen passieren die hydrophileren Glykoside den oberen Verdauungstrakt unverändert und werden erst im Kolon mikrobiell zu den eigentlich wirksamen Anthronen reduziert. Bei chronischem Gebrauch (über mindestens 12 Monate) rufen Anthranoide eine Dunkelfärbung der Kolonschleimhaut (Melanosis coli) hervor, die nach Absetzen wieder reversibel ist. Anthranoide sind in vielen Kräutertees und Fertigarzneimitteln enthalten. In Tierversuchen zeigten Gesamtdrogenextrakte, in denen freie Aglyka vorliegen, eine höhere akute Toxizität als reine Anthrachinonglykoside. In-vitro-Tests ergaben Hinweise auf mutagene Wirkungen einzelner Anthranoide. Dagegen liegen derzeit keine Erkenntnisse vor, dass chronische Einnahme von Anthranoiden mit einem erhöhten Tumorrisiko verbunden ist. **Rizinusöl** enthält als wirksamen Bestandteil ein Triglyzerid, das durch Pankreaslipase im Dünndarm in Glycerol und Rizinolsäure gespalten wird. Die Wirkung tritt nach 2–6 h ein.

**Osmotisch wirkende Laxanzien** sind schwer resorbierbar und halten im Darmlumen vorhandenes Wasser fest. Infolgedessen bleibt der Darm mit größeren Flüssigkeitsmengen gefüllt. Die Füllung bewirkt eine Peristaltikanregung, sodass es zu schneller Darmentleerung kommt. Hierzu gehören die **salinischen Abführmittel** (z. B. Natriumsulfat, Magnesiumsulfat), die mehrwertigen Alkohole **Sorbitol** und **Glycerol,** die synthetischen Disaccharide **Lactulose** und **Lactitol** sowie Polyethylenglykole mit hohem Molekulargewicht (**Macrogol**).

**Gleitmittel**. Das Detergens **Docusat-Natrium** verbessert die Gleitfähigkeit des Stuhls und führt auch zur Akkumulation von Flüssigkeit im Darm. Die Wirkung setzt erst nach 24–48 h ein. **Dickflüssiges Paraffin** (Paraffinöl) wird nur in geringer Menge aus dem Darm resorbiert, vermindert die Bildung fester Kotballen und erleichtert so die Gleitfähigkeit der Fäzes.

**Quell- und Füllstoffe** sind nicht resorbierbare Stoffe, die Wasser binden und somit Stuhlvolumen und -feuchtigkeit erhöhen. Verwendet werden vor allem Leinsamen, Weizenkleie, Flohsamen und Agar-Agar.

## Leflunomid *Rp* [KR] 1999 **A**

Langsam wirkendes Antirheumatikum zur Behandlung der rheumatoiden Arthritis. Leflunomid vermindert die Proliferation aktivierter Lymphozyten durch Hemmung der Pyrimidinsynthese auf der Stufe der Dihydroorotataldehyddehydrogenase, da aktivierte Lymphozyten 8-mal mehr Pyrimidin für die Nukleotidsynthese benötigen als ruhende Zellen. Die Wirkung setzt nach einer Latenzzeit von einem Monat ein, bleibt aber über mindestens 2 Jahre erhalten. Ähnlich wie mit Methotrexat hatten mehr als 80% der Patienten mit Leflunomid nach 2 Jahren keine neuen Erosionen. Leflunomid ist ein Prodrug und wird unter Ringöffnung in einen aktiven Metaboliten umgewandelt, der für alle Wirkungen verantwortlich ist. Er hat eine ungewöhnlich lange Halbwertszeit von 15–18 Tagen und unterliegt außerdem einem ausgeprägten enterohepatischen Kreislauf, sodass die vollständige Elimination 2 Jahre dauern kann. Um die langsame Anflutung zu beschleunigen, kann initial mit 3-mal 100 mg/d aufgesättigt werden, was jedoch zu stärkeren gastrointestinalen Störungen führen kann. Leflunomid ist teratogen und daher in der Schwangerschaft kontraindiziert und auch bei Männern nur mit zuverlässigem Empfängnisschutz anwendbar. Bei Kinderwunsch ist daher eine Wartezeit von 2 Jahren einzuhalten, sie kann durch Gabe von Colestyramin auf 1,5–3 Monate verkürzt werden. Die gefährlichste Nebenwirkung ist die Hepatotoxizität mit erhöhten Transaminasewerten bei 2–4% der Patienten und bisher 15 Todesfällen durch Leberversagen.

**Ind.:** Aktive rheumatoide Arthritis, aktive Psoriasisarthritis.

**Kontraind.:** Eingeschränkte Leber- oder Nierenfunktion, Immundefekte (z. B. AIDS), Knochenmarkdepression, Anämie, Leukopenie, Neutropenie, Thrombozytopenie, schwere Infektionen, Hyperproteinämie. Patienten unter 18 Jahre, Schwangerschaft, Stillzeit.

**UW:** Hepatotoxizität (s. oben). Am häufigsten sind Diarrhö (37%), Atemwegsinfektionen (37%), Hypertonie (18%, erstmals 5%), reversible Alopezie (10%), Hautausschläge (9%), Gewichtsverlust (7%).

**WW:** Erhöhte UW durch gleichzeitige Gabe hepato- und hämatotoxischer Pharmaka. Colestyramin oder Aktivkohle senken die Plasmaspiegel des Leflunomidmetaboliten vermutlich durch Unterbrechung des hepatischen Kreislaufs.

**Dosis:** Initial 100 mg 1-mal/d oral über 3 Tage, danach Erhaltungsdosis 10–20 mg/d, bei Psoriasisarthritis 1-mal 20 mg/d.

**Arava**® (Aventis)
30 Filmtbl. 10 mg (N2) .......... 83,14
100 Filmtbl. 10 mg (N3) .......... 228,52
30 Filmtbl. 20 mg (N2) .......... 113,95

100 Filmtbl. 20 mg (N3) ........ 320,90
3 Filmtbl. 100 mg (N1) ........ 75,13

**Lenograstim** *Rp* [KR] 1993 **C**

Humaner Granulozyten-Kolonie-stimulierender Faktor (G-CSF) aus der Gruppe der hämatopoetischen Wachstumsfaktoren. Lenograstim wird in Ovarialzellen des chinesischen Hamsters hergestellt und ist daher als Glykoprotein identisch mit dem humanen G-CSF. Daraus wird eine höhere Stabilität im Vergleich zu dem nicht glykosylierten Produkt aus E. coli (Filgrastim) abgeleitet. Lenograstim stimuliert die Ausreifung neutrophiler Granulozyten und steigert ihre Zahl im peripheren Blut ca. 100fach ohne wesentliche Effekte auf andere Blutzellen. Bei Zytostatika-induzierter Neutropenie wurde die neutropenische Phase von 9 Tagen auf 2 Tage verkürzt und die damit verbundene Infektionshäufigkeit erheblich gesenkt. Nach wiederholter s.c.-Injektion beträgt die Halbwertszeit 3–4 h.

**Ind.:** Zytostatika-bedingte Neutropenie.

**Kontraind.:** Gleichzeitige zytotoxische Chemotherapie, Patienten mit malignen myeloischen Krankheiten, Schwangerschaft und Stillperiode.

**UW:** Knochenschmerzen, Reaktionen am Injektionsort, Kopfschmerzen, Fieber.

**Dosis:** Tgl. 1-mal 150 μg/m² (5 μg/kg) s.c. 24 h nach zytotoxischer Chemotherapie. Anwendung meist 7–9 Tage, bis der Nadir der Zahl neutrophiler Granulozyten im Normbereich liegt, max. 28 Tage.

**Granocyte**® (Chugai)
1 Durchstechfl. 105 μg + 1 Spritze (N1) ........ 88,48
5 Durchstechfl. 105 μg + 5 Spritzen (N2) ........ 404,82
1 Durchstechfl. 263 μg + 1 Spritze (N1) ........ 145,48
5 Durchstechfl. 263 μg + 5 Spritzen (N2) ........ 689,72

**Lepirudin** *Rp* [KR] 1997 **A**

Das natürliche Hirudin des Blutegels (Hirudo medicinalis) besteht aus einer Gruppe von stark homologen Polypeptiden mit 65 Aminosäuren. Lepirudin ist ein rekombinantes in Hefezellen hergestelltes Hirudin (Leu¹, Threo2-63-Desulfohirudin) mit einem Molekulargewicht von ca. 7000. Es reduziert unabhängig von Antithrombin III durch Bindung an das aktive Zentrum die Aktivität von Thrombin und hemmt dadurch sofort die Blutgerinnung. Nach i.v.-Injektion verteilt sich Lepirudin innerhalb von 10 min im Extrazellulärraum. Es wird vorwiegend renal ausgeschieden, zu ca. 45% nach Metabolisierung in der Niere, Halbwertszeit 1,3 h.

**Ind.:** Gerinnungshemmung bei Heparin-assoziierter Thrombozytopenie Typ II und thromboembolischer Erkrankung.

**Kontraind.:** Schwangerschaft, Stillzeit. Vorsicht bei Antihirudinantikörpern, Nieren- und Leberfunktionsstörungen.

**UW:** s. Heparin.

**WW:** Erhöhtes Blutungsrisiko durch Thrombolytika und orale Antikoagulanzien.

**Dosis:** Initial 0,4 mg/kg i.v. als Bolus, anschließend stdl. 0,15 mg/kg als i.v.-Dauerinfusion für 2–10 Tage mit Dosisanpassung anhand der aktivierten partiellen Thromboplastinzeit (aPTT).

**Refludan**® (Pharmion)
10 Inf.Fl. 20 mg (N1) ........ 287,84
10 Inj.-Fl. 50 mg (N1) ........ 656,62

**Lercanidipin** *Rp* [US] 2000 **C**

Calciumantagonist aus der Gruppe der langwirkenden Dihydropyridine mit vorwiegender Gefäßwirkung (s. Calciumantagonisten). Lercanidipin hat einen hohen First-Pass-Effekt mit einer marginalen Bioverfügbarkeit von nüchtern 3%, mit Mahlzeit 10%. Maximale Plasmaspiegel nach 1,5–3 h. Elimination überwiegend hepatisch durch CYP3A4, Eliminationshalbwertszeit 8–10 h.

**Ind.:** Leichte bis mittelschwere Hypertonie.

**Kontraind., UW, WW:** s. Nifedipin.

**Dosis:** 1-mal 10 mg/d oral, ggf. erhöhen auf 20 mg/d.

**Carmen**® (Berlin Chemie)
28 Filmtbl. 10 mg (N1) ........ 22,40
50 Filmtbl. 10 mg (N2) ........ 29,99
100 Filmtbl. 10 mg (N3) ........ 49,24
28 Filmtbl. 20 mg (N1) ........ 26,91
50 Filmtbl. 20 mg (N2) ........ 37,35
100 Filmtbl. 20 mg (N3) ........ 61,24

**Corifeo**® (UCB)
28 Filmtbl. 10 mg (N1) ........ 22,40
50 Filmtbl. 10 mg (N2) ........ 29,99
100 Filmtbl. 10 mg (N3) ........ 49,24
28 Filmtbl. 20 mg (N1) ........ 26,91
50 Filmtbl. 20 mg (N2) ........ 37,35
100 Filmtbl. 20 mg (N3) ........ 61,24

**Letrozol** *Rp* [KR] 1997 **C**

Nichtsteroidaler Aromatasehemmer mit ähnlichen Eigenschaften wie Anastrozol (s. dort). Letrozol wird rasch und vollständig aus dem Gastrointestinaltrakt resorbiert. Die Ausscheidung erfolgt hauptsächlich durch Metabolisierung, die terminale Eliminationshalbwertszeit beträgt etwa 2 Tage.

**Ind.:** s. Anastrozol.

**Kontraind., UW, WW:** s. Anastrozol.

**Dosis:** 1-mal 2,5 mg/d oral.

**Femara**® (Novartis)
30 Filmtbl. (N1) ........ 182,97
100 Filmtbl. (N3) ........ 558,52

**Leuprorelin** *Rp* [US] 1984 **A**

Erster Vertreter der langwirkenden Gonadorelinanaloga. Leuprorelin unterscheidet sich vom natürlichen Gonadorelin (LHRH) durch Substitution des mittelständigen Glycin durch D-Leucin und des endständigen Glycin durch Ethylamid, wodurch der Abbau über Amidasen erheblich verzögert und die Wirkungsstärke erhöht wird. Nach initialer Stimulation der Sekretion von Follitropin (FSH) und Lutropin (LH), desensitisiert Leuprorelin bei chronischer Gabe die hypophysären Gonadorelinrezeptoren und wird damit zum funktionellen Gonadorelinantagonisten. Die Sekretionshemmung der Gonadotropine blockiert die Steroidproduktion in den Gonaden und führt zu einer langdauernden Senkung der Testosteronspiegel beim Mann sowie der Estradiol- und Progesteronspiegel der Frau (funktionelle, aber reversible Kastration). Nach s.c.-Injektion ist Leuprorelin zu 94% bioverfügbar und wird mit einer Halbwertszeit von 2,9 h eliminiert. Leuprorelin wird überwiegend als Depotpräparat mit Polyglykolsäurepolymer oder Polymilchsäure eingesetzt, das Dosierungsintervalle von 1–3 Monaten ermöglicht.

**Ind.:** Fortgeschrittenes hormonabhängiges Prostatakarzinom, Mammakarzinom prä- und perimenopausaler Frauen. Endometriose, präoperativ Uterus myomatosus.

**Kontraind.:** Hormonunempfindlichkeit, Kastration. Schwangerschaft und Stillzeit.

**UW:** *Mann*: Vorübergehender Anstieg des Testosteronspiegels mit Verstärkung von Knochenschmerzen, Harnwegsobstruktion, Muskelschwäche und Lymphödem, dann ggf. Gabe eines Antiandrogens. Sehr häufig Hitzewallungen, Schwitzen, Impotenz, Libidoverlust, Hodenverkleinerung, Knochenschmerzen, Gewichtzunahme. Häufig Gynäkomastie, Müdigkeit, Kopf-, Gelenk- und Rückenschmerzen, Nausea, Gynäkomastie, periphere Ödeme, Schlafstörungen.

*Frau*: Initial kurzfristiger Anstieg des Estradiolspiegels gefolgt von Abfall auf postmenopausale Werte. Amenorrhö in der Regel 1–2 Monate nach Therapiebeginn, häufig Zwischenblutungen. Initial vereinzelt vorübergehende Verstärkung bestimmter Symptome, z. B. Knochenschmerzen oder Anstieg des Blutcalciums. Durch den Hormonentzug sehr häufig Hitzewallungen, Schwitzen, depressive Verstimmungen, Libidoabnahme, trockene Vagina, Größenabnahme der Brust, Kopfschmerzen, erhöhter Appetit, Gewichtszunahme. Häufig Übelkeit, Erbrechen, Müdigkeit, Benommenheit, Juckreiz, Rückenschmerzen, Appetitabnahme, Muskelschwäche, Lymphödem, Ödeme, Vaginitis, Ausfluss, Akne, trockene Haut, Schwächegefühl.

Bei Männern und Frauen kann die Hormonsuppression eine Abnahme der Knochendichte auslösen. Reaktionen an der Injektionsstelle.

**WW:** Keine bekannt.

**Enantone®-Gyn** (Takeda)
**Dosis:** 1-mal 3,75 mg s.c./Monat.

1 Zweikammerspr. (3,75 mg/1 ml) (N1) ........ 193,95
3 Zweikammerspr. (3,75 mg/1 ml) (N3) ........ 546,79

**Enantone® Monatsdepot** (Takeda)
**Dosis:** 1-mal 3,75 mg s.c./Monat.

1 Zweikammerspr. (3,75 mg/1 ml) (N1) ........ 193,95
3 Zweikammerspr. (3,75 mg/1 ml) (N3) ........ 546,79

**Trenantone®** (Takeda)
**Dosis:** 1-mal 11,25 mg s.c. alle 3 Monate.

1 Zweikammerspr. (11,25 mg/1 ml) (N1) ........ 511,37
2 Zweikammerspr. (11,25 mg/1 ml) (N2) ........ 1013,36

**Trenantone® Gyn** (Takeda)
**Dosis:** 1-mal 11,25 mg s.c. alle 3 Monate.

1 Zweikammerspr. (11,25 mg/1 ml) (N1) ........ 511,37
2 Zweikammerspr. (11,25 mg/1 ml) (N2) ........ 1013,36

**Uno-Enantone®** (Takeda)
**Dosis:** 1-mal 1 mg s.c./d.

1 Durchstechfl. (14 mg/2,8 ml) + 14 Einmalspr. (N1) ........ 143,20
10 Durchstechfl. (14 mg/2,8 ml) + 14 Einmalspr. ........ 1347,42

## Levetiracetam *Rp* [ES] 2000 A

Antiepileptikum mit guter Wirkung gegen partielle Anfälle mit oder ohne sekundäre Generalisierung. Levetiracetam wird vorwiegend in der Kombinationstherapie bei therapieresistenten partiellen Anfällen eingesetzt. Der Wirkmechanismus ist unbekannt. Orale Bioverfügbarkeit 100%. Maximale Plasmaspiegel 1,3 h nach oraler Einnahme, Halbwertszeit 7 h. Die Elimination erfolgt zu 95% renal, zu 66% als unverändertes Levetiracetam.

**Ind.:** Zusatzbehandlung partieller Anfälle mit und ohne sekundär generalisierte tonisch-klonische Anfällen.

**Kontraind.:** Überempfindlichkeit. gegenüber Pyrrolidonderivaten. Kdr. unter 16 Jahren, Schwangerschaft, Stillzeit.

**UW:** Sehr häufig Asthenie, Somnolenz, häufig Amnesie, Ataxie, Konvulsion, Benommenheit, Kopfschmerzen, Tremor, Depression, emotionale Labilität, Insomnie, Nervosität, Diarrhö, Dyspepsie, Nausea, Anorexie, Schwindel, Diplopie, Exanthem. Nach der Zulassung wurden Leukopenie, Neutropenie, Panzytopenie und Thrombozytopenie beobachtet.

**WW:** Keine mit anderen Antiepileptika.

**Dosis:** Initial 2-mal 500 mg/d oral. Steigerung bis auf 2-mal 1500 mg/d in Schritten von 2-mal 500 mg/d alle 2 bis 4 Wochen möglich. Dosisanpassung bei eingeschränkter Nierenfunktion.

**Keppra®** (UCB)

300 ml Lsg. (100 mg/ml) (N2) ........ 134,78
50 Filmtbl. 250 mg ........ 52,95
50 Filmtbl. 500 mg ........ 95,02
100 Filmtbl. 500 mg ........ 177,20

200 Filmtbl. 500 mg ..... 337,92
50 Filmtbl. 750 mg..... 136,54
100 Filmtbl. 750 mg ..... 262,06
200 Filmtbl. 750 mg ..... 514,73
50 Filmtbl. 1000 mg ..... 177,20
100 Filmtbl. 1000 mg ..... 337,92
200 Filmtbl. 1000 mg ..... 641,38

## Levobunolol *Rp* [ML] 1984 C

Nichtselektiver Betarezeptorenblocker mit ähnlichen Eigenschaften wie Propranolol (s. dort). Halbwertszeit 6–7 h. Wird zur intraokularen Drucksenkung beim Glaukom angewendet. Wirksamkeit gut belegt, etwa gleich wirksam wie Timolol.

**Ind.:** Glaukom.

**Kontraind., UW, WW:** s. Betarezeptorenblocker.

**Dosis:** 1 Tr. 2-mal/d.

**Vistagan®** (Pharm-Allergan)

5 ml Augentr. 0,1% (N1) ..... (FB 12,59) *13,34*
3× 5 ml Augentr. 0,1% (N2)..... (FB 17,37) *18,85*
5 ml Augentr. 0,25% (N1)..... (FB 12,97) *13,07*
3× 5 ml Augentr. 0,25% (N2) ..... (FB 17,43) *17,71*
5 ml Augentr. 0,5% (N1)..... (FB 13,00) *13,11*
3× 5 ml Augentr. 0,5% (N2)..... (FB 17,48) *17,78*
30× 0,4 ml O.K. 0,5% (N1) ..... (FB 16,33) *16,50*
60× 0,4 ml O.K. 0,5% (N2) ..... (FB 21,51) *21,81*
90× 0,4 ml O.K. 0,5% (N3) ..... (FB 26,48) *26,83*

## Levobupivacain *Rp* [US] 2004 C

Langwirkendes Lokalanästhetikum vom Säureamidtyp mit ähnlichen Wirkungen wie Bupivacain (s. dort). Levobupivacain hat nach experimentellen Daten eine etwas geringere Neuro- und Kardiotoxizität als Bupivacain. Die lokalanästhetische Wirkung tritt nach 15 min ein und hält abhängig vom Anästhesieverfahren 6–9 h an. Periphere Nervenblockaden können bis zu 17 h andauern. Bei Epiduralanästhesie ist die motorische Blockade mit Levobupivacain geringer aber länger anhaltend als wie mit Bupivacain. Levobupivacain wird ähnlich wie Bupivacain fast vollständig hepatisch über CYP3A4 und CYP1A2 metabolisiert. Die Plasmahalbwertszeit beträgt 80 min.

**Ind.:** *Chirurgische Anästhesie*: epidurale, intrathekale, periphere Nervenblockade, lokale Infiltrationsanästhesie. *Schmerztherapie*: epidurale Infusion oder Bolusinjektion zur postoperativen Schmerztherapie oder Geburtsanalgesie.

**Kontraind., UW:** s. Lidocain.

**WW:** CYP3A4-Inhibitoren (z. B. Ketoconazol) und CYP1A2-Inhibitoren (z. B. Methylxanthine) können den Abbau von Levobupivacain hemmen.

**Dosis:** Maximale Einzeldosis für Erw. (70 kg) 150 mg, die maximale Dosis in 24 h 400 mg. Bei postoperativer Schmerztherapie beträgt die maximale Dosis 18,75 mg/h, bei epiduraler Geburtsanalgesie 12,5 mg/h. Weitere Dosierungsempfehlungen s. Fachinformation.

**Chirocain®** (Abbott)

10× 10 ml Inj.-Lsg. (2,5 mg/ml) (N2)..... 50,43
10× 10 ml Inj.-Lsg. (5 mg/ml) (N2) ..... 44,13
10× 10 ml Inj.-Lsg. (7,5 mg/ml) (N2)..... 51,67

## Levocabastin [ML] 1994 C

$H_1$-Rezeptorantagonist mit hoher Selektivität und Affinität, der bei allergischer Konjunktivitis und Rhinitis topisch appliziert wird. Levocabastin ist mindestens ebenso wirksam wie Cromoglicinsäure oder systemisch angewandte Antihistaminika. Bei Rhinitis werden Sekretion und Jucken reduziert, nicht aber die Kongestion. Wirkungseintritt innerhalb weniger Minuten, Wirkdauer ca. 12 h. 30–80% der topisch applizierten Substanz werden resorbiert, haben aber wegen der geringen Gesamtdosis keine wesentlichen systemischen Effekte.

**Ind.:** Allergische Konjunktivitis und Rhinitis.

**Kontraind.:** Vorsicht bei Glaukom (bisher keine Drucksteigerung beobachtet) und Schwangerschaft (keine Erfahrungen; bisher kein Hinweis auf teratogenes Potential; nicht im ersten Trimenon anwenden).

**UW:** Lokale Reizerscheinungen.

**Dosis:** *Auge:* 2-mal tgl. 1 Tr.; *Nase:* 2-mal tgl. 2 Sprühstöße pro Nasenloch.

**Livocab®** (Janssen-Cilag)

4 ml Augentr. 0,05% (N1)..... 14,34
10 ml Nasenspray 0,05% (100 Hübe) (N1)..... 16,05
4 ml Tr. (N1) + 10 ml Spray (N1) (Kombipack.) ..... 26,61

## Levocetirizin *Rp* [US] 2001 C

Wenig sedierender $H_1$-Rezeptorantagonist mit ähnlichen pharmakologischen Eigenschaften wie das racemische Cetirizin (s. dort). Levocetirizin wird zu 85% unverändert mit einer Halbwertszeit von 8 h renal eliminiert.

**Ind.:** Allergische Rhinitis, idiopathische Urtikaria.

**Kontraind., UW, WW:** s. Cetirizin.

**Dosis:** 1-mal 5 mg/d oral, bei eingeschränkter Nierenfunktion Dosis anpassen.

**Xusal®** (UCB)

20 Filmtbl. 5 mg (N1) ..... 20,23
50 Filmtbl. 5 mg (N2) ..... 35,84
100 Filmtbl. 5 mg (N3) ..... 60,26
5 Filmtbl. akut 5 mg (N1) ..... 11,84
10 ml Tropfen akut (5 mg/ml) (N1) ..... 15,56
20 ml Tropfen (5 mg/ml) (N1) ..... 30,66

## Levodopa + Benserazid *Rp* [US]

Kombination aus Levodopa und dem extrazerebralen Dopadecarboxylasehemmstoff Benserazid zur Substitution des zentralen Dopaminmangels beim

Morbus Parkinson. Gut wirksam gegen Akinesie, weniger gegen Rigor und kaum gegen Tremor. Bei Neuroleptika-induziertem Parkinson-Syndrom unwirksam. Levodopa ist eine natürliche Aminosäure, die durch die Bluthirnschranke transportiert und von der Dopadecarboxylase zu Dopamin decarboxyliert wird. Dopamin reichert sich vor allem im Striatum an. Es kann selbst nicht gegeben werden, da es die Bluthirnschranke nicht passiert.

Nach oraler Gabe wird Levodopa über Aminosäuretransporter vollständig resorbiert, aber schon in der Darmwand schnell decarboxyliert. Bioverfügbarkeit daher nur 30%, Halbwertszeit 45–65 min. Der Dopadecarboxylasehemmer Benserazid verdoppelt die Bioverfügbarkeit von Levodopa, verlängert die Halbwertszeit allerdings nicht wesentlich. Benserazid dringt nicht ins Gehirn ein und blockiert daher nur den peripheren Abbau von Levodopa. Infolge der höheren zerebralen Verfügbarkeit kann die Dosierung von Levodopa erheblich reduziert werden. Gleichzeitig sind die therapeutischen Effekte besser und die UW geringer. Wegen der insgesamt erhöhten Wirksamkeit wird fast ausschließlich die Kombination verwendet.

Beide Kombinationspartner zeigen maximale Plasmaspiegel nach 1 h und werden beide überwiegend renal zu 60–70% ausgeschieden. Aminosäuren kompetieren mit dem enteralen und zerebralen Transport, deshalb keine proteinreichen Mahlzeiten gleichzeitig.

**Ind.:** Parkinson-Syndrom.

**Kontraind.:** Hyperthyreose, Phäochromozytom, Tachykardien, schwere endokrine, Herz-, Leber-, Nieren- und Knochenmarkskrankeiten, schwere Psychosen und Psychoneurosen, Engwinkelglaukom, Komedikation mit Reserpin oder unselektiven MAO-Hemmern. Patienten unter 25 J., Schwangerschaft und Stillzeit.

**UW:** Häufig initial gastrointestinal Appetitlosigkeit, Übelkeit, gelegentlich Erbrechen, Durchfall. Psychisch: Unruhe, Ängstlichkeit, Schlafstörungen, depressive Verstimmungen. Motorisch: Hyperkinesen, Myoklonien der Gesichtsmuskulatur, on-off- und end-of-dose-Phänomene. In fortgeschrittenen Stadien psychotische Symptome wie Halluzinationen, Wahnideen und Desorientierung. Kardiovaskulär gelegentlich orthostatische Regulationsstörungen, Arrhythmien. Selten hämolytische Anämie, passagere Leukozytopenie und Thrombozytopenie, verkürzte Thromboplastinzeit, passagere Erhöhung von Serumtransaminasen, alkalischer Phosphatase, allergische Hautreaktionen

**Warnhinweis:** Plötzliches Absetzen einer langjährigen Levodopatherapie kann ein malignes Levodopa-Entzugsyndrom mit Hyperpyrexie, Muskelrigidität und akinetischer Krise auslösen.

**WW:** Pyridoxin, Reserpin, Neuroleptika und Opioide vermindern die Wirkung von Levodopa. Nichtselektive MAO-Hemmer können hypertensive Krisen auslösen. Antihypertensiva verstärken die blutdrucksenkende Wirkung. Levodopa verstärkt die Wirkung von Catecholaminen. Vor Operationen soll Levodopa/Benserazid abgesetzt werden, da Halothan Levodopa-Arrhythmien verstärken kann.

**Dosis:** Initial 62,5 mg Levodopa/Benserazid (oder 125 mg) morgens und abends, wöchentliche Steigerung mit je einer weiteren Einzeldosis mittags und nachmittags bis zu 6 Einzeldosen/d, ggf. weitere Dosissteigerungen in monatlichen Intervallen. DDD 600 mg.

**Madopar®** (Roche)

**Best.:** 1 Kps. enth.: Levodopa 50 mg/100 mg/ 100 mg; Benserazid-HCl 14,25 mg/28,5 mg/ 28,5 mg (entspr. 12,5 mg/25 mg/25 mg Benserazid). 1 Tbl. enth.: Levodopa 125 mg/ 125 mg/200 mg, Benserazid-HCl 28,5 mg/28,5 mg/57 mg (entspr. 25 mg/25 mg/50 mg Benserazid).

| | |
|---|---|
| 50 Kps. 62,5 mg (N2) | 19,08 |
| 100 Kps. 62,5 mg (N3) | 27,64 |
| 50 Kps. 125 mg (N2) | 26,27 |
| 100 Kps. 125 mg (N3) | 41,69 |
| 20 Depot Hartkps. 125 mg (N1) | 20,04 |
| 50 Depot Hartkps. 125 mg (N2) | 31,67 |
| 100 Depot Hartkps. 125 mg (N3) | 49,38 |
| 20 Tbl. T 125 mg (N1) | 16,07 |
| 50 Tbl. T 125 (N2) | 24,63 |
| 100 Tbl. T 125 mg (N3) | 38,78 |
| 20 Tbl. LT 125 mg (N1) | 19,11 |
| 50 Tbl. LT 125 (N2) | 29,73 |
| 100 Tbl. LT 125 (N3) | 45,92 |
| 50 Tbl. 250 mg (N2) | 44,42 |
| 100 Tbl. 250 mg (N3) | 77,75 |

**Levodopa comp B STADA®** (STADApharm)

**Best.:** 1 Kps. enth.: Levodopa 50 mg/100 mg/200 mg, Benserazid-HCl 14,25 mg/28,5 mg/57 mg entspr. 12,5 mg/25 mg/50 mg Benserazid.

| | |
|---|---|
| 20 Kps. 50/12,5 mg (N1) | 12,70 |
| 50 Kps. 50/12,5 mg (N2) | 16,40 |
| 100 Kps. 50/12,5 mg (N3) | 22,30 |
| 20 Kps. 100/25 mg (N1) | 15,58 |
| 50 Kps. 100/25 mg (N2) | 21,26 |
| 100 Kps. 100/25 mg (N3) | 32,45 |
| 20 Kps. 200/50 mg (N1) | 19,08 |
| 50 Tbl. 200/50 mg (N2) | 35,15 |
| 100 Tbl. 200/50 mg (N3) | 60,00 |

## Levodopa + Carbidopa *Rp* [US]

Kombination aus Levodopa und dem Decarboxylasehemmstoff Carbidopa zur Substitution des zentralen Dopaminmangels beim Morbus Parkinson mit ähnlichen Wirkungen wie die Kombination aus Levodopa und Benserazid (s. dort).

**Ind.:** Parkinson-Syndrom.

**Kontraind., UW, WW:** s. Levodopa und Benserazid
**Dosis:** Initial 3-mal tgl. 125 mg oral Levodopa/Carbidopa, falls erforderlich um 125 mg tgl. oder jeden 2. Tag. Üblicher Dosierungsbereich 3- bis 6-mal (max. 8-mal) 1 Einzeldosis/d. Sollte eine Tagesdosis von 750 mg nicht ausreichen, wird die Einnahme von 250 mg 3- bis 4-mal/d empfohlen. Mit Retardtbl. können die Dosisabstände um 30–50% verlängert werden, eine 10–30% höhere Dosis kann erforderlich sein.

**Nacom**® (Bristol-Myers Squibb)
**Best.:** 1 Tbl./1 Tbl. 100 enth.: Carbidopa 1 $H_2O$ 27 mg/27 mg entspr. 25 mg Carbidopa, Levodopa 250 mg/100 mg. 1 Retardtbl. 200/100 enth.: Carbidopa 1 $H_2O$ 54 mg entspr. 50 mg/25 mg Carbidopa, Levodopa 200 mg/100 mg.

30 Tbl. 100 mg (N1) ................ (FB 15,89) 15,89
100 Tbl. 100 mg (N3) ................ (FB 29,79) 29,79
30 Tbl. 250 mg (N1) ................ (FB 22,01) 22,01
100 Tbl. 250 mg (N3) ................ (FB 47,72) 47,72
30 Retardtbl. 100 mg (N1) ................ 25,68
100 Retardtbl. 100 mg (N3) ................ 58,36
30 Retardtbl. 200 mg (N1) ................ 39,00
100 Retardtbl. 200 mg (N3) ................ 98,48

**Levodopa-ratiopharm**® **comp.** (ratiopharm)
**Best.:** 1 Tbl. oder Retardtbl. enth.: Levodopa 100 mg/200 mg, Carbidopa 25 mg/50 mg

30 Tbl. 100/25 mg (N1) ................ (FB 15,89) 15,08
60 Tbl. 100/25 mg (N2) ................ (FB 21,89) 20,80
100 Tbl. 100/25 mg (N3) ................ (FB 29,79) 28,28
30 Tbl. 200/50 mg (N1) ................ (FB 20,44) 19,40
60 Tbl. 200/50 mg (N2) ................ (FB 30,65) 29,12
100 Tbl. 200/50 mg (N3) ................ (FB 44,82) 40,94
30 Retardtbl. 100/25 mg (N1) ................ 21,82
60 Retardtbl. 100/25 mg (N2) ................ 34,34
100 Retardtbl. 100 mg (N3) ................ 49,59
30 Retardtbl. 200/50 mg (N1) ................ 34,21
60 Retardtbl. 200/50 mg (N2) ................ 52,84
100 Retardtbl. 200/50 mg (N3) ................ 83,81

## Levofloxacin *Rp* [US] 1998 C

Linksdrehendes S-Enantiomer des Fluorchinolons Ofloxacin (s. dort) aus der Gruppe der Gyrasehemmer, das doppelt so stark wirksam ist wie Ofloxacin (Racemat). Halbwertszeit 7–10 h, Urinrecovery 85%.
**Ind.:** Infektionen durch Levofloxacin-empfindliche Bakterien, insbesondere Sinusitis, akute Exazerbationen chronischer Bronchitis, ambulant erworbene Pneumonie, komplizierte Harnwegsinfektionen, Haut- und Weichteilinfektionen.
**Kontraind., UW:** s. Gyrasehemmer.
**Dosis:** 1-mal tgl. 250–500 mg oral oder 1- bis 2-mal 500 mg/d als i.v.-Infusion, z. B. bei Pneumonie, Pyelonephritis.

**Tavanic**® (Aventis)
1 Inf.Fl. 250 mg (N1) ................ 33,98
1 Inf.Fl. 500 mg (N1) ................ 55,76
3 Filmtbl. 250 mg (N1) ................ 17,88
5 Filmtbl. 250 mg (N1) ................ 24,21
7 Filmtbl. 250 mg (N1) ................ 29,06
10 Filmtbl. 250 mg (N1) ................ 36,31
5 Filmtbl. 500 mg (N1) ................ 29,74
7 Filmtbl. 500 mg (N1) ................ 37,75
10 Filmtbl. 500 mg (N1) ................ 49,38

## Levomepromazin *Rp* [ML]

Schwach wirksames Neuroleptikum aus der Klasse der Phenothiazine mit stark sedierenden, antihistaminischen sowie weniger gut belegten analgetischen Eigenschaften. Gut geeignet zur initialen Dämpfung in psychiatrischen Akutsituationen. Die Anwendung bei Schmerzzuständen ist für die parenterale Gabe durch einige Studien belegt, bei oraler Gabe vermutlich nur als Antiemetikum sinnvoll. Bioverfügbarkeit nach oraler Gabe ca. 50%, Halbwertszeit ca. 24 h.
**Ind.:** Psychosen, besonders Schizophrenie und Manie, aber auch Unruhezustände bei agitierten Depressionen und organische Psychosen. Schwere Schmerzen.
**Kontraind.:** Akute Intoxikation mit zentral dämpfenden Pharmaka, Koma, Kreislaufschock, Allergie gegen Phenothiazine und Sulfite (Lösungsvermittler, bei parenteraler Anwendung) sowie bei Paragruppenallergie (bei Tropfen).
**UW:** Extrapyramidale Störungen (frühe: Dystonie, Akathisie, Parkinsonismus; späte: tardive Dyskinesie. Häufigkeit bei niedrig dosierter Neuroleptikatherapie ungewiss), relativ starke Sedation (nimmt mit der Zeit ab), relativ starke anticholinerge und alphaantiadrenerge UW (trockener Mund, Miktionsstörungen, Tachykardie, Akkommodationsstörungen, Auslösung von Glaukomanfällen bei Engwinkelglaukom, orthostatische Hypotension), Cholestase, Störungen der Hämatopoese (dosisabhängige Leukopenie, dosisunabhängige Agranulozytose), Herzrhythmusstörungen, endokrine Störungen (Hyperprolaktinämie, Zyklusanomalien), Photosensibilisierung. Schmerzen an der Injektionsstelle sind häufig; akute allergische Reaktionen auf Tr. bei Paragruppenallergie und auf Injektionslsg. (enth. Sulfite) kommen vor.
**WW:** Verstärkung der Wirkung von anderen zentral dämpfenden Pharmaka und Alkohol, verstärkte Wirksamkeit von Antihypertonika, Anticholinergika, Dopaminantagonisten (z. B. Metoclopramid), abgeschwächte Wirksamkeit von Dopaminagonisten (z. B. Levodopa, Bromocriptin).
**Dosis:** *Psychosen*: Ambulant initial 15–30 mg/d oral, nach Bedarf steigern auf 75–200 mg/d, bei stationären Patienten bis zu max. 600 mg/d. Die höheren

Dosen erzeugen häufig orthostatische Hypotonie. Parenteral (i.m.-Injektion) bis zu 150 mg/d; Injektionen werden meist lokal nicht gut vertragen. *Schwere Schmerzen*: Initial 30–60 mg/d oral, nach Bedarf bis zu maximal 300 mg/d. Die Tagesdosis sollte stets auf 3 Einzeldosen aufgeteilt werden, wobei die abendliche Dosis höher sein sollte. DDD 300 mg oral.

**Levomepromazin-neuraxpharm** (neuraxpharm)
5 Inj.-Amp. (25 mg/1 ml) (N1) ........ (FB 13,43) 13,06
20 Tbl. 10 mg (N1) ........ (FB 10,57) 10,57
50 Tbl. 10 mg (N2) ........ (FB 12,11) 12,11
100 Tbl. 10 mg (N3) ........ (FB 14,35) 14,34
20 Tbl. 25 mg (N1) ........ (FB 11,75) 11,55
50 Tbl. 25 mg (N2) ........ (FB 14,64) 14,31
100 Tbl. 25 mg (N3) ........ (FB 19,27) 18,79
20 Tbl. 50 mg (N1) ........ (FB 13,26) 12,95
50 Tbl. 50 mg (N2) ........ (FB 17,97) 17,33
100 Tbl. 50 mg (N3) ........ (FB 26,22) 24,77
20 Tbl. 100 mg (N1) ........ (FB 15,75) 15,75
50 Tbl. 100 mg (N2) ........ (FB 24,52) 24,50
100 Tbl. 100 mg (N3) ........ (FB 38,08) 37,63
30 ml Tr. 40 mg/ml (20 Tr.) (N1) ........ (FB 14,76) 14,31
100 ml Tr. 40 mg/ml (20 Tr.) (N3) ........ (FB 28,72) 27,17

**Neurocil®** (Bayer)
5 Inj.-Amp. (25 mg/1 ml) (N1) ........ (FB 13,43) 13,43
20 Tbl. 25 mg (N1) ........ (FB 11,75) 11,75
50 Tbl. 25 mg (N2) ........ (FB 14,64) 14,64
100 Tbl. 25 mg (N3) ........ (FB 19,27) 19,27
50 Tbl. 100 mg (N2) ........ (FB 24,52) 24,52
100 Tbl. 100 mg (N3) ........ (FB 38,08) 38,08
30 ml Tr. 40 mg/1 ml (40 Tr.) (N1) ........ FB 14,76) 14,76
50 ml Tr. 40 mg/1 ml (40 Tr.) (N2) ........ (FB 18,53) 18,53
100 ml Tr. Pipettenfl. 40 mg/ml (40 Tr.) (N3) ........ (FB 28,72) 28,72

## Levomethadon *Btm* [US]

Synthetisches Opioidanalgetikum aus der Gruppe der vollen μ-Rezeptoragonisten mit ähnlichen Wirkungen wie Morphin und Methadon (s. dort). Vorteile von Levomethadon sind eine hohe orale Bioverfügbarkeit von 90% und eine lange Halbwertszeit von 35 h. Doppelt so stark wirksam wie das Racemat Methadon. Die analgetische Wirkung tritt 10–20 min nach parenteraler Gabe ein. Trotz der längeren Halbwertszeit ist die Wirkungsdauer einer Einzeldosis mit 4 h ähnlich wie bei Morphin. Erst bei wiederholter Gabe kommt es zu kumulativen Effekten und einer Wirkung von über 24 h. Levomethadon wird wegen der langen Wirkungsdauer auch beim Opioidentzug und zur Substitutionsbehandlung eingesetzt (s. Methadon).

**Ind.:** Starke Schmerzen. Opioidentzugssyndrom. Temporäre Substitution bei Opioidabhängigen.

**Kontraind., UW:** s. Morphin.

**WW:** s. Morphin. Rifampicin und ähnliche Stoffe, die den hepatischen Arzneimittelabbau beschleunigen, vermindern die Wirkung von Levomethadon, manchmal mit Entzugserscheinungen.

**Dosis:** *Analgesie*: Als Einzeldosis 2,5–7,5 mg i.m., s.c. oder oral, bei i.v.-Gabe 2,5 mg. Bei Wiederholungsgaben niedriger dosieren. Bei schwersten Schmerzzuständen Höchstmenge 1500 mg für den Bedarf bis zu 30 Tagen, je Anwendungstag aber nicht mehr als 150 mg.
*Substitution*: Initial 15–20 mg/d oral morgens entsprechend der Entzugssymptomatik, Dosiseinstellung über mehrere Tage, Erhaltungsdosis maximal 60 mg/d, im Einzelfall höher.

**L-Polamidon®** (Aventis)
10 Amp. (2,5 mg/1 ml) (N2) ........ 18,26
5 Amp. (5 mg/2 ml) (N1) ........ 16,08
20 ml Tr. (5 mg/ml) (N1) ........ 15,97
100 ml Tr. (5 mg/ml) (N3) ........ 39,17
100 ml Lsg. Substitution (5 mg/ml) (N1) ........ 32,77
3× 100 ml Lsg. Substitution (5 mg/ml) (N3) ........ 78,85
500 ml Lsg. Substitution (5 mg/ml) ........ 119,40

## Levonorgestrel *Rp* [US]

Gestagen aus der Gruppe der 19-Nortestosteronderivate mit ähnlichen Wirkungen wie Norethisteron (s. dort). Levonorgestrel wirkt etwas stärker gestagen als Norethisteron und hat ebenfalls androgene Aktivität. Es wird hauptsächlich als Gestagenkomponente in hormonalen Kontrazeptiva mit einer Tagesdosis von 150–200 μg eingesetzt.
Niedrig dosiertes Levonorgestrel (30 μg/d) wird als Monopräparat für die hormonale Kontrazeption (Minipille) verwendet. Die Wirkung beruht weitgehend auf der Viskositätszunahme des Zervixschleims, wodurch die Spermienaszension verhindert wird. Pearl-Index (0,8–1,5) geringer als bei Östrogen-Gestagenkombinationen. In den ersten Zyklen häufiger Zyklusunregelmäßigkeiten und Schmierblutungen, deshalb nur Ausweichmethode bei Kontraindikationen gegen Östrogene. Außerdem zentrale Amenorrhö bei zykluslabilen Frauen möglich, deshalb nicht bei jungen Frauen oder Mädchen anwenden. Hoch dosiertes Levonorgestrel (2-mal 750 μg im Abstand von 12 h) wird standardmäßig zur Notfallkontrazeption eingesetzt. Der Effekt beruht auf einer Hemmung von Ovulation, Fertilisation oder Nidation.

**Ind.:** Kontrazeption insbesondere bei Kontraindikationen gegen Östrogene. Notfallkontrazeption.

**Best.:** 1 Drg. enth.: Levonorgestrel 0,03 mg.

**Kontraind., UW:** s. Kontrazeption.

**Dosis:** *Kontrazeption*: Im ersten Zyklus 1 Drg. tgl. ab 1. Blutungstag jeweils zur gleichen Tageszeit ohne Einnahmepause.
*Notfallkontrazeption*: 1-mal 750 μg möglichst bald und nicht später als 72 h, zweite Dosis 750 μg nach 12 h, aber nicht später als 16 h nach der ersten Dosis einnehmen.

**duofem**® (Hexal)
2 Tbl. 750 µg (N1) .......... 16,43

**Levogynon**® (Schering)
2 Tbl. 750 µg (N1) .......... 17,34

**Microlut**® (Schering)
35 Drg. 0,03 mg (N1) .......... 15,85
105 Drg. (3× 35) 0,03 mg (N3) .......... 27,92

## Levothyroxin *Rp* [US]

Therapeutisch bevorzugtes Schilddrüsenhormon. Die Schilddrüse sezerniert im euthyreoten Zustand täglich 70–90 µg Levothyroxin (Tetraiodthyronin, $T_4$) und 25–35 µg Liothyronin (Triiodthyronin, $T_3$). Beide binden an einen Proteinrezeptor im Zellkern und stimulieren die RNA-abhängige Synthese von Proteinen und Enzymen. Diese vermitteln die Wirkungen auf $O_2$-Verbrauch, Stoffwechsel, Entwicklung und Wachstum. $T_3$ bindet 10fach stärker an die nukleären Rezeptoren und ist 3–5fach wirksamer als $T_4$. Wirkungseintritt von $T_3$ ebenfalls schneller (12–48 h) als von $T_4$ (3–5 Tage). Dennoch wird in der Therapie generell $T_4$ eingesetzt, weil nach $T_3$ unerwünschte Plasmaspiegelspitzen und vermehrt UW auftreten. Physiologische und gleichmäßige $T_3$-Werte werden nach alleiniger $T_4$-Gabe besser erreicht. Die Einstellungskontrolle ist wegen des langsameren Wirkungseintritts einfacher.

Die orale Resorption von Levothyroxin beträgt ca. 70%. Es wird in der Peripherie durch 5'-Deiodierung in $T_3$ oder durch 5-Deiodierung in das unwirksame reverse $T_3$ überführt. Zirkulierendes $T_3$ entsteht also überwiegend aus $T_4$ und wird nur zu einem kleinen Teil direkt von der Schilddrüse sezerniert. Beide Hormone werden im Plasma an Thyroxin-bindendes Globulin (TBG) und Präalbumin (TBP) gebunden, $T_4$ wesentlich stärker (nur 0,05% frei) als $T_3$ (0,5% frei). Das erklärt den langsamen Wirkungseintritt und die längere Wirkungsdauer von $T_4$. Viele Arzneimittel verdrängen die Schilddrüsenhormone von den Transportproteinen, z. B. Salicylate, Phenytoin, Clofibrat, Furosemid. Nach Östrogengabe (orale Kontrazeptiva) und in der Schwangerschaft ist die TBG-Synthese in der Leber und damit die Bindungskapazität erhöht. Androgene senken den TBG-Spiegel. Die Plasmahalbwertszeit von $T_4$ beträgt normalerweise 6 Tage, von $T_3$ 36 h. Bei erhöhtem TBG und Hypothyreose ist die Halbwertszeit von $T_4$ verlängert (10 Tage), bei Hyperthyreose verkürzt (3 Tage).

**Ind.:** Euthyreote Struma, Hypothyreose, Begleittherapie bei thyreostatischer Therapie, Substitution nach Strumektomie.

**Kontraind.:** Hyperthyreose. Vorsicht bei älteren Patienten, koronarer Herzkrankheit, Herzinsuffizienz, tachykarden Herzrhythmusstörungen, Schwangerschaft.

**UW:** Zeichen der Thyreotoxikose: Tachykardie, Angina pectoris, Tremor, Nervosität, Schlaflosigkeit, Diarrhö, Gewichtsverlust, Schwitzen, Wärmeintoleranz.

**WW:** Verstärkung der Wirkung von oralen Antikoagulanzien durch Steigerung des Vitamin K-Stoffwechsels. Verdrängung aus der Proteinbindung durch andere Arzneimittel (s. oben).

**Dosis:** *Euthyreote Struma*: Beginn mit niedrigen Dosen. Bei Jgdl. initial 1-mal 50–100 µg/d morgens nüchtern, bei älteren Patienten 1-mal 50–75 µg/d. Die Dosis kann im Abstand von 2–4 Wochen um 50 µg erhöht werden. Kontrolle ggf. über $T_4$-Bestimmung und TRH-Belastungstest. Erhaltungsdosis 125–250 µg/d. *Hypothyreose*: Erw. initial 50 µg/d, Steigerung um 25 µg/d alle 4–7 Tage. Erhaltungsdosis 100–200 µg. Kinderdosierung s. bei Hypothyreose. DDD 100 µg.

**Euthyrox**® (Merck)
50 Tbl. 25 µg (N2) .......... (FB 11,04) 11,04
100 Tbl. 25 µg (N3) .......... (FB 12,03) 12,03
50 Tbl. 50 µg (N2) .......... (FB 11,84) 11,84
100 Tbl. 50 µg (N3) .......... (FB 13,27) 13,27
50 Tbl. 75 µg (N2) .......... (FB 12,46) 12,46
100 Tbl. 75 µg (N3) .......... (FB 14,28) 14,28
50 Tbl. 100 µg (N2) .......... (FB 13,00) 13,00
100 Tbl. 100 µg (N3) .......... (FB 15,13) 15,13
50 Tbl. 125 µg (N2) .......... (FB 13,48) 13,48
100 Tbl. 125 µg (N3) .......... (FB 15,89) 15,89
50 Tbl. 150 µg (N2) .......... (FB 13,87) 13,87
100 Tbl. 150 µg (N3) .......... (FB 16,53) 16,53
50 Tbl. 175 µg (N2) .......... (FB 14,35) 14,35
100 Tbl. 175 µg (N3) .......... (FB 17,11) 17,11
50 Tbl. 200 µg (N2) .......... (FB 14,74) 14,74
100 Tbl. 200 µg (N3) .......... (FB 17,78) 17,78
50 Tbl. 300 µg (N2) .......... (FB 16,10) 16,10
100 Tbl. 300 µg (N3) .......... (FB 20,37) 20,37

**L-Thyroxin Henning**® (Henning/Sanofi-Synthelabo)
1 Durchstechfl. 0,5 mg + Lsgm. (N1) .......... 44,93
3 Tbl. test 1 mg (N1) .......... 12,67
50 Tbl. 25 µg (N2) .......... (FB 11,04) 11,04
84 Tbl. 25 µg (N3) .......... (FB 11,72) 11,72
100 Tbl. 25 µg (N3) .......... (FB 12,03) 12,03
50 Tbl. 50 µg (N2) .......... (FB 11,84) 11,84
84 Tbl. 50 µg (N3) .......... (FB 12,84) 12,84
100 Tbl. 50 µg (N3) .......... (FB 13,27) 13,27
50 Tbl. 75 µg (N2) .......... (FB 12,46) 12,46
84 Tbl. 75 µg (N3) .......... (FB 13,69) 13,69
100 Tbl. 75 µg (N3) .......... (FB 14,28) 14,28
50 Tbl. 100 µg (N2) .......... (FB 13,00) 13,00
84 Tbl. 100 µg (N3) .......... (FB 14,52) 14,52
100 Tbl. 100 µg (N3) .......... (FB 15,13) 15,13
50 Tbl. 125 µg (N2) .......... (FB 13,48) 13,48
84 Tbl. 125 µg (N3) .......... (FB 15,21) 15,21
100 Tbl. 125 µg (N3) .......... (FB 15,89) 15,89
50 Tbl. 150 µg (N2) .......... (FB 13,87) 13,87
84 Tbl. 150 µg (N3) .......... (FB 15,80) 15,80
100 Tbl. 150 µg (N3) .......... (FB 16,53) 16,53
50 Tbl. 175 µg (N2) .......... (FB 14,35) 14,35

84 Tbl. 175 µg (N3) ................................ (FB 16,34) 16,34
100 Tbl. 175 µg (N3) ............................... (FB 17,11) 17,11
50 Tbl. 200 µg (N2) ................................ (FB 14,74) 14,74
84 Tbl. 200 µg (N3) ................................ (FB 16,84) 16,84
100 Tbl. 200 µg (N3) ............................... (FB 17,78) 17,78

## Levothyroxin + Kaliumiodid *Rp* [US]

Kombination zur Behandlung der euthyreoten Iodmangelstruma bei ungenügendem Erfolg einer Monotherapie mit Iodid. Bisher ist nicht gesichert, ob der Hormonzusatz das Strumavolumen stärker senkt als das Iodid allein.

**Ind.:** Euthyreote Iodmangelstruma nach erfolgloser Iodmonotherapie.

**Kontraind., UW, WW:** s. Levothyroxin, Iodid.

**Jodthyrox**® (Merck)
**Best.:** 1 Tbl. enth.: Levothyroxin-Natrium 100 µg, Kaliumiodid 130,8 µg entspr. 100 µg Iod.
**Dosis:** Initial ½ Tbl. morgens vor dem Frühstück. Nach 2–4 Wochen steigern auf Erhaltungsdosis von 1 Tbl.

50 Tbl. 100 µg (N2) ........................................ 15,86
100 Tbl. 100 µg (N3) ....................................... 20,36

**Thyronajod**® (Henning/Sanofi-Synthelabo)
**Best.:** 1 Tbl. 50/75/100/125 enth.: Levothyroxin-Natrium 50 µg/75 µg/100 µg/125 µg, Kaliumiodid 196,2 µg entspr. 150 µg Iodid.
**Dosis:** Tgl. 1 Tbl.

50 Tbl. 50 µg (N2).......................................... 14,53
100 Tbl. 50 µg (N3) ........................................ 17,93
50 Tbl. 75 µg (N2).......................................... 14,86
100 Tbl. 75 µg (N3) ........................................ 18,90
50 Tbl. 100 µg (N2) ........................................ 15,40
100 Tbl. 100 µg (N3) ....................................... 19,58
50 Tbl. 125 µg (N2) ........................................ 15,85
100 Tbl. 125 µg (N3) ....................................... 20,56

## Levothyroxin + Liothyronin *Rp* [US]

Kombination der Schilddrüsenhormone Levothyroxin ($T_4$) und Liothyronin ($T_3$). Der Anteil an Liothyronin kann zu Plasmaspiegelspitzen führen, die mit mehr Nebenwirkungen einhergehen.

**Ind.:** Euthyreote Struma, Hypothyreose.

**Kontraind., UW:** s. Levothyroxin.

**Novothyral**® (Merck)
**Best.:** 1 Tbl. /Tbl. 75 enth.: Levothyroxin-Natrium 100 µg/75 µg, Liothyronin-Natrium 20 µg/15 µg.
**Dosis:** Euthyreote Struma: ½–1 Tbl. oral Novothyral morgens nüchtern. Hypothyreose: Initial 0,5–1 Tbl., ggf. steigern.

50 Tbl. 75 µg (N2).......................................... 17,76
100 Tbl. 75 µg (N3) ........................................ 25,18
50 Tbl. 100 µg (N2) ........................................ 18,90
100 Tbl. 100 µg (N3) ....................................... 27,42

**Prothyrid**® (Henning/Sanofi-Synthelabo)
**Best.:** 1 Tbl. enth.: Levothyroxin 100 µg, Liothyronin 10 µg.
**Dosis:** Euthyreote Struma: Erw. 1–2 Tbl. morgens, Erhaltungsdosis 3–6 Tbl./d oral. Hypothyreose: Initial 1 Tbl., Erhaltungsdosis 3–6 Tbl./d.

50 Tbl. (N2)................................................ 15,75
100 Tbl. (N3)............................................... 21,27

## Lidocain *Rp* [ES]

Prototyp eines **Lokalanästhetikums** vom Säureamidtyp, das für alle Formen der Lokalanästhesie eingesetzt wird. Lidocain zeichnet sich durch ein hohes Penetrationsvermögen aus und wirkt daher schneller, stärker und länger als Procain. Nach Infiltration wirkt Lidocain in 0,5% Lösung 60–75 min, in 1% Lösung 90 min und mit Vasokonstriktor 150 min bzw. 240 min.

Lidocain wird nach parenteraler Gabe schnell resorbiert und in der Leber zu den pharmakologisch ebenfalls aktiven Metaboliten Monoethylglycylxyliden und Glycinxylidid abgebaut. Halbwertszeit 100 min. Bei Leberfunktionsstörungen und nach langen Lidocaininfusionen ist die Elimination verzögert.

Lidocain ist weiterhin Prototyp eines **Antiarrhythmikums** der Klasse I B (Einzelheiten s. Antiarrhythmika). Es hat vor allem Hemmwirkungen bei vorzeitigen und hochfrequenten Erregungen. In Purkinjefasern und Ventrikel wird die Repolarisation beschleunigt und die effektive Refraktärzeit verkürzt. AV-Überleitung und Kontraktilität werden in therapeutischen Dosen relativ wenig beeinträchtigt. Daher ist Lidocain Mittel der Wahl zur Unterdrückung ventrikulärer Extrasystolen und ventrikulärer Tachykardien.

**Ind.:** Infiltrationsanästhesie, Leitungsanästhesie, Spinalanästhesie, Oberflächenanästhesie. Ventrikuläre Extrasystolen und Tachykardien, wenn diese nach Beurteilung des Arztes lebensbedrohend sind.

**Kontraind.:** Herzinsuffizienz, AV-Block II. u. III. Grades, Bradykardie, kardiogener Schock, Überempfindlichkeit gegen Lokalanästhetika vom Säureamidtyp. Vorsicht bei erhöhter Krampfbereitschaft sowie bei intraventrikulären Erregungsleitungsstörungen und AV-Block I. Grades. Weiteres s. Antiarrhythmika.

**UW:** Zentralnervöse Störungen wie Parästhesien, Tremor, Nausea, Schwindel und Schlaflosigkeit. Schwindel, Benommenheit, Somnolenz, Krämpfe, Verwirrtheitszustände. Bradykardie und Blutdruckabfall bis zum Schock. „Paradoxe" Tachyarrhythmien wie bei anderen Klasse-I-Antiarrhythmika.

**Dosis:** *Lokalanästhesie:* Als maximale Einzeldosen werden für gesunde Erwachsene mit normaler Leberfunktion und normaler Leberdurchblutung 200 mg (2,9 mg/kg) ohne Vasokonstriktor empfohlen, entsprechend 40 ml 0,5%, 20 ml 1% und 10 ml 2% Lösung. Mit Vasokonstriktor (Adrenalin) erhöht

sich die Maximaldosis auf 500 mg (7 mg/kg) entsprechend 100 ml 0,5%, 50 ml 1% und 25 ml 2%. Diese Dosen dürfen frühestens nach 2 h wiederholt werden. Bei Kdr. und alten Patienten Dosisreduktion abhängig vom Alter und Anästhesieverfahren. Niedrig konzentrierte Lösungen mit großem Volumen sind bei gleicher Dosis weniger toxisch als höher konzentrierte Lösungen in kleinem Volumen. Unnötig hohe Konzentrationen sind zu vermeiden. Nach Möglichkeit Lidocain mit Vasokonstriktor anwenden. Lidocain ohne Vasokonstriktor nur bei kurzer Anästhesiedauer oder bei Kontraindikationen gegen Adrenalin, z. B. Hyperthyreose, Hypertonie, Herzrhythmusstörungen.
*Infiltrationsanästhesie:* Für kleine Operationsgebiete 2–25 ml 0,5%, für größere 25–40 ml 0,5% Lösung. Reichen 40 ml nicht aus, wird eine 0,5% Lösung mit Vasokonstriktor empfohlen. Bei sehr großen Operationsfeldern wird eine 0,25% Lösung mit Vasokonstriktor empfohlen, die durch Verdünnung der 0,5% Lösung mit Adrenalin (1:100.000) durch Zusatz eines gleichen Volumens 0,9% NaCl-Lösung hergestellt wird. Einzelheiten der Dosierung sind der Fachinformation zu entnehmen.
*Leitungsanästhesie:* Kann mit höher prozentigen (0,5–2%) Lidocainlösungen durchgeführt werden, bei großen Lösungsvolumina mit Adrenalin.
*Spinalanästhesie:* Besondere Form der Leitungsanästhesie, bei der das Lokalanästhetikum (0,5–1 ml, 5%ig) in den lumbalen Subarachnoidalraum injiziert wird. Wegen der guten Steuerbarkeit werden routinemäßig hyperbare Lösungen verwendet. Die Fixierungszeit bis zum Eintritt der Wirkung beträgt für Lidocain 5–10 min, die Wirkungsdauer 45–60 min.
*Oberflächenanästhesie:* Allgemein wird die 2% Lösung empfohlen, maximale Einzeldosis 200 mg (10 ml). Für Mund, Pharynx und Ösophagus wird eine hochvisköse Lösung 2% verwendet. Der Patient darf danach 1 h nicht essen oder trinken, um Aspiration durch Verschlucken zu vermeiden.
Im Respirationstrakt werden 1–5 ml der 4% Lösung für eine Anästhesie in Pharynx, Larynx und Trachea bei Laryngoskopie, endotrachealer Infiltration und Bronchoskopie benutzt. Dabei besondere Vorsicht mit der Applikation der hochkonzentrierten 4% Lösung, da Lidocain von der Schleimhaut fast so schnell wie nach intravenöser Gabe in das Blut gelangt. Der Endotrachealtubus kann mit 2% Lidocain Gel oder 5% Lidocain Salbe eingeschmiert werden. In der Urologie einige Minuten vor Katheterisierung oder Zystoskopie 5–15 ml 2% Gel bei Männern, bei Frauen 3–5 ml 2% Gel.
*Ventrikuläre Herzrhythmusstörungen:* Initial 50–100 mg Lidocain i.v. in 1–2 min, anschließend als i.v.-Infusion 2–4 mg/min. Bei Leberinsuffizienz oder ausgeprägter Niereninsuffizienz Richtdosen um ca. 50% reduzieren.

**Xylocain**® (AstraZeneca)
5 Amp. 5 ml 2% (N1) .......... 13,36
1 Fl. 30 ml Lsg. 4% (N1) .......... 6,22
1 Fl. 100 ml 2% viskös (N3) .......... 10,99
1 Inj.-Fl. 50 ml 1% (N1) .......... 7,63
5 Inj.-Fl. 50 ml 1% (N1) .......... 30,52
1 Inj.-Fl. 50 ml 2% (N1) .......... 8,67
1 Pumpspray 50 ml (10 mg/0,1 ml) (N2) .......... 17,85
1 Tube Gel 30 g 2% (N2) .......... 8,15

**Xylocain**® **mit Adrenalin** (AstraZeneca)
1 Inj.-Fl. 50 ml 1% + Adr. (1:200000) (N1) .......... 14,12
1 Inj.-Fl. 50 ml 2% + Adr. (1:200000) (N1) .......... 14,78

**Xylocain**® **für Kardiologie** (AstraZeneca)
5 Amp. 5 ml Xylocain 2% (N1) .......... 13,36
5 Spezialspritzamp. 5 ml 20% (N1) .......... 43,45

## Lincomycin *Rp* [WS]

Lincosamidantibiotikum wie Clindamycin (s. dort). Lincomycin ist 2–10fach schwächer wirksam und schlechter bioverfügbar als Clindamycin. Daher wird Clindamycin in der Regel bevorzugt. Orale Bioverfügbarkeit von Lincomycin 20–30%, Halbwertszeit 5 h.
**Ind.:** Staphylokokkeninfektionen des Knochens, Anaerobierinfektionen bei Erythromycin- oder Oxacillinresistenz.
**Kontraind., UW, WW:** s. Clindamycin. Sehr selten Hypotonie, EKG-Veränderungen und Herzstillstand nach rascher i.v.-Injektion.
**Dosis:** *Oral*: Erw. 3- bis 4-mal/d 500 mg 1 h vor der Mahlzeit. Kdr. 30–60 mg/kg tgl. in mehreren Einzeldosen. *Parenteral*: Erw. 600 mg 2- bis 3-mal/d i.m. oder als i.v.-Infusion in 100 ml über mindestens 60 min. Kdr. 10–20 mg/kg tgl. i.m. oder i.v.-Infusion in mehreren Einzeldosen. Bei eingeschränkter Nierenfunktion Reduktion auf 25–30% der normalen Dosis.

**Albiotic**® (Pfizer)
1 Fertigspr. (600 mg/2 ml) (N1) .......... 23,47
3 Fertigspr. (600 mg/2 ml) (N2) .......... 50,33
12 Kps. 500 mg (N1) .......... 50,26
30 Kps. 500 mg (N2) .......... 112,61
60 ml Sirup (250 mg/5 ml) (N1) .......... 33,74

## Lindan *Rp* [WS]

Insektizid aus der Gruppe der chlorierten Kohlenwasserstoffe. Lindan (γ-Hexachlorcyclohexan) durchdringt die Chitinhülle von Insekten und gelangt als sehr lipophile Substanz in das ZNS, wo es in niedrigen Konzentrationen zu Erregungen, in hohen Konzentrationen zu Lähmungen und zum Tod führt.

Chlorierte Kohlenwasserstoffe haben in der Umwelt eine Halbwertszeit von über 10 Jahren. Sie werden auch bei Mensch und Tier sehr langsam eliminiert. Außerdem findet eine Anreicherung in der Nahrungskette statt.

**Ind.:** Krätzmilben (Scabies), Kopf- und Filzläuse (Pediculosis capitis, Pediculosis pubis).

**Kontraind.:** Vorsicht in der Schwangerschaft und bei sehr jungen Kdr. Nicht nach heißen Seifenbädern oder bei Exfoliation auf die Haut auftragen.

**UW:** Akute Vergiftung: Zentralnervöse Störungen mit Tremor, Übererregbarkeit, Zuckungen der Gesichtsmuskulatur, Krämpfe, Koma und Tod. Spätschäden: Motorische und sensible Ausfallserscheinungen. Ein spezifisches Antidot steht nicht zur Verfügung.

**Dosis:** *Kopfläuse:* 15 g Gel in feuchtes Haar nach Haarwäsche einreiben und nach 3 Tagen auswaschen. *Filzläuse:* Körperpartien (z. B. Schambehaarung) einreiben und nach 3 Tagen auswaschen. *Krätze:* Mit der Emulsion den gesamten Körper an 3 aufeinanderfolgenden Abenden einreiben und am folgenden Morgen abwaschen. Bei Kdr. (3–10 J.) an 2 Tagen für jeweils 3 h einreiben und danach abwaschen.

**Jacutin**® (Hermal)

| | |
|---|---|
| 100 ml Emuls. (30 mg/10 g) (N1) | 15,22 |
| 200 ml Emuls. (30 mg/10 g) (N2) | 19,22 |
| 50 g Gel (30 mg/10 g) (N2) | 15,45 |

## Linezolid *Rp* [US] 2001 **A**

Linezolid ist das erste Antibiotikum aus der Gruppe der Oxazolidinone zur Behandlung schwerer Infektionen durch resistente grampositive Keime im Krankenhaus. Die Wirkung beruht auf einem neuartigen Mechanismus zur Hemmung der bakteriellen Proteinsynthese. Durch Bindung an die ribosomale 50S-Untereinheit wird die Bildung des 70S-Initiationskomplexes gehemmt, sodass die Proteinsynthese schon vor der durch andere Antibiotika gehemmten Elongationsphase blockiert wird. Daher besteht keine Kreuzresistenz mit anderen Proteinsynthesehemmern. Linezolid hat ein schmales, auf grampositive Erreger beschränktes Wirkungsspektrum und wirkt bakteriostatisch. Erfasst werden jedoch resistente Erreger wie methicillinresistente Staphylokokken, Vancomycin-resistente Enterokokken und Penicillin-resistente Pneumokokken mit Hemmkonzentrationen von 1–4 µg/ml. Bei Infektionen mit Vancomycin-resistenten Enterokokken wurden Heilungsraten von 67% erzielt. Linezolid ist ein schwacher MAO-Inhibitor. Obwohl bisher keine klinischen Symptome einer MAO-Hemmung aufgetreten sind, sollen große Mengen tyraminreicher Nahrungsmittel vermieden werden und der Blutdruck bei Risikopatienten kontrolliert werden (s. Kontraind.). Linezolid wird nach oraler Gabe schnell und vollständig resorbiert und erreicht genauso hohe maximale Plasmaspiegel wie nach parenteraler Gabe. Linezolid wird nach Oxidation zu inaktiven Metaboliten (Aminoethoxyacetylsäure- und Hydroxyethylglycin-Metabolit) fast ausschließlich renal eliminiert. Die Eliminationshalbwertszeit beträgt 5–7 h.

**Ind.:** Infektionen durch Linezolid-empfindliche grampositive Erreger bei nosokomialer oder ambulant erworbener Pneumonie, schwere Haut- und Weichteilinfektionen.

**Kontraind.:** Gabe von MAO-Hemmern (z. B. Selegilin, Moclobemid). Schwangerschaft, Stillzeit. Vorsicht bei Hypertonie, Phäochromozytom, Karzinoid, Thyreotoxikose, Verwirrtheitszuständen, bipolarer Depression, schizoaffektiver Psychose, Gabe von Serotonin-Wiederaufnahmehemmern, trizyklischen Antidepressiva, Triptanen, Sympathomimetika, Dopamin, Dobutamin, Pethidin oder Buspiron.

**UW:** Häufig Kopfschmerzen, Candidiasis, Mykosen, veränderte Leberfunktionstests, metallischer Geschmack, Diarrhö, Übelkeit, Erbrechen. Gelegentlich Bauchschmerzen, Schüttelfrost, Müdigkeit, Fieber, Schmerz an der Injektionsstelle, Thrombophlebitis, Eosinophilie, Leukopenie, Neutropenie, Thrombozytopenie (2,4% der Patienten, insbesondere bei Therapie über 14 Tage), Schwindel, Schlaflosigkeit, Parästhesie, verschwommenes Sehen, Tinnitus, Hypertonie, Obstipation, Mundtrockenheit, Dyspepsie, Gastritis, Glossitis, Pankreatitis, Nierenversagen, Stomatitis, Dermatitis, Diaphorese, Pruritus, Hautausschlag, Urtikaria, vulvovaginale Störungen, Polyurie, Vaginitis.

**WW:** Vasopressive Pharmaka vorsichtig titrieren (Blutdruckanstieg). Tyraminhaltige Lebensmittel (>100 mg Tyramin) können zu Blutdruckanstieg führen.

**Dosis:** 2-mal 600 mg/d i.v. oder oral.

**Zyvoxid**® (Pharmacia)

| | |
|---|---|
| 1 Fl. 150 ml (100 mg/5 ml) (N2) | 459,95 |
| 10 Filmtbl. 600 mg (N1) | 910,60 |
| 30 Filmtbl. 600 mg (N2) | 2646,01 |
| 10 Btl. Infusionslsg. (600 mg/300 ml) (N3) | 910,60 |

## Linolsäuren [UF]

Abhängig vom Emulsionstyp als hydrophile Salbengrundlage (Ö/W-Emulsion), z. B. in Linola® Creme, zur Intervalltherapie und Hautpflege bei seborrhoischer Haut oder als lipophile Salbengrundlage (W/Ö-Emulsion), z. B. in Linola®-Fett, zur Intervalltherapie und Hautpflege bei trockener Haut. In letzterem Fall sind rückfettende Eigenschaften stärker ausgeprägt als bei rückfettenden Ölbädern.

**Linola® Creme** (Wolff)

**Ind.:** Dermatosen bei seborrhoischer Haut, berufsbedingte Hautschäden, Rhagaden, corticosteroidfreie Intervallbehandlung entzündlicher Dermatosen.

**UW:** Sehr selten allergisches Kontaktekzem, kurzzeitige Hautreizung (Brennen, Rötung).

**Best.:** 100 g enth.: Ungesättigte Fettsäuren 0,5 g.

**Dosis:** Mehrmals tgl. auftragen.

50 g Creme (N1) ........ 6,09
75 g Creme (N1) ........ 8,53
150 g Creme (N2) ........ 15,71
500 g Creme (N3) ........ 39,76

**Linola®-Fett Creme** (Wolff)

**Ind.:** Dermatosen bei sebostatischer Haut, corticosteroidfreie Intervallbehandlung von Dermatosen.

**Best.:** 100 g enth.: Ungesättigte Fettsäuren 0,815 g.

**Dosis:** Mehrmals tgl. auftragen.

50 g Creme (N1) ........ 7,06
75 g Creme (N1) ........ 10,13
150 g Creme (N2) ........ 18,75
500 g Creme (N3) ........ 47,10

## Liothyronin *Rp* [US]

Liothyronin ($T_3$) wirkt stärker (3–5fach) und schneller (12–48 h) als Levothyroxin ($T_4$) und wird daher vor allem kurzfristig bei der Notfalltherapie des hypothyreoten Koma oder nach Schilddrüsenoperationen eingesetzt. Bei der Dauertherapie wird Levothyroxin bevorzugt, weil die Plasmaspiegel weniger schwanken und weniger UW auftreten (s. Levothyroxin).

Liothyronin wird oral fast vollständig resorbiert, hohe Bindung an Thyroxin-bindendes Globulin (99,5%), Halbwertszeit 36 h.

**Ind.:** Hypothyreose, Substitution nach Strumektomie, Notfalltherapie bei hypothyreotem Koma.

**Kontraind., UW:** s. Levothyroxin.

**Dosis:** *Hypothyreose*: Initial 1-mal 20 µg/d oral, bei guter Verträglichkeit jede Woche um 10–20 µg steigern, mittlere Erhaltungsdosis 50–75 µg.
*Hypothyreotes Koma*: Initial 100 µg als i.v.-Infusion, danach orale Gabe.

**Thybon®** (Henning/Sanofi-Synthelabo)

50 Tbl. 20 µg (N2) ........ 16,73
100 Tbl. 20 µg (N3) ........ 23,03
50 Tbl. 100 µg (forte) (N2) ........ 26,48
100 Tbl. 100 µg (forte) (N3) ........ 39,72

**Thyrotardin®-Inject N** (Henning/Sanofi-Synthelabo)

1 Durchstechfl. 0,1 mg (N1) ........ 44,93

**Trijodthyronin BC** (Berlin-Chemie)

50 Tbl. 50 µg (N2) ........ 21,22
100 Tbl. 50 µg (N3) ........ 30,98

## α-Liponsäure [US]

α-Liponsäure (Thioctsäure) ist ein körpereigener Kofaktor für die oxidative Decarboxylierung und wird teilweise zu den B-Vitaminen gerechnet. Sie wurde versuchsweise bei der Behandlung von Leberfunktionsstörungen, nekrotisierender Enzephalopathie und der Knollenblätterpilzvergiftung eingesetzt. Bei diabetischer Polyneuropathie wirkte eine 6-monatige orale Gabe von Liponsäure nicht besser als Placebo.

**Anw.:** Diabetische Polyneuropathie.

**Kontraind.:** Liponsäureallergie, Stillzeit.

**UW:** Allergische Reaktionen mit Urtikaria, Ekzembildung bis zum Schock. In Einzelfällen nach i.v.-Gabe Krämpfe, Hypoglykämie.

**WW:** Wirkungsverlust von Cisplatin. Die Wirkung von Insulin und Antidiabetika kann verstärkt werden. Wirkungsverminderung durch Alkohol.

**Dosis:** 1-mal 600 mg/d oral, ggf. langsam 600 mg/d i.v. für 2–4 Wochen.

**Neurium®** (Hexal)

5 Amp. (600 mg/24 ml) (N1) ........ (51,27) 48,51
10 Amp. (600 mg/24 ml) (N2) ........ (FB 95,54) 91,44
20 Amp. (600 mg/24 ml) (N3) ........ (FB 178,03) 178,03
5 Amp. (600 mg/24 ml) + 5 Inf.-Fl. NaCl-Lsg. (N1) (Kombipack.) ... 61,26
10 Amp. (600 mg/24 ml) + 10 Inf.-Fl. NaCl-Lsg. (N2) (Kombipack.) .. 119,55
30 Filmtbl. 200 mg (N1) ........ (FB 13,29) 12,95
60 Filmtbl. 200 mg (N2) ........ (FB 38,71) 36,95
30 Filmtbl. 600 mg (N1) ........ (FB 32,62) 29,71
100 Filmtbl. 600 mg (N3) ........ (FB 60,37) 59,40
100 Filmtbl. 600 mg (N2) ........ (FB 95,00) 89,98

**Thioctacid®** (Viatris)

10 Amp. T (100 mg/4 ml) (N2) ........ (FB 27,74) 27,74
20 Amp. T (100 mg/4 ml) (N3) ........ (FB 51,70) 51,70
10 Amp. T (250 mg/10 ml) (N2) ........ (FB 52,22) 52,22
20 Amp. T (250 mg/10 ml) (N3) ........ (FB 97,30) 97,30
5 Amp. T (600 mg/24 ml) (N1) ........ (FB 51,27) 51,27
10 Amp. T (600 mg/24 ml) (N2) ........ (FB 95,54) 95,45
20 Amp. T (600 mg/24 ml) (N3) ........ (FB 178,03) 178,03
5 Inj.-l. T direkt (600 mg/50 ml) + spez. Inf.-Besteck (N1) ........ 90,26
10 Inj.-l. T direkt (600 mg/50 ml) + spez. Inf.-Besteck (N2) ...... 172,76
30 Filmtbl. HR 200 mg (N1) ........ (FB 13,29) 13,29
100 Filmtbl. HR 200 mg (N3) ........ (FB 38,71) 38,71
30 Filmtbl. HR 300 mg (N1) ........ (FB 18,50) 18,50
100 Filmtbl. HR 300 mg (N3) ........ (FB 53,92) 53,92
30 Filmtbl. HR 600 mg (N1) ........ (FB 32,62) 32,62
60 Filmtbl. HR 600 mg (N2) ........ (FB 60,37) 60,37
100 Filmtbl. HR 600 mg (N3) ........ (FB 95,00) 95,00

## Lisinopril *Rp* [US] 1989 **C**

Langwirkender ACE-Hemmer (s. dort) mit ähnlichen Eigenschaften wie Enalapril. Lisinopril ist das Lysinderivat von Enalaprilat, dem aktiven Metaboliten von Enalapril, und hat auch einen vergleichbar langsamen Wirkungseintritt nach 1–2 h und eine lange Wirkungsdauer mit einem Wirkungsmaximum nach 4–6 h. Orale Bioverfügbarkeit 25–50%, unveränderte renale Elimination, Halbwertszeit 30–40 h.

**Ind.:** Hypertonie, Herzinsuffizienz, akuter Myokardinfarkt.

**Kontraind., UW:** s. ACE-Hemmer.

**Dosis:** *Hypertonie*: Initial 1-mal 5 mg/d oral, ggf. nach 3 Wochen 10 mg/d. Erhaltungsdosis 10 mg/d, Maximaldosis 40 mg/d. Bei gleichzeitiger Diuretikatherapie, Salz- und Wasserverlusten, schwerer Hypertonie, Niereninsuffizienz oder Herzinsuffizienz initial 1-mal 2,5 mg/d. Diese Patienten sind nach der ersten Dosis und bei Dosissteigerungen mindestens 6 h ärztlich zu überwachen, um einen unkontrollierten starken Blutdruckabfall zu vermeiden. DDD 10 mg.

*Herzinsuffizienz*: Initial morgens 1-mal 2,5 mg/d zusätzlich zu Diuretika und Digitalistherapie, ggf. nach 2 Wochen Dosiserhöhung um 2,5 mg, Erhaltungsdosis 5–10 mg, Maximaldosis 20 mg/d.

*Akuter Myokardinfarkt*: Initial 5 mg zusätzlich zu Nitraten, nach 24 h weitere 5 mg, danach 10 mg/d.

**Acerbon**® (AstraZeneca)

| | |
|---|---|
| 30 Tbl. 2,5 mg (N1) | (FB 13,54) 13,54 |
| 50 Tbl. 2,5 mg (N2) | (FB 15,46) 15,46 |
| 100 Tbl. 2,5 mg (N3) | (FB 19,79) 19,79 |
| 100 Tbl. 2,5 mg Ökobox (N3) | (FB 19,79) *20,79* |
| 30 Tbl. 2,5 mg Cor (N1) | (FB 13,54) 13,54 |
| 50 Tbl. 2,5 mg Cor (N2) | (FB 15,46) 15,46 |
| 100 Tbl. 2,5 mg Cor (N3) | (FB 19,79) 19,79 |
| 100 Tbl. 2,5 mg Cor Ökobox (N3) | (FB 19,79) *20,79* |
| 30 Tbl. 5 mg (N1) | (FB 15,40) 15,40 |
| 50 Tbl. 5 mg (N2) | (FB 18,13) 18,13 |
| 100 Tbl. 5 mg (N3) | (FB 24,92) 24,92 |
| 100 Tbl. 5 mg Ökobox (N3) | (FB 24,92) *25,90* |
| 30 Tbl. 10 mg (N1) | (FB 18,00) 18,00 |
| 50 Tbl. 10 mg (N2) | (FB 22,36) 22,36 |
| 100 Tbl. 10 mg (N3) | (FB 31,89) 31,89 |
| 100 Tbl. 10 mg Ökobox (N3) | (FB 31,89) *32,89* |
| 30 Tbl. 20 mg (N1) | (FB 22,21) 22,21 |
| 50 Tbl. 20 mg (N2) | (FB 28,65) 28,65 |
| 100 Tbl. 20 mg (N3) | (FB 42,66) 42,66 |
| 100 Tbl. 20 mg Ökobox (N3) | (FB 42,66) *43,66* |

**Lisinopril AL** (Aliud)

| | |
|---|---|
| 30 Tbl. 2,5 mg (N1) | (FB 13,54) 12,45 |
| 50 Tbl. 2,5 mg (N2) | (FB 15,46) 14,62 |
| 100 Tbl. 2,5 mg (N3) | (FB 19,79) 18,64 |
| 30 Tbl. 5 mg (N1) | (FB 15,40) 12,63 |
| 50 Tbl. 5 mg (N2) | (FB 18,13) 15,32 |
| 100 Tbl. 5 mg (N3) | (FB 24,92) 20,39 |
| 30 Tbl. 10 mg (N1) | (FB 18,00) 14,24 |
| 50 Tbl. 10 mg (N2) | (FB 22,36) 16,87 |
| 100 Tbl. 10 mg (N3) | (FB 31,89) 24,81 |
| 30 Tbl. 20 mg (N1) | (FB 22,21) 16,61 |
| 50 Tbl. 20 mg (N2) | (FB 28,65) 21,95 |
| 100 Tbl. 20 mg (N3) | (FB 42,66) 32,24 |

## Lisinopril + Hydrochlorothiazid *Rp* [US]

Sinnvolle Kombination zur Hochdrucktherapie, da Hydrochlorothiazid durch die negative Natriumbilanz das Renin-Angiotensin-System aktiviert, das dann besonders wirksam durch den ACE-Hemmer gehemmt wird. Gleichzeitig vermindert der ACE-Hemmer die thiazidinduzierte Hypokaliämie.

**Ind.:** Hypertonie, wenn eine fixe Kombination angezeigt ist.

**Kontraind., UW, WW:** s. Lisinopril, Hydrochlorothiazid. Bei Diuretikavorbehandlung, Natriummangel, Dehydratation, renovaskulärem Hochdruck oder Herzinsuffizienz starker initialer Blutdruckabfall möglich, Dosisreduktion! Bei eingeschränkter Nierenfunktion und Patienten über 65 Jahre besonders vorsichtige Titration der Einzelkomponenten.

**Best.:** 1 Tbl./1 Tbl. mite enth.: Lisinopril 20 mg/10 mg, Hydrochlorothiazid 12,5 mg/12,5 mg.

**Dosis:** 1-mal 1 Tbl. oder Tbl. mite/d.

**Acercomp**® (AstraZeneca)

| | |
|---|---|
| 30 Tbl. mite (N1) | (20,27) 20,27 |
| 50 Tbl. mite (N2) | (27,56) 27,56 |
| 100 Tbl. mite (N3) | (46,33) 46,33 |
| 100 Tbl. mite Ökobox (N3) | (46,33) *47,33* |
| 30 Tbl. (N1) | (FB 21,19) 21,19 |
| 50 Tbl. (N2) | (FB 29,12) 29,12 |
| 100 Tbl. (N3) | (FB 50,14) 50,14 |
| 100 Tbl. Ökobox (N3) | (FB 50,14) *51,13* |

## Lisurid *Rp* [ES] 1979 C

Dopaminrezeptoragonist aus der Gruppe der Sekalealkaloide mit ähnlichen Wirkungen wie Bromocriptin (s. dort). Bioverfügbarkeit 10–20%, Halbwertszeit 2,2 h.

**Ind.:** Parkinson-Syndrom, Akromegalie. Galaktorrhö, prolaktinbedingte Amenorrhö, Infertilität der Frau. Abstillen bei Versagen anderer Maßnahmen.

**Kontraind.:** Schwere arterielle Durchblutungsstörungen, Koronarinsuffizienz. Vorsicht bei orthostatischer Hypotonie, Psychosen, Leber- und Nierenfunktionsstörungen.

**UW:** Initial Übelkeit, Erbrechen, Müdigkeit, Benommenheit, Schwindel, Kopfschmerzen, Schlafstörungen, Schwitzen, Blutdruckabfall, selten Hautausschläge oder Ödeme. Bei höheren Dosen können Alpträume, Halluzinationen, paranoide Reaktionen und Verwirrtheitszustände auftreten (reversibel). Bei Parkinsonpatienten Dyskinesien, vor allem bei Kombination mit Levodopa. Überdosierungen können durch Metoclopramid oder Sulpirid aufgehoben werden. Einzelfälle von Pleurafibrose oder retroperitonealer Fibrose.

**WW:** Die sedierenden Wirkungen von Lisurid können durch andere zentraldämpfende Substanzen verstärkt werden. Neuroleptika schwächen die Wirkung von Lisurid ab. Postpartal nicht zusammen mit anderen Mutterkornalkaloiden geben. Vorsicht bei gleichzeitiger Gabe blutdruckwirksamer Mittel.

**Dosis:** *Parkinson-Syndrom:* Initial 1-mal 0,1 mg oral abends, danach langsam steigern pro Woche um 0,1 mg bis zu 3-mal 0,2 mg/d, ggf. auf 3-mal 0,6 mg/d.

*Abstillen:* 2- bis 3-mal 0,2 mg/d oral über 14 Tage.

*Mastitis:* 3-mal 0,2 mg/d oral maximal 14 Tage, nach Abklingen der Entzündung absetzen und weiterstillen lassen.

*Prolaktinbedingte Amenorrhö, Galaktorrhö, Infertilität* und *Akromegalie:* Initial 0,1 mg/d oral abends, dann in Schritten von 0,1 mg/d auf 3-mal 0,1 mg/d steigern, ggf. höhere Dosis.

**Dopergin**® (Schering)

10 Tbl. 0,2 mg (N1) ........ (FB 16,60) 16,60
100 Tbl. 0,2 mg (N3) ........ (FB 74,66) 74,66
20 Tbl. 0,5 mg (N1) ........ (FB 44,72) 44,72
100 Tbl. 0,5 mg (N3) ........ (FB 161,70) 161,70

## Lithiumsalze *Rp* [ML]

Wirksamstes Mittel zur Phasenprophylaxe endogener Depressionen. Nur für Lithiumsalze ist bislang eine suizidpräventive Wirksamkeit bei Patienten mit affektiven Psychosen gezeigt worden. Daneben hat Lithium eine therapeutische Wirkung bei Manien, die allerdings erst nach 8–10 Tagen einsetzt. Der Wirkungsmechanismus ist nicht geklärt. Diskutiert werden auf biochemischer Ebene die Hemmung des Inositolphosphatabbaus mit resultierender Abschwächung dieses intrazellulären Signalweges und auf physiologischer Ebene die Verlängerung und Synchronisierung zirkadianer Rhythmen.

Lithiumsalze werden nach oraler Gabe in 6–8 h vollständig resorbiert. Halbwertszeit 17–36 h, sodass das Gleichgewicht erst nach 5–6 Tagen erreicht wird. Die Plasmaspiegel korrelieren gut mit den therapeutischen Wirkungen und toxischen Symptomen. Zur Phasenprophylaxe Einstellung der Lithiumspiegel auf 0,6–0,8 mmol/l, bei antimanischer Therapie 1,0–1,2 mmol/l. Ab 1,6–2,0 mmol/l bei den meisten Patienten leichte bis mäßige toxische Symptome. Elimination fast ausschließlich renal. Ungefähr 70% des filtrierten Lithiums werden tubulär reabsorbiert. Bei Natriummangel wird Lithium tubulär selektiv rückresorbiert und kann toxisch kumulieren. Deshalb Vorsicht bei Diuretikatherapie oder salzarmer Kost, Lithiumspiegelkontrolle und ggf. Dosisanpassung.

**Ind.:** Prophylaxe manisch-depressiver Psychosen, Therapie von Manien.

**Kontraind.:** Schwere Nierenfunktionsstörungen, schwere Herzfunktionsstörungen, kochsalzarme Diät, Morbus Addison, Schwangerschaft (1. Trimenon, wegen kardiovaskulärer Fehlbildungen), Stillperiode. Relativ kontraindiziert bei Hypertonie, Gicht, Epilepsie, Morbus Parkinson, Myasthenia gravis, Psoriasis vulgaris und Hypothyreose.

**UW:** Die therapeutische Breite von Lithium ist gering (Faktor 2–3). Akute UW umfassen feinen Tremor, ggf. mit Betarezeptorenblockern behandeln, z. B. 3-mal 10–40 mg Propranolol sowie Polyurie, Polydipsie, gastrointestinale Beschwerden, Müdigkeit, Depression der T-Welle im EKG. Nach längerer Gabe kommen in 5–20% Gewichtszunahme und euthyreote Struma vor, ggf. mit 50–200 μg Levothyroxin behandeln. Selten Leukozytose und Aktivierung von Psoriasis. Bei Plasmaspiegeln über 1,6–2 mmol/l Toxizität: Erbrechen und Durchfälle, grober Tremor, Somnolenz, Ataxie. Vitale Bedrohung ab 3,5 mmol/l durch Krampfanfälle, Koma, Herzstillstand. Dann mehrfache Hämodialyse notwendig. Vor Behandlungsbeginn Nieren- und Schilddrüsenfunktion untersuchen, EKG und EEG, später Kreatinin zusammen mit Lithiumspiegeln bestimmen.

**WW:** Diuretika, nichtsteroidale Antiphlogistika und Methyldopa erhöhen den Lithiumspiegel durch Verminderung der Ausscheidung. Bei gleichzeitiger Neuroleptikatherapie können vermehrt Dyskinesien und EEG-Veränderungen auftreten. Keine Unverträglichkeit zwischen Lithium und Antidepressiva. 2–3 Tage vor Narkosen und Operationen Lithium absetzen und danach weitergeben.

**Dosis:** *Rezidivprophylaxe:* In den ersten Tagen Beginn mit 1-mal 8–12 mmol/d, erste Serumspiegelkontrolle 12 h nach letzter Einnahme. Werte von 0,5–0,8 mmol/l ausreichend, danach abhängig vom Serumspiegel ggf. Dosis auf 18–24 mmol/d erhöhen, über 0,8 mmol/l Dosis um 4–10 mmol/d senken.

*Antimanische Therapie:* Initial 30–40 mmol Lithium pro Tag, nur stationär unter sorgfältiger Kontrolle.

**Hypnorex**® (Sanofi-Synthelabo)

**Best.:** 1 Retardtbl. enth.: Lithiumcarbonat 400 mg (entspr. 10,8 mmol Li).

50 Retardtbl. 400 mg (N2) ........ (FB 17,11) 17,11
100 Retardtbl. 400 mg (N3) ........ (FB 26,33) 26,33

**Quilonum**® (GlaxoSmithKline)

**Best.:** 1 Tbl./Retardtbl. enth.: Lithiumacetat/carbonat 536 mg/450 mg (entspr. 8,1 mmol/12,2 mmol Li). DDD 24 mmol.

50 Tbl. 536 mg (N2) ........ 18,98
100 Tbl. 536 mg (N3) ........ 28,20
50 Retardtbl. 450 mg (N2) ........ (FB 17,12) 17,12
100 Retardtbl. 450 mg (N3) ........ (FB 26,34) 26,34

## Lodoxamid [ML] 1997 C

Degranulationshemmer mit ähnlichen Wirkungen wie Cromoglicinsäure (s. dort). Nach lokaler Applikation am Auge war Lodoxamid im Plasma nicht nachweisbar.

**Ind.:** Allergische Konjunktivitis.
**Kontraind.:** Strenge Indikationsstellung in der Schwangerschaft. Während der Therapie sollen keine Kontaktlinsen getragen werden.
**UW:** Am häufigsten Augenbrennen, Stechen, Unbehagen. Gelegentlich okulärer Pruritus, Verschwommensehen, Lindrandverkrustung, trockenes Auge, Tränen, Hyperämie. Selten systemische Reaktionen wie Wärmegefühl, Kopfschmerzen, Magenbeschwerden, Niesen und Ausschlag.
**Dosis:** 1 Tr. 4-mal tgl. in jedes Auge tropfen.

**Alomide**® (Alcon)
5 ml Augentr. 0,1% (N1) .................................... 10,99
10 ml Augentr. 0,1% (N1) .................................... 14,99
20× 0,4 ml Augentr. SE (N1) .................................... 17,02
50× 0,4 ml Augentr. SE (N2) .................................... 33,99

## Lokalanästhetika [ES]

Vermindern die Erregbarkeit der Nervenfaser durch Blockade des spannungsabhängigen Natriumkanals. Auch die Nervenendigungen werden in analoger Weise betroffen. So ist es möglich, mit geeigneten Mitteln auch auf Schleimhäuten eine Lokalanästhesie zu erzeugen. Die Einteilung erfolgt nach der chemischen Struktur in Lokalanästhetika vom **Estertyp** (z. B. Procain, Tetracain) und vom **Säureamidtyp** (z. B. Lidocain, Prilocain, Mepivacain). Diese Klassifikation ist klinisch bedeutsam, da Mittel vom Estertyp stärker allergisierend wirken und in der Anästhesiologie nicht mehr verwendet werden. Bei vielen Mitteln wird zur Verzögerung der Resorption als Vasokonstriktor Adrenalin oder Noradrenalin zugesetzt. Bei Catecholaminüberempfindlichkeit nimmt man das Vasopressinderivat Felipressin. Wegen der Gangrängefahr darf an den Akren (Finger, Zehen, Penis, Skrotum, Nase) kein Vasokonstriktor zugesetzt werden. Man sollte jeweils mit der kleinstmöglichen Menge Lokalanästhetikum und Vasokonstringens auskommen. Die angegebenen Grenzdosen sind zu beachten.
**UW:** Alle Lokalanästhetika haben ähnliche Nebenwirkungen. Es kann zu Erregungserscheinungen von seiten des *Zentralnervensystems* kommen, evtl. zu Tremor und klonischen Krämpfen, in höheren Dosen zu zentralen Lähmungen und Tod durch Atemlähmung. Am *Herzen* dämpfende Wirkung auf alle Elemente der Herztätigkeit, bei Vergiftung bis zum Herzstillstand. Bei wiederholter Zufuhr kann sich gegen Lokalanästhetika besonders vom Estertyp eine *Allergie* entwickeln, die evtl. auch chemisch verwandte Substanzen betrifft.
Vor Gebrauch von Lokalanästhetika ist sicher zu stellen, dass apparative und medikamentöse Ausrüstung zur Wiederbelebung sofort verfügbar sind.
Folgende Formen der Lokalanästhesie werden unterschieden:

I. **Oberflächenanästhesie.** Für diesen Zweck sind gut in die Tiefe dringende Substanzen notwendig. Wegen der UW ist nicht nur die Konzentration, sondern auch die Gesamtmenge des verabreichten Lokalanästhetikums zu beachten. Injektionen von Lokalanästhetika in die Urethra können zu schweren Vergiftungen führen, besonders, wenn die Harnröhre durch Entzündung oder Verletzung geschädigt ist.
II. **Infiltrationanaesthesie** zum Anästhesieren eines Operationsfeldes oder anderer größerer Gewebsbezirke durch intradermale, subkutane oder intramuskuläre Injektion des Lokalanästhetikums. Eine Sonderform ist die i.v.-Regionalanästhesie an Extremitäten. Nach Unterbrechung der Blutzufuhr durch eine Manschette i.v.-Injektion des Lokalanästhetikums ohne vasokonstriktorische Substanz. Es diffundiert in umliegendes Gewebe und ruft nach 10–15 min Anästhesie hervor. Nach 20–30 min ist das Lokalanästhetikum vollständig ins Gewebe diffundiert, erst danach kann die Blutleere beseitigt werden.
III. **Leitungsanästhesie**. Durch Umspritzen eines Nerven wird dessen Versorgungsgebiet anästhesiert. Sonderformen sind:
IV. **Periduralanästhesie**, bei der die Spinalnervenwurzeln durch Injektion des Lokalanästhetikums in den lumbalen, kaudalen oder thorakalen Periduralraum anästhesiert werden.
V. **Spinalanästhesie**. Das Anästhetikum wird in den Subarachnoidalraum injiziert. Durch Lagerung ist ein Aufsteigen im Lumbalkanal zu verhindern.

Weitere Anwendungsgebiete der Lokalanästhetika als sogenannte Neuraltherapeutika und Geriatrika (insbesondere Procain) sind wissenschaftlich nicht anerkannt.

## Lomefloxacin *Rp* [US] 2000 C

Lokal anwendbares Fluorchinolon zur Behandlung der bakteriellen Konjunktivitis mit ähnlichen Eigenschaften Ofloxacin (s. dort). Lomefloxacin hat eine günstige okulare Pharmakokinetik, da die Tränenretentionszeit lang und die transkorneale Penetration hoch ist. Wegen ausgeprägter Phototoxizität wird es nicht systemisch eingesetzt. Auch bei okulärer Anwendung ist eine UV-Exposition auszuschließen.
**Ind.:** Bakterielle Konjunktivitis durch Lomefloxacin-empfindliche Erreger.
**Kontraind.:** Überempfindlichkeit gegen Chinolone, Kontaktlinsen, Kdr. <1 Jahr, Schwangerschaft, Stillzeit.

**UW:** Selten Augenbrennen direkt nach der Applikation, Überempfindlichkeitsreaktionen mit Juckreiz und Schmerzen.
**WW:** Nicht mit bakteriostatischen Antibiotika kombinieren.
**Dosis:** 5 Tr. in 20 min od. 1 Tr./h für 6–10 h, dann 2- bis 3-mal 1 Tr./d in den Bindehautsack eintropfen. Nicht länger als 10 Tage anwenden.

**Okacin**® (Novartis)
5 ml Augentropffl. (3 mg/ml) (N1) ............................ 14,06

## Lomustin *Rp* [KR] 1981 B

Alkylierendes Zytostatikum aus der Gruppe der N-Nitrosoharnstoffderivate. Lomustin wird wegen der guten Hirngängigkeit vor allem bei Hirntumoren eingesetzt. Nach oraler Gabe schnelle Resorption, Ausscheidung zum größten Teil über die Niere. Halbwertszeit 16–48 h.
**Ind.:** Hodgkin-Lymphom, primäre und sekundäre Tumoren des Zentralnervensystems, Bronchialkarzinom.
**Kontraind.:** s. Zytostatika.
**UW:** Die toxische Wirkung auf das Blutbildungssystem (Thrombozytopenie, Leukozytopenie) entwickelt sich verzögert, meist nach 4–6 Wochen. Die Knochenmarkhemmung kann bei wiederholter Anwendung kumulieren, daher muss das Blutbild streng überwacht werden. Leichte gastrointestinale Störungen (Übelkeit, Erbrechen, Leberfunktion). Haarausfall, Stomatitis, selten leichte neurologische Störungen (z. B. Apathie, Desorientiertheit, Ataxie und Stottern), Lungenfibrose (selten).
**Dosis:** 75 mg/m² (1,7 mg/kg) alle 3 Wochen oder 100–130 mg/m² (2,3–3 mg/kg) alle 6 Wochen bis zu einer maximalen kumulativen Gesamtdosis von 1000 mg/m². Bei Kombinationstherapie 70–100 mg/m² (1,6–2,3 mg/kg) alle 6 Wochen.

**Cecenu**® (medac)
20 Kps. 40 mg (N1) ........................................ 433,67

## Lonazolac *Rp* [US] 1981 C

Nichtsteroidales Antiphlogistikum mit ähnlichen Eigenschaften wie Diclofenac (s. dort). Halbwertszeit 6 h.
**Ind.:** Rheumatoide Arthritis, aktivierte Arthrose, Weichteilrheumatismus.
**Kontraind., UW, WW:** s. Diclofenac.
**Dosis:** 2- bis 3-mal 200–300 mg/d oral.

**Argun**® (Merckle)
20 Tbl. 200 mg (N1) ................................ (FB 13,58) 13,58
50 Tbl. 200 mg (N2) ................................ (FB 18,84) 18,84
100 Tbl. 200 mg (N3) ............................... (FB 27,14) 27,14
20 Tbl. 300 mg (N1) ................................ (FB 15,39) 15,39
50 Tbl. 300 mg (N2) ................................ (FB 23,03) 23,03
100 Tbl. 300 mg (N3) ............................... (FB 35,70) 35,70

## Loperamid *Rp* [HK]

Antidiarrhoikum. Loperamid ist ein Opioidrezeptoragonist. Es hemmt die propulsive Peristaltik, führt zu einer vermehrten Resorption von Wasser und Elektrolyten und reduziert die Stuhlentleerungsfrequenz bei Durchfall und bei Patienten mit Ileostomie.
Loperamid wird zu 70% aus dem Darm resorbiert, gelangt aber wegen eines ausgeprägten First-Pass-Effekts nur in geringem Umfang in die systemische Zirkulation. Halbwertszeit 11–15 h. Unverändertes und metabolisiertes Loperamid wird überwiegend über die Fäzes ausgeschieden. Loperamid penetriert bei Erw. nicht die Blut-Hirn-Schranke und hat daher im Gegensatz zu Diphenoxylat keine euphorisierenden Effekte.
**Ind.:** Akute und chronische Diarrhö infolge von entzündlichen Darmkrankheiten, Verdauungsstörungen (auch nach Dünn- und Dickdarmresektionen), Darmmotilitätsstörungen, sofern keine kausale Therapie zur Verfügung steht.
**Kontraind.:** Ileus, Subileus, fieberhafte Diarrhö mit blutigem Stuhl, pseudomembranöse Colitis nach Gabe von Breitspektrumantibiotika, Schwangerschaft, Stillzeit, Kdr. bis 2 Jahre wegen der Gefahr des Ileus und einer erhöhten Neurotoxizität.
**UW:** Gelegentlich Verstopfung und Kopfschmerzen; selten Bauchkrämpfe, Übelkeit, Exanthem der Haut. Vereinzelt kam es bei Kdr. als Zeichen einer Überdosierung zu Apathie, Somnolenz, Atemdepression, Krämpfen, Ileus. Behandlung der Intoxikation mit Naloxon.
**Dosis:** *Akute Diarrhö*: *Erw.* initial 4 mg, danach jeweils 2 mg nach jedem ungeformten Stuhl. Eine Tageshöchstdosis von 12 mg soll nicht überschritten werden. Wenn bei akuter Diarrhö nach 48 h keine klinische Besserung eintritt, soll Loperamid abgesetzt werden. Bei *Kdr.* unter 12 Jahren Loperamid sehr vorsichtig dosieren. 2–8 Jahre: 0,04 mg/kg bis zu 4-mal/d. Ab 8 Jahren: Initial 2 mg, gefolgt von 2 mg nach jedem ungeformten Stuhl, Tageshöchstdosis 8 mg. Wichtigste therapeutische Maßnahme bei Diarrhö ist Flüssigkeits- und Elektrolytersatz.
*Chronische Diarrhö*: Erw. 4 mg/d; Kdr. von 2–8 Jahren 0,04 mg/kg Körpergewicht in 24 h. Kdr. ab 8 Jahren 2 mg/d.

**Imodium**® (Janssen-Cilag)
10 Kps. 2 mg (N1) ................................ (FB 11,34) 11,34
50 Kps. 2 mg (N2) ................................ (FB 16,74) 16,74
10 lingual Plättchen 2 mg (N1) ............................ 11,34
20 lingual Plättchen 2 mg (N2) ............................ 12,84
50 lingual Plättchen 2 mg (N3) ............................ 16,74
100 ml N Lsg. (0,2 mg/ml) (N1) .................... (FB 12,35) 12,35

**Lopedium**® (Hexal)
10 Kps. akut 2 mg (N1) . . . . . (FB 2,95) 2,95
20 Kps. 2 mg (N2) . . . . . (FB 12,84) 12,79
50 Kps. 2 mg (N3) . . . . . (FB 16,74) 16,18
10 Tbl. T 2 mg (N1) . . . . . (FB 2,95) 2,95
10 Tbl. T akut 2 mg (N1) . . . . . (FB 2,95) 2,95
20 Tbl. T 2 mg (N2) . . . . . (FB 12,84) 12,79
50 Tbl. T 2 mg (N3) . . . . . (FB 16,74) 16,18
10 Iso Brausetbl. akut 2 mg (N1) . . . . . (FB 2,95) 2,95
20 Iso Brausetbl. 2 mg (N2) . . . . . (FB 12,84) 12,79
10 ml Lsg. 2 mg/ml (25 Tr.) (N1) . . . . . (FB 11,34) 11,30
20 ml Lsg. 2 mg/ml (25 Tr.) (N2) . . . . . (FB 12,84) 12,82

**Loperamid AL** (Aliud)
10 Kps. 2 mg akut (N1) . . . . . (FB 2,95) 2,42
10 Kps. 2 mg (N1) . . . . . (FB 11,34) 10,78
50 Kps. 2 mg (N3) . . . . . (FB 16,74) 15,60

## Lopinavir *Rp* [US] 2001 C

HIV-Proteasehemmer mit ähnlichen Eigenschaften wie Saquinavir (s. dort), der in fixer Kombination mit Ritonavir zur Behandlung HIV-infizierter Patienten eingesetzt wird. Lopinavir hat eine zehnfach höhere antiretrovirale Aktivität als Ritonavir, wird aber in der Leber durch CYP3A4 so schnell inaktiviert, dass keine wirksamen Plasmaspiegel erreicht werden. Durch Kombination mit dem Proteasehemmer und CYP3A4-Hemmer Ritonavir in subtherapeutischer Dosis wird die Halbwertszeit von Lopinavir auf 6 h verlängert und Konzentrations-Zeit-Kurve mehr als 100-fach erhöht. Lopinavir/Ritonavir ist in Kombination mit weiteren antiretroviralen Arzneimitteln hochwirksam und erreicht eine hohe Ansprechquote bei Therapieversagen anderer Proteaseinhibitoren.

**Ind.:** Kombinationstherapie mit anderen antiretroviralen Arzneimitteln bei HIV-1-Infektion.

**Kontraind.:** Schwere Leberinsuffizienz, gleichzeitige Gabe von Johanniskraut, Rifampicin, Terfenadin, Midazolam, Triazolam, Pimozid, Amiodaron, Mutterkornalkaloiden, Disulfiram, Metronidazol. Schwangerschaft, Stillzeit.

**UW:** Sehr häufig Diarrhö, Erhöhung von Triglyzeriden, Gesamtcholesterin, Glucosetoleranztest. Häufig Übelkeit, Brechreiz, Bauchschmerzen., Asthenie, Kopfschmerzen., Exanthem, Akne, Schwitzen, Dyspepsie, Blähungen, gastrointestinale Beschwerden, Schlaflosigkeit, erhöhte Spiegel von Glucose, Amylase, SGOT/AST, SGPT/ALT. Gelegentliche UW s. Fachinfo.

**WW:** Zahlreiche CYP3A4-verstoffwechselte Pharmaka. Nähere Angaben siehe Fachinfo.

**Dosis:** Erw. 2-mal/d 3 Kps. oder 5 ml Lösung.

**Kaletra**® (Abbott)
**Best.:** 1 Weichkaps./5 ml Lsg. enth.: Lopinavir 133,3 mg/400 mg, Ritonavir 33,3 mg/100 mg zur Verbesserung der Pharmakokinetik
5× 36 Weichkps. (N1) . . . . . 654,11
5× 60 ml Lsg. (N2) . . . . . 664,11

## Loracarbef *Rp* [WS] 1993 A/C

Oralcephalosporin aus der Gruppe der Carbacepheme. Loracarbef ist chemisch nahezu identisch mit Cefaclor, von dem es sich als Carbacephem nur durch den Ersatz des Schwefel- durch ein Kohlenstoffatom im Cephemring unterscheidet. Auch das antibakterielle Wirkungsspektrum ist nahezu gleich. Orale Bioverfügbarkeit 90%, Halbwertszeit 70–100 min.

**Ind.:** Leichte bis mittelschwere Infektionen mit Loracarbef-empfindlichen Erregern.

**Kontraind., UW:** s. Cephalosporine.

**Dosis:** Erw. 2-mal 200–400 mg/d oral, Kdr. 2-mal tgl. 7,5–15 mg/kg.

**Lorafem**® (Zambon)
10 Kps. 200 mg (N1) . . . . . 33,50
20 Kps. 200 mg (N2) . . . . . 53,95
10 Kps. 400 mg (N1) . . . . . 53,95
20 Kps. 400 mg (N2) . . . . . 95,85
70 ml. Saft (100 mg/5 ml) (N1) . . . . . 26,52
120 ml. Saft (100 mg/5 ml) (N2) . . . . . 37,99
70 ml. forte Saft (200 mg/5 ml) (N1) . . . . . 41,39
120 ml. forte Saft (200 mg/5 ml) (N2) . . . . . 64,29

## Loratadin [KR] 1989 C

Wenig sedierender $H_1$-Rezeptorantagonist (s. dort) mit chemischer Verwandtschaft zu Azatadin und Ketotifen. Loratadin wird nach oraler Gabe schnell resorbiert, dringt aber kaum in das Gehirn ein. Rascher und intensiver Stoffwechsel in der Leber, bei dem als Hauptmetabolit das ebenfalls pharmakologisch aktive Decarbethoxyloratadin (Desloratadin, s. dort) entsteht, der seit 2001 ebenfalls im Handel ist. Halbwertszeit für Loratadin 8–11 h, für den aktiven Metaboliten 17–24 h.

**Ind.:** Allergische Rhinitis, chronische Urtikaria mit Juckreiz, Rötung und Quaddeln.

**Kontraind.:** Kdr. unter 6 Jahre, Stillzeit. Strenge Indikationsstellung in der Schwangerschaft.

**WW:** Vorsicht bei Kombination mit Cimetidin.

**Dosis:** 1-mal 10 mg/d, Kdr. von 6–12 J. 5 mg/d.

**Lisino**® (Essex Pharma)
7 Tbl. S 10 mg (N1) . . . . . (FB 3,64) *6,69*
10 Brausetbl. 10 mg (N1) . . . . . (FB 5,00) *9,18*

**Loragalen**® (Galenpharma)
7 Tbl. (Minipack) 10 mg (N1) . . . . . (FB 3,64) 1,91
20 Tbl. 10 mg (N1) . . . . . (FB 9,26) 5,73
50 Tbl. 10 mg (N2) . . . . . (FB 20,96) 13,82
100 Tbl. 10 mg (N3) . . . . . (FB 38,86) 23,88

**Lorano**® (Hexal)
7 Tbl. akut 10 mg (N1) . . . . . (FB 3,64) 2,95
14 Tbl. akut 10 mg (N1) . . . . . (FB 6,75) 5,85

20 Tbl. 10 mg (N1) ................ (FB 9,26) 6,45
50 Tbl. 10 mg (N2) ................ (FB 20,96) 14,85
100 Tbl. 10 mg (N3) ................ (FB 38,86) 28,10

## Lorazepam *Rp* [ML]

Mittellang wirkendes Benzodiazepin, Halbwertszeit 9–19 h. Lorazepam wird durch Konjugation direkt inaktiviert und ist zumindest theoretisch für die Therapie bei älteren Patienten und solchen mit reduzierter Leberfunktion besonders geeignet. Lorazepam ist neben Midazolam das einzige injizierbare Benzodiazepin, das auch bei i.m.-Gabe zuverlässig resorbiert wird. Weiteres s. Benzodiazepine.

**Ind.:** Angstzustände, Schlafstörungen, psychovegetative Störungen, Psychoneurosen. Narkoseprämedikation, Status epilepticus.

**Kontraind., UW:** s. Benzodiazepine.

**Dosis:** *Angstzustände, psychovegetative Störungen*: 0,5–2,5 mg/d verteilt auf 2–3 Gaben, ggf. Einmaldosis abends. *Schlafstörungen*: In der Regel 1 mg vor dem Schlafengehen. *Psychiatrie*: Bei akuten Angstzuständen 3–7,5 mg oral/d in geteilten Dosen oder 0,05 mg/kg i.v. *Prämedikation*: 2 mg oral etwa 1 h vor dem Eingriff oder 0,044 mg/kg i.v. 15–20 min vor dem Eingriff oder 0,05 mg/kg i.m. 2 h vor dem Eingriff. *Status epilepticus*: Erw. 4 mg (Kdr. u. Jgdl. 0,05 mg/kg) langsam i.v., ggf. nach 10–15 min mit gleicher Dosis wiederholen. Nach längerer Gabe ausschleichend absetzen. DDD 2,5 mg.

**Lorazepam-neuraxpharm**® (neuraxpharm)
20 Tbl. 1,0 mg (N2) ................ (FB 12,21) 11,58
50 Tbl. 1,0 mg (N3) ................ (FB 15,32) 13,61
20 Tbl. 2,5 mg (N2) ................ (FB 14,28) 13,12
50 Tbl. 2,5 mg (N3) ................ (FB 19,94) 16,83

**Tavor**® (Wyeth)
10 Amp. (2 mg/1 ml) (N2) ................ 25,24
20 Tbl. 0,5 mg (N2) ................ (FB 11,26) 11,26
50 Tbl. 0,5 mg (N3) ................ (FB 13,31) 13,31
20 Tbl. 1,0 mg (N2) ................ (FB 12,21) 12,21
50 Tbl. 1,0 mg (N3) ................ (FB 15,32) 15,32
20 Tbl. Tabs 2,0 mg (N2) ................ (FB 13,63) 13,63
50 Tbl.. Tabs 2,0 mg (N3) ................ (FB 18,49) 18,49
20 Tbl. 2,5 mg (N2) ................ (FB 14,28) 14,28
50 Tbl. 2,5 mg (N3) ................ (FB 19,94) 19,94
50 Plätt. Expidet 1,0 mg (N3) ................ (FB 15,32) 15,32
50 Plätt. Expidet 2,5 mg (N3) ................ (FB 19,94) 19,94

## Lormetazepam *Rp* [ML] 1980 **B/C**

Mittellang wirkendes Benzodiazepin, Halbwertszeit 9–15 h. Lormetazepam wird durch Konjugation direkt inaktiviert und ist zumindest theoretisch für die Therapie bei älteren Patienten und solchen mit reduzierter Leberfunktion besonders geeignet. Weiteres s. Benzodiazepine, Schlafstörungen.

**Ind.:** Ein- und Durchschlafstörungen, Narkoseprämedikation.

**Kontraind., UW:** s. Benzodiazepine.

**Dosis:** *Schlafstörungen*: 0,5–2 mg oral (in der Regel 1 mg) unmittelbar vor dem Schlafengehen. *Prämedikation*: Am Vorabend 2 mg oral, am Tag des Eingriffs bis zu 1 h vorher bis zu 2 mg oral.

**Lormetazepam AL** (Aliud)
10 Tbl. 1 mg (N1) ................ (FB 11,81) 11,10
20 Tbl. 1 mg (N2) ................ (FB 13,70) 12,41
10 Tbl. 2 mg (N1) ................ (FB 12,63) 12,23
20 Tbl. 2 mg (N2) ................ (FB 15,27) 14,45

**Noctamid**® (Asche)
10 Tbl. 0,5 mg (N1) ................ (FB 11,21) 11,21
20 Tbl. 0,5 mg (N2) ................ (FB 12,61) 12,61
10 Tbl. 1 mg (N1) ................ (FB 11,81) 11,81
20 Tbl. 1 mg (N2) ................ (FB 13,70) 13,70
10 Tbl. 2 mg (N1) ................ (FB 12,63) 12,63
20 Tbl. 2 mg (N2) ................ (FB 15,27) 15,27

## Lornoxicam *Rp* [US] 1999 **C**

Nichtsteroidales Antiphlogistikum aus der Gruppe der Oxicame mit ähnlichen Eigenschaften wie Piroxicam (s. dort). Lornoxicam wird nach oraler Gabe vollständig resorbiert, Bioverfügbarkeit 90–100%, Plasmaproteinbindung 99%, vollständige Metabolisierung mit überwiegend hepatischer Elimination als inaktive Substanz, Halbwertszeit 3–4 h.

**Ind.:** Aktivierte Arthrose, rheumatoide Arthritis.

**Kontraind., UW, WW:** s. Diclofenac.

**Dosis:** 12 mg bis maximal 16 mg/d oral in 2–3 Einzeldosen.

**Telos**® (Nycomed)
20 Filmtbl. 4 mg (N1) ................ 14,36
50 Filmtbl. 4 mg (N2) ................ 21,05
100 Filmtbl. 4 mg (N3) ................ 31,39
20 Filmtbl. 8 mg (N1) ................ 18,04
50 Filmtbl. 8 mg (N2) ................ 30,45
100 Filmtbl. 8 mg (N3) ................ 49,90

## Losartan *Rp* [TE] 1995 **A**

Erster nichtpeptiderger $AT_1$-Rezeptorantagonist (Einzelheiten s. dort und *Tabelle II.2*). Losartan wird in der Leber zu einem 10–40fach stärker wirksamen Metaboliten (EXP-3174) abgebaut, der für die ausreichende 24-h-Blutdrucksenkung bei einmaliger Gabe verantwortlich ist. Bei Niereninsuffizienz keine Dosisanpassung, jedoch bei Leberinsuffizienz. Phenobarbital senkt, Cimetidin erhöht die Plasmaspiegel um etwa 20%. Losartan verursacht einen leichten urikosurischen Effekt.

**Ind.:** Hypertonie, Herzinsuffizienz.

**Kontraind., UW, WW:** s. $AT_1$-Rezeptorantagonisten.

**Dosis:** Initial 1-mal 50 mg/d oral, ggf. 1-mal 100 mg/d.

**Lorzaar®** (MSD Chibropharm)
21 Filmtbl. Start 12,5 mg (N1) .......... (FB 23,41) 21,41
28 Filmtbl. 50 mg (N1) .......... (FB 37,29) 37,29
56 Filmtbl. 50 mg (N2) .......... (FB 61,80) 61,80
98 Filmtbl. 50 mg (N3) .......... (FB 96,56) 96,56
28 Filmtbl. 100 mg (N1) .......... (FB 43,89) 43,89
56 Filmtbl. 100 mg (N2) .......... (FB 74,18) 74,18
98 Filmtbl. 100 mg (N3) .......... (FB 117,15) 117,15
28 Filmtbl. protect 50 mg (N1) .......... (FB 37,29) 37,29
56 Filmtbl. protect 50 mg (N2) .......... (FB 61,80) 61,80
98 Filmtbl. protect 50 mg (N3) .......... (FB 96,56) 96,56
28 Filmtbl. protect 100 mg (N1) .......... (FB 43,89) 43,89
56 Filmtbl. protect 100 mg (N2) .......... (FB 74,18) 74,18
98 Filmtbl. protect 100 mg (N3) .......... (FB 117,15) 117,15

## Losartan + Hydrochlorothiazid *Rp* [US]

Sinnvolle Kombination zur Hochdrucktherapie, da Hydrochlorothiazid durch die negative Natriumbilanz das Renin-Angiotensinsystem aktiviert, das dann besonders wirksam durch den $AT_1$-Rezeptorantagonisten gehemmt wird. Gleichzeitig vermindern $AT_1$-Rezeptorantagonisten die thiazidinduzierte Hypokaliämie. Die Kombination ist nicht zur Initialtherapie sondern nur zum Ersatz einer freien Kombination beider Einzelkomponenten geeignet.

**Ind.:** Hypertonie, wenn eine fixe Kombination angezeigt ist.

**Kontraind., UW, WW:** s. Losartan, Hydrochlorothiazid. Bei eingeschränkter Nierenfunktion und Patienten über 65 J. besonders vorsichtige Titration der Einzelkomponenten. Bei Diuretikavorbehandlung, Natriummangel, Dehydratation, renovaskulärem Hochdruck oder Herzinsuffizienz starker initialer Blutdruckabfall möglich.

**Best.:** 1 Tbl. enth.: Losartan 50 mg, Hydrochlorothiazid 12,5 mg.

**Dosis:** 1-mal 1 Tbl./d.

**Lorzaar® Plus** (MSD Chibropharm)
28 Tbl. (N1) .......... 37,29
56 Tbl. (N2) .......... 61,80
98 Tbl. (N3) .......... 96,56

## Loteprednol *Rp* [US] 2005 C

Topisch applizierbares Glucocorticoid für die entzündungshemmende Therapie am Auge mit ähnlichen Wirkungen und UW wie Prednisolon (s. dort). Loteprednol enthält eine metabolisch labile Chlormethylestergruppe mit einer ähnlichen Aktivität wie Betamethason, hatte aber nach Abspaltung dieser Gruppe durch die schnelle Esterhydrolyse praktisch keine systemische Aktivität.

**Ind.:** Postoperative Entzündungen nach chirurgischen Eingriffen am Auge.

**Kontraind., UW, WW:** s. Prednisolon.

**Dosis:** 24 h nach dem operativen Eingriff 1–2 Tropfen 4-mal/d bis maximal 14 d.

**Lotemax®** (Mann)
5 ml Augentropfen (5 mg/ml) .......... 15,98

## Lovastatin *Rp* [US] 1989 A

Erster Vertreter der HMG-CoA-Reduktasehemmer (Statine). Lovastatin blockiert die Cholesterinsynthese kompetitiv auf der Stufe der Reduktion von Hydroxymethylglutaryl-Coenzym A (HMG-CoA) zu Mevalonsäure. Mit der Abnahme der intrazellulären Cholesterinkonzentration in der Leber wird die über Sterol-responsive Elemente (SRE) vermittelte Suppression des LDL-Rezeptorgens aufgehoben und die LDL-Rezeptorsynthese erhöht. Als Folge der erhöhten LDL-Rezeptorzahl steigt die Plasmaclearance von LDL und IDL, das LDL-Cholesterin fällt ab. Mit 10 mg/d Lovastatin wird das LDL-Cholesterin um ca. 20%, mit 80 mg/d um ca. 40% gesenkt. Das HDL-Cholesterin steigt um 10–13%, die Plasmatriglyzeride nehmen um ca. 25% ab. Gallensäurenbindende Anionenaustauscher wie Colestyramin wirken additiv. Lovastatin hat ähnliche Effekte bei heterozygoter familiärer Hypercholesterinämie und polygener Hypercholesterinämie, ist aber unwirksam bei homozygoter Hypercholesterinämie.

Resorption ca. 30%, die systemische Verfügbarkeit ist wegen eines hohen First-Pass-Effektes weniger als 5%. Dadurch hohe Konzentration am Hauptwirkort in der Leber, geringere in Milz, Niere, Nebenniere und Hoden (2–16% der Leberkonzentrationen). Lovastatin ist ein Prodrug, das vor allem in der Leber durch Öffnung des Laktonrings in die aktive Form überführt wird. Halbwertszeit des aktiven Metaboliten 70–100 min, dennoch ist die einmal tgl. Gabe ausreichend. Höhere Plasmakonzentrationen bei Einnahme mit der Mahlzeit. Höhere Wirksamkeit bei abendlicher Gabe.

**Ind.:** Hypercholesterinämie, wenn Diät und Gewichtsreduktion nicht ausreichend wirken.

**Kontraind.:** Aktive Leberkrankheiten, Cholestase, persistierende Transaminaseanstiege, Myopathie. Schwangerschaft, Stillzeit.

**UW:** Am häufigsten sind gastrointestinale Störungen (Blähungen, Durchfall, Obstipation, Übelkeit, Dyspepsie) bei 2–6% der Fälle, weiterhin Kopfschmerzen (10%) und flüchtige Hautausschläge. Asymptomatische Anstiege der Serumkreatinphosphokinase bei 5–11% der Patienten. Im Allgemeinen kein Grund zum Absetzen, ausgenommen persistierende Anstiege auf das 3fache des Normalwerts oder Symptome wie Myopathie und Myalgie (1–2%). In ganz seltenen Fällen Rhabdomyolyse mit Myoglobinurie und Nierenversagen, meist bei gleichzeitiger Gabe weiterer Arzneimittel (s. WW). Anstiege der Serumtransaminasen (6–7% der Fälle) sind meistens geringgradig und vorübergehend, daher Kontrolle der Transaminasen alle 4–6 Wochen in den ersten

15 Monaten, insbesondere bei Patienten mit Leberfunktionsstörungen und hohem Alkoholkonsum. Katarakte wurden bisher nur tierexperimentell beobachtet. Trotzdem ophthalmologische Kontrolle vor Therapiebeginn, um die bei Hypercholesterinämie vorkommenden Linsentrübungen zu dokumentieren.

**WW:** Verlängerung der Prothrombinzeit bei Gabe von oralen Antikoagulanzien. Verstärktes Auftreten von Myopathien bei gleichzeitiger Gabe von potenten CYP3A4-Inhibitoren: Ciclosporin, Itraconazol, Ketoconazol, Erythromycin, Clarithromycin, HIV-Proteaseinhibitoren oder Nefazodon. Myopathien bei gleichzeitiger Gabe anderer Arzneimittel: Gemfibrozil, andere Fibrate und Nicotinsäure sowie Amiodaron oder Verapamil.

**Dosis:** Initial 20 mg/d oral mit dem Abendessen, ggf. Dosisanpassung im Abstand von 4 Wochen bis auf maximal 1-mal 80 mg/d.

**Lovadura**® (Merck dura)
30 Tbl. 10 mg (N1) ....... (FB 24,67) 15,20
50 Tbl. 10 mg (N2) ....... (FB 34,37) 17,72
100 Tbl. 10 mg (N3) ....... (FB 57,99) 25,76
30 Tbl. 20 mg (N1) ....... (FB 31,45) 18,53
50 Tbl. 20 mg (N2) ....... (FB 45,43) 23,10
100 Tbl. 20 mg (N3) ....... (FB 79,52) 36,86
30 Tbl. 40 mg (N1) ....... (FB 41,23) 24,34
50 Tbl. 40 mg (N2) ....... (FB 61,40) 34,45
100 Tbl. 40 mg (N3) ....... (FB 110,59) 59,98

**Mevinacor**® (MSD)
30 Tbl. 10 mg (N1) ....... (FB 24,67) 24,67
50 Tbl. 10 mg (N2) ....... (FB 34,37) 34,37
100 Tbl. 10 mg (N3) ....... (FB 57,99) 57,99
30 Tbl. 20 mg (N1) ....... (FB 31,45) 31,45
50 Tbl. 20 mg (N2) ....... (FB 45,43) 45,43
100 Tbl. 20 mg (N3) ....... (FB 79,52) 79,52
30 Tbl. 40 mg (N1) ....... (FB 41,23) 41,23
50 Tbl. 40 mg (N2) ....... (FB 61,40) 61,40
100 Tbl. 40 mg (N3) ....... (FB 110,59) 110,59

## Lutropin alfa *Rp* [US] 2001 A

Rekombinantes humanes luteinisierendes Hormon, das zusammen mit Follitropin zur Follikelreifung bei anovulatorischen Frauen mit Lutropin- und Follitropinmangel eingesetzt wird. Lutropin alfa bindet mit ähnlicher Affinität wie das natürliche Gonadotropin Lutropin (luteinisierendes Hormon, LH) aus dem Hypophysenvorderlappen an den LH-Rezptor. In der Follikelphase stimuliert Lutropin in den Thekazellen die Estradiolsynthese, wodurch das durch Follitropin induzierte Follikelwachstum unterstützt wird. Der physiologische mittzyklische Lutropingipfel führt zur Ovulation und zur Bildung des Corpus luteum, in dem Lutropin dann die Progesteronsynthese stimuliert. Lutropin alfa (75 I.E./d) erreicht in Kombination mit Follitropin alfa (150 I.E./d) bei 67% der Patientinnen eine zufriedenstellende Follikelentwicklung. Die Therapie mit Lutropin alfa kostet 4-mal soviel wie mit Menotropin (s. dort). Bioverfügbarkeit nach s.c.-Injektion 60%, Halbwertszeit 10–12 h.

**Ind.:** Stimulation der Follikelreifung zusammen mit Follitropin bei Frauen mit Lutropin- und Follitropinmangel.

**Kontraind.:** Überempfindlichkeit gegen Gonadotropine, Ovarial-, Uterus- oder Mammakarzinom, Hypothalamus- oder Hypophysentumoren, Vergrößerung der Ovarien oder Ovarialzysten (ausgenommen polyzystisches Ovarialsyndrom), gynäkologische Blutungen unbekannter Ursache. Schwangerschaft, Stillzeit.

**UW:** Gelegentlich Reaktionen an der Injektionsstelle, Kopfschmerzen, Somnolenz, Übelkeit, abdominale Beschwerden, Beckenschmerzen, ovarielles Überstimulationssyndrom, Ovarialzysten, Brustschmerzen. Selten Thromboembolien, adnexale Torsion, Hämoperitoneum. Ektope Schwangerschaft.

**WW:** Keine beschrieben.

**Dosis:** Lutropin alfa 1-mal 75 I.E./d s.c. zusammen mit Follitropin 75–150 I.E, ggf. Follitropindosis in Intervallen von 7–14 Tagen und in Schritten von 37,5–75 I.E. erhöhen. Stimulationsdauer ggf. in jedem Zyklus auf bis zu 5 Wochen ausdehnen. Nach erfolgreicher Stimulation werden 24–48 h nach der letzten Injektion einmalig 5000–10.000 I.E. humanes Choriongonadotropin (s. dort) zur Ovulationsauslösung injiziert.

**Luveris**® (Serono)
3 Durchstechfl. 75 I.E. (N1) ....... 89,99
10 Durchstechfl. 75 I.E. (N2) ....... 300,01

## Lynestrenol *Rp* [US]

Gestagen aus der Gruppe der 19-Nortestosteronderivate mit ähnlichen Wirkungen wie Norethisteron (s. dort). Lynestrenol wird bei funktionellen Menstruationsstörungen und als Gestagenkomponente hormonaler Kontrazeptiva eingesetzt. Halbwertszeit 17–21 h.

**Ind.:** Zyklusstörungen durch Gelbkörperinsuffizienz, Dysmenorrhö, Endometriose.

**Kontraind., UW:** s. Norethisteron.

**Dosis:** *Zyklusstörungen:* 1.–10. Tag 10 mg oral/d, in drei weiteren Zyklen vom 14.–25. Tag 5 mg/d. *Endometriose*: 5–10 mg/d ab 5. Zyklustag.

**Orgametril**® (Organon)
30 Tbl. 5 mg (N1) ....... (FB 17,25) 17,24
60 Tbl. 5 mg (N2) ....... (FB 24,96) 24,96

# M

## Macrogol [US]

Macrogol 4000 ist ein Polyethylenglycol mit einen Molekulargewicht von 4000, das als osmotisches Laxans eingesetzt wird. Es wird zusammen mit Wasser eingenommen und gelangt in den Dickdarm, da es nicht resorbiert oder metabolisiert wird.

**Ind.:** Chronische Obstipation.

**Kontraind.:** Darmkrankheiten, intestinale Perforation oder Obstruktion, Ileus, chronische Darmentzündungen (Morbus Crohn, Colitis ulcerosa), Kinder. Vorsicht bei älteren Patienten und bei Patienten mit Störungen im Wasser- und Elektrolythaushalt (Herz-, Leber- od. Niereninsuffizienz, Diuretikatherapie).

**UW:** Häufig Völlegefühl, Flatulenz, Bauchschmerzen, Nausea, Diarrhö. Gelegentlich Emesis, fäkale Inkontinenz, Tenesmen, Dyspepsie, Meteorismus, Kopfschmerzen und Schwindel. In Einzelfällen allergische Reaktionen.

**Dosis:** 1- bis 2-mal 10 g/d oral in Wasser gelöst.

**Laxofalk®** (Falk)

10 Btl. Pulver 10 g (N1) ........ 7,67
20 Btl. Pulver 10 g (N2) ........ 14,38
50 Btl. Pulver 10 g (N3) ........ 30,57

## Macrogol-Kombinationen [US]

Kombination aus Macrogol (s. dort) und Elektrolyten zum Einsatz als osmotisches Laxans.

**Ind.:** Darmreinigung vor Koloskopien und Darmoperationen. Chronische Obstipation, Koprostase.

**Kontraind., UW:** s. Macrogol.

**Klean-Prep®** (Norgine)

**Best.:** 1 Btl. (68,96 g Pulver) enth.: Macrogol 3350 59 g, Natriumsulfat $H_2O$-frei 5,685 g, Natriumhydrogencarbonat 1,685 g, Natriumchlorid 1,465 g, Kaliumchlorid 0,743 g (entspr. mmol/l: $Na^+$ 125, $K^+$ 10, $SO_4^{2-}$ 40, $Cl^-$ 35, $HCO_3^-$ 20).

**Dosis:** *Darmreinigung*: 4 Liter der aus 4 Btl. hergestellten Lösung in 4–6 h trinken.

4 Btl. 68,96 g im Kunststoffshaker (N1) ........ 21,76
12× 4 Btl. 68,96 g in Kunststoffshakern ........ 202,28
12× 4 Btl. 68,96 g in Faltschachteln ........ 194,79

**Movicol®** (Norgine)

**Best.:** 1 Beutel (13,81 g Pulver) enth.: Macrogol 3350 13,125 g, Natriumchlorid 0,351 g, Natriumhydrogencarbonat 0,179 g, Kaliumchlorid 0,047 g (entspr. mmol/l: $Na^+$ 65, $Cl^-$ 53, $HCO_3^-$ 17, $K^+$ 5,4).

1 Btl. Junior (6,9 g Pulver) enth.: Macrogol 3350 6,563 g, Natriumchlorid 175,4 mg, Natriumhydrogencarbonat 89,3 mg, Kaliumchlorid 23,3 mg.

**Dosis:** *Obstipation*: 1- bis 3-mal/d 1 Btl. in 125 ml Wasser gelöst oral, bei Koprostase 8 Btl./d. Kdr. 5–11 Jahre 1. Tag 4 Btl./d, 2. Tag 6 Btl./d, 3. Tag 8 Btl./d, 4. Tag 10 Btl./d, 5.–7. Tag 12 Btl/d. 1 Beutel in ¼ Glas Wasser auflösen.

10 Btl. (N1) ........ 7,95
20 Btl. (N2) ........ 14,80
50 Btl. (N3) ........ 32,75
100 Btl. ........ 55,75
30 Btl. Junior (N2) ........ 21,07

## Magaldrat [HK]

Magaldrat (Aluminium-magnesium-hydroxid-sulfat) ist ein Antazidum mit ausreichender Neutralisationskapazität (23 mmol HCl/800 mg).

**Ind.:** Ulcus ventriculi et duodeni, Refluxösophagitis, Sodbrennen, Gastritis, Reizmagen. Bei Patienten mit Ulcus ventriculi et duodeni sollte eine Untersuchung auf H. pylori und – im positiven Fall – eine Eradikationstherapie erwogen werden.

**Kontraind.:** Bei Niereninsuffizienz keine hochdosierte Daueranwendung.

**UW:** Bei hoher Dosierung kann es zu Durchfall kommen.

**WW:** Resorption anderer Arzneimittel (z. B. Tetracycline, Fluorchinolone, Natriumfluorid, Eisen, Chenodeoxycholsäure, Herzglykoside) kann bei gleichzeitiger Gabe vermindert werden.

**Dosis:** Bei Sodbrennen und leichteren Magenbeschwerden mehrmals tgl. zwischen den Mahlzeiten und vor dem Schlafengehen Magaldrat mit einer Neutralisationskapazität von 25 mmol je Einzeldosis einnehmen. Bei peptischen Ulzera und Refluxösophagitis das Doppelte dieser Dosis einnehmen.

**Magastron®** (1A-Pharma)

20 Kautbl. 400mg (N1) ........ (FB 3,06) 2,48
50 Kautbl. 400mg (N2) ........ (FB 6,22) 5,52
100 Kautbl. 400mg (N3) ........ (FB 10,61) 9,55
20 Kautbl. 800mg (N1) ........ (FB 4,83) 3,39
50 Kautbl. 800mg (N2) ........ (FB 9,80) 8,41
100 Kautbl. 800mg (N3) ........ (FB 16,73) 14,13
20 Btl. (800 mg/10 ml) (N1) ........ (FB 4,83) 4,76
50 Btl. (800 mg/10 ml) (N2) ........ (FB 9,80) 9,72

**Riopan®** (Altana Pharma)

20 Kautbl. 800mg (N1) ........ (FB 4,83) *6,75*
50 Kautbl. 800mg (N2) ........ (FB 9,80) *13,90*

100 Kautbl. 800mg (N3) ....... (FB 16,73) *24,50*
20 Btl. Gel (1600 mg/10 ml) (N1) ....... (FB 7,61) *11,95*
50 Btl. Gel (1600 mg/10 ml) (N2) ....... (FB 15,44) *24,95*

## Magnesiumsalze [HO]

Magnesium wird primär zur Substitution bei Magnesiummangelzuständen mit Serumwerten unter 0,5 mmol/l eingesetzt (s. Hypomagnesiämie).
In der *Geburtshilfe* wird Magnesium bei Präeklampsie und Eklampsie parenteral zur Verhinderung von Krampfanfällen angewendet. Seine Wirkung beruht auf einer Hemmung der präsynaptischen Acetylcholinfreisetzung an der motorischen Endplatte. Seine tokolytischen Effekte werden bei drohender Frühgeburt ausgenutzt, wenn Kontraindikationen gegen Beta$_2$-Rezeptoragonisten bestehen. Dagegen ist der Nutzen einer oralen Langzeitprophylaxe in der Schwangerschaft nicht ausreichend belegt. Akute Überdosierungen führen bei der Mutter bei Serumwerten von 2–5 mmol/l zum Verlust der tiefen Sehnenreflexe und bei 6–7,5 mmol/l zur Lähmung der Atemmuskulatur und zum Herzstillstand. Schnelle Aufhebung durch Calciumgluconat (10 ml 10% in 3 min) möglich. Magnesium passiert die Plazentaschranke schnell, sodass Neugeborene schlaff und schläfrig sein können.
In der *Kardiologie* hatten Magnesiuminfusionen entgegen früheren Ergebnissen (hier wurde Magnesium *vor* einer Thrombolyse gegeben) beim akuten Myokardinfarkt keinen Effekt auf die 5-Wochen-Letalität, sondern erhöhten sogar die Häufigkeit von Herzversagen, schwerer Hypotonie und kardiogenem Schock (ISIS-4). Auch eine einjährige orale Magnesiumgabe erhöhte das Risiko kardialer Ereignisse (z. B. Reinfarkt, plötzlicher Herztod). Nur bei speziellen Tachykardieformen (Torsades de pointes) und bei Digitalis-bedingten Arrhythmien gilt Magnesium als weitgehend gefahrlose Therapie.
Belege fehlen auch für den vielfach propagierten oralen Einsatz von Magnesium zur Aktivierung normaler Körperfunktionen oder bei Indikationen wie vegetative Dystonie, Dysmenorrhö, Arteriosklerose, Kardioprotektion, Migräne oder Hypertonie.
**Ind.:** Nachgewiesener Magnesiummangel, Präeklampsie, Eklampsie, Tokolyse.
**Kontraind.:** Myasthenia gravis, AV-Block. Vorsicht bei Niereninsuffizienz wegen Kumulation toxischer Magnesiummengen.
**UW:** Bradykardie, AV-Block, periphere Atemlähmung, Gefäßerweiterung.
**WW:** Wirkungen von Muskelrelaxanzien werden verstärkt. Calciumsalze vermindern die Magnesiumwirkung.
**Dosis:** Oral: 10–20 mmol/d. Parenteral: Initial 8–16 mmol Magnesiumsulfat (20–40 ml 10% Lösung) in 5 min, danach 4–8 mmol/h (10–20 ml 10% Lösung) als konstante i.v.-Infusion. Die i.v.-und i.m.-Injektion wird nicht mehr empfohlen.

**Magnesium Verla**® (Verla)
**Best.:** 1 Drg. N enth.: Magnesium-L-hydrogenglutamat 90 mg, Magnesiumcitrat 205 mg entspr. 1,65 mmol Magnesium. 1 Btl. N Konzentrat enth.: Magnesium-L-hydrogenaspartat 1442 mg entspr. 5 mmol Magnesium. 1 Amp (10 ml) enth.: Magnesium-L-hydrogenglutamat 1 g entspr. 3,15 mmol Magnesium.

5 Inj.-Amp. (3,15 mmol/10 ml) (N1) ....... (FB 7,10) 6,36
10 Inj.-Amp. (3,15 mmol/10 ml) (N2) ....... (FB 11,11) 10,23
5 Inf.-Amp. Konz. (20,3 mmol/10 ml) (N1) ....... (FB 13,71) *13,78*
50 Drg. N 1,65 mmol (N1) ....... (FB 4,37) 4,25
100 Drg. N 1,65 mmol (N2) ....... (FB 7,66) 7,40
200 Drg. N 1,65 mmol (N3) ....... (FB 13,35) 12,60
20 Kautbl. 5 mmol (N1) ....... (FB 4,23) *4,30*
50 Kautbl. 5 mmol (N2) ....... (FB 8,83) *8,91*
100 Kautbl. 5 mmol (N3) ....... (FB 15,40) 15,40
20 Brausetbl. 5 mmol (N1) ....... (FB 4,23) *4,85*
50 Brausetbl. 5 mmol (N2) ....... (FB 17,63) 17,63
20 Btl. Granulat 300 (4,3 mmol/4 g) ....... 7,65
50 Btl. Granulat 300 (4,3 mmol/4 g) ....... 15,30
20 Btl. N Konz. (5 mmol/5 g) (N1) ....... (FB 4,23) *4,30*
50 Btl. N Konz. (5 mmol/5 g) (N2) ....... (FB 8,83) *8,85*
100 Btl. N Konz. (5 mmol/5 g) (N3) ....... (FB 15,40) 15,40

**Magnetrans**® (STADA)
**Best.:** 1 forte Kps. enth.: Magnesiumoxid 250 mg entspr. 6,2 mmol Magnesium.

20 Kps. forte 6,2 mmol (N1) ....... (FB 4,85) *4,96*
50 Kps. forte 6,2 mmol (N2) ....... (FB 10,10) 9,96
100 Kps. forte 6,2 mmol (N3) ....... (FB 17,64) 14,31

**Mg 5-Sulfat Amp.** (Cassella-med)
**Best.:** 1 Amp. 10 ml. 10%/10 ml 50% enth.: Magnesiumsulfat 7 $H_2O$ 1 g/5 g (entspr. 4,05 mmol/20,25 mmol).

5 Amp. 10 ml 10% (N1) ....... (FB 7,77) 6,90
5 Amp. 10 ml 50% (N1) ....... (FB 13,78) *17,10*

## Magnesium- + Kaliumsalze [HO]

Grundsätzlich soll ein manifester Kalium- oder Magnesiummangel getrennt substituiert werden. Das angegebene Präparat ist für Mangelzustände nicht ausreichend dosiert, da die orale Dosis für Kalium nur 4–7 mmol/d statt der üblichen 40 mmol/d und für Magnesium nur 4–7 mmol/d statt 10–20 mmol/d beträgt.

**Tromcardin**® (Trommsdorf)
**Anw.:** Kalium- und Magnesiumdefizit, Herzinsuffizienz, Rhythmusstörungen.
**Best.:** 1 Amp.: 10 ml enth. racemisches Kaliumhydrogenaspartat ½ $H_2O$ 500 mg (2,8 mmol Kalium), racemisches Magnesiumhydrogenaspartat 4 $H_2O$ 500 mg (1,4 mmol Magnesium).
E Inf.-Lsg./K 120 Inf.-Lsg: 250 ml enth. racemisches Kaliumhydrogenaspartat ½ $H_2O$ 2,5 g/5,405 g (13,9 mmol/30 mmol Kalium), racemisches Magnesiumhydrogenaspartat 4 $H_2O$ 2,5 g/2,7 g (6,9 mmol/7,5 mmol Magnesium).
1 Tbl./1 Tbl. forte enth.: racemisches Kaliumhydro-

genaspartat ½ $H_2O$ 175 mg/360,42 mg (0,97 mmol/2 mmol Kalium), racemisches Magnesiumhydrogenaspartat 4 $H_2O$ 175 mg/ 360,57 mg (0,485 mmol/1 mmol Magnesium).
**Dosis:** 2-mal 2 Drg./d, 2- bis 3-mal 2 Tbl./d. 1–2 Amp./d oder 1–2 Inf. à 250 ml/d sehr langsam i.v. injizieren bzw. infundieren.

| | |
|---|---|
| 5 Amp. 10 ml (N1) | 7,61 |
| 250 ml E Inf.Lsg. (N1) | 10,22 |
| 10× 250 ml E Inf.Lsg. (N2) | 64,94 |
| 250 ml K 120 Inf.Lsg. (N1) | 12,60 |
| 10× 250 ml K 120 Inf.Lsg. (N2) | 80,11 |
| 50 Tbl. (N2) | 6,69 |
| 100 Tbl. (N3) | 12,37 |
| 50 Tbl. forte (N2) | 9,67 |
| 100 Tbl. forte (N3) | 17,70 |

## Magnesiumsulfat [HK]

Salinisches Abführmittel („Bittersalz“). Die abführende Wirkung setzt nach 8–10 h ein. Bis zu 20% des Magnesiums kann resorbiert werden. Bei gesunden Personen wird das resorbierte Magnesium sofort über die Niere ausgeschieden. Bei eingeschränkter Nierenfunktion kann es zur Kumulation und Intoxikation kommen.
**Ind.:** Obstipation.
**Kontraind.:** Ileus, entzündliche Magen-Darm-krankheiten (z. B. Morbus Crohn, Colitis ulcerosa, Appendizitis), eingeschränkte Nierenfunktion, Störungen des Wasser- und Elektrolythaushaltes, akut entzündliche Leberkrankheiten.
**UW:** Bei länger dauernder Anwendung kann es zum Verlust von Elektrolyten (insbesondere Kalium) kommen. Dies kann zu Störungen der Herzfunktion und zu Muskelschwäche führen. Ähnliche Symptome durch resorbiertes Magnesium.
**WW:** Bei missbräuchlicher chronischer Anwendung kann infolge Hypokaliämie die Empfindlichkeit gegenüber Herzglykosiden erhöht und der Kaliumverlust durch andere Arzneimittel (Diuretika, Glucocorticoide) verstärkt sein.
**Dosis:** Erw. 10–15 g in ca. 200 ml Wasser gelöst, Kdr. über 6 Jahre die Hälfte. Für eine rasche Entleerung des ganzen Darmes werden 20–30 g (2–3 Essl.) gelöst in 500 ml Wasser eingenommen.

**Retterspitz Darmreinigungspulver ST** (Retterspitz)

| | |
|---|---|
| 150 g Pulver | 6,10 |

## Manidipin *Rp* [US] 2004 C

Calciumantagonist aus der Gruppe der langwirkenden Dihydropyridine mit vorwiegender Gefäßwirkung (s. Calciumantagonisten). Manidipin hat einen hohen First-Pass-Effekt infolge eines starken hepatischen Metabolismus über CYP-Enzyme. Maximale Plasmaspiegel nach 1–4 h, höher nach Nahrungsaufnahme. Nach hepatischer Metabolisierung Elimination überwiegend die Fäzes, Eliminationshalbwertszeit 4–8 h.
**Ind.:** Leichte bis mittelschwere Hypertonie.
**Kontraind.:** Überempfindlichkeit gegen Dihydropyridine, instabile Angina pectoris, frischer Myokardinfarkt (erste 4 Wochen), manifeste Herzinsuffizienz, schwere Leber- und Nierenfunktionsstörungen. Gleichzeitige Gabe von CYP3A4-Inhibitoren (z. B. HIV-Proteasehemmer, Cimetidin, Ketoconazol, Itraconazol, Erythromycin, Clarithromycin) und CYP3A4-Induktoren (z. B. Phenytoin, Carbamazepin, Phenobarbital, Rifampicin). Kdr., Schwangerschaft, Stillzeit. Vorsicht bei Koronarpatienten.
**UW, WW:** s. Nifedipin.
**Dosis:** Initial 1-mal 10 mg/d, ggf. nach 2–4 Wo. auf 1-mal 20 mg/d steigern.

**Manyper®** (Asche Chiesi)

| | |
|---|---|
| 28 Tbl. 10 mg (N1) | 24,92 |
| 56 Tbl. 10 mg (N2) | 38,23 |
| 98 Tbl. 10 mg (N3) | 57,80 |
| 112 Tbl. 10 mg (N3) | 63,93 |

## Mannitol *Rp* [HO]

Osmotisches Diuretikum zur Steigerung der Urinausscheidung bei drohendem oligo- oder anurischem Nierenversagen. Mannitol ist ein sechswertiger Alkohol, der nur sehr langsam metabolisiert und nahezu unverändert über die Nieren ausgeschieden wird. Das Verteilungsvolumen entspricht weitgehend dem Extrazellulärraum.
**Ind.:** Beginnendes akutes Nierenversagen, Hirndrucksenkung, Ausschwemmung von Ödemen, Glaukom, forcierte Diurese.
**Kontraind.:** Anhaltende Oligurie, Anurie, Dehydrationszustände, Lungenödem, kardiale Dekompensation, intrakranielle Blutungen, Hypervolämie.
**UW:** Akute Volumenbelastung bei zu schneller Infusion, insbesondere bei ungenügender Urinausscheidung.
**Dosis:** Stündlich bis zu 0,3 g/kg als i.v.-Infusion, tgl. bis zu maximal 1,5 g/kg.

**Osmofundin®** (Braun)

| | |
|---|---|
| 100 ml Glasfl. 15% (N1) | 8,72 |
| 20× 100 ml Glasfl. 15% | 116,57 |
| 10× 250 ml Glasfl. 15% (N3) | 103,61 |

## Maprotilin *Rp* [ML]

Tetrazyklisches Antidepressivum, in seinen Eigenschaften insgesamt den trizyklischen Antidepressiva sehr ähnlich. Mäßige sedative Wirkung, ähnlich wie Imipramin. Die anticholinergen und antiadrenergen Effekte sind geringer ausgeprägt als bei Amitriptylin. Tachykardien und orthostatische Hypotension werden seltener, epileptogene Wirkungen dagegen häufiger als bei anderen Antidepressiva beobachtet. Wird nach oraler Gabe gut resorbiert, maximale

Plasmaspiegel werden jedoch erst nach 9–16 h erreicht. Halbwertszeit 40–50 h.

**Ind.:** Depressive Krankheiten.

**Kontraind., UW, WW:** s. Amitriptylin. Hautausschläge, epileptische Anfälle.

**Dosis:** Individuell dosieren! Ambulant beginnend mit 75 mg, in schweren Fällen 150 mg, stationär auf bis zu 225 mg/d steigern, auf 1–3 Einzeldosen verteilt. Bei höheren Dosierungen steigt das Risiko epileptischer Anfälle. Um eine zu starke Sedation zu vermeiden und zur Behandlung von Insomnien, kann die abendliche Dosis höher sein, z. B. 25 mg morgens und mittags, 50 mg abends. Alte Patienten: beginnend mit 25–50 mg, bei Bedarf auf 100 mg/d steigern. Nach 2–3 Wochen die Dosis individuell anpassen mit wöchentlichen Änderungen von etwa 50 mg/d. Bei schweren Depressionen ggf. parenteral behandeln mit Tagesdosen von 25–150 mg (langsam steigern), am besten in 250 ml Infusionslösung (0,9% NaCl oder 5% Glucose). Im Anschluss an die ca. 2-wöchige Infusionsbehandlung, d. h. nach Erreichen eines deutlichen Effekts, auf orale Therapie umstellen. Nach Ansprechen soll die Dosis für 6 Monate beibehalten werden, u. U. als abendliche Einzeldosis. Anschließend langsam absetzen.

**Ludiomil**® (Dolorgiet)
10 Inj.Amp. (25 mg/2 ml) (N2) ........ (FB 18,90) 18,90
20 Filmtbl. 25 mg (N1) ........ (FB 11,16) 11,16
50 Filmtbl. 25 mg (N2) ........ (FB 13,34) 13,34
100 Filmtbl. 25 mg (N3) ........ (FB 16,55) 16,55
20 Filmtbl. 50 mg (N1) ........ (FB 12,79) 12,79
50 Filmtbl. 50 mg (N2) ........ (FB 16,87) 16,87
100 Filmtbl. 50 mg (N3) ........ (FB 24,13) 24,13
20 Filmtbl. 75 mg (N1) ........ (FB 14,41) 14,41
50 Filmtbl. 75 mg (N2) ........ (FB 20,82) 20,82
100 Filmtbl. 75 mg (N3) ........ (FB 31,01) 31,01

**Maprotilin-neuraxpharm** (neuraxpharm)
5× 2ml Amp. (25 mg/2 ml) (N1) ........ (FB 13,92) 13,50
20 Filmtbl. 25mg (N1) ........ (FB 11,16) 11,10
50 Filmtbl. 25mg (N2) ........ (FB 13,34) 13,15
100 Filmtbl. 25mg (N3) ........ (FB 16,55) 16,10
20 Filmtbl. 50mg (N1) ........ (FB 12,79) 12,77
50 Filmtbl. 50mg (N2) ........ (FB 16,87) 16,51
100 Filmtbl. 50mg (N3) ........ (FB 24,13) 23,49
20 Filmtbl. 75mg (N1) ........ (FB 14,41) 14,34
50 Filmtbl. 75mg (N2) ........ (FB 20,82) 20,80
100 Filmtbl. 75mg (N3) ........ (FB 31,01) 31,00

## Mebendazol *Rp* [WS]

Anthelmintikum, das gegen viele Nematoden wirksam ist. Mebendazol hemmt die Glucoseaufnahme in die Parasiten. Nur geringfügige Resorption aus dem Darm und ausgeprägter First-Pass-Metabolismus.

**Ind.:** Mittel der Wahl bei Peitschenwurmbefall (Trichuris trichiura), auch wirksam gegen Spulwurm (Ascaris lumbricoides), Madenwurm (Enterobius vermicularis, Oxyuren), Hakenwurm (Ancylostoma duodenale, Necator americanus).

**Kontraind.:** 1. und 2. Trimenon der Schwangerschaft. Kdr. unter 2 Jahren.

**UW:** Bauchschmerzen, Diarrhö, Nausea.

**Dosis:** Erw. und Kdr. über 2 Jahren: 2-mal tgl. 100 mg für 3 Tage. Bei Madenwürmern Familie mitbehandeln, ggf. nach 2–4 Wochen wiederholen.

**Vermox**® (Janssen-Cilag)
6 Tbl. 100 mg (N1) ........ 14,87
100 Tbl. forte 500 mg (N3) ........ 327,04

## Mebeverin *Rp* [HK]

Myotropes Spasmolytikum ohne ausreichend belegte Wirksamkeit. Nach oraler Gabe ist Mebeverin im Blut nicht nachweisbar.

**Anw.:** Colon irritabile.

**UW:** Hautreaktionen, Schwindel.

**Dosis:** 3-mal 135 mg/d.

**Duspatal**® (Solvay)
50 Tbl. 135 mg (N2) ........ 27,36
100 Tbl. 135 mg (N3) ........ 42,13
50 Retardkaps. 200 mg (N2) ........ 36,24
100 Retardkaps. 200 mg (N3) ........ 58,16
200 ml Susp. (10 mg/ml) (N1) ........ 23,71

**Mebemerck**® (Merck)
20 Filmtbl. 135 mg (N1) ........ 15,40
50 Filmtbl. 135 mg (N2) ........ 23,49
100 Filmtbl. 135 mg (N3 ) ........ 35,65

## Meclozin *Rp* [HK]

$H_1$-Rezeptorantagonist mit langer Wirkungsdauer (bis zu 24 h).

**Ind.:** Prophylaxe der Reisekrankheit, Schwindelzustände, Übelkeit, Erbrechen. Schwangerschaftserbrechen, wenn nicht medikamentöse Maßnahmen nicht erfolgreich waren.

**Kontraind., UW:** s. $H_1$-Rezeptorantagonisten.

**Dosis:** 25–50 mg/d oral über den Tag verteilt.

**Postafen**® (UCB)
20 Drg. 25 mg (N1) ........ (FB 12,95) 12,95
50 Drg. 25 mg (N2) ........ (FB 18,55) 18,55

## Medazepam *Rp* [ML]

Langwirkendes Benzodiazepin, das als Prodrug zu Nordiazepam metabolisiert wird und wegen der langen Halbwertszeit der Metaboliten von 50–90 h kumulieren kann. Weiteres s. Benzodiazepine.

**Ind.:** Angst- und Spannungszustände, psychovegetative Beschwerden.

**Kontraind., UW, WW:** s. Benzodiazepine.

**Dosis:** 10–20 mg über den Tag verteilt, z. B. morgens und mittags 5 mg, abends 10 mg.

**Rudotel**® (AWD)
50 Tbl. 10 mg (N3) ................................ (FB 17,84) 17,84

## Medrogeston *Rp* [US]

Synthetisches Gestagen mit ähnlichen Wirkungen wie Norethisteron (s. dort). Medrogeston wird in niedriger Dosis als Ergänzung einer Östrogentherapie in der Postmenopause und bei Gestagenmangel verwendet. Orale Bioverfügbarkeit 60%, Halbwertszeit 13–26 h.

**Ind.:** Ergänzung der Östrogentherapie in den Wechseljahren, Regelstörungen aufgrund von Gestagenmangel.

**Kontraind., UW, WW:** s. Medroxyprogesteron.

**Dosis:** *Gestagenmangel*: 5–10 mg/d oral über 10–13 Tage. *Postmenopause*: Zusätzlich zu Östrogenen vom 10. bzw. 13. Tag der Östrogentherapie bis zum 25. Tag 1-mal 5 mg/d oral.

**Prothil**® (Solvay)
24 Tbl. 5 mg (N1) ................................ (FB 16,01) 16,01
60 Tbl. 5 mg (N2) ................................ (FB 24,96) 24,96
100 Tbl. 5 mg (N3) ................................ (FB 34,49) 34,49

## Medroxyprogesteron *Rp* [US]

Synthetisches Gestagen mit ähnlichen Wirkungen wie Norethisteron (s. dort). Medroxyprogesteronacetat wird in niedriger Dosis als Depotkontrazeptivum (150 mg/3 Monate), in mittlerer Dosis bei Gelbkörperinsuffizienz (5–10 mg/d) und Endometriose (30 mg/d) und in hohen Dosen bei hormonabhängigen Malignomen (200–1200 mg/d) eingesetzt.

**Ind.:** Zyklusstörungen durch Gelbkörperinsuffizienz (dysfunktionelle Blutungen, juvenile und präklimakterische Zyklusstörungen, sekundäre Amenorrhö), Ergänzung der Östrogentherapie in den Wechseljahren, Endometriose. Fortgeschrittenes, hormonabhängiges Mammakarzinom, maligne Krankheiten des Endometriums, Kontrazeption.

**Kontraind.:** Schwere Leberkrankheiten, cholestatischer Ikterus, Porphyrie, Dubin-Johnson-Syndrom, Rotor-Syndrom, Lebertumoren, Thrombophlebitis, Myokardinfarkt, tiefe Beinvenenthrombosen, Lungenembolie, Diabetes mellitus, Hypertonie, Fettstoffwechselstörungen, Hyperkalzämie bei Knochenmetastasen, Sichelzellanämie, Immobilisation, 6 Wochen vor Operationen, ungeklärte vaginale Blutungen, verhaltener Abort, Blasenmole, Schwangerschaft (Maskulinisierung weiblicher Feten) sowie Schwangerschaftsikterus, Schwangerschaftspruritus und Herpes gestationis in der Anamnese. Bei Kontrazeption: Frauen über 30 J. sollen nicht rauchen, Mamma- oder Endometriumkarzinom.

**UW:** Appetit- und Gewichtszunahme, leichter Tremor, Muskelkrämpfe, Schweißausbrüche, Thrombophlebitis, migräneartige Kopfschmerzen, akute Sehstörungen, Vaginalblutungen, Amenorrhö, Veränderungen der Regelblutung, Spannungsgefühle in der Brust, Galaktorrhö, Ödeme, juckender und nicht juckender Hautausschlag, Akne sowie cholestatischer Ikterus. In seltenen Fällen Durchfall und Erbrechen, aber auch Verstopfung. Weiterhin wurden als seltene Nebenwirkungen Hypertonie und die mögliche Verstärkung einer bestehenden Depression gesehen. Vereinzelt können Cushing-ähnliche Symptome und Haarausfall auftreten. In einigen Fällen wurde nach Gestagenen eine verminderte Glucosetoleranz festgestellt.

**Dosis:** *Zyklusstörungen*: 5–10 mg/d oral über 5–10 Tage beginnend am 16. Zyklustag.
*Endometriose*: 10 mg 3-mal/d oral über 90 Tage.
*Mammakarzinom*: 400–1200 mg/d oral oder mind. 500 mg/d i.m. für 28 Tage, anschließend Erhaltungsdosis 500 mg 2-mal/Woche.
*Endometriumkarzinom*: 200–600 mg/d oral oder mind. 1000 mg i.m. pro Woche.
*Kontrazeption*: 150 mg i.m. innerhalb der ersten 5 Zyklustage, die nächste Inj. jeweils im Abstand von 3 Monaten.

**Clinofem**® (Pharmacia)
28 Tbl. 2,5 mg (N1) ................................ (FB 12,24) *12,60*
84 (3× 28) Tbl. 2,5 mg (N3) ........................ (FB 17,03) *18,28*
100 Tbl. 2,5 mg (N3) ................................ (FB 18,69) *20,08*
12 Tbl. 5 mg (N1) ................................ (FB 12,15) *12,42*
20 Tbl. 5 mg (N1) ................................ (FB 13,73) *14,26*
36 Tbl. 5 mg (N2) ................................ (FB 16,79) *17,59*
60 Tbl. 5 mg (N2) ................................ (FB 21,67) *23,41*
90 Tbl. 5 mg (N3) ................................ (FB 27,77) *30,07*
30 Tbl. 10 mg (N1) ................................ (FB 23,19) *24,94*
60 Tbl. 10 mg (N2) ................................ (FB 36,92) *39,83*
90 Tbl. 10 mg (N3) ................................ (FB 54,86) *60,10*

**Clinovir**® (Pharmacia)
100 Tbl. 100 mg (N3) ............................ (FB 119,45) 119,45
40 Tbl. 250 mg (N2) ............................ (FB 119,96) 119,96
30 Tbl. 500 mg (N1) ............................ (FB 170,30) 170,30
60 Tbl. 500 mg (N2) ............................ (FB 313,27) 313,27
100 Tbl. 500 mg (N3) ............................ (FB 494,88) 494,88

**Depo-Clinovir**® (Pharmacia)
1 Fertigspr. (150 mg/1 ml) (N3) ................................ 28,95

## Mefloquin *Rp* [HS] 1987 **B**

Mefloquin ist wie Chloroquin und Halofantrin ein Malariamittel mit sehr guter Wirkung auf Blutschizonten. In Gebieten mit hohem Malariarisiko und Chloroquin- oder Multiresistenz bietet die Prophylaxe mit Mefloquin derzeit den besten Schutz. Resistenzentwicklungen sind bisher selten. Wegen der möglichen Begünstigung einer Resistenzentwicklung sollte die prophylaktische Einnahme von Mefloquin jedoch nur bei Reisen bis zu einer Dauer von 4–6 Wochen erfolgen. Mefloquin kann auch zur notfallmäßigen Selbstbehandlung bei Malariaverdacht eingesetzt werden (Standby-Therapie). Mefloquin wird bei oraler Gabe gut resorbiert. Plasmahalbwertszeit 21 Tage.

**Ind.:** Prophylaxe und Therapie der Malaria.

**Kontraind.:** Wegen mangelnder Erfahrungen sollte Mefloquin während der Schwangerschaft und in der Stillperiode nicht eingenommen werden. Kontrazeptionsschutz während und bis zu 2 Monaten nach der Anwendung erforderlich. Schwere Leber- und Niereninsuffizienz.

**UW:** Gastrointestinale und zentralnervöse Störungen. Schlaflosigkeit. Wegen der möglichen Einschränkung des Reaktionsvermögens sollten Personen mit diffiziler Tätigkeit (z. B. Piloten, Busfahrer, Gerätetaucher) keine Prophylaxe mit Mefloquin betreiben.

**WW:** Verstärkung der kardiodepressiven Wirkung von Betarezeptorenblockern, Calciumantagonisten, Antiarrhythmika, Neuroleptika und Antidepressiva möglich.

**Dosis:** *Malariaprophylaxe*: 1-mal 250 mg pro Woche, beginnend 1 Woche vor Anreise bis 4–6 Wochen nach Ausreise. *Malariatherapie*: Initial 750 mg oral, gefolgt von 500 mg nach 6 bis 8 h und 250 mg nach weiteren 6 bis 8°h.

**Lariam**® (Roche)
**Best.:** 1 Tbl. enthält 274,09 mg Mefloquin-HCl entspr. 250 mg Mefloquin.
8 Tbl. 250 mg (N1) .......................................... 54,23

## Melagatran *Rp* [US] 2004 **A/D**

Direkter Thrombininhibitor zur parenteralen Thromboseprophylaxe bei Hüft- oder Kniegelenkersatzoperationen. Melagatran ist ein niedermolekulares, synthetisches Dipeptid mit lipophilen Eigenschaften und geringer oraler Bioverfügbarkeit (5%). Als Prodrug wurde das oral wirksame Ximelagatran (s. dort) mit einer Bioverfügbarkeit von 20% entwickelt, das schnell in Melagatran umgewandelt wird. Aufgrund einer Strukturanalogie mit einer $NH_2$-terminalen Sequenz des Fibrinogens bindet Melagatran spezifisch an das katalytische Zentrum von Thrombin und blockiert dadurch die Spaltung von Fibrinogen. Damit unterscheidet sich Melagatran von den direkten Thrombininhibitoren aus der Hirudingruppe (Desirudin, Lepirudin), die als große Polypeptide auch die Bindung von Fibrinogen an der Exosite 1 des Thrombins hemmen. Melagatran wirkt auf freies wie auch auf fibringebundenes Thrombin und ist dabei als direkter Thrombininhibitor im Gegensatz zu Heparin unabhängig von Antithrombin III. Es gibt kein spezifisches Antidot für Melagatran.

Die sequentielle Gabe von subkutanem Melagatran und oralem Ximelagatran hatte als Kurzzeitprophylaxe bei Hüft- und Kniegelenksersatzoperationen eine vergleichbare Wirksamkeit auf die Thromboembolierate wie niedermolekulare Heparine. Bisher ist nicht bekannt, ob bei der Kurzzeitanwendung hepatotoxische Effekte auftreten, die bei der oralen Langzeitprophylaxe mit Ximelagatran (s. dort) beobachtet wurden. Melagatran hat eine geringe Proteinbindung, wird kaum metabolisiert und zu 80% renal eliminiert. Die Halbwertszeit beträgt bei jungen Patienten 1,5–2 h und bei 70 Jahre alten Patienten 4–5 h. Bei schwerer Niereninsuffizienz ist sie noch länger.

**Ind.:** Thromboseprophylaxe bei elektivem Hüft- oder Kniegelenkersatz.

**Kontraind.:** Überempfindlichkeit gegen Ximelagatran, eingeschränkte Nieren- oder Leberfunktion, erhöhter Alanin-Aminotransferase-Wert, Blutungen, Blutgerinnungsstörungen. Patienten unter 18 Jahren, Schwangerschaft.

**UW:** Sehr häufig postoperative Anämie, Übelkeit und Erbrechen. Häufig Blutungen oder Hämatome am Eingriffsort, gastrointestinale Blutungen, Harnblutungen, Schwindel, Kopfschmerzen, Durchfall, Verstopfung, Dyspepsie, Bauchschmerzen, Harnwegsinfektionen, Leberfunktionsstörungen, Hautausschlag, Juckreiz, Fieber, periphere Ödeme, Harnretention, Rückenschmerzen.

**WW:** Erhöhtes Blutungsrisiko durch Clopidogrel, Ticlopidin, Acetylsalicylsäure, Dipyridamol, Vitamin-K-Antagonisten, Heparine, Fondaparinux, Desirudin, Fibrinolytika, GP-IIb/IIIa-Rezeptorantagonisten,. Erhöhte Plasmaspiegel von Melagatran nach Gabe von Erythromycin und anderen P-Glykoprotein-Inhibitoren (z. B. Azithromycin, Clarithromycin, Ciclosporin).

**Dosis:** Melagatran 3 mg s.c. 2-mal/d beginnend frühestens 4 h und spätestens 8 h postoperativ über 1–2 Tage, danach auf Ximelagatran 2-mal 24 mg/d oral umsetzen und Behandlung insgesamt 8–11 Tage fortführen.

**Melagatran AstraZeneca** (AstraZeneca)
10 Fertigspr. (3 mg/0,3 ml) .................................... KP

## Melatonin [ML]

Serotoninderivat, hauptsächliches Hormon der Epiphyse (Zirbeldrüse). Melatonin wirkt über eine Familie spezifischer hochaffiner Rezeptoren. Es wird stark tageszeitabhängig synthetisiert und ausgeschüttet, die höchsten Plasmakonzentrationen finden sich nach Mitternacht. Zusammen mit Licht scheinen diese Schwankungen die zirkadiane Rhythmik zu steuern. Störungen dieser Rhythmik (z. B. bei Jet-lag) können nach ersten Studien durch mehrtägige Einnahme von 5 mg Melatonin zwischen 22 und 24 Uhr reduziert werden. Dosen zwischen 0,1 mg und 5 mg erwiesen sich in mehreren kleinen Untersuchungen als hypnotisch. Größere Studien zur Wirksamkeit und zu unerwünschten Wirkungen fehlen. Insbesondere fehlen Daten, die andere angepriesene Wirkungen (etwa als Verjüngungsmittel) dokumentieren. Melatonin wird von den Bundesbehörden als (nicht zugelassenes) Arzneimittel eingestuft und darf deshalb in Deutschland weder als Arzneimittel noch als Nahrungsergänzungsmittel vertrieben werden.

## Meloxicam *Rp* [US] 1996 **C**

Nichtsteroidales Antiphlogistikum aus der Gruppe der Oxicame. Meloxicam hemmt bevorzugt die induzierbare Cyclooxygenase-2 (COX-2), die bei akuten Entzündungszuständen vermehrt exprimiert wird. In ca. 10fach höheren Konzentrationen wird jedoch auch die konstitutive Cyclooxygenase-1 (COX-1) gehemmt, die in Magen, Niere, Endothelzellen und Thrombozyten die physiologischen Prostaglandine mit wichtigen zytoprotektiven Eigenschaften bildet. Die antiphlogistische Wirkung beruht auf der Hemmung der COX-2, die Nebenwirkungen vor allem auf der Hemmung der COX-1. Durch Meloxicam (7,5 mg/d oral) wurden etwas seltener gastrointestinale Nebenwirkungen als durch Diclofenac (100 mg/d oral) ausgelöst. Für eine ausreichende Wirkung müssen jedoch meist 15 mg/d gegeben werden. Orale Bioverfügbarkeit 89%, nach fast vollständiger Metabolisierung Ausscheidung jeweils zur Hälfte über Urin und Fäzes. Halbwertszeit 20 h.

**Ind.:** Arthrose, rheumatoide Arthritis, Spondylitis ankylosans.

**Kontraind.:** Analgetikaintoleranz nach Einnahme von Acetylsalicylsäure oder anderen nichtsteroidalen Antiphlogistika, Magen- oder Duodenalulzera, schwere Leber- oder Niereninsuffizienz sowie gastrointestinale, zerebrale oder andere Blutungen. Kdr. unter 15 J., Schwangerschaft, Stillzeit.

**UW, WW:** s. Diclofenac.

**Dosis:** *Arthrose*: 1-mal 7,5 mg/d oral oder rektal, ggf. 15 mg/d. *Rheumatoide Arthritis*: 1-mal 15 mg/d, bei älteren Patienten und erhöhtem Nebenwirkungsrisiko 7,5 mg/d. *Spondylitis ankylosans*: 2-mal 7,5 mg/d oder 1-mal 15 mg/d oral

**Mobec**® (Boehringer Ingelheim)
1 Inj.Lsg. (15 mg/1,5 ml) (N1) ........ 10,86
30 Inj.Lsg. (15 mg/1,5 ml) (N3) ........ 34,73
10 Tbl. 7,5 mg (N1) ........ 16,48
20 Tbl. 7,5 mg (N1) ........ 23,21
50 Tbl. 7,5 mg (N2) ........ 44,89
100 Tbl. 7,5 mg (N3) ........ 79,47
20 Tbl. 15 mg (N1) ........ 28,27
50 Tbl. 15 mg (N2) ........ 58,34
100 Tbl. 15 mg (N3) ........ 103,83
10 Supp. 7,5 mg (N1) ........ 17,23
10 Supp. 15 mg (N1) ........ 21,74
20 Supp. 15 mg (N2) ........ 30,89

## Melperon *Rp* [ML]

Mäßig potentes Neuroleptikum aus der Klasse der Butyrophenone. Es ähnelt in Wirkungen und UW Haloperidol, wirkt aber im Verhältnis zur neuroleptischen Wirkung stärker sedierend. Wird nach oraler Gabe gut resorbiert, unterliegt First-Pass-Metabolismus. Halbwertszeit 3–8 h. Plasmaspiegel und Wirksamkeit zeigen deutliche interindividuelle Schwankungen.

**Ind.:** Verwirrtheitszustände, psychomotorische Unruhe, Schlafstörungen, Erregungszustände bei Psychosen, organisch bedingte Demenz, Alkoholkrankheit.

**Kontraind., UW, WW:** s. Haloperidol, vegetative UW sind bei höheren Dosierungen ausgeprägter.

**Dosis:** Bei Psychosen beginnend mit 50–100 mg/d oral auf bis zu 300 mg/d, selten bis zu 600 mg/d steigern. Bei Verwirrtheitszuständen auf bis zu 200 mg/d steigern. Bei akuter Agitation 25–100 mg i.m., bei Bedarf nach einigen Stunden wiederholen (maximal 200 mg/d). Zur Langzeitbehandlung bei organischem Psychosyndrom und bei Unruhezuständen in der Geriatrie 50–150 mg/d, ggf. bis zu 200 mg/d oral. Die Tagesdosis auf 3 Einzeldosen verteilen, die Abenddosis kann zur Schlafverbesserung höher sein.

**Eunerpan**® (Abbott)
5 Amp. i.m.-Inj. (50 mg/2 ml) (N1) ........ (FB 22,13) 22,13
20 Drg. 10 mg (N1) ........ (FB 11,02) 11,02
50 Drg. 10 mg (N2) ........ (FB 13,00) 13,00
100 Drg. 10 mg (N3) ........ (FB 16,02) 16,02
20 Drg. 25 mg (N1) ........ (FB 12,53) 12,53
50 Drg. 25 mg (N2) ........ (FB 16,34) 16,34
100 Drg. 25 mg (N3) ........ (FB 22,63) 22,63
20 Drg. 50 mg (N1) ........ (FB 14,57) 14,57
50 Drg. 50 mg (N2) ........ (FB 21,22) 21,22
100 Drg. 50 mg (N3) ........ (FB 32,14) 32,14
20 Drg. 100 mg (N1) ........ (FB 17,82) 17,82
50 Drg. 100 mg (N2) ........ (FB 29,55) 29,55
200 ml Lsg. (25 mg/5 ml) (N2) ........ (FB 16,09) 16,09

**Melperon-ratiopharm**® (ratiopharm)
20 Filmtbl. 25 mg (N1) ........ (FB 12,53) 11,50
50 Filmtbl. 25 mg (N2) ........ (FB 16,34) 14,60
100 Filmtbl. 25 mg (N3) ........ (FB 22,63) 18,68
20 Filmtbl. 50 mg (N1) ........ (FB 14,57) 13,34
50 Filmtbl. 50 mg (N2) ........ (FB 21,22) 17,20
100 Filmtbl. 50 mg (N3) ........ (FB 32,14) 26,31
20 Filmtbl. 100 mg (N1) ........ (FB 17,82) 15,95
50 Filmtbl. 100 mg (N2) ........ (FB 29,55) 25,35
100 Filmtbl. 100 mg (N3) ........ (FB 49,28) 41,38

200 ml Lsg. (25 mg/5 ml) (N2)........................(FB 16,09) 14,72
300 ml Lsg. (25 mg/5 ml) (N2)........................(FB 19,81) 17,12

## Melphalan *Rp* [US]

Zytostatikum aus der Gruppe der bifunktionellen Alkylanzien. Melphalan ist ein Phenylalaninderivat von Stickstofflost. Orale Bioverfügbarkeit 56%, im Urin wird 10–15% der Dosis unverändert ausgeschieden, Halbwertszeit 90 min.

**Ind.:** Multiples Myelom, Ovarialkarzinom.

**Kontraind.:** Vorsicht bei Knochenmarkdepression durch Bestrahlung oder Zytostatikatherapie. Schwangerschaft, Stillzeit.

**UW, WW:** s. Cyclophosphamid.

**Dosis:** *Multiples Myelom*: 0,25 mg/kg tgl. oral über 4 Tage, Wiederholung alle 6 Wochen für 1 Jahr. *Ovarialkarzinom*: 0,2 mg/kg tgl. oral über 5 Tage.

**Alkeran**® (GlaxoSmithKline)

25 Filmtbl. 2 mg (N1) ........................................ 41,38
50 Filmtbl. 2 mg (N2) ........................................ 71,20
1 Fl. 50 mg + 1 Amp. Lsgm. 10 ml (N1) ........................ 77,62

## Memantin *Rp* [ES] 1982 C

Amantadinderivat, das wie die Muttersubstanz die dopaminerge Übertragung verstärkt und Wirkungen von Glutamat blockiert. Halbwertszeit 65 h.

**Ind.:** Mittelschwere bis schwere Alzheimer-Demenz.

**Kontraind.:** Nierenfunktionsstörungen, Epilepsie. Patienten unter 18 Jahre, Schwangerschaft, Stillzeit.

**UW:** Häufig Halluzinationen, Verwirrtheit, Schwindel, Kopfschmerzen, Müdigkeit. Gelegentlich Angstzustände, erhöhter Muskeltonus, Erbrechen, Blasenentzündung, erhöhte Libido.

**WW:** Wirkung von Dopaminagonisten, Levodopa und Anticholinergika wird verstärkt, Wirkung von Barbituraten und Neuroleptika wird abgeschwächt. Gefahr einer pharmakotoxischen Psychose unter Amantadin, Ketamin, Dextromethorphan.

**Dosis:** Initial morgens 1-mal 5 mg/d oral in der 1. Woche, 2. Woche bis 2-mal 5 mg/d, 3. Woche morgens 1-mal 10 mg/d, abends 1-mal 5 mg/d, 4. Woche 2-mal 10 mg/d.

**Axura**® (Merz)

50 Filmtbl. 10 mg (N2) ........................................ 98,05
100 Filmtbl. 10 mg (N3) ....................................... 186,70
50 g Lsg. 10 mg/g (N2) ........................................ 98,05
100 g Lsg. 10 mg/g (N3) ....................................... 186,70

**Ebixa**® (Lundbeck)

50 Filmtbl. 10 mg (N2) ........................................ 98,05
100 Filmtbl. 10 mg (N3) ....................................... 186,70
50 g Lsg. 10 mg/g (N2) ........................................ 98,05
100 g Lsg. 10 mg/g (N3) ....................................... 186,70

## Meningokokken-C-Vakzine *Rp* [US] 2001 B

Der Meningokokkenimpfstoff der Serogruppe C kann bereits bei Kindern ab 2 Monaten zur aktiven Immunisierung gegen invasive Meningokokkenerkrankungen der Serogruppe C entsprechend den Empfehlungen der Ständigen Impfkommission (STIKO) eingesetzt werden, da er auch bei Säuglingen und Kleinkindern ausreichend immunogen ist.

**Ind.:** Aktive Immunisierung gegen Neisseria meningitidis Serogruppe C.

**Kontraind.:** Akute fieberhafte Krankheiten. Kein ausreichender Impfschutz bei Immundefizienz, Komplementdefekten oder Asplenie. Keine Daten zu Schwangerschaft, Stillzeit, Personen über 65 Jahre.

**UW:** Häufig Myalgien, Schläfrigkeit, Kopfschmerzen, Reizbarkeit, Lokalreaktionen an der Einstichstelle, Fieber. Sehr selten Krämpfe, Hautrektionen, anaphylaktische Reaktionen, Überempfindlichkeitsreaktionen.

**Dosis:** Sgl. 2–12 Monate 3-mal 0,5 ml im Abstand von mindestens 1 Monat. Erw. und Kdr. über 1 Jahr Einzeldosis von 0,5 ml.

**Menigitec**® (Wyeth)

**Best.:** 1 Dosis (0,5 ml) enth.: 10 µg Neisseria meningitidis (Stamm C11) Gruppe C Oligosaccharid konjugiert an 15 µg Corynebacterium diphtheriae-Protein, adsorbiert an 0,125 mg Aluminiumphosphat.

1 Durchstechfl. 0,5 ml ........................................ 48,26
10 Durchstechfl. 0,5 ml ....................................... 397,96

## Menotropin *Rp* [US]

Humanes Menopausengonadotropin (hMG, Urogonadotropin), das in hochgereinigter Form aus dem Harn postmenopausaler Frauen gewonnen wird und zu gleichen Teilen Follitropin (s. dort) und Lutropin (s. dort) enthält. Menotropin wird zur Stimulation des Follikelwachstums eingesetzt, wenn eine hypo- oder normogonadotrope Ovarialinsuffizienz vorliegt. Es erreicht Erfolgsquoten von 84–100%.

**Ind.:** Stimulation des Follikelwachstums bei Sterilität mit hypo- oder normogonadotroper Ovarialinsuffizienz, kontrollierte ovarielle Hyperstimulation im Rahmen der assistierten Reproduktionsmedizin.

**Kontraind., UW:** s. Follitropin, Lutropin.

**Dosis:** 1–2 Amp. i.m. oder s.c. 1-mal/d bis zum Erreichen des präovulatorischen Estradiolserumspiegels, bei zu raschem Anstieg ggf. Dosisreduktion. Zur Ovulationsauslösung werden 1–2 Tage nach der letzten Injektion einmalig 5000–10.000 I.E. humanes Choriongonadotropin (s. dort) i.m. injiziert.

**Menogon**® (Ferring Arzneimittel)

**Best.:** 1 Durchstechfl. enth.: Menotropin human (hMG) hochgereinigt entspr. 75 I.E. FSH und 75 I.E. LH.

5 Durchstechfl. + 5 Amp. Lsgm. (N1) ........................ 183,12
10 Durchstechfl. + 10 Amp. Lsgm. (N2) ...................... 307,79

## Mephenesin *Rp* [US]

Zentral wirkendes Myotonolytikum für die symptomatische Behandlung schmerzhafter Muskelspasmen. Mephenesin hemmt spinale und supraspinale polysynaptische Reflexe mit relativ wenig Sedation. Der klinische Nutzen ist wegen der kurzen Wirkungsdauer nur begrenzt. Halbwertszeit ca. 1 h.
**Ind.:** Muskelverspannungen, Zervikalsyndrom.
**Kontraind.:** Myasthenia gravis, Leberfunktionsstörungen, Schwangerschaft.
**UW:** Müdigkeit, Schwächegefühl, Appetitlosigkeit, vereinzelt Erbrechen und Übelkeit, Schwindel, Sehstörungen, Kopfschmerzen, Blutdruckabfall.
**WW:** Wirkungsverstärkung von zentraldämpfenden Pharmaka oder Alkohol.
**Dosis:** 500 mg 3- bis 4-mal/d oral.

**DoloVisano® M** (Kade)
20 Drg. 250 mg (N1) ........................................ 17,45
50 Drg. 250 mg (N2) ........................................ 28,64
100 Drg. 250 mg (N3) ....................................... 42,85

## Mepindolol *Rp* [US] 1983 **C**

Nichtselektiver Betarezeptorenblocker mit intrinsischer sympathomimetischer Aktivität. Bioverfügbarkeit ca. 90%. Mepindolol wird fast vollständig metabolisiert und die Metaboliten renal ausgeschieden. Halbwertszeit 4 h.
**Ind.:** Hypertonie, Angina pectoris, hyperkinetisches Herzsyndrom.
**Kontraind., UW, WW:** s. Betarezeptorenblocker.
**Dosis:** *Hypertonie, Angina pectoris*: 1-mal 5 mg/d oral, ggf. nach 2 Wochen 10 mg. *Hyperkinetisches Herzsyndrom*: 1-mal 2,5–5 mg/d.

**Corindolan®** (Schering)
20 Filmtbl. mite 2,5 mg (N1) ........................ (FB 16,31) 16,31
100 Filmtbl. mite 2,5 mg (N3) ....................... (FB 40,74) 40,74
20 Filmtbl. 5 mg (N1) ............................... (FB 20,24) 20,24
50 Filmtbl. 5 mg (N2) ............................... (FB 35,44) 35,44
100 Filmtbl. 5 mg (N3) .............................. (FB 58,88) 58,88

## Mepivacain [ES]

Lokalanästhetikum vom Säureamidtyp mit etwa der gleichen anästhetischen Wirksamkeit und Toxizität wie Lidocain (s. dort). Die wirksamen Konzentrationen für Infiltrationsanästhesie, Leitungsanästhesie sowie Peridural- und Spinalanästhesie entsprechen im Wesentlichen denen von Lidocain. Mepivacain ist jedoch nicht für die Oberflächenanästhesie geeignet. Die Wirkung tritt relativ rasch ein und hält 90–180 min an. Überwiegend Abbau in der Leber, nur 1% wird unverändert renal eliminiert.
**Ind.:** Infiltrationsanästhesie, Leitungsanästhesie, Periduralanästhesie, Spinalanästhesie.
**Kontraind., UW:** s. Lidocain.
**Dosis:** Maximale Einzeldosis für Erw. (70 kg) 300 mg, entsprechend 60 ml 0,5%, 30 ml 1% und 15 ml 2% Lsg. Für die Infiltrationsanästhesie werden 0,5–1%, für die Leitungsanästhesie 1–1,5%, für die Periduralanästhesie 1,5–2% und die Spinalanästhesie 4% hyperbar verwendet. Weitere Dosierungsempfehlungen s. Lidocain.

**Scandicain®** (AstraZeneca)
5 Amp. 5 ml 0,5% (N1) ...................................... 5,85
5 Amp. 5 ml 1% (N1) ........................................ 6,28
5 Amp. 5 ml 2% (N1) ........................................ 6,95
10 Amp. 2 ml 4% hyperbar (N2) .............................. 19,09
1 Fl. 50 ml 0,5% (N1) ...................................... 7,54
1 Fl. 50 ml 1% (N1) ........................................ 7,80
5 Fl. 50 ml 1% (N1) ........................................ 33,00
1 Fl. 50 ml 2% (N1) ........................................ 8,87
10 Luerfit-Amp. 5 ml 0,5% (N2) ............................. 9,84
10 Luerfit-Amp. 5 ml 1% (N2) ............................... 10,60
10 Luerfit-Amp. 5 ml 2% (N2) ............................... 11,75

## Mercaptamin *Rp* [HO] 1998 **A**

Mittel zur Behandlung der nephropathischen Zystinose, die auf einer intrazellulären Cystinakkumulation beruht und mit Cystinurie und der Bildung von Cystinsteinen einhergeht. Therapeutisches Ziel ist die Senkung des Cystingehalts der Leukozyten unter 1 mmol Hemicystin/mg Protein. Mit Mercaptaminbitartrat (Cysteaminbitartrat) wird ein Mischdisulfid aus Cystin und Cysteamin gebildet, das über den intakten Lysintransporter aus den Lysosomen ausgeschleust wird. Bei frühzeitiger Therapie werden viele Symptome gebessert, die tubuläre Nierenfunktion blieb allerdings unverändert. Plasmaspiegel nach oraler Gabe 4 µg/ml, Halbwertszeit 5 h.
**Ind.:** Nephropathische Cystinose.
**Kontraind.:** Stillzeit, Schwangerschaft.
**UW:** Übelkeit, Erbrechen, Appetitlosigkeit, Fieber, Durchfall, Lethargie, Hautausschlag. Selten: Depression, Somnolenz, Halluzinationen, Anämie, Leukopenie, Anstieg der Leberenzyme.
**Dosis:** Bei Kdr. unter 12 J. tgl. 1,3 g Cysteaminbase/$m^2$ verteilt auf 4 Einzeldosen, bei Patienten über 12 J. und einem Körpergewicht über 50 kg 2 g/d in 4 Einzeldosen.

**Cystagon®** (Orphan)
**Best.:** 1 Kps. 50 mg/150 mg enth.: Mercaptaminbitartrat 147,24 mg/441,72 mg entspr. 50 mg/150 mg Cysteaminbase.
100 Kps. 50 mg ............................................. 100,20
100 Kps. 150 mg ............................................ 242,38

## Mercaptopurin *Rp* [US]

Zytostatikum aus der Gruppe der Purinanaloga. Mercaptopurin wird im Körper zu Thioinosinmonophosphat phosphoryliert wird und hemmt in dieser Form zahlreiche Syntheseschritte für Purinnukleotide, DNA und RNA. Orale Bioverfügbarkeit 16%, die oral verabreichte Dosis wird zu 50% als Metaboliten renal ausgeschieden, Halbwertszeit 90 min.

**Ind.:** Akute lymphatische Leukämie.

**Kontraind.:** Schwangerschaft, Stillzeit.

**UW, WW:** s. Azathioprin.

**Dosis:** Standarddosis 2,5 mg/kg oral/d.

**Puri-Nethol**® (GlaxoSmithKline)

25 Tbl. 50 mg (N1) .......................................... 84,03

## Meropenem *Rp* [WS] 1995 **B**

Bakterizid wirkendes β-Lactamantibiotikum aus der Gruppe der Carbapeneme mit breiter Wirkung auf gramnegative Keime und Anaerobier. Meropenem wirkt stärker als Imipenem gegen Pseudomonas aeruginosa. Die Resistenz gegen die renale Dipeptidase I ist infolge $C_1$-Methylierung verbessert, sodass die Kombination mit dem Dipeptidasehemmer Cilastatin nicht erforderlich ist.

**Ind.:** Lebensbedrohliche Infektionen durch unbekannte Erreger bei Sepsis, Peritonitis, Pneumonie. Schwere Mischinfektionen bei Versagen anderer Breitspektrumantibiotika.

**Kontraind.:** Überempfindlichkeit gegenüber Carbapenemen und β-Lactamantibiotika. Infektionen durch methicillinresistente Staphylokokken. Kdr. unter 3 Monate. Vorsicht bei erhöhtem Blutungsrisiko, Immunschwäche, eingeschränkter Leber- oder Nierenfunktion, Arzneimitteln mit nephrotoxischem Potential sowie Schwangerschaft und Stillzeit.

**UW:** Entzündungen, Thrombophlebitis und Schmerzen am Injektionsort. Ausschlag, Juckreiz, Urtikaria und Hautrötungen. Abdomineller Schmerz, Übelkeit, Erbrechen, Diarrhö. Eosinophilie, Neutropenie, Leukopenie, erniedrigte Hämoglobinwerte, positiver direkter oder indirekter Coombs-Test, reversible Thrombozythämie, Thrombozytopenie, Verlängerung der partiellen Thromboplastinzeit und der Prothrombinzeit, Blutungen unterschiedlicher Schweregrade. Leberfunktion: reversibler Anstieg von Bilirubin, Transaminasen, alkalischer Phosphatase und Laktatdehydrogenase. Erhöhung von Serumkreatinin. Kopfschmerzen, Schläfrigkeit, Parästhesien, Verwirrtheitszustände, psychische Veränderungen, Krampfanfälle. Orale und vaginale Candidiasis. Bei schweren, anhaltenden Durchfällen mit Verdacht auf pseudomembranöse Colitis ist Meronem abzusetzen.

**WW:** Durch Probenecid können Meronemspiegel erhöht werden.

**Dosis:** 500–1000 mg i.v. alle 8 h, bei Meningitis 2000 mg i.v. alle 8 h. Kdr. 10–20 mg/kg i.v. alle 8 h.

**Meronem**® (AstraZeneca)

10 Durchstechfl. 500 mg (N3) .................................. 255,71

10 Durchstechfl. 1000 mg (N3) ................................ 454,13

## Mesalazin *Rp* [HK]

Mittel zur Behandlung chronisch-entzündlicher Darmkrankheiten. Enthält 5-Aminosalicylsäure, den wirksamen Metaboliten von Sulfasalazin. Mesalazin hemmt die Synthese von Prostaglandinen und von Leukotrienen. Außerdem fungiert es als Radikalfänger. Mesalazin ist zur Therapie des akuten Schubes der Colitis ulcerosa und zur Rezidivprophylaxe geeignet. Die Wirksamkeit bei akutem Morbus Crohn ist nicht gesichert, die Rezidivprophylaxe ist fraglich möglich. Hauptwirkort von Mesalazin ist die entzündete Mukosa im terminalen Ileum und im Kolon. Da Mesalazin ohne besondere galenische Zubereitung nach oraler Gabe bereits im oberen Gastrointestinaltrakt resorbiert wird, sind Mesalazin-haltige Tabletten mit einem magensaftresistenten Überzug versehen, der sich bei pH 6 (Claversal®, Salofalk®, Beginn der Freisetzung der 5-Aminosalicylsäure im proximalen Ileum) oder bei pH 7 (Asacolitin®, Freisetzung im distalen Ileum und Kolon) auflöst. Etwa 50% der verabreichten Dosis an Mesalazin wird aus den im Handel befindlichen Präparaten noch resorbiert und über die Nieren als acetyliertes Mesalazin ausgeschieden. Es kann nicht ausgeschlossen werden, dass es hierdurch zu einer Nierenschädigung bei Langzeittherapie kommen kann, worauf einige kasuistische Mitteilungen hinweisen.

**Ind.:** Colitis ulcerosa, akuter Schub und Dauertherapie. Morbus Crohn fraglich.

**Kontraind.:** Nieren- und Leberfunktionsstörungen, Ulcus ventriculi et duodeni, hämorrhagische Diathese, Anwendung bei Klein- und Kleinstkindern, Überempfindlichkeit gegen Salicylate. Schwangerschaft (1. Trimenon und letzte 4 Wochen vor der Geburt), Stillzeit.

**UW:** Selten Kopfschmerzen, Übelkeit, allergische Exantheme, Arzneimittelfieber, Bronchospasmus, Pankreatitis, interstitielle Nephritis.

**WW:** Mögliche Verstärkung der blutzuckersenkenden Wirkung von Sulfonylharnstoffen, der gerinnungshemmenden Wirkung von Cumarinderivaten sowie der Toxizität von Methotrexat.

**Dosis:** *Akutbehandlung*: 3-mal 500–1500 mg/d oral vor den Mahlzeiten mit reichlich Flüssigkeit einnehmen (entspr. 1,5–4,5 g Mesalazin pro Tag). Rektal 3-mal 250–500 mg/d als Supp. sowie 1-mal/d abends 4 g als Klysma oder 2 g als Rektalschaum.

*Dauertherapie*: 3-mal 500 mg/d oral oder 3-mal 250–500 mg/d rektal.

**Claversal**® (Merckle)
120 Tbl. 250 mg (N2) ........ (FB 50,97) 50,97
400 Tbl. 250 mg (N3) ........ (FB 132,50) 132,50
50 Tbl. 500 mg (N1) ........ (FB 39,47) 39,47
100 Tbl. 500 mg (N2) ........ (FB 67,50) 67,50
300 Tbl. 500 mg (N3) ........ (FB 165,58) 165,58
10 Supp. 250 mg (N1) ........ (FB 19,52) 19,52
30 Supp. 250 mg (N2) ........ (FB 37,65) 37,65
120 Supp. 250 mg (N3) ........ (FB 108,80) 108,80
10 Supp. 500 mg (N1) ........ (FB 29,86) 29,86
30 Supp. 500 mg (N2) ........ (FB 66,72) 66,72
120 Supp. 500 mg (N3) ........ (FB 202,11) 202,11
7 Klysmen (4 g/60 g) (N1) ........ (FB 70,50) 70,50
21 Klysmen (4 g/60 g) (N2) ........ (FB 175,51) 175,51
1 Sprühfl. Rektalschaum (14 g/840 ml) (N1) ........ 75,86
4 Sprühfl. Rektalschaum (14 g/840 ml) (N1) ........ 252,31

**Salofalk**® (Falk)
7 Klysmen (2 g/30 ml) (N1) ........ (FB 53,13) 53,13
21 Klysmen (2 g/30 ml) (N2) ........ (FB 129,51) 129,51
7 Klysmen (4 g/60 ml) (N1) ........ (FB 70,50) 70,50
21 Klysmen (4 g/60 ml) (N2) ........ (FB 175,51) 175,51
10 Supp. 250 mg (N1) ........ (FB 19,52) 19,52
30 Supp. 250 mg (N2) ........ (FB 37,65) 37,65
120 Supp. 250 mg (N3) ........ (FB 108,80) 108,80
10 Supp. 500 mg (N1) ........ (FB 29,86) 29,86
30 Supp. 500 mg (N2) ........ (FB 66,72) 66,72
120 Supp. 500 mg (N3) ........ (FB 202,11) 202,11
120 Tbl. 250 mg (N2) ........ (FB 50,97) 50,97
400 Tbl. 250 mg (N3) ........ (FB 132,50) 132,50
50 Tbl. 500 mg (N1) ........ (FB 39,47) 39,47
100 Tbl. 500 mg (N2) ........ (FB 67,50) 67,50
300 Tbl. 500 mg (N3) ........ (FB 165,58) 165,58
50 Btl. Granustix 500 mg (N1) ........ (FB 39,47) 39,47
100 Btl. Granustix 500 mg (N2) ........ (FB 67,50) 67,50
300 Btl. Granustix 500 mg (N3) ........ (FB 165,58) 165,58
50 Btl. Granustix 1000 mg (N1) ........ (FB 60,77) 60,77
100 Btl. Granustix 1000 mg (N2) ........ (FB 106,50) 106,50
300 Btl. Granustix 1000 mg (N3) ........ (FB 148,11) 148,11

## Mesna *Rp* [BL] 1980 **B**

Mesna (Mercaptoethanolsulfonsäure-Natrium) ist eine Thiolverbindung zur Prophylaxe der Urotoxizität von Zytostatika aus der Gruppe der Oxazaphosphorine (Cyclophosphamid, Iphosphamid, Trophosphamid). Freies Mesna wird im Urin ausgeschieden und reagiert über seine Thiolgruppe mit toxischen Metaboliten der Zytostatika wie 4-Hydroxycyclophosphamid und Acrolein, die eine hämorrhagische Zystitis auslösen.
Außerdem wird Mesna inhalativ als Mukolytikum eingesetzt. Es erniedrigt die Viskosität des Bronchialschleims durch Spaltung von Disulfidbrücken und erhöht die Wasserlöslichkeit der Mukoproteine. Mesna wird nach oraler Gabe schnell resorbiert, Halbwertszeit nach i.v.-Gabe etwa 15–30 min, Metabolit Mesnadisulfid 70 min. Mesna soll nach lokaler Anwendung nur vernachlässigbar resorbiert werden.
**Ind.:** Prophylaxe der Urotoxizität von Oxazaphosphorinen. Mukolytikum bei Erkrankungen der Atemwege, Intensivpflege bei Reanimation und Anästhesie.
**Kontraind.:** Überempfindlichkeit gegen Thiole. Status asthmaticus, Asthma ohne Schleimansammlung, Abhustschwäche.
**UW:** Allergische Haut- und Schleimhautreaktionen, urtikarielle Ödeme, selten Blutdruckabfall, Tachykardie aufgrund anaphylaktischer Reaktionen, Transaminaseanstieg. Reizhusten, bei Asthmatikern können nach Inhalation Bronchospasmen auftreten. Selten Übelkeit, Gelbfärbung der Zähne.
**WW:** Mesna ist in vitro inkompatibel mit Cisplatin und Stickstofflost. Es hemmt die antibakterielle Wirkung von Aminoglykosidantibiotika. Unter der Therapie kann ein falsch positiver Nachweis von Ketonkörpern eintreten.
**Dosis:** *Prophylaxe der Urotoxizität*: 20% der Oxazaphosphorindosis i.v. jeweils sofort sowie 4 h und 8 h nach Gabe des Zytostatikums. *Mukolytikum*: 600–1200 mg inhalativ 1- bis 4-mal/d oder zur Instillation 200–400 mg in 2–4 ml im Abstand von 1 h mit endotrachealer Sonde.

**Mistabronco**® (UCB)
30 Amp. (600 mg/3 ml) (N2) ........ 62,32

**Uromitexan**® (Baxter Oncology)
5 Inj.Fl. (1 g/10 ml) (N1) ........ 54,96
1 Inj.Fl. (5 g/50 ml) (N1) ........ 53,30
10 Tbl. 400 mg (N1) ........ 40,17
20 Tbl. 400 mg (N2) ........ 69,07
10 Tbl. 600 mg (N1) ........ 52,87
20 Tbl. 600 mg (N2) ........ 93,64

## Metamizol *Rp* [US]

Pyrazolderivat mit antipyretischen, analgetischen und spasmolytischen Eigenschaften. Metamizol hemmt die Prostaglandinsynthese nur sehr schwach. Es ist gut wasserlöslich und kann bei starken Schmerzen und Koliken i.v. injiziert (langsam!) werden. Es soll nur eingesetzt werden, wenn andere nichtopioide Analgetika nicht ausreichend wirksam oder kontraindiziert sind, weil es allergisch bedingte Schockreaktionen und selten Agranulozytosen auslösen kann (s. UW). Häufige Anwendung steigert offenbar die Sensibilisierungsrate gegenüber Pyrazolderivaten, deshalb immer strenge Indikationsstellung erforderlich. Metamizolkombinationen sind aus diesem Grunde verboten worden. In Ländern wie Großbritannien, USA, Kanada und Australien ist Metamizol auch als Monosubstanz nicht zugelassen. In Schweden ist Metamizol erneut vom Markt genommen worden, weil dort trotz geringer

Anwendung mehrere Agranulozytosen unter Metamizol auftraten und eine höhere Inzidenz (1:1700) angenommen wird (s. UW).
Metamizol wird nach oraler Gabe im Gastrointestinaltrakt zunächst in 4-Methylaminophenazon gespalten, in dieser Form vollständig resorbiert und in der Leber zu dem ebenfalls wirksamen Metaboliten 4-Aminophenazon desalkyliert. Elimination vorwiegend renal, teilweise in acetylierter Form. Gelegentlich entsteht auch Rubazonsäure, die den Urin rot färbt. Halbwertszeit 4–7 h.

**Ind.:** Akute starke Schmerzen, wenn andere therapeutische Maßnahmen kontraindiziert oder nicht ausreichend wirksam sind. Hohes Fieber, das auf andere Maßnahmen nicht anspricht.

**Kontraind.:** Akute hepatische Porphyrie, Glucose-6-phosphatdehydrogenasemangel, Pyrazolallergie. Vorsicht bei Analgetikaintoleranz (z. B. Asthma, Urtikaria). Strenge Indikationsstellung bei Hypotonie (Blutdruck unter 100 mm Hg) oder instabilem Kreislauf, Granulozytopenie, Sgl. und Schwangeren.

**UW:** Blutdruckabfall insbesondere nach i.v.-Injektion und bei älteren Patienten, daher langsam injizieren (1 ml/min). Hauptrisiko sind seltene aber lebensbedrohliche allergische Reaktionen. Dazu gehört der anaphylaktische Schock mit einer Häufigkeit von 1:50.000 nach oraler und 1:5000 nach parenteraler Gabe, Todesfälle sind vorgekommen. Die Agranulozytose tritt unabhängig von der Dosis meist nach 1- bis 2-wöchiger Behandlungsdauer mit Fieber und Ulzerationen im Mund- und Rachenbereich auf, Häufigkeit 1:500.000, Letalität 5–25% infolge therapieresistenter Sepsis. Hautveränderungen mit Erythemen bis zur Dermatitis exfoliativa und Stevens-Johnson-Syndrom. Außerdem Analgetikaintoleranz (Asthma, Urtikaria), Magenulkus, Nierenschädigung. Nach toxischen Überdosierungen generalisierte Krämpfe.

**Dosis:** Oral 1- bis 4-mal tgl. 500–1000 mg, rektal 1- bis 4-mal 1000 mg/d, parenteral (i.m., langsam i.v.) 1- bis 4-mal 1000 mg (2 ml) oder bei schweren Kolikschmerzen 1- bis 2-mal 2500 mg (5 ml). DDD 3 g. Bei parenteraler Gabe müssen die Voraussetzungen für eine Schockbehandlung gegeben sein.

**Berlosin®** (Berlin-Chemie)
5 Amp. (1000 mg/2 ml) (N1) ........................(FB 11,67) 11,52
10 Amp. (1000 mg/2 ml) (N2) ........................(FB 13,28) 12,57
20 Amp. (1000 mg/2 ml) (N3) ........................(FB 16,08) 16,08
10 Tbl. 500 mg (N1) ........................(FB 10,44) 10,44
20 Tbl. 500 mg (N2) ........................(FB 11,34) 11,34
30 Tbl. 500 mg (N2) ........................(FB 12,16) 11,99
50 Tbl. 500 mg (N3) ........................(FB 13,63) 13,63
10 Supp. 300 mg (N1) ........................(FB 12,35) 12,35
30 Supp. 300 mg (N2) ........................(FB 17,12) 17,12
10 Supp. 1000 mg (N1) ........................(FB 13,35) 13,35
30 Supp. 1000 mg (N2) ........................(FB 20,23) 20,23

**Novalgin®** (Aventis)
5 Amp. (1000 mg/2 ml) (N1) ........................(FB 11,67) 11,67
10 Amp. (1000 mg/2 ml) (N2) ........................(FB 13,28) 13,28
4 Amp. (2500 mg/5 ml) (N1) ........................(FB 12,54) 12,54
10 Filmtbl. 500 mg (N1) ........................(FB 10,44) 10,44
20 Filmtbl. 500 mg (N2) ........................(FB 11,34) 11,34
50 Filmtbl. 500 mg (N3) ........................(FB 13,63) 13,63
10 Brausetbl. akut 500 mg (N1) ........................(FB 10,44) *11,83*
20 ml Tr. (500 mg/ml) (N1) ........................(FB 11,34) 11,34
50 ml Tr. (500 mg/ml) (N2) ........................(FB 13,63) 13,63
100 ml Tr. (500 mg/ml) (N3) ........................(FB 16,96) 16,96
5 Supp. 0,3 g f. Kdr. (N1) ........................(FB 11,01) 11,01
10 Supp. 1 g f. Erw. (N1) ........................(FB 13,35) 13,35

**Novaminsulfon-ratiopharm®** (ratiopharm)
5 Amp. (1 g/2 ml) (N1) ........................(FB 11,67) 11,47
5 Amp. (2,5 g/5 ml) (N1) ........................(FB 13,13) 12,73
10 Tbl. 500 mg (N1) ........................(FB 10,44) 10,41
30 Tbl. 500 mg (N2) ........................(FB 12,16) 12,06
50 Tbl. 500 mg (N3) ........................(FB 13,63) 13,43
20 ml Tr. 500 mg/ml (30 Tr.) (N1) ........................(FB 11,34) 11,29
50 ml Tr. 500 mg/ml (30 Tr.) (N2) ........................(FB 13,63) 13,53
100 ml Tr. 500 mg/ml (30 Tr.) (N3) ........................(FB 16,96) 16,85

## Metergolin *Rp* [ES] 1992 C

Dopaminrezeptoragonist aus der Gruppe der Sekalealkaloide mit ähnlichen Wirkungen wie Bromocriptin (s. dort). Therapeutisch sind 12 mg/d Metergolin und 5 mg/d Bromocriptin äquieffektiv. Metergolin wird nach oraler Gabe vollständig resorbiert, Bioverfügbarkeit 25% wegen eines ausgeprägten First-Pass-Effektes. Der Metabolit 1-Demethylmetergolin ist wirksamer als die Muttersubstanz. Halbwertszeit von Metergolin 1 h, 1-Demethylmetergolin ca. 2 h.

**Ind.:** Abstillen, Galaktorrhö, prolaktinbedingte Amenorrhö und Infertilität der Frau.

**Kontraind.:** Eingeschränkte Nieren- und Leberfunktion, Schwangerschaft, Stillzeit.

**UW:** Gelegentlich Übelkeit, Erbrechen, Kopfschmerzen, Schwindelgefühl. Sehr selten Blutdruckabfall.

**Dosis:** Initial 1-mal 4 mg/d abends, nach 2 Tagen 2-mal 4 mg/d, nach 5 Tagen 3-mal 4 mg/d oral.

**Liserdol®** (Teofarma)
10 Filmtbl. 4 mg (N1) ........................ 16,96
30 Filmtbl. 4 mg (N2) ........................ 28,41
100 Filmtbl. 4 mg (N3) ........................ 65,92

## Metformin *Rp* [US]

Orales Antidiabetikum aus der Gruppe der Biguanide. Metformin wirkt nur in Gegenwart von körpereigenem Insulin blutzuckersenkend. Es hemmt die hepatische Glucoseabgabe und verzögert die enterale Glucoseresorption. Die Insulinsekretion wird nicht stimuliert. Bei Typ-2-Diabetikern mit ungenügender Diätkontrolle senkte Metformin Blutglucose und $HbA_{1C}$-Werte gegenüber Placebo.

Im Gegensatz zu Insulin und Glibenclamid bewirkt Metformin keine Gewichtszunahme. Nach der UKPD-Studie senkt Metformin das Ausmaß der diabetischen Sekundärkomplikationen etwas besser als Glibenclamid oder Insulin. In Kombination mit Glibenclamid kann Blutzuckernormalisierung auch bei Patienten erreicht werden, die mit der Monotherapie nicht einstellbar sind. Es ist aber nicht auszuschließen, dass die Kombination bei Patienten mit Sekundärkomplikationen (KHK) die Letalität erhöht (UKPD-Studie). Nur unter ständiger Kontrolle der Nierenfunktion verordnen!

**Ind.:** Typ-2-Diabetiker mit Übergewicht, wenn Diät allein nicht ausreicht.

**Kontraind.:** Niereninsuffizienz, Herzinfarkt, Herzinsuffizienz, respiratorische Insuffizienz, Leberfunktionsstörungen, Dehydratation, Schock, diabetisches Präkoma und Koma, schwere Infekte, Schwangerschaft, Operationen, i.v. Röntgenkontrastmittel, Alkoholabusus. Vorsicht bei älteren Patienten (Nierenfunktion kontrollieren).

**UW:** Häufig gastrointestinale Störungen mit Inappetenz, metallischem Geschmack, Übelkeit, Brechreiz, Völlegefühl, Blähungen und Diarrhöen. Selten Laktatazidose (Letalität ca. 50%), vor allem bei eingeschränkter Nierenfunktion oder gesteigerter Laktatbildung bei Gewebshypoxie infolge respiratorischer oder kardiovaskulärer Insuffizienz. Bei Beachtung der Kontraindikationen gilt Metformin jedoch als sicher. Bei Übelkeit, Erbrechen und Durchfällen sofort absetzen; bei Verdacht auf Laktatazidose ist Krankenhauseinweisung erforderlich.

**WW:** Verstärkung der blutzuckersenkenden Wirkung durch Insulin, Sulfonylharnstoffe, Acarbose, Salicylate, Fibrate und ACE-Hemmer. Alkohol erhöht das Lactazidoserisiko und verstärkt die blutzuckersenkende Wirkung. Cimetidin verzögert die Elimination von Metformin.

**Dosis:** Initial 1-mal 500 oder 850 mg nach dem Frühstück, ggf. nach jeweils 2 Wochen Steigerung auf 2-mal 850 mg (maximal 3-mal 1000 mg), die über den Tag verteilt nach den Mahlzeiten eingenommen werden. DDD 1700 mg.

**Glucophage**® (Merck)
30 Filmtbl. 500mg (N1)............................(FB 12,18) 12,18
120 Filmtbl. 500mg (N2)..........................(FB 19,52) 19,52
30 Filmtbl. 850mg (N1)............................(FB 12,60) 12,60
120 Filmtbl. 850mg (N2)..........................(FB 21,01) 21,01
30 Filmtbl. 1000mg (N1)..........................(FB 12,75) 12,75
120 Filmtbl. 1000mg (N2) ........................(FB 21,51) 21,51

**Metformin AL** (Aliud)
30 Filmtbl. 500mg (N1)............................(FB 12,18) 11,12
120 Filmtbl. 500mg (N2)..........................(FB 19,52) 17,34
30 Filmtbl. 850mg (N1)............................(FB 12,60) 11,50
120 Filmtbl. 850mg (N2)..........................(FB 21,01) 19,11
30 Filmtbl. 1000mg (N1)..........................(FB 12,75) 12,39
120 Filmtbl. 1000mg (N2) ........................(FB 21,51) 20,38

## Methacholinchlorid *Rp* [US] 2000 **A**

Inhalativer Bronchokonstriktor zur Diagnostik der bronchialen Hyperreaktivität. Methacholin, β-Methylderivat des körpereigenen Acetylcholin, wird es durch die Acetylcholinesterase langsamer abgebaut als Acetylcholin und wirkt daher länger. Es wird als Inhalationslösung mit Hilfe eines Verneblers in einem fünfstufigen Provokationstest mit anschließender Messung von Lungenfunktionswerten eingesetzt. Der Methacholintest hat eine hohe Sensitivität, aber nur einen mäßigen prädiktiven Wert für die Diagnose des Asthma, da eine bronchiale Hyperreaktivität bei vielen anderen Krankheiten (Raucherlunge, chronische Herzinsuffizienz, Mukoviszidose, Bronchitis, Heuschnupfen) beobachtet wird. Der routinemäßige Einsatz des Methacholintests wird daher bei Asthmapatienten nicht empfohlen.

**Ind.:** Diagnostik der bronchialen Hyperreaktivität.

**Kontraind.:** Exazerbation eines Asthma bronchiale, manifeste Bronchialobstruktion, Kdr. unter 5 Jahre.

**UW:** Kopfschmerzen, Irritation des Rachenraumes, Juckreiz, Dyspnoe, Husten, Schwindel, Nausea, Müdigkeit, Flushing, Brustenge, Hypersalivation, Blutdruckabfall, Tachykardie.

**Dosis:** 5-Stufen-Provokationstest mit dem Testgerät Pari Provocation Test II nach der Reservoirmethode. Die Metacholinlösung (33 mg/10 ml) wird mit einem 10 Liter fassenden Reservoirbeutel mittels Vernebler in ein Aerosol überführt. Stufenweise Inhalation von 0,5 Liter (15,2 µg), 1 Liter (30,4 µg) bis 8 Liter (242,9 µg).

**Provokit**® (Lindopharm)
10 Pulver 33 mg (N2) + 10 Fl. Lsg.-mittel ....................162,76
50 Pulver 33 mg (N3) + 10 Fl. Lsg.-mittel ....................741,12

## Methadon *Btm* [US]

Synthetisches Opioidanalgetikum aus der Gruppe der vollen µ-Rezeptoragonisten mit ähnlichen Wirkungen wie Morphin und Levomethadon (s. dort). Methadon ist ein racemisches Gemisch aus gleichen Teilen des wirksamen linksdrehenden Levomethadon und des pharmakologisch nahezu unwirksamen rechtsdrehenden Dextromethadon, das nur 0,1% der analgetischen Wirkung des Racemats aufweist. Das racemische Methadon muss daher doppelt so hoch dosiert werden, hat im übrigen aber die gleichen Wirkungen wie Levomethadon (s. dort). Methadon ist zur Substitution von Opioidabhängigen als Betäubungsmittel verschreibungsfähig.

Methadon wird wegen der langen Wirkungsdauer bei **Opioidentzug** eingesetzt. Nach einer initialen Stabilisierungsdosis wird die Methadondosis tgl. um

10–20% reduziert (s. Dosis). Dabei treten nur leichte grippeähnliche Entzugssymptome auf. In 10 Tagen ist die Mehrzahl der Patienten entzogen. Nach einer mehrmonatigen Gabe von Methadon muss der Entzug langsamer durchgeführt werden.
Methadon wird weiterhin seit vielen Jahren zur **Substitutionsbehandlung** von Opioidabhängigen eingesetzt (s. Kap. 21). Unter streng kontrollierten Bedingungen wurde die Letalität gesenkt und die Resozialisierung verbessert. Dies betrifft insbesondere HIV-infizierte Drogenabhängige. Daher kann die Methadonsubstitution als notwendiger Teil der Behandlung angesehen werden, wenn behandlungsbedürftige Indikationen vorliegen, insbesondere AIDS oder andere schwere konsumierende Krankheiten. Während der Substitutionsbehandlung ist durch tägliche Untersuchung auf klinische Intoxikationszeichen und unangekündigte Urinkontrollen sicherzustellen, dass bei den Patienten kein Beikonsum anderer Opioide vorliegt. Bei Methadonsubstitution sind Todesfälle aufgrund ungenügender Kontrollen vorgekommen.
**Ind.:** Temporäre Substitution bei Opioidabhängigen. Lebensbedrohliches Opioidentzugssyndrom.
**Kontraind., UW:** s. Morphin.
**WW:** s. Morphin. Rifampicin kann den Stoffwechsel von Methadon beschleunigen, manchmal mit Entzugserscheinungen.
**Dosis:** *Substitution*: Inital 1-mal 20 mg/d oral, bei toleranten Patienten 1-mal 40 mg/d oral, danach ggf. bis zu 100 mg/d unter regelmäßiger Urinkontrolle auf andere Suchtstoffe. Nach 6 Monaten Indikation überprüfen.
*Entzugsbehandlung*: Initial 15–20 mg oral als Stabilisierungsdosis, bei ungenügender Suppression der Entzugssymptome bis zu 40 mg/d als Einzeldosis oder in 2–3 Einzeldosen. Die Stabilisierung kann über 2–3 Tage fortgesetzt werden. Danach Dosisreduktion tgl. oder alle 2 Tage um 20% bei stationären Patienten. Bei ambulanten Patienten geringere tgl. Dosisreduktion, aber nicht länger als 21 Tage.

**Methaddict®** (addiCare)
20 Tbl. 5 mg (N1) .......... 12,28
50 Tbl. 5 mg (N2) .......... 16,62
100 Tbl. 5 mg (N3) .......... 24,01
20 Tbl. 10 mg (N1) .......... 15,20
50 Tbl. 10 mg (N2) .......... 24,01
100 Tbl. 10 mg (N3) .......... 39,90
20 Tbl. 40 mg (N1) .......... 33,62
50 Tbl. 40 mg (N2) .......... 75,24
75 Tbl. 40 mg (N3) .......... 108,16

**Methadonhydrochlorid-Lösung 1%**
Nach Neuem Rezeptformularium (NRF 29.1): 1 ml Lsg. enth. Methadonhydrochlorid (Racemat) 10 mg entspr. 9 mg Methadon (Base). Hilfsst.: Hydroxyethylcellulose 400, Citronensäure, Glycerol, Saccharose sowie Methyl- und Propyl-4-Hydroxybenzoat-Natrium (Konservierungsmittel).
*Initiale Substitution* über 28 Tage z. H. des Arztes:
**Rp.** Methadonhydrochlorid-Lösung 1% (NRF 29.1) mit 2,8 g Methadonhydrochlorid; 28 Fl. zu 10 ml mit je 100 mg.
Take-home-Bedarf für 3 Tage:
**Rp.** Methadonhydrochlorid-Lösung 1% (NRF 29.1) mit 150 mg Methadonhydrochlorid; 3 Fl. zu 5 ml mit je 50 mg.
S. Anwendungstage: Am 2., 3. und 4. Januar 2005 täglich 1 Einzeldosis einnehmen. Mit Zustimmung der Landesbehörde.

## Methionin [HO]

Essentielle Aminosäure, die zur Ansäuerung des Urins oral gegeben wird, um Struvitsteine aufzulösen oder ihre Bildung zu verhindern. Methionin steigert außerdem die hepatische Glutathionsynthese und kann daher als zweite Wahl nach Acetylcystein bei der Paracetamolvergiftung eingesetzt werden, um toxische Lebernekrosen zu verhindern.
**Ind.:** Verbesserung der Steinlöslichkeit und Vermeidung von Neubildungen bei Phosphatsteinen.
**Kontraind.:** Metabolische Azidose, renale tubuläre Azidose, Leberinsuffizienz, Harnsäuresteine, Oxalose.
**UW:** Metabolische Azidose.
**WW:** Wirkungsverlängerung von Arzneimitteln, die bei saurem pH verstärkt in der Niere rückresorbiert werden, wie z. B. Aminopenicilline, Sulfonamide, Nitrofurantoin, Nalidixinsäure. Wirkungsverminderung von Levodopa.
**Dosis:** *Harnansäuerung:* 3-mal 500–1000 g/d.

**Acimethin®** (GRY-Pharma)
25 Filmtbl. 500 mg (N1) .......... 8,49
50 Filmtbl. 500 mg (N2) .......... 14,98
100 Filmtbl. 500 mg (N3) .......... 24,95

**Methionin AL** (Aliud)
50 Filmtbl. 500 mg (N2) .......... 10,14
100 Filmtbl. 500 mg (N3) .......... 17,48

## Methocarbamol *Rp* [US]

Zentral wirkendes Muskelrelaxans mit ähnlichen Wirkungen wie Mephenesin (s. dort). Methocarbamol wurde bei Patienten mit Nackenschmerzen, Rückenschmerzen und traumatisch bedingten Schmerzen auf der Basis subjektiver Symptome geprüft und war nach 2–7 Tagen etwas besser wirksam als Placebo. Nach oraler Gabe schnelle und vollständige Resorption. Metabolisierung durch Desalkylierung und Hydroxylierung, überwiegend renale Elimination der glukuronidierten und sulfatierten Metaboliten. Halbwertszeit 1–2 h.
**Ind.:** Schmerzhafte Skelettmuskelverspannungen.
**Kontraind.:** Kdr. unter 12 Jahre, Schwangerschaft.

Wegen des Gehalts an Macrogol 300 in Amp. keine Anwendung bei Nierenkrankheiten. Vorsicht bei Epilepsie.

**UW:** Gelegentlich Benommenheit, Schwindelgefühl, Mattigkeit, leichte Übelkeit. Selten allergische Symptome, z. B. Urtikaria, Pruritus, Hautausschlag, Konjunktivitis oder Nasenschleimhautschwellung.

**WW:** Alkohol und zentralwirksame Arzneimittel können zentrale UW verstärken.

**Dosis:** 3-mal/d 1500 mg oral, initial 4-mal/d 1500 mg bis zu maximal 7500 mg/d. Inj.-Lsg. s. Fachinformation.

**Ortoton**® (Bastian)

20 Tbl. 750 mg (N1) ........ 17,21
50 Tbl. 750 mg (N2) ........ 27,32
100 Tbl. 750 mg (N3) ........ 43,12
200 Tbl. 750 mg ........ 74,16
3 Amp. (1000 mg/10 ml) + 3 Inf.-Fl. 100 ml isot. NaCl-Lsg. (N1) ... 23,56
9 Amp. (1000 mg/10 ml) + 9 Inf.-Fl. 100 ml isot. NaCl-Lsg. (N2) ... 49,90

## Methohexital *Rp* [ES]

Injektionsanästhetikum aus der Gruppe der Barbiturate. Bewusstlosigkeit 10–20 sec nach i.v.-Gabe, Erwachen nach 5–7 min. Die Narkosedauer wird primär durch Umverteilung von Methohexital aus dem Gehirn in die Muskulatur bestimmt. Die Nachinjektion einer zweiten narkotischen Dosis wirkt daher mehrere Stunden. Methohexital wird weitgehend hepatisch zu inaktiven Metaboliten abgebaut, Halbwertszeit 70–120 min.

**Ind.:** Kurznarkose, Narkoseeinleitung.

**Kontraind.:** Hepatische Porphyrie, Status asthmaticus. Vorsicht bei geschwächten Patienten, obstruktiven Lungenerkrankungen oder anderen Atemstörungen, schwerer Hypotonie, Schock oder Hypertonie, Myokarderkrankungen, schwerer Anämie, Fettsucht, Nieren- oder Leberfunktionsstörungen sowie endokrinen Störungen.

**UW:** Atemdepression, negativ inotrope Wirkung, Blutdruckabfall, Erregungsphänomene (z. B. anomale Muskelbewegungen, Krampfanfälle, Singultus, Laryngospasmus, Bronchospasmus), Thrombophlebitis an der Injektionsstelle, Gewebsnekrosen bei paravenöser oder intraarterieller Injektion. Selten postnarkotisches Erbrechen, allergische Reaktionen. Synergistische Wirkung mit Alkohol und zentraldämpfenden Pharmaka. Phenothiazine und Scopolamin (zur Prämedikation) können exzitatorische Wirkungen von Methohexital verstärken.

**Dosis:** Bei Erw. initial 50–120 mg i.v. in 0,5–1 min, 20–40 mg zur intermittierenden Anwendung alle 4–7 min. Bei Kdr. über 18 Monate und bis 25 kg 20–30 mg/kg rektal.

**Brevimytal**® **Natrium** (Lilly)

1 Inj.-Fl. 500 mg (N1) ........ 21,08

## Methotrexat *Rp* [KR]

Immunsuppressivum und Zytostatikum aus der Gruppe der Folsäureantagonisten, das infolge einer hohen Affinität zur Dihydrofolatreduktase die Bildung von Tetrahydrofolsäure hemmt (Antimetabolit). Daraus resultiert eine Blockade zahlreicher $C_1$-Übertragungsreaktionen, die sich primär auf die Thymidilatsynthese auswirkt und nachfolgend die Synthese von DNA und RNA unterbricht. Die Hemmung der Dihydrofolatreduktase kann durch Calciumfolinat (s. dort) umgangen werden, um normale Zellen bei der hochdosierten Stoßtherapie mit Methotrexat zu schützen. Methotrexat passiert bei systemischer Gabe nicht die Blut-Hirn-Schranke, es kann intrathekal verabreicht werden. Elimination fast ausschließlich unverändert durch die Nieren.

**Ind.:** Akute lymphatische Leukämie, Non-Hodgkin Lymphome, Meningiosis leucaemica, Mammakarzinom, Chorionepitheliom, kleinzelliges Bronchialkarzinom, Ovarialkarzinom, Zervixkarzinom. Malignome im Kopf- und Halsbereich, Hirntumoren. Rheumatoide Arthritis, Arthritis psoriatica, Psoriasis vulgaris.

**Kontraind.:** s. Zytostatika. Außerdem akute Infektionen, Knochenmarkdepression, Leber- und Nierenfunktionsstörungen, Ulzerationen des Magen-Darmtrakts. Gravidität, Stillzeit.

**UW:** Störungen der Hämatopoese, Ulzerationen der Mundschleimhaut und des Magen-Darmtrakts sowie intestinale Blutungen mit Perforationsgefahr. Appetitlosigkeit, Übelkeit, Erbrechen, Durchfall. Nierenfunktionsstörungen, Azotämie, Zystitis, Blasenschleimhautulzerationen mit Hämaturie. Störungen der Spermiogenese oder Menstruationsstörungen, Libidoverlust, Impotenz. Akute Lebernekrose, Leberverfettung, portale Fibrose, Zirrhose. Husten, Tachypnoe, Dyspnoe, Lungeninfiltrate, Lungenfibrose. Exantheme, Erytheme, Juckreiz, Photosensibilität. Haarausfall, als schwere toxische Erscheinungen Vaskulitis oder ausgedehnte herpetiforme Hauteruptionen, Lyell-Syndrom (sehr selten). Zentrale UW besonders nach intrathekaler Applikation: Kopfschmerzen, Benommenheit, Sehstörungen, Aphasie, Schwindel, leichte Wahrnehmungsstörungen, Verstimmungen, ungewöhnliche zerebrale Empfindungen, Erbrechen, Krampfanfälle, Lähmungen, Psychosen, Schmerzen, Muskelschwäche oder Parästhesien in den Extremitäten. Allergische Reaktionen (auch anaphylaktischer Schock), Fieber, Immunsuppression, Stoffwechselstörungen, Osteoporose.

**WW:** Nichtsteroidale Antiphlogistika, Phenytoin, Barbiturate, Tetracycline, Sulfonamide und Probenecid können die Toxizität von Methotrexat durch Verdrängung aus der Plasmaproteinbindung und Hemmung der renalen Elimination erhöhen. Verstärkung der hämatologischen UW durch Arzneimittel, die ebenfalls die Hämatopoese beeinträchtigen können, z. B. Chloramphenicol, Co-trimoxazol, Phenytoin, Metamizol.

**Dosis:** *Zytostatische Therapie:* Sollte nur von Ärzten mit Erfahrung in der Tumortherapie durchgeführt werden. Die Dosierungen variieren stark. Richtwerte für niedrige Einzeldosen (meist in Kombinationsbehandlung) sind 2,5 mg/m² Körperoberfläche 1-mal wöchentlich oder am 1. und 8. Tag alle 3–4 Wochen. Bei hochdosierter Therapie (ab 100–500 mg/m²) muss anschließend eine Rescue mit Calciumfolinat durchgeführt werden (s. dort).

*Rheumatoide Arthritis, Psoriasisarthritis:* Wöchentlich 1-mal 7,5 mg oder 3-mal 2,5 mg alle 12 h oral. Alternativ 7,5–15 mg s.c., i.v., i.m. 1-mal wöchentlich.

**Methotrexat medac** (medac)

1 Inj.-Fl. 5 mg (N1) ........ 15,24
10 Inj.-Fl. 5 mg (N2) ........ 51,39
1 Fertigspr. 7,5 mg (N1) ........ 23,88
10 Fertigspr. 7,5 mg (N2) ........ 139,66
1 Inj.-Fl. 15 mg (N1) ........ 37,96
10 Inj.-Fl. 15 mg (N2) ........ 260,61
1 Inj.-Fl. 50 mg (N1) ........ 27,67
10 Inj.-Fl. 50 mg (N2) ........ 183,81
1 Inf.-Fl. 250 mg (N1) ........ 49,37
1 Inf.-Fl. 500 mg (N1) ........ 61,69
1 Inf.-Fl. 1000 mg (N1) ........ 98,60
1 Inf.-Fl. 5000 mg (N1) ........ 470,77
1 Inj.-Fl. HC 1000 mg (N1) ........ 98,60
1 Inj.-Fl. HC 5000 mg (N1) ........ 470,77
30 Tbl. 2,5 mg (N1) ........ (FB 21,20) 21,20
100 Tbl. 2,5 mg (N3) ........ (FB 49,09) 49,09
30 Tbl. 10 mg (N1) ........ (FB 62,20) 62,20
100 Tbl. 10 mg (N3) ........ (FB 169,77) 169,77

**Lantarel**® (Wyeth)

1 Fertigspr. 7,5 mg (N1) ........ 25,47
5 Fertigspr. 7,5 mg (N2) ........ 85,57
10 Fertigspr. 7,5 mg (N3) ........ 154,14
1 Fertigspr. 10 mg (N1) ........ 28,25
5 Fertigspr. 10 mg (N2) ........ 102,36
10 Fertigspr. 10 mg (N3) ........ 186,04
1 Fertigspr. 15 mg (N1) ........ 31,20
5 Fertigspr. 15 mg (N2) ........ 120,51
10 Fertigspr. 15 mg (N3) ........ 210,80
1 Fertigspr. 20 mg (N1) ........ 35,69
5 Fertigspr. 20 mg (N2) ........ 145,81
10 Fertigspr. 20 mg (N3) ........ 251,08
1 Fertigspr. 25 mg (N1) ........ 45,08
5 Fertigspr. 25 mg (N2) ........ 196,17
10 Fertigspr. 25 mg (N3) ........ 347,76
10 Tbl. 7,5 mg (N1) ........ (FB 22,48) 22,48
30 Tbl. 7,5 mg (N3) ........ (FB 49,13) 49,13
10 Tbl. 10 mg (N1) ........ (FB 27,41) 27,41
30 Tbl. 10 mg (N3) ........ (FB 62,20) 62,20

## Methoxsalen *Rp* [UF]

Wichtigster Vertreter der Psoralene, die in der Photochemotherapie der Psoriasis und anderer Hautkrankheiten eingesetzt werden. Methoxsalen (syn. Ammoidin) wirkt photosensibilisierend, in Verbindung mit langwelligem UV-Licht zytotoxisch und hemmt die Proliferation von Epidermiszellen. Nicht auszuschließen ist zumindest bei langfristiger Anwendung ein karzinogenes Risiko.

Methoxsalen wird lokal und peroral angewendet. Die orale Bioverfügbarkeit ist hoch (95%) und wird durch gleichzeitige Nahrungsaufnahme eher verbessert. Die Plasmaeiweißbindung liegt bei 90%. Mehr als 90% einer Dosis werden in der Leber metabolisiert und innerhalb von 12 h renal eliminiert, Halbwertszeit ca. 1 h. Nach lokaler Anwendung werden ca. 5–10% resorbiert. Psoralene sind phototoxisch und penetrieren aus dem Blutkreislauf auch in das Auge, daher nach jeder Behandlung mindestens 24-stündiger Lichtschutz (auch bei bedecktem Himmel sowie hinter Fensterglas)!

**Ind.:** Photochemotherapie bei Psoriasis, Mycosis fungoides und andere Formen des kutanen T-Zell-Lymphoms sowie Vitiligo bei entsprechendem Hauttyp (ab Typ III).

**Kontraind.:** Schwangerschaft und Stillperiode, Kdr. unter 12 Jahren, Xeroderma pigmentosum, Lupus erythematodes, Porphyria cutanea tarda, Porphyria erythropoetica, schwere Herz-, Leber- und Nierenkrankheiten, Diabetes mellitus, Herpes simplex, Anwendung bei Patienten mit Aphakie oder einer Katarakt sowie nach Star-Operationen und bei schweren Allgemeinerkrankungen. Sorgfältige Nutzen-Risiko-Abwägung bei Patienten mit anamnestisch bekannten Hauttumoren oder Immundefekten sowie früherer Behandlung mit Arsen, ionisierenden Strahlen, Zytostatika oder Methotrexat.

**UW:** Häufig Übelkeit, Juckreiz, Erythem und PUVA-Lentigines. Ferner Erbrechen, Kopfschmerzen, Schlafstörungen, Leberschäden. Vereinzelt Hypertrichose, Hyperpigmentierung, Katarakt und Malignome. Gelegentlich Köbner-Phänomen bei Psoriasis vulgaris (Auslösung typischer Hauterscheinungen einer an anderen Stellen bereits manifestierten Psoriasis). In höherer Dosierung Erytheme, Ödeme, Blasen, Onycholyse und akneähnliche Hauterscheinungen. Selten Verbrennungen bei bestimmungsgemäßem Gebrauch.

**WW:** Gleichzeitig angewendete photosensibilisierende Arzneimittel (z. B. Tetracycline, Phenothiazine, Sulfonamide) können zu lebensbedrohlichen Verbrennungen führen. Behandlung mit Methotrexat, Teer und UV-B, Arsen oder ionisierenden Strahlen können das Karzinomrisiko erhöhen. Oral appliziertes Methoxsalen kann den Metabolismus von Paracetamol in der Leber und damit seine Ausscheidung hemmen.

**Dosis:** *Lokal:* 0,15–0,3%ige Lsg. auf kleinere Hautareale von 6–50 cm² auftragen und anschließend für 30–60 sec mit langwelligem UV-A-Licht bestrahlen. Danach abwaschen und direktes Sonnenlicht vermeiden. Später kann die UV-Bestrahlungsdauer schrittweise erhöht werden. Alternativ 20-minütige Bäder (0,5 mg/l) unmittelbar vor Bestrahlung. *Oral:* Tgl. 0,3–0,6 mg/kg 2 h vor der UV-A-Bestrahlung für initial 5 min Bestrahlungsdauer, kann ggf. schrittweise auf 30 min erhöht werden.

**Meladinine**® (Galderma)
50 Tbl. 10 mg (N2) ........ 46,81

**Meladinine**® **Lösungskonzentrat 0,3%** (Galderma)
50 ml (N1) ........ 17,50
500 ml (N3) ........ 53,10

## Methylaminolevulinat *Rp* [UF] 2002 **A**

Methylaminolevulinat ist ein topischer Photosensibilisator für die photodynamische Therapie von aktinischen Keratosen und Basaliomen. Methylaminolevulinat ist der Methylester der Aminolevulinsäure, die in Form des lipophilen Prodrugs schneller in die Haut eindringt und sich mit höherer Selektivität in den dysplastischen Zellen aktinischer Keratosen anreichert. Nach Hydrolyse des Methylesters wird aus Aminolevulinsäure Protoporphyrin IX gebildet, das eine charakteristische rote Fluoreszenz aufweist und als eigentlicher Photosensibilisator wirkt. Die nachfolgende Bestrahlung mit sichtbarem Licht (540–750 nm) führt über die Bildung freier Radikale zu einer selektiven Zerstörung des Tumorgewebes. Eine 2-malige Applikation von Methylaminolevulinat im Abstand von einer Woche und anschließende Bestrahlung führte – bei allerdings besserem kosmetischen Ergebnis (96% vs. 81%) – nach 3 Monaten zu vergleichbaren Erfolgsraten (69% vs. 75%) wie die Kryotherapie (flüssiger Stickstoff). Ähnliche Ergebnisse für die Methylaminolevulinat gestützte photodynamische Therapie werden auch an Patienten mit oberflächlichem Basalzellkarzinom beschrieben (Heilungsraten von 97% vs. 95% unter Kryotherapie). Auch in dieser Studie war das kosmetische Ergebnis unter der photodynamischen Therapie deutlich besser (87% vs. 49%) als unter Kryotherapie. Die mittlere kumulative Resorption durch die Haut wird mit 0,26% der Dosis angegeben.

**Ind.:** Dünne oder nicht-hyperkeratotische und nicht-pigmentierte aktinische Keratosen auf Gesicht oder Kopfhaut sowie oberflächliche oder noduläre Basaliome, wenn andere Therapien weniger geeignet sind.

**Kontraind.:** Überempfindlichkeit gegenüber Methylaminolevulinat. Morphaeaformes Basaliom. Porphyrie. Hyperkeratotische aktinische Keratosen. Mangels Erfahrungen abgeraten wird von einer Behandlung während der Schwangerschaft und bei Patienten <18 Jahre. Während der Stillzeit sollte nach der Applikation von Methylaminolevulinat 48 h nicht gestillt werden. Cave: Sonnenlicht, Sonnenbank, UV-Therapien.

**UW:** Bei 60–80% der Patienten vor allem in Form von lokalen Phototoxizitätsreaktionen (schmerzhaftes Brennen, Erythem, Krusten- und Geschwürsbildung und Pruritus). Selten schwerwiegendere Symptome wie Blasenbildung, Hyper-, Hypopigmentierungen, urtikarielle Reaktionen oder Infektionen.

**Dosis:** Methylaminolevulinat-Creme mit Hilfe eines Spatels als etwa 1 mm dicke Schicht auf die Läsionsstelle und im Umfang von 5–10 mm auf die umgebende normale Haut aufbringen. Anschließend den behandelten Bereich für 3 h mit einem luftdicht schließenden Verband abdecken. Nach Entfernung des Verbandes den Bereich mit Kochsalzlösung reinigen und die Läsion sofort einer Rotlichtbestrahlung mit einem kontinuierlichen Spektrum von 570–670 nm und einer Gesamtlichtdosis von 75 J/cm² an der Läsionsoberfläche aussetzen. Die Lichtintensität an der Läsionsoberfläche darf 200 mW/cm² nicht übersteigen. Während der Lichtbehandlung sind dem Lichtspektrum der Lampe entsprechende Schutzbrillen zu tragen.

Zur Behandlung der aktinischen Keratose sollte eine photodynamische Therapiesitzung durchgeführt werden. Die behandelten Läsionen sollten nach 3 Monaten beurteilt werden und die Behandlung, falls erforderlich, in einer 2. Therapiesitzung wiederholt werden. Zur Behandlung des Basalioms sollten 2 Sitzungen im Abstand von 7 Tagen durchgeführt werden.

**Metvix**® **Creme** (Galderma)
2 g Creme (160 mg/g) (N1) ........ 397,46

## Methyldopa *Rp* [US]

Wird im Gehirn durch die Enzyme der Noradrenalinsynthese in α-Methylnoradrenalin umgewandelt, als "falscher Neurotransmitter" gespeichert und freigesetzt. α-Methylnoradrenalin ist ein $\alpha_2$-Rezeptoragonist und senkt den Blutdruck ähnlich wie Clonidin über eine zentrale Hemmung des Sympathikustonus. Orale Bioverfügbarkeit 25%, Halbwertszeit 1,8 h, Wirkungseintritt nach 2–3 h, Wirkungsdauer ca. 12 h. Passiert die Plazenta und erscheint in der Muttermilch.

**Ind.:** Schwangerschaftshypertonie, arterielle Hypertonie,.

**Kontraind.:** Coombs-positive hämolytische Anämie, Leberkrankheiten, bestehende oder frühere Depression, Phäochromozytom. Strenge Indikationsstellung im ersten Trimenon der Schwangerschaft und Stillzeit.

**UW:** Initial ausgeprägte Sedation, die meist nach einigen Tagen abklingt. Orthostatische Hypotonie häufiger als nach Clonidin und Reserpin. Depression und extrapyramidalmotorische Störungen, möglicherweise bedingt durch ebenfalls entstehendes α-Methyldopamin. Mundtrockenheit, Nasenschleimhautschwellung, Natrium- und Wasserretention mit Ödemen, gastrointestinale Störungen mit Übelkeit, Erbrechen, Diarrhö sowie Potenzstörungen. Charakteristisch sind allergische Reaktionen mit Exanthemen, Arzneimittelfieber, positivem Coombs-Test infolge von IgG-Antikörpern, hämolytischer Anämie (selten) und Leberfunktionsstörungen bis zur Arzneimittelhepatitis (selten). Daher Leberfunktionsprüfung und Blutbildkontrolle.

**WW:** Verstärkte Wirkungen zentraldämpfender Pharmaka und Alkohol. Verstärkte Lithiumtoxizität. Abgeschwächte Blutdrucksenkung durch trizyklische Antidepressiva, Barbiturate, Eisenpräparate, Sympathomimetika. Durch MAO-Hemmer Blutdruckanstieg, Kopfschmerzen und Halluzinationen. Verstärkte Blutdrucksenkung durch Diuretika und andere Antihypertonika. Verstärkung der Wirkung von Haloperidol und Levodopa (toxische Symptome).

**Dosis:** Einschleichend, initial 1- bis 3-mal 125 mg/d oral, durchschnittliche Dosis 2- bis 3-mal 250 mg/d, in der Schwangerschaft 250–2000 mg/d. DDD 500 mg.

**Dopegyt®** (Celltech Pharma)
50 Tbl. 250 mg (N2) .......... (FB 19,69) 19,69
100 Tbl. 250 mg (N3) .......... (FB 29,28) 29,28

**Presinol®** (Teofarma)
100 Filmtbl. mite 125 mg (N3) .......... (FB 22,52) 22,52
100 Filmtbl. 250 mg (N3) .......... (FB 29,28) 29,28
100 Filmtbl. 500 mg (N3) .......... (FB 39,68) 39,68

## Methylergometrin *Rp* [US]

Mutterkornalkaloid mit ausgeprägter uterustonisierender Wirkung. Methylergometrin wirkt stärker auf den Uterus als die meisten anderen Mutterkornalkaloide, besonders empfindlich reagiert der gravide Uterus. Es erzeugt langanhaltende tetanische Kontraktionen im Gegensatz zu den durch Oxytocin ausgelösten rhythmischen Kontraktionen. Kaum vasokonstriktorische Effekte, auch weniger als Ergometrin. Wegen des prolaktinhemmenden Effektes wird Methylergometrin nicht routinemäßig bei Subinvolutio uteri angewendet.

Methylergometrin wird oral ausreichend resorbiert. Schneller Wirkungseintritt, i.v. 40 sec, i.m. 7–8 min, oral 10 min. Halbwertszeit 30–40 min, Wirkdauer ca. 3 h.

**Ind.:** Uterusblutungen nach Abort, postpartale Blutung und Subinvolutio uteri im Wochenbett bei nichtstillenden Frauen.

**Kontraind.:** Wehenschwäche, Präeklampsie, Eklampsie, Sepsis. Ischämische Gefäßkrankheiten, Hypertonie, schwere Leber- und Niereninsuffizienz. Intraarterielle Injektion unbedingt vermeiden (Vasospasmus!). Schwangerschaft. Vorsicht bei stillenden Müttern wegen Laktationshemmung.

**UW:** Übelkeit, Erbrechen, Durchfall, Kopfschmerz, Unterleibsschmerzen. Gelegentlich Herzrhythmusstörungen, Blutdruckanstieg, selten periphere Durchblutungsstörungen mit Vasospasmen und Parästhesien. Beeinträchtigung der Laktation. Übergang von Methylergometrin in die Muttermilch und vereinzelt UW bei gestillten Säuglingen.

**WW:** Verstärkte Vasokonstriktion bei gleichzeitiger Gabe von Makrolidantibiotika, Tetracyclinen, Betarezeptorenblockern, α-Sympathomimetika, anderen Mutterkornalkaloiden, insbesondere Methysergid. Halothan schwächt die Wirkung von Methylergometrin ab. Die Wirkung von anderen Uterusstimulanzien (Oxytocin, Prostaglandin) wird verstärkt. In Kombination mit Oxytocin Hochdruckkrisen mit Hirnödem und Krämpfen möglich.

**Dosis:** *Wochenbettblutungen:* 1- bis 3-mal/d 0,125–0,25 mg oral oder 0,1 mg i.m. *Uterusblutung:* Nach Abort oder Kürettage 0,05–0,1 mg langsam i.v. oder 0,2 mg i.m., ggf. nach 2 h wiederholbar, jedoch nicht mehr als insgesamt 3-mal/d injizieren.

**Methergin®** (Novartis)
5 Amp. (0,2 mg/1 ml) (N2) .......... 13,36
20 Drg. 0,125 mg (N1) .......... (FB 12,21) 12,21
10 ml Tr. 0,25 mg/1 ml (N1) .......... (FB 12,21) 12,21

## Methylphenidat *Btm* [US]

Psychostimulans aus der Gruppe der Phenylethylamine mit amphetaminähnlichen Wirkungen. Methylphenidat wirkt genauso wie Amphetamin als indirektes Sympathomimetikum durch Freisetzung von Noradrenalin aus intraneuronalen Vesikeln und Hemmung seiner Rückaufnahme. Die zentrale Stimulation steigert Konzentrationsfähigkeit, Leistungsbereitschaft und psychische Aktivität, gleichzeitig werden Müdigkeitsgefühl, Appetit und Kritikfähigkeit gesenkt. Methylphenidat hat ein hohes psychisches Abhängigkeitspotential, bei richtiger Indikation sind Missbrauch und Abhängigkeit gering.

Nach oraler Gabe schnelle und vollständige Resorption, maximale Plasmaspiegel nach 2 h und noch höhere Konzentrationen im Gehirn. Wirkungseintritt nach 1 h. Metabolisierung durch Desalkylierung und Hydroxylierung und überwiegend renale Elimination der glukuronidierten und sulfatierten Metaboliten. Halbwertszeit 1–2 h.

**Ind.:** Aufmerksamkeitsdefizit-Hyperaktivitätsstörung (ADHS), Narkolepsie.

**Kontraind.:** Endogene Depression, Angstkrankheiten, Magersucht, Gilles-de-la-Tourette-Syndrom, Schizophrenie, arterielle Hypertonie, arterielle Verschlusskrankheit, Angina pectoris, Tachyarrhythmien, Zustand nach Schlaganfall, Hyperthyreose, Glaukom, Prostatahyperplasie, Therapie mit MAO-Hemmern bis 14 Tage danach, Drogenabhängigkeit, Arzneimittel- oder Alkoholmissbrauch.

**UW:** Häufig Schlaflosigkeit, Appetitlosigkeit, Magenbeschwerden, bei Kindern häufig Übererregbarkeit, Müdigkeit, Traurigkeit, Ängstlichkeit, Kopfschmerzen, Schwindel, Gewichtsverlust, Mundtrockenheit, Diarrhö oder Verstopfung, in Einzelfällen paranoid halluzinatorische Reaktionen, Tics, Verhaltensstereotypien und orofaziale Dyskinesien sowie Überempfindlichkeitsreaktionen wie Konjunktivitis, Hautausschlag, angioneurotisches Ödem, Urtikaria, Haarausfall, Arthralgien, Thrombozytopenie, Leukopenie und Anämie. Bei Erw. häufig Konzentrationsmangel, Herzjagen, Herzrhythmusstörungen, Blutdruckanstieg, Schwitzen, gelegentlich, Unruhe, Aggressivität, Verfolgungsideen, Angst und Überempfindlichkeitsreaktionen. Methylphenidat kann die Krampfbereitschaft erhöhen und bei plötzlichem Absetzen Reboundphänomene auslösen, z. B. starkes Schlafbedürfnis, Heißhunger, Depression, Kreislaufstörungen.

**WW:** Zusammen mit MAO-Hemmern können adrenerge Krisen entstehen. Außerdem hemmt es den Abbau von oralen Antikoagulanzien, Antiepileptika (z. B. Phenobarbital, Primidon, Phenytoin), Neuroleptika, trizyklischen Antidepressiva und Phenylbutazon. Antazida oder gleichzeitige Nahrungsaufnahme vermindern die Resorption von Methylphenidat.

**Dosis:** *Hyperkinetisches Syndrom*: Initial morgens 5 mg oral, wöchentlich um 5–10 mg steigern bis zu 60 mg/d in 2–3 Einzeldosen mit letzter Dosis vor 16 Uhr. Retardtbl. initial 1-mal 18 mg/d, ggf. um jeweils 18 mg bis maximal 54 mg/d steigern. Bei Erfolglosigkeit nach 28 Tagen absetzen, auch bei Erfolg Absetzversuche, da die Besserung dann fortdauern kann. Während der Pubertät kann die Therapie in der Regel beendet werden.

*Narkolepsie*: 10–60 mg/d oral in 2–3 Einzeldosen mit letzter Dosis vor 16–18 Uhr. Verschreibungshöchstmenge nach BtmVV 1500 mg.

**Concerta**® (Janssen-Cilag)

| | |
|---|---|
| 30 Retardtbl. 18 mg (N2) | 69,94 |
| 30 Retardtbl. 36 mg (N2) | 85,13 |
| 30 Retardtbl. 54 mg (N2) | 122,88 |

**Methylphenidat Hexal**® (Hexal)

| | |
|---|---|
| 20 Tbl. 10 mg (N1) | 13,70 |
| 50 Tbl. 10 mg (N2) | 21,10 |

**Ritalin**® (Novartis)

| | |
|---|---|
| 20 Tbl. 10 mg (N1) | 16,12 |
| 50 Tbl. 10 mg (N2) | 26,36 |

## Methylprednisolon *Rp* [US]

Nichtfluoriertes Glucocorticoid mit ähnlichen Wirkungen und UW wie Prednisolon (s. dort). Geringe Mineralocorticoidaktivität, ca. 50% von Cortisol. Orale Bioverfügbarkeit 82%, Eliminationshalbwertszeit 3 h, biologische Halbwertszeit 18–36 h. Retardpräparat nicht geeignet für morgendliche Gabe am zirkadianen Cortisolgipfel.

**Ind.:** Glucocorticoidtherapie.

**Kontraind., UW, WW:** s. Prednisolon.

**Dosis:** Initial 12–160 mg/d, danach schrittweise reduzieren auf Erhaltungsdosis von 4–12 mg/d. Kdr. tgl. 0,8–1,5 mg/kg. Äquivalenzdosis 4 mg/d, die der endogenen Tagessekretion von 20 mg Cortisol entspricht. Cushingschwellendosis 6–8 mg/d. DDD 7,5 mg.

**Predni M Tablinen**® (Winthrop)

| | |
|---|---|
| 20 Tbl. 4mg (N1) | (FB 16,48) 15,37 |
| 50 Tbl. 4mg (N2) | (FB 25,97) 22,62 |
| 100 Tbl. 4mg (N3) | (FB 40,17) 33,90 |
| 10 Tbl. 8mg (N1) | (FB 16,15) 15,46 |
| 20 Tbl. 8mg (N1) | (FB 21,95) 20,23 |
| 50 Tbl. 8mg (N2) | (FB 38,64) 35,45 |
| 100 Tbl. 8mg (N3) | (FB 63,88) 59,02 |
| 10 Tbl. 16mg (N1) | (FB 21,23) 19,11 |
| 20 Tbl. 16mg (N1) | (FB 31,61) 28,22 |
| 50 Tbl. 16mg (N2) | (FB 60,99) 53,85 |
| 100 Tbl. 16mg (N3) | (FB 103,95) 91,35 |

**Urbason**® (Aventis)

| | |
|---|---|
| 10 Tbl. 4 mg (N1) | (FB 13,35) 13,35 |
| 20 Tbl. 4 mg (N1) | (FB 16,48) 16,48 |
| 100 Tbl. 4 mg (N3) | (FB 40,17) 40,17 |
| 10 Tbl. 8 mg (N1) | (FB 16,15) 16,15 |
| 30 Tbl. 8 mg (N2) | (FB 27,68) 27,68 |
| 100 Tbl. 8 mg (N3) | (FB 63,88) 63,88 |
| 10 Tbl. 16 mg (N1) | (FB 21,23) 21,23 |
| 30 Tbl. 16 mg (N2) | (FB 41,47) 41,47 |
| 100 Tbl. 16 mg (N3) | (FB 103,95) 103,95 |
| 10 Tbl. 40 mg (N1) | (FB 38,00) 38,00 |
| 30 Tbl. 40 mg (N2) | (FB 91,74) 91,74 |
| 50 Tbl. 40 mg (N2) | (FB 139,76) 139,76 |

**Urbason**® **solubile** (Aventis)

| | |
|---|---|
| 3 Amp. 16 mg + 3 Lsg.Amp. 1 ml (N2) | 16,92 |
| 1 Amp. 32 mg + 1 Lsg.Amp. 1 ml (N1) | 14,19 |
| 3 Amp. 32 mg + 3 Lsg.Amp. 1 ml (N2) | 22,49 |
| 1 Amp. forte 250 mg + 1 Lsg.Amp. 5 ml (N1) | 24,17 |
| 5 Amp. forte 250 mg + 5 Lsg.Amp. 5 ml (N2) | 72,01 |
| 1 Fl. forte 1000 mg + 1 Lsg.Amp. 10 ml (N1) | 59,09 |

## Methylprednisolonaceponat *Rp* [UF] 1994 C

Nichthalogenierter Doppelester des Glucocorticoids Methylprednisolon zur lokalen Anwendung bei Hautkrankheiten. Mittelstark bis stark wirksames

Lokalcorticoid mit therapeutischer Äquivalenz zu Prednicarbat, Hydrocortisonbutyrat und Betamethasonvalerat. Aufgrund der hohen Lipophilie rasche Penetration in die Hornschicht. Durch Esterspaltung in der Haut zum stärker wirksamen Methylprednisolonpropionat bioaktiviert. Nach perkutaner Resorption rasche Inaktivierung durch Konjugation mit Glukuronsäure, dadurch systemische Nebenwirkungen wahrscheinlich gering. Elimination überwiegend renal mit einer Halbwertszeit von ca. 16 h.

**Ind.:** Corticoidsensible Hautkrankheiten.

**Kontraind., UW:** s. Prednisolon.

**Dosis:** 1-mal tgl. anwenden. Anwendungsdauer bei Erwachsenen je nach Darreichungsform in der Regel nicht über 2–6 Wochen, bei Kindern möglichst kurze Zeiträume bis max. 3 Wochen.

**Advantan**® (Intendis)

15 g Creme 0,1% (N1) ........ (FB 13,66) 13,66
25 g Creme 0,1% (N1) ........ (FB 15,75) 15,75
50 g Creme 0,1% (N2) ........ (FB 20,52) 20,52
15 g Salbe 0,1% (N1) ........ (FB 13,66) 13,66
25 g Salbe 0,1% (N1) ........ (FB 15,75) 15,75
50 g Salbe 0,1% (N2) ........ (FB 20,52) 20,52
15 g Fettsalbe 0,1% (N1) ........ (FB 13,66) 13,66
25 g Fettsalbe 0,1% (N1) ........ (FB 15,75) 15,75
50 g Fettsalbe 0,1% (N2) ........ (FB 20,52) 20,52
20 ml Lsg. 0,1% (N1) ........ (FB 14,76) 14,76
50 ml Lsg. 0,1% (N2) ........ (FB 20,52) 20,52
20 ml Milch 0,1% (N1) ........ (FB 14,76) 14,76
50 ml Milch 0,1% (N2) ........ (FB 20,52) 20,52

## Metildigoxin *Rp* [HS]

Digoxinderivat, das in 4-Stellung der endständigen Digitoxose methyliert ist, aber keine Vorteile gegenüber Digoxin aufweist. Bioverfügbarkeit mit 80–90% geringfügig besser als bei Digoxin, sonst wie dieses. Metildigoxin wird zu etwa 60% in der Leber zu Digoxin demethyliert. Die Demethylierung kann bei Leberschäden verzögert sein. Die Elimination erfolgt mit einer Halbwertszeit von 50–60 h etwas langsamer als bei Digoxin.

**Ind.:** Herzinsuffizienz, Vorhofflimmern und Vorhofflattern mit absoluter Arrhythmie.

**Kontraind., UW:** s. Digitalisglykoside.

**Dosis:** Erhaltungsdosis 0,2 mg/d oral. Gleiche Dosis bei i.v.-Gabe. Bei Patienten mit schweren Leberfunktionsstörungen ist die Dosis zu reduzieren oder besser auf Digoxin umzustellen. DDD 0,2 mg.

**Lanitop**® (Roche)

100 Tbl. mite 0,05 mg (N3) ........ (FB 12,89) 12,88
50 Tbl. 0,1 mg (N2) ........ (FB 12,91) 12,90
100 Tbl. 0,1 mg (N3) ........ (FB 15,50) 15,50
84 Tbl. E 0,15 mg (N3) ........ (FB 16,60) 16,60
10 ml Liquidum 0,6 mg/1 ml (15 Tr.) (N1) ........ (FB 13,41) 13,41

## Metipranolol *Rp* [ML] 1982 C

Nichtselektiver Betarezeptorenblocker mit ähnlichen Eigenschaften wie Propranolol (s. dort). Bioverfügbarkeit 50% als Desacetylmetipropranolol, das bereits während der Resorption aus Metipranolol entsteht. Elimination mehr als 40% renal, Halbwertszeit 3 h. Wird beim Glaukom lokal zur intraokularen Drucksenkung angewandt.

**Ind.:** Glaukom.

**Kontraind., UW:** s. Betarezeptorenblocker.

**Dosis:** 2-mal/d 1 Tr. 0,1%–0,6% Augentropfen.

**Betamann**® (Mann)

5 ml Augentr. 0,1% (N1) ........ (FB 12,95) 12,95
15 ml Augentr. 0,1% (N2) ........ (FB 17,37) 17,37
5 ml Augentr. 0,3% (N1) ........ (FB 12,98) 12,98
15 ml Augentr. 0,3% (N2) ........ (FB 17,45) 17,45
60 EDO 0,5 ml 0,3% (N2) ........ (FB 24,14) 24,12
120 EDO 0,5 ml 0,3% sine (N3) ........ (FB 35,33) 35,33
5 ml Augentr. 0,6% (N1) ........ (FB 13,00) 13,00
15 ml Augentr. 0,6% (N2) ........ (FB 17,50) 17,50

## Metixen [ES]

Synthetisches Anticholinergikum mit ähnlichen Wirkungen wie Biperiden (s. dort). Vorwiegend bei Tremor wirksam.

**Ind.:** Tremor bei Parkinson-Syndrom, Neuroleptika-Parkinsonoid.

**Kontraind., UW, WW:** s. Biperiden.

**Dosis:** Beginn mit 3-mal 2,5 mg/d oral, danach wöchentlich steigern um 2,5 mg/d. Erfahrungswerte für die Erhaltungstherapie bei Parkinson-Syndrom 20–30 mg, bei anderen Tremorformen 15–25 mg.

**Tremarit**® (AWD)

30 Tbl. 5 mg (N1) ........ (FB 8,65) 8,65
50 Tbl. 5 mg (N2) ........ (FB 13,15) 13,15
100 Tbl. 5 mg (N3) ........ (FB 23,23) 23,23
50 Manteltbl. 15 mg (N2) ........ (FB 26,84) 26,84
100 Manteltbl. 15 mg (N3) ........ (FB 47,44) 47,44

## Metoclopramid *Rp* [HK]

Antiemetikum durch Blockade von Dopamin-$D_2$-Rezeptoren in der Area postrema. Hochdosiertes Metoclopramid unterdrückt zusätzlich Zytostatika-induziertes Erbrechen über Blockade von 5-$HT_3$-Rezeptoren. Als Prokinetikum erhöht es den Tonus des unteren Ösophagussphinkter und beschleunigt die Magenentleerung sowie die Dünndarmpassage über eine gesteigerte Freisetzung von Acetylcholin, die durch Stimulation von 5-$HT_4$-Rezeptoren vermittelt wird.

Rasche Resorption nach oraler Gabe. Maximale Plasmaspiegel nach 30–60 min. Bioverfügbarkeit von oral gegebenem Metoclopramid schwankt zwischen 60 und 80%. Metoclopramid passiert die Blut-Hirn-Schranke und geht in die Muttermilch über.

**Ind.:** Nausea, Erbrechen unterschiedlicher Genese

außer bei Bewegungskrankheiten, symptomatische Behandlung funktioneller Oberbauchbeschwerden („Dyspepsie"), postoperative Magenatonie, bei Refluxösophagitis.
**Kontraind.:** Phäochromozytom. Patienten mit Epilepsie, extrapyramidalmotorischen Störungen, prolaktinabhängigen Tumoren, mechanischem Darmverschluss, Perforation und Blutungen im Gastrointestinaltrakt, Kombination mit MAO-Hemmern. Stillperiode, strenge Indikationsstellung im 1. Trimenon der Schwangerschaft und bei Kdr. unter 14 Jahren.
**UW:** Müdigkeit oder Ruhelosigkeit. Extrapyramidale Reaktionen (akute Dystonien, Akathisie) besonders bei Kdr. und nach großen Dosen. Die UW können bekämpft werden durch Biperiden i.m. 2,5–5 mg, Kdr. 1–3 mg. Erhöhte Prolaktinspiegel. Nach Langzeittherapie können Parkinsonismus oder Spätdyskinesien auftreten.
**WW:** Resorption von Digoxin und Cimetidin kann vermindert, die von Paracetamol, Ethanol und verschiedenen Antibiotika vermehrt werden.
**Dosis:** Tgl. 3-mal 10 mg oral oder 1-mal 20–30 mg retard 30 min vor den Mahlzeiten, ggf. 2- bis 3-mal 20 mg rektal. Zur schnellen Magenentleerung vor Narkosen und zur Erleichterung der endoskopischen Diagnostik 10–20 mg i.m. oder i.v. Bei Kdr. unter 14 J.: ED 0,1 mg/kg, maximale Tagesdosis 0,5 mg/kg. Hochdosierte Metoclopramidgabe bei Erbrechen durch Zytostatika: 1–3 mg/kg als Kurzinfusion (15 min Dauer) 30 min vor Zytostatikagabe mit ca. 4-maliger Wiederholung in 2-stdl. Abstand. DDD 30 mg.

**MCP-ratiopharm®** (ratiopharm)
5 Amp. SF (10 mg/2 ml) (N1) ........ (FB 11,03) 10,87
5 Amp. SF (50 mg/10 ml) (N1) ........ (FB 14,56) 14,08
20 Tbl. 10 mg (N1) ........ (FB 11,16) 10,97
50 Tbl. 10 mg (N2) ........ (FB 13,55) 13,19
10 Retardkps. 30 mg (N1) ........ (FB 11,72) 11,70
50 Retardkps. 30 mg (N2) ........ (FB 20,09) 20,09
30 ml Lsg. (5,2 mg/ml) (N1) ........ (FB 10,74) 10,56
100 ml Lsg. (5,2 mg/ml) (N2) ........ (FB 13,64) 13,15
5 Supp. 10 mg (N1) ........ (FB 11,02) 11,02
25 Supp. 10 mg (N2) ........ (FB 16,10) 16,10

**Paspertin®** (Solvay)
5 Amp. (10 mg/2 ml) (N1) ........ (FB 11,08) 11,08
5 Amp. (50 mg/10 ml) (N1) ........ (FB 14,74) 14,74
20 Tbl. 10 mg (N1) ........ (FB 11,03) 11,03
50 Tbl. 10 mg (N2) ........ (FB 13,25) 13,25
100 Tbl. 10 mg (N3) ........ (FB 16,67) 16,67
30 ml Tr. 4 mg/ml (12 Tr.) (N1) ........ (FB 10,65) 10,65
100 ml Tr. 4 mg/ml (12 Tr.) (N2) ........ (FB 13,36) 13,36

## Metoclopramid + Paracetamol *Rp* [US]

Kombination aus dem antiemetisch wirksamen Metoclopramid und dem Analgetikum Paracetamol.
**Ind.:** Anfallsbehandlung der Migräne und des vasomotorischen Kopfschmerzes, besonders bei Neigung zu Schwindel, Übelkeit, Erbrechen.
**Kontraind., UW, WW:** s. Paracetamol, Metoclopramid.

**Migränerton®** (Dolorgiet)
**Best.:** 1 Kps. enth.: Paracetamol 500 mg, Metoclopramid-HCl 1 $H_2O$ 5 mg.
**Dosis:** Bei den ersten Anzeichen eines Anfalls 1-mal 2 Kps., ggf. nach 4 h erneut 2 Kps. bis zu maximal 6 Kps./d.
16 Kps. (N1) ........ 18,37
48 Kps. (N2) ........ 34,03

## Metoprolol *Rp* [HS]

Beta$_1$-selektiver („kardioselektiver") Betarezeptorenblocker ohne intrinsische sympathomimetische Aktivität. Bioverfügbarkeit etwa 50%. Hoher First-Pass-Effekt über CYP2D6. Elimination überwiegend durch hepatischen Metabolismus, nur 3% unverändert renal. Halbwertszeit 3–5 h.
**Ind.:** Hypertonie, koronare Herzkrankheit, tachykarde Arrhythmien, Migräneprophylaxe, Herzinsuffizienz.
**Kontraind., UW:** s. Betarezeptorenblocker.
**WW:** Fünffach höhere Spiegel bei CYP2D6-Langsammetabolisierern (7% der Bevölkerung), niedrigere Spiegel bei CYP2D6-Ultraschnell-Metabolisierern (2-5%). Chinidin, Amiodaron, Fluoxetin und andere starke CYP2D6-Hemmer steigern die Wirkung.
**Dosis:** *Hypertonie, koronare Herzkrankheit*: 1- bis 2-mal 50–100 mg/d oral oder 1-mal 50–200 mg/d in Retardform.
*Herzinsuffizienz*: Initial 1-mal 23,75 mg/d über 14 d oral, ggf. bei schwerer Herzinsuffizienz (NYHA-Klasse III) halbe Dosis. Anschließend Dosis alle 14 d verdoppeln, bis die höchste tolerierte Dosis oder maximal 1-mal 190 mg/d erreicht ist, die zugleich Erhaltungsdosis ist.
*Tachykarde Arrhythmien, Migräneprophylaxe*: 100–200 mg/d oral.
*Parenteral*: Anwendung nur in Notfällen bei tachykarden Rhythmusstörungen, 5–10 mg i.v.

**Beloc®** (AstraZeneca)
5 Amp. i.v. (5 mg/5 ml) (N1) ........ 18,26
30 Retardtbl. Zok Herz 23,75 mg (N1) ........ (FB 14,42) 14,42
50 Retardtbl. Zok Herz 23,75 mg (N2) ........ (FB 17,11) 17,11
100 Retardtbl. Zok Herz 23,75 mg (N3) ........ (FB 23,61) 23,61
30 Retardtbl. Zok mite 47,5 mg (N1) ........ (FB 16,39) 16,39
50 Retardtbl. Zok mite 47,5 mg (N2) ........ (FB 20,18) 20,18
100 Retardtbl. Zok mite 47,5 mg (N3) ........ (FB 28,55) *29,55*
30 Retardtbl. Zok 95 mg (N1) ........ (FB 19,06) 19,06
50 Retardtbl. Zok 95 mg (N2) ........ (FB 24,22) 24,22
100 Retardtbl. Zok 95 mg (N3) ........ (FB 35,90) *36,90*

30 Retardtbl. Zok forte 190 mg (N1) .................. (FB 22,26) 22,26
50 Retardtbl. Zok forte 190 mg (N2) .................. (FB 29,16) 29,16
100 Retardtbl. Zok forte 190 mg (N3) ................ (FB 45,23) *46,21*

**Metoprolol-ratiopharm®** (ratiopharm)
30 Tbl. 50mg (N1) ................................ (FB 13,31) 12,16
50 Tbl. 50mg (N2) ................................ (FB 15,23) 13,80
100 Tbl. 50mg (N3) ............................... (FB 19,66) 15,88
30 Tbl. 100mg (N1) ............................... (FB 15,27) 13,54
50 Tbl. 100mg (N2) ............................... (FB 18,07) 16,27
100 Tbl. 100mg (N3) .............................. (FB 25,26) 20,24
30 Retardtbl. 200mg (N1) .......................... (FB 22,26) 17,10
50 Retardtbl. 200mg (N2) .......................... (FB 29,16) 21,08
100 Retardtbl. 200mg (N3) ......................... (FB 45,23) 30,44
30 Retardtbl. O.K. 50mg (N1) ....................... (FB 16,39) 14,43
50 Retardtbl. O.K. 50mg(N2) ........................ (FB 20,18) 16,96
100 Retardtbl. O.K. 50mg (N3) ...................... (FB 28,55) 23,94
30 Retardtbl. O.K. 100mg (N1) ...................... (FB 19,06) 16,58
50 Retardtbl. O.K. 100mg (N2) ...................... (FB 24,22) 20,54
100 Retardtbl. O.K. 100mg (N3) ..................... (FB 35,90) 29,30
30 Retardtbl. O.K. 200mg (N1) ...................... (FB 22,26) 19,48
50 Retardtbl. O.K. 200mg (N2) ...................... (FB 29,16) 25,78
100 Retardtbl. O.K. 200mg (N3) ..................... (FB 45,23) 36,28

## Metoprolol + Felodipin *Rp* [US]

Kombination aus dem beta$_1$-selektiven Betarezeptorenblocker Metoprolol und dem langwirkenden Calciumantagonisten Felodipin. Beide Komponenten sind ausreichend dosiert.

**Ind.:** Hypertonie, wenn eine fixe Kombination angezeigt ist.

**Kontraind., UW:** s. Metoprolol und Felodipin.

**Dosis:** 1 Tbl./d, maximal 2 Tbl./d.

**Mobloc®** (AstraZeneca)
**Best.:** 1 Tbl./1 Retardtbl. enth.: Metoprololsuccinat 47,5 mg, Felodipin 5 mg.

28 Retardtbl. (N1) .......................................... 33,21
49 Retardtbl. (N2) .......................................... 49,88
98 Retardtbl. (N3) .......................................... 84,10

## Metoprolol + Hydrochlorothiazid *Rp* [US]

Bei Beachtung der Pharmakokinetik sinnvolle Kombination aus dem beta$_1$-selektiven Betarezeptorenblocker Metoprolol und dem Thiaziddiuretikum Hydrochlorothiazid. Beide Komponenten sind ausreichend dosiert. Der Metoprololanteil ist aber nur in retardierter Form für die Einmalgabe geeignet.

**Ind.:** Hypertonie, wenn eine fixe Kombination angezeigt ist.

**Kontraind., UW:** s. Metoprolol, Hydrochlorothiazid.

**Dosis:** 1 Tbl./d, maximal 2 Tbl./d.

**Beloc-Zok® comp** (Pharmacia)
**Best.:** 1 Retardtbl. enth.: Metoprololsuccinat 95 mg, Hydrochlorothiazid 12,5 mg.

30 Retardtbl. Zok (N1) ...................................... 26,45
50 Retardtbl. Zok (N2) ...................................... 37,11
100 Retardtbl. Zok (N3) ..................................... 61,12

**Metohexal® comp** (Hexal)
**Best.:** 1 Tbl. enth.: Metoprololtartrat 100 mg, Hydrochlorothiazid 12,5 mg.

30 Tbl. (N1) ...................................... (FB 15,71) 15,03
50 Tbl. (N2) ...................................... (FB 19,19) 18,61
100 Tbl.(N3) ...................................... (FB 27,04) 26,38

**Metoprolol-ratiopharm® comp.** (ratiopharm)
**Best.:** 1 Tbl. enth.: Metoprololtartrat 100 mg, Hydrochlorothiazid 12,5 mg.

20 Tbl. (N1) ...................................... (FB 13,89) 13,89
50 Tbl. (N2) ...................................... (FB 19,19) 18,65
100 Tbl.(N3) ...................................... (FB 27,04) 26,42

## Metronidazol *Rp* [US]

Chemotherapeutikum aus der Gruppe der Nitroimidazole. Hauptwirkungen gegen Trichomonas vaginalis, Giardia lamblia, Entamoeba histolytica sowie gegen alle obligat anaeroben Bakterien wie z. B. Clostridien. Anaerobier reduzieren die Nitrogruppe zu einem kurzlebigen reaktiven Metaboliten, der mit der bakteriellen DNA reagiert. Primär resistente Anaerobier sind selten, während alle aeroben und fakultativ aeroben Bakterien resistent sind. Als Alternative zu Amoxicillin Bestandteil der Tripeltherapie zur Eradikation des Helicobacter pylori. Die Metabolite sind bei Bakterien und im Tierversuch karzinogen, beim Menschen liegen keine entsprechenden Befunde vor.
Bioverfügbarkeit nach oraler Gabe 100%, nach 1–2 h maximale Plasmaspiegel, ähnlich hoch wie nach i.v.-Gabe. Wird zu 90% in der Leber metabolisiert und renal eliminiert. Halbwertszeit 8 h.

**Ind.:** Trichomoniasis, Amöbenruhr, Anaerobierinfektionen und perioperative Prophylaxe bei gastrointestinalen oder gynäkologischen Operationen.

**Kontraind.:** Neurologische Krankheiten, Leberschäden, Schwangerschaft, Stillzeit. Keine alkoholischen Getränke während der Behandlung. Wegen des Mutagenitäts- und Kanzerogenitätsrisikos nicht länger als 10 Tage.

**UW:** Gastrointestinale Störungen (Übelkeit, Erbrechen, Diarrhö, Metallgeschmack). Bei höheren Dosen periphere Neuropathien mit Parästhesien und zentralnervösen Störungen mit Kopfschmerzen, Schwindel, Schläfrigkeit, Verwirrtheit bis hin zu Krämpfen. Exanthem, Urtikaria, Juckreiz. Reversible Leukozytopenie. Ausgeprägte Alkoholunverträglichkeit („Antabus-Reaktion").

**WW:** Wirkungsverstärkung oraler Antikoagulanzien. Die Elimination von Metronidazol wird durch Phenobarbital und Phenytoin beschleunigt, durch Cimetidin verlangsamt. Alkoholunverträglichkeit, Lithiumspiegel erhöht.

**Dosis:** *Trichomoniasis*: 2-mal 250 mg/d oral über 7 Tage oder Kurztherapie mit 3-mal 1000 mg alle 12 h. Zusätzliche Lokaltherapie mit Vaginalzäpfchen

100 mg/d abends, aber nicht unbedingt erforderlich. *Amöbenruhr*: 3-mal 800 mg/d für 5–10 Tage nach der Mahlzeit. *Anaerobierinfektionen*: 2- bis 3-mal 500 mg/d oder gleiche Dosis als i.v.-Kurzinfusion über 20–30 min. Kdr. ca. 7 mg/kg als Einzeldosis 2- bis 3-mal/d. Gleiche Dosis bei perioperativer Prophylaxe.

**Arilin**® (Wolff)
12 Filmtbl. 250 mg (N1) ............................(FB 13,36) 13,35
10 Filmtbl. 500 mg (N1) ............................(FB 14,66) 14,66
14 Filmtbl. 500 mg (N1) ............................(FB 15,51) 15,51
20 Filmtbl. 500 mg (N2) ............................(FB 16,51) 16,51
6 Vaginalsupp. 100 mg (N1)..........................(FB 11,50) 11,48
12 Filmtbl. 250 mg (N1) + 6 Vaginalsupp. (N1)
(Kombipack.) ....................................(FB 13,87) 13,87
6 Vaginalsupp 100 mg (N1) ..........................(FB 11,50) 11,48

**Clont**® (Infectopharm)
12 Filmtbl. 250 mg (N1) ............................(FB 13,36) 13,36
20 Filmtbl. 400 mg (N2) ............................(FB 15,78) 15,76
6 Vaginaltbl. 100 mg + Appl. (N1) ...................(FB 11,50) 11,50

**Vagimid**® (Apogepha)
20 Tbl. 250 mg (N2)...............................(FB 14,41) 14,41
12 Drg. 250 mg (N1) ...............................(FB 13,36) 13,36
24 Drg. 250 mg (N2) ...............................(FB 14,84) 14,84
10 Filmtbl. 500 mg (N1) ............................(FB 14,66) 14,66
20 Filmtbl. 500 mg (N2) ............................(FB 16,51) 16,51
6 Vaginaltbl. 100 mg (N1)...........................(FB 11,50) 11,50

## Mexiletin *Rp* [HS] 1984 **B**

Membranstabilisierendes Antiarrhythmikum der Klasse I B mit ähnlichen Wirkungen wie Lidocain. Einzelheiten s. Antiarrhythmika. Wegen hoher Bioverfügbarkeit und langer Wirkungsdauer eignet sich Mexiletin auch zur oralen Therapie.

Bioverfügbarkeit 85%. Maximale Plasmaspiegel nach 1–3 h. Elimination überwiegend durch hepatischen Metabolismus, nur 10% werden unverändert renal ausgeschieden. Halbwertszeit 10–13 h. Therapeutische Plasmaspiegel 0,75–2,0 µg/l.

**Ind.:** Ventrikuläre Extrasystolie und Tachykardie. Weiteres s. Antiarrhythmika.

**Kontraind.:** Bradykardie, intrakardiale Reizleitungsstörungen, nicht kompensierte Myokardinsuffizienz, Hypotonie wie bei anderen Klasse I-Antiarrhythmika. Weiteres s. Antiarrhythmika.

**UW:** Kardiovaskuläre UW wie bei anderen Tachyantiarrhythmika. Extrakardiale UW betreffen vor allem Zentralnervensystem und Gastrointestinaltrakt: Verwirrung, Parästhesien, Schwindel, Müdigkeit, Tremor, Nystagmus, Ataxie; Übelkeit, Erbrechen.

**WW:** Da Mexiletin hauptsächlich in der Leber abgebaut wird, können Substanzen, die die Leberfunktion beeinträchtigen, die Mexiletinplasmaspiegel verändern; Wirkungsverstärkung z. B. durch Cimetidin, Wirkungsabschwächung durch Enzyminduktoren möglich.

**Dosis:** Akuttherapie: Initial 125-250 mg sehr langsam i.v., anschließend gleiche Dosis über 1 h, ggf. danach gleiche Dosis alle 4 h. Dauertherapie: 3-mal 200 mg/d oral oder 2-mal 360 mg als Retardkps./d oral. DDD 800 mg.

**Mexitil**® (Boehringer Ingelheim)
5 Amp. (250 mg/10 ml) (N1) ................................ 41,28
50 Kps. mite 100 mg (N2).................................. 31,39
100 Kps. mite 100 mg (N3)................................. 52,12
50 Kps. 200 mg (N2) ...................................... 42,33
100 Kps. 200 mg (N3) ..................................... 70,67
50 Retardkps. Depot 360 mg (N2)................... Preis auf Anfrage
100 Retardkps. Depot 360 mg (N3)................. Preis auf Anfrage

## Mezlocillin *Rp* [WS]

Breitspektrumpenicillin aus der Gruppe der Acylaminopenicilline mit bakterizider Wirkung. Mezlocillin hat im Vergleich zu Ampicillin eine höhere Wirkungsstärke und ein verbreitertes Wirkungsspektrum, das zusätzlich Indol-positive Proteus-Stämme sowie Providencia, Serratia, Klebsiellen, Enterobacter und Pseudomonas erfasst. Resistent sind penicillinasebildende Staphylokokken.

Keine Resorption nach oraler Gabe. Plasmaeiweißbindung 30%, Halbwertszeit 55 min, ca. 60% erscheinen in aktiver Form im Urin.

**Ind.:** Mezlocillin-empfindliche Erreger bei Infektionen des Urogenitaltrakts und der Gallenwege, bei schweren Allgemeininfektionen in Kombination mit Aminoglykosiden, Isoxazolylpenicillinen oder Metronidazol.

**Kontraind., UW:** s. Penicilline.

**Dosis:** 3-mal 2–3 g/d langsam i.v. oder als i.v.-Kurzinfusion, bei schweren Infektionen bis zu 4-mal 5 g/d. Kdr. und Sgl. tgl. 3-mal 75 mg/kg. Bei Kreatininclearance unter 10 ml/min Einzeldosis alle 12 h.

**Baypen**® (Bayer)
5 Inf.-Fl. 2 g (N2) ........................................ 60,62
5 Inf.-Fl. 4 g (N2) ........................................ 108,62
5 Inj.-Fl. 0,5 g (N2)....................................... 23,20
5 Inj.-Fl. 1 g (N2) ........................................ 35,87
5 Inj.-Fl. 2 g (N2) ........................................ 60,62

## Mianserin *Rp* [ML]

Tetrazyklisches Antidepressivum, das in seinen pharmakologischen Eigenschaften von den trizyklischen Antidepressiva abweicht. Mianserin hemmt nur unwesentlich die neuronale Aufnahme von Noradrenalin und Serotonin (s. Amitriptylin). Wirkt vermutlich über Blockade präsynaptischer Alpha$_2$-Rezeptoren. Ist deutlich sedativ, aber nur gering anticholinerg und peripher antialphaadrenerg wirksam, außerdem geringer kardiotoxisch und epileptogen. Es zeigt also wenig von den klassischen UW der Antidepressiva. Daher ist das Risiko bei Überdosierung (Suizidversuch) relativ gering. Wei-

ter fehlen die bei Antidepressiva meist vorhandenen Interaktionen mit Antihypertensiva wie Clonidin, Reserpin. Hämatotoxizität (Leukopenien, Agranulozytosen u. a.) wurde in zahlreichen Berichten beschrieben.
Mianserin wird oral gut resorbiert, es unterliegt einem starken First-Pass-Metabolismus, Bioverfügbarkeit ca. 30%, biphasische Eliminationskinetik mit variabler terminaler Halbwertszeit von 6–40 h.

**Ind.:** Depressive Krankheiten. Besonders dann angezeigt, wenn trizyklische Antidepressiva unwirksam oder kontraindiziert sind, z. B. bei kardialen Krankheiten oder Epilepsie.

**Kontraind.:** Manie und bipolare Erkrankungen, da Mianserin manische Phasen auslösen kann. Einnahme von MAO-Hemmern, akute Intoxikationen mit zentral dämpfenden Pharmaka oder Alkohol, akute Delirien. Vorsicht bei Blutbildungsstörungen, Engwinkelglaukom, Prostataadenom mit Restharnbildung, reduzierter Herzfunktion, Erregungsleitungsstörungen, reduzierter Leberfunktion, Hyperthyreoidismus, Epilepsie.

**UW:** Deutliche Sedierung (kann erwünscht sein), geringe anticholinerge und alphaantiadrenerge Wirkungen (Mundtrockenheit, gastrointestinale Störungen, Akkommodationsstörungen, orthostatische Hypotension), Schwindel, Unruhe, Schlafstörungen, Muskeltremor, sehr selten epileptogen. Bei Wegfall der Antriebshemmung Suizidtendenz. Sehr selten: Herzrhythmusstörungen (Erregungsleitungsstörungen), allergische Reaktionen, Leukopenien und Agranulozytose (Leukozytenzahl in den ersten Monaten wöchentlich kontrollieren!), Cholestase. Unter Mianserin sinkt die Glucosetoleranz, bei Diabetikern engmaschig kontrollieren!

**WW:** Verstärkte Wirkung von Sedativa und Alkohol sowie in geringem Maß von anticholinerg wirkenden Arzneimitteln, z. B. Parkinsonmittel, Antihistaminika, Antiarrhythmika. Über die Kombination mit MAO-Hemmern liegen unzureichende Erfahrungen vor, sie sollten vermieden werden.

**Dosis:** Beginn mit 30 mg/d oral, bei älteren Patienten auch weniger. Die tgl. Erhaltungsdosis liegt bei 30–120 mg (meistens 60 mg). Stationär bis zu 180 mg/d. Wegen starker Sedation Haupt- oder Einzeldosis abends geben.

**Mianserin von ct** (ct-Arzneimittel)
20 Filmtbl. 10mg (N1) ............................ (FB 13,04) 12,26
50 Filmtbl. 10mg (N2) ............................ (FB 17,27) 16,18
100 Filmtbl. 10mg (N3) ............................ (FB 25,04) 22,24
20 Filmtbl. 30mg (N1) ............................ (FB 19,81) 17,81
50 Filmtbl. 30mg (N2) ............................ (FB 34,05) 29,00
100 Filmtbl. 30mg (N3) ............................ (FB 56,09) 46,32

**Tolvin®** (Organon)
20 Filmtbl. 10 mg (N1) ............................ (FB 13,04) *13,14*
50 Filmtbl. 10 mg (N2) ............................ (FB 17,27) *17,61*
100 Filmtbl. 10 mg (N3) ............................ (FB 25,04) *25,69*
20 Filmtbl. 30 mg (N1) ............................ (FB 19,81) 19,81
50 Filmtbl. 30 mg (N2) ............................ (FB 34,05) 34,05
100 Filmtbl. 30 mg (N3) ............................ (FB 56,09) 56,09
20 Filmtbl. 60 mg (N1) ............................ (FB 29,92) 29,92
50 Filmtbl. 60 mg (N2) ............................ (FB 58,28) 58,28

## Miconazol [UF]

Antimykotikum aus der Gruppe der Azolderivate mit ähnlichen fungistatische Wirkungen wie Ketoconazol (s. dort). Vorzugsweise Anwendung zur Lokalbehandlung von Pilzinfektionen auf Haut und Schleimhäuten sowie im Gastrointestinaltrakt. Aspergillen sind resistent.
Nach lokaler Anwendung keine Resorption. Bei oraler Gabe beträgt die Bioverfügbarkeit 25%, deshalb ist dieser Applikationsweg nur für die Behandlung von Mund- und Darmsoor geeignet. Nach i.v.-Gabe liegen die maximalen Plasmaspiegel 10fach höher als nach oraler Gabe, Halbwertszeit initial 0,5–1 h, terminal 24 h. Miconazol wird weitgehend hepatisch metabolisiert.

**Ind.:** Mykosen der Haut, der Nägel, des Mund- und Rachenraums sowie des Magen-Darmtrakts. Pityriasis versicolor. Vulvovaginale Pilzinfektionen, Balanitis, Balanoposthitis.

**Kontraind.:** Miconazolüberempfindlichkeit. Mundgel nicht bei Lebererkrankungen und nicht bei gleichzeitiger Anwendung von Terfenadin, Triazolam, Midazolam, Chinidin, Pimozid, Lovastatin, Simvastatin, Atorvastatin. Bei vaginaler Anwendung im 1. Trimenon der Schwangerschaft strenge Indikationsstellung. Bei stillenden Frauen nicht im Brustbereich anwenden.

**UW:** Bei topischer Gabe sehr selten Kontaktdermatitis, Hautreizungen, Hautrötungen, Juckreiz. Bei intravaginaler Gabe Brennen. Nach peroraler Gabe Übelkeit, Erbrechen, Diarrhö. Selten allergische Reaktionen, in Einzelfällen Hepatitis.

**WW:** s. Ketoconazol.

**Dosis:** *Hautmykosen*: 1- bis 3-mal/d Creme, Lotio, Puder oder Lösung auftragen. *Nagelmykosen*: 1- bis 3-mal/d Lösung möglichst unter Okklusivverband dick auftragen, Behandlung 2–6 Monate. *Mund- und Darmsoor*: Sgl. 4-mal 31 mg/d, Kdr. bis 14 Jahre 4-mal 62 mg/d, Tageshöchstdosis 20 mg/kg. Bei Mundsoor nach dem Essen und vor dem Schlucken möglichst lange im Mund behalten. Bei Darmsoor vor dem Essen. *Vaginalmykosen, Balanitis, Balanoposthitis*: 1-mal/d 100 mg als Ovulum oder Vaginalcreme (5 g) über 7–14 Tage in die Scheide einbringen. Zusätzlich mehrmals tgl. äußerliche Anwendung der Vaginalcreme, auch beim Partner.

**Daktar®** (Janssen-Cilag)
25 g Creme (20 mg/g) (N1) ............................ (FB 9,38) 9,38
70 g Creme (20 mg/g) (N3) ............................ (FB 22,30) 22,30

20 g Mundgel (100 mg/5 g) (N2) .................... (FB 13,11) 13,11
40 g Mundgel (100 mg/5 g) (N3) .................... (FB 15,86) 15,86

**Gyno-Daktar**® (Janssen-Cilag) *Rp*
35 g Vaginalcreme (20 mg/g) + Appl. (N1) ........... (FB 16,59) 16,59
7 Vaginalovula + 15 g Vaginalcreme (N1) (Kombipack.) . (FB 16,23) 16,23

**Vobamyk**® (Hermal)
20 g Creme (20 mg/g) (N1) .......................... (FB 7,77) 3,98
50 g Creme (20 mg/g) (N2) .......................... (FB 16,81) 9,94

## Miconazol + Flupredniden *Rp* [UF]

Kombination aus einem Azolantimykotikum und einem mittelstark wirksamen Glucocorticoid. Miconazol zeigt ähnliche Wirkungen wie Clotrimazol (s. dort). Flupredniden ist ein fluoriertes Glucocorticoid mit ähnlichen Wirkungen wie Prednisolon (s. dort). Antimykotikakombinationen, insbesondere glucocorticoidhaltige, werden kritisch beurteilt und sind allenfalls kurzfristig initial bei Dermatomykosen mit stark entzündlichen Reaktionen einsetzbar. Die gute entzündungshemmende Wirkung der Glucocorticoide verführt jedoch zu unerwünschter Langzeittherapie. Die daraus resultierende Blockade lokaler Abwehrreaktionen kann das Krankheitsbild verschlimmern. Ferner besteht die Gefahr der Verschleierung der Diagnose und Verzögerung der Heilung.

**Anw.:** Initialtherapie oberflächlicher, entzündlicher Dermatomykosen durch Dermatophyten und Hefepilze sowie von Ekzemen, die durch Miconazol-empfindliche Pilze oder grampositive Erreger infiziert sind.

**Kontraind., UW:** s. Prednisolon, Clotrimazol.

**Decoderm**® **tri** (Hermal)
**Best.:** 1 g Creme enth.: Flupredniden-21-acetat 1 mg, Miconazolnitrat 20 mg.
**Dosis:** 2-mal/d dünn auftragen.
20 g Creme (N1) .......................................... 17,79
50 g Creme (N2) .......................................... 31,20

**Vobaderm**® (Hermal)
7,5 g Creme (N1) .......................................... 11,83
20 g Creme (N1) .......................................... 17,79
50 g Creme (N2) .......................................... 31,20

## Midazolam *Rp* [ML] 1985 **B**

Kurz wirkendes Benzodiazepin, Halbwertszeit 2 h. Ist im Gegensatz zu anderen Benzodiazepinen wasserlöslich. Kann sowohl i.m. als auch i.v. injiziert werden und zeigt einen besonders schnellen Wirkungseintritt. Weiteres s. Benzodiazepine.

**Ind.:** Sedierung vor chirurgischen und diagnostischen Eingriffen, Prämedikation, Narkoseeinleitung.

**Kontraind., UW, WW:** s. Benzodiazepine. Cave: Atemstillstand, vor allem bei älteren oder mit zentral dämpfenden Medikamenten vorbehandelten Patienten!

**Dosis:** *Prämedikation*: Vor Vollnarkosen 20–30 min vor dem Eingriff 0,05–0,1 mg/kg i.m. (entspr. ca. 1 Amp. à 5 mg bei Erw.). 5–10 min vor Lokalanästhesie oder diagnostischen Eingriffen 1 mg i.v. injizieren, nach jeweils 2 min weitere 1 mg bis die gewünschte Sedation erreicht ist; eine Gesamtdosis von 3,5–5 mg sollte nicht überschritten werden.
*Narkoseeinleitung*: 0,15–0,2 mg/kg i.v., Aufrechterhaltung der Narkose nach Wirkung titrierend mit kleinen Dosen in kurzen Intervallen.
*Oral*: 7,5–15 mg 30–60 min vor dem Eingriff. Bei älteren Patienten 7,5 mg.

**Dormicum**® (Roche)
5 Amp. (5 mg/1 ml) (N1) .................................. 15,79
5 Amp. (5 mg/5 ml) (N1) .................................. 15,79
25 Amp. (5 mg/1 ml) ...................................... 39,08
5 Amp. (15 mg/3 ml) (N1) ................................. 21,48
20 Lacktbl. 7,5 mg (N2) .................................. 21,97

**Midazolam-ratiopharm**® (ratiopharm)
5 Amp. (5 mg/1 ml) (N1) .................................. 14,79
10 Amp. (5 mg/1 ml) (N2) ................................. 20,83
5 Amp. (5 mg/5 ml) (N1) .................................. 15,30
10 Amp. (5 mg/5 ml) (N2) ................................. 20,83
5 Amp. (15 mg/3 ml) (N1) ................................. 19,75
10 Amp. (15 mg/3 ml) (N2) ................................ 31,30
5 Amp. (50 mg/10 ml) (N1) ................................ 41,23
1 Amp. (50 mg/50 ml) (N1) ................................ 18,47
5 Amp. (90 mg/18 ml) (N1) ................................ 62,52
1 Amp. (100 mg/50 ml) (N1) ............................... 22,89

## Midodrin [US]

Sympathomimetikum zur Blutdrucksteigerung. Midodrin ist ein Prodrug, aus dem nach Glycinabspaltung die Wirksubstanz entsteht. Wirkt vorwiegend auf Alpharezeptoren. Orthostatische Beschwerden werden gebessert, die Anwendung ist jedoch umstritten.

**Anw.:** Asympathotone Hypotonie.

**Kontraind., UW:** s. Etilefrin.

**Dosis:** Oral 2- bis 3-mal 2,5 mg/d. DDD 5 mg.

**Gutron**® (Nycomed)
20 Tbl. 2,5 mg (N1) ........................... (FB 11,66) 11,66
50 Tbl. 2,5 mg (N2) ........................... (FB 26,73) 26,73
100 Tbl. 2,5 mg (N3) .......................... (FB 50,05) 50,05
20 ml Tr. 1% (N1) ............................. (FB 24,70) 24,70

## Mifepriston *Rp* [US] 1999 **A**

Synthetischer Progesteronrezeptorantagonist zur medikamentösen Schwangerschaftsunterbrechung. Mifepriston (RU 486) hemmt endometriale und myometriale Progesteronwirkungen und steigert die Empfindlichkeit des graviden Uterus für die kontraktionsauslösenden Wirkungen von Prostaglandinen. Im 1. Trimenon wird die Cervix uteri erweitert und geöffnet. Die Erfolgsrate von Mifepriston in Kombination mit vaginaler Applikation des Prostaglandinderivats Gemeprost beträgt bis zum 49. Tag 98,7% und bis zum 63. Tag 94,8%. Mifepriston ist auch zur postkoitalen Kontrazeption, bei Endometriose und als Antihormon zur Tumortherapie untersucht worden. In Dosen ab 5 mg/kg wirkt Mifepriston beim Menschen als Glucocorticoidrezeptorantagonist und induziert dadurch einen kompensatorischen Anstieg von ACTH und Cortisol.

Rasche Resorption nach oraler Gabe, Bioverfügbarkeit 69%, maximaler Plasmaspiegel nach 1,3 h. Mifepriston wird zu 90% mit den Fäzes und zu 10% über den Urin ausgeschieden, Halbwertszeit 18 h.

**Ind.:** Medikamentöser Schwangerschaftsabbruch bis zum 49. Tag.

**Kontraind.:** Chronisches Nebennierenversagen, schweres Asthma bronchiale, nicht bestätigte Schwangerschaft, Schwangerschaftsdauer ab 50. Tag seit Amenorrhö, Verdacht auf extrauterine Schwangerschaft, Kontraindikationen für Gemeprost.

**Vorsichtsmaßnahmen:** Nach Einnahme von Mifepriston muss bei einem 2. Arztbesuch nach 36–48 h Gemeprost verabreicht werden. Danach müssen die Patientinnen bis zu 3 h beobachtet werden. Sie sollen sich nicht allzu weit vom Behandlungszentrum entfernen, bis eine komplette Ausstoßung stattgefunden hat. Die Ausstoßung kann bereits vor der Prostaglandinapplikation stattfinden (ca. 3% der Fälle). Nach 10–14 Tagen ist eine Kontrollvisite erforderlich, um eine vollständige Ausstoßung zu überprüfen. Bei Misserfolg (1,3–7,5%) muss eine andere Methode angewendet werden. Um eine mögliche Exposition einer erneuten Schwangerschaft mit Mifepriston zu vermeiden, soll während des nächsten Zyklus eine zuverlässige Kontrazeption durchgeführt werden. Falls die Patientin nach einem erfolglosen Schwangerschaftsabbruch die Fortsetzung ihrer Schwangerschaft wünscht, kann eine potentielle Teratogenität von Mifepriston nicht ausgeschlossen werden.

Bei Verdacht auf akutes Nebennierenversagen wird Dexamethason (1,5 mg/600 mg Mifepriston) empfohlen. Bei Frauen über 35 Jahre, die tgl. mehr als 10 Zigaretten rauchen, sollte wegen des Risikos kardiovaskulärer Komplikationen kein medikamentöser Schwangerschaftsabbruch durchgeführt werden.

**UW:** Starke Blutungen, sehr häufig Uteruskontraktionen (10–45% der Fälle), selten Uterusrupturen bei medizinisch begründeten Schwangerschaftsabbrüchen im 2. oder 3. Trimenon. Gastrointestinal leichte Spasmen, Übelkeit, Erbrechen oder Durchfälle, in seltenen Fällen Hypotonie.

**WW:** Die Wirksamkeit einer Glucocorticoidtherapie (auch inhalativ) kann verringert sein, ggf. Dosisanpassung. Durch Hemmung der Prostaglandinsynthese können nichtsteroidale Antiphlogistika die Wirkung von Mifepriston plus Gemeprost abschwächen, deshalb bei Schmerzen vorzugsweise Opioidanalgetika einsetzen.

**Verschreibung:** Die Verschreibung von Mifepriston erfolgt in zwei Ausfertigungen (Original und Durchschrift), die beide an den pharmazeutischen Unternehmer übermittelt werden. Dieser gibt die mit fortlaufender Numerierung versehene Packung direkt an den verordnenden Arzt der Einrichtung des Schwangerschaftskonfliktgesetzes zusammen mit der nummerierten Durchschrift der Verschreibung ab. Der verordnende Arzt hat auf der Durchschrift Datum des Erhalts und der Anwendung zu vermerken und die Durchschriften 5 Jahre lang aufzubewahren.

**Dosis:** 1-mal 600 mg oral, anschließend nach 36–48 h 1 mg Gemeprost vaginal.

**Mifegyne**® (Contragest)
3 Tbl. 200 mg ............................................. 79,46

## Miglitol *Rp* [HJ] 1998 C

Reversibler α-Glucosidasehemmstoff, der den Abbau von Oligo- und Polysacchariden zu resorbierbaren Monosacchariden verzögert. Dadurch werden postprandialer Blutzuckeranstieg geglättet und Blutzuckerschwankungen ausgeglichen (s. Acarbose). Die Dauerbehandlung mit Miglitol kann den Nüchternblutzucker und die $HbA_{1C}$-Blutspiegel absenken. Dieser Effekt entspricht der Wirkung einer stringenten Diät mit einem hohen Anteil an komplexen Kohlenhydraten. Im Gegensatz zur Acarbose wird Miglitol im Gastrointestinaltrakt resorbiert, soll aber keine systemischen Wirkungen auslösen. Resorptionsquote (dosisabhängig) 60–100%; Verteilungsvolumen 0,18 l/kg; Halbwertszeit 2–3 h. Miglitol wird nicht metabolisiert und nahezu vollständig renal ausgeschieden.

**Ind.:** Zusatztherapie bei Diabetes mellitus.

**Kontraind.:** Patienten unter 18 Jahre, chronische Darmkrankheiten mit Verdauungs- und Resorptionsstörungen, große Hernien, Verengungen und Geschwüre des Darms, Niereninsuffizienz, Überempfindlichkeit. Schwangerschaft, Stillzeit.

**UW:** Siehe auch Acarbose. Meteorismus, Flatulenz, Übelkeit und andere gastrointestinale Beschwerden.

**WW:** Miglitol kann die hypoglykämische Wirkung von Sulfonylharnstoffen und Insulin verstärken. Beim Auftreten von Hypoglykämien ist Haushaltszucker (Saccharose) unwirksam. Miglitol kann die Resorption anderer Substanzen (Propranolol, Ranitidin, Glibenclamid, Metformin) geringfügig reduzieren.

**Dosis:** Initial 3-mal tgl. 50 mg, ggf. nach 4–12 Wochen 3-mal tgl. 100 mg.

**Diastabol**® (Sanofi-Synthelabo)
30 Tbl. 50 mg (N1) ........ 16,67
120 Tbl. 50 mg (N2) ........ 37,13
30 Tbl. 100 mg (N1) ........ 18,80
120 Tbl. 100 mg (N2) ........ 42,62

## Miglustat *Rp* [US] 2003 **A/D**

Hemmstoff der Glucosylceramidsynthase zur Substratverminderungstherapie bei leichten und mäßigen Formen der Typ-1-Gaucherkrankheit. Miglustat hemmt die Glucosylceramidsynthase, die aus Ceramid und Glucose Glucocerebrosid bildet und damit die Akkumulation des Substrats für die bei der Gaucherkrankheit fehlende Glucocerebrosidase in den Makrophagen verhindert. Nach 12 Monaten senkte Miglustat die Leber- und Milzvergrößerung, besserte hämatologische Parameter aber nur wenig. Damit ist die neue Substanz weniger wirksam als die Enzymersatztherapie mit Imiglucerase (s. dort) und wird daher nur eingesetzt, wenn die Enzymsubstitution nicht möglich ist. Ein Vorteil ist die orale Gabe. Miglustat wird schnell resorbiert und mit einer Halbwertszeit von 6–7 h renal eliminiert.

**Ind.:** Gaucher-Krankheit Typ 1, wenn die Enzymsubstitution nicht möglich ist.

**Kontraind.:** Schwangerschaft, Stillzeit. Vorsicht bei Nieren- oder Leberfunktionsstörungen.

**UW:** Häufigste Nebenwirkung ist eine Diarrhö bei 80–100% der Patienten, die meist mit Gewichtabnahme einhergeht. Häufig sind auch Tremor (30%) und periphere Neuropathie (10%). Außerdem Erbrechen, Schwindel, Kopfschmerzen, Beinkrämpfe, Sehstörungen, periphere Neuropathie, Parästhesie, kognitive Dysfunktion. Spermatogenesehemmung bei Ratten, daher zuverlässige Empfängnisverhütung bei Männern.

**Dosis:** Initial 3-mal 100 mg/d oral, bei Nebenwirkungen (Diarrhö) ggf. auf 1- bis 2-mal 100 mg/d reduzieren.

**Zavesca**® (Actelion)
84 Hartkaps. 100 mg (N2) ........ 8974,50

## Milrinon *Rp* [HS] 1993 **C**

Phosphodiesterasehemmer mit ähnlichen positiv inotropen und gefäßerweiternden Wirkungen (Inodilatator) wie Enoximon (s. dort), jedoch in 10fach geringerer Dosis wirksam. Wirkungseintritt innerhalb weniger min nach i.v.-Gabe. Elimination überwiegend unverändert renal (83%), Rest durch hepatische Metabolisierung. Halbwertszeit 2–3 h, verlängert bei Niereninsuffizienz.

**Ind.:** Kurzzeittherapie der schweren Herzinsuffizienz.

**Kontraind, UW, WW.:** s. Enoximon.

**Dosis:** Initial 50 μg/kg i.v. in 10 min. Erhaltungsdosis 0,375–0,75 μg/kg/min als i.v.-Dauerinfusion, maximal tgl. 1,13 mg/kg. Reduktion bei Niereninsuffizienz. DDD 50 mg.

**Corotrop**® (Sanofi-Synthelabo)
10 Amp. i.v. (10 mg/10 ml) ........ KP

## Miltefosin *Rp* [KR] 1993 **A/D**

Zytostatikum aus der Gruppe der Alkylphospholine zur lokalen Anwendung auf der Haut. Miltefosin wirkt als Phospholipidderivat aufgrund seiner Ähnlichkeit mit natürlichen Phospholipiden der Zellmembran vermutlich über eine Hemmung von Membranenzymen (z. B. Proteinkinase C) zytotoxisch. Nach dermaler Applikation werden keine systemisch toxischen Serumspiegel erreicht.

**Ind.:** Bösartige Hautveränderungen bei Brustkrebs, sofern andere Therapieverfahren erfolglos sind.

**Kontraind.:** Begrenzte Hautbereiche, bei denen Operation oder Bestrahlung möglich sind.

**UW:** Hautreizungen mit Juckreiz, Rötung, Spannungsgefühl, Hautaustrocknung, Schuppenbildung. Ulzeration von Tumorabsiedlungen, Übelkeit, Erbrechen.

**Dosis:** In der ersten Behandlungswoche 1-mal tgl., später 2-mal tgl. 1–2 Tr./10 cm² bis zu maximal 5 ml/d auf den befallenen Hautbereich auftragen.

**Miltex**® (Baxter Oncology)
10 ml Lsg. 60 mg/ml (40 Tr.) (N1) ........ 130,21
5× 10 ml Lsg. 60 mg/ml (40 Tr.) (N1) ........ 582,09

## Minocyclin *Rp* [WS]

Antibiotikum aus der Gruppe der Tetracycline mit gleichem Wirkspektrum wie andere Tetracycline. Minocyclin ist besonders lipophil, was als Vorteil bei der Aknebehandlung angesehen wird. Es gibt jedoch keine zuverlässige Evidenz für eine Überlegenheit gegenüber anderen Aknetherapeutika. Auch direkte Vergleichsuntersuchungen von Minocyclin und Doxycyclin fanden keinen Unterschied in der klinischen Wirksamkeit dieser beiden Tetracycline bei der Aknetherapie.

Orale Bioverfügbarkeit ca. 90%. Im Gegensatz zu Tetracyclin hängt die Resorption von Minocyclin nicht wesentlich von der Nahrung ab. Mehrwertige Kationen können die Resorption vermindern. Maximale Plasmaspiegel 2–3 h nach oraler Gabe. Halbwertszeit ca. 14 h. Plasmaeiweißbindung 75%. Nur 11% werden renal eliminiert.

**Ind.:** Minocyclin-empfindliche Erreger, Akne vulgaris.

**Kontraind., UW:** s. Tetracycline.

**Dosis:** Erw. initial 200 mg, dann anschließend

100 mg alle 12 h oral. *Akne vulgaris* 2-mal 50 mg/d über 1–3 Monate. DDD 200 mg.

**Klinomycin®** (ICN)
50 Filmtbl. 50 mg (N2) .......... (FB 20,07) 20,07
100 Filmtbl. 50 mg (N3) .......... (FB 29,53) 29,53
30 Filmtbl. 100 mg (N2) .......... (FB 26,22) 26,22
100 Filmtbl. 100 mg (N3) .......... (FB 60,82) 60,82

**Skid®** (Winthrop)
20 Tbl. 50 mg (N2) .......... (FB 14,07) 13,73
50 Tbl. 50 mg (N2) .......... (FB 20,07) 19,86
100 Tbl. 50 mg (N3) .......... (FB 29,53) 29,44
10 Tbl. 100 mg (N1) .......... (FB 15,46) 15,46
20 Tbl. 100 mg (N2) .......... (FB 20,81) 20,81
50 Tbl. 100 mg (N3) .......... (FB 36,60) 35,96

## Minoxidil *Rp* [US] 1982 C

Direkt wirkender Vasodilatator aus der Gruppe der Kaliumkanalöffner. Aus der Aktivierung des ATP-abhängigen Kaliumkanals und der nachfolgenden Hyperpolarisation der glatten Gefäßmuskulatur resultiert eine starke Vasodilatation mit Senkung des peripheren Gefäßwiderstandes und des Blutdrucks. Minoxidil wird allerdings nur bei schweren Hypertonieformen eingesetzt, die nicht auf die Standardtherapie ansprechen. Denn reflektorische Tachykardie und Flüssigkeitsretention erfordern immer eine Kombination mit Betarezeptorenblockern und Diuretika. Bioverfügbarkeit 90%, Halbwertszeit 4 h, Wirkungsdauer jedoch 24 h bedingt durch den aktiven Metaboliten Minoxidilsulfat.
Minoxidil wird als 1–5%ige Lösung lokal zur Behandlung bei androgenetischer Alopezie angewendet, allenfalls bei 10% der Fälle mit begrenztem Erfolg.

**Ind.:** *Oral*: Therapieresistente Hypertonie. *Topisch*: Androgenetische Alopezie bei Frauen und Männern.

**Kontraind.:** Pulmonale Hypertonie bei Mitralstenose, überstandener Myokardinfarkt bis zur Stabilisierung, Angina pectoris, leichte Hypertonie, Phäochromozytom. Strenge Indikationsstellung in Schwangerschaft und Stillzeit (geht in die Muttermilch über). Topisch: Gleichzeitiger Einsatz anderer topischer Arzneimittel auf der Kopfhaut, plötzlich auftretender oder ungleichmäßiger Haarausfall.

**UW:** Salz- und Wasserretention, reflektorische Tachykardie, Angina pectoris, EKG-Veränderungen (T-Welle), vorübergehende Abnahme von Hämatokrit und Zunahme von Serumkreatinin um 6%. Perikarderguss gelegentlich mit Tamponade. Gastrointestinale Störungen, Übelkeit, Hautausschlag, Hypertrichose, Gynäkomastie, Thrombozytopenie. In Einzelfällen Perikarditis, hämolytische Anämie, allergische Reaktionen, Stevens-Johnson-Syndrom, Glucoseintoleranz, antinukleäre Antikörper, Lungeninfiltrate, Pleuraerguss, erhöhte Leberenzyme. Topisch: Gelegentlich Pruritus, Hautabschuppung, allergische Kontaktdermatitis, vorübergehender Haarausfall,

**WW:** Schwere Orthostasereaktionen mit unselektiven Alpharezeptorenblockern. Wirkungsverstärkung durch Neuroleptika.

**Dosis:** *Oral*: Initial 5 mg/d oral, ggf. bis auf 40 mg/d steigern. Einstellung in Spezialambulanz mit regelmäßigen Kontrolluntersuchungen. *Topisch*: Frauen 2-mal tgl. 1 ml 2% Lösung auf die betroffenen Stellen der Kopfhaut auftragen, Männer 2-mal tgl. 1 ml 5% Lösung.

**Lonolox®** (Pharmacia)
30 Tbl. 2,5 mg (N1) .......... 33,74
100 Tbl. 2,5 mg (N3) .......... 74,26
30 Tbl. 10 mg (N1) .......... 69,07
100 Tbl. 10 mg (N3) .......... 179,95

**Regaine®** (Pfizer)
60 ml 2% Lsg. für Frauen (N1) .......... 24,87
3× 60 ml 2% Lsg. für Frauen (N2) .......... 39,39
60 ml 5% Lsg. für Männer (N1) .......... 36,95
3× 60 ml 5% Lsg. für Männer (N2) .......... 64,48

## Mirtazapin *Rp* [ML] 1996 C

Tetrazyklisches Antidepressivum mit ähnlicher Struktur wie Mianserin (s. dort). Mirtazapin wirkt vorwiegend als präsynaptischer Alpha$_2$-Rezeptorenblocker auf die noradrenerge Neurotransmission und hemmt außerdem 5-HT$_2$-, 5-HT$_3$- und H$_1$-Rezeptoren. Wegen des Auftretens von Agranulozytosen ist ähnlich wie bei Mianserin besondere Vorsicht geboten. Orale Bioverfügbarkeit 50%, Halbwertszeit 20–40 h.

**Ind.:** Depressive Krankheiten.

**Kontraind.:** Therapie mit MAO-Hemmern, Schwangerschaft, Stillzeit.

**UW:** Am häufigsten Müdigkeit, Mundtrockenheit, Appetitsteigerung, Gewichtszunahme. Weiterhin Hypotonie, Manie, epileptische Anfälle, Tremor, Ödeme, akute Knochenmarkdepression mit Agranulozytose, aplastischer Anämie und Thrombozytopenie, Leberenzymanstiege, Ikterus, Exantheme, Parästhesien.

**WW:** Verstärkung der Wirkung von Ethanol und Benzodiazepinen. Keine gleichzeitige Gabe bei MAO-Hemmertherapie bis 2 Wochen nach Therapieende.

**Dosis:** Initial 1-mal 15 mg/d oral, später bis zu 45 mg/d. Im Allgemeinen abendliche Einzeldosis, ggf. Einnahme morgens und abends.

**Mirtazapin dura®** (Merck dura)
10 Filmtbl. 15 mg (N1) .......... 18,59
50 Filmtbl. 15 mg N2) .......... 38,34
20 Filmtbl. 30 mg (N1) .......... 28,69

50 Filmtbl. 30 mg N2) .......... 67,73
100 Filmtbl. 30 mg (N3) .......... 132,75
20 Filmtbl. 45 mg (N1) .......... 41,64
50 Filmtbl. 45 mg N2) .......... 97,65
100 Filmtbl. 45 mg (N3) .......... 192,85

**Remergil**® (Organon)
10 Amp. (6 mg/2 ml) Konzentrat (N2) .......... 16,32
12 Amp. (15 mg/5 ml) Konzentrat (N3) .......... 29,43
1 Glasfl. 66 ml Lsg. (15 mg/ml) (N3) .......... 73,86
6 Schmelztbl. 15 mg N1) .......... 16,61
48 Schmelztbl. 15 mg (N2) .......... 50,70
18 Schmelztbl. 30 mg (N1) .......... 40,15
48 Schmelztbl. 30 mg (N2) .......... 91,99
96 Schmelztbl. 30 mg (N3) .......... 174,23
18 Schmelztbl. 45 mg (N1) .......... 56,72
48 Schmelztbl. 45 mg (N2) .......... 130,92
96 Schmelztbl. 45 mg (N3) .......... 252,17

## Misoprostol *Rp* [HK] 1986 **A**

Prostaglandin-$E_1$-Derivat. Hemmt die Magensäuresekretion und schützt die Magenschleimhaut durch Stimulierung der Schleim- und Bikarbonatsekretion sowie durch Steigerung der Durchblutung. Beschleunigt die Heilung von Duodenal- und Magenulzera. Verhindert die durch nichtsteroidale Antiphlogistika induzierten Gastropathien. In ausreichend hoher Dosierung jedoch starke Diarrhöen.
Rasche und nahezu vollständige Resorption nach oraler Gabe. Halbwertszeit des aktiven Metaboliten Misoprostolsäure 20–40 min.
**Ind.:** Prophylaxe medikamentös bedingter Magenschleimhautschäden.
**Kontraind.:** Schwangerschaft, Stillzeit, Frauen im gebärfähigen Alter ohne sicheren Kontrazeptionsschutz, entzündliche Darmkrankheiten.
**UW:** Häufig Diarrhö, gelegentlich Übelkeit, Kopfschmerzen, Benommenheit und Bauchschmerzen, selten Menstruationsstörungen und Zwischenblutungen.
**WW:** Antazida können die Bioverfügbarkeit von Misoprostol einschränken.
**Dosis:** 2- bis 4-mal 200 µg/d. DDD 0,8 mg.

**Cytotec**® **200** (Pharmacia)
50 Tbl. 200 µg (N2) .......... 28,16
100 Tbl. 200 µg (N3) .......... 46,33

## Mitomycin *Rp* [KR]

Zytostatikum aus der Gruppe der Antibiotika. Mitomycin wird durch intrazelluläre Reduktasen zu einem bifunktionellen alkylierenden Mittel aktiviert und hemmt die DNA-Synthese über DNA-Quervernetzungen. Wirkt besonders in später $G_1$-Phase und früher S-Phase des Zellzyklus. Bestandteil des FAM-Schemas beim Magenkarzinom. Mitomycin verteilt sich nicht in Gehirn, Milz und Haut, Elimination durch Metabolisierung in Leber. Halbwertszeit 30–70 min.
**Ind.:** Blasentumoren, Magenkarzinom, Bronchialkarzinom, Pankreaskarzinom, kolorektales Karzinom, Mammakarzinom, Leberzellkarzinom, Karzinome in Kopf- und Halsbereich, chronisch myeloische Leukämie, Osteosarkom, Zervixkarzinom, Ösophaguskarzinom.
**Kontraind.:** s. Zytostatika. Außerdem Leukopenie, Thrombopenie, hämorrhagische Diathese, Leber-, Lungen- und Nierenschäden, Schwangerschaft.
**UW:** Myelosuppression, Leber-, Lungen- und Nierenschäden treten selten auf, ebenso Übelkeit, Erbrechen und Appetitlosigkeit, gelegentlich Haarausfall, Zystitis. Bei ungenauer Injektion oder beim Übertritt aus dem Gefäß in umliegendes Gewebe verursacht Mitomycin schwere Gewebsnekrosen. Mitomycin kann allergische Erscheinungen hervorrufen, z. B. Kontaktdermatitis, generalisierte Exantheme.
**Dosis:** 10–20 mg/m² alle 6–8 Wochen als i.v.-Infusion. Leuko- und Thrombozytenkontrolle vor jeder neuen Dosis.

**Mitomycin medac**® (medac)
10 Durchstechfl. 2 mg (N2) .......... 227,23
1 Durchstechfl. 10 mg (N1) .......... 110,71
5 Durchstechfl. 10 mg (N1) .......... 489,39
1 Durchstechfl. 15 mg (N1) .......... 142,37
5 Durchstechfl. 15 mg (N1) .......... 646,44

## Mitotan *Rp* [US] 2004 **A/D**

Zytostatikum zur symptomatischen Behandlung des fortgeschrittenen Nebennierenrindenkarzinoms. Mitotan, ein Abkömmling des Insektizids DDT (Chlorphenotan), wirkt zytotoxisch auf maligne und normale Nebennierenrindenzellen Außerdem senkt es als 3β-Dehydrogenasehemmer die erhöhten Cortisolspiegel und schafft symptomatische Linderung der sonst infausten Krankheit. Cortisol muss ggf. substituiert werden. Mitotan (5–10 g/d oral) induziert bei ca. 50% der Patienten eine Remission für 6–10 Monate. Als Zielwerte werden Plasmaspiegel von 14–20 µg/ml Mitotan angestrebt. Hohe Mitotandosen sind schlecht verträglich und erzeugen bei 80% der Patienten zahlreiche gastrointestinale und zentrale Nebenwirkungen. Nach oraler Gabe wird Mitotan zu 40% resorbiert und wegen seiner hohen Lipophilie vor allem im Fettgewebe gespeichert, aus dem es nur sehr langsam freigesetzt wird, terminale Halbwertszeit 18–159 Tage.
**Ind.:** Fortgeschrittenes, nicht operables Nebennierenrindenkarzinom.
**Kontraind.:** Überempfindlichkeit gegen Mitotan. Gleichzeitige Gabe von Spironolacton. Stillzeit. Vorsicht wegen des Risikos einer Nebenniereninsuffizienz nach Schock, Trauma oder Infektionen. Vorsicht auch bei gleichzeitiger Gabe von Arznei-

mitteln (z. B. Warfarin, Antikonvulsiva, Rifampicin, Griseofulvin, Johanniskraut), die nach Mitotan-bedingter Induktion von CYP-Isoenzymen schneller abgebaut werden. Strenge Indikationsstellung in der Schwangerschaft.

**UW:** Sehr häufig gastrointestinale Störungen (Übelkeit, Bauchschmerzen, Diarrhö, Erbrechen, Mukositis) bei 10–100% der Patienten, zentralnervöse UW (Asthenie, Parästhesie, Verwirrtheit, Schwindel, Schläfrigkeit, Anorexie) bis zu 40%, verlängerte Blutungszeit (90%), Leukopenie (8–12%), Hypercholesterinämie, Hypertriglyzeridämie, Gynäkomastie, Hautausschläge. Häufig Thrombozytopenie, Polyneuropathie, Bewegungsstörungen und Autoimmunhepatitis. Seltene UW s. Fachinformation.

**WW:** Spironolacton blockiert die Wirkung von Mitotan, deshalb keine gleichzeitige Gabe. CYP-bedingte WW s. Kontraindikationen.

**Dosis:** Initial 2–3 g/d oral aufgeteilt in 2–3 Einzeldosen zu den Mahlzeiten. Nach 2 Monaten kann die Dosis auf 1–2 g/d reduziert werden. Bei ungenügendem Erfolg ggf. nach 3 Monaten Dosis auf 6 g/d erhöhen.

**Lyodren®** (Laboratoire HRA Pharma, Paris)
100 Tbl. 500 mg (N2) ........ 914,03

## Mitoxantron *Rp* [KR] 1984 B

Zytostatikum aus der Gruppe der Anthracyclinantibiotika mit ähnlichen Wirkungen wie Doxorubicin (s. dort). Mitoxantron ist ein synthetisches Anthracendion, das in die DNA interkaliert und Quervernetzungen innerhalb und zwischen den DNA-Strängen hervorruft. Es hemmt DNA- und DNA-Synthese. Die tumorzerstörende Wirkung ist Zellzyklus-unspezifisch. Mitoxantron wirkt weniger kardiotoxisch als Doxorubicin. Nach i.v.-Gabe verteilt es sich rasch in die Gewebe, passiert aber nicht die Blut-Hirn-Schranke. Elimination vorwiegend durch Metabolisierung und Ausscheidung in der Galle. Halbwertszeit 9 Tage.

**Ind.:** Mammakarzinom, einschl. fortgeschrittener Stadien mit lokalen oder Fernmetastasen, Non-Hodgkin-Lymphome, akute Leukämie der Erwachsenen, Blastenschub der chronisch myeloischen Leukämie, hepatozelluläres Karzinom.

**Kontraind.:** s. Zytostatika. Außerdem akute Infektionen, schwere Knochenmarkdepression.

**UW:** s. Daunorubicin. Vereinzelt Veränderung von Laborparametern, blaugrüne Verfärbung des Urins.

**Dosis:** Monotherapie mit 12 mg/m² als i.v.-Kurzinfusion über 1–3 Tage alle 4 Wochen. Als Kombinationstherapie 10 mg/m² i.v.

**Novantron®** (Wyeth)
1 Inj.-Fl. (10 mg/5 ml) (N1) ........ 165,97
1 Inj.-Fl. (20 mg/10 ml) (N1) ........ 310,10
1 Inj.-Fl. (25 mg/12,5 ml) (N1) ........ 377,61
1 Inj.-Fl. (30 mg/15 ml) (N1) ........ 441,67

## Mivacuriumchlorid *Rp* [US] 1996 B

Nichtdepolarisierendes Muskelrelaxans vom Curaretyp (s. Alcuronium) mit schnellem Wirkungseintritt und kurzer Wirkungsdauer. Die Muskelrelaxation tritt 2,5 min nach i.v.-Injektion ein und hält 10–20 min an. Mivacurium kann daher alternativ zu Suxamethonium bei der endotrachealen Intubation eingesetzt werden. In therapeutischen Dosierungen hat es keine vagolytischen oder ganglienblockierenden Wirkungen, führt jedoch zu einer leichten Histaminfreisetzung mit Flush, Bronchospasmus, Tachykardie und Blutdruckabfall. Mivacurium wird sehr schnell durch unspezifische Plasmacholinesterasen inaktiviert und anschließend hepatisch und renal eliminiert. Halbwertszeit 2 min.

**Ind.:** Muskelrelaxation bei Narkosen, Intubation und künstlicher Beatmung.

**Kontraind., UW, WW:** s. Alcuronium.

**Dosis:** *Intubation*: 0,2 mg/kg i.v. über 30 sec, Trachealintubation innerhalb von 2–2,5 min.
*Relaxation*: 0,06–0,09 mg/kg i.v. über 5–15 sec, initiale Bolusinjektion 0,07–0,25 mg/kg. Repetitionsdosis 0,1 mg/kg ergibt weitere neuromuskuläre Blockade von ca. 15 min.
*Infusion*: Bei Anzeichen einer Spontanerholung: 8–10 µg/kg/min. Infusionsrate individuell anpassen in Stufen von 1 µg/kg/min, mindestens 3 min pro Stufe.

**Mivacron®** (GlaxoSmithKline)
5 Amp. (10 mg/5 ml) (N1) ........ 32,27
5 Amp. (20 mg/10 ml) (N1) ........ 53,10

## Mizolastin *Rp* [US] 1998 C

Wenig sedierender $H_1$-Rezeptorantagonist (s. dort). Mizolastin wird nach oraler Gabe schnell resorbiert und erreicht maximale Plasmaspiegel nach 1,5 h. Bioverfügbarkeit 65%, Wirkungsdauer ca. 24 h. Metabolisierung überwiegend über hepatische Glukuronidierung, Halbwertszeit 13 h.

**Ind.:** Allergische Rhinokonjunktivitis und Urtikaria.

**Kontraind.:** Gleichzeitige Gabe von Ketoconazol und Makroliden. Schwere Leberfunktionsstörungen, Herzkrankheiten, Herzrhythmusstörungen, QT-Verlängerung, Elektrolytstörungen (insbesondere Hypokaliämie), Bradykardie, QT-Intervall-verlängernde Arzneimittel wie Antiarrhythmika der Klasse I und III. 1. Trimenon der Schwangerschaft, Stillzeit.

**UW:** s. $H_1$-Rezeptorantagonisten.

**WW:** Ketoconazol und Erythromycin erhöhen die Plasmaspiegel von Mizolastin. Vorsicht auch bei

gleichzeitiger Gabe von CYP3A4-Inhibitoren wie Cimetidin, Ciclosporin und Nifedipin.
**Dosis:** Erw. und Jgdl. ab 12 J. 10 mg/d abends. Kdr. von 7–12 J. 5 mg/d abends.

**Mizollen®** (Sanofi-Synthelabo)
20 Filmtbl. 10 mg (N1) ... 21,73
50 Filmtbl. 10 mg (N2) ... 39,41
100 Filmtbl. 10 mg (N3) ... 67,50

**Zolim®** (Schwarz)
20 Filmtbl. 10 mg (N1) ... 21,73
50 Filmtbl. 10 mg (N2) ... 39,41
100 Filmtbl. 10 mg (N3) ... 67,50

## Moclobemid *Rp* [ML] 1991 **B**

Monoaminoxidase (MAO)-Hemmstoff mit reversibler Hemmung sowie relativer Selektivität für den Subtyp MAO-A. Für die Inaktivierung von Noradrenalin und Serotonin im Gehirn scheint der MAO-A Subtyp bedeutsamer zu sein, obwohl sowohl MAO-A als auch MAO-B dort vorkommen. Durch MAO-Hemmung werden die synaptischen Transmitterkonzentrationen erhöht und vermutlich die Übertragung verbessert. Eine Hemmung der MAO durch irreversible, nichtselektive Hemmstoffe wie Tranylcypromin ist seit längerem als wirksame antidepressive Behandlung bekannt. Dabei treten als schwerwiegende UW hypertensive Krisen nach Aufnahme tyraminhaltiger Nahrung (Käse etc.) auf. Da Moclobemid reversibel an MAO bindet, können erhöhte Tyraminkonzentrationen von der MAO metabolisiert werden. Zusammen mit der relativen Selektivität für die MAO-A scheinen daraus weniger schwerwiegende UW zu resultieren. Eine spezielle Diät muss bei Behandlung mit Moclobemid nicht eingehalten werden, lediglich reifer Käse und reine Käsemahlzeiten sollen vermieden werden.
Gute Resorption, starker First-Pass-Metabolismus. Bioverfügbarkeit 55% nach Einmalgabe, bei Dauerbehandlung ca. 85%. Halbwertszeit 1–2 h mit renaler Elimination der überwiegend inaktiven Metabolite. Durch reversible Hemmung der MAO gute Steuerbarkeit.
Moclobemid wirkt nicht sedierend, da es kaum mit Rezeptoren für Acetylcholin, Histamin und Benzodiazepine reagiert. Es ist daher für die Behandlung bei gehemmter Depression, nicht aber bei agitierten oder suizidalen Patienten geeignet. Wirksamkeit in kontrollierten Studien mit der von trizyklischen Antidepressiva vergleichbar, bei meist besserer Verträglichkeit.
**Ind.:** Depressive Krankheiten, besonders bei antriebsgehemmten Patienten.
**Kontraind.:** Akute Verwirrtheitszustände. Gleichzeitige Gabe von Clomipramin oder Dextromethorphan wird nicht empfohlen. Besondere Vorsicht bei Kombination mit Serotoninaufnahmehemmern oder Serotoninvorläufern (z. B. Oxitriptan), mindestens 5 Wochen abwarten nach Absetzen von Moclobemid. Keine Kombination mit Selegilin. Keine ausreichenden Erfahrungen bei Kdr. sowie in Schwangerschaft und Stillzeit.
**UW:** Antriebssteigerung mit Schlaflosigkeit, Agitation, Angstzuständen, Erregung, Schwindel und Suizidgefahr (!), Übelkeit, selten hypertensive Episoden. Große therapeutische Breite.
**WW:** Große Mengen tyraminreicher Nahrung vermeiden. Keine Kombination mit Pethidin oder Dextromethorphan. Bei serotoninerg wirkenden Pharmaka (z. B. Fluoxetin, Fluvoxamin, Paroxetin, Clomipramin) in Einzelfällen Hyperthermie, Verwirrtheit, Hyperreflexie, Myoklonus. Cimetidin hemmt den Abbau von Moclobemid, deshalb Dosis auf 30–50% reduzieren. Die Wirkung von Sympathomimetika wird verstärkt.
**Dosis:** Im Allgemeinen initial 2-mal 150 mg/d oral. Bei Bedarf bis zu 600 mg/d. Einnahme nach den Mahlzeiten, damit das aufgenommene Tyramin besser metabolisiert wird.

**Aurorix®** (Roche)
50 Filmtbl. 150 mg (N2) ... 35,80
100 Filmtbl. 150 mg (N3) ... 62,00
50 Filmtbl. 300 mg (N2) ... 54,61
100 Filmtbl. 300 mg (N3) ... 99,32

## Modafinil *Btm* [ML] 1998 **A**

Psychostimulans ohne amphetaminartige Wirkungen zur Behandlung der Narkolepsie. Modafinil wird als Alpha$_1$-Rezeptoragonist klassifiziert, da die Wirkung nur bei intakter $\alpha_1$-adrenerger Neurotransmission eintritt. Der genaue Wirkungsmechanismus ist jedoch unklar ist. Modafinil senkt bei 60–70% der Narkolepsiepatienten die Schlafepisoden am Tag, ohne dass sich bei Langzeittherapie eine Toleranzentwicklung abzeichnet. Modafinil wird in der Leber metabolisiert und vorwiegend über die Niere ausgeschieden. Halbwertszeit 10–12 h.
**Ind.:** Narkolepsie mit und ohne Kataplexie.
**Kontraind.:** Arzneimittel-, Alkohol- oder Drogenabhängigkeit, Prazosintherapie, Stillzeit. Vorsicht bei schweren Angstzuständen, schweren Leber- und Nierenkrankheiten, Hypertonie, Herzkreislaufkrankheiten und Schwangerschaft.
**UW:** Häufig Kopfschmerz, gelegentlich Nervosität, Unruhe, Appetitlosigkeit und Schlaflosigkeit. Gelegentlich Hautausschläge, Schwitzen, Rigor, Tremor, Zuckungen, Hyperkinesen, Krampfbereitschaft, Angst, Euphorie, Denkstörungen, Erinnerungslücken, Schläfrigkeit, Sehstörungen, Kribbelgefühl, Mundtrockenheit, gastrointestinale Beschwerden, Leberenzymanstiege, Tachykardie, Hypertonie,

Brustschmerz, Vasodilatation, Kraftlosigkeit und selten zahlreiche weitere neurologische und vegetative Störungen.
**WW:** Vorsicht bei gleichzeitiger Gabe von Antidepressiva und Antikonvulsiva. Aufgrund einer Enzyminduktion des Cytochrom P450 3A ist die Wirkung niedrig dosierter hormonaler Kontrazeptiva vermindert.
**Dosis:** 2-mal 200–400 mg/d morgens und mittags. Nach 1 Jahr Indikation überprüfen.

**Vigil**® (Cephalon)

| | |
|---|---|
| 20 Tbl. 100 mg (N1) | 61,32 |
| 50 Tbl. 100 mg (N2) | 139,21 |

## Moexipril *Rp* [TE] 1997 C

Langwirkender ACE-Hemmer (s. dort). Moexipril wird nach oraler Gabe rasch resorbiert und zu dem aktiven Metaboliten Moexiliprilat umgewandelt. Maximale Plasmakonzentration nach 1,5 h, Halbwertszeit 8 h. Bei mäßiger Nieren- oder Leberinsuffizienz keine Dosisreduktion, bei schwerer Niereninsuffizienz Halbierung der Anfangsdosis.
**Ind.:** Hypertonie.
**Kontraind., UW:** s. ACE-Hemmer.
**Dosis:** Initial 1-mal 7,5 mg/d, normal 1-mal 15–30 mg/d oral.

**Fempress**® (Alpharma Isis)

| | |
|---|---|
| 30 Tbl. 7,5 mg (N1) | (FB 16,97) 16,97 |
| 50 Tbl. 7,5 mg (N2) | (FB 20,93) 20,93 |
| 100 Tbl. 7,5 mg (N3) | (FB 29,26) 29,26 |
| 30 Tbl. 15 mg (N1) | (FB 20,80) 20,80 |
| 50 Tbl. 15 mg (N2) | (FB 26,59) 26,59 |
| 100 Tbl. 15 mg (N3) | (FB 39,05) 39,05 |

## Molsidomin *Rp* [HS]

Molsidomin bewirkt ähnlich wie die organischen Nitrate eine Vasodilatation besonders im venösen Bereich. Die Toleranzentwicklung ist möglicherweise geringer als bei Nitraten, da das intrazellulär wirksame NO bei Molsidomin auf nichtenzymatischem Weg entsteht. In klinischen Studien waren die antiischämischen Effekte von Molsidomin aber bereits nach 1–4 Tagen deutlich abgeschwächt. Da bei Molsidomin aufgrund von tierexperimentellen Untersuchungen der Verdacht auf kanzerogene Wirkungen bestand, ist die orale Anwendung derzeit auf Fälle beschränkt, bei denen andere Arzneimittel nicht vertragen wurden oder nicht ausreichend wirksam waren sowie bei Patienten in höherem Lebensalter.
Bioverfügbarkeit nach oraler Gabe etwa 44%, Wirkungseintritt nach 10–15 min, Wirkungsdauer 3–4 h. Es wird in der Leber zu pharmakologisch aktiven Metaboliten umgewandelt, deren Halbwertszeit 1,5–4,5 h beträgt.
**Ind.:** Dauertherapie der koronaren Herzkrankheit.
**Kontraind., UW, WW:** s. organische Nitrate.
**Dosis:** 2-mal 1–2 mg/d oral, ggf. bis zu 3-mal 4 mg/d oder 1- bis 3-mal 8 mg retardiert/d.

**Corvaton**® (Aventis)

| | |
|---|---|
| 10 Amp. (2 mg/1 ml) (N2) | 19,51 |
| 30 Tbl. 2 mg (N1) | (FB 13,48) 13,48 |
| 50 Tbl. 2 mg (N2) | (FB 15,51) 15,51 |
| 100 Tbl. 2 mg (N3) | (FB 20,25) 20,25 |
| 30 Tbl. forte 4 mg (N1) | (FB 14,45) 14,45 |
| 50 Tbl. forte 4 mg (N2) | (FB 16,83) 16,83 |
| 100 Tbl. forte 4 mg (N3) | (FB 22,84) 22,84 |
| 30 Retardtbl. 8 mg (N1) | (FB 14,11) 14,11 |
| 50 Retardtbl. 8 mg (N2) | (FB 16,75) 16,75 |
| 100 Retardtbl. 8 mg (N3) | (FB 24,27) 24,27 |

**Molsidomin-ratiopharm**® (ratiopharm)

| | |
|---|---|
| 30 Tbl. 2 mg (N1) | (FB 13,48) 12,89 |
| 60 Tbl. 2 mg (N2) | (FB 16,41) 16,08 |
| 100 Tbl. 2 mg (N3) | (FB 20,25) 20,23 |
| 30 Tbl. 4 mg (N1) | (FB 14,45) 14,24 |
| 60 Tbl. 4 mg (N2) | (FB 18,10) 18,00 |
| 100 Tbl. 4 mg (N3) | (FB 22,84) 22,68 |
| 30 Retardtbl. 8 mg (N1) | (FB 14,11) 13,35 |
| 60 Retardtbl. 8 mg (N2) | (FB 18,25) 16,95 |
| 100 Retardtbl. 8 mg (N3) | (FB 24,27) 23,01 |

**Molsihexal**® (Hexal)

| | |
|---|---|
| 30 Tbl. 1 mg (N1) | (FB 12,70) 12,70 |
| 60 Tbl. 1 mg (N2) | (FB 15,13) 15,13 |
| 100 Tbl. 1 mg (N3) | (FB 17,91) 17,90 |
| 30 Tbl. 2 mg (N1) | (FB 13,48) 12,89 |
| 60 Tbl. 2 mg (N2) | (FB 16,41) 16,08 |
| 100 Tbl. 2 mg (N3) | (FB 20,25) 20,23 |
| 30 Tbl. 4 mg (N1) | (FB 14,45) 14,24 |
| 60 Tbl. 4 mg (N2) | (FB 18,10) 18,00 |
| 100 Tbl. 4 mg (N3) | (FB 22,84) 22,68 |
| 30 Retardtbl. 8 mg (N1) | (FB 14,11) 13,35 |
| 60 Retardtbl. 8 mg (N2) | (FB 18,25) 16,95 |
| 100 Retardtbl. 8 mg (N3) | (FB 24,27) 23,01 |

## Mometasonfuroat *Rp* [UF] 1993 C

Halogeniertes Corticosteroid zur lokalen Anwendung bei Hautkrankheiten mit ähnlichen Wirkungen wie Prednisolon (s. dort). Mometason gehört zur Gruppe der stark wirksamen Lokalcorticoide, die bei längerer Anwendung ein höheres Risiko unerwünschter Wirkungen aufweisen. Daher generell nur kurzfristig, kleinflächig und nicht im Gesicht anwenden. Systemische Verfügbarkeit gering (<1%).
**Ind.:** Corticoidsensible Hautkrankheiten. Als Nasenspray bei Erwachsenen und Kindern ab 6 Jahren bei saisonaler und perennialer Rhinitis.
**Kontraind., UW:** s. Prednisolon.
**Dosis:** Creme, Salbe, Lösung 1-mal/d anwenden. Nasenspray 1-mal/d 100 µg (2 Sprühstöße), bei Kindern unter 12 Jahre 50 µg (1 Sprühstoß) in jedes Nasenloch.

**Ecural**® (Essex Pharma)

20 g Fettcreme 0,1% (N1) ........ (FB 14,99) *15,42*
50 g Fettcreme 0,1% (N2) ........ (FB 21,48) *22,54*
100 g Fettcreme 0,1% (N3) ........ (FB 31,52) *34,12*
20 g Salbe 0,1% (N1) ........ (FB 14,99) *15,42*
50 g Salbe 0,1% (N2) ........ (FB 21,48) *22,54*
100 g Salbe 0,1% (N3) ........ (FB 31,52) *34,12*
20 ml Lösung 0,1% (N1) ........ (FB 14,99) *15,42*
50 ml Lösung 0,1% (N2) ........ (FB 21,48) *22,54*

**Nasonex**® (Essex Pharma)

**Best.:** 1 Sprühstoß enth.: 50 µg Mometason-17-(2-furoat) 1 $H_2O$.

10g Susp. (60 Sprühst.) (N1) ........ 17,55
18g Susp. (140 Sprühst.) (N1) ........ 25,17

## Mönchspfefferfruchtextrakt [US]

Auszug aus Mönchspfefferfrüchten (Fructus Agni casti). Nicht standardisierte Tinktur, die tierexperimentell eine schwache progesteronähnliche Wirkung haben soll.

**Anw.:** Menstruationsstörungen, Mastodynie, prämenstruelles Syndrom.

**Best.:** 1 Kps. enth.: Mönchspfefferfruchtextrakt 3,85 mg. 100 g Tr. enth.: Tinktur aus Früchten des Mönchspfeffers 9 g (58 Vol.% Ethanol).

**UW:** Urtikarielle Exantheme.

**Dosis:** 1 Kps. oder 40 Tr./d morgens.

**Agnolyt**® (Madaus)

60 Kps. (N2) ........ 20,61
100 Kps. (N3) ........ 33,11
50 ml Tr. (N1) ........ 10,70
100 ml Tr. (N2) ........ 18,03

## Montelukast *Rp* [BL] 1998 **A**

Leukotrienrezeptorantagonist, der als Zusatzmedikament zur Behandlung bei leichten bis mittelschweren Formen des Asthma bronchiale eingesetzt wird. Montelukast erweitert die Bronchien, schützt vor bronchialer Hyperreagibilität und wirkt antiphlogistisch. Montelukast verhindert durch Bindung an den Cysteinyl-Leukotrien-Rezeptorsubtyp $CysLT_1$ die durch die Leukotriene $C_4$, $D_4$ und $E_4$ ausgelösten entzündungsfördernden Reaktionen sowie die Erhöhung der Gefäßpermeabilität und der Schleimsekretion. Montelukast ist wirksam gegen Belastungsasthma bei körperlicher Anstrengung, Toleranz wurde nicht beobachtet.

Nach oraler Gabe wird Montelukast schnell resorbiert, maximale Plasmakonzentrationen nach etwa 3 h, orale Bioverfügbarkeit 63–75%, hohe Plasmaeiweißbindung (99%). Montelukast wird in der Leber metabolisiert (CYP 3A4, 2A6, 2C9) und über die Fäzes ausgeschieden, Halbwertszeit 3–6 h.

Die Wirkung tritt innerhalb von 2 h ein, der volle Effekt auf die Symptomatik des Asthma bronchiale ist nach einem Tag vorhanden. Trotz der kurzen Halbwertszeit ist Montelukast in therapeutischen Dosen über 24 h wirksam. Die bronchodilatatorischen Wirkungen sind schwächer als die der $Beta_2$-Rezeptoragonisten, die antiphlogistischen schwächer als die der Glucocorticoide. Der therapeutische Nutzen von Montelukast ist eher gering.

**Ind.:** Asthma bronchiale. Zusatzmedikament, kein Monotherapeutikum.

**Kontraind.:** Akuter Asthmaanfall. Zu Schwangerschaft und Stillzeit liegen keine kontrollierten Daten vor. Von Corticoiden (inhalativ, oral) sollte nicht auf Montelukast umgestellt werden.

**UW:** Im Allgemeinen gering, lediglich Kopf- und Bauchschmerzen häufiger als Placebo. Möglicherweise Auftreten von Churg-Strauss-Syndrom (Lungeninfiltrate, Leukozytose, Eosinophilie, Kardiomyopathie) beim Absetzen von Glucocorticoiden und Einsatz von Montelukast.

**WW:** Wirkungsverlust bei gleichzeitiger Einnahme von Induktoren von CYP 3A4 (Phenytoin, Phenobarbital, Rifampicin), Vorsicht besonders bei Kindern.

**Dosis:** Erw. und Jugendl. 1-mal 10 mg abends. Kinder (6–14 J.) 1-mal 5 mg abends.

**Singulair**® (Dieckmann)

28 Btl. Granulat Mini 4 mg (N2) ........ 57,97
20 Kautbl. Mini 4 mg (N1) ........ 43,99
50 Kautbl. Mini 4 mg (N2) ........ 98,21
20 Kautbl. Junior 5 mg (N1) ........ 43,99
50 Kautbl. Junior 5 mg (N2) ........ 98,21
100 Kautbl. Junior 5 mg (N3) ........ 175,45
20 Filmtbl. 10 mg (N1) ........ 43,99
50 Filmtbl. 10 mg (N2) ........ 98,21
100 Filmtbl. 10 mg (N3) ........ 175,45

## Moroctococ alfa *Rp* [US] 1999 **B**

Rekombinanter Blutgerinnungsfaktor VIII für die Substitutionsbehandlung von Patienten mit Hämophilie A. Bei Moroctococ alfa ist die B-Domäne des natürlichen Faktors VIII deletiert, da dieser Molekülabschnitt für die hämostatische Aktivität nicht erforderlich ist. Der B-deletierte Faktor VIII hat eine höhere Stabilität gegenüber dem proteolytischen Abbau und benötigt daher zur Stabilisierung kein Humanalbumin. Ob das albuminfreie Faktor-VIII-Präparat einen Fortschritt gegenüber anderen rekombinanten F-VIII-Präparaten darstellt, ist bisher nicht gesichert, da Humanalbumin aufgrund der Pasteurisierung ein hohes Sicherheitsprofil aufweist und auch bei der Herstellung von Moroctococ alfa benutzt wird. Die Halbwertszeit beträgt 8–11 h.

**Ind.:** Blutungen bei Hämophilie-A-Patienten.

**Kontraind.:** Überempfindlichkeit gegen Hamster-, Maus- oder Rinderproteine. Von-Willebrand-Jürgens-Syndrom.

**UW:** Allergische Reaktionen bis zu schwerer Anaphylaxie, Anstieg neutralisierender Antikörper gegen Faktor VIII, Dyspnoe, Geschmacksstörungen, Schwindel, Somnolenz, Müdigkeit, Schwitzen, Schmerzen, Akne, Pruritus, Hautrötung, Sehstörungen, Anorexie, Gastroenteritis, Husten, erhöhter Bilirubinspiegel, leichter Anstieg des CK-MB. Sehr selten Antikörper gegen Hamsterproteine.
**Dosis:** *Langzeitprophylaxe*: 20–40 I.E./kg alle 2–3 Tage. *Blutungen*: 20–40 I.E./kg, alle 12–24 h mindestens 1 Tag, bis zur Stillung der Blutung. Umfangreichere Hämarthrosen, Hämatome oder Muskelblutungen 30–60 I.E./kg alle 12–24 h über 3–4 Tage. Lebensbedrohliche Blutungen 60–100 I.E./kg alle 8–24 h, bis der Patient außer Gefahr ist.

**Refacto**® (Wyeth)
1 Durchstechfl. 250 I.E. (N1) ................................ 299,14
1 Durchstechfl. 500 I.E. (N1) ................................ 588,87
1 Durchstechfl. 1000 I.E. (N1) ................................ 1168,35
1 Durchstechfl. 2000 I.E. (N1) ................................ 2327,31

## Morphin *Btm* [US]

Prototyp der stark wirksamen Opioidanalgetika, wirkt als voller Agonist vorwiegend über μ-Opioidrezeptoren. Im Vordergrund stehen die zentral dämpfenden Wirkungen Analgesie, Atemdepression, Hustendämpfung, Müdigkeit, Stimmungsänderungen (Euphorie, Dysphorie) und verminderte Ausschüttung von Releasinghormonen (GnRH, CRF). Daneben zentral stimulierende Effekte wie Miosis, Übelkeit und Erbrechen. Peripher überwiegt die Tonuserhöhung der glatten Muskulatur, insbesondere an den Sphinkteren des Gastrointestinaltrakts. Deshalb häufig gleichzeitige Gabe von Atropin. Morphin erzeugt psychische und physische Abhängigkeit und unterliegt daher der BtmVV. Charakteristisch ist die Toleranzentwicklung bei wiederholter Gabe (Gewöhnung).
Ausgezeichnete **analgetische Wirkung** bei schweren und schwersten Schmerzzuständen, insbesondere Tumorschmerzen, Myokardinfarkt, Operationen und schweren Verletzungen, wenn andere Mittel nicht ausreichen. Morphin ändert die Schmerzperzeption spinal und supraspinal sowie die Schmerzverarbeitung im limbischen System und unterdrückt die mit dem Schmerzerlebnis verbundene Angst und Spannung. Die Schmerzlinderung ist weitgehend selektiv, Bewusstsein und andere Sinnesqualitäten werden relativ wenig beeinträchtigt. Der Patient kann den Schmerz noch lokalisieren, aber er leidet nicht mehr darunter. Dumpfe chronische Schmerzen werden schon durch relativ niedrige Dosen gedämpft, scharfe akute Schmerzen durch Traumen oder Koliken erst nach höheren Dosen. Chronische Schmerzen werden generell oral behandelt, dabei nach zeitlich festgelegtem Dosierungsschema abgestimmt auf die individuelle Situation des Patienten vorgehen. Akute Schmerzen werden parenteral nach Bedarf behandelt. Immer ausreichend dosieren! Abhängigkeit ist nur selten ein medizinisches Problem und darf nie dazu führen, dem Patienten eine ausreichende Schmerzbehandlung vorzuenthalten.
Bei **Kolikschmerzen** der Gallenblase, Niere oder Ureteren ist Morphin ebenfalls wirksam, obwohl Morphin den Tonus der glatten Muskulatur erhöht und dadurch zusätzliche Komplikationen auslösen kann. Deshalb immer nur zusammen mit Spasmolytika (z. B. Atropin). Bei diagnostisch unklaren Schmerzen im Abdomen kein Morphin geben!
Die **antitussive Wirkung** des Morphins beruht auf der Unterdrückung des Hustenreflexes. Wird nur bei Patienten mit stark schmerzhaftem Husten eingesetzt, die nicht ausreichend auf Codein oder andere Antitussiva ansprechen.
Beim **Lungenödem** infolge akuter Linksherzinsuffizienz wird Morphin gegen die Dyspnoe eingesetzt. Es dämpft Unruhe und Tachypnoe durch seine sedativen Effekte und durch Senkung der $CO_2$-Empfindlichkeit des Atemzentrums. Außerdem wird das Herz durch eine Abnahme des Gefäßtonus entlastet. Nicht anwenden bei Patienten mit Bronchialasthma und anderen chronischen Lungenkrankheiten mit verminderter $CO_2$-Erregbarkeit wegen der Gefahr der Atemlähmung. Nicht bei toxisch induziertem Lungenödem.
Die orale Bioverfügbarkeit von Morphin ist niedrig (24%) aber therapeutisch ausreichend. Durch Glukuronidierung wird ein größerer Teil in den aktiven Metaboliten Morphin-6-glukuronid umgewandelt, der bei der längerdauernden Therapie für den wesentlichen Teil der analgetischen Wirkung verantwortlich ist. Halbwertszeit 1,9 h, Wirkungsdauer nach parenteraler Gabe 4–5 h, oral 4–7 h. Verteilungsvolumen bei älteren Patienten kleiner, initiale Plasmaspiegel daher höher. Wirksame Plasmaspiegel bei Tumorpatienten in weitem Bereich (16–364 ng/ml). Elimination überwiegend renal als Morphin-3-glukuronid.
**Ind.:** Schwere Schmerzen.
**Kontraind.:** Krankheitszustände, bei denen eine Dämpfung des Atemzentrums vermieden werden muss; Pankreatitis, Divertikulitis, Ileus, akute hepatische Porphyrie; erhöhter Hirndruck, Sgl., Stillzeit. Vorsicht bei Prostatavergrößerung, Myxödem, eingeschränkter Nierenfunktion, verzögerter Magen-Darmpassage, Leberkrankheiten, Colitis ulcerosa.
**UW:** Am häufigsten Übelkeit (40%) und Erbrechen (15%), seltener im Liegen und nach wiederholter Gabe. Durch Tonuserhöhung der glatten Muskulatur häufig spastische Obstipation. Oft auch vermindertes Reaktionsvermögen, Benommenheit,

Stimmungsveränderungen (Euphorie, Dysphorie). Atemdepression, gefährlichste UW von Morphin, wenn auch selten bei üblichen Dosen. Häufiger bei älteren Patienten, chronisch obstruktiven Atemwegskrankheiten, Emphysem, Cor pulmonale, Kyphoskoliose und weiteren Zuständen mit chronischer Hypoxie. Durch Hypoventilation kommt es zu Hyperkapnie, Hirngefäßerweiterung und Hirndruckanstieg, deshalb Vorsicht bei Hirntumoren und Kopfverletzungen. Miosis erschwert die Erkennung von Hirndrucksymptomen. Druckanstieg in den Gallengängen, Harnretention, verminderte Magenentleerung (auch längere Verweildauer von Arzneimitteln). Hypotonie kaum unter üblichen Bedingungen, deutlich aber bei Patienten mit vermindertem Blutvolumen oder Schock, deshalb hier nur in reduzierter Dosis. Vagale Bradykardie verstärkt diesen Effekt, ist durch Atropin aufhebbar. Morphin hemmt Oxytocin-stimulierte Uterusaktivität und verlängert dadurch die Geburtsdauer. Abhängigkeit mit Entzugssyndrom, bei medizinischer Anwendung selten Morphinvergiftung.

**WW:** Wirkungsverstärkung durch andere zentraldämpfende Pharmaka, Alkohol, MAO-Hemmer und Cimetidin.

**Dosis:** *Parenteral:* 10–20 mg s.c. oder i.m., ggf. alle 4 h. Besonders schneller Wirkungseintritt mit 5–10 mg langsam i.v., jedoch nur bei Herzinfarkt, Lungenödem und Allgemeinanästhesie. Epidural 1–4 mg in 10–15 ml 0,9% NaCl-Lösung verdünnt, intrathekal 0,1–0,5 mg verdünnt. Höchstmenge 20 g Morphin. DDD 30 mg.

*Oral:* 30 mg als Retardtbl. 1- bis 2-mal/d, ggf. 60–200 mg 1- bis 2-mal/d. Zur Behandlung akuter Schmerzattacken 15 mg als Tropfen bei Bedarf bis zu 5-mal/d (Rettungsdosis), ggf. 30 mg. Zur Behandlung schwerster chronischer Schmerzzustände bis zu einer Höchstmenge von 20 g für den Bedarf von bis zu 30 Tagen, je Anwendungstag nicht mehr als 2 g. DDD 80 mg.

**Morphin Merck** (Merck)

**Best.:** 1 Amp. 1 ml/10 ml enth.: Morphinhydrochlorid 3 $H_2O$ 10 mg/100 mg entspr. 7,6 mg/76 mg Morphin.

10 Amp. (10 mg/1 ml) (N2) ... 20,52
10 Amp. (20 mg/1 ml) (N2) ... 31,82
5 Amp. (100 mg/10 ml) (N1) ... 61,78
50 ml Tr. 0,5% (N1) ... 23,69
100 ml Tr. 0,5% (N1) ... 37,83
50 ml Tr. 2% (N2) ... 62,86
100 ml Tr. 2% (N3) ... 110,14

**MST Mundipharma**® (Mundipharma)

**Best.:** 1 Retardtbl enth.: Morphinsulfat 3 $H_2O$ 10 mg/30 mg/60 mg/100 mg/200 mg entspr. 22,6 mg/45,1 mg/75,2 mg/150,4 mg Morphin.

20 Retardtbl. 10 mg (N1) ... 22,31
50 Retardtbl. 10 mg (N2) ... 41,38
100 Retardtbl. 10 mg (N3) ... 73,51
20 Retardtbl. 30 mg (N1) ... 35,54
50 Retardtbl. 30 mg (N2) ... 73,16
100 Retardtbl. 30 mg (N3) ... 136,10
20 Retardtbl. 60 mg (N1) ... 59,42
50 Retardtbl. 60 mg (N2) ... 133,49
100 Retardtbl. 60 mg (N3) ... 248,80
20 Retardtbl. 100 mg (N1) ... 84,37
50 Retardtbl. 100 mg (N2) ... 196,11
100 Retardtbl. 100 mg (N3) ... 361,72
20 Retardtbl. 200 mg (N1) ... 153,35
50 Retardtbl. 200 mg (N2) ... 367,21
100 Retardtbl. 200 mg (N3) ... 721,22
20 Btl. Granulat 20 mg (N1) ... 37,36
50 Btl. Granulat 20 mg (N2) ... 77,87
20 Btl. Granulat 30 mg (N1) ... 45,94
50 Btl. Granulat 30 mg (N2) ... 100,12
20 Btl. Granulat 60 mg (N1) ... 79,04
50 Btl. Granulat 60 mg (N2) ... 182,61
20 Btl. Granulat 100 mg (N1) ... 116,61
50 Btl. Granulat 100 mg (N2) ... 276,90
20 Btl. Granulat 200 mg (N1) ... 205,97
50 Btl. Granulat 200 mg (N2) ... 498,49
20 Retardkaps. Continus 30 mg (N1) ... 37,36
50 Retardkaps. Continus 30 mg (N2) ... 81,14
100 Retardkaps. Continus 30 mg (N3) ... 144,47
20 Retardkaps. Continus 60 mg (N1) ... 65,40
50 Retardkaps. Continus 60 mg (N2) ... 148,11
100 Retardkaps. Continus 60 mg (N3) ... 275,71
20 Retardkaps. Continus 100 mg (N1) ... 98,62
50 Retardkaps. Continus 100 mg (N2) ... 230,05
100 Retardkaps. Continus 100 mg (N3) ... 428,64
20 Retardkaps. Continus 200 mg (N1) ... 170,61
50 Retardkaps. Continus 200 mg (N2) ... 411,60
100 Retardkaps. Continus 200 mg (N3) ... 785,32

**Morphin-ratiopharm**® (ratiopharm)

5 Amp. 10 mg (N1) ... 13,92
5 Amp. 20 mg (N1) ... 18,51
5 Amp. 100 mg (N1) ... 50,83
5 Amp. 200 mg (N1) ... 95,33
20 Retardtbl. 10 mg (N1) ... 17,88
50 Retardtbl. 10 mg (N2) ... 30,74
100 Retardtbl. 10 mg (N3) ... 51,56
20 Retardtbl. 30 mg (N1) ... 26,45
50 Retardtbl. 30 mg (N2) ... 51,63
100 Retardtbl. 30 mg (N3) ... 96,13
20 Retardtbl. 60 mg (N1) ... 43,55
50 Retardtbl. 60 mg (N2) ... 96,13
100 Retardtbl. 60 mg (N3) ... 178,08
20 Retardtbl. 100 mg (N1) ... 63,87
50 Retardtbl. 100 mg (N2) ... 147,24
100 Retardtbl. 100 mg (N3) ... 270,09

**M STADA**® (STADApharm)

5 Inj.-Fl. (10 mg/1 ml) ... 13,92
10 Inj.-Fl. (10 mg/1 ml) ... 18,12
5 Inj.-Fl. (20 mg/1 ml) ... 18,51
10 Inj.-Fl. (20 mg/1 ml) ... 27,68
20 Retardtbl. 10 mg (N1) ... 17,88
50 Retardtbl. 10 mg (N2) ... 30,75
100 Retardtbl. 10 mg (N3) ... 51,63
20 Retardtbl. 30 mg (N1) ... 26,45

50 Retardtbl. 30 mg (N2) .... 51,63
100 Retardtbl. 30 mg (N3) .... 96,13
20 Retardtbl. 60 mg (N1) .... 43,55
50 Retardtbl. 60 mg (N2) .... 96,13
100 Retardtbl. 60 mg (N3) .... 178,09
20 Retardtbl. 100 mg (N1) .... 63,87
50 Retardtbl. 100 mg (N2) .... 147,24
100 Retardtbl. 100 mg (N3) .... 270,12
20 Retardtbl. 200 mg (N1) .... 110,99
50 Retardtbl. 200 mg (N2) .... 247,10

## Moxaverin *Rp* [US]

Muskulotropes Spasmolytikum aus der Gruppe der Isochinolinderivate mit ähnlichen Wirkungen wie Papaverin. Für Moxaverin existieren keine Medlinedaten zur therapeutischen Wirksamkeit.

**Anw.:** Durchblutungsstörungen.

**Kontraind.:** Akute Magenblutung, zerebrale Massenblutung.

**UW:** Brennen im Injektionsbereich.

**Dosis:** 2- bis 3-mal 150 mg/d, ggf. initial 3-mal 300 mg/d oral. Parenteral 150–300 mg langsam i.v. oder als i.v.-Infusion bis zu insgesamt 2000 mg/d.

**Kollateral**® (Ursapharm)
50 Drg. forte 150 mg (N2) .... 18,68
100 Drg. forte 150 mg (N3) .... 33,54
5 Inj.-Lsg. (150 mg/5 ml) (N1) .... 9,49

## Moxifloxacin *Rp* [US] 1999 C

Vertreter der Fluorchinolone (Gyrasehemmer, s. dort) mit verbesserter antibakterieller Aktivität gegen grampositive Erreger und Anaerobier. Im Vergleich zu Ciprofloxacin wirkt Moxifloxacin gegen Staphylokokken 8fach, Pneumokokken 16fach und Bacteroides fragilis 30fach stärker. Teilweise resistent sind methicillinresistente Staphylokokken sowie Enterokokken und Pseudomonas.

Bioverfügbarkeit ca. 90%, Halbwertszeit 12 h, Plasmaeiweißbindung 40%. Elimination überwiegend biliär unverändert sowie als Sulfatverbindung und Glukuronid.

**Ind.:** Ambulant erworbene Pneumonien, Exazerbationen chronischer Bronchitis, akute bakterielle Sinusitis.

**Kontraind.:** Überempfindlichkeit gegen Chinolone, Sehnenschäden durch Chinolone, eingeschränkte Leberfunktion, QT-Intervallverlängerung, Hypokaliämie, Bradykardie, Herzinsuffizienz, Herzrhythmusstörungen. Gleichzeitige Anwendung von Arzneimitteln, die das QT-Intervall verlängern, wie Antiarrhythmika der Klasse I A und III. Kinder, Jugendliche, Schwangerschaft und Stillzeit.

**UW, WW:** s. Gyrasehemmer.

**Dosis:** 1-mal tgl. 400 mg oral über 5–10 Tage, ggf. initial auch als i.v.-Infusion über 60 min. DDD 400 mg.

**Avalox**® (Bayer Vital)
5 Inf.-Lsg. 400 mg (N2) .... 291,69
5 Tbl. 400 mg (N1) .... 34,99
7 Tbl. 400 mg (N1) .... 44,98
10 Tbl. 400 mg (N1) .... 59,90

## Moxonidin *Rp* [US] 1991 C

Antihypertonikum mit Imidazolinstruktur und einem ähnlichen pharmakologischen Profil wie Clonidin. Moxonidin stimuliert genauso wie Clonidin postsynaptische Alpha$_{2A}$-Rezeptoren im Vasomotorenzentrum der Medulla oblongata und senkt dadurch den Sympathikustonus. Die Bindung an zerebrale Imidazolinbindungstellen hat keine Bedeutung, da Moxonidin den Blutdruck bei Alpha$_{2A}$-Knockoutmäusen nicht senkt. Bei nahezu identischer blutdrucksenkender Wirkung hat Moxonidin etwas geringere sedierende UW als Clonidin. Auch das von Clonidin bekannte Reboundphänomen mit überschießendem Blutdruckanstieg nach abruptem Absetzen ist weniger ausgeprägt. Bei Patienten mit Herzinsuffizienz (NYHA II–IV) erhöhte Moxonidin die Letalität im Vergleich zu Placebo (5,5% versus 3,4%) (MOXCON-Studie 2003). Moxonidin sollte daher bei Hochdruckpatienten mit Herzinsuffizienz nicht eingesetzt werden. Orale Bioverfügbarkeit 88%, überwiegend renale Elimination, Halbwertszeit 2–3 h.

**Ind.:** Hypertonie.

**Kontraind.:** Sinusknotensyndrom, Bradykardie (<50/min), AV-Überleitungsstörungen, maligne Arrhythmien, Herzinsuffizienz, koronare Herzkrankheit und instabile Angina pectoris, Leber- und Nierenfunktionsstörungen, Angioödem. Wegen fehlender Erfahrung Claudicatio intermittens, Morbus Raynaud, Morbus Parkinson, Epilepsie, Glaukom, Depressionen, Kdr. unter 16 J., Schwangerschaft, Stillzeit.

**UW:** Initial häufig Mundtrockenheit, Müdigkeit, Kopfschmerzen, gelegentlich Schwindel, Schlafstörungen, Schwächegefühl in den Beinen. Bei eingeschränkter Nierenfunktion (GFR <60 ml/min) verstärkter Blutdruckabfall.

**WW:** Die Wirkung anderer blutdrucksenkender Mittel sowie von Alkohol, Beruhigungs- und Schlafmitteln kann verstärkt werden.

**Dosis:** Initial 1-mal 0,2 mg/d oral vorzugsweise abends, ggf. nach 3 Wochen auf 0,4 mg/d steigern. Therapie nicht abrupt unterbrechen, insbesondere nicht bei Kombination mit Betarezeptorenblockern. DDD 0,3 mg.

**Cynt**® (Lilly)
30 Filmtbl. 0,2 mg (N1) .... 22,59
50 Filmtbl. 0,2 mg (N2) .... 30,69
100 Filmtbl. 0,2 mg (N3) .... 53,21
30 Filmtbl. 0,3 mg (N1) .... 26,69

50 Filmtbl. 0,3 mg (N2) .... 37,97
100 Filmtbl. 0,3 mg (N3) .... 66,63
30 Filmtbl. 0,4 mg (N1) .... 29,26
50 Filmtbl. 0,4 mg (N2) .... 41,83
100 Filmtbl. 0,4 mg (N3) .... 75,26

**Moxonidin-corax**® (corax pharma)

30 Filmtbl. 0,2 mg (N1) .... 16,99
50 Filmtbl. 0,2 mg (N2) .... 22,31
100 Filmtbl. 0,2 mg (N3) .... 34,49
30 Filmtbl. 0,3 mg (N1) .... 19,70
50 Filmtbl. 0,3 mg (N2) .... 26,63
100 Filmtbl. 0,3 mg (N3) .... 42,56
30 Filmtbl. 0,4 mg (N1) .... 20,98
50 Filmtbl. 0,4 mg (N2) .... 29,20
100 Filmtbl. 0,4 mg (N3) .... 49,49

**Physiotens**® (Solvay)

28 Filmtbl. 0,2 mg (N1) .... 21,90
98 Filmtbl. 0,2 mg (N3) .... 51,13
28 Filmtbl. 0,3 mg (N1) .... 25,72
98 Filmtbl. 0,3 mg (N3) .... 63,31
28 Filmtbl. 0,4 mg (N1) .... 28,33
98 Filmtbl. 0,4 mg (N3) .... 71,73

## Mucopolysaccharidpolyschwefelsäureester *Rp* [UF]

Heparinoidhaltiges Lokaltherapeutikum mit ähnlichen Wirkungen wie Heparin (s. dort). Standardisierung nach aktivierter partieller Thromboplastinzeit (APTT) (300 mg entspr. 25.000 E.). Heparinoide sind partialsynthetische Verbindungen, die vorwiegend aus Mucopolysacchariden oder Pentosanpolyphosphaten bestehen. Nach einer älteren kontrollierten Studie wurde eine Besserung bei Infusionsthrombophlebitiden beobachtet. Eine Wirksamkeit im Sinne einer Prophylaxe von Thrombosen sowie eine Besserung daraus resultierender Folgezustände kann damit jedoch nicht begründet werden. Heparinoide sind bei systemischer Gabe toxischer als Heparin und haben nur eine geringe therapeutische Breite. Nach i.v.-Gabe kann es zu Tachykardien, Schweißausbruch und Kollaps kommen. Außerdem sind degenerative Veränderungen an Leber, Niere und Darm beschrieben. Nach lokaler Anwendung ist mangels systemischer Verfügbarkeit nur mit allergischen Lokalreaktionen zu rechnen.

**Anw.:** Stumpfe Traumen mit/ohne Hämatom. Oberflächliche Venenentzündung, sofern diese nicht durch Kompression behandelt werden kann. Venopathien, Phlebitiden, Hämatome, Narbenbehandlung.

**Kontraind.:** Offene Wunden, verletzte Haut.

**UW:** Allergische Hautreaktionen, Kontaktekzeme.

**Dosis:** 3–5 cm Gel- oder Salbenstrang 2- bis 3-mal/d auftragen.

**Hirudoid**® (Sankyo)

100 g Gel (300 mg/100 g) (N2) .... 12,26
100 g Gel forte (445 mg/100 g) (N2) .... 14,55
100 g Salbe (300 mg/100 g) (N2) .... 12,26
40 g Creme forte (445 mg/100 g) (N1) .... 6,95
100 g Creme forte (445 mg/100 g) (N2) .... 14,55

## Mucopolysaccharidpolyschwefelsäureester-Kombination [US]

Kombination eines Heparinoids mit Salicylsäure zur topischen Applikation ohne sichere Evidenz für eine therapeutische Wirksamkeit.

**Mobilat**® **aktiv** (Sankyo)

**Anw.:** Zerrungen, Verstauchungen, Prellungen.
**Kontraind.:** Salicylatüberempfindlichkeit.
**UW:** Hautreizungen, Kontaktallergien.
**Best.:** 100 g Salbe enth.: Mucopolysaccharidpolyschwefelsäureester 0,2 g, Salicylsäure 2 g.
**Dosis:** Ein- oder mehrmals tgl. auftragen.

50 g Salbe (N1) .... 6,28
100 g Salbe (N2) .... 11,40
150 g Salbe (N3) .... 15,85

## Mupirocin *Rp* [US] 1987 A

Lokalantibiotikum zur Behandlung von Staphylokokken- und Streptokokkeninfektionen der Haut. Mupirocin ist ein von Pseudomonas fluorescens gebildetes Antibiotikum (Pseudomoninsäure) mit vorwiegend bakteriostatischer Wirkung, das die bakterielle Proteinsynthese durch kompetitive Hemmung der Isoleucyl-transfer-RNA-Synthase unterbricht. Wegen sekundärer Resistenzentwicklung nicht länger als 14 Tage anwenden. Die Resorption von Mupirocin über Haut und Schleimhaut liegt unter 1%.

**Ind.:** Hautinfektionen mit Staphylococcus aureus, Staphylococcus epidermis (einschl. methicillinresistenter Stämme), Streptokokken: Impetigo, Follikulitis, Ekthyma, infizierte kleinflächige Ekzeme und Hautverletzungen. Elimination von Staphylokokken aus der Nasenschleimhaut.

**Kontraind.:** Ophthalmologische Anwendung, an Zentralvenenkanüle, Sgl. (Aspirationsgefahr). Strenge Indikationsstellung in Schwangerschaft und Stillzeit.

**UW:** Gelegentlich Brennen, Juckreiz, Stechen, Rötungen, Trockenheit, Überempfindlichkeitsreaktionen an Haut oder Nasenschleimhaut, Rhinitis.

**Dosis:** *Haut*: 1- bis 3-mal/d dünn auf infizierte Stellen nicht länger als 10 Tage auftragen. *Nase*: 2- bis 3-mal/d streichholzkopfgroße Menge in vorderen Nasenbereich über 5–7 Tage.

**InfectoPyoderm**® (Infectopharm)

10 g Salbe (20 mg/g) (N1) .... 15,58
30 g Salbe (20 mg/g) (N2) .... 23,58

**Turixin**® (GlaxoSmithKline)

3 g Salbe (20 mg/g) (N1) .... 42,72

**Muromonab-CD 3** *Rp* [US] 1987 **A**

Muriner monoklonaler Antikörper gegen das CD3-Protein humaner T-Lymphozyten zur Behandlung akuter Abstoßungsreaktionen nach Organtransplantation. Die Bindung von Muromonab-CD 3 an das CD3-Protein menschlicher T-Zellen induziert zunächst eine T-Zellaktivierung mit Freisetzung von Zytokinen. Danach kommt es zur Blockade der Reaktion des T-Zellrezeptors mit dem Antigen und zur Abnahme der CD3-positiven T-Zellen. Nach Absetzen von Muromonab-CD 3 normalisieren sich die T-Zellen innerhalb einer Woche.

**Ind.:** Steroidresistente akute Abstoßung allogener Nieren-, Herz- und Lebertransplantate.

**Kontraind.:** Überempfindlichkeit gegen Mausproteine, Anti-Maus-Antikörpertiter über 1:1000, dekompensierte Herzinsuffizienz, Hypertonie, Krampfanfälle. Schwangerschaft, Stillzeit.

**UW:** Infolge der Zytokinfreisetzung sehr häufig grippeähnliche Symptome bis zu schockähnlichen kardiovaskulären Reaktionen. Reversible Nierenfunktionsstörung oder verzögerte Transplantatfunktion, Transaminaseanstieg, respiratorische Komplikationen, gastrointestinale Störungen, neuropsychiatrische Reaktionen, erhöhte Infektionsgefahr, erhöhtes Risiko bösartiger Neoplasien, Humane-Anti-Maus-Antikörper-Reaktion, Überempfindlichkeitsreaktionen.

**WW:** Immunsuppressive Begleitmedikation (Azathioprin, Corticosteroide, Ciclosporin): erhöhtes Risiko für neuropsychiatrische, nephrotoxische, thrombotische Störungen, Infektionen oder Neoplasien möglich. Gleichzeitige Gabe von Indometacin verstärkt zerebrale Nebenwirkungen.

**Dosis:** 5 mg/d i.v. über 10–14 Tage.

**Orthoclone® OKT 3** (Janssen-Cilag)

5 Amp. (5 mg/5 ml) ... 3060,80

**Mycophenolatmofetil** *Rp* [US] 1996 **A/C**

Immunsuppressivum zur Prophylaxe akuter Abstoßungsreaktionen nach Nierentransplantation. Mycophenolsäure, der aktive Metabolit von Mycophenolatmofetil, hemmt die Inosinmonophosphatdehydrogenase, auf die vor allem T- und B-Lymphozyten bei der de-novo-Synthese von Purinen angewiesen sind. Dagegen können viele andere Zellarten einen großen Teil ihrer Purine über die Hypoxanthin-Guaninphosphoribosyltransferase in den Stoffwechsel einschleusen und benötigen nur eine geringe Neusynthese. Infolgedessen werden T-Zellproliferation und Antikörperbildung von B-Lymphozyten selektiv gehemmt. Auf diesem Weg verlängert Mycophenolsäure die Transplantatakzeptanz und verhindert akute und chronische Abstoßungsreaktionen.

Mycophenolatmofetil hat eine orale Bioverfügbarkeit von 94% und wird schnell zur freien Mycophenolsäure hydrolysiert, die überwiegend als inaktives Glukuronid renal eliminiert wird. In den ersten 40 Tagen nach Nierentransplantation und bei Patienten mit eingeschränkter Nierenfunktion akkumuliert das Mycophenolatglukuronid und verdrängt Mycophenolsäure aus der Plasmaproteinbindung, sodass die Clearance der freien Mycophenolsäure erhöht wird und die Plasmaspiegel auf die Hälfte von gesunden Probanden absinken.

**Ind.:** Prophylaxe akuter Abstoßungsreaktionen nach Nierentransplantation.

**Kontraind.:** Mycophenolsäureallergie.

**UW:** Im Vergleich zu Azathioprin häufiger Diarrhö, Erbrechen, Harnwegsinfektionen und schwere Leukopenien. Nach einjähriger Nachbeobachtung waren lymphoproliferative Krankheiten 2–3fach häufiger (0,6–1%) als nach Azathioprin (0,3%). Daneben traten zahlreiche weitere UW mit einer Häufigkeit von 3–10% auf.

**WW:** Plasmaspiegel von Mycophenolsäure werden durch Aciclovir und Probenecid wegen konkurrierender tubulärer Sekretion erhöht. Resorptionshemmung durch Antazida und Colestyramin.

**Dosis:** Innerhalb 72 h nach Transplantation 2-mal 1 g/d oral.

**CellCept®** (Roche)

4 Durchstechfl. Pulver 500 mg (N2) ... 90,33
100 Kps. 250 mg (N1) ... 179,06
300 Kps. 250 mg (N3) ... 508,00
50 Tbl. 500 mg (N1) ... 179,06
150 Tbl. 500 mg (N3) ... 508,00
35 g in 110 g Pulver (1 g/5 ml Susp.) (N2) ... 246,91

# N

## Nachtkerzensamenöl [UF]

Phytotherapeutikum aus dem Samen von Nachtkerzen (Oenothera biennis). Blatt und Wurzel der Pflanze wurden in der Volksmedizin als Blutreinigungsmittel genutzt. In der Homöopathie wird die Nachtkerze als Antidiarrhoikum eingesetzt. Als aktiver Bestandteil des Keimöls gilt γ-Linolensäure (Gamolensäure). Ferner sind Linolsäure, Linolensäure und Vitamin E (Tocopherol) enthalten. Gamolensäure wird in vivo zu Dihomo-γ-Linolensäure umgewandelt, die dann in den Prostaglandin-E-Stoffwechsel einmündet. Bei Patienten mit atopischer Dermatitis soll Linolsäure nur langsam zu Gamolensäure umgewandelt werden und dadurch ein relativer Mangel an dieser essentiellen Fettsäure mit entsprechend erhöhter Entzündungsneigung der Haut sowie Hyperreaktivität des Bronchialsystems bestehen, die durch Gabe von Nachtkerzensamenöl ausgeglichen werden könnte. Klinische Studien zur Wirksamkeit bei atopischer Dermatitis sind widersprüchlich. Angaben zur Pharmakokinetik fehlen.

**Anw.:** Atopisches Ekzem.

**Kontraind.:** Sgl. und Kleinkdr. (fehlende klinische Erfahrung). Strenge Indikationsstellung im 1. Trimenon der Schwangerschaft.

**UW:** Übelkeit, Verdauungsstörungen, Kopfschmerzen. In seltenen Fällen allergische Reaktionen mit Exanthemen und Bauchschmerzen. Ferner können bislang nicht erkannte Temporallappenanfälle auftreten.

**WW:** Phenothiazine erhöhen möglicherweise das epileptogene Potential von Nachtkerzensamenöl.

**Dosis:** Kdr. 1–12 J. 2-mal/d 1000–2000 mg, Erw. 2-mal/d 2000–3000 mg. Kps. sollen unzerkaut eingenommen werden, Kps. 1000 werden aufgeschnitten und ausgedrückt.

**Epogam**® (Strathmann)

200 Weichkps. 500 mg oral (N3) ..................... (FB 44,87) 44,87
120 Weichkps. 1000 mg (N2) ..................... (FB 52,01) 52,01

## Nadifloxacin *Rp* [UF] 2004 **C/D**

Fluorchinolon (Gyrasehemmer, s. dort) zur topischen Anwendung bei Akne vulgaris. Nadifloxacin hat eine bakterizide Wirkung gegenüber grampositiven und gramnegativen Aerobiern und Anaerobiern, einschließlich Staphylococcus epidermidis und Propionibacterium acnes. Gegen letzteres ist Erythromycin in vitro jedoch ca. 8fach stärker wirksam. Generell sollten topische Antibiotika wegen der möglichen Resistenzentwicklung nur zurückhaltend eingesetzt werden und dann auch stets in Kombination mit topischen Retinoiden, bei Unverträglichkeit alternativ mit Azelainsäure. Dies steigert die Effektivität, verkürzt die Behandlungsdauer und verzögert die Resistenzentwicklung. Eine Kombinationstherapie mit Nadifloxacin gilt derzeit als Kontraindikation. Die perkutane Resorption von Nadifloxacin bei gesunden Probanden ist gering. Bei Aknepatienten werden im Plasma 1–3 mg/l erreicht, die im Bereich der Plasmaspiegel systemisch eingesetzter Fluorchinolone liegen. Nadifloxacin wird in unveränderter und metabolisierter Form über die Niere und mit den Fäzes ausgeschieden. Die Halbwertzeit beträgt ca. 13 h.

**Anw.:** Topisch bei leichter bis mittelschwerer Akne vulgaris (Akne papulopustulosa Grad I–II).

**Kontraind.:** Bekannte Überempfindlichkeit gegen Nadifloxacin. Kdr. unter 14 Jahren. Cave: Exposition gegenüber Sonnenlicht, Bestrahlung mit künstlichem UV-Licht (UV-Lampen, Sonnenbank, Solarien). Nicht auf verletzter, rissiger oder abgeschürfter Haut anwenden. Nicht mit Augen oder Schleimhäuten in Berührung bringen. Da keine Erfahrungen mit der gleichzeitigen Therapie mit anderen Aknemitteln, z. B. Benzoylperoxid, vorliegen, sollte Nadifloxacin Creme nur als Monotherapie angewendet werden.

**UW:** Hautreizungen, Juckreiz, Wärmegefühl, Kontaktdermatitis, Urtikaria. Vereinzelt Hypopigmentierung der Haut.

**Dosis:** Nach Hautreinigung 2-mal/d dünn auftragen. Behandlungsdauer bis zu 8 Wochen, maximal 12 Wochen.

**Nadixa**® **Creme** (Pfleger)

25 g Creme (10 mg/g) (N1) ..................... 21,22
50 g Creme (10 mg/g) (N2) ..................... 31,11

## Nadolol *Rp* [US] 1978 **C**

Nichtselektiver Betarezeptorenblocker ohne intrinsische sympathomimetische Aktivität. Nadolol hat eine orale Bioverfügbarkeit von 30%, ist hydrophil und wird unverändert renal eliminiert. Halbwertszeit 20–24 h.

**Ind.:** Angina pectoris, Hypertonie.

**Kontraind., UW, WW:** s. Betarezeptorenblocker.
**Dosis:** 1-mal 60 mg/d oral, ggf. Dosis auf 30–120 mg anpassen.

**Solgol**® (Bristol-Myers Squibb)
50 Tbl. 120 mg (N2) ............................... (FB 50,37) 50,37
100 Tbl. 120 mg (N3) ............................... (FB 85,94) 85,94
50 Tbl. mite 60 mg (N2) ............................ (FB 35,44) 35,44
100 Tbl. mite 60 mg (N3) ............................ (FB 58,88) 58,88

## Nadroparin *Rp* [KR]

Niedermolekulares Heparin (s. dort) aus Schweinedarmmukosa, das durch Abbau von Heparin mit salpetriger Säure hergestellt wird. Mittleres Molekulargewicht 4500. Maximaler Plasmaspiegel 3 h nach s.c.-Injektion, Bioverfügbarkeit 98%, Halbwertszeit 3,5 h. Die durch 2850 I.E. Nadroparin bedingte Verlängerung der Gerinnungszeit (aPTT) kann durch 18 mg Protaminsulfat i.v. aufgehoben werden, wobei die Antifaktor-Xa-Aktivität nur zu 75% neutralisiert wird.
**Ind.:** Peri- und postoperative Primärprophylaxe tiefer Venenthrombosen. Therapie tiefer Venenthrombosen
**Kontraind., UW, WW:** s. Heparin.
**Dosis:** *Thromboseprophylaxe*: 1-mal/d 2850 I.E. (0,3 ml) s.c. beginnend 2 h präoperativ. *Thrombosetherapie*: Alle 12 h 950 I.E. (0,1 ml) s.c. pro 10 kg Körpergewicht bis max. 9500 I.E. (0,9 ml) s.c. bei über 90 kg.

**Fraxiparin**® (GlaxoSmithKline)
**Best.:** 1 Fertigspritze 1 ml enth.: Nadroparin-Calcium 9500 I.E. Antifaktor-Xa entspr. 95–130 mg des 1. internat. Standards für niedermolekulares Heparin.
10 Fertigspr. (1900 I.E./0,2 ml) (N1) .......................... 39,66
2 Fertigspr. (2850 I.E./0,3 ml) (N1) .......................... 17,19
10 Fertigspr. (2850 I.E./0,3 ml) (N1) .......................... 54,47
20 Fertigspr. (2850 I.E./0,3 ml) (N2) .......................... 98,76
50 Fertigspr. (2850 I.E./0,3 ml) (N3) .......................... 232,80
10 Fertigspr. (3800 I.E./0,4 ml) (N1) .......................... 66,82
20 Fertigspr. (3800 I.E./0,4 ml) (N2) .......................... 123,92
10 Fertigspr. (5700 I.E./0,6 ml) (N1) .......................... 97,60
20 Fertigspr. (5700 I.E./0,6 ml) (N2) .......................... 180,52
50 Fertigspr. (5700 I.E./0,6 ml) (N3) .......................... 437,19
10 Fertigspr. (7600 I.E./0,8 ml) (N1) .......................... 126,99
20 Fertigspr. (7600 I.E./0,8 ml) (N2) .......................... 237,56
50 Fertigspr. (7600 I.E./0,8 ml) (N3) .......................... 579,74
10 Fertigspr. (9500 I.E./1,0 ml) (N1) .......................... 156,38
10 Fl. Multi (47500 I.E./5,0 ml) (N1) .......................... 535,36
10 Fl. Multi (142500 I.E./15 ml) (N1) .......................... 1321,39

## Nafarelin *Rp* [US] 1992 **C**

Langwirkendes Analogon des hypothalamischen Releasinghormons Gonadorelin (s. dort), bei dem L-Glycin in Position 6 durch N-Naphthylalanin ersetzt ist. Dadurch wird die relative Wirkungsstärke 200fach erhöht und die Halbwertszeit auf 2–3 h verlängert. Wiederholte Gabe von Nafarelin führt nach 2–3 Tagen zunächst zu einer maximalen Gonadotropin- und Sexualhormonsekretion und nach 10 Tagen zu einer kompletten Blockade infolge einer Desensitisierung der hypophysären Gonadorelinrezeptoren. Nafarelin wirkt dann ausschließlich als funktioneller Rezeptorantagonist und senkt die Gonadotropinsekretion sowie die nachgeschaltete gonadale Steroidproduktion auf Kastrationswerte. Nasale Bioverfügbarkeit 4–21%.
**Ind.:** Endometriose, in-vitro-Fertilisation.
**Kontraind.:** Überempfindlichkeit gegen Gonadorelin und Analoga, unklare vaginale Blutungen, Osteoporoserisiko, Alter unter 18 Jahren, Schwangerschaft, Stillzeit. Vorsicht bei PCO-Syndrom.
**UW:** s. Goserelin.
**WW:** Gabe von α-sympathomimetischen Rhinologika senkt die Wirksamkeit von Nafarelin.
**Dosis:** Zweimal 0,2 mg (1 Sprühstoß)/d in ein Nasenloch, ggf. 2-mal 0,4 mg/d. Beginn am 2.–4. Zyklustag, Therapiedauer maximal 6 Monate.

**Synarela**® (Pharmacia)
1 Fl. 8 ml (0,2 mg/0,1 ml/ED) (N1) .......................... 170,67
3 Fl. 8 ml (0,2 mg/0,1 ml/ED) (N3) .......................... 454,43

## Naftidrofuryl *Rp* [US]

Vasodilatator zur Anwendung bei Durchblutungsstörungen. Für die Substanz werden spasmolytische Effekte, Steigerung des Glucoseverbrauchs und unspezifische EEG-Aktivierung beschrieben. Ähnlich wie bei Pentoxifyllin waren die klinischen Effekte sehr variabel und erreichten bis auf eine neuere Studie nicht das Ausmaß der Gehstreckenzunahmen, die durch Gehtraining erzielbar sind. Klinische Relevanz und Anwendung sind daher umstritten. Halbwertszeit 1 h.
**Anw.:** Periphere arterielle Durchblutungsstörungen im Stadium II nach Fontaine. Krankheitszustände infolge von Durchblutungsstörungen des Gehirns, des Innenohrs und des Auges.
**Kontraind.:** Frischer Myokardinfarkt, Herzinsuffizienz, schwere AV-Überleitungsstörungen, schwere Angina pectoris, arterielle Blutungen, niedriger Blutdruck, orthostatische Dysregulation, transitorische ischämische Attacken, frischer Schlaganfall mit ausgedehnter Blutung.
**UW:** Oral: Magen-Darmstörungen, selten Schlaflosigkeit, Unruhe, Kopfschmerzen, Schwindel. Parenteral: leichter Blutdruckabfall, Müdigkeit, Benommenheit, Erregung, Schlafstörungen, Schwindel.
**Dosis:** 3-mal 100 mg/d oral, ggf. bis 3-mal 200 mg/d. DDD 300 mg.

**Dusodril**® (Merck)
30 Kps. 100 mg (N1) ............................... (FB 14,87) 14,87
50 Kps. 100 mg (N2) ............................... (FB 17,46) 17,46

100 Kps. 100 mg (N3) ....(FB 24,80) 24,80
30 Retarddrg. 100 mg (N1)....(FB 14,87) 14,87
50 Retarddrg. 100 mg (N2)....(FB 17,46) 17,46
100 Retarddrg. 100 mg (N3)....(FB 24,80) 24,80
30 Filmtbl forte 200 mg (N1) ....(FB 17,26) 17,26
50 Filmtbl forte 200 mg (N2) ....(FB 21,89) 21,89
100 Filmtbl forte 200 mg (N3) ....(FB 32,38) 32,38

**Naftilong**® (Hexal)
30 Retardkps. 100 mg (N2)....(FB 14,87) 14,74
50 Retardkps. 100 mg (N2)....(FB 17,46) 16,73
100 Retardkps. 100 mg (N3)....(FB 24,80) 22,62
30 Retardkps. 200 mg (N1)....(FB 17,26) 15,94
50 Retardkps. 200 mg (N2)....(FB 21,89) 21,62
100 Retardkps. 200 mg (N3)....(FB 32,38) 30,80

## Naftifin [UF] 1985 C

Lokalantimykotikum aus der Gruppe der Allylamine mit einem ähnlich breiten Wirkungsspektrum wie die Azolantimykotika (s. Clotrimazol). Der Wirkungstyp ist gegenüber Dermatophyten und Schimmelpilzen primär fungizid, gegenüber Candidaarten fungizid (C. albicans) oder fungistatisch (C. parapsilosis). Naftifin hemmt wie die Azolantimykotika die Ergosterolsynthese der Pilzzellmembran mit nachfolgender Störung der Membranpermeabilität und Zellyse. Eine Resistenzentwicklung ist bisher nicht bekannt. Über den antimykotischen Effekt hinaus besitzt Naftifin eine antibakterielle Wirkung bei Staphylokokken und Streptokokken sowie eine antiphlogistische Zusatzwirkung, die bei entzündlich-ekzematisierten Dermatomykosen ausgenutzt werden kann. In der Behandlung von Pyodermien ist Naftifin im doppelblinden Halbseitenversuch Gentamicin ebenbürtig, bei entzündlichen Dermatomykosen einer Kombination des Azolantimykotikums Econazol mit Triamcinolon klinisch vergleichbar. Die durchschnittliche Behandlungsdauer beträgt bei Dermatomykosen 2–4 Wochen, bei Onychomykosen mindestens 6 Monate. Die perkutane Resorption ist mit 2–4% gering.

**Ind.:** Pilzinfektionen der Haut durch Dermatophyten, Hefen (z. B. Candidaarten) und Schimmelpilze sowie bakterielle Mischinfektionen. Onychomykosen, Pyodermien (Impetigo contagiosa).

**Kontraind.:** Naftifinüberempfindlichkeit. Gel und Lösung nicht am Auge und auf Schleimhäuten anwenden.

**UW:** Selten Brennen, Trockenheit der Haut bzw. lokale Irritationen und Rötungen. Vereinzelt allergische Kontaktekzeme.

**Dosis:** *Dermatomykosen*: Creme, Gel oder Lösung 1-mal/d (am besten abends) dünn auftragen und einreiben. *Onychomykosen*: Gel 2-mal/d auf die erkrankten Nägel auftragen.

**Exoderil**® (Rentschler)
20 g Creme (10 mg/g) (N1) .... 9,45
50 g Creme (10 mg/g) (N2) .... 20,45
20 g Gel (10 mg/g) (N1) .... 9,45
50 g Gel (10 mg/g) (N2) .... 20,45
25 ml Lsg. (10 mg/ml) (N1) .... 11,75
25 ml Sprühfl. (10 mg/ml) (N1).... 13,60

## Nalbuphin *Rp* [US] 1988 C

Partieller Opioidrezeptoragonist mit ähnlichen Wirkungen wie Morphin (s. dort). Nalbuphin ist ein κ-Rezeptoragonist und ein partieller μ-Rezeptorantagonist mit Strukturverwandtschaft zu Naloxon. Es kann daher Opioideffekte aufheben und bei Abhängigen Entzugssymptome auslösen. Wirkungseintritt 10–20 min nach i.v.-Injektion, Wirkungsdauer ca. 5 h. Größtenteils Glukuronidierung und Sulfatierung in der Leber und renale Elimination, Halbwertszeit 2,9 h.

**Ind.:** Postoperative Schmerzen, opioidinduzierte Atemdepression.

**Kontraind., UW, WW:** s. Morphin.

**Dosis:** Erw. 0,15–0,3 mg/kg i.v. alle 3–6 h bis zu einer maximalen Tagesdosis von 2,4 mg/kg, Kdr. 0,1–0,25 mg/kg i.v. alle 3–6 h bis zu einer maximalen Tagesdosis von 2,0 mg/kg

**Nubain**® (Bristol-Myers Squibb)
10 Amp. mite (10 mg/1 ml) (N2) .... 26,91
10 Amp. (20 mg/2 ml) (N2) .... 38,60

## Naloxon *Rp* [GK]

Spezifischer Opioidantagonist, der kompetitiv auf alle Subtypen von Opioidrezeptoren wirkt. Naloxon blockiert die Wirkungen von Agonisten und partiellen Antagonisten. Buprenorphin wird jedoch auch in höheren Dosen nur teilweise blockiert. Wird als Antidot bei Überdosierung oder Vergiftung mit natürlichen oder synthetischen Opioiden eingesetzt. Bei Opioidabhängigen wird ein akutes Entzugssyndrom mit erheblicher motorischer Unruhe ausgelöst. Anwendung von Naloxon auch zur Diagnostik von Vergiftungen. Inwieweit die antagonistische Wirkung als spezifisch für Opioide gelten kann, wird diskutiert. Es gibt Hinweise darauf, dass ein geringer antagonistischer Effekt von Naloxon gelegentlich bei der Alkoholintoxikation beobachtet wird.

Naloxon wird üblicherweise i.v. gegeben und wirkt dann innerhalb von 2 min. Wirkungsdauer 1–4 h je nach Dosis. Da viele Opioide länger wirken, muss oft nachinjiziert werden. Orale Bioverfügbarkeit 2% wegen eines hohen First-Pass-Metabolismus in der Leber, Halbwertszeit 1 h.

**Ind.:** Postoperative Atemdepression durch Opioide. Opioidvergiftung. Neonatale Atemdepression nach Opioidanalgesie bei der Mutter.

**Kontraind.:** Strenge Indikationsstellung bei Patienten mit ungenügender Herzleistung. Ebenso in Schwangerschaft und Stillzeit.

**UW:** Erbrechen bei schneller Injektion, daher i.v.-Gabe über 30 sec. Blutdruckanstieg bei Dosen über 3 µg/kg postoperativ, daher Blutdruckkontrolle bei höheren Dosen. Selten Herzrhythmusstörungen. Entzugssyndrom bei Opioidabhängigen. Wiederauftreten einer opioidbedingten Atemdepression wegen der kurzen Wirkungsdauer von Naloxon.

**Dosis:** *Postoperativ*: 0,1–0,2 mg langsam i.v. alle 2–3 min, bis Spontanatmung ausreichend ist. Nach 60–90 min erneute Nachinjektion insbesondere bei Wiederauftreten der Atemdepression. Höhere Dosen hemmen auch die analgetische Opioidwirkung. *Opioidintoxikation*: Titration des Effektes mit i.v.-Dosen von 0,4–2 mg, initial beim Erw. in der Regel 0,4 mg in 2- bis 3-minütigen Intervallen bis 10 mg. Höhere Dosen bis 24 mg sind nahezu untoxisch. Verabreichung als Infusion bei der Vergiftung mit langwirkenden Opioiden wie Levomethadon. Vorsichtige Titration der Dosis bei Kdr. durch fraktionierte Gabe von jeweils 0,01 mg/kg i.v. ebenfalls im Abstand von 2–3 min.
*Neugeborene*: 0,01 mg/kg i.v., i.m. oder s.c., ggf. Wiederholung nach 2–3 min.

**Nalaxon-ratiopharm**® (ratiopharm)
3 Amp. (0,4 mg/1 ml) (N1) .......... 28,34
10 Amp. (0,4 mg/1 ml) (N2) .......... 60,90

**Narcanti**® (DuPont Pharma)
3 Amp. (0,4 mg/1 ml) .......... 41,41

## Naltrexon *Rp* [US] 1990 **B**

Opioidantagonist mit ähnlichen Wirkungen wie Naloxon (s. dort). Naltrexon ist potenter, wirkt länger und ist oral anwendbar. Orale Bioverfügbarkeit 20% infolge eines starken First-Pass-Metabolismus, Plasmahalbwertszeit 4 h, aktiver Metabolit 6β-Naltrexol 13 h. Halbwertszeit der Rezeptorenblockade 72–108 h.

**Ind.:** Entwöhnungsbehandlung vormals Opioidabhängiger.

**Kontraind.:** Leberschäden, akute Hepatitis, Opioidtherapie, Opioidabhängige ohne Entzug oder mit Entzugssymptomen. Strenge Indikationsstellung in Schwangerschaft und Stillzeit.

**UW:** s. Naloxon. Transaminaseanstieg, deshalb Leberfunktionskontrollen.

**WW:** Abschwächung von opioidhaltigen Arzneimitteln wie Antitussiva, Analgetika, Antidiarrhoika. Hohe Opioiddosen wirken durch kompetitive Verdrängung trotzdem atemdepressiv, Lebensgefahr!

**Dosis:** Vor Behandlungsbeginn sicherstellen, dass Patient mindestens 7–10 Tage opioidfrei ist (Urinkontrolle) und Naloxontest (0,2 mg i.v.) negativ ist. Danach am 1. Tag initial 25 mg oral, nach 1 h erneut 25 mg, ab 2. Tag 50 mg/d. Alternativ montags und mittwochs 100 mg und freitags 150 mg auf einmal.

**Nemexin**® (Bristol-Myers Squibb)
50 Filmtbl. 50 mg (N2) .......... 197,19

## Nandrolon *Rp* [US]

Anaboles Steroid mit ähnlichen androgenen und anabolen Eigenschaften wie Testosteron (s. dort). Bei postmenopausalen Frauen mit Wirbelfrakturen wurde eine Zunahme der Knochendichte, aber keine Abnahme der Frakturhäufigkeit beschrieben. Die missbräuchliche Anwendung von Nandrolon und anderer Anabolika als Dopingmittel hat wegen der einfachen Nachweisbarkeit abgenommen. Stattdessen sind Testosteronpräparate populär geworden. Nandrolon (19-Nortestosteron) wird üblicherweise als Decanoat in öliger Lösung zur i.m.-Injektion angewendet. Die anabole Wirkung beginnt 1–2 Tage nach Injektion und hält 3–4 Wochen an, Halbwertszeit 6 Tage.

**Anw.:** Osteoporose postmenopausaler Frauen.

**Kontraind.:** Postmenopausale Osteoporose jüngerer Frauen, Leberfunktionsstörungen, androgenabhängiges Prostatakarzinom und Mammakarzinom beim Mann, Prostataadenom, Hyperkalzämie bei Knochenmetastasen. Schwangerschaft, Stillzeit. Vorsicht bei Frauen wegen virilisierender Eigenschaften.

**UW:** Leberfunktionsstörungen mit Cholestase, GOT- und GPT-Anstieg sowie Induktion benigner und maligner Lebertumoren. Virilisierung von Frauen einschließlich irreversibler Stimmveränderungen und Amenorrhö. Bei Männern Spermatogenesehemmung, Prostatavergrößerung, bei Kdr. vorzeitige Pubertätszeichen und beschleunigte Knochenreifung. Wasser- und Salzretention mit Blutdruckanstieg.

**WW:** Verstärkte Wirkung von Insulin oder anderen Antidiabetika sowie von oralen Antikoagulanzien.

**Dosis:** Alle 3–4 Wochen 1-mal 25 mg, in schweren Fällen 50 mg.

**Deca-Durabolin**® (Organon)
1 Fertigspr. 25 mg (N1) .......... 17,08
3 Fertigspr. 25 mg (N1) .......... 31,91
1 Fertigspr. 50 mg (N1) .......... 22,41
3 Fertigspr. 50 mg (N1) .......... 48,29

## Naphazolin [BL]

Alpharezeptoragonist zur lokalen Anwendung, Imidazolinderivat.

**Ind.:** Akute Rhinitis. Nichtinfektiöse und allergische Konjunktivitis.

**Kontraind.:** Engwinkelglaukom (Augentropfen), Rhinitis sicca. Vorsicht bei Säuglingen und Kleinkindern, Hypertonie, Hyperthyreose, Phäochromozytom, Herzkrankheiten.

**UW:** Reaktive Hyperämie, lokal brennende Schmerzen. Mögliche systemische Wirkungen wie Hypertonie, Tachykardie, Rhythmusstörungen, pektanginöse Beschwerden, Kopfschmerz. Längere Anwendung kann beim Absetzen eine verstärkte Schleimhautschwellung und Arzneimittel-induzierte Rhinitis hervorrufen, Gefahr der Abhängigkeit („Privinismus").

**Dosis:** *Rhinitis*: Erw. mehrmals tgl. 1 Spray bzw. 2–4 Tr. Lsg. 0,1%; Schulkdr. höchstens 2- bis 3-mal tgl. 1 Spray bzw. 1–2 Tr. Lsg. 0,05%.
*Konjunktivitis*: 3-mal 1 Tr./d einträufeln.

**Privin®** (Novartis)
10 ml Lsg. 0,1% (N1) ........ 6,45
100 ml Lsg. 0,1% (N3) ........ 51,55

**Proculin®** (Chauvin ankerpharm)
10 ml Augentr. 0,03%(N1) ........ (FB 4,27) 3,98

## Naproxen *Rp* [US]

Nichtsteroidales Antiphlogistikum aus der Gruppe der Arylpropionsäurederivate. Hemmt die Prostaglandinsynthese und hat qualitativ ähnliche Eigenschaften wie Diclofenac (s. dort). Nach einer aktuellen Studie erhöhte Naproxen das Risiko für kardiovaskuläre Ereignisse bei Alzheimerpatienten im Vergleich zu Placebo. Die amerikanische FDA hat daher die Einnahme rezeptfreier Naproxenpräparate ohne ärztliche Kontrolle auf maximal 10 Tage eingeschränkt. Schnelle Resorption nach oraler Gabe, Plasmaproteinbindung 99%, Halbwertszeit 13–14 h.

**Ind.:** Rheumatoide Arthritis, degenerative Gelenkkrankheiten, extraartikuläre rheumatische Krankheiten, Gichtanfall. Leichtere Schmerzen, Dysmenorrhö.

**Kontraind., UW, WW:** s. Diclofenac.

**Dosis:** Initial 500–1250 mg/d in 1–2 Einzeldosen, leichtere Schmerzen 200–400 mg 2- bis 3-mal/d. DDD 500 mg.

**Dysmenalgit®** (Krewel Meuselbach)
20 Tbl. 250 mg (N1) ........ (FB 14,44) 13,79

**naproxen von ct** (CT-Arzneimittel)
10 Filmtbl. 200 mg (N1) ........ (FB 4,18) 3,85
20 Filmtbl. 200 mg (N1) ........ (FB 7,53) 6,45
10 Filmtbl. 250 mg (N1) ........ (FB 11,96) 11,95
20 Filmtbl. 250 mg (N1) ........ (FB 14,44) 13,70
50 Filmtbl. 250 mg (N2) ........ (FB 21,70) 20,56
100 Filmtbl. 250 mg (N3) ........ (FB 33,58) 32,60
10 Filmtbl. 500 mg (N1) ........ (FB 14,26) 14,24
20 Filmtbl. 500 mg (N1) ........ (FB 18,94) 17,11
50 Filmtbl. 500 mg (N2) ........ (FB 32,70) 29,85
100 Filmtbl. 500 mg (N3) ........ (FB 55,17) 53,73
10 Supp. 250 mg (N1) ........ (FB 13,24) 13,21
50 Supp. 250 mg (N3) ........ (FB 27,41) 26,99
10 Supp. 500 mg (N1) ........ (FB 14,85) 14,50
50 Supp. 500 mg (N3) ........ (FB 35,84) 35,54

**Proxen®** (Roche)
50 Tbl. S 250 mg (N2) ........ (FB 21,70) 20,79
100 Tbl. S 250 mg (N3) ........ (FB 33,58) 33,15
20 Tbl. S 500 mg (N1) ........ (FB 18,94) 17,27
50 Tbl. S 500 mg (N2) ........ (FB 32,70) 30,11
100 Tbl. S 500 mg (N3) ........ (FB 55,17) 53,94
20 Filmtbl. 500 mg (N1) ........ (FB 18,94) 17,27
50 Filmtbl. 500 mg (N2) ........ (FB 32,70) 30,11
100 Filmtbl. 500 mg (N3) ........ (FB 55,17) 53,94

## Naratriptan *Rp* [GG] 1997 **B**

Selektiver Serotoninagonist (5-$HT_{1B/1D}$) aus der Gruppe der Triptane (s. Sumatriptan) zur Kupierung von Migräneanfällen. Naratriptan (2,5 mg oral) lindert innerhalb von 4 h bei 63% der Patienten die Kopfschmerzsymptomatik. Für die Dosis von 2,5 mg Naratriptan ist als Vorteil ein selteneres Auftreten (17%) von wiederkehrendem Kopfschmerz innerhalb von 24 h hervorzuheben (Sumatriptan 44%). Naratriptan wird nach oraler Gabe rasch resorbiert, Bioverfügbarkeit 63–74%, Halbwertszeit 6 h.

**Ind.** Schwere Migräneanfälle.

**Kontraind., UW:** s. Sumatriptan.

**WW:** Eine Hemmung der Ausscheidung anderer renal sezernierter Pharmaka ist möglich. Ansonsten wie Sumatriptan.

**Dosis:** 2,5 mg oral, ggf. bei Wiederauftreten der Beschwerden wiederholen, jedoch im Abstand von mindestens 4 h. Die Höchstdosis beträgt 5 mg oral/d

**Naramig®** (Schwarz)
2 Filmtbl. 2,5 mg (N1) ........ (FB 24,62) 24,62
6 Filmtbl. 2,5 mg (N1) ........ (FB 54,49) 54,49
12 Filmtbl. 2,5 mg (N1) ........ (FB 98,84) *106,92*

## Natamycin *Rp* [UF]

Antimykotikum aus der Gruppe der Polyenantibiotika mit schmalem Wirkungsspektrum, das im Wesentlichen Hefen und Sprosspilze, insbesondere Candidaarten, erfasst. Auch Trichomonas vaginalis ist empfindlich. Sekundäre Resistenzentwicklung unter der Therapie kommt praktisch nicht vor. Natamycin wirkt fungistatisch durch Hemmung der Sterolsynthese ähnlich wie Amphotericin B (s. dort). Es wird nach oraler Gabe kaum resorbiert und daher nur als Lokaltherapeutikum auf Haut und Schleimhäuten, einschließlich des Gastrointestinaltrakts, angewandt. Eine perkutane Resorption erfolgt nicht.

**Ind.:** Candidainfektionen des Mund- und Rachenraumes sowie des Auges.

**UW:** Selten gastrointestinale Störungen (Übelkeit, Diarrhö) nach oraler Anwendung. Bei topischer Applikation lokale Irritationen, in seltenen Fällen allergische Reaktionen möglich.

**Dosis:** *Oral:* Bei Infektionen im Bereich der Mundschleimhaut 4- bis 6-mal 10 mg als Lutschtabletten. *Auge*: Tagsüber alle 2 h und vor der Nachtruhe 1 cm

Salbenstrang in den unteren Bindehautsack einbringen.

**Pima Biciron® N** (S & K Pharma)
5 g Augensalbe (10 mg/g) (N1) .............................. 15,08

**Pimafucin®** (Galderma)
30 Lutschtbl. 10 mg (N1) .................................. 20,53

## Nateglinid *Rp* [HJ] 2001 C

Orales Antidiabetikum (Carbamoylmethylbenzoesäurederivat) mit ähnlicher Wirkung wie Repaglinid (s. dort) und Sulfonylharnstoffderivate (s. Glibenclamid). Nateglinid wird nach oraler Applikation rasch resorbiert, maximale Wirkspiegel nach ca. 1 h, Bioverfügbarkeit ca. 70%, Eliminationshalbwertszeit 1,5 h.

**Ind.:** Typ-2-Diabetes, der durch Diät, Gewichtsabnahme und körperliche Aktivität unzureichend eingestellt ist, als Monotherapie oder in Kombination mit Metformin.

**Kontraind.:** Typ-1-Diabetes, Überempfindlichkeit gegen Nateglinid, Schwangerschaft und Stillzeit.

**UW:** Hypoglykämie, selten erhöhte Leberenzymwerte, allergische Hautreaktionen.

**WW:** Verstärkung der blutzuckersenkenden Wirkung durch andere Antidiabetika, Wirkungsabschwächung durch Glucocorticoide, Phenothiazine und Diuretika (s. Repaglinid).

**Dosis:** Je 60–120 mg oral ca. 30 min vor den Hauptmahlzeiten.

**Starlix®** (Novartis/Merck)
30 Filmtbl. 60 mg (N1) .................................... 22,03
120 Filmtbl. 60 mg (N2) ................................... 58,31
30 Filmtbl. 120 mg (N1) ................................... 22,03
120 Filmtbl. 120 mg (N2) .................................. 58,31

## Natriumaurothiomalat *Rp* [US]

Goldsalz zur parenteralen Anwendung als remissionsinduzierende Substanz (Basistherapeutikum) bei rheumatoider Arthritis. Natriumaurothiomalat (Goldgehalt 46%) ändert bei frühzeitiger Gabe den Krankheitsverlauf mit Erfolgsquoten von 60–80%. Der Einsatz der Goldtherapie ist jedoch in den vergangenen Jahren wegen der gefährlichen Nebenwirkungen zurückgegangen. Der Wirkungsmechanismus ist unbekannt. Gold reichert sich im retikuloendothialen System sowie in Lymphknoten, Leber, Milz und Lysosomen von Synovialzellen an. Es hemmt die Migration und Phagozytoseleistung von Makrophagen in entzündlichen Exsudaten.

Maximale Plasmaspiegel werden 2–6 h nach i.m.-Injektion erreicht, bei der Dauertherapie ca. 2,5–5 µg Gold/ml. Die klinische Wirkung tritt nach 3–6 Monaten bei einer Gesamtdosis von 600–1000 mg Natriumaurothiomalat ein. Elimination überwiegend renal (83–90%), terminale Plasmahalbwertszeit 25 Tage, Gesamtkörperhalbwertszeit ca. 250 Tage.

**Kontrolluntersuchungen:** Vor jeder Injektion nach Frühsymptomen an Haut (Juckreiz) und Mundschleimhaut (Metallgeschmack) sowie nach Allgemeinzustand und Verdauungsstörungen fragen. Laboruntersuchungen: wöchentlich Leukozyten und Urinstatus. Alle 2 Wochen Hämoglobin, Erythrozyten, Thrombozyten, Differentialblutbild, SGOT, SGPT, Gamma-GT, alkalische Phosphatase, Kreatinin. Bis zum Beginn der Langzeittherapie alle Laborparameter monatlich, später alle 2 Monate.

**Toxizitätsprophylaxe:** Patienten sollen den Arzt unverzüglich aufsuchen bei Pruritus, Mundschleimhautgeschwüren, Exanthemen, Hämatomen, Blutungen, Urinverfärbung, Ikterus, Diarrhö, akuter Belastungsdyspnoe und trockenem Husten.

**Notfallmaßnahmen:** Bei schwerwiegenden UW Therapie sofort abbrechen und Goldelimination durch Komplexierung mit Penicillamin (900–1800 mg/d oral) oder dem besser verträglichen Acetylcystein (4–10 g/d als i.v.-Infusion über 6 h) beschleunigen.

**Ind.:** Rheumatoide Arthritis, Arthritis psoriatica.

**Kontraind.:** Blutbildungsstörungen, Goldsalzallergie, schwere Leberschäden, Nierenfunktionsstörungen, Polyallergien, Schwermetallallergie, Lungentuberkulose, Kollagenosen (Lupus erythematodes disseminatus, Panarteriitis nodosa, Sklerodermie, Dermatomyositis), Colitis ulcerosa, Diabetes mellitus mit Komplikationen, Schwangerschaft, Stillzeit. Besondere Vorsicht bei allergischer Diathese, antinukleären Antikörpern und Hypertonie.

**UW:** Toxische Effekte an Haut, Schleimhäuten, hämatopoetischem System und Nieren sind häufig. Sie können nach der ersten Injektion, im Therapieverlauf und mehrere Monate nach Therapieende auftreten. Schwere UW meist nur nach Gesamtdosen von 400–800 mg. Im Einzelfall nicht voraussehbar, daher Kontrolluntersuchungen vor jeder Injektion.

*Hämatologische Reaktionen*: Granulozytopenie, Thrombozytopenie, Anämie, selten Agranulozytose und Panzytopenie. Todesfälle sind aufgetreten.

*Haut und Schleimhäute*: Dermatitis (Frühsymptom Hautjucken) mit Exanthem, Photosensibilisierung und Haarausfall, sehr selten exfoliative Dermatitis (Lyell-Syndrom), Stomatitis (Frühsymptom Metallgeschmack).

*Niere*: Goldnephropathie mit nephrotischem Syndrom als Folge einer Immunkomplexnephritis.

*Andere*: Pathologische Leberwerte, Cholestase. Sehr selten Goldablagerung in der Cornea, Polyneuropathie und Goldenzephalopathie.

**WW:** Keine Kombination mit potentiell hämatotoxischen Substanzen (z. B. Metamizol, Zytostatika) oder photosensibilisierenden Substanzen (z. B.

Chloroquin). Penicillamin und Acetylcystein erhöhen die Goldelimination.

**Dosis:** *Testphase*: Initial einschleichend in der ersten Woche 2-mal 10 mg i.m., zweite Woche 1-mal 10 mg und 1-mal 20 mg i.m., dritte Woche 2-mal 20 mg i.m. geben. *Aufsättigungsdosis*: Danach wöchentlich 1-mal 50–100 mg i.m. bis zu einer kumulativen Gesamtdosis von 1600 mg (maximal 2000 mg) Natriumaurothiomalat, bei fehlender Wirkung Therapie nach 6 Monaten abbrechen. *Erhaltungsdosis*: Nach Eintritt der Wirkung (nach 4–6 Monaten) Dosisreduktion auf 50 mg alle 2 Wochen oder 100 mg monatlich und anschließend Therapie über Monate oder ggf. Jahre fortführen. Falls nach der Dosisreduktion ein Rückfall eintritt, wieder auf vorangehende Dosis steigern. Nach einer Remissionsdauer von 1 Jahr kann versucht werden, die Therapie abzusetzen. Bei juveniler Arthritis ist übliche Aufsättigungsdosis für Kdr. 0,2–1 mg/kg i.m. wöchentlich für 20 Wochen und danach Erhaltungsdosis 1 mg/kg i.m. alle 2–4 Wochen.

**Tauredon**® (Altana)

1 Amp. 10 (10 mg/0,5 ml) (N1) .............................. 21,14
10 Amp. 10 (10 mg/0,5 ml) (N3) .............................. 126,03
1 Amp. 20 (20 mg/0,5 ml) (N1) .............................. 25,69
10 Amp. 20 (20 mg/0,5 ml) (N3) .............................. 154,52
1 Amp. 50 (50 mg/0,5 ml) (N1) .............................. 32,80
10 Amp. 50 (50 mg/0,5 ml) (N3) .............................. 226,84

## Natriumchlorid-Kombinationen [HK]

Glucosehaltige Elektrolytkombinationen zur Herstellung einer oralen Rehydratationslösung.

**Ind.:** Zur oralen Elektrolyt- und Flüssigkeitszufuhr bei Durchfallkrankheiten.

**Kontraind.:** Niereninsuffizienz, metabolische Alkalose. Bei Patienten mit Herzinsuffizienz oder Hypertonie Vorsicht wegen der Natriumzufuhr, bei Diabetikern wegen des hohen Glucosegehalts.

**Elotrans**® (STADA)

**Best.:** 1 Btl. (6,03 g) enth.: Glucose $H_2O$-frei 4 g, Natriumchlorid 0,7 g, Natriumcitrat 2 $H_2O$ 0,59 g, Kaliumchlorid 0,3 g.

**Dosis:** Inhalt eines Btl. in 200 ml Flüssigkeit (abgekochtes Wasser oder Tee) auflösen. Erw. und Kdr. nehmen mehrmals tgl. den Inhalt eines Btl. ein. Sgl. erhalten über 24 h eine Trinkmenge von 120–150 ml/kg Körpergewicht.

10 Btl. 6,03 g (N1) .............................. (FB 4,61) 4,61
20 Btl. 6,03 g (N2) .............................. (FB 8,15) 8,15

**Oralpädon**® **240** (STADA)

**Best.:** 1 Btl. mit 4,873 g enth.: Natriumchlorid 0,47 g, Kaliumchlorid 0,3 g, Glucose 1 $H_2O$ 3,56 g, Natriumhydrogencitrat 1,5 $H_2O$ 0,53 g.

**Dosis:** 1 Btl. in 200 ml Trinkwasser auflösen. Sgl. erhalten im Allgemeinen 150–170 ml/kg Körpergewicht in 24 h. Kdr. erhalten 1 Btl., Erw. 1–2 Btl. nach jedem Stuhlgang.

10 Btl. Pulver Neutral (N1) .............................. (FB 4,61) 4,61
10 Btl. Pulver (Apfel/Banane) (N1) .............................. (FB 4,61) 4,61
10 Btl. Pulver (Erdbeere) (N1) .............................. (FB 4,61) 4,61

## Natriumfluorid [HO]

Fluoride werden in niedriger Dosis für die Kariesprophylaxe und in 100–200fach höherer Dosis für die Behandlung der Osteoporose eingesetzt. Natriumfluorid und andere lösliche Fluoride werden nach oraler Gabe schnell resorbiert und vorzugsweise in Knochen und Zähnen eingelagert.

Natriumfluorid ist ein wirksames Mittel zur **Kariesprophylaxe** in den Jahren der Zahnentwicklung bis zum 12. Lebensjahr. Fluorid wird im Zahnschmelz gegen $OH^-$-Ionen ausgetauscht, wodurch Hydroxylapatit in Fluorapatit umgewandelt wird. Dadurch wird der Zahnschmelz gehärtet und widerstandsfähiger gegen bakterielle Säurebildung. Am wirksamsten ist die Trinkwasserfluoridierung mit 1 mg Fluorid/l, die auch die WHO empfiehlt. Bei Konzentrationen von 1–2 mg Fluorid/l im Trinkwasser kann es jedoch bei 10% der Kinder zu weißen Zahnschmelzflecken kommen, bei höheren Konzentrationen zu bräunlichen Schmelzdefekten mit erhöhter Kariesanfälligkeit. In Deutschland wird keine Trinkwasserfluoridierung durchgeführt, da ein einheitliches Urteil bisher nicht erreicht wurde. Alternativ orale Substitution mit Natriumfluorid 0,25–1 mg/d in Abhängigkeit vom Alter und vom Fluoridgehalt im Trinkwasser. Fluoridtabletten sollen vor dem Verschlucken gelutscht oder gekaut werden, da die topische Einwirkung von Fluorid auf den Zahnschmelz wichtiger als der systemische Effekt ist. Nach dem Zahndurchbruch ist die lokale Fluoridapplikation (Fluoridzahnpasta, fluoridhaltige Mundspülung, Dentalgel, Fluoridlack) für Kdr. ab 6 Jahre prophylaktisch wirksam. Eine optimale Wirkung wird erreicht, wenn nach der Fluoridapplikation für mindestens 30 min Essen, Trinken oder Mundspülen vermieden wird. In den empfohlenen Dosierungen hat die Fluoridprophylaxe keine wesentlichen Nebenwirkungen.

Bei **Osteoporose** stimuliert Natriumfluorid in Dosen von 75–100 mg/d die Knochenneubildung durch Osteoblasten und erhöht die vertebrale Knochenmasse um 30–40%. Neuere kontrollierte Studien zeigen jedoch, dass Wirbelfrakturen nicht signifikant (lediglich um 15%) abnahmen oder sogar häufiger auftraten. Auch Extremitätenfrakturen nahmen offenbar infolge des Knochenumbaus zu. Insgesamt ist die Studienlage widersprüchlich.

**Ind.:** Kariesprophylaxe, Osteoporose.

**Kontraind.** (hohe Dosen von 25–100 mg/d): Wachstumsalter, Frauen im gebärfähigen Alter, Schwangerschaft und Stillzeit, Osteomalazie, schwere Nie-

ren- und Leberfunktionsstörungen, physiologische Altersatrophie.
**UW:** In niedrigen Dosen fleckige Veränderungen des Zahnschmelzes. In hohen Dosen: gastrointestinale Beschwerden, Schmerzen an den Unterschenkeln bzw. Sprunggelenken durch Osteoneogenese, Mikrofrakturen, Fluorose mit erhöhter Knochendichte und Calciumeinlagerungen in Bändern, Sehnen und Muskelansätzen (jährliche Röntgenkontrolle).
**WW:** Hemmung der Fluoridresorption durch gleichzeitige Einnahme von Aluminium-, Calcium- oder Magnesiumsalzen.
**Dosis:** *Kariesprophylaxe* abhängig vom Fluoridgehalt des Trinkwassers. Bei Trinkwassergehalt bis 0,3 mg Fluorid/l:
1.–2. Lebensjahr 0,25 mg/d,
3. Lebensjahr 0,5 mg/d,
4.–6. Lebensjahr 0,75 mg/d,
7.–12. Lebensjahr 1 mg/d.
Bei Trinkwassergehalt von 0,3–0,7 mg Fluorid/l:
1.–2. Lebensjahr keine Prophylaxe,
3.–4. Lebensjahr 0,25 mg/d,
5.–12. Lebensjahr 0,5 mg/d.
Bei Trinkwassergehalt über 0,7 mg Fluorid/l keine zusätzliche Prophylaxe.
*Osteoporose:* 75–100 mg/d oral über 2–4 Jahre.

**Fluoretten**® (Aventis)
300 Lutschtbl. 0,25 mg (N3) .......... 6,06
300 Lutschtbl. 0,5 mg (N3) .......... 7,05
300 Lutschtbl. 1,0 mg (N3) .......... 8,87

**Ossin**® (Grünenthal) *Rp*
50 Retardtbl. 40 mg (N2) .......... (FB 13,33) 13,33
100 Retardtbl. 40 mg (N3) .......... (FB 16,61) 16,61

**Zymafluor**® (Novartis)
250 Tbl. 0,25 mg (N3) .......... 5,09
250 Lutschtbl. 0,5 mg (N3) .......... 5,96
250 Lutschtbl. 1 mg (N3) .......... 7,67

## Natriumfluorophosphat-Kombination *Rp* [HO]

Kombination aus zwei Calciumsalzen und Natriumfluorophosphat zur Behandlung der Osteoporose. Die empfohlene Calciumdosis beträgt 450–900 mg/d und erreicht damit nicht die bei Osteoporose empfohlene Standarddosis von 1500 mg/d. Die Datenlage zur Wirksamkeit von Fluoriden bei Osteoporose ist widersprüchlich.

**Tridin**® (Opfermann)
**Anw.:** Primäre Osteoporose.
**Best.:** 1 Kautbl. enth.: Natriumfluorophosphat 38 mg, Calciumgluconat 1 $H_2O$ 500 mg, Calciumcitrat 4 $H_2O$ 500 mg entspr. insgesamt 152 mg $Ca^{2+}$. 1 Kautbl. forte enth.: Dinatriumfluorophosphat 76 mg, Calciumcarbonat 1250 mg.
**Kontraind.:** Wachstumsalter, Schwangerschaft, Stillzeit. Vorsicht bei schweren Nierenfunktionsstörungen, Dosisreduktion zur Vermeidung einer Fluorose.
**UW:** Gelenkschmerzen nach längerer Anwendung.
**Dosis:** 3-mal 1–2 Kautbl./d, Prophylaxe 2-mal 1 Tbl./d. Anwendungsdauer im Allgemeinen 3 Jahre, ggf. länger.
100 Kautbl. (N3) .......... 36,59
100 Kautbl. forte (N3) .......... 47,46

## Natriumhydrogenphosphat-Kombinationen [HK]

Klistiere mit osmotischen Abführmitteln.
**Ind.:** Obstipation. Zur Entleerung des Darmes vor Rektoskopien, Operationen, Geburten sowie röntgenologischen, urologischen und gynäkologischen Untersuchungen.
**Kontraind.:** Blutungen im Verdauungstrakt, Peritonitis, Appendizitis. Bei Kdr. unter 2 Jahren.

**Klysma salinisch** (Baxter)
**Best.:** 1000 ml enth.: Natriumdihydrogenphosphat 2 $H_2O$ 160 g, Natriummonohydrogenphosphat 2 $H_2O$ 29,8 g.
**Dosis:** Im allgemeinen 1 Klysma.
1 Klysma 135 ml .......... 4,95
10 Klysma 135 ml .......... 19,86

**Practo-Clyss**® (Fresenius)
**Best.:** 100 ml enth.: Natriumdihydrogenphosphat 2 $H_2O$ 16 g, Natriummonohydrogenphosphat 12 $H_2O$ 6 g.
**Dosis:** Pro Anwendung 1 Klistier.
1 Btl. Klistier 120 ml .......... 2,70
10 Btl. Klistiere 120 ml .......... 19,99

## Natriumperchlorat *Rp* [US]

Kompetitiver Hemmstoff des Natrium-Iodid-Symporters, über den Iodid in die Schilddrüse aufgenommen und dort mehr als hundertfach konzentriert wird. Auch die Pertechnetataufnahme wird gehemmt. Bei Hyperthyreose wird Natriumperchlorat wegen hämatologischer UW nur noch selten eingesetzt. Dagegen hat es sich bei szintigraphischen Untersuchungen zur Blockade der Radionuklidaufnahme von iod- oder technetiumhaltigen Radiopharmaka bewährt, um die Strahlenbelastung der Schilddrüse zu senken. Zusammen mit Thionamiden ist es auch bei iodinduzierten Hyperthyreosen wirksam. Bei Angiographien mit iodhaltigen Kontrastmitteln wird in Deutschland häufig eine Perchloratvorbehandlung bei Risikopatienten (höheres Alter, Struma, niedrige TSH-Werte) durchgeführt, die aber nicht generell empfohlen wird, weil das Nebenwirkungsrisiko größer als das Risiko einer iodinduzierten Hyperthyreose ist.
Nach oraler Gabe wird Natriumperchlorat innerhalb weniger Minuten resorbiert, seine Wirkung tritt rasch ein. Die Wirkungsdauer beträgt einige Stunden, sodass es täglich mehrfach gegeben wer-

den muss. Die Elimination erfolgt unverändert renal, nach 72 h sind mehr als 95% ausgeschieden.

**Ind.:** Hyperthyreose, Blockade der Schilddrüse bei szintigraphischen Untersuchungen anderer Organe mit Radioiod oder radioiodmarkierten Antikörpern. Nachweis eines angeborenen Defektes der Iodorganifikation (Perchlorat-Discharge-Test).

**Kontraind.:** Retrosternale Struma, Perchloratüberempfindlichkeit, insbesondere bei zuvor aufgetretener Agranulozytose nach Perchloratgabe. Schwangerschaft und Stillzeit.

**UW:** Gelegentlich Hautveränderungen (flüchtiges Exanthem, Erythema nodosum), Übelkeit, Mundtrockenheit, Rachenreizungen, Lymphadenopathie, Leukopenie, Purpura, fieberhafte Arthralgie, Arzneimittelfieber. Selten initial Diarrhö, leichte Muskelkrämpfe, Eosinophilie, Juckreiz, Ikterus. Sehr selten Agranulozytose (0,2%), Thrombozytopenie (0,2%), tödliche aplastische Anämie (0,1%), Albuminurie, nephrotisches Syndrom, Haarausfall, Akne, generalisierte Dermatitis, Urtikaria, akutes Leberversagen, Erythema nodosum, perforiertes Duodenalulkus. Wegen der hämatologischen Nebenwirkungen sind regelmäßige Blutbildkontrollen erforderlich.

**Dosis:** *Hyperthyreose*: Initial 800–1000 mg/d oral in 4–6 Einzeldosen, Erhaltungsdosis 400 mg/d. *Perchlorat-Discharge-Test*: Nach der Radioiod-Tracer-Dosis einmalig 600–1000 mg oral, bei Kdr. 300–600 mg/m$^2$. *Szintigraphische Untersuchungen*: 200–400 mg/d oral 4 Tage vor und 2–3 Wochen nach Applikation des Radionuklids in Kombination mit Thioharnstoffderivaten.

**Irenat**® (Bayer)
40 ml Tr. 300 mg/1 ml (ca. 15 Tr.) (N2) ........................ 16,43

## Natriumphenylbutyrat *Rp* [US] 2000 A

Natriumphenylbutyrat wird zur Senkung erhöhter Ammoniakspiegel bei angeborenen Harnstoffzyklusstörungen eingesetzt. Das Prodrug Phenylbutyrat wird nach oraler Gabe zunächst in Phenylacetat umgewandelt und dann mit Glutamin zu Phenylacetylglutamin konjugiert, das rasch über die Niere ausgeschieden wird und damit die Elimination von überschüssigem Stickstoff anstelle des fehlenden Harnstoffs übernimmt. Durch eine Dauerbehandlung mit Phenylbutyrat wurde die Häufigkeit hyperammonämischer Episoden gesenkt und eine 5-Jahresüberlebenszeit bei 90% der Patienten erreicht.

**Ind.:** Angeborene Stoffwechselstörungen des Harnstoffzyklus.

**Kontraind.:** Herzinsuffizienz, Leber- oder Niereninsuffizienz, Ödemkrankheiten. Schwangerschaft, Stillzeit. Vorsicht bei gleichzeitiger Gabe von Haloperidol, Valproat oder Corticoiden.

**UW:** Häufig Amenorrhö, unregelmäßige Zyklen, metabolische Störungen (Azidose, Alkalose, Hyperchlorämie, Hypophosphatämie), Hypoalbuminämie, Erhöhung von alkalischer Phosphatase und Lebertransaminasen, Anämie Thrombopenie, Appetitlosigkeit, Körpergeruch, Geschmacksstörungen. Gelegentlich Bauchschmerzen, Gastritis, Übelkeit, Erbrechen, Verstopfung, rektale Blutungen, peptisches Magengeschwür, Pankreatitis, aplastische Anämie, Ekchymosen, Arrhythmie, Ödeme, Depression, Hautausschlag.

**WW:** Bei gleichzeitiger Gabe von Probenecid veränderte renale Ausscheidung von konjugiertem Natriumphenylbutyrat möglich.

**Dosis:** Neugeborene, Sgl. und Kdr. unter 20 kg tgl. 450–600 mg/kg oral verteilt auf 4–6 Einzeldosen. Kdr. über 20 kg, Jgdl. und Erw. tgl. 9,9–13,0 g/m$^2$ oral verteilt in gleiche Einzeldosen zu den Mahlzeiten.

**Ammonaps**® (Orphan Europe)
266 g Granulat (940 mg/g) (N1) ........................... 1726,32
250 Tbl. 500 mg (N1) ...................................... 995,11

## Natriumpicosulfat [HK]

Laxans, das nach Metabolisierung im Kolon die Resorption von Wasser hemmt, die Sekretion von Wasser und Elektrolyten steigert und die Peristaltik im Kolon stimuliert.

Natriumpicosulfat wird im Dünndarm nur in geringem Umfang resorbiert. Durch bakterielle Enzyme wird es in die eigentliche Wirkform Desacetylbisacodyl überführt, welches teilweise resorbiert und nach Konjugation biliär sezerniert wird. Die Elimination erfolgt zu einem geringen Teil im Urin als Glukuronid. Der größte Teil wird mit dem Stuhl als Desacetylbisacodyl oder Picosulfat ausgeschieden. Die Zeit bis zum Eintritt der laxierenden Wirkung variiert erheblich (10–24 h).

**Ind.:** Zur kurzfristigen Anwendung bei Obstipation sowie bei Krankheiten, die eine erleichterte Defäkation erfordern.

**Kontraind.:** Ileus, akut-entzündliche Krankheiten des Magen-Darmtrakts, Anwendung bei Kdr. unter 4 Jahren.

**UW:** Bei langdauernder oder hochdosierter Anwendung kommt es zum Verlust von Elektrolyten (insbesondere Kalium). Dies kann zu Herzfunktionsstörungen und Muskelschwäche führen.

**WW:** Bei missbräuchlicher chronischer Anwendung kann infolge Hypokaliämie die Empfindlichkeit gegenüber Herzglykosiden erhöht und der Kaliumverlust durch andere Arzneimittel (Diuretika, Glucocorticoide) verstärkt sein. Die Behandlung mit Antibiotika kann zum Verlust der laxierenden Wirkung von Natriumpicosulfat führen.

**Dosis:** Erw. 5–10 mg oral, Kdr. über 4 J. 2,5 mg.

**Laxoberal**® (Boehringer Ingelheim)
20 Tbl. 5 mg (N2) ........................................... 5,39

50 Tbl. 5 mg (N3) .......... 9,14
50 Perlen 2,5 mg (N3) .......... 10,65
15 ml Tr. (7,5 mg/ml) (N1) .......... 6,39
30 ml Tr. (7,5 mg/ml) (N2) .......... 10,83
50 ml Tr. (7,5 mg/ml) (N2) .......... 16,79

## Natriumselenit *Rp* [US]

Das Spurenelement Selen ist ein integraler Bestandteil der Glutathionperoxidase, die intrazelluläre Strukturen gegen oxidative Schäden schützt. Selen kommt in der Nahrung hauptsächlich in Form von Selenomethionin und Selenocystein vor. Als tägliche Selenzufuhr werden 60 µg für Frauen und 75 µg für Männer empfohlen. Hohe Selenaufnahme schützt nicht vor Krebs, sondern stört eher den Selenhaushalt. Selenmangel wurde mit einer endemischen Kardiomyopathie in China (Keshan Krankheit) und einer deformierenden Arthritis (Kashin-Beck-Krankheit) in Verbindung gebracht. Er ist auch bei langdauernder parenteraler Ernährung aufgetreten. Selen wird nach oraler Gabe schnell resorbiert und in Erythrozyten, Leber, Milz, Herz und Nägeln gespeichert.

**Ind.:** Selenmangel, der ernährungsmäßig nicht behoben werden kann.

**Kontraind.:** Selenintoxikation.

**UW:** Keine Angaben.

**WW:** Nicht mit Vitamin C und andere Reduktionsmittel mischen, da eine Ausfällung von Selen auftreten kann.

**Dosis:** 1-mal 100 µg/d, kurzfristig für 1–2 Wochen bis zu 300 µg/d oral oder i.v. als Injektion oder Infusion.

**Cefasel**® (Cefak)
10 Amp. (100 µg/1 ml) (N2) .......... 19,08
10 Amp. (300 µg/1 ml) (N2) .......... 26,39
20 Tbl. 50 µg (N1) .......... 8,15
50 Tbl. 50 µg (N2) .......... 15,30
100 Tbl. 50 µg (N3) .......... 25,54
20 Tbl. 100 µg (N1) .......... 15,68
50 Tbl. 100 µg (N2) .......... 22,27
100 Tbl. 100 µg (N3) .......... 36,20
20 Tbl. 300 µg (N1) .......... 18,37
100 Tbl. 300 µg (N3) .......... 54,16
200 Tbl. 300 µg (A) .......... 97,54
20 Trinkamp. (100 µg/2 ml) (N1) .......... 22,31
50 Trinkamp. (100 µg/2 ml) (N2) .......... 40,63
100 Trinkamp. (100 µg/2 ml) (N3) .......... 56,85
50 ml Tropf. (100 µg/1g) (N2) .......... 19,20
100 ml Tropf. (100 µg/1g) (N3) .......... 26,52

**Selenase**® (biosyn)
10 Amp. (100 µg/2 ml) (N2) .......... 22,28
50 Amp. (100 µg/2 ml) .......... 72,34
2 Inj.-Fl. T (500 µg/10 ml) (N1) .......... 21,63
10 Inj.-Fl. T (500 µg/10 ml) (N2) .......... 60,44
10 Inj.-Fl. T (1000 µg/20 ml) (N2) .......... 97,99
10 Glasfl. T peroral (500 µg/10 ml) (N1) .......... 50,83
60 Filmtbl. 45,7 µg (N3) .......... 19,50
50 Tbl. 79 µg (N2) .......... 19,00
100 Tbl. 79 µg (N3) .......... 28,50
20 Tbl. RP 300 µg (N1) .......... 18,50
50 Tbl. RP 300 µg (N2) .......... 31,70
100 Tbl. RP 300 µg (N3) .......... 52,95
50 Trinkamp. (50 µg/1 ml) (N2) .......... 39,95
20 Trinkamp. (100 µg/2 ml) (N1) .......... 24,63
60 Trinkamp. (100 µg/2 ml) (N3) .......... 54,66
90 Trinkamp. (100 µg/2 ml) (N3) .......... 66,44

## Natriumsulfat [HK]

Salinisches Abführmittel („Glaubersalz"). Ein Teil des zugeführten Natriums wird resorbiert, sodass es zur Natriumretention mit Ödemen und Hypertonie kommen kann.

**Ind.:** Zur Darmentleerung bei diagnostischen und therapeutischen Maßnahmen.

**Kontraind.:** Ileus, Hypertonie, Herzinsuffizienz, entzündliche Magen-Darmkrankheiten.

**UW:** Bei länger dauernder Anwendung kann es zum Verlust von Elektrolyten (insbesondere Kalium) kommen. Dies kann zu Störungen der Herzfunktion und zu Muskelschwäche führen.

**WW:** Bei missbräuchlicher chronischer Anwendung kann infolge Hypokaliämie die Empfindlichkeit gegenüber Herzglykosiden erhöht und der Kaliumverlust durch andere Arzneimittel (Diuretika, Glucocorticoide) verstärkt sein.

**Dosis:** Erw. trinken 10–15 g in 250 ml Wasser gelöst. Für eine rasche Darmentleerung 20–30 g in 500 ml Wasser gelöst trinken. Kdr. über 6 J. erhalten die Hälfte.

## Natriumthiosulfat [GK]

Substrat der Rhodanase bei der enzymatischen Entgiftung von Cyanid zu Thiocyanat (Rhodanid), auch nach Entstehung von Cyanid aus Nitroprussidnatrium bei der Behandlung der hypertensiven Krise. Natriumthiosulfat kann unabhängig von der Rhodanase auch zur direkten Entgiftung von alkylierenden Substanzen (S-Lost, N-Lost, Zytostatika) verwendet werden. In 1%iger Lösung wird es auch zur Magenspülung bei Aufnahme von Bromiden oder Iod eingesetzt.

Nach i.v.-Gabe verteilt sich Natriumthiosulfat im Extrazellulärraum und wird schnell renal eliminiert, Halbwertszeit ca. 80 min.

**Ind.:** Cyanidvergiftung. Vergiftungen durch Dämpfe von Chlor, Brom, Jod, Stickstoffoxide, Nitroverbindungen. Vergiftungen durch Nitrite, Nitrate, aromatische Amine (z. B. Anilin), Alkylanzien, Schwermetalle, Thallium.

**UW:** Bei bestimmungsgemäßer i.v.-Anwendung auch bei relativ hoher Dosierung gering. Die orale Einnahme großer Dosen wirkt laxierend.

**Dosis:** Bei der Cyanidvergiftung Injektion von

50–100(–500) mg/kg i.v. in die von der 4-DMAP-Injektion (s. dort) noch liegenden venösen Zugang. Bei Vergiftung mit Lost sofort i.v. bis zu 500 mg/kg. Bei Vergiftungen mit Bromiden oder Iod wird zur Magenspülung eine 1%ige Lsg. verwendet.

**Natriumthiosulfat** (Köhler)
5 Amp. (1 g/10 ml) ........ 12,84
1 Inj.-Fl. (50 g/500 ml) ........ 21,67
1 Fl. (25 g/100 ml) ........ 17,46

## Nebivolol *Rp* [TE] 1997 C

Beta$_1$-selektiver Betarezeptorenblocker ohne intrinsische sympathomimetische Aktivität. Nebivolol hat eine geringe vasodilatierende Wirkung, die möglicherweise durch NO vermittelt wird. Vergleichsstudien von Nebivolol und Atenolol zeigten keine Unterschiede in der Blutdrucksenkung und der Wirkung auf den peripheren Widerstand.
Nebivolol wird in der Leber metabolisiert, zum Teil zu aktiven Metaboliten und unter Mitwirkung des CYP2D6-Systems. Da dieses einem genetischen Polymorphismus unterliegt, ist die Summe der Plasmaspiegel von Ausgangssubstanz und aktiven Metaboliten bei langsamen Metabolisierern 1,3–1,4fach höher als bei Schnellmetabolisierern. Halbwertszeit 10 h bei schnellen und 30–50 h bei langsamen Metabolisierern. Dosis daher individuell einstellen und bei langsamen Metabolisierern halbieren.
**Ind.:** Hypertonie.
**Kontraind.:** s. Betarezeptorenblocker. Leberinsuffizienz. Schwangerschaft, Stillzeit.
**UW:** s. Betarezeptorenblocker.
**WW:** Mit CYP2D6-Substraten, z. B. Paroxetin, Amitriptylin, Perphenazin, Thioridazin, Dextromethorphan, Propafenon oder Flecainid.
**Dosis:** 1-mal 5 mg/d oral. Bei Niereninsuffizienz und älteren Patienten Dosis halbieren.

**Nebilet**® (Berlin-Chemie)
30 Tbl. 5 mg (N1) ........ 27,90
50 Tbl. 5 mg (N2) ........ 39,56
100 Tbl. 5 mg (N3) ........ 67,92

## Nedocromil [BL] 1988 C

Hemmt die Freisetzung von Mediatoren aus Mastzellen und Basophilen wie Cromoglicinsäure (s. dort). Nicht bei akuten Asthmaanfällen! Etwa 8–10% der inhalierten Dosis gelangen in die kleinen Atemwege, werden dort resorbiert, Plasmahalbwertszeit etwa 2 h. Verschluckter Anteil wird <5% resorbiert. Nedocromil wird nicht metabolisiert, schnelle Elimination nach i.v.-Gabe.
**Ind.:** Prophylaxe bei Asthma bronchiale, allergischer Rhinitis und Konjunktivitis.
**Kontraind.:** Kdr. unter 12 Jahre, strenge Indikationsstellung in der Schwangerschaft (1. Trimenon).
**UW:** Selten Husten und Bronchospasmus nach Inhalation, Kopfschmerzen, Schwindel, gastrointestinale Beschwerden, gelegentlich lokale Effekte.
**Dosis:** *Inhalativ:* Erw. und Kdr. ab 6 J. initial 4 mg (2 Sprühstöße)/d, Dauertherapie 2- bis 4-mal 4 mg (2 Sprühstöße)/d.
*Nase:* 4-mal tgl. 1,3 mg (1 Sprühstoß) in jedes Nasenloch.
*Auge:* 2- bis 4-mal tgl. 1 Tr. in jedes Auge träufeln.

**Tilade**® (Aventis)
112 ED Susp. (2 mg/11,2 ml) (N1) ........ 38,69
224 ED Susp. (2 mg/11,2 ml) (N2) ........ 67,43

**Irtan**® (Aventis)
5 ml Augentr. (20 mg/ml) (N1) ........ 14,04
15 ml Nasenspray. 1,3 mg/0,13 ml (ED) (N1) ........ 15,13
5 ml Augentr. + 15 ml Nasenspray (Kombipack) ........ 25,33

## Nelfinavir *Rp* [KR] 1998 C

Antivirale Substanz aus der Gruppe der HIV-Proteasehemmer zur antiretroviralen Kombinationsbehandlung fortgeschrittener HIV-Infektionen mit ähnlichen Eigenschaften wie Saquinavir (s. dort). Wie andere Proteasehemmstoffe wirkt Nelfinavir synergistisch mit Nukleosidanaloga (s. Kap. 11, Immunologische Störungen). Bei Monotherapie Induktion von Resistenzen, dabei keine Kreuzresistenz mit anderen Proteasehemmern (Saquinavir, Indinavir, Ritonavir). Schnelle Resorption aus dem Gastrointestinaltrakt, Verteilungsvolumen 2–7 l/kg, Übergang in das ZNS. Elimination teilweise unverändert und nach Metabolisierung in der Leber im Fäzes, Halbwertszeit 3,5–5 h.
**Ind.:** Zur antiretroviralen Kombinationsbehandlung von HIV-Infektionen.
**Kontraind.:** Überempfindlichkeit, Stillzeit. Gleichzeitige Gabe von CYP3A4-Substraten mit geringer therapeutischer Breite, z. B. Terfenadin, Amiodaron, Chinidin, Pimozid, Triazolam, Midazolam. Gleichzeitige Gabe von Rifampicin oder Johanniskrautpräparaten.
**UW:** Diarrhö (25%), Flatulenz, Übelkeit, Hautausschlag, Anstieg der Leberwerte, Neutropenie.
**WW:** Mit anderen Arzneimitteln, die CYP3A4 induzieren oder darüber metabolisiert werden. Rifampicin erniedrigt die Nelfinavirplasmaspiegel um 80%. Nelfinavir vermindert die Plasmaspiegel oraler Kontrazeptiva.
**Dosis:** Erw. und Kdr. über 13 Jahre 3-mal 250 mg/d, Kdr. 2–12 J. 3-mal 25–30 mg/kg/d.

**Viracept**® (Roche)
144 g Pulver (50 mg/g) (N1) ........ 57,06
300 Tbl. 250 mg (N2) ........ 505,86

## Neomycin *Rp* [HK]

Aminoglykosidantibiotikum, das wegen hoher Nephro- und Ototoxizität nur noch topisch angewen-

det wird. Das Wirkspektrum umfasst gramnegative Keime einschl. E. coli, Haemophilus influenzae, Enterobacter, Klebsiellen, Salmonellen, Shigellen, Proteus. Auch wirksam gegen Staphylokokken und Streptokokken. Die Instillation in die Blase und Körperhöhlen wird nicht mehr empfohlen, da hoch wirksame Antibiotika mit guter Penetration zur systemischen Anwendung verfügbar sind.
Neomycin ist in zahlreichen Kombinationspräparaten zur lokalen Behandlung von Haut- und Augeninfektionen enthalten. Bei lokaler Anwendung erzeugt Neomycin im Vergleich zu anderen Antibiotika häufig lokale Reizwirkungen sowie allergische Reaktionen (5–10% bei längerer Behandlung). Parallelallergische Reaktionen zu anderen Aminoglykosidantibiotika, z. B. Gentamicin und Framycetin.
**Anw.:** Lokale Therapie infizierter Wunden und Hautkrankheiten sowie von Zystitiden und Harnwegsinfektionen.
**Kontraind.:** Überempfindlichkeit gegen Aminoglykosidantibiotika, terminale Niereninsuffizienz, Vorschädigung des Gehör- und Gleichgewichtsorgans, Frühgeborene, Schwangerschaft, Stillzeit.
**UW:** Oto- oder nephrotoxische Wirkungen bei Langzeittherapie oder bei Patienten mit gestörter Nierenfunktion.
**Dosis:** *Hautinfektionen*: 2- bis 3-mal tgl. auf die betroffenen Hautpartien auftragen. *Harnwegsinfektionen*: 1-mal 450 mg/d per Katheter in die Harnblase instillieren.

**Cysto-Myacyne® N** (Schur)
1 Spezialapplikator (450 mg/30 ml) (N1) ........ 12,45
10 Applikatoren (450 mg/30 ml) (N2) ........ 34,80
20 Applikatoren (450 mg/30 ml) (N3) ........ 55,88

**Myacyne®-Salbe** (Schur)
20 g Salbe (5 mg/g) (N1) ........ 13,95
100 g Salbe (5 mg/g) (N3) ........ 29,45

## Neomycin + Bacitracin *Rp* [UF]

Kombination aus dem Aminoglykosid Neomycin (s. dort) und dem Polypeptidantibiotikum Bacitracin zur Lokalbehandlung von Hautinfektionen. Bacitracin wirkt bakterizid gegen grampositive Kokken und wird ausschließlich zur lokalen Kombinationstherapie bakterieller Infektionen der Haut- und Schleimhäute eingesetzt. Die Kombination ist wirksam gegen pathogene grampositive und gramnegative Keime. Kontaktdermatitiden gegen Neomycin nach äußerlicher Anwendung sind jedoch häufig. Kreuzallergie und Resistenzbildung gegen andere Aminoglykoside (z. B. Gentamicin) sowie gegen Polypeptidantibiotika sind beschrieben.
**Ind.:** Lokaltherapie von Infektionen an Haut, Schleimhäuten, Augen, Pleura, Peritoneum, Nierenbecken, Harnblase u. a. Körperhöhlen. Wundversorgung, Ulcus cruris, Dekubitalgeschwüre.
**Kontraind.:** s. Neomycin.
**UW:** Allergische lokale Reaktionen. Weitere UW s. Neomycin.

**Nebacetin®** (Yamanouchi)
**Best.:** 1 g Salbe enth.: Neomycinsulfat 3250 I.E., Bacitracin 250 I.E.
1 ml Puderspray enth.: Neomycinsulfat 1083,3 I.E., Bacitracin 83,3 I.E.
1 ml Auffüllfl./Lsg. enth.: Neomycinsulfat 3250 I.E., Bacitracin 250 I.E.
**Dosis:** *Salbe, Puder, Puderspray*: 1 bis mehrmals tgl. dünn auftragen.
*Lösung (Trockensubstanz)*: Dosierung für Körperhöhlen je nach Größe und Schwere der Infektion.
15 g Salbe (N1) ........ 16,52
100 g Salbe (N3) ........ 46,72
1 Auffüllfl. Trockensubst. 0,1 g (N1) ........ 14,09
10 ml Lsg. (N1) ........ 15,24
10× 10 ml Lsg. (N3) ........ 65,42
37,5 ml Puderspray (N1) ........ 16,63
150 ml Puderspray (N2) ........ 26,25

## Neostigmin *Rp* [US]

Reversibler Hemmstoff der Acetylcholinesterase, der physiologische Wirkungen des Acetylcholins verstärkt (indirektes Parasympathomimetikum). Bei Myasthenia gravis setzt die Wirkung von Neostigmin innerhalb weniger Minuten ein. Es wirkt schneller und kürzer als Pyridostigmin. Allerdings sind auch die UW stärker. Muscarinische Effekte können durch Atropin aufgefangen werden, allerdings keine routinemäßige Gabe, um die vegetativen Symptome als Warnzeichen gegen Überdosierung (cholinerge Krise!) nicht zu maskieren. In der Anästhesiologie wird zur Aufhebung der neuromuskulären Blockade bei curareähnlichen Muskelrelaxanzien immer gleichzeitig Atropin gegeben, um muscarinische UW zu verhindern.
Neostigmin wird als quaternäre Ammoniumverbindung aus dem Gastrointestinaltrakt kaum resorbiert, Bioverfügbarkeit 1–2%. Passiert auch nicht die Bluthirnschranke und hat daher keine zentralen Nebenwirkungen. Nach parenteraler Gabe schnelle renale Elimination teilweise in Form von Metaboliten, Halbwertszeit 50–70 min.
**Ind.:** Myasthenia gravis, Antagonisierung der Muskelrelaxation nach nichtdepolarisierenden Muskelrelaxanzien.
**Kontraind., UW, WW:** s. Carbachol.
**Dosis:** *Myasthenia gravis*: 0,5 mg s.c. oder i.m. alle 4–6 h. *Anästhesie*: Nach nichtdepolarisierenden Muskelrelaxanzien 0,5–2 mg i.v. nach Prämedikation mit 0,5 mg Atropinsulfat i.v.

**Neostigmin** (DeltaSelect)
10 Amp. (0,5 mg/1 ml) (N2) ........ 12,88

## Netilmicin *Rp* [US] 1980 **B/C**

Aminoglykosidantibiotikum mit ähnlichem Wirkungsspektrum wie Gentamicin (s. dort). Netilmicin wird nur von 4 der 9 Aminoglykosid-inaktivierenden Bakterienenzyme abgebaut und wirkt daher auf einen Teil Gentamicin-reistenter Erreger, aber weniger gut als Amikacin. Halbwertszeit 2,6 h, trotzdem nur Einmalgabe/d, bei eingeschränkter Nierenfunktion Dosisreduktion (s. Gentamicin). Maximale Plasmaspiegel sollen unter 12 µg/ml und minimale Talspiegel unter 2 µg/ml liegen.

**Ind.:** Infektionen mit Netilmicin-empfindlichen Erregern, z. B. Sepsis, Peritonitis, Infektionen von Gallenwegen, Nieren, Harnwegen, Atemwegen, Knochen und Weichteilgeweben.

**Kontraind., UW, WW:** s. Gentamicin..

**Dosis:** Tgl. 1-mal 4–6 mg/kg als i.v.-Infusion über 30 min, ggf. bis zu 7,5 mg/kg. Behandlungsdauer 7–14 Tage. Bei eingeschränkter Nierenfunktion Dosisreduktion abhängig von der Kreatininclearance wie bei Gentamicin.

**Certomycin**® (Essex Pharma)
5 Amp. (15 mg/1,5 ml) (N2) ........ 17,20
5 Amp. (50 mg/1 ml) (N2) ........ 32,70
5 Amp. (100 mg/1 ml) (N2) ........ 52,88
5 Amp. (150 mg/1,5 ml) (N2) ........ 72,14
5 Amp. (200 mg/2 ml) (N2) ........ 88,30

## Neuroleptika [ML]

### Typische Neuroleptika

Typische Neuroleptika werden nach ihrer chemischen Struktur oder nach ihrer antipsychotischen Potenz eingeteilt. Als wesentliche Gruppen werden Phenothiazine, Thioxanthene, Butyrophenone und die letzteren nahestehenden Diphenylbutylpiperidine eingesetzt. In jeder dieser Hauptgruppen finden sich niedrigpotente und hochpotente Vertreter. Niedrigpotente Neuroleptika werden wegen ihrer geringeren antipsychotischen Wirkung in höheren Dosierungen eingesetzt. Sie haben häufig zusätzlich eine ausgeprägte sedierende Komponente und sind vor allem bei starker Erregung, Unruhe und Schlaflosigkeit indiziert. Hauptvertreter sind **Levomepromazin, Thioridazin** und **Chlorprothixen**.

Hochpotente Neuroleptika werden in niedrigen Dosen verwendet und haben geringere sedierende und vegetative unerwünschte Wirkungen. Extrapyramidale Störungen sind dagegen stärker ausgeprägt. Die wichtigsten Vertreter sind **Haloperidol, Benperidol, Perazin** und **Fluphenazin**. Trotz höherer neuroleptischer Potenz sind sie nicht wirksamer als schwach wirkende Neuroleptika.

Wesentlicher Wirkungsmechanismus ist die Blockade von Dopaminrezeptoren im limbischen und mesocorticalen System. Die gleichzeitige Blockade von Dopaminrezeptoren im Extrapyramidalsystem und im Hypothalamus-Hypophysen-System bedingt die extrapyramidalen bzw. neuroendokrinen Nebenwirkungen. Bisher wurde angenommen, dass wesentlich für die neuroleptische Wirkung die Blockade von $D_2$-Dopaminrezeptoren ist. Unter der Dopaminrezeptorblockade kommt es im ZNS zu komplexen Adaptationsphänomenen, die im einzelnen nicht geklärt sind. Das langsame Abklingen dieser Prozesse ist möglicherweise Voraussetzung für den über mehrere Tage sich entwickelnden therapeutischen Effekt.

Neuroleptika werden gelegentlich als Adjuvanzien bei der Schmerztherapie empfohlen. Mit Ausnahme von Levomepromazin ist ein analgetischer Effekt nicht belegt. Die antiemetische Komponente kann jedoch bei Therapie mit Opioiden sinnvoll genutzt werden.

**UW** der Neuroleptika umfassen vier Arten extrapyramidaler Symptome, die besonders bei hochpotenten Mitteln auftreten:

- *Frühdyskinesien*, im Allgemeinen nur während der ersten Tage. Therapie mit anticholinergen Antiparkinsonmitteln, z. B. Biperiden (Akineton®) ca. 2-mal 2 mg/d, in akuten Fällen 2,5–5 mg (½–1 Amp.) i.m. oder langsam i.v.
- *Parkinson-Syndrom* nach einigen Wochen. Therapie wie bei Frühdyskinesien, aber nicht prophylaktisch.
- *Akathisie* nach längerer Behandlung. Neuroleptikum deutlich reduzieren bzw. wechseln, kurzfristig helfen Benzodiazepine.
- *Spätdyskinesien* (tardive Dyskinesie), oft langdauernde und gelegentlich irreversible UW, besonders nach langer Anwendung von hochpotenten Neuroleptika. Hyperkinetische unwillkürliche Bewegungen besonders von Gesichts- u. Zungenmuskeln, auch von peripheren Muskeln der Extremitäten (Finger, Zehen). Angenommen wird ein sekundäres Überwiegen dopaminerger extrapyramidaler Neurone.

Für Spätdyskinesien existiert keine befriedigende Therapie. Parkinsonmittel (dopaminagonistische und anticholinerge) verstärken meist die Symptome. Ein vorsichtiges Ausschleichen der neuroleptischen Medikation sollte versucht werden. Eine Erhöhung der Neuroleptikadosis kann die Symptome unterdrücken, ist aber nur in extremen Fällen zu rechtfertigen. Atypische Neuroleptika (s. unten) verursachen weniger Spätdyskinesien. Umstellung kann deshalb oft hilfreich sein. Wichtig ist die Prävention von Spätdyskinesien durch zurückhaltende Verordnung von Neuroleptika, keine prophylaktische Gabe

von Parkinsonmitteln, Überwachung von Langzeitpatienten auf Frühsymptome an Zungen- und Gesichtsmuskeln.
*Vegetative UW* sind bei niedrigpotenten Neuroleptika häufig und im Allgemeinen geringer als bei Antidepressiva. Gegen Hypotonie und Orthostase evtl. Dihydroergotamin 2-mal tgl. 2,5 mg oral.
*Blutbildveränderungen* sind bei Phenothiazinen und Thioxanthenen häufig, sie müssen von seltenen Agranulozytosen (meist 4.–10. Woche, gehäuft unter Clozapin) unterschieden werden. Daher in den ersten Wochen 1- bis 2-wöchentlich Blutbildkontrollen.
*Intrahepatische Cholestase* kommt unter Phenothiazinen und Thioxanthenen vor, gehäuft in der 2.–4. Woche.
**Weitere UW:** Photosensibilisierung, Exantheme, selten Thrombosen, epileptische Anfälle, pharmakogene Depression. Sehr selten tritt das oft tödliche maligne neuroleptische Syndrom mit Rigor, Stupor und Fieber auf. Internistische Intensivbehandlung, Neuroleptika absetzen, i.v.-Gabe von Dantrolen, initial 2,5 mg/kg und mehr, anschließend tgl. 7,5 mg/kg bis zu einer Gesamtdosis von maximal 30 mg/kg.

#### Atypische Neuroleptika

Atypische Neuroleptika wirken ebenfalls antipsychotisch, zeigen aber geringere extrapyramidale Störungen als typische Neuroleptika. Prototyp dieser Gruppe ist **Clozapin**, das als kombinierter Antagonist an $D_2$- und 5-$HT_{2A}$-Rezeptoren wirkt. Sein Vorteil besteht darin, dass initiale extrapyramidale Störungen und Spätdyskinesien praktisch nicht auftreten. Das weitgehende Fehlen extrapyramidaler Störungen erhöht die Einnahmetreue der Langzeittherapie und verbessert die Wirksamkeit bei Patienten, die auf typische Neuroleptika nur ungenügend ansprechen. Der Einsatz von Clozapin wird durch das hohe Agranulozytoserisiko (1%) limitiert (Blutbildkontrolle). Weitere Vertreter dieser Neuroleptikagruppe sind **Risperidon**, **Olanzapin**, **Amisulprid**, **Quetiapin** und **Ziprasidon**, die bis auf Quetiapin kaum hämatologische Nebenwirkungen haben, aber nicht völlig frei von extrapyramidalen Störungen und weiteren Nebenwirkungen (Gewichtsanstieg, Hyperprolaktinämie, QT-Verlängerung) sind (s. Kap. 15, Psychiatrische Krankheiten, *Tabelle 15.3*).

### Nevirapin *Rp* [KR] 1998 A

Antiretrovirale Substanz aus der Gruppe der nichtnukleosidischen Reverse-Transkriptase-Hemmer (NNRTI) des HIV-1. Nevirapin bindet direkt an die reverse Transkriptase und blockiert durch Spaltung des katalytischen Zentrums des Enzyms die RNA- und DNA-abhängige DNA-Polymeraseaktivität. Die reverse Transkriptase von HIV-2 und eukaryonte DNA-Polymerasen werden nicht gehemmt. Schnelle Entwicklung einer Kreuzresistenz innerhalb von 1–12 Wochen gegenüber NNRTIs. Gute Resorption >90% aus dem Gastrointestinaltrakt, Konzentration im Liquor ca. 45% der Plasmakonzentration. Elimination vorwiegend durch Metabolisierung in der Leber und Ausscheidung der Metabolite im Harn, Halbwertszeit ca. 25–30 h bei Mehrfachgabe. Nevirapin passiert die Plazentaschranke und geht in die Muttermilch über.
**Ind.:** Antiretrovirale Kombinationstherapie bei HIV-Patienten mit fortschreitendem Immundefekt.
**Kontraind.:** Schwangerschaft, Stillzeit, Nevirapinüberempfindlichkeit.
**UW:** Am häufigsten Hautausschlag, vor allem leichte bis mäßige makulopapulomatöse Hauteruptionen (35%), bis hin zu schweren lebensbedrohlichen Hautreaktionen (6,6%), z. B. Stevens-Johnson-Syndrom oder selten toxischer epidermaler Nekrolyse. Übelkeit, Müdigkeit, Fieber, Kopfschmerzen, Schläfrigkeit, Anstieg der Leberwerte.
**WW:** Nevirapin induziert schwach bis mäßig das Leberenzym CYP3A, dadurch Abnahme der Konzentration von Ketoconazol, evtl. von oralen Kontrazeptiva.
**Dosis:** Initial 1-mal 200 mg/d über 14 Tage, dann 2-mal 200 mg/d oral.

**Viramune**® (Boehringer Ingelheim)
240 ml Susp. (50 mg/5 ml) (N1) ............................ 105,82
60 Tbl. 200 mg (N1) ............................ 391,47

### Nicardipin *Rp* [HS] 1990 C

Calciumantagonist vom 1,4-Dihydropyridintyp mit ähnlichen Wirkungen wie Nifedipin (s. dort). Bioverfügbarkeit 25–35%, hoher First-Pass-Effekt. Elimination hauptsächlich durch hepatische Metabolisierung, Halbwertszeit 2–4 h.
**Ind.:** Hypertonie, koronare Herzkrankheit.
**Kontraind.:** Überempfindlichkeit gegen Dihydropyridine, Schock, hochgradige Aortenstenose. Schwangerschaft, Stillzeit. Vorsicht bei schwerer Herzinsuffizienz oder niedrigem Blutdruck.
**UW, WW:** s. Nifedipin.
**Dosis:** 3-mal 20–30 mg/d oral. Bei schwerer Herzinsuffizienz, eingeschränkter Leber- oder Nierenfunktion wird eine Initialbehandlung mit 2-mal 20 mg/d oral empfohlen. DDD 90 mg.

**Antagonil**® (Yamanouchi)
30 Kps. 20 mg (N1) ............................ (FB 20,09) 20,09
100 Kps. 20 mg (N3) ............................ (FB 40,30) 40,30
30 Kps. 30 mg (N1) ............................ (FB 20,94) 20,94
100 Kps. 30 mg (N3) ............................ (FB 42,98) 42,98

### Nicergolin *Rp* [US]

Bromnicotinatderivat eines Mutterkornalkaloids, das ähnlich zurückhaltend wie Dihydroergotoxin (s. dort) bewertet wird.

**Anw.:** Demenzielle Syndrome.

**Kontraind.:** Akute Blutungen, Kollapsgefahr, Schwangerschaft.

**UW:** Hypotonie, Schwindel, Hitzegefühl, Hautrötung, Schläfrigkeit, Schlaflosigkeit, Hemmung der Plättchenaggregation.

**Dosis:** 2-mal 30 mg/d oral.

**Nicergolin-neuraxpharm** (neuraxpharm)

30 Filmtbl. 10 mg (N1) ............................ (FB 17,41) 17,41
60 Filmtbl. 10 mg (N2) ............................ (FB 25,43) 25,43
100 Filmtbl. 10 mg (N3) ............................ (FB 35,37) 35,37
120 Filmtbl. 10 mg (N3) ............................ (FB 39,71) 39,71
30 Filmtbl. 30 mg (N1) ............................ (FB 28,01) 26,91
60 Filmtbl. 30 mg (N2) ............................ (FB 45,39) 42,99
100 Filmtbl. 30 mg (N3) ............................ (FB 66,67) 63,99

### Nichtsteroidale Antiphlogistika [US]

Pharmaka mit schnell einsetzender Wirkung auf entzündlich bedingte Schmerzen. Hauptvertreter sind **Diclofenac**, **Ibuprofen**, **Indometacin** und **Piroxicam**. Sie werden in großem Umfang bei rheumatischen Krankheiten angewendet, haben aber auch analgetische und antipyretische Effekte. Nichtsteroidale Antiphlogistika vermindern die Biosynthese von Prostaglandinen durch eine Hemmung der konstitutiven Cyclooxygenase-1 (COX-1) und der durch Entzündungen induzierten Cyclooxygenase-2 (COX-2). Die beiden Isoformen werden durch die einzelnen Vertreter in unterschiedlichem Ausmaß gehemmt. Bisher verfügbare COX-2-präferentielle Substanzen (Diclofenac, Meloxicam) wirken bei therapeutischen Dosen auch auf die konstitutive COX-1 und verursachen daher noch deutliche gastrointestinale Nebenwirkungen.

Zur Gruppe der selektiven COX-2-Hemmer gehören **Celecoxib**, **Parecoxib**, **Valdecoxib** und **Etoricoxib**. Sie haben kurzfristig geringere gastrointestinale Nebenwirkungen, sind aber durch ihren Wirkungsmechanismus mit kardiovaskulären Risiken belastet, die im September 2004 zur Marktrücknahme von Rofecoxib geführt haben.

Bei einigen nichtsteroidalen Antiphlogistika bestehen fließende Übergänge zu den nichtopioiden Analgetika. So werden Acetylsalicylsäure, Ibuprofen, Diclofenac uns Naproxen in niedriger Dosis als Analgetika und in hoher Dosis als Antiphlogistika verwendet. Nichtsteroidale Antiphlogistika wirken in therapeutischen Konzentrationen nicht auf die Synthese von Leukotrienen, die als zweite Gruppe von Entzündungsmediatoren ebenfalls aus Arachidonsäure gebildet werden. Die Leukotriensynthese wird durch die Blockade des Cyclooxygenasewegs eher gesteigert. Alle Cyclooxygenaseinhibitoren können daher leukotrieninduzierte Effekte (z. B. Bronchospasmus) auslösen oder verstärken.

### Niclosamid [US]

Anthelminthikum zur Behandlung von Bandwurminfektionen. Niclosamid wird im Darm nicht resorbiert und tötet Bandwürmer durch Störung des ATP-Stoffwechsels und des Kohlenhydratstoffwechsels ab.

**Ind.:** Taenia saginata (Rinderbandwurm), Taenia solium (Schweinebandwurm), Diphyllobothrium latum (Fischbandwurm), Hymenolepis nana (Zwergbandwurm).

**Kontraind.:** Überempfindlichkeit gegen Niclosamid. Strenge Indikationsstellung in der Schwangerschaft.

**UW:** Gelegentlich gastrointestinale Störungen (Brechreiz, Übelkeit, Bauchschmerzen). Überempfindlichkeitsreaktionen (z. B. Erythem, Pruritus, Exanthem).

**Dosis:** 1-mal 2 g nach dem Frühstück, Kdr. von 2–6 Jahren 1 g, Kdr. unter 2 Jahren 0,5 g. Bei Infektion mit Zwergbandwurm 7-Tagekur: 1. Tag 2 g, an den folgenden 6 Tagen 1 g/d.

**Yomesan**® (Bayer)

4 Tbl. 0,5 g (N1) ............................................ 13,82

### Nicotin [ML]

Hauptalkaloid der Tabakpflanze, das für zahlreiche Effekte des Rauchens verantwortlich ist. Nicotin erzeugt eine transiente Stimulation aller vegetativen Ganglien, gefolgt von ihrer Blockade, sowie eine unspezifische zentrale Stimulation bis hin zu Tremor, Atmungsstimulation, Erbrechen und Krampfanfällen. In höheren Dosen folgt eine Hemmung. Daneben steigen Herzfrequenz, Blutdruck und Motilität im Gastrointestinaltrakt. Nicotin wird gut über Atemwege, Mundschleimhaut und Haut resorbiert und in Lunge und Leber metabolisiert, Halbwertszeit 0,5–2 h. Nicotin-haltiges Kaugummi wird zur Raucherentwöhnung eingesetzt. Beim Rauchen werden die Spitzenkonzentrationen von Nicotin im Plasma innerhalb von Minuten erreicht, bei Kaugummis erst nach ca. 30 min. Die mittleren Plasmaspiegel nach Einzel- oder wiederholter Anwendung eines Kaugummis mit 4 mg Nicotin entsprechen denen nach einer bzw. mehreren Zigaretten mit 1,2 mg Nicotin.

**Ind.:** Raucherentwöhnung.

**Kontraind.:** Myokardinfarkt, instabile Angina pectoris, Prinzmetal-Angina, schwere Arrhythmien, akuter Schlaganfall. Schwangerschaft und Stillzeit. Vorsicht bei Personen unter 18 Jahren, peripherer arterieller Verschlusskrankheit, stabiler Angina pectoris, zerebrovaskulärer Insuffizienz, Herzinsuffizienz, Vasospasmen, Hypertonie, Leber- oder Nieren-

insuffizienz, Magen- oder Duodenalulzera, Hyperthyreose, Diabetes mellitus, Phäochromozytom.
**UW:** Störender Geschmack, lokale Reizung, Magenbeschwerden. Bei häufiger Anwendung Übelkeit, Kopfschmerzen, Mattigkeit, psychische Störungen. Bei Pflastern lokale Reizung, Allergie.
**WW:** Vermutlich ähnliche Effekte wie durch Rauchen: verkürzte Halbwertszeit von Theophyllin, erhöhtes Risiko von Arteriosklerose bei Einnahme von Kontrazeptiva, verzögerte Abheilung von Ulzera. Da bei Rauchern die Induktion metabolisierender Enzyme auch durch andere Bestandteile des Rauches eintritt, können bei Umstellung die Konzentrationen von Arzneimitteln ansteigen.
**Dosis:** Nach Bedarf, mit langsamer Reduktion über Wochen. Richtwert: Initial 1 Kaugummi à 2 mg/h langsam kauen, bei starken Rauchern 4 mg, max. 16 Kaugummis. Pflaster: tgl. 1 Pflaster, zunächst à 24,9 mg, nach ca. 3 Monaten à 16,6 mg für 2–3 Wo, dann à 8,3 mg für 2–3 Wo. Pflaster auf saubere intakte Haut an Rumpf, Hüfte oder Oberarm kleben.

**Nicorette**® (Pfizer)

| | |
|---|---|
| 30 Kaugummi classic 2 mg | 9,93 |
| 105 Kaugummi classic 2 mg | 29,51 |
| 30 Kaugummi mint 2 mg | 9,93 |
| 105 Kaugummi mint 2 mg | 29,51 |
| 30 Kaugummi mint 4 mg | 11,00 |
| 105 Kaugummi mint 4 mg | 32,29 |
| 7 Pflaster 8,3 mg | 23,50 |
| 7 Pflaster 16,6 mg | 23,50 |
| 7 Pflaster 24,9 mg | 23,50 |
| 14 Pflaster 24,9 mg | 39,95 |
| 30 Sublingualtbl. Microtab 2 mg | 10,76 |

## Nicotinsäure *Rp* [US]

Lipidsenker zur Therapie von Hyperlipoproteinämien mit Ausnahme des familiären Lipoproteinlipasemangels. Nicotinsäure ist ein Lipolysehemmer, der die Triglyzeridspaltung im Fettgewebe und die hepatische Fettsäureveresterung vermindert. Daraus resultiert in 1–4 Tagen eine schnelle Senkung der Plasmatriglyzeride um 20–80%. LDL-Cholesterin fällt nach 3–4 Wochen um 10–15%, HDL-Cholesterin steigt um 20–30%. Nicotinsäure ist daher besonders geeignet für Patienten mit niedrigem HDL-Cholesterin und Hypertriglyzeridämie. Bei Herzinfarktpatienten senkte Nicotinsäure in einer älteren 6-Jahresstudie kardiovaskuläre Ereignisse (Herzinfarkt, Schlaganfälle, Koronarchirurgie) um 27% (Coronary Drug Project 1975). Nicotinsäure wird schnell resorbiert, und nahezu vollständig in unveränderter Form renal ausgeschieden. Halbwertszeit 1 h.
**Ind.:** Fettstoffwechselstörungen bei Unverträglichkeit von Statinen oder in Kombination mit Statinen bei deren unzureichender Wirkung.
**Kontraind.:** Leberfunktionsstörungen, Magenulkus, arterielle Blutungen. Schwangerschaft, Stillzeit. Vorsicht bei instabiler Angina pectoris, Myokardinfarkt, Gicht, Antikoagulanzientherapie (Prothrombinzeit und Thrombozytenzahl überwachen).
**UW:** Sehr häufig Flush. Häufig Diarrhö, Übelkeit, Erbrechen, Bauchschmerzen, Dyspepsie, Juckreiz, Hautausschlag. Gelegentlich Kopfschmerzen, Schwindel, Tachykardie, Kurzatmigkeit, Schwitzen, Schwäche, periphere Ödeme. Erhöhte Werte von Serumtransaminasen (GOT, GPT), alkalischer Phosphatase, Gesamtbilirubin, LDH, Amylase, Nüchternblutzucker, Harnsäure. Thrombozytopenie, verlängerte Prothrombinzeit, Hypophosphatämie. Selten verminderte Glucosetoleranz, Schlaflosigkeit, Synkopen, Hypotonie, orthostatische Hypotonie, Rhinitis, Myalgie, Myopathie, Myasthenie. Magengeschwüre, Ikterus, Urtikaria, trockene Haut, Hyperpigmentierung, Akanthosis nigricans, Gicht.
**WW:** Verstärkter Flush durch Alkohol oder heiße Getränke. Verlängerte Prothrombinzeit durch Antikoagulanzien. Verstärkte Blutdrucksenkung durch Nitrate, Calciumantagonisten, antiadrenerge Substanzen, transdermales Nicotin. Bindung von Nicotinsäure an Anionenaustauscherharze. Falsch positive Ergebnisse bei Catecholaminbestimmung im Plasma sowie Glucosetest im Urin. Rhabdomyolyse bei Kombination mit Statinen.
**Dosis:** Abends nach dem Essen initial 7 Tage 1-mal 375 mg/d oral, 2. Woche 1-mal 500 mg/d, 3. Woche 1-mal 750 mg/d, danach über 4 Wochen 1-mal/d 1000 mg und weitere Dosissteigerung alle 4 Wochen um 500 mg/d bis maximal 2000 mg/d.

**Niaspan**® (Merck)

| | |
|---|---|
| 14 Retardtbl. 375 mg (N1) | 14,70 |
| 14 Retardtbl. 500 mg (N1) | 15,38 |
| 56 Retardtbl. 500 mg (N3) | 32,20 |
| 98 Retardtbl. 500 mg (N3) | 49,00 |
| 14 Retardtbl. 750 mg (N1) | 20,32 |
| 56 Retardtbl. 750 mg (N3) | 46,41 |
| 98 Retardtbl. 750 mg (N3) | 72,53 |
| 14 Retardtbl. 1000 mg (N1) | 26,89 |
| 56 Retardtbl. 1000 mg (N3) | 61,47 |
| 98 Retardtbl. 1000 mg (N3) | 96,04 |

## Nifedipin *Rp* [HS]

Prototyp der Calciumantagonisten vom 1,4-Dihydropyridintyp. Bei Nifedipin steht die Gefäßwirkung im Vordergrund. Aufgrund des schnellen Wirkungseintritts und der kurzen Wirkdauer ist unretardiertes Nifedipin heute stark in den Hintergrund getreten und ist nur noch als Notfallmedikament 1. Wahl. Bioverfügbarkeit 60–70%, hoher First-Pass-Effekt. Maximaler Plasmaspiegel nach 30–120 min. Wirkungseintritt nach 5–20 min, bei sublingualer Anwendung Resorption unzureichend und nicht schneller. Elimination überwiegend hepatisch durch fast vollständige Metabolisierung zu inaktiven Metaboliten. Halbwertszeit 4–5 h.

**Ind.:** Chronisch stabile Angina pectoris, vasospastische Angina, arterielle Hypertonie. Raynaud-Syndrom.

**Kontraind.:** Herz-Kreislauf-Schock, Aortenstenose, instabile Angina pectoris, akuter Myokardinfarkt. Nicht gleichzeitig mit Rifampicin anwenden. Schwangerschaft und Stillzeit. Im Tierversuch wurden teratogene und embryotoxische Wirkungen in hohen Dosen beobachtet. Dialysepatienten mit maligner Hypertonie und Hypovolämie. Schwere Herzinsuffizienz, Hypotonie (systolisch <90 mm Hg).

**UW:** Beruhen vor allem auf der Vasodilatation und sind bei einschleichender Dosierung mitunter geringer. Kopfschmerzen, Flush, Wärmegefühl; Übelkeit, Schwindel, Müdigkeit; Beinödeme; Herzklopfen und Erhöhung der Pulsfrequenz möglich; selten Gingivahyperplasie. Die retrospektiven Studien über eine erhöhte Letalität bei Hochdruckbehandlung mit Nifedipin erlauben keine endgültigen Aussagen.

**WW:** Verstärkung der blutdrucksenkenden Wirkung von Nitraten, trizyklischen Antidepressiva, Betarezeptorenblockern und anderen Antihypertensiva. Diltiazem vermindert den Nifedipinabbau. Quinupristin/Dalfopristin und Cimetidin erhöhen Nifedipinplasmaspiegel. Plasmaspiegel von Digoxin, Theophyllin, Cefixim durch Nifedipin erhöht. Chinidinplasmaspiegel durch Nifedipin erniedrigt, nach Absetzen von Nifedipin deutlich erhöht. Durch Rifampicin, Carbamazepin und Phenobarbital verringerte Nifedipinplasmaspiegel möglich. Durch Valproinsäure Wirkungsverstärkung von Nifedipin möglich. Hemmung des Nifedipinabbaus durch CYP3A4-Inhibitoren (Erythromycin, Fluoxetin, Nefazodon, Amprenavir, Indinavir, Nelfinavir, Ritonavir, Saquinavir, Ketoconazol, Itraconazol, Fluconazol, Grapefruitsaft).

**Dosis:** 3-mal 5–20 mg/d oral, bei Hypertonie auch 1-mal 30 mg oder 60 mg retard/d. DDD 30 mg.

**Adalat®** (Bayer)

1 Inf.-Fl. (5 mg/50 ml) Perfuser-Vers. (N1) ........ 24,60
1 Inf.-Fl. (5 mg/50 ml) Injectomat-Vers. (N1) ........ 24,60
42 Kps. 5 mg (N2) ........ Preis auf Anfrage
84 Kps. 5 mg (N3) ........ Preis auf Anfrage
42 Kps. 10 mg (N2) ........ Preis auf Anfrage
84 Kps. 10 mg (N3) ........ Preis auf Anfrage
42 Retardtbl. 20 mg (N2) ........ (FB 15,90) 15,90
98 Retardtbl. 20 mg (N3) ........ (FB 22,49) 22,49
42 Retardtbl. SL 20 mg (N2) ........ (FB 15,90) 15,90
98 Retardtbl. SL 20 mg (N3) ........ (FB 22,49) 22,49
28 Manteltbl. Eins 30 mg (N1) ........ (FB 15,49) 15,49
42 Manteltbl. Eins 30 mg (N2) ........ (FB 17,64) 17,64
98 Manteltbl. Eins 30 mg (N3) ........ (FB 26,75) 26,75
28 Manteltbl. Eins 60 mg (N1) ........ (FB 19,00) 19,00
42 Manteltbl. Eins 60 mg (N2) ........ (FB 22,63) 22,63
84 Manteltbl. Eins 60 mg (N3) ........ (FB 36,97) 36,97

**Corinfar®** (AWD)

30 Retardtbl. 10 mg (N1) ........ (FB 12,66) 12,66
50 Retardtbl. 10 mg (N2) ........ (FB 14,29) 14,29
100 Retardtbl. 10 mg (N3) ........ (FB 17,69) 17,69
30 Retardtbl. 20 mg (N1) ........ (FB 14,42) 14,42
50 Retardtbl. 20 mg (N2) ........ (FB 16,77) 16,77
100 Retardtbl. 20 mg (N3) ........ (FB 22,70) 22,70
30 Retardtbl. uno 50 mg (N1) ........ (FB 14,99) 14,99
50 Retardtbl. uno 50 mg (N2) ........ (FB 21,17) 21,17
100 Retardtbl. uno 50 mg (N3) ........ (FB 30,38) 30,38
30 ml Tr. 20 mg/ml (20 Tr.) (N1) ........ (FB 15,09) 15,09

**Nifehexal®** (Hexal)

30 Kps. 5 mg (N1) ........ (FB 11,95) 11,68
50 Kps. 5 mg (N2) ........ (FB 13,11) 12,59
100 Kps. 5 mg (N3) ........ (FB 15,51) 14,47
30 Kps. 10 mg (N1) ........ (FB 13,46) 12,73
50 Kps. 10 mg (N2) ........ (FB 15,30) 14,50
100 Kps. 10 mg (N3) ........ (FB 19,42) 16,27
30 Kps. 20 mg (N1) ........ (FB 15,87) 15,87
50 Kps. 20 mg (N2) ........ (FB 19,06) 19,06
100 Kps. 20 mg (N3) ........ (FB 25,94) 25,94
30 Retardtbl. 10 mg (N1) ........ (FB 12,66) 12,40
50 Retardtbl. 10 mg (N2) ........ (FB 14,29) 14,02
100 Retardtbl. 10 mg (N3) ........ (FB 17,69) 16,68
30 Retardtbl. 20 mg (N1) ........ (FB 14,42) 12,93
50 Retardtbl. 20 mg (N2) ........ (FB 16,77) 14,65
100 Retardtbl. 20 mg (N3) ........ (FB 22,70) 20,49
30 Retardtbl. 40 mg (N1) ........ (FB 16,94) 16,94
50 Retardtbl. 40 mg (N2) ........ (FB 21,17) 20,10
100 Retardtbl. 40 mg (N3) ........ (FB 30,38) 29,28
30 Manteltbl. uno 30 mg (N1) ........ (FB 15,82) 15,68
50 Manteltbl. uno 30 mg (N2) ........ (FB 19,28) 19,23
100 Manteltbl. uno 30 mg (N3) ........ (FB 27,00) 27,00
30 Manteltbl. uno 60 mg (N1) ........ (FB 19,53) 19,23
50 Manteltbl. uno 60 mg (N2) ........ (FB 25,08) 24,79
100 Manteltbl. uno 60 mg (N3) ........ (FB 37,39) 37,39
30 ml Lsg. 20 mg/ml (30 Tr.) (N1) ........ (FB 15,09) 15,08

## Nifuratel *Rp* [US]

Nitrofuranderivat mit einem breiten antimikrobiellen Spektrum. Nifuratel hat ein ähnliches antibakterielles Spektrum wie Nitrofurantoin (s. dort), ist aber außerdem wirksam gegen Trichomonas vaginalis und Candida albicans, sodass es insbesondere bei vaginalen Mischinfektionen einsetzbar ist. Halbwertszeit 3 h.

**Ind.:** Urogenitale Infektionen durch Trichomonaden, Pilze und Bakterien an Vagina, Vulva, Penis und ableitenden Harnwegen.

**Kontraind.:** Überempfindlichkeit gegen Alkyl-4-hydroxybenzoate. Schwangerschaft (orale Gabe) im ersten Trimenon.

**UW:** Häufig gastrointestinale Störungen, Hautreaktionen. Selten periphere Neuropathie, Thrombozytopenie, allergische Reaktionen, Hepatotoxizität, hämatologische und pulmonale Störungen ähnlich wie nach Nitrofurantoin (s. dort). Mit Salbe gelegentlich Überempfindlichkeitsreaktionen auf Alkyl-4-hydroxybenzoate.

**WW:** Mit Alkohol Unverträglichkeitserscheinungen (Unwohlsein, Schwäche, Hitzegefühl).
**Dosis:** *Oral*: 3-mal 200–400 mg/d über 7 Tage. *Haut*: Salbe 2- bis 3-mal/d dünn auftragen. *Intravaginal*: 1- bis 2-mal 250 mg/d über 10 Tage.

**inimur**® (Taurus)
21 Drg. 200 mg (N1) .......... 21,80
50 g Salbe (100 mg/g) (N1) .......... 22,90
10 Vaginalstäbchen 250 mg (N1) .......... 19,67
1 Kombipack 21 Drg. + 10 Vag.-St. (N1) .......... 29,57

## Nilvadipin *Rp* [HS] 1992 C

Calciumantagonist vom 1,4-Dihydropyridintyp mit ähnlichen Wirkungen wie Nifedipin. Bioverfügbarkeit 14–19% infolge eines hohen First-Pass-Effekts. Halbwertszeit 15–20 h, deshalb 1-mal tgl. Gabe ausreichend.
**Ind.:** Hypertonie.
**Kontraind., UW, WW:** s. Nifedipin.
**Dosis:** 1-mal 8 mg/d oral morgens, ggf. 1-mal 16 mg/d.

**Escor**® (Trommsdorff)
30 Retardkps. 8 mg (N1) .......... (FB 26,83) 26,83
50 Retardkps. 8 mg (N2) .......... (FB 37,76) 37,76
100 Retardkps. 8 mg (N3) .......... (FB 63,46) 63,46
30 Retardkps. forte 16 mg (N1) .......... (FB 35,01) 35,01
50 Retardkps. forte 16 mg (N2) .......... (FB 51,07) 51,07
100 Retardkps. forte 16 mg (N3) .......... (FB 87,52) 87,52

**Nivadil**® (Dolorgiet)
20 Retardkps. 8 mg (N1) .......... (FB 26,83) 26,83
50 Retardkps. 8 mg (N2) .......... (FB 37,76) 37,76
100 Retardkps. 8 mg (N3) .......... (FB 63,46) 63,46
20 Retardkps. forte 16 mg (N1) .......... (FB 35,01) 35,01
50 Retardkps. forte 16 mg (N2) .......... (FB 51,07) 51,07
100 Retardkps. forte 16 mg (N3) .......... (FB 87,52) 87,52

## Nimodipin *Rp* [HS] 1985 B

Calciumantagonist vom 1,4-Dihydropyridintyp. Nimodipin wird mit Erfolg bei arteriellen Spasmen nach Subarachnoidalblutungen eingesetzt. Bei Schlaganfallpatienten sind die Ergebnisse nicht einheitlich. Bei akutem Hirninfarkt wurden bei frühzeitiger Gabe von Nimodipin innerhalb von 8 h Letalität und neurologische Ausfallserscheinungen gesenkt. In einer großen Multizenterstudie an Schlaganfallpatienten mit einem Behandlungsbeginn innerhalb von 48 h ergaben sich keine eindeutigen Unterschiede, funktionelle Parameter zeigten sogar einen Trend zu verzögerter Rückbildung der Ausfälle unter Nimodipin.
Bioverfügbarkeit 10–15% infolge eines hohen First-Pass-Effekts. Halbwertszeit 1–2 h.
**Ind.:** Prophylaxe und Therapie ischämisch neurologischer Defizite infolge zerebraler Vasospasmen nach Subarachnoidalblutung. Adjuvans bei hirnorganisch bedingten Leistungsstörungen im Alter.
**Kontraind.:** Generalisiertes Hirnödem, stärker erhöhter Hirndruck. Gleichzeitige Gabe von Phenobarbital, Phenytoin oder Carbamazepin. Schwangerschaft.
**UW, WW:** s. Nifedipin.
**Dosis:** *Subarachnoidalblutung*: Initial 5 mg/h als i.v.-Infusion (ca. 15 µg/kg pro h), bei guter Verträglichkeit nach 2 h auf 30 µg/kg/h erhöhen. Nicht später als 4 Tage nach der Blutung beginnen und bis zum 10.–14. Tag nach der Blutung fortsetzen. Im Anschluss daran 6-mal 60 mg/d oral im Abstand von 4 h für die Dauer von 7 Tagen. *Hirnleistungsstörungen*: 3-mal 30 mg oral/d.

**Nimotop**® (Bayer)
5 Inf.-Fl. S (10 mg/50 ml) + Inf.-Leitungen (N1) .......... 121,31
30 Filmtbl. 30 mg (N1) .......... 28,90
60 Filmtbl. 30 mg (N2) .......... 46,72
100 Filmtbl. 30 mg (N3) .......... 70,37
50 Filmtbl. S 30 mg (N2) .......... 41,70
100 Filmtbl. S 30 mg (N3) .......... 70,37

## Nimustin *Rp* [US] 1984 C

Zytostatikum aus der Gruppe der Nitrosoharnstoffe mit ähnlichen Eigenschaften wie Carmustin (s. dort). Nimustin passiert aufgrund einer hohen Lipophilie die Bluthirnschranke und erreicht im Liquor bis zu 60% der Plasmaspiegel. Es wird schnell metabolisiert, Halbwertszeit ca. 40 min.
**Ind.:** Maligne Gliome, Hirnmetastasen, kleinzelliges Bronchialkarzinom, kolorektale Karzinome, lokalisiertes, nicht resezierbares Magenkarzinom, chronische myeloische Leukämie, Morbus Hodgkin, Non-Hodgkin-Lymphome.
**Kontraind., UW,WW:** s. Carmustin.
**Dosis:** Einzeldosis 2–3 mg/kg (90–100 mg/m$^2$) als langsame i.v.-Injektion pro Therapiezyklus, therapiefreies Intervall in der Regel mindestens 6 Wochen.

**ACNU**® (Baxter Oncology)
1 Inj.-Fl. 50 mg (N1) .......... 55,48

## Nisoldipin *Rp* [HS] 1990 C

Calciumantagonist vom Nifedipintyp. Nisoldipin hat eine höhere Gefäßselektivität als Nifedipin. Bei Patienten mit Hypertonie und Angina pectoris hatte Nisoldipin nahezu identische Effekte wie andere Calciumkanalblocker. Bioverfügbarkeit 4–5% infolge eines hohen First-Pass-Metabolismus. Halbwertszeit 6–16 h.
**Ind.:** Koronare Herzkrankheit, Hypertonie.
**Kontraind., UW, WW:** s. Nifedipin. Zusätzliche Kontraindikation schwere Leberfunktionsstörungen.
**Dosis:** 5–10 mg 2-mal/d.

**Baymycard**® (Bayer)
30 Filmtbl. 5 mg (N1) .......... (FB 20,09) 20,09

50 Filmtbl. 5 mg (N2) ....(FB 26,30) 26,30
100 Filmtbl. 5 mg (N3) ....(FB 40,30) 40,30
30 Filmtbl. 10 mg (N1) ....(FB 21,61) 21,61
50 Filmtbl. 10 mg (N2) ....(FB 28,65) 28,65
100 Filmtbl. 10 mg (N3) ....(FB 45,50) 45,50
30 Manteltbl. RR 10 mg (N1) ....(FB 23,39) 23,39
50 Manteltbl. RR 10 mg (N2) ....(FB 31,93) 31,93
100 Manteltbl. RR 10 mg (N3) ....(FB 53,66) 53,66
30 Manteltbl. RR 20 mg (N1) ....(FB 29,50) 29,50
50 Manteltbl. RR 20 mg (N2) ....(FB 41,98) 41,98
100 Manteltbl. RR 20 mg (N3) ....(FB 72,59) 72,59
30 Manteltbl. RR 30 mg (N1) ....(FB 35,01) 35,01
50 Manteltbl. RR 30 mg (N2) ....(FB 51,07) 51,07
100 Manteltbl. RR 30 mg (N3) ....(FB 87,52) 87,52

## Nitrate *Rp* [HS]

Organische Nitrate bewirken eine Erschlaffung der glatten Muskulatur. Sie führen vor allem zu einer Erweiterung der venösen Kapazitätsgefäße und, weniger ausgeprägt, zu einer Abnahme des arteriellen Widerstandes. Die Entlastung des Herzens vermindert den Sauerstoffbedarf und begründet die Anwendung bei koronarer Herzkrankheit und Myokardinsuffizienz. Therapeutisch angewendet werden Glyceroltrinitrat, Isosorbiddinitrat, Isosorbidmononitrat und Pentaerythrityltetranitrat (s. dort). Die Indikation zu einer Dauertherapie der Koronaren Herzkrankheit wird wegen des fehlenden prognostischen Nutzens zunehmend kritisch gesehen und sollte auf symptomatische Patienten beschränkt werden. Nach Leitlinien besteht bei der chronischen Herzinsuffizienz aus demselben Grund keine Indikation für Nitrate.

**Ind.:** Koronare Herzkrankheit, Myokardinfarkt, Herzinsuffizienz.

**UW:** Besonders in den ersten Tagen bei etwa 20% der Patienten Kopfschmerzen, die bei Dauerbehandlung nach 1–2 Wochen häufig spontan abklingen; deshalb einschleichende Dosierung. Gelegentlich Schwächegefühl, Blutdrucksenkung, Hautrötung, reflektorische Tachykardie, orthostatischer Blutdruckabfall. Bei Dauertherapie Nitrattoleranz möglich; diese beruht möglicherweise auf dem Verbrauch zytosolischer SH-Gruppen und lässt sich durch mehrstündige, nitratfreie Behandlungsintervalle und Verwendung möglichst niedriger Dosen vermeiden.

## Nitrazepam *Rp* [ML]

Lang wirkendes Benzodiazepin, Halbwertszeit 18–30 h. Weiteres s. Benzodiazepine.

**Ind.:** Schlafstörungen.

**Kontraind., UW:** s. Benzodiazepine.

**Dosis:** 5–10 mg kurz vor dem Schlafengehen, ältere Patienten 2,5–5 mg.

**Mogadan**® (ICN)
20 Tbl. 5 mg (N2) ....(FB 11,26) 11,26

**Nitrazepam AL** (Aliud)
10 Tbl. 5 mg (N1) ....(FB) 10,64 10,38
20 Tbl. 5 mg (N2) ....(FB) 11,26 10,95
20 Tbl. 10 mg (N2) ....(FB) 12,79 11,97

**Radedorm**® (AWD)
10 Tbl. 5 mg (N1) ....(FB 10,64) *11,14*
20 Tbl. 5 mg (N2) ....(FB 11,26) *11,76*

## Nitrendipin *Rp* [HS] 1985 **B**

Langwirkender Calciumantagonist vom 1,4-Dihydropyridin-Typ. Wie bei Nifedipin steht die Gefäßwirkung im Vergleich zur Herzwirkung im Vordergrund. Nitrendipin senkte bei älteren Hypertonikern die Schlaganfallshäufigkeit um 42% und bei Patienten mit Diabetes und systolischer Hypertonie die Gesamtletalität um 55% im Vergleich zu Placebo (Syst-Eur-Studie 1999). Bioverfügbarkeit ca. 30%, hoher First-Pass-Effekt. Maximaler Plasmaspiegel nach 1,5–2 h. Wirkungseintritt nach ca. 30 min, Elimination überwiegend hepatisch durch fast vollständige Metabolisierung zu inaktiven Metaboliten. Dosisreduktion bei Leberinsuffizienz. Halbwertszeit 8–12 h.

**Ind.:** Hypertonie.

**Kontraind.:** Schock, Schwangerschaft. Im Tierversuch wurden embryotoxische Wirkungen beobachtet. Vorsicht bei ausgeprägter Hypotonie.

**UW, WW:** wie bei Nifedipin.

**Dosis:** 1-mal 10–20 mg/d oder 2-mal 10 mg/d oral. DDD 20 mg.

**Bayotensin**® (Bayer)
28 Tbl. mite 10 mg (N1) ....(FB 20,30) 20,30
42 Tbl. mite 10 mg (N2) ....(FB 25,23) 25,23
98 Tbl. mite 10 mg (N3) ....(FB 42,28) 42,28
28 Tbl. 20 mg (N1) ....(FB 21,88) 21,88
42 Tbl. 20 mg (N2) ....(FB 27,43) 27,43
98 Tbl. 20 mg (N3) ....(FB 48,45) 48,45
4 Phiolen akut (5 mg/1 ml) (N1) .... 21,99

**Nitrendipin-ratiopharm**® (ratiopharm)
30 Tbl. 10 mg (N1) ....(FB 20,94) 11,58
50 Tbl. 10 mg (N2) ....(FB 27,64) 12,46
100 Tbl. 10 mg (N3) ....(FB 42,98) 15,37
30 Tbl. 20 mg (N1) ....(FB 22,64) 11,74
50 Tbl. 20 mg (N2) ....(FB 30,19) 12,71
100 Tbl. 20 mg (N3) ....(FB 49,23) 15,72

**Nitrepress**® (Hexal)
20 Tbl. 10 mg (N1) ....(FB 17,26) 10,92
50 Tbl. 10 mg (N2) ....(FB 27,64) 12,46
100 Tbl. 10 mg (N3) ....(FB 42,98) 15,37
20 Tbl. 20 mg (N1) ....(FB 18,82) 11,04
50 Tbl. 20 mg (N2) ....(FB 30,19) 12,71
100 Tbl. 20 mg (N3) ....(FB 49,23) 15,72

## Nitrofurantoin *Rp* [HO]

Harnwegschemotherapeutikum aus der Gruppe der Nitrofurane mit vorwiegend bakteriostatischer Wirkung. Nitrofurantoin erreicht als Hohlraumchemotherapeutikum nur in den Harnwegen therapeutisch wirksame Spiegel, aber nicht in Blut und Gewebe. Sensibel sind E. coli und Enterokokken, während Proteus, Pseudomonas, Enterobacter und Klebsiellen häufig resistent sind. Wegen schwerer UW gilt es nur noch als Reservemittel beim Versagen wirksamerer und risikoärmerer Mittel. Bei akuten, unkomplizierten Harnwegsinfektionen und solchen mit Gewebsbeteiligung ist es daher nicht indiziert. Auch bei eingeschränkter Nierenfunktion und bei Patienten über 60 Jahren sollte Nitrofurantoin nicht mehr verwendet werden. Nitrofurantoin wird vollständig resorbiert, Halbwertszeit 20–30 min.

**Ind.:** Bakterielle Harnwegsinfektionen, wenn andere Mittel nicht gegeben werden können.

**Kontraind.:** Überempfindlichkeit gegen Nitrofurane, Niereninsuffizienz, Glucose-6-Phosphatdehydrogenasemangel (Symptom hämolytische Anämie), Polyneuropathien, ältere Patienten, Frühgeborene und Säuglinge bis Ende des 1. Lebensmonats. Hepatitis. Schwangerschaft, Stillzeit. Vorsicht bei chronischer Lungenfibrose, Cholestase oder chronischer Hepatitis.

**UW:** Am häufigsten Übelkeit, Appetitlosigkeit, Erbrechen und Diarrhö, bessere Verträglichkeit bei Einnahme mit den Mahlzeiten und von makrokristallinen Präparaten. Polyneuropathie, besonders nach Langzeittherapie, nur partiell reversibel, vereinzelt Todesfälle. Akute Lungenreaktionen mit allergischem Lungenödem, Fieber, Lungeninfiltrationen („Nitrofurantoin-Pneumonie"), chronische Reaktionen nach Langzeittherapie als interstitielle Pneumonie und Lungenfibrose. Allergische Reaktionen, insbesondere als Urtikaria, Pruritus, angioneurotisches Ödem, in Einzelfällen Stevens-Johnson- oder Lyell-Syndrom. Selten Leberschädigungen mit Cholestase bis zu chronischer Hepatitis (z. T. tödlich) und Blutbildveränderungen bis zur Agranulozytose.

**WW:** Probenecid und Sulfinpyrazon senken die Konzentration von Nitrofurantoin im Harn (Wirkungsverminderung) und erhöhen sie im Blut (erhöhtes UW-Risiko). Nitrofurantoin vermindert die Wirkung von Nalidixinsäure und anderen Gyrasehemmern. Nitrofurantoin kann zu einer Leberenzyminduktion führen, wodurch z. B. die Wirkung von Phenytoin reduziert wird.

**Dosis:** 3-mal 100 mg/d für 6–7 Tage, Rezidivprophylaxe 1-mal 50 mg/d abends. DDD 200 mg.

**Furadantin**® (Goldshield)
28 Kps. RP 50 mg (N1) .......... (FB 13,93) 13,75
84 Kps. RP 50 mg (N3) .......... (FB 18,07) *18,61*
20 Retardkps. 100 mg (N1) .......... (FB 11,74) 11,74
50 Retardkps. 100 mg (N2) .......... (FB 15,34) 15,34

**Nifurantin**® (Apogepha)
30 Drg. 100 mg (N1) .......... (FB 15,06) 15,06
50 Drg. 100 mg (N2) .......... (FB 16,88) 16,88

**Nitrofurantoin-ratiopharm**® (ratiopharm)
50 Kaps. 100 mg (N2) .......... (FB 15,34) 14,74

## Nitroprussidnatrium *Rp* [US]

Schnell und kurz wirkender direkter Nitrovasodilatator zur Blutdrucksenkung durch i.v.-Infusion. Nitroprussidnatrium führt über eine NO-Freisetzung zu einer direkten Dilatation von Venen und Arteriolen und damit zur Senkung von Vorlast und Nachlast des Herzens. Im Gegensatz zu arteriolären Vasodilatatoren wie Dihydralazin steigert Nitroprussidnatrium die Herzfrequenz nur wenig. Die Wirkung beginnt 30 sec nach Beginn der Infusion, ist nach 2 min maximal und ist 3 min nach Infusionsende beendet, sodass der Blutdruck schnell und genau eingestellt („titriert") werden kann. Nitroprussidnatrium hat eine Plasmahalbwertszeit von 3–4 min. Nitroprussidnatrium ist in wässriger Lösung und unter Lichteinfluss instabil. Die Infusionslösung muss daher alle 12 h frisch angesetzt und während der Infusion vor Licht geschützt werden. Im Körper werden aus Nitroprussidnatrium Cyanid und NO freigesetzt. Cyanid wird in der Leber in Gegenwart von Thiosulfat durch das Enzym Rhodanase in Thiocyanat umgewandelt, das sehr langsam mit einer Halbwertszeit von 3 Tagen renal eliminiert wird. Limitierender Faktor des Cyanidmetabolismus ist die Verfügbarkeit von Thiosulfat, das bei gleichzeitiger Infusion eine Cyanidintoxikation durch sehr hohe Dosen von Nitroprussidnatrium verhindert. Bei Infusion von Nitroprussidnatrium über mehr als 24–48 h kann Thiocyanat kumulieren und seinerseits toxische Effekte auslösen. Deshalb bei längerer Therapiedauer Thiocyanatspiegel kontrollieren, die 100 µg/ml nicht übersteigen sollen.

**Ind.:** Hypertensive Krisen, kontrollierte Hypotension bei Operationen.

**Kontraind.:** Aortenisthmusstenose, Hypothyreose, Lebersche Optikusatrophie, Tabakamblyopie, Vitamin-$B_{12}$-Mangel, metabolische Azidose, intrapulmonale arteriovenöse Shunts. Strenge Indikationsstellung in Schwangerschaft und Stillzeit.

**UW:** *Cyanidintoxikation* bei hohen Dosen über 5 µg/kg pro min. Durch gleichzeitige Gabe von Natriumthiosulfat im Gewichtsverhältnis 10:1 (Thiosulfat zu Nitroprussidnatrium) wird eine Cyanidintoxikation vermieden, d. h. bei Infusion von Nitroprussidnatrium 1–10 µg/kg pro min gleichzeitig Natriumthiosulfat 10–100 µg/kg pro min, entspre-

chend Natriumthiosulfat 10% Lsg. 0,006–0,06 ml/kg pro h.
*Thiocyanatintoxikation* kann bei Niereninsuffizienz und Überdosierung entstehen. Symptome sind Schwindel, Kopfschmerzen, Anorexie, Müdigkeit, Nervosität, Durchfälle, Erbrechen, Inkontinenz, Psychose, Paralyse, Koma. Überhöhte Thiocyanatspiegel (>100 µg/ml) können durch Dialyse gesenkt werden.
**WW:** Antihypertonika, Vasodilatatoren, Sedativa, Narkotika, Phospodiesterase-5-Hemmer (z. B. Sildenafil) verstärken die Wirkung.
**Dosis:** Initial 0,2 µg/kg pro min als i.v.-Infusion, nach jeweils 2–3 min Dosis bis zur gewünschten Blutdruckhöhe anpassen, ggf. bis zu 10 µg/kg pro min. Die Mehrzahl der Patienten reagiert ausreichend auf Dosen von 0,25–1,5 µg/kg pro min. Bei kontrollierter Hypotension Gesamtdosis von 1–1,5 mg/kg nicht überschreiten.

**nipruss**® (Schwarz)
5 Amp. 52,75 mg ........................................... KVA

## Nitroxolin *Rp* [US]

Harnwegschemotherapeutikum aus der Gruppe der Chinolinderivate, das nur noch selten bei Infektionen mit gramnegativen Erregern angewendet wird. Renale Elimination als unveränderte Substanz und konjugierte Metaboliten, Halbwertszeit 1–2 h. Keine Medlinedaten zur Wirksamkeit aus kontrollierten Studien.
**Anw.:** Harnwegsinfektionen mit Nitroxolin-empfindlichen Keimen.
**Kontraind.:** Schwere Nieren- und Leberfunktionsstörungen. Vorsicht in Schwangerschaft und Stillzeit.
**UW:** Gelegentlich gastrointestinale Beschwerden, z. B. Übelkeit, Erbrechen und Diarrhö. Selten allergische Hauterscheinungen, in Einzelfällen Blutbildveränderungen mit Thrombozytopenie. Durch Ausscheidung der Substanz mit dem Schweiß kann es zu einer vorübergehenden Gelbfärbung von Haut, Haaren und Nägeln kommen.
**Dosis:** Erw. 3-mal 250 mg/d oral, Jugendl. 3-mal 150 mg/d, zur Rezidivprophylaxe 1- bis 2-mal/d.

**Nitroxolin** (Rosen Pharma)
20 Kps. midi 150 mg (N1) ................................ 20,95
50 Kps. midi 150 mg (N2) ................................ 36,89
100 Kps. midi 150 mg (N3) ................................ 61,82
20 Kps. forte 250 mg (N1) ................................ 23,80
50 Kps. forte 250 mg (N2) ................................ 42,15
100 Kps. forte 250 mg (N3) ................................ 75,93

## Nizatidin *Rp* [HK] 1989 **C**

$H_2$-Rezeptorantagonist mit ähnlichen Wirkungen wie Ranitidin. Bioverfügbarkeit ca. 90%. Elimination zu 65% in unveränderter Form renal. Halbwertszeit etwa 1,5 h.
**Ind.:** Ulcus duodeni et ventriculi, Rezidivprophylaxe von Ulcera duodeni. Für H. pylori-positive Patienten mit Ulcus ventriculi und duodeni ist eine Eradikationstherapie anzustreben.
**Kontraind.:** Schwere Niereninsuffizienz. Kdr., Alter über 75 Jahre, Schwangerschaft, Stillzeit.
**UW:** Gelegentlich Schwitzen, Juckreiz, Somnolenz. Selten Gynäkomastie und Impotenz.
**Dosis:** 300 mg abends oder 2-mal 150 mg/d. Rezidivprophylaxe 150 mg abends. Bei Niereninsuffizienz (Kreatininclearance <50 ml/min) 150 mg abends. DDD 300 mg.

**Nizax**® (Lilly)
50 Kps. mite 150 mg (N2) ........................ (FB 19,48) *30,54*
100 Kps. mite 150 mg (N3) ........................ (FB 28,79) *51,27*
20 Kps. 300 mg (N1) ........................ (FB 17,35) *26,16*
50 Kps. 300 mg (N2) ........................ (FB 28,26) *49,64*
100 Kps. 300 mg (N3) ........................ (FB 45,66) *84,49*

## Nordazepam *Rp* [US]

Lang wirkendes Benzodiazepin (s. dort). Nordazepam wird nach oraler Gabe schnell und vollständig resorbiert, in der Leber zu Oxazepam oxidiert und als Glukuronid rasch renal eliminiert. Halbwertszeit 48 h.
**Ind.:** Angst- und Spannungszustände. Als Schlafmittel, wenn Benzodiazepinwirkung am Tag erwünscht ist
**Kontraind., UW:** s. Benzodiazepine.
**Dosis:** 1-mal 2,5–6,25 mg oral abends, maximale Tagesdosis 15 mg.

**Tranxilium**® **N** (Sanofi-Synthelabo)
1 Fl. 30 g 5 mg/g (24 Tr.) (N2) ........................ (FB 14,87) 14,87

## Norelgestromin *Rp* [US] 2000 **B/C**

Transdermal wirksames Gestagen, das in Kombination mit Ethinylestradiol zur hormonalen Kontrazeption angewendet wird (s. Ethinylestradiol + Norelgestromin).

## Norepinephrin *Rp* [US]

Neurotransmitter der postganglionären sympathischen Neurone mit starken α-adrenergen und im Vergleich zu Epinephrin geringeren β-adrenergen Wirkungen. Norepinephrin (Noradrenalin) ist nach i.v.-Gabe ein hochwirksamer Vasokonstriktor mit Steigerung des systolischen und diastolischen Blutdrucks und einer reflektorisch bedingten Bradykardie. Die Durchblutung von Nieren, Leber, Haut und Skelettmuskeln wird gesenkt. Deshalb wird es vor allem bei akuten hypotensiven Zuständen ein-

gesetzt. Vasokonstriktorzusatz zu Lokalanästhetika und Inaktivierung s. Epinephrin.
**Ind.:** Neurogener und septischer Schock.
**Kontraind., UW, WW:** s. Epinephrin.
**Dosis:** Im Durchschnitt 0,1 µg/kg pro min, d. h. bei 60 kg Körpergewicht 1 mg/3 h. Ohne Schocksymptome auch 0,3–0,8 mg s.c. oder 0,25 mg i.m., jedoch unsichere Resorption wegen der lokalen Vasokonstriktion.

**Arterenol**® (Aventis)
5 Amp. (1 mg/1 ml) (N2) .................................... 12,03
25 ml Fl. (1 mg/ml) .......................................... 13,22

## Norethisteron *Rp* [US]

Gestagen aus der Gruppe der 19-Nortestosteronderivate, zu der auch Lynestrenol, Norgestrel und Gestoden gehören. Die synthetischen Gestagene haben ähnliche Wirkungen wie das physiologische Progesteron, das nach dem Follikelsprung im Gelbkörper gebildet wird. Sie blockieren die Gonadotropinausschüttung (vor allem LH) aus der Hypophyse und unterdrücken dadurch die Ovulation. Sie verfestigen das Zervikalsekret und erschweren dadurch die Penetration der Spermien. Darauf beruht die kontrazeptive Wirkung niedrig dosierter Gestagenpräparate („Minipille"). Mit Gestagenen lässt sich der Menstruationstermin verschieben. Sie erhöhen die Basaltemperatur.
Norethisteron hat neben der gestagenen Hauptwirkung leichte östrogene und androgene Eigenschaften. Das Acetat wirkt 2fach stärker als die freie Base. Es wird hauptsächlich bei Zyklusstörungen infolge eines Gestagenmangels eingesetzt. Norethisteron wird weiterhin in der hormonalen Kontrazeption als Gestagenkomponente von Kombinationspräparaten und als Depotpräparat in Form des Enanthatesters eingesetzt. Als Gestagenzusatz ist es auch in Östrogenkombinationen für die Hormonsubstitution im Klimakterium enthalten. Als Gestagentest wird Norethisteron diagnostisch bei der Abklärung ovarieller Funktionsstörungen eingesetzt. Er ist positiv, wenn es nach der Gestagengabe zu einer Entzugsblutung kommt. Beim prämenstruellen Syndrom sind Gestagene umstritten, da kontrollierte Studien widersprüchliche Resultate ergaben.
Orale Bioverfügbarkeit als Norethisteronacetat 84%. Wirkungsdauer mindestens 24 h, Halbwertszeit 7–9 h.
**Ind.:** Zyklusstörungen durch Gelbkörperinsuffizienz (dysfunktionelle Blutungen, juvenile und präklimakterische Störungen, sekundäre Amenorrhö), Ergänzung der Östrogensubstitution in den Wechseljahren. Gestagentest. Kontrazeption, wenn andere Methoden ungeeignet.
**Kontraind.:** Schwere Leberkrankheiten, cholestatischer Ikterus, Porphyrie, Dubin-Johnson-Syndrom, Rotor-Syndrom, Lebertumoren, Thrombophlebitis, Myokardinfarkt, tiefe Beinvenenthrombosen, Lungenembolie, Diabetes mellitus, Hypertonie, Fettstoffwechselstörungen, Hyperkalzämie bei Knochenmetastasen, Sichelzellanämie, Immobilisation, 6 Wochen vor Operationen, ungeklärte vaginale Blutungen, verhaltener Abort, Blasenmole, Mamma- oder Endometriumkarzinom, Schwangerschaft (Maskulinisierung weiblicher Feten) sowie Schwangerschaftsikterus, Schwangerschaftspruritus und Herpes gestationis in der Anamnese. Bei Kontrazeption: Frauen über 30 Jahre sollen nicht rauchen.
**UW:** Übelkeit, Erbrechen. Bei folgenden weiteren Symptomen sofort absetzen: Ungewohnte Kopfschmerzen, erstmalige Migräne, sensorische Ausfälle, Sehstörungen, Hörstörungen, Ikterus, Hepatitis, Pruritus, Blutdruckanstieg, Thrombophlebitis. Außerdem absetzen bei längerdauernder Immobilisation, vor Operationen, Hyperkalzämie, bei Mammakarzinom und bei Schwangerschaft.
**WW:** Wirkungsabschwächung durch Barbiturate, Antiepileptika, Rifampicin, Breitbandantibiotika infolge eines beschleunigten Gestagenabbaus. Wirkungsabschwächung von Antidiabetika infolge verminderter Glucosetoleranz.
**Dosis:** Zusatz zur Östrogentherapie, Zyklusstörungen: 1–2 mg/d vom 19.–26. Zyklustag.
*Primäre und sekundäre Amenorrhö*: 2-mal 5 mg/d über 12–14 Tage zusätzlich zu Ethinylestradiol 25–50 µg/d über 26 Tage.
*Kontrazeption*: 200 mg i.m. innerhalb der ersten 5 Zyklustage, die nächsten 3 Spritzen in Abständen von jeweils 8 Wochen.
*Gestagentest*: 5 mg/d oral über 10 Tage.

**Gestakadin**® (Kade)
12 Tbl. 1 mg (N1) ................................ (FB 10,22) 10,22
36 Tbl. 1 mg (N2) ................................ (FB 11,67) 11,67
90 Tbl. 1 mg (N3) ................................ (FB 14,52) 14,52

**Noristerat**® (Schering)
1 Spritzamp. (200 mg/1 ml ölige Lsg.) (N1) .................... 28,95

**Primolut-Nor**® (Schering)
12 Tbl. 5 mg (N1) ................................ (FB 11,77) 11,76
20 Tbl. 5 mg (N1) ................................ (FB 13,12) 13,12
50 Tbl. 5 mg (N2) ................................ (FB 17,68) *17,69*

## Norfenefrin [US]

Sympathomimetikum zur Blutdrucksteigerung mit überwiegenden Wirkungen auf Alpharezeptoren. Orale Bioverfügbarkeit nur 20%.
**Anw.:** Asympathotone Hypotonie.
**Kontraind., UW:** s. Etilefrin.
**Dosis:** 2- bis 3-mal 6 mg/d oral. DDD 45 mg.

**Norfenefrin „Ziethen"** (Ziethen)

50 Kps. 6 mg (N2) ........ 7,95
100 Kps. 6 mg (N3) ........ 12,95
30 ml 6 mg/ml (20 Tr.) (N1) ........ 9,20
100 ml 6 mg/ml (20 Tr.) ........ 19,95

## Norfloxacin *Rp* [WS] 1983 C

Bakterizid wirkendes Antibiotikum aus der Gruppe der Fluorchinolone (Gyrasehemmer). Wirksamkeit auf gramnegative Keime in der Regel besser als auf grampositive Keime. Zwischen den Fluorchinolonen besteht eine komplette Kreuzresistenz. Anwendung am Auge bei bakteriellen Konjunktivitiden. Bioverfügbarkeit 35–40%. Halbwertszeit 3–4 h. Elimination 30–40% unverändert renal ca. 20% Metabolite.

**Ind.:** Unkomplizierte bakterielle Infektionen der ableitenden Harnwege. Oberflächliche Infektionen des Auges.

**Kontraind., UW:** s. Gyrasehemmer.

**Dosis:** *Oral*: 2-mal 400 mg/d für 7–10 Tage. Bei unkomplizierter Zystitis einmalige Gabe von 400 mg/d. Bei Niereninsuffizienz mit Kreatininclearance unter 30 ml/min Dosisintervall auf 24 h erhöhen. *Auge*: 4-mal tgl. 1 Tr., ggf. am ersten Tag 1 Tr. alle 2 h.

**Barazan®** (Dieckmann)

10 Tbl. 400 mg (N1) ........ 16,16
20 Tbl. 400 mg (N2) ........ 22,71
50 Tbl. 400 mg (N3) ........ 42,28

**Chibroxin®** (Laboratoires Thea)

5 ml Augentr. 0,3% (N1) ........ 13,66

**Firin®** (Schwarz Pharma)

6 Filmtbl. 400 mg (N1) ........ 13,07
10 Filmtbl. 400 mg (N1) ........ 15,65
20 Filmtbl. 400 mg (N2) ........ 21,76
50 Filmtbl. 400 mg (N3) ........ 40,14

## Norgestimat *Rp* [US] 1986 C

Gestagen aus der Gruppe der 19-Nortestosteronderivate mit ähnlichen Wirkungen wie Norethisteron (s. dort). Norgestimat ist ein Prodrug, das durch Deacetylierung schnell in seinen aktiven Metaboliten Norelgestromin (s. dort) umgewandelt wird. Norgestimat wird als Gestagenkomponente in hormonalen Kontrazeptiva mit einer Tagesdosis von 250 µg eingesetzt (s. Ethinylestradiol + Norgestimat).

## Nortriptylin *Rp* [ML]

Trizyklisches Antidepressivum, Hauptmetabolit des Amitriptylin (s. dort und unter Depression), mit geringeren sedierenden und vegetativen UW als dieses. Wird nach oraler Gabe gut resorbiert, in der Leber zunächst zum aktiven 10-OH-Nortriptylin metabolisiert, Halbwertszeit ca. 30 h. Therapeutische Plasmaspiegel 50–150 ng/ml. Primär wird jedoch nach klinischer Symptomatik dosiert.

**Ind.:** Depressive Krankheiten.

**Kontraind., UW, WW:** s. Amitriptylin.

**Dosis:** 2- bis 3-mal 10–50 mg/d oral, langsam steigernd, stationär bis 225 mg/d, einmalige Gabe am Abend ist möglich. Nach Wirkungseintritt Erhaltungstherapie für ca. 6 Monate mit der therapeutisch wirksamen Dosis. Anschließend ausschleichend absetzen.

**Nortrilen®** (Lundbeck)

20 Drg. 10 mg (N1) ........ (FB 11,24) 11,22
50 Drg. 10 mg (N2) ........ (FB 13,41) 13,36
20 Drg. 25 mg (N1) ........ (FB 13,13) 13,08
50 Drg. 25 mg (N2) ........ (FB 17,37) 17,37
100 Drg. 25 mg (N3) ........ (FB 25,08) 25,08

## Noscapin *Rp* [BL]

Natürlich vorkommendes Opiumalkaloid der Benzoisochinolingruppe. Verwendung als Antitussivum ohne sonstige zentralnervöse Wirkungen. Noscapin kann Histamin freisetzen, höhere Dosen können Bronchokonstriktion und Hypotonie hervorrufen. Halbwertszeit 2,6–4,5 h, Bioverfügbarkeit 30% mit 4facher interindividueller Variation.

**Ind.:** Husten.

**Kontraind.:** Paragruppenallergie (Saft). Enthält Ethanol (Tr. 30 Vol.%).

**Dosis:** Erw. und Kdr. ab 12 J. 3-mal 50 mg/d oral, Kdr. 3–12 J. 3-mal 25 mg/d, Sgl. und Kleinkdr. 2-mal 12,5 mg/d.

**Capval®** (Dreluso)

20 Drg. 25 mg (N2) ........ (FB 12,20) 12,20
30 ml Tr. (25 mg/ml) (N2) ........ (FB 13,00) 13,00
100 ml Saft (5 mg/g) (N1) ........ (FB 12,97) 12,97

## Nystatin [UF]

Antimykotikum aus der Gruppe der Polyenantibiotika mit schmalem Wirkungsspektrum, das im Wesentlichen Candidaarten erfasst. Nystatin wirkt fungistatisch durch Hemmung der Ergosterolsynthese ähnlich wie Amphotericin B (s. dort). Resistenzentwicklungen in vitro sind bei einigen Candidaarten nachgewiesen. Dabei entwickelt sich gleichzeitig eine Resistenz gegenüber Amphotericin B. Unter der Therapie scheinen Resistenzentwicklungen jedoch sehr selten zu sein. Nystatin wird nach oraler Gabe kaum resorbiert und kann daher nicht bei systemischen Pilzinfektionen eingesetzt werden. Eine therapeutische Nutzung erfolgt nur auf der Haut und auf Schleimhäuten einschließlich des Gastrointestinaltrakts. Behandlungsdauer in der Regel 8–14 Tage, mindestens aber 48 h über den klinischen Erfolg hinaus.

**Ind.:** Candidainfektionen der Haut und Schleimhaut, im Ano-Genitalbereich (Windeldermatitis, Windelsoor), der Nägel und des behaarten Kopfes. Vulvovaginale Candidainfektionen, Balanitis. Hefeinfektionen der Mundhöhle, des Nasen- und Rachenraumes, der Speiseröhre und des Magen-Darmtrakts. Hefebefall des Respirationstraktes, Candidaurethritis und -Zystitis sowie Candidainfektionen des Auges.
**Kontraind.:** Schwangerschaft, Stillzeit.
**UW:** Nach oraler Gabe selten Nausea, Erbrechen und Diarrhö, allergische Reaktionen, z. B. an der Haut mit Juckreiz, Rötung, Brennen, Pusteln. Bei topischer Anwendung Rötung, Brennen, selten allergische Kontaktdermatitis.
**Dosis:** *Oral*: Bei ösophagealen und intestinalen Candidainfektionen 3- bis 4-mal/d 1 Mio. I.E. über 8 Tage, anschließend 3- bis 4-mal/d 500.000 I.E. über weitere 8 Tage. Säuglinge erhalten 4- bis 6-mal/d 50–100.000 I.E. Bei Infektionen im Bereich der Mundschleimhaut 4- bis 6-mal/d 100.000 I.E., Säuglinge 4- bis 6-mal/d 50.000–100.000 I.E. als Susp., Mundgel oder Lutschpastillen.
*Steriles Pulver*: Zur Aerosoltherapie bei Lungenmykosen, Instillationstherapie in der Urologie und Anwendung als Augentropfen.
*Candidainfektionen der Haut*: Creme, Salbe, Paste oder Puder 2- bis 3-mal/d, Softpaste 3- bis 5-mal/d.
*Candidavulvitis*: Vaginalcreme (1 Applikatorfüllung 4 g), Vaginaltabletten (100.000 I.E.) oder Vaginalovula (200.000 I.E.) 1- bis 2-mal/d an 6–12 Tagen tief in die Scheide einführen. Zur Vermeidung einer Reinfektion Partner mitbehandeln.

**Candio-Hermal**® (Hermal)

20 g Creme (100.000 I.E./g) (N1) ........ (FB 7,05) 7,05
50 g Creme (100.000 I.E./g) (N2) ........ (FB 13,47) 13,47
20 g Softpaste (100.000 I.E./g) (N1) ........ (FB 7,05) 7,05
50 g Softpaste (100.000 I.E./g) (N2) ........ (FB 13,47) 13,47
20 g Salbe (100.000 I.E./g) (N1) ........ (FB 7,05) 7,05
50 g Salbe (100.000 I.E./g) (N2) ........ (FB 13,47) 13,47
24 ml Fertigsusp. (100.000 I.E./ml) (N1) ........ (FB 6,61) 6,61
50 ml Fertigsusp. (100.000 I.E./ml) (N2) ........ (FB 11,51) 11,51
50 Drg. (500.000 I.E.) (N2) ........ (FB 28,47) 28,47
100 Drg. 500.000 I.E. (N3) ........ (FB 48,62) 48,62
20 g Mundgel (250.000 I.E./g) (N2) ........ (FB 8,02) 8,02

**Nystatin Lederle** (ICN)

25 g Creme (100.000 I.E./1 g) (N1) ........ (FB 8,25) 8,25
50 g Creme (100.000 I.E./1 g) (N2) ........ (FB 13,47) 13,47
100 g Creme (100.000 I.E./1 g) (N3) ........ (FB 22,01) 21,87
25 g Salbe (100.000 I.E./1 g) (N1) ........ (FB 8,25) 8,25
50 g Salbe (100.000 I.E./1 g) (N2) ........ (FB 13,47) 13,47
100 g Salbe (100.000 I.E./1 g) (N3) ........ (FB 22,01) 21,87
25 g Paste (100.000 I.E./1 g) (N1) ........ (FB 8,25) 8,25
50 g Paste (100.000 I.E./1 g) (N2) ........ (FB 13,47) 13,47
100 g Paste (100.000 I.E./1 g) (N3) ........ (FB 22,01) 21,87
50 Filmtbl. 500.000 I.E. (N2) ........ (FB 28,47) 28,47
100 Filmtbl. 500.000 I.E. (N3) ........ (FB 48,62) 48,62
10 Ovula 100.000 I.E. (N1) ........ (FB 6,31) 6,31
10 Ovula (N1) + 25 g Salbe (N1) (Kombipack.) ........ (FB 11,82) 11,82
1 Fl. steriles Pulver 500.000 I.E. (N1) ........ 26,62
30 ml Tr. (100.000 I.E./ml) (N1) ........ (FB 7,83) 7,83
30 ml Tr. mit Dosierpumpe (100.000 I.E./ml) (N1) ........ (FB 7,83) 7,83
50 ml Tr. mit Dosierpumpe (100.000 I.E./ml) (N2) ........ (FB 11,51) 11,51

## Nystatin + Zinkoxid [UF]

Kombination eines Lokalantimykotikums mit Zinkoxid zur Anwendung bei Mykosen der Haut und im Ano-Genitalbereich (Windeldermatitis). Nystatin (s. dort) hat ein schmales Wirkungsspektrum und erfasst im Wesentlichen Candidaarten. Additiva wie Zinkoxid können die Abheilung durch ihren abdeckenden und trocknenden Effekt begünstigen.
**Ind.:** Candidainfektionen der Haut und im Ano-Genitalbereich, z. B. Windeldermatitis.
**UW:** s. Nystatin.

**Mykundex**® **Heilsalbe** (Riemser)
**Best.:** 1 g Salbe enth.: Nystatin 100.000 I.E., Zinkoxid 200 mg.
**Dosis:** 1- bis 3-mal/d. auf die befallenen Hautstellen auftragen.

20 g Heilsalbe (N1) ........ (FB 6,69) 6,64
50 g Heilsalbe (N2) ........ (FB 12,75) 11,95
100 g Heilsalbe (N3) ........ (FB 20,78) 20,43

**Multilind**® **Heilpaste** (STADA)
**Best.:** 1 g Paste enth.: Nystatin 100.000 I.E., Zinkoxid 200 mg.
**Dosis:** Ein- bis mehrmals tgl. auf die befallenen Hautstellen auftragen.

25 g Paste (N1) ........ (FB 7,83) 7,80
50 g Paste (N2) ........ (FB 12,75) 12,75
100 g Paste + Dispenser (N3) ........ (FB 20,78) 20,78

# O

## Obidoxim [GK]

Wirkt bei einigen Alkylphosphatvergiftungen als Cholinesterasereaktivator. Die Aktivität der Cholinesterase wird durch Dephosphorylierung des aktiven Zentrums wieder hergestellt, wobei die Substanz selbst phosphoryliert wird. Obidoxim ist unwirksam bei Intoxikation mit Carbamaten und Methylphosphorsäureestern, z. B. Dimethoat, Endothion, Fenthion, Formothion, Mephinvos und Trichlorphon sowie bei zu weit fortgeschrittener Alterung des Organophosphatenzymkomplexes. Abhängig von dem Organophosphat kann die Behandlung mit Obidoxim noch nach vielen Stunden sinnvoll sein. Obidoxim ist polar und durchdringt die Bluthirnschranke nur schwer, weshalb ein Antidoteffekt im Gehirn allenfalls schwach ausgeprägt ist.

**Ind.:** Organophosphatvergiftungen.

**Kontraind.:** Carbamatvergiftung.

**UW:** Hitze- und Spannungsgefühl im Kopf, Kältegefühl bei Inspiration im Nasenrachenraum und auf der Gesichtshaut.

**Dosis:** Im Anschluss an die Atropingabe 250 mg Obidoxim (4 mg/kg) langsam i.v., Wiederholung 1- bis 2-mal im Abstand von 2 h. Weitere Obidoximgabe entsprechend quantitativer Bestimmung der Cholinesteraseaktivität und ihrer Reaktivierbarkeit.

**Toxogonin**® (Merck)
5 Amp. (250 mg/1 ml) (N1) ................................ 30,52

## Octreotid *Rp* [US] 1990 **B**

Somatostatinanalog, das die Freisetzung anderer Peptidhormone aus dem Hypophysenvorderlappen (Somatotropin, Thyrotropin) oder aus dem Gastrointestinaltrakt (Gastrin, Glucagon, Insulin, Vasoaktives-Intestinales-Peptid) hemmt. Octreotid wirkt stärker und länger als Somatostatin. Symptomatisch wirksam bei endokrin aktiven Tumoren des Gastrointestinaltrakts und bei Akromegalie. Halbwertszeit nach s.c.-Gabe 88–113 min.

**Ind.:** Metastasierende Karzinoide, VIPome, Glucagonome, Akromegalie, Prophylaxe postoperativer Komplikationen nach Pankreaschirurgie.

**UW:** Schmerzen am Injektionsort. Appetitlosigkeit, Übelkeit, Erbrechen, krampfartige Bauchschmerzen, Blähungen, Flatulenz, Diarrhö, Steatorrhö, selten Ileussymptome. Postprandiale Hyperglykämie, vereinzelt Leber- und Gallenblasenfunktionsstörungen. Akute Hepatitis mit Anstieg von Transaminasen, Bilirubin, alkalischer Phosphatase und Gallensteinbildung.

**WW:** Verminderung des Insulinbedarfs bei Diabetikern sowie intestinaler Resorption von Ciclosporin und Cimetidin.

**Dosis:** *Akromegalie*: Initialdosis 0,05–0,1 mg s.c. alle 8–12 h, ggf. bis zur durchschnittlichen Tagesdosis von 0,3 mg steigern. Langzeittherapie mit LAR-Monatsdepot initial 20 mg i.m. alle 4 Wochen, ggf. nach 3 Monaten Dosis auf 10 mg oder 30 mg/Monat anpassen und zusätzlich Gabe s.c. von Einzeldosen.
*Endokrin aktive gastrointestinale Tumoren*: Initial 0,05 mg s.c. 1- bis 2-mal/d, ggf. schrittweise auf 3-mal 0,1–0,2 mg/d steigern. Erhaltungsdosis individuell anpassen. Langzeittherapie mit LAR-Monatsdepot wie bei Akromegalie.
*Pankreaschirurgie*: 0,1 mg s.c. 1 h präoperativ, postoperativ 3-mal 0,1 mg/d s.c. über 7 Tage.

**Sandostatin**® (Novartis)
5 Amp. (0,05 mg/1 ml) (N1) ................................ 47,05
30 Amp. (0,05 mg/1 ml) (N3) ................................ 235,25
5 Amp. (0,1 mg/1 ml) (N1) ................................ 81,75
30 Amp. (0,1 mg/1 ml) (N3) ................................ 443,47
5 Amp. (0,5 mg/1 ml) (N1) ................................ 362,93
30 Amp. (0,5 mg/1 ml) (N3) ................................ 2130,57
1 Mehrfachentnahmefl. (1 mg/5 ml) (N1) ................... 152,03
10 Mehrfachentnahmefl. (1 mg/5 ml) (N2) ................... 1435,76
5 Inj.-Lsg. für Pen (1,5 mg/3 ml) (N1) ..................... 1079,18
10 Inj.-Lsg. für Pen (1,5 mg/3 ml) (N2) ..................... 2148,98
1 Inj.-Fl. LAR-Monatsd. 10 mg + 200 mg Retardmikrokps. + Susp.-Lsg. + Inj.-Set. (N1) ............... 1200,02
3 Inj.-Fl. LAR-Monatsd. 10 mg + 200 mg Retardmikrokps. + Susp.-Lsg. + Inj.-Set. (N2) ............... 3450,00
1 Inj.-Fl. LAR-Monatsd. 20 mg + 400 mg Retardmikrokps. + Susp.-Lsg. + Inj.-Set. (N1) ............... 2000,00
3 Inj.-Fl. LAR-Monatsd. 20 mg + 400 mg Retardmikrokps. + Susp.-Lsg. + Inj.-Set. (N2) ............... 5700,00
1 Inj.-Fl. LAR-Monatsd. 30 mg + 600 mg Retardmikrokps. + Susp.-Lsg. + Inj.-Set. (N1) ............... 2550,00
3 Inj.-Fl. LAR-Monatsd. 30 mg + 600 mg Retardmikrokps. + Susp.-Lsg. + Inj.-Set. (N2) ............... 7200,00

## Ofloxacin *Rp* [WS] 1985 **C**

Bakterizid wirkendes Antibiotikum aus der Gruppe der Fluorchinolone (Gyrasehemmer). Wirksamkeit auf gramnegative Keime in der Regel besser als auf grampositive Keime. Zwischen den Fluorchinolonen besteht eine komplette Kreuzresistenz. Anwendung am Auge bei bakteriellen Konjunktivitiden.

Bioverfügbarkeit ca. 90%. Halbwertszeit 6 h. Plasmaeiweißbindung ca. 6%. Elimination unverändert renal. Ofloxacin erreicht 3–6fach höhere Serumkonzentrationen als Ciprofloxacin, sodass die geringere in-vitro-Wirksamkeit ausgeglichen wird und beide Substanzen ähnlich effektiv sind.

**Ind.:** Atemwegs- und Harnwegsinfektionen, Gonorrhö, Chlamydien- und Mykoplasmeninfektionen sowie Salmonellosen und Legionellosen. Oberflächliche Infektionen des Auges.

**Kontraind., UW:** s. Gyrasehemmer.

**Dosis:** 2-mal 100–200 mg/d oral oder als i.v.-Kurzinfusion, in schweren Fällen 2-mal 400 mg/d. Wegen Kristalluriegefahr ausreichende Flüssigkeitszufuhr. Bei unkomplizierten Harnwegsinfektionen und Gonorrhö 2-mal 100 mg/d über 3 Tage. Bei Kreatininclearance unter 20 ml/min 1-mal 100 mg/d. *Auge*: 4-mal tgl. 1 Tr. oder 3-mal/d 1 cm Salbenstrang.

**Floxal**® (Mann)

| | |
|---|---|
| 3 g Augensalbe (3 mg/g) (N1) | 13,48 |
| 5 ml Augentr.(3 mg/ml) (N1) | 13,48 |
| 10× 0,5 ml EDO Augentr. (N1) | 13,48 |
| 30× 0,5 ml EDO Augentr. (N2) | 16,59 |
| 3 g Salbe (N1) + 10 ml Tr. (Kombipack.) | 16,31 |

**Oflohexal**® (Hexal)

| | |
|---|---|
| 6 Filmtbl. 100 mg (N1) | 13,66 |
| 10 Filmtbl. 200 mg (N1) | 21,27 |
| 20 Filmtbl. 200 mg (N2) | 34,54 |
| 10 Filmtbl. 400 mg (N1) | 33,63 |

**Ofloxacin-ratiopharm**® (ratiopharm)

| | |
|---|---|
| 5 Inj.-Lsg. (100 mg/50 ml) (N2) | 104,56 |
| 5 Inj.-Lsg. (200 mg/100 ml) (N2) | 139,97 |
| 5 Inj.-Lsg. (400 mg/200 ml) (N2) | 212,45 |
| 6 Filmtbl. 100 mg (N1) | 13,66 |
| 6 Filmtbl. 200 mg (N1) | 19,67 |
| 10 Filmtbl. 200 mg (N1) | 21,27 |
| 20 Filmtbl. 200 mg (N2) | 34,54 |
| 50 Filmtbl. 200 mg (N3) | 73,16 |
| 10 Filmtbl. 400 mg (N1) | 33,63 |
| 20 Filmtbl. 400 mg (N2) | 59,03 |
| 50 Filmtbl. 400 mg (N2) | 138,50 |

**Tarivid**® (Aventis)

| | |
|---|---|
| 5 Inf.-Fl. (200 mg/100 ml) (N2) | 165,59 |
| 5 Inf.-Fl. (400 mg/200 ml) (N2) | 234,26 |
| 6 Filmtbl. Uro-Tarivid® 100 mg (N1) | 13,66 |
| 10 Filmtbl. 200 mg (N1) | 25,84 |
| 20 Filmtbl. 200 mg (N2) | 41,75 |
| 50 Filmtbl. 200 mg (N3) | 83,40 |
| 10 Filmtbl. 400 mg (N1) | 36,98 |
| 20 Filmtbl. 400 mg (N2) | 63,89 |

## Olanzapin *Rp* [ML] 1996 C

Atypisches Neuroleptikum aus der Gruppe der Thienobenzodiazepine mit ähnlichen Eigenschaften wie Clozapin (s. dort). Olanzapin blockiert vor allem 5HT$_2$-Serotoninrezeptoren und D$_2$-Dopaminrezeptoren, in geringerem Ausmaß auch D$_1$- und D$_4$-Dopaminrezeptoren, Muscarinrezeptoren, Alpha$_1$-Rezeptoren und H$_1$-Histaminrezeptoren. Olanzapin bessert die Plus- und Minussymptomatik bei schizophrenen Psychosen und verursacht relativ wenig extrapyramidale Störungen. Auch die Prolaktinspiegel im Serum stiegen nicht an. Belastend sind jedoch Gewichtsanstiege bis zu 30 kg und eine diabetogene Wirkung. Olanzapin wird nach oraler Gabe gut resorbiert, Bioverfügbarkeit 80–100%, Halbwertszeit 30–52 h.

**Ind.:** Schizophrenie.

**Kontraind.:** Engwinkelglaukom; Vorsicht bei Prostatahyperplasie sowie bei niedrigen Leukozytenwerten, obwohl bei Patienten mit Clozapin-induzierter Neutropenie in der Anamnese die Leukozyten nicht abnahmen. In der Schwangerschaft und in der Stillzeit nur begrenzte Erfahrungen.

**UW:** Häufig Schläfrigkeit, Gewichtszunahme, gelegentlich Schwindel, Ödeme, orthostatische Hypotonie, Lebertransaminaseanstiege, Obstipation und Mundtrockenheit. Extrapyramidale Symptome seltener als mit anderen Neuroleptika. Das Risiko von Spätdyskinesien nimmt bei Langzeitbehandlung zu. Bei älteren Patienten mit Demenz sind Mortalität und Schlaganfallsrisiko erhöht.

**WW:** Der Metabolismus von Olanzapin wird durch Carbamazepin und Rauchen beschleunigt. CYP1A2-Hemmstoffe (z. B. Fluvoxamin, Ciprofloxacin) hemmen den Metabolismus von Olanzapin. Olanzapin schwächt die Wirkung Dopaminagonisten ab. Bei gleichzeitiger Gabe von Olanzapin und Valproinsäure häufig Neutropenie.

**Dosis:** Initial 1-mal 10 mg/d oral, ggf. nach Erreichen des Gleichgewichts (7 Tage) auf 5–20 mg/d anpassen.

**Zyprexa**® (Lilly)

| | |
|---|---|
| 1 Durchstechfl. mit Pulver 10 mg | 20,37 |
| 28 Filmtbl. 2,5 mg (N2) | 65,45 |
| 56 Filmtbl. 2,5 mg (N3) | 121,48 |
| 28 Filmtbl. 5 mg (N2) | 97,39 |
| 56 Filmtbl. 5 mg (N3) | 185,39 |
| 56 Filmtbl. 7,5 mg (N3) | 273,42 |
| 28 Filmtbl. 10 mg (N2) | 185,43 |
| 56 Filmtbl. 10 mg (N3) | 361,43 |
| 28 Filmtbl. 15 mg (N2) | 273,42 |
| 56 Filmtbl. 15 mg (N3) | 537,45 |
| 28 Filmtbl. 20 mg (N2) | 317,43 |
| 28 Schmelztbl. 5 mg (N2) | 97,39 |
| 56 Schmelztbl. 5 mg (N3) | 185,39 |
| 28 Schmelztbl. 10 mg (N2) | 185,43 |
| 56 Schmelztbl. 10 mg (N3) | 361,43 |
| 28 Schmelztbl. 15 mg (N2) | 273,42 |
| 56 Schmelztbl. 15 mg (N3) | 537,45 |
| 28 Schmelztbl. 20 mg (N2) | 317,43 |

## Olmesartan *Rp* [US] 2002 **C**

$AT_1$-Rezeptorantagonist (s. dort und *Tabelle II.2*). Aus dem Prodrug Olmesartanmedoxomil wird der pharmakologisch aktive Metabolit Olmesartan durch Esterasen in der Darmmukosa und im Pfortaderblut gebildet. Orale Bioverfügbarkeit 25,6%, kaum Einfluss durch gleichzeitige Nahrungsaufnahme, maximaler Plasmaspiegel nach 2 h. Ausscheidung hepatobiliär (60%) und renal (40%), Eliminationshalbwertszeit 10–15 h.

**Ind.:** Hypertonie.

**Kontraind.:** s. $AT_1$-Rezeptorantagonisten. Schwere Niereninsuffizienz, Gallenwegsobstruktion.

**UW, WW:** s. $AT_1$-Rezeptorantagonisten.

**Dosis:** 1-mal 10 mg/d oral, bei ungenügender Blutdrucksenkung ggf. 1-mal 20 mg und maximal 40 mg/d. Maximale Tagesdosis bei älteren Patienten oder Niereninsuffizienz (Kreatininclearance 20–60 ml/min) 20 mg.

**Olmetec**® (Sankyo)

28 Filmtbl. 10 mg (N1) ..... (FB 31,77) 28,47
56 Filmtbl. 10 mg (N2) ..... (FB 51,39) 45,88
98 Filmtbl. 10 mg (N3) ..... (FB 79,24) 65,04
28 Filmtbl. 20 mg (N1) ..... (FB 36,96) 32,19
56 Filmtbl. 20 mg (N2) ..... (FB 61,16) 53,14
98 Filmtbl. 20 mg (N3) ..... (FB 95,48) 74,60
28 Filmtbl. 40 mg (N1) ..... (FB 43,48) 37,51
56 Filmtbl. 40 mg (N2) ..... (FB 73,38) 61,92
98 Filmtbl. 40 mg (N3) ..... (FB 115,83) 88,80

**Votum**® (Berlin-Chemie)

28 Filmtbl. 10 mg (N1) ..... (FB 31,77) 28,47
56 Filmtbl. 10 mg (N2) ..... (FB 51,39) 45,88
98 Filmtbl. 10 mg (N3) ..... (FB 79,24) 65,04
28 Filmtbl. 20 mg (N1) ..... (FB 36,96) 32,19
56 Filmtbl. 20 mg (N2) ..... (FB 61,16) 53,14
98 Filmtbl. 20 mg (N3) ..... (FB 95,48) 74,60
28 Filmtbl. 40 mg (N1) ..... (FB 43,48) 37,51
56 Filmtbl. 40 mg (N2) ..... (FB 73,38) 61,92
98 Filmtbl. 40 mg (N3) ..... (FB 115,83) 88,80

## Olopatadin *Rp* [US] 2004 **C**

$H_1$-Rezeptorantagonist zur topischen Behandlung der allergischen Konjunktivitis mit ähnlichen Eigenschaften wie Azelastin (s. dort). Olopatadin hemmt neben $H_1$-Rezeptoren die Freisetzung von Histamin aus Mastzellen. Geringe systemische Resorption nach topischer Applikation (0,5–2%), Halbwertszeit 8–12 h.

**Ind.:** Allergische Konjunktivitis.

**Kontraind.:** Olopatadinüberempfindlichkeit.

**UW:** Gelegentlich okuläres Missempfinden (Pruritus, Hyperämie, Keratitis, Sekretbildung), trockenes Auge, Lidödem, Fremdkörpergefühl, Lichtscheu, Kopfschmerzen, Asthenie, Schwindelgefühl, trockene Nase.

**Dosis:** 2-mal/d 1 Tr. in das betroffene Auge.

**Opatanol**® (Alcon)

5 ml Augentropf. (1 mg/ml) (N1) ..... 17,50

## Olsalazin *Rp* [HK] 1989 **B**

Mittel zur Behandlung chronisch entzündlicher Darmkrankheiten. Azoverbindung aus 2 Molekülen Mesalazin (5-Aminosalicylsäure). Nach oraler Gabe wird etwa 1% Olsalazin aus dem Dünndarm resorbiert. Der Rest gelangt in das Kolon und wird dort ähnlich wie Sulfasalazin durch bakterielle Azoreduktasen in die eigentliche Wirkform Mesalazin gespalten. Etwa 20% des gebildeten Mesalazin wird im Kolon resorbiert und nach Acetylierung im Urin ausgeschieden. Nicht resorbiertes Mesalazin wird mit dem Stuhl ausgeschieden.

**Ind.:** Leichte und mittelschwere Schübe der akuten Colitis ulcerosa. Rezidivprophylaxe der Colitis ulcerosa.

**Kontraind.:** Überempfindlichkeit gegen Salicylate, schwere Leber- und Nierenfunktionsstörungen, Anwendung bei Kleinkdr., bei Patienten mit krankhaft erhöhter Blutungsneigung, in Schwangerschaft und Stillperiode.

**UW:** Durchfall bei ca. 20% der Patienten. Seltener Übelkeit, Kopfschmerzen, Hautreaktionen.

**Dosis:** Morgens und abends je 500 mg.

**Dipentum**® (UCB)

100 Kps. 250 mg (N2) ..... 67,63
300 Kps. 250 mg (N3) ..... 168,95
50 Tbl. 500 mg (N1) ..... 67,63
100 Tbl. 500 mg (N2) ..... 114,42
300 Tbl. 500 mg (N3) ..... 296,60

## Omega-3-Säureethylester *Rp* [US]

Ungesättigte Fettsäuren zur adjuvanten Behandlung von Herzinfarkt und Hypertriglyzeridämie. Omega-3-Säureethylester enthalten ein Gemisch aus Doconexent-Ethyl und Icosapent-Ethyl. Sie werden nach oraler Gabe bei der Resorption vollständig hydrolysiert und als Icosapent und Doconexent in verschiedene Phospholipide eingebaut. Die beiden Omega-3-Fettsäuren dienen dann als Substrate für die Bildung verschiedener Eicosanoide. Die 3,5-jährige Einnahme von Omega-3-Fettsäuren senkte die kardiovaskuläre Letalität um 17% und die Gesamtletalität um 14% (GISSI-Prevenzione 1999). Bisher ist nicht bekannt, ob Omega-3-Fettsäuren die Wirkung von Statinen verstärken.

**Ind.:** Sekundärprophylaxe nach Herzinfarkt zusätzlich zur Standardtherapie. Hypertriglyzeridämie, wenn diätetische Maßnahmen oder Statine allein nicht ausreichen.

**Kontraind.:** Schwangerschaft, Stillzeit. Vorsicht bei Antikoagulanzientherapie (Kontrolle) und bei Patienten mit hohem Blutungsrisiko, verlängerte Blutungszeit berücksichtigen.

**UW:** Häufig Dyspepsie, Übelkeit. Gelegentlich Bauchschmerzen, Gastroenteritis, Hypersensitivität, Schwindel, Geschmacksstörungen, Transaminaseanstiege (regelmäßige Kontrolle bei höheren Dosen).
**WW:** Möglicherweise mit Warfarin, daher Kontrolle der Prothrombinzeit bei gleichzeitiger Gabe von Warfarin.
**Dosis:** *Hypertriglyzeridämie*: 2 Weichkaps./d oral, ggf. bis zu 4 Weichkaps./d. *Herzinfarkt*: 1-mal tgl. 1 Weichkps./d.

**Omacor**® (Solvay)
**Best.:** 1 Weichkaps. enth.: 90% Omega-3-Säurenethylester 1000 mg davon Doconexent-Ethyl (380 mg) und Icosapent-Ethyl (460 mg).

28 Weichkaps. 1000 mg (N1) ................................ 37,53
100 Weichkaps. 1000 mg (N3) .............................. 104,39

## Omeprazol *Rp* [HK] 1989 A

Protonenpumpenblocker zur Hemmung der Magensäuresekretion. Omeprazol hemmt selektiv das Enzym $H^+,K^+$-ATPase („Protonenpumpe"), das in der Parietalzelle für die Sekretion von Säure verantwortlich ist. Als schwache Base reichert sich Omeprazol zunächst im sauren Bereich der Parietalzelle an und wird dort durch Protonierung in die eigentliche Wirkform, das Omeprazolsulfenamid, umgewandelt. Das Sulfenamid bindet irreversibel an die ATPase und blockiert damit deren Aktivität. Omeprazol verringert die basale und die stimulierte Säuresekretion, unabhängig von der Art des Stimulus. In Studien verhinderte Omeprazol ebenso wirksam wie Misoprostol medikamenteninduzierte Ulzera.
Omeprazol wird rasch im Dünndarm resorbiert und erreicht nach 1–3 h maximale Plasmaspiegel. Halbwertszeit ca. 1 h. Da Omeprazol jedoch im Bereich der Parietalzelle akkumuliert, ist die säurehemmende Wirkung erheblich länger als die Gegenwart im Plasma. Nach fast vollständiger Metabolisierung wird es im Wesentlichen über die Nieren eliminiert. Wegen seiner Instabilität in sauren Lösungen wird Omeprazol in magensaftresistenten, dünndarmlöslichen Kapseln gegeben.
**Ind.:** Zur Kombinationstherapie bei H.-pylori-Eradikation. Ulcus duodeni et ventriculi, Refluxösophagitis, Zollinger-Ellison-Syndrom. Langzeitbehandlung zur Rezidivprophylaxe bei schwerer Refluxösophagitis.
**Kontraind.:** Strenge Indikationsstellung während Schwangerschaft und Stillzeit. Bei schwerkranken Patienten, vor allem solchen mit instabilen Kreislaufverhältnissen, ist aufgrund der möglichen Nebenwirkungen die Indikation streng zu stellen. Soweit möglich, sind bei diesen Patienten Untersuchungen der Seh- und Hörfunktion und des Augenhintergrundes vor und während der Anwendung von Omeprazol durchzuführen.
**UW:** Gelegentlich Schwindel, Kopfschmerzen, Durchfall, Verstopfung. Die nach Omeprazol zu beobachtende Hypergastrinämie ist Folge der Blockade der Säuresekretion. Bei Ratten, die 2 Jahre lang mit hohen Dosen Omeprazol behandelt wurden, entwickelten sich als Folge der chronischen Hypergastrinämie Karzinoide des Magens. Beim Menschen gibt es bisher keinen Beweis dafür, dass die säurehemmende Therapie zu Karzinoiden führt. Gelegentliche Fälle von Schleiersehen oder Geschmacksveränderungen waren in der Regel reversibel. Sehr selten kann es zu Hörstörungen bis hin zum Hörverlust kommen. Aufgrund von Einzelfallmeldungen besteht der Verdacht, dass es in seltenen Fällen insbesondere bei der i.v.-Anwendung von Omeprazol zu Sehstörungen (Verschwommensehen, Sehschärfeverlust bis zur Erblindung) und Hörstörungen kommen kann.
**WW:** Omeprazol wird hauptsächlich über CYP2C19 abgebaut. Die Elimination der CYP2C19-Substrate Diazepam und Phenytoin, kann daher verlängert sein.
**Dosis:** Protonenpumpenhemmer werden erst im sauren Milieu der Belegzelle in die aktive Form umgewandelt. Sie sind daher am wirksamsten, wenn sie vor oder mit einer Mahlzeit eingenommen werden, d. h. wenn die Belegzelle maximal aktiviert ist.
*Eradikation des H. pylori* (s. Teil I, *Tabelle 4.3*): In Kombination mit Clarithromycin und einem weiteren Antibiotikum je 20 mg Omeprazol vor Frühstück und Abendessen für 7 Tage.
*Monotherapie bei Ulcus duodeni et ventriculi, Refluxösophagitis:* 20 mg/d vor dem Frühstück. Therapiedauer bei Ulcus duodeni 2 Wochen (bei ungenügender Heilung 2 weitere Wochen), Ulcus ventriculi und Refluxösophagitis 4 Wochen (evtl. weitere 4 Wochen). In Einzelfällen können 40 mg/d gegeben und die Therapiedauer auf 4 Wochen (Duodenalulkus) bis 8 Wochen (Magenulkus und Refluxösophagitis) verlängert werden. Laut Fachinformation ist die Dauer der Behandlung in der Langzeitanwendung bei Patienten mit schwerer Refluxösophagitis auf 1 Jahr begrenzt, da die Arzneimittelsicherheit über längere Zeiträume nicht ausreichend belegt ist. Wenn eine orale Medikation nicht möglich ist, i.v.-Infusion von 1-mal 10–20 mg/d in 100 ml 0,9% NaCl-Lsg. oder 5% Glucoselösung.
*Zollinger-Ellison-Syndrom*: Die Dosierung muss individuell angepasst werden. Initial werden 1-mal 80 mg/d empfohlen. Die weitere Dosierung richtet sich nach dem klinischen Bild. Die meisten Patienten sind mit Dosen zwischen 20 und 120 mg gut einstellbar. Werden mehr als 80 mg/d benötigt, soll die Tagesdosis auf 2 Einzeldosen aufgeteilt werden.

Eine zeitliche Begrenzung der Anwendung ist nicht vorgesehen.

**Antra MUPS**® (AstraZeneca)
1 Durchstechfl. 40 mg Trockensubst. (N1) ... 17,08
15 Tbl. 10 mg (N1) ... (FB 22,19) *23,19*
30 Tbl. 10 mg (N2) ... (FB 35,25) *36,25*
60 Tbl. 10 mg (N3) ... (FB 61,55) *62,55*
90 Tbl. 10 mg (N3) ... (FB 88,03) *89,03*
15 Tbl. 20 mg (N1) ... (FB 28,18) *29,17*
30 Tbl. 20 mg (N2) ... (FB 47,29) *48,29*
60 Tbl. 20 mg (N3) ... (FB 85,89) *86,88*
90 Tbl. 20 mg (N3) ... (FB 124,75) 124,75
15 Tbl. 40 mg (N1) ... (FB 36,78) *62,88*
30 Tbl. 40 mg (N2) ... (FB 64,67) *116,39*
60 Tbl. 40 mg (N3) ... (FB 120,94) *223,38*

**Omep**® (Hexal)
7 Kps. k 20 mg (N1) ... (FB 18,07) 16,10
15 Kps. 20 mg (N1) ... (FB 28,18) 25,07
30 Kps. 20 mg (N2) ... (FB 47,29) 39,95
50 Kps. 20 mg (N2) ... (FB 72,99) 61,11
60 Kps. 20 mg (N3) ... (FB 85,89) 72,58
100 Kps. 20 mg (N3) ... (FB 137,74) 115,01
15 Tbl. 20 mg (N1) ... (FB 28,18) 25,07
30 Tbl. 20 mg (N2) ... (FB 47,29) 39,95
60 Tbl. 20 mg (N3) ... (FB 85,89) 72,58
90 Tbl. 20 mg (N3) ... (FB 124,75) 104,60
15 Kps. 40 mg (N1) ... (FB 36,78) 32,09
30 Kps. 40 mg (N2) ... (FB 64,67) 55,32
50 Kps. 40 mg (N2) ... (FB 102,14) 88,61
60 Kps. 40 mg (N3) ... (FB 120,94) 102,60
100 Kps. 40 mg (N3) ... (FB 196,56) 165,87

**Omeprazol AL** (Aliud)
15 Kps. 10 mg (N1) ... (FB 22,19) 20,16
30 Kps. 10 mg (N2) ... (FB 35,25) 30,29
60 Kps. 10 mg (N3) ... (FB 61,55) 53,87
2x 50 Kps. 10 mg (N3) ... (FB 96,88) 84,12
15 Kps. 20 mg (N1) ... (FB 28,18) 24,48
30 Kps. 20 mg (N2) ... (FB 47,29) 39,45
60 Kps. 20 mg (N3) ... (FB 85,89) 71,71
2x 50 Kps. 20 mg (N3) ... (FB 137,74) 114,42
15 Kps. 40 mg (N1) ... (FB 36,78) 31,92
30 Kps. 40 mg (N2) ... (FB 64,67) 55,31
2x 30 Kps. 40 mg (N3) ... (FB 120,94) 102,58
2x 50 Kps. 40 mg (N3) ... (FB 196,56) 165,85
15 Tbl. 20 mg (N1) ... (FB 28,18) 24,48
30 Tbl. 20 mg (N2) ... (FB 47,29) 39,45
60 Tbl. 20 mg (N3) ... (FB 85,89) 71,71
100 Tbl. 20 mg (N3) ... (FB 137,74) 114,42

## Ondansetron *Rp* [HK] 1991 **A**

Antiemetikum aus der Gruppe der selektiven 5-$HT_3$-Rezeptorantagonisten. Ondansetron ist wirksam gegen das durch Zytostatika und Strahlentherapie ausgelöste akute Erbrechen. Das verzögerte Erbrechen wird weniger gut beherrscht. Rasche Resorption nach oraler Gabe. Maximale Plasmaspiegel nach 1–1,5 h. Orale Bioverfügbarkeit ca. 60%. Ondansetron wird in hohem Ausmaß in der Leber metabolisiert, Halbwertszeit ca. 3 h. Die Metaboliten werden in Urin und Fäzes ausgeschieden.

**Ind.:** Übelkeit und Erbrechen bei Therapie mit Zytostatika und bei Strahlentherapie.

**Kontraind.:** Anwendung bei Kindern. Strenge Indikationsstellung in Schwangerschaft und Stillzeit. Mit Vorsicht anwenden bei Patienten mit Beeinträchtigung der Darmmotilität (Obstruktion), da Ondansetron obstipierend wirken kann.

**UW:** Obstipation, Kopfschmerzen, Wärmegefühl und Flush während der Infusion von Ondansetron. In seltenen Fällen kann es zu einem leichten, vorübergehenden Anstieg der Transaminasen kommen. In Einzelfällen führte Ondansetron zu extrapyramidalen Störungen und Krämpfen. Außerdem wurden kardiale UW (Rhythmusstörungen, Angina pectoris) in Einzelfällen mit Ondansetron in Zusammenhang gebracht.

**Dosis:** *Hochemetogene Zytostatikatherapie* (z. B. Cisplatin): Unmittelbar vor Gabe des Zytostatikums initial 8 mg Ondansetron über 15 min infundieren. Danach entweder kontinuierliche Infusion von 1 mg/h für 24 h oder 2 weitere Dosen von je 8 mg Ondansetron im Abstand von 4 h als Kurzinfusion. Die antiemetische Wirksamkeit von Ondansetron kann durch zusätzliche i.v.-Gabe von 20 mg Dexamethason vor Beginn der Zytostatikatherapie gesteigert werden. Nach der Zytostatikatherapie wird Ondansetron an bis zu 5 Tagen weiter gegeben (alle 12 h je 8 mg oral).
*Weniger emetogene Therapieverfahren* (z. B. Cyclophosphamid, Doxorubicin): Unmittelbar vor Gabe des Zytostatikums 8 mg über 15 min infundieren oder 1–2 h vor dem Zytostatikum 8 mg oral geben. Die Behandlung wird bis zu 5 Tagen weitergeführt mit 8 mg oral alle 12 h.
*Strahlentherapie*: 8 mg Ondansetron oral alle 12 h. Die erste Dosis 1–2 h vor der Bestrahlung einnehmen. Die Behandlungsdauer richtet sich nach der Länge der durchgeführten Strahlentherapie. Bei Patienten mit schwerer Einschränkung der Leberfunktion sollen 8 mg/d Ondansetron nicht überschritten werden.

**Zofran**® (GlaxoSmithKline)
5 Amp. (4 mg/2 ml) (N1) ... 111,78
5 Amp. (8 mg/4 ml) (N1) ... 156,10
10 Filmtbl. 4 mg (N1) ... 123,52
10 Filmtbl. 8 mg (N1) ... 185,46
50 ml Lsg. (4 mg/5 ml) (N1) ... 97,43
6 Lingual Schmelztbl. 4 mg ... 77,86
10 Lingual Schmelztbl. 4 mg (N1) ... 123,52
6 Lingual Schmelztbl. 8 mg (N1) ... 115,03
10 Lingual Schmelztbl. 8 mg (N1) ... 185,46

## Opipramol *Rp* [ML]

Trizyklisches Antidepressivum mit ähnlichen Eigenschaften wie Amitriptylin. Weitere vom Hersteller beanspruchte Indikationen bei psychoreaktiven Störungen gelten im Allgemeinen nicht als Indikationen zur Behandlung mit Antidepressiva. Kardiale UW sollen geringer sein. Halbwertszeit 6–9 h. Die antidepressive Wirksamkeit von Opipramol ist nicht gut belegt. Daher wird es für die psychiatrische Therapie als entbehrlich angesehen.

**Ind.:** Generalisierte Angststörungen, somatoforme Störungen.

**Kontraind., UW, WW:** s. Amitriptylin.

**Dosis:** Übliche Tagesdosis 200 mg (Bereich 50–300 mg), aufgeteilt in 50 mg morgens, 50 mg mittags, 100 mg abends.

**Insidon**® (Novartis)

20 Drg. 50 mg (N1) ................................ (FB 13,13) 13,13
50 Drg. 50 mg (N2) ................................ (FB 17,37) 17,37
100 Drg. 50 mg (N3) ................................ (FB 25,08) 25,08
20 Filmtbl. 100 mg (N1) ................................ (FB 15,79) 15,79
50 Filmtbl. 100 mg (N2) ................................ (FB 24,17) 24,17
100 Filmtbl. 100 mg (N3) ................................ (FB 37,12) 37,12
25 ml Lösung 100 mg/ml (24 Tr.) (N1) ................................ 18,98
4× 25 ml Lösung 100 mg/ml (24 Tr.) (N3) ................................ 52,57

**Opipramol-neuraxpharm**® (neuraxpharm)

20 Filmtbl. 50 mg (N1) ................................ (FB 13,13) 12,81
50 Filmtbl. 50 mg (N2) ................................ (FB 17,37) 16,74
100 Filmtbl. 50 mg (N3) ................................ (FB 25,08) 23,57
20 Filmtbl. 100 mg (N1) ................................ (FB 15,79) 15,68
50 Filmtbl. 100 mg (N2) ................................ (FB 24,17) 23,12
100 Filmtbl. 100 mg (N3) ................................ (FB 37,12) 36,62
20 Filmtbl. 150 mg (N1) ................................ (FB 18,13) 18,13
50 Filmtbl. 150 mg (N2) ................................ (FB 29,63) 29,63
100 Filmtbl. 150 mg (N3) ................................ (FB 48,70) 48,70

## Orciprenalin *Rp* [US]

Nichtselektiver Betarezeptoragonist mit vergleichbarer Wirkung auf $\beta_1$- und $\beta_2$-Rezeptoren. Orciprenalin wird nur noch in der Kardiologie wegen seiner positiv chronotropen und positiv dromotropen Wirkungen eingesetzt. Für die Asthmatherapie sind selektive $Beta_2$-Rezeptoragonisten (s. dort) besser geeignet. Halbwertszeit 6 h.

**Ind.:** Sinusbradykardie, Digitalis-bedingte Bradykardie. AV-Block 2. Grades mit Wenckebach-Periodik, sofern der Schrittmachertherapie nicht der Vorzug zu geben ist.

**Kontraind., UW, WW:** s. $Beta_2$-Rezeptoragonisten.

**Dosis:** Erw. 0,25–0,5 mg langsam i.v. oder 10–30 µg/min als i.v.-Infusion.

**Alupent**® (Boehringer Ingelheim)

5 Inj.-Amp.(0,5 mg/1 ml) (N1) ................................ 11,32
50 Inf.-Amp.(5 mg/10 ml) ................................ AP

## Orlistat *Rp* [HJ] 1998 **A/D**

Inhibitor der gastrointestinalen Lipasen. Mit der Nahrung aufgenommene Fette werden deshalb unvollständig resorbiert und mit dem Stuhl ausgeschieden. In Verbindung mit hypokalorischer Diät kann durch Orlistat über einen Zeitraum von 2 Jahren bei einem Ausgangsgewicht von ca. 100 kg eine um 3,2 kg höhere Gewichtsreduktion erzielt werden als durch Diät allein. Ausreichende Daten zur Beurteilung von Langzeitwirkung und -verträglichkeit liegen nicht vor. Die Dauergabe sollte daher beschränkt bleiben auf Patienten mit BMI >28 kg/m², bei denen nach 12 Wochen mindestens 5% Gewichtsreduktion erreicht wurde. Die Dauer der Behandlung sollte 2 Jahre nicht überschreiten.

Orlistat wird fast nicht resorbiert und teilweise in der Darmwand in nahezu unwirksame Metaboliten umgewandelt. 97% einer verabreichten Dosis werden mit dem Stuhl ausgeschieden, 83% davon unverändert.

**Ind.:** Zusatztherapie zu hypokalorischer Diät bei Adipositas.

**Kontraind.:** Chronisches Malabsorptionssyndrom, Cholestase, Schwangerschaft und Stillzeit, Überempfindlichkeit.

**UW:** Fettstühle, Flatulenz mit Stuhlabgang, Stuhldrang, vermehrte Stühle, Stuhlinkontinenz.

**WW:** Erniedrigte Resorption fettlöslicher Vitamine. Obwohl noch keine genauen Daten vorliegen, ist anzunehmen, dass die Resorption anderer Arzneimittel verändert werden kann. Mit einer Verstärkung der unerwünschten Wirkungen durch Acarbose muss gerechnet werden. Orlistat erhöht die Plasmakonzentration von Pravastatin (Rhabdomyolyserisiko).

**Dosis:** 120 mg oral unmittelbar vor, während oder bis zu 1 h nach der Hauptmahlzeit. Höchstdosis 3-mal 120 mg/d.

**Xenical**® (Roche)

42 Kps. 120 mg (N2) ................................ 56,75
84 Kps. 120 mg (N3) ................................ 89,97

## Ornithinaspartat [US]

Aminosäuren zur Unterstützung der Entgiftungsfunktion der Leber bei chronischer portosystemischer Enzephalopathie. Ornithin und Aspartat sind als Akzeptormolekül für Ammoniak bzw. als Aminogruppendonator im Harnstoffzyklus der Leber für die Ammoniakentgiftung bedeutsam. Die therapeutische Wirksamkeit ist im Vergleich zu den Standardtherapeutika wenig gesichert. Ornithinaspartat wird nach oraler Gabe rasch resorbiert und in Ornithin und Aspartat gespalten. Halbwertszeit ca. 20 min, Aspartat erscheint teilweise unverändert im Urin.

**Anw.:** Leberzirrhose mit hepatischer Enzephalopathie.
**Kontraind.:** Starke Niereninsuffizienz.
**UW:** Bei Infusion gelegentlich Übelkeit und Erbrechen.
**Dosis:** Tgl. 3-mal 3–6 g oral oder bis zu 20–40 g/d als i.v.-Infusion (max. 5 g/h).

**Hepa-Merz®** (Merz & Co)
30 Btl. Granulat (3 g/5 g) (N1) ........ 46,10
50 Btl. Granulat (3 g/5 g) (N2) ........ 70,96
100 Btl. Granulat (3 g/5 g) (N3) ........ 122,54
30 Btl. Granulat (6 g/10 g) (N1) ........ 84,95
100 Btl. Granulat (6 g/10 g) (N3) ........ 226,23
10 Amp. (5 g/10 ml) (N2) ........ 91,03
25 Amp. (5 g/10 ml) (N3) ........ 198,62
30 Kautbl. 3 g (N1) ........ 45,18
90 Kautbl. 3 g (N3) ........ 113,48

## Orphenadrin *Rp* [US]

Orphenadrin ist ein Derivat des Diphenhydramin (s. dort), das ursprünglich aufgrund seiner anticholinergen Wirkungen zur Parkinsonbehandlung eingesetzt wurde. Jetzt wird vor allen die Anwendung bei Muskelspasmen beansprucht. Daneben hat es antihistaminische und lokalanästhetische Eigenschaften. Orphenadrin wird nach oraler Gabe schnell resorbiert und fast vollständig zu zahlreichen Metaboliten abgebaut, die überwiegend renal ausgeschieden werden. Halbwertszeit 14 h.
**Ind.:** Skelettmuskelspasmen, spastische Paresen bei Pyramidenbahnläsionen, extrapyramidaler Rigor.
**Kontraind.:** Myasthenia gravis. Vorsicht bei Engwinkelglaukom, Blasenentleerungsstörungen, Stenosen im Magen-Darm-Kanal, Tachyarrhythmie, Megakolon, Lungenödem.
**UW:** Anticholinerge UW wie Mundtrockenheit, Abnahme der Schweißdrüsensekretion, Hautrötung, Akkommodationsstörungen, Tachykardie, Miktionsbeschwerden. Gelegentlich Schwindel oder Brechreiz. Die Injektionslösung (enthält Natriummetabisulfit) kann insbesondere bei Asthmapatienten Überempfindlichkeitsreaktionen auslösen.
**WW:** Antiparkinsonwirkung von Levodopa kann verstärkt werden.
**Dosis:** 2-mal 100 mg/d oral, ggf. 3- bis 4-mal/d. Parenteral: 60 mg langsam i.v. (3–5 min), ggf. weitere Injektionen alle 8–12 h.

**Norflex®** (3M Medica)
5 Amp. 60 mg (N1) ........ 16,04
20 Retardtbl. 100 mg (N1) ........ 17,05
50 Retardtbl. 100 mg (N2) ........ 27,67
100 Retardtbl. 100 mg (N3) ........ 45,58

## Östrogene, konjugierte *Rp* [US]

Östrogenextrakt aus dem Harn trächtiger Stuten. Enthält hauptsächlich konjugierte Sulfate von Estron (50–65%) und Equilin (20–35%). Konjugierte Östrogene haben ähnliche Wirkungen wie Estradiol (s. dort) und sind oral, parenteral und vaginal wirksam. Hauptanwendung bei klimakterischen Beschwerden. Eine reine Östrogengabe sollte wegen des Karzinomrisikos nur kurzfristig durchgeführt werden.
**Ind.:** Klimakterische Beschwerden.
**Kontraind., UW, WW:** s. Estradiol.
**Dosis:** 0,3–1,25 mg/d oral für 21 Tage und anschließend 7 Tage Pause. In der Prämenopause vom 5.–25. Zyklustag.

**Presomen®** (Solvay)
20 Tbl. 0,3 mg (N1) ........ 12,79
60 Tbl. 0,3 mg (N2) ........ 17,79
100 Tbl. 0,3 mg (N3) ........ 23,17
20 Tbl. 0,6 mg (N1) ........ 14,04
60 Tbl. 0,6 mg (N2) ........ 21,72
100 Tbl. 0,6 mg (N3) ........ 29,63
20 Tbl. 1,25 mg (N1) ........ 17,10
60 Tbl. 1,25 mg (N2) ........ 30,89
100 Tbl. 1,25 mg (N3) ........ 44,73
28 Tbl. 28/0,3 mg (N1) ........ 13,58
84 Tbl. 28/0,3 mg (N3) ........ 21,11
28 Tbl. 28/0,6 mg (N1) ........ 15,16
84 Tbl. 28/0,6 mg (N3) ........ 26,33
28 Tbl. 28/1,25 mg (N1) ........ 18,73
84 Tbl. 28/1,25 mg (N3) ........ 39,39

## Östrogenkonjugate + Medrogeston *Rp* [US]

Östrogen-Gestagenkombination zur Behandlung klimakterischer Ausfallserscheinungen und zur Osteoporoseprophylaxe (Wirkungen s. Estradiol). Gynäkologische Kontrolluntersuchungen mindestens in jährlichen Abständen.
**Ind.:** Klimakterische Beschwerden, Zyklusanomalien, Ovarialinsuffizienz.
**Kontraind., UW, WW:** s. Estradiol, Medrogeston.

**Presomen® compositum** (Solvay)
**Best.:** 1 schokoladenbraune Tbl. 0,3 mg enth.: 0,3 mg konjugierte Östrogene, 1 apricot Tbl. enth.: 0,3 mg konjugierte Östrogene und 5 mg Medrogeston.
1 weiße Tbl. enth.: 0,6 mg konjugierte Östrogene. 1 dunkelrosa Tbl. enth.: 0,6 mg konjugierte Östrogene und 5 mg Medrogeston.
1 gold-orange Tbl. enth.: 1,25 mg konjugierte Östrogene. 1 ziegelrot Tbl. enth.: 1,25 mg konjugierte Östrogene und 5 mg Medrogeston.
**Dosis:** 1.–10. Zyklustag 1 Tbl. gold-orange mit 1,25 mg, 11.–21. Tag 1 Tbl. ziegelrot, dann 7 d Pause, bei geringeren Beschwerden Tbl. weiß/dunkelrosa mit 0,6 mg entsprechend. Alternativ ohne Einnahmepause weiß/dunkelrosa mit 0,6 mg 1.–14./15.–28. Zyklustag oder schokoladenbraun/apricot mit 0,3 mg entsprechend.
28 Tbl. 0,3 mg comp. (N1) ........ 15,21
84 Tbl. 0,3 mg comp. (3× 28) (N3) ........ 24,44
28 Tbl. 0,6 mg comp. (N1) ........ 15,82

84 Tbl. 0,6 mg comp. (3× 21) (N3) ........ 27,48
21 Tbl. 0,6 mg comp. (N1)........ 15,63
63 Tbl. 0,6 mg comp. (3× 21) (N3) ........ 26,74
21 Tbl. 1,25 mg comp. (N1)........ 19,29
63 Tbl. 1,25 mg comp. (3× 21) (N3) ........ 37,43

## Oseltamivir *Rp* [US] 2002 **B**

Oral anwendbares Virostatikum aus der Gruppe der Neuraminidasehemmer zur Prophylaxe und Therapie der Influenza mit ähnlichen Eigenschaften wie Zanamivir (s. dort). Oseltamivir ist ein Prodrug, das als Ethylester nach oraler Gabe eine hohe Bioverfügbarkeit von 79% erreicht und durch hepatische Esterasen in den aktiven Metaboliten Oseltamivircarboxylat umgewandelt wird. Oseltamivircarboxylat wird größtenteils unverändert über die Niere mit einer Eliminationshalbwertszeit von 6–10 h ausgeschieden. In Placebo-kontrollierten Studien an Grippekranken verminderte Oseltamivir die Krankheitsdauer um 0,7–0,8 Tage, bei Patienten mit nachgewiesener Influenzavirusinfektion um 1,3 Tage, wenn das Mittel innerhalb von 36 h nach Krankheitsbeginn über 5 Tage eingenommen wurde. Bei Risikopatienten mit chronischen kardialen oder respiratorischen Erkrankungen wurde die Krankheitsdauer nicht signifikant vermindert. Während einer Influenzavirusperiode senkte eine sechswöchige Oseltamivirprophylaxe das Erkrankungsrisiko von 4,8% auf 0,4–1,3%.

**Ind.:** Therapie und Prophylaxe der Influenza.

**Kontraind.:** Strenge Indikationsstellung in Schwangerschaft und Stillzeit.

**UW:** Übelkeit, Erbrechen, Diarrhö, Bauchschmerzen. Schwindel, Abgeschlagenheit, Kopfschmerzen, Schlaflosigkeit, Asthma, Nasenbluten, Konjunktivitis, Dermatitis, Lymphadenopathie.

**WW:** Probenecid erhöht die Konzentration von Oseltamivircarboxylat zweifach, klinische WW unwahrscheinlich. Vorsicht jedoch bei gleichzeitiger Gabe von Chlorpropamid, Methotrexat und Phenylbutazon.

**Dosis:** Zur Therapie 2-mal 75 mg/d oral für 5 Tage, zur Prophylaxe 1-mal 75 mg/d mindestens 7 Tage bis zu 6 Wochen.

**Tamiflu**® (Roche)
10 Hartkaps. 75 mg (N1)........ 33,36
Pulver für Susp. (12 mg/ml) (N1)........ 33,36

## Oxaceprol *Rp* [US]

Hydroxyprolinderivat zur Behandlung degenerativer Gelenkkrankheiten. Wirksamkeit und Unbedenklichkeit sind nicht ausreichend nachgewiesen.

**Anw.:** Degenerative Gelenkkrankheiten.

**Kontraind.:** Schwangerschaft und Stillzeit.

**UW:** Gelegentlich Magen-Darm-Beschwerden. Selten: Allergische Hautreaktionen.

**WW:** Antikoagulanzien: Beeinflussung der Blutgerinnung möglich.

**Dosis:** 3-mal 200 mg/d oral.

**AHP 200**® (Rosen Pharma)
100 Filmtbl. 200 mg (N3)........ 38,70
300 Filmtbl. 200 mg........ 96,50

## Oxaliplatin *Rp* [US] 1999 **C**

Zytostatikum mit ähnlichen Wirkungen wie Cisplatin (s. dort). Vorteil von Oxaliplatin ist eine deutlich geringere renale und hämatologische Toxizität. Dosislimitierend ist eine kumulative sensorische Neuropathie. Halbwertszeit 16 h initial und 11 Tage terminal.

**Ind.:** Metastasiertes kolorektales Karzinom in Kombination mit 5-Fluorouracil u. Folinsäure.

**Kontraind.:** Bestehende Störung der Knochenmarkfunktion, sensorische Neuropathie, Niereninsuffizienz. Schwangerschaft, Stillzeit.

**UW:** Häufig Anämie, Neutropenie, Thrombopenie, Fieber, Infektionen, Übelkeit, Erbrechen, Durchfall, Schleimhautentzündungen, Leberfunktionsstörungen, Parästhesien der Extremitäten, auch im Rachen-Kehlkopf-Bereich, Kiefermuskelkrämpfe, Zungenmissempfindungen und daraus folgende Sprechstörungen, anaphylaktische Reaktionen. Gelegentlich Einschränkung der Nierenfunktion, mäßiger Haarverlust, lokalisierte Entzündungsreaktionen, Sehschärfenabnahme, Colitis einschließlich Clostridium-difficile-Diarrhö. Selten Ototoxizität. Immunthrombozytopenie, immunhämolytische Anämie, interstitielle Lungenkrankheiten, pulmonale Fibrose.

**WW:** Keine mit 5-Fluoruracil.

**Dosis:** 85 mg/m$^2$ als i.v.-Infusion in 250–500 ml 5% Glucoselösung über 2–6 h im Abstand von 2 Wochen.

**Eloxatin**® (Sanofi-Synthelabo)
1 Durchstechfl. 50 mg (N1)........ 310,44
1 Durchstechfl. 100 mg (N1)........ 597,81

## Oxaprozin *Rp* [GG] 2002 **C**

Nichtsteroidales Antiphlogistikum vom Arylpropionsäuretyp (s. Ibuprofen). Hinsichtlich Wirksamkeit und Risikoprofil ähnlich den klassischen nichtsteroidalen Antiphlogistika, allerdings sehr lange Halbwertszeit, daher Applikation 1-mal täglich. Orale Bioverfügbarkeit 95%, Plasmaproteinbindung 99,9%, Metabolisierung in Leber (Oxidation, Glukuronidierung), <5% aktive Metaboliten, die zur Gesamtwirkung wahrscheinlich nicht beitragen. Ausscheidung zu 2/3 über Urin und 1/3 via Fäzes. Eliminationshalbwertszeit 50–60 h.

**Ind.:** Rheumatoide Arthritis, aktivierte Arthrose, Weichteilrheumatismus, Spondylitis ankylosans.

**Kontraind., UW, WW:** s. nichtsteroidale Antiphlogistika.
**Dosis:** Rheumatoide Arthritis 1200–1800 mg/d, Arthrose 600–1200 mg/d. Empfohlene Tageshöchstdosis 1800 mg.

**Danoprox**® (TRB Chemedika)
10 Filmtbl. 600 mg (N1) .......... 13,14
20 Filmtbl. 600 mg (N1) .......... 16,48
50 Filmtbl. 600 mg (N2) .......... 26,82

## Oxazepam *Rp* [ML]

Mittellang wirkendes Benzodiazepin, Halbwertszeit 7–15 h. Oxazepam wird durch Konjugation direkt inaktiviert und ist theoretisch für die Therapie bei älteren Patienten und solchen mit reduzierter Leberfunktion besonders geeignet. Weiteres s. Benzodiazepine.
**Ind.:** Angst-, Spannungs- und Erregungszustände, Schlafstörungen.
**Kontraind., UW:** s. Benzodiazepine.
**Dosis:** 3-mal 10 mg/d oral, bei starker Sedierung 2-mal 10 mg/d. Bei Schlafstörungen 10–20 mg abends. Bei psychiatrischen und neurologischen Indikationen kann die Tagesdosis bis auf 60 mg in 3–4 Einzelgaben erhöht werden. Nach längerer Gabe ausschleichend absetzen.

**Adumbran**® (Boehringer Ingelheim)
10 Tbl. 10 mg (N1) .......... (FB 10,25) 10,25
20 Tbl. 10 mg (N2) .......... (FB 10,73) 10,73
50 Tbl. 10 mg (N3) .......... (FB 11,84) *12,84*
50 Tbl. forte 50 mg (N3) .......... (FB 15,95) *16,95*

**Oxazepam-ratiopharm**® (ratiopharm)
10 Tbl. 10 mg (N1) .......... (FB 10,25) 10,15
20 Tbl. 10 mg (N2) .......... (FB 10,73) 10,20
50 Tbl. 10 mg (N3) .......... (FB 11,84) 11,25
20 Tbl. 50 mg (N2) .......... (FB 13,06) 12,52
50 Tbl. 50 mg (N3) .......... (FB 15,95) 15,29
100 Tbl. 50 mg .......... 18,18
20 Retardkps. 30 mg (N2) .......... 12,03
50 Retardkps. 30 mg (N3) .......... 14,59

## Oxcarbazepin *Rp* [ES] 2000 C

Antiepileptikum mit guter Wirkung gegen fokale Anfälle mit und ohne sekundär generalisierte tonisch-klonische Anfälle. Die Wirksamkeit wird hauptsächlich durch einen aktiven Metaboliten, Monohydroxyderivat des Oxcarbazepins, vermittelt. Wie beim strukturverwandten Carbamazepin beruht die Wirkung auf der Hemmung spannungsabhängiger Natriumkanäle. Hochfrequente Entladungen epileptogener Herde werden ohne nennenswerte Beeinflussung normaler Neurone blockiert. Die antiepileptische Wirksamkeit entspricht sowohl in der Monotherapie als auch in der Kombinationstherapie der des Carbamazepins. Schwere unerwünschte Wirkungen und Wechselwirkungen mit anderen Antiepileptika sind beim Oxcarbazepin seltener als beim Carbamazepin. Bei einigen Patienten entwickelt sich unter der Therapie mit Oxcarbazepin eine Hyponatriämie. Bei gefährdeten Patienten muss deshalb das Serumnatrium kontrolliert werden. Eine relevante Hemmung von CYP2C19 und die Induktion von CYP3A4 und CYP3A5 sind nachgewiesen. Einzelne begrenzte Studien sprechen für eine Wirksamkeit bei Carbamazepin-resistenter Trigeminusneuralgie. Eine mit Carbamazepin vergleichbare gemütsstabilisierende Wirkung wurde an einer kleinen Anzahl manischer Patienten gezeigt.
Oxcarbazepin wird vollständig resorbiert und zum Monohydroxyderivat metabolisiert. Die maximalen Plasmaspiegel von Oxcarbazepin werden nach 4,5 h, die des aktiven Metaboliten nach 4,5–8 h erreicht. Die Halbwertszeit von Oxcarbazepin beträgt etwa 2 h, die des Monohydroxyderivats 9 h. 95% der Dosis werden in Form von Metaboliten renal eliminiert.
**Ind:** Fokale Anfälle mit und ohne sekundär generalisierten tonisch-klonischen Anfällen bei Erw. und Kindern über 6 Jahren.
**Kontraind:** Überempfindlichkeit gegen den Wirkstoff. Stillzeit. Vorsicht bei Schwangerschaft aufgrund der Gefahr von Missbildungen.
**UW:** Häufig Müdigkeit, Schwindel, Sehstörungen, Nystagmus, Ataxie, Kopfschmerz, Übelkeit, Erbrechen und Exantheme. Hyponatriämie ggf. mit Folgeerscheinungen wie Verwirrtheit, Enzephalopathie und Anfällen. Selten Arrhythmien, allergische Reaktionen, Stevens-Johnson-Syndrom, systemischer Lupus erythematodes, Hepatitis.
**WW:** Nicht mit MAO-Hemmern kombinieren. Kombination mit Lithium ist möglicherweise neurotoxisch. Oxcarbazepin steigert die Plasmaspiegel von Phenobarbital und Phenytoin. Es senkt die Plasmaspiegel von hormonalen Kontrazeptiva und Lamotrigin.
**Dosis:** Erw. initial 600 mg/d (verteilt auf 2 Einzeldosen) oral, dann im Abstand von mindestens 1 Woche um maximal 600 mg/d steigern. Erhaltungsdosis 600–2400 mg/d. Dosisanpassung bei eingeschränkter Nierenfunktion.

**Trileptal**® (Novartis)
50 Filmtbl. 150 mg (N1) .......... 24,04
100 Filmtbl. 150 mg (N2) .......... 37,13
200 Filmtbl. 150 mg (N3) .......... 62,87
50 Filmtbl. 300 mg (N1) .......... 36,54
100 Filmtbl. 300 mg (N2) .......... 61,35
200 Filmtbl. 300 mg (N3) .......... 111,27
50 Filmtbl. 600 mg (N1) .......... 61,35
100 Filmtbl. 600 mg (N2) .......... 111,27
200 Filmtbl. 600 mg (N3) .......... 209,04
250 ml Susp. (60 mg/ml) (N1) .......... 54,08

## Oxiconazol *Rp* [UF] 1984 C

Lokalantimykotikum aus der Gruppe der Imidazolderivate mit ähnlichen Wirkungen und Nebenwirkungen wie Clotrimazol (s. dort). Oxiconazol wird nach topischer Applikation praktisch nicht resorbiert.

**Ind.:** Pilzinfektionen der Haut durch Dermatophyten, Hefen (z. B. Candidaarten), Schimmelpilze und andere Pilze. Pityriasis versicolor. Vaginale Pilzinfektionen.

**Kontraind.:** Strenge Indikationsstellung während der Schwangerschaft.

**UW:** Selten Hautreizungen, Hautrötungen, Juckreiz, Brennen. Bei intravaginaler Applikation sind ähnliche Reizsymptome möglich.

**Dosis:** *Dermatomykosen*: Creme, Spray, Lösung oder Puder 1-mal/d mindestens 3 Wochen bis max. 6 Monate auftragen.

*Vaginale Infektionen*: 600 mg als Einmaldosis, ggf. nach 7 Tagen wiederholen. Zur Vermeidung einer Reinfektion Partner mitbehandeln.

**Myfungar**® (Taurus)
20 g Creme 1% (N1) .................................... (FB 7,77) 7,77
20 ml Lsg. 1%(N1) .................................... (FB 9,49) 9,47
30 g Puder 1%(N2) .................................... (FB 13,07) 13,07
20 ml Pumpspray 1% (N1) .................................... (FB 9,49) 9,47

**Myfungar**® (Taurus)
1 Vaginaltbl. 600 mg (N1) .................................... (FB 14,27) 14,27
1 Vaginaltbl. 600 mg + 20 g Creme 1% (N1)
(Kombipack.) .................................... (FB 16,19) 16,05

## Oxilofrin [US]

Sympathomimetikum (Ephedrinderivat) zur Blutdrucksteigerung mit Wirkung auf Alpha- und Betarezeptoren. Orale Bioverfügbarkeit 47%, Halbwertszeit 3,4 h. Orthostatische Beschwerden werden gebessert, die Anwendung ist jedoch umstritten.

**Anw.:** Asympathotone Hypotonie.

**Kontraind.:** s. Etilefrin.

**UW:** Tachykardie, Unruhe, Schlaflosigkeit, gastrointestinale Beschwerden.

**Dosis:** 2- bis 3-mal 32 mg/d oral.

**Carnigen**® (Cassella-med)
20 Drg. 16 mg (N1) .................................... 5,77
50 Drg. 16 mg (N2) .................................... 13,24
100 Drg. 16 mg (N3) .................................... 22,30
20 Drg. forte 32 mg (N1) .................................... 9,45
50 Drg. forte 32 mg (N2) .................................... 20,36
100 Drg. forte 32 mg (N3) .................................... 37,25
20 ml Tr. (20 mg/ml) (N1) .................................... 6,99
50 ml Tr. (20 mg/ml) (N2) .................................... 15,30
100 ml Tr. (20 mg/ml) (N3) .................................... 28,63
20 ml Tr. forte (40 mg/ml) (N1) .................................... 10,64
50 ml Tr. forte (40 mg/ml) (N2) .................................... 22,40
100 ml Tr. forte (40 mg/ml) (N3) .................................... 41,88

## Oxprenolol *Rp* [US]

Nichtselektiver Betarezeptorenblocker mit intrinsischer sympathomimetischer Aktivität (ISA) und mittlerer Lipophilie. Orale Bioverfügbarkeit 20–70%, weitgehende hepatische Glukuronidierung und überwiegend renale Elimination, Halbwertszeit 1–2 h.

**Ind.:** Hypertonie, Angina pectoris, Herzrhythmusstörungen.

**Kontraind., UW, WW:** s. Betarezeptorenblocker.

**Dosis:** 2- bis 3-mal 40–80 mg/d oral, ggf. 1- bis 2-mal 160 mg/d in Retardform.

**Trasicor**® (Novartis Pharma)
100 Tbl. 40 mg (N3) .................................... (FB 29,42) 29,42
100 Filmtbl. 80 mg (N3) .................................... (FB 40,74) 40,74
20 Retardtbl. 160 mg (N3) .................................... (FB 24,14) 23,71
100 Retardtbl. 160 mg (N3) .................................... (FB 78,24) 78,24

## Oxybutynin *Rp* [HO] 1987 D

Spasmolytikum mit anticholinerger Komponente, das bei Dranginkontinenz eine Hemmung der erhöhten Detrusoraktivität und eine Erschlaffung der Blasenwandmuskulatur bewirken soll. Überzeugende Belege für eine therapeutische Wirksamkeit liegen nicht vor.

**Anw.:** Pollakisurie, Nykturie, Dranginkontinenz.

**Kontraind.:** s. Atropin. Zusätzlich Darmverschluss, Hiatushernie mit Refluxösophagitis, Myasthenia gravis, Colitis ulcerosa.

**UW, WW:** s. Atropin.

**Dosis:** 2- bis 3-mal 2,5–5 mg/d.

**Dridase**® (Sanofi-Synthelabo)
30 Tbl. 5 mg (N1) .................................... (FB 15,16) 15,16
50 Tbl. 5 mg (N2) .................................... (FB 19,19) 19,19
100 Tbl. 5 mg (N3) .................................... (FB 29,27) 29,27

**Spasyt**® (TAD Pharma)
25 Tbl. 5 mg (N1) .................................... (FB 14,23) 14,18
50 Tbl. 5 mg (N2) .................................... (FB 19,19) 19,14
100 Tbl. 5 mg (N3) .................................... (FB 29,27) 28,62

## Oxycodon *Btm* [GG]

Opioidrezeptoragonist mit starken analgetischen Wirkungen ähnlich wie Morphin (s. dort). Bei oraler Gabe entspricht der analgetische Effekt von 10–13 mg Oxycodon-HCl 20 mg Morphinsulfat.
Maximale Plasmaspiegel von Oxycodon treten bei oraler Gabe schnell freisetzender Arzneiformen nach 1–1,5 h auf, bei Retardtabletten nach 3 h. Die orale Bioverfügbarkeit beträgt ca. 65%. Oxycodon wird in Darm und Leber zu Noroxycodon, Oxymorphon und mehreren Glukuronidkonjugaten metabolisiert. Es wird mit seinen Metaboliten renal und mit den Fäzes ausgeschieden.

**Ind.:** Schwere Schmerzen.

**Kontraind., UW, WW:** s. Morphin.
**Dosis:** Für nicht gewöhnte Patienten initial 10 mg als Retardtbl. alle 12 h, ggf. nach 1–2 Tagen auf 2-mal 20 mg/d erhöhen. Weitere Dosisanpassung mit einem Drittel der Tagesdosis. DDD 30 mg.

**Oxygesic®** (Mundipharma)
20 Retardtbl. 5 mg (N1) .... 25,22
50 Retardtbl. 5 mg (N2) .... 46,03
100 Retardtbl. 5 mg (N3) .... 82,06
20 Retardtbl. 10 mg (N1) .... 30,96
50 Retardtbl. 10 mg (N2) .... 62,79
100 Retardtbl. 10 mg (N3) .... 114,39
20 Retardtbl. 20 mg (N1) .... 48,89
50 Retardtbl. 20 mg (N2) .... 106,41
100 Retardtbl. 20 mg (N3) .... 196,55
20 Retardtbl. 40 mg (N1) .... 86,49
50 Retardtbl. 40 mg (N2) .... 200,16
100 Retardtbl. 40 mg (N3) .... 379,26
20 Retardtbl. 80 mg (N1) .... 163,44
50 Retardtbl. 80 mg (N2) .... 392,56
100 Retardtbl. 80 mg (N3) .... 744,34

## Oxymetazolin [BL]

Alpharezeptoragonist zur lokalen Anwendung, Imidazolinderivat.
**Ind.:** Akute Rhinitis, Sinusitis, Tubenkatarrh, Konjunktivitis.
**Kontraind.:** Engwinkelglaukom (Augentr.), Rhinitis sicca. Vorsicht bei Sgl. und Kleinkdr., Hypertonie, Hyperthyreose, Phäochromozytom, Herzkrankheiten.
**UW:** Reaktive Hyperämie, lokal brennende Schmerzen. Mögliche systemische Wirkungen wie Hypertonie, Tachykardie, Herzrhythmusstörungen, pektanginöse Beschwerden, Kopfschmerz. Wiederholte Anwendung kann beim Absetzen eine verstärkte Schleimhautschwellung und Arzneimittel-induzierte Rhinitis hervorrufen, Gefahr der Abhängigkeit („Privinismus"). Gelegentlich trockene Nasenschleimhaut oder Niesen.
**Dosis:** Erw. und Schulkdr. 1- bis 3-mal tgl. 1–2 Tr. 0,05% Lsg. oder als Dosierspray in jede Nasenöffnung; Kleinkdr. 2- bis 3-mal tgl. 1–2 Tr. 0,025% Lsg.; Sgl. während der ersten 4 Wochen 2- bis 3-mal tgl. 1 Tr. 0,01% Lsg, 1. Lebensjahr 2- bis 3-mal tgl. 1–2 Tr.

**Nasivin®** (Merck)
5 ml Tr. f. Sgl. 0,01% Dosiertropfer (N1) .... 4,61
10 ml Lsg. sanft f. Kleinkdr. Dosiersprayfl. (N1) .... 4,61
10 ml Tr. 0,05% Pipettenfl. (N1) .... 3,98
20 ml Tr. 0,05% Pipettenfl. (N2) .... 6,79
10 ml Lsg. 0,05% Dosiersprayfl. (N1) .... 4,98
10 ml Lsg. 0,05% Sprayfl. (N1) .... 4,76
10 ml Lsg. sanft Dosiersprayfl. (N1) .... 5,45

## Oxytetracyclin *Rp* [US]

Älteres Tetracyclin mit einem Spektrum ähnlich wie Doxycyclin (s. dort), aber geringerer Bioverfügbarkeit (60%). Halbwertszeit 10 h.
**Ind.:** Tetracyclin-empfindliche Erreger.
**Kontraind., UW, WW:** s. Doxycyclin.
**Dosis:** 3- bis 6-mal/d einen 1 cm langen Salbenstrang anwenden.

**Oxytetracyclin-Augensalbe Jenapharm** (Jenapharm)
5 g Augensalbe (10 mg/g) (N1) .... 15,21

## Oxytocin *Rp* [US]

Peptidhormon aus dem Hypophysenhinterlappen. Oxytocin stimuliert vor allem präpartal und postpartal die Uteruskontraktion. An der laktierenden Mamma wird die Milchejektion gesteigert. Halbwertszeit 1–12 min.
**Ind.:** Geburtseinleitung, atonische postpartale Blutungen, Laktationsstörungen.
**Kontraind.:** Präeklampsie, Lageanomalie, mechanisches Geburtshindernis, Tetanus uteri, drohende Uterusruptur, vorzeitige Plazentalösung, kindliche Asphyxie, Placenta praevia, unreife Cervix, pathologische fetale Herzfrequenz. Vorsicht bei vorausgegangener Sektio, mehr als 4 Geburten und älteren Mehrgebärenden.
**UW:** Häufig hypertone Wehen mit Tetanus uteri, Gefahr der Uterusruptur, kindlicher Asphyxie und kindlichen retinalen Blutungen. Tachykardie, pektanginöse Beschwerden, Blutdruckanstieg, bei hohen Dosen Wasserintoxikation mit Übelkeit, Erbrechen, Ödemen, Krämpfen und Koma. Selten postpartale Hypotonie oder allergische Reaktionen. Bei nasaler Gabe gelegentlich allergische Rhinitis, Asthma und Alveolitis.
**WW:** Wirkungsverstärkung durch Methylergometrin und Prostaglandine (mindestens 6 h Intervall). Prolongierte Hypertonie durch Alpharezeptoragonisten. Verstärkter Blutdruckabfall durch Halothannarkose und Antihypertonika.
**Dosis:** *Geburtseinleitung*: Initial i.v.-Infusion von 1–2 mE/min, ggf. Dosis nach jeweils 15 min schrittweise um 1–2 mE/min erhöhen, allenfalls kurzfristig über 16 mE/min bis maximal 20–30 mE/min. Nach insgesamt 5000 mE Geburtseinleitung abbrechen und ggf. am folgenden Tag wiederholen. *Atonische Nachblutung*: 5–10 I.E. i.m. oder langsam i.v. *Laktation*: 2–3 min vor dem Stillen 4 I.E. als Spray in die Nase.

**Syntocinon®** (Novartis)
5 Amp. (3 I.E./1 ml) (N1) .... 11,66
5 Amp. (10 I.E./1 ml) (N1) .... 15,83
5 ml Spray (40 I.E./1 ml) (N1) .... 14,71

# P

## Paclitaxel *Rp* [KR] 1994 A

Zytostatikum aus der Gruppe der Taxane, das bei einer breit angelegten Naturstoffsuche aus der pazifischen Eibe (Taxus brevifolia) isoliert wurde. Paclitaxel bindet spezifisch an β-Tubulin und stabilisiert die Assemblierung von Mikrotubuli durch eine Hemmung der Depolymerisation. Die Folge ist eine abnorme Spindelbildung während der Mitose, sodass die Zelle in der M-Phase des Zellzyklus blockiert wird und sich nicht teilen kann. Andere Spindelgifte wie die Vincaalkaloide (s. Vincristin) binden an separaten Stellen des Tubulin und verhindern die Polymerisation zu Mikrotubuli. Paclitaxel wirkt auf viele solide Tumoren, insbesondere auf fortgeschrittenes Ovarialkarzinom, Mammakarzinom und nichtkleinzelliges Bronchialkarzinom.
Paclitaxel weist nach i.v.-Infusion eine hohe Gewebebindung auf und wird hauptsächlich in der Leber über Cytochrom-P450-Isoenzyme CYP2C8 und 3A4 metabolisiert. Im Harn werden weniger als 10% der Dosis unverändert ausgeschieden. Halbwertszeit 0,2 h, 2 h, 20 h.

**Ind.:** Fortgeschrittenes Ovarialkarzinom und fortgeschrittenes nichtkleinzelliges Bronchialkarzinom in Kombination mit Cisplatin, metastasierendes Mammakarzinom nach Versagen der zytostatischen Standardtherapie.

**Kontraind.:** Neutropenie, schwere Leberfunktionsstörung, Schwangerschaft, Stillzeit.

**UW:** Am häufigsten Knochenmarksuppression, Infektionen, Thrombozytopenie, Anämie. Häufig Hypotonie, Bradykardie und abnormes EKG. Häufig periphere Neuropathie (bei 66%), vor allem Parästhesien, häufig Arthropathie und Myalgie (60%), gastrointestinale UW (18–43%). Erhöhung von Leberfunktionsparametern, selten hepatische Nekrose und hepatische Enzephalopathie. Alopezie bei allen Patienten.

**WW:** Verstärkte Myelosuppression nach Cisplatin. Ketoconazol (CYP3A4-Inhibitor) hemmt die Elimination von Paclitaxel nicht.

**Dosis:** Primärbehandlung des Ovarialkarzinoms 135 mg/m² i.v. über 24 h gefolgt von Cisplatin 75 mg/m² i.v. alle 3 Wochen. Bei allen anderen Schemata 175 mg/m² als Infusion über 3 h. 3 Wochen Pause zwischen Therapiekursen. Patienten mit Corticosteroiden, $H_1$- und $H_2$-Rezeptorantagonisten vorbehandeln.

**Taxol**® (Bristol-Myers Squibb)
1 Inj.-Fl. (30 mg/5 ml) (N1) ........ 228,83
10 Inj.-Fl. (30 mg/5 ml) (N2) ........ 2132,82
1 Durchstechfl. (100 mg/16,7 ml) (N1) ........ 679,13
1 Durchstechfl. (300 mg/50 ml) (N2) ........ 1990,86

## Palivizumab *Rp* [US] 1999 A

Humanisierter monoklonaler Immunglobulinantikörper zur Prävention schwerer Erkrankungen der unteren Atemwege durch das Respiratory-syncytial-Virus (RSV) bei pädiatrischen Hochrisikopatienten. Palivizumab verhindert durch Bindung an das A-Epitop des RSV-Virus die Verschmelzung mit der Schleimhautepithelzelle und hemmt dadurch die pulmonale Virusreplikation. In einer kontrollierten Studie an Frühgeborenen und Kleinkindern mit bronchopulmonaler Dysplasie senkte Palivizumab über 5 Monate die RSV-Hospitalisierungsrate von 10,6% auf 4,8%. Halbwertszeit nach i.m.-Gabe 20 h.

**Ind.:** Prävention kindlicher Bronchialinfektionen durch das Respiratory-syncytial-Virus (RSV) bei pädiatrischen Hochrisikopatienten.

**Kontraind.:** Überempfindlichkeit gegen humanisierte monoklonale Antikörper, Thrombozytopenie oder andere Gerinnungsstörungen.

**UW:** Häufig Fieber, Reaktionen an der Injektionsstelle, Nervosität. Gelegentlich Rhinitis, Husten, Gastroenteritis, Diarrhö, Erbrechen, Exanthem, Leukopenie, Hämorrhagie, virale Infektionen, Schmerzen, AST/ALT-Erhöhung, Leberfunktionsänderungen, Asthenie, Somnolenz, Hyperkinesie. Selten Apnoe. Sehr selten Anaphylaxie, Urtikaria.

**WW:** Keine beschrieben.

**Dosis:** 15 mg/kg i.m. 1-mal im Monat vor Beginn der RSV-Saison.

**Synagis**® (Abbott)
1 Durchstechfl. 50 mg m. Lsgm. (N1) ........ 699,62
1 Durchstechfl. 100 mg m. Lsgm. (N1) ........ 1155,56

## Pamidronsäure *Rp* [US] 1992 C

Osteolysehemmstoff aus der Gruppe der Bisphosphonate (s. dort). Pamidronsäure vermindert den osteoklastären Knochenabbau ohne die mineralisationshemmende Wirkung der Etidronsäure. Tumorinduzierte Hyperkalzämien werden durch 10–100fach geringere Dosen als von Etidronsäure und Clodronsäure gesenkt (s. *Tabelle 19.8*). Nach einmaliger i.v.-Infusion setzt die Wirkung in 1–2 Tagen ein, ist nach 6 Tagen maximal und führt bei 88% der Patienten zu Normokalzämie, die 2–3 Wochen anhält. Pamidronsäure ist damit anderen Bisphosphonaten überlegen. Zwei Eliminationsphasen mit Halbwertszeiten von 1,6 h und 27,2 h.

**Ind.:** Tumorinduzierte Hyperkalzämie, Morbus Paget.

**Kontraind., UW, WW:** s. Etidronsäure. Passagere Temperaturerhöhung begleitet von vorübergehender Lymphopenie.

**Dosis:** 15–90 mg als i.v.-Infusion in 0,9% NaCl mit maximal 15 mg/125 ml/h in Abhängigkeit von Calciumserumspiegel, z. B. 15–30 mg bei unter 3,0 mmol/l, 30–60 mg bei 3,0–3,5 mmol/l, 60–90 mg bei 3,5–4,0 mmol/l und 90 mg bei über 4,0 mmol/l Calcium. Rehydratation vor und während der Behandlung.

**Aredia®** (Novartis)

1 Inj.-Fl. 15 mg + Lsgm. 5 ml (N1) .......... 69,82
4 Inj.-Fl. 15 mg + Lsgm. 5 ml (N2) .......... 245,92
1 Inj.-Fl. 30 mg + Lsgm. 5 ml (N1) .......... 116,50
4 Inj.-Fl. 30 mg + Lsgm. 5 ml (N2) .......... 429,26
1 Inj.-Fl. 60 mg + Lsgm. 5 ml (N1) .......... 211,27
4 Inj.-Fl. 60 mg + Lsgm. 5 ml (N2) .......... 800,76
1 Inj.-Fl. 90 mg + Lsgm. 5 ml (N1) .......... 328,50
4 Inj.-Fl. 90 mg + Lsgm. 5 ml (N2) .......... 1260,29

## Pancuroniumbromid *Rp* [US]

Nichtdepolarisierendes Muskelrelaxans vom Curaretyp (s. Alcuronium) mit schnellem Wirkungseintritt und mittlerer Wirkungsdauer. Die Muskelrelaxation tritt 4–6 min nach i.v.-Injektion ein und hält 30–40 min an. Pancuronium wird daher alternativ zu Suxamethonium bei der endotrachealen Intubation eingesetzt. Pancuronium wird vor allem unverändert renal, zu einem kleineren Teil biliär (5–20%) eliminiert. Eliminationshalbwertszeit 110–160 min.

**Ind.:** Muskelrelaxation bei Narkosen, Intubation und künstlicher Beatmung.

**Kontraind.:** Vorsicht bei Myasthenia gravis, Eaton-Lambert-Syndrom, Therapie mit trizyklischen Antidepressiva, Niereninsuffizienz.

**UW:** Herzfrequenzanstieg, Bronchospasmen.

**WW:** Wirkungsverstärkung durch volatile Inhalationsnarkotika, Benzodiazepine, Antibiotika (Aminoglykoside, Polymyxin, Tetracycline, Lincosamide), Magnesium, Lithium und Hypothermie. Mit trizyklischen Antidepressiva oder Theophyllin können tachykarde Herzrhythmusstörungen ausgelöst werden.

**Dosis:** Intubation initial 0,08–0,1 mg/kg, nach Intubation mit Suxamethonium 0,04–0,06 mg/kg. Präcurarisierungs- und Erhaltungsdosis 0,01–0,02 mg/kg.

**Pancuronium Organon®** (Organon)

50 Amp. (4 mg/2 ml) .......... 117,81

## Pankreatin [HK]

Standardisierter Pankreasextrakt vom Schwein, der Amylase, Proteasen und in hohem Maße Pankreaslipase enthält. Pankreatin ist zur Enzymsubstitution bei exokriner Pankreasinsuffizienz mit Steatorrhö (z. B. bei chronischer Pankreatitis) indiziert. Um das Nahrungsfett zu verdauen, werden als Richtdosis 40.000 Ph.Eur.-Einheiten Lipase pro Mahlzeit benötigt. Pankreaslipase wird bei einem pH <4,0 irreversibel zerstört. Vorteilhaft sind daher galenische Zubereitungen, bei denen die Pankreasenzyme als magensaftgeschützte Mikrotabletten oder Pellets in leicht löslichen Gelatinekapseln eingeschlossen sind. Da die Einnahme der Kapseln während der Mahlzeit erfolgt, löst sich die Kapselhülle innerhalb weniger Minuten im gefüllten Magen auf, und der Inhalt vermischt sich gleichmäßig mit dem Chymus. Die Enzymfreigabe erfolgt nach dem Eintritt des Chymus in das Duodenum. Bei Patienten mit Hyperazidität kann die Wirksamkeit der Enzympräparate durch Hemmung der Magensäuresekretion mit Omeprazol oder einem $H_2$-Rezeptorantagonisten (z. B. Ranitidin, 30 min vor dem Essen) verbessert werden.

**Ind.:** Exokrine Pankreasinsuffizienz.

**Kontraind.:** Akute Pankreatitis, Schweinefleischallergie.

**UW:** In Einzelfällen sind allergische Reaktionen vom Soforttyp (z. B. Hautausschlag, Niesen, Tränenfluss, Bronchospasmus) sowie allergische Reaktionen des Verdauungstraktes beschrieben worden. Bei Patienten mit Mukoviszidose ist in Einzelfällen nach Gabe hoher Dosen von Pankreatin (mit einem Lipasegehalt bis zu 50.000 Einheiten pro kg Körpergewicht und Tag) die Bildung von Strikturen der Ileozökalregion und des Colon ascendens beschrieben worden. Für Kreon® sind bisher keine Kolonstrikturen beschrieben worden.

**Dosis:** Richtdosis 20.000-40.000 Lipaseeinheiten (Ph.Eur.-E.) pro Mahlzeit. Bei Patienten mit Mukoviszidose sollte die Dosis unter Berücksichtigung von Menge und Zusammensetzung der Mahlzeiten die für eine adäquate Fettresorption notwendige Enzymdosis nicht überschreiten. Eine Erhöhung der Dosis sollte an der Verbesserung der Symptome (z. B. Steatorrhö, Bauchschmerzen) ausgerichtet sein. Eine tägliche Enzymdosis von 15.000–20.000 Einheiten Lipase pro kg Körpergewicht sollte nicht überschritten werden. Auf ausreichende Flüssigkeitszufuhr achten.

**Kreon®** (Solvay)

**Best.:** 1 Kps. 250.00/Btl. 40.000 mit magensaftresistenten Mikropellets enth.: 300 mg/1200 mg Pankreatin aus Schweinepankreas stand. auf Triacylglycerollipase 25.000/40.000 Ph.Eur.-E., Amylase 18.000/40.000 Ph.Eur.-E., Proteasen 1000/2600 Ph.Eur.-E.

Kdr. Mikropellets (100 mg)/1 Btl. magensaftresistentes Granulat (1,125 g) enth.: 60 mg/750 mg Pankreatin stand. auf Triacylglycerollipase 5000/20.800 Ph.Eur.-E., Amylase 3600/20.800 Ph.Eur.-E., Proteasen 200/1250 Ph.Eur.-E.

50 Kps. 10.000 E. (N1) ....... (FB 14,30) 14,30
100 Kps. 10.000 E. (N2) ....... (FB 25,93) 25,93
200 Kps. 10.000 E. (N3) ....... (FB 47,04) 47,04
50 Kps. 25.000 E. (N1) ....... (FB 30,31) 30,31
100 Kps. 25.000 E. (N2) ....... (FB 54,98) 54,98
200 Kps. 25.000 E. (N3) ....... (FB 99,74) 99,74
50 Kps. 40.000 E. (N1) ....... (FB 44,56) 44,56
100 Kps. 40.000 E. (N2) ....... (FB 80,84) 80,84
200 Kps. 40.000 E. (N3) ....... (FB 146,66) 146,66
50 Btl. Gran. 20.800 E. (N1) ....... (FB 26,07) 26,07
200 Btl. Gran. 20.800 (N3) ....... (FB 85,77) 85,77
1× 20 g Mikropellets 5000 E. f. Kdr. (N1) ....... (FB 24,34) 24,34

**Panzytrat®** (Axcan)
**Best.:** 1 Kps. 10.000/25000/40.000/1 Zähllöffelfüllung mit magensaftresistenten Mikrotbl. enth.: Pankreatin (Schwein) stand. auf Triacylglycerollipase 10.000/25.0 00/40.000/20.000 Ph.Eur.-E., Amylase 9000/12.000/1 5.000/18.000 Ph.Eur.-E., Proteasen 500/800/900/1000 Ph.Eur.-E.

50 Kps. 10.000 (N1) ....... (FB 14,30) 14,30
100 Kps. 10.000 (N2) ....... (FB 25,93) 25,93
200 Kps. 10.000 (N3) ....... (FB 47,04) 47,04
50 Kps. 25.000 (N1) ....... (FB 30,31) 30,31
100 Kps. 25.000 (N2) ....... (FB 54,98) 54,98
200 Kps. 25.000 (N3) ....... (FB 99,74) 99,74
50 Kps. 40.000 (N1) ....... (FB 44,56) 44,56
100 Kps. 40.000 (N2) ....... (FB 80,84) 80,84
200 Kps. 40.000 (N3) ....... (FB 146,66) 146,66
20 g Mikrotbl. 20.000 (N1) ....... (FB 24,34) 24,34
40 g Mikrotbl. 20.000 (N2) ....... (FB 44,18) 44,18
80 g Mikrotbl. 20.000 (N3) ....... (FB 80,13) 80,13

## Pantoprazol *Rp* [HK] 1994 C

Irreversibler Hemmstoff der gastralen Protonenpumpe mit ähnlichen pharmakodynamischen und pharmakokinetischen Eigenschaften wie Omeprazol (s. dort und Kap. 4, *Tabelle 4.4*). Pantoprazol wird im Dünndarm rasch und nahezu vollständig resorbiert, Bioverfügbarkeit 70–80%. Die Substanz wird in der Leber metabolisiert und die Metaboliten mit dem Urin ausgeschieden, Halbwertszeit 1,3 h.

**Ind.:** Kombinationstherapie bei H.-pylori-Eradikation, Ulcus duodeni et ventriculi, Refluxösophagitis.

**Kontraind.:** Schwere Leberfunktionsstörungen. Anwendung bei Kdr. Strenge Indikationsstellung in Schwangerschaft und Stillzeit.

**UW:** Gelegentlich Kopfschmerzen, Durchfall. Selten Übelkeit, Blähungen, Hautausschlag, Schwindel.

**WW:** Im Gegensatz zu Omeprazol zeigte Pantoprazol keine klinisch relevanten Wechselwirkungen mit Phenytoin und Diazepam.

**Dosis:** *Eradikation des H. pylori* (s. Teil I, *Tabelle 4.3*): In Kombination mit Clarithromycin und einem weiteren Antibiotikum je 40 mg Pantoprazol vor dem Frühstück und vor dem Abendessen für 7 Tage. *Monotherapie bei Ulcus duodeni et ventriculi, Refluxösophagitis:* 40 mg/d oral vor dem Frühstück. In Einzelfällen kann die Dosis verdoppelt werden. Bei Ulcus duodeni Therapiedauer 2 Wochen, im Einzelfall Verlängerung auf 4 Wochen. Bei Ulcus ventriculi und Refluxösophagitis Therapiedauer 4 Wochen, evtl. Verlängerung auf 8 Wochen. Eine Behandlung über 8 Wochen hinaus soll nicht erfolgen, da Langzeiterfahrungen fehlen. Wenn eine orale Medikation nicht möglich ist, i.v.-Gabe von 1-mal 40 mg/d in 10 ml 0,9% NaCl-Lsg., 100 ml 0,9% NaCl-Lsg. oder 100 ml 5% Glucoselösung über 2–15 min.

**Pantozol®** (Altana)
1 Durchstechfl. 40 mg (N1) ....... 17,08
15 Tbl. 20 mg (N1) ....... (FB 25,18) 25,18
30 Tbl. 20 mg (N2) ....... (FB 41,24) 41,24
60 Tbl. 20 mg (N3) ....... (FB 73,67) 73,67
100 Tbl. 20 mg (N3) ....... (FB 117,24) 117,24
15 Tbl. 40 mg (N1) ....... (FB 32,41) 32,41
30 Tbl. 40 mg (N2) ....... (FB 55,84) 55,84
60 Tbl. 40 mg (N3) ....... (FB 103,12) 103,12
100 Tbl. 40 mg (N3) ....... (FB 166,67) 166,67

**Rifun®** (Schwarz Pharma)
15 Tbl. 20 mg (N1) ....... (FB 25,18) 25,18
30 Tbl. 20 mg (N2) ....... (FB 41,24) 41,24
60 Tbl. 20 mg (N3) ....... (FB 73,67) 73,67
100 Tbl. 20 mg (N3) ....... (FB 117,24) 117,24
15 Tbl. 40 mg (N1) ....... (FB 32,41) 32,41
30 Tbl. 40 mg (N2) ....... (FB 55,84) 55,84
60 Tbl. 40 mg (N3) ....... (FB 103,12) 103,12
100 Tbl. 40 mg (N3) ....... (FB 166,67) 166,67

## Paracetamol [US]

Nichtopioides Analgetikum mit antipyretischen aber ohne klinisch ausreichende antiphlogistische Wirkungen. Paracetamol ist nur ein schwacher Cyclooxygenaseinhibitor im entzündeten Gewebe. Möglicherweise beruht die gute analgetische Wirkung von Paracetamol auf der Hemmung einer weiteren Isoform der Cyclooxygenase im Zentralnervensystem. Paracetamol ist gut verträglich und hat weniger UW als Acetylsalicylsäure. Deshalb ist es Mittel der Wahl bei Kopfschmerzen, Gelenkschmerzen, chronischen Tumorschmerzen, postoperativen und postpartalen Schmerzen, Zahnschmerzen und Fieber. Insbesondere als Alternative bei Patienten mit Gerinnungsstörungen, peptischen Ulzera und bei Kdr. (keine Assoziation mit dem Reye-Syndrom). Nicht ausreichend wirksam bei rheumatischen Krankheiten und Dysmenorrhö wegen der geringeren entzündungshemmenden Wirkungen.

Schnelle Resorption nach oraler Gabe, Bioverfügbarkeit 88%. Rektale Bioverfügbarkeit aus Suppositorien nur die Hälfte. Mit üblichen analgetischen

Dosen maximale Plasmaspiegel (10–20 μg/ml) in 30–60 min. Kaum Plasmaproteinbindung, Halbwertszeit 2 h. Wird in der Leber hauptsächlich mit Glukuronsäure und Schwefelsäure konjugiert und danach renal eliminiert. Ein kleiner Anteil wird zu N-Acetylbenzochinonimin hydroxyliert, einem hochreaktiven Metaboliten, der nach üblichen Dosen mit den Sulfhydrylgruppen des Glutathion reagiert. Bei toxischer Überdosierung (10–15 g) wird das hepatische Glutathion verbraucht und durch Reaktion mit Leberzellproteinen eine toxische Lebernekrose ausgelöst (Therapie s. Vergiftungen). Bei Kindern sind Überdosierungen durch zu hohe Einzeldosen (Arzneiformen für Erw.) und zu kurze Dosierungsintervalle vorgekommen.

**Ind.:** Schmerzen, Fieber.

**Kontraind.:** Glucose-6-phosphatdehydrogenasemangel, schwere Nieren- und Leberfunktionsstörungen. Überempfindlichkeit gegen Paracetamol. Vorsicht bei vorgeschädigter Leber oder Niere, Morbus Meulengracht, Schwangerschaft.

**UW:** Nach üblichen therapeutischen Dosen selten und mild. Gelegentlich allergische Hautveränderungen, wenige Einzelfälle mit hämatologischen Veränderungen (Thrombozytopenie, Leukozytopenie, Agranulozytose). „Analgetikaintoleranz" seltener als bei Acetylsalicylsäure, aber möglich. In sehr seltenen Fällen Überempfindlichkeitsreaktionen mit Schwellungen im Gesicht, Atemnot, Schweißausbruch, Übelkeit oder Blutdruckabfall bis hin zum Schock. Nach monatelanger Einnahme therapeutischer Dosen wurden einzelne Fälle von Leberfunktionsstörungen beschrieben, die nach Absetzen reversibel waren. Unklar ist bisher, ob langdauernder Gebrauch von Paracetamol Nierenschäden verursacht, die von Phenacetin-haltigen Analgetikakombinationen bekannt sind. Deshalb Dauergebrauch und Kombinationspräparate vermeiden!

**WW:** Paracetamol verlängert die Thrombinzeit und verstärkt dadurch die Wirkung oraler Antikoagulanzien. Verlängert auch die Halbwertszeit von Chloramphenicol. Induktion arzneimittelabbauender Enzyme durch Barbiturate, einige Antiepileptika, Rifampicin und Alkohol können Leberschäden auslösen, weil reaktive Paracetamolmetaboliten vermehrt gebildet werden.

**Dosis:** *Erw.* und *Jugendl.* ab 12 J.: 500–1000 mg, oral oder rektal, ggf. 2- bis 3-mal/d. Maximal 4 g/d und nicht länger als 14 Tage. DDD 3 g.

*Kdr.* unter 12 J.: Einzeldosis 10–15 mg/kg, Dosisintervall mindestens 4 h, maximale Tagesdosis 50 mg/kg. Dosierung auch bis zu 3-mal/d mit folgenden Einzeldosen:

*Sgl. 2–6 Monate* (bis 7 kg): 100 mg oral entspr. 2,5 ml (½ Messl.) Saft bzw. Lsg. (40 mg/ml) oder 125 mg rektal.

*Sgl. 6–12 Monate* (7–10 kg): 100–150 mg oral entspr. 2,5–3,75 ml (½–¾ Messl.) Saft bzw. Lsg. (40 mg/ml) oder 125 mg rektal.

*Kleinkdr. 1–3 J.* (10–15 kg): 150–200 mg oral entspr. 3,75–5 ml (¾–1 Messl.) Saft bzw. Lsg. (40 mg/ml) oder 250 mg rektal.

*Kleinkdr. 3–6 J.* (15–22 kg): 200–300 mg oral entspr. 5–7,5 ml (1–1,5 Messl.) Saft bzw. Lsg. (40 mg/ml) oder 250 mg rektal.

*Schulkdr. 6–9 J.* (22–30 kg): 300–500 mg entspr. 7,5–12,5 ml (1,5–2,5 Messl.) Saft bzw. Lsg. (40 mg/ml) oder 500 mg rektal.

*Schulkdr. 9–12 J.* (30–40 kg): 400–600 mg entspr. 10–15 ml (2–3 Messl.) Saft bzw. Lsg. (40 mg/ml) oder 500 mg rektal.

*Parenteral*: 1 g als i.v.-Infusion über 15 min bis zu maximal 4-mal/d mit einem Mindestabstand von 4 h. Kdr. über 33 kg (etwa 11 Jahre), Jugendl. und Erw. unter 50 kg 15 mg/kg i.v. bis zu maximal 60 mg/kg/Tag.

**ben-u-ron**® (Novartis/bene-Arzneimittel)

10 Tbl. 500 mg (N1) .......... (FB 1,01) *1,31*
20 Tbl. 500 mg (N2) .......... (FB 1,44) *1,91*
50 Tbl. 500 mg (N3) .......... (FB 2,30) *4,00*
10 Kps. 500 mg (N1) .......... (FB 1,01) *1,31*
20 Kps. 500 mg (N2) .......... (FB 1,44) *1,91*
10 Supp. 75 mg (N1) .......... (FB 1,15) 1,15
10 Supp. 125 mg f. Sgl. (N1) .......... (FB 1,26) 1,26
10 Supp. 250 mg f. Kleinkdr. (N1) .......... (FB 1,50) 1,50
10 Supp. 500 mg f. Schulkdr. (N1) .......... (FB 1,75) 1,75
10 Supp. 1000 mg f. Erw. (N1) .......... (FB 2,06) *2,70*
100 ml Saft (200 mg/5 ml) (N1) .......... (FB 3,18) 3,18

**Paracetamol-ratiopharm**® (ratiopharm)

10 Brausetbl. 500 mg (N1) .......... (FB 1,01) *3,25*
20 Brausetbl. 500 mg (N2) .......... (FB 1,44) *5,15*
30 Tbl. 500 mg (N2) .......... (FB 1,77) *1,89*
10 Supp. 125 mg f. Sgl. (N1) .......... (FB 1,26) 1,26
10 Supp. 250 mg f. Kleinkdr. (N1) .......... (FB 1,50) 1,50
10 Supp. 500 mg f. Schulkdr. (N1) .......... (FB 1,75) 1,75
10 Supp. 1000 mg f. Erw. (N1) .......... (FB 2,06) *2,49*
100 ml Lsg. (200 mg/5 ml) (N1) .......... (FB 3,18) 3,18

**Paracetamol von ct** (ct-Arzneimittel)

10 Tbl. 500 mg (N1) .......... (FB 1,01) 0,94
20 Tbl. 500 mg (N2) .......... (FB 1,44) 1,43
30 Tbl. 500 mg (N2) .......... (FB 1,77) 1,69
10 Supp. 125 mg f. Sgl. (N1) .......... (FB 1,26) 1,23
10 Supp. 250 mg f. Kleinkdr. (N1) .......... (FB 1,50) 1,43
10 Supp. 500 mg f. Schulkdr. (N1) .......... (FB 1,75) 1,69
10 Supp. 1000 mg f. Erw. (N1) .......... (FB 2,06) 1,98
100 ml Saft (200 mg/5 ml) (N1) .......... (FB 3,18) 3,16

**Perfalgan**® (Bristol-Myers Squibb)

12× 100 ml Inf.-Lsg. (10 mg/ml) .......... 39,28

## Paracetamol + Codein *Rp* [US]

Die Kombination aus dem nichtopioiden Analgetikum Paracetamol und dem Opioidanalgetikum

Codein wird als sinnvoll angesehen, weil sich die beiden Komponenten aufgrund unterschiedlicher Wirkungsmechanismen in ihren analgetischen Wirkungen addieren. Nach einer Metaanalyse über 80 kontrollierte Studien verstärkt Codein (60 mg) die analgetischen Effekte von 600 mg Paracetamol.
**Ind.:** Stärkere Schmerzen.
**Best.:** 1 Tbl. enth.: Paracetamol 500 mg, Codeinphosphat ½ $H_2O$ 30 mg.
**Dosis:** 1–2 Tbl. bis zu 4-mal/d.

**Gelonida® Schmerz** (Gödecke)
10 Tbl. (N1) ........ (FB 10,95) 10,95
20 Tbl. (N2) ........ (FB 12,12) 12,12

**Nedolon P®** (Merck)
10 Tbl. (N) ........ (FB 10,95) 10,95
20 Tbl. (N2) ........ (FB 12,12) 12,12

**Paracetamol comp. STADA®** (STADA)
10 Tbl. (N1) ........ (FB 10,95) 10,41
20 Tbl. (N2) ........ (FB 12,12) 11,36
100 Tbl. (N3) ........ (FB 19,84) 17,27

## Paraffin [HK]

Laxans aus der Gruppe der Gleitmittel. Dickflüssiges Paraffin (Paraffinöl) vermindert die Bildung fester Kotballen und erleichtert so die Gleitfähigkeit der Fäzes. Die Wirkung tritt nach 6–12 h ein. Paraffin wird in geringer Menge aus dem Darm resorbiert und kann Ablagerungen im Körper mit der Bildung von Fremdkörpergranulomen verursachen.
**Ind.:** Obstipation.
**Kontraind.:** Ileus, Schluckstörungen.
**UW:** Bei langdauernder Anwendung kommt es zu Elektrolytverlusten mit Hypokaliämie und sekundärem Hyperaldosteronismus. Dies kann zu Störungen der Herzfunktion und zu Muskelschwäche führen. Die Kaliumverluste vermindern zusätzlich die Darmmotilität und verstärken dadurch die Obstipation. Bei hohen Dosen Stuhlinkontinenz und Hautschäden im Analbereich möglich. In Einzelfällen pulmonale Paraffinose und Paraffingranulome.
**WW:** Verminderte Resorption fettlöslicher Vitamine. Bei missbräuchlicher chronischer Anwendung kann infolge der Hypokaliämie die Empfindlichkeit gegenüber Herzglykosiden erhöht und der Kaliumverlust durch andere Arzneimittel (Diuretika, Glucocorticoide) verstärkt sein.
**Dosis:** Kurzfristig 30–60 ml/d.

**Obstinol® M** (UCB)
250 ml (9,97 g/30 ml) (N2) ........ 7,95

## Parecoxib *Rp* [GG] 2002 **C/D**

Gut wasserlösliches und damit injizierbares Prodrug (inaktiv) von Valdecoxib (aktiv), einem selektiven COX-2-Hemmer. Durch enzymatische Hydrolyse wird Valdecoxib (schlecht wasserlöslich) gebildet. Die Halbwertszeit von Parecoxib beträgt ca. 20 min, maximale Plasmaspiegel von Valdecoxib werden nach 30–60 min erreicht, Wirkungsmaximum nach ca. 2 h. Die parenterale Gabe von Parecoxib (2-mal 40 mg/d i.v., 3 Tage) gefolgt von Valdecoxib (2-mal 40 mg/d oral, 11 Tage) war bei Patienten mit einer koronarchirurgischen Bypassoperation im Vergleich zur postoperativen analgetischen Standardtherapie wirksam, zeigte aber eine stark erhöhte Nebenwirkungsrate (19% versus 10%), darunter 4 Todesfälle, 9 zerebrovaskuläre Störungen, 5 Herzinfarkte und 10 sternale Wundinfektionen. Daher sollten COX-2-Hemmer nicht bei kardiovaskulären Risikopatienten eingesetzt werden.
**Ind.:** Kurzbehandlung postoperativer Schmerzen.
**Kontraind., UW, WW:** s. Valdecoxib.
**Dosis:** 40 i.v. oder i.m., weitere 20–40 mg alle 6–12 h nach Bedarf, Tageshöchstdosis 80 mg.

**Dynastat®** (Pharmacia)
1 Pulv. 40 mg + Lsgm. (N1) ........ 21,08
3 Pulv. 40 mg + Lsgm. (N1) ........ 40,46
5 Pulv. 40 mg + Lsgm. (N1) ........ 60,88
10 Pulv. 40 mg (N2) ........ 99,56

## Paromomycin *Rp* [HK]

Aminoglykosidantibiotikum, das aus dem Gastrointestinaltrakt kaum resorbiert wird. Das Wirkspektrum erfasst grampositive und gramnegative Keime sowie Protozoen.
**Ind.:** Prophylaxe der hepatischen Enzephalopathie, Coma hepaticum, präoperative Reduktion der Darmflora, Amöbiasis.
**Kontraind.:** Überempfindlichkeit gegen Aminoglykosidantibiotika.
**UW:** Bei hohen Dosen (>3 g/d) Übelkeit, Durchfall. Oto- oder nephrotoxische Wirkungen bei Langzeittherapie oder bei Patienten mit gestörter Nierenfunktion. Bei Patienten mit ulzerösen Darmkrankheiten Paromomycin nur mit Vorsicht anwenden, da es hier zu unerwünschter Resorption kommen kann.
**Dosis:** Tagesdosis auf mehrere Einzeldosen im Abstand von 6–8 h verteilen. Coma hepaticum: 35–75 mg/kg/d, Dauer 2–6 Tage oder bis zum Abklingen der Symptome. Prophylaxe der hepatischen Enzephalopathie: 0,75–1 g/d. Präoperative Reduktion der Darmflora: 4 g/d während der letzten beiden präoperativen Tage. Amöbiasis: 25–100 mg/kg/d, mindestens 5 Tage.

**Humatin®** (Parke-Davis)
28 Kps. 250 mg (N2) ........ 73,65
5 Fl. Pulver 1000 mg (N1) ........ 53,34

**Paroxetin** *Rp* [ML] 1992 **C**

Antidepressivum aus der Gruppe der selektiven Serotonin-Rückaufnahme-Inhibitoren (SSRI). Die Noradrenalinaufnahme wird erst in 300fach höheren Konzentrationen gehemmt. Paroxetin hat keine klinisch relevante Affinität zu Dopamin-, Histamin- und Muscarinrezeptoren. Paroxetin war in kontrollierten Studien mit Ansprechraten von etwa 70% den trizyklischen Antidepressiva therapeutisch gleichwertig. Die antidepressive Wirkung setzt nach 2 Wochen ein und nimmt in den darauffolgenden 4 Wochen zu. Paroxetin wird oral gut resorbiert und unterliegt einem First-Pass-Metabolismus, Halbwertszeit 24 h.

**Ind.:** Depressive Krankheiten, Zwangsstörungen, Panikstörungen, soziale Phobie, generalisierte Angststörungen.

**Kontraind.:** Gleichzeitige Gabe von MAO-Inhibitoren, auch innerhalb von 2 Wochen nach Beendigung einer Therapie mit MAO-Inhibitoren. Nach Absetzen von Paroxetin 2 Wochen Wartezeit vor Gabe von MAO-Inhibitoren. Wegen mangelnder Erfahrungen nicht bei Kdr. und Jgdl. unter 18 Jahren. Schwangerschaft, Stillzeit. Vorsicht bei Patienten mit Manie, Epilepsie, Engwinkelglaukom, Leber- oder Niereninsuffizienz sowie bei Lithium- oder Elektrokrampftherapie.

**UW:** Übelkeit, Schläfrigkeit, Schwitzen, Kopfschmerzen, Tremor, Schwächezustände, Schlafstörungen, Mundtrockenheit, sexuelle Störungen (Ejakulationsstörungen, Priapismus), Diarrhö wie auch Obstipation, Schwindelgefühl, verschwommenes Sehen, Appetitlosigkeit, Gewichtszunahme, Juckreiz, Agitiertheit. Selten Krampfanfälle.

**WW:** Cimetidin hemmt den Abbau von Paroxetin. Gleichzeitige Einnahme von Alkohol vermeiden. Phenytoin senkt die Paroxetinplasmaspiegel und verstärkt die UW.

**Dosis:** Initial 1-mal 20 mg/d oral, ggf. in 10 mg-Schritten auf maximal 50 mg/d erhöhen, bei Zwangs- und Panikstörungen maximal 60 mg/d. Therapie nicht abrupt beenden.

**Paroxat**® (Hexal)

20 Filmtbl. 20 mg (N1) .............................(FB 35,55) 26,90
50 Filmtbl. 20 mg (N2) .............................(FB 71,62) 54,90
100 Filmtbl. 20 mg (N3) ..........................(FB 125,95) 96,95
20 Filmtbl. 40 mg (N1) .............................(FB 49,89) 39,76
50 Filmtbl. 40 mg (N2) ...........................(FB 102,94) 84,71
100 Filmtbl. 40 mg (N3) ........................(FB 182,19) 151,22

**Seroxat**® (GlaxoSmithKline)

20 Filmtbl. 20 mg (N1) .............................(FB 35,55) 35,55
50 Filmtbl. 20 mg (N2) .............................(FB 71,62) 71,62
100 Filmtbl. 20 mg (N3) ..........................(FB 125,95) 125,95
1 Fl. 150 ml Susp. (2 mg/ml) (N1) ............................ 42,93

**Pegaspargase** *Rp* [KR] 1997 **B**

Polyethylenglykolkonjugat der Asparaginase (s. dort) mit einem Molekulargewicht von 5000. Dadurch wird die Plasmahalbwertszeit von 18 h auf ca. 6 Tage erhöht. Überempfindlichkeitsreaktionen sind seltener als bei nativer Asparaginase, treten aber auch noch bei 30% der Asparaginase-hypersensitiven Patienten auf.

**Ind.:** Bestandteil einer Kombinationstherapie zur Reinduktion bei akuter lymphatischer Leukämie im Kindes- und Erwachsenenalter, bekannte Überempfindlichkeit gegen native L-Asparaginasen.

**Kontraind., UW, WW:** s. Asparaginase.

**Dosis:** 2500 I.E./m² i.v. alle 14 Tage, Kdr. mit KO <0,6 m² 82,5 I.E./kg i.v.

**Oncaspar**® (Medac/Schering)

1 Inj.-Fl. (3750 I.E./5 ml) (N1) ............................... 1260,69

**Pegfilgastrim** *Rp* [US] 2003 **B**

Langwirkendes Derivat des Filgrastim (s. dort) zur Verkürzung Zytostatika-bedingter Neutropenien. Pegfilgrastim ist ein kovalentes Konjugat des rekombinanten humanen Filgrastim (humaner Methionin-Granulozyten-Kolonie-stimulierender-Faktor, G-CSF) mit hochmolekularem Polyethylenglykol (PEG). Durch die Pegylierung wird die terminale Halbwertszeit von Filgrastim annähernd zehnfach von 3–4 auf 33 h verlängert. Pegfilgrastim erfordert daher nur eine einmalige Gabe pro Chemotherapiezyklus, während Filgrastim tgl. über 8–14 Tage bis zum Wiederanstieg der Granulozytenwerte gegeben werden muss. Febrile Neutropenien traten mit Pegfilgrastim seltener auf.

**Ind.:** Zytostatika-bedingte Neutropenien.

**Kontraind., UW, WW:** s. Filgastrim.

**Dosis:** 1-mal 6 mg s.c. pro Chemotherapiezyklus ca. 24 h nach zytotoxischer Chemotherapie.

**Neulasta**® (Amgen)

1 Fertigspr. 6 mg/0,6 ml (N1)............................... 1524,11

**Peginterferon alfa-2a** *Rp* [HK] 2002 **C**

Gentechnisch hergestelltes Interferon alfa-2a, das mit Polyethylenglykol (PEG) konjugiert ist. Im Vergleich zu unverändertem Interferon brauchen pegylierte Interferone nur 1-mal wöchentlich statt 3-mal injiziert zu werden. Peginterferon alfa-2a zeigt in vitro die antiviralen und antiproliferativen Aktivitäten, die für Interferon alfa-2a charakteristisch sind. Peginterferon alfa-2a ist indiziert für die Behandlung erwachsener Patienten mit chronischer Hepatitis C, die erhöhte Transaminasewerte aufweisen und deren Serum HCV-RNA positiv ist. In Kombination mit Ribavirin wirkt Peginterferon alfa-2a besser viruseliminierend als die frühere The-

rapie mit Interferon alfa plus Ribavirin. Die Monotherapie mit Peginterferon alfa-2a ist nur indiziert bei Unverträglichkeit gegen Ribavirin.
Peginterferon alfa-2a wird nach s.c.-Injektion anhaltend resorbiert, wobei Höchstkonzentrationen im Serum 72–96 h nach Injektion nachweisbar sind. Absolute Bioverfügbarkeit 84%. Die Halbwertszeit von 50–130 h spiegelt vermutlich nicht nur die Elimination des Wirkstoffs, sondern auch die anhaltende Resorption von Peginterferon alfa-2a wider. Elimination hepatisch und überwiegend renal.
**Ind.:** Chronische Hepatitis C, am besten in Kombination mit Ribavirin.
**Kontraind.:** Autoimmunhepatitis, Leberzirrhose, Kinder bis zu 3 Jahren, schwere Herzerkrankung in der Anamnese, Depression, Schwangerschaft und Stillzeit.
**UW:** Häufigkeit und Schwergrad der unerwünschte Wirkungen sind vergleichbar mit denen von Interferon alfa-2a (s. dort).
**WW:** Peginterferon alfa-2a hemmt das Isoenzym Cytochrom P450 1A2. Daher muss bei gleichzeitiger Therapie mit Theophyllin der Theophyllinserumspiegel überwacht, und die Theophyllindosierung angepasst werden.
**Dosis:** 1-mal 180 µg/Woche s.c. (s. auch Teil I, *Tabelle 4.6*).

**Pegasys**® (Roche)
1 Fertigspr. 135 µg (N1) .................................. 242,43
4 Fertigspr. 135 µg (N1) .................................. 941,53
12 Fertigspr. 135 µg (N2) .................................. 2733,54
1 Fertigspr. 180 µg (N1) .................................. 280,43
4 Fertigspr. 180 µg (N1) .................................. 1093,51
12 Fertigspr. 180 µg (N2) .................................. 3163,67

## Peginterferon alfa-2b *Rp* [HK] 2000 **B**

Gentechnisch hergestelltes Interferon alfa-2b, das mit Polyethylenglykol (PEG) konjugiert ist mit ähnlichen Eigenschaften wie Peginterferon alfa-2a (s. dort).
**Ind.:** Chronische Hepatitis C, am besten in Kombination mit Ribavirin.
**Kontraind., UW, WW:** s. Peginterferon alfa-2a.
**Dosis:** 1-mal 1,5 µg/kg pro Woche s.c. (s. auch Teil I, *Tabelle 4.6*).

**Pegintron**® (Essex Pharma)
4 Injektoren zu 50 µg (N1) .................................. 515,62
12 Injektoren zu 50 µg (N3) .................................. 1505,30
4 Injektoren zu 80 µg (N1) .................................. 819,49
12 Injektoren zu 80 µg (N3) .................................. 2353,76
4 Injektoren zu 100 µg (N1) .................................. 1077,34
12 Injektoren zu 100 µg (N3) .................................. 3057,48
4 Injektoren zu 120 µg (N1) .................................. 1224,35
12 Injektoren zu 120 µg (N3) .................................. 3482,35
4 Injektoren zu 150 µg (N1) .................................. 1500,96
12 Injektoren zu 150 µg (N3) .................................. 4316,80

## Pegvisomant *Rp* [US] 2003 **A**

Erster Wachstumshormonrezeptorantagonist zur Behandlung der Akromegalie. Pegvisomant ist ein gentechnisch verändertes Analogon des menschlichen Wachstumshormons (Somatropin) und blockiert nach Bindung an den Somatropinrezeptor die Wirkungen von Wachstumshormon mit hoher Selektivität. Anders als Dopaminagonisten und Somatostatinanaloga senkt Pegvisomant nicht den Hormonspiegel, sondern blockiert die Wirkung von Wachstumshormon am Rezeptor und normalisiert dadurch die Plasmaspiegel des insulinähnlichen Wachstumsfaktors (IGF-1), der als peripheres Effektorhormon die Wirkungen von Wachstumshormon vermittelt. Die Tumorgröße nimmt nicht ab. Infolge negativer Rückkopplung steigt die Somatotropinkonzentration im Serum an, was möglicherweise das Tumorwachstum erhöht. Pegvisomant ist Dopaminagonisten und Somatostatinanaloga überlegen, ist jedoch wegen des ungeklärten Einflusses auf die Hypophysentumorgröße nur bei Versagen von Operation, Bestrahlung oder medikamentöser Hemmung der Wachstumshormonsekretion durch Somatostatinanaloga indiziert. Plasmahalbwertszeit 3–7 Tage.
**Ind.:** Akromegalie bei ungenügendem Behandlungserfolg von Operation, Strahlentherapie und Somatostatinanaloga.
**Kontraind.:** Schwangerschaft, Stillzeit.
**UW:** Häufig Diarrhö oder Obstipation, Übelkeit, Erbrechen, Dyspepsie, Flatulenz, anormale Leberfunktionstests, grippeähnliche Symptome, Müdigkeit, Arthralgie, Myalgie, periphere Schwellungen, Kopfschmerzen, Schwindel, Tremor, Schwitzen, Pruritus, Hautausschläge, Schlafstörungen, Hypercholesterinämie, Gewichtszunahme, Hyperglykämie, Hungergefühl, Hypertonie, Reaktionen an der Injektionsstelle, Antikörper gegenüber Wachstumshormon (17%).
**WW:** Hypoglykämierisiko bei Akromegaliepatienten mit Diabetes mellitus infolge erhöhter Insulinsensitivität durch Pegvisomant. Kreuzreaktion mit Wachstumshormonassays.
**Dosis:** Initial 1-mal 80 mg s.c., nachfolgend 10 mg/d, ggf. Dosis in Schritten von 5 mg/d voranpassen bis zur Höchstdosis von 30 mg/d.

**Somavert**® (Pfizer)
30 Durchstechfl. 10 mg (N3) .................................. 2851,98
30 Durchstechfl. 15 mg (N3) .................................. 4236,46
1 Durchstechfl. 20 mg (N1) .................................. 199,37
30 Durchstechfl. 20 mg (N3) .................................. 5620,93

## Pelargoniumwurzelextrakt [US]

Pelargoniumwurzelextrakt enthält Cumarine und Gerbsäuren und hat in Konzentrationen von 5–10 g/l schwache antibakterielle Wirkungen. Da das

Präparat nur 8,2 mg Extrakt pro ml Lösung enthält, ist es mindestens 1000fach unterdosiert, um selbst unter optimalen Resorptionsbedingungen wirksam zu sein. Das Präparat wurde überwiegend in unkontrollierten, offenen Beobachtungsstudien untersucht, die den üblichen Spontanverlauf der akuten Bronchitis bei Kindern mit Abklingen der Symptome nach 7–14 Tagen bestätigen. In einer kontrollierten Studie an Patienten mit akuter Bronchitis wurde der Bronchitis-Score durch den Pelargoniumextrakt im Vergleich zu Placebo gesenkt (5,9 versus 3,2). Da kein Erregernachweis geführt wurde, bleibt die therapeutische Bedeutung der Studie unklar.

**Anw.:** Atemwegsinfektionen wie Bronchitis, Sinusitis, Angina tonsillaris, Rhinopharyngitis.

**Kontraind.:** Erhöhte Blutungsneigung, schwere Leber- und Nierenkrankheiten. Schwangerschaft, Stillzeit.

**UW:** Keine Angaben.

**WW:** Verstärkung der blutgerinnungshemmenden Wirkung von Cumarinderivaten.

**Dosis:** 3-mal 20–30 Tropfen/d oral.

**Umckaloabo**® (ISO)

**Best.:** 100 g Lösung: enth.: 80 g ethanolischer Auszug aus Pelargonium reniforme/sidoides-Wurzeln (1+10) mit 12 Vol.% Alkohol.

20 ml Lösung (N1) ........ 9,30
50 ml Lösung (N2) ........ 18,70
100 ml Lösung (N3) ........ 29,90

## Pemetrexed *Rp* [US] 2004 A

Zytostatikum aus der Gruppe der Folsäureantagonisten zur Behandlung des Pleuramesothelioms und des fortgeschrittenen nichtkleinzelligen Bronchialkarzinoms. Pemetrexed gelangt vorwiegend über den reduzierten Folsäuretransporter in Zellen, wo es als eines der besten Substrate der Folylpolyglutamatsynthase zu entsprechenden Polyglutamaten umgewandelt wird. Die Polyglutamatformen von Pemetrexed verbleiben sehr lange in den Zellen und haben eine 100fach höhere Affinität für die Thymidylatsynthase und die Glycinamidribonucleotidformyltransferase (GARFT) als die Muttersubstanz. Sie hemmen mehrere Folat-abhängige Enzyme (Thymidylatsynthase, GARFT, Dihydrofolatreduktase), die an der Neusynthese von Thymidin- und Purinnukleotiden beteiligt sind. Die Kombination von Pemetrexed mit Cisplatin verlängerte bei Patienten mit malignem Pleuramesotheliom die Überlebenszeit im Vergleich zur Monotherapie mit Cisplatin (12,1 versus 9,3 Monate).

Pemetrexed wird praktisch nicht metabolisiert und hemmt keines der typischen CYP-Isoenzyme. Es wird in unveränderter Form vorwiegend über die Niere eliminiert, Halbwertszeit 3,5 h.

**Ind.:** Inoperables malignes Pleuramesotheliom, lokal fortgeschrittenes oder metastasiertes nichtkleinzelliges Bronchialkarzinom.

**Kontraind.:** Gleichzeitige Gelbfieberimpfung. Schwangerschaft, Stillzeit. Vorsicht bei eingeschränkter Nierenfunktion, Patienten unter 18 Jahre, gleichzeitige Gabe attenuierter Lebendimpfstoffe.

**UW:** Sehr häufig Abnahme von Hämoglobin, Leukozyten, Granulozyten. Außerdem Übelkeit, Appetitverlust, Erbrechen, Stomatitis, Pharyngitis, Diarrhö, Müdigkeit, Hautrötung, Hautabschuppung. Häufig Thrombozytopenie, Obstipation, Fieber, erhöhte AST und ALT, Juckreiz, Haarausfall, Neuropathie, Bauchschmerzen, erhöhte Kreatininwerte, febrile Neutropenie, Infektion, allergische Reaktionen, multiformes Erythem. Gelegentlich supraventrikuläre Arrhythmien, schwerwiegende kardiovaskuläre und zerebrovaskuläre Ereignisse. Selten Hepatitis. Bei Männern irreversible Schädigung der Fortpflanzungsfähigkeit möglich (ggf. Spermakonservierung).

**WW:** Verzögerte Ausscheidung von Pemetrexed durch gleichzeitige Gabe nephrotoxischer Pharmaka (z. B. Aminoglykoside, Schleifendiuretika, Platinanaloga, Ciclosporin) oder tubulär sezernierter Substanzen (z. B. Probenecid, Penicillin) sowie durch hoch dosierte nichtsteroidale Antiphlogistika. Bei Behandlung mit oralen Antikoagulanzien verstärkte Überwachung des INR-Ratio.

**Dosis:** *Pleuramesotheliom*: 500 mg/m$^2$ als 10 min i.v.-Infusion an Tag 1 von jedem Behandlungszyklus mit 21 Tagen in Kombination mit Cisplatin 75 mg/m$^2$ als i.v.-Infusion über 2 h 30 min nach Abschluss der Infusion von Pemetrexed. *Nichtkleinzelliges Bronchialkarzinom*: 500 mg/m$^2$ als 10 min i.v.-Infusion an Tag 1 von jedem Behandlungszyklus mit 21 Tagen.

**Alimta**® (Lilly)

1 Durchstechfl. 500 mg ........ 1820,71

## Pemolin *Rp* [ML]

Psychostimulans mit ähnlichen Wirkungen wie Dexamphetamin. Zentrale Überstimulation und Abhängigkeitspotential sind geringer, Abhängigkeit ist aber beschrieben. Pemolin ist wirksam bei hyperkinetischen Kindern. Wird oral gut resorbiert, teils metabolisiert, teils unverändert über die Niere ausgeschieden, Halbwertszeit ca. 9 h.

**Ind.:** Hyperkinetisches Syndrom bei Kdr. bei Erfolglosigkeit anderer Therapieverfahren.

**Kontraind.:** Leberkrankheiten, eingeschränkte Leberfunktion, 2fach erhöhte Leberenzymwerte (SGPT, SGOT, γGT). Gleichzeitige Gabe anderer Stimulanzien, trizyklischer Antidepressiva oder lebertoxischer Arzneimittel. Autoimmunkrankheiten,

Muskeldystrophie, Psychosen, Magersucht, depressive Störungen, Suchtkrankheiten, Tic-Störungen. Gilles-de-la-Tourette-Syndrom. Schwangerschaft, Stillzeit. Vorsicht bei eingeschränkter Nierenfunktion.

**UW:** Häufig Schlafstörungen, Appetitlosigkeit. Gelegentlich erhöhte Leberenzymwerte (in Einzelfällen tödliches Leberversagen). Selten Schwindel, Albträume, Angst, Lethargie Dyskinesien, Nystagmus, aplastische Anämie. In Einzelfällen Wachstumsverzögerung und Gewichtsverlust, Tics, Gilles-de-la-Tourette-Syndrom, stereotypes Verhalten, choreatische Bewegungsstörungen, manisches Syndrom.

**WW:** Gleichzeitige Einnahme von MAO-Hemmstoffen kann zu adrenergen Krisen führen. Verstärkte Wirkung von Stimulanzien (z. B. Coffein), abgeschwächte Wirkung von Hypnotika und Antiepileptika.

**Dosis:** Morgens 1-mal tgl. 0,5–2 mg/kg oral, initial 20–40 mg/d mit schrittweiser Dosiserhöhung von 10 mg bis zu maximal 100 mg/d.

**Tradon**® (Lilly)
50 Tbl. 20 mg (N2) .......................................... 18,70

## Penbutolol *Rp* [US] 1981 C

Nichtselektiver Betareptorenblocker mit intrinsischer sympathomimetischer Aktivität. Penbutolol wird nach oraler Gabe nahezu vollständig resorbiert. Elimination überwiegend renal, Halbwertszeit 20–25 h.

**Ind.:** Hypertonie, koronare Herzkrankheit, hyperkinetisches Herzsyndrom, tachykarde Rhythmusstörungen.

**Kontraind., UW:** s. Betarezeptorenblocker.

**Dosis:** Morgens 1-mal 40 mg/d oral, ggf. nach 3–6 Wochen 80 mg/d.

**Betapressin**® (Wolff)
20 Filmtbl. 40 mg (N1) .............................(FB 20,24) 20,24
50 Filmtbl. 40 mg (N2) .............................(FB 35,44) 35,44
100 Filmtbl. 40 mg (N3) ...........................(FB 58,88) 58,88

## Penciclovir *Rp* [UF] 1981 C

Virostatikum zur lokalen Anwendung bei rezidivierendem Herpes labialis mit ähnlichen Eigenschaften wie Aciclovir (s. dort). Wirkform des oral bei Herpes zoster eingesetzten Famciclovir (s. dort). Bei lokaler Applikation in 2-stündigen Abständen während der Wachphase gegenüber Placebo etwas beschleunigte Abheilung typischer Läsionen wie Bläschen, Ulzerationen oder Krusten (4,8 Tage versus 5,5 Tage), leichte Verkürzung der Schmerzphase (3,5 Tage versus 4,1 Tage) sowie beschleunigte Virusausscheidung. Penciclovir wird nach topischer Applikation praktisch nicht resorbiert. Auch unter Okklusion werden keine messbaren Plasmaspiegel erreicht.

**Ind.:** Rezidivierender Herpes labialis.

**Kontraind.:** Überempfindlichkeit gegen Penciclovir, Famciclovir oder Aciclovir. Nicht auf Schleimhäuten oder am Auge anwenden. Immunsupprimierte Patienten, Patienten <18 Jahre. Cave: Schwangerschaft und Stillperiode.

**UW:** Gelegentlich vorübergehendes Brennen, Stechen und Taubheitsgefühl.

**Dosis:** Unmittelbar nach Auftreten der ersten Symptome alle 2 h (mind. 6- bis 8-mal tgl., am 2. Behandlungstag 10- bis 12-mal) auftragen. Behandlungsdauer 4–5 Tage.

**Vectavir**® (Novartis)
2 g Creme 1% (N1) .......................................... 17,42

## Penicillamin *Rp* [GK]

Chelatbildner zur Behandlung von **Schwermetallvergiftungen**. Penicillamin (D-β,β-Dimethylcystein) bildet stabile, lösliche Komplexe mit Kupfer, Blei, Quecksilber, Gold und Zink, die anschließend zügig über die Niere ausgeschieden werden.

Bei **rheumatoider Arthritis** wird Penicillamin als remissionsinduzierendes Mittel (Basistherapeutikum) eingesetzt, wegen häufiger Nebenwirkungen (vor allem nephrotoxische Effekte) jedoch nur bei Versagen anderer Mittel.

Bei **Morbus Wilson** ist Penicillamin das Mittel der Wahl für die Initialtherapie, da Kupferspiegel schnell gesenkt werden. Es senkt auch die Affinität von Kupfer für Proteine und erleichtert damit die Mobilisation aus den Geweben. Schließlich induziert Penicillamin die hepatische Synthese von Metallothionin, das sich mit Kupfer verbindet und ein untoxisches Bindungsprodukt bildet. Nach Erreichen einer negativen Kupferbilanz muss die Therapie lebenslang fortgesetzt werden.

Daneben wird Penicillamin bei chronisch-aggressiver Hepatitis, biliärer Zirrhose, Lungenfibrose, Sklerodermie, Cystinurie und Cystinsteinen eingesetzt. Bei der Cystinurie und bei Cystinsteinen kann Penicillamin über einen Angriff an der S-S-Brücke ausgetauscht werden, wobei das Cystein-Cystein-Disulfid zum Penicillamin-Cystein-Disulfid wird. Dieses ist 50fach löslicher in Wasser, wodurch die Konkrementbildung eingeschränkt wird. Immunsuppressive Wirkungen sind möglicherweise auf eine Auflösung von S-S-Brücken in Immunglobulinen zurückzuführen.

Resorptionsquote nach oraler Gabe 40–60%, Halbwertszeit 1–3 h. 3–25% der Dosis wird als unveränderte Substanz renal, der überwiegende Anteil als Disulfidmetabolite eliminiert.

**Ind.:** Rheumatoide Arthritis, Morbus Wilson, Sklerodermie, Cystinurie, Vergiftung mit Schwermetallen (Kupfer, Blei, Quecksilber, Zink).
**Kontraind.:** Schwere Funktionsstörungen der blutbildenden Organe und der Nieren, Penicillinallergie, Lupus erythematodes, gleichzeitige Gold- oder Chloroquintherapie. Verzicht auf Penicillamin in der Schwangerschaft bei nicht vitaler Indikation. Stillzeit.
**UW:** Gastrointestinale Beschwerden, selten Stomatitis, Störungen der Hämatopoese, Lupus erythematodes, Pemphigus, Polymyositis, Myastheniesyndrom, vereinzelt Cholestase, Haarausfall, Lungeninfiltrate, Vergrößerung der Brustdrüsen. Proteinurie und Hämaturie können auf eine Immunkomplexnephritis hindeuten, die in ein nephrotisches Syndrom übergehen kann. Aplastische Anämie, Agranulozytose, daher Blutbild- und Urinkontrollen.
**Dosis:** *Rheumatoide Arthritis*: Initial 150 mg/d oral, später alle 14 d um 150 mg bis auf 2-mal 300 mg/d steigern, ggf. bis auf 2-mal 600 mg/d. Erhaltungsdosis 300–600 mg/d.
*Morbus Wilson*: 10–20 mg/kg tgl. oral.
*Schwermetallvergiftungen*: Initial 4-mal 300–400 mg/d oral gleichmäßig über den Tag verteilt, bei längerer Anwendung tgl. maximal 40 mg/kg.
*Cystinurie*: 4-mal täglich 225–525 mg oral entsprechend der Cystinausscheidung.

**Metalcaptase**® (Heyl)
20 Filmtbl. 150 mg (N1) .......... 14,71
50 Filmtbl. 150 mg (N2) .......... 21,49
100 Filmtbl. 150 mg (N3) .......... 32,87
20 Filmtbl. 300 mg (N1) .......... 17,40
50 Filmtbl. 300 mg (N2) .......... 28,79
100 Filmtbl. 300 mg (N3) .......... 47,47

## Penicilline *Rp* [WS]

Penicilline gehören zur Gruppe der β-Lactamantibiotika, die sich durch hohe Wirkungsstärke, geringe Toxizität und große therapeutische Breite auszeichnen. Aus diesem Grunde werden sie stets als Antibiotika erster Wahl eingesetzt. Alle Penicilline wirken bakterizid auf proliferierende Keime. Sie hemmen die Zellwandsynthese wachsender Bakterien, indem sie irreversibel an bakterielle Transpeptidasen binden und die Synthese des Zellwandbestandteils Murein blockieren. Dadurch wird die Bakterienzelle osmotisch labil und durch autolytische Bakterienenzyme lysiert. Aufgrund dieses Wirktyps sollen Penicilline nicht mit bakteriostatisch wirkenden Antibiotika kombiniert werden. Die einzelnen Penicilline werden nach ihrem Wirkungsspektrum und ihrer Pharmakokinetik in verschiedene Gruppen eingeteilt (*Tabelle II.11*).
**Benzylpenicillin** und **Oralpenicilline** sind vorwiegend bei Infektionen mit grampositiven Keimen wirksam, insbesondere mit Pneumokokken, Streptokokken der Gruppe A, Gonokokken, Meningokokken, Spirochäten und nicht-penicillinasebildenden Staphylokokken. Im Gegensatz zu Penicillin G werden die Oralpenicilline wegen ihrer Säurestabilität resorbiert und sind oral wirksam. Während das parenteral zu verabreichende Penicillin G bei schweren Infektionen indiziert ist, sind Oralpenicilline in der Regel Mittel der ersten Wahl für leichtere ambulante Infektionen.
**Depotpenicilline** sind durch Salzbildung von Benzylpenicillin mit organischen Basen schwer wasserlöslich und werden daher nach i.m.-Injektion nur langsam aus dem Depot resorbiert, sodass über längere Zeit (1–30 Tage) gleichmäßige Plasmaspiegel erreicht werden können.
**Isoxazolylpenicilline** sind wirksam gegen Penicillinase-bildende Staphylokokken und Enterokokken. Penicillinase-bildende Keime sind gegen die übrigen Penicilline resistent, da Penicillinase (β-Lactamase) den β-Lactamring der Penicilline spaltet und unwirksame Penicilloylverbindungen entstehen. Gegen Benzylpenicillin-empfindliche Staphylokokken wirken sie erst in 10–50fach höheren Konzentrationenals Benzylpenicillin. Isoxazolylpenicilline sind parenteral und oral wirksam.
**Aminopenicilline** haben ein erweitertes Spektrum im gramnegativen Bereich. Sie sind zusätzlich wirksam gegen Haemophilus influenzae und Enterokok-

**Tabelle II.11**
**Penicilline**

| Gruppen | Wirkstoffe |
|---|---|
| **Schmalspektrumpenicilline** | |
| Benzylpenicillin | Benzylpenicillin (Penicillin G) |
| Depotpenicilline | Benzathinpenicillin |
| Oralpenicilline | Phenoxymethylpenicillin (Penicillin V) |
| | Propicillin |
| | Azidocillin |
| Isoxazolylpenicilline | Oxacillin |
| | Dicloxacillin |
| | Flucloxacillin |
| **Breitspektrumpenicilline** | |
| Aminopenicilline | Ampicillin |
| | Amoxicillin |
| Acylaminopenicilline | Mezlocillin |
| | Piperacillin |

ken. Unterschiedliche Empfindlichkeit zeigen E. coli und Proteus mirabilis. Die Aminopenicilline sind nicht β-lactamasefest, aber säurestabil und deshalb oral wirksam.

**Acylaminopenicilline** haben gegenüber den Aminopenicillinen im gramnegativen Bereich ein erweitertes Wirkungsspektrum. Mezlocillin ist besonders wirksam gegen Proteus vulgaris und E. coli, Piperacillin wirkt zusätzlich gegen Pseudomonas und Klebsiellen.

**Kontraind.:** Penicillinallergie.

**UW:** Penicillinallergie mit einer Häufigkeit bis zu 5%. Anaphylaktische Sofortreaktionen (Typ I) mit Erythem, Urtikaria, Angioödem, Bronchospasmus und Schock. Zytotoxische Reaktionen (Typ II) mit hämolytischer Anämie und generalisierter Purpura meist nach hochdosierter i.v.-Gabe verzögert auftretend. Immunkomplex-Reaktionen (Typ III) mit Purpura und Vaskulitis können bis zu 6 Wochen nach Therapiebeginn auftreten. Verzögerte zelluläre Reaktionen (Typ IV) mit erythematösen, papulösen Hautreaktionen und Fieber 24–48 h nach Penicillingabe. Penicilline sollten nicht lokal angewendet werden, da die Sensibilisierungsrate hierbei besonders hoch ist. Neurotoxische UW mit Krämpfen treten nur bei hochdosierter i.v.-Gabe oder intrathekaler Applikation auf. Vorsicht bei Niereninsuffizienz und Krampfbereitschaft. Herxheimer-Reaktionen mit Fieber, Blutdruckabfall und allgemeinem Krankheitsgefühl werden insbesondere bei der Behandlung von Lues und Meningitis durch raschen Zellzerfall und Freiwerden von Bakterientoxinen beobachtet. Nach hochdosierter parenteraler Gabe von Penicillin-Kalium-Präparaten Hyperkaliämie mit Herzrhythmusstörungen möglich.

**WW:** Blutungskomplikationen durch hohe i.v.-Dosen bei gleichzeitiger Gabe von Antikoagulanzien und Thrombozytenaggregationshemmern. Die Wirkung hormonaler Kontrazeptiva kann durch Störung der Darmflora (Diarrhö) abgeschwächt werden.

## Pentaerythrityltetranitrat *Rp* [HS]

Organisches Nitrat, das zur Anfallsprophylaxe der Angina pectoris angewendet wird. Pentaerythrityltetranitrat (PETN) unterliegt einem starken First-Pass-Effekt. Wirksame Metabolite sind PE-Dinitrat (PEDiN) und PE-Mononitrat (PEMN). PETN wird rasch zu etwa 60% resorbiert. Wirkungsmaximum nach 1–2 h, Wirkungsdauer 4–8 h. Eliminationshalbwertszeit 4,2 h (PEDiN) bzw. 10,4 h (PEMN).

**Ind.:** Prophylaxe der Angina pectoris.

**Kontraind., UW, WW:** s. Isosorbiddinitrat.

**Dosis:** 2- bis 3-mal 50–80 mg/d oral.

**Dilcoran® 80** (Alpharma-Isis)

50 Tbl. 80 mg (N2) ........ (FB 21,97) 21,97
100 Tbl. 80 mg (N3) ........ (FB 35,02) 35,02

**Pentalong®** (Alpharma-Isis)

30 Tbl. 50 mg (N1) ........ (FB 14,56) 14,56
60 Tbl. 50 mg (N2) ........ (FB 19,46) 19,46
100 Tbl. 50 mg (N3) ........ (FB 26,09) 26,09
30 Tbl. 80 mg (N1) ........ (FB 16,89) 16,89
60 Tbl. 80 mg (N2) ........ (FB 24,81) 24,81
100 Tbl. 80 mg (N3) ........ (FB 35,02) 35,02

## Pentamidin *Rp* [US]

Antiprotozoenmittel aus der Gruppe der Diamidinderivate zur Behandlung der Pneumocystis-carinii-Pneumonie und anderer Protozoeninfektionen. Der Wirkungsmechanismus dieser Stoffgruppe ist trotz vieler Einzeleffekte unbekannt. Pentamidin verschwindet nach i.v.- oder i.m.-Gabe aus dem Blut mit einer Halbwertszeit von 6 h, reichert sich in vielen Geweben an und wird nur sehr langsam im Urin ausgeschieden, terminale Halbwertszeit 12 Tage. Nach inhalativer Gabe werden nur 5–10% der Plasmaspiegel nach parenteraler Gabe und eine deutlich geringere Toxizität beobachtet.

**Ind.:** Pneumocystis-carinii-Pneumonie, Leishmaniosen, Trypanosomiasis.

**Kontraind.:** Stillzeit. Schwangerschaft nur bei vitaler Indikation. Vorsicht bei Hypertonie, Hypotonie, Hypoglykämie, Hyperglykämie, Leukopenie, Thrombozytopenie, Leber- und Nierenfunktionsstörungen.

**UW:** *Lebensbedrohliche UW*: Anaphylaktischer Schock, Hypertonie, Hypotonie, Hypoglykämie, Hyperglykämie, Diabetes mellitus, Pankreatitis, Herzrhythmusstörungen, Leukopenie, Thrombozytopenie, akutes Nierenversagen, Hyperkaliämie, Hypokalzämie. *Leichtere UW*: Azotämie, Leberfunktionsstörungen, Nausea, Erbrechen, Schwindel, Kollaps, Flush, Exanthem, Geschmacksstörungen. Lokale Störungen mit Schwellungen, Entzündungen, Abszessbildung, Muskelnekrose. Nach Aerosolgabe retrosternales Brennen, bitterer Geschmack, Hustenreiz, Speichelfluss, Bronchospasmus, deshalb vorher Bronchodilatator geben.

**WW:** Bei gleichzeitiger Gabe von Dideoxyinosin erhöhtes Pankreatitisrisiko. Bei gleichzeitiger parenteraler Gabe von Foscarnet oder Amphotericin B ausgeprägte Nierenfunktionsstörungen.

**Dosis:** *Pneumocystis-carinii-Pneumonie*: 1-mal 300–600 mg/d inhalativ über 21 Tage, als Prophylaxe 1-mal 300 mg/d inhalativ. Als i.v.-Infusion 4 mg/kg tgl. über 14 Tage, maximal 21 Tage. *Viszerale Leishmaniose*: 3–4 mg/kg i.m. alle 2 Tage mit maximal 10 Anwendungen. *Kutane Leishmaniose*: 3–4 mg/kg i.m. 1- bis 2-mal pro Woche bis zur Wiederherstellung. *Trypanosomiasis*: 4 mg/kg i.m. alle 2 Tage mit maximal 7–10 Anwendungen.

**Pentacarinat**® (Aventis/GlaxoSmithKline)
5 Durchstechfl. 300 mg (N1) ................................ 238,47

## Pentazocin *Btm* [US]

Opioidanalgetikum mit ähnlichen aber schwächeren Wirkungen als Morphin (s. dort). Pentazocin ist ein partieller Agonist, wirkt vorwiegend als κ-Rezeptoragonist und gleichzeitig als schwacher μ-Rezeptorantagonist. Bei Opioidabhängigen kann ein Entzugssyndrom ausgelöst werden. Abhängigkeitsrisiko vermutlich geringer als bei Morphin. Pentazocin wird oral resorbiert, aufgrund eines hohen First-Pass-Effekts ist die Bioverfügbarkeit nur 18%, Halbwertszeit 2–3 h.

**Ind.:** Mittelschwere Schmerzen.

**Kontraind.:** s. Morphin. Opioidabhängige. Hepatische Porphyrie, Kombination mit MAO-Hemmern.

**UW:** s. Morphin. Transaminaseanstieg, Leukopenie, Blutdruckanstieg.

**WW:** s. Morphin.

**Dosis:** 30 mg langsam i.v. oder i.m. oder 50 mg oral bzw. rektal, alle Einzeldosen können ggf. alle 3–4 h wiederholt werden. Parenteral max. 360 mg/d.

**Fortral**® (Sanofi-Synthelabo)
5 Amp. (30 mg/1 ml) (N1) ................................ 18,22
10 Amp. (30 mg/1 ml) (N2) ................................ 26,75
20 Kps. 50 mg (N1) ................................ 20,10
50 Kps. 50 mg (N2) ................................ 35,67
100 Kps. 50 mg (N3) ................................ 61,46
10 Supp. 50 mg (N1) ................................ 17,01
30 Supp. 50 mg (N2) ................................ 31,53

## Pentostatin *Rp* [KR] 1994 **A**

Inhibitor des Enzyms Adenosindesaminase, das in hohen Konzentrationen in T-Lymphozyten vorkommt. Infolge der Enzymhemmung akkumulieren Adenosin und Desoxy-ATP, die über eine Hemmung der Ribonukleotidreduktase die DNA-Synthese blockieren. Daneben wird die RNA-Synthese gehemmt. Mit Pentostatin werden bei Interferon-refraktärer Haarzellenleukämie 58% komplette und 28% partielle Remissionen erreicht. Nach i.v.-Applikation Elimination unverändert oder als Metaboliten über die Niere, Halbwertszeit 6 h.

**Ind.:** Haarzellenleukämie.

**Kontraind.:** Eingeschränkte Nierenfunktion (Kreatininclearance unter 60 ml/min), Schwangerschaft. Vorsicht bei Leberfunktionsstörungen, aktiven Infektionen, Stillen. Bei Frauen im gebärfähigen Alter Therapie nur unter Empfängnisverhütung. Männer sollen während und 6 Monate nach Therapie keine Kinder zeugen.

**UW:** Anämie, Leukopenie, Thrombozytopenie, gelegentlich Panzytopenie, Eosinophilie, Lymphadenopathie, Splenomegalie, Abfall der CD4+-Helfer-Lymphozyten mit Immunsuppression. Anorexie, Diarrhö, Nausea, Vomitus, periphere Ödeme, Anstieg von Leber- und Nierenfunktionsparametern. Myalgie. Gelegentlich Arthralgie, Hustenreiz, Lungenfunktionsstörungen, Lungenentzündung, Arrhythmien, Herzinsuffizienz, Hämorrhagie, Thrombophlebitis, Schock, Herpes simplex, Hautausschläge, Hautjucken, trockene Haut, allergische Reaktionen, Schmerzen, Fieber, Schüttelfrost, Infektionen, Konjunktivitis, Asthenie.

**Dosis:** 4 mg/m² i.v. als Bolus oder Kurzinfusion über 20–30 min in 14-tägigen Intervallen.

**Nipent**® (Wyeth)
1 Inj.-Fl. 10 mg (N1) ................................ 1041,80

## Pentoxifyllin *Rp* [US]

Xanthinderivat mit vasodilatatorischen Eigenschaften infolge Hemmung der Phosphodiesterase. Daneben wurden Senkung der Blutviskosität, verbesserte Erythrozytenverformbarkeit, Hemmung der Thrombozytenaggregation und verbesserte Sauerstoffutilisation beschrieben. Bei Patienten mit arterieller Verschlusskrankheit sind die Effekte begrenzt. Beispielsweise nahm die maximale Gehstrecke nach 24-wöchiger Behandlung mit Pentoxifyllin von 172 m auf 268 m zu, bei Placebo von 181 m auf 250 m. Die Differenz war statistisch signifikant aber gering (27 m). Bei Innenohrfunktionsstörungen (z. B. Hörsturz) bestanden keine klinisch relevanten Unterschiede zwischen einer Infusionsbehandlung mit Pentoxifyllin plus Dextran, Pentoxifyllin oder physiologischer Kochsalzlösung bei der Rückbildung des Hörverlustes über einen Zeitraum von 4 Wochen. Klinische Relevanz und Anwendung sind daher in beiden Indikationen umstritten.

Pentoxifyllin wird schnell resorbiert, orale Bioverfügbarkeit 19%, hoher First-Pass-Metabolismus in der Leber, Halbwertszeit 1–2 h.

**Anw.:** Periphere arterielle Durchblutungsstörungen im Stadium II nach Fontaine, durchblutungsbedingte Innenohrfunktionsstörungen.

**Kontraind.:** Frischer Myokardinfarkt, Massenblutungen, großflächige Netzhautblutungen, Schwangerschaft, Stillzeit.

**UW:** Gastrointestinale Störungen, Kopfschmerzen, Schwindel, Hautreaktionen; selten Flush, Tachykardie, Stenokardien, Blutdruckabfall.

**Dosis:** Oral 2-mal 400–600 mg/d. DDD 1200 mg. Parenteral: 1- bis 2-mal 100–600 mg/d i.v. infundieren.

**Pentoxifyllin-ratiopharm**® (ratiopharm)
5 Inj.-Amp. (100 mg/5 ml) (N1) ...................... (FB 13,76) 13,75
10 Inf.-Amp. (300 mg/15 ml) (N2) ...................... (FB 29,48) 29,48
20 Retardtbl. 400 mg (N1) ...................... (FB 13,62) 13,51
50 Retardtbl. 400 mg (N2) ...................... (FB 18,90) 18,10
100 Retardtbl. 400 mg (N3) ...................... (FB 27,07) 25,72

20 Retardtbl. 600 mg (N1) ........................ (FB 14,55) 14,53
50 Retardtbl. 600 mg (N2) ........................ (FB 20,86) 19,21
100 Retardtbl. 600 mg (N3) ........................ (FB 30,69) 29,07

**Trental**® (Aventis)
5 Amp. (100 mg/5 ml) (N1) ........................ (FB 13,76) 13,76
25 Amp. (100 mg/5 ml) (N3) ........................ (FB 29,15) *30,66*
10 Inf.-Amp. (300 mg/15 ml) (N2) ........................ (FB 29,48) 29,48
Kombipack.:5 Amp. 5 ml + 5× 100 ml Ringerlsg.
+ 5 Inf.-Gerät + 5 Perf.-Bestecke (N1) ........................ 26,38
20 Retarddrg. 400 mg (N1) ........................ (FB 13,62) 13,62
50 Retarddrg. 400 mg (N2) ........................ (FB 18,90) 18,90
100 Retarddrg. 400 mg (N3) ........................ (FB 27,07) 27,07
20 Retardtbl. 600 mg (N1) ........................ (FB 14,55) 14,55
50 Retardtbl. 600 mg (N2) ........................ (FB 20,86) 20,86
100 Retardtbl. 600 mg (N3) ........................ (FB 30,69) 30,69

## Pentoxyverin [BL]

Antitussivum, das keine sedativen und atemdepressiven Effekte haben soll. Klinische Studien zur Wirksamkeit liegen nach Medline nicht vor.

**Ind.:** Husten.

**Kontraind.:** Stillzeit, Neugeborene und Sgl. unter 4 Monaten.

**UW:** Gastrointestinale Beschwerden (Erbrechen, Übelkeit, Diarrhö). Selten allergische Reaktionen, Müdigkeit.

**Dosis:** Erw. 3- bis 4-mal 20–50 mg/d oder 2-mal 75 mg/d, Kdr. 1- bis 3-mal 7,5–25 mg/d, Sgl. ab 4. Monat 2- bis 3-mal 2–5 mg/d oral oder 8–16 mg rektal.

**Sedotussin**® (UCB)
20 Tbl. 50 mg (N1) ........................ (FB 6,24) 6,24
12 Supp. f. Sgl. 8 mg (N2) ........................ 7,99
12 Supp. f. Kdr. 20 mg (N2) ........................ 8,98
100 ml Saft (213 mg/100 ml) (N1) ........................ (FB 3,63) 3,63
30 ml Tr. (30 mg/ml) (N2) ........................ (FB 6,52) 6,52

## Perazin *Rp* [ML]

Niedrigpotentes Neuroleptikum aus der Klasse der Phenothiazine mit Piperazinseitenkette. Halbwertszeit ca. 35 h. Liegt als Perazinbishydrogenmalonat vor (161,29 mg entspr. 100 mg Perazin).

**Ind.:** Akute psychotische oder katatone Syndrome, Symptomsuppression und Rezidivprophylaxe der Schizophrenie (chronische Psychosen), maniforme Syndrome, psychomotorische Erregungszustände.

**Kontraind., UW:** s. Levomepromazin.

**Dosis:** *Akute Symptome*: Initial 50–150 mg oral, bei psychomotorischen Erregungszuständen initial im Abstand von 30 min 3-mal 50 mg i.m., in den ersten 24 h nicht mehr als 500 mg. Erhaltungsdosis 200–600 mg/d oral, ambulant bis 300 mg/d oral. *Chronisch verlaufende Psychosen*: 75–600 mg/d oral.

**Perazin-neuraxpharm**® (neuraxpharm)
20 Filmtbl. 25 mg (N1) ........................ (FB 12,53) 11,58
50 Filmtbl. 25 mg (N2) ........................ (FB 16,34) 14,66
100 Filmtbl. 25 mg (N3) ........................ (FB 22,63) 19,26
20 Filmtbl. 100 mg (N1) ........................ (FB 17,82) 16,04
50 Filmtbl. 100 mg (N2) ........................ (FB 29,55) 25,47
100 Filmtbl. 100 mg (N3) ........................ (FB 49,28) 40,95
20 Filmtbl. 200 mg (N1) ........................ (FB 24,29) 22,89
50 Filmtbl. 200 mg (N2) ........................ (FB 44,16) 41,98
100 Filmtbl. 200 mg (N3) ........................ (FB 75,90) 69,96

**Taxilan**® (Lundbeck)
10 Amp. (50 mg/2 ml) (N2) ........................ (FB 36,99) 16,89
20 Drg. 25 mg (N1) ........................ (FB 12,53) 12,24
50 Drg. 25 mg (N2) ........................ (FB 16,34) 15,64
100 Drg. 25 mg (N3) ........................ (FB 22,63) 20,98
20 Drg. 100 mg (N1) ........................ (FB 17,82) 17,21
50 Drg. 100 mg (N2) ........................ (FB 29,55) 27,33
100 Drg. 100 mg (N3) ........................ (FB 49,28) 44,01
20 Tbl. 100 mg (N1) ........................ (FB 17,82) 17,21
50 Tbl. 100 mg (N2) ........................ (FB 29,55) 27,33
100 Tbl. 100 mg (N3) ........................ (FB 49,28) 44,01
30 ml (44 mg/ml) (N1) ........................ (FB 18,37) 15,95
100 ml (Pipettfl.) (44 mg/ml)(N3) ........................ (FB 42,70) 27,58

## Pergolid *Rp* [ES] 1993 C

Dopaminrezeptoragonist aus der Gruppe der Lysergsäurederivate mit ähnlichen Wirkungen wie Bromocriptin (s. dort). Pergolid ist Agonist an striären $D_1$- und $D_2$-Dopaminrezeptoren, während Bromocriptin neben seiner $D_2$-agonistischen Hauptwirkung auch $D_1$-antagonistische Effekte hat. Wie Bromocriptin wird Pergolid beim Morbus Parkinson vor allem als Begleitmedikation bei nachlassender Wirkung von Levodopa und bei „on-off"-Phänomenen in Spätstadien der Krankheit eingesetzt. Eine klinische Besserung wird noch bei 50% der Fälle erzielt, die nicht mehr auf andere Dopaminagonisten ansprechen. In der Monotherapie ist es weniger wirksam als Levodopa.

Pergolid wird nach oraler Gabe rasch resorbiert. Es wird zu 55% renal und zu 40–50% mit den Fäzes eliminiert. Halbwertszeit 27 h.

**Ind.:** Morbus Parkinson als Monotherapie oder Zusatzbehandlung bei Levodopatherapie.

**Kontraind.:** Überempfindlichkeit gegen Mutterkornalkaloide und ihre Derivate. Vorsicht bei Herzrhythmusstörungen und anderen kardialen Krankheiten, Leber- und Niereninsuffizienz.

**UW, WW:** s. Bromocriptin.

**Dosis:** *Zusatztherapie*: Initial 1-mal 0,05 mg/d oral für 2 Tage, anschließend über 12 Tage Tagesdosis schrittweise jeden 3. Tag um 0,1–0,15 mg erhöhen und Verteilung auf 3 Einzelgaben. Danach jeden 3. Tag um 0,25 mg bis zu einer 3-mal 1 mg/d erhöhen, maximal 5 mg/d. *Monotherapie*: Langsame Titration in 28 Tagen auf 1,5 mg/d, ggf. weiter bis 2,0–2,5 mg/d.

**Parkotil**® (Lilly)
50 Tbl. 0,05 mg (N2) ........................ (FB 17,59) 17,59
20 Tbl. 0,25 mg (N1) ........................ (FB 27,13) 27,13
100 Tbl. 0,25 mg (N3) ........................ (FB 90,42) 90,42

20 Tbl. 1 mg (N1) .................................(FB 79,75) 79,75
100 Tbl. 1 mg (N3) ..............................(FB 296,86) 296,86

## Perindopril *Rp* [US] 1989 **C**

Langwirkender ACE-Hemmer (s. dort) mit ähnlichen Wirkungen wie Enalapril. Perindopril ist ein Prodrug, das in der Leber in das aktive Perindoprilat umgewandelt wird. Wirkungseintritt nach 1–2 h, Wirkungsdauer 24 h, Bioverfügbarkeit 20–35%, Halbwertszeit 9 h.

**Ind.:** Hypertonie, Herzinsuffizienz.

**Kontraind., UW:** s. ACE-Hemmer.

**Dosis:** Initial 1-mal 4 mg/d oral, kann nach 3 Wochen auf 1-mal 8 mg/d erhöht werden. Übliche Erhaltungstherapie 4–8 mg/d. Bei gleichzeitiger Diuretikatherapie, Salz- oder Wasserverlusten, schwerer Hypertonie, Herzinsuffizienz oder Niereninsuffizienz initial 1-mal 2 mg/d. Diese Patienten sind nach der ersten Dosis und nach Dosissteigerungen 6–8 h ärztlich zu überwachen, um einen unkontrollierten starken Blutdruckabfall zu vermeiden.

**Coversum**® (Servier)
30 Tbl. 4 mg (N1) .................................(FB 21,12) *27,74*
50 Tbl. 4 mg (N2) .................................(FB 27,10) *37,27*
100 Tbl. 4 mg (N3) ...............................(FB 39,87) *57,81*

## Perindopril + Indapamid *Rp* [US]

Sinnvolle Kombination zur Hochdrucktherapie, da Indapamid durch die negative Natriumbilanz das Renin-Angiotensinsystem aktiviert, das dann besonders wirksam durch den ACE-Hemmer gehemmt wird. Gleichzeitig vermindert der ACE-Hemmer die thiazidinduzierte Hypokaliämie.

**Ind.:** Hypertonie, wenn eine fixe Kombination angezeigt ist.

**Kontraind., UW, WW:** s. Perindopril, Hydrochlorothiazid. Bei Diuretikavorbehandlung, Natriummangel, Dehydratation, renovaskulärem Hochdruck oder Herzinsuffizienz starker initialer Blutdruckabfall möglich, Dosisreduktion! Bei eingeschränkter Nierenfunktion und Patienten über 65 Jahre besonders vorsichtige Titration der Einzelkomponenten.

**Coversum**® **Combi** (Servier)
**Best.:** 1 Tbl. enth. Perindopril-Erbumin 4 mg, Indapamid 1,25 mg.
**Dosis:** 1-mal morgens 1 Tbl./d.
30 Tbl. 4 mg/1,25 mg (N1) ................................. 35,68
50 Tbl. 4 mg/1,25 mg (N2) ................................. 51,16
100 Tbl. 4 mg/1,25 mg (N3) ............................... 86,03

## Permethrin [US]

Synthetisches Insektizid aus der Gruppe der Pyrethroide mit ähnlichen Wirkungen wie Pyrethrumextrakt (s. dort). Permethrin wird bei topischer Applikation auf die Haut kaum (0,5–2%) resorbiert.

**Ind.:** Kopfläuse.

**Kontraind.:** Säuglinge, Überempfindlichkeit gegen Pyrethrine. Vorsicht bei Überempfindlichkeit gegen Chrysanthemen. Strenge Indikationsstellung in Schwangerschaft und Stillzeit.

**UW:** Selten Hautreizung, Pruritus (Prickeln, Erythem, Stechen).

**Dosis:** In leicht feuchtes Haar einmassieren, 30–45 min einwirken lassen, dann mit warmem Wasser auswaschen und Haare 3 Tage nicht waschen. Meistens ist die einmalige Anwendung ausreichend, ggf. nach 8–10 Tage wiederholen.

**Infectopedicul**® (Infectopharm)
50 ml Lsg. (4,4 mg/ml) (N1) ................................ 10,95
75 ml Lsg. (4,4 mg/ml) (N1) ................................ 15,76
100 ml Lsg. (4,4 mg/ml) (N1) .............................. 19,49
150 ml Lsg. (4,4 mg/ml) (N2) .............................. 28,20
250 ml Lsg. (4,4 mg/ml) (N2) .............................. 39,95
2× 250 ml Lsg. (4,4 mg/ml) (N3) ........................... 74,95

## Perphenazin *Rp* [ML]

Potentes Neuroleptikum, Phenothiazin mit Piperazinseitenkette. Relativ stark ausgeprägte extrapyramidale Wirkungen, mäßig sedierend. Findet auch als Antiemetikum Verwendung. Bei Neurosen und psychovegetativen Störungen wird Perphenazin in niedrigen Dosen eingesetzt. Diese Anwendung ist wegen der Gefahr extrapyramidaler UW problematisch, hier sollten Benzodiazepine bevorzugt werden.

Perphenazin wird nach oraler Gabe gut resorbiert, unterliegt starkem First-Pass-Metabolismus, sodass eine niedrige, stark schwankende Bioverfügbarkeit resultiert; daher individuell dosieren. Halbwertszeit 8–12 h. Nach intramuskulärer Injektion von Perphenazinenantat ergeben sich über ca. 2 Wochen therapeutische Plasmaspiegel.

**Ind.:** Akute psychotische Syndrome, katatone Syndrome, psychomotorische Erregungszustände. Langzeittherapie und Rezidivprophylaxe schizophrener Psychosen.

**Kontraind.:** Akute Intoxikationen mit zentral dämpfenden Pharmaka, Koma. Vorsicht bei schweren Leber- und Nierenschäden, Engwinkelglaukom, Prostatahyperplasie, Parkinson.

**UW, WW:** s. Haloperidol.

**Dosis:** *Akute psychotische Syndrome*: Bis zu 3-mal tgl. 4–8 mg, individuell steigern bis zu maximal 48 mg/d.
*Langzeittherapie*: Perphenazinenantat als Depotpräparat 50–200 mg alle 14 Tage tief i.m. Bei Umstellung entsprechen 24 mg/d oral etwa 100 mg/14 Tage i.m.

**Decentan**® (Merck)
20 Tbl. 4 mg (N1) ................................(FB 14,00) 14,00
50 Tbl. 4 mg (N2) ................................(FB 19,50) 19,50

20 Tbl. 8 mg (N1) ................................ (FB 16,39) 16,39
50 Tbl. 8 mg (N2) ................................ (FB 25,33) 25,33
15 ml Tropf. (4 mg/ml) (N1) ......................... (FB 14,33) 14,33
100 ml Tr. + Pip. (4 mg/ml) (N3) ...................... (FB 36,55) 36,55

**Decentan® Depot** (Merck)
**Best.:** 1 ml ölige Inj.-Lsg. enth.: Perphenazinenantat 100 mg entspr. 76 mg Perphenazin.
1 Amp. (76 mg/1 ml) (N1) .......................... (FB 21,76) 21,76
5 Amp. (76 mg/1 ml) (N3) .......................... (FB 67,42) 67,42
1 Inj.-Fl. 10 ml (76 mg/ml) (N1).................... (FB 104,32) 104,32

**Perphenazin-neuraxpharm** (neuraxpharm)
20 Tbl. 8 mg (N1) ................................ (FB 16,39) 15,31
50 Tbl. 8 mg (N2) ................................ (FB 25,33) 21,97
100 Tbl. 8 mg (N3) ............................... (FB 38,56) 36,35

## Pestwurzextrakt [US]

Der Extrakt aus Pestwurz (Petasites hybridus) hemmt nach experimentellen Daten die Leukotriensynthese über eine Calciumkanalblockade. In einer Placebo-kontrollierten Studie ging nach prophylaktischer Einnahme von Pestwurzextrakt die Häufigkeit der Migräneattacken zurück. Nach Spontanmeldungen über schwerwiegende Leberschädigungen hat die Schweizerische Zulassungsbehörde die Zulassung des Pestwurzpräparates widerrufen.
**Anw.:** Migräne, Spannungskopfschmerz, Nacken- und Rückenschmerzen, Asthma.
**Kontraind.:** Schwangerschaft, Stillzeit.
**UW:** Selten Magenbeschwerden, sehr selten Hepatitis mit Ikterus.
**Dosis:** 1- bis 3-mal 1–3 Kps./d oral. *Migräneprophylaxe:* 1. Monat 2-mal 3 Kps./d. 2.–6. Monat 2-mal 2 Kps./d.

**Petadolex®** (Weber & Weber)
50 Kps. 25 mg (N2) ........................................ 17,95
100 Kps. 25 mg (N3) ....................................... 32,90
200 Kps. 25 mg............................................ 55,94

## Pethidin *Btm* [US]

Stark wirksames, synthetisches Opioidanalgetikum mit ähnlichen aber nicht völlig identischen Wirkungen wie Morphin. Sedation, Atemdepression und Euphorie in analgetisch äquieffektiven Dosen wie Morphin, dagegen seltener Obstipation und geringere spasmogene Effekte an der glatten Muskulatur. Anders als Morphin hemmt Pethidin die Wehentätigkeit nicht, sondern hat eher leicht stimulierende Wirkungen. Wird deshalb in der Geburtshilfe bevorzugt. Abhängigkeitspotential ähnlich wie bei Morphin.
Orale Bioverfügbarkeit infolge eines ausgeprägten First-Pass-Effektes ca. 50%. Wirkungsbeginn ca. 15 min nach oraler Gabe, Wirkungsdauer 3–5 h. Wird hauptsächlich in der Leber metabolisiert. Halbwertszeit 3 h. Ein kleiner Teil wird zu Norpethidin demethyliert, konvulsiv wirkender Metabolit mit längerer Halbwertszeit (15–20 h), der nach hohen Dosen bei Toleranzentwicklung oder bei Abhängigen Tremor, Muskelzuckungen und Krämpfe auslösen kann.
**Ind.:** Schwere Schmerzen.
**Kontraind., UW, WW:** s. Morphin.
**Dosis:** 25–150 mg s.c., i.m., i.v. (langsam), oral, ggf. alle 3–4 h bis 500 mg/d. Höchstmenge 10 g für einen Bedarf von bis zu 30 Tagen, jedoch pro Tag nicht mehr als ein Zehntel dieser Menge.

**Dolantin®** (Aventis)
20 Amp. (50 mg/1 ml) (N3) ................................ 24,91
5 Amp. (100 mg/2 ml) (N1) ................................ 15,88
20 Amp. (100 mg/2 ml) (N3) ............................... 30,00
5 Supp. 100 mg (N1) ...................................... 15,28
25 Supp. 100 mg (N2) ..................................... 35,67
20 ml Tr. 50 mg/ml (21 Tr.) (N1).......................... 18,14
100 ml Tr. 50 mg/ml (21 Tr.) (N3)......................... 47,58

## Phenazon [US]

Nichtopioides Analgetikum aus der Gruppe der Pyrazolderivate mit antipyretischen und schwachen antiphlogistischen Eigenschaften. Hemmt die Prostaglandinsynthese in therapeutischen Dosen nur geringfügig. Halbwertszeit 11–12 h, bei älteren Patienten 17–20 h.
**Ind.:** Kopfschmerzen bei Migräneanfällen, leichte bis mäßige Schmerzen.
**Kontraind., UW, WW:** s. Propyphenazon. Keine Anwendung bei Kindern unter 16 Jahren sowie in Schwangerschaft und Stillzeit.
**Dosis:** 500–1000 mg oral oder rektal, ggf. bis zu maximal 4-mal/d.

**Migräne-Kranit®** (Krewel Meuselbach)
10 Tbl. 500 mg (N1)....................................... 3,49
20 Tbl. 500 mg (N1)....................................... 6,00
50 Tbl. 500 mg (N2)....................................... 14,00
100 Tbl. 500 mg (N3)...................................... 26,00
10 Supp. 500 mg (N1) ..................................... 9,89

## Phenazon-Kombination [ML]

Analgetische Kombination zur Behandlung von Otalgien. Nicht geeignet zur Behandlung der akuten Otitis media. Resorption und Wirkung von extern gegebenen Lokalanästhetika (Procain) sind gering. Die Resorption wirksamer Mengen von Phenazon wird ebenfalls in Frage gestellt. Alternativ an systemische Analgetika denken.

**Otalgan®** (Südmedica)
**Anw.:** Otalgien.
**Kontraind., UW:** s. Propyphenazon.
**UW:** Allergische Reaktionen, z. B. Hautreaktionen, Nesselfieber.

**Best.:** 1 g enth.: Phenazon 50 mg, Procain-HCl 10 mg. Hilfsst.: Glycerol.
**Dosis:** Jeweils einige Tr. in das erkrankte Ohr tropfen, ggf. stündlich wiederholen.

10 g Tr. (N1) ............................................ 4,36

## Phenobarbital *Rp* [ES]

Antiepileptikum aus der Gruppe der Barbiturate. Phenobarbital gehört zu den Barbituraten, die in antiepileptisch wirksamen Dosen noch nicht hypnotisch wirken. Es erhöht die GABA-induzierte Chloridleitfähigkeit weniger als das primär hypnotisch wirkende Pentobarbital. Phenobarbital ist bei einfachen fokalen Anfällen und Grand-mal-Anfällen wirksam, weniger gut bei komplexen fokalen Anfällen. Auch geeignet bei Krampfanfällen nach Barbituratentzug bei Barbituratabhängigen. Wird wegen seiner sedativen und kognitiven UW heute seltener eingesetzt.
Phenobarbital wird fast vollständig, aber langsam resorbiert. Maximale Plasmaspiegel nach 1–6 h, Halbwertszeit 5–6 Tage, Gleichgewichtsspiegel daher erst nach 3–4 Wochen. Therapeutische Plasmaspiegel 15–40 µg/ml.
**Ind.:** Fokale Anfälle, generalisierte tonisch-klonische Anfälle.
**Kontraind.:** Intoxikation mit Alkohol oder Sedativa, akute hepatische Porphyrien, schwere Leber- oder Nierenfunktionsstörungen, schwere Myokardschäden.
**UW:** Hauptsächlich dosisabhängige Sedation. Gelegentlich erhöhte Reizbarkeit vor allem bei Kdr. und älteren Patienten. Bei Kdr. subtile Störungen kognitiver Funktionen, die die Schulleistungen beeinträchtigen können. Außerdem Verlangsamung, Ataxie, Exantheme, Photosensibilisierung. Selten Übelkeit, Erbrechen, Depression, Hypotonie, Leberfunktionsstörungen, Megaloblastenanämie. Kein abruptes Absetzen, um keine Entzugssymptome zu induzieren.
**WW:** Bei akuter Gabe Konkurrenz des Phenobarbitals mit vielen anderen Pharmaka um metabolisierende Enzymsysteme in der Leber, dann wechselseitige Wirkungsverstärkung, insbesondere auch von zentraldämpfenden Pharmaka. Bei chronischer Gabe Enzyminduktion mit beschleunigtem Abbau, dann Wirkungsabschwächung vor allem von Phenytoin, oralen Antikoagulanzien, Griseofulvin, hormonalen Kontrazeptiva, Chinidin, Rifampicin, Tetracyclinen. Valproinsäure verstärkt die Phenobarbitalwirkung. Phenobarbital erhöht die Methotrexattoxizität.
**Dosis:** *Erw.* 1-mal 100–200 mg/d (1–3 mg/kg) oral, einschleichender Dosisaufbau mit 50 mg alle 5 Tage. *Kdr.* 1-mal 15–100 mg/d (3–4 mg/kg). *Status epilepticus*: 1–2 mg/kg langsam i.v. in einer Menge von max. 50 mg/min alle 5–10 min bis zu einer Sättigungsdosis von 5–10 mg/kg. Bei vorangehender erfolgloser Gabe von Phenytoin wird Phenobarbital 2 mg/kg i.v. alle 15 min gegeben, ggf. bis zu einer maximalen Dosis von 1000 mg/24 h.

**Luminal**® (Desitin)
50 Tbl. 100 mg (N1) ............................................ 17,55
100 Tbl. 100 mg (N2) ............................................ 25,10
5 Amp. (200 mg/1 ml) (N1) ............................................ 16,75

**Luminaletten**® (Desitin)
50 Tbl. 15 mg (N1) ............................................ 15,95
100 Tbl. 15 mg (N2) ............................................ 21,95

## Phenoxybenzamin *Rp* [HO]

Nichtselektiver und irreversibler Hemmstoff adrenerger Alpharezeptoren mit blutdrucksenkender Wirkung. Phenoxybenzamin senkt den peripheren Widerstand und steigert die Herzfrequenz teilweise durch reflektorische Sympathikusstimulation, teilweise durch verstärkte Freisetzung und verminderte Wiederaufnahme von Noradrenalin. Phenoxybenzamin ist auch bei benigner Prostatahyperplasie wirksam, wird aber wegen seiner starken kardiovaskulären Effekte nur noch selten verwendet.
Nach oraler Gabe unvollständige und variable Resorption. Die Wirkung tritt langsam im Laufe mehrerer Stunden ein und hält 3–4 Tage an, da die alkylierten Alpharezeptoren resynthetisiert werden müssen. Halbwertszeit 24 h.
**Ind.:** Phäochromozytom, neurogene Blasenentleerungsstörungen.
**UW:** Häufig Schwindel, Benommenheit, orthostatische Hypotonie und Reflextachykardie, Schwellung der Nasenschleimhaut, Kopfschmerzen, Verwirrtheit, Müdigkeit, Miosis, Appetitlosigkeit, Diarrhö, Übelkeit und Erbrechen. Verlust der Ejakulationsfähigkeit, die Potentia coeundi bleibt erhalten. Unregelmäßige Menstruationsblutungen. Bei höherer Dosis Übelkeit, Erbrechen, Hyperventilation, motorische Unruhe und Krampfanfälle.
**WW:** Gleichzeitige Gabe von anderen Antihypertensiva kann die blutdrucksenkende Wirkung von Phenoxybenzamin verstärken.
**Dosis:** *Neurogene Blasenentleerungsstörungen*: Initial 2-mal 5 mg/d, ggf. in Abständen von 4–7 Tagen jeweils um 10 mg bis auf insgesamt 2- bis 3-mal 10–30 mg/d steigern. *Phäochromozytom*: Unter Blutdruckkontrolle Dosissteigerung bis zu 100 mg/d bis zur gewünschten Blutdrucksenkung.

**Dibenzyran**® (Esparma)
20 Tbl. 1 mg (N1) ............................................ 19,29
45 Tbl. 1 mg (N2) ............................................ 35,64
90 Tbl. 1 mg (N3) ............................................ 60,13
20 Kps. 5 mg (N1) ............................................ 25,50
45 Kps. 5 mg (N2) ............................................ 50,89

90 Kps. 5 mg (N3) .......... 91,36
20 Kps. 10 mg (N1) .......... 26,58
45 Kps. 10 mg (N2) .......... 53,46
90 Kps. 10 mg (N3) .......... 95,09

## Phenoxymethylpenicillin *Rp* [WS]

Natürliches Penicillin (Penicillin V) aus der Gruppe der Oralpenicilline mit bakterizider Wirkung und einem ähnlichen Wirkungsspektrum im grampositiven Bereich wie Benzylpenicillin (s. dort). Mittel der Wahl für die ambulante orale Behandlung von Infektionen durch penicillinempfindliche grampositive Bakterien. Orale Resorptionsquote ca. 50%, nach einer Mahlzeit geringer als bei Nüchterngabe. Plasmaeiweißbindung 60%, Halbwertszeit 30 min, renale Elimination zu 30–50% unverändert.

**Ind.:** Infektionen durch penicillinempfindliche Bakterien, z. B. Streptokokkenangina, Scharlach, Phlegmone, Erysipel, Otitis, Sinusitis, rheumatisches Fieber. Rezidivprophylaxe des rheumatischen Fiebers, Endokarditisprophylaxe, zahnmedizinische Infektionen.

**Kontraind., UW, WW:** s. Penicilline.

**Dosis:** Erw. und Schulkdr. 3-mal/d 0,5 Mio. I.E. oral 1 h vor den Mahlzeiten. Maximaldosis bis zu 4,5 Mio. I.E./d. Kleinkdr. (1–6 J.) tgl. 40.000–60.000 I.E./kg in 3–4 Einzeldosen oral, Neugeborene und Sgl. 3-mal/d 15.000–20.000 I.E. oral.

**Isocillin**® (Aventis)

10 Filmtbl. 1,2 Mega I.E. (N1 .......... (FB 11,81) 11,81
30 Filmtbl. 1,2 Mega I.E. (N2) .......... (FB 14,98) 14,98
100 Filmtbl. 1,2 Mega I.E. (N3) .......... (FB 24,26) 24,26
1 Fl. 30 g Pulv. f. 75 ml Saft (300.000 I.E./5 ml) (N1) .......... (FB 12,57) 12,57
1 Fl. 60 g Pulv. f. 150 ml Saft (300.000 I.E./5 ml) (N2) .......... (FB 14,72) 14,72

**Penhexal**® (Hexal)

10 Filmtbl. Mega (N1) .......... (FB 11,52) 11,31
20 Filmtbl. Mega (N2) .......... (FB 13,00) 12,40
30 Filmtbl. Mega (N2) .......... (FB 14,33) 13,49
12 Mega tabs Trinktbl. (N1) .......... (FB 11,84) 11,84
30 Mega tabs Trinktbl. (N2) .......... (FB 14,33) 14,33
10 Filmtbl. 1,5 Mega (N1) .......... (FB 12,18) 12,12
20 Filmtbl. 1,5 Mega (N2) .......... (FB 14,18) 14,11
30 Filmtbl. 1,5 Mega (N2) .......... (FB 15,87) 15,87
100 ml Trockensaft (320.000 I.E./4 ml) (N1) .......... (FB 13,75) 13,31
200 ml Trockensaft (320.000 I.E./4 ml) (N2) .......... (FB 16,67) 15,94

**Penicillin V-ratiopharm**® (ratiopharm)

10 Filmtbl. 1 Mega (N1) .......... (FB 11,52) 11,31
20 Filmtbl. 1 Mega (N2) .......... (FB 13,00) 12,40
30 Filmtbl. 1 Mega (N2) .......... (FB 14,33) 13,49
10 Filmtbl. 1,5 Mega (N1) .......... (FB 12,18) 12,12
20 Filmtbl. 1,5 Mega (N2) .......... (FB 14,18) 14,11
30 Filmtbl. 1,5 Mega (N2) .......... (FB 15,87) 15,87
100 ml Lsg. (400.000 I.E./5 ml) (N1) .......... (FB 13,75) 13,31
2× 100 ml Lsg. (400.000 I.E./5 ml) (N2) .......... (FB 16,67) 15,94

## Phenoxymethylpenicillin-Benzathin *Rp* [US]

Oralpenicillin mit ähnlichen Eigenschaften wie Phenoxymethylpenicillin (s. dort). Phenoxymethylpenicillin-Benzathin hat eine geringere orale Bioverfügbarkeit als Phenoxymethylpenicillin und ist etwa doppelt so teuer.

**Ind.:** Infektionen durch penicillinempfindliche Bakterien, z. B. Streptokokkenangina, Scharlach, Otitis media, Pharyngitis, Erysipel.

**Kontraind., UW, WW:** s. Penicilline.

**Dosis:** Erw. und Jugendl. 2-mal tgl. 0,75–1,5 Mio. I.E. oral, Kdr. 50.000 I.E./kg tgl. oral in 2 Einzeldosen.

**InfectoBicillin**® (Infectopharm)

50 ml Saft (750.000 I.E./5 ml) (N1) .......... 19,77
100 ml Saft (750.000 I.E./5 ml) (N1) .......... 29,87
200 ml Saft (750.000 I.E./5 ml) (N2) .......... 48,52
10 Tbl. 1.500.000 I.E. (N1) .......... 26,89
20 Tbl. 1.500.000 I.E. (N2) .......... 42,02

## Phenprocoumon *Rp* [KR]

Hauptvertreter aus der Gruppe der Cumarinderivate, die als Vitamin-K-Antagonisten die Biosynthese der Gerinnungsfaktoren Prothrombin (Faktor II), Faktor VII, IX und X mit einer Latenzzeit von 24–36 h in der Leber hemmen. Durch Zufuhr von Vitamin K kann mit einer Latenz von 12–36 h durch Neusynthese von Gerinnungsfaktoren die Gerinnungshemmung aufgehoben werden. Substitution mit Faktorkonzentraten ist sofort wirksam. Phenprocoumon wird schnell nach oraler Gabe resorbiert. Es hat eine hohe Eiweißbindung von über 99%. Die Elimination erfolgt mit einer Halbwertszeit von 7–14 Tagen durch Metabolisierung und renale Elimination der Metaboliten.

**Ind.:** Langzeitbehandlung von Herzinfarkt, Thrombosen, Embolie, Thromboseprophylaxe.

**Kontraind.:** Erhöhte Blutungsbereitschaft, Magen-Darmulzera, Hypertonie, Apoplexie, zentralnervöse Traumen oder Eingriffe, Retinopathien mit Blutungsrisiko, Hirnarterienaneurysma, Endocarditis lenta.

**UW:** Blutungen, häufig als Mikrohämaturie, Zahnfleischbluten, gelegentlich Nasenbluten, Hämatome nach Verletzungen, Blutungen im Magen-Darmtrakt, selten lebensbedrohend im Bereich von Rückenmark, Gehirn, Nebenniere, Herzbeutel, Pleurahöhle, Einblutung in Darmwand, Netzhautblutungen. Selten Urtikaria, Dermatitis, reversible Alopecia diffusa. In Einzelfällen Hautnekrosen, selten Übelkeit, Erbrechen, Diarrhö, Leberparenchymschäden. Bei ambulanter Behandlung müssen Patienten einen Ausweis über Antikoagulanzienbehandlung mit sich tragen.

**WW:** Die gleichzeitige Gabe anderer Arzneimittel kann die Wirkung von Phenprocoumon verstärken oder abschwächen. Daher sorgfältige Überwachung der Prothrombinzeit bei jedem Patienten, bei dem eine Arzneitherapie begonnen oder beendet wird. *Verstärkung* durch nichtsteroidale Antiphlogistika, Fibrate, Chloramphenicol, Tetracycline, Sulfonamide, Imidazolderivate, Anabolika, Allopurinol, Disulfiram, Amiodaron, Schilddrüsenhormone, Chinidin, Propafenon, Cimetidin, Dihydroergotoxin, Plasminogenaktivatoren, Valproinsäure, Erythromycin. *Abschwächung* durch Barbiturate, Rifampicin, Carbamazepin, 6-Mercaptopurin, Thiouracil, Colestyramin, Glucocorticoide, Griseofulvin, chronische Alkoholaufnahme.

**Dosis:** 1. Tag 12–15 mg, 2. Tag 9–12 mg, ab 3. Tag Einstellung entsprechend der Prothrombinzeit nach Quick-Wert bzw. International Normalized Ratio (INR). Die Erhaltungsdosis beträgt meistens 1,5–3 mg. Bei der Erhaltungstherapie soll der Quick-Wert 15–25% betragen, alternativ Thrombotest 4–12%, Thromborel 10–20%. Die INR sollte bei 1,5–2,0 ("low dose"), 2,0–3,0 ("therapeutic dose") oder 3,0–4,5 ("high dose") liegen. DDD 3 mg.

**Falithrom**® (Hexal)
20 Filmtbl. mite 1,5 mg (N1) ........................ (FB 11,08) 10,96
50 Filmtbl. mite 1,5 mg N2) ........................ (FB 13,15) 12,85
100 Filmtbl. Mite 1,5 mg (N3) ........................ (FB 16,29) 15,73
20 Filmtbl. 3 mg (N1) ........................ (FB 12,45) 12,16
50 Filmtbl. 3 mg N2) ........................ (FB 16,21) 15,66
100 Filmtbl. 3 mg (N3) ........................ (FB 22,36) 21,82

**Marcumar**® (Roche)
20 Tbl. 3 mg (N1) ........................ (FB 12,45) 12,45
50 Tbl. 3 mg (N2) ........................ (FB 16,21) 16,21
100 Tbl. 3 mg (N3) ........................ (FB 22,36) 22,36

## Phenylbutazon *Rp* [US]

Nichtsteroidales Antiphlogistikum aus der Gruppe der Pyrazolderivate mit starken antiphlogistischen aber geringeren analgetischen und antipyretischen Wirkungen. Wegen des Agranulozytoserisikos wurde die Anwendungsdauer für Phenylbutazon auf 7 Tage begrenzt. Aus dem gleichen Grunde soll Phenylbutazon nur nach Versagen anderer Antiphlogistika benutzt werden.

Phenylbutazon wird nach oraler Gabe vollständig resorbiert und erreicht bereits nach 2 h maximale Plasmaspiegel. Eine i.m.-Gabe ist daher entbehrlich, insbesondere da UW dabei häufiger sind. Halbwertszeit 84 h, bei älteren Patienten über 100 h.

**Ind.:** Akute Schübe des Morbus Bechterew und des chronischen Gelenkrheumatismus. Gichtanfall für 1 Woche.

**Kontraind.:** Magen-Darmulzera, Herzinsuffizienz, Leberfunktionsstörungen, Hypertonie, Schilddrüsenkrankheiten, Lupus erythematodes, Störungen der Hämatopoese, Pyrazolallergie, Niereninsuffizienz. Schwangerschaft, Stillzeit, Kdr. unter 14 J. Vorsicht bei Analgetikaintoleranz, Asthma bronchiale, Magen-Darmbeschwerden, Hypertonie und alten Patienten.

**UW:** s. Diclofenac, aber wegen der langen Wirkungsdauer deutlich stärker ausgeprägt. Außerdem Lupus erythematodes disseminatus, Störungen der Hämatopoese mit Leukopenie, Thrombozytopenie und Agranulozytose.

**WW:** s. Diclofenac.

**Dosis:** Initial 400–600 mg/d oral oder 600 mg/d rektal. An den folgenden 6 Tagen 1-mal 200 mg/d oral oder 300 mg/d rektal. Initial auch einmalig 400 mg i.m.-Injektion.

**Ambene**® (Merckle)
1 Amp. parenteral (400 mg/2 ml) (N1) ........................ 12,41
3 Amp. parenteral (400 mg/2 ml) (N2) ........................ 16,54
10 Amp. parenteral (400 mg/2 ml) (N3) ........................ 28,58
1 Fertigspr. parenteral (400 mg/2 ml) (N1) ........................ 12,69
3 Fertigspr. parenteral (400 mg/2 ml) (N2) ........................ 17,26
9 Fertigspr. parenteral (400 mg/2 ml) (N3) ........................ 30,02
20 Filmtbl. 200 mg (N1) ........................ (FB 13,50) 13,50
50 Filmtbl. 200 mg (N2) ........................ (FB 17,66) 17,54
10 Supp. 300 mg (N1) ........................ 15,88

## Phenylephrin [ML]

Alpha$_1$-Rezeptoragonist. Wirkt am Auge lokal gegeben in niedrigen Konzentrationen (etwa 0,1%) vasokonstriktorisch auf erweiterte Konjunktivalgefäße, in höheren (5%–10%) zusätzlich mydriatisch, jedoch ohne Zykloplegie. An systemische Nebenwirkungen muss vor allem bei wiederholter Gabe höherer Dosen gedacht werden.

Zur **Vasokonstriktion** am Auge sollen Sympathomimetika wegen der Gefahr der reaktiven Hyperämie nicht länger als einige Tage (z. B. bei nichtinfektiösen Konjunktivitiden) eingesetzt werden. Reaktive Hyperämie täuscht eine Verschlechterung der Krankheit vor und verleitet zur Dosiserhöhung.

Als **Mydriatikum** wird Phenylephrin einmalig zu diagnostischen Zwecken oder wenige Tage zur Verhinderung von Synechien zwischen Iris und Linse bei Uveitis und Iritis verwendet. Nach Gabe einer 10% Lösung maximale Mydriasis in 60–90 min, Wirkdauer 6 h.

**Ind.:** Niedrige Konzentrationen: Symptomatische Behandlung nicht-infektiöser Konjunktivitiden. Hohe Konzentrationen: Postoperative Mydriasis, Uveitis, zur Untersuchung des Augenhintergrundes.

**Kontraind.:** Engwinkelglaukom, bei Kdr. unter 2 Jahren. Vorsicht bei Hypertonie, Thyreotoxikose, koronarer Herzkrankheit.

**UW:** Reaktive Hyperämie, lokale Reizung. Als systemische UW vor allem bei hohen Konzentrationen Blutdruckanstieg, zentrale Erregung, Herzklopfen, Herzrhythmusstörungen, pektanginöse Beschwerden, Kopfschmerzen, Subarachnoidalblutung.

**WW:** MAO-Inhibitoren, trizyklische Antidepressiva und Reserpin verstärken die blutdrucksteigernde Wirkung von lokal appliziertem Phenylephrin.
**Dosis:** *Postoperative Mydriasis, Uveitis*: 1 Tr. 5–10% Lösung 1- bis 2-mal/d. *Diagnostik*: 1 Tr. 5–10% ca. 30 min vor Untersuchung.
*Konjunktivitis*: 1 Tr. 0,125% Lsg. bis 5-mal/d.

**Neosynephrin-POS**® (Ursapharm)
10 ml Augentr. 5% (N1) .................................... 14,60
10 ml Augentr. 10% (N1) .................................... 15,85

**Visadron**® (Alcon)
10 ml Augentr. 1,25% (N1)............................ (FB 4,27) *6,67*

## Phenylpropanolamin *Rp* [US]

Indirektes Sympathomimetikum mit ephedrinartigen Wirkungen und ähnlichen psychostimulierenden Eigenschaften wie Cathin (s. dort). Phenylpropanolamin (DL-Norephedrin) kommt insgesamt in 4 isomeren Formen (D-Norephedrin, L-Norephedrin, D-Norpseudoephedrin, L-Norpseudoephedrin) vor, von denen D-Norpseudoephedrin (Cathin) die stärkste psychostimulierende Wirkung hat. Phenylpropanolamin wurde früher als schwach wirkendes Sympathomimetikum in vielen Kombinationspräparaten der Rhinologika und Grippemitteln oral angewendet, ist jetzt aber nur noch als Appetitzügler im Handel. Nach oraler Gabe wird es schnell resorbiert und weitgehend unverändert mit einer Halbwertszeit von 3–5 h renal eliminiert.
**Anw.:** Zur Unterstützung bei Übergewicht.
**Kontraind., UW, WW:** s. Cathin.
**Dosis:** 1-mal/d 1 Kps. oral nach dem Frühstück.

**Recatol mono**® (Riemser)
20 Retardkaps. 49,6 mg (N2) ................................ 21,29
30 Retardkaps. 49,6 mg (N2) ................................ 27,29

## Phenytoin *Rp* [ES]

Antiepileptikum für alle Epilepsien mit Ausnahme von Absencen. Phenytoin wirkt antiepileptisch ohne generelle Depression zerebraler Funktionen. Seine Wirkung beruht vor allem auf einer Membranstabilisierung durch Blockade spannungsabhängiger Natriumkanäle.
Bioverfügbarkeit stark schwankend (20–90%), maximale Plasmaspiegel nach 3–12 h. Die Halbwertszeit steigt mit höheren Dosen und beträgt 10–60 h. Therapeutischer Plasmaspiegel 5–20 µg/ml.
**Ind.:** Generalisierte tonisch-klonische Anfälle, fokale Anfälle, Status epilepticus, Trigeminusneuralgie.
**Kontraind.:** Leukopenie, AV-Block II. und III. Grades, sinuatrialer Block. Relativ: Schwangerschaft für die Indikationen Trigeminusneuralgie und Herzrhythmusstörungen.
**UW:** Zentrale Störungen wie Tremor, Schwindel, Schlaflosigkeit, Ataxie, Nystagmus, Verstimmungen und verwaschene Sprache sind häufig Zeichen der Überdosierung. Proarrhythmische Wirkungen. Selten Hautexantheme. Sehr selten Lymphknotenschwellungen, Lupus erythematodes, Fieber. Megaloblastenanämie, spricht auf Folsäure an, die aber eventuell den Phenytoinstoffwechsel steigert. Knochenmarkdepression, Hepatitis, deshalb Kontrollen von Blutbild und Leberfunktion. Bei Langzeittherapie häufig Gingivahyperplasie, vor allem bei Jgdl. Hypertrichose, Hirsutismus, Hautverdickung mit vergröberten Gesichtszügen.
**WW:** Senkung der Plasmaspiegel von Carbamazepin, Valproinsäure, Ethosuximid, Primidon sowie von oralen Antikoagulanzien, Tetracyclinen, Rifampicin, hormonalen Kontrazeptiva und Chinidin durch Enzyminduktion. Die Phenytoinspiegel werden erhöht durch Cimetidin, Chloramphenicol, Cumarinderivate, Disulfiram, Isoniazid, Phenylbutazon und Co-trimoxazol. Phenytoinspiegel werden gesenkt durch Folsäure, Alkohol, Carbamazepin und Phenobarbital.
**Dosis:** *Erw.* initial 2-mal 100 mg/d oral, danach in Dosisschritten von 50 mg bis zu einer Erhaltungsdosis von 300–400 mg/d (3–5 mg/kg) steigern. *Kinder* initial 5 mg/kg in zwei Einzeldosen, bis zur tgl. Erhaltungsdosis von 4–7 mg/kg (maximal 300 mg/d). *Amp.*: Initial 125 mg (½ Amp.) in einer Menge von 25 mg/min i.v., bei guter Verträglichkeit nach 20–30 min gleiche Dosis. Infusion mit 15 mg/min i.v. bis zu 750 mg/d, bei vitaler Indikation bis zu maximal 50 mg/min.

**Phenhydan**® (Desitin)
5 Amp. Inj.-Lsg. (250 mg/5 ml) (N1) ......................... 29,38
5 Amp. Inf.-Konz. (750 mg/50 ml) ................................ AP
50 Tbl. 100 mg (N1) ............................... (FB 11,95) 11,95
100 Tbl. 100 mg (N2) .............................. (FB 13,94) 13,94
200 Tbl. 100 mg (N3) .............................. (FB 17,45) 17,45

**Zentropil**® (BC Biochemie)
50 Tbl. 100 mg (N1) ............................... (FB 11,95) 11,95
100 Tbl. 100 mg (N2) .............................. (FB 13,94) 13,93
200 Tbl. 100 mg (N3) .............................. (FB 17,45) 17,45

## Pholedrin *Rp* [US]

Sympathomimetikum mit überwiegender Wirkung auf Alpharezeptoren. Wirkdauer ca. 3 h. Orale Bioverfügbarkeit unbekannt, daher nicht empfehlenswert für die systemische Anwendung.
**Anw.:** Hypotonie.
**Kontraind., UW:** s. Etilefrin
**Dosis:** 40 mg 1- bis 3-mal/d oral.

**Pholedrin-longo-Isis**® (Alpharma-Isis)
20 Drg. 40 mg (N1) ........................................ 15,73
100 Drg. 40 mg (N3) ....................................... 29,46

## Physostigmin *Rp* [GK]

Inhibitor der Acetylcholinesterase, der als tertiäres Amin ausreichend die Bluthirnschranke penetriert. Physostigmin wird daher zur Behandlung von Intoxikationen mit Atropin, Scopolamin, Antihistaminika, trizyklischen Antidepressiva, Monoaminoxidase-Hemmstoffen, anticholinergen Antiparkinsonmitteln, Phenothiazinen, Butyrophenonen und einigen Pilzen eingesetzt. Physostigmin kann zentrale und periphere anticholinerge Effekte antagonisieren.
Physostigmin wird durch die Cholinesterase schnell hydrolysiert. Nur geringe Mengen der Ausgangssubstanz sind im Urin nachweisbar. Halbwertszeit 1–2 h.

**Kontraind.:** Asthma bronchiale, kardiovaskuläre Krankheiten, Gangrän, Diabetes, Hyperthyreose sowie mechanischen Passagestörungen des Darmes oder der ableitenden Harnwege. Vorbehandlung mit depolarisierenden Muskelrelaxanzien, Intoxikationen mit Cholinergika und Barbituraten, Allergie gegen Cholinesterasehemmstoffe.

**UW:** Überschießende cholinerge Effekte wie Bradykardie, Krampfanfälle, Erbrechen, Hypersalivation, Schwitzen, Krämpfe im Magen-Darmtrakt, Darminkontinenz und Harnabgang. Auch Blutdruckanstiege werden beobachtet. Besondere Vorsicht ist bei einer Intoxikation mit trizyklischen Antidepressiva geboten, da die Herzfunktion bereits durch Arrhythmien eingeschränkt sein kann. Bei längerer Therapie mit hohen und wiederholten Physostigmindosen kann eine cholinerge Krise auftreten. Eine zentrale Atemlähmung zusammen mit peripherer Lähmung der Atmungsmuskulatur, Laryngospasmus und Hypersekretion in den Bronchialwegen ist eine vitale Bedrohung und erfordert die sofortige Gabe von Atropin, Absaugen des Respirationstraktes und mechanische Beatmung.
Atropin sollte als Antidot gegen zu starke cholinerge Effekte bei der Anwendung von Physostigmin vorbereitet sein. Zur Aufhebung der bedrohlichen cholinergen Wirkungen wird Atropin initial etwa mit der Hälfte der Physostigmindosis gegeben.

**Dosis:** 2 mg langsam in 2 min i.v. injizieren. Bei nicht ausreichender Wirkung kann innerhalb von 20 min vorsichtig unter Beachtung cholinerger Symptome eine weitere Dosis von 1–2 mg langsam nachinjiziert werden. Der Effekt hält weniger als 1 h an. Nachinjektionen können in ½- bis 4-stündigen Intervallen erforderlich sein, evtl. Dauerinfusion unter Beobachtung der Wirkung. Bei Kindern initial 0,5–1 mg i.v.

**Anticholium**® (Köhler)
1 Amp. (2 mg/5 ml) (N1) .......... 17,95
5 Amp. (2 mg/5 ml) .......... 47,61

## Phytomenadion [US]

Gehört zur Gruppe der K-Vitamine, die im Wesentlichen aus zwei natürlichen Quellen stammen. Phytomenadion (Vitamin $K_1$, Synonym Phyllochinon) kommt in vielen Pflanzen vor und wird als einzige Substanz therapeutisch angewendet. Menachinone (Vitamin $K_2$) werden von grampositiven Bakterien im Darm gebildet. Tagesbedarf für Erw. 1 µg/kg, für Sgl. 10 µg/kg. Er wird durch normale Kost reichlich gedeckt. Hinzu kommt die bakterielle Vitaminsynthese im Darm.
Vitamin K ist der essentielle Kofaktor für die hepatische Bildung der Gerinnungsfaktoren II, VII, IX und X des Prothrombinkomplexes. Bei Vitamin-K-Mangel entwickelt sich in wenigen Wochen eine Hypoprothrombinämie mit erhöhter Blutungsbereitschaft. Ursache ist nur selten eine ungenügende Vitaminaufnahme. Erst eine zusätzliche Hemmung des Bakterienwachstums im Darm durch orale Antibiotikatherapie oder eine Malabsorption führen zum manifesten Vitamin-K-Mangel. Besonders empfindlich sind Früh- und Neugeborene, solange noch nicht genügend Vitamin K mit der Nahrung oder durch die bakterielle Synthese im Darm verfügbar ist.
Phytomenadion wird *therapeutisch* bei allen Vitamin-K-Mangelblutungen eingesetzt. Am häufigsten sind Hypoprothrombinämien bei der Therapie mit oralen Antikoagulanzien. Der Effekt dieser Vitamin-K-Antagonisten wird oft durch eine einzige orale Dosis von Phytomenadion aufgehoben. Auch bei nahrungsbedingtem Vitamin-K-Mangel wird die Blutung bereits wenige Stunden nach der ersten Dosis gestillt. Bei lebensbedrohlichen Blutungen wird mit Frischplasma oder Prothrombinkomplex substituiert, da die Wirkung von Vitamin K nicht vor 4–24 h einsetzt. Phytomenadion wirkt nicht bei Synthesestörungen der Vitamin-K-abhängigen Gerinnungsfaktoren als Folge von Leberzirrhose, Hämochromatose und anderen Leberzellschäden. Auch Heparin-bedingte Gerinnungsstörungen können nicht aufgehoben werden.
*Prophylaktisch* wird Phytomenadion bei allen Neugeborenen unmittelbar nach der Geburt gegeben. Die Routineprophylaxe wird oral durchgeführt, nachdem bei i.m.-Gabe von Vitamin K eine erhöhte Krebshäufigkeit beobachtet wurde. Nur bei kranken Neugeborenen und Frühgeborenen, bei denen eine orale Gabe nicht möglich ist, wird Vitamin K weiterhin i.m. gegeben. Schwangere erhalten eine Prophylaxe, wenn sie mit Antikonvulsiva, Tuberkulostatika oder Cumarinderivaten therapiert wurden. Routinemäßig wird Vitamin K bei parenteraler Ernährung und bei anderen Risikopatienten für einen Vitamin-K-Mangel gegeben.
Vitamin K wird nach oraler Gabe im Darm resor-

biert. Für die Resorption dieses fettlöslichen Vitamins werden Gallensäuren und Pankreaslipase benötigt. Es reichert sich in Leber, Milz und Lunge an, wird aber nicht über längere Zeit im Körper gespeichert. Halbwertszeit 1,5–3 h.

**Ind.:** Vitamin-K-Mangel, der durch Ernährung nicht behebbar ist.

**UW:** Leberfunktionsstörungen nach hohen Dosen. Nach i.v.-Injektion in seltenen Fällen anaphylaktischer Schock. Bei Neugeborenen nach parenteraler Gabe erhöhtes freies Bilirubin im Plasma mit hämolytischer Anämie und Hämoglobinurie.

**WW:** Cumarinderivate hemmen die Vitamin-K-abhängige Prothrombinsynthese. Umgekehrt verhindert Vitamin K die Wirkungen oraler Antikoagulanzien, was ein Thromboserisiko bedingt. Bei Neugeborenen kann ein Vitamin-K-Mangel entstehen, wenn die Mütter in der Schwangerschaft mit Antikonvulsiva (z. B. Phenobarbital, Phenytoin) oder Tuberkulostatika (Isoniazid, Rifampicin) behandelt wurden.

**Dosis:** *Vitamin-K-Mangelblutungen*: Bei Erw. und Sgl. 1–5 mg oral. Bei Patienten mit Resorptionsstörungen 1–5 mg s.c. oder i.m., bei ungenügender Wirkung nach 3–6 h gleiche oder größere Dosis wiederholen. Bei lebensbedrohlichen Blutungen nach Überdosierung von Cumarinderivaten 1–10 mg langsam i.v. mit einer Geschwindigkeit von 1 mg/min. Im Notfall zusätzlich Prothrombinkomplex (Faktor II, VII, IX, X), z. B. Beriplex® P/N 250/500 mit 25 I.E./kg oder Frischplasma i.v. infundieren. *Prophylaxe:* Bei Neugeborenen am 1. Lebenstag, an einem Tag im Zeitraum vom 3.–10. Lebenstag und der 4.–6. Lebenswoche je 2 mg oral. Nur wenn orale Gabe nicht möglich ist 1 mg i.m., bei Frühgeborenen 0,04 mg/kg i.m.

**Konakion®** (Roche)

5 Amp. Inj.-Lsg. MM (2 mg/0,2 ml) + 1 Dispenser ................ 9,55
2 Amp. Inj.-Lsg. MM (10 mg/1 ml) (N1) ......................... 3,16
10 Amp. Inj.-Lsg. MM (10 mg/1 ml) (N2) ....................... 14,05

## Pilocarpin *Rp* [ML]

Alkaloid aus den Blättern von Pilocarpus jaborandi, direktes Parasympathomimetikum. Besonders starke Anregung der Schweiß- und Speicheldrüsensekretion. Therapeutisch nicht ausnutzbar wegen starker kardialer Wirkungen (Bradykardie, AV-Block). Wird lokal am Auge angewandt als Miotikum bei der Behandlung des Glaukoms. Engstellung der Pupille erweitert das Trabekelwerk um den Schlemm'schen Kanal und führt dadurch zu einem verbesserten Abfluss des Kammerwassers. Der intraokulare Druck lässt sich damit um 10–40% reduzieren. Dies gilt für gesunde Augen ebenso wie für praktisch alle Glaukomformen. Nach topischer Applikation beginnt die Miosis nach 15–30 min und hält 4–8 h an.

**Ind.:** Engwinkelglaukom, Weitwinkelglaukom, Glaukomanfall, sekundäre Glaukome.

**Kontraind.:** Akute Iritis (Gefahr von Synechien), Vorsicht bei Ulcus ventriculi, Herzinsuffizienz, Asthma bronchiale wegen möglicher systemischer Wirkungen.

**UW:** Besser verträglich als andere Miotika. Lokal: Akkommodative Myopie und Miosis (Visusverschlechterung, herabgesetzte Dunkelanpassung, eingeschränktes Gesichtsfeld), Ziliarspasmus (Augenschmerzen), lokale Reizung, vermehrte Tränensekretion, konjunktivale Vasodilatation, selten Netzhautablösung. Systemisch: Kopfschmerzen, Übelkeit, Schweißausbrüche.

**Dosis:** Je nach Druckwerten 2- bis 4-mal/d 1 Tr. 0,5%–4% Lösung sowie abends Salbe oder ölige Lösung.

**Pilocarpin** (Chauvin ankerpharm)

**Best.:** Augentr. enth. Benzalkoniumchlorid 0,1 mg/ml (Konservierungsmittel).

10 ml Augenöl ölig 2% (N1) ......................... (FB 11,36) 11,36
3× 10 ml Augenöl ölig 2% (N3) ...................... (FB 15,00) 15,00
10 ml Augentr. wässrig 1% (N1) ..................... (FB 11,58) 11,58
3× 10 ml Augentr. wässrig 1% (N3) .................. (FB 15,00) 14,47
10 ml Augentr. wässrig 2% (N1) ..................... (FB 11,79) 11,79
3× 10 ml Augentr. wässrig 2% (N3) .................. (FB 15,51) 14,96

**Pilomann®** (Mann)

**Best.:** Konservierungsmittel: Wässrige Augentr. enth. Cetrimoniumchlorid 0,05 mg/g. Augenöl enth. Chlorobutanol 2 mg/g. Kein Konservierungsmittel in Einmaldosen.

10 ml Augenöl 2% (N1) ............................ (FB 11,36) *11,83*
10 ml Augentr. wässrig 0,5% (N1) .................... (FB 11,40) *11,67*
3× 10 ml Augentr. wässrig 0,5% (N3) ................ (FB 14,53) *14,96*
10 ml Augentr. wässrig 1% (N1) ..................... (FB 11,58) *11,80*
3× 10 ml Augentr. wässrig 1% (N3) .................. (FB 15,00) *15,50*
10 ml Augentr. wässrig 2% (N1) ..................... (FB 11,79) *11,89*
3× 10 ml Augentr. wässrig 2% (N3) .................. (FB 15,51) *16,09*
10 ml Augentr. wässrig 3% (N1) ..................... (FB 11,90) *11,99*
120 EDO 0,5 ml 1% (N3) ........................... (FB 19,81) *20,69*
120 EDO 0,5 ml 2% (N3) ........................... (FB 20,79) *21,88*

## Pilocarpin + Metipranolol *Rp* [ML]

Kombinationspräparat zur Glaukombehandlung mit dem Cholinergikum Pilocarpin und dem Betarezeptorenblocker Metipranolol. Indiziert bei unzureichender Wirkung von Monopräparaten. Näheres s. Glaukom.

**Ind.:** Eng- und Weitwinkelglaukom.

**Kontraind., UW, WW:** s. Pilocarpin und Betarezeptorenblocker. Schwere allergische Rhinitis ist eine zusätzliche Kontraindikation. Leichte Reizerscheinungen am Auge sind möglich.

**Normoglaucon®** (Mann)

**Best.:** 1 ml mite/1 ml enth.: Pilocarpin-HCl 5 mg/20 mg, Metipranolol-HCl 1,118 mg entspr. 1 mg Metipranolol.

**Dosis:** 1 Tr. 2- bis 4-mal/d.

10 ml Augentr. mite (N1) .... 16,74
3× 10 ml Augentr. mite (N3) .... 31,73
10 ml Augentr. (N1) .... 20,52
3× 10 ml Augentr. (N3) .... 36,66

## Pimecrolimus *Rp* [UF] 2002 C

Pimecrolimus ist ein Immunsuppressivum aus der Gruppe der Makrolidlactone zur Kurzzeit- und intermittierenden Langzeitbehandlung der atopischen Dermatitis bei Erwachsenen und Kindern ab 2 Jahren mit ähnlichen Eigenschaften wie Tacrolimus (s. dort). Pimecrolimus wird von Streptomyces hygroscopicus gebildet und ist wie Tacrolimus ein Ascomycinderivat. Über einen Calcineurinantagonismus hemmt es wie Tacrolimus die T-Zellaktivierung, bindet aber mit etwa 3fach geringerer Affinität an das FK506-Bindungsprotein-12 (FKBP-12, Macrophilin-12). Pimecrolimus wird auch nach großflächiger Anwendung auf der Haut praktisch nicht resorbiert. Bei Erwachsenen lagen 98%, bei Kindern mehr als 60% der Blutproben unterhalb der Erfassungsgrenze von 0,5 µg/l.

In klinischen Studien bessert 1% Pimecrolimus die Symptomatik der atopischen Dermatitis nach 1- bis 12-monatiger Behandlung um etwa 60%. Günstigere Ergebnisse werden nach einer direkt vergleichenden Studie mit 0,1% Betamethasonvalerat (–79%) erzielt. Ein direkter Vergleich mit 0,03% Tacrolimus an Kindern im Alter von 2–17 Jahren ergab dagegen keinen signifikanten Unterschied in der Wirksamkeit. Unerwünschte Wirkungen unter Pimecrolimus (überwiegend Hautbrennen, Wärmegefühl) sind ähnlich wie bei Tacrolimus. Insgesamt scheint Pimecrolimus jedoch etwas besser verträglich zu sein. Ein signifikant erhöhtes Infektionsrisiko besteht insbesondere bei pädiatrischen Patienten. Eine von den Glucocorticoiden bekannte Hautatrophie wurde bisher nicht beobachtet. Ein in präklinischen Studien beobachtetes erhöhtes Hautkrebsrisiko erscheint allerdings im Hinblick auf eine potentielle Langzeitanwendung problematisch. Daher sollte Pimecrolimus nur eingesetzt werden, wenn die herkömmliche Therapie nicht anspricht oder nicht vertragen wird.

**Ind.:** Kurzzeit- und intermittierende Langzeitbehandlung des leichten bis mittelschweren atopischen Ekzems bei Patienten ab 2 Jahren.

**Kontraind.:** Überempfindlichkeit gegen Pimecrolimus und andere Makrolidlaktone. Schwangerschaft. Während der Stillperiode nicht im Brustbereich auftragen. Erythrodermie. Klinisch infiziertes atopisches Ekzem. Nicht auf Bereiche auftragen, die von akuten viralen Hautinfektionen betroffen sind (Herpes simplex, Windpocken). Immunsupprimierte Patienten, maligne Hautveränderungen. Netherton-Syndrom. Auf geeignete Sonnenschutzmaßnahmen achten.

**UW:** Hautbrennen, -reizungen, Juckreiz, Erythem. Hautinfektionen (Follikulitis, Impetigo, Herpes simplex, Zoster, Eczema herpeticum, Molluscum contagiosum, Papillome).

**Dosis:** 2-mal/d dünn auftragen. Nicht auf Schleimhäute aufbringen, kein Okklusionsverband. Behandlung bis zur vollständigen Abheilung, dann aussetzen.

**Elidel**® (Novartis)
15 g Creme 1% (N1) .... 27,26
30 g Creme 1%(N2) .... 44,36
100 g Creme 1% (N3) .... 125,65

## Pimozid *Rp* [US]

Hochpotentes langwirkendes Neuroleptikum aus der Klasse der Diphenylbutylpiperidine mit ähnlichen Wirkungen wie Fluspirilen (s. dort). Pimozid hat eine fast vollständige orale Bioverfügbarkeit und erreicht maximale Plasmaspiegel nach 4–8 h. Halbwertszeit ca. 55 h.

**Ind.:** Erhaltungstherapie chronischer Schizophrenien.

**Kontraind., UW, WW:** s. Fluspirilen.

**Dosis:** Initial 1-mal 2–4 mg/d oral, Dosissteigerung um 2–4 mg in mindestens einwöchigen Intervallen bis auf mittlere Erhaltungsdosis von 6 mg/d, maximal 16 mg/d.

**Orap**® (Janssen-Cilag)
75 Tbl. 1 mg (N3) .... (FB 25,39) 25,39
50 Tbl. 4 mg forte (N2) .... (FB 36,91) 36,91

## Pindolol *Rp* [HS]

Nichtselektiver Betarezeptorenblocker mit intrinsischer sympathomimetischer Aktivität. Bioverfügbarkeit ca. 90%. Elimination zu etwa 60% durch hepatischen Metabolismus, etwa 40% werden unverändert renal ausgeschieden. Halbwertszeit 2–5 h. Wegen der intrinsischen sympathomimetischen Aktivität heute praktisch ohne Bedeutung.

**Ind.:** Koronare Herzkrankheit, tachykarde Rhythmusstörungen, Hypertonie.

**Kontraind., UW:** s. Betareptorenblocker.

**Dosis:** 3-mal 5 mg/d oral, ggf. 3-mal 10 mg. Retardtbl. 1-mal 20 mg/d oral. DDD 15 mg. Parenterale Anwendung nur im Notfall bei tachykarden Rhythmusstörungen unter stationären Bedingungen 0,4 mg i.v.

**Visken**® (Novartis)
5 Amp. Inj.-Lsg. (0,4 mg/2 ml) (N1) .... 14,06
100 Tbl. mite 2,5 mg (N3) .... (FB 18,17) *20,94*
100 Tbl. 5 mg (N3) .... (FB 26,88) *30,60*
100 Tbl. 15 mg (N3) .... (FB 60,27) *66,20*

100 Retardtbl. 20 mg (N3) ........................ (FB 76,64) *83,10*
30 ml Tr. 5 mg/1 ml (20 Tr.) (N1) ...................... (FB 15,35) *16,24*
100 ml Tr. 5 mg/1 ml (20 Tr.) (N3) ...................... (FB 26,88) *30,60*

## Pioglitazon *Rp* [HJ] 2000 **A/D**

Thiazolidindion mit agonistischer Wirkung auf den Transkriptionsfaktor PPARγ, korrigiert die bei Typ-2-Diabetes verminderte Insulinresistenz in Leber, Fett und Skelettmuskulatur. Pioglitazon verbessert die Kontrolle des nüchternen und des postprandialen Blutzuckers und senkt den $HbA_{1c}$-Wert. Die Substanz induziert die Neubildung von Fettzellen bevorzugt im subkutanen Gewebe und senkt die Serumtriglyzeride sowie die freien Fettsäuren. Das HDL-Cholesterin wird etwas gesenkt, LDL-Cholesterin bleibt unverändert.
Pioglitazon wird rasch und nahezu vollständig resorbiert, hepatisch zu inaktiven und aktiven Metaboliten umgewandelt und renal (45%) sowie biliär (55%) ausgeschieden. Eliminationshalbwertszeit 5–6 h (unveränderte Substanz) und 16–23 h (aktive Metaboliten). Der volle therapeutische Effekt tritt erst nach 6–8 Wochen ein.
**Ind.:** Typ-2-Diabetes, der durch Diät, Gewichtsabnahme und körperliche Aktivität unzureichend eingestellt ist, als Monotherapie oder in Kombination mit Metformin oder Sulfonylharnstoffen.
**Kontraind.:** Überempfindlichkeit gegen Pioglitazon, Typ-1-Diabetes, Herzinsuffizienz NYHA III und IV, Schwangerschaft und Stillzeit, Kombination mit Insulin.
**UW:** Verschlechterung einer Herzinsuffizienz durch Flüssigkeitsretention mit Ödembildung. Gewichtszunahme durch Flüssigkeitsretention und verstärkte Triglyzerideinlagerung. CPK- und LDH-Erhöhung, selten Erhöhung der Transaminasen. Es wird empfohlen, die Leberenzyme regelmäßig zu überprüfen. Bei Frauen mit polyzystischen Ovarien (PCO) kann es zur Ovulation und Wiederherstellung der Fertilität kommen.
**WW:** Verstärkung der hypoglykämischen Wirkung anderer Antidiabetika.
**Dosis:** 30 mg oral 1-mal/d, kann nach 4 Wochen auf 45 mg erhöht werden.

**Actos**® (Takeda)
28 Tbl. 15 mg (N1) ........................................ 42,95
98 Tbl. 15 mg (N2) ........................................ 126,76
28 Tbl. 30 mg (N1) ........................................ 60,70
98 Tbl. 30 mg (N2) ........................................ 189,08
28 Tbl. 45 mg (N1) ........................................ 71,26
98 Tbl. 45 mg (N2) ........................................ 226,18

## Pipamperon *Rp* [ML]

Schwach potentes Neuroleptikum aus der Klasse der Butyrophenone. In Wirkungen und UW dem Haloperidol vergleichbar, jedoch weniger potent und stärker sedierend. Pipamperon wird nach oraler Gabe schnell resorbiert und nach Abbau zu inaktiven Metaboliten überwiegend renal ausgeschieden. Halbwertszeit 17 h.
**Ind.:** Verwirrtheit, psychomotorische Erregung und Aggressivität, Stimmungslabilität, Dysphorie, Affektverarmung, Schlaflosigkeit.
**Kontraind., UW, WW:** s. Haloperidol.
**Dosis:** Initial 3-mal 40 mg/d, ggf. bis 3-mal 120 mg/d. Kdr. unter 14 Jahre initial tgl. 1 mg/kg, ggf. tgl. um 1 mg/kg steigern bis tgl. 2–6 mg/kg auf 3 Gaben/d verteilt.

**Dipiperon**® (Janssen-Cilag)
50 Tbl. 40 mg (N2) ........................................ 23,61
100 Tbl. 40 mg (N3) ........................................ 37,22
200 ml Saft (20 mg/5 ml) (N1) ........................................ 18,00

## Piperacillin *Rp* [US] 1980 **B/C**

Breitspektrumpenicillin aus der Gruppe der Acylaminopenicilline. Wie alle Acylaminopenicilline wirkt Piperacillin nicht auf Penicillinase-bildende Staphylokokken. Plasmaeiweißbindung 20%, Liquorgängigkeit 32%, Halbwertszeit 60 min, über 80% erscheinen unverändert im Urin.
**Ind.:** Infektionen durch grampositive und gramnegative Erreger, besonders Pseudomonas, Proteus, Citrobacter, Klebsiella, Enterobacter, Serratia, Escherichia coli, Haemophilus influenzae, Gonokokken, Meningokokken, Mischinfektionen, Anaerobierinfektionen. Perioperative Kurzzeitprophylaxe.
**Kontraind., UW, WW:** s. Penicilline. Außerdem Hypokaliämie, vorübergehender Anstieg der Leberenzymwerte. Bei hohen Dosen selten Thrombozytenfunktionsstörungen mit Haut- und Schleimhautblutungen, bei Therapie länger als 10 Tage Leukopenie bis zu Agranulozytose, daher Blutbildkontrollen.
**Dosis:** Erw. und Kdr. 100–200 mg/kg tgl. i.v. als Injektion oder Infusion in 3–4 Einzeldosen, ggf. 200–300 mg/kg. Bei Kreatininclearance 40–80 ml/min maximale Tagesdosis 16 g, bei 20–40 ml/min 12 g/d, bei <20 ml/min 8 g/d, bei Hämodialyse 6 g/d. DDD 14 g.

**Piperacillin-ratiopharm**® (ratiopharm)
5 Durchstechfl. 1 g (N2) ........................................ 42,33
5 Durchstechfl. 2 g (N2) ........................................ 75,83
5 Durchstechfl. 4 g (N2) ........................................ 123,32

## Piperacillin + Tazobactam *Rp* [WS]

Kombination aus dem irreversiblen β-Lactamasehemmstoff Tazobactam und dem Acylaminopenicillin Piperacillin. Durch die Kombination wird das Spektrum von Piperacillin erweitert. Piperacillin wirkt im gramnegativen Bereich, insbesondere auf Proteus vulgaris, E. coli, Pseudomonas und Klebsiellen. Tazobactam hemmt Plasmid-übertragbare und chromosomal kodierte β-Lactamasen der Gruppe II–IV sowie zusätzlich β-Lactamasen der Gruppe I, die durch andere β-Lactamasehemmstoffe nicht gehemmt werden. Sensibel sind daher sonst Piperacillin-resistente Stämme von Staph. aureus, E. coli und Serratia. Die Behandlung schwerer Pseudomonasinfektionen wird nicht verbessert. Die Gleichwertigkeit gegenüber Kombinationen aus Piperacillin, Cephalosporin und Gentamicin ist nicht gesichert. Tazobactam und Piperacillin haben mit 45 bzw. 60 min ähnliche Halbwertszeiten. Die Plasmaeiweißbindung beträgt 20% für Piperacillin und 23% für Tazobactam. Beide werden zu 60–70% renal in aktiver Form eliminiert.

**Ind.:** Infektionen durch Piperacillin-resistente aber Tazobactam-sensible Keime. Bei lebensbedrohlichen Infektionen wie z. B. Sepsis und schwerer Peritonitis darf auf die Behandlung mit anderen Antibiotika nicht verzichtet werden (s. Sepsis).

**Best.:** 1 Inf.-Fl. enth.: Piperacillin-Natrium 2,085 g/4,17 g entspr. 2 g/4 g Piperacillin, Tazobactam-Natrium 0,5366 g/0,5366 g entspr. 0,5 g/0,5 g Tazobactam

**UW:** s. Piperacillin. Außerdem Schmerzen und Thrombophlebitis an der Injektionsstelle. Durch Piperacillin Leberenzymerhöhung sowie Neutropenie möglich.

**Kontraind., WW:** s. Penicilline.

**Dosis:** 3-mal 2,5 g/d (2 g Piperacillin plus 0,5 g Tazobactam) als i.v.-Infusion über 30 min, bei schweren Infektionen 3-mal 4,5 g/d (4 g Piperacillin plus 0,5 g Tazobactam). Bei Kreatininclearance unter 20 ml/min Dosis nur alle 12 h.

**Tazobac**® (Wyeth)

| | |
|---|---|
| 5 Inf.-Fl. 2 g/0,5 g (N2) | 119,48 |
| 5 Inf.-Fl. 4,5 g (N2) | 169,91 |

## Piracetam *Rp* [ML]

Nootropikum, zyklisches Derivat der γ-Aminobuttersäure (GABA). Piracetam wirkt zentral stimulierend und soll die Hypoxietoleranz des Hirns verbessern. Wird zur Behandlung von Hirnleistungsstörungen, vor allem bei Demenz eingesetzt. Eine überzeugende Beziehung zwischen experimentell erhobenen Befunden und der behaupteten therapeutischen Wirksamkeit lässt sich nicht herstellen. Piracetam wird nach oraler Gabe gut und schnell resorbiert und mit einer Halbwertszeit von 4–6 h unverändert über die Nieren ausgeschieden. Wegen zentraler Erregung nicht abends einzunehmen.

**Anw.:** Hirnleistungsstörungen bei Demenz.

**Kontraind.:** Psychomotorische Unruhe.

**UW:** Zentrale Stimulation, in höheren Dosen Reizbarkeit, Schlafstörungen, Nausea, Vertigo, depressive Verstimmungen. Selten Störungen der Blutdruckregulation, epileptogen, allergische Reaktionen, gesteigerte Sexualität.

**WW:** Verstärkung der Wirkung zentral erregender Substanzen und der zentralen Wirkungen von Schilddrüsenhormonen, verstärkte extrapyramidale UW von Neuroleptika.

**Dosis:** Initial 3-mal 800 mg/d oder 2-mal 1200 mg/d oral, maximal 4800 mg/d. Alternativ initial 3–12 g/d i.v. als Infusion für 5–8 Tage.

**Nootrop**® (UCB)

| | |
|---|---|
| 30 Filmtbl. 800 mg (N1) | (FB 13,68) 13,68 |
| 60 Filmtbl. 800 mg (N2) | (FB 17,17) 17,17 |
| 90 Filmtbl. 800 mg (N3) | (FB 21,01) 21,01 |
| 28 Filmtbl. 1200 mg (N1) | (FB 14,66) 14,66 |
| 30 Filmtbl. 1200 mg (N1) | 15,00 |
| 56 Filmtbl. 1200 mg (N2) | (FB 19,35) 19,35 |
| 60 Filmtbl. 1200 mg (N2) | 19,18 |
| 100 Filmtbl. 1200 mg (N3) | (FB 26,53) 26,59 |
| 112 Filmtbl. 1200 mg (N3) | (FB 28,27) 28,27 |
| 60 Btl. Granulat 1200 mg (N2) | (FB 19,98) 19,98 |
| 100 Btl. Granulat 1200 mg (N3) | (FB 26,53) 26,53 |
| 60 Btl. Granulat 1600 mg (N2) | (FB 22,12) 22,12 |
| 100 Btl. Granulat 1600 mg (N3) | (FB 29,93) 29,93 |
| 60 Btl. Granulat 2400 mg (N2) | (FB 26,45) 26,45 |
| 100 Btl. Granulat 2400 mg (N3) | (FB 37,05) 37,05 |
| 30 Trinkamp. (1200 mg/3,6 ml) (N1) | (FB 15,00) 15,00 |
| 90 Trinkamp. (1200 mg/3,6 ml) (N3) | (FB 25,03) 25,03 |
| 100 ml Trinklsg. (333 mg/ml) (N1) | (FB 16,43) 16,43 |
| 200 ml Trinklsg. (333 mg/ml) (N2) | (FB 22,83) 22,83 |
| 300 ml Trinklsg. (333 mg/ml) (N3) | (FB 29,12) 29,12 |
| 12 Amp. (1 g/5 ml) (N3) | (FB 19,81) 19,81 |
| 5 Amp. (3 g/15 ml) (N1) | (FB 22,49) 22,49 |
| 20 Amp. (3 g/15 ml) (N3) | (FB 57,83) 57,83 |
| 5 Infusionslsg. (12 g/60 ml) mit Inf.-Gerät (N1) | (FB 59,76) 59,76 |
| 10 Infusionslsg. (12 g/60 ml) mit Inf.-Gerät (N2) | (FB 103,04) 103,04 |

**Piracetam-ratiopharm**® (ratiopharm)

| | |
|---|---|
| 10 Amp. (1000 mg/5 ml) (N2) | (FB 17,99) 16,99 |
| 30 Kps. 400 mg (N1) | (FB 12,17) 12,17 |
| 50 Kps. 400 mg (N2) | (FB 13,69) 13,69 |
| 100 Kps. 400 mg (N3) | (FB 17,19) 17,19 |
| 30 Filmtbl. 800 mg (N1) | (FB 13,68) 13,00 |
| 60 Filmtbl. 800 mg (N2) | (FB 17,17) 16,31 |
| 100 Filmtbl. 800 mg (N3) | (FB 22,18) 20,87 |
| 30 Filmtbl. 1200 mg (N1) | (FB 15,00) 15,00 |
| 60 Filmtbl. 1200 mg (N2) | (FB 19,98) 19,98 |
| 100 Filmtbl. 1200 mg (N3) | (FB 26,53) 26,38 |
| 75 ml Lsg. (832 mg/2,5 ml) (N1) | (FB 14,91) 14,04 |
| 150 ml Lsg. (832 mg/2,5 ml) (N2) | (FB 19,79) 19,00 |

## Pirenzepin *Rp* [HK]

Muscarinrezeptorantagonist mit bevorzugter Wirkung an $M_1$-Rezeptoren. Pirenzepin vermindert Magensaftvolumen, aber nicht Säurekonzentration. Passiert die Liquorschranke kaum und ruft in therapeutischen Dosen keine zentralen Wirkungen hervor. Bioverfügbarkeit 25%, Halbwertszeit 10 h. Pirenzepin ist für die Ulkustherapie nicht mehr von

Bedeutung, da seine Wirksamkeit geringer ist als die der Protonenpumpenhemmer.
**Ind.:** Ulcus duodeni et ventriculi.
**Kontraind.:** Erstes Trimenon der Schwangerschaft, Stillzeit. Vorsicht bei Glaukom, Prostatahyperplasie.
**UW:** Bei Dosen von 150 mg/d bei etwa 50% der Patienten Mundtrockenheit, Akkommodationsstörungen. Seltener Obstipation.
**Dosis:** Ulcus duodeni et ventriculi 2-mal 50 mg/d oral, bei schweren Ulzera ggf. 3-mal 50 mg/d oral. DDD 100 mg oral.

**Gastrozepin®** (Boehringer Ingelheim)
20 Tbl. 50 mg (N1) ................................ (FB 13,79) 13,79
50 Tbl. 50 mg (N2) ................................ (FB 20,02) 20,02
100 Tbl. 50 mg (N3) ................................ (FB 30,11) 30,11

## Piretanid *Rp* [HO] 1982 C

Schleifendiuretikum mit ähnlichen Wirkungen wie Furosemid (s. dort). Nahezu vollständige orale Bioverfügbarkeit, Halbwertszeit 60 min.
**Ind.:** Herzinsuffizienz (kardiale Ödeme), Lungenödem, hepatogene Ödeme und Aszites, nephrotisches Syndrom. Hypertonie.
**Kontraind.:** s. Furosemid. Zusätzlich Kdr.
**UW, WW:** s. Furosemid.
**Dosis:** *Oral*: 1-mal 3–12 mg/d. *Intravenös:* 6–12 mg ggf. wiederholt, maximale Initialdosis bis zu 60 mg.

**Arelix®** (Aventis)
5 Amp. (6 mg/2 ml) (N1) ................................ 12,34
5 Amp. (12 mg/5 ml) (N1) ................................ 14,73
5 Amp. extra (60 mg/20 ml) (N1) ................................ 35,12
20 Tbl. mite 3 mg (N1) ................................ (FB 12,56) 12,56
50 Tbl. mite 3 mg (N2) ................................ (FB 16,46) 16,46
100 Tbl. mite 3 mg (N3) ................................ (FB 22,99) 22,99
20 Tbl. 6 mg (N1) ................................ (FB 15,66) 15,66
50 Tbl. 6 mg (N2) ................................ (FB 24,35) 24,35
100 Tbl. 6 mg (N3) ................................ (FB 37,93) 37,93
20 RR Retardkps. 6 mg (N1) ................................ (FB 15,66) 15,66
50 RR Retardkps. 6 mg (N2) ................................ (FB 24,35) 24,35
100 RR Retardkps. 6 mg (N3) ................................ (FB 37,93) 37,93

## Piritramid *Btm* [US]

Stark wirkendes Opioidanalgetikum mit ähnlichen Wirkungen wie Morphin. Piritramid ist ein reiner μ-Agonist und wirkt etwas schwächer aber länger als Morphin. Wirkdauer 5–8 h, Halbwertszeit 4–10 h.
**Ind.:** Schwere Schmerzen.
**Kontraind., UW, WW:** s. Morphin.
**Dosis:** 15–30 mg i.m. oder s.c., 7,5–22,5 mg langsam i.v. als Einzeldosis, ggf. alle 6–8 h wiederholen. Bei schwersten chronischen Schmerzzuständen bis zu einer Höchstmenge von 6000 mg/30 Tage, je Anwendungstag max. 600 mg.

**Dipidolor®** (Janssen-Cilag)
5 Amp. (15 mg/2 ml) (N1) ................................ 16,08

## Piroxicam *Rp* [US] 1980 B

Lang wirkendes nichtsteroidales Antiphlogistikum aus der Gruppe der Oxicame mit ähnlichen Wirkungen wie Diclofenac (s. dort). Piroxicam hemmt sowohl die Cyclooxygenase-1 als auch die durch Entzündungen induzierbare COX-2.
Piroxicam wird langsam resorbiert, Bioverfügbarkeit über 90%, maximale Plasmaspiegel nach 3–5 h. Halbwertszeit 50 h. Konstante Plasmaspiegel werden erst nach 7–12 Tagen erreicht. Vollständige Elimination nach Absetzen ebenfalls erst nach vielen Tagen, deshalb bei Überdosierungen problematisch.
**Ind.:** Rheumatoide Arthritis, degenerative Gelenkkrankheiten, extraartikuläre rheumatische Krankheiten, Gichtanfall, Morbus Bechterew.
**Kontraind., UW, WW:** ähnlich wie bei Diclofenac (s. dort), aber wegen der langen Wirkungsdauer stärker ausgeprägt.
**Dosis:** Oral 1-mal 20–40 mg/d, ggf. initial 20 mg i.m., wenn orale Gabe nicht möglich ist. DDD 20 mg.

**Felden®** (Pfizer)
30 Brechamp. Inj.-Lsg. (20 mg/1 ml) (N3) ................................ 50,43
20 Kps. 10 mg (N1) ................................ (FB 12,53) 12,53
50 Kps. 10 mg (N2) ................................ (FB 17,06) 17,06
20 Kps. 20 mg (N1) ................................ (FB 15,01) 15,01
50 Kps. 20 mg (N2) ................................ (FB 24,19) 24,19
20 Tbl. 20 mg (N1) ................................ (FB 15,01) 15,01
50 Tbl. 20 mg (N2) ................................ (FB 24,19) 24,19
10 Supp. 20 mg (N1) ................................ (FB 15,46) 15,46
20 Supp. 20 mg (N2) ................................ (FB 21,41) 21,41
50 Supp. 20 mg (N3) ................................ (FB 40,10) 40,10

**Piroxicam-ratiopharm®** (ratiopharm)
1 Amp. (20 mg/1 ml) (N1) ................................ 10,29
10 Amp. (20 mg/1 ml) (N3) ................................ 15,76
30 Amp. (20 mg/1 ml) (N3) ................................ 28,26
20 Tbl. 10 mg (N1) ................................ (FB 12,53) 12,17
50 Tbl. 10 mg (N2) ................................ (FB 17,06) 16,04
20 Tbl. 20 mg (N1) ................................ (FB 15,01) 14,20
50 Tbl. 20 mg (N2) ................................ (FB 24,19) 21,32
100 Tbl. 20 mg (N3) ................................ (FB 39,92) 36,92
20 Brausetbl. 20 mg (N1) ................................ (FB 15,01) 14,20
50 Brausetbl. 20 mg (N2) ................................ (FB 24,19) 21,32
10 Supp. 20 mg (N1) ................................ (FB 15,46) 15,27
20 Supp. 20 mg (N2) ................................ (FB 21,41) 21,12
50 Supp. 20 mg (N3) ................................ (FB 40,10) 40,07

## Pizotifen *Rp* [US]

Mittel aus der Gruppe der 5-$HT_2$-Antagonisten mit zusätzlichen $H_1$-antihistaminischen, antiemetischen, appetitsteigernden und anticholinergen Wirkungen. Halbwertszeit 23 h.
**Anw.:** Appetitmangel.
**Kontraind.:** Kdr. unter 2 Jahren, strenge Indikationsstellung bei Engwinkelglaukom, Prostataadenom, Schwangerschaft und Stillzeit.
**UW:** Müdigkeit, Mundtrockenheit, Übelkeit, Obs-

tipation, Gewichtszunahme. Bei Kindern Unruhe, Verwirrtheit und Schlafstörungen.
**WW:** Wirkungsverstärkung von Sedativa, Hypnotika, Antihistaminika und Alkohol.
**Dosis:** Initial 0,5 mg oral abends, schrittweise alle 2 Tage bis auf 3-mal 0,5 mg/d steigern.

**Mosegor**® (Novartis)
50 Drg. 0,5 mg (N2) .......... 29,60
200 ml Sirup (0,5 mg/10 ml) (N1) .......... 28,16

## Pneumokokken-Vakzine *Rp* [US] 2001 B

Heptavalenter Pneumokokkenkonjugatimpfstoff zur aktiven Immunisierung von Säuglingen und Kleinkindern im Alter von 2 Monaten bis 2 Jahre gegen invasive Pneumokokkenkrankheiten. Er besteht aus sieben Pneumokokkenantigenen (Polysaccharidserotypen 4, 6B, 9V, 14, 19F, 23F und Oligosaccharidserotyp 18C) konjugiert an das CRM167-Protein von Corynebacterium diphtheriae. Bisher empfiehlt die Ständige Impfkommission (STIKO) bei Pneumokokkenkrankheiten eine Immunisierung von Personen über 60 Jahre und von Kindern, Jugendlichen und Erwachsenen mit erhöhter gesundheitlicher Gefährdung durch Immundefekte (z. B. Hypogammaglobulinämie etc.) und chronischen Krankheiten (z. B. Herz-Kreislauf-Krankheiten, Diabetes mellitus) sowie bei Frühgeborenen und Kindern mit niedrigem Geburtsgewicht oder Gedeihstörungen. Mit dem neuen Pneumokokkenkonjugatimpfstoff traten in der Impfstoffgruppe (18927 Kinder) nur 3 invasive Pneumokokkenerkrankungen im Vergleich zu 52 Fällen in der Kontrollgruppe (18941 Kinder) auf.
**Ind.:** Aktive Immunisierung gegen Streptococcus pneumoniae-Infektionen (Bakteriämie, Meningitis, bakteriämische Pneumonie, Sepsis) bei Sgl. und Kdr. von 2 Monaten bis 2 Jahre.
**Kontraind.:** Überempfindlichkeit gegen Diphtherietoxoid. Vorsicht bei akuter mäßiger bis schwerer fiebriger Erkrankung (Impfung verschieben), Hochrisikogruppen (wie Sichelzellkrankheit, Milzfunktionsstörungen, HIV-Infektion, Krebskrankheiten, nephrotisches Syndrom), mit eingeschränkter Immunantwort (immunsuppressiver Therapie, genetischer Defekt), bei gleichzeitiger Gabe mit hexavalenten Impfstoffen (häufiger Fieber).
**UW:** Reaktionen an der Injektionsstelle einschließlich Lymphadenopathie, Fieber über 38 °C, Reizbarkeit, Schläfrigkeit, verminderter Appetit, Erbrechen, Durchfall, Ausschlag, Urtikaria, Erythema multiforme, Krampfanfälle einschließlich Fieberkrämpfen, hypotonische Episoden, Überempfindlichkeitsreaktionen.
**WW:** Nicht mit anderen Impfstoffen mischen.
**Dosis:** Sgl. von 2–6 Monaten 3 Impfdosen in mindestens 1monatigen Intervallen, 4. Boosterdosis im 2. Lebensjahr. Kdr. von 7–11 Monaten 2 Impfdosen im Abstand von mindestens 1 Monat, 3. Boosterdosis im 2. Lebensjahr. Kdr. von 12–23 Monaten 2 Impfdosen im Abstand von mindestens 2 Monaten.

**Prevenar**® (Wyeth)
**Best.:** 1 Dosis (0,5 ml) enth.: Pneumokokkenpolysaccharid, Serotypen 4, 9V, 14, 19F, 23F je 2 µg, Serotyp 6B 4 µg, Pneumokokkenoligosaccharid Serotyp 18C 2 µg jeweils konjugiert an CRM197-Trägerprotein und adsorbiert an Aluminiumphosphat.
1 Durchstechfl. (0,5 ml) .......... 72,22
10 Durchstechfl. (0,5 ml) .......... 624,18

## Podophyllotoxin *Rp* [US]

Mitosehemmstoff zur oberflächlichen Behandlung von Feigwarzen. Podophyllotoxin, das wirksame Glykosid aus Podophyllum peltatum, ist ein hochwirksames Spindelgift, aus dem die beiden semisynthetischen Derivate Etoposid (s. dort) und Teniposid (s. dort) als Zytostatika entwickelt wurden. Podophyllotoxin wird nach topischer Applikation in geringen Mengen resorbiert und erreicht Blutspiegel von 1–17 ng/ml, Halbwertszeit 1–4,5 h. Zur Vermeidung einer systemischen Toxizität ist die topische Dosis limitiert.
**Ind.:** Topische Therapie kleiner, nicht entzündeter Feigwarzen (Condylomata acuminata) bei Männern im äußeren Genitalbereich.
**Kontraind.:** Frauen, Kdr. und Jugendliche unter 18 Jahre, Alkoholgenuss, Immunschwäche, Morbus Bowen, rezidivierende Herpesinfektion. Entzündete oder blutende Feigwarzen, Anwendung anderer Lokaltherapeutika, positive Luesserologie. Schwangerschaft, Stillzeit.
**UW:** Initial Rötung, Stechen, mäßige lokale Reizung. Gelegentlich oberflächliche Hautschäden und Entzündungsreaktionen. Bei Auftreten einer Vorhautverengung Behandlung abbrechen.
**WW:** Alkoholgenuss während der Therapie kann UW massiv verstärken.
**Dosis:** 2-mal/d bis zu 0,25 ml auf jede von 10 Feigwarzen (Größe 1–10 mm, Gesamtfläche 150 mm$^2$) über 3 Tage auftragen. Die 3-Tage-Therapie kann wöchentlich über 4 Wochen wiederholt werden.

**Condylox**® (Wolff)
3,5 ml Lsg. 0,5% (N2) .......... 32,65

## Polidocanol *Rp* [UF]

Oberflächenanästhetikum mit aliphatischer Struktur, das in ethanolischer Lösung aufgrund seiner venenreizenden Wirkung zur Varizenverödung eingesetzt wird. Polidocanol schädigt das Gefäßendothel und erzeugt eine Thrombose mit anschließender

Obliterierung der Varizen, wobei ein Beitrag des Ethanols denkbar ist. Als Lokalanästhetikum hat Polidocanol ähnliche Eigenschaften wie Lidocain (s. dort) und wirkt schmerz- und juckreizstillend. Aus diesem Grund wird es lokal bei juckenden Dermatosen angewendet. Auf unverletzter Haut ist diese Wirkung fraglich, da die Hornschicht kaum penetriert wird. Die Eliminationshalbwertszeit liegt nach i.v.-Applikation bei 4 h. Plasmaeiweißbindung 64%.

**Ind.:** Verödung von Varizen und Hämorrhoiden. Endoskopische Sklerosierung gastroösophagealer Varizen, z. B. bei Ösophagusvarizenblutung. Lokal zur Behandlung juckender oder nässender Hautkrankheiten wie Varizellen, Herpes zoster, Impetigo. Als Zäpfchen bei Rissen im Afterbereich, zur Beseitigung von Schmerzen und Juckreiz bei Hämorrhoiden, Nachbehandlung bei operativ entfernten Hämorrhoiden.

**Kontraind.:** *Absolute*: Bettlägerigkeit, arterielle Verschlusskrankheit Grad III u. IV, thromboembolische Krankheiten, hohes Thromboserisiko, schwere akute Systemerkrankungen. Bei *Hämorrhoiden*: akute Entzündung im Analbereich. *Relative*: Oberflächliche und insbesondere tiefe Venenthrombosen, diabetische Mikroangiopathie, arterielle Verschlusskrankheit Grad II, Beinödeme, akute schwere Herzkrankheiten, fieberhafte Zustände sowie hohes Lebensalter oder schlechter Allgemeinzustand, Bronchialasthma, Schwangerschaft im 1. Trimenon und nach der 36. Schwangerschaftswoche.

**UW:** Bei Varizenverödung Periphlebitis, Thrombophlebitis, Nekrosen, insbesondere bei paravasaler Injektion. Bei Hämorrhoidenverödung vorübergehende Schmerzen, Nekrosen der Mukosa, selten Erektionsstörungen. Allergische Hautreaktionen, sehr selten asthmaähnliche Reaktionen und anaphylaktischer Schock. Bei lokaler Anwendung selten Überempfindlichkeitsreaktionen.

**WW:** Verstärkung erwünschter oder unerwünschter Wirkungen (z. B. proarrhythmischer Effekt) gleichzeitig angewandter Anästhetika.

**Dosis:** *Varizenverödung:* Je nach Größe des zu verödenden Areals 0,1–1 ml Polidocanol 0,25–4% intravasal injizieren (maximal 2 mg Polidocanol/kg). *Hämorrhoidenverödung:* Abhängig vom Befund je Knoten 0,5–1,5 ml Polidocanol 3–4% streng submukös injizieren. Gesamtmenge pro Behandlung initial max. 2 ml, in den nachfolgenden Sitzungen 2,5–3 ml. *Ösophagusvarizenblutung:* 5–15 ml Polidocanol 0,5% in Einzeldosen von je 1 ml bis zur Blutstillung subepithelial bzw. submukös injizieren, max. 30 ml. Weitere Injektionen im blutungsfreien Intervall möglich, max. 40 ml. *Haut:* Lotio ein bis mehrmals/d dünn auftragen und antrocknen lassen. *Zäpfchen:* 2- bis 3-mal/d.

**Aethoxysklerol**® (Kreussler)

5 Amp. 2 ml 0,25% (N1) .......... 16,33
5 Amp. 2 ml 0,5% (N1) .......... 17,12
5 Amp. 2 ml 1% (N1) .......... 18,30
5 Amp. 2 ml 2% (N1) .......... 19,48
5 Amp. 2 ml 3% (N1) .......... 20,80
5 Amp. 2 ml 4% (N1) .......... 22,11

**Anaesthesulf**® **Lotio** (Ritsert)

50 g (8 g/100 g)(N1) .......... 6,03
100 g (8 g/100 g) (N1) .......... 7,64

**Haenal**® **Polidocanol** (Strathmann)

10 Supp. 10 mg (N1) .......... 6,90

## Polymyxin-B-Kombinationen *Rp* [ML]

Antibiotische Kombinationen mit Glucocorticoid zur ungezielten Behandlung von Entzündungen des äußeren Gehörgangs und des Auges. Das Antibiotikum Polymyxin B deckt das typische Spektrum dieser Infektionen ab (Proteus, Pseudomonas). Das Glucocorticoid soll die oft sehr schmerzhafte Entzündung reduzieren, ist aber bei Pilzinfektionen und Viruskrankheiten kontraindiziert. Wegen der besonderen Risiken der Glucocorticoide am Auge ist jedoch eine ungezielte Verwendung nicht begründbar. Nach Leitlinien fehlt eine wissenschaftliche Evidenz für die Anwendung solcher Kombinationspräparate.

**Dexa-Polyspectran**® (Alcon)

**Anw.:** Bakterielle Entzündungen und allergische Prozesse des Außenohrs sowie des äußeren Auges.

**Best.:** 1 ml enth.: Dexamethason-21-dihydrogenphosphat, Dinatriumsalz 1,32 mg, Polymyxin-B-sulfat 7500 I. E., Neomycinsulfat 3500 I.E.

**Kontraind.:** Varizellen, Impfreaktionen, Mykosen. Herpes corneae superficialis, Hornhautverletzungen, Glaukom, Augentuberkulose, Augenmykosen. Vorsicht bei perforierter Otitis media, nicht länger als 10 Tage.

**UW:** Allergische Hautreaktionen. Bei länger dauernder Anwendung Hautatrophien, Teleangiektasien, Striae, Steroidakne, periorale Dermatitis, Hypertrichosis, Glaukom, Katarakt. Postoperativ: Keratitis punctata superficialis, Konjunktivitis.

**Dosis:** 3- bis 5-mal/d 1 Tr. in das erkrankte Auge bzw. 2–3 Tr. in das erkrankte Ohr geben.

5 ml (N1) .......... 15,58

**Isopto**®**-Max** (Alcon)

**Anw.:** Entzündungen des vorderen Augenabschnitts, die der Behandlung mit Antibiotika und einem Glucocorticoid bedürfen.

**Best.:** 1 ml Augentr./1 g Augensalbe enth.: Dexamethason 1 mg, Polymyxin-B-sulfat 6000 I.E., Neomycinsulfat 5 mg.

**Dosis:** Bis zu 6-mal/d 1 Tr. in den Bindehautsack eintropfen oder 3- bis 4-mal/d 1 cm Salbenstrang in den Bindehautsack einstreichen.

3,5 g Augensalbe (N1) .......... 14,99
5 ml Augentropfen (N1) .......... 14,99
1 Kombipackung (N1) .......... 19,99

## Polyvinylalkohol [ML]

Wasserlösliches synthetisches Polymer in Tränenersatzmitteln (s. dort) und Kontaktlinsenlösungen.

**Ind.:** Trockenes Auge, Nachbenetzen von harten Kontaktlinsen.

**Dosis:** 1–2 Tr. mehrmals/d.

**Liquifilm® N** (Pharm-Allergan)

**Best.:** 1 ml Augentr. enth. Benzalkoniumchlorid als Konservierungsmittel.

10 ml Augentr. (14 mg/ml) (N1) ........................ (FB 3,51) *4,91*
2× 10 ml Augentr. (14 mg/ml) (N2) .................... (FB 5,28) *7,89*
3× 10 ml Augentr. (14 mg/ml) (N3) .................... (FB 6,70) *9,96*

## Polyvinylalkohol-Kombination [ML]

Tränenersatzmittel (näheres s. dort).

**Ind.:** Trockenes Auge.

**Siccaprotect®** (Ursapharm)

**Best.:** 1 ml Lsg. enth.: Dexpanthenol 30 mg, Polyvinylalkohol 14 mg.

**Dosis:** 1 Tr. bis zu 6-mal/d.

10 ml Augentr. Tropffl. (N1) .......................... (FB 3,51) 3,34
3× 10 ml Augentr. Tropffl. (N3) ........................ (FB 6,70) 6,60

## Porfimer *Rp* [US] 1997 **A**

Photosensibilisator für die photodynamische Therapie des nichtkleinzelligen Bronchialkarzinoms in frühen Stadien. Porfimer ist ein lichtaktivierbares Hämatoporphyrinderivat, das sich nach i.v.-Gabe im Tumorgewebe stärker als im normalen Gewebe anreichert. Anschließend wird der Photosensibilisator in einem zweiten Schritt nach 40–50 h durch Bestrahlung des Tumors mit langwelligem Laserlicht (630 nm) über eine bronchoskopisch eingeführte Fiberoptik photodynamisch aktiviert. Die entstehenden reaktiven Sauerstoffradikale wirken in den Tumorzellen zytotoxisch. Nach initialer photodynamischer Therapie mit Porfimer zeigten 85% der Patienten mit Bronchialkarzinomen im Frühstadium eine komplette Remission, die im Mittel 14 Monate anhielt. Limitierende Faktoren sind die suboptimale Lichtpenetration in tiefere Gewebeschichten und eine langanhaltende kutane Photosensitivität über mehr als 30 Tage. Nach i.v.-Injektion beträgt die Eliminationshalbwertszeit 17–21 Tage.

**Ind.:** Nichtkleinzelliges endobronchiales Frühkarzinom, das nicht chirurgisch oder radiotherapeutisch behandelbar ist.

**Kontraind.:** Karnofsky-Index <70%, vorausgegangene Chemo- oder Strahlentherapie, Porphyrie oder Überempfindlichkeit gegen Porphyrine, Leukopenie, Thrombozytopenie, Prothrombinzeit 1,5fach über oberem Normwert, schwere Leber- oder Nierenfunktionsstörungen, Verdacht auf Erosion von Pulmonalarterien oder Aortenbogen durch einen Tumor, frühere photodynamische Therapie des Karzinoms. Kdr.; strenge Indikationsstellung in Schwangerschaft und Stillzeit.

**UW:** Kutane Lichtempfindlichkeit über 30 Tage und länger, Atemnot, substernale Schmerzen, Dyspnoe, Hämoptyse, Husten, Bronchitis, Pneumonie, Fieber, respiratorische Insuffizienz, Verstopfung, Schlaflosigkeit, Ängstlichkeit, Durchfall, Bronchospasmus, Hypoxie, Pleuraerguss, Lungenblutungen, Stridor, Pharyngitis, Lungenembolie, Lungenthrombose, Rückenschmerzen, Ödeme, Entzündung am Injektionsort, Abszess, Sepsis, Photosensibilitätsreaktionen, Juckreiz, Brennen, Wärmegefühl, Blasenbildung, verstärkter Haarwuchs, Hautverfärbung, Hautknötchen. Mit allergischen Reaktionen bis zum anaphylaktischen Schock ist zu rechnen.

**Dosis:** 2 mg/kg als einmalige i.v.-Injektion über 3–5 min, 40–50 h danach Bestrahlung des Tumors mit langwelligem Laserlicht (630 nm).

**Photofrin®** (Meduna)

1 Inj.-Fl. 15 mg Tr.subst. (N1) ................................ 353,88
1 Inj.-Fl. 75 mg Tr.subst. (N1) ................................ 1720,35

## Povidon [ML]

Povidon ist ein synthetisches Polymer (Polyvinylpyrrolidon), das als Tränenersatzmittel (s. dort) und als Benetzungsmittel für Kontaktlinsen angewendet wird. Außerdem dient es als Trägersubstanz für Iod (s. Povidon-Iod).

**Ind.:** Trockenes Auge, Benetzungsmittel für Kontaktlinsen.

**Dosis:** 1 Tr. 3- bis 5-mal/d ins Auge.

**Oculotect® fluid/sine** (Novartis)

**Best.:** 1 ml Augentr. enth. zusätzlich Benzalkoniumchlorid 0,05 mg als Konservierungsmittel (nicht in Einmaldosen).

10 ml Augentr. 5% (N1) .............................. (FB 3,51) 3,14
3× 10 ml Augentr. 5% (N3) ........................... (FB 6,70) 6,24
30 Einmald. 0,6 ml 5% sine (N1) ..................... (FB 11,08) *11,86*
60 Einmald. 0,6 ml 5% sine (N2) ..................... (FB 18,50) 18,37
120 Einmald. 0,6 ml 5% sine (N3) .................... (FB 30,90) *31,56*

**Lacophtal®, -EDO** (Winzer)

**Best.:** 1 ml Augentr. enth. zusätzlich Benzalkoniumchlorid 0,05 mg als Konservierungsmittel (nicht in Einmaldosen).

10 ml Augentr. 5% (N1) .............................. (FB 3,51) 3,00
3× 10 ml Augentr. 5% (N3) ........................... (FB 6,70) 5,30
30 Einmald. 0,6 ml sine (N1) ........................ (FB 11,08) 9,96
60 Einmald. 0,6 ml sine (N2) ........................ (FB 18,50) 16,50
120 Einmald. 0,6 ml sine (N3) ....................... (FB 30,90) 27,49

## Povidon-Iod [US]

Desinfektionsmittel mit Iod in komplexer Bindung an Polyvinylpyrrolidon. Dieser hochmolekulare Trägerstoff (Mol. Gew. 40.000) wirkt wie ein Depot und gibt langsam Iod ab. Povidon-Iod hat das gleiche

breite antibakterielle Spektrum wie elementares Iod. Die übliche 10%ige Lösung enthält 1% gebundenes Iod aber nur 0,0002% freies Iod. Trotzdem kann Iod resorbiert und der Serumiodspiegel erhöht werden. Normalwerte werden dann 7–14 Tage nach Absetzen erreicht. Povidon-Iod ist weniger lokal reizend und weniger toxisch als elementare Iodlösungen.
**Ind**: Haut- und Schleimhautdesinfektion, Operationsfeldvorbereitung, Händedesinfektion, antiseptische Wundbehandlung insbesondere bei Verbrennungen, Pyodermien, infektiösen Dermatosen, Dekubitus und Ulcus cruris. Gynäkologie: Candidavaginitis.
**Kontraind.**: Iodüberempfindlichkeit, Hyperthyreose, Radioiodtherapie, Sgl. bis zum 6. Monat. Strenge Indikationsstellung bei Struma und anderen Schilddrüsenkrankheiten sowie in der Schwangerschaft und Stillzeit wegen des Risikos der Iodresorption. Vor Schilddrüsenszintigramm Karenzzeit von 1–2 Wochen.
**UW:** Gelegentlich Überempfindlichkeitsreaktionen.
**Dosis:** Grundsätzlich unverdünnt auftragen. Bei Spülungen und Waschungen kann 1:5 bis 1:10 mit Wasser verdünnt werden, jedoch sofort anwenden, da verdünnte Lösungen nicht stabil sind. Vaginaltherapeutika: 1-mal abends 1 Supp., 1 Ovulum oder 1 Applikatorfüllung Gel in die Vagina einführen.

**Betaisodona**® (Mundipharma)
30 g Salbe 10% (N1) ................................ (FB 5,07) 5,07
100 g Salbe 10% (N2) ............................. (FB 10,25) 10,25
250 g Salbe 10% Tube (N3).......................... (FB 17,52) 17,52
300 g Salbe 10% Tiegel (N3) ....................... (FB 19,49) 19,49
10 St. Wundgaze 0,3 g (10 × 10 cm) (N2) ..................... 14,38
100 ml Mundantiseptikum 10% (N3) ........................... 9,43
30 ml Lsg. 11% (N1) ........................................ 3,85
120 ml Lsg. 11% (N2) ....................................... 9,34
500 ml Lsg. 11% (N3) ...................................... 28,15

**PVP-Jod-ratiopharm**® (ratiopharm)
25 g Salbe 10% (N1) ................................ (FB 4,57) 4,57
100 g Salbe 10% (N2) .............................. (FB 10,25) 9,96

## Prajmaliumbitartrat *Rp* [HS]

Membranstabilisierendes Antiarrhythmikum der Klasse IA. Einzelheiten s. Antiarrhythmika. Prajmaliumbitartrat hat im Vergleich zu Ajmalin eine bessere Bioverfügbarkeit und ist deshalb zur oralen Therapie geeignet. Die anticholinerge Wirkung von Prajmaliumbitartrat ist im Vergleich zu Chinidin, Procainamid und Disopyramid gering.
Bioverfügbarkeit 50–60%. Maximale Plasmaspiegel nach ca. 1 h. Elimination zu 60% hepatisch, der Rest unverändert renal. Halbwertszeit 4–6 h, d. h. etwas kürzer als bei anderen IA-Antiarrhythmika. Therapeutische Plasmaspiegel um 0,03 μg/ml.
**Ind.:** Therapie und Prophylaxe von supraventrikulären und ventrikulären Tachyarrhythmien einschließlich Präexitationssyndromen (WPW-Syndrom). Weiteres s. Antiarrhythmika.
**Kontraind.:** Bradykardie, intrakardiale Reizleitungsstörungen, nicht kompensierte Myokardinsuffizienz, Hypotonie wie bei anderen membranstabilisierenden Antiarrhythmika. Weiteres s. Antiarrhythmika.
**UW:** Kardial: wie bei Chinidin. QRS-Verbreiterung infolge intraventrikulärer Leitungsstörung. Extrakardial: Zentralnervöse und gastrointestinale Störungen, intrahepatische Cholestase, vereinzelt Agranulozytose.
**WW:** Verstärkung der kardiodepressiven Wirkungen durch Betareptorenblocker und Calciumantagonisten vom Verapamil- und Diltiazemtyp.
**Dosis:** Initial für 2–3 Tage 3- bis 4-mal 20 mg/d, Dauerbehandlung 1- bis 2-mal 20 mg/d. DDD 60 mg.

**Neo-Gilurytmal**® (Solvay)
50 Tbl. 20 mg (N2) ......................................... 39,68
100 Tbl. 20 mg (N3) ........................................ 69,39

## Pramipexol *Rp* [ES] 1998 C

Zentralwirksamer Dopamin-$D_2$-Rezeptoragonist aus der Gruppe der Nichtergolinderivate, der durch Stimulation von Dopaminrezeptoren im Corpus striatum die Symptomatik beim idiopathischen Morbus Parkinson lindert. Pramipexol wird überwiegend in Kombination mit Levodopa eingesetzt. Orale Bioverfügbarkeit über 90%. 1–3 h nach oraler Einnahme werden die maximalen Plasmaspiegel erreicht. Überwiegend unveränderte renale Elimination, Halbwertszeit 8–12 h.
**Ind.:** Idiopathischer Morbus Parkinson.
**Kontraind.:** Schwere kardiovaskuläre Krankheiten. Stillzeit wegen zu erwartender Hemmung der Prolaktinsekretion.
**UW:** Schlafattacken (Vorsicht insbesondere für Autofahrer, Unfälle sind vorgekommen), psychotische Symptome (z. B. visuelle Halluzinationen), Dyskinesien, Übelkeit, Obstipation. Bei höheren Dosen Blutdruckabfall.
**WW:** Aufgrund einer niedrigen Plasmaeiweißbindung (<20%) und des geringfügigen Metabolismus sind pharmakokinetische Wechselwirkungen unwahrscheinlich.
**Dosis:** Initial 3-mal 0,088 mg/d oral, ggf. erfolgt alle 5–7 Tage Verdoppelung der Dosis bis zu einer Höchstdosis von 3,3 mg/d. Bei eingeschränkter Nierenfunktion (Kreatininclearance <50 ml/min) ist die Dosis zu reduzieren.

**Sifrol**® (Boehringer Ingelheim)
30 Tbl. 0,088 mg (N1) ...................................... 22,36
30 Tbl. 0,18 mg (N1) ....................................... 36,66
100 Tbl. 0,18 mg (N3) ...................................... 93,39
100 Tbl. 0,35 mg (N3) ..................................... 178,28
100 Tbl. 0,7 mg (N3) ...................................... 347,12

**Pravastatin** *Rp* [US] 1991 **C**

HMG-CoA-Reduktasehemmer mit ähnlichen Wirkungen wie Lovastatin (s. dort). Pravastatin ist kein Prodrug, sondern liegt bereits in der pharmakologisch aktiven Form als β-Hydroxycarbonsäure vor. Die Lipophilie ist geringer als bei Lovastatin und Simvastatin. Daraus soll eine stärkere Hemmung der Cholesterinsynthese im Darm und im Zielorgan Leber resultieren. Das Nebenwirkungsspektrum entspricht dem der anderen Vertreter dieser Stoffklasse. Orale Resorption 34%, systemische Bioverfügbarkeit 17%. Halbwertszeit 1,6–2 h.

**Ind.:** Primäre Hypercholesterinämie, wenn Diät und Gewichtsreduktion nicht ausreichend wirken.

**Kontraind., UW, WW:** s. Lovastatin.

**Dosis:** Initial 10 mg 1-mal/d abends. Dosisanpassung frühestens nach 4 Wochen. Erhaltungsdosis 10–40 mg/d. DDD 20 mg.

**Pravasin®** (Bristol-Myers Squibb)
20 Tbl. 10 mg (N1) ................ (FB 20,01) 20,01
50 Tbl. 10 mg (N2) ................ (FB 34,97) 34,97
100 Tbl. 10 mg (N3) ................ (FB 59,17) 59,17
20 Tbl. 20 mg (N1) ................ (FB 24,60) 24,60
50 Tbl. 20 mg (N2) ................ (FB 46,09) 46,09
100 Tbl. 20 mg (N3) ................ (FB 80,79) 80,79
20 Tbl. 40 mg (N1) ................ (FB 31,41) 31,41
50 Tbl. 40 mg (N2) ................ (FB 62,50) 62,50
100 Tbl. 40 mg (N3) ................ (FB 112,76) 112,76

**Pravastatin-dura®** (Merck dura)
20 Tbl. 10 mg (N1) ................ (FB 20,01) 16,90
50 Tbl. 10 mg (N2) ................ (FB 34,97) 28,90
100 Tbl. 10 mg (N3) ................ (FB 59,17) 48,89
20 Tbl. 20 mg (N1) ................ (FB 24,60) 19,87
50 Tbl. 20 mg (N2) ................ (FB 46,09) 38,89
100 Tbl. 20 mg (N3) ................ (FB 80,79) 68,35
20 Tbl. 40 mg (N1) ................ (FB 31,41) 24,89
50 Tbl. 40 mg (N2) ................ (FB 62,50) 53,38
100 Tbl. 40 mg (N3) ................ (FB 112,76) 95,53

**Prazepam** *Rp* [ML]

Lang wirkendes Benzodiazepin. Prazepam wird als Prodrug mit einer Halbwertszeit von 1–2 h in das wirksame Desmethyldiazepam (Halbwertszeit 50–80 h) umgewandelt. Als Anxiolytikum und Tranquillans geeignet. Weiteres s. Benzodiazepine.

**Ind.:** Spannungs- Erregungs- und Angstzustände, wenn tagsüber Sedation erwünscht ist.

**Kontraind., UW, WW:** s. Benzodiazepine.

**Dosis:** In der Regel 20 mg/d oral, ggf. bis maximal 60 mg/d. Einmalige Gabe abends ist wegen der langen Halbwertszeit ausreichend.

**Demetrin®** (Parke-Davis)
10 Tbl. 10 mg (N1) ................ (FB 11,50) 11,50
20 Tbl. 10 mg (N2) ................ (FB 13,24) 13,24
50 Tbl. 10 mg (N3) ................ (FB 17,84) 17,84

**Mono Demetrin®** (Parke-Davis)
10 Tbl. 20 mg (N1) ................ (FB 12,69) 12,69
20 Tbl. 20 mg (N2) ................ (FB 15,44) 15,44
50 Tbl. 20 mg (N3) ................ (FB 23,49) 23,49

**Praziquantel** *Rp* [WS]

Anthelminthikum mit vermiziden Wirkungen auf Schistosomen (s. Saugwürmer) und einige Taenien (s. Bandwürmer). Praziquantel wirkt durch Depolarisation der motorischen Endplatte, sodass die Würmer an spastischer Lähmung sterben. Außerdem wird die Permeabilität im Tegment der Würmer gestört. Gute orale Resorption mit maximalen Plasmaspiegeln nach 1–2 h. Kurze Halbwertszeit von 1,5 h infolge rascher Hydroxylierung und Konjugation. 80% werden in 4 Tagen renal eliminiert.

**Ind.:** Praziquantel-sensible Schistosomen und Taenien, einschließlich Neurozystizerkose.

**Kontraind.:** Zystizerkose der Augen, da die Zerstörung der Parasiten zu Augenschäden führen kann. Während der Therapie der Mutter sollten Säuglinge nicht gestillt werden.

**UW:** Kopfschmerzen, Benommenheit, Schwindel, Übelkeit, Erbrechen, Diarrhö, Allergien. Leberenzymerhöhungen. Bei Neurozystizerkose können aufgrund des Parasitenzerfalls Kopfschmerzen, Hypertonie, intrakranielle Druckerhöhung und Krämpfe auftreten.

**Dosis:** *Eintagestherapie*: 1-mal 40 mg/kg oral bei S. haematobium, S. mansoni, S. intercalatum, 2-mal 30 mg/kg bei S. japonicum, S. menkongi. Bei Clonarchisiasis und Opistothorchisiasis 3-mal 25 mg/kg für 1–3 Tage. Bei Taenienbefall 1-malig 10–25 mg/kg oral, bei Neurozystizerkose tgl. 50 mg/kg über 15 Tage.

**Biltricide®** (Bayer)
6 Filmtbl. 600 mg (N1) ................ 105,97

**Cesol®** (Merck)
6 Lacktbl. 150 mg (N1) ................ 20,13

**Cysticide®** (Merck)
90 Tbl. 500 mg (N3) ................ 377,93

**Prazosin** *Rp* [US]

Kurzwirkender Alpha$_1$-Rezeptorenblocker zur Hypertoniebehandlung. Prazosin blockiert selektiv postsynaptische Alpha$_1$-Rezeptoren und dilatiert dadurch Arteriolen und Venen. Im Vergleich zu anderen Vasodilatatoren geringere reflektorische Tachykardie, die sich nur im Stehen und bei Belastung bemerkbar macht. Ist bei Herzinsuffizienz zur Senkung von Vorlast und Nachlast untersucht worden, hatte aber gegenüber Placebo keinen Effekt. Seit der ALLHAT-Studie, in der Doxazosin bei Hypertonikern die Rate an Herzinsuffizienz mehr als verdoppelte, gilt auch für Prazosin Zurückhaltung bei Herzinsuffizienz. Orale Bioverfügbarkeit 44–69%. Wird weitgehend metabolisiert, Halbwertszeit 2,5 h, die bei Nieren- und Herzinsuffizienz auf 6–10 h ansteigen kann.

**Ind.:** Hypertonie.

**Kontraind.:** Überempfindlichkeit gegen Chinazoline (z. B. Doxazosin, Terazosin), Herzinsuffizienz durch Aortenstenose, Mitralstenose, Perikarderguss. In den ersten 3 Schwangerschaftsmonaten, Kdr. unter 12 Jahren.

**UW:** Initial ausgeprägte orthostatische Hypotonie mit Bewusstseinsverlust möglich („First-Dose-Phänomen"), auch bei Dosissteigerungen oder Kombination mit anderen Antihypertonika, deshalb immer einschleichend dosieren. Schwindel, Herzklopfen, Kopfschmerzen, gastrointestinale Störungen, Lethargie, Adynamie, Flüssigkeitsretention, selten Priapismus.

**Dosis:** Initial 0,5 mg oral abends, danach langsam im Abstand von mehreren Tagen steigern. Mittlere Erhaltungsdosis 4 mg/d auf 2–3 Einzeldosen verteilt, maximal 20 mg/d. DDD 5 mg.

**Prazosin-ratiopharm**® (ratiopharm)

| | |
|---|---|
| 50 Tbl. 1 mg (N2) | (FB 16,21) 16,21 |
| 100 Tbl. 1 mg (N3) | (FB 21,74) 21,67 |
| 50 Tbl. 2 mg (N2) | (FB 20,64) 20,64 |
| 100 Tbl. 2 mg (N3) | (FB 29,78) 29,65 |
| 20 Tbl. 5 mg (N1) | (FB 19,34) 19,34 |
| 50 Tbl. 5 mg (N2) | (FB 30,95) 30,95 |
| 100 Tbl. 5 mg (N3) | (FB 50,29) 50,10 |
| 50 Retardkaps. 1 mg (N2) | (FB 18,03) 17,95 |
| 100 Retardkaps. 1 mg (N3) | (FB 26,52) 26,36 |
| 50 Retardkaps. 2 mg (N2) | (FB 25,15) 25,02 |
| 100 Retardkaps. 2 mg (N3) | (FB 39,58) 39,36 |
| 50 Retardkaps. 4 mg (N2) | (FB 37,21) 36,99 |
| 100 Retardkaps. 4 mg (N3) | (FB 62,79) 62,49 |
| 50 Retardkaps. 6 mg (N2) | (FB 48,86) 48,60 |
| 100 Retardkaps. 6 mg (N3) | (FB 83,96) 83,54 |

## Prednicarbat *Rp* [UF] 1986 B

Nichthalogeniertes Corticosteroid zur lokalen Anwendung mit ähnlichen Wirkungen wie Prednisolon (s. dort). Prednicarbat gehört zu den mittelstark wirksamen Lokalcorticoiden. Aufgrund rascher Metabolisierung bereits während der Resorption sind die lokalen und systemischen UW vergleichsweise gering. Daher auch längerfristige oder großflächige Anwendung sowie Applikation im Gesicht und bei Kindern. Wegen fehlender Tiefenwirkung weniger geeignet zur Behandlung infiltrativer Dermatosen.

**Ind.:** Corticoidsensible Hautkrankheiten.

**Kontraind., UW:** s. Prednisolon.

**Dosis:** 1- bis 2-mal/d auftragen und leicht einreiben. Behandlung nach den allgemeinen Regeln für die lokale Therapie mit Corticoiden mit dem schwächsten, gerade noch wirksamen Lokalcorticoid. Zur Intervall- und Nachbehandlung wirkstofffreie Basissalbe/-creme.

**Dermatop**® (Aventis)

| | |
|---|---|
| 50 g Basiscreme (N1) | 6,03 |
| 100 g Basiscreme (N2) | 10,20 |
| 500 g Basiscreme (N3) | 38,04 |
| 50 g Basissalbe (N1) | 6,03 |
| 100 g Basissalbe (N2) | 10,20 |
| 100 g Basisfettsalbe (N2) | 10,20 |
| 10 g Creme (2,5 mg/g) (N1) | (FB 12,53) 12,53 |
| 30 g Creme (2,5 mg/g) (N2) | (FB 16,62) 16,62 |
| 50 g Creme (2,5 mg/g) (N2) | (FB 20,52) 20,52 |
| 100 g Creme (2,5 mg/g) (N3) | (FB 29,00) 29,00 |
| 10 g Fettsalbe (2,5 mg/g) (N1) | (FB 12,53) 12,53 |
| 30 g Fettsalbe (2,5 mg/g) (N2) | (FB 16,62) 16,62 |
| 50 g Fettsalbe (2,5 mg/g) (N2) | (FB 20,52) 20,52 |
| 100 g Fettsalbe (2,5 mg/g) (N3) | (FB 29,00) 29,00 |
| 10 g Salbe (2,5 mg/g) (N1) | (FB 12,53) 12,53 |
| 30 g Salbe (2,5 mg/g) (N2) | (FB 16,62) 16,62 |
| 50 g Salbe (2,5 mg/g) (N2) | (FB 20,52) 20,52 |
| 100 g Salbe (2,5 mg/g) (N3) | (FB 29,00) 29,00 |
| 20 ml Lsg. (2,5 mg/g) + Schaumapplikator (N1) | (FB 14,76) 14,76 |
| 50 ml Lsg. (2,5 mg/g) + Schaumapplikator (N2) | (FB 20,52) 20,52 |
| 100 ml Lsg. (2,5 mg/g) + Schaumapplikator (N3) | (FB 29,00) 29,00 |

**Prednitop**® (Dermapharm)

| | |
|---|---|
| 10 g Creme (2,5 mg/g) | (FB 12,53) 11,30 |
| 30 g Creme (2,5 mg/g) | (FB 16,62) 14,96 |
| 50 g Creme (2,5 mg/g) | (FB 20,52) 18,47 |
| 100 g Creme (2,5 mg/g) | (FB 29,00) 26,10 |
| 10 g Fettsalbe (2,5 mg/g) | (FB 12,53) 11,30 |
| 30 g Fettsalbe (2,5 mg/g) | (FB 16,62) 14,96 |
| 50 g Fettsalbe (2,5 mg/g) | (FB 20,52) 18,47 |
| 100 g Fettsalbe (2,5 mg/g) | (FB 29,00) 26,10 |
| 10 g Salbe (2,5 mg/g) | (FB 12,53) 11,30 |
| 30 g Salbe (2,5 mg/g) | (FB 16,62) 14,96 |
| 50 g Salbe (2,5 mg/g) | (FB 20,52) 18,47 |
| 100 g Salbe (2,5 mg/g) | (FB 29,00) 26,10 |

## Prednisolon *Rp* [US]

Nichtfluoriertes Glucocorticoid. Prednisolon gilt als Mittel der Wahl für die meisten Indikationen der nichtendokrinen Glucocorticoidtherapie und wird vor allem zur Entzündungshemmung, bei schweren allergischen Reaktionen und zur Immunsuppression eingesetzt. Glucocorticoide hemmen die Prostaglandin- und Leukotriensynthese über eine Reaktionskaskade, die mit der Induktion des Lipocortin beginnt und über die Hemmung der Phospholipase $A_2$ zur Senkung der Arachidonsäurekonzentration führt. Dadurch werden frühe Entzündungserscheinungen wie Ödeme, Kapillarerweiterung, Fibrinablagerung und Leukozytenmigration unterdrückt, aber auch Spätreaktionen wie Proliferation von Fibroblasten und Kollagenablagerung. Die immunsuppressiven Wirkungen der Glucocorticoide beruhen auf einer verminderten Bildung und Wirkung von Zytokinen in Makrophagen (Migrationsinhibitionsfaktor, Interleukin 1, Tumornekrosefaktor) und T-Lymphozyten (Interleukin 2). Dadurch wird die Antigenerkennung der Makrophagen und die Aktivierung von T-Lymphozyten gehemmt, nicht aber die Antikörperbildung durch B-Lymphozyten. Außerdem wird die Zahl neutrophiler Leukozyten erhöht, während Lymphozyten, Monozyten, eosinophile und basophile Leukozyten abnehmen. Glucocorticoide haben zahlreiche weitere Wirkungen:

- Hemmung der ACTH-Bildung und Nebennierenrindenatrophie,
- Steigerung des Proteinabbaus, vor allem in Muskulatur, Haut und Skelett (Osteoporose),
- Förderung der Glukoneogenese aus Aminosäuren und dadurch erhöhte Blutglucosespiegel,
- Fettstoffwechselstörungen (Stammfettsucht beim Cushing-Syndrom),
- Zunahme von Erythrozyten und Thrombozyten,
- Natriumretention und Kaliumausscheidung als mineralocorticoide Effekte, jedoch geringer als bei Cortisol (ca. 20%),
- Hemmung der Calciumresorption aus dem Darm,
- Wachstumshemmung bei Kindern,
- Zentrale Stimulation mit verbesserter Stimmung, gelegentlich Euphorie, Unruhe, Schlafstörungen und selten Psychosen.

Prednisolon ist im Gegensatz zu Prednison kein Prodrug und hat eine orale Bioverfügbarkeit von 80%. Maximale Plasmakonzentrationen nach 1–3 h, Eliminationshalbwertszeit 2,1–3,5 h, biologische Halbwertszeit 18–36 h.

### Systemische Therapie

**Ind.:** Rheumatische Krankheiten, allergische Krankheiten, insbesondere schwere Fälle von Asthma bronchiale und allergischen Dermatosen. Akute Schübe bei Colitis ulcerosa, und Morbus Crohn. Autoimmune chronisch aktive Hepatitis, toxische Infektionskrankheiten unter Chemotherapieschutz, Blutkrankheiten, therapierefraktäre Ödeme bei Nephrose und Leberzirrhose.

**Kontraind.:** Magen-Darmulzera, schwere Osteoporose, Psychosen, Virusinfektionen, Amöbeninfektion, Systemmykosen, Eng- und Weitwinkelglaukom, Schutzimpfungen 8 Wochen vorher und 2 Wochen danach, Lymphome nach BCG-Impfung.

**UW:** Nebennierenrindeninsuffizienz, Aktivierung peptischer Magen- und Duodenalulzera, Osteoporose, Cushing-Syndrom, Natriumretention mit Ödemen, Kaliumausscheidung, Blutdruckanstieg, verminderte Glucosetoleranz, Verzögerung der Wundheilung, psychische Alterationen, Schlafstörungen, Appetitsteigerung, Glaukom, Katarakt, aseptische Knochennekrosen, Störungen der Sexualfunktion, Striae rubrae, Petechien, Ekchymosen, Steroidakne, Vaskulitis, Pankreatitis, Behinderung von Immunvorgängen, Ausbreitung von Infektionen, erhöhtes Thromboserisiko, Wachstumsstörungen bei Kindern.

**WW:** Die Hypokaliämie wird durch Diuretika verstärkt. Die Wirkung oraler Antikoagulanzien und Antidiabetika wird abgeschwächt. Nichtsteroidale Antiphlogistika erhöhen das Risiko gastrointestinaler Blutungen. Rifampicin, Barbiturate und Phenytoin steigern den Abbau und senken dadurch die Wirkung von Corticosteroiden.

**Dosis:** *Akute Krankheitszustände*: Erw. 15–120 mg/d oral als einmalige Gabe morgens zwischen 6–8 Uhr am zirkadianen Gipfel der Cortisolkonzentration. Auch die alternierende Gabe an jedem 2. Tag ist möglich, aber nicht immer erfolgreich. Kdr. tgl. 0,5–2 mg/kg oral. Bei verteilter Gabe in 2–4 Einzeldosen/d wird die Nebennierenrindenfunktion stärker supprimiert. Bei oralen Tagesdosen über 20 mg 2/3 morgens und 1/3 abends. Nach Besserung schrittweise Reduktion auf Erhaltungsdosis von 5–10 mg/d. Äquivalenzdosis 5 mg Prednisolon, entspricht der endogenen Tagessekretion von 20 mg Cortisol. Cushingschwellendosis 7–10 mg Prednisolon/d. DDD 10 mg.

*Asthma bronchiale*: Bei akuten Zuständen schnelle Besserung durch 20–60 mg/d oral über 2–3 Tage, anschließend langsam Dosisreduktion auf etwa 10 mg/d.

*Status asthmaticus*: Initial 50 mg wasserlösliches Prednisolonhydrogensuccinat i.v. alle 6 h. Höhere Dosen sind nicht wesentlich wirksamer. Besserung tritt oft nach 24–72 h ein, danach auf orale Gabe mit 40–60 mg Prednison/d übergehen. Parenterale Gabe auch indiziert bei anaphylaktischem Schock, toxischem Lungenödem, Schocklunge, Addisonkrise, thyreotoxischer Krise.

*Rheumatoide Arthritis*: Bei akuten Schüben 10–40 mg/d oral. Bei Langzeittherapie nicht mehr als 7,5 mg/d, bei postmenopausalen Frauen nicht mehr als 5 mg/d. Dosisreduktion bei mehrmonatiger Therapiedauer langsam um 1 mg/Monat, um Exazerbationen zu vermeiden.

**Dosisreduktion**: Werden hohe Dosen für nicht länger als 1–3 Tage gegeben, ist die Funktion der Nebennierenrinde nur zeitweise beeinträchtigt, sodass die Dosis um 10 mg Prednisolon/d in einer Woche abgebaut werden kann. Nach einmonatiger oder längerer Therapie wird schrittweise um 2,5–5 mg pro Woche bis auf 5–10 mg/d reduziert. Die Dosisreduktion richtet sich nach der Reaktion des Patienten. Zu schneller Dosisabbau kann zu Exazerbation der behandelten Krankheit oder zu Entzugsproblemen infolge Nebenniereninsuffizienz führen. Solange der Patient Stresssituationen (Operationen, Unfälle) durch Cortisoleigenproduktion nicht ausreichend abfangen kann, ggf. Substitution mit Hydrocortison 20–200 mg/d oral.

**Decortin®-H** (Merck)

20 Tbl. 1 mg (N1) ................ (FB 9,86) 9,86
50 Tbl. 1 mg (N2) ................ (FB 10,34) 10,34
100 Tbl. 1 mg (N3) ................ (FB 11,10) 11,10
20 Tbl. 5 mg (N1) ................ (FB 10,65) 10,65
50 Tbl. 5 mg (N2) ................ (FB 12,05) 12,05
100 Tbl. 5 mg (N3) ................ (FB 13,97) 13,97
20 Tbl. 10 mg (N1) ................ (FB 11,36) 11,36
50 Tbl. 10 mg (N2) ................ (FB 13,46) 13,46
100 Tbl. 10 mg (N3) ................ (FB 16,43) 16,43
20 Tbl. 20 mg (N1) ................ (FB 11,15) 11,15
50 Tbl. 20 mg (N2) ................ (FB 15,66) 15,66
100 Tbl. 20 mg (N3) ................ (FB 20,57) 20,57
10 Tbl. 50 mg (N1) ................ (FB 13,62) 13,62
50 Tbl. 50 mg (N2) ................ (FB 29,81) 29,81

**Prednisolon® Jenapharm** (Mibe)

20 Tbl. 1 mg (N1) ................ (FB 9,86) 9,85
50 Tbl. 1 mg (N2) ................ (FB 10,34) 10,32
100 Tbl. 1 mg (N3) ................ (FB 11,10) 11,08
20 Tbl. 5 mg (N1) ................ (FB 10,65) 10,50
50 Tbl. 5 mg (N2) ................ (FB 12,05) 11,84
100 Tbl. 5 mg (N3) ................ (FB 13,97) 13,90
10 Tbl. 20 mg (N1) ................ (FB 11,15) 11,14
20 Tbl. 20 mg (N1) ................ (FB 12,42) 12,41
50 Tbl. 20 mg (N2) ................ (FB 15,66) 15,65
100 Tbl. 20 mg (N3) ................ (FB 20,57) 20,56
10 Tbl. 50 mg (N1) ................ (FB 13,62) 13,61
50 Tbl. 50 mg (N2) ................ (FB 29,81) 29,78

**Solu-Decortin® H** (Merck)

**Best.:** 1 Amp. enth.: Prednisolon-21-hydrogensuccinat Natriumsalz 10 mg/ 25 mg/50 mg/250 mg (entspr. 7,5 mg/18,7 mg/37,4 mg/186,7 mg Prednisolon) zu lösen in 1 ml Aqua ad iniect. bzw. 250 mg in 2 ml.

3 Amp. 10 mg + Lsgm. 1 ml (N2) ................ (FB 11,50) 11,50
3 Amp. 25 mg + Lsgm. 1 ml (N2) ................ (FB 14,28) 14,28
1 Amp. 50 mg + Lsgm. 1 ml (N1) ................ (FB 12,48) 12,48
3 Amp. 50 mg + Lsgm. 1 ml (N2) ................ (FB 18,78) 18,78
1 Amp. 100 mg + Lsgm. 1 ml (N1) ................ (FB 15,22) 15,22
3 Amp. 100 mg + Lsgm. 1 ml (N2) ................ (FB 27,74) 27,74
1 Amp. 250 mg + 1 Amp. Lsgm. 5 ml (N1) ................ 23,25
3 Amp. 250 mg + 3 Amp. Lsgm. 5 ml (N2) ................ 49,93
1 Amp. 500 mg + 1 Amp. Lsgm. 5 ml (N1) ................ 39,02
1 Amp. 1000 mg + 1 Amp. Lsgm. 10 ml (N1) ................ 68,15

### Haut

Glucocorticoide nehmen in der dermatologischen Therapie eine zentrale Stelle ein und werden vor allem bei Ekzem, Kontaktdermatitiden, allergischen Hautkrankheiten, phototoxischen Reaktionen und Psoriasis eingesetzt. Die Therapie bewirkt jedoch keine Heilung sondern nur eine symptomatische Besserung. Glucocorticoide nur zurückhaltend anwenden, da eine zu lange Anwendung das Risiko von UW erhöht. Bei falscher Indikation können Glucocorticoide verschlimmernd wirken.

Prednisolon gehört zu den schwach wirksamen Lokalcorticosteroiden. Es ist daher für eine längerfristige oder großflächige Anwendung sowie für eine Applikation im Gesicht oder bei Kdr. geeignet.

**Kontraind.:** Syphilitische oder tuberkulöse Hauterscheinungen, Windpocken, periorale Dermatitis, Rosazea, Impfreaktionen an der Haut, Hautmykosen, bakterielle Hautinfektionen.

**UW:** Hautatrophie, Teleangiektasie, Striae distensae, Steroidakne, periorale Dermatitis, Rosazea, Hypertrichosis, allergische Hautreaktionen (selten). Bei großflächiger Anwendung resorptive Wirkungen möglich.

**Dosis:** 2- bis 3-mal tgl. dünn auftragen, bei Kdr. und bei Langzeittherapie nur einmal am Tag. Behandlungsdauer üblicherweise maximal 8 Wochen, Kdr. 4 Wochen.

**Linola®-H N** (Wolff)

25 g Creme 0,4% (N1) ................ (FB 13,68) 13,68
50 g Creme 0,4% (N2) ................ (FB 16,82) 16,82
25 g Fettcreme 0,4% (N1) ................ (FB 13,68) 13,68
50 g Fettcreme 0,4% (N2) ................ (FB 16,82) 16,82
100 g Fettcreme 0,4% (N3) ................ (FB 22,27) 22,27

**Prednisolon-Creme/-Salbe LAW** (Riemser)

25 g Creme 0,25% (N1) ................ (FB 13,68) 13,68
50 g Creme 0,25% (N2) ................ (FB 16,82) 16,82
100 g Creme 0,25% (N3) ................ (FB 22,27) 22,27
25 g Salbe 0,25% (N1) ................ (FB 13,68) 13,68
50 g Salbe 0,25% (N2) ................ (FB 16,82) 16,82
100 g Salbe 0,25% (N3) ................ (FB 22,27) 22,27

### Auge

Zur kurzfristigen Behandlung bei allergischer Konjunktivitis und tiefem Herpes corneae, aber kontraindiziert bei oberflächlichen Formen. Weiterhin bei Iritis, Iridozyklitis, Skleritis, Episkleritis, zur Unterdrückung von Narbenwucherungen. Nur bei intaktem Hornhautepithel geben. Glucocorticoide sind nicht zur Behandlung der infektiösen Konjunktivitis geeignet, auch nicht in Kombination mit Antibiotika. Hierbei nicht nur nutzlos, sondern potentiell schädlich.

**Kontraind.:** Oberflächlicher Herpes corneae, zerstörtes Hornhautepithel, Glaukom, Augenmykosen, bakterielle Infektionen des Auges, Augentuberkulose, Viruskrankheiten.

**UW:** Glucocorticoide können lokal am Auge innerhalb weniger Tage Hornhautulzera und Perforation erzeugen, nach mehreren Wochen Glaukom und nach langdauernder Gabe Katarakt. Diese UW sind nicht strikt dosisabhängig.

**Dosis:** Bei akuten Prozessen 2- bis 4-mal/d 1 Tr. 0,1–1% oder 2- bis 3-mal/d 5 mm langen Salbenstrang 5%. Nach Rückgang der Entzündung Dosis zügig reduzieren.

**Inflanefran**® (Pharm-Allergan)
5 ml Augentr. (1,2 mg/ml) (N1) .............................. 14,12
5 ml Augentr. forte (10 mg/ml) (N1) .............................. 14,44

**Ultracortenol**® (Novartis)
5 g Augensalbe (5 mg/g) (N1) .............................. 17,59
5 ml Augentr. (5 mg/ ml) (N1) .............................. 17,59

### Gelenke

Bei intraartikulärer Injektion von Prednisolonacetat (10–100 mg) langdauernde Wirkung über Wochen und Monate. Hauptrisiken sind Gelenkinfektionen und lokale Schäden durch Knorpelzerstörungen, Knochennekrosen und Osteoporose. Die i.m.-Injektion mit einer Depotwirkung von 3–4 Wochen ist wegen fehlender zirkadianer Dosierung, fehlender Steuerbarkeit und wegen lokaler Nebenwirkungen nicht empfehlenswert. Weitere Kontraind., UW, WW wie bei systemischer Therapie.

**Predni-H-Injekt**® (Winthrop)
1 Amp. (10 mg/1 ml) (N1) .............................. (FB 10,07) 10,07
5 Amp. (10 mg/1 ml) (N2) .............................. (FB 12,06) 12,06
10 Amp. (10 mg/1 ml) (N3) .............................. (FB 14,18) 14,18
1 Amp. (25 mg/1 ml) (N1) .............................. (FB 10,57) 10,57
5 Amp. (25 mg/1 ml) (N2) .............................. (FB 14,01) 14,01
10 Amp. (25 mg/1 ml) (N3) .............................. (FB 17,48) 17,48
1 Amp. (50 mg/1 ml) (N1) .............................. (FB 11,24) 11,24
5 Amp. (50 mg/1 ml) N2) .............................. (FB 16,41) 16,41
10 Amp. (50 mg/1 ml) (N3) .............................. (FB 22,39) 22,39

## Prednison *Rp* [US]

Nichtfluoriertes Glucocorticoid mit ähnlichen Wirkungen und UW wie Prednisolon (s. dort). Inaktives Prodrug, das in der Leber zu Prednisolon metabolisiert wird, daher bei schweren Leberkrankheiten nicht geeignet. Mineralocorticoidaktivität ca. 80% von Cortisol. Orale Bioverfügbarkeit im Vergleich zu Prednisolon etwa gleich (80%). Eliminationshalbwertszeit 3,4–3,8 h, biologische Halbwertszeit 18–36 h. Die Bioverfügbarkeit von Suppositorien beträgt nur ca. 30%, daher nicht empfehlenswert.

**Ind.:** Systemische Glucocorticoidtherapie.

**Kontraind., UW:** s. Prednisolon.

**Dosis:** Initial 15–120 mg/d oral möglichst morgens, danach schrittweise reduzieren auf Erhaltungsdosis wie bei Prednisolon. Äquivalenzdosis 5 mg, entspricht 20 mg Cortisol. Cushingschwellendosis 7–10 mg/d. DDD 10 mg.

**Decortin**® (Merck)
20 Tbl. 1 mg (N1) .............................. (FB 9,87) 9,87
50 Tbl. 1 mg (N2) .............................. (FB 10,41) 10,41
100 Tbl. 1 mg (N3) .............................. (FB 11,24) 11,24
20 Tbl. 5 mg (N1) .............................. (FB 11,10) 11,10
50 Tbl. 5 mg (N2) .............................. (FB 13,04) 13,04
100 Tbl. 5 mg (N3) .............................. (FB 15,85) 15,85
100 Tbl. 5 mg Rheuma (N3) .............................. (FB 15,85) 15,85
10 Tbl. 20 mg (N1) .............................. (FB 12,21) 12,21
20 Tbl. 20 mg (N1) .............................. (FB 14,42) 14,42
50 Tbl. 20 mg (N2) .............................. (FB 20,40) 20,40
100 Tbl. 20 mg (N3) .............................. (FB 29,57) 29,57
10 Tbl. 50 mg (N1) .............................. (FB 21,60) 21,60
50 Tbl. 50 mg (N2) .............................. (FB 66,31) 66,31

**Rectodelt**® (Trommsdorff)
2 Supp. 100 mg (N1) .............................. 14,33
4 Supp. 100 mg (N1) .............................. 17,90
6 Supp. 100 mg (N1) .............................. 21,92

## Pregabalin *Rp* [US] 2004 C

Pregabalin, S-(+)-3-Isobutyl-GABA, ist ein ist ein lipophiles GABA-Derivat mit ähnlichen Eigenschaften wie Gabapentin (s. dort). Durch Bindung an den spannungsabhängigen Calciumkanal ($\alpha_2\delta$-Untereinheit) wird der Depolarisations-abhängige Calciumeinstrom gehemmt und die Freisetzung exzitatorischer Neurotransmitter moduliert. Bei therapieresistenter partieller Epilepsie lag die Ansprechrate bei nahezu 50% und die Anfallsfreiheit bei 3–17% der Patienten. Bei diabetischer Neuropathie wurde eine 50%ige Schmerzreduktion bei 46–48% der Patienten im Vergleich zu Placebo (18%) erreicht.
Pregabalin wird schnell und mit einer oralen Bioverfügbarkeit von über 90% resorbiert. Maximale Plasmaspiegel werden nach 1 h und Gleichgewichtskonzentrationen nach 24–48 h erreicht. Pregabalin wird nahezu unverändert über die Nieren ausgeschieden, hat keine Effekte auf das hepatische Cytochrom-P450-System und verursacht damit auch keine pharmakokinetischen Arzneimittelinteraktionen. Lediglich bei Niereninsuffizienz ist eine Dosisanpassung erforderlich. Halbwertszeit 6,3 h.

**Ind.:** Neuropathische Schmerzen, Zusatztherapie von partiellen Anfällen mit und ohne sekundäre Generalisierung.

**Kontraind.:** Kdr., Jugendliche unter 18 Jahren, Schwangerschaft, Stillzeit.

**UW:** Sehr häufig Benommenheit, Schläfrigkeit. Häufig gesteigerter Appetit, Euphorie, Verwirrung, verringerte Libido, Reizbarkeit, Aufmerksamkeitsstörungen, Koordinationsstörungen, Ataxie, Gedächtnisstörungen, Tremor, Dysarthrie, Parästhesie, verschwommenes Sehen, Diplopie, Schwindel, Mundtrockenheit, Verstopfung, Erbrechen, Flatulenz, erektile Dysfunktion, Müdigkeit, periphere Ödeme, Trunkenheitsgefühl, Ödeme, Gangstörungen, Gewichtszunahme. Weitere gelegentliche und seltene UW s. Fachinformation.

**WW:** Verstärkte Wirkung von Ethanol, Lorazepam und Oxycodon.

**Dosis:** Initial 150 mg/d in 2–3 Einzeldosen, nach 3–7 Tagen Erhöhung auf 300 mg/d, ggf. nach weiteren 7 Tagen 600 mg/d als Höchstdosis.

**Lyrica**® (Pfizer)
14 Hartkaps. 25 mg (N1) .............................. 15,39

100 Hartkaps. 25 mg (N2) .................. 49,93
14 Hartkaps. 75 mg (N1) .................. 23,72
56 Hartkaps. 75 mg (N2) .................. 89,82
56 Hartkaps. 150 mg (N2) .................. 94,74
100 Hartkaps. 150 mg (N2) .................. 161,82
56 Hartkaps. 300 mg (N2) .................. 137,05
100 Hartkaps. 300 mg (N2) .................. 237,35

## Pridinol *Rp* [US]

Anticholinergikum, das früher als Parkinsonmittel eingesetzt wurde. Nach einer Medline-Recherche liegen keine klinischen Studien für die beanspruchten Indikationen vor.

**Anw.:** Muskelspasmen, rheumatische Krankheiten, nächtliche Beinkrämpfe.

**Kontraind.:** Hypotonie, Kdr. unter 12 Jahren, Schwangerschaft, Stillzeit. Vorsicht bei Engwinkelglaukom, Prostataadenom, Stenosen im Magen-Darm-Kanal, Megakolon, Lungenödem, Herzrhythmusstörungen.

**UW:** Selten Mundtrockenheit, Tachykardie, Hautrötung, verminderte Schweißdrüsensekretion, Akkommodationsstörungen, Miktionsbeschwerden, Hypotonie.

**WW:** Amantadin, Chinidin, Antidepressiva, und Neuroleptika verstärken die anticholinergen Wirkungen von Pridinol.

**Dosis:** Oral 3-mal 2–8 mg/d, Dauertherapie 4–8 mg/d. Injektion 1- bis 3-mal 2 mg/d i.m., in schweren Fällen bis 3-mal 4 mg/d.

**Myoson**® (Strathmann)
5 Amp. (2 mg/1 ml) (N1) .................. 27,68
10 Amp. (2 mg/1 ml) (N2) .................. 45,65
10 Tbl. 4 mg (N1) .................. 16,32
30 Tbl. 4 mg (N2) .................. 29,34
60 Tbl. 4 mg (N3) .................. 47,39

## Prilocain [ES]

Lokalanästhetikum vom Säureamidtyp mit ähnlicher Wirkungsstärke wie Lidocain, aber geringerer Toxizität. Die Wirkung tritt relativ rasch ein und hält 90–180 min an. Prilocain wird überwiegend hepatisch metabolisiert, wobei o-Toluidin entsteht. In Dosen von über 600 mg tritt durch o-Toluidin eine Methämoglobinämie mit Zyanose auf.

**Ind.:** Infiltrationsanästhesie, Leitungsanästhesie, Periduralanästhesie.

**Kontraind., UW, WW:** s. Lidocain. Wegen Methämoglobinbildung Prilocain nicht in der Geburtshilfe und nicht bei Glucose-6-Phosphatdehydrogenasemangel verwenden.

**Dosis:** Maximale Einzeldosis für Erw. (70 kg) 400 mg ohne Adrenalin entspr. 80 ml 0,5%, 40 ml 1%, 20 ml 2% Lösung, mit Adrenalin (1:200.000) 600 mg entspr. 120 ml 0,5%, 60 ml 1%, 30 ml 2% Lösung. Für die Infiltrations- und Leitungsanästhesie werden 0,5–1% Lösungen, für Periduralanästhesie 2% Lösungen eingesetzt. Weitere Dosierungsempfehlungen s. Lidocain.

**Xylonest**® (AstraZeneca)
5 Fl. 10 ml Inj.-Lsg. 0,5% (N1) .................. 12,09
1 Fl. 50 ml Inj.-Lsg. 0,5% (N1) .................. 7,44
1 Fl. 50 ml 1% Inj.-Lsg. (N1) .................. 7,63
5 Fl. 50 ml 1% Inj.-Lsg.(N1) .................. 30,52
5 Luerfitamp. 10 ml Inj.-Lsg. 1% (N1) .................. 12,81
1 Inj.-Fl. 50 ml 2% Inj.-Lsg. (N1) .................. 8,67
5 Luerfitamp. 10 ml 2% Inj.-Lsg. (N1) .................. 14,09

**Xylonest**® **mit Adrenalin** (AstraZeneca) *Rp*
1 Inj.-Fl. 50 ml 0,5% m. Adr.(1:250 000) (N1) .................. 13,94
1 Inj.-Fl. 50 ml 1% m. Adr.(1:200 000) (N1) .................. 14,12
1 Inj.-Fl. 50 ml 2% m. Adr.(1:200 000) (N1) .................. 14,78

**Xylonest**® **mit Octapressin** (Dentsply deTrey) *Rp*
100 Zylinderamp. 1,8 ml .................. 61,99

## Primidon *Rp* [ES]

Antiepileptikum aus der Gruppe der Barbiturate mit ähnlichen Wirkungen wie Phenobarbital. Primidon ist für alle Anfallsarten mit Ausnahme von Absencen geeignet. Hauptindikation sind fokale (partielle) Anfälle. An der Wirkung von Primidon (2-Desoxyphenobarbital) sind seine beiden aktiven Metaboliten Phenobarbital und das relativ schwach wirkende Phenylethylmalonamid beteiligt. Der Hauptanteil der Wirkung beruht auf Phenobarbital, da Primidon ca. 10fach schneller eliminiert wird. Rasche enterale Resorption, maximale Plasmaspiegel nach 0,5 bis 9 h, Halbwertszeit 5–15 h. Therapeutische Plasmaspiegel 5–12 µg/ml. Wegen erheblicher Fluktuationen der Primidonspiegel wird die Dosis oft anhand des Phenobarbitalspiegels eingestellt.

**Ind.:** Fokale Anfälle, generalisierte tonisch-klonische Anfälle, myoklonische Anfälle.

**Kontraind.:** Intoxikation mit Alkohol oder Sedativa, akute hepatische Porphyrie, schwere Nieren- oder Leberfunktionsstörungen, schwere Myokardschäden.

**UW:** Häufig Sedation, die oft nach weiterer Zufuhr abnimmt. Auch Ataxie und andere Barbituratreaktionen kommen vor. Gelegentlich Exantheme, Megaloblastenanämie. Bei chronischer Verabreichung Abhängigkeit mit Entzugssymptomen ähnlich wie bei Phenobarbital.

**WW:** s. Phenobarbital. Die Halbwertszeit wird durch Phenytoin verkürzt.

**Dosis:** *Erw.* initial abends 125 mg oral, anschließend im Abstand von 3–7 Tagen um 250 mg erhöhen bis auf eine Erhaltungsdosis von 750–1500 mg/d. *Kinder* initial 62,5 mg/d oral, anschließend langsam auf Erhaltungsdosen steigern, bis zu 2 Jahren 250–500 mg/d, von 2–5 Jahren 500–750 mg/d, von 6–9 Jahren 750–1000 mg/d. DDD 1250 mg.

**Liskantin®** (Desitin)

250 ml Saft (125 mg/5 ml) (N2) ..................... (FB 19,12) 19,12
50 Tbl. 250 mg (N1) ..................... (FB 15,75) 15,75
100 Tbl. 250 mg (N2) ..................... (FB 21,47) 21,47
200 Tbl. 250 mg (N3) ..................... (FB 33,13) 33,13

**Mylepsinum®** (AWD)

50 Tbl. 250 mg (N1) ..................... (FB 15,75) 15,75
100 Tbl. 250 mg (N2) ..................... (FB 21,47) 21,47
200 Tbl. 250 mg (N3) ..................... (FB 33,13) 33,13

## Probenecid *Rp* [US]

Urikosurikum zur Behandlung von Hyperurikämie und Gicht. Probenecid hemmt die tubuläre Rückresorption der Harnsäure und erhöht dadurch ihre Ausscheidung. Früher wurde es auch als Hemmstoff der tubulären Sekretion von Penicillinen verwendet, um ihre renale Ausscheidung zu vermindern und die Wirkungsdauer zu verlängern. Nach oraler Gabe wird Probenecid vollständig resorbiert, erreicht maximale Plasmaspiegel nach 2–4 h, wird in der Leber abgebaut und überwiegend in Form von Metaboliten mit einer Halbwertszeit von 5–8 h renal eliminiert.

**Ind.:** Hyperurikämie, Gicht.

**Kontraind.:** Eingeschränkte Nierenfunktion, Patienten mit Neigung zu Nierensteinen, akuter Gichtanfall. Kdr. unter 2 Jahren. Strenge Indikationsstellung in Schwangerschaft, Stillzeit.

**UW:** Initial kann ein Gichtanfall ausgelöst werden. Bildung von Harnsäuresteinen durch die erhöhte Harnsäureausscheidung Gelegentlich gastrointestinale Reizerscheinungen (Übelkeit, Brechreiz, Völlegefühl), Hautreaktionen (Rötung, Nesselsucht, Hautjucken), Zahnfleischentzündungen, Haarausfall. Selten nervöse Reizerscheinungen, wie Benommenheit und Kopfschmerzen.

**WW:** Die urikosurische Wirkung von Probenecid wird durch Salicylate, Diuretika und Pyrazinamid abgeschwächt. Probenecid verzögert die Ausscheidung und erhöhte die Plasmaspiegel von Captopril, Indometacin Ketoprofen, Ketorolac, Naproxen, Sulindac, Paracetamol, Penicillinen, Cephalosporinen, Chinolonen, Dapson, Sulfonamiden, Nitrofurantoin, Nalidixinsäure, Sulfonylharnstoffen, Thiopental, Lorazepam, p-Aminosalicylsäure, Rifampicin, Virostatika (z. B. Cidofovir, Aciclovir, Zidovudin, Ganciclovir), Methotrexat, Clofibrat, Famotidin. Weiterhin wird die Wirkung von Schleifendiuretika (z. B. Furosemid) und Phenprocoumon abgeschwächt.

**Dosis:** Initial 2-mal 250 mg/d oral über 7 d, danach 2-mal 500 mg/d bis zur Normalisierung der Harnsäurewerte im Blut.

**Probenecid Weimer®** (Biocanol)

20 Tbl. 500 mg (N1) ..................... 19,00
100 Tbl. 500 mg (N3) ..................... 52,84

## Procain [ES]

Prototyp eines Lokalanästhetikums vom Estertyp. Procain war lange Zeit bevorzugtes Mittel für die Infiltrations- und Leitungsanästhesie, wird heute jedoch in der Anästhesiologie nicht mehr verwendet, weil es durch neuere Wirkstoffe wie Lidocain ersetzt wurde, die schneller und länger wirken und ein geringeres Allergierisiko haben. Die Anwendung zur „Neuraltherapie" bei Myalgien und Neuralgien ist umstritten. Orale Gabe als „Geriatrikum" ist wissenschaftlich nicht belegt.

Procain wird bereits im Plasma durch Cholinesterasen zu p-Aminobenzoesäure und Diethylaminoethanol rasch hydrolysiert. Wegen des schnellen Abbaus ist Procain für die Oberflächenanästhesie nicht geeignet.

**Ind.:** Nervenblockade in der Schmerztherapie, Neuraltherapie.

**Kontraind.:** Allergien gegen Procain, Benzoesäure und Sulfonamide. Kombination mit Cholinesterasehemmern, Mangel an Pseudocholinesterase. Herzinsuffizienz, Herzrhythmusstörungen, Myokardinfarkt.

**UW:** s. Lidocain. Außerdem allergische Reaktionen wie Urtikaria, Schleimhautödem, Exanthem, Schock.

**Dosis:** Maximale Einzeldosis für Erw. (70 kg) 500 mg.

**Procain Jenapharm®** (Jenapharm)

5 Amp. 2 ml 1% (N1) ..................... 3,79
10 Amp. 2 ml 1% (N2) ..................... 5,90
5 Amp. 5 ml 1% (N1) ..................... 5,75
10 Amp. 5 ml 1% (N2) ..................... 9,84
10 Amp. 2 ml 2% (N2) ..................... 5,96
5 Amp. 5 ml 2% (N1) ..................... 5,71
10 Amp. 5 ml 2% (N2) ..................... 9,91

## Procarbazin *Rp* [US]

Zytostatikum mit alkylierenden Wirkungen aus der Gruppe der Methylhydrazinderivate. Procarbazin ist ein Prodrug, das nach Oxidation durch hepatische Enzyme wie Alkylanzien wirkt und DNA methyliert. Nach oraler Gabe fast vollständige Resorption und schneller Durchtritt durch die Bluthirnschranke. Procarbazin wird in Leber und Niere schnell metabolisiert und zu 25–70% renal eliminiert, Plasmahalbwertszeit 10 min.

**Ind.:** Kombinationstherapie bei Morbus Hodgkin und Non-Hodgkin-Lymphom.

**Kontraind.:** Leukopenie, Thrombozytopenie, schwere Leber- oder Nierenkrankheiten. Schwangerschaft, Stillzeit.

**UW, WW:** s. Cyclophosphamid.

**Dosis:** Tgl. 1-mal 100 mg/m² oral über 14 Tage im COPP-Schema.

**Natulan**® (Sigma-Tau)
50 Kps. 50 mg (N2) .......... 78,24

## Progesteron *Rp* [US]

Progesteron wird nach dem Follikelsprung im Gelbkörper gebildet und wirkt als natürliches Gestagen zusammen mit den Östrogenen auf alle weiblichen Reproduktionsvorgänge. Die durch Östrogene induzierte Proliferationsphase des Endometriums wird in die Sekretionsphase umgewandelt und für die Nidation vorbereitet. Sinkt die Progesteronsekretion, kommt es zur Menstruation, in der Schwangerschaft zum Abort. Daraus resultiert die schwangerschaftserhaltende (gestagene) Wirkung des Progesterons. Progesteron erhöht die Basaltemperatur, hat leicht katabole Wirkungen und unterstützt die osteoporoseverhütende Wirkung der Östrogene. Therapeutisch werden fast ausschließlich synthetische Gestagene eingesetzt, da die orale Bioverfügbarkeit von natürlichem Progesteron nur 10% beträgt.
Progesteron wird nur zu 10% perkutan resorbiert und schnell zu unwirksamen Metaboliten abgebaut. Eine 1% Progesteroncreme wirkte nicht besser als Placebo bei zyklusbedingten Brustschmerzen.
**Ind.:** Klimakterisches Syndrom als Ergänzung einer Östrogenbehandlung. Prämenstruelle Mastodynie (lokal).
**Kontraind.:** Leberkrankheiten, Rotor- und Dubin-Johnson-Syndrom, Leberzelltumoren, ungeklärte uterine Blutungen, Zustand nach Herpes gestationis. Die Gabe von Progesteron soll beim Auftreten von Venenentzündungen, Thromboembolien, erstmaliger Migräne, ungewohnt starken Kopfschmerzen, akuten Sehstörungen, krankhaften Leberveränderungen oder Depressionen abgebrochen werden.
**UW:** Gelegentlich Schwindel, Schläfrigkeit, Übelkeit, Brustschmerzen, depressive Verstimmungen. Selten Blutdrucksenkung, allergische Hautreaktionen.
**WW:** Gleichzeitige Gabe von Barbituraten, Rifampicin, Antiepileptika (Barbexaclon, Carbamazepin, Phenytoin, Primidon) oder Breitbandantibiotika kann die Wirkung von Progesteron vermindern.
**Dosis:** *Oral*: 200–300 mg/d ab 10. Tag einer Östrogenbehandlung über 12 Tage. *Lokal*: 2,5 g/d vom 10.–25. Zyklustag.

**Progestogel**® (Kade/Besins)
100 g Gel (10 mg/g) (N2) .......... 20,60
200 g Gel (10 mg/g) (N3) .......... 29,85

**Utrogest**® (Kade/Besins)
30 Kps. 100 mg (N1) .......... 17,95
90 Kps. 100 mg (N3) .......... 32,55

## Proglumetacin *Rp* [US]

Nichtsteroidales Antiphlogistikum aus der Gruppe der Indolessigsäurederivate mit ähnlichen Eigenschaften wie Indometacin (s. dort). Proglumetacin ist ein Prodrug von Indometacin, das in der Leber in Indometacin und den Gastrininhibitor Proglumid gespalten wird. Proglumid wurde zeitweise zur Ulkustherapie eingesetzt, hat sich aber wegen vergleichsweise schwacher Wirkung nicht durchgesetzt. Gesicherte Belege für eine verbesserte Verträglichkeit von Proglumetacin fehlen, da es nur in Kurzzeitstudien untersucht wurde.
**Ind.:** Rheumatoide Arthritis, Spondylitis ankylosans (Morbus Bechterew), Gichtanfall, aktivierte Arthrosen und Spondylarthrosen, Weichteilrheumatismus.
**Kontraind., UW, WW:** s. Indometacin.
**Dosis:** 2-mal 300 mg/d oral.

**Protaxon**® (Opfermann)
20 Hartkaps. 150 mg (N1) .......... (FB 15,39) 15,39
50 Hartkaps. 150 mg (N2) .......... (FB 23,03) 23,03
100 Hartkaps. 150 mg (N3) .......... (FB 35,70) 35,70
20 forte Filmtbl. 300 mg (N1) .......... (FB 20,73) 20,73
50 forte Filmtbl. 300 mg (N2) .......... (FB 36,12) 36,12
100 forte Filmtbl. 300 mg (N3) .......... (FB 59,50) 59,50

## Proguanil *Rp* [HS] 1993 C

Folsäureantagonist zur Malaria*prophylaxe* mit Wirkung auf Gewebsschizonten. Proguanil wird in Gebieten mit Chloroquinresistenz zusätzlich zu Chloroquin verwendet. Dadurch lässt sich eine additive Wirkung erreichen. Relativ langsamer Wirkungseintritt, deshalb zur Malaria*therapie* nicht geeignet. Wirkform ist der Metabolit Cycloguanil. Halbwertszeit von Proguanil 29 h, von Cycloguanil 8–17 h. Proguanil kann auch Schwangeren und Kleinkdr. gegeben werden.
**Ind.:** Malariaprophylaxe.
**Kontraind.:** Schwere Niereninsuffizienz.
**UW.:** Selten vorübergehender Haarausfall, Hautreaktionen und Magenbeschwerden, sehr selten Stomatitis und Mundulzerationen.
**Dosis:** 200 mg Proguanil/d zusammen mit Chloroquin 300 mg/Woche beginnend 1 Woche vor Anreise bis 6 Wochen nach Ausreise.

**Paludrine**® (AstraZeneca)
100 Tbl. 100 mg (N3) .......... 21,95

## Promazin *Rp* [ML]

Neuroleptikum aus der Gruppe der aliphatischen Phenothiazine mit geringer neuroleptischer Potenz, aber ausgeprägten antiemetischen und sedativen Eigenschaften. Agranulozytose häufiger als bei Chlorpromazin, deshalb für die neuroleptische Therapie entbehrlich.
**Ind.:** Unruhe-, Angst- und Erregungszustände, prä- und postoperative Sedierung, Pruritus, Erbrechen, Entzugserscheinungen.
**Kontraind., UW:** s. Levomepromazin.

**Dosis:** *Oral*: Einschleichend beginnen mit 3-mal 25 mg/d, ggf. steigern bis auf maximal 600 mg/d. *Parenteral*: Initial 50–100 mg i.v. oder i.m., maximal bis zu 200 mg/d.

**Sinophenin**® (Rodleben)

10 Amp. (20 mg/2 ml) (N2) ........................ (FB 15,30) 15,29
20 Filmtbl. 25 mg (N1) ........................ (FB 11,57) 11,57
50 Filmtbl. 25 mg (N2) ........................ (FB 14,26) 14,26
100 Filmtbl. 25 mg (N3) ........................ (FB 18,39) 18,36
20 ml Tr. (20 mg/ml) (N1) ........................ (FB 10,97) 10,97

## Promethazin *Rp* [ML]

Phenothiazin mit ausgeprägter antihistaminischer aber geringer antidopaminerger Komponente. Im Gegensatz zu anderen Phenothiazinen sehr wirksam zur Prophylaxe und Behandlung von Vertigo und Bewegungskrankheiten, jedoch wenig wirksam bei Erbrechen durch Reizung der Chemorezeptoren in der Area postrema. Wegen seiner antihistaminischen Wirkkomponente findet es bei allergischen Prozessen sowie als Sedativum Verwendung.

**Ind.:** Allergische Krankheiten, Unruhe- und Erregungszustände. Erbrechen und Schlafstörungen, wenn andere Mittel nicht wirken.

**Kontraind.:** Akute Intoxikation mit zentral dämpfenden Pharmaka, Koma, Kreislaufschock, Allergie gegen Phenothiazine.

**UW:** Sedation (oft ausgeprägt), geringe anticholinerge und alphaantiadrenerge Effekte (selten trockener Mund, Miktionsstörungen, Tachykardie, Akkommodationsstörungen, orthostatische Hypotension), Störungen der Hämatopoese (Agranulozytose), Cholestase, Erregungsleitungsstörungen, Photosensibilisierung. Extrapyramidale Störungen wie nach anderen Phenothiazinen sind bei den hier verwendeten Dosen sehr selten. Parenterale Anwendung ist lokal irritierend, allergische Reaktionen auf Sulfite (Zusatzstoffe) sind bei parenteraler Applikation möglich.

**WW:** Verstärkung der Wirkung von anderen zentral dämpfenden Pharmaka und Alkohol sowie von Anticholinergika.

**Dosis:** *Allergische Krankheiten*: 25–50 mg abends, ggf. 3-mal 10–25 mg/d, bei akuten Allergien 25–50 mg i.m. (max. 100 mg). *Unruhezustände*: Initial 25 mg oral zur Nacht, ggf. 50 mg zur Nacht oder bis 4-mal 25–50 mg/d. *Erbrechen*: 1-mal 25 mg, ggf. 2-mal 25 mg/d. i.m., dann 10–25 mg alle 4–6 h nach Bedarf. *Schlafstörungen*: 25–50 mg oral zur Nacht. DDD 25 mg.

**Atosil**® (Bayer)

5 Amp. (50 mg/2 ml) (N1) ........................ (FB 12,33) 12,33
20 Filmtbl. 25 mg (N1) ........................ (FB 11,39) 11,39
50 Filmtbl. 25 mg (N2) ........................ (FB 13,80) 13,80
100 Filmtbl. 25 mg (N3) ........................ (FB 17,46) 17,46
30 ml Tr. (20 mg/ml) (N1) ........................ (FB 12,12) 12,12
50 ml Tr. (20 mg/ml) (N2) ........................ (FB 13,64) 13,64
100 ml Tr. Pip.Fl. (20 mg/ml) (N3) ........................ (FB 17,12) 17,12

**Promethazin-neuraxpharm** (neuraxpharm)

20 Drg. zu 10 mg (N1) ........................ (FB 10,70) 10,70
50 Drg. zu 10 mg (N2) ........................ (FB 12,42) 12,42
100 Drg. zu 10 mg (N3) ........................ (FB 14,98) 14,85
20 Drg. zu 25 mg (N1) ........................ (FB 11,39) 11,33
50 Drg. zu 25 mg (N2) ........................ (FB 13,80) 13,76
100 Drg. zu 25 mg (N3) ........................ (FB 17,46) 15,98
20 Filmtbl. 50 mg (N1) ........................ (FB 12,08) 12,08
50 Filmtbl. 50 mg (N2) ........................ (FB 15,42) 15,42
100 Filmtbl. 50 mg (N3) ........................ (FB 20,80) 20,80
20 Filmtbl. 75 mg (N1) ........................ (FB 12,57) 12,57
50 Filmtbl. 75 mg (N2) ........................ (FB 16,48) 16,48
100 Filmtbl. 75 mg (N3) ........................ (FB 23,08) 23,08
20 Filmtbl. 100 mg (N1) ........................ (FB 12,99) 12,99
50 Filmtbl. 100 mg (N2) ........................ (FB 17,31) 17,31
100 Filmtbl. 100 mg (N3) ........................ (FB 25,30) 25,30
30 ml Lsg. (20 mg/ml) (N1) ........................ (FB 12,12) 12,11
50 ml Lsg. (20 mg/ml) (N2) ........................ (FB 13,64) 13,63
100 ml Lsg. (20 mg/ml) (N3) ........................ (FB 17,12) 17,11
5 Amp. (50 mg/2 ml) (N1) ........................ (FB 12,33) 11,81

**Prothazin**® (Rodleben)

10 Amp. (50 mg/2 ml) (N2) ........................ (FB 14,66) 14,66
20 Filmtbl. 25 mg (N1) ........................ (FB 11,39) 11,39
50 Filmtbl. 25 mg (N2) ........................ (FB 13,80) 13,80
100 Filmtbl. 25 mg (N3) ........................ (FB 17,46) 17,46

**Prothazin**® **liquidum** (Pharma Wernigerode)

30 ml liquid. 20 mg/g (20 Tr.) (N1) ........................ (FB 11,99) 11,99
50 ml liquid. 20 mg/g (20 Tr.) (N2) ........................ (FB 13,44) 13,44

## Propafenon *Rp* [HS]

Membranstabilisierendes Antiarrhythmikum der Klasse IC. Einzelheiten s. Antiarrhythmika. Propafenon besitzt auch betareptorenblockierende Wirkungen. Bioverfügbarkeit ca. 50%. Maximale Plasmaspiegel innerhalb 3 h. Elimination überwiegend extrarenal durch hepatischen Metabolismus. Halbwertszeit 1–4 h. Therapeutische Plasmaspiegel 0,5–1,0 µg/ml.

**Ind.:** Ventrikuläre und supraventrikuläre Extrasystolie, supraventrikuläre und ventrikuläre Tachykardie (auch bei WPW-Syndrom). Weiteres s. Antiarrhythmika.

**Kontraind.:** Bradykardie, AV Block II. und III. Grades, nicht kompensierte Myokardinsuffizienz. Innerhalb der ersten drei Monate nach Myokardinfarkt oder bei eingeschränkter Herzleistung (linksventrikuläres Auswurfvolumen geringer als 35%), außer bei Patienten mit lebensbedrohenden ventrikulären Herzrhythmusstörungen. Weiteres s. Antiarrhythmika.

**UW:** Kardiale UW entsprechen weitgehend denjenigen von anderen Klasse-IA- und -IC-Antiarrhythmika; arrhythmogene Wirkungen in bis zu 20%. Extrakardiale UW: Mundtrockenheit, Sensibilitätsstörungen an der Mundschleimhaut, Kopfschmerzen, Schwindel; Übelkeit, Erbrechen, Obstipation, intrahepatische Cholestase.

**WW:** Wirkungsverstärkung durch Betareptorenblocker und Antiarrhythmika mit gleichem Angriffspunkt. Erhöhung der Plasmaspiegel von Propranolol, Metoprolol und Digoxin. Erhöhung der Propafenonplasmaspiegel durch Cimetidin.

**Dosis:** Akuttherapie mit 0,5–1 mg/kg langsam i.v. unter EKG- und Blutdruckkontrolle. Dauertherapie 450–600 mg/d oral, verteilt auf 3 Einzelgaben. DDD 300 mg.

**Propafenon AL** (Aliud)

50 Filmtbl. 150 mg (N2) ............................ (FB 16,99) 14,70
100 Filmtbl. 150 mg (N3) ............................ (FB 23,85) 16,70
50 Filmtbl. 300 mg (N2) ............................ (FB 23,76) 20,49
100 Filmtbl. 300 mg (N3) ............................ (FB 36,08) 29,46

**Rytmonorm®** (Abbott)

5 Amp. (70 mg/20 ml) (N1) ................................ 21,03
500 Drg. 10 mg (N1) ............................ (FB 15,05) 15,05
20 Filmtbl. 150 mg (N1) ............................ (FB 13,03) 13,03
50 Filmtbl. 150 mg (N2) ............................ (FB 16,99) 16,99
100 Filmtbl. 150 mg (N3) ............................ (FB 23,85) 23,85
20 Filmtbl. 300 mg (N1) ............................ (FB 15,79) 15,79
50 Filmtbl. 300 mg (N2) ............................ (FB 23,76) 23,76
100 Filmtbl. 300 mg (N3) ............................ (FB 36,08) 36,08

## Propicillin *Rp* [WS]

Halbsynthetisches Oralpenicillin mit bakterizider Wirkung und einem ähnlichen Wirkungsspektrum im grampositiven Bereich wie Benzylpenicillin (s. dort). Die Wirkungsstärke von Propicillin ist ca. 2- bis 4-mal geringer als von Phenoxymethylpenicillin (Penicillin V). Propicillin hat eine höhere Penicillinasestabilität als Phenoxymethylpenicillin, die jedoch bei Infektionen mit penicillinasebildenden Staphylokokken ohne praktische Bedeutung ist. Orale Bioverfügbarkeit etwa 50%, Plasmaeiweißbindung 85%. Halbwertszeit 30 min. Wird etwa zu 50% renal eliminiert.

**Ind.:** Infektionen durch penicillinempfindliche Bakterien, z. B. bei Infektionen des HNO-Bereichs, der Atemwege, des Mund- und Kieferbereichs, der Haut, bei Scharlach, zur Rezidivprophylaxe bei rheumatischem Fieber und zur Endokarditisprophylaxe.

**Kontraind., UW, WW:** s. Penicilline.

**Dosis:** Erw. und Schulkdr. 3-mal 1 Mio. I.E./d.

**Baycillin®** (Bayer)

12 Filmtbl. Mega 1 Mio. I.E. (N1) ............................ 25,47
20 Filmtbl. Mega 1 Mio. I.E. (N2) ............................ 35,11

## Propiverin *Rp* [HO]

Spasmolytikum mit anticholinerger Komponente, das bei Dranginkontinenz die Detrusoraktivität hemmen soll. Überzeugende Belege für eine therapeutische Wirksamkeit liegen nicht vor.

**Anw.:** Dranginkontinenz, Reizblase mit Pollakisurie, Hyperreflexie der Harnblase, Nykturie.

**Kontraind:** Subvesikale Harnabflussstörungen, Harnblasenatonie, Magenatonie, Megakolon, Glaukom. Strenge Indikationsstellung in Schwangerschaft und Stillzeit.

**UW, WW:** s. Atropin.

**Dosis:** 30–45 mg/d in 2–3 Einzeldosen.

**Mictonetten®** (Apogepha)

28 Drg. 5 mg (N1)........................................ 19,38
49 Drg. 5 mg (N2)........................................ 27,58
98 Drg. 5 mg (N3)........................................ 45,56

**Mictonorm®** (Apogepha)

28 Drg. 15 mg (N1) ........................................ 29,32
49 Drg. 15 mg (N2) ........................................ 43,82
98 Drg. 15 mg (N3) ........................................ 73,74

## Propofol *Rp* [ES] 1988 **A/C**

Injektionsanästhetikum mit rasch einsetzender Wirkung (10–20 sec), Erwachen nach 8–9 min. Keine analgetische Wirkung. Die Narkosedauer wird primär durch Umverteilung bestimmt, Elimination mit einer terminalen Halbwertszeit von 240 min. Propofol wird wegen seiner geringen Wasserlöslichkeit als Ölemulsion gegeben.

**Ind.:** Kurznarkose, Narkoseeinleitung.

**Kontraind.:** Kdr. unter 3 Jahre, Schwangerschaft, Stillzeit. Vorsicht bei Herz-, Kreislauf- oder Ateminsuffizienz sowie Hypovolämie, die vor der Narkose zu korrigieren sind. Vorsicht bei Fettstoffwechselstörungen.

**UW:** Schmerzen an der Injektionsstelle, deshalb in der Regel Gabe von Opioidanalgetika notwendig. Blutdrucksenkung, Bradykardie, Apnoe, Husten. Selten epileptiforme Anfälle, Bronchokonstriktion. In der Aufwachphase Übelkeit, Erbrechen und Kopfschmerzen. Sehr selten anaphylaktische Reaktionen.

**WW:** Additive Wirkungen mit Substanzen möglich, die herzkreislauf- oder atemdepressorisch wirken.

**Dosis:** Zur Narkoseeinleitung 1,5–2,5 mg/kg i.v. mit einer Geschwindigkeit von 20–40 mg alle 10 sec. Aufrechterhaltung der Narkose mit Infusion (6–12 mg/kg pro h, ältere Risikopatienten 4 mg/kg pro h) i.v. über bis zu 2 h. Dies sollte wegen der Kumulation jedoch zurückhaltend durchgeführt werden.

**Disoprivan®** (AstraZeneca)

5 Inf.-Fl. 20 ml (10 mg/ml).................................. 35,97
1 Inf.-Fl. 50 ml (10 mg/ml).................................. 22,68
1 Inf.-Fl. 50 ml (20 mg/ml).................................. 35,97

**Propofol-ratiopharm®** (ratiopharm)

5× 20 ml Emulsion (10 mg/ml) (N1) ............................ 31,48
1× 50 ml Emulsion (10 mg/ml).................................. 20,62

1× 100 ml Emulsion (10 mg/ml) (N1) .......................... 31,48
1× 50 ml Emulsion (20 mg/ml) (N1) .......................... 31,48

## Propranolol *Rp* [HS]

Nichtselektiver Betareptorenblocker ohne intrinsische sympathomimetische Aktivität. Bioverfügbarkeit etwa 50%. Hoher First-Pass-Effekt. Elimination überwiegend durch hepatischen Metabolismus, nur 3% unverändert renal. Halbwertszeit 3–5 h.

**Ind.:** Hypertonie, koronare Herzkrankheit, Herzrhythmusstörungen, Migräneprophylaxe, essentieller Tremor.

**Kontraind., UW:** s. Betareptorenblocker.

**Dosis:** *Hypertonie*: Initial 2-mal 80 mg/d, ggf. 2-mal 160 mg/d. Retardkps.: 1-mal 160 mg morgens, ggf. 320 mg.
*Koronare Herzkrankheit, Herzrhythmusstörungen*: Initial 3-mal 40 mg/d, ggf. 2- bis 3-mal 80 mg/d oder 1-mal 160 mg Retardkps.
*Migräneprophylaxe, essentieller Tremor*: 2- bis 4-mal 40 mg/d. DDD 160 mg.
*Akutbehandlung tachykarder Rhythmusstörungen*: Nur unter klinisch-stationären Bedingungen initial 1 mg langsam i.v., Maximaldosis 5–10 mg.

**Dociton**® (Mibe)
10 Amp. (1 mg/1 ml) (N2) .................................. 27,77
30 Tbl. 10 mg (N1) ................................ (FB 11,43) 11,43
50 Tbl. 10 mg (N2) ................................ (FB 12,35) 12,35
100 Tbl. 10 mg (N3) ................................ (FB 14,33) 14,33
30 Tbl. 40 mg (N1) ................................ (FB 13,05) 13,05
50 Tbl. 40 mg (N2) ................................ (FB 14,73) 14,27
100 Tbl. 40 mg (N3) ................................ (FB 18,32) 18,11
100 Tbl. 80 mg (N3) ................................ (FB 21,60) 21,60
100 Retardkps. mite 80 mg (N3) .................... (FB 29,72) 29,72
100 Retardkps. 160 mg (N3) ........................ (FB 37,71) 37,54

**Obsidan**® (Alpharma Isis)
10 Amp. (5 mg/5 ml) (N2) .................................. 20,71
30 Tbl. 25 mg (N1) ................................ (FB 12,40) 12,40
50 Tbl. 25 mg (N2) ................................ (FB 13,72) 13,72
100 Tbl. 25 mg (N3) ................................ (FB 16,59) 16,59
30 Tbl. 40 mg (N1) ................................ (FB 13,05) 13,05
50 Tbl. 40 mg (N2) ................................ (FB 14,73) 14,73
100 Tbl. 40 mg (N3) ................................ (FB 18,32) 18,32
30 Tbl. 100 mg (N1) ................................ (FB 14,80) 14,80
50 Tbl. 100 mg (N2) ................................ (FB 17,09) 17,09
100 Tbl. 100 mg (N3) ................................ (FB 22,86) 22,86

**Propra-ratiopharm**® (ratiopharm)
20 Filmtbl. 10 mg (N1) ............................ (FB 10,93) 10,74
50 Filmtbl. 10 mg (N2) ............................ (FB 12,35) 12,34
100 Filmtbl. 10 mg (N3) ............................ (FB 14,33) 14,33
50 Filmtbl. 40 mg (N2) ............................ (FB 14,73) 14,27
100 Filmtbl. 40 mg (N3) ............................ (FB 18,32) 18,11
50 Filmtbl. 80 mg (N2) ............................ (FB 16,47) 16,47
100 Filmtbl. 80 mg (N3) ............................ (FB 21,60) 21,60
50 Retardkps. 80 mg (N2) .......................... (FB 20,42) 19,53
100 Retardkps. 80 mg (N3) .......................... (FB 29,72) 28,27
50 Retardkps. 160 mg (N2) .......................... (FB 24,71) 23,39
100 Retardkps. 160 mg (N3) .......................... (FB 37,71) 35,58

## Propylthiouracil *Rp* [US]

Thyreostatikum aus der Gruppe der Thioharnstoffderivate (Thionamide) mit ähnlichen Wirkungen wie Carbimazol (s. dort). Die kurze Halbwertszeit (1,5 h) erfordert eine mehrmalige Gabe. Propylthiouracil hat Vorteile in Schwangerschaft und Stillzeit, weil seine hohe Proteinbindung die Plazentapassage und den Übergang in die Muttermilch verzögert. Außerdem hemmt es die periphere $T_4/T_3$-Konversion.

**Ind.:** Hyperthyreose.

**Kontraind., UW, WW:** s. Carbimazol.

**Dosis:** Initial 3-mal 75–100 mg/d oral, in schweren Fällen bis zu 6-mal 100 mg/d. Nach Rückgang der Symptome langsam auf Erhaltungsdosis von 25–150 mg/d reduzieren.

**Propycil**® (Admeda)
20 Tbl. 50 mg (N1) .......................................... 12,98
100 Tbl. 50 mg (N3) .......................................... 25,98

## Propyphenazon [US]

Nichtopioides Analgetikum aus der Gruppe der Pyrazolderivate mit antipyretischen und schwachen antiphlogistischen Eigenschaften. Hemmt die Prostaglandinsynthese in therapeutischen Dosen nur geringfügig. Halbwertszeit 1–2 h. Propyphenazon hat ein ähnliches Nebenwirkungsspektrum wie das Metamizol (s. dort). Insbesondere scheint das Schockrisiko in der gleichen Größenordnung wie bei Metamizol zu liegen. Daher nur nach strenger Indikationsstellung anwenden.

**Ind.:** Zahnschmerzen, Fieber.

**Kontraind.:** Akute intermittierende Porphyrie, Glucose-6-Phosphatdehydrogenasemangel, Überempfindlichkeit gegen Pyrazolone. Schwangerschaft, Stillzeit. Vorsicht bei Analgetikaintoleranz (Asthma, Hautreaktionen).

**UW:** Überempfindlichkeitsreaktionen wie Hautrötung, Juckreiz, Blasenbildung bis zur Entstehung eines Stevens-Johnson-Syndroms oder Lyell-Syndroms. Interstitielle Nephritis, sehr selten schwere allergische Schockreaktionen, Agranulozytose.

**Dosis:** 1- bis 4-mal 500–1000 mg/d oral.

**Demex**® (Berlin-Chemie)
10 Tbl. 500 mg (N1) .................................. (FB 3,03) *4,30*
20 Tbl. 500 mg (N2) .................................. (FB 5,00) *7,45*

## Propyphenazon + Codein *Rp* [US]

Kombination aus einem nichtopioiden Analgetikum und Codein. Propyphenazon sollte wegen allergischer Nebenwirkungen genauso restriktiv gehandhabt werden wie Metamizol (s. dort).

**Anw.:** Schmerzen.

**Kontraind., UW, WW:** s. Propyphenazon, Codein.

**Cibalgin compositum® N** (Novartis)
**Best.:** 1 Drg./1 Supp. enth.: Propyphenazon 220 mg/ 500 mg, Codeinphosphat ½ $H_2O$ 20 mg/40 mg.
**Dosis:** 1 Drg. oder 1 Supp. 2- bis 3-mal/d.

20 Drg. (N2) ............................................. 21,82
10 Supp. (N1) ............................................. 25,49
25 Supp. (N2) ............................................. 49,04

**Titretta® S** (Berlin-Chemie)
**Best.:** 1 Supp./1 forte Supp. enth.: Propyphenazon 300 mg/400 mg, Codeinphosphat ½ $H_2O$ 20 mg/30 mg.
**Dosis:** 1–2 Supp. 1- bis 4-mal/d oder 1 forte Supp. 1- bis 3-mal/d.

10 Supp. S (N1) ............................................. 13,04
30 Supp. S (N2) ............................................. 20,23
10 Supp. S forte (N1) ............................................. 13,43
30 Supp. S forte (N2) ............................................. 21,44

## Proscillaridin *Rp* [HS]

Herzglykosid aus Scilla maritima var. alba. Digitaloid mit positiv inotroper Wirkung. Bioverfügbarkeit 20–40%, d. h. schlechter als bei Digitalisglykosiden. Maximale Plasmaspiegel nach 30 min, ausgeprägter First-Pass-Metabolismus. Überwiegend hepatische Elimination, Halbwertszeit 30–40 h, tägliche Abklingquote ca. 35%. Bei Störungen der Nierenfunktion keine Änderung der Eliminationskinetik. Therapeutische Plasmaspiegel 0,6–1,0 ng/ml. Es gibt keine evidenzbasierte Grundlage für die Therapie mit Proscillaridin.
**Ind.:** Herzinsuffizienz.
**Kontraind., UW:** s. Digitalisglykoside.
**Dosis:** 2- bis 3-mal 0,25–0,5 mg/d oral. Sättigungs- und Erhaltungsdosis sind in der Regel gleich. DDD 0,75 mg.

**Talusin®** (Abbott)
100 Drg. 0,25 mg (N3) ............................................. 20,36
100 Drg. 0,5 mg (N3) ............................................. 26,70

## Protamin [US]

Basisches Protein aus Fischsperma, das mit Heparin einen stabilen inaktiven Komplex bildet. Protamin wird zur Neutralisation der antikoagulierenden Wirkung von Heparin bei der Behandlung Heparin-induzierter Blutungen eingesetzt. Außerdem wird es als Depotstoff bei Verzögerungsinsulinen zugesetzt, um die Wirkungsdauer zu verlängern. Allein verabreicht kann Protamin als Antithromboplastin gerinnungshemmend wirken und Blutungen auslösen. Üblicherweise wird Protaminsulfat verwendet, das pro 1 mg mindestens 100 I.E. Heparin neutralisiert. Auch Protaminhydrochlorid wird benutzt. Protamin wird im Blut schnell abgebaut, sodass gelegentlich nach einiger Zeit im Plasma wieder Heparinaktivität auftritt.
**Ind.:** Blutungen nach Heparingabe, Inaktivierung von Heparin nach Herz-Lungen-Maschinen-Anwendung.
**UW:** Hypotonie, selten Lungenödem, anaphylaktische Reaktion. Nach alleiniger Gabe Blutungen möglich, deshalb bei Heparinneutralisation Überschuss an Protamin vermeiden.
**WW:** Keine bekannt.
**Dosis:** 1 Amp. 1000 zur Neutralisation von 1000 I.E. Heparin langsam i.v., ggf. ein- oder mehrmals wiederholen je nach Schwere des Falles. Nach s.c.-Gabe von Heparin auch 1 Amp. 5000 als i.m.-Injektion.

**Protamin ICN** (ICN)
**Best.:** 1 Amp. 1000 5 ml/1 Amp. 5000 5 ml enth.: Protamin-HCl zur Neutralisation von 1000/5000 I.E. Heparin.
5 Amp. 5 ml 1000 (N1) ............................................. 33,57
5 Amp. 5 ml 5000 (N1) ............................................. 116,07

## Protein C *Rp* [US] 2001 **A/D**

Protein C ist ein körpereigenes Vitamin-K-abhängiges Plasmaprotein, das in aktivierter Form einen gerinnungshemmenden Effekt (Inaktivierung von Faktor V und Faktor VIII) und einen fibrinolytischen Effekt (Neutralisation des Gewebsplasminogenaktivatorinhibitors) hat. Bei kongenitalem schwerem Protein-C-Mangel wird gefrorenes Frischplasma oder Protein-C-Konzentrat eingesetzt. Außerdem steht Antikörper-gereinigtes Protein C vom Menschen als Handelspräparat zur Verfügung.
**Ind.:** Purpura fulminans und Cumarin-induzierte Hautnekrosen bei schwerem kongenitalen Protein-C-Mangel.
**Kontraind.:** Überempfindlichkeit gegen Mausprotein oder Heparin, außer zur Behandlung von lebensbedrohlichen thrombotischen Komplikationen. Vorsicht bei Nieren- oder Leberschäden. Strenge Indikationsstellung in Schwangerschaft, Stillzeit.
**UW:** Selten allergische Reaktionen bis zum Schock, Temperaturanstieg. Hemmkörper gegen verwendeten Gerinnungsfaktor, Einzelfälle von Hypervolämie oder Hämolyse bei nicht blutgruppenspezifischen Präparaten. Infektionen durch Übertragung von Erregern auch bislang unbekannter Natur sind nicht auszuschließen.
**WW:** Keine bekannt.
**Dosis:** Initial 60–80 I.E./kg zur Bestimmung von Recovery und Halbwertszeit, danach Protein-C-Aktivität von 100% anstreben und auf mindestens 25% nach den Laborwerten der Protein-C-Aktivität einstellen.

**Ceprotin** (Baxter)
**Best.:** 1 Durchstechfl. enth.: Protein C vom Menschen 500 I.E./1000 I.E. gereinigt durch monoklonale Mausantikörper.
1 Durchstechfl. 500 I.E. + 1 Fl. Lsgm. ............................................. 1272,08
1 Durchstechfl. 1000 I.E. + 1 Fl. Lsgm. ............................................. 2477,85

## Prothipendyl *Rp* [US]

Sedierend wirkendes Neuroleptikum aus der Gruppe der Phenothiazine mit ähnlichen Eigenschaften wie Levomepromazin (s. dort). Bioverfügbarkeit nach oraler Gabe 8–15%, Halbwertszeit 2–3 h.

**Ind.:** Psychomotorische Unruhe- und Erregungszustände bei Schizophrenie und anderen Psychosen, bei Einschlaf- und Durchschlafstörungen.

**Kontraind., UW, WW:** s. Levomepromazin.

**Dosis:** *Erregungszustände*: Initial 3- bis 4-mal 40–80 mg/d i.m., anschießend 3- bis 4-mal 40–80 mg/d oral. *Einschlafstörungen*: Abends 1-mal 40–80 mg oral.

**Dominal**® (AWD Pharma)

5 Amp. (40 mg/2 ml) (N1) ........................ (FB 16,53) 16,53
20 Drg. forte 40 mg (N1)........................ (FB 12,90) 12,90
50 Drg. forte 40 mg (N2)........................ (FB 17,10) 17,10
20 Filmtbl. forte 80 mg (N1)........................ (FB 15,21) 15,21
50 Filmtbl. forte 80 mg (N2)........................ (FB 22,76) 22,76
15 ml Lsg. (50 mg/ml) (N1) ........................ (FB 13,05) 13,05
100 ml Lsg. (50 mg/ml) (N3) ........................ (FB 37,13) 37,13

## Protionamid *Rp* [US]

Antituberkulotikum aus der Gruppe der Thionamide, das nur noch bei Bakterienresistenz gegen Isoniazid als bakterizid wirkendes Reservemittel eingesetzt wird. Protionamid wird nach oraler Gabe schnell resorbiert, erreicht maximale Plasmaspiegel nach 2 h und wird in der Leber zu 95% zu renal eliminierten Metaboliten abgebaut, Halbwertszeit 2–3 h.

**Ind.:** Tuberkulose.

**Kontraind.:** Leberfunktionsstörungen, Psychosen. Schwangerschaft, Stillzeit.

**UW:** Gastrointestinale Störungen, Leberfunktionsstörungen.

**WW:** Bei gleichzeitiger Gabe von Isoniazid sind die Plasmaspiegel von Protionamid um 70% erhöht. Additive hepatotoxische Wirkung mit Isoniazid, Rifampicin, Pyrazinamid und hormonalen Kontrazeptiva möglich. Toleranz von Alkohol und Hypnotika kann herabgesetzt werden. Protionamid hemmt den Abbau von Isoniazid und Barbituraten.

**Dosis:** 1-mal 0,75–1 g/d oral abends, ggf. initial Infusion von 500 mg/d in einer indifferenten Trägerlösung über 2–3 h.

**Peteha**® (Fatol)

50 Filmtbl. 0,25 g (N2) ........................ 66,18
100 Filmtbl. 0,25 g (N3) ........................ 121,87
10 Inj.-Fl. (0,5 g/8 ml) (N2)........................ 59,81

## Protirelin *Rp* [US]

Protirelin ist das Thyrotropin freisetzende Hormon (TRH) des Hypothalamus und wird für die Diagnostik von Schilddrüsenfunktionsstörungen eingesetzt. Tripeptid mit einer Halbwertszeit von 5 min.

**Ind.:** TRH-Test bei Schilddrüsen- und Hypophysendiagnostik.

**Kontraind.:** Akuter Herzinfarkt, instabile Angina pectoris, Epilepsie, Asthma bronchiale, Schwangerschaft.

**UW:** Hitzegefühl, Schwitzen, Nausea, Harndrang, Kopfschmerzen, Benommenheit, Flush. Selten Erbrechen, Angina pectoris, Geschmacksstörungen, Hungergefühl, Mundtrockenheit, Blutdruckänderungen, Krampfanfall, Apoplexie. Sehr selten anaphylaktischer Schock.

**WW:** Schilddrüsenhormone hemmen den TRH-induzierten TSH-Anstieg, ebenso Glucocorticoide, Somatostatin, Dopamin und andere Dopaminagonisten, Salicylate, Morphin, Barbiturate und Röntgenkontrastmittel. Wirkungsverstärkung des TRH-Testes durch Gonadorelin, GRH, CRH, Östrogene, Clomifen, Spironolacton, Iodid, Amiodaron, Lithium, Theophyllin, Metoclopramid, Domperidon, Neuroleptika und Prostaglandine.

**Dosis:** 0,2–0,4 mg langsam i.v. beim liegenden Patienten oder 2 mg (2 Sprühstöße) in jedes Nasenloch. Kdr. 1 µg/kg i.v. oder 1 mg nasal.

**Relefact**® **TRH** (Aventis)

10 Amp. (0,2 mg/1 ml) (N3)........................ 102,74

## Purpursonnenhutextrakt [KR]

Auszug aus Purpursonnenhutkraut (Herba Echinaceae angustifoliae). Pflanzliches Immunstimulans mit ungesicherter therapeutischer Wirkung.

**Anw.:** Adjuvans bei Atemwegs- und Harnwegsinfektionen. Wundheilung.

**Kontraind.:** Tuberkulose, Leukosen, Kollagenosen, multiple Sklerose. Allergie gegen Korbblütler.

**UW:** Hautausschlag, Juckreiz, Atemnot, Hypotonie. Amp. wurden wegen mehrerer Todesfälle aus dem Handel gezogen.

**Echinacin**® (Madaus)

**Best.:** 100 g Lsg. enth.: Presssaft aus Purpursonnenhutkraut 80 g, 22 Vol.% Alkohol. 1 Lutschpastille enth.: Trockenpresssaft aus Purpursonnenhutkraut 88,5 mg.
**Dosis:** Initial 2,5 ml Lsg., anschließend 1,25 ml alle 1–2 h, Weiterbehandlung 3-mal 2,5 ml/d, 3- bis 4-mal 1 Lutschpastille/d oder 3-mal 5 ml Saft/d.

20 Lutschpastillen 88,5 mg (N1) ........................ 8,62
40 Lutschpastillen 88,5 mg (N2) ........................ 16,12
50 Tbl. 100 mg (N2)........................ 10,70
100 Tbl. 100 mg (N3)........................ 17,12
50 g Salbe (16 g/100 g) (N2) ........................ 8,05
50 ml Lsg. (80 g/100 g) (N1) ........................ 8,62
100 ml Lsg. (80 g/100 g) (N2) ........................ 16,72
100 ml Saft (2,34 g/100 g) (N1)........................ 10,83

## Purpursonnenhutextrakt-Kombinationen [KR]

Pflanzliche Immunstimulanzien mit fraglicher Wirksamkeit.

**Esberitox® N** (Schaper & Brümmer)
**Anw.:** Atemwegsinfekte, Herpes simplex.
**Dosis:** 3-mal tgl. 50 Tr. oder 3 Tbl.
**Best.:** 1 Tbl./1 ml Lsg. enth.: alkohol. Extrakt 0,215 ml/ 0,43 ml entspr. Lebensbaumspitzen 2 mg/4 mg, Sonnenhutwurzel 7,5 mg/15 mg, Färberhülsenwurzel 10 mg/20 mg.

| | |
|---|---|
| 50 Tbl. | 6,75 |
| 60 Tbl. | 7,85 |
| 100 Tbl. | 11,75 |
| 20 ml Lsg. | 5,00 |
| 50 ml Lsg. | 9,65 |
| 100 ml Lsg. | 15,10 |
| 150 ml Lsg. | 21,20 |

## Pyrantel *Rp* [WS]

Anthelminthikum, das gegen Ascariden, Oxyuren, Ancylostoma duodenale und Necator americanus wirksam ist. Pyrantel bewirkt eine neuromuskuläre Blockade der Würmer. Pyrantel wird als Embonat nur geringfügig aus dem Darm resorbiert. Im Urin werden 7% unverändert und als Metabolit gefunden.
**Ind.:** Oxyuriasis, Ascariasis, Hakenwürmer.
**Kontraind.:** Leberschädigung.
**UW:** Sehr selten gastrointestinale Störungen, Kopfschmerzen, Müdigkeit, Schwindel, Transaminaseanstieg.
**Dosis:** 1-malig 10 mg/kg (max. 1 g) oral.

**Helmex®** (Infectopharm)

| | |
|---|---|
| 4 Kautbl. 250 mg (N1) | 20,58 |
| 10 ml Fl. (250 mg/5 ml/ED) (N1) | 16,48 |
| 50 ml Fl. (250 mg/5 ml/ED) (N1) | 30,95 |

## Pyrazinamid *Rp* [US]

Wichtiges Antituberkulotikum für die Initialphase der sechsmonatigen Kombinationstherapie der Tuberkulose, da die Sputumkonversionsrate schneller als mit anderen Kombinationen erfolgt. Pyrazinamid ist ein synthetisches Pyrazinanalogon der Nicotinsäure, das sich bei leicht saurem pH nach Umwandlung zu Pyrazincarbonsäure intrabakteriell anreichert. Weiterer Wirkungsmechanismus unbekannt. Rasche Resistenzentwicklung bei Monotherapie, deshalb nur in Kombination mit anderen Antituberkulotika. Nicht wirksam bei Mycobacterium bovis.
Pyrazinamid wird nach oraler Gabe schnell resorbiert, verteilt sich in alle Gewebe und reichert sich in Makrophagen an, was bedeutsam für die antituberkulotische Wirkung ist. In der Leber Hydrolyse zu Pyrazincarbonsäure und Oxidation zu 5-Hydroxypyrazincarbonsäure, die als wesentliches Endprodukt renal ausgeschieden wird. Halbwertszeit 4–17 h.
**Ind.:** Kombinationstherapie der Tuberkulose.
**Kontraind.:** Akute Hepatitis. Vorsicht bei Niereninsuffizienz und Gicht.
**UW:** Leberschäden, Hyperurikämie, Photosensibilisierung, gastrointestinale Störungen, Störungen der Hämatopoese.
**WW:** Wirkung von Urikosurika vermindert, die von Antidiabetika verstärkt.
**Dosis:** Erw. über 75 kg 1-mal 2500 mg/d oral morgens nach dem Frühstück, Erw. über 50 kg 1-mal 2000 mg/d oral, Erw. unter 50 kg und Kdr. ab 10 Jahre tgl. 1-mal 1500 mg oral, Kdr. unter 10 Jahre 1-mal tgl. 35–40 mg/kg.

**Pyrafat®** (Fatol)

| | |
|---|---|
| 50 Tbl. 100 mg (N2) | 18,86 |
| 100 Tbl. 100 mg (N3) | 27,13 |
| 50 Filmtbl. 500 mg (N2) | (FB 26,59) 26,59 |
| 100 Filmtbl. 500 mg (N3) | (FB 41,21) 41,21 |

## Pyrethrumextrakt-Kombination [WS]

Enthält einen Pyrethrumextrakt aus Chrysanthemym cinerafolium. Pyrethrine wirken ähnlich wie DDT als Kontaktinsektizide. Sie sind für den Menschen wenig toxisch, weil sie schnell metabolisiert werden. Piperonylbutoxid hemmt den Abbau von Pyrethrinen bei Insekten und verstärkt die insektizide Wirkung.
**Ind.:** Kopf-, Filz- und Kleiderläuse.
**UW:** Irritierend auf Schleimhäute und Augen. Allergische Dermatitis.

**Goldgeist® forte** (Gerlach)
**Best.:** 100 g Lsg. enth.: Pyrethrumextrakt 0,3 g entspr. 75 mg Gesamtpyrethrine, Piperonylbutoxid 0,7 g, Chlorocresol 0,9 g, Diethylenglykol 40 g.
**Dosis:** Haar der befallenen Körperteile durchtränken und 30–45 min einwirken lassen, danach wie Shampoo ausspülen, ggf. nach 8–10 Tagen wiederholen. Bei Kleinkdr. höchstens 25 ml anwenden.

| | |
|---|---|
| 75 ml Lsg. (N1) | 7,54 |
| 250 ml Lsg. (N2) | 19,96 |
| 500 ml Lsg. (N3) | 28,40 |

## Pyridostigminbromid *Rp* [ES]

Reversibler Hemmstoff der Acetylcholinesterase mit ähnlichen Wirkungen wie Neostigmin (s. dort). Pyridostigmin wirkt langsamer aber länger als Neostigmin und hat geringere UW. Als quaternäre Iminiumverbindung hat Pyridostigminbromid nur eine geringe orale Bioverfügbarkeit (10–20%). Maximale Plasmaspiegel nach 2–4 h mit großen interindividuellen Schwankungen, Wirkungsdauer 3–6 h, Halbwertszeit 100 min. Relativ geringer Metabolismus (ca. 20%), renale Ausscheidung 80–90%. Keine Passage der Blut-Hirn-Schranke.
**Ind.:** Myasthenia gravis, Blasen- und Darmatonie, Aufhebung der Wirkung nichtdepolarisierender Muskelrelaxanzien.

**Kontraind.:** s. Carbachol. Vorherige Gabe von Suxamethonium. Strenge Indikationsstellung in Schwangerschaft und Stillzeit.
**UW, WW:** s. Carbachol. Bronchialsekretion, Tränenfluss, Hypotonie. Bei höheren Dosen Muskelschwäche bis zur Lähmung (Dauerdepolarisation) als Zeichen einer cholinergen Krise.
**Dosis:** *Myasthenia gravis*: 2- bis 4-mal/d 60–180 mg oral oder 2-mal/d 180–540 mg retard. Bei starken muscarinischen UW Atropinsulfat bis zu 4-mal 0,25–0,5 mg/d oral.
*Blasen- und Darmatonie*: 60 mg oral alle 4 h.
*Aufhebung der Wirkung von Suxamethonium:* 5 mg und 0,5 mg Atropin i.v., evtl. in 2 Einzeldosen.

**Mestinon**® (ICN)
5 Inj.-Fl. (25 mg/5 ml) (N1) ................................. 43,16
100 Tbl. 10 mg (N3) ......................................... 22,31
100 Drg. 60 mg (N3) ......................................... 60,51
100 Retardtbl. 180 mg (N3) ................................. 300,63

## Pyridoxin [US]

Der Tagesbedarf von Vitamin $B_6$ (Pyridoxin) beträgt 2 mg. Hauptquellen sind Gemüse, Vollkornbrot, Müsli, Sojabohnen, Leber und Fleisch. Pyridoxin wird oral schnell resorbiert und fungiert nach Umwandlung in Pyridoxalphosphat als Coenzym für Decarboxylasen und Transaminasen, die an der Synthese von Nicotinsäure und Neurotransmittern (Noradrenalin, Dopamin, 5-Hydroxytryptamin) beteiligt sind. Bei Einnahme von Kontrazeptiva und bei Schwangeren sind die Plasmawerte von Pyridoxalphosphat vermindert, ohne dass sich daraus ein zusätzlicher Bedarf ableiten lässt. Echter Pyridoxinmangel ist selten und tritt meist in Kombination mit Mangelzuständen anderer B-Vitamine auf, z. B. bei chronischem Alkoholismus und Malabsorption. Mangelsymptome sind seborrhoische Hautläsionen, Glossitis. Stomatitis, periphere Neuropathien und epileptiforme Krämpfe.
**Ind.:** Periphere Neuropathie infolge Vitamin-$B_6$-Mangel, der sich durch Ernährung nicht beheben lässt. Pyridoxinabhängige Störungen, z. B. primäre Hyperoxalurie Typ I, Homocysteinurie, Cystathioninurie.
**UW:** Nach längerdauernder Einnahme von über 50 mg/d sowie kurzfristiger Einnahme von Dosen im Grammbereich wurden Anzeichen einer peripheren Neuropathie beobachtet.
**WW:** Pyridoxin verstärkt die Decarboxylierung von Levodopa. Isoniazid, Penicillamin, Cycloserin und Hydralazin wirken als Pyridoxinantagonisten.
**Dosis:** *Pyridoxinmangel-bedingte Neuropathie*: 50–300 mg/d oral. *Pyridoxinabhängige Störungen*: 10–250 mg/d oral.

**Hexobion**® (Merck)
20 Drg. 100 mg (N1) ................................ (FB 3,70) 3,70
100 Drg. 100 mg (N3) .............................. (FB 13,85) 13,85

## Pyrimethamin *Rp* [US]

Dihydrofolatreduktasehemmstoff aus der Gruppe der Diaminopyrimidine mit ähnlichen Wirkungen wie Trimethoprim. Pyrimethamin wirkt speziell auf die Dihydrofolatreduktase von Protozoen, während das Enzym von Bakterien und Säugetieren erst durch 1000fach höhere Konzentrationen gehemmt wird. Bei Toxoplasmose wird Pyrimethamin in Kombination mit dem kurzwirkenden Sulfonamid Sulfadiazin eingesetzt. Die frühere Prophylaxe der chloroquinresistenten Malaria tropica mit Pyrimethamin/Sulfadoxin (Fansidar®) ist wegen schwerer und tödlicher Hautreaktionen (Häufigkeit 1:6500) verlassen worden.
Pyrimethamin wird langsam aber nahezu vollständig resorbiert, erreicht maximale Plasmaspiegel nach 2–6 h und reichert sich in Niere, Lunge, Leber und Milz an. Es wird langsam in Form mehrerer Metaboliten renal ausgeschieden, Halbwertszeit 4 Tage. Sulfadiazin wird schnell resorbiert, Elimination renal, davon 15–45% in acetylierter Form, Halbwertszeit 7–12 h.
**Ind.:** Kombinationstherapie der Toxoplasmose.
**Kontraind.:** Schwere Leber- und Nierenleiden. Stillzeit. Vorsicht in den ersten 5 Monaten der Schwangerschaft, immer zusätzlich Folsäure.
**UW:** Häufig gastrointestinale Störungen, Leukopenie, Anämie, Thrombozytopenie. Gelegentlich Hautausschlag, Schlaflosigkeit, Schwindel, Trockenheit in Mund und Rachen, Fieber, Depression, erhöhter Phenylalaningehalt im Blut bei Neugeborenen.
**WW:** Verstärkte Lebertoxizität durch Lorazepam. Megaloblastenanämie durch Co-trimoxazol. Bei Kdr. mit zerebraler Leukämie erhöhtes Krampfanfallsrisiko. Verstärkte Blutungsneigung nach Warfarin, erhöhte Serumspiegel von Chinin.
**Dosis:** *Erw., Kdr. über 6 Jahre*: Pyrimethamin 1. Tag 1-mal 100 mg/d, danach 1-mal 25–50 mg/d oral und jeweils Sulfadiazin 4-mal 37,5 mg/d oral (maximal 4000 mg/d). Weitere Dosen s. Fachinformation.

**Daraprim**® (GlaxoSmithKline)
30 Tbl. 25 mg (N2) ......................................... 13,11

**Sulfadiazin-Heyl**® (Heyl)
30 Tbl. 500 mg (N2) ......................................... 19,33
100 Tbl. 500 mg (N3) ....................................... 39,85

## Pyritinol *Rp* [ML]

Neurotropikum, Vitamin-$B_6$-Derivat. Pyritinol soll die Glucoseaufnahme im Hirn verbessern. Es wird zur Behandlung von Hirnleistungsstörungen im Alter, aber auch nach Commotio, Apoplex und neurochirurgischen Operationen eingesetzt. Wirkt zentral stimulierend und sollte daher nicht abends eingenommen werden. Eine überzeugende Beziehung zwischen experimentellen Befunden und der behaupteten therapeutischen Wirksamkeit lässt sich derzeit nicht herstellen. Halbwertszeit 2,5 h.

**Anw.:** Hirnleistungsstörungen bei demenziellen Syndromen, adjuvant nach Schädelhirntraumen.

**Kontraind.:** Schwere Blutbildveränderungen sowie Leber- und Nierenfunktionsstörungen, Autoimmunkrankheiten.

**UW:** Zentrale Erregung, Reizbarkeit, Schlafstörungen, Kopfschmerzen, gastrointestinale Störungen, Leberfunktionsstörungen, Hautreaktionen, Proteinurie, Störungen der Hämatopoese (Thrombozytopenie, Leukopenie), vereinzelt Autoimmunkrankheiten (Myositis, Lupus, Vaskulitis). Bis auf die zentral erregenden UW treten die anderen UW praktisch nur bei der Behandlung rheumatischer Patienten auf. Kreuzallergie mit Penicillamin wird vermutet.

**WW:** Verstärkte UW von Penicillamin, Gold und Sulfasalazin.

**Dosis:** 3-mal 200 mg/d oral.

**Encephabol**® (Merck)

| | |
|---|---|
| 50 Drg. 100 mg (N2) | 33,13 |
| 100 Drg. 100 mg (N3) | 59,71 |
| 50 Drg. forte 200 mg (N2) | 56,52 |
| 100 Drg. forte 200 mg (N3) | 105,83 |

## Pyrviniumembonat [WS]

Anthelminthikum, das gegen Nematoden, insbesondere gegen Oxyuren (Madenwürmer), wirksam ist. Es hemmt Enzyme im Kohlenhydratstoffwechsel der Oxyuren. Heute weitgehend durch Mebendazol, Pyrantel oder Piperazin ersetzt. Nach oraler Gabe praktisch keine Resorption.

**Ind.:** Oxyurenbefall.

**Kontraind.:** Leberschädigung, entzündliche Darmkrankheiten, Niereninsuffizienz.

**UW:** Nausea, Erbrechen Diarrhö. Gelegentlich Allergie und Photosensibilisierung. Pyrvinium färbt den Stuhl und bei Erbrechen die Kleidung rot.

**Dosis:** 1-malig 5 mg/kg oral, ggf. Wiederholung nach 2–3 Wochen.

**Molevac**® (Parke-Davis)

| | |
|---|---|
| 8 Drg. 50 mg (N1) | 21,40 |
| 25 ml Susp. (50 mg/5 ml) (N1) | 16,81 |

# Q

**Quetiapin** *Rp* [US] 2000 **C**

Atypisches Neuroleptikum aus der Gruppe der Dibenzothiazepine mit ähnlichen Eigenschaften wie Clozapin (s. dort). Quetiapin blockiert bevorzugt 5-$HT_{2A}$-Rezeptoren und $D_2$-Dopaminrezeptoren, worauf wird eine geringere Häufigkeit extrapyramidaler Störungen zurückgeführt wird. In einem Cochrane-Review wird die Verwendung von Quetiapin nicht empfohlen, da trotz zahlreicher klinischer Studien die Behandlungsdauer meistens sehr kurz und die Zahl der Therapieabbrüche ungewöhnlich hoch war (36–64%). Nachteilig ist das Auftreten einer Leukopenie (über 1%). Gute orale Resorption und umfassende hepatische Metabolisierung zu inaktiven Metaboliten vor allem über CYP3A4, Halbwertzeit 7 h.

**Ind.:** Schizophrenie.

**Kontraind.:** Gleichzeitige Gabe von CYP3A4-Hemmern (z. B. HIV-Proteasehemmern, Azolantimykotika, Erythromycin, Clarithromycin). Kdr., Jugendliche, Schwangerschaft, Stillzeit.

**UW:** Häufig erniedrigte Thyroxinspiegel, Schläfrigkeit, Asthenie, Mundtrockenheit, Rhinitis, Verdauungsstörungen, Hypotonie, Gewichtszunahme, orthostatische Hypotonie, Leukopenie, Neutropenie, erhöhte Serumtransaminasen. Gelegentlich Krampfanfälle, Eosinophilie, Hypertriglyzeridämie, Hypercholesterinämie. Selten malignes neuroleptisches Syndrom, Gelbsucht, Grand-Mal-Anfälle, Priapismus, periphere Ödeme.

**Dosis:** Initial 2-mal 25 mg/d oral am 1. Tag, 2-mal 50 mg/d oral am 2. Tag, 2-mal 100 mg/d oral am 3. Tag, 2-mal 150 mg/d oral am 4. Tag und danach übliche Dosis 300–450 mg/d, ggf. maximal bis 750 mg/d.

**Seroquel**® (AstraZeneca)

| | |
|---|---|
| 20 Filmtbl. 25 mg (N1) | 22,59 |
| 50 Filmtbl. 25 mg (N2) | 41,86 |
| 100 Filmtbl. 25 mg (N3) | 74,16 |
| 20 Filmtbl. 100 mg (N1) | 35,54 |
| 50 Filmtbl. 100 mg (N2) | 74,16 |
| 100 Filmtbl. 100 mg (N3) | 138,91 |
| 20 Filmtbl. 200 mg (N1) | 61,19 |
| 50 Filmtbl. 200 mg (N2) | 138,91 |
| 100 Filmtbl. 200 mg (N3) | 268,41 |
| 20 Filmtbl. 300 mg (N1) | 87,10 |
| 50 Filmtbl. 300 mg (N1) | 203,67 |
| 100 Filmtbl. 300 mg (N3) | 397,96 |
| Startpack. (6× 25 mg, 3× 100 mg, 1× 200 mg) | 20,06 |

**Quinagolid** *Rp* [ES] 1995 **A/B**

Selektiver $D_2$-Dopaminrezeptoragonist mit ähnlichen Wirkungen wie Bromocriptin (s. dort). Nach oraler Gabe nahezu vollständige Resorption, jedoch hoher First-Pass-Effekt. Der N-Demethylmetabolit ist biologisch wirksam. Halbwertszeit nach wiederholter Gabe 17 h.

**Ind.:** Hyperprolaktinämie unbekannter Ursache, Prolaktinom der Hypophyse.

**Kontraind.:** Eingeschränkte Leber- und Nierenfunktion. Vorsicht bei psychotischen Störungen in der Anamnese. Strenge Indikationsstellung in Schwangerschaft und Stillzeit.

**UW:** Vor allem initial Übelkeit, Erbrechen, Kopfschmerzen, Schwindel, Müdigkeit. Gelegentlich Anorexie, Bauchschmerzen, Obstipation, Diarrhö, Schlaflosigkeit, Ödeme, Hitzewallungen, verstopfte Nase, Hypotonie, in seltenen Fällen psychotische Zustände.

**WW:** Alkohol verstärkt die UW, Dopaminantagonisten (z. B. Neuroleptika) vermindern den therapeutischen Effekt.

**Dosis:** Am 1.–3. Tag 25 µg/d oral, am 4.–6. Tag 50 µg/d, ab dem 7. Tag 75 µg/d jeweils 1-mal/d abends, ggf. bis zu 150–300 µg/d.

**Norprolac**® (Ferring)

| | |
|---|---|
| 3 Tbl. 25 µg + 3 Tbl. 50 µg Starterpack. (N1) | 18,66 |
| 30 Tbl. 75 µg (N2) | 59,33 |
| 30 Tbl. 150 µg (N2) | 109,27 |

**Quinapril** *Rp* [US] 1991 **C**

Langwirkender ACE-Hemmer (s. dort) mit ähnlichen Wirkungen wie Enalapril. Quinapril ist ein Prodrug, das in der Leber durch Esterabspaltung in das aktive Quinaprilat umgewandelt wird. Wirkungseintritt nach 2 h, Wirkungsdauer 24 h, Bioverfügbarkeit 38%, Halbwertszeit 26 h.

**Ind.:** Hypertonie, Herzinsuffizienz.

**Kontraind., UW:** s. ACE-Hemmer.

**Dosis:** *Oral*: Initial 1-mal 10 mg/d oral, nach 3 Wochen ggf. Dosiserhöhung auf 20 mg/d oral, maximale Tagesdosis 40 mg/d. Bei gleichzeitiger Diuretikatherapie, Salz- oder Wasserverlusten, schwerer Hypertonie oder Herzinsuffizienz initial 1-mal 2,5 mg/d, bei älteren Patienten (>65 J.) oder eingeschränkter Nierenfunktion mit einem Serumkreatinin von 1,2–1,8 mg/dl initial 1-mal 5 mg/d. Diese Patienten sind nach der ersten Dosis und bei Dosissteigerungen mindestens 6 h ärztlich zu überwachen, um einen unkontrollierten starken Blutdruckabfall zu vermeiden. *Parenteral*: Initial 1,25 mg i.v., sonst 2-mal/d i.v. halbe orale Tagesdosis.

**Accupro**® (Gödecke/Pfizer)

30 Filmtbl. 5 mg (N1) ........ (FB 14,27) 14,27
50 Filmtbl. 5 mg (N2) ........ (FB 16,41) 16,41
100 Filmtbl. 5 mg (N3) ........ (FB 21,48) 21,48
30 Filmtbl. 10 mg (N1) ........ (FB 16,33) 16,33
50 Filmtbl. 10 mg (N2) ........ (FB 19,86) 19,86
100 Filmtbl. 10 mg (N3) ........ (FB 27,45) 27,45
30 Filmtbl. 20 mg (N1) ........ (FB 19,77) 19,77
50 Filmtbl. 20 mg (N2) ........ (FB 25,03) 25,03
100 Filmtbl. 20 mg (N3) ........ (FB 36,37) 36,37

## Quinapril + Hydrochlorothiazid *Rp* [US]

Sinnvolle Kombination zur Hochdrucktherapie, da Hydrochlorothiazid durch die negative Natriumbilanz das Renin-Angiotensinsystem aktiviert, das dann besonders wirksam durch den ACE-Hemmer gehemmt wird. Gleichzeitig vermindert der ACE-Hemmer die thiazidinduzierte Hypokaliämie.

**Ind.:** Hypertonie, wenn Kombinationstherapie angezeigt ist.

**Best.:** 1 Filmtbl./20 Filmtbl./diuplus Filmtbl. enth.: Quinapril 10 mg/20 mg/20 mg, Hydrochlorothiazid 12,5 mg/12,5 mg/25 mg.

**Kontraind., UW, WW:** s. Quinapril, Hydrochlorothiazid. Bei Diuretikavorbehandlung, Natriummangel, Dehydratation, renovaskulärem Hochdruck oder Herzinsuffizienz starker initialer Blutdruckabfall möglich, Dosisreduktion! Bei eingeschränkter Nierenfunktion und Patienten über 65 J. besonders vorsichtige Titration der Einzelkomponenten.

**Dosis:** 1-mal 1 Tbl. mit 10 mg oder 20 mg/d.

**Accuzide**® (Gödecke/Parke-Davis)

30 Filmtbl. 10 mg (N1) ........ (FB 19,85) 19,85
50 Filmtbl. 10 mg (N2) ........ (FB 26,85) 26,85
100 Filmtbl. 10 mg (N3) ........ (FB 44,44) 44,44
30 Filmtbl. 20 mg (N1) ........ (FB 20,62) 20,62
50 Filmtbl. 20 mg (N2) ........ (FB 28,15) 28,15
100 Filmtbl. 20 mg (N3) ........ (FB 47,91) 47,91
30 Filmtbl. 20 mg diuplus (N1) ........ (FB 21,14) 21,14
50 Filmtbl. 20 mg diuplus (N2) ........ (FB 29,01) 29,01
100 Filmtbl. 20 mg diuplus (N3) ........ (FB 49,95) 49,95

## Quinupristin/Dalfopristin *Rp* [US] 2000 A

Kombination von Streptograminantibiotika aus der Gruppe zyklischer Peptidantibiotika zur Behandlung schwerer Infektionen mit multiresistenten grampositiven Keimen. Quinupristin und Dalfopristin wirken bakteriostatisch gegen grampositive Bakterien und erreichen durch eine synergistische Wirkung bakterizide Effekte. Klinische Infektionen mit Methicillin-resistenten Staphylococcus aureus (MRSA) oder Vancomycin-resistenten Enterococcus faecium wurden bei 75% bzw. 60% der Patienten erfolgreich behandelt. Trotz kurzer Halbwertszeit (50 min) kann die Kombination wegen eines deutlichen postantibiotischen Effekts alle 8 h gegeben werden.

**Ind.:** Nosokomiale Pneumonie, klinisch relevante Infektionen durch Vancomycin-resistente E. faecium, Haut- und Weichteilinfektionen, wenn diese durch grampositive Keime verursacht werden und kein anderes Antibiotikum wirksam ist.

**Kontraind.:** Steptograminüberempfindlichkeit, schwere Leberinsuffizienz, Patienten mit erhöhtem Risiko von Herzrhythmusstörungen (z. B. QT-Syndrom, Herzhypertrophie, Myokardiopathie, Hypokaliämie, Bradykardie, Hypomagnesiämie). Gleichzeitige Gabe von Sekalealkaloiden und CYP3A4-Substraten, die das QTc-Intervall verlängern (z. B. Terfenadin, Disopyramid, Chinidin, Lidocain). Stillzeit. Schwangerschaft: Strenge Indikationsstellung.

**UW:** Häufig Entzündung, Schmerz, Ödeme, Reaktionen an der Einstichstelle, Blutungen, Thrombophlebitis, Übelkeit, Durchfall, Erbrechen, Exanthem, Kopfschmerzen, Juckreiz, Schmerzen, Arthralgien, Myalgie, Asthenie, Arrhythmien. Gelegentlich orale Candidiasis, Stomatitis, Appetitlosigkeit, Dyspepsie, Obstipation, Pankreatitis, pseudomembranöse Enterokolitis, Bauch-, Rücken- u. Thoraxschmerzen, Vaginitis, Harnwegsinfektionen, Hämaturie, Schwitzen, Vasodilatation, periphere Ödeme, Phlebitis, Gewebeentzündung, Fieber, Pneumonie, Dyspnoe, Pleuraerguss, Parästhesie, Myasthenie, Schlaflosigkeit, Ängstlichkeit, Verwirrung, Benommenheit, makulopapulöses Exanthem, Urtikaria, allergische und anaphylaktische Reaktionen, Gicht, Hepatitis, Ikterus, Pharyngitis, Tachykardie, Hyponatriämie. Erhöhte Werte von Bilirubin, Kreatinin, Harnstoff, γ-GT, alkalischer Phosphatase, Kreatininphosphokinase, Laktatdehydrogenase, ALAT, ASAT, Kalium. Abnahme von Thrombozyten, Leukozyten, neutrophilen Granulozyten, Hämoglobin, Hämatokrit, Kalium.

**WW:** Durch CYP3A4-Hemmung wird der Metabolismus von Ciclosporin A, Midazolam, Nifedipin und Terfenadin gehemmt. Gleichzeitige Gabe mit Paracetamol oder anderen Glutathion-senkenden Substanzen führt zu Anstieg der Transaminasen.

**Dosis:** 7,5 mg/kg in 5% Glucoselösung alle 8 h als 60-minütige i.v.-Infusion über zentralvenösen Katheter und anschließende Spülung der Vene mit 5% Glucoselösung.

**Synercid**® (Aventis)

**Best.:** 1 Durchstechfl. enth.: Quinupristin 150 mg, Dalfopristin 350 mg.

1 Durchstechfl. (500 mg/10 ml) (N1) ........ 89,39

# R

## Rabeprazol *Rp* [HK] 1998 C

Irreversibler Hemmstoff der gastralen Protonenpumpe aus der Gruppe der Benzimidazole mit ähnlichen pharmakodynamischen und pharmakokinetischen Eigenschaften wie Omeprazol (s. dort). Rabeprazol wird im Dünndarm rasch resorbiert und erreicht maximale Plasmaspiegel nach 3,5 h, Bioverfügbarkeit 52%. Die Säuresekretion ist nach 23 h noch zu 70–80% gehemmt und normalisiert sich innerhalb von 2–3 Tagen nach Absetzen der Medikation. Rabeprazol wird in der Leber metabolisiert und die Metaboliten zu 90% mit dem Urin ausgeschieden, Halbwertszeit 1 h.

**Ind.:** Kombinationstherapie bei H.-pylori-Eradikation, Ulcus duodeni et ventriculi, Refluxösophagitis.

**Kontraind.:** Schwangerschaft, Stillzeit.

**UW:** Gelegentlich Kopfschmerzen, Durchfall, Übelkeit. Selten Rhinitis, Bauch- oder Rückenschmerzen, Abgeschlagenheit, Blähungen, Pharyngitis, Schwindel, Infekte, Husten, Obstipation und Schlaflosigkeit.

**WW:** Im Gegensatz zu Omeprazol zeigte Rabeprazol keine klinisch relevante Wechselwirkung mit Phenytoin und Diazepam.

**Dosis:** *Eradikation des H. pylori* (s. Teil I, *Tabelle 4.3*): 20 mg Rabeprazol in Kombination mit 500 mg Clarithromycin und 1 g Amoxicillin über 7 Tage jeweils 2-mal/d. *Monotherapie bei Ulcus duodeni et ventriculi, Refluxösophagitis:* 1-mal 20 mg/d oral vor dem Frühstück. Bei Ulcus duodeni Therapiedauer 4 Wochen, in einigen Fällen weitere 4 Wochen. Bei Ulcus ventriculi Therapiedauer 6 Wochen, ggf. Verlängerung auf 12 Wochen, bei Refluxösophagitis 4–8 Wochen.

**Pariet®** (Eisai)

7 Tbl. 10 mg (N1) ................................ (FB 16,40) 16,40
14 Tbl. 10 mg (N1) ................................ (FB 23,51) 23,51
28 Tbl. 10 mg (N2) ................................ (FB 37,91) 37,91
56 Tbl. 10 mg (N3) ................................ (FB 66,92) 66,92
98 Tbl. 10 mg (N3) ................................ 110,81
7 Tbl. 20 mg (N1) ................................ (FB 19,56) 19,56
14. Tbl. 20 mg (N1) ................................ (FB 29,89) 29,89
28 Tbl. 20 mg (N2) ................................ (FB 50,78) 50,78
56 Tbl. 20 mg (N3) ................................ (FB 92,94) 92,94
98 Tbl. 20 mg (N3) ................................ 156,67

## Racecadotril *Rp* [HK] 2004 A

Antidiarrhoikum. Racecadotril ist ein Prodrug, das nach oraler Gabe durch Esterasen zu Thiorphan als aktivem Metaboliten hydrolysiert wird. Thiorphan ist ein Inhibitor von Enkephalinasen und verstärkt daher die Wirkungen von endogenen Enkephalinen, die im Gastrointestinaltrakt über δ-Opioidrezeptoren die Sekretion von Wasser und Elektrolyten hemmen. In klinischen Studien wurde Racecadotril an Kindern (3 Monate bis 4 Jahre alt) mit akuter Diarrhö zusätzlich zur oralen Rehydrationstherapie geprüft. Im Vergleich zu Placebo verringerte Racecadotril das Stuhlgewicht in den ersten 48 h und verkürzte die Dauer der Durchfälle um 1–2 Tage. Bei durch Cholera ausgelöster Diarrhö von Erwachsenen war Racecadotril in einer Placebo-kontrollierten Studie wirkungslos. Obwohl Enkephaline über μ-Rezeptoren auch die Peristaltik hemmen, verringerte Racecadotril in Tierversuchen und in Untersuchungen an gesunden Erwachsenen die Darmmotilität nicht. Wirkungen auf das ZNS wurden nach oraler Gabe von Racecadotril nicht beobachtet, wahrscheinlich weil der aktive Metabolit Thiorphan die Blut-Hirn-Schranke nicht penetriert. Racecadotril wird schnell aus dem Gastrointestinaltrakt resorbiert. Die Elimination erfolgt überwiegend renal in Form inaktiver Metaboliten, die Halbwertszeit beträgt 3 h.

**Anw.:** Zur ergänzenden symptomatischen Behandlung akuter Durchfällen bei Säuglingen (älter als 3 Monate) und Kindern, gemeinsam mit oralem Flüssigkeits- und Elektrolytersatz und üblichen unterstützenden Maßnahmen, wenn diese allein nicht ausreichend sind.

**Kontraind.:** Säuglinge unter 3 Monaten. Kinder mit eingeschränkter Leber- und Nierenfunktion. Fieberhafte Diarrhö mit blutigem oder eitrigem Stuhl. Antibiotika-assoziierte Diarrhö. Chronische Diarrhö. Fructoseunverträglichkeit, Glucose-Galactose-Malabsorption und Saccharase-Isomaltase-Mangel, da Tiorfan Sucrose enthält. Schwangerschaft, Stillzeit.

**UW:** Häufig Erbrechen und Fieber (treten üblicherweise auch bei akutem Durchfall auf). Gelegentlich Verstopfung.

**Dosis:** 1,5 mg/kg pro Einnahme, 3-mal/d. Maximale Behandlungsdauer 7 Tage.

**Tiorfan®** (Trommsdorff)

16 Btl. 10 mg (N1) ................................ 18,36

100 Btl. 10 mg ........................................ 38,16
30 Btl. 30 mg (N2) ........................................ 20,21
100 Btl. 30 mg (AP) ........................................ 38,16

**Raloxifen** *Rp* [US] 1998 **B**

Selektiver Östrogenrezeptormodulator (SERM), der den Knochen- und Lipidstoffwechsel ähnlich wie Östrogene beeinflusst, gleichzeitig aber als Östrogenantagonist auf Gebärmutter und Brustdrüse wirkt. In einer Placebo-kontrollierten Studie an postmenopausalen Frauen mit Osteoporose wurde das Wirbelkörperfrakturrisiko über einen Zeitraum von drei Jahren durch Raloxifen um 30–50% gesenkt. Nichtvertebrale Frakturen wurden nicht beeinflusst, obwohl alle Patientinnen zusätzlich Calcium und Colecalciferol erhalten hatten. Das Thromboserisiko wurde dreifach erhöht.
Die orale Bioverfügbarkeit von Raloxifen beträgt trotz ausreichender Resorption (60%) wegen ausgeprägter hepatischer Glukuronidierung nur 2%. Aufgrund eines enterohepatischen Kreislaufs wird es nur langsam mit einer Halbwertszeit von 28 h eliminiert.
**Ind.:** Osteoporose postmenopausaler Frauen.
**Kontraind.:** Gebärfähige Frauen, thromboembolische Krankheiten, eingeschränkte Leberfunktion, Cholestase, schwere Nierenschädigung, unklare Uterusblutungen sowie Endometrium- und Mammakarzinom. Schwangerschaft, Stillzeit. Vorsicht bei längerer Immobilisierung (Absetzen) und Uterusblutungen (Abklärung).
**UW:** Thromboembolien, einschließlich tiefer Venenthrombosen, Lungenembolie und Retinathrombose. Vasodilatation, Wadenkrämpfe, Ödeme und leichte erniedrigte Thrombozytenwerte. Retinopathien.
**WW:** Verkürzung der Prothrombinzeit bei gleichzeitiger Gabe oraler Antikoagulanzien. Colestyramin senkt den enterohepatischen Kreislauf von Raloxifen. Keine gleichzeitige Gabe von Östrogenen (keine Erfahrungen).
**Dosis:** 1-mal 60 mg/d oral.

**Evista**® (Lilly)
28 Filmtbl. 60 mg (N1) ........................................ 47,66
84 Filmtbl. 60 mg N3) ........................................ 124,20

**Ramipril** *Rp* [US] 1990 **C**

Langwirkender ACE-Hemmer (s. dort) mit ähnlichen Eigenschaften wie Enalapril. Ramipril senkte in einer 5-Jahresstudie bei Patienten mit Gefäßkrankheiten oder Diabetes das kombinierte Risiko für Herzinfarkt, Schlaganfall und kardiovaskuläre Todesfälle gegenüber Placebo (14,0% versus 17,8%) (HOPE-Studie 2000). Vieles spricht dafür, dass die Risikoreduktion mit dem blutdrucksenkenden Effekt von Ramipril in dieser Studie erklärbar ist.
Der blutdrucksenkende Effekt setzt etwa 1 h nach oraler Gabe ein, erreicht sein Maximum nach 4–5 h und hält etwa 24 h an. Ramipril ist ein Prodrug, das in der Leber zum aktiven Metaboliten hydrolysiert wird. Orale Bioverfügbarkeit 55–65%, Halbwertszeit 13–17 h.
**Ind.:** Hypertonie, Herzinsuffizienz (NYHA II und III) nach akutem Herzinfarkt, nicht-diabetische glomeruläre Nephropathie.
**Kontraind., UW, WW:** s. ACE-Hemmer.
**Dosis:** *Hypertonie*: Initial 1-mal 2,5 mg/d morgens oral, nach 3 Wochen ggf. Dosiserhöhung auf 5 mg/d. Erhaltungsdosis 2,5–5 mg/d, Maximaldosis 10 mg/d.
*Herzinsuffizienz nach Herzinfarkt*: Initial 2-mal 2,5 mg/d, ggf. nur 2-mal 1,25 mg/d. Dosissteigerung bis 2-mal 5 mg/d oder 1-mal 10 mg/d.
*Nephropathie*: Initial 1-mal 1,25 mg/d, Erhaltungsdosis 5 mg/d, bei Niereninsuffizienz (Kreatininclearance <60 ml/min) 2,5 mg/d.
Bei gleichzeitiger Diuretikatherapie, Salz- und Wasserverlusten, schwerer Hypertonie initial 1-mal 1,25 mg/d. Diese Patienten sind nach der ersten Dosis und bei Dosissteigerungen mindestens 8 h ärztlich zu überwachen, um einen unkontrollierten starken Blutdruckabfall zu vermeiden. DDD 2,5 mg.

**Delix**® (Aventis Pharma)
18 Tbl. 2,5 mg (N1) ........................ (FB 15,22) 15,20
45 Tbl. 2,5 mg (N2) ........................ (FB 21,09) 21,09
99 Tbl. 2,5 mg (N3) ........................ (FB 30,98) 30,98
18 Tbl. 5 mg (N1) ........................ (FB 17,62) 17,62
45 Tbl. 5 mg (N2) ........................ (FB 26,87) 26,85
99 Tbl. 5 mg (N3) ........................ (FB 41,49) 41,49
18 Tbl. protect 10 mg (N1) ........................ (FB 21,77) 21,77
45 Tbl. protect 10 mg (N2) ........................ (FB 35,51) 35,51
99 Tbl. protect 10 mg (N3) ........................ (FB 57,65) 57,64
35 Tbl. protect Startset (N2) ........................ 20,22

**Ramipril Hexal**® (Hexal)
20 Tbl. 1,25 mg (N1) ........................ (FB 13,71) 11,50
50 Tbl. 1,25 mg (N2) ........................ (FB 17,88) 15,90
100 Tbl. 1,25 mg (N3) ........................ (FB 24,59) 19,91
20 Tbl. 2,5 mg (N1) ........................ (FB 15,66) 11,46
50 Tbl. 2,5 mg (N2) ........................ (FB 22,07) 17,92
100 Tbl. 2,5 mg (N3) ........................ (FB 31,20) 24,87
20 Tbl. 5 mg (N1) ........................ (FB 18,57) 13,90
50 Tbl. 5 mg (N2) ........................ (FB 28,25) 22,41
100 Tbl. 5 mg (N3) ........................ (FB 41,75) 31,92
20 Tbl. 7,5 mg (N1) ........................ (FB 20,87) 15,95
50 Tbl. 7,5 mg (N2) ........................ (FB 33,36) 28,50
100 Tbl. 7,5 mg (N3) ........................ (FB 51,26) 37,50
20 Tbl. 10 mg (N1) ........................ (FB 22,84) 17,33
50 Tbl. 10 mg (N2) ........................ (FB 37,57) 31,88
100 Tbl. 10 mg (N3) ........................ (FB 58,00) 44,87

**Vesdil**® (AstraZeneca)
20 Tbl. 2,5 mg (N1) ........................ (FB 15,66) 15,66
50 Tbl. 2,5 mg (N2) ........................ (FB 22,07) 22,07
100 Tbl. 2,5 mg (N3) ........................ (FB 31,20) 32,20

20 Tbl. 5 mg (N1) ................................ (FB 18,57) 18,57
50 Tbl. 5 mg (N2) ................................ (FB 28,25) 28,25
100 Tbl. 5 mg (N3) ................................ (FB 41,75) 42,75
20 Tbl. protect 10 mg (N1) ................................ (FB 22,84) 22,84
50 Tbl. protect 10 mg (N2) ................................ (FB 37,57) 37,57
100 Tbl. protect 10 mg (N3) ................................ (FB 58,00) 58,20

## Ramipril + Felodipin *Rp* [US]

Grundsätzlich sinnvolle Kombination aus dem ACE-Hemmer Ramipril und dem langwirkenden Calciumantagonisten Felodipin.

**Ind.:** Hypertonie, wenn eine fixe Kombination angezeigt ist.

**Kontraind., UW, WW:** s. Ramipril, Felodipin. Bei Diuretikavorbehandlung, Natriummangel, Dehydratation, renovaskulärem Hochdruck oder Herzinsuffizienz starker initialer Blutdruckabfall möglich, Dosisreduktion! Bei eingeschränkter Nierenfunktion und Patienten über 65 Jahre besonders vorsichtige Titration der Einzelkomponenten.

**Dosis:** Initial 1-mal 1 Tbl. 2,5 mg/2,5 mg/d, ggf. 1 Tbl. 5 mg/5 mg/d.

**Delmuno**® (Aventis)
**Best.:** 1 Retardtbl. enth. Felodipin/Ramipril 2,5 mg/2,5 mg, Felodipin/Ramipril 5 mg/5 mg.

30 Retardtbl. 2,5 mg/2,5 mg (N1) ................................ 33,19
50 Retardtbl. 2,5 mg/2,5 mg (N2) ................................ 48,66
100 Retardtbl. 2,5 mg/2,5 mg (N3) ................................ 78,64
30 Retardtbl. 5 mg/5 mg (N1) ................................ 39,81
50 Retardtbl. 5 mg/5 mg (N2) ................................ 59,72
100 Retardtbl. 5 mg/5 mg (N3) ................................ 104,08

## Ramipril + Hydrochlorothiazid *Rp* [US]

Sinnvolle Kombination zur Hochdrucktherapie, da Hydrochlorothiazid durch die negative Natriumbilanz das Renin-Angiotensinsystem aktiviert, das dann besonders wirksam durch den ACE-Hemmer gehemmt wird. Gleichzeitig vermindert der ACE-Hemmer die thiazidinduzierte Hypokaliämie.

**Ind.:** Hypertonie, wenn eine fixe Kombination angezeigt ist.

**Kontraind., UW, WW:** s. Ramipril, Hydrochlorothiazid. Bei Diuretikavorbehandlung, Natriummangel, Dehydratation, renovaskulärem Hochdruck oder Herzinsuffizienz starker initialer Blutdruckabfall möglich, Dosisreduktion! Bei eingeschränkter Nierenfunktion und Patienten über 65 J. besonders vorsichtige Titration der Einzelkomponenten.

**Dosis:** Initial 1-mal 1 Tbl. 2,5 mg/12,5 mg/d, ggf. 1 Tbl. 5 mg/25 mg/d.

**Delix**® **plus** (Aventis)
**Best.:** 1 Tbl. 2,5 plus/5 plus enth.: Ramipril 2,5 mg/5 mg, Hydrochlorothiazid 12,5 mg/25 mg.

18 Tbl. 2,5 plus (N1) ................................ (FB 15,90) 15,90
45 Tbl. 2,5 plus (N2) ................................ (FB 25,81) 25,80
99 Tbl. 2,5 plus (N3) ................................ (FB 45,68) 45,68
18 Tbl. 5 plus (N1) ................................ (FB 16,65) 16,65
45 Tbl. 5 plus (N2) ................................ (FB 27,84) 27,83
99 Tbl. 5 plus (N3) ................................ (FB 50,99) 50,99

**Ramipril Hexal**® **comp.** (Hexal)
**Best.:** 1 Tbl. enth.: Ramipril 2,5 mg/5 mg, Hydrochlorothiazid 12,5 mg/25 mg.

20 Tbl. 2,5 mg/12,5 mg (N1) ................................ (FB 16,53) 12,79
50 Tbl. 2,5 mg/12,5 mg (N2) ................................ (FB 27,49) 19,98
100 Tbl. 2,5 mg/12,5 mg (N3) ................................ (FB 46,13) 37,96
20 Tbl. 5 mg/25 mg (N1) ................................ (FB 17,32) 14,62
50 Tbl. 5 mg/25 mg (N2) ................................ (FB 29,72) 25,47
100 Tbl. 5 mg/25 mg (N3) ................................ (FB 51,39) 39,97

## Ranitidin *Rp* [HK] 1982 **B**

Reversibler $H_2$-Rezeptorantagonist. Ranitidin blockiert vor allem die Wirkung von Histamin auf die $H_2$-Rezeptoren der Belegzellen und hemmt dadurch die basale und die stimulierte Säure- und Pepsinsekretion des Magens. Wie alle $H_2$-Rezeptorantagonisten beseitigt Ranitidin den Ulkusschmerz und beschleunigt die Abheilung peptischer Magen- und Duodenalulzera. Bioverfügbarkeit ca. 50%. Nach oraler Gabe werden 30% unverändert über die Niere ausgeschieden. Halbwertszeit 2 h, verlängert bei alten Patienten und bei Leber- bzw. Niereninsuffizienz.

**Ind.:** Ulcus duodeni et ventriculi, Rezidivulzera, Stressulkusprophylaxe, Refluxösophagitis, Zollinger-Ellison-Syndrom. Für H.-pylori-positive Patienten mit Ulcus ventriculi und duodeni ist eine Eradikationstherapie anzustreben.

**Kontraind.:** Strenge Indikationsstellung während der Schwangerschaft und bei Kdr. Ranitidin tritt in die Muttermilch über und soll stillenden Müttern nicht gegeben werden.

**UW:** Gelegentlich Kopfschmerz, Diarrhö, Obstipation, Hautausschlag, Müdigkeit, Schwindel oder Übelkeit. Bei künstlich beatmeten Patienten in der Intensivmedizin kann das Keimwachstum durch Hemmung der Säuresekretion gefördert werden und dadurch das Risiko einer Pneumonie erhöht werden.

**WW:** Bei gleichzeitiger Einnahme von Arzneimitteln, deren Resorption pH-abhängig ist – wie z. B. Ketoconazol – sollte die veränderte Resorption dieser Substanzen beachtet werden.

**Dosis:** *Ulcus duodeni et ventriculi*: 300 mg zur Nacht über 4–8 Wochen, Rezidivprophylaxe 150 mg abends. *Refluxösophagitis*: 2-mal 150 mg/d über 6–8–12 Wochen. *Stressulkusprophylaxe*: 50 mg langsam (2 min) i.v. alle 6–8 h. *Zollinger-Ellison-Syndrom*: Initial 3-mal 150 mg/d, ggf. Steigerung auf 600–900 mg/d. Bei Niereninsuffizienz mit Kreatininclearance unter 30 ml/min Reduktion der Dosis um 50%. DDD 300 mg.

**Rani AbZ** (AbZ)
10 Filmtbl. 150 mg (N1) ............................(FB 11,61) 11,53
20 Filmtbl. 150 mg (N1) ............................(FB 13,65) 11,05
50 Filmtbl. 150 mg (N2) ............................(FB 19,48) 16,05
100 Filmtbl. 150 mg (N3) ............................(FB 28,79) 23,46
10 Filmtbl. 300 mg (N1) ............................(FB 13,54) 13,39
20 Filmtbl. 300 mg (N1) ............................(FB 17,35) 14,50
50 Filmtbl. 300 mg (N2) ............................(FB 28,26) 23,46
100 Filmtbl. 300 mg (N3) ............................(FB 45,66) 38,76

**Ranitidin-ratiopharm®** (ratiopharm)
5 Amp. (50 mg/5 ml) (N1) .................................. 14,18
10 Filmtbl. 75 mg (N1) ..............................(FB 4,51) 4,06
10 Brausetbl. 75 mg (N1) ............................(FB 4,51) 4,06
10 Filmtbl. 150 mg akut (N1)........................(FB 11,61) 11,55
20 Filmtbl. 150 mg (N1) ............................(FB 13,65) 13,41
50 Filmtbl. 150 mg (N2) ............................(FB 19,48) 19,19
100 Filmtbl. 150 mg (N3) ............................(FB 28,79) 28,43
10 Brausetbl. 150 mg (N1) ..........................(FB 11,61) 11,55
30 Brausetbl. 150 mg (N2) ..........................(FB 15,64) 15,50
100 Brausetbl. 150 mg (N3) .........................(FB 28,79) 28,65
10 Filmtbl. 300 mg akut (N1)........................(FB 13,54) 13,40
20 Filmtbl. 300 mg (N1) ............................(FB 17,35) 16,90
50 Filmtbl. 300 mg (N2) ............................(FB 28,26) 27,85
100 Filmtbl. 300 mg (N3) ............................(FB 45,66) 41,62
10 Brausetbl. 300 mg (N1) ..........................(FB 13,54) 13,40
30 Brausetbl. 300 mg (N2) ..........................(FB 21,05) 20,85

**Zantic®** (GlaxoSmithKline)
5 Amp. (50 mg/5 ml) (N1) .................................. 15,53
20 Filmtbl. 150 mg (N1) ............................(FB 13,65) 13,65
50 Filmtbl. 150 mg (N2) ............................(FB 19,48) 19,48
100 Filmtbl. 150 mg (N3) ............................(FB 28,79) 28,79
30 Brausetbl. 150 mg (N2) ..........................(FB 15,64) 15,64
20 Filmtbl. 300 mg (N1) ............................(FB 17,35) 17,35
50 Filmtbl. 300 mg (N2) ............................(FB 28,26) 28,26
100 Filmtbl. 300 mg (N3) ............................(FB 45,66) 45,66
30 Brausetbl. 300 mg (N2) ..........................(FB 21,05) 21,05

## Rasburicase *Rp* [US] 2001 **A**

Rekombinante Uratoxidase zur Behandlung einer Chemotherapie-bedingten Hyperurikämie bei hämatologischen Malignomen. Rasburicase senkt die bei einem Tumorlysesyndrom akut erhöhten Harnsäurespiegel schneller als die Standardtherapie mit Allopurinol, Hydratation und Alkalisierung. In 7–14% der Fälle wurden Anti-Rasburicase-Antikörper beobachtet. Aufgrund der hohen Kosten wird Rasburicase nur bei hohem Tumorlyserisiko eingesetzt.
**Ind.:** Akute Hyperurikämie bei hämatologischen Malignomen mit rascher Tumorlyse nach Beginn der Chemotherapie.
**Kontraind.:** Überempfindlichkeit gegen Uricasen, G6PD-Mangel, hämolytische Anämie. Vorsicht bei atopischen Allergien.
**UW:** Häufig Fieber, Erbrechen, Übelkeit, gelegentlich Kopfschmerzen, Diarrhö, Hämolyse, Methämoglobinämie, allergische Reaktionen mit Hautausschlägen, Bronchospasmus einschließlich Anaphylaxie.
**Dosis:** 1-mal tgl. 0,2 mg/kg als i.v.-Infusion über 30 min in 50 ml in 0,9% Natriumchloridlösung für 5–7 Tage.

**Fasturtec®** (Sanofi-Synthelabo)
3 Durchstechfl. 1,5 mg + Lsgm. (N1) ......................... 250,27
1 Durchstechfl. 7,5 mg + Lsgm. (N1) ......................... 343,94

## Reboxetin *Rp* [ML] 1998 **C**

Antidepressivum aus der Gruppe der selektiven Noradrenalin-Rückaufnahme-Inhibitoren (NaRI) mit ähnlichen Wirkungen wie Desipramin (s. dort). Reboxetin hat nur geringe antagonistische Wirkungen an Muscarin-, Histamin- und alphaadrenergen Rezeptoren. Daher geringere Sedation und vegetative UW als bei Amitriptylin (s. dort). Reboxetin erreicht 2 h nach oraler Gabe maximale Plasmaspiegel, orale Bioverfügbarkeit 60%, Halbwertszeit 13 h.
**Ind.:** Depressive Krankheiten.
**Kontraind.:** Keine Kombination mit MAO-Hemmern, Kdr., ältere Patienten. Schwangerschaft, Stillzeit. Vorsicht bei Patienten mit Krampfanfällen, Prostatahyperplasie, Glaukom, Herzkrankheiten, Suizidrisiko.
**UW:** Anticholinerge Wirkungen mit Mundtrockenheit, Obstipation, Miktionsbeschwerden, Tachykardie. Daneben Schwitzen, Schwindel, Impotenz. Selten Parästhesien, Harnwegsinfektionen. Blutdruckabfall und -anstieg wurden bei Dosen über 12 mg beobachtet.
**WW:** Erhöhte Plasmaspiegel von Reboxetin durch CYP3A4-Inhibitoren (z .B. Ketoconazol, Makrolidantibiotika, Nefazodon, Fluvoxamin). Mit Sekalealkaloiden Blutdruckanstieg.
**Dosis:** 2-mal 4 mg/d oral, nach 3–4 Wochen Tagesdosis ggf. auf 10 mg bis maximal 12 mg/d erhöhen.

**Edronax®** (Pfizer)
20 Tbl. 4 mg (N1) ......................................... 31,20
50 Tbl. 4 mg (N2) ......................................... 59,75
100 Tbl. 4 mg (N3) ......................................... 91,47

## Remifentanil *Rp* [US] 1996 **B**

Kurz wirksames Opioidanalgetikum mit ähnlichen Eigenschaften wie Fentanyl (s. dort). Remifentanil ist ein voller μ-Agonist, der aufgrund seiner Esterstruktur durch unspezifische Blut- und Gewebsesterasen schnell zu einem fast unwirksamen Karbonsäuremetaboliten metabolisiert wird. Die Wirkung setzt sofort ein und klingt bereits 5–10 min nach Absetzen ab. Remifentanil ist damit das erste Kurzanalgetikum, das als Zusatz bei Allgemeinanästhesien geeignet ist. Halbwertszeit 3–10 min.
**Ind.:** Anästhesie, Analgesie beatmeter Patienten.
**Kontraind., UW, WW:** s. Fentanyl.
**Dosis:** *Anästhesie*: Initial 0,5–1 μg/kg/min als i.v.-Infusion, Aufrechterhaltung 0,05–2 μg/kg/min. *In-*

*tensivmedizin*: Initial 0,1–0,15 µg/kg/min, ggf. alle 5 min in Dosisstufen von 0,025 µg/kg/min anpassen bis zu 0,2–0,74 µg/kg/min.

**Ultiva**® (GlaxoSmithKline)
5 Fl. (1 mg/3 ml) (N1) .................. 44,03
5 Fl. (2 mg/5 ml) (N1) .................. 77,22
5 Fl. (5 mg/10 ml) (N1) .................. 178,99

## Repaglinid *Rp* [HJ] 1998 **A**

Orales Antidiabetikum (Carbamoylmethylbenzoesäurederivat) mit ähnlicher Wirkung wie Sulfonylharnstoffderivate (s. Glibenclamid). Wie Glibenclamid stimuliert Repaglinid die Insulinsekretion des Pankreas über den ATP-abhängigen Kaliumkanal. Wesentlicher Unterschied ist die kurze Wirkungsdauer der Substanz, die eine bessere Steuerung der Wirkung erlaubt, aber eine mehrfache, Mahlzeitenangepasste Einnahme erfordert.
Repaglinid wird vollständig resorbiert und erreicht maximale Plasmaspiegel nach 1 h. Halbwertszeit ca. 1 h. Repaglinid wird nahezu vollständig zu inaktiven Metaboliten verstoffwechselt, die überwiegend biliär ausgeschieden werden.
**Ind.:** Typ-2-Diabetes, der durch Gewichtsreduktion und Diätbehandlung nicht ausreichend einstellbar ist.
**Kontraind., UW:** s. Glibenclamid.
**WW:** Wirkungsverstärkung durch nichtsteroidale Antiphlogistika, Betarezeptorenblocker, MAO-Inhibitoren und Alkohol. Wirkungsabschwächung durch Thiazide, Corticosteroide, Schilddrüsenhormone und Sympathomimetika. Repaglinid wird über CYP3A4 metabolisiert, sodass von Inhibitoren dieses Enzyms (z. B. Ketoconazol, Erythromycin) eine Wirkungsverstärkung, von Induktoren (z. B. Rifampicin, Phenytoin) eine Wirkungsabschwächung zu erwarten ist.
**Dosis:** Beginn mit 0,5 mg zu den Hauptmahlzeiten. Die Dosis sollte ggf. langsam in Abständen von 1–2 Wochen unter Blutzuckerkontrolle gesteigert werden. Maximale Einzeldosis 4 mg, maximale Tagesdosis 16 mg.

**NovoNorm**® (Novo Nordisk)
30 Tbl. 0,5 mg (N1) .................. 17,98
120 Tbl. 0,5 mg (N2) .................. 42,77
30 Tbl. 1 mg (N1) .................. 19,22
120 Tbl. 1 mg (N2) .................. 47,61
30 Tbl. 2 mg (N1) .................. 21,75
120 Tbl. 2 mg (N2) .................. 57,69

## Reproterol *Rp* [BL]

Bronchospasmolytikum aus der Gruppe der Beta$_2$-Rezeptoragonisten. Die Halbwertszeit beträgt 1–2 h, die Ausscheidung erfolgt zu gleichen Teilen renal und fäkal. Wirkungsdauer 4–6 h.
**Ind.:** Schwerer bronchospastischer Anfall, Status asthmaticus.
**Kontraind., UW:** s. Beta$_2$-Rezeptoragonisten.
**Dosis:** *Intravenös:* Erw. 0,09 mg langsam (½–1 min) injizieren, ggf. frühestens nach 10 min wiederholen. Bei schweren Verlaufsformen 0,09–0,18 mg/h als i.v.-Infusion über 3–4 Tage.

**Bronchospasmin**® (Viatris)
5 Amp. (0,09 mg/1 ml) (N1) .................. 13,17

## Reserpin *Rp* [US]

Antihypertonikum aus der Gruppe der Antisympathotonika. Reserpin hebt das Speichervermögen für Noradrenalin in den peripheren sympathischen Nervenendigungen auf. Zusätzlich nimmt im Gehirn das Speichervermögen für Noradrenalin, Dopamin und Serotonin ab, was als Ursache der zentralen UW angesehen wird. Reserpin senkt den peripheren Gefäßwiderstand, die Herzfrequenz und das Herzzeitvolumen. Orthostatische Hypotonie bei den derzeit empfohlenen Dosen (0,05–0,1 mg/d) selten. Wirkungseintritt nach 2–4 Tagen, voller Effekt nach 3–4 Wochen. Seit der Einführung besser verträglicher Antihypertonika wird Reserpin nur noch in Kombination mit Diuretika angewendet.
Reserpin wird nach oraler Gabe zu 40% resorbiert, vollständig metabolisiert und die Metaboliten mit einer Halbwertszeit von 50 h über den Urin ausgeschieden.
**Ind.:** Hypertonie.
**Kontraind.:** Depression, Magen-Darmulzera, Colitis, erosive Gastritis, Morbus Parkinson, Epilepsie.
**UW:** Müdigkeit, depressive Verstimmungen, Mundtrockenheit, verstopfte Nase, orthostatische Regulationsstörungen, Bradykardie, Magen-Darmulzera, Appetitsteigerung, gesteigerte Magen-Darmmotilität, Potenzstörungen, Galaktorrhö.
**WW:** Verstärkung der Bradykardie durch Digitalisglykoside. Verstärkung der Wirkung von Alkohol, zentraldämpfenden Pharmaka und anderen Antihypertonika. Verstärkung des kardiodepressiven Effektes von Chinidin. Verminderung der Wirkung von Levodopa.
**Dosis:** Einschleichend mit 0,25 mg 1-mal/d beginnen. Als Monopräparat nicht im Handel.

## Reserpin + Clopamid *Rp* [US]

Kombination aus Reserpin und dem Thiaziddiuretikum Clopamid, das ähnlich wie Hydrochlorothiazid wirkt. Die diuretische Wirkung tritt nach 2 h ein und hält 24 h an.
**Ind.:** Hypertonie, wenn eine Kombinationstherapie angezeigt ist.
**Best.:** 1 Drg./1 Drg. mite enth:. Clopamid 5 mg/2,5 mg, Reserpin 0,1 mg/0,05 mg.

**Kontraind., UW:** s. Reserpin, Hydrochlorothiazid.
**Dosis:** Beginn mit 1 Drg. mite/d, bei höheren Dosen 1 Drg./d, ggf. 2 bis max. 3 Drg. In den meisten Fällen genügt 1 Drg./d.

**Briserin® N** (Novartis)
30 Drg. mite (N1) .......... (FB 14,93) 14,93
60 Drg. mite (N2) .......... (FB 19,92) 19,92
100 Drg. mite (N3) .......... (FB 26,53) 26,53
30 Drg. (N1) .......... (FB 17,39) 17,39
60 Drg. (N2) .......... (FB 25,54) 25,54
100 Drg. (N3) .......... (FB 35,73) 35,73

## Reserpin-Kombination [US]

Das Homöopathikum Homviotensin® enthält Reserpin in einer Menge von D3 32 mg pro Tablette (0,032 mg Reserpin), von der eine sichere antihypertensive Wirkung nicht zu erwarten ist.
**Anw.:** Hypertonie.
**Best.:** 1 Tbl. enth.: Reserpin D3 32 mg, Rauwolfia D3 32 mg, Viscum album D2 32 mg, Crataegus D2 64 mg.
**Kontraind., UW, WW:** s. Reserpin.
**Dosis:** 1 bis 2-mal tgl. 1 Tbl. im Munde zergehen lassen.

**Homviotensin®** (Homviora)
100 Tbl. (N1) .......... 16,50
200 Tbl. (N2) .......... 27,28

## Reteplase *Rp* [KR] 1996 C

Rekombinanter, aus Hefezellen hergestellter Plasminaktivator (rhPA) mit ähnlichem Wirkmechanismus wie Alteplase (s. dort). Bei zweimaliger Bolusinjektion i.v. schnelle Verteilung im Blutplasma, Elimination mit Halbwertszeit von 5,5 h.
**Ind.:** Akuter Herzinfarkt innerhalb von 12 h nach Beginn der Symptome.
**Kontraind., UW:** s. Streptokinase.
**Dosis:** 2-mal 10 U als i.v.-Bolusinjektion (langsam in 2 min) im Abstand von 30 min.

**Rapilysin®** (Roche)
2 Inj.-Fl. 10 U/1,16 g .......... KVA

## Retinol *Rp* [US]

Der Tagesbedarf für Vitamin A (Retinol) beträgt für Sgl. 0,5 mg, für Kdr. (1–10 J.) 0,5–0,75 mg, für Erw. 1 mg, für Schwangere und Stillende 1–1,5 mg. Gesamtbestand des Organismus 200–700 mg. Hauptquellen sind Milchprodukte, Leber und Eier sowie β-Karotin aus Gemüse, das in der Leber in Retinol umgewandelt wird. Für die enterale Resorption sind Fette und Proteine erforderlich. In der normalen Kost sowie in der Muttermilch ist ausreichend Vitamin A enthalten.
Retinol ist wichtig für Epithelprotektion, Sehvermögen, Wachstum und Reproduktion. Vitamin-A-Mangel manifestiert sich meist als Nachtblindheit, später als Keratomalazie und Xerophthalmie. Bei Kdr. kommt es zu Wachstumsstörungen, in der Schwangerschaft zu Missbildungen des Föten. Bei dem seltenen Vitamin-A-Mangel wird grundsätzlich oral substituiert. Eine topische Therapie am Auge wird angeboten, die Wirksamkeit ist nur bei Vitamin-A-Mangel nachgewiesen.
**Ind.:** Vitamin-A-Mangelzustände.
**Kontraind.:** A-Hypervitaminose, gleichzeitige Retinoidtherapie, Hirndrucksteigerung. In der Schwangerschaft und im gebärfähigen Alter nicht mehr als 10.000 I.E.(3,3 mg)/d.
**UW:** Nach Überdosierung insbesondere bei Kdr. Hepatosplenomegalie, Hyperostosen, Fieber, Hirndruckanstieg, Haut- und Haarschädigungen. Nach chronischer Einnahme Depressionen, Reizbarkeit, Hyperkalzämie. In der Schwangerschaft Missbildung des Feten.
**WW:** Hohe Retinoldosen verstärken die Wirkung oraler Antikoagulanzien.
**Dosis:** Therapeutisch 10.000–20.000 I.E./d entspr. 3,3–6,6 mg Retinol. Prophylaktisch nicht mehr als der Tagesbedarf (s. oben).

**Vitadral®-Tropfen** (Pharma Wernigerode)
30 ml Tr. (30,2 mg/ml) (N1) .......... (FB 11,81) 11,81
50 ml Tr. (30,2 mg/ml) (N2) .......... (FB 13,28) 13,28

**Vitamin A-Jenapharm** (Jenapharm)
20 Kps. 30.000 I.E. (N1) .......... (FB 10,38) 10,38
100 Kps. 30.000 I.E. (N3) .......... (FB 13,86) 13,86

## Retinolpalmitat + α-Tocopherolacetat [BL]

Nasenöl mit Placebocharakter.
**Anw.:** Trockene Rhinitisformen, Ozäna, Rhinopathia medicamentosa.

**Coldastop®** (Desitin)
**Best.:** 1 ml enth.: Retinolpalmitat 8,25 mg, α-Tocopherolacetat 20 mg.
**Dosis:** Mehrmals tgl. 2–3 Tr. in jedes Nasenloch einträufeln.

1 Dosiersprüher .......... 2,58
20 ml Nasenöl Pip.-Fl. (N2) .......... 7,44

## Reviparin *Rp* [KR] 1993 C

Niedermolekulares Heparin (s. dort) aus Schweinedarmmukosa, das durch Abbau von Heparin mit salpetriger Säure hergestellt wird. Mittleres Molekulargewicht 4150. Eine Einzeldosis Reviparin (1750 I. E. Anti-Xa-Wirksamkeit) wird durch 17,5 mg Protamin neutralisiert.
**Ind.:** Peri- und postoperative Primärprophylaxe tiefer Venenthrombosen.
**Best.:** 0,25 ml Inj.-Lsg. enth.: Reviparin-Natrium in der Anti-Xa-Wirksamkeit entspr. 13,8 mg nieder-

molekularem Heparin zur Wertbestimmung BRS entspr. 11,3–17,9 mg Heparinfragment.

**Kontraind., UW, WW:** s. Heparin.

**Dosis:** 1-mal/d 0,25 ml s.c. beginnend 2 h präoperativ.

**Clivarin®** (Abbott)

2 Fertigspr. (1750 I.E./0,25 ml) (N1) ........ 17,18
5 Fertigspr. (1750 I.E./0,25 ml) (N1) ........ 30,61
10 Fertigspr. (1750 I.E./0,25 ml) (N1) ........ 49,87
20 Fertigspr. (1750 I.E./0,25 ml) (N2) ........ 92,32
50 Fertigspr. (1750 I.E./0,25 ml) (N3) ........ 209,88
5 Inj.-Lsg. Multi 6 ml (N1) ........ 347,05
1 Inj.-Lsg. Pen (N1) ........ 50,27

## Ribavirin *Rp* [US] 1992 **A**

Antivirales Mittel aus der Gruppe der Nukleosidanaloga zur Behandlung von Infektionen mit Respiratory-Syncytial-Viren (RS-Viren) und Hepatitis-C-Viren. Ribavirin wird durch zelleigene Kinasen phosphoryliert und hemmt dann eine virale Inosinmonophosphatdehydrogenase, die zur GTP-Synthese benötigt wird. Die Hemmung der Verkappung viraler mRNA und der viralen Proteinsynthese wirkt virostatisch. Bei chronisch aktiver Hepatitis C führt die Kombination von Ribavirin (1000–1200 mg/d oral) mit Interferon alpha 2a, 2b oder Peginterferon alfa 2a oder 2b zu einer langfristigen Viruselimination.

Ribavirin wird nach Inhalation kaum, nach oraler Gabe mit einer Bioverfügbarkeit von 45–65% resorbiert. Halbwertszeit nach Einmalgabe 79 h, nach wiederholter Gabe 298 h.

**Ind.:** Kindliche Bronchialinfektionen durch Respiratory-Syncytial-Viren. Chronische Hepatitis C in Kombination mit Alfa-Interferonen.

**Kontraind.:** Schwere Herzkrankheiten, Hämoglobinopathien, chronische Niereninsuffizienz, schwere psychiatrische Störungen, schwere Leberfunktionsstörungen, Autoimmunkrankheiten, Schilddrüsenkrankheiten ohne ausreichende Therapie. Schwangerschaft, Stillzeit. Apparative Beatmung (inhalative Anwendung).

**UW:** Nach inhalativer Gabe Verschlechterung der Lungenfunktion, Apnoe, Blutdruckabfall und Herzstillstand. Weiterhin Hautreaktionen, Konjunktivitis, Retikulozytenanstieg infolge Hämolyse und reversible Anämie. Nach i.v.-Gabe relativ gut verträglich. Nach oraler Gabe ist die Hämolyse die wichtigste UW. Wegen der teratogenen und mutagenen Wirkungen soll sich medizinisches Personal im fortpflanzungsfähigen Alter vor dem Einatmen des Aerosols besonders schützen.

**WW:** Ribavirin hemmt die Phosphorylierung von Zidovudin und Stavudin mit dem erhöhten Risiko einer HIV-Plasmavirämie.

**Dosis:** *RS-Virusinfektionen*: 2% Inhalationslsg. (6 g/300 ml entspr. 190 µg/l) mit Spezialvernebler tgl. 12–18 h für 3–7 Tage. *Chronische Hepatitis C*: Patienten bis 65 kg 800 mg/d, bis 75 kg 1000 mg/d, über 75 kg 1200 mg/d oral in 2 geteilten Dosen morgens und abends.

**Copegus®** (Roche)

28 Filmtbl. 200 mg (N1) ........ 161,53
42 Filmtbl. 200 mg (N1) ........ 237,59
112 Filmtbl. 200 mg (N2) ........ 617,92
168 Filmtbl. 200 mg (N2) ........ 922,18

**Rebetol®** (essex pharma)

84 Kps. 200 mg (N1) ........ 498,94
168 Kps. 200 mg (N2) ........ 988,47

**Virazole®** (ICN)

3 Fl. 6 g Trockensubst. ........ 2844,42

## Rifabutin *Rp* [WS] 1995 **B**

Bakterizid wirkendes Antituberkulotikum mit ähnlicher Wirksamkeit wie Rifampicin. Das Spektrum umfasst Tuberkelbakterien und Mycobacterium leprae. Rifabutin ist teilweise auch bei Rifampicinresistenten Mykobakterien wirksam. Außerdem hemmt es die Replikation von HIV Typ I. Orale Bioverfügbarkeit 12–20%. Die Gewebepenetration ist gut. Maximale Plasmaspiegel werden 2–3 h nach oraler Gabe erreicht. Plasmaeiweißbindung 70%. Elimination von Rifabutin renal und hepatisch durch Abbau zu 25-Desacetylrifabutin und Ausscheidung über die Galle mit den Fäzes. Terminale Halbwertszeit 36 h.

**Ind.:** Infektionen durch Mycobacterium avium (MAC) bei AIDS-Patienten und Rifampicin-resistente Stämme. Tuberkulose in Kombination mit anderen Antituberkulotika.

**Kontraind., UW:** ähnlich Rifampicin. In höheren Dosen (über 1 g) Polyarthritis-ähnliche Symptome. Hautpigmentierung. Grippeähnliches Syndrom.

**Dosis:** MAC-Prophylaxe bei AIDS-Patienten 1-mal 300 mg/d oral. Therapie generalisierter MAC-Infektionen 450–600 mg/d bis zu 6 Monate. Tuberkulose 150 mg/d 6–9 Monate.

**Mycobutin®** (Pharmacia)

30 Kps. 150 mg (N2) ........ 154,83
90 Kps. 150 mg (N3) ........ 423,92

## Rifampicin *Rp* [WS]

Bakterizid wirkendes Antituberkulotikum, das durch Hemmung der RNA-Polymerase die Transkription bei proliferierenden Bakterien hemmt. Außer Mycobacterium fortuitum sind fast alle Mykobakterien (einschließlich M. leprae) gegenüber Rifampicin sensibel. Auch viele andere gramnegative und grampositive Keime werden von Rifampicin

erfasst. Unter der Therapie rasche Resistenzentwicklung vom sog. Einstufentyp (wie bei Streptomycin). Daher wird Rifampicin immer in Kombination mit anderen Antituberkulotika angewendet.
Bioverfügbarkeit 90–100%. Halbwertszeit ca. 1,5–5 h, bei Leberschäden verlängert auf 7 h. Bei kontinuierlicher Dauertherapie ist die Halbwertszeit vermutlich aufgrund erhöhter biliärer Exkretion erhöht. Plasmaeiweißbindung 90%, Elimination 40% mit der Galle, 30% im Urin (davon ca. 50% unverändert). Rifampicin unterliegt einem enterohepatischen Kreislauf und wird in der Leber zu antimikrobiell wirksamem Desacetylrifampicin metabolisiert. Rifampicin verteilt sich rasch und gut in alle Gewebe und Körperflüssigkeiten. Bei Meningitis werden bis 90% der Plasmakonzentration im Liquor cerebrospinalis gefunden.
**Ind.:** Alle Formen der Tuberkulose in Kombination mit Isoniazid und Ethambutol. Prophylaxe der Meningokokkenmeningitis.
**Kontraind.:** Akute Hepatitis, Verschlussikterus und andere schwere Leberschäden. Rifampicinüberempfindlichkeit. Gravidität im 1. Trimenon. Bei Frauen im gebärfähigen Alter muss sichergestellt werden, dass eine Schwangerschaft nicht eintreten kann (s. WW). In der Stillzeit ist die Anwendung möglich, da nur 10–20% der Serumkonzentrationen in der Muttermilch gefunden werden.
**UW:** In 5–20% Transaminaseanstieg, der trotz Fortsetzung der Therapie zurückgehen kann. In seltenen Fällen Leberdysfunktion mit Todesfolge. Regelmäßige Transaminasen- und Bilirubinkontrollen sind erforderlich. Bei Transaminaseanstieg auf über 100 U/l Rifampicin absetzen. Gastrointestinale Störungen wie Nausea, Erbrechen, Diarrhö und abdominale Krämpfe, möglicherweise pseudomembranöse Colitis. Allergische Reaktionen wie Exanthem, Pruritus oder Urtikaria sowie Thrombozytopenie, Leukopenie, Hämorrhagie und Hämolyse. Regelmäßige Blutbildkontrollen erforderlich. Selten zentralnervöse UW wie Müdigkeit, Benommenheit, Schwindel, Kopfschmerz, Ataxie, Konfusion, Taubheitsgefühl und Muskelschwäche. Endokrine Störungen, die sowohl zu vermehrter als auch verminderter Menstruationsblutung führen können.
**WW:** Durch starke Induktion von CYP-Isoenzymen zahlreiche, klinisch relevante WW. Schnellerer Metabolismus von oralen Antidiabetika, Antikoagulanzien vom Cumarintyp, Barbituraten, Glucocorticoiden, Methadon, Chinidin, Digitoxin, Vitamin D. Unsichere Wirkung von oralen Kontrazeptiva! Isoniazid kann die Halbwertszeit von Rifampicin vermindern. Die biliäre Elimination von Röntgenkontrastmitteln ist verzögert, Leberfunktionsteste können pathologisch erhöht sein. Verstärkung der hepatotoxischen Wirkung durch andere Antituberkulotika wie Protionamid, Pyrazinamid und Isoniazid. Einnahme von Rifampicin zu den Mahlzeiten vermindert die Resorption von Rifampicin.
**Dosis:** Erw. 10 mg/kg tgl., im Allgemeinen 1-mal 600 mg/d oral 1 h vor oder nach einer Mahlzeit. Maximale Tagesdosis von 750 mg nicht überschreiten. Kdr. von 3 Monaten bis 6 Jahren 15 mg/kg tgl., sonst 10 mg/kg. DDD 600 mg.

**Rifa**® (Grünenthal)
1 Inj.-Fl. 300 mg + 5 ml Lsgm. (N1) ................. (FB 15,60) 15,60
1 Inj.-Fl. 600 mg + 10 ml Lsgm. (N1) ................ (FB 19,71) 19,71
50 Drg. 150 mg (N2) .............................. (FB 50,65) 50,65
100 Drg. 150 mg (N3) ............................. (FB 88,18) 88,18
50 Drg. 300 mg (N2) .............................. (FB 83,47) 83,47
100 Drg. 300 mg (N3) ........................... (FB 147,23) 147,22
30 Drg. 450 mg (N2) .............................. (FB 73,80) 73,80
100 Drg. 450 mg (N3) ........................... (FB 200,54) 200,54
30 Drg. 600 mg (N2) .............................. (FB 91,43) 91,43
100 Drg. 600 mg (N3) ........................... (FB 250,44) 250,44

## Riluzol *Rp* [US] 1996 **A/D**

Glutamatantagonist zum Einsatz bei amyotropher Lateralsklerose. Bei dieser neurodegenerativen Erkrankung sind Motoneuronen im Rückenmark und Gehirn betroffen, wodurch es zu Muskelatrophien, bulbären Symptomen und schließlich zur Atemlähmung kommt. Nach Diagnosestellung beträgt die Überlebenszeit 3–5 Jahre. Riluzol erhöhte die Zeit bis zur mechanischen Beatmung von 15 auf 18 Monate. Orale Bioverfügbarkeit 60%, Halbwertszeit 9–15 h.
**Ind.:** Amyotrophe Lateralsklerose.
**Kontraind.:** Leberkrankheiten. Schwangerschaft, Stillzeit.
**UW:** Asthenie, Übelkeit, Leberenzymanstiege, Schmerzen, Erbrechen, Benommenheit, Tachykardie, anaphylaktische Reaktionen.
**Dosis:** 2-mal 50 mg/d oral.

**Rilutek**® (Aventis)
56 Filmtbl. 50 mg (N2) ................................... 478,00

## Rimexolon *Rp* [US] 1999 **C**

Nichthalogeniertes Glucocorticoid zur topischen Applikation am Auge mit ähnlichen Eigenschaften wie Prednisolon (s. dort). Rimexolon wird nach topischer Applikation ähnlich wie andere Glucocorticoide resorbiert und im Plasma mit einer Halbwertszeit von 1–2 h eliminiert.
**Ind.:** Entzündungen nach Augenoperationen, Uveitis anterior und andere steroidsensible Augenkrankheiten.
**Kontraind., UW, WW:** s. Prednisolon.
**Dosis:** 4-mal tgl. 1 Tr. 1% in den Bindehautsack des betroffenen Auges bis zu 4 Wochen.

**Vexol**® (Alcon)
1 Tropffl. 5 ml 1% (N1) .................................... 17,20

**Risedronsäure** *Rp* [US] 2000 C

Bisphosphonat zur Behandlung der postmenopausalen Osteoporose und des Morbus Paget mit ähnlichen Eigenschaften wie Etidronsäure (s. dort). Eine 2- bis 3-jährige Behandlung mit Risedronsäure senkte die Häufigkeit von Wirbelkörperfrakturen und anderen Frakturen bei postmenopausalen Frauen mit manifester Osteoporose um 50%.

**Ind.:** Therapie der manifesten postmenopausalen Osteoporose, Morbus Paget.

**Kontraind.:** Hypokalzämie, schwere Nierenfunktionsstörungen. Schwangerschaft, Stillzeit.

**UW:** Gelegentlich Obstipation, Dyspepsie, Übelkeit, Bauchschmerzen, Muskel- oder Knochenschmerzen, Kopfschmerzen. Selten Ösophagitis, Gastritis, Duodenitis, Dysphagie, Ösophagusulkus, Ösophagusstriktur, Glossitis, Iritis.

**WW:** Gleichzeitige Einnahme von Calcium-, Magnesium-, Eisen- oder Aluminiumsalzen vermindert die Resorption von Risedronsäure.

**Dosis:** *Osteoporose*: 1-mal 5 mg/d oder 1-mal 35 mg/Woche oral morgens nüchtern mindestens 30 min vor dem Frühstück. *Morbus Paget*: 1-mal 30 mg/d über 2 Monate morgens nüchtern mindestens 30 min vor dem Frühstück.

**Actonel**® (Procter & Gamble)

| | |
|---|---|
| 14 Filmtbl. 5 mg (N1) | 29,83 |
| 28 Filmtbl. 5 mg (N2) | 49,45 |
| 98 Filmtbl. 5 mg (N3) | 139,32 |
| 14 Filmtbl. 30 mg (N1) | 145,41 |
| 28 Filmtbl. 30 mg (N2) | 262,64 |
| 4 Filmtbl. zu 35 mg (N1) | 51,85 |
| 12 Filmtbl. zu 35 mg (N1) | 126,21 |

**Risperidon** *Rp* [ML] 1994 C

Atypisches Neuroleptikum, blockiert ähnlich wie Clozapin 5-$HT_2$-Serotoninrezeptoren und $D_2$-Dopaminrezeptoren. Daneben auch alpharezeptorblockierende und geringe sedierende Wirkungen. Risperidon zeigt gute Wirkungen auf Plus- und auf Minussymptomatik bei schizophrenen Psychosen, vergleichbar mit Haloperidol oder Clozapin. Häufig Hyperprolaktinämie und Gewichtsanstieg. Extrapyramidale UW sind selten, kommen aber bei über 6 mg/d vor. Risperidon wird nach oraler Gabe fast vollständig resorbiert, Bioverfügbarkeit nach First-Pass-Metabolismus 60–80%. Halbwertszeit ca. 3 h, aktiver Metabolit ca. 24 h. Bei ungenügender Sedierung nicht Dosis erhöhen, sondern sedierende Begleitmedikation wählen.

**Ind.:** Akute und chronische schizophrene Psychosen, schwere chronische Aggressivität. Psychotische Symptome bei Demenz, Verhaltensstörungen bei Intelligenzminderung.

**Kontraind.:** Hyperprolaktinämie, Kdr. unter 5 Jahren, Stillzeit. Besondere Vorsicht bei älteren Demenzpatienten, da in kontrollierten Studien vermehrt zerebrovaskuläre Ereignisse (Schlaganfälle, auch tödliche) auftraten. Vorsicht bei Leber- und Niereninsuffizienz, Morbus Parkinson, Epilepsie, Prolaktinom, Mammatumoren, schweren kardiovaskulären Krankheiten (vor allem QT-Syndrom, Bradykardie), Elektrolytstörungen (Hypokaliämie, Hypomagnesiämie), Dehydrierung, Hypovolämie, zerebrovaskulären Krankheiten. Strenge Indikationsstellung in der Schwangerschaft.

**UW:** Häufig Schlaflosigkeit, Angstzustände, erhöhte Prolaktinspiegel. Selten Somnolenz, gastrointestinale Störungen, Rhinitis, orthostatische Dysregulation, Hautausschlag. Extrapyramidale Symptome im niedrigen Dosisbereich seltener als bei Haloperidol (s. dort). Spätdyskinesien sind in Einzelfällen beobachtet worden. Häufig Gewichtszunahme, im Durchschnitt 4 kg, aber auch bis zu 30 kg, sehr selten Hyperglykämie und Exazerbation eines bestehenden Diabetes.

**WW:** Bisher keine systematischen Erkenntnisse. S. Haloperidol. Carbamazepin vermindert die antipsychotisch wirksamen Plasmaspiegel.

**Dosis:** *Schizophrenie*: Initial 2 mg/d oral, verteilt auf 1–2 Einzeldosen, am 2. Tag auf 4 mg/d erhöhen, optimale Dosis 4–6 mg/d. Dosen über 10 mg/d sind nicht wirksamer, erzeugen aber mehr extrapyramidale UW. Rezidivprophylaxe mit 25 mg alle 2 Wochen i.m., ggf. 37,5–50 mg/2 Wochen. Wegen der langsamen Freisetzung aus dem i.m.-Depot muss die orale Therapie noch 3 Wochen fortgeführt werden.

*Demenz, Verhaltensstörungen*: Initial 2-mal 0,25 mg/d oral, ggf. am 2. Tag 2-mal 0,5 mg/d, zugleich übliche Erhaltungsdosis.

**Risperdal**® (Janssen-Cilag)

| | |
|---|---|
| 20 Filmtbl. 0,5 mg (N1) | 28,34 |
| 50 Filmtbl. 0,5 mg (N2) | 55,34 |
| 20 Filmtbl. 1 mg (N1) | 35,31 |
| 50 Filmtbl. 1 mg (N2) | 72,38 |
| 100 Filmtbl. 1 mg (N3) | 133,47 |
| 20 Filmtbl. 2 mg (N1) | 58,73 |
| 50 Filmtbl. 2 mg (N2) | 130,28 |
| 100 Filmtbl. 2 mg (N3) | 248,70 |
| 20 Filmtbl. 3 mg (N1) | 82,46 |
| 50 Filmtbl. 3 mg (N2) | 188,40 |
| 100 Filmtbl. 3 mg (N3) | 363,27 |
| 20 Filmtbl. 4 mg (N1) | 105,58 |
| 50 Filmtbl. 4 mg (N2) | 245,06 |
| 100 Filmtbl. 4 mg (N3) | 478,58 |
| 30 ml Lsg. (1 mg/ml) (N1) | 52,95 |
| 100 ml Lsg. (1 mg/ml) (N3) | 145,78 |
| 28 Quicklet-Schmelztbl. 1 mg (N2) | 48,28 |
| 56 Quicklet-Schmelztbl. 1 mg (N3) | 85,60 |
| 28 Quicklet-Schmelztbl. 2 mg (N2) | 85,60 |
| 56 Quicklet-Schmelztbl. 2 mg (N3) | 158,76 |

**Risperdal**® **Consta** (Janssen-Cilag)
1 g Trockensubst. 25 mg + Lsgm. (N1) .......... 139,87
2× 1g Trockensubst. 25 mg + Lsgm. (N2) .......... 270,34
5× 1g Trockensubst. 25 mg + Lsgm. (N3) .......... 661,76
1 g Trockensubst. 37,5 mg + Lsgm. (N1) .......... 205,10
2× 1g Trockensubst. 37,5 mg + Lsgm. (N2) .......... 400,81
5× 1g Trockensubst. 37,5 mg + Lsgm. (N3) .......... 987,94
1 g Tr. Trockensubst. 50 mg + Lsgm. (N1) .......... 270,34
2× 1g Trockensubst. 50 mg + Lsgm. (N2) .......... 531,28
5× 1g Trockensubst. 50 mg + Lsgm. (N3) .......... 1314,12

## Ritonavir *Rp* [US] 1996 **A**

Selektiver Hemmstoff der HIV-Protease zur antiretroviralen Kombinationsbehandlung fortgeschrittener HIV-Infektionen mit ähnlichen Eigenschaften wie Saquinavir (s. dort). Ritonavir wirkt synergistisch mit Nukleosidanaloga und hemmt auch zidovudinresistente Stämme. Bei Monotherapie entsteht eine zunehmende Resistenz. Orale Bioverfügbarkeit 60–70%, Elimination vorwiegend hepatisch, Halbwertszeit 3–5 h.

**Ind.:** Antiretrovirale Kombinationstherapie mit Nukleosidanaloga bei fortgeschrittenen HIV-Infektionen.

**Kontraind.:** Schwere Leberinsuffizienz, gleichzeitige Gabe von Rifabutin.

**UW:** Häufig Übelkeit, Erbrechen, Diarrhö, Schwächegefühl, Geschmacksstörungen, Gefäßerweiterungen sowie periorale und periphere Parästhesien. Hypertriglyzeridämie, Hypercholesterinämie, Hyperurikämie, Transaminaseanstiege und Leukopenie.

**WW:** Ritonavir erhöht durch starke CYP3A4-Hemmung die Plasmaspiegel von Clarithromycin, Rifabutin (mehrfach) und Desipramin, senkt aber die Plasmaspiegel von Zidovudin, Didanosin, Ethinylestradiol und Theophyllin.

**Dosis:** 2-mal 600 mg/d oral zu den Mahlzeiten.

**Norvir**® (Abbott)
4× 84 Kps. 100 mg (N2) .......... 586,60
450 ml Lsg. (80 mg/ml) (N2) .......... 586,60

## Rituximab *Rp* [KR] 1998 **A**

Gentechnisch hergestellter monoklonaler chimärer Antikörper zur Therapie des Non-Hodgkin-Lymphoms. Rituximab ist gegen das epitheliale Oberflächenantigen CD20 gerichtet, das auf Prä-B-Zellen, reifen B-Lymphozyten und auf mehr als 95% der B-Zellen des Non-Hodgkin-Lymphom vorkommt. CD20 reguliert die frühen Schritte im Aktivierungsprozess des Zellzyklus und der Zelldifferenzierung. Nach Bindung des CD20-Antikörpers kommt es zur B-Zelllyse, woraus ein schneller und über 6–9 Monate anhaltender B-Zellverlust resultiert. Bei therapierefraktärem Non-Hodgkin-Lymphom wurde bei 48% der Patienten eine Remission erreicht.
Halbwertszeit von Rituximab nach der ersten i.v.-Infusion ca. 60 h und 174 h nach der 4. Infusion. Üblicherweise war es 3–6 Monate nachweisbar.

**Ind.:** Follikuläres Lymphom im Stadium III und IV mit Resistenz gegen Chemotherapie, großzelliges diffuses B-Zell-Non-Hodgkin-Lymphom.

**Kontraind.:** Überempfindlichkeit gegen Maus-Proteine, Stillzeit. Strenge Indikationsstellung in der Schwangerschaft. Vorsicht bei hoher Tumorlast, Herzkrankheiten, Neutropenie, Thrombozytopenie.

**UW:** In den ersten 2 h der ersten Infusion Symptome, die bei den folgenden Infusionen deutlich abnehmen: Fieber, Rigor, Übelkeit, Urtikaria, Müdigkeit, Kopfschmerzen, Pruritus, Bronchospasmus, Zungen- oder Halsschwellung (Angioödem), Halsschmerzen, Rhinitis, Erbrechen, Hypotonie, Hitzegefühl und Tumorschmerzen, Verschlimmerung vorbestehender Angina pectoris oder Herzinsuffizienz. Selten hämatologische UW (1–2%) wie Neutropenie, Thrombozytopenie, Anämie. Bronchokonstriktion und vorübergehende Leberfunktionsveränderungen. Trotz B-Zellverlust war die Infektionshäufigkeit nicht erhöht. Allgemeinbeschwerden und weitere Symptome traten bei jeweils ca. 1% der Patienten auf.

**WW:** Bisher keine bekannt.

**Dosis:** 375 mg/m$^2$ 4-mal in wöchentlichen Abständen als i.v.-Infusion mit initial 50 mg/h. Nach den ersten 30 min stufenweise Steigerung um 50 mg/h alle 30 min bis maximal 400 mg/h. Folgende Infusionen mit 100 mg/h initial und als weitere Steigerungsrate bis 400 mg/h.

**Mabthera**® (Roche)
2 Inj.-Fl. (100 mg/ ml) (N1) .......... 742,34
1 Inj.-Fl. (500 mg/ ml) (N1) .......... 1821,22

## Rivastigmin *Rp* [ES] 1998 **C/D**

Zentral wirksamer Acetylcholinesterasehemmer zur Behandlung des Morbus Alzheimer mit ähnlichen Eigenschaften wie Donepezil (s. dort). Rivastigmin hemmt den Abbau von Acetylcholin und soll dadurch ein cholinerges Defizit vermindern. Wie andere Cholinesterasehemmer kann Rivastigmin die zugrundeliegende Neurodegeneration nicht aufhalten. Maximale Plasmakonzentrationen 1 h nach oraler Einnahme. Die Bioverfügbarkeit beträgt 40%, die Plasmahalbwertszeit 1 h.

**Ind.:** Symptomatische Behandlung der leichten bis mittelschweren Alzheimer-Demenz.

**Kontraind.:** Schwere Leberfunktionsstörung, Reizleitungsstörungen (z. B. atrioventrikulärer Block), Magen- oder Duodenalulzera, obstruktive Atemwegserkrankungen, Krampfneigung. Schwangere, Stillzeit, Kinder.

**UW:** Übelkeit, Erbrechen, Anorexie, Bauchschmerzen, Diarrhö, Schwindel, Somnolenz, Verwirrtheit, Kopfschmerzen, Schlafstörungen.

**WW:** Verstärkte Wirkung von Muskelrelaxanzien vom Succinylcholintyp. Abschwächung der Wirkung von Anticholinergika.
**Dosis:** Initial 2-mal tgl. 1,5 mg oral, nach 14 Tagen ggf. Dosis um 1,5 mg pro Einzeldosis bis zu einer Höchstdosis von 2-mal tgl. 6 mg steigern.

**Exelon**® (Novartis)
56 Kps. 1,5 mg (N2) ........ 92,20
112 Kps. 1,5 mg (N3) ........ 173,36
56 Kps. 3 mg (N2) ........ 100,93
112 Kps. 3 mg (N3) ........ 190,62
56 Kps. 4,5 mg (N2) ........ 100,93
112 Kps. 4,5 mg (N3) ........ 190,62
56 Kps. 6 mg (N2) ........ 100,93
112 Kps. 6 mg (N3) ........ 190,62
120 ml Lsg. (2 mg/ml) (N2) ........ 132,44

## Rizatriptan *Rp* [GG] 1998 C

Selektiver 5-$HT_{1B/1D}$-Serotoninrezeptoragonist aus der Gruppe der Triptane (s. Sumatriptan) zur Kupierung von Migräneattacken. Rizatriptan lindert die Kopfschmerzen innerhalb von 4 h bei 62–71% der Patienten. Rasche Resorption nach oraler Gabe, Bioverfügbarkeit 40–45%, Halbwertszeit 2–3 h.
**Ind.:** Schwere Migräneanfälle.
**Kontraind., UW:** s. Sumatriptan.
**WW:** Rizatriptan-Plasmaspiegel durch MAO-Hemmer und Propranolol erhöht.
**Dosis:** Einzeldosis 10 mg oral, ggf. bei Wiederauftreten der Beschwerden 2. Dosis einnehmen, jedoch im Abstand von mindestens 2 h. Die Höchstdosis beträgt 20 mg oral/d.

**Maxalt**® (MSD)
3 Tbl. 5 mg (N1) ........ (FB 30,91) 30,91
6 Tbl. 5 mg (N1) ........ (FB 52,07) 52,07
3 Tbl. 10 mg (N1) ........ (FB 32,24) 32,24
6 Tbl. 10 mg (N1) ........ (FB 54,72) 54,72
12 Tbl. 10 mg (N1) ........ (FB 99,30) 99,30
3 Tbl. lingua 5 mg (N1) ........ (FB 30,91) 30,91
6 Tbl. lingua 5 mg (N1) ........ (FB 52,07) 52,07
3 Tbl. lingua 10 mg (N1) ........ (FB 32,24) 32,24
6 Tbl. lingua 10 mg (N1) ........ (FB 54,72) 54,72
12 Tbl. lingua 10 mg (N1) ........ (FB 99,30) 99,30

## Rocuroniumbromid *Rp* [US] 1995 C

Nichtdepolarisierendes Muskelrelaxans vom Curaretyp (s. Alcuronium) mit schnellem Wirkungseintritt und mittlerer Wirkungsdauer. Die Muskelrelaxation tritt 1–2 min nach i.v.-Injektion ein und hält 20–40 min an. Rocuronium kann daher alternativ zu Suxamethonium bei der endotrachealen Intubation eingesetzt werden. Rocuronium wird vorwiegend biliär, zu einem kleineren Teil auch renal (13–30%) unverändert eliminiert. Terminale Halbwertszeit 100 min.
**Ind.:** Muskelrelaxation bei Intubation und Inhalationsanästhesie.
**Kontraind., UW, WW:** s. Alcuronium.
**Dosis:** Zur Intubation 0,6 mg/kg i.v., Erhaltungsdosis höchstens 0,15 mg/kg, bei Narkosedauer über 1 h und Patienten über 65 Jahre 0,075–0,1 mg/kg.

**Esmeron**® (Organon)
10 Amp. (25 mg/2,5 ml) ........ 69,65
12 Amp. (50 mg/5 ml) (N1) ........ 105,80
60 Amp. (50 mg/5 ml) (N2) ........ 491,45
20 Amp. (100 mg/10 ml) (N1) ........ 330,75

## Ropinirol *Rp* [ES] 1997 C

Dopaminrezeptoragonist aus der Gruppe der Nichtergolinderivate, der durch Stimulation von Dopaminrezeptoren im Corpus striatum die Symptomatik beim idiopathischen Morbus Parkinson lindert. Durch die Beeinflussung der hypothalamisch-hypophysären Achse wird als Nebenwirkung die Prolaktinsekretion gehemmt. Ropinirol wird meist in Kombination mit Levodopa eingesetzt bzw. als Monotherapie, um den Beginn einer Behandlung mit Levodopa hinauszuzögern. Orale Bioverfügbarkeit ca. 50%. Maximale Plasmaspiegel ca. 90 min nach oraler Einnahme. Halbwertszeit etwa 6 h, wobei große interindividuelle Schwankungen beobachtet werden. Ropinirol wird hepatisch über CYP1A2 oxidiert, Metabolite werden überwiegend renal eliminiert.
**Ind.:** Morbus Parkinson.
**Kontraind.:** Leberfunktionsstörungen, schwere Niereninsuffizienz, Schwangerschaft, Stillzeit. Besondere Vorsicht bei Patienten mit psychiatrischen oder kardiovaskulären Erkrankungen.
**UW:** Gelegentlich Schlafattacken (Vorsicht insbesondere für Autofahrer, Unfälle sind vorgekommen), psychotische Symptome (z. B. visuelle Halluzinationen), Dyskinesien, Übelkeit, Obstipation. Bei höheren Dosen Blutdruckabfall.
**WW:** Gleichzeitige Gabe von hochdosierten Östrogenen erhöht die Ropinirolspiegel im Plasma. Der Metabolisierungsweg lässt vermuten, dass Substanzen die mit CYP1A2 interagieren, die Ropinirolplasmaspiegel ebenfalls erhöhen. Hierzu zählen Theophyllin, Ciprofloxacin, Fluvoxamin und Cimetidin.
**Dosis:** Initial 3-mal tgl. 0,25 mg oral, die ggf. wöchentlich um 3-mal tgl. 0,25 mg gesteigert werden, bis nach 4 Wochen eine Tagesdosis von 3 mg erreicht wird. Anschließend kann die Dosis wöchentlich um 3-mal 1 mg erhöht werden bis zu einer maximalen Tagesdosis von 24 mg (entspr. 3-mal 8 mg). Die Therapie mit Ropinirol darf nicht abrupt beendet werden.

**Requip**® (GlaxoSmithKline)
21 Filmtbl. 0,25 mg (N1) ........ 17,13

84 Filmtbl. 0,25 mg (N3) .... 38,72
21 Filmtbl. 0,5 mg (N1) .... 23,51
84 Filmtbl. 0,5 mg (N3) .... 61,45
21 Filmtbl. 1 mg (N1) .... 34,06
84 Filmtbl. 1 mg (N3) .... 106,91
84 Filmtbl. 2 mg (N3) .... 186,21
84 Filmtbl. 5 mg (N3) .... 347,81

## Ropivacain *Rp* [US] 1997 **C**

Lokalanästhetikum vom Säureamidtyp mit ähnlichen Eigenschaften wie Bupivacain (s. dort). Nach tierexperimentellen Daten verursacht Ropivacain erst in höheren Konzentrationen als Bupivacain toxische Reaktionen, allerdings hat Ropivacain auch eine geringere lokalanästhetische Potenz als Bupivacain. Nach klinischen Studien hat Ropivacain ein vergleichbares Nebenwirkungsprofil wie Bupivacain und bietet damit keine Vorteile. Die Wirkung tritt bei Epiduralanästhesie nach 10–20 min, bei Leitungs- und Infiltrationsanästhesie nach 1–15 min ein und hält 3–6 h an. Überwiegend Abbau in der Leber, nur 1% wird unverändert renal eliminiert, terminale Halbwertszeit 1,8 h.

**Ind.:** Epiduralanästhesie, Leitungs- und Infiltrationsanästhesie.

**Kontraind., UW:** s. Lidocain.

**WW:** Gleichzeitige Gabe von Allgemeinanästhetika oder Opioiden kann Nebenwirkungspotential erhöhen. CYP1A-Hemmer (Fluvoxamin, Verapamil) erhöhen Ropivacainplasmaspiegel.

**Dosis:** Für die Epiduralanästhesie werden 0,75–1% in Einzeldosen von 113–200 mg verwendet, für die lumbale Epiduralanästhesie, Leitungs- und Infiltrationsanästhesie 0,2% in Dosen von 2–250 mg. Maximale Tagesdosis für Erw. 675–800 mg. Weitere Dosierungsempfehlungen s. Fachinformation.

**Naropin**® (AstraZeneca)
5 Duofit-Amp. 10 ml (2 mg/ml) (N1) .... 24,17
5 Duofit-Amp. 20 ml (2 mg/ml) (N1) .... 30,65
5 Duofit-Amp. 100 ml (2 mg/ml) (N1) .... 75,89
5 Duofit-Amp. 200 ml (2 mg/ml) (N1) .... 126,07
5 Duofit-Amp. 10 ml (5 mg/ml) (N1) .... 29,92
5 Duofit-Amp. 10 ml (7,5 mg/ml) (N1) .... 31,04
5 Duofit-Amp. 20 ml (7,5 mg/ml) (N1) .... 47,11
5 Duofit-Amp. 10 ml (10 mg/ml) (N1) .... 35,47
5 Duofit-Amp. 20 ml (10 mg/ml) (N1) .... 53,71

## Rosiglitazon *Rp* [HJ] 2000 **A/D**

Thiazolidindion mit ähnlichen Wirkungen auf die Blutzuckerkontrolle wie Pioglitazon (s. dort). Vollständige Resorption 1 h nach oraler Applikation. Elimination der Metaboliten bevorzugt renal (69%) und biliär, Halbwertszeit 3–4 h.

**Ind.:** Typ-2-Diabetes, der durch Diät, Gewichtsabnahme und körperliche Aktivität unzureichend eingestellt ist, als Monotherapie oder in Kombination mit Metformin oder Sulfonylharnstoffen.

**Kontraind.:** Überempfindlichkeit gegen Rosiglitazon, Typ-1-Diabetes, schwere Herzinsuffizienz, Kombination mit Insulin. Schwangerschaft, Stillzeit.

**UW, WW:** s. Pioglitazon, außerdem geringe Erhöhung des LDL- und HDL-Cholesterins.

**Dosis:** 4 mg/d oral in 1 oder 2 Einzeldosen, ggf. nach 6 Wochen auf 8 mg/d erhöhen.

**Avandia**® (GlaxoSmithKline)
28 Filmtbl. 4 mg (N1) .... 42,97
112 Filmtbl. 4 mg (N2) .... 143,60
28 Filmtbl. 8 mg (N1) .... 60,71
112 Filmtbl. 8 mg (N2) .... 214,66

## Rosskastaniensamenextrakt [UF]

Auszug aus den Samen der Rosskastanie (Aesculus hippocastanum). Enthält ein komplexes Gemisch verschiedener Triterpenglykoside (Triterpensaponine), das sich wiederum in eine wasserlösliche Fraktion (α-Aescin) und eine aus Wasser leicht kristallisierbare Fraktion (β-Aescin) trennen lässt. Sowohl α-Aescin als auch β-Aescin sind ihrerseits Gemische aus z. T. mehr als 30 Einzelstoffen. Rosskastaniensamenextrakte werden auf Triterpenglykoside standardisiert und als Aescin berechnet. Aescin hemmt in vitro die Phospholipase A2 und damit auch die Prostaglandinbildung. Auch der unter Hypoxie beobachtete Abfall von Adenosintriphosphat (ATP), eine daraus resultierende Freisetzung von Plättchen-aktivierendem Faktor (PAF) bzw. Aktivierung und endotheliale Adhäsion von Neutrophilen scheint durch Aescin inhibiert zu werden. Darüber hinaus hemmt Aescin in vitro die Aktivität der Elastase und Hyaluronidase, die am enzymatischen Abbau von Proteoglykanen (Bestandteile des Gefäßendothels sowie im Wesentlichen extrazellulärer Gewebe) beteiligt sind. Hieraus werden antiödematöse Wirkungen von Aescin abgeleitet, die sich allerdings in Placebo-kontrollierten klinischen Studien nicht bestätigen ließen. Auch In-vitro-Befunde und tierexperimentelle Daten, die auf eine venentonisierende Wirkung von Rosskastaniensamenextrakt hinweisen, wurden in klinischen Untersuchungen nicht bestätigt. Dem fraglichen klinischen Nutzen stehen zumindest nach parenteraler Gabe erhebliche Risiken gegenüber. So wurden nach i.v.-Gabe von 30–40 mg Aescin Leberschäden sowie akutes Nierenversagen beobachtet. Nach rascher i.v.-Injektion besteht Gefahr einer Hämolyse. Entsprechende Risiken durch orale Rosskastanienpräparate wurden bisher nicht beobachtet und sind auch wenig wahrscheinlich, da nach oraler Gabe von Rosskastaniensamenextrakt mit 50 mg Aescin nur Plasmaspiegel von 5 ng/ml gemessen wurden, was einer Bioverfügbarkeit von lediglich ca. 0,5% entspricht. Bei lokaler Anwendung sind allergische Reaktionen möglich.

**Anw.:** Chronisch-venöse Insuffizienz, Varizen.
**UW:** Gelegentlich Juckreiz, Übelkeit sowie Schleimhautreizungen im Bereich des Magen-Darmtraktes. Bei topischer Anwendung Kontaktallergien. Weitere UW s. Aescin.
**Dosis:** Variabel in Abhängigkeit vom Wirkstoffgehalt. Bezogen auf Aescin werden 100 mg/d in retardierter Darreichungsform genannt. Lokale Applikation mehrmals täglich.

**Aescusan**® (mibe Jena)
**Best.:** 1 Filmtbl. enth.: Rosskastaniensamenextrakt 250 mg/263 mg stand. auf 20 mg/50 mg Aescin.
**Dosis:** 1-mal 1 Filmtbl./d, 2-mal 1 Retardtbl./d.

20 Filmtbl. 20 mg (N1) .......... 6,70
50 Filmtbl. 20 mg (N2) .......... 15,10
100 Filmtbl. 20 mg (N3) .......... 26,55
20 Retardtbl. 50 mg (N1) .......... 9,45
50 Retardtbl. 50 mg (N2) .......... 20,50
100 Retardtbl. 50 mg (N3) .......... 36,55

**Venostasin**® (Klinge)
**Best.:** 1 Retardkps./1 Retardkps. S enth.: Rosskastaniensamenextrakt mg/240–290 mg/353–400 mg stand. auf Triterpenglykoside berechnet als Aescin 50 mg/75 mg. 1 g Creme enth.: Rosskastaniensamenextrakt 38 mg.
**Dosis:** 2-mal 1 Retardkps. oder Retardkps. S/d. Creme 1- bis 3-mal/d auftragen.

20 Retardkps. 50 mg (N1) .......... 12,40
50 Retardkps. 50 mg (N2) .......... 26,85
100 Retardkps. 50 mg (N3) .......... 48,50
20 Retardkps. S 75 mg (N1) .......... 16,00
50 Retardkps. S 75 mg (N2) .......... 35,00
100 Retardkps. S 75 mg (N3) .......... 63,00
50 g Creme (38 mg/g) .......... 6,95
100 g Creme (38 mg/g) .......... 12,60

## Roxithromycin *Rp* [WS] 1990 **B**

Oximderivat des Erythromycins mit höherer Säurestabilität und daher verbesserter Bioverfügbarkeit. Das Wirkungsspektrum und die Wirkungsstärke von Roxithromycin sind ähnlich wie bei Erythromycin (s. dort), aber Haemophilus-influenzae-Stämme sind meist resistent. Außer größerem Dosierungsintervall wahrscheinlich keine Vorteile gegenüber Erythromycin. Es besteht partielle Kreuzresistenz mit anderen Makrolidantibiotika.
Gute orale Resorption. Halbwertszeit 10 h, bei Leberinsuffizienz Verdoppelung möglich. Plasmaeiweißbindung 95%. Elimination mit den Fäzes und zu einem geringen Teil mit dem Urin sowohl in unveränderter als auch metabolisierter Form.
**Ind.:** Infektionen der Atemwege, des HNO-Bereichs, des Urogenitalbereichs und der Haut durch Roxithromycin-empfindliche Erreger, auch bei Infektionen durch Bordetella pertussis, Chlamydien, Legionellen und Mykoplasmen.
**Kontraind.:** Überempfindlichkeit gegenüber Makrolidantibiotika, Leberkrankheiten. Keine gleichzeitige Gabe von Mutterkornalkaloiden.
**UW:** Gastrointestinale Störungen wie Übelkeit, Erbrechen, Bauchschmerzen, Diarrhö. Hautausschläge, in Einzelfällen Leberfunktionsstörungen mit Hepatitis und Cholestase.
**WW:** Theophyllinserumspiegel können erhöht werden. Bei gleichzeitiger Gabe ergotaminhaltiger Präparate können verstärkt Durchblutungsstörungen auftreten.
**Dosis:** 2-mal 150 mg/d oral. DDD 300 mg.

**Roxithromycin-ratiopharm**® (ratiopharm)
10 Filmtbl. 150 mg (N1) .......... 16,73
20 Filmtbl. 150 mg (N2) .......... 23,99
7 Filmtbl. 300 mg (N1) .......... 19,00
10 Filmtbl. 300 mg (N1) .......... 23,99

**Rulid**® (Aventis)
10 Filmtbl. 150 mg (N1) .......... 18,41
20 Filmtbl. 150 mg (N2) .......... 26,91
7 Filmtbl. 300 mg (N1) .......... 20,24
10 Filmtbl. 300 mg (N1) .......... 25,07

# S

## Saccharomyces boulardii [HK]

Magen-Darmmittel, das aus lyophilisierten Hefepilzen besteht. Eine prophylaktische oder therapeutische Wirksamkeit bei akuter Diarrhö ist nicht überzeugend erwiesen. Eine Studie zur Prävention der Reisediarrhö zeigte keinen Unterschied in der Wirksamkeit von Saccharomyces boulardii und Placebo. Bei Rezidiven einer durch Clostridium difficile hervorgerufenen Antibiotika-assoziierten Colitis ließ sich durch Zugabe von Saccharomyces boulardii zur antibiotischen Standardtherapie die Dauer der Durchfälle verkürzen.

**Anw.:** Durchfallkrankheiten, rezidivierende, durch Antibiotika ausgelöste Colitis.

**Dosis:** Tgl. 3-mal 2–4 Kps., 1- bis 2-mal 1 Kps. forte oder 1 Pulver vor den Mahlzeiten.

**Perenterol**® (UCB)

20 Kps. 50 mg (N1) ........ (FB 6,43) 6,43
50 Kps. 50 mg (N2) ........ (FB 14,77) *16,99*
100 Kps. 50 mg (N3) ........ (FB 27,81) *31,99*
10 Kps. forte 250 mg (N1)........ (FB 4,72) *5,60*
20 Kps. forte 250 mg (N1)........ (FB 8,87) *10,60*
50 Kps. forte 250 mg (N2)........ (FB 20,42) *24,65*
100 Kps. forte 250 mg (N3) ........ (FB 38,41) *48,50*
10 Btl. Pulver 250 mg (N1) ........ (FB 4,72) 4,72
20 Btl. Pulver 250 mg (N1) ........ (FB 8,87) 8,87
50 Btl. Pulver 250 mg (N2) ........ (FB 20,42) 20,42
100 Btl. Pulver 250 mg (N3) ........ (FB 38,41) 38,41

## Sägepalmenfruchtextrakt [HO]

Auszug aus den Früchten der Sägepalme (Serenoa repens, Sabalis serrulatis, amerikanische Zwergpalme), syn. Sabalfruchtextrakt. Pflanzliches Prostatamittel ohne überzeugende Belege für eine therapeutische Wirksamkeit.

**Anw.:** Prostataadenom.

**UW:** Selten Magenbeschwerden.

**Dosis:** 2-mal 160 mg oder 1-mal 320 mg/d.

**Prostess**® (TAD)

50 Kps. 160 mg (N1) ........ (FB 10,10) 9,72
100 Kps. 160 mg (N2) ........ (FB 17,81) *17,99*
200 Kps. 160 mg (N3) ........ (FB 31,33) *33,33*
50 Kps. uno 320 mg (N1) ........ (FB 17,09) *17,45*
100 Kps. uno 320 mg (N2) ........ (FB 30,09) *31,55*
150 Kps. uno 320 mg (N3) ........ (FB 41,91) 39,18

**Talso**® (Sanofi-Synthelabo)

60 Kps. uno 320 mg (N1) ........ (FB 19,82) 19,82
120 Kps. uno 320 mg (N2) ........ (FB 34,92) 34,92

## Salbutamol *Rp* [BL]

Kurz wirkendes Bronchospasmolytikum aus der Gruppe der $Beta_2$-Rezeptoragonisten (s. dort). Salbutamol wird vorzugsweise inhalativ angewendet, da die orale Bioverfügbarkeit wegen eines ausgeprägten First-Pass-Effektes nur 25% beträgt. Halbwertszeit 2–7 h. Wirkungsdauer 3–6 h.

**Ind.:** Asthma bronchiale, obstruktive Bronchitis.

**Kontraind., UW:** s. $Beta_2$-Rezeptoragonisten.

**Dosis:** *Asthmaanfall*: Erw. 1–2 Sprühstöße (à 0,1 mg) inhalieren, ggf. frühestens nach 4 h wiederholen, maximal 10 Sprühstöße/d (1 mg/d). Eine Überdosierung von Einzel- und Tagesdosis ist gefährlich. Kdr. bis 12 J. 1 Sprühstoß einmalig inhalieren, nur unter Aufsicht von Erw.
*Asthmaprophylaxe*: Erw. oral 2-mal 8 mg Retardtbl./d. Kdr. bis 12 J. 2-mal 4 mg Retardtbl./d.

**Salbutamol-ratiopharm**® (ratiopharm)

50 Kunststoffamp. (1,25 mg/2,5 ml) (N1) ........ (FB 24,15) 22,75
10 ml Lsg. (5 mg/ml) (N1) ........ (FB 12,69) 12,44
3× 10 ml Lsg. (5 mg/ml) (N2) ........ (FB 18,64) 17,20
10× 10 ml Lsg. (5 mg/ml) (N3) ........ (FB 39,56) 37,29
1 Dosieraerosol 200 Hübe 120 µg (N1) ........ 14,45
2 Dosieraerosole 200 Hübe 120 µg (N2) ........ 19,23

**Sultanol**® (GlaxoSmithKline)

1 Dosieraerosol 200 Sprühstöße 0,1 mg (N1)........ 15,54
1 Dosieraerosol 400 Sprühstöße 0,1 mg (N2)........ 21,32
50 Kunststoffamp. (1,25 mg/2,5 ml) (N1) ........ (FB 24,15) 24,15
40 Kunststoffamp. forte (2,5 mg/2,5 ml) (N1)........ (FB 21,27) 21,27
10 ml Inhalationslsg. (5 mg/ml) (N1) ........ (FB 12,69) 12,69
5× 20 ml Inhalationslsg. (5 mg/ml) (N3)........ (FB 39,56) 39,56
120 Inhalationsplv. 200 µg (N1)........ (FB 23,00) 23,00
120 Inhalationsplv. 200 µg + 1 Diskhaler (N1) ........ 34,95
120 Pulver Rotadisk 400 µg (N1) ........ (FB 29,88) 29,88
120 Pulver Rotadisk 400 µg + 1 Diskhaler (N1)........ 41,71

**Volmac**® (GlaxoSmithKline)

20 Retardtbl. 4 mg (N1) ........ (FB 14,24) 14,24
50 Retardtbl. 4 mg (N2) ........ (FB 19,48) 19,48
100 Retardtbl. 4 mg (N3) ........ (FB 27,17) 27,17
20 Retardtbl. 8 mg (N1) ........ (FB 14,27) 14,27
50 Retardtbl. 8 mg (N2) ........ (FB 19,52) 19,52
100 Retardtbl. 8 mg (N3) ........ (FB 27,25) 27,25

## Salicylsäure [UF]

Lokaltherapeutikum mit keratoplastischen, keratolytischen, antimikrobiellen, antimykotischen und antiphlogistischen Eigenschaften, ferner juckreizstillend und lokal schweißhemmend. Wirkungen

konzentrationsabhängig: antiseptischer Effekt ab 0,3%, bakterizide Wirkung bei 0,5–1%, keratoplastischer Effekt bis 2%, keratolytische Wirkung bei 2–5%. Aufgrund dieser Effekte begünstigte Permeation anderer lokal applizierter Arzneistoffe. Salicylsäure wird perkutan resorbiert, insbesondere unter Okklusivverband und in höheren Konzentrationen.
**Ind.:** Hyperkeratosen. Zur Ablösung von Schuppen z. B. bei Psoriasis, hyperkeratotischen Ekzemen, Ichthyosis. In höheren Konzentrationen (10–20%) als Pflaster oder Collodium bei Warzen.
**Kontraind.:** Nicht großflächig (>10–20% der Körperoberfläche) und über längere Zeit. In hohen Wirkstoffkonzentrationen (>1%) nicht während der Schwangerschaft. Während der Stillperiode nicht im Brustbereich. Nicht bei Kleinkindern oder bei Nierenkrankheiten. Nicht auf offene Wunden und Schleimhäute, bei erythrodermischer Haut sowie akuter Dermatitis. Vorsicht bei Magen-Darmulzera und hämorrhagischer Diathese.
**UW:** Schuppung, Rötung, Reizung oder Juckreiz. In Einzelfällen Kontaktallergien. Selten gastrointestinale Schleimhautreizung, Ohrensausen, Schwindel nach perkutaner Resorption. Bei großflächiger Anwendung können toxische Plasmaspiegel erreicht werden, besonders bei Kindern, Todesfälle sind beschrieben. Es wird jedoch davon ausgegangen, dass bis zu einer Konzentration von 3% auch bei großflächigem Einsatz kein besonderes Risiko besteht.
**Dosis:** *Pflaster*: Auf die verhornte Stelle aufbringen und mit Heftpflaster befestigen. Wechsel nach 2 Tagen. Nach 3–4 Tagen erweichte Hornschicht nach einem warmen Bad entfernen. Mehr als 2 g (Erwachsene) bzw. 0,2 g (Kinder) Salicylsäure als tägliche Maximaldosis dürfen nicht >1 Woche angewendet werden. *Lösungen:* 2- bis 3-mal wöchentlich auftragen.

**Guttaplast®** (Beiersdorf)
**Best.:** 1 Pflaster 6 × 9 cm/100 × 18 cm enth.: Salicylsäure 1,39 g/46,44 g.
1 Pflaster (6 × 9 cm) 1,39 g (N1) .......... 3,85

**Verrucid®** (Galenpharma)
10 ml 10% (N1) .......... 8,96

## Salicylsäure-Kombination *Rp* [UF]

Kombination zur lokalen Anwendung bei Warzen. Das Zytostatikum Fluorouracil verbessert die Erfolgsquote nur unwesentlich. Anwendung nur kleinflächig (max. 25 cm²), auf 10–14 Tage beschränkt und nicht während der Schwangerschaft.

**Verrumal®** (Hermal)
**Anw.:** Vulgäre Warzen, plane Warzen, Dornwarzen.
**Best.:** 1 g Lsg. enth.: Fluorouracil 5 mg, Salicylsäure 100 mg, Dimethylsulfoxid 80 mg.
**Kontraind.:** Schwangerschaft, Stillzeit, Säuglinge. Niereninsuffizienz. Anwendung auf großen Hautflächen (>25 cm²). Nicht mit Augen und Schleimhäuten in Berührung bringen.
**UW:** Häufig Brennen, gelegentlich erosive Hautreaktionen, Dermatitiden, kontaktallergische Reaktionen, weißliche Verfärbung und Abschilferung der Haut.
**WW:** Verstärkte Permeation anderer, lokal applizierter Arzneimittel. Bei systemischer Aufnahme erhöhte Toxizität von Methotrexat und verstärkte hypoglykämische Wirkung von Sulfonylharnstoffderivaten.
**Dosis:** 2- bis 3-mal tgl. auf die Warze auftragen.
13 ml Lsg. (N1) .......... 16,74

## Salmeterol *Rp* [BL] 1995 **B**

Bronchospasmolytikum aus der Gruppe der Beta$_2$-Rezeptoragonisten (s. dort). Salmeterol ist aufgrund seiner langen Seitenkette lipophiler als Salbutamol, seine Beta$_2$-Rezeptor-Selektivität ist etwa 60fach. Salmeterol unterscheidet sich von anderen Beta$_2$-Rezeptoragonisten durch seine nichtkompetitive Hemmung am Lungengewebe, von dem es mit einer Halbwertszeit von über 5 h nur langsam dissoziiert. Neben der kompetitiven Hemmung der Beta$_2$-Rezeptoren scheint eine zusätzliche, nichtkompetitive Bindungsstelle für die langsame Kinetik von Salmeterol mit einer Wirkungsdauer von etwa 12 h verantwortlich zu sein. Beim Asthma bronchiale wird Salmeterol immer zusätzlich zu inhalativen Glucocorticoiden eingesetzt, da ein Wechsel der Kombinationstherapie auf langwirkende Beta$_2$-Rezeptoragonisten allein die Asthmakontrolle erheblich verschlechtert. Aus Gründen der Compliance ist eine fixe Kombination von Fluticason und Salmeterol (Viani®) sinnvoll.
Maximale Plasmaspiegel werden 5–15 min nach inhalativer Applikation und 45 min nach oraler Gabe erreicht. Salmeterol wird nach oraler Gabe intensiv metabolisiert, die Halbwertszeit beträgt 3,5 h, der überwiegende Teil wird über die Fäzes sowie über die Nieren ausgeschieden. Es entsteht ein etwa 3fach stärker wirksamer aktiver Metabolit, dessen Wirkungsdauer jedoch weniger als 20 min beträgt. Wegen seines langsamen Wirkungseintritts nach Inhalation (10–20 min) ist Salmeterol nicht zur akuten Bronchospasmolyse bzw. als Notfallmedikation geeignet. Sein Wirkungsmaximum erreicht Salmeterol nach etwa 2 h.
**Ind.:** Langzeitbehandlung von Asthma bronchiale, obstruktiver chronischer Bronchitis, Lungenemphysem unter Fortführung der Gabe inhalativer Glucocorticoide .
**Kontraind., UW, WW:** s. Beta$_2$-Rezeptoragonisten. Nicht für den akuten Asthmaanfall! Strenge Indikationsstellung in Schwangerschaft und Stillzeit, da nur unzureichende Erfahrungen vorliegen.
**Dosis:** Erw. Standarddosis 2-mal tgl. 0,05 mg inha-

lieren. Nicht mehr als 2-mal tgl. anwenden. Höchstdosis beträgt 0,4 mg/d (8 Sprühstöße).

**Serevent**® (GlaxoSmithKline)
**Best.:** 1 Sprühstoß zu 85 mg Susp. enth. 0,0363 mg Salmeterolxinafoat entspr. 0,025 mg Salmeterol.

1 Dosieraerosol 60 ED 25 µg (N1) .......... 50,83
2 Dosieraerosol 60 ED 25 µg (N1) .......... 92,28
60 ED Diskus Pulver 50 µg (N1) .......... 50,83
120 ED Diskus Pulver 50 µg (N1) .......... 92,28

## Salmeterol + Fluticason *Rp* [BL]

Sinnvolle inhalative Kombination aus dem Glucocorticoid Fluticason (s. dort) und dem langwirkenden $Beta_2$-Rezeptoragonisten Salmeterol (s. dort) zur Behandlung von höhergradigem Asthma bronchiale. Die Kombination war in mehreren klinischen Studien wirksamer als die Kombinationspartner allein.
**Ind.:** Dauertherapie des Asthma bronchiale, wenn eine fixe Kombination angezeigt ist.
**Kontraind., UW, WW:** s. Fluticason, $Beta_2$-Rezeptoragonisten.
**Dosis:** *Diskus Pulver*: Erw. und Jugendl. ab 12 Jahre: 2-mal/d 1 Inhalation mit 250–500 µg Fluticason-17-propionat. Kdr. ab 4 Jahre 2-mal/d 1 Inhalation mit 100 µg Fluticason-17-propionat.
*Dosieraerosol*: Erw. und Jugendl. ab 12 Jahre: 2-mal/d 2 Inhalationen mit 125–250 µg Fluticason-17-propionat.

**Viani**® (GlaxoSmithKline)
**Best.:** 1 Einzeldosis Diskus Pulver zur Inhalation enth.: Salmeterol 50 µg als Salmeterolxinafoat, Fluticason-17-propionat 100 µg/250 µg/500 µg.

60 ED mite 50 µg/100 µg Diskus (N1) .......... 48,42
2× 60 ED mite 50 µg/100 µg Diskus (N1) .......... 87,44
3× 60 ED mite 50 µg/100 µg (N1) .......... 126,46
60 ED 50 µg/250 µg Diskus (N1) .......... 68,15
2× 60 ED 50 µg/250 µg Diskus (N1) .......... 126,90
3× 60 ED 50 µg/250 µg Diskus (N1) .......... 185,66
60 ED forte 50 µg/500 µg Diskus (N1) .......... 102,96
2× 60 ED forte 50 µg/500 µg Diskus (N1) .......... 196,54
3× 60 ED forte 50 µg/500 µg Diskus (N1) .......... 126,46

**Best.:** Dosieraerosol 1 Sprühstoß enth.: 25 µg Salmeterol als Salmeterolxinafoat, Fluticason-17-propionat 50 µg/125 µg/250 µg.

1 Dosieraerosol mite 25 µg/50 µg 120 ED .......... 48,42
1 Dosieraerosol 25 µg/125 µg 120 ED .......... 68,15
1 Dosieraerosol forte 25 µg/250 µg 120 ED .......... 102,96

## Saquinavir *Rp* [US] 1996 **A**

Selektiver Hemmstoff der HIV-Protease zur antiretroviralen Kombinationsbehandlung fortgeschrittener HIV-Infektionen. Saquinavir hemmt die HIV-kodierte Aspartylprotease und verhindert damit die Proteolyse des Gag- und Gag-Pol-Proteins für die Bildung neuer HIV-Partikel, sodass die Virusreifung blockiert wird. Chronisch infizierte Zellen bilden nur noch nichtinfektiöse Viruspartikel, Neuinfektionen von Zellen unterbleiben. Die menschlichen Aspartylproteasen Renin und Pepsin werden in therapeutischen Dosen nicht gehemmt. Saquinavir wirkt synergistisch mit Nukleosidanaloga und hemmt auch zidovudinresistente Stämme. Bei Monotherapie entwickelt sich relativ schnell Resistenz. Aufgrund geringer Resorption und ausgeprägter First-Pass-Metabolisierung beträgt die orale Bioverfügbarkeit nur 4% (Invirase®), die durch eine Weichgelkapsel (Fortovase®) auf 14% verbessert wurde. Saquinavir wird in der Leber zu über 90% durch CYP3A4 metabolisiert, Halbwertszeit 7 h.
**Ind.:** In Kombination mit Ritonavir und anderen antiretroviralen Arzneimitteln bei HIV-Infektionen.
**Kontraind.:** Keine gleichzeitige Gabe mit Terfenadin oder Pimozid sowie Pharmaka, die den Saquinavirspiegel senken (z. B. Rifampicin, Rifabutin). Keine gleichzeitige Gabe mit Johanniskraut- oder Knoblauchextrakt. Stillzeit. Vorsicht bei Leberfunktionsstörungen und in der Schwangerschaft sowie bei gleichzeitiger Gabe von CYP3A4-Inhibitoren oder Substraten.
**UW:** Diarrhö, Übelkeit, Bauchschmerzen. Die Nebenwirkungen von Zidovudin oder Zalcitabin werden nicht verändert.
**WW:** s. Kontraind. Rifampicin, Rifabutin, Phenobarbital, Phenytoin, Dexamethason, Carbamazepin, Johanniskraut- oder Knoblauchextrakt erhöhen den Stoffwechsel von Saquinavir und senken seine Plasmaspiegel. Ketoconazol und Terfenadin erhöhen die Saquinavirplasmaspiegel. Keine Interaktion mit Nukleosidanaloga.
**Dosis:** 2-mal 1000 mg/d plus 2-mal/d 100 mg Ritonavir oral innerhalb 2 h nach dem Essen.

**Invirase**® (Roche)
270 Kps. 200 mg (N2) .......... 447,47

**Fortovase**® (Roche)
180 Weichkps. 200 mg (N1) .......... 186,17
540 Weichkps. 200 mg (N2) .......... 531,64

## Schlangenwurzelextrakt [US]

Auszug aus schwarzer Schlangenwurzel (Rhizoma Cimicifugae), der früher als nervenberuhigendes Pulver verwendet wurde. Überzeugende Belege für therapeutische Wirkungen liegen nicht vor.
**Anw.:** Klimakterische, prämenstruelle und dysmenorrhoische Beschwerden.
**Best.:** 1 Tbl./100 ml Lsg. enth.: Cimicifugawurzelstockextrakt 0,026 ml/12 ml entspr. 20 mg/2400 mg Droge mit 50% Ethanol.
**Dosis:** 2-mal tgl. 20 Tr. oder 2 Tbl.

**Remifemin**® (Schaper & Brümmer)
60 Tbl. 20 mg (N2) .......... 7,90
100 Tbl. 20 mg (N3) .......... 11,59

50 ml Lsg. (24 mg/ml) (N1) .................................. 10,10
100 ml Lsg. (24 mg/ml) (N2) .................................. 14,95
150 ml Lsg. (24 mg/ml) (N3) .................................. 20,95

## Schöllkrautextrakt [HK]

Auszug aus Schöllkraut (Herba Chelidonii), der auf das Alkaloid Chelidonin standardisiert ist. Chelidonin soll spasmolytisch wirken. Eine spasmolytische Wirkung der in einer Einzeldosis von Paverysat® enthaltenen geringen Menge an Chelidonin ist nicht nachgewiesen.

**Anw.:** Krampfartige Beschwerden im Bereich der Gallenwege und des Magen-Darm-Traktes.

**UW:** Selten Arzneimittelallergie, Magen-Darmbeschwerden. In Einzelfällen Anstieg von Leberenzymaktivitäten und Bilirubin sowie Hepatitis.

**Best.:** 100 ml enth.: Schöllkrautextrakt 22,7–25,0 g, entspr. 500 mg Chelidoniumalkaloiden berechnet als Chelidonin, Ethanol.

**Dosis:** 3-mal 30 Tr./d.

**Paverysat® forte N** (Ysatfabrik)
30 ml (N1)................................................ 9,87

## Scopolamin *Rp* [HK]

Muscarinrezeptorantagonist mit ähnlichen peripheren parasympatholytischen Eigenschaften wie Atropin (s. dort), penetriert aber besser als Atropin in das Gehirn und wirkt bereits in niedriger Dosis motorisch dämpfend und sedierend. Scopolamin ist das wirksamste Antiemetikum bei Kinetosen.

Schnelle und vollständige Resorption nach oraler Gabe. Scopolamin wird auch durch die intakte Haut resorbiert. Die kontinuierliche Abgabe von Scopolamin aus einem Membranpflaster ermöglicht eine Anwendungsdauer bis zu 3 Tagen. Nahezu vollständige Metabolisierung in der Leber. Halbwertszeit 3 h.

**Ind.:** Prophylaxe gegen Reise- und Seekrankheit.

**Kontraind.:** s. Atropin.

**UW:** s. Atropin; außerdem Müdigkeit, Amnesie.

**Dosis:** 1 *Membranpflaster* mit 1,5 mg 5–6 h vor Reiseantritt auf eine trockene, unbehaarte Stelle hinter dem Ohr kleben. Wirkungsdauer 72 h. Bei kürzerer Reisedauer Pflaster früher entfernen. Wird eine antiemetische Wirkung für länger als 3 Tage gewünscht, so wird das Pflaster entfernt und ein neues zu Beginn des 4. Reisetages hinter dem anderen Ohr aufgeklebt. Nach dem Anbringen und Entfernen des Pflasters sollen die Hände gründlich gewaschen werden, um zu verhindern, dass Wirkstoffreste von den Händen in die Augen gelangen.

*Oral:* 0,3–0,6 mg als Tropfen (Rezeptur) 1 h vor Antritt der Reise, dann ggf. 0,3 mg alle 6 h.

**Scopolaminhydrobromid DAB 10**

**Scopoderm® TTS** (Novartis)
**Best.:** 1 Membranpflaster mit 2,5 $cm^2$ Absorptionsfläche enth.: 1,5 mg Scopolamin mit Wirkstoffabgabe von 0,5 mg/72 h.
5 Membranpfl. (1,5 mg/2,5 $cm^2$) (N2) ......................... 25,62

## Selegilin *Rp* [ES] 1986 B

Selektiver Hemmstoff der Monoaminoxidase B, der den Abbau von Dopamin im Gehirn verzögert und deshalb beim Morbus Parkinson als Monotherapie oder zusammen mit Levodopa eingesetzt wird. Selegilin verlängert und verstärkt die Levodopawirkung. Dadurch mildert es dosisabhängige Fluktuationen der Motilität und reduziert den Wirkungsverlust im Laufe der Langzeittherapie. MAO-B-Hemmer verhindern im Tierversuch das durch das Pethidinderivat 1-Methyl-4-phenyltetrahydropyridin (MPTP) induzierte Parkinson-Syndrom. Nicht gesichert ist, ob Selegilin beim Menschen die Bildung potentieller neurotoxischer Radikale hemmt. In einer britischen Studie wurde über 5 Jahre eine um 60% erhöhte Letalität bei der Kombination von Levodopa mit Selegilin beobachtet, die zu Zweifeln an der langdauernden Kombinationstherapie geführt hat.

Selegilin wird schnell resorbiert und zu Methamphetamin (63%) und Amphetamin (15%) abgebaut, die renal eliminiert werden. Unklar ist, ob die beiden Metaboliten zur Wirkung beitragen.

**Ind.:** Morbus Parkinson.

**Kontraind.:** Hypertonie, Glaukom, Prostataadenom, Tachykardie, Angina pectoris, Psychosen, Demenz, Ulcus ventriculi et duodeni. Behandlung mit Antidepressiva, insbesondere Fluoxetin, bei dem eine 5-wöchige Auswaschphase beachtet werden muss. Thyreotoxikose, Phäochromozytom, Schwangerschaft, Stillzeit.

**UW:** Dyskinesien. Selten Dyspnoe, Müdigkeit, Benommenheit, Schwindel, Schlaflosigkeit, Kopfschmerz, Ödeme, Miktionsstörungen. Zusätzlich ähnliche UW auf Psyche, Gastrointestinaltrakt und Herzkreislaufsystem wie Levodopa.

**WW:** Wirkungsverminderung durch Neuroleptika, Wirkungsverstärkung von Catecholaminen, Alkohol, Amantadin und Anticholinergika. Bei gleichzeitiger Gabe von Fluoxetin sind Todesfälle vorgekommen.

**Dosis:** 5–10 mg/d morgens oder 2-mal 5 mg/d morgens und mittags oral.

**Movergan®** (Orion)
30 Tbl. 5 mg (N1) ................................ (FB 23,68) 23,68
60 Tbl. 5 mg (N2) ................................ (FB 38,11) 38,11
100 Tbl. 5 mg (N3) ................................ (FB 57,48) 57,48
30 Tbl. 10 mg (N1) ................................ (FB 38,37) 38,37
60 Tbl. 10 mg (N2) ................................ (FB 66,99) 66,99
100 Tbl. 10 mg (N3) ............................. (FB 103,95) 103,95

**Selemerck**® (Merck)
30 Tbl. 5 mg (N1) .................................(FB 23,68) 21,46
60 Tbl. 5 mg (N2) .................................(FB 38,11) 33,61
100 Tbl. 5 mg (N3) .................................(FB 57,48) 54,22
30 Tbl. 10 mg (N1) .................................(FB 38,37) 36,75
60 Tbl. 10 mg (N2) .................................(FB 66,99) 61,84
100 Tbl. 10 mg (N3) .................................(FB 103,95) 95,60

## Serrapeptase *Rp* [US] 1985 **D**

Proteolytisches Enzym aus dem Bakterium Serratia piscatorum. Nach oraler Gabe werden beim Menschen keine messbaren Enzymmengen im Plasma nachgewiesen, sodass eine systemische entzündungshemmende Wirkung nicht erwartet werden kann. Dementsprechend ist der klinische Erfolg im Vergleich zu Placebo nur marginal.

**Anw.:** Entzündungen nach Operationen und Verletzungen, Sinusitis, Alveolarabszess, Zystitis.

**Kontraind.:** Magen-Darmulzera, Kdr. Vorsicht bei Patienten mit Koagulationsstörungen, Leber- und Nierenschäden.

**UW:** Übelkeit, Erbrechen, Diarrhö, Magen-Darmbeschwerden, Exanthem, Urtikaria.

**Dosis:** 3-mal 5–10 mg/d oral, nicht länger als 3 Monate.

**Aniflazym**® (Takeda)
20 Tbl. 5 mg (N1) ......................................... 20,94
50 Tbl. 5 mg (N2) ......................................... 35,59
100 Tbl. 5 mg (N3) ......................................... 61,82

## Sertaconazol [UF] 1995 **C**

Lokalantimykotikum aus der Gruppe der Azolderivate mit ähnlichen Wirkungen und Nebenwirkungen wie Clotrimazol (s. dort). Wie andere Azolantimykotika wird Sertaconazol nur geringfügig resorbiert (ca. 1,5%).

**Ind.:** Pilzinfektionen der Haut durch Dermatophyten oder Hefen (insbesondere Candida albicans).

**Kontraind.:** Überempfindlichkeit gegen Sertaconazol. Bei Anwendung der handelsüblichen Creme auch gegen den Konservierungsstoff Methyl-4-hydroxybenzoat (Parabene). Schwangerschaft und Stillperiode (mangelnde klinische Erfahrung).

**UW:** Selten Hautreizungen wie Jucken, Brennen und Rötung der Haut.

**Dosis:** Creme 2-mal tgl. auftragen. Behandlungsdauer 28 Tage.

**Zalain**® (Trommsdorff)
20 g Creme (20 mg/g) (N1) ..........................(FB 7,77) *7,86*
50 g Creme (20 mg/g) (N2) ..........................(FB 16,81) 16,81

## Sertralin *Rp* [ML] 1997 **C**

Antidepressivum aus der Gruppe der selektiven Serotonin-Rückaufnahme-Inhibitoren (SSRI) mit ähnlichen Eigenschaften wie Fluvoxamin (s. dort). Sertralin ist bei Depressionen alternativ zu trizyklischen Antidepressiva einsetzbar. Orale Bioverfügbarkeit 70%, langsame Resorption (4,5–8,5 h), ausgeprägte hepatische Metabolisierung zu N-Desmethylsertralin (20fach weniger wirksam) und weiteren inaktiven Metaboliten, die zu ungefähr gleichen Teilen über Niere und Fäzes ausgeschieden werden. Halbwertszeit 26 h.

**Ind.:** Depressive Krankheiten.

**Kontraind., UW, WW:** s. Fluvoxamin.

**Dosis:** Im allgemeinen 1-mal 50 mg/d oral morgens oder abends, ggf. bis zu 200 mg/d.

**Gladem**® (Boehringer Ingelheim)
20 Filmtbl. 50 mg (N1) .................................... 35,19
50 Filmtbl. 50 mg (N2) .................................... 70,25
100 Filmtbl. 50 mg (N3) .................................... 123,47
20 Filmtbl. 100 mg (N1) .................................... 51,97
50 Filmtbl. 100 mg (N2) .................................... 105,25
100 Filmtbl. 100 mg (N3) .................................... 158,91

**Zoloft**® (Pfizer)
20 Filmtbl. 50 mg (N1) .................................... 35,19
50 Filmtbl. 50 mg (N2) .................................... 70,25
100 Filmtbl. 50 mg (N3) .................................... 123,47
20 Filmtbl. 100 mg (N1) .................................... 51,97
50 Filmtbl. 100 mg (N2) .................................... 105,25
100 Filmtbl. 100 mg (N3) .................................... 158,91
60 ml Lösung (20 mg/ml) (N1) .............................. 61,11

## Sevelamer *Rp* [US] 2000 **A/D**

Phosphatbinder zur Behandlung einer Hyperphosphatämie bei Hämodialysepatienten. Sevelamer besteht aus einem nicht resorbierbaren Polyallylaminhydrochlorid-Polymer, das im Darm Phosphationen über partiell protonierte Amine bindet und dadurch den Phosphatspiegel im Serum senkt. In einer Vergleichsstudie mit Calciumacetat kam es zu einer ähnlichen Senkung des Phosphatserumspiegels, während der Calciumserumspiegel unter Sevelamer etwas weniger als unter Calciumacetat anstieg. Langzeitstudien fehlen bisher.

**Ind.:** Hyperphosphatämie bei Dialysepatienten.

**Kontraind.:** Hypophosphatämie, Darmverschluss, Schwangerschaft.

**UW:** Häufig Schmerzen, Diarrhö, Übelkeit, Erbrechen, Dyspepsie, Obstipation, Infektion, Kopfschmerzen, Atembeschwerden, Husten, Hypotonie, Schwindel, Hypertonie, Dyspnoe, Thrombose, peripheres Ödem, Brustschmerz, Bauchschmerz, Fieber, Beinkrämpfe, Pruritus. Gelegentlich Flatulenz, Herz-Kreislauf-Störungen, Pharyngitis, Ausschlag.

**Dosis:** Abhängig vom Serumphosphatspiegel 3-mal 800 mg/d (1,94–2,42 mmol/l), 3-mal 1600 mg/d (ab 2,42 mmol/l). Dosis so einstellen, dass der Serumphosphatspiegel unter 1,94 mmol/l liegt.

**Renagel**® (Genzyme)
180 Filmtbl. 800 mg (N3) .................................. 289,79

**Sevofluran** *Rp* [US] 1996 **C**

Fluoriertes Inhalationsanästhetikum mit ähnlichen Eigenschaften wie Desfluran (s. dort). Sevofluran hat eine geringe Löslichkeit im Blut und in Geweben (Verteilungskoeffizient Blut : Gas 0,65 und Hirn : Blut 1,7) und zeigt daher schnelle An- und Abflutung.
**Ind.:** Inhalationsnarkose.
**Kontraind., UW, WW:** s. Isofluran.
**Dosis:** Zur Einleitung bis zu 8 Vol.%, zur Erhaltung 0,5–3 Vol.% mit Sauerstoff oder Lachgas/Sauerstoffgemisch.

**Sevorane**® (Abbott)
250 ml ........ 278,60

**Sibutramin** *Rp* [US] 1999 **C**

Zentral wirkender Hemmstoff der Wiederaufnahme von Noradrenalin und Serotonin. Sibutramin wirkt gewichtsreduzierend durch Steigerung des Sättigungsgefühls und vermutlich auch durch Steigerung der Thermogenese. Die Wirkung entspricht der älterer Appetitzügler (ca. 5 kg innerhalb von 3 Monaten). Die Dauer der Therapie soll 1 Jahr nicht überschreiten, da keine Langzeitdaten vorliegen.
**Ind.:** Ernährungsbedingte Adipositas, zusätzlich zu Reduktionsdiät und anderen Begleitmaßnahmen (körperliche Aktivität, Verhaltenstherapie).
**Kontraind.:** Anorexia nervosa oder Bulimie in der Anamnese, psychiatrische Krankheiten, Gilles-de-la-Tourette-Syndrom. Therapie mit MAO-Hemmern, Antidepressiva, Neuroleptika, Tryptophan oder Anorektika. Kardiovaskuläre Krankheiten, zerebrovaskuläre Krankheiten, Hyperthyreose, schwere Leber- und Nierenfunktionsstörung, Prostatahyperplasie, Phäochromozytom, Engwinkelglaukom, Drogen-, Arzneimittel- oder Alkoholabusus. Kdr., Jugendliche unter 18 Jahre und Patienten über 65 Jahre (unzureichende Erfahrung). Schwangerschaft und Stillzeit. Vorsicht bei gleichzeitiger Gabe von QT-Intervall-verlängernden, frequenzsteigernden oder blutdrucksteigernden Arzneimitteln, Symptomen einer pulmonalen Hypertonie, Epilepsie und Tics. Frauen im gebärfähigen Alter sollen Kontrazeption anwenden.
**UW:** Häufig Mundtrockenheit, Obstipation, Schlaflosigkeit. Gelegentlich Schwindel, Parästhesien, Kopfschmerzen, Angstgefühle, Miktionsstörungen, Tachykardie, Blutdruckanstieg, Flush, Schwitzen, Geschmacksstörungen.
**WW:** CYP3A4-Inhibitoren (z. B. Ketoconazol, Erythromycin, Ciclosporin) erhöhen die Plasmaspiegel von Sibutramin. CYP3A4-Aktivatoren (z. B. Rifampicin, Phenytoin, Carbamazepin) beschleunigen den Abbau von Sibutramin. Serotoninsyndrom durch Serotoninrückaufnahmeinhibitoren (SSRI), Triptane, Dihydroergotamin oder bestimmte Opioide (z. B. Pethidin, Fentanyl, Dextromethorphan).
**Dosis:** Initial 1-mal 10 mg/d oral, ggf. auf 15 mg/d erhöhen.

**Reductil**® (Abbott)
28 Kps. 10 mg (N1) ........ 83,98
56 Kps. 10 mg (N2) ........ 153,78
98 Kps. 10 mg (N3) ........ 244,90
28 Kps. 15 mg (N1) ........ 86,90
56 Kps. 15 mg (N2) ........ 159,86
98 Kps. 15 mg (N3) ........ 254,39

**Sildenafil** *Rp* [HS] 1998 **A**

Sildenafil ist ein Hemmstoff der Phosphodiesterase Typ 5, die spezifisch den Abbau von cGMP hemmt. Bei sexueller Erregung wird im Corpus cavernosum NO freigesetzt, das die Bildung von cGMP stimuliert. cGMP bewirkt eine Relaxation der glatten Muskulatur des Corpus cavernosum, wodurch es zu vermehrtem Einstrom von Blut und damit zur Erektion kommt. Sildenafil steigert also die cGMP-Konzentration in der glatten Muskulatur des Corpus cavernosum und führt dadurch zu verstärkter Relaxation und Erektion. Die Libido wird durch Sildenafil nicht gesteigert. Sildenafil ist also kein Aphrodisiakum. In zwei umfangreichen Placebo-kontrollierten Doppelblindstudien verbesserte Sildenafil Penetrationshäufigkeit und Erektionserhalt dosisabhängig und signifikant besser als Placebo. Orale Bioverfügbarkeit 41%, maximale Plasmaspiegel nach 1 h, Eliminationshalbwertszeit 4 h.
**Ind.:** Erektile Dysfunktion.
**Kontraind.:** Wegen der Gefahr eines ausgeprägten Blutdruckabfalls darf Sildenafil von Patienten, die NO-Donoren wie Nitrate oder Molsidomin einnehmen, nicht verwendet werden. Männer mit Erkrankungen der Retina wie Makuladegeneration oder Retinitis pigmentosa sollten Sildenafil sicherheitshalber ebenfalls nicht verwenden. Auch Patienten mit Risikofaktoren, bei denen eine ungewohnte sexuelle Aktivität zu einem Myokardinfarkt führen könnte, sollten Sildenafil nicht anwenden. Die Verfügbarkeit von Sildenafil und die einfache orale Anwendbarkeit sollten nicht dazu führen, dass die Diagnostik der Ursache einer erektilen Dysfunktion vernachlässigt wird.
**UW:** Als Ausdruck der nicht nur auf den Penis beschränkten Wirkung von cGMP traten bei jeweils über 5% der Patienten Kopfschmerzen, Hautrötung, Rhinorrhö, Verdauungsstörungen und Sehstörungen auf (verschwommenes Sehen, beeinträchtigte Farbwahrnehmung, blaue Schleier, Lichtempfindlichkeit). Die Sehstörungen beruhen wahrscheinlich darauf, dass Sildenafil in geringem Maße auch die Phosphodiesterase Typ 6 in der Retina hemmt. Priapismus wurde berichtet.

**WW:** Die Blutdrucksenkung durch Nitrate und andere NO-Donatoren (z. B. Molsidomin) wird verstärkt. Cimetidin, Erythromycin und Ketoconazol hemmen den Abbau von Sildenafil.
**Dosis:** 1-mal 25–100 mg oral 1 h vor dem gewünschten Geschlechtsverkehr, nicht häufiger als 1-mal/d.

**Viagra**® (Pfizer)
4 Filmtbl. 25 mg (N1) ........ 39,64
12 Filmtbl. 25 mg (N1) ........ 104,50
4 Filmtbl. 50 mg (N1) ........ 45,50
12 Filmtbl. 50 mg (N1) ........ 122,61
4 Filmtbl. 100 mg (N1) ........ 52,33
12 Filmtbl. 100 mg (N1) ........ 144,52

## Silymarin [HK]

Aus den Früchten der Mariendistel (Silybum marianum) isolierter Trockenextrakt, der auf die Hauptkomponente Silibinin berechnet wird. Im Tierversuch wurde eine protektive Wirkung bei Phalloidinvergiftung gefunden. Die Studien zum Nachweis einer therapeutischen Wirksamkeit bei akuten und chronischen Leberkrankheiten sind nicht überzeugend. So ist beispielsweise die Wirkung von Silymarin auf die Überlebensrate von Patienten mit Leberzirrhose in einer Langzeitstudie untersucht worden, die jedoch kein signifikantes Ergebnis für das geplante Therapieziel ergab.
**Anw.:** Toxische Leberschäden, Knollenblätterpilzvergiftung, Adjuvans bei chronisch-entzündlichen Leberkrankheiten und Leberzirrhose.
**UW:** Vereinzelt laxierende Wirkung.
**Dosis:** Initial 3-mal 140 mg/d oral, als Erhaltungsdosis 3-mal 70 mg oder 2-mal 100–140 mg/d (mg jeweils als berechneter Silibiningehalt des Trockenextrakts). Knollenblätterpilzvergiftung 20 mg/kg i.v. Silibinin in 24 h, verteilt auf 4 Infusionen von je 2 h.

**Legalon**® (Madaus)
100 Kps. 70 mg (N3) ........ 38,63
60 Kps. 140 mg (N2) ........ 48,41
100 Kps. 140 mg (N3) ........ 68,58

**Legalon**® **SIL** (Madaus) *Rp*
4 Durchstechfl. 350 mg Silibinin (N1) ........ 564,91

## Simeticon [HK]

Mit Siliciumdioxid aktiviertes Dimeticon (Dimethylpolysiloxan). Simeticon setzt die Oberflächenspannung wässriger Sekrete herauf, verhindert so die Schaumbildung und vereinigt kleine Gasbläschen zu größeren Gasblasen, die leichter ausgestoßen werden können. Simeticon wird nicht resorbiert, verringert aber auch nicht die Menge an Darmgasen. Es wird für die Linderung von Beschwerden durch vermehrte Gasansammlungen im Magen-Darmtrakt wie Völlegefühl, Blähungen und Spannungsgefühl im Oberbauch empfohlen. Ob solche Symptome durch Simeticon gebessert werden, geht aus den vorliegenden kontrollierten Studien nicht eindeutig hervor.
**Anw.:** Meteorismus mit gastrointestinalen Beschwerden. Bei Spülmittelvergiftungen.
**Dosis:** Ca. 40–160 mg nach den Mahlzeiten. Bei Tensidvergiftungen mindestens 350 mg als Suspension.

**Lefax**® (Bayer Vital)
20 Kautbl. 42 mg (N1) ........ (FB 3,57) *4,48*
50 Kautbl. 42 mg (N2) ........ (FB 7,22) *7,98*
100 Kautbl. 42 mg (N3) ........ (FB 12,30) *13,98*
500 Kautbl. 42 mg Spezialpack ........ 53,00
20 Kautbl. extra 105 mg (N1) ........ (FB 3,93) *5,97*
50 Kautbl. extra 105 mg (N1) ........ (FB 7,95) *11,88*
50 ml Pumpliquid (41,2 mg/ml) (N2) ........ (FB 7,60) 7,60
100 ml Pumpliquid (41,2 mg/ml) (N3) ........ (FB 15,21) 15,20

**sab simplex**® (Pfizer)
20 Kautbl. 80 mg (N1) ........ (FB 3,83) 3,83
50 Kautbl. 80 mg (N2) ........ (FB 7,76) 7,76
100 Kautbl. 80 mg (N3) ........ (FB 13,24) 13,24
30 ml Susp. 69,19 mg/ml (25 Tr.) (N1) ........ (FB 7,30) 7,30
120 ml Susp. 69,19 mg/ml (25 Tr.) (N3) ........ (FB 29,20) 29,20

## Simeticon + Pankreatin [HK]

Kombination aus Pankreatin und Simeticon. Der therapeutische Nutzen von Simeticon bei Meteorismus ist nicht eindeutig belegt. Pankreatin ist für die Behandlung einer Pankreasinsuffizienz unterdosiert (notwendige Richtdosis 80.000 F.I.P.-E. Lipase pro Mahlzeit). Die in den Kautabletten enthaltene Lipase wird im sauren Magensaft zerstört.
**Anw.:** Meteorismus, Völlegefühl, Pankreasinsuffizienz.
**Kontraind., UW:** s. Pankreatin, Simeticon.

**Enzym-Lefax**® (Bayer Vital)
**Best.:** 1 Kps. forte enth.: Pankreatin 93–140 mg (stand. auf Triacylglyzerollipase 10.500 F.I.P.-E., Amylase 6000 F.I.P.-E., Proteasen 600 F.I.P.-E.), Dimeticon 40 mg. 1 Kautbl. enth.: Simeticon 41,2 mg, Pankreatin 50 mg stand. auf Triacylglyzerollipase 2200 F.I.P.-E., Amylase 1800 F.I.P.-E., Protease 100 F.I.P.-E.
**Dosis:** 2–4 Kps. oder 1–2 Kautbl. pro Mahlzeit.
20 Kautbl. (N1) ........ 6,25
50 Kautbl. (N1) ........ 13,98
100 Kautbl. (N2) ........ 24,95
200 Kautbl. (N3) ........ 44,50
50 Kps. forte (N1) ........ (FB 25,23) *25,53*
100 Kps. forte (N2) ........ (FB 45,79) *46,50*
200 Kps. forte (N3) ........ (FB 83,06) 83,06

## Simvastatin *Rp* [US] 1990 C

HMG-CoA-Reduktasehemmer mit ähnlichen Wirkungen und Nebenwirkungen wie Lovastatin (s. dort). Simvastatin ist ein semisynthetisches Methylanalog von Lovastatin und wird ebenfalls als Prodrug durch Hydrolyse des Laktonrings in die aktive Form überführt. Mit Simvastatin wurde erstmals die Senkung der Gesamtletalität von Patienten mit koronarer Herzkrankheit und Hypercholesterinämie über 5 Jahre nachgewiesen (Scandinavian Simvastatin Survival Study Group 1994). Weitere große Simvastatinstudien legen nahe, diese Substanz wegen der hervorragend belegten Langzeitevidenz als Leitsubstanz für die Standardtherapie zur Prävention kardiovaskulärer Risiken zu klassifizieren. Beim akuten Koronarsyndrom verstärkt die Intensivtherapie mit Simvastatin (80 mg/d) die Cholesterinsenkung, hat aber im Vergleich zur Standardtherapie (20 mg/d) keinen klinischen Zusatzeffekt, sondern verursacht vermehrt Myopathien und Rhabdomyolysen (A to Z-Trial 2004). Systemische Bioverfügbarkeit des aktiven Metaboliten unter 5%, Halbwertszeit 1,9 h.

**Ind.:** Hypercholesterinämie, wenn Diät und Gewichtsreduktion nicht ausreichend wirken. Prävention der koronaren Herzkrankheit.

**Kontraind., UW, WW:** s. Lovastatin.

**Dosis:** Initial 10 mg oral/d mit dem Abendessen, ggf. Dosisanpassung im Abstand von 4 Wochen bis auf maximal 40 mg/d abends.

**Simvahexal**® (Hexal)

| | |
|---|---|
| 30 Filmtbl. 5 mg (N1) | (FB 20,62) 17,69 |
| 50 Filmtbl. 5 mg (N2) | (FB 27,74) 23,94 |
| 100 Filmtbl. 5 mg (N3) | (FB 45,09) 35,73 |
| 30 Filmtbl. 10 mg (N1) | (FB 25,60) 17,40 |
| 50 Filmtbl. 10 mg (N2) | (FB 35,86) 23,92 |
| 100 Filmtbl. 10 mg (N3) | (FB 60,90) 35,21 |
| 30 Filmtbl. 20 mg (N1) | (FB 32,91) 24,70 |
| 50 Filmtbl. 20 mg (N2) | (FB 47,79) 30,75 |
| 100 Filmtbl. 20 mg (N3) | (FB 84,13) 53,10 |
| 30 Filmtbl. 30 mg (N1) | (FB 38,48) 25,45 |
| 50 Filmtbl. 30 mg (N2) | (FB 56,90) 32,28 |
| 100 Filmtbl. 30 mg (N3) | (FB 101,85) 55,22 |
| 30 Filmtbl. 40 mg (N1) | (FB 43,23) 30,43 |
| 50 Filmtbl. 40 mg (N2) | (FB 64,67) 44,38 |
| 100 Filmtbl. 40 mg (N3) | (FB 116,95) 81,86 |

**Zocor**® (Dieckmann)

| | |
|---|---|
| 30 Tbl. 5 mg (N1) | (FB 20,62) 20,62 |
| 50 Tbl. 5 mg (N2) | (FB 27,74) 27,74 |
| 100 Tbl. 5 mg (N3) | (FB 45,09) 45,09 |
| 30 Tbl. 10 mg (N1) | (FB 25,60) 25,60 |
| 50 Tbl. 10 mg (N2) | (FB 35,86) 35,86 |
| 100 Tbl. 10 mg (N3) | (FB 60,90) 60,90 |
| 30 Tbl. 20 mg (N1) | (FB 32,91) 32,91 |
| 50 Tbl. 20 mg (N2) | (FB 47,79) 47,79 |
| 100 Tbl. 20 mg (N3) | (FB 84,13) 84,13 |
| 30 Tbl. 40 mg (N1) | (FB 43,23) 43,23 |
| 50 Tbl. 40 mg (N2) | (FB 64,67) 64,67 |
| 100 Tbl. 40 mg (N3) | (FB 116,95) 116,95 |
| 30 Tbl. 80 mg (N1) | (FB 58,23) 58,23 |
| 50 Tbl. 80 mg (N2) | (FB 89,16) 89,16 |
| 100 Tbl. 80 mg (N3) | (FB 164,63) 164,63 |

## Sirolimus [US] 2001 B

Immunsuppressivum zur Prophylaxe der Organabstoßung bei Nierentransplantationen mit ähnlichen Eigenschaften wie Tacrolimus. Sirolimus bindet wie Tacrolimus an ein Immunophyllin (FK-Bindungsprotein-12), ist aber im Gegensatz zu Ciclosporin und Tacrolimus kein Calcineurinantagonist. Der Sirolimus-FKBP-12-Komplex hemmt die zweite Phase der T-Zellaktivierung durch Blockade der Signaltransduktion des Interleukin-2-Rezeptors. Dadurch wird der Übergang Zytokin-stimulierter T-Zellen von der G1-Phase in die S-Phase verhindert. Durch die Suppression der Interleukin-induzierten T-Zellproliferation kommt es zu der erwünschten Hemmung der Lymphozytenaktivierung. Hauptvorteil von Sirolimus gegenüber Ciclosporin und Tacrolimus ist die fehlende Nephrotoxizität. Bei direktem Vergleich von Sirolimus und Ciclosporin waren ein Jahr nach der Nierentransplantation die Serumkreatininspiegel bei den Sirolimus-behandelten Patienten immer niedriger. Trotzdem werden Sirolimus und Ciclosporin wegen ihrer synergistischen immunsuppressiven Effekte in der Initialphase nach einer Nierentransplantation für 2–3 Monate kombiniert. In der anschließenden Erhaltungstherapie wird Ciclosporin stufenweise abgesetzt und die Dosis von Sirolimus entsprechend erhöht.

**Ind.:** Prophylaxe der Organabstoßung nach Nierentransplantation.

**Kontraind.:** Schwangerschaft, Stillzeit. Vorsicht bei Leberfunktionsstörungen, Hyperlipidämie, Alkoholikern, Epileptikern, Hirngeschädigten, Kindern, bei gleichzeitiger Gabe von Ciclosporin (Nierenfunktion), Statinen oder Fibraten (Rhabdomyolyse) sowie CYP3A4-Induktoren oder -Inhibitoren, bei Exposition gegenüber Sonnen- und UV-Licht bei erhöhtem Hautkrebsrisiko.

**UW:** Sehr häufig periphere Ödeme, Lymphocele, Bauchschmerzen, Diarrhö, Anämie, Thrombozytopenie, Hypercholesterinämie, Hypertriglyzeridämie, Hypokaliämie, erhöhte Laktatdehydrogenase, Arthralgie, Akne, Harnwegsinfektionen. Häufig Fieber, mykotische, virale und bakterielle Infektionen, Wundheilungsstörungen, Sepsis, Tachykardie, Stomatitis, Leukopenie, Neutropenie, thrombozytopenische Purpura, hämolytisch-urämisches Syndrom, abnorme Leberfunktionstests, erhöhte SGOT/SGPT, Osteonekrose, Epistaxis, Pneumonie, Ausschlag, Pyelonephritis, venöse Thromboembolie. Lymphome oder andere bösartige Neoplasien, vor allem der Haut.

**WW:** Senkung der Sirolimusspiegel durch CYP3A4-Induktoren (z. B. Johanniskraut, Rifampicin, Carbamazepin) oder Erhöhung durch CYP3A4-Inhibitoren (z. B. Verapamil, Erythromycin, Ketoconazol,

Voriconazol) und P-Glykoprotein-Inhibitoren (Grapefruitsaft).
**Dosis:** Initialdosis 6 mg nach der Transplantation gefolgt von 1-mal 2 mg/d oral mit individueller Anpassung auf Talspiegel von 4–12 ng/ml. Nach stufenweisem Absetzen der Begleitbehandlung mit Ciclosporin wird auf einen Talspiegel von 12–20 ng/ml Sirolimus eingestellt.

**Rapamune**® (Wyeth)
1 Fl. 60 ml (1 mg/ml) + 30 Spritzen (N2) .......... 400,58
30 Tbl. 1 mg (N1) .......... 213,35
100 Tbl. 1 mg (N3) .......... 689,25
100 Tbl. 2 mg (N3) .......... 1369,10

## β-Sitosterin [HO]

Pflanzliches Steroid mit einer cholesterinähnlichen Struktur, das die Plasmakonzentration von LDL-Cholesterin senkt. β-Sitosterin (Phytosterol) wird nach oraler Gabe nur zu 4–6% resorbiert und wirkt offenbar durch eine Hemmung der Aufnahme des Nahrungscholesterins. Die Langzeiteffekte auf den Verlauf der koronaren Herzkrankheit sind nicht bekannt.
Daneben wird β-Sitosterin in 100–200fach geringerer Dosis zur Behandlung der benignen Prostatahyperplasie angewendet, weil in älteren Untersuchungen ein erhöhter Cholesteringehalt in der hyperplasierten Prostata beobachtet wurde. Die Ergebnisse klinischer Prüfungen sind jedoch nicht plausibel, da bereits 150–300 mg/d Sitosterin in der normalen Nahrung enthalten sind.
**Anw.:** Benigne Prostatahyperplasie.
**UW:** Selten Oberbauchbeschwerden, Bauchschmerzen, Übelkeit und Hautausschlag.
**Dosis:** *Prostatahyperplasie:* 60–130 mg/d oral in 2–3 Einzeldosen.

**Azuprostat Sandoz**® (Sandoz)
50 Weichkps. 65 mg (N1) .......... 13,95
100 Weichkps. 65 mg (N2) .......... 26,49
200 Weichkps. 65 mg (N3) .......... 47,75

**Harzol**® (Schwarz Pharma)
50 Kps. 10 mg (N1) .......... (FB 11,16) 11,16
100 Kps. 10 mg (N2) .......... (FB 19,30) 19,30
200 Kps. 10 mg (N3) .......... (FB 33,37) 33,37

## Sojabohnenöl [UF]

Zur **parenteralen Ernährung** als Fettemulsion. Sojabohnenöl enthält langkettige Triglyzeride mit einem hohen Anteil ungesättigter Fettsäuren. Nach i.v.-Infusion steigen die Plasmatriglyzeride an. Die Fettpartikel werden ähnlich wie natürliche Chylomikronen durch die Lipoproteinlipase zu Fettsäuren und Glyzerin metabolisiert.
Als **Hautschutzmittel** wird Sojabohnenöl in rückfettenden Ölbädern bei Dermatosen eingesetzt. Niedrige Badewassertemperaturen (32 °C) haben einen besseren rückfettenden Effekt als höhere Temperaturen. Die Wirkung ist geringer als bei lipophilen Salbengrundlagen.
**Ind.:** Parenterale Ernährung zur Zufuhr von Energie und essentiellen Fettsäuren. Badezusatz bei trockener, schuppender, juckender Haut, Ekzem, Psoriasis.
**Kontraind.:** *Parenteral*: Fettstoffwechselstörungen, instabiler Stoffwechsel bei Postaggressionssyndrom oder Schock, Gerinnungsstörungen. Sgl. und Kdr. wegen fehlender Erfahrungen. *Badezusatz*: Fieberhafte Krankheiten, Tuberkulose, schwere Herz- und Kreislaufinsuffizienz, Hypertonie, Hautverletzungen, unklare Hautkrankheiten, frische Psoriasis pustulosa.
**UW.:** *Parenteral*: Hypertriglyzeridämie und Hyperglykämie. *Badezusatz*: in Einzelfällen Rötung, Juckreiz, Brennen.
**Dosis:** *Parenteral*: Tgl. 1–2 g Fett/kg als i.v.-Infusion mit 0,1–0,15 g Fett/kg und h.
*Badezusatz*: 1 Vollbad (ca. 150 l), Kinderbad (ca. 25 l), Teilbad (5 l) mit 30 ml 2- bis 3-mal pro Woche.

**Balneum Hermal**® (Boots Healthcare)
150 ml Badezusatz (84,75 g/100 ml) (N1) .......... 5,88
200 ml Badezusatz (84,75 g/100 ml) (N1) .......... 7,66
500 ml Badezusatz (84,75 g/100 ml) (N2) .......... 14,45
2× 500 ml Badezusatz (84,75 g/100 ml) (N3) .......... 24,45

**Intralipid**® (Baxter)
10 Inf.-Fl. 10% 100 ml (N3) .......... 224,49
10 Inf.-Fl. 10% 500 ml (N3) .......... 340,16
20 Inf.-Btl. 20% 250 ml (N3) .......... 397,35
20 Inf.-Btl. 20% 500 ml (N3) .......... 751,45
10 Inf.-Fl. 20% 100 ml (N3) .......... 358,72
10 Inf.-Fl. 20% 250 ml (N3) .......... 397,35
10 Inf.-Fl. 20% 500 ml (N3) .......... 720,15
10 Inf.-Fl. 30% 250 ml (N3) .......... 326,24

## Sojabohnenöl + Polidocanol [UF]

Rückfettende Kombination zur Anwendung als Badezusatz bei juckenden Hautkrankheiten. Sojabohnenöl (s. dort) wird als Hautschutzmittel eingesetzt. Polidocanol (s. dort) hat lokalanästhetische und juckreizstillende Eigenschaften, kann aber in seltenen Fällen sensibilisierend wirken.
**Anw.:** Badezusatz für Hautkrankheiten mit begleitendem Juckreiz, z. B. Ekzem, Pruritus senilis, Psoriasis.
**Kontraind., UW:** s. Sojabohnenöl.

**Balneum Hermal**® **Plus** (Boots Healthcare)
**Best.:** 100 g Badezusatz enth.: Sojabohnenöl 82,95 g. Polidocanol 15 g.
**Dosis:** 2–3 Voll-, Teil- oder Duschbäder pro Woche.
200 ml Badezusatz (N1) .......... 8,50
500 ml Badezusatz (N2) .......... 15,95
1000 ml Badezusatz (N3) .......... 25,45

## Solifenacin *Rp* [US] 2004 C

$M_3$-Muscarinrezeptorantagonist mit Selektivität für die Harnblase. Bei Patienten mit überaktiver Blase senkte Solifenacin im Vergleich zu Placebo die Zahl der Miktionen (3,1 versus 1,4) und Inkontinenzhäufigkeit (47–59% versus 29%). Maximale Plasmaspiegel 3–8 h nach oraler Gabe, Bioverfügbarkeit 90%. Solifenacin wird hauptsächlich hepatisch über CYP3A4 metabolisiert, terminale Halbwertszeit 45–68 h.

**Ind.:** Dranginkontinenz, Pollakisurie.

**Kontraind.:** Harnverhaltung, gastrointestinale Krankheiten, Myasthenia gravis, Engwinkelglaukom, Hämodialyse, eingeschränkte Leber- oder Nierenfunktion, gleichzeitige Gabe eines CYP3A4-Inhibitors. Kinder. Vorsicht in Schwangerschaft, Stillzeit.

**UW:** Häufig anticholinerge Nebenwirkungen: Mundtrockenheit, Dyspepsie, Bauchschmerzen, Obstipation, Übelkeit, verschwommenes Sehen. Gelegentlich gastroösophagealer Reflux, trockene Kehle, Harnwegsinfektionen, Somnolenz, Dysgeusie, Augentrockenheit, Müdigkeit, Ödeme, trockene Nase oder Haut, erschwerte Miktion. Selten Kolonobstruktion, Koprostase, Harnverhaltung.

**WW:** Effekte durch gleichzeitige Gabe von Anticholinergika verstärkt, durch Cholinergika vermindert. Die Wirkung von Metoclopramid auf gastrointestinale Motilität wird auch vermindert. CYP3A4-Inhibitoren (z. B. Ketoconazol, Itraconazol, Ritonavir, Nelfinavir) erhöhen Solifenacinspiegel. Weitere WW mit anderen CYP3A4-Substraten (z. B. Verapamil, Diltiazem) und CYP3A4-Induktoren sind möglich.

**Dosis:** 1-mal 5 mg/d oral, ggf. 1-mal 10 mg/d.

**Vesikur**® (Yamanouchi Pharma)

| | |
|---|---|
| 30 Filmtbl. 5 mg (N1) | 60,30 |
| 50 Filmtbl. 5 mg (N2) | 93,50 |
| 90 Filmtbl. 5 mg (N3) | 151,88 |
| 30 Filmtbl. 10 mg (N1) | 70,20 |
| 50 Filmtbl. 10 mg (N2) | 107,50 |
| 90 Filmtbl. 10 mg (N3) | 174,67 |

## Somatropin *Rp* [US]

Peptidhormon des Hypophysenvorderlappens mit 191 Aminosäuren und einem Molekulargewicht von 22.000. Somatropin (Wachstumshormon) wird als humanes Hormon gentechnisch hergestellt. Bei Kindern mit endogenem Hormonmangel wird das Wachstum gesteigert, bei Erwachsenen Wachstum der Skelettmuskulatur, Fettmobilisation, Glucosetoleranz, Leistungsfähigkeit und Wohlbefinden. Die meisten proliferativen und metabolischen Effekte werden durch Somatomedin C (Insulin-like Growth Faktor, IGF-1) vermittelt. Die physiologische Sekretion beträgt tgl. 0,5 mg (1,5 I.E.) in 6–8 Pulsen, bei präpubertären Kdr. zu 50–75% im Schlaf. Halbwertszeit 20 min. Die Substitution von Somatropin bei Erwachsenen mit ausgeprägtem Wachstumshormonmangel zeigt Hinweise auf eine erhöhte Knochendichte, eine verbesserte Leistungsfähigkeit der Muskulatur und eine Senkung des Körperfettgehalts. Wegen der hohen Kosten (26000–52000 €/Jahr) sind viele Fragen zur routinemäßigen Anwendung noch ungeklärt.

**Ind.:** Hypophysärer Minderwuchs, Ullrich-Turner-Syndrom. Substitution bei Erw. bei ausgeprägtem Wachstumshormonmangel.

**Kontraind.:** Tumoren, intrakranielle Läsionen, Kdr. mit geschlossenen Epiphysenfugen.

**UW:** Bei Kdr. Entwicklung von Antikörpern gegen Somatropin mit geringer Bindungskapazität ohne Verminderung der Wachstumsrate. Gelegentlich passagere Ödeme. Leukämie wurde bei einer kleinen Zahl von Kdr. nach Behandlung mit Wachstumshormon beobachtet, wobei ungeklärt ist, ob ein Zusammenhang mit der Somatropinbehandlung besteht. Erw.: Kopfschmerzen, Myalgien, Ödeme, Parästhesien, Hypertonie.

**WW:** Insulinresistenz möglich, deshalb Diabetikern ggf. Insulindosis anpassen. Verminderte Wirkung durch Glucocorticoide.

**Dosis:** Kdr.: Tgl. 0,07 I.E./kg entspr. 12 I.E./qm² pro Woche, bei Ullrich-Turner-Syndrom 0,11–0,14 I.E./kg entspr. 24–28 I.E./qm pro Woche. Erw.: Initial 0,125 I.E./kg s.c. pro Woche, schrittweise Erhöhung bis auf 0,25 I.E./kg.

**Genotropin**® (Pharmacia)

| | |
|---|---|
| 1 Zweikammerzylinderamp. 5 mg/ml (N1) | 273,93 |
| 5 Zweikammerzylinderamp. 5 mg/ml (N1) | 1325,04 |
| 20 Zweikammerzylinderamp. 5 mg/ml (N3) | 5379,63 |
| 1 Zweikammerzylinderamp. 12 mg (N1) | 644,18 |
| 5 Zweikammerzylinderamp. 12 mg (N1) | 3208,33 |
| 7 Einmalspr. 0,2 mg (N2) | 83,46 |
| 4× 7 Einmalspr. 0,2 mg (N3) | 285,94 |
| 7 Einmalspr. 0,4 mg (N2) | 157,53 |
| 4× 7 Einmalspr. 0,4 mg (N3) | 562,43 |
| 7 Einmalspr. 0,6 mg (N2) | 231,65 |
| 4× 7 Einmalspr. 0,6 mg (N3) | 869,90 |
| 7 Einmalspr. 0,8 mg (N2) | 317,53 |
| 4× 7 Einmalspr. 0,8 mg (N3) | 1230,91 |
| 7 Einmalspr. 1,0 mg (N2) | 402,33 |
| 4× 7 Einmalspr. 1,0 mg (N3) | 1560,27 |
| 7 Einmalspr. 1,2 mg (N2) | 489,31 |
| 4× 7 Einmalspr. 1,2 mg (N3) | 1894,50 |
| 7 Einmalspr. 1,4 mg (N2) | 577,19 |
| 4× 7 Einmalspr. 1,4 mg (N3) | 2228,70 |
| 7 Einmalspr. 1,6 mg (N2) | 664,13 |
| 4× 7 Einmalspr. 1,6 mg (N3) | 2562,79 |
| 7 Einmalspr. 1,8 mg (N2) | 752,58 |
| 4× 7 Einmalspr. 1,8 mg (N3) | 2897,00 |
| 7 Einmalspr. 2,0 mg (N2) | 846,24 |
| 4× 7 Einmalspr. 2,0 mg (N3) | 3231,18 |

**Norditropin**® **SimpleXx** (Novo Nordisk)

| | |
|---|---|
| 1 Inj.-Fl. 5 mg/1,5 ml (N1) | 282,90 |
| 5 Inj.-Fl. 5 mg/1,5 ml (N1) | 1389,51 |

1 Inj.-Fl. 10 mg/1,5 ml (N1) ................................ 565,80
5 Inj.-Fl. 10 mg/1,5 ml (N1) ................................ 2779,00
1 Inj.-Fl. 15 mg/1,5 ml (N1) ................................ 848,70
5 Inj.-Fl. 15 mg/1,5 ml (N1) ................................ 4168,51

## Sorbitol [HK]

Sechswertiger Alkohol. Osmotisch wirkendes Laxans.
**Ind.:** Darmentleerung bei diagnostischen und operativen Maßnahmen, hartnäckige Obstipation.
**Kontraind.:** Ileus, entzündliche Magen-Darm-Krankheiten, hereditäre Fruktoseintoleranz.
**UW:** Bei länger dauernder Anwendung kann es zum Verlust von Elektrolyten (insbesondere Kalium) kommen. Dies kann zu Störungen der Herzfunktion und zu Muskelschwäche führen.
**WW:** Bei missbräuchlicher chronischer Anwendung kann infolge Hypokaliämie die Empfindlichkeit gegenüber Herzglykosiden erhöht und der Kaliumverlust durch andere Arzneimittel (Diuretika, Glucocorticoide) verstärkt sein.
**Dosis:** Erw. 67,5–135 ml Lsg. rektal.

**Yal**® (Trommsdorf)
2 Fl. (13,4 g/67,5 ml) (N1) ................................ 7,19
10 Fl. (13,4 g/67,5 ml) (N2) ................................ 26,84

## Sorbitol-Kombination [HK]

Miniklistier mit osmotisch wirksamen Abführmitteln. Darmentleerung setzt ca. 5–20 min nach Applikation ein.

**Microklist**® (Pfizer)
**Ind.:** Rektale Obstipation; vor Rektoskopien, Operationen und Geburten.
**UW:** Leichtes Brennen im Analbereich.
**Dosis:** Rektale Einführung des Tubeninhaltes (5 ml) durch Ansatzrohr.
**Best.:** 5 ml enth.: Natriumcitrat wasserfrei 450 mg, Natriumlaurylsulfoacetat 45 mg, Sorbitol 3,125 mg.

4 Tuben 5 ml Lsg. (N1) ................................ 6,90
12 Tuben 5 ml Lsg. (N2) ................................ 15,80
50 Tuben 5 ml Lsg. (N3) ................................ 62,08

## Sotalol *Rp* [HS]

Nichtselektiver Betarezeptorenblocker ohne intrinsische sympathomimetische Aktivität. Sotalol verbreitert zusätzlich das Aktionspotential und ist damit ein Antiarrhythmikum der Klassen II und III. Bioverfügbarkeit 75–90%. Als hydrophile Substanz wird Sotalol fast nicht metabolisiert, Elimination zu etwa 90% unverändert renal. Halbwertszeit 7–18 h, bei Niereninsuffizienz verlängert. Therapeutische Plasmaspiegel 1–3 μg/ml.
**Ind.:** Symptomatische und behandlungsbedürftige tachykarde supraventrikuläre Rhythmusstörungen, schwerwiegende symptomatische ventrikuläre tachykarde Rhythmusstörungen.
**Kontraind., UW, WW:** s. Betarezeptorenblocker. Sotalol sollte bei Bradykardie unter 50 Schlägen/min nicht eingesetzt werden. Aufgrund der Repolarisationsverzögerung führt Sotalol relativ häufig zu Torsades-de-pointes-Arrhythmien (PAFAC Studie 2004).
**Dosis:** 2- bis 3-mal 40–160 mg/d oral. Dosisreduktion bei Niereninsuffizienz. DDD 240 mg. Zur Akutbehandlung tachykarder Rhythmusstörungen 20 mg i.v., evtl. weitere 20 mg i.v. nach 20 min, jedoch nicht mehr als 1,5 mg/kg. Die i.v.-Anwendung sollte nur unter stationären Bedingungen und unter kontinuierlicher Überwachung von Blutdruck, Herzfrequenz und EKG erfolgen.

**Sotahexal**® (Hexal)
20 Tbl. 40 mg (N1) ................................ (FB 11,57) 11,57
50 Tbl. 40 mg (N2) ................................ (FB 14,15) 14,15
100 Tbl. 40 mg (N3) ................................ (FB 18,70) 18,70
20 Tbl. 80 mg mite (N1) ................................ (FB 12,49) 11,87
50 Tbl. 80 mg mite (N2) ................................ (FB 16,69) 15,86
100 Tbl. 80 mg mite (N3) ................................ (FB 24,59) 23,36
20 Tbl. 120 mg (N1) ................................ (FB 13,77) 12,60
50 Tbl. 120 mg (N2) ................................ (FB 18,69) 17,75
100 Tbl. 120 mg N3) ................................ (FB 28,06) 26,70
20 Tbl. 160 mg (N1) ................................ (FB 13,77) 13,03
50 Tbl. 160 mg (N2) ................................ (FB 20,24) 19,23
100 Tbl. 160 mg N3) ................................ (FB 30,97) 29,34
20 Tbl. 240 mg (N1) ................................ 14,15
50 Tbl. 240 mg (N2) ................................ 21,70
100 Tbl. 240 mg N3) ................................ 35,25

**Sotalex**® (Bristol-Myers Squibb)
5 Amp. (40 mg/4 ml) (N1) ................................ 57,05
20 Tbl. 80 mg mite (N1) ................................ (FB 12,49) 12,49
50 Tbl. 80 mg mite (N2) ................................ (FB 16,69) 16,69
100 Tbl. 80 mg mite (N3) ................................ (FB 24,59) 24,59
20 Tbl. 160 mg (N1) ................................ (FB 13,77) 13,77
50 Tbl. 160 mg (N2) ................................ (FB 20,24) 20,24
100 Tbl. 160 mg N3) ................................ (FB 30,97) 30,97

## Spasmolytika [HK]

Unter den Pharmaka, welche die Kontraktionen des glatten Muskels hemmen, lassen sich mehrere Gruppen unterscheiden. **Muscarinrezeptorantagonisten** hemmen die Kontraktionen der von cholinergen Nerven innervierten glatten Muskeln. Prototyp dieser **neurotropen Spasmolytika** ist **Atropin** (s. Anticholinergika). **Muskulotrope Spasmolytika** hemmen Kontraktionen glattmuskulärer Organe direkt und haben definitionsgemäß keine Wirkungen auf Rezeptoren von Neurotransmittern. Prototyp dieser Gruppe ist **Papaverin**, das wegen seiner UW (u. a. Übelkeit, Blutdruckabfall, Herzarrhythmien, Leberschäden) obsolet ist. Andere Spasmolytika führen zur Spasmolyse teils durch Blockade von Muscarinrezeptoren, teils durch „direkte" Wirkung auf die glatte Muskelzelle. Hierzu gehören u. a. **Mebeverin** und **Denaverin**, die bei intestinalen Spasmen gegeben werden.

## Spectinomycin *Rp* [WS]

Aminoglykosidantibiotikum mit bakterizider Wirkung gegen Gonokokken, sonst aber nur geringe antimikrobielle Wirksamkeit. Spectinomycin ist bei gonorrhoischer Pharyngitis wegen zu geringer Konzentration im Speichel nicht ausreichend wirksam. Wie bei allen Aminoglykosiden keine Resorption nach oraler Gabe. Halbwertszeit 2,5 h. Sehr geringe Plasmaeiweißbindung. Nahezu 100% werden renal in aktiver Form eliminiert.

**Ind.:** Einmaltherapie der unkomplizierten Gonorrhö bei Penicillinallergie oder Penicillinresistenz.

**Kontraind.:** Syphilis, Schwangerschaft, Kdr. bis 2 Jahre.

**UW:** Selten Übelkeit, Benommenheit, Fieber, Schüttelfrost, sehr selten anaphylaktische Reaktionen.

**Dosis:** 2 g i.m. als einmalige Einzeldosis.

**Stanilo**® (Pharmacia)
1 Inj.-Fl. 2000 mg + Amp.Lsg. 3,2 ml (N1) ..................... 38,33

## Spiramycin *Rp* [US]

Makrolidantibiotikum mit ähnlichem Wirkungsspektrum wie Erythromycin (s. dort), aber mit 6–30fach schwächerer Aktivität bei Staphylokokken, Streptokokken und Pneumokokken, unwirksam bei Haemophilus influenzae. Deshalb unsichere Wirkung bei bakteriellen Atemwegsinfektionen. Spiramycin wird auch zur Behandlung der Toxoplasmose eingesetzt. Unvollständige orale Resorption, Halbwertszeit 2–3 h.

**Anw.:** Staphylokokkeninfektionen. Tonsillitis und Bronchialinfektionen, wenn andere Antibiotika nicht anwendbar sind. Akute Toxoplasmose, wenn Pyrimethamin/Sulfadiazin nicht anwendbar ist.

**Kontraind., UW:** s. Erythromycin.

**Dosis:** 1,5–2,25 g/d oral in 3–4 Einzelgaben.

**Selectomycin**® (Grünenthal)
20 Filmtbl. 187,5 mg (0,75 Mio. I.E.) (N2) ..................... 30,83

## Spirapril *Rp* [TE] 1997 C

Langwirkender ACE-Hemmer (s. dort). Spirapril wird nach oraler Gabe zu etwa 45% resorbiert und in der Leber zu dem aktiven Metaboliten Spiralaprilat umgewandelt, $T_{max}$ 2–3 h, Halbwertszeit 40 h. Bei einmaliger Gabe ausreichende Blutdrucksenkung über 24 h. Bei leichter Niereninsuffizienz keine Dosisreduktion, bei mäßiger Niereninsuffizienz Dosishalbierung, bei schwerer Niereninsuffizienz (Kreatininclearance <10 ml/min) sollte Spirapril nicht angewendet werden.

**Ind.:** Hypertonie.

**Kontraind., UW:** s. ACE-Hemmer.

**Dosis:** Initial 1-mal 3 mg/d, Erhaltungsdosis 1-mal 6 mg/d oral.

**Quadropril**® (AWD)
20 Tbl. 6 mg (N1) ..................... 19,99
50 Tbl. 6 mg (N2) ..................... 37,32
90 Tbl. 6 mg (N3) ..................... 54,69

## Spironolacton *Rp* [HO]

Steroidaler Aldosteronantagonist, der die Aldosteronwirkung am distalen Tubulus durch Bindung an die zytosolischen Aldosteronrezeptoren hemmt. Dadurch senkt Spironolacton die Ausscheidung von Kalium- und Wasserstoffionen und erhöht die von Natriumionen und Wasser. Die diuretische Wirkung ist schwach, da nur ein Rest des glomerulär filtrierten Natrium (2–4%) am distalen Tubulus rückresorbiert wird. Spironolacton wird daher meistens in Kombination mit anderen Diuretika eingesetzt. Neuere Untersuchungen (RALES-Studie) zeigten eine Verbesserung der Prognose bei Patienten mit Herzinsuffizienz (s. dort). Dosen über 100 mg/d hemmen auch die Aldosteronsynthese und blockieren die Wirkung von Testosteron an den Androgenrezeptoren.

Spironolacton wird nach oraler Gabe zu 70% resorbiert und größtenteils in der Leber zu dem aktiven Metaboliten Canrenon umgewandelt, der ca. 80% der biologischen Aktivität vermittelt. Halbwertszeit 1,3 h, Canrenon 14–24 h. Deshalb langsamer Wirkungseintritt nach 1–2 Tagen und maximaler Effekt nach 3–5 Tagen.

**Ind.:** Primärer Hyperaldosteronismus, wenn eine Operation nicht möglich ist. Sekundärer Hyperaldosteronismus mit Ödemen bei Herzinsuffizienz, nephrotischem Syndrom und Leberzirrhose mit Aszites, wenn andere Diuretika nicht ausreichend wirken.

**Kontraind.:** Hyperkaliämie, Hyponatriämie, Niereninsuffizienz, akutes Nierenversagen, Anurie. Schwangerschaft und Stillzeit. Vorsicht bei Diabetikern und Patienten mit Neigung zu Azidose oder Hyperkaliämie.

**UW:** Hyperkaliämie, insbesondere bei Patienten mit eingeschränkter Nierenfunktion. Hyponatriämie, Hyperurikämie, hyperchlorämische Azidose. Bei Männern Gynäkomastie, Libido- und Potenzverlust in Dosen über 50 mg/d, bei Frauen Amenorrhö, Zwischenblutungen, Hirsutismus und irreversibel tiefe Stimme.

**WW:** Durch nichtsteroidale Antiphlogistika verstärkte Hyperkaliämie, ebenso durch andere kaliumsparende Diuretika, Kaliumpräparate und ACE-Hemmer. Hemmung der diuretischen Wirkung durch nichtsteroidale Antiphlogistika. Interferenz mit dem Digoxin-RIA.

**Dosis:** *Ödeme:* 50–100 mg/d oral, höhere Dosen wirken nicht wesentlich stärker und haben mehr UW. *Primärer Hyperaldosteronismus:* Präoperativ 300–600 mg/d oral in 4 Einzeldosen über 3–4 Wochen. Dauertherapie initial 200–400 mg/d oral, später 75–100 mg/d. DDD 100 mg.

**Aldactone**® (Roche)
10 Amp. 200 mg 10 ml (N2) ......................... (FB 32,36) 32,36
50 Drg. 25 mg (N2) ......................... (FB 15,65) 15,65
50 Drg. 50 mg (N2) ......................... (FB 21,16) 21,16
50 Kps. 100 mg (N2) ......................... (FB 31,98) 31,98

**Spironolacton-ratiopharm**® (ratiopharm)
20 Filmtbl. 50 mg (N1) ......................... (FB 14,41) 14,34
50 Filmtbl. 50 mg (N2) ......................... (FB 21,16) 20,10
100 Filmtbl. 50 mg (N3) ......................... (FB 32,65) 30,97
20 Tbl. 100 mg (N1) ......................... (FB 18,78) 18,64
50 Tbl. 100 mg (N2) ......................... (FB 31,98) 30,38
100 Tbl. 100 mg (N3) ......................... (FB 54,44) 50,00

## Spironolacton + Furosemid *Rp* [HO]

Kombination aus dem Aldosteronantagonisten Spironolacton und dem Schleifendiuretikum Furosemid. Die Wirkung ist im Einzelfall schwer abschätzbar, weil die Halbwertszeiten von Furosemid (1 h) und Spironolacton (14–24 h) sehr unterschiedlich sind. Außerdem ist Furosemid mit 20 mg/Einzeldosis unterdosiert. Nebenwirkungen von Spironolacton nehmen über 50 mg/d deutlich zu.

**Ind.:** Sekundärer Hyperaldosteronismus mit Ödemen bei Herzinsuffizienz, nephrotischem Syndrom und Leberzirrhose mit Aszites, wenn Diuretika allein nicht ausreichend wirken.

**Kontraind., UW, WW:** Spironolacton, Furosemid.

**Dosis:** Initial 3–6 d bis zu 4-mal 1 Dosis mit 50 mg oder 100 mg Spironolacton, Erhaltungsdosis 1–3mal 1 Kps./Lacktbl. tgl., Langzeitbehandlung 1mal tgl. 1 Kps./Lacktbl.

**Osyrol-Lasix**® (Aventis)
**Best.:** 1 Kps. enth.: Spironolacton 50 mg/100 mg, Furosemid 20 mg/20 mg.
20 Kps. 50 mg (N1) ......................... (FB 16,15) 16,15
50 Kps. 50 mg (N2) ......................... (FB 25,44) 25,44
100 Kps. 50 mg (N1) ......................... (FB 39,72) 39,72
20 Kps. 100 mg (N1) ......................... (FB 20,59) 20,59
50 Kps. 100 mg (N2) ......................... (FB 36,19) 36,19
100 Kps. 100 mg (N3) ......................... (FB 60,20) 60,20

**Spiro-comp.-ratiopharm**® (ratiopharm)
**Best.:** 1 Lacktbl./forte enth.: Spironolacton 50 mg/100 mg, Furosemid 20 mg/20 mg.
20 Lacktbl. 50 mg (N1) ......................... (FB 16,15) 15,80
50 Lacktbl. 50 mg (N2) ......................... (FB 25,44) 24,21
100 Lacktbl. 50 mg (N3) ......................... (FB 39,72) 37,70
20 Lacktbl. forte 100 mg (N1) ......................... (FB 20,59) 20,29
50 Lacktbl forte 100 mg (N2) ......................... (FB 36,19) 35,50
100 Lacktbl. forte 100 mg (N3) ......................... (FB 60,20) 56,72

## Stavudin *Rp* [US] 1996 C

Nukleosidanalogon zur retroviralen Kombinationstherapie der HIV-Infektion mit ähnlichen Wirkungen wie Zidovudin (s. dort). Stavudin (d4T) wird in der Tripletherapie eingesetzt und wirkt auf die meisten Zidovudin-resistenten Stämme. Orale Bioverfügbarkeit 70–80%, Halbwertszeit 1,3 h.

**Ind.:** Antiretrovirale Kombinationstherapie von HIV-Infektionen.

**Kontraind.:** Stillzeit. Vorsicht bei Patienten mit peripherer Neuropathie, Pankreatitis, Nieren- und Leberkrankheiten.

**UW:** Wichtigste UW ist die dosisabhängige periphere Neuropathie. Leberenzymerhöhungen, Laktatazidose und selten lebensbedrohliche Pankreatitis.

**WW:** Zidovudin wird bevorzugt durch eine zelluläre Thymidinkinase phosphoryliert, wodurch die Phosphorylierung von Stavudin behindert wird. Deshalb Zidovudin nicht mit Stavudin kombinieren.

**Dosis:** 2-mal 40 mg/d oral, unter 60 kg 2-mal 30 mg/d.

**Zerit**® (Bristol-Myers Squibb)
56 Kps. 15 mg (N3) ......................... 257,18
56 Kps. 20 mg (N3) ......................... 263,97
56 Kps. 30 mg (N3) ......................... 267,38
56 Kps. 40 mg (N3) ......................... 274,50
1 Fl. Pulver 200 mg (N1) ......................... 56,43

## Steinkohlenteer *Rp* [UF]

Steinkohlenteer wird durch trockene Steinkohlendestillation gewonnen und besteht aus einem Gemisch von Phenolcarbonsäuren und Kohlenwasserstoffen in variabler Zusammensetzung. Steinkohlenteer wirkt antiproliferativ, entzündungshemmend, juckreizstillend und schwach antimikrobiell. In der Dermatologie werden rezeptierte Teersalben aus Steinkohlenteer (Pix lithanthracis) oder einer 35% Tinktur (Liquor carbonis detergens) als Lokaltherapeutika bei Psoriasis, chronischem Ekzem und seborrhoischer Dermatitis angewendet. Aufgrund der photosensibilisierenden Eigenschaften werden Teersalben auch in Kombination mit nachfolgender UV-A- oder UV-B-Bestrahlung der Psoriasis eingesetzt. Zu beachten ist ein mögliches, aber insgesamt wohl geringes karzinogenes Potential.

**Ind.:** Psoriasis, chronische Ekzeme. Seborrhoische Dermatitis der Kopfhaut, Seborrhoea oleosa, Pityriasis capitis.

**Kontraind.:** Akute, nässende Dermatosen. Xeroderma pigmentosum, Nävus-Dysplasie-Syndrom, Basalzellnävussyndrom. Schwangerschaft, Stillzeit, Säuglinge und Kdr. <12 Jahre. Nierenerkrankungen. Cave: Anwendung in der Anogenitalregion und Axillarregion.

**UW:** Gelegentlich Hautreizungen, Teerakne, in Einzelfällen Kontaktallergien. Photosensibilisierung. Bei großflächiger, längerfristiger Anwendung Nierenschäden, bei regelmäßiger, langjähriger Anwendung vor allem in der Genitalregion Hautkrebs.

**Berniter**® (Galderma)
**Dosis:** 1- bis 2-mal wöchentlich.

100 ml Kopfhaut-Gel (5 mg/g) (N1) ........................... 22,13
200 ml Kopfhaut-Gel (5 mg/g) (N2) ........................... 31,93

## Streptokinase *Rp* [KR]

Fibrinolytikum aus β-hämolysierenden Streptokokken ohne eigene enzymatische Aktivität. Streptokinase aktiviert das fibrinolytische System indirekt nach äquimolarer Bindung an Plasminogen. Der entstandene Komplex hat Aktivatoreigenschaften und katalysiert die Umwandlung von weiterem Plasminogen zum proteolytischen, fibrinauflösenden Plasmin. Nach einem initialen i.v.-Bolus und nachfolgender Infusion wird die Fibrinolyse nach ca. 1 h maximal aktiviert. Umschriebene thrombotische Gefäßverschlüsse werden mit lokaler Lyse behandelt. Bei lokaler Intrakoronarlyse muss in Abhängigkeit von der Höhe der Dosis mit einem systemischen Effekt gerechnet werden. Patienten mit folgenden Erkrankungen sollten von der Therapie ausgeschlossen werden, da kein Erfolg mehr zu erwarten ist: Herzinfarkt lokal älter als 12 h und systemisch älter als 24 h, tiefe Venenthrombose älter als 14 Tage. Verschlüsse zentraler Gefäße des Auges arteriell älter als 6 h und venöse Verschlüsse älter als 10 Tage, embolische Verschlüsse bei chronisch arteriellen Verschlusskrankheiten älter als 6 Wochen. Bei Wiederanwendung später als 5 Tage nach Erstanwendung und insbesondere bis 1 Jahr kann der therapeutische Effekt von Streptokinase durch Antistreptokinaseantikörper in Frage gestellt sein. Auch nach vorangegangener Streptokokkeninfektion kann der Therapieerfolg reduziert und das Risiko allergischer und anaphylaktischer Reaktionen erhöht sein.

Geringe Streptokinasemengen werden nach Bindung an hochaffine Antistreptokinaseantikörper mit einer Halbwertszeit von 18 min eliminiert. Die auf Aktivatorbildung bestehende Elimination erfolgt mit einer Halbwertszeit von ca. 80 min. Der größte Anteil von Streptokinase wird durch proteolytische Spaltung inaktiviert.

**Ind.:** *Systemisch*: Akuter Herzinfarkt, tiefe Venenthrombosen, Lungenembolie, Thrombosen und Embolien peripherer Arterien, Verschlüsse zentraler Arterien oder Venen des Auges. *Lokal*: akuter Myokardinfarkt zur Rekanalisierung der Koronararterien. Akute, subakute und chronische Thrombosen sowie Embolien der peripheren venösen und arteriellen Gefäße.

**Kontraind.:** Hämorrhagische Diathese, manifeste oder kurz zurückliegende schwere Blutungen, zerebrale Blutung, Operation oder schwere Traumen innerhalb der letzten zwei Monate, Entbindung, Punktion eines nicht komprimierbaren Gefäßes, externe Herzmassage, hämorrhagische Retinopathie, unkontrollierbare schwere Hypertonie, bakterielle Endokarditis, Perikarditis, akute Pankreatitis, nachgewiesenes Ulcus ventriculi oder duodeni während der letzten drei Monate, arterielle Aneurysmen, arteriovenöse Missbildungen. Apoplex während der letzten sechs Monate, intrakranielle Neoplasie, schwere Lebererkrankung, orale Antikoagulanzientherapie. Vorsicht bei Lebensalter über 70 J., kleineren frischen Traumen, früheren Krankheiten mit erhöhtem Blutungsrisiko oder Gabe von Antikoagulanzien. Während der ersten 18 Wochen der Schwangerschaft Anwendung nur bei vitaler Indikation.

**UW:** Häufig Störung der Blutgerinnung mit Blutungen, Auftreten von Teerstuhl, Blut im Stuhl, Bluterbrechen, Blut im Urin, gelegentlich Arrhythmien, Blutdruckabfall. Häufig Blutung aus Punktionsstelle, Nasen- und Zahnfleischbluten, Hautblutungen, gelegentlich erhöhte Temperatur; selten lebensbedrohliche intrakranielle oder retroperitoneale Blutungen, bei älteren Patienten kann eine erhöhte Gefahr zerebraler Blutungen bestehen. Bei Patienten mit Herzinfarkt kann es zu behandlungsbedürftigen Reperfusionsarrhythmien kommen.

**WW:** Erhöhte Blutungsgefahr bei vorangehender Gabe von Thrombozytenaggregationshemmern, Antikoagulanzien oder nichtsteroidalen Antiphlogistika.

**Dosis:** *Systemisch:* Kurzzeitlyse peripherer venöser und arterieller Verschlüsse mit initial 250.000 I. E. in 30 min, danach Erhaltungsdosis von 1,5 Mio. I.E./h über 6 h. Kurzzeitlyse des Herzinfarkts mit 1,5 Mio. I.E. in 60 min. Langzeitlyse bei peripheren Verschlüssen mit initial 250.000 I.E., danach 100.000 I.E./h als Erhaltungsdosis. Die Therapiedauer hängt von Ausdehnung und Lokalisation der Gefäßverschlüsse ab und beträgt max. 5 Tage, sowie bei Thrombosen der Zentralgefäße des Auges max. 24 h bei Arterien und bis 72 h bei Venen.

*Lokal:* Bei akutem Herzinfarkt intrakoronarer Bolus von 20.000 I.E. und Erhaltungsdosis von 1000–2000 I.E. in Intervallen von 3–5 min. Die Dauer der Therapie hängt von der Länge und Lokalisation des Gefäßverschlusses ab und beträgt max. 3 h bei einer Gesamtdosis von 120.000 I.E.

Zur Verhütung der Rethrombosierung ist eine Nachbehandlung mit Heparin in individueller Dosierung erforderlich. Dabei wird eine Verlängerung der Thrombinzeit auf das 2–4fache angestrebt.

**Streptase**® (Aventis Behring)
1 Inj.-Fl. Tr.Subst. 250.000 I.E. (N1) ..... 61,32
1 Inj.-Fl. Tr.Subst. 750.000 I.E. (N1) ..... 142,56
1 Inj.-Fl. Tr.Subst. 1.500.000 I.E. (N1) ..... 275,73

## Streptomycin *Rp* [WS]

Aminoglykosidantibiotikum mit bakterizider Wirkung auf proliferierende Keime. Wirksam gegen Tuberkelbakterien, Brucellen, Yersinia pestis und Francisella tularensis. Resistent sind atypische Mykobakterien, Clostridien, Rickettsien und Bacteroidesarten. Primär resistente Tuberkelbakterien kommen je nach Land in 2–30% vor. Rasche Resistenzentwicklung unter der Therapie (Einstufenresistenz). Streptomycin wird oral nicht resorbiert und daher nur parenteral angewendet. Maximale Plasmaspiegel 1–2 h nach i.m.-Injektion. Halbwertszeit 2,5 h, Plasmaeiweißbindung 30%. Die Liquorgängigkeit ist gering, bei Meningitis werden 10–20% der Serumspiegel erreicht. Ausreichende Diffusion in alle Gewebe, Körperflüssigkeiten, Muttermilch und Plazenta. Überwiegend renale Elimination durch glomeruläre Filtration.

**Ind.:** Kombinationstherapie der Tuberkulose.

**Kontraind.:** Schwere Niereninsuffizienz und Anurie, Schwangerschaft. Keine Kombination mit anderen Aminoglykosiden oder Schleifendiuretika (Verstärkung der Ototoxizität).

**UW, WW:** s. Gentamicin. Häufig allergische Reaktionen. Neuromuskuläre Blockade evtl. mit Atemstillstand insbesondere bei intraperitonealer Instillation.

**Dosis:** Erw. Standarddosis 1000 mg/d (15 mg/kg tgl.) i.m. oder als langsame i.v.-Infusion 1-mal/d, Kdr. 20–30 mg/kg. Bei Nierenfunktionsstörungen Dosisintervall auf 48 h bei einer Kreatininclearance von 60 ml/min verlängern, auf 72 h bei 40 ml/min, auf 96 h bei 30 ml/min. Bei intrapleuralen oder intraartikulären Instillationen werden Konzentrationen von 25–50 mg/ml verwendet.

**Strepto-Fatol** (Fatol)
1 Inj.-Fl. 1 g (N1) ..... 11,88
10 Inj.-Fl. 1 g (N2) ..... 27,53

## Strontiumranelat *Rp* [HJ] 2004 **A**

Strontiumranelat stimuliert die Knochenneubildung und hemmt den Knochenabbau. Dadurch wird die Frakturhäufigkeit bei postmenopausaler Osteoporose signifikant gesenkt (um 41% nach 3 Jahren, Fraktur verhindert bei einer von 17 behandelten Frauen). Strontiumranelat wird zum Teil in den Knochen eingebaut. Die unter der Therapie erhöhte Knochendichte ist deshalb zum Teil auf die höhere Röntgendichte des Strontiums im Vergleich mit Calcium zurückzuführen. Bioverfügbarkeit 25%, Einnahme von Strontiumranelat zum Essen reduziert dessen Bioverfügbarkeit um 60–70%. Maximale Plasmaspiegel 3–5 h nach Einzeldosis, effektive Eliminationshalbwertszeit ca. 60 h bei Ausscheidung über Urin und Fäzes.

**Ind:** Behandlung der postmenopausalen Osteoporose zur Reduktion des Risikos von Wirbelsäulen- und Hüftfrakturen.

**Kontraind.:** Überempfindlichkeit gegen Strontiumranelat oder einen Bestandteil des Präparats. Schwere Niereninsuffizienz (Kreatininclearance <30 ml/min). Vorsicht bei Patientinnen mit erhöhtem Risiko für venöse Thromboembolien (auch in Vorgeschichte). Das Präparat enthält eine Phenylalaninquelle (Aspartam), die für Patientinnen mit Phenylketonurie schädlich sein kann.

**UW:** Häufig Übelkeit, Diarrhö, Dermatitis, Ekzeme, Kopfschmerzen, Gedächtnisschwund, Bewusstseinsstörungen. Gelegentlich Krampfanfälle. Inzidenz venöser Thromboembolien über 4 Jahre 0,7%. Vorübergehende Erhöhung der Kreatininkinaseaktivität. Strontium beeinflusst die kolorimetrische Messung von Calcium in Blut und Urin.

**WW:** Nahrung, Milch, Milchprodukte, calciumhaltige Arzneimittel und Antacida können Bioverfügbarkeit reduzieren. Strontiumranelat soll daher im Abstand von mindestens 2 h zu solchen Produkten eingenommen werden. Während der Einnahme von Tetracyclinen oder Fluorchinolonen Behandlung vorsichtshalber aussetzen, da Komplexbildung.

**Dosis:** 1-mal 2 g/d oral vor dem Zubettgehen mindestens 2 h nach dem Essen.

**Protelos**® (Servier)
14 Btl. 2 g (N1) ..... 31,24
28 Btl. 2 g (N2) ..... 51,96
84 Btl. 2 g (N3) ..... 124,04

## Sucralfat *Rp* [HK] 1980 **A/B**

Basisches Aluminiumsaccharosesulfat. Sucralfat bildet im sauren Milieu des Magens einen gelartigen Niederschlag, der sich an die Ulkusläsion unter Ausbildung einer Schutzschicht bindet. Wirksam in der Prophylaxe von Stressulzera. Sucralfat beschleunigt die Abheilung peptischer Ulzera, spielt aber angesichts der Verfügbarkeit wirksamerer Mittel (Protonenpumpenhemmer, $H_2$-Rezeptorantagonisten) keine Rolle mehr in der Ulkustherapie.

**Ind.:** Ulcus duodeni et ventriculi, Rezidivulzera, Refluxösophagitis.

**Kontraind.:** Schwere Nierenfunktionsstörungen (Gefahr der Aluminiumintoxikation).

**UW:** Obstipation. Sucralfat nicht gleichzeitig mit anderen Arzneimitteln einnehmen.

**Dosis:** Ulcus duodeni und ventriculi (4–6 Wochen): 4-mal 1 g/d 1 h *vor* den Mahlzeiten. Rezidivprophylaxe: 2-mal 1 g/d. DDD 4 g.

**Ulcogant**® (Merck)
50 Tbl. 1 g (N2) .................................... (FB 22,82) 22,82
100 Tbl. 1 g (N3) .................................... (FB 36,40) 36,40
50 Btl. Gran. à 1 g (N2) .................................... (FB 22,82) 22,82
50 Btl. Susp. (1 g/5 ml) (N2) .................................... (FB 22,82) 22,82
250 ml Susp. (1 g/5 ml) (N2) .................................... (FB 25,03) 25,03

## Sufentanil *Btm* [ES] 1993 C

Stark wirksames Opioidanalgetikum mit ähnlichen Eigenschaften wie Fentanyl (s. dort). Sufentanil wirkt nach einmaliger Gabe schneller, stärker und kürzer als Fentanyl. Metabolisierung in Leber und Dünndarm durch N-Dealkylierung und O-Demethylierung, Halbwertszeit 2,5 h. Die Wirkungsdauer ist wegen Umverteilung jedoch wesentlich kürzer.

**Ind.:** Zur Anästhesie als Analgetikum in Kombinationsnarkosen und als Monoanästhetikum.

**Kontraind., UW, WW:** s. Fentanyl.

**Dosis:** *Kombinationsnarkosen*: 0,5–5 µg/kg i.v. als Bolus oder als Infusion über 2–10 min. Erhaltungsdosis 0,15–0,7 µg/kg i.v. bei nachlassender Analgesie. *Monoanästhetikum*: 8–30 µg/kg langsam i.v. über 2–10 min, Erhaltungsdosis 0,35–1,4 µg/kg bei nachlassender Analgesie.

**Sufenta**® (Janssen-Cilag)
5 Amp. (0,375 mg/5 ml) (N1) .................................... (KP)
25 Amp. (0,375 mg/5 ml) .................................... (KP)
50 Amp. (0,075 mg/10 ml) mite .................................... (KP)

**Sufentanil-ratiopharm**® (ratiopharm)
5 Amp. (0,01 mg/2 ml) (N1) .................................... 14,72
5 Amp. (0,05 mg/10 ml) (N1) .................................... 27,23
5 Amp. (0,05 mg/1 ml) (N1) .................................... 22,28
5 Amp. (0,25 mg/5 ml) (N1) .................................... 69,92
5 Amp. (1 mg/20 ml) (N1) .................................... 219,84

## Sulfamerazin + Trimethoprim *Rp* [WS]

Kombination aus Sulfamerazin und dem Folsäurereduktasehemmer Trimethoprim. Sulfamerazin ist ein kurzwirkendes Sulfonamid mit ähnlichen Eigenschaften wie Sulfamethoxazol (s. Co-trimoxazol).

**Ind.:** Infektionen durch empfindliche Keime wie Infektionen der oberen Luftwege und der Lunge, der Niere und ableitenden Harnwege einschließlich Reinfektionsprophylaxe sowie des HNO-Bereiches.

**Kontraind., UW, WW:** s. Co-trimoxazol.

**Berlocombin**® (Berlin-Chemie)

**Best.:** 1 Tbl. 200 enth.: Trimethoprim 80 mg, Sulfamerazin 120 mg. Susp. 5 ml (1 Messl.) enth.: Trimethoprim 40 mg, Sulfamerazin 60 mg.

**Dosis:** Erste Dosis 4 Tbl. à 200 mg, dann alle 12 h 2 Tbl. à 200 mg. Kdr. tgl. 40 mg/kg oral.

100 ml Susp. (100 mg/5 ml) (N1) .................................... 12,54
30 Tbl. 200 mg (N2) .................................... 12,25

## Sulfasalazin *Rp* [HK]

Mittel zur Behandlung chronisch entzündlicher Darmkrankheiten und zur Remissionsinduktion der rheumatoiden Arthritis. Sulfasalazin wird nach oraler Gabe zu ca. 20% im Dünndarm resorbiert, gelangt aber fast vollständig über den enterohepatischen Kreislauf wieder in den Dünndarm zurück. Im Kolon wird Sulfasalazin durch bakterielle Azoreduktasen in 5-Aminosalicylsäure (Mesalazin) und das Sulfonamid Sulfapyridin gespalten. Mesalazin gilt als die eigentliche Wirksubstanz von Sulfasalazin. Der Wirkungsmechanismus ist unbekannt. Diskutiert wird eine Hemmung der Synthese von Leukotrienen, die in der Mukosa von Patienten mit chronisch entzündlichen Darmkrankheiten vermehrt gebildet werden. Es ist nicht geklärt, ob nicht auch das intakte Sulfasalazinmolekül selbst zusätzlich therapeutisch wirkt. Nur ein kleiner Teil der aus Sulfasalazin entstandenen 5-Aminosalicylsäure (ca. 15%) wird im Kolon resorbiert und erscheint als 5-Acetylaminosalicylsäure im Urin. Die Hauptmenge verbleibt im Darm und wird mit dem Stuhl ausgeschieden. Sulfapyridin wird dagegen zum überwiegenden Teil resorbiert und nach Metabolisierung in der Leber überwiegend in acetylierter Form im Urin ausgeschieden. Die meisten bei der Therapie mit Sulfasalazin auftretenden UW sind Sulfapyridin zuzuschreiben und korrelieren mit dem Serumspiegel an freiem Sulfapyridin. Patienten, die aufgrund ihrer genetischen Disposition Sulfapyridin langsam acetylieren, haben höhere Serumspiegel an freiem Sulfapyridin und zeigen stärkere UW als „schnelle Acetylierer".

**Ind.:** Colitis ulcerosa, Morbus Crohn, Proktitis. Rheumatoide Arthritis.

**Kontraind.:** Überempfindlichkeit gegen Sulfonamide oder Salicylate, akute intermittierende Porphyrie, schwere Leber- oder Nierenfunktionsstörung, vorbestehende Blutbildveränderungen, schwere Hautreaktionen (Stevens-Johnson-Syndrom, Lyell-Syndrom, exfoliative Dermatitis) auch in der Anamnese, Anwendung bei Kleinkindern. Bei männlichen Patienten mit Kinderwunsch sollte Sulfasalazin für eine begrenzte Zeit nicht angewandt werden. Strenge Indikationsstellung in der Schwangerschaft. Wenn es die Krankheitssituation erlaubt, sollte in den ersten 4 und letzen 2 Wochen der Gravidität von einer Behandlung mit Sulfasalazin abgesehen werden.

**UW:** Abhängig von der Dosis und der individuell unterschiedlich raschen Acetylierung von Sulfapyridin. Die Bestimmung der Sulfapyridinserumspiegel ist sinnvoll, da über 50 µg/ml die Inzidenz von UW erhöht ist. Nausea, Erbrechen, Temperaturerhöhung, Erythem, Pruritus, Kopfschmerzen, Oligospermie mit Infertilität (nach Absetzen der Behandlung reversibel). Sehr selten periphere Neuropathie, Pankreatitis, Hepatitis, Agranulozytose, Thrombozytopenie, hämolytische Anämie. Patienten mit Glucose-6-phosphatdehydrogenasemangel sind besonders zu beobachten. Blutbild, Leber- und Nierenfunktion sollen vor und während der Therapie kontrolliert werden.

**WW:** Resorption von Digoxin und Folsäure kann vermindert sein. Bei gleichzeitiger Einnahme von Breitbandantibiotika kann die Anzahl von Darmbakterien zur Spaltung der Azobindung des Sulfasalazin vermindert sein, sodass weniger Mesalazin freigesetzt wird.

**Dosis:** *Akute Colitis*: Mit 2 g oral/d beginnen und über mehrere Tage die Dosis je nach Schwere der Krankheit bis zu 4-mal 1 g/d steigern. Reichlich trinken, um Nierensteinbildung zu vermeiden. Nach eingetretener Remission Dauertherapie der Colitis ulcerosa mit 2- bis 3-mal 1 g/d. Kdr. initial tgl. 40–60 mg/kg Körpergewicht oral, nach Remission 20–30 mg/kg. *Proktitis*: 2-mal/d rektal 0,5–1 g. *Akuter Schub einer linksseitigen Colitis und Proktosigmoiditis*: Vor dem Schlafengehen 3 g als Klysma. *Rheumatoide Arthritis*: Initial 2-mal 1 g/d, ggf. bis auf 3-mal 1 g/d steigern.

**Azulfidine**® (Pharmacia)

| | |
|---|---|
| 100 Filmtbl. 500 mg magensaftresist. (N2) | (FB 36,06) 36,06 |
| 300 Filmtbl. 500 mg magensaftresist. (N3) | FB 85,61) 85,61 |
| 100 Filmtbl. RA 500 mg magensaftresist. (N2) | (FB 36,06) 36,06 |
| 300 Filmtbl. RA 500 mg magensaftresist. (N3) | (FB 85,61) 85,61 |
| 100 Tbl. 500 mg magensaftlösl. (N2) | (FB 36,06) 36,06 |
| 300 Tbl. 500 mg magensaftlösl. (N3) | (FB 85,61) 85,61 |
| 10 Supp. 500 mg (N1) | 21,76 |
| 30 Supp. 500 mg (N2) | 43,24 |
| 90 Supp. 500 mg (N3) | 106,51 |

**Colo-Pleon**® (Henning/Sanofi-Synthelabo)

| | |
|---|---|
| 120 Filmtbl. magensaftresist. 500 mg (N2) | (FB 40,65) 40,65 |
| 400 Filmtbl. magensaftresist. 500 mg (N3) | (FB 107,93) 107,93 |

## Sulpirid *Rp* [ML]

Dopaminrezeptorantagonist mit hoher Affinität für $D_2$-Rezeptoren (ähnlich wie Butyrophenone) sowie $D_3$-Rezeptoren (im Gegensatz zu Butyrophenonen), deshalb möglicherweise geringere extrapyramidale Wirkungen. Sulpirid wird in höheren Dosen als Neuroleptikum, in niedrigeren gelegentlich auch als Antidepressivum eingesetzt. Die Wirksamkeit bei Depressionen kann nicht als überzeugend belegt gelten, obwohl einige Studien eine dem Amitriptylin vergleichbare Wirksamkeit fanden. Als Neuroleptikum ist Sulpirid in seinen Eigenschaften den niedrigpotenten Phenothiazinen ähnlich, die sedierende Komponente ist aber geringer. Sulpirid wird ferner gelegentlich bei Ulcus ventriculi et duodeni sowie Schwindel, besonders bei M. Menière, gegeben. Wird nach oraler Gabe variabel resorbiert, Bioverfügbarkeit <50%, Halbwertszeit 7–9 h.

**Ind.:** Schizophrenie, depressive Störungen wie reaktive und endogene Depression, Schwindel.

**Kontraind.:** Prolaktinabhängige Tumoren, Mammatumoren, Epilepsie, Phäochromozytom, manische Phasen, Schwangerschaft, Stillzeit.

**UW:** Endokrine Störungen (ausgeprägte Hyperprolaktinämie, Zyklusanomalien, Wachstum prolaktinabhängiger Tumoren), extrapyramidale Störungen (frühe: Dystonie, Akathisie, Parkinsonismus; späte: tardive Dyskinesie). Häufigkeit bei niedrig dosierter Neuroleptikatherapie ungewiss. Sedation, gelegentlich auch zentrale Erregung, Schlafstörungen, Übelkeit, anticholinerge und alphaantiadrenerge UW (trockener Mund, Akkommodationsstörungen, Hypotension bes. bei parenteraler Anw.), Blutdrucksteigerung bei Hypertonikern bes. bei Phäochromozytom, allergische Reaktionen.

**WW:** Verstärkung der Wirkung von zentral dämpfenden Pharmaka und Alkohol, verstärkte Wirksamkeit von Anticholinergika, Dopaminantagonisten (z. B. Metoclopramid), abgeschwächte Wirksamkeit von Dopaminagonisten (z. B. Levodopa, Bromocriptin).

**Dosis:** *Akute Psychosen*: Initial einschleichend 3-mal 100 mg/d oral, danach in der Regel 400–800 mg/d in Einzelgaben, bei therapieresistenten Schizophrenien bis maximal 1600 mg/d. *Andere Anwendungen*: Einschleichend 1- bis 3-mal 50 mg/d, Erhaltungsdosis 3-mal 50–100 mg/d.

**Dogmatil**® (Sanofi-Synthelabo)

| | |
|---|---|
| 5 Amp. 100 mg 2 ml (N1) | (FB 12,69) 12,69 |
| 20 Kaps. 50 mg (N1) | (FB 13,04) 13,04 |
| 50 Kaps. 50 mg (N2) | (FB 17,14) 17,14 |
| 100 Kaps. 50 mg (N3) | (FB 24,56) 24,56 |
| 20 Tbl. N1 forte 200 mg (N1) | (FB 21,05) 21,05 |
| 50 Tbl. N2 forte 200 mg (N2) | (FB 36,60) 36,60 |
| 100 Tbl. forte 200 mg (N3) | (FB 59,98) 59,98 |
| 200 ml Saft (5 mg/ml) (N1) | (FB 13,26) 13,26 |

**sulpirid von ct** (ct-Arzneimittel)

| | |
|---|---|
| 20 Tbl. 50 mg (N1) | (FB 13,04) 12,81 |
| 50 Tbl. 50 mg (N2) | (FB 17,14) 16,04 |
| 100 Tbl. 50 mg (N3) | (FB 24,56) 21,83 |
| 20 Tbl. 200 mg (N1) | (FB 21,05) 19,21 |
| 50 Tbl. 200 mg (N2) | (FB 36,60) 35,84 |
| 100 Tbl. 200 mg (N3) | (FB 59,98) 56,64 |

## Sulproston *Rp* [US]

Prostaglandin-$E_2$-Derivat zur Uterusstimulation mit ähnlichen Wirkungen wie Dinoproston (s. dort). Sulproston wirkt vor allem auf den Uterus und hat auf andere glattmuskuläre Organe schwächere Wirkungen als Prostaglandin $E_2$. Halbwertszeit 1–2 h.

**Ind.:** Abortinduktion, postpartale atonische Blutungen.

**Kontraind.:** Bronchialasthma, spastische Bronchitis, Herzinsuffizienz, koronare Herzkrankheit, Hypertonie, schwere Leber- und Nierenfunktionsstörungen,

dekompensierter Diabetes mellitus, Epilepsie, Glaukom, Thyreotoxikose, gynäkologische Infektionen, vorausgegangene Uterusoperationen, Colitis ulcerosa, Ulcus ventriculi, Sichelzellenanämie, Thalassämie, chronische Polyarthritis.
**UW:** s. Dinoproston. Gastrointestinale Spasmen, Benommenheit, Bronchokonstriktion, pulmonale Hypertonie bis zum Lungenödem. Sehr selten Bradykardie, Blutdruckabfall, Koronarspasmen. Wasser- und Elektrolytausscheidung vorübergehend gestört.
**WW:** s. Dinoproston.
**Dosis:** *Aborteinleitung*: Bis zu 1000 µg als i.v.-Infusion in 10 h. *Postpartale atonische Blutung*: 500 µg als i.v.-Infusion in 30–120 min, ggf. kurzfristig Dosis auf 33 µg/min erhöhen.

**Nalador**® (Schering)
3 Amp. 500 µg ........ AP
30 Amp. 500 µg ........ AP

## Sultamicillin *Rp* [WS] 1990 C

Oral applizierbarer Ester des β-Lactamasehemmstoffs Sulbactam und Ampicillin (s. dort), der nach der Resorption rasch in beide Komponenten gespalten wird.
**Ind.:** Infektionen durch Sultamicillin-emfpindliche Keime der unteren Atemwege, Nieren und Harnwege einschl. Gonorrhö.
**Kontraind., UW, WW:** s. Ampicillin plus Sulbactam.
**Dosis:** Erw. 2-mal 375–750 mg/d. Sgl. und Kdr. bis 30 kg 50 mg/kg in 2 Einzeldosen. Dosisreduktion bei eingeschränkter Nierenfunktion wie bei Sulbactam/Ampicillin.

**Unacid**® **PD oral** (Pfizer)
**Best.:** 1 Filmtbl./7,5 ml Susp. enth.: Sultamicillintosilat 2 $H_2O$ 506,3 mg entspr. 375 mg Sultamicillin.
10 Filmtbl. 375 mg (N1) ........ 24,92
20 Filmtbl. 375 mg (N2) ........ 40,29
1 Fl. f. 100 ml Susp. (375 mg/5 ml) (N1) ........ 27,78

## Sultiam *Rp* [US]

Antiepileptikum aus der Gruppe der Carboanhydrasehemmer. Sultiam ist gut wirksam bei benignen Partialepilepsien des Kindesalters, z. B. Rolando-Epilepsie. Schnelle Resorption nach oraler Gabe, maximale Plasmaspiegel nach 1–5 h, Elimination 80–90% renal, Halbwertszeit 5–11 h.
**Ind.:** Alternativtherapie der Rolando-Epilepsie.
**Kontraind.:** Sulfonamidallergie, Porphyrie, Hyperthyreose, Hypertonie. Schwangerschaft und Stillzeit. Vorsicht bei gestörter Nierenfunktion und psychischen Krankheiten. Regelmäßige Urin- und Blutbildkontrollen.
**UW:** Häufig Magenbeschwerden, gelegentlich Parästhesien, Hyperventilation, Dyspnoe, Schwindel, Kopfschmerzen, Stenokardien, Doppelbilder, Singultus, Gewichtsverlust, selten Grand-Mal-Status oder Anfallshäufungen.
**WW:** Erhöhung des Plasmaspiegels von Phenytoin und Lamotrigin. Gleichzeitige Einnahme von Primidon (vermehrt Schwindel, Ataxie, Schläfrigkeit) und Alkohol (Disulfiram-ähnlicher Effekt) vermeiden.
**Dosis:** Erhaltungsdosis tgl. 5–10 mg/kg oral in 3 Einzeldosen, stufenweise in einer Woche einstellen.

**Ospolot**® (Desitin)
50 Kps. 50 mg (N1) ........ 21,62
200 Kps. 50 mg (N2) ........ 57,10
50 Kps. 200 mg (N3) ........ 48,89
200 Kps. 200 mg (N3) ........ 162,70

## Sumatriptan *Rp* [US] 1993 A

Serotoninagonist mit hoher Selektivität für 5-$HT_{1B/1D}$-Rezeptoren zur Kupierung von Migräneanfällen. Bisher ist nicht geklärt, ob die serotoninergen Effekte über eine Vasokonstriktion dilatierter Gefäße oder über eine neuronale Hemmung der Freisetzung schmerzerzeugender Neuropeptide vermittelt werden. Sumatriptan (100 mg oral) lindert innerhalb von 2 h bei 50–75% der Patienten die Beschwerden durch Migräneattacken, nach s.c.-Gabe (6 mg) bereits nach 10 min bei 80–100% der Patienten. Allerdings treten bei 40% der Patienten nach 1–2 Tagen erneut Migräneanfälle auf, weil Sumatriptan trotz Kupierung der Symptome die Attacke nicht beendet und nur eine relativ kurze Halbwertszeit hat.
Sumatriptan wird nach oraler Gabe rasch resorbiert, die Bioverfügbarkeit ist wegen eines hohen First-Pass-Effektes nur 14%. Halbwertszeit 2 h.
**Ind.:** Schwere Migräneanfälle, Cluster-Kopfschmerz.
**Kontraind.:** Koronare Herzkrankheit, Hypertonie, periphere vaskuläre Krankheiten, Schlaganfall oder vorübergehenden ischämischen Attacken (TIA), schwere Leberfunktionsstörungen, gleichzeitige Gabe von Sekalealkaloiden (einschließlich Methysergid) oder MAO-Hemmern bis zu 14 Tagen nach Therapieende. Strenge Indikationsstellung in Schwangerschaft und Stillzeit. Vorsicht bei Patienten mit neurologischen Krankheiten, koronaren Risikofaktoren einschließlich Raucher, Frauen in der Menopause, Männern über 40 Jahre, gleichzeitige Gabe selektiver Serotonin-Rückaufnahme-inhibitoren (SSRI), eingeschränkte Nierenfunktion, Überempfindlichkeit gegen Sulfonamide. Patienten unter 18 Jahre und ältere Patienten über 65 Jahre.
**UW:** Kribbeln, Schmerzen, Hitzegefühl, Druck- und Engegefühl im Brust- und Halsbereich und anderen Körperteilen. Muskelschmerzen, Gesichtsrötung, Benommenheit, Schwäche, Schläfrigkeit. Gelegentlich Übelkeit, Erbrechen und Blutdruckanstieg mit

erhöhtem peripheren Gefäßwiderstand. Vorübergehende und manchmal intensive pektanginöse Schmerzen, sehr selten Koronarspasmen und myokardiale Ischämie mit Arrhythmie und Myokardinfarkt. In seltenen Fällen Krampfanfälle.

**WW:**. MAO-Hemmer, selektive Serotonin-Rückaufnahme-Inhibitoren (SSRI), Clomipramin, Ergotamin und Dihydroergotamin sollen nicht gleichzeitig gegeben werden. Johanniskrautextrakt kann häufiger zu UW führen.

**Dosis:** 50–100 mg oral, ggf. bei Wiederauftreten der Beschwerden wiederholen, jedoch in Abständen von jeweils mindestens 4 h. Insgesamt nicht mehr als 300 mg oral/d. Alternativ 20 mg nasal oder 25 mg rektal, ggf. bei Wiederauftreten der Beschwerden wiederholen, jedoch in Abständen von jeweils mindestens 2 h und insgesamt nicht mehr als 40 mg nasal oder 50 mg rektal/d. In schweren Fällen 6 mg s.c., ggf. bei Wiederauftreten der Beschwerden frühestens nach 2 h wiederholen, Höchstdosis 12 mg s.c./d.

**Imigran**® (GlaxoSmithKline)
6 Filmtbl. 50 mg (N1) .............................. (FB 52,47) 52,47
2 T Filmtbl. 50 mg (N1) .............................. (FB 23,95) 23,95
6 T Filmtbl. 50 mg (N1) .............................. (FB 52,47) 52,47
12 T Filmtbl. 50 mg (N1) .............................. (FB 94,85) 94,85
3 Filmtbl. 100 mg (N1) .............................. (FB 32,46) 32,46
6 Filmtbl. 100 mg (N1) .............................. (FB 55,13) 55,13
2 T Filmtbl. 100 mg (N1) .............................. (FB 24,85) 24,85
6 T Filmtbl. 100 mg (N1) .............................. (FB 55,13) 55,13
12 Filmtbl. 100 mg (N1) .............................. (FB 100,13) 100,13
2 Nasensprays 10 mg (N1) .............................. 25,79
2 Nasensprays 20 mg (N1) .............................. 31,19
6 Nasensprays 20 mg (N1) .............................. 74,18
2 Inj.-lsg. (6 mg/0,5 ml) (N1) .............................. 72,67
2 Inj.-lsg. (6 mg/0,5 ml) + 1 GlaxoPen (N1) .............................. 78,64
6 Supp. 25 mg (N1) .............................. 50,74

## Suxamethonium *Rp* [ES]

Depolarisierendes Muskelrelaxans, das initial wie Acetylcholin zu einer Depolarisation an der motorischen Endplatte führt und vorübergehende Muskelfaszikulationen auslöst. Wegen seines langsameren Abbaus hält die Depolarisation jedoch länger an und geht schnell in einen Depolarisationsblock mit schlaffer Lähmung über. Die Wirkung tritt bereits 30 sec nach i.v.-Gabe ein und hält nur 4–6 min an. Durch Prämedikation mit Atropin werden die muscarinischen UW in Form von Speichelfluss und Bradykardie ausgeschaltet. Nie ohne Narkosemittel anwenden! Künstliche Beatmung!

**Ind.:** Kurzwirkende Muskelrelaxation.

**Kontraind.:** Maligne Hyperthermie in der Anamnese. Vorsicht bei Cholinesterasemangel, Überempfindlichkeit gegenüber anderen Muskelrelaxanzien, neuromuskulären Krankheiten wie Myasthenia gravis und Myopathien, Hyperkaliämie, penetrierenden Augenverletzungen, Glaukom.

**UW:** Häufig allergische Hautreaktionen, schmerzhafte Faszikulationen der Skelettmuskulatur mit Hyperkaliämie, Muskelkater-artige Schmerzen nach dem Eingriff. Kann durch Vorgabe einer nicht relaxierenden Dosis eines kompetitiven Muskelrelaxans (z. B. Alcuroniumchlorid) verhindert werden. Selten Myoglobinurie mit nachfolgendem Nierenversagen, Herzrhythmusstörungen, Zunahme des Augeninnendrucks, Muskelrigidität (selten Gefahr der malignen Hyperthermie), Broncho- oder Laryngospasmus. Als Antidot kann hochgereinigte Serumcholinesterase (Behring) verabreicht werden.

**WW:** Nichtdepolarisierende Muskelrelaxanzien blockieren die Wirkung von Suxamethonium. Amphotericin B, Aminoglykoside, Chinidin und Thiotepa verstärken die neuromuskuläre Blockade.

**Dosis:** Einzeldosis 1,0–1,5 mg/kg i.v., also ca. 50–100 mg. Bei Kdr. Gabe von 2–3 mg/kg i.m. möglich.

**Lysthenon**® (Nycomed)
5 Amp. 5 ml 1% (N1) .............................. 11,57
5 Amp. 5 ml 2% (N1) .............................. 11,79
5 Amp. 2 ml 5% (N1) .............................. 11,21
10 Inj.-Fl. 500 mg siccum f. 25 ml (N2) .............................. 59,86

# T

**Tacalcitol** *Rp* [UF] 1996 **C**

Vitamin-$D_3$-Analogon zur äußerlichen Anwendung bei leichter bis mittelschwerer Psoriasis vom Plaque-Typ mit ähnlichen Wirkungen wie Calcipotriol (s. dort). Tacalcitol ist einer Behandlung mit Betamethasonvalerat therapeutisch äquivalent. Störungen des Calciumhaushaltes sind bei regelrechter Anwendung bisher nicht beobachtet worden. Allerdings fehlen derzeit entsprechende Langzeitstudien. Tacalcitol wird nach topischer Anwendung zu weniger als 0,5% resorbiert, 60–70% der Dosis verbleiben am Applikationsort. Im Urin finden sich nach 8-tägiger Anwendung weniger als 0,1% der Dosis. Die Plasmaeiweißbindung beträgt ca. 100%. Nach tierexperimentellen Studien wird Tacalcitol wie das natürliche Vitamin $D_3$ zu 1α,24,25-Trihydroxycolecalciferol und Calcitroinsäure verstoffwechselt. Ca. 80% der systemisch verfügbaren Substanz werden mit den Fäzes und 15–20% mit dem Urin ausgeschieden.

**Ind.:** Kleinflächige äußerliche Anwendung bei leichter bis mittelschwerer Psoriasis vom Plaque-Typ.

**Kontraind.:** Psoriasis punctata, Psoriasis pustulosa. Schwangerschaft und Stillperiode, Kinder unter 12 Jahren, Patienten mit schweren Leber-, Nieren- oder Herzerkrankungen (mangelnde klinische Erfahrung). Anwendung unter Okklusion auf intertriginösen Bereichen sowie bei Krankheiten, die mit Veränderungen des Calciumstoffwechsels einhergehen. Gleichzeitige Anwendung von Salicylsäure. Keine Anwendung auf mehr als 15–20% der Gesamthautfläche.

**UW:** Lokale Hautirritationen (3–14%) mit Brennen, Juckreiz, Rötung, Hautausschlag und Rhagaden. Bei Überdosierung Hyperkalzämie möglich.

**Dosis:** 1-mal/d, vorzugsweise abends, auf die erkrankten Hautpartien auftragen. Nicht mehr als 10 g/d. Wegen mangelnder klinischer Erfahrung ist darüber hinaus die Anwendung auf max. 15% der Gesamthautfläche sowie auf max. 8 Wochen zu beschränken. Bei Anwendung bis max. 18 Monate nicht mehr als 2–3,5 g/d, behandelte Fläche nicht >10% der Gesamthautfläche (z. B. Fläche eines Armes) Regelmäßige Kontrolle der Plasmacalciumkonzentration wird empfohlen.

**Curatoderm**® (Hermal)

20 ml Emulsion (4 µg/g) (N1) ........ 25,24
50 ml Emulsion (4 µg/g) (N2) ........ 48,44
20 g Salbe (4 µg/g) (N1) ........ 25,24
60 g Salbe (4 µg/g) (N2) ........ 56,40
100 g Salbe (4 µg/g) (N2) ........ 86,63

**Tacrolimus** *Rp* [KR/UF] 1995 **A**

Nicht zytotoxisches Immunsuppressivum aus der Gruppe der Makrolide mit ähnlichen Wirkungen wie Ciclosporin (s. dort). Tacrolimus bindet an ein separates intrazelluläres Cyclophilin (FK-Bindungsprotein), assoziiert dann in diesem Bindungskomplex analog wie Ciclosporin mit Calcineurin und hemmt die Aktivierung von T-Lymphozyten. Tacrolimus wirkt in 50–100fach geringerer Dosis als Ciclosporin und hat nach ersten klinischen Studien leichte Vorteile in der Verhinderung der Abstoßungsreaktion bei Leber-, Nieren- und Herztransplantationen. Allerdings lag auch die Nebenwirkungsrate höher. Die orale Bioverfügbarkeit ist sehr variabel (6–56%). Ausgeprägte hepatische Metabolisierung und primär biliäre Ausscheidung, Halbwertszeit 12–16 h.

Nach topischer Applikation durchdringt Tacrolimus die Haut in ausreichender Menge, um die lokale Entzündung zu unterdrücken, aber nur 0,5% der applizierten Menge sind im Blut (<0,5 ng/ml) nachweisbar. Die therapeutische Konzentration bei systemischer Therapie von Transplantatpatienten liegt deutlich höher (5–15 ng/ml). Bei Patienten mit mäßiger bis schwerer atopischer Dermatitis senkte Tacrolimus (0,03–0,1%ige Salbe 2-mal/d) über 3 Wochen den Symptomenscore um 66,7–83,3% (Placebo 22,5%). Weiterhin wirkte Tacrolimus 0,1% genauso gut wie Hydrocortisonbutyrat 0,1% (Besserung 63,5% versus 63,9%). In einer weiteren 3-wöchigen Studie an atopischen Kindern war Tacrolimus (0,1%) sogar deutlich stärker wirksam als das schwach wirksame Hydrocortisonacetat (Symptomreduktion 60,2% versus 36,0%). Anders als bei topischen Glucocorticoiden tritt auch bei länger dauernder Therapie keine Hautatrophie auf. Tacrolimus eignet sich daher primär für die Behandlung empfindlicher Hautstellen wie z. B. im Gesicht und an den Augenlidern.

**Ind.:** *Systemisch*: Prophylaxe und Therapie der Transplantatabstoßung bei Nieren- und Lebertransplantation. *Topisch*: Atopisches Ekzem bei Erwachsenen und Kindern (ab 2 Jahren), die nicht ausreichend auf eine herkömmliche Therapie angesprochen haben.

**Kontraind.:** Überempfindlichkeit gegen Tacrolimus

und andere Kapselinhaltsstoffe. Therapie mit Ciclosporin. Bei topischer Gabe auch Überempfindlichkeit gegenüber Makroliden.

**UW:** *Systemisch*: Tremor, Kopfschmerzen, Schlaflosigkeit, Parästhesie, depressive Zustände, Verwirrtheit, Koordinationsstörungen, Nervosität, Schwindel, Störungen des Sehvermögens, bei Patienten mit Lebertransplantation mit eingeschränkter Leberfunktion erhöhtes Risiko neurotoxischer Symptome. Niereninsuffizienz, Erhöhung der Kreatinin- und Harnstoffspiegel im Blut. Hyperglykämie, Hyperkaliämie, Hypomagnesiämie (vor allem zu Beginn der Behandlung), Diabetes mellitus, Hypokaliämie, Hyperkalzämie. Übelkeit, Appetitveränderungen, Durchfall, erhöhte Leberwerte, Erbrechen, selten schwere Leberfunktionsstörungen bis Leberversagen. Bluthochdruck, selten Schock, Herzrhythmusstörungen, Herzinsuffizienz, Anämie (vor allem zu Beginn der Behandlung), Thrombozytopenie, Leukozytose. Gelegentlich Lungenfunktionsstörungen, Gelenkschmerzen, Asthenie, Schmerzen, Fieber. Erhöhtes Risiko von viralen, bakteriellen mykotischen und protozoalen Infektionen. Malignome und lymphoproliferative Erkrankungen in ähnlicher Häufigkeit wie bei anderer immunsuppressiver Therapie. Unter Anwendung von Tacrolimus kann es zu allergischen und anaphylaktoiden Reaktionen (bis hin zu Schock) kommen, in Einzelfällen auch zu Autoimmunprozessen (z. B. Vaskulitis, Lyell-Syndrom).

*Topisch*: Häufigste UW anfangs auftretendes Hautbrennen am Applikationsort (46–58%) und Pruritus (46%). Auch eine grippeartige Symptomatik war unter Tacrolimus häufiger als unter Vehikel (23–31% versus 19%). Hautinfektionen traten in der Regel nicht häufiger als unter Placebobehandlung auf. Nicht abschließend beurteilbar sind die Langzeitrisiken von Tacrolimus in dieser neuen Indikation. Tierexperimentelle Daten an einem Photokarzinogenitätsmodel der Maus mahnen zur Vorsicht. Daher sollen Patienten als Vorsichtsmaßnahme die behandelten Hautflächen vor Sonnen- oder UV-Licht schützen.

**WW:** Azolantimykotika (z. B. Ketoconazol), Danazol, Amoxicillin, Makrolidantibiotika, Imipenem, Ibuprofen erhöhen den Blutspiegel von Tacrolimus, Rifampicin senkt ihn. CYP3A4-Inhibitoren können die Blutspiegel erhöhen, CYP-Induktoren können sie senken. Corticosteroide, Sexualhormone und Tacrolimus können ihre Verstoffwechselung gegenseitig hemmen. Orale Kontrazeptiva können dadurch ihre Wirkung verlieren.

**Dosis:** *Systemisch*: Initial tgl. 0,1–0,2 mg/kg in 2 Dosen, Kdr. 0,3 mg/kg. Erhaltungsdosis individuell nach klinischen Parametern (pharmakodynamisches Monitoring) und Vollblut-Talkonzentrationen.

*Topisch*: 2-mal/d dünn auftragen und Applikation bis zur Abheilung der betroffenen Hautbereiche fortsetzen. Ist nach 14 Tagen noch keine Besserung zu erkennen, sind andere Therapiemöglichkeiten in Betracht zu ziehen.

**Prograf**® (Fujisawa)

| | |
|---|---|
| 50 Kps. 0,5 mg (N2) | 149,36 |
| 50 Kps. 1 mg (N2) | 209,26 |
| 100 Kps. 1 mg (N3) | 409,11 |
| 50 Kps. 5 mg (N2) | 844,48 |

**Protopic**® (Fujisawa)

| | |
|---|---|
| 10 g Salbe 0,03% (N1) | 22,28 |
| 30 g Salbe 0,03% (N2) | 44,36 |
| 60 g Salbe 0,03% (N3) | 77,79 |
| 10 g Salbe 0,1% (N1) | 23,97 |
| 30 g Salbe 0,1% (N2) | 48,72 |
| 60 g Salbe 0,1% (N3) | 86,57 |

## Tadalafil *Rp* [US] 2003 **B**

Selektiver Phosphodiesterase-5-Hemmer zur oralen Behandlung der erektilen Dysfunktion mit ähnlichen Wirkungen wie Sildenafil (s. dort). Tadalafil hemmt die Phosphodiesterase-5 mit 5–15.000facher Selektivität gegenüber anderen Phosphodiesterase-Isoenzymen. Lediglich die in Skelettmuskel, Herz, Prostata und Hoden vorkommende Phosphodiesterase-11 wird unter klinischer Dosierung gehemmt, was zu unerwünschten Wirkungen (z. B. Myalgie, Rückenschmerzen) führen kann. Eine Beeinträchtigung der Spermatogenese und reproduktiver Hormone wurde ausgeschlossen. Nach kontrollierten Studien an Männern (Durchschnittsalter 59 Jahre) war die Erektionsfähigkeit nach 10 mg oder 20 mg im Vergleich zu Placebo deutlich verbessert (67% bzw. 81% versus 35%). Tadalafil flutet langsamer an als Sildenafil und erreicht maximale Plasmaspiegel erst nach 2 h. Andererseits hat Tadalafil aufgrund einer längeren Halbwertzeit (18 h) eine deutlich längere Wirkungsdauer bis zu 36 h.

**Ind.:** Erektile Dysfunktion.

**Kontraind., UW, WW:** s. Sildenafil.

**Dosis:** 1-mal 10 mg oral mindestens 30 min vor dem gewünschten Geschlechtsverkehr, ggf. bei fehlender Wirkung 1-mal 20 mg, nicht häufiger als 1-mal/d.

**Cialis**® (Lilly)

| | |
|---|---|
| 4 Filmtbl. 10 mg (N1) | 48,14 |
| 4 Filmtbl. 20 mg (N1) | 52,29 |
| 8 Filmtbl. 20 mg (N1) | 99,99 |
| 12 Filmtbl. 20 mg (N1) | 144,49 |

## Talinolol *Rp* [HS]

Beta$_1$-selektiver Betarezeptorenblocker ohne intrinsische sympathomimetische Aktivität. Bioverfügbarkeit 55%. Talinolol wird praktisch nicht metabolisiert. Ausscheidung 60% renal und 40% extrarenal. Halbwertszeit 9–15 h.

**Ind.:** Hypertonie, koronare Herzkrankheit, tachykarde Rhythmusstörungen, hyperkinetisches Herzsyndrom.

**Kontraind., UW:** s. Betarezeptorenblocker.

**Dosis:** Initial 100–150 mg/d in 1–2 Einzeldosen, ggf. Dosissteigerung auf 300 mg/d. Bei Hypertonie und instabiler Angina pectoris bis maximal 600 mg/d.

**Cordanum**® (AWD)

10 Amp. (10 mg/5 ml) (N2) ........ 25,29
30 Filmtbl. 50 mg (N1) ........ (FB 12,49) 12,49
50 Filmtbl. 50 mg (N2) ........ (FB 13,97) *15,37*
100 Filmtbl. 50 mg (N3) ........ (FB 17,12) *18,53*
30 Filmtbl. 100 mg (N1) ........ (FB 14,00) 14,00
50 Filmtbl. 100 mg (N2) ........ (FB 16,24) *17,64*
100 Filmtbl. 100 mg (N3) ........ (FB 21,48) *22,88*

## Tamoxifen *Rp* [KR]

Nichtsteroidales Antiöstrogen, das die Bindung von Östrogenen an ihre zytoplasmatischen Rezeptoren hemmt. Tamoxifen ist derzeit Mittel der Wahl für die palliative Therapie des fortgeschrittenen Mammakarzinoms. Bei Östrogenrezeptor-positiven Tumoren 60% Ansprechquote mit Remissionsdauer von 4–40 Monaten. Tamoxifen wird gut resorbiert. Aufgrund eines enterohepatischen Kreislaufs kumuliert es und wird nach Metabolisierung langsam eliminiert. Halbwertszeit initial 7–14 h, terminal 4–7 Tage.

**Ind.:** Adjuvante Therapie des Mammakarzinoms nach Primärbehandlung, metastasierendes Mammakarzinom.

**Kontraind.:** Schwere Leukopenie, Thrombopenie, schwere Hyperkalzämie, Schwangerschaft, Stillzeit.

**UW:** Knochenschmerzen und Schmerzen im Bereich des erkrankten Gewebes („Tumorflare"). Hitzewallungen, Pruritus vulvae, Fluor vaginalis, gastrointestinale Beschwerden, Benommenheit, Flüssigkeitsretention, Hautausschlag. Einzelfälle von Hyperplasien, Polypen oder Karzinomen des Endometriums. Thrombozytopenien, meist mit Werten von 80.000–90.000/µl, selten auch darunter. Vereinzelt Thromboembolien. Bei Patientinnen mit Knochenmetastasen in seltenen Fällen Hyperkalzämie. Bei Patientinnen in der Prämenopause Zyklusveränderungen bis zur völligen Unterdrückung der Menstruation. Gelegentlich Ovarialzysten. In wenigen Fällen Sehstörungen, Katarakte, Corneaveränderungen oder Retinopathien.

**Dosis:** 20–40 mg/d oral.

**Nolvadex**® (AstraZeneca)

30 Tbl. 20 mg (N1) ........ (FB 25,69) *31,09*
100 Tbl. 20 mg (N3) ........ (FB 53,44) *77,34*
30 Tbl. 30 mg (N1) ........ (FB 31,75) *40,63*
100 Tbl. 30 mg (N3) ........ (FB 69,70) *104,02*

**Tamoxifen Hexal**® (Hexal)

100 Filmtbl. 10 mg (N3) ........ (FB 34,41) 32,70
30 Filmtbl. 20 mg (N1) ........ (FB 25,69) 22,41
98 Filmtbl. 20 mg (N3) ........ (FB 52,78) 48,00
100 Filmtbl. 20 mg (N3) ........ (FB 53,44) 48,50
30 Filmtbl. 30 mg (N1) ........ (FB 31,75) 30,80
100 Filmtbl. 30 mg (N3) ........ (FB 69,70) 66,20
100 Filmtbl. 40 mg (N3) ........ (FB 85,63) 81,35

## Tamsulosin *Rp* [HO] 1996 **C**

Langwirkender Alpharezeptorenblocker mit 20facher Selektivität für $\alpha_{1A}$-Rezeptoren, die hauptsächlich eine Kontraktion der Prostata vermitteln. Tamsulosin erhöht den Urinfluss um 20–40% ohne zusätzliche Wirkung auf den Blutdruck. Die bisherigen Erfahrungen sprechen dafür, dass die antiadrenergen Nebenwirkungen geringer sind als die anderer Alpharezeptorenblocker.

Tamsulosin ist nach oraler Gabe fast vollständig bioverfügbar, wird langsam in der Leber metabolisiert und überwiegend in metabolisierter Form renal eliminiert. Halbwertszeit 10–13 h.

**Ind.:** Benigne Prostatahyperplasie.

**Kontraind.:** Orthostatische Dysregulation, schwere Leberinsuffizienz. Vorsicht bei schwerer Niereninsuffizienz.

**UW:** Schwindel, retrograde Ejakulation, seltener orthostatische Hypotonie, Tachykardie, Schwäche und Kopfschmerzen.

**Dosis:** 1-mal 0,4 mg/d oral.

**Alna**® (Boehringer Ingelheim)

20 Retardkps. 0,4 mg (N1) ........ 30,04
50 Retardkps. 0,4 mg (N2) ........ 55,09
100 Retardkps. 0,4 mg (N3) ........ 96,43

**Omnic**® (Yamanouchi)

20 Retardkps. 0,4 mg (N1) ........ 30,04
50 Retardkps. 0,4 mg (N2) ........ 55,09
100 Retardkps. 0,4 mg (N3) ........ 96,43

## Taurolidin *Rp* [US] 1988 **A/C**

Taurolidin ist ein Derivat der Aminosäure Taurin zur Zusatztherapie von Infektionen. Da für die antibakterielle Wirkung relativ hohe Konzentrationen (0,05–0,5%) benötigt werden, wird es nur lokal eingesetzt. Schnelle Resorption nach intraperitonealer Gabe mit maximalen Blutspiegeln nach 15 min und einer ebenfalls schnellen Metabolisierung zu Taurinamid, Taurin und $CO_2$, Halbwertszeit von Taurolidin 3 h. In einer Placebo-kontrollierten Studie hatte Taurolidin bei Sepsispatienten keinen Einfluss auf bakteriologische und klinische Endpunkte (Organversagen, Letalität).

**Anw.:** Bakterielle Peritonitis, Weichteil- oder Knochenverletzungen.

**Kontraind.:** Terminale Niereninsuffizienz, Kdr. unter

6 Jahre. Schwangerschaft. Nicht mit Povidon-Iod, Dakinscher Lösung, Wasserstoffperoxid mischen.
**UW:** Bei i.p.-Applikation Schmerzen, manchmal mit Blutdruck- und Pulsveränderungen. Allergische Hautreaktionen in Einzelfällen.
**Dosis:** *Peritonitis*: 2% Lösung 100 ml, bei schwerer Peritonitis 200–250 ml, bei Kdr. (6–15 Jahre) 50–100 ml. Zur einmaligen intraoperativen Instillation oder Spülung 0,5% Lösung 300–500 ml.

**Taurolin**® (Boehringer Ingelheim)
KP.: 4× 100 ml 2%, 10× 100 ml 2%, 10× 250 ml 2%; 10× 500 ml 0,5%.

## Tazaroten *Rp* [UF] 1996 **A**

Retinoid mit Ethinstruktur zur topischen Behandlung der leichten bis mittelschweren Plaque-Psoriasis mit ähnlichen Wirkungen wie Acitretin (s. dort). Wie dieses hat Tazaroten antiproliferative und entzündungshemmende Eigenschaften und normalisiert die bei der Psoriasis gestörte Keratinozytendifferenzierung. Aktive Wirkform ist Tazarotensäure. Diese bindet an hormonähnliche Rezeptoren im Zytoplasma sowie im Nukleus (Retinsäurerezeptoren, RAR, RXR) und modifiziert so die Gentranskription. Ferner blockiert der aktivierte Retinoidrezeptorkomplex die Bindung von AP-1, einem bei hyperproliferativen und entzündlichen Prozessen vermehrt exprimierten onkogenen Protein, an Proliferationsgene. Auch eine Hemmung der Ornithindecarboxylase sowie eine Niederregulation von Rezeptoren für den epidermalen Wachstumsfaktor (EGF) sind an der antiproliferativen Wirkung der Tazarotensäure beteiligt. Nach einer randomisierten Multizenterstudie ist Tazaroten dem stark wirksamen Lokalcorticoid Fluocinonid bei allerdings deutlich länger anhaltendem Therapieeffekt klinisch äquivalent. Eine Besserung der Symptomatik stellt sich bereits nach 1–2 Wochen ein. Wie andere Retinoide ist Tazaroten teratogen und daher während der Schwangerschaft kontraindiziert. Auch während der Stillperiode sollte eine Anwendung insbesondere im Brustbereich unterbleiben.

Tazaroten wird nach topischer Applikation geringfügig resorbiert und durch Esterasen rasch zur biologisch aktiven Tazarotensäure metabolisiert. Einmalige Applikation eines 0,1%igen Gels auf psoriatische Plaques führt zu einer systemischen Verfügbarkeit von 1%. Bei Anwendung auf normaler Haut unter Okklusivbedingungen erscheinen ca. 5% der Dosis im großen Kreislauf. Nach mehrtägiger Applikation von 0,1% Tazarotengel auf psoriatische Plaques und im Mittel 8–18% der Körperoberfläche wurden maximale Plasmaspiegel von 12 µg/l Tazarotensäure gemessen. Die Ausscheidung erfolgt mit einer Halbwertszeit von 18 h etwa zu gleichen Teilen über den Urin und die Fäzes. Tazaroten und sein aktiver Metabolit werden zu >99% an Plasmaproteine gebunden.
**Ind.:** Leichte bis mittelschwere Plaque-Psoriasis mit bis zu 10%igen Befall der Körperoberfläche.
**Kontraind.:** Überempfindlichkeit gegen Tazaroten. Schwangerschaft und Stillperiode. Wegen fehlender klinischer Erfahrung keine Anwendung bei Psoriasis pustulosa, Psoriasis exfoliativa, auf intertriginösen Bereichen, im Gesicht und auf dem behaarten Kopf sowie bei Patienten <18 Jahre.
**UW:** Irritationen der Haut wie Juckreiz, Brennen, Schmerzen, Stechen, Rötung, Kontaktdermatitis, Desquamation sowie entzündete und trockene Haut. Wie bei anderen Retinoiden erhöhte Lichtempfindlichkeit möglich.
**WW:** Anwendung von Präparaten mit irritierender und stark austrocknender Wirkung.
**Dosis:** 1-mal/d abends dünn auf die befallenen Hautpartien auftragen. Nicht mehr als 10% der Körperoberfläche (z. B. 1 Arm) behandeln. Behandlungsdauer in der Regel bis zu 12 Wochen.

**Zorac**® **Gel** (Pierre Fabre Dermo Kosmetik)
15 g Gel 0,05% (N1) .......... 21,96
60 g Gel 0,05% (N2) .......... 52,92
15 g Gel 0,1% (N1) .......... 22,70
60 g Gel 0,1% (N2) .......... 55,34

## Tegafur *Rp* [US] 2002 **B**

Orales Prodrug von 5-Fluorouracil zur primären Therapie des metastasierten kolorektalen Karzinoms in Kombination mit Calciumfolinat. Tegafur ist ein 5-Fluorouracilderivat, das in fixer Kombination mit Uracil eingesetzt wird, weil Uracil als natürliches Substrat der Dihydropyrimidindehydrogenase den Abbau von 5-Fluorouracil hemmt, sodass die 5-Fluorouracilspiegel im Tumorgewebe viel stärker als im Plasma ansteigen und eine stärkere Antitumorwirkung haben. Noch wirksamer war die Kombination von Tegafur und Uracil mit oralem Calciumfolinat, womit beim metastasierenden kolorektalen Karzinom eine Ansprechrate von 42% erreicht wurde. Die Kombination Tegafur/Uracil plus Calciumfolinat bietet eine sichere und besser verträgliche Alternative zu der parenteralen Gabe von 5-Fluorouracil und Calciumfolinat, da Neutropenie, Stomatitis, Mukositis, Diarrhö, Übelkeit und Erbrechen deutlich seltener auftreten. Die Zeit bis zur Tumorprogression und die mittlere Überlebenszeit unterscheiden sich allerdings nicht.

Tegafur und Uracil werden nach oraler Gabe schnell resorbiert und erreichen nach 1–2 h maximale Plasmaspiegel. In der Leber entsteht aus Tegafur der aktive Metabolit 5-Fluoruracil, dessen weiterer Abbau über die Dihydropyrimidindehydrogenase durch das gleichzeitig gegebene Uracil verzögert wird. Unter diesen Bedingungen beträgt die terminale Halbwertszeit von Tegafur 11 h und von Uracil 20–40 min. Tegafur wird zu weniger als 20% unverändert renal eliminiert.

**Ind.:** Metastasiertes kolorektales Karzinom in Kombination mit Calciumfolinat.

**Kontraind.:** Überempfindlichkeit gegen 5-Fluoruracil, eingeschränkte Leber- und Nierenfunktion, Knochenmarksdepression nach Strahlen- oder Chemotherapie, CYP2A6-Mangel. Kdr., Schwangerschaft, Stillzeit. Vorsicht bei Ileus, älteren Patienten, gleichzeitiger Gabe von Cumarin, Hepatitis, Diarrhö, Herzkrankheiten (Myokardinfarkt, Angina pectoris), Dihydropyrimidinmangel.

**UW, WW:** s. 5-Fluoruracil, aber seltener.

**Dosis:** Tgl. 300 mg/m$^2$ Tegafur und 672 mg/m$^2$ Uracil mit 90 mg Calciumfolinat aufgeteilt in 3 Einzeldosen alle 8 h für insgesamt 28 Tage, danach 7 Tage Pause. Bei Toxizität Dosis anpassen.

**UFT** (Bristol-Myers Squibb)
**Best.:** 1 Hartkps. enth.: Tegafur 100 mg, Uracil 224 mg.

42 Hartkps. (14×3) (N2) .......... 523,21
56 Hartkps. (14×4) (N2) .......... 694,48
70 Hartkps. (14×5) (N3) .......... 865,73
84 Hartkps. (14×6) (N3) .......... 1036,99

## Telithromycin *Rp* [US] 2001 B

Makrolidantibiotikum aus der neuen Gruppe der Ketolide, die sich von Erythromycin durch eine Ketogruppe anstelle des neutralen Zuckers Cladinose unterscheidet. Das Wirkungsspektrum von Telithromycin umfasst Pneumokokken einschließlich penicillinresistenter Pneumokokken, Streptokokken, Staphylokokken, Moxarella catarrhalis, Legionellen, Chlamydia pneumoniae und Mycoplasma pneumoniae. Haemophilus influenzae, wichtiger Erreger der chronischen Bronchitis, ist nur mäßig empfindlich. Klinische Vergleichsuntersuchungen zeigen keine Überlegenheit zu den bisherigen Standardantibiotika. Bei der Behandlung akuter Exazerbationen der chronischen Bronchitis war Telithromycin genauso wirksam wie Cefuroximaxetil oder Amoxicillin/Clavulansäure. Auch bei Streptokokken-induzierter Tonsillitis war eine fünftägige Behandlung mit Telithromycin genauso wirksam wie eine zehntägige Behandlung mit Phenoxymethylpenicillin oder Clarithromycin. Der Vorteil von Telithromycin liegt bei diesen Indikationen im Wesentlichen bei der einmal täglichen Dosierung.

Telithromycin hat eine orale Bioverfügbarkeit von 57% und kann aufgrund einer Halbwertszeit von 9,8 Stunden einmal täglich appliziert werden Unerwünschte Wirkungen einschließlich QT-Zeit-Verlängerungen entsprechen denen anderer Makrolidantibiotika. Gastrointestinale Störungen scheinen allerdings häufiger zu sein. Zu beachten sind ferner die von anderen Makrolidantibiotika bekannten Interaktionen mit Pharmaka, die über CYP3A4 verstoffwechselt werden.

**Ind.:** Exazerbation der chronischen Bronchitis, leichte bis mittelschwere ambulant erworbene Pneumonie, akute Sinusitis, Tonsillitis.

**Kontraind.:** Überempfindlichkeit gegen Makrolide. Gleichzeitige Gabe von Mutterkornalkaloiden, Pimozid, Terfenadin sowie der CYP3A4-Substrate Simvastatin, Atorvastatin, Lovastatin, Midazolam. Patienten mit angeborenem QT-Syndrom oder erworbener QT-Intervallverlängerung. Stillzeit. Strenge Indikationsstellung in der Schwangerschaft.

**UW:** Häufig Diarrhö, Übelkeit, Erbrechen, Bauchschmerzen, Blähungen, erhöhte Leberenzyme, Schwindel, Benommenheit, Kopfschmerzen, Geschmacksstörungen, Vaginalmykose. Gelegentlich Obstipation, Appetitlosigkeit, orale Candidainfektionen, Stomatitis, Nervosität, Eosinophilie, verschwommenes Sehen, Hautausschlag, Urtikaria, Juckreiz, Flush, Palpitationen. Selten cholestatischer Ikterus, Parästhesien, Ekzeme, Vorhofarrhythmie, Hypotonie, Bradykardie, Exazerbation der Myasthenia gravis.

**WW:** Telithromycin ist ein CYP3A4-Inhibitor und erhöht die Blutspiegel von Simvastatin, Atorvastatin, Lovastatin, Midazolam, Ciclosporin, Tacrolimus, Sirolimus, Metoprolol. Auch die Plasmaspiegel von Digoxin steigen an. Gleichzeitige Gabe von CYP3A4-Induktoren (Rifampicin, Phenytoin, Phenobarbital, Carbamazepin, Johanniskraut) senkt Telithromycinspiegel um 80%. Vorsicht auch bei Kombination mit Ritonavir.

**Dosis:** 1-mal 800 mg/d oral, bei Kreatininclearance unter 30 ml/min 1-mal 400 mg/d.

**Ketek**® (Aventis)

10 Filmtbl. 400 mg (N1) .......... 37,17
14 Filmtbl. 400 mg (N1) .......... 47,56
20 Filmtbl. 400 mg (N2) .......... 63,87

## Telmisartan *Rp* [TE] 1999 C

$AT_1$-Rezeptorantagonist mit ähnlichen Eigenschaften wie Losartan (s. dort und *Tabelle II.2*). Schnelle Resorption nach oraler Gabe, Bioverfügbarkeit 50%. Gleichzeitige Nahrungsaufnahme senkt Plasmaspiegel (AUC) geringfügig um 6–19%. Ausscheidung unverändert mit den Fäzes, Halbwertszeit über 20 h.

**Ind.:** Hypertonie.

**Kontraind., UW, WW:** s. $AT_1$-Rezeptorantagonisten.

**Dosis:** 1-mal 40 mg/d oral, bei ungenügender Blutdrucksenkung ggf. 1-mal 80 mg/d.

**Micardis®** (Boehringer Ingelheim)
28 Tbl. 20 mg (N1) ................................ (FB 28,64) 28,64
28 Tbl. 40 mg (N1) ................................ (FB 33,30) 33,30
56 Tbl. 40 mg (N2) ................................ (FB 54,30) 54,30
98 Tbl. 40 mg (N3) ................................ (FB 84,09) 84,09
28 Tbl. 80 mg (N1) ................................ (FB 38,88) 38,88
56 Tbl. 80 mg (N2) ................................ (FB 64,77) 64,77
98 Tbl. 80 mg (N3) ................................ (FB 101,50) 101,50

## Telmisartan + Hydrochlorothiazid *Rp* [US]

Sinnvolle Kombination zur Hochdrucktherapie, da Hydrochlorothiazid durch die negative Natriumbilanz das Renin-Angiotensinsystem aktiviert, das dann besonders wirksam durch den $AT_1$-Rezeptorantagonisten gehemmt wird. Gleichzeitig vermindern $AT_1$-Rezeptorantagonisten die thiazidinduzierte Hypokaliämie. Die Kombination ist nicht zur Initialtherapie sondern nur zum Ersatz einer freien Kombination beider Einzelkomponenten geeignet.

**Ind.:** Hypertonie, wenn eine fixe Kombination angezeigt ist.

**Kontraind., UW, WW:** s. Telmisartan, Hydrochlorothiazid.

**Best.:** 1 Filmtbl. enth.: 40 mg/80 mg Telmisartan, Hydrochlorothiazid 12,5 mg/12,5 mg.

**Dosis:** 1-mal 1 Tbl./d.

**Micardis® plus** (Boehringer Ingelheim)
28 Tbl. 40 mg/12,5 mg (N1) ................................ 35,43
56 Tbl. 40 mg/12,5 mg (N2) ................................ 58,03
98 Tbl. 40 mg/12,5 mg (N3) ................................ 91,05
28 Tbl. 80 mg/12,5 mg (N1) ................................ 40,44
56 Tbl. 80 mg/12,5 mg (N2) ................................ 67,59
98 Tbl. 80 mg/12,5 mg (N3) ................................ 107,09

## Temazepam *Rp* [ML] 1981 C

Mittellangwirkendes Benzodiazepin, Halbwertszeit 7–15 h. Temazepam wird durch Konjugation direkt inaktiviert und ist theoretisch für die Therapie bei älteren Patienten und solchen mit reduzierter Leberfunktion besonders geeignet. Weiteres s. Benzodiazepine.

**Ind.:** Ein- und Durchschlafstörungen.

**Kontraind., UW:** s. Benzodiazepine.

**Dosis:** 20 mg kurz vor dem Schlafengehen, ggf. Erhöhung auf 40–60 mg möglich. Bei älteren Patienten initial 10 mg. Nach längerer Gabe ausschleichend absetzen.

**Planum®** (Pharmacia)
10 Kps. mite 10 mg (N1) ........................... (FB 11,21) 11,21
20 Kps. mite 10 mg (N2) ........................... (FB 12,61) 12,61
30 Kps. mite 10 mg ........................................ 14,66
10 Kps. 20 mg (N1) ................................ (FB 11,81) 11,81
20 Kps. 20 mg (N2) ................................ (FB 13,70) 13,70
30 Kps. 20 mg ............................................. 16,43

**Remestan®** (ICN)
10 Kps. mite 10 mg (N1) ........................... (FB 11,21) 11,21
20 Kps. mite 10 mg (N2) ........................... (FB 12,61) *12,71*
10 Kps. 20 mg (N1) ................................ (FB 11,81) 11,81
20 Kps. 20 mg (N2) ................................ (FB 13,70) 13,70

**temazep von ct** (ct-Arzneimittel)
10 Kps. 10 mg (N1) ................................ (FB 11,21) 11,19
20 Kps. 10 mg (N2) ................................ (FB 12,61) 12,54
10 Kps. 20 mg (N1) ................................ (FB 11,81) 11,75
20 Kps. 20 mg (N2) ................................ (FB 13,70) 13,56

## Temoporfin *Rp* [US] 2002 A

Porphyrinderivat zur photodynamischen Therapie von Plattenepithelkarzinomen im Kopf- und Halsbereich, die auf andere Therapieformen (Strahlentherapie, Chirurgie, Chemotherapie) nicht angesprochen haben. Die tumorhemmende Wirkung von Temoporfin beruht auf der Bildung reaktiver Sauerstoffspezies nach Photoaktivierung durch langwelliges Laserlicht (652 nm), das bis zu einer Tiefe von 10–15 mm in das Tumorgewebe eindringt. Temoporfin reichert sich nach i.v.-Gabe bevorzugt im Tumorgewebe an und wird nach hepatischer Konjugation mit einer terminalen Halbwertszeit von 90 h biliär eliminiert. Die Remissionsraten bei Plattenepithelkarzinomen im Kopf- und Halsbereich lagen in 2 unkontrollierten Studien zwischen 26% und 93%. Phototoxizitätsreaktionen traten bei fast allen Patienten auf, waren aber selten schwerwiegend, wenn entsprechende Schutzmaßnahmen gegen Sonnenlicht und helles Raumlicht (bis zu 1 Monat) eingehalten wurden.

**Ind.:** Palliativtherapie des fortgeschrittenen Plattenepithelkarzinoms im Kopf- und Halsbereich nach Versagen vorangehender Therapien.

**Kontraind.:** Porphyrie und andere durch Licht exazerbierte Krankheiten, Porphyrinallergie, Tumore, die im Beleuchtungsfeld ein wichtiges Blutgefäß erodieren, chirurgischer Eingriff binnen 30 Tagen, Augenkrankheiten, die binnen 30 Tagen eine Spaltlampenuntersuchung erfordern, gleichzeitige Behandlung mit photosensibilisierenden Stoffen. Schwangerschaft, Stillzeit.

**UW:** Schmerzen, Blutungen, Narbenbildung, Ulzeration oder Nekrose des Mundes, Dysphagie, Gesichtsödem, Übelkeit, Erbrechen, Obstipation, Anämie, Ödem, Trismus, lokale Infektion, Fieber, Hautblasenbildung, Erythem, Hyperpigmentierung, Photosensibilisierung, Sonnenbrand, Verbrennung, Hautnekrose, Schwindelgefühl.

**Dosis:** 0,15 mg/kg als langsame (6 min) einmalige i.v.-Injektion und anschließende Bestrahlung mit langwelligem Laserlicht über 96 h. Weitere Angaben s. Gebrauchsinformation.

**Foscan®** (biolitec)
1 Amp. (20 mg/5 ml) ....................................... 9128,11

**Temozolomid** *Rp* [US] 1999 **C**

Zytostatikum aus der Gruppe der Triazenderivate mit ähnlichen alkylierenden Wirkungen wie Dacarbazin (s. dort). Temozolomid ist ein Prodrug, das spontan in Methyl-triazeno-imidazol-carboxamid (MTIC) zerfällt, den aktiven Metaboliten von Dacarbazin. Bei Patienten mit Glioblastoma multiforme betrug die mittlere Überlebenszeit mit Temozolomid 7,3 Monate im Vergleich zu 5,7 Monaten mit Procarbazin. Nach oraler Gabe hat Temozolomid eine Bioverfügbarkeit von 96%, Plasmaproteinbindung 10–20%. Es passiert rasch die Bluthirnschranke und erreicht im Liquor ca. 30% der Konzentrationen im Plasma. Elimination überwiegend renal, Halbwertszeit 1,8 h.

**Ind.:** Malignes Gliom nach Versagen der Standardtherapie.

**Kontraind., UW, WW:** s. Dacarbazin.

**Dosis:** Tgl. 1-mal 200 mg/m$^2$ oral über 5 Tage alle 4 Wochen. Nach vorangegangener Chemotherapie Initialdosis 1-mal/d 150 mg/m$^2$ im ersten Therapiezyklus.

**Temodal**® (Essex Pharma)

20 Kps. 5 mg (N1) .......... 146,25
20 Kps. 20 mg (N1) .......... 546,27
5 Kps. 100 mg (N1) .......... 667,34
20 Kps. 100 mg (N1) .......... 2528,56
5 Kps. 250 mg (N1) .......... 1614,89

**Tenecteplase** *Rp* [US] 2001 **C**

Plasminogenaktivator zur thrombolytischen Therapie des akuten Herzinfarkts mit ähnlichen Wirkungen wie Alteplase (s. dort). Tenecteplase ist eine Tripelkombinationsmutante von Alteplase mit längerer Halbwertszeit (24 versus 4 min), höherer Fibrinspezifität und geringerer Inaktivierung durch den Plasminogenaktivatorinhibitor-1. Aufgrund der längeren Wirkungsdauer kann Tenecteplase als Einmalbolus i.v. gegeben werden, während Alteplase eine Bolusinjektion mit anschließender Infusion über 90 min erfordert. In einer großen Vergleichsstudie an Patienten mit akutem Herzinfarkt hatte die Bolusinjektion von Tenecteplase im Vergleich zur Alteplase-Infusion nahezu identische Effekte auf 30-Tage-Mortalität, intrakranielle Blutungen und Schlaganfallshäufigkeit (ASSENT-2 Investigators 1999). Lediglich nichtzerebrale Blutungskomplikationen und der Bluttransfusionsbedarf waren mit Tenecteplase geringfügig niedriger. Aus diesem Grunde bietet Tenecteplase praktische Vorteile bei der Akutbehandlung des Herzinfarkts ohne höhere Kosten.

**Ind.:** Thrombolyse des akuten Herzinfarkts.

**Kontraind., UW, WW:** s. Alteplase.

**Dosis:** 1-mal 100 U/kg als i.v.-Einfachbolus in 10 Sekunden, mindestens 6000 U (30 mg), maximal 10.000 U (50 mg).

**Metalyse**® (Boehringer Ingelheim)

1 Durchstechfl. 8000 U (40 mg) +1 Fertigspr. 8 ml .......... 1362,77
1 Durchstechfl. 10.000 U (50 mg) +1 Fertigspr. 10 ml .......... 1459,89

**Teniposid** *Rp* [KR] 1980 **B**

Zytostatikum aus der Gruppe der Podophyllotoxinderivate mit ähnlichen Wirkungen wie Etoposid (s. dort).

**Ind.:** Maligne Lymphome, Hodgkin-Lymphom, Retikulumzellsarkom, Lymphosarkom, maligne Hirntumoren, Harnblasenkarzinom.

**Kontraind.:** s. Zytostatika.

**UW:** s. Etoposid.

**Dosis:** *Einleitung*: 30 mg/m$^2$ i.v. tgl. über 5 Tage und anschließend 10 Tage Pause (1 Zyklus), 6–10 Zyklen sind notwendig. Alternativ 100–130 mg/m$^2$ i.v. 1-mal wöchentlich über 6–8 Wochen (1 Zyklus). Im ganzen werden 6–9 Zyklen in 2-wöchigen Intervallen durchgeführt. *Erhaltungstherapie*: 150 mg i.v. alle 10–14 Tage über mehrere Monate.

**VM 26-Bristol**® (Bristol Myers Squibb)

10 Amp. (50 mg/5 ml) (N2) .......... 363,34

**Tenofovir** *Rp* [US] 2002 **A**

Tenofovir Disoproxilfumarat ist ein weiterer Reverse-Transkriptase-Inhibitor zur antiretroviralen Kombinationstheapie HIV-infizierter Patienten, bei denen ein virologisches Therapieversagen vorliegt. Anders als die bisher verwendeten nukleosidischen Hemmstoffe (z. B. Zidovudin, Lamivudin) ist Tenofovir ein neuartiges Nukleotidanalogon aus der Gruppe der azyklischen Nukleosidphosphonate. Für die Bildung des aktiven Metaboliten Tenofovirdiphosphat entfällt damit die initiale Phosphorylierung, die oft die Geschwindigkeit der Reaktion limitiert. Tenofovirdiphosphat hemmt die reverse HIV-Transkriptase durch direkte Kompetition mit dem natürlichen Nukleotid und nach Einbau in die DNA durch vorzeitige Beendigung der DNA-Synthese.

In Form seines Diphosphats hat Tenofovir eine sehr lange intrazelluläre Halbwertszeit in aktivierten und ruhenden Zellen (12 bzw. 50 h), die eine einmal tägliche Gabe erlaubt. Andererseits führt die Phosphonatgruppe zu einer deutlichen Einschränkung der oralen Bioverfügbarkeit. Daher wurde Tenofovir Disoproxilfumarat als Prodrug entwickelt, das mit 15–25% oral ausreichend verfügbar ist (Einnahme mit dem Essen erhöht die Bioverfügbarkeit relativ um ca. 30–40%) und nach der Resorption schnell in Tenofovir umgewandelt wird. Die Substanz wird mit einer Halbwertszeit von 12–18 h zu etwa 90% überwiegend in unveränderter Form renal eliminiert. In einer Placebo-kontrollierten Studie senkte Tenofovir bei HIV-Patienten mit einer seit 4,6 Jahren bestehenden antiretroviralen Therapie die HIV-RNA-Plasmaspiegel von 5000 auf 1300 Kopien/ml, allerdings ohne signifikante Änderung der CD4-Zellzahl.

**Ind.:** HIV-1-Infektionen in Kombination mit anderen antiretroviralen Mitteln.

**Kontraind.:** Stillzeit. Strenge Indikationsstellung in der Schwangerschaft. Vorsicht bei Leberkrankheiten.

**UW:** Sehr häufig Hypophosphatämie, Schwindel, Diarrhö, Übelkeit, Erbrechen. Häufig Flatulenz, Lipodystrophie zusammen mit Hypertriglyzeridämie, Hypercholesterinämie, Insulinresistenz, Hyperglykämie und Laktatazidose. Dyspnoe, Exanthem, Nierenversagen, proximale Tubulopathie einschließlich Fanconi-Syndrom, Asthenie, erhöhter Kreatininwert.

**WW:** Bei gleichzeitiger Gabe von Lopinavir/Ritonavir Anstieg der Plasmaspiegel von Tenofovir um 30%. Bei gleichzeitiger Gabe mit Atazanavir sinken die Atazanavirspiegel um 25–40%.

**Dosis:** 1-mal 245 mg/d oral zu einer Mahlzeit. Dosisanpassung bei Niereninsuffizienz.

**Viread**® (Gilead)
Best.: 1 Filmtbl. enth.: 245 mg Tenofovir Disoproxil, entsprechend 136 mg Tenofovir.

30 Filmtbl. 245 mg (N2) .................................... 455,10

## Terazosin *Rp* [US] 1984 B

Alpha$_1$-Rezeptorenblocker mit ähnlichen Wirkungen wie Prazosin, aber höherer Bioverfügbarkeit (90%), längerer Halbwertszeit (12 h) und längerer Wirkungsdauer (24 h).

**Ind.:** Hypertonie, benigne Prostatahyperplasie.

**Kontraind., UW, WW:** s. Prazosin.

**Dosis:** Initial abends 1 mg/d, anschließend morgens 1-mal 1 mg/d für zunächst 7 Tage, dann morgens 1-mal 2 mg/d, ggf. nach jeweils weiteren 7 Tagen Steigerung auf 1-mal 5 mg/d bis max. 20 mg/d.

**Flotrin**® (mibe)
1 Startpack. (7 weiße Tbl. 1 mg, 14 gelbe Tbl. 2 mg) (N1) ......... 16,67
28 Tbl. Pro 2 mg (N1) .......................................... 19,79
98 Tbl. Pro 2 mg (N3) .......................................... 40,41
28 Tbl. Uro 5 mg (N1) .......................................... 20,39
98 Tbl. Uro 5 mg (N3) .......................................... 47,97
28 Tbl. Max 10 mg (N1) .......................................... 21,72
98 Tbl. Max 10 mg (N3) .......................................... 53,26

**Heitrin**® (Abbott)
10 Tbl. 1 mg (N1) .................................. (FB 13,41) 13,41
50 Tbl. 1 mg (N2) .................................. (FB 27,54) 27,54
100 Tbl. 1 mg (N3) .................................. (FB 44,90) 44,90
20 Tbl. 2 mg (N1) .................................. (FB 19,21) 19,21
50 Tbl. 2 mg (N2) .................................. (FB 32,99) 32,99
100 Tbl. 2 mg (N3) .................................. (FB 55,61) 55,61
20 Tbl. 5 mg (N1) .................................. (FB 22,97) 22,97
50 Tbl. 5 mg (N2) .................................. (FB 42,17) 42,17
100 Tbl. 5 mg (N3) .................................. (FB 73,68) 73,68

## Terbinafin *Rp* [UF] 1992 B

Antimykotikum aus der Gruppe der Allylamine mit ähnlich breitem Wirkungsspektrum wie die Azolantimykotika (s. Clotrimazol). Die Wirkung gegenüber Hefen (Candidaarten, Malassezia furfur) ist allerdings geringer und daher nur bei lokaler Anwendung nutzbar. Der Wirkungstyp ist gegenüber Dermatophyten und Schimmelpilzen fungizid, gegenüber Candidaarten je nach Stamm fungizid (C. parapsilosis) oder fungistatisch (C. albicans). Terbinafin hemmt wie die Azolantimykotika die Ergosterolsynthese der Pilzzellmembran mit nachfolgender Störung der Membranpermeabilität und Zellyse. Eine Resistenzentwicklung ist bisher nicht bekannt. Über den antimykotischen Effekt hinaus erfasst Terbinafin in vitro auch einige Protozoen, z. B. Trypanosoma cruzi, Leishmania mexicana. Terbinafin kann oral und lokal eingesetzt werden. Bei Dermatomykosen durch Dermatophyten ist Terbinafin nach oraler Gabe einer Behandlung mit Griseofulvin bzw. Ketoconazol oder Itraconazol zumindest ebenbürtig. Hohe Erfolgsraten sind auch bei Pilzinfektionen der Finger- und Zehennägel durch Dermatophyten nachgewiesen. Ein möglicherweise günstigeres Nutzen-Risikoverhältnis als bei kontinuierlicher Gabe bietet die intermittierende Pulstherapie mit einer Woche Behandlung und 3 Wochen Einnahmepause über 2–3 Monate (Fingernagelbefall) bzw. 3–4 Monate (Zehennagelbefall). Auffällig sind eine schnellere Abheilung sowie seltenere Rezidive als unter anderen Antimykotika. Terbinafin ist oral nicht wirksam bei Hefepilzerkrankungen. Bei topischer Anwendung ist Terbinafin Clotrimazol überlegen. Terbinafin kann dann mit Erfolg auch bei Candidosen der Haut eingesetzt werden. Die durchschnittliche Behandlungsdauer bei oraler Anwendung beträgt bei Dermatomykosen 2–6 Wochen, bei Onychomykosen 3–6 Monate.

Terbinafin wird nach oraler Gabe zu 70–80% resorbiert. Bei topischer Anwendung liegt die systemische Verfügbarkeit wie bei anderen Lokalantimykotika unter 5%. Terbinafin erreicht aufgrund seiner ausgeprägten Lipophilie hohe Konzentrationen in Haut, Haaren, Nägeln und Fettgewebe. Es wird exzessiv verstoffwechselt und zu 80% renal eliminiert. Plasmahalbwertszeit 11–16 h, aufgrund der Rückverteilung aus Geweben ins Blut zusätzlich langsame Komponente mit 90–100 h. Sie beruht möglicherweise auf der hohen Konzentration im Nagelkeratin und der langsamen Rückverteilung aus den Geweben.

**Ind.:** *Oral*: Pilzinfektionen der Finger- und Zehennägel durch Dermatophyten sowie schwere therapieresistente Tinea pedis, T. corporis und T. cruris bei Versagen einer Lokaltherapie. *Lokal*: Pilzinfektionen der Haut durch Dermatophyten und Hefepilze, insbesondere Candidaarten und Pityriasis versicolor.

**Kontraind.:** Nagelveränderungen infolge primär bakterieller Infektionen. Schwangerschaft, Stillzeit, Kinder. Cave: Leber- oder Nierenfunktionsstörung. Bei topischer Anwendung nicht in die Augen bringen.

**UW:** Häufig gastrointestinale Störungen (Völlegefühl, Übelkeit, Appetitlosigkeit, Bauchschmerzen, Durchfall), allergische Hautreaktionen (Urtikaria, Ausschläge), Myalgien, Arthralgien. Vereinzelt Kopfschmerzen, Müdigkeit, Transaminasenanstieg, Leberschäden, Störungen des Geschmackssinnes bis hin zu Geschmacksverlust (nach 5–10 Wochen, ebenso langsam reversibel) sowie Verfärbung der Zunge. In Einzelfällen Stevens-Johnson-Syndrom, toxische epidermale Nekrolyse bzw. Lyell-Syndrom und anaphylaktische Reaktionen. Vereinzelt auch Neutropenie, Agranulozytose, Thrombozytopenie und Haarausfall. Bei topischer Anwendung sind UW seltener: Lokale Irritationen, allergische Reaktionen, Rötung, Brennen und Trockenheit der Haut.

**WW:** CYP-Inhibitoren (z. B. Cimetidin) verzögern die Elimination von systemisch appliziertem Terbinafin. Enzyminduktoren, z. B. Rifampicin, beschleunigen die Elimination und vermindern die Terbinafinspiegel im Plasma. Umgekehrt hemmt Terbinafin CYP2D6 und könnte damit die Plasmaspiegel anderer CYP2D6-Substarte erhöhen (z. B. trizyklische Antidepressiva, Betarezeptorenblocker, selektive Serotonin-Rückaufnahme-Inhibitoren, MAO-B-Inhibitoren). Bei gleichzeitiger Einnahme mit oralen Kontrazeptiva traten Menstruationsstörungen auf.

**Dosis:** 250 mg oral morgens oder abends unabhängig von der Mahlzeit. Bei schwerer Leber- oder Nierenfunktionsstörung 125 mg/d. Behandlungsdauer 4–6 Wochen, bei Onychomykosen 3–6 Monate. Gel 1-mal/d, Creme/Spray 1- bis 2-mal/d auf die befallenen Hautstellen auftragen. Behandlungsdauer 1 Woche.

**Lamisil®** (Novartis)

| | |
|---|---|
| 14 Tbl. 250 mg (N1) | 68,87 |
| 28 Tbl. 250 mg (N1) | 126,12 |
| 42 Tbl. 250 mg (N2) | 175,16 |
| 15 g Creme (10 mg/g) (N1) | 7,95 |
| 30 g Creme (10 mg/g) (N2) | 14,00 |
| 15 g DermGel (10 mg/g) (N1) | 8,50 |
| 15 ml Spray (10 mg/g) (N1) | 9,20 |
| 30 ml Spray (10 mg/g) (N1) | 16,30 |

## Terbutalin *Rp* [BL]

Bronchospasmolytikum aus der Gruppe der Beta$_2$-Rezeptoragonisten (s. dort). Terbutalin wird oral und inhalativ angewendet. Die orale Bioverfügbarkeit beträgt etwa 10–15%. Terbutalin wird in Leber und Darmschleimhaut metabolisiert und zu etwa 60–70% unverändert über die Nieren eliminiert. Halbwertszeit 3–4 h. Nach Inhalation erreichen bis zu 10% des Sprühstoßes die unteren Atemwege. Wirkungsdauer 3–6 h, orale Retardpräparate bis zu 12 h.

**Ind.:** Asthma bronchiale, obstruktive Bronchitis.

**Kontraind., UW:** s. Beta$_2$-Rezeptoragonisten.

**Dosis:** *Asthmaanfall*: Erw. und Kdr. ab 5 J. 1–2 Sprühstöße (0,25–0,5 mg) inhalieren, ggf. nach 15 min wiederholen. Parenteral 0,25 mg s.c. bis zu 4-mal/d. *Asthmaprophylaxe*: Erw. tgl. oral 2-mal 7,5 mg als Retardtbl., Sgl. und Kdr. bis zu 2 J. tgl. 2- bis 3-mal 0,75 mg oral, Kdr. 3–6 J. 2-mal 1,25 mg, Kdr. 7–14 J. 2-mal 2,5 mg oral.

**Bricanyl®** (AstraZeneca)

| | |
|---|---|
| 10 Amp. (0,5 mg/1 ml) (N2) | 14,65 |
| 50 Retardtbl. Duriles 7,5 mg (N2) | (FB 19,48) 19,48 |
| 100 Retardtbl. Duriles 7,5 mg (N3) | (FB 27,17) 27,17 |
| 100 ml Elixier (0,3 mg/ml) (N1) | (FB 11,99) 11,99 |
| 300 ml Elixier (0,3 mg/ml) (N3) | (FB 17,17) 17,17 |
| 20 ml Inh.Lsg. 1% (N1) | (FB 15,61) 15,61 |

## Terfenadin *Rp* [KR] 1982 **B**

Wenig sedierender H$_1$-Rezeptorantagonist (s. dort). Terfenadin ist in hoch dosierten Formen wegen lebensbedrohlicher Herzrhythmusstörungen vom Markt genommen worden. Als Nachfolgeprodukt wurde der aktive Metabolit Fexofenadin (s. dort) zugelassen, der kaum arrhythmogen wirkt. Terfenadin zeigt eine schnelle und vollständige Resorption nach oraler Gabe, Wirkungseintritt nach 30 min, Wirkungsdauer 4–12 h. Elimination durch Metabolisierung und Ausscheidung im Urin und Fäzes. Halbwertszeit 20 h (einschl. Metaboliten).

**Ind.:** Allergische Rhinitis und Konjunktivitis, allergische Hautkrankheiten.

**Kontraind.:** Nicht mit Ketoconazol, Itraconazol, Miconazol, Erythromycin oder Josamycin anwenden. Nicht bei fortgeschrittenen Leberkrankheiten, angeborenem QT-Syndrom, Hypokaliämie oder Arzneimitteln, die die QT-Zeit verlängern einschließlich Antiarrhythmika. Schwangerschaft, Stillzeit, Kdr. unter 1 Jahr.

**UW:** Gastrointestinale Störungen, Kopfschmerz, allergische Hautreaktionen (selten). Verlängerung der QT-Zeit und lebensbedrohliche Herzrhythmusstörungen sind möglich (s. Kontraind.).

**Dosis:** Initial 1-mal 60 mg/d oral, ggf. 1-mal 120 mg/d.

**Terfenadin STADA**® (STADApharm)
20 Tbl. 60 mg (N1) ................................ (FB 12,88) 12,21
50 Tbl. 60 mg (N2) ................................ (FB 18,11) 16,90
100 Tbl. 60 mg (N3) ................................ (FB 26,83) 22,62

## Teriparatid *Rp* [HJ] 2003 A

Gentechnisch hergestelltes, aktives Fragment (rh-PTH(1-34)) des humanen Parathormons. Die Wirkung besteht im Anbau von neuem Knochengewebe auf trabekuläre und kortikale Knochenoberflächen durch Stimulation der Osteoblastenaktivität. Nach 3 Monaten findet sich eine Erhöhung der Knochendichte. Bei manifester Osteoporose findet sich 18 Monate nach Abschluss der Therapie eine ca. 40%ige Reduktion der Häufigkeit von vertebralen und nichtvertebralen Frakturen.

**Ind.:** Manifeste Osteoporose postmenopausaler Frauen mit hohem Frakturrisiko, primäre oder hypogonadale Osteoporose mit hohem Frakturrisiko bei Männern.

**Kontraind.:** Primärer Hyperparathyreoidismus, Überempfindlichkeit gegen Teriparatid, Hyperkalzämie, Urolithiasis, schwere Nierenfunktionsstörung. Da bei Ratten eine dosisabhängige Entstehung von Osteosarkomen beobachtet wurde, sind Patientengruppen mit einem erhöhten Osteosarkomrisiko von der Behandlung ausgeschlossen (Kdr., Patienten mit M. Paget, nach Strahlentherapie des Skeletts, mit Knochentumoren, mit ungeklärter Erhöhung der alkalischen Phosphatase).

**UW:** Transiente Hyperkalzämie, Erhöhung der Serumharnsäure, Erhöhung der Calciumausscheidung im Urin, Hypotonie.

**WW:** Verstärkung der Digitaliswirkung durch Hypercalcämie.

**Dosis:** 20 µg s.c. 1-mal/d über einen Zeitraum von maximal 18 Monaten, dabei Sicherstellung einer ausreichenden Calcium- und Vitamin-D-Zufuhr.

**Forsteo**® (Lilly)
1 Injektor (750 µg/3 ml) (N1) ................................ 559,72
3 Injektoren (750 µg/3 ml) (N1) ................................ 1660,37

## Terlipressin *Rp* [US]

Terlipressin (Triglycyl-Lysin-Vasopressin) ist ein inaktives Prodrug, aus dem aktives Lysin-Vasopressin durch Abspaltung der Glycylreste protrahiert freigesetzt wird. Daraus resultiert eine längere Halbwertszeit (81 min) als bei Vasopressin (17–35 min). Terlipressin hat nur noch 3% der antidiuretischen Wirkung des nativen Vasopressins.

**Ind.:** Ösophagusvarizenblutung.

**Kontraind.:** Septischer Schock, Kinder, Schwangerschaft. Vorsicht bei Asthma bronchiale, Herzinsuffizienz, Hypertonie, Koronargefäßkrankheiten, Arteriosklerose, Herzrhythmusstörungen, Niereninsuffizienz.

**UW:** Infolge der Vasokonstriktion Hautblässe, Blutdruckanstieg. Seltener Herzrhythmusstörungen, Bradykardie, Koronarinsuffizienz. Gelegentlich Kopfschmerzen, erhöhte Darmmotilität mit abdominalen Krämpfen, Übelkeit, Diarrhö und unwillkürlichem Stuhlabgang. Bronchospasmen, Krämpfe der Uterusmuskulatur sowie Durchblutungsstörungen des Myometriums und Endometriums. lokale Nekrosen (Einzelfälle).

**WW:** Gleichzeitige Gabe von bradykard wirkenden Pharmaka (z. B. Propofol, Sufentanil) kann eine schwere Bradykardie auslösen.

**Dosis:** Initial 1–2 mg i.v., anschließend alle 4–6 h 1 mg maximal 2–3 Tage.

**Glycylpressin**® (Ferring)
5 Inj.-Fl. 1 mg + 5 Lsgm.Amp. 5 ml (N1) ...................... 343,39

## Testosteron *Rp* [US]

Androgene werden in Testes, Ovarien und Nebennierenrinde gebildet. *Männer* sezernieren täglich 2,5–10 mg Testosteron. Die Plasmaspiegel liegen bei 300–1000 ng/dl. Zirkulierendes Testosteron ist zu 98% proteingebunden, hauptsächlich an das Sexualhormon-bindende Globulin. Testosteron wird relativ schnell zu dem nur noch schwach androgen wirkenden Androsteron und zum inaktiven Etiocholanolon abgebaut, die vorwiegend in konjugierter Form über die Niere ausgeschieden werden. Halbwertszeit im Plasma 10–20 min. In vielen Zielgeweben (z. B. Prostata, Haarfollikel) wird Testosteron durch die 5α-Reduktase zu Dihydrotestosteron reduziert, das fester an den Androgenrezeptor bindet und die meisten peripheren Androgenwirkungen vermittelt. Geringe Mengen von Testosteron werden extraglandulär zu Estradiol aromatisiert, woraus die Östrogensynthese des Mannes und der postmenopausalen Frau resultiert. Im Alter nimmt beim Mann das freie Testosteron langsam ab, ohne dass daraus ein hormonales Klimakterium wie bei der Frau resultiert.

*Frauen* sezernieren in erster Linie Proandrogene in Form von Androstendion und Dehydroepiandrosteron, die in vielen peripheren Geweben zu Testosteron metabolisiert werden. Täglich werden 0,25 mg synthetisiert. Normale Plasmaspiegel betragen 15–65 ng/dl. Die weibliche Androgenbildung kann bei pathologischen Veränderungen von Ovar oder Nebennieren erhöht sein und führt dann zu Amenorrhö, Hirsutismus und Virilisierung.

Androgene prägen die pränatale männliche sexuelle Differenzierung und induzieren die Pubertätsentwicklung. Neben sexualspezifischen Wirkungen fördern sie Stickstoffretention, Wachstum und Mus-

kelentwicklung. Diese anabolen Wirkungen werden durch den gleichen Androgenrezeptor wie die sexualspezifischen Wirkungen vermittelt. Anabolika wirken daher stets androgen.
Testosteron wird in erster Linie zur Substitution bei *Hypogonadismus* therapeutisch genutzt. Bei vielen Potenzstörungen liegt allerdings kein Testosteronmangel vor. Es handelt sich oft um psychische Störungen, die durch Testosteron nicht beeinflussbar sind. Die normale Potenz ist durch Testosteron nicht zu steigern. Die durch Androgenmangel bedingte *Osteoporose* wird durch Testosteron wirksam gebessert, während bei anderen Osteoporoseformen ein Therapieerfolg nicht gesichert ist.
Bei schweren *katabolen Zuständen* sind Androgene trotz ihrer ausgeprägten anabolen Eigenschaften unwirksam. Die negative Stickstoffbilanz bei schweren Krankheitszuständen (Trauma, Operationen, Infektionen) wird zwar kurzfristig vermindert, die Dauer der Rekonvaleszenz wird jedoch nicht verkürzt. Gleiches gilt für die Behandlung renaler und aplastischer *Anämien*. Testosteron steigert die Erythropoetinbildung, wirkt aber viel schwächer als die direkte Gabe von Erythropoetin. Auch beim *Kleinwuchs* wirkt Testosteron nur temporär. Zusätzlich besteht vor allem bei Kdr. das Risiko einer frühzeitigen Unterbrechung des Längenwachstums.
Natürliches Testosteron wird nach oraler Gabe gut resorbiert, unterliegt aber einem hohen First-Pass-Metabolismus in der Leber. Daher wird Testosteron i.m., s.c. oder transdermal appliziert. Hauptsächlich werden Testosteronester eingesetzt, die lipophiler sind und als ölige Lösungen mit Depotwirkung i.m. injiziert werden. Testosterondecanoat kann auch oral gegeben werden, weil es über die intestinalen Lymphgefäße resorbiert wird und damit die Leber umgeht. Die günstigste Form der Dauersubstitution ist die Implantation von Testosteronpellets (600–800 mg s.c., Organon), die konstante Hormonspiegel über 6 Monate ermöglichen. Transdermal wird Testosteron als Pflaster oder als Gel mit einer perkutanen Resorptionsquote von 9–14% und einer verbesserten lokalen Verträglichkeit auf der Haut eingesetzt. Die Anwendung auf der Skrotalhaut ist wegen unphysiologisch hoher Dihydrotestosteronspiegel verlassen worden.
**Ind.:** Hypogonadismus, aplastische Anämien. Progressives Mammakarzinom der Frau.
**Kontraind.:** Prostatakarzinom, Mammakarzinom des Mannes, Lebertumoren, Hyperkalzämie bei malignen Tumoren. Schwangerschaft.
**UW:** Bei transdermaler Applikation sehr häufig Reaktionen an der Anwendungsstelle (Erythem, Akne, trockene Haut), bei Pflastern gelegentlich Kontaktdermatitis, Hautausschlag. Häufig Polyglobulie, Prostatabeschwerden, Gynäkomastie, Mastodynie, Hypertonie, Diarrhö, Haarausfall, Prostataveränderungen und Progression eines subklinischen Prostatakarzinoms, Harnverhalten, arterielle Vasodilatation, Pruritus, Nausea, Ikterus, veränderte Leberfunktionswerte, erhöhte Libido, Depression, Muskelschmerzen, bei hohen Dosen Wasser- und Elektrolytretention, Oligospermie und Priapismus. Virilisierung weiblicher Patienten einschließlich irreversibler Stimmbandveränderungen, Libidosteigerung, Klitorishypertrophie.
**WW:** Die Wirkung oraler Antikoagulanzien wird verstärkt. Phenobarbital steigert den Abbau von Steroidhormonen und kann daher die Wirkung beeinträchtigen.

**Andriol**® (Organon)
**Best.:** 1 Kps. enth.: Testosteronundecanoat 40 mg.
**Dosis:** In den ersten 2–3 Wochen 120–160 mg/d oral nach dem Essen verteilt auf 2 Einzeldosen, danach 40–120 mg/d nach klinischem Effekt.

60 Kps. 40 mg (N2) ........ 49,95
90 (3× 30) Kps. 40 mg (N3) ........ 69,95

**Androderm**® (AstraZeneca)
**Best.:** 1 transdermales Pflaster enth.: 12,2 mg Testosteron mit einer Wirkstofffreigabe von ca. 2,5 mg/24 h.
**Dosis:** Initial 1 transdermales Pflaster (2,5 mg freigesetztes Testosteron) abends (22 Uhr) auf gereinigte Haut aufkleben, nicht auf Skrotalhaut. Abhängig vom morgendlichen Testosteronspiegel im Serum kann die Dosis auf 2–3 Pflaster (5–7,5 mg)/d erhöht werden.

10 transdermale Pfl. 2,5 mg/24 h (N1) ........ 20,22
30 transdermale Pfl. 2,5 mg/24 h (N2) ........ 40,34
60 transdermale Pfl. 2,5 mg/24 h (N3) ........ 69,61

**Androtop**® (Solvay)
**Best.:** 1 Btl. mit 2,5/5 g Gel enthält 25 mg/ 50 mg Testosteron.
**Dosis:** 1-mal 50 mg/d morgens auf saubere trockene Haut (Schultern, Arme oder Bauch) auftragen, ggf. auf 75–100 mg/d erhöhen.

30 Btl. 25 mg (N1) ........ 57,52
3× 30 Btl. 25 mg (N3) ........ 153,78
30 Btl. 50 mg (N2) ........ 60,44
3× 30 Btl. 50 mg (N2) ........ 162,50

**Testoviron**®**-Depot** (Jenapharm/Schering)
**Best.:** 1 ml ölige Lsg. enth.: Testosteronenantat 250 mg.
**Dosis:** 250 mg i.m. alle 2–3 Wochen.

1 Fertigspritze (250 mg/1 ml) (N1) ........ 23,37
3 Fertigspritzen (250 mg/1 ml) (N2) ........ 48,86
3 Amp. (250 mg/1 ml) (N2) ........ 47,58

## Tetanus-Adsorbat-Impfstoff *Rp* [KR]

Zur aktiven Immunisierung gegen Tetanus. 14 Tage nach der 2. Impfung der Grundimmunisierung tritt die Schutzwirkung ein, die etwa 1 Jahr anhält. Nach der 3. Impfung hält die Schutzwirkung bis zu 5 Jahren an. Bei Verletzungen nicht immunisierter oder nicht ausreichend immunisierter Personen Simultanprophylaxe mit Tetanus Immunglobulin (250 I. E.) an kontralateralen Stellen.

**Ind.:** Aktive Immunisierung gegen Tetanus ab 3. Lebensmonat, Tetanusprophylaxe bei Verletzungen.

**Kontraind.:** Bekannte schwere allergische Reaktionen gegen Bestandteile des Impfstoffes, insbesondere solche, die nicht auf die Impfstelle beschränkt waren. Thrombozytopenien oder neurologische Komplikationen bei früheren Impfungen.

**UW:** Rötung, Schwellung, Schmerz an der Impfstelle. Schwellung regionaler Lymphknoten. Selten Allgemeinreaktionen wie Kopfschmerz, Schweißausbruch, Schüttelfrost, Fieber, Muskel- und Gelenkbeschwerden, gastrointestinale Beschwerden und allergische Reaktionen. Sehr selten Krankheiten des Nervensystems einschließlich Lähmungen sowie Thrombozytopenien und allergische Nierenkrankheiten.

**WW:** Während immunsuppressiver Therapie kann der Impferfolg fraglich sein.

**Dosis:** *Grundimmunisierung*: 2-mal 0,5 ml i.m. im Abstand von 4–8 Wochen, nach 6–12 Monaten 3. Injektion von 0,5 ml i.m. *Auffrischungen*: 0,5 ml jeweils im Abstand von 10 Jahren.

**Tetanol®** (Chiron Behring)
1 Fertigspr. (40 I.E./0,5 ml) (N1) .......... 11,94
10 Fertigspr. (40 I.E./0,5 ml) .......... 32,35
20 Fertigspr. (40 I.E./0,5 ml) .......... 54,84

## Tetracosactid *Rp* [US]

Synthetisches Analogon des natürlichen Corticotropins (ACTH) mit den ersten 24 von 39 Aminosäuren. ACTH ist nicht mehr im Handel. Tetracosactid steigert genauso wie ACTH die adrenale Sekretion von Glucocorticoiden und ihren Vorstufen und induziert eine Hyperplasie der Nebennierenrinden. Heute überwiegt die diagnostische Prüfung der Nebennierenrindenfunktion, während die therapeutische Gabe fast vollständig durch Glucocorticoide ersetzt worden ist. Halbwertszeit nach i.v.-Gabe 7 min und 180 min, Depotinjektion 12 h.

**Ind.:** Diagnostisch bei Nebennierenunterfunktion, West-Syndrom.

**Kontraind.:** Überempfindlichkeit gegen Tetracosactid oder ACTH, akute Psychosen, Infektionskrankheiten, peptische Ulzera, Osteoporose, Herzinsuffizienz, Cushing-Syndrom, Nierenfunktionsstörungen, Amyloidose, Thrombophlebitis, Dekubitus, Phäochromozytom, Schwangerschaft, Stillzeit. Wegen eines erhöhten Anaphylaxierisikos nicht zur Therapie von Asthma bronchiale und anderen allergischen Krankheiten.

**UW:** Überempfindlichkeitsreaktionen bis zum anaphylaktischen Schock, außerdem alle UW und WW der Glucocorticoide (s. Prednisolon).

**Dosis:** *Diagnostisch:* 0,25 mg i.m. oder i.v. mit Kontrolle des Plasmacortisols nach 30–120 min. *Therapeutisch*: Initial 1 mg/d des Depotpräparates i.m., zur Fortsetzung 0,5–1 mg i.m. alle 2–3 Tage. Sgl. initial 0,25 mg i.m. und 0,25 mg Erhaltungsdosis alle 2–8 Tage.

**Synacthen®** (Novartis)
1 Amp. (0,25 mg/1 ml) (N1) .......... 22,14
10 Amp. (0,25 mg/1 ml) (N3) .......... 122,91
1 Amp. Depot (1 mg/1 ml) (N1) .......... 33,54
10 Amp. Depot (1 mg/1 ml) (N3) .......... 199,88

## Tetracyclin *Rp* [US]

Älterer Vertreter der Tetracycline mit ähnlichen Eigenschaften wie Doxycyclin (s. dort), aber geringerer Bioverfügbarkeit (60–80%). Maximale Plasmaspiegel 2–4 h nach oraler Gabe, Halbwertszeit 8–9 h. Plasmaeiweißbindung 36–64%. Tetracyclin wird zu 30–50% metabolisiert, der Rest wird unverändert renal eliminiert.

**Ind.:** *Systemisch*: Infektionen durch Tetracyclin-empfindliche Erreger. *Topisch*: Bakteriell infizierte Wunden, Pyodermien, Furunkulose, Ulcus cruris.

**Kontraind.:** *Systemisch*: Überempfindlichkeit gegen Tetracycline, schwere Leberfunktionsstörungen, Niereninsuffizienz. *Topisch*: Erregerwechsel, Pilzüberwucherung,

**UW, WW:** s. Tetracycline. *Topisch*: Allergische Reaktionen.

**Dosis:** *Oral*: 4-mal 250–500 mg/d oral, Kdr. ab 8 Jahre tgl. 25–35 mg/kg. *Topisch*: 1- bis 2-mal/d auftragen.

**Achromycin® Salbe** (Riemser)
20 g Salbe 3% (N1) .......... 13,92

**Tetracyclin Wolff®** (Wolff)
30 Hartkps. 250 mg (N2) .......... (FB 13,51) 13,51
50 Hartkps. 250 mg (N3) .......... (FB 16,15) 16,15
30 Hartkps. 500 mg (N2) .......... (FB 16,12) 16,12

## Tetracycline [WS]

Breitspektrumantibiotika, die oral wirksam sind. Die Wirkung beruht auf der Hemmung der Bindung von Aminoacyl-tRNA an das bakterielle Ribosom und damit auf einer Hemmung der Peptidkettenverlängerung und der Proteinsynthese. Alle Tetracycline wirken bakteriostatisch und dürfen daher nicht mit bakterizid wirkenden Antibiotika kombiniert werden. Meist sensibel sind Haemophilus influenzae (1–5% Resistenzquote), Pneumokokken (5–14%), Mykoplasmen, Chlamydien, Rickettsien, Treponema pallidum, einige Bacteroidesstämme, Yersinien und atypische Mykobakterien. Zwischen allen Tetracyclinen besteht eine vollständige Kreuzresistenz. Nur Minocyclin ist bei tetracyclinresistenten Staphylokokken noch wirksam.

Die einzelnen Tetracycline unterscheiden sich in ihrer Pharmakokinetik und in ihrer Verträglichkeit. Bei Niereninsuffizienz und zur Vermeidung gastrointestinaler UW werden in der Regel Doxycyclin oder Minocyclin vorgezogen, da sie überwiegend extrarenal eliminiert werden und weitere pharmakokinetische Vorteile haben, z. B. eine lange Halbwertszeit.

**UW:** Gastrointestinale Störungen in Form von Nausea, Erbrechen und Diarrhö, aber bei Doxycyclin und Minocyclin wegen der kleineren Dosen seltener als bei den klassischen Tetracyclinen. Selten Ulzera im Ösophagus, die nach Absetzen reversibel sind. Bei Sonnenlichtexposition Photodermatosen mit Erythem-, Ödem- und Papelbildung der Haut mit gleichzeitiger Onycholyse und Pigmentierung der Nägel. Fetteinlagerung in der Leber mit eventuellem Ikterus, Azotämie, Azidose und Schock als Folge. Unter Bildung von Calciumchelatkomplexen Ablagerung in Zähnen und Knochen. Dadurch Braunfärbung der Zähne mit Schmelzschädigung und Kariesentstehung sowie Hemmung des Knochenwachstums bei Feten und Kdr. bis zum 8.–12. Lebensjahr. Reversible intrakranielle Druckerhöhung bei Kindern. Selten sind Leukozytose und thrombozytopenische Purpura sowie allergische Hauterscheinungen, Angioödem oder anaphylaktischer Schock.

**WW:** Verstärkung der Wirkung von Antikoagulanzien vom Cumarintyp. Abschwächung der Wirkung von bakteriziden Antibiotika, z. B. Penicillinen oder Cephalosporinen.

## Tetrazepam *Rp* [ES]

Benzodiazepin mit ähnlichen Wirkungen wie Diazepam. Eine spezifische muskelrelaxierende Wirkung ist nicht gut belegt. Wirkungseintritt mit Latenz von 2–4 Tagen, Halbwertszeit 18 h.

**Ind.:** Schmerzhafte Muskelverspannungen.

**Kontraind.:** Dekompensierte respiratorische Insuffizienz, Vorsicht bei Ataxien, Myasthenia gravis, akuten Vergiftungen mit Alkohol, Psychopharmaka, Schlaf- oder Schmerzmitteln, schweren Leberschäden, Schlafapnoe, Alkohol-, Drogen- oder Benzodiazepinabhängigkeit, älteren Patienten, Nieren- oder Leberinsuffizienz. Schwangerschaft, Stillzeit.

**UW, WW:** s. Benzodiazepine.

**Dosis:** Initial 50 mg/d oral abends, ggf. um 25 mg/d auf 100–200 mg/d steigern. Kdr. ab 2. Lebensjahr tgl. 4 mg/kg.

**Musaril®** (Sanofi-Synthelabo)
20 Filmtbl. Primo 25 mg (N1) ............ (FB 12,44) 12,44
20 Filmtbl. 50 mg (N1) ............ (FB 14,82) 14,82
50 Filmtbl. 50 mg (N2) ............ (FB 22,33) 22,33
100 Filmtbl. 50 mg (N3) ............ (FB 35,57) 35,57

**Tetrazepam-ratiopharm®** (ratiopharm)
10 Filmtbl. 50 mg (N1) ............ (FB 12,25) 11,83
20 Filmtbl. 50 mg (N1) ............ (FB 14,82) 14,12
50 Filmtbl. 50 mg (N2) ............ (FB 22,33) 20,57
100 Filmtbl. 50 mg (N3) ............ (FB 35,57) 30,59

## Tetryzolin [ML]

Alphasympathomimetikum zur Vasokonstriktion an Nase und Auge. Sympathomimetika sollten zu diesem Zweck nicht länger als einige Tage benutzt werden, da es trotz kontinuierlicher Anwendung zu reaktiver Hyperämie kommen kann, die eine Verschlechterung der Symptomatik vortäuscht und so zur Dosiserhöhung verleitet. Bei langfristiger Anwendung droht Atrophie der Epithelien.

**Ind.:** Rhinitis, Sinusitis, Heuschnupfen. Augenreizungen, allergische Konjunktivitis.

**Kontraind.:** Engwinkelglaukom, Rhinitis sicca. Vorsicht bei Sgl., Kleinkdr. sowie bei Hypertonie, Thyreotoxikose, Phäochromozytom, schweren Herzkrankheiten.

**UW:** Reaktive Hyperämie, brennende Schmerzen (selten) und systemische sympathomimetische Wirkungen.

**Dosis:** *Auge*: 2- bis 3-mal/d 1 Tr. eintropfen.
*Nase*: Erw. und Kdr. ab 6 Jahre 1 Sprühstoß 0,1% pro Nasenloch, Kdr. 2–6 Jahre 1 Sprühstoß 0,05% pro Nasenloch, jeweils nicht häufiger als alle 4 h, nicht länger als 3–5 Tage.

**Tetrilin®** (MIP Pharma)
10 ml Nasenspray 0,05% K (N1) ............ 4,30
10 ml Nasenspray 0,1% E (N1) ............ 4,70

**Ophtalmin® N** (Winzer)
10 ml Augentr. (0,5 mg/ml) (N1) ............ (FB 4,27) 3,89
3× 10 ml Augentr. (0,5 mg/ml) (N3) ............ (FB 6,67) *10,22*
20× 0,5 ml Augentr. sine (0,25 mg/0,5 ml) (N1) ............ (FB 4,27) *7,06*

## Teufelskrallenwurzelextrakt [US]

Extrakt aus Teufelskrallenwurzel (Harpagophytum procumbens) enthält als Leitsubstanz das Iridoidglykosid Harpagosid. In zwei Placebo-kontrollierten Studien wurden nach vierwöchiger Gabe von Teufelskrallenwurzelextrakt nur 9–15% der Patienten im Vergleich zu 5% der Placebopatienten schmerzfrei.

**Anw.:** Unterstützende Therapie bei Arthrosen.

**Kontraind.:** Magen- und Duodenalulzera. Schwangerschaft, Stillzeit. Vorsicht bei Cholelithiasis, Kdr. unter 12 Jahre.

**UW:** Gastrointestinale Beschwerden, allergische Reaktionen.

**Dosis:** 1- bis 3-mal 1 Filmtbl./d oral.

**Teufelskralle-ratiopharm**® (ratiopharm)
20 Filmtbl. 480 mg (N1) .......... 7,40
50 Filmtbl. 480 mg (N2) .......... 14,30
100 Filmtbl. 480 mg (N3) .......... 23,50
200 Filmtbl. 480 mg .......... 42,00

## Theophyllin *Rp* [BL]

Wichtigster Vertreter aus der Gruppe der Methylxanthine mit zahlreichen kardiovaskulären und zentralen Wirkungen. Theophyllin erweitert die Bronchien, aktiviert die mukoziliäre Clearance, hemmt die Freisetzung von Mediatoren, senkt den Druck in den Lungengefäßen, steigert den Atemantrieb (analeptische Wirkung) und die Kontraktilität der Atemmuskulatur. Theophyllin wirkt positiv chronotrop und positiv inotrop und relaxiert die glatte Muskulatur der peripheren Gefäße sowie des Intestinal- und Urogenitaltrakts. Theophyllin wirkt gering diuretisch, steigert die Catecholaminfreisetzung aus der Nebenniere und ist ein starker Stimulator des zentralen Nervensystems. Zelluläre Ursachen sind Hemmung der Phosphodiesterase und Blockade von Adenosinrezeptoren.

Theophyllin hat in Abhängigkeit von der Galenik eine Bioverfügbarkeit von 60–100%. Der Lösungsvermittler Ethylendiamin (nur noch in Aminophyllin® OPW) hat allergisierende Nebenwirkungen und ist entbehrlich. Die Resorption wird durch Retardierung und gleichzeitige Nahrungsaufnahme verzögert. Zwischen verschiedenen Retardpräparaten bestehen erhebliche Unterschiede hinsichtlich der Freisetzungskinetik und der Resorptionsgeschwindigkeit, sodass sie nicht ohne weiteres austauschbar sind. Nach abendlicher Gabe treten maximale Plasmaspiegel später auf und liegen teilweise niedriger als nach morgendlicher Gabe. Nach rektaler Applikation ist die Resorption rasch, aber mit Werten zwischen 8–100% oft unvollständig und unsicher. Theophyllin wird überwiegend in der Leber metabolisiert, z. T. entstehen wirksame Metaboliten. Die Halbwertszeit schwankt in Abhängigkeit vom Lebensalter bei Erw. zwischen 3–12 h, bei Kdr. zwischen 1–6 h. Bei Frühgeborenen kann sie bis auf 30 h erhöht sein. Mit einer Verlängerung der Halbwertszeit ist bei Leberzirrhose, Herzinsuffizienz, Cor pulmonale und Hypothyreose zu rechnen, mit einer Verkürzung vor allem bei Rauchern, aber auch bei zystischer Fibrose, Epilepsie und Hyperthyreose. Die therapeutische Breite ist mit Plasmakonzentrationen von 8–20 μg/ml gering. Auf Grund der zirkadianen Symptomatik des Asthma bronchiale (s. dort) wurden Theophyllinpräparate zur einmaligen abendlichen Gabe zugelassen.

**Ind.:** Obstruktive Atemwegskrankheiten, Cor pulmonale, zentrale Atemregulationsstörungen.

**Kontraind.:** Tachykarde Rhythmusstörungen, frischer Herzinfarkt, schwere Hypertonie, Magen-Darmulzera, Epilepsie, Hyperthyreose, akut-intermittierende Porphyrie. Strenge Indikationsstellung in der Schwangerschaft.

**UW:** Unruhe, Erregungszustände, Schlafstörungen, Kopfschmerzen, Übelkeit, Erbrechen, gastrointestinale Störungen, Muskeltremor, Tachykardie. In seltenen Fällen, vor allem bei zu rascher i.v.-Gabe, gefährlicher Blutdruckabfall. Bei Plasmakonzentrationen über 20 μg/ml sind toxische Effekte wie Krampfanfälle, ventrikuläre Arrhythmien und schwere gastrointestinale Störungen möglich.

**WW:** Wirkungsverstärkung durch $Beta_2$-Rezeptoragonisten. Erhöhte Theophyllinspiegel durch Makrolidantibiotika (z. B. Erythromycin), Lincomycin, Allopurinol, Betarezeptorenblocker, Isoprenalin, Cimetidin, Furosemid, orale Kontrazeptiva, Gyrasehemmer. Erniedrigte Theophyllinspiegel bei Rauchern oder durch gleichzeitige Gabe von Barbituraten, Rifampicin, Isoniazid, Phenytoin, Carbamazepin, Sulfinpyrazon.

**Dosis:** *Asthma bronchiale:* In der Regel werden morgens und abends 1 Retardkps. mit 200–400 mg gegeben, je nach Symptomatik auch nur eine Einzeldosis abends. Individuelle Tagesrichtdosis pro kg Idealgewicht:

| Patienten | Initialdosis | Erhaltungsdosis |
|---|---|---|
| Erw. | 8 mg/kg | 13 mg/kg |
| Kdr. 1–9 J. | 16 mg/kg | 24 mg/kg |
| Kdr. 9–12 J. | 10 mg/kg | 20 mg/kg |
| Jgdl. 12–16 J. | 10 mg/kg | 18 mg/kg |

Die Initialdosis aufgeteilt in 2 Einzeldosen in den ersten 3 Tagen nicht überschreiten. Nach 3 Tagen kann die Initialdosis bei Bedarf maximal bis zur Erhaltungsdosis gesteigert werden. Dosiserhöhung tgl. um ½ Einzeldosis pro Tag. Überschreitung nur nach Kontrolle der Plasmaspiegel von Theophyllin. Bei älteren Patienten über 60 Jahre. Dosis der verminderten Ausscheidung anpassen. Bei starken Rauchern Dosis ggf. erhöhen. DDD 400 mg.

*Status asthmaticus:* Initialdosis von 5 mg/kg als i.v.-Infusion über 30 min., dann in den ersten 12 h für Erw. stdl. Erhaltungsdosis 0,7 mg/kg, für Raucher 1 mg/kg, für Kdr. 9–16 J. 1 mg/kg und für Kdr. 6 Monate. bis 9 J. 1,2 mg/kg. Danach Infusionsgeschwindigkeit vermindern.

**Bronchoretard**® (Fujisawa)
20 Retardkps. junior 100 mg (N1) .......... (FB 11,57) 11,57
50 Retardkps. junior 100 mg (N2) .......... (FB 14,29) 14,29
100 Retardkps. junior 100 mg (N3) .......... (FB 18,55) 18,55
20 Retardkps. mite 200 mg (N1) .......... (FB 12,73) 12,73

50 Retardkps. mite 200 mg (N2) ....................(FB 16,81) 16,81
100 Retardkps. mite 200 mg (N3) ....................(FB 24,08) 24,08
20 Retardkps. 350 mg (N1)..........................(FB 14,14) 14,14
50 Retardkps. 350 mg (N2)..........................(FB 20,32) 20,32
100 Retardkps. 350 mg (N3).........................(FB 30,23) 30,23
20 Retardkps. forte 500 mg (N1) .....................(FB 15,30) 15,30
50 Retardkps. forte 500 mg (N2) .....................(FB 23,22) 23,22
100 Retardkps. forte 500 mg (N3) ....................(FB 36,46) 36,46
20 Retardkps. Tag 200/Nacht 350 (N1) ................(FB 13,46) 13,46
50 Retardkps. Tag 200/Nacht 350 (N2) ................(FB 18,77) 18,77
100 Retardkps. Tag 200/Nacht 350 (N3) ...............(FB 27,36) 27,36

**Theophyllin STADA**® (STADApharm)
20 Retardkps. 200 mg (N1)..........................(FB 12,73) 11,10
50 Retardkps. 200 mg (N2)..........................(FB 16,81) 12,93
100 Retardkps. 200 mg (N3).........................(FB 24,08) 16,25
20 Retardkps. 300 mg (N1)..........................(FB 13,66) 11,53
50 Retardkps. 300 mg (N2)..........................(FB 19,35) 13,84
100 Retardkps. 300 mg (N3).........................(FB 28,36) 17,90
20 Retardkps. 400 mg (N1)..........................(FB 14,55) 11,80
50 Retardkps. 400 mg (N2)..........................(FB 21,25) 14,30
100 Retardkps. 400 mg (N3).........................(FB 32,45) 19,23

## Thiamazol *Rp* [US]

Thyreostatikum aus der Gruppe der Thioharnstoffderivate (Thionamide) mit den gleichen Wirkungen wie Carbimazol. Es blockiert als Peroxidaseinhibitor die Synthese von Schilddrüsenhormonen. Dadurch verminderte Iodierung der Tyrosinreste des Thyreoglobulins infolge der geringeren oxidativen Umwandlung von Iodid in Iod und Hemmung der Kopplung von Iodtyrosinen zu Tyroninen. Da die Schilddrüse über einen größeren Hormonvorrat verfügt, tritt die Wirkung mit einer Latenz von 1–3 Wochen ein. Nach übermäßiger Blockade der Hormonbildung kann reaktiv vermehrt Thyreotropin (TSH) aus der Hypophyse ausgeschüttet werden, welches das Schilddrüsenwachstum anregt. Als Folge kann ein Kropf entstehen (strumigene Wirkung). Deshalb wird Levothyroxin oft als Zusatzmedikation gegeben.
Thiamazol wird vollständig enteral resorbiert. Plasmahalbwertszeit 3–6 h. Thiamazol reichert sich in der Schilddrüse an und wirkt dort länger (bis zu 40 h), als nach der Elimination aus dem Plasma zu erwarten ist. Einmalige Gabe/d daher ausreichend. In der Schwangerschaft passiert Thiamazol die Plazenta und kann Missbildungen und ab 4. Monat auch fetale Kropfbildung auslösen.
**Ind.:** Hyperthyreose, thyreotoxische Krise.
**Kontraind.:** Agranulozytose, Leberschäden. Vorsicht bei Blutbildveränderungen, vorangegangenen Überempfindlichkeitsreaktionen, Transaminaseanstiegen, Cholestase, großen multinodulären Strumen mit Einengung der Trachea.
**UW:** Treten vor allem in den ersten 2 Monaten auf und sind meistens dosisabhängig. Am gefährlichsten ist die Agranulozytose mit einer Häufigkeit von ca. 0,5% (0,1–1%). Deshalb vor und während der Behandlung Blutbildkontrolle und Aufklärung des Patienten über die Initialsymptome der Agranulozytose (Pharyngitis, Mundgeschwüre, Fieber, Hautausschlag), die manchmal mehrere Tage früher zu beobachten sind. Bei Auftreten dieser Symptome Thiamazol sofort absetzen. Am häufigsten sind allergische Reaktionen mit Hauterscheinungen wie Erythem, Urtikaria, Pruritus, seltener Fieber, Gelenkerscheinungen, Lupus-erythematodes-ähnliches Syndrom, Vaskulitis, Thrombozytopenie. Häufig ist auch die Strumavergrößerung (s. oben). Gelegentlich treten gastrointestinale Störungen (Übelkeit, Erbrechen) und Leberschädigung mit Hepatitis und cholestatischem Ikterus auf.
**WW:** Wirkungsverminderung durch Iod und iodhaltige Arzneimittel. Verstärkte Wirkung oraler Antikoagulanzien.
**Dosis:** *Hyperthyreose*: Initial 20–40 mg/d oral. Erhaltungsdosis 2,5–10 mg/d. DDD 10 mg. *Thyreotoxische Krise*: 3- bis 4-mal/d 40 mg i.v.

**Favistan**® (Temmler)
10 Amp. (40 mg/1 ml) (N1) ................................ 15,98
20 Tbl. 20 mg (N1) ................................(FB 11,88) 11,88
50 Tbl. 20 mg (N2) ................................(FB 14,60) 14,60
100 Tbl. 20 mg (N3) ...............................(FB 18,66) 18,66

**Methizol**® **SD** (Philopharm)
20 Tbl. 5 mg (N1) .................................(FB 11,14) 11,14
100 Tbl. 5 mg (N3) ................................(FB 15,76) 15,71

## Thiamin [US]

Ein Mangel an Thiamin (Vitamin $B_1$) manifestiert sich in neurologischen und kardiovaskulären Ausfallserscheinungen. Er kommt am häufigsten bei chronischem Alkoholismus vor, seltener bei Fehlernährung, Malabsorption, Thyreotoxikose, Schwangerschaft und Laktation. Das Vollbild heißt Beriberi. Neurologische Hauptsymptome sind Neuritiden, Parästhesien, Lähmungen, Gedächtnisstörungen, Verwirrtheit und Depression. Kardiale Störungen bestehen in Tachykardie, EKG-Veränderungen, Ödemen und Herzinsuffizienz. Thiamin wirkt im Kohlenhydratstoffwechsel als Koenzym bei Dekarboxylierungsreaktionen. Dem gemäß führt Thiaminmangel zur Hemmung der Oxidation von α-Ketosäuren, erkennbar an einem Anstieg des Pyruvatspiegels im Plasma.
Der Tagesbedarf an Thiamin beträgt 1–2 mg in Abhängigkeit von der Kalorienzufuhr. Hauptquellen sind Vollkornbrot, Hülsenfrüchte, Nüsse und Fleisch. Thiamin wird in physiologischen Mengen über aktiven Transport im Darm resorbiert. Maximal können 8–15 mg/d aufgenommen werden. Halbwertszeit 10–20 h. Überschüssige Mengen werden renal eliminiert.

**Ind.:** Vitamin $B_1$-Mangel, der sich durch Ernährung nicht beheben lässt.
**UW:** Bei Überdosis in Einzelfällen Schweißausbruch, Tachykardie, Juckreiz und Urtikaria. Nach i.v.-Gabe Exantheme, Atemnot und Schock.
**Dosis:** Bei Vitamin-$B_1$-Mangel 3-mal 5–10 mg/d oral, ggf. i.m. oder i.v. 30 mg/d. In schweren Fällen werden höhere Dosen empfohlen, ohne dass stärkere Effekte belegt sind. Nach Korrektur eines Mangelzustandes 1–2 mg/d über die normale Ernährung.

**Betabion®** (Merck)
5 Amp. (100 mg/2 ml) (N2) .......... (FB 3,49) 3,49
20 Tbl. 10 mg (N1) .......... 4,12
50 Tbl. 10 mg (N2) .......... 9,72
20 Filmtbl. 100 mg (N1) .......... (FB 3,79) 3,79

## Thiamin + Pyridoxin [US]

Kombination aus 2 neurotropen B-Vitaminen zur Anwendung bei schmerzhaften Nervenkrankheiten. Nur bei nachgewiesenem Vitamin-B-Mangel indiziert. Andere Krankheiten sprechen auf hohe Vitamin-B-Dosen nicht an.
**Anw.:** Neurologische Krankheiten infolge von Vitamin-$B_1$- und -$B_6$-Mangel.

**Neuro-ratiopharm® N** (ratiopharm)
**Best.:** 1 Filmtbl. enth.: Thiaminchlorid-HCl 100 mg, Pyridoxin-HCl 100 mg.
**Dosis:** 1- bis 3-mal 1 Filmtbl./d.
50 Filmtbl. (N2) .......... (FB 9,13) 9,00
100 Filmtbl. (N3) .......... (FB 15,49) 12,40

**Neurotrat® S** (Abbott)
**Best.:** 1 Filmtbl. enth.: Thiaminnitrat 100 mg, Pyridoxin-HCl 100 mg.
**Dosis:** 3-mal 1 Tbl./d.
20 Filmtbl. S forte (N1) .......... (FB 4,52) *4,76*
60 Filmtbl. S forte (N2) .......... (FB 10,49) *11,03*
100 Filmtbl. S forte (N3) .......... (FB 15,49) *16,30*

## Thiopental *Rp* [ES]

Injektionsanästhetikum aus der Gruppe der Barbiturate. Thiopental erzeugt 10–20 s nach i.v. Gabe Bewusstlosigkeit, Erwachen nach 6–8 min. Keine analgetische Wirkung. Die Narkosedauer wird durch Umverteilung von Thiopental in das Muskel- und Fettgewebe bestimmt. Die Nachinjektion einer 2. Dosis wirkt deshalb mehrere Stunden. Thiopental wird fast vollständig in der Leber metabolisiert, Halbwertszeit 9 h, bei Adipositas 28 h.
**Ind.:** Kurznarkose, Narkoseeinleitung.
**Kontraind.:** Akute Intoxikation mit Alkohol oder zentraldämpfenden Pharmaka, akute hepatische Porphyrie, Schock, Status asthmaticus, respiratorische Insuffizienz, maligne Hypertonie in der Anamnese, Myxödem. Vorsicht bei Asthma bronchiale, Hypovolämie, schweren Leber-, Nieren- oder Myokardschäden sowie in Schwangerschaft, Stillzeit und bei Säuglingen.
**UW:** Atemdepression, Blutdruckabfall, negativ inotrope Wirkung, Arrhythmien, gelegentlich zentrale Exzitation (Husten, Niesen, Singultus), Bronchospasmus. Laryngospasmus bei Entzündungen im Mund- und Larynxbereich. Parasympathomimetische Reaktionen (Atropinvorbehandlung, 0,01 mg/kg). Senkung des Hirninnendrucks und der Durchblutung. Lokale Reizung an der Injektionsstelle, Gewebsnekrosen bei paravenöser oder intraarterieller Injektion. Bei Überdosierung Kreislaufversagen und Atemstillstand. Postnarkotisches Erbrechen selten.
**WW:** Verstärkung der Wirkung zentral dämpfender Pharmaka und Alkohol. Toxizität von Methotrexat verstärkt.
**Dosis:** In der Regel bei Erw. initial 100–200 mg (5 mg/kg) i.v. über 20 sec, danach intermittierende Gabe von 50–100 mg, bis gewünschte Narkosetiefe erreicht ist. Gesamtdosis von 200–400 mg bei Kurznarkose und 1000 mg bei Operation nicht überschreiten.

**Trapanal®** (Altana)
20 Durchstechfl. 500 mg + Lsgm. (20 ml) .......... KVA
10 Durchstechfl. 2,5 g + Lsgm. (100 ml) .......... KVA

## Thioridazin *Rp* [ML]

Niedrigpotentes Neuroleptikum aus der Klasse der Phenothiazine mit Piperidinrest. Thioridazin hat im Vergleich zu Butyrophenonen nur geringe extrapyramidale und epileptogene UW. Grund ist möglicherweise, dass Thioridazin, ähnlich wie Sulpirid, sowohl $D_2$- als auch $D_3$-Dopaminrezeptoren blockiert. Zusätzlich gibt es Hinweise auf antidepressive Wirkungen, die seine Anwendung bei schizoaffektiven Psychosen begründen. Bei neurotischen und psychovegetativen Zuständen werden niedrige Dosen empfohlen. Wegen des Risikos von UW (Agranulozytose, extrapyramidale UW) werden hierbei im Allgemeinen Benzodiazepine bevorzugt. In niedrigen Dosen wird Thioridazin auch verhaltensgestörten und hyperaktiven Kdr. verordnet. Falls hier überhaupt eine medikamentöse Behandlung angezeigt ist, ist mit zentralen Stimulanzien wie Methylphenidat eher ein Erfolg zu erzielen. Im Gegensatz zu anderen Neuroleptika wirkt Thioridazin nicht antiemetisch.
Nach oraler Gabe gute Resorption, aber deutlicher First-Pass-Metabolismus, höchste Plasmaspiegel nach 1–4 h. Halbwertszeit 6–40 h (im Mittel 17 h), mehrere aktive Metabolite, darunter auch das potentere Mesoridazin (mittlere Halbwertszeit 16 h).
**Ind.:** Schizophrene und andere Psychosen mit psychomotorischer Unruhe und Erregungszuständen.

**Kontraind.:** Akute Intoxikation mit zentral dämpfenden Pharmaka und Alkohol, Koma, Kreislaufschock, Allergie gegen Phenothiazine sowie Blutbildstörungen in der Vorgeschichte.

**UW:** Extrapyramidale Störungen sind geringer als bei den meisten Neuroleptika (frühe: Dystonie, Akathisie, Parkinsonismus; späte: tardive Dyskinesie), relativ starke Sedation (nimmt mit der Zeit ab), ausgeprägte anticholinerge UW (trockener Mund, Miktionsstörungen, Tachykardie, Akkommodationsstörungen, Auslösung von Glaukomanfällen bei Engwinkelglaukom), alpharezeptorenblockierende UW (orthostatische Hypotension), relativ selten Cholestase, selten Störungen der Hämatopoese (dosisabhängige Leukopenie, dosisunabhängige Agranulozytose). Deshalb regelmäßige Blutbildkontrollen vor allem in den ersten Behandlungsmonaten (wöchentl. Leukozytenzahl)! Herzrhythmusstörungen, endokrine Störungen (Hyperprolaktinämie, Zyklusanomalien), selten Photosensibilisierung. Höhere Dosen (über 800 mg/d) führen fast regelmäßig zu einer Pigmentretinopathie, die eine irreversible Visusverminderung zur Folge haben kann. Die therapeutische Breite von Thioridazin ist im Vergleich zu anderen Neuroleptika gering. Thioridazin führt häufig zu Ejakulationsstörungen und wird von männlichen Patienten deshalb oft abgelehnt.

**WW:** Verstärkung der Wirkung von anderen zentral dämpfenden Pharmaka und Alkohol, verstärkte Wirksamkeit von Antihypertonika, Anticholinergika, Dopaminantagonisten (z. B. Metoclopramid), abgeschwächte Wirksamkeit von Dopaminagonisten (z. B. Levodopa, Bromocriptin).

**Dosis:** *Ambulant*: 50–200 mg/d oral in 2(–3) Einzeldosen. *Stationär*: 100–600 mg/d, im Allg. 150–300 mg/d. Bei hohen Dosen Risiko der Retinopathie!

**Melleril**® (AWD)

20 Drg. 25 mg (N1) ....... (FB 11,75) 11,75
50 Drg. 25 mg (N2) ....... (FB 14,64) 14,64
100 Drg. 25 mg (N3) ....... (FB 19,27) 19,27
20 Drg. 100 mg (N1) ....... (FB 15,75) 15,75
50 Drg. 100 mg (N2) ....... (FB 24,52) 24,52
20 Retardtbl. 30 mg (N1) ....... (FB 14,35) 14,35
50 Retardtbl. 30 mg (N2) ....... (FB 20,67) 20,67
100 Retardtbl. 30 mg (N3) ....... (FB 30,66) 30,66
20 Retardtbl. 200 mg (N1) ....... (FB 27,48) 27,48
50 Retardtbl. 200 mg (N2) ....... (FB 52,51) 52,51
100 Retardtbl. 200 mg (N3) ....... (FB 89,47) 89,47
25 ml Tr. 30 mg/1 ml (30 Tr.) (N1) ....... (FB 13,05) 13,05
50 ml Tr. 30 mg/1 ml (30 Tr.) (N2) ....... (FB 16,69) 16,69

**Melleretten**® (AWD)

20 Drg. 10 mg (N1) ....... (FB 10,57) 10,57
50 Drg. 10 mg (N2) ....... (FB 12,11) 12,11

**Thioridazin-neuraxpharm**® (neuraxpharm)

20 Drg. 25 mg (N1) ....... (FB 11,75) 11,60
50 Drg. 25 mg (N2) ....... (FB 14,64) 14,05
100 Drg. 25 mg (N3) ....... (FB 19,27) 17,89
20 Filmtbl. 50 mg (N1) ....... (FB 13,26) 13,00
50 Filmtbl. 50 mg (N2) ....... (FB 17,97) 17,21
100 Filmtbl. 50 mg (N3) ....... (FB 26,22) 24,88
20 Filmtbl. 100 mg (N1) ....... (FB 15,75) 15,61
50 Filmtbl. 100 mg (N2) ....... (FB 24,52) 22,16
100 Filmtbl. 100 mg (N3) ....... (FB 38,08) 36,18
20 Filmtbl. 200 mg (N1) ....... (FB 20,16) 19,85
50 Filmtbl. 200 mg (N2) ....... (FB 35,19) 33,57
100 Filmtbl. 200 mg (N3) ....... (FB 58,32) 54,81

## Thiotepa *Rp* [US]

Zytostatikum aus der Gruppe der Ethylenimine mit alkylierenden Wirkungen. Nach i.v.-Gabe hat Thiotepa nur eine kurze Halbwertszeit (2 h), da es weitgehend zu seinem aktiven Hauptmetaboliten Triethylenphosphoramid (TEPA) (Halbwertszeit 3–24 h) und weiteren Metaboliten umgewandelt wird.

**Ind.:** *Lokal*: Harnblasenpapillome, oberflächliche Harnblasenkarzinome, Kondylome, maligner Pleura- oder Peritonealerguss. *Systemisch*: Mammakarzinom, Ovarialkarzinom, chronische Leukämien, Morbus Hodgkin.

**Kontraind.:** Akute Infektionen, Krankheiten des hämatopoetischen Systems, vorausgegangene Strahlentherapie, reduzierter Allgemeinzustand, jugendliches und hohes Alter, schwere Knochenmarkdepression, schwere Leber- oder Nierenfunktionsstörungen. Schwangerschaft, Stillzeit.

**UW:** Gastrointestinale Störungen (z. B. Appetitlosigkeit, Übelkeit, Erbrechen), Magen-Darm-Ulzera, Ösophagitis, Enteritis, hämorrhagische Zystitis, Störungen der Hämatopoese sowie der Spermatogenese und Ovulation, Nierenschäden, allergische Reaktionen, Schwindel, Kopfschmerzen. Bei Hochdosistherapie hirnorganisches Syndrom, akute Erythrodermie, chronische Dunkelfärbung der Haut. Bei Langzeittherapie kanzerogene Effekte.

**WW:** Verstärkte Störung des Blutbildes durch myelosuppressive Pharmaka. Verstärkte Muskelrelaxation durch Suxamethonium.

**Dosis:** *Lokal*: 15–60 mg 1-mal/Woche.
*Systemisch*: 5–60 mg i.v. 1-malWoche.

**Thiotepa Lederle** (Riemser)

1 Inj.-Fl. 15 mg Trockensubst. (N1) ....... 38,89
10 Inj.-Fl. 15 mg Trockensubst. (N2) ....... 269,99

## Thymianextrakt [BL]

Auszug aus Thymianblättern (Herba Thymi), der als pflanzliches Expektorans angewendet wird. Gesicherte klinische Belege für die Wirksamkeit liegen nicht vor.

**Anw.:** Bronchitis, Keuchhusten, Katarrhe der oberen Luftwege.

**Best.:** 10 ml Saft/1 ml (30 Tr.) Tr. enth.: Thymianextrakt 0,335 g/0,2114 g.
**Dosis:** 10 ml Saft oder 30–60 Tr. 1- bis 3-mal/d. oder 33 Tr. 3- bis 4-mal/d.

**Aspecton®** (Krewel Meuselbach)
100 ml Hustensaft (0,335 g/10 ml) (N1) ........ 6,90
200 ml Hustensaft (0,335 g/100 ml) (N1) ........ 9,98
20 ml Hustentr. (21,144 g/100 g) (N1) ........ 6,90
50 ml Hustentr. (21,144 g/100 g) (N2) ........ 8,98

## Thymianextrakt-Kombination [BL]

Pflanzliche Expektoranskombination ohne sichere Belege für die Wirksamkeit.
**Anw.:** Bronchitis.
**Best.:** 100 g enth.: Primelwurzeltinktur 20 g, Thymianfluidestrakt 40 g.
**UW:** Selten Magenbeschwerden und Übelkeit. In Einzelfällen allergische Hautveränderungen.
**Dosis:** 3- bis 5-mal 20–30 Tr./d.

**Bronchicum® Tropfen** (Cassella-med)
30 ml (N1) ........ 5,60
50 ml (N2) ........ 8,60
100 ml (N3) ........ 13,95

## Thyreostatika [US]

Die Schilddrüsenfunktion kann über mehrere Mechanismen gehemmt werden. **Thioharnstoffderivate** (Thionamide) blockieren die Hormonsynthese über eine Hemmung der Peroxidase. Dadurch werden die Iodidoxidation zu Iod und nachfolgend der Iodeinbau in die Tyrosinreste des Thyreoglobulins gehemmt. Wichtigste Vertreter sind **Carbimazol**, **Thiamazol** und **Propylthiouracil**.
**Hemmstoffe der Iodaufnahme** blockieren kompetitiv den Iodidtransport in die Schilddrüsenzelle. Therapeutisch verwendet wird **Natriumperchlorat**. Es wirkt weniger zuverlässig als Thioharnstoffderivate und hat eine geringere therapeutische Breite.
**Hemmstoffe der Hormonfreisetzung** senken die proteolytische Abspaltung von Thyroxin aus Thyreoglobulin und reduzieren dadurch die Hormonabgabe aus dem Follikel in das Blut. Hauptvertreter ist **Iodid** in hohen Dosen, das allerdings nur kurzfristig thyreostatisch wirkt. In diese Stoffgruppe gehören auch die **Lithiumsalze**, die bei iodinduzierter Hyperthyreose eingesetzt werden.

## Thyrotropin alfa *Rp* [US] 2001 **A**

Rekombinantes humanes schilddrüsenstimulierendes Hormon (TSH) zur Diagnostik des differenzierten Schilddrüsenkarzinoms mittels Serumthyreoglobulintest und Radioiodganzkörperszintigraphie. Die Standardkontrollen bestehen in einer Messung des Serumthyreoglobulins und der diagnostischen Ganzkörperszintigraphie mit radioaktivem Iod nach Schilddrüsenhormonentzug durch Absetzen der Therapie. Mit Thyrotropin alfa steht eine Methode zur Verfügung, den Einbau von radioaktivem Iod von Schilddrüsenkarzinomzellen zu stimulieren, ohne eine Hypothyreose durch Thyroxinentzug auszulösen. Nach mehreren klinischen Studien sind rekombinantes Thyrotropin und Thyroxinentzug bei der Diagnostik des residualen Schilddrüsenkarzinoms mindestens gleichwertig.
**Ind.:** Diagnostik des residualen Schilddrüsenkarzinoms mittels Serumthyreoglobulintest und Radioiodganzkörperszintigraphie.
**Kontraind.:** Überempfindlichkeit gegen schilddrüsenstimulierendes Hormon.
**UW:** Übelkeit, Kopfschmerzen, Asthenie, Erbrechen, Schwindel, Parästhesie, Schmerz (auch an Metastasen), Schüttelfrost, Fieber, Grippesymptome. Unwohlsein, Jucken, Nesselsucht und Ausschlag an der Injektionsstelle.
**Dosis:** 2-mal je 0,9 mg im Abstand von 24 h i.m. injizieren, die 2. Injektion 24 h vor der Radioiodgabe.

**Thyrogen®** (Genzyme)
2 Durchstechfl. 0,9 mg ........ 1041,70

## Tiagabin *Rp* [US] 1997 **A/C**

Antiepileptikum zur Zusatzbehandlung von partiellen Anfällen. Tiagabin ist der erste Hemmstoff der Rückaufnahme von GABA in Neuronen und Gliazellen. In 2 klinischen Studien wurden bei Dosen von 32 and 56 mg/d bescheidene Ansprechraten von 29–31% beobachtet. Nach oraler Gabe wird Tiagabin fast vollständig resorbiert und in der Leber hauptsächlich über CYP3A4 oxidiert, ohne selbst CYP-Enzyme zu induzieren oder zu hemmen. Die normale Halbwertszeit von 7–9 h wird jedoch durch andere enzyminduzierende Antiepileptika (Phenytoin, Carbamazepin, Phenobarbital, Primidon) auf 2–3 h verkürzt.
**Ind.:** Zusatzbehandlung bei partiellen Anfällen mit und ohne sekundäre Generalisierung, die mit anderen Antiepileptika nicht ausreichend behandelbar sind.
**Kontraind.:** Schwere Leberfunktionsstörungen. Strenge Indikationsstellung in Schwangerschaft und Stillzeit. Vorsicht bei Patienten mit generalisierten Epilepsien.
**UW:** Häufig Schwindel, Asthenie, Somnolenz. Weniger häufig Nervosität, Tremor, Konzentrationsstörungen, depressive Verstimmung, emotionale Labilität, Ekchymose, Diarrhö. Selten nonkonvulsiver Status epilepticus, Verwirrtheit, Halluzinationen, Wahnvorstellungen, Gesichtsfeldeinschränkungen.
**WW:** Leberenzyminduzierende Antiepileptika (z. B. Phenytoin, Carbamazepin, Phenobarbital, Primi-

don) beschleunigen den Metabolismus von Tiagabin.

**Dosis:** Initial 3-mal 7,5–15 mg/d, danach Dosis in wöchentlichen Abständen um 5–15 mg/d erhöhen. Übliche Erhaltungsdosis 15–30 mg/d, bei Einnahme leberenzyminduzierender Arzneimittel 30–50 mg/d. Dosen bis 70 mg/d werden gut vertragen.

**Gabitril®** (Cephalon)

| | |
|---|---|
| 50 Filmtbl. 5 mg (N1) | 48,66 |
| 100 Filmtbl. 5 mg (N2) | 85,39 |
| 200 Filmtbl. 5 mg (N3) | 158,84 |
| 50 Filmtbl. 10 mg (N1) | 85,39 |
| 100 Filmtbl. 10 mg (N2) | 158,84 |
| 200 Filmtbl. 10 mg (N3) | 298,15 |
| 50 Filmtbl. 15 mg (N1) | 122,11 |
| 100 Filmtbl. 15 mg (N2) | 231,04 |
| 200 Filmtbl. 15 mg (N3) | 440,00 |

## Tiaprid *Rp* [ES]

$D_2$-Dopaminrezeptorantagonist aus der Gruppe der Benzamide mit ähnlichen Eigenschaften wie Sulpirid (s. dort). Tiaprid hemmt vorzugsweise die $D_2$-Rezeptoren des Corpus striatum und kaum die mesolimbischen $D_2$-Rezeptoren. Die Berichte über die klinische Wirksamkeit bei Levodopa- oder Neuroleptika-induzierten Dyskinesien sind widersprüchlich. In einer kontrollierten Studie zur Dosisfindung wurde keine signifikante Abnahme Levodopa-induzierter Hyperkinesen beobachtet, wenn niedrige Tiapriddosen verwendet wurden, die nicht von einer gleichzeitigen Zunahme der Parkinsonsymptomatik begleitet waren. Für die Anwendung bei Chorea Huntington liegen nur begrenzte Studiendaten vor. Die Anwendung bei kindlichen Ticstörungen gehört nicht mehr zu den zugelassenen Anwendungsgebieten. Schnelle Resorption nach oraler Gabe, Bioverfügbarkeit 80%, Halbwertszeit 3–4 h.

**Anw.:** Neuroleptika-induzierte Spätdyskinesien, Chorea Huntington.

**Kontraind.:** Prolaktinabhängige Tumoren, Mammatumoren, Phäochromozytom, gleichzeitige Behandlung mit Levodopa, zerebrale Krampfbereitschaft, malignes neuroleptisches Syndrom in der Anamnese, Niereninsuffizienz, Morbus Parkinson. Kdr., Jugendliche, ältere Patienten und Stillzeit. Strenge Indikationsstellung in Schwangerschaft.

**UW, WW:** s. Sulpirid.

**Dosis:** *Spätdyskinesien*: 3-mal 100–200 mg/d i.v. oder oral. *Chorea Huntington*: 300–1000 mg/d i.v. oder oral.

**Tiapridex®** (Sanofi-Synthelabo)

| | |
|---|---|
| 12 Amp. (100 mg/2 ml) (N2) | 20,13 |
| 20 Tbl. 100 mg (N1) | 21,40 |
| 50 Tbl. 100 mg (N2) | 38,36 |
| 100 Tbl. 100 mg (N3) | 66,75 |

**Tiaprid-neuraxpharm®** (neuraxpharm)

| | |
|---|---|
| 20 Filmtbl. 100 mg (N1) | 20,13 |
| 50 Filmtbl. 100 mg (N2) | 35,38 |
| 100 Filmtbl. 100 mg (N3) | 60,51 |
| 20 Filmtbl. 200 mg (N1) | 30,65 |
| 50 Filmtbl. 200 mg (N2) | 60,93 |
| 100 Filmtbl. 200 mg (N3) | 109,09 |

## Tiaprofensäure *Rp* [US] 1981 **C**

Nichtsteroidales Antiphlogistikum aus der Gruppe der Arylpropionsäurederivate mit ähnlichen Eigenschaften wie Diclofenac (s. dort). Tiaprofensäure wird nach oraler Gabe fast vollständig resorbiert, Halbwertszeit 1,5–3 h.

**Ind.:** Rheumatische Krankheiten, schmerzhafte Schwellungen und Entzündungen nach Verletzungen.

**Kontraind., UW, WW:** s. Diclofenac.

**Dosis:** 2-mal 300 mg/d oral. DDD 600 mg.

**Surgam®** (Aventis)

| | |
|---|---|
| 20 Tbl. 300 mg (N1) | (FB 14,44) *15,44* |
| 50 Tbl. 300 mg (N2) | (FB 21,70) *23,70* |
| 100 Tbl. 300 mg (N3) | (FB 33,58) *36,48* |

## Tibolon *Rp* [US] 1999 **B/C**

Synthetisches Steroid mit östrogenen, gestagenen und schwach androgenen Wirkungen, das ähnlich wie Östrogen-Gestagen-Kombinationen klimakterische Ausfallserscheinungen vermindert. Durch das Überwiegen gestagener Tibolonmetaboliten wird der Endometriumaufbau vermindert und die Blutungsrhythmik abgeschwächt. In klinischen Studien wurde eine Verbesserung der Knochendichte nachgewiesen, aber keine Verminderung der Frakturhäufigkeit. Da Tibolon keinen Gestagenzusatz benötigt, wurde bisher ein niedriges Brustkrebsrisiko angenommen. In einer großen britischen Studie zur Hormonersatztherapie war das Brustkrebsrisiko bei Anwenderinnen von Tibolon (+45%) jedoch stärker erhöht als nach alleiniger Östrogengabe (+30%), wenn auch geringer als nach Östrogen-Gestagen-Kombinationen (Million Women Study 2003). Tibolon wird nach oraler Gabe rasch resorbiert, erreicht wegen eines hohen First-Pass-Metabolismus nur sehr niedrige Plasmaspiegel und wird vorwiegend in der Form polarer Metaboliten über Galle und Fäzes ausgeschieden. Halbwertszeit 45 h.

**Ind.:** Klimakterische Beschwerden.

**Kontraind.:** Hormonabhängige Tumoren, thromboembolische Krankheiten, unklare Uterusblutungen, schwere Leberfunktionsstörungen, Lebertumoren, Schwangerschaft und Stillzeit.

**UW:** Uterine Blutungen, Bauchschmerzen, Brustspannungen. Gelegentlich Kopfschmerzen, Migräne, Ödeme, Benommenheit, Pruritus, Gewichtszunah-

me, Übelkeit, Ausschlag, depressive Verstimmungen und Hirsutismus.
**WW:** Durch Steigerung der fibrinolytischen Aktivität kann die Wirkung oraler Antikoagulanzien verstärkt werden.
**Dosis:** 1-mal 2,5 mg/d abends nach dem Essen.

**Liviella**® (Organon)
28 Tbl. 2,5 mg (N1) ........ 34,88
84 Tbl. 2,5 mg (N2) ........ 85,13

## Ticlopidin *Rp* [KR] 1980 B

Hemmstoff der Thrombozytenaggregation, der die ADP-vermittelte Aktivierung des Glykoprotein IIb/IIIa-Rezeptors für Fibrinogen irreversibel blockiert. Ticlopidin ist nur in vivo voll wirksam. Der Effekt ist erst nach 3–5 Tagen maximal und bleibt noch bis zu 10 Tagen nach Absetzen nachweisbar. In kontrollierten Studien zur Sekundärprophylaxe von transitorischen Attacken (TIA) und Schlaganfall senkte Ticlopidin die Letalität und war der Acetylsalicylsäure überlegen. Bei koronarer Herzkrankheit ist dies bisher nicht belegt. Allerdings erwies sich nach Stentimplantation die Kombination Acetylsalicylsäure/Ticlopidin einer Antikoagulanzientherapie überlegen. Ticlopidin ist mit dem Risiko schwerer Neutropenie, Thrombozytopenie und Agranulozytose belastet, weshalb das Blutbild in den ersten 3 Monaten alle 14 Tage kontrolliert werden muss.
Orale Resorption 80–90%. Schneller und nahezu vollständiger Stoffwechsel in der Leber zu Metaboliten, die in vivo teilweise wirksam sind, in vitro wie die Muttersubstanz ebenfalls keine Plättchen-hemmende Wirkung entfalten. Terminale Halbwertszeit 30–50 h.
**Ind.:** Hemmung der Thrombozytenaggregation bei Patienten mit transitorischen ischämischen Attacken (TIA), reversiblem ischämischen neurologischen Defizit (RIND), nach überstandenem Hirninfarkt und bei Hämodialysepatienten mit Shuntkomplikationen bei Unverträglichkeit von Acetylsalicylsäure.
**Kontraind.:** Neutropenie, Thrombopenie, hämorrhagische Diathese, verlängerte Blutungszeit, akute Magen-Darmgeschwüre, hämorrhagischer apoplektischer Insult und ähnliche Krankheiten mit erhöhter Blutungsneigung. Schwangerschaft, Stillzeit. Vorsicht bei Patienten mit Leberkrankheiten.
**UW:** Neutropenie, selten Agranulozytose, Thrombozytopenie, hämolytische Anämie, Panzytopenie, Ekchymosen, Epistaxis, Hämaturie, gastrointestinale Blutungen, peri- oder postoperative Blutungsneigung. Vermehrt Magen-Darmstörungen (z. B. Durchfall, Übelkeit, Erbrechen). Selten allergische Hautreaktionen, Leberfunktionsstörungen mit Hepatitis und cholestatischem Ikterus. Nach Langzeitbehandlung 8–10% erhöhte Cholesterin- und Triglyzeridwerte. Gelegentlich Kopfschmerzen, Schwindel, Schwäche und Appetitlosigkeit.
**WW:** Wirkungsverstärkung durch Antikoagulanzien und nichtsteroidale Antiphlogistika. Antazida senken die Ticlopidinspiegel, Cimetidin erhöht sie. Halbwertszeit von Theophyllin um ca. 50% erhöht.
**Dosis:** 2-mal 250 mg/d oral.

**Ticlopidin-ratiopharm**® (ratiopharm)
30 Filmtbl. 250 mg (N2) ........ 27,18
90 Filmtbl. 250 mg (N3) ........ 61,65

**Tiklyd**® (Sanofi-Synthelabo)
20 Filmtbl. 250 mg (N1) ........ 28,45
30 Filmtbl. 250 mg (N2) ........ 38,00
90 Filmtbl. 250 mg (N3) ........ 96,41
100 Filmtbl. 250 mg (N3) ........ 106,08

## Tilidin + Naloxon *Rp* [US]

Kombination des Opioidanalgetikums Tilidin mit dem Opioidantagonisten Naloxon, der zur Verhinderung des Missbrauchs zugesetzt wird. Tilidin hat weitgehend ähnliche Eigenschaften wie Morphin (s. dort), erreicht allerdings aufgrund einer geringen opioidantagonistischen Komponente nicht die volle analgetische Wirkungsstärke des Morphins. Durch den Naloxonzusatz wird die Wirkung von Tilidin bei oraler Anwendung therapeutischer Dosen aufgrund der geringen oralen Bioverfügbarkeit von Naloxon nicht antagonisiert. Bei missbräuchlicher Überdosierung und parenteraler Anwendung ist Naloxon ausreichend bioverfügbar und löst daher bei Opioidabhängigen Entzugssymptome aus. Im Gegensatz zu dem Monopräparat Tilidin kommt bei der Kombination Abhängigkeit praktisch nicht vor.
Tilidin wird nach oraler Gabe rasch resorbiert und aufgrund eines ausgeprägten First-Pass-Effekts fast vollständig (98%) in seinen aktiven Metaboliten Nortilidin umgewandelt. Halbwertszeit 3–5 h. Orale Bioverfügbarkeit von Naloxon 1–2%, Halbwertszeit 1 h. Bei leberinsuffizienten Patienten wirkt Valoron® N nicht ausreichend analgetisch, da weniger aktives Nortilidin gebildet wird und gleichzeitig weniger Naloxon abgebaut wird, sodass die Nortilidinwirkung verstärkt antagonisiert wird.
**Ind.:** Starke Schmerzen.
**Kontraind.:** Allergie gegen Tilidin oder Naloxon. Opioidabhängigkeit.
**UW, WW:** s. Morphin.
**Dosis:** Bis zu 6-mal 20–40 Tr. oder 1–2 Kps./d, normale Tagesdosis 80 Tr. oder 4 Kps. Maximale Tagesdosis 600 mg. *Retardkps.*: Initial 2-mal/d 100 mg, ggf. bis max. 2-mal 300 mg Tilidin/d.

**Tilidin-ratiopharm**® **plus** (ratiopharm)
**Best.:** 20 Tr. (0,72 ml) enth.: Tilidin-HCl ½$H_2O$ 51,45 mg (entspr. 50 mg Tilidin-HCl), Naxolon-HCl 4 mg.

10 ml Lsg. (50+4 mg/0,72 ml) (N1) ................. (FB 12,81) 12,17
20 ml Lsg. (50+4 mg/0,72 ml) (N1) ................. (FB 16,02) 15,22
50 ml Lsg. (50+4 mg/0,72 ml) (N2) ................. (FB 26,41) 25,45
100 ml Lsg. (50+4 mg/0,72 ml) (N3) ................ (FB 43,93) 43,88

**Valoron® N** (Pfizer)
Best.: 20 Tr. (0,72 ml) enth.: Tilidin-HCl ½$H_2O$ 51,45 mg (entspr. 50 mg Tilidin-HCl), Naloxon-HCl 4 mg. 1 Retardtbl. enth.: Tilidinphosphat 59,93 mg/ 119,86 mg/179,79 mg/239,72 mg (entspr. 50 mg/ 100 mg/150 mg/200 mg Tilidin-HCl), Naloxon-HCl 4 mg/8 mg/12 mg/16 mg.

10 Retardkps. 50+4 mg (N1) ............................... 25,47
30 Retardkps. 50+4 mg (N2) ............................... 46,49
50 Retardkps. 50+4 mg (N3) ............................... 82,89
10 Retardkps. 100+8 mg (N1) .............................. 31,13
30 Retardkps. 100+8 mg (N2) .............................. 60,25
50 Retardkps. 100+8 mg (N3) .............................. 108,58
10 Retardkps. 150+12 mg (N1) ............................. 37,93
30 Retardkps. 150+12 mg (N2) ............................. 74,59
50 Retardkps. 150+12 mg (N3) ............................. 134,32
10 Retardkps. 200+16 mg (N1) ............................. 46,14
30 Retardkps. 200+16 mg (N2) ............................. 94,13
50 Retardkps. 200+16 mg (N3) ............................. 171,78
20 ml Lsg. (50+4 mg/0,72 ml) (N1) ................. (FB 16,02) 16,02
50 ml Lsg. (50+4 mg/0,72 ml) (N2) ................. (FB 26,41) 26,41
100 ml Lsg. (50+4 mg/0,72 ml) (N3) ................ (FB 43,93) 43,93

## Tiludronsäure *Rp* [US] 1996 C

Osteolysehemmstoff aus der Gruppe der Bisphosphonate mit ähnlichen Wirkungen wie Etidronsäure (s. dort). Daten über mögliche Mineralisationsdefekte nach Langzeittherapie stehen noch aus. Die Behandlungsdauer wird daher im Allgemeinen auf 3 Monate begrenzt. Tiludronsäure hat eine orale Bioverfügbarkeit von 2–11%, wird unverändert renal eliminiert und hat nach Absetzen eine Halbwertszeit von über 100 h im Plasma.

**Ind.:** Morbus Paget.

**Kontraind., UW, WW:** s. Etidronsäure. Keine gleichzeitige Einnahme von Indometacin, da die Bioverfügbarkeit von Tiludronsäure erhöht wird. Bei gleichzeitiger Einnahme mit Antazida, Calciumsalzen und Nahrungsmitteln wird die Bioverfügbarkeit vermindert.

**Dosis:** 1-mal 400 mg/d oral über 3 Monate, ggf. nach einer Therapiepause von mindestens 6 Monaten wiederholen.

**Skelid®** (Sanofi-Synthelabo)
28 Tbl. 200 mg (N1) ...................................... 156,24

## Timolol *Rp* [ML] 1979 A

Nichtselektiver Betarezeptorenblocker. Timolol ist das Standardpräparat dieser Gruppe zur Behandlung des Glaukoms und gilt vor allem bei Patienten unter 40 Jahren als Mittel der Wahl. Bei lokaler Applikation am Auge wird Timolol nach Ableitung über den Tränennasengang in hohem Maße resorbiert und kann systemische UW auslösen. Orale Arzneiformen sind nicht mehr im Handel. Halbwertszeit 3–5 h.

**Ind.:** Glaukom (lokale Anwendung).

**Kontraind., UW, WW:** s. Betarezeptorenblocker. Schwere allergische Rhinitis ist eine zusätzliche Kontraindikation. Am Auge können leichte lokale Reizerscheinungen auftreten.

**Dosis:** 2-mal/d 1 Tr. 0,1–0,5% Augentropfen.

**Tim-Ophtal®** (Winzer)
**Best.:** Enth. Benzalkoniumchlorid (Konservierungsmittel) 0,1 mg/ml (nicht in Tim-Ophtal sine).

5 ml Tr. 0,1% (N1) ................................ (FB 12,95) 11,67
3× 5 ml Tr. 0,1% (N2) ............................. (FB 17,37) 15,58
5 ml Tr. 0,25% (N1) ............................... (FB 12,97) 11,67
3× 5 ml Tr. 0,25% (N2) ............................ (FB 17,43) 15,58
5 ml Tr. 0,5% (N1) ................................ (FB 13,00) 11,67
3× 5 ml Tr. 0,5 % (N2) ............................ (FB 17,48) 15,58
30× 0,4 ml EDB sine 0,1% (N1) ..................... (FB 17,37) 15,06
60× 0,4 ml EDB sine 0,1 % (N2) .................... (FB 23,94) 18,90
120× 0,4 ml EDB sine 0,1 % (N3) ................... (FB 35,09) 26,75
30× 0,4 ml EDB sine 0,25% (N1) .................... (FB 17,43) 15,06
60× 0,4 ml EDB sine 0,25 % (N2) ................... (FB 24,10) 18,90
120× 0,4 ml EDB sine 0,25 % (N3) .................. (FB 35,29) 26,75
30× 0,4 ml EDB sine 0,5 % (N1) .................... (FB 17,48) 15,06
60× 0,4 ml EDB sine 0,5 % (N2) .................... (FB 24,22) 18,90
120× 0,4 ml EDB sine 0,5 % (N3) ................... (FB 35,44) 26,75

**Timomann®** (Mann)
**Best.:** Enth. Benzalkoniumchlorid (Konservierungsmittel) 0,1 mg/ml.

5 ml Augentr. 0,1% (N1) ........................... (FB 12,95) 12,21
3× 5 ml Augentr. 0,1% (N2) ........................ (FB 17,37) 17,18
5 ml Augentr. 0,25% (N1) .......................... (FB 12,97) 12,21
3× 5 ml Augentr. 0,25% (N2) ....................... (FB 17,43) 17,18
5 ml Augentr. 0,5% (N1) ........................... (FB 13,00) 12,34
3× 5 ml Augentr. 0,5% (N2) ........................ (FB 17,48) 17,32

## Tinidazol *Rp* [US]

Nitroimidazolderivat mit ähnlichen Wirkungen und Indikationen wie Metronidazol (s. dort). Resorption vollständig, Halbwertszeit 12–14 h.

**Ind.:** Trichomoniasis, Giardiasis, Amöbeninfektionen, Anaerobierinfektionen, ulzerative Gingivitis, Aminkolpitis.

**Kontraind., UW:** s. Metronidazol.

**Dosis:** *Trichomoniasis, Giardiasis, Gingivitis, Aminkolpitis*: 2 g oral als Einmaldosis. *Amöbiasis*: 2 g 1-mal/d oral über 2–3 Tage, bei Leberbefall 3–5 Tage. *Anaerobierinfektionen*: Initial 1-mal 2 g/d oral, anschließend 1 g/d über 5–6 Tage, ggf. bis zu 10 Tagen mit zusätzlichen Laborkontrollen wegen Risiko der Keimschädigung und Tumorinduktion nicht länger. Prophylaktisch 2 g oral als Einzeldosis 12 h präoperativ.

**Simplotan**® (Pfizer)

2 Filmtbl. 1 g (N1) ........ 15,49
4 Filmtbl. 1 g duo (2x2) (N1) ........ 21,67
6 Filmtbl. 1 g (N1) ........ 26,67

## Tinzaparin *Rp* [KR] 1993 C

Niedermolekulares Heparin (s. Heparin und Kap. 5, *Tabelle 5.2*) aus Schweinedarmmukosa, das durch enzymatischen Abbau von Heparin hergestellt wird. Mittleres Molekulargewicht 4500. Maximaler Plasmaspiegel 4 h nach s.c.-Injektion, Bioverfügbarkeit 90%, Halbwertszeit 80 min. Die durch 3500 I.E. Tinzaparin bedingte Verlängerung der Gerinnungszeit (aPTT) kann durch 35 mg Protaminsulfat i.v. aufgehoben werden, wobei die Antifaktor-Xa-Aktivität zu 60% neutralisiert wird.

**Ind.:** Postoperative Primärprophylaxe tiefer Venenthrombosen. Therapie tiefer Venenthrombosen

**Kontraind., UW, WW:** s. Heparin.

**Dosis:** *Thromboseprophylaxe*: 1-mal/d 3500 I.E. (42,2 mg) s.c. beginnend 2 h präoperativ. *Thrombosetherapie*: 1-mal/d 175 I.E./kg s.c. für mindestens 6 Tage. Ab 2. Tag parallel mit der oralen Antikoagulation beginnen.

**innohep**® (LEO)

**Best.:** 1 ml Inj.-Lsg. enth.: Tinzaparin-Natrium 241 mg entspr. 20.000 I.E. Antifaktor-Xa.

1 Durchstechfl. (20.000 I.E./2 ml) (N1) ........ 63,44
10 Durchstechfl. (20.000 I.E./2 ml) (N1) ........ 549,81
2 Fertigspr. (3500 I.E./0,3 ml) (N1) ........ 17,88
6 Fertigspr. (3500 I.E./0,3 ml) (N1) ........ 33,26
10 Fertigspr. (3500 I.E./0,3 ml) (N1) ........ 48,78
30 Fertigspr. (3500 I.E./0,3 ml) (N3) ........ 130,81
6 Fertigspr. (5000 I.E./0,5 ml) (N1) ........ 99,38
90 Fertigspr. (5000 I.E./0,5 ml) (N3) ........ 459,33
6 Fertigspr. (7000 I.E./0,7 ml) (N1) ........ 121,87
90 Fertigspr. (7000 I.E./0,7 ml) (N3) ........ 571,79
6 Fertigspr. (9000 I.E./0,9 ml) (N1) ........ 153,38
90 Fertigspr. (9000 I.E./0,9 ml) (N3) ........ 750,30
10 Fl. Multi (20.000 I.E./2,0 ml) (N1) ........ 203,73
10 Fl. Multi (50.000 I.E./5,0 ml) (N1) ........ 495,23

## Tioconazol [UF] 1987 C

Lokalantimykotikum aus der Gruppe der Imidazolderivate mit ähnlichen Wirkungen und Nebenwirkungen wie Clotrimazol (s. dort). Tioconazol wird nach topischer Applikation nicht resorbiert.

**Ind.:** Pilzinfektionen der Haut und Schleimhäute durch Dermatophyten, Hefen (z. B. Candidaarten), Schimmelpilze und andere Pilze. Pityriasis versicolor, Erythrasma.

**Kontraind.:** Überempfindlichkeit gegen Tioconazol. Anwendung am Auge. Strenge Indikationsstellung in der Schwangerschaft im 1. Trimenon.

**UW:** Selten Hautreizungen wie Rötungen, Juckreiz und Brennen.

**Dosis:** *Dermatomykosen*: Hautcreme, Lotio, Emulsion, Spray, Lösung oder Puder 2-mal/d dünn auftragen.

**Mykontral**® (Riemser)

25 g Creme (1 g/100 g) (N1) ........ (FB 9,38) *9,47*
50 g Creme (1 g/100 g) (N2) ........ (FB 16,81) 16,81
100 g Creme (1 g/100 g) (N3) ........ (FB 30,10) 29,66
20 g Lotion (1 g/100 g) (N1) ........ (FB 9,49) 9,47
50 g Lotion (1 g/100 g) (N2) ........ (FB 17,85) 17,85
100 g Lotion (1 g/100 g) (N3) ........ (FB 28,83) 28,78
30 g Puder (1 g/100 g) (N2) ........ (FB 13,07) 13,07
22 g Pumpspray (1 g/100 g) (N1) ........ (FB 10,14) 10,13

## Tioguanin *Rp* [US]

Zytostatikum aus der Gruppe der Purinanloga zur Behandlung akuter Leukämien. Tioguanin ist zusammen mit Cytarabin eines der wirksamsten Mittel zur Remissionsinduktion bei akuter myeloischer Leukämie. Nach oraler Gabe wird Tioguanin unvollständig und variabel resorbiert (Bioverfügbarkeit 20–30%), maximale Blutspiegel nach 2–4 h. Es wird vor allem durch Methylierung zu Aminomethylthiopurin inaktiviert, das renal eliminiert wird. Halbwertszeit 5–9 h.

**Ind.:** Akute myeloische Leukämie, akute lymphatische Leukämie.

**Kontraind.:** Schwangerschaft, Stillzeit. Vorsicht bei Leber- oder Nierenfunktionsstörungen, Knochenmarkdepression. Bei Thiopurinmethyltransferasemangel schnelle Knochenmarkdepression möglich.

**UW:** Sehr häufig Infektionen, Knochenmarksuppression (Leukozytopenie, Thrombozytopenie, Anämie), gastrointestinale Intoleranz (Übelkeit, Erbrechen). Häufig Hyperurikämie, Stomatitis, Leberfunktionsstörungen. Gelegentlich Lebervenenverschluss. Selten intestinale Nekrose und Perforation. Sehr selten zentrolobuläre Lebernekrose.

**WW:** Verstärkte zytotoxische Effekte durch myelosuppressive Pharmaka. Bei gleichzeitiger Gabe von Busulfan noduläre Hyperplasie der Leber, portale Hypertension und Ösophagusvarizen. Durch Aminosalicylate verstärkte myelosuppressive Wirkung von Tioguanin.

**Dosis:** *Akute myeloische Leukämie*: Induktion mit 100 mg/m² alle 12 h. *Akute lymphatische Leukämie*: Konsolidierung/Intensivierung 60 mg/m²/d. Weiteres s. Fachinformation.

**Thioguanin-GSK**® (GlaxoSmithKline)

25 Tbl. 40 mg (N1) ........ 122,59

## Tiopronin *Rp* [HO]

Komplexbildner zur Elimination von Schwermetallen. Tiopronin (α-Mercaptopropionylglycin) wird auch eingesetzt zur Verminderung der Cystinausscheidung bei Cystinurie, da es mit Cystin Disulfidbrücken bildet und damit die Löslichkeit von Cystin erhöht. Bioverfügbarkeit 47–63%; Halbwertszeit des proteingebundenen Anteils 53 h, des ungebundenen Anteils 1,8 h; renale Elimination etwa 50%.

**Ind.:** Cystinurie, Cystinsteine, Leberzirrhose, Morbus Wilson, Schwermetallvergiftungen, insbesondere mit Quecksilber, Eisen, Polonium, Zink, Cadmium.

**Kontraind.:** Glomerulonephritis, arzneimittelbedingte Zytopenien, Albuminurie, Schwangerschaft.

**UW:** Gelegentlich gastrointestinale Beschwerden, Temperaturerhöhungen, Juckreiz sowie selten Störungen des Geschmackssinnes. Vereinzelt werden auch Zytopenien und Nephropathien mit Albuminurie beobachtet. In diesen Fällen soll Tiopronin sofort abgesetzt werden.

**WW:** Eine gleichzeitige Einnahme von eisenhaltigen Präparaten sollte unterbleiben. Die Wirkung von Tiopronin wird von allen oxidierenden Pharmaka beeinträchtigt.

**Dosis:** 7–10 mg/kg oral vor den Mahlzeiten, bei chronischen Schwermetallvergiftungen einschleichend dosieren. Bei Cystinurie Dosierung von der Cystinausscheidung abhängig machen.

**Captimer**® (MIT Gesundheit)
50 Drg. 100 mg (N2) ........ 28,80
100 Drg. 250 mg (N3) ........ 66,33

## Tiotropiumbromid *Rp* [US] 2002 **B**

Inhalatives anticholinerges Bronchospasmolytikum zur Behandlung der chronisch obstruktiven Lungenkrankheit (COPD) mit ähnlichen Wirkungen wie Ipratropiumbromid. Nach inhalativer Applikation gelangt Tiotropiumbromid zu etwa 20% in die Lunge, während im Plasma nur sehr niedrige Konzentrationen nachweisbar sind. Von der applizierten Dosis werden 7–14% unverändert im Urin ausgeschieden. Die lange Halbwertszeit von 5–6 Tagen ermöglicht eine 1-mal tägliche Gabe. Klinische Vergleichsuntersuchungen zeigten, dass Tiotropiumbromid länger und stärker als Ipratropiumbromid und Salmeterol wirkt. Häufigste Nebenwirkung war eine Mundtrockenheit bei 12% der Patienten, die jedoch nicht zum Therapieabbruch führte.

**Ind.:** Chronisch obstruktive Lungenkrankheit.

**Kontraind.:** Überempfindlichkeit gegen Atropin oder Atropinderivate, Patienten unter 18 Jahre. Strenge Indikationsstellung in Schwangerschaft und Stillzeit. Vorsicht bei Engwinkelglaukom, Prostatahyperplasie, Harnblasenhalsverengung, Nierenfunktionsstörungen.

**UW:** Sehr häufig trockener Mund. Häufig Obstipation, Candidose, Sinusitis, Pharyngitis, Epistaxis. Gelegentlich allergische Reaktionen, Tachykardie, Miktionsstörungen, Harnverhalt. Lokale Reizung in oberen Atemwegen, Übelkeit, Heiserkeit, Schwindel. In Einzelfällen Herzrhythmusstörungen, Vorhofflimmern.

**Dosis:** Einmal 18 µg/d inhalieren.

**Spiriva**® (Boehringer Ingelheim/Pfizer)
30 HartKps. 18 µg + HandiHaler (N1) ........ 56,89
30 HartKps. 18 µg (N1) ........ 55,75
60 HartKps. 18 µg (N1) ........ 100,58
90 HartKps. 18 µg (N1) ........ 150,86

## Tirofiban *Rp* [US] 1998 **A**

Nichtpeptidischer GPIIb/IIIa-Rezeptorantagonist zur Hemmung der Thrombozytenaggregation mit ähnlichen Wirkungen wie Abciximab (s. dort). Die Infusion von Tirofiban über 3 Tage senkte bei Patienten mit instabiler Angina pectoris das Risiko eines Herzinfarkts um 47%. Akute ischämische Komplikationen nach koronarer Angioplastie innerhalb von 30 Tagen wurden nicht signifikant gesenkt. Verteilungsvolumen 22–42 l, Plasmahalbwertszeit 1,4–1,8 h, vorwiegend renale Elimination.

**Ind.:** Instabile Angina pectoris, Nicht-Q-Wellen-Myokardinfarkt.

**Kontraind.:** Thrombozytopenie (auch bei früherer GPIIb/IIIa-Anwendung), zerebrovaskuläre oder intrakranielle Krankheiten, klinisch bedeutsame Blutungen, Trauma oder großer Eingriff innerhalb der letzten 6 Wochen, Plättchenfunktionsstörungen, Gerinnungsstörungen, schwere Leberinsuffizienz.

**UW:** Am häufigsten Blutungen, gelegentlich reversibler Thrombozytenabfall, selten Übelkeit, Fieber, Kopfschmerz, Erbrechen.

**Dosis:** Innerhalb von 12 h nach dem letzten Angina-pectoris-Anfall initial 0,4 µg/kg pro min als i.v.-Infusion für 30 min, danach Erhaltungsinfusion von 0,1 µg/kg pro min über mindestens 48 h bis maximal 108 h.

**Aggrastat**® (MSD Sharp & Dohme)
250 ml Infusionslsg. (0,05 mg/ml) ........ 255,10
50 ml Infusionslsg.-Konz. (0,25 mg/ml) (N1) ........ 255,10

## Tizanidin *Rp* [ES] 1984 **C**

Zentral wirksames Myotonolytikum zur Behandlung neurogen bedingter spastischer Zustände der Skelettmuskulatur. Tizanidin ist ein Benzothiadiazolderivat mit Strukturverwandschaft zu Clonidin. Es soll über eine Verbesserung Glycin-abhängiger Prozesse im Rückenmark wirken. Tizanidin dämpft vorwiegend gesteigerte Fremdreflexe und gilt als sinnvolle Alternative zu Baclofen bei Patienten mit spinal bedingter Spastizität.

**Ind.:** Neurogene Muskelspasmen und Spastizität bei multipler Sklerose.

**Kontraind.:** Deutlich eingeschränkte Leberfunktion,

Sgl., Kdr., Schwangerschaft, Stillzeit. Vorsicht bei Myasthenia gravis, Herzkreislaufinsuffizienz, koronarer Herzkrankheit, Leber- und Niereninsuffizienz.
**UW:** Müdigkeit, Schläfrigkeit, Mundtrockenheit, Schwindel, Magen-Darmbeschwerden. Nach höheren Dosen gelegentlich Muskelschwäche, Schlafstörungen, Akkommodationsstörungen, Ataxie, Verwirrtheitszustände, Angstzustände, Halluzinationen, Kopfschmerzen, Appetitlosigkeit. Sehr selten stärkerer Blutdruckabfall, Bradykardie, Exantheme, vorübergehender Anstieg der Serumtransaminasen.
**WW:** Bei gleichzeitiger Gabe von Antihypertonika stärkerer Blutdruckabfall und Bradykardie möglich. Verstärkung zentraldämpfender Effekte von Alkohol.
**Dosis:** 3-mal 2–4 mg/d oral, bei spastischen Zuständen Dosiserhöhung um 2–4 mg in halb- oder einwöchigen Abständen auf 12–24 mg/d bis maximal 36 mg/d möglich. Langzeittherapie meistens mit 12 mg/d über den Tag verteilt. Dosisreduktion bei eingeschränkter Leber- oder Nierenfunktion.

**Sirdalud**® (Novartis)
20 Tbl. 2 mg (N1) .................................(FB 12,44) 12,44
50 Tbl. 2 mg (N2) .................................(FB 16,40) 16,40
100 Tbl. 2 mg (N3) ................................(FB 23,29) 23,29
20 Tbl. 4 mg (N1) .................................(FB 14,82) 14,82
50 Tbl. 4 mg (N2) .................................(FB 22,33) 22,33
100 Tbl. 4 mg (N3) ................................(FB 35,57) 35,57
100 Tbl. 6 mg (N3) ................................(FB 48,20) 48,20

## Tobramycin *Rp* [WS]

Aminoglykosidantibiotikum mit ähnlichem Wirkungsspektrum wie Gentamicin (s. dort). Tobramycin ist in vitro etwas besser wirksam gegen Pseudomonas aeruginosa und etwas schlechter gegen Serratia, Staphylokokken und Enterokokken als Gentamicin. Kreuzresistenz mit Gentamicin in ca. 10%.
Tobramycin hat nach i.v.-Gabe eine Halbwertszeit von 2–3 h, trotzdem nur Einmalgabe/d (s. Gentamicin). Wegen fast ausschließlich renaler Elimination Verlängerung in Abhängigkeit vom Grad der Nierenfunktionsstörung. Maximale Plasmaspiegel sollen unter 12 μg/ml und minimale Talkonzentrationen unter 2 μg/ml liegen.
**Ind.:** Septikämie, gramnegative Infektionen der unteren Atemwege, der Harnwege, des Magen-Darmtraktes, der Haut, der Knochen, des Weichteilgewebes, gramnegative Meningitis und Peritonitis. Bakterielle Augeninfektionen mit Tobramycin-empfindlichen Erregern. Chronische Pseudomonasinfektion der Lunge bei Mukoviszidosepatienten.
**Kontraind.:** s. Gentamicin. Innenohrschäden. In der Gravidität nur bei vitaler Indikation. Vorsicht bei Nierenfunktionsstörungen.
**UW:** s. Gentamicin. Hauptsächlich Oto- und Nephrotoxizität. Unklar ist, ob die Nephrotoxizität geringer ist als bei Gentamicin. Nach Inhalation Stimmveränderungen, Tinnitus, Übelkeit, Pilzbesiedlung, Durchfall, Schwindelgefühl, Husten, Hämoptysen, Ausschlag.
**WW:** s. Gentamicin
**Dosis:** 1-mal 3–6 mg/kg tgl. als i.v.-Infusion über 30–60 min. Behandlungsdauer maximal 7–10 Tage. Bei eingeschränkter Nierenfunktion Dosisreduktion abhängig von Kreatininclearance wie bei Gentamicin. *Auge:* 1 Augentr. alle 4 h oder 2- bis 3-mal/d 1,5 cm Salbenstrang in den Bindehautsack. *Inhalation*: 2-mal 300 mg/d 15 min mit Vernebler inhalieren über 28 Behandlungstage, danach 28 Tage Therapiepause gefolgt von einem neuen Behandlungszyklus.

**Gernebcin**® (Infectopharm)
10 Inj.-Fl. (20 mg/2 ml) (N3) ................................ 35,38
10 Inj.-Fl. (40 mg/1 ml) (N3) ................................ 56,85
10 Inj.-Fl. (80 mg/2 ml) (N2) ................................ 100,61
20 Inj.-Fl. (80 mg/2 ml) (N3) ................................ 190,25
60 Inj.-Fl. (80 mg/2 ml) (N3) ................................ 547,50

**Tobi**® (Chiron)
56 Amp. (300 mg/5 ml) (N3) ................................ 3040,35

**Tobramaxin**® (Alcon)
5 ml Augentr. (3 mg/1 ml) (N1) ................................ 14,59
3,5 g Augensalbe (3 mg/1 ml) (N1) ................................ 14,59

## α-Tocopherol [US]

Vitamin E (α-Tocopherol) kommt in Getreidekeimen und pflanzlichen Ölen vor. Seine Hauptbedeutung wird in einer antioxidativen Wirkung als Radikalfänger gesehen. Tocopherol wird als fettlösliches Vitamin aus dem Darm über die Lymphe aufgenommen und in den β-Lipoproteinen des Plasmas transportiert. Normale Plasmaspiegel sind 10 mg/l, als Vitamin-E-Mangel sind 5 mg/l definiert. Der Tagesbedarf beträgt 8–10 mg. Die therapeutische Breite ist groß. Dosen bis 3 g/d erzeugen nur geringe Nebenwirkungen.
Tocopherol gehört zu den häufig missbräuchlich und ohne Indikation angewendeten Vitaminen. Gestützt auf seine antioxidativen Wirkungen werden zahlreiche Anwendungserfolge behauptet, die bisher jedoch nicht nachgewiesen wurden. Dazu gehören Verjüngung, erhöhte Libido, Potenzsteigerung, allgemeine Leistungssteigerung, Verhinderung der Arteriosklerose, Besserung von rheumatischen Krankheiten. In mehreren Langzeitstudien hatte Vitamin E keine signifikanten Effekte auf die kardiovaskuläre Letalität von Patienten mit koronarer Herzkrankheit oder die Inzidenz von Mykoardinfarkten bei Rauchern.
**Ind.:** Vitamin E-Mangel.
**UW, WW:** Die Wirkung oraler Antikoagulanzien wird verstärkt. In hohen Dosen Kopfschmerzen und Übelkeit.

**Dosis:** 400 mg/d.

**Spondyvit**® (ICN)
20 Kps. 400 mg (N1) ........ 14,70
50 Kps. 400 mg (N2) ........ 34,39
100 Kps. 400 mg (N3) ........ 46,39

## Tolbutamid *Rp* [US]

Orales Antidiabetikum aus der Gruppe der Sulfonylharnstoffe mit ähnlichen Wirkungen wie Glibenclamid (s. dort). Tolbutamid wirkt in 100–200fach höheren Dosen als Glibenclamid und hat eine kürzere Wirkungsdauer.
Tolbutamid wird nach oraler Gabe nahezu vollständig resorbiert, Bioverfügbarkeit 93%. Hohe Plasmaproteinbindung von 96%, Halbwertszeit 6 h. Tolbutamid wird in der Leber zu zwei inaktiven Metaboliten umgewandelt, die vorwiegend renal eliminiert werden. Die Wirkungsdauer beträgt ungefähr 10 h.
**Ind.:** Typ-2-Diabetes, der durch Gewichtsreduktion und Diätbehandlung nicht ausreichend einstellbar ist.
**Kontraind., UW, WW:** s. Glibenclamid. Zusätzlich Hemmung des enzymatischen Alkoholabbaus in der Leber, wodurch eine Alkoholunverträglichkeit mit den Symptomen des Antabus-Syndroms auftreten kann.
**Dosis:** Initial 500 mg/d oral, ggf. bis maximal 3000 mg/d. DDD 1,5 g.

**Orabet**® (Berlin-Chemie)
120 Tbl. 500 mg (N2) ........ (FB 17,11) 17,11

## Tolnaftat [UF]

Lokalantimykotikum mit schmalem Wirkungsspektrum, das lediglich Dermatophyten erfasst. Nicht wirksam bei Onychomykosen und Dermatophytosen der Kopfhaut. Hefen oder Sprosspilze sowie Schimmelpilze sind resistent. Der Wirkungstyp ist fungizid. Der Wirkungsmechanismus ist nicht bekannt. Änderungen der Struktur der Pilzzellmembran, Ruptur der Zellwand und Austritt von Zellplasma führen zum Zelltod. Resorption durch die Haut unter 1%.
**Ind.:** Pilzinfektionen der Haut durch Dermatophyten. Pityriasis versicolor, Erythrasma. Puder als Adjuvans bei Fußmykosen.
**Kontraind.:** Strenge Indikationsstellung während der Schwangerschaft. Während der Stillperiode nicht im Brustbereich anwenden.
**UW:** Vereinzelt Bläschenbildung, Juckreiz, Rötung, Brennen. Sehr selten allergische Hautreaktionen.
**Dosis:** 1- bis 2-mal/d anwenden. Behandlungsdauer 2–4 Wochen, in hartnäckigen Fällen 4–6 Wochen.

**Tonoftal**® (Essex Pharma)
20 g Creme (10 mg/g) (N1) ........ 10,00
50 g Creme (10 mg/g) (N2) ........ 21,70
30 ml Lsg. (10 ml/g) (N1) ........ 14,80
50 ml Lsg. (10 ml/g) (N2) ........ 21,70

## Tolperison *Rp* [US]

Zentral wirkendes Muskelrelaxans mit relativ wenig Sedation und ähnlichen pharmakologischen Eigenschaften wie Mephenesin (s. dort). Tolperison war bei Patienten mit schmerzhaften Muskelspasmen auf der Basis subjektiver Symptome nach 10–21 Tagen etwas besser wirksam als Placebo. Orale Bioverfügbarkeit 20%, hoher First-Pass-Effekt, Halbwertszeit 2,5 h.
**Ind.:** Muskelverspannungen, Spastizität bei neurologischen Krankheiten, periphere Durchblutungsstörungen.
**Kontraind.:** Myasthenia gravis, Kdr. unter 14 Jahren nur in Ausnahmefällen, 1. Trimenon der Schwangerschaft, Stillzeit.
**UW:** Selten Schwindelgefühl, Mundtrockenheit, Magenbeschwerden, Muskelschwäche, Hypotonie. Sehr selten Überempfindlichkeitsreaktionen, z. B. Pruritus, Hautrötung.
**WW:** Bisher nicht beobachtet.
**Dosis:** 3-mal 50–150 mg/d oral.

**Mydocalm**® (Strathmann)
20 Tbl. 50 mg (N1) ........ 16,29
50 Tbl. 50 mg (N2) ........ 27,32
100 Tbl. 50 mg (N3) ........ 43,31

## Tolterodin *Rp* [HO] 1998 **C/D**

Urologisches Spasmolytikum zur Anwendung bei Dranginkontinenz. Tolterodin ist ein Muscarinrezeptorantagonist mit erhöhter Selektivität für die Harnblase. Die Belege für die Senkung der Inkontinenzhäufigkeit durch Tolterodin und andere Anticholinergika sind heterogen. Nach einer systematischen Übersicht über 32 Studien sind die Unterschiede zwischen Anticholinergika und Placebo trotz statistischer Signifikanz gering und von zweifelhafter klinischer Bedeutung.
Tolterodin wird nach oraler Gabe schnell resorbiert. Die Bioverfügbarkeit beträgt bei langsamen Metabolisierern (LM) aufgrund eines CYP2D6-Mangels 63% und bei schnellen Metabolisierern (SM) (die Mehrheit der Patienten) 17%. Die terminale Halbwertszeit von Tolterodin ist 2–3 h (bei CYPD6-Mangel 10 h), des aktiven Metaboliten 3–4 h.
**Anw.:** Instabile Harnblase mit Harndrang, Pollakisurie u. Dranginkontinenz.
**Kontraind.:** Harnretention, Engwinkelglaukom, Myasthenia gravis, Colitis ulcerosa, toxisches Megakolon, Schwangerschaft, Stillzeit.
**UW:** Anticholinerge Wirkungen wie Mundtrockenheit, Dyspepsie, Obstipation, Austrocknung der Bin-

de- und Hornhaut des Auges, trockene Haut, Schläfrigkeit, Parästhesien.
**WW:** Wirkungsverstärkung anderer Muscarinrezeptorantagonisten sowie Abschwächung von Prokinetika wie Metoclopramid. Mögliche Wechselwirkung mit Hemmstoffen von CYP3A4 und CYP2D6.
**Dosis:** 2-mal 2 mg/d oder 1-mal 4 mg retard/d oral, bei eingeschränkter Leberfunktion halbe Dosis.

**Detrusitol®** (Pharmacia)

| | |
|---|---|
| 30 Filmtbl. 1 mg (N1) | 33,94 |
| 50 Filmtbl. 1 mg (N2) | 46,13 |
| 100 Filmtbl. 1 mg (N1) | 73,73 |
| 30 Filmtbl. 2 mg (N1) | 36,63 |
| 50 Filmtbl. 2 mg (N2) | 50,18 |
| 100 Filmtbl. 2 mg (N3) | 80,81 |
| 28 Hartkps. retard 4 mg (N1) | 59,06 |
| 49 Hartkps. retard 4 mg (N2) | 96,30 |
| 98 Hartkps. retard 4 mg (N3) | 183,29 |

## Topiramat *Rp* [US] 1998 A

Antiepileptikum zur Zusatztherapie bei partiellen epileptischen Anfällen. Topiramat blockiert spannungsabhängige Natriumkanäle, verstärkt die inhibitorische Aktivität von γ-Aminobuttersäure (GABA) und blockiert die Wirkung des exzitatorischen Neurotransmitters Glutamat. Außerdem wird die Carboanhydrase gehemmt. Rasche enterale Resorption, maximale Plasmaspiegel nach 2 h, Ausscheidung weitgehend unverändert über die Niere, Halbwertszeit 21 h. Da keine direkte Beziehung zwischen Topiramatplasmaspiegel und Therapieerfolg besteht, ist eine Plasmaspiegelkontrolle nicht erforderlich.
**Ind.:** Mono- und Kombinationstherapie von fokalen Epilepsien mit oder ohne sekundärer Generalisierung, primär generalisierten tonisch-klonischen Anfällen und epileptischen Anfällen beim Lennox-Gastaut-Syndrom.
**Kontraind.:** Strenge Indikationsstellung in Schwangerschaft und Stillzeit.
**UW:** Müdigkeit, Schwindel, Ataxie, Nystagmus, Parästhesien, Tremor, Ängstlichkeit, Übelkeit, Gewichtsverlust, Benommenheit, psychomotorische Verlangsamung, Nervosität, Verwirrtheit, Depression, Sehstörungen. Seltener Psychosen, aggressives Verhalten, Leukopenien.
**WW:** Phenytoin und Carbamazepin senken den Plasmaspiegel von Topiramat. Gelegentlich Anstieg der Phenytoinspiegel durch CYP2C-Hemmung. Absinken der Blutspiegel von Digoxin und des Östrogenanteils hormonaler Kontrazeptiva. Förderung der Bildung von Nierensteinen durch gleichzeitige Einnahme von Acetazolamid, Triamteren und Ascorbinsäure, deshalb ausreichende Flüssigkeitszufuhr.
**Dosis:** *Monotherapie*: Initial 1 Woche lang 1-mal 25 mg/d oral, danach alle 1–2 Wochen Steigerung um 25–50 mg/d bis zu einer initialen Zieldosis von 100 mg/d, maximal 500 mg/d. *Zusatztherapie*: 1. Woche 25–50 mg/d abends, anschließend alle 1–2 Wochen um 25–50 mg/d steigern. Übliche Erhaltungsdosis von 200–400 mg/d.

**Topamax®** (Janssen-Cilag)

| | |
|---|---|
| 50 Filmtbl. 25 mg (N1) | 45,12 |
| 200 Filmtbl. 25 mg (N3) | 146,84 |
| 50 Filmtbl. 50 mg (N1) | 75,90 |
| 100 Filmtbl. 50 mg (N2) | 139,93 |
| 200 Filmtbl. 50 mg (N3) | 265,23 |
| 50 Filmtbl. 100 mg (N1) | 130,38 |
| 100 Filmtbl. 100 mg (N2) | 246,66 |
| 200 Filmtbl. 100 mg (N3) | 474,42 |
| 100 Filmtbl. 200 mg (N2) | 454,40 |
| 200 Filmtbl. 200 mg (N3) | 881,61 |
| 50 Kps. 25 mg (N1) | 48,67 |
| 100 Kps. 25 mg (N2) | 86,40 |
| 50 Kps. 50 mg (N2) | 82,55 |
| 100 Kps. 50 mg (N2) | 152,99 |

## Topotecan *Rp* [KR] 1997 A

Zytostatikum, das das Enzym Topoisomerase I hemmt, das an der DNA-Replikation beteiligt, ist, indem es die Torsionsspannung vor der Replikationsgabel löst. Als Folge entstehen Brüche der DNA-Einzelstränge. Topotecan hat ein hohes Verteilungsvolumen (132 l). Es wird durch z. T. unveränderte Ausscheidung in der Niere und Metabolisierung eliminiert, terminale Halbwertszeit 2–3 h.
**Ind.:** Metastasiertes Ovarialkarzinom nach Versagen einer Primär- oder Folgetherapie.
**Kontraind.:** s. Zytostatika.
**UW:** Ausgeprägte Knochenmarkdepression (Neutropenie 79%, Thrombozytopenie, Anämie); Übelkeit, Erbrechen, Durchfall, Verstopfung; Stomatitis, Bauchschmerzen, Müdigkeit, Asthenie, Haarausfall; Anorexie, Unwohlsein; Hyperbilirubinämie.
**Dosis:** Tgl. 1,5 mg/m² als 30 min i.v.-Kurzinfusion für 5 Tage, 3-malige Zykluswiederholung alle 3 Wochen.

**Hycamtin®** (GlaxoSmithKline)

| | |
|---|---|
| 1 Durchstechfl. (1 mg/ ml) (N1) | 112,45 |
| 5 Durchstechfl. (1 mg/ ml) (N1) | 524,68 |
| 5 Durchstechfl. (4 mg/ ml) (N1) | 1863,23 |

## Torasemid *Rp* [HO] 1992 C

Schleifendiuretikum mit ähnlichen Wirkungen wie Furosemid. Die Steigerung der Natrium- und Wasserausscheidung tritt im Vergleich zu Furosemid verzögert ein und hält länger an (6–8 h). Orale Bioverfügbarkeit 80–90%, Halbwertszeit 3,3 h.
**Ind.:** Hypertonie, kardiale Ödeme, Niereninsuffizienz, Lungenödem.

**Kontraind., UW, WW:** s. Furosemid.
**Dosis:** *Ödeme*: Initial 1-mal 5 mg/d oral, ggf. bis 20 mg/d steigern. *Akutes Lungenödem*: Initial 20 mg i.v., ggf. nach 30 min wiederholen bis zu max. 100 mg/d.
*Niereninsuffizienz*: Zur Steigerung einer Restdiurese (>200 ml/d) initial 1-mal 50 mg/d oral, ggf. 100–200 mg/d, kurzfristig auch als i.v.-Infusion mit 4 mg/min für 1 Woche.

**Torasemid dura** (Merck dura)
20 Tbl. 2,5 mg (N1) ................................(FB 14,55) 12,24
50 Tbl. 2,5 mg (N2) ................................(FB 20,79) 13,79
100 Tbl. 2,5 mg (N3) ................................(FB 30,43) 18,77
30 Tbl. 5 mg (N1) ................................(FB 20,71) 13,24
50 Tbl. 5 mg (N2) ................................(FB 27,38) 15,18
100 Tbl. 5 mg (N3) ................................(FB 42,72) 20,71
30 Tbl. 10 mg (N1) ................................(FB 27,27) 15,23
50 Tbl. 10 mg (N2) ................................(FB 37,84) 18,95
100 Tbl. 10 mg (N3) ................................(FB 62,03) 25,72

**Torem**® (Berlin-Chemie)
5 Amp. Inj.-Lsg. (10 mg/2 ml) (N1) ................................ 12,34
5 Amp. Inj.-Lsg. (20 mg/4 ml) (N1) ................................ 14,73
5 Amp. Inf.-Lsg. (200 mg/20 ml) (N1) ................................ 35,12
30 Tbl. RR 2,5 mg (N1) ................................(FB 14,55) 14,42
50 Tbl. RR 2,5 mg (N2) ................................(FB 20,79) 20,51
100 Tbl. RR 2,5 mg (N3) ................................(FB 30,43) 29,93
30 Tbl. Cor 5 mg (N1) ................................(FB 20,71) 14,72
50 Tbl. Cor 5 mg (N2) ................................(FB 27,38) 17,37
100 Tbl. Cor 5 mg (N3) ................................(FB 42,72) 24,96
30 Tbl. 10 mg (N1) ................................(FB 27,27) 17,32
50 Tbl. 10 mg (N2) ................................(FB 37,84) 22,23
100 Tbl. 10 mg (N3) ................................(FB 62,03) 33,86
30 Tbl. 200 mg (N1) ................................(FB 129,95) 50,97
100 Tbl. 200 mg (N3) ................................(FB 335,22) 136,95

**Unat**® (Roche)
5 Amp. Inj.-Lsg. (10 mg/2 ml) (N1) ................................ 12,34
5 Amp. Inj.-Lsg. (20 mg/4 ml) (N1) ................................ 14,73
5 Amp. Inf.-Lsg. (200 mg/20 ml) (N1) ................................ 35,12
20 Tbl. RR 2,5 mg (N1) ................................(FB 14,55) 14,42
50 Tbl. RR 2,5 mg (N2) ................................(FB 20,79) 20,51
100 Tbl. RR 2,5 mg (N3) ................................(FB 30,43) 29,93
30 Tbl. Cor 5 mg (N1) ................................(FB 20,71) 20,44
50 Tbl. Cor 5 mg (N2) ................................(FB 27,38) 26,95
100 Tbl. Cor 5 mg (N3) ................................(FB 42,72) 41,73
30 Tbl. 10 mg (N1) ................................(FB 27,27) 26,83
50 Tbl. 10 mg (N2) ................................(FB 37,84) 37,18
100 Tbl. 10 mg (N3) ................................(FB 62,03) 60,84
30 Tbl. 200 mg (N1) ................................(FB 129,95) 50,96
100 Tbl. 200 mg (N3) ................................(FB 335,22) 136,95

## Toremifen *Rp* [US] 1996 C

Nichtsteroidales Antiöstrogen mit ähnlichen Eigenschaften wie Tamoxifen (s. dort). Toremifen wird schnell resorbiert, Halbwertszeit 5 Tage.
**Ind.:** Hormonabhängiges metastasierendes Mammakarzinom postmenopausaler Frauen.
**Kontraind.:** Endometriumhyperplasie, schwere Leberinsuffizienz.
**UW, WW:** s. Tamoxifen.
**Dosis:** 1-mal 60 mg/d oral.

**Fareston**® (Baxter Oncology)
30 Tbl. 60 mg (N1) ................................ 63,17
100 Tbl. 60 mg (N3) ................................ 170,21

## Tramadol *Rp* [US]

Opioidanalgetikum mit weitgehend ähnlichen Eigenschaften wie Morphin (s. dort). Tramadol erreicht wegen seiner opioidantagonistischen Wirkungen nicht die analgetische Wirkungsstärke des Morphins. Neben seiner analgetischen Wirkung am μ-Opioidrezeptor hemmt (+)-Tramadol die Serotoninrückaufnahme. Außerdem hemmt (–)-Tramadol die Noradrenalinrückaufnahme und verstärkt dadurch die inhibitorischen Wirkungen auf die spinale Schmerztransmission. Tramadol scheint geringere spasmogene Effekte auf die glatte Muskulatur als Morphin zu haben, da Gallenwegsspasmen, Obstipation und Harnverhaltung nach therapeutischen Dosen nicht beobachtet wurden. Auch die atemdepressive Wirkung ist offenbar geringer. Das Abhängigkeitspotential ist nach bisherigen Studien schwach, möglicherweise wegen deutlicher emetischer Nebenwirkungen. Bioverfügbarkeit oral 68%, rektal 79%, Halbwertszeit 6 h.
**Ind.:** Mittelstarke bis starke Schmerzen.
**Kontraind.:** Intoxikationen mit Alkohol, Schlafmitteln, Analgetika, Opioiden und Psychopharmaka. Keine Komedikation mit MAO-Hemmern bis zu 14 d nach Absetzen. Keine Anwendung bei Epilepsie, keine Substitution bei Drogenabhängigen. Schwangerschaft, Stillzeit.
**UW:** Als häufigste Nebenwirkungen treten bei jeweils über 10 % der Patienten Übelkeit und Schwindel auf, insbesondere nach i.v. Gabe. Häufig Kopfschmerzen und Benommenheit. Gelegentlich Störung der Kreislaufregulation (Tachykardie, orthostatische Hypotonie, Kreislaufkollaps). Selten Appetitveränderungen, Parästhesien, Tremor, Atemdepression, epileptiforme Krämpfe. Krampfanfälle traten überwiegend nach hohen Tramadoldosen oder nach Gabe epileptogener Arzneimitteln auf.
**WW:** Verstärkte UW durch Alkohol, zentraldämpfende Pharmaka und MAO-Hemmstoffe. Bei Komedikation mit Carbamazepin (Enzyminduktor) kann der analgetische Effekt vermindert und die Wirkungsdauer verkürzt werden. Partielle Agonisten (z. B. Buprenorphin, Nalbuphin, Pentazocin) können die Wirkung von Tramadol abschwächen. Tramadol kann Krampfanfälle auslösen und das krampfauslösende Potential von selektiven Serotonin-Rückaufnahme-Inhibitoren (SSRI), trizyklischen Antidepressiva, Antipsychotika und anderen die epileptogenen Pharmaka erhöhen. In Einzel-

fällen wurde in Kombination mit serotoninergen Substanzen (z. B. SSRI) ein Serotoninsyndrom beobachtet. Bei gleichzeitiger Anwendung von Tramadol und Cumarinderivaten (z. B. Warfarin) wurden verminderte Quick-Werte und Ekchymosen beobachtet. CYP3A4-Inhibitoren (z. B. Ketoconazol, Erythromycin) können den Metabolismus von Tramadol hemmen.

**Dosis:** Einzeldosis 50–100 mg oral, 100 mg rektal, 50–100 mg s.c., i.m., i.v. oder 2-mal 100–200 mg als Retardtbl./d, Tageshöchstdosis 400 mg. DDD 225 mg.

**Tramal**® (Grünenthal)
5 Amp. Inj.-Lsg. (50 mg/1 ml) (N1) ........ (FB 12,24) 12,24
5 Amp. Inj.-Lsg. (100 mg/2 ml) (N1) ........ (FB 12,84) 12,84
10 Amp. Inj-.Lsg. (100 mg/2 ml) (N2) ........ (FB 15,83) 15,83
10 Kps. 50 mg (N1) ........ (FB 10,74) 10,74
30 Kps. 50 mg (N2) ........ (FB 13,14) 13,14
50 Kps. 50 mg (N3) ........ (FB 15,37) 15,37
10 Retardtbl. long 100 mg (N1) ........ (FB 14,51) 14,41
20 Retardtbl. long 100 mg (N1) ........ (FB 19,02) 18,98
50 Retardtbl. long 100 mg (N2) ........ (FB 31,69) 31,69
100 Retardtbl. long 100 mg (N3) ........ (FB 53,14) 53,14
10 Retardtbl. long 150 mg (N1) ........ (FB 17,03) 17,03
20 Retardtbl. long 150 mg (N1) ........ (FB 24,60) 24,60
50 Retardtbl. long 150 mg (N2) ........ (FB 44,98) 44,98
100 Retardtbl. long 150 mg (N3) ........ (FB 77,27) 77,27
10 Retardtbl. long 200 mg (N1) ........ (FB 20,20) 20,20
20 Retardtbl. long 200 mg (N1) ........ (FB 29,85) 29,85
50 Retardtbl. long 200 mg (N2) ........ (FB 58,49) 58,49
100 Retardtbl. long 200 mg (N3) ........ (FB 100,98) 100,98
10 Supp. 100 mg (N1) ........ (FB 12,97) 12,97
20 Supp. 100 mg (N2) ........ (FB 15,83) 15,83
10 ml Tr. 50 mg/0,5 ml (20 Tr.) (N1) ........ (FB 12,16) 12,16
20 ml Tr. 50 mg/0,5 ml (20 Tr.) (N1) ........ (FB 14,87) 14,87
50 ml Tr. 50 mg/0,5 ml (20 Tr.) + Dosierpumpe (N2) .... (FB 23,48) 23,48
100 ml Tr. 50 mg/0,5 ml (20 Tr.) + Dosierpumpe (N3) ... (FB 38,73) 38,73

**Tramadolor**® (Hexal)
5 Amp. (50 mg/1 ml) (N1) ........ (FB 12,24) 11,90
5 Amp. (100 mg/2 ml) (N1) ........ (FB 12,84) 12,33
10 Amp. (100 mg/2 ml) (N2) ........ (FB 15,83) 15,80
10 Brausetbl. 50 mg (N1) ........ (FB 10,74) 10,44
30 Brausetbl. 50 mg (N2) ........ (FB 13,14) 12,48
50 Brausetbl. 50 mg (N3) ........ (FB 15,37) 14,63
10 Brausetbl. 100 mg (N1) ........ (FB 12,79) 12,30
30 Brausetbl. 100 mg (N2) ........ (FB 18,90) 17,99
10 Trinktbl. tabs 50 mg (N1) ........ (FB 10,74) 10,38
30 Trinktbl. tabs 50 mg (N2) ........ (FB 13,14) 12,48
50 Trinktbl. tabs 50 mg (N3) ........ (FB 15,37) 14,60
10 Kps. 50 mg (N1) ........ (FB 10,74) 10,36
30 Kps. 50 mg (N2) ........ (FB 13,14) 12,46
50 Kps. 50 mg (N3) ........ (FB 15,37) 14,59
10 Retardtbl. 100 mg ID (N1) ........ (FB 14,51) 14,34
20 Retardtbl. 100 mg ID (N1) ........ (FB 19,02) 18,66
50 Retardtbl. 100 mg ID (N2) ........ (FB 31,69) 31,56
100 Retardtbl. 100 mg ID (N3) ........ (FB 53,14) 52,59
10 Retardtbl. 150 mg ID (N1) ........ (FB 17,03) 16,98
20 Retardtbl. 150 mg ID (N1) ........ (FB 24,60) 24,55
50 Retardtbl. 150 mg ID (N2) ........ (FB 44,98) 44,46
100 Retardtbl. 150 mg ID (N3) ........ (FB 77,27) 77,22
10 Retardtbl. 200 mg ID (N1) ........ (FB 20,20) 20,13
20 Retardtbl. 200 mg ID (N1) ........ (FB 29,85) 29,80
50 Retardtbl. 200 mg ID (N2) ........ (FB 58,49) 57,86
100 Retardtbl. 200 mg ID (N3) ........ (FB 100,98) 100,93
10 ml Lsg. 100 mg/ml (40 Tr.) (N1) ........ (FB 12,16) 11,53
20 ml Lsg. 100 mg/ml (40 Tr.) (N1) ........ (FB 14,87) 14,00
50 ml Lsg. 100 mg/ml (40 Tr.)
mit Dosierpumpe(N2) ........ (FB 23,48) 22,05
100 ml Lsg. 100 mg/ml (40 Tr.)
mit Dosierpumpe(N3) ........ (FB 38,73) 36,80
10 Supp. 100 mg (N1) ........ (FB 12,97) 12,57
20 Supp. 100 mg (N2) ........ (FB 15,83) 15,42

## Tramazolin [ML]

Alphasympathomimetikum. Wird zur lokalen Vasokonstriktion an Nase und Auge mit ähnlichen Wirkungen wie Tetryzolin (s. dort) eingesetzt.

**Ind.:** Rhinitis, Sinusitis, Heuschnupfen. Nichtinfektiöse und allergische Konjunktivitis.

**Kontraind., UW:** s. Tetryzolin.

**Dosis:** *Am Auge*: 3-mal/d 1 Tr. 0,06%. *An der Nase*: 1- bis 3-mal/d. 1–2 Tr. oder 1 Sprühstoß 0,12% für Erw. oder 0,06% für Kdr. bis 6 Jahre.

**Biciron**® (Alcon)
10 ml Augentr. 0,0632% (N1) ........ (FB 4,27) *6,25*

**Ellatun**® (Alcon)
10 ml Nasenspray Kleinkdr. 0,0632% (N1) ........ 5,82
10 ml Pip.-Fl. Kleinkdr. 0,0632% (N1) ........ 5,51
10 ml N Nasenspray 0,1264% (N1) ........ 5,82
10 ml N Nasentr. Pip.-Fl. 0,1264% (N1) ........ 5,51

## Trandolapril *Rp* [US] 1993 **C**

Langwirkender ACE-Hemmer (s. dort) mit ähnlichen Eigenschaften wie Enalapril. Trandolapril ist ein Prodrug, das durch Hydrolyse in das aktive Trandolaprilat umgewandelt wird. Bioverfügbarkeit des aktiven Metaboliten 40–60%, Halbwertszeit 16–24 h.

**Ind.:** Hypertonie, Herzinsuffizienz nach Herzinfarkt.

**Kontraind., UW:** s. ACE-Hemmer.

**Dosis:** *Hypertonie*: Initial 1-mal 1 mg/d oral, ggf. nach 3 Wochen 2 mg/d, maximal bis zu 4 mg/d, Erhaltungsdosis 1–2 mg/d. *Herzinsuffizienz*: Initial 1-mal 0,5 mg/d oral, nächster Tag 1-mal 1 mg/d, ggf. steigern bis auf maximale Erhaltungsdosis 4 mg/d. Bei gleichzeitiger Diuretikatherapie, Salz- und Wasserverlusten, schwerer Hypertonie, Niereninsuffizienz oder Herzinsuffizienz initial 0,5 mg/d. Diese Patienten sind nach der ersten Dosis und bei Dosissteigerungen mindestens 6 h ärztlich zu überwachen, um einen unkontrollierten starken Blutdruckabfall zu vermeiden.

**Gopten**® (Abbott)
20 Kps. 0,5 mg (N1) ........ (FB 12,28) *13,78*

50 Kps. 0,5 mg (N2) ............................... (FB 15,08) *18,22*
100 Kps. 0,5 mg (N3) ............................... (FB 19,12) *25,14*
1 Kal.-Pack./28 Kps. 2 mg (N1) ....................... (FB 16,95) *21,39*
1 Kal.-Pack./98 Kps. 2 mg (N3) ....................... (FB 29,92) *42,04*

**Udrik**® (Abbott)
20 Kps. 0,5 mg (N1) ............................... (FB 12,28) *13,53*
50 Kps. 0,5 mg (N2) ............................... (FB 15,08) *17,59*
100 Kps. 0,5 mg (N3) ............................... (FB 19,12) *24,12*
20 Kps. 1 mg (N1) ............................... (FB 13,54) *14,79*
50 Kps. 1 mg (N2) ............................... (FB 17,39) *19,89*
100 Kps. 1 mg (N3) ............................... (FB 23,72) *28,72*
20 Kps. 2 mg (N1) ............................... (FB 15,40) *16,65*
50 Kps. 2 mg (N2) ............................... (FB 21,48) *23,98*
100 Kps. 2 mg (N3) ............................... (FB 30,22) *35,22*

## Trandolapril + Verapamil *Rp* [US]

Sinnvolle Kombination für die Hochdrucktherapie aus einem ACE-Hemmer und einem Calciumantagonisten. Beide Komponenten sind ausreichend dosiert.

**Ind.:** Hypertonie, wenn eine fixe Kombination angezeigt ist.

**Kontraind., UW, WW:** s. Trandolapril, Verapamil.

**Dosis:** Tgl. 1-mal 1 Kps. morgens.

**Tarka**® (Abbott)
**Best.:** 1 Tbl. enth.: Trandolapril 2 mg, Verapamil-HCl 180 mg.

28 Retardkps. (Kal.-Pack.) (N1) .............................. 30,32
56 Retardkps. (Kal.-Pack.) (N2) .............................. 50,54
98 Retardkps. (Kal.-Pack.) (N3) .............................. 80,98

**Udramil**® (Abbott)
**Best.:** 1 Tbl. enth.: Trandolapril 2 mg, Verapamil-HCl 180 mg.

20 Retardkps. (N1) ......................................... 25,00
50 Retardkps. (N2) ......................................... 46,45
100 Retardkps. (N3) ......................................... 82,28

## Tränenersatzmittel (Filmbildner) [ML]

Bei ungenügender Sekretion des wässrigen oder des Muzinanteils der Tränenflüssigkeit werden Präparate gegeben, die eine Benetzung der Hornhaut sicherstellen, d. h. ein Aufreißen des Tränenfilms verhindern sollen. Geeignet hierfür sind Polymere, die aus bisher ungeklärten Gründen eine lange Verweildauer in der Tränenflüssigkeit im Auge haben, wie z. B. **Polyacrylsäure** (z. B. in Vidisic®), **Polyvinylalkohol** (z. B. Liquifilm®), **Povidon** (z. B. Vidisept®) und **Hypromellose** (z. B. Artelac®). Sie werden auch mit differenten Pharmaka kombiniert, um eine längere Verweildauer zu erreichen. Indiziert sind Tränenersatzmittel in erster Linie bei Keratoconjunctivitis sicca und anderen, selteneren Krankheiten, die zu schnellem Aufreißen des Tränenfilms führen. Häufig werden solche Beschwerden durch trockene, langsam bewegte Luft verursacht, wodurch die Tränenflüssigkeit verdunstet (klimatisierte Räume). Bei häufiger Anwendung sollte eine mögliche Allergisierung durch Konservierungsmittel beachtet werden. Das Konservierungsmittel Benzalkoniumchlorid kann zu einer verkürzten Tränenaufreißzeit führen. Es empfiehlt sich daher der Einsatz Konservierungsmittel-freier Präparate.

## Tranexamsäure *Rp* [US]

Niedermolekularer Plasminhemmstoff zur Behandlung von Hyperfibrinolysen. Tranexamsäure ist ein Lysinanalogon, das im aktiven Zentrum von Plasmin an die Bindungsstelle eines Lysinrestes von Fibrin bindet und dadurch die fibrinspaltende Aktivität von Plasmin hemmt. Nach oraler Gabe 40% Resorption, maximale Serumspiegel nach 2–3 h, Elimination vorwiegend renal, Halbwertszeit 2–3 h.

**Ind.:** Hyperfibrinolyse.

**Kontraind.:** Niereninsuffizienz, massive Hämaturie aus dem oberen Harntrakt. Strenge Indikationsstellung in der Schwangerschaft. Vorsicht bei Thromboseneigung, disseminierter intravasaler Gerinnung, Netzhautkrankheiten, Antikoagulanzientherapie, Patientinnen mit unregelmäßigen Regelblutungen.

**UW:** Häufig Nausea, Erbrechen, Diarrhö. Weniger häufig orthostatische Regulationsstörungen, Hautallergien. Selten thromboembolische Ereignissen, Störungen des Farbsehens und andere Sehstörungen sowie Schwindel.

**WW:** Gleichzeitige Gabe von Antikoagulanzien unter strenger Kontrolle.

**Dosis:** *Lokale Fibrinolyse*: 0,5–1 g langsam i.v. oder 1–1,5 g oral jeweils 2- bis 3-mal/d. *Generalisierte Fibrinolyse*: 1 g (15 mg/kg) langsam i.v. alle 6–8 h.

**Cyklokapron**® (Meda)
20 Filmtbl. 500 mg (N1) ..................................... 25,86
50 Filmtbl. 500 mg (N2) ..................................... 44,89
10 Amp. (500 mg/5 ml) (N2) ................................ 43,15

## Tranylcypromin *Rp* [ML]

Nichtselektiver Hemmstoff der Monoaminoxidase (MAO) mit irreversibler Wirkung. Durch MAO-Hemmung entstehen erhöhte Konzentrationen an Catecholaminen und Serotonin vor allem in den Nervenendigungen und der Leber. Nach Absetzen hält die Enzymhemmung für 3–5 Tage an, aus Sicherheitsgründen wird jedoch meist ein Abstand von 14 Tagen empfohlen, bevor Arznei- oder Nahrungsmittel eingenommen werden, die die Konzentrationen biogener Amine erhöhen. Durch Entwicklung selektiver reversibler MAO-Hemmstoffe wie Moclobemid (s. dort) heute weitgehend entbehrlich. Wird nach oraler Gabe gut resorbiert, HWZ 1–2 h, jedoch wesentlich längere Wirkdauer.

**Ind.:** Depressive Krankheiten.

**Kontraind.:** Schwere Herz-Kreislauf-Krankheiten, insbesondere schwerer Hochdruck, Phäochromozytom, Koronar- u. Zerebralsklerose, schwere Leberfunktionsstörungen. Gleichzeitige Therapie mit Sympathomimetika, Antidepressiva (mit Ausnahme von Lithium), Pethidin, Levodopa.
**UW:** Schlafstörungen, Unruhe, Müdigkeit, Blutdruckänderungen. Bei Verzehr von tyraminhaltigen Nahrungsmitteln (reifer Käse, Hefe- u. Fleischextrakte, Fischkonserven, Geflügelleber u. a.) verstärkte, indirekt sympathomimetische Wirkung mit lebensbedrohlichen Blutdruckkrisen.
**WW:** Verstärkte Wirkung direkt oder indirekt sympathomimetischer Substanzen (s. o.). Verstärkte Wirkungen vieler zentral wirksamer Stoffe wie Opioide, Pethidin (Erregung), Parkinsonmittel, Coffein, Sumatriptan und von Antihypertonika und Antidiabetika. Zeitlicher Abstand zwischen Tranylcypromin und trizyklischen Antidepressiva 10–14 Tage. Tranylcypromin erst 5 Wochen nach Absetzen von Fluoxetin verwenden.
**Dosis:** Im Allgemeinen 3-mal 5 mg/d, Dosisbereich 10–30 mg/d. Erhaltungsdosis 10 mg/d morgens. Stationär bis 40 mg/d, selten bis 60 mg/d.

**Jatrosom® N** (Esparma)
20 Filmtbl. 10 mg (N1) ........ 25,42
45 Filmtbl. 10 mg (N2) ........ 49,98
90 Filmtbl. 10 mg (N3) ........ 89,99

## Trapidil *Rp* [HS]

Phosphodiesterasehemmer zur Anwendung bei koronarer Herzkrankheit. Trapidil wirkt direkt gefäßerweiternd (Senkung von Vor- und Nachlast, Koronardilatation), positiv inotrop und hemmend auf die Thrombozytenaggregation. Bisher liegen nur Daten aus einer offenen Studie zur Verbesserung der Prognose von Patienten mit koronarer Herzkrankheit vor. Bioverfügbarkeit ca. 95%. Maximale Plasmakonzentration nach 1–2 h. Elimination durch hepatischen Metabolismus, Halbwertszeit 2–4 h.
**Anw.:** Ischämische Herzkrankheit.
**Kontraind.:** Überempfindlichkeit gegen Trapidil, schwere Leberinsuffizienz, Schock. Vorsicht bei erhöhter Blutungsneigung.
**UW:** Gastrointestinale Symptome. Kopfschmerzen, Schwindel, reversible Erhöhung der Leberenzyme. Vor allem nach zu schneller i.v.-Injektion Blutdrucksenkung, Tachykardie, Flush, orthostatische Hypotonie.
**WW:** Verstärkung der blutdrucksenkenden und gerinnungshemmenden Wirkung anderer Arzneimittel.
**Dosis:** 2- bis 3-mal 200 mg/d oral, 1- bis 3-mal 100 mg/d i.v. DDD 500 mg.

**Rocornal®** (UCB)
30 Kps. 200 mg (N1) ........ 23,59
60 Kps. 200 mg (N2) ........ 39,98
100 Kps. 200 mg (N3) ........ 59,89

## Trastuzumab *Rp* [US] 2000 **A/D**

Monoklonaler Antikörper gegen den humanen epidermalen Wachstumsfaktors 2 (HER2) zur Immuntherapie des metastasierten Mammakarzinoms mit HER2-Überexpression. Etwa 25–30% aller Mammakarzinome weisen eine HER2-Überexpression auf, die mit einer schlechten Prognose einhergeht. Trastuzumab bindet an die extrazelluläre Domäne des HER2-Rezeptorproteins und hemmt dadurch das Tumorzellwachstum. Der Antikörper hat eine Halbwertszeit von 5,8 Tagen und kann daher 1-mal/Woche i.v. infundiert werden. Die Monotherapie mit Trastuzumab erreichte bei zytostatisch vorbehandelten Frauen mit metastasiertem Mammakarzinom und HER2-Überexpression eine Ansprechrate von nur 15% mit einer mittleren Gesamtüberlebenszeit von 13 Monaten. Deutlich höhere Ansprechraten (71%) erzielte eine Kombinationstherapie mit Paclitaxel. Die Behandlung mit Trastuzumab hat aber auch erhebliche Risiken. Infusionsassoziierte Symptome wie Fieber, Schüttelfrost, Hautausschlag, Übelkeit, Erbrechen sind mit 40–50% die häufigsten Nebenwirkungen (s. UW). In den USA sind in den 18 Monaten nach der Zulassung 62 schwere Nebenwirkungen (darunter 15 Todesfälle) bei der ersten Infusion berichtet worden. Unerwartet war eine Kardiotoxizität bei Monotherapie mit Trastuzumab (7%), vor allem aber bei der Kombinationstherapie mit Paclitaxel (11%) oder Anthrazyklinen (28%).
**Ind.:** Metastasiertes Mammakarzinom mit Überexpression von HER2 als Monotherapie nach mindestens 2 vorangegangenen Chemotherapieregimen oder in Kombination mit Paclitaxel ohne vorangegangene Chemotherapie.
**Kontraind.:** Überempfindlichkeit gegen Mausproteine, Ruhedyspnoe. Schwangerschaft, Stillzeit. Vorsicht bei Herzinsuffizienz, Hypertonie, koronarer Herzkrankheit.
**UW:** Häufig Bauchschmerzen, Asthenie, Schmerzen im Brustkorb, Schüttelfrost, Fieber, Kopfschmerzen, Diarrhö, Übelkeit, Erbrechen, Arthralgie, Myalgie, Ausschlag. Gelegentlich grippeähnliches Syndrom, Rücken- und Nackenschmerzen, Infektion, allergische Reaktionen, Mastitis, Gewichtsverlust, Vasodilatation, Tachykardie, Hypotonie, Herzinsuffizienz, Kardiomyopathie, Anorexie, Obstipation, Dyspepsie, trockener Mund, Hämorrhoiden, Leukopenie, Ekchymose, periphere Ödeme, Knochenschmerzen, Arthritis, Angstzustände, Depression, Schlafstörungen, Parästhesie, Somnolenz, Hypertonus, Neuropathie, Tremor, Asthma, Lungenfunktionsstörungen,

Husten, Dyspnoe, Epistaxis, Pharyngitis, Rhinitis, Sinusitis. Harnwegsinfektionen, Pruritus, Schwitzen, Nagelveränderungen, Haut, Alopezie, Akne, makulopapulöser Ausschlag, Geschmacksveränderungen. Einzelfälle von Anaphylaxie und anaphylaktischem Schock, Angioödem, Sepsis.

**WW:** Verstärkung der blutdrucksenkenden und gerinnungshemmenden Wirkung anderer Arzneimittel.

**Dosis:** Mono- oder Kombinationstherapie: Initial 1-mal 4 mg/kg als i.v.-Infusion über 90 min. Nach 1 Woche 2. Infusion mit 2 mg/kg i.v. 1-mal/Woche bis zur Progression.

**Herceptin**® (Roche)
1 Durchstechfl. 150 mg (N1)................................ 795,01

## Travoprost *Rp* [US] 2001 C

Prostaglandinanalogon zur drucksenkenden Therapie beim Weitwinkelglaukom mit ähnlichen Eigenschaften wie Latanoprost (s. dort). Travoprost wirkt mindestens genauso stark wie Latanoprost. In einer Vergleichsstudie an Glaukompatienten wurde der Augeninnendruck nach 12 Monaten mit Travoprost auf 17,7–19,1 mm Hg und mit Latanoprost auf 18,5–19,2 mm Hg gesenkt Häufigste unerwünschte Wirkungen sind wie bei den beiden anderen Prostaglandinanaloga okuläre Hyperämie mit Brennen, Stechen, Juckreiz und Fremdkörpergefühl. Als gruppenspezifische Nebenwirkungen sind eine Irisverfärbung seltener, verstärktes Wimpernwachstum offensichtlich häufiger als unter Latanoprost.

**Ind.:** Okuläre Hypertension, Offenwinkelglaukom.

**Kontraind.:** Schwangerschaft, Stillzeit. Patienten unter 18 Jahre.

**UW:** Okuläre Hyperämie, Veränderung der Augenwimpern, okulärer Pruritus, Brennen oder Stechen nach dem Eintropfen, Augenschmerzen, trockenes Auge, Fremdkörpergefühl, Irisverfärbung, Photophobie, Keratitis, Tyndall-Phänomen, Augentränen, Schleiersehen, Konjunktivitis, okuläre Irritation, Iritis, Lidödem, Klebrigkeitsgefühl, konjunktivale Follikel, verminderter Visus, Blepharitis, Augenbrauenschmerz, konjunktivale Papillen, Lidrandverkrustung, Augenermüdung, Uveitis, Makulaödem, abnormales Wimpernwachstum. Kopfschmerzen, Hypotension, Bradykardie, Verfärbung der periorbitalen Haut, Asthma.

**WW:** Nicht untersucht.

**Dosis:** 1-mal 1 Tr./d (abends) in den Bindehautsack eintropfen.

**Travatan**® (Alcon)
2,5 ml Augentropf. (40 µg/ml) (N1)........................... 27,76
3× 2,5 ml Augentropf. (40 µg/ml) (N1)........................ 63,41

## Trazodon *Rp* [ML]

Antidepressivum mit von den trizyklischen Antidepressiva völlig verschiedener Struktur. Blockiert vor allem serotoninerge Mechanismen (sowohl Serotonintransport als auch Serotoninrezeptoren) und weicht möglicherweise deshalb auch in seiner Wirksamkeit von den klassischen Antidepressiva ab. Weiteres zum Wirkungsmechanismus s. Amitriptylin. Bei guter Wirksamkeit zeichnet sich Trazodon durch weitgehendes Fehlen der UW klassischer Antidepressiva aus (geringe anticholinerge und antiadrenerge Wirkungen). Jüngere Berichte stellen die ursprünglich angenommene geringe Kardiotoxizität zunehmend in Frage. Wesentliche UW ist Sedierung.

Trazodon wird nach oraler Gabe nahezu vollständig resorbiert, maximale Plasmaspiegel nach 1,5–2,5 h, Halbwertszeit 4–7 h (aktive Metaboliten 13 h). Plasmaspiegel schwanken interindividuell sehr stark und sind nicht direkt mit therapeutischer Wirkung korreliert. Daher muss individuell nach klinischer Wirkung dosiert werden.

**Ind.:** Depressive Krankheiten.

**Kontraind.:** Einnahme von MAO-Hemmern, akute Intoxikationen mit zentral dämpfenden Pharmaka und Alkohol, akute Delirien. Vorsicht bei Herzrhythmusstörungen und Epilepsie.

**UW:** Mäßig ausgeprägte Sedierung (kann erwünscht sein), Kopfschmerzen, Schwindel, Übelkeit, sehr geringe anticholinerge (Mundtrockenheit, Akkommodationsstörungen) und antiadrenerge Wirkungen (orthostatische Hypotension). Bei Wegfall der Antriebshemmung Suizidtendenz. Selten: Unruhe, Muskeltremor, epileptogene Wirkungen, Herzrhythmusstörungen, allergische Reaktionen, leichte Leukopenien. Unter der Behandlung mit Trazodon ist es vereinzelt zu Priapismus gekommen, wobei z. T. chirurgische Intervention notwendig wurde. Persistierende Impotenz ist als Folge möglich.

**WW:** Verstärkte Wirkung von Sedativa und Alkohol, von anticholinerg wirkenden Arzneimitteln (z. B. Parkinsonmitteln, Antihistaminika) und von Antihypertensiva. Über Kombination mit MAO-Hemmern liegen keine ausreichenden Erfahrungen vor. Die Kombination sollte vermieden werden.

**Dosis:** 1. Woche ambulant 1-mal 50–100 mg/d oral, 2. Woche 100–200 mg/d, danach ggf. bis 400 mg/d, stationär bis zu 600 mg/d, auf 2 Einzeldosen verteilt. Nach Ansprechen soll die Dosis für 6 Monate beibehalten werden, ggf. als abendliche Einzeldosis. Anschließend langsam absetzen.

**Thombran**® (Boehringer Ingelheim)
50 Kps. mite 25 mg (N2)............................(FB 15,53) 15,53
20 Kps. 50 mg (N1)................................(FB 14,71) *14,80*
50 Kps. 50 mg (N2)................................(FB 21,44) 21,44
20 Filmtbl. Tabs 100 mg (N1)........................(FB 19,81) 19,81

50 Filmtbl. Tabs 100 mg (N2) ........................ (FB 34,05) 34,05
100 Filmtbl. Tabs 100 mg (N3) ....................... (FB 56,09) 56,09

## Triamcinolon *Rp* [US]

Langwirkendes fluoriertes Glucocorticoid mit ähnlichen Wirkungen wie Prednisolon (s. dort). Keine Mineralocorticoidaktivität. Wirkungsdauer 2,25 Tage, also länger als bei Prednisolon (1,25–1,5 Tage). Wegen der langen Wirkungsdauer keine zirkadiane Therapie möglich. Häufiger Myopathie als mit anderen Glucocorticoiden, außerdem im Unterschied zu Prednisolon Anorexie, Sedation und Depression.
Nach i.m.-Injektion des Depotpräparates Triamcinolonacetonid maximaler Plasmaspiegel nach 4 h, bleibt fast 3 Tage konstant, sinkt in der 1. Woche auf 50% und zeigt nach 2 Wochen nur noch geringe Werte. Durch i.m.-Injektion kommt es gelegentlich zu lokalen Atrophien („Triamcinolonlöcher").
Bei intraartikulärer Injektion langdauernde Wirkung über Wochen und Monate. Hauptrisiken sind dabei Gelenkinfektionen und lokale Schäden durch Knorpelzerstörungen, Knochennekrosen und Osteoporose. Wird außerdem zur intrafokalen und subläsionalen Anwendung empfohlen.
Als Lokalcorticosteroid in der Dermatologie gehört es zu den mittelstark wirksamen Präparaten. Anwendung nach den allgemeinen Regeln für die lokale Therapie mit dem schwächsten gerade noch wirksamen Lokalcorticosteroid. Zur Intervall- und Nachbehandlung wirkstofffreie Basissalben/-cremes.

**Ind.:** Systemische und lokale Glucocorticoidtherapie.

**Kontraind., UW, WW:** s. Prednisolon.

**Dosis:** *Oral*: 4–48 mg/d, nach Besserung schrittweise Reduktion auf Erhaltungsdosis von 4–8 mg/d. Äquivalenzdosis 4 mg, entspricht 20 mg Cortisol, Cushingschwellendosis 6–8 mg/d. DDD 7,5 mg. *Intravenös*: 10–280 mg/d, i.m. nur in Ausnahmefällen. *Intraartikulär*: 10–40 mg je nach Gelenkgröße, kleine Gelenke 10 mg, mittlere 20 mg, große 20–40 mg. 11 mg Triamcinolonacetonid entsprechen 10 mg Triamcinolon. *Haut:* 1- bis 2-mal/d dünn auftragen, nicht länger als 4 Wochen. *Mundschleimhaut*: Haftsalbe 1- bis 2-mal/d dünn auftragen.

**Triamhexal**® (Hexal)
1 Amp. Kristallsusp. 10 mg (N1) ............................. 11,43
5 Amp. Kristallsusp. 10 mg (N2) ............................. 18,06
10 Amp. Kristallsusp. 10 mg (N3) ............................ 26,61
1 Amp. Kristallsusp. 40 mg (N1) ............................. 13,21
5 Amp. Kristallsusp. 40 mg (N2) ............................. 23,33
10 Amp. Kristallsusp. 40 mg (N3) ............................ 36,16

**Volon**® **Tabletten** (Dermapharm)
20 Tbl. 4 mg (N1) ................................ (FB 17,18) 17,18
100 Tbl. 4 mg (N3) ............................... (FB 42,83) 42,83
20 Tbl. 8 mg (N1) ................................ (FB 22,84) 22,84
100 Tbl. 8 mg (N3) ............................... (FB 66,10) 66,10
14 Tbl. 16 mg (N1) ............................... (FB 26,26) 26,26

**Volon**® **A** (Dermapharm)
5 Amp. solubile (40 mg/1 ml) (N2) .......................... 79,85
1 Amp. solubile (80 mg/2 ml) (N1) .......................... 29,80
5 Amp. solubile (80 mg/2 ml) (N2) .......................... 111,29
1 Amp. Kristallsusp. (10 mg/1 ml) (N1) ...................... 13,46
1 Amp. Kristallsusp. (40 mg/1 ml) (N1) ...................... 17,24
5 Amp. Kristallsusp. (40 mg/1 ml) (N2) ...................... 48,73
1 Inj.-Fl. Kristallsusp. (50 mg/5 ml) (N1) .................. 27,17
1 Inj.-Fl. Kristallsusp. (200 mg/5 ml) (N1) ................. 45,82
1 Spritzamp. Kristallsusp. (40 mg/1 ml) (N1) ................ 17,24
2 Spritzamp. Kristallsusp. (40 mg/1 ml) (N2) ................ 25,00

**Volon**® **A antibiotikafrei** (Dermapharm)
20 g Creme (1 mg/g) (N1) ......................... (FB 14,76) 14,76
50 g Creme (1 mg/g) (N2) ......................... (FB 20,52) 20,52
20 g Salbe (1 mg/g) (N1) ......................... (FB 14,76) 14,76
50 g Salbe (1 mg/g) (N2) ......................... (FB 20,52) 20,52
10 g Haftsalbe (1 mg/g) (N1) ..................... (FB 12,53) 12,53
20 g Haftsalbe (1 mg/g) (N2) ..................... (FB 14,76) 14,76

## Triamteren *Rp* [HO]

Kaliumsparendes Diuretikum. Es hat selbst nur eine sehr schwache diuretische Wirkung, vermindert aber die renale Kaliumausscheidung. Triamteren wirkt im distalen Tubulus durch eine direkte Hemmung der Natriumaufnahme in die Zellen, gefolgt von einer fast vollständigen Hemmung der Kaliumsekretion. Triamteren ist als Monosubstanz nicht mehr im Handel, sondern nur in Kombination mit Schleifendiuretika und Thiaziden, um die sekundären renalen Kaliumverluste zu verhindern. Auch eine diuretikabedingte Magnesiumausscheidung wird durch Triamteren gesenkt. Der Zusatz von Triamteren ist besser verträglich und oft auch wirksamer als eine direkte Kaliumsubstitution.

**Kontraind.:** Hyperkaliämie, schwere Hyponatriämie, Niereninsuffizienz. Unwirksam bei GFR unter 30 ml/min und Serumkreatinin über 1,8 mg/dl. Vorsicht bei eingeschränkter Nierenfunktion (GFR 30–60 ml/min) wegen Hyperkaliämiegefahr. Verdacht auf Folsäuremangel (z. B. Leberzirrhose, Alkoholabusus), Leberfunktionsstörungen und Diabetes mellitus. Strenge Indikationsstellung während Schwangerschaft und Stillzeit.

**UW:** Hyperkaliämie mit Herzrhythmusstörungen, Muskelkrämpfe, Müdigkeit, Kopfschmerzen, metabolische Azidose, gastrointestinale Störungen, Exantheme, Arzneimittelfieber (vereinzelt), megaloblastäre Anämie infolge Folsäureantagonismus (selten), akute hämolytische Anämie (selten).

**WW:** Verstärkte Blutdrucksenkung durch Antihypertonika, Vasodilatatoren und Alkohol. Erhöhtes Risiko einer Hyperkaliämie durch Kalium, ACE-Hemmer und nichtsteroidale Antiphlogistika. Wir-

kung von oralen Antidiabetika vermindert. Kardio- und neurotoxische Wirkung von Lithium verstärkt.
**Dosis:** Initial 2-mal 100 mg/d, Erhaltungsdosis 50 mg morgens und mittags.

## Triazolam *Rp* [ML] 1980 B

Hypnotikum aus der Gruppe der kurz wirkenden Benzodiazepine. Halbwertszeit 2–4 h. Ein durch Hydroxylierung entstehender aktiver Metabolit wird schnell durch Konjugierung inaktiviert. Triazolam zeichnet sich durch relativ schnellen Wirkungseintritt aus. Triazolam führt möglicherweise häufiger als andere Benzodiazepine zu Verwirrtheit und anterograder Amnesie. Jüngere Daten legen die Vermutung nahe, dass diese Effekte vor allem durch zu hohe Dosierung (0,5 mg) ausgelöst wurden. Weiteres s. Benzodiazepine.
**Ind.:** Schlafstörungen.
**Kontraind., UW:** s. Benzodiazepine.
**Dosis:** 0,125–0,25 mg kurz vor dem Schlafengehen, ältere Patienten 0,125 mg. Nicht länger als 2 Wochen mit schrittweise Dosisreduktion.

**Halcion**® (Pharmacia)
7 Tbl. mite 0,125 mg (N1) .... 2,91
10 Tbl. mite 0,125 mg (N1) .... (FB 11,21) 11,21
14 Tbl. mite 0,125 mg (N2) .... (FB 11,79) 11,79
7 Tbl. 0,25 mg (N1) .... (FB 11,19) 11,19
10 Tbl. 0,25 mg (N1) .... (FB 11,81) 11,81
14 Tbl. 0,25 mg (N2) .... (FB 12,60) 12,60

## Trihexyphenidyl *Rp* [US]

Synthetisches Anticholinergikum mit ähnlichen Wirkungen wie Biperiden (s. dort). Trihexyphenidyl wird als Parkinsonmittel in frühen Krankheitsstadien eingesetzt, wenn Tremor und Rigor im Vordergrund stehen. Schwache antiakinetische Wirkung. Halbwertszeit 13 h.
**Ind.:** Parkinson-Syndrom, Neuroleptika-Parkinsonoid.
**Kontraind., UW, WW:** s. Biperiden.
**Dosis:** Initial 1 mg/d oral, ggf. tgl. langsam um 1 mg steigern bis auf 6–16 mg/d in 3–4 Einzeldosen.

**Artane**® (Teofarma)
50 Tbl. 2 mg (N2) .... (FB 18,04) 18,04
100 Tbl. 2 mg (N3) .... (FB 25,14) 25,14
50 Tbl. 5 mg (N2) .... (FB 25,24) 25,24
100 Tbl. 5 mg (N3) .... (FB 38,28) 38,28

**Parkopan**® (Hexal)
50 Tbl. 2 mg (N2) .... (FB 18,04) 14,27
100 Tbl. 2 mg (N3) .... (FB 25,14) 18,22
50 Tbl. 5 mg (N2) .... (FB 25,24) 16,89
100 Tbl. 5 mg (N3) .... (FB 38,28) 24,16

## Trimethoprim *Rp* [WS]

Folatreduktasehemmstoff aus der Gruppe der Diaminopyrimidine, der die Reduktion der Dihydrofolsäure zu Tetrahydrofolsäure blockiert. Trimethoprim wirkt bakteriostatisch oder bakterizid je nach Wachstumsbedingungen für die Bakterien. Eiter vermindert die Wirkung von Trimethoprim. Resistenz entwickelt sich durch die Bildung von Plasmid-kodierten Trimethoprim-resistenten Folatreduktasen. Nicht vollständig geklärt ist, ob bei alleiniger Gabe von Trimethoprim die Resistenzentwicklung größer ist als in Kombination mit Sulfamethoxazol (Co-trimoxazol). In Entwicklungsländern liegen hohe Resistenzraten insbesondere bei Enterobacteriaceae gegen Trimethoprim alleine vor.
Trimethoprim wird nahezu vollständig resorbiert. Halbwertszeit 8–11 h bei Erw., etwas länger bei Kdr., bei schwerer Niereninsuffizienz und bei Neugeborenen Halbwertszeit verlängert.
**Ind.:** Unkomplizierte Harnwegsinfektionen.
**Kontraind.:** Trimethoprimüberempfindlichkeit, schwere Nierenfunktionsstörungen, Thrombozytopenie, Granulozytopenie, Megaloblastenanämie.
**UW:** s. Co-trimoxazol.
**WW:** s. Co-trimoxazol. Erhöhung der Serumspiegel und Verstärkung der Wirkung von Phenytoin, Digoxin und Cumarinen. Dapson und Trimethoprim können gegenseitig ihre Serumspiegel erhöhen.
**Dosis:** 2-mal 100–200 mg/d oral über 5–7 Tage. Langzeitprophylaxe bei Erw. 100 mg/d abends.

**Infectotrimet**® (Infectopharm)
75 ml 50 Saft (N1) .... 15,90
3× 75 ml 50 Saft (N2) .... 32,49
75 ml 100 Saft (N1) .... 20,98
20 Tbl. 50 mg (N2) .... (FB 10,86) 10,86
50 Tbl. 50 mg (N3) .... (FB 12,57) 12,57
10 Tbl. 100 mg (N1) .... (FB 10,88) 10,88
20 Tbl. 100 mg (N2) .... (FB 12,08) 12,08
50 Tbl. 100 mg (N3) .... (FB 15,18) 15,16
10 Tbl. 150 mg (N1) .... (FB 11,51) 11,50
20 Tbl. 150 mg (N1) .... (FB 13,19) *16,19*
50 Tbl. 150 mg (N1) .... (FB 17,39) *22,39*
10 Tbl. 200 mg (N1) .... (FB 12,11) 12,09
20 Tbl. 200 mg (N1) .... (FB 14,27) *17,27*
50 Tbl. 200 mg (N1) .... (FB 20,16) *25,16*

## Trimipramin *Rp* [ML]

Trizyklisches Antidepressivum mit starker sedativer Komponente, jedoch geringen anticholinergen Wirkungen. Dadurch nimmt es eine Sonderstellung unter den trizyklischen Antidepressiva ein. Zum Wirkungsmechanismus s. Amitriptylin. Halbwertszeit 23 h.
**Ind.:** Depressive Krankheiten, chronische Schmerzen.
**Kontraind., UW, WW:** s. Amitriptylin.

**Dosis:** *Depression:* Ambulant 25–150 mg/d oral, stationär bis zu 400 mg/d, auf 2 Einzeldosen verteilt. Bei schweren Depressionen ggf. initial i.m. oder als i.v.-Infusion beginnend mit 25–50 mg/d. Im Anschluss an die ca. 2-wöchige Infusionsbehandlung, d. h. nach Erreichen eines deutlichen Effekts, auf orale Therapie umstellen. Nach Ansprechen soll die Dosis für 6 Monate beibehalten werden, ggf. als abendliche Einzeldosis. Anschließend langsam absetzen. *Chronische Schmerzen*: Initial 50 mg/d bis auf mittlere Dosis von 150 mg/d steigern.

**Stangyl®** (Aventis)

20 Tbl. 25 mg (N1) ........ (FB 13,13) 13,13
50 Tbl. 25 mg (N2) ........ (FB 17,37) 17,37
100 Tbl. 25 mg (N3) ........ (FB 25,08) 25,08
20 Tbl. Tabs 100 mg (N1) ........ (FB 20,60) 20,60
50 Tbl. Tabs 100 mg (N2) ........ (FB 35,66) 35,66
100 Tbl. Tabs 100 mg (N3) ........ (FB 58,38) 58,38
30 ml Tr. 40 mg/1 ml (40 Tr.) (N1) ........ (FB 20,44) 20,44
90 ml Tr. 40 mg/1 ml (40 Tr.) (N3) ........ (FB 46,41) 46,41

**Trimineurin®** (Hexal)

20 Tbl. 25 mg (N1) ........ (FB 13,13) 12,35
50 Tbl. 25 mg (N2) ........ (FB 17,37) 15,97
100 Tbl. 25 mg (N3) ........ (FB 25,08) 21,73
20 Tbl. 50 mg (N1) ........ (FB 15,79) 14,29
50 Tbl. 50 mg (N2) ........ (FB 24,17) 20,45
100 Tbl. 50 mg (N3) ........ (FB 37,12) 30,77
20 Tbl. 100 mg (N1) ........ (FB 20,60) 16,41
50 Tbl. 100 mg (N2) ........ (FB 35,66) 26,39
100 Tbl. 100 mg (N3) ........ (FB 58,38) 41,79

## Triptorelin *Rp* [US] 1986 C

Triptorelin ist ein langwirkendes Analogon des hypothalamischen Releasinghormons Leuprolin (s. dort), bei dem L-Glycin in Position 6 durch D-Tryptophan ersetzt ist. Dadurch wird die relative Wirkungsstärke 100fach erhöht und die Halbwertszeit auf 50 min verlängert. Wiederholte Gabe von Triptorelin führt bei Männern mit Prostatakarzinom initial zu einem Testosteronanstieg im Plasma und nach 2 Wochen zu einer Abnahme, die nach 4 Wochen unterhalb von Kastrationswerten liegt. Triptorelin wirkt dann infolge einer Desensitisierung hypophysärer Gonadorelinrezeptoren ausschließlich als funktioneller Rezeptorantagonist.

**Ind.:** *Mann*: Fortgeschrittenes, hormonabhängiges Prostatakarzinom. *Frau*: Uterus myomatosus, Endometriose, assistierende Fertilitätstherapie zur Verhinderung vorzeitiger LH-Anstiege.

**Kontraind., UW:** s. Leuprolin.

**Dosis:** *Mann*: 0,5 mg 1-mal tgl. s.c. über 7 Tage und anschließend Dauerbehandlung mit 1-mal 0,1 mg/d. Retardmikrokps. 3,75 mg i.m. alle 28 Tage. *Frau*: Retardmikrokps. 3,75 mg i.m. alle 28 Tage.

**Decapeptyl®** (Ferring)

7 Fertigspr. (0,1 mg/1 ml) (N2) ........ 79,77
28 Fertigspr. (0,1 mg/1 ml) (N3) ........ 279,68

**Decapeptyl® Depot/Gyn/N** (Ferring)

1 Einmalspr. Depot 3,75 mg + 1 ml Susp. (N1) ........ 193,95
3 Einmalspr. Depot 3,75 mg + 1 ml Susp. (N3) ........ 546,79
1 Einmalspr. Gyn 3,75 mg + 1 ml Susp. (N1) ........ 212,42
3 Einmalspr. Gyn 3,75 mg + 1 ml Susp. (N3) ........ 600,53
1 Fertigspr. N mit Pulver + 1 Lsgm. (N1) ........ 212,42
3 Fertigspr. N mit Pulver + 3 Lsgm. (N3) ........ 600,53

## Tropicamid *Rp* [ML]

Parasympatholytikum mit ähnlichen Wirkungen wie Atropin (s. dort). Wirkt schneller und kürzer mydriatisch. Mydriasis und Zykloplegie nach 15–20 min, Wirkdauer 2–6 h. Wird zur diagnostischen Pupillenerweiterung sowie zur Erzielung einer Akkommodationsparese für Refraktionsbestimmungen eingesetzt.

**Ind.:** Diagnostische Mydriasis, Refraktionsbestimmung.

**Kontraind.:** Engwinkelglaukom, Vorsicht bei Quecksilberallergie (enth. Phenylquecksilbernitrat als Konservierungsmittel).

**UW:** Nach Anwendung besteht für mehrere Stunden Verkehrsuntüchtigkeit!

**Dosis:** *Pupillenerweiterung*: 1 Tr. einige min vor der Untersuchung. *Akkommodationsparese*: 6-mal 1 Tr. im Abstand von 6–12 min.

**Mydriaticum Stulln®** (Pharma Stulln)

10 ml Augentr. (5 mg/ml) (N1) ........ 11,50
20× 0,4 ml Augentr. (5 mg/ml) (N1) ........ 12,60
50× 0,4 ml Augentr. (5 mg/ml) (N2) ........ 16,85

**Mydrum®** (Chauvin ankerpharm)

10 ml Augentr. (5 mg/ml) (N1) ........ 11,77

## Tropisetron *Rp* [HK] 1993 B

Antiemetikum aus der Gruppe der selektiven 5-$HT_3$-Rezeptorantagonisten mit ähnlichen Wirkungen wie Ondansetron (s. dort). Im Vergleich zu Ondansetron wird Tropisetron langsamer ausgeschieden (Halbwertszeit 8 h), sodass eine einmal tägliche Anwendung mit einer Wirkungsdauer von 24 h möglich ist.

**Ind.:** Zytostatika-induziertes Erbrechen, postoperatives Erbrechen und Prophylaxe von Erbrechen bei intraabdominalen Operationen.

**Kontraind.:** Anwendung bei Kdr., Schwangerschaft und Stillzeit.

**UW:** Kopfschmerzen, Obstipation, Müdigkeit, Bauchschmerzen, Diarrhö.

**WW:** Rifampicin und Phenobarbital können den Abbau von Tropisetron beschleunigen und die Plasmakonzentration vermindern. Dosis von Tropisetron entsprechend anpassen.

**Dosis:** *Zytostatika*: 5 mg unmittelbar vor Gabe des Zytostatikums langsam i.v. injizieren oder infundieren. Anschließend 5 mg/d oral bis zu weiteren 5 Tagen.
*Postoperatives Erbrechen*: 2 mg langsam i.v. injizieren oder infundieren.

**Navoban**® (Novartis)
1 Amp. (2 mg/2 ml) (N1) ..... 21,61
5 Amp. (2 mg/2 ml) (N1) ..... 68,97
1 Amp. (5 mg/5 ml) (N1) ..... 37,18
5 Amp. (5 mg/5 ml) (N1) ..... 147,01
5 Kps. 5 mg (N1) ..... 132,44

## Trospiumchlorid *Rp* [HK]

Parasympatholytikum mit ähnlichen Eigenschaften wie Butylscopolaminiumbromid. Unsichere Resorption aus dem Darm.
**Anw.:** Spasmen der glatten Muskulatur im Bereich des Magen-Darm-Kanals, der Gallenwege und Gallenblase, des Harnsystems, der weibliche Genitalorgane. Pylorospasmus, Blasenfunktionsstörungen mit Reizblase oder Dranginkontinenz.
**Kontraind., UW:** s. Atropin.
**Dosis:** Injektionslsg. 1,2–2 mg langsam i.v.; Supp. bis zu 5-mal 1 mg/d für Erw., bis zu 4-mal 0,75 mg/d für Kdr. und bis zu 2-mal 0,75 mg/d für Sgl.; Tbl. bis zu 3-mal 5–15 mg/d.

**Spasmex**® (Pfleger)
5 Amp. i.v. (1,2 mg/2 ml) (N1) ..... 12,39
5 Amp. i.v. (2 mg/2 ml) (N1) ..... 12,41
30 Tbl. 5 mg (N1) ..... (FB 22,84) 22,84
50 Tbl. 5 mg (N2) ..... (FB 29,92) 29,92
100 Tbl. 5 mg (N3) ..... (FB 46,83) 46,83
30 Filmtbl. 15 mg (N1) ..... (FB 25,72) 25,72
50 Filmtbl. 15 mg (N2) ..... (FB 34,57) 34,57
100 Filmtbl. 15 mg (N3) ..... (FB 53,99) 53,99
30 Tbl. 30 mg (N1) ..... (FB 27,48) 27,48
50 Tbl. 30 mg (N2) ..... (FB 37,28) 37,28
100 Tbl. 30 mg (N3) ..... (FB 58,78) 58,78

**Spasmolyt**® (Madaus)
30 Filmtbl. 5 mg (N1) ..... (FB 22,84) 22,84
50 Filmtbl. 5 mg (N2) ..... (FB 29,92) 29,92
100 Filmtbl. 5 mg (N3) ..... (FB 46,83) 46,83
30 Filmtbl. 10 mg (N1) ..... (FB 24,79) 24,79
50 Filmtbl. 10 mg (N2) ..... (FB 32,60) 32,60
100 Filmtbl. 10 mg (N3) ..... (FB 51,40) 51,40
30 Filmtbl. 20 mg (N1) ..... (FB 26,44) 26,44
50 Filmtbl. 20 mg (N2) ..... (FB 35,66) 35,66
100 Filmtbl. 20 mg (N3) ..... (FB 55,91) 55,91

## Troxerutin [UF]

Partialsynthetisch aus Rutin hergestelltes Flavonderivat mit ähnlichen Wirkungen und Nebenwirkungen wie die Hydroxyethylrutoside (s. dort). Die klinische Wirksamkeit ist fraglich. Die enterale Resorption ist langsam und mit 10–15% gering. Halbwertszeit 10–25 h, nach parenteraler Applikation 30–45 min.
**Anw.:** Chronisch-venöse Insuffizienz, Hämorrhoiden, postthrombotisches Syndrom.
**Kontraind., UW:** Wie Hydroxyethylrutoside.
**Dosis:** 3-mal 300 mg/d. Einnahme während der Mahlzeiten.

**Troxerutin-ratiopharm**® (ratiopharm)
50 Kps. 300 mg ..... 12,75
100 Kps. 300 mg ..... 22,20

## Tryptophan [ML]

Natürlich vorkommende essentielle Aminosäure L-Tryptophan, die für die Proteinsynthese und als Vorstufe in der Serotoninsynthese benötigt wird. Mit der täglichen Nahrung werden ca. 250 mg aufgenommen. Im Gegensatz zum Folgeprodukt, 5-Hydroxytryptophan (Oxitriptan), sind bei L-Tryptophan Aufnahme in das ZNS und Metabolisierung zu Serotonin sehr gering. Hohe Dosen sollen schlaffördernd sein, haben jedoch keine eigentlich hypnotische, d. h. schlafinduzierende, Wirkung („schlafregulierend“).
Das früher beobachtete Eosinophilie-Myalgie-Syndrom beruhte wahrscheinlich auf Verunreinigungen, darunter Ethylidenbistryptophan. Todesfälle sind vorgekommen. Das 1990 angeordnete Ruhen der Zulassung ist 1996 aufgehoben worden, nachdem durch Qualitätskontrollen sichergestellt werden soll, dass solche Verunreinigungen nicht mehr enthalten sind.
**Anw.:** Einschlafstörungen.
**Kontraind.:** Schwere Nieren- und Leberfunktionsstörungen, Karzinoidsyndrom. Strenge Indikationsstellung in Schwangerschaft und Stillzeit.
**UW:** Schwindelgefühl, Kopfschmerzen, Übelkeit, Magenschmerzen. Eosinophilie-Myalgie-Syndrom.
**Dosis:** 1000 mg, ggf. 2000 mg/d.

**Kalma**® (STADA)
20 Filmtbl. 500 mg (N1) ..... 19,28
50 Filmtbl. 500 mg (N2) ..... 32,51
100 Filmtbl. 500 mg (N3) ..... 53,04

## Tulobuterol *Rp* [US]

Bronchospasmolytikum aus der Gruppe der Beta$_2$-Rezeptoragonisten mit ähnlichen Wirkungen wie Salbutamol (s. dort). Tulobuterol wird oral angewendet. Halbwertszeit 3 h.
**Ind.:** Asthma bronchiale, bronchospastische Zustände.
**Kontraind., UW:** s. Beta$_2$-Rezeptoragonisten.
**Dosis:** 2-mal/d 10 mg oral, Kdr. 1–14 Jahre: 0,04–0,08 mg/kg tgl. verteilt auf 2 Einzelgaben.

**Atenos**® (UCB)
150 ml Sirup (1 mg/5 ml) (N1)........................(FB 22,43) 22,43
100 Tbl. 2 mg (N3)..................................(FB 23,80) 23,80

## Tyrothricin-Kombinationen [BL]

Kombination aus dem Lokalantibiotikum Tyrothricin, dem Antiseptikum Cetrimoniumbromid und dem Lokalanästhetikum Lidocain. Tyrothricin wirkt auf grampositive Bakterien, erreicht aber keine ausreichenden Hemmkonzentrationen im Mund.

**Lemocin**® **Lutschtabletten** (Novartis)
**Anw.:** Mund- und Rachenkrankheiten.
**Best.:** 1 Lutschtbl. enth.: Tyrothricin 4 mg, Cetrimoniumbromid 2 mg, Lidocain 1 mg.
**Kontraind.:** Frische Wunden im Mund- und Rachenraum.
**UW:** Selten Überempfindlichkeitsreaktionen oder Sensibilisierung.
**Dosis:** Alle 1–3 h 1 Lutschtbl., max. 8 Lutschtbl./d. Nicht länger als 2 Tage anwenden.
20 Lutschtbl. (N1) ........................................... 4,98
50 Lutschtbl. (N2) ........................................... 10,60

# U

## Urapidil *Rp* [US] 1981 **B**

Zentraler Alpha$_2$-Rezeptoragonist mit ähnlichen Wirkungen wie Clonidin. Zusätzlich Alpha$_1$-Rezeptor-blockierende Wirkungen. Wirkungseintritt nach i.v.-Gabe in 5 min, Wirkungsdauer 8–10 h, Halbwertszeit 2,7 h.

**Ind.:** Hypertonie.

**Kontraind.:** Schwangerschaft, Stillzeit.

**UW:** Initial Schwindel, Übelkeit, Kopfschmerzen, Müdigkeit, Herzklopfen, Magenbeschwerden, Juckreiz, Schlafstörungen, Mundtrockenheit, orthostatische Dysregulation, Potenzstörungen, selten allergische Hautreaktionen.

**WW:** Verstärkung der Wirkung durch andere blutdrucksenkende Mittel und Alkohol. Cimetidin erhöht die Serumspiegel von Urapidil.

**Dosis:** *Hypertonie*: Initial 2-mal 30–60 mg/d oral, ggf. bis 2-mal 90 mg/d steigern.
*Hypertensiver Notfall*: 10–50 mg langsam i.v., ggf. wiederholen und anschließend i.v.-Infusion von initial 2 mg/min, Erhaltungsdosis im Mittel 9 mg/h. DDD 90 mg.

**Ebrantil®** (Altana)
5 Amp. (25 mg/5 ml) (N2) .......... 35,80
5 Amp. (50 mg/10 ml) (N2) .......... 58,02
50 Retardkps. 30 mg (N2) .......... (FB 27,54) 27,54
100 Retardkps. 30 mg (N3) .......... (FB 44,90) 44,90
50 Retardkps. 60 mg (N2) .......... (FB 32,99) 32,99
100 Retardkps. 60 mg (N3) .......... (FB 55,61) 55,61
50 Retardkps. 90 mg (N2) .......... (FB 36,97) 36,97
100 Retardkps. 90 mg (N3) .......... (FB 62,49) 62,49

## Uridinmonophosphat-Kombination [US]

Kombinationspräparat aus Uridin- und Cytidinmonophosphat ohne gesicherte Wirkungen.

**Anw.:** Neuritiden, Myopathien.

**Kontraind.:** Überempfindlichkeit gegen Lokalanästhetika.

**Dosis:** 2-mal 1–2 Kps./d oder 1–2 Amp. i.m. wöchentlich.

**Keltican® N** (Trommsdorff)
**Best.:** 1 Amp./1 Kps. enth.: Uridin-5'-monophosphat Dinatriumsalz 1,885 mg/0,950 mg, Cytidin-5'-monophosphat Dinatriumsalz 2 $H_2O$ 5 mg/2,5 mg. 1 Amp. mit Lösungsmittel (2 ml) enth.: Lidocain-HCl 20 mg.
5 Amp. + Lsgm. 2 ml (N1) .......... 25,00
20 Kps. (N1) .......... 13,13
50 Kps. (N2) .......... 27,17
100 Kps. (N3) .......... 48,72

## Urokinase *Rp* [KR]

Fibrinolytikum mit ähnlichen Wirkungen wie Streptokinase (s. dort). Urokinase, die aus menschlichem Urin oder menschlichen Nierenzellkulturen gereinigt wird, wandelt Plasminogen in Plasmin um und löst dadurch fibrinhaltige Thromben auf. Die Elimination erfolgt durch Metabolisierung in Leber und Niere, Halbwertszeit ca. 10 min.

**Ind.:** Akuter Myokardinfarkt, tiefe Venenthrombosen, arterielle Thrombosen, Lungenembolie, Rekanalisierung arteriovenöser Shunts.

**Kontraind., UW:** s. Streptokinase.

**Dosis:** *Systemisch:* Initial 250.000 bis 600.000 I.E. in 12 ml $H_2O$ in 20–30 min i.v. infundieren. Erhaltungsdosis 100.000 I.E./h bis zu 6 h. Therapiedauer bis Beseitigung des Verschlusses. Bei Verlängerung der Thrombinzeit über den 4fachen Normwert Reduktion der Erhaltungsdosis auf 50.000 I.E./h. *Lokale Anwendung*: Bei Thrombosen in arteriovenösen Shunts von Hämodialysepatienten 25.000 I.E. je zur Hälfte in beide Schenkel des Shunts instillieren, evtl. nach 30 min wiederholen.

**Urokinase medac** (medac)
1 Durchstechfl. 10.000 I.E. (N1) .......... 40,00
1 Durchstechfl. 50.000 I.E. (N1) .......... 58,79
1 Durchstechfl. 100.000 I.E. (N1) .......... 99,32
1 Durchstechfl. 250.000 I.E. (N1) .......... 229,70
1 Durchstechfl. 500.000 I.E. (N1) .......... 440,00

## Ursodeoxycholsäure *Rp* [HK]

Gallensteinauflösendes Mittel. Ursodeoxycholsäure senkt den Cholesteringehalt der Gallenflüssigkeit, indem es die Bildung sogenannter Flüssigkristalle in der Galle fördert und die Cholesterinresorption im Darm hemmt.

**Ind.:** Auflösung von Cholesteringallensteinen. Gallenrefluxgastritis. Zur symptomatischen Behandlung der primär biliären Zirrhose, solange keine dekompensierte Leberzirrhose vorliegt.

**Kontraind.:** Akut-entzündliche Krankheiten der Gallenblase und Gallenwege, Hepatitis, Leberzirrhose, entzündlich-ulzeröse Magen-Darmkrankheiten, Schwangerschaft.

**UW:** Selten Durchfall, bei 10% der Patienten Sekundärverkalkung der Steine.
**Dosis:** 10–15 mg/kg/d.

**Ursofalk**® (Falk)
50 Kps. 250 mg (N2) ............................... (FB 36,39) 36,39
100 Kps. 250 mg (N3) ............................... (FB 60,84) 60,84
Susp. 250 ml (250 mg/5 ml) (N2) ............................... 43,08
Susp. 500 ml (250 mg/5 ml) (N3) ............................... 73,39

# V

## Valaciclovir *Rp* [US] 1995 **B**

Valylester des Virostatikums Aciclovir (s. dort) als oral wirksames Prodrug zur Behandlung von Herpes zoster und Herpes genitalis. Orale Bioverfügbarkeit mit 54% 2–3fach höher als bei Aciclovir. Valaciclovir wird anschließend nahezu vollständig durch hepatische Esterasen zu Aciclovir hydrolysiert. Die maximalen Plasmaspiegel sind 2–3-mal so hoch wie nach der Gabe von Aciclovir. Daher 2- bis 3-mal tägliche Gabe ausreichend.

**Ind.:** Herpes zoster, Herpes genitalis.

**Kontraind.:** Patienten unter 18 Jahre, immunsupprimierte Patienten. Vorsicht bei eingeschränkter Leber- oder Nierenfunktion.

**UW:** Häufig Kopfschmerzen und Übelkeit. Gelegentlich Erbrechen, Durchfall und Bauchschmerzen.

**WW:** Cimetidin und Probenecid vermindern die Elimination. Mycophenolatmofetil erhöht die Plasmaspiegel von Aciclovir

**Dosis:** *Herpes zoster*: 3-mal 1000 mg/d oral. *Herpes genitalis*: 2-mal 500 mg/d oral.

**Valtrex**® (GlaxoSmithKline)

10 Filmtbl. S 500 mg (N1) .................................... 40,67
42 Filmtbl. 500 mg (N2) .................................... 139,88

## Valdecoxib *Rp* [GG] 2003 **C**

Nichtsteroidales Antiphlogistikum aus der Gruppe der COX-2-selektiven Inhibitoren (s. Celecoxib). Valdecoxib (2-mal 40 mg/d oral, 11 Tage) war bei Patienten mit einer koronarchirurgischen Bypassoperation nach anfänglich parenteraler Gabe von Parecoxib (2-mal 40 mg/d i.v., 3 Tage) im Vergleich zur postoperativen analgetischen Standardtherapie wirksam, zeigte aber eine stark erhöhte Nebenwirkungsrate (19% versus 10%), darunter 4 Todesfälle, 9 zerebrovaskuläre Störungen, 5 Herzinfarkte und 10 sternale Wundinfektionen. Daher sollten COX-2-Hemmer nicht bei kardiovaskulären Risikopatienten eingesetzt werden.

Valdecoxib hat eine orale Bioverfügbarkeit von ca. 85% und erreicht maximale Plasmaspiegel nach etwa 3 h. Plasmaproteinbindung >98%, Halbwertszeit 8–11 h. Metabolisierung über CYP 3A4 und CYP2C9 zu großteils inaktiven Metaboliten. Ca. 5% der Dosis wird unverändert renal ausgeschieden.

**Ind.:** Behandlung von Symptomen bei Osteoarthrose und rheumatoider Arthritis. Primäre Dysmenorrhö.

**Kontraind.:** Sulfonamidüberempfindlichkeit, peptische Ulzera oder gastrointestinale Blutungen, allergische Reaktionen nach Acetylsalicylsäure und nichtsteroidalen Antiphlogistika (Asthma, akute Rhinitis, Nasenschleimhautpolypen, angioneurotisches Ödem, Urtikaria). Schwere Leberfunktionsstörung, entzündliche Darmkrankheiten, dekompensierte Herzinsuffizienz. Drittes Trimenon der Schwangerschaft, Stillzeit. Patienten unter 18 Jahre. Vorsicht bei koronarer Herzkrankheit, zerebrovaskulären Krankheiten, Adipositas, eingeschränkter Nieren- oder Leberfunktion.

**UW:** Häufig Mundtrockenheit, Hypertonie, periphere Ödeme, Völlegefühl, Bauchschmerzen, alveoläre Osteitis, Diarrhö, Dyspepsie, Übelkeit, Anämie, Husten, Pharyngitis, Sinusitis, Pruritus, Ausschlag, Harnwegsinfektionen. Gelegentlich Verschlechterung einer bestehenden Hypertonie, Synkope, generalisiertes Ödem, periorbitale Schwellungen, Wundinfektionen, Herzinsuffizienz, Duodenitis, Gastroenteritis, Gastroduodenalulzera, gastroösophageale Reflux, Stomatitis, Palpitationen, AST und ALT erhöht, erhöhte alkalische Phosphatase, erhöhte BUN-Werte, erhöhtes Kreatinin, erhöhte Kreatinphosphokinase, Gewichtszunahme, Ekchymose, Moniliasis, Virusinfektionen, Bronchospasmen, Pneumonie, Urtikaria, Albuminurie, Hämaturie, Oligurie, Hämatom, verschwommenes Sehen, Konjunktivitis. Bei Koronarpatienten erhöhtes Risiko für Schlaganfälle, Nierenfunktionsstörungen. Anaphylaktische Reaktionen, Angioödeme, Myokardinfarkt, Erythema multiforme, exfoliative Dermatitis, Stevens-Johnson-Syndrom.

**WW:** Wie herkömmliche nichtsteroidale Antiphlogistika Wirkungsabschwächung von ACE-Inhibitoren und Diuretika, evtl. Wirkungsverstärkung von Antikoagulanzien (aber geringer als bei herkömmlichen nichtsteroidalen Antiphlogistika). CYP2C9-Hemmer (z. B. Fluconazol) und CYP3A4-Hemmer (z. B. Ketoconazol) erhöhen die Valdecoxibspiegel. Enzyminduktoren wie Rifampicin oder Phenytoin beschleunigen die Metabolisierung von Valdecoxib. Schwacher CYP2D6-Inhibitor (obwohl selbst kein Substrat), d. h. Plasmaspiegel von CYP2D6-Substraten (z. B. Betarezeptorenblocker, Antidepressiva, Neuroleptika, Antiarrhythmika, Dextromethorphan) können bei Komedikation mit Valdecoxib erhöht sein.

**Dosis:** *Osteoarthrose, rheumatoide Arthritis*: 1-mal 10 mg/d oral, ggf. 1-mal 20 mg/d. *Dysmenorrhö*: 1-mal 40 mg/d.

**Bextra**® (Pfizer)
10 Filmtbl. 10 mg (N1) .......... 21,63
30 Filmtbl. 10 mg (N2) .......... 47,13
50 Filmtbl. 10 mg (N2) .......... 72,76
100 Filmtbl. 10 mg (N3) .......... 134,71
10 Filmtbl. 20 mg (N1) .......... 21,63
30 Filmtbl. 20 mg (N2) .......... 47,13
50 Filmtbl. 20 mg (N2) .......... 72,76
100 Filmtbl. 20 mg (N3) .......... 134,71
5 Filmtbl. 40 mg (N1) .......... 15,75

## Valganciclovir *Rp* [US] 2002 B

Prodrug von Ganciclovir zur oralen Behandlung der Cytomegalievirusretinitis bei AIDS-Patienten. Valganciclovir ist der Monovalylester von Ganciclovir, der eine deutlich höhere orale Bioverfügbarkeit (61%) als Ganciclovir (5–7%) aufweist. Mit einer Tagesdosis von 900 mg Valganciclovir werden ähnlich hohe Plasmazeitkurven von Ganciclovir erreicht wie mit der i.v.-Gabe von 5 mg/kg Ganciclovir. In einer randomisierten, aber unblinden Studie an Patienten mit erstmals diagnostizierter Cytomegalievirusretinitis war die Erfolgsquote von oral appliziertem Valganciclovir (72%) ähnlich hoch wie die von Ganciclovir i.v. (77%). Die Inzidenz und Schwere der Nebenwirkungen beider Präparate unterschieden sich bis auf vermehrtes Auftreten einer Diarrhö nicht wesentlich. Nach oraler Gabe wird Valganciclovir vollständig zu Ganciclovir metabolisiert und in dieser Form mit einer Halbwertszeit von 4 h renal ausgeschieden. Dementsprechend wird die Dosis bei eingeschränkter Nierenfunktion reduziert (s. Fachinformation).
**Ind.:** Cytomegalievirusretinitis bei AIDS-Patienten.
**Kontraind.:** Überempfindlichkeit gegen Valaciclovir, Aciclovir. Schwangerschaft, Stillzeit.
**UW, WW:** s. Ganciclovir.
**Dosis:** Initial 2-mal 900 mg/d für 21 Tage mit den Mahlzeiten, Erhaltungsdosis 1-mal 900 mg/d.

**Valcyte**® (Roche)
60 Filmtbl. 450 mg (N1) .......... 1959,31

## Valproinsäure *Rp* [ES]

Antiepileptikum mit breitem Indikationsspektrum gegen generalisierte Anfälle. Valproinsäure hat sich auch als Mittel der Wahl für Grand-mal-Anfälle durchgesetzt, weil es genauso wirksam wie Carbamazepin und Phenytoin ist, aber weniger UW hat. Bei kleineren Kdr. zurückhaltend anwenden wegen potentiell tödlicher Lebernekrosen. Valproinsäure erhöht die zerebrale GABA-Konzentration und verstärkt dadurch GABA-induzierte Inhibitionen. Zusätzlich werden vermutlich auch spannungsabhängige Natriumkanäle über einen Phenytoin-artigen Mechanismus blockiert, an dem langlebige aktive Metabolite der Valproinsäure beteiligt sind.
Bioverfügbarkeit 80–100%, maximale Plasmaspiegel nach 2–8 h, Halbwertszeit 15 h, bei Kdr. 11 h, nach gleichzeitiger Gabe enzyminduzierender Pharmaka nimmt sie um 40% ab. Therapeutische Plasmaspiegel 40–100 µg/ml.
**Ind.:** Generalisierte Anfälle in Form von tonisch-klonischen Anfällen, Absencen und myoklonischen Anfällen. Fokale und sekundär generalisierte Anfälle.
**Kontraind.:** Familiäre Leberkrankheiten, Leberkrankheiten in der Anamnese und manifeste Leber- und Pankreaskrankheiten. Vorsicht bei Kleinkindern, die mit mehreren Antiepileptika behandelt werden, bei vorausgegangener Knochenmarkschädigung und bei Frauen mit Kinderwunsch oder unsicherer Kontrazeption.
**UW:** Treten im Allgemeinen in den Anfangsstadien der Therapie auf und sind leicht und kurzdauernd. Im Vordergrund stehen Gewichtszunahme, vorübergehender Haarausfall, Tremor und Parästhesien. Selten Thrombozytopenie und verlängerte Blutungszeit.
In seltenen Fällen werden dosisunabhängige potentiell tödliche Leberschäden beobachtet. Das höchste Risiko besteht für Kinder unter 2 Jahren, die mit einer Kombinationstherapie behandelt werden (Häufigkeit 1:500). Seit 1984 ist die Gesamtinzidenz deutlich von 1:10.000 auf 1:50.000 zurückgegangen, nachdem Valproinsäure überwiegend nur noch für die Monotherapie angewendet wird. Deshalb Anzeichen einer Leberschädigung besonders aufmerksam verfolgen: Abnahme der antiepileptischen Wirkung, Teilnahmslosigkeit, Appetitlosigkeit, Lethargie, Übelkeit, Erbrechen, unklare Oberbauchbeschwerden, Unruhe, Verwirrtheit. In sehr seltenen Fällen wurden auch Pankreatitiden mit ähnlichen Symptomen beobachtet. In Verdachtsfällen engmaschige Kontrolle der Leberfunktion und der Gerinnungsparameter.
Teratogene Wirkungen nach Einnahme im ersten Trimenon, vor allem gehäuftes Auftreten von Spina bifida und Myelomeningozele bei 1% der Kinder. Deshalb Frauen mit Kinderwunsch und unsicherer Kontrazeption vor Beginn der Valproinsäuretherapie beraten. Während der Schwangerschaft kein plötzlicher Therapieabbruch, weil dadurch epileptische Anfälle ausgelöst werden können mit potentiellen Schäden für Mutter und Kind (fetale Asphyxie).
**WW:** Andere Antiepileptika (vor allem Phenobarbital, Phenytoin, Carbamazepin), können die Valproinsäureserumspiegel senken. Valproinsäure kann die Wirkung von Barbituraten, Neuroleptika, Anti-

depressiva und Tranquillanzien verstärken. Erhöhte Blutungsneigung nach gleichzeitiger Einnahme von Antikoagulanzien oder Acetylsalicylsäure. Hemmung des Metabolismus von Lamotrigin.

**Dosis:** Einschleichende Dosierung mit initial z. B. 5–10 mg/kg oral. Erhöhung alle 4–7 Tage um 5 mg/kg, jeweils auf 3 Einzeldosen/d verteilt. Mittlere Tagesdosis für Erw. 20–30 mg/kg oral, für Kdr. 20–40 mg/kg. Bei gleichzeitiger Gabe mit anderen Antiepileptika initial 15–20 mg/kg und Erhaltungsdosis 40–60 mg/d. Volle Wirkung manchmal erst nach 4–6 Wochen sichtbar.

**Ergenyl**® (Sanofi-Synthelabo)

50 Filmtbl. 150 mg (N1) ............................(FB 15,22) 15,22
100 Filmtbl. 150 mg (N2) ..........................(FB 20,51) 20,51
200 Filmtbl. 150 mg (N3) ..........................(FB 30,75) 30,75
50 Filmtbl. 300 mg (N1) ............................(FB 19,06) 19,06
100 Filmtbl. 300 mg (N2) ..........................(FB 27,97) 27,97
200 Filmtbl. 300 mg (N3) ..........................(FB 46,03) 46,03
50 Filmtbl. 500 mg (N1) ............................(FB 23,34) 23,34
100 Filmtbl. 500 mg (N2) ..........................(FB 36,83) 36,83
200 Filmtbl. 500 mg (N3) ..........................(FB 62,21) 62,21
50 Retardtbl. 300 mg (N1) ..........................(FB 19,06) 19,06
100 Retardtbl. 300 mg (N2) ........................(FB 27,97) 27,97
200 Retardtbl. 300 mg (N3) ........................(FB 46,03) 46,03
50 Retardtbl. 500 mg (N1) ..........................(FB 23,34) 23,34
100 Retardtbl. 500 mg (N2) ........................(FB 36,83) 36,83
200 Retardtbl. 500 mg (N2) ........................(FB 62,21) 62,21
60 ml Lsg. (300 mg/ml) (N1) ................................ 27,89
5 Amp. (400 mg/4 ml)........................................ 48,70

**Orfiril**® (Desitin)

50 Drg. 150 mg (N1) ...............................(FB 15,22) 15,22
100 Drg. 150 mg (N2) .............................(FB 20,51) 20,51
200 Drg. 150 mg (N3) .............................(FB 30,75) 30,75
50 Drg. 300 mg (N1) ...............................(FB 19,06) 19,06
100 Drg. 300 mg (N2) .............................(FB 27,97) 27,97
200 Drg. 300 mg (N3) .............................(FB 46,03) 46,03
50 Drg. 600 mg (N1) ...............................(FB 25,53) 25,53
100 Drg. 600 mg (N2) .............................(FB 40,36) 40,36
200 Drg. 600 mg (N3) .............................(FB 69,74) 69,74
50 Retardkps. long 150 mg (N1) ....................(FB 15,22) 15,22
100 Retardkps. long 150 mg (N2) ..................(FB 20,51) 20,51
200 Retardkps. long 150 mg (N3) ..................(FB 30,75) 30,75
50 Retardkps. long 300 mg (N1) ....................(FB 19,06) 19,06
100 Retardkps. long 300 mg (N2) ..................(FB 27,97) 27,97
200 Retardkps. long 300 mg (N3) ..................(FB 46,03) 46,03
50 Minipack 500 mg (N1).............................(FB 23,34) 23,34
100 Minipack 500 mg (N2) ..........................(FB 36,83) 36,83
200 Minipack 500 mg (N3) ..........................(FB 62,21) 62,21
50 Minipack 1000 mg (N1) ..........................(FB 32,78) 32,78
100 Minipack 1000 mg (N2) ........................(FB 55,31) 55,31
200 Minipack 1000 mg (N3) ........................(FB 96,34) 96,34
250 ml Saft (300 mg/5 ml) (N2) ............................ 29,41
5 Amp. (300 mg/3 ml) (N1) ................................. 39,13
5 Amp. (1000 mg/10 ml) (N1) ............................... 93,41

## Valsartan *Rp* [TE] 1996 C

$AT_1$-Rezeptorantagonist (s. dort und *Tabelle II.2*). Schnelle Resorption, resorbierte Menge stark schwankend, maximaler Plasmaspiegel 2 h. Gleichzeitige Nahrungsaufnahme senkt den Plasmaspiegel (AUC) um 48%. Keine Dosisanpassung bei Niereninsuffizienz. Maximale Tagesdosis bei Leberinsuffizienz 80 mg.

**Ind.:** Hypertonie.

**Kontraind., UW, WW:** s. $AT_1$-Rezeptorantagonisten.

**Dosis:** 1-mal 80 mg/d oral, bei ungenügender Blutdrucksenkung ggf. 1-mal 160 mg/d.

**Diovan**® (Novartis)

28 Filmtbl. 80 mg (N1) .............................(FB 34,22) 34,22
56 Filmtbl. 80 mg (N2) .............................(FB 56,03) 56,03
98 Filmtbl. 80 mg (N3) .............................(FB 86,98) 86,98
28 Filmtbl. 160 mg (N1) ...........................(FB 40,03) 40,03
56 Filmtbl. 160 mg (N2) ...........................(FB 66,92) 66,92
98 Filmtbl. 160 mg (N3) .........................(FB 105,07) 105,07

## Valsartan + Hydrochlorothiazid *Rp* [US]

Sinnvolle Kombination zur Hochdrucktherapie, da Hydrochlorothiazid durch die negative Natriumbilanz das Renin-Angiotensinsystem aktiviert, das dann besonders wirksam durch den $AT_1$-Rezeptorantagonisten gehemmt wird. Gleichzeitig vermindern $AT_1$-Rezeptorantagonisten die thiazidinduzierte Hypokaliämie. Die Kombination ist nicht zur Initialtherapie sondern nur zum Ersatz einer freien Kombination beider Einzelkomponenten geeignet.

**Ind.:** Hypertonie, wenn eine fixe Kombination angezeigt ist.

**Kontraind., UW, WW:** s. Valsartan, Hydrochlorothiazid.

**Best.:** 1 Filmtbl. enth.: Valsartan 80 mg/160 mg/160 mg, Hydrochlorothiazid 12,5 mg/12,5 mg/25 mg.

**Dosis:** 1-mal 1 Tbl./d.

**CoDiovan**® (Novartis)

28 Tbl. 80 mg/12,5 mg (N1)................................. 34,86
56 Tbl. 80 mg/12,5 mg (N2)................................. 57,29
98 Tbl. 80 mg/12,5 mg (N3)................................. 89,81
28 Tbl. 160 mg/12,5 mg (N1)............................... 38,96
56 Tbl. 160 mg/12,5 mg (N2)............................... 64,67
98 Tbl. 160 mg/12,5 mg (N3)............................... 102,18
28 Tbl. forte 160 mg/25 mg(N1) ............................ 40,28
56 Tbl. forte 160 mg/25 mg (N2)............................ 72,13
98 Tbl. forte 160 mg/25 mg (N3)............................ 117,95

## Vancomycin *Rp* [HK]

Glycopeptidantibiotikum mit ausschließlicher Wirkung auf grampositive Bakterien. Vancomycin wird wegen seiner Molekülgröße aus dem Gastrointestinaltrakt kaum resorbiert. Hemmt die Zellwandsynthese durch Bindung an das Alaninende der Mureinbausteine und wirkt dadurch bakterizid. Halbwertszeit 6 h.

**Ind.:** Orale Therapie der Antibiotika-assoziierten pseudomembranösen Enterokolitis durch Clostridium difficile und die Staphylokokkenenterokolitis. Parenterale Therapie schwerer Staphylokokkeninfektionen bei Patienten, die gegen andere Antibiotika resistent oder allergisch sind.

**Kontraind.:** Patienten mit ausgedehnter Schädigung der Darmschleimhaut und gleichzeitiger Nierenfunktionsschädigung (orale Therapie). Akutes Nierenversagen, Schwerhörigkeit, Gravidität (parenterale Therapie).

**UW:** Übelkeit (oral). Nach Infusion anaphylaktoide Reaktionen, Nierenversagen, interstitielle Nephritis, Hörverlust, Schwindel, Ohrenklingen, Neutropenie, Thrombozytopenie, gelegentlich Thrombophlebitis an der Infusionsstelle.

**Dosis:** *Oral:* 4-mal 125–500 mg/d. Kdr. bis 12 J. tgl. 10–40 mg/kg Körpergewicht. I.v.-Infusion: 2 g/d in 2–4 Kurzinfusionen von mindestens 60 min, Kdr. tgl. 40 mg/kg.

**Vancomycin Lilly** (Lilly)

1 Inf.-Fl. 500 mg (N1) .......... 40,74
1 Inf.-Fl. 1000 mg (N1) .......... 69,88
10 Kps. 250 mg (N1) .......... 196,42
30 Kps. 250 mg (N2) .......... 570,46

## Vardenafil *Rp* [US] 2003 C

Phosphodiesterase-5-Hemmer zur oralen Behandlung der erektilen Dysfunktion. Vardenafil hemmt wie Sildenafil und Tadalafil die Phosphodiesterase-5 mit hoher Selektivität (4–210.000fach) gegenüber anderen Phosphodiesterase-Isoenzymen. Lediglich die retinale Phosphodiesterase-6 wird in therapeutischer Dosierung ähnlich wie durch Sildenafil gehemmt und löst dadurch gelegentlich passagere Farbsehstörungen aus. Vardenafil (10 oder 20 mg) verbesserte die Erektionsfähigkeit bei Männern mit erektiler Dysfunktion über einen Zeitraum von 12 oder 26 Wochen im Vergleich zu Placebo deutlich (80% bzw. 85% versus 28%). Die pharmakokinetischen Eigenschaften von Vardenafil und Sildenafil sind weitgehend ähnlich. Maximale Plasmaspiegel werden nach 30–120 min erreicht, Halbwertszeit 4–5 h.

**Ind.:** Erektile Dysfunktion.

**Kontraind., UW, WW:** s. Sildenafil.

**Dosis:** 1-mal/d 10 mg ca. 25–60 min vor geplanter sexueller Aktivität, ggf. 1-mal/d 20 mg. Initialdosis von 5 mg bei älteren Patienten sowie bei stark eingeschränkter Nierenfunktion, leicht eingeschränkter Leberfunktion oder Erythromycintherapie.

**Levitra**® (Bayer Vital/GlaxoSmithKline)

4 Filmtbl. 5 mg (N1) .......... 41,15
8 Filmtbl. 5 mg (N1) .......... 77,98
12 Filmtbl. 5 mg (N1) .......... 114,02
4 Filmtbl. 10 mg (N1) .......... 46,33
8 Filmtbl. 10 mg (N1) .......... 90,00
12 Filmtbl. 10 mg (N1) .......... 129,99
4 Filmtbl. 20 mg (N1) .......... 53,15
8 Filmtbl. 20 mg (N1) .......... 99,99
12 Filmtbl. 20 mg (N1) .......... 149,99

## Vecuroniumbromid *Rp* [ES] 1983 B

Nichtdepolarisierendes kompetitives Muskelrelaxans vom Curaretyp mit ähnlichen Wirkungen wie Alcuroniumchlorid (s. dort). Vecuroniumbromid wirkt rasch und mittellang (Halbwertszeit ca. 1,5 h). Elimination ca. 50% biliär, daher bei Leber-, aber nicht bei Niereninsuffizienz verlangsamte Ausscheidung.

**Ind.:** Muskelrelaxans bei Narkosen, Tetanus, Intubation und künstlicher Beatmung

**Kontraind.:** s. Alcuroniumchlorid.

**UW:** Selten Bronchospasmus.

**Dosis:** Intubationsdosis 0,08–0,10 mg/kg als Bolus i.v., danach i.v.-Infusion von 0,8–1,4 µg/kg pro min.

**Norcuron**® (Organon)

20 Durchstechfl. 10 mg .......... 266,57

## Venlafaxin *Rp* [ML] 1996 C

Antidepressivum aus der Gruppe der selektiven Serotonin-Noradrenalin-Rückaufnahme-Inhibitoren (SNRI). Venlafaxin hemmt die neuronale Wiederaufnahme von Serotonin und Noradrenalin in präsynaptische Nervenendigungen. Die Dopaminrückaufnahme wird weniger gehemmt. Venlafaxin bindet nicht an muscarinische Acetylcholin-, Histamin $H_1$- oder adrenerge Alpharezeptoren und wirkt nicht sedativ. In kontrollierten Studien bei Depressionen wurde bei initial hoher Dosierung ein etwas schnellerer Wirkungseintritt beobachtet als mit trizyklischen Antidepressiva.

Venlafaxin wird zu 90% resorbiert und bei der ersten Leberpassage erheblich metabolisiert. Dabei entsteht als Hauptmetabolit O-Desmethylvenlafaxin, das ähnlich wie die Muttersubstanz wirkt. Beide werden zu 90% renal eliminiert, Halbwertszeit von Venlafaxin 5 h, von O-Desmethylvenlafaxin 11 h.

**Ind.:** Depressive Krankheiten.

**Kontraind.:** Behandlung mit MAO-Inhibitoren, die frühestens 14 Tage nach Absetzen von Venlafaxin gegeben werden dürfen. Vorsicht bei Leber- und Nierenfunktionseinschränkung, Epilepsie, Elektrokrampfbehandlung, Hypertonie, Herzinfarkt, Patienten mit anamnestisch manischen Episoden, Abhängigkeitsanamnese. Patienten unter 18 Jahre wegen fehlender Daten.

**UW:** Häufig Übelkeit. Gelegentlich Erbrechen, Verdauungsbeschwerden, Kopf- und Bauchschmerzen,

Blutdruckanstieg, Tachykardie, Vasodilatation. Gelegentlich Agitiertheit, Angst, Schwindel, Schlaflosigkeit, Libidoabnahme, Nervosität, Parästhesien, Akkommodationsstörungen, Schwitzen, Hautausschlag, Potenzstörungen, häufiges Wasserlassen.
**WW:** Lebensbedrohliche Interaktion mit MAO-Hemmern (s. Kontraind.).
**Dosis:** Ambulant initial 2-mal 37,5 mg/d oral, ggf. auf 2-mal 75 g/d erhöhen. Stationär initial 3-mal 50 mg/d, ggf. bis auf 3-mal 125 mg/d steigern. Retardkps.: Initial 1-mal 75 mg/d, ggf. bis auf 150–225 mg/d erhöhen.

**Trevilor**® (Wyeth)
20 Tbl. 37,5 mg (N1) ........ 28,43
50 Tbl. 37,5 mg (N2) ........ 57,43
20 Retardkps. 75 mg (N1) ........ 43,59
50 Retardkps. 75 mg (N2) ........ 93,70
100 Retardkps. 75 mg (N3) ........ 168,70
20 Retardkps. 150 mg (N1) ........ 62,76
50 Retardkps. 150 mg (N2) ........ 135,88
100 Retardkps. 150 mg (N3) ........ 261,75

## Verapamil *Rp* [HS]

Calciumantagonist vom Phenylalkylamintyp, bei dem die Wirkungen am Herzen im Vordergrund stehen. Bioverfügbarkeit 20–35%, Zunahme bei Daueranwendung. Elimination fast vollständig durch hepatische Metabolisierung. Halbwertszeit 3–7 h. Dosisreduktion bei eingeschränkter Leberfunktion.
**Ind.:** Koronare Herzkrankheit (stabile, instabile, vasospastische Angina pectoris), wenn Betarezeptorenblocker nicht angezeigt sind. Supraventrikuläre paroxysmale Tachykardie, Vorhofflimmern, Vorhofflattern. Arterielle Hypertonie.
**Kontraind.:** Manifeste Herzinsuffizienz, Sinusknotensyndrom, sinuatrialer Block, AV-Block II. und III. Grades, Vorhofflimmern/-flattern bei Präexzitionssyndrom, Schock. Akuter Myokardinfarkt mit Bradykardie, Hypotonie und Linksherzinsuffizienz.
**UW:** Bradykardie, AV-Block, Myokardinsuffizienz, Hypotonie, insbesondere bei Kombination mit Betarezeptorenblockern, Obstipation. Kopfschmerzen, Schwindel, Übelkeit, Flush.
**WW:** Verstärkung der Wirkung von blutdrucksenkenden Substanzen. Verapamil und Betarezeptorenblocker sollten wegen der sich potenzierenden kardiodepressiven Wirkungen beider Substanzen nicht kombiniert werden. Steigerung der Digoxinplasmaspiegel, dadurch Zunahme der negativ dromotropen Wirkung. Verstärkung der kardiodepressiven Wirkungen von Klasse-I-Antiarrhythmika.
**Dosis:** Dauerbehandlung mit 240–480 mg/d in 3–4 Einzeldosen oder bei Retardtbl. in 1–2 Einzeldosen. DDD 240 mg. Zur Anfallsbehandlung paroxysmaler supraventrikulärer Tachykardien 5 mg langsam i.v., ggf. weitere 5 mg nach 5–10 min.

**Isoptin**® (Abbott)
5 Amp. (5 mg/2 ml) (N1) ........ (FB 11,24) 11,24
20 Filmtbl. mite 40 mg (N1) ........ (FB 10,78) 10,78
50 Filmtbl. mite 40 mg (N2) ........ (FB 12,18) 12,18
100 Filmtbl. mite 40 mg (N3) ........ (FB 13,97) 13,97
20 Filmtbl. 80 mg (N1) ........ (FB 11,97) 11,97
50 Filmtbl. 80 mg (N2) ........ (FB 14,43) 14,43
100 Filmtbl. 80 mg (N3) ........ (FB 17,52) 17,52
20 Filmtbl. 120 mg (N1) ........ (FB 13,04) 13,04
50 Filmtbl. 120 mg (N2) ........ (FB 16,43) 16,43
100 Filmtbl. 120 mg (N3) ........ (FB 21,41) 21,41
20 Retardtbl. KHK 120 mg (N1) ........ (FB 13,25) 13,25
50 Retardtbl. KHK 120 mg (N2) ........ (FB 17,25) 17,25
100 Retardtbl. KHK 120 mg (N3) ........ (FB 24,29) 24,29
20 Retardtbl. RR 240 mg (N1) ........ (FB 16,02) 16,02
50 Retardtbl. RR 240 mg (N2) ........ (FB 24,10) 24,10
98 Retardtbl. RR 240 mg (N3) ........ (FB 35,70) 35,70

**Verahexal**® (Hexal)
5 Amp. (5 mg/2 ml) (N1) ........ (FB 11,24) 11,24
30 Filmtbl. 40 mg (N1) ........ (FB 11,32) 11,14
50 Filmtbl. 40 mg (N2) ........ (FB 12,18) 11,81
100 Filmtbl. 40 mg (N3) ........ (FB 13,97) 13,27
30 Filmtbl. 80 mg (N1) ........ (FB 12,85) 12,63
50 Filmtbl. 80 mg (N2) ........ (FB 14,43) 13,44
100 Filmtbl. 80 mg (N3) ........ (FB 17,52) 16,14
30 Filmtbl. 120 mg (N1) ........ (FB 14,29) 13,93
50 Filmtbl. 120 mg (N2) ........ (FB 16,43) 15,58
100 Filmtbl. 120 mg (N3) ........ (FB 21,41) 20,45
30 Retardkps. 120 mg (N1) ........ (FB 14,73) 14,73
50 Retardkps. 120 mg (N2) ........ (FB 17,25) 16,72
100 Retardkps. 120 mg (N3) ........ (FB 24,29) 22,78
30 Retardtbl. KHK 120 mg (N1) ........ (FB 14,73) 14,73
50 Retardtbl. KHK 120 mg (N2) ........ (FB 17,25) 16,72
100 Retardtbl. KHK 120 mg (N3) ........ (FB 24,29) 22,78
30 Retardkps. 180 mg (N1) ........ (FB 16,65) 16,65
50 Retardkps. 180 mg (N2) ........ (FB 20,75) 20,73
100 Retardkps. 180 mg (N3) ........ (FB 29,88) 29,87
30 Retardkps. 240 mg (N1) ........ (FB 18,84) 18,37
50 Retardkps. 240 mg (N2) ........ (FB 24,10) 21,56
100 Retardkps. 240 mg (N3) ........ (FB 36,13) 34,34
30 Retardtbl. RR 240 mg (N1) ........ (FB 18,84) 18,37
50 Retardtbl. RR 240 mg (N2) ........ (FB 24,10) 21,56
100 Retardtbl. RR 240 mg (N3) ........ (FB 36,13) 34,34

## Verapamil + Hydrochlorothiazid *Rp* [US]

Kombination aus Verapamil und dem Diuretikum Hydrochlorothiazid.
**Ind.:** Hypertonie, wenn eine fixe Kombination angezeigt ist.
**Kontraind., UW, WW:** s. Verapamil, Hydrochlorothiazid.

**Isoptin**® **RR plus** (Abbott)
**Best.:** 1 Retardkaps. enth. 240 mg Verapamil-HCl, 12,5 mg Hydrochlorothiazid.
**Dosis:** 1-mal 1 Tbl./d.

20 Retardkaps. plus 240 mg/12,5 mg (N1) ...................... 21,11
50 Retardkaps. plus 240 mg/12,5 mg (N2) ...................... 35,81
100 Retardkaps. plus 240 mg/12,5 mg (N3) ...................... 60,82

## Verteporfin *Rp* [US] 2000 A

Photosensibilisator für die Behandlung der altersbedingten Makuladegeneration infolge subfovealer chorioidaler Neovaskularisation. Verteporfin ist ein lichtaktivierbares Benzoporphyrinderivat, das als Liposomenpräparation i.v. infundiert wird. Nach Inkorporation in die Low-Density-Lipoproteine erfolgt eine selektive Aufnahme in neovaskuläre Endothelzellen mit hoher LDL-Rezeptordichte. Anschließend wird die Substanz in einem zweiten Schritt durch Bestrahlung des Auges mit langwelligem Laserlicht (689 nm) photodynamisch aktiviert. Die entstehenden reaktiven Sauerstoffradikale führen im Bereich der Makuladegeneration zu einer gezielten Endothelschädigung mit Bildung von Thromben und spezifischem Verschluss der neovaskulären Gefäße. Bei Patienten mit altersbedingter Makuladegeneration verminderte Verteporfin den Sehschärfeverlust innerhalb eines Jahres um 15% im Vergleich zur Placebogruppe. Der absolute Sehschärfenverlust auf der Sehprobentafel betrug nach zwei Jahren in der Verteporfingruppe 13,4 Buchstaben und in der Placebogruppe 19,6 Buchstaben, also ein Unterschied von 3,1 Buchstaben pro Jahr.

**Ind.:** Altersbedingte Makuladegeneration.

**Kontraind.:** Porphyrie, schwere Leberfunktionsstörungen.

**UW:** Häufig Sehstörungen wie verschwommenes Sehen sowie Lichtblitze, Visusverschlechterung, Gesichtsfelddefekte wie dunkle Ringe, Skotom und schwarze Flecken, starker Visusverlust (4 Zeilen und mehr) innerhalb von 7 Tagen, wobei der Visus bei den meisten Patienten ganz oder teilweise wiederkehrte. Selten Netzhautablösung, subretinale Hämorrhagie, Glaskörperhämorrhagie. An der Injektionsstelle häufig Schmerz, Ödem, Extravasation, Entzündung. Gelegentlich Hämorrhagie, Überempfindlichkeit. Häufig systemische UW als Nausea, Photosensibilitätsreaktionen (Sonnenbrand, daher Augen und Haut vor hellem Licht 48 h schützen), Rückenschmerzen bei Infusion, Asthenie, Pruritus, Hypercholesterinämie, Synkopen, allergische Reaktionen (Dyspnoe, Rötungen).

**WW:** Keine Angaben.

**Dosis:** 10 min i.v.-Infusion von 6 mg/m², gelöst in 30 ml 5% Glucose. 15 min nach Beginn der Infusion Lichtaktivierung mit nicht-thermischem Laserlicht (689 nm, 600 mW/cm², Lichtdosis 50 J/cm²) für eine Dauer von 83 sec.

**Visudyne**® (Novartis)
1 Durchstechfl. 15 mg (N1) ...................... 1565,61

## Vigabatrin *Rp* [ES] 1992 A

Antiepileptikum, das die GABA-2-Oxoglutarataminotransferase spezifisch und irreversibel hemmt und dadurch die Konzentration des inhibitorischen Neurotransmitters γ-Aminobuttersäure (GABA) im Gehirn erhöht. Vigabatrin wird vor allem zur Kombinationsbehandlung bei sonst nicht ausreichend behandelbaren Anfällen verabreicht. Rasche enterale Resorption, Bioverfügbarkeit 75%, Ausscheidung unverändert über die Niere. Halbwertszeit 5–7 h.

**Ind.:** Kombinationsbehandlung therapieresistenter epileptischer Anfälle, insbesondere von einfachen oder komplexen fokalen Anfällen mit oder ohne sekundäre Generalisierung. Monotherapie infantiler Spasmen (West-Syndrom).

**Kontraind.:** Schwangerschaft, Stillzeit. Vorsicht bei eingeschränkter Nierenfunktion, früheren Psychosen, Hyperkinesen, Neigung zu Depressionen, Kdr. mit hirnorganischen Veränderungen, endokrinen Störungen, respiratorischer Insuffizienz, Anämie. Regelmäßige Kontrolluntersuchungen.

**UW:** Bei Erw. häufig Sedierung, bei Kdr. Erregung, Agitiertheit und Aggressivität. Ferner Schwindel, depressive Verstimmungen, Schlafstörungen, Kopfschmerzen. Selten Verwirrtheit, Psychosen, Gedächtnisstörungen, Nystagmus, Doppelsehen. Außerdem wurden Sehstörungen infolge allergischer Vaskulitis beschrieben. Daher Sehvermögen monatlich kontrollieren.

**WW:** Wechselseitige Verstärkung einiger UW mit Benzodiazepinen, Carbamazepin und Mephenytoin bekannt.

**Dosis:** *Kombinationstherapie*: Erw. 2 g/d oral, ggf. stufenweise um 0,5 oder 1,0 g/d bis auf maximal 4 g/d erhöhen. Kdr. (3–12 Jahre) initial 40 mg/kg/d, ggf. auf 80–100 mg/kg/d erhöhen. Nach chronischer Behandlung ausschleichend dosieren. Bei Niereninsuffizienz (Kreatininclearance <60 ml/min) initial 1 g/d.

**Sabril**® (Aventis)
50 Filmtbl. 500 mg (N1) ...................... 58,48
100 Filmtbl. 500 mg (N2) ...................... 106,57
200 Filmtbl. 500 mg (N3) ...................... 199,86
50 Btl. 500 mg (N1) ...................... 63,44
100 Btl. 500 mg (N2) ...................... 116,10

## Viloxazin *Rp* [US]

Antriebssteigerndes Antidepressivum aus der Gruppe der bizyklischen Morpholinderivate. Viloxazin hemmt vorwiegend die neuronale Noradrenalinaufnahme in präsynaptische Nervenendigungen und hat kaum antimuscarinische oder antihistaminische (sedative) Eigenschaften. Viloxazin wird fast vollständig resorbiert, erreicht maximale Blutspiegel nach 1,5–4 h und wird nach Abbau in der Leber hauptsächlich in Form von Metaboliten renal mit einer Halbwertszeit von 3 h eliminiert.

**Ind.:** Depressive Krankheiten.

**Kontraind.:** Manische Krankheiten. Schwangerschaft, Stillzeit. Vorsicht bei Magenulzera, Herz-Kreislaufkrankheiten, eingeschränkter Leberfunktion.

**UW:** Gelegentlich gastrointestinale Störungen, Kopfschmerzen, Schlafstörungen, Unruhe, hypomanische Zustände, Hautausschlag, Tachykardie, Obstipation, Miktionsstörungen, Schwindelgefühl, Mundtrockenheit. Selten Tremor, Akkommodationsstörungen, Veränderungen von Leberfunktionswerten. In Einzelfällen Leberschädigung, epileptische Anfälle.

**WW:** Blutspiegel von Phenytoin, Carbamazepin, Levodopa, oralen Antikoagulanzien oder Theophyllin können erhöht werden. MAO-Hemmer sollen 10 Tage vor Behandlungsbeginn abgesetzt werden. Abschwächung der antihypertensiven Wirkung von Clonidin.

**Dosis:** Initial 200–300 mg/d oral in 2 Einzeldosen, ggf. nach 10 Tagen auf 500 mg/d in 3 Einzeldosen erhöhen.

**Vivalan**® (AstraZeneca)
50 Filmtbl. 100 mg (N1) ............................ (FB 34,05) 34,05
100 Filmtbl. 100 mg (N2) ........................... (FB 56,09) 56,09

## Vinblastin *Rp* [KR]

Zytostatikum aus der Gruppe der Vincaalkaloide. Sie binden spezifisch an Tubulin, eine Proteinkomponente der Mikrotubuli und des Spindelapparats, und blockieren dadurch die Zellteilung in der Metaphase. Vinblastin ist zusammen mit Cisplatin und Bleomycin Mittel der Wahl beim Hodenkarzinom. Wichtiger Bestandteil weiterer Kombinationsschemata, z. B. ABVD beim Hodgkin-Lymphom (s. dort). Nach i.v.-Gabe rasche Verteilung im Gewebe, Elimination durch Metabolisierung in der Leber und Ausscheidung von ca. 15% in der Galle, auch unverändert durch die Niere. Elimination mehrphasig mit Halbwertszeiten von 1 h und 25 h.

**Ind.:** Hodgkin-Lymphom, lymphozytisches Lymphom, histiozytäres Lymphom, Mycosis fungoides, fortgeschrittenes Hodenkarzinom, Kaposi-Sarkom, therapieresistentes Chorionkarzinom, Mammakarzinom, das auf chirurgische Behandlung und Hormontherapie nicht ausreichend ansprach.

**Kontraind.:** s. Zytostatika. Außerdem intrathekale Gabe.

**UW:** Haarausfall, neurotoxische Störungen, gastrointestinale Störungen (z. B. Übelkeit, Erbrechen, Hyperurikämie), Störungen der Spermatogenese und Ovulation, Intimareizungen der Gefäße, Störungen der Hämatopoese, Immunsuppression, Haut- und Schleimhautentzündungen (Dermatitis, Stomatitis, Hautbläschen). Schwäche, Schwindel, Knochen- und Kieferschmerzen, Schmerzen im Bereich des Tumors, Bluthochdruck, kardiovaskuläre Störungen, Bronchospasmus und, zumeist bei Kombination mit Mitomycin, Atemnot. Nach höheren als den empfohlenen Dosen Sekretionsstörung des antidiuretischen Hormons.

**Dosis:** Initial wöchentlich Erw. 3,7 mg/m² und Kdr. 2,5 mg/m², danach Steigerung bis maximal 18,5 mg/m² für Erw. und 12,5 mg/m² für Kdr.

**Vinblastin Hexal**® (Hexal)
1 Inj.-Fl. 10 mg (N1) ........................................ 30,64

## Vincamin *Rp* [US]

Alkaloid aus Vinca minor, das als Vasodilatator bei Durchblutungsstörungen angewendet wird. Keine Medlinedaten zur Wirksamkeit aus kontrollierten Studien.

**Anw.:** Durchblutungsstörungen von Gehirn, Netzhaut und Ohr.

**Kontraind.:** Hirntumoren, Schlaganfall, Epilepsie, Schwangerschaft.

**UW:** Magen-Darmstörungen, evtl. Hautrötung.

**Dosis:** 2- bis 3-mal 30 mg/d oral.

**Vincamin-ratiopharm**® (ratiopharm)
20 Retardtbl. 30 mg (N2) ........................... (FB 21,34) 20,87
50 Retardtbl. 30 mg (N2) ........................... (FB 36,77) 34,73
100 Retardtbl. 30 mg (N3) .......................... (FB 59,59) 57,15

## Vincristin *Rp* [KR]

Zytostatikum aus der Gruppe der Vincaalkaloide (s. Vinblastin). Vincristin hat nur relativ geringe Toxizität für Knochenmark- und Epithelzellen und wird daher häufig mit myelosuppressiven Zytostatika kombiniert. Nach i.v.-Applikation verteilt sich Vincristin innerhalb weniger Minuten in die Gewebe. Die Blut-Hirnschranke wird praktisch nicht passiert. Elimination vorwiegend durch Metabolisierung in der Leber und biliäre Ausscheidung ca. 20%, auch unverändert, durch die Niere. Elimination mehrphasig mit Halbwertszeiten von 1 und 20 h.

**Ind.:** Akute Leukämie, in Kombination mit anderen onkologisch wirksamen Substanzen bei Hodgkin-Lymphom, Non-Hodgkin-Lymphomen, Mammakarzinom, kleinzelligem Bronchialkarzinom, onkogenem Sarkom, Ewing-Sarkom, Rhabdomyosarkom, Wilms-Tumor, Neuroblastom, malignem Melanom, Mycosis fungoides und embryonalem Ovarialkarzinom. Idiopathische Thrombopenie bei Patienten, die auf Splenektomie und Kurzzeitbehandlung mit Corticosteroiden nicht angesprochen haben.

**Kontraind.:** s. Zytostatika.

**UW:** Haarausfall, Dermatitis, neurotoxische Störungen. Neuromuskuläre Störungen sind der dosisbegrenzende Faktor. Gastrointestinale Störungen (Übelkeit, Erbrechen, Diarrhö), Stomatitis, Hyperurikämie, Störungen der Spermatogenese und der Ovulation, Intimareizung der Gefäße, Störungen der Hämatopoese, Immunsuppression. Obstipation, Krämpfe, Gewichtsverlust, Fieber, Hypertonie oder Hypotonie, kardiovaskuläre Störungen, Kopfschmerz, Überempfindlichkeitsreaktionen, Sehnervenatrophie mit Blindheit und vorübergehender kortikaler Blindheit, Polyurie, Dysurie, Harnverhaltung, Störung der Sekretion des antidiuretischen Hormons, Bronchospasmus und Atemnot, zumeist bei Kombination mit Mitomycin.
**Dosis:** Wöchentlich bei Erw. 1,4 mg/m$^2$ i.v., bei Kdr. 2 mg/m$^2$ i.v.

**Vincristin** (medac)

| | |
|---|---|
| 1 Inj.-Fl. (1 mg/1 ml) | 25,73 |
| 10 Inj.-Fl. (1 mg/1 ml) | 169,35 |
| 1 Inj.-Fl. (2 mg/2 ml) | 40,63 |
| 10 Inj.-Fl. (2 mg/2 ml) | 316,97 |

## Vindesin *Rp* [KR] 1980 **B**

Zytostatikum aus der Gruppe der Vincaalkaloide, das partialsynthetisch aus Vinblastin hergestellt wird. Hat ähnliche pharmakologische Eigenschaften wie Vinblastin (s. dort).
**Ind:** Akute lymphatische Leukämie, Blastenschub bei chronisch myeloischer Leukämie, maligne Lymphome, maligne Melanome, nichtkleinzelliges Bronchialkarzinom. Geringere Erfahrungen bei Mammakarzinom, Ösophaguskarzinom, kleinzelligem Bronchialkarzinom.
**Kontraind.:** s. Zytostatika.
**UW:** s. Vinblastin
**Dosis:** Wöchentlich bei Erw. 3 mg/m$^2$, bei Kdr. 4 mg/m$^2$ i.v.

**Eldisine**® (cell pharm)

| | |
|---|---|
| 1 Inj.-Fl. (5 mg/30 mg Pulv.) (N1) | 241,54 |

## Vinorelbin *Rp* [KR] 1996 **C**

Zytostatikum aus der Gruppe der Vincaalkaloide, mit ausgeprägter Knochenmarktoxizität (s. Vinblastin). Vinorelbin hat ein hohes Verteilungsvolumen (75 l/kg) mit starker Anreicherung im Lungengewebe. Terminale Halbwertszeit etwa 40 h.
**Ind.:** Fortgeschrittenes nichtkleinzelliges Bronchialkarzinom (Stadium III oder IV); fortgeschrittenes, anthracyclinresistentes Mammakarzinom.
**Kontraind.:** s. Zytostatika.
**UW:** Dosisbegrenzender toxischer Effekt ist die häufige Neutropenie, seltener Anämie, Thrombopenie. Parästhesien, Ausfall der tiefen Sehnenreflexe, intestinale Paresen mit Obstipation bis zum paralytischen Ileus. Häufig Haarausfall, gelegentlich Diarrhö, Übelkeit, Erbrechen. Lokal Phlebitis.
**Dosis:** 25–30 mg/m$^2$ 1-mal wöchentlich i.v. als Kurzinfusion bei Polychemotherapie.

**Navelbine**® (Pierre Fabre)

| | |
|---|---|
| 1 Inf.-Fl. (10 mg/1 ml) | 58,79 |
| 10 Inf.-Fl. (10 mg/1 ml) | 467,86 |
| 1 Inf.-Fl. (50 mg/5 ml) | 256,36 |
| 10 Inf.-Fl. (50 mg/5 ml) | 2231,72 |
| 1 Weichkps. 20 mg (N1) | 99,32 |
| 4× 1 Weichkps. 20 mg (N1) | 369,08 |
| 1 Weichkps. 30 mg (N1) | 144,28 |
| 4× 1 Weichkps. 30 mg (N1) | 548,92 |

## Vinpocetin *Rp* [ML]

Vincaminderivat, das als Nootropikum mit vasodilatierenden Eigenschaften Verwendung findet. Geltend gemacht werden positive Effekte vor allem bei Hirnleistungsstörungen, hirnorganischem Psychosyndrom sowie bei einer Vielzahl vaskulär bedingter Funktionsstörungen von Gehirn, Auge und Ohr. Die Wirksamkeit wird kontrovers beurteilt.
**Anw.:** Demenzielle Syndrome.
**Kontraind.:** Endogene Psychosen, Schwangerschaft, Stillzeit.
**UW:** Blutdrucksenkung, selten Tachykardien und Extrasystolien, gastrointestinale Störungen, zentralnervöse Störungen (Erregung, Schlafstörungen, Kopfschmerzen), sehr selten allergische Erscheinungen.
**Dosis:** 3-mal 5–10 mg/d oral, Erhaltungsdosis 3-mal 5 mg/d.

**Cavinton**® (UCB)

| | |
|---|---|
| 50 Tbl. 5 mg (N2) | 27,94 |
| 100 Tbl. 5 mg (N3) | 46,50 |

## Voriconazol *Rp* [UF] 2002 **B**

Voriconazol ist ein systemisch anwendbares Azolantimykotikum zur Behandlung invasiver Aspergillosen und schwerer Pilzinfektionen. Der Wirkungsmechanismus ist ähnlich wie bei Ketoconazol (s. dort). Gegenüber bisher verfügbaren Azolantimykotika hat Voriconazol ein verbreitertes Spektrum, das auch azolresistente Candidaspezies und Aspergillusarten umfasst. Bei immunsupprimierten Patienten mit ösophagealer Candidiasis war Voriconazol über 2–6 Wochen genauso wirksam wie Fluconazol (Erfolgsquote 98,3% versus 95,1%). Vorteile ergaben sich bei Fluconazol-resistenten Candidainfektionen. Bei Patienten mit invasiver Aspergillose war die Erfolgsquote von Voriconazol nach einer offenen Studie über 12 Wochen mit 52,8% deutlich höher als die von Amphotericin B i.v. (31,6%). Voriconazol-behandelte Patienten hatten weniger schwere

Nebenwirkungen, aber häufig vorübergehende Sehstörungen (44,8%). Voriconazol wird nach oraler Gabe schnell und fast vollständig resorbiert, Bioverfügbarkeit 96%. Einnahme mit einer fettreichen Mahlzeit vermindert die maximalen Plasmaspiegel um 34%. Die Elimination erfolgt überwiegend nach Metabolisierung durch hepatische Cytochromoxidasen (CYP2C19, -2C9, -3A4) mit einer dosisabhängigen Halbwertszeit von 6–12 h. Die erreichbaren Plasmaspiegel (>2 μg/ml) liegen deutlich über den minimalen Hemmkonzentrationen für Candidaspezies (0,001–0,39 μg/ml) und Aspergillus (0,35–0,58 μg/ml).

**Ind.:** Invasive Aspergillose, Fluconazol-resistente invasive Candidainfektionen (einschließlich C. krusei), schwere Pilzinfektionen durch Scedosporium- und Fusariumspezies.

**Kontraind.:** Überempfindlichkeit gegenüber Voriconazol und andere Azolantimykotika, gleichzeitige Anwendung von Terfenadin, Pimozid und Chinidin (erhöhte Plasmaspiegel dieser Substanzen, Risiko der QT-Verlängerung und von Rhythmusstörungen vom Torsade-de-pointes-Typ), Sirolimus (erhöhte Plasmaspiegel von Sirolimus) sowie von Rifampicin, Carbamazepin, Phenobarbital, Ritonavir und Efavirenz (Verringerung der Plasmaspiegel von Voriconazol), Sekalealkaloiden wie Ergotamin und Dihydroergotamin (erhöhte Plasmaspiegel, Ergotismusgefahr).

**UW:** Sehr häufig Sehstörungen, Übelkeit, Erbrechen, Durchfall, Fieber, Kopfschmerzen, Bauchschmerzen, periphere Ödeme, Hautausschlag. Häufig Grippesymptome, Atemnotsyndrom, Lungenödem, Sinusitis, akutes Nierenversagen, Hämaturie, Halluzinationen, Verwirrtheit, Depressionen, Ängstlichkeit, Unruhe, vermehrte Lichtempfindlichkeit der Haut, Alopezie, exfoliative Dermatitis, Purpura, Cheilitis, Gesichtsödem, Parästhesie, Thrombophlebitis; Hypokaliämie, erhöhte Kreatininspiegel, Hypoglykämie. Thrombozytopenie, Anämie, Leukopenie, Panzytopenie; erhöhte Leberwerte, Gelbsucht, Gastroenteritis, bei parenteraler Gabe Reaktionen an der Injektionsstelle. Gelegentliche und seltene UW s. Fachinformation.

**WW:** s. Kontraindikationen. Außerdem können weitere Arzneimittel WW auslösen: Ciclosporin, Tacrolimus (Plasmaspiegel dieser Arzneistoffe erhöht, Dosisanpassung), Warfarin, Phenprocoumon, Acecoumarol, Sulfonylharnstoffe, Statine, Benzodiazepine, Vinca-Alkaloide (Plasmaspiegel dieser Arzneistoffe erhöht, engmaschige Überwachung, erhöhtes Risiko unerwünschter Wirkungen), Phenytoin, Rifabutin (erhöhte Plasmaspiegel dieser Arzneistoffe, engmaschige Überwachung. Verminderte Plasmaspiegel von Voriconazol, Dosisanpassung), HIV-Proteasehemmer wie Amprenavir, Nelfinavir, Saquinavir (nach In-vitro-Studien erhöhte Voriconazolspiegel und umgekehrt erhöhte Plasmaspiegel der HIV-Antiinfektiva möglich, sorgfältige Überwachung).

**Dosis:** Initial 2-mal/d 6 mg/kg i.v. oder 2-mal/d 400 mg oral (Patienten <40 kg 2-mal 200 mg) im Abstand von 12 h. Erhaltungsdosis 2-mal/d 4 mg/kg i.v. oder 2-mal 200 mg/d oral (Patienten <40 kg 2-mal 100 mg) mindestens 1 h vor oder nach einer Mahlzeit. Bei unzureichendem Ansprechen Erhaltungsdosis auf 2-mal 300 mg/d oral (Patienten <40 kg 2-mal 150 mg/d) erhöhen.

**Vfend**® (Pfizer)
30 Filmtbl. 50 mg (N1) .................................... 503,32
100 Filmtbl. 50 mg (N3) .................................. 1642,69
30 Filmtbl. 200 mg (N1) .................................. 1959,31
100 Filmtbl. 200 mg (N3) ................................. 5830,46
1 Durchstechfl. Inf.-Lsg. 200 mg (N1) ......................... 206,97
1 Durchstechfl. Susp. z. Ein. 40 mg/ml (N1) ................... 1339,21

# W

## Warfarin *Rp* [US]

Antikoagulans aus der Gruppe der Vitamin-K-Antagonisten mit ähnlichen Eigenschaften wie Phenprocoumon (s. dort). Warfarin wird nach oraler Gabe schnell resorbiert. Es hat eine hohe Eiweißbindung von über 99%. Halbwertszeit von 37–50 h.

**Ind.:** Thromboembolische Krankheiten, Herzinfarkt.

**Kontraind., UW, WW:** s. Phenprocoumon.

**Dosis:** Initial 2,5–10 mg//d oral je nach Ausgangswert der Gerinnungsparameter. Angestrebter Bereich 2,0–3,5 INR.

**Coumadin®** (Bristol-Myers Squibb)

20 Tbl. 5 mg (N1) ................................ (FB 12,45) 12,45
50 Tbl. 5 mg (N2) ................................ (FB 16,21) 16,21
100 Tbl. 5 mg (N3) ................................ (FB 22,36) 22,36

## Weißdornextrakt [HS]

Auszug aus Weißdornblättern mit Blüten und gelegentlich auch Früchten (Folia Crataegi cum floribus et fructus). Er enthält Flavonglykoside, für die kardiotone Eigenschaften geltend gemacht werden. Die klinische Wirksamkeit ist nicht ausreichend belegt.

**Anw.:** Nachlassende Leistungsfähigkeit des Herzens entsprechend NYHA-Stadium II.

**Crataegutt®** (Schwabe)

**Best.:** 1 Filmtbl. novo/1 Filmtbl. 80/1 ml forte Lsg. (20 Tr.) enth.: Extrakt aus Weißdornblättern m. Blüten 450 mg/80 mg/94 mg entspr. 84,3 mg/15 mg/15 mg oligomere Procyanidine.

**Dosis:** 2-mal 1 Filmtbl. novo/d, 3-mal 1–2 Kps. oder 20–40 Tr./d.

50 Filmtbl. novo 450 mg (N2) ................................ 16,85
100 Filmtbl. Novo 450 mg (N3) ................................ 28,90
50 Filmtbl. 80 mg (N2) ................................ 13,90
100 Filmtbl. 80 mg (N3) ................................ 20,90
50 ml Lsg. (94 mg/ml) (N2) ................................ 12,95
100 ml Lsg. (94 mg/ml) (N3) ................................ 20,35

## Weißdornextrakt + Campher [HS]

Kombination aus Campher und Crataegusextrakt. Campher ist in England und den USA wegen potentieller neurotoxischer Effekte (Krämpfe) vom Markt genommen worden. Daher auch als Placebo nicht empfehlenswert.

**Anw.:** Funktionelle Herz-Kreislaufstörungen.

**Korodin®** (Robugen)

**Best.:** 100 g enth.: Campher 2,5 g, Extr. Fructus Crataegi 97,3 g stand. auf 300 mg oligomere Procyanidine, 60 Vol.% Ethanol.

**Dosis:** 3-mal/d 10 Tr. auf 1 Stück Zucker.

10 ml Tr. (N1) ................................ 4,70
40 ml Tr. (N2) ................................ 11,95
100 ml Tr. (N3) ................................ 24,95

# X

## Xantinolnicotinat [US]

Lipidsenkendes Mittel mit ähnlichen Eigenschaften wie Nicotinsäure (s. dort). Xantinolnicotinat wurde früher bei Durchblutungsstörungen angewendet und ist jetzt nur noch zur Anwendung bei Hyperlipidämien im Handel. Keine überzeugenden Daten zur Wirksamkeit aus kontrollierten Studien.

**Anw.:** Hypercholesterinämien, Hypertriglyzeridämien.

**Kontraind.:** Akute Herz-Kreislaufinsuffizienz und Leberkrankheiten, peptische Ulzera, Gilberts Syndrom.

**UW:** s. Nicotinsäure.

**WW:** Verminderte Blutzuckersenkung durch orale Antidiabetika. Wirkungsverstärkung von Antihypertonika.

**Dosis:** 3-mal 1000 mg/d oral, Dauerbehandlung 2-mal 1000 mg/d.

**Complamin**® (Riemser)
100 Retardtbl. spezial 1000 mg (N3) .......... 60,48

## Ximelagatran *Rp* [US] 2004 **A/D**

Direkter oraler Thrombininhibitor zur Thromboseprophylaxe bei elektivem Hüft- oder Kniegelenkersatz. Ximelagatran ist das oral anwendbare Prodrug von Melagatran (s. dort) mit einer hydroxylierten Amidinogruppe und einer veresterten Carboxylgruppe, das eine orale Bioverfügbarkeit von 20% erreicht und in der Leber in den aktiven Metaboliten Melagatran transformiert wird. Nach oraler Gabe des Prodrugs beträgt die Halbwertszeit von Melagatran 4 h. Die sequenzielle Gabe von subkutanem Melagatran und oralem Ximelagatran hatte als Kurzzeitprophylaxe bei elektiven Hüft- und Kniegelenksersatzoperationen eine vergleichbare Wirksamkeit auf die Thromboembolierate wie niedermolekulare Heparine. Außerdem ist Ximelagatran bei Hochrisikopatienten mit Vorhofflimmern zur Schlaganfallsprophylaxe genauso wirksam wie Warfarin (SPORTIF III 2003). Eine Zulassung für diese Indikation ist jedoch wegen erhöhter Alanin-Aminotransferase-Werte (3fach bei 6% der Patienten) zurückgestellt worden.

**Ind.:** Thromboseprophylaxe bei elektivem Hüft- oder Kniegelenkersatz.

**Kontraind., UW, WW:** s. Melagatran.

**Dosis:** Melagatran 3 mg s.c. 2-mal/d beginnend frühestens 4 h und spätestens 8 h postoperativ über 1–2 Tage, danach auf Ximelagatran 2-mal 24 mg/d oral umsetzen und Behandlung insgesamt 8–11 Tage fortführen.

**Exanta**® (AstraZeneca)
100 Filmtbl. 24 mg (N3) .......... KVA

## Xipamid *Rp* [HO]

Diuretikum aus der Gruppe der Thiazidanaloga mit ähnlichen Wirkungen wie Hydrochlorothiazid (s. dort). Xipamid erreicht seinen Wirkort am frühdistalen Tubulus von der peritubulären Blutseite her. Deshalb kann Xipamid im Gegensatz zu anderen Thiaziddiuretika auch bei Patienten mit Niereninsuffizienz angewendet werden. Orale Bioverfügbarkeit nahezu vollständig, Halbwertszeit 5–8 h.

**Ind.:** Ödeme, Hypertonie, Herzinsuffizienz.

**Kontraind., UW, WW:** s. Hydrochlorothiazid. Niereninsuffizienz ist keine Kontraindikation.

**Dosis:** 10–40 mg/d oral.

**Aquaphor**® (Lilly)
30 Tbl. 10 mg (N1) .......... (FB 14,00) 14,00
50 Tbl. 10 mg (N2) .......... (FB 16,39) 16,39
100 Tbl. 10 mg (N3) .......... (FB 22,24) 22,24
30 Tbl. 20 mg (N1) .......... (FB 15,43) 15,43
50 Tbl. 20 mg (N2) .......... (FB 18,82) 18,82
100 Tbl. 20 mg (N3) .......... (FB 26,73) 26,73
30 Tbl. 40 mg (N1) .......... (FB 17,11) 17,11
50 Tbl. 40 mg (N2) .......... (FB 21,73) 21,73
100 Tbl. 40 mg (N3) .......... (FB 32,33) 32,33

**Xipagamma**® (Wörwag)
30 Tbl. 10 mg (N1) .......... (FB 14,00) 12,35
50 Tbl. 10 mg (N2) .......... (FB 16,39) 14,41
100 Tbl. 10 mg (N3) .......... (FB 22,24) 17,86
30 Tbl. 20 mg (N1) .......... (FB 15,43) 13,49
50 Tbl. 20 mg (N2) .......... (FB 18,82) 16,47
100 Tbl. 20 mg (N3) .......... (FB 26,73) 21,89
30 Tbl. 40 mg (N1) .......... (FB 17,11) 14,94
50 Tbl. 40 mg (N2) .......... (FB 21,73) 18,94
100 Tbl. 40 mg (N3) .......... (FB 32,33) 24,94

## Xipamid + Triamteren *Rp* [HO]

Kombination aus dem Thiaziddiuretikum Xipamid und dem kaliumsparenden Diuretikum Triamteren. Sinnvoll bei Hypokaliämie durch Diuretika, insbesondere bei digitalisierten Patienten. Cave: Hyperkaliämie.

**Ind.:** Ödeme, Hypertonie.
**Kontraind., UW:** s. Xipamid, Triamteren.

**Neotri®** (Lilly)
**Best.:** 1 Tbl. enth.: Xipamid 10 mg, Triamteren 30 mg.
**Dosis:** *Ödeme*: 1–2 Tbl. tgl. oder jeden 2. Tag, ggf. bis zu 3 Tbl./d. *Hypertonie*: 1 Tbl./d.

30 Filmtbl. (N1) .................................. (FB 21,66) 21,66
50 Filmtbl. (N2) .................................. (FB 27,49) 27,49
100 Filmtbl. (N3) .................................. (FB 39,71) 39,71

## Xylometazolin [BL]

Alpharezeptoragonist zur lokalen Anwendung, Imidazolinderivat.
**Ind.:** Rhinitis, Sinusitis, Konjunktivitis.
**Kontraind.:** Engwinkelglaukom (Augentr.), Rhinitis sicca. Vorsicht bei Sgl., Kleinkdr., Hypertonie, Hyperthyreose, Phäochromozytom, Herzkrankheiten.
**UW:** Reaktive Hyperämie, lokal brennende Schmerzen. Mögliche systemische Wirkungen wie Hypertonie, Tachykardie, Rhythmusstörungen, pektanginöse Beschwerden, Kopfschmerz. Längere Anwendung kann beim Absetzen eine verstärkte Schleimhautschwellung und Arzneimittel-induzierte Rhinitis hervorrufen, Gefahr der Abhängigkeit („Privinismus“).
**Dosis:** Erw. und Schulkdr. 1 bis mehrmals tgl. 1 Spray bzw. 2–3 Tr. 0,1% Lsg. bzw. etwas Gel 0,1%; Kleinkdr. 1- bis 3-mal tgl. 1–2 Tr. 0,05% Lsg.; Sgl.: 1- bis 3-mal tgl. 1–2 Tr. 0,025% Lsg. in jedes Nasenloch.

**NasenGel-ratiopharm®** (ratiopharm)
10 g Gel 0,1% (N1) ................................ (FB 2,85) 2,80

**NasenSpray-ratiopharm® konservierungsmittelfrei** (ratiopharm)
10 ml Spray E 0,1% (N1) ............................. (FB 2,85) *3,00*
15 ml Spray E 0,1% (N2) ............................. (FB 4,08) 3,85
10 ml Spray K 0,05% (N1) ............................. (FB 1,89) 1,89

**NasenTropfen-ratiopharm®** (ratiopharm)
10 ml Nasentr. K 0,05% (N1) ......................... (FB 1,89) 1,89
10 ml Nasentr. E 0,1% (N1) .......................... (FB 2,85) 2,80

**Olynth®** (Pfizer)
10 ml Dosierspray 0,05% (N1) ........................ (FB 1,89) 1,89
10 ml Dosierspray 0,1% (N1) ......................... (FB 2,85) *3,57*
15 ml Dosierspray 0,1% (N2) ......................... (FB 4,08) *5,00*
10 ml Sprayfl. 0,1% (N1) ............................. (FB 2,85) *3,25*
10 ml Pipettenfl. Lsg. 0,025% (N1) .................... (FB 1,25) 1,25
10 ml Pipettenfl. Lsg. 0,05% (N1) ..................... (FB 1,89) 1,89
10 ml Pipettenfl. Lsg. 0,1% (N1) ...................... (FB 2,85) 2,85
20 ml Pipettenfl. Lsg. 0,1% (N2) ...................... (FB 5,28) *5,30*

**Olynth® konservierungsmittelfrei** (Pfizer)
10 ml Dosierspray 0,05% (N1) ........................ (FB 1,89) *2,97*
10 ml Dosierspray 0,1% (N1) ......................... (FB 2,85) *3,94*

**Otriven®** (Novartis)
10 ml Dosierspray 0,1% (N1) Menthol ..................... (2,85) *4,70*
10 ml Nasenspray 0,1% (N1) .......................... (FB 2,85) *3,54*
10 ml Nasentr. 0,025% (N1) .......................... (FB 1,25) 1,25
10 ml Nasentr. 0,05% (N1) ........................... (FB 1,89) 1,89
10 ml Nasentr. 0,1% (N1) ............................ (FB 2,85) 2.85
20 ml Nasentr. 0,1% (N2) ............................ (FB 5,28) *5,39*
10 g Nasengel 0,1% (N1) ............................. (FB 2,85) *3,40*

**Otriven® konservierungsmittelfrei** (Novartis)
10 ml Dosierspray 0,05% (N1) ........................ (FB 1,89) 1,89
10 ml Dosierspray 0,1% (N1) ......................... (FB 2,85) *3,76*
15 ml Dosierspray 0,1% (N1) ......................... (FB 4,08) *4,98*
40 Einzeldosispipetten 0,3 ml 0,1% ........................... 10,60

# Y

## Yohimbin *Rp* [HO]

Selektiver $Alpha_2$-Rezeptorenblocker aus der Gruppe der Indolalkylaminalkaloide mit vorwiegend zentralen Wirkungen. Yohimbin dringt schnell in das Gehirn ein, erhöht den zentralen Sympathikustonus und steigert die neuronale Noradrenalinfreisetzung. Daraus resultiert ein Anstieg von Herzfrequenz und Blutdruck sowie erhöhte motorische Aktivität und Tremor. Yohimbin wurde früher häufig bei sexueller Dysfunktion eingesetzt. Nach neueren Ergebnissen kann es bei einigen Patienten mit psychogener Impotenz nützen. Halbwertszeit 35 min.

**Anw.:** Potenzschwäche infolge erektiler Dysfunktion, Inkontinenz, Klimakterium virile.

**Kontraind.:** Hypotonie, Nierenkrankheiten. Vorsicht bei Patienten mit kardiovaskulären Krankheiten oder peptischen Ulzera, bei psychiatrischen Patienten und bei Behandlung mit Antidepressiva.

**UW:** Antidiurese, Tremor, Erregungszustände mit Tachykardie und Blutdruckanstieg.

**Dosis:** 5–10 mg 1- bis 3-mal/d oral.

**Yohimbin Spiegel**® (Desma)

20 Tbl. 5 mg (N1) .......... 14,93
30 Tbl. 5 mg (N1) .......... 19,50
100 Tbl. 5 mg (N3) .......... 38,00

# Z

## Zalcitabin *Rp* [KR] 1994 **C**

Nukleosidanalogon zur antiretroviralen Therapie der HIV-Infektion mit ähnlichen Wirkungen wie Zidovudin (s. dort). Orale Bioverfügbarkeit über 80%, im Liquor 15–20% der Plasmaspiegel. Ausscheidung vorwiegend unverändert durch renale Exkretion, Halbwertszeit 1–3 h.

**Ind.:** Kombinationsbehandlung HIV-infizierter Patienten.

**Kontraind.:** Neuropathie, Pankreatitis. Vorsicht bei Kardiomyopathie, Herzinsuffizienz, Leberkrankheiten, Niereninsuffizienz, Schwangerschaft, Frauen im gebärfähigen Alter (nur bei gleichzeitiger Empfängnisverhütung). Wegen des Pankreatitisrisikos bei gleichzeitiger parenteraler Pentamidin-Gabe absetzen.

**UW:** Gewichtsverlust, Müdigkeit, Fieber, Schüttelfrost, Brustschmerzen, gelegentlich anaphylaktische Reaktionen. Orale Geschwüre, Übelkeit, Erbrechen, Diarrhö, Verstopfung, gelegentlich Gastritis, Pankreatitis, Magen-Darmblutungen, Leberfunktionsstörungen, Leberzellschädigungen. Periphere Neuropathien, Kopfschmerz, Benommenheit, gelegentlich andere neurologische Störungen. Pharyngitis, Exantheme, Pruritus, Schwitzen, Muskel-, Gelenkschmerzen, Nierenfunktionsstörungen, Anämie, Leukozytopenie, Thrombozytopenie, Eosinophilie.

**WW:** Vermeidung von Arzneimitteln, die eine periphere Neuropathie und eine Pankreatitis verursachen können.

**Dosis:** 0,75 mg alle 8 h oral.

**HIVID Roche®** (Roche)
100 Filmtbl. 0,375 mg (N3) ................................ 150,94
100 Filmtbl. 0,75 mg (N3).................................. 220,17

## Zaleplon *Rp* [US] 1999 **C**

Hypnotikum aus der Gruppe der Pyrazolopyrimidine mit ähnlichen pharmakodynamischen Eigenschaften wie Zolpidem (s. dort). In einer Dosis von 20 mg ist Zaleplon ungefähr äquieffektiv mit 10 mg Zolpidem. Orale Bioverfügbarkeit 30% aufgrund hoher präsystemischer Metabolisierung, maximale Plasmaspiegel nach 1 h. Überwiegend renale Elimination in Form aktiver Metabolite, Halbwertszeit 1 h.

**Ind.:** Schlafstörungen.

**Kontraind., UW:** s. Benzodiazepine.

**Dosis:** 10 mg oral vor dem Einschlafen, bei Leberinsuffizienz oder älteren Patienten 5 mg.

**Sonata®** (Wyeth)
14 Kps. 5 mg (N2) .......................................... 15,73
14 Kps. 10 mg (N2) ........................................ 17,04

## Zanamivir *Rp* [US] 1999 **A**

Erstes Virostatikum aus der Gruppe der Neuraminidasehemmer zur Behandlung der Influenza A und B. Zanamivir hemmt die virale Neuraminidase, die als Oberflächenprotein die Freisetzung neugebildeter Viren aus infizierten Zellen fördert und damit die Virusausbreitung in den Atemwegen ermöglicht. Durch die Inhalation gelangt der Wirkstoff direkt an den Ort der Virusvermehrung in den Atemwegen. In einer Placebo-kontrollierten Studie verkürzte Zanamivir die Dauer typischer Grippesymptome von 6,5 auf 5 Tage, wenn die Behandlung innerhalb von 36–48 h nach den ersten Symptomen begonnen wurde. Die Wirksamkeit ist nicht nachgewiesen für Patienten mit chronischen Atemwegskrankheiten und Hochrisikopatienten mit kardiovaskulären Krankheiten. Eine Grippeschutzimpfung ist über die gesamte Saison wirksam und preiswerter.

**Ind.:** Influenza A und B.

**Kontraind.:** Strenge Indikationsstellung in Schwangerschaft und Stillzeit.

**UW:** Selten akuter Bronchospasmus, Verminderung der Lungenfunktion. Sehr selten faziales oder oropharyngeales Ödem, Hautausschlag, Urtikaria.

**WW:** Keine beschrieben.

**Dosis:** 2-mal 10 mg/d inhalativ über 5 Tage innerhalb 48 h nach Symptombeginn.

**Relenza®** (GlaxoSmithKline)
5× 4 ED Pulver z. Inhal. + 1 Diskhaler (N1) .................... 29,32

## Zidovudin *Rp* [KR] 1987 **A**

Zidovudin (Azidothymidin) ist als erstes Arzneimittel für die antiretrovirale Therapie der AIDS-Krankheit eingeführt worden. Das Thymidinanalogon hemmt selektiv die reverse Transkriptase und verhindert dadurch die Replikation von Retroviren, z. B. des AIDS-Erregers HIV. Die verminderten CD4-positiven (Helfer-)T-Lymphozyten im Blut steigen wieder an. In klinischen Studien wurde eine Abnahme opportunistischer Infektionen nachgewiesen. Die Lebenserwartung wurde durch Monotherapie mit Zidovudin um 1–2 Jahre verbessert. Derzeit wird Zidovudin nur noch zusammen mit anderen antiretroviralen Arzneimitteln angewendet. Die Bioverfügbarkeit nach oraler Gabe beträgt 60–70%, im Liquor werden 50% der Plasmaspiegel erreicht. Vorwiegend renale Elimination, Halbwertszeit 1 h.

**Ind.:** Antiretrovirale Kombinationstherapie von HIV-infizierten Patienten.

**Kontraind.:** Neutropenie (<750/μl), Anämie (Hämoglobin <7,5 g/dl), Neugeborene mit behandlungsbedürftiger Hyperbilirubinämie oder erhöhten Transaminasewerten, Stillzeit. Strenge Indikationsstellung in der Schwangerschaft.

**UW:** Anämie, Neutropenie und Leukopenie treten häufig auf. Übelkeit, Kopfschmerzen, Hautausschlag, Bauchschmerzen, Myalgie, Parästhesie, Erbrechen, Schlaflosigkeit und Appetitlosigkeit.

**WW:** Paracetamol erhöht die Häufigkeit von Neutropenien. Die UW werden verstärkt durch Acetylsalicylsäure, Codein, Morphin, Indometacin, Ketoprofen, Naproxen, Oxazepam, Lorazepam, Cimetidin, Clofibrat, Dapson, Isoprinosin, Pentamidin, Pyrimethamin, Amphotericin, Flucytosin, Ganciclovir, Interferon, Vincristin, Vinblastin und Doxorubicin. Ribavirin antagonisiert die antivirale Wirkung von Zidovudin. Probenecid vermindert die Ausscheidung und den Abbau. Kontrazeption für beide Geschlechter. Blutbild regelmäßig kontrollieren.

**Dosis:** *Oral*: Initial 500–600 mg/d verteilt auf 2–3 Einzeldosen, Kdr. (3 Monate bis 12 Jahre) tgl. 360–480 mg/m² aufgeteilt in 3 oder 4 Einzeldosen. *I.v.-Infusion*: Erw. (70 kg): 1–2 mg/kg alle 4 h, Kdr. 80–160 mg/m² alle 6 h.

**Retrovir®** (GlaxoSmithKline)
100 Kps. 100 mg (N3) ........ 220,48
40 Kps. 250 mg (N2) ........ 220,48
60 Kps. 300 mg (N3) ........ 326,03
5 Durchstechfl. z. Inf. (200 mg/20 ml) (N2) ........ 114,94
200 ml Lsg.1% (N1) ........ 56,68

## Zidovudin-Kombinationen *Rp* [US]

**Zweifachkombination** aus den nukleosidischen Reverse-Transkriptase-Inhibitoren (NRTI) Zidovudin und Lamivudin zur antiretrovirale Therapie HIV-infizierter Patienten. Die Kombination verzögert die Entwicklung einer Zidovudinresistenz und hat einen anhaltenden synergistischen Effekt. Die Zweifachkombination kann mit einem HIV-Proteasehemmer, einem nichtnukleosidischen Reverse-Transkriptase-Inhibitor (NNRTI) oder einem weiteren nukleosidischen Reverse-Transkriptase-Inhibitor (Abacavir, s. unten) als Dreierkombination eingesetzt werden.

**Ind.:** Zur antiretroviralen Kombinationstherapie von HIV-infizierten Patienten.

**Kontraind., UW, WW:** s. Zidovudin, Lamivudin.

**Combivir®** (GlaxoSmithKline)
Best.: 1 Filmtbl. enth. Zidovudin 300 mg, Lamivudin 150 mg.
Dosis: 2-mal 1 Tbl./d.
60 Filmtbl. 300 mg/150 mg (N3) ........ 583,78

**Dreifachkombination** aus den nukleosidischen Reverse-Transkriptase-Inhibitoren (NRTI) Zidovudin, Lamivudin und Abacavir zur antiretroviralen Therapie HIV-infizierter Patienten. In Kombination mit Zidovudin und Lamivudin ist Abacavir nach 48 Wochen ähnlich effektiv wie der Proteaseinhibitor Indinavir. Diese NRTI-Dreifachkombination war jedoch einer Kombination des NNRTI Efavirenz mit Lamivudin und Zidovudin unterlegen (21% versus 11% virologisches Versagen).

**Trizivir®** (GlaxoSmithKline)
**Best.:** 1 Filmtbl. enth. Abacavir 300 mg als Abacavirhemisulfat, Lamivudin 150 mg, Zidovudin 300 mg.
**Dosis:** 2-mal 1 Tbl./d.
60 Filmtbl. 300 mg/150 mg/300 mg (N3) ........ 1112,87

## Zinkoxid [UF]

Lokaltherapeutikum zur Wundbehandlung. Zinkoxidhaltige Zubereitungen werden aufgrund ihrer abdeckenden, adstringierenden, austrocknenden und exsudatbindenden Eigenschaften in der Dermatologie eingesetzt und sind nach kontrollierten Studien wirksam. Zinkoxid nimmt kein Wasser auf und haftet wenig. Wegen der Retention von Exsudaten und der damit verbundenen Gefahr von Sekundärinfektionen ist Zinkoxid bei nässenden Dermatosen kontraindiziert.

**Ind.:** Chronisch entzündliche Dermatosen, zur Abdeckung der Wundumgebung insbesondere bei Ulcus cruris, Dekubitus und Fisteln, zur Säuglingspflege im Windelbereich.

**Kontraind.:** Nässende Hautveränderungen.

**UW:** Eventuell leichtes Brennen. Gelegentlich Unverträglichkeitsreaktionen der Haut.

**WW:** Vor Anwendung anderer Lokaltherapeutika sind Zinkoxidpräparate vollständig zu entfernen, da andere Arzneistoffe mit Zinkoxid unwirksame Verbindungen bilden können.

**Dosis:** Ein- bis mehrmals/d auftragen.

**Mitosyl® N** (Winthrop)
65 g Salbe (27 g/100 g) (N1) ........ 8,15
150 g Salbe (27 g/100 g) (N2) ........ 13,50

**Zinkoxid LAW** (Riemser)
50 g Emulsion (25 g/100 g) (N1) ........ 3,85
100 g Emulsion (25 g/100 g) (N2) ........ 7,25

25 g Salbe (10 g/100 g) (N1) ... 2,85
50 g Salbe (10 g/100 g) (N1) ... 5,61
100 g Salbe (10 g/100 g) (N2) ... 10,54

## Zinkoxid + Lebertran [UF]

Lokal einsetzbare Kombination aus Zinkoxid (s. dort) und Lebertran zur Wundbehandlung. Lebertran enthält neben Vitamin A und D ungesättigte Fettsäuren und Eicosanoide. Eine beschleunigte Wundheilung wurde in kontrollierten Untersuchungen nicht bestätigt.
**Kontraind., UW, WW:** S. Zinkoxid.

**Mirfulan**® (Merckle)
**Anw.:** Nicht infizierte Hautschäden, die mit Rötung, Juckreiz und Schmerzen einhergehen (z. B. Windeldermatitis).
**Best.:** 100 g Salbe enth. Zinkoxid 10 g, Lebertran 10 g. 100 g Salbenspray (125 ml) enth. Zinkoxid 25 g, Lebertran 10 g, Levomenol 0,05 g.
**Dosis:** Ein- bis mehrmals/d auftragen.

50 g Salbe (N1) ... 6,60
100 g Salbe (N2) ... 10,60
125 ml Spühdose (N1) ... 9,00

## Ziprasidon *Rp* [US] 2002 **C/D**

Atypisches Neuroleptikum zur Behandlung der Schizophrenie. Ziprasidon hemmt wie fast alle atypischen Neuroleptika Serotoninrezeptoren (5-$HT_{2A}$) stärker als Dopaminrezeptoren ($D_2$). Darüber hinaus wird die Rückaufnahme von Serotonin und Noradrenalin gehemmt. In einer Einjahresstudie an Patienten mit chronischer Schizophrenie war die Rezidivhäufigkeit mit Ziprasidon deutlich geringer (43–36%) als mit Placebo (77%). Weiterhin waren extrapyramidale Störungen unter Ziprasidon (15%) deutlich seltener als mit Haloperidol (41%). Häufiger als andere atypische Neuroleptika löst Ziprasidon EKG-Veränderungen aus und ist deshalb bei QT-Intervallverlängerung, Myokardinfarkt, Herzinsuffizienz und Herzrhythmusstörungen sowie bei gleichzeitiger Gabe von Arzneimitteln, die das QT-Intervall verlängern, kontraindiziert. Unter Ziprasidon ist ein plötzlicher Tod (6,3 Fälle/1000 Patientenjahre) deutlich häufiger als unter der Therapie mit anderen atypischen Neuroleptika.
Die Bioverfügbarkeit von Ziprasidon liegt nach Nüchterneinnahme bei ca. 30% und wird durch Gabe mit fettreichen Mahlzeiten auf 59% erhöht. Der Abbau zu zahlreichen inaktiven Metaboliten erfolgt hauptsächlich über CYP3A4, Halbwertszeit 9–10 h.
**Ind.:** Schizophrenie.
**Kontraind.:** QT-Intervallverlängerung, angeborenes QT-Syndrom, akuter Myokardinfarkt, Herzinsuffizienz, Herzrhythmusstörungen, gleichzeitige Gabe von Pharmaka, die das QT-Intervall verlängern (z. B. Antiarrhythmika der Klassen IA und III, Arsentrioxid, Halofantrin, Thioridazin, Pimozid, Moxifloxacin, Dolasetron, Mefloquin, Sertindol). Patienten über 65 Jahre, Schwangerschaft und Stillzeit. Vorsicht bei Epilepsie, ausgeprägter Bradykardie, schwerer Leberinsuffizienz, Elektrolytstörungen, QTc-Verlängerung über 500 msec.
**UW:** s. Risperidon.
**WW:** Andere zentralnervös wirksame Pharmaka, Alkohol, Ketoconazol, Carbamazepin.
**Dosis:** 2-mal 40–80 mg/d oral, als Erhaltungsdosis meistens 2-mal 20 mg/d ausreichend. Parenteral 10 mg alle 2 h bis max. 40 mg/d.

**Zeldox**® (Pfizer)

1 Durchstechfl. 20 mg + 1 ml Lsgm.. ... 36,24
30 Hartkaps. 20 mg (N2) ... 91,34
60 Hartkaps. 20 mg (N3) ... 173,26
100 Hartkaps. 20 mg (N3) ... 282,56
30 Hartkaps. 40 mg (N2) ... 95,65
60 Hartkaps. 40 mg (N3) ... 181,89
100 Hartkaps. 40 mg (N3) ... 296,94
30 Hartkaps. 60 mg (N2) ... 95,65
60 Hartkaps. 60 mg (N3) ... 181,89
100 Hartkaps. 60 mg (N3) ... 296,94
30 Hartkaps. 80 mg (N2) ... 130,14
60 Hartkaps. 80 mg (N3) ... 250,88
100 Hartkaps. 80 mg (N3) ... 411,96

## Zitterpappelextrakt-Kombination [US]

Kombination von Extrakten aus Zitterpappel, Eschenrinde und Goldrutenkraut zur Rheumabehandlung. Trotz mehrer kontrollierter Studien wurde die therapeutische Wirksamkeit von Zitterpappelzubereitungen wegen methodischer Mängel von der Aufbereitungskommission E negativ bewertet.

**Phytodolor**® (Steigerwald)
**Best.:** 100 ml enth.: Extrakte aus Eschenrinde 20 ml, Zitterpappelrinde und -blättern 60 ml, Goldrutenkraut 20 ml, 45,6 Vol.% Ethanol.
**Anw.:** Rheumatische Krankheiten, Neuralgien.
**Kontraind.:** Überempfindlichkeit gegen Salicylate. Schwangerschaft wegen Ethanolgehalt.
**UW:** Selten Magen- und Darmbeschwerden, Überempfindlichkeitsreaktionen.
**Dosis:** 3- bis 4-mal 20–30 Tr./d einnehmen.

100 ml Tinktur (N2) ... 15,60
200 ml Tinktur ... 28,70

## Zoledronsäure *Rp* [US] 2001 **B**

Bisphosphonat zur Behandlung der Tumor-induzierten Hyperkalzämie mit ähnlichen Eigenschaften wie Pamidronsäure (s. dort).
**Ind.:** Prävention skelettbezogener Komplikationen durch Knochentumoren oder Knochenmetastasen, tumorinduzierte Hyperkalzämie.
**Kontraind., UW, WW:** s. Pamidronsäure.
**Dosis::** 4 mg als i.v.-Infusion in 100 ml 0,9% Natri-

umchloridlösung über 15 min. Zur Prävention von Skelettkomplikationen alle 3–4 Wochen wiederholen.

**Zometa**® (Novartis)
1 Durchstechfl. 4 mg (N1) .......... 350,84
4 Durchstechfl. 4 mg (N2) .......... 1296,83

## Zolmitriptan *Rp* [GG] 1997 **B**

Selektiver 5-$HT_{1B/1D}$-Serotoninagonist aus der Gruppe der Triptane zur Kupierung von Migräneanfällen (s. Sumatriptan und Kap. 18, *Tabelle 18.4*). Zolmitriptan hat aufgrund einer besseren Permeation durch die Bluthirnschranke und einer höheren Selektivität für die 5-$HT_{1B/1D}$-Rezeptoren einen zentralen Angriffspunkt auf das trigeminovaskuläre System. Nach oraler Einnahme von 2,5 mg Zolmitriptan ist die Kopfschmerzsymptomatik nach 2 h bei 62–81% der Patienten gebessert. Bei ca. 25% der Patienten traten innerhalb von 24 h erneut Kopfschmerzen auf. Die vegetative Begleitsymptomatik war bis zu einer Dauer von 6 h gebessert.
Zolmitriptan wird nach oraler Gabe rasch resorbiert, die Bioverfügbarkeit liegt bei fast 50%. Halbwertszeit 3 h, also länger als z. B. bei Sumatriptan.
**Ind.** Schwere Migräneanfälle.
**Kontraind.:** Wie Sumatriptan, Kreatininclearance <15 ml/min. Jugendliche bis 17 Jahre, Personen über 65 Jahre fehlende Erfahrung.
**UW, WW:** s. Sumatriptan.
**Dosis:** 1-mal 2,5 mg oral, ggf. bei Wiederauftreten der Beschwerden wiederholen, jedoch im Abstand von mindestens 4 h. Höchstdosis 5 mg oral/d.

**AscoTop**® (AstraZeneca)
3 Filmtbl. 2,5 mg (N1) .......... (FB 31,89) *32,43*
6 Filmtbl. 2,5 mg (N1) .......... (FB 54,04) *54,49*
2 Schmelztbl. 2,5 mg AscoB. (N1) .......... (FB 24,48) 24,48
6 Schmelztbl. 2,5 mg (N1) .......... (FB 54,04) *54,49*
12 Schmelztbl. 2,5 mg (N1) .......... (FB 97,95) 97,95
3 Filmtbl. 5 mg (N1) .......... (FB 33,30) 33,30
6 Filmtbl. 5 mg (N1) .......... (FB 56,82) 56,82
2 Schmelztbl. 5 mg AscoBox (N1) .......... (FB 25,40) 25,40
6 Schmelztbl. 5 mg (N1) .......... (FB 56,82) 56,82
2 Nasenspray 5 mg (N1) .......... 36,24
6 Nasenspray 5 mg (N1) .......... 89,18

## Zolpidem *Rp* [ML] 1991 **A/C**

Hypnotikum mit neuartiger Struktur (Imidazopyridin), aber ähnlichen pharmakodynamischen Eigenschaften wie Benzodiazepine. Zolpidem bindet ebenfalls an γ-Aminobuttersäure (GABA)/Benzodiazepinrezeptoren und verstärkt die inhibitorischen Effekte von GABA. Eine gewisse Selektivität für im Gehirn vorkommende Rezeptorsubtypen gegenüber den im Rückenmark und peripher vorkommenden soll für geringere muskelrelaxierende Effekte im Vergleich zu Benzodiazepinen verantwortlich sein. Zolpidem wirkt wie Benzodiazepine sedativ/hypnotisch, aber geringer muskelrelaxierend und anxiolytisch. Die Reaktionsfähigkeit wird weniger beeinträchtigt. Trotzdem sind bei älteren Patienten ZNS-Störungen und Stürze unter Zolpidem ebenso häufig wie unter Benzodiazepinen. Reboundphänomene nach Absetzen und Abhängigkeit wurden ebenfalls beschrieben. Mögliche therapeutische Vorteile gegenüber den Benzodiazepinen können derzeit noch nicht als gesichert gelten.
Gute nahrungsmittelunabhängige Resorption nach oraler Gabe, Bioverfügbarkeit 70%. Maximale Plasmaspiegel nach 1–2 h. Renale und biliäre Elimination, Halbwertszeit 1,5–2,5 h, verlängert bei Leberzirrhose (ca. 5fach) und Niereninsuffizienz (ca. 2fach) und bei älteren Patienten.
**Ind.:** Schlafstörungen.
**Kontraind.:** Myasthenia gravis, respiratorische Insuffizienz, schwere Leberinsuffizienz, Schlafapnoe, Kdr. und Jugendliche unter 18 Jahren. Schwangerschaft, Stillzeit. Vorsicht bei älteren Menschen, Depression mit suizidaler Tendenz, Suchtanamnese.
**UW:** s. Benzodiazepine.
**WW:** s. Benzodiazepine, jedoch keine Wechselwirkungen mit $H_2$-Rezeptorantagonisten und Haloperidol.
**Dosis:** 10 mg oral vor dem Einschlafen, bei älteren Patienten initial 5 mg, später höchstens 10 mg. Behandlung so kurz wie möglich, nicht länger als 4 Wochen.

**Stilnox**® (Sanofi-Synthelabo)
10 Filmtbl. 10 mg (N1) .......... 14,38
20 Filmtbl. 10 mg (N2) .......... 18,75

**Zolpidem STADA**® (STADApharm)
10 Filmtbl. 5 mg (N1) .......... 11,68
20 Filmtbl. 5 mg (N2) .......... 13,44
10 Filmtbl. 10 mg (N1) .......... 12,82
20 Filmtbl. 10 mg (N2) .......... 15,58

## Zopiclon *Rp* [ML] 1991 **A/C**

Hypnotikum mit neuartiger Struktur (Cyclopyrrolon), aber ähnlichen pharmakodynamischen Eigenschaften wie Benzodiazepine. Zopiclon bindet ebenfalls an γ-Aminobuttersäure (GABA)/Benzodiazepinrezeptoren, jedoch an anderer Stelle als die Benzodiazepine, und verstärkt die inhibitorischen Effekte von GABA. Wirkt wie Benzodiazepine sedativ/hypnotisch, muskelrelaxierend, anxiolytisch und antikonvulsiv. Ähnlich zu beurteilen wie Zolpidem (s. dort). Therapeutische Vorteile gegenüber den Benzodiazepinen sind derzeit nicht zu erkennen, UW könnten seltener sein.
Gute nahrungsmittelunabhängige Resorption nach oraler Gabe, Bioverfügbarkeit 80%. Maximale Plas-

maspiegel nach 0,5–2 h. Zahlreiche meist inaktive Metaboliten, überwiegend renale Elimination, Halbwertszeit 3,5–6 h, unwesentlich verlängert bei Niereninsuffizienz, verlängert bei Leberzirrhose (2–3fach) und bei älteren Patienten (2fach bei >80 Jahre).

**Ind.:** Schlafstörungen.

**Kontraind.:** s. Zolpidem.

**UW:** s. Benzodiazepine. Allergische Reaktionen, bitterer Geschmack.

**WW:** s. Benzodiazepine, jedoch keine Wechselwirkungen mit $H_2$-Rezeptor-Antagonisten und Haloperidol.

**Dosis:** 7,5 mg oral vor dem Einschlafen. Bei älteren Patienten und solchen mit Leberzirrhose und chronisch-obstruktiven Atemwegskrankheiten 3,75–7,5 mg. Behandlung so kurz wie möglich, nicht länger als 4 Wochen.

**Ximovan**® (Aventis)
10 Filmtbl. 7,5 mg (N1) .......... 13,93
20 Filmtbl. 7,5 mg (N2) .......... 17,78

**Zopiclon-ratiopharm**® (ratiopharm)
10 Filmtbl. 3,75 mg (N1) .......... 11,30
20 Filmtbl. 3,75 mg (N2) .......... 13,76
10 Filmtbl. 7,5 mg (N1) .......... 13,05
20 Filmtbl. 7,5 mg (N2) .......... 16,18

## Zotepin *Rp* [US] 1990 C

Atypisches Neuroleptikum zur Behandlung der Schizophrenie. Zotepin hemmt Dopaminrezeptoren ($D_1$, $D_2$), bindet aber auch an Serotoninrezeptoren (5-$HT_2$), Histaminrezeptoren ($H_1$) und $Alpha_1$-Rezeptoren. Darüber hinaus hemmt es die Rückaufnahme von Noradrenalin. Extrapyramidale Störungen und Prolaktinanstieg sind geringer als bei Haloperidol, aber häufiger als bei Clozapin und Olanzapin. Wegen der QT-Zeitverlängerung wird vor Therapiebeginn eine EKG-Kontrolle empfohlen.

Zotepin wird nach oraler Gabe schnell resorbiert, hat jedoch aufgrund eines hohen First-pass-Metabolismus nur eine biologische Verfügbarkeit von 7–13%. Der hepatische Abbau geschieht vor allem über CYP3A4 und CYP1A2 mit anschließender Konjugation zu polaren Metaboliten, die über Niere und Galle ausgeschieden werden. Halbwertszeit 13–16 h.

**Ind.:** Schizophrenie.

**Kontraind.:** Überempfindlichkeit gegen Phenothiazine und Thioxanthene, akute Vergiftungen (Alkohol, Opioide, Hypnotika, Psychopharmaka), Beeinträchtigung des hämatopoetischen Systems. Kdr., Schwangerschaft, Stillzeit. Vorsicht bei kardialer Vorschädigung (insbesondere bei Patienten mit QT-Verlängerung), Leber- oder Nierenfunktionsstörung, prolaktinabhängigen Tumoren, Frauen mit Zyklusstörungen und Hyperprolaktinämie, Phäochromozytom, Hypertonie sowie orthostatischen Kreislaufregulationsstörungen, Anfallsleiden, Morbus Parkinson, chronischen Atemwegskrankheiten, Engwinkelglaukom, Blasenentleerungsstörungen, Stenosen im Magen-Darm-Kanal.

**UW, WW:** s. Haloperidol.

**Dosis:** Ambulant 75–150 mg/d oral auf mehrere Einzeldosen verteilt, stationär ggf. bis zu 450 mg/d.

**Nipolept**® (Aventis)
20 Drg. 25 mg (N1) .......... (FB 13,26) 13,26
50 Drg. 25 mg (N2) .......... (FB 17,97) 17,97
100 Drg. 25 mg (N3) .......... (FB 26,22) 26,22
20 Drg. 50 mg (N1) .......... (FB 15,75) 15,75
50 Drgl. 50 mg (N2) .......... (FB 24,52) 24,52
100 Drg. 50 mg (N3) .......... (FB 38,08) 38,08
20 Drg. 100 mg (N1) .......... (FB 20,16) 20,16
50 Drgl. 100 mg (N2) .......... (FB 35,19) 35,19
100 Drg. 100 mg (N3) .......... (FB 58,34) 58,34

## Zuclopenthixol *Rp* [ML]

Pharmakologisch wirksames cis-Isomer des Clopenthixol. Neuroleptikum mit mittlerer Potenz aus der Gruppe der Thioxanthene mit Piperazinseitenkette. In Wirkungen und UW nimmt es eine Mittelstellung zwischen dem potenteren Flupentixol und dem weniger potenten Chlorprothixen ein. Zuclopenthixol wird nach oraler Gabe gut resorbiert, schnell und intensiv metabolisiert, Halbwertszeit 15–31 h. Für die akute parenterale Behandlung wird Zuclopenthixolacetat, dessen Wirkung schnell beginnt und 2–3 Tage anhält, i.m. gegeben. Für die Dauertherapie wird Zuclopenthixoldecanoat als Depotpräparat mit einer Wirkdauer von 2–4 Wochen eingesetzt.

**Ind.:** Akute und chronische schizophrene Psychosen, Manien, Unruhezustände bei Psychosen und Demenz.

**Kontraind., UW, WW:** s. Chlorprothixen, vegetative und sedierende Wirkungen schwächer, extrapyramidale UW stärker ausgeprägt.

**Dosis:** *Oral:* Bei Psychosen 10–75 mg/d, bei Unruhe 2–40 mg/d. *Parenteral:* Zuclopenthixolacetat 50–150 mg i.m. alle 2–3 Tage, Zuclopenthixoldecanoat alle 2–4 Wochen 200–400 mg i.m. Initial evtl. niedriger dosieren (100 mg).

**Ciatyl-Z**® (Bayer)
50 Filmtbl. 2 mg (N2) .......... (FB 12,82) 12,82
100 Filmtbl. 2 mg (N3) .......... (FB 15,72) 15,72
50 Filmtbl. 10 mg (N2) .......... (FB 20,65) 20,65
100 Filmtbl. 10 mg (N3) .......... (FB 30,74) 30,74
50 Filmtbl. 25 mg (N2) .......... (FB 32,25) 32,25
100 Filmtbl. 25 mg (N3) .......... (FB 53,91) 53,91
30 ml Tr. 20 mg/ml (20 Tr.) (N1) .......... (FB 29,67) 29,67

**Ciatyl-Z® Acuphase** (Bayer)
**Best.:** 1 Amp. (1 ml) enth.: Zuclopenthixolacetat 50 mg.
1 Amp. (50 mg/1 ml) .................................... 22,09

**Ciatyl-Z® Depot** (Bayer)
**Best.:** 1 Amp. (1 ml) enth.: Zuclopenthixoldecanoat 200 mg.
1 Amp. (200 mg/1 ml) (N1) ........................ (FB 27,34) 27,34
5 Amp. (200 mg/1 ml) (N3) ........................ (FB 92,19) 92,19

## Zytostatika [KR]

Hemmen Wachstum und Teilung proliferierender Zellen meist irreversibel und führen zum Zelltod. Zytostatika werden zur Therapie maligner Tumoren eingesetzt, einige auch zur Immunsuppression (s. dort). Alle Zytostatika greifen in Stoffwechselwege ein, die in normalen wie malignen Zellen vorkommen. Neben Tumorzellen sind daher insbesondere normale Zellen mit hoher Teilungsrate von rasch proliferierenden Geweben in gleicher Weise betroffen, wie Knochenmark, lymphatisches System, Darmepithel, Magenschleimhaut, Haarfollikel, Keimdrüsen und embryonales Gewebe.

**Kontraind.:** Allgemein für alle Zytostatika: Beeinträchtigung der Knochenmarkfunktion (Leukopenie, Anämie, Thrombozytopenie), Störungen der Nieren- und Leberfunktion, einige Lungenschäden, akute Infektionen, bekannte Überempfindlichkeit gegen Zytostatika, Schwangerschaft.

Wegen der Möglichkeit teratogener Schäden sollen bei Patienten im geschlechtsfähigen Alter während der Behandlung und 3–6 Monate nach Therapie kontrazeptive Maßnahmen durchgeführt werden.

Einige Zytostatika führen zu einer kumulativen Toxizität an bestimmten Organen, die die Therapie begrenzen. Wichtig sind: **Oxazaphosphorine** (z. B. Cyclophosphamid, Ifosfamid): Hämorrhagische Zystitis, die prophylaktisch mit Mesna (Uromitexan®) behandelt werden kann. **Methotrexat**: Leber- und Nierenschäden. **Vincristin**: Neuropathien. **Anthracyclinantibiotika** (z. B. Daunorubicin, Doxorubicin, Epirubicin): Kardiomyopathie. **Bleomycin**: Lungenfibrose.

Bei der Mehrzahl zytostatischer Therapien (Bestrahlung, Zytostatika) besteht das Risiko, dass als Spätfolge Tumoren auftreten.

Die Therapie maligner Tumoren mit Zytostatika kann kurativ sein (z. B. akute lymphatische Leukämie des Kindesalters). Bei der Mehrzahl der Tumoren ist sie jedoch nur palliativ (z. B. die meisten der soliden Karzinome). Zytostatika sollten nur von Ärzten angewandt werden, die in der zytostatischen Tumortherapie erfahren sind.

# Sachverzeichnis

**Halbfette Zahlen** verweisen auf die Hauptfundstellen

## A

**E**

**F**

## G

**I**

**M**

**O**



**P**

## Q



## R

## T

Printing: Krips bv, Meppel
Binding: Litges & Dopf, Heppenheim